胡亚美

HU YAMEI PRACTICE OF PEDIATRIC HEMATOLOGY AND ONCOLOGY

实用儿童血液与肿瘤学

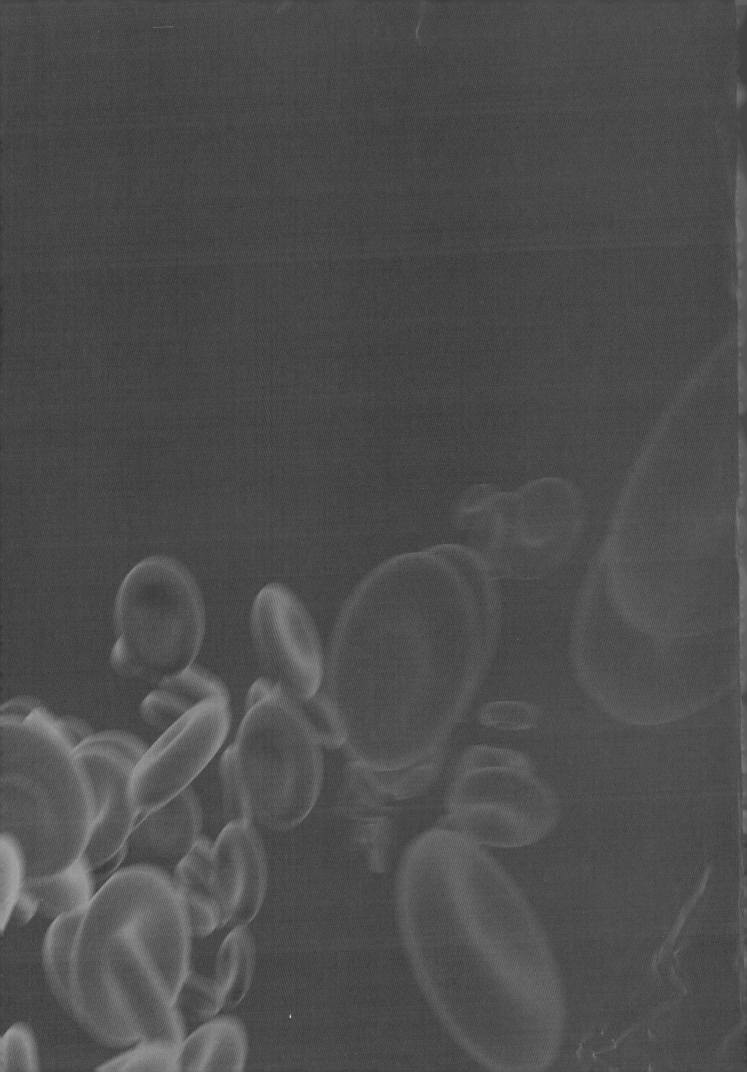

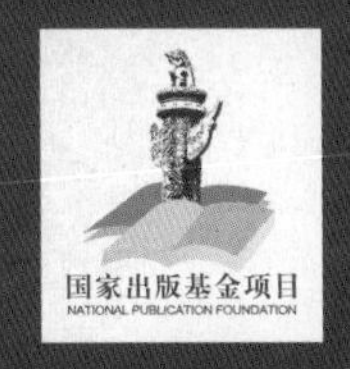

胡亚美

HU YAMEI PRACTICE OF PEDIATRIC HEMATOLOGY AND ONCOLOGY

实用儿童血液与肿瘤学

主　编　王天有　郑胡镛　吴敏媛
副主编　吴润晖　马晓莉

人民卫生出版社
·北　京·

图书在版编目（CIP）数据

胡亚美实用儿童血液与肿瘤学 / 王天有，郑胡镛，吴敏媛主编．—北京：人民卫生出版社，2023.8

ISBN 978-7-117-34958-1

Ⅰ. ①胡… Ⅱ. ①王…②郑…③吴… Ⅲ. ①小儿疾病－造血系统－肿瘤－诊疗 Ⅳ. ①R725.5②R73

中国国家版本馆CIP数据核字（2023）第111153号

胡亚美实用儿童血液与肿瘤学

Hu Yamei Shiyong Ertong Xueye yu Zhongliuxue

主　　编：王天有　郑胡镛　吴敏媛
出版发行：人民卫生出版社（中继线 010-59780011）
地　　址：北京市朝阳区潘家园南里19号
邮　　编：100021
E - mail：pmph @ pmph.com
购书热线：010-59787592　010-59787584　010-65264830
印　　刷：人卫印务（北京）有限公司
经　　销：新华书店
开　　本：889 × 1194　1/16　　**印张**：89
字　　数：2694千字
版　　次：2023年8月第1版
印　　次：2023年8月第1次印刷
标准书号：ISBN 978-7-117-34958-1
定　　价：558.00元
打击盗版举报电话：010-59787491　E-mail：WQ @ pmph.com
质量问题联系电话：010-59787234　E-mail：zhiliang @ pmph.com
数字融合服务电话：4001118166　E-mail：zengzhi @ pmph.com

编者名单

（按姓名笔画排序）

姓名	单位
丁 卫	首都医科大学
于 洁	首都医科大学附属北京儿童医院
于 洁	重庆医科大学附属儿童医院
于梦洋	中国人民解放军总医院第三医学中心
于皎乐	首都医科大学附属北京儿童医院
马 琳	首都医科大学附属北京儿童医院
马 廉	深圳市儿童医院
马志贵	四川大学华西第二医院
马晓莉	首都医科大学附属北京儿童医院
王 凯	首都医科大学附属北京儿童医院
王 珊	重庆医科大学附属儿童医院
王 荃	首都医科大学附属北京儿童医院
王 彬	首都医科大学附属北京儿童医院
王天有	首都医科大学附属北京儿童医院
王旭梅	首都医科大学附属北京儿童医院
王坚敏	上海交通大学医学院附属上海儿童医学中心
王春立	首都医科大学附属北京儿童医院
王冠男	首都医科大学附属北京儿童医院
王晓东	深圳市儿童医院
王晓玲	首都医科大学附属北京儿童医院
王娴静	郑州市第三人民医院
王焕民	首都医科大学附属北京儿童医院
王颖超	郑州大学第一附属医院
牛晓辉	北京积水潭医院
凤 婧	四川大学华西第二医院
文飞球	深圳市儿童医院
方拥军	南京医科大学附属儿童医院
方建培	中山大学孙逸仙纪念医院

姓名	单位
石汉平	首都医科大学附属北京世纪坛医院
田 新	昆明市儿童医院
成明光	香港中文大学附属威尔斯亲王医院
朱光华	首都医科大学附属北京儿童医院
任 寒	首都医科大学附属北京儿童医院
刘文君	西南医科大学附属医院
刘玉峰	郑州大学第一附属医院
刘四喜	深圳市儿童医院
刘仕林	深圳市儿童医院
刘秋玲	中国人民解放军总医院第七医学中心
刘晓亮	北京协和医院
刘雅莉	首都医科大学附属北京儿童医院
闫 洁	首都医科大学附属北京儿童医院
江 华	广州市妇女儿童医疗中心
汤永民	浙江大学医学院附属儿童医院
汤静燕	上海交通大学医学院附属上海儿童医学中心
许 峰	重庆医科大学附属儿童医院
许吕宏	中山大学孙逸仙纪念医院
孙 宁	首都医科大学附属北京儿童医院
孙 妍	青岛大学附属医院
孙立荣	青岛大学附属医院
孙显松	北京协和医院
孙晓非	中山大学肿瘤防治中心
麦惠容	深圳市儿童医院
苏 雁	首都医科大学附属北京儿童医院
李长春	重庆医科大学附属儿童医院
李长钢	深圳市儿童医院
李本尚	上海交通大学医学院附属上海儿童医学中心

姓名	单位
秦茂权	首都医科大学附属北京儿童医院
袁秀丽	深圳市儿童医院
袁晓军	上海交通大学医学院附属新华医院
栗　达	首都医科大学附属北京儿童医院
贾月萍	北京大学人民医院
贾苍松	四川大学华西第二医院
贾鑫磊	首都医科大学附属北京儿童医院
顾龙君	上海交通大学医学院附属上海儿童医学中心
钱素云	首都医科大学附属北京儿童医院
倪　鑫	首都医科大学附属北京儿童医院
徐　令	广州市妇女儿童医疗中心
徐　倩	成都市妇女儿童中心医院
徐子刚	首都医科大学附属北京儿童医院
高　举	四川大学华西第二医院
高　超	首都医科大学附属北京儿童医院
高子芬	北京大学第三医院
高恒妙	首都医科大学附属北京儿童医院
郭　霞	四川大学华西第二医院
郭春彦	首都医科大学附属北京儿童医院

姓名	单位
唐锁勤	中国人民解放军总医院第一医学中心
陶于洪	四川大学华西第二医院
黄　爽	首都医科大学附属北京儿童医院
黄东生	首都医科大学附属北京同仁医院
盛光耀	郑州大学第一附属医院
崔　蕾	首都医科大学附属北京儿童医院
崔颖慧	重庆医科大学附属儿童医院
梁宇光	首都医科大学附属北京儿童医院
彭晓霞	首都医科大学附属北京儿童医院
葛　明	首都医科大学附属北京儿童医院
蒋　慧	上海市儿童医院
童　峰	首都医科大学附属北京儿童医院
曾　骐	首都医科大学附属北京儿童医院
曾健生	首都医科大学附属北京儿童医院
谢晓恬	上海同济大学附属同济医院
翟晓文	复旦大学附属儿科医院
戴云鹏	山东第一医科大学附属省立医院
鞠秀丽	山东大学齐鲁医院
檀晓华	首都医科大学附属北京儿童医院

胡亚美

HU YAMEI PRACTICE OF PEDIATRIC HEMATOLOGY AND ONCOLOGY

实用儿童血液与肿瘤学

主编简介

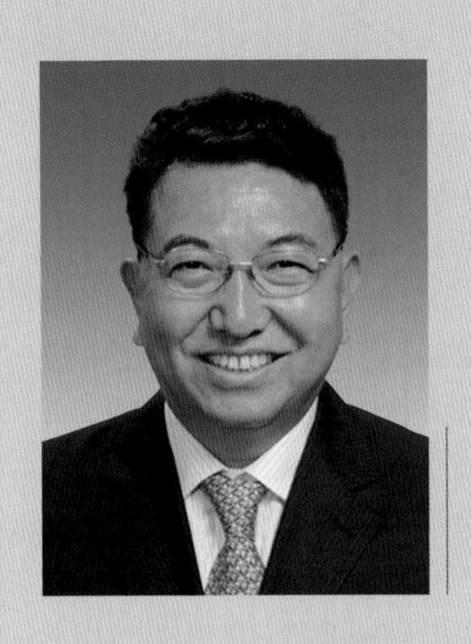

王天有，教授，主任医师，博士生导师，国务院政府特殊津贴专家。曾任国家儿童医学中心、首都医科大学附属北京儿童医院党委书记、副院长，现任中华医学会理事，中华医学会儿科学分会主任委员，中国医师协会儿科医师分会副会长，中国医疗保健国际交流促进会儿科学分会主任委员等，曾任中华医学会儿科学分会血液学组组长。现任《中华儿科杂志》总编辑，《中国小儿血液与肿瘤杂志》总编辑，《中国循证儿科杂志》《中国实用儿科杂志》等副主编。获中国儿科医师奖、“国之名医”称号。

从事儿科临床医学教育40余年，培养研究生50余名。作为负责人承担2项国家高技术研究发展计划（“863”计划）项目和1项国家科技重大专项；作为主要研究者参与2项国家科技支撑计划项目和1项北京市科技计划项目。获北京市科学技术奖二等奖、中华预防医学会科学技术奖二等奖。发表论文200余篇；主编《诸福棠实用儿科学》（第9版）、国家“十三五”规划教材《儿科人文与医患沟通》和国家卫生健康委员会住院医师规范化培训规划教材《儿科学》等。

主编简介

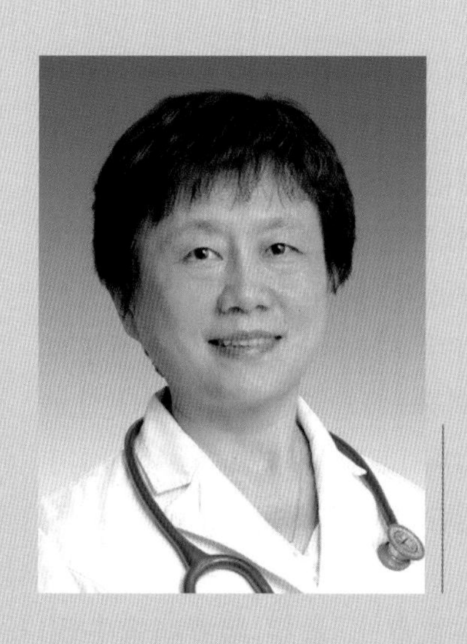

郑胡镛，临床医学博士。国家儿童医学中心、首都医科大学附属北京儿童医院儿科学教授、主任医师、博士生导师、白血病专业学科带头人。1983 年毕业于苏州医学院，获医学学士学位；1991 年毕业于中国协和医科大学，获医学硕士学位；2001 年毕业于首都医科大学，获临床医学博士学位；2000—2003 年在美国 M. D. 安德森癌症中心从事肿瘤学博士后研究。担任国家卫生健康委员会儿童血液病、恶性肿瘤专家委员会白血病专业委员会主任委员、中国医师协会儿科医师分会儿童血液肿瘤专业委员会主任委员、北京医学会血液学分会副主任委员、《中华儿科杂志》编委、《中国小儿血液与肿瘤杂志》副主编。入选北京市科技新星计划、“十百千”卫生人才百人计划、新世纪百千万人才、卫生系统高层次人才学科带头人，北京市卫生系统首批“登峰”人才计划负责人，儿童血液病与肿瘤分子分型北京市重点实验室主任。

现已从事儿科医疗、科研及教学工作 30 年，研究方向为儿童和青少年白血病的多学科综合治疗及白血病基因学分型和个性化治疗。在团队的共同努力下，北京儿童医院急性淋巴细胞白血病治愈率达 80% 以上，急性髓细胞白血病治愈率达 70% 以上。在临床工作中牵头全国儿童白血病多中心研究、推行白血病的综合治疗，引进世界卫生组织提出的生物 - 心理 - 社会医学多学科诊治模式，使患儿不仅获得躯体疾病治愈，更获得精神心理的康复，明显提高了康复儿童的生存质量。在科研方面，注重转化型医学研究，承担科技部 863 计划、国家自然基金及市局级科研项目和国际合作项目 30 项，发表论文 100 余篇，参与编撰医学专著 20 余本。在教学方面，承担首都医科大学儿科学系、医学系和肿瘤学系的教学工作，培养硕士和博士研究生 30 余名。

主编简介

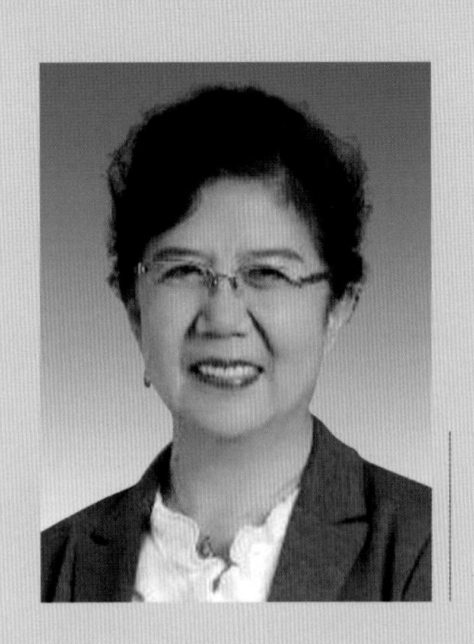

吴敏媛，教授、主任医师、硕士生导师，曾任首都医科大学附属北京儿童医院血液病中心主任，现任中华医学会儿科学分会血液学组顾问，国家卫生健康委员会儿童白血病专家委员会顾问，中国女医师协会儿科专业委员会委员，中国临床肿瘤学会抗白血病联盟副主任委员，中国临床肿瘤学会抗淋巴瘤联盟指导委员会委员，中国妇幼保健协会脐带血应用专业委员会常务委员，中华医学会医疗事故技术鉴定专家库成员。

从事儿科医教研工作 50 余年，有丰富的儿内科临床经验，特别是在血液肿瘤方面。主攻方向为儿童白血病。前后参与制定、实施北京儿童医院 98- 急性淋巴细胞白血病方案（BCH 98-ALL 方案）、BCH 03 方案、BCH 05 急性髓细胞白血病方案。曾先后主持“十五”“十一五”国家科技支撑课题、北京市科技计划课题及北京市卫生重点学科建设。在 2008 年牵头成立我国首个全国性儿童白血病协作组，制定实施急性淋巴细胞白血病规范化 MICM 诊断及治疗方案，带领团队为提高我国儿童白血病的诊治做出积极贡献，研究入组患儿 2 231 例，5 年生存率达 85%，为中国儿童急性淋巴细胞白血病多中心治疗中首次获得的可与国际先进治疗组相媲美的好成绩。

1995 年“儿童急性淋巴细胞白血病的临床研究”获得北京市科学技术进步奖一等奖，1998 年获评国务院政府特殊津贴专家，2014 年“儿童急性淋巴细胞白血病规范化诊断、治疗及早期评估研究”获得北京市科学技术进步奖三等奖，2019 年中华医学会儿科分会第七届儿科终身成就医师。

胡亚美

HU YAMEI PRACTICE OF PEDIATRIC HEMATOLOGY AND ONCOLOGY

实用儿童血液与肿瘤学

序言

适逢“六一”,《胡亚美实用儿童血液与肿瘤学》隆重出版,感慨万千!

1955年“六一”北京儿童医院新院成立,时年32岁的胡亚美担任了内科副主任并选择了小儿血液病专业。这个选择极具挑战性,因为新中国成立之初物资贫乏,营养不良和缺铁性贫血患儿较多,儿童营养缺乏已成为主要社会问题之一,而当时我们这个百废待兴的国家不仅没有完善的血液病治疗体系,甚至连自己的小儿血液正常参考值都没有。到了1976年,《北京市1974至1976年儿童健康调查报告》文中“儿童时期最常见的死亡原因是恶性肿瘤”更如惊雷一般,炸醒了我国儿童健康事业的先驱者们。正是在这样的背景下,胡亚美及其团队夜以继日地走出医院,到学校、幼儿园等地采集血样,回到医院亲自化验、计算数据,终于总结出了中国儿童外周血液细胞各项指标的正常参考值,填补了该项空白,并在一系列的科研和临床试验中,逐步形成儿童血液病和肿瘤性疾病科学严谨的诊疗体系,后来更是率先在1976年开启了我国儿童最常见的恶性肿瘤——白血病的攻坚之路,使得我国儿童白血病的治疗取得巨大突破和进展,治愈率从最初的不足20%提升至80%以上。

胡亚美教授是我国小儿内科领域一位杰出的中国工程院院士,本书以胡亚美院士名字命名,由北京儿童医院王天有教授、郑胡镛教授和吴敏媛教授牵头,由全国儿童血液肿瘤领域的知名专家共同撰写,是一本兼具实用性和理论性的权威著作。全书共六篇43章,系统地从基础研究与临床实践、诊治要点、研究方法与最新进展等方面对儿童血液病、肿瘤性疾病和移植进行了介绍。此外,该著作的一大亮点是如授人以渔一般对儿童肿瘤临床研究的方法进行了梳理和总结。新作的面世,将为广大临床医务工作者提供全面和系统的儿童血液与肿瘤性疾病诊治参考,为科研人员提供该领域背景资料和研究方法。

《胡亚美实用儿童血液与肿瘤学》不仅仅是一部医学巨作,它更是一段静静流淌的历史,诉说和见证着我国小儿血液与肿瘤事业的发展。我相信,这近70年沉淀下来的精华将激励后来者勇攀高峰,共同将我国儿童健康事业推向更灿烂的明天!

谨以此序表达我对胡亚美院士的崇高敬意!

程书钧

中国工程院院士

2022年6月于北京

胡亚美

HU YAMEI PRACTICE OF PEDIATRIC HEMATOLOGY AND ONCOLOGY

实用儿童血液与肿瘤学

前言

被誉为“国宝”级人物的中国儿科发展史上的泰斗——胡亚美院士，已离开我们近四年，但先生的音容笑貌犹在，其在有生之年，将自己的全部贡献给了儿科医学事业，为千千万万少年儿童的健康保驾护航，这种精神一直影响并指引我们至今。为了将先生的为人、治学态度和行医理念传承给后人，使儿科从业者从前辈这里不仅获取知识、诊治经验，而且在此基础上，进一步深耕、发展、做大做强，首都医科大学附属北京儿童医院全体血液肿瘤中心专家共同参与、倾力策划，由全国儿科和成人血液肿瘤专家协同编撰，诞生了以先生名字命名的《胡亚美实用儿童血液与肿瘤学》。

本书分为六篇，共 43 章，269 万余字。全书以临床实践为出发点和落脚点，对良性血液病和白血病、淋巴瘤、实体瘤等肿瘤性疾病的诊断、治疗、并发症处理进行了深入浅出的撰述，同时又将新技术、新方法的相关研究进展放到疾病诊治中进行了阐述。此外，本书还融入了胡亚美院士重视人文关怀和科学循证的行医理念，专门立篇对儿童肿瘤患者的支持治疗做了全方位的实用性介绍；同时也专门立篇介绍了儿童肿瘤临床研究方法，为规范开展儿童血液肿瘤疾病的临床研究提供了实用的操作指南。

本书汇集了全国医学界特别是儿科界广大临床医师、科研人员、临床检验技师的心血和经验。在该书付梓之际，感谢所有作者的辛勤付出，感谢所有医学前辈的倾力奉献！

书中内容难免有不足之处，望各位专家批评斧正，也恳切希望广大读者在阅读过程中不吝赐教，欢迎发送邮件至邮箱 renweifuer@pmph. com，或扫描封底二维码，关注“人卫儿科学”，对我们的工作予以批评指正，以期再版修订时进一步完善，更好地为大家服务。

王天有 郑胡镛 吴敏媛

2023 年 5 月　于北京

胡亚美

HU YAMEI PRACTICE OF PEDIATRIC HEMATOLOGY AND ONCOLOGY

实用儿童血液与肿瘤学

目录

第四篇　造血干细胞移植

第五篇　儿童肿瘤患者的支持治疗

第六篇　儿童肿瘤临床研究方法

第一篇
儿童的造血功能及特点

第一章　造血器官的发育和组成

第1节　胎儿期造血

在胚胎发育过程中，造血发生在时间和空间上独特的部位，包括胚胎外的卵黄囊、胚胎肝脏、胸腺和出生前的骨髓。造血细胞的起源与原肠胚的形成、中胚层细胞的形成以及内皮细胞系的出现等密切相关。最初的造血在囊胚植入后很快就开始了，妊娠第18天时，在卵黄囊造血岛中即出现原始红细胞。在这些造血岛中，胚胎红细胞与内皮细胞之间在空间和时间上的相关性提示，卵黄囊的一过性红系髓系造血潜能起源于同样具有内皮细胞潜能的成血管前体细胞。这一观念得到体外培养的胚样细胞体的人类胚胎干细胞研究的支持。现在看来，很可能含有红系髓系和淋巴系造血潜能的造血干细胞是起源于胚胎内的血管，特别是主动脉。这些造血干细胞提供了胎儿造血和出生后的长期血细胞生成。造血系统的个体发育仍然是应用哺乳动物和一些非哺乳动物模式系统积极研究的课题。

一、卵黄囊造血

从卵黄囊衍化而来的“原始”（primitive）红细胞组成了独特的一过性红细胞系，与后来在胎肝和骨髓中成熟的“定向”（definitive）红细胞不一样。原始成红细胞的发育对胚胎生存非常关键。在小鼠，靶向剔除转录因子SCL（TAL1）、LM02（RBTN2）和GATA-1中任何一个基因均可消除卵黄囊原始红细胞造血，并导致早期胚胎死亡。在人类，原始成红细胞在妊娠第21~22天心脏开始收缩时开始进入胚体，并循环一直到大约妊娠12周。卵黄囊成红细胞有几个特征可与后期定向造血成红细胞相区分。原始成红细胞是以有核的形式循环，在血管网络内完成终末分化并积累胚胎血红蛋白。卵黄囊成红细胞特别大，估计平均红细胞体积（mean corpuscular volume，MCV）>450fl，所以也被称为“巨成红细胞”。虽然很多人认为原始红细胞在其整个生命过程中都保留细胞核，但很可能像小鼠一样，很多原始红细胞在终末分化时最终失去细胞核。

二、肝脏造血

妊娠第9~24周，肝脏是红细胞的主要来源。在妊娠第7~15周，60%的肝细胞是造血细胞。红细胞的分化与巨噬细胞有密切的位置相关性，它们在进入血流前排出细胞核。这些胎肝来源的“巨红细胞”（macrocytes）要比卵黄囊巨幼红细胞小，只含有其1/3的血红蛋白量。小鼠红细胞在胎肝中的分化关键依赖于促红细胞生成素（erythropoietin，EPO）通过其受体和JAK2激酶传导的信号。胎肝来源的红系祖细胞在体外只要单独有促红细胞生成素便可分化，而成人骨髓来源的红系爆式集落形成单位（brust-forming unit-erythrocyte，BFU-E）则需要促红细胞生成素加白细胞介素（interleukin，IL）-2才能分化。促红细胞生成素转录本在妊娠前3个月期间便出现在胎肝中。在整个胎儿期，胎肝一直是促红细胞生成素基因转录的主要部位。早在妊娠第17周，发育中的人体肾脏也出现促红细胞生成素转录本，并在第30周后转录增加。与卵黄囊中的原始红细胞生成类似，胎肝中定向红细胞造血对于胚胎的继续生存也是必不可少的。靶向剔除小鼠c-myb转录因子可阻断胎肝造血，并导致胎儿死亡。这一突变并不影响原始红细胞造血，提示这些不同形式红细胞造血的转录调节存在着本质的差别。

与卵黄囊造血仅限于红系细胞和髓系细胞不同，胎肝造血最终还将包括定向红系、巨核细胞系、多种髓系以及淋巴细胞系。胎肝在妊娠第6周时即出现巨核细胞。血小板最早在妊娠第8~9周出现在血液循环中。早在妊娠第7周肝实质便出现粒细胞生成，而在妊娠第11周时，血中出现少数循环白细胞。尽管胎肝中中性粒细胞数量少且外观不成熟，但胎肝中含有大量的造血祖细胞，包括多潜能的髓系多向造血祖细胞（multipotential myeloid stem cell）和粒细胞-单核细胞集落形成单位（colony-forming unit-granulocyte/monocyte，CFU-GM）。CFU-GM的生长依赖于几种细胞因子，包括粒细胞集落刺激因子（granulocyte colony-stimulating factor，G-CSF）和白细胞介素。当与成人骨髓来源的髓系祖细胞相比较时，这些胎肝来源的髓系祖细胞在体外对G-CSF有类似的剂量效应。肝细胞在妊娠第14周时表达G-CSF。

三、淋巴细胞生成

从妊娠第9周开始，淋巴细胞生成出现在淋巴丛和胸腺中。也是在妊娠第9周，肝脏中出现有表面IgM的B细胞，血液循环中也出现淋巴细胞。在妊娠第12周前很少见到T淋巴细胞。在妊娠第13周时在胎肝中可检测到淋巴细胞亚群。妊娠第20~26周的胎儿，根据抗原CD2、CD3、CD4、CD8、CD16、CD19和CD20所定义的主要淋巴细胞亚群的绝对数量已与新生儿相似。

四、骨髓造血

在胚胎第10~11周时骨髓开始出现造血细胞，直至妊娠15周时，这些造血细胞仍然局限于长骨的骨干区。胎儿骨髓中髓系和红系细胞数量在最开始时大致相等。然而至妊娠第12周时髓系细胞占优势，妊娠第21周时，髓系与红系的比例接近3∶1的成人水平。胎儿骨髓（但不包括胎肝中的巨噬细胞）表达脂多糖受体CD14。在妊娠第24周以后，骨髓即成为造血的主要场所，并一直维持至其后的整个胎儿期。

（王天有）

参考文献

［1］BAO EL, CHENG AN, SANKARAN VG. The genetics of human hematopoiesis and its disruption in disease. EMBO Mol Med, 2019, 11 (8): e10316.

［2］SCHMELZER E. Hepatic progenitors of the fetal liver: Interactions with hematopoietic stem cells. Differentiation, 2019, 106: 9-14.

第2节 出生后造血

一、骨髓造血

出生后骨髓是生成红细胞、粒细胞和巨核细胞的唯一器官，同时也生成淋巴细胞和单核细胞。在出生后前几年内，所有的骨髓均为红髓，随着年龄的增长，部分红髓逐渐为黄髓所代替。5~7岁开始，于长骨中出现黄髓，至18岁时红髓仅分布于椎骨、胸骨、肋骨、颅骨、肩胛骨和骨盆等扁平骨，以及肢骨、股骨的近端，但当有造血需要时，黄髓可以转变为红髓，重新发挥造血功能。

二、淋巴器官造血

淋巴器官是以淋巴组织为基本成分的器官，包括胸腺、脾脏和淋巴结。

1. 胸腺　胸腺是最主要的淋巴发育器官，在胚胎发育的7~9周产生造血组织，可见各种造血细胞：淋巴细胞、浆细胞、红细胞和粒细胞（中性粒细胞和嗜酸性粒细胞）、有抗原递呈作用的树突状细胞和肥大细胞。来自骨髓的干细胞在胸腺内增殖，在胸腺激素的作用下，分化成为免疫活性细胞，胸腺依赖淋巴细胞（简称T细胞）即T辅助细胞、T抑制细胞。青春期后胸腺开始萎缩，造血功能逐渐消失，但T细胞已在周围淋巴组织中定居，自己能繁殖。

2. 脾脏　出生后脾皮质区的生发中心只产生淋巴细胞，但在贫血时，脾脏可以恢复胎儿期才有的造血功能。

3. 淋巴结　骨髓依赖淋巴细胞（简称B细胞）在抗原的作用下，转变为分裂活跃的大、中型B淋巴细胞，成熟B细胞表型多样，表达sIgM、sIgA、sIgG等对抗原刺激有反应并能分化为产生抗体的浆细胞。淋巴小结外周区和副皮质区的主要成分是T淋巴细胞，在抗原的作用下，T淋巴细胞可转变为大、中型淋巴细胞，经分裂增殖产生大量的致敏小淋巴细胞。

4. 单核吞噬细胞系统　此系统分布极广，几乎遍及全身各器官。网状细胞可分化为吞噬性网状细胞，进而分化为固定吞噬性网状细胞。血中的单核细胞自骨髓生成后进入组织，成为组织细胞；在一定条件下，可转化为具有强大吞噬能力的游离吞噬细胞，形成单核吞噬细胞系统。

三、骨髓外造血

在正常情况下，出生 2 个月以后骨髓外造血停止（淋巴细胞与吞噬细胞除外）。当婴幼儿遇到各种感染、溶血、贫血、骨髓受异常细胞侵犯、骨髓纤维化等情况时，因骨髓造血储备力小，其肝、脾和淋巴结可以随时适应需要，恢复到胎儿时期的造血状态。此时肝、脾和淋巴结肿大，周围血象出现有核红细胞和幼稚粒细胞。当病因除去后，又可恢复正常的骨髓造血。

（王天有）

参考文献

[1] GHOSN E, YOSHIMOTO M, NAKAUCHI H, et al. Hematopoietic stem cell-independent hematopoiesis and the origins of innate-like B lymphocytes. Development, 2019, 146 (15): dev170571.

[2] JACOME-GALARZA CE, PERCIN GI, MULLER JT, et al. Developmental origin, functional maintenance and genetic rescue of osteoclasts. Nature, 2019, 568 (7753): 541-545.

[3] MONDOR I, BARATIN M, LAGUEYRIE M, et al. Lymphatic endothelial cells are essential components of the subcapsular sinus macrophage niche. Immunity, 2019, 50 (6): 1453-1466.

第二章　造血细胞的起源和分化

第1节　造血干细胞

造血干细胞（hematopoietic stem cell，HSC）是第一种被认识的组织特异性细胞，也是目前发现最早、临床应用最为广泛的一类成体干细胞。是一种可以全血系分化生成其他各种血液细胞的干细胞，它不仅具有自我更新产生更多HSC的能力，还能够向下游分化成各类子细胞。伴随着流式细胞分选技术、单克隆抗体技术以及单细胞测序技术的成熟，人们以此分离得到相对较纯的HSC与造血祖细胞（hematopoietic progenitor cell，HPC）。

一、造血干细胞的出现与来源

HSC的概念最早是由俄罗斯生物学家A. Maximow提出的，他认为造血生成系统有着严格的等级体系，而且所有的血液细胞都是由一个共同的前体细胞，即HSC发育而来的。之后在20世纪60年代这一理论被加拿大科学家Till和McCulloch验证，他们通过将少量的同源小鼠的骨髓细胞移植入辐照过的受体小鼠体内，发现受体鼠脾脏中有来源于供体鼠的脾集落形成单位（colony forming unit-spleen，CFU-S），而且这些细胞集落经核型鉴定都是来源于同一个细胞。这说明骨髓细胞中有一类细胞，它不仅具有形成髓系和红系细胞的能力，还能够进行自我更新和复制。这在当时是非常创新的方法和理论，它给HSC的定义提出了两条准则，即自我更新能力和分化成各类细胞的多能性，这一里程碑式的论证无疑开启了对HSC研究的热潮。

造血干细胞起源于胚胎时期的胚外中胚层的原始间叶细胞，随着胚胎的发育而分化成熟，由受精卵经数次分裂产生的全能干细胞在分化为胚胎和胚外结构的同时就开始向HSC分化。多能造血干细胞首先见于胚外层的卵黄囊血岛，其外层细胞分化为血管内皮细胞，它们逐渐变长，相互连接成原始的血管网，卵黄囊血岛内层细胞则变圆，游离于发育中的原始血管网内，分化为最早的HSC。目前，HSC的主要来源是骨髓、外周血、脐血与胎盘。其中骨髓与外周血来源的造血干细胞移植（hematopoietic stem cell transplantation，HSCT）在临床应用广泛，最早由美国Fred Hutchinson癌症研究中心的Donnall Thomas教授发表报告并首次引入临床，由于Thomas开创了骨髓移植这种新的治疗模式，挽救了许多患者的生命，因而荣获1990年诺贝尔生理学或医学奖。经过几十年的发展，HSCT能使几十种难以治愈的疾病得到救治，这是由于被移植到患者体内的HSC能分化增殖成各种、各阶段的血液细胞与免疫活性细胞，不但使正常的骨髓组织代替患者异常的骨髓组织，而且移植到体内的正常免疫细胞还能代替原来可能有缺陷的免疫细胞，对恶性肿瘤（包括白血病细胞）起到免疫治疗作用，达到大剂量化疗/放疗和免疫治疗的有效结合。此外，为满足临床需要，非骨髓来源的HSC也广泛应用于临床，如脐带和胎盘来源的HSC，因采集方便、相对丰富、免疫原性弱等优点越来越受到重视。然而它们也存在一定的局限性，脐血HSC含量较低多用于儿童移植治疗，对成年及体重较大的患者难以满足需要。胎盘来源的HSC是近年研究发现的$CD34^+$、$CD133^+$细胞以及其他原始的造血祖细胞，目前尚还处于实验与临床探索阶段，但其涵盖大量HSC势必在未来造血干细胞移植领域得到有效利用。

二、造血干细胞迁移和分化

人类胚胎发育过程中HSC的发育较早，之后造血系统和免疫系统的形成有赖于这些HSC的迁移、增殖和分化过程，人类造血系统的形成过程一般按先后分为三个造血期，也是HSC在胚胎不同组织部位迁移分化的过程。第一中胚叶造血期：现有研究说明了 HSC 来自腹侧中胚层，中胚层内的干细胞是一种未分化的、具有自我更新能力的多能干细胞，这些干细胞为血液、肾、肌肉和脊索等组织提供的干细胞。腹侧中胚层里的干细胞在发育过程的一定条件下，被刺激增殖和诱导分化为 HSC，大约在胚胎发育过程的第 16~19 天，胚胎的卵黄囊内开始出现血岛，卵黄囊血岛中就含有中胚层间叶细胞演化成的最早的原始造血干细胞，这时的 HSC 主要分化为巨幼红样初级原始红细胞。但卵黄囊血岛造血系统只是过渡性的，大约在胚胎发生的第 2 个月后胚胎的肝、脾将取代卵黄囊血岛造血功能。第二肝(脾)造血期：人类胚胎发育过程的第 5 周开始出现肝窦，与卵黄静脉丛相连接，肝窦中首次出现的血细胞及其前体细胞是以幼稚红系细胞为主，为初级原始红细胞，初级原始红细胞又不断分化为次级原始红细胞及成熟红细胞。胚胎形成的第 4~5 个月的胎肝中含丰富的 HSC，胎肝造血系统的形成过程具有上升期(第 15 周前)、旺盛期(第 15~23 周)和减退期(第 24 周后)三个时期，直至婴儿出生时胎肝造血系统就会停止。第三骨髓造血期：胎儿形成过程中各种骨骼的骨髓发育时间不一，参与造血时间也不同，大多数自胚胎形成后的第 9~12 周开始形成骨髓，至第 7 个月时，红髓慢慢充满整个胎儿的髓腔，这时候骨髓就成为主要造血组织并保持终生。

血液是最具有高度再生能力的组织之一，人体内以每秒产生 100 万个成熟血液细胞的速度进行更新，这些成熟的细胞类型包括红细胞、巨核细胞、血小板、单核细胞、巨噬细胞、粒细胞、肥大细胞、T 淋巴细胞、B 淋巴细胞、自然杀伤细胞(natural killer cell，NK 细胞)和树突状细胞(dendritic cell，DC)，而它们均由一个共同的前体细胞，即 HSC 分化而来。HSC 在分化初始时首先生成多能祖细胞(multiple pluripotent progenitor，MPP)，这是一群由 HSC 分化而来的，失去自我更新能力的多能造血祖细胞，接下来 MPP 分化成两类祖细胞：淋系共同祖细胞(common lymphoid progenitor，CLP)、髓系共同祖细胞(common myeloid progenitor，CMP)。随后这些前体祖细胞又进一步分化为造血系统中谱系分化效应细胞，如 CMP 生成巨核细胞 / 红细胞前体、粒细胞 / 巨噬细胞前体。而 CLP 则分化成各种淋巴细胞，一部分到胸腺里发育成 T 淋巴细胞，另一部分则可在脾脏等发育成 B 淋巴细胞、T 淋巴细胞和 NK 细胞等。在这一等级体系中，树突状细胞是比较特殊的，它既可以来源于 CLP，也可以由 CMP 分化而来。这些前体细胞最后就分化成前述的那 10 余种成熟血液细胞，它们各司其职，维持和保护着造血系统的稳定。

三、造血干细胞形态和表面标志物

1. 造血干细胞形态　早期人们经光镜、电镜观察，认为 HSC 的形态类似小淋巴细胞，直径 8μm，呈圆形，细胞核为圆形或肾形，较大，具有 2 个核仁，有少量的细胞质，除游离核糖体和少量线粒体外，无其他细胞器，过氧化物酶染色阴性。与淋巴细胞相比较，HSC 大小变动范围较大，胞内线粒体多且小，细胞核大致呈圆形，多不规则，凹陷不如淋巴细胞的深。HSC 的染色质较淋巴细胞更为细小、弥散分布，游离核糖体较多，且极少有多聚核糖体。

2. 造血干细胞表面标志　半个世纪以来，科学家们在探索和研究 HSC 分离鉴定方面获得了巨大的进步。从早期单克隆抗体的出现、流式分选技术的不断完善与发展到单细胞测序技术的应用等，许多表面标志物被发现并用来鉴别、分离和纯化从骨髓、血液及其他组织中提取的 HSC。20 世纪 80 年代，人们通过 Thy-1^{low} Lin^{-}Sca-1^{+} 的细胞表面抗原的组合，用缀合有荧光染料的抗体结合标志细胞，并通过流式分析分选技术，富集到了 HSC 细胞群，虽然其中混杂很多非 HSC 的干 / 祖细胞，但在当时已是一项突破性的研究进展了。自此以后，HSC 分离、提取翻开了新的篇章，有更多更精确的表面标志物用来辨别和纯化 HSC。20 世纪 90 年代经过体内移植实验的验证，用 Thy-1^{low} Lin^{-}Sca-1^{+} 标志的 HSC 群体被证明具有异质性，其中一部分细胞是具有长期增殖能力的，而其余的都只有短暂的多谱系重建能力。随后人们利用单细胞移植技术证明单个的 HSC 即具备重建整个造血体系的能力，该研究所使用的 HSC 抗原标志组合是 $CD34^{low/-}$、c-Kit^{+}、Sca-1^{+} Lin^{-}，CD34 后来也被证明是 HSC 的一个表面标志。进入 21 世纪，随着大数据时代的来临，陆续发现一些新的 HSC 标志物，如更多研究证明 CD150 也可以作为 HSC 的一个可靠的表面标志，它在 HSC 上稳定表达。通过血液细胞的表达谱进行测序比对发现 CD201 分子在骨髓的 HSC 中特异性的高表达，由其富集的细胞群具有高度的造血重建能力。除了细胞表面标志物之外，还有些基于 HSC 的状态及功能特性分离、纯化的方法，如利用 Rhodamine、

Hoechst33342 染料等来分离 HSC 的方法。

目前，通过不断的研究探索发现了一系列 HSC 表面抗原，如 Lin^-、$Sca-1^+$、$c-kit^+$、$CD34^-$、CD38、$Thy-1^{low}$、$CD48^-$、CD201、$CD150^+$ 等，应用不同表面抗原组合筛选策略获取的 HSC 群体，其植入分化潜能不尽相同。因此，通过 HSC 表面抗原的异同明确了至少三种多能干细胞亚群，即长期造血干细胞（long-term-HSC，LT-HSC）、短期造血干细胞（short-term-HSC，ST-HSC）、多能祖细胞（MPP）。由于在胚胎和成体中 HSC 的表面标志并不相同，所以在进行不同种属和组织部位 HSC 的研究时需要采用不同的表面标志物，目前为大众所接受的是小鼠 HSC 表型（$CD34^{low/-}$、$SCA-1^+$、$CD150^+$、$CD244^-$、$CD48^-$、$C-kit^+$、lin^-）和人 HSC 表型（$CD34^+$、$CD59^+$、$Thy1/CD90^+$、$CD38^{low/-}$、$C-kit/CD117^+$、Lin^-、$CD150^+$），约占骨髓细胞的 0.05%，通过上述表型的配伍进行细胞分选，能够得到相对较纯的 HSC。

3. 造血干细胞异质性　HSC 作为整个造血系统的顶层设计者，通过其自我更新以及多向分化的能力在移植重建中分化产生各类血细胞，但是每一个 HSC 形成的各类细胞比例、重建受体的时间以及重建动力学都是不同的，即 HSC 表现出的异质性发挥了重要作用。20 世纪 60 年代，研究者们开始发掘 HSC 的表面标志并且以多种标志组合富集这一群体，着力解析 HSC 的起源、发育、分化、调控机制等问题。进入 20 世纪 80 年代 HSC 的异质性特点也被发现并提出。简单地说，人们通过各种标志组合富集的 HSC 并不能彻底反映 HSC 的全貌，结果只是其中的代表性 HSC 或者是一部分 HSC 亚型。所以，HSC 的异质性问题迫切需要解决，才能将 HSC 的发育与再生研究透彻。

21 世纪以来，陆续有实验室开始报道新的标志物被发现、新的 HSC 发育及调控机制被解析，诸多关键转录因子与信号通路参与调控 HSC 多向分化，进而明确提出 HSC 宏观异质性问题，主要表现于 HSC 表型异质性、功能异质性及定位异质性。HSC 表型异质性主要表现在其纯化方案的局限性与非特异性。功能异质性主要体现在 HSC 移植后重建受体造血的动力学特征上，根据自我更新和多向分化潜能不同可分为 LT-HSC、ST-HSC 和 MPP。根据分化谱系不同，分为偏向髓系的造血干细胞（myeloid-biased hematopoietic stem cell）、偏向淋系的造血干细胞（lymphoid-biased hematopoietic stem cell）和平衡型的造血干细胞移植（balance hematopoietic stem cell）。近年也有学者根据 HSC 的分化谱系将其分为主要向髓系分化的 α-HSC，向髓系和淋系分化的 β-HSC，主要向淋系分化的 γ 和 δ 型 HSC。近年随着对骨髓龛研究的发展，位于骨髓龛不同位置的 HSC 也被发现具有不同的特征，这反映了由骨髓内定位所决定的 HSC 异质性。总之，HSC 异质性是细胞内在状态以及与外环境相互作用的结果，围绕其研究的方向也是多维度进行的，除了应用传统的检测技术，如流式细胞术、功能性验证实验、基因表达测序技术及遗传标志的追踪技术等。近年单细胞水平分析技术，如单细胞全外显子测序、单细胞转录组测序的迅猛发展也为解析 HSC 高度异质性的生物学功能提供了强有力的手段。因此，我们期待 HSC 异质性得到更深入的研究，从而在疾病治疗、再生医学等领域起到重要作用。

（何志旭）

参考文献

[1] DZIERZAK E, BIGAS A. Blood development: hematopoietic stem cell dependence and independence. Cell Stem Cell, 2018, 22 (5): 639-651.

[2] HAAS S, TRUMPP A, MILSOM MD. Causes and consequences of hematopoietic stem cell heterogeneity. Cell Stem Cell, 2018, 22 (5): 627-638.

第 2 节　造血微环境

人体造血是造血干 / 祖细胞（hematopoietic stem cell/hematopoietic progenitor cell，HSC/HPC）生存、增殖、分化形成红系、粒系、淋巴系各种细胞的过程，并依赖于造血细胞生长发育的骨髓造血微环境，两者相互作用形成一个复杂、精细的动态调控过程。人类骨髓中 HSC 主要来自腹侧中胚层和胎肝，栖居于骨髓微环境中，并因胎儿发育过程各种微环境变化不断增殖和分化，胚胎发育后所形成原始的多能造血干细胞及造血系统经血液循环不断迁移至骨髓中，不但保证了胚胎的发育和胎儿造血系统组织、器官的形成和变更，也维持了婴儿出生后机体内造血系统平衡的生理现象。

一、造血干细胞龛

HSC 在骨髓腔内需要特定的细胞外环境来维

持其相对稳态，允许其自我更新、定向分化以及迁移等，这一定位的区域被称为龛（niche）即造血微环境。骨髓中HSC微环境主要由基质细胞和非细胞成分组成，基质细胞包括成纤维细胞、脂肪细胞、内皮细胞、成骨细胞、破骨细胞、巨噬细胞等。非细胞成分包括基质细胞产生分泌的细胞因子和被称为细胞外基质（extracellular matrix，ECM）的生物大分子等成分。HSC与niche细胞（特别是成骨细胞）之间的联系包括许多的分子（钙黏着蛋白、整合素、细胞因子、信号分子和受体），这些分子至少介导两种相互作用，即细胞与细胞间相互作用、细胞与细胞外基质相互作用，这些相互作用的主要功能是维持HSC在骨髓骨内膜龛中与细胞靠近。

龛是支持和调节HSC定居、发育和成熟的微环境，具体表现在：①为HSC的生存提供不可缺少的物理支柱；②通过基质的黏附结构固定造血干/祖细胞，造血干/祖细胞表达的有关细胞黏附分子与基质细胞上相应的配体形成“配体-整合蛋白-细胞骨架跨膜系统”，从而影响造血干/祖细胞的形态，调控基因表达，控制细胞的分化，决定细胞的运动；③基质细胞通过产生和分泌多种细胞因子如干细胞因子（stem cell factor，SCF）、粒细胞-巨噬细胞集落刺激因子（granulocyte-macrophage colony-stimulating factor，GM-CSF）、G-CSF、巨噬细胞集落刺激因子（macrophage colony-stimulating factor，M-CSF）、酸性和碱性成纤维细胞生长因子、白细胞介素、胰岛素样生长因子、转化生长因子和其他活性物质，对造血干/祖细胞的增殖、分化和发育起调控作用。

二、骨内膜、脉管造血微环境

1. 骨内膜造血微环境　目前研究证明在骨髓腔内有两类造血微环境，即骨内膜造血微环境和脉管造血微环境。前者的存在与骨内膜紧密联系，在长骨的骨小梁HSC靠近骨髓腔的骨内膜内层，而大多分化的造血祖细胞主要在骨髓中央部。成骨细胞是造血微环境的重要组成部分，其与骨髓HSC共同移植可增加HSC存活率，说明成骨细胞对于维持HSC的生存及自我更新起重要作用。体内研究证实LT-HSC与富集在松质骨/骨小梁表面的纺锤型成骨细胞（spindle-shaped osteoblasts cell，SNO）相结合，且SNO与LT-HSC数量呈正相关性。HSC通过N-钙黏着蛋白与N-钙黏着蛋白阳性的SNO黏附，但骨髓中很小部分成骨细胞亚群表达N-钙黏着蛋白。骨髓内静止干细胞就是与SNO紧密相连来维持其静止状态，且数量随着SNO数量的改变而改变，这将对HSC的稳态起到至关重要的作用。

2. 脉管造血微环境　脉管造血微环境为新近研究证实，骨髓中一部分HSC贴附在骨髓血窦的有孔内皮中，并与内皮细胞紧密连接，主要由于两细胞在胚胎期均起源于共同的前体细胞（成血-血管细胞）。骨髓血窦内皮细胞（bone-marrow sinusoidal endothelial cell，BMEC）可在体外维持HSC形成克隆，而从非造血器官分离的血管内皮细胞在体外没有维持HSC形成克隆的能力，因此骨髓血管窦内皮细胞的功能和表型不同于其他器官的微血管内皮细胞。BMEC表达细胞因子如基质源因子-1（stromal derived factor-1，SDF-1）和黏附分子如内皮细胞E-选择素、血管细胞黏附分子-1（vascular cell adhesion molecule-1，VCAM1），它们对HSC的活化、归巢和迁移起着重要作用。血管HSC龛是在HSC动员后形成的。静止的HSC从骨内膜龛内脱落下来向骨髓中央的血管区迁移，在此进行造血。机体内存在的两种造血微环境可因部位不同发挥功能略有差异，骨内膜HSC龛，既可以贮存静止的HSC，也可以贮存具有自我更新能力的HSC。而脉管HSC龛多包含自我更新的HSC，这一部分靠近血窦的HSC能监测反映造血状况的细胞因子的浓度变化，在造血应激反应中释放发挥补充造血作用。脉管HSC龛很可能是次要的龛，通过与骨内膜龛相互协作，共同维持HSC的静止、自我更新、分化以及维持造血的稳定状态。

（何志旭）

参考文献

[1] WEI Q, FRENETTE PS. Niches for hematopoietic stem cells and their progeny. Immunity, 2018, 48 (4): 632-648.

[2] BEERMAN I, LUIS TC, SINGBRANT S, et al. The evolving view of the hematopoietic stem cell niche. Exp Hematol, 2017, 50: 22-26.

[3] KRAUSE DS, SCADDEN DT, PREFFER FI. The hematopoietic stem cell niche—home for friend and foe? Cytometry B Clin Cytom, 2013, 84 (1): 7-20.

[4] FRISCH BJ. The hematopoietic stem cell niche: What's so special about bone?. Bone, 2019, 119: 8-12.

[5] MÉNDEZ-FERRER S, MICHURINA TV, FERRARO F,

et al. Mesenchymal and haematopoietic stem cells form a unique bone marrow niche. Nature, 2010, 466 (7308): 829-834.

[6] DING L, SAUNDERS TL, ENIKOLOPOV G, et al. Endothelial and perivascular cells maintain haematopoietic stem cells. Nature, 2012, 481 (7382): 457-462.

第3节　造血干细胞的调控

HSC通过自我更新与分化能力，维持其在体内的稳定扩增与子代细胞分化，进而使人体的造血功能得以终生维持。近年，通过对一系列转基因与基因敲除等实验模型的构建与分析，人们发现有多种细胞因子参与HSC的自我更新与分化，如造血细胞因子、转录因子、细胞周期调节因子、凋亡相关因子、信号通路改变及表观水平的变化。

一、造血相关细胞因子

骨髓微环境中的造血相关细胞因子主要参与造血细胞的自我更新、增殖、分化、迁移黏附、凋亡、衰退等各种细胞生物学功能的调节，其本质为发挥正负调控生物效应的不同活性蛋白质或者糖蛋白，是造血调节的关键调控者，对整个造血过程有深远的影响。

1. 正向调控细胞因子　造血正向调控的细胞因子主要包括干细胞因子(stem cell factor，SCF)、集落刺激因子(colony stimulating factor，CSF)、白细胞介素(interleukin，IL)、促红细胞生成素(erythropoietin，EPO)、血小板生成素(thrombopoietin，TPO)、胰岛素样生长因子(insulin-like growth factor，IGF)-1和2、肝细胞生长因子(hepatocyte growth factor，HGF)等。SCF主要由骨髓基质细胞分泌，是高度糖基化的糖蛋白，以可溶型和膜结合型两种方式存在，SCF突出的生物学功能是多功能性和协同性，在造血调控中最大的特点是作为协同因子和存活因子，其本身对造血细胞的刺激甚弱，SCF能使处于G_0期的造血细胞长期存活而不至于发生程序性死亡，SCF已成为$CD34^+$细胞体外扩增的最佳造血生长因子组合的必需成分之一，广泛应用于临床与实验研究。CSF在HSC集落形成、不同发育分化阶段发挥着重要调控作用，主要包括白细胞介素-3(interleukin-3，IL-3)、巨噬细胞集落刺激因子(M-CSF)、粒细胞集落刺激因子(G-CSF)、粒细胞-巨噬细胞集落刺激因子(GM-CSF)和促红细胞生成素(EPO)。CSF可刺激骨髓未成熟细胞分化成熟，体外细胞培养可刺激集落形成，不同的集落细胞因子能够刺激HSC在半固体培养基中形成不同的细胞集落，如G-CSF是调节骨髓中粒系造血的主要细胞因子之一，选择性作用于粒系造血祖细胞，促进其增殖、分化，并可增加粒系中未分化细胞的功能。

IL-2活化T细胞，刺激NK细胞增殖并产生细胞因子，也可促进B细胞增殖和分泌抗体。IL-6是非常重要的造血生长因子，其在造血调控中最主要的功能是作用协同因子，能与其他造血相关因子协同作用，对HSC及各系祖细胞均有重要的调控效应，能缩短HSC在G_0期的时限，维持处于G_0期的HSC的存活。IL-6在调控血小板或巨核细胞增殖、分化中有重要作用，是HSC体外培养中最佳造血生长因子组合成分。TPO能明显刺激血小板生成，增加外周血血小板计数，TPO也作用于早期造血干细胞，扩大定向巨核系祖细胞池，TPO还与EPO、SCF、IL-3和G-CSF等协同作用，促进红系和粒系祖细胞的增殖。HGF是一种来源于间质细胞功能多样的细胞生长因子，由于最先的发现部位是肝脏由此得名，其生理作用为促进HSC向造血部位的迁移和定植，同时促进新生血管的形成。这些作用和HGF蛋白与受体C-Met结合后促使该种受体中酪氨酸残基的磷酸化有关。近年，应用HGF基因转染形成细胞治疗策略，其在组织工程和细胞治疗方面将发挥着非常重要的临床应用价值。

总体而言，这些正向调控因子在功能上是有区别的，比如SCF、IL-3及GM-CSF主要是维持原始造血细胞的存活，却不能诱导其增殖，诱导增殖需要因子间的协同作用，如IL-6及IL-11可以诱导静息细胞进入增殖，这种增殖效应通常涉及G_1期的缩短。

2. 负向调控细胞因子　抑制造血的生长因子称为造血负向调控的细胞因子，主要有转化生长因子β(transforming growth factor-β，TGF-β)，肿瘤坏死因子(tumor necrosis factor，TNF)，白血病抑制因子(leukemia inhibitory factor，LIF)，干扰素(interferon，IFN)-α、β、γ等。TGF-β对HSC调节具有刺激和抑制增殖、分化的双向作用，但其主要生理功能多为负性调节。近年来对造血干、祖细胞的研究表明，生理浓度TGF-β可使干细胞处于休止期，体外实验也表明其抑制早期祖细胞的增殖，如对人髓系多向造血祖细胞、红系爆式集落形成单位、高增殖潜能集落形成细胞(high proliferative potential colony forming cell,HPP-CFC)有很强的抑制作用,使用抗TGF-β单克隆抗体可阻断早期祖细胞对其的自分泌作用,也可促进使HSC从休止期进入细胞周期。然而,TGF-β对晚期祖细胞的增殖抑制作用并不明显,如对CFU-G、CFU-M、红系集落形成单位(colony-forming unit-erythroid,CFU-E)几乎没有影响。低浓度的TGF-β与G-CSF或GM-CSF协同可增加CFU-GM集落数和集落大小,这主要是TGF-β通过调节其他细胞因子受体的表达而实现。

在造血系统中TNF可作为协同因子或辅助因子与其他细胞因子一起参与HSC的增殖、分化调控。TNF包括TNF-α和TGF-β,后者又称IL-β。前者主要由单核细胞、巨噬细胞、淋巴细胞分泌,可以诱导TNF-α自身及IL-1和IL-6等其他细胞因子的分泌,上调HLA-Ⅰ类、HLA-Ⅱ类分子的表达,促进T、B淋巴细胞增殖和免疫球蛋白产生,在HSC生物学功能上起重要作用。TNF-α的受体包括TNFR-Ⅰ、TNFR-Ⅱ两种,广泛分布于造血与非造血组织细胞表面,TNFR-Ⅰ促进由GM-CSF、IL-3刺激的集落生长,抑制SCF、G-CSF刺激的集落生长,下调*c-kit*表达,抑制多种因子刺激的前体细胞生长。TNFR-Ⅱ抑制HPP-CFU的集落生长,下调*c-kit*表达,仅抑制红系前体细胞生长。此外还有多种负性因子参与调控HSC生理功能,如LIF、IFN-γ在HSC体外扩增中起重要作用,可抑制分化,协同增强IL-3对巨核系前体细胞的增殖刺激作用。LIF对众多细胞起作用,但只能在局部作用,若血液循环中长期高浓度存在则对机体有害,呈恶病质。IFN-γ在促进胚胎HSC及前体细胞形成的过程中扮演重要的角色,可以促进胚胎主动脉-性腺-中肾(aorta-gonad-mesonephros,AGM)区HSC的形成,还可影响HSC的细胞周期、抑制自我更新能力,抑制其造血重建功能。

二、转录因子

转录因子是序列特异性的DNA结合蛋白,它们的功能包括维持DNA的空间结构、启动DNA复制、控制基因转录,在基因的转录中可以行使激活或抑制的作用。在造血调控中,HSC的增殖、分化、髓系和淋巴系细胞等的成熟过程中都需要不同的转录因子参与,并且牵涉到转录因子的激活和失活、表达的上调和下调以及多种转录因子之间的相互作用。

(一)髓系转录因子

1. C/EBPa C/EBPa属于C/EBP转录因子家族。在调节骨髓造血的过程中,C/EBPa通过调控细胞因子及其受体、其他转录因子以及细胞系特异性基因的表达来发挥作用。在髓细胞中C/EBPa转录激活M-CSF、G-CSF受体的启动子,从而发挥调控髓细胞分化的作用。在HSC的分化过程中,C/EBPa通过抑制红细胞的分化和诱导髓细胞的分化从而决定了多能祖细胞的分化方向。C/EBPa在造血祖细胞中的表达可诱导粒细胞分化,在某些情况下还能促进巨噬细胞的分化。C/EBPa缺乏时脾集落细胞形成单位(colony-forming unit spleen,CFU-S)过度增殖,不影响CFU转化为共同髓系共同祖细胞(CMP),但CMP转化为粒-单核祖细胞(granulocyte-monocyte progenitor,GMP)的能力减弱,GMP转化为CFU-M、CFU-G的能力均明显减弱。

2. PU.1 PU.1(Purine-rich box 1)是Ets(E twenty-six specific)转录因子家族的成员,在HSC、淋巴祖细胞和部分髓系祖细胞中高表达,在淋巴细胞和髓系细胞的成熟过程中具有重要作用。PU.1调控淋巴系和髓系细胞中多种基因的表达,包括细胞因子、M-CSFR、G-CSFR、GM-CSFR以及IL-7R。研究发现,使用免疫调节药物使PU.1的表达下调,可导致粒细胞成熟障碍,髓系祖细胞数量增加,外周血中性粒细胞减少。在祖细胞的分化过程中,PU.1在造血祖细胞中的表达水平不同决定了造血祖细胞不同的分化方向。PU.1在CMP的表达下调将限制CMP向红系和巨核系的分化。PU.1在祖细胞中使分化和自我更新保持平衡,但是在不同系别的细胞中发挥的作用不同。在B细胞和髓系细胞的分化、成熟中起促进作用,在红系细胞中起到维持自我更新和阻止分化的作用。

(二)红系和巨核系转录因子

1. AML1 AML1(acute myeloid leukemia 1)是多瘤增强子结合蛋白2/核心结合因子(polyomavirus enhancer binding protein 2/core binding factor,PEBP2/CBF)的一种α亚单位,AML1在造血细胞中普遍表达,调节HSC的分化和增殖。AML1参与巨核细胞的成熟和淋巴细胞的发育,AML1缺陷的骨髓中,处于静止期的HSC的数量减少。

2. GATA-1 GATA结合蛋白-1(GATA binding protein-1,GATA-1)属于锌指结构转录因子,在红细胞、肥大细胞、嗜酸性粒细胞和巨核细胞的发育中都具有重要的作用。GATA-1 的功能缺失会引起红细胞的分化异常,GATA-1 功能丧失后使红细胞分化障碍不能达到成熟,另一方面来源于人类胚胎干细胞的红细胞集落在过度表达 GATA-1 时也会表现为最终成熟障碍,并伴有凋亡增加。另外还发现,GATA-1 在红细胞生成早期阶段的表达可促进红细胞的增殖,在红细胞生成晚期阶段的表达可诱导红细胞的最终分化。通过对 GATA-1 造血调控机制的研究发现,表达细胞周期蛋白 D1 的基因是 GATA-1 的一个目的基因。GATA-1 通过调节细胞周期蛋白 D(cyclin D)-CDK4 激酶的活性来调控巨核细胞的生长和多倍体形成。P16 是多倍体形成的抑制因子,P16 的表达过度与 cyclin D-CDK4 复合物一起阻滞野生型巨核细胞的多倍体形成。

3. SCL、Fli-1 干细胞白血病(stem cell leukemia, SCL)基因和 Fli-1 是最早期造血转录调节因子之一,可调节早期造血细胞分化和胚胎血管发育,参与 HSC 向髓系祖细胞分化的调控,*SCL*(human stem cell leukemia gene)的表达减少可引起髓系和红系祖细胞的分化障碍,可通过调节 *c-kit* 基因的表达而调控红系增殖和 $CD34^+$ 细胞凋亡。SCL 在红细胞和巨核细胞的成熟中具有重要作用,SCL 的 DNA 结合异常可阻碍红细胞和巨核细胞的成熟。SCL 直接与 DNA 结合发挥转录调控作用控制着细胞的最终成熟,而不与 DNA 直接结合,与其他调节因子协同作用可以调控 HSC 分化过程。

Fli-1(Flightless 1)是 Ets 家族成员之一,Fli-1 在粒细胞和红细胞的生成过程中发挥重要作用。在 *Fli-1* 基因缺失的情况下,骨髓和外周血中性粒细胞和单核细胞数量减少,粒系和早期红系祖细胞数量增加,C/EBPa、G-CSF 和 GM-CSF 下调。Fli-1 具有维持红细胞存活和抑制红细胞分化的作用。在 EPO 存在的条件下,Fli-1 在原始红细胞中的强制表达可抑制红细胞对 EPO 的反应从而抑制红细胞的分化,在 EPO 不存在的条件下,Fli-1 的转录激活作用增强细胞的存活能力。

(三) 淋巴系转录因子

1. E2A E2A 是转录因子 bHLH 家族中的一员,根据 bHLH 结构域的不同,E2A 蛋白具有两种形式即 E12 和 E47。E2A 在共同淋巴样前体细胞(common lymphoid precursor, CLP)分化为 B 细胞以及 B 细胞分化成熟的各个阶段均发挥着重要调控作用,不仅调控骨髓中 pro-B 细胞、pre-B 细胞和未成熟 B 细胞的分化,在外周血中 E2A 对 B 细胞的同种型转换和体细胞超频突变也具有重要作用,生发中心中的 B 细胞的分化、成熟 B 细胞的生成和生存力以及浆细胞的生成都依赖于 E2A 的作用。实验证明,E2A 缺陷的小鼠骨髓中 B 细胞分化阻滞,脾中 B 细胞比例和总数明显减少,E2A 缺失后 24 小时内,成熟 B 细胞数量大量减少。

2. PAX5 PAX5(paired box-containing genes, PAX)是 PAX 家族中的一员,PAX5 的目的基因包括 *CD19*、*MyCN*、*PSMB5*、*BLK*、*BLNK* 和 *LEF1*,并激活它们的表达,B 细胞产生的第一阶段是 HSC 分化为 CLP,此后,E2A、EBF1 和 PAX5 的存在诱使 CLP 发展为 B 细胞。它们中任何一个缺失,都会使 B 细胞分化停留在早期阶段。

(四) 其他转录因子

近年随着不断解析转录因子对 HSC 自我更新的调控作用,发现还有大量的转录因子参与其中,如转录因子 Tel/Etv6 参与了 HSC 的自我更新调控,当 Tel/Etv6 在小鼠中被敲除后,骨髓中的 HSC 会逐渐消失,从而导致小鼠的死亡。也有研究表明当 *Stat-5* 基因被敲除后,骨髓中 HSC 的自我更新能力减弱,这主要通过其调控 Jak/Stat 信号通路而得以实现,反之过量表达 Stat-5 则可以增加 HSC 的自我更新的能力。转录因子 Zfx 为胚胎干细胞与骨髓 HSC 维持自我更新所必需,在胚胎干细胞中过量表达 Zfx 可以增强自我更新并抑制分化。有趣的是,尽管 Zfx 在调节成体骨髓 HSC 的自我更新过程中有重要的作用,但是 Zfx 并不为胚肝中的 HSC 的自我更新所必需。与此相反,转录因子 Sox17 只在调节胚肝 HSC 自我更新中起作用,而不为成体骨髓的 HSC 的自我更新所必需。另外,Forehead 蛋白家族的转录因子 FoxO,在维持骨髓中 HSC 的数量以及调控 HSC 的自我更新中也起到重要的作用。转录因子 Scl 在血管前体细胞转化为生血内皮的过程中起重要调控作用,在 Runx-1 与 Cbf-β 生血内皮细胞分化成为 HSC 阶段发挥重要作用。HOXB4 和 HOXA9 可以促进 HSC 在体内的增殖,HOXB4 被认为是最重要的 HSC 自我更新的调控因子之一,并随着 HSC 的分化表达下降。

三、细胞周期调节因子

越来越多的证据表明,HSC 通过细胞周期的调控决定是否自我更新,自我更新的方式及进一步分化的方向。HSC的细胞周期分为间期和分裂期，间期分为DNA合成前期（G_1期）、DNA合成期（S期）与DNA合成后期（G_2期）。新细胞的命运选择很大程度上依赖细胞周期的G_1期，因此，G_1期的调控可能是自我更新过程的关键一步，其中细胞周期蛋白依赖性激酶（CDKs）、细胞周期蛋白依赖激酶抑制剂（CKIs）的活性变化发挥着重要作用。CKIs家族包括p16、p18、p21、p27等，这些调节因子参与了HSC在静止与分裂两相的调节，进而参与自我更新的调控。当细胞周期抑制因子被敲除后，骨髓中大量的原本处于静止期的HSC进入细胞分裂周期并开始分化，进而造成骨髓中HSC的过度消耗和自我更新能力的减弱。有证据显示，HSC的自我更新能力随着动物体的衰老而逐渐减弱，如p16在HSC中的表达量随着衰老而持续增加，当*p16*被敲除后，年老HSC依然保持着较强的自我更新能力，说明p16在调节HSC的自我更新过程中起着重要的负调控的作用。p18是在细胞周期的G_1期起重要调控作用的因子，当其在小鼠中被敲除后，HSC的自我更新能力显著增强。另有研究显示，细胞周期负向调控因子p27也参与了HSC增殖与自我更新的调控，当这个基因被敲除后，HSC也表现出自我更新与细胞增殖能力的增强。

p53对HSC有着阻滞细胞周期启动、促进凋亡、维持基因组稳定的作用，研究表明*p53*敲除的小鼠体内，会有更多的HSC进入细胞周期，促使其从休眠态转向激活态，然而过多激活的HSC会引起HSC库的枯竭，最后导致造血失败。新近的研究也发现，在不同环境（辐射、5-氟尿嘧啶处理等）诱导下p53发挥着两种不同的作用。在较低压力诱导作用下，p53可以调节HSC的竞争力，p53功能减弱或缺失的HSC在竞争移植后会增殖，使其来源的血液细胞占更多的比例、具有更大的竞争优势。然而，当这个压力达到一定的阈值时，p53就开始起着诱导细胞凋亡或阻滞细胞周期的作用。此外，p53还可通过调控p21而发挥作用，p21是细胞周期依赖性蛋白激酶抑制剂家族中的重要分子，参与G_1检验点调控，当敲除掉*p21*基因后，HSC失去对细胞周期的控制而不断增殖，绝对数量增加，但HSC干性逐渐丧失，最终在移植后导致造血失败。

四、凋亡相关因子

1. Bcl-2家族　Bcl-2（B-cell leukemia-2）是抑制细胞凋亡的重要蛋白，被证实有明显抑制细胞凋亡作用的基因，参与了HSC自我更新的调控。Bcl-2家族包括抗凋亡蛋白（如Bcl-2、Bcl-xL、MCL-1、AI、Ced-9等）和促凋亡蛋白（如Bcl-rambo、Bid、Bax、Bak、Bad等）。研究证明，当在造血系统过量表达Bcl-2时，小鼠骨髓中HSC的数量显著增加，同时自我更新的能力也显著增强。当另外一种抑制细胞凋亡的重要蛋白MCL-1在造血系统被特异性地敲除后，小鼠骨髓中的HSC数量急剧减少，最终导致小鼠死亡。这些结果表明，细胞凋亡是调节HSC自我更新的重要机制。

2. 血小板因子4　血小板因子4（platelet factor 4，PF4）是一种激活的血小板分泌的趋化因子，与多种细胞的生物功能有关。该因子对HSC、肿瘤细胞及其他细胞有广泛的调节作用，能支持HSC生长，降低细胞的化学敏感性、抑制细胞凋亡。研究表明，血小板因子可以降低正常骨髓HSC对放、化疗的敏感性，抑制其凋亡。血浆PF4对早期造血干/祖细胞，尤其早期巨核细胞增殖、分化有抑制作用，其抑制巨核细胞集落形成，停用PF4后巨核细胞即恢复增殖活性，而对HSC起保护作用。PF4对HSC的抑制作用是短暂和可逆的。

3. 转化生长因子-β　TGF-β是造血系统的双向调节因子，它既能抑制又能刺激造血祖细胞的生长。TGF-β在Fas诱导的细胞凋亡过程中起重要调节作用，炎症因子TNF-β可引起Fas表达增加及生长抑制，而加入TGF-β可以使骨髓Lin^-细胞表面的Fas表达下降并抑制Fas引起的生长抑制和凋亡。大量体外和体内实验证明，TGF-β可以诱导HSC发生凋亡。这些研究表明TGF-β是一种关键的调节物，对造血干/祖细胞的增殖有抑制作用。为了直接评估TGF-β信号对体内造血或HSC功能的影响，通过构建敲除TGF-β异构体与其受体基因的成年小鼠模型，利用该模型中可以诱导中断TGF-β1受体，并从其中分离获得HSC，在体外以单个形式在低刺激条件下培养时表现出聚集和增殖能力增加，证实了TGF-β对HSC增殖有抑制作用。然而，也有研究发现TGF-β受体完全缺陷的小鼠体内造血细胞数目和分化能力都正常，表现出完全正常的造血功能。更进一步发现这些模型中的HSC表现出正常的细胞周期分配，而且不会因为随后的骨髓移植发生改变。目前，针对于TGF-β的双向调节功能尚需进一步验证，不过由于体外实验的条件与体内微环境差别很大，这种体内外实验得到的相反结果也反映了 TGF-β 对造血系统的作用微环境的显著依赖性。

五、信号通路调控造血干细胞自我更新与分化

HSC 是一类能够自我更新、自我分化的细胞群体。在发育过程中，机体对这两个过程之间的平衡进行精密调节，经典的 Wnt 信号通路和 Notch 信号通路在这一调节过程中发挥非常重要的作用。

1. Wnt 信号通路　经典的 Wnt 通路中，Wnt 配体可与细胞表面两种受体结合，引起 β-catenin 在胞质内的积累。一种受体是 Frizzled 家族成员，是一类七次跨膜蛋白；还有一类是低密度脂蛋白受体相关的单次跨膜蛋白（LRP）。当 Wnt 信号缺失时，β-catenin 与一个由 Axin 和 GSK-3β 组成的多蛋白复合物结合后被磷酸化，进而泛素化降解。而当 Wnt 与其受体 Frizzled 或 LRP 结合后可阻断 GSK-3β 介导的 β-catenin 磷酸化，使 β-catenin 在细胞内稳定和聚集，后者随后进入细胞核与 LEF/TCF 转录因子家族的成员结合，LEF/TCF 蛋白通常与 Groucho 抑制子结合，当与 β-catenin 结合后抑制减弱，允许 LEF/TCF 诱导相应靶基因的转录。

近来的研究证实，Wnt 影响干细胞分化以及参与 HSC 的自我更新调控。Wnt 信号对 HSC 自我更新调控的直接证据来自纯化的 Wnt3a 蛋白和过表达 β-catenin 能增强鼠类 HSC 在体外的自我更新和在体内的造血重建能力。此外，将 Wnt5a 蛋白通过腹腔注射给 NOD/SCID 小鼠能促进人脐血干 / 祖细胞 $CD34^+$ 的植入和多系分化，这表明在骨髓微环境有 Wnt 配体的表达，从而显示了 Wnt 信号的旁分泌作用。在胚胎期 Wnt 蛋白（主要是 Wnt5A 和 Wnt10B）在胎肝和卵黄囊中都有表达，而造血祖细胞表达 Wnt10B 说明 Wnt 蛋白可通过自分泌的形式发挥作用。在含有 Wnt1、Wnt5A 或 Wnt10B 与干细胞生长因子的培养基中，造血祖细胞可以被激活 11 倍之多。体外集落形成实验证实，细胞在有 Wnt 蛋白存在时可以保留未成熟特性。轻度增加 Wnt 信号水平可增加 HSC 功能，增加造血重建的能力，中度增加可以加速髓系分化，更高剂量则加速 T 细胞分化及损伤 HSC 自我更新和分化。这些研究说明，Wnt 家族蛋白调控 HSC 自我更新与分化的复杂性，也可以认为这一调控事件很可能是 Wnt 经典和非经典信号相互平衡的结果，这些复杂、深入的信号调控关系仍有待进一步研究阐明。

2. Notch 通路　Notch 信号通路在维持 HSC 生物学功能方面发挥着重要作用。Notch 蛋白是一个结构高度保守的表面受体，主要包括胞外区、跨膜区和胞内区。目前发现有 5 种不同的配体可以与 Notch 受体结合，分别是（Delta-like 1、3、4，Jagged1 和 Jagged2）。当 Notch 受体的胞外区与其配体相互作用后，受体裂解释放出其活化形式的胞内区 NICD，后者进入细胞核与 CSLDNA 结合蛋白结合，活化各种转录因子，进而启动靶基因的表达。

一些 Notch 受体和配体在骨髓中特异性表达，Notch 信号的激活有利于 HSC 干性的维持，阻断 Notch 信号导致体外培养的 HSC 分化加速以及体内 HSC 数量减少。目前 Notch 信号调控髓系的作用相对复杂，其在维持髓系前体细胞、细胞成熟过程以及粒系的分化过程中发挥的具体作用机制尚存争议。但是它在淋巴细胞发育、分化、癌性转化方面的研究已基本明确。目前认为 Notch1 在 T、B 细胞分化选择方面发挥重要作用，能促进 T 细胞发育而抑制 B 细胞发育。同时 Notch 信号还决定着脾脏 B 细胞的分化命运，能促进边缘带 B 细胞发育而抑制滤泡 B 细胞分化。此外，Notch 信号与造血微环境关系密切，骨髓窦状内皮细胞高表达 Notch 配体，能与 HSC 上的 Notch 受体直接接触，激活 Notch 信号途径，平衡 HSC 自我更新和分化，避免 HSC 过度耗竭，促进造血重建。同时，在内皮细胞中激活 Notch 下游 Akt-mTOR 信号通路，促进内皮细胞产生血管内分泌性因子，利于造血干 / 祖细胞再生。

综上所述，虽已明确 Notch 信号能体外调节 HSC 自我更新和分化，但是经典 Notch 信号途径是否调控体内造血稳态以及造血应激重建仍存在争议，其影响因素主要有 Notch 信号自身具有复杂性、体内环境错综复杂、方法学上缺乏有效的研究和评估手段等。尤其对于 Notch 信号通路调控应激损伤后造血重建以及造血重建过程中骨髓窦状内皮细胞与 Notch 信号间的互动更是知之甚少，仍缺乏强有力的直接证据，尤其是在体内证实 Notch 信号参与造血损伤后调控。总之，对于 Notch 信号调控 HSC 的分子调控机制的解析依然任重而道远。

（何志旭）

参考文献

［1］TAJER P, PIKE-OVERZET K, ARIAS S, et al. Ex vivo expansion of hematopoietic stem cells for therapeutic purposes: lessons from development and the niche. Cells, 2019, 8 (2): 169.

［2］DZIERZAK E, BIGAS A. Blood Development: hematopoietic stem cell dependence and independence. Cell Stem Cell, 2018, 22 (5): 639-651.

第4节 造血干细胞的临床应用和展望

一、造血干细胞临床应用

1. 骨髓造血干细胞的临床应用 最先利用HSC来进行移植治疗白血病的HSC来源于骨髓，婴儿出生后绝大部分HSC存在于骨髓中，其含量约占骨髓中有核细胞的1%。第二次世界大战末，在日本广岛和长崎的原子弹爆炸产生了高剂量的核辐射，这种核辐射导致许多人的血液系统受到损伤并诱发白血病，这直接促进了发达国家开展辐射生物学和辐射损伤治疗等相关领域的研究。人们将骨髓内细胞移植到经致死照射的动物体内，发现可以在骨髓受到严重破坏的情况下重新建立造血系统。此后大量的研究证明，骨髓中存在一群造血干／祖细胞，并推论出骨髓移植重建造血系统是因为植入了这群正常的HSC，于是骨髓移植即为造血干细胞移植的概念逐渐被公认。随着造血干细胞移植实验在动物上的成功，临床上也开始探索，但是，由于当时科学发展的局限性，当时的造血干细胞移植成功率极低。20世纪70年代，美国医师Thomas团队进行了大量骨髓移植的临床试验，多数患者因植入失败、移植排斥、移植物抗宿主病、感染或是原有疾病复发，移植效果不甚理想，但骨髓移植均在一定程度上提高了患者生存期。1975年，西雅图研究报告总结了73例进展期白血病患者和37例再生障碍性贫血患者接受异基因HSC治疗的临床结果，指出人类主要组织相容性检测、配型、移植前预处理方案的重要性，并且详细介绍了骨髓移植技术，代表了现代造血干细胞移植的开端。骨髓移植在后来的成功要归功于免疫学科的发展，人们发现供者血液中白细胞表面存在一种抗原，而在移植失败的患者血清中也存在相应的抗体，影响了移植物中细胞的存活，这种供者白细胞表面的特殊抗原最初被命名为“人类白细胞抗原（human leukocyte antigen，HLA）”，异体骨髓移植失败的原因正是供者和受者的HLA等位基因不匹配而引发免疫排斥反应所致。HLA的发现以及相关研究的不断深入，促使美国的几名血液病医师在世界上首次应用HLA技术，将HLA完全相符合的孪生同胞作为供者实施了骨髓造血干细胞移植，成功治疗了白血病，这一案例的成功带动了造血干细胞移植对血液系统疾病的治疗与发展。目前为止，骨髓移植依然是造血干细胞移植的重要方法，治疗的疾病主要以急性髓细胞性白血病、急性淋巴细胞白血病、慢性髓细胞性白血病、骨髓增生异常综合征及淋巴系统恶性肿瘤为主。

2. 外周血造血干细胞的临床应用 外周血HSC来源于骨髓，在正常状态下骨髓造血干细胞池与外周血造血干细胞池处于动态平衡，但在化疗药物及造血因子的动员下，骨髓HSC与骨髓基质的相互黏附作用发生改变，从而导致HSC迁移至骨髓血窦，并逐渐移行、穿越基底膜和内皮细胞层，最后进入外周血中。外周血HSC与骨髓来源的HSC一样，具有高度自我更新能力和多向分化潜能，它们既能够不断进行自我更新，稳定维持造血组织中的数量，同时又具有向红系、粒系、巨核系和淋巴系细胞等血液细胞分化的能力。二十世纪八九十年代，科学家们通过大量实验发现粒细胞集落刺激因子（granulocyte colony-stimulating factor，G-CSF）能动员造血干／祖细胞从骨髓大量转移到外周血。因此，动员后的外周血就成为HSC新的供源。1994年，Bensinger等人成功实施了第1例外周血造血干细胞移植。而随后我国著名的血液学家陆道培领导的小组也成功实施了我国首例外周血造血干细胞移植。由于外周血干细胞采集简单、方便、安全、有效，且外周血干细胞移植与骨髓移植相比，造血和免疫恢复快，因而可以减少住院日，减少抗生素的使用和输血依赖，降低医疗费用，所以外周血HSC的移植在临床上的应用越来越广泛。

总之，外周血造血干细胞移植已成为治疗血液病和某些恶性肿瘤、大大改善患者预后的重要手段，其自身的优势明显，而外周血HSC的数量和质量是外周血造血干细胞移植成功与否的最关键因素。目前，如何高效地采集到足够数量优质的外周血HSC，同时避免采集过程中可能发生的安全隐患，有效地提高动员、高质获取、保证质量，预防和减少不良反应发生,依然是广大医护人员在造血干细胞移植治疗过程中急需注意的问题。

3. 脐带胎盘造血干细胞移植 自1974年Knudtzon等发现脐带血中富含造血干/祖细胞以来,许多学者对其进行了广泛而深入的研究。1995年,美国科学家首次在实验中发现脐带血中富含HSC。1998年,世界首例脐血造血干细胞移植(cord blood stem cell transplantation,CBSCT)成功至今已近30年,脐血正被越来越广泛地应用于儿童及成人的恶性和非恶性血液病的治疗,同时也为HSC移植提供了一个新的细胞来源。随着世界各地脐血库网络的建立及脐血分离、保存的不断完善,同胞或非血缘关系CBSCT病例逐年增多。但是脐血来源HSC临床应用也面临着极大的挑战,单份脐血HSC数量有限,中性粒细胞和血小板恢复延迟,这是CBSCT广泛应用于成人和高体重患者的最大障碍,目前主要病例仍集中于儿童。为了解决CBSCT应用问题,美国明尼苏达大学Barker在世界上率先尝试了双份脐血移植。在21世纪初,我国北京大学人民医院血液病研究所也成功采用双份脐带血为2例高危成人白血病患者进行了CBSCT,其中1例体重达95kg,至今2例仍无病存活。这些研究改变了CBSCT不能用于成人患者的观点。但是后续研究表明尽管移植双份脐血但最终重建造血功能只是其中的一份脐带血,这也说明脐血移植依然有其局限性。因此,获取足量HSC是干细胞移植治疗需要解决的一个重要问题。现有研究表明,应用体外扩增脐血细胞进行移植是安全的,但其在促进造血干/祖细胞增殖的同时,也加快了其分化成熟的进程,丧失了造血干/祖细胞的自我更新及造血重建的潜能,未能像预期的一样加快植入、维持长期造血。新一代扩增脐血干/祖细胞的临床试验正以双份脐血模式进行,双份脐血共移植形成供受者嵌合体,其造血重建和免疫重建由两者协同完成,提高了植入率,但作用机制并不清楚,还有待进一步完善探索。近年来有关胎盘作为HSC发生的器官为提供另一HSC来源带来了期待,2009年*Cell*报道胎盘中HSC量可以满足临床移植要求,但还需进一步临床应用探索。2014年,中国科学家军事医学科学院附属医院陈虎教授率先宣布世界首例胎盘HSC联合脐带血造血干细胞移植治疗重型再生障碍性贫血成功。但是胎盘HSC临床应用依然面临严峻的考验,比如胎盘来源HSC高质获取的技术问题、移植后HSC植入效率、不同实验室制备胎盘HSC的差异和标准化的确定以及胎盘造血干细胞移植后发挥重建功能的作用机制都有待进一步验证和探索。

二、造血干细胞现状与展望

尽管HSC已经成功地运用于临床疾病的治疗,但是目前HSC的研究依然面临着许多挑战。

首先,与胚胎干细胞以及其他种类的组织干细胞(如神经干细胞)不同,在体外培养状态下,HSC更倾向于分化而非自我更新,HSC目前尚无法实现真正意义上的体外长期培养。目前脐带HSC移植很少用于成人白血病的治疗,其主要原因就是脐带血中的HSC数量太少,无法满足成人治疗所需。因此,研究细胞内因子与微环境信号对维持HSC自我更新的作用机制,对于最终实现HSC在体外的长期培养与扩增具有重要的意义。

其次,近年来诱导多能干细胞(induced pluripotent stem cell,iPS)技术的建立与发展解决了长期困扰干细胞治疗领域中的免疫排斥问题。可以首先利用患者自身皮肤的成纤维细胞建立自身的iPS,然后在体外将iPS定向分化成所需要的细胞,最后植回患者体内,用于疾病的治疗。尽管有报道显示,特定的转录因子,如Hoxb-4与Cdx-4可以使胚胎干细胞向造血细胞方向分化,然而将胚胎干细胞或iPS在体外分化成HSC的技术目前依然面临许多难题。寻找与鉴定在胚胎早期控制HSC发生发育的关键因子以及关键的信号通路,将有助于最终实现在体外定向诱导胚胎干细胞或iPS向HSC的有效分化。

最后,研究在各种病理状态(白血病、贫血、衰老、代谢异常等)或应激状态(如炎症/感染、组织损伤等)下HSC功能的变化、造血与免疫系统中终端分化细胞对HSC与前体细胞的可能的反馈调节作用,以及造血免疫系统外的其他组织与器官对HSC功能可能的调节作用,也是今后HSC研究领域的重要方向。此外,HSC的功能研究还需依赖于体内实验,因而需要借助转基因和基因敲除/敲入等动物模型。因此,今后对HSC功能进行更加深入地研究,还需探索更多新型动物模型的构建,并在此基础上对人HSC进行系统地研究,最终运用于造血系统疾病的临床治疗。

(何志旭)

参考文献

[1] YAMAMOTO R, WILKINSON AC, NAKAUCHI H. Changing concepts in hematopoietic stem cells. Science, 2018, 362 (6417): 895-896.

[2] MORGAN RA, GRAY D, LOMOVA A, et al. Hematopoietic stem cell gene therapy: progress and lessons learned. Cell Stem Cell, 2017, 21 (5): 574-590.

[3] PINEAULT N, ABU-KHADER A. Advances in umbilical cord blood stem cell expansion and clinical translation. Exp Hematol, 2015, 43 (7): 498-513.

[4] PANCH SR, SZYMANSKI J, SAVANI BN, et al. Sources of hematopoietic stem and progenitor cells and methods to optimize yields for clinical cell therapy. Biol Blood Marrow Transplant, 2017, 23 (8): 1241-1249.

第三章　小儿血象、骨髓象及其他特点

第 1 节　红细胞

一、幼红细胞系

(一) 早期祖细胞

HSC 通过多向分化形成定向祖细胞。发育阶段最早的红系祖细胞是红系爆式集落形成单位(BFU-E),BFU-E 是一个红系定向分化细胞。BFU-E 是比红系集落形成单位(CFU-E)更原始的祖细胞。BFU-E 和 CFU-E 在数量上只占人骨髓细胞的极少部分。电镜显示这些细胞有大的核仁,丰富的多聚核糖体以及大的线粒体。在体外培养中,应用 $CD34^+$ 细胞作为起始细胞已鉴定出分化和成熟所需要的关键性细胞因子,而且也使得从各形态阶段鉴定和追踪纯的红系前体细胞群成为可能。

(二) 原始红细胞

原始红细胞(proerythroblast)在染色的细胞涂片中体积较大,直径约 20~25μm,呈不规则圆形或略椭圆形。细胞核占 80%,核染色质细致并呈小块状分布,可见一个或多个清晰的核仁。大量多聚核糖体以 2~6 个为一组排列在细胞质中,是这一阶段的典型特征,胞质呈强嗜碱性。

(三) 早幼红细胞

早幼红细胞(basophilic erythroblast)直径约 16~18μm,细胞核占细胞面积的 75%,由特异的深紫色异染色质和粉红色的常染色质团块组成,之间有不规则的条状物相连,其排布类似轮辐。细胞质呈深蓝色,存在核周晕,高尔基体与核之间存在透亮区。此阶段由于多聚核糖体持续存在,胞质呈嗜碱性,有丝分裂中的幼红细胞常有微管相连。

(四) 中幼红细胞

红系细胞在第二次有丝分裂后,由于血红蛋白稀释了核糖体含量,胞质变为粉红色,中幼红细胞(polychromatophilic erythroblast)直径约 12~15μm,细胞核占细胞面积不到 50%。异染色质细密呈块状,均匀分布于细胞核中,形似棋盘,核仁消失,核周晕持续存在。

(五) 晚幼红细胞

在红细胞生成过程中的最后一次有丝分裂,幼红细胞内的血红蛋白浓度增加。由于多聚核糖体的残留,细胞呈现一定程度的多染色性。

光镜下,细胞体积进一步缩小,直径约 10~15μm,细胞核极其致密,核偏心,占细胞面积的 25%,血红蛋白存在于细胞核中。相差显微镜下可观察到在细胞周围的不同部位可见圆形突起快速缩进,可能是为了脱核做准备。

(六) 网织红细胞

网织红细胞(reticulocyte)为晚幼红细胞刚脱核的分化阶段。在幼红细胞脱核之前,中间丝和微管的边缘带消失,微管蛋白和肌动蛋白在细胞核即将脱出的位置聚集。在脱核中起到重要作用。

网织红细胞为未成熟红细胞,胞质内含有嗜碱性物质,直径约 8~9μm,在正常血液中占 0.005~0.015。网织红细胞进入血液循环后仍含有线粒体、少量的核糖体、中心粒以及高尔基体残留物,但无内质网。亮甲酚蓝或新亚甲蓝做活体染色时,这些细胞器聚集物呈深蓝色网状纤维样,故得名网织红细胞。网状结构越多,表明越不成熟。

二、红细胞

(一) 红细胞的形态和数量

正常的成熟红细胞无核,呈双凹圆盘形,在正常干燥涂片中大小几乎一致,直径为 7.5~8.7μm,周边最厚处的厚度为 2.5μm,中央最薄处约为 1μm。如果血红蛋白含量丰富,细胞直径超过 9μm,则被认为是巨红细胞。

瑞氏染色下,正常红细胞呈红棕色;吉姆萨染色下呈粉红色，红细胞中心染色相对周边苍白，中央淡染区约占细胞直径的1/3，反映其双面凹形态。

新生儿出生时红细胞数量约(5~7)$\times 10^{12}$/L，血红蛋白约150~220g/L。血红蛋白中，足月儿血中胎儿型血红蛋白(HbF)含量占总血红蛋白含量的53%~95%，随后逐渐被成人型血红蛋白(HbA)替代。随着婴儿迅速生长发育以及循环血量增加等因素，红细胞数和血红蛋白逐渐下降，至生后2~3个月时，红细胞数约为3×10^{12}/L，血红蛋白约100g/L，称为生理性贫血；其后红细胞数和血红蛋白逐渐增加，至12岁时达成人水平。

（二）红细胞的生理特征与功能

红细胞具有可塑变形性、悬浮稳定性和渗透脆性等生理特征，这些特征都与红细胞的双凹圆盘形有关。

红细胞的主要功能是运输O_2和CO_2。血液中98.5%的O_2是以与血红蛋白结合成氧合血红蛋白的形式存在的。双凹圆盘形使红细胞具有较大的气体交换面积，由细胞中心到大部分表面的距离很短，有利于细胞内外O_2和CO_2的交换。红细胞运输O_2的功能依赖于细胞内的血红蛋白来实现。

（三）红细胞生成的调节

红细胞的生成是一个被严密调控的过程，具体细节目前尚未完全阐明。其间HSC分化成为红系祖细胞，然后逐步分化成为成熟红细胞。每天大约产生2×10^{11}个红细胞以取代被清除的红细胞。

红系造血一般分为三个阶段。第一阶段，HSC发育为定向红系祖细胞。第二阶段，红系祖细胞扩增，其表面出现促红细胞生成素受体(EPOR)，并受促红细胞生成素(erythropoietin，EPO)调节，EPOR的表达在早幼红细胞阶段达到高峰，其后逐渐下降。第三阶段，红细胞脱核阶段，晚幼红细胞不再分裂，其血红蛋白的含量已达到正常水平，脱去细胞核成为网织红细胞。网织红细胞进入血液循环后发育为成熟红细胞。

1. 促红细胞生成素及促红细胞生成素受体　EPO是调控红系造血的主要激素，是一种高度糖基化的唾液酸糖蛋白激素，主要由肾小管周围的间质性成纤维细胞产生。在转录水平上，EPO水平可迅速被调节，其生成几乎只受到缺氧的调节。目前已经证明，EPO可使HSC向红系造血转化。

EPO促红细胞生成作用可归纳为：EPO抑制CFU-E的凋亡，这是EPO促进CFU-E增殖和分化的前提；激活血红蛋白等红系特异基因的表达，促进红系祖细胞向原红细胞分化及幼红细胞血红蛋白的合成；促进网织红细胞的成熟与释放。目前临床已经将重组的人EPO应用于促进贫血患者的红细胞生成。

EPO与其受体(EPOR)相互作用：①激活红细胞分裂；②红系特异性蛋白表达诱导下的红系分化；③抑制红系祖细胞的凋亡。JAK-2信号转导途径在EPO-EPOR介导的红系造血调控中起到主要作用。

在正常状况下，EPO的生成主要由低氧血症所介导。对缺氧的反应主要受缺氧诱导因子(hypoxia-inducible factor，HIF)转录因子的控制。HIF的α亚单位(HIF-1α和HIF-2α)可迅速受缺氧的调节，在低氧状态下诱导*EPO*基因的表达，从而增加EPO的生成，促进红系造血。

2. 红细胞的生成受转录因子及细胞因子的调控　红系造血受到一些转录因子、细胞因子及其受体的影响。目前研究表明，转录因子GATA-1、SCL/Tal1、LMO2、LDB1、Klf1和Gfi-1b等对于红系造血至关重要。例如，GATA-1可激活许多红系特异性基因，可与EPO协同，诱导抗凋亡蛋白BCL-xl的表达，并可与FOG-1等多种蛋白相互作用。GATA-1与FOG-1相互作用对于红系及巨核系在人体内的正常成熟过程起到重要作用。多能祖细胞与BFU-E的生长与存活需要粒细胞-巨噬细胞集落刺激因子、胰岛素样生长因子-1、白介素-3、白介素-6等。

（四）红细胞的破坏与代谢

正常人类红细胞寿命有限，平均为120天。90%的衰老红细胞被巨噬细胞吞噬，这是红细胞生命结束的最主要方式。可能由于衰老红细胞的变形性下降，或者膜表面特性的改变，从而容易滞留脾和骨髓中而被巨噬细胞所吞噬，称为血管外破坏。另有少部分衰老红细胞在外周血液循环中被破坏，称为血管内破坏，这种死亡方式在正常人体较少见，但在某些溶血性疾病中为最主要的破坏方式，如ABO血型不合性输血、阵发性睡眠性血红蛋白尿、心瓣膜源性溶血性贫血以及微血管病性溶血性贫血等，红细胞膜破坏，从而在血管内释放血红蛋白，当血红蛋白浓度过高而超出触珠蛋白的结合能力，未能与触珠蛋白结合的血红蛋白经肾脏排出，从而出现血红蛋白尿。

三、病理状态下红细胞系统形态异常

(一) 病理性幼红细胞

1. 巨幼红细胞　巨幼红细胞是巨幼细胞性贫血这组疾病的形态学特征。巨幼红细胞是由于机体缺乏维生素 B_{12} 或叶酸致红细胞发育不正常的结果，与相应阶段正常的幼红细胞相比，其体积增大，胞质丰富，较核成熟，血红蛋白合成正常。

原巨幼红细胞胞质蓝，无颗粒，染色质呈“盐和胡椒”颗粒样，而正常原红细胞胞质呈毛玻璃样，随着细胞分化，其染色质凝集呈较黑的块状并融合不均，使得细胞核呈现特征性的网状外观。随着血红蛋白合成，胞质丰富，较细胞核成熟，表现为“幼核老浆”的改变，称为核质发育不平衡。

2. 病理性铁粒幼红细胞　病理性铁粒幼红细胞铁染色可见细胞中细小的含铁颗粒排列成环，包围着细胞核或者近细胞核的内 1/3 胞质带内，其特征为铁颗粒数目 6 个以上，出现环形铁粒幼红细胞。电镜发现，这些颗粒系含铁的线粒体。病理性铁粒幼红细胞常见于获得性及特发性铁粒幼细胞贫血、维生素 B_6 反应性贫血、铅中毒、红系造血异常及某些血红蛋白病。

(二) 网织红细胞和红细胞的病理改变

1. 豪 - 乔小体(Howell-Jolly 小体)　Howell-Jolly 小体是细胞内较小的核残余物质，瑞氏染色下呈致密核颜色。Howell-Jolly 小体呈球形，随机分布于红细胞中，直径一般<0.5μm，可能数量很多，但通常只有 1 个存在。其在通过脾窦的内皮间隙时从网织红细胞中脱出。Howell-Jolly 小体特征性地出现于脾切除术后、巨幼红细胞性贫血以及脾功能减退的患者中。

2. 痘痕红细胞　痘痕红细胞表面在干涉相差显微镜下可见的凹陷或者坑洞。这些特异性的小囊泡或者凹陷是与细胞膜相邻的自体吞噬泡，可在红细胞通过脾脏微循环时清除细胞残留物。痘痕红细胞数量在脾切除术后 1 周内上升，2~3 个月达高峰，可被用来监测脾功能状态。

3. 卡伯特环(Cabot 环)　红细胞胞质内出现环形或 8 字形红色物质，称为卡伯特环(Cabot 环)，其确切组分尚有疑问，常见于巨幼红细胞性贫血的网织红细胞。

4. 嗜碱性点彩　在瑞氏染色下，嗜碱性点彩呈深蓝色颗粒，其大小不均，数量不等，电镜显示其由核糖体聚集而成。嗜碱性点彩颗粒常均匀分布于整个细胞中。在铅中毒或地中海贫血等情况下，网织红细胞的核糖体易发生聚集，嗜碱性点彩颗粒较大，被称为粗嗜碱性点彩红细胞。

5. 海因茨小体(Heinz 小体)　Heinz 小体由变性的蛋白质组成，主要是血红蛋白，主要由化学损伤所致，在红细胞内形成。Heinz 小体在常规瑞氏或吉姆萨染色时看不到，在煌焦油蓝或结晶紫体外活体染色时易见。Heinz 小体在红细胞通过脾窦内皮细胞缝隙时脱离。

6. 血红蛋白 H 包涵体　血红蛋白 H 由 β 链四聚体组成，表明由于 α 链生成障碍导致 β 链相对过量存在。与氧化还原性染料发生反应时，可导致异常血红蛋白的变性和沉淀。煌焦油蓝可导致大量小的膜包绕的包涵体形成，在光镜下使细胞呈特殊的高尔夫球样。血红蛋白 H 常见于 α- 地中海贫血，也可见于不稳定血红蛋白病，罕见于原发性骨髓纤维化的患者发展为获得性血红蛋白 H 病。

7. 含铁小体及 Pappenheimer 小体　血液中包含含铁小体的正常或病理性细胞多为网织红细胞。病理状况下，含铁颗粒更大，数量更多。电镜显示并非正常铁粒幼细胞中的铁蛋白聚集体，而是含铁微粒的线粒体。含铁小体通常位于细胞周边。瑞氏染色下，Pappenheimer 小体即含铁小体，电镜下由于酸性磷酸酶的存在，可证明 Pappenheimer 小体的铁存在于溶酶体中。含铁小体也可包含退化的线粒体、核糖体以及其他细胞残留物。

(三) 病理性红细胞的形态

1. 球形红细胞(spherocytes)和口形红细胞(stomatocytes)　球形红细胞实际并非真正球形的细胞，此种红细胞厚度明显增加，细胞中心区的凹陷度明显减少，甚至消失。常见于遗传性球形红细胞增多症、免疫性溶血性贫血、贮存的血液、Heinz 小体溶血性贫血以及碎片性溶血。

口形红细胞是呈单面凹的碗形红细胞。多见于遗传性口形红细胞增多症、遗传性球形红细胞增多症、酒精中毒、肝硬化、梗阻性肝病以及红细胞钠泵缺陷。口形红细胞增多症是球形红细胞增多症的一种中间形式。从正常的盘状红细胞到口形红细胞、球形红细胞以及致密的微球红细胞见于遗传性球形红细胞增多症。

2. 椭圆形红细胞(elliptocytes)　椭圆形红细胞呈延长的椭圆形，横径缩短，长径增大。在正常外周血涂片中，椭圆形红细胞通常占红细胞总数的 1% 以下；而在遗传性椭圆形红细胞增多症中，椭圆形红细胞的数量变化很大，从1%到98%不等。椭圆形红细胞常见于遗传性椭圆形红细胞增多症、地中海贫血、缺铁性贫血以及巨幼红细胞贫血。

3. 棘形红细胞（acanthocytes） 棘形红细胞是一种带刺状突起的红细胞。整个细胞表面存在短的分布均匀的突起，大小一致，见于尿毒症、肝病、低钾性红细胞、立即输注老化的血液、胃癌以及出血性消化道溃疡。棘形红细胞上的刺形态不规则，长度不等，分布不均，见于血浆β-脂蛋白缺乏症、酒精性肝病、脾切除以及吸收不良状态。

4. 靶形红细胞（target cells，codocytes） 靶形红细胞在血液循环中呈钟形，在干燥的血片中呈靶形。靶形红细胞膜相对过量导致细胞中央膜的皱缩。靶形红细胞可见于梗阻性肝病、血红蛋白病（S和C）、地中海贫血、缺铁、脾切除术和卵磷脂胆固醇乙酰转移酶缺乏症。

5. 镰形红细胞（sickle cells，drepanocytes） 镰形红细胞在血涂片中具有多种形态，从双极形、毛刺形式到冬青叶以及不规则的毛刺形式。最多见梭形细胞，呈新月形，有两个尖端，形如镰刀状。常见于镰状细胞病（镰状细胞性贫血、镰状细胞血红蛋白C病、镰状细胞血红蛋白D病、β地中海贫血等），血红蛋白C-Harlem以及血红蛋白Memphis/S。

6. 裂形红细胞（fragmented cells，schistocytes） 裂形红细胞通常呈半圆盘形的红细胞碎片，有2~3个尖端，它比正常盘形红细胞小，为不规则碎片。常见于微血管病性溶血性贫血、癌症、心脏瓣膜性病变引起的溶血、严重烧伤和行军血红蛋白尿中。

7. 泪滴形红细胞（teardrop cells，dacrocytes） 泪滴形红细胞只有一个延长的尖端，常见于原发性骨髓纤维化、骨髓病性贫血以及地中海贫血。

8. 薄形红细胞（leptocytes，thin） 又称为薄片细胞，细胞较薄，血红蛋白位于外周，常见于地中海贫血、梗阻性肝病。

9. 角膜细胞（keratocytes，horn） 角膜细胞呈半月形或纺锤形，系红细胞上的空泡破裂形成棘。常见于弥散性血管内凝血（disseminated intravascular coagulation，DIC）或者血管假体。

（孙立荣 孙 妍）

参考文献

［1］KAUSHANSKY K, LICHTMAN MA, PRCHAL JT, et al. Williams Hematology. 10th ed. New York: McGraw-Hill Education, 2021.

［2］KUHRT D, WOJCHOWSKI DM. Emerging EPO and EPO receptor regulators and signal transducers. Blood, 2015, 125 (23): 3536-3541.

［3］CHEN TL, CHIANG YW, LIN GL, et al. Different effects of granulocyte colony-stimulating factor and erythropoietin on erythropoiesis. Stem Cell Res Ther, 2018, 9 (1): 119.

［4］FRANKE K, GASSMANN M, WIELOCKX B. Erythrocytosis: the HIF pathway in control. Blood, 2013, 122 (7): 1122-1128.

［5］LIANG R, GHAFFARI S. Advances in understanding the mechanisms of erythropoiesis in homeostasis and disease. Br J Haematol, 2016, 174 (5): 661-673.

［6］TAN KS, INOUE T, KULKEAW K, et al. Localized SCF and IGF-1 secretion enhances erythropoiesis in the spleen of murine embryos. Biol Open, 2015, 4 (5): 596-607.

［7］HAASE VH. Regulation of erythropoiesis by hypoxia-inducible factors. Blood Rev, 2013, 27 (1): 41-53.

［8］NANDAKUMAR SK, ULIRSCH JC, SANKARAN VG. Advances in understanding erythropoiesis: evolving perspectives. Br J Haematol, 2016, 173 (2): 206-218.

第2节 白细胞

一、白细胞分类与数量

白细胞可以分成两部分广泛的组群：吞噬细胞（phagocyte）和淋巴细胞（lymphocyte）。吞噬细胞可以细分为粒细胞（granulocyte）以及单核细胞（monocyte），其中粒细胞包括中性粒细胞（neutrophil）、嗜酸性粒细胞（eosinophil）和嗜碱性粒细胞（basophil）。

新生儿出生时平均白细胞数为18×10^9/L，一般在15×10^9/L左右，无论是早产儿还是足月儿，白细胞数量在生后72小时以后达稳定水平。婴儿期白细胞数量维持在10×10^9/L左右。8岁以后接近成人水平［$(4\sim10) \times 10^9$/L］。

出生后中性粒细胞比例约占65%，淋巴细胞占30%，生后4~6天，两者比例大致相等，随着白细胞总数下降，中性粒细胞比例下降，淋巴细胞占优势，并一直保持到4岁，4~6岁时两者比例再次相当，其后白细胞分类与成人相似，中性粒细胞比例占优势。

二、白细胞的生成与调节

(一) 粒细胞

原始粒细胞发育分化的次序：原始粒细胞→早幼粒细胞→中幼粒细胞→晚幼粒细胞→杆状粒细胞→分叶粒细胞。骨髓中前体细胞发育的早期，中性粒细胞、嗜酸性粒细胞和嗜碱性粒细胞的前体细胞可合成蛋白，并储存在细胞质颗粒中。初级或嗜天青颗粒的合成标志着原粒细胞发育成早幼粒细胞，紧接着出现特异性颗粒的合成及储存。特异性颗粒的出现标志着早幼粒细胞发育为中性、嗜酸性或嗜碱性中幼粒细胞。前体细胞大约经过5次分裂，其增殖只出现在最初3个阶段(原始粒细胞、早幼粒细胞、中幼粒细胞)。中幼粒细胞阶段以后，这些细胞失去了有丝分裂能力，继续发育为成熟的分叶核细胞，从骨髓进入血液。

血液中中性粒细胞的正常稳态主要由以下因素共同维持：骨髓中中性粒细胞的生成、中性粒细胞在边缘池及游离循环池的分布以及中性粒细胞从血液进入组织中的速率。中性粒细胞在骨髓中的产生受3种关键细胞因子调节，包括白细胞介素-3(IL-3)、粒细胞-巨噬细胞集落刺激因子(GM-CSF)以及粒细胞集落刺激因子(G-CSF)。这些细胞因子共同参与调节中性粒细胞的产生及其功能。IL-3与GM-CSF共同作用刺激早期造血祖细胞增殖。GM-CSF与G-CSF可对中性粒细胞前体细胞发挥作用，也可直接作用于中性粒细胞，增强其功能。

嗜酸性粒细胞是不能进行再分化的终末期细胞，与嗜碱性粒细胞具有共同的中期前体细胞。GATA-1是嗜酸性粒细胞发育的重要转录因子，敲除CATA-1位点将导致嗜酸性粒细胞系的特异性缺失。cEBP-α、GATA-2这些转录因子对于嗜酸性粒细胞发育同样重要。嗜酸性粒细胞的发育过程也依赖于T淋巴细胞，T细胞来源的IL-5在嗜酸性粒细胞发育过程中起关键作用。此外，IL-3和GM-CSF在嗜酸性粒细胞的发育中也很重要。嗜碱性粒细胞与其他的粒细胞具有共同的祖细胞。嗜碱性粒细胞是人类血液中最少的粒细胞。IL-3在体内外可促进嗜碱性粒细胞的产生和存活。

(二) 淋巴细胞

目前对淋巴细胞的生成仍有争议。经典范例认为，骨髓多能造血干细胞(hematopoietic stem cell，HSC)分化为多能祖细胞(multiple pluripotent progenitor，MPP)，MPP分化为早期淋巴细胞前体(early lymphoid progenitor，ELP)，ELP分化为淋系共同祖细胞(common lymphoid progenitor，CLP)和早期T细胞系前体(early T lineage precursor，ETP)。随后，CLP在骨髓中继续分化为前B细胞(pre-B cell)和前NK细胞(pre-NK cell)，再分化为B细胞和NK细胞，而ETP迁移至胸腺，进一步在胸腺分化发育为成熟的有功能的T淋巴细胞。T淋巴细胞发育成熟后离开胸腺进入血液循环，并流经二级淋巴组织(淋巴结)。早期B淋巴细胞分化与T细胞在胸腺的发育过程相似，B前体细胞在骨髓中经历选择过程发育为成熟B淋巴细胞。骨髓多能HSC经多能前体细胞分化为ELP，再分化为CLP，在骨髓中继续分化为早期祖B细胞(early pro-B cell)、晚期祖B细胞(late pro-B cell)、大前B细胞(large pre-B cell)、小前B细胞(small pre-B cell)、未成熟B细胞(immature B cell)和成熟初始B细胞(mature naive B cell)。B细胞在外周免疫器官发育为抗原依赖性。

参与淋巴细胞的发育、分化、成熟的细胞因子种类众多，主要包括细胞因子受体的γ链家族，如IL-2、IL-4、IL-7、IL-9、IL-15、IL-21等。经过不可逆的、等级性分化终于形成功能成熟、特异的淋巴细胞，该过程受到多种转录因子的调节，如Ikaros家族、PU.1、E2A、EBF、Pax5、GATA-3、Notch等。

(三) 单核细胞

原始单核细胞核和幼稚单核细胞是单核细胞的前体细胞。原始单核细胞在髓内少见，难与原始髓细胞鉴别。单核细胞进入组织后可分化为巨噬细胞。GM-CSF和巨噬细胞集落刺激因子(M-CSF)分别促进单核细胞在体外转化为巨噬细胞。

三、白细胞的形态、生理特性及功能

(一) 中性粒细胞

1. 中性粒细胞的形态及数量 外周血涂片中可见杆状核中性粒细胞和成熟的分叶核中性粒细胞，成熟的分叶核中性粒细胞包含初级的过氧化物酶阳性颗粒及特异性的过氧化物酶阴性颗粒，数量为1∶2。循环池中的中性粒细胞核是分叶状的，一般有2~4个相互连接的分叶。电镜下，一个中性粒细胞平均有200~300个颗粒，大约1/3是过氧化物酶阳性。在成熟中性粒细胞中，光镜下，瑞氏染色的血涂片可观察到的细胞体呈圆形，胞质丰富，染粉红色，紫色颗粒为嗜天青颗粒。通过血涂片辨别嗜天青颗粒的最可信方法是过氧化物酶染色。胞核呈深紫红色。

中性粒细胞核左移是指外周血的非分叶核中性粒细胞的百分率增高（>5%），常见于细菌性感染，特别是急性化脓性感染、急性失血、急性中毒及急性溶血反应等。中性粒细胞核右移是指外周血中性粒细胞的细胞核出现5叶或更多分叶的百分率增高（>3%），主要见于巨幼细胞贫血、造血功能衰退以及应用抗代谢药物。

中性粒细胞数量通常受到年龄、活动、遗传以及环境因素的影响。中性粒细胞减少是指血液中中性粒细胞绝对计数低于人群正常均值的2个标准差以上。对于1个月~10岁的儿童，中性粒细胞减少定义为绝对计数<1.5×10^9/L，10岁以上儿童定义为绝对计数<1.8×10^9/L。中性粒细胞缺乏表示中性粒细胞重度减少，即绝对计数<0.5×10^9/L。中性粒细胞增多是指血液中中性粒细胞绝对计数高于人群正常均值的2个标准差以上。对于1个月以上的儿童及成人而言，中性粒细胞增多是指绝对计数>7.5×10^9/L。

2. 中性粒细胞的功能　中性粒细胞是一种血液循环中的静态细胞，主要在受微生物入侵的组织中起到吞噬及杀菌作用。中性粒细胞功能包括趋化、吞噬以及杀灭细菌。这些功能相关，并且在很大程度上依赖于相同的细胞内信号转导机制，导致细胞内局部Ca^{2+}的浓度增加，细胞骨架改变，还原型烟酰胺腺嘌呤二核苷酸磷酸（NADPH）氧化酶从胞质及胞膜的整合亚基聚集，以及颗粒与吞噬体或中性粒细胞质膜融合。当上述正常功能受损时，可出现中性粒细胞相关临床疾病。故中性粒细胞功能障碍可归因于：①缺乏调理微生物所需的抗体或补体成分，无法提供趋化信号的相互作用；②异常的细胞质和颗粒运动所致趋化应答反应异常，或质膜异常影响细胞的调控运动能力；③杀菌能力缺陷。中性粒细胞功能受损患者的临床表现与抗体、补体或Toll样受体异常性疾病相似。当患者出现至少一个下列临床特征时，需要评估其是否患有吞噬细胞疾病：①短期内出现2次或2次以上的全身性细菌感染；②反复、严重呼吸道感染（如肺炎、鼻窦炎、中耳炎或淋巴结炎）；③少见部位感染（肝、脑脓肿）；④少见病原体感染（如曲霉菌肺炎、播散性念珠菌病、黏质沙雷菌、诺卡菌及洋葱伯克霍尔德菌等）。

（二）嗜酸性粒细胞

1. 嗜酸性粒细胞的形态及数量　最早在形态上可被鉴别的嗜酸性粒细胞是晚期原粒细胞或者早期早幼粒细胞，直径约15μm，核大，有核仁。在嗜酸性早幼粒细胞及中幼粒细胞后期主要含有嗜酸性颗粒。定向分化的嗜酸性祖细胞能表达高水平的IL-5受体，但髓过氧化物酶阴性。成熟的嗜酸性粒细胞，不可再分化，呈球形，直径约8μm，一般拥有2个分叶核，多个分叶核很少见，胞质充满粗大的嗜酸性颗粒以及糖原。

嗜酸性粒细胞计数主要计算其绝对数，而不是占白细胞的比例。通常，正常嗜酸性粒细胞计数低于0.4×10^9/L，新生儿嗜酸性粒细胞计数较高。嗜酸性粒细胞计数随着年龄、每日不同时间、锻炼情况、环境因素、变应原暴露而变化。外周血嗜酸性粒细胞计数显现昼夜变化，早上最低而晚上最高。嗜酸性粒细胞数目增高的程度被人为划分为轻、中、重度增高，轻度增高为<1×10^9/L，中度增高为(1~5)$\times10^9$/L，重度增高为>5×10^9/L。

2. 嗜酸性粒细胞的功能

（1）介质释放：嗜酸性粒细胞主要通过其介质发挥作用。例如，白三烯（leukotriene，LT）和其他脂质介质，以及储存在细胞质内、脱颗粒时释放的介质。嗜酸性粒细胞与寄生虫幼虫的相互作用形成一个嗜酸性粒细胞功能的模型。在这种情况下，嗜酸性粒细胞与寄生虫紧密黏附并释放其颗粒内容物，特别是对寄生虫幼虫有很高的毒性。嗜酸性粒细胞介质释放显示对支气管上皮存在毒性，并导致上皮细胞的脱落，这是严重哮喘的特征。嗜酸性粒细胞释放大量的TGF-β及TGF-α，在导致气道重建的肺结构改变中起到重要作用。

（2）免疫调节：目前已经发现嗜酸性粒细胞具有将抗原呈递给T细胞的能力，并且近年来有突破性的研究进展，如嗜酸性粒细胞在许多领域具有潜在的稳态作用，包括组织修复、脂肪和葡萄糖体内平衡、B细胞发育以及抗肿瘤等。

（3）嗜酸性粒细胞颗粒释放：嗜酸性粒细胞的一个特殊而重要的特征是大量的碱性物质包含在特定的颗粒中。这些包括主要碱性蛋白（MBP）、嗜酸性粒细胞阳离子蛋白（ECP）、嗜酸性粒细胞过氧化物酶和嗜酸性粒细胞衍生神经毒素（EDN）。MBP对寄生虫幼虫及人类上皮细胞均有细胞毒性。ECP是对寄生虫、呼吸道上皮细胞和肺泡上皮具有毒性。EDN

的表达不限于嗜酸性粒细胞，对寄生虫或哺乳动物细胞没有毒性，除其核糖核酸酶活性外，还具有神经毒性。

(三) 嗜碱性粒细胞

1. 嗜碱性粒细胞的形态及数量　嗜碱性粒细胞胞体呈圆形，直径为 5~7μm。可见异常大的细胞核，胞质中散在圆形或椭圆形颗粒，常覆盖于核面上。胞核一般为 2~3 叶，因被颗粒遮盖使分叶形状模糊不清。

嗜碱性粒细胞在血液中占很少数量，是人类血液中最少的粒细胞，正常计数难以准确确定，约占白细胞数的 0.5%。

2. 嗜碱性粒细胞的功能

(1) 介质释放：嗜碱性粒细胞的细胞质颗粒含有蛋白聚糖，其生物活性尚未明确，嗜碱性粒细胞可合成和储存组胺，是外周血绝大多数组胺的来源。除了蛋白聚糖和组胺，嗜碱性粒细胞还可以产生其他影响炎症反应过程的物质，如前列腺素 D_2、白三烯类等。

(2) 在急性反应中的作用：嗜碱性粒细胞具有特异性的、高亲和性的膜受体结合 IgE 的 Fc 段，从而激发脱颗粒反应。嗜碱性粒细胞突然释放活性介质，可激发急性过敏反应，如支气管哮喘急性发作、荨麻疹、过敏性鼻炎等。

(3) 在迟发反应中的作用：除了在急性速发型超敏反应中的作用，嗜碱性粒细胞在迟发变态反应中也发挥作用。许多慢性过敏性疾病，如过敏性哮喘，被认为是募集于迟发变态反应中的白细胞作用的反应，这些白细胞包括嗜碱性粒细胞、淋巴细胞、嗜酸性粒细胞等。

(4) 在过敏性疾病相关的慢性变化中的作用：嗜碱性粒细胞在慢性哮喘中起到了重要作用。例如，研究发现，嗜碱性粒细胞胰蛋白酶 mMCP-11 是诱导 IgE 介导的慢性过敏性炎症（IgE-CAI）的关键效应分子。

(四) 淋巴细胞

1. 淋巴细胞的形态及数量　根据抗原的表达，流式细胞分析仪分离鉴定了淋巴细胞亚群。这些免疫表型与其功能密切相关。目前已经确定了 3 种主要的淋巴细胞功能亚群为 T 淋巴细胞、B 淋巴细胞和 NK 细胞。浆细胞是 B 细胞分化的终末阶段，产生免疫球蛋白，主要存在于骨髓、淋巴结及其他淋巴组织中。

在光学显微镜下，平铺于载玻片上，淋巴细胞呈圆形或卵圆形，直径为 6~15μm。某些研究人为地根据细胞大小，将淋巴细胞区分为两种类别：小淋巴细胞（直径为 6~9μm）和大淋巴细胞（直径为 9~15μm）。在急性病毒性疾病患者血液中可见大的、“反应性”淋巴细胞数目的增加。而其他如百日咳和自身免疫性疾病，会引起血中小淋巴细胞或类似浆细胞形态的淋巴细胞数目增加。正常成年人血液循环中的小淋巴细胞平均绝对数为 2.5×10^9/L。儿童的淋巴细胞比例会较高，直到 8~10 岁左右才逐渐降至成人水平。

正常血液中大多数淋巴细胞是小淋巴细胞。吉姆萨或瑞氏染色时，细胞核为卵圆形或肾形，细胞核呈紫色，核内有致密折叠的染色质，约占细胞面积的 90%。一小部分细胞质被染成淡蓝色。细胞涂片用瑞氏染色时很少能观察到核仁。

根据形态特征，正常血液中，少数具有较大颗粒的淋巴细胞被定义为大颗粒淋巴细胞（large granular lymphocytes，LGLs）。体积略大，有较多淡蓝色或清晰的细胞质，细胞质中含有 5~15 个粗糙的粉红色颗粒。正常人血液中的 LGLs 约占淋巴细胞的 5%，甚至高达 10%~15%。血液中的 LGLs 是由 NK 细胞和 $CD8^+$ 细胞毒性 T 淋巴细胞组成，单从其形态上无法区分。

2. 淋巴细胞的抗原

(1) B 淋巴细胞抗原：临床中常用的 B 淋巴细胞成熟过程中表达的抗原包括 CD45、TdT/CD34、CD19、HLA-DR、CD10、CD20、CD22、CD38、CD138、Pax-5、cIgM、sIgM、cIgG/A/E 等。其中仅有几个是特异性地表达在 B 淋巴细胞系上，包括 CD20、CD22 和 Pax5。Pax5 是一种主要调控 B 细胞发育过程的转录因子。它表达在 B 细胞前体及 B 细胞成熟的各阶段，直到发育至浆细胞时才丢失。单克隆性表面免疫球蛋白（immunoglobulin，Ig）的存在可作为诊断克隆性恶性 B 细胞疾病的证据。CD19 只局限表达在 B 细胞上，除了在滤泡树突状细胞上弱表达。CD19 表达在 B 细胞成熟的各个阶段，包括定向的 B 祖细胞和大多数正常浆细胞，它是最佳的泛 B 细胞抗原。此外，B 细胞还表达 3 个主要组织相容性复合体（major histocompatibility complex，MHC）Ⅱ类抗原：DR、DP 和 DQ。MHC Ⅰ类抗原表达在所有有核细胞上。

(2) T 淋巴细胞抗原：最不成熟的 T 淋巴细胞表达 CD2、CD5 以及 CD7，这些抗原在各个阶段的 T

淋巴细胞均有表达。血液中大部分正常淋巴细胞为成熟小T淋巴细胞,T淋巴细胞通过与T细胞受体(TCR)结合,在MHC的背景下识别抗原。来自TCR的信号涉及许多膜蛋白,包括CD3。CD3为表达在早期胸腺细胞和成熟T细胞的三亚基复合体。T淋巴细胞的TCR多为α/β型,少数为γ/δ型。成熟T细胞表达CD4或者CD8,但不同时表达。多数T细胞表达CD8的α和β亚基。抗原激活T细胞时,CD4和CD8发挥辅受体的作用。CD4识别MHC Ⅱ类抗原,而CD8识别MHC Ⅰ类抗原。CD4是人免疫缺陷病毒的辅受体。经过适当的刺激后,大多数$CD8^+$T细胞可成为细胞毒性T细胞。$CD4^+$T细胞约占血液T细胞的65%,$CD8^+$T细胞占25%~35%。

(3)NK细胞抗原:NK细胞是一种效应细胞,不受MHC限制,可对各种靶细胞产生自然细胞毒性作用。多数NK细胞的形态呈大颗粒淋巴细胞。人NK细胞特征性地表达CD16和CD56,但不表达TCR、CD3或CD4。大约30%~50%的NK细胞表达CD8。流式细胞分析显示NK细胞上由β同型二聚体组成CD8表达较弱。CD16在所有NK细胞、中性粒细胞和组织巨噬细胞上都有表达。CD56在大多数NK细胞上有低水平的表达,在NK细胞激活后会呈现较高的表达水平。

3. 淋巴细胞的功能

(1)B淋巴细胞功能:B淋巴细胞的基本功能是介导体液免疫应答。在滤泡辅助性T细胞的作用下,与抗原结合的B淋巴细胞可以分化为分泌抗体的浆细胞,各种抗体介导体液免疫应答。抗体可以产生中和作用、发挥调理作用、激活补体以及产生抗体依赖性细胞介导的细胞毒作用(antibody dependent cell mediated cytotoxicity,ADCC)。B淋巴细胞可借助其表面的B细胞受体结合可溶性抗原,发挥抗原呈递作用。B淋巴细胞可产生多种细胞因子,如IL-10等,发挥免疫调节作用。此外,随着T细胞依赖的免疫应答,B淋巴细胞可以分化为记忆B细胞,显著特征为表达CD27和CD148。与浆细胞相反,记忆B细胞不分泌免疫球蛋白,表达能够结合抗原的表面免疫球蛋白,以及再次被抗原刺激时快速分化为能够分泌免疫球蛋白的浆细胞。

(2)T淋巴细胞功能:T细胞功能可分为三种,辅助功能、杀伤功能以及抑制功能。根据T细胞在免疫应答中的不同功能,分为辅助性T细胞(Th细胞)、调节性T细胞(Treg细胞)和细胞毒性T细胞(CTL细胞)。成熟的$CD4^+$T细胞至少被分为Th1细胞和Th2细胞两大亚群。

Th1细胞能合成IFN-γ、IL-2和LT等,Th2细胞能合成IL-4、IL-5、IL-25和IL-13等。Th1细胞是IFN-γ的主要辅助性T细胞来源,可激活巨噬细胞杀死病原微生物,诱导B细胞产生IgG亚类抗体,诱发延迟型过敏反应和清除细胞内病原体。

Th2细胞是IL-4的主要辅助T细胞来源,诱导B细胞生成的浆细胞合成IgE,并可通过激活抗原特异性B细胞产生IgM抗体,刺激免疫球蛋白类型转换,并可诱导嗜酸性粒细胞的产生,在寄生虫感染中起免疫防御作用。

随着研究的进展,多种不同于Th1、Th2的细胞亚群被发现,如Treg细胞、Th17细胞、滤泡辅助T细胞(Tfh细胞)等。这些细胞亚群发挥着不同的生物学作用。

Treg细胞的特征性表型为$CD3^+CD4^+CD25^+$,高表达CD25和FoxP3,在维持特异性免疫耐受中起到重要作用,特异性抑制免疫反应。

未刺激的$CD4^+$T细胞可分化为一种辅助性细胞,可产生IL-17,被称为Th17细胞,在炎症、抵抗胞外病原体以及真菌感染中发挥作用。

Tfh细胞也是构成$CD4^+$T细胞的一个亚群,表达CXCR5趋化因子受体,使该细胞归巢到B细胞区,在B细胞分化为浆细胞或对抗原产生刺激反应的记忆B细胞产生重要作用。CTL细胞是具有免疫杀伤效应的功能亚群,特征性表型为$CD3^+CD4^-CD8^+CD28^+$。CTL细胞在T细胞免疫应答中发挥重要作用,可以在MHC限制下,特异性地直接杀伤靶细胞。

(3)NK细胞功能:NK细胞具有对微生物天然抵抗的作用,能够不需要预先致敏而对外部刺激做出应答,故可以选择性杀伤病毒感染的细胞,以及识别并杀伤恶性肿瘤细胞。NK细胞具有适应性免疫调节作用,可通过在免疫应答早期,与病原体或抗原相互作用,对B细胞及T细胞的功能具有增强效应。此外,NK细胞参与造血调节,被激活的NK细胞能够影响同种异体及同源的造血祖细胞,并能够杀伤恶性造血细胞。

(五)单核细胞

1. 单核细胞的形态及数量　在染色的血涂片中,单核细胞的直径约为12~15μm。细胞核约占整个细胞的1/2,常偏于一侧,多为肾形,也可为圆形或不规则形。核染色质呈特殊的网状,小的染色质由细丝连接在一起。染色质聚集于核膜内侧。胞质较丰富,瑞氏染色呈灰蓝色,含有数量不等的粉紫色细小颗粒。胞质内囊泡明显,内含有数量不等的嗜天青颗粒。

新生儿出生后的前2周,正常血液单核细胞绝对计数平均约为1×10^9/L,随后单核细胞数逐渐降低至成人水平,平均约为0.4×10^9/L,占血液中白细胞总数的1%~9%(平均4%)。男性单核细胞数稍高于女性。

2. 单核细胞的功能　单核细胞的功能,包括与分化后的子代巨噬细胞相同的功能,也包括与血管内功能有关的表面分子的特性。单核细胞可对趋化因子等激活信号产生反应,通过趋化因子受体,发生黏附和游走,并可以对内皮和血管外信号发生反应而穿过血管壁。在败血症以及血管内凝血方面,单核细胞起到了直接的作用,可产生有效促凝物质,在损伤和炎症后,单核/巨噬细胞可分泌尿激酶,一起激活纤溶酶。代谢性刺激、微生物、环境因素刺激可激活单核细胞,其一旦被激活,可表现出比组织巨噬细胞更强的细胞毒作用和抗菌作用。单核细胞表面存在许多表面受体,包括趋化因子、黏附分子以及免疫调节分子,可以产生微生物识别、吞噬、分泌、杀伤等作用。单核细胞可以直接发挥免疫调节功能,也可以从前体细胞分化为树突状细胞后发挥免疫调节功能。

四、白细胞的破坏

由于白细胞主要在组织中发挥作用,淋巴细胞往返于血液、组织液和淋巴之间,并能增殖分化,故白细胞的寿命较难准确判断,为100~300天。循环血液只是将白细胞从骨髓和淋巴组织运送到机体所需部位的通路。

中性粒细胞在血液中停留的时间较短,在血液循环中的半衰期约7小时,随即进入组织,迁移进入组织后,寿命明显延长(1~2天),组织中的中性粒细胞是通过凋亡以及巨噬细胞吞噬来清除的,若有细菌入侵,中性粒细胞在吞噬过量细菌后,因释放溶酶体酶而发生"自我溶解",与破坏的细菌和组织碎片共同形成脓液。嗜酸性粒细胞在血液中的转运时间比中性粒细胞长,在循环中的半衰期大约是18小时。嗜碱性粒细胞在血液中寿命短暂,迁移到组织中仍维持粒细胞特点。

单核细胞在骨髓中的时间很短,之后在血液循环20~40小时,然后进入组织,在局部微环境影响下,转化为巨噬细胞后的血管外寿命(组织细胞)可能长达数月甚至数年。单核细胞的增殖能力有限,如果没有来自血液的补充,组织巨噬细胞可以自我复制。

(孙立荣　孙　妍)

参考文献

[1] KAUSHANSKY K, LICHTMAN MA, PRCHAL JT, et al. Williams Hematology. 10th ed. New York: McGraw-Hill Education, 2021.

[2] ROSENBERG HF, DYER KD, FOSTER PS. Eosinophils: changing perspectives in health and disease. Nat Rev Immunol, 2012, 13 (1): 9-22.

[3] AMINI-VAUGHAN ZJ, MARTINEZ-MOCZYGEMBA M, HUSTON DP. Therapeutic strategies for harnessing human eosinophils in allergic inflammation, hypereosinophilic disorders, and cancer. Curr Allergy Asthma Rep, 2012, 12 (5): 402-412.

[4] VARRICCHI G, GALDIERO MR, LOFFREDO S, et al. Eosinophils: the unsung heroes in cancer ? OncoImmunology, 2017, 7 (2): e1393134.

[5] OCHKUR SI, DOYLE AD, JACOBSEN EA, et al. Frontline Science: Eosinophil efficient MBP and EPX double-nockout mice link pulmonary remodeling and airway dysfunction with type 2 inflammation. J Leukoc Biol, 2017, 102 (3): 589-599.

[6] ACHARYA KR, ACKERMAN SJ. Eosinophil granule proteins: form and function. J Biol Chem, 2014, 289 (25): 17406-17415.

[7] IKI M, TANAKA K, DEKI H, et al. Basophil tryptase mMCP-11 plays a crucial role in IgE-mediated, delayed-onset allergic inflammation in mice. Blood, 2016, 128 (25): 2909-2918.

[8] JOGDAND GM, MOHANTY S, DEVADAS S. Regulators of Tfh Cell Differentiation. Front Immunol, 2016, 7: 520.

[9] 何维. 医学免疫学. 2版. 北京: 人民卫生出版社, 2010.

[10] A. VICTOR HOFFBRAND. Hoffbrand's essential haematology. 7th ed. West Sussex: John Wiley & Sons, 2015.

第3节　血小板

一、血小板的生成与调节

血小板(platelet)主要在骨髓中由巨核细胞的细胞质碎片产生。巨核细胞发育成熟的过程可分为

4个阶段，包括巨核母细胞（Ⅰ期）、嗜碱性巨核细胞（Ⅱ期）、颗粒性巨核细胞（Ⅲ期）以及成熟巨核细胞（Ⅳ期）。

巨核母细胞，产生于HSC的分化过程中，随着有丝分裂的DNA复制，细胞核的叶数增加，细胞质的体积以2的倍数增加。巨核细胞在进行核内有丝分裂时不伴随胞质的分裂，使细胞的染色体数成倍增加，为多倍体细胞。初期这些细胞经历核内有丝分裂，在中晚期时细胞偏离正常细胞周期。

巨核母细胞的特征之一，是其分界膜的发育，从浆膜凹陷直至发育成高度分支的网络。在发展过程中，细胞质变成颗粒状，到巨核细胞分化晚期，细胞核呈偏心位置，细胞极大，并呈低核质比。最终血小板通过从巨核细胞胞质的延伸尖端破碎而成。据估计，每个巨核细胞可产生1 000~5 000个血小板，残留的核质由骨髓巨噬细胞吞噬。从人类干细胞的分化至血小板的产生大约需要10天时间。

血小板生成素（thrombopoietin，TPO）是血小板生成的主要调节剂，是巨核细胞成熟的调控因子。TPO 95%由肝脏产生。TPO通过c-MPL受体来增加巨核细胞的成熟数量和速率。另外，血小板的生成仍受到其他因素的影响，如转录因子GATA-1、RUNX1、FLI1、GFI1b、ETV6等，以及糖蛋白Ⅰb/Ⅸ复合物、Wiskott-Aldrich综合征蛋白及血小板肌球蛋白，任一缺陷均会导致血小板生成障碍。

二、血小板的数量、形态及结构

（一）血小板的数量

正常儿童血小板数量为(100~400)×10^9/L，新生儿为(150~250)×10^9/L，血小板减少状态为(80~100)×10^9/L，血小板减少症为<80×10^9/L。一般临床上，当血小板数量>400×10^9/L，称为血小板增多症。新生儿较婴儿偏低，以生后2~4天明显，其后逐渐升高，3个月时达成人水平。早产儿通常6个月后达正常。

（二）血小板的形态及结构

在光镜下，乙二胺四乙酸（ethylenediaminetetraacetic acid，EDTA）抗凝血的外周血涂片，经瑞氏染色，血小板呈现含紫红色颗粒的蓝灰色椭圆形或圆形的细胞碎片。血小板在外周血涂片上常可聚集成团或成簇。血小板的平均直径为1.5~3.0μm，存在个体差异，相当于红细胞直径的1/4~1/3。总体而言，血小板的大小遵循对数正态分布，平均体积大约7fl。当用未抗凝血制备血涂片时，血小板常发生不同程度的活化和伸展，可见到血小板聚集，血小板从胞体伸出的3或4条细长的指状突起，而且胞体中可见颗粒缺失。

电镜下，血小板外表面有一层厚度约14~20nm的形态模糊包被结构（糖被），这层结构由膜糖蛋白、糖脂、黏多糖以及吸附的血浆蛋白构成。血小板表面有许多凹陷，是贯穿血小板的开放管道系统的开口。

血小板含有三种类型的储存颗粒：α颗粒、致密颗粒和溶酶体。常见的α颗粒含有凝血因子、von Willebrand因子（vWF）、血小板源生长因子（platelet-derived growth factor，PDGF）和其他蛋白质。血小板颗粒内容物可通过与质膜或者开放管道系统的任意区域融合而释放。同样，血浆凝固蛋白可以被选择性地吸收。血小板也富含信号蛋白和细胞骨架蛋白，在血管损伤后可迅速被激活。

（三）血小板的非典型形态

血小板出现明显的大小不均，巨大的血小板直径可以达20~50μm以上，主要见于免疫性血小板减少性紫癜（immunologic thrombocytopenic purpura，ITP）、急慢性粒细胞白血病及某些反应性骨髓增生旺盛的疾病。正常人外周血血小板为成熟型，也可看到少量形态不规则或畸形血小板，但所占比值一般<2%。颗粒过多、过少的血小板一般<7%。异常血小板的比值超过10%考虑具有临床意义。正常幼稚型增多见于急性失血后，病理性幼稚型血小板通常较大，几乎无颗粒，无收缩作用，可见于原发性和反应性血小板疾病等。

血小板在外周血涂片上常可聚集成团、成簇。原发性血小板增多症，血小板聚集成片，可占满整个视野。再生障碍性贫血患者的血小板明显减少。血小板无力症则不出现聚集成堆的血小板。

三、血小板的生理特性及功能

（一）黏附

血小板的主要功能是在对血管损伤的止血反应期间形成机械性封闭。

血小板黏附（platelet adhesion）是指血小板与非血小板表面的黏着。血小板不能黏附于正常内皮细胞的表面。血小板黏附始于血管内皮细胞的受损，这使得内皮下的一些黏着性糖蛋白暴露，如胶原、vWF以及其他黏着性糖蛋白。vWF有三种来源，包括内皮细胞合成、血小板α颗粒释放以及在血浆中的沉积。

血流剪切率差异性地影响血小板的黏附，高剪切率时，依赖于vWF的黏附最重要，是由vWF和/或血小板 GP Ⅰb 的构象改变引起的。紧邻内皮组织的内皮下层含有大量黏附蛋白，血小板上有很多蛋白受体。GP Ⅰb/Ⅸ是一种受体复合物，它在介导血小板黏附固定于内皮下暴露胶原纤维的 vWF 十分重要。

（二）释放

血小板释放（platelet release）是指血小板受刺激后将储存在致密颗粒、α 颗粒或溶酶体内的物质排出的现象，在血小板的聚集及稳定过程中起着非常重要的作用。从致密体释放的 ADP 在促进血小板活化过程中起到最主要反馈性作用。α 颗粒主要释放的物质有 β 血小板球蛋白、血小板因子 4、vWF、纤维蛋白原、凝血因子Ⅴ以及 PDGF 等。此外，被释放的物质也可来自临时合成、即时释放的物质，如血栓烷 A_2（thromboxane A_2，TXA_2）。TXA_2 可降低血小板环磷酸腺苷（cAMP）水平并引发释放反应，TXA_2 不仅可以增强血小板聚集，也具有强大的血管收缩活性，可加速止血过程。

（三）聚集

血小板聚集（platelet aggregation）即血小板与血小板之间的相互黏着。这一过程的特征在于通过活化 GP Ⅱb/Ⅲa 受体与纤维蛋白原桥接实现血小板的聚集反应，从而出现受体相互交联。静息血小板也具有 GP Ⅱb/Ⅲa 受体，但不结合纤维蛋白原、vWF 或其他配体。当血小板黏附于血管破损处被激活，GP Ⅱb/Ⅲa 受体活化，与纤维蛋白原的亲和力增高，通过 vWF 与纤维蛋白原的桥接作用，从而实现血小板的聚集。

（四）收缩

血小板具有收缩能力。血小板的收缩机制涉及肌动蛋白、肌球蛋白等收缩蛋白系统，被认为可以促进血小板颗粒的分泌。血小板活化后，收缩反应是由于胞质内钙浓度的增加导致钙 - 钙调蛋白复合物形成，从而激活肌球蛋白轻链激酶，引起血小板收缩。当血凝块中的血小板发生收缩时，可使血块回缩。

（五）吸附

血小板表面可吸附血浆中多种凝血因子。如果血管内皮破损，随着血小板黏附和聚集于该部位，可使局部凝血因子的浓度升高，有利于血液凝固及止血。

四、血小板抗原

目前已发现几种血小板表面蛋白质是重要的血小板特异性自身免疫性抗原，被称为人类血小板抗原（HPA）。在多数情况下，存在两个不同的等位基因，称为 a 或 b 等位基因（如 HPA-1a）。血小板还表达 ABO 和人白细胞抗原（HLA）Ⅰ类，但不表达Ⅱ类抗原。

进入血液后血小板的寿命为 7~14 天，但只在最初 2 天具有生理功能。衰老的血小板在脾、肝和肺组织中被吞噬破坏。此外，在生理性止血活动中，血小板聚集后，其本身将解体并释放出全部活性物质，表明血小板在发挥其生理功能时被消耗。

（孙立荣 孙 妍）

参考文献

[1] KAUSHANSKY K, LICHTMAN MA, PRCHAL JT, et al. Williams Hematology. 10th ed. New York: McGraw-Hill Education, 2021.

[2] HOFFBRAND AV, MOSS RAH. Hoffbrand's Essential Haematology. 7th ed. West Sussex: John Wiley & Sons, 2016.

[3] 黄绍良，周敦华. 小儿血液病临床手册. 3 版. 北京：人民卫生出版社，2010.

[4] HITCHCOCK IS, KAUSHANSKY K. Thrombopoietin from beginning to end. British Journal of Haematology, 2014, 165 (2): 259-268.

[5] THOMAS SG, POULTER NS, BEM D, et al. The actin binding proteins cortactin and HS1 are dispensable for platelet actin nodule and megakaryocyte podosome formation. Platelets, 2016, 28 (4): 1.

[6] MALINGE S, THIOLLIER C, CHLON TM, et al. Ikaros inhibits megakaryopoiesis through functional interaction with GATA-1 and NOTCH signaling. Blood, 2013, 121 (13): 2440-2451.

[7] DALY, MARTINA E. Transcription factor defects causing platelet disorders. Blood Reviews, 2017, 31 (1): 1-10.

[8] SHAHIDI M1. Thrombosis and von Willebrand Factor. Adv Exp Med Biol, 2017, 906: 285-306.

[9] FONTANA P, ZUFFEREY A, DAALI Y, et al. Anti-platelet therapy: targeting the TXA2 pathway. Journal of Cardiovascular Translational Research, 2014, 7 (1): 29-38.

[10] BENDER M, STEGNER D, NIESWANDT B. Model systems for platelet receptor shedding. Platelets, 2017, 28(4): 1.

第二篇

血液系统疾病

第四章　贫血及红细胞疾病

第 1 节　概述

贫血(anemia)是指单位容积外周血中红细胞(red blood cell,RBC)计数,或血细胞比容(hematocrit,HCT),或血红蛋白(hemoglobin,Hb)含量低于正常参考值下限。世界卫生组织(World Health Organization,WHO)推荐采用 Hb 水平作为贫血诊断指标,测定简单快速并易于标准化。Hb 为携氧分子,从(病理)生理学角度而言,以 Hb 作为反映贫血的指标最为合理。

贫血最好的定义为全身循环血液中红细胞容量(red cell mass,RCM)低于正常水平的状态,不受血浆容量影响,因此也称为绝对性贫血(absolute anemia),RCM 是判定贫血及程度的最佳指标。如 RCM 正常,但血浆容量增加所致的稀释性贫血则称为相对性贫血(relative anemia)或假性贫血(pseudoanemia)。但 RCM 测定一般需要放射性核素标记,操作复杂费时,临床实用性差,难以常规应用。

贫血作为一种全球性公共健康问题,在发展中国家和地区情况更为严峻,对患者健康和社会经济发展造成不良影响。Kassebaum NJ 等对 187 个国家 1990—2010 年贫血流行病学资料的统计分析结果显示,2010 年全球总体贫血患病率仍高达 32.9%,据此推算 2010 年全球贫血总人口数为 22 亿,相关伤残损失健康生命年(years of life lived with disability,YLD)超过 6 800 万,占全病因相关 YLD 的 8.8%。儿童和生育期妇女为贫血高危人群。依据 2011 年 WHO 全球贫血患病率(WHO Global Prevalence of Anemia 2011)数据,6~59 个月儿童总体贫血患病率为 42.6%,贫血人口绝对数为 2.73 亿。

必须提出,贫血本身并非一种独立的疾病,可因多种病因或基础疾病所致。因此,应积极搜寻贫血病因或基础疾病,指导贫血的临床防治。

一、贫血的诊断标准

目前临床上一般仍采用 1972 年 WHO 制定的儿童贫血诊断标准(海平面):6 个月 ~ 6 岁儿童 Hb<110g/L,6~14 岁 Hb<120g/L 即可诊断贫血。6 个月以下儿童由于生理性贫血等因素,Hb 水平变化较大,目前尚无统一贫血诊断标准。1988 年我国小儿血液病会议制定的该年龄段小儿贫血诊断标准为新生儿 Hb<145g/L,1~4 个月婴儿 Hb<90g/L,4~6 个月婴儿 Hb<100g/L。

2011 年 WHO 修订了儿童贫血诊断和程度标准,将 6 个月 ~15 岁儿童划分为 3 个年龄段,细化了贫血诊断标准:6~59 个月儿童 Hb<110g/L,5~11 岁儿童 Hb<115g/L,12~14 岁儿童 Hb<120g/L。但国内仍主要采用 1972 年 WHO 制定的贫血诊断标准。

应针对不同人种、性别、年龄、地区的健康人群建立 Hb 的正常参考值标准,这是诊断贫血的首要条件。例如,黑人 Hb 水平较白人低约 5g/L,而海拔高度每升高 1 000m,Hb 增加约 4%。此外,Hb、RBC 计数或 HCT 测定值可受血浆容量影响,有时不能反映 RCM 的真实状况。大量饮水、输液和心力衰竭等原因可因血液稀释引起假性贫血,而烧伤、脱水等情况下贫血可被掩盖或程度减轻。妊娠期血浆容量增加,妊娠贫血(gestational anemia)的诊断标准定为 Hb<110g/L,较非妊娠妇女贫血诊断标准降低 10g/L。

二、贫血分类

(一) 程度分类

依据 Hb 和 RBC 计数可将贫血分为轻度、中度、重度和极重度(表 2-4-1)。尽管大多数情况下,Hb 和 RBC 计数成比例降低,但某些情况下两者的改变并不平行。Hb 含量降低比 RBC 计数降低更显著为缺铁性贫血(iron deficiency anemia,IDA)重要血液学特征之一。

表 2-4-1 贫血程度分类

贫血程度	Hb 浓度 /(g·L^{-1})	RBC 计数 /($\times 10^{12}$·L^{-1})
轻度	90~110 或<120	3.0~4.0
中度	60~90	2.0~3.0
重度	30~60	1.0~2.0
极重度	<30	<1.0

（二）形态学分类

临床上一般根据全自动血细胞分析仪检测得到的 RBC 计数、Hb 浓度和 HCT，自动计算平均红细胞体积（mean corpuscular volume，MCV）、平均红细胞血红蛋白含量（mean corpuscular hemoglobin，MCH）和平均红细胞血红蛋白浓度（mean corpuscular hemoglobin concentration，MCHC），据此分为大细胞性（macrocytic）、正细胞性（normocytic）、小细胞正色素性（normochromic microcytic）和小细胞低色素性（hypochromic microcytic）贫血四种形态学类型。该分类系统简单，并有助于提供贫血诊断线索，缩小诊断和鉴别诊断范围，临床上被广泛应用（表 2-4-2）。例如，临床上，典型小细胞低色素性贫血主要应考虑 IDA、慢性病贫血（anemia of chronic disease，ACD）、地中海贫血（thalassemia）等几种贫血类型。但是，形态学分类方法灵敏度较低，IDA 如合并叶酸或维生素 B_{12} 缺乏，则不易出现典型小细胞低色素性形态学改变。

表 2-4-2 贫血的形态学分类

分类	MCV/fl	MCH/pg	MCHC/(g·L^{-1})
正细胞正色素性贫血	80~94	28~32	320~380
小细胞正色素性贫血	<80	28~32	320~380
小细胞低色素性贫血	<80	<28	<320
大细胞性贫血	>94	>32	320~380

（三）病理生理学分类

病理生理学分类为临床常用分类方法，有助于了解贫血病因和发病机制。从病理生理学角度，贫血发生机制可简单归纳为红细胞生成减少、红细胞破坏或丢失增多，据此将贫血分为红细胞生成减少性贫血、溶血性贫血和失血性贫血三种主要临床类型。

1. 红细胞生成减少

(1) 骨髓造血功能障碍：包括原发获得性或继发获得性再生障碍性贫血（aplastic anemia，AA），获得性纯红细胞再生障碍性贫血，遗传性骨髓衰竭综合征（范科尼贫血、遗传性纯红细胞再生障碍性贫血等），白血病或恶性肿瘤细胞骨髓浸润、肿瘤放化疗所致严重骨髓抑制，内分泌疾病相关贫血，药物和其他原因所致获得性铁粒幼细胞贫血等。

(2) 造血原料缺乏或代谢异常：如 IDA、巨幼细胞贫血（megaloblastic anemia，MA）和其他维生素和矿物质缺乏所致贫血等。

(3) 促红细胞生成素（erythropoietin，EPO）不足：包括终末期肾脏疾病相关贫血（anemia of end-stage renal disorders）、早产儿贫血等。

2. 红细胞破坏或丢失增多 任何原因导致红细胞破坏增多超过骨髓红细胞代偿增生程度，引起红细胞寿命缩短的贫血统称为溶血性贫血（hemolytic anemia）。从病因学角度，可分为遗传性和获得性两大类。

遗传性溶血性贫血依据病因可分为红细胞膜缺陷，如遗传性球形红细胞增多症（hereditary spherocytosis，HS）；遗传性红细胞酶缺乏，如葡萄糖-6-磷酸脱氢酶（glucose-6-phosphate dehydrogenase，G-6-PD）缺乏症；血红蛋白珠蛋白数量减少或结构障碍，如地中海贫血和血红蛋白结构病等。

获得性溶血性贫血的病因可分为物理因素，如寒冷、高热、辐射和机械破坏等；化学因素，如药物、毒物和其他化学物质；生物学因素，如疟疾和其他病原微生物感染；免疫性溶血性贫血，如自身免疫性溶血性贫血（autoimmune hemolytic anemia，AIHA）、新生儿溶血症和药物性免疫性溶血性贫血等。

红细胞丢失增多所致的贫血即为失血性贫血（hemorrhagic anemia），可分为急性和慢性失血性贫血。

三、贫血的临床表现

贫血并非一种独立疾病，临床表现除与贫血病因或基础疾病密切相关外，机体对贫血所致组织缺氧的代偿程度也是决定贫血临床表现的重要因素。

Hb 为携氧分子，贫血（Hb 水平降低）影响血液携氧能力，引起组织缺氧。贫血程度较重时，人体对贫血和组织缺氧的代偿机制包括心肌收缩力增强、心率和呼吸频率代偿性增加，进而增加心输出量，临床上出现心动过速、呼吸增快和毛细血管搏动增强等表现；RBC 内 2,3- 二磷酸甘油(2,3-diphosphate glycerol,2,3-DPG)增加，引起 Hb 氧解离曲线右移，有利于氧气在组织的释放；皮肤、黏膜和肾脏血管收缩和血流减少，并分流至心、脑等重要脏器，这是临床上贫血患者发生皮肤黏膜苍白的机制，而非血液 Hb 含量降低所致。慢性贫血情况下，血浆容量增加，血液黏滞度降低，血流速度增快。贫血本身刺激 EPO 代偿性产生，促进骨髓 RBC 生成。

贫血并无特异性症状和体征，其临床表现差异很大，主要取决于以下几个方面的因素。

(1) 贫血程度：轻度贫血时往往无自觉症状，一般因其他原因或常规体检查血而被发现。

(2) 贫血发生速度和机体代偿程度：急性贫血时机体代偿不足，即使贫血程度较轻，临床症状也往往较重。急性失血性贫血同时存在血浆容量减少和循环血容量不足，可出现有效循环血容量不足相关临床表现。慢性贫血早期由于机体各器官代偿功能较好，可无临床症状或症状轻微，仅代偿不足时才出现临床表现。如贫血发生速度太快(如急性失血性贫血)，或贫血程度太重，机体来不及代偿或代偿不全，甚至可因心血管系统的极度代偿而显著增加耗氧量，临床可出现贫血性心脏病或心力衰竭的表现。

(3) 导致贫血的原因和原发疾病：原发疾病不同临床表现可差异很大。G-6-PD 缺乏症急性溶血时，临床上除重度面色苍白外，往往存在黄疸和葡萄酒样或酱油样尿(血红蛋白尿)。急性重型再生障碍性贫血多有重度贫血、皮肤黏膜出血和发热等临床表现。巨幼细胞贫血患儿可出现运动和智力发育落后甚至倒退现象。

由此，可将贫血的临床表现归纳为以下几个方面。

1. 一般表现　皮肤和黏膜苍白为贫血突出的共同表现。此外，慢性贫血患者往往具有疲乏、体格发育落后等表现。

2. 髓外造血表现　婴幼儿造血需求增加、骨髓代偿性增生能力不足时可出现髓外造血，表现为肝脾淋巴结肿大，外周血中出现有核红细胞。

3. 循环和呼吸系统表现　呼吸增快、心率增快、脉搏加速和毛细血管搏动增强。重度贫血失代偿后可出现心脏扩大，心前区收缩期杂音，甚至充血性心力衰竭。

4. 消化系统　食欲降低、恶心、便秘或腹胀等。

5. 神经系统　常见精神不振、注意力不集中，易激动。年长儿可出现头痛、眩晕、耳鸣等。

四、贫血的诊断

如前所述，贫血并非一种独立的疾病，病因和发病机制复杂多样。因此，应通过详尽病史采集、全面体格检查和相关实验室检查尽量明确贫血病因、指导治疗。详尽的病史采集对贫血诊断极为重要，有时甚至可直接指明贫血诊断方向。但某些情况下仍难以最终明确贫血病因。临床上，遵循贫血的诊断步骤和鉴别诊断思路，从贫血病理生理学机制、红细胞形态学特点等角度综合分析，积极搜寻贫血病因和线索，对于缩小鉴别诊断范围，避免盲目扩大检查项目具有重要临床意义。贫血诊断和鉴别诊断应包括以下诊断步骤。

1. 确定有无贫血　根据口唇、结膜、甲床等部位苍白情况，精神差、乏力、食欲减退、烦躁、睡眠不安、耳鸣和呼吸、脉搏增快等表现，可初步判断是否存在贫血，但应注意与体质性苍白和毛细血管收缩状态鉴别。血常规检查为贫血诊断的基线检查，但 Hb 轻微降低(临界水平)时，应考虑测定方法、血容量改变(如腹泻脱水、烧伤、大量输液)等因素对 Hb 测定值的影响，必要时复查。

2. 确定贫血程度　根据 Hb 水平将贫血分为轻度、中度、重度和极重度(见表 2-4-1)。

3. 搜寻贫血原因　这是贫血诊断和制订治疗方案的关键环节。应综合病史资料、体格检查和相关检验结果仔细分析。着重以下方面：发病年龄、起病情况、贫血程度和发生速度、伴随症状和体征、家族史、喂养情况、阳性家族史和遗传方式、居住地区、药物史等。

五、贫血的治疗原则

明确病因对于贫血的治疗极为重要。应尽可能治疗原发病、根除贫血的病因。对贫血程度重、发生速度快，具有明显贫血相关组织缺氧症状的病例，应输注红细胞制剂，提高血液携氧能力，改善组织氧气供应。

专家点评

- 贫血为一种全球性公共健康问题，是导致伤残损失健康生命年的重要原因，对患者健康和社会经济发展造成不良影响。
- 必须提出，贫血本身并不是一种独立的疾病，病因和发病机制复杂多样。临床上应遵循贫血诊断步骤，积极搜寻贫血病因和/或基础疾病，指导临床治疗。

■ 由于在红细胞生成(erythropoiesis)调控基础研究领域取得的进展，尤其是对人体和细胞铁代谢认识的不断深入，深化了对遗传性贫血发病机制的认识，有望通过靶向干预相关转录信号转导路径，改善重型地中海贫血等遗传性贫血的治疗和预后。

(郭 霞 高 举)

参考文献

[1] KAUSHANSKY K, LICHTMAN, MA, PRCHAL JT, et al. Williams Hematology. 9th ed. New York: McGraw-Hill Education, 2016.

[2] BUTTARELLO M. Laboratory diagnosis of anemia: are the old and new red cell parameters useful in classification and treatment, how? Int J Lab Hematol, 2016, 38 (suppl 1): 123-132.

[3] CASCIO MJ, DELOUGHER TG. Anemia: evaluation and diagnostic tests. Med Clin North Am, 2017, 101 (2): 263-284.

[4] CAPPELLINI MD, MOTTA I. Anemia in clinical practice-definition and classification: does hemoglobin change with aging? Semin Hematol, 2015, 52 (4): 261-269.

第2节 营养性贫血

一、营养性缺铁性贫血

缺铁性贫血(iron deficiency anemia, IDA)是由于人体缺铁影响Hb合成所致的一类小细胞低色素性贫血，为世界范围内最常见的贫血类型。血清铁蛋白(serum ferritin, SF)、血清铁(serum iron, SI)和转铁蛋白饱和度(transferrin saturation, TS)降低，总铁结合力(total iron-binding capacity, TIBC)升高为IDA的铁代谢特点。

WHO数据表明，世界人口的30%(>20亿)存在贫血，其中至少50%为IDA。世界范围内14岁以下儿童贫血总人数约6亿，其中IDA至少占50%，而不伴贫血的所谓隐性缺铁的患病率估计为IDA的2.5倍。5岁以下儿童和生育期妇女为铁缺乏症(iron deficiency)和IDA高危人群，非洲和东南亚等发展中国家情况尤为严峻。

美国健康和营养流行病学全国调查(National Health and Nutrition Examination Survey, NHANES)结果显示，1~3岁幼儿缺铁和IDA患病率分别为9.2%和2.1%。2000年《中国7个月~7岁儿童铁缺乏症流行病学的调查研究》结果显示，铁缺乏症、铁减少(iron depletion, ID)和IDA患病率分别为40.3%、32.5%和7.8%，其中婴幼儿铁缺乏症患病率高达65.2%。

2016年全球疾病负担、伤害和危险因素研究(The Global Burden of Diseases, Injuries and Risk Factors Study 2016, GBD 2016)表明，IDA为导致全球伤残损失健康生命年(YLD)的第四位疾病，对社会经济发展造成严重不良影响，而IDA为妇女YLD的重要病因。WHO执行机构世界健康大会2012年颁布的妇女和婴幼儿全面营养干预六大目标之一为于2025年将生育期妇女贫血患病率降低50%。这不仅有助于改善妇女健康状况，也是提高婴幼儿铁营养状况的重要举措，但这一目标极为艰巨，任重道远。

【病因】铁缺乏症是指人体总铁含量(total body iron, TBI)降低的状态，而IDA为铁缺乏症发生发展最严重的阶段。

铁为人类生存和细胞增殖所必需的微量元素，参与Hb和DNA合成、细胞呼吸和能量代谢、细胞增殖和分裂等重要生理过程。TBI与年龄、性别和体重有关。正常成年男性、成年女性和新生儿TBI分别约50mg/kg、35mg/kg和75mg/kg，分布于人体各种组织器官，从铁代谢角度称为“铁池”。2/3的TBI存在于Hb中，为人体最大的铁池，1/3的TBI以铁蛋白(ferritin, Fn)和含铁血黄素形式储存于肝、脾和骨髓等组织器官。每分子Fn内腔中可存储最多达4 500个三价铁离子，机体铁需求增加的情况下可被动员和利用，而含铁血黄素水溶性低，储存的铁难以被动员和利用。

饮食中的铁为人体铁的主要来源，包括血红素铁和无机铁两种形式，后者又包括二价铁和三价铁。十二指肠为肠道铁吸收的主要部位，肠腔中的铁主要为三价铁，必须首先被十二指肠细胞绒毛膜上的细胞色素b还原酶还原为二价铁，然后被二价金属离子转运分子1(divalent metal transport 1, DMT1)转运进入肠黏膜细胞内，二价铁为肠道铁吸收的主要形式。肠道铁吸收水平与饮食种类和机体铁状况有关。人体缺乏有效的铁排泄机制，如机体铁储备丰富，吸收入肠黏膜细胞胞质中的铁大部分以Fn形式暂时存储于胞质中，最终随肠黏膜细胞衰老脱落而排出体外。如机体缺铁，肠黏膜细胞基底膜上的一种含铜的铁氧化酶(hephaestin)将二价铁氧化为三价铁，再通过铁转出蛋白(ferroportin，FPN)转运入血，与转铁蛋白(transferrin，Tf)结合后最终转运至骨髓幼红细胞参与Hb合成。此外，部分铁存在于肌红蛋白和各种含铁酶中。生理情况下，每日肠道铁吸收和铁丢失量约1~2mg，处于动态平衡中。

红细胞为人体内数量最多的细胞类型，70kg体重的成人红细胞总数高达25万亿，占人体细胞总数的50%。按红细胞平均寿命120天推算，每秒生成和破坏的红细胞数目约230万。为满足红系造血需求，每日铁需求量约20mg，相当于每秒参与Hb合成的铁原子数目>2千万亿($>2 \times 10^{15}$)，主要来源于衰老红细胞被单核巨噬细胞系统破坏后释放出的铁，这部分铁在体内不断再循环和再利用，维持红细胞生存与破坏的动态平衡。因此，缺铁是引起贫血最重要和最常见的原因。铁缺乏症的病因包括如下方面。

1. 先天铁储备不足　妊娠期铁逆浓度梯度从孕母跨胎盘转运至胎儿，为胎儿和新生儿先天铁储备的唯一来源。妊娠期孕母血容量增加、胎盘形成和发育、胎儿生长发育等，铁需求量显著增加。孕妇铁代谢调控机制促进肠道铁吸收和储存铁动员，满足孕妇和胎儿的铁需求。随胎儿体重增加，妊娠中晚期母胎铁转运水平显著增加，每日平均铁转运量分别可达4mg和7.5mg。新生儿先天铁储备与出生体重显著相关，足月妊娠新生儿先天铁储备一般可满足生后4~6个月所需。因此，营养性IDA一般于出生6个月以后发病，而早产儿和低出生体重儿IDA可发病更早、程度更重，为铁缺乏症的高危人群和重点防治对象。

就妊娠铁代谢角度而言，如孕期铁供给不足，单次足月妊娠就将耗竭孕妇储存铁。如存在多次妊娠和分娩、妊娠前铁缺乏症、孕期营养不良和严重贫血及围产期失血过多等危险因素，将严重影响新生儿先天铁储备。研究显示，约90%和40%的妇女于妊娠开始时SF已分别<70μg/L和<30μg/L，表明机体储存铁已明显降低或耗竭，难以满足孕期和产后机体的铁需求，这正是孕妇易于发生铁缺乏症和IDA的重要机制。孕妇铁缺乏症不仅增加围产期孕产妇死亡率，也是早产和低出生体重儿的重要病因。大量研究表明，铁缺乏症(甚至隐性缺铁)影响婴幼儿脑发育和认知、免疫和运动功能。因此，加强孕期保健、改善孕妇铁状况对提高儿童身心健康具有重要意义。

2. 铁摄入不足　包括长期纯母乳喂养、喂养不当、食物含铁量低等。出生4~6个月以后，由于生长发育快速和造血活跃，铁需求量高。尽管母乳中铁的吸收率高但含铁量低，如仍单纯母乳喂养而未及时添加辅食，难以满足婴儿生长发育对铁的需求，是婴幼儿铁缺乏症的重要原因。早产儿先天铁储备不足，生长发育迅速，更易早期发生缺铁。国内学者对母乳喂养和配方乳喂养婴儿的队列研究结果显示，母乳喂养组9月龄时的IDA发生率显著高于配方乳喂养组。

3. 铁吸收障碍　胃切除术后、慢性萎缩性胃炎、胃酸缺乏、幽门螺杆菌感染、小肠吸收不良、炎性肠病、药物影响等。

4. 铁需求量增加　婴幼儿(尤其是早产儿)和青春期儿童生长发育旺盛，以及妊娠和哺乳期妇女。

5. 铁丢失增加　包括慢性失血、生育期女性月经增多、多次献血、慢性溶血等。人体任何部位慢性失血均可引起铁缺乏症，慢性失血性贫血本质上为IDA。胃肠道为最常见失血部位。应注意不同年龄、性别、地区和社会经济状况的儿童长期慢性失血的主要原因可有所不同。农村儿童应考虑有无钩虫感染，年幼儿应注意消化道先天畸形，年长儿需考虑消化性溃疡等原因，初潮后青春期女性应首先排除月经增多。

【发病机制】铁缺乏症表明机体存在“负铁平衡”，从病理生理学角度而言，发生机制可归纳为铁需求增多、铁吸收减少和铁丢失增多。但铁缺乏症发生发展必须经过(储存)铁减少(iron depletion，ID)期、缺铁性红细胞生成(iron deficiency erythropoiesis，IDE)期和IDA三个渐进、有序和连续的阶段，各期具有不同的铁代谢和血液学特征，对细胞和器官功能的影响也有所不同。ID期仅储存铁减少，但SI和TS均正常，临床上无贫血；IDE期储存铁进一步降低或耗竭，SI和TS降低，但无贫血；而IDA储存铁进一步减少或耗竭，SF、SI和TS显著降低，临床出现小细胞低色素性贫血。

1. 铁缺乏症对血液系统的影响　Hb为红细胞胞质中含量最多的蛋白质，约占红细胞干重的97%，

Hb含量为决定成熟红细胞体积的关键因素。任何影响Hb合成的因素均可引起小细胞低色素性贫血，而IDA为临床上最常见小细胞低色素性贫血类型。幼红细胞增殖和分裂受细胞核调控，缺铁（至少在缺铁程度不太严重阶段）对DNA合成影响较小，因此胞质发育落后于细胞核。由于单位时间内细胞分裂次数相对正常，但胞质Hb含量降低和子代红细胞体积变小，呈典型小细胞低色素性改变，而且Hb含量降低程度比红细胞数量减少程度更显著，这是IDA显著的血液学特征之一。

2. 缺铁对其他系统的影响　缺铁影响肌红蛋白合成、细胞色素和含铁酶活性，影响细胞代谢和功能，引起注意力减退、疲乏、运动功能和胃肠道功能降低等。细胞免疫功能异常使儿童易于反复呼吸道感染。大量研究表明，婴幼儿期缺铁影响神经元增殖、轴突生长、突触形成和髓鞘形成等，对儿童早期脑发育和认知功能产生不可逆转的影响。

【临床表现】6个月~2岁婴幼儿为营养性IDA高峰发病年龄，多为轻中度贫血。一般起病隐匿，进展缓慢。轻度贫血多无明显临床表现，往往因其他原因就诊或血常规检查偶然发现贫血。常见症状包括面色苍白、乏力、活动后气促、精神萎靡、食欲缺乏、头晕等，但均为非特异性症状。消化道失血、肺含铁血黄素沉着症等患儿，可出现黑便、血便、慢性咳嗽、咯血或痰中带血等表现。由于缺铁影响细胞免疫功能，患儿易于反复呼吸道感染。临床上异食癖（pica）已很难见到。

早产、长期纯母乳喂养、喂养不当等多种因素所致IDA甚至可发展为中度至重度贫血，临床上并非少见。此外，如IDA程度过重、发生过快，或见于年长儿而无明确铁摄入/吸收减少等原因，应积极搜寻是否存在慢性失血等。

皮肤面色苍白为IDA最常见体征。其他体征包括皮肤干燥粗糙、口角炎、舌炎、舌乳头萎缩、毛发稀疏等。反甲（koilonychia）临床上已很难见到。部分中重度IDA患儿可出现呼吸加快、心动过速和心前区杂音等。婴幼儿可因髓外造血出现轻度肝脾大，但淋巴结肿大少见。

【辅助检查】

1. 血象　Hb含量降低，红细胞呈典型小细胞低色素性改变，MCV<80fl；MCH<26pg；MCHC<310g/L。红细胞体积分布宽度（red cell volume distribution width，RDW）增大在缺铁早期即可出现，为诊断IDA的重要线索。外周血涂片可见红细胞体积减小、大小不等、中央淡染区明显扩大。红细胞计数与Hb降低程度不成比例，Hb降低程度更为显著也是IDA重要血液学特征。网织红细胞计数一般正常或轻度降低，白细胞及分类计数一般正常。约1/3的IDA患者存在轻中度反应性血小板增多，机制尚未完全阐明，可能与IL-6等炎症细胞因子水平增高，刺激血小板生成有关。近年研究显示，IDA情况下促红细胞生成素（erythropoietin，EPO）与促血小板生成素（thrombopoietin，TPO）由于存在结构同源性，EPO与TPO受体结合后可“模拟”TPO效应，促进血小板生成。

2. 骨髓象　骨髓穿刺涂片示骨髓增生轻中度活跃，尤以中晚幼红细胞增生为主。各阶段幼红细胞体积变小，核染色质致密，胞质量少，染色偏蓝，表明胞质发育成熟落后于细胞核。粒系细胞和巨核细胞数量和形态大多正常。

3. 铁代谢检查　铁代谢检查是确诊铁缺乏症、判断铁缺乏症分期和程度的必要依据。

常用铁代谢指标包括骨髓可染色铁（bone marrow stainable iron）、SF、红细胞游离原卟啉（free erythrocyte protoporphyrin，FEP）、SI、TIBC和TS等。

（1）骨髓可染色铁：是反映机体储存铁水平的敏感和特异性指标，仍被认为是诊断铁缺乏症的金标准，有助于与其他类型贫血鉴别。骨髓穿刺涂片后普鲁士蓝铁染色显示，骨髓小粒中难以检出深蓝色含铁血黄素颗粒，表明细胞外铁显著降低甚至消失。幼红细胞胞质中铁小粒减少、淡染或消失，铁粒幼细胞比例<15%。如诊断铁缺乏症或IDA而骨髓可染色铁正常甚至增高，高度提示诊断错误。但骨髓穿刺涂片为一种侵入性检查手段，而且骨髓穿刺涂片中应含有丰富的骨髓小粒，此时可染色铁判定结果才比较准确可靠。此外，骨髓可染色铁结果也受输血和静脉补铁影响。由于可采用SF等更快速简易的指标评价机体储存铁状况，骨髓铁染色仅在诊断不明或补铁治疗后未取得预期治疗反应时才考虑进行。

（2）血清铁蛋白（SF）：与机体存储铁水平具有良好相关性，SF 1μg大致相当于8~10mg存储铁，是反映储存铁水平的敏感指标，可通过微量血放射免疫法测定。铁缺乏症早期SF即已降低，是早期诊断铁缺乏症的常用指标。SF正常值与年龄有关，一般为20~200μg/L。WHO标准为<5岁儿童SF<12μg/L，>5岁儿童SF<15μg/L。国内一般采用SF<15μg/L

作为诊断铁缺乏症的界值。但SF为一种急时相反应物，感染、炎症、肝病和肿瘤情况下SF往往升高。因此，一般应同时检测C反应蛋白，排除对SF测定值的影响。

(3)血清铁(SI)、总铁结合力(TIBC)和转铁蛋白饱和度(TS)：与血清转铁蛋白结合的铁即为SI，并非血清中的“游离铁”。SI正常值为12.8~31.3μmol/L(诊断界值为SI<10.7μmol/L)。正常情况下，Tf的铁结合位点中仅1/3与三价铁结合，体外加入铁使Tf铁结合位点完全饱和时所需铁量称为未饱和铁结合力(unsaturated iron-binding capacity，UIBC)，UIBC与SI之和为TIBC。SI与TIBC之比即为TS，正常值为20%~50%。IDA患者TIBC升高(>62.7μmol/L)而TS降低(界值为<15%，TS<10%意义更大)。生理情况下，SI更新时间仅数小时，仅能反映短期内的SI水平，且易受进食和经期等因素影响。SI水平也存在一定程度昼夜变化，感染等情况下SI水平也降低。

(4)红细胞游离原卟啉(FEP)：原卟啉为血红素合成的前体分子，缺铁时红细胞内原卟啉不能完全与铁结合形成血红素，并反馈性促进原卟啉合成，导致FEP升高。SF降低而FEP升高且临床无贫血为IDE期铁代谢特征，但慢性炎症、铅中毒、铁粒幼细胞贫血、先天性原卟啉增多症和溶血性贫血等情况下也可升高，应注意鉴别。

铁缺乏症发生发展不同阶段，铁代谢指标改变有所不同(表2-4-3)。

尽管贫血和红细胞小细胞低色素改变不属于铁代谢指标，但为IDA与其他铁缺乏症阶段的鉴别要点。从表2-4-3可见，ID期仅存在反映储存铁水平的指标，Hb合成未受影响而无贫血。IDE期存储铁进一步降低，SI和TS降低，表明已存在低铁血症(hypoferremia)，但仍无贫血。IDA阶段铁缺乏影响Hb合成，临床发生典型小细胞低色素性贫血。

【诊断】

1. 诊断标准 为规范儿童铁缺乏症防治，中华医学会儿科学分会血液学组和儿童保健学组2008年重新修订了《儿童缺铁和缺铁性贫血防治建议》，诊断标准如下。

(1)Hb降低，符合儿童贫血诊断标准，即6个月~6岁儿童Hb<110g/L，6~14岁Hb<120g/L。

(2)外周血红细胞呈小细胞低色素性改变：MCV<80fl，MCH<27pg，MCHC<310g/L。

(3)具有明确缺铁原因：如铁供给不足、吸收障碍、需求增多或慢性失血等。

(4)铁剂治疗有效：铁剂治疗4周Hb至少上升≥10g/L。

(5)铁代谢检查结果符合IDA诊断标准：应至少满足下述4项中的2项，① SF<15μg/L；② SI<10.7μmol/L；③ TIBC>62.7μmol/L；④ TS<15%。

(6)骨髓可染色铁显著减少甚至消失。

(7)排除其他小细胞低色素性贫血。

凡符合上述诊断标准中的第1项和第2项，即存在小细胞低色素性贫血，结合病史和相关检查排除其他小细胞低色素性贫血，可拟诊为IDA。如铁代谢检查结果符合IDA诊断标准可确诊为IDA。当临床高度怀疑IDA而因条件限制无法行铁代谢检查时，可考虑诊断性治疗，如铁剂治疗有效可诊断为IDA。如未出现预期治疗反应，往往提示诊断错误，或存在持续失血，或患者依从性差而未正规服药影响疗效等。

表2-4-3 铁缺乏症不同阶段的铁代谢特点

铁代谢指标	ID期	IDE期	IDA
骨髓可染色铁	降低	降低	降低
血清铁蛋白	降低	降低	降低
血清铁	正常	降低或正常	降低
总铁结合力	正常	升高或正常	升高
转铁蛋白饱和度	正常	降低或正常	降低
红细胞游离原卟啉	正常	升高	升高
贫血	无	无	有
小细胞	无	无	有
低色素	无	无	有

2. IDA诊断步骤　应遵循以下诊断步骤，尽可能明确IDA病因，指导临床治疗。

(1)首先必须符合贫血的诊断标准，明确贫血程度。

(2)依据一般血液学检查(Hb测定、红细胞计数、红细胞指数、外周血涂片形态学观察)确定是否为小细胞低色素性贫血。如为典型小细胞低色素性贫血，有助于缩小诊断和鉴别诊断范围。

(3)铁代谢检查确定是否为IDA。

(4)通过病史采集、体格检查和相关实验室检查或器械检查，力争明确IDA原因。例如，临床高度怀疑IDA系慢性失血所致，应合理选择影像学检查、多次大便常规和隐血试验、胃肠道内镜检查、放射性核素扫描或血管造影等，明确或排除是否存在肺含铁血黄素沉着症、胃肠道失血等。此外，幽门螺杆菌(*Helicobacter pylori*，Hp)感染与IDA发病有关。必要时可胃镜检查、快速尿素呼吸试验或粪便Hp抗原检测明确诊断。

【鉴别诊断】IDA为临床最常见小细胞低色素性贫血，但应与其他小细胞低色素性贫血鉴别，尤其是轻型地中海贫血(thalassemia，简称地贫)和慢性病贫血(anemia of chronic disease，ACD)。

1. 地中海贫血　为常见遗传性溶血性贫血，其基因型和临床表型具有高度异质性。重型β-地贫不易与IDA混淆，但轻型地贫易与IDA混淆，甚至被诊断为IDA予以补铁治疗。鉴别要点包括：①病史。IDA一般有喂养不当等缺铁原因，而地贫可有阳性家族史，患儿父母之一可存在MCV降低。②血象。IDA患者MCV和MCH降低与贫血程度成比例，而轻型地贫MCV和MCH降低更显著。地贫患者血涂片可见红细胞体积显著减小但较均一，而IDA红细胞中央淡区明显扩大。因此，MCV降低伴RDW升高多提示IDA，而轻型地贫RDW一般正常。IDA网织红细胞降低或正常，而轻型地贫轻度升高或正常。③铁代谢指标。如未合并缺铁，轻型地贫铁代谢指标正常。④Hb电泳。轻型β-地贫HbA_2升高，可伴HbF轻度升高；IDA患者Hb电泳结果正常。必要时基因检测可明确地贫诊断。

2. 慢性病贫血(ACD)　目前一般推荐命名为炎症性贫血(anemia of inflammation，AI)，是在感染、炎症、恶性肿瘤等情况下发生的一组贫血的总称，临床上发病率仅次于IDA。目前研究认为，ACD关键发病环节在于炎症细胞因子白细胞介素6(interleukin 6，IL-6)上调肝细胞铁调素(hepcidin，HEPC)表达，抑制单核巨噬细胞系统铁释放和肠道铁吸收，引起低铁血症，骨髓幼红细胞难以获得充足的铁供给而影响Hb生物合成，即"铁限制性红系造血"(iron-restricted erythropoiesis)。ACD其他发病机制包括多种炎症细胞因子(IL-6、IL-1β、TNF和IFN-γ)抑制骨髓红系细胞分化和生成，活化巨噬细胞和红细胞破坏增多，以及骨髓幼红细胞对EPO反应性降低等。

ACD早期一般为正细胞正色素性贫血，但随着病程进展可呈典型小细胞低色素性贫血，由于SI和TS降低而易与IDA混淆。ACD除有明确基础疾病外，往往因巨噬细胞活化和铁蛋白分泌增多导致SF升高，TIBC降低或正常低限，是与IDA的鉴别要点。此外，骨髓细胞外铁增多而细胞内铁显著减少或耗竭，与IDA骨髓细胞内铁和细胞外铁均显著降低不同。应注意部分ACD患者可合并IDA，铁代谢检查结果也有所不同(表2-4-4)。

表2-4-4　IDA和ACD的鉴别要点

铁代谢指标	IDA	ACD	ACD合并IDA
骨髓可染色铁	显著降低	升高	升高或正常
血清铁蛋白	<30μg/L	>30μg/L	>30μg/L但<100μg/L
血清铁	降低	降低	降低
转铁蛋白	升高	降低或正常	降低
转铁蛋白饱和度	降低	降低	降低
总铁结合力	升高	降低	正常或降低
炎症细胞因子	正常	升高	升高
可溶性转铁蛋白受体	升高	正常	正常或升高
铁调素	降低	升高	正常或升高

【治疗】

1. 一般治疗 加强护理、避免感染、均衡膳食，增加富铁食物摄入，促进铁吸收。

2. 病因治疗 纠正不合理饮食搭配和偏食等不良饮食习惯，积极治疗导致缺铁的原发病，对于纠正贫血、防止复发具有重要临床意义。

3. 口服铁剂治疗 所有IDA均应给予铁剂治疗，包括口服和注射铁剂。推荐首选口服铁剂。可供临床选择的铁剂种类较多，可参照以下基本原则合理选择。

(1) 选择二价铁剂口服：肠道铁吸收形式为二价铁，原则上应选择二价铁剂。口服铁剂中的铁应于胃液和十二指肠液中快速释放，保障铁被有效吸收。不推荐肠衣片或缓释制剂。

(2) 按元素铁计算补铁剂量：每日元素铁4~6mg/kg（每次元素铁1.5~2mg/kg），分2~3次于餐前空腹服用。可同时口服维生素C、饮用橙汁等促进三价铁还原为二价铁，提高肠道铁吸收。口服铁剂不宜与牛奶、茶、咖啡、抗酸剂等同时口服，以免影响吸收。如胃肠反应大，可于两餐间口服。

(3) 掌握铁剂元素铁含量：依据各种铁剂元素铁含量，正确计算补铁剂量（表2-4-5）。

表2-4-5 口服铁剂元素铁含量的比较

铁剂	含铁量/%	铁剂	含铁量/%
无水硫酸亚铁	37	7-水硫酸亚铁	20
富马酸亚铁	33	葡萄糖酸亚铁	12
琥珀酸亚铁	35	多糖铁复合物	46

(4) 足疗程补铁：应于贫血纠正后继续补铁6~8周，补足机体储存铁水平。

(5) 必要时可间断补铁：如口服铁剂胃肠道反应较大，也可间断补铁。间断补铁可降低胃肠道反应发生率、提高患者依从性，降低对其他矿物质肠道吸收的影响。此外，肠黏膜细胞每5~6天更新一次，间断补铁反而可提高肠道铁吸收率。WHO儿童间断补铁指南推荐<5岁和5~12岁儿童分别每周1次补充元素铁25mg和45mg，补铁3个月后可停止3个月，如此交替。研究显示，间断补铁与每日补铁在提升Hb和SF方面的疗效相当。

(6) 正规口服补铁应取得预期治疗反应：随访了解患儿依从性和治疗反应，评价补铁疗效，指导搜寻补铁无效的原因。如铁剂治疗有效，应出现下述预期治疗反应，①口服铁剂12~24小时细胞含铁酶开始恢复，患者临床症状好转，表现为食欲增加，烦躁减轻；②口服铁剂48~72小时，网织红细胞开始上升，7天左右达高峰，以后逐渐下降，2~3周降至正常；③口服铁剂2周后Hb浓度上升，一般需要1~2个月才能纠正贫血；④正规补铁治疗前应有包括网织红细胞计数在内的全血细胞基线检查。

4. 注射铁剂补铁治疗 临床常用注射用铁剂为右旋糖酐铁复合物。注射铁剂副作用较多，可引起注射局部疼痛、荨麻疹、发热、关节痛、头痛，甚至发生致死性过敏反应。因此，儿童IDA一般不推荐注射铁剂补铁治疗，仅推荐存在下述严格适应证时考虑使用，并必须仔细计算静脉注射铁剂的剂量，避免单次注射剂量过量引起急性铁中毒。①IDA诊断明确，但缺铁程度严重，而口服铁剂的肠道铁吸收量不能满足铁代谢需求；②口服铁剂后发生严重胃肠道反应，即使改变剂型、调整剂量和给药时间也难以耐受；③胃肠疾病或胃肠手术后导致口服铁剂不能吸收/吸收不良。

其他注射铁剂包括蔗糖铁、右旋糖苷铁、葡萄糖酸铁、羧基麦芽糖铁和异麦芽糖铁等，为铁原子与糖形成的胶体复合物。

5. 输血治疗 轻中度IDA病例一般无需输血。重度IDA存在严重缺氧表现，或合并感染，或急需手术治疗者可红细胞制剂成分输血，提高血液携氧能力。

【预后】IDA预后与病因和基础疾病密切相关。根除病因、合理补铁、纠正贫血后预后良好。

【未来展望】近10余年来，国际上在人体铁代谢调控机制基础研究领域进展很大，发现了多种新型铁调节分子和铁转运分子，深化了对铁缺乏症、ACD、原发性及继发性铁负荷增多症等铁代谢相关疾病分子发病机制的认识。已证实肝细胞合成和分泌的一种小分子抗微生物肽HEPC为机体铁稳态调控的关键负性铁调节激素（negative iron regulatory hormone），铁转出蛋白（ferroportin，FPN）为迄今发现的唯一细胞内铁转出蛋白。HEPC与下游受体分子FPN结合介导后者内吞和降解，进而抑制肠道铁吸收、单核巨噬细胞系统铁释放和母胎铁转运。HEPC-FPN轴在铁稳态调控方面发挥关键调节作用。研究表明，贫血、缺氧下调HEPC表达，而铁负荷增多、IL-6等炎症细胞因子诱导HEPC表达。

IDA血清HEPC显著降低，而ACD时HECP升高,有助于 IDA 和 ACD 鉴别。相信今后血清 HEPC 水平检测在铁代谢相关疾病诊断方面将得到广泛临床应用。而 HEPC 小分子激动剂和拮抗剂靶向干预 HEPC-FPN 轴已成为铁代谢相关疾病研究领域的热点课题,在铁负荷增多症治疗方面取得突破性进展,已有临床前和前期临床试验的研究报道。

诊治要点

- IDA 为世界范围内最常见的贫血类型,婴幼儿和孕妇为 IDA 高危人群。铁缺乏症影响婴幼儿早期脑发育,对儿童身心健康造成不良影响。
- IDA 为临床最常见小细胞低色素性贫血。SF、SI 和 TS 降低,TIBC 升高为 IDA 铁代谢特点和诊断依据。
- 应通过详尽的病史采集、体格检查、相关实验室及影像学检查明确 IDA 病因。
- IDA 应与 ACD 和地中海贫血等常见小细胞低色素性贫血鉴别。
- IDA 关键治疗措施包括明确和消除缺铁病因或基础疾病和正规补铁。
- 血清 HEPC 水平有助于 IDA 和 ACD 的鉴别。靶向干预 HEPC-FPN 轴在铁缺乏症(尤其是遗传性铁缺乏症)和铁负荷增多症治疗方面具有重要临床应用前景。

二、营养性巨幼细胞贫血

巨幼细胞贫血(megaloblastic anemia,MA)是由于 DNA 合成障碍所致的一组大细胞性贫血(macrocytic anemia)。外周血红细胞体积明显增大、骨髓有核细胞巨幼样变(megaloblastic transformation)为本病显著形态学特征。

叶酸(folic acid)和维生素 B_{12}(vitamin B_{12},vitB_{12})均属水溶性 B 族维生素,为 DNA 合成所必需。叶酸和维生素 B_{12} 缺乏影响核苷酸合成(特别是胸腺嘧啶核苷酸),影响 DNA 合成、细胞分裂和增殖,细胞核发育落后于胞质,引起细胞巨幼样变。

叶酸和维生素 B_{12} 缺乏原因复杂多样,涉及体内代谢各个环节。目前临床上儿童因叶酸或维生素 B_{12} 单纯摄入不足引起的 MA 的发病率已显著降低,但药物和基础疾病所致 MA 并不少见。

【病因与发病机制】食物中的叶酸(又称蝶酰谷氨酸)主要来源于绿色蔬菜、水果、豆类和动物食物等。叶酸性质不稳定,容易被光和热分解。食物过度烹煮叶酸可被破坏。

成人叶酸每日最低需要量 100~200μg,每日推荐供给量(recommended daily allowance,RDA)400μg。不同年龄儿童 RDA 有所差异,婴儿为 65~80μg,1~8 岁儿童为 150~200μg,9~18 岁 300~400μg。成人体内叶酸总量 5~10mg,一般可满足 4 个月的代谢需要。叶酸肠道吸收部位为十二指肠和空肠近端。食物中的叶酸一般为多谷氨酸盐,首先在小肠内被 γ- 谷氨酰胺羧肽酶分解为单谷氨酸盐,经叶酸转运蛋白吸收进入肠黏膜细胞胞质,还原为 N^5- 甲基四氢叶酸(N^5-MeTHF)后吸收入血,为血液和组织中叶酸存在的主要形式。叶酸缺乏的原因可归纳为摄入不足、吸收减少和需求增多(表 2-4-6)。

表 2-4-6 叶酸缺乏原因

机制	原因
摄入不足	营养不良;进食绿色蔬菜和水果少,或食物过度加热;婴儿单纯羊乳喂养;早产和低出生体重儿叶酸先天储备不足,以及肠道高营养和酒精影响
吸收减少	热带口炎性腹泻;脂肪泻;麸质不耐受;炎性肠病等;药物
需求增多	青春期、妊娠和哺乳;慢性溶血;血液透析

随着我国社会经济水平提高,叶酸缺乏所致营养性 MA 的发病率已明显降低,但疾病相关严重营养不良、胃肠高营养、先天遗传代谢性疾病患者特殊配方乳或饮食,以及单纯羊乳喂养仍为叶酸缺乏的危险因素。此外,多种药物影响叶酸肠道吸收或体内代谢,包括广谱抗生素、甲氨蝶呤、甲氧苄啶和其他磺胺类药物、抗癫痫药物、抗疟疾药和新型叶酸拮抗剂培美曲塞等。遗传性叶酸受体缺乏所致遗传性叶酸吸收异常(hereditary folate malabsorption,HFM)以及先天性叶酸代谢异常临床上均极为罕见。

维生素 B_{12} 也称为钴胺素(cobalamin,Cbl),由咕啉环、钴原子和一个核苷酸组成。人体内存在 4 种钴胺素,包括氰钴胺素、羟钴胺素、腺苷钴胺素和甲基钴胺素,人体血浆中主要为甲基钴胺素。

维生素 B_{12} 只能由某些微生物合成,人体主要从动物性食物中获取,如禽蛋、乳类和肉类。成人每日维生素 B_{12} 吸收量约 1~5μg,RDA 为 2.4μg,1~13 岁儿童 RDA 为 1.0~1.8μg。成人体内维生素 B_{12} 总量约 2~5mg,由于更新率显著低于叶酸,可满足 2~4 年的代谢需求。

维生素 B_{12} 肠道吸收部位为回肠远端,是一个涉及多因素多环节的复杂过程。食物中维生素 B_{12} 进入胃腔后在胃蛋白酶和胃酸作用下，维生素 B_{12} 与结合的食物蛋白分离，首先与唾液腺分泌的结合咕啉(haptocorrin，HC)结合为维生素 B_{12}-HC 复合物，然后在十二指肠被胰酶降解，维生素 B_{12} 与胃壁细胞分泌的内因子(intrinsic factor，IF)结合，最后于回肠远端与肠黏膜细胞微绒毛表面 IF 受体 Cubilin(CUB)结合后以内吞方式进入细胞，在线粒体内与钴胺素转运蛋白(transcobalamin，TC)结合，经门脉系统吸收入血转运至各组织细胞。

维生素 B_{12} 缺乏的原因复杂多样，肠道吸收减少为最常见原因，涉及维生素 B_{12} 肠道吸收过程的各个环节，而维生素 B_{12} 摄入不足仍为儿童营养性 MA 的重要病因(表 2-4-7)。

表 2-4-7 维生素 B_{12} 缺乏的原因

机制		原因
摄入不足		单纯母乳喂养；长期素食；严重营养不良
吸收减少	胃	胃全切术 / 胃大部切除术、萎缩性胃炎；恶性贫血
	小肠	回肠切除术；炎性肠病；热带口炎性腹泻；药物；肠道绦虫感染；维生素 B_{12} 选择性吸收障碍综合征(Imerslund-Grasbeck 综合征)伴蛋白尿
	胰腺	胰酶分泌不足；Zollinger-Ellison 综合征

药物为影响维生素 B_{12} 肠道吸收和体内代谢的重要原因，药物类型和机制复杂多样，包括二氢叶酸还原酶抑制剂、抗代谢药、抗惊厥药、磺胺类、甲氨蝶呤、口服避孕药、氨基水杨酸、新霉素、秋水仙碱和双胍类等。引起维生素 B_{12} 缺乏的先天代谢性疾病包括维生素 B_{12} 选择性吸收障碍综合征(Imerslund-Grasbeck 病)、先天性内因子缺乏、钴胺素转运蛋白(TC)缺乏，呈常染色体隐性遗传，多于婴幼儿期起病，临床均很少见。

恶性贫血(pernicious anemia，PA)是由于萎缩性胃炎胃壁细胞 IF 分泌减少或抗 IF 抗体，导致维生素 B_{12} 肠道吸收障碍。PA 儿童期极少见，主要见于 40 岁以上成人，可同时合并其他自身免疫性疾病，如自身免疫性甲状腺炎，常可检出抗壁细胞自身抗体。笔者曾诊治 1 例青春期女孩，因严重 MA，经相关检查明确存在萎缩性胃炎和自身免疫性甲状腺炎。

叶酸和维生素 B_{12} 缺乏引起 MA 发病机制的关键环节在于 DNA 合成障碍，细胞核发育落后和停滞，但胞质继续发育成熟，即核浆发育不同步(nuclear-cytoplasmic asynchronization)，细胞体积显著增大而呈巨幼样变，具体介绍如下。

血液中的叶酸主要为 N^5- 甲基四氢叶酸(N^5-MeTHF)，与各种组织细胞表面叶酸受体结合后进入细胞，首先由甲硫氨酸合成酶催化生成四氢叶酸(tetrahydrofolate，THF)。一碳基团转移反应为嘌呤和嘧啶合成所必需，而叶酸为一碳基团转移反应各种酶的辅酶，参与人体多种重要生化反应，其中胸腺核苷合成和组氨酸分解尤为重要。

胸苷酸合成酶催化脱氧尿苷三磷酸(dUTP)转化为脱氧胸苷酸(dTMP)，为 DNA 合成的重要反应，叶酸衍生物 N^5,N^{10}- 亚甲基四氢叶酸为这一反应提供亚甲基，自身转化为二氢叶酸，再由二氢叶酸还原酶还原为四氢叶酸。叶酸缺乏导致 dTMP 及其脱氧胸苷三磷酸(dTTP)合成障碍，结果 dUTP 取代 dTTP 作为 DNA 合成原料，参与 DNA 合成，最终导致 DNA 合成障碍。

维生素 B_{12} 仅参与细胞内 2 个代谢过程。作为甲硫氨酸合成酶的辅酶，胞质内催化同型半胱氨酸(homocysteine)代谢为甲硫氨酸，同时将 N^5-MeTHF 重新代谢为 THF。维生素 B_{12} 缺乏情况下，由于 N^5-MeTHF 不能转变为 THF 和 N^5,N^{10}- 亚甲基四氢叶酸，最终导致 DNA 合成障碍和 MA。维生素 B_{12} 也是甲基丙二酰辅酶 A(methylmalonyl CoA，MMA)歧化酶的辅酶，在线粒体内将 MMA 转化为琥珀酰辅酶 A(succinyl CoA)。维生素 B_{12} 缺乏导致 MMA 及前体分子丙酰辅酶 A 蓄积，促进单链脂肪酸形成，导致神经鞘磷脂合成障碍和脱髓鞘改变，这是维生素 B_{12} 缺乏所致 MA 出现神经精神症状的主要发病机制。

【临床表现】 MA 的临床表现可大体分为血液系统和非血液系统两个方面。由于病因不同，MA 具有多种非血液系统表现。临床症状与发病年龄、病因和基础疾病有关。例如，儿童营养性 MA 高峰发病年龄为 6~24 个月，一般起病隐匿，进展缓慢，具有喂养不当等病因。

贫血为MA共同性表现，一般进展缓慢，早期多无临床症状，如贫血比较严重，可出现乏力、活动后气促等表现。查体可见患面色苍白蜡黄，颜面部虚胖水肿、毛发纤细稀疏、厌食、恶心、呕吐和腹泻等。易发生口炎、口角炎、舌炎。婴幼儿可因髓外造血出现轻中度肝脾大，严重者可因血小板减少出现皮肤出血点。神经精神症状为维生素 B_{12} 缺乏所致MA的突出临床表现，如表情呆滞、反应迟钝、嗜睡，运动和精神反应落后甚至倒退。严重者出现感觉异常、手足无意识运动、肢体震颤、共济失调，甚至抽搐。

继发于胃大部切除术后或自身免疫性萎缩性胃炎的病例，除手术病史外，可存在消化不良、消瘦，或基础疾病相关临床表现。

【辅助检查】

1. 血象 贫血程度轻重不一，呈大细胞性贫血，MCV>100fl，MCH>32pg，但MCHC正常。涂片见红细胞体积和形态不一，以大卵圆形细胞为主，中央淡染区减小，有时可见嗜碱性点彩红细胞和豪-乔小体(Howell-Jolly body)。严重贫血情况下，有时外周血中可出现数量不等的巨幼样变有核红细胞。由于骨髓无效造血，一般网织红细胞绝对计数减少。中性粒细胞核分叶增多(neutrophil hypersegmentation)为MA重要诊断线索，白细胞和血小板计数常减少，甚至出现全血细胞减少。

2. 骨髓象 骨髓有核细胞增生活跃，红系增生为主，粒红比例降低，可见显著巨幼样变，并可累及三系细胞。巨幼样变以红系显著，表现为细胞体积增大，核染色质粗大疏松，粒系细胞体积增大，细胞核呈马蹄形，可见胞质空泡形成。巨核细胞核分叶过多，可见巨大血小板。

3. 血清叶酸、维生素 B_{12} 及其前体代谢产物水平测定 血清叶酸水平降低为叶酸缺乏早期特异性指标。血清叶酸正常值为5~6μg/L，如<3μg/L表明叶酸缺乏。血清叶酸水平受饮食叶酸摄入影响大，反映近期叶酸摄入水平，且溶血情况下也增高。红细胞叶酸水平可更好反映既往2~3个月体内叶酸水平。但叶酸和维生素 B_{12} 缺乏所致MA，红细胞叶酸水平均降低，因此不能作为鉴别叶酸和维生素 B_{12} 缺乏的依据。

血清维生素 B_{12} 正常值为200~800ng/L，如<100ng/L可诊断为维生素 B_{12} 缺乏，>400ng/L可排除维生素 B_{12} 缺乏。叶酸缺乏所致MA患者中，30%病例血清维生素 B_{12} 水平降低。

血清中与TC结合的维生素 B_{12} 才能被细胞摄取利用，但仅占维生素 B_{12} 总量的10%~30%。骨髓增殖性肿瘤、白血病、恶性实体肿瘤、肝病和炎性疾病情况下TC水平变化影响血清维生素 B_{12} 水平。因此，直接测定TC结合的维生素 B_{12} 水平(称为holoTC)，特异性好且能更好地反映功能性维生素 B_{12} 水平。

血清维生素 B_{12} 降低影响维生素 B_{12} 参与的细胞代谢过程，引起血清同型半胱氨酸和MMA水平升高。血清MMA水平升高仅见于维生素 B_{12} 缺乏，具有较高的灵敏度和特异度，而维生素 B_{12} 或叶酸缺乏时均存在血清同型半胱氨酸水平升高。

4. 其他实验室检查 由于骨髓无效红细胞生成和溶血，一般血清胆红素和乳酸脱氢酶升高，血清铁和血清铁蛋白也升高。另外，应根据临床情况合理选择胃镜检查，测定血清IF水平、内因子自身抗体、壁细胞自身抗体、自身免疫性疾病相关自身抗体、甲状腺功能测定以及相关内镜和影像学检查等。

【诊断】结合早产、喂养不当、严重营养不良、胃肠道手术史和既往疾病史，依据贫血和非血液系统等典型临床表现，从大细胞性贫血诊断和鉴别诊断入手，根据血清叶酸和/或维生素 B_{12} 水平降低、骨髓血细胞巨幼样变，一般能明确诊断MA，但应积极搜寻MA病因或基础疾病，指导临床治疗。

【鉴别诊断】临床上，MA首先应与其他原因所致大细胞性贫血鉴别，包括肝病、甲状腺功能减退、再生障碍性贫血、骨髓增生异常综合征、网织红细胞显著升高的溶血性贫血等(表2-4-8)。

【治疗】

1. 对症支持治疗 注重营养，加强护理。贫血严重者可酌情成分输血。

2. 消除病因、治疗基础疾病 婴幼儿喂养不当应加强营养，合理均衡膳食，改善喂养方式。自身免疫性疾病所致MA重点在于治疗基础疾病。

3. 补充叶酸 叶酸1~5mg/d口服，连续口服数周直至临床症状好转、血象恢复正常为止。可同时给予维生素C口服，促进叶酸吸收。维生素 B_{12} 缺乏所致MA，如单纯补充叶酸不能纠正神经精神症状，甚至可能加重症状。因此，应尽可能明确MA病因，如不能鉴别，应同时补充叶酸和维生素 B_{12}。

4. 补充维生素 B_{12} 临床上一般给予维生素 B_{12} 500~1 000μg单次肌内注射；或者100μg肌内注射，每周2~3次，连续数周，直至临床症状好转，血象恢复正常。

表 2-4-8 巨幼细胞贫血与其他大细胞性贫血的鉴别要点

鉴别要点	巨幼细胞贫血	其他大细胞性贫血
病因和基础疾病	叶酸和/或维生素 B_{12} 缺乏、药物影响代谢、自身免疫性疾病、萎缩性胃炎或胃大部切除术相关性恶性贫血	溶血/失血、肝病、甲状腺疾病(甲状腺功能减退)、慢性酒精中毒、再生障碍性贫血、骨髓增生异常综合征等
临床表现	巨幼细胞贫血典型临床表现,维生素 B_{12} 缺乏所致 MA 具有特定神经精神症状和体征	主要为基础疾病相关临床表现
平均红细胞体积	一般>110fl	>100fl,但一般<110fl
外周红细胞形态	卵圆形大红细胞为主,有时外周血可见巨幼样变有核红细胞	圆形大红细胞为主,无巨幼样变
中性粒细胞	核分叶过多现象	无核分叶过多现象
骨髓巨幼样变	有	无

【预后】MA 预后主要与病因和基础疾病有关。儿童营养性 MA 如能消除病因,及时正规补充叶酸或维生素 B_{12},总体预后良好。胃全切术后、短肠综合征或遗传性叶酸和维生素 B_{12} 吸收障碍,一般需要长期终身补充。

【未来展望】MA 病因复杂多样,但儿童营养性 MA 仍以叶酸摄入不足、喂养不当、长期素食和严重营养不良为主,这与每日叶酸需求量和更新率较高有关,尤其是青春期、妊娠和哺乳妇女,以及慢性溶血、血液透析的患者。此外,严重营养不良、萎缩性胃炎、胃全切术、广泛小肠切除术以及严重小肠疾病的患者,MA 往往合并缺铁,导致外周血和骨髓巨幼样变不够显著,易导致漏诊和误诊。叶酸缺乏所致 MA 由于同时存在肠黏膜细胞 DNA 合成障碍和吸收功能降低,又影响肠道叶酸吸收,加重 MA 病情发展。如合并缺铁,治疗时应先补充叶酸数日,消化道症状消失、肠道吸收功能恢复后再补铁,不仅可提高患者耐受性,也有利于叶酸和铁的吸收,加速贫血纠正。

婴幼儿期间发生的严重 MA,治疗效果不佳,或伴有其他难以用 MA 临床常见病因解释的症状时,应考虑是否存在影响叶酸,尤其是涉及维生素 B_{12} 肠道吸收、转运等环节的先天代谢缺陷,应高度重视是否存在阳性家族史、父母近亲婚配等情况。

近年来,国际上对维生素 B_{12} 肠道吸收和体内代谢过程的认识不断深入,但仍有很多科学问题有待解决。研发准确可靠的维生素 B_{12} 检测技术和方法评定机体维生素 B_{12} 营养状况,有助于临床早期诊断维生素 B_{12} 缺乏及相关疾病,对合理制订维生素 B_{12} 缺乏的预防策略具有重要临床意义。

诊治要点

- MA 是由于叶酸和/或维生素 B_{12} 缺乏引起的一种大细胞性贫血,病因包括摄入不足、肠道吸收障碍和需求增多。
- DNA 合成障碍为 MA 关键发病环节,导致细胞核发育停滞和落后,引起巨幼样变。
- MA 临床表现主要包括贫血、消化道症状等,而神经精神症状为维生素 B_{12} 相关 MA 的显著临床特征。
- 诊断标准包括大细胞性贫血、外周血卵圆形大红细胞、中性粒细胞核分叶增多、骨髓细胞巨幼样变、血清叶酸和/或维生素 B_{12} 水平降低。
- MA 病因治疗、补充叶酸和/或维生素 B_{12} 为主要治疗措施。
- 深入研究维生素 B_{12} 肠道吸收和体内代谢相关基础科学问题,对于维生素 B_{12} 缺乏及相关疾病的防治具有重要临床意义。

三、混合性营养性贫血

混合性营养性贫血(mixed nutritional anemia)是由多种矿物质和维生素缺乏引起的贫血。混合性营养性贫血的发病情况和严重程度与社会经济发展状况密切相关。贫穷、饥饿所致严重营养不良仍然是部分国家和地区儿童混合性营养性贫血的重要病因,而发达国家和地区除严重喂养不当外,疾病所致严重营养不良(malnutrition)、胃肠疾病和胃肠手术、吸收不良综合征等已成为儿童混合性营养性贫血主要原因。铁、叶酸和维生素 B_{12} 等重要造血原料缺乏,同时由于铜、锌等微量元素和其他维生素缺乏,严重影响骨髓造血功能,并且严重营养不良、器官功能和免疫功能降低、继发感染等多重因素相互作用、互为因果,引起和促进贫血发生发展。

【病因与发病机制】

1. 早产和(极)低出生体重　铁、叶酸、维生素 B_{12} 以及其他微量营养素先天储备不足。

2. 喂养不良和不良饮食习惯　长期严重偏食和/或喂养不当,胃肠道铁、叶酸、维生素 B_{12} 和其他微量元素和维生素摄入不足。青春期儿童神经性厌食,减肥行胃改道手术等也可引起混合性营养性贫血。

3. 严重营养不良　营养不良仍是目前世界范围内儿童(尤其是5岁以下儿童)面临的一个严峻公共健康问题。联合国儿童基金会、世界卫生组织和世界银行对儿童营养不良的评估结果,2016年世界范围内5岁以下儿童中严重营养不良儿童总数高达1.7亿,直接导致的死亡人数占该年龄段总死亡人数的7.4%。由于贫穷饥饿导致造血原料摄入不足,而严重营养不良本身引起机体消化吸收、内分泌代谢和免疫功能低下,导致营养素和造血原料吸收和代谢障碍,并由于甲状腺激素水平降低和炎症细胞因子升高,抑制红细胞生成,形成恶性循环。

4. 肠道吸收不良综合征　由于先天性肠发育异常、肠道运动障碍、小肠黏膜病或广泛性小肠切除术等,小肠黏膜细胞吸收面积显著减少,水分、电解质、营养物质和微量营养素消化吸收障碍。如不能满足儿童代谢和生长发育的最低需求,导致肠衰竭(intestinal failure),必须依靠肠外营养或小肠移植维持生存。

(1)短肠综合征(short bowel syndrome,SBS):为肠衰竭最常见原因,以消化吸收障碍和严重营养不良为显著临床特征,坏死性小肠结肠炎(necrotizing enterocolitis,NEC)是儿童SBS最常见的病因。北美儿童肠衰竭联盟2000—2007年272例儿童SBS病因统计结果显示,NEC占肠衰竭的26%。国际上一项临床研究结果显示,即使能成功从肠外营养转为全胃肠喂养的NEC存活儿童,贫血发生率也达43%,其中至少20%的病例存在铁、锌、铜和维生素D缺乏。

(2)脂肪泻(steatorrhea):谷类谷胶(gluten)成分不耐受引起的一种全身性自身免疫性疾病,欧美国家儿童多见,以慢性腹泻、脂肪泻、消瘦、腹胀、腹痛为常见临床表现,小肠黏膜细胞微绒毛萎缩、小肠吸收不良和营养素缺乏为重要病理生理环节,包括铁、叶酸、维生素 B_{12} 以及铜、锌等微量元素,贫血为最常见胃肠外临床表现之一。

(3)胃切除术和减肥手术:先天性胃肠发育畸形或其他原因行胃大部/全切除术后,以及严重肥胖患者减重术(bariatric surgery)也是多种营养素肠道吸收减少和混合性贫血的重要原因。减重术后2年内贫血发生率达33%~49%,铁和维生素 B_{12} 缺乏最常见,铜缺乏症发生率约15%~18%,同时存在其他维生素缺乏。

(4)其他病因:药物、移植物抗宿主病、放化疗相关肠炎等。

综上所述,由于存在多种微量元素和维生素缺乏,混合性营养性贫血发病机制比较复杂,临床表现和血液骨髓改变可不典型,往往与典型缺铁性贫血和巨幼细胞贫血有较大差异。

下面以缺铜性贫血(copper deficiency anemia)为例说明混合性营养性贫血的发病机制。铜原子和锌原子与铁原子均为活跃性过渡金属元素。铜原子肠道吸收部位也主要位于十二指肠。作为体内多种含铜酶辅因子(如铜蓝蛋白和Hephaestin,均具有铁氧化酶活性),参与Hb合成、氧化应激反应、神经递质合成、细胞呼吸等重要代谢过程,为人体所必需的一种微量元素。人体铜代谢和铁代谢关系密切,铜缺乏影响肠道铁吸收、储存铁释放和动员及幼红细胞铁利用,引起缺铜性贫血(copper deficiency anemia),而锌元素摄入过多抑制肠道铜吸收,引起锌诱导性缺铜性贫血(zinc-induced copper deficiency anemia)。

【临床表现】混合性营养性贫血的临床表现主要与基础疾病相关,如体重不增、消瘦、腹泻、反复感染。贫血一般起病比较缓慢,程度轻重不一,具有贫血的一般临床表现,如皮肤黏膜苍白、精神不振、食欲降低、生长发育缓慢。可有恶心、呕吐、腹泻、舌炎和口腔炎等消化道表现。特定病因所致混合性营养性贫血具有相应临床表现。

【辅助检查】

1. 血象　贫血程度轻重不一,与病因、基础疾病严重程度和病程等密切相关。外周血红细胞形态差异较大。如缺铁为贫血主要原因,仍以小细胞低色素性贫血常见,如合并叶酸和/或维生素 B_{12} 缺乏,则小细胞或大细胞形态学改变均可不典型。血涂片可见小红细胞和大红细胞两群细胞,即双相性贫血(dimorphic anemia)。网织红细胞一般减少或正常,合并缺铜性贫血时,约50%病例白细胞计数减少,少数病例甚至存在全血细胞减少。

2. 骨髓象 骨髓增生程度降低、正常或活跃。如存在比较严重的叶酸和/或维生素 B_{12} 缺乏,一般仍可发现巨幼样变,但往往比单纯巨幼细胞贫血程度轻,甚至可被掩盖。缺铜性贫血严重者,骨髓可见红系病态造血、环形铁粒幼细胞增多和核分叶增多,红系和髓系前体细胞胞质中存在空泡,为典型细胞形态学特征,也有助于与骨髓增生异常综合征鉴别。

3. 铁代谢指标 通常不典型。例如,缺铜性贫血因单核巨噬细胞系统铁释放障碍,一般血清铁降低,骨髓铁染色往往增加,如合并感染,血清铁蛋白也升高。

4. 血清叶酸、维生素 B_{12}、血清铜、血清锌测定 如考虑存在混合性营养性贫血,均应检测血清叶酸、维生素 B_{12} 水平,明确贫血和全血细胞减少病因。如考虑存在铜缺乏,应检测血铜、血锌、血清铜蓝蛋白和24小时尿铜水平。

【诊断】病史和临床表现为诊断混合性营养性贫血最重要的线索和依据。如有严重喂养不当、严重营养不良、胃肠疾病和手术史,尤其是临床表现和血液学改变不典型,或未取得预期治疗反应,均应考虑是否为混合性营养性贫血。

【治疗】主要包括对因治疗,消除病因和治疗基础疾病。贫血程度重可酌情输血治疗。根据引起混合性营养性的病因,补充铁、叶酸、维生素 B_{12} 和铜等。

【预后】预后主要与病因以及基础疾病严重程度和治疗情况有关。

【未来展望】混合性营养性贫血的主要病因与既往相比已发生了较大的变化。随着基础医学研究的进展,外科技术、肠外营养和生命支持技术水平的提高,严重营养不良和短肠综合征患儿的存活率显著提高,营养素和维生素缺乏对血液和其他器官系统功能的不良影响已成为临床诊治面临的挑战,值得高度关注。

诊治要点

- 混合性营养性贫血是由多种矿物质和维生素缺乏引起的贫血,多种因素相互作用,对器官功能造成不良影响。
- 病史、基础疾病和临床表现为混合性营养性贫血最重要的诊断线索和依据。
- 血液和骨髓形态学改变往往不同于典型IDA或MA,应结合铁代谢、血清叶酸、维生素 B_{12} 以及血铜、血锌水平和其他维生素水平检测,明确诊断。
- 治疗措施主要包括消除病因、治疗基础疾病和补充缺乏的微量元素和维生素。

(郭 霞 高 举)

参考文献

[1] 中国儿童铁缺乏症流行病学调查协作组. 中国7个月~7岁儿童铁缺乏症流行病学的调查研究. 中华儿科杂志, 2004, 42 (12): 886-891.

[2] CAMASCHELLA C. Iron deficiency. Blood, 2019, 133 (1): 30-39.

[3] CAMASCHELLA C. New insight into iron deficiency and iron-deficiency anemia. Blood Rev, 2017, 31 (4): 225-233.

[4] DELOUGHERY TG. Microcytic anemia. New Engl J Med, 2014, 371 (14): 1234-1231.

[5] GREEN R, ALLEN LH, BJORKE-MONSEN AL, et al. Vitamin B_{12} deficiency. Nat Rev Dis Primers, 2017, 3: 17040.

[6] GREEN R, DATTA MITRA A. Megaloblastic anemias: nutritional and other causes. Med Clin North Am, 2017, 101 (2): 297-317.

[7] BHUTTA ZA, BERKLEY JA, BANDSMA RHJ, et al. Severe childhood malnutrition. Nat Rev Dis Primers, 2017, 3: 17067.

[8] DUGGAN CP, JAKSIC T. Pediatric intestinal failure. N Engl J Med, 2017, 377 (7): 666-675.

第3节 铁代谢异常相关疾病

一、铁粒幼细胞贫血

铁粒幼细胞贫血(sideroblastic anemia, SA)是由于各种原因引起血红素、铁硫基团等合成障碍而发生的一种低色素性贫血,以骨髓幼红细胞线粒体病理性铁沉积形成大量环状铁粒幼细胞(ringed sideroblast)、无效红细胞生成、铁负荷增多和外周血红细胞低色素性改变为共同特点。

SA病因复杂多样，可分为遗传性和获得性两大类。获得性SA又分为特发性和继发性。继发性SA主要与多种药物和化学物质暴露有关。特发性SA临床上以难治性贫血伴环状铁粒幼红细胞（refractory anemia with ring sideroblasts，RARS）多见，属骨髓增生异常综合征（myelodysplastic syndrome，MDS）范畴，骨髓病理性环形铁粒幼细胞比例超过骨髓有核红细胞的15%，儿童期少见，本节讨论不涉及RARS。

【病因与发病机制】SA分为遗传性和获得性，依据病因分为以下类型（表2-4-9）。

1. 遗传性SA　血红素（heme）由4个吡咯环组成，为Hb重要组成部分。幼红细胞血红素合成涉及胞质和线粒体两个场所，多种酶和转运分子参与血红素合成。首先，红细胞特异性δ-氨基-γ-酮戊酸合成酶2（ALA synthase 2，ALAS2）在线粒体内催化甘氨酸和琥珀酰辅酶A合成δ-氨基-γ-酮戊酸（aminolevulinic acid，ALA），后者转运至胞质内，尿卟啉原Ⅲ合成酶（uroporphyrinogen Ⅲ synthase，UROS）将羟甲基胆素（hydroxymethylbilane，HMB）转化为尿卟啉原Ⅲ，最后由铁螯合酶（ferrochelatase，FECH）将亚铁嵌入原卟啉环形成血红素。

红细胞特异性*ALAS2*基因定位于Xp11.21，绝大部分X连锁遗传性SA（X-linked sideroblastic anemia，XLSA）是由于*ALAS2*基因突变所致。SLC25A38（solute carrier family 25 member 38）也称线粒体甘氨酸转运分子，主要生物学功能在于将甘氨酸转运入线粒体参与ALA合成。*SLC25A38*基因突变所致遗传性SA呈常染色体隐性遗传，临床表现类似于*ALAS2*突变所致XLSA。维生素B_6（vitamin B6，$VitB_6$）体内活性代谢产物5-磷酸吡哆醛为ALAS2必需的辅酶，为血红素合成和丝氨酸转化为甘氨酸代谢反应所必需。临床上，约1/3遗传性SA对维生素B_6治疗有效，即维生素B_6反应性SA（$VitB_6$-responsive sideroblastic anemia），基因突变主要涉及ALAS2与磷酸吡哆醛结合位点的DNA序列。遗传性铁粒幼细胞贫血中仍约1/3病例无明确遗传缺陷。

依据临床表现，遗传性SA可分为综合征性（syndromic）和非综合征性（non-syndromic）两大类。X连锁铁粒幼细胞贫血伴共济失调（X-linked sideroblastic anemia and ataxia，XLSA/A）发病机制在于ATP结合盒家族成员7（ATP-binding cassette member 7，ABCB7）基因缺陷，线粒体内膜转运蛋白ABCB7不能将线粒体内的铁硫基团蛋白转运至胞质，进而影响血红素合成。其他综合征性SA包括线粒体DNA缺失所致PMPS（Pearson's marrow-pancreas syndrome）、SIFD综合征（sideroblastic anemia，B-cell immunodeficiency，periodic fevers and developmental delay）等。近年研究显示，遗传性SA发病环节涉及血红素合成、铁硫基团合成、三价铁还原反应和线粒体编码蛋白和呼吸蛋白复合物合成等多个环节，在遗传方式、临床表型、维生素B_6治疗反应性和预后方面有所不同（表2-4-10）。

2. 继发性SA　病因主要包括药物、化学物质暴露、铜缺乏以及伴发于其他疾病。抗结核药物异烟肼、吡嗪酰胺、环丝氨酸等引起SA的机制主要在于拮抗和干扰维生素B_6代谢，影响血红素合成，而异烟肼还可抑制红细胞ALAS2酶活性。氯霉素可损伤线粒体、影响线粒体蛋白和血红素合成。其他药物包括硫唑嘌呤、氮芥和苯丙酸氮芥等。较为严重的慢性酒精中毒，可能与营养不良、叶酸缺乏以及乙醇抑制血红素合成、干扰线粒体代谢有关。长期肠外营养、长期锌强化治疗也可引起SA，机制可能是缺铜影响线粒体铁代谢，而锌摄入过多影响肠道铜吸收。此外，SA也可继发于多种疾病，如类风湿关节炎、溶血性贫血、甲状腺功能亢进、尿毒症、铅中毒、卟啉病、白血病、淋巴瘤和骨髓增殖性疾病，具体机制尚不清。

表2-4-9　铁粒幼细胞贫血的病因分类

病因分类
获得性铁粒幼细胞贫血
原发性/特发性铁幼细胞贫血：难治性贫血伴环状铁粒幼红细胞
继发性铁幼细胞贫血：继发于药物和化学物质或其他疾病
遗传性铁粒幼细胞贫血
X连锁遗传性铁粒幼细胞贫血
常染色体遗传性铁粒幼细胞贫血
线粒体病相关铁粒幼细胞贫血

表 2-4-10 遗传性铁粒幼细胞贫血的分子遗传学和表型特点

分类	基因	定位	遗传方式	起病年龄	贫血	平均红细胞体积	铁负荷
X 连锁铁粒幼细胞贫血	*ALAS2*	Xp11.21	X 连锁隐性	不定	轻至重度	降低	增高
X 连锁铁粒幼细胞贫血伴共济失调	*ABCB7*	Xq13.3	X 连锁隐性	儿童期	轻中度	降低	增高
遗传性铁粒幼细胞贫血	*GLRX5*	14q32.13	常染色体隐性	成人期	轻至重度	降低	增高
遗传性铁粒幼细胞贫血	*SLC25A38*	3p22.1	常染色体隐性	儿童期	重度	降低	增高
遗传性铁粒幼细胞贫血	*STEAP3*	2q14.2	常染色体隐性或常染色体显性	儿童期	重度	降低	增高
SIFD 综合征	*TRNT1*	3p26.2	常染色体隐性	婴儿期	重度	降低	增高

由于血红素或铁硫基团合成障碍，幼红细胞线粒体内非血红素铁不能有效利用而蓄积，导致线粒体功能障碍，这是 SA 基本的病理生理学环节。幼红细胞线粒体铁沉积形成环状铁粒幼细胞为 SA 病理形态学特征。骨髓正常铁粒幼细胞（sideroblast）的铁颗粒位于幼红细胞胞质中，而环形铁粒幼细胞的铁颗粒沉积于线粒体内，沿核周环形分布，颗粒较粗大，每个细胞内铁颗粒数量通常>6 个。环状铁粒幼细胞线粒体铁沉积与幼红细胞铁代谢和血红素合成调控特点密切相关。幼红细胞 Tf 结合的三价铁在内含体中还原为二价铁后，直接转运至线粒体内参与血红素合成，满足 Hb 合成需求。幼红细胞血红素水平增加反馈性抑制 Tf 结合铁进入线粒体，抑制血红素合成。SA 由于血红素合成障碍，引起过量的铁转运入线粒体和病理性沉积，损害线粒体结构和功能。此外，环状铁粒幼细胞骨髓内破坏增多和无效红细胞生成也为 SA 发病的重要环节，而 SI 更新率显著增高和肠道铁吸收增加最终引起机体铁负荷增多。

【临床表现】继发性 SA 的临床表现主要与病因或基础疾病有关，具有原发病的相应临床表现。药物引起的 SA 可表现为进行性重度贫血，但停药或维生素 B_6 治疗后往往贫血显著缓解或得到纠正。

临床上，遗传性 SA 少见，临床表现具有较大异质性。由于致病基因类型不同可呈现多种遗传方式。*ALAS2* 基因突变所致 XLSA 为最常见遗传性 SA，约占 40%，迄今已发现近 50 种突变类型，多呈 X 连锁隐性遗传，以错义突变为主，常累及酶催化位点或维生素 B_6 结合位点编码区。绝大多数患者为男性，母亲为携带者，部分病例有阳性家族史。发病年龄差异较大，一般于 10 岁后开始出现贫血，但也可婴幼儿期或成人期发病。如贫血严重可影响生长发育。面色苍白为最常见症状，多伴有乏力、食欲减退等非特异性症状。铁负荷增多一般于 XLSA 病程晚期出现，可因实质脏器铁沉积和功能损害出现相应临床表现，如肝脾大、肝硬化、糖耐量异常和糖尿病、心律失常、心力衰竭、皮肤色素沉着等。

SLC25A38 基因突变所致遗传性 SA 呈常染色体隐性遗传，父母近亲婚配为高危因素。一般于婴幼儿期发病，贫血程度重，需反复输血。*ABCB7* 基因缺陷所致 XLSA/A 临床罕见，迄今国际报道不足 20 例，多于儿童期起病，以脊髓小脑综合征（spinocerebellar syndrome）为突出临床特征，包括小脑性共济失调、辨距不良、轮替运动障碍、构音困难、认知障碍和运动发育落后等非血液系统表现，而贫血程度较轻，多于 10 岁以后出现。其他基因缺陷所致遗传性 SA 多呈常染色体隐性遗传。2013 年，Wiseman DH 等首次报道 SIFD 综合征，以遗传性 SA、B 细胞免疫功能缺陷、周期性发热和发育迟滞为显著特点，可伴有感觉神经性听力障碍和心肌病等表现。本病呈常染色体隐性遗传，发病早、贫血程度重，多为输血依赖性。

【辅助检查】

1. 血象　不同类型遗传性 SA 贫血程度差异较大，但均为低色素贫血。XLSA 一般 MCV 和 MCH 降低，呈典型小细胞低色素性贫血，血涂片中可见形态正常和不正常的两群红细胞。不正常红细胞大小不一，中央淡染区扩大。红细胞异形性显著，靶形、椭圆形和嗜碱性点彩红细胞增多。部分病例可见铁粒细胞（siderocyte）。网织红细胞正常或轻度升高，白血病和血小板计数正常。

2. 骨髓检查 骨髓幼红细胞增生明显活跃，幼红细胞 Hb 合成减少导致胞质量少、核固缩。铁染色示细胞外铁显著增多，铁粒幼红细胞和环状铁粒幼细胞比例均显著升高，后者可达 15%~50% 以上，为本病最突出的细胞形态学特征。

环形铁粒幼细胞与铁粒幼细胞的辨识主要依据形态学观察，并无统一清晰的定义，存在一定主观性和偏差。2008 年 MDS 形态学国际工作小组发表了关于环状铁粒幼细胞定义和计数标准的共识建议，有助于规范 MDS 的分型诊断，这对于遗传性或继发性 SA 患者环形铁粒幼细胞的辨识可能也值得借鉴。

3. 铁代谢检查 除 XLSA/A 外，SI 和 TS 显著升高为遗传性 SA 的血液生化特征。由于 SI 更新率显著增高而铁利用率降低，并且无效红细胞生成和贫血显著促进肠道铁吸收，引起机体铁负荷增多，SF 水平也升高。

4. 基因检测 遗传性 SA 的确诊依据，但由于发病率低，临床应用少。

5. 其他检查 血清 LDH 和胆红素轻度升高。如怀疑继发性 SA，应针对性选择相关实验室检查项目。

【诊断】本病临床少见，病因、发病机制复杂多样，遗传方式和临床表现具有很大异质性。应综合考虑以下临床资料，明确诊断。

1. 家族史和遗传方式 XLSA 一般呈 X 连锁隐性遗传，男性发病为主，可有阳性家族史；其他遗传性 SA 一般为常染色体隐性遗传，应仔细询问家族史和父母近亲婚配情况。

2. 临床表现 包括发病年龄，贫血程度和进展情况，是否存在共济失调和运动发育迟滞等非血液系统临床表现，以及是否有铁负荷增多相关临床表现。

3. 血象特点 小细胞低色素性贫血为遗传性 SA 的重要诊断线索。如同时发现外周血存在正细胞性和小细胞性两群红细胞，应警惕 SA。

4. 铁代谢检查 SI 和 TS 显著升高为突出的血液生化特征。小细胞低色素性贫血如存在 SI 和 TS 显著升高，高度提示遗传性铁代谢异常或血红素合成障碍，应完善相关检查。铁负荷增多也为本病重要诊断依据，但病程早期可不显著。

5. 骨髓检查 骨髓穿刺涂片铁染色发现病理性环状铁粒幼细胞显著增多为本病最重要诊断依据。

6. 基因突变检测 为遗传性 SA 确诊依据，有条件的情况下可选择。

【鉴别诊断】

1. 继发性与遗传性 SA 的鉴别 临床上对小细胞低色素性贫血伴骨髓环状铁粒幼细胞增多的病例，应首先排除药物和化学物质暴露，对指导临床治疗和预后评估非常重要，必要时应停用药物，密切观察临床病情变化。

2. 与其他小细胞低色素性贫血的鉴别 如 IDA、ACD、地中海贫血和其他血红蛋白病。依据详细病史采集、体格检查、血象、铁代谢检查和骨髓检查一般可资鉴别。

3. 特发性 SA 主要为 MDS 分类中的 RARS 亚型。除骨髓环形铁粒幼细胞增多外，贫血一般为正细胞性或大细胞性，骨髓中存在多系病态造血表现。

【治疗】主要取决于基础疾病。应尽量明确本病病因和分型，给予相应治疗措施。

1. 消除病因和治疗基础疾病 药物或毒物暴露所致 SA，应首先停用相关药物。继发于其他疾病的 SA 应主要治疗原发病。

2. 对症支持治疗 轻型或无症状 SA 可仅对症支持治疗。SIFD 综合征以及 XLSA/A 的非血液系统表现目前只能对症支持处理。

3. 大剂量维生素 B_6 治疗 约 1/2 的 XLSA 对维生素 B_6 治疗有效，但临床上往往不能明确遗传性 SA 的基因缺陷类型。因此，所有拟诊遗传性 SA 的病例均应大剂量维生素 B_6 治疗。一般推荐剂量为维生素 B_6 50~200mg/d，口服。有效者网织红细胞计数升高，Hb 升高或纠正，SI 和 TS 降低，但红细胞形态改变不能完全恢复，环形铁粒幼细胞持续存在。此后可长期每日维生素 B_6 10~100mg 维持治疗，避免复发。

4. 补充叶酸 骨髓幼红细胞巨幼样变或血清叶酸水平降低者，可同时口服叶酸，剂量为 5mg/ 次，每日 2~3 次。

5. 输血治疗 贫血程度重或维生素 B_6 无效且贫血加重者，应红细胞制剂成分输血。

6. 去铁疗法 肠道铁吸收增加以及反复输血可引起继发性铁负荷增多，最终影响实质脏器功能。严重铁负荷增多时应采用铁螯合剂去铁治疗，促进铁排泄，降低铁负荷程度。

7. 静脉放血疗法 定期静脉放血可降低铁负荷程度，避免或延迟继发性铁负荷增多。一般适用于贫血程度较轻（Hb ≥ 90g/L）或维生素 B_6 治疗有效的 XLSA。依据贫血程度和铁负荷程度决定放血量和频次。

8. 造血干细胞移植 *SLC25A38* 基因突变所致遗传性 SA 唯一根治性治疗措施为造血干细胞移植。此外，SIFD 综合征发病早、贫血程度重、病情进行性加重，可因多器官功能衰竭死亡。除定期输血、静脉注射免疫球蛋白（intravenous immunoglobulin，IVIg）外，也可选择造血干细胞移植。

9. 其他治疗方法 包括色氨酸、激素、免疫抑制剂、脾脏切除等，但均无确切疗效。

【预后】本病预后与病因、疾病类型、维生素 B_6 治疗反应等多种因素相关而差异较大。继发性 SA 如能消除病因、有效治疗原发病，总体预后良好。维生素 B_6 治疗有效的遗传性 SA 患者可存活多年，维生素 B_6 治疗无效者往往由于严重贫血和继发性铁负荷增多症相关器官功能衰竭而死亡。

【未来展望】随着分子生物学技术的发展，已发现多种与线粒体血红素和铁硫基团合成、线粒体蛋白和线粒体 DNA（mitochondrial DNA，mtDNA）编码转运 RNA（transfer RNA，tRNA）相关的基因缺陷，是导致幼红细胞线粒体异常铁沉积和线粒体功能障碍的共同性病理生理环节，约 2/3 遗传性 SA 的分子遗传学发病机制已明确，对认识本组疾病基因型和表型的异质性，指导研发分子靶向干预手段具有重要临床应用前景。

线粒体呼吸复合物（respiratory complex，RC）相关蛋白和线粒体 tRNA 及核糖体 RNA 均由线粒体基因组编码，为线粒体蛋白合成和细胞能量代谢所必需。已证实，线粒体基因组遗传缺陷可引起包括 SA 在内的多种临床综合征，导致血液、中枢神经系统、肌肉等多系统和组织临床表现，目前统一归属于线粒体细胞病（mitochondrial cytopathies）的范畴。例如，PMPS（Pearson's marrow pancreas syndrome）关键分子发病机制为 mtDNA 大片段缺失，影响 mtNDA 编码 tRNA 表达和线粒体蛋白合成。不同器官和细胞 mtDNA 存在高度异质性，婴儿临床表现也差异很大。本病多于生后 6 个月内发病，贫血进行性加重，多伴有其他血细胞减少、代谢性酸中毒和胰腺外分泌功能障碍。MLASA（mitochondrial myopathy with lactic acidosis and SA）综合征以线粒体肌病、乳酸酸中毒和 SA 为突出临床表现，呈常染色体隐性遗传，多于婴儿期和儿童期起病，病变主要累及骨髓前体细胞和肌细胞线粒体。已证实发病与假尿嘧啶核苷合成酶编码基因 *PUS1* 和线粒体酪氨酰 tRNA 合成酶（mitochondrial tyrosyl tRNA synthase 2）基因 *YASR2* 突变有关。

诊治要点

- SA 发病率低，依据病因和发病机制分为遗传性或获得性两大类。
- 本病在病因、发病机制、遗传方式、临床表现和预后方面具有较大异质性，SA 本身可为多种临床综合征的一个组成部分。
- 骨髓幼红细胞线粒体异常铁沉积和病理性环形铁粒幼细胞显著增多为病理形态学特征和主要诊断依据。
- 骨髓无效红细胞生成为 SA 贫血发生的主要机制，一般为小细胞低色素性贫血，但 SI 和 TS 显著升高，有助于与 IDA、ACD 相鉴别。
- 应尽可能明确继发性 SA 的病因，给予对因治疗。大剂量维生素 B_6 对部分遗传性和获得性 SA 有效。其他治疗措施包括输血、静脉放血和去铁治疗等，应根据临床情况合理选择。
- 阐明 SA 分子遗传学异常，采取综合性治疗策略，有望提高疗效、改善预后。

二、铁过载

铁过载（iron overload）是指过多的铁沉积于机体各组织器官，引起人体总铁含量（total body iron，TBI）增多的状态，可伴或不伴有组织器官功能损害，而铁沉积病（iron storage disease）是指组织器官铁过载引起实质器官功能损害的一组疾病，由于皮肤铁沉着呈青铜色而称为血色病（hemochromatosis）。根据病因可分为遗传性血色病（hereditary hemochromatosis，HH）和继发性血色病。HH 为白种人，尤其是北欧人群，最常见的遗传性疾病之一，亚裔人群 HH 发病率很低。继发性血色病临床上以输血性铁负荷增多（transfusional iron overload，TIO）最常见，主要见于重型 β- 地中海贫血、输血依赖性再生障碍性贫血、骨髓增生异常综合征和其他遗传性贫血需反复输血的患者。由于肠道铁吸收增多以及反复输血，最终引起肝脏、心脏、胰腺、垂体等组织、器官功能损害和衰竭。目前推荐血色病特指遗传性铁沉积病，而以获得性或继发性铁过载取代继发性血色病的命名。

【病因与发病机制】

1. 遗传性血色病　也称为原发性血色病(primary hemachromatosis),迄今已发现5种致病基因。根据致病基因类型、遗传方式、发病年龄和铁负荷增多程度分为4类5种亚型(表2-4-11)。

HH Ⅰ型是由于*HFE*(high Fe)基因突变所致,也称为经典型HH,为最常见HH类型,白种人*HFE*基因杂合突变频率高达10%~15%,纯合突变频率约0.5%,为西方国家最常见的单基因遗传病之一。已发现30余种*HFE*基因突变类型,其中*C282Y*和*H63D*最为常见,其他突变类型包括*S65C*等。欧洲大样本人群筛查结果显示,*C282Y*等位基因频率为6.2%,纯合突变(HFE-Ⅰa型)频率为0.5%,HH临床病例中*HFE*基因*C282Y*纯合突变检出率为80.6%。*C282Y*和*H63D*双重杂合突变引起HH Ⅰb型,人群等位基因频率为5.3%。HH Ⅰc型由*S65C*等其他突变类型所致,临床表型较轻。

HFE为铁代谢关键性铁调节激素铁调素(HEPC)上游调控分子之一。生理情况下,血液中Tf-铁原子复合物和细胞表面转铁蛋白受体1(transferrin receptor,TfR)结合后导致HFE和TfR1解离,HFE与TfR2和血幼素(hemojuvelin,HJV)结合形成复合物,最终上调HEPC表达。*HFE*基因突变抑制HEPC表达,即使在机体铁负荷已增多的情况下仍持续从肠道吸收铁,这为HH Ⅰ型关键发病机制。随着机体铁负荷程度进行性加重,多于40~50岁后出现实质脏器铁过载和器官功能损害相关临床表现。临床发病时,患者体内总铁含量一般已>20g,远远超过正常成年男性3~4g总铁含量水平。

但由于*HFE*基因外显率较低,以及*HFE*基因突变类型、饮食含铁量和饮食习惯、性别、是否合并肝病等因素,HH-Ⅰ型在发病年龄、铁过载程度和临床表现方面存在较大差异。

*TFR2*和*HJV*基因突变对HEPC表达影响更严重,铁负荷增多发病年龄早、进展快、程度重,一般于20~30岁即已出现临床表现,故统称为幼年型HH(juvenile HH)。HH Ⅳ型由铁转出蛋白(FPN)基因突变所致,包括功能丧失性突变所致的HH Ⅳa型和功能获得性突变所致的HH Ⅳb型,均呈常染色体显性遗传。由于细胞内铁转出障碍,铁主要沉积于肝脏库普弗细胞(Kupffer cell)等单核巨噬细胞系统,肝脏损害为主要临床表现,与其他类型HH差异显著。

2. 继发性铁过载　无效造血为重型地中海贫血、先天性红细胞生成不良性贫血(congenital dyserythropoietic anemia,CDA)和MDS等显著病理生理特征。尽管骨髓幼红细胞增生明显活跃,但细胞凋亡显著增加,导致成熟红细胞释放至外周血的数量显著减少。幼红细胞分泌产生大量生长分化因子15、TWIST-1(twisted gastrulation factor-1)和ERFE(erythroferrone)等红系造血调控因子,抑制HEPC表达、显著增加肠道铁吸收,长期反复输血前,机体铁负荷程度已明显增加,反复输血更加速继发性铁过载发生发展。

临床上,导致输血性铁过载的其他疾病主要包括遗传性骨髓衰竭综合征、输血依赖性获得性再生障碍性贫血、白血病、恶性淋巴瘤等(表2-4-12)。

人体缺乏有效铁排泄机制,输血为临床上继发性铁过载最重要的原因。每毫升全血和红细胞含铁量分别约0.5mg和1mg。1个单位红细胞(国内标准:200ml全血制备的红细胞制剂为1个单位)含铁量约为130mg(按血细胞比容65%计算,200ml全血中红细胞约130ml)。以体重30kg重型β-地中海贫血患儿为例,即使单次红细胞输注量5~10ml/kg,每月输注一次,每年累积铁输入量至少2~4g。因此,继发性铁过载发展速率远高于HH Ⅰ型。如未规律去铁治疗,一般10岁左右即可发生铁过载相关临床表现,并可因心脏、肝脏重度铁沉积,发生心力衰竭和肝硬化等,并可引起患者死亡。

表2-4-11　遗传性血色病的分型

分型	致病基因	基因定位	遗传方式	发病年龄/岁	铁过载	放血疗效
Ⅰ	*HFE*	6q21.3	常染色体隐性	40~50	轻	良好
ⅡA	*HJV*	1p21	常染色体隐性	20~30	重	良好
ⅡB	*HAMP*	19q13.1	常染色体隐性	20~30	重	良好
Ⅲ	*TFR2*	7q22	常染色体隐性	40~50	中	良好
Ⅳ	*SLC40A1*	2q32	常染色体显性	40~50	轻	易致贫血

表 2-4-12 继发性铁过载的病因和临床特点

类型	代表性疾病	铁过载机制	主要治疗措施
遗传性	重型 β- 地中海贫血和其他血红蛋白病 遗传性骨髓衰竭综合征 遗传性红细胞酶病 遗传性红细胞膜病 先天性红细胞生成不良性贫血 遗传性 X 连锁铁粒幼细胞贫血	长期反复输血；贫血、无效红细胞生成刺激肠道铁吸收增多	去铁治疗，放血治疗无效
获得性	输血依赖性再生障碍性贫血 骨髓增生异常综合征 急性白血病 恶性淋巴瘤 其他恶性实体肿瘤 骨髓纤维化 获得性铁粒幼细胞贫血	长期反复输血	去铁治疗，放血治疗无效

HH 和继发性铁过载铁沉积的主要靶器官有所不同，前者主要沉积于肝细胞等实质器官组织，而输血性铁过载早期以脾脏等单核巨噬细胞系统为主，但当铁负荷程度显著增多、血清 TS>85% 时，血清非转铁蛋白结合铁（non-transferrin-bound iron，NTBI）和细胞内脆弱铁池（labile iron pool，LIP）水平均显著升高，诱导氧自由基产生，引起脂质过氧化反应、细胞器和 DNA 损伤，促进细胞凋亡和纤维化。此外，细菌感染风险增高。

【临床表现】铁过载的临床表现主要由实质脏器铁沉积所致，与基础疾病、铁沉积的主要脏器和分布、患者年龄、输血和放血量及频度，以及膳食铁含量和饮食习惯等相关。

HH Ⅰ型铁过载发展速率相对缓慢，通常于 40~50 岁后出现临床表现，而重型 β- 地中海贫血铁过载发生早、进展快，一般于 10 岁前已经存在严重铁过载。HH 和继发性铁过载均可累及多种器官系统，引起相应临床表现。肝脏铁沉积发生早，早期以肝纤维化为主要病理改变，后期可因肝硬化出现腹胀、腹痛、肝大、肝掌、蜘蛛痣等表现，其中约 30% 的 HH Ⅰ型患者发生肝细胞肝癌。心脏铁沉积较肝脏铁沉积进展缓慢，早期可无症状或存在心律不齐。如心脏铁沉积严重可致心力衰竭，为重型 β- 地中海贫血的主要死因，临床表现类似于原发性心肌病，治疗十分困难。皮肤色素沉着也为常见临床表现，多为全身性分布，但以手掌等皮肤暴露处最为显著，呈暗灰色或青铜色。铁沉积于各种内分泌器官，可引起甲状腺和甲状旁腺功能减退相应临床症状，而垂体促性腺激素分泌减少可引起继发性性功能减退，导致性欲减退、阳痿、继发性闭经、睾丸萎缩等。关节病变也较常见，可表现为关节痛和关节炎。

【辅助检查】临床上可通过动态监测 SF 水平等铁代谢相关生化指标、肝铁含量（liver iron content，LIC）测定来评价铁负荷程度和去铁疗效。近年来无创性磁共振成像评估肝铁含量和心铁含量在临床逐渐得到推广应用。基因检测可明确 HH 基因突变类型。

1. 铁代谢相关血液生化指标

（1）血清铁蛋白：SF 为评价铁负荷程度最常用的临床指标，测定简单快速。SF 正常值范围较大，受年龄、性别和检查方法等多种因素影响。一般成年男性约 30~300μg/L，女性 15~200μg/L。SF>200~300μg/L 为铁过载或高铁蛋白血症诊断标准。SF 200~500μg/L 为轻度，SF 500~1 000μg/L 为中度，SF ≥ 1 000μg/L 为重度。

（2）血清铁和转铁蛋白饱和度：TS 正常值，男性<50%，女性<45%。如 TS>85%，往往引起 NTBI 水平明显升高，提示肝外铁沉积风险显著增加。SI 也显著升高，但测定值受生理变异等多种因素影响，在评估铁负荷增多方面的临床价值有限。

(3)非转铁蛋白结合铁和血浆易变铁水平：TS显著升高后NTBI和血浆易变铁(labile plasma iron, LPI)水平相应升高，直接导致氧化应激损伤，为评估组织和器官铁毒性风险的良好指标。目前国际上主要应用于基础研究领域，临床未广泛应用。

2. 肝铁含量测定　肝活检后原子吸收光谱法定量检测肝铁含量为评价机体铁过载程度的金标准，灵敏度和特异度高，同时可了解肝脏组织病理学改变，以及铁沉积的细胞类型和分布。LIC与机体储存铁水平具有良好的相关性。根据LIC测定值可将肝铁负荷增多程度分为轻度[LIC 3~7mg/g(干重)]、中度[LIC 7~15mg/g(干重)]和重度[LIC>15mg/g(干重)]。临床研究结果显示，重度肝铁负荷增多时，肝纤维化/肝硬化进展和心力衰竭发生风险显著升高，而去铁治疗期间，动态检查LIC有助于评价去铁疗效。但LIC测定为有创性检查，并受肝活检部位、纤维化程度和标本处理等因素影响。

3. 磁共振成像检查　无创性MRI定量检测铁沉积水平，与肝铁含量和心铁含量有良好的相关性，可了解肝脏和心脏形态学改变，测定左室射血分数(left ventricular ejection fraction, LVEF)等心功能指标，其临床应用价值受到高度重视。心脏T_2^*正常值>20毫秒。国外临床结果显示，T_2^*值8~10毫秒、6~8毫秒和<6毫秒的重型β-地中海贫血患者1年内发生心力衰竭的比例分别为14%、30%和50%。

4. 超导量子干涉设备(superconducting quantum interference device, SQUID)　为检测肝铁含量的一种新型无创性检查，但目前国际上仅有数台SQUID设备，临床难以进行。

5. 其他检查手段　严重铁负荷增多影响心脏、肝脏、内分泌腺体等多种实质器官功能，可根据患者具体临床情况，选择超声心动图、心动图和肝功能、血糖、内分泌功能检查等。

【诊断】铁过载并非一种独立的疾病，病因复杂多样。应结合家族史、发病年龄、临床表现、相关实验室和影像学检查结果综合判断，以期早期明确铁过载病因和严重程度，评估实质脏器功能状况。

1. 病史　地中海贫血等遗传性贫血、先天性骨髓衰竭综合征和HH等患儿可有阳性家族史。此外，应详细询问发病年龄、输血史、去铁治疗情况。

2. 临床表现　除基础疾病相关临床表现外，着重了解有无皮肤色素沉着、肝脾大，以及铁过载所致糖尿病、肝病、心力衰竭、生长发育落后和内分泌功能异常等临床表现。

3. 铁过载水平评估　SF和TS升高为铁过载简单可靠的筛查指标。必要时行肝铁含量测定，有条件可进行无创性MRI检查，评估肝脏、心脏等脏器铁过载程度。

4. 病因诊断　依据临床具体情况，选择血液常规、血液生化、Hb电泳和基因检测等，尽量明确铁过载的病因和基础疾病。

【鉴别诊断】

1. 遗传性血色病和获得性铁过载　两者在预后和治疗措施选择方面存在差异。一般根据典型病史、体格检查和相关实验室检查不难鉴别。HH国内罕见，临床上应重点明确继发性铁过载的基础疾病。

2. 其他原因所致高铁蛋白血症　包括全身炎症反应综合征、病毒性肝炎、严重肝病、恶性肿瘤、噬血细胞性淋巴组织细胞增生症(hemophagocytic lymphohistiocytosis, HLH)等。

【治疗】铁过载的治疗目的主要在于降低铁过载程度，防止和减轻对实质脏器功能的损害。应结合基础疾病、铁过载程度和器官功能状况，权衡利弊、综合治疗。

1. 病因治疗　再生障碍性贫血、急性白血病、骨髓增生异常综合征、恶性淋巴瘤等因反复输血所致输血性铁过载，应积极治疗基础疾病，尽可能减少输血。重型地中海贫血等输血依赖性疾病，规律输血为保障患儿生长发育、提高生活质量、延长生存时间的必要治疗手段，但应避免过度输血而加速输血性铁过载发展进程。国际地中海贫血联盟诊疗指南推荐：输血前Hb水平一般为95g/L，输血后维持于120g/L左右，但不应超过145g/L，以期在抑制无效造血和肠道铁吸收与减缓输血性铁过载间达到最佳平衡。

2. 静脉放血疗法(phlebotomy)　为HH首选治疗措施，应终生放血治疗，可有效降低铁过载程度和肝脾大程度，改善皮肤色素沉着、肝脏和心脏功能，同时动员组织中沉积的铁参与骨髓红细胞生成。推荐初期每周放血1~2次，放血量依据年龄和铁过载程度，尽量维持Hb在110g/L左右。定期监测Hb、SI、SF和TS，相应调整放血量和放血频率，最终将SF降至200μg/L以下。

3. 去铁治疗(iron chelation)　为重型地中海贫血的必需治疗措施，骨髓增生异常综合征和输血依赖性再生障碍性贫血所致输血性铁过载也常需去铁治疗。

目前临床应用的铁螯合剂(iron chelator)主要是去铁胺(deferrioxamine,DFO)、去铁酮(deferiprone,DFP)和地拉罗司(deferaxirox,DFX)。应根据患者年龄、铁负荷程度、铁沉积的主要脏器、药物供应等合理选择,必要时联合应用。三种铁螯合剂的比较见表 2-4-13。

表 2-4-13 常用铁螯合剂的比较

	去铁胺	去铁酮	地拉罗司
理化性质	亲水性	亲脂性	亲脂性
铁螯合当量关系	1∶1	3∶1	2∶1
铁结合亲和力	高	高	高
铁结合特异性	高	高	高
细胞组织穿透性	肝细胞好,其他组织细胞稍差	好	较好
半衰期	10~15 分钟	3~4 小时	8~16 小时
铁的再分布	无	无	无
给药途径	皮下注射和静脉输注	口服	口服
给药频次	每天持续皮下输注 8~12 小时,每周 5 天	每天 3 次	每天 1 次
主要排泄途径	粪便和尿液	尿液	粪便
去铁疗效	肯定	肯定	肯定
批准适应证	输血性铁负荷增多	重型地中海贫血	输血性铁负荷增多
常用剂量 /($mg \cdot kg^{-1} \cdot d^{-1}$)	20~60	75(最大剂量<100)	20~30
常见副作用	注射局部反应;视力和听力影响,生长障碍,过敏反应	胃肠道反应、粒细胞减少、关节痛	胃肠道反应、皮疹、轻度非进行性肌酐升高、视力和听力影响、轻度血小板减少

4. 对症治疗 主要是针对铁过载相关并发症治疗,如糖尿病、肝硬化、肝功能不全、心力衰竭等。此外,铁过载增加感染风险,去铁酮可引起粒细胞减少甚至粒细胞缺乏,应常规监测血常规,积极预防和治疗感染。

【未来展望】 HH 和继发性铁过载尽管在病因、发病机制、临床表现和治疗策略等方面有所差异,但机体铁稳态调控异常和组织、器官铁沉积增多为共同的病理生理学基础。

HEPC 和 PFN 结合后,抑制肠道铁吸收和单核巨噬细胞系统铁释放。HEPC 主要由肝细胞合成和分泌,肝脏为机体铁稳态调控的核心器官。研究已经证实,机体缺铁及红系造血增加的情况下,主要经 BMP-SMAD 信号通路抑制 HEPC 表达;而炎症反应时,主要通过炎症细胞因子 IL-6 和 IL-6 受体结合后活化 JAK-STAT3 信号通路,上调 HEPC 表达。

HEPC 上游多种调控分子(如 HFE、TfR2、HVJ),HPEC 及其受体 *FPN* 基因突变,是各型 HH 分子发病机制的核心环节。可以认为,HH 为 HEPC 缺乏所致的铁沉积性疾病(HEPC-deficiency associated iron-loading diseases)。HEPC 小分子结构类似物(mini-HEPC mimics)以及靶向干预 BMP-SMAD 信号通路,为目前 HH 和其他铁过载疾病领域的研究热点。此外,作为铁稳态调控的核心器官,肝脏病理及功能状况与 HH 表型的关系也受到高度关注。

输血性铁过载为临床最常见的继发性铁过载类型。以输血依赖性 β- 地中海贫血为例,关键发病环节在于骨髓幼红细胞增生和释放某些调控分子,抑制肝细胞 HEPC 表达,HEPC 降低程度与机体铁过载水平不成比例,促进肠道持续性铁吸收。因此,如何有效抑制骨髓无效造血、客观评估铁过载程度、研发更有效的铁螯合剂、优化去铁方案仍是输血性铁过载方面有待解决的问题。

诊治要点

- 铁过载是指组织、器官铁沉积导致机体总铁含量增多的状态，可导致细胞损伤和器官功能障碍和衰竭。依据病因分为HH和继发性铁过载两大类。

- 亚裔人群HH发病率极低，而输血性铁过载为临床最常见继发性铁过载类型。
- 输血依赖性遗传性贫血、重型再生障碍性贫血等基础疾病史，反复输血史为继发性铁过载的重要诊断依据。
- 血清铁、转铁蛋白饱和度和血清铁蛋白水平升高为铁过载的显著血液生化特征和诊断依据。可通过肝铁含量测定、无创性MRI检测评估心脏、肝脏等实体脏器铁沉积程度。
- 静脉放血治疗为HH主要治疗措施，输血依赖性铁过载应正规去铁，以期降低铁过载程度，防止和减轻实质脏器功能损害。
- 靶向干预铁稳态关键性HEPC-FPN轴，有望改观铁过载相关疾病的治疗现状和预后。

三、慢性病贫血

慢性病贫血(anemia of chronic disease，ACD)，是继发于多种慢性疾病，如慢性感染(结核病、肺脓肿、慢性骨髓炎等)，免疫性炎症(类风湿性关节炎、炎症性肠病、系统性红斑狼疮等)，恶性肿瘤(实体瘤或恶性淋巴瘤)，严重创伤和外科手术等，在原发病持续1~2个月后出现的慢性贫血。ACD在各类慢性疾病中发生率很高，发病率在各类贫血中，仅次于缺铁性贫血(IDA)，也是临床最常见的综合征之一。典型的ACD表现为正细胞正色素性贫血，血清铁降低、总铁结合力也降低，铁蛋白(贮存铁)增加等，故早些年曾被称为“铁再利用障碍性贫血”或“缺铁性贫血伴网状内皮细胞系统含铁血黄素沉着症”。20世纪70年代改称为慢性病贫血(ACD)，同时也将其他继发于肝病、肾病和内分泌疾病的慢性贫血，统称为慢性系统疾病性贫血，如肾性贫血、内分泌遗传性贫血等。虽然ACD与慢性系统疾病性贫血均继发于慢性疾病，但两者的发病机制和疾病性质存在显著差异，因此ACD与慢性系统疾病性贫血分属不同类型的贫血，各类慢性系统疾病性贫血与ACD的鉴别，可参照各相关章节。

【病因与发病机制】

1. 前驱疾病 引发ACD的主要病因为各类慢性感染或炎症，贫血通常发生于原发疾病持续1~2个月后，或病变活动后1~2个月时，包括亚急性细菌性心内膜炎、肺脓肿、化脓性支气管扩张症、结核、慢性骨髓炎和压疮等疾病；其次是结缔组织和免疫性疾病，如类风湿性关节炎、系统性红斑狼疮、多发性肌炎、皮肌炎、硬皮病、脉管炎、溃疡性结肠炎、结节病。此外，某些遗传代谢病、实体瘤和淋巴瘤等恶性肿瘤、异物残留、外科手术等其他原因也可以引起ACD。

2. 储存铁释放障碍 ACD通常是多种疾病因素共同作用的结果，包括红细胞寿命缩短、红系造血细胞对促红细胞生成素(EPO)的反应迟缓、红细胞系集落形成受损以及单核巨噬细胞系统内贮存铁的代谢、动员和释放障碍。红系造血需要的铁元素，绝大部分来源于衰老红细胞在单核巨噬细胞系统破坏后所释放的铁，而从肠道吸收的铁不足1/10，说明单核巨噬细胞系统的铁代谢功能对红系造血具有十分重要的影响。而ACD过程中的低铁血症和单核巨噬细胞系统中铁增多的铁代谢特征，充分表明单核巨噬细胞系统内储存铁的释放障碍，是ACD发生的重要机制。

3. 铁调素(hepcidin，HEPC)表达异常 随着对铁代谢基础研究的不断深入，尤其是铁调素的发现，显著提高了学界对于ACD发病分子机制的认识。目前认为，ACD演变的全程均与多种细胞因子(如TNF、IL-1、IL-6、IFN-β、IFN-γ、TGF-β等)及其对HEPC表达的影响密切相关。近年研究证实，HEPC是一种主要在肝脏合成的，具有一定的抗微生物活性的小分子肽，也是机体铁代谢过程中的关键负性调节激素，具有抑制肠道铁吸收，抑制单核巨噬细胞系统铁释放的作用。在炎症情况下，血清促炎症细胞因子(如IL-6)水平增高，导致HEPC合成增加，并通过HEPC下游信号传递途径，最终抑制肠道吸收铁和单核巨噬细胞系统内铁的释放，导致表现为血清铁和转铁蛋白饱和度均下降的正细胞正色素性贫血。但是，由于肠道铁吸收减少，随ACD疾病进展或病程延长，体内储存铁逐渐耗尽，最终也可表现为类似于缺铁性贫血(IDA)的小细胞低色素性贫血。另外，各种非特异性因素直接作用于红细胞，或通过加强单核巨噬细胞系统对红细胞的吞噬破坏作用，均可导致红细胞寿命缩短，破坏增多、加快，而红系造血组织缺乏相应的代偿功能，也是引起ACD的重要原因。

4. 恶性肿瘤相关 恶性肿瘤相关ACD与慢性感染炎症所致贫血的机制相似，主要也是铁利用障碍。其他因素还包括：①癌细胞转移至骨髓而影响正常造血机制；②肿瘤细胞生长过快或消化道肿瘤引起营养吸收障碍，导致造血原料不足的营养不良性贫血；③肿瘤本身所致的慢性失血；④放疗、化疗导致骨髓红系造血抑制；⑤肿瘤患者免疫功能低下，容易继发感染而加重贫血。

【临床表现】ACD 特征性临床表现为在慢性感染、慢性炎症或恶性肿瘤疾病等原发病持续 1~2 个月后出现贫血，贫血程度一般并不严重，故疾病早期的贫血相关临床表现常被原发性疾病症状所掩盖。慢性感染和炎症相关 ACD 的临床进展相对缓慢，多为轻度或轻中度贫血。红细胞形态学上多表现为正细胞正色素性贫血，但疾病进展至重度贫血时，可表现为小细胞低色素性贫血。恶性肿瘤所致 ACD，贫血进展相对较快，程度也相对较重。

【辅助检查】

1. 血常规　轻至中度的正细胞正色素性贫血，少数重度贫血者可呈小细胞低色素性贫血，网织红细胞正常或轻度升高，白细胞总数可增高。

2. 铁代谢　血清铁水平低下（必备条件）；血清铁蛋白升高或正常；转铁蛋白饱和度降低或正常；转铁蛋白降低或正常。

3. 骨髓象　主要特点为可有轻度红系代偿性增生，也可无明显代偿性增生；铁染色显示铁粒幼细胞减少；巨噬细胞内的铁增多。

【诊断】ACD 诊断依据包括临床表现和实验室检测：①具有慢性原发病基础（包括慢性感染、恶性肿瘤、风湿免疫性疾病等），且需排除这些疾病本身所致失血、肾性贫血和骨髓造血组织受累所致骨髓造血功能抑制等。②低增生性贫血，轻至中等程度的贫血，进展慢，早期为正细胞正色素性贫血，后期可为小细胞低色素性贫血。③血清铁浓度降低。④单核巨噬细胞系统贮铁增加，表现为血清铁蛋白增多或骨髓内铁增多。

【鉴别诊断】ACD 主要需与缺铁性贫血（IDA）进行鉴别，尤其是当红细胞形态表现为小细胞低色素性时，需要借助多项铁代谢指标进行鉴别。主要鉴别要点为，由于 IDA 是体内铁含量缺乏所致，故表现为所有铁含量指标（血清铁、血清铁蛋白、骨髓铁等）均降低，而铁缺乏相关代偿性指标（总铁结合力、血清转铁蛋白、血清转铁蛋白受体等）均增高；而 ACD 是由于储存铁释放和利用障碍，故导致血清铁下降，而储存铁（血清铁蛋白、骨髓铁）增高，并导致铁代谢相关代偿性指标（总铁结合力、血清转铁蛋白、血清转铁蛋白受体等）降低或正常（表 2-4-14）。因此，血清铁和总铁结合力降低（低铁血症），而血清铁蛋白和单核巨噬细胞系统储存铁增高，是 ACD 不同于 IDA 最为显著的铁代谢特征。

【治疗】

1. 原发病治疗　ACD 的贫血程度往往与原发病活跃程度一致，故治疗原发病是 ACD 治疗的主要目标之一。随着原发病的缓解，贫血常可被自然纠正。

2. 重组人促红细胞生成素（rhEPO）　由于 ACD 患者的 EPO 对贫血反应迟钝，而呈现 EPO 相对不足状态，故 EPO 有助于纠正 ACD。rhEPO 的起始剂量可按每次 100U/（kg·d），3 次 / 周，皮下注射，疗程不短于 8 周，若 8~10 周无效可调整剂量至 150U/（kg·d），同时口服硫酸亚铁。治疗期间应根据疗效及不良反应及时调整剂量，密切观察血压并予以相应处理。

表 2-4-14　慢性病贫血与缺铁性贫血鉴别

项目指标	慢性病贫血	缺铁性贫血
红细胞形态	多为正细胞正色素	小细胞低色素
血清铁（SI）	降低	降低
总铁结合力（TIBC）	降低	增高
血清铁蛋白（SF）	增高	降低
血清转铁蛋白（Tf）	降低或正常	增高
转铁蛋白饱和度（TS）	降低	降低
血清转铁蛋白受体（sTfR）	正常或降低	增高
血清转铁蛋白受体 / 铁蛋白对数（sTfR/logSF）	降低（<1）	增高（<2）
骨髓铁	增多	缺如

3. 补充造血原料 ACD患者在使用EPO的同时补充铁剂可促进造血器官对EPO的反应,所以铁剂应与EPO联合使用。若伴有叶酸或维生素 B_{12} 缺乏,也需及时补充,以助疗效。

【未来展望】

1. 发病机制研究 在以铁代谢障碍为共性的基础上,ACD患者必然由于基础疾病或原发病不同而存在的发病机制和临床表现的差异性。因此,进一步开展针对不同原发疾病所致ACD的具体机制研究,将能在更为深刻地在认识ACD共性的基础上,阐明不同原发疾病所致ACD的特征与个体差异,也将有助于探索和实践更为精准的治疗方案。

2. 鉴别诊断研究 由于ACD也可以合并IDA及其他类型贫血,由此产生的必要鉴别诊断及其鉴别要点,仍是临床需要重视和解决的问题,但目前尚缺乏灵敏度和特异度均良好的鉴别指标。因此,新的有效鉴别标志物是临床诊断实验技术研究的方向之一。

3. 新药靶点研究 目前发现的铁调素在ACD发病机制中的重要意义,为探索未来采用铁调素拮抗剂或抑制剂治疗ACD的潜在价值和研究意义,提供了充分的理论依据。

4. 原发疾病治疗 探索更为安全有效的药物疗法,提高原发疾病远期疗效,也是有效控制ACD的重要研究方向之一。例如,目前已有许多研究采用IL-6受体的特异性抗体治疗类风湿性关节炎、系统性红斑狼疮等自身免疫性疾病,已获得显著疗效,在有效提高原发疾病远期疗效的基础上,也显示出能显著改善相关ACD。

诊治要点

- ACD的主要病因是各类慢性感染或炎症,是在原发病持续1~2个月后所出现的继发性贫血。
- 典型的ACD表现为正细胞正色素性贫血,血清铁降低、总铁结合力也降低,铁蛋白(贮存铁)增加。仅少数重度贫血者可呈小细胞低色素性贫血。
- 多种病因共同参与ACD的发病机制,包括红细胞寿命缩短、红系造血细胞对EPO反应迟缓、因促炎因子导致铁调素合成增加而抑制肠道吸收铁和单核巨噬细胞系统释放铁等。其中单核巨噬细胞系统内储存铁的释放障碍,是导致ACD的主要机制。
- 治疗原发病是ACD治疗的主要目标之一。由于ACD患者存在EPO相对不足和造血营养素缺乏,需酌情予以补充治疗。

(郭霞 高举 谢晓恬)

参考文献

[1] DUCAMP S, FLEMING MD. The molecular genetics of sideroblastic anemia. Blood, 2019, 133 (1): 59-69.

[2] FURUYAMA K, KANEKO K. Iron metabolism in erythroid cells and patients with congenital sideroblastic anemia. Int J Hematol, 2018, 107 (1): 44-54.

[3] POWELL LW, SECKINGTON RC, DEUGNIER Y. Hemochromatosis. Lancet, 2016, 388 (10045): 706-716.

[4] BRISSOT P, TROADEC MB, LOREAL O, et al. Pathophysiology and classification of iron overload diseases: update 2018. Transfus Clin Biol, 2019, 26 (1): 80-88.

[5] KAWABATA H. The mechanisms of systemic iron homeostasis and etiology, diagnosis, and treatment of hereditary hemochromatosis. Int J Hematol, 2018, 107 (1): 31-43.

[6] SHETH S. Strategies for managing transfusional iron overload: conventional treatments and novel strategies. Curr Opin Hematol, 2019, 26 (3): 139-144.

[7] ALLALI S, BROUSSE V, SACRI AS, et al. Anemia in children: prevalence, causes, diagnostic work-up, and long-term consequences. Expert Rev Hematol, 2017, 10 (11): 1-6.

[8] MAHAJAN G, SHARMA S, CHANDRA J, et al. Hepcidin and iron parameters in children with anemia of chronic disease and iron deficiency anemia. Blood Res, 2017, 52 (3): 212-217.

[9] MADU AJ, UGHASORO M. Anaemia of chronic disease: an in-depth review. Med Princ Pract, 2017, 26 (1): 1-9.

[10] GABRIELA AB, ALEXANDER K, ROLAND Z, et al. Treatment of anemia of chronic disease with true iron deficiency in pregnancy. J Pregnancy, 2017, 2017: 1-7.

第4节 肾性贫血

肾性贫血是各种器质性肾脏疾病导致的与肾功能受损相关的贫血,也是慢性肾脏病患儿的常见并发症。贫血可以发生在慢性肾脏疾病的各个时期,其发生率随肾功能下降程度加重而逐渐增高,在慢性肾衰竭阶段尤为明显。儿童慢性肾脏病常较早发生贫血，进展速度快，不仅是心血管并发症的独立危险因素，也会影响患儿机体组织氧的供应及利用，可进一步导致患儿的全身情况和生存质量下降、智力和体格发育落后，也与住院率和病死率增加密切相关。因此，开展儿童肾性贫血的规范、有效诊治，具有非常重要的临床意义。

【病因与发病机制】肾性贫血的主要发病机制是肾功能受损导致肾小球旁器产生的促红细胞生成素（erythropoietin，EPO）相对或绝对不足。此外，血浆中的一些毒性物质能干扰红细胞生成和代谢，导致红细胞寿命缩短、铁代谢紊乱、营养不良和透析管路失血等，亦参与了慢性肾病患儿贫血的发生。各种器质性肾脏疾病在病情持续进展后均可发生慢性肾衰竭，如急性肾炎、迁延性肾炎、慢性肾小球肾炎、肾小动脉硬化性肾病、慢性肾盂肾炎、肾病综合征、多囊肾、肾结核等。当肾衰竭患者血尿素氮超过17.8mmol/L、肌酐超过354μmol/L时，几乎均伴有贫血。肾性贫血主要发病机制归纳如下。

1. 红细胞生成减少

（1）促红细胞生成素（EPO）减少：EPO可促进红系各阶段造血细胞的增生分化、促进血红蛋白合成、促进网织红细胞的成熟和释放。人体内绝大多数EPO由肾脏分泌，主要由肾小管外周的毛细血管内皮细胞受缺氧刺激产生。研究发现，肾功能正常的肾脏病患者血浆中的EPO明显升高，而肾功能障碍者贫血时EPO只能维持在正常下限水平。慢性肾功能障碍时EPO的产生减少存在2种形式：①相对减少，虽然患者血中EPO高于正常人，但低于相同贫血程度的缺铁性贫血患者，见于早、中期慢性肾衰竭患者；②绝对减少，血中EPO明显降至低值，见于晚期肾衰竭患者，其肾脏功能性肾单位受到破坏，使EPO产生明显减少。

（2）红细胞生成抑制因子增多：尿毒症患者血清中存在抑制红细胞生成的因子，包括多肽、脂类、胍类及甲状旁腺激素等，以及患者体内潴留的有害代谢产物抑制骨髓红系祖细胞增生及红细胞内血红素合成。

（3）造血原料丢失和缺乏：尿毒症患者失血后未能及时补铁、肾脏炎性损伤引起铁再利用降低、透析液中的铝离子干扰铁与红细胞结合引起铁缺乏、腹膜透析中叶酸丢失引起叶酸缺乏；尿毒症患者低蛋白饮食、进食不足可使蛋白合成减低，影响血红蛋白合成。

2. 红细胞破坏或丢失过多

（1）溶血：慢性肾衰竭患者红细胞寿命缩短，且与血尿素氮水平呈线性相关，在有效透析治疗后红细胞寿命可延长。红细胞生存期缩短与尿毒症代谢产物蓄积有关，使红细胞在脾脏过早被破坏形成血管外溶血。红细胞膜对药物和化学产物抗氧化作用下降，变形性降低；细胞呈球形，在脾脏易被破坏，红细胞的机械损伤是溶血的另一重要原因。尿毒症患者肾脏微血管内有大量纤维蛋白沉着，红细胞在微血管内流动，受到机械损伤而破坏，发生微血管病性溶血。

（2）出血倾向：尿毒症患者血中潴留的代谢废物如尿素、尿酸、肌酸酐等，可导致血小板黏附性下降等出凝血功能障碍，易发生皮肤和口鼻黏膜、胃肠道及泌尿生殖道出血，引起失血性贫血。

【临床表现】患者可出现一般贫血表现，如面色苍白、乏力、心悸和气短等症状，而贫血症状常可被原发肾脏疾病的症状所掩盖。当肾脏疾病进展很缓慢，肾衰竭症状不明显时，贫血才可能成为患者的主要症状。部分患者可有出血倾向，如皮肤出血、鼻出血、口腔黏膜渗血、消化道或尿路等部位出血。长期肾性贫血患者还可有非特异性症状，如嗜睡、食欲缺乏、肌无力、活动能力下降、注意力集中困难、记忆力和智力下降等。体格检查可见贫血面容、呼吸加快和心动过速等体征。

【辅助检查】

1. 血常规　常显示为中至重度贫血，血细胞比容下降、红细胞计数减少和血红蛋白降低。多呈正细胞正色素性贫血，但也可因营养或慢性失血等因素而呈现小细胞或大细胞性贫血表现。大部分患者网织红细胞计数减少。此外，可有血红蛋白A1（HbA1）百分率增高，可升至10%以上。

2. 外周血涂片　血涂片可偶见棘状、盔形、三角形等各种异形红细胞及红细胞碎片，亦可见多染性和点彩红细胞。其中棘状红细胞是肾衰竭所致贫血的红细胞形态学特征之一。

3. 肾功能　显示不同程度血清肌酐、尿酸、血β_2-微球蛋白等升高，以及内生肌酐清除率（endogenous creatinine clearance rate，CCr）降低等肾功能指标受损表现。

4. 铁代谢　因肾衰竭原发病因不同或合并症不同，铁代谢也可有异常改变，如合并慢性感染时，可出现血清铁下降、总铁结合力及铁饱和度均下降、储存铁增加等类似于慢性病贫血(ACD)的铁代谢异常特征表现。如继发出血或铁摄入不足时,可呈缺铁性贫血(IDA)表现,血清铁下降、总铁结合力上升以及储存铁增加等。粪便隐血检测有助于及时发现慢性消化道失血等导致IDA的原因。

5. 维生素B_{12}、叶酸和EPO水平检测　部分患者可能伴有维生素B_{12}和叶酸缺乏而加重贫血,相关检测可见EPO水平下降。

6. 骨髓象　肾功能不全患者早期骨髓象可基本正常,但在尿毒症晚期,可见骨髓增生低下,红系造血抑制,幼红细胞成熟障碍,粒/红比例增加等现象。

7. 贫血与肌酐清除率　贫血程度与肾衰竭程度呈一定相关性,尤其是当肾功能降至正常值70%以下时,血红蛋白下降与肌酐清除率降低明显相关。

【诊断】有慢性肾脏病史,结合临床表现和上述实验室检查结果,即可诊断为肾性贫血。贫血的确定依据2008年WHO颁布的儿童贫血标准:6个月~5岁儿童,Hb<110g/L;5~12岁儿童,Hb<115g/L;12~15岁儿童,Hb<120g/L;15岁以上男性Hb<130g/L,女性Hb<120g/L。在诊断儿童肾性贫血时,还需要进行如下所述的必要鉴别诊断,以除外其他原因导致的贫血。

【鉴别诊断】当贫血程度和肾脏损害程度不成比例,则应考虑其他原因。血涂片、血清促红细胞生成素、血清铁、血清转铁蛋白饱和度检查等可辅助鉴别,如促红细胞生成素水平升高则几乎可以肯定存在其他原因导致的贫血。应注意肾性贫血亦可合并其他类型的贫血,如缺铁性贫血、营养性巨幼细胞贫血;慢性肾病合并出血发生率占76%,以消化道出血较多见,需与其他原因引起的失血性贫血鉴别。

【治疗】肾性贫血发生机制较复杂,需要采用综合治疗方法。对于慢性肾功能不全期的患儿,需要积极治疗原发肾脏疾病,如定期血透或持续腹膜透析,酌情肾脏移植等。同时,根据患儿贫血程度和相应症状,酌情纠正肾性贫血。当肾性贫血患儿Hb<110g/L时开始治疗,争取至少使外周血Hb达到正常范围的下限(110g/L),鉴于儿童生长发育特殊性,Hb靶目标上限以120~130g/L为宜或者达到正常同龄、同性别儿童的相同水平。肾性贫血治疗措施主要包括下列三个方面。

1. 补充红细胞生成刺激剂(erythropoiesis-stimulating agent,ESA)

(1)ESA的作用机制:目前临床应用的ESA,包括基因重组人类促红细胞生成素(rhEPO)和促红细胞生成素长效制剂(达依泊汀α)等,国内以rhEPO为主。ESA可缓解患儿EPO缺乏,ESA作用机制为,①促进骨髓造血,刺激骨髓红系造血细胞增生分化,以及促进血红蛋白合成,以提高血细胞比容和红细胞数;②提高红细胞活力和生存期,改善红细胞的变形能力和弹性,以减少红细胞破坏。合理采用ESA治疗,将能最终减少患儿输血依赖或完全代替输血。

(2)ESA治疗剂量:常用初始剂量为50~100U/(kg·d),分2~3次,皮下或静脉给药。初始治疗或每次改变剂量后,需每1~2周测定血红蛋白值以评估疗效,当血红蛋白值恢复正常以后每个月监测1次。鉴于高剂量ESA存在增加病死率的风险,故当血红蛋白水平接近靶目标后,应逐渐减量并确定最小维持剂量。例如,在血红蛋白值接近靶目标时,即将剂量降低25%;如果血红蛋白持续升高,应继续减量25%或者减少给药次数,直到血红蛋白开始下降,并增加血红蛋白监测次数,缩短监测血红蛋白的时间间隔。治疗过程中,还要尽可能避免血红蛋白大幅度波动,通过动态监测血红蛋白水平,细微调整ESA剂量。由于铁剂和ESA剂量不平衡会影响疗效和增加药物不良反应,当转铁蛋白饱和度<20%且血清铁蛋白低于100μg/L时,为补充铁剂治疗指征。

(3)ESA不良反应:血压升高和血栓形成风险增加是ESA的主要不良反应,因此患儿接受ESA治疗时需常规监测血压。尤其是在初始治疗阶段,出现较治疗前轻度血压升高,很可能是贫血改善的表现而非药物不良反应,可合理调整治疗剂量和辅以降压方案,通常无须中断治疗。ESA治疗后因贫血改善,可导致血细胞比容升高,血液黏度增加,需要防止血栓形成。此外,还可能出现肌痛和过敏样反应,对症处理即可。

2. 补充造血原料

(1)铁剂:慢性肾病患儿由于存在营养不良、透析管路失血及铁代谢紊乱,均可引起铁缺乏。对于肾性贫血患儿,需常规通过血清铁蛋白和血清转铁蛋白饱和度等检查明确铁储备和铁利用状态,确定是否缺铁、缺铁程度,以及确定补铁的途径和剂量。非透析患儿和腹膜透析患儿首选口服补铁,补铁量和制剂与营养性缺铁性贫血相同。血液透析患儿建议使用静脉铁剂,剂量为每次1~2mg/(kg·d),单次最大剂量<100mg,每2周1次,一个疗程总剂量

不超过1g。对于重度贫血且铁储备严重不足患儿，可考虑负荷剂量静脉补铁6mg/(kg·d)，单次最大量<200mg，2周后改维持量。静脉补铁时需严密监测铁代谢状态，转铁蛋白饱和度维持在20%~50%，且血清铁蛋白维持在100~300μg/L为宜。在治疗过程中应注意评估补铁效果，以防止治疗不满意或铁负荷过度，对于疗效不满意者应注意检查是否存在其他因素导致的铁吸收或利用障碍。应用铁剂可增加患儿感染机会。对于急性感染及重症肝病患儿禁用静脉铁剂。在静脉滴注铁剂时需心电监护生命体征。

（2）叶酸：慢性肾功能不全时，叶酸的吸收和代谢均有异常，且长期透析时叶酸可被析出而丢失；又由于叶酸体内贮存量少，极易引起缺乏，肾性贫血患儿应给予口服叶酸。由于维生素B_{12}与叶酸生理功能相关，机体储备量大而需要量少，故维生素B_{12}缺乏发生率相对低。当ESA反应低下时要注意补充叶酸和维生素B_{12}。

（3）纠正影响治疗或促进贫血的因素：对ESA疗效不佳者，应注意是否存在影响疗效的其他因素，如炎症、感染、慢性失血、铝中毒、体内存在抗促红细胞生成素抗体、继发性甲状旁腺功能亢进、血红蛋白病、严重营养不良等，均需要及时发现和有效处理。

3. 输血 输血疗法仅限于严重肾性贫血患儿的对症治疗措施。对于肾性贫血患者，输血疗法可产生更多输血相关不良反应，如高钾血症、过敏反应和感染风险，尤其是可能刺激机体产生组织相容性抗原相关抗体，可降低肾移植手术成功率。因此，原则上对肾衰竭伴有贫血的患者，应尽量避免过多或过频输血。肾性贫血的输血指征，并非单纯根据Hb水平阈值决定是否输血，而是根据患儿临床病情综合评估确定。例如，在患儿存在严重贫血，急性失血导致血流动力学不稳定，手术失血量大需补充血容量，存在慢性失血而ESA不敏感，存在抗促红细胞生成素抗体的纯红细胞再生障碍性贫血等情况下，需要考虑输血治疗。输血治疗时机，包括Hb<60g/L，或Hb<70g/L伴有脑缺氧或者不能耐受的心肌缺氧。输注洗涤红细胞或用白细胞、血小板滤过器输血，可减少白细胞和血小板输入，以避免体内生成组织相容性抗原抗体。

【预后】儿童肾性贫血可引起生长发育迟缓和智力下降，降低患者生存率，也影响患者的康复及生存质量，肾性贫血如不及时治疗还可因严重贫血诱发心肌缺血和心力衰竭导致死亡。慢性肾脏病患儿应通过定期检查如血常规、血涂片、血清铁蛋白和血清转铁蛋白饱和度等了解是否存在贫血及并存的造血原料缺乏，同时积极治疗原发肾脏病，并注意补充营养，避免感染等可能诱发贫血的因素。

【未来展望】由于肾性贫血多见于老年人，故有关肾性贫血的发病机制和临床治疗等研究多集中于老年患者。而儿童生理特点与成人存在明显不同，故有必要进一步研究儿童肾性贫血的发病机制，不断探索和完善适合于儿童肾性贫血的安全有效的治疗措施，包括提高临床医生对儿童慢性肾病患儿贫血治疗的认识，掌握贫血治疗的有效时机，为不同患儿提供个体化治疗，提高贫血治疗的有效性，减少患者并发症和死亡的风险，以最终达到提高患儿生活质量的目的。

当前肾性贫血的治疗措施还存在诸多局限性，如促红细胞生成素注射疼痛导致患者依从性差，存在血压升高和心血管疾病风险等。当合并炎症时肾性贫血患者对促红细胞生成素治疗反应低下，无法有效改善贫血。在补充外源性促红细胞生成素的同时，还常常需要补铁，而补铁带来胃肠道反应及静脉补铁过敏反应给治疗带来风险。研究开发既可以提高患者体内促红细胞生成素水平，又能同步改善患者铁吸收与利用的药物，并通过提供更为便利的用药途径，有效提升患者的依从性，解决患者需要接受多种治疗的问题是需要迫切解决的问题。

随着研究深入，参与调节红细胞生成和铁代谢等的低氧诱导因子（hypoxia-inducible factor，HIF）逐渐得到重视，低氧诱导因子脯氨酰羟化酶抑制剂（HIF-PHI）被发现能够可逆地抑制HIF降解，稳定HIF并诱导HIF功能性转录，从而综合调控内源性促红细胞生成素的升高与铁代谢，促进红细胞生成，并有效纠正肾性贫血。目前首个口服小分子HIF-PHI药物——罗沙司他，已在中国完成Ⅲ期临床试验，作为一种具有独特全新作用机制的首创新药，罗沙司他与现有常用疗法相比具有显著优势，对透析和非透析肾性贫血患者均能够平稳升高血红蛋白水平，安全有效地纠正肾性贫血，并且不受患者体内炎症状态影响，有望成为治疗慢性肾性贫血的具有良好前景的药物。

诊治要点

■ 肾性贫血是由于各种器质性肾脏疾病，导致与肾功能受损相关的贫血，在慢性肾衰竭阶段尤为明显。

- 肾性贫血的主要发病机制是肾功能受损导致肾小球旁器生成的EPO相对或绝对不足。
- 多呈正细胞正色素性贫血，但也可因营养或慢性失血等因素而呈现小细胞或大细胞性贫血表现。多数患者网织红细胞计数减少。外周血涂片可偶见异形红细胞及红细胞碎片，其中棘状红细胞是肾衰竭所致贫血的红细胞形态学特征之一。
- 肾功能检测异常。肾功能不全早期骨髓象可基本正常，在尿毒症晚期，可见骨髓增生低下、红系造血抑制等现象。
- 治疗可补充红细胞生成刺激剂，适当补充造血所需营养素。输血疗法仅限于严重肾性贫血患儿的对症治疗。

（谢晓恬）

参考文献

[1] 刘小荣. 儿童慢性肾脏病贫血诊断与治疗专家共识. 中国实用儿科杂志, 2018, 33 (7): 493-497.

[2] SATO Y, FUJIMOTO S, KONTA T, et al. Anemia as a risk factor for all-cause mortality: obscure synergic effect of chronic kidney disease. Clin Exp Nephrol, 2017, 22 (2): 388-394.

[3] SINGH AK. Anemia of chronic kidney disease. Dis Mon, 2015, 61 (10): 421-424.

[4] PANWAR B, GUTIÉRREZ, ORLANDO M. Disorders of iron metabolism and anemia in chronic kidney disease. Sem Nephrol, 2016, 36 (4): 252-261.

[5] GUPTA N, WISH JB. Erythropoietin mimetic peptides and erythropoietin fusion proteins for treating anemia of chronic kidney disease. Curr Opin Nephrol Hy, 2018, 27 (5): 345-350.

[6] KULAR D, MACDOUGALL IC. HIF stabilizers in the management of renal anemia: from bench to bedside to pediatrics. Pediatr Nephrol, 2018, 34 (3): 365-378.

[7] LÓPEZ-GÓMEZ, JUAN M, ABAD S, et al. New expectations in the treatment of anemia in chronic kidney disease. Nefrologia, 2016, 36 (3): 232-236.

[8] COLLISTER D, KOMENDA P, HIEBERT B, et al. The effect of erythropoietin-stimulating agents on health-related quality of life in anemia of chronic kidney disease: a systematic review and meta-analysis. Ann Inter Med, 2016, 164 (7): 472-478.

[9] BUKMIR L, FIŠIĆ M, DIMINIĆLISICA I, et al. Anemia in chronic kidney diseases. Pediatr Nephrol, 2016, 70 (4/5): 1-12.

[10] 潘明明, 刘必成. 低氧诱导因子稳定剂在肾性贫血治疗中的新进展. 中华内科杂志, 2017, 56 (3): 225-228.

第5节　内分泌异常性贫血

人体内多种内分泌激素也参与调节骨髓红细胞系的造血功能，因此垂体、甲状腺、肾上腺、性腺等功能异常所致的内分泌疾病也可继发或合并贫血，其中尤以肾上腺和垂体功能减退时贫血发生率较高，而甲状腺功能减退或甲状腺功能亢进者，也均可能继发贫血。

内分泌激素参与调节红细胞系造血功能的机制主要包括：①促红细胞生成素（EPO）。EPO直接调控红系各阶段造血细胞的增殖和分化。EPO的合成和分泌受组织缺氧程度的刺激和调控，而许多内分泌激素可调节组织代谢水平而改变组织内氧含量，直接或间接影响体内EPO的水平。②影响代谢关键酶功能。许多内分泌激素可通过调节代谢酶水平和功能活性，影响红细胞膜稳定性和血红蛋白合成。③相关疾病因素。某些自身抗体参与内分泌疾病发病机制，而自身抗体也可直接破坏红细胞，或通过抑制铁和维生素吸收，而影响红细胞生成。此外，某些自身抗体还可以引起自身免疫性溶血性贫血。内分泌异常性贫血的发生，常为上述三种因素综合作用的结果，但各类内分泌疾病所致贫血的主要机制可有各自特点。

内分泌障碍相关的贫血往往是渐进性的，多为隐匿性发生，临床容易忽视。程度多为轻度至轻中度，细胞形态上多数为正常细胞正常色素性贫血，少数可因造血物质缺乏表现为大细胞性或小细胞低色素性贫血。

一、甲状腺功能减退性贫血

甲状腺功能减退症（hypothyroidism），简称甲减，是由多种已知或未知病因所致的，表现为甲状腺激素合成、释放或生物效应不足的内分泌疾病。部分甲减患者，尤其是病程较长者，可继发不同程度贫血，称为甲减性贫血。有关甲减患者继发甲减性贫血的发生率，目前缺乏儿童甲减性贫血相关流行病学数据，但成人数据显示，在国内甲减患者中，约32%~82%甲减患者伴有贫血，可见甲减患者中约1/3~2/3可继发甲减性贫血；而国外资料显示，甲减患者中继发甲减性贫血者，约为7.7%~57.1%，可见各家报道数据存在一定差异。

【病因与发病机制】

1. 抑制促红细胞生成素合成 甲状腺功能减退时，组织对氧的需求减低，使EPO处于较低水平，导致骨髓红细胞系造血功能受抑。

2. 骨髓造血组织代谢受抑 甲状腺激素缺乏，可降低骨髓组织氧化过程，致使骨髓造血功能障碍，红细胞系造血细胞增殖和分化功能受抑更为明显。

3. 营养摄入和能量代谢降低 甲状腺素水平低下时，机体新陈代谢功能下降，导致食欲下降和摄食不足、胃酸分泌减低和胆囊收缩减弱，导致消化功能下降，可使胃肠对各类营养素和能量吸收不足，尤其是对于铁、叶酸和维生素 B_{12} 等合成红细胞及血红蛋白的原料摄入不足。

4. 自身抗体 甲减可能与自身免疫性疾病有关，故患者体内可能产生抗红细胞抗体，导致红细胞破坏和红细胞寿命缩短。此外，甲减患者也可能产生抗胃壁细胞抗体、抗内因子抗体，破坏胃黏膜细胞和抑制叶酸及维生素 B_{12} 的正常摄取。

【临床表现】甲减性贫血，多为轻度或轻中度贫血，且贫血程度常进展比较缓慢，贫血症状也多缺乏特异性，因此患者的贫血症状多被甲减相关症状所掩盖或混淆，如不同程度的面部及双下肢非凹陷性水肿、皮肤粗糙和面色苍黄等皮肤黏膜表现，乏力、少汗、倦怠、活动耐力差等躯体能力降低，食欲减退、腹胀、便秘等消化功能下降，以及心动过缓等甲减为主因的症状。此外，甲减性贫血，因同时存在面色苍白、水肿、乏力等症状体征，易被误诊为营养性贫血或慢性病贫血（ACD）等，故常治疗无效，经检查甲状腺功能后，才发现存在甲减，并继发甲减性贫血。

【辅助检查】

1. 甲状腺功能

（1）甲状腺功能：血清游离三碘甲状腺原氨酸（free triiodothyronin，FT_3）低于正常，血清游离甲状腺素（free thyroxine，FT_4）低于正常，促甲状腺激素（thyroid-stimulating hormone，TSH）水平高于正常，抗甲状腺球蛋白抗体（thyroglobulin antibody，TGAb）及抗甲状腺过氧化物酶抗体（thyroid peroxidase antibody，TPOAb）增高。

（2）甲状腺形态学：B超检查多数无可见形态学改变，少数可提示甲状腺回声改变或体积偏小，质地不均伴结节。其他影像学检查也可见相似改变。

2. 造血功能相关

（1）血常规：血红蛋白降低，以轻中度贫血为主，重度贫血少见。正细胞正色素性贫血最为常见，但也常见小细胞低色素性贫血，主要为合并缺铁性贫血所致。大细胞性贫血较少见，见于合并维生素 B_{12} 或叶酸缺乏者。

（2）生化检查：可有血清铁、总铁结合力、转铁蛋白饱和度和血清铁蛋白等，多项铁代谢相关指标均下降。也可见血清叶酸或维生素 B_{12} 水平降低。

（3）骨髓检查：可表现为增生性骨髓象，但红系增生呈不同程度低下，骨髓的铁粒幼细胞减少，脂肪细胞较多。

3. 血清学 如存在自身免疫功能异常，可见抗红细胞抗体，抗胃壁细胞抗体、抗内因子抗体阳性。合并自身免疫性溶血性贫血者，可见Coombs试验阳性。

【治疗】

1. 原发病治疗 单纯补充铁剂或维生素 B_{12} 等营养素治疗甲减性贫血疗效有限，需要在接受合理甲状腺素补充治疗，改善甲状腺功能后，方能有效纠正贫血。因此，所有甲减性贫血患儿均需接受规范甲状腺素治疗，根据诊治常规和患儿病情选择合适剂量与疗程。

2. 造血营养素补充 甲减退性贫血如伴有营养元素缺乏，可在甲状腺素补充治疗过程中，酌情补充铁剂、叶酸和维生素 B_{12} 等营养素。重度贫血者（血红蛋白<60g/L），需按常规输血治疗。

3. 预期疗效 补充甲状腺素以及铁剂和维生素 B_{12} 等营养素后，甲状腺功能下降相关症状可在治疗2~4周后得以逐渐改善，FT_3、FT_4、TSH等指标多在治疗1~3个月后逐渐恢复正常。血红蛋白水平多可在1~2个月后得以回升，3~4个月后逐渐恢复正常。

二、甲状腺功能亢进性贫血

甲状腺功能亢进症（hyperthyroidism），简称甲亢，其继发的贫血称为甲状腺功能亢进性贫血（简称甲亢性贫血），多见于病情较为严重，或病程较长的甲亢患者。

【病因与发病机制】甲亢性贫血的发病机制尚

未完全明确。据相关研究报道认为，可能与下列原因有关：①甲状腺激素异常升高。动物实验和人体研究发现，应用甲状腺激素可以使动物或人类出现贫血和血红蛋白下降，提示 FT_3、FT_4 可能直接或间接影响红细胞生成和生存。②肾素 - 血管紧张素系统活性升高。甲亢可能诱发肾素 - 血管紧张素系统活性异常增高，导致血浆容量增加，血液相对稀释所致贫血。③ EPO 水平异常。有研究发现，甲亢可导致 EPO 水平下降而发生贫血。但也有报道认为，甲亢合并贫血者的 EPO 水平并不下降，贫血是由于外周血红细胞破坏增多所致。因此，有关 EPO 水平异常与甲亢性贫血的相关性，尚未有定论。④自身抗体。自身免疫性内分泌病患者体内存在自身抗体，自身免疫相关甲亢患者，体内可存在抗甲状腺线粒体和甲状腺球蛋白抗体等自身抗体，可能导致自身免疫溶血性。⑤造血营养素缺乏。甲亢可能导致铁、叶酸和维生素 B_{12} 等造血营养素吸收减少，进而导致各类营养性贫血。

【临床表现】

1. 临床症状　甲亢性贫血多为轻度贫血，贫血相关症状并不明显，且多被甲亢临床症状所掩盖或混淆，临床不易察觉，多在常规检查中发现，故需要得到应有的重视。

2. 血常规　血红蛋白下降，多为轻度贫血，以小细胞性贫血最为多见。甲亢患者即使不发生贫血，其血红蛋白及红细胞平均体积也均有降低表现。少数病例也可表现为大细胞性或正细胞性贫血。甲亢纠正后血红蛋白及红细胞体积恢复正常。

【治疗】由于甲亢性贫血多为轻度贫血，无明显临床症状，故一般亦不需治疗。甲亢患者经规范诊治，甲亢症状缓解后，贫血多可自行纠正。但如甲亢症状控制后贫血仍持续存在，需进行相关血液学检查，以明确可能存在的其他贫血病因，进行针对性治疗。如伴有营养性贫血，则根据诊断酌情补充铁剂、叶酸和维生素 B_{12} 等造血营养素，以纠正贫血。

三、肾上腺皮质功能减退性贫血

由各种原因所致的慢性肾上腺皮质功能减退患者，可能合并轻至中度贫血，称为肾上腺皮质功能减退性贫血。

【病因与发病机制】肾上腺皮质功能减退性贫血的主要病因为：①糖皮质激素水平不足。因肾上腺皮质功能减退所致糖皮质激素分泌不足，使机体代谢水平下降，不能产生足够的 EPO，而导致红细胞生成减低。②原发病治疗相关血液稀释。肾上腺皮质功能减退导致机体失水和脱水，经皮质激素补充治疗后血容量逐渐恢复增加，可能导致血液稀释所致贫血。③自身抗体。部分患者存在自身抗体，如抗肾上腺抗体、抗壁细胞抗体和抗甲状腺抗体，以及可能出现抗自身红细胞抗体，而导致自身免疫溶血性贫血。

【临床表现】

1. 临床症状　肾上腺皮质功能减退性贫血，多为轻度或中轻度贫血，贫血症状可能并不显著，也缺乏特异性。且肾上腺皮质功能减退患者，常出现机体失水状态或合并明显脱水，血容量下降，导致不同程度血液浓缩，可部分掩盖贫血症状。

2. 血常规　血红蛋白下降程度多为轻度或中轻度贫血，呈正细胞正色素性贫血。常可见白细胞计数减少，嗜酸性粒细胞增多，淋巴细胞百分率相对增高，且多为大淋巴细胞。

【治疗】肾上腺皮质功能减退症，须采用肾上腺皮质激素补充治疗，随着皮质功能减退相关症状逐渐改善和消退，可见网织红细胞上升，红细胞和血红蛋白也可逐渐恢复正常。

四、垂体功能低下性贫血

各种病因所致垂体功能减退，均可能继发贫血，称为垂体功能低下性贫血。

【病因与发病机制】垂体功能减退常见病因为垂体肿瘤，或组织缺血坏死、炎症和放疗等。由于腺垂体功能减退，导致各靶腺器官，如甲状腺、肾上腺皮质、性腺（雄性激素）等内分泌功能减退，机体代谢水平减低，组织耗氧量下降，刺激 EPO 的分泌减少。此外，生长激素和催乳素也可能对红系造血具有一定直接刺激作用，此类激素水平降低，也是继发贫血的原因之一。

【临床表现】各种病因所致垂体功能减退，多病情进展缓慢，患者逐渐出现包括性腺、甲状腺、肾上腺皮质等多种靶腺功能不全的临床表现。贫血多表现为轻度或轻中度贫血，多呈正细胞正色素性贫血。少数患者也可因合并缺铁，或叶酸和维生素 B_{12} 缺乏，导致小细胞低色素性贫血或大细胞性贫血。常见白细胞计数下降，淋巴细胞百分率增高。

【治疗】以针对导致垂体功能下降的原发病治疗为主，如采用激素补充疗法，即含甲状腺素、肾上腺皮质激素、生长激素及性激素等联合治疗，在有效控制原发疾病的基础上，骨髓造血功能可恢复正常，贫血逐渐得以纠正。

【未来展望】各类因内分泌功能异常易继发贫血，包括前述的甲状腺功能减退性贫血、甲状腺功能亢进性贫血、肾上腺皮质功能减退性贫血、垂体功能低下性贫血等。由于内分泌功能障碍相关贫血，多为隐匿性发生，渐进性发展，临床难以察觉和及时确诊。此外，在已经确诊的各类内分泌功能不全性疾病者中，贫血症状多被原发疾病症状掩盖或混淆，继发贫血易被漏诊。而一旦临床明确诊断，采用相应原发疾病的外源性激素补充针对性治疗，在及时控制原发疾病的基础上，继发贫血也可得以恢复正常。因此，今后重点临床目标是不断提高对于贫血的病因诊断意识和技术；在考虑各类贫血常见病因的基础上，对于存在长期持续慢性贫血，尤其是儿童贫血，常规造血物质补充治疗无效或疗效欠佳者，需要考虑内分泌功能障碍所致贫血的可能性，并进行相应的检查分析和诊断鉴别，避免漏诊或误诊。

诊治要点

- 体内多种内分泌激素具有调节体内 EPO 水平、代谢关键酶活性等功能参与骨髓红细胞系造血功能。因此，如垂体、甲状腺、肾上腺、性腺等功能异常所致的内分泌疾病均可能继发贫血。多种内分泌疾病存在自身免疫性疾病机制，其自身抗体可直接破坏红细胞，抑制铁和维生素吸收，也可导致贫血。
- 以肾上腺和垂体功能减退时贫血发生率较高，而甲状腺功能减退或甲状腺功能亢进者，也均可能继发贫血。
- 内分泌障碍相关的贫血多为轻中度，隐匿性发生，临床易忽视。多数为正常细胞正常色素性贫血，少数因造血物质缺乏表现为大细胞性或小细胞低色素性贫血。
- 患者除贫血以外，还伴有原发病的临床表现。
- 以治疗原发病为主，可酌情补充造血所需营养素。

（谢晓恬）

参考文献

[1] 江载芳，申昆玲，沈颖. 诸福棠实用儿科学. 9 版. 北京：人民卫生出版社，2022.

[2] MOSS PAH. Hoffbrand's essential haematology. 6th ed. New Jersey: Wiley-Blackwell, 2015.

[3] SOLIMAN AT, DE SV, YASSIN M, et al. Chronic anemia and thyroid function. Acta Biomed, 2017, 88 (1): 119-127.

[4] SZCZEPANEKPARULSKA E, HERNIK A, RUCHAŁA M. Anemia in thyroid diseases. Pol Arch Intern Med, 2017, 127 (5): 352-360.

[5] CARMEN F, FELLER M, AUBERT CE, et al. Thyroid dysfunction and anemia: a prospective cohort study and a systematic review. Thyroid, 2018, 28 (5): 575-582.

[6] M'RABET-BENSALAH K, AUBERT CE, COSLOVSKY M, et al. Thyroid dysfunction and anaemia in a large population-based study. Clinical Endocrinology, 2016, 84 (4): 627-631.

[7] KAUSHANSKY K, LICHTMAN M, PRCHAL J. William's hematology. 9th ed. New York: McGraw-Hill, 2015.

[8] 李俊，秦贵军，张颖辉，等. 腺垂体功能减退症患者 260 例临床分析. 中华全科医师杂志，2012, 11 (9): 665-668.

[9] UÇAR A, BAŞ F, SAKA N. Diagnosis and management of pediatric adrenal insufficiency. World J Pediatr WJP, 2016, 12 (3): 261-274.

第 6 节 铅中毒性贫血

铅是一种毒性较为明显的重金属，人体摄入过量铅元素，可导致多器官系统损害，对骨髓红系造血细胞的毒性作用尤为显著，也可诱发溶血性贫血。因体内铅负荷过高（铅中毒）所导致的贫血，称为铅中毒性贫血。铅及其化合物可通过粉尘或蒸气形式经呼吸道吸入，也可经消化道进入体内。慢性铅中毒既可有轻中度贫血，也可出现腹痛和神经衰弱综合征等症状。严重铅中毒者可有肝肾功能损害、中毒性脑病和重度贫血。

根据世界卫生组织的报告，人体铅中毒的首要来源为污染的食物，如爆米花、松花蛋、罐头和水果（表皮含铅杀虫剂）；其次来自室内外的空气污染，如含铅汽油的废气污染和工业污染（尤其是金属冶炼、印刷和蓄电池等）；室内装修材料含铅油漆，可长久释放铅基油漆颗粒；此外铅中毒源还可来自饮用水。

【病因与发病机制】儿童是铅中毒的最易感人群。大量研究表明，消化道是儿童铅吸收的主要途径。儿童每日摄入的铅绝大多数经由消化道吸收，仅少量经呼吸道途径。与儿童铅中毒较为密切的污染源可包括：常用的学习用品，如儿童彩笔、彩色画面画报、课桌椅，以及玩具中的棕黑色油漆层和颜料等，所含可溶性铅最高。学龄前儿童由于常有不良的习惯，如啃咬玩具、吸吮手指、进食前不洗手等，也可致摄入过多的铅。

铅元素对造血系统病理影响，主要累及红细胞系。人体内进入血液系统中的铅，主要分布于红细胞膜上或与血红蛋白结合，并可在骨髓中浓集，铅中毒者骨髓中铅浓度可达外周血浓度的50倍。急性铅中毒时诱发溶血的作用较明显；慢性铅中毒时以影响卟啉代谢为主，而无明显溶血。铅中毒贫血发生机制目前仍尚未完全阐明，其可能机制如下。

1. 抑制血红蛋白合成　目前认为卟啉代谢紊乱是铅中毒贫血最重要的机制。铅对血红蛋白合成途径中多种酶的活性都有不同程度的抑制作用，如在卟啉（porphyrin）代谢过程中，抑制相关代谢关键酶。具体机制分述如下：①抑制亚铁螯合酶。使原卟啉Ⅸ不能与二价铁结合形成血红蛋白，并导致铁利用障碍，多余铁颗粒在幼红细胞及网织红细胞沉积，形成过多的铁粒幼细胞，血浆游离原卟啉也可不同程度的升高。②抑制δ-氨基乙烯丙酸脱水酶（ALAD）。ALAD对铅高度敏感，该酶活性极易受到铅的抑制，使氨基乙烯丙酸（ALA）转化成原卟啉的过程受损，血红蛋白合成减少。③明显抑制珠蛋白合成。铅中毒可干扰珠蛋白的β和α肽链同步合成，部分慢性铅中毒患者可有胎儿血红蛋白（HbF）和血红蛋白A_2（HbA_2）的增高，尤以HbA_2增加更为多见。④抑制促红细胞生成素（EPO）水平。近年研究结果提示，铅中毒性贫血也可能与铅中毒所致EPO产生不足有关。

2. 红细胞破坏和溶血　铅中毒可导致红细胞寿命缩短和溶血，具体机制为：①铅可通过抑制红细胞膜上Na^+-K^+-ATP酶活性，使红细胞内K^+外漏，膜脆性增加，导致红细胞变形能力下降，从而影响红细胞功能，并缩短红细胞寿命。②铅与红细胞表面的磷酸盐结合，形成不溶性的磷酸铅，使红细胞机械脆性增加，容易发生溶血。③铅可通过抑制嘧啶-5′-核苷酸酶（P5′N）活性，使红细胞内嘧啶核苷酸大量蓄积，既影响葡萄糖-6-磷酸脱氢酶活性，降低磷酸戊糖旁路的还原作用；也可反馈性抑制核糖核酸的分解，未降解的核糖体RNA聚集产生嗜碱性点彩红细胞，均可导致红细胞溶血。

【临床表现】不同程度贫血是铅中毒的主要表现之一，因此铅中毒患者兼有铅毒性表现和不同程度贫血。不同铅中毒类型可表现为：①长期接触低浓度铅，可有轻度头晕、头痛、乏力、肢体酸痛等神经系统症状，也可有腹胀、腹部隐痛等消化系统症状；②急性铅中毒时，可迅速出现中度溶血性贫血表现；③慢性铅中毒达到中度和重度者，多伴有明显贫血，以及恶心、食欲缺乏、大便秘结、腹绞痛、轻度黄疸、手脚发麻、无力。体格检查见面色苍白、黄疸、牙龈缘铅线、肝大、腹部压痛，可出现四肢末梢感觉减退、手伸肌无力。

【辅助检查】

1. 血常规　慢性铅中毒患者中25%伴有轻至中度贫血，表现为小细胞低色素性贫血。急性铅中毒主要为诱发急性溶血，贫血出现迅速，可见网织红细胞和碱性点彩红细胞增多。

2. 红细胞脆性实验　红细胞渗透脆性正常，而红细胞机械脆性增加。

3. 血红蛋白电泳　多数患者可见HbA_2和HbF水平增高。

4. 骨髓象　多数表现为增生性贫血，但少数可见红细胞系增生减低。骨髓涂片铁染色可见典型环形铁粒幼红细胞，是为铅中毒性贫血的特征之一，也可见嗜碱性点彩红细胞。

5. 铁代谢指标　血清铁、血清铁蛋白等水平可正常或稍增加。

6. 卟啉代谢指标检查

（1）血ALAD：对铅过于敏感，可作为环境评价指标，不宜作为诊断指标。

（2）游离红细胞原卟啉（free erythrocyte protoporphyrin，FEP）和红细胞锌原卟啉（erythrocyte zinc protoporphyrin，ZPP）：铅中毒可导致铁利用障碍，可导致体内红细胞原卟啉堆积和水平上升。FEP和ZPP两者意义基本相同，与血铅水平有良好的直线相关性。因此，FEP和ZPP是诊断早期铅中毒或铅吸收的灵敏生化指标。

7. 铅元素测定

（1）血铅：血铅是诊断铅中毒的较好指标，可反映近期铅接触情况，比较稳定，且与其他生物学指标相关。

（2）驱铅试验：对铅中毒诊断有肯定价值，可反映体内铅负荷。

(3) 尿铅测定：能反映近期铅接触和体内铅吸收量。

【诊断】根据明确的铅暴露源接触史，以及神经、消化、血液系统损害为主的临床表现，结合有关实验室检查可确诊。2006年我国卫生部制定的儿童铅中毒的诊断标准：连续两次静脉血铅>200μg/L时，结合铅暴露源和临床表现，即可诊断儿童铅中毒，连续两次静脉血铅值100~199μg/L为高血铅症。

【鉴别诊断】铅中毒性贫血需与多种儿童贫血作鉴别。①因多呈小细胞低色素性贫血，需与儿童常见的缺铁性贫血(IDA)鉴别；②因血红蛋白电泳可见 HbA_2 和 HbF 水平增高，需与地中海贫血鉴别；③因可导致骨髓涂片中显示环形铁粒幼红细胞增多，需与骨髓增生异常综合征鉴别；④急性铅中毒所致急性溶血性贫血时，需与自身免疫性溶血性贫血、葡萄糖-6-磷酸脱氢酶缺乏症等其他急性溶血性贫血鉴别。上述各类贫血的特征，可参照相关章节。

【治疗】主要是针对铅中毒治疗，采用螯合剂去铅疗法，轻及中度贫血一般不需特殊治疗。脱离铅接触后各项指标的变化顺序是：尿ALA和粪卟啉在数周内即下降，ZPP需数月才能转为正常。血铅的生物半寿期为30天，ALAD的抑制现象可持续较长时间，骨铅的生物半寿期可超过20年。

【未来展望】儿童作为铅中毒的高危易感人群，需要引起特别重视。儿童由于生理不成熟更易受到铅中毒损害，发生多器官、多系统、全身性和不可逆的损伤，尤其是对神经系统的损伤可导致儿童智力发育障碍而终身受累。

因此，国际上关于儿童铅中毒的防治可总结为：环境干预是根本手段；健康教育是主要方法；临床治疗是重要环节。儿童高铅血症和铅中毒的预防是关键环节，首先通过开展铅中毒健康教育宣传，提高家长对铅中毒防护方法认识。此外，通过环境干预，减少铅对环境的污染，其次合理膳食，均衡营养，多吃有驱铅功能的食物如牛奶、胡萝卜、富含维生素C的新鲜水果、蔬菜等，可减少对铅的吸收，减少组织中的蓄积和铅毒性作用的影响。需要建立必要的重点人群定期筛查和监测，如9~12月龄的儿童定期进行血铅含量检测，并至少在24月龄时复查1次，以便及早发现、早干预、早治疗的目的，使铅对儿童的毒性作用减少到最低程度。提高对铅中毒的警惕性，临床上见有下列铅中毒相关临床表现者，如发育迟缓、学习困难、行为异常、孤独症、惊厥、缺铁性贫血、语言和听力障碍、反复呕吐、反复腹痛等，均应考虑铅中毒的可能性。

诊治要点

- 儿童是铅中毒的最易感人群，消化道是儿童铅吸收的主要途径。
- 铅可抑制血红蛋白合成途径中多种酶的活性，特别是卟啉代谢过程中的关键酶，使卟啉代谢发生紊乱是发生铅中毒贫血最重要的机制。铅中毒也可诱发溶血性贫血。
- 摄入过量铅元素可导致多器官系统损害。慢性铅中毒既可有轻中度贫血，又可有腹痛和神经衰弱综合征等症状。严重的铅中毒可有重度贫血、肝肾功能损害和中毒性脑病。
- 慢性铅中毒表现为小细胞低色素性贫血；急性铅中毒主要诱发急性溶血，贫血出现迅速，可见网织红细胞和碱性点彩红细胞增多。
- 骨髓涂片铁染色见环形铁粒幼红细胞是铅中毒性贫血的特征之一。
- FEP和ZPP是诊断早期铅中毒或铅吸收的灵敏生化指标。
- 我国儿童铅中毒的诊断标准：连续2次静脉血铅>200μg/L时，结合铅暴露源和临床表现，即可诊断儿童铅中毒。
- 治疗主要是针对铅中毒采用螯合剂去铅疗法，轻至中度贫血一般不需特殊治疗。

(谢晓恬)

参考文献

[1] 江载芳，申昆玲，沈颖. 诸福棠实用儿科学. 9版. 北京：人民卫生出版社，2022.

[2] SHAH F, KAZI TG, AFRIDI HI, et al. Environmental exposure of lead and iron deficit anemia in children age ranged 1-5 years: A cross sectional study. Sci Total Environment, 2010, 408 (22): 5325-5330.

[3] BUENZ EJ. Lead exposure through eating wild game. American Journal of Medicine, 2016, 129 (5): 457-458.

[4] HOFFMANOVÃ I, KAÄ ÃRKOVÃ P, KUÄ EROVÃ I, et al. Lead poisoning. A surprising cause of constipation, abdominal pain and anemia. Vnitr Lek, 2016, 62 (2): 157-163.

[5] HAUPTMAN M, BRUCCOLERI R, WOOLF AD. An update on childhood lead poisoning. Clin Pediatr Emer-

gency Med, 2017, 18 (3): 181-192.
[6] RAY RR. Haemotoxic Effect of Lead: A Review. Proceedings of the Zoological Society, 2016, 69 (2): 161-172.
[7] 刘爱华, 李涛, 张帅明, 等. 中国 18 城市儿童血铅水平及影响因素现况调查. 中国妇幼健康研究, 2018, 29 (5): 6-9.
[8] HON KL, FUNG CK, LEUNG AK. Childhood lead poisoning: an overview. Hong Kong Med J, 2017, 23 (6): 616-621.
[9] SORENSEN LC, FOX AM, HEYJIE J, et al. Lead exposure and academic achievement: evidence from childhood lead poisoning prevention efforts. J Population Economics, 2019, 32 (1): 179-218.
[10] 郭妍, 吴晓燕, 熊伟, 等. 儿童铅中毒及防治的回顾与新进展. 中国儿童保健杂志, 2017, 25 (4): 378-381.

第 7 节 新生儿时期贫血

贫血是新生儿期的常见并发症之一。新生儿出生 2 周之内，静脉血红蛋白值（Hb）≤ 130g/L，或毛细血管血 Hb ≤ 145g/L，即可诊断为新生儿贫血。正常情况下，新生儿期的 Hb 及红细胞（RBC）计数有较大范围的生理变化，且易受某些围产期因素影响，故在考虑新生儿贫血的诊断时，需综合分析，并除外各种影响因素。新生儿期贫血，可分为生理性贫血和病理性贫血两大类，其中病理性贫血可导致严重不良后果，需临床高度重视和及时诊治。可能导致新生儿病理性贫血的病因很多，以出血、溶血和红细胞生成障碍三种病因为主。其中急性失血可导致周围循环衰竭，溶血可致严重高胆红素血症，上述两种情况均能危及生命或产生不良后遗症，必须及时诊断和积极有效治疗。尤其是近年来，随着围产医学技术的不断进步，早产儿和极低出生体重儿的生存率已获得显著提高，因此早产儿贫血（anemia of prematurity，AOP）的有效防治已成为围产医学的重点研究内容之一。

【病因与发病机制】

1. 新生儿生理性贫血 生理性贫血的判断标准为：足月儿在生后 6~12 周时 Hb 下降至 95~110g/L；早产儿在生后 5~10 周 Hb 为 80~100g/L。导致新生儿生理性贫血的主要原因包括：①促红细胞生成素（EPO）水平下降：在宫内相对的缺氧环境中，胎儿体内的 EPO 水平较高，红细胞生成非常活跃。新生儿出生后，因建立自主呼吸，Hb 的氧饱和度增加，EPO 水平下降，导致骨髓产生红细胞活力下降和 Hb 浓度降低。②新生儿红细胞寿命较短，新生儿红细胞内 HbF 含量较高，使红细胞寿命较短，出生后红细胞计数和 Hb 可能较快下降。生理性血红蛋白下降不需要治疗，但早产儿生理性贫血发生早且重，胎龄越小，贫血程度越重，持续时间也越长，需要临床密切关注。

2. 新生儿期病理性贫血 存在病理基础的新生儿贫血，需要引起足够重视。导致新生儿期病理性贫血常见病因主要包括下列三大类：①红细胞生成不足；②出血性疾病，大量出血导致血液丢失；③急性溶血等导致红细胞破坏增加。具体分类机制归纳于表 2-4-15。

表 2-4-15 新生儿病理性贫血常见病因分类

病因分类	常见疾病
1. 红细胞生成降低（红系造血不足）	(1) 感染抑制：各种先天或后天获得性病原体感染 (2) 营养缺乏：铁、叶酸、蛋白质等缺乏 (3) 血液肿瘤：先天性白血病等 (4) 骨髓抑制：先天性纯红细胞再生障碍性贫血
2. 红细胞丢失过多（失血性贫血）	(1) 宫内因素：胎 - 母输血、胎 - 胎输血、胎 - 胎盘输血 (2) 产科意外：胎盘或脐带畸形 (3) 大量出血：颅内出血，肝脾破裂，消化道 (4) 医源失血：采血化验等
3. 红细胞破坏过多（溶血性贫血）	(1) 免疫因素：母婴血型不合、药物性溶血等 (2) 感染因素：先天或后天获得性各种病原体感染 (3) 营养因素：维生素 E 缺乏 (4) 先天遗传性溶血性贫血：葡萄糖 -6- 磷酸脱氢酶缺乏症、遗传性球形红细胞增多症、地中海贫血等

3. 早产儿贫血 早产儿较易继发贫血，起病较早，多属于病理状态，故有重要临床意义。除了上述导致新生儿病理性贫血的病因之外，导致AOP的早产儿特殊常见原因还包括：①骨髓红系造血功能相对不足。早产儿体格生长速率较快，血液容量扩充加速，导致骨髓造血功能相对不足。② EPO产生不足。早产儿EPO在肝脏产生，对缺氧和贫血的反馈刺激相对不敏感。③造血物质缺乏。早产儿获得孕母营养输入支持有限，易出现铁、叶酸、维生素 B_{12} 和维生素E等造血相关营养物质缺乏。④医源性失血。早产儿易发生各类并发症，临床观察诊治所需检验采血频度和采血量相对较大。

【临床表现】

1. 主要临床表现 导致新生儿期贫血的病因种类较多，贫血也可能仅为原发疾病或新生儿并发症的临床表现之一。因此，新生儿期贫血的临床表现及其严重程度，与不同病因和贫血发生速率等因素密切相关。例如，皮肤黏膜苍白是贫血最常见的症状，但需要与新生儿重度窒息的苍白进行鉴别。大量失血常可导致新生儿急性贫血，常可有面色苍白，伴气急、心率增快、低血压和休克，但红细胞计数和血红蛋白的检测值下降相对缓慢，早期血细胞比容可维持正常，可能误导临床正确判断。慢性贫血可仅有苍白，可因代偿而无明显血流动力学异常表现，但可见肝脾大等髓外造血或原发疾病所致体征。新生儿溶血病除有贫血症状外，多伴有黄疸、肝脾大和水肿等特殊体征，严重者可有胆红素脑病。颅内出血患儿可因出血量而出现不同程度贫血表现，但神经系统相关症状和异常体征更为明显。

2. 病史采集要点 可能导致新生儿期贫血的诱因或疾病种类较多，范围很广，表现各异，且新生儿缺乏可供参考的过去史。急性贫血多出现于新生儿早期，可危及生命，但可能存在产科与儿科衔接，或存在对患儿家属行病史采集沟通方面的困难。因此，尽量快速全面采集病史，确保重点甚为关键。归纳新生儿期贫血的病史采集要点如下。

(1) 家族史：家庭成员有无贫血、黄疸及肝脾大等相关疾病史患者。

(2) 母亲病史：母亲有无贫血史，妊娠期有无特殊药物摄入史或感染史。

(3) 产科病史：有无前置胎盘、胎盘早剥、新生儿产伤、脐带断裂，是否多胎妊娠等。

(4) 贫血出现时间：出生时的显著贫血，常为急性失血或免疫性溶血病，24小时后的重度贫血，常为内脏出血和其他溶血病；新生儿后期贫血，常为各种病因所致感染、造血物质储备不足、医源性失血或生理性贫血等。

【辅助检查】

1. 血常规 依据红细胞计数和血红蛋白水平，根据前述新生儿贫血诊断标准，即新生儿出生2周内，当静脉血的血红蛋白≤130g/L，或毛细血管血的血红蛋白≤145g/L，即可诊断新生儿贫血。根据红细胞形态学常规项目(MCV、MCH、MCHC)等，有助于初步判断贫血病因，如急性失血性贫血和溶血性贫血表现为正常细胞正常色素性贫血，新生儿慢性失血或早产儿晚期贫血，则常表现为小细胞低色素性贫血。

2. 网织红细胞计数 网织红细胞百分率(RC)和网织红细胞绝对计数(ARC)所处水平或不同变化，也是常见贫血分类的重要线索。如失血性贫血或溶血性贫血为骨髓增生性贫血，RC和ARC可明显增高。骨髓造血功能抑制所致贫血，可见RC和ARC降低，尤其是先天性再生不良性贫血，RC和ARC基本缺如。感染或营养因素所致贫血，RC和ARC变化范围有限，但其动态变化趋势，可作为贫血治疗显效与否的早期线索。

3. 周围血涂片 显微镜血涂片观察红细胞形态，可有助于发现红细胞特殊形态学异常，如球形、椭圆形细胞。孕母血涂片计算胎儿红细胞与母红细胞比值(酸洗脱法)可帮助诊断胎-母输血。

4. 血清胆红素 溶血性贫血及严重体内出血患儿，可见总胆红素和间接胆红素明显增高，而其他病因所致贫血，或体外出血性贫血，则无血胆红素升高表现。

5. 抗人球蛋白试验(Coombs试验) 有助于及时诊断母婴血型不合所致急性溶血性贫血及其分类。

6. 铁代谢指标 如血清铁、血清铁蛋白和转铁蛋白饱和度等，有助于早产儿、新生儿后期或小婴儿常见的缺铁性贫血(IDA)的诊断。

7. 其他特殊检查 组织或体液培养，特异性IgM抗体测定有助于宫内感染(TORCH)的早期诊断；各类影像学(B超、CT和MRI等)，有助于发现出血的部位及其程度。如疑有凝血功能缺陷或弥散性血管内凝血，则行血小板计数、出凝血试验、凝血酶原时间等各类凝血因子水平，以及纤维蛋白降解产物等凝血功能检查。特殊血液学实验(红细胞脆性、红细胞内酶学测定、血红蛋白电泳等),有助于遗传性溶血性贫血(葡萄糖-6-磷酸脱氢酶缺乏症、地中海贫血等)诊断。

【诊断】新生儿生后第1周内发生的贫血大多数需紧急处理,必须及时做出正确诊断和处理。可通过详细病史采集结合实验室检查明确原因。

【治疗】临床对于贫血的处理,必须注重明确病因,才能进行针对性的有效治疗。新生儿期贫血的治疗也需遵循该项原则。因此,首先须确定导致贫血的病因,了解贫血程度和相应临床表现之后,在选择针对性的病因治疗过程中,适当辅以输血或其他对症治疗。

1. 失血性贫血　及时采取紧急有效的止血措施,或纠正胎-母和胎-胎输血异常体位,必要时给予输血疗法以纠正重度贫血。轻度慢性失血性贫血,其血液学特征类似于缺铁性贫血,在纠正出血倾向的同时,可按适当补铁治疗。

2. 溶血性贫血　最常见的是ABO或Rh血型不合所致溶血性贫血,达到换血指征者,及时采用换血疗法,既可有效清除红细胞抗体,缓解高胆红素血症,也有助于纠正重度贫血。

3. 红细胞生成降低性贫血　对于先天性红细胞再生障碍性贫血的新生儿期治疗,早期可试用糖皮质激素治疗,部分患儿有效,达到重度贫血者需输血治疗。如由于造血原料不足,如铁或维生素缺乏所致营养性贫血,则按疾病性质选择营养素补充治疗。

4. 输血疗法

(1)输血指征:与一般临床输血疗法原则相似,新生儿输血疗法也需同时参考显示贫血严重程度的血红蛋白水平检测指标,但由于如前述急性失血时,血液学指标变化可能滞后,故需高度重视判断失血速率,以及患儿对于急性贫血的耐受性。因此,国内外普遍建议的新生儿输血疗法指征为,①出生24小时内,静脉血的血红蛋白<130g/L;②急性失血或72小时内累计静脉采血所致失血≥10%总血容量;③出现与贫血有关的症状,如气促、呼吸困难、反复呼吸暂停、需吸低流量氧、心动过速或过缓、进食困难、体重不增等。符合上述任何一条,均可考虑采用输血疗法。

(2)血源选择:虽然既往推荐尽量选择新鲜全血,维持足够的氧转运的基础上,适当补充血液中其他有效成分,并由于新鲜供血红细胞寿命较长,而可减少高钾血症,但不易获取。而根据目前临床供血和输血制度,多采用浓缩红细胞,对于血容量无明显减少的贫血,也具有能够减少输血总量,避免循环容量负荷过重,而达到有效提升血红蛋白的优势。

(3)输血量的计算:一般情况下,每千克体重输注3ml压缩红细胞或6ml全血,约可提高血红蛋白10g/L。可根据上述规律大致估计输血总量,酌情选择输血速率,必要时可分次缓慢输入。

5. 营养补充

(1)铁剂治疗:大量失血所致血液学特征类似于缺铁性贫血,故均需补充铁剂。剂量为元素铁2~3mg/(kg·d),一般疗程至少3个月。早产儿在出生2~3个月后铁储备降低,应在生后4~6周开始补铁,剂量每天1~2mg/kg。

(2)叶酸:母乳和配方乳中都含有足够的叶酸,因此一般不须补充,除非需要特殊饮食的疾病(如苯丙酮尿症和枫糖尿病),可能出现叶酸缺乏,可酌情补充。

6. 重组人类促红细胞生成素(rhEPO)　如前所述,早产儿更易发生EPO绝对或相对不足所致早产儿贫血(AOP),因此目前国内外推荐对于极低出生体重儿,常规使用rhEPO,联合铁剂补充,可有效预防和治疗AOP,并降低输血总量和次数。推荐对于胎龄28~30周或出生体重<1 000g的早产儿,预防性使用rhEPO,剂量每次200~250U/kg,每周3次皮下注射。同时补充铁剂4~8mg/(kg·d)。

【未来展望】导致新生儿贫血的原因复杂,能够及时明确诊断对改善患儿预后有着极其重要的临床意义。因此,对存在贫血高危因素的新生儿(甚至胎儿期)应给予及早干预,对存在高危因素的孕产妇也应提前给予宣教,提高认知配合度,以期达到较好的干预效果,减少新生儿贫血的发生。由于频繁采血行实验室检测是导致新生儿贫血的主要原因之一,因此积极用脐带血做早期实验室检查和推广微量采血法,对减轻新生儿贫血具有重要意义。

随着医疗技术进步,早产儿及极早早产儿存活率日益提高,而这些早产儿贫血问题,应引起足够重视,目前对于早产儿贫血的临床不良后果已受重点关注,国内外也已明确推荐通过减少实验室采血量以避免医源性失血、早产儿出生时采用延迟结扎或脐带挤压等方法预防早产儿贫血,同时通过适当补充铁剂和EPO防治早产儿贫血,也建立了比较科学的合理输血指征,这些措施均有助于提高早产儿的生存率和生存质量。对有临床表现的严重贫血,应按照输血指征，及早输血治疗，减少因重度贫血带来的各种严重后果，提高其生存质量，降低死亡率发生。

诊治要点

- 新生儿出生2周之内，静脉血Hb≤130g/L，或毛细血管Hb≤145g/L，即可诊断为新生儿贫血。可分为生理性贫血和病理性贫血两大类。
- 可能导致新生儿病理性贫血的病因很多，以出血、溶血和红细胞生成障碍三种病因为主，重者均可危及生命或产生不良后遗症。
- 需结合围产期因素、临床表现、实验室检查等综合分析，以指导进行有效的病因治疗，必要时可采取换血和输血疗法，以及酌情补充造血营养素。

（谢晓恬）

参考文献

[1] 邵肖梅, 叶鸿瑁, 丘小汕. 实用新生儿学. 5版. 北京: 人民卫生出版社, 2019.

[2] VON LINDERN JS, LOPRIORE E. Management and prevention of neonatal anemia: current evidence and guidelines. Exp Rev Hematol, 2014, 7 (2): 195-202.

[3] CHRISTENSEN RD, OHLS RK. Anemia in the neonatal period. Springer Milan: Neonatology, 2012: 784-798.

[4] WANG M. Iron deficiency and other types of anemia in infants and children. Am Fam Physician, 2016, 93 (4): 270-278.

[5] YAISH HM, CHRISTENSEN RD, LEMONS RS. Neonatal nonimmune hemolytic anemia. Curr Opin Pediatr, 2017, 29 (1): 12-19.

[6] COLOMBATTI R, SAINATI L, TREVISANUTO D. Anemia and transfusion in the neonate. Sem Fetal Neonatal Med, 2016, 21 (1): 2-9.

[7] VON LINDERN JS, LOPRIORE E. Management and prevention of neonatal anemia: current evidence and guidelines. Exp Rev Hematol, 2014, 7 (2): 195-202.

[8] WANG M. Iron deficiency and other types of anemia in infants and children. Am Family Physician, 2016, 93 (4): 270-278.

[9] 侯劲伊, 谢晓恬. 早产儿贫血病因与防治研究进展. 中国小儿血液与肿瘤杂志, 2017 (2): 54-57.

[10] COLOMBATTI R, SAINATI L, TREVISANUTO D. Anemia and transfusion in the neonate. Sem Fetal Neonatal Med, 2016, 21 (1): 2-9.

第8节 骨髓衰竭性疾病

骨髓衰竭（bone marrow failure，BMF）是一种较为罕见的可危及患者生命的疾病，常表现为全血细胞减少。BMF为各种疾病引起的骨髓无效造血或造血功能缺陷，既可为获得性的，也可为遗传性的。在儿童时期主要为遗传性BMF综合征，准确的诊断是进行正确治疗的基础。

一、急性造血功能停滞

急性造血功能停滞（acute arrest of hematopoiesis，AAH）又称急性再生障碍危象（aplastic crisis），是由多种原因引起的一过性造血衰竭，表现为外周血网织红细胞减少及红细胞减少，也可同时发生白细胞和血小板减少，但在短期内可自行恢复。

1942年Lunger首次在遗传性球形红细胞增多症的患者中发现“贫血危象”现象是由红细胞生成减少而非溶血加重引起的。1948年，Owern将这一现象命名为再生障碍危象，并对发病原因及发病过程进行了详尽的描述。1949年，Gasser报道了因中毒、过敏或感染后出现原始红细胞减少的儿童病例，患儿具有病程短、快速自行恢复的特点。1970年，Wranne报道了4例一过性红细胞发育不良的患者，此后此类疾病命名为儿童期一过性原始红细胞缺乏症（transient erythroblastopenia of childhood，TEC）。迄今为止，TEC的报道超过500例，发病无种族差异。在讲英语的国家，TEC的儿童年发病率是5/100万；而在瑞典，TEC的发病率比英国高5倍，约为4.3/10万，与急性淋巴细胞白血病的发病率相似。

【病因与发病机制】 TEC是一种获得性贫血。尽管通常认为病毒感染是TEC的病因，但在婴幼儿中病毒感染很常见，很难确定两者的相关性。最近Skeppner等对10例患者的前瞻性研究发现人类疱疹病毒6型、细小病毒B19、EB病毒、巨细胞病毒均不是TEC常见的致病因素，研究者没有发现任何引起TEC的单一因素。目前认为与TEC发生有关的药物和毒物包括哌嗪类、有机磷酸盐、青霉素、阿司匹林、磺胺类、丙戊酸、苯妥英钠、镇静剂和杀虫剂等。

TEC的患儿在诊断前2个月多有感染的病史，

通常为病毒感染，使红系造血受抑出现贫血症状。人类细小病毒B19（human parvovirus B19，HPV-B19）能抑制红系造血正常的患者红系集落形成单位（colony-forming unit-erythroid，CFU-E）的生长，推测TEC是由于HPV-B19感染导致。但只有20%的患者能查到特异性抗体，两者之间的因果关系尚未被证实，需进一步进行微小病毒抗原和DNA检测。

研究者通过培养TEC患者的骨髓细胞，发现半数患者的红系祖细胞减少。患者血清EPO水平增高。部分TEC患者的血清中可检测到抗正常祖细胞的IgG或抑制因子。因此认为，TEC是由于某种病毒感染了CFU-E，机体产生了直接抗红系祖细胞的抗体IgG，清除这些抗体后红系造血才能恢复。

【临床表现】TEC诊断的中位年龄是23个月，80%的患者在1岁或1岁以上，但仅10%的患者在3岁以上，男女比例为1.3∶1。在诊断前的1个月左右，半数以上的患者有呼吸道或消化道病毒感染的病史，但与TEC的相关性难以确定。TEC患者发病缓慢，可出现面色苍白、心动过速等贫血症状，早期常被家长忽视，贫血症状严重时才到医院就诊，癫痫发作、气喘和短暂缺血发作等贫血的神经系统表现也有报道。

【辅助检查】

1. 血常规　Hb在22~125g/L，平均56g/L。MCV正常，为正细胞正色素性贫血。大部分患者的网织红细胞<1%，开始恢复的患者网织红细胞升高。白细胞数大多正常，少数患者中性粒细胞减少，20%的患者可能由于合并感染出现白细胞>10×10^9/L。仅5%的患者出现血小板减少，但在40×10^9/L以上。HbF水平正常。

2. 骨髓检查　增生程度正常或减低，粒系比例正常或减少，形态正常；红系原始及早幼红细胞减少，常伴有成熟障碍；淋巴细胞比例相对增多，可有异形淋巴细胞。巨核细胞正常或减少。

3. 病毒学检测　HPV-B19抗原及抗体检测。

【诊断】根据临床表现、病史特征及辅助检查诊断不难。但应与先天性纯红细胞再生障碍性贫血（Diamond-Blackfan anemia，DBA）相鉴别。

【鉴别诊断】DBA的表现与TEC相似，有时不易鉴别。90%以上的DBA患者诊断年龄在1岁以下，MCV常大于正常，HbF增高，红细胞i抗原增多，红细胞腺苷脱氨酶活力增高。通过二代测序检测核糖体蛋白基因*RPS*，约60%的DBA患者可发现基因异常。

【治疗】大多数患者在就诊时血红蛋白已达到最低点，因贫血引起相应的心血管系统合并症时可给予输注红细胞治疗，无明显症状者进行观察，无需治疗。肾上腺皮质激素或其他免疫抑制剂对TEC治疗无明显作用。

【预后】TEC预后良好，大多数在诊断后1~2个月内恢复正常，部分患者就诊时已开始恢复，只有10%的患者恢复期达4个月以上，最长的8个月。

【未来展望】TEC是多种原因导致的一过性造血功能减退，近年的报道与以往报道相似，多为以往健康儿童不明原因感染或自身免疫病、溶血性疾病等继发，确切机制尚不清楚，需要进一步收集病例进行相关发病机制的研究。

二、获得性再生障碍性贫血

1888年，Ehrlich首先报道了因严重贫血、发热、皮肤出血和月经过多而急性发病导致死亡的青年女性患者，尸检发现大部分骨髓由脂肪髓代替。1904年，Vaquez和Aubertin提出了“再生障碍性贫血”（简称再障）的概念，描述了骨髓生成血细胞的功能异常。此后，有关成人及儿童再生障碍性贫血的大系列研究报道逐渐增多，但由于没有严格的诊断标准，对这些文献的研究很困难。1959年，Wintrobe提出再障只限于骨髓极度增生不良所致的全血细胞减少。1976年，Camitta等将再障分为重型和轻型，以便于不同组别及不同治疗方案的患者之间可以进行比较，这种分型对于选择治疗方案和预后评判极为重要。

我国对再障的研究始于1958年。1962年中国医学科学院血液病医院（血液学研究所）提出了急、慢性再生障碍性贫血的分型标准，在国际上率先应用雄激素治疗慢性再障，并取得了一定的疗效。20世纪80年代以来，免疫抑制剂，如抗胸腺细胞球蛋白（antithymocyte globulin，ATG）或抗淋巴细胞球蛋白（antilymphocyte globulin，ALG）、环孢素A（cyclosporin A，CsA）等的单独或联合应用，使重型再障的预后有了显著的改善，5年无病生存率达60%~70%。

获得性再生障碍性贫血（acquired aplastic anemia）是一种获得性骨髓衰竭，包括特发性获得性再生障碍性贫血和继发性获得性再生障碍性贫血。因明确病因（如药物、放射损伤、病毒感染等）所致获得性再生障碍性贫血称为继发性获得性再生障碍性贫血；无明确致病因素的获得性再生障碍性贫血称为特发性获得性再生障碍性贫血，即通常所称的再生障碍性贫血（aplastic anemia，AA）。

AA在获得性骨髓衰竭性疾病中最为常见，我国发病率为7.4/100万，高于西方国家。肝炎后再生障碍性贫血（post hepatitis aplastic anemia，PHAA）是继发性获得性AA的代表性疾病，表现为发现AA时或之前2~3个月内有明显急性肝炎病史（血清谷丙转氨酶明显上升达正常值5倍以上），可伴黄疸。PHAA多原因不明，临床上很少获得甲、乙、丙型等传染性肝炎病毒证据。在AA诊断时应重视询问有无肝炎病史。此外，由于儿童处于生长发育阶段，AA发病早期可能骨髓有核细胞增生低下并不明显，巨核细胞数在正常范围（髂骨骨髓涂片每片7~133个，平均36个）的低限，而外周血仅表现为单纯血小板减少和/或中性粒细胞轻度降低，此时应注意与特发性血小板减少性紫癜相鉴别，密切关注血象及骨髓变化，及时明确诊断，予以规范性治疗。

获得性AA临床表现为血细胞减少的相应症状，如粒细胞减少所致的感染、发热，红细胞减少所致的头晕、乏力、面色苍白等，血小板减少所致的皮肤、黏膜等部位的出血。AA的诊断需排除引起全血细胞减少的其他疾病。一旦确诊要根据血细胞减少的程度分为重型再生障碍性贫血（severe aplastic anemia，SAA）、极重型再生障碍性贫血（very severe aplastic anemia，vSAA）和非重型再生障碍性贫血（non severe aplastic anemia，NSAA）。根据分型选择相应的治疗方案。

【发病机制】早年有学者提出了“种子-土壤-害虫”学说，但迄今为止，获得性AA确切的发病机制尚不完全清楚，其发病原因包括暴露于放射线、化疗药物或某些化学性药物等有毒化学制剂，及不明原因引起的骨髓造血干细胞（hematopoietic stem cells，HSC）和/或造血微环境损伤。免疫介导的HSC质和量的减少及造血微环境的损伤被认为是获得性AA的主要发病机制。

1. 免疫损伤证据　AA患者的HSC数量减少和免疫介导的HSC损伤解释了“种子-害虫”学说。体外研究证明，来自AA患者的活化的T细胞体外诱导HSC凋亡和CD8阳性T细胞数量增加。疾病的状态与产生干扰素的细胞数量呈正相关，与调节性T细胞数量呈负相关。在AA患者的骨髓细胞中加入抗干扰素γ（interferon-γ，IFN-γ）抗体可增加细胞集落的数量，而同样的处理对健康人来源的骨髓细胞培养无影响。将IFN-γ绑定到IFN-γ受体会导致信号转导和转录激活（STAT），抑制细胞因子信号转导通路2（SOCS2）和HSC增殖及干性。

研究者在动物实验中也发现，血浆IFN-γ和TNF-α水平升高，与骨髓损伤相关，可能导致造血衰竭。

2. 造血微环境损伤证据　众所周知，维持造血的另一关键是造血微环境，也就是早年提出的“土壤”学说。定居于骨髓中的HSC与微环境之间的密切关系不言而喻，微环境损伤对“定居者”的影响有很多研究给予证实。研究显示，与健康对照组相比，AA患者骨髓基质中的骨内膜细胞、血管细胞和血管周围细胞明显减少，进一步通过化学药物介导的骨髓造血衰竭研究表明，化学药物处理后产生的活性氧通过下调微环境相关Nocth-1信号负向调控微环境，从而改变了HSC的表观遗传状态，导致HSC的灾难性损伤。因此也有人提出了抗氧化损伤的治疗策略。

AA患者造血微环境的成骨细胞、血管和血管周围细胞损伤可能是AA患者造血功能降低的原因之一。对来源于AA的骨髓基质细胞进行长期培养，结果显示其支持造血的能力明显降低。间充质干细胞（mesenchymal stem cell，MSC）是一种可分化为多种细胞类型的亚单位细胞，即产生骨髓组织的脂肪细胞、软骨细胞、成骨细胞和肌肉细胞。尽管存在个体差异，但来源于AA患者骨髓MSC的形态改变明显、增殖潜能降低、细胞凋亡增加，耗竭成骨细胞分化为脂肪细胞。对这些细胞进行的相关分析显示细胞增殖、细胞分裂、细胞循环、细胞间相互作用、免疫应答等相关基因的表达均发生了变化。

对遗传性造血衰竭，如范科尼贫血（Fanconi anemia，FA）、施-戴综合征（Shwachman-Diamond syndrome，SDS）来源的MSC研究显示出与AA相似的结果。应用SDS白血病前期遗传模型的研究显示，干扰MSC可引起造血干/祖细胞（HSC/HPC）线粒体功能紊乱、氧化应激和DNA损伤反应，从而促进白血病的发生。遗传性造血衰竭的肿瘤易感性是否与此有关，需要更进一步的研究证实。

【临床表现】起病多缓慢。临床表现与全血细胞减少的严重程度和持续的时间有关。血小板减少引起的出血出现早，包括出血点（特别是在硬腭和软腭的边缘)、牙龈渗血、微小创伤后的瘀斑、鼻出血和黏膜出血,青春期女孩可以月经增多为首发表现。中性粒细胞减少引起口腔溃疡、细菌感染和发热,这些表现早期很少出现;起病急的患者,病程较短,出血与感染迅速进展。贫血相应表现有疲乏、面色苍白、活动减少或活动耐力下降,但这些症状出现较晚,多表现为黏膜和甲床苍白。在儿童中,缓慢进展的贫血尚可代偿。一般无淋巴结肿大、脾大。身材矮小、先天性异常(特别是拇指和前臂畸形)、皮肤色素沉着或脱失、指甲角化不良提示有遗传性骨髓衰竭性疾病的可能性。

慢性病例病情常起伏,迁延数年,在缓解期贫血与出血症状可不明显。

仔细询问家族中血液系统疾病或白血病 / 实体瘤家族史以提示遗传易感性的有无;生长发育史有助于筛选潜在的先天性疾病;发病前 1~12 个月用药、环境和感染详细病史的获得可帮助寻找可能的致病因素。

【辅助检查】

1. 血常规　外周血有血小板减少伴有粒细胞减少和 / 或红细胞减少的两系或三系血细胞减少。红细胞和血红蛋白一般成比例减少,为正细胞正色素性贫血,少数患者可出现红细胞平均体积增加,红细胞分布宽度正常,无异形红细胞的数量增多。网织红细胞绝对值减少,重症和急性患者血涂片中甚至找不到网织红细胞。白细胞总数明显减少,主要为粒细胞减少。血小板计数减少,血小板的体积正常。

2. 骨髓穿刺检查　髂骨为骨髓穿刺首选部位。骨髓穿刺涂片外观可见油滴。染色涂片可见有核细胞总数明显减少,呈低增生性,伴骨髓小粒造血细胞成分减少,淋巴细胞比例增高,网状细胞、浆细胞和肥大细胞等非造血细胞增多,脂肪较多,巨核细胞减少。慢性患者的骨髓中有核细胞增生活跃或明显活跃,但巨核细胞减少,可见红细胞生成障碍,出血严重者可伴有巨幼样变和核浆发育不平衡。

骨髓应同时进行染色体核型分析、干细胞培养,以及与 MDS、恶性肿瘤以及病毒相关性全血细胞减少相鉴别的相应检测。

3. 骨髓活体组织检查　骨髓活检能更准确地评价骨髓增生程度,并能排除骨髓纤维化和肉芽肿等其他疾病。

4. 血清铁测定　血清铁增高,转铁蛋白饱和度增高,与贫血的程度不成比例,反复输血的患者铁蛋白增高。

5. 胎儿血红蛋白　胎儿血红蛋白(HbF)在急性期正常或轻度减低,慢性期明显增高。粒细胞集落刺激因子(granulocyte colony-stimulating factor, G-CSF)和 EPO 的血浆浓度常是增高的,24 小时 EPO 的尿内排出量增高。

6. 人类白细胞抗原(human leucocyte antigen, HLA)配型　对有造血干细胞移植适应证的患者进行 HLA 配型有助于及时进行造血干细胞移植治疗。

7. 其他　脏器功能检查、溶血检查、自身免疫病相关检测等引起全血细胞减少疾病的针对性检测。

【诊断】

1. 临床表现　主要表现为血细胞减少的相应临床表现,如贫血、出血、感染。一般无肝、脾、淋巴结大。

2. 实验室检查

(1) 血常规检查:红细胞、粒细胞和血小板减少,至少符合以下三项中的两项。①血红蛋白 <100g/L;②血小板计数 $<100\times10^9/L$;③中性粒细胞绝对值 $<1.5\times10^9/L$;如为两系减少则必须包含血小板减少。

(2) 骨髓穿刺检查:骨髓有核细胞增生程度活跃或减低,骨髓小粒造血细胞减少,非造血细胞(淋巴细胞、网状细胞、浆细胞、肥大细胞等)比例增高;巨核细胞明显减少或缺如,红系、粒系可明显减少。由于儿童不同部位造血程度存在较大差异,骨髓穿刺部位推荐首选髂骨,年龄 <1 岁者可选胫骨。

(3) 骨髓活检:骨髓有核细胞增生减低,巨核细胞减少或缺如,造血组织减少,脂肪和 / 或非造血细胞增多,无纤维组织增生,网状纤维染色阴性,无异常细胞浸润。如骨髓活检困难可行骨髓凝块(bone marrow clot)病理检查。

3. 除外其他　除外可致全血细胞减少的其他疾病。

【鉴别诊断】儿童获得性 AA 应与导致全血细胞减少的其他疾病相鉴别,在排除所有的先天性骨髓衰竭后才能诊断。还需要排除肿瘤性疾病(低增生性白血病、淋巴瘤、恶性肿瘤骨髓转移等),骨髓增生异常综合征,原发性骨髓纤维化,溶血相关疾病(阵发性睡眠性血红蛋白尿症等)及其他疾病(肝病、营养性贫血、病毒感染、结缔组织病等)。对拟诊 AA 的患儿,推荐进行下述实验室和辅助检查项目,以排除继发性 AA(表 2-4-16)。

表 2-4-16 与鉴别诊断相关的主要实验室检查

与鉴别诊断相关的主要实验室检查
1. 血液常规和涂片检查(包括网织红细胞计数)
2. 骨髓穿刺涂片和骨髓活检,有条件可行免疫病理学检查
3. 骨髓细胞遗传学检查 (1)外周血淋巴细胞染色体断裂(丝裂霉素 C 诱导)分析 (2)染色体检查,荧光原位杂交(fluorescence in situ hybridization,FISH)检查异常染色体(特别是 5 号、7 号染色体)
4. 根据条件可进行先天性骨髓衰竭性疾病相关的基因检测
5. 酸溶血试验和阵发性睡眠性血红蛋白尿症(PNH 克隆)检测
6. 尿含铁血黄素试验
7. 胎儿血红蛋白含量测定
8. 淋巴细胞亚群检测
9. 肝肾功能检查
10. 病毒学检查,肝炎病毒、EB 病毒、巨细胞病毒、人类免疫缺陷病毒、人类细小病毒 B19 等
11. 自身免疫性疾病相关抗体检测
12. 胸部和骨骼 X 线检查
13. 心脏和腹部 B 超检查

【治疗】中华医学会儿科学分会血液学组在 2014 年发表了《儿童获得性再生障碍性贫血诊疗建议》。

1. 对症支持治疗

(1)一般措施:避免剧烈活动,防止外伤及出血,尽量避免接触对骨髓有损伤作用的药物;注意饮食和口腔卫生,定期应用消毒剂(如西吡氯漱口水、盐水等)清洁口腔。

(2)感染防治:出现发热时,参照第三十六章第 1 节发热性中性粒细胞减少患儿的治疗处理。

(3)成分血输注:根据 2000 年 6 月卫生部颁布的《临床输血技术规范》中内科输血指南,红细胞输注指征为 Hb<60g/L,但需氧量增加(如感染、发热、疼痛等)时可放宽红细胞输注指征。预防性血小板输注指征为血小板计数<10×10^9/L,存在血小板消耗危险因素者可放宽输注阈值。对严重出血者应积极给予成分血输注,使血红蛋白和血小板达到相对安全水平。血小板输注无效者推荐 HLA 配型相合血小板输注。强调成分血输注,有条件时建议对血液制品进行过滤和 / 或照射。

(4)造血生长因子的应用:对于粒细胞缺乏伴严重感染者可应用粒细胞集落刺激因子(G-CSF)。

(5)铁过载的治疗:对于反复输血所致铁过载,当血清铁蛋白>1 000μg/L 时可考虑去铁治疗。

(6)疫苗接种:推荐免疫抑制治疗期间及停药 6 个月内避免接种一切疫苗。停用免疫抑制治疗 6 个月后,如免疫功能大部分恢复或基本恢复可接种必要的灭活或减毒疫苗。

2. 造血干细胞移植治疗 同胞全相合供者造血干细胞移植是 AA 的首选治疗,具有起效快、疗效彻底、远期复发和克隆性疾病转化风险小的特点。移植时机与疾病严重程度、供体来源、HLA 相合度密切相关,应严格掌握指征。

(1)适应证:SAA、vSAA 或免疫抑制治疗(immunosuppressive therapy,IST)治疗无效的输血依赖性 NSAA。

(2)供体来源:SAA、vSAA 患儿如有同胞相合供体,应尽快进行造血干细胞移植治疗;预计在短期(1~2 个月)内能找到(9~10)/10 位点相合的非血缘相关供体并完成供者体检的 SAA、vSAA 患儿,可在接受不包括 ATG 的 IST 治疗后直接进行造血干细胞移植;其余患儿则在接受了包括 ATG 在内的 IST 治疗 3~6 个月无效后再接受造血干细胞移植治疗,移植供体为尽可能相合度高的非血缘或亲缘相关供体。骨髓是最理想的造血干细胞来源,外周血干细胞次之,由于预处理方案的优化,脐血移植治疗 AA 的成功率大大提高。

(3)注意事项

1)SAA 和 vSAA 患儿一经确诊应尽早进行 HLA 配型。

2)输血依赖性 NSAA 的移植策略同 SAA。

3）持续的粒细胞缺乏常使SAA，尤其是vSAA患儿面临难以控制的感染，但活动性感染并非移植的绝对禁忌证。由于移植后粒细胞重建较快，通过移植重建的中性粒细胞来控制感染，可能是唯一有效的治疗措施。但因这类移植的高风险性，需要在具有相当移植经验的医院对患儿的疾病状态进行严格评估，并取得家长积极配合的前提下进行。

4）移植前需避免输注亲缘血液，尽量输注去除白细胞的血液制品以降低移植失败的概率。

3. 免疫抑制治疗 免疫抑制治疗（immunosuppressive therapy，IST）是无条件行造血干细胞移植治疗的AA患者的有效治疗方法。目前常用方案包括抗胸腺细胞球蛋白/抗淋巴细胞球蛋白（antithymocyte/antilymphocyte globulin，ATG/ALG）和环孢素A（cyclosporine，CsA）。

(1)抗胸腺细胞球蛋白/抗淋巴细胞球蛋白

1）适应证：①无HLA相合同胞供者的SAA和vSAA；②血象指标中有一项达SAA标准的NSAA和输血依赖性NSAA，且无HLA相合同胞供者；③第一次ATG/ALG治疗3~6个月后无效，且无合适供者行造血干细胞移植的患儿。ATG/ALG治疗应在无感染或感染控制后、血红蛋白80g/L以上和血小板20×10^9/L以上时进行。

2）药物剂型与剂量：临床上ATG的应用相对比ALG更多，但疗效因动物来源和品牌的不同而存在差异。药物剂量参照相应产品说明书。

3）不良反应和注意事项：①ATG/ALG急性不良反应包括超敏反应、发热、僵直、皮疹、高血压或低血压及液体潴留等，应给予泼尼松1~2mg/(kg·d)或相应剂量其他糖皮质激素进行预防；②血清病，包括关节痛、肌痛、皮疹、轻度蛋白尿和血小板减少等。一般发生在ATG/ALG治疗后1周左右，糖皮质激素应足量应用至治疗后15天，随后减量，一般2周减完（总疗程4周）。若血清病严重，糖皮质激素剂量根据患者情况进行调整。

(2)环孢素A

1）适应证：①ATG/ALG治疗的SAA/vSAA患者；②NSAA患者。

2）使用方法：一旦确诊，应尽早治疗。口服起始剂量为5mg/(kg·d)。服药2周后监测CsA血药浓度，建议全血谷浓度维持在100~200μg/L，在保持谷浓度的前提下尽量将峰浓度维持在300~400μg/L。疗效达平台期后12个月方可减量。应按原剂量的10%~20%递减，每3个月减量一次。减量期间密切观察血象，如有波动需慎重减量。一般CsA总疗程应在2~3年，减量过快可能增加复发风险。

3）不良反应与处理：主要不良反应为消化道症状、牙龈增生、色素沉着、肌肉震颤、肝肾功能损害，极少数发生头痛和血压增高。多数患儿症状轻微或对症处理后减轻，必要时可调换CsA剂型或选择其他免疫抑制剂。服药期间应定期监测血药浓度，肝、肾功能和血压等。

(3)环磷酰胺（cyclophosphamide，CTX）：大剂量环磷酰胺（HD-CTX）是一种强力而有效免疫抑制治疗，常规用于SAA患者异基因造血干细胞移植（allogeneic hematopoietic stem cell transplantation，allo-HSCT）预处理，一些患者预处理后未进行移植或移植失败，但自身恢复造血，提示HD-CTX单用治疗重型AA可能有效。有学者在10例SAA患儿中应用CTX［45mg/(kg·d)］，共4天，其中7例完全缓解。但一项比较HD-CTX+CsA和ATG+CsA治疗SAA的Ⅲ期前瞻性随机试验，由于真菌感染和3例早期死亡（CTX组）而被中止。6个月随访时，CTX组反应率为46%（6/13），ATG组反应率为75%（9/12）。其他研究报道的HD-CTX+CsA疗效相对较好，但由于病例数较少，进行更为严格大系列前瞻性研究十分必要。

4. 其他药物治疗

(1)雄激素：雄激素有促造血作用，主要副作用为可能会出现男性化特征。如能被患儿和家属接受则推荐全程应用。用药期间应定期复查肝肾功能。

(2)甲泼尼龙：适量甲泼尼龙常用于减少ALG/ATG应用时血清病的不良反应，大剂量肾上腺皮质激素单用能使部分患者有早期一过性改善，但不良反应较多，包括高血压、高血糖、体液潴留、电解质紊乱、精神病、股骨头和肱骨头无菌性坏死及细菌、真菌感染性增加。故大剂量的皮质类激素不推荐作为AA的一线治疗。

【预后】近20年来随着支持治疗和治疗方案的改进，AA的总生存率已提高到80%以上，由于异基因骨髓移植、联合免疫抑制治疗和重组人造血生长因子（hematopoietic growth factor，HGF）的应用，已使SAA的远期无复发生存率达到60%左右。NSAA患儿非输血依赖生存率60%以上。

【未来展望】获得性AA的诊断是一个排除性诊断，需要与遗传性骨髓衰竭综合征、低增生性MDS，如MDS-RCC等相鉴别。由于对遗传性骨髓衰竭综合征的认识不足或诊断技术所限，以往诊断为AA的患者约10%~20%为遗传性骨髓衰竭综合征，因此，建立标准化的IBMF基因检测技术是未来的重点工作。

部分儿童NSAA与MDS鉴别困难，尤其是低增生性MDS，如MDS-RCC等，而治疗、预后可能存在差异。最近文献报道儿童AA与MDS-RCC治疗、预后无明显差异，挑战了WHO 2008诊断标准中的儿童MDS-RCC这一亚型存在的必要性。有必要进行儿童NSAA的诊断、预后分层及分层治疗研究。

三、遗传性骨髓衰竭性疾病

遗传性骨髓衰竭综合征（inherited bone marrow failure syndrome，IBMFS）是由父母遗传的基因突变或新生自发突变导致的一组造血衰竭性疾病。IBMFS可以发生于任何年龄，具有遗传异质性，以先天性畸形、骨髓造血衰竭及肿瘤易感为主要特点。但约40%无躯体畸形或发育异常特征的年长儿童易被误诊为获得性骨髓衰竭综合征（acquired bone marrow failure syndrome，ABMFS），导致治疗延误。IBMFS发病的高峰年龄在2~5岁，约占造血衰竭的10%~15%，占儿童造血衰竭的30%，75%的儿童IBMFS可以确定分型。疑似ABMFS的儿童或成人，通过某些特异性检查，最终约20%的患者可能诊断遗传性疾病。因此，对所有年龄段的疑似获得性再生障碍性贫血（AA）的患者均应进行进一步的检查，以免误诊和漏诊，对选择恰当的治疗亦十分重要。

IBMFS主要包括范科尼贫血（Fanconi anemia，FA）、先天性角化不良（dyskeratosis congenital，DC）、施-戴综合征（Shwachman-Diamond syndrome，SDS）、先天性纯红细胞再生障碍性贫血（Diamond-Blackfan anemia，DBA）和先天性无巨核细胞血小板减少症（congenital amegakaryocytic thrombocytopenia，CAMT）、血小板减少伴桡骨缺如（throm bocy-topenia and absent radii，TAR）、网状发育不良（reticular dysgenesis，RD）、严重的先天性中性粒细胞减少症（severe congenital neutropenia，SCN）等。

遗传方式主要为常染色体隐性遗传（autosomal recessive inheritance，AR）（如FA、SDS、CAMT和RD），小部分为X连锁隐性遗传（X-linked recessive inheritance）（如DC）或常染色体显性遗传（autosomal dominant inheritance，AD）（如DBA、RD）。发病的分子机制主要涉及DNA损伤修复障碍、端粒维持缺陷及核糖体生物合成缺陷等。

IBMFS的发病是多步骤的，在造血谱系途径有关键的点。高穿透性、特异的突变体是直接影响细胞存活和功能的基因（对正常造血必不可少的途径），除其他的遗传性修饰过程外，在获得性再生障碍性贫血自身免疫发病过程中也有如细胞因子信号通路的高度分离。受影响最严重的是那些频繁分裂的细胞（如造血细胞、胃肠道细胞和皮肤细胞），这为在遗传性骨髓衰竭中观察到的骨髓和骨髓外病理改变提供了依据。

（一）范科尼贫血

范科尼贫血（FA）是一种罕见的多系统异常遗传病，主要表现为骨髓衰竭、躯体畸形、易患癌症、急性髓系白血病（acute myeloid leukemia，AML）和头颈部上皮癌，对烷化剂和促炎细胞因子敏感。FA是最常见的遗传性骨髓衰竭综合征。FA的遗传方式多为常染色体隐性遗传，2%的患者为X染色体隐性遗传，其基因携带率约为1/300，发病率约为（1~3）/10^7，儿童发病率约为1/360 000。

【发病机制】FA发生的关键机制是DNA损伤修复蛋白基因的突变引起基因组不稳定。DNA修复蛋白是非致瘤性的，DNA修复对维持基因组完整性极为重要，DNA修复的任何异常都会使正常细胞分裂过程中其他基因发生突变。

FA是对DNA损伤药物高度敏感的一种疾病。目前报道与FA相关的突变有20个基因，但公认的致病基因为16个（FANC genes：*FANCA*、*FANCB*、*FANCC*、*BRCA2*、*FANCD2*、*FANCE*、*FANCF*、*FANCG*、*FANCI*、*BRIP1*、*FANCL*、*FANCM**、*PALB2*、*SLX4*、*ERCC4*、*UBE2T*）。另外一些基因会导致染色体脆性综合征，并伴有FA相关的畸形，但没有骨髓衰竭，被称为FA样基因（FANC-Like genes：*RAD51C*、*RAD51*、*BRCA1*、*FAAP100*、*FAAP24*、*FAAP20*、*CENPS*、*CENPX*、*BOD1L1*、*UHRF1*、*USP1*、*UAF1*、*FAN1*）。临床上检测到的突变中约64%为*FANCA*、14%为*FANCC*、9%为*FANG*。*FANCB*、*BRCA2*、*FANCD2*、*FANCE*和*FANCF*约见于13% FA。*FANCA*突变最常见，且倾向于晚期发生骨髓衰竭，*FANCC*和*FANCG*则临床表现更为严重，可能需要较早期进行造血干细胞移植。在一个家族中鉴定FA基因的突变，有助于进行产前诊断和围着床期的遗传学诊断及FA携带者的诊断。

【临床表现】FA临床表现为进展性骨髓衰竭，多发性先天畸形及对骨髓增生异常综合征（MDS）和恶性肿瘤的易感性，特别是急性髓系白血病（AML），其中全血细胞减少最常见，先天缺陷表现为皮肤咖啡牛奶斑，身材矮小，骨骼畸形（以拇指、桡骨和长骨为主），小头畸形，胃肠道、心脏和泌尿系统畸形等，异质性明显，即使同胞间的表现也可以完全不同。FA的平均发病年龄是6.5岁，但诊断年龄为0~50岁，一些非典型表现（如骨髓发育不良）的患者往往到成人时才诊断明确。FA患者先天缺陷的严重程度和血液疾病出现的早晚相关，缺乏先天畸形的患者出现骨髓衰竭较晚，甚至不会发展为骨髓衰竭。所以伴有先天缺陷的FA患者的诊断并不困难，但年龄较大、体格检查无异常、仅表现为骨髓衰竭者不易诊断。

【辅助检查】

1. 血常规　外周血以血小板减少伴有粒细胞减少和/或红细胞减少的两系或三系血细胞减少。常为大红细胞，网织红细胞绝对值减少。白细胞总数明显减少，主要为粒细胞减少。血小板计数减少，血小板的体积正常。

2. 骨髓检查　髂骨为骨髓穿刺首选部位。骨髓穿刺涂片外观可见油滴。染色涂片可见有核细胞总数明显减少，骨髓增生活跃或增生减低，伴骨髓小粒造血细胞成分减少，淋巴细胞比例增高，网状细胞、浆细胞和肥大细胞等非造血细胞增多，脂肪增多，巨核细胞减少。

染色体核型正常、干/祖细胞培养粒-巨噬细胞集落形成单位（colony-forming unit-granulocyte/macrophage，CFU-GM）、红系爆式集落形成单位（burst-forming unit-erythroid，BFU-E）、混合细胞集落形成单位（colony-forming unit-mix，CFU-Mix）生长减低。

3. 骨髓活体组织检查　骨髓有核细胞增生减低，纤维染色阴性，巨核细胞减少。

4. 血液学以外的异常　肝脏，肾脏，心脏，尿路，听觉和视觉功能，内分泌系统（甲状腺、糖耐量、垂体功能、青春期后的性腺），胃肠道，骨骼；脑垂体磁共振成像和磁共振血管造影除外垂体和烟雾综合征；评估典型的与FA相关的癌症，特别是口腔。

5. 胎儿血红蛋白　胎儿血红蛋白（HbF）可正常或增高。

6. 染色体不稳定试验　FA细胞对DNA交联剂如丝裂霉素（MMC）、二环氧丁烷（DEB）异常敏感。目前普遍用于临床检测的是MMC试验。部分FA患者的血液存在镶嵌现象，这些患者建立的B淋巴细胞系常为MMC/DEB耐药株，但其成纤维细胞对MMC敏感，可用于诊断。

7. 二代测序　包括家系验证的二代测序技术有助于FA的诊断和分型。二代测序可表现为纯合突变和复合杂合突变。

由于FA基因突变均呈异质性，很难通过基因测序鉴别FA路径，Shimamura基于对FA信号转导途径的研究进展建立了一种通过FAD2免疫印迹或免疫荧光，筛查单泛素化FAD2，快速诊断FA和亚型的筛查方法。对于一个最初染色体断裂试验阴性但临床怀疑为FA的患者，免疫印迹可能有助于鉴别嵌合体状态，继而做进一步检查。

【诊断】典型的血液学异常和躯体畸形等临床表现可以进行临床诊断。但无躯体畸形等典型临床表现者需进行MMC试验检查阳性、二代测序的纯合突变和复合杂合突变，有助于诊断和分型。

【鉴别诊断】FA的鉴别诊断比较复杂，在临床实际工作中需要与非范科尼贫血性骨髓衰竭综合征、染色体脆性综合征、伴有先天畸形和智力发育障碍特征的遗传性疾病，以及非范科尼贫血性肿瘤等疾病进行鉴别。

1. 非范科尼贫血性骨髓衰竭综合征　各种原因引起的贫血、血小板减少、遗传与非遗传性骨髓衰竭综合征是需与FA鉴别的最常见疾病，包括DBA、DC、SCN、SDS、TAR、Pearson综合征等。但是这组疾病当中的形体及智力发育障碍、肿瘤并发少见，并且染色体断裂检测结果为阴性，可资鉴别。在少见情况下，Seckel综合征可伴有形体和智力发育障碍、贫血及染色体脆性试验阳性，分子检测技术可帮助鉴别。

2. 染色体不稳定综合征　包括很多种疾病，其中以Bloom综合征和共济失调毛细血管扩张症为常见。尽管这两种疾病会有与FA类似的临床表现，偶尔这组患者也可表现有染色体断裂阳性，也可并发有特别类型的肿瘤。但是这两组疾病不伴有骨髓衰竭，同时也不并发骨髓增殖异常与急性髓系白血病。

3. 先天畸形和智力发育障碍的遗传性疾病　这组患者表现为先天性畸形，智力发育障碍，并可见到单一或多脏器功能障碍，但是这组疾病一般不伴有骨髓衰竭，并且染色体断裂检测为阴性。

4. 非范科尼贫血性青少年白血病及肿瘤　这组患者当中不伴有躯体畸形及智力异常，可有骨髓衰竭，一般染色体断裂检测为阴性，但如果3个月内患者曾接受放疗与化疗，会有假阳性。

【治疗】诊断后的血液学评估对治疗选择极为重要。①血象正常、无细胞形态学及细胞遗传学异常的FA患者每6个月评估一次血象，每年评估一次细胞形态学及细胞遗传学。②诊断时轻度血细胞减少、无细胞形态学及细胞遗传学异常者每3个月一次血常规，骨髓形态学和细胞遗传学每6个月一次。③诊断时中度血细胞减少、无造血衰竭或预后不良的细胞遗传学异常（+1q、-20q、-11q、-5q、-Y）者，血细胞每6~8周复查一次，骨髓形态学和细胞遗传学每3~4个月复查一次。①②③三种情形一旦监测到血细胞减少进展，有条件时应选择造血干细胞移植，若无合适供者，无不良预后细胞遗传学异常者进行雄激素治疗。④诊断时严重的血细胞减少（原始细胞<10%）或不良的细胞遗传学异常（-7q、+3q、复杂异常，*RUNX1*突变）或*BRCA2*/*FANCD1*者，直接进行移植。

FA的治疗主要针对其血液学改变以及危及生命的各种并发症。

1. 雄激素和皮质类固醇治疗　FA患者发生全血细胞减少时的治疗主要是雄激素和支持治疗。雄激素增加EPO的产生，刺激红系干细胞，从而提高血红蛋白水平。约75%的患者雄激素治疗有效，雄激素起效最早的表现是出现大红细胞以及HbF水平增加，开始治疗后2~3个月血红蛋白开始上升，随后血小板计数上升，最后中性粒细胞上升，要确定雄激素是否有效至少要坚持用药6个月以上。有效时间几个月至20年不等。几乎所有的患者停用雄激素后都会复发，仅少数治疗时<12岁的患者，在青春期时可停止治疗而不复发。最终许多患者对所用的雄激素耐药，换用另外一种雄激素少部分患者可能有效。由于雄激素的应用，延长了患者的生存期，但一些患者可能出现肿瘤等晚期并发症。

单独应用雄激素与雄激素加皮质类固醇的疗效相同，但一般推荐联合治疗，皮质类固醇引起的生长迟缓可抵消雄激素生长加速的副作用，也可以通过降低血管的通透性减少出血。最常用的雄激素是司坦唑醇，口服2~5mg/(kg·d)，泼尼松5~10mg，隔日一次。为降低肝脏毒性可用雄激素注射剂，苯丙酸诺龙1~2mg/(kg·w)，肌内注射，为预防血肿，可用冰袋冷敷和按压。

雄激素的副作用有妇女男性化、多毛症以及声音变粗，外生殖器肥大，痤疮，情绪不稳，水、钠潴留，体重增加，肌肉发达，由于骨骼成熟加速致骨骺过早融合，最终导致身材矮小。这些副作用中部分在雄激素减量或停用后消失。比较严重的副作用包括肝大，胆汁淤积性黄疸和肝功能中转氨酶水平上升，但这些是可逆的。最严重的远期副作用是肝腺瘤和肝细胞癌，应予以重视。接受雄激素治疗的患者需定期进行肝生化检查和超声检查，治疗有效的患者可逐渐减量但不能停药。但有些患者雄激素可停用，这些患者可能有血液系统镶嵌现象，其“正常”干细胞有选择性造血优势。

2. 细胞因子　造血生长因子如G-CSF和GM-CSF能改善造血，特别是中性粒细胞减少的患者，能增加中性粒细胞绝对值，仅少数患者血红蛋白和血小板计数增加。可与雄激素联合应用或用于雄激素治疗无效的患者。然而，这些因子的应用也能使肿瘤易感的患者发生白血病或促使向MDS或7号染色体单体演化，因此仅用于严重中性粒细胞减少的患者，不能用于有克隆性细胞遗传学异常的患者，并注意监测外周血细胞计数，定期行骨髓检查和骨髓细胞遗传学检查，一旦发现异常应停用。

3. 造血干细胞移植　造血干细胞移植是唯一能治愈FA患者的措施，也可以预防白血病的发生。有健康HLA相合的同胞供者采用异基因造血干细胞移植，两年生存率可达到66%；无HLA相合的同胞供者可选择HLA相合的无关供者或不匹配的家族成员，但移植效果很差，两年生存率仅29%。HLA相合的同胞脐带血移植已有成功的报道，优化预处理方案的无关全相合脐带血移植已有成功报道。

由于FA患者对放疗和预处理方案药物如环磷酰胺（CTX）超敏，可发生严重的黏膜炎伴有肠道吸收障碍和出血、液体潴留、心力衰竭和出血性膀胱炎。减少CTX的剂量降低到20mg/kg，分4天给药，联合5Gy的放疗，这个方案的累积生存率大约是70%。应用氟达拉宾进行预处理，代替放疗取得了更好的疗效。尽管骨髓移植是一种有效的治疗措施，但化疗和放疗增加了发生第二肿瘤的危险（尤其是头颈部肿瘤）。

4. 基因治疗　FA前体细胞和肝细胞的基因转导可以从遗传学上纠正所有系统的造血细胞异常，恢复正常的持续造血。在*FANCA*和*FANCC*患者的体外试验中均已获得成功，是目前FA基因治疗的依据所在。生物技术的不断发展有望用于临床。

5. 其他治疗　FA患者中部分患者需要支持治

疗，有出血的患者，可用6-氨基己酸0.1g/kg，每6小时服用一次。有可能需要移植治疗的患者，应输注过滤白细胞的血液制品或辐照血液制品，避免输注来自家族成员的血液制品，以减少移植时移植物抗宿主病。避免接触可抑制骨髓造血的药品和化学物质。血小板减少的患者避免应用影响血小板功能的药物。FA继发AML治疗困难，预后差。由于DNA修复缺陷，对化疗敏感性增加，因此化疗相关毒性增加，化疗剂量应减少。

【预后】预测FA患者的中位生存年龄是20岁，25%的患者生存超过31岁。中位生存年龄已经由20世纪60年代的13岁提高到了近10年来报道的30岁。当输血是唯一的治疗措施的时候，80%的患者于发生再生障碍性贫血的2年内死亡，几乎所有的患者在4年内死亡。诊断时年龄小的患者常伴有严重的缺陷，生存期更短。也有些患者未出现再生障碍性贫血，而有发生晚期并发症（白血病、实体瘤）的危险性，这种风险随年龄增加而增加。

【未来展望】我国尚无完成的队列研究及登记研究，确切发病率不清楚，我国移植治疗该类疾病的治疗后远期并发症及转归尚需得到关注，建立登记网络势在必行。尽管发现了近20个致病基因，但其发病机制仍有待于进一步研究，在此基础上的基因治疗才有望实现。

（二）先天性角化不良

先天性角化不良（dyskeratosis congenita，DC；又称为Zinsser-Cole-Engman综合征）是一种罕见的中胚层和外胚层发育不良性疾病，端粒的生物学异常（telomere biology disorders，TBD）可在同一家族中出现不同的表型。典型的表现为颜面、颈部、肩部的网状色素沉着，指/趾甲角化不良和口腔黏膜白斑。端粒异常可表现为单一骨髓造血衰竭或同时发生肺纤维化、头颈部鳞状细胞癌（HNSCC）和肝脏疾病。白种人、黑种人及亚洲人均可见发病。半数患者在10~20岁发展为再生障碍性贫血，有10%的患者在30~40岁发生恶性肿瘤。

【发病机制】端粒是位于染色体末端维持染色体稳定的一种核蛋白复合体，由于DNA聚合酶不能复制DNA的3′端，端粒随着每一次细胞分裂而缩短，因此端粒长度是判断正常衰老程度的标志。6种蛋白质复合物具有保护端粒末端的功能，而端粒酶复合物则是对核苷酸序列的延伸。端粒达到临界短时，触发细胞发生衰老和危象，从而发生干细胞衰竭和骨髓再生障碍。

DC是一种中胚层和外胚层发育不良性疾病，涉及端粒维持的RNAs基因（*ACD*、*CTC1*、*DKC1*、*NAF1*、*NHP2*、*NOP10*、*PARN*、*POT1*、*RTEL1*、*STN1*、*TERC*、*TERT*、*TINF2*和*WRAP53*）突变引起多系统损害，目前约70%的患者可以检测到上述已知基因。*TINF2*突变的患者发病年龄较小，三联症症状典型。常染色体显性遗传的DC/TBD常为*TERT*突变，而*RTEL1*或*PARN*突变常于成年人发病，这些基因的双等位基因或纯合突变往往在很小年龄出现严重的DC表现。

DC具有伴X染色体隐性遗传、常染色体隐性遗传和常染色体显性遗传3种遗传方式。①伴X染色体隐性遗传：是DC的主要遗传方式，大约有200例患者，男女比例为4.5∶1。包括散发的男性患者、同胞兄弟、叔侄和堂兄弟。男性散发的遗传病例实际上可能发生了常染色体突变。在一些男性患者，可以通过Xq28限制性片段长度多态性和突变分析鉴别是否为伴X染色体遗传。②常染色体隐性遗传：包括女性散发遗传患者、近亲家庭和兄妹。③常染色体显性遗传：少见，通过男性或女性以及一方的血缘关系传代。在家族中，明显的常染色体遗传表现可能是X连锁遗传伴X染色体失活。

多数学者认为DC是一种染色体不稳定性疾病，但在DC没有发现DNA交联修复缺陷的证据，也没有发现姊妹染色单体互换增加。DC的成纤维细胞降低了平板接种的有效性，增加对MMC的敏感性，加入超氧化物歧化酶（superoxide dismutase，SOD）能改善生长；它们的生长速度比正常细胞快并且有染色体重组。有报道经辐射和平阳霉素作用后，染色体断裂修复减少，G_2期细胞的敏感性增加，这种情况见于X连锁遗传性疾病的男性患者和常染色体隐性遗传性疾病患者，也存在于杂合子中。

DC至少有三种基因型引起表现型。DC患者的所有胚层均受累：外胚层角化不良和色素沉着，内胚层白斑，中胚层发生再生障碍性贫血，DC也是一种癌前病变。

【临床表现】

1. 临床症状和体征　DC患者皮肤的网状色素沉着出现在颜面部、颈部、肩部和躯干。指/趾甲营养不良，甲床很小，逐渐发展成纵行隆起，随年龄的增长消失。其他的表现包括溢泪（过多的眼泪引起泪腺管阻塞）、睑缘炎、白内障、睫毛脱落、结膜炎、睑外翻、青光眼、斜视、溃疡和视网膜病，多数患者有龋齿，早期牙齿脱落也很常见。可以发生骨质疏松、骨折、无菌性坏死(大多数患者接受泼尼松治疗)和脊柱侧弯，颅内钙化也有报道。还有手掌、足底的多汗症、少白头、早期脱发等。黏膜病主要表现在泌尿道的异常，包括尿道狭窄、包茎、尿道下裂、肾盂肾炎、阴茎黏膜白斑和马蹄肾，在女性可表现为阴道闭锁和外阴白斑。食管狭窄、憩室、痉挛、十二指肠溃疡、肛门白斑、悬雍垂分叉和脐疝均有报道。

2. 血液系统表现 在平均年龄15、16岁的少年，1/3以上的伴X染色体遗传的患者和大约60%的常染色体隐性遗传的患者发展为再生障碍性贫血。DC的患者皮肤黏膜等临床表现常首先出现，但未被认识，通常只有在血液学改变出现之后才诊断DC。Hammersmith报道了118例男性患者，86%发生了骨髓衰竭，到40岁时达到了94%，但在这个研究中可能存在偏差。

3. 肿瘤性疾病 文献报道DC患者比普通人群发生癌症的风险高11倍，大约有15%发展为恶性肿瘤，主要为鳞状细胞癌。最常见的部位位于口咽部(鼻咽、喉、唇、口、腭、舌和颊)和胃肠道(食管、胃、结肠、直肠)。其他肿瘤包括支气管腺癌、霍奇金病、胰腺癌、皮肤癌。诊断肿瘤时的中位年龄大约为37岁。发生MDS的风险比普通人群高2 000倍，AML风险是200倍，HNSCC风险是1 154倍。

【辅助检查】

1. 血常规 首先表现为血小板减少或贫血，多为巨红细胞贫血，以后发展为全血细胞减少。

2. 骨髓检查 发病时常显示细胞数增多，提示有脾功能亢进，但随后出现细胞数减少，与再生障碍性贫血相似。

3. 染色体分析 35例以上的患者染色体断裂试验正常，包括12例以上应用DEB、MMC或氮芥诱导后，但也有染色体断裂和重排增加以及姊妹染色单体互换增加的报道。DC和FA的鉴别在于DC患者应用诱裂剂诱导染色体断裂无增加。

4. 先天性角化不良基因 二代测序检测(*ACD*、*CTC1*、*DKC1*、*NAF1*、*NHP2*、*NOP10*、*PARN*、*POT1*、*RTEL1*、*STN1*、*TERC*、*TERT*、*TINF2*和*WRAP53*基因)，并进行家系验证。

5. 端粒长度检测 用流式细胞仪和原位杂交技术可以检测白细胞端粒长度，低于相应年龄的第1百分位数，定义为端粒缩短，可以诊断为DC。

【诊断】

1. 临床表现典型的三联症 指/趾甲角化不良(图2-4-1A)、口腔黏膜白斑和皮肤的网格样色素沉着、色素脱失(图2-4-1B)。

2. 血常规 可以血小板减少、血红蛋白降低或三系减少。

3. 基因检测 阳性。

4. 有条件可以进行端粒长度检测。

【鉴别诊断】

1. Hoyeraal-Hreidarsson综合征 表现为胎儿生长受限、小头畸形、小脑发育不全、发育延迟、进行性全血细胞减少和免疫缺陷。遗传方式为伴X染色体遗传，少数患者表现为*DKC1*基因突变。大部分患者死于感染或再生障碍性贫血引起的严重出血。

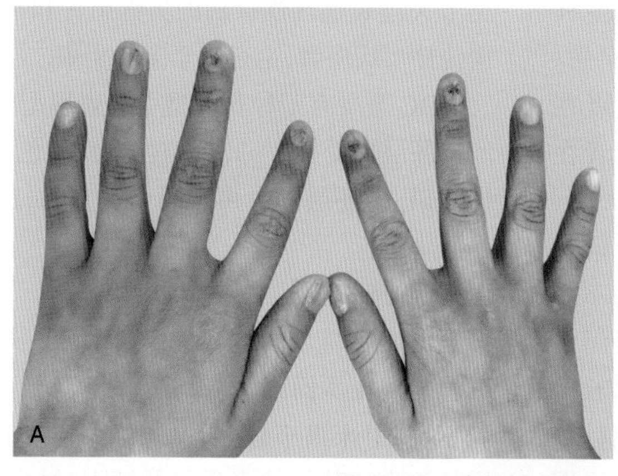

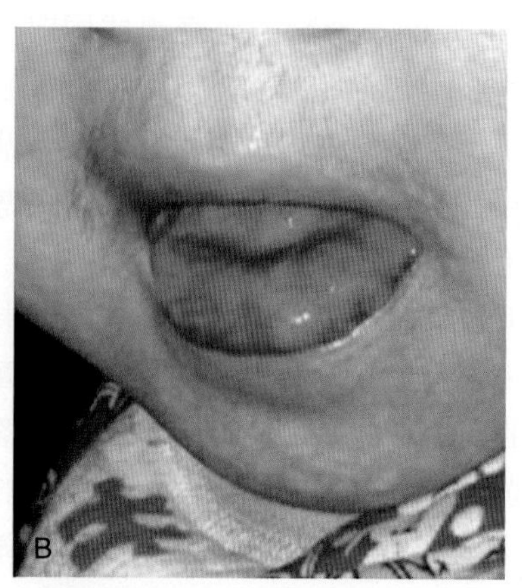

图2-4-1 先天性角化不良三联症

A. 指甲角化不良；B. 口腔黏膜白斑、下颌部皮肤色素脱失及色素沉着的网格状改变。

2. Revesz 综合征 文献报道仅有数例，男女发病率无差别，临床表现为胎儿生长受限、小脑发育不良和小头畸形。还有指甲营养不良、口腔黏膜白斑、毛发稀疏和皮肤网状色素沉着等 DC 的表现。此类综合征的特殊表现是双侧渗出性视网膜病，但无患者被发现 *DKC1* 基因突变。血小板减少引起的并发症和出血性视网膜病是主要的问题。

3. 共济失调 - 全血细胞减少综合征 Li 等首先报道了一个家庭，父亲和 5 个孩子均有共济失调，两个孩子死于再生障碍性贫血，另外两个死于白血病，仅一个 19 岁的女孩存活伴轻度贫血。Daghistani 等报道了另一个家庭，母亲和她的子女患有共济失调，儿子有全血细胞减少和 7 号染色体单体，发展成急性白血病。文献中还有一些家族或散发的共济失调的病例报道，男女患者均有，伴有小脑发育不良、小头畸形、舌溃疡、免疫缺陷、再生障碍性贫血或白血病。这些患者中未发现 7 号染色体单体。

【治疗】

1. 雄激素治疗 DC 患者和 FA 患者骨髓衰竭的治疗相同。大约有 40 例患者应用雄激素和泼尼松治疗，50% 的患者有效。对雄激素有效的患者继续治疗，治疗过程中可能出现疗效不佳。报道的 8 例患者进行了脾切除术，但疗效短暂。支持治疗包括输血液制品、抗感染及止血治疗。

2. 造血干细胞移植 大约有 20 例伴 X 染色体遗传或散发的 DC 患者进行骨髓移植的报道，但仅有 6 例患者存活。7 例常染色体隐性遗传 DC 患者骨髓移植后，有 4 例存活。死亡原因有移植物抗宿主病、血栓性微血管病、肾衰竭、肝静脉闭塞症、真菌性肺炎、移植物排斥、肺纤维化等。由于 DC 的临床表现出现较晚，同胞供者可能尚未查出患有 DC，因此移植前需严格进行遗传学检查。预处理方案通常采用标准剂量的环磷酰胺化疗和放疗，一些患者可能出现黏膜炎。DC 患者的移植需谨慎，放疗在预处理方案中所起的作用不大。接受 HLA 相合的同胞供者的骨髓移植的中位生存期为 7 年，接受无关供者的骨髓移植的中位生存期为 1.5 年。推测骨髓移植可能增加第二肿瘤的发生。

3. 造血生长因子 造血生长因子在 DC 的治疗中起一定的作用，GM-CSF 和 G-CSF 均可以使中性粒细胞增高达到 5×10^9/L 以上。有 3 例患者应用 IL-3 也可观察到中性粒细胞增高。

【预后】 DC 患者的预后不佳，文献报道的伴 X 染色体遗传和散发的男性患者以及常染色体隐性遗传的患者，已有 1/3 以上发生死亡，实际死亡时的中位年龄为 20 岁，预计的中位生存年龄是 33 岁。常染色体显性遗传的 DC 患者病情较轻，生存率较高，死亡的原因通常是再生障碍性贫血、骨髓移植和恶性肿瘤的并发症。

【未来展望】 临床上较为罕见，建立登记制度，开展多中心病例队列研究，探索发病机制和更为有效的治疗手段。

（三）施 - 戴综合征

施 - 戴综合征（Shwachman-Diamond syndrome，SD）也称舒瓦克曼综合征（Bodian-Shwachman syndrome），是一种罕见的以胰腺外分泌功能不全、生长迟缓和骨髓造血功能衰竭为特征的先天性疾病。1964 年首先由 Shwachman 报道，已报道的病例超过 300 例。患者主要为男性，男女比例为 1.6 : 1，有家族性发病倾向，但遗传方式为常染色体隐性遗传。

【发病机制】 研究发现，大多数患者 CFU-GM、CFU-E 减少，提示造血干细胞缺陷，没有发现抑制粒细胞产生的细胞因子异常增多。有学者认为，SD 患者中性粒细胞数不低但却发生反复感染的原因是其中性粒细胞活性降低，趋化作用存在缺陷。

SD 的基因位于 7 号染色体的着丝点，定位于 7q11，是带有多种突变的单基因疾病，根据 “Shwachman-Bodian-Diamond syndrome” 命名为 *SBDS* 基因。*SBDS* 基因大小为 7.9kb，有 5 个外显子，预测其编码 250 个氨基酸的蛋白。大多数 SD 基因缺陷是来自被称为 *SBDSP* 的假基因的突变，虽然假基因不表达，但其 DNA 序列与 *SBDS* 基因存在 97% 相似性。对 SD 家族进行 *SBDS* 基因突变发现，89% 的受影响的个体有 *SBDS* 基因突变，与假基因的异常 DNA 序列相同。在这些 SD 家族中已鉴定出 14 种基因突变，最常见的两种是 183-184TA>CT 和 258+2T>C 的基因突变，占 75%。大多数患者是复合杂合突变，没有发现常见的 183-184TA>CT 的纯合子突变。*SBDS* 基因的功能尚不清楚，预测其参与了信使 RNA 的利用或新陈代谢的调节或生物反馈，这对于胰腺外分泌、造血及软骨的发育是必需的。1/3 的患者可发生白血病和骨髓增生异常综合征（MDS）。报道的转化为白血病的 23 例患者中，22 例为男性，中位年龄为 14 岁，5 例为急性淋巴细胞白血病，17 例为急性髓性白血病，1 例为慢性粒细胞白血病。10 例患者有全血细胞减少的病史，4 例患者有累及第5、7、9、11号染色体的细胞遗传学异常。报道的30例MDS中，其中8例进展为白血病。

发生MDS的男女比例与SD相似，大多在诊断前没有血细胞减少，发生MDS的中位年龄是8岁。由于SD基因位于7号染色体着丝点，学者们发现了大多数MDS患者有7号染色体异常。到目前为止未见有发生实体瘤的报道。

【临床表现】由于遗传学上存在复合杂合突变，SD患者存在显著的个体差异。婴儿患者常见胰腺的外分泌功能不全，表现为吸收障碍、脂肪泻和消瘦。在婴幼儿由于循环中性粒细胞减少可反复发生皮肤感染、肺炎、中耳炎、鼻窦炎、骨髓炎、尿路感染和淋巴结炎，大约40%的患者发生贫血或血小板减少。体格检查异常，50%以上的患者可发现有营养不良和身材矮小，10%的患者智力低下，其他常见的体征包括腹部膨隆和鱼鳞癣样皮疹，也可有小头畸形、眼距增宽、视网膜炎、并指/趾、腭裂、牙齿发育不良、睑下垂、斜视、短颈、足外翻和皮肤色素沉着等。

【辅助检查】

1. 血常规　白细胞总数常低于$3 \times 10^9/L$，中性粒细胞计数低于$1.5 \times 10^9/L$，中性粒细胞减少可表现为可以是慢性的、间断的或周期性的。一些研究发现患者存在中性粒细胞趋化功能缺陷。大约1/3的患者有轻度贫血，血红蛋白在70~100g/L，20%的患者血小板计数低于$100 \times 10^9/L$。常见的是两种血细胞同时减少，全血细胞减少的中位年龄是3岁。

2. 骨髓检查　骨髓增生减低，伴细胞成熟障碍，红系正常或增多。

3. 细胞遗传学检查　染色体核型正常。

4. 胰腺功能检查　十二指肠胰蛋白酶、淀粉酶、脂肪酶减少或缺乏，年龄较小的患者血清胰蛋白酶原减少。病理检查示腺泡细胞被脂肪细胞代替，呈现胰腺脂肪化，或通过胰腺超声或其他影像学的检查证实。偶有肝功能不良和肝纤维化，汗液的电解质检查正常。

5. 基因检测　包括家系验证的*SBDS*基因检测。

6. 其他　HbF水平增高。可有免疫球蛋白水平减低。MMC诱裂剂后染色体断裂无增多。

【诊断】伴有消化吸收障碍的中性粒细胞减少，贫血；基因检测阳性；胰腺影像学检查胰腺组织消失。

【鉴别诊断】与引起中性粒细胞减少的疾病相鉴别。

【治疗】对于胰腺功能不全引起的吸收障碍应用胰腺酶治疗有效；中性粒细胞减少引起的反复感染应选择敏感抗生素治疗；严重贫血和血小板减少者输注红细胞和血小板。

应用皮质激素治疗，半数有血红蛋白水平上升，少数病例用雄激素加皮质激素治疗有效。G-CSF治疗后，大多数患者中性粒细胞水平可提高，也有G-CSF治疗后发生染色体克隆性异常和MDS的报道。

【预后】文献报道接受骨髓移植治疗的患者有20例，将其分为HLA相合的同胞供者和无关供者两组，两组的结果相同，死亡率50%，中位存活期为1年，存活率为47%，死亡原因主要是预处理药物的细胞毒性或白血病。

无血液学并发症的患者中位生存期较长，全部患者的中位生存期是35年，无全血细胞减少、白血病或MDS的患者在接近20岁时的生存率>80%。感染、出血和白血病是主要的死亡原因，SD患者与其他骨髓衰竭综合征类似，均预后不良。

【未来展望】临床上较为罕见，建立登记制度，开展病例队列研究，探索更为有效的治疗手段。

（四）先天性纯红细胞再生障碍性贫血

先天性纯红细胞再生障碍性贫血（Diamond-Blackfan anemia，DBA）是一种以选择性红系再生障碍和先天畸形为特征的遗传性疾病，于1938年首次由Diamond和Blackfan报道，迄今报道的病例超过700例，来自50多个国家，大多数是白人，少数为黑人、亚洲人和印第安人。

【发病机制】在体外培养中，DBA患者骨髓红系集落形成单位（CFU-E）及红系爆式集落形成单位（BFU-E）显著减少。为探究是内在还是外在因素导致红系祖细胞增殖及分化缺陷，各国学者做了多方面的实验研究。目前较一致的观点认为，DBA患者红系祖细胞有内在性质的异常，从而导致其对多种调控红系祖细胞分化与增殖的造血生长因子（HGF）反应性降低。已有关于DBA患者发生白细胞减少和/或血小板减少及白血病的报道。某研究对28例抗皮质醇的DBA患者进行了13年的治疗随诊，检测外周血细胞计数及骨髓检查和活检，并进行长周期培养起始细胞（long-term culture-initiating cell，LTC-IC）。该研究发现，75%的患者发生中、重度的全面的骨髓造血不良，造血不良合并中性粒细胞减少占43%和/或血小板减少占29%。LTC-IC分析测定的结果示DBA患者的克隆形成细胞产生明显减少，研究结果提示严重而顽固的DBA患者的缺陷不仅局限于红系造血，也可能存在三系造血不良。

在体内及体外的研究中，没有发现促红细胞生成素（EPO）及其受体、干细胞因子（SCF）、白细胞介素3（IL-3）的任何缺陷或异常。由于DBA患者体内EPO的水平增高，应用大剂量EPO治疗无效，故DBA患者的红系祖细胞对EPO相对不敏感，但是目前尚未发现EPO受体基因的异常。在体外，SCF能增加DBA患者红系祖细胞集落的形成，但对编码SCF及其受体c-kit的基因进行研究，没有发现明显的分子学异常。上述研究结果提示，可能存在细胞内信号转导途径或在红系分化早期起作用的传递分子缺陷，这与在体外EPO缺乏时红系祖细胞凋亡增多的结果是一致的。最近对调控红系造血分化机制进行研究，发现DBA患者*SCL*基因mRNA及其蛋白水平正常，但其他的两个蛋白（E47和HEB）是减少的。另外一个早期起作用的红系生长因子IL-9加入到SCF、IL-3及EPO中能明显增加对SCF有反应的DBA患者体外BFU-E的生长，但单独加入IL-9没有反应，说明IL-9可能与SCF起协同作用。对IL-9基因的研究发现，IL-9及其他的基因位于5q31~32.2的主要造血区域，对于这个区域的连锁分析提示，DBA的缺陷不是由5q造血区域内的已知或未知的基因所控制的。

一些患者对皮质醇治疗有反应，提示这种疾病可能存在免疫学异常，但无法确定引起红系造血异常的免疫学异常的范围。Fas配体（FasL）是存在于活性T细胞和自然杀伤细胞表面的膜蛋白，FasL与靶细胞表面的Fas结合能诱导凋亡，血清中存在可溶性Fas配体（sFasL），也能与Fas结合诱导凋亡。在大多数DBA患者，sFasL的血清浓度增高，提示在DBA有细胞毒性细胞的作用出现。血清sFasL增高的原因不明，在一些患者可能有淋巴细胞介导的红系集落形成受抑，因此可能在DBA患者有淋巴细胞产生过多的sFasL，这一点需要在将来的研究中进一步证明。

1997年，Gustavsson等首先报道了一个7岁女性DBA患者有X:19染色体异位[46,XX,t(X;19)(p21;q13)]，第一次提供了DBA基因的定位线索。因为大部分的家族性DBA并没有表现为稳定的X连锁遗传，所以，研究的焦点集中在了19号染色体。连锁分析显示该基因定位于染色体19q13.2，存在显性和隐性两种遗传方式。X:19异位的断裂点已被克隆，并显示了一个核糖体蛋白质基因*RPS*19断裂。*RPS*19的cDNA包含一个含有435个碱基对的开放阅读框（open reading frame，ORF），它编码一个含有145个氨基酸的蛋白质，广泛表达于造血与非造血组织中。这一基因跨越了11kb，含有6个外显子，外显子1（159nt）是不翻译的，ATG被定位在外显子2的5′端。对40例患者的基因分析显示，其中10例患者有错义突变、无义突变、剪接点突变或移码突变。1999年报道了216个欧洲家庭中有25%的患者有*RPS*19的突变，几乎涉及整个基因。杂合子的突变仅影响2个等位基因的1个，包括1个等位基因的完全丢失、无义突变、错义突变、移码突变和剪接点突变。临床型与遗传型的相关性研究并未显示*RPS*19基因的缺陷与临床型相关联，特别是临床表现既不和*RPS*19基因的突变存在相关，也不和突变的类型相关。相反，相同的突变却有截然不同的临床表现，即使*RPS*19基因突变已被测定，也无法预测血液学改变的严重性，而且，*RPS*19基因突变相关的临床型变化很大，因此，目前认为产前诊断意义不大。然而，如果准备做同胞间的骨髓移植则应进行该基因的检测，如有相同的突变不宜进行移植。对于*RPS*19基因的突变如何引起造血异常，目前尚不清楚。最近的研究发现，红系分化的终末期，*RPS*19 mRNA和蛋白的表达下降，而且，*RPS*19在原始红细胞阶段的高水平表达和在红系分化终末期表达下降与DBA的红系分化早期成熟停滞相一致。

虽然*RPS*19基因的突变与DBA的发病相关，但仅20%~25%的患者发生了这种突变。DBA存在明显的遗传异质性。Gazda等研究发现了DBA的第2个基因位点位于人类染色体8p的26个cMo内，进一步精确研究显示第2个DBA的基因位于人类染色体8p23.2~23.1的端粒区，很可能在8.1cMo内。其研究还显示，22%的家族既没有19q也没有8p的异常，进一步说明了DBA的遗传异质性。

迄今为止发现了包括*RPS*19在内的18个基因的突变，包括40s核糖体小亚基相关的*RPS*19、*RPS*10、*RPS*26、*RPS*24、*RPS*17、*RPS*29、*RPS*28、*RPS*27和*RPS*20，60s核糖体大亚基相关的*RPL*11、*RPL*5、*RPL*35A、*RPL*26、*RPL*15、*RPL*31和*RPL*27，少见的X连锁的*GATA*1和*TSR*2基因。

【临床表现】DBA是以红细胞系统增生低下为特征的疾病。苍白是主要的临床表现，诊断时的中位年龄是2~4个月,90%以上的患者1岁以内确诊。婴幼儿患者一般不伴有外周血白细胞及血小板减少,但随着年龄增长,少数患者可呈现不同程度的白细胞和/或血小板减少。其他症状包括发育不良、顽固性腹泻以及厌食。患儿出生时体重低或早产,40%以上的患者合并先天畸形,包括拇指畸形(半脱位、多余、两叉、三指节畸形、鱼际扁平,伴有或不伴有桡动脉搏动缺失),颅面部畸形(腭裂或高弓形腭、眼距过宽伴鼻梁扁平、斜视、上睑下垂、白内障),泌尿生殖器官畸形或多器官畸形。男女患者发生畸形的概率及其严重程度是相似的。部分患者还可继发AML、MDS及其他实体瘤(以骨肉瘤为多)。

DBA患者易并发多种恶性肿瘤,已报道的DBA患者合并恶性肿瘤29例,其中急性非淋巴细胞白血病9例,急性淋巴细胞白血病1例,骨源性肉瘤5例,恶性淋巴瘤3例,肝癌2例,乳腺癌2例,骨髓增生异常综合征2例,其他部位肿瘤5例(胃癌、阴道黑色素瘤、恶性纤维组织细胞瘤、结肠癌、软组织肉瘤)。目前一致认为DBA是由于造血祖细胞的内在缺陷,合并髓系恶性肿瘤是可以预见的,但发生骨源性肉瘤及其他肿瘤的危险是不确定的。

【辅助检查】

1. 血常规　血红蛋白降低,严重者初诊时血红蛋白可在30g/L,网织红细胞绝对值降低。少部分患者血小板计数低于100×10^9/L。

2. 骨髓穿刺检查　增生正常,粒细胞增生为主,红系减少或缺如。

3. 细胞遗传学检查　染色体核型正常。

4. 基因检测　包括家系验证的DBA相关基因检测。

5. 其他　HbF水平可增高。可有免疫球蛋白水平减低。

【诊断】DBA患者一般年龄<1岁,为正色素性或大细胞性贫血,网织红细胞减少,骨髓增生正常,红系祖细胞缺乏,一般缺乏其他明显的骨髓异常增殖特征。

诊断依据中的主要依据:①典型的DBA基因缺陷(核糖体蛋白质突变);②有阳性家族史。

诊断依据中的次要依据:①红细胞腺苷脱氨酶活性增强;②在典型的DBA患者中存在先天发育异常;③胎儿血红蛋白增加;④没有其他遗传性红细胞衰竭的证据。

如果所有的诊断依据均满足,则诊断为典型的DBA。当有阳性的家族史时,即家族中有罹患此病的患者并有一个基因突变,该患者同胞中正常的个体应该被认为是不典型的DBA。任何可疑的DBA患者,尽管不能满足诊断依据,如果有一个基因突变存在,都应被认为是散发的不典型的DBA。

下列情况可考虑DBA:2个主要依据和3个次要依据;或者有阳性家族史和3个次要依据。

如果满足主要和次要诊断依据而无骨髓红细胞祖细胞缺乏证据,DBA的诊断不能成立。在贫血和网织红细胞减少之后发展为骨髓红细胞增生不良的患者应该复查骨髓作为以后的数据评价。

【鉴别诊断】DBA患者中血小板减少和中性粒细胞减少并不罕见,并且很可能达到需要治疗的严重的程度,需要认真鉴别。典型DBA病例不难诊断,但应注意与FA、儿童一过性原始细胞缺乏症、慢性溶血性贫血并发人类细小病毒B19感染、Pearson综合征及软骨-毛发发育不良综合征等疾病相鉴别。

【治疗】

1. 免疫抑制剂　皮质类固醇是DBA患者首选的治疗措施,70%以上的患者对皮质类固醇治疗有反应。但考虑到糖皮质激素对1岁以下婴儿发育的影响,一般推荐1岁后服药。若输血间隔<20天,权衡输血和糖皮质激素对患儿的影响,充分告知家长后可以服用糖皮质激素。临床上应用醋酸泼尼松,初始剂量2mg/(kg·d),分3~4次服用,1~2周网织红细胞有反应,当Hb达到100g/L时开始减量,至能维持Hb不降的最小剂量。

环孢素A(CsA)治疗DBA的疗效约50%,报道认为疗效与CsA的剂量呈明显正相关。CsA的剂量为2~4mg/(kg·d),连用6个月。关于CsA的远期副作用应引起重视,一般用于糖皮质激素治疗无效的病例。

2. 输血治疗　输血治疗是患儿1岁前的主要治疗。皮质类固醇治疗无效者,或皮质类固醇依赖者长期应用激素治疗发生不能耐受的副作用而停药的DBA患者,采取的主要措施为浓缩红细胞输注辅以铁螯合剂,约40%的DBA患者成为输血依赖者。每4~6周或更短的时间输一次,使Hb维持在不影响正常生长发育的水平。长期输血的DBA患者,需要去铁治疗。

3. 造血干细胞移植　造血干细胞移植用于治疗β-地中海贫血及镰状细胞贫血已有了许多成功的经验,提示DBA也可通过此项治疗获得治愈。近年来，造血干细胞移植已成功用于难治性DBA患者的治疗。自1976年以来，至少有35例报道，供者主要是HLA配型相合的同胞，其他1例是母亲，1例是相匹配的无关供者，还有4例来自脐带血。其中25例获得了无病长期生存，治愈率达71%。10例死于间质性肺炎、移植排斥、移植失败、急性或慢性移植物抗宿主病及脓毒血症。DBA是一种异质性疾病，在DBA患者的家族成员中，存在红细胞腺苷脱氨酶（erythrocyte adenosine deaminase，eADA）升高或DBA遗传基因携带者而无血液学异常的DBA静止型，因此，移植前应对有血缘关系的供者行全面的检查甚至分子生物学检测，以免移植失败。

4. 基因治疗　由于25%的DBA患者有*RPS*19基因突变，Hamaguchi等构建了含有*RPS*19基因的反转录病毒载体，将其导入$CD34^+$的骨髓细胞中，这些细胞来自4例有*RPS*19基因突变的DBA患者。*RPS*19转基因的过度表达使红系克隆的数量增加了3倍，*RPS*19转基因的高水平表达改善了红系克隆形成能力，而低水平表达则无效。*RPS*19的过度表达对粒、单核细胞克隆形成没有刺激作用。因此，这些结果提示应用表达*RPS*19基因的病毒载体治疗*RPS*19缺陷的DBA患者是可行的。

【预后】约60%的患儿对糖皮质激素具有良好的反应，但只有少数患者可获持续性缓解。80%的有效患者依赖小剂量糖皮质激素而不能停药。

【未来展望】临床上较为罕见，建立登记制度，开展病例队列研究，探索更为有效的治疗手段；糖皮质激素治疗无效的患者移植治疗的时机确定、远期并发症的检测是未来研究的方向。

（五）血小板减少伴桡骨缺如

血小板减少伴桡骨缺如（throm bocy-topenia and absent radii，TAR）首次于1969年由Hall以综合征命名，也称桡骨性巨核细胞生成障碍性血小板减少，是一种常染色体隐性遗传病，该病在新生儿中发病率为1/240 000，新生儿期出现血小板减少（常低于5×10^9/L），部分病例可在1岁后血小板恢复正常水平。现有超声技术可在孕期体检发现有桡骨缺失，但双侧拇指存在，可呈现上肢（包括尺骨、肱骨）、下肢、肋骨、脊柱骨等骨骼异常，此外还可发生心脏、泌尿生殖系统异常闭锁。无血液系统恶性肿瘤或实体瘤易感性。

【发病机制】2007年，基因检测发现TAR患者1号染色体长臂（1q21.1）上有约200kb的碱基缺失，其中包括引起本病的*RBM8A*在内的10个其他不同基因缺失，导致*RBM8A*的蛋白表达显著减少。

在临床病例中，约25%的病例为新发基因型，75%的病例为父、母一方遗传而来的。

【临床表现】现有超声技术可在孕期体检发现有桡骨缺失，新生儿期出现血小板减少（常低于5×10^9/L），部分病例可在1岁后血小板恢复正常水平。血小板减少严重者可有出血表现。体检双侧拇指存在，可呈现上肢（包括尺骨、肱骨）、下肢、肋骨、脊柱骨等骨骼异常，此外还可发生心脏、泌尿生殖系统异常闭锁。无血液系统恶性肿瘤或实体瘤易感性。

【辅助检查】

1. 血常规　可有血小板减少，常$<5 \times 10^9$/L。白细胞和血小板正常。

2. 骨髓检查　骨髓增生正常，巨核细胞减少。

3. 影像学检查　前臂X线摄片。

4. 基因检测　二代测序TAR相关基因，包括家系验证。

【诊断】根据临床表现和基因学检测确诊。

【鉴别诊断】与引起血小板减少的其他先天性或获得性血小板减少疾病相鉴别。

【治疗】如无出血表现不需治疗。若出血严重可输注血小板。严重者可进行造血干细胞移植治疗。

【预后】多数预后良好。

【未来展望】本病极为罕见，需在全国多中心收集病例开展研究。

（六）先天性无巨核细胞血小板减少症

先天性无巨核细胞血小板减少症（congenital amegakaryocytic thrombocytopenia，CAMT）是少数遗传性再生障碍性贫血患者的早期临床表现。在婴儿期以血小板减少为首发表现，骨髓中巨核细胞减少或缺如，然后逐渐发展成全血细胞减少。目前认为该病为常染色体隐性遗传，男女比例为1.1∶1。

【发病机制】患者血小板产生减少与巨核细胞减少或缺乏有关，骨髓细胞培养发现巨核细胞集落形成单位（colony-forming unit-megakaryocyte，CFU-meg）减少，加入IL-3和GM-CSF可使CFU-meg增加，而加入TPO其数量不增加。在发生再生障碍性贫血的患者中，髓系和红系祖细胞数量减少或缺如。患者血浆中血小板生成素（thrombopoietin，TPO）、IL-11和IL-6水平增高，可能与巨核细胞减少有关。

TPO是血小板生成的主要调节因子,也是早期血细胞生成的重要因子。虽然患者血清TPO水平增高,但体外培养发现血小板和造血祖细胞对TPO无任何反应。流式细胞仪检查发现血小板表面TPO受体c-Mpl表达缺陷,进一步研究发现*c-Mpl*基因突变,推测其导致TPO受体功能的完全或部分缺失。*c-Mpl*基因突变不仅是无巨核细胞血小板减少症的原因,也是这些患者发生全血细胞减少的原因。

【临床表现】患者通常发病较早,大多发生于新生儿期。无巨核细胞血小板减少症患者以出血为主要临床表现,常见的部位为皮肤、黏膜和胃肠道。少部分患者伴有小头畸形、小颌畸形、颅内结构异常、先天性心脏病、消瘦和发育迟缓等先天异常。多数患者出生时为低体重儿。几乎1/2的患者,特别是出生时无畸形的患者,在5岁左右逐渐发展成再生障碍性贫血,也可演变为AML和MDS。

【辅助检查】

1. 血常规 最初为血小板减少,范围(0~80)×10^9/L,白细胞数和血红蛋白水平正常,红细胞平均体积增加。当发展成再生障碍性贫血时则表现为全血细胞减少。HbF和i抗原水平增高。

2. 骨髓检查 增生程度正常,巨核细胞减少或缺乏。即使存在巨核细胞,其体积小且无活性。输注的同源血小板寿命正常,提示此病是血小板产生不足而不是破坏增加所致。当发展为全血细胞减少时,骨髓检查与再生障碍性贫血相同。

3. 染色体脆性试验 MMC诱导的染色体断裂试验阴性。

4. 基因检测 包括家系验证的*MPL*基因检测。

【诊断】根据血小板减少引起的出血表现,实验室检查血小板减少,以及*MPL*基因突变检测阳性可以确诊。

【鉴别诊断】需与先天性和获得性血小板减少相关疾病相鉴别,尤其是儿童免疫性血小板减少症。

【治疗】支持治疗主要是输注血小板。单用皮质醇治疗无效,联合雄激素治疗少数患者有短暂性血小板增高。

同胞供者及无关供者骨髓、外周血和脐带血造血干细胞移植是治愈此病,阻止其向再生障碍性贫血和白血病进展的重要措施。

进展为再生障碍性贫血的患者,主要的死亡原因是出血和感染;未进展为再生障碍性贫血的患者主要死因为中枢神经系统或胃肠道出血。

【预后】大多数TAR不需要进行造血干细胞移植。出生时有和无先天畸形的患者中位生存期分别为3年和9年。发展为白血病的病例罕见。

【未来展望】临床上较为罕见,建立登记制度,开展病例队列研究,探索更为有效的治疗手段。

四、先天性红细胞生成异常性贫血

先天性红细胞生成异常性贫血(congenital dyserythropoietic anemia,CDA)是一种罕见的遗传性疾病,以红细胞生成功能降低和骨髓中红细胞形态异常表现出的红系无效造血为主要特征。患者常有肝、脾大,红细胞寿命缩短,黄疸和胆结石等。Crookston于1966年首次报道此病,迄今为止全球报道仅几百例,所有种族均可发病。

CDA是一种异质性疾病,发病年龄和贫血轻重差别极大,儿童患者常被误诊为先天性溶血性贫血,常在10岁以后才确诊。成人患者中可见性腺发育障碍、甲状腺功能减退和非家族性糖尿病等表现,早期确诊相对困难。随着分子生物学的发展和二代测序技术的应用,快速识别和诊断成为可能。根据形态学和血清学特征,Heimpel和Wendt于1968年将CDA分为以下三种类型:Ⅰ型,巨红细胞伴骨髓巨幼样改变和核间染色质桥;Ⅱ型,正红细胞或巨红细胞伴骨髓双核红、多核红、核碎裂等,酸溶血试验阳性;Ⅲ型,巨红细胞伴骨髓超过12个核的多核红(巨型有核红细胞)。

CDA Ⅰ型和Ⅲ型主要是靠形态学特征诊断的,CDA Ⅱ型又称遗传性多核幼红细胞伴酸溶血试验阳性(hereditary erythroblast multinuclearity with positive acidified serum test,HAMPAS)。另外有文献报道的50多例患者,其疾病特征不符合上述分型,现将其命名为CDA变异型。

【发病机制】近年的基因型分析显示CDA Ⅰ型的致病基因为*CDAN1*,CDA Ⅱ型为*SEC23B*,CDA Ⅲ型为*KIF23*,CDA变异型的致病基因是涉及红系转录因子的基因*KLF1*和*GATA-1*。

CDA Ⅰ型的致病基因(*CDAN1*)于2002年首次被鉴定,它定位于15q15.1~15.3,跨越28个外显子,编码134kDa的codanin-1蛋白质。迄今为止,已鉴定出51种突变,包括错义突变、无义突变、剪切突变、缺失突变和插入突变。约半数CDA Ⅰ型患者为错义突变、无义突变形式的纯合或复合杂合突变,在

CDA Ⅰ型 c15ORf41 的基因中发现了四个错义变异体，30% 为杂合突变，20% 未发现致病性突变。CDA Ⅰ型的缺陷在干细胞水平，由于骨髓中存在正常和异常细胞的混合克隆，细胞培养时 CFU-E 和 BFU-E 的数量正常。骨髓中幼红细胞破坏增加，仅 30% 的红细胞能进入外周血。这些进一步证明了红系无效造血。

CDA Ⅱ型的致病基因是 *SEC23B*，位于染色体 20p11.23。目前已知的突变位点共 120 个，包括错义突变、无义突变、调节突变、剪切突变、缺失突变和插入突变。约 86% 的 CDA Ⅱ患者为错义突变 / 无义突变或剪切突变形式的纯合或复合杂合突变，14% 的患者为复合杂合突变。早年也有 α- 甘露糖苷酶Ⅱ基因突变的报道，提示 CDA Ⅱ型遗传的异质性。CDA Ⅱ型红细胞膜的异常与 *N*- 聚糖的合成减少有关，其合成途径中的 *N*- 乙酰葡糖胺转移酶、α- 甘露糖苷酶缺陷，导致其活性下降。在 SDS 聚丙烯酰胺凝胶电泳（SDS polyacrylamide gel electrophoresis，SDS-PAGE）电泳时，CDA Ⅱ型红细胞的带 3、4、5 糖基化缺陷，带 3 蛋白低糖基化常伴有糖脂的过度糖基化，低糖基化的带 3 分子在细胞表面形成异常的集簇。另外，血清转铁蛋白糖基化也不完全。

CDA Ⅲ型为 *KIF23* 基因的错义突变，散发病例尚无遗传学研究的报道。

CDA Ⅳ型已报道的基因突变包括 *KLF1* 和 *GATA-1*。

CDA 主要是终末红系造血衰竭，目前还没有全面解释这种疾病的发生机制。CDA Ⅲ型基因（*KIF3*）编码的蛋白质在胞质分裂中起着关键的作用，可能是多核红细胞发生的机制。在细胞周期中 *Codanin-1* 和 *C15ORF41* 基因也可能会促使组蛋白被组装到细胞中，从而形成临床上所见的红细胞形态异常。但由Ⅰ、Ⅱ和Ⅲ型 CDA 基因编码的蛋白质为何主要影响红系造血，仍然是个未解的难题。

（一）CDA Ⅰ型

CDA Ⅰ型为常染色体隐性遗传性疾病，已报道了 100 多例，其中部分患者存在血缘关系，呈家族性发病。从出生到成年均可起病，平均年龄为 10 岁，男女比例 1.1 : 1。

【临床表现】患者临床特征变化很大，主要表现为贫血症状。查体有轻度黄疸，随年龄增长可发生胆结石，部分患者因胆结石行胆囊切除术，70% 的患者有中度肝、脾大。无输血史或少量输血的患者，表现为血清铁蛋白中度升高，多次输血者明显升高，可继发血色病，表现为肝硬化、皮肤色素沉着、内分泌功能紊乱等。由于铁负荷过高，可出现含铁血黄素尿症。部分患者合并手指或足趾异常、身材矮小、皮肤色素沉着、皮肤斑片状色素脱失、脊椎体扁平、右侧第三肋骨缺损等先天性异常。

【辅助检查】

1. 血常规　血红蛋白为 20~150g/L，平均 90g/L，网织红细胞为 1%~7%，72% 的患者 MCV 增大。红细胞大小不均，可见各种异形红细胞、点彩红细胞，偶尔可见 Cabot 环。白细胞和血小板正常。

2. 骨髓检查　红系增生亢进，占 25%~80%。红系巨幼样变，可见多嗜性红细胞，双核红、多核红、核出芽、核不规则和核碎裂等易见。2% 以上的有核红细胞可见细的染色质间桥，连接两个几乎完全分离细胞的核（图 2-4-2A）。电子显微镜检查存在正常和异常细胞的混合克隆，约 50% 的有核红细胞出现 Swiss-cheese 异常，即在电子密度异常的异染色质区出现多个海面状的区域，这些细胞大部分有严重的 DNA、RNA 和蛋白合成减少或停滞，将被骨髓中的巨噬细胞吞噬。另外还可见到核膜套叠，胞质和胞质内的细胞器进入有核红细胞的细胞核内。有核红细胞外周染色质浓集、核膜孔异常，胞质中有铁沉着（图 2-4-2B）。

3. 血清铁检测　患者铁代谢加快，是正常人的 10 倍，骨髓中幼红细胞增生旺盛，致肠道对铁的吸收增加，运铁蛋白饱和度增高，而铁利用率下降，铁清除增加。部分患者 HbA_2 增高，珠蛋白链合成不平衡，非 α/α 链比例降低（0.5~0.7）。酸溶血试验阴性，红细胞 i 抗原效价正常。

4. 血生化检查　患者间接胆红素和乳酸脱氢酶增高，结合珠蛋白水平降低。红细胞寿命轻度缩短。

5. 基因检测　包括家系验证的 CDA Ⅰ型的基因（*CDAN1*）检测。

【诊断】CDA 的诊断参照 2004 年 Heimpel 提出的诊断标准，即必须符合所有四条：①先天性或遗传性贫血 / 黄疸证据；②骨髓无效性红细胞生成；③骨髓幼红细胞典型形态改变；④除外已知的符合以上①、②条件的其他先天性贫血，如地中海贫血综合征、某些类型血红蛋白病和遗传性铁粒幼细胞贫血等。

【鉴别诊断】与其他先天性及获得性溶血性贫血疾病相鉴别。

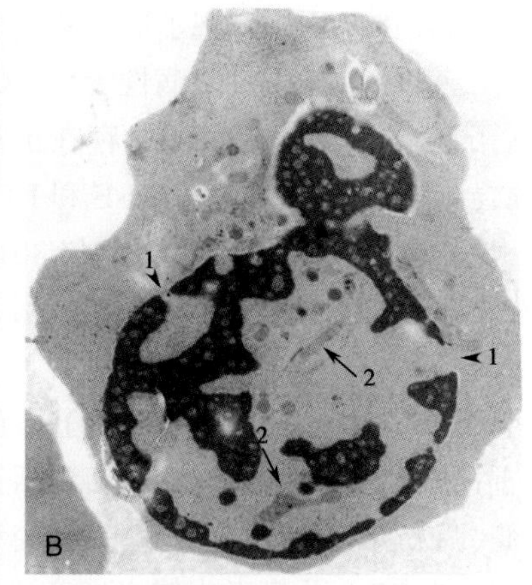

图 2-4-2 CDA Ⅰ型患儿骨髓象及电镜结果

A. 骨髓涂片结果，可看到核间桥红细胞（箭头 1 所示）和双核红细胞（箭头 2 所示）；B. 患儿骨髓有核红细胞电镜下有核红细胞外周染色质浓集、核膜孔异常（箭头 1 所示），胞质中有铁沉着（箭头 2 部位）。

【治疗】20% 的患者需输血治疗，常用的补血治疗和激素治疗无效。虽然脾大常见，但部分患者进行了脾切除手术，贫血的症状并无改善。部分胆结石患者，需行胆囊切除术。

由于肠道吸收铁增多，红系无效造血和轻微溶血引起的含铁血黄素沉着症是严重的远期并发症，目前采取放血和铁螯合剂治疗。

研究发现，在体外，EB 病毒转化的 CDA Ⅰ型患者的 B 淋巴细胞产生 α 干扰素水平明显少于正常细胞，提示 CDA Ⅰ型患者产生或释放 α 干扰素障碍是此病潜在的发病机制，应用 α 干扰素治疗可能有效。

已有同胞间骨髓移植成功的报道。

【预后】严重贫血的患儿及时红细胞输注，铁过载时积极去铁治疗，可获得长生存。

（二）CDA Ⅱ型

此型是 CDA 中最多见的一种类型，已有 200 多例报道，部分患者有血缘关系，是一种常染色体隐性遗传性疾病。发病年龄从出生到成人，平均年龄 14 岁，男女比例为 0.9 : 1。

【临床表现】贫血程度轻重不等，较 CDA Ⅰ型严重。黄疸、肝脾大和胆结石是常见的症状。有些患者出现严重铁负荷过多引起的并发症，如肝硬化、心脏含铁血黄素沉着等。

【辅助检查】

1. 血常规 血红蛋白浓度差别很大，平均血红蛋白 95g/L，范围 30~150g/L，MCV 正常，网织红细胞正常或轻度升高，平均 4%。血涂片示红细胞明显大小不均，不同程度的色素不均，异形红细胞包括泪滴形红细胞、不规则皱缩细胞、核碎裂、点彩红细胞，偶见球形红细胞，有时可见有核红细胞。与 CDA Ⅰ型比较，红细胞寿命明显缩短。血清胆红素和乳酸脱氢酶活性增高。

2. 骨髓检查 骨髓红系明显增生，占 45%~90%，其中 10%~70% 的有核红细胞为双核或多核。双核红细胞的两个核大小多一致，常为圆形，偶可见不规则形或核碎裂（图 2-4-3A）。可见假性 Gaucher 细胞。无 CDA Ⅰ型中见到的核间染色质桥，多核红细胞不如 CDA Ⅲ型多见。

3. 骨髓电镜检查 电镜检查表现为不连续的双层膜结构和外周池，是由于有核红细胞内过多的内质网与细胞膜平行导致的。骨髓内的一些网状内皮细胞含有次级溶酶体，类似于 Gaucher 细胞，有些吞噬细胞含有被吞噬的有核红细胞、网织红细胞和成熟红细胞（图 2-4-3B）。

4. 溶血相关检查 CDA Ⅱ型的特殊表现是 Ham 试验阳性。来自正常人的 30% 的酸化血清可引起 CDA Ⅱ型患者的红细胞溶解，但不能被自身酸化血清溶解，而阵发性睡眠性血红蛋白尿症（paroxysmal nocturnal hemoglobinuria，PNH）患者的红细胞可以被自身的酸化血清溶解。CDA Ⅱ型红细胞上存在特殊的抗原（HEMPAS 抗原），被正常血清中的 IgM 抗体识别，引起溶血。部分 CDA Ⅱ型变异型患者，具有其他一些特征，可能由于 HEMPAS 抗原较弱，Ham 试验阴性或阳性率低，因此必须检测 30 份以上的正常血清，以提高阳性率。蔗糖溶血试验阴性。

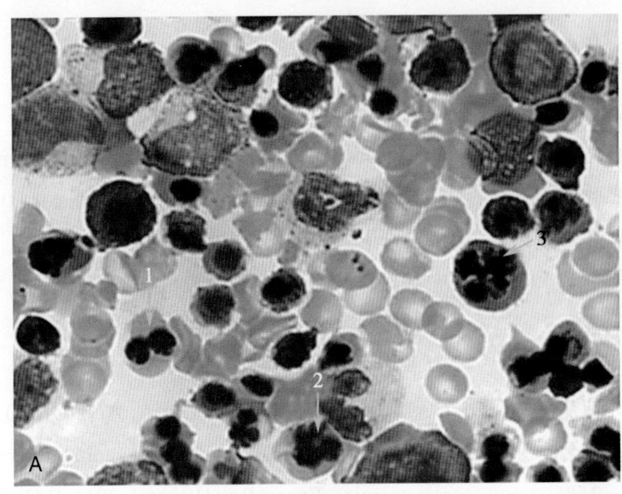

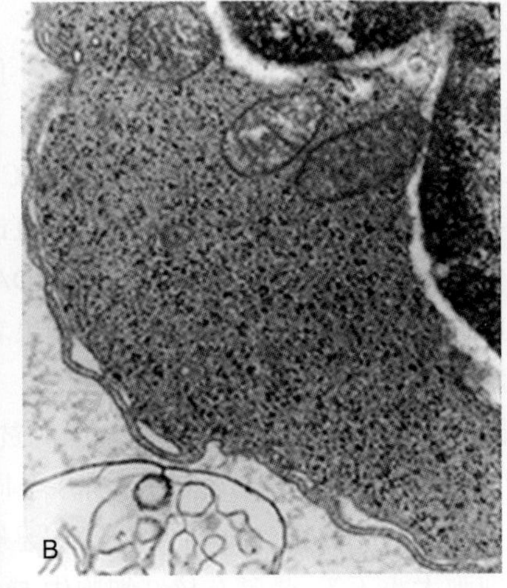

图 2-4-3　CDA Ⅱ型患儿骨髓象及电镜结果
A. 骨髓涂片结果，可看到双核红细胞(1)、三核红细胞(2)及其他多分叶核红细胞(3)；
B. 患儿骨髓有核红细胞电镜下呈双层膜结构(箭头部位)。

5. 其他检查　CDA Ⅱ型的每一个红细胞上均存在 i 抗原，杂合子的 i 抗原的表达也增加，与抗 i 抗体的凝集作用增强，并导致溶血。

【诊断】满足 CDA 的诊断标准(见 CDA Ⅰ型诊断)、典型的骨髓红细胞形态学异常及 Ham 试验阳性可诊断 CDA Ⅱ型。

【鉴别诊断】与其他先天性及获得性溶血性贫血疾病、CDA Ⅰ型及 CDA Ⅲ型相鉴别。

【治疗】贫血严重的患者需要输血治疗。70% 的 CDA Ⅱ型患者脾切除治疗有效，红细胞寿命延长，输血间期拉长或脱离输血，或者网织红细胞减少、胆红素水平下降。

脾切除术不能预防铁的进一步蓄积，由于输血和胃肠道吸收铁增加，甚至一些未输血的患者，也可出现铁负荷过重，肝硬化和心脏并发症是主要的死亡原因。放血和去铁胺治疗有效。多数患者出现胆结石，部分需行胆囊切除术。

【预后】贫血程度由轻度至重度，部分患者无贫血，10% 的患者在婴幼儿和儿童期依赖输血，但大多数在长大后可脱离输血。仅少数患者需要造血干细胞移植治疗。

(三) CDA Ⅲ型

此型是一种少见的类型，至今报道 70 余例，主要来自大约 16 个家族。男女比例为 0.8∶1。诊断时的平均年龄是 24 岁，从出生到老年均可发病。

【临床表现】临床表现有疲乏、无力、黄疸，可有肝脾大，严重的铁负荷过多可导致肝硬化、含铁血黄素尿。CDA Ⅲ型患者易合并淋巴细胞增殖性疾病，如单克隆丙种球蛋白血症、骨髓瘤、霍奇金淋巴瘤均有报道。

【辅助检查】

1. 血常规　为轻至中度的巨细胞贫血，血红蛋白平均 95g/L，范围 40~140g/L。外周血涂片可见红细胞大小不均，异形红细胞、点彩红细胞和大红细胞易见。

2. 骨髓检查　红系增生，占 75% 以上，其中 10%~40% 是多核红细胞，可出现特有的巨大有核红细胞，有 12 个以上的核，部分细胞可见核分叶、核碎裂。体外细胞培养可形成正常和异常的有核红细胞克隆。

3. 生化检测　血清胆红素和乳酸脱氢酶增高，结合珠蛋白下降。Ham 试验阴性，成熟红细胞与抗 i 抗体发生凝聚作用，但较 CDA Ⅱ型反应弱。部分患者有珠蛋白合成不平衡现象。

4. 基因检测　包括家系验证的二代测序基因检测。瑞典家族的 CDA Ⅲ型患者的致病基因定位于 15q21~25。

【诊断】CDA Ⅲ型主要依靠形态学特征诊断加基因学异常。

【鉴别诊断】与其他先天性及获得性溶血性贫血疾病、CDA Ⅰ型及 CDA Ⅱ型相鉴别。

【治疗】CDA Ⅲ型患者很少需要输血或脾切除治疗。像其他类型的 CDA 一样，主要的合并症是血色病。部分患者可发生单克隆丙种球蛋白病、骨髓瘤、眼血管样条纹增多。

【预后】根据合并症的不同，预后不同。

(四) 其他类型 CDA

CDA 各型鉴别困难,尚有 50 多例患者不能被划分到以上三型,因此提出了变异型的概念。文献报道中,CDA Ⅳ型的特点为骨髓形态类似于 CDA Ⅱ型,10%~40% 的有核红细胞为双核。酸溶血试验阴性,有 1 例家庭为常染色体显性遗传,与 CDA Ⅱ型不同。红细胞表面 i 抗原不增加。大部分患者贫血症状较轻,临床预后相对较好。

另外还有一些家族性 CDA 伴有地中海贫血,报道的 1 个家族为常染色体显性遗传,有 3 个同胞患病,表现为轻至中度贫血,诊断时的年龄从婴幼儿到老年,红细胞大小不等,骨髓有核红细胞中 5%~35% 为多核。酸溶血试验阴性,珠蛋白链合成不平衡,β/α 比率为 0.5,与 β- 地中海贫血特征相符。

除此之外还有 40 多例患者更难分类,有家族性发病和散发病例,临床表现和实验室检查变化较大。这种变异表明,可能存在多种 CDA 类型。

【未来展望】由于 CDA 发病率低,目前对该病的认识有待提高。在我国多为个例报道,应注意与先天性溶血性贫血的患者鉴别诊断。由于二代测序技术的应用,基因诊断已成为减少误诊的重要手段。由于发病机制尚不清楚,治疗方法有限,针对发病机制的相关研究对探索治疗尤为重要。

诊治要点

- 骨髓衰竭是各种疾病引起的骨髓无效造血或造血功能缺陷,常表现为全血细胞减少。既可为获得性的,也可为遗传性的。
- 遗传性骨髓衰竭综合征是儿童时期骨髓衰竭的一个重要原因,以先天性畸形、骨髓造血衰竭及肿瘤易感为主要特点。但约 40% 无躯体畸形或发育异常特征的年长儿童易被误诊为获得性骨髓衰竭综合征。随着二代测序技术的应用,基因诊断已成为减少误诊的重要手段。
- 目前获得性再生障碍性贫血的主要治疗手段包括造血干细胞移植和免疫抑制治疗。各种遗传性骨髓衰竭均非常罕见,造血干细胞移植是目前唯一的根治手段,但最佳的治疗方案尚在探索中。

(竺晓凡)

参考文献

[1] 张之南, 郝玉书, 赵永强, 等. 血液病学. 北京: 人民卫生出版社, 2011: 477-478.

[2] 竺晓凡, 王建祥, 杨仁池, 等. 小儿血液学. 天津: 天津科学技术出版社, 2005: 117-146.

[3] MEDINGER M, DREXLER B, LENGERKE C, et al. Pathogenesis of acquired aplastic anemia and the role of the bone marrow microenvironment. Front Oncol, 2018, 5 (8): 587.

[4] 中华医学会儿科学分会血液学组,《中华儿科杂志》编辑委员会. 儿童获得性再生障碍性贫血诊疗建议. 中华儿科杂志, 2014, 52 (2): 103-106.

[5] GAMBALE A, IOLASCON A, ANDOLFO I, et al. Diagnosis and management of congenital dyserythropoietic anemias. Expert Rev Hematol, 2016, 9 (3): 283-296.

[6] DUFOUR C. How I manage patients with Fanconi anaemia. Br J Haematol, 2017, 178 (1): 32-47.

[7] KATHURIA R, PODDAR U, YACHHA SK. Shwachman-Diamond Syndrome: are we missing many? Indian Pediatr, 2012, 49 (9): 748-749.

[8] GEDDIS AE. Congenital amegakaryocytic thrombocytopenia. Pediatr Blood Cancer, 2011, 57 (2): 199-203.

[9] BESSLER M, WILSON DB, MASON PJ. Dyskeratosis congenita. FEBS Lett, 2010, 584 (17): 3831-3838.

[10] IOLASCON A, ESPOSITO MR, RUSSO R. Clinical aspects and pathogenesis of congenital dyserythropoietic anemias: from morphology to molecular approach. Haematologica, 2012, 97 (12): 1786-1794.

第 9 节 溶血性贫血

一、溶血性贫血概述

溶血性贫血(hemolytic anemia)是由于各种导致红细胞寿命缩短,红细胞破坏加速,而骨髓造血增强但不足以代偿红细胞消耗所致的一组贫血性疾病。在正常情况下,血液循环内红细胞的寿命为 100~120 天(新生儿期为 80~100 天),每天约有 1% 的红细胞衰老破坏而从血液中被清除,同时骨髓释放相同数量的新生红细胞进入血液,以保持红细胞数量的动态平衡。正常成人骨髓造红细胞的代偿功能很强,可增至正常水平的 6~8 倍,因此,只有当红细胞的寿命缩短,且其破坏速度超过骨髓造红细胞的寿命短于 15~20 天时,才可引起贫血。

当溶血时,骨髓中的黄骨髓可转为红骨髓,以发挥其造血代偿功能,正常成人的黄骨髓较多,故造血代偿功能大，小儿在 5~7 岁之前，其骨髓几乎全为红骨髓，因此，其造血代偿功能差，当造血的需要增加时，其代偿功能主要依靠骨髓外造血，这在婴儿期尤其明显。因此，当小儿患有溶血性贫血时，其程度较成人更重。

【病因与分类】目前常用以红细胞破坏原因与发病机制相结合分类。按发病的急缓分为急性和慢性溶血性贫血；按红细胞破坏的部位不同分为血管内溶血和血管外溶血（表 2-4-17）。

1. 血管内溶血　血管内的红细胞被大量破坏，血红蛋白被释放到血液循环，出现血红蛋白血症（hemoglobinemia），血浆中游离血红蛋白（正常为 0.02~0.05g/L）增高（血浆呈粉红色或红色）。游离血红蛋白去路：①与血浆中的结合珠蛋白（haptoglobin，Hp）结合呈结合珠蛋白 - 血红蛋白复合物（Hp-Hb 复合物），参与单核巨噬细胞系统的胆色素代谢；②超过 Hp 结合能力时，则自肾小球滤出，出现血红蛋白尿，部分可被肾小管重吸收，在上皮细胞内分解为卟啉，卟啉进入血液循环成胆色素，后两者重新利用，部分以含铁血黄素存在于上皮细胞内，随上皮细胞脱落，随尿排出（含铁血黄素尿）；③分离出游离的高铁血红素，与血浆中 β- 糖蛋白结合成高铁血红素蛋白（methemoalbumin）或与血色素结合蛋白（hemopexin，Hx）结合，然后进入单核巨噬细胞系统。

2. 血管外溶血　异常的红细胞在单核巨噬细胞系统（主要为脾脏及肝脏）中被破坏。变形性降低的红细胞在通过脾窦时被捕捉及吞噬、破坏、释出的血红蛋白很快被单核巨噬细胞吞噬，故一般不出现血红蛋白血症，被吞噬的血红蛋白分解为珠蛋白，胆绿素经过一系列代谢变为胆红素。此时未结合胆红素增高，尿胆原阳性，粪胆原含量增加。

【临床表现】溶血性贫血的临床表现多种多样，从无症状脾大的轻度贫血，到脾大和浓茶样尿、黄疸，再到细小病毒引起的再障危象所表现的急性重度贫血。溶血症状包括面色苍白、疲劳、腹痛、浓茶样尿和巩膜黄染。查体可有心脏杂音、脾大和巩膜黄染。体格检查和病史呈良性疾病特征。一般来说，慢性先天性溶血性贫血和急性获得性溶血性贫血在临床上有所区别，但两者又可能相互交错，难以截然分开。

1. 慢性先天性溶血性贫血　其主要表现为贫血、黄疸、间发危象、肝脾大和胆石症。在大多数慢性溶血状态下，脾脏、肝脏和骨髓的网状内皮（reticulo-endothelial，RE）组织中的红细胞在血管外被破坏。慢性严重溶血患者多为黄疸，血清未结合（间接）胆红素水平升高。然而，由于胆红素存在肝代谢和胆汁排泄，可维持血清胆红素水平正常，因此，溶血时不一定有高胆红素血症和黄疸。胆红素排泄率的长期增加，以先天性和慢性溶血为特征，常导致胆结石。

表 2-4-17　血管内、外溶血特征的比较

	血管内	血管外
病因	后天获得性多见	遗传性红细胞缺陷多见
经过	一般急性，也可慢性	一般慢性，可有溶血危象；也可急性
贫血	+++	+/ 溶血危象时 +++
黄疸	+ ~ +++	+/ 溶血危象时明显
肝脾大	± ~ ++	+++
红细胞形态（靶形、球形）	– ~ +	++ ~ +++
血浆游离血红蛋白↑	+ ~ +++	– ~ +
结合珠蛋白↓	+++	–/+
高铁血红素血症	+	–
尿 Rous 试验	+ ~ ++	–
血红蛋白尿	可有	无
红细胞渗透脆性	↑ ~ ↓	可↑↑
单核巨噬细胞系统中含铁血黄素沉着	–	++
切脾疗效	无	有

(1)贫血：贫血的程度可差异很大，重者生后即出现，但多数表现轻、中度贫血，患儿常能适应慢性贫血状况而仅表现较轻微的症状，也有相当多的患儿于婴儿或幼儿期就诊，贫血程度亦较重，某些患者无贫血表现，直到成人出现症状或仅在家系调查时发现。

(2)黄疸：黄疸亦轻重不等，重者可于新生儿期出现高胆红素血症，甚至需要换血治疗，但多数表现为较轻微黄疸甚至无黄疸，少数表现持续性黄疸。

(3)危象：在慢性先天性溶血性贫血病例，如红细胞的过度破坏和骨髓红细胞生成之间的平衡遭到破坏，可导致血红蛋白水平迅速下降，产生“危象”。由骨髓红细胞生成突然减低而造成的危象称为“再生障碍性危象”。大多由人类细小病毒B19感染导致骨髓红系生成的一过性抑制，发生率约占慢性溶血性贫血患者的2.4%，常见于5~10岁患遗传性球形红细胞增多症、地中海贫血、丙酮酸激酶缺乏的病例。危象的症状无特异性，如发热、咽痛、咳嗽、胃肠症状等前驱症状，随之表现贫血加重，血红蛋白下降，网织红细胞减低，一般不累及白细胞和血小板，持续大约2周后渐恢复。血清中出现病原体特异性IgM抗体为近期感染的标志，后出现IgG抗体升高4倍或以上。一次感染可终身免疫。如骨髓红细胞生成正常，由红细胞的破坏突然增加而引起的危象称为“溶血危象”。可能有某些原因如感染、过度疲劳等因素造成，此时，黄疸加重，贫血加重，网织红细胞上升，肝脾大，经数日而恢复。此外，尚有合并叶酸缺乏而产生的巨幼细胞性危象，但发生缓慢，且与感染无关。

(4)脾大：除镰状细胞贫血外，脾大是先天性溶血性贫血的典型表现，常见轻-中度肿大，亦可见巨脾，多伴肝大。

(5)胆结石：胆结石及其合并症在小儿先天性溶血中较为少见，典型的溶血性贫血胆结石为“黑色素结石”，内含胆红素盐聚合体、黑色素和钙盐等，无定形而易碎，常不能透过X线。

(6)骨骼异常：当溶血发生在生长发育时期，红系骨髓的明显扩张可导致塔形头颅、额颞部增厚，骨X线检查骨皮质变薄，骨髓腔增宽，颅骨表现为毛刷样改变。

(7)小腿溃疡：可表现双侧性，小儿少见。

2. 急性溶血性贫血 常见为急性发病，表现发热、寒战、乏力，重时可能出现休克、少尿、无尿、苍白及黄疸等症状，见于血型不合输血、G-6-PD缺乏症应用氧化剂后、某些热性疾病后、自体免疫性溶血性贫血(AIHA)及血栓性血小板减少性紫癜(TTP)等；部分病例表现为隐匿性，经数周数月症状渐恢复，症状与先天性溶血性贫血类似；某些全身疾病如系统性红斑狼疮(SLE)、支原体肺炎等，溶血性贫血仅为其临床表现之一或以溶血性贫血为其首发症状。

【诊断】各种溶血性贫血的确诊在很大程度上，常取决于有关的实验室检查。诊断步骤：首先要识别体征和症状明确溶血的存在，用全血细胞计数进行网状红细胞计数，然后检查外周血涂片。支持溶血诊断的实验室检查发现包括血清总胆红素和乳酸脱氢酶升高。最后进一步根据病因及特殊检查来确定其类型。

1. 确定溶血的存在 各种不同类型的溶血均有红细胞破坏增加和红细胞代偿增生的共同特点。

(1)红细胞破坏增加的证据

1)红细胞和血红蛋白常有不同程度的降低。

2)黄疸及高胆红素血症：以间接胆红素增高为主，其增高程度取决于溶血的严重程度和肝脏清除胆红素的功能。在慢性轻度溶血时，若肝功能正常，肝脏可将因溶血而产生的胆红素消除，因而不引起高胆红素血症和黄疸。

3)粪中粪胆原的排泄量增加：增加程度取决于溶血程度、肠道细胞状况和是否应用抗生素等因素；尿中尿胆原增加的程度则更受尿pH值和肝功能的影响。当肝功能受损或尿液碱化时，尿胆原的排泄量明显增加，反之则增加不明显。

4)血清结合珠蛋白含量降低：结合珠蛋白是由肝脏和脾脏合成的糖蛋白，血浆中一个分子的结合珠蛋白可与1~2个分子的血红蛋白结合而形成结合珠蛋白-血红蛋白复合物(Hp-Hb复合物)，然后进入单核巨噬系统中进一步代谢。溶血时，结合珠蛋白与游离血红蛋白的结合量增加，因而血清结合珠蛋白含量降低。此外，血清结合珠蛋白的含量在有肝细胞病变、传染性单核细胞增多症、脑膜炎双球菌感染、伤寒等疾病时也降低。在患某些感染性疾病、恶性肿瘤、胶原性疾病、烧伤、外科手术、肾病时其含量则增高，临床应注意以上因素的影响。血清结合珠蛋白与血红蛋白结合而成的复合物，在pH=4的条件下，具有过氧化物酶活性，测定此酶活性，能间接测得血清结合珠蛋白的含量。其含量是以血红蛋白结合含量来表示，正常值是 0.7~1.5g/L（70~150mg/dl 血浆）。此外，脐血及新生儿出生后其血清结合珠蛋白的含量极低或不存在，于出生后 1~2 周时才开始出现，于 4~7 个月时达到成人水平。因此，在新生儿期测定血清结合珠蛋白含量对于溶血性疾病的诊断意义不大。

5）血红蛋白血症和血红蛋白尿：正常血浆游离血红蛋白含量为 0~40mg/L（联苯胺法），血管内溶血时因其含量增高而致血红蛋白血症，使血浆呈红色。当含量超过 1250mg/L（125mg/dl），游离血红蛋白自肾小球滤出，导致血红蛋白尿，使尿色呈淡红色甚至酱油色。

6）含铁血黄素尿（Rous 试验）：血红蛋白沉积于肾小管上皮细胞内分解为含铁血黄素和铁蛋白，当这些细胞脱落时，含铁血黄素随之由尿中排出，即为含铁血黄素尿。将含铁血黄素尿沉渣做亚铁氰化钾染色，呈普鲁士蓝色反应，在高倍镜下可见到上皮细胞内含有蓝色的直径为 1~3μm 的铁黄素颗粒。含铁血黄素尿多见于慢性血管内溶血，如阵发性睡眠性血红蛋白尿。

(2)造血代偿性增加的证据

1）网织红细胞不同程度的增加：在急性溶血时网织红细胞明显增高，可达 60%，慢性溶血时为 10% 以下。对已被确诊为溶血性贫血者，若其网织红细胞低于正常，则可考虑为并发再生障碍性贫血危象。网状红细胞增多反映了正常的骨髓功能，是对红细胞过早破坏的反应；网状红细胞体积大于红细胞，呈蓝紫色，称为多色性。网状细胞增多通常发生在血红蛋白浓度突然下降后 3~5 天，但在先天性溶血性贫血患儿中相对稳定。

2）外周血象：血涂片镜检可见幼红细胞，嗜多彩性、嗜碱点彩红细胞、红细胞碎片、形态异常和豪 - 乔小体等。白细胞和血小板可增加，偶出现类白血病反应。

3）骨髓象：粒红比例降低或倒置，幼红细胞增生，成熟红细胞的形态特点与外周血所见相同。

4）骨髓 X 线改变：慢性溶血性贫血，因骨髓的异常增生而引起骨骼的 X 线改变；如掌骨的骨皮质变薄，骨髓腔增宽，颅骨板障增宽，骨板间有垂直小梁等，这些 X 线骨骼改变常见于重型 β- 地中海贫血等慢性溶血性贫血。

2. 溶血性贫血的病因诊断　确定溶血性贫血病因的诊断步骤（图 2-4-4）。一般根据病史初步估计溶血为先天性红细胞缺陷或后天外在因素所致。阳性家族史对诊断与遗传有关溶血性贫血意义重大。出生后 1~2 天内发生溶血者，应考虑为新生儿溶血症的可能；溶血的发生与用药有关者，可考虑为红细胞酶缺陷或不稳定血红蛋白病或免疫性溶血。对证实为溶血者，应根据有关线索进一步有选择地做以下实验室检查。

（1）红细胞形态：小球形红细胞增多，可考虑遗传性球形红细胞增多症，进一步可做红细胞渗透脆性试验、红细胞自身溶血试验。如椭圆形红细胞增多（占红细胞的 25% 以上），可考虑为遗传性椭圆形红细胞增多症。如口形红细胞增多（占红细胞的 5% 以上），可考虑为口形红细胞增多症。如靶形红细胞增多，可考虑为地中海贫血或异常血红蛋白病如 HbH、HbE、HbC 等。缺铁性贫血、铁粒幼细胞贫血亦可见少量靶形细胞，在鉴别诊断中应予以注意。

（2）抗人球蛋白试验：红细胞形态无特殊改变可行抗人球蛋白试验以除外免疫性溶血性贫血。抗人球蛋白试验为阴性者，有可能为红细胞酶缺陷或某些血红蛋白病（如不稳定血红蛋白病）。一般而论，由红细胞酶缺陷所致的溶血性贫血，其成熟红细胞形态正常，进一步检查可测定红细胞 G-6-PD 活性，以确定诊断。做异丙醇试验、包涵体生成试验等有助于不稳定血红蛋白病的诊断。

【治疗】

1. 避免溶血诱发因素　如感染、氧化性药物、不合血型间输血等。

2. 输血治疗　在再障危象、严重急性溶血性贫血、贫血伴休克等贫血危及生命的情况下可给予临时输血。慢性溶血影响生活质量、生长发育时可长期输血、去铁治疗。

3. 药物治疗　需根据诊断给予相应药物，如免疫性溶血者给予糖皮质激素、免疫抑制剂、利妥昔单抗等，中间型地中海贫血、红细胞酶异常可给予抗氧化剂改善贫血。药物引发溶血，需停用药物。

4. 脾切除　适用于球形红细胞增多症等红细胞膜异常疾病、部分红细胞酶异常疾病，异常血红蛋白病伴严重脾大，脾功能亢进致输血量增多、三系减少。

5. 造血干细胞移植　适用于输血依赖型溶血性贫血。

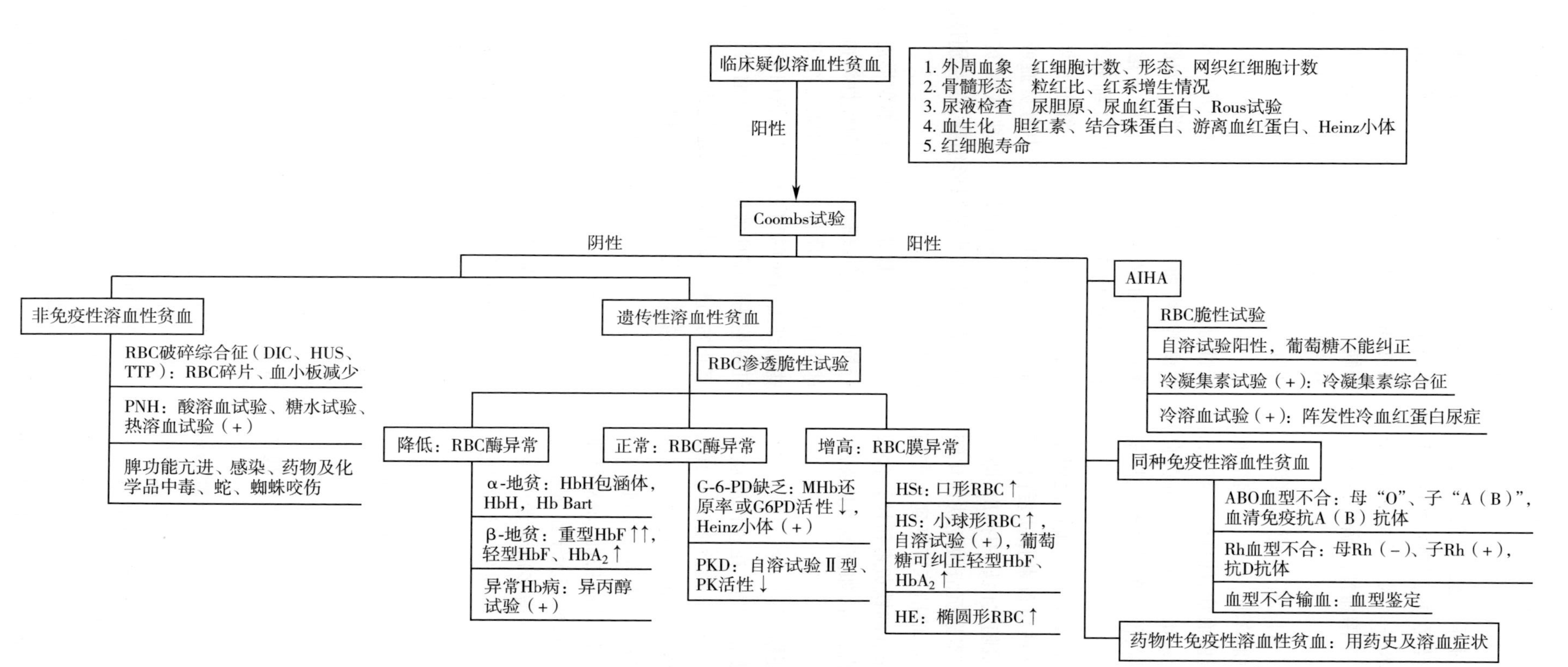

图 2-4-4 溶血性贫血病因的诊断步骤

AIHA. 自身免疫性溶血性贫血；DIC. 弥散性血管内凝血；G-6-PD. 葡萄糖-6-磷酸脱氢酶；HE. 遗传性椭圆形红细胞增多症；Hb. 血红蛋白；HS. 遗传性球形红细胞增多症；HSt. 遗传性口形红细胞增多症；HUS. 溶血尿毒综合征；MHb. 高铁血红蛋白；PK. 丙酮酸激酶；PKD. 丙酮酸激酶缺乏；PNH. 阵发性睡眠性血红蛋白尿症；RBC. 红细胞；TTP. 血栓性血小板减少性紫癜。

二、先天性红细胞膜异常疾病

儿童溶血性贫血最常见的原因是红细胞内固有缺陷，通常是先天性的基因异常，但大多数在新生儿期临床表现不明显。红细胞内部缺陷差异很大，反映了外细胞膜、各种细胞酶或丰富血红蛋白分子的异常，均有溶血，表现为贫血和网状红细胞增多。红细胞膜由脂质双分子层和膜蛋白构成的细胞骨架组成。细胞骨架是多蛋白复合物，有α，β-链蛋白、锚蛋白、带3蛋白、蛋白4.2等。红细胞最初呈正常的双凹盘形，然后转变为球形（球细胞）、椭圆形（椭圆细胞）或其他异常形态。

（一）遗传性球形红细胞增多症

遗传性球形红细胞增多症（hereditary spherocytosis，HS）是红细胞膜结构异常的遗传性疾病，以不同程度贫血、间发性黄疸、脾大、球形细胞增多及细胞渗透脆性增加为特征的一种遗传性溶血性贫血。HS见于世界各地，我国各地均有报道，以北方地区较多见，是北方遗传性溶血性贫血的主要原因，但尚无确切的发病率调查资料。HS特征是外周血涂片发现球形红细胞。球形红细胞变形能力低下，易迅速陷入脾窦，致其溶血主要发生在血管外。HS通常以常染色体显性遗传的方式遗传，通常有多个受影响的家庭成员。约有1/3的球形红细胞增多症患儿家族史阴性，通常是由新的（自发的）突变引起的，这种突变随后将以常染色体显性遗传方式传递至后代。约10%的患者表现为重度病变，血红蛋白浓度60~80g/L，需要不定期间歇输血。3%~5%的患者表现为伴有致命性贫血的极重度病变，血红蛋白浓度<60g/L，需要定期输血才能生存。

【临床表现】大多数患儿有间歇性黄疸，可触及脾大，由于慢性溶血有可能发生胆红素结石。在新生儿期发病，HS常于出生后24小时内发生病理性黄疸，贫血在1岁以内可能会加重，需要输血。

HS多见于婴幼儿及儿童，年龄越小，病情越重。慢性溶血或间歇加重，贫血、黄疸和脾大是其主要特征。国外根据血红蛋白、网织红细胞和总胆红素将HS分为轻度、中度和重度。

20%~30%的患者表现为轻度病变，其红细胞的产生和破坏处于平衡状态或接近平衡状态。这类患者通常无症状，往往在体检、家族筛查或某些诱因导致溶血加重时被发现，最常见的诱因为病毒感染、过度疲劳及情绪紧张等。这类患者一般无贫血，仅有轻度脾大、网织红细胞增多以及极少量球形红细胞，红细胞渗透脆性在37℃孵育24小时后才会增加。60%~70%的患者表现为中度病变，以儿童期发病为主，但在任何年龄都有发病可能。在儿童患者中，贫血是最常见的症状（50%），其次为脾大、黄疸和阳性家族史。大多数患者的血红蛋白浓度为80~100g/L，网织红细胞增加，一般>6%。贫血症状表现为疲乏及皮肤苍白，约50%的患者可见黄疸（总胆红素>34.2μmol/L），常与病毒感染有关。当出现黄疸时，以间接胆红素升高和缺乏胆红素尿为特征。婴幼儿患者中脾大的发生率为50%，在年长儿童及成年患者中为75%~95%。脾脏常为中度肿大，但也可重度肿大。

约10%的患者表现为重度，其与中度HS的差别在于血红蛋白浓度更低（60~80g/L），需要间歇输血，网织红细胞增高更明显，一般>10%。胆红素升高亦更明显，一般>51.3μmol/L。

3%~5%的患者表现为致命性的极重度病变，血红蛋白浓度<60g/L，需要定期输血以维持血红蛋白浓度。此类患者几乎均为常染色体隐性遗传。患者可能会出现铁超负荷及其伴随的临床并发症，需要持续铁螯合剂治疗。如果不进行定期输血和/或脾切除，患者可能会出现生长发育迟缓、性成熟较晚或髓外造血，同时伴肝脾大和骨骼变化，如地中海贫血面容。

50%~70%的HS于新生儿期发病，多于生后48小时内出现黄疸，20%病例迟至生后1周，重者发生胆红素脑病。伴不同程度的溶血性贫血，进行性加重，血红蛋白50~70g/L，持续几个月后稳定于70~100g/L。可有脾大。目前认为新生儿期黄疸严重程度与年长后HS的病情转归无必然联系。

【致病基因与蛋白变异】HS是由于多种红细胞膜蛋白基因点突变，导致膜蛋白（主要是膜骨架蛋白）的质或量的异常所致。其遗传具有异质性，已发现的缺陷主要有以下几种，分别称为SPH1~SPH5。

SHP1型是锚蛋白1基因（*ANK1*）突变，多呈常染色体显性遗传，部分呈常染色体隐性遗传。纯合突变的患者表型更严重。锚蛋白（ankyrin，Ank）缺乏者（占16%），由于锚蛋白减少，不能连接膜收缩蛋白（spectrin，Sp），剩余的Sp迅速降解，引起继发性Sp减少，造成锚蛋白与Sp联合减少。

Sp缺乏导致的HS分为SHP2和SHP3。Sp由α亚基和β亚基构成。因为α亚基和β亚基的合成速率相对不对称，α亚基的合成是β亚基合成的3倍多，所以膜上的Sp组装受到β亚基的限制。β亚基缺陷将在杂合状态下出现，并导致显性遗传。相反，α 亚基缺陷可能在纯合状态时才会显现。SHP2 型是由膜收缩蛋白 -β1 基因（*SPTB*）突变引起的，多为常染色体显性遗传，Sp 轻度缺乏；也有部分为常染色体隐性遗传，Sp 显著缺乏。SPH3 型是由 *SPTA1* 基因突变引起，呈常染色体隐性遗传，Sp 显著缺乏。单独 Sp 缺乏（占 45%）：约 75% 为常染色体显性遗传（多为 β 亚基缺陷），Sp 轻度缺乏，为正常人的 63%~81%；约 25% 呈常染色体隐性遗传（多为 α 亚基缺陷），Sp 显著缺乏，为正常人的 30%~74%。

SPH4 型由染色体 17q21 上 *SLC4A1* 基因突变引起，导致红细胞膜上带 3 蛋白部分缺乏，或带 3 蛋白的蛋白 4.2 结合位点变异，呈常染色体显性遗传。

SPH5 型由染色体 15q15 上 *EPB42* 基因突变引起，导致蛋白 4.2 缺乏，其突变可导致遗传性的红细胞球形、椭球形改变，为常染色体隐性遗传。

引起 HS 的基因突变类型、遗传模式和严重程度的分类见表 2-4-18。

表 2-4-18 遗传性球形红细胞增多症分类

变异位点	基因	受累蛋白	遗传模式	严重程度
SPH1	*ANK1*	锚蛋白 -1	AD	轻 - 中
			AR	中重 - 重
SPH2	*SPTB*	膜收缩蛋白 β 链	AD	轻 - 中
			AR	重
SPH3	*SPTA1*	膜收缩蛋白 α 链	AR	重
SPH4	*SLC4A1*	带 3 蛋白或带 3 蛋白的蛋白 4.2 结合位点	AD	轻 - 中
SPH5	*EPB42*	蛋白 4.2	AR	轻 - 中

注：AD. 常染色体显性遗传；AR. 常染色体隐性遗传。

【辅助检查】

1. 外周血象　为贫血，多为轻至中度，发生危象时可呈重度，多为小细胞高色素性贫血。球形红细胞增多（图 2-4-5），一般球形红细胞占 25%~42%。约 20%~25% 的病例红细胞形态变化不明显或球形较少。带 3 蛋白缺乏的 HS 可见针刺状球形细胞。网织红细胞升高，MCV 正常或降低，MCHC 多增加，白细胞和血小板多正常。

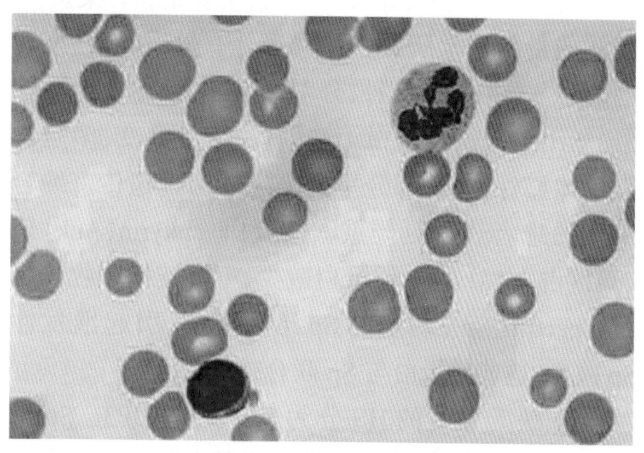

图 2-4-5 球形红细胞增多

2. 红细胞渗透脆性试验　是诊断 HS 的主要方法，灵敏度高，约 75% 的病例盐水渗透脆性增加，0.50%~0.75% 开始溶血，0.40% 完全溶血。若盐水渗透脆性阴性，又高度疑为 HS，可做 37℃孵育 24 小时的孵育脆性试验，HS 患者 100% 阳性（0.70%~0.80% 以上开始溶血）。行自身溶血试验时，自溶血增加达 15%~45%，加入葡萄糖或 ATP 可纠正。血清间接胆红素增加。

3. 酸化甘油溶血试验　是利用不同红细胞在酸化甘油中的溶解速度不同的原理，在 pH=6.85 的甘油缓冲液中红细胞发生缓慢溶解，红细胞悬液的吸光度随溶血增加而下降，当下降到起始吸光度的一半时称 AGLT50。正常人 AGLT50 为 30 分钟，HS 患者常在 150 秒之内。本法灵敏度高，阳性率可达 100%，但特异度不高，适合做初筛。

4. 红细胞膜蛋白电泳分析　采用 SDS 聚丙烯酰胺凝胶电泳（SDS-PAGE）可对膜蛋白主要成分进行定性或半定量分析，阳性率可达 80%。

5. 单链构象多态性分析（single stranded conformational polymorphism，SSCP）及聚合酶链反应（polymerase chain reaction，PCR）结合核苷酸测序可检测出膜蛋白基因的突变点。

6. 骨髓象 显示红系增生,粒红比例降低或倒置,以晚幼红明显。偶见巨幼样变(合并叶酸缺乏时)。

【诊断】诊断主要依据:①慢性过程伴急性发作的溶血性贫血、黄疸和脾大;②球形红细胞增多(>10%);③红细胞渗透脆性增加,尤其孵育脆性增加;④脾切除疗效佳,排除继发性球形红细胞增多,可确诊。家族史中双亲之一有球形红细胞及孵育脆性增加有助诊断。

【治疗】

1. 一般治疗 注意预防感染,避免劳累和情绪紧张。适当补充叶酸。贫血轻者无须输红细胞,重度贫血或发生溶血危象时输红细胞。发生再障危象时除输红细胞外,必要时可给予输血小板。新生儿HS主要是防治高胆红素血症,贫血重者应输红细胞。

2. 脾切除 脾切除是纠正HS贫血的唯一治疗方法。脾切除后可明显延长红细胞寿命,显著改善贫血及黄疸症状,网织红细胞计数接近正常。中、重度贫血者均适于作此手术治疗,由于在婴幼儿期脾切除后发生感染的风险很高,所以脾切除术应尽可能延至5岁后进行。

对重度HS生长发育迟缓<3岁的婴幼儿推荐行脾次全切除或脾栓塞术。目的是减轻患儿的溶血和贫血,同时保留残存脾脏的免疫功能,但术后可能出现脾脏再生而需要再次手术。因此推荐对3~5岁的重度HS患儿进行脾次全切除或脾栓塞术,如果第一次手术治疗疗效不完全满意,可在6岁后再次手术行脾切除。

为防止脾切除术后感染,可在术前1~2周注射多价肺炎球菌疫苗。脾切除术后酌情给予青霉素预防性用药1年;酌情预防性静脉注射丙种球蛋白。术后血小板数于短期内升高,如>800×10⁹/L,应给予抗血小板凝集药物,如双嘧达莫等。

【预防】重型HS,应展开遗传咨询,检出携带者、对高风险胎儿进行产前诊断是发现患胎的有效手段,目的是及早处理新生儿高胆红素血症,预防核黄疸,预防生理性贫血期时出现重度贫血,及时补充叶酸、输血。患有HS的女性患者,在怀孕期间建议增加叶酸摄入,并检测血红蛋白浓度。

【未来展望】为进一步提高HS的诊断准确率及提高诊断效率,实现HS筛查,需积极开展流式细胞仪、伊红-5′-马来酰亚胺(eosin-5′-maleimide,EMA)结合试验、二代测序等特异度、灵敏度更高的诊断方法的开发及临床推广工作。

次全脾切除术、脾部分栓塞应用于不同程度、不同年龄的HS患者中的手术方式及术后并发症的预防与处理应进一步研究。

(二)遗传性椭圆形红细胞增多症

遗传性椭圆形红细胞增多症(hereditary elliptocytosis,HE)与HS相似,以外周血中椭圆形红细胞增多为特征,红细胞形状为椭圆形或雪茄形,继发于结构蛋白缺陷。在该疾病中,膜收缩蛋白二聚体不能聚合成四聚体,导致功能膜收缩蛋白缺失。HE常见于非洲或地中海后裔,呈常染色体显性遗传。HE患者多无症状,多在常规实验室检查中偶然诊断。仅约10%的患者红细胞寿命缩短,导致正细胞正色素性贫血。溶血常为轻度,不需要治疗,少数重度贫血者通过脾切除术减轻症状。偶尔患者由于合并HS和HE而出现严重的溶血性贫血。这些患者通常具有东南亚血统,男女均可发病,因常染色体隐性或复合杂合子遗传,导致红细胞蛋白缺陷较多。

本病绝大多数呈常染色体显性遗传,仅少数呈常染色体隐性遗传。其膜蛋白异常具有高度异质性,主要膜缺陷类型如下:①膜收缩蛋白α链异常,膜收缩蛋白二聚体之间聚合能力下降,四聚体减少,膜稳定性下降;②膜收缩蛋白β链异常,变异β链不能自行联结为四聚体,不能磷酸化;③膜收缩蛋白β链异常与锚蛋白联合缺陷,此型属常染色体隐性遗传;④膜蛋白4.1异常;⑤膜蛋白3异常;⑥血型糖蛋白C和D缺乏。膜缺陷导致胞膜稳定性降低,脆性增加,发生溶血。

【临床表现】大多数病例无症状,约12%的病例表现为慢性溶血性贫血,伴黄疸、脾大,可发生溶血危象。

婴儿异形红细胞增多型HE可在出生后数天内呈现中度溶血性黄疸,重者需要换血,可持续数周至数月,约1岁后呈现轻型HE。

【致病基因与蛋白变异】*SPTA1*基因、*SPTB*基因、*EPB41*基因、*SPTA2*基因变异是遗传性椭圆形红细胞增多症常见原因,绝大多数呈常染色体显性遗传,极少数呈常染色体隐性遗传。

【辅助检查】

1. 血象、骨髓象 不同程度溶血性贫血的血象和骨髓象(隐匿型可完全正常)。骨髓中有红核细胞为正常的圆形,至网织红细胞始呈椭圆形。

2. 外周血涂片 典型病例可见椭圆形红细胞

(图 2-4-6),呈椭圆、棒状卵圆形、腊肠样或香蕉状、小细胞和碎片等多种状态,≥0.25 有诊断价值(正常人为 0.01~0.15)。椭圆形红细胞轴率(短径 / 长径)<0.78。

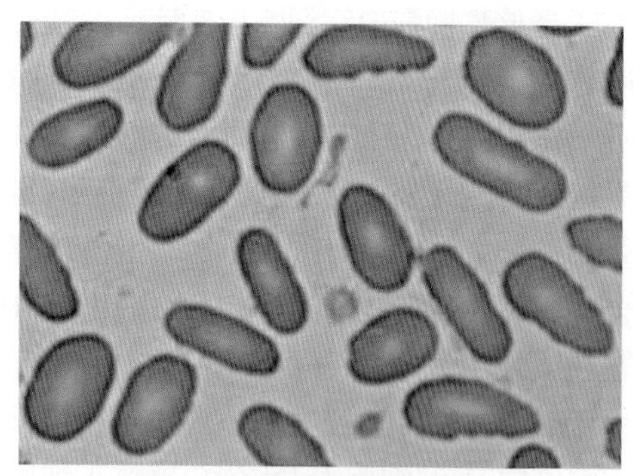

图 2-4-6 椭圆形红细胞增多

3. 红细胞渗透脆性和自溶试验 多数 HE 患者红细胞渗透脆性和自溶试验正常,少数球形红细胞型 HE 患者红细胞渗透脆性和自溶可升高。

【诊断】诊断主要依据临床表现、实验室检查、阳性家族史(如无阳性家族史则椭圆形红细胞应>0.50),并需排除获得性椭圆形红细胞增多症。可引起椭圆形红细胞增多症的疾病有:珠蛋白生成障碍性贫血、缺铁性贫血、巨幼细胞贫血、骨髓异常增生综合征、骨髓纤维化、丙酮酸激酶缺乏等。

【治疗】轻型病例不必治疗,但应避免疲劳或感染。重型病例可行脾切除或大部分脾栓塞。新生儿 HE 发生高胆红素血症时可给予光疗以预防胆红素脑病。对于重型 HE 患者,应对受累家系成员开展遗传咨询,检出携带者、对高风险胎儿进行产前诊断是发现患胎的有效手段,目的是及早处理新生儿高胆红素血症,预防核黄疸,预防生理性贫血期重度贫血,及时补充叶酸、输血。患有 HE 的女性患者,在怀孕期间建议增加叶酸摄入,并检测血红蛋白浓度。

【未来展望】为进一步提高 HE 的诊断准确率及诊断效率,需加强在开展流式细胞仪、二代测序、EMA 结合试验等特异度、灵敏度更高的诊断方法的开发及临床推广工作。二代测序有助于发现新的 HE 基因突变。

(三)遗传性口形红细胞增多症

遗传性口形红细胞增多症(hereditary stomatocytosis,HSt)是一组较罕见的遗传性溶血性贫血的统称,以溶血性贫血伴外周血口形红细胞增多为特征。可将其分为红细胞表型(非综合征型)和血液学外表现(综合征型)两类。近年来关于 HSt 研究有相当的进展。绝大多数呈常染色体显性遗传,极少数呈常染色体隐性遗传。一般认为其基本缺陷是红细胞膜蛋白质异常。红细胞转运蛋白遗传缺陷可引起红细胞体积紊乱,其特征是阳离子通透性异常,从而导致红细胞含水量改变。HSt 具有广泛的溶血性疾病,其中红细胞细胞膜阳离子通透性增加。阳离子外流导致红细胞形态异常,外周血涂片上可发现口形红细胞。尽管 HSt 的临床表现差异很大,但几乎所有的表现形式都表现为溶血和贫血,其程度可轻可重。

【临床表现】与所有溶血性疾病相似,主要体征和症状是黄疸、面色苍白、易疲劳、脾大和胆结石。呈慢性溶血性贫血、黄疸,呼吸道或病毒感染时加重,可伴腹痛、昏迷、肝脾一过性轻 / 中度肿大。少数病例有新生儿溶血性黄疸。杂合子状态无临床表现,仅见口形红细胞(图 2-4-7)。

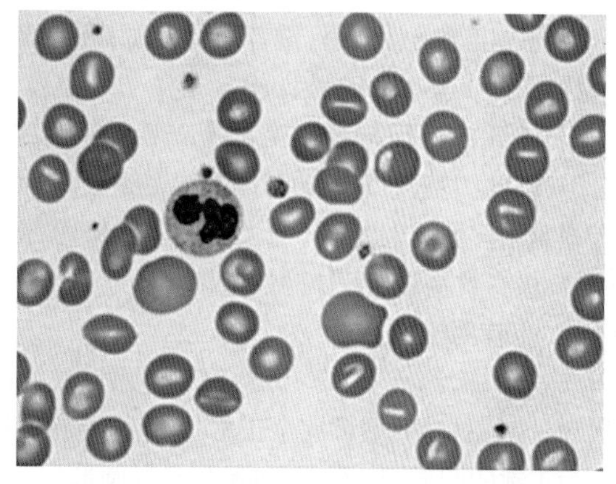

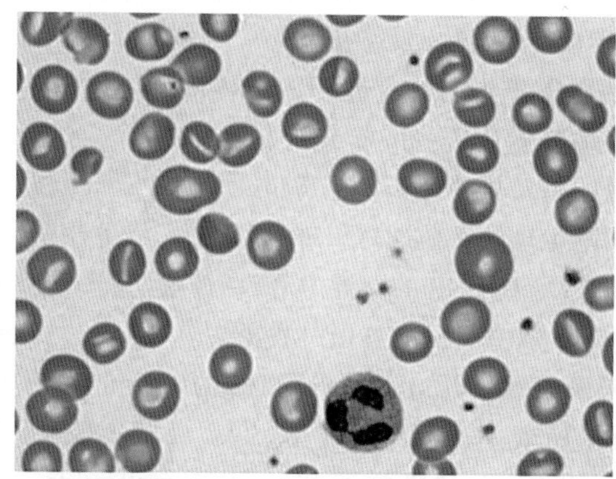

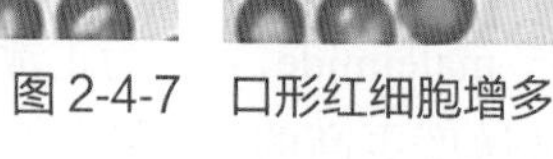

图 2-4-7 口形红细胞增多

HSt 可分为表现血液学症状的综合征型和非综合征型，以红系不同受累程度为特征。

在综合征型中，包括：①水肿细胞型（cryohydrocytosis，CHC）。极罕见，因寒冷致肿胀和溶血而得名，口蛋白缺乏伴智力低下、癫痫、痉挛僵硬、共济失调、白内障和肝脾大，致病基因为 *SLC2A1*。②干燥细胞型（xerocytosis）。植物固醇血症（phytosterolemia）伴体积呈大血小板的减少，早期即出现动脉粥样硬化，严重的高胆固醇血症，*ABCG5* 或 *ABCG8* 的双等位基因突变（复合杂合状态 / 纯合子）引起的肠吸收增加和胆固醇排泄减少，植物固醇血症患者表现差异性极大，可几乎无症状或有严重高胆固醇血症，导致快速动脉粥样硬化和成年前的心血管事件。③脱水细胞型（dehydrated hereditary stomatocytosis，DHS）。围产期水肿和 / 或假性高钾血症。围产期水肿者，以水肿和腹水（通常与贫血无关）为特征，为乳糜型，严重时可导致危及生命的胎儿非免疫水肿，需要引流治疗。值得注意的是，水肿在出生前或出生后几个月内会自行消退，大多数情况下不会复发。然而，它可能局限于产前，部分病例仅在超声检查时发现积液。假性低钾血症是在低于体温的情况下，当血液样本在分析前放置数小时或更长时间，血清中 K^+ 呈时间依赖性升高，而血清 K^+ 在新鲜抽取的血液中是正常的。综合征型 DHS 是由 *PIEZO1* 基因突变引起的为 DHS 1a 型。

非综合征型包括：①遗传性水肿口形红细胞增多，*RHAG*、*SLC4A1* 基因变异；②水肿细胞增多，*SLC4A1* 基因变异；③遗传性脱水口细胞增多（overhydrated hereditary stomatocytosis，OHS），*PIEZO1* 基因变异即 DHS 1b 型，及 *KCNN4* 基因变异；④家族假性高钾血症。

外周血涂片染色发现干涂片口形红细胞多>0.2，可达 0.30~0.49（正常<0.04），在湿涂片上口形红细胞呈碗形。呈大细胞性贫血，即高 MCV（95~150fl）水肿细胞型：MCHC 降低（24~30g/dl），细胞内钠离子浓度增高，钾离子浓度降低，渗透脆性增加，外周血涂片不加低渗液即可找到口形红细胞。干燥细胞型或 DHS：MCHC 正常或升高，以胞内钾外流及水分丧失为主，渗透脆性降低，红细胞呈干瘪状，不规则形态或呈靶形，加入低渗液后水分渗入细胞内可呈典型口形红细胞。红细胞渗透脆性升高。

【致病基因与蛋白变异】遗传性口形红细胞增多绝大多数呈常染色体显性遗传，极少数呈常染色体隐性遗传。近年发现多个细胞转运通道蛋白变异而导致该病发生，包括 PIEZO1、ABCB6、KCNN4、RHAG、AE1、SLC4A1、SLC2A1、ABCG5 及 ABCG8。

PIEZO1 基因表达阳离子通道 PIEZO1，转运单价阳离子（Na^+、K^+、Li^+、Cs^+）和二价阳离子（Ba^{2+}、Ca^{2+}、Mg^{2+}、Mn^{2+}）。PIEZO1 在红细胞膜中调节 ATP 的机械转导释放。在 DHS 1a 和 1b 患者中，三种常见突变（Leu2495_Glu2496dup、Arg2456His 和 Thr2127Met）占所有突变等位基因的 50% 以上。对于大多数突变，改变的通道显示出更大的活性和更慢的失活速率。通道的开放时间延长会导致过量的 K^+ 外流，从而导致过量的失水。除了在红细胞中的作用，*PIEZO1* 在血管和肾脏系统中也起着重要的作用。*PIEZO1* 的缺陷也被证明会导致先天性淋巴发育不良，其表现为功能突变缺失。这一发现可能与几个无贫血胎儿水肿的 DHS 患者的描述有关，也可能与 *PIEZO1* 在血管内皮排列和血管形成中的作用有关。

ABCB6 属于 ATP 结合转运蛋白家族，是最丰富的完整膜蛋白家族之一。ABC 转运蛋白将 ATP 结合和水解结合到内源性和异种生物基质跨细胞膜的转运上。最近研究发现，在 HEK-293 细胞假性高钾血症体外模型中，*ABCB6* 突变导致阳离子通量较野生型增加。

KCNN4 基因编码 Gardos 通道，是一种广泛表达的中间电导钙依赖性钾通道。Gardos 通道由 4 个相同的亚基组成，每个亚基由单个基因 *KCNN4* 编码，由 6 个跨膜结构域和跨膜结构域 5 和 6 之间的孔隙区域组成。在稳态条件下，Gardos 通道是不活动的，其功能在成熟正常红细胞中尚未完全阐明，然而，它被认为是红细胞体积变化的主要因素之一。细胞内的钙调蛋白分子与钙调蛋白分子相互作用，钙调蛋白分子紧密地结合在 Gardos 通道的 4 个通道亚基上。钙调蛋白和 Ca^{2+} 的相互作用导致通道的打开，K^+ 和水的快速流出导致红细胞脱水和收缩，这种机制被称为 Gardos 效应。

RHAG 编码一种膜糖蛋白 RHAG（Rh-associated glycoproteins），与 Rh 蛋白一起携带血型抗原 D 和 C、E，构成 Rh 复合物的核心，这种复合体存在于一种包括红细胞黏附蛋白 CD47 和 LW，带 3 蛋白和血型糖蛋白 B 的更大的膜蛋白复合体中，其作为分子伴侣将 RhAG 固定到膜上。RhAG 具有铵离子和 / 或二氧化碳、氨的通道的功能。

SLC4A1 基因编码阴离子交换器 1 或带 3 蛋白。在红细胞中，带 3 蛋白是最丰富的膜蛋白，在生理

条件下通过电中性机制交换阴离子 Cl^- 和 HCO_3^- 发挥作用。它与碳酸酐酶和血红蛋白，是红细胞输送 CO_2 的重要组成部分之一。*SLC4A1* 基因功能突变缺失主要与遗传性球形红细胞增多症有关，导致细胞骨架与质膜连接缺失，从而导致结构缺陷。该基因的功能突变增益导致 OHS 和低温下单价阳离子外流增加，导致 CHC。突变主要集中在蛋白的转运位点附近，可以通过将阴离子交换器转化为非选择性阳离子转运体，使 Na^+ 和 K^+ 梯度在质膜上消散；或者，在仍然具有功能的阴离子交换器中诱导这种阳离子电导。

SLC2A1 基因编码葡萄糖转运蛋白 -1（glucose transporter 1，GLUT1）。GLUT1 与口蛋白结合，可在人类红细胞和其他组织中转化为 l- 脱氢抗坏血酸转运蛋白。到目前为止，一个家族和 3 个不相关的个体已经被鉴定为与 GLUT1 缺乏相关的阳离子外流。葡萄糖转运功能的丧失与神经紊乱有关，称为 GLUT1 缺乏综合征。溶血和白内障是由于突变体阳离子渗透性的改变。

ABCG5 和 *ABCG8* 基因都位于 2p21 上，每个基因编码一个"半 ATP 结合转运盒"，这种转运体在单体状态下是没有功能的，在脂肪细胞来源的激素——瘦素的驱动下，ABCG5/G8 二聚体组装为有功能的转运蛋白 ABCG5/G8，负责胆固醇和植物固醇通过肝细胞流入胆汁或通过肠内肠细胞回流到肠腔进行粪便处理。

【诊断】凡不明原因的溶血性贫血或新生儿期溶血性黄疸，血涂片上见口形红细胞>0.05，红细胞内钠、钾离子含量测定异常可确诊，但需注意排除获得性口形红细胞增多症（HS、β- 地中海贫血、谷胱甘肽过氧化物酶缺陷、肝胆系统疾病、心血管疾病、恶性肿瘤、肌强直症，以及氯丙嗪、长春新碱治疗后或酒精中毒等）。

【治疗】新生儿期及时蓝光治疗，预防胆红素脑病。大多数非综合征型 HSt 患者表现为轻度贫血，通常只需要服用复合维生素、叶酸和维生素 B_{12}。偶尔，间歇性溶血或短暂性再障危象时需要输血，这通常是由细小病毒 B19 感染引起的。在严重贫血的罕见病例中，输血需求增加，则需要铁螯合剂治疗。

尽管输血率低，HSt 仍被认为是铁负荷性贫血之一。事实上，这些患者的主要并发症是继发性含铁血黄素沉着。MR T_2^* 用于监测铁沉积。欧洲血液学协会（European Hematology Association，EHA）最近建议，在 DHS 和 OHS 中都是禁忌脾切除，避免增加血栓栓塞并发症的风险，也因为脾切除在 DHS 中无效，在 OHS 中仅部分有效。

骨髓移植仅为一种可能的治疗选择，尽管到目前为止很少有关于其相对风险的数据报道。在 HSt 综合征中，口蛋白缺乏的 CHC 患者对常见的抗癫痫药物没有反应，但通过生酮饮食可以控制发作。植物固醇血症患者对低胆固醇饮食和降低密度脂蛋白（low density lipoprotein，LDL）药物治疗反应良好。饮食限制包括减少非胆固醇固醇、限制贝类和含有高脂肪的植物性食品摄入。Ezetimibe 是一线药物治疗，但是胆汁酸螯合剂也可以用。由于可能导致生长发育落后，儿童患者应慎用上述饮食及药物。

综合征型 DHS 患儿围产期水肿应在妊娠期和出生时正确评价。在大多数情况下，这一特征会自行消退，但也可能需要引流来预防或治疗肺发育不全。因为假性高钾血症基本只能在低温下观察到，所以并不一定需要治疗。同样，在假性高钾血症患者中，应仔细评估再决定对高钾血症是否采取治疗干预，以避免过度治疗。

【未来展望】近年来，在识别新的致病基因和研究 HSt 发病机制方面有了些进展。目前仍不能明确基因型与临床严重程度的对应关系，部分患者伴随神经系统损害尚无有效治疗，值得进一步研究。

（四）遗传性棘形红细胞增多

棘形红细胞增多（acanthocytosis）是由于多种原因所致棘形红细胞增加伴溶血性贫血综合征，包括先天性和获得性两类。后天性棘形红细胞增多主要见于新生儿肝炎、肝外胆道畸形时新生儿严重肝病伴棘形红细胞增多，随原发病好转而痊愈。先天性棘形红细胞增多是指先天性无 β- 脂蛋白血症（congenital abetalipoproteinemia，Bassen-Kornzweig syndrome），是棘形红细胞（acanthocyte）和锯齿状红细胞（echinosytes）增加伴溶血性贫血综合征，是罕见的家族性遗传性疾病。以血中大量棘形红细胞和 β- 脂蛋白缺如或减少为特征。常染色体隐性遗传，由 *MTP* 基因（位于 4q23）的纯合突变或复合杂合变异引起。家族性无 β- 脂蛋白血症由 *APOB* 基因（位于 2p24.1）变异引起。可有父母近亲婚配史。杂合子无临床表现。其发病机制不明，可能与脂肪代谢异常、肠吸收不良有关。

【临床表现】无 β- 脂蛋白血症婴儿期表现为

发育不良、腹泻、呕吐、腹胀、食欲缺乏、粪脂含量增加和脂肪吸收不良。血液学表现包括棘形红细胞增多、贫血、网状红细胞增多、溶血、高胆红素血症。同时，脂溶性维生素（A、D、E 和 K）吸收不良可出现国际标准化比值（international normalized ratio，INR）上升。不治疗可能会出现视网膜的非典型色素沉着，成年后可能逐渐丧失夜视和 / 或色觉，而神经肌肉表现包括渐进性深层肌腱反射、振动感和本体感觉丧失，逐渐加重的肌肉无力、构音障碍、共济失调。5 岁后肌腱反射逐渐消失，运动性共济失调，智力低下，眼球震颤，色素性视网膜炎伴斑点状萎缩，夜盲、视野缩小或全盲。通常在 10~20 岁表现明显。

【诊断】

1. 血象　轻度贫血，生后数月内棘形红细胞（图 2-4-8）增多，可达 0.25~0.50，红细胞在湿片不能形成串联，白细胞及血小板正常。

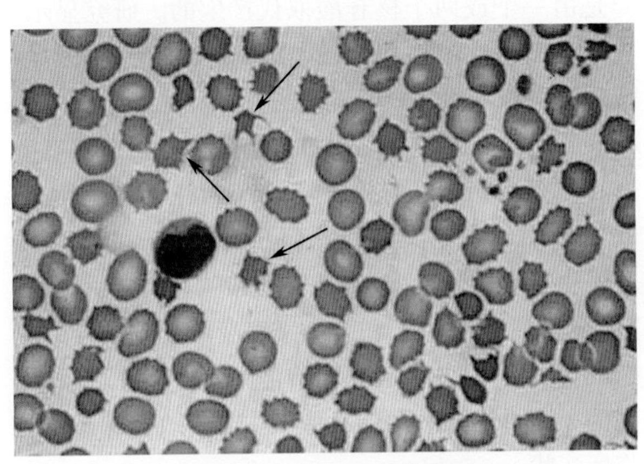

图 2-4-8　棘形红细胞增多

2. 红细胞自溶试验　自溶显著增加，可达 90%，加维生素 E 或血浆可纠正。

3. 过氧化氢溶血试验　溶血可达 87%，维生素 E 可纠正。

4. ^{51}Cr 标记红细胞　红细胞寿命缩短（约 18 天），亦可正常。

5. 脂代谢　总脂<1g/L，胆固醇 1.82~2.34μmol/L，磷脂 0.325~1.235μmol/L，甘油三酯测不出，血清蛋白电泳无 β- 脂蛋白和前 β- 脂蛋白。血沉增快。

无 β- 脂蛋白血症的诊断建立在无低密度脂蛋白胆固醇（LDL-C）、甘油三酯、载脂蛋白 B 或者水平极低，血涂片恒定出现高比例的棘形红细胞的先证者基础上，由分子遗传检测鉴定为 *MTTP* 两个等位基因的致病性变异。此外，应排除肾衰竭、肝硬化、微血管病性溶血性贫血、黏液性水肿、丙酮酸激酶缺乏及某些肿瘤所致获得性棘形红细胞增多。

【治疗】

1. 对症处理　包括充足的热量摄入以缓解生长发育落后；低脂膳食（脂肪来源热量占总量的 10%~20%）；口服必需脂肪酸补充剂（可耐受的每天 1 茶匙富含多不饱和脂肪酸的油）；补充维生素 A［100~400U/（kg·d）］、维生素 D（800~1200U/d）、维生素 E［100~300U/（kg·d）］和维生素 K（5~35mg/ 周）。轻度贫血很少需要治疗，偶尔需要补充维生素 B_{12} 或补铁。构音障碍、共济失调和甲状腺功能减退的治疗是标准的治疗方法。

2. 主要症状预防　大多数并发症可以通过补充脂溶性维生素（A、D、E、K）及进行低脂饮食来预防。应避免高脂肪食物，特别是富含长链脂肪酸的食物。

3. 监测指标　每次随访均需要监测生长发育指标。每年检查一次血常规、网状红细胞数，INR，肝功能检查［谷草转氨酶（aspartate aminotransferase，AST）、谷丙转氨酶（alanine aminotransferase，ALT）、γ- 谷氨酰转移酶（γ-glutamyltransferase，GGT）、总胆红素、碱性磷酸酶、白蛋白］，脂溶性维生素水平（视黄醇、25- 羟维生素 D、血浆或红细胞维生素 E 浓度），血钙、血磷酸盐，血尿酸和 TSH 水平。每数年检查总胆固醇、甘油三酯、LDL-C、HDL-C、载脂蛋白 B、载脂蛋白 A-Ⅰ。每 3 年做一次肝脏超声检查；每 6~12 个月进行一次眼科学和神经病学评估。

4. 评估　有危险的亲属先证者的同胞应进行全脂质和载脂蛋白 B 测定，以便及早诊断和治疗。如果已知家族中存在 MTTP 致病异基因携带者，可应用分子遗传学检测确定高危同胞的基因型。在典型的无 β- 脂蛋白血症中，受影响的同胞会在出生后不久出现发育不良、腹泻、呕吐和脂肪吸收不良。

5. 怀孕管理　维生素 A 过量会对发育中的胎儿有害。因此，孕妇或计划怀孕的妇女应将维生素 A 补充剂量减少 50%。此外，建议在妊娠期间密切监测血清胡萝卜素水平。因为维生素 A 是必需维生素，所以在怀孕期间不应该停止补充维生素 A。

6. 遗传咨询　无 β- 脂蛋白血症以常染色体隐性遗传方式遗传。在受孕时，先证者的每个同胞兄弟姐妹有 25% 的概率发病，50% 的概率是无症状携带者，25% 的概率无致病基因携带。如果已知家族中存在 *MTTP* 致病基因携带者，对高危亲属进行携带者检测、高危妊娠的产前诊断和着床前遗传诊断是避免患病胎儿出生的重要手段。

【预后】本病预后较差，最终出现瘫痪、失明。存活期为17个月~36岁。

【未来展望】本病的发病机制尚未完全清楚，尚需进一步研究。利用本症的基因缺陷及其特点开发的靶向治疗药物可能是针对血脂异常相关疾病的重要研究方向。

诊治要点

- 早期诊断是重要的，以防止毁灭性的临床后遗症。外周血涂片上的棘形红细胞是其显著特征。患者10~20岁间的症状包括口服脂肪不耐受、脂肪泻、腹泻、脂肪吸收不良，肠上皮细胞脂质积累，生长发育落后，因缺乏脂溶性维生素A和E，导致最严重的临床表现是进展性中枢神经系统的退化和死亡。除非及早服用维生素E，否则患者会出现非典型性色素性视网膜炎、伴有共济失调的脊髓小脑退行性变和脂溶性维生素吸收不良引起的出血。
- 适当的治疗可以预防神经后遗症，因此，早期诊断很重要，以便开始治疗，包括低脂饮食、补充必需脂肪酸和高口服脂溶性维生素A和E。

三、先天性红细胞酶异常疾病

循环系统中的红细胞含有多种功能繁多的酶，功能包括葡萄糖代谢、三磷酸腺苷（ATP）的产生、抗氧化、血红蛋白-氧解离曲线的修饰等。在受遗传缺陷影响的红细胞酶中，有两种较为常见，可导致溶血性贫血：葡糖-6-磷酸脱氢酶（glucose-6-phosphate dehydrogenase，G-6-PD）缺乏和丙酮酸激酶（pyruvate kinase，PK）缺乏（deficiency，D），后者简称PKD。之后学者又发现了相对罕见的突变。目前，对许多酶缺陷的认识已达到了分子水平。

糖酵解是细胞内ATP产生的主要途径之一，存在于所有细胞组织中。在红细胞中，糖酵解是ATP合成的唯一途径，因为成熟的红细胞缺乏产生能量所必需的内部结构。目前，在所有的红细胞糖酵解途径中都发现了对应的发病率不尽相同的红细胞缺陷。糖酵解途径酶异常最常见的是1961年首次报道的PKD。大多数突变位于基因的编码序列中，而其他的突变，如错义、缺失、插入、剪接缺陷、过早终止密码子和启动子突变等也较为频繁。了解酶的晶体结构有助于分子模型研究，从而揭示突变如何影响酶的结构和功能。检测红细胞酶活性主要是为了诊断遗传性非球形溶血性贫血伴酶异常。目前已有报道，约20余种酶异常与遗传性溶血性贫血相关。最主要的是红细胞中G-6-PD、PK和其他器官的酶由相同的遗传控制时，一些非血液病也可以通过测量红细胞酶活性来诊断。分子生物学的进展提供了一个新的视角。聚合酶链反应（polymerase chain reaction，PCR）和单链构象多态性分析（single-strand conformation polymorphism analysis）等技术为红细胞酶缺陷的分子诊断提供了极大的便利。目前为止，已经发现PKD近50个致病的突变基因。在纯合子PKD，位于底物或果糖-1，6-二磷酸结合位点附近的突变可能会改变活性位点的构象，导致活性的急剧丧失和严重的临床症状。G-6-PD缺乏是最常见的代谢障碍，它与慢性溶血性贫血和/或药物或感染引起的急性溶血发作有关。全球估计有4亿人受到影响。大约78个变异的突变已经被确定。大多数变异是由一个或两个核苷酸取代产生的。研究显示，大多数与慢性溶血相关的1类G-6-PD变异在底物或烟酰胺腺嘌呤二核苷酸磷酸（nicotinamide adenine dinucleotide phosphate，NADP）结合位点附近都有突变。还有一些罕见的酶缺陷，如GPI、PGK和AK的缺陷中发现了错义突变。而hexokinase和DPG缺乏是由复合杂合突变、错义突变和碱基缺失所导致。TPI缺陷则由有错义和无意义突变的复合杂合突变引起。一般来说，引起底物结合位点改变和/或酶失稳的突变可能导致酶的性质发生显著改变和严重的临床症状。

正常成熟红细胞的能量来源主要通过葡萄糖的无氧酵解途径产生ATP提供能量以及己糖磷酸旁路生成还原型烟酰胺腺嘌呤二核苷酸磷酸（NADPH）提供还原力。任何能引起ATP或NADPH生成障碍的红细胞缺陷均可导致红细胞酶病。目前，已发现20种糖代谢酶与溶血有关，其中19种因酶缺乏和1种酶活性增高引起溶血。

以红细胞的代谢途径中酶类为基础，可分为三类：糖酵解途径、磷酸戊糖旁路或磷酸己糖旁路、核苷酸代谢（图2-4-9）。

（一）葡萄糖酵解途径酶异常疾病

糖酵解途径（无氧糖酵解途径，embden-meyerhof pathway，EMP）占85%~90%的葡萄糖最终分解成乳酸和产生ATP，是红细胞所需能量的唯一来源。红细胞膜“钠泵”正常运转；膜收缩蛋白磷酸化以维持红细胞结构和变形性；维持葡萄糖分解代谢，合成谷胱

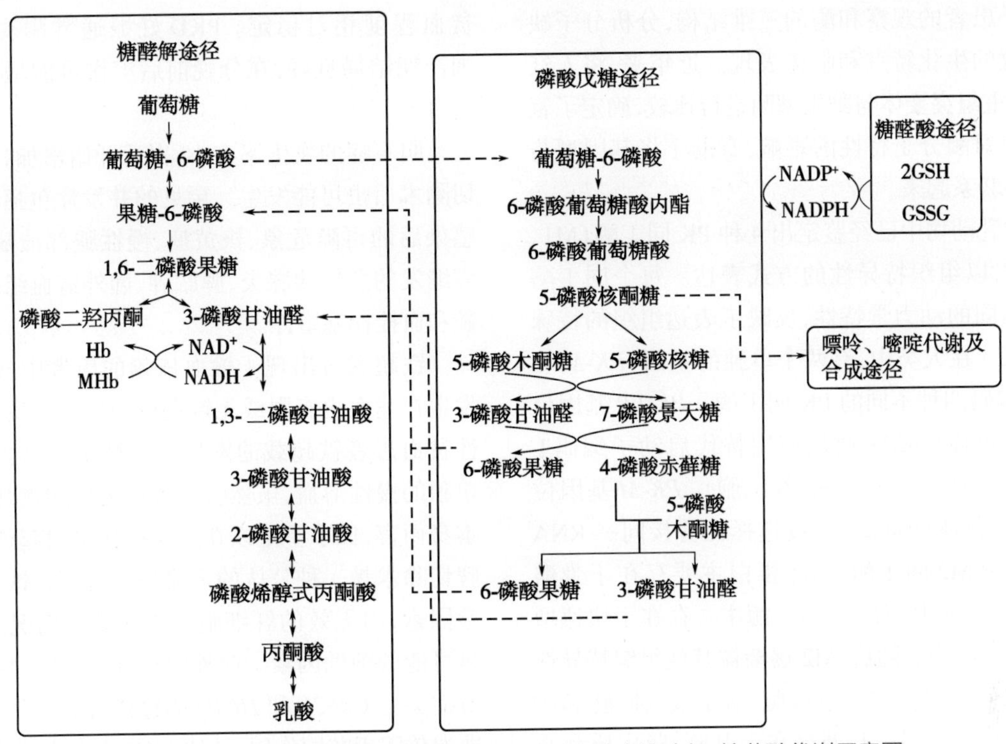

图 2-4-9　红细胞葡萄糖代谢的糖酵解途径、磷酸戊糖途径、核苷酸代谢示意图

甘肽及维持核苷酸代谢。目前发现 EMP 中有下列 10 种酶缺乏可引起溶血：己糖激酶（hexokinase）、葡萄糖磷酸异构酶（glucosephosphate isomerase，GPI）、磷酸果糖激酶（phosphofructokinase，PFK）、磷酸果糖醛缩酶（phosphofructaldolase，PFA）、三磷酸异构酶（triosephosphate isomerase，TPI）、3-磷酸甘油醛脱氢酶（glyceraldehyde-3-phosphate dehydrogenase，G-3-PD）、磷酸甘油酸激酶（phosphoglycerokinase，PGK）、丙酮酸激酶（pyruvate kinase，PK）、二磷酸甘油酸变位酶（diphosphoglyceromutase，DPGM）、烯醇化酶（enolase，ENO）。

1. 丙酮酸激酶缺乏症　红细胞丙酮酸激酶缺乏症（pyruvate kinase deficiency，PKD）最早于 20 世纪 60 年代初被发现，是红细胞糖酵解通路中导致溶血性贫血最常见的酶缺陷，属常染色体隐性遗传，患病率在一般白人中估计为 1∶20 000，发病率仅次于 G-6-PD 缺陷，但在我国少见。

【发病机制】PK 将红细胞内的磷酸烯醇丙酮酸转化为丙酮酸，形成 ATP。PK 在红细胞代谢中起中心作用，因为它催化细胞内 ATP 产生的两个主要步骤之一。PKD 导致 ATP 耗竭，最终影响细胞的生存能力。由于基因点突变引起氨基酸置换而致 PK 酶活性低下，导致红细胞 ATP 生成明显减少，细胞能量代谢障碍，红细胞膜两侧离子梯度不能维持（细胞内 K^+ 丧失和脱水，膜内 Ca^{2+} 堆积），使细胞膜僵化，细胞皱缩，造成不可逆的细胞损伤，尤其是脾窦内滞留的 PK 缺陷的网织红细胞 ATP 产生更受损害，选择性地被脾或肝的巨噬细胞破坏，发生溶血。有多种变异型（结构基因、分子合成基因变异等）导致 PK 动力学改变。纯合子或双重杂合子状态的临床表现为新生儿溶血性贫血和慢性非球形溶血性贫血（CNSHA），杂合子多无临床和血液学异常，但红细胞 ATP 水平降低，2，3-DPG、3-PG 及磷酸烯醇丙酮酸轻度增加。

此外，PKD 导致糖酵解中间体在代谢阻滞近端积聚，尤其是 2，3-DPG，可能通过抑制己糖激酶而增加 3 倍。红细胞缺乏 PK 时可发生血管内溶血，同时，红细胞出现形态异常而经脾行血管外清除。PKD 的临床表现包括严重的新生儿贫血、儿童黄疸、脾大及胆石症。因 PKD 红细胞 2，3-DPG 水平升高，可帮助血红蛋白释放氧气，因此，PKD 的贫血患者疲劳或运动耐受不良并不常见。PKD 患儿几乎都有贫血伴黄疸和脾大，临床所见溶血程度差异很大，从非常轻微或完全代偿的贫血到危及生命的新生儿贫血和黄疸需要换血都可以发现。确诊需要红细胞酶活性测定及基因检测。

红细胞 PK 是由位于 1 号染色体上的 *PK-LR* 基因表达合成。迄今为止，*PK-LR* 基因中有 150 多个不同的突变与 PK 缺乏有关。有学者通过基于对少数纯合子患者的观察和酶的三维结构，分析分子缺陷所导致的生化特点和临床表现。近年来，将人红细胞 PK 重组突变体与野生型酶进行比较，确定了氨基酸置换对酶分子特性的影响，有助于将基因型与临床表型联系起来。

在哺乳动物中已经鉴定出 4 种 PK 同工酶（M1、M2、L、R），以组织特异性的方式表达。每个同工酶表现出不同的动力学特性，反映了表达组织的特殊代谢需求。在人类中，有两个单独的基因（*PK-M* 和 *PK-LR*）编码四种不同的 PK 同工酶。*PK-LR* 基因位于 1 号染色体（1q22），通过使用替代启动子编码 L 同工酶（肝脏）和 R 同工酶（红细胞）。*PK-M* 基因位于 15 号染色体（15q22），通过选择性剪接同一 RNA 编码 M1 和 M2 同工酶。M1 蛋白主要存在于骨骼肌、心脏和大脑中，而 M2 同工酶主要存在于快速增殖的胎儿组织中。随后，M2 逐渐被其他组织特异性亚型所取代，但仍是肾、白细胞、血小板、肺、脾和脂肪组织的主要形式。L 型存在于肝脏、肾皮质和小肠中，而 R 型仅在红细胞中表达。M2、L 和 R 同工酶表现出与磷酸烯醇丙酮酸（phosphoenolpyruvate，PEP）有关的乙型反应动力学，并被果糖 -1，6- 二磷酸（fructose 1，6-bisphosphate，FBP）变构激活，而 M1 不表现出协同特性。

【临床表现】新生儿溶血性黄疸，约 36% 的病例于新生儿期发病，多数于生后 24 小时内至数天内（约 75% 的病例于第 1 天）出现轻至重度溶血，多为重度黄疸（约 37% 的病例需换血），可发生胆红素脑病，可有胎儿水肿、肝脾大，病程持续数周至数月。有报告杂合子（中国人）可发生新生儿高胆红素血症。

CNSHA 呈代偿性溶血过程至重度贫血，急性疾病（如感染）或妊娠可加重溶血，可发生再障危象。轻至中度脾大，可合并胆石症。

虽然 *PK-LR* 基因的异常可能导致红细胞和肝脏酶的改变，但临床症状仅限于红细胞，肝细胞内的酶合成通常可以代偿。PKD 临床表现包括终生慢性溶血的通常特征。贫血程度差异很大，从非常轻微或完全代偿的贫血到危及生命的新生儿贫血和明显的黄疸，需要交换输血和随后的持续输血治疗。新生儿黄疸需要换血是常见的，但胎儿水肿和新生儿期死亡的病例也很少见。在婴儿中，贫血有随年龄增长而改善的趋势，在某些情况下甚至可能消失。虽然急性感染和妊娠期间可能会偶尔加重，但成年期贫血程度相对稳定。PKD 妊娠通常耐受性较好，围产期结局良好，在分娩前后溶血可能增加而需要输血。

胆石症的发生率在 10 岁后开始增加，甚至在脾切除术后也可能发生。罕见的并发症包括细小病毒感染后的再障危象、核黄疸、慢性腿部溃疡、胆道疾病继发的急性胰腺炎、脾脓肿、髓外造血组织压迫脊髓和血栓栓塞事件。

铁超载可出现于输血依赖的患者中，但也可能发生在输血史有限或无输血史的患者。磷缺乏溶血性贫血患者铁超载的发病机制被认为是多因素的。单独的慢性溶血，虽然会导致铁的周转增加，但就其本身而言，似乎不足以在这种疾病中引起铁的积累。脾切除术是一种公认的未输注溶血状态铁负荷的危险因素，而无效的红细胞生成在某些情况下被认为是可能的辅助因素。此外，有假说认为，血红蛋白沉着症突变 *C282Y* 和 *H63D* 的存在可能与其他遗传或非遗传因素共同作用，导致 PKD 患者铁超载。

【辅助检查】多为中至重度正色素性巨细胞贫血，血红蛋白为 50~120g/L，可低至 20g/L，MCV 中度增加，网织红细胞（切脾后可>0.4）及有核红细胞增多。未行脾切除术的患者网状细胞计数通常增加（中位计数为 166×10^9/L），但网状细胞增多并不与溶血的严重程度成正比，与其他溶血疾病相反，年轻的 PKD 红细胞被脾脏选择性隔离，因此，脾切除术导致网状红细胞显著增多（中位计数为 796×10^9/L），而贫血并不严重。这是 PK 缺乏的一个特殊特征，可能具有一定的诊断价值。血涂片可见红细胞明显大小不等、异形、球形、皱缩红细胞和棘形红细胞。皱缩的棘形细胞的比例不定（约 3%~30%），特别是在脾切除术后可以观察到，认为是 PKD 的特点。红细胞寿命明显缩短，只有 2.5~24.0 天。

孵育脆性试验阳性，自溶血试验属 Dacies Ⅱ型，有些属Ⅰ型，轻型病例可正常。75% 的患者红细胞渗透性脆性正常，其余患者红细胞渗透性脆性降低。只有 21% 的患者自溶血试验阳性，对本病无诊断价值。

血清间接胆红素升高，未结合的胆红素浓度经常升高，但通常<85μmol/L，脾切除术后可能略有升高。在明显增高时，应怀疑伴有吉尔伯特综合征（Gilbert's syndrome）。

代谢产物测定：ATP 多减少，PK 缺陷的近端中间产物 2，3-DPG 浓度持续增加，达正常的 2~3 倍，

PEP、2-PG 及 3-PG 也增加。

PK 活性测定：有报道，约 65%~70% 患者铁负荷指数升高，包括血清铁蛋白、转铁蛋白饱和度的其中之一或同时升高。由于 PKD 患儿的血液学特征不明显，最终的诊断取决于酶活性的检测。PK 荧光斑点试验呈中间值至完全缺陷，PK 活性定量测定活性降低，或 PK 底物活性降低对本病有确诊意义。需要注意的是，近期输血的患者可存在正常供体红细胞干扰实验结果，或者白细胞去除不完全（白细胞 PK 活性是正常红细胞的 300 倍）可能导致出现假阴性，显示为正常 PK 活性。

由于国内 PKD 发病率低，开展酶活性检测的单位越来越少，目前 DNA 检测已经迅速取代了酶活性检测，通过识别基因突变，可以获得更精确的基因型检测，并能在严重的病例中进行产前诊断。PKD 的分子诊断通常通过 *PK-LR* 基因的所有外显子、侧翼区域和红系启动子测序。但是，大片段缺失、基因调控区域的突变或可能激活内含子中一个隐秘剪接位点的突变，通常难以识别，而用 PCR 的普通引物可能无法检测到。此外，一个等位基因的大片段缺失可能会出现纯合子的错误结果。因此强调了家系调查及父母基因验证在 PKD 的分子诊断中的重要性。近年来，PK 重组突变蛋白技术的应用，使得确定氨基酸置换对 PK 稳定性和动力学特性的影响成为可能。

【诊断】凡不明原因的早期新生儿溶血性黄疸或慢性非球形细胞溶血性贫血（CNSHA），有下列情况者提示 PK 缺陷：① Coombs 试验阴性；②高铁血红蛋白还原率或 G-6-PD 活性直接测定正常；③ Hb 电泳无异常区带及异丙醇试验阴性；④正色素性巨细胞性贫血，红细胞形态基本正常或有皱缩、棘形红细胞；⑤双亲无同样病史，同胞中可有同样病史。可测定 PK 活性加以证实，但需排除获得性 PK 缺陷。当 PK 活性正常或增加而临床高度提示红细胞 PK 缺乏可能时，可测定上述糖酵解中间代谢产物或进行 PK 的酶动力学检查，以助诊断。

【治疗】目前尚无针对 PKD 的具体治疗方法，因此该疾病的治疗主要是支持治疗。新生儿溶血性黄疸，多需换血及反复输血以防胆红素脑病及纠正贫血。严重贫血病例，特别是在婴幼儿时期，可能需要输血。多数情况下，血红蛋白趋于稳定，在 60~80g/L，除非感染、妊娠或其他情况而加重贫血，否则不再需要输血。由于组织中的 2,3-DPG 含量高，组织氧气输送是高效的，因此，PKD 患者是否输血主要取决于临床表现，而不是血红蛋白水平。脾切除术不能阻止溶血，可使血红蛋白增加 10~30g/L。然而，在大多数依赖输血的病例中，脾切除术可显著减少输血量。因此，需要定期输血的严重患者、年轻患者和不耐受贫血的患者应考虑脾脏切除。一般于 5 岁后施行，极重者可于婴幼儿期脾切除改善病情。需要胆囊切除术的患者也应考虑脾切除术，因为在同一腹腔镜手术过程中可能同时进行两种手术。

但是，除了接受过脾切除术的其他 PKD 家庭成员的反应之外，无法预测脾切除术的疗效。脾切除术后仍可发生再生障碍性贫血或溶血性贫血危象。

因为在部分患者中会出现铁负荷升高、铁沉积，所以无论是否输血依赖，必要时需要去铁治疗。有报道称，使用促红细胞生成素对铁过载有效。

异基因造血干细胞移植也有少量的成功报道，用于严重表现者。

【未来展望】PKD 的基因治疗及药物治疗的开发对严重患者具有重要意义。PKD 的基因快速检测应获得临床推广。通过识别基因突变，可以获得更精确的基因型检测，并能在严重的病例中进行产前诊断。

2. 葡萄糖磷酸异构酶缺乏症　葡萄糖磷酸异构酶缺乏症（glucose phosphate isomerase deficiency，GPID）为常染色体隐性遗传，大约一半是纯合子，而另一半是复合杂合子。虽然这种酶被认为几乎在所有组织中都有表达，但临床表现仅限于溶血，也有少数例外。其基因在第 19 号染色体上，本病自 Baughuan 等首次报道以来，现已有超过 40 个家系报道。报道中，只有 2 名患者智力低下，1 名患者在肝脏中储存了过量的糖原，表现为肝大。国内分别由杜传书和赵新民等人报道了 2 例 GPID，本病是除 G-6-PD、PK、P-5′-N 缺乏症外的第 4 种较常见的引起溶血性贫血的红细胞酶病。人类神经白蛋白的 cDNA 被证明与葡萄糖磷酸异构酶（GPI）相同。

【临床表现】溶血性贫血常是本病的唯一临床表现，红细胞 GPI 活性降低至正常 40% 以下即可出现溶血。约 30% 患儿可发生新生儿高胆红素血症，严重者需换血治疗；可有胎儿水肿和死产。婴儿期即出现溶血性贫血的部分患者在感染或服用某些药物后出现再障危象或溶血危象。

多数患者有轻至中度的脾大，可有肝大。个别病例可出现神经肌肉症状，如肌张力改变等，同时伴有智力发育迟缓。患者肌肉、脑脊液中 GPI 活性明显降低。

外周血涂片所见的细胞形态改变与其他的先天性非球形细胞溶血性贫血相似，部分病例可出现棘形红细胞和裂口红细胞，网织红细胞计数常明显增加，个别可达 0.81，MCV 可升高，红细胞孵育脆性轻度升高，自溶血试验有 I 型特点。

【诊断】除个别合并有神经肌肉病变的患者外，GPI 缺陷患者的溶血性贫血和其他血液学改变并非特异性改变，当高度怀疑有 GPI 缺乏时，可进行红细胞 GPI 活性检测，以明确诊断。

荧光斑点试验：GPI 活性正常者 30 分钟内出现荧光；GPI 活性缺乏者超时 30 分钟不出现荧光。

红细胞 GPI 活性定量测定：红细胞 GPI 活性正常值为（60.5 ± 11.0）U/g Hb，低于此值为红细胞 GPID。

【治疗】无特殊治疗。严重贫血时可输血。脾切除术可改善症状，减少输血次数。有少量异基因造血干细胞移植报道。

（二）磷酸戊糖旁路酶异常疾病

磷酸戊糖旁路或磷酸己糖旁路（hexose monophosphate pathway，HMP）从 EMP 中间产物 6- 磷酸葡萄糖开始，经过磷酸核糖，进入 6- 磷酸甘油醛代谢。5%~10% 葡萄糖经过该途径代谢，主要产生 NADPH，以维持谷胱甘肽（glutathione，GSH）生理浓度及还原高铁血红蛋白。红细胞中谷胱甘肽含量约 2mg/ml 红细胞，其中 99.8% 为还原型，0.2% 为氧化型。还原型谷胱甘肽可还原体内 H_2O_2 及 O^-，以解除对 Hb、含巯基的酶和膜蛋白上巯基的氧化作用，维持红细胞的正常功能和寿命。HMP 中有 7 种酶缺乏可引起溶血：G-6-PD、6- 磷酸葡萄糖糖酸脱氢酶（6-PGD）、谷胱甘肽还原酶（glutathione reductase，GR）、谷胱甘肽过氧化物酶（glutathione peroxidase，GSHPx）、谷胱甘肽合成酶（glutathione synthetase，GSHsyn）、r- 谷氨酰胺酸合成酶（r-glutamylcysteine synthetase，r-GCS）、谷胱甘肽硫转移酶（glutathione S-transferase，GST）。

葡萄糖 -6- 磷酸脱氢酶缺乏症（glucose-6-phosphate dehydrogenase deficiency，G-6-PD 缺乏症）是由于葡萄糖 -6- 磷酸脱氢酶（glucose 6-phosphate dehydrogenase，G-6-PD）缺乏而引起的一组溶血性疾病。1952 年，杜顺德首次报道了我国四川 12 例蚕豆病病例，确认蚕豆是诱发本病的原因。1956 年，Carson 等调查在撒丁岛人群中应用抗疟药物伯氨喹治疗疟疾而导致个体溶血现象时，发现伯氨喹引起急性溶血的病因是 G-6-PD 缺陷。1956 年，Crosby 在分析了撒丁岛蚕豆病的临床症状及流行病学资料后，推测蚕豆病与伯氨喹引起急性溶血的病因都是 G-6-PD 缺陷。1958 年，意大利的 Sansone 及以色列的 Szeinberg 等学者研究证实了这一推论。G-6-PD 缺乏症是目前人类最常见的遗传性红细胞酶缺陷病之一，全世界约有 4 亿人罹患此病，是引起溶血性疾病的重要原因。我国南方发病率为 4%~15%，在广东、广西、云南、四川、福建、台湾及海南发病率较高，呈“南高北低”的分布态势，与疟疾发病的分布一致。

【发病机制】G-6-PD 是磷酸戊糖途径的第一个关键酶，能催化葡萄糖 -6- 磷酸转变成 6- 磷酸葡萄糖酸，同时产生 NADPH。NADPH 能够保证充足的还原型谷胱甘肽以还原细胞代谢产生的氧化性物质，从而保持细胞内的氧化还原平衡，避免细胞受到氧化性损伤。

红细胞中的磷酸戊糖途径是 NADPH 产生的最主要来源。G-6-PD 是细胞内产生谷胱甘肽通路的关键部分，谷胱甘肽保护红细胞蛋白，包括血红蛋白，免受氧化损伤。G-6-PD 缺乏是糖酵解过程中磷酸戊糖途径的异常，导致 NADPH 耗尽，还原型谷胱甘肽无法再生，过氧化氢增多，血红蛋白被氧化，并生成高铁血红素和变性珠蛋白即 Heinz 小体。通过原子力显微镜结合球形探针检测，发现 G-6-PD 缺陷红细胞膜的杨氏膜量（Young modulus）增加，红细胞膜变形性降低，在流经脾窦（或肝窦）时因无法变形通过狭窄小孔被阻留破坏，引起溶血。同时，H_2O_2 堆积导致氧自由基的产生，红细胞膜骨架受损、红细胞膜过氧化脂质生成，膜的不对称性及膜流动性发生改变引起急性血管内溶血。溶血的严重程度取决于酶的变异。G-6-PD 活性随细胞年龄的增加而降低，因此较老的红细胞更容易受到氧化损伤。红细胞越老越容易在氧化剂诱导下出现溶血。

通过人工定点诱变的技术，将 G-6-PD 基因转化至大肠埃希菌 HB351（DE）3 中进行表达，对中国人常见的 G-6-PD 突变：*G-6-PD Canton*（c.1376G>T，p.Arg459 Leu）及 *G-6-PD Kaiping*（c.1388G>A，p.Arg463His）引入大肠埃希菌对变异酶进行生物学功能研究，实验研究发现这两种基因突变型可降低酶活性并引起酶动力学改变，这可能与取代氨基酸的化学结构、所带电荷性质及极性发生改变导致酶的结构发生改变有关，进一步证实这两个部位的精氨酸在酶与辅酶 $NADP^+$ 的结合过程中起重要作用。同时通过引入无义突变证实 G-6-PD 第 459 位以后的氨基酸决定了 G-6-PD 的酶活性。

【临床表现】无明显诱因时，G-6-PD 缺乏症患者可仅有轻微症状或者无临床症状。G-6-PD 缺乏症患者的红细胞可塑性降低，通过血窦或小血管时容易发生溶血。轻者导致轻度溶血，临床上表现为慢性非球形细胞溶血性贫血、蚕豆病、药物性溶血、新生儿黄疸及某些感染性溶血。重者可短期内出现溶血危象，表现为迅速贫血、伴有黄疸及血红蛋白尿异常，出现畏寒、发热、恶心、呕吐、腹痛、休克，甚至危及生命。新生儿 G-6-PD 缺乏症病情严重者可发生核黄疸，造成神经系统损害，终生致残。

G-6-PD 缺乏症的临床表现差异很大，因为遗传缺陷可以从轻微到严重不等。一些患者会表现出严重的或延迟消退的新生儿黄疸，但大多数患者是无症状的，直到急性感染或药物暴露引起氧化应激时出现急性溶血。这些儿童通常有 G-6-PD 基因异常，如在非裔美国人中发现的 α 变种。许多诱因都与 G-6-PD 溶血有关，包括感染、磺胺类抗生素、含萘的樟脑丸和蚕豆。溶血是典型的血管内溶血，可能是突然发生的，由于对氧化应激的保护减少，较老的红细胞最容易发生溶血。较年轻的红细胞对溶血有较强的抵抗力，因此贫血通常是短暂的、自限性的，尽管急性时可能需要输血。少数儿童有严重的 G-6-PD 缺乏症，表现为慢性溶血性贫血和急性溶血性加重。患者一般有轻至中度贫血伴网状红细胞增多症，易并发胆结石和脾大。

【遗传方式与致病基因】G-6-PD 缺乏症是一种 X 连锁不完全显性遗传病，男性患者为半合子，女性患者则具有纯合子与杂合子 2 种形式。男性半合子和女性纯合子患者常伴有严重的酶缺陷。

G-6-PD 基因定位于 X 染色体长臂 2 区 8 带，包括 13 个外显子和 12 个内含子。其编码产物 G-6-PD 单体由 515 个氨基酸组成。外显子的错义突变造成 G-6-PD 转录产物异常，进而改变氨基酸序列，是影响酶活性的最常见原因之一。至 2017 年 3 月，全世界已发现 221 种 G-6-PD 基因突变型。中国人群中最常见的基因型有 *G-6-PD Kaiping*（c.1388G>A），*G-6-PD Canton*（c.1376G>T），*G-6-PD Gaohe*（c.95A>C），*G-6-PD Viangchan*（c.871G>A）及 *G-6-PD Union*（c.1360C>T）；其他人群中常见的基因型有 *G-6-PD Africa A-*（c.202G>A、c.376A>G），*G-6-PD Mediterranean*（c.563C>T），*G-6-PD Seattle*（c.844G>C）等。不同的 G-6-PD 基因型与遗传性 G-6-PD 缺乏症患者的临床表型有关。

G-6-PD 缺陷女性杂合子细胞内带有一对 G-6-PD 等位基因，即野生型等位基因和突变型等位基因。在胚胎早期，女性两条 X 染色体中的一条要发生失活。由于其中一条 X 染色体的失活，使得女性杂合子体内部分细胞群表达 G-6-PD 野生型等位基因，而另一部分细胞群表达 G-6-PD 突变型等位基因，成为镶嵌体。如果 G-6-PD 突变型等位基因细胞群的比例高，则这个女性杂合子将表现 G-6-PD 酶活性的明显降低；如果 G-6-PD 野生型等位基因细胞群的比例高，则将表现 G-6-PD 酶活性的轻度降低或正常，但其带有的致病基因将传给后代，1/2 的男孩为 G-6-PD 缺陷的半合子（患者）；1/2 的女孩为 G-6-PD 缺陷的杂合子，这些女孩是否出现 G-6-PD 缺陷，取决于其体内正常 G-6-PD 细胞与异常 G-6-PD 细胞的比值。由此解释了临床上表型正常的父母，生育了 G-6-PD 缺陷子女的原因。同时也说明 G-6-PD 缺陷女性携带者的诊断不能用 G-6-PD 酶活性的测定方法，应该使用基因检测的方法。

【辅助检查】G-6-PD 活性筛选试验：高铁血红蛋白还原试验、荧光斑点试验、硝基四氮唑蓝纸片法、亮甲酚蓝或亚甲蓝标记法等，可半定量判定 G-6-PD 活性，分为正常、中度及严重异常。高铁血红蛋白还原试验灵敏度最高，荧光斑点试验特异度最高。对于筛选结果呈阳性病例，需定量检测 G-6-PD 活性以明确诊断。

红细胞 Heinz 小体生成试验：G-6-PD 缺陷的红细胞内可见 Heinz 小体，计数>5% 有诊断意义。但该试验缺乏特异性，也可见于其他原因引起的溶血。

由于 G-6-PD 活性测定快速方便、结果较为可靠，条件允许的单位多直接进行 G-6-PD 活性测定，而上述筛选试验已较少使用。

红细胞 G-6-PD 活性测定最可靠，是主要的诊断依据。实验室常用的检测方法原理：样本中 G-6-PD 催化葡萄糖-6-磷酸（G-6-P）转化成 6-磷酸葡萄糖酸（6-PG）时，烟酰胺腺嘌呤二核苷酸磷酸（NADP）转化成还原型烟酰胺腺嘌呤二核苷酸磷酸（NADPH），监测 340nm 处 NADPH 吸光度上升的速率可计算出样本中的 G-6-PD 活性。溶血高峰期及恢复期酶的活性可正常或接近正常，通常在急性溶血2~3个月后复查能较为准确地反映患者的G-6-PD活性。

上述传统生物化学方法测定G-6-PD活性的局限性较大。首先，由于女性杂合子患者的G-6-PD活性表现各异，从活性正常到活性严重缺陷皆有不同表现，因而酶活性的检测方法无法对女性携带者进行有效地识别，需进行基因分析，才能明确诊断；新生儿或者合并地中海贫血的G-6-PD缺陷者，由于体内新生红细胞数量较多，也常表现出较高的酶活性，造成该类患者的酶活性检测结果呈假阴性。急性、严重溶血发作时的G-6-PD水平可能是正常的，因为最缺乏G-6-PD的细胞已经被破坏，而网织红细胞富含G-6-PD。应在患者处于稳定状态时重复测定，对疑似G-6-PD缺乏的男孩的母亲进行测试。另外，炎热、潮湿天气下采集和运输标本可能对G-6-PD活性产生影响，造成检测结果的假阳性。

G-6-PD基因分析：目前主要是G-6-PD基因直接测序法。

【诊断】 G-6-PD缺乏症的诊断主要依靠实验室证据。对于有阳性家族史，病史中有急性溶血特征，有进食蚕豆或服药等诱因的患者，应考虑本病并进行相关检查。G-6-PD酶活性降低、G-6-PD基因检测发现致病性突变即可确诊。G-6-PD缺陷女性杂合子的诊断需要进行G-6-PD基因测序以确诊。

【治疗】 对于急性溶血者，应去除诱因，注意纠正水、电解质、酸碱失衡和肾功能不全等。输红细胞（避免亲属血源）以及使用糖皮质激素可改善病情。

对于G-6-PD缺乏症的新生儿并发高胆红素血症时，可采取输注白蛋白、光疗、口服苯巴比妥等措施，做积极“退黄”处理，尽可能缩短高胆红素的持续时间，降低胆红素脑病的发生率。对G-6-PD缺陷新生儿应放宽黄疸的治疗指征，做到早期诊断、早期防治，避免患儿受到不必要的损害和后遗症。

男女患者都需注意避免氧化性药物和蚕豆等诱因。

G-6-PD缺乏症的治疗是支持性治疗。当出现明显的心血管损害时应输血。保持水化及碱化尿液能保护肾脏免受沉淀游离血红蛋白的损害。通过避免已知的氧化剂，特别是长效磺胺类、呋喃妥因、伯氨喹、二巯基丙醇和蛾球（萘），可以防止溶血。蚕豆也可引发溶血。严重感染也可能是G-6-PD缺陷儿童溶血的潜在诱因。

【未来展望】 G-6-PD缺乏症常见，需避免使用氧化性药物，但是目前尚无明确的方法可以在用药前回答G-6-PD缺乏症患者的用药安全问题。例如，理论上羟氯喹不可用于G-6-PD缺乏症患者，但实际使用后溶血报道甚少。用药诱发溶血可能与G-6-PD突变位点、酶活性及机体氧化应激状态相关。G-6-PD缺乏症患者的用药指引尚需进一步完善。评估方法尚待开发。

新生儿G-6-PD缺乏症筛查已纳入新生儿筛查内容，但是结果发布延迟，不利于新生儿高胆红素血症、核黄疸的预防，应进一步明确新生儿出生后筛查时间及获益的关系。

（三）核苷酸代谢酶异常疾病

晚幼红细胞及网织红细胞含有RNA，当细胞成熟时，被RNA酶降解为各种核苷酸，在正常红细胞中三磷酸腺苷（ATP）占85%~90%，腺苷二磷酸（ADP）占10%~15%，腺苷二磷酸（AMP）占1%~3%，仅3%~4%为红细胞不能利用的嘧啶核苷酸，也不能透过细胞膜，需经嘧啶5′-核苷酸脱磷酸，成为嘧啶核苷后才能透出红细胞，保持红细胞正常通透性及可塑性。参与红细胞核苷酸代谢的红细胞酶中有3种酶可引起溶血：嘧啶5′-核苷酸酶（pyrimidine 5′-nucleotidase，P5′N）、腺苷酸激酶（adenylate kinase，AK）和腺苷脱氢酶（adenosine deaminase，ADA）。ADA活性增高引起溶血。

1. 嘧啶5′-核苷酸酶缺乏症　嘧啶5′-核苷酸酶缺乏症（pyrimidine 5′-nucleotidase deficiency，P5′ND）是一种常染色体隐性遗传病，与RNA分解代谢有关的酶缺乏症，导致慢性溶血性贫血，是全球第三常见的导致遗传性非球形细胞溶血性贫血的先天性红细胞酶缺陷。溶血的程度一般是轻微至中等的。这种酶缺乏的特点是红细胞外周血涂片中存在明显的碱性点染，红细胞内嘧啶核苷酸积累。P5′N残余活性与溶血程度无相关性。人类基因组研究发现P5′N存在15个不同的突变。有些患者表现出残留P5′N活性，这表明P5′N缺乏可由其他核苷酸酶代偿和/或替代其在核苷酸代谢途径的功能。目前该病尚无特异治疗。血液学检查可发现病例均有外周血红细胞增多。脾切除术患者血清铁蛋白水平升高，提示应监测这些患者术后的铁状态，并应调查是否存在潜在的铁积聚额外危险因素。该病的特点是轻至中度溶血性贫血，伴有网状细胞增多和高胆红素血症，红细胞内积聚高浓度嘧啶核苷酸。这种酶缺乏症的标志是几乎所有患者的红细胞中都存在嗜碱性点状物，这是由于不完全RNA降解所产生的核糖核物质积累所致。自1974年valentine等报道首例病例以来，已有超过100例病例报告，近年国内有个案报道。迄今为止，P5′N的编码基因(*P5N-1*)已有11个无关家系的7个突变被确定。

【临床表现】P5′N缺乏的临床表现包括贫血、黄疸、脾大等慢性溶血的常见特征。贫血在大多数患者中为轻至中度，少数患者为重度(少于15%)。少数病例的贫血可完全代偿。贫血可在急性感染和妊娠期加重，偶尔需要输血。自幼发病(多从新生儿开始)，轻至中度贫血，溶血频频发作，感染及妊娠时可加重，平均每月输血1次，巨脾。

患儿可伴智力发育落后或障碍，个别有惊厥。

血红蛋白<80g/L，网织红细胞0.10~0.20，外周血涂片嗜碱性点彩红细胞0.04~0.5(正常<0.03)，可提示本病。所有外周血涂片常见球形红细胞血液中3%~5%的红细胞可见嗜碱性点彩。

P5′N筛查试验：胞嘧啶核苷酸比值升高，提示P5′N活性低下。

P5′N活性定量测定：活性正常范围，成人为12.5±2.52；新生儿为19.18±3.62(无机磷法)。低于此正常范围为P5′N活性低下。

红细胞内总核苷酸含量：高于正常1.3~5.0倍。谷胱甘肽含量增加。

红细胞孵育渗透性试验：脆性略有升高。自溶血试验阳性，且加入葡萄糖不能纠正。

有报道称，10例新生儿黄疸中1例需要换血。脾大在本病中很常见，50%的患者在确诊前进行了脾切除术。外科手术在改善临床症状方面通常是无效的，但可以减少输血。约1/2患者可检出胆结石，其中大部分患者行胆囊切除术。罕见的并发症包括细小病毒B19感染后的再障危象和慢性皮肤溃疡。铁过载可发生在慢性溶血和脾切除术后的患者中。少数患者出现不同程度的发育迟缓和学习困难，与溶血的严重程度无关。

P5′N-1缺乏症合并异常血红蛋白病如HbE时可加重临床表现。P5′ND与其他遗传性非球形溶血性疾病相似，表现为贫血、网状细胞增多和高胆红素血症。中位血红蛋白浓度为95g/L(范围55~152g/L)，脾切除患者与非脾切除患者无明显差异。非脾切除患者的网织红细胞计数通常增加(中位数为8%)，脾切除患者的网织红细胞计数则更高(中位数为15%)。红细胞渗透性脆性通常是正常的，偶有病例报道红细胞渗透性脆性是增加的。

【诊断】诊断依据：①中度以上的慢性溶血性贫血；②外周血涂片见嗜碱性点彩细胞增多，除外红细胞膜、血红蛋白异常及慢性铅中毒等，应怀疑P5′N缺乏。若同时伴智能障碍，则可能性更大，可进行红细胞P5′N活性测定以确诊。尚需除外继发性P5′N活性低下(见于PNH、MDS等)。需要完善血细胞计数、网织红细胞计数、血清胆红素、铁参数、异常或不稳定血红蛋白筛查、红细胞渗透脆性、自溶血试验、直接抗人球蛋白试验、Ham试验和蔗糖溶血试验以鉴别最常见的红细胞糖酵解、磷酸戊糖途径的酶活性和核苷酸代谢途径异常。

测量P5′N-1活性有许多不同的方法，包括分光光度法测定脱磷酸反应中磷酸产生量、测定放射性标记底物的核苷释放量、高效液相色谱法(high-performance liquid chromatography，HPLC)测定核苷酸所释放核苷量、毛细管电泳(capillary electrophoretic，CE)行胞苷一磷酸或尿苷一磷酸电泳。目前CE被认为是最可靠的方法。据报道，患者残余P5′N活性从1%到64%不等。在一些患者中观察到的高残留活性可以用代偿机制解释，如上调其他核苷酸酶和/或核苷酸代谢的替代途径。酶活性与溶血程度无相关性。

P5′N缺乏的主要原因被认为是*P5N-1*基因的异常，可能是由结构基因突变引起的。由于*P5N-1*的一个正常基因尚未被分离出来，其确切的分子缺陷尚未得到澄清。

【治疗】目前没有针对P5′N-1缺乏症的具体治疗方法，因此该疾病主要是支持疗法，输血依赖是非常罕见的，而当贫血因并发感染、妊娠或其他情况加重时，可能偶尔需要输血。脾切除术并不能阻止溶血，而且只有在极少数情况下才有临床疗效。脾切除术可使溶血发作频率及严重度减轻，Hb>120g/L，减少输血的次数。

适量补充Zn、Mg等微量元素可有助于激活红细胞内残存的少量P5′N，理论上可减轻病情；P5′N缺乏患者应避免接触铅、汞等微量元素，以避免红细胞内残存的P5′N受到抑制而加重病情。对P5′N-1缺乏症患者进行铁负荷量检测，寻找*HFE*基因型，以确定可能存在铁过载的危险因素，必要时需要去铁药物治疗。

随着基因测序技术的应用，许多酶缺陷已经在分子水平上进行了分析及确诊。

据报道，已有15个不相关的家族有己糖激酶缺乏症（hexokinase deficiency）。大多数仅表现为溶血，但也有一些表现为相关疾病，如多发性畸形、隐性糖尿病和精神运动发育迟缓。其中13例患者的酶表现出电泳和/或活性的改变，表明存在基因突变导致蛋白结构的异常。

2. 磷酸果糖激酶（phosphofructokinase，PFK）缺乏症 表现为肌病（Tarui病）和/或溶血或无症状。已有34个以上PFK缺乏症的无关家系被报道。临床症状被认为取决于缺陷同工酶的性质。在两名日本患者和一个典型临床表现为Tarui病的德系犹太人家庭中，发现了5′-剪接连接突变，导致外显子内的一个位点被剪接或外显子沉默。这些突变导致框内缺失，导致PFK-M同工酶严重缺失。另外三种形式的突变，由3′-剪接突变引起的剪接缺陷，导致移码和终止密码，使基因缺失，错义突变也有被发现。

3. 醛糖酶（aldolase）缺乏症 是罕见的遗传性溶血性贫血。目前只报道了2个家系。研究人员对患者的DNA分析显示，在编码区域的386位，单个核苷酸从A替换为G。结果，第128位氨基酸天冬氨酸（Asp）被甘氨酸（Gly）取代。在大肠埃希菌中表达的突变酶是热不稳定的，从患者红细胞中分离的酶也是热不稳定的。表明该碱基取代是疾病的原因。

4. 三磷酸异构酶（triosephosphate isomerase，TPI）缺乏症 是一种常染色体隐性遗传病，临床表现严重，包括溶血性贫血、神经功能障碍、心源性猝死、反复感染等。超过25个不相关的家系被报道。TPI缺陷被认为是由于104、122或231位密码子内的错义突变的纯合子或者错义突变的复合杂合子（104位密码子）同义突变或错义突变（240位密码子）。

5. 红细胞二磷酸甘油酸酯变位酶（diphosphoglycerate mutase，DPGM）缺乏 是一种罕见的疾病，与2,3-二磷酸甘油酸酯浓度降低有关。在一名法国男子身上发现了DPGM的完全缺陷，该缺陷与中度红细胞增多有关。该个体的测序研究表明，核苷酸413位点C取代T的杂合度为核苷酸205或206位点C缺失的杂合子。因此，完全的酶缺乏是由一种基因的错义突变［89位点的精氨酸（Arg）被半胱氨酸（Cys）替代］复合另一种带有移码突变和终止密码子的等位基因编码造成的。

6. 磷酸甘油酸激酶（phosphoglycerate kinase，PGK）缺乏症 表现为溶血性贫血、神经系统症状、肌病和复发性肌红蛋白尿，是一种X连锁遗传疾病，已知有18种表型。可同时出现上述两种症状，或仅出现溶血，或仅神经肌肉功能障碍但无溶血，少数基因携带者无临床症状。在表型PGK Matsue、PGK Shizuoka、PGK Amiens、PGK Uppsala、PGK Tokyo、PGK Munchen、PGK Crkteil、PGK Michigan和PGK I1中发现了错义突变。PGKNorth Carolina是第4内含子的5′端碱基G→T的替换。一般来说，异常基因产物导致核苷酸位置或底物结合位点异常导致酶的性质明显改变及严重的临床症状。

7. 腺苷酸激酶（adenylate kinase，AK）缺乏症 是一种罕见的遗传性疾病。到目前为止，仅报道了4例，其中3例与溶血有关，第4例尽管红细胞AK活性未检测到，但未见溶血迹象。对患者的核苷酸分析显示，C与T之间存在单一的核苷酸代换，导致第128位氨基酸残基的Arg变为色氨酸（Trp）。

8. 腺苷脱氨酶（adenosine deaminase，ADA）活性明显升高 红细胞ATP下降，表现为遗传性溶血性贫血。遗传方式为常染色体显性遗传。只有4个家系被报道。ADA的活性增加了100倍，而患者红细胞中ATP的浓度大约是正常的1/2。一般来说，贫血是轻微的或完全代偿的网状红细胞增多症、高胆红素血症和红细胞半衰期缩短。红细胞形态显示为口形红细胞增多。ADA缺陷被认为是组织特异性的，是由于结构正常的酶的过度产生而成，而患者的白细胞和皮肤成纤维细胞中的ADA活性正常。在患者中发现，位于ADA基因上游约1.1kb处的Alu重复末端的TAAA重复增加，这种顺式作用的突变可能导致红细胞ADA过表达。

四、血红蛋白病

（一）地中海贫血

地中海贫血（thalassemia）是指血红蛋白（Hb）中一种或多种珠蛋白肽链的合成受阻或完全抑制的血红蛋白病，属常染色体不完全显性遗传。正常人Hb中的珠蛋白含4种肽链，即α、β、γ和δ。根据珠蛋白肽链组合的不同，形成3种Hb，即HbA（$\alpha_2\beta_2$）、HbA_2（$\alpha_2\delta_2$）和HbF（$\alpha_2\gamma_2$）。当遗传缺陷时，珠蛋白基因功能障碍，珠蛋白肽链合成障碍，从而出现慢性溶血性贫血。根据肽链合成障碍的不同，分别称为α、β、δβ和δ等地中海贫血。其中以α和β-地中海贫血较常见。本病以地中海沿岸国家和东南亚各国多见，我国长江以南各地均有报道，以广东、广西、海南、四川、重庆等地区发病率较高，在北方较为少见。

【发病机制】

1. β-地中海贫血　人类β-珠蛋白基因簇位于11号染色体短臂1区5带4亚带(11p15.4)。β-地中海贫血的病因主要是该基因的点突变，少数为基因缺失。重型β-地中海贫血是纯合子或复合杂合子状态。因β链生成完全或明显受到抑制，以致含有β链的HbA合成减少或消失，而多余的α链与γ链结合而成为HbF($\alpha_2\gamma_2$)，使HbF明显增加。由于HbF的氧亲和力高，致患者组织缺氧。过剩的α链沉积于幼红细胞和红细胞中，形成α链包涵体附着于红细胞膜上，使其变僵硬，在骨髓内大多被破坏而导致"无效造血"。部分含有包涵体的红细胞虽能成熟并被释放至外周血，但当它们通过微循环时容易被破坏；这种包涵体还影响红细胞膜的通透性，从而导致红细胞寿命缩短。所以，患者在临床上呈慢性溶血性贫血。贫血和缺氧刺激红细胞生成素的分泌量增加，促使骨髓增加造血，因而引起骨骼的改变。贫血使肠道对铁的吸收增加，加上在治疗过程中的反复输血，使铁在组织中大量贮存，导致含铁血黄素沉着症。

轻型β-地中海贫血是杂合子状态，β链的合成仅轻度减少，其病理生理改变极轻微。中间型β-地中海贫血是复合杂合子和某些变异型的纯合子或复合杂合子状态，其病理生理改变介于重型和轻型之间。

2. α-地中海贫血　人类α-珠蛋白基因簇位于第16号染色体短臂末端(16p13.3)。每条染色体各有2个α-珠蛋白基因，一对染色体共有4个α-珠蛋白基因。大多数α-地中海贫血是由于α-珠蛋白基因缺失所致，少数由基因点突变所致。重型α-地中海贫血是α^0-地中海贫血的纯合子状态，其四个α-珠蛋白基因均缺失或缺陷，以致完全无α链生成，含有α链的HbA、HbA_2和HbF的合成均减少。患者在胎儿期即发生大量γ链合成γ_4(Hb Bart)。Hb Bart对氧的亲和力极高，造成组织缺氧而引起胎儿水肿综合征。中间型α-地中海贫血是α^0和α^+-地中海贫血的复合杂合子状态，是由3个α-珠蛋白基因缺失或缺陷所致，患者仅能合成少量α链，其多余的β链即合成HbH(β_4)。HbH对氧亲和力较高，又是一种不稳定的血红蛋白，容易在红细胞内变性沉淀而形成包涵体，造成红细胞膜僵硬而使红细胞寿命缩短。

轻型α-地中海贫血是α^+-地中海贫血纯合子或α^0-地中海贫血杂合子状态，有2个α-珠蛋白基因缺失或缺陷，故有相当数量的α链合成，病理生理改变轻微。静止型α-地中海贫血仅有一个α基因缺失或缺陷，是α^+-地中海贫血杂合子状态，α链的合成略为减少，病理生理可没有改变。

【临床表现】

1. β-地中海贫血　根据β-地中海贫血病情轻重，分为以下3型。

(1)重型：又称Cooley贫血。患儿出生时无症状，至3~12个月开始发病，呈慢性进行性贫血，面色苍白，肝脾大，发育不良，常有轻度黄疸，症状随年龄增长而日益明显。常需每4周左右输红细胞以纠正严重贫血。若长期中度或以上贫血者，由于骨髓代偿性增生，将导致骨骼变大、髓腔增宽，先发生于掌骨，以后为长骨和肋骨；1岁后颅骨改变明显，表现为头颅变大、额部隆起、颧骨高、鼻梁塌陷，两眼距增宽，形成地中海贫血特殊面容。患儿常并发支气管炎或肺炎。本病如不输红细胞以纠正严重贫血，多于5岁前死亡。若只纠正贫血，不进行铁螯合治疗，易并发含铁血黄素沉着症，即过多的铁沉着于心肌和其他脏器，如肝、胰腺、脑垂体等，引起该脏器损害，其中最严重的是心力衰竭，它是贫血和铁沉着造成心肌损害的结果，是导致患儿死亡的重要原因之一。20世纪90年代开始，经推广规律输血和去铁治疗，本病的临床症状和体征可不典型，且预期寿命也明显延长。

(2)轻型：患者无症状或轻度贫血，脾不大或轻度肿大。病程经过良好，能存活至老年。

(3)中间型：多于幼童期出现症状，其临床表现介于轻型和重型之间，中度贫血，脾脏轻度或中度肿大，黄疸可有可无，骨骼改变较轻。

2. α-地中海贫血　根据α-地中海贫血病情轻重的不同，分为以下4型。

(1)静止型：患儿无症状。

(2)轻型：患儿无症状；或者表现为轻度贫血，肝脾不大。

(3)中间型：又称血红蛋白H病。患儿出生时无明显症状；婴儿期以后逐渐出现贫血、疲乏无力、肝脾大、轻度黄疸；年龄较大患者可出现类似重型β-地中海贫血的特殊面容。合并呼吸道感染或服用氧化性药物、抗疟药物等可诱发急性溶血而加重贫血，甚至发生溶血危象。

(4)重型：又称 Hb Bart 胎儿水肿综合征。胎儿常于 30~40 周时流产、死胎或娩出后 30 分钟内死亡，胎儿出生时常呈重度贫血、黄疸、水肿、肝脾大、腹腔积液、胸腔积液。胎盘巨大且质脆。

【辅助检查】

1. β- 地中海贫血

(1)重型：外周血象呈小细胞低色素性贫血，红细胞大小不等，中央浅染区扩大，出现异形红细胞、靶形红细胞、碎片红细胞、有核红细胞、点彩红细胞、嗜多染性红细胞、豪 - 乔小体等；网织红细胞正常或增多。骨髓象红系增生明显活跃，以中、晚幼红细胞占多数，成熟红细胞改变与外周血相同。红细胞渗透脆性明显减低。HbF 含量明显增高，大多>40%，这是诊断重型 β- 地中海贫血的重要依据。颅骨 X 线片可见颅骨内外板变薄，板障增宽，在骨皮质间出现垂直短发样骨刺。基因分析为纯合子或复合杂合子。

(2)轻型：成熟红细胞有轻度形态改变，红细胞渗透脆性正常或减低，血红蛋白电泳显示 HbA_2 含量增高(3.5%~6.0%)，这是本型的特点。HbF 含量正常。基因分析呈杂合子状态。

(3)中间型：外周血象和骨髓象改变如重型，红细胞渗透脆性减低，HbF 含量约为 40%~80%，HbA_2 含量正常或增高。基因分析呈复合杂合子和某些地中海贫血变异型的纯合子或复合杂合子状态。

2. α- 地中海贫血

(1)静止型：红细胞形态正常，出生时脐带血中 Hb Bart 含量为 1%~2%，但 3 个月后即消失。基因分析呈 α_1 杂合子。

(2)轻型：红细胞形态有轻度改变，如大小不等、中央浅染、异形等；红细胞渗透脆性降低；变性珠蛋白小体阳性；HbA_2 和 HbF 含量正常或稍低。患儿脐血 Hb Bart 含量为 3.4%~14.0%，于生后 6 个月时完全消失。基因分析呈 α_2 杂合子。

(3)中间型：外周血象和骨髓象改变类似重型 β- 地中海贫血；红细胞渗透脆性减低；变性珠蛋白小体阳性；HbA_2 及 HbF 含量正常。出生时血液中含有约 25.0% Hb Bart 及少量 HbH；随年龄增长，HbH 逐渐取代 Hb Bart，其含量约为 2.4%~44.0%。包涵体生成试验阳性。基因分析呈 α_2/α_1 复合杂合子。

(4)重型：外周血成熟红细胞形态改变如重型 β- 地中海贫血，有核红细胞和网织红细胞明显增高。血红蛋白中几乎全是 Hb Bart 或同时有少量 HbH，无 HbA、HbA_2 和 HbF。基因型为 –/–(纯合子)。

近年来，国际地中海贫血联盟(Thalassaemia International Federation，TIF)根据患者对输血的依赖程度，提出了输血依赖型地中海贫血(transfusion-dependent thalassemia，TDT)和非输血依赖型地中海贫血(non-transfusion-dependent thalassemia，NTDT)的概念。NTDT 是一组不需终生输血维持生命，而仅在特殊情况或特定临床状况(感染、妊娠或生长发育迟缓等)下需要偶尔或间断输注红细胞的疾病。因此，TDT 实际上包括传统的重型 β- 地中海贫血和部分病情严重的中间型 α- 地中海贫血(血红蛋白 H 病)。NTDT 指中间型 β- 地中海贫血和部分病情中等 / 偏轻的中间型 α- 地中海贫血(血红蛋白 H 病)。

【诊断】根据临床特点和实验室检查，结合阳性家族史，一般可作出诊断。有条件时，可进行基因诊断。

【鉴别诊断】

1. 缺铁性贫血　轻型地中海贫血的临床表现和红细胞的形态改变与缺铁性贫血有相似之处，故易被误诊。但缺铁性贫血常有缺铁诱因，血清铁蛋白含量减低，骨髓外铁粒幼红细胞减少，红细胞游离原卟啉升高，铁剂治疗有效等，可资鉴别。对可疑病例可借助血红蛋白碱变性试验和血红蛋白电泳鉴别。

2. 遗传性球形红细胞增多症　外周血涂片红细胞呈小球形，红细胞渗透脆性及孵育渗透脆性增加可鉴别。

3. 传染性肝炎或肝硬化　因 HbH 病贫血较轻，还伴有肝脾大、黄疸，少数病例还可有肝功能损害，故易被误诊为黄疸型肝炎或肝硬化。但通过病史询问、家族调查以及红细胞形态观察、血红蛋白电泳检查即可鉴别。

【治疗】轻型地中海贫血无须特殊治疗。中间型和重型地中海贫血应采取下列一种或数种方法给予治疗。规范性终生输血和去铁治疗是治疗重型 β- 地中海贫血的主要方法，造血干细胞移植是目前临床根治此病的唯一途径。

1. 一般治疗　注意休息和营养，积极预防感染。适当补充叶酸和维生素 E。

2. 输血治疗

(1)红细胞输注：输血目的在于维持患儿血红蛋

白浓度接近正常水平，保障机体携氧能力，并抑制患儿自身骨髓产生的缺陷红细胞。少量输注法仅适用于中间型α和β-地中海贫血，不主张用于重型β-地中海贫血。对于重型β-地中海贫血应从早期开始给予适量的红细胞输注，以使患儿生长发育接近正常和防止骨骼病变。推荐，① Hb<90g/L 时启动输血计划；②每 2~5 周输血一次，每次输红细胞 0.5~1U/10kg（国内将 200ml 全血中提取的红细胞定义为 1U）。输血时间因输血的反应和心功能状态有所不同，宜 4 小时输完，但可依据实际情况适当延长；③输血后 Hb 维持在 90~140g/L；④长期重度贫血患者，开始纠正贫血时，每次输注红细胞量宜少，速度宜慢，可少量多次。

(2) 选择血液制品的原则：①应选择 ABO 及 Rh(D) 血型相同的红细胞制品，有条件时还可选择与抗原 C、E 及 Kell 相匹配的红细胞制品；②推荐使用去除白细胞的浓缩红细胞制品；③对有严重过敏反应者应选择洗涤红细胞；④避免应用亲属的血液。

3. 铁负荷评估及去铁治疗的时机

(1) 铁负荷评估：血清铁蛋白检测是反映机体铁负荷状况最简单实用的方法。血清铁蛋白升高提示铁负荷增加，但需排除感染、肝功损害及代谢缺陷。而血清铁蛋白降低提示铁负荷减少，同时也需排除患儿维生素 C 缺乏。建议每 3~6 个月动态检测一次。

1) 肝穿刺活检：肝穿刺活检后通过原子吸收光谱学测定肝铁浓度（liver iron concentration，LIC）是评价机体铁负荷状况的金标准；该检测方法灵敏度及特异度均高，同时还可进行肝组织病理学分析，但为创伤性检查。造血干细胞移植前、年龄>6 岁且不规则应用去铁治疗的重型地中海贫血患儿建议进行 LIC 检测。

2) 磁共振成像 T_2^*（MRI T_2^*）：也广泛应用于评估地中海贫血患儿体内铁负荷。肝脏 MRI T_2^* 可反映肝脏铁负荷情况，并与 LIC 检测有相关性。心脏 MRI T_2^*<10 毫秒提示患儿心脏有严重铁过载，建议每 6 个月复查 1 次；心脏 MRI T_2^* 值为 10~20 毫秒，提示患儿心脏有轻度铁过载，建议每年复查 1 次；心脏 MRI T_2^*>20 毫秒提示患儿心脏暂无明显铁过载，可每 2 年复查 1 次。

(2) 去铁治疗的时机：输血次数≥10 次、血清铁蛋白>1 000μg/L 或 LIC>7mg Fe/g（干重）。去铁治疗后每 3~6 个月监测血清铁蛋白或 LIC，当血清铁蛋白<1 000μg/L 或 LIC<7mg Fe/g（干重），可暂停使用铁螯合剂。

4. 去铁药物及其合理选择　目前临床上应用的铁螯合剂主要包括去铁胺（deferoxamine，DFO）、去铁酮（deferiprone，DFP）和地拉罗司（deferasirox，DFX）。

(1) 去铁胺：去铁胺是三价铁离子螯合剂，能与三价铁离子结合成铁胺复合物，其药物代谢半衰期为 20~30 分钟，代谢后主要通过尿液排出。

用药方法：①将去铁胺配成 10% 的浓度（5ml 注射用水溶解 500mg 去铁胺），推荐采用输液泵持续皮下注射，睡前开始至次日晨止，每次输注时间 8~12 小时；②标准剂量为 20~40mg/(kg·d)，每周连续应用 5~7 天；③维生素 C 与螯合剂联合应用可增强去铁胺从尿中排铁的作用，睡前空腹口服维生素 C，剂量为 2~3mg/(kg·d)；④如血清铁蛋白持续升高或合并严重心脏疾病或骨髓移植前，可持续 24 小时静脉滴注去铁胺，剂量为 50~60mg/(kg·d)。

治疗指数（毒性指数）= 平均每日去铁胺剂量（mg/kg）/ 血清铁蛋白（μg/L）。应保持治疗指数<0.025，以期减少去铁胺的毒副作用。建议每年使用去铁胺至少 225 天。

注意事项及副作用：①用药前后应监测血清铁蛋白、尿铁。去铁治疗有效时小便常呈橙红色。②去铁胺不能加入血液中一同静脉滴注，以免不能正确分析发热、皮疹等不良反应。③皮下注射部位首选腹部，每天应更换腹部注射部位，以帮助药物吸收。④维生素 C 可动员铁及氧化代谢并间接影响心肌细胞，在重度铁过载时不宜使用大剂量维生素 C；在停用去铁胺期间也应停止服用维生素 C。⑤去铁胺偶见过敏反应，长期使用偶可致白内障和长骨发育障碍，剂量过大可引起视力和听觉减退。建议检查生长发育及骨发育，定期检测视力及听力。

(2) 去铁酮：去铁酮是一种二齿状突起的口服铁螯合剂。口服给药后于上消化道快速吸收，药物代谢半衰期为 3~4 小时。空腹服药 24 小时可达血药峰浓度，经葡萄糖醛酸化代谢失活，最终主要经尿液排出。研究表明去铁酮对心脏铁过载有较强的治疗作用。

用药方法：①标准剂量为 75mg/(kg·d)，分 3 次口服，每日最大剂量不超过 100mg/kg；②适用于 6 岁以上的患儿（中国药品说明书）。

注意事项及副作用：①目前维生素 C 在去铁酮治疗中的联合作用尚未明确，不推荐联合应用；②去铁酮常见的副作用是关节痛(主要是大关节)、一过性的谷丙转氨酶升高,还有胃肠道反应和锌缺乏;③严重的副作用是粒细胞减少症($<1.5\times10^9/L$)和粒细胞缺乏症($<0.5\times10^9/L$),建议定期检测外周血常规。若出现粒细胞减少症应暂停使用;若出现粒细胞缺乏症,待粒细胞恢复正常后可再次使用,但需严密观察,同时注意排除感染,如再次出现粒细胞缺乏症,则从此禁用。

(3)地拉罗司:地拉罗司为一种新型的三价铁螯合剂,口服吸收率高,药物代谢半衰期8~16小时,24小时达血药峰值,3天后浓度达稳定状态,代谢后主要经粪便排出。

用药方法:①地拉罗司的常用剂量为每日20~40mg/(kg·d);②适用于2岁以上的患儿儿童,每日一次,餐前口服。

注意事项及副作用:①地拉罗司可引起胃肠道反应、皮疹,还有谷丙转氨酶升高,偶有听觉减退;②地拉罗司还可引起肌酐升高,建议定期检查肾功能,肾功能不全时应慎用。

(4)联合用药:对于重度铁过载[血清铁蛋白>2 500μg/L或LIC肝铁浓度>15mg Fe/g(干重)]或造血干细胞移植前的患儿,如单独应用铁螯合剂去铁疗效不佳,可给予两种铁螯合剂联合应用。联合策略包括应用去铁胺和去铁酮,去铁酮和地拉罗司,以及去铁胺和地拉罗司。重型β-地中海贫血合并急性心力衰竭的患儿建议联合高剂量连续静脉滴注去铁胺和口服去铁酮治疗。

5. 脾切除 脾切除对血红蛋白H病和中间型β-地中海贫血的疗效较好,对重型β-地中海贫血效果差。应严格掌握脾切除的适应证。脾切除指征:①依赖输血量明显增多者,如维持Hb>90~105g/L,每年红细胞输注量>200ml/kg;此外还须评估铁负荷,对有效去铁治疗的患儿,尽管输血量增加,脾切除也暂不考虑,而对于经过规则的去铁治疗而铁负荷仍增加的患儿可考虑脾切除。②脾功能亢进者,患儿出现红细胞破坏增加,持续的白细胞减少或血小板减少,临床上出现反复感染或出血。③脾脏增大并有伴随症状者,如患儿出现明显左上腹疼痛或易饱感,巨脾引起压迫及脾破裂等可能。④年龄至少在5岁或以上,5岁以下进行脾切除会增加严重败血症发生的风险。

6. 造血干细胞移植 异基因造血干细胞移植(allogeneic hematopoietic stem cell transplantation, allo-HSCT)是目前能根治重型β-地中海贫血的方法。根据TIF的定义,TDT[重型β-地中海贫血,部分病情严重的中间型α-地中海贫血(血红蛋白H病)]均为allo-HSCT的适应症。如有HLA相配的造血干细胞供者,应作为治疗TDT的首选方法。根据干细胞来源分为骨髓移植(bone marrow transplantation, BMT)、外周血干细胞移植(peripheral blood stem cell transplantation, PBSCT)和脐血造血干细胞移植(cord blood stem cell transplantation, CBSCT)。

移植前应对患儿进行危险因素评分。①肝大:"0"分为肋下<2cm,"1"分为肝大>2cm;②肝纤维化:"0"分为无纤维化,"1"分为纤维化;③铁螯合剂应用史:"0"分为规则使用,"1"分为不规则使用。由此把患儿分为3度:Ⅰ度者为0分;Ⅱ度为1~2分;Ⅲ度为3分。Ⅰ度者移植治愈率高且合并症少。在我国重型β-地中海贫血病者中绝大多数属于Ⅱ度及以上,少有Ⅰ度。年龄大小与病程长短、铁负荷、器官损伤程度是一致的,故本病年龄越小,移植效果也越好,有条件患儿应尽早(2~7岁)接受HSCT。

7. 基因活化治疗 应用化学药物可增加γ基因的表达或减少α基因的表达,以改善β-地中海贫血的症状,已用于临床的药物有羟基脲、沙利度胺、阿扎胞苷、阿糖胞苷、白消安、异烟肼等,目前正在探索之中。

【预防】开展人群普查和遗传咨询、做好生育指导以避免地中海贫血基因携带者之间联姻,以及婚后的产前诊断工作,对预防本病有非常重要的意义。对"高危生育夫妇"采用基因分析法进行产前诊断,可在妊娠早期对重型β和α-地中海贫血胎儿作出诊断并及时终止妊娠,以避免胎儿水肿综合征的发生和重型β-地中海贫血患者的出生,这是目前预防本病行之有效的方法。

【未来展望】地中海贫血是单基因遗传性疾病,而基因治疗地中海贫血是未来研究方向。如将自体造血干细胞在体外进行基因矫正,然后将矫正后的自体造血干细胞回输,也可达到治愈的目的。新近已有报道成功应用CRISPR/Cas9基因编辑技术在体外矫正有β-珠蛋白基因缺陷的造血干细胞及诱导多能干细胞。随着CRISPR/Cas9技术以及诱导多能干细胞的深入发展,将为基因治疗地中海贫血带来新的曙光。

(二)异常血红蛋白病

异常血红蛋白系指珠蛋白肽链中一个或数个氨

基酸位置被置换、缺铁或增加，合成一种化学结构及生理功能不同于正常的HbA、HbA_2和HbF的异常Hb。绝大多数患者无临床表现，可终生健康生活，仅少数异常Hb可引起临床症状。

异常Hb的分类如下：①不稳定血红蛋白病（先天性Heinz小体溶血性贫血），如Hb-New York、HbH、HbE。②多聚性血红蛋白病（HbS、HbC）。③与氧亲和力升高的血红蛋白病，如Hb Jcope Town、Rainier等。Hb对氧的亲和力增加，Hb氧释放降低，代偿性引起红细胞增多（见于杂合子）。④与氧亲和力降低的血红蛋白病，如Hb-Kansas、Scattle，Hb对氧亲和力降低，杂合子多以溶血性贫血为主，可见发绀。⑤高铁血红蛋白血症，如HbM上海1、M-上海2等。杂合子中高铁血红蛋白增加，引起发绀，有些可出现溶血性贫血。⑥其他。

1. 不稳定血红蛋白病

【发病机制】不稳定血红蛋白病（unstable hemoglobinopathy，UHb）是由于Hb珠蛋白结构的异常，降低了亚铁血红素与珠蛋白的结合和/或改变了Hb正常的三级结构，使得Hb极不稳定，易被离解氧化，导致红细胞内珠蛋白变性及游离亚单位沉淀，形成Heinz小体，与细胞膜内侧的巯基相连，改变膜的渗透性及可塑性，易于被破坏、溶血。尤其某些氧化性药物和感染可诱发溶血。已发现70余种UHb，其共同特征为轻、中度溶血性贫血伴Heinz小体形成，与G-6-PD缺乏症相似的临床过程及筛选试验阳性。本病属常染色体显性遗传，杂合子即可发病。

【临床表现】慢性或急性溶血性贫血氧化性药物、感染和受凉后可诱发或加重贫血，甚至发生溶血危象。黄疸，黑褐色尿，脾大。

【辅助检查】

(1) 血象：呈轻、中度贫血，网织红细胞为0.02~0.10，红细胞大小不等，有畸形红细胞、多嗜性红细胞及嗜碱性点彩。

(2) 红细胞Heinz小体及煌焦油蓝包涵体孵育生成试验：阳性。

(3) UHb筛选试验：阳性。

(4) 自体溶血试验：多属Ⅰ型。

(5) Hb电泳：多数不能检查出不稳定血红蛋白，可用异丙醇沉淀不稳定血红蛋白，取沉淀物做肽链的化学结构分析以确定UHb变异型。

(6) 尿双吡咯试验：阳性。

【诊断】根据临床表现及实验室检查结果，特别是Heize小体生成试验阳性，异丙醇及热变性试验阳性，可作出诊断。

【鉴别诊断】需与地中海贫血相鉴别，通过血红蛋白电泳及地中海贫血基因分析可鉴别。

【治疗】

(1) 去除诱因：积极防治感染，忌用氧化性药物。

(2) 输血治疗：如严重贫血需进行输血支持治疗。

(3) 脾切除：部分病例可改善贫血。

2. 血红蛋白E病

【发病机制】血红蛋白E病（HbE disease）是β-地中海贫血的一种特殊类型。β-珠蛋白基因*CD26*（G→A）突变，使谷氨酸被赖氨酸替代（α2β226Glu→Lys）产生一种慢速的异常Hb，具有不稳定性，易离解为单体而被氧化变性沉淀，形成Heinz小体，发生血管内外溶血，感染可诱发和加重溶血。HbE病包括HbE特征（HbE trait）、HbE纯合子和HbE/β-地中海贫血等类型。本病常见于东南亚，在我国亦较常见，在广东、广西、云南等地区本病发病率仅次于地中海贫血。

【临床表现】

(1) HbE特征：无贫血或轻度小细胞低色素性贫血，可有轻度脾大。外周血涂片可呈轻度小细胞增多，轻度大小不等，中央浅染、异形和靶形。红细胞渗透脆性降低，Hb电泳图型为A+E，HbE含量为30%~45%，若复合α-地中海贫血或<10岁小儿，HbE含量可低至14%~26%。

(2) HbE纯合子：与β-地中海贫血中间型的临床表现相似，中度溶血性贫血、黄疸和肝脾大。红细胞呈小细胞低色素性、异形，靶形红细胞占25%~75%，网织红细胞增多或正常，HbE含量达92%以上。

(3) HbE/β-地中海贫血：双亲分别为HbE特征或β-地中海贫血特征，临床表现与重型或中间型β-地中海贫血相似，靶形红细胞占10%~40%，HbE含量约为30%~70%，HbF含量约为30%~70%，仅有少量HbA或缺如。

【诊断】本病的诊断主要依赖Hb电泳，若HbA_2区带浓度>10%，应疑为HbE，可进一步做肽链或氨基酸分析以确诊，应排除HbA_2、HbC、HbO、HbD等电泳速度相近的异常Hb。

应做家系调查，有条件可做基因诊断。

【治疗】

(1) HbE特征无需治疗。

(2) HbE纯合子和HbE/β-地中海贫血按β-地中

海贫血重型和中间型的方法治疗。

(3)积极防治感染及忌用氧化性药物。

3. 镰状细胞贫血

【发病机制】镰状细胞贫血(sickle cell anemia),是一种常染色体显性遗传的异常Hb病,因β-珠蛋白基因第6密码子(CD)的一个碱基(A→T)突变致β-珠蛋白肽链第6位亲水的谷氨酸被疏水的缬氨酸取代形成HbS($\alpha_2\beta_2^S$)。它在缺氧的条件下溶解度比HbA低5倍,HbS分子互相连接形成丝状体的多聚体,成螺旋形管状和凝胶化,致红细胞扭曲成刀状。镰变是可逆的,氧张力增加时,红细胞可复原,若镰变时间延长,细胞内形成包涵体,膜僵硬,可塑性极差,血液黏度增加,可造成血管外或血管内溶血及其他栓塞症状。

本病分布于非洲和美洲黑人中,散发于地中海地区。

【临床表现】

(1)慢性溶血性贫血:多见于婴儿期至2岁发病,<3个月者少见。贫血和黄疸可因寒冷、缺氧、酸中毒、脱水、发热、感染或某些不明原因诱发加重,出现溶血危象或巨幼细胞贫血。

(2)栓塞症状:四肢关节、骨痛,胸、腹痛,下肢踝部慢性溃疡,痛性阴茎持续勃起等。其他如胆石症、胆囊炎及发育不良。

(3)肝脾大。

【辅助检查】

(1)血象:慢性溶血性贫血的特征,可见较多的豪-乔小体和有核红细胞。

(2)红细胞镰变试验:可见大量镰状细胞,一般初生时镰状细胞不多(因HbS量少),以后逐渐增加,到4~5个月时显著增多。

(3)血红蛋白电泳:pH值为8.6时,HbS含量>90%,位于HbA与HbA_2含量之间,HbF可增加(1%~15%),HbA_2正常,HbA缺如。

(4)血红蛋白溶解度试验:在磷酸盐缓冲液中HbA的溶解度为88%~100%,HbS纯合子为6%~23%,杂合子为35%~48%。

(5)血红蛋白珠蛋白指纹分析、高效液相色谱法等可确诊。

(6)基因诊断:PCR扩增β-珠蛋白基因后以ASO探针可明确诊断。

【诊断】本病诊断根据慢性溶血性贫血,栓塞症状(剧烈的骨骼、关节痛和腹痛),血红蛋白电泳分析示HbS含量>90%,基因检查结果示HbS的纯合子状态(基因型*HbS/HbS*)等。

【鉴别诊断】需与地中海贫血相鉴别,通过血红蛋白电泳分析及基因检查结果可资鉴别。

【治疗】

(1)一般治疗:防治感染、保暖、避免缺氧和劳累。

(2)输血:严重贫血者可输红细胞。

(3)减轻血液黏度:3.5%的葡萄糖液或低分子右旋糖酐静脉滴注,以减轻血液黏度。

(4)抗镰变治疗:①活化基因,开放γ链;②降低红细胞HbS黏度,常可使用莫能菌酸(monensin)、短杆菌肽(gramicidin)等抗生素;可给予硝酸异山梨酯、硝苯地平等钙离子通道阻滞剂;有报道给予西替地尔(cetiedil)、亚碲酸盐(tellurite)和锌剂达到活化细胞膜的目的;还可使用氰酸盐、氮芥等促血红蛋白溶解。

(5)造血干细胞移植。

(6)并发症治疗。

【未来展望】运用基因编辑技术可以在体外实验中有效改善镰状细胞贫血患者的细胞表型,并纠正HbS突变,为血红蛋白疾病的治愈提供了一条潜在途径。基因编辑在临床应用方面还有很大的研究空间。近年兴起的单细胞转录组测序技术(single-cell RNA sequencing method,scRNA-seq)等技术,对镰状细胞贫血的治疗方法的研究有一定的借鉴意义,也将是未来的研究方向。

五、阵发性睡眠性血红蛋白尿

阵发性睡眠性血红蛋白尿(paroxysmal nocturnal hemoglobinuria,PHN)是一种后天获得性血细胞膜缺陷的克隆性疾病,其特征是红细胞膜获得性缺陷,对激活补体异常敏感,导致慢性血管内溶血。本病常见于20~40岁的青壮年,14岁以下儿童病例约占5%,年龄<10岁少见。

【发病机制】本病是由于定位于Xp22.1上的磷脂酰肌醇聚糖A类基因(*PIG-A*基因)突变,导致一组糖基磷脂酰肌醇(glycosylphosphatidyl inositol,GPI)锚链蛋白相关蛋白生成异常,造成GPI缺乏。GPI缺乏导致细胞膜GPI连接蛋白缺乏,造成PNH红细胞缺陷,导致红细胞膜性能变化,对补体异常敏感而发生溶血。GPI锚链蛋白之一补体调节蛋白包括CD55(抑制C3激活酶活性)和CD59(保护细胞膜免受C5~C9复合物攻击),PNH患者血细胞膜表面缺乏 CD55 和 CD59，因此易受补体攻击对补体敏感性增加而发生溶血。上述膜缺陷也存在于 PNH 的粒细胞和血小板，导致粒细胞和血小板质和量的下降，使患者易罹患感染和血栓形成。

根据 PNH 的红细胞对补体敏感程度分为三型：Ⅰ型（PNH Ⅰ）为敏感性正常；Ⅱ型（PNH Ⅱ）为中度敏感，其敏感性为正常红细胞的 3~5 倍；Ⅲ型（PNH Ⅲ）为极度敏感，其敏感性为正常红细胞的 15~25 倍。PHN 的溶血程度及发生频率与各型红细胞所占比例有关：当 PNH Ⅲ<50% 或以 PNH Ⅱ为主时，仅偶然发作血红蛋白尿；当 PNH Ⅲ>50% 时，溶血严重且频繁出现血红蛋白尿。

【临床表现】

1. 贫血　贫血为首发症状者约占 56%，几乎所有患者在病程中都有不同程度贫血。

2. 血红蛋白尿　睡醒尿呈酱油色，约占 12.8%。血红蛋白尿由不发作至频发（≤2 个月发作一次）。感染、创伤或手术、劳累、情绪波动、某些食物、药物（铁剂、阿司匹林、维生素 C、呋喃妥因、苯巴比妥）、输血、预防接种等为常见诱发因素。

3. 黄疸　占 5.9%，频发组常见。有肝脾大、皮肤色素沉着（28%）、胆石症（10%）、易并发感染（达 40%），常见血栓形成。

4. 再生障碍性贫血 -PNH 综合征　有些病例（25%）以全血细胞减少和骨髓再生障碍性贫血为首发症状，随病情进展并经过一定阶段才出现典型 PNH 症状；或者以 PNH 症状起病，约 50% 的 PNH 在病程中出现骨髓再生障碍性贫血，称为再生障碍性贫血 -PNH 综合征。

【辅助检查】

1. 血象　贫血程度轻重不一，约 50% 患者呈重度贫血；多数呈大细胞性贫血，网织红细胞数增加，可见有核红细胞；部分病例伴白细胞和 / 或血小板减少。

2. 溶血试验　酸溶血、热溶血、蔗糖水溶血试验和蛇毒因子（CoF）溶血试验阳性。Ham 试验始终阴性者占 10.4%，85% 以上的患者在病程中可多次出现阴性。

3. 血浆结合珠蛋白及红细胞胆碱酯酶降低，游离血红蛋白升高；尿含铁血黄素阳性，发作时尿潜血试验阳性。

4. 微量补体溶血敏感试验　此试验可检测 PNH Ⅰ、Ⅱ、Ⅲ型细胞，有助于诊断及 PNH 细胞分型。

5. 流式细胞仪（FCM）检测　用双色荧光流式细胞仪可检测 PNH 及其他血液病者血细胞中的 $CD55^+$ 和 $CD59^+$ 等 GPI 锚链蛋白。PNH 患者的 CD59 阴性细胞占 3%~5% 以上时即可检出。在外周血以粒细胞 CD59 阴性细胞比例最高，红细胞次之，淋巴细胞较低。骨髓 MNC 的 CD59 阴性细胞百分率更高，有助于早期发现和诊断 PNH。应用流式细胞仪检测 GPI 锚链蛋白缺失细胞数量是诊断 PNH 最直接和最敏感的方法。

【诊断】

1. 典型临床表现　尤其是原因不明的贫血或溶血，血红蛋白尿或不明原因全血细胞减少者。

2. 实验室检查

（1）酸溶血试验、糖水试验、蛇毒因子溶血试验及尿隐血（或含铁血黄素），以上 4 项检查中具有 2 项以上阳性可确诊；如果一项阳性，则需具备以下条件：①两次以上阳性或一次阳性，操作正规，有阴性对照，结果可靠；②有溶血的其他直接或间接证据，或有肯定的血红蛋白尿发作；③能除外其他溶血，特别是 HS、AIHA、G-6-PD 缺乏、冷性血红蛋白尿等。

（2）FCM 检测 CD59 或 CD55 细胞：外周血中 CD59 或 CD55 阴性的红细胞、中性粒细胞或骨髓细胞>10% 可确诊（5%~10% 为可疑）。

【鉴别诊断】

1. 再生障碍性贫血　小儿 PNH 多有骨髓增生降低，易与再生障碍性贫血混淆。应根据临床表现和辅助检查结果进行鉴别，有时需反复做有关检查并交叉时间观察。

2. 缺铁性贫血　PNH 因长期反复血红蛋白尿而失铁，可伴有缺铁现象，但与缺铁性贫血不同的是补铁治疗后不能彻底纠正 PNH 所致贫血。

3. 营养性巨幼细胞贫血　因溶血使骨髓代偿性增生，叶酸相对不足，造成巨幼细胞贫血，但补充叶酸后并不能彻底纠正 PNH 所致贫血。

【治疗】

1. 输血　严重贫血可输入洗涤红细胞。输入全血可加重溶血。

2. 控制溶血发作　① 6% 右旋糖酐每次 10~20ml/kg，静脉滴注。右旋糖酐可能有与裂解素相结合的作用，可使溶血暂时减轻，血红蛋白尿停止，疗效短暂。② 5% 碳酸氢钠口服或静脉滴注可使溶血终止或暂时减轻。③肾上腺糖皮质激素：泼尼松 1~2mg/（kg·d），或地塞米松静脉滴注，溶血控制后改为小剂量，继续维持3个月，有效率约50%以上。

3. 蛋白同化激素 司坦唑醇0.1mg/(kg·d)或达那唑10mg/kgd，每日3次，控制后减量维持，维持3~4个月。适用于慢性溶血期及骨髓低增生性PNH患者。

4. 免疫抑制剂 抗胸腺细胞球蛋白(ATG)、环孢素A与G-CSF联用可用于有骨髓抑制的PNH患者。

5. 造血干细胞移植 适用于重症，且经过治疗无效或严重贫血伴骨髓增生不良者。

6. 抗凝治疗 双嘧达莫或低分子量肝素防治血栓形成。

7. 其他 适当补充叶酸、维生素E等。

【预后】儿童及青少年PNH预后较成人差，5年生存率约为80%，10年生存率约为60%，20年生存率约为30%。PNH主要死亡原因是血栓、感染和出血。部分PNH可转化为再生障碍性贫血、骨髓增生异常综合征或急性白血病，预后更差。

【未来展望】PNH基因类型与临床表现、预后的相关性是未来研究方向。此外，开展*PIG-A*基因突变检测也是未来研究方向。PNH是由位于X染色体上的*PIG-A*基因突变导致的造血干细胞获得性克隆性疾病。*PIG-A*基因突变导致GPI合成异常，从而导致由GPI锚链在血细胞膜上的锚链蛋白缺失。因此检测*PIG-A*基因突变是PNH最特异的诊断方法。在PNH患者中已报道千余种*PIG-A*基因的突变位点，但未发现突变热点，仍有待进一步研究。

六、自身免疫性溶血性贫血

自身免疫性溶血性贫血(autoimmune hemolytic anemia，AIHA)是指由各种原因刺激人体，产生抗自身红细胞膜的抗体，导致红细胞破坏加速的贫血。本病在小儿时期并不少见，其发病率约占全部溶血性贫血的1/4。77%发生于10岁以下儿童，男性发病率略高于女性。

【病因与发病机制】

1. 病因

(1) 特发性病因：病因不明，发病率约占20%。

(2) 继发性病因：发病率约80%，常见病因有，①病毒感染(巨细胞病毒感染、肝炎、单纯疱疹、EB病毒、呼吸道感染、肠道感染、病毒性肺炎、腮腺炎、水痘、流感等)，支原体感染(非典型肺炎)，细菌感染(伤寒、链球菌、金黄色葡萄球菌、结核等)及疫苗接种。②自身免疫性疾病，结缔组织病、免疫性血小板减少症、重症肌无力、自身免疫性甲状腺炎等。③肿瘤，白血病、淋巴瘤、癌等。④药物，奎尼丁、对氨基水杨酸钠、奎宁、青霉素、异烟肼、磺胺类、氯霉素及甲基多巴等。⑤免疫缺陷性疾病，如Nezelof综合征、先天性低丙种球蛋白血症、丙种球蛋白不全症、Wiskott-Aldrich综合征、普通变异型免疫缺陷病等。

2. 发病机制 临床上，根据抗体的反应性质可分为温抗体(占70%)及冷抗体(占30%)两大类型。温抗体型AIHA抗体主要为IgG，其次为补体C3，少数为IgA和IgM，37℃时最活跃，为不完全抗体，吸附于红细胞表面。致敏的红细胞主要在单核巨噬细胞系统内被破坏，发生血管外溶血。IgG抗体和补体C3同时存在，引起的溶血最重；补体C3单独存在，引起的溶血最轻。研究发现AIHA存在Th1/Th2细胞失衡，Th2细胞功能异常，如IL-4、IL-6、IL-10升高，Treg细胞异常。冷抗体AIHA的抗体多为冷凝集素性IgM，是完全抗体，在28~31℃即可与红细胞反应，0~5℃表现为最大的反应活性。温抗体型AIHA以血管内溶血为主，遇冷时IgM可直接在血液循环中使红细胞发生凝集反应并激活补体。

【临床表现】

1. 急性型 多为<4岁的婴幼儿，男多于女；病前常有病毒感染史；急性起病，发热、苍白、乏力、食欲缺乏、呕吐、腹痛、血红蛋白尿；黄疸、肝脾大(脾大比肝大明显)；严重者可并发肾功能不全：少尿或无尿、氮质血症。

2. 慢性型 常见于年长儿；慢性病程呈进行性或间歇发作溶血，可达10~20年，反复感染可加重病情，甚至呈溶血危象；部分病例合并SLE、淋巴瘤；多数伴轻至中度黄疸、苍白、脾大或肝大。

3. 抗人球蛋白(Coombs)试验阴性型 表现与上述两型基本相同，切脾或肾上腺皮质激素治疗有效。其性质仍未完全澄清。

【辅助检查】

1. 血象 急性型贫血重，Hb可<20g/L，慢性型多为100~110g/L，网织红细胞>0.10，慢性型者网织红细胞可减少。外周血涂片可见红细胞大小不等、异形，常见小球形和碎片，数量不等的幼红细胞。白细胞数量多增加，血小板数正常。

2. 红细胞渗透脆性试验 病情进展时红细胞渗

透脆性增加，缓解时红细胞渗透脆性正常。

3. Coombs试验 直接Coombs试验阳性，间接Coombs试验可阳或阴性，冷抗体型者可呈C3阳性。

【诊断】根据临床表现和实验室检查，如直接Coombs试验阳性，可确诊。阴性者不能否定，若皮质类固醇或切脾有效，除外其他溶血性贫血特别是遗传性球形红细胞增多症，可诊断为抗人球蛋白试验阴性的AIHA。

【鉴别诊断】

1. 阵发性睡眠性血红蛋白尿 该病症辅助检查示Ham及Rous试验阳性，抗人球蛋白试验阴性。

2. 重型β-地中海贫血 该病症辅助检查示小细胞低色素性贫血、HbF含量增高，有条件者进行基因检查可明确。但需注意有时地中海贫血可合并有AIHA。

3. 新生儿溶血病 该病发生在新生儿早期，患者与其母亲Rh血型或ABO血型不合，并可在患者体内查出存在的血型抗体。

【治疗】

1. 一般治疗 积极控制原发病，防治感染，以免引起溶血危象，危重病例需注意水、电解质平衡及心、肾功能，溶血危象宜碱化尿液，应用低分子右旋糖酐以防弥散性血管内凝血等。

2. 药物治疗 首选糖皮质激素，泼尼松1~3mg/(kg·d)，分3~4次口服，经10~14天病情好转，待Hb稳定于正常水平1个月后逐渐减量。一般急性者疗程为6~8周，慢性者疗程为3~6个月。

(1)糖皮质激素：重症（溶血危象或再障危象）或一般剂量无效者可采用大剂量冲击疗法，即甲泼尼龙40mg/(kg·d)，应用1天；然后改为20mg/(kg·d)，应用4天；再改为15mg/(kg·d)，应用3天；病情稳定者改为泼尼松1~2mg/(kg·d)口服，直至停药。

(2)免疫抑制剂：皮质激素治疗无效或维持量>10~15mg/d者，可使用免疫抑制剂或联合用药。免疫抑制剂包括硫唑嘌呤、环磷酰胺、吗替麦考酚酯、CsA、ATG或CD20抗体等。硫唑嘌呤2.5mg/(kg·d)，经过1~2周才见效，8~12周达缓解后维持>6个月或改用皮质激素口服维持。吗替麦考酚酯起始剂量为30mg/(kg·d)。CsA 5~8mg/(kg·d)分次口服。利妥昔单抗（抗CD20抗体）375mg/m^{2}等。

3. 脾切除 适用于需要大剂量皮质激素才能控制溶血者；或免疫抑制剂无效者；或病情凶险，内科无法控制者。脾切除无效或术后复发者可有上述免疫抑制剂治疗。

4. 其他疗法 可使用丙种球蛋白、血浆置换或造血干细胞移植疗法。

5. 输血 一般应避免输血，因输血后极易发生更严重的输血后溶血反应。输血指征为溶血危象、溶血发展迅速、严重贫血（HCT<12%，Hb<40g/L），或发生心功能失代偿、脑缺氧或全身衰竭等危急症状；或应用皮质激素、免疫抑制剂无效。

若输血，建议输洗涤浓缩红细胞，在输血前先使用地塞米松；输血速度宜慢，开始5ml于15~20分钟内滴入，观察患者反应。病情危重者、年幼者输注速度<1.0ml/(kg·d)。

【预后】原发性AIHA患者经激素治疗及脾切除后缓解率较高，但复发率也较高。小儿AIHA的预后比成人要好些，有自限的倾向，对激素的反应也较好，复发率及总死亡率比成人低。继发性AIHA的预后则视原发病而异。

【未来展望】对疾病病理特点及发病机制认识的深入，使应用利妥昔单抗等靶向药物治疗AIHA有了良好的理论基础，并在临床观察中收获很好疗效。近年关于补体系统在AIHA溶血机制中作用认识逐渐清晰，使新一代补体抑制剂成为潜在治疗靶点，这也是未来研究方向。

七、理化因素所致溶血性贫血

（一）物理因素所致溶血性贫血

1. 高温

【发病机制】高温引起的溶血性贫血，常见于烧伤患者。面积达15%以上的二、三度烧伤即可引起溶血性贫血。热损伤可直接破坏红细胞。红细胞在体外被加热到47℃即发生不可逆的形态、功能改变，出现碎片、球形细胞，变形性能降低。这可能与骨架蛋白如收缩蛋白热变形有关。受热温度越高、时间越长，损伤也越严重。烧伤患者血浆脂质的变化也可能与溶血有关。血浆总胆固醇和磷脂水平等变化影响红细胞膜质组成，使其脆性增强。

【临床表现】多发生在烧伤后一两天内，溶血量、贫血程度与烧伤面积平行，严重者有多达30%的循环红细胞被破坏。急性溶血过后，贫血可持续数周。

【辅助检查】外周血中可见到球形细胞、棘形红细胞和破裂的红细胞及其碎片。红细胞渗透脆性和机械脆性升高。

【治疗】

(1)烧伤后早期的处理措施包括扩容、纠正水电解质失衡。

(2)溶血性贫血较严重者可给予输血治疗。

2. 其他物理因素

(1)放射线:放射线引起溶血的机制不明。红细胞在体外可耐受20Gy的放射剂量。体内照射的小鼠红细胞在生理盐水中可自发聚集并在酸化血清中溶血。有报道骨髓移植预处理放射治疗后出现放射性肾炎,并发生溶血性贫血。

(2)血液低渗:若500~600ml水进入血液循环,即可由于低渗作用而发生血管内溶血。此种情况见于用大量蒸馏水冲洗手术(如经尿道前列腺切除)创面或伤口、误以蒸馏水做静脉滴注及淡水中的溺水者。

(二)化学因素所致溶血性贫血

1. 本身具有氧化作用的化学物质　常见的可引起溶血性贫血的化学物品有磺胺类药物,呋喃妥因,水杨酸类药物,芳香族类化合物(如苯、酚、苯肼、苯胺、硝基苯、氯胺)等。

【发病机制】这些化学物品可通过自身的氧化作用、通过产生氧自由基或过氧化物等活性氧导致溶血性贫血。当这些氧化剂摄入量较大,或因肾功能不全等原因使其血浓度过高,细胞内产生的自由基或过氧化物量大,难以被细胞内的谷胱甘肽等还原系统及时完全清除,则引起血红蛋白变性、红细胞膜损伤,最终导致溶血性贫血。容易遭受氧化损伤的红细胞如葡萄糖-6-磷酸脱氢酶缺乏等在此情况下更易发生氧化溶血。

【临床表现】溶血性贫血通常在开始摄入这类化学物品后1~2周出现,停止摄入后1~3周内消失。溶血性贫血的严重程度不一。如果患者有高铁血红蛋白血症或硫血红蛋白血症,可出现发绀。

【辅助检查】实验室检查具有一般溶血的特点。红细胞内可有变性珠蛋白小体形成。这种红细胞在肝脏及脾脏内清除,轻症病例形成的少,在外周血中不易见到,严重者可见。外周血可见虫蚀样缺损的红细胞,这种细胞的形成是由于贴附在细胞膜上的变性珠蛋白小体被巨噬细胞部分吞噬所致。外周血还可见半影细胞(hemighost)或偏心细胞(eccentrocyte),这种细胞的一侧透亮,而另一侧则聚集着变性的血红蛋白。半影细胞的出现,提示有严重的氧化损伤,有助于诊断。

【治疗】停止有关化学物品的摄入,并采取增加其排出的措施。如果有明显的贫血,可以输血。

2. 其他化学因素

(1)铜:无机铜引起溶血性贫血见于以下几种情况,吞服大量硫酸铜,血液透析液碱性太强以致将仪器管道中的铜溶入血液中,Wilson病时血铜过高。血液中铜浓度过高时,进入红细胞,一方面与膜上巯基结合,通过氧化作用,损伤红细胞膜;另一方面,它还可以灭活戊糖磷酸途径和糖酵解过程的酶,如葡萄糖-6-磷酸脱氢酶、丙酮酸激酶等,影响红细胞代谢和还原物质含量。这两种因素均可使红细胞变性性能降低、膜通透性和渗透脆性升高。

溶血是Wilson病早期较常见的一种表现,可与肝功能失代偿同时甚至更早发生。晚期较少见,但可因停用青霉胺而发生。溶血常呈自限性、一过性,但也可以很严重。

(2)砷:砷中毒常由三氧化二砷所致。砷中毒见于用酸处理砷矿石的冶炼工人及从事电镀、焊接、蚀刻等工种的人员。直接利用地热或矿物燃料取暖供热也会接触到砷。急性早幼粒白血病患者因治疗期间长时间应用砷剂也可能导致溶血。三氧化二砷在红细胞内被血红蛋白固定,形成氧化砷,与红细胞膜蛋白的巯基结合,导致溶血性贫血的发生。

接触三氧化二砷后2~24小时即可发病。主要表现为腹痛、恶心、呕吐、排酱油色尿、黄疸、贫血等症状。可发生急性肾衰竭,死亡率高。治疗应采用换血疗法,去除含砷的红细胞。

(3)低磷血症:长期营养不良、酗酒、抗酸治疗,或静脉高营养但磷供应不足时可发生低磷血症。细胞内磷酸化成分明显减少,糖酵解严重受抑制,红细胞内ATP及2,3-二磷酸甘油酸缺乏,致使氧与血红蛋白亲和力升高、变形性能降低,发生溶血。除此之外,患者还可出现乏力、厌食、口周或肢端刺痛等感觉异常,甚至昏迷等表现。脑电图和肌电图有改变。低磷血症纠正后溶血即可消失。

八、感染所致溶血性贫血

(一)细菌感染所致溶血性贫血

1. 杆菌状巴尔通体病　本病在南美尤其是秘鲁安第斯山区流行。

【发病机制】杆菌状巴尔通体这一病原体呈杆状或圆形,附着在红细胞表面,成单或成双存在,或端端相接成"V"形、"Y"形。外周血涂片经普通染色后镜检即可发现杆菌状巴尔通体。这种附有病原体的红细胞被肝脏、脾脏的吞噬细胞清除而发生血管外溶血。

【临床表现】发病前有2~3周的潜伏期,急性期表现为寒战、发热、关节和肌肉疼痛、淋巴结肿痛,继之发生溶血性贫血。此期病情危重,死亡率高。若能度过急性期,经过静止期后,可进入慢性出疹期,主要表现为皮肤的疣状病变,约持续数个月。

【辅助检查】红细胞表面可见典型的棒状病原体,并有大量的球形细胞和有核红细胞,网织红细胞增高。

【治疗】在急性期可应用青霉素、链霉素、四环素、氯霉素等进行治疗。

2. 其他细菌感染

(1) 产气荚膜杆菌:该菌产生的α毒素为一种磷脂酰胆碱酶,可作用于细胞膜上的磷脂酰胆碱,使之水解成为溶血磷脂酰胆碱而发生血管内溶血。此菌引起的败血症多发生于流产、难产后子宫感染,也可发生于急性胆道感染、溃疡穿孔、阑尾脓肿等。

溶血通常较严重,患者可排酱油色尿,外周血象示白细胞数升高、核左移,血小板减少。

(2) 某些革兰氏阳性、革兰氏阴性菌感染均可导致溶血性贫血,如金黄色葡萄球菌、链球菌、肺炎球菌、大肠埃希菌、霍乱弧菌等。

(二) 病毒感染所致溶血性贫血

1. 病毒性肝炎

【发病机制】病毒性肝炎(甲型、乙型、丙型、丁型及戊型)均可引起溶血性贫血。共同的发病机制是病毒性肝炎感染后,红细胞膜发生了变化,从而使红细胞解体或被吞噬清除。肝功能损害严重时氧化性代谢产物积聚,活性氧可引起红细胞氧化损伤;体内有许多天然存在的抗氧化物质如还原型谷胱甘肽等,由于氧化物生成增加或氧化物清除剂减少,则可使红细胞脂质过氧化而发生溶血。慢性活动性肝炎往往有免疫功能紊乱,可产生多种自身抗体,这些抗体吸附于红细胞表面,或游离于血液循环中,也是导致溶血的因素之一。此外,乙肝病毒亦可直接作用于红细胞膜,使膜的稳定性遭到破坏,导致红细胞溶解。

【临床表现】溶血多为轻或中度,重度溶血仅占少数。可为血管内溶血或血管外溶血。由于肝炎本身可有黄疸、肝脾大,因此合并溶血时需借助实验室检查。

【辅助检查】除发现贫血、网织红细胞计数增高、血浆游离血红蛋白增加和结合珠蛋白降低以外,还可有红细胞肌酸增高、骨髓象粒系与红系比例倒置、尿胆原阳性以及肝细胞性黄疸和溶血性黄疸并存的特点。

【治疗】

(1) 治疗原发病,按病毒性肝炎治疗原则进行治疗。

(2) 出现溶血性贫血时可采用肾上腺皮质激素治疗。

2. 其他病毒感染　麻疹病毒、巨细胞病毒、单纯疱疹病毒、流感病毒、EB病毒、柯萨奇病毒和人免疫缺陷病毒等病毒的感染可合并溶血性贫血。病毒感染导致溶血的机制包括红细胞表面吸附免疫复合物和补体、交叉反应抗原、自身免疫失常、丧失对微生物感染的免疫耐受。因此,在感染合并溶血的过程中红细胞表面吸附微生物抗原是红细胞遭到破坏的原因之一,巨噬细胞为移除此改变的红细胞而加以吞噬,或由一种依赖补体的途径破坏。由于大多病毒感染所致的溶血性贫血持续时间较短,治疗主要是针对原发感染,必要时可考虑应用免疫抑制药物和输血等治疗。

(三) 原虫感染所致溶血性贫血

1. 疟疾

【发病机制】引起人类疟疾的疟原虫有四种:恶性疟原虫、三日疟原虫、间日疟原虫和卵形疟原虫。疟原虫在红细胞内增殖需利用红细胞内的血红蛋白、酶、葡萄糖等,严重影响受侵红细胞的代谢,改变了红细胞离子通透性,渗透脆性增加。另外,裂殖子在进入红细胞时,一部分红细胞膜随裂殖子进入胞质。这些过程均使红细胞形态结构发生异常,变形性能降低。

【临床表现】疟疾患者除了寒战、高热等症状的规律性发作外,可有贫血。贫血的严重程度与疟原虫类型、患者的免疫状态和营养状况及其他并发症的有无等因素有关。恶性疟患者中贫血最常见,也最严重。在热带地区,重度贫血最多见于1~5岁儿童,而青年或中年患者通常仅有轻、中度贫血。

少数恶性疟患者可突然出现急性血管内溶血,即黑尿热,表现为排酱油样尿、寒战、高热、呕吐、肾衰竭等。

【辅助检查】实验室检查可发现贫血程度不一,白细胞数减少或正常。大部分恶性疟血小板减少,可能与红细胞破坏释放腺苷二磷酸,从而激活血小板聚集或弥散性血管内凝血有关。

除一般急性溶血性贫血的实验室所见外,胆红素也显著增高,还可有高铁血红蛋白血症。

【诊断】外周血涂片后行瑞特染色,镜检找到疟原虫即可确诊。厚血膜涂片可提高检出率。必要时抽取骨髓查找疟原虫。

【治疗】

(1)疟疾得到及时有效的彻底治疗后,溶血性贫血即可逐渐消失。

(2)发生黑尿热时,可按急性溶血治疗。

(3)有急性肾衰竭者,需注意纠正有无水、电解质及酸碱失衡;有透析指征者,给予透析治疗。

(4)巨脾伴有脾功能亢进者,如年龄>5岁,可行脾切除术。

2. 其他原虫

(1)黑热病即内脏利什曼病,是由雌性白蛉传播的杜氏利什曼原虫引起。杜氏利什曼原虫在网状内皮细胞生长繁殖,导致肝脏、脾脏、淋巴结肿大,以及贫血、白细胞和血小板减少。贫血为正细胞正色素性。红细胞生存期缩短。红细胞在脾脏内被破坏是引起贫血的主要原因。锑剂对本病有良好的疗效。在取得疗效后,血液学异常也可恢复。由于这种患者营养状况较差,需注意其营养的改善及有无合并营养性贫血。

(2)非洲锥虫病常有溶血性贫血。锥虫的毒性作用和免疫反应导致红细胞的破坏。患者有溶血的一般实验室特点,可有巨球蛋白血症,直接抗人球蛋白试验阳性。

(3)先天性及获得性弓形虫病也可发生溶血性贫血。

(4)巴贝虫感染主要发生于多种动物,偶见于人,可致严重的溶血性贫血、血小板减少、弥散性血管内凝血、肾功能不全等。辅助检查示红细胞内可见该原虫。

(李欣瑜 方建培 许吕宏)

参考文献

[1] TOYE AM, WILLIAMSON RC, KHANFAR M, et al. Band 3 Courcouronnes (Ser667Phe): a trafficking mutant differentially rescued by wild-type band 3 and glycophorin A. Blood, 2008, 111 (11): 5380-5389.

[2] KALFA TA, BEGTRUP AH, ADAM MP, et al. EPB42-related hereditary spherocytosis. Seattle: University of Washington, 2014.

[3] NISS O, CHONAT S, DAGAONKAR N, et al. Genotype-phenotype correlations in hereditary elliptocytosis and hereditary pyropoikilocytosis. Blood Cells Mol Dis, 2016, 61: 4-9.

[4] CHRISTENSEN RD1, NUSSENZVEIG RH, READING NS, et al. Variations in both α-spectrin (SPTA1) and β-spectrin (SPTB) in a neonate with prolonged jaundice in a family where nine individuals had hereditary elliptocytosis. Neonatology, 2014, 105 (1): 1-4.

[5] RAPETTI-MAUSS R, LACOSTE C, PICARD V, et al. A mutation in the Gardos channel is associated with hereditary xerocytosis. Blood, 2015, 126 (11): 1273-1280.

[6] FANG Z, JIANG C, TANG J, et al. A comprehensive analysis of membrane and morphology of erythrocytes from patients with Glucose-6-Phosphate Dehydrogenase deficiency. J Struct Biol, 2016, 194: 235-243.

[7] ZHANG ZQ, CHEN XD, JIANG CR, et al. The effect and mechanism of inhibiting glucose-6-phosphate dehydrogenase activity on the proliferation of Plasmodium falciparum. Biochimica Biophysica Acta, 2017, 1864 (5): 771-781.

[8] 中华医学会儿科学分会血液学组, 中华儿科杂志编辑委员会. 重型β地中海贫血的诊断和治疗指南(2017年版). 中华儿科杂志, 2018, 56 (10): 724-729.

[9] KENNETH KAUSHANSKY, MARSHALL LICHTMAN, JOSEF PRCHAL, et al. Williams Hematology. 9th ed. New York: McGraw-Hill Education, 2017.

[10] 王天有, 申昆玲, 沈颖. 诸福棠实用儿科学. 9版. 北京: 人民卫生出版社, 2022.

第10节 红细胞增多症

红细胞增多症(erythrocytosis)是以外周血中红细胞数目、血红蛋白及血细胞比容显著高于正常水平为特征的一组疾病。按实际红细胞量不同,分为相对红细胞增多症和绝对红细胞增多症。

(一)相对红细胞增多症

单纯性的血浆容量减少可导致血红蛋白、血细胞比容(HCT)和红细胞计数升高。慢性血浆容量减少伴血红蛋白或HCT升高这一状态曾被称为Gaisbock病、假性红细胞增多症、应激性红细胞增多症、表观红细胞增多症或假红细胞增多症。

（二）绝对红细胞增多症

存在红细胞量的增加，进一步可分为原发性和继发性（表 2-4-19）。

1. 原发性红细胞增多症 原发性红细胞增多症是由于红系前体细胞内存在获得性（体细胞性）或遗传性（生殖细胞性）突变，导致红系过度增生引起的；这种疾病可见于真性红细胞增多症（polycythemia vera，PV），也可见于其他罕见类型的红细胞增多症，如那些因促红细胞生成素受体（erythropoietin receptor，EPOR）发生“功能获得性突变”引起的红细胞增多症。

2. 继发性红细胞增多症 继发性红细胞增多症是指存在可刺激红细胞生成的循环血浆因子的疾病，这些因子通常是促红细胞生成素（erythropoietin，EPO）或同化类固醇（如睾酮）。在少数情况下，金属元素钴暴露、血管紧张素 / 血管紧张素受体 -1 红系信号异常及血浆中胰岛素样生长因子 -1（insulin-like growth factor-1，IGF-1）水平升高也具有刺激红细胞生成的作用。有些继发性红细胞增多症是获得性的，最常见的原因是低氧导致的 EPO 增多刺激红细胞生成，如高原地区和长期吸烟的人群，也可由分泌 EPO 的肿瘤引起。继发性红细胞增多症也可以是先天性的，如与氧亲和力增加有关的突变型血红蛋白或 2，3-DPG 合成相关遗传性缺陷导致的红细胞增多症。

红细胞增多症在成人多为真性红细胞增多症，属于慢性骨髓增殖性疾病的一种，而儿童红细胞增多症主要类型为先天性红细胞增多症和继发性红细胞增多症两大类。

表 2-4-19 红细胞增多症的临床分类

原发性红细胞增多症	继发性红细胞增多症
遗传性（先天性）	遗传性
促红细胞生成素受体基因突变	氧感应通路缺陷 *VHL* 基因突变 *PHD2* 基因突变 *HIF-2α* 基因突变 其他先天缺陷 高氧亲和力血红蛋白病
获得性	获得性
真性红细胞增多症	促红细胞生成素介导 中心性缺氧、慢性肺疾病、右向左心肺血管分流、一氧化碳中毒、吸烟、阻塞性睡眠呼吸暂停、高海拔 局部缺氧 肾动脉狭窄、终末期肾病、肾盂积水、肾囊肿、肾移植后红细胞增多症 病理性促红细胞生成素的产生 甲状旁腺肿瘤、肝细胞癌、肾细胞癌、嗜铬细胞瘤、子宫平滑肌瘤 药物因素 促红细胞生成素、雄激素

一、先天性红细胞增多症

先天性红细胞增多症，又称家族性先天性红细胞增多症（primary familial and congenital polycythemia，PFCP），是一种罕见的红细胞增多症病因，但比高氧亲和力血红蛋白突变体或 2，3- 二磷酸甘油酯缺乏症更为普遍。这种先天性红系祖细胞增生性疾病最近才被报道，通常为家族性常染色体显性遗传，其特征是红细胞质量和血红蛋白浓度升高，在含血清的培养基中红细胞祖细胞克隆对 EPO 敏感，血清 EPO 水平低，血红蛋白氧离解正常，不会进展为白血病。

【发病机制】PFCP 可能是由于 EPO 或 EPO 受体（EPOR）分子缺陷所致。到目前为止，已有 12 个 EPOR 突变的报道（表 2-4-20）。12 个基因中的 9 个导致 EPOR 胞质羧基末端被截断，是唯一与 PFCP 有明显联系的突变。这种截断导致了 EPOR 负调节域的损失。EPOR 错义突变也被描述过，但这些突变与 PFCP 或任何其他疾病表型无关。

在寻找导致 PFCP 表型的分子损伤时，发现 EPO 或其受体（EPOR）异常可能是该病的病因。如上所述，在少数 PFCP 患者中，已被证实存在 EPOR 的功能获得性突变。所有与该病有关的 EPOR 突变均存在一个缺乏该受体 C 末端负调节结构域的截短受体。因此，负调控因子 HCP 结合位点的缺乏可激活增殖诱导/凋亡抑制通路，从而促发红细胞增多症。目前有研究已在一个小鼠模型中再现了红细胞增多症的发生，在该模型中，用人类的致病性 EPOR 基因替换了小鼠的基因。

【临床表现】较为罕见，容易误诊，仅少数患儿因血液黏稠而出现症状，如乏力、头痛、视力模糊等，可出现血栓栓塞等并发症。

【辅助检查】

1. 血常规　确定红细胞增多症的标准存在年龄差异（表 2-4-21）。

2. 血清 EPO　EPO 对红细胞生成具有重要调控作用，健康人血清 EPO 水平为 4.3~29.0U/L。PFCP 患儿 EPO 水平往往降低。

3. 骨髓检查　先天性红细胞增多症患儿不伴有骨髓粒细胞和巨核细胞增殖活跃，而 PV 患儿则常常伴有粒系和巨核系增殖旺盛表现。

4. EPOR 和基因突变检测　对于红细胞增多且血清 EPO 水平降低的患儿可完善 EPOR 基因突变分析。PFCP 患儿除了血清 EPO 水平低，还可伴有 EPOR 基因突变。

【诊断】对于 PFCP 而言，存在特征性 EPOR 基因突变是重要的诊断依据，同时骨髓检查和血清 EPO 水平检测可以帮助鉴别 PV 和继发性先天性红细胞增多症。

【治疗】先天性红细胞增多症患儿较为罕见，多数不需要特殊治疗，仅少数因血液黏稠而产生症状需要放血疗法。近期研究认为低剂量阿司匹林在降低先天性红细胞增多症患者血栓事件的发生率中有一定的作用。

【预后】除非这类患者暴露于烷化剂或放射性磷，否则不会发展为急性白血病或骨髓增生异常综合征。一般认为此症多为良性经过，可活到正常年龄，但容易患上严重的心血管疾病，因为在所有含 EPOR 的组织中都存在慢性增强的 EPO 信号。

表 2-4-20　家族性先天性红细胞增多症 EPOR 基因突变类型

突变类型	突变	结构缺失	PFCP 相关性
缺失	5 985~5 991	框移>终止截断	是
重复	5 968~5 975	框移>终止截断	是
无义	G6002	Trp439>终止截断	是
无义	5 986 C>T	Gln435>终止截断	是
无义	5 964 C>G	Tyr426>终止截断	是
无义	5 881 C>T	Glu399>终止截断	是
无义	5 959 G>T	Glu425>终止截断	是
插入（G）	5 974 insG	框移>终止截断	是
插入（T）	5 967 insT	框移>终止截断	是
置换	6 148 C>T	Pro 488>Ser	否
置换	6 146 A>G	Asn 487>Ser	否
置换	2 706 A>T	未知	否

表 2-4-21　红细胞增多症诊断标准

年龄	红细胞计数	血红蛋白	血细胞比容
新生儿	>(6.0~7.0) × 10^{12}/L	>220g/L	≥0.65
1 个月~1 岁	>6.0 × 10^{12}/L	>170g/L	>0.65
2~14 岁	>6.0 × 10^{12}/L	>170g/L	>0.5

【未来展望】随着全基因测序技术的发展，未来可能会有更多患者的 EPOR 突变类型被检出，为全面了解 EPOR 基因功能提供了可能。期待未来基因编辑疗法的出现，为先天性红细胞增多症的治疗带来革命性突破。

二、继发性红细胞增多症

继发性红细胞增多症广义来讲包括继发性遗传性红细胞增多症和继发性获得性红细胞增多症。与原发性红细胞增多症相比，继发性红细胞增多症的患儿体内血清 EPO 水平升高，且红系祖细胞对 EPO 反应敏感。

【临床表现】症状轻重不一，视原发病而异。临床症状和体征主要源于血液黏度增加，血细胞比容低于 65% 的与黏度成线性关系，超过 65% 与黏度成指数关系。

红细胞的堆积需要数周甚至数月持续的红细胞产生，在此期间患儿体内有机会去适应。继发于先天性心脏病（如法洛四联症）由于血液循环障碍导致经皮动脉血氧饱和度（percutaneous arterial oxygen saturation，SpO_2）降低，代偿性红细胞增多，患儿有明显发绀、心肺功能紊乱、杵状指等原发病表现，可有脾大。继发于睡眠呼吸暂停综合征的患儿，临床主要表现为夜间打鼾、张口呼吸、憋气、反复觉醒、白天嗜睡等。

【辅助检查】

1. 血常规　同一、先天性红细胞增多症。

2. 血清 EPO 水平测定　继发性红细胞增多症患儿常见血清 EPO 水平升高，且骨髓红系细胞对 EPO 反应良好。

3. 骨髓检查　继发性红细胞增多症患儿一般无粒系和巨核系增殖旺盛表现。

【诊断】继发因素多，故详细询问病史十分重要，需要与原发性红细胞增对症、相对性红细胞增多症进行鉴别（表 2-4-22）。

表 2-4-22　原发性和继发性红细胞增多症临床特点比较

临床表现	原发性红细胞增多症		继发性遗传性红细胞增多症
	家族性先天性红细胞增多症	真性红细胞增多症	
血小板增多	无	常见	无
粒细胞增多	无	常见	无
瘙痒	无	常见	无
家族史遗传方式	常染色体显性遗传	无，获得性基因突变（*JAK2* V617F 常见）	常染色体隐性或显性遗传
先天性	是	否	是
脾大	无	常见	无
血清 EPO 水平	降低	降低	升高或正常
异常核型	无	常见	无
红系祖细胞的体外反应	对 EPO 敏感性增高	不依赖 EPO 的克隆形成	正常
克隆性造血	否	是	否
进展为白血病	否	是	否

【治疗】治疗原发病极为重要，肿瘤引起的红细胞增多症以治疗肿瘤为前提。根除原发病后，红细胞增多现象可以自然痊愈。若血细胞比容超过 65%，则血液黏度极度增加，应间断从静脉放血用等量血浆或生理盐水换血。

【预后】根据不同的原发病，预后不尽相同。当红细胞增多症继发于肾肿瘤或囊肿、嗜铬细胞瘤、肌瘤或脑肿瘤时，肿瘤切除通常导致红细胞减少，但在先天性红细胞增多症和由 *EPAS1*（*HIF-2α*）突变引起的嗜铬细胞瘤综合征中，肿瘤切除后红细胞仍持续存在。

【未来展望】继发性红细胞增多症的病因涉及

遗传性和获得性疾病。对于遗传性疾病,在不断发现突变基因的基础上,对引起红细胞增多的病理机制会进一步认识。而获得性疾病,尤其是肿瘤性疾病的早期诊断和治疗,是减少红细胞增多发生率的根本途径。

(金润铭)

诊治要点

- 儿童红细胞增多症主要类型为先天性红细胞增多症和继发性红细胞增多症两大类。
- 到目前为止,共发现12个EPOR突变与家族性先天性红细胞增多症有关。
- EPOR基因突变分析对诊断先天性红细胞增多症至关重要。
- 继发性红细胞增多症病因以获得性疾病多见,针对原发病的治疗是关键。
- 红细胞增多症患者出现低血清EPO时提示真性红细胞增多症(PV)。红细胞增多症伴血清EPO升高时PV可能性小,最可能的诊断为继发性红细胞增多症。

参考文献

[1] KAUSHANSKY K, LICHTMAN MA, PRCHAL JT, et al. Williams hematology. 9th ed. New York: McGraw-Hill, 2016.

[2] HOFFBRAND AV, MOSS PAH. Hoffbrand's essential haematology. 7th ed. Oxford: Blackwell Publishing, 2015.

[3] BENTO C. Genetic basis of congenital erythrocytosis. Int J Lab Hematol, 2018, 40 (Suppl 1): 62-67.

[4] LEE G, ARCASOY MO. The clinical and laboratory evaluation of the patient with erythrocytosis. Eur J Intern Med, 2015, 26 (5): 297-302.

[5] CAROBBIO A, FERRARI A, MASCIULLI A, et al. Leukocytosis and thrombosis in essential thrombocythemia and polycythemia vera: a systematic review and meta-analysis. Blood Adv, 2019, 3 (11): 1729-1737.

[6] JOHANSSON PL, SAFAI-KUTTI S, KUTTI J. An elevated venous haemoglobin concentration cannot be used as a surrogate marker for absolute erythrocytosis: a study of patients with polycythaemia vera and apparent polycythaemia. Br J Haematol, 2005, 129 (5): 701-705.

[7] MCMULLIN MF, BAREFORD D, CAMPBELL P, et al. Guidelines for the diagnosis, investigation and management of polycythaemia/erythrocytosis. Br J Haematol, 2005, 130 (2): 174-195.

[8] KRALOVICS R, PRCHAL JT. Congenital and inherited polycythemia. Curr Opin Pediatr, 2000, 12 (1): 29-34.

[9] MCMULLIN MF. Congenital erythrocytosis. Int J Lab Hematol, 2016, 38 (Suppl 1): 59-65.

[10] 孙君杰, 刘爱国. 儿童红细胞增多症的诊断思路与治疗进展. 中华实用儿科临床杂志, 2018, 33 (15): 1194-1197.

第五章　粒细胞相关良性疾病

第1节　中性粒细胞功能紊乱

中性粒细胞是血液中的主要吞噬细胞，其主要功能是在细菌感染或急性炎症反应时杀死细菌和调节炎症反应。中性粒细胞功能包括粒细胞的渗出性和游走性、变性运动、趋化反应、吞噬作用和杀菌作用等。这些功能障碍都会导致机体对外来微生物的吞噬、杀灭等能力异常，导致以下疾病。

一、慢性肉芽肿病

慢性肉芽肿病（chronic granulomatous disease, CGD）是由于中性粒细胞功能内在缺陷引起的原发性免疫缺陷病，中性粒细胞的吞噬作用在抵御细菌、真菌等病原微生物感染过程中发挥重要作用。吞噬作用过程包括几个主要阶段：趋化，黏附，内吞，胞内氧依赖性（呼吸爆发）和氧非依赖性的杀伤。正常条件下，细菌感染后，机体中性粒细胞被激活，其吞噬和氧化功能增强是机体重要的天然免疫防御机制。该病因为吞噬细胞还原型烟酰胺腺嘌呤二核苷酸磷酸（reduced nicotinamide adenine dinucleotide phosphate, NADPH）氧化酶功能缺陷，超氧化物等一系列"呼吸爆发（respiratory burst）"因子产生减少，致患儿机体不能正常杀伤过氧化物酶阳性细菌及真菌，反复感染引起感染部位肉芽肿形成。流式细胞术检测外周血中性粒细胞呼吸爆发功能可以对本病进行快速诊断，基因分析能确诊本病。

【临床表现】慢性肉芽肿病患儿临床表现多样，多表现为长期不愈，或反复发作的感染及局部感染性慢性肉芽肿。感染的病原体以金黄色葡萄球菌最常见，约占50%，其次为大肠埃希菌、铜绿假单胞菌等。

【辅助检查】

1. 外周血常规　白细胞总数及中性粒细胞分类无异常，可伴轻度贫血。

2. 呼吸爆发试验　呼吸爆发试验是指当中性粒细胞被激活后，其代谢改变，氧消耗量急剧上升，可达正常的2~20倍，耗时短（约20秒），因此该过程被称为呼吸爆发。以往临床上常用四唑氮蓝（NBT）试验来筛查该病，近年通过流式细胞术呼吸爆发试验检测可疑患儿中性粒细胞功能，具有更高的准确率。

3. 基因检测　对编码NADPH氧化酶的相关基因（*gp91-phox*、*p22-phox*、*p47-phox*、*p67-phox*）进行基因测序有助于该病的诊断。

【诊断】具有反复感染引起感染部位肉芽肿形成的临床表现，实验室检查示白细胞总数及中性粒细胞分类基本正常，中性粒细胞呼吸爆发试验异常即可诊断。有条件做基因检测，有助于该病的确诊。

【治疗】

1. 积极预防和控制感染　常推荐磺胺类或青霉素类药物作为预防治疗，研究表明，预防性服用抗真菌药物可降低CGD的曲霉菌感染的发生率。此外，干扰素被认为可以增强吞噬细胞的功能，也被推荐常规使用，以期降低CGD患者的感染并发症。

2. 感染难以控制的重症患儿，可行粒细胞输注。

3. 异基因造血干细胞移植　可重建免疫，基因治疗尚处于研究阶段。

【预后】本病预后不良，部分患者死于严重感染。近年来，随着预防性抗生素及抗真菌药物的使用，降低了该病致死性感染的发生率。异基因造血干细胞移植也明显改善了该病的预后。

二、Chediak-Higashi综合征

Chediak-Higashi综合征（Chediak-Higashi syndrome, CHS）也称粒细胞异常颗粒综合征，为常染色体隐性遗传病。本病的基本缺陷是中性粒细胞先天性溶酶体异常。临床上表现为色素减退或白化症、严重免疫缺陷、轻度出血倾向及神经系统异常，常早

年死于淋巴瘤样综合征。外周血白细胞内存在巨大包涵体是其特征。

【临床表现】

1. 感染 婴儿期即可出现反复化脓性感染，以脓皮病、肺炎及深部脓肿多见。

2. 皮肤毛发色素减退，甚至白化症。虹膜色素浅淡伴有畏光、眼球震颤、眼底苍白、视力下降等。

3. 出血倾向 由于血小板减少而致出血倾向。

4. 淋巴瘤样表现 部分病例表现为发热、黄疸、肝脾和淋巴结大，出现淋巴瘤样表现。

5. 神经系统症状 病程长者可出现神经系统症状，甚至完全丧失活动能力。

6. 儿童期死亡 多数患儿于儿童期死于化脓性感染、出血及疾病快速进展期并发症。

【辅助检查】

1. 外周血及骨髓中性粒细胞 外周血及骨髓中性粒细胞内有巨大的溶酶体颗粒，瑞氏染色呈灰绿色，颗粒呈过氧化物酶强阳性。包涵体存在于所有颗粒性细胞中，包括外周血和骨髓的淋巴细胞、中性粒细胞、嗜酸性和嗜碱性粒细胞（图 2-5-1）。

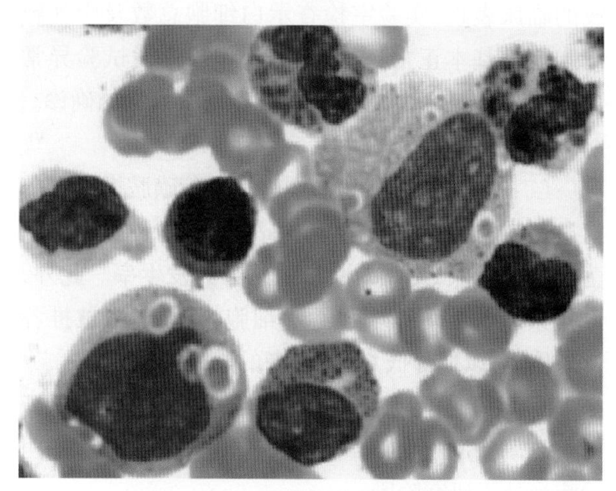

图 2-5-1 粒细胞内巨大包涵体

2. 趋化功能及杀伤功能降低 中性粒细胞和单核细胞的趋化功能降低，NK 细胞和细胞毒 T 细胞的杀伤功能下降或缺陷，B 细胞功能正常。

3. 中性粒细胞环核苷酸测定 cAMP 含量显著增高，cGMP 含量降低。

【诊断】具有以上反复感染的临床表现，皮肤毛发色素减退，可伴肝脾和淋巴结肿大，外周血血小板降低，特别是外周血及骨髓粒细胞内有巨大的溶酶体颗粒对诊断有决定性意义。

【治疗】本病尚无特殊治疗，控制感染及防治出血是主要的治疗措施。发生感染时，依细菌培养和药敏试验结果选用敏感抗生素。此外，大剂量维生素 C、胆碱能药可增高细胞内 cGMP 水平，有助于增强中性粒细胞的趋化功能。大剂量 γ 干扰素可改善 NK 细胞杀伤功能，提高免疫力。造血干细胞移植在控制感染、改善免疫功能方面有明显效果，但不能阻止神经系统的退行性变，也不能改变色素减退。基因治疗可能是未来的方向。

【预后】本病预后不良，多在婴儿期死亡。若长期存活常伴神经系统改变。

三、粒细胞葡萄糖 -6- 磷酸脱氢酶缺乏症

粒细胞葡萄糖 6- 磷酸脱氢酶缺乏症（neutrophil glucose-6-phosphate dehydrogenase deficiency）患者中性粒细胞内葡萄糖 6- 磷酸脱氢酶（glucose-6-phosphate dehydrogenase，G-6-PD）活性明显降低，导致中性粒细胞功能障碍，反复发作细菌感染。常同时伴红细胞 G-6-PD 缺陷而出现溶血性贫血。

白细胞和红细胞 G-6-PD 由同一基因编码。然而，绝大多数遗传性 G-6-PD 缺乏症患者的唯一症状是由氧化应激引起的红细胞溶血。大多数 G-6-PD 基因突变导致 G-6-PD 减少或缺乏，对中性粒细胞影响较小，而寿命较长的红细胞受到 G-6-PD 活性丧失的影响更严重。

【临床表现】自幼反复细菌感染，中性粒细胞计数正常。

【辅助检查】中性粒细胞内 G-6-PD 活性降低，产生 NADPH 明显减少，H_2O_2 含量降低，致中性粒细胞吞噬功能正常，但不能杀灭微生物。

【诊断】依据自幼反复感染的临床表现，中性粒细胞内 G-6-PD 活性降低可以诊断。

【治疗】

1. 积极控制感染 合并感染者，积极应用抗生素控制感染。

2. 必要时粒细胞输注 若感染难以控制，可行粒细胞输注。

3. 异基因造血干细胞移植 是根治本病的措施。

四、粒细胞髓过氧化物酶缺乏症

髓过氧化物酶是中性粒细胞杀菌系统依赖的重要酶，髓过氧化物酶活性降低提示杀菌功能减弱。粒细胞髓过氧化物酶缺乏症（neutrophil myeloperoxidase deficiency）为常染色体隐性遗传病，

遗传基因位于第17号染色体长臂。髓过氧化物酶(myeloperoxidase，MPO)缺乏症是吞噬细胞最常见的遗传性疾病，发病率约为1/4 000。

【临床表现】对化脓性细菌和真菌易感性增加，但大多数MPO缺乏症患者缺乏明显的临床症状，尽管在体外杀死白念珠菌和烟曲霉菌丝的能力存在缺陷，体外的细菌杀灭速度也低于正常水平。然而，MPO缺乏症患者很少出现症状，除非他们还患有糖尿病，糖尿病可导致播散性念珠菌病和其他真菌感染。

【辅助检查】中性粒细胞计数正常，患儿中性粒细胞杀菌作用减弱，活性氧释放降低，趋化运动正常，中性粒细胞内过氧化物酶活性明显降低或完全缺乏。

【诊断】诊断主要依靠中性粒细胞内过氧化物酶活性测定，若中性粒细胞内过氧化物酶活性降低，可以确诊。

【治疗】由于MPO缺乏症患者通常无症状，因此不主张预防性应用抗生素，但MPO缺乏症伴糖尿病或其他基础病者，仍应该积极治疗，预防感染。

五、粒细胞黏附功能缺陷症

粒细胞黏附功能缺陷症(leukocyte adhesion deficiency，LAD)为常染色体隐性遗传性疾病，中性粒细胞黏附、趋化及调理素功能障碍，致感染灶呈干酪样坏死。

【临床表现】LAD分为LAD Ⅰ、LAD Ⅱ及LAD Ⅲ三个亚型，每一个亚型有其独特的临床表现，但共有的临床表现为自幼反复发生细菌感染，伤口极难愈合(表2-5-1)。

【辅助检查】外周血白细胞计数正常或增高，中性粒细胞计数正常或增高，白细胞趋化功能试验显示，趋化值及趋化指数均较对照降低，活性氧释放试验正常。组织活检示炎症部位组织坏死，无中性粒细胞浸润。测定*ITGB2*、*SLC35C1*、*FERMT3*基因突变，及白细胞表面MAC-1、LFA-1、P150.95糖蛋白分子缺乏是本病确诊的依据。

【诊断】依据临床表现、白细胞趋化功能降低，*ITGB2*、*SLC35C1*、*FERMT3*基因突变，以及白细胞表面MAC-1、LFA-1、P150.95糖蛋白分子缺乏即可确诊本病。

【治疗】积极预防和控制感染，造血干细胞移植。部分LAD Ⅱ的患者，可以使用口服海藻糖(fucose)治疗。

【预后】良好的支持性护理，包括预防性抗生素应用和严格的口腔卫生，可以延长患者的寿命。然而，牙周病、细菌感染和伤口延迟愈合的发病率仍然是影响该病预后的重要问题。

【未来展望】中性粒细胞功能相关基因的研究和检测，是未来研究的方向，对缺乏特异性临床表现的中性粒细胞功能障碍性疾病的诊断，有着重大的意义。

表2-5-1　粒细胞黏附功能缺陷症

分类	基因缺陷	基因功能	临床表现	诊断
LAD Ⅰ	*ITGB2*	编码CD18整合素亚基，CD11a/CD18(LFA-1)，CD11b/CD18(Mac-1)，CD11c/CD18(p150,95)；突变导致相应糖蛋白分子缺乏，粒细胞黏附、趋化功能受损	皮肤感染、软组织脓肿，脐带延迟脱落，牙周炎	白细胞表面CD11/CD18表达下降。白细胞表面MAC-1、LFA-1、P150.95糖蛋白分子缺乏
LAD Ⅱ	*SLC35C1*	编码gmp-fucose转运蛋白1；突变导致白细胞CD15s表达受损	同LAD Ⅰ，但程度较轻，进展较慢，可有身材矮小，精神发育迟缓	白细胞CD15s的表达下降
LAD Ⅲ	*FERMT3*	编码kindin-3；突变导致整合蛋白活化不良，白细胞和血小板黏附受损	同LAD Ⅰ，但常伴出血倾向	Kindin-3下降，血小板聚集功能缺陷

诊治要点

- 中性粒细胞功能障碍是一组疾病的总称，缺乏特异性临床表现，通常在婴儿期或儿童期出现复发和/或难以治疗的细菌感染。
- 当临床出现自幼反复感染，且外周血白细胞计数正常时，需要考虑到中性粒细胞功能障碍性疾病，进一步进行粒细胞功能的检查，以明确诊断。
- 部分中性粒细胞功能障碍相应基因突变的检查有

助于确诊。

■ 治疗上，以对症支持治疗为主，必要时粒细胞输注。造血干细胞移植及基因治疗可能是未来的方向。

（胡 群）

参考文献

[1] DE BOER M, VAN LEEUWEN K, HAURI-HOHL M, et al. Activation of cryptic splice sites in three patients with chronic granulomatous disease. Mol Genet Genomic Med, 2019: e854.

[2] CHIRIACO M, SALFA I, DI MATTEO G, et al. Chronic granulomatous disease: Clinical, molecular, and therapeutic aspects. Pediatr Allergy Immunol, 2016, 27 (3): 242-253.

[3] KUHNS DB, HSU AP, SUN D, et al. NCF1 (p47phox)-deficient chronic granulomatous disease: comprehensive genetic and flow cytometric analysis. Blood Adv, 2019, 22: 136-147.

[4] SÁNCHEZ-GUIU I, ANTÓN AI, GARCÍA-BARBERÁ N, et al. Chediak-Higashi syndrome: description of two novel homozygous missense mutations causing divergent clinical phenotype. Eur J Haematol, 2014, 92: 49-58.

[5] KAPLAN J, DE DOMENICO I, WARD DM. Chediak-Higashi syndrome. Curr Opin Hematol, 2008, 15: 22-29.

[6] PAHWA R, JIALAL I. Myeloperoxidase deficiency. Florida: StatPearls Publishing LLC, 2020.

[7] DINAUER MC. Disorders of neutrophil function: an overview. Methods Mol Biol, 2014, 1124: 501-515.

[8] BOUMA G, ANCLIFF PJ, THRASHER AJ, et al. Recent advances in the understanding of genetic defects of neutrophil number and function. Br J Haematol, 2010, 151: 312-326.

[9] DINAUER MC. Disorders of neutrophil function: an overview. Methods Mol Biol, 2014, 1124: 501-515.

第2节 中性粒细胞增多症

中性粒细胞增多症（neutrophilic granulocytosis）是指由于各种原因引起的中性粒细胞数量增加，超过各年龄的上限水平。健康儿童随年龄差异中性粒细胞约占白细胞总数的30%~70%。中性粒细胞增多一般指年龄>1个月的儿童和各年龄组成人外周血中性粒细胞绝对值>7.5×10^9/L。

【病因】

1. 感染 是儿童中性粒细胞增多最常见的原因。全身或局部的急、慢性感染，如细菌感染尤其是球菌中的葡萄球菌、链球菌、肺炎球菌、脑膜炎球菌等及结核分枝杆菌，中性粒细胞增多程度常与感染程度成比例。有化脓现象者，增多更为明显，甚至引起类白血病反应，此时白细胞总数可达50×10^9/L以上，或出现粒系统幼稚细胞。

2. 物理因素 物理刺激如冷、热、运动、哭闹、抽搐、创伤、缺氧等，均可使中性粒细胞暂时增高。

3. 风湿免疫性疾病 如风湿热、类风湿关节炎、结节性多动脉炎、皮肌炎、血管炎等，中性粒细胞可增多，如合并感染则更易发生。其他非细菌性炎症如肾炎、胰腺炎、结肠炎、甲状腺炎也可引起粒细胞增多。

4. 组织坏死 如心肌梗死、肺梗死、血栓栓塞性疾病等，亦可致中性粒细胞增多。

5. 代谢紊乱 甲状腺危象、糖尿病酸中毒、尿毒症、肾上腺皮质功能亢进等可引起中性粒细胞增多。

6. 急性失血及溶血 急性失血后2小时即可见白细胞增多，大量急性溶血时，白细胞数及中性粒细胞增多甚至可达到类白血病反应程度。

7. 血液肿瘤性疾病 骨髓增生性疾病如慢性粒细胞白血病、真性红细胞增多症、骨髓纤维化、原发性血小板增多症可有白细胞和中性粒细胞明显增多，并出现幼稚粒细胞。各种类型的实体肿瘤，如胃癌、肺癌、肝癌、肾癌等也可有中性粒细胞增多。

8. 药物 如肾上腺素、肾上腺皮质激素、洋地黄类、5-羟色胺、组胺、肝素、氯酸钾、乙酰胆碱等，均可引起中性粒细胞增多。

【发病机制】正常情况下，成熟的分叶核中性粒细胞从骨髓进入血液循环后，半数随血液循环而游走，称循环粒细胞，是平时能检测到的粒细胞数。其余半数存在于血管壁边缘或依附于毛细血管内皮上，称边缘粒细胞。这两类细胞间可互相转换，形成动态平衡。

外周血中性粒细胞增多的机制有以下三种。

1. 边缘粒细胞动员到血液循环中 当边缘粒细胞动员到血液循环中中性粒细胞数可成倍增加，剧痛、运动、癫痫、心动过速或情绪激动时，血流加快，边缘粒细胞快速进入循环池，粒细胞数增高，但粒细胞总池不变，这种增加是暂时的，不会超过2倍，一般不出现幼稚细胞。

2. 某些药物　如糖皮质激素、乙醇、吲哚美辛等可阻止粒细胞从血液循环进入组织，使血中中性粒细胞增多。这种机制增多的中性粒细胞数量也是轻度增高，一般不会出现幼稚细胞。

3. 骨髓生成粒细胞及释放入血流的速度增快　感染、炎症、细菌内毒素可促使单核巨噬细胞系统产生粒细胞集落刺激因子、粒细胞 - 巨噬细胞集落刺激因子、白细胞介素 -6、肿瘤坏死因子 α 和转化生长因子 β 等刺激骨髓粒细胞增生，释放加快，使血中中性粒细胞大量增加，可见幼稚细胞。骨髓受白血病细胞浸润、转移癌细胞浸润时，幼稚细胞进入血液。

【临床表现】中性粒细胞增多症无特异性临床表现。其临床表现因致病因素不同而异，感染引起者，常有发热及感染部位的表现；溶血导致者常有贫血、尿色加深、黄疸和脾大的表现；药物引起者有相应用药史；白血病及其他肿瘤导致者也有相应肿瘤的临床症状体征。中性粒细胞增多可以暂时性阻塞毛细血管，减少局部血流量而引起局部缺血，如引起心肌的再灌流损伤和梗死等。常见的并发症为栓塞，见于心、脑、肾、脾及肺栓塞等。

【辅助检查】

1. 外周血　中性粒细胞计数增高，绝对值>7.5×10^9/L。

2. 骨髓象　粒系统增生活跃，晚幼粒、杆状核增多。可见中毒颗粒，胞质空泡。

3. 其他辅助检查　根据临床表现、症状、体征可选择细菌培养、风湿全套、甲状腺功能、肾上腺皮质功能、心电图、B 超、X 线、CT、MRI 等检查。

【诊断】中性粒细胞计数增高，绝对值>7.5×10^9/L，骨髓象显示粒系统增生活跃即可诊断，同时进一步寻找病因。如血液或组织样本中细菌培养阳性有助于细菌感染的诊断，风湿免疫指标阳性则有助于风湿免疫性疾病的诊断，骨髓检查发现大量幼稚细胞有助于白血病的诊断等。

【治疗】引起粒细胞增多的原因复杂，诊断后应尽可能找出病因，针对病因进行相应治疗。

【预后】与病因有关。如感染、物理因素所致者去除病因即可恢复；如肿瘤等因素所致预后较差。

【未来展望】中性粒细胞增多症未来研究的方向为对中性粒细胞增多机制的研究，以及对其病因的精准诊断和治疗，基因突变的检测有助于骨髓增生性疾病如慢性粒细胞白血病、真性红细胞增多症、骨髓纤维化、原发性血小板增多症的诊断；而不断进展的各种免疫指标的检测则有助于风湿免疫性疾病的诊断。除依不同的病因而定外，基因突变的检测也将为各靶向药物的使用提供病理依据。

诊治要点

- 外周血中性粒细胞计数增加超过各年龄组上限，或绝对值>7.5×10^9/L，即为中性粒细胞增多症。
- 中性粒细胞增多症不是一种疾病，而是多种病因引起的一种临床现象，因此，发现中性粒细胞增多后，积极寻找相应的病因至关重要。儿童患者首先需要进行感染性疾病的排查，关注用药史，同时注意风湿免疫性疾病、代谢性疾病以及血液肿瘤性疾病的排查。
- 治疗依不同的病因而定。

（胡　群）

参考文献

[1] SAKKA V, TSIODRAS S, GIAMARELLOS-BOURBOULIS EJ, et al. An update on the etiology and diagnostic evaluation of a leukemoid reaction. Eur J Intern Med, 2006, 17: 394-398.

[2] SPILLEBOUDT C, THIBAUT P, VARLET E, et al. Malignant or benign hyperleukocytosis? Rev Med Brux, 2018, 39: 291-295.

[3] HOOFIEN A, YARDEN-BILAVSKI H, ASHKENAZI S, et al. Leukemoid reaction in the pediatric population: etiologies, outcome, and implications. Eur J Pediatr, 2018, 177: 1029-1036.

[4] GEORGE TI. Malignant or benign leukocytosis. Hematol Am Soc Hematol Educ Program, 2012: 475-484.

[5] CAROBBIO A, FERRARI A, MASCIULLI A, et al. Leukocytosis and thrombosis in essential thrombocythemia and polycythemia vera: a systematic review and meta-analysis. Blood Adv, 2019, 11 (3): 1729-1737.

[6] AOYAMA Y, SAKAI K, KODAKA T, et al. Myelodysplastic/myeloproliferative neoplasm with ring sideroblasts and thrombocytosis (MDS/MPN with RS-T) complicated by hyperleukocytosis and gene analysis in relation to leukocytosis. J Clin Exp Hematop, 2019, 27 (59): 29-33.

[7] CAROBBIO A, FERRARI A, MASCIULLI A, et al.

Leukocytosis and thrombosis in essential thrombocythemia and polycythemia vera: a systematic review and meta-analysis. Blood Adv, 2019, 11 (3): 1729-1737.

第3节 中性粒细胞减少症

中性粒细胞是外周血成分的重要组成部分，与最初的免疫介导有关。中性粒细胞减少症（neutropenia）是指外周血中性粒细胞绝对值（ANC）低于相应年龄的正常值，新生儿~1岁患儿ANC<1.0×10^9/L，1岁以上<1.5×10^9/L。ANC<0.5×10^9/L称为粒细胞缺乏症。根据ANC减少程度可将中性粒细胞减少分为轻度（1.0×10^9/L≤ANC<1.5×10^9/L）、中度（0.5×10^9/L≤ANC<1.0×10^9/L）和重度（ANC<0.5×10^9/L）。重度粒细胞减少通常预示着可能发生严重的感染，但也有慢性良性的粒细胞缺乏者不伴有严重的感染。

中性粒细胞减少原因很多，发病机制复杂，临床上主要分为两大类：先天性中性粒细胞减少和获得性中性粒细胞减少。感染，特别是病毒感染，是导致中性粒细胞减少的最常见的获得性因素。随着新一代测序技术的应用，越来越多的先天性中性粒细胞减少的综合征得以诊断，对其发病机制的研究也进入了分子水平。

一、先天性中性粒细胞减少症

（一）重型先天性中性粒细胞减少症

重型先天性中性粒细胞减少症（severe congenital neutropenia，SCN），又称Kostmann综合征。中性粒细胞常<0.2×10^9/L。发病率约为（2~12）/100万，无性别差异。SCN是一种遗传性疾病，根据致病突变可分为显性遗传、隐性遗传和X连锁遗传。目前发现有20多种基因与SCN发病有关，由中性粒细胞弹性酶基因（*ELANE*，以前称为*ELA2*）突变所致的SCN是一种常染色体显性遗传疾病，发生于50%~60%的患者。其他还有伴有常染色体隐性遗传的*HAX1*突变，约占SCN患者的30%。X连锁遗传见于湿疹-血小板减少-免疫缺陷综合征（Wiskott-Aldrich syndrome，WAS）基因突变所致的SCN，该基因又称*WASP*基因。此外，尚有其他基因突变，包括*G6PC3*、*GFI1*、*SBDS*及*JAGN1*等，但仍有大约40%病例的遗传基础不清楚。基因突变可使骨髓粒细胞发育障碍，成熟阻滞在幼稚细胞阶段。

【临床表现】SCN发生在婴儿期，反复发生化脓性感染，尤以皮肤和肺部感染为明显，常于婴儿期反复严重感染而死亡。部分SCN可转化为骨髓增生异常综合征（myelodysplastic syndrome，MDS）或急性髓系白血病（acute myeloid leukemia，AML）。

【辅助检查】外周血平均ANC<0.2×10^9/L，常伴单核细胞数量增加，无特征性畸形特征。骨髓象：粒细胞成熟障碍，以早幼粒为主，成熟粒细胞明显减少。骨髓细胞培养示CFU-GM显著减少。肾上腺素试验无反应。

基因突变的检测可发现*ELANE*、*HAX1*、*WAS*、*G6PC3*、*GFI1*、*SBDS*及*JAGN1*等基因突变。

【诊断】自婴儿期即有反复化脓性感染，且伴严重的粒细胞缺乏，ANC<0.5×10^9/L，持续至少3个月即可诊断，检测发现*ELANE*、*HAX1*、*WAS*、*G6PC3*、*GFI1*、*SBDS*及*JAGN1*等相应的基因突变可以确诊。目前已经明确的与粒细胞减少有关的单基因异常性疾病及其特征见表2-5-2。

【鉴别诊断】

1. 周期性中性粒细胞减少症　中性粒细胞减少伴反复感染均呈周期性发作，发作间期中性粒细胞计数正常，亦无临床表现；而SCN的粒细胞减少持续存在，感染较重。相关的基因检测有助于鉴别。

2. 慢性良性中性粒细胞减少症　是婴幼儿时期较常见的中性粒细胞减少症，多数患儿随年龄增长中性粒细胞可逐渐恢复正常。感染较轻，或无临床表现，常因其他原因检查血常规时发现。而SCN患儿自婴儿期即有严重的感染发生，常于婴儿期反复严重感染而死亡，结合相应的基因突变可以鉴别。

3. 获得性粒细胞减少症　是一类疾病的总称，包括感染、免疫、代谢、肿瘤性疾病等引起的继发性粒细胞减少。该类疾病患儿生后即有的粒细胞减少且伴严重感染史，而且病因去除后，粒细胞可恢复正常可以鉴别。

【治疗】

1. 抗感染治疗　合并感染时使用针对具体感染的抗生素治疗。也可预防性应用抗生素，尤其是复方磺胺甲噁唑。

2. 粒细胞集落刺激因子（G-CSF）　G-CSF通过改善粒细胞成熟障碍、增加中性粒细胞数量，从而降低感染风险。起始剂量为5μg/kg，每3~5日增加5μg/kg直至有效。多数患儿有效剂量为3~10μg/（kg·d）。该药使90%以上的患者粒细胞计数提高，但长期应用G-CSF的安全性仍是一个重要问题。

表 2-5-2 单基因缺陷的粒细胞缺乏症

疾病	遗传方式	染色体	相关基因	蛋白	功能	细胞内位点	临床表现	MDS/AML 预测
重型先天性中性粒细胞减少症	AD	19	*ELANE*	粒细胞弹力酶	涉及炎症反应	溶酶体	粒细胞缺乏，单核细胞增加，嗜酸性细胞减少	是
HAX1 缺乏症	AD	1	*HAX1*	HLLS1 相关的蛋白 X-1	—	线粒体，细胞核，细胞骨架蛋白	—	是
G-6-PC3 缺乏	AD	17	*G-6-PC3*	G-6-PC3	水解葡萄糖 -6- 磷酸	内质网	粒细胞缺乏，血小板减少，心脏和泌尿系缺陷	是
湿疹 - 血小板减少 - 免疫缺陷综合征	X 连锁隐性	X	*WAS*	WAS 蛋白	调节细胞骨架和控制细胞分裂	细胞骨架	粒细胞缺乏，淋巴细胞减少，影响吞噬活性	是
WHIM 综合征	AD	2	*CXCR4*	CXCR4 蛋白	调节细胞增殖与分化	细胞膜	皮肤疣，γ- 球蛋白降低，粒细胞缺乏，感染	是
GATA2 缺陷	AD	3	*GATA2*	GATA2 蛋白	造血分化和淋巴细胞形成必需的转录因子	细胞核	粒细胞缺乏，单核细胞减少，血小板减少	是
SDS 经典型	AD	7	*SBDS*	SBDS 蛋白	核糖体生物起源，有丝分裂纺锤体稳定	细胞核，细胞质，细胞骨架	粒细胞减少，胰腺功能不全，骨骼发育不全，肝脏心脏发育缺陷	是

注：AD. 常染色体隐性；AML. 急性髓系白血病；MDS. 骨髓增生异常综合征。

3. 造血干细胞移植（hematopoietic stem cell transplantation，HSCT） 异基因 HSCT 是治疗该病的一种有效的方法，有条件者应尽早进行。

【预后】本病预后不良，常在婴幼儿时期死于严重感染。部分患儿可转化为 MDS/AML。

（二）周期性中性粒细胞减少症

周期性中性粒细胞减少症（cyclic neutropenia，CyN）为常染色体显性遗传，多于婴儿或儿童期发病。发作呈周期性，间隔为 15~35 天，大多为 19~21 天。随着年龄的增长，发作逐渐减轻，有的可于 5~10 年后恢复正常。CyN 发病率约为（0.5~1）/100 万。

【临床表现】

1. 通常婴儿期发病

2. 周期性发作中性粒细胞减少伴反复感染 包括咽喉炎、牙龈炎、牙周炎等，偶可发生严重感染，可伴血小板、单核细胞和网织红细胞计数的周期性变化。

3. 粒细胞减少呈规律性发作 发作间隔平均 21 天（14~35 天），低谷期持续 3~6 天。发作间期中性粒细胞计数正常，亦无临床表现。

【辅助检查】

1. 外周血 发作期粒细胞减少，甚至完全消失。多数病例红细胞及血小板正常，但有少数病例红细胞及血小板有类似的周期性减少的改变。

2. 骨髓 呈周期性粒细胞发育障碍，粒系增生减低伴成熟障碍。

3. 细胞遗传学检查 CyN 呈常染色体显性遗传，主要与 19 号染色体的 *ELANE* 基因突变有关，该基因突变可加速中性粒细胞前体细胞凋亡，导致中性粒细胞减少。

以往认为 CyN 不会发展成白血病，但最近有报道存在获得性 *CSF3R* 基因突变的两例 CyN 患儿，其中一例发生 AML。*CSF3R* 基因突变常见于 SCN 患者，存在该基因突变的 SCN 患者白血病转化风险是增加的。但该基因突变与 CyN 患儿白血病发病风险之间的关系尚不明确，常规监测 *CSF3R* 基因突变的临床获益仍有待观察。

【诊断】对于有周期性发作感染的患儿，经过连续两个周期的观察及血常规检测证实伴有周期性粒细胞减少者可以诊断，*ELANE* 基因突变的检测有助于本病的确诊。

【鉴别诊断】其他粒细胞减少症多为连续性粒细胞减少，少有规律的周期性发作，据此可以鉴别。

【治疗】推荐应用低剂量 G-CSF（每天 2~3μg/kg）增加中性粒细胞计数、降低感染风险以及减轻感染症状。治疗的目的是使中性粒细胞维持在 0.5×10^9/L 以上。

【预后】多数预后较好，伴有 *CSF3R* 基因突变者进展为白血病的风险可能增加。

（三）慢性良性中性粒细胞减少症

慢性良性中性粒细胞减少症（chronic benign neutropenia）是婴幼儿时期较常见的中性粒细胞减少症，多数患儿随年龄增长中性粒细胞可逐渐恢复正常。该病发病机制尚不清楚，预后与中性粒细胞减少程度无关。

【临床表现】多于生后 6 个月至幼儿期发病，多为较轻的皮肤感染，抗生素治疗有效。或缺乏临床表现，体检时发现。

【辅助检查】外周血中性粒细胞计数约为（0.2~0.5）$\times 10^9$/L，红细胞及血小板正常。骨髓象可正常，或髓系前体细胞增多并出现晚期成熟停滞。

【诊断】该病临床感染症状较轻，预后良好，结合骨髓检查及相应基因检测排除重型先天性粒细胞减少症后确诊。

【鉴别诊断】重型先天性粒细胞减少症起病较早，感染症状较重，而该病感染症状较轻，甚至无临床表现，且缺乏重型先天性粒细胞减少症相关的基因突变可以鉴别。

【治疗】对症处理，若无临床症状，可以不用处理。反复感染的患儿可给予 G-CSF 治疗，G-CSF 通过改善粒细胞成熟障碍、增加中性粒细胞数量，有助于及时控制感染。G-CSF 剂量常为每天 2~3μg/kg。

【预后】预后良好。

【未来展望】对先天性粒细胞减少症发病机制的研究，发现相关的细胞信号通路异常，从而探讨其药物靶向治疗是今后该领域研究的方向。

诊治要点

- 先天性粒细胞减少症是一类先天性免疫缺陷病，发病率较低。精确的诊断有助于改进及完善当前治疗手段，从而减少感染风险或克隆演化风险。
- 其诊断中应注意将重型先天性中性粒细胞减少症与其他良性的粒细胞减少相鉴别，详细的病史采集、骨髓检查、粒细胞减少相关基因检测有助于确诊，并评估其转变为 MDS 或 AML 的风险。
- 对于重型先天性粒细胞缺乏症患儿诊断后，应积极预防和控制感染，有条件可进行造血干细胞移植。

二、获得性中性粒细胞减少症

（一）感染相关的中性粒细胞减少症

中性粒细胞减少可由微生物感染导致。反过来，中性粒细胞减少也可以导致感染，通常为细菌性感染。感染导致中性粒细胞减少涉及多种不同的机制，包括造血祖细胞的感染、内皮细胞的感染、黏附至内皮的中性粒细胞增多、抗中性粒细胞抗体的产生，以及脾功能亢进相关的感染部位中性粒细胞消耗增多。用来治疗这些感染的药物也可能引起中性粒细胞减少。

【病因】

1. 病毒性感染　儿童期多种常见病毒性感染可以引起一过性轻至中度的中性粒细胞减少，包括呼吸道合胞病毒、甲型和乙型流感病毒及细小病毒。白细胞减少、轻度中性粒细胞减少和淋巴细胞减少也常见于病毒性出疹性疾病，如麻疹、风疹及水痘感染。多数情况下，中性粒细胞减少发生在病毒性疾病病程的最初几日，并且持续 3~8 日。

2. 细菌感染　某些细菌感染，如伤寒、志贺菌肠炎、布鲁氏菌病、兔热病及结核病往往伴有中性粒细胞减少。

【临床表现】临床表现与原发病有关，感染控制后粒细胞逐渐恢复正常。

【诊断】感染相关临床表现，伴粒细胞减少，排除其他粒细胞减少病因即可诊断。

【治疗】

1. 对症处理　发热者及时退热处理；不能进食者注意水电解质平衡；静脉输注丙种球蛋白的应用等。

2. 治疗原发病　病毒感染者积极应用相应的抗

病毒药物；细菌感染时，依据细菌培养选用敏感抗生素治疗。

3. 粒细胞集落刺激因子　严重的粒细胞缺乏且感染控制不佳时，可考虑应用 G-CSF 3~5μg/(kg·d)，以增加中性粒细胞计数，及时控制感染。

【预后】积极治疗原发病、控制感染后预后良好，多数患者不需 G-CSF 的治疗。

(二) 自身免疫性中性粒细胞减少症

自身免疫性中性粒细胞减少症(autoimmune neutropenia，AIN)是由粒细胞特异性抗体所致，与多种基础疾病有关，包括感染、风湿免疫性疾病、原发性 B 或 T 淋巴细胞或自然杀伤细胞异常等。常发生在 5~15 个月大的婴儿，但从生后 1 个月到成年期均可见。

【临床表现】多数患者没有临床症状，在感染发生时，行血细胞计数检查后发现粒细胞减少，或因其他原因行血细胞计数检查后偶然发现。各种感染中，上呼吸道感染仍占首位，其他为肺炎、脑膜炎及脓毒症等。

【辅助检查】

1. 外周血血象　外周血中性粒细胞通常为(0.5~1)×10^9/L，约 1/4 患者的单核细胞计数>1 000/μl。

2. 骨髓象　骨髓的细胞数量正常或较高，伴细胞晚期成熟停滞于杆状核阶段，与正常骨髓贮备池表现一致。

3. 抗体　血清抗中性粒细胞抗体阳性，多数抗体为抗 FcγR Ⅲb 或黏附分子 CD11b/CD18(也称为 3 型补体受体)。

【诊断】单纯性中性粒细胞减少，无畸形特征，无肝脾大，无骨痛，无慢性腹泻，无严重和少见类型感染，并且无其他严重基础疾病的其他征象，则可拟诊为 AIN。骨髓穿刺排除恶性血液病，且粒细胞抗体检查阳性即可确诊。对于年龄较大的儿童或成人，应排除风湿免疫类病。

【鉴别诊断】AIN 的鉴别诊断包括周期性中性粒细胞减少症和重型先天性中性粒细胞减少症。

1. 周期性中性粒细胞减少症　通常是持续 3~6 日的中性粒细胞减少呈周期性发作，约每 21 日发生 1 次。患者一般每 21 日出现 1 次症状。这种综合征非常罕见。

2. 重型先天性中性粒细胞减少症　出生后即开始反复发作严重感染(AIN 感染常较轻)，无自发缓解(AIN 中有自发缓解)，以及骨髓细胞发育停滞于早幼粒细胞阶段等可鉴别。

【治疗】AIN 常以自发性的缓解伴自身抗体消失为特点，通常不需要特异性治疗，若不发生感染，仅需要观察等待。如果患者有反复感染或其他与其自身免疫性疾病相关的症状，则需要积极治疗。

1. 免疫球蛋白　大剂量静脉注射免疫球蛋白，总剂量 1~3g/kg，给药时间 2~5 日，对部分患儿有效。

2. 皮质激素　如泼尼松 1mg/(kg·d)对 50%~60% 的患者有效。

3. 粒细胞集落刺激因子　G-CSF 可能有效提高少数 AIN 患者的中性粒细胞计数，G-CSF 剂量为 3~10μg/(kg·d)。这种情况下 G-CSF 诱导的细胞生成增加可能大于抗体结合效应。

4. 合并感染时　积极抗感染治疗。

【预后】预后良好。

(三) 药物性中性粒细胞减少症

药物性中性粒细胞减少症指药物直接或通过免疫机制作用于骨髓，抑制粒系统造血所致的中性粒细胞减少症。多种药物，如解热镇痛药、抗甲状腺药、抗癫痫药、抗组胺药、抗原虫药及一些抗生素等，均可能导致中性粒细胞减少。

【发病机制】药物引起中性粒细胞减少和 / 或粒细胞缺乏存在两种基本机制。

1. 免疫介导的毒性　药物依赖性或药物诱发性抗体破坏循环中的中性粒细胞。

2. 直接损伤骨髓粒细胞前体细胞　药物特异质反应被认为是由免疫介导的，患者往往起病晚，最迟可在停药后 1 个月发生，而再激发反应的发作可能快得多。

两种机制似乎均由反应性代谢产物介导。最可能导致反应性代谢产物形成的酶系统是在中性粒细胞和单核细胞中发现的还原型烟酰胺腺嘌呤二核苷酸磷酸。已知的由该系统氧化为反应性代谢产物，且与粒细胞缺乏相关的药物包括氯氮平、磺胺类、氨苯砜、吲哚美辛和阿莫地喹等。

【临床表现】多数药物相关性中性粒细胞减少症常发生在用药后 1~2 周，可短至用药后数小时，也可长至用药 4~8 周后。临床表现取决于药物诱导的中性粒细胞减少或粒细胞缺乏的病因和发病机制。免疫介导的破坏可能在开始用药后数日至数周出现，通常表现为急性暴发性症状。再激发或者无意的随后给药，即使采用较低剂量，也会引起即刻的症状复发。如果发生机制是直接或间接毒性，则起病可能推迟数月。大部分患儿病程短暂且可自限。临床表现通常为口腔溃疡，伴或不伴发热，常伴有皮疹、哮喘、水肿等过敏表现。临床上根据粒细胞缺乏的程度不同，表现也有差异，细胞极低者，也可继发严重的感染。一般停药7~14天后骨髓恢复，随后外周血粒细胞恢复。

【辅助检查】

1. 外周血　白细胞及中性粒细胞减少，单核细胞、嗜酸性粒细胞常增多。不伴贫血和血小板减少。

2. 骨髓　红系及巨核系增生正常，粒系统增生减低。

【诊断】诊断依据为发病前有相关药物应用史，外周血粒细胞不同程度的减少，骨髓检查除粒系统增生减低外，红细胞及巨核细胞系统正常。停药后大多数粒细胞可以恢复至正常。

【治疗】

1. 停用致病药物　一旦证实重度中性粒细胞减少或粒细胞缺乏与一种假定的致病药物相关，则不论患者是否有症状都应停用该药。中性粒细胞减少通常在停用致病药物后的1~3周缓解，但是个体差异很大。

2. 相关感染的治疗　如果患者发热，应取血、尿、痰和其他疑似感染部位的样本培养，并开始静脉用广谱抗生素。年龄较大、脓毒症、休克和肾衰竭均是不良预后因素。

3. 粒细胞集落刺激因子　对药物诱导的粒细胞缺乏和继发性感染患者，使用G-CSF通常反应良好。G-CSF剂量为4~10μg/(kg·d)。

【预后】及时停用致病药物，积极控制感染，辅以粒细胞集落刺激因子，预后较好。

【未来展望】对感染、药物及免疫因素引起中性粒细胞减少机制的探讨是未来的研究方向。

诊治要点

- 获得性中性粒细胞减少症诊断中重要的一环，是排除先天性中性粒细胞减少症。患儿的家族史、起病年龄、发热、感染模式及用药情况有助于鉴别诊断，结合骨髓检查及相应基因检测排除先天性粒细胞缺乏症。
- 治疗依不同病因而定。感染导致者，应积极控制感染；药物引起者，及时停用可疑药物；免疫因素引起者，依病情行免疫抑制治疗。

（胡　群）

参考文献

[1] FURUTANI E, NEWBURGER PE, SHIMAMURA A. Neutropenia in the age of genetic testing: Advances and challenges. Am J Hematol, 2018, 94 (3): 384-393.

[2] COREY SJ, OYARBIDE U. New monogenic disorders identify more pathways to neutropenia: from the clinic to next-generation sequencing. Hematology Am Soc Hematol Educ Program, 2017, 8: 172-180.

[3] LINK DC. Mechanisms of leukemic transformation in congenital neutropenia. Curr Opin Hematol, 2019, 26: 34-40.

[4] DONADIEU J, BEAUPAIN B, FENNETEAU O, et al. Congenital neutropenia in the era of genomics: classification, diagnosis, and natural history. Br J Haematol, 2017, 179: 557-574.

[5] FARRUGGIA P, FIOREDDA F, PUCCIO G, et al. Idiopathic neutropenia of infancy: Data from the Italian Neutropenia Registry. Am J Hematol, 2019, 94: 216-222.

[6] SPOOR J, FARAJIFARD H, REZAEI N. Congenital neutropenia and primary immunodeficiency diseases. Crit Rev Oncol Hematol, 2019, 133: 149-162.

[7] Gong RL, Wu J, Chen TX. Clinical, laboratory, and molecular characteristics and remission status in children with severe congenital and non-congenital neutropenia. Front Pediatr, 2018, 16: 305.

[8] SKOKOWA J, DALE DC, TOUW IP, et al. Severe congenital neutropenias. Nat Rev Dis Primers, 2017, 8: 17032.

[9] DALE DC. How I manage children with neutropenia. Br J Haematol, 2017, 178: 351-363.

[10] FIOREDDA F, CALVILLO M, LANCIOTTI M, et al. Lethal sepsis and malignant transformation in severe congenital neutropenia: report from the Italian Neutropenia Registry. Pediatr Blood Cancer, 2015, 62: 1110-1112.

第4节　嗜酸性粒细胞增多症

嗜酸性粒细胞增多症(eosinophilia)是由不同原因导致的外周血嗜酸性粒细胞绝对计数≥0.5×10^9/L的一组疾病，可按程度再分为轻度[(0.5~1.5)×10^9/L]、中度[(1.5~5)×10^9/L]和重度(>5×10^9/L)。嗜酸性粒细胞的生理功能仍不完全清楚，但其可能参与了宿主对感染的免疫应答、组织重塑、肿瘤监测和其他免疫细胞的维持。

【病因】根据引起嗜酸性粒细胞增多症的原因分为以下几类。

1. 寄生虫感染　寄生虫感染以蠕虫感染多见，蛆虫、部分原虫也可引起；非寄生虫感染也可引起嗜酸性粒细胞增多，如球孢子菌病、Ⅰ型HIV感染、瘤型麻风、猩红热、卡氏肺孢子菌感染、慢性结核等。

2. 过敏反应性　多种过敏性疾病可导致嗜酸性粒细胞增多。食物、药物超敏反应、剥脱性皮炎、变应性血管炎、慢性荨麻疹和血管性水肿等均可导致嗜酸性粒细胞增多。这些疾病通常引起轻度嗜酸性粒细胞增多。

3. 特发性高嗜酸性粒细胞综合征（hypereosinophilic syndrome，HES）　是指原因不明的嗜酸性粒细胞增多的疾病，可呈急性或慢性起病，也可良性或恶性，常累及多个脏器，预后不一。

4. 血液肿瘤性疾病　嗜酸性粒细胞性白血病。

【发病机制】

1. 多克隆扩增　嗜酸性粒细胞多克隆扩增可能是由IL-5过量产生引起的，称为反应性或继发性嗜酸性粒细胞增多。IL-5可在蠕虫感染、变应原暴露以及某些器官特异性疾病，如嗜酸性肉芽肿性多血管炎、嗜酸性粒细胞性胃肠病或鼻息肉等情况下，由2型辅助性T细胞和Ⅱ型固有淋巴细胞产生，或由实体肿瘤的恶性细胞产生。

2. 克隆扩增　少见情况下，克隆性嗜酸性粒细胞增多起因于造血干细胞突变。这种情况下，嗜酸性粒细胞可能是主要受累的细胞类型，如嗜酸性粒细胞白血病；也可能是数个增殖的细胞系之一，如慢性粒-单核细胞白血病或系统性肥大细胞增多症。

活化的嗜酸性粒细胞可通过多种机制损伤组织，从而引起一系列临床表现。组织损伤机制包括：①释放能损害上皮细胞和神经的毒性颗粒产物（例如，主要碱性蛋白、嗜酸性粒细胞源神经毒素、嗜酸性粒细胞过氧化物酶或嗜酸性粒细胞阳离子蛋白）；②产生脂质介质，如硫化肽白三烯和血小板活化因子，可介导平滑肌收缩和募集炎症细胞；③释放细胞因子，如GM-CSF、转化生长因子-α、TGF-β和IL，这些细胞因子可能参与了组织重塑和纤维化。

【临床表现】嗜酸性粒细胞增多症通常起病隐袭，部分患者无明显症状或有发热、乏力、肌痛、关节痛等一般症状，但可累及全身各器官组织，出现一处或多处病变，超过50%病例伴有皮肤、心脏、肺、中枢神经和外周神经系统损害，其他常见临床表现包括腹泻、出血、肝大和/或脾大等。皮肤是最常累及的器官之一，皮肤表现非特异性，呈多形性，皮疹表现为结节、红斑、风团等，伴有剧烈瘙痒，其中约50%患者皮肤表现为血管性水肿和荨麻疹。

【辅助检查】

1. 血常规　白细胞总数常增高，嗜酸性粒细胞比例及绝对计数$\geqslant 0.5\times10^9$/L，血红蛋白及血小板计数多正常。

2. 血生化、IgE及寄生虫抗体检测　生化检查、肝肾功能，血清免疫球蛋白（包括IgE），以及血寄生虫抗体检测。寄生虫抗体阳性及血清IgE的增高有助于寄生虫类疾病的诊断。此外，血清维生素B_{12}常增高，而类胰蛋白酶A的典型增高常见*PDGFRA*和*KIT*突变时。

3. 骨髓细胞学检查　骨髓增生活跃，嗜酸性粒细胞增高，以成熟阶段嗜酸性粒细胞为主。若骨髓各阶段幼稚嗜酸性粒细胞比例增高，原粒细胞>5%，应考虑嗜酸性粒细胞白血病。

4. 心电图、超声心动图　若有异常，需要进行心脏MRI检查，以排除心肌嗜酸性粒细胞的浸润。

5. 胸部X线、腹部B超　评估肺部病灶及肝、脾、淋巴结肿大情况。

6. 分子生物学检查　FIP1L1/PDGFRA分析，T或B细胞受体重排，*BCR-ABL1*、*PDGFRB*、*JAK1*、*FGFR1*和*KIT*突变等。

【诊断】外周血嗜酸性粒细胞计数$>0.5\times10^9$/L即为嗜酸性粒细胞增多症，重要的是对其病因的诊断。骨髓检查嗜酸性粒细胞增高，以成熟阶段嗜酸性粒细胞为主，既往有过敏史，皮疹，血IgE增高，且外周血嗜酸性粒细胞计数轻度增高（一般$<1.5\times10^9$/L），支持过敏性疾病的诊断。寄生虫抗体阳性及血清IgE的增高有助于寄生虫类疾病的诊断。

特发性高嗜酸性粒细胞综合征的诊断标准如下。

1. 嗜酸性粒细胞绝对值增高　嗜酸性粒细胞绝对值高于1.5×10^9/L，持续6个月以上。

2. 排除其他原因　排除引起嗜酸性粒细胞增多的常见原因，如过敏性疾病、寄生虫及恶性肿瘤疾病等。

3. 有多系统及多脏器受累的证据。

【治疗】

1. 一线治疗 糖皮质激素：泼尼松起始用量为1mg/(kg·d)，若治疗有效，泼尼松缓慢减量，到可维持嗜酸性粒细胞计数和/或控制临床症状的最低剂量。根据激素用量及患者耐受程度，可间断使用激素以进一步减量。

2. 二线治疗

(1) 细胞毒药物：若患者对皮质激素没有反应，则细胞毒药物可作为二线治疗。羟基脲是常用细胞毒药物，该药治疗特发性高嗜酸性粒细胞综合征起效较慢，起始剂量为30~45mg/(kg·d)，其通过选择性地抑制DNA合成来抑制嗜酸性粒细胞增殖。常见副作用包括骨髓抑制及胃肠道不适。

(2) 生物效应调节剂：α干扰素(IFN-α)起始剂量为3万~5万U/(m^2·d)，起效较慢，可与糖皮质激素联合使用。最常见的副作用包括流感样症状、沮丧、白细胞减少及肝转氨酶升高等。

(3) 酪氨酸激酶抑制剂：甲磺酸伊马替尼为竞争性腺苷三磷酸(ATP)抑制剂，通过阻碍ATP与酪氨酸激酶及血小板衍生的生长因子受体的ATP位点的结合，而抑制激酶活化。甲磺酸伊马替尼，一般起始剂量为100mg/d，该药起效快，多数病例嗜酸性粒细胞总数下降，临床症状减轻，且耐受性好。常见的副作用包括水肿、肌肉痛、疲劳及剂量依赖。

【预后】嗜酸性粒细胞增多症是一组病因、临床表现均不同的综合征，预后取决于引起嗜酸性粒细胞增多的病因，由过敏反应或寄生虫感染导致者，预后良好；特发性高嗜酸性粒细胞综合征预后较差。

【未来展望】

1. 诊断方面 探讨与嗜酸性粒细胞增高相关的分子突变及其与临床的关系。

2. 治疗方面 靶向药物的使用。近年来研究表明IL-5对嗜酸性细胞的成熟、生长和存活起决定性的作用，因此以这种细胞因子为靶点的药物可治疗特发性高嗜酸性粒细胞综合征，由此开发的特异性高且副作用少的分子靶向药物，使特发性高嗜酸性粒细胞综合征治疗出现新希望。最近研发出特异性抗IL-5单抗，能阻碍骨髓内嗜酸性粒细胞的成熟，快速、显著、持续降低嗜酸性粒细胞数，且不改变淋巴细胞的分布及活性，多数病例（包括激素无效者）经过短暂的抗IL-5单抗(mepolizumab)治疗，血嗜酸性粒细胞水平快速下降，临床症状改善。此外，抗CD52单克隆抗体（如alemtuzumab）也已经被试用于临床。

诊治要点

- 外周血嗜酸性粒细胞绝对计数≥0.5×10^9/L。
- 骨髓检查嗜酸性粒细胞增高，以成熟阶段嗜酸性粒细胞为主。
- 尽可能确定病因，如过敏性疾病、寄生虫类疾病等。
- 伴有克隆性异常者，注意嗜酸性粒细胞相关的肿瘤性疾病。
- 糖皮质激素仍是嗜酸性粒细胞增多症的主要治疗药物，若疗效不佳，可行二线治疗。

（胡 群）

参考文献

[1] JACOBSEN EA, HELMERS RA, LEE JJ, et al. The expanding role of eosinophils in health and disease. Blood, 2012, 120: 3882-3890.

[2] VALENT P, KLION AD, HORNY H, et al. Contemporary consensus on Criteria and classification of eosinophil disorders and related syndromes. J Allergy Clin Immunol, 2012, 130: 607-612.

[3] BURRIS D, ROSENBERG CE, SCHWARTZ JT, et al. Pediatric hypereosinophilia: characteristics, clinical manifestations, and diagnoses. J Allergy Clin Immunol Pract, 2019, 7 (8): S2213-2198.

[4] SIMON D, SIMON HU. Therapeutic strategies for eosinophilic dermatoses. Curr Opin Pharmacol, 2019, 46: 29-33.

[5] HENES JC, WIRTHS S, HELLMICH B. Differential diagnosis of hypereosinophilia. Z Rheumatol, 2019, 78 (4): 313-321.

[6] AMY KLION. Hypereosinophilic syndrome: approach to treatment in the era of precision medicine. Hematology 2018 ASH education program, 2018 (1): 326-331.

[7] SCHWARTZ JT, FULKERSON PC. an approach to the evaluation of persistent hypereosinophilia in pediatric patients. Front Immunol, 2018, 9: 1944.

[8] KLION AD. How I treat hypereosinophilic syndromes. Blood, 2015, 126: 1069-1077.

第六章 淋巴细胞相关良性疾病

正常情况下，淋巴细胞约占外周血中白细胞总数目的14%~40%，主要作用为帮助机体抵抗病毒或真菌，具有抗肿瘤功能，同时协调其他免疫细胞的活动。

淋巴细胞疾病病因一般分为三大类，一是内在原因，骨髓生成B淋巴细胞或胸腺产生T淋巴细胞或两者同时存在的原因导致淋巴细胞出现先天功能缺陷，使淋巴细胞在自身代谢、受体或配体表达等出现异常即原发性免疫缺陷；二是外在原因，多由感染导致，主要是病毒感染、其他细胞致病菌感染、药物以及全身非淋巴细胞疾病引起；三是淋巴细胞的肿瘤性疾病或肿瘤早期。本章重点介绍除先天性、肿瘤性及获得性免疫缺陷综合征（acquired immunodeficiency syndrome，AIDS）外的淋巴细胞相关性疾病，包括淋巴细胞减少症和淋巴细胞增多症。

第1节 淋巴细胞增多症

淋巴细胞增多症（lymphocytosis）是指单位容积的外周血中淋巴细胞数目高于正常。正常淋巴细胞绝对计数（absolute lymphocyte count，ALC）= 白细胞总数 × 淋巴细胞占白细胞分类计数的百分比。一般淋巴细胞数目增多是指12岁以上的个体外周血中淋巴细胞数目$>4.0\times10^9$/L，年长儿淋巴细胞数目$>7.0\times10^9$/L，新生儿和年幼幼儿淋巴细胞数目$>9.0\times10^9$/L。

淋巴细胞数目增多分为相对淋巴细胞数目增多（淋巴细胞数目所占比值增高）和绝对淋巴细胞数目增多（淋巴细胞数目的绝对值增多）。

淋巴细胞增多通常见于病毒感染（EB病毒感染、巨细胞病毒感染、流行性感冒、麻疹、流行性腮腺炎、风疹，水痘等），大部分感染所致淋巴细胞增多会在疾病好转后恢复正常，但部分病毒感染可致淋巴细胞数目持续升高，甚至与某些肿瘤的发生有密切关系。此外，部分细菌感染（百日咳、结核、梅毒、布鲁氏菌病等）也可导致淋巴细胞数目明显增高。

一般情况下，急性病毒感染导致相对淋巴细胞数目增高。热带及亚热带病原体感染所致的淋巴细胞增多较为突出。对热带及亚热带旅行人员的大样本研究显示，常见的导致淋巴细胞比值及绝对值明显增高的疾病有传染性单核细胞增多症、巨细胞病毒感染，其他还有登革热、链球菌感染性咽炎、肠弯曲杆菌感染性咽炎等（表2-6-1）。

表2-6-1 常见良性淋巴细胞增多相关性疾病

分类	相关疾病
病毒感染	EB病毒感染，巨细胞病毒感染，麻疹，风疹，流行性腮腺炎，带状疱疹，单纯疱疹，流行性感冒，腺病毒，乙型肝炎，登革热，斑疹伤寒，传染性淋巴细胞增多症等
细菌感染	百日咳，伤寒，副伤寒，结核病，布鲁氏菌病，先天性梅毒等
其他	弓形虫感染，药物和变态反应，溶血性贫血，再生障碍性贫血，应激状态，脾功能低下或脾切除，慢性炎症，吸烟等

一、EB病毒感染

EB病毒（Epstein-Barr virus，EBV）为疱疹病毒γ亚科，是一种嗜人类淋巴细胞的双链DNA病毒，1964年由Epstein等首次在非洲儿童淋巴瘤组织培养中发现。人是EBV感染的宿主，主要通过唾液传播，也可经输血传播。原发性EBV感染是指初次感染EBV，有资料显示6岁以下儿童大多表现为无症状感染或仅有上呼吸道症状等非特异性表现，但在青少年约50%表现为传染性单核细胞增多症（infectious mononucleosis，IM）。原发性EBV感染后，病毒在记忆性B淋巴细胞中建立潜伏感染，终生携带病毒。在少数情况下，EBV可感染T淋巴细胞或NK细胞,导致持续活动性感染,引起EBV相关的淋巴组织增殖性疾病,如传染性单核细胞增多症、慢性活动性EBV感染、霍奇金淋巴瘤等。

EBV感染性疾病按病程可分为急性和慢性。在无明显免疫缺陷的个体中,原发感染可无症状或表现为传染性单核细胞增多症,呈自限性。在部分人群中,EBV感染后出现慢性或复发性传染性单核细胞增多症症状,呈慢性活动性EBV感染。在免疫缺陷或免疫抑制时,EBV感染可引起淋巴组织增生性疾病,甚至导致相关肿瘤性疾病。

EBV是线性双链DNA病毒,基因组长172kb,包括编码衣壳抗原(viral capsid antigen,VCA)、早期抗原(early antigen,EA)和核抗原(nuclear antigen,NA)的基因。

EBV主要通过呼吸道传播,进入呼吸道后在口咽部上皮细胞内增殖,病毒表面的包膜糖蛋白gp350/220与B细胞表面的CD21分子结合,介导EBV进入B淋巴细胞,病毒基因组在末端重复序列作用下由线性转换为较稳定的环状结构,在宿主细胞核经DNA聚合酶进行复制。

EBV在感染细胞内有潜伏期和裂解期2个阶段。裂解感染是病毒基因产物激活B细胞使其增殖分裂的过程。裂解感染时抗原呈递细胞吸附T细胞使其激活,产生EBV特异性$CD8^+$细胞毒性T淋巴细胞(EBV specific cytotoxic T lymphocytes,CTLs),显著抑制EBV阳性B细胞增殖,最终清除EBV阳性B细胞,原发感染快速消退。裂解期间可合成EA和VCA等病毒早期基因产物,组成成熟的病毒颗粒而释放,并伴宿主细胞的裂解死亡。

潜伏感染是少数被感染的B细胞潜伏进入血液循环,其不表达病毒蛋白,因此可逃避T细胞的免疫监视,形成持续甚至终身性潜伏。

大多数EBV感染者仅为无症状携带者,在某些因素刺激下可使病毒从潜伏状态重新激活。

(一)原发性EB病毒感染

四季均可发病,秋、春季高发,多经唾液传播,与其他病毒感染难以区别。

【临床表现】

1. 潜伏期　EBV感染后4~7周。

2. 无临床表现或仅有类似上呼吸道感染的轻微表现　包括头疼、乏力等,多见于婴幼儿。

3. 发热　多见,表现为高热,热型不规则。

4. 咽峡炎、眼睑水肿、皮疹等。

5. 肝、脾及全身淋巴结大等。

6. 以某一器官受累为主　临床表现不符合典型IM的临床特征,而以某一器官受累为主,如间质性肺炎、肝炎及脑炎等。

(1)呼吸系统:上呼吸道感染、支气管炎、支气管肺炎。

(2)消化系统:肠炎、黄疸、肝功能损伤甚至肝衰竭、脾破裂等。

(3)泌尿系统:血尿、蛋白尿、肾炎、肾病综合征等。

(4)心血管系统:病毒性心肌炎、心包炎、心律失常等。

(5)神经系统:脑炎、脑神经损伤、脊髓损伤及周围神经损伤等多种表现。

(6)血液系统:血小板减少、中性粒细胞减少、溶血性贫血等。

(7)眼部表现:视网膜炎、视神经炎、巩膜炎等。

【辅助检查】

1. 血常规　外周血多有白细胞升高,分类中淋巴细胞占优势。可见异型淋巴细胞。少数患儿合并血液系统损害可有血小板减少或中性粒细胞减少。

2. EBV抗体、EBV-DNA载量检测　EBV-CA-IgM阳性;EBV-DNA载量升高。

【诊断】符合下述条件第1条和第2条或第3条即可诊断:①有EBV感染的临床表现但不符合传染性单核细胞增多症;②EBV-VCA-IgM阳性;③EB-DNA载量升高。

【治疗】目前无特效疗法,主要采用综合治疗方法。

1. 一般治疗　急性期卧床休息,加强护理,注意营养。

2. 抗病毒治疗　阿昔洛韦、伐昔洛韦、更昔洛韦等,抗病毒治疗可减少病毒复制量,但不能减轻疾病的严重程度、缩短病程和降低并发症的发生率。

3. 抗生素使用　有继发感染时可应用抗生素。

4. 糖皮质激素　多不主张应用。应用指征包括中毒症状重、咽喉水肿、急性溶血性贫血、血小板减少、心肌炎、心包炎、神经系统并发症等。

5. 防治脾破裂　避免任何撞击或挤压。

【预后】EBV感染属自限性的疾病,大多预后良好。但少数可转化为慢性活动性EBV感染、噬血细胞综合征、淋巴瘤等,则预后不良。

(二) 慢性活动性EB病毒感染

慢性活动性EB病毒感染(chronic active Epstein-Barr virus infection,CAEBV)继发于原发的病毒感染,被认为是系统性EBV阳性的淋巴增生性疾病(lymphoproliferative disease,LPD)的一种。以严重的慢性或复发性传染性单核细胞增多症(IM)样表现为主要特征,常伴外周血EB病毒载量的明显升高和/或EBV相关抗体的异常改变。

【发病机制】发病机制不明。极少数个体,EBV不能进入潜伏感染或由潜伏感染再次进入裂解感染导致CAEBV发病。目前研究认为,EBV感染的T细胞和/或NK细胞的克隆扩增引起的病毒抗原自身和宿主免疫两方面改变导致EBV免疫逃逸的机制在CAEBV的发病过程中可能起了重要作用。

【临床表现】复杂多样,长期或反复发热,肝、脾、淋巴结肿大等传染性单核细胞增多症样临床表现为显著特征。可有多系统组织受累表现,往往伴有危及生命的并发症,包括噬血细胞综合征、弥散性血管内凝血、肝衰竭、消化道溃疡和/或穿孔、冠状动脉瘤、中枢神经系统并发症、心肌炎、间质性肺炎等。

【辅助检查】

1. 血液学检查　血象可表现为贫血、血小板减少、白血病减低或升高,最终发展为全血细胞减少。转氨酶升高、高胆红素血症、白蛋白降低、高甘油三酯血症、凝血功能异常和纤维蛋白原降低等多种异常。

2. 血清EBV抗体检测　EBV-VCA-IgG和EBV-EA-IgG抗体滴度显著升高。

3. EBV-DNA检测　EBV-DNA载量>$10^{2.5}$拷贝/μg DNA。

4. 组织病理标本中EBV编码的小RNA(EBERs)检测　发现EBER-1阳性细胞。

【诊断】参考2005年国际上提出的CAEBV诊断建议指南,同时满足下列1、2、3条者可诊断CAEBV。

1. IM类似症状持续或反复发作3个月以上　传染性单核细胞增多症样症状:发热,淋巴结和肝脾大。

已报道的其他系统并发症,包括血液系统(如血细胞减少)、消化道(如出血与溃疡)、肺(如间质性肺疾病)、眼(如视网膜炎)、皮肤(如牛痘样水疱及蚊虫过敏)和心血管并发症(包括动脉瘤和心瓣膜病)等。

2. EBV感染及引起组织病理损害的证据　满足下列条件之一。

(1)血清EBV抗体滴度异常增高,包括抗EBV-VCA-IgG≥1:640和抗EBV-EA-IgG≥1:160,EBV-VCA-IgA和/或EBV-EA-IgA阳性。

(2)外周血单个核细胞中EBV-DNA水平高于$10^{2.5}$拷贝/μg DNA,或血清/血浆EBV-DNA阳性。

(3)受累组织中EBV、EBERs原位杂交或EBV-LMP1免疫组织化学染色阳性。

(4)Southern杂交在组织或外周血细胞中检测出EBV-DNA。

3. 排除目前已知自身免疫性疾病、肿瘤性疾病以及免疫缺陷性疾病所致的上述临床表现。

【鉴别诊断】

1. 其他病原感染　巨细胞病毒、单纯疱疹病毒、腺病毒和利什曼原虫、真菌、细菌等感染所致疾病。

2. 原发性和获得性免疫缺陷综合征

3. 恶性淋巴瘤　CAEBV有可能为恶性淋巴瘤的前期表现,需注意。

【治疗】迄今尚无CAEBV感染诊治标准指南。

1. 抗病毒治疗　多无效。阿昔洛韦、伐昔洛韦或更昔洛韦等药物抗EBV主要抑制病毒的复制作用,但CAEBV中病毒多处于潜伏感染状态,故抗疱疹病毒药物的疗效较低。

2. 静脉注射免疫球蛋白　可中和循环中的病毒,对潜伏的病毒无效。

3. 免疫抑制剂　皮质类固醇和环孢素等仅可以缓解CAEBV的症状,不能治愈CAEBV。

4. 免疫调节治疗　INF-α、INF-γ和IL-2等可减轻CAEBV的症状,多数研究提示此类免疫调节治疗无明显治疗效果。

5. 化疗药物　环磷酰胺、蒽环类抗生素、长春新碱、依托泊苷(VP-16)等可以短期缓解CAEBV的症状,但不能治愈本病。

6. 免疫细胞治疗　自体淋巴因子激活的杀伤细胞(LAK细胞)、自体EBV特异性CTLs细胞的输注等,有一定疗效,远期效果尚待观察。

7. 造血干细胞移植　是目前唯一公认的根治方法。

Sawada等人最早提出了治疗CAEBV三部曲。

一是抑制被激活的免疫细胞:T细胞、NK细胞、巨噬细胞等,可使用泼尼松、环孢素、VP-16等。

二是清除感染的T细胞、NK细胞——CHOP方案及ESCAP方案。

三是异基因干细胞移植，存在相关移植并发症的风险。

【预后】病死率高，预后不良。多数患者4~5年后死亡。主要死因为肝衰竭、噬血细胞性淋巴组织细胞增生症、机会性感染以及其他并发症等。

【未来展望】CAEBV研究已成为全球热点，相关治疗方法也不断出现，如抗CD20、CD30单克隆抗体治疗、NF-κB抑制剂、组蛋白去乙酰化酶抑制剂以及靶向治疗如BHRF1-3 miRNA靶向抑制宿主细胞表达的CXCL11，来逃避INF诱导的活化T细胞的攻击等，尚需进一步研究。

（三）X连锁淋巴组织增殖综合征

X连锁淋巴组织增殖综合征（X-linked lymphoproliferative syndrome，XLP）是一种少见的、常是致死性的原发性免疫缺陷病，于1975年由Purtilo等第一次报道，又称Duncan病。该病的发病与EBV感染密切相关，据统计，XLP发病率在白种人群大约为1/100万~3/100万。

【病因】本病是遗传性免疫缺陷病，研究发现位于X染色体长臂的*XLP*基因缺陷是潜在原因。而XLP表现为对EBV感染的极度敏感，EBV感染则是主要诱因。

【发病机制】目前为止，已经确定了可以引起XLP的3个致病基因。

1. *SH2D1A*基因突变 *SH2D1A*基因位于X染色体q25~26，其编码蛋白为淋巴信号活化分子（signaling lymphocytic activation molecule，SLAM）相关蛋白（SLAM associated protein，SAP）。研究发现，SLAM（CD150）在T、B细胞的上调活化中起关键作用，而SPA为一种抑制剂，通过SH2结构域与SLAM等受体分子竞争结合进而阻止下游信号的转导。EBV感染时导致SAP减少，使B、T、自然杀伤等淋巴细胞免疫活性降低，出现淋巴细胞的恶性克隆增生。该病变见于80%患者。

2. X连锁凋亡抑制因子（X-linked inhibitor of apoptosis，XIAP）基因突变 该因子具有抑制淋巴细胞凋亡作用，该因子缺乏可导致细胞毒性和病毒清除力受损。

3. 白细胞介素2诱导的T细胞激酶（IL-2 inducible T cell kinase，ITK）编码基因的突变 可导致ITK的SH2结构域不稳定，进而影响ITK功能的发挥。

【临床表现】仅见于男性儿童，未感染EB病毒前多表现正常，感染EB病毒后有3个主要表现。

1. 致死性传染性单核细胞增多症 占58%，常发生于5~17岁患者，其中约90%发生噬血细胞综合征。发病机制是淋巴组织增生失控，表现为$CD8^+T$淋巴细胞、EB病毒感染的B淋巴细胞和巨噬细胞大量增生并浸润全身各脏器，最终导致功能障碍。

2. 异常丙种球蛋白血症 占22%，主要是IgG降低，淋巴组织可发生坏死、钙化和缺失。

3. 淋巴组织恶性肿瘤 约占20%，淋巴瘤总是发生于淋巴结以外部位，最常侵犯肠道回盲部，较少侵犯中枢神经系统、肝和肾。

4. 恶性肿瘤 超过半数的未感染过EBV的患儿到一定年龄出现异常丙种球蛋白血症和/或淋巴组织恶性肿瘤。

【诊断】泛美免疫缺陷学组和欧洲免疫缺陷学会在1999年推荐的诊断标准如下。

1. 明确诊断标准 *SH2D1A*基因突变的男性患者，患有淋巴瘤/霍奇金病、致命EBV感染、免疫缺陷、再生障碍性贫血或淋巴细胞组织细胞疾病。

2. 可以诊断标准 急性EBV感染后濒死男性患者，患有淋巴瘤/霍奇金病、免疫缺陷、再生障碍性贫血或淋巴细胞组织细胞疾病，其母系的表兄、舅舅或侄子在急性EBV感染后也有过相似的诊断。

3. 可能诊断标准 急性EBV感染后濒死男性患者，患有淋巴瘤/霍奇金病、免疫缺陷、再生障碍性贫血或淋巴细胞组织细胞疾病。

【鉴别诊断】与EBV感染、IM、CAEBV、噬血细胞综合征、其他丙种球蛋白低下疾病等鉴别。

【治疗】

1. 对症处理

（1）规律性使用提高免疫力的药物：未发病患儿，规律性使用提高免疫力的药物，如定期输注丙种球蛋白，减少各种机会性感染，特别是EBV感染。

（2）针对不同临床表现治疗：针对不同临床表现，如IM、再生障碍性贫血、噬血细胞综合征等采用相应治疗方法。

2. 病因治疗 截至目前，异基因造血干细胞移植是唯一能治愈XLP的方法。

【预后】该病预后不良，70%的患者10岁前死亡。

二、巨细胞病毒感染

人类巨细胞病毒（human cytomegalovirus，HCMV）即人类疱疹病毒Ⅴ型，为双链线状DNA病毒，是广泛存在的疱疹病毒之一，也是疱疹病毒科中基因组最大的病毒。我国一般人群HCMV抗体阳性率为86%~96%，孕妇为95%左右，婴幼儿期为60%~80%，原发感染多发生于婴幼儿时期。HCMV具有潜伏-活化的生物学特性，一旦感染，将持续终身。虽然HCMV是弱致病因子，对免疫功能正常个体并不具有明显致病性，绝大多数为无症状感染，但是HCMV是病理性和生理性免疫低下人群包括发育性免疫缺陷的胎儿和新生儿发生疾病的常见病原，亦是导致艾滋病和器官、骨髓移植患者严重疾病和增加病死率的重要病因之一。

HCMV感染的细胞非常广泛：上皮细胞、内皮细胞和成纤维细胞是主要靶细胞；外周血白细胞是易感细胞；特殊实质细胞，如脑和视网膜的神经细胞、胃肠平滑肌细胞和肝细胞，也能被感染。唾液腺是主要的排毒部位。

【感染分类】

1. 按病毒在宿主体内复制情况分类

(1) 产毒性感染（toxic infection）或活动性感染（active infection）：病毒在感染细胞内复制、扩散。

(2) 非产毒性感染（nontoxic infection）又称潜伏感染（latent infection）：CMV进入宿主细胞后，处于静止期。不能分离到病毒和检出病毒复制标志物，仅能检出病毒DNA。两种类型在机体特定条件下可互相转换。

2. 按临床分类

(1) 原发感染（primary infection）：初次感染外源性HCMV。

(2) 再发感染（recurrent infection）：包括内源性潜伏病毒活化或再次感染外源性不同病毒株。

3. 按感染时间分类

(1) 先天性感染（congenital infection）：出生后14天内（含14天证实有HCMV感染）。

(2) 围产期感染（perinatal infection）：出生后14天内证实无感染，生后第3~12周内有感染证据，通常经产道、母乳或输血等途径获得。

(3) 生后感染（postnatal infection）或获得性感染（acquired infection）：指在出生12周后才发现CMV感染。

4. 按临床征象分类

(1) 症状性感染（symptomatic infection）：病变累及2个或2个以上器官系统时称HCMV全身性感染，多见于先天性感染和免疫缺陷者。病变主要集中于某一器官或系统。

(2) 无症状性感染：有HCMV感染证据但无症状和体征，或有病变脏器体征和/或功能异常即亚临床感染（subclinical infection），此种感染占绝大多数。

【发病机制】HCMV的发病机制目前尚不明确。主要是病毒在机体多脏器细胞内复制和播散引起直接损伤，以及损害免疫功能，尤其是损伤细胞免疫功能而致病。

HCMV感染引起造血功能紊乱的机制，可能与如下因素有关：①直接感染造血祖细胞，抑制其增殖与分化。②通过损伤骨髓基质细胞导致造血因子网络紊乱。③Fas介导的造血干/祖细胞凋亡增加。部分患者骨髓呈增生性改变，但外周血表现为一系或两系减低，可能与细胞凋亡增加、骨髓无效造血有关。④病毒介导的自身免疫异常而致自身抗体的产生。

【临床表现】HCMV的细胞嗜性广泛，感染后可出现多种表现。

1. 先天性感染　常有多系统器官受损，黄疸和肝脾大最常见，可有血小板减少性瘀斑，中枢神经系统受累如小头畸形、脑室扩大伴周边钙化灶、感音性耳聋、神经肌肉异常、惊厥、视网膜脉络炎等。

2. 血液系统损害　骨髓抑制、血小板减少、粒细胞减少、贫血、异常淋巴细胞增多等多种骨髓造血功能紊乱，HCMV感染相关性血液系统疾病如传染性单核细胞增多综合征、再生障碍性贫血等。

3. 其他　HCMV肝炎、HCMV肺炎、输血后综合征（新生儿期输血后原发感染者）、单核细胞增多样综合征等。

【辅助检查】

1. 血液学检查　白细胞升高或正常，淋巴细胞升高；贫血、血小板减少、中性粒细胞减少；异型淋巴细胞增多等。转氨酶升高、黄疸等。

2. HCMV抗体检测　HCMV-IgM、HCMV-IgM抗体阳性，滴度升高。IgM抗体阳性提示活动性感染，IgG抗体阳性多提示既往感染。

3. 病毒核酸检测　实时荧光定量PCR法可精确定量CMV-DNA。血清或血浆HCMV-DNA阳性是活动性感染的证据。DNA载量明显升高提示活动性感染可能。

4. 病原学检测　病毒分离是HCMV感染实验室诊断的金标准，可作为活动性感染的诊断指标之一。

【诊断】

1. 临床诊断 具备活动性感染的病毒学证据，临床上有HCMV感染的临床表现，排除现症疾病的其他常见病因后可作出临床诊断。

2. 确定诊断 活检病变组织或特殊体液、脑脊液、肺泡灌洗液内分离到HCMV或检出病毒复制物（病毒抗原和基因转录产物）是HCMV疾病的确诊证据。

【治疗】主要采用抗病毒药物治疗。

1. 抗HCMV药物应用指征 ①符合临床诊断或确定诊断的标准并有较严重或易致残的HCMV疾病；②移植后预防性用药；③有中枢神经损伤（包括感音神经性耳聋）的先天性感染者，早期应用可防止听力和中枢神经损伤恶化。

2. 常用HCMV药物 更昔洛韦、阿昔洛韦、膦甲酸等。

【预后】先天性HCMV感染预后相对较差。婴幼儿HCMV感染多发生在围产期，疗效较好。目前，国内已广泛开展对适龄孕妇进行HCMV感染筛查，保证优生优育；对新生儿进行HCMV感染筛查，以早期地发现、诊断和治疗。

【未来展望】随着分子生物学技术的不断发展，对HCMV快速、准确、方便的检测方法将不断用于临床诊断。另外，HCMV疫苗研究和开发，将有望成功预防HCMV感染。

三、传染性单核细胞增多症

传染性单核细胞增多症（infectious mononucleosis，IM），简称传单，是一种以感染后淋巴细胞增多为特征的急性疾病。本病于1920年由斯普林特和埃文斯命名。典型的表现为外周血淋巴细胞>50%，其中异型淋巴细胞至少超过10%。IM多由EB病毒（EBV）感染引起，其次是巨细胞病毒（CMV）、弓形虫（toxoplasma）、人类免疫缺陷病毒1（HIV-1）以及其他病毒也可导致本病。IM临床多表现有发热、咽峡炎、淋巴结肿大三联症。大约90%的EBV诱导的单核细胞增多症患者有异染性抗体，其他病原导致的单核细胞增多综合征则没有该抗体，因此，对IM患者应做特殊的血清学检测以确定病原体。本病是一种良性自限性疾病，多数预后良好，少数可反复发生或出现噬血细胞综合征等。

【病因】

1. 病毒感染 EBV、CMV、单纯疱疹病毒（HSV）、风疹病毒（MV）、腺病毒（RV）、人类细小病毒B19（HPV-19）以及甲、乙、丙、戊型肝炎病毒（HAV、HBV、HCV、HEV）、HIV等。

2. 细菌感染 有报道李斯特菌感染导致IM。

3. 其他 支原体、衣原体、鼠弓形虫等。

4. 原因不明

【发病机制】

1. EBV诱导的IM EBV首先感染B淋巴细胞，导致B淋巴细胞增生，感染的B细胞表达新抗原，诱发T细胞的免疫反应，外周血表现为淋巴细胞增多症。EBV引起$CD8^+$细胞毒T细胞活化，大量产生淋巴毒素、TNF-α、IL-1和IL-6等，引起相关症状、体征。

近年对EBV诱导的IM研究表明，免疫因素在IM发生中发挥主要作用，遗传因素及环境因素在疾病发生中亦具有一定作用。

2. CMV诱导的IM CMV感染中性粒细胞，继之播散定植在肝、脾、肺以及其他器官的巨噬细胞。病毒公认的细胞表达新的抗原，诱导T细胞发生免疫反应，导致淋巴细胞反应增生，外周血表现为淋巴细胞增多症。

3. 弓形虫及其他病毒 发病机制不明。

【临床特点】

1. EBV、CMV导致的IM 临床表现相似，有些可以同时感染。

（1）潜伏期：30~50天。

（2）发热：最常见，多呈不规则热，波动于37.5~40℃，持续4~21天。亦可低热长达3个月，全身中毒症状轻。

（3）咽峡炎。

（4）淋巴结肿大：任何淋巴结均可受累，以颈部淋巴结肿大最为常见。

（5）肝脾大：肝大多为轻度，一般2~3周消失，可有黄疸；脾大者>50%，多为2~3cm，亦可大至盆腔，有脾破裂可能，多发生于病程第2~3周。

（6）眼睑水肿：部分可发生眼睑水肿，约占15%~25%。

（7）皮疹：发生率为15%~20%，表现多样。

（8）其他并发症：①血液系统，血小板减少、溶血性贫血、再生障碍性贫血等；②呼吸系统，肺炎、扁桃体炎、呼吸道阻塞等；③心血管系统，心肌炎等；④神经系统，脑炎、Guillain-Barre综合征等；⑤其他，低丙种球蛋白血症、淋巴瘤等。

2. 其他病原导致的IM　其他病原导致的IM临床表现不同。

(1) HAV、HBV感染：可伴有低热、腹胀，可早于黄疸出现。

(2) 弓形虫感染：弓形虫感染可有显著的淋巴结病，特别是耳后淋巴结，但无咽峡炎；皮疹不显著，脾大少见或不明显，低热或不发热。可有脑炎或脑膜炎。

(3) HIV感染：发热、不适、咽痛、肌痛、体重减轻、皮疹、咽峡炎、淋巴结病、口腔或阴部溃疡、脑炎、化脓性脑膜炎等。

(4) 其他病原感染：多表现为淋巴结病；风疹病毒感染多有皮疹；腺病毒感染多有咽峡炎。

【辅助检查】

1. 血常规　第1周可表现为白细胞减少，重者外周血白细胞总数可降至0.5×10^9/L，但多数表现为白细胞总数升高，于病程第2~3周达峰，多数在$(10~20) \times 10^9$/L，严重者可高达$(40~60) \times 10^9$/L，以淋巴细胞为主，多数在42%~88%。

2. 外周血涂片　可见异型淋巴细胞，异型淋巴细胞>10%。

3. 血清嗜异性凝集试验　EBV感染的IM患者血清中出现IgM型嗜异性抗体，能凝集绵羊或马红细胞，凝集效价在1∶64以上为阳性。患病1~2周出现，3~4周达高峰，可持续3~6个月，阳性率达80%~90%。但该试验的特异度不高。

4. 病原学检查　病毒感染者可检测到相关病毒抗体阳性、部分病毒DNA载量升高；弓形虫抗体等阳性。

【诊断】

1. 临床表现　发热、咽扁桃体炎、颈淋巴结肿大三联症，伴肝脾大或眼睑水肿，外周血涂片异型淋巴细胞>10%，可诊断。进一步做病因学检查。

2. EBV相关的IM诊断　参照全国儿童EB病毒感染协作组的指南建议，儿童主要非肿瘤性EB病毒感染相关疾病的诊断和治疗原则见表2-6-2。

表2-6-2　IM的诊断标准

IM的临床诊断病例和实验室确诊病例的诊断标准
临床诊断病例：满足下列临床指标中任意3项及实验室指标中第4项
实验室确诊病例：满足下列临床指标中任意3项及实验室指标中第1~3项中任意1项
Ⅰ. 临床指标 ①发热；②咽扁桃体炎；③颈淋巴结肿大；④脾大；⑤肝大；⑥眼睑水肿
Ⅱ. 实验室指标 (1) 抗EBV-VCA-IgM和抗EBV-VCA-IgG抗体阳性，且抗EBV-NA-IgG阴性 (2) 抗EBV-VCA-IgM阴性，但抗EBV-VCA-IgG抗体阳性，且为低亲和力抗体 (3) 双份血清抗EBV-VCA-IgG抗体滴度4倍以上升高 (4) 外周血异型淋巴细胞比例≥0.1和/或淋巴细胞增多≥5.0×10^9/L

注：IM. 传染性单核细胞增多症；EBV. EB病毒；VCA. 衣壳抗原；NA. 核抗原。

【鉴别诊断】

1. 传染性淋巴细胞增多症　多见于10岁以下儿童，可有轻度发热、上呼吸道感染和/或胃肠道症状，但很少出现淋巴结肿大。外周血异型淋巴细胞并不增高，血清嗜异性凝集试验阴性。

2. 病毒性肝炎　传染性单核细胞增多症患者并发黄疸及血清转氨酶升高者，应注意和病毒性肝炎相鉴别。一般病毒性肝炎发热较低，待黄疸出现发热消退，淋巴细胞增多持续时间短暂，异型淋巴细胞数在10%以下，嗜异性凝集试验及EBV抗体测定均为阴性。

3. 急性淋巴细胞白血病　IM的异型淋巴细胞中幼稚型淋巴细胞可被误认为白血病细胞，但IM的血液异型淋巴细胞呈多形性，红细胞及血小板大多正常，骨髓中仅淋巴细胞增多而幼稚细胞比例不增高，均有助于与白血病相鉴别。

【治疗】目前无特效疗法，采用综合治疗方法。

1. 一般治疗　急性期卧床休息，加强护理，注意营养。

2. 治疗原发病　查找病因，治疗原发病。

3. 病毒感染可用抗病毒治疗　阿昔洛韦、伐昔洛韦、更昔洛韦等，抗病毒治疗可减少病毒复制量，但不能减轻疾病严重程度、缩短病程和降低并发症的发生率。

4. 抗生素使用　有继发感染时可应用抗生素。

5. 糖皮质激素　多不主张应用。应用指征包括中毒症状重、咽喉水肿、急性溶血性贫血、血小板减少、心肌炎、心包炎、神经系统并发症等。

6. 防治并发症　防治脾破裂，避免任何撞击或挤压。

【预后】IM是自限性疾病,虽然尚无特殊疗法,但多数预后良好。重点是防治并发症如脾破裂、噬血细胞综合征等。

四、急性传染性淋巴细胞增多症

急性传染性淋巴细胞增多症(acute infectious lymphocytosis)是一种病毒或细菌感染引起的良性自限性传染病。1941年由Smith将其与传染性单核细胞增多症区别开来。主要发生于1~14岁儿童,10岁为发病高峰,常于春秋流行,多为直接接触或飞沫传播,特征表现为外周血中白细胞总数增多,其中以淋巴细胞增多为主,持续时间较长,症状较轻且为非特异性,部分无症状或体征而仅在血常规检查时发现。

【病因】病因尚不明。一般认为是病毒感染所致。

【发病机制】不明。本病淋巴结活检镜下显示存在淋巴滤泡减少或变性,淋巴窦内单核巨噬细胞增生显著。

【临床表现】

1. 潜伏期约12~21天。
2. 常无症状和异常体征。
3. 部分患者有发热、流涕、轻微咳嗽、轻度腹泻、皮疹等。
4. 极少数可出现肢体瘫痪、脑膜脑炎表现。

【辅助检查】

1. 血象 白细胞增加,多为(20~100)×10^9/L,甚至更高,淋巴细胞比例升高达60%~97%,淋巴细胞绝对值显著升高[(8.0~10)×10^9/L]。白细胞1周内急剧升高,第2周达高峰,可持续3~5周,偶可长达10周。

2. 淋巴细胞免疫分型 T细胞、无标记细胞(null cell)增多,B细胞正常。

3. 骨髓象 成熟淋巴细胞及成熟小淋巴细胞显著增多,红系、巨核系正常。

4. 嗜异性凝集试验 阴性。

【诊断】有轻微上呼吸道及胃肠道症状,无全身淋巴结或肝脾大,白细胞升高及淋巴细胞升高显著,尤其是小淋巴细胞增高,可诊断本病。

【鉴别诊断】需与急性淋巴细胞白血病、传染性单核细胞增多症、百日咳、急腹症等鉴别。

【治疗】多无需治疗,少数可对症处理。

【预后】预后良好,血象于数周后恢复正常;长期观察的患者未见任何后遗症。

【预防】流行期应隔离患儿,避免扩散。

五、百日咳及类百日咳综合征

百日咳(pertussis)是由鲍特菌属百日咳鲍特菌引起的急性呼吸道传染性疾病,典型表现为阵发性、痉挛性咳嗽,伴有高调“鸡鸣”样哮吼,外周血常见血淋巴细胞增多。小婴儿及新生儿痉挛性咳嗽不明显,常表现为阵发性发绀和窒息。

类百日咳综合征(pertussis-like syndrome)是指一组由其他病原体导致的,临床表现与百日咳相同的综合征。

【流行病学】百日咳具有高度传染性,人群普遍易感,传染源76%~83%来源于家庭成员。由于疫苗接种产生的抗体随年龄增长而下降,孕妇体内的抗体传给胎儿很少,因此小婴儿对百日咳鲍特菌抵抗力弱,或未达疫苗接种年龄,导致<6月龄婴儿百日咳的发病率较其他年龄组明显增高。

【病因】

1. 百日咳 百日咳鲍特菌。

2. 类百日咳综合征 副百日咳鲍特菌、支气管败血症鲍特菌、霍氏鲍特菌、衣原体、支原体、鼻病毒、腺病毒、呼吸道合胞病毒、巨细胞病毒、流感病毒、副流感病毒等。

【发病机制】百日咳鲍特菌通过飞沫进入宿主体内,产生适量的黏附分子并使它们黏附于呼吸道黏膜的纤毛细胞上;鲍特菌属杆菌能够产生许多生物活性致病因子,包括百日咳杆菌黏附素(pertacin,PRN)、丝状血凝素(filamentous hemagglutinin,FHA)、百日咳毒素(pertussis toxin,PT)、气管细胞毒素(tracheal cytotoxin,TCT)、腺苷环化酶毒素(adenylate cyclase toxin,ACT)、凝集素(fimbdae,FIM)和脂寡糖(lipoo-ligosaccharide,LOS)等,作用于局部并向全身释放,引起纤毛运动停滞,导致呼吸道上皮细胞损伤、肺炎及全身其他部位感染,并导致相应的疾病。

百日咳发病早期外周血白细胞计数明显升高,痉咳期显著,白细胞总数通常可达(20~50)×10^9/L,甚至达70×10^9/L,以淋巴细胞为主,比例为60%~90%。其可能机制:①百日咳毒素抑制趋化因子受体传导通路,使淋巴细胞滞留在骨髓和脾脏的功能受损;②百日咳毒素抑制淋巴结小静脉上由LFA-1介导的留滞效应(arrest),并降低循环白细胞的CD62L表达,抑制渗出(extravasation);③百日咳毒素可促进淋巴细胞成熟，使初始T细胞（naive T cells）加速释放入血，此种淋巴细胞增多症在未接种过疫苗的儿童中更为常见，而在年长儿童及接种过疫苗的儿童中相对少见，具体机制不明。有研究者认为，成人及接种过百日咳疫苗的人群在感染后能迅速产生可中和百日咳毒素的抗体，能在百日咳毒素大量释放入血前阻断其产生淋巴细胞增多的过程。

【临床表现】

1. 潜伏期　2~21天，一般为7~14天。进入典型百日咳的三个临床阶段。

2. 卡他期　持续1~2周，表现为流涕、喷嚏、流泪等。

3. 痉咳期　一般持续2~6周，亦可长达2个月以上，出现明显阵发性、痉挛性咳嗽，并于咳嗽后发出一种特殊的、高调“鸡鸣”样吸气性回声，随病情进展，痉挛性咳嗽频率及严重程度增加，夜间明显，小婴儿易出现并发症，常有呼吸暂停、肺炎、百日咳脑病等，此期表现重，病死率高。

4. 恢复期　一般持续2~3周，咳嗽频率和严重程度逐渐减轻，此期病情可反复再次出现痉挛性咳嗽，病情迁延可达数月之久。

【辅助检查】

1. 外周血常规和血涂片检查　外周血白细胞计数明显升高，痉咳期最为明显，$(20\sim50)\times10^9/L$，甚至$70\times10^9/L$以上，淋巴细胞比例60%~90%。

2. 细菌培养　从患儿呼吸道采集的标本中培养出百日咳鲍特菌是实验室确诊的金标准。

3. 百日咳鲍特菌的核酸检测（PCR）　是更为敏感的百日咳鲍特菌检测方法，其灵敏度较传统培养方法高2~6倍。常用目标基因有*IS481*、*IS1001*、*IS1002*等。

4. 血清抗体检测　百日咳毒素（PT）由鲍特菌属产生，且仅在百日咳鲍特菌中表达，特异性很高。世界卫生组织推荐对感染后2~3周的患儿使用酶联免疫吸附试验（ELISA）方法检测特异性的PT-IgG，恢复期与发病初期双份血清PT-IgG滴度出现显著升高（>2~4倍）、未接种疫苗或免疫接种超过1年的个体血清中单次检测PT-IgG滴度明显升高（>80~100U/ml）可以作为近期感染百日咳鲍特菌的证据。

【诊断】诊断标准参考《中国儿童百日咳诊断及治疗建议》（表2-6-3）。

表2-6-3　百日咳诊断标准

1. 临床诊断标准
（1）0~3月龄：无发热或低热，频率和严重度均进行性增加的咳嗽，加上鸡鸣样回声、呼吸暂停或咳嗽后呕吐、发绀、抽搐、肺炎、密切接触长期无热咳嗽的患者（多为家庭成员）中的1项即可诊断；也可不出现咳嗽，仅表现为阵发性呼吸暂停、发绀和抽搐
（2）4月龄~9岁：无发热、低热，阵发性咳嗽≥7天，非脓性鼻炎加上鸡鸣样回声、咳嗽后呕吐、呼吸暂停、抽搐、肺炎、症状夜间加重、密切接触长期无热咳嗽的患者（多为家庭成员）中的1项即可诊断
（3）≥10岁：阵发性干咳≥2周，非脓性鼻炎，无发热加上鸡鸣样回声、呼吸暂停、发作间期阵发性多汗、咳嗽后呕吐、症状夜间加重中的1项即可
2. 实验室确诊标准
（1）0~3月龄：符合临床诊断标准，实验室检查有以下之一即可确诊
1）血常规检查提示白细胞计数升高（$\geq20\times10^9/L$）伴淋巴细胞增多症（淋巴细胞比例≥60%）
2）PCR检出百日咳鲍特菌核酸
3）培养检出百日咳鲍特菌
4）发病初期与恢复期双份血PT-IgG滴度出现显著升高（>2~4倍）。单次ELISA检测PT-IgG不推荐本年龄段儿童使用
（2）4月龄~9岁：符合临床诊断标准，实验室检查有以下之一即可确诊
1）PCR检出百日咳鲍特菌核酸
2）培养检出百日咳鲍特菌
3）免疫接种超过1年后单次ELISA检测PT-IgG滴度出现明显升高（>80~100U/ml）
4）病初期与恢复期双份血清PT-IgG滴度出现显著升高（>2~4倍）
（3）≥10岁：符合临床诊断标准，实验室检查有以下之一即可确诊
1）PCR检出百日咳鲍特菌核酸
2）培养检出百日咳鲍特菌
3）单次ELISA检测PT-IgG滴度出现明显升高（>80~100U/ml）
4）发病初期与恢复期双份血清PT-IgG滴度出现显著升高（>2~4倍）

【鉴别诊断】

1. 呼吸系统疾病　与气管炎、支气管炎、毛细支气管炎、间质性肺炎、气管异物等鉴别。

2. 急性淋巴细胞白血病　百日咳外周血淋巴细胞增高，但没有幼稚淋巴细胞。

3. 类百日咳综合征 临床表现与百日咳无法区别，实验室检查可明确诊断。

【治疗】

1. 抗菌治疗 首选大环内酯类抗生素，如红霉素、阿奇霉素、罗红霉素或克拉霉素，疗效与用药早晚有关，卡他期应用抗生素可以减轻甚至不出现痉挛性咳嗽，但进入痉咳期后则不能缩短病程，但可缩短排菌期及预防继发感染。

2. 一般治疗 呼吸道隔离至有效抗生素治疗5天，若没进行抗生素治疗，呼吸道隔离至起病后21天。注意休息，保证睡眠及补充营养。

3. 对症治疗 对于痉挛性咳嗽目前无公认的推荐意见，常用药物有糖皮质激素、支气管舒张药、抗组胺药等，必要时应用镇静剂。

【预后】小婴儿比较容易出现并发症，常见有呼吸暂停、发绀、肺炎、呼吸窘迫综合征、百日咳脑病等，还有可能出现结膜下出血、脐疝、气胸等气压性损伤，往往表现重，病死率高。少部分患儿会出现肺动脉高压，特别是患有先天性心脏病的患儿，严重肺动脉高压可导致猝死。

【预防】自1974年全球实施扩大免疫计划以来，世界范围内的百日咳得到有效控制。近年来在世界范围内的百日咳的流行有上升的趋势。严格按计划接种疫苗是减少婴儿严重百日咳的最重要措施。

诊治要点

- 淋巴细胞疾病病因一般分为三类：一是骨髓生成淋巴细胞出现先天功能缺陷，即原发性免疫缺陷；二是外在原因，以病毒感染为主；三是淋巴细胞的肿瘤性疾病。
- 淋巴细胞增多症指单位容积的外周血中淋巴细胞数目高于正常，分为相对淋巴细胞数目增多和绝对淋巴细胞数目增多。
- 淋巴细胞增多通常见于病毒感染（如EB病毒、巨细胞病毒），部分细菌感染（百日咳、结核菌、梅毒、布鲁氏菌病等）也可导致淋巴细胞数目明显增高。
- 大部分感染所致淋巴细胞增多会在疾病好转后恢复正常，部分病毒感染可致淋巴细胞数目持续升高，甚至与某些肿瘤的发生有密切关系。

（刘玉峰）

参考文献

[1] BALFOUR HH JR, SIFAKIS F, SLIMAN JA, et al. Age-specific prevalence of Epstein-Barr virus infection among individuals aged 6-19 years in the United States and factors affecting its acquisition. J Infect Dis, 2013, 208 (8): 1286-1293.

[2] 中华医学会儿科学分会感染学组, 全国儿童EB病毒感染协作组. 儿童主要非肿瘤性EB病毒感染相关疾病的诊断和治疗原则建议. 中华儿科杂志, 2016, 54 (8): 563-568.

[3] DUNMIRE SK, VERGHESE PS, BALFOUR HH. Primary Epstein-Bar virus infection. J Clin Virol, 2018, 102: 84-92.

[4] NELSON DL, TERHORST C. X-linked lymphoproliferative syndrome. Clin Exp Immunol, 2000, 122 (3): 291-295.

[5] 中华医学会儿科学分会感染学组, 全国儿科临床病毒感染协作组,《中华儿科杂志》编辑委员会. 儿童巨细胞病毒性疾病诊断和防治的建议. 中华儿科杂志, 2012, 50 (4): 290-292.

[6] HERBINGER KH, HANUS I, BEISSNER M, et al. Lymphocytosis and lymphopenia induced by imported infectious diseases: a controlled cross-sectional study of 17, 229 diseased German travelers returning from the tropics and subtropics. Am J Trop Hyp, 2016, 94 (6): 1385-1391.

[7] 柴方园, 王叨, 刘玉峰. 传染性单核细胞增多症研究新进展. 国际输血及血液学杂志, 2015, 38 (2): 162-164.

[8] 吴瑞萍, 胡亚美, 江载芳. 诸福棠实用儿科学. 6版. 北京: 人民卫生出版社, 1998: 821-822.

[9] CARBONETTI NH. Pertussis leukocytosis: mechanisms, clinical relevance and treatment. Pathog Dis, 2016, 74 (7): 1-7.

[10] 中华医学会儿科学分会感染学组,《中华儿科杂志》编辑委员会. 中国儿童百日咳诊断及治疗建议. 中华儿科杂志, 2017, 55 (8): 568-571.

第2节 淋巴细胞减少症

淋巴细胞减少症（lymphocytopenia）是指单位容积的外周血中淋巴细胞总数低于正常值。正常淋巴细胞绝对计数（absolute lymphocyte count, ALC）= 白细

胞总数 × 淋巴细胞占白细胞分类计数的百分比。一般淋巴细胞减少是指婴儿 ALC 低于 3 000 个细胞 /μl，年龄较大的儿童低于 1 000 个细胞 /μl，成人低于 1 500 个细胞 /μl。淋巴细胞减少可作为全血细胞减少的一部分，也可独立存在。

【分类】根据淋巴细胞表面独特的分化抗原(CD)进行分类，可大体将淋巴细胞分为 3 类亚群：T 淋巴细胞($CD3^+$)，B 淋巴细胞($CD3^-CD19^+$)，NK 细胞($CD3^-CD16^+CD56^+$)。

不同类型疾病可造成不同种类的淋巴细胞减少，甚至全种类淋巴细胞减少。

不同检测条件下测定的正常儿童淋巴细胞亚群占比可能不同。T 淋巴细胞所占百分比较多，约 61%~85%，因此淋巴细胞减少性疾病以 T 淋巴细胞减少较为突出，占大多数。

依据细胞减少类型分类如下。

1. T 淋巴细胞减少　常见于 AIDS，特发性 $CD4^+$ 淋巴细胞减少症等。

2. B 淋巴细胞减少　常见于体液免疫缺陷，免疫抑制剂。

3. NK 细胞减少　较少见。

【病因】淋巴细胞减少最常见的是特殊类型感染(HIV、细菌、真菌)，许多其他原因亦可造成淋巴细胞减少(表 2-6-4)。

1. 感染　病毒(HIV、H_1N_1 等)、重症细菌感染、真菌感染等。

2. 恶性肿瘤性疾病　白血病、淋巴瘤、其他恶性疾病累及骨髓等。

3. 医源性　糖皮质激素、化疗、放疗。

4. 免疫系统疾病　原发性免疫缺陷病、系统性红斑狼疮、结节病等。

5. 其他　过度运动、严重精神压力、应激等。

多种原因可以导致淋巴细胞生成受抑制、释放入血的途径受阻、淋巴细胞丢失、淋巴细胞受到破坏，从而造成淋巴细胞减少。淋巴细胞减少作为某些疾病的筛查或严重程度的评估指标，在临床上起着重要作用。

表 2-6-4　获得性良性淋巴细胞减少的原因

原因
1. 再生障碍性贫血
2. 感染性疾病
(1)病毒感染性疾病：流行性感冒、肝炎、疱疹病毒 8 型感染等
(2)细菌感染性疾病：结核病、肺炎、脓毒症、伤寒等
3. 医源性原因
(1)免疫制剂：抗淋巴细胞球蛋白、糖皮质激素等
(2)大剂量补骨脂素(PUVA)治疗
(3)肿瘤化疗
(4)血小板分离
(5)射线
(6)大手术
(7)肾移植、骨髓移植
(8)胸导管淋巴液引流
4. 全身性疾病相关病因
(1)自身免疫性疾病：类风湿性关节炎、系统性红斑狼疮、重症肌无力症、全身性血管炎、白塞病样综合征等
(2)蛋白丢失性肠病
(3)肾衰竭
(4)结节病
(5)热损伤
5. 营养和饮食
(1)饮酒
(2)锌缺乏
6. 特发性疾病　特发性 $CD4^+$ 淋巴细胞减少症

一、特发性 $CD4^+T$ 淋巴细胞减少症

特发性 $CD4^+$ T 淋巴细胞减少症(idiopathic $CD4^+$ T lymphocytopenia,ICL),又称人类免疫缺陷病毒阴性艾滋病样综合征,为一种罕见的免疫缺陷病,主要因反复 $CD4^+$ 细胞减少而出现机会菌感染。该病于1992年由美国疾病控制预防中心(Center for Disease Control and Prevention,CDC)提出,其与获得性免疫缺陷综合征(acquired immunodeficiency syndrome,AIDS,又称艾滋病)有相似的临床表现和免疫学异常,但无类免疫缺陷病毒(human immunodeficiency virus,HIV)感染证据,预后较为良好。全球至今报道本病约300多例,平均发病年龄(41±19)岁,儿童也有报道。

【病因与流行病学】目前,其病因、流行病学和发病机制的研究仍处于探索阶段。多项研究显示此疾病在流行病学、临床表现及免疫学表现方面具有异质性。

【发病机制】主要与T淋巴细胞增生异常、凋亡增强及表面受体功能改变有关。有研究发现ICL与重组激活基因1(recombination activating gene1,*RAG1*)突变相关。*RAG1* 中错义突变使得RAG活性低,导致早期淋巴细胞发育被阻断而使循环中T、B细胞缺失,从而引起一类严重的联合免疫缺陷。

【临床表现】ICL的临床特征从无症状的实验室指标异常到危及生命的类似AIDS的表现,具有多变性。可分为3类。

1. 无症状

2. 轻型临床表现　乏力、消瘦、骨痛、关节痛、肌肉痛、鹅口疮、紫癜、慢性腹泻及典型性肺炎等。

3. 出现典型AIDS临床表现　包括机会感染、肿瘤等。还可存在隐球菌、分枝杆菌、组织胞质菌和卡氏肺孢子菌等感染以及皮肤病变,并且可合并某些自身免疫性疾病。

【诊断】该病临床表现无明显特异性,在临床上对一些难以解释的感染,同时外周血 $CD4^+T$ 淋巴细胞减少者,在排除了HIV感染后应考虑ICL的可能性。

美国CDC针对特发性 $CD4^+T$ 淋巴细胞减少症制定了相应的诊断标准。

1. 外周血 $CD4^+T$ 淋巴细胞绝对数　两次以上(间隔2周~1个月)检查外周血 $CD4^+T$ 淋巴细胞绝对数 $<300/mm^3$ 或外周血 $CD4^+T$ 淋巴细胞占T淋巴细胞($CD3^+T$ 淋巴细胞)总数的百分比 $<20\%$。

2. 除外HIV感染

3. 除外其他因素　除外其他已知病因或治疗相关因素引起的免疫功能抑制。

【鉴别诊断】

1. AIDS　本病虽然与AIDS有相似的临床表现和免疫学异常,但无HIV感染证据。有研究显示,与AIDS相比,ICL的 $CD4^+T$ 细胞数目相对稳定,无明显进行性下降表现。

2. 其他疾病或药物引起　需与先天性免疫缺陷病、自身免疫病引起细胞免疫功能降低,药物性 $CD4^+$ 淋巴细胞减少症,淋巴系统恶性肿瘤及严重细菌和病毒感染引起T细胞功能低下等疾病相鉴别。

【治疗】ICL的治疗主要是对症治疗。

1. 预防和治疗机会性感染

2. 促进 $CD4^+T$ 细胞数量的增加

(1)白介素-2(IL-2):IL-2是一种具有广泛生物活性的淋巴因子,主要参与免疫反应,促进T淋巴细胞的增殖与分化,诱导淋巴因子杀伤细胞和肿瘤浸润淋巴细胞的产生,增强自然杀伤细胞的功能,有效地提高免疫功能,已广泛应用于临床感染、自身免疫病、后天性免疫缺陷症、糖尿病、全身性系统性红斑狼疮、艾滋病、恶性肿瘤等。临床常用重组人白细胞介素-2,每次50~100U/m^2,每周2~3次,皮下或肌内注射,4~6周1个疗程。

(2)干细胞移植:可有效恢复 $CD4^+T$ 细胞,根治本病。

二、系统性红斑狼疮伴淋巴细胞减少

系统性红斑狼疮(systemic lupus erythematosus,SLE)是一种多因素参与、造成多器官损害的自身免疫性疾病,患者血清中可产生以抗核抗体为主的多种病理性自身抗体是其重要特征,通过免疫复合物等途径造成全身多系统损害。SLE中血液系统常受累,且表现多样,其中淋巴细胞减少是SLE最常见的临床表现之一,也是SLE诊断标准中血液系统受累的依据之一。SLE患者伴淋巴细胞减少的发生率为15%~93%,儿童患者为24%~59%,成人初诊SLE时的发生率为62%,随着疾病进展,累计发病率超过90%。淋巴细胞减少症可导致复发率、死亡率及感染风险增加,并与狼疮活动相关。

【发病机制】SLE伴淋巴细胞减少的机制尚不明确,涉及多种抗体。有报道认为抗淋巴细胞抗体

(antilymphocyte antibody,ALA)的产生是其发生的重要机制之一。

ALA导致淋巴细胞减少可能的机制包括:①ALA导致循环中T淋巴细胞耗竭;②ALA通过补体介导的细胞毒作用、细胞表面抗原的调理作用、上调或下调免疫反应中的各种细胞功能,对淋巴细胞产生直接损伤,从而导致细胞凋亡。

近年有学者发现,淋巴细胞自身的凋亡在SLE伴淋巴细胞减少的机制中也发挥着一定的作用。治疗上应用免疫抑制剂(泼尼松、硫唑嘌呤、吗替麦考酚酯)与淋巴细胞减少的相关性目前尚不明确。

【临床表现】

1. 无临床表现或伴发感染 SLE患者伴淋巴细胞减少时,可以无临床表现,也可伴发感染或提示狼疮病情活动。

2. 初诊SLE 患者发生淋巴细胞减少(<1 500/mm^3)可出现口腔溃疡、白细胞减少、抗ds-DNA抗体、补体C4的下降等。

3. 狼疮复发 淋巴细胞减少与抗ds-DNA抗体、甲泼尼龙的冲击治疗、狼疮的活动、组织器官的损伤相关。

4. 多元回归分析发现,重度淋巴细胞减少是神经精神性狼疮(NPSLE)的独立危险因素,而对狼疮肾炎(LN)则是保护性因素。

【辅助检查】根据美国风湿病学会(American College of Rheumatology,ACR)/系统性红斑狼疮国际合作组(Systemic Lupus International Collaborating Clinics,SLICC)的SLE评分标准,外周血中淋巴细胞计数<1.5×10^9/L,至少发生2次,则定义为淋巴细胞减少。有研究显示,伴淋巴细胞减少较不伴淋巴细胞减少的患者,其$CD4^+CD25$ high Treg细胞/$CD4^+CD69^+$T细胞的绝对计数持续减低,且狼疮活动度评分较高。

【治疗】SLE患者伴淋巴细胞减少尚没有针对性的治疗。狼疮复发经治疗后,有关狼疮活动的指标也随之好转,淋巴细胞计数也会升高。

三、脓毒症伴淋巴细胞减少

脓毒症(sepsis)是指感染(可疑或证实)引起的全身炎症反应综合征(systemic inflammatory response syndrome,SIRS);严重脓毒症(severe sepsis)是指脓毒症导致的器官功能障碍或组织低灌注;脓毒症休克(septic shock)是指脓毒症诱导的组织低灌注和心血管功能障碍。

脓毒症患者死亡率居高不下,高达30%~60%,即使在治疗好转出院后,仍有较高的病死率。目前研究显示,脓毒症患者持续的免疫抑制状态在脓毒症的高死亡率中起关键作用。CD4、CD8细胞,T细胞、B细胞及滤泡树突细胞的凋亡是脓毒症导致免疫抑制状态的主要途径。临床研究发现在脓毒症的初发阶段外周血中淋巴细胞即开始降低,低水平的淋巴细胞可持续至病程的第28天。动物实验应用淋巴细胞凋亡抑制剂可显著改善脓毒症的死亡率。

【病因】各种病原微生物感染,包括细菌、真菌、病毒及寄生虫等。任何部位的感染,常见于肺炎、腹膜炎、胆管炎、泌尿系统感染、蜂窝织炎、脑膜炎、脓肿等。

【发病机制】脓毒症的发病主要与感染的病原微生物和宿主对不同病原微生物及其毒素的反应情况相关,其中涉及基因多态性、复杂的全身炎症反应、免疫功能障碍、凝血功能异常、组织损伤等诸多方面,其根本机制尚不清楚。

多项研究显示严重感染或非感染危重患者的外周血淋巴数目较健康者明显减少。淋巴细胞减少是重症监护病房(intensive care unit,ICU)患者最常见的异常指标之一。不同患者淋巴细胞减少原因可能不同。脓毒症患者往往处于较为严重的应激反应中且伴有大量炎症因子释放,与病情发生、发展有一定关系。脓毒症患者机体在应激时交感神经系统(sympathetic nervous system,SNS)和下丘脑-垂体-肾上腺轴(hypothalamic-pituitary-adrenal axis,HPA轴)均被激活,交感神经末梢和肾上腺髓质释放神经介质,导致血中儿茶酚胺及糖皮质激素明显升高。儿茶酚胺能够直接与免疫细胞表面的肾上腺素能受体结合,影响免疫细胞表面黏附分子表达,调节急性应激时外周血白细胞分布的改变,或者通过诱导细胞凋亡,引起淋巴细胞数目的减少。糖皮质激素可使外周血中中性粒细胞的数量增加,而使淋巴细胞数减少。其原因在于糖皮质激素抑制胸腺等淋巴组织的分裂,减弱淋巴细胞DNA的合成,促使淋巴细胞凋亡增加,从而使外周淋巴细胞生成减少。其他淋巴细胞减少的机制尚在研究过程中。

【临床表现】2001年“国际脓毒症专题讨论会”将脓毒症的临床表现总结为3类。

1. 原发感染灶的症状和体征

2. SIRS的表现 指具有2项或2项以上的下述

临床表现：①体温>38℃或<36℃；②心率>90次/min；③呼吸频率>20次/min或动脉血二氧化碳分压（partial pressure of carbon dioxide in arterial blood，$PaCO_2$）<32mmHg；④外周血白细胞>12×10^9/L或<4×10^9/L，或未成熟细胞>10%。

3. 休克及多器官功能不全 脓毒症进展后出现的休克及进行性多器官功能不全表现。

【诊断】参考2012年严重脓毒症/脓毒症休克国际指南有关儿童脓毒症、严重脓毒症诊断相关指标（表2-6-5）。

表2-6-5 与脓毒症、严重脓毒症诊断相关的指标

感染：（可疑或已证实）伴以下情况考虑脓毒症或严重脓毒症
一般指标
体温变化：发热（肛温>38.5℃）或低体温（肛温<35℃）
心动过速：超过正常年龄相关值的2个标准差，低体温者可以无心动过速
伴以下至少一个脏器功能异常：意识改变、低氧血症、血清乳酸增高或洪脉
炎性指标
白细胞：白细胞增多（>12×10^9/L），白细胞减少（<4×10^9/L），白细胞计数正常但未成熟白细胞>10%
血浆C反应蛋白：超过正常值的2个标准差
血浆前降钙素：超过正常值的2个标准差
血流动力学指标
低血压：低于正常年龄相关值的2个标准差
器官功能障碍指标
低氧血症：动脉血二氧化碳分压（PaO_2）/吸入氧气浓度（FiO_2）<300mmHg
急性少尿：足量液体复苏后仍尿量<0.5ml/(kg·h)，持续至少2小时
血肌酐：血肌酐>44.2μmol（0.5mg/dl）
凝血功能异常：国际标准化比值（INR）>1.5或活化部分凝血活酶时间（APTT）>60s
肠梗阻：肠鸣音消失
血小板减少：血小板计数<100×10^9/L
高胆红素血症：血浆总胆红>70μmol（4mg/dl）
组织低灌注表现
高乳酸血症：乳酸>1mmol/L
毛细血管再充盈时间延长（>3s）或花斑
脓毒症诊断：发热（肛温>38.5℃）或低体温（肛温<35℃）、心动过速（低体温者可以无心动过速），伴以下至少一个脏器功能异常，意识改变、低氧血症、血清乳酸增高或洪脉
严重脓毒症诊断：脓毒症诱导的组织低灌注或器官功能障碍

【治疗】

1. 治疗脓毒症

2. 免疫治疗 脓毒症患者的免疫状态尚在争议中，已有观点认为，在脓毒症早期可适当应用糖皮质激素等抑制过度的免疫反应，但当患者从早期脓毒症存活后，可监测免疫状态，根据免疫状态适当应用免疫激活剂。

诊治要点

- 淋巴细胞减少症是指单位容积的外周血中淋巴细胞总数低于正常值。
- 不同类型疾病可造成不同种类的淋巴细胞减少或全种类淋巴细胞减少。T淋巴细胞减少常见于AIDS、特发性$CD4^+$ T淋巴细胞减少症等；B淋巴细胞减少常见于体液免疫缺陷、免疫抑制剂；NK细胞减少较少见。
- 淋巴细胞减少最常见的原因是感染（HIV、重症细菌、真菌感染等），也可见于免疫系统疾病、放化疗、恶性肿瘤等。
- 淋巴细胞减少作为某些疾病的筛查或严重程度评估的指标在临床上起着重要作用。

（刘玉峰）

参考文献

[1] Centers for Disease Control. Unexplained CD4-lyT lyphocyte depletion in persons without evident HIV infection. MMWR Morb Mortal Wkly Rep, 1992, 41 (30): 541-545.

[2] MEHRAN GHOLAMIN A, ALI BAZI B, ABBASZADEGAN MR. Idiopathic lymphocytopenia. Myeloid biology, 2015, 22 (1): 46-52.

[3] WILHELM M, WEISSINGER F, KUNZRNANN V, et al. Idiopathic CD4+ T cell lymphocytopenia evolving to monoclonal immunoglobulins and progressive renal damage responsive to IL-2 therapy. Clin Immunol, 2001, 99 (2): 298-304.

[4] YARMOHAMMADI H, CUNNINGHAM-RUNDLES C. Idiopathic CD4 lymphocyto-penia: Pathogenesis, etiologies, clinical presentations and treatment strategies. Ann Allergy Asthma Immunol, 2017, 119 (4): 374-378.

[5] CARLI L, TANI C, VAGNANI S, et al. Leukopenia, lymphopenia and neutropenia in systemic lupus erythematosus: Prevalence and clinical impact. A systematic literature review. Semin Arthritis Rheum, 2015, 45 (2): 190-194.

[6] PETRI M, ORBAI AM, ALARCÓN GS, et al. Derivation and validation of the Systemic Lupus International Collaborating Clinics classification criteria for systemic lupus erythematosus. Arthritis Rheum, 2012, 64 (8): 2677-2686.

[7] 中华医学会儿科学分会急救学组, 中华医学会急诊医学分会儿科学组, 中国医师协会儿童重症医师分会. 儿童脓毒性休克 (感染性休克) 诊治专家共识 (2015版). 中华儿科杂志, 2015, 53 (8): 576-580.

[8] DOLIN HH, PAPADIMOS TJ, CHEN X, et al. Characterization of pathogenic sepsis etiologies and patient profiles: a novel approach to triage and treatment. Microbiology Insights, 2019, 12: 1-8.

[9] VENET F, DAVIN F, GUIGNANT C, et al. Early assessment of leukocyte alterations at diagnosis of septic shock. Shock, 2010, 34 (4): 358-363.

[10] SINGER M, DEUTSCHMAN CS, SEYMOUR CW, et al. The third international consensus definitions for sepsis and septic shock (Sepsis-3). JAMA, 2016, 315 (8): 801-810.

第 3 节 溶酶体贮积病

1955 年,Christain de Duve 发现了溶酶体(lysosome),它存在于所有真核生物细胞内,大多数哺乳动物细胞含有数百个直径为 0.1~1.0μm 的溶酶体。溶酶体系单层膜包裹的细胞器,大量跨膜蛋白镶嵌在溶酶体膜内,其腔内含有近 60 种水解酶(包括蛋白酶、糖苷酶、脂肪酶等),主要降解细胞内大多数大分子代谢物如蛋白质、脂类、糖、DNA 和 RNA 等,这些酶在酸性环境中(pH 值为 4.5~5.5)活性最稳定。溶酶体不仅负责细胞内大分子代谢物的降解和重吸收,还参与 mTORc1 及 AMPK 活性调控,是控制营养感知、氨基酸和离子稳态及钙离子信号通路的中枢,溶酶体与自噬体、吞噬体及质膜融合,在细胞 - 细胞和细胞 - 细胞外基质通信、感染应答和维持细胞稳态中发挥关键作用。溶酶体贮积病(lysosomal storage disease,LSD)是一组遗传性代谢病,是由于基因突变引起溶酶体内的酶(主要是酸性水解酶)、激活蛋白、转运蛋白或溶酶体蛋白修饰酶的缺乏或缺陷,导致代谢底物不能被有效降解而大量贮积,直接影响溶酶体功能并引发一系列的次级效应,最终导致不可逆的细胞损伤、细胞凋亡以及器官功能障碍和变性。溶酶体贮积病的首例临床报道始于 1881 年的 Tay-Sachs 病,随着溶酶体及其功能被认识,1963 年糖原贮积病Ⅱ型(Pompe 病)是第一个被明确的溶酶体贮积病,至今已有超过 70 种溶酶体病被报道,涉及 1 300 余个基因,其中 50 种为酶缺陷病,7 种膜蛋白病,12 种溶酶体相关细胞器病(disorders of lysosome-related organelles,LRO),14 种脂褐质沉积症。除少数为 X 连锁隐性遗传(Fabry 病、黏多糖贮积症Ⅱ型、Danon 病)外,大多数属常染色体隐性遗传病。虽然每个单病种溶酶体贮积病都很罕见,但其作为一组疾病并不少见,估计总体发病率为 1∶(5 000~5 500),有些病种在有奠基者效应的封闭族群中发病率更高。

溶酶体贮积病种类繁多,传统上常按其降解的底物和发病机制分类(详见表 2-6-6),每种溶酶体贮积病临床表现异质性较强,多有轻型和重型的表现差异,重者围产期和婴儿期即可发病,病情重,进展快,寿命短。轻者可至成年发病,病情进展慢,寿命较长。大多数溶酶体贮积病为多器官受累,常累及神经系统、心脏、肾脏、肝脾、骨骼、皮肤、眼、耳等,患者通常在生后存在数月至数年、数十年的临床前无症状期，临床症状出现后，病情即呈进行性进展状态，逐渐加重或恶化。大多数溶酶体贮积病无特效治疗，以对症和辅助支持治疗为主。近年来酶替代治疗、造血干细胞移植为部分患者带来了福音，基因治疗也在探索中。本节主要介绍有血液学改变的戈谢病、尼曼-皮克病和溶酶体酸性酯酶缺乏症。

表 2-6-6 溶酶体贮积病的分类

分类	疾病种类
神经鞘脂贮积症	戈谢病、尼曼-皮克病 A/B 型、法布里病（Fabry 病）、球形细胞脑白质营养不良（Krabbe 病）、异染性脑白质营养不良（MLD）、Tay-Sachs 病 /Sandhoff 病（GM2 神经节苷脂贮积症）、GM1 神经节苷脂贮积症
黏多糖贮积病	黏多糖贮积病Ⅰ型、Ⅱ型、Ⅲ型、Ⅳ型、Ⅵ型、Ⅶ型、Ⅸ型
糖原贮积病	糖原贮积病Ⅱ型（Pompe 病）
糖蛋白贮积病	岩藻糖苷贮积症、α-甘露糖苷贮积症、β-甘露糖苷贮积症、唾液酸贮积症、半乳糖唾液酸贮积症、天冬氨酰基葡萄糖胺尿症、Schindler 病
脂质贮积病	酸性酯酶缺乏症（Wolman 病和胆固醇酯贮积病）
翻译后修饰缺陷病	多种硫酸酯酶缺乏症、黏脂贮积症Ⅱ型、黏脂贮积症Ⅲ型
跨膜蛋白病	胱氨酸病、Danon 病、活动性肌阵挛-肾衰竭综合征、唾液酸贮积症、尼曼-皮克病 C 型、黏脂贮积症Ⅳ型
神经元蜡样脂褐质沉积症	神经元蜡样脂褐质沉积症 1~14 型（CLN 1~14）
溶酶体相关细胞器病（LOR）	Hermansky-Pudlak 病 1~9 型、Griscelli 综合征 1 型、Griscelli 综合征 2 型、Chédiak-Higashi 病

一、戈谢病

戈谢病（Gaucher disease，GD）是最常见的溶酶体贮积病之一，属常染色体隐性遗传病，是法国医生 Phillipe Gaucher 在 1882 年首先报告的。该病是由于患者体内酸性β-葡糖苷酶基因（acid beta-glucosidase，GBA，MIM 606463）突变导致机体酸性β-葡糖苷酶（acid beta-glucosidase）又称葡糖脑苷脂酶（glucocerebrosidase，GBA）缺乏，造成其底物葡糖脑苷脂（glucocerebroside，GC）在肝、脾、骨骼及肺甚至脑的巨噬细胞溶酶体中贮积，形成典型的戈谢细胞，损伤细胞功能，导致受累组织器官出现病变。临床表现为多脏器受累，进行性加重，并可危及生命。戈谢病是首先应用酶替代治疗并取得良好疗效的溶酶体贮积病。

【流行病学】戈谢病在世界各地均有发病，但在不同地区和人种中差异较大。澳大利亚的发病率为 1/57 000，荷兰为 1.16/100 000。估计全球戈谢病Ⅰ型的发病率为 1/50 000~1/40 000，德裔犹太人中Ⅰ型的发病率高达 1/855。Ⅱ型和Ⅲ型目前尚无发病率统计，但根据各国和地区病例报告推测在非欧洲地区的发病人数相对较多；日本Ⅲ型患者较多，约占 1/3。国内目前尚无发病率统计，各地均有病例发生，Ⅲ型患者比例也达 1/3。

【病因与发病机制】葡糖脑苷脂是细胞的组成成分之一，是一种可溶性的糖鞘脂类物质，在体内广泛存在。生理情况下，来源于衰老死亡组织细胞的葡糖脑苷脂被单核巨噬细胞系统吞噬后，在溶酶体内经 GBA 水解生成葡萄糖和神经酰胺。由于 *GBA* 基因突变造成机体 GBA 残存酶活性明显降低，使其底物不能被降解而在肝、脾、骨骼、骨髓、肺和脑组织的单核巨噬细胞溶酶体中累积，形成典型的戈谢细胞，导致机体多器官受损。戈谢病的病理生理机制目前尚不明确，虽然已经发现葡糖脑苷脂在单核巨噬细胞系统的过多积聚导致组织损伤、病灶血管压迫和巨噬细胞活化，以及血清 IL-1β、IL6、TNF-α、IL-10 和 M-CSF 升高（提示其参与组织炎症反应和细胞凋亡），但这些都不足以解释疾病的全部表现，推测仍有其他类型细胞参与其病理过程。

戈谢病是常染色体隐性遗传病，其致病基因 *GBA* 位于 1q21，cDNA 全长 2 564 个碱基，包含 12 个外显子，其中外显子 1 为非编码外显子，*GBA* 基因下游16kb处有一个与其高度同源的假基因序列。目前国际上已报道的*GBA*突变超过300个，突变类型包括错义突变、无义突变、缺失或插入突变、剪切位点突变或真假基因重组等，其中绝大多数为错义突变，基因突变主要导致GBA水解功能或稳定性下降。*GBA*的突变类型具有种族差异，并与临床表型相关。在德裔犹太患者中，*N370S*、*84GG*、*L444P*和*IVS2+1*这4种突变等位基因占犹太人戈谢病基因突变的95%左右，其中*N370S*占78%。这四种突变在非犹太群体中占50%~60%，以*L444P*最常见，占36%；其次为*N370S*，占29%。中国人中最常见的突变类型为*L444P*，占突变等位基因的33%，而罕见*N370S*，与日本和韩国相似。在一些特殊人群中存在奠基者效应的突变等位基因，如德裔犹太人、西班牙人和葡萄牙人中的*N370S*，瑞典人中的*L444P*，杰宁阿拉伯人、希腊人和阿尔巴尼亚人中的*D409H*。

由于不同类型的戈谢病患者临床表现常互相重叠，基因突变种类多样，大多数患者具有两个不同的等位基因突变类型，故基因型和表型之间的关系尚未十分明了。但仍观察到少数突变与患者的临床分型具有相关性，对判断疾病程度和预后具有指导作用，如至少具有1个*N370S*突变的患者不会出现神经系统症状，*N370S*的纯合子患者症状较轻；具有*V394L*、*G377S*和*N188S*突变的纯合子患者均为Ⅰ型，临床表现较轻；*L444P*突变虽然在各型戈谢病患者中都曾检出，但纯合子患者表现为亚急性神经病变型（Ⅲ型）；*D409H*纯合子患者通常表现为心血管型。

【临床表现】戈谢病常有多脏器受累的表现，但轻重差异很大，重者可在围产期致死，轻者可无症状。根据是否有原发性神经系统受累，将戈谢病主要分为非神经病变型（Ⅰ型）和神经病变型（Ⅱ型及Ⅲ型），少见围产期致死型（表2-6-7）。

1. Ⅰ型（非神经病变型） 无原发性中枢神经系统受累表现，是最常见亚型。各年龄段均可发病，以学龄前儿童起病居多，病程长、进展缓慢，症状轻重差异很大，发病越早，残余酶活性越低，症状越重。通常Ⅰ型患者GBA的活性相当于正常人的12%~45%。

（1）肝脾大：95%以上的患者存在脾大，脾脏体积可增至正常人的15~30倍，多伴有脾功能亢进表现，发生脾梗死时可出现急性腹痛。80%以上的患者出现肝大，严重时可发生肝硬化。

（2）血细胞减少和凝血障碍：脾功能亢进和骨髓浸润、梗死均可引起贫血、血小板减少和白细胞减少，患者可出现面色苍白、疲乏无力、皮肤和牙龈出血、月经量增多，甚至出现危及生命的出血现象。此外，Ⅰ型患者还可能存在广泛的凝血因子缺乏和血小板聚集障碍。

表2-6-7 戈谢病临床分型及特点

亚型	原发性中枢神经系统受累	骨病	其他
Ⅰ型	无	有	肝脾大 血细胞减少 肺部疾病
Ⅱ型 （急性或婴儿型）	延髓征 锥体束征 认知功能障碍	无	肝脾大 血细胞减少 肺部疾病 皮肤病变
Ⅲ型 （亚急性或青少年型Ⅲa，Ⅲb）	动眼神经功能障碍 抽搐 进行性肌阵挛性癫痫	有	肝脾大 血细胞减少 肺部疾病
心血管型（Ⅲc）	动眼神经功能障碍	有	二尖瓣或主动脉瓣钙化 角膜混浊 轻度脾大
围产期致死型	锥体束征	无	鱼鳞病或火棉胶样皮肤改变 非免疫性胎儿水肿

(3)骨病:70%~100%的Ⅰ型患者会出现骨病的临床表现或影像学改变。轻者仅表现为无症状性骨量减少,多数患者常有急性或慢性骨痛、病理性骨折和继发于软骨下塌陷的退行性关节炎等,严重者出现骨危象(严重骨痛急性发作,伴发热及白细胞增高、红细胞沉降率加快),骨骼病变不仅影响日常活动,严重时可致残。X线可见骨质减少、骨质疏松和典型的烧瓶样畸形(主要累及股骨远端,也可见于胫骨近端和肱骨近端,表现为股骨远端膨大、长管状骨干骺端皮质变薄、髓腔增宽),重者还可见骨的局部溶解、骨梗死、病理性骨折、关节受损、骨硬化等。儿童患者常见的表现依次是骨质稀疏、长骨干骺端烧瓶样畸形、长骨干骺端密度不同程度的减低、骨皮质变薄等,可有生长发育迟缓。

(4)部分患者可有肺部受累,主要为间质性肺病、肺实变、肺动脉高压,出现呼吸困难、发绀和杵状指等症状。

戈谢病Ⅰ型儿童初诊时最常见的症状依次为脾大(93%)、血小板减少(93%)、肝大(87%)、骨骼影像学异常(81%)、生长发育落后(62%)、贫血(40%)、骨痛(27%)等。贫血和严重的肝脾大多见于年幼儿,骨骼损害多见于年长儿和脾切除患儿。

患者还可出现免疫系统异常、胆石症、糖和脂类代谢异常、多发性骨髓瘤等,而且恶性肿瘤发病风险增高。

2. Ⅱ型和Ⅲ型(神经病变型) Ⅱ型和Ⅲ型患者除有与Ⅰ型相似的肝脾大、贫血、血小板减少等表现外,均有神经系统受累表现。

(1)Ⅱ型:为急性神经病变型,此型GBA活性最低,几乎难以测出。婴儿期发病,最早于生后1~4周出现症状,患者眼球运动障碍,双侧固定性斜视,有迅速进展的惊厥发作、颈项强直、角弓反张、四肢强直、行走困难、吞咽困难等急性神经系统受损表现,伴精神运动发育落后,2~4岁前死亡。

(2)Ⅲ型:为慢性(或称亚急性)神经病变型,患者酶活性相当于正常人的13%~20%,早期表现与Ⅰ型相似,逐渐出现轻重不一的神经系统症状,病情进展缓慢,寿命可较长。患者因动眼神经受累出现眼球运动障碍(固定性斜视、水平注视困难),左右视物时头部呈“钟摆样”动作。还可出现共济失调、惊厥、肌阵挛发作,病情重者伴发育迟缓、智力落后或倒退。根据临床表现的差异可分3种亚型,以较快进展的神经系统症状(眼球运动障碍、小脑共济失调、痉挛、肌阵挛及痴呆)及肝脾大为主要表现的Ⅲa型;以肝脾大及骨骼症状为主要表现而中枢神经系统症状较少的Ⅲb型;Ⅲc型也称心血管型,见于*D409H*纯合突变患者,主要表现为二尖瓣和主动脉瓣钙化,可出现呼吸困难、胸痛等症状,听诊心前区可闻及杂音,心电图异常,心脏瓣膜的钙化是导致此型患者死亡的原因,同时还伴随轻度脾大、角膜混浊、核上型眼肌麻痹等症状。Ⅲ型患者脑电图、脑干听觉诱发电位、头颅MRI检查可见异常改变。有些儿童患者可能出现神经症状较晚,神经症状出现之前常被诊断为Ⅰ型,故应长期观察随诊后定型。

3. 围产期致死型 是最严重的亚型,胎儿期起病,约2/3的围产期致死型戈谢病胎儿在母亲妊娠中后期出现非免疫性胎儿水肿,常伴肝脾大、关节挛缩,约40%出现皮肤鱼鳞病样改变(火棉胶样儿),35%~43%的患儿有特殊面容(耳位低、小鼻、鼻孔前倾、鼻梁低平、眼距增宽、小口、口唇外翻、小下颌、小头等)。胎儿水肿导致死胎或早产,早产儿出生后迅速死亡。没有水肿的胎儿生后一周内出现神经系统症状,3个月内死亡。孕晚期B超常能检测到此型胎儿羊水过多、头小、脑室扩张、颈部过伸和吞咽动作缺乏等异常征象。

【辅助检查】

1. 血液学检查 轻症患者可正常,脾功能亢进患者可见三系或两系减少,也可仅为单纯血小板减少、血红蛋白减低;患者血中总胆固醇和高密度脂蛋白胆固醇、载脂蛋白A有不同程度的降低;骨梗死时C反应蛋白、炎症因子、血沉明显升高;有些患儿血液凝血功能检查可显示异常。

2. 骨髓穿刺涂片或活检 在骨髓涂片的片尾可见到戈谢细胞,这种细胞体积大、直径20~80μm,圆形、椭圆形或多边形;胞质丰富,呈淡蓝色或淡红色,其内充满交织成网状或洋葱皮样的条纹结构,具有一个或数个偏心核;糖原和酸性磷酸酶染色呈强阳性。戈谢细胞在肝、脾、淋巴结活检时也可见到。戈谢细胞不是戈谢病的特异细胞,还可见于其他疾病,不能作为确诊戈谢病的依据。

3. 酶学检测 酶活性检测是诊断戈谢病的金标准。提取患者外周血白细胞或培养的皮肤成纤维细胞,超声粉碎制成细胞匀浆,与人工合成荧光底物4-甲基伞形酮-β-D-吡喃型葡萄糖苷(4-methylumbellifery-β-D-ducopyronoside)反应,检测荧光强度,按Lowry法测匀浆蛋白浓度,得出酶活性数值。典型患者外周血白细胞中 GBA 活性明显降低(通常低于正常值的 30%)时,可确诊戈谢病。酶活性检测不仅用于患者诊断,还用于产前诊断,通过检测胎儿绒毛或羊水细胞中的 GBA 活性来判断胎儿是否受累戈谢病。患者的父母均为杂合子,其酶活性可在正常范围,也可介于正常人和患者之间,故此法不能用于确定携带者。

戈谢病患者血浆中可见其他酶或蛋白的活性以及特异的生物标志物的升高,包括壳三糖酶、抗酒石酸酸性磷酸酶(TRAP)、血管紧张素转化酶(ACE)、CCL18、神经鞘氨醇(glucosylsphingosine,lyso-GL1)等,可间接支持诊断,经有效的特异性治疗后这些指标会趋于正常,故可作为疗效评价的生化指标。

4. 基因诊断　也是确诊患者的有效方法。通常采用 DNA-PCR 测序或二代测序(next-generation sequencing,NGS)技术对患者的 *GBA* 基因进行突变检测,可检出 90% 以上患者的突变类型,患者可为突变纯合子或复合杂合子。DNA 样品稳定性好,对样品保存和时效性的要求较酶学检测相对易行。患者的突变类型确定后,还可用于胎儿产前诊断及其家族相关成员(包括父母)进行相应突变位点的检测以检出携带者(即突变杂合子),基因检测应注意避开假基因干扰,以免出现假阳性结果。

5. 脑电图　Ⅲ型患者在神经系统症状出现前即可有脑电图波形异常,如出现慢波、棘波等,为临床分型和判断预后提供参考依据。

6. 其他　腹部超声或 CT、MRI 用于了解肝脾大情况并测量体积,骨骼系统的 X 线摄片和 MRI 检查可显示骨骼外形异常和骨质受损状况,尤其是 MRI 检查能早于 X 线发现骨髓浸润。骨密度检测、肺功能检测等可显示异常。

【诊断】如患儿出现不明原因的肝脾大、贫血、血小板减少、骨痛或合并神经系统症状等临床表现,或是骨髓涂片发现戈谢细胞,应怀疑戈谢病,需及时检测患者外周血白细胞中 GBA 活性,或进行 *GBA* 基因突变检测以明确诊断。

【鉴别诊断】戈谢病应与以下疾病进行鉴别诊断。

1. 激活蛋白 Saposins C 缺陷病　葡糖神经酰胺酶(glucosylceramidase)在水解糖鞘脂类过程中需要 Saposins C 的参与,*PSAP* 基因缺陷导致激活蛋白 Saposins C 缺乏,不能降解的糖鞘脂类物质堆积在单核巨噬细胞系统,引起和戈谢病相似的临床表现(包括神经病变型和非神经病变型),但患者 GBA 活性正常。因此,对于 GBA 活性正常又高度怀疑戈谢病的患者应作 *PSAP* 基因突变检测。

2. 尼曼 - 皮克病　也是一种脂质沉积性溶酶体贮积病,临床表现与戈谢病相似,主要为肝脾大、贫血、血小板减少,或合并神经系统表现,骨髓涂片可见与戈谢细胞相似的尼曼 - 皮克细胞,鞘磷脂酶活性检测或致病基因突变检测是其确诊的手段。

3. 类戈谢细胞　在慢性粒细胞性白血病、血小板减少性紫癜、地中海贫血及一些结缔组织病的骨髓涂片中有时会见到少量类戈谢细胞,这是由于血细胞大量破坏,红细胞葡糖苷脂和乳糖基酰基鞘氨醇大量进入吞噬细胞中堆积所致。这些病有其原发病的表现,而且 GBA 活性正常,易于与戈谢病鉴别。

4. 其他　围产期致死型新生儿的火棉胶样儿皮肤改变要与单纯的常染色体隐性遗传鱼鳞病鉴别;水肿胎儿要与能引起类似表现的其他溶酶体贮积病鉴别等。对可疑胎儿应及时测定酶活性或做基因突变检测,对引产胎儿或迅速死亡的新生儿要及时留取血样标本留待检测。

【治疗】以往戈谢病的治疗以对症治疗为主,近年来,随着分子遗传学及生物工程技术的发展,特异性治疗戈谢病的酶替代治疗(enzyme replacement therapy,ERT)已应用于临床。

对症治疗:贫血患儿可补充维生素及铁剂,预防继发感染,大量出血或出血不止可临时输注红细胞及血小板以改善贫血或出血状况,但应注意大量、多次、快速的血制品输注对患儿脾脏造成的负荷过重,会导致脾脏短期内肿大明显,反而加重病情,故应严格输血指征和输注量;脾全部切除虽可减轻腹部负担并纠正贫血及血小板减少,但也会加速葡糖脑苷脂在骨、肝脏、肺脏等器官的蓄积,还增加了暴发严重感染的机会,儿童患者切脾应尤为慎重;骨病变的处理包括止痛、理疗、骨折处理、人工关节置换等,并可辅以钙剂、维生素 D 及双膦酸盐治疗骨质疏松;出现惊厥可使用抗癫痫药物治疗等。

特异性治疗:主要包括酶替代治疗、底物减少疗法、骨髓移植。

1. 酶替代治疗(enzyme replacement therapy,ERT)　ERT 是将外源性的酶输入体内以分解需要降解的糖鞘脂类物质,并清除以往积聚的底物,使病情得到有效缓解。临床应用的是利用基因重组技术研制的 GBA,目前在我国上市的药品是注射用伊米苷酶

(imiglucerase)，主要用于Ⅰ型患者和Ⅲ型患者的非神经病变的治疗。ERT可明显改善Ⅰ型患者的临床症状体征，使肝脾回缩，血象恢复正常，减轻骨骼病变，维持儿童正常生长发育，提高生活质量，但需终生规律用药，治疗越早，疗效越好。Ⅱ型患者对于ERT、骨髓移植(bone marrow transplantation，BMT)和SRT均无效。Ⅲ型患者应用ERT对非神经系统病变的治疗效果同Ⅰ型，但对于神经系统症状无改善。

中国自1993年始有1名患者使用ERT治疗，1999年获得世界健康基金会援助中国儿童基地免费提供伊米苷酶治疗，至今已有百余位患者受益于ERT，取得了良好的疗效。但由于此药价格昂贵，在国内的使用并不普遍，且不规范。2015年，由国内专家参考国外诊治规范和国内经验编写了《中国戈谢病诊治专家共识》，以期指导国内戈谢病的规范诊治和监测。ERT应根据患者的病情严重程度、进展、合并症的发生等进行风险评估，并确定患者ERT治疗的剂量(表2-6-8)。高风险患者的推荐初始剂量为60U/kg，每2周1次静脉输注。低风险患者的初始剂量为30~45U/kg，每2周1次静脉输注。根据疾病风险评估确定合理剂量并规律治疗12~24个月后，患儿应达到以下治疗目标：无骨危象，无骨痛或轻度骨痛；血红蛋白≥110g/L，血小板计数≥100×10⁹/L，无瘀斑及出血现象；脾脏体积≤正常人2~8倍(根据梗死面积)，无脾功能亢进症状；肝脏体积≤正常人的1.5倍，肝功能正常；生长速度明显增加；在2~3年内生活质量得到改善，获得正常生长发育速度，达到理想的或最大骨质量值。对于开始治疗较晚、病情较重的患者，达到治疗目标所需要的时间可能较长。

达到治疗目标后，仍应对患者进行持续临床监测，病情稳定者可酌情减少伊米苷酶的治疗剂量进行维持治疗。儿童患者的伊米苷酶的长期维持剂量不建议低于30U/kg，每2周1次。

在持续临床监测中患者出现以下情况之一时，需恢复伊米苷酶治疗的初始剂量：①间隔2周以上进行的2次检查发现，与减量前的血红蛋白相比降低>12.5g/L；②间隔2周以上进行的2次检查发现，血小板计数较减量前下降>25%，或低于80×10^9/L；③肝脏和/或脾脏体积较减量前增大>20%；④有骨骼疾病进展证据，包括骨折、骨梗死、骨溶解或无菌性骨坏死；⑤骨痛频率及严重程度增加；⑥骨危象重复出现或频率增加；⑦无其他原因的生活质量下降；⑧与戈谢病相关的肺部症状出现或加重；⑨儿童患者生长发育迟缓或倒退。除以上临床表现外，如患者的壳三糖苷酶或其他生物标志物较减量前升高>20%，或骨骼MRI提示骨骼损伤加重时，需考虑恢复患者初始ERT治疗剂量。

2. 底物减少疗法(substrate reduction therapy，SRT)　SRT治疗的目的是通过减少酶的分解底物的生成，少量的底物能被突变后残存的活性酶有效分解，不再在细胞内大量积聚，从而使病情稳定改善。药物美格鲁特(miglustat)、eliglustat均为口服药物，目前主要用于不能应用ERT治疗的轻度或中度Ⅰ型戈谢病成年患者。它们均为葡糖神经酰胺合成酶抑制剂，可降低糖鞘脂(包括葡糖脑苷脂)的生物合成，稳定戈谢病的病情，减轻肝脾大程度，提高血红蛋白和血小板水平，缓解骨痛，其中美格鲁特可以通过血-脑屏障，可能改善Ⅲ型患者神经症状。

3. 骨髓移植(bone marrow transplantation，BMT)　成功的BMT能够纠正患者的酶缺陷，改善贫血和血小板减少，使肝脾体积缩小。部分患者骨髓移植后已经发生的神经系统症状和骨病症状也趋于稳定。但戈谢病的BMT治疗风险较大，死亡率高，限制其在Ⅰ型和Ⅲ型患者中的应用。此外，已经应用ERT的Ⅲ型患者和病情进行性加重的病例可以联合BMT获得更好的疗效。

表2-6-8　戈谢病患者风险评估及推荐酶替代治疗剂量

	高风险 (初始剂量为60U/kg，每2周1次)	低风险 (初始剂量为30~45U/kg，每2周1次)
儿童风险标准 (18岁以下)	至少有以下1项： ■ 有症状的疾病，包括骨痛、疲劳、活动受限、虚弱、恶病质 ■ 生长落后 ■ 骨骼受侵的任何证据(包括烧瓶样畸形) ■ 血小板计数≤60×10^9/L，或异常出血 ■ 血红蛋白≤相应年龄及性别的正常下限20g/L ■ 因戈谢病导致生活质量明显下降	有任何戈谢病表现或相关症状的儿童患者均需接受酶替代治疗

【预防】戈谢病是常染色体隐性遗传病，生育过戈谢病患者的家庭及亲属应进行遗传咨询。患儿父母如果再次生育，每次妊娠胎儿患病的风险为 25%，且与性别无关；戈谢病患者本人结婚生育，可对其配偶进行 *GBA* 基因突变检测，如果配偶不是携带者，后代患病风险小，如果配偶是携带者，后代患病风险为 50%。产前诊断是预防高危家庭再次生育戈谢病患儿的最有效方法，通常在高危孕妇妊娠 11~13 周取胎儿绒毛，或是在妊娠 18~22 周取羊水进行胎儿羊水细胞培养，检测绒毛或羊水细胞内 GBA 活性或提取 DNA 进行 *GBA* 基因突变检测，判断胎儿是否受累。

【未来展望】虽然戈谢病的 ERT 治疗能使患者的肝脾回缩、血象改善，但每 2 周静脉输注一次，长期用药、药物价格昂贵，而且对于患者的神经系统症状无效，对严重骨病也不能取得满意疗效。SRT 为口服药物，骨骼渗透性优于 ERT，因此骨骼严重受累患者，ERT+SRT 联合治疗可能获得更好的疗效；ERT 联合美格鲁特治疗Ⅲ型患儿已有报道可改善神经系统症状，但需要长期的观察随访。以 AAV9 为载体的基因治疗戈谢病神经损伤在动物试验中取得了较好的疗效。分子伴侣作为一种小分子化合物，可以改变基因错义突变造成的蛋白质肽链的错误折叠，从而提升患者残余酶活性，改善酶降解底物的能力，它能通过血 - 脑屏障，可用于神经系统疾病的治疗，盐酸氨溴索正作为分子伴侣被尝试用于Ⅲ型戈谢病患者和严重骨骼受累患者的治疗。骨髓移植和脐血干细胞移植虽因其风险高在国际上已逐渐被安全的 ERT 取代，但对中国众多因 ERT 的价格昂贵而无法应用的戈谢病患者，不失为一种有效的治疗方法，怎样提高移植的成功率是国内移植医生急需攻克的难题。此外，先给予戈谢病患儿足剂量、足疗程 ERT 治疗后，待病情明显改善再行移植是否可得到最大的经济效益考量，还需进一步研究。无论是 ERT、SRT、骨髓移植还是基因治疗等，均在病情早期组织器官功能尚未出现严重损伤时应用，才能获得最佳效果，新生儿戈谢病筛查（酶学或基因检测）能够早期发现症状前患者，使早诊断、早治疗成为可能，希望将来有可能在国内实施。

诊治要点

- 戈谢病是一种罕见遗传代谢病，属常染色体隐性遗传病，患者 *GBA* 基因突变导致机体酸性 β- 葡糖苷酶缺乏，造成其降解底物葡糖脑苷脂在巨噬细胞溶酶体中贮积而致病。
- 临床分三种类型，Ⅰ型儿童患者主要临床表现为肝脾大，脾脏增大尤为显著，血细胞减少，生长发育落后，骨骼病变；Ⅱ型和Ⅲ型患者不仅具有Ⅰ型的症状，还存在神经系统受累表现，其中Ⅱ型为急性神经病变型，患儿症状重，寿命短；Ⅲ型为慢性神经病变型。
- 骨髓形态学检查镜下可见典型的戈谢细胞，可提示诊断；外周血白细胞中 β- 葡糖苷酶活性检测为诊断的金标准，典型患儿明显降低（通常低于正常值的 30%），*GBA* 基因突变检测也可作为诊断方法之一。
- ERT 是目前戈谢病的首选的特异性治疗方法，需长期规律用药，治疗越早，疗效越好。戈谢病为多器官损伤疾病，患儿的综合管理很重要。
- 戈谢病是常染色体隐性遗传病，患儿家长再生育需做遗传咨询和产前诊断。

二、尼曼 - 皮克病

尼曼 - 皮克病（Niemann-Pick disease，NPD）也被称为鞘磷脂胆固醇脂沉积症，是一组常染色体隐性遗传病，患者多系统受累，主要表现为肝脾大、各种神经功能障碍以及鞘磷脂或胆固醇贮积。根据临床表现和致病基因不同，NPD 主要包括尼曼 - 皮克病 A/B 型（Niemann-Pick disease type A/type B，NPD-A/B）和尼曼 - 皮克病 C 型（Niemann-Pick disease，NPD type C，NPD-C）。以下将分别论述。

（一）尼曼 - 皮克病 A/B 型

尼曼 - 皮克病 A/B 型（NPD-A/B），又称酸性鞘磷脂酶缺乏症（acid sphingomyelinase deficiency，ASMD），是一种罕见的溶酶体贮积病，1914 年德国儿科医生 Albert Niemann 报道了第一例 NPD-A 患儿，1927 年 Ludwig Pick 进一步明确了此病的形态学特点为脂质沉积的“泡沫样细胞”，故将此病以两人的姓氏命名。NPD 由于 *SMPD1*（sphingomyelin phosphodiesterase 1 gene）基因存在纯合或复合杂合突变，导致溶酶体酸性鞘磷脂酶（acid sphingomyelinase，ASM）缺乏，使鞘磷脂在单核吞噬细胞系统和肝细胞内的进行性贮积，表现为肝、脾、肺、骨髓和淋巴结甚至神经系统等多系统病变。此病在世界各地均有发病，推测患病率为 1∶250 000，在德系犹太人后裔中为 1∶40 000，以 A 型居多，国内目前无发病率统计。

【发病机制】NPD-A/B 是常染色体隐性遗传病，其致病基因 *SMPD1* 位于染色体 11p15.1~p15.4，含 6 个外显子，编码含 629 个氨基酸的糖蛋白，目前全球已报道超过 200 种突变类型，包括点突变、剪切位点突变和微小缺失突变等，其中以错义突变居多，除少数族群外，无明显热点突变。基因型和表型的关系多不明确，p. Arg610del 纯合子症状轻；p. Leu139Pro、p. Ala198Pro、p. Arg476Trp、p. Pro323Ala、p. Pro330Arg、p. Trp393Gly 见于症状偏轻的 NPD-B 型患者；p.His423Tyr 和 p.Lys578Asn 是沙特阿拉伯人最常见的突变，见于早发的重症患者，p. Arg498Lys、p. Lys304Pro 和 p. Pro333Serfs*52 可导致 NPD-A；p. Gln294Lys、p. Trp393Gly 可导致晚发神经病变的中间型 NPD。*SMPD1* 基因编码酸性鞘磷脂酶，主要在肝脏、肾脏、脑组织和小肠表达，以肝脏中最丰富。鞘磷脂是机体各种细胞膜和红细胞基质的主要成分，ASM 可将溶酶体内需要降解的鞘磷脂的磷酸胆碱残基剪切掉，使其分解为神经酰胺和磷酸胆碱。患者的 *SMPD1* 基因纯合或复合杂合突变导致鞘磷脂酶活性减低或缺乏时，鞘磷脂降解受阻，贮积在肝脏、脾脏、肺部甚至神经系统，导致细胞、组织和器官功能受损。受累细胞因鞘磷脂的积聚变大，在组织学上可见直径为 20~90μm 富含脂质的泡沫细胞，通常仅有一个偏位的小细胞核，染色质疏松，吉姆萨染色胞质呈蓝或蓝绿色，内有深浅不一的蓝色颗粒，酸性磷酸酶染色呈弱阳性，又称为尼曼 - 皮克细胞。

【临床表现】根据患者的临床表现、疾病进展程度以及神经系统是否受累将 NPD 分为三种类型：NPD-A 为婴儿急性神经型，NPD-B 变异型（也称中间型）为慢性神经型和起病较晚无神经病变的肝脾型 NPD-B。各亚型的临床特点见表 2-6-9。尼曼 - 皮克病最常见的症状是腹部膨隆，肝脾大，各个年龄均可因发现脾大而被诊断，重者生后即出现肝脾大，轻者可至成人期才发现脾大。脾脏增大引起脾脏功能亢进导致贫血、血小板和白细胞减少。肺部脂质浸润较常见，常合并呼吸道感染，严重者出现呼吸费力、气促等缺氧症状。儿童患者生长障碍，身材矮小较常见。NPD-A 发病早、进展快，神经系统症状重，患儿 6~12 个月内发育基本正常或接近正常，但之后出现明显倒退，最终呈痉挛强直状态，对外界刺激无反应，死亡较早。NPD-B 变异型和 NPD-B 病情进展较慢，患者寿命与脏器受损严重程度相关。

【辅助检查】

1. 血液学检查　脾功能亢进患者仅为单纯血小板减少或贫血，也可见三系或两系减少；多数患者血转氨酶有轻至中度升高，血高密度脂蛋白胆固醇降低，甘油三酯轻至中度升高；部分患者血液凝血功能检查异常；血浆壳三糖酶升高，但升高程度较戈谢病患者小。血气分析和血氧饱和度测定用于有肺部浸润的患儿评估。

2. 组织病理学检查　患者肝、脾、肺、骨髓和淋巴结活检（常用骨髓穿刺），光镜下可见富含脂质的泡沫细胞，可提示诊断，但不能作为确诊依据。

3. 酶学检测　确诊的金标准方法为检测患者白细胞或培养的皮肤成纤维细胞中鞘磷脂酶活性，患者酶活性明显降低。

4. 基因诊断　*SMPD1* 基因突变检测发现患者存在两个分别来自父母的致病突变也可确诊。基因诊断不能完全替代酶学检测，特别是临床症状不典型和 / 或不能确定检测出的基因变异的致病性时，应作鞘磷脂酶酶活性检测确证。

5. 其他　腹部超声或 CT、MRI 用于了解肝脾大和肝硬化程度并测量体积，肺部薄层 CT 常用来评估肺部浸润状况，可见小叶间隔增厚、磨玻璃密度影和钙化等改变；双能 X 线骨密度检测了解是否存在骨质疏松或骨量减少；肺功能检查可评估年长患儿的通气和换气功能。NPD-A 患儿头颅 MRI 可以正常，也可表现为脑萎缩、白质 T_2 高信号等。

【诊断】具有上述典型临床表现，而且患者白细胞或培养的皮肤成纤维细胞中鞘磷脂酶活性明显降低，*SMPD1* 基因突变检测发现患者存在两个分别来自父母的致病突变可确诊酸性鞘磷脂酶缺乏症（NPD-A/B）。但因为罕见疾病，临床医生认识有限，常致诊断延迟。图 2-6-1 诊断流程图可帮助临床医生尽早识别诊断该病。

【鉴别诊断】NPD-A 需与戈谢病Ⅱ型、GM1 神经节苷脂贮积病、GM2 神经节苷脂贮积病鉴别；NPD 中间型需与 NPD-C、戈谢病Ⅲ型相鉴别；NPD-B 应与戈谢病Ⅰ型鉴别；它们彼此间都有症状体征上的相似性，但酶活性测定和基因检测结果不同，是鉴别的关键。

表 2-6-9　尼曼 - 皮克病 A/B 型临床分型及临床表现

	NPD-A	中间型	NPD-B
起病年龄	早婴期(2~4 个月)	儿童期(2~7 岁)	婴儿期至成人均可起病
病情进展	快	神经症状进展较慢	不一
消化系统	3 个月出现肝脾大,进行性加重,可伴喂养困难、呕吐、胆汁淤积性黄疸、转氨酶升高	同 NPD-B	程度由轻到重均可见,脾大先于肝大。腹泻,肝大常伴肝功能异常,多数出现肝纤维化、门静脉高压或肝硬化甚至肝衰竭
神经病变	6~12 个月出现,发育里程碑落后,肌张力减退,深腱反射减弱或消失,吞咽困难。1 岁后精神运动发育停滞并出现倒退	周围神经病变,锥体外系征,精神症状,学习障碍。小脑共济失调、眼球震颤可出现于儿童早期。轻症患者可仅有肌张力减低和腱反射减弱,严重者运动能力丧失和智力退化	无
肺部病变	肺间质病变,晚期出现低氧血症,吸入性肺炎,反复呼吸道感染是致死的常见病因	同 NPD-B	胸部 X 线和薄层 CT 检查可见肺间质病变,重者可出现氧依赖和活动严重受限
生长及骨骼	1 岁以内线性生长基本正常,体重增长缓慢	同 NPD-B	生长和骨骼发育迟缓、青春期延迟在儿童和青少年中很常见,可导致成年后显著矮小。轻者身高可正常。骨质疏松和骨量减少常致骨关节痛和病理性骨折
血液学改变	可无血液学改变或仅轻度血小板减少	同 NPD-B	血细胞减少可伴出血倾向,重症者可出现血象三系或两系减低
眼底黄斑晕或樱桃红斑	100% 出现	部分出现	部分出现(约 1/3)
寿命	3 岁左右死亡 (中位年龄 27 个月)	肝病或肺病常致寿命缩短;死亡年龄从儿童至成年不等	肝病或肺病常致寿命缩短;重者常在青春期前死亡,轻症患者可活至成年或接近正常
其他	睡眠障碍,易怒	同 NPD-B	头痛、复发性耳感染

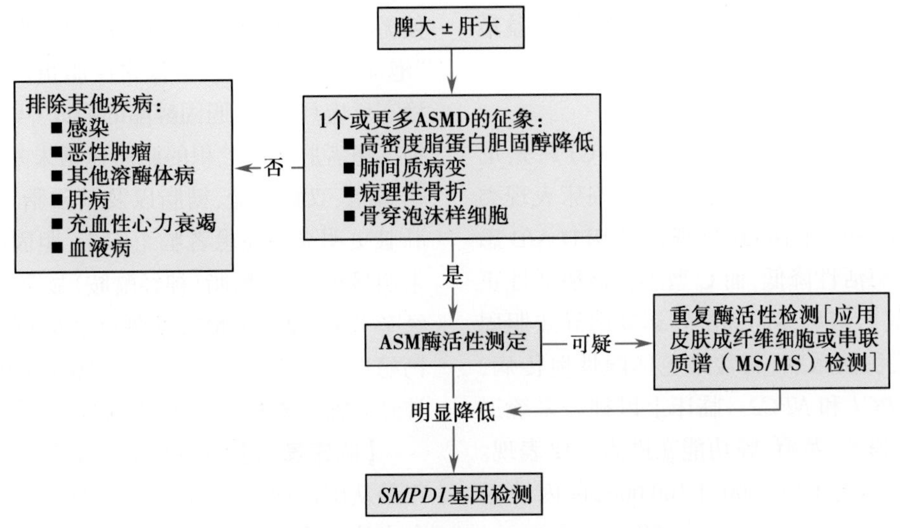

图 2-6-1　尼曼 - 皮克病 A/B 型的诊断流程

ASMD. 酸性鞘磷脂酶缺乏症;ASM. 酸性鞘磷脂酶。

【治疗】目前此病尚无特效治疗，酶替代治疗仍在临床试验阶段。只能对症治疗，如积极抗感染治疗肺部疾病、改善营养状况等。巨脾造成严重脾脏功能亢进血小板减少和重度贫血的患者可考虑做脾脏切除或部分切除手术以改善贫血和血小板减少，但有加重肺部病变的可能。骨髓移植或造血干细胞移植能使患者肝脾缩小，脾功能亢进得到改善，但对神经系统损伤的改善效果甚微。对严重肝功能受损的患者，肝脏移植可以改善肝功能，但对神经系统症状也无改善。

患儿的管理随访：此病是多器官损伤疾病，虽然目前没有特效治疗，但对于慢性进展的NPD-B和NPD-B变异型的规范随访和对症治疗，能改善患者的生活质量并延长寿命，国际ASMD专家组在2018年发表了酸性鞘磷脂酶缺乏症患者的临床监测建议，明确了儿童患者评估指标和随访间期，详见表2-6-10。

表2-6-10 儿童NPD-B和NPD-B变异型患者评估指标和随访间期

确诊后基线评估	每3~6个月评估（根据患儿年龄）	每年评估	阶段性评估（每2~4年）
身高、体重，血常规、肝功能、血脂，肝脾体积，眼科检查，肺功能、肺部影像学检查，心脏评估，骨骼影像，神经、认知和发育评估 个别患儿需要肝活检和门静脉测压	身高、体重，心肺听诊，与年龄相适应的神经和发育评估	身高、体重，血常规、肝功能、血脂，心肺听诊，心电图，肝脾体积，眼科检查，肺功能，与年龄相适应的神经和发育评估，与年龄相适应的激素水平评估，所需疫苗	超声心动图，骨骼状况

【预防】NPD-A/B是常染色体隐性遗传病，患儿父母如果再次生育，每次妊娠胎儿患病的风险为25%，且与性别无关，因此需做产前诊断。通常在高危孕妇妊娠11~13周取胎儿绒毛，或是在妊娠18~22周取羊水进行胎儿羊水细胞培养，检测绒毛或羊水细胞内酸性鞘磷脂酶活性并提取胎儿DNA进行*SMPD1*基因突变检测，判断胎儿是否受累。

【未来展望】NPD-A/B目前无特效治疗，期待尽早出现成熟的酶替代治疗或基因治疗给患者带来治愈的希望。干血片新生儿筛查或者高危患儿筛查的开展，不仅能提高本病的诊断率，还能将患儿的诊断尽量提前，以便早诊断、早治疗，使治疗效益最大化。

（二）尼曼-皮克病C型

以往认为尼曼-皮克病C型（NPD-C）只是尼曼-皮克病的一个亚型，与NPD-A/B的临床表现类似但有差异，但1966年Brady发现只有NPD A/B患者存在鞘磷脂酶活性降低，而C型患者该酶活性正常，后来发现其为溶酶体胆固醇转运缺陷导致胆固醇在细胞内贮积而致病，属常染色体隐性遗传病，致病基因为*NPC1*和*NPC2*。临床上以神经系统退行性变伴有肝脾大、黄疸、脾功能亢进为主要表现。NPD-C的发病率约1/150 000~1/100 000，国内缺乏准确的发病率调查。

【发病机制】90%以上的NPD-C患者是由于*NPC1*基因突变所致，其余为*NPC2*基因突变导致。*NPC1*基因位于18q11~q12，含25个外显子，编码一个用于次级溶酶体定位的大的膜糖蛋白，目前已知突变超过300种。*NPC2*基因位于14q24.3，含5个外显子，编码一种小的与胆固醇高亲和力结合的可溶性溶酶体蛋白，已报道突变有30余个。正常情况下，内吞的低密度脂蛋白被运送到次级溶酶体，在那里被水解释放出游离胆固醇，游离胆固醇被迅速地从溶酶体运输到质膜和内质网，酯化后转运至细胞膜、线粒体等部位利用。*NPC1*或*NPC2*基因发生纯合突变或复合杂合突变均可导致胆固醇转运障碍，使游离的胆固醇在溶酶体内贮积，形成充满脂质的“泡沫样细胞”，干扰了低密度脂蛋白胆固醇介导的稳态反应（特别是胆固醇酯的形成），导致细胞功能受损。患者肝脾中贮积的脂质包括未酯化的胆固醇和鞘磷脂、双膦酸盐、糖脂以及鞘磷脂，脾脏的贮积比肝脏更明显。在患者脑组织中，胆固醇和鞘磷脂均未明显积聚，但糖脂（神经酰胺）显著增加，特别是神经节苷GM2和GM3，推测可能破坏了脑内脂质的钙稳态。脑组织病理改变类似阿尔茨海默病，可见神经元轴突萎缩、神经纤维结节形成等。

【临床表现】NPD-C的临床表现异质很强，发病年龄从围产期一直到成年期（晚至70岁），患者的寿命也从生后数天直到60岁以上，差异很大。但大多数患者的死亡年龄在10~25岁。NPD-C是一种典型的神经内脏疾病，肝脾大、肺部浸润等内脏受累和神经或精神症状可在不同年龄段出现，各自有完全独立的过程。除了少数出生时或出生后6个月内死于肝衰竭或呼吸衰竭的患儿，所有患儿都有一段正常或相对正常的发育阶段，但最终都将进展为进行性、致命性的神经系统退行性疾病。通常情况下，肝脾大常早于神经系统症状出现，但也有大约15%的患者仅有神经系统症状，成人发病的患者中，接近1/2的患者至少在诊断时缺乏内脏受累症状。典型患者的神经系统异常主要包括小脑共济失调、构音障碍、吞咽困难和进行性痴呆，多数病例表现有特征性的垂直性核上性凝视性麻痹（VSGP），眼球运动异常是C型患者最早出现的神经系统症状，VSGP是其特征性表现，几乎见于所有的青少年及大部分成年患者。首先表现为眼球垂直运动障碍，之后出现水平运动障碍，最终出现完全性核上性麻痹，导致患者阅读、表达及交流能力明显受限。部分患者会出现听力、视力下降。各个时期患者的临床表现见表2-6-11。

表2-6-11 不同年龄段患者的主要临床表现

分型	起病时间	神经、精神症状	内脏受累表现
围产期型	出生前、≤3个月	不明显	新生儿水肿、肝脾大、腹水、胆汁淤积性黄疸、呼吸衰竭、肝脏衰竭
早婴型	3个月～2岁	半岁后出现运动发育迟缓，中枢性肌张力减低、获得性运动技能丧失，不会走路。头颅MRI显示白质营养不良和脑萎缩	肝脾大（首发症状，可孤立存在）
晚婴型	2~6岁	进行性共济失调、步态异常，语言落后、构音困难、吞咽障碍、肌张力障碍、听力减退、癫痫发作、痴笑猝倒、垂直性核上性凝视性麻痹；7~12岁死亡	肝脾大
青少年型（最常见）	6~15岁	学习障碍、注意力受损、动作笨拙、痴笑猝倒、垂直性核上性凝视性麻痹、进行性共济失调、构音困难、吞咽障碍、肌张力障碍、近视、癫痫发作；寿命20~30岁	脾大为主（90%患者）
成人型	>15岁	痴笑猝倒、精神异常（精神分裂、抑郁）、认知减退、痴呆、学习困难、近视、癫痫发作、行为笨拙、垂直性核上性凝视性麻痹	少数出现脾大

【辅助检查】

1. 血液学检查 如果合并脾功能亢进可出现血小板或其他血细胞减少；胆汁淤积性肝病患儿可出现肝功能异常和胆红素增高；大多数早期患者血常规、肝功能等没有明显异常。血高密度脂蛋白胆固醇降低。部分NPD-C患者血浆壳三糖苷酶活性可有轻度增高，但在晚发型患者该酶不升高。

2. 组织病理学检查 患者肝、脾、肺、骨髓和淋巴结活检（常用骨髓穿刺），光镜下可见富含脂质的泡沫细胞或海蓝细胞。

3. 皮肤成纤维细胞Filipin染色 Filipin染料能与游离的胆固醇特异性结合，荧光显微镜下可见核周溶酶体强荧光信号（即游离胆固醇），为NPD-C阳性细胞，是确诊NPD-C的方法之一。>80%的NPD-C病例可以观察到这种典型表现。

4. 胆固醇酯化率 具有经典表型的患者细胞胆固醇酯化率明显降低甚至为零，而变异型患者的细胞只有轻度的酯化受损。对于这一类患者，基因诊断更加重要。该方法灵敏度较Filipin染色低。

5. 基因诊断 基因检测可以确诊疾病，对于临床高度怀疑为NPD-C的患者，即使Filipin染色阴性的患者，均应进行基因分析。*NPC1*或*NPC2*基因检出2个等位基因致病突变有确诊意义。

6. 其他 腹部超声或CT、MRI用于了解肝脾大的程度并测量体积，头颅MRI无特异性表现，多数报道提示有小脑、海马、大脑灰质的缩小，以及白质的异常信号。

【诊断】NPD-C患者症状不特异，给临床诊断造成困难。对于临床有以下表现的患者应考虑该病的诊断：①新生儿出现腹水、肝功能异常、病理性黄疸及肺浸润；②婴儿出现持续肌张力过低；③婴幼儿不明原因肝脾大；④儿童期患者出现垂直性核上性凝视麻痹、共济失调、肌张力障碍或抽搐；⑤成人出现痴呆、抑郁、双相障碍或精神分裂症等。怀疑指数工具有利于筛选出可疑NPD-C患者。皮肤成纤维细胞Filipin染色是确诊NPD-C的方法之一，但需皮肤活检，属有创检查。*NPC1*或*NPC2*基因检出2个等位基因致病突变有确诊意义。对临床疑似尼曼-皮克病的患者，尤其是骨髓涂片见泡沫样细胞或海蓝细胞，而酸性鞘磷脂酶活性正常的患者，建议行*NPC1*和*NPC2*基因突变分析，以明确诊断。

【鉴别诊断】NPD-C新生儿及婴儿需与下述疾病鉴别：胆道闭锁，感染，α_1-抗胰蛋白酶缺乏症，酪氨酸血症，恶性肿瘤，其他溶酶体贮积病（如戈谢病、NPD-A/B）。儿童患者需与下述疾病鉴别：脑肿瘤，脑积水，GM2神经节苷脂病，线粒体病，枫糖尿病，注意力缺陷障碍，肌张力障碍，Wilson病，神经元蜡样脂褐质沉积症，亚急性硬化性全脑炎及周期性瘫痪。青春期及成人患者需要与痴呆或精神类疾病鉴别。

【治疗】目前此病尚无特效治疗，主要为对症和辅助治疗。底物减少疗法：美格鲁特（miglustat）是葡萄糖神经酰胺合成酶抑制剂，通过抑制葡萄糖神经酰胺合成进而阻止或延缓NPD-C患者神经系统症状的进展，提高生存率，可用于4岁以上*NPC1*突变有神经系统受累表现的NPD-C患者，在我国已获批上市。

【预防】NPD-C是常染色体隐性遗传病，患儿父母如果再次生育，每次妊娠胎儿患病的风险为25%，且与性别无关，因此需做产前诊断。通常在高危孕妇妊娠11~13周取胎儿绒毛，或是在妊娠18~22周取羊水提取胎儿DNA依据先证者的突变进行*NPC1*或者*NPC2*基因突变检测，判断胎儿是否受累。

【未来展望】未来的基因治疗给患者带来治愈的希望。此外，提高对本病的识别，使高危患儿能更早被诊断，缩短延迟诊断的时间，对于有神经症状的患儿早期应用美格鲁特治疗，减缓神经症状的进展是目前需要重点强调的。

诊治要点

- NPD-A/B是一类罕见遗传代谢病，属常染色体隐性遗传病。根据患者的临床表现、疾病进展程度以及神经系统是否受累将NPD分为三种类型，NPD-A为婴儿急性神经型，NPD-B变异型（也称中间型）为慢性神经型和起病较晚无神经病变的肝脾型NPD-B。NPD-C是由于*NPC1*和*NPC2*基因突变导致溶酶体胆固醇转运缺陷，使胆固醇在细胞内贮积而致病，临床上以神经系统退行性变伴有肝脾大、黄疸、脾功能亢进为主要表现。
- NPD患者骨髓穿刺，光镜下可见富含脂质的泡沫细胞，可提示诊断。
- NPD-A/B型确诊的金标准方法为检测患者白细胞或培养的皮肤成纤维细胞中鞘磷脂酶活性，患者酶活性明显降低。*SMPD1*基因突变检测发现患者存在两个分别来自父母的致病突变也可确诊。*NPC1*或*NPC2*基因检出2个等位基因致病突变对确诊NPD-C有重要意义，怀疑指数工具有利于筛选出可疑NPD-C患者。
- 目前此病尚无特效治疗，主要为对症和辅助治疗。美格鲁特是葡萄糖神经酰胺合成酶抑制剂，通过抑制葡萄糖神经酰胺合成进而阻止或延缓NPD-C患者神经系统症状的进展，提高生存率，可用于4岁以上*NPC1*突变有神经系统受累表现的NPD-C患者，在我国已获批上市。
- 尼曼-皮克病是常染色体隐性遗传病，患儿家长再生育需做遗传咨询和产前诊断。

三、溶酶体酸性酯酶缺乏症

溶酶体酸性酯酶缺乏症（lysosomal acid lipase deficiency，LAL-D）是一种罕见的常染色体隐性遗传病，由于编码溶酶体酸性酯酶（lysosomal acid lipase，LAL）的*LIPA*基因缺陷，使该酶活性降低或缺乏，导致胆固醇酯和甘油三酯在溶酶体内降解中断，主要受累器官是肝脏、血管和单核巨噬细胞系统。临床表现的轻重取决于基因突变导致酶活性缺乏的程度，根据疾病的严重程度分为Wolman病（Wolman disease）和胆固醇酯沉积病（cholesteryl ester storage disorder，CESD），前者于1956年由以色列医生Wolman及同事首先报道，起病于婴儿期，患儿发育落后、肝大和肝衰竭，平均预期寿命不足4个月；后者起病晚，症状轻，主要表现为高脂血症和肝功能异常。据估计，该病发病率为4万至30万分之一，我国目前只有个例报道。

【病因与发病机制】胆固醇的代谢平衡对细胞生长和磷脂细胞壁的维持至关重要，LAL介导的脂质分解代谢在巨噬细胞M_2活化、脂质介质合成、T细胞重编程、肝脏极低密度脂蛋白（very low density lipoprotein，VLDL）分泌等方面发挥重要作用。胆固醇酯和甘油三酯通过低密度脂蛋白(low density lipoprotein,LDL)受体途径进入溶酶体,被LAL水解产生游离胆固醇和游离脂肪酸,LAL的缺失或减少,降低了胆固醇酯和甘油三酯的代谢,使其在溶酶体中沉积,脂质在脾脏、淋巴结、骨髓,尤其是肝脏和单核巨噬细胞系统等多个组织、器官中贮积引起功能障碍而致病。肝脏是机体脂代谢的重要器官,它从肠道接收外源性胆固醇,清除LDL和残余的VLDL,胆固醇酯和甘油三酯的水解受损,不仅造成脂质在肝细胞内的贮积,还会减少游离胆固醇的生成,从而减少对β-羟基-β-甲戊二酸单酰辅酶A(β-hydroxy-β-methylglutaryl-CoA,HMG-CoA)还原酶的反馈抑制,HMG-CoA能促进胆固醇、VLDL和载脂蛋白B(apolipoprotein B,ApoB)的生物合成,下调高密度脂蛋白(high density lipoprotein,HDL)、载脂蛋白A1(ApoA1)和载脂蛋白A2(ApoA2)的合成。此外,患者的LDL受体的表达也上调,血浆甘油三酯经常升高。Wolman病患儿残存酶活性极低,大量胆固醇酯和甘油三酯沉积在肝脏、脾脏、淋巴结、肾上腺、小肠和骨髓等组织、器官,造成肝脏弥漫性脂肪变性、肾上腺皮质肿胀坏死和钙化、小肠充血肿胀等病理改变。CESD患者残存酶活性较高,可水解部分胆固醇酯和甘油三酯,病变较轻,主要累及肝脏,导致肝脏脂肪变性和纤维化。

编码LAL的基因为*LIPA*基因,位于10q23.31,全长45kb,内含10个外显子,在高加索人中E8SJM(c.894G>A,p.S275_Q298del)突变占Wolman病的50%以上,其余已报道突变无明显特异性。

【临床表现】临床表现的轻重取决于基因突变导致酶活性缺乏的程度,通常Wolman病患儿LAL活性小于正常值的1%;CESD患者残存酶活性多在正常值的1%~10%。LAL-D具有广泛的表型谱,婴儿期起病称为Wolman病。起病在儿童早期到成年后期的称为CESD。

1. Wolman病　患儿生后2周内即可出现呕吐、腹胀、脂肪泻,常因体重不增、发育迟缓就诊,肝脾进行性肿大伴贫血、肝功能异常、凝血功能障碍。另一个典型表现为肾上腺增大并钙化,可导致肾上腺皮质功能不全。婴儿通常不能活过1岁,多在生后3~6个月死亡,营养不良、肝病和肾上腺皮质功能不全是导致死亡的主要原因。患儿在胎儿期即可出现肾上腺坏死、羊水过多、胆固醇酯积聚和微泡性脂肪变性,胎儿期肾上腺浸润导致的坏死可能是约50%的先天性肾上腺钙化的前兆。

2. 胆固醇酯沉积病　从儿童早期到成年后期均可起病,临床表型差异较大。主要表现为肝大,肝脏脂肪变性,肝纤维化或肝硬化,肝功能异常,血脂异常,动脉粥样硬化等,可无脾大。早发患儿多数在5岁前起病,可出现类似Wolman病的生长迟缓和发育里程碑落后。脾大的患者可出现继发性脾功能亢进所致的贫血、血小板减少症。肝硬化可导致食管静脉曲张,增加胃出血风险。有些患者可能出现肝功能衰竭、肝硬化合并肝细胞癌、腹泻和体重下降等。重症患者可见肾上腺肿大伴点状钙化。CESD患者的寿命取决于疾病的严重程度,轻型患者寿命正常。

【辅助检查】

1. 血液学检查　血常规可见贫血、血小板减少,外周血淋巴细胞可见空泡样变。血生化显示肝功能异常、凝血指标异常,血清总胆固醇、甘油三酯和LDL明显升高。血清HDL通常较低。

2. 影像学检查　腹部X线平片、超声、MRI或CT检查可见双侧肾上腺钙化和肾上腺肿大。

3. 病理检查　骨髓穿刺涂片或活检可见泡沫样细胞或海蓝细胞。肝活检显示微泡性脂肪变性或脂肪肝,可见泡沫样细胞或海蓝细胞、脂滴、胆固醇结晶;使用溶酶体标记组织蛋白酶D、溶酶体相关膜蛋白1(LAMP1),LAMP2和溶酶体跨膜蛋白2对病理组织进行特异性免疫组化染色能更好地识别该病;冷冻切片在电镜下可见到双折射针状胆固醇晶体是LAL-D的特征性改变。

4. 酶学检测　患者外周血干血片、外周血白细胞或培养的皮肤成纤维细胞、肝活检细胞中LAL活性缺乏或明显降低。

5. 基因诊断　*LIPA*基因检测可发现患者存在纯合突变或复合杂合突变。

【诊断】如果新生儿期起病,出现呕吐、腹泻、腹胀、体重不增伴肝脾大、肝功能和血脂异常,病情进展迅速,应警惕Wolman病的可能;儿童期慢性起病、胃肠功能紊乱、肝大、肝功能和血脂异常应警惕CESD可能,可行腹部X线平片进行筛查,如发现双侧肾上腺钙化应高度怀疑LAL-D,及时进行LAL活性测定和*LIPA*基因突变检测可以帮助确诊。

【鉴别诊断】

1. 尼曼-皮克病A/B型和戈谢病　三者均可出现肝脾大、HDL降低及脂质沉积细胞,但LAL-D患儿的总胆固醇明显增高,三者的致病基因和缺陷酶各不相同，酶活性测定和基因检测可明确区分。

2. 高脂血症 需与家族性高胆固醇血症、常染色体隐性遗传高胆固醇血症（ARH）鉴别，家族性高胆固醇血症为常染色体显性遗传病，存在血清总胆固醇和 LDL 浓度升高，但其血清中 HDL 和甘油三酯的浓度通常在正常范围内，且无肝脏疾病和器官肿大，而以动脉粥样硬化、冠心病为主要临床表现，致病基因为 *LDLR*、*APOB*、*PCSK9* 等。ARH 也表现为极高的总低密度脂蛋白胆固醇水平，但其致病基因为 *LDLRAP1*。

3. 其他脂肪肝 CESD 的肝病通常被误诊为非酒精性肝病（non-alcoholic fatty liver disease，NAFLD）、非酒精性脂肪肝（non-alcoholic steatohepatitis，NASH）或隐源性肝硬化，但非酒精性脂肪肝常与肥胖相关，因此与其他脂肪肝鉴别时应结合体重指数和其他症状、体征一并考虑。

【治疗】以往对 LAL-D 的治疗主要是对症治疗，包括饮食控制（低脂饮食）联合应用降脂药物（他汀类药物）；对肝硬化晚期患者行脾切除术、食管静脉曲张结扎和肝移植，以减轻症状或缓解终末器官衰竭；对早期患者行造血干细胞移植以阻止疾病进展。近期酶替代治疗（ERT）的出现为 LAL-D 患者带来了新的希望。

1. 造血干细胞移植（HSCT） 在 Wolman 病患儿中，成功的 HSCT 可以纠正代谢缺陷，缓解腹泻，改善肝脾大，使肝功能恢复正常，延长患者寿命，但 HSCT 的成功率较低，患儿移植后死亡率高。

2. 肝移植 肝移植主要用于晚期肝硬化患者短期缓解肝衰竭，移植肝仍显示 LAL-D 的特征，其 LAL 活性仍然缺乏，宿主来源的单核巨噬细胞浸润是导致供体肝脏疾病的复发的原因。

3. 酶替代治疗（ERT） 2013 年，Balwani 首先报道了 LAT-D 患者接受 sebelipase alfa 进行 ERT 治疗的情况，这是一种基因重组的 LAL，患者耐受性良好，ERT 治疗可显著降低转氨酶、总胆固醇和甘油三酯，并改善高密度脂蛋白胆固醇。此外，还能减小肝脏体积、降低肝细胞脂肪含量。即使是患 Wolman 病的婴儿，其生存期也远远超过了历史预期寿命，并且胃肠道症状、肝脾大、贫血、肝功能异常和生长状况均有所改善。

【预防】LAL-D 是常染色体隐性遗传病，患者或生育过此病的患儿家庭及亲属应进行遗传咨询。患儿父母如果再次生育，每次妊娠胎儿患病的风险为 25%，且与性别无关；LAL-D 患者本人结婚生育，可对其配偶进行 *LIPA* 基因突变检测，如果配偶不是携带者，后代患病风险小；如果配偶是携带者，后代患病风险为 50%。产前诊断是预防高危家庭再次生育 LAL-D 患儿的最有效方法，通常在高危孕妇妊娠 11~13 周取胎儿绒毛，或是在妊娠 18~22 周取羊水进行胎儿羊水细胞培养，检测绒毛或羊水细胞内 LAL 活性或提取 DNA 检测 *LIPA* 基因突变，判断胎儿是否受累。

【未来展望】LAL-D 是一种罕见的疾病，但临床表现和实验室检查缺乏特异性，对于有症状的患者如果临床医生没有怀疑，可能会被忽视或延迟诊断，特别是重症的 Wolman 病患儿因疾病进展迅速，常在死亡时也未能确诊，因此，提高临床医生对此病的认识显得尤为重要。干血片酶活性测定是进行高危儿筛查和新生儿筛查的简便、快速的方法，希望国内能尽早建立筛查方法，使患者得到及时诊断。ERT 治疗可显著改善患者症状，降低转氨酶、总胆固醇和甘油三酯，并改善高密度脂蛋白胆固醇，减小肝脏体积、降低肝细胞脂质含量，延长重症患者寿命，希望国内患者也能尽早使用。

诊治要点

- 溶酶体酸性酯酶缺乏症（LAL-D）是一种罕见的溶酶体病，由于编码溶酶体酸性酯酶（LAL）的 *LIPA* 基因缺陷，使该酶活性降低或缺乏，导致胆固醇酯和甘油三酯在溶酶体内降解中断，主要受累器官是肝脏、血管和单核巨噬细胞系统。根据疾病的严重程度分为 Wolman 病和胆固醇酯沉积病。
- Wolman 病起病于婴儿期，患儿发育落后、肝大和肝衰竭，平均预期寿命不足 4 个月；胆固醇酯沉积病起病晚，症状轻，主要表现为高脂血症和肝功能异常。
- 如果新生儿期起病，出现呕吐、腹泻、腹胀、体重不增伴肝脾大、肝功能和血脂异常，病情进展迅速，应警惕 Wolman 病的可能；儿童期慢性起病、胃肠功能紊乱、肝大、肝功能和血脂异常应警惕 CESD 可能，可行腹部 X 线平片进行筛查，如发现双侧肾上腺钙化应高度怀疑 LAL-D，及时进行 LAL 活性测定和 *LIPA* 基因突变检测可以帮助确诊。
- LAL-D 的治疗包括对症治疗，如饮食控制（低脂饮食）联合应用降脂药物（他汀类药物）；对肝硬化晚期患者行脾切除术、食管静脉曲张结扎和肝移植，以减轻症状或缓解终末器官衰竭；对早期患者行造血干细胞移植以阻止疾病进展。酶替代治疗是此病的特效治疗，可显著改善患者症状，降低转氨酶、总胆固醇和甘油三酯，并改善高密度脂蛋白胆固醇，减小肝脏体积、降低肝细胞脂质含量，延长重症患者寿命。

- LAL-D 是常染色体隐性遗传病，患儿家长再生育需做遗传咨询和产前诊断。

（孟 岩 张永红）

参考文献

[1] PLATT FM, D'AZZO A, DAVIDSON BL, et al. Lysosomal storage diseases. Nature Reviews Disease Primers, 2018, 4 (1): 27.

[2] 中华医学会儿科学分会. 中国戈谢病诊治专家共识. 中华儿科杂志, 2015, 53: 258-261.

[3] GREGORY MP, DERRALYNN AH. Gaucher Disease. Gene Reviews. Seattle: University of Washington, 2018.

[4] STIRNEMANN J, BELMATOUG N, CAMOU F, et al. A review of Gaucher disease pathophysiology, clinical presentation and treatments. International Journal of Molecular Sciences, 2017, 18 (2): 441.

[5] SCHUCHMAN EH, DESNICK RJ. Niemann-Pick disease types A and B: acid sphingomyelinase deficiencies//VALLE D, BEAUDET A, VOGELSTEIN B, et al. OMMBID—The online metabolic and molecular bases of inherited disease. New York: McGraw Hill, 2015.

[6] KINGMA SD, BODAMER OA, WIJBURG FA. Epidemiology and diagnosis of lysosomal storage disorders; challenges of screening. Best Pract Res Clin Endocrinol Metab, 2015, 29: 145-157.

[7] MARGARET MM, CARLO DV, ROBERTOG, ET AL. Consensus recommendation for a diagnostic guideline for acid sphingomyelinase deficiency. Genetics in Medicine, 2017, 19: 967-974.

[8] PATTERSON MC, CLAYTON P, GISSEN P, et al. Recommendations for the detection and diagnosis of Niemann-pick disease type C: an update. Neurol Clin Pract, 2017, 7: 499-511.

[9] PERICLEOUS M, KELLY C, WANG T, et al. Wolman's disease and cholesteryl ester storage disorder: the phenotypic spectrum of lysosomal acid lipase deficiency. The Lancet Gastroenterology & Hepatology, 2017, 2 (9): 670-679.

[10] STREBINGER G, MÜLLER E, FELDMAN A, et al. Lysosomal acid lipase deficiency——early diagnosis is the key. Hepatic Medicine: Evidence and Research, 2019, 11: 79-88.

第七章　单核巨噬细胞相关良性疾病

第 1 节　单核巨噬细胞系统的发育

单核巨噬细胞系统（mononuclear phagocyte system，MPS）包括单核细胞（monocyte，Mo）、巨噬细胞（macrophage，Mø）和树突状细胞（dendritic cell，DC），这些细胞具有很强的吞噬能力，是机体固有免疫系统的重要组成细胞；同时又是一类主要的抗原呈递细胞，对特异性免疫应答的诱导与调节起着关键作用。

学者们认为游离于血液中的单核细胞、存在于体腔和各种组织中的巨噬细胞、树突状细胞均来源于骨髓干细胞。但近年来的抗体标记技术和遗传模型研究发现并非所有巨噬细胞都由单核细胞分化而来，单核细胞能够补充成年期个体组织中的巨噬细胞，但不是唯一来源，部分组织固有巨噬细胞的发育起源于胚胎发育早期的卵黄囊（yolk sac，YS）或者胎儿肝脏（fetal liver，FL），成年期个体组织中的部分固有巨噬细胞具有自我更新的能力；另外，树突状细胞可能要先于单核细胞出现在胚胎循环中。以下对单核巨噬细胞系统的发育进行阐述。

一、单核细胞的发育与亚群

（一）单核细胞的发育

单核细胞来源于骨髓中的造血干细胞（hematopoietic stem cell，HSC），并在骨髓中发育。HSC经白细胞介素 -1（interleukin-1，IL-1）、IL-3 和 / 或 IL-6 的诱导下分裂产生新的 HSC 和髓系共同祖细胞（common myeloid progenitor，CMP），也被称作粒细胞 - 红细胞 - 巨核细胞 - 巨噬细胞集落形成单元（CFU-GEMM）；CMP 在粒细胞 - 巨噬细胞集落刺激因子（granulocyte-macrophage colony stimulating factor，GM-CSF）、IL-1 和 / 或 IL-3 的诱导下定向分化成粒细胞 / 巨噬细胞祖细胞（granulocyte/macrophage progenitor，GMP），也被称作粒细胞 - 巨噬细胞集落形成单元（CFU-GM）；GM-CSF 能刺激 GMP 的增殖，而单核 / 巨噬细胞集落刺激因子（monocyte/macrophage colony-stimulating factor，M-CSF）（也称作集落刺激因子 -1，CSF-1）不仅能刺激 GMP 的增殖，还能诱导其分化产生单核细胞 - 树突状前体细胞（monocyte-dendritic cell precursor，MDP），最终在 GM-CSF 和 M-CSF 的共同作用下分化产生单核细胞。

在单核细胞的产生路径中，来自 ETS（E26 transformation-specific sequence）家族成员编码的转录因子 PU.1 是关键调控因子，在多个发育分化节点中通过抑制其他转录因子的作用限制祖细胞和前体细胞向其他方向分化，从而保证和促进 HSC 向单核系细胞分化：PU.1 是 HSC 分化产生 CMP 早期定型必需的转录因子，一旦缺失会导致全身髓系亚群细胞的缺陷；PU.1 与 GATA 结合因子 1（GATA-binding factor 1，GATA1）相互作用并抑制其功能，进而阻止 CMP 向红系 / 巨核系祖细胞分化，还能通过抑制 GATA2 的活性阻断 GMP 向肥大细胞的分化；接下来，PU.1 可以拮抗碱性亮氨酸拉链转录因子 C/EBPα 的作用，从而促进 GMP 向单核系细胞分化而阻止其向粒系细胞分化。干扰素调节因子 8（interferon regulatory factor 8，IRF8）可以通过与 PU.1 直接相互作用调控单核细胞 / 粒细胞的分化。Krüpel 样因子 4（Krüpel-like factor 4，KLF4）是 PU.1 的下游分子，过表达 KLF4 可以在 PU.1 缺陷的祖细胞中选择性地挽救单核细胞的分化，而 KLF4 的缺陷则会促使髓样祖细胞向粒系细胞分化。转录因子 V-maf 肌腱膜纤维肉瘤癌基因同源物 B（V-maf musculoaponeurotic fibrosarcoma oncogene homolog B，MafB）和 c-Maf 高表达于单核巨噬细胞，并可以促进髓样细胞向单核细胞分化。

骨髓造血干细胞发育分化至 MDP 阶段时，该细胞将向原始单核细胞(monoblast)和幼稚单核细胞(promonocyte)发育。单个单核细胞的发育模式大致为:一个原始单核细胞产生两个幼稚单核细胞,而一个幼稚单核细胞再分裂成两个成熟单核细胞。处于细胞周期 G_1 期的成熟单核细胞经过 1~3 天从骨髓释放到外周血液循环中,单核细胞在外周血中大概滞留 8~71 小时(半衰期为 17.4 小时),穿透毛细血管内皮后迁移到不同的外周组织中。在正常情况下,外周血液循环和组织中的单核细胞的总数量保持在一定水平,经计算平均成人的基础单核细胞产量每天约为 9.4×10^8/L,当机体受到炎症刺激时,幼稚单核细胞将迅速生成成熟单核细胞,其产量在 12 小时内最多可增加 4 倍。

（二）单核细胞亚群

CD14 是脂多糖(lipopolysaccharide,LPS)的模式识别受体,识别、结合 LPS 或 LPS/脂多糖结合蛋白(lipopolysaccharide binding protein,LBP)复合物,介导固有免疫应答,是单核巨噬细胞的一个特异性标志;$CD14^+$ 单核细胞中有约 13% 的细胞表达 CD16,CD16/FcγRⅢa 可结合 IgG 的 Fc 段,发挥调理作用和抗体依赖的细胞介导的细胞毒作用;根据其表面分子 CD14、CD16 表达水平可分为经典型($CD14^{++}CD16^-$)、中间型($CD14^{++}CD16^+$)和非经典型($CD14^+CD16^{++}$)单核细胞亚群。

1. $CD14^{++}CD16^-$ 经典型单核细胞亚群　经典型单核细胞亚群吞噬能力最强,在血液系统固有免疫防御的第一线发挥重要作用,同时具有抗细胞凋亡、参与无氧代谢能量供应等功能。经典型单核细胞高表达清道夫受体、低密度脂蛋白受体和碳水化合物结合受体相关基因以及抗菌蛋白相关基因溶菌酶(lysozyme,LYZ)、S100A8/9 和 RNA 酶 6(RNase 6),并且高表达吞噬功能相关蛋白 CD93、CD64、CD11b 和 CD36。经典型单核细胞高表达抗凋亡基因,具有更强的抗细胞凋亡能力,可能在组织修复中发挥作用。此外,经典型单核细胞高表达糖代谢相关基因葡萄糖转运蛋白 3(glucose transporter 3,GLUT3)、己糖激酶 2(hexokinase 2,HK2)、磷酸甘油醛脱氢酶(glyceraldehyde phosphate dehydrogenase,GAPDH)、血小板类磷酸果糖激酶(phosphofructokinase,platelet-type,PFKP)、乳酸脱氢酶 B(lactate dehydrogenase B,LDHB)和葡萄糖-6-磷酸脱氢酶(glucose-6-phosphate dehydrogenase,G-6-PD),可能参与无氧代谢能量供应。在相应稳定状态下,黏附分子 CD62L(CD62 ligand)几乎只表达在经典型单核细胞,CD62L 可与内皮细胞外周淋巴结地址素(peripheral node addressin,PNAd)结合,介导单核细胞迁移,同时经典型单核细胞高表达 CXC 趋化因子受体 1(C-X-C motif receptor 1,CXCR1)、CXCR2 和 CC 趋化因子受体 2(C-C motif receptor 2,CCR2),提示经典型单核细胞是血管外周组织中单核细胞的主要亚群。

2. $CD14^{++}CD16^+$ 中间型单核细胞亚群　中间型单核细胞可快速募集至炎症部位,参与炎症反应。中间型单核细胞高表达抗原加工、呈递相关分子 HLA-DR、HLA-DO、CD74,和共刺激分子 CD40、CD54,体外诱导 $CD4^+T$ 细胞增殖能力强;高表达主要组织相容性复合体(major histocompatibility complex,MHC)Ⅰ类分子,参与 $CD8^+$ T 细胞的激活;高表达促血管生成素受体、含免疫球蛋白和表皮生长因子结构域的酪氨酸激酶 -2(tyrosine kinases that contain Ig and EGF domains-2,TIE-2)、内皮糖蛋白和血管内皮生长因子受体 -2(vascular endothelial growth factor receptor-2,VEGFR-2),在血管内皮生长因子(vascular endothelial growth factor,VEGF)刺激下聚集似人脐静脉内皮细胞样结构,具有血管生成作用;高表达促凋亡基因和凋亡相关蛋白,自发凋亡频率高,并可分泌大量活性氧(reactive oxygen species,ROS)诱导自身凋亡;高表达炎症反应相关基因、同种异体移植炎症因子 1(allograft inflammatory factor 1,AIF1)和转化生长因子 β1(transforming growth factor β1,TGF-β1),且是生产 ROS 的主要细胞,具有促炎效应和高凋亡特点;中间型单核细胞在外界刺激下,高表达 Toll 样受体 2(Toll like receptor 2,TLR2)和 TLR4,识别相应的病原体相关分子模式(pathogen-associated molecular pattern,PAMP),具有较高反应活性;同时表达大量 CX3C 趋化因子受体 1(C-X3-C motif receptor 1,CX3CR1)和 CCR2,可快速募集至炎症部位,参与炎症反应。

3. $CD14^+CD16^{++}$ 非经典型单核细胞亚群　非经典型单核细胞可通过前部伸展的片状伪足沿血管壁爬行,展现"巡逻"功能。非经典型单核细胞高表达干扰素诱导跨膜蛋白(interferon induced transmembrane protein,IFITM)家族中 *IFITM1*、*IFITM2* 和 *IFITM3* 基因,并可通过胞内 TLR7、TLR8 介导抗病毒反应;高表达细胞骨架运动相关基因、Rho GTP 酶(Rho GTPase)、Ras 同源基因家族成员 C(Ras homolog gene family member C,RhoC)、RhoF,Rho

GTP 酶激活相关鸟苷酸交换因子 VAV2、Rho/Rac 鸟苷酸交换因子 18（Rho/Rac guanine nucleotide exchange factor 18，ARHGEF18）和下游效应物磷脂酰肌醇 -4- 磷酸 -5- 激酶 2α（phosphatidylinositol-4-phosphate-5-kinase Ⅱα，PIP5K2A）、蛋白激酶 N1（protein kinase N1，PKN1），且具有高线粒体活性，能量供应充足，可能与此“巡逻”功能适应；低表达 CCR2、高表达 CX3CR1，可能与其“巡逻”功能相关；有研究表明非经典型单核细胞依赖其表面淋巴细胞功能相关抗原 1（lymphocyte function-associated antigen 1，LFA-1）、细胞间黏附分子 1（intercellular adhesion molecule 1，ICAM-1）和血管细胞黏附分子 1（vascular cell adhesion molecule 1，VCAM-1）“巡逻”血管内壁。

二、巨噬细胞的起源

（一）骨髓来源的巨噬细胞

巨噬细胞主要源自单核细胞，而单核细胞又来源于骨髓中的前体细胞，主要功能是以固定细胞或游离细胞的形式对细胞残片及病原体进行噬菌作用，并激活淋巴细胞或其他免疫细胞，令其对病原体作出反应。

巨噬细胞根据表型和分泌细胞因子的差异可被分为经典活化巨噬细胞（classically activated type 1，M_1 型）和替代活化巨噬细胞（classically activated type 2，M_2 型）。M_1 型巨噬细胞是受 LPS 和 / 或 γ 干扰素（interferon-γ，IFN-γ）等促炎因子诱导转化而来，其 CD86 和 MHC Ⅱ类分子表达增高，分泌肿瘤坏死因子 α（tumor necrosis factor alpha，TNF-α）、IL-1、IL-12 等促炎因子以及促炎介质一氧化氮，具有很强的抗原呈递能力和杀菌能力，能调节并促进 Th1 细胞和 Th17 细胞免疫反应，形成炎性微环境，促使单核细胞向 M_1 型巨噬细胞极化，形成促炎正反馈。M_2 型巨噬细胞是受 IL-4、IL-13 或 TGF-β 等抗炎因子诱导转化而来，高表达 CD206 和精氨酸酶 1（arginase1，Arg1），内吞能力强，在寄生虫免疫反应、变态反应、伤口愈合和组织重构中发挥重要作用，并能促进 Th2 细胞免疫反应，同样抗炎因子会促使单核细胞向 M_2 型巨噬细胞极化，形成抗炎正反馈。M_2 型巨噬细胞可进一步分为 M_{2a}、M_{2b} 和 M_{2c} 三种亚型，M_{2a} 型巨噬细胞由 IL-4 或 IL-13 诱导产生，高表达甘露糖受体，内吞活性增强，促进细胞生长和组织修复，并能够促进 Th2 细胞免疫；M_{2b} 型巨噬细胞由免疫复合物和 LPS/IL-1 刺激诱导产生，同时产生抗炎和促炎细胞因子 IL-10、IL-1β、IL-6 和 TNF-α 等，参与 Th2 细胞活化及免疫调节；M_{2c} 型巨噬细胞，又称失活型巨噬细胞，由糖皮质激素、IL-10 或 TGF-β 诱导产生，低表达 MHC Ⅱ类分子，通过释放大量的 IL-10 和 TGF-β，对凋亡细胞表现出强烈的抗炎作用。

（二）组织固有巨噬细胞

组织固有巨噬细胞属于单核巨噬细胞系统，是一类异质性和可塑性很强的固有免疫细胞。在机体内各组织受局部微环境的调控，发挥吞噬、抗感染、免疫应答和免疫调节等功能，在内环境稳态的维持和各类病理生理过程中发挥重要作用。组织固有巨噬细胞可以由外周循环中的单核细胞穿透毛细血管内皮后迁移到不同的组织中分化而来，它们在不同组织（如皮肤、肺泡、肝脏等）中具有特定的功能，在严重炎症或某些疾病时，才需要募集大量外周血单核细胞分化以对抗外界刺激并维持其数量。部分巨噬细胞在生命早期先于单核细胞出现，定植在组织中并通过自我更新持续存在。

1. 组织固有巨噬细胞的起源　通过观察小鼠的胚胎发育，学者们认为巨噬细胞主要源自于 3 次造血波：①第 1 波，被称为原始造血波，发生在胚胎发育第 7.0 天（embryonic day 7.0，E7.0）左右的胚外中胚层的 YS 血岛中，产生 YS 巨噬细胞、巨核细胞前体以及大量原始红细胞。②第 2 波，可分为两个阶段，第一阶段发生在 E8.25 的卵黄囊中，产生红髓系祖细胞（erythro-myeloid progenitors，EMPs），这些祖细胞能够分化成不经单核中间型的 YS 巨噬细胞，而 YS 巨噬细胞主要分化为脑小胶质细胞；第二阶段发生在 E9.5 之后，“晚期”EMPs 出现在胎盘、脐带等组织中，同时开始进入 FL 中并逐渐分化为 FL 单核细胞，因为第 2 波胚胎造血产生的 EMPs 在移植到免疫缺陷动物体内后无法持续存在，所以被称为瞬时确定性造血波。③第 3 波，被称为确定性造血波，首先发生在 E8.5 的主动脉旁胚脏壁（paraaortic splanchnopleura，P-Sp），产生 HSC 前体细胞，然后在 E10.5 的主动脉 - 性腺 - 中肾（aorta-gonad-mesonephros，AGM）区的 HSC 前体细胞分化成熟并进入到 FL 中，HSC 与 EMPs 在 FL 中定植使其在 E11.5 时成为主要造血器官，HSC 数量会不断增多并且在后期会进入到脾脏和骨髓中，在 E12.5 时 FL 中开始出现 FL 单核细胞，但肝脏、皮肤、肾、肺和脑原基中只有 YS 巨噬细胞，E13.5 时胚胎组织中开始出现由 FL 单核细胞分化来的巨噬细胞，E16.5 之后 FL 单核细胞成为胚胎组织中巨噬细胞的主要前体细胞。

2. 组织固有巨噬细胞的自我更新 除肠道巨噬细胞外，组织固有巨噬细胞的自我更新是维持其数量的重要途径。在严重炎症或某些疾病时，组织固有巨噬细胞才需要通过募集大量外周血单核细胞分化以对抗外界刺激并维持其数量，当外界刺激移除后胚胎时期起源的巨噬细胞的自我更新又成了维持数量的主要来源。研究者们通过 gene ontology（GO）分析方法发现，生物体出生后外周血单核细胞能够立即分化为巨噬细胞，并且在以后生命历程中能够不断地自我更新。在白喉毒素调控的库普弗细胞（Kupffer cell，KC）模型中，通过放射性核素示踪标记 KC 特异标记发现，外周血单核细胞在同时期也能够分化成 KC，其在局部组织也能像胚胎前体细胞起源巨噬细胞一样自我更新。这些发现说明了组织巨噬自我更新机制的普遍性，进一步表明其对于生物体生长发育的重要性。最近，研究者们发现敲除转录因子 MafB 和 c-Maf 会启动体内组织固有巨噬细胞的自我更新程序，并且通过对比野生型静息状态外周血单核细胞分化的巨噬细胞，发现 MafB 和 c-Maf 会抑制一段与细胞自我更新相关基因序列的表达，当发生炎症时巨噬细胞能够暂时下调 MafB 和 c-Maf 转录而激活细胞自我更新相关基因序列的表达，重点在于这段基因序列也控制着胚胎干细胞的自我更新。说明巨噬细胞自我更新现象的存在，更是提供影响巨噬细胞自我更新的相关转录因子和这段特定基因序列间的关系，暗示未来可以通过控制转录因子或者这段基因序列的表达进而调控巨噬细胞像干细胞一样分裂，或有望应用于体内其他细胞，为再生医学开拓了一个重要的发展方向。

3. 常见组织固有巨噬细胞简述

（1）肝脏库普弗细胞：库普弗细胞（KC）是单核吞噬细胞系统中重要组成部分，占到机体组织固有巨噬细胞总数的 80%~90%。KC 最早起源于 EMPs，在 E9.5 后“晚期”EMPs 迁徙至 FL 中生成 FL 单核细胞并逐渐分化为胚胎巨噬细胞，但是这些胚胎巨噬细胞会逐渐被 E10.5 后进入 FL 的 HSC 逐步分化成的巨噬细胞所取代，最终分化为成熟的 KC。传统观点认为，在出生后，维持 KC 数量的来源主要来自外周血募集的单核细胞分化，且分化而来的 KC 是不可再生的。然而，当肝脏部分切除后，KC 会随着残存肝组织代偿性增生而出现自我增殖的现象；并且，在同时接受肝移植和骨髓移植的病例中，骨髓来源的单核细胞尚未完全更新时，肝脏中就已经出现具有抗原呈递作用的成熟细胞。因此，目前观点认为 KC 数量的维持主要来自 FL 单核细胞分化的巨噬细胞的自我更新。但是，在肝内 KC 大量凋亡坏死的炎症状态下，会出现大量外周血单核细胞被募集并分化为 KC 以抗感染和修复肝组织。

（2）肺泡巨噬细胞：尘细胞，又称肺泡巨噬细胞，主要存在于肺泡腔中，平均每 3 个肺泡中可检测到 1 个肺泡巨噬细胞。在 E10.5 前，肺泡巨噬细胞主要源自 YS 巨噬细胞，同样在 E10.5 之后 FL 单核细胞逐渐取代 YS 巨噬细胞成为主要来源，在 E14.5~E18.5 期间可以在胎肺中同时检测到 YS 巨噬细胞以及 FL 单核细胞。同 KC 一样，肺泡巨噬细胞在出生后可以通过自我更新维持其数量，在炎症状态时由外周血单核细胞分化进行补充。肺泡巨噬细胞依赖 GM-CSF，当 GM-CSF 或 GM-CSF 受体缺失时会导致肺泡巨噬细胞前体不能发育正常，进而使其数量缺失，过氧化物酶体增殖物激活受体 -γ（peroxisome proliferator-activated receptor-γ，PPAR-γ）或 Bach2 转录因子缺失也会导致类似情况。

（3）脑小胶质细胞：小胶质细胞广泛存在于中枢神经系统各部位，其数量占中枢神经系统胶质细胞总数的 5%~20%。目前的观点认为小胶质细胞起源于 YS 巨噬细胞。E7.0 左右 YS 中开始出现原始巨噬细胞，E9.5 时胚胎组织检测到 $CX3CR1^+$ 巨噬细胞，E10.5 时脑间充质和神经上皮发现了神经胶质细胞。在大脑发育过程中，小胶质细胞的形态分化约经过三个阶段，第一阶段为阿米巴样小胶质细胞，圆形或有短粗突起的细胞；第二阶段为初级分枝状小胶质细胞，胞体较大，染色深，突起多较粗长；最后阶段变为成熟分枝状小胶质细胞，胞体小，多呈三角形或扁椭圆形，染色浅，突起长而纤细。目前认为小胶质细胞会通过自我更新维持其数量。

（4）肠道巨噬细胞：肠道巨噬细胞最先起源于 FL 单核细胞，但是在出生之后，由于没有自我更新能力，所以维持肠道巨噬细胞数量依赖于外周血单核细胞的募集与分化。混合嵌合体小鼠模型表明，与单核细胞迁移相关的 CCR2 缺陷会导致肠道巨噬细胞显著减少；通过建立白喉毒素介导的 CCR2- 白喉毒素受体小鼠模型，可以观察到肠道内完全没有细胞能够表达巨噬细胞相关特征和表型。

(5) 朗格汉斯细胞：朗格汉斯细胞(Langerhans cell，LC)是一群驻扎在表皮组织固有巨噬细胞，起初被认为需要不断募集外周血单核细胞分化才能维持其数量。然而，研究发现经致死性放射处理后的小鼠在接受骨髓移植治疗后，受体原本的LC可以在表皮中保留至少18个月，并且在4.5年后LC才完全被供体骨髓来源的单核细胞所取代。但是，当皮肤在受到紫外线照射后，表皮LC会迅速消亡并在2周内被外周血单核细胞分化替代。因此，在稳态下LC具有自我更新能力，而炎性环境则会促使骨髓及外周循环的单核细胞进行分化并替代。基于CreER的命运映射实验表明早期胚胎LC最早期源于EMPs分化成的卵黄囊巨噬细胞，但仅有一小部分维持到了个体成年期。在第二次造血波(E10.5)时，FL单核细胞在胚胎发育的后期开始定植于表皮并分化为LC，并自我更新直到个体成年期。

(6) 破骨细胞：破骨细胞是由外周血单核细胞分化而来的，其前体最早在GM-CFU前体中被发现。M-CSF缺乏会影响单核细胞分化为破骨细胞，而VEGF可以弥补这一情况。另外，核因子κB配体受体致活剂(receptor activator of nuclear factor kappa-B ligand，RANKL)缺陷会导致骨质疏松症发生。在体外实验中，外周循环中未分化的单核细胞可以通过M-CSF和核因子κB配体受体致活剂诱导分化为破骨细胞。研究表明，外周血经典单核细胞会回到骨髓中并促进破骨细胞的产生，同时与单核细胞迁移相关的CCR2缺陷会导致破骨细胞的数量显著减少以及功能发生缺陷，因此目前尚未清楚破骨细胞是源自单核细胞还是骨髓驻留的祖细胞，并且单核细胞回流至骨髓的分子机制仍有待进一步明确。

三、树突状细胞的起源

（一）骨髓来源的树突状细胞

树突状细胞主要来源于骨髓中的HSC。树突状细胞在体内主要有两种分化途径：髓系分化途径及淋巴系分化途经。髓系树突状细胞起源于外周血单个核细胞的前体细胞，淋巴系树突状细胞起源于血液或扁桃体浆细胞的前体细胞。树突状细胞以髓系来源为主，广泛分布于全身除大脑以外的各个脏器，但其数量极少，仅占外周血单核细胞的0.5%~1.0%。髓系和淋巴系两种起源的树突状细胞在功能上有很大的差异。髓系起源的树突状细胞摄取抗原物质后迁徙至淋巴器官T细胞区域，从而启动免疫反应；而淋巴系起源的树突状细胞局限于胸腺髓质及淋巴结T细胞区，仅具有免疫耐受及免疫调节作用。此外，激活髓系及淋巴系起源的树突状细胞的细胞因子也不同，分别为GM-CSF及IL-3。

树突状细胞的功能存在着明显异质性，根据刺激T细胞增殖能力的不同，按成熟情况，可分为未成熟树突状细胞及成熟树突状细胞。生理状态下，体内的多数树突状细胞为未成熟树突状细胞。未成熟树突状细胞和成熟树突状细胞在形态学、表型、功能等方面都有很大的差异。①形态学方面：未成熟树突状细胞半贴壁，呈葡萄串样生长；成熟的树突状细胞集落分散，悬浮生长。②表型方面：成熟树突状细胞细胞膜表面表达了高水平的MHC分子(MHC Ⅰ类和MHC Ⅱ类分子)、共刺激分子(CD80、CD86)、黏附分子(CD54、CD50)及淋巴细胞功能相关抗原(CD58)，这些MHC分子和共刺激分子在肿瘤免疫过程中发挥重要作用；而未成熟树突状细胞仅表达低水平的MHC分子、协同刺激分子和黏附分子等。③功能学方面：未成熟树突状细胞具有很强的吞噬摄取、处理加工抗原的能力，通过吞噬外来抗原转变为成熟树突状细胞，并向前哨淋巴结等淋巴器官迁移；成熟树突状细胞摄取和加工抗原的能力减弱，而抗原呈递能力逐渐增强，成熟的树突状细胞可点状放大激活静息的T细胞，其激活T细胞的能力是巨噬细胞和B细胞的100~1 000倍。未成熟树突状细胞在摄取抗原后成为成熟树突状细胞，但未成熟树突状细胞在摄取抗原前则具有显著的免疫抑制功能，如淋巴组织定植树突状细胞，属于未成熟树突状细胞，具有免疫抑制功能。这些未成熟树突状细胞不能诱导抗肿瘤免疫应答，而是诱导了T细胞耐受。其免疫调节的分子机制可能是多种方式：①缺少共刺激分子。在缺乏共刺激分子的情况下，T细胞克隆扩增受阻，并且不能对进一步的刺激发生应答。②在外周对自身反应性T细胞进行克隆清除。树突状细胞中有一部分可以表达色氨酸代谢酶IDO，而色氨酸代谢产物可以通过CD95诱导T细胞凋亡和克隆清除。IL-10在抑制树突状细胞成熟的同时可以提高色氨酸代谢酶IDO的活性，引起色氨酸等代谢产物增加和T细胞克隆清除。③肿瘤浸润的调节性树突状细胞通过精氨酸酶途径抑制T细胞激活。④诱导调节性T细胞，静止态树突状细胞可以通过

CD36或整合素摄入自身组织碎片或凋亡细胞，并且可以诱导调节性T细胞的产生，并使效应T细胞失能，但不激活树突状细胞的成熟和细胞因子分泌。

（二）胚胎来源的树突状细胞

过去认为，胎儿机体之所以不会对母体细胞有免疫反应，是因为免疫系统尚未发育完全。但新近研究显示，人类胎儿在怀孕第13周时就已经存在功能性树突状细胞，这些胎儿树突状细胞具有极强的免疫抑制能力，当它们与异体成人T细胞混合时，能够诱导过量的调节性T细胞产生，同时能抑制成人树突状细胞诱导效应T细胞产生以及TNF-α分泌，精氨酸酶-2（arginase-2）信号通路被激活是其机制之一。在相同条件下，将成人树突状细胞与异体成人T细胞混合则会激活产生大量的效应T细胞。这表明胎儿树突状细胞通过诱导调节T细胞产生以阻止胎儿机体对母亲来源的细胞产生过激的免疫反应。不过，胎儿树突状细胞同样具有强大的抗原呈递功能，当母体发生感染或炎症时，胎儿树突状细胞会激活效应T细胞释放炎性化合物、TNF-α、干扰素等促进子宫细胞的收缩，导致早产发生；另一方面，研究显示母体对于感染或炎症的免疫反应远低于胎儿。因此，胎儿免疫系统并非发育未成熟，反而功能异常强大，并与成人免疫系统不同。

（马 廉）

参考文献

[1] KAUSHANSKY K, LICHTMAN MA, PRCHAL JT, et al. Williams Hematology. 10th ed. New York: McGraw-Hill Education, 2021.

[2] SOUCIE EL, WENG Z, GEIRSDOTTIR L, et al. Lineage-specific enhancers activate self-renewal genes in macrophages and embryonic stem cells. Science, 2016: science. aad5510.

[3] HUME DA, IRVINE KM, PRIDANS C. The mononuclear phagocyte system: the relationship between monocytes and macrophages. Trends Immunol, 2019, 40: 98-112.

[4] GINHOUX F, GUILLIAMS M. Tissue-resident macrophage ontogeny and homeostasis. Immunity, 2016, 44 (3): 439-449.

[5] MURRAY PJ, ALLEN JE, BISWAS S, et al. Macrophage activation and polarization: nomenclature and experimental guidelines. Immunity, 2014, 41: 14-20.

[6] GUILLAUME H, FLORENT G. Ontogeny of tissue-resident macrophages. Frontiers in Immunology, 2015, 6: 486.

[7] GOMEZ PERDIGUERO E, KLAPPROTH K, SCHULZ C, et al. Tissue-resident macrophages originate from yolk-sac-derived rythron-myeloid progenitors. Nature, 2015, 43 (9): S64.

[8] GUILLIAMS M, DE KLEER I, HENRI S, et al. Alveolar macrophages develop from fetal monocytes that differentiate into long-lived cells in the first week of life via GM-CSF. Journal of Experimental Medicine, 2013, 210 (10): 1977-1992.

[9] ZHAO Y, ZOU W, DU J, et al. The origins and homeostasis of monocytes and tissue-resident macrophages in physiological situation. Journal of Cellular Physiology, 2018, 233: 6425-6439.

[10] MCGOVERN N, SHIN A, LOW G, et al. Human fetal dendritic cells promote prenatal T-cell immune suppression through arginase-2. Nature, 2017, 546: 662-666.

第2节 单核细胞增多症与单核细胞减少症

一、单核细胞增多症

单核细胞来源于骨髓中的造血干细胞（hematopoietic stem cell，HSC），并在骨髓中发育，通常情况下，外周循环中的单核细胞将穿透毛细血管内皮后迁移到不同的外周组织中分化为组织特异性的巨噬细胞，单核细胞能够补充成年期个体组织中的巨噬细胞，但不是唯一来源，部分组织固有巨噬细胞的发育起源于胚胎发育早期的卵黄囊（yolk sac，YS）或者胎儿肝脏（fetal liver，FL），成年期个体组织中的部分固有巨噬细胞具有自我更新的能力；另外一群由单核细胞分化而来的重要谱系是树突状细胞（dendritic cell，DC），树突状细胞有两类来源，分别是骨髓来源树突状细胞与胚胎来源树突状细胞。骨髓来源树突状细胞起源于外周血单个核细胞的前体细胞，参与了T细胞的抗原呈递，粒细胞-巨噬细胞集落刺激因子（GM-CSF）和粒细胞集落刺激因子（M-CSF）参与其生产和激活。胎儿树突状细胞具有极强的免疫抑制能力，通过诱导调节T细胞产生以阻止胎儿机体对母亲来源的细胞产生过激的免疫反应，同时胎儿树突状细胞也具有强大的抗原呈递功能，当母体发生感染或炎症时，胎儿树突状细胞会激活效应T细胞释放炎性化合物、TNF-α、干扰素等促进子宫细胞的收缩，导致早产发生。单核细胞在急性与慢性炎症反应（包括肉芽肿性炎症）、免疫性反应（包括参与迟发性超敏反应）、组织修复与重建、动脉粥样硬化及血栓形成、肿瘤和同种移植物反应中发挥重要作用，由于单核细胞在各种病理生理反应中的关键作用，不同条件下血液单核细胞数量可升高，如自身免疫性疾病、胃肠道疾病、结节病和一些病毒与细菌感染。

单核细胞增多症，可见于某些癌症患者和某些无关状态，如脾切除后、炎症性肠病和某些慢性感染（如细菌性心内膜炎、结核和布鲁氏菌病）。出生后2周内的新生儿，单核细胞平均绝对值为$1.0 \times 10^9/L$，以后逐渐下降。血液单核细胞增加与血液单核细胞池增加和单核细胞转化率直接相关，血液单核细胞循环周期为5天，老年人$CD14^{++}CD16^-$与$CD14^+CD16^+$比值较年轻人显著降低。

血液中单核细胞数量在同样诊断患者中的不一致性和不可预见性，是由单核细胞相对小的血池、巨大组织池的衰减效应、相对长的寿命所决定的，同时相关的细胞因子网络中众多的影响因子以及其复杂性也影响其反应。此外，或许也受到局部组织内有丝分裂扩增巨噬细胞能力的影响。血液中单核细胞数量显著增高可见于造血系统恶性肿瘤，尤其是克隆性单核细胞增多（MDS），以及单核细胞或粒单核细胞白血病、抑郁、心肌梗死、分娩、热损伤，马拉松参赛者也与单核细胞增多症密切相关。表2-7-1中全面列举了引起单核细胞增多的原因。

【分类】

在所报道的单核细胞增多症中，血液系统疾病占50%以上。胶原血管性疾病约占10%，恶性疾病约占8%。

（一）血液系统疾病

1. 髓性肿瘤

（1）骨髓增生异常综合征（myelodysplastic syndrome，MDS）：骨髓增生异常综合征是一组起源于骨髓造血干细胞的异质性克隆性疾患。主要特征为无效病态造血和高危演变为急性白血病。大约25%的骨髓增生异常的患者伴有单核细胞计数增多。偶尔，骨髓增生异常者的单核细胞绝对计数可以高达$30 \times 10^9/L$。慢性单核细胞增多可能是髓性克隆性疾病的首要表现，在发展为急性白血病数年前出现。本病在美国发病率为（3~4）/10万，随年龄增长发病率逐渐升高，MDS多见于老年人，小儿少见，占14岁以下血液系统肿瘤比例为5%~9%。婴幼儿发病率高于年长儿童。

1）病因：原发MDS病因未明，该病异质性十分显著，故推测应该存在多种始动及促发因素。可能的病因包括病毒性肝炎、苯暴露、吸烟、接触某些农药或溶剂以及家族血液系统肿瘤史等。多年的研究发现MDS的发生和发展与细胞生成、分子异常及免疫改变密切相关。

2）临床表现：贫血为主要症状，半数有不同程度出血（血小板计数可正常）和/或发热，或仅有出血、发热而无贫血表现。轻至重度肝和/或脾大（占3/4），少数有淋巴结肿大或骨痛等。

3）实验室检查：可见全血细胞减少（约占26%），或一、二系血细胞减少。白细胞可增多，核左移或分叶过多，Dohle畸形、Pelger-huet核畸形及双核，胞质颗粒过多或过少、空泡，单核细胞或淋巴细胞增多，可见原始或幼稚细胞；巨型或异形血小板，小巨核细胞。骨髓象正常或低下，呈两系以上血细胞的病态造血。红系增生亢进，少数减低，粒系增生活跃或低下，单核样变，成熟障碍，巨核细胞增多或正常、减少，小巨核（小淋巴样及多个小圆核）增多，大单个核、巨核或双核，产血小板少。骨髓活检时，可见造血细胞定位紊乱。

4）儿童MDS最低诊断标准：符合以下4项中的任何2项。①持续性不能解释的血细胞减少（中性粒细胞减少、血小板减少或贫血）；②形态学至少存在两系发育异常（病态造血）；③造血细胞存在获得性克隆性细胞遗传学异常；④原始细胞增高（≥0.05）。

5）治疗：造血干细胞移植（HSCT）是目前唯一可治愈MDS的办法，HSCT前强化疗是否能提高生存率尚存争议，有专家建议在小儿HSCT前不使用强化疗，由于MDS发生、发展与免疫功能紊乱有关，故使用免疫调节剂可能获益；对于低危MDS，可采用免疫抑制剂治疗，对于高危MDS，采用细胞毒性化疗药物清除MDS恶性单克隆，恢复正常多克隆造血。应用造血生长因子如EPO、GM-CSF、G-CSF、IL-1及IL-3等，可提高生存质量，减少并发症的发生。

表 2-7-1　单核细胞增多相关疾病

Ⅰ. 血液系统疾病	B. 感染
A. 髓性肿瘤	1. 分枝杆菌感染
1. 骨髓增生异常状态	2. 亚急性细菌性心内膜炎
2. 急性单核细胞白血病	3. 布鲁氏菌病
3. 急性粒 - 单核细胞白血病	4. 登革出血热
4. 伴组织细胞特征的急性单核细胞白血病	5. 急性细菌性感染消退期
5. 急性髓细胞树突状细胞白血病	6. 梅毒
6. 慢性粒 - 单核细胞白血病	7. 巨细胞病毒感染
7. 幼年型粒 - 单核细胞白血病	8. 水痘 - 带状疱疹病毒感染
8. 慢性粒细胞白血病（m-BCR 阳性类型）	Ⅲ. 胃肠道疾病
9. 真性红细胞增多症	A. 酒精性脂肪肝
B. 慢性中性粒细胞减少症	B. 炎性肠病
C. 药物所致中性粒细胞减少症	C. 口炎性腹泻
D. 粒细胞缺乏症恢复期	Ⅳ. 非造血系统恶性疾病
E. 淋巴细胞肿瘤	Ⅴ. 外源性细胞因子应用
1. 淋巴瘤	Ⅵ. 心肌梗死
2. 霍奇金淋巴瘤	Ⅶ. 心脏旁路移植手术
3. 骨髓瘤	Ⅷ. 其他
4. 巨球蛋白血症	A. 四氯乙烯中毒
5. T 细胞淋巴瘤	B. 分娩
F. 药物所致假性淋巴瘤	C. 应用糖皮质激素
G. 免疫性溶血性贫血	D. 抑郁
H. 特发性血小板减少性紫癜	E. 热损伤
I. 脾切除	F. 马拉松参赛者
Ⅱ. 炎症性和免疫性疾病	G. 前脑无裂畸形
A. 结缔组织病	H. 川崎病
1. 类风湿关节炎	I. Wiskott-Aldrich 综合征
2. 系统性红斑狼疮	
3. 颞动脉炎	
4. 肌炎	
5. 结节性动脉炎	
6. 结节病	

（2）急性髓系白血病（acute myeloid leukemia，AML）：急性非淋巴细胞白血病（acute non-lymphocytic leukemia，ANLL），又名急性髓细胞性白血病，是髓系细胞分化发育过程中不同阶段的造血祖细胞恶变转化而来的一组疾病群，其起源分别来自粒细胞系、单核细胞系、红细胞系或巨核细胞系。AML 占儿童所有白血病的 20%~25%，新生儿期是发病高峰，婴幼儿至青春期发病率相当，成年期发病率逐年升高。我国发病率约 11/100 万。人类白血病的确切病因至今未明，许多因素都与白血病发生有关，主要因素可能是病毒，但至今只有成人 T 细胞白血病肯定是由病毒引起，人类嗜 T 淋巴细胞病毒 1

型(human T-cell lymphotropic virus type-1,HTLV-1)具有传染性,可通过乳汁、性交和输血传播。其他病毒如HTLV-2和毛细胞白血病、EB病毒和ALL-13的关系尚未完全肯定。其他类型白血病无法证实其病毒病因,并不具有传染性。此外还有遗传、放射及化学物质等因素。电离辐射有致白血病作用,与放射量和照射部位有关,孕妇胎内照射可增加出生后婴儿发生白血病的危险性。化学物质中苯致白血病的作用比较肯定。且AML的发生与遗传和环境因素有关。单卵双胎中一个在5岁以内患白血病,另一个患白血病的概率为25%。白血病同胞发病率比普通人群高4倍。小儿时期的某些先天性畸形和遗传性疾病如21-三体综合征、范科尼贫血以及先天性纯红细胞再生障碍性贫血等患者白血病的发病率明显高于正常儿童。环境因素包括孕母放射线接触、药物、吸烟及饮食习惯,出生后包括射线、化学药物和毒物接触以及病毒感染。

在急性单核细胞白血病或粒-单核细胞白血病患者,幼稚单核细胞和单核细胞比例增高。曾有报道AML出现组织细胞(巨噬细胞)或者树突状细胞表型。部分幼年型粒-单核细胞白血病患者也可以出现单核细胞比例增高。部分急性单核细胞白血病病例中单核细胞不成熟,具有原始或者幼稚单核细胞特征,但是在多数病例中,仅通过光学显微镜无法与正常单核细胞区分。一些自动分析仪根据α-萘酚醋酸酯酶反应来识别白细胞中的单核细胞比例。由于白血病性单核细胞的酶活性降低。因此这些仪器检测的白血病性单核细胞计数可能低于实际,特别是慢性粒-单核细胞白血病。根据疾病定义,慢性粒-单核细胞白血病患者血液中单核细胞增多,在部分患者中可以非常显著。Ph阳性慢性粒细胞白血病的一种少见变异型、表达BCR-ABL p190,大约50%的病例可以见到单核细胞显著增多。

2. 中性粒细胞减少状态　单核细胞增多症可出现于若干中性粒细胞减少状态:周期性中性粒细胞减少症,儿童期慢性粒细胞减少症,家族性良性慢性中性粒细胞减少症,婴儿遗传性粒细胞缺乏症,以及慢性发育不良性中性粒细胞减少症。

周期性中性粒细胞减少症(cyclic neutropenia,CN)是以周期发作性的中性粒细胞减少伴反复感染为特征的遗传病,可散发或家族性发病。在小儿中发病率并不低,近年来有上升趋势。该病有反复发作的中性粒细胞(neutrophil,NE)减少,NE水平可能$<0.2\times10^9/L$,时间间隔15~35天,通常的周期约为19~21天,每个周期NE减少至少连续3~5天,可自行恢复正常,恢复期的患儿可无相关症状,其相关的血液学变化亦可大致正常,但NE数值可能仍略低于常人。单核细胞数波动常与中性粒细胞的变化周期相反。单核细胞增多的高峰,常超过$2.0\times10^9/L$,出现在中性粒细胞减少的末期。在整个周期中单核细胞计数常持续高于$0.5\times10^9/L$。

在其他类型中性粒细胞减少症中,单核细胞增多也常见于中性粒细胞减少阶段。有报道,药物所致的急性粒细胞缺乏症可出现单核细胞暂时性增多,单核细胞增多特征性地出现于粒细胞缺乏的恢复期。这一现象可能预示着粒细胞的恢复。但是部分学者对这一现象的正确性持怀疑态度。

3. 淋巴细胞肿瘤　单核细胞增多可见于淋巴瘤患者,并可能随病情恶化而增高。但约25%的霍奇金淋巴瘤患者可以出现单核细胞增多,而与病情进展无关。据报道,骨髓瘤可出现具有统计学意义的血液单核细胞比例显著增高,且与λ轻链单克隆免疫球蛋白的出现相关。罕见病例报道,分泌M-CSF的淋巴样肿瘤与单核细胞增多症相关。药物(卡马西平、苯妥英钠、苯巴比妥及丙戊酸等)所致的假性淋巴瘤综合征也与单核细胞增多相关。

4. 脾切除术　脾切除术后常见单核细胞增多。

(二)炎症性和免疫性疾病

1. 结缔组织病　包括类风湿关节炎、系统性红斑狼疮、颞动脉炎、肌炎和结节性动脉炎,尽管单核细胞增多症在这些疾病中并不常见,但与之相关。例如,在系统性红斑狼疮,白细胞数的常见变化是中性粒细胞减少和淋巴细胞减少。但是10%的患者可以出现轻度的单核细胞增多。结节病患者可见血液单核细胞增多,而且与循环中T淋巴细胞减少呈负相关。

2. 感染性疾病　包括扁桃体炎、牙科感染、复发性肝脓肿、念珠菌病和结核性腹膜炎。结核病曾一度是单核细胞增多的主要病因,这是由于单核细胞在肉芽肿(结核结节)形成中发挥作用,单核细胞数量以及单核细胞与淋巴细胞比例均与结核病的病期和是否活动无关。分枝杆菌感染,常见于艾滋病患者,与单核细胞增多症也相关。

15%~20%的亚急性心内膜炎患者可有单核细胞增多。但与疾病中出现的血液巨噬细胞无关。

通过系统检查发现,过去认为与单核细胞增多症相关的许多感染性疾病其实并非如此。这些疾病包括立克次体病、利什曼病、伤寒、疟疾、散播性念珠菌病、布鲁氏菌病、登革出血热。

单核细胞增多症可见于急性感染性疾病的消退期，以及新生儿期、一期和二期梅毒。某些病毒，特别是巨细胞病毒和水痘-带状疱疹病毒，可致血液中单核细胞增多。

3. 胃肠道疾病 口炎性腹泻、溃疡性结肠炎、局限性肠炎及酒精性肝病与单核细胞增多症有关。

4. 非造血系统恶性疾病 60%的非造血系统恶性疾病患者可表现为单核细胞增多，与是否存在肿瘤转移无关。同时也发现，单核细胞增多与T淋巴细胞减少成负相关。关于转移性结肠癌和软组织肉瘤的造血指标的报道，重点强调了癌症患者合并单核细胞增多症的比例。因此，不明原因的单核细胞持续增高，应考虑恶性肿瘤的可能。

5. 外源性细胞因子的应用 用粒细胞-巨噬细胞集落刺激因子（GM-CSF）、白细胞介素-10或粒细胞集落刺激因子（G-CSF）均可造成血液中单核细胞轻度增多；全程巨噬细胞集落刺激因子（M-CSF）的应用可致血液单核细胞数稳定增多。M-CSF的剂量为每天40~120mg/kg时，第8天时可达峰值，约为基线的3~4倍。给患者或正常志愿者应用人巨噬细胞炎症蛋白1α，在短暂的单核细胞减少后会出现单核细胞增多，且与应用剂量相关。

6. 心肌梗死 心肌梗死后可出现单核细胞增多，第3天达峰值。血清肌酸激酶活性与单核细胞计数相关，这提示梗死范围与单核细胞增多相关，心肌梗死后，持续性单核细胞增多往往与泵衰竭相关。心肺旁路移植手术后，单核细胞增多是常见表现，此时，单核细胞表面的CD14［脂多糖（lipopolysaccharide，LPS）受体］表达显著下降，而血浆中可溶性CD14增多，这一变化与单核细胞的活化相关。

7. 其他情况 其他与单核细胞增多症相关的疾病或状态包括四氯乙烯中毒、热损伤、马拉松参赛者和分娩等。在给予健康志愿者和骨髓增生异常综合征患者中等或大剂量治疗量的糖皮质激素时，也可见单核细胞增多。抑郁症患者可见到中性粒细胞和单核细胞同时增多，抑郁症和焦虑症患者的单核细胞增多常伴有血浆β-内啡肽水平升高和单核细胞功能降低（低吞噬功能）。单核细胞增多常伴有多种细胞因子血浆水平的升高，包括M-CSF。单核细胞增多症还可见于其他罕见疾病，如前脑无裂畸形、川崎病和Wiskott-Aldrich综合征。

二、单核细胞减少症

单核细胞减少症很少作为孤立表现出现。常见于再生障碍性贫血或毛细胞白血病全血细胞减少的组成部分，尽管其他血细胞减少症也可伴有单核细胞减少症，但后者与感染显著相关，而在毛细胞白血病中由于其出现的一致性，有助于疾病的诊断。

单核细胞减少症可见于任何伴有全血细胞减少的造血干细胞疾病（如髓细胞白血病），尤其是再生障碍性贫血，可出现显著的、持久的单核细胞减少。单核细胞减少也是毛细胞白血病的固有表现，是诊断该病的有益线索，同时也预示着感染，感染是导致毛细胞白血病患者死亡的重要原因。少部分慢性淋巴细胞白血病患者可出现单核细胞减少症，这部分患者可有较高的感染发生率，特别是病毒感染。严重的热损伤可引起单核细胞减少症。周期性中性粒细胞减少症也可间断出现显著的单核细胞减少。罕有患者出现严重的中性粒细胞减少合并单核细胞减少症。暂时性单核细胞减少症是血液透析的特征之一，但是单核细胞计数通常在透析结束后的数小时内恢复正常（表2-7-2）。

表2-7-2 单核细胞减少相关疾病

Ⅰ. 导致严重白细胞减少症的疾病
a. 再生障碍性贫血
b. 毛细胞白血病
c. 其他髓系或淋巴样恶性肿瘤抑制单核细胞增生
Ⅱ. 单发性肿瘤综合征和Emberger综合征（*GATA2*基因突变）
Ⅲ. 其他情况

大量自动化血细胞计数显示，单核细胞绝对计数降低常见于类风湿关节炎、系统性红斑狼疮以及人类免疫缺陷病毒感染的患者。人们推测这一矛盾现象可能与测定结果时的疾病分期和活动与否相关。

应用糖皮质激素后约6小时，在志愿者或患者中可以见到短暂的单核细胞减少。应用干扰素-α和肿瘤坏死因子-α，以及放疗后均可引起单核细胞减少症。

（马 廉）

参考文献

[1] KAUSHANSKY K, LICHTMAN MA, PRCHAL JT, et al. Williams Hematology. 10th ed. New York: McGraw-Hill Education, 2021.

[2] CERAULO AS, BYTOMSKI JR. Infectious mononucleosis management in athletes. Clin Sports Med, 2019, 38 (4): 555-561.

[3] GILMARTIN S, HATTON S, RYAN J. Teenage kicks: splenic rupture secondary following infectious mononucleosis. BMJ Case Rep, 2019, 27, 12 (5): e229030.

[4] YANG J, ZHANG L, YU C, et al. Monocyte and macrophage differentiation: Circulating inflammatory monocyte as biomarker for inflammatory diseases. Biomark Res, 2014, 2 (1): 1-1.

[5] SFORZA E, HUPIN D, ROCHE F. Mononucleosis: A possible cause of idiopathic hypersomnia. Front Neurol, 2018, 9: 922.

[6] BOIOCCHI L, ESPINAL-WITTER R, GEYER JT, et al. Development of monocytosis in patients with primary myelofibrosis indicates an accelerated phase of the disease. Mod Pathol, 2013, 26 (2): 204-212.

[7] BARI A, TADMOR T, SACCHI S, et al. Monocytosis has adverse prognostic significance and impacts survival in patients with T-cell lymphomas. Leuk Res, 2013, 37 (6): 619-623.

[8] MAZUMDAR R, EVANS P, CULPIN R, et al. The automated monocyte count is independently predictive of overall survival from diagnosis in chronic lymphocytic leukaemia and of survival following first-line chemotherapy. Leuk Res, 2013, 37 (6): 614-618.

第3节 噬血细胞性淋巴组织细胞增生症

噬血细胞性淋巴组织细胞增生症(hemophagocytic lymphohistiocytosis,HLH)是一组由于淋巴细胞(主要为NK细胞和细胞毒T细胞)和巨噬细胞等过度活化导致的细胞因子风暴引起的严重致命性过度炎症反应综合征。HLH是一种罕见病,可以发病于各种年龄段,可以由各种因素所诱发,通常分为原发性(primary)和继发性(secondary)两种。原发性HLH包括家族性HLH(familial HLH,FHL)、免疫缺陷病相关性HLH和EB病毒驱动型HLH,先天的遗传学改变是其发病的主要原因。继发性HLH主要包括感染相关性HLH(多见于EB病毒感染)、肿瘤相关性HLH、结缔组织病相关性HLH(常见于幼年型特发性关节炎全身型)等。继发性HLH患儿通常无家族史或可查到的HLH相关基因突变。

无论是原发性HLH还是继发性HLH,发病过程均与NK细胞、细胞毒T细胞、巨噬细胞等过度激活导致的免疫功能紊乱密切相关,以上细胞的持续活化引起多种HLH相关细胞因子的大量分泌,从而在临床上表现为细胞因子风暴,最终导致全身多个系统、组织、器官的严重损伤,在这些细胞因子中以干扰素-γ(interferon-γ,IFN-γ)、白细胞介素-6(inerleukin-6,IL-6)和IL-10比较重要。近年来国外研究机构利用IFN-γ拮抗剂治疗难治性原发HLH取得了较好的效果,后续的临床试验还在进行中。

HLH是一种临床综合征,主要表现为持续高热、脾大、进行性血细胞两系或三系减低、铁蛋白升高、高甘油三酯血症和/或低纤维蛋白原血症,骨髓、肝、脾、淋巴结中常出现吞噬血细胞现象。此外,HLH合并中枢神经系统受累时会出现神经系统症状。在继发性HLH患儿中,同时伴有与其原发病相关的临床特点。HLH是一个由于各种原因导致的具有共同的临床和实验室特点的综合征,依据HLH-2004标准诊断并不困难,其关键是各种引起HLH原发病的鉴别从而指导治疗。

HLH发生后病情进展速度快,因此在临床上需要注意密切观察、早期诊断,以免延误病情。当不明原因发热患儿合并肝脾大、血细胞减少,或者出现发热、血细胞减少伴肝功能及凝血功能异常时均应注意完善HLH相关检查。骨髓噬血现象早期并不明显,故不是诊断HLH的必要条件。诊断HLH的患儿如果有条件需完善基因学检查以明确是否有HLH相关基因突变,尤其是年龄<2岁或有可疑家族史的患儿,同时要注意有无继发性HLH的原发病表现。详细询问病史,密切观察病情,完善感染相关、肿瘤相关、风湿免疫性疾病相关的检查,并注意有无特殊用药史等。

HLH的治疗原则主要包括:抑制过度的炎症反应、去除诱发因素以及原发病的治疗。目前国际上公认的HLH一线治疗方案是HLH-1994方案,对诊断明确的原发性HLH患儿以及部分难治复发患者,化疗后病情得到控制应尽早行异基因造血干细胞移植(allogeneic hematopoietic stem cell transplantation,allo-HSCT)。同时,由于HLH是一类综合征,可由多种原因引起，其治疗应提倡相对个体化，并非所有患者均严格按照方案化疗，原则上是以毒副作用最小的治疗控制 HLH 的活动。在治疗过程中应密切观察病情变化，随时评估治疗结果，根据临床表现和评估结果及时调整治疗方案。继发性 HLH 需在 HLH 控制的同时进行原发病的治疗。

原发性 HLH 不进行造血干细胞移植总体预后差，有报道显示对于未经及时诊断和及早治疗的原发性 HLH，生存率不超过 10%。然而，原发性 HLH 经 HSCT 移植后生存率明显提高。对于难治性 HLH 患儿，一线治疗不能控制病情，可应用二线方案、其他免疫化疗方案或靶向治疗方案尽可能使病情缓解，缓解后尽早 HSCT 可能获得长期生存。医生应充分权衡利弊，寻找最佳移植时机。继发性 HLH 根据原发病的不同而预后不同，风湿免疫性疾病所继发的 HLH 规律治疗后预后通常较好但比较容易复发，肿瘤性疾病所继发的 HLH 往往预后不良。

（王天有）

参考文献

[1] VALLURUPALLI M, BERLINER N. Emapalumab for the treatment of relapsed/refractory hemophagocytic lymphohistiocytosis. Blood, 2019, 134: 1783-1786.

[2] WANG J, WANG Y, WU L, et al. Ruxolitinib for refractory/relapsed hemophagocytic lymphohistiocytosis. Haematologica, 2019, 6 (12): e630-e637.

[3] HENTER JI, HORNE A, ARICO M, et al. HLH-2004: Diagnostic and therapeutic guidelines for hemophagocytic lymphohistiocytosis. Pediatric blood & cancer, 2007, 48: 124-131.

[4] MCCARTHY LC, FERNANDEZ KS, ANTONY R. Challenges in the diagnosis and management of pediatric hemophagocytic lymphohistiocytosis. Clinical pediatrics, 2018, 57: 1107-1113.

[5] JORDAN MB, ALLEN CE, GREENBERG J, et al. Challenges in the diagnosis of hemophagocytic lymphohistiocytosis: Recommendations from the North American Consortium for Histiocytosis (NACHO). Pediatric blood & cancer, 2019, 66: e27929.

[6] MARSH RA, HADDAD E. How I treat primary haemophagocytic lymphohistiocytosis. British journal of haematology, 2018, 182: 185-199.

第 4 节 原发性噬血细胞性淋巴组织细胞增生症

噬血细胞性淋巴组织细胞增生症（hemophagocytic lymphohistiocytosis，HLH）又称噬血细胞综合征（hemophagocytic syndrome，HPS），是由过度的炎症反应和异常的免疫调节导致的一种临床综合征，分为原发性 HLH（primary HLH，pHLH）和继发性 HLH（secondary HLH）两种。目前 pHLH 的发病机制尚未完全明确，基因突变导致 NK/T 细胞功能缺陷是部分原发性 HLH 患者发病的主要原因，好发于儿童和婴儿期，多发生于 1 岁以内，我国目前尚无流行病学资料，瑞典统计的发病率约为 1/10 万，中位发病年龄为 5.1 个月。

【发病机制】穿孔素依赖的细胞毒功能缺陷是部分 pHLH 的主要发生机制。在 HLH 患儿体内，该缺陷导致 NK 细胞和细胞毒性 T 细胞（cytotoxic T lymphocyte，CTL）不能及时清除被病毒感染的靶细胞，抗原持续刺激导致 CTL 过度增殖和活化，活化的 T 细胞产生大量的 IFN-γ，刺激巨噬细胞增殖和活化，继而产生大量细胞因子，包括 IL-6、IL-10、IL-8、TNF-α、IL-1b、IL-12、IL-18 等，即炎症因子风暴，大量的细胞因子又进一步促进淋巴细胞及巨噬细胞增殖和活化，最终引起脏器损害和组织内噬血现象。如不能及时控制，炎症反应继续进展，将导致多器官功能衰竭并危及生命。

正常 NK 细胞和 CTL 被激活后将释放细胞毒颗粒，颗粒中的穿孔素在靶细胞膜表面打孔，颗粒酶等进入并杀伤靶细胞，整个过程包括细胞毒颗粒合成、转运、锚定，与细胞膜融合并释放穿孔素和颗粒酶等，需要多种蛋白参与，包括 LYST、MUNC13-4、MUNC18-2、SYNTAXIN11、RAB27A 等；SAP 和 XIAP 蛋白突变能够影响 NK 和 T 细胞细胞毒信号转导，以上过程中的任何环节出问题都将导致 NK 细胞 /CTL 的细胞毒功能受到影响，直至 2017 年已经发现有至少 12 种基因突变与 pHLH 相关，各种基因突变通过影响 NK 和 T 细胞的正常功能导致 HLH 的发生（图 2-7-1、表 2-7-3）。

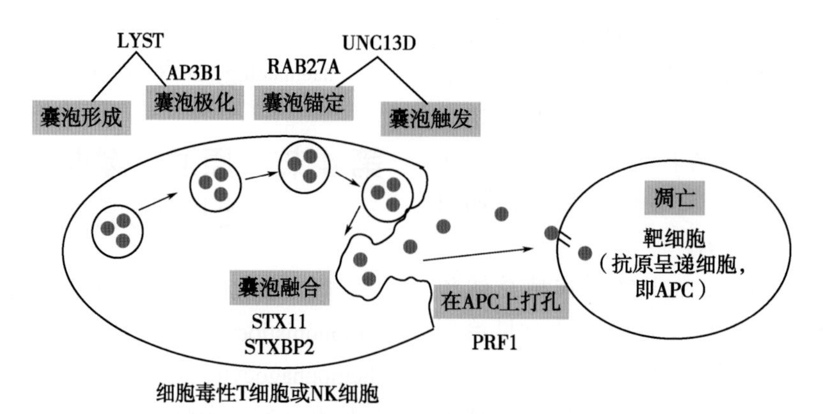

图 2-7-1 基因突变通过影响 NK 和 T 细胞的正常功能导致 HLH 的发生

表 2-7-3 各型 pHLH 的基因学及临床表现特点

类型	基因	蛋白质	占 pHLH 的比例 /%	蛋白功能	各自临床特点
家族性 HLH					
FHL-1	未知（9q21.3~22）	未知	罕见	未知	未知
FHL-2	*PRF1*	穿孔素	20~37	在靶细胞膜上打孔	易合并 CNS 受累
FHL-3	*UNC13D*	Munc13-4	20~33	细胞毒囊泡锚定和 / 或触发	常见 CNS 受累
FHL-4	*STX11*	Syntaxin11	<5	细胞毒囊泡与细胞膜融合	可伴结肠炎
FHL-5	*STXBP2*	Syntaxin 结合蛋白 2	5~20	细胞毒囊泡与细胞膜融合	结肠炎和低丙种球蛋白血症
免疫缺陷合并部分白化的 HLH					
Griscelli 综合征	*RAB27A*	Rab27A	0~5	细胞毒囊泡锚定	部分白化
Chediak-Higashi 综合征	*LYST*	Lyst	0~2	细胞毒囊泡形成和极化	部分白化，出血倾向和反复感染
Hermansky-Pudlak 综合征 2 型	*AP3B1*	AP3 复合体亚基 β1	罕见	细胞毒囊泡极化运输	部分白化及出血倾向
EB 病毒感染驱动的 HLH					
XLP1	*SH2D1A*	SAP	0~7	NK 细胞和 T 细胞细胞毒信号转导	低丙种球蛋白血症和淋巴瘤
XLP2	*BIRC4*	XIAP	0~2	NK 和 T 细胞生存，NF-κB 信号	轻症或 HLH 复发，可伴炎性肠病
ITK 缺陷	*ITK*	ITK	罕见	T 细胞 IL-2 信号	低丙种球蛋白血症，自身免疫和霍奇金淋巴瘤
CD27 缺陷	*CD27*	CD27	罕见	淋巴细胞信号转导	联合免疫缺陷和淋巴瘤
XMEN 综合征	*MAGT1*	MAGT1	罕见	TCR 刺激介导的镁离子转运	淋巴瘤，反复感染和 $CD4^+$ T 细胞减少

注：CNS. 中枢神经系统；HLH. 噬血细胞性淋巴组织细胞增生症；TCR. T 细胞表面受体。

因此，HLH 的临床表现与 NK 细胞和 CTL 功能受损，从而导致细胞因子风暴以及淋巴细胞和巨噬细胞对组织器官的浸润密切相关。激活的巨噬细胞分泌的 IL-1、IL-6 和 TNF-α 是引发患儿持续发热的主要原因；大量淋巴细胞和组织细胞浸润导致肝脾大；巨噬细胞分泌的 TNF-α 和 CTL 分泌的 IFN-γ 能够直接抑制骨髓造血干细胞的造血功能，从而导致血细胞的减低；TNF-α 水平增加可以使脂蛋白脂肪酶活性减低，从而发生高甘油三酯血症；活化的巨噬细胞分泌纤溶酶原激活物，血清中纤溶酶水平增加导致纤溶亢进，纤维蛋白原水平降低；各种细胞因子如 IFN-γ、TNF-α、IL-6、IL-10、IL-18、IL-12 和 sCD25 均可激活巨噬细胞非特异性吞噬血细胞，从而在组织中发现噬血现象；活化的巨噬细胞能够产生大量的铁蛋白，导致血清铁蛋白水平明显升高；活化的淋巴细胞产生大量 sCD25，使血清 sCD25 水平明显升高。

总结 pHLH 发病的病理生理过程为以下 3 个部分：① NK 细胞 /CTL 细胞毒功能缺陷；② T 细胞和巨噬细胞的过度活化；③炎症因子风暴和噬血细胞浸润引发的组织器官损伤。

【基因突变】目前已知的 pHLH 主要分为 3 种：家族性 HLH、白化和免疫缺陷合并 HLH 以及 EBV 驱动的 HLH。

关于原发性免疫缺陷病（primary immunodeficiency disease，PID）相关 HLH：许多免疫缺陷病可以发生 HLH，且均有明确 PID 相关基因突变。这些基因突变后往往导致 NK 细胞、CTL 或 B 细胞功能受损，多在合并感染时发生细胞因子风暴和组织器官损伤。一些学者建议把 PID 合并 HLH 列入 pHLH，甚至有学者将 HLH 列入广义的免疫缺陷，但也有学者认为除 *LYST*、*AP3* 和 *RAB27A* 基因缺陷外，其他 PID 合并 HLH 概率比较小，且多有诱因，故不应列入原发性 HLH。

1. 家族性 HLH（familial HLH，FHL）　1999 年，Ohadi 等人报道了 4 名有血缘关系的巴基斯坦人，临床表现为发热、肝脾大、血细胞减低，且发现他们的 9 号染色体 9q21.3~22 上一个区域存在基因突变，此后将由该区域的基因异常引起的 FHL 命名为Ⅰ型（FHL-1），但相关基因尚未被克隆，蛋白功能也不清楚，该型 FHL 较为罕见。1999 年，Dufoureq 等人第一次发现了穿孔素蛋白（perforin，*PRF1*）基因突变能够引起 HLH，被命名为家族性 HLH-Ⅱ型（FHL-2），其编码的蛋白为穿孔素蛋白。2003 年，Feldmann 等人发现 *UNC13D* 基因突变导致 FHL-3 的发生，其编码的 Munc 13-4 蛋白主要参与细胞毒性颗粒与细胞膜的融合过程，能够诱导细胞毒颗粒释放。缺乏该蛋白后导致细胞毒颗粒释放功能的障碍。FHL-4 的发生与 *STX11* 基因突变相关。由 *STXBP2* 基因突变引起的 HLH 被定为 FHL-5。

2. 伴有部分白化的免疫缺陷合并 HLH　Griscelli 综合征 2 型（GS2）是由于 *RAB27A* 基因的突变所导致，该基因编码的 Rab27a 蛋白能够在囊泡锚定和运输的过程中发挥作用；Chediak-Higashi 综合征为 *LYST* 基因突变所引起，编码的调节蛋白 LYST 参与囊泡形成和运输过程；Hermansky-Pudlak 综合征 2 型（HPS2）由 *AP3B1* 基因突变引起，该基因编码的 AP3 复合体亚基 β1 参与囊泡运输过程。上述 3 个基因突变导致 NK 细胞和 CTL 的细胞毒囊泡不能正常运输并释放，从而影响 NK 细胞和 CTL 对靶细胞的杀伤功能。由于黑色素细胞的黑色素囊泡出胞也需要上述 3 个基因的参与，故患者黑色素不能释放到细胞外，会出现部分白化。

3. EB 病毒驱动的 HLH　EBV 属于疱疹病毒属，EBV 感染后能够发生多种疾病，仅有少数患者出现 HLH。在亚洲人中，EBV 感染率明显高于西方人，且 EBV-HLH 的发生率较高，表明该病有一定的遗传易感性。EBV 相关 HLH 的发生机制目前尚不明确，多数 EBV 相关 HLH 检测不到异常的致病基因。

4. X- 连锁淋巴增殖综合征（X-linked proliferative syndrome，XLP）　XLP 分为 2 种类型，即 XLP1 和 XLP2，其中 XLP1 约占 80%，XLP2 占 20%，前者由 *SH2D1A* 基因突变引起，后者由 *BIRC4* 基因突变导致。两个基因均位于 Xq25，即为 X 连锁遗传性疾病。*SH2D1A* 基因编码 SAP 蛋白，参与 NK 细胞和 CTL 的细胞毒信号转导过程。*BIRC4* 基因是凋亡抑制蛋白家族的成员之一，编码 XIAP 蛋白，与 NK 细胞和 CTL 的生存相关，且能够参与 NF-κB 相关的信号通路。以上蛋白的突变均导致 NK 细胞和 CTL 不能有效杀伤抗原刺激的靶细胞，从而影响细胞发挥正常的免疫功能。另外，*ITK*、*CD27* 以及 *MAGT1* 基因突变也可导致 EB 病毒驱动的 HLH，其发病机制分别与 T 细胞 IL-2 信号转导、淋巴细胞信号转导以及 TCR 刺激介导的镁离子转运有关，继而导致各种原因的免疫缺陷，从而引起 EB 病毒驱动的 HLH。

综上所述，最常见的突变发生在 *PRF1* 和 *UNC13D* 基因上，导致 FHL-2 和 FHL-3 型。若突变引起相应的蛋白完全失去功能，则发病年龄比较早且临床表现重，而错义突变和剪接位点序列变异可至成年期才发病。有文献报道细胞毒颗粒外分泌途径相关基因杂合突变也有可能导致蛋白功能的部分缺失而发展成 HLH，但仍需进一步研究来明确。

根据基因突变位点不同所引起相对应的蛋白质功能缺陷分为以下多种类型，各型之间可能存在各自不同的临床特点（表 2-7-3）。

【临床表现】约有 70% 的 pHLH 发生在 1 岁以内，尤其是 1~6 个月，可也见于青春期及成年人，除 XLP 外无明显性别差异。该病具有异质性，临床表现多样并缺乏特异性，主要与高炎症因子血症和脏器受累相关。pHLH 患儿在疾病非活动期可无临床表现或仅有部分下述临床表现，疾病的活动多有诱因，比如感染，其中最常见的是 EBV。

1. 发热　几乎所有的 pHLH 患儿疾病活动期均有发热表现，常 >38.5℃，热型波动，可持续数天至数十天，无特异性。

2. 肝、脾、淋巴结肿大　淋巴细胞或组织细胞浸润导致肝、脾、淋巴结肿大，脾大最常见（95%），其次为肝大（94%）。

3. 血细胞减少　表现为血细胞两系或三系减低，包括血红蛋白 <90g/L（新生儿 <100g/L），血小板 <100×10^9/L，中性粒细胞 <1×10^9/L。

4. 出血　HLH 患儿由于血小板减低以及纤溶亢进引起纤维蛋白原下降，常伴有出血，通常发生在皮肤和黏膜引起瘀点瘀斑，也可以发生鼻出血，穿刺部位渗血或血肿，以及消化道出血、血尿，甚至中枢神经系统出血。

5. 皮疹　表现多样化，可为全身斑丘疹、红斑、水肿、麻疹样皮疹、脂膜炎等。

6. 中枢神经系统症状　HLH 患儿合并中枢神经系统受累的发生率为 30%~76%，其中以 pHLH 多见，临床表现包括嗜睡、易激惹、抽搐、昏迷、神经定位体征、精神运动障碍、共济失调、肌张力异常、前囟张力升高、假性脑膜炎等。疾病晚期常出现脑神经麻痹（常见于第 6 对和第 7 对脑神经）、共济失调、四肢麻痹、偏瘫、失明、昏迷等，中枢神经系统受累是影响预后的一个重要因素之一。

需要注意的是，pHLH 初诊时患儿往往没有以上所有表现，个别 FHL-2 患儿血液系统症状不明显，主要表现为难以控制的脑白质病变就诊于神经科，发热、脾大、血液系统异常及其他 HLH 相关指标不明显或间断发生，通过基因检查最终明确诊断，因此密切观察随诊、定期复查相关指标、及时诊断尤为重要，否则延误治疗将导致预后不良。

【辅助检查】

1. 基因学检查　基因学检查是诊断 pHLH 的金标准，目前已发现的相关基因有：*PRF1*、*UNC13D*、*STX11*、*STXBP1*，分别与 FHL 2~5 型相关。如 EBV 相关，同时查 *ITK*、*CD27* 和 *MAGT1* 基因，如为男性，同时检测 XLP 的 *SH2D1A* 和 *BIRC4* 基因。如患儿有白化表现，同时检测 *RAB27A*、*LYST* 基因和 *AP3B1* 基因。若发现上述基因有异常，应同时检测父母和同胞的基因。

2. 血常规　血细胞两系或三系减低是 HLH 最常见表现之一，尤其是血小板减少，可作为病情活动的指标。多数可同时合并贫血、白细胞或中性粒细胞减少。

3. 骨髓常规和活检　疾病早期噬血现象常不明显，随着疾病进展，可见红系、粒系、巨核系均减少，出现明显的噬血现象，可有组织细胞增生。骨髓活检用于鉴别累及骨髓的肿瘤相关性 HLH。

4. 血生化检查　血清甘油三酯常 >3mmol/L，可发生 ALT、AST、LDH、GGT 和胆红素升高，白蛋白降低，低钠血症。

5. 铁蛋白　大约 90% 的患者都会出现铁蛋白升高，常 >500μg/L，如 >10 000μg/L 更具诊断意义。血清铁蛋白水平可作为判断疾病活动及严重程度的指标之一。

6. 凝血功能　纤维蛋白原常 <1.5g/L，纤维蛋白降解产物增多，部分凝血活酶时间和凝血酶原时间延长。由于 HLH 患儿继发纤溶亢进，常出现顽固性低纤维蛋白原血症。

7. NK 细胞活性　HLH 可出现原发或继发性 NK 细胞活性减低或缺失，但应根据不同实验室的界定所参考的 NK 细胞活性正常值。

8. 细胞因子浓度　可溶性 CD25（sCD25）即可溶性 IL-2 受体的 α 链，是诊断 HLH 的重要标准之一，由于各实验室间的正常值不同，将 sCD25> 均数 +2 倍标准差（standard deviation，SD）视为有诊断意义。动态监测 sCD25 可以判断疾病严重程度及活动情况。其他细胞因子如 IFN-γ、IL-6 或 IL-10 等也可明显升高。

9. 脑脊液检查　如患者病情及出凝血功能允许，HLH患儿均应进行脑脊液检查，合并中枢受累患儿可发现脑脊液中细胞数或蛋白升高，细胞以淋巴细胞为主，可有单核细胞，少部分患儿可见噬血细胞。脑脊液异常改变是HLH预后不良的重要因素。

10. 细胞毒功能学检查　包括NK细胞活性、CD107a、穿孔素、颗粒酶、Munc13-4等，HLH可出现原发或继发性NK细胞活性减低或缺失，持续性NK细胞功能明显下降和/或流式细胞学检查激活NK细胞/CTL细胞表面上述蛋白表达水平下降，应注意pHLH的可能性。

11. XLP相关蛋白检测　SAP和XIAP蛋白水平的检测对XLP相关HLH的诊断具有重要的指导意义。

12. 影像学检查　B超可发现增大的脾脏、肝脏、淋巴结等。头颅MRI检查能够在中枢神经系统临床症状出现之前发现脑白质改变或脑萎缩等。部分HLH患儿肺CT检查可发现间质性改变。关节B超有助于结缔组织病相关HLH的鉴别诊断。高度怀疑肿瘤的患者可行正电子发射计算机体层显像仪（positron emission computed tomography，PET/CT）检查。

13. 病原学检查　可用于鉴别感染因素导致的HLH，包括EBV、CMV、HSV、人类疱疹病毒6型、人类疱疹病毒8型、腺病毒和细小病毒B19等抗体，DNA的检测以及支原体、结核、布鲁氏菌、黑热病等相关检测。

14. 其他　CD系列、Ig系列、自身抗体、胸腹水离心细胞学检查、受累器官活检、骨髓白血病/淋巴瘤基因检测及骨髓流式细胞学检测等。伴有淋巴结明显肿大者行淋巴结活检。这些检查均具有重要的鉴别诊断意义。

【诊断】诊断根据国际组织细胞协会制定的HLH-2004标准（表2-7-4）。若有家族史可结合相应的临床表现临床诊断pHLH，确诊pHLH需基因学检查发现HLH相关病理性突变。

HLH诊断过程中的注意事项：早期诊断和早期治疗是HLH患儿治疗成败的关键，HLH晚期如已经发生细胞因子风暴并造成多脏器功能衰竭常不可逆。对于发热、血细胞减低伴有肝脾大或肝酶异常的患者应考虑HLH的可能性，需密切观察患者病情变化并监测HLH相关指标，以便早期诊断HLH。

表2-7-4　噬血细胞性淋巴组织细胞增生症诊断标准

满足A或B诊断标准
A. 检测到任一基因的病理性突变
PRF1、*UNC13D*、*STX11*、*STXBP2*、*Rab27a*、*SH2D1A*、*BIRC4*
B. 以下诊断8条标准中满足5条或以上
1. 发热
2. 脾大
3. 血细胞两系或三系减低
血红蛋白<90g/L（不足4周的婴儿以<100g/L为标准）
血小板$<100\times10^9$/L
中性粒细胞$<1\times10^9$/L
4. 高甘油三酯血症和/或低纤维蛋白原血症
甘油三酯≥265mg/dl（或3mmol/L）
纤维蛋白原≤1.5g/L
5. 骨髓、脾脏或淋巴结中发现噬血现象
6. NK细胞活性减低或消失
7. 铁蛋白≥500mg/L
8. sCD25（可溶性IL-2受体）升高

【鉴别诊断】HLH诊断并不困难，但是，由于不同原因所致HLH治疗和预后不同，故而鉴别引起HLH的原发病非常重要。pHLH可由一些继发因素诱发，并且随着分子生物学发展和越来越多的HLH相关基因的发现，原发性和继发性HLH的界限逐渐变得模糊起来。基因检测往往比较耗时，目前大多数基因检测均以检测外显子为主，内含子突变或未知基因突变无法检测，NK/T细胞细胞毒功能检测异常以及临床治疗病情反复复发通常提示pHLH的可能性。临床上应通过密切观察患儿的临床表现并结合辅助检查结果寻找是否存在感染因素、风湿免疫性疾病或肿瘤等继发因素，但需要注意的是一些继发因素可能是pHLH的诱发或促发因素。

pHLH在基因回报之前需与下述原因所致的HLH鉴别。

1. 感染相关HLH　pHLH很难与病毒感染相关性HLH相鉴别，因为两者临床表现类似，pHLH患者也常伴发病毒感染或由病毒感染诱发。pHLH多为常染色体隐性遗传病，常缺乏阳性家族史，因此更增加了诊断的难度。一般认为，在2岁前发病者需多注意pHLH的可能。对于明确诊断HLH的患儿需注意完善多种病原学检查：如血培养、骨髓培养、EBV及CMV DNA和抗体检测、细小病毒B19、布鲁氏菌、结核分枝杆菌、支原体、杜氏利什曼原虫等病原学检测。

2. 肿瘤相关HLH　一些肿瘤患者以HLH起

病，尤其是NK或T细胞淋巴瘤，约0.5%~1%的淋巴瘤患者以HLH起病。因此，对于临床确诊HLH的患者，尤其是伴有明显肝脾或淋巴结肿大的年龄偏大的患儿，需要完善骨髓活检、骨髓流式细胞术、骨髓白血病/淋巴瘤融合基因检测、全身影像学等检查寻找有无原发肿瘤灶，可疑肿瘤病灶活检病理检查是确诊的关键。

3. 自身炎症性疾病相关HLH 自身炎症性疾病常表现为发热、皮疹、关节炎/痛、多浆膜腔积液等，无明确感染，抗感染治疗无效，实验室检查缺乏特异性诊断指标。一些自身炎症性疾病（如幼年型特发性关节炎）可以HLH起病，起病时常有C反应蛋白、红细胞沉降率等炎症指标升高，白细胞升高，中性为主，血小板和纤维蛋白原升高，伴随疾病的进展，血象及炎症指标可逐渐下降，缺乏感染及特异性抗体产生的证据。

4. 自身免疫性疾病相关HLH 系统性红斑狼疮、坏死性淋巴结炎、皮肌炎等自身免疫性疾病亦可合并HLH，因此所有确诊HLH的患儿均需注意有无相关临床表现，如特异性皮疹、关节炎、心包积液等，并应完善自身免疫性疾病检查，必要时行活检病理诊断。

5. 药物相关HLH 如药物超敏反应，HLH患儿在就诊时往往因为发热在外院应用过多种药物，如抗生素等，一些药物超敏反应的患儿多合并皮疹，问诊时需注意询问患儿的用药史，了解临床症状与用药的相关性。

【治疗】

1. 治疗原则 HLH的治疗原则主要包括：抑制过度的炎症反应、去除诱发因素以及原发病的治疗。目前，造血干细胞移植（HSCT）仍是治愈pHLH的唯一有效手段，对诊断明确的pHLH患儿应首选HSCT，它能够有效预防HLH的复发。然而，移植前患儿的疾病状态与预后明确相关，HSCT移植供者来源是制约HLH患儿预后的一项重要因素，一些患儿在等待HSCT移植供者期间疾病复发死亡，故移植前仍需要化疗来控制病情。目前国际上常用的HLH治疗方案是HLH-1994和HLH-2004方案，由于HLH是一类综合征，可由多种原因引起，其治疗应提倡个体化，并非所有患者均严格按照方案化疗，原则上是以毒副作用最小的治疗控制HLH的活动。对一些病情较轻的HLH患者（包括pHLH）单用激素便可控制病情。在治疗过程中应密切观察病情变化，随时评估治疗结果，根据临床表现和评估结果及时调整治疗方案。

2. 一线治疗方案 HLH-1994/2004方案，两者的区别仅在于环孢素A（CsA）加用的时间，HLH-1994方案是在第15天，而HLH-2004方案在化疗第1天。国际组织细胞协会在2016年都柏林的年会上发表的研究数据表明HLH-2004方案的疗效并不优于HLH-1994方案，且HLH-2004方案早期应用环孢素会带来更多的副作用，故目前仍沿用HLH-1994方案。

(1) 诱导治疗（8周）

1）地塞米松（Dex）：静脉滴注，10mg/(m^2·d)×2周，5mg/(m^2·d)×2周，2.5mg/(m^2·d)×2周，1.25mg/(m^2·d)×1周，然后于1周内减停，疗程共8周。

2）依托泊苷（VP-16）：静脉滴注，150mg/(m^2·次)，2次/周×2周，1次/周×6周。

3）CsA：口服，3~5mg/(kg·d)，分2次，每12小时1次，自化疗第15天起。血药浓度（谷浓度）不超过200μg/L。

4）鞘内注射：化疗前（患儿出凝血功能允许的情况下）和化疗2周时常规腰椎穿刺，如2周后中枢神经系统症状加重或脑脊液异常无改善（包括细胞数和蛋白），开始鞘内注射治疗，每周1次，共4周，剂量见表2-7-5。

表2-7-5 HLH患儿鞘内注射剂量表

年龄	甲氨蝶呤/mg	地塞米松/mg
<1岁	6	2
1~2岁	8	2
2~3岁	10	4
>3岁	12	4

由于HLH的治疗因原发病不同和疾病的严重程度不同，目前临床上在应用HLH-94方案时会有一些调整。①是否应用VP-16：对于轻症患者单用激素即可控制病情可暂缓或不用VP-16；②VP-16的剂量：2018年国际组织细胞协会发表的HLH治疗专家建议提出根据患者的病情和耐受情况，VP-16剂量可酌情调整至75~100mg/m^2，用药间隔可调整至1周1次；③激素的应用：除Dex外可考虑应用甲泼尼龙，必要时可予大剂量冲击治疗，尤其是自身炎症相关HLH。

(2) 维持治疗（9~40周）：对于继发HLH，第9周评估完全缓解（complete response，CR）者不需要继续维持治疗，维持治疗的目的主要是为 pHLH 等待造血干细胞移植。

1）Dex：静脉或口服，10mg/（m^2·d）×3 天，每 2 周 1 次，第 9 周起。

2）VP-16：静脉滴注，150mg/m^2 次，每 2 周 1 次，第 10 周起。

3）CsA：继续口服至 40 周，血药浓度（谷浓度）不超过 200μg/L。

化疗中需要定期评估，病情完全缓解并除外 pHLH 方可停止 HLH 相关化疗。

pHLH 是良性疾病，发病基础是基因突变引起的免疫缺陷，疾病的发作往往有一些诱发因素，如 EBV 感染等，化疗的作用是抑制 HLH 急性发作时的高炎症因子风暴，化疗不可能扭转突变的基因异常，因此，明确的 pHLH 一旦 HLH 急性发作得到控制应尽快进行造血干细胞移植，从根本上纠正免疫缺陷。

部分 HLH（除外肿瘤相关和结缔组织病相关）基因检测未发现明确 HLH 相关病理性基因突变，化疗诱导 8 周评估，若病情完全缓解应停止化疗密切观察病情变化，若出现 HLH 反复复发，即使基因检测阴性也不能除外 pHLH，应积极进行造血干细胞移植。

3. 补救 / 二线治疗方案　对于一些应用一线治疗无效或一线治疗过程中病情反复的难治或复发性 pHLH 患儿，应用二线方案可能使患儿达到完全缓解或部分缓解。近年来北京友谊医院王昭团队提出了脂质体多柔比星、VP-16 和甲泼尼龙（合称 DEP）联合治疗方案，应用于难治复发性 HLH 患者取得了较好的临床效果，为一些难治 HLH 患者进行造血干细胞移植争取了机会。

ATG、芦可替尼以及 IFN-γ 抗体用于 HLH 的二线治疗目前国外正在进行临床试验。

4. 造血干细胞移植　pHLH 患儿需在病情控制后尽早行异基因造血干细胞移植。供者首选 HLA 全相合同胞（注意筛除存在基因异常的同胞），其次选全相合无关供者；再次选半相合供者（包括父母或同胞）。

近来国外报道利用阿伦单抗、氟达拉滨和美法仑的减低毒性和化疗强度（reduced-intensity conditioning，RIC）的预处理方案能够有效提高 HLH 患儿生存率。

【预后】 pHLH 总体预后较差，在 HLH-1994 方案使用之前，未经及时诊断和及早治疗的 pHLH，生存率不超过 10%。然而，pHLH 经造血干细胞移植后生存率明显提高，部分中心报道经及时诊断和治疗后 HLH 患儿 3 年生存率可高达 90%。年龄小、未及时诊断和早期治疗、中枢神经系统受累以及一线治疗反应不佳均为预后不良的因素。

【未来展望】 目前认为 pHLH 是由于基因突变导致 NK/T 细胞功能缺陷。根据突变的基因以及突变位点不同所引起相对应的蛋白质功能缺陷程度不同，导致不同的临床特点。但目前发现的相关基因在 pHLH 发病机制中的作用仍不完全清楚，仍需进一步研究。临床发现一些患者有家族史或反复复发，需靠造血干细胞移植治愈，但未发现已知 HLH 相关基因突变，提示目前尚有未知基因参与 HLH 发生。大约 30% 患者对一线治疗反应不良，目前尚无统一有效的二线或补救治疗方案，而且化疗毒副作用大，开发安全有效的新型靶向治疗药物是未来的发展方向。

诊疗要点

- 基因突变是 pHLH 患者发病的主要原因，好发于儿童和婴儿期。
- 该病发病机制与炎症因子风暴产生密切相关。
- 临床表现多样且缺乏特异性，包括发热、贫血、出血，肝、脾、淋巴结肿大，皮疹、中枢神经系统症状等，基因检测可明确诊断，早期诊断及治疗是提高生存率的关键。
- HLH 治疗原则主要包括抑制过度的炎症反应、去除诱发因素以及原发病的治疗。
- 诊断明确的 pHLH 患儿应在病情控制后尽快行 HSCT。
- 目前国际上常用的 HLH 治疗标准方案是 HLH-1994 方案，治疗提倡个体化，并非所有患者均严格按照方案化疗，原则上是以毒副作用最小的治疗控制 HLH 的活动。

（张　蕊　王天有）

参考文献

[1] ERKER C, HARKER-MURRAY P, TANANO JA. Usual and unusual manifestations of familial hemophagocytic lymphohistiocytosis and langerhans cell histiocytosis. Pediatric clinics of North America, 2017, 64 (1): 91-109.

[2] XU XJ, WANG HS, JU XL, et al. Clinical presentation and outcome of pediatric patients with hemophagocytic lymphohistiocytosis in China: A retrospective multi-

center study. Pediatric blood & cancer, 2016, 64 (4): e26264.

[3] BODE SF, AMMANN S, AL-HERZ W, et al. The syndrome of hemophagocytic lymphohistiocytosis in primary immunodeficiencies: implications for differential diagnosis and pathogenesis. Haematologica, 2015, 100 (7): 978-988.

[4] CANNA SW, MARSH RA. Pediatric hemophagocytic lymphohistiocytosis. Blood, 2020, 135 (16): 1332-1343.

[5] CETINKAYA PG, CAGDAS D, GUMRUK F, et al. Hemophagocytic lymphohistiocytosis in patients with primary immunodeficiency. Journal of pediatric hematology/oncology, 2020, 42 (6): e434-e439.

[6] ZHANG M, BRACAGLIA C, PRENCIPE G, et al. A heterozygous RAB27A mutation associated with delayed cytolytic granule polarization and hemophagocytic lymphohistiocytosis. J Immunol, 2016, 196 (6): 2492-2503.

[7] ALLEN CE, MCCLAIN KL. Pathophysiology and epidemiology of hemophagocytic lymphohistiocytosis. Hematology American Society of Hematology Education Program, 2015, 2015: 177-182.

[8] HENDERSON LA, CRON RQ. Macrophage activation syndrome and secondary hemophagocytic lymphohistiocytosis in childhood inflammatory disorders: diagnosis and management. Paediatric drugs, 2020, 22 (1): 29-44.

[9] MARSH RA, HADDAD E. How I treat primary haemophagocytic lymphohistiocytosis. Br J Haematol, 2018, 82 (2): 185-99.

[10] 王昭. 组织细胞疾病. 北京: 人民卫生出版社, 2018: 34-51.

[11] EHL S, ASTIGRRAGA I, VON BAHR GREENWOOD T, et al. Recommendations for the use of etoposide-based therapy and bone marrow transplantation for the treatment of HLH: consensus statements by the HLH Steering Committee of the Histiocyte Society. J Allergy Clin Immunol Pract, 2018, 6 (5): 1508-1517.

第5节 EB病毒相关性噬血细胞性淋巴组织细胞增生症

噬血细胞性淋巴组织细胞增生症(hemophagocytic lymphohistiocytosis,HLH),也称噬血细胞综合征(hemophagocytic syndrome,HPS),是儿科较为少见的临床综合征,但病情凶险、病死率高。HLH分原发性和继发性两大类(表2-7-6)。原发性HLH主要是由于自然杀伤细胞(natural killer cell,NK细胞)和/或细胞毒T淋巴细胞(cytotoxic T lymphocyte,CTL)等存在穿孔素基因(*PRF1*)/穿孔素蛋白(PRF)以及控制脱颗粒(degranulation)作用的相关基因/蛋白的缺乏,或者一些特殊类型的原发性免疫缺陷病所造成的免疫清除功能缺陷或紊乱,在某种触发因素包括病毒、特殊细菌、组织或细胞碎片等因素的诱发下,导致免疫清除功能障碍,进而造成免疫细胞系统过度活化和大量炎症因子释放,导致多脏器受损所表现出来的临床综合征。继发性HLH(secondary HLH,sHLH)无明确HLH相关基因缺陷,而仅由于某种病因包括病毒、细菌、原虫等病原体感染和肿瘤、代谢产物、异物、组织损伤、风湿性疾病等引起的与原发性HLH临床表现类似的综合征,统称为sHLH。在儿童感染相关性HLH(infection-associated HLH,iHLH)中,EBV感染所引起的iHLH最多,称为EBV相关性HLH(EBV-associated HLH,EBV-HLH)。本节就EBV-HLH做较为详细的阐述。

表2-7-6 噬血细胞性淋巴组织细胞增生症分类

1. 原发性HLH 孟德尔遗传条件导致的HLH
(1)与淋巴细胞毒功能缺陷相关的HLH
A. 家族性HLH 2型(*PRF1*)
B. 家族性HLH 3型(*UNC13D*)
C. 家族性HLH 4型(*STX11*)
D. 家族性HLH 5型(*STXBP2*)
E. X连锁淋巴增殖性疾病1型(*SH2D1A*)
F. Griscelli综合征2型(*RAB27A*)
G. Chediak-Higashi综合征(*LYST*)
(2)炎性复合物激活异常相关性HLH
A. X连锁淋巴增殖性疾病2型(*BIRC4*)
B. *NLRC4*基因突变
(3)与影响炎症反应的特定孟德尔紊乱相关的HLH
A. 赖氨酸尿蛋白不耐受(*SLC7A7*)
B. *HMOX1*基因突变
C. 其他影响炎症反应的特定孟德尔紊乱
(4)不明来源(明显符合孟德尔遗传规律)的家族性HLH
2. 继发性HLH 明显不符合孟德尔遗传规律的HLH
(1)感染相关性HLH
A. 病毒相关性HLH
a. EBV相关性HLH
b. CMV相关性HLH
c. 与其他特定疱疹病毒感染相关性HLH

续表

d. HIV 相关性 HLH
e. 流行性感冒病毒相关性 HLH
f. 与其他特定病毒感染相关性 HLH
B. 细菌相关性 HLH
C. 寄生虫相关性 HLH
D. 真菌相关性 HLH
(2) 恶性肿瘤相关性 HLH
A. 肿瘤触发 HLH(恶性肿瘤发作时引起的 HLH)
a. 血液学恶性肿瘤
T 淋巴母细胞淋巴瘤 / 白血病
T 淋巴非母细胞性淋巴瘤
B 细胞白血病
B 细胞淋巴瘤
霍奇金淋巴瘤
NK 细胞淋巴瘤 / 白血病
髓系肿瘤
其他血液学恶性肿瘤
b. 实体肿瘤
c. 未分类肿瘤
B. 化疗期间发生的 HLH(与初诊恶性肿瘤无关)
C. 与某一种恶性肿瘤相关但未被进一步确定的 HLH
(3) 与特定的风湿性疾病相关的 HLH
A. 与全身型幼年特发性关节炎相关的 HLH
B. 与成人发作性 Still 病相关的 HLH
C. 与系统性红斑狼疮相关的 HLH
D. 与血管炎相关的 HLH
E. 与其他特定的自身免疫性疾病相关的 HLH
F. 与未特定自身免疫性疾病相关的 HLH
(4) 移植相关的 HLH
(5) 与医源性免疫激活相关的 HLH
(6) 与医源性免疫抑制相关的 HLH
(7) 与其他明显不符合孟德尔遗传规律相关的 HLH
3. 其他未明原因或不确定来源的 HLH

【流行病学与病原检测】EB 病毒(Epstein-Barr virus, EBV),又称人类疱疹病毒 4 型(human herpesvirus 4, HHV-4)。Epstein 和 Barr 于 1964 年首次成功地将非洲儿童 Burkitt 淋巴瘤细胞通过体外悬浮培养而建株,并在建株细胞涂片中用电镜观察到疱疹病毒颗粒而得名。EBV 是疱疹病毒科嗜淋巴细胞病毒属的成员,基因组为 DNA。EBV 具有在体内外专一性地感染人类及某些灵长类 B 细胞的特性。人是 EBV 感染的宿主,主要通过唾液传播。无症状感染多发生在幼儿,3~5 岁幼儿 90% 以上曾感染过 EBV,我国该病发病高峰年龄在 4~6 岁,90% 以上的成人都有 EBV 抗体。EBV 是传染性单核细胞增多症的病原体,也与鼻咽癌、儿童淋巴瘤的发生有密切相关性,被列为可能致癌的人类肿瘤病毒之一。目前,已确定的 EBV 抗原有:①核抗原(EBNA);②膜抗原(MA);③早期抗原(EA);④衣壳抗原(VCA);⑤淋巴细胞识别膜抗原(LYDMA)。受 EBV 感染的个体会出现相应的抗体,通过血清 EBV 抗体的检测可为临床诊断提供依据。各种 EBV 抗体,如衣壳抗体(VCA-IgA、VCA-IgG、VCA-IgM)和早期抗体(EA-IgA)在感染后的出现时间、持续时间及对临床意义有所不同,故现多采用多个抗体联合检测及联合分析的方法用于判断 EBV 病毒感染的状态。原发性 EBV 感染时首先产生 VCA-IgM/IgG 抗体;抗 EA 抗体通常会在急性感染的晚期出现;在恢复期会产生抗 EBNA 的 IgG 抗体。VCA-IgG 和 EBNA-IgG 抗体产生后会终身存在。EBV 感染后各种抗体出现的时间见图 2-7-2。

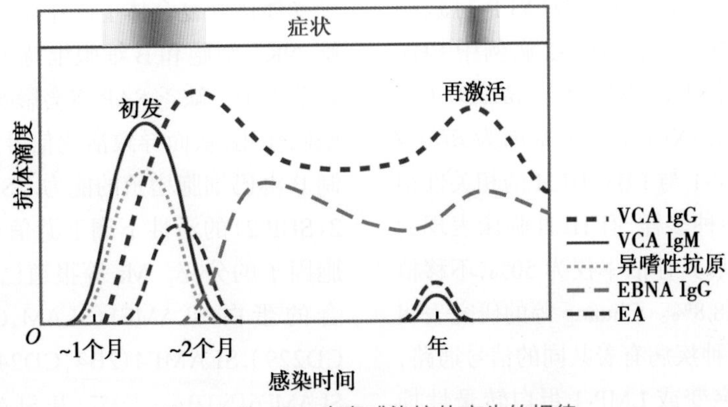

图 2-7-2　EB 病毒感染抗体产生的规律

除EBV抗体外，还可以通过定量聚合酶链式反应(qPCR)方法检测EBV的DNA拷贝数，正常情况下，EBV感染后，通常寄生于B淋巴细胞内进行复制。急性感染时，病毒颗粒可以存在于B淋巴细胞内和血浆中，因此，采用全血检测EBV-DNA通常呈阳性，可以>10^3拷贝数/ml，但急性期过后，仍可有一定量的EBV病毒颗粒残存于B细胞中，通过高灵敏度的qPCR方法，可以测到其存在，但较低(<10^3/ml)，而血浆中可检测不到。初次EBV感染3个月后，若仍能在血浆中检测到EBV-DNA高拷贝数，要考虑慢性EBV感染的可能性。

【发病机制】

1. EBV感染以及相关免疫缺陷病

(1) EBV感染：如上所述，EBV感染正常人时，通常仅寄生于B淋巴细胞内，不发生HLH。当EBV寄生于其他淋巴细胞如细胞毒淋巴细胞(CTL)或NK细胞，则可以导致EBV-HLH的发生。EBV-HLH可以发生在EBV原发感染时，也可作为病毒再活化的后果。在大多数EBV-HLH情况下，EBV主要存在于CTL中。Fox等研究发现，在循环性NK细胞内也存在极高数目的EBV基因组。Huck等在研究中发现，有些患者在EBV感染后EBV阳性的B细胞增殖。Thorley-Lawson等发现受EBV潜伏感染的淋巴细胞的增殖能力增强，表面拥有新的抗原决定簇，包括EBV核抗原1(EBNA-1)、EBNA-2、EBNA-3、EBV-LP、EBV潜伏膜蛋白1(LMP-1)及LMP-2等。在细胞培养和动物模型中，LMP-1有最显著的转化效果，与EBV的致病性关系最为密切。

(2) EBV感染相关性免疫缺陷病：X连锁淋巴增殖性疾病(X-linked lymphoproliferative disease，XLP)是原发性iHLH中的一型。XLP分两型，EBV感染均为最常见的触发因素，在XLP 1型(XLP-1)病例中EBV感染率可达92%，而在XLP-2病例中EBV的感染率则也可达到83%。XLP-1与*SH2D1A*基因(编码SAP蛋白)相关；XLP-2相关基因为*BIRC4*(编码XIAP蛋白)。XLP-1与EBV-HLH的相关性很高。XLP-1临床表现多种多样，有HLH临床表现的患者多预后不良，移植后其存活率仅为50%，不移植患者的存活率则仅为18.8%。Chuang等的研究表明EBV-HLH与XLP-1两种疾病有着共同的信号通路，即通过*SH2D1A*基因突变或LMP-1蛋白转录性抑制*SH2D1A*基因的表达，导致过度的T细胞活化并提高了EBV感染时Th1细胞因子的分泌水平。

(3) EBV感染相关的基因和蛋白

1) LMP-1蛋白：LMP-1与EBV的致病性密切相关。它是一个62kDa的膜蛋白，包含一个24个氨基酸残基构成的氨基端胞质区、一个6次跨膜区和一个长达200个氨基酸残基的羧基端胞质区。Huen等研究发现LMP-1的羧基末端对致病性至关重要，而且拥有两个核因子-κB(NF-κB)的激活域——CTAR-1和CTAR-2。一般来说，CTAR-1主要与肿瘤坏死因子受体相关因子(TRAF)蛋白结合；而CTAR-2对NF-κB的活化更重要，主要与TNFR相关死亡域蛋白(TRADD)结合。TRAF和NF-κB等都是EBV-HLH发病相关信号通路中的重要成分。

2) *SH2D1A*基因：*SH2D1A*基因定位于X染色体的q25位置，包括4个外显子，全基因长25kbp，其cDNA全长2 530bp，包括1个462bp的开放阅读框(ORF)，ORF起始后的79bp处为起始密码子。*SH2D1A*基因上游序列显示在预定启动子位置没有任何的TATA盒；在-12的位置有1个CCAAT序列元件。在更上游的-362位置上有一个Ets-2转录因子的公共结合位点；转录因子Ets-2的表达与T细胞的活化和增殖有关。Coffey等用Northern杂交分析发现，*SH2D1A*在胸腺、肺中高表达，在肝脏、脾脏中低表达，在外周血、心脏、胎盘、骨骼肌、肾脏和胰腺中有微弱表达，在前列腺、睾丸、卵巢、小肠、结肠和脑组织中没有检测到表达。

3) SAP蛋白：*SH2D1A*基因编码的蛋白命名为表面信号淋巴细胞激活分子(SLAM)相关蛋白(SAP)。SAP蛋白包含一个5个氨基酸残基的氨基端、一个SH2结构域和一个25个氨基酸残基的羧基端。SAP通过自身SH2结构域与SLAM等受体分子的羧基末端竞争性结合，从而起到了将SAP募集到受体信号复合体上的作用。SAP是T细胞、NK细胞、NKT细胞和B细胞维持正常免疫功能的关键性调节因子。缺乏SAP将会影响SLAM介导的T/B细胞间作用，从而导致活化信号过度放大，机体失去控制B淋巴细胞增殖的能力。SAP通过抑制磷酸化酶2(SHP-2)的活性下调下游信号的转导，减少Th1细胞因子的分泌。Ma等报道已知有6种能与SAP结合的蛋白：SLAMF1(SLAM，CD150)，SLAMF3(Ly9，CD229)，SLAMF4(2B4，CD244)，SLAMF5(CD84)，SLAMF6(NTBA，CD352)和SLAMF7(CRACC，CD319)。SAP的结合位点见图2-7-3。

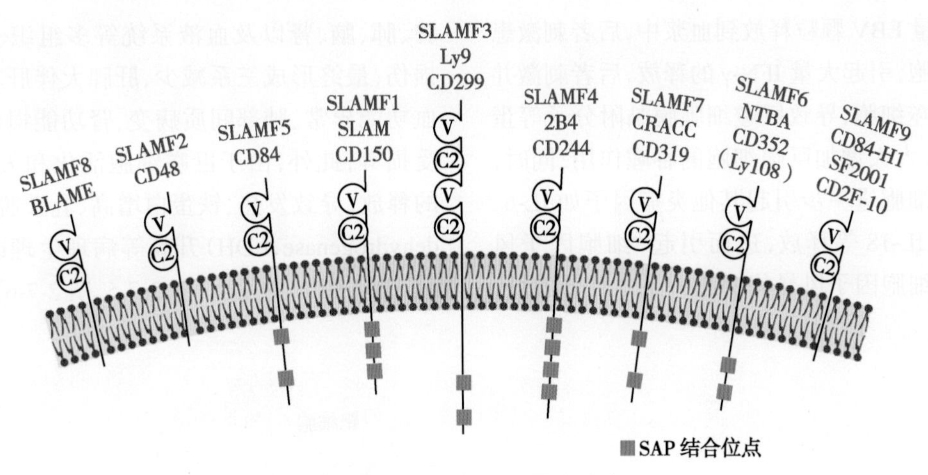

图 2-7-3　SAP 蛋白结合位点

(4) EBV-HLH 发病相关的信号通路

1) SAP-PIX 通路：PAK 相互作用交换因子(PAK-interacting exchange factor，PIX)，是一个鸟苷酸交换因子(GEF)，可以与 SAP 相互作用。Gu 等的研究证明 SAP-PIX 的相互作用是特异性的，由 SAP 的 SH2 结构域和 PIX 的 SH3 结构域介导。更为关键的是，在 XLP 中 SAP 与 PIX 相互作用形成了 SAP-PIX 通路，在 T 细胞的活化中起重要作用。Latour 等的研究表明，SAP 同时也募集 Src 激酶(Fyn)，Fyn 以 SH3 结构域与 SLAM 相关受体结合，向下游转导酪氨酸磷酸化信号，参与 SLAM 受体介导的 T 细胞活化。SAP 通过这些方式下调下游信号的转导，减少 Th1 细胞因子的分泌。EBV 感染时 SAP 蛋白功能缺陷，导致 Th1 细胞因子的分泌水平增高。大量分泌的 IFN-γ 和 IL-10 等细胞因子引发"细胞因子风暴"和噬血现象，导致 HLH 的发生。

2) LMP-1-NF-κB 的单活性通路：LMP-1 是人体细胞肿瘤坏死因子受体(TNFR)家族的病毒类似物。Liebowitz 等研究发现，LMP-1 通过自身羧基末端活化区域 CTAR1 和 CTAR2 的聚合来募集 TNFR 相关因子(TRAF)分子，将生长信号从细胞膜传递到细胞核。LMP-1 在 187 和 231 残基位置拥有 TRAF 相互作用域，模仿了一个活化的 TNFR-TRAF 复合体。这些 LMP-1 结合蛋白可以激活 NF-κB，后者是一个重要的核内转录因子。EBV-HLH 患者显著的临床特征已被证明是高细胞因子血症，患者血清中高浓度的 IFN-γ 和 IL-10 等对 HLH 患者的预后产生重要影响。这些细胞因子的表达受 NF-κB 因子调节。

3) LMP1- 表皮生长因子受体通路：LMP-1 的近端域(TRAF 域，氨基酸残基 187-231)诱导与 NF-κB 不同的表皮生长因子受体(EGFR)的表达。缺失近端 TRAF 域、保留远端域的 LMP-1 突变体可以激活 NF-κB，但不再诱导 EGFR 表达。EGFR 是由 1 186 个氨基酸组成的 170kDa 的单跨膜糖蛋白，具有酪氨酸蛋白激酶活性。其分子结构由三部分组成：与配体结合的胞外氨基端，中段单一疏水跨膜区以及具有酪氨酸激酶活性的胞内羧基端。EGFR 可被表皮样生长因子磷酸化激活，拥有两条主要的经典信号转导通路——Ras- 核内激活蛋白 1(activator protein 1，AP1)和 PI3K-NF-κB 通路。AP1、NF-κB 是重要的转录因子，最终引起核内特定 DNA 合成、转化。LMP1 相关通路有助于 EBV 逃避人体免疫系统的杀伤，并长期在宿主细胞内潜伏。

2. EBV-HLH 的发病机制　EBV 感染正常人时，通过 B 淋巴细胞表面的 EBV 受体(CD21)分子进入 B 细胞内进行增殖，此时，人体 CTL 和 NK 细胞可以通过识别 EBV 感染 B 细胞时留在 B 细胞膜上的病毒抗原成分，通过免疫突触形成，并通过一系列囊泡转运过程(需要多种脱颗粒功能相关的蛋白参与)，将位于囊泡内的穿孔素和颗粒酶 B 等成分运送到 CTL 和 NK 细胞与受 EBV 感染的靶细胞间形成的免疫突触，从而在受 EBV 感染的 B 细胞膜上打孔，并将颗粒酶 B 送入 B 细胞内，后者降解细胞内各种信号通路蛋白而诱发 B 细胞凋亡，从而使尚未完全增殖的 EBV 病毒颗粒从 B 细胞中释放到血浆中，进而被血浆中抗体、补体等成分结合而被单核巨噬细胞系统清除(图 2-7-4)。当患者存在运送囊泡功能的蛋白编码基因发生突变和功能异常时，使 CTL 和 NK 细胞无法及时清除 B 淋巴细胞内的 EBV，待病毒在 B 细胞内充分增殖后裂解受 EBV 感染的细胞，此时，大量EBV颗粒释放到血浆中，后者刺激患者T淋巴细胞，引起大量IFN-γ的释放，后者刺激并活化单核巨噬细胞，导致巨噬细胞膜黏附分子等蛋白大量上调，大大增加巨噬细胞的吞噬作用，同时，由单核巨噬细胞进一步引起其他炎症因子如IL-6、IL-12、IL-10、IL-18等释放，进而引起“细胞因子风暴”，过度的细胞因子风暴将引起一系列脏器如肝、脾、肺、脑、肾以及血液系统等多组织、器官功能的损伤，最终形成三系减少、肝脾大伴肝功能损害、凝血功能异常、肺部间质病变、肾功能损伤、神经系统受损等，此外，由于巨噬细胞活化和大量炎症因子的释放，导致发热、铁蛋白增高、乳酸脱氢酶（lactate dehydrogenase，LDH）升高等病理生理改变，从而导致EBV-HLH的发生（图2-7-5、图2-7-6）。

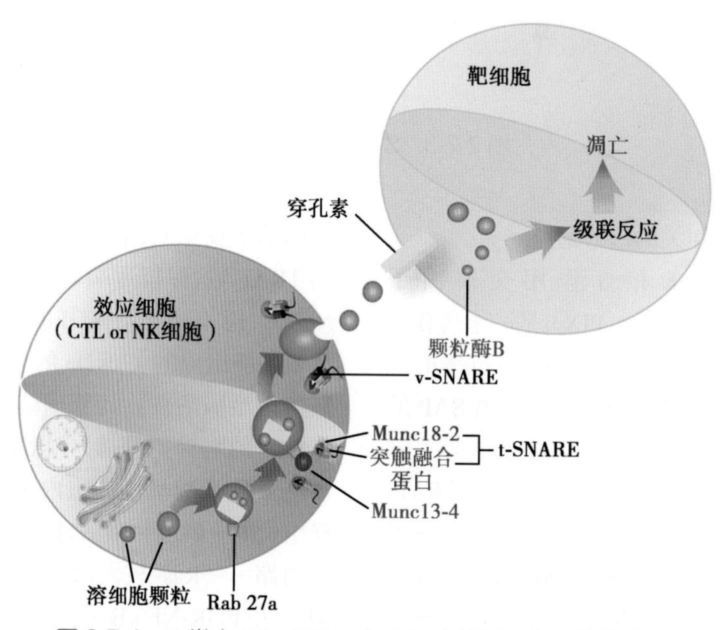

图2-7-4 正常人CTL和NK细胞免疫清除功能机制模式图

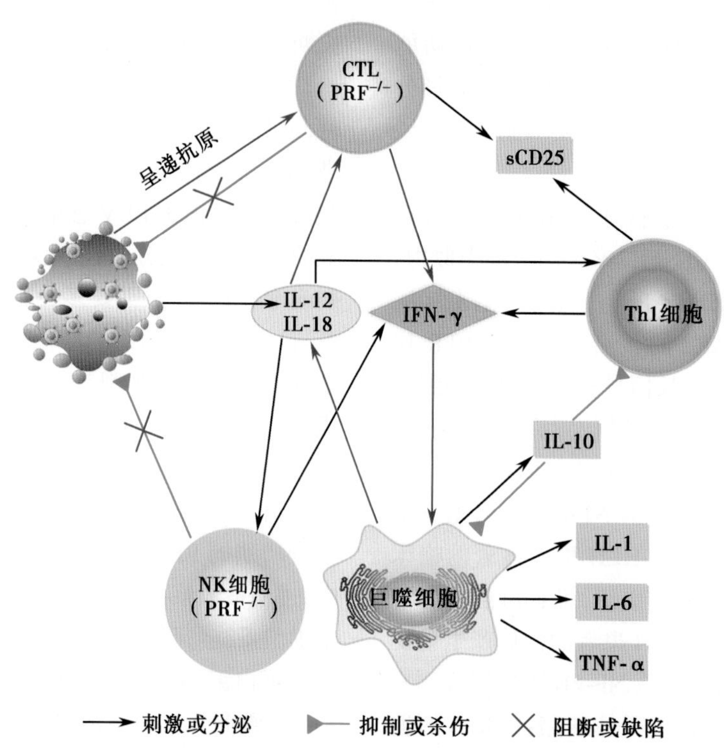

图2-7-5 正常人NK细胞、CTL及巨噬细胞间细胞因子释放的调控

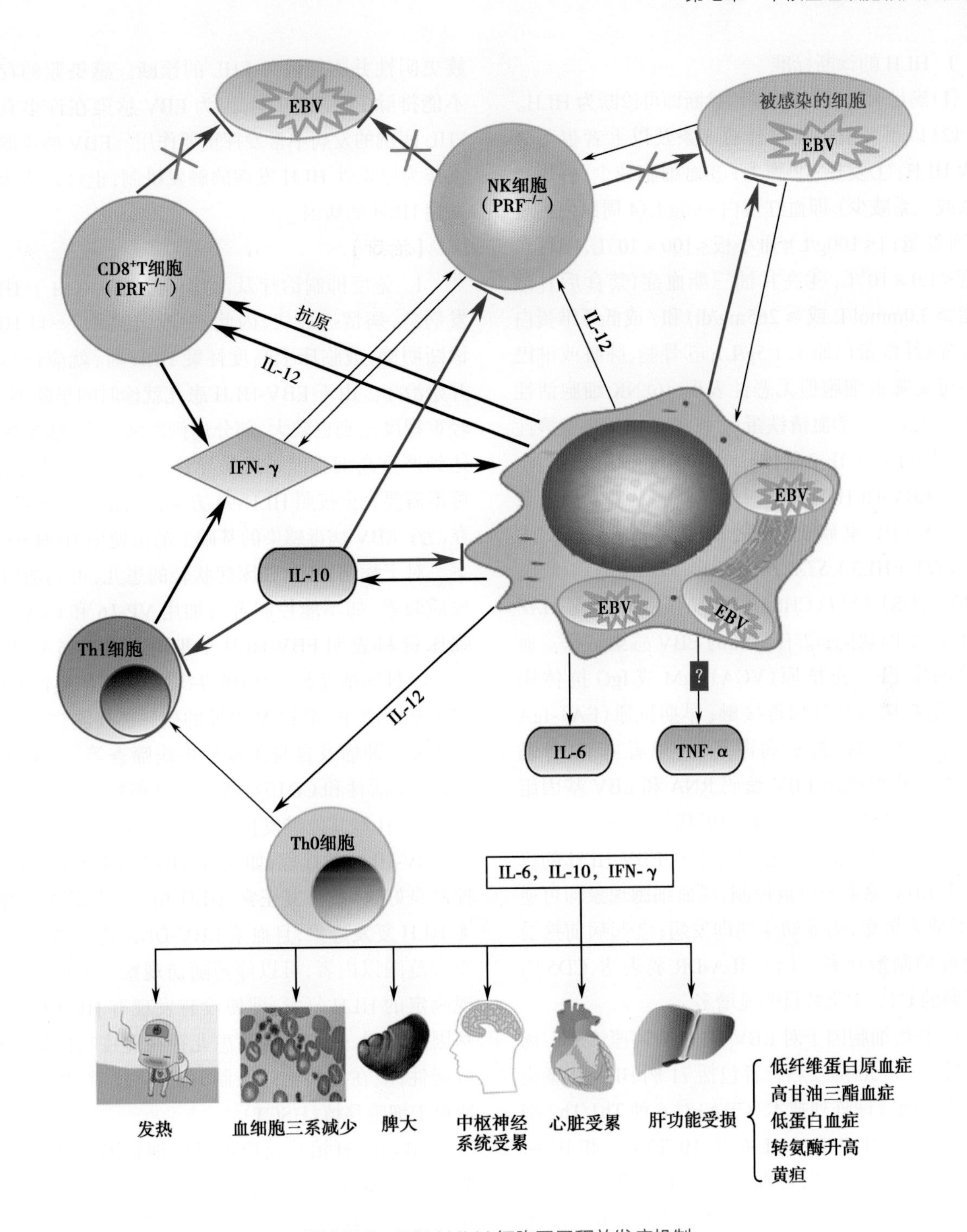

图 2-7-6 EBV-HLH 细胞因子释放发病机制

【临床表现】

1979 年，Risdall 等报道了与病毒感染相关的 HLH，其主要临床表现与家族性 HLH 没有明显区别，表现为发热、肝脾大、全血细胞减少、淋巴结肿大、肺部浸润和皮疹。其中，几乎所有病例显示转氨酶升高，高胆红素血症或乳酸脱氢酶（LDH）活性增高。约 90% 以上的病例活化部分凝血活酶时间（activated partial thromboplastin time，APTT）延长以及低纤维蛋白原血症和低蛋白血症。骨髓和淋巴结活检显示组织细胞增多，可见吞噬有红细胞、血小板或有核细胞的组织细胞。患者往往长期间歇性发热，肝脾大，对抗生素治疗无明显反应，表现为显著的高甘油三酯血症、高细胞因子血症和外周血细胞减少症。

【诊断】本病的诊断和治疗主要根据国际组织细胞协会推荐的 HLH-2004 诊疗指南。

1. HLH的诊断标准

(1)满足HLH的相关基因诊断即可诊断为HLH。

(2)以下8条中满足任意5条及以上者也可诊断为HLH:①发热;②脾大;③血细胞减少(外周血两系或三系减少),即血红蛋白<90g/L(4周以内的婴儿,血红蛋白<100g/L),血小板<100×10^9/L,中性粒细胞<1.0×10^9/L;④高甘油三酯血症(禁食后甘油三酯≥3.0mmol/L或≥265mg/dl)和/或低纤维蛋白原血症(纤维蛋白原≤1.5g/L);⑤骨髓、脾脏或淋巴结中可见噬血细胞但无恶性表现;⑥NK细胞活性低或者无活性;⑦血清铁蛋白≥500μg/L;⑧可溶性CD25(即可溶性IL-2受体)≥2 400U/ml。

2. EBV-HLH的诊断　尚需要满足以下额外条件:①无FHL家族史,基因检查无*PRF1*(FHL2)、*UNC13D*(FHL3)、*STX11*(FHL4)、*STXBP2*(FHL5)、*RAB27a*(GS)、*LYST*(CHS)、*SH2D1A*(XLP-1)或*XIAP*(XLP-2)基因缺陷;②有明确的EBV感染证据。血清学测定EBV壳抗原(VCA)-IgM或IgG抗体阳性,提示起病前有过病毒接触;早期抗原(EA)-IgA或IgG抗体阳性,提示病毒复活;患者血清、骨髓及其他一些组织内EBV编码RNA和EBV基因组DNA阳性(正常参考值≤1×10^3拷贝/ml)。

3. 满足以下条件者也要考虑到EBV-HLH的诊断　①EBV感染一旦被控制,噬血细胞现象即可逆转;②成人罹患,而非幼年期即发病;③起病前接受过免疫抑制治疗者;④伴HLA-DR弱表达、CD5明显下调的CTL细胞数目明显增多。

4. 利用细胞因子对EBV-HLH的快速诊断　汤永民等纳入756例发热患者包括71例HLH儿童应用流式细胞微球阵列技术(CBA)对6种Th1/Th2细胞因子包括IL-2、IL-4、IL-6、IL-10、TNF-α和IFN-γ进行快速测定和诊断,发现了对HLH高度特异的细胞因子谱,即IFN-γ及IL-10显著升高,IL-6轻度增高,对HLH的诊断具有极高的特异度和灵敏度。当IFN-γ>75pg/ml,IL-10>60pg/ml,诊断HLH的灵敏度为93.0%,特异度达到98.9%,大大提高了对HLH的快速和精确诊断。而且利用该细胞因子谱对那些疑似HLH的病例可以提前3~13天作出早期诊断,解决了HLH的早期诊断问题。

【鉴别诊断】EBV-HLH与FHL之间除基因诊断外,目前尚无可靠的鉴别诊断方法。体检、实验室检测以及病理组织学所见对两者间的鉴别并无明显助益。因为FHL是一种常染色体隐性遗传病,故家族史阴性并不能除外FHL的诊断。感染原的存在不能排除FHL的可能,因为EBV感染在许多真性FHL病例的发病中常发挥重要作用。EBV感染既可以作为原发性HLH发病的触发机制,也可以作为继发性HLH的病因。

【治疗】

1. 免疫抑制治疗及治疗反应监测　由于HLH发病急,病情进展快,因此,一般情况下,一旦HLH诊断明确,或临床上高度怀疑HLH时,就应该尽早开始治疗。由于EBV-HLH患儿就诊时间早晚不一,轻重程度差别也较大,部分病例发病早期,病情尚未达到严重高细胞因子风暴导致多脏器功能不全前,可不需要完全按照HLH-94方案进行治疗。通常,可在治疗EBV病毒感染的基础上酌情使用HLH-94方案。对于病情稳定、临床症状轻的患儿,可先加用糖皮质激素,如不能控制者可加用VP-16和CsA。但临床资料表明EBV-HLH早期应用VP-16效果较好。一旦病情控制,应积极寻找原因,做原发性HLH相关基因测序、除EBV以外的病原体检测(如结核、寄生虫)、肿瘤及自身免疫性疾病筛查等,并及时做NK细胞活性和CD107a等细胞功能检查,以排除原发性HLH和其他继发性HLH的可能性。对于典型的EBV-HLH的疗程,如经HLH-94方案治疗后病情控制良好,体温恢复正常,HLH相关指标恢复正常,无HLH复发迹象,且血浆EBV-DNA拷贝数持续在正常范围以内者,可以停药随访观察。如停药后出现确定的HLH复发,即使没有发现有HLH相关性基因缺陷时,也不能排除患儿存在免疫功能缺陷的可能性,应在再次治疗控制HLH症状后,尽早进行造血干细胞移植(HSCT)。

EBV-HLH治疗反应可以用细胞因子谱进行监测,当免疫抑制治疗有效时,上述高炎症因子水平可在糖皮质激素治疗数小时后24内降至正常,说明这些病例不一定需要再加用VP-16等化疗药物。然而,如果糖皮质激素治疗24小时后,体温仍未降低,且细胞因子仍未降至正常,则需要加用VP-16等化疗药物进一步加强免疫抑制治疗。当患儿出现IL-6水平显著升高,但IFN-γ水平已达正常,则考虑为合并细菌感染,需要加强抗菌治疗而无需加强免疫抑制治疗。因此,细胞因子谱快速检测可有助于EBV-HLH精准治疗的监测及鉴别诊断。

2. 对症支持治疗　HLH病情危重,加强对症支持治疗,合理处理出血、感染和多器官功能衰竭等并发症是降低死亡率的关键。治疗过程中要加强血常规、凝血功能、肝肾功能、电解质的监测。对于凝血功能异常者，应适当应用止血药物，积极补充凝血因子，必要时输注红细胞、血小板、血浆等。要加强脏器功能保护，预防真菌、卡氏肺孢菌等机会性感染。对于持续病毒感染者，可每4周输注丙种球蛋白0.5g/(kg·次)，每日一次，共4次。血浆置换或血液灌流可以去除血液中的细胞因子，对于重症病例可能有一定帮助。

3. 造血干细胞移植 造血干细胞移植(HSCT)为HLH的重要治疗手段，尤其是提高原发性HLH患者生存率的关键。EBV-HLH的HSCT治疗指征包括：虽无明确阳性家族史或基因突变，但诱导治疗8周仍未缓解；或HLH停药后复发者。移植方式上有异基因骨髓移植、脐带血干细胞移植和外周血干细胞移植等。对于无任何发病迹象的亲生父母及同胞姊妹，也可以作为干细胞捐献者进行半相合HSCT治疗，移植时间尽可能待HLH完全控制后进行，未完全缓解的HLH进行HSCT治疗的失败概率极高。

4. 挽救治疗 尽管HLH-1994方案在治疗HLH上取得了巨大成功，但仍有相当一部分患者治疗效果欠佳或复发。对于治疗反应不佳的患者，应尽早采用更为强烈的治疗方案。与难治性HLH不同的是，对于HLH标准治疗反应良好而停药后复发的患者，若再次采用初始的标准方案治疗一般仍有效。目前关于难治性及复发性HLH的挽救治疗的经验有限，可以试用下列方案。

(1)DEP方案：国内王昭等采用多柔比星脂质体、VP-16和甲泼尼龙针剂治疗(图2-7-7)。具体用法为静脉滴注多柔比星脂质体25mg/m^2，d1；VP-16 100mg/m^2，每周1次，于每周第1天给予；甲泼尼龙针剂15mg/(kg·d)，d1~3，2mg/(kg·d)，d4~6，1mg/(kg·d)，d7~10，0.75mg/(kg·d)，d11~15，0.5mg/(kg·d)，d16~21，0.4mg/(kg·d)，d22~28，第5周开始0.3mg/(kg·d)，以后每周减0.1mg/(kg·d)，直至停药。部分缓解病例可以在DEP方案停药后第3周重复用一疗程治疗。在22例复发难治性EBV-HLH中，5例(22.7%)获得完全缓解，11例(50.0%)获得部分缓解，总体有效率达72.7%。

(2)抗胸腺细胞球蛋白：根据病情轻重分别给予总剂量25mg/kg或50mg/kg，分5天给予。初始应用时，应逐渐加量至患儿能完全耐受。同时给予甲泼尼龙4mg/(kg·d)连用5天后缓慢减量。一线和二线治疗的一疗程缓解率为82%和50%。

(3)COP方案：环磷酰胺(CTX)+长春新碱(VCR)或长春地辛(VDS)+泼尼松(P)，初始治疗8周，CTX 0.3g/m^2、VCR 1.4mg/m^{2}或VDS 3mg/m^2，两者均静脉应用，每周1次，连用8周。泼尼松60mg/(m^2·d)，口服，每2周减半量，第8周减停。维持治疗CTX及VCR剂量同前，每疗程d1、d8应用，泼尼松20mg/(m^2·d)，口服，连用14天，4周为1个疗程，共应用4~6个疗程。治疗成人HLH的1年生存率为66.7%。

(4)氟达拉滨联合大剂量糖皮质激素：氟达拉滨25mg/(m^2·d)，d1~3；甲泼尼龙5mg/(kg·d)，后逐渐减量；可选择加或不加丙种球蛋白0.4g/(kg·d)，d1~7。治疗成人HLH的总体生存率为63.0%。

(5)其他：另外也有采用CD20单抗、CD52单抗治疗复发难治性EBV-HLH的报道，具有一定的成功率。CD20单抗主要用于EBV仅局限于B细胞内感染的病例，但大多数复发难治性EBV-HLH病例EBV常感染T细胞和NK细胞，因此，对这部分病例疗效有限。Marsh等采用CD52单抗(阿仑单抗)用于复发难治性HLH的治疗，共治疗22例，其中EBV-HLH 8例，占36.4%。17例获得完成缓解或部分缓解，总有效率达到77%，成功过渡到接受HSCT治疗，经过中位时间870天(范围459~2 142天)的随访，生存率为(64±21)%。

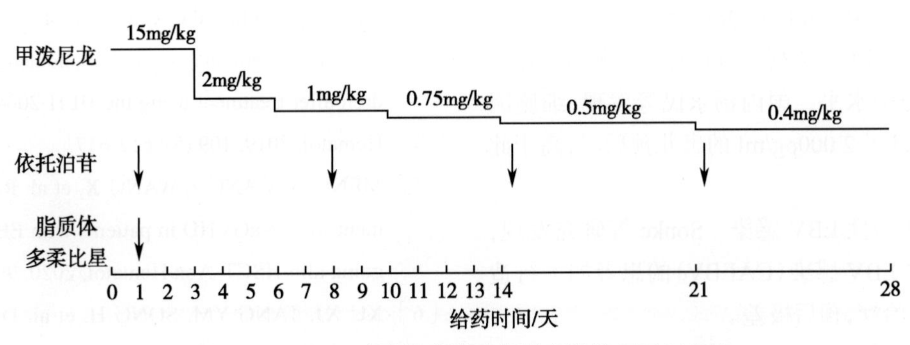

图2-7-7 DEP方案挽救治疗复发难治性EBV-HLH

【疗效评估】评估的内容包括常规体检、血常规、生化指标(转氨酶、甘油三酯、肌酐)、纤维蛋白原、血清铁蛋白、CsA 浓度。APTT、凝血酶原时间(prothrombin time,PT)根据临床需要进行复查。对于 HLH-2004 方案治疗者,胸部、腹部及头颅的影像学检查在第 1、9、27 和 40 周进行。疗效评价标准主要分成以下几类。

1. 有效 在第 2 周和第 4 周评估,需达到以下标准:①体温正常;②脾脏体积缩小;③ PLT ≥ 100×10^9/L;④纤维蛋白原水平正常;⑤血清铁蛋白下降>25% 以上。

2. 疾病缓解 需达到以下标准:①体温正常。②脾脏大小恢复(少数患者可持续存在单纯性脾脏轻度肿大)。③外周血象恢复(Hb ≥ 90g/L,PLT ≥ 100×10^9/L,ANC ≥ 0.5×10^9/L)。④甘油三酯水平恢复(<3mmol/L)。⑤血清铁蛋白<500μg/L;脑脊液正常(针对初诊时脑脊液阳性的病例)。⑥对于有检测条件者,sCD25 水平下降。

3. 疾病活动 未达到上述标准者,为疾病活动。

4. 疾病复发 处于缓解状态的患儿再次出现以下 8 条中的 3 条以上(包括 3 条):①发热;②脾大;③ PLT<100×10^9/L;④高甘油三酯血症(空腹甘油三酯 ≥ 3mmol/L);⑤低纤维蛋白原血症 ≤ 1.5g/L;⑥发现噬血现象;⑦血清铁蛋白升高;⑧血清 sCD25 ≥ 2 400U/ml。出现新的中枢神经系统症状可以作为疾病复发的一条标准。

【预后】EBV-HLH 的死亡率在 18%~24%。与 EBV-HLH 预后相关的预后因素如下。

1. 疾病本身的严重程度 EBV-HLH 分为轻度、中度和重度三型。Ishii 等的研究表明,重度 EBV-HLH 患者的预后极度不良。

2. EBV 病毒载量 Ahn 等的研究发现,HLH 患者体内的 EBV 病毒载量与预后相关,EBV 病毒载量低于 1 000 拷贝 /ml 时患者预后较好,高于此拷贝者则预后较差。Imashuku 的研究则认为,血清中定量 EBV 基因组拷贝数>10^4 拷贝 /ml 的患者预后不良。

3. 细胞因子水平 国内汤永民等发现,细胞因子 IL-10 浓度低于 2 000pg/ml 的患儿预后好,高于此浓度者预后不良。

4. 慢性活动性 EBV 感染 Sonke 等研究发现,伴慢性活动性 EBV 感染(CAEBV)的患者如不行造血干细胞移植治疗,预后极差。

【未来展望】EBV-HLH 在我国发病率高,无明显 HLH 相关基因缺陷存在,且不是所有 EBV 感染均会发生 HLH,故相对于原发性 HLH 来说,EBV-HLH 的发病机制更不清楚,因此,深入研究其发病机制对临床合理选用治疗方案及开发新的治疗方法具有重要的指导意义。复发难治性 EBV-HLH 的治疗富有挑战性,而靶向药物治疗有可能成为未来研究的方向。

诊治要点

- EBV-HLH 是最常见的继发性 HLH 类型,发病可能与机体对 EBV 细胞内感染的免疫清除能力下降有关。
- 诊断 EBV-HLH 除需满足 HLH 诊断标准外,还应有明确的 EBV 感染证据,同时除外原发性 HLH。
- EBV-HLH 的治疗主要是免疫抑制治疗,对于难治 / 复发性 EBV-HLH 患者,需采用挽救性治疗和造血干细胞移植。早期积极治疗及疗效监测是治疗成功的关键。
- EBV-HLH 的预后与疾病本身的严重程度、EBV 病毒载量、体内细胞因子水平等有相关性。

(汤永民)

参考文献

[1] EMILE JF, ABLA O, FRAITAG S, et al. Revised classification of histiocytoses and neoplasms of the macrophage-dendritic cell lineages. Blood, 2016, 127 (22): 2672-2681.

[2] MARSH RA. Epstein-Barr virus and hemophagocytic lymphohistiocytosis. Front Immunol, 2017, 8 (1): 1902.

[3] XU XJ, WANG HS, JU XL, et al. Clinical presentation and outcome of pediatric patients with hemophagocytic lymphohistiocytosis in China: A retrospective multicenter study. Pediatr Blood Cancer, 2017, 64 (4): 26264.

[4] YANAGAISAWA R, MATSUDA K, OHGA S, et al. Factors predicting the recurrence of Epstein-Barr virus-associated hemophagocytic lymphohistiocytosis in children after treatment using the HLH-2004 protocol. Int J Hematol, 2019, 109 (5): 612-617.

[5] MENG G, WANG J, WANG X, et al. Ruxolitinib treatment for SR-aGVHD in patients with EBV-HLH undergoing allo-HSCT. Ann Hematol, 2020, 99 (2): 343-349.

[6] XU XJ, TANG YM, SONG H, et al. Diagnostic accuracy of a specific cytokine pattern in hemophagocytic

lymphohistiocytosis in children. J Pediatr, 2012, 160 (6): 984-990.

[7] 中华医学会儿科分会小儿血液学组. 噬血细胞性淋巴组织细胞增生症诊疗建议. 中华儿科杂志, 2012, 50 (11): 821-825.

[8] EHL S, ASTIGARRAGA I, VON BAHR GREENWOOD T, et al. Recommendations for the use of etoposide-based therapy and bone marrow transplantation for the treatment of HLH: Consensus Statements by the HLH Steering Committee of the Histiocyte Society. J Allergy Clin Immunol Pract, 2018, 6 (5): 1508-1517.

[9] WANG J, WANG Y, WU L, et al. PEG-aspargase and DEP regimen combination therapy for refractory Epstein-Barr virus-associated hemophagocytic lymphohistiocytosis. J Hematol Oncol, 2016, 9 (1): 84.

第6节　风湿性疾病相关巨噬细胞活化综合征

儿童风湿性疾病(pediatric rheumatic disease)是指一大类以侵犯关节及全身结缔组织为主的炎症性疾病。它包括的疾病有200多种，是涉及所有骨关节、肌肉及其他结缔组织的(疼痛性)疾病。它可能涉及内科、儿科、骨科、皮肤科、五官科、神经科、中医科等临床学科以及病理、生理、生化、代谢、免疫和遗传等基础学科。现代风湿病学的概念远远超出了传统的风湿病范畴，狭义的风湿性疾病概括了自身免疫性疾病、结缔组织病、自身炎症性疾病等范畴，广义的风湿病包括代谢、遗传、内分泌及感染等多种疾病。

1. 炎症性风湿性疾病(inflammatory rheumatic disease)

(1)关节炎症性病变

1)幼年型特发性关节炎(juvenile idiopathic arthritis, JIA)：包括全身型JIA、少关节型JIA、多关节型JIA(类风湿因子阴性)、多关节型JIA(类风湿因子阳性)、银屑病性关节炎、与附着点炎相关的关节炎及未分化关节炎等。

2)与感染因素相关的关节炎：感染性关节炎，如细菌性、螺旋体引起(莱姆病)、病毒性等。

3)反应性关节炎：如急性风湿热、肠道感染后、泌尿生殖系统感染后等。

(2)弥漫性结缔组织病：儿童系统性红斑狼疮、新生儿狼疮综合征、抗磷脂抗体综合征、幼年皮肌炎、硬皮病、干燥综合征、混合性结缔组织病。

(3)系统性血管炎：多动脉炎(结节性多动脉炎、川崎病、显微镜下多血管炎等)；白细胞破碎性血管炎(过敏性紫癜、过敏性血管炎等)；肉芽肿性血管炎(变态反应性肉芽肿、韦格纳肉芽肿等)；巨细胞动脉炎(大动脉炎、颞动脉炎)；白塞病。

(4)自身炎症性疾病：IL-1信号通路疾病、IFN信号通路疾病、NF-κB信号通路疾病、蛋白折叠障碍疾病、其他细胞因子介导的自身炎症性疾病等。

(5)与免疫缺陷相关的关节炎和结缔组织病：①补体成分缺陷；②抗体缺陷综合征；③细胞介导免疫缺陷。

2. 非炎症性病症(noninflammatory disorder)　①良性关节过度活动综合征(benign hypermobility syndrome)；②疼痛扩散综合征和相关的病症；③生长痛；④原发性纤维肌痛综合征；⑤反射性交感神经营养不良；⑥急性一过性骨质疏松症；⑦红斑性肢痛症。

巨噬细胞活化综合征(macrophage activation syndrome, MAS)是一种严重的有潜在生命危险的风湿性疾病的并发症，可以并发于各种风湿性疾病，但以并发于全身型幼年型特发性关节炎(systematic juvenile idiopathic arthritis, sJIA)者最常见。MAS首次报道可以追溯到1985年，Hadchouel等报道了7例sJIA患者中有6例出现血液、神经系统症状及肝功能异常，推测与大量异常活化噬血细胞现象有关。继而有学者认为MAS是发生在儿童特发性关节炎(JIA)或其他风湿性疾病的一类特殊类型的噬血细胞性淋巴组织细胞增多症(HLH)，后者又称反应性噬血细胞综合征(RHS)。直到1993年Stephan等发现了此类患者中巨噬细胞活化的证据，并注意到MAS与HLH确实有相似的临床表现，第一次提出了MAS的概念并归纳到继发性HLH范畴。但从治疗效果和疾病转归上看，该类疾病的救治重在早期发现和及时治疗，大多数患者预后较其他HLH患者好。

MAS的确切发病机制并不完全清楚，T淋巴细胞和分化完好的巨噬细胞的增生和过度活化是MAS发病的基础，持续的过度增生可以造成细胞因子，如TNF-α、IL-1、IL-6在短期内的瀑布样释放，导致了MAS的临床特征和实验室改变。

MAS最常见于sJIA，也可见于成人斯蒂尔病(Still disease)，在儿童风湿性疾病的报道也越来越多，包括系统性红斑狼疮、川崎病、幼年皮肌炎、抗磷脂抗体综合征和混合性结缔组织病等。继发于 sJIA 的 MAS 发病率并不十分清楚，有 7%~13% 的 sJIA 患儿发生 MAS，30%~40% 的 sJIA 患儿合并亚临床型 MAS 或轻型 MAS，亚临床 MAS 概念的提出有助于对这种严重并发症的早期识别和早期治疗。一项来自国际多中心涉及 362 名 sJIA 患者的研究结果表明，女童发病率高于男童，男女比例为 4.16∶6；sJIA 起病年龄中位数为 5.3 岁；并发 MAS 的时间在起病 3.5 个月；近 22% 的 MAS 患者于诊断 sJIA 时确诊，提示少数病例 MAS 可作为 sJIA 的首发表现或前期症状。

【发病机制】MAS 的确切发病机制尚不明确，目前认为 MAS 的触发因素可能与原发病病情活动炎症因子释放增多、感染（以病毒感染更为常见）、药物等因素相关。有证据显示，任何感染原均可在 sJIA 等原发风湿病的基础上诱发 MAS，尤其以 EB 病毒感染最多见。

通常，在模式识别受体（PRR）的参与下，遗传易感性高，病原体相关分子模式（PAMP）的反应性也越高，自身免疫性疾病的高活动性也会导致功能缺陷的细胞毒活性升高。即使在缺乏感染触发的条件下，一些基因突变也足够引起 HLH。值得注意的是，MAS 病原学发病机制的研究，出发点多是认为 MAS 的特征是免疫功能失衡的反应，类似于其他亚型的 HLH，FHL 是一组罕见的常染色体隐性免疫性疾病。NK 细胞和细胞毒性 T 细胞（CTL）功能异常可能导致 T 细胞和巨噬细胞水平异常高表达。CTL 免疫功能异常，与特定基因的突变相关，但相关作用机制目前尚不明确。基因突变的表达产物，可通过穿孔素介导的细胞溶解途径发挥作用。进而导致细胞毒性细胞过度扩张和活化、促炎细胞因子和离子的过度释放，最终导致血液系统或其他多脏器功能损伤。最近的研究证据表明，杀伤功能缺陷可延长 $CD8^{+}T$ 细胞或 NK 细胞与受感染的靶细胞之间的相互作用，导致更多促炎因子风暴式释放。

总之，T 淋巴细胞和分化完善的巨噬细胞过度增生和活化是 HLH 和 MAS 发病的细胞学基础，持续的过度增生造成细胞因子短期内的瀑布样释放，导致一系列的临床和实验室特征性改变，如持续发热、肝功能异常、血细胞减少，肺、肾、脑等实质脏器功能损伤和出凝血功能异常以及骨髓细胞学的改变等。

【临床表现】MAS 的临床表现常以发热为首发症状，不可缓解的高热，有的表现为 sJIA 时的弛张热，但多为稽留热，持续高热常常是 MAS 的首发症状。发热同时伴或不伴有多形红斑，也是高活动性 MAS 患者的重要临床表现之一，此时皮疹多为持续性，高热时更为显著。对于患有 sJIA 的儿童从典型的间歇高热型的日常模式转变为 MAS 持续高热模式，发热模式的转变常常预示 MAS 发生。该病的临床表现的程度变化非常大，可以非常严重，由于脑功能、心脏功能、呼吸功能和肾功能衰竭转入重症监护病房，也可以仅表现为持续发热，不伴有明显的器官增大，血象相对降低，轻微的凝血功能障碍等。

其他常见的临床表现为肝脾大、全身淋巴结肿大、血细胞减少等。

1. 肝、脾、淋巴结大　绝大多数患者表现为肝、脾、淋巴结增大，增大程度具体病例不同；肝功能急剧恶化，可以表现为恶心、呕吐、黄疸及转氨酶在短期内迅速增高，程度可达数千甚至过万（U/L），并可以出现肝脏其他代谢功能紊乱。

2. 皮肤黏膜出血倾向　约 20% 的 MAS 患者表现为皮肤黏膜出血倾向，可以表现为紫癜、易损伤、黏膜出血、消化道出血，也可能出现弥散性血管内凝血（DIC）（图 2-7-8）。

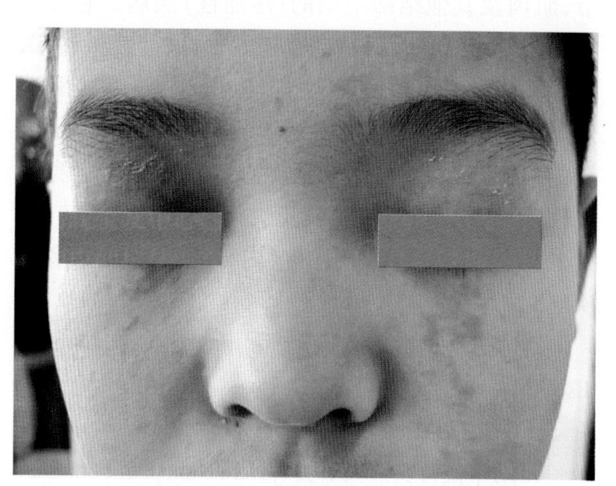

图 2-7-8　MAS 患者皮肤黏膜损害表现
全身各部位皮肤均可见出现不同程度的荨麻疹样多形红斑，充血性，多于发热时显著，热退后消失。

3. 中枢神经系统功能障碍　可以有嗜睡、烦躁、定向力障碍、头痛、抽搐、昏迷。

4. 呼吸系统受累　疾病活动期，可表现为胸痛、气短、呼吸浅快、经皮血氧饱和度下降、呼吸困难、肺水肿、肺出血、胸腔积液、急性呼吸窘迫综合征（ARDS）等（图 2-7-9）。

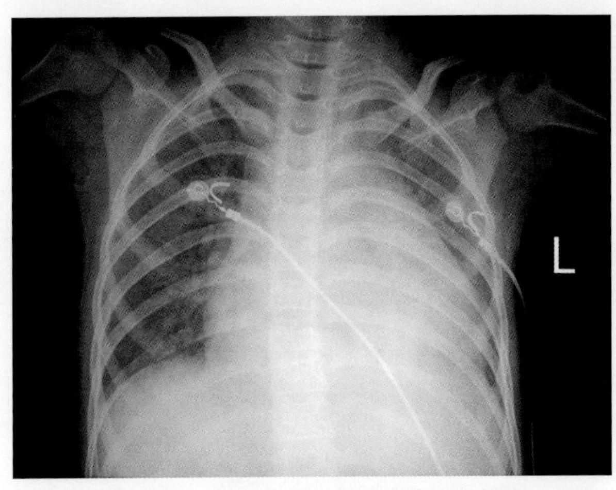

图 2-7-9　MAS 患者呼吸系统受累表现

MAS 患者病情活动期可导致多器官受累，呼吸系统可表现为急性呼吸窘迫综合征、胸腔积液、肺水肿、肺出血等，累及循环系统时可出现心脏炎、心包积液等表现。

5. 循环系统受累　在疾病不同时期可表现为不同程度的心慌、心悸、胸闷气短、外周循环不良、血压下降、脉搏细速、心率增快、心音低钝、心功能不全、心包积液、休克等。

6. 消化系统受累　食欲缺乏、腹胀、嗳气、呕吐、大便性状改变（甚至柏油便）、腹水、胆囊炎、胰腺炎、坏死性小肠结肠炎、消化道应激性溃疡、出血或穿孔等。

7. 其他　少数病例表现为肾脏功能不全，少尿或无尿、水肿、血压下降、肾衰竭等。

上述多系统表现可先后出现，亦可急骤进展病程中同时出现，各个系统受累程度不同。骨骼肌肉系统受累时缺乏特异性表现，可能出现关节炎、肌痛、肌力下降等临床症状。

【辅助检查】

1. 外周血象　血细胞计数减少，可以是白细胞减低、贫血、血小板减低，一系或多系减低。

2. 血清酶学　血清酶学表达增高，ALT、AST、GGT 等增高，肌酸激酶（creatine kinase，CK）、肌酸激酶同工酶（CK-MB）、LDH、α- 羟丁酸脱氢酶（α-hydroxybutyrate dehydrogenase，α-HBDH）可有不同程度的增高，其中以 LDH 异常增高更具有特异性，上述酶学改变程度与病情活动性成正相关。

3. 凝血功能　可有 PT、APTT 延长，纤维蛋白原降低，D- 二聚体增高。

4. 血生化　甘油三酯、胆红素及胆汁酸增高也是病情活动的表现，免疫炎症反应重的患者可出现胰酶增高表现；肝功能不全时，可表现为“酶胆分离”。电解质改变以钠离子减少最为常见，同时可伴有镁离子减少及白蛋白减低。

5. 红细胞沉降率　与病情活动程度不匹配的红细胞沉降率（erythrocyte sedimentation rate，ESR）降低，由于血液纤维蛋白原降低所致。

6. 铁蛋白　血清铁蛋白增高，是本病特点之一，增高程度往往达数千甚至上万，可以作为早期预测 MAS 病情发生的指标。

7. 组织病理学　可以在骨髓穿刺（也行骨髓活检）、淋巴结活检或肝脾活检时发现分化完好的极度活跃增生的吞噬了血细胞的巨噬细胞（图 2-7-10）。但并不是所有患者均可以发现，尤其在疾病早期。但如果发现巨噬细胞，则对诊断有非常重要的意义。

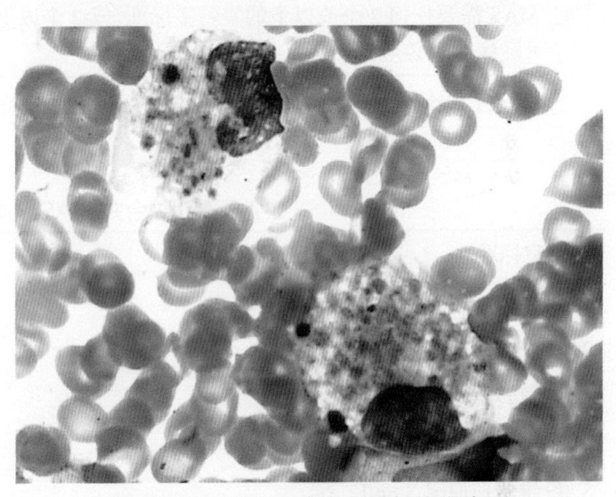

图 2-7-10　MAS 患者骨髓细胞学表现

单核巨噬细胞系统活化是本病活动的重要表现，图中可见吞噬血小板的巨噬细胞。

【诊断】MAS 是一种威胁生命的并发症，所以早期诊断及快速和有效的治疗是抢救生命的关键。MAS 并没有定论的和普遍接受的诊断标准，目前临床多参考 2005 年 Ravelli 等和 2016 年欧洲风湿病联盟（European League Against Rheumatism，EULAR）关于 sJIA 合并 MAS 的诊断标准（表 2-7-7、表 2-7-8）。

【鉴别诊断】从上述诊断标准中可见，MAS 的标准与 HLH 不同，有些指标异常变化的程度较轻，这与其原发病的改变有关，也是为了能够早期诊断。在临床中密切观察病情的动态变化，可能更有意义。在诊断中尚需要鉴别诊断，如原发性风湿病病情活动、HLH、继发感染及药物相关副作用等。

表 2-7-7 sJIA 合并 MAS 的参考诊断指标(2005 年 Ravelli)

临床标准
1. 中枢神经系统功能障碍(易激惹、定向力障碍、嗜睡、头痛、抽搐、昏迷)
2. 出血表现(紫癜、易出血、黏膜出血)
3. 肝脾大(肋缘下 ≥ 3cm)
实验室标准
1. 血小板计数 ≤ 262 × 10^9/L
2. 谷草转氨酶>59U/L
3. 白细胞计数 ≤ 4.0 × 10^9/L
4. 纤维蛋白原降低(≤ 2.5g/L)
组织学标准
骨髓穿刺有巨噬细胞吞噬血细胞的证据
诊断原则
诊断 MAS 需要任何 2 个或以上的实验室标准,或 2 个以上的临床和 / 或实验室标准。骨髓中发现吞噬血细胞,仅仅是对于可疑病例才必须具备

注:建议上述诊断指标仅用于活动性 sJIA 合并 MAS,实验室检查值仅作为参考。

表 2-7-8 sJIA 合并 MAS 的参考诊断标准(2016 年 EULAR)

实验室标准
1. 铁蛋白>684ng/ml
2. 血小板计数 ≤ 181 × 10^9/L
3. 谷草转氨酶>48U/L
4. 甘油三酯>156mg/dl(1.76mmol/L)
5. 纤维蛋白原 ≤ 3.6g/L
诊断条件
确诊或疑似 sJIA 的发热患者,符合以上条件可以诊断为 MAS。第 1 条为必备条件,2~5 满足任意 2 条或 2 条以上(实验室数据异常需除外免疫性血小板减少、传染性肝炎、内脏利什曼病或家族性高脂血症等疾病)

1. sJIA 疾病活动期 sJIA 是 JIA 的一个亚型,以关节炎伴随全身临床症状为主要表现,典型临床表现包括弛张热,持续时间超过 2 周,至少合并以下症状之一:易消散的皮疹(热出疹出、热退疹退),淋巴结肿大,多浆膜炎或肝脾大。sJIA 可发生于任何年龄,无明显性别差异。本型的特点为起病多急骤,伴有明显的全身症状。病情活动期上述临床症状更为典型,与全身免疫及炎症反应正相关,患儿多为急性病面容。

实验室检查方面,以炎症因子增高为主,如 ESR、C 反应蛋白、血清铁蛋白、外周血白细胞计数等;血清白蛋白下降和血红蛋白水平多为正常或轻度降低。细胞因子方面不具有特异性,可表现为多种细胞因子反应性增多,如白细胞介素、肿瘤坏死因子、干扰素等。脏器功能方面,处于代偿期,一般不伴有短期内多系统受累的表现。与 MAS 患者有所不同。

2. HLH 根据美国血液病学协会的分类,HLH 分为原发性及继发性两大类,原发性是指家族性等与遗传相关的免疫缺陷状态,继发性则是后天获得所致(详见本章第 3 节噬血细胞性淋巴组织细胞增生症)。病情凶险,进展迅速,是在遗传易感性的基础上,受环境因素、免疫因素、感染因素等诱因影响下,临床上表现为持续发热、肝脾淋巴结增大、血细胞减少、生化及炎症指标急剧恶化的一类临床综合征,细胞因子水平变化的种类及程度与 MAS 不尽相同,无原发性风湿性疾病的发病基础及前期疾病恶化的过程，基因检测及病原学检测有助于确诊此类疾病。治疗方案多采用化疗方案，疗效不佳的患者可尝试骨髓移植改善预后，而风湿病合并MAS重在早期发现和治疗，多以全身应用激素抗炎治疗为主，辅以免疫抑制剂联合治疗，预后较前者良好。

3. 继发感染　儿童风湿病患者，多长期应用激素及免疫抑制剂控制全身炎症反应，合并感染时（尤其以病毒感染为著），临床上常可表现为不同程度及热型的高热、感染相关反应性皮疹、反应性关节炎和肝、脾、淋巴结肿大等，伴有脓毒血症、菌血症或病毒血症的患者，临床常表现为全身炎症反应综合征（systemic inflammatory response syndrome，SIRS），后者可表现为全身多器官功能异常或衰竭。实验室检测结果可表现为白细胞升高，急性期反应物质增多，降钙素原升高，病原学检查可有阳性结果，这也是与MAS相鉴别的主要方面。根据患者感染的病原种类不同，临床表现也有所差异。

4. 药物超敏反应综合征　药物超敏综合征（drug-induced hypersensitivity syndrome，DIHS），又称为伴嗜酸性粒细胞增多和系统症状的药疹（drug rash with eosinophilia and systemic symptoms，DRESS）或药物引起的迟发性多器官超敏综合征（drug-induced delayed multiorgan hypersensitivity syndrome，DIDMOHS），是一种具有发热、皮疹及内脏受累三联症的急性严重性药物不良反应。临床表现与MAS具有相似之处。病因学方面，与特殊用药史有关，常见致敏药物包括抗癫痫药物（卡马西平、苯巴比妥、苯妥英钠等），抗生素（β-内酰胺类、磺胺类、抗结核药），解热镇痛药（布洛芬），柳氮磺胺吡啶，别嘌醇等。一般于特殊用药后2~6周（平均为3周）出现皮疹、瘙痒、神经源性水肿、高热及多脏器功能损害，重症患者全身免疫炎症反应显著，骨髓细胞学检查也可以出现吞噬现象。但疾病的诱因和发病机制与MAS不同，以示鉴别。

【治疗】 MAS的治疗关键在于密切监测病情变化，及时发现早期MAS患者或者有MAS发展倾向的患者，错过早期治疗窗口期，有报道该病死亡率达20%~60%，前期研究结果表明早期诊断积极治疗可以极大地改善预后。目前常用的治疗方法如下。

1. 肾上腺皮质激素　静脉应用肾上腺皮质激素是治疗MAS的首选治疗方法，常常需要大剂量甲泼尼龙冲击治疗，剂量为10~30mg/（kg·d），一般最大剂量为1g/d，连用3~5天，改为口服。如果病情需要，可以间隔3~5天后重复应用。

2. 环孢素A　糖皮质激素耐药或疗效不佳者要联用环孢素A治疗，已有报道用于治疗重症MAS，有的患者在12~24小时出现明显的临床及实验室的改善。它能通过抑制巨噬细胞和T细胞而达到治疗MAS的有效作用，所以也有学者将其定为治疗MAS的一线药物。常用剂量为2~8mg/（kg·d），急性期以静脉用药为佳，一旦病情控制，即改为口服治疗，应用本药需要监测血药浓度和肾功能。

3. 大剂量免疫球蛋白冲击治疗　免疫球蛋白冲击疗法（intravenous infusion of immunoglobulin，IVIG）在很多自身免疫性疾病的治疗方面取得了很好的疗效。大量研究表明，MAS患者体内大量炎症介质释放导致脏器功能损伤。每天400~500mg/（kg·d），连续3~5天，建议总剂量2g/kg，可以一定程度上改善脏器炎症反应状态。

4. 环磷酰胺　对于全身应用环孢素和大剂量激素治疗效果反应欠佳的重症患者，可考虑停用环孢素应用环磷酰胺静脉治疗，一般治疗剂量为300~400mg/（m^2·次），每4周1次，病情缓解可换用其他免疫抑制剂治疗方案。治疗前要注意外周血象、肝功能及有无合并感染等异常情况，严格把握用药指征。

5. 其他治疗　非急性期治疗患者，可加用非甾体抗炎药联合加强抗炎和关节炎治疗，也有助于激素减量，常用非甾体抗炎药包括布洛芬、双氯芬酸、塞来昔布；其他治疗还包括血浆置换，但报道较少，作用尚不确定。随着生物制剂靶向治疗理念的发展，针对激素及免疫抑制剂减药困难的缓解期MAS患者，有研究表明应用的生物制剂阿那白滞素（anakinra，IL-1拮抗剂）、卡纳单抗（canakinumab，IL-1拮抗剂）、托珠单抗（tocilizumab，IL-6拮抗剂）有望对sJIA和MAS的早期及缓解期抗炎治疗带来希望。但是，MAS急性期应用该类药物，有诱发病情加重或反复的可能，需要尽量避免应用此类药物。

【预后】 影响MAS预后的因素目前尚不完全清楚，有研究表明死亡组和存活组AST和LDH水平差异有统计学意义，但ALT差异并不大，可能原因为死亡患者心肌和肝脏损害程度重，累及线粒体，从而导致AST释放增多，提示肝功能受损可能与MAS预后相关。此外，北京儿童医院风湿免疫科的前期研究结果表明，合并消化系统受累的重症MAS

患儿，病死率较对照组升高；后期随访过程中，动态监测病情变化，合理应用激素、免疫抑制剂和生物制剂，对减少药物副作用、改善脏器功能有益。

【未来展望】MAS 是继发于风湿性疾病，且主要继发于 sJIA 的一种严重、有生命危险的并发症。MAS 在临床实践中并非少见，需要广大临床医师提高对该病的认识，早期发现 MAS 可能的迹象，从而早诊断、早治疗，才能得到较好的预后，挽救危重患者生命。关于 MAS 的病因、发病机制的认识还在探讨，还需要进行基础免疫学、遗传学的研究，探讨其实质。从临床角度来说，还没有标准的诊疗常规，需要进行关于临床诊断指南、治疗方法的研究，建立以生物标志物早期预警为目的，更科学有效的诊断和靶向治疗体系是今后发展研究的重要方向。

诊治要点

- MAS 是风湿性疾病，尤其是常继发于 sJIA 的一种严重、有生命危险的并发症。
- MAS 早期临床及实验室改变缺乏特异性，但具有急骤恶化至多脏器功能损害的潜在风险。
- 针对病情活动度高的风湿病患者，密切监测病情变化及炎症反应因子、理化因子的变化趋势，有助于早期发现前驱期患者进而诊断该病。
- 及时排除全身激素治疗的禁忌证，在完善的对症支持治疗基础上早期足量应用糖皮质激素抗炎治疗，是把握病情发展方向的关键。
- 从预后角度看，早期治疗得当可以有效缓解疾病活动性、降低死亡率，病情缓解期规律的慢性病管理及随访有助于及时调整治疗方案、减少药物不良反应。

（檀晓华　李彩凤）

参考文献

[1] RAVELLI A, DAVI S, MINOIA F, et al. Macrophage activation syndrome. Hematol Oncol Clin North Am, 2015, 29 (5): 927-941.

[2] SEN ES, STEWARD CG, RAMANAN AV. Diagnosing haemophagocytic syndrome. Arch Dis Child, 2017, 102 (3): 279-284.

[3] MADKAIKAR M, SHABRISH S, DESAI M. Current updates on classification, diagnosis and treatment of hemophagocytic lymphohistiocytosis (HLH). Indian J Pediatr, 2016, 83 (5): 434-443.

[4] MINOIA F, DAVI S, HORNE A, et al. Clinical features, treatment, and outcome of macrophage activation syndrome complicating systemic juvenile idiopathic arthritis: a multinational, multicenter study of 362 patients. Arthritis Rheumatol, 2014, 66 (11): 3160-3169.

[5] RAVELLI A, MINOIA F, DAVI S, et al. 2016 classification criteria for macrophage activation syndrome complicating systemic juvenile idiopathic arthritis: A European League Against Rheumatism/American College of Rheumatology/Paediatric Rheumatology International Trials Organisation Collaborative Initiative. Ann Rheum Dis, 2016, 75 (3): 481-489.

[6] 李彩凤, 何晓琥. 风湿性疾病的一种严重并发症——巨噬细胞活化综合征. 中华儿科杂志, 2006 11 (44): 824-827.

[7] CRON RQ, DAVI S, MINOIA F, et al. Clinical features and correct diagnosis of macrophage activation syndrome. Expert Rev Clin Immunol, 2015, 11 (9): 1043-1053.

第 7 节　肿瘤相关噬血细胞性淋巴组织细胞增生症

肿瘤相关噬血细胞性淋巴组织细胞增生症（malignancy-associated hemophagocytic lymphohistiocytosis，MAHS）属于继发性 HLH，根据 HLH 发生的时间不同，MAHS 可分为肿瘤触发 HLH 和化疗相关的 HLH。肿瘤触发 HLH 主要发生在淋巴瘤、急性白血病、多发性骨髓瘤等，其中 NK/T 细胞淋巴瘤约占 35%，B 细胞淋巴瘤约占 32%，白血病占 6%。T 细胞肿瘤中，较多见的是外周 T 细胞淋巴瘤、间变大细胞淋巴瘤、皮肤 γδ-T 细胞淋巴瘤。化疗相关的 HLH 常发生在白血病和淋巴瘤的诱导、巩固甚至是维持阶段，常和感染相关。

MAHS 发病率相对较低，尚无确切的流行病学调查资料。目前，MAHS 没有明确的诊断标准，HLH-2004 标准可作为参考。此外，对于任何 HLH 患者，肿瘤均可能是潜在病因，需排查潜在的肿瘤。

【病因与发病机制】MAHS 是由于肿瘤引起的继发性 HLH。确切的发病机制尚不明确，可能与肿瘤细胞产生的细胞因子所致免疫功能异常及感染触发有关。有研究者认为，肿瘤细胞可以触发免疫反应，但是体内失调的 CTL 和 NK 细胞不能有效地杀伤肿瘤细胞，导致了CTL和NK细胞过度增殖，分泌大量的细胞因子，进一步刺激巨噬细胞活化并增殖。活化的巨噬细胞侵入器官，如骨髓、肝脏、脾脏和淋巴结，一方面产生细胞因子包括INF-γ、TNF-α、IL-1和IL-6等；另一方面，增殖和活化的组织细胞吞噬红细胞、白细胞及血小板。这些细胞因子又正反馈激活CTL和单核巨噬细胞，形成恶性循环，使机体免疫失调，导致MAHS发生。

此外，EBV在淋巴瘤相关HLH病情进展中起重要作用。因为继发于EBV感染相关淋巴瘤的HLH体内NF-κB途径被激活，同时上调细胞因子如INF-γ、TNF-α等，启动细胞内信号转导途径，引起细胞因子风暴，导致疾病的发生。

【临床表现】除了肿瘤本身的症状外，MAHS的临床表现与其他类型HLH的临床表现大致相同，常见的临床症状为发热、肝脾大、出血，有时伴有淋巴结肿大、非特异性皮疹以及中枢神经系统症状等（详见本章第4节原发性噬血细胞性淋巴组织细胞增生症）。

【辅助检查】

1. 血常规　血细胞两系或三系减低是最常见表现之一。

2. 骨髓常规和活检　除发现相关肿瘤细胞外，疾病早期噬血现象常不明显，随着疾病进展，出现明显的噬血现象。

3. 血生化检查　血清甘油三酯常>3mmol/L，可发生ALT、AST、LDH、GGT和胆红素升高，白蛋白降低，低钠血症。

4. 铁蛋白　大约90%的患者都会出现铁蛋白升高，常>500μg/L。血清铁蛋白水平可作为判断疾病活动及严重程度的指标之一。

5. 凝血功能　纤维蛋白原常<1.5g/L，由于HLH患儿继发纤溶亢进，常出现顽固性低纤维蛋白原血症。

6. NK细胞活性　可出现原发或继发性NK细胞活性减低或缺失，但应根据不同实验室的界定参考NK细胞活性正常值。

7. 细胞因子　可溶性CD25（sCD25）即可溶性IL-2受体的α链，是诊断HLH的重要指标之一，由于各实验室间的正常值不同，将sCD25>（平均数+2*SD*）视为有诊断意义。动态监测sCD25可以判断疾病严重程度及活动情况。

8. 脑脊液检查　如患者病情及出凝血功能允许，均应进行脑脊液检查，合并中枢受累患儿可发现脑脊液中细胞数或蛋白升高，细胞以淋巴细胞为主，可有单核细胞，少部分患儿可见噬血细胞。

9. 影像学检查　B超可发现增大的脾脏、肝脏、淋巴结等。头颅MRI检查能够在中枢神经系统临床症状出现之前发现脑白质改变或脑萎缩等。部分HLH患儿肺CT检查可发现间质性改变。

10. 病原学检查　可用于鉴别感染因素导致的HLH，包括EBV、CMV、HSV、HHV-6、HHV-8、腺病毒和细小病毒B19等抗体和DNA的检测以及支原体、结核等相关检测。很多肿瘤尤其是淋巴瘤常合并EBV感染，对于NK/T细胞淋巴瘤患者，EBV-DNA检出率>90%。

11. 其他　CD系列、Ig系列、胸腹水离心细胞学检查、受累器官活检、骨髓白血病/淋巴瘤基因检测及骨髓流式细胞学检测等。伴有淋巴结明显肿大者行淋巴结活检。这些检查均具有重要的鉴别诊断意义。少数患者可查到原发性HLH相关基因突变。

【诊断】MAHS没有通用的诊断标准，仍沿用HLH-2004的诊断标准。首先根据组织活检病理、免疫组化染色、流式细胞术等明确肿瘤的诊断和类型，同时需要满足HLH-2004诊断标准，以下8项指标中的5项：①发热，体温≥38.5℃；②脾大（肋下≥3cm）；③血细胞减少（累及外周血两系或三系），即Hb<90g/L（婴儿Hb<100g/L），血小板<100×10^9/L，中性粒细胞<1.0×10^9/L；④高甘油三酯血症和/或低纤维蛋白原血症，甘油三酯>3mmol/L，纤维蛋白原<1.5g/L；⑤骨髓、肝、脾或淋巴结中发现噬血现象；⑥NK细胞活性降低或缺如；⑦铁蛋白>500μg/L；⑧血浆sCD25水平升高。

由于MAHS原发病是肿瘤，而且部分患者在起病时伴有感染，容易掩盖原发病，为诊断和治疗带来极大困难。对于年龄偏大的HLH患者，在诊疗过程中要尽量查找肿瘤的证据，尤其是淋巴瘤。

【鉴别诊断】MAHS误诊率较高，需注意与以下疾病鉴别。

1. 全身炎症反应综合征（systemic inflammatory response syndrome，SIRS）　该病多由感染、烧伤、创伤等因素引起发病。该病是机体对致病因子防御性的应激反应过度，最终转变为全身炎症损伤病理过程的临床综合征。其临床特点为发热、白细胞升高以及呼吸、循环系统的异常变化。MAHS多由肿瘤引起，影像学可提示肿瘤的位置，活检病理和免疫组化协助诊断肿瘤类型。

2. 慢性活动性EB病毒感染(chronic active Epstein-Barr virus infection,CAEBV) 该病临床表现复杂多样,以长期或反复发热、肝脾淋巴结肿大等传染性单核细胞增多症(infectious mononucleosis,IM)样临床表现为显著特征,病程往往超过3~6个月。患者血浆和外周血淋巴细胞中EBV-DNA拷贝数显著增高,EBV特异性抗体表达谱多提示EBV再激活。骨髓或者淋巴结病理及免疫组化提示T细胞或NK细胞性淋巴增殖性疾病。该病可以进展为淋巴瘤。

3. 感染性疾病 由于MAHS多有发热,部分肿瘤,如间变大细胞淋巴瘤,瘤灶部位可伴有红、肿、热、痛,血常规可表现为白细胞升高,C反应蛋白升高,且早期即可出现肺、骨等结外侵犯,故易与感染性疾病混淆。确诊MAHS前往往先被误诊为淋巴结炎、蜂窝织炎、肺炎、结核、骨髓炎等。故需加强对MAHS的认识,对于抗感染效果不佳,或有多器官受累的患者积极行组织病理活检明确诊断。

【治疗】MAHS的治疗目的是控制过度的炎症反应,并治疗肿瘤。由于缺乏前瞻性随机对照临床试验,其首要治疗是针对HLH,针对肿瘤,还是针对两者结合治疗,尚无统一结论。因此,治疗决策通常基于临床经验、专家意见和临床病例特点,原则上是两者兼顾。

(1)诱导治疗:根据HLH-2004或HLH-1994方案,建议选择包含糖皮质激素和依托泊苷的化疗方案,有助于快速控制高炎症反应和细胞因子风暴。对于中枢神经系统(CNS)受累的患者,地塞米松是首选的皮质类固醇,因为它可以更好地穿过血-脑屏障。

(2)针对肿瘤原发病的治疗:根据不同的肿瘤类型选择针对性的治疗方案。

(3)DEP/L-DEP方案:方案包括多柔比星脂质体、依托泊苷、甲泼尼龙和培门冬酶,对于HLH-1994或HLH-2004方案诱导治疗失败的HLH患者有效,也可作为淋巴瘤相关HLH的初始治疗方案。

(4)免疫治疗:利妥昔单抗(rituximab)对于EBV感染相关B细胞淋巴瘤合并HLH的患者有效。阿仑单抗(alemtuzumab)是一种抗CD52单克隆抗体,也可用于治疗EBV感染相关的T细胞淋巴瘤。

(5)异基因造血干细胞移植(hematopoietic stem cell transplantation,HSCT):可以有效提高MAHS的长期生存率。但是应该避免HLH疾病活动期进行,因为疾病活动期体内存在细胞因子风暴,增加了移植的风险。

(6)支持治疗:包括血制品的输注、抗感染治疗、粒细胞集落刺激因子以及肺孢子虫病的预防等。

【预后】MAHS患者的预后相对于其他类型的HLH较差,3年生存率仅为18%~55%。患者的中位生存时间仅为1.4个月。此外,NK/T细胞淋巴瘤相关HLH的预后比B细胞淋巴瘤相关HLH更差。

【未来展望】MAHS起病凶险,易被误诊,治疗困难,预后差,目前治疗主要靠化疗及造血干细胞移植。一些针对HLH细胞因子风暴的靶向药物如γ干扰素拮抗剂、JAK通路抑制剂等目前均在临床试验阶段,对部分难治HLH患者有效,希望将来能用于MAHS的治疗以改善预后。

诊治要点

- MAHS儿童发病率低,多继发于淋巴瘤。
- 本病为肿瘤相关性疾病,患者除HLH的临床表现外,可出现肿瘤及转移的表现。
- HLH的诊断仍使用HLH-2004标准,活检组织病理及免疫组化是诊断肿瘤原发病的重要依据。
- 治疗应兼顾HLH和肿瘤原发病,使用包含依托泊苷的起始化疗方案以及造血干细胞移植可以提高患儿的生存率。
- MAHS通常预后较差。

(张 蕊 王天有)

参考文献

[1] DAVER N, MCCLAIN K, ALLEN CE, et al. A consensus review on malignancy-associated hemophagocytic lymphohistiocytosis in adults. Cancer, 2017, 123 (17): 3229-3240.

[2] SINGH A, DAWMAN L, SETH R. Malignancy associated hemophagocytic lymphohistiocytosis in children. Journal of Cancer Research and Therapeutics, 2018, 14 (3): 559-562.

[3] LEHMBERG K, SPREKELS B, NICHOLS KE, et al. Malignancy-associated haemophagocytic lymphohistiocytosis in children and adolescents. Br J Haematol, 2015, 170 (4): 539-549.

[4] WANG H, XIONG L, TANG W, et al. A systematic review of malignancy-associated hemophagocytic lymphohistiocytosis that needs more attentions. Oncotarget, 2017, 8 (35): 59977-59985.

[5] SCOTT WC, REBECCA AM. Pediatric hemophagocytic lymphohistiocytosis. Blood, 2020, 135 (16): 1332-1343.
[6] AL-SAMKARI H, NANCY BERLINER N. Hemophagocytic Lymphohistiocytosis. Annual Review of Pathology, 2018, 13: 27-49.
[7] KOUNAMI S, NAKAYAMA K, YOSHIYAMA M, et al. Early-onset hemophagocytic lymphohistiocytosis after the start of chemotherapy for advanced neuroblastoma. Pediatr Hematol Oncol, 2012, 29: 99-103.
[8] 噬血细胞综合征中国专家联盟, 中华医学会儿科学分会血液学组. 噬血细胞综合征诊治中国专家共识. 中华医学杂志, 2018, 98 (2): 91-95.

第八章 脾脏疾病

第 1 节 脾脏的结构与功能

脾脏(spleen)是人体最大的淋巴器官,含有大量的淋巴细胞和巨噬细胞,是机体细胞免疫和体液免疫的中心。具有储血、造血、清除衰老红细胞和进行免疫应答等功能。

(一) 脾脏的发育过程

脾脏自间叶细胞发育而来,在胚胎发育的第五周开始可见。出生时脾脏重约 11g,青春期时可达 135g(110~250g)。

(二) 脾脏的外观与位置

人体的脾脏位于腹腔左上方,第 9~11 肋的深面,长轴与第 10 肋一致。前方有胃,后方与左肾、左肾上腺毗邻,膈面与膈肌和左肋膈窦相邻,下端与结肠脾沟相邻。脾由脾胃韧带、脾肾韧带、膈脾韧带和脾结肠韧带支持固定。

脾呈扁椭圆形,暗红色,质软而脆,当局部受暴力打击时易破裂出血。脾可分为膈、脏两面,前、后两端和上、下两缘。膈面平滑而隆凸,与膈相对。脏面凹陷,与胃底、左肾、左肾上腺、胰尾和结肠左曲为邻。脏面近中央处有一条沟,是血管、神经、淋巴管出入之处,称脾门(spleen hilum)。前端较宽,朝向前外方,达腋中线。后端钝圆,朝向后内方,距离正中线 4~5cm。上缘较钝,朝向前上方,前部有 2~3 个切迹,称脾切迹(spleen notch)。脾大时,脾切迹可作为触诊脾的标志。下缘较钝,朝向后下方。

成年人的脾长约 10~12cm,宽 6~8cm,厚 3~4cm,重 110~250g,大致有巴掌那么大。脾的位置可随呼吸和因体位不同而变化,站立比平卧时低 2.5cm。正常时,在左肋弓下触不到脾脏。

(三) 副脾

副脾(accessory spleen)是指正常脾脏以外,与正常脾脏结构相似、功能相同的组织。位置、数目、大小均不恒定,多位于脾门、脾蒂、大网膜,少数位于脾结肠韧带、胰尾、肠系膜、左侧卵巢等处。因脾功能亢进做脾切除时,应同时切除副脾。

(四) 脾脏的结构

脾由被膜、小梁、白髓、红髓、边缘区几部分组成。

脾脏的被膜较厚,被膜表面大部分还覆有浆膜。被膜和脾门的结缔组织伸入脾的实质,形成许多的小梁。这些小梁互相连接,形成了脾脏的粗支架。小梁间的网状组织结构则形成了脾淋巴组织的细微支架。被膜和小梁内的平滑肌细胞可以通过舒张或收缩调节脾的含血量。

脾脏的白髓(white pulp)位于脾内小动脉的周围,由靠外的含有 B 细胞和 $CD4^{+}$T 细胞的边带和内部围绕血管形成的淋巴鞘两部分构成。因为该部分在脾的新鲜切片上呈散布的灰白色小点状,故名"白髓"。血液中的抗原物质经过分支小动脉和毛细血管直接与淋巴鞘内的淋巴细胞和浆细胞接触,刺激生成更多的免疫活性细胞。由于抗原刺激,白髓中可出现生发中心,其内部有分化增殖的 B 细胞,可产生相应的抗体。白髓是机体发生特异性免疫的主要场所。

红髓(red pulp)由脾索和脾窦两部分组成,占到了脾实质的 2/3。因为红髓含有大量的红细胞,所以显红色。红髓内有许多不规则裂隙,称为脾窦,窦壁由内皮细胞、基底膜及外膜网状细胞组成,细胞之间有基膜小孔。血窦血管直径为 1~5μm,红细胞经过狭窄通道时必须变形挤过。红髓内血流缓慢,使抗原与吞噬细胞的充分接触成为可能,是免疫细胞发生吞噬作用的主要场所。血窦与血窦之间的组织为脾索。由富含血细胞的索状淋巴组织构成。脾索在血窦之间相互连接成网,索内含有 T 细胞、B 细胞和浆细胞,以及许多其他血细胞和巨噬细胞,是脾进行滤过血液的主要场所。

边缘区(marginal zone)位于红髓和白髓的交界

处，此区的淋巴细胞较白髓稀疏，但比红髓要密一些，以B细胞和$CD4^+$T细胞为主，同时也含有较多的巨噬细胞，是脾内捕获抗原、识别抗原和诱发免疫应答的重要部位。

（五）脾脏的功能

脾脏具有造血、免疫、清除异常衰老血细胞、贮血等功能。

1. 造血 在胎儿期，脾为造血器官之一，特别在最初2~5个月内是主要的造血器官。5个月后，脾制造红细胞的功能减弱，逐渐产生制造淋巴细胞和单核细胞的功能。出生后，脾只制造淋巴细胞和单核细胞。但在因大量失血、溶血、缺氧或因某种病理因素身体需要紧急造血时，脾脏可能会成为骨髓外造血的场所，制造多种血细胞，包含红系、髓系及巨核系前体细胞。此种特殊反应可见于整个小儿生长时期，尤以婴幼儿期明显。

2. 过滤和免疫功能 脾是机体最大的免疫器官，占全身淋巴组织总量的25%，含有大量的淋巴细胞和巨噬细胞，是机体细胞免疫和体液免疫的中心。

脾可产生体液免疫所需的各种抗体，它在初次接触抗原后产生IgM，以后再受抗原刺激后可产生IgG。由于脾内血液循环和淋巴、网状内皮结构的紧密联系，脾有无数固定的和游离的巨噬细胞，能清除循环血液中的病菌、异物、原虫、死亡或退化的红细胞、淋巴细胞或血小板等。例如，在特异性抗体尚未产生的情况下，肺炎球菌等可在脾内被清除。

脾脏尚可产生备解素和促吞噬素，通过激活多核白细胞、单核细胞、巨噬细胞，提高其吞噬、游离及细胞毒功能，增强机体细胞免疫。除此之外，脾脏还可产生其他多种免疫因子，促进吞噬作用，清除体内抗原。脾切除后血浆中此类因子水平降低，这也是脾切除术后凶险感染发生的原因之一。

3. 清除异常红细胞、衰老血细胞及红细胞内容物 由于脾脏的特殊构造，其微循环中最狭窄处只有3μm，红细胞易于淤滞，球形细胞不易通过，遂受到机械性损伤而遭破坏。表面附有抗体的红细胞、衰老的红细胞或血小板等，可被滞留在血窦内，被巨噬细胞吞噬及破坏。衰老的红细胞主要在脾脏内被破坏，红细胞破坏分解后，血红蛋白的含铁部分分离出来，暂时贮存在巨噬细胞内，最后被输送到骨髓。

红细胞内的铁颗粒、细胞核残留物（Howell-Jolly小体）、变形珠蛋白小体（Heinz小体）等在经过脾脏时可被清除出去，而整个红细胞不被破坏。脾切除后，或脾功能低下时，周围血中可出现含有此类内容物的红细胞。

4. 贮血 正常脾脏通过血窦贮存血液。当人体运动、失血、缺氧等应激状态，或血压下降、心排血量减低时，可激活压力反射，脾血窦收缩，将部分血液释放到外周血液循环中，以调节和增加循环血容量。

正常情况下，血液循环中约有5%的红细胞、30%的血小板和50%的边缘池中性粒细胞会在脾脏储存/滞留。脾大时，贮血量增加，滞留的血细胞明显增多，红细胞滞留可高达40%，血小板滞留则可高达90%。故脾切除后会出现血小板显著增高的现象。

（六）脾脏的检查方法

脾脏的大小：多数早产儿和30%的足月儿，刚出生后可扪及脾脏1~2cm。5~6个月的正常婴儿仅有15%可触及脾脏，1周岁以后脾脏仅偶能触及。内脏下垂、左侧胸腔积液或积气时膈下降，可使脾脏向下移位。当触诊法不能确定脾脏大小时，可用叩诊法检查脾脏的浊音界有无增大。正常脾脏的浊音界在左腋中线9~11肋，前方不超过腋前线。

脾脏在左肋缘下可扪及通常意味着脾脏明显肿大。一般来说，脾脏至少要增大40%才可被触及。然而，据估计，重量>900g的脾脏中有20%不可被触及。

脾脏检查除了注意大小，还要注意质地、表面是否光滑、有无压痛。脾脏不易扪清楚，或怀疑为肿块时，应借助B超、X线、CT、磁共振等影像学检查，明确脾脏的大小、位置以及包块性质。但应注意，不同年龄阶段的儿童，脾脏的大小、性状（即长度、宽度和厚度）有所不同。

（徐 倩 周 敏）

参考文献

[1] HOFFBRAND AV, MOSS PAH, PETTIT JE. Essential Haematology. 7th ed. Oxford: Blackwell Publishing, 2016.

第2节 脾大

一、概述

在正常情况下，1周岁以后脾在肋缘下不应

扪及。如果在左肋缘下扪及脾脏，通常提示脾大(splenomegaly)。

临床上常将脾大分为轻、中、重三度。轻度肿大：脾脏在肋缘下不超过3cm。中度肿大：脾脏在肋缘下3cm至脐水平。重度肿大：脾超过脐水平线，或超过前正中线。

临床记录脾大时，应测量和记录以下三条线。Ⅰ线：左锁骨中线与肋缘交点至脾下缘的距离，以厘米(cm)表示。脾脏轻度肿大时只测定Ⅰ线。Ⅱ线：左锁骨中线与肋缘交点至脾脏最远点的距离(应大于Ⅰ线测量值)。Ⅲ线：脾右缘与前正中线的距离。如脾大向右越过前正中线，则测定脾右缘至前正中线的最大距离，以"+"厘米表示。未超过前正中线，则测定脾右缘至前正中线的最短距离，以"–"厘米表示。

【病理生理】目前认为脾大的病理机制是多种多样的，主要有如下因素。

1. 胎儿性造血　出生后脾脏主要产生淋巴细胞。但在紧急情况下，如出血、溶血、婴儿贫血时，脾脏可恢复胎儿期造血，产生髓外造血而发生增生性脾大。

2. 充血性脾大　脾脏是贮血器官，有大量的静脉血窦，具有收缩和膨胀的特点。当脾静脉回流发生障碍，如门静脉高压、脾静脉栓塞、脾静脉炎或先天畸形等，均可使脾脏充血肿大。

3. 脾功能亢进　当脾脏长期处于慢性肿大时，脾功能过盛，可使血液中一种或多种血细胞破坏过多，引起贫血、出血或防御感染的能力减低。

4. 免疫因素所致的炎症细胞增殖　脾脏是产生抗体的主要器官，与免疫功能有直接关系。感染及抗原刺激可使淋巴组织增生，产生更多的浆细胞、淋巴细胞及巨噬细胞而致脾脏长大，如各种感染性疾病、变态反应性疾病等。

5. 肿瘤细胞增殖浸润　白血病、恶性淋巴瘤等肿瘤性疾病可通过淋巴或血行转移至脾脏，肿瘤细胞增殖浸润可致脾大。

6. 代谢产物沉积于脾脏　脂类或其他代谢产物沉着是脾大的重要原因之一。蛋白质、脂类、碳水化合物代谢障碍均可致单核/巨噬细胞增生造成增生性或浸润性脾大。

【病因】寻找脾大的病因，要详细采集病史，查体，并结合实验室检查、影像学检查等，综合分析判断。脾大的常见病因及分类见表2-8-1。

(一) 感染性脾大

多种病原微生物感染均可导致脾大，常见的病因如下。

1. 病毒感染　风疹、麻疹、幼儿急疹、传染性单核细胞增多症、巨细胞包涵体病、病毒性肝炎等。

(1) 风疹：是风疹病毒感染所致，主要表现为发热、斑丘疹、耳后及枕后淋巴结肿大。皮疹常在发病1~2日出现。可以出现脾大，但多为轻度肿大。

(2) 麻疹：是麻疹病毒感染所致，主要临床特点是发热、皮疹，皮疹常在发病后3日左右出现，2~5日全部出透，可出现呼吸道症状和呼吸系统并发症。脾大多为轻度。

(3) 幼儿急疹：主要病原体是人类疱疹病毒6、7型，临床表现为发热、皮疹，耳后及枕后淋巴结肿大，皮疹多在发热3~5天，热退后出疹。脾可轻度肿大。

(4) 传染性单核细胞增多症：由EBV感染所致，主要临床特点有发热、咽峡炎、淋巴结肿大、肝脾大。外周血白细胞计数增高或正常，淋巴细胞总数增高，变异淋巴细胞数量增高。EBV抗体及EBV-DNA检查有助于诊断。

(5) 巨细胞包涵体病：为CMV感染所致，可分为先天性和后天性。先天性症状明显，可有肝功能异常、肝脾大和神经系统、肺部、视网膜等多系统和器官的损害。CMV抗体及CMV-DNA的检测有助于诊断。

(6) 病毒性肝炎：由嗜肝病毒所致，主要包括甲型肝炎病毒、乙型肝炎病毒、丙型肝炎病毒、丁型肝炎病毒、戊型肝炎病毒等，临床表现为有黄疸、肝功能损害、肝大、脾脏轻度肿大等。

2. 细菌感染　脓毒症、感染性心内膜炎、伤寒、副伤寒、结核病、布鲁氏菌病、脾脓肿等。

(1) 脓毒症：起病急，表现为高热、寒战及全身感染中毒症状，常有脾大，多为轻度肿大。血培养可鉴定致病菌。

(2) 感染性心内膜炎：有原发心瓣膜疾病的患儿出现原因不明的一周以上的发热，伴贫血、皮肤瘀点、心脏杂音改变等应警惕本病，常有脾大，多为轻度。超声心动图可以明确诊断。

(3) 伤寒、副伤寒：由伤寒杆菌、副伤寒沙门菌所致。临床常有发热、感染中毒症状、玫瑰疹、肝脾大、白细胞减少、相对缓脉等。传染病接触史、肥达试验、血培养、大便培养和/或骨髓培养可以明确诊断。

表 2-8-1 脾大的常见病因及分类

感染性脾大	非感染性脾大	
	血液病性脾大	其他原因脾大
1. 病毒感染	1. 溶血性贫血	1. 充血性脾大
风疹	2. 营养性贫血	肝硬化
麻疹	3. 肿瘤性贫血	门静脉高压症
幼儿急疹	白血病	肝静脉阻塞综合征
传染性单核细胞增多症	淋巴瘤	缩窄性心包炎
巨细胞包涵体病	噬血细胞综合征	慢性右心力衰竭
病毒性肝炎	朗格汉斯细胞组织细胞增生症	2. 风湿性疾病
获得性免疫缺陷综合征	4. 免疫性血小板减少症	系统性红斑狼疮
2. 细菌感染	5. 原发性骨髓纤维化	特发性关节炎
脓毒症	6. 骨硬化病	特发性肺含铁血黄素沉着症
感染性心内膜炎	7. 真性红细胞增多症	3. 代谢性疾病
伤寒、副伤寒	8. 脾功能亢进	戈谢病
结核病		尼曼 - 皮克病
布鲁氏菌病		黏多糖病
脾脓肿		淀粉样变性
3. 立克次体感染		半乳糖血症
斑疹伤寒		高脂蛋白血症
恙虫病		4. 脾肿瘤
4. 螺旋体感染		良性
梅毒		血管瘤
钩端螺旋体病		淋巴管瘤
鼠咬热		错构瘤
回归热		恶性
5. 寄生虫感染		网状细胞瘤
疟疾		转移性肿瘤
黑热病		5. 脾囊肿
血吸虫病		皮样囊肿
弓形虫病		淋巴管囊肿
6. 真菌感染		包虫囊肿
深部真菌感染		先天性多囊脾
念珠菌		假性囊肿
曲霉菌		
隐球菌		
肺孢子菌等		

(4)结核病：引起脾大的结核病类型主要是急性粟粒性肺结核，由结核分枝杆菌血行播散所致，多见于免疫功能较低下的患儿。持续高热、中毒症状重，常有呼吸道症状及肝、脾、淋巴结肿大。胸部X线或胸部CT、结核分枝杆菌的相关检查可助诊。

(5)布鲁氏菌病：由布鲁氏菌引起，为人兽共患疾病。临床上常有反复发热、寒战、多汗、关节痛及淋巴结、肝、脾大。布鲁氏菌皮试、血清抗体检测，血、骨髓等培养可协助诊断。

(6)脾脓肿：常常继发于脾外伤、脾梗死、糖尿病、免疫抑制，如肿瘤化疗、器官移植、AIDS、终末期透析肾病等，以及全身感染，如脓毒症、心内膜炎、邻近器官感染、结核感染等。临床表现为发热、腹痛，可伴有咳嗽、左侧胸膜渗出、脾大等。脓肿穿刺培养、血培养、B超、CT等可协助诊断。绝大多数患者抗生素治疗有效，部分患者需要联合经皮穿刺引流或脾切除术。

3. 立克次体感染　斑疹伤寒及恙虫病常伴有脾脏轻度肿大，外斐反应等可协助诊断。

4. 螺旋体感染　梅毒、钩端螺旋体病、鼠咬热、回归热等可有脾大，流行病学史有助于诊断。梅毒血清学检查、皮损刮片找到梅毒螺旋体可协助诊断梅毒。

5. 寄生虫感染　疟疾、黑热病、血吸虫病、弓形虫病等。

(1)疟疾：来自疫区，临床表现为周期性发热、寒战、进行性贫血、脾大，外周血涂片，或骨髓找到疟原虫可诊断。

(2)黑热病：由利什曼原虫感染所致，病变主要累及单核巨噬细胞系统，临床主要表现为不规则发热、贫血、肝脾大，由以脾大明显。血清免疫学检查、骨髓穿刺找到利什曼小体可以确诊。

(3)血吸虫病：临床表现为发热、消化道症状、肝脾大，常有门静脉高压、肝功能损害，有血吸虫流行病学史。

(4)弓形虫病：由弓形虫属原虫感染引起，分为先天性和后天性感染，均有肝脾大表现。弓形虫抗体检查可协助诊断。

6. 真菌感染　根据真菌侵犯的部位不同，真菌感染可分为浅部真菌病(简称癣，主要侵犯表皮角质层、毛发和甲板)和深部真菌病(主要侵犯皮肤、黏膜、内脏器官、骨骼、中枢神经系统等)。其中，深部真菌感染可能导致脾大。深部真菌病(deep mycosis)，也称侵袭性真菌病(invasive fungal disease，IFD)，主要病原体有念珠菌、曲霉菌、隐球菌、肺孢子菌等。IFD常继发于有以下基础疾病的患儿，如获得性免疫缺陷、粒细胞缺乏症、再生障碍性贫血、白血病、淋巴瘤、各种实体肿瘤、化疗、干细胞移植、长期应用激素及免疫抑制剂等。肺脏是真菌最常见的靶器官，其次为肝脾、脑、皮肤黏膜等。通过B超、CT等影像学检查，痰、支气管肺泡灌洗液、脑脊液等形态学检查，真菌培养以及真菌血清学检测如血清β-D-葡聚糖试验(G试验)、血清半乳甘露聚糖抗原试验(GM试验)等，可以明确诊断。

(二) 非感染性脾大

1. 充血性脾大　肝硬化、门静脉高压、门静脉血栓形成、缩窄性心包炎、慢性右心衰竭等。

(1)门静脉高压：脾静脉属于门静脉系统，正常人70%的脾静脉血汇入门静脉。如果门静脉发生梗阻，脾脏的回血障碍，可出现充血性脾大。慢性充血性脾大(chronic congestive splenomegaly)，又称门静脉高压症(portal hypertension，PHT)或班替氏综合征(Banti's Syndrome)，是由于门静脉系统血流受阻和/或血流量增加，导致门脉系统内压力升高，继而引发一系列血流动力学改变和临床症状。

导致门静脉高压的病因复杂多样，又分为肝外型和肝内型两型。肝外型门静脉高压症，主要疾病包括门静脉先天畸形，海绵状血管瘤，门静脉或脾静脉梗阻和血栓(可由于新生儿脐炎、败血症、脐静脉插管术等而发生脐静脉炎及血栓形成)。肝内型门静脉高压症，主要为各种原因的肝硬化、慢性肝炎、先天性胆道狭窄或闭锁、血吸虫病、代谢性疾病，如肝豆状核变性等、胰腺囊性变、α_1-抗胰蛋白酶缺乏症等。

本病多发生在较大儿童，起病缓慢。主要临床特点为慢性进行性脾大、脾功能亢进、腹水、消化道出血、门静脉高压性胃肠血管病等。

门静脉、肝静脉彩超、腹部MRI或血管造影等可协助诊断。

(2)肝静脉阻塞综合征：又称布-加综合征(Budd-Chiari syndrome，BCS)系由肝静脉和/或肝后下腔静脉血流梗阻所致的复杂血管疾病，主要引起下腔静脉高压综合征和/或肝后型门静脉高压症。根据血管梗阻部位的不同，分为下腔静脉型、肝静脉型及混合型3大类型10个亚型。临床表现为腹痛、黄疸、腹水、肝脾大等。BCS病因复杂，包括下腔静脉发育异常、血液高凝状态、肝硬化等。其中,肝静脉血栓形成是BCS的主要原因。腹部B超、CT、数字减影血管造影(digital subtraction angiography,DSA)、MRI、磁共振血管成像(magnetic resonance angiography,MRA)等可以协助诊断并为治疗及疗效判断提供依据。治疗方案的选择上,需要介入放射学、血管外科学、病理学和影像诊断学等多学科团队,依据患者的自身代偿情况及临床症状选择并制订相应的个体化的治疗方案。治疗方法有,①保守治疗,抗凝、溶栓等;②介入治疗,球囊导管成形术等;③手术治疗,肝内门-体分流术(transjugular intrahepatic portosystemic shunt,TIPS)等。

(3)缩窄性心包炎:为心源性慢性梗阻性充血,绝大多数患者有脾大。

(4)慢性充血性心力衰竭:心力衰竭致长期静脉淤血,致心源性肝硬化,从而导致脾大。

2. 血液病性脾大 溶血性贫血、营养性贫血、肿瘤性贫血(白血病、淋巴瘤、恶性组织细胞病、噬血细胞综合征等)、原发性骨髓纤维化、骨硬化病、真性红细胞增多症、脾功能亢进等。

(1)溶血性贫血:急性溶血时脾脏不大或仅轻度肿大;慢性溶血性贫血脾大明显,且质地较硬。导致脾大的溶血性贫血主要有地中海贫血、遗传性球形红细胞增多症、丙酮酸激酶缺乏症、镰状细胞贫血、自身免疫性溶血性贫血等。溶血相关检查可协助诊断。

(2)营养性贫血:缺铁性贫血、维生素B_{12}缺乏性巨幼细胞贫血、叶酸缺乏性巨幼细胞贫血等可有轻至中度的肝脾大。

(3)肿瘤性贫血:白血病、淋巴瘤、噬血细胞综合征、朗格汉斯细胞组织细胞增生症等常有肝脾大,特别是慢性粒细胞白血病,常常呈重度肿大。淋巴瘤常伴不规则发热,淋巴结肿大,肝脾有不同程度的肿大。

(4)免疫性血小板减少症:主要表现为血小板减少、皮肤出血点和瘀斑。脾脏一般无肿大,慢性免疫性血小板减少症可有轻度脾大。须排除其他继发性血小板减少症,如低增生性白血病、其他免疫性疾病以及感染因素等。

(5)原发性骨髓纤维化:骨髓造血组织被纤维组织替代,影响造血功能,伴有肝脾等髓外造血器官的肿大,骨髓活检、X线片可以协助诊断。

(6)骨硬化病:临床表现为贫血、X线检查提示骨密度增高,骨髓腔几乎消失。骨髓穿刺困难,常干抽。髓外造血器官如肝、脾、淋巴结代偿性增大。

(7)真性红细胞增多症:属于骨髓增殖性疾病。多数患者有中度脾大。

(8)脾功能亢进:详见二、脾功能亢进。

3. 风湿性疾病 系统性红斑狼疮、特发性关节炎、特发性肺含铁血黄素沉着症等可有轻至中度脾大。

4. 代谢性疾病 戈谢病、尼曼-皮克病、黏多糖症、淀粉样变性、半乳糖血症、高脂蛋白血症等。

(1)戈谢病:是溶酶体贮积病中较常见的一种。由于溶酶体内葡糖脑苷脂酶缺陷,葡糖脑苷脂贮积在各器官的单核巨噬细胞系统,形成戈谢细胞。常表现为肝脾、骨髓、骨骼、神经系统等多系统的脂质沉积。

(2)尼曼-皮克病:也称为鞘磷脂沉积病,属先天性糖脂代谢性疾病。因神经鞘磷脂酶缺乏致神经鞘磷脂代谢障碍,蓄积在单核巨噬细胞系统内,临床表现为肝脾大、中枢神经系统退行性变等。

(3)黏多糖症:由于降解黏多糖所需的溶酶体水解酶的缺陷,导致组织内大量黏多糖蓄积,造成骨骼发育障碍、肝脾大,智力迟钝,尿中黏多糖排出增多。

(4)淀粉样变性:由多种原因造成的淀粉样物沉积于多种组织、器官,致使受累脏器功能逐渐衰竭的一种临床综合征。分为原发型、继发型。受累脏器主要有肝、脾、肾、心脏、肾上腺、胰腺、胃肠道、气管壁、血管壁等。临床出现原因不明的蛋白尿、末梢神经障碍、心功能不全、肝脾大及视力障碍等,如同时有家族阳性病史,应考虑本病的可能。

(5)半乳糖血症:半乳糖代谢途径中的1-磷酸-半乳糖尿苷转移酶、半乳糖激酶或半乳糖-表异构酶缺乏,导致半乳糖在体内蓄积而引起的一种遗传代谢病。临床表现视病型及病程有较大差异,轻者可无临床症状,最严重者呈暴发型。多无急性症状,但随年龄增长逐渐出现黄疸、肝大、肝硬化、白内障、智力发育落后等。后期肝大、肝硬化等可引起脾大。血半乳糖测定、酶活性测定及基因检查可以协助诊断。

(6)高脂蛋白血症:原发性家族性高脂蛋白血症为先天性脂代谢异常,根据其发病机制可分为高乳糜微粒血症、高胆固醇血症、家族性异常β-脂蛋白血症、高前β-脂蛋白血症等类型。临床可出现皮肤黄色瘤、动脉硬化、高血压、肝脾大等。

5. 脾肿瘤

(1)良性:血管瘤、淋巴管瘤、错构瘤。

(2)恶性:淋巴瘤、纤维肉瘤、血管内皮瘤、网状细胞瘤、转移性肿瘤。

脾脏肿瘤是临床少见的肿瘤类型,发病率低,国内外文献均缺乏大宗病例报道,良性肿瘤发病率约为0.14%,恶性肿瘤不超过全部恶性肿瘤的0.64%。脾脏肿瘤组织成分来源、临床表现复杂多样,良恶性质混杂,并常有多种致病因素交杂。本病早期又缺乏特殊的临床表现,故不易及时作出正确的诊断及治疗。非血液系统恶性肿瘤极少转移至脾。引起脾转移瘤的常见原发肿瘤包括乳腺癌、肺癌、结直肠癌、卵巢癌、黑色素瘤。

6. 脾囊肿　皮样囊肿、淋巴管囊肿、包虫囊肿、先天性多囊脾、假性囊肿。非寄生虫性脾囊肿很少见。单发或多发脾囊肿常常在常规影像学检查时被偶然发现,或在左上腹痛、左肩痛、腹部膨隆或脾大患者的评估中被发现。有些脾囊肿可能多年无变化,有些则可能会缓慢增大为巨型囊肿,发生破裂、出血或出现继发感染。对于有症状的脾囊肿或随时间推移而增大的脾囊肿,可采用的诊断和治疗方法有经皮活检、穿刺、引流,或更直接的手术干预,如囊肿剥除术、脾脏部分切除或全切。

【病史采集】

1. 发病年龄及家族史　不同疾病有不同的好发年龄。先天性溶血性贫血,发病年龄早,常有家族史。戈谢病、尼曼-皮克病常见于婴儿。

2. 传染病接触史及流行病史　是否来自血吸虫病、疟疾、黑热病等疫区或流行病区,有无病毒性肝炎、结核接触史。

3. 起病方式及病程　病毒性、细菌性所致的急性感染性脾大起病多急骤。血液病性、代谢性脾大,可以起病隐匿,病程长。

4. 伴随症状

(1)伴发热:脾大伴发热及疼痛,多为感染所致。常见于全身感染性疾病,如脓毒症、脾脓肿、黑热病、疟疾、恙虫病等。脾大伴淋巴结肿大和发热,多为病毒感染所致,如EB病毒感染、幼儿急疹、风疹等。脾大伴发热,如果缺乏感染证据,要警惕恶性肿瘤可能。

(2)不同伴随症状倾向不同疾病:伴贫血、黄疸,多为溶血性贫血;脾大、贫血,伴肝大、淋巴结肿大、出血等,多倾向于白血病、淋巴瘤晚期、噬血细胞综合征等。

(3)伴肝脾区疼痛:肝痛提示肝内炎症、急性淤血或恶性肿瘤。脾区痛多为脾栓塞、脾脓肿等。

(4)伴随其他症状:有无尿色改变、有无神经系统发育异常及智力低下等。

【体格检查】

1. 脾检查　注意脾脏大小、质地、边缘、表面光滑度、有无压痛等。

2. 其他疾病相关体征　注意有无黄疸、贫血、出血、淋巴结肿大、肝大、蜘蛛痣、腹壁静脉怒张、腹水、下肢水肿等。疑为肿瘤时,应注意检查其他部位如腹部等有无肿块。同时,心、肺、神经系统等,均不可遗漏。

【辅助检查】

1. 实验室检查

(1)血常规:外周血白细胞总数及中性粒细胞计数增高,提示细菌感染。白细胞总数轻度增高或正常,淋巴细胞计数增多,异型淋巴细胞>10%,提示传染性单核细胞增多症。嗜酸性细胞分类及绝对值增高见于血吸虫病或华支睾吸虫病。白细胞异常增多并出现原始和幼稚细胞,提示白血病。白细胞总数减少,应考虑伤寒、疟疾、黑热病等。外周血两系或三系减少,需考虑恶性血液系统疾病或脾功能亢进。外周血涂片,红细胞中查见疟原虫可诊断疟疾,中性粒细胞查见黏多糖颗粒,需考虑黏多糖病。

(2)溶血相关的检查:网织红细胞、Coombs试验、红细胞酶活性、血红蛋白电泳、骨髓等检查,确定是否有溶血以及溶血的原因。

(3)尿液检查:尿胆原阳性、血红蛋白尿阳性有助于溶血性贫血的诊断。尿胆红素阳性、尿胆原阳性提示病毒性肝炎所致的脾大。

(4)大便虫卵及毛蚴检查:有助于肝吸虫、血吸虫等寄生虫的诊断。

(5)骨髓检查:骨髓涂片发现大量幼稚细胞有助于白血病的诊断,发现吞噬细胞有助于噬血细胞综合征的诊断,发现疟原虫、利-杜小体有助于疟疾、黑热病的诊断,发现戈谢细胞、尼曼-皮克细胞有助于戈谢病、尼曼-皮克病的诊断。多次骨髓穿刺失败,要警惕骨髓纤维化,应进一步骨髓活检。

(6)病原学检查与免疫学检查:血液、骨髓、尿液、粪便等培养有助于败血症、伤寒等的诊断。伤寒抗体、EBV抗体、CMV抗体、黑热病补体结合试验等有助于病因的诊断。类风湿因子、抗核抗体、抗

DNA 抗体、抗 Sm 抗体等有助于结缔组织病的诊断。

(7) 肝功能检查：鉴别脾大是否与肝脏疾病有关。

(8) 遗传学检查及酶学等检查：染色体、基因、酶活性、遗传代谢产物等检查，有助于先天性免疫缺陷病、遗产代谢性疾病的诊断。

(9) 穿刺及活体组织检查：可做病理检查，为诊断提供依据。

1) 淋巴结穿刺、活检、印片：有助于淋巴瘤、转移瘤、亚急性坏死性淋巴结炎、巨大淋巴结增生症、淋巴结核等疾病的诊断。

2) 肝穿刺活检：有助于肝硬化、糖原贮积症、黏多糖病等疾病的诊断与鉴别诊断。

3) 脾穿刺活检：危险性大，尤其是脾大明显时，因纤维组织增生，质地变硬而脆，容易破裂出血。且原发于脾脏的肿瘤非常少见，故不轻易采用。必要时，可外科剖腹探查、腹腔镜检查或脾切除术后，做病理检查，为诊断提供依据。

2. 影像学检查

(1) 腹部超声、CT、MRI 检查：可协助明确脾脏大小、性质、位置、有无占位病变等。同时，超声检查有助于了解肝脾血管情况。

(2) 胸部及骨骼 X 线检查：胸部 X 线片有助于粟粒性肺结核等的诊断，头颅 X 线片有钙化点有助于先天性弓形虫病或巨细胞包涵体病的诊断。骨骼 X 线片有助于朗格汉斯细胞组织细胞增生症、石骨症的诊断。

(3) 骨扫描、PET/CT：了解全身骨骼有无破坏、有无其他部位的肿瘤转移等。

(4) 食管、胃肠道钡餐检查和肾盂造影：食管钡餐可观察食管静脉曲张，了解有无门静脉高压。胃肠道钡餐检查、肾盂造影有助于鉴别腹部肿块的性质。

(5) 脾静脉造影：有助于了解脾静脉有无畸形，脾静脉的阻塞部位，协助充血性脾大的诊断。

【治疗】主要是针对原发病的治疗。

脾大引起脾功能亢进者，如果原发病无法根治，或规范的病因治疗效果不佳，而脾切除术治疗可以缓解症状。则在原发病允许的情况下，可以考虑脾切除术（如果该原发病有相应的国内外指南或专家共识，应遵循相应疾病的脾切除指征）。

二、脾功能亢进

脾功能亢进（hypersplenism），1907 年由 Anatole Chauffard 首先提出，是由多种病因导致的，临床上以脾大和外周血细胞减少为主要表现的一种综合征。脾功能亢进分为原发性脾功能亢进和继发性脾功能亢进。原发性脾功能亢进系原因不明的脾功能亢进，继发性脾功能亢进指在原发病基础上并发的脾功能亢进。临床上以继发性脾功能亢进为主。

【病因】

1. 感染性疾病　病毒性肝炎、传染性单核细胞增多症、亚急性感染性心内膜炎、粟粒性肺结核、布鲁氏菌病、血吸虫病、黑热病及疟疾等。

2. 淤血性疾病　充血性心力衰竭、缩窄性心包炎、布 - 加综合征、肝硬化、门静脉或脾静脉血栓形成等。

3. 免疫性疾病　免疫性血小板减少症、自身免疫性溶血性贫血、系统性红斑狼疮、结节病等。

4. 血液系统疾病

(1) 慢性溶血性贫血：遗传性球形红细胞增多症、地中海贫血、镰状细胞贫血等。

(2) 浸润性脾大：急慢性白血病、淋巴瘤、骨髓增生性疾病、脂质沉积病等。

5. 脾疾病　脾淋巴瘤、脾囊肿、脾血管瘤等。

【发病机制】脾功能亢进的发病机制有多种学说，目前认为是综合性因素所致。

1. 脾内阻留和吞噬作用　脾大时脾血池容积扩大，红细胞、白细胞和血小板更容易在脾内被滞留。同时，脾功能亢进时，脾内单核巨噬细胞系统过度活化，被阻留在脾脏的血细胞容易被吞噬细胞吞噬，导致外周血细胞减少。

2. 体液因素　肿大的脾脏能产生某种分泌素，抑制骨髓血细胞生成和成熟，同时也抑制骨髓内成熟血细胞的释放，使血细胞减少。

3. 免疫因素　脾脏作为体内最大的免疫器官，是抗体产生的主要场所，在某些免疫性疾病如免疫性血小板减少、自身免疫性溶血性贫血中，可产生多种血细胞自身抗体如血小板抗体、红细胞抗体等，破坏血细胞，从而引起外周血细胞一系或两系以上减少。

4. 稀释作用　当脾大时，大量血细胞阻留在脾内，使循环血量减少，为了维持有效循环血容量，血浆总容量会相应增加，从而造成血液稀释，导致血细胞减少。

【临床表现】

1. 脾大　通常无症状，往往在体检时发现。有时巨脾的症状也很轻微，患者可感到腹部不适，胃纳减少或向一侧睡时感到不舒服。如有左季肋部与呼吸相关的疼痛及摩擦感，往往提示脾梗死的可能。

2. 血细胞减少 外周血细胞一系或二、三系减少，常为白细胞、血小板减少。发生全血细胞减少时，各系细胞减少的程度也并不一致。红细胞减少时，可表现为脸色苍白、头昏、心悸。粒细胞减少时，患者抵抗力下降，容易感染、发热。血小板减少时则有出血倾向。临床上脾大的程度与脾功能亢进不一定平行。各种原因引起的脾大，其脾功能亢进所致的血细胞减少程度也是不一致的。通常淤血性脾大时血细胞减少较为明显。浸润所致的脾大如慢性白血病时，脾功能亢进往往不太明显。脾切除后血象可基本恢复正常。

3. 骨髓增生活跃或明显活跃 外周血中减少的细胞系列，常增生更为显著。可伴轻度成熟障碍，这是外周血细胞大量破坏，促使细胞过度释放所致。

【辅助检查】脾功能亢进时血细胞减少，但细胞形态正常。早期以白细胞及血小板减少为主，重度脾功能亢进时可出现三系明显降低。骨髓检查呈增生象，可出现成熟障碍。

【诊断】

1. 脾大 大部分病例的脾脏均肿大。对于肋下未触到脾脏者，应进一步通过其他检查，证实是否脾大。

2. 血细胞减少 红细胞、白细胞或血小板可以单独或同时减少。

3. 骨髓 骨髓呈增生象，部分病例可伴成熟障碍。

4. 脾切除后外周血细胞数可恢复正常或接近正常。

5. 放射性核素扫描 铬-51（^{51}Cr）标记的血小板或红细胞注入体内后扫描，脾区体表放射活性比率大于肝脏的2~3倍，提示血小板或红细胞在脾内破坏过多或阻留。

满足上述第1~3项者可作出基本诊断；第4项为回顾性条件，符合该项则为进一步的肯定诊断；第5项为参考条件。

【治疗】治疗方法有病因治疗、脾切除等。

治疗原发病是根本。如果原发病无法根治，或规范的病因治疗效果不佳，而原发病允许，可以考虑脾切除术（切脾指征参见三、脾切除术）。脾切除术包括开腹脾切除术（open splenectomy）、腹腔镜脾切除术（laparoscopic splenectomy）。其他类型的保脾术式以及脾实质毁损微创疗法，如脾动脉栓塞术（partial splenic artery embolization，PSE）、脾脏射频消融术（radiofrequency ablation，RFA）等，创伤相对较小，也可取得一定的效果，但远期脾功能亢进复发率相对较高，术后脾脏与周围粘连较重，如需手术切脾则难度增加。

由于脾功能亢进的病因及发病机制复杂多样，因此，脾功能亢进的治疗应充分利用多学科综合治疗团队的优势，拟定和选择最适合患者的个体化治疗方案。

三、脾切除术

脾切除术（splenectomy），以脾大为主要症状的疾病，应根据原发疾病来选择治疗方法。某些疾病如果原发病治疗效果不佳，而脾切除术治疗可以缓解症状，则在综合判断评估后，可以考虑行脾切除术（如果该原发病有相应的国内外指南或专家共识，应参考相应疾病的脾切除指征）。

【适应证】

1. 脾脏本身的疾病

（1）脾脏损伤：损伤轻微，缝合可达到止血目的，尽可能保留脾脏；如损伤严重，应急诊行脾切除。

（2）游走脾：由于先天性的脾蒂和韧带过长，脾在腹腔内活动过大，可并发脾蒂扭转，脾脏充血性肿大，甚至脾坏死。渗出液刺激腹膜，可形成局限性或弥漫性腹膜炎，应及早行脾切除术。

（3）脾脓肿：脾脓肿常发生在脓毒血症后，如脓肿局限在脾内，可行脾切除术，如脓肿周围炎症已波及脾脏四周，则仅能行引流术。局限性脾结核，也可行脾切除术。但全身性结核病引起的脾粟粒样结核，不宜切除脾脏。

（4）脾肿瘤：原发性脾肿瘤比较少见，如为恶性，应行脾切除术。发生在脾的转移性肿瘤不少见，已广泛转移者多不适宜手术。

（5）脾囊肿：真性囊肿、非寄生虫性假性囊肿、寄生虫性囊肿等，均易继发感染、出血、破裂，应给予切除。

（6）门静脉高压合并脾功能亢进：脾动脉瘤、脾动、静脉瘘、脾静脉血栓以及疟疾、血吸虫等引起脾大、门静脉高压合并脾功能亢进者，在综合评估后可考虑脾切除。

2. 血液病及代谢病

（1）遗传性球形红细胞增多症：重度贫血需要依

赖输血，或脾功能亢进严重影响患儿生长发育或生活质量，可考虑脾切除。

(2)镰状细胞病：急性脾脏滞留危象(acute splenic sequestration crisis，ASSC)发作两次及两次以上，出现巨脾或脾功能亢进者，可考虑脾切除(脾脏滞留危象表现为急性腹痛、腹胀，脾大，Hb下降>20g/L，可出现低氧血症、低血容量性休克等)。

(3)地中海贫血：贫血严重，导致生长发育迟缓，且无条件输血和去铁治疗者；脾功能亢进导致反复感染或出血者；巨脾有压迫症状或有脾破裂风险者，可考虑脾切除。

(4)其他先天性溶血性贫血：如不稳定血红蛋白病、丙酮酸激酶缺乏、表现为先天性非球形红细胞性溶血性贫血的G-6-PD缺乏症患儿等，如果重度贫血，输血依赖或脾功能亢进，影响患儿生长发育或生活质量者，可考虑脾切除。

(5)免疫性溶血性贫血：仅在一线、二线治疗，即激素或免疫抑制剂等治疗无效，或者有糖皮质激素应用禁忌证时，才考虑脾切除术。

(6)免疫性血小板减少症(immune thrombocytopenia，ITP)：儿童ITP切脾应严格掌握指征，并避免对<5岁的儿童实施脾切除。脾切除指征可参考以下指标，①经正规一线、二线治疗，仍有危及生命的严重出血或急需外科手术者；②病程>1年，年龄>5岁，且有反复严重出血，药物治疗无效或依赖大剂量糖皮质激素维持(>30mg/d)。在行脾切除前，应严格复核ITP的诊断以排除引起血小板减少其他原因，尤其是与免疫缺陷、持续感染和系统性自身免疫性疾病相关的原因。

(7)脂质沉积病：为遗传性脂类代谢障碍，出现巨脾或脾功能亢进，脾切除可以改善症状。

【并发症】

1. 出血 腹腔内出血是脾切除术后较为凶险的并发症之一，原因多为活动性出血和腹腔内渗血。包括胰尾血管、脾蒂血管、胃短血管的出血以及膈肌、脾床的渗血。主要由于小的出血点止血不彻底或结扎线脱落，也可因急诊来不及进行充分的术前准备，致使肝功能及凝血障碍未能得到有效的纠正，导致术后膈肌和脾床渗血。出血性并发症应以预防为主，术前作好充分准备，手术过程中要耐心细致，牢靠结扎血管断端。术后在确定无任何出血及出血可能后方关闭腹腔，绝不抱有任何侥幸心理。如术后发现有腹腔内活动性出血，应立即进行手术探查止血。

2. 感染 术后早期感染包括肺部感染、膈下脓肿、切口感染、尿路感染等。手术前后预防性应用广谱抗生素可以预防感染的发生。术中脾床常规放置引流，术后加强对引流管的管理，保持引流管通畅，可以防止术后膈下脓肿的发生。

脾脏是机体的重要免疫器官，具有特异性和非特异性的免疫功能。能产生淋巴细胞和抗体，脾脏红髓中的巨噬细胞能吞噬和清除细菌及异物。脾切除后，脾脏的抗体产生和吞噬功能丧失，发生感染时，细菌在血液循环中迅速繁殖，可发生致死性败血症。

脾切除术后凶险感染(overwhelming postsplenectomy infection，OPSI)，是全脾切除术后发生的特有的感染性并发症，发生率为0.5%，死亡率为50%。患者终身均有发病风险，但绝大多数均发生于全脾切除术后前2年。切脾的年龄越小，严重感染的发生率越高。临床常隐匿起病，病初可能有轻微流感样症状，短时间内即可进展，出现高热、头痛、恶心、神志不清，甚至发生昏迷及休克，常在几小时内至十几小时内死亡。往往病情突然加重，病死率高。

其中，肺炎链球菌、流感嗜血杆菌、奈瑟菌等有荚膜菌是脾切除术后的主要病原。因此建议脾切除术前2周或术后2周，常规接种肺炎链球菌、流感嗜血杆菌、C群脑膜炎球菌疫苗三种疫苗。同时，建议每年流感季节来临前，接种流感病毒疫苗。

脾切除术后建议常规使用青霉素预防感染，一般持续2年或更长，高危患者可能需要终身预防性口服抗生素。

婴幼儿切脾应严格掌握指征，全面评估及权衡手术的利弊，尽可能采用内科疗法，如病情允许，切脾手术最好延迟到5~6岁以后。

防治OPSI的措施有：①患者教育，应向患者及家长宣教，脾切除后感染的风险增大，即使预防性给予抗生素仍不能完全预防败血症的发生，对脾切除术后的发热患者应迅速评估，及时治疗；②预防接种；③预防性使用抗生素。

3. 血栓和栓塞 脾切除24小时后即有血小板回升，术后1~3周达高峰，可高达$1\,000 \times 10^9$/L。由于脾切除后血小板数升高和血液黏滞度增加，据报道，血栓和栓塞的发生率约为3.57%~5.74%，最常见的是门静脉血栓(portal vein thrombosis，PVT)和脾静脉血栓。相对于成人，儿童脾切除后门静脉和/或脾静脉血栓发生率较小，但在某些患者，危险程度可能较大，尤其是巨脾、手术时间较长或术后血小板增高明显的患儿。常需要预防性应用阿司匹林、肝素等抗凝治疗。脾切除术后出现严重的或不明原因的腹痛、发热和/或呕吐,建议腹部超声和/或CT检查除外有无门静脉和/或脾静脉血栓。早期发现、早期治疗,对于降低病死率非常重要。亦有无临床表现者,术后1周常规B超检测可能具有一定的意义。

4. 胰腺炎 与术中游离脾床时损伤胰腺有关。如术后血清淀粉酶升高超过3天并伴有症状者,则可确定诊断。

5. 脾切除后胃瘘 较少见,但后果严重。一般发生于脾切除贲门周围血管离断术后。胃内容物漏出如局限可引起局部继发感染,引起发热、左上腹钝痛等,如扩散至腹腔可引起全腹感染、急腹症等。

6. 其他少见并发症 其他并发症如肝性脑病、高尿酸血症等,发病率较低,避免发生这两种并发症的关键在于进行充分的术前准备,尽可能地改善肝脏功能并降低血尿酸水平。

诊治要点

- 脾脏是机体重要的免疫器官。具有储血、造血、清除衰老异常血细胞和免疫应答等功能。
- 在正常情况下,1岁以后脾在肋缘下不应扪及。如果在左肋缘下扪及脾脏,通常提示脾大。
- 脾大的病因及机制复杂多样,应详细采集病史、查体,并结合实验室检查、影像学检查等,综合分析和判断。
- 脾大的常见病因包括感染性和非感染因素。感染性脾大常见的病原包括病毒、细菌、立克次体、螺旋体、寄生虫和真菌等。非感染性脾大病因主要有血液病性脾大、充血性脾大、风湿性疾病、代谢性疾病、脾肿瘤和脾囊肿。
- 脾功能亢进是指由多种病因导致的,临床以脾大和外周血细胞减少为主要表现的一种综合征。临床上以继发性脾功能亢进为主。各种引起脾明显肿大的疾病,均有可能导致脾功能亢进。
- 脾切除术:某些疾病如果原发病治疗效果不佳,而脾切除术治疗可以缓解症状,则在充分评估以及权衡风险与获益后,可以考虑脾切除术。脾切除术应严格掌握指征。如病情允许,手术最好延迟到5~6岁以后,并应做好感染等并发症的预防以及患者的风险意识等宣教工作。

(徐 倩 周 敏)

参考文献

[1] LIU YH, LIU CP, LEE CM. Splenic abscesses at a tertiary medical center in Northern Taiwan. J Microbiol Immunol Infect, 2014, 47 (2): 104-108.

[2] 中国医师协会腔内血管学专业委员会腔静脉阻塞专家委员会. 布-加综合征亚型分型的专家共识. 临床肝胆病杂志, 2017, 33 (7): 1229-1235.

[3] GAO X, GUI E, LU Z, et al. Risk factors of recurrence among 471 Chinese patients with Budd-Chiari syndrome. Clin Res Hepatol Gastroenterol, 2015, 39 (5): 620-626.

[4] GRUS T, LAMBERT L, GRUSOVÁ G, et al. Budd-Chiari syndrome. Prague Med Rep, 2017, 118 (2/3): 69-80.

[5] LV Y, LAU WY, LI Y, et al. Hypersplenism: History and current status. Exp Ther Med, 2016, 12 (4): 2377-2382.

[6] IOLASCON A, ANDOLFO I, BARCELLINI W, et al. Working Study Group on Red Cells and Iron of the EHA. Recommendations regarding splenectomy in hereditary hemolytic anemias. Haematologica, 2017, 102 (8): 1304-1313.

[7] SABBAGH A, KEIKHAEI B, JOORABIAN M, et al. Retrospective study of the incidence of portal vein thrombosis after splenectomy in hematological disorders: Risk factors and clinical presentation. Blood Cells Mol Dis, 2019, 74: 1-4.

[8] DENDLE C, SPELMAN T, SUNDARARAJAN V, et al, An analysis of the thromboembolic outcomes of 2 472 splenectomized individuals. Blood, 2015, 125 (10): 1681-1682.

[9] DAVIES JM, LEWIS MP, WIMPERIS J, et al. Review of guidelines for the prevention and treatment of infection in patients with an absent or dysfunctional spleen: prepared on behalf of the British Committee for Standards in Haematology by a working party of the Haemato-Oncology task force. Br J Haematol, 2011, 155 (3): 308-317.

[10] DI SABATINO A, LENTI MV, TINOZZI FP, et al. Vaccination coverage and mortality after splenectomy: results from an Italian single-centre study. Intern Emerg Med, 2017, 12 (8): 1139-1147.

第九章　淋巴结疾病

第 1 节　淋巴结的结构与功能

淋巴结是人体重要的免疫器官。淋巴结按其位置可分为浅表淋巴结和深部淋巴结，属周围淋巴器官（peripheral lymphoid organ），位于淋巴管汇集部位，是淋巴细胞定居和适应性免疫应答产生的场所。正常人浅表淋巴结很小，直径多在 0.5cm 以内，表面光滑、柔软，与周围组织无粘连，亦无压痛。当病原体进入机体时，淋巴细胞会产生淋巴因子和抗体有效地杀灭病原体。淋巴结内淋巴细胞和组织细胞反应性增生，使淋巴结肿大，称为淋巴结反应性增生。能引起淋巴结反应性增生的除细菌外，还有病毒、某些化学药物、代谢的毒性产物、变性的组织成分及异物等。因此，肿大的淋巴结是人体的“烽火台”，是一个报警装置。

一、淋巴结的组织发生

人的淋巴结也是受抗原刺激后才发育完善的。它一般呈卵圆形，直径数毫米至 1cm，位于淋巴回流的通路上，以颈部、腋窝、腹股沟、盆腔、纵隔、腘窝及肠系膜等处较多见。人有 300~500 个淋巴结，总重量约 100g。淋巴结是淋巴的滤器及抗原引发免疫应答的重要场所。淋巴结的发生与淋巴管的发生密切相关。早在胚胎第 7~8 周时，全身淋巴毛细管网基本形成。与此同时，局部间质腔隙也互相融合扩大，形成许多淋巴囊，如颈淋巴囊、髂淋巴囊、乳糜池等，各淋巴囊均与引流一定区域的淋巴管相连接。环绕淋巴囊和大淋巴管周围的细胞渐聚集成堆，起初为不明显的细胞群，以后淋巴细胞随小血管一起迁入，并在此增殖，形成淋巴结群。第 10 周时，除乳糜池上部以外，其他淋巴囊都已发展成早期淋巴结群。

淋巴结的发育过程大致如下：淋巴囊生成后，囊壁的结缔组织逐渐伸入并穿越淋巴囊，形成互相交织的网状淋巴丛，淋巴丛构成淋巴结，一个淋巴结丛也可以形成数个淋巴结。进入淋巴丛的淋巴管成为输入淋巴管，离开淋巴丛的淋巴管成为输出淋巴管，淋巴丛的管道也可参与形成输出淋巴管及被膜下淋巴窦。淋巴结的淋巴细胞是淋巴祖细胞在肝、骨髓及胸腺内分化后迁移而来的。聚集于淋巴结原基的细胞簇在第 10 周后沿着富有小血管的结缔组织索逐渐形成致密的淋巴细胞索，成为早期髓质的结构特征。毛细血管后微静脉在胎儿第 3 个月出现。一般认为，胎儿期淋巴结没有免疫反应的功能。出生后 2 周，肠系膜淋巴结内出现浆细胞，出生 1 个月后，可识别出淋巴小结和生发中心。出生后数月婴儿的淋巴结即与成人淋巴结的结构相似，但功能尚不完备。人的周围淋巴器官也有年龄性退变，扁桃体自青春期已开始退化，但青春期后淋巴结与脾的结构仍很发达，约 60 岁以后各种淋巴器官退变明显。

二、淋巴结的组织结构

淋巴结的大小、结构及内含细胞成分的变化与机体的免疫功能状态密切相关。淋巴结受不同的抗原刺激可发生不同的应答变化，各种结构相对增大或缩小，并与疾病相关。如抗原刺激引起体液免疫应答时，淋巴小结明显增大、增多；引起细胞免疫应答时，副皮质区明显增大；淋巴回流区有慢性炎症时，常导致髓索内浆细胞的大量增多；而在大量抗原入侵的急性时期，则可致淋巴窦扩张和窦内巨噬细胞大量增多。

（一）被膜、小梁和网状组织

淋巴结表面为薄层致密结缔组织构成的被膜，内含少量的平滑肌细胞。淋巴结肿大时因被膜纤维绷紧，触摸时质地较硬。被膜外周的疏松结缔组织常含较多的脂肪，解剖时小淋巴结常易与脂肪组织混淆而被漏检。数条输入淋巴管常斜行穿越被膜与被膜下淋巴窦相通。淋巴窦扩大管壁常见瓣膜,可防止淋巴反流。输入淋巴管内的淋巴含少量淋巴细胞,偶见红细胞或其他细胞。淋巴结的一侧凹陷为门部,有较多疏松结缔组织及脂肪细胞,输出淋巴管、小动脉、小静脉和神经经门部进出。被膜和门部结缔组织伸入淋巴结内形成相互连接的小梁,构成淋巴结的粗支架,血管和神经的分支行于其内。由网状细胞与网状纤维组成的网状组织填充于小梁之间。网状细胞胞体较大,核大,呈圆形,异染色质较少,可见核仁。核周胞质内含少量粗面内质网、游离核糖体及线粒体。由胞体伸出数个细长分支的胞质突起,相邻细胞的突起相互连接,突起间无桥粒等连接结构,构成细胞网架。基质的电子密度低,网状细胞与基质间无基膜。网状纤维常被网状细胞的突起包裹,正常情况下无裸露的网状纤维,故在淋巴结内,其网状组织内环境全由网状细胞构成,这与淋巴结内的微环境形成密切相关。网状细胞的突起之间很少见连接结构。网状细胞能产生基质与纤维,无吞噬能力,也不能转变为巨噬细胞。扫描电镜观察看到淋巴窦内的网状细胞与窦壁的内皮细胞相互连接,它们是同源的,但与淋巴结实质内的网状细胞相互分离,提示在早期淋巴结的窦内皮细胞与实质内网状细胞的分化即有所不同。淋巴结实质内有淋巴细胞、浆细胞、巨噬细胞、交错突细胞、滤泡树突状细胞以及肥大细胞等多种细胞,它们充填于网状细胞之间的网眼内;细胞的种类、数量和分布随机体免疫反应程度不同,变化很大。若无炎症发生,一般很少见到粒细胞。

(二)皮质

淋巴结皮质位于被膜与髓质之间,是淋巴结最主要的构成部分,一般可区分为皮质淋巴窦、浅层皮质(superficial cortex)和深层皮质(deep cortex)。

1. 皮质淋巴窦　皮质内的淋巴窦,包括被膜下窦、小梁周窦和副皮质索之间的许多小的淋巴窦,它们互相连通,并与髓窦相通连。被膜下淋巴窦位于被膜下,为一宽敞的扁囊,包绕整个淋巴结,与小梁周窦相连通。淋巴窦壁由扁平的内皮细胞围成,窦壁外侧紧贴被膜,内侧紧贴淋巴组织。数条输入淋巴管穿越被膜通入被膜下淋巴窦将淋巴液汇入窦内,但各有一定的流区。沿小梁周围的淋巴窦为小梁周窦,它们多为较短的盲管,只有位于深层皮质单位之间的少数小梁周窦才与髓质淋巴窦直接相通,相连通的部分较窄称窄通道。淋巴窦壁由三层构成,内层为一层不连续的内皮,中间为基质和一些胶原纤维束构成的间质,外层为网状细胞。巨噬细胞常穿越细胞间隙,淋巴细胞穿越窦壁的内皮可能使内皮形成临时性穿壁通道。淋巴窦内除有较多的巨噬细胞和一些淋巴细胞外,还有一种较少见的面纱细胞(veiled cell),它是表皮内的朗格汉斯细胞受抗原刺激后携带抗原,以变形运动离开表皮经淋巴管和输入淋巴管迁入淋巴窦的,是一种表面有许多薄膜状突起的细胞。面纱细胞可作为一种抗原转运细胞,转运抗原时,它在被膜下窦通过内皮间的小孔与淋巴小结中的滤泡树突状细胞网,共同组成免疫复合物转运链,抗原信息沿此链发生一系列的传递。

2. 浅层皮质　又称周围皮质,是紧贴被膜下窦的淋巴组织,主要由B细胞构成。浅层皮质可分为淋巴小结和小结间浅层皮质。小结间浅层皮质又称小结外区,位于淋巴小结之间的浅部,仅数个淋巴细胞厚。淋巴小结又称淋巴滤泡,呈椭圆形或长圆形,直径一般为1~2mm,基部可突入深层皮质。淋巴小结内的网状纤维及毛细血管较稀疏。发育较好的次级淋巴小结的正中纵切面,可见着色较浅的球形生发中心。生发中心又可分明区和暗区。明区较大位于浅部,着色较淡。主要由中等大的B细胞构成。生发中心的周围有一层密集的小B细胞,它们多为记忆细胞,有的是浆细胞的前身;近被膜下窦处的最厚,称为小结帽或小结套层;若经淋巴小结边缘切面,则可见由密集小B细胞构成的圆形小结,常易被误认为是初级淋巴小结;在经小结近中心的横切面,则呈深色的环状,分不出明区和暗区。

3. 深层皮质　又称副皮质区或第三皮质,主要含T细胞,故称胸腺依赖区。副皮质区由具有一定结构的深层皮质单位构成。每个深层皮质单位如半个球体,较平坦的一面朝向浅层皮质。淋巴小结嵌入其中;另一侧半圆的凸面,朝向髓质并与髓质相连。小的深层皮质单位半径为0.2~0.5mm,大的为1.0~1.5mm。单位的数量与淋巴结的大小成正比。每个深层皮质单位可分为中央区和周围区两部分。深层皮质单位内有一些交错突细胞和巨噬细胞。交错突细胞是一种树突状抗原呈递细胞,它是形成副皮质区微环境的重要成分,它的突起较多并有分支,突起常相互交错。交错突细胞激活T细胞的能力是巨噬细胞和B细胞的100倍以上。在机体对某种抗原的初次免疫应答启动过程中，交错突细胞具有不可替代的作用。淋巴组织内有多种树突状细胞，它们与免疫功能密切相关。巨噬细胞和树突状细胞总称为辅佐细胞，它们之间既有共同的特征又各具特点。

（三）髓质

位于淋巴结的近中央部和靠近门部，在无明显皮质之处，髓质可靠近被膜下淋巴窦。髓质由髓索和髓窦构成。髓索为索条状的淋巴组织，相互连接构成网状。髓索内主要有B淋巴细胞和浆细胞，还有巨噬细胞、肥大细胞、嗜酸性粒细胞等。髓索和髓窦相间排列，故髓索周围均有扁平的内皮细胞被覆。髓索内毛细血管很丰富，其中部常含有一条由扁平内皮构成的中央微静脉。髓索内还常见少量红细胞，在静脉回流受阻时髓索中红细胞增多，并常渗入髓窦。髓窦即髓质淋巴窦，其窦壁与被膜下淋巴窦或皮质淋巴窦相同，也由连续的内皮、细胞间质及外膜网状细胞三层组成。髓窦的窦腔不规则，较宽大，腔内含有较多的网状内皮细胞和巨噬细胞，具有较强的滤过功能。髓窦与副皮质索周淋巴窦虽相通，但表现常有不同。髓窦内的淋巴细胞大多来自深层皮质单位周围区内的小盲淋巴窦，也可由髓索渗入，故含有较多的B细胞。髓窦与门部的输出淋巴管通连，也与邻近的被膜下窦或小梁周窦相通。

（四）淋巴结的淋巴管、血管

淋巴液由输入淋巴管通过被膜进入被膜下淋巴窦，以后再经过小梁周围的淋巴窦、深层皮质区的窄通道或小结外窄窦等淋巴窦进入髓窦，最后汇合进入输出淋巴管。输入及输出淋巴管内有很多瓣膜，有助于淋巴液的回流。从输入淋巴管进入淋巴结的淋巴细胞数目很多，输出的淋巴细胞多数来自再循环，毛细血管后静脉在淋巴细胞再循环中起重要作用。

小动脉由淋巴结门部在小梁及髓索内分支，形成毛细血管，供应深层皮质区及淋巴结营养；在深层皮质区近髓质处形成毛细血管后静脉，再进一步汇集成小静脉，经髓索及小梁进入门部小静脉。

毛细血管后静脉内皮细胞为立方形，胞质中常见正在穿越的淋巴细胞被包在一大泡内，淋巴细胞游离于泡内，穿越过程使淋巴细胞黏附于内皮细胞表面，以后被吞入，形成内吞泡，此泡逐渐移向内皮细胞内侧，最后从基部以胞吐方式将淋巴细胞释出，淋巴细胞再穿越基膜和网状细胞间隙，进入淋巴组织间隙，迁出血管后，T、B细胞各向淋巴结的一定部位迁移。研究证明，淋巴细胞表面存在各种黏附分子（adhesion molecule），如淋巴细胞表面的亲高内皮的黏附分子MEL-14（小鼠）是亲周围淋巴结高内皮黏附分子，Hermes-3（人）是亲回肠淋巴组织高内皮黏附分子。这样不同亚群的淋巴细胞归巢时能选择特定的淋巴器官，如B细胞较易进入肠道黏膜的淋巴组织，T细胞较易进入淋巴结等。淋巴细胞从血液进入淋巴组织，又可通过淋巴管再返回血流，即为淋巴细胞再循环现象；参加淋巴细胞再循环的细胞主要位于淋巴器官和淋巴组织内，总称为淋巴细胞再循环库，其数量为血内淋巴细胞的数十倍，参加再循环最频繁的是记忆性T细胞和记忆性B细胞。

三、淋巴结的功能

淋巴结与淋巴管相连通，是淋巴回流的重要滤器；也是机体产生免疫反应的重要场所。

（一）滤过淋巴液

淋巴结位于淋巴回流的通路上。当病原体、异物等有害成分侵入机体内部浅层结缔组织时，很容易随组织液进入遍布全身的毛细淋巴管，随淋巴回流到达淋巴结。在淋巴窦中由于容积极大增加，淋巴的流速变得极为缓慢，使得淋巴中的有害成分在迂回曲折流动时，有充分与窦内的巨噬细胞接触的机会，绝大多数被清除或局限在淋巴结中，有效地防止了有害成分进入血液循环侵害机体的其他部位。如对细菌的清除率可达99%，但对病毒及癌细胞的清除率常很低。清除率常与抗原的性质、毒力、数量以及机体的免疫状态等密切相关。

（二）参与免疫反应

在机体体液免疫和细胞免疫等特异免疫反应中，淋巴结起着重要作用。淋巴回流使淋巴结能很快地接受侵入机体的抗原刺激，经过一系列复杂的细胞和体液因子的作用，发动了对此抗原特异性的免疫反应。淋巴结不仅能通过免疫反应消除进入淋巴结内的抗原成分，而且通过输出效应淋巴细胞或免疫活性成分，发动身体其他部位，特别是有害成分侵入区域的免疫反应，及时解除对机体的伤害。免疫反应后，淋巴结产生的抗原特异性记忆细胞又通过淋巴细胞的再循环随时对这些有害成分再次入侵进行监视。

正常人的淋巴结在无外来抗原刺激时小而柔软，其中的淋巴小结少而小，生发中心不明显或无，皮质区较薄而均匀，髓索内很少见浆细胞。抗原进入淋巴结内引发免疫应答时，抗原可随淋巴或面纱细胞从输入淋巴管进入。首次接触抗原而发生的免疫反应，称初次免疫应答，接触抗原后3~14天，血液中首先出现特异性抗体IgM高峰，持续数天后产生大量IgG，若抗原受到抑制，数周后抗体分泌即减少或停止，记忆细胞增多。淋巴结出现免疫应答的早期特征为毛细血管后微静脉内皮细胞增高，管径变大，从血管渗出的淋巴细胞增多，转化的大淋巴细胞及有丝分裂象大量增多。第二次接触该抗原所产生的免疫应答称次级免疫应答或回忆性应答，与初次免疫应答比较，其潜伏期较短，抗体产生量多，持续时间长，抗体与抗原的亲和力更高。当体液免疫应答时，许多次级淋巴小结形成与扩大，生发中心明显，小结帽的小淋巴细胞排列密集。从淋巴小结迁出的幼浆细胞和记忆B细胞增多，随后髓索内的成熟浆细胞数量增多。当淋巴结发生细胞免疫应答时，副皮质区迅速扩大，其中出现许多新转化的大淋巴细胞及有丝分裂象，副皮质区内细胞密集。许多抗原可同时引起细胞免疫和体液免疫应答，此时淋巴结内各种结构均十分发达。当抗原被清除后，免疫应答的高峰消失，淋巴结内的结构又渐缩小并消退，恢复到接近健康的状态。

（戴云鹏）

参考文献

［1］HOFFBRAND AV. Hoffbrand's essential haematology. 7th ed. Oxford: John Wiley & Sons, 2016.

［2］PHILIP A, PIZZO MD. Principles and practice of pediatric oncology. 7th ed. Philadelphia: Wolters Kluwer, 2017.

［3］KAUSHANSKY K, LICHTMAN MA, PRCHAL JT, et al. Williams Hematology. 10th ed. New York: McGraw-Hill Education, 2021.

［4］RONALD H, BENZ EDWARD J, et al. Hematology: Basic principles and practice. 7th ed. Philadelphia: Elsevier, 2018.

第2节 淋巴结疾病概述

淋巴结遍布全身，尤其集中在颈部、腋窝和腹股沟内；健康人中经常可以摸到很少的小淋巴结（<1cm）。淋巴结肿大是指触及≥1cm肿大的淋巴结。诊断依赖于临床判断；治疗为对因治疗。淋巴结肿大分为：①局部淋巴结肿大，只出现在1处身体部位；②广泛淋巴结肿大，存在≥2处身体部位。具有疼痛和/或炎症迹象（如红肿、压痛等）的淋巴结病被称为淋巴结炎。根据潜在的原因，可以存在一些其他的症状。

【病理生理】组织间隙中的一些血浆和细胞（如癌细胞、传染性微生物）与某些细胞物质、抗原和外来颗粒一起进入到淋巴管中，成为淋巴液。淋巴结按照自己的方式将淋巴液过滤到中心静脉循环中，移除细胞和其他物质。过滤过程也会将抗原传递给淋巴结内的淋巴细胞。这些淋巴细胞的免疫反应包括可以造成淋巴结扩大的细胞增生（反应性淋巴结病变）。淋巴液中的病原微生物能够直接感染淋巴结，造成淋巴结炎，癌细胞能够停留在淋巴结内并扩增。

【病因】由于淋巴结参与机体的免疫反应，所以大量的传染和炎症疾病以及癌症是潜在诱因。根据患者年龄、相关的研究结果和风险因素的不同，多数情况下病因也不同（表2-9-1）。

表2-9-1 淋巴结疾病的病因

病因	提示性发现	诊断方法
感染		
上呼吸道感染	颈淋巴结病，具有轻微或没有压痛，喉咙痛，流鼻涕，咳嗽	临床评估
口咽感染（如咽炎、口腔炎、口腔脓肿）	仅颈淋巴结病（经常出现压痛），临床上明显的口咽感染	临床评估
单核细胞增多症	对称淋巴结病，通常发生于颈部，但是有时会在腋窝和/或腹股沟区；发热、喉咙痛、乏力，常出现脾大；在青少年或年轻人中较典型	嗜异性抗体试验，EB病毒血清学试验

续表

病因	提示性发现	诊断方法
肺结核(肺外结核性淋巴结炎)	通常在颈部或锁骨上发生淋巴结肿大,有时发炎;HIV感染患者经常发生	结核菌素皮肤试验或γ干扰素释放试验;常进行淋巴结穿刺或活检
获得性免疫缺陷综合征(原发感染)	广泛性淋巴结病,常发热、萎靡不振、皮疹、关节痛,常有HIV或高风险活动暴露史	HIV抗体检测;HIV-RNA试验(如果怀疑早期原发感染)
性传播疾病(尤其是单纯疱疹、衣原体感染、梅毒)	除了继发性梅毒,仅有腹股沟淋巴结肿大(波动或化脓淋巴结表明性病淋巴肉芽肿);经常有排尿症状和尿道或宫颈的分泌物,有时出现外阴病变;继发性梅毒常具有广泛性皮肤黏膜病变,全身淋巴结肿大	对于单纯性疱疹,进行培养;对于衣原体感染,进行核酸检测;对于梅毒,进行血清学检测
皮肤和软组织感染(如脓肿、蜂窝织炎、猫抓病),包括直接淋巴结感染	通常在肿大淋巴结的远端部位可见局部皮损(或近期皮损史);有时仅显现红斑,孤立淋巴结具有压痛(经常为颈部),而原发部位不明显	通常进行临床评价;对于猫抓病,进行血清抗体滴度检测
弓形虫病	两侧无压痛的颈部或腋窝淋巴结肿大,有时表现为一种类流感综合征,肝脾大,经常有猫尿接触史	血清学检测,病原微生物检测
其他感染(如布鲁氏菌病、组织胞浆菌病、副球孢子菌病、瘟疫、鼠咬热、兔热病)	常见风险因子(如地理位置、疫区接触式、暴露史)	
肿瘤		
白血病	疲乏、发热、体重减轻、脾大、易瘀斑和/或出血	血常规,外周血涂片,流式细胞术,骨髓检查
淋巴瘤	无痛性淋巴结肿大(局部或全身),经常有弹性,有时有结块,经常发热、盗汗、体重减轻、脾大	淋巴结活检或流式细胞检测
转移性肿瘤(经常为头部和颈部、乳腺或肺)	一个或数个无痛局部淋巴结肿大,淋巴结经常坚硬,有时固定于邻近组织	经常进行检查来鉴别原发肿瘤
结缔组织病		
系统性红斑狼疮	广泛性淋巴结病,典型症状为关节炎或关节痛,有时发生面颊疹,其他皮肤病变	临床标准,抗体检测
结节病	无痛性淋巴结肿大(局部或全身),经常发生咳嗽和/或呼吸困难、发热、不适、肌无力、体重减轻、关节痛	胸部影像学分析(X线或CT);如果影像结果是阳性的,则进行淋巴结活检
川崎病	有压痛的颈部淋巴结肿大、发热(经常>39℃)、躯干皮疹、草莓舌、甲周、脚底脱皮	临床标准
其他结缔组织病(如幼年型特发性关节炎、菊池淋巴结炎、类风湿关节炎、干燥综合征)	除了淋巴结肿大外,临床表现多样	
其他情况		
药物,如别嘌醇,抗菌药(如头孢菌素类、青霉素、磺胺类药物),阿替洛尔,卡托普利,卡马西平,苯妥英钠,乙胺嘧啶,奎尼丁等	应用致病药物史,除苯妥英钠外,会发生血清病型反应(如皮疹、关节炎和/或关节痛、肌痛、发热)	临床评估

注:淋巴结疾病是患者表现出的疾病部分症状的原因,往往在评估其他并发症时被发现。

最常见的原因：特发性；上呼吸道感染；局部软组织感染。

最危险的原因：肿瘤、HIV 感染、结核。

大多数的病例表现为良性疾病或临床上明显的局部感染。就诊于初级医疗机构的不明原因病例中，约低于 1% 的患者为肿瘤原因导致。

【临床表现】

1. 病史 现病史应该确定位置和淋巴结病的持续时间，及其是否与疼痛并发。需要注意最近发生的皮肤损伤（尤其是猫抓和鼠咬）和受影响的淋巴结引流区域的感染。

可能会出现的症状，包括流涕、鼻塞等上呼吸道感染症状；咽喉痛（咽炎、单核细胞增多症）；口部、牙龈或牙齿疼痛（口腔感染）；咳嗽和 / 或呼吸困难（结节病、肺部肿瘤、肺结核、部分真菌感染）；发热、疲劳、萎靡不振（单核细胞增多症和许多其他感染、癌症、结缔组织病）；生殖器病变或分泌物（单纯疱疹、衣原体感染、梅毒）；关节痛和 / 或关节肿大（系统性红斑狼疮或其他结缔组织病）；出血点、紫癜和 / 或瘀斑（白血病）；眼干、眼炎（干燥综合征）。

既往史能够鉴别肺结核或 HIV 感染和癌症的风险因子。包括患儿与生病患者接触史（结核或病毒感染性疾病风险，如 EBV），性生活史（评估性传播疾病风险），地方性传染病区域的旅游史（如布鲁氏菌病、疟疾等）和可能的暴露史（如接触猫屎的弓形虫病、农场动物的布鲁氏菌病、野生动物的兔热病）。

2. 体格检查 对发热患儿进行生命体征检查，尤其在淋巴结聚集的颈部（包括枕部和锁骨上区）、腋窝和腹股沟等区域进行触诊。与淋巴结是否可以自由移动还是固定到相邻组织一样，对淋巴结大小、压痛和一致性也需要非常关注。

对皮肤进行皮疹和皮损的检查，尤其关注受影响的淋巴结引流的区域。对口咽进行检查和触诊，以便发现感染和其他能导致肿瘤的病变指征。触诊甲状腺，明确是否肿大或有结节。对肺进行听诊，明确是否有湿啰音（表明结节病或感染）。触诊腹部，明确是否有肝大和脾大。检查生殖器，诊断其是否有下疳、囊泡或其他病变，并检查尿路排出物，检查关节是否具有炎症。

以下症状出现时要引起重视。

(1) 结节 >2cm。

(2) 结节引流、坚硬或固定到潜在组织中。

(3) 锁骨上淋巴结。

(4) HIV 感染或肺结核的危险因素。

(5) 发热和 / 或体重减轻。

(6) 脾大。

广泛性淋巴结病患者通常具有全身疾病。但是，局部淋巴结病患者却可以具有局部或全身疾病（包括能引起广泛性淋巴结病的种类）。

有时病史和体格检查能够表明病因，并可以在具有明确病毒性上呼吸道感染、软组织或口腔感染的患者中确诊。其他情况下，检查结果是重要的（发现危险信号），但是却非单一病因所致。

坚硬且明显肿大（>2~2.5cm）和 / 或固定到相邻组织的淋巴结，尤其是位于锁骨上区的淋巴结应考虑肿瘤。化脓性淋巴结感染，如金黄色葡萄球菌或链球菌感染，能导致单一肿大的淋巴结出现明显压痛、红肿和发热。感染、恶性疾病和结缔组织病能导致发热。单核细胞增多症、弓形虫病、白血病和淋巴瘤能够导致脾大。肺结核和癌症能够导致体重减轻。

【辅助检查】具有警示症状的患者和广泛性淋巴结病的患者应该进行血常规和胸部 X 线检查。如血常规检出异常白细胞，应进行外围涂片和流式细胞仪检查，以评估白血病或淋巴瘤。对于广泛性淋巴结病患者，通常也应该进行结核菌素皮肤试验和 HIV、单核细胞增多症、可能的弓形虫病和梅毒的血清学试验。具有关节症状或皮疹的患者应该进行系统性红斑狼疮的抗核抗体谱检测。

局部淋巴结肿大和没有其他症状的患者可以安全地观察 3~4 周，除非怀疑是肿瘤。如果怀疑肿瘤，患者应该进行淋巴结活检（具有颈部肿块的患者需要在活检前进行更详细的评估）。如果孤立淋巴结肿大或广泛性淋巴结病没有在 3~4 周内解决，同样需要进行活检。

【诊断】见表 2-9-1 淋巴结疾病的病因。

【鉴别诊断】见表 2-9-1 淋巴结疾病的病因。

【治疗】主要是针对病因治疗。淋巴结病本身是不需要治疗的。未知病因的淋巴结病不需要进行皮质类固醇治疗，因为皮质类固醇能缓解由白血病和淋巴瘤导致的淋巴结病，延误诊断，并且皮质类固醇能加重肺结核的病情。除非怀疑是化脓性淋巴结感染，否则不推荐抗菌药物治疗。

【预后】多数病例是特发的和自限的，或者起源于临床上明显的局部原因，往往预后良好。由肿瘤等继发性因素引起的淋巴结病，往往预后欠佳，应引起临床医师的注意。

专家点评

- 淋巴结肿大经过仔细的体格检查都比较容易发现。
- 引起淋巴结肿大的原因很多，寻找原因是关键。大部分儿童期淋巴结肿大往往是良性的和自限性的，但不明原因的淋巴结肿大要引起临床医师的重视，要定期随访，及时查找原因，对因处理。

（戴云鹏）

参考文献

[1] DEOSTHALI A, DONCHES K, DELVECCHIO M, et al. Etiologies of pediatric cervical lymphadenopathy: a systematic review of 2 687 subjects. Glob Pediatr Health, 2019 (6): 2333794X19865440.

[2] LING RE, CAPSOMIDIS A, PATEL SR. Urgent suspected cancer referrals for childhood lymphadenopathy. Arch Dis Child, 2015, 100: 1098.

[3] WEINBERG GA, SEGEL GB, HALL CB. Lymphadenopathy//ADAM HF, FOY JM. Signs & symptoms in pediatrics. Elk Grove Village: American Academy of Pediatrics, 2015: 637.

[4] GADDEY HL, RIEGEL AM. Unexplained lymphadenopathy: evaluation and differential diagnosis. Am Fam Physician, 2016, 94 (11): 896-903.

[5] SHAH I, DANI S. Profile of tuberculous cervical lymphadenopathy in children. J Trop Pediatr, 2017, 63 (5): 395-398.

第 3 节　EBV 相关的淋巴增生性疾病

EB 病毒（EBV）是一种在全球范围内广泛感染的疱疹病毒，由 Epstein 和 Bar 于 1964 年首次在非洲儿童 Burkitt 淋巴瘤细胞中发现。EBV 感染在人群中非常广泛，且多发生在儿童时期。根据血清学调查，我国 3~5 岁儿童中抗 EBV 衣壳抗原（VCA）IgG 抗体阳性率达 90% 以上。EBV 感染与多种临床疾病密切相关。由于大部分疾病预后不良，近年来越来越引起医学界的高度重视（表 2-9-2）。

表 2-9-2　EBV 感染相关性疾病

类别	病种
急性 EBV 感染	传染性单核细胞增多症
	EB 病毒相关性噬血细胞性淋巴组织细胞增生症
慢性 EBV 感染	慢性活动性 EB 病毒感染
	蚊咬过敏
	伴颗粒淋巴细胞增殖性疾病
	自身免疫性淋巴增殖综合征
	复发性腮腺炎
	干燥综合征
免疫缺陷相关性疾病	X 连锁淋巴组织增生综合征
	移植后淋巴增生性疾病
	Chediak-Higashi 综合征
	平滑肌肉瘤
	口腔毛状白斑
EBV 相关的恶性疾病	血液系统：脓胸相关性淋巴瘤（pyothorax-associated lymphoma，PAL），B/T/NK 细胞淋巴瘤，霍奇金淋巴瘤，Burkitt 淋巴瘤，原发性渗出性淋巴瘤
	非血液系统：胃癌，肝细胞癌，鼻咽癌，淋巴上皮样肉瘤，唾液腺肿瘤，乳腺癌，胸腺瘤
其他	再生障碍性贫血，溶血性贫血，血小板减少性紫癜，艾滋病患者的卡波西肉瘤，多中心性 Castleman 病

一、慢性活动性EB病毒感染

多数EBV的原发感染为急性感染，可无症状或表现为传染性单核细胞增多症（IM），但在个别情况下EBV感染后可出现慢性或复发性IM样症状，伴随EBV抗体的异常改变，称为慢性活动性EB病毒感染（chronic active EBV infection，CAEBV）。

【发病机制】 CAEBV于20世纪80年代由Tobi等首次报道，其发病机制尚未明确，最近发现EBV感染$CD4^+$T细胞和/或NK细胞并造成其克隆增殖为发病的关键。

【临床表现】 发热、肝脾及淋巴结大等活动性症状反复出现或持续数月以上，同时缺乏明确的基础疾病。其主要临床症状依次为发热、肝功能异常、脾大、淋巴结大。

【辅助检查】 外周血可以表现为血小板减少和贫血等，部分表现为蚊咬过敏（hypersensitivity to mosquito bites，HMB），同时伴特异的抗EBV抗体，包括VCA-IgG、EA-IgG、EB病毒相关性核抗原（EBNA）-IgG增高，且病变组织或外周淋巴细胞可检测到EBV-DNA。推荐进行以下特殊实验室检查：①应用PCR（定性、定量）、原位杂交（EBER）或Southern杂交（包括EBV的克隆性）检测受累组织包括外周血中EBV-DNA、RNA、相关抗原及其克隆性，并且明确EBV感染的靶细胞（EBNA、EBER或EBV-DNA分别与T、B、NK细胞或者单核细胞/巨噬细胞/组织细胞的标记物双染色，推荐应用免疫荧光、免疫组织化学或磁珠的方法）。②组织病理和分子学检测，包括常规组织病理、免疫组织化学、染色体分析及基因重排的研究（如免疫球蛋白、T细胞受体）。③免疫学检测，包括一般的免疫学检查、外周血标记物分析（包括HLA-DR）和细胞因子的检测。

【分类】 根据CAEBV临床表现和预后的不同，可将CAEBV分为2大类：一类为慢性EBV感染（chronic EBV infection，CEBV），具有持续性IM样的临床表现，但预后良好；另一类为严重CAEBV（severe CAEBV，SCAEBV），具有更严重的临床及血液学异常表现，以及异常升高的EBV相关抗原的抗体滴度，预后差，且常伴以下疾病的高发生率，如淋巴瘤、骨髓发育不良综合征、EB病毒相关性噬血细胞性淋巴组织细胞增生症、间质性肺炎、川崎病样冠状动脉瘤，甚至数月或数年后侵犯中枢神经系统或发生多脏器衰竭。

【诊断】

1. 如有慢性或复发性IM样症状持续至少1年以上，且满足以下全部3项标准即可诊断。

（1）持续或复发性IM样症状，包括发热、淋巴结大、肝脾大；同时有其他系统、器官的并发症，如血液系统、神经系统、消化道、肺、眼、皮肤和/或心血管系统（包括动脉瘤和血管病变）。

（2）异常的抗EBV抗体，包括抗VCA和EA抗体升高。VCA-IgG ≥1∶640和EA-IgG ≥1∶160，VCA-IgA（+）和/或EA-IgA（+）；和/或检测到受累组织（包括外周血）中EBV-DNA拷贝的增高。

（3）慢性病程不能用其他疾病解释。应强调在诊断CAEBV时注意除外EBV感染相关的其他疾病，如能明确具体疾病的诊断则不再诊断CAEBV，例如已有明确的淋巴瘤，虽然符合以上诊断标准但不再另行诊断CAEBV。由于研究发现感染不同细胞类型的CAEBV所经历的病程及预后均不尽相同，如T细胞型CAEBV有更高的抗EBV的抗体滴度，且可能更早的死亡，诊断CAEBV后最好进一步区分EBV感染的细胞类型，有利于对预后的判断。

2. SCAEBV的诊断标准

（1）临床表现：间断发热、淋巴结大、肝脾大。

（2）血液系统表现：贫血、血小板减少、淋巴细胞减少/增多、中性粒细胞减少、多克隆免疫球蛋白病。

（3）病毒学：EBV相关抗原的抗体滴度升高和阳性，VCA-IgG ≥120 Copies/ml、VCA-IgA（+）、EA-IgG ≥640Copies/ml、EA-IgA（+）、EA和EA-IgG ≥640 Copies/ml。

（4）其他：慢性病程且不能用其他已知疾病解释。

【治疗】 关于CAEBV的治疗目前尚无令人满意的措施，最好的治疗是控制疾病的进展。目前多采取以下治疗方案，但尚未形成规律性的治疗策略。包括应用阻碍DNA多聚酶合成的药物，如阿昔洛韦、更昔洛韦等。IFN-α、γ具有抗病毒、促进B细胞分化、增强NK细胞活性等作用，有助于机体清除EBV及EBV感染细胞，可作为选择性治疗方法之一。IL-2可诱导EBV特异性细胞毒T细胞（CTL）的产生，对40%的病例有效；也可试用大剂量静脉注射免疫球蛋白（IVIg）、单克隆抗体等免疫调节治疗。

近年国外采用输注自体EBV特异性CTL取得了一定效果，成功治疗了数例患者，认为其可唤醒免疫缺陷患者EBV特异性细胞免疫反应，改善CAEBV相关症状并使病毒免疫血清学正常化，是安全、有效的治疗轻/中度CAEBV的方法。另外，异体外周血或骨髓干细胞移植可能为彻底治疗本病的根本方法。严重病例特别是有EB病毒相关性噬血细胞性淋巴组织细胞增生症时，应按照噬血细胞性淋巴组织细胞增生症（hemophagocytic lymphohistiocytosis，HLH）的相应的化疗方案治疗。

二、EB病毒相关性噬血细胞性淋巴组织细胞增生症

噬血细胞性淋巴组织细胞增生症（hemophagocytic lymphohistiocytosis，HLH），是一种单核细胞-巨噬细胞-组织细胞系统增生性疾病。分为原发性和继发性两大类，继发性HLH又分为感染相关性和肿瘤相关性两类，感染相关性HLH多由病毒感染所致，其中1/2以上与EBV感染有关，其他感染还有细菌、真菌、立克次体和原虫等。

【临床表现】长期发热、肝脾大、全血细胞减少、多器官功能受损、凝血功能障碍（弥散性血管内凝血）等，常有高甘油三酯（TG）血症、低纤维蛋白原血症及中枢神经系统并发症，如惊厥、颅内压升高、昏迷等；淋巴结和骨髓检查可见组织细胞吞噬红细胞和有核细胞的现象，病死率极高。

【诊断】在原有EBV染的基础上，参考国际HLH研究小组2004年公布的诊断标准，符合以下8项中的5项。

（1）发热。

（2）脾大。

（3）血液学改变（影响外周血三系中的两系或以上）：Hb<90g/L（新生儿Hb<100g/L），PLT<100×10^9/L，中性粒细胞<1.0×10^9/L。

（4）高甘油三酯血症和/或低纤维蛋白原血症：空腹TG≥3.0mmol/L（2 650mg/L），纤维蛋白原≤1.5g/L。

（5）NK细胞活性降低或缺如（根据当地的实验室标准）。

（6）血清铁蛋白≥500mg/L。

（7）可溶性CD25（即可溶性IL-2受体）≥2.4×10^6U/L。

（8）骨髓/脾脏/淋巴结中见噬血细胞现象，无恶性肿瘤的证据。

【治疗】应在抗病毒的同时治疗HLH。由于HLH病情严重且进展迅速，病死率高，确诊后应立即开始治疗，甚至在高度怀疑但尚不完全符合诊断时就应开始治疗。目前一般采用HLH-2004方案（详见第七章第5节EB病毒相关性噬血细胞性淋巴组织细胞增生症）。

三、X连锁淋巴组织增生综合征

X连锁淋巴组织增生综合征（X-linked lymphoproliferative syndrome，XLP），1975年由Purtilo等首先描述，又称为Duncan病。是一种X连锁的联合免疫缺陷性疾病，其缺陷的基因*SHDA*位于Xq25，主要是引起T细胞/NK细胞的信号转导的异常。表现为对EBV极其易感，多于2~5岁发病，主要取决于受EBV感染的时间。多数患者在初次感染EBV后常导致致死性传染性单核细胞增多症（IM），于数周内死亡，少数幸存者发生获得性低丙种球蛋白血症和恶性淋巴瘤的危险明显增高。

【临床表现】伴有EB病毒相关性噬血细胞性淋巴组织细胞增生症的暴发性IM、低丙种球蛋白血症、恶性淋巴瘤、再生障碍性贫血、血管炎和非淋巴瘤样肉芽肿病。

【诊断】目前对于XLP的诊断主要依据家族史、临床表现、免疫学和分子遗传学分析，多数患者在EBV感染前存在免疫球蛋白的异常，如IgA或IgM升高，IgG、IgG1或IgG3降低，而EBV感染后抗EBNA抗体弱或缺如。泛美免疫缺陷学组和欧洲免疫缺陷学会1999年提出的XLP的诊断标准如下。

（1）明确诊断：男性患者出现霍奇金病、致死性EBV感染、免疫缺陷、再生障碍性贫血或淋巴组织细胞病等XLP的临床表现，且具有*SAP*基因的突变。

（2）可以诊断：男性患者出现霍奇金病、免疫缺陷、再生障碍性贫血或淋巴组织细胞病、急性EBV感染导致的死亡，其表兄弟姐妹、舅舅或外甥在急性EBV感染后有相似的诊断。

（3）可能诊断：男性患者出现霍奇金病、免疫缺陷、再生障碍性贫血或淋巴组织细胞病以及急性EBV感染导致的死亡。

【治疗】XLP的治疗目前仍然是临床非常困难的问题。首先建议对于有家族史的男童给予规律的IVIg治疗，以预防各种病毒和细菌等的感染。对于急性EBV感染患儿应用抗病毒药物包括阿昔洛韦、更昔洛韦和膦甲酸、大剂量IVIg、α和γ干扰素以及免疫抑制剂等均未见明确疗效，但依托泊苷或环孢

素A可有效治疗暴发性淋巴细胞增生症和再生障碍性贫血。最近有学者报道用利妥昔单抗成功治疗XLP患者的急性EBV感染。发生噬血细胞性淋巴组织细胞增生症时可按照以上方案进行治疗，有明确淋巴瘤者应按淋巴瘤的化疗方案治疗。目前最根本的治疗为异体造血干细胞移植(HSCT)，并且建议15岁前进行HSCT以提高成功率。对联合重症免疫缺陷的患者基因治疗的成功，也给XLP的基因治疗带来了希望。详见本章第4节五(二)X连锁淋巴组织增殖性疾病。

四、移植后淋巴增生性疾病

移植后淋巴增生性疾病(post-transplant lymphoproliferative disorder，PTLD)是骨髓移植或实体器官移植后发生的淋巴增生性疾病。近年来，随着移植后强有力的免疫抑制剂的应用，PTLD的发生也明显增加。主要的发生机制是应用免疫抑制剂使机体的免疫功能降低和EBV感染(EBV特异的CTL受到抑制)。其多发生在移植后第1年内，不同的移植种类和方法PTLD的发生率也不同，在无关配体、配型不完全相合及去除T细胞处理后，骨髓移植后的发生率为25%，而在人类白细胞抗原(human leucocyte antigen，HLA)相合的未经去除T细胞处理的骨髓移植者的发生率仅为1%；实体器官移植后发生率，肾移植后为1%~10%，肝移植后为5%~14%，心脏移植后为4%~10%，肺/心肺移植后为10%~20%。PTLD可表现为良性多克隆B细胞增生，或者单克隆恶性淋巴瘤。

【临床表现】发热、倦怠乏力、消瘦、咽痛、腹痛、胃肠道出血、恶心、呕吐、腺体大、移植物功能不全、头痛或局灶神经系统症状；皮肤黏膜苍白、淋巴结大、皮下结节、扁桃体大、肝脾大和局灶神经系统体征。

【辅助检查】

1. 实验室检查 贫血、白细胞减少症伴淋巴细胞增多和血小板减少、便潜血阳性、血尿酸和LDH升高、免疫球蛋白水平特别是IgE升高。

2. 影像学检查 胸腹盆腔CT示平扫位低密度占位灶，增强后无明显变化；肺、肝脾及肾内多发损害；纵隔淋巴结及腹腔淋巴结大；累及肠道可见肠袢增厚等；头颅CT或MRI示鼻咽部和颅内多发结节，结节中心为坏死性低信号区，及脑水肿等改变；有消化道症状时可行消化道内镜检查，可见胃肠黏膜出血等。

3. 病理学检查 根据不同的病理改变分为5类：早期病变(反应性浆细胞和单核细胞增多)；多形性PTLD；单形PTLD(T、B淋巴细胞性淋巴瘤)；浆细胞瘤样病变；富含T淋巴细胞的大B淋巴细胞淋巴瘤/霍奇金病样病变。病理学检查还应包括EBV感染的证据(原位杂交、DNA印迹或PCR)。

4. EBV负荷检测 不仅可帮助对PTLD作出早期诊断，且对预防和监测疗效也有重要作用，目前推荐的方法为实时定量PCR。

【诊断】主要依据为移植后患者有发生PTLD的高危因素。临床表现以及相关实验室、影像学、病理学和EBV负荷等检查，仅凭EBV负荷的阳性结果不能作出PTLD的诊断，最终确诊还需病理学的证实。

【治疗】由于PTLD的异质性，目前尚无统一的治疗方案，应强调个体化治疗。主要的治疗策略包括：

1. 停用或减少免疫抑制剂的用量 部分病例可得到缓解。

2. 更昔洛韦等抗病毒治疗 虽然被广泛应用但无有效的有力证据，有学者认为抗病毒治疗可有效预防PTLD的发生。

3. 化疗 根据不同的肿瘤类型选择相应的化疗方案，如CHOP方案等。

4. 单抗和细胞免疫治疗 抗B细胞抗体(包括抗CD20、抗CD21和抗CD24抗体)附着于B淋巴细胞后，可激活抗体和补体依赖的CTL，从而抑制B淋巴细胞的增生；EBV特异的CTL可明显抑制EBV的复活，减轻EBV负荷，从而缓解PTLD，且靶向性强，不良反应少。

5. 手术治疗和放疗 可用于病灶局限的患者，如扁桃体的切除等。

6. 其他治疗 包括IFN、IVIg等。

诊治要点

- 以上疾病的共同特点是有明显的淋巴增生性改变，临床表现类似且有交叉，临床上需结合病史仔细鉴别。
- 此类疾病详尽的发病机制、遗传学和EBV感染的确切作用、行之有效的治疗方法等，均有待今后更深入细致的研究。

(戴云鹏)

参考文献

[1] JOHN E, DOLIN RAPHAEL, MARTIN J, et al. Mandell, Douglas, and Bennett's principles and practice of infectious diseases. 8th ed. Philadelphia: Elsevier, 2015.

[2] HOFFMAN RONALD, BENZ EDWARD J, LESLIE E, et al. Hematology: Basic principles and practice. 7th ed. Philadelphia: Elsevier, 2018.

[3] ABBAS ABUL K, LICHTMAN ANDREW H, PILLAI S, et al. Cellular and molecular immunology. 9th ed. Philadelphia: Elsevier, 2018.

[4] NIEDERHUBER JOHN E, ARMITAGE, JAMES O, DOROSHOW JH, et al. Abeloff's clinical oncology. 5th ed. Philadelphia: Elsevier, 2014.

[5] LEE A, GRIFFIN N. Grainger & Allison's diagnostic radiology essentials. 2nd ed. Philadelphia: Elsevier, 2019.

[6] JAFFE ELAINE S, ARBER DANIEL A, ELIAS CAMPO, et al. Hematopathology. 2nd ed. Philadelphia: Elsevier, 2017.

第4节 其他淋巴结疾病

一、嗜酸性淋巴肉芽肿

嗜酸性淋巴肉芽肿(eosinophilic lymphoid granuloma, ELG),也称木村病(Kimura disease,KD)。1937年由天津金显宅教授最先发现,命名为"嗜伊红球增多性淋巴母细胞瘤"。1948年日本学者木村将其命名为"不寻常性淋巴组织增生性肉芽肿",正式确定为肉芽肿性疾病。其主要临床表现是头颈部腮腺肿块,并伴有局部淋巴结增生。本病发病率低。

【发病机制】ELG的确切病因和发病机制尚不清楚,考虑是一种自限性过敏反应或由于不明刺激物引发的自动免疫反应。可能的机制为病毒或寄生物刺激改变了调节性T细胞的免疫反应,或引发了IgE诱导的Ⅰ型超敏反应,导致嗜酸性粒细胞营养因子的释放,最终出现嗜酸性粒细胞在病变组织中的沉积。研究发现,白细胞介素(IL)-4、IL-5和IL-13在ELG患者外周血单核细胞中的过度表达,显示出这些细胞因子在ELG发病过程中起重要作用,也说明疾病过程类似于变态反应。最近Hosoki等发现,ELG可伴随IL-10升高,IL-10是T细胞产生的一种很重要的免疫抑制因子,能随着疾病状态变化,但是这种细胞因子与ELG预后的关系目前尚不十分清楚。

ELG患者的皮肤、淋巴结和外周血免疫组织化学分析显示:人白细胞抗原-DR CD4细胞明显增生。Th2表型的CD4细胞激活后可以释放粒-巨噬细胞刺激因子、肿瘤坏死因子(TNF)、IL-4和IL-5等,这些因子也增加IgE和嗜酸性粒细胞的水平,说明ELG也可能与感染相关。近年来有学者认为,ELG是凋亡的嗜酸性粒细胞被巨噬细胞吞噬的结果,并基于此提出了ELG是嗜酸性粒细胞浸润生发中心导致嗜酸性粒细胞坏死及上皮细胞反应的过程。

【临床表现】本病主要发生于东南亚一带,男女比例约7:1,超过1/3的患者发病年龄在20~30岁。ELG在我国高发于四川、贵州、广东、湖南和湖北等地,临床病程常几个月到几十年,呈逐步进展式。ELG临床表现为无痛对称性肿块,多数位于头颈部腮腺或下颌下区,其他好发部位包括腋窝、眼眶、腹股沟、腘窝、前臂和胸壁等,还可发生于颅骨、肺部、肠道和足跟等其他部位。

ELG通常会侵及皮下组织,导致皮下脂肪萎缩,局部皮肤瘙痒。原发于甲状腺、下颌下腺的ELG很少会侵及口腔黏膜。病变可浸润局部淋巴结,耳郭周围、腋窝、腹股沟较多见,区域淋巴结受累及的发生率为32%~100%。

ELG病变部位多发并且迁延不愈的患者易出现并发症,据统计12%~16%的患者病程中会出现蛋白尿,肾脏受累的症状有时出现于皮下病变明显之前。肾脏受累的最主要临床表现是肾病综合征,组织学特点呈多种肾脏损害,包括膜增生性肾小球肾炎、节段性肾小球硬化、膜性肾病、IgM肾病和IgA肾病。60%的ELG患者会发生肾病综合征。此外,还有ELG并发支气管哮喘和荨麻疹等全身症状的报道。近年研究发现,ELG不仅累及病损局部血管组织,而且由于嗜酸性粒细胞被激活,释放多种细胞因子、蛋白和酶类,可以造成高凝血症,出现特殊类型的脑梗死、肺梗死、肠梗死和外周静脉栓塞所致的肢端坏死。这类血管病变的特点是反复发生,只有明确ELG的诊断,经过针对性治疗才能纠正这种高凝状态。

【辅助检查】

1. 影像学检查 既往有关ELG的影像学研究

较少。灰阶超声显示，病变多呈圆形、实体、低回声，不具有特异性。CT 显示，ELG 病灶呈低密度或等密度影，边缘模糊，与周围组织无明显边界；头颈部病灶并发腮腺及下颌下多个肿大淋巴结。增强 CT 可显示，病灶有程度不同的强化，肿大的淋巴结多呈明显强化。MRI 显示，ELG 病灶在 T_1 加权像呈等信号或低信号，T_2 加权像上呈现混杂信号，增强后强化形式不均匀。近年来，随着影像学方法的研究进展，Wang 等观察 ELG 的 MRI 波谱和 MRI 弥散成像发现，病变侧皮下病变和受浸润的腮腺表观扩散系数(apparent diffusion coefficient，ADC)值要高于正常侧，皮下和受浸润的腮腺胆碱 - 肌酐比值也较正常侧高。有学者根据影像学特点将病变分为 2 型：Ⅰ型病变，相对界限清楚，结节状团块，均匀强化；Ⅱ型病变，界限不清，斑片状，不均匀强化。ELG 的影像学特点：①Ⅰ型病变主要见于年轻患者，Ⅱ型病变主要见于老年患者；②Ⅱ型病变与Ⅰ型病变共同存在于同一个患者时，强化形式明显增强；③强化程度差的病变邻近的皮下脂肪往往萎缩，提示为慢性病程。

2. 实验室检查 ELG 血象特征的改变是嗜酸性粒细胞比例升高和血清免疫球蛋白 IgE 明显增高。两者一般在 ELG 发病时或不久后即可出现升高，尤其是 ELG 活跃期可达很高水平。有研究报道，嗜酸性粒细胞增高，比例可达 90% 以上，IgE 水平可达 10g/L。骨髓象中嗜酸性粒细胞比例同样也增高，但是细胞已基本发育成熟。并发肾脏损害的患者可出现蛋白尿。

3. 病理检查 病理检查是诊断 ELG 的金标准。ELG 病变主要发生于头颈部皮下，侵犯真皮层和肌肉层，也可侵犯大唾液腺。ELG 的组织病理学特点是受侵淋巴结中有明显的生发中心，包含细胞、血管和纤维成分。细胞成分包括在大量的淋巴细胞和浆细胞的背景下有嗜酸性粒细胞的浸润，生发中心往往伴有坏死并有嗜酸性粒细胞的微脓肿和纤维化，而且有明显的血管增生，包括皮质旁毛细血管后静脉的增加。副皮质和窦中也可见明显的嗜酸性粒细胞浸润，毛细血管后静脉同样也明显增加。免疫过氧化物酶研究显示，在生发中心中存在 IgE 网状结构。Kapoor 等发现，通过细针穿刺获取病理的误诊率也很高，原因是取材量少，无法显示病变的全部组织学表现，尤其是小叶结构。所以对于高度怀疑 ELG 的患者建议通过切检获取病理。

【诊断】ELG 病程较长，常无明显症状，发病率低，容易误诊，误诊率可达 55%。综合病史、查体、影像学和实验室检查，头颈部出现无痛性肿块，隐匿起病、病情反复者，尤其是亚裔青年男性，当伴有外周血嗜酸性粒细胞增高、IgE 增高，甚至有蛋白尿时，应高度怀疑此病，要适时进行局部穿刺或外科切除明确诊断。国内学者曾根据这些特点，总结了诊断此病的 4 条要点。

1. 局部软组织包块无明显压痛。
2. 包块区域皮肤瘙痒和色素沉着。
3. 外周血中嗜酸性粒细胞计数 $>0.05\times10^9$/L。
4. 中青年患者。

【鉴别诊断】需要与 ELG 鉴别的疾病包括巨淋巴结增生症、淋巴结核、唾液腺肿瘤、淋巴结转移瘤和米库利奇病等，结合病史、影像学和实验室检查均较易与上述疾病相鉴别。最难鉴别的是血管淋巴样增生伴嗜酸细胞增多(angiolymphoid hyperplasia with eosinophilia，ALHE)。ELG 主要多见于 20~30 岁的东方男性，全身均可发生；病变位于皮肤深层，呈结节状，直径较大，局部皮肤颜色多正常；患者无症状，血中嗜酸性粒细胞和血 IgE 水平均增高；病理学检查可见淋巴结内血管增生、大量内皮细胞和嗜酸性粒细胞浸润，并有纤维化，很少恶性转化。ALHE 无人种差异，多见于 30~50 岁的女性，主要发生于头颈部，多由肿物起源；病变发生于皮肤浅层，弥散状，直径较小，受侵皮肤呈深红色，患者多有局部皮肤瘙痒；病理可见病变中内皮呈上皮样改变，很少有纤维化；一般无淋巴结浸润，但可发生恶性转化。

【治疗】ELG 治疗是一个难题，目前尚无标准的治疗方案，治疗目标有 2 个：保持美容和功能，兼顾防止复发和减少治疗的并发症。主要治疗方法为手术、放疗和药物治疗。

起始治疗多为外科手术，术后可行预防性放疗。手术主要针对于单发、界限清楚的病变，优点是多数病例术式简单，并且可以得到病理诊断。ELG 手术后复发较为常见，Bonfils 等总结的术后复发率在 60% 左右。

对于手术后复发的患者，如果局部复发可再次手术或放疗，病变大范围复发或并发肾病综合征则需要系统激素治疗。药物治疗以激素治疗为主，主要针对复发的患者或并发肾病综合征的患者。激素治疗可以单独使用，也可以在其他治疗之前使用，激素治疗起始量要够大，然后逐渐减量，但停药后仍有很高的复发率。

放疗主要用于手术和内科治疗效果不佳、治疗抗拒者及体积较大、手术难以实施的病例。低剂量局部放射治疗(25~30Gy)可以控制 ELG 病变,并能避免长期使用激素。放疗局部控制率为 64%,因为高效和不良反应低,目前放疗地位有提高的趋势。

其他治疗主要针对系统累及和复发病例,细胞毒性药物、环孢素和己酮可可碱等均有人尝试用于 ELG 的治疗。还有使用冷冻疗法、电干燥法、激光电灼疗法的病例有着不同的效果,非常值得重视的是 Abbas 等采用光动力疗法治疗 ELG,该方法简单有效,无不良反应,可反复进行。

目前,ELG 治疗尚无确定标准,局限性病变可以选用手术和放疗,多发性病变和肾脏受累的患者可以选用内科治疗,主要是激素治疗。目前放疗在 ELG 治疗中的地位逐步升高,手术后给予局部放疗可以有效减少复发,放疗对于无法手术的病变可以得到很好效果,多发性病变在内科治疗的基础上配合局部放疗同样可以得到更好控制。因此,如何更合理选用、搭配治疗方法和治疗次序将成为进一步研究的重点。

【预后】ELG 虽然是一种良性疾病,但其仍存在局部再发或全身多发的情况。据统计,ELG 的不良预后因素包括:外周血嗜酸性粒细胞比例>50%,血 IgE 水平>10g/L,唾液腺外多发病变;疾病病程>5 年、双侧累及并且其中一个病变直径>3cm 或边界不清及淋巴生发中心 Notch-1 和 Ki-67 高水平表达。

诊治要点

- ELG 的确切病因和发病机制尚不清楚。
- 临床表现为多发无痛对称性肿块,有时迁延不愈的患者易出现并发症。MRI 有助于该病的分型。嗜酸性粒细胞往往增多,IgE 水平明显增高,但没有特异性。病理学检查是诊断 ELG 的金标准。
- 目前尚无标准的治疗方案。

二、亚急性坏死性淋巴结炎

亚急性坏死性淋巴结炎(subacute necrotizing lymphadenitis,SNL)也称组织细胞性坏死性淋巴结炎(Kikuchi disease),属于淋巴结反应性增生病变。其临床表现多样,缺乏特异性,主要为长期发热、淋巴结肿大,可伴有白细胞减少、肝脾大、皮疹等。诊断依靠淋巴结病理检查。SNL 呈良性自限性过程,病程 1~4 个月,一般无后遗症,偶有复发。

SNL 是一种自限性、免疫反应性、非肿瘤性淋巴结肿大性疾病,最早由日本藤本吉秀和菊池昌弘于 1972 年发现,多见于东方儿童及青年女性。

【病因与发病机制】有关 SNL 发病机制的学说很多。目前认为感染(病毒、细菌、原虫等)、肿瘤、理化因素等可刺激一些特殊的免疫应答而导致本病。国内外提出较多的是病毒感染,如 EB 病毒、流感病毒、人类疱疹病毒、巨细胞病毒等,受累淋巴结的坏死被认为是由病毒引起的细胞凋亡所致。Stephan 等报道患儿在感染人类疱疹病毒、EB 病毒后继发 SNL。大多数学者认为,SNL 是具有遗传易感性的个体在病毒等多种因素的刺激下所产生的大量 T 细胞介导的免疫反应。

1. 病毒及其他病原体感染 SNL 的病因至今尚未清楚,相当一部分患儿存在 EB 病毒、巨细胞病毒或柯萨奇病毒及支原体感染,Charalabopoulos 等和 Vassallo 等分别报道布鲁氏菌病和获得性免疫缺陷综合征(acquired immunodeficiency syndrome,AIDS)患者可继发 SNL,还有学者认为本病与 EB 病毒慢性感染有关。但是目前没有证据证明这些病毒在 SNL 的发病中起了作用。由此可见,病毒感染与本病的联系并不肯定,有待进一步的研究。

2. 免疫功能异常 有学者认为 SNL 是感染所导致的机体免疫平衡紊乱,从而引起的自身变态反应性疾病。多数患儿有 T 细胞亚群及免疫球蛋白的改变,有的患儿同时患有系统性红斑狼疮,提示 SNL 患儿存在免疫功能失调,说明 SNL 可能是系统性红斑狼疮早期表现之一。

3. 基因与遗传因素 SNL 发病呈显著的地区性差异,多见于东南亚国家,欧美国家少见。Tanaka 等应用 PCR 对 SNL 患者和健康日本人进行了 MHC Ⅱ类分子的 DNA 测定,发现 SNL 患者 *DPAI*01* 和 *DPBI*0202* 等位基因的出现频率高于正常对照组,所以 *DPAI*01* 和 *DPBI*0202* 等位基因的出现频率可能与 SNL 的易感性有关。有报道称有双胞胎同时发病表示遗传因素可能是发病机制之一。

4. 细胞凋亡 Nomura 等确认在 SNL 活检淋巴结病理切片中同时存在加速的细胞增殖和凋亡,几乎所有凋亡相关基因如 *cyclinA2*、*capase-6*、*caspase-3* 的表达均上调,而凋亡抑制基因如 *Mcl-1*、*bcl-2* 均下调,细胞循环相关基因上调,但细胞凋亡与 SNL 发病机制关系尚不明确。

【临床表现】患儿均有淋巴结肿大。以颈部淋巴结大为主，部分患儿单纯腋下淋巴结肿大及单纯锁骨上淋巴结肿大。肿大淋巴结直径1.0~5.0cm，质地中等，边界清晰，活动度好，部分病变淋巴结有轻至中度触痛。

大部分患儿存在发热症状，体温38.0~40.3℃，呈弛张热、稽留热或不规则热，持续14~60天。发热可以在淋巴结肿大之前、之后或同时出现。部分患者发病初期出现颜面和躯干部皮疹，呈斑丘疹或椭圆形红斑，持续1周~1个月，有的可以出现轻度的单纯肝脾大。

【辅助检查】

1. 常规与生化检查 白细胞减少，且中性粒细胞分类比例及绝对值多有下降。外周血涂片检查，可以出现异型淋巴细胞；血沉增快；肝功能检查示ALT、AST增高，白球比下降，心肌酶谱、LDH增高，CK-MB增高。

2. 免疫学检查 血清免疫球蛋白检查，IgG增高，有时IgA和IgM增高；补体C3、C4检查偶有降低；行T细胞亚群检查，CD4/CD8降低，CD8升高，CD4降低；部分抗核抗体检查阳性；大部分抗ds-DNA抗体检查为阴性；ENA酶谱检查，部分抗SSA抗体、抗SSB抗体可以阳性。

3. 病原学检查 部分EBV-IgM阳性、CMV-IgM阳性，有时两种抗体均阳性；血清柯萨奇（Coxsackie，COX）病毒抗体部分阳性；血清支原体（mycoplasma，MP）IgM抗体部分为阳性；血清抗链球菌溶血素O（antistreptolysin O，ASO）检查偶有阳性；血清抗结核抗体检查往往为阴性；肥达试验为阴性；血清乙型肝炎表面抗原（hepatitis B surface antigen，HbsAg）和丙型肝炎病毒（hepatitis C virus，HCV）-IgG检查为阴性；血培养为阴性。

4. 特殊检查 腹部B超检查，部分患儿有肝脏和/或脾大，腹腔淋巴结肿大；骨髓细胞学检查，大部分呈增生性骨髓象，偶有感染性和增生减低骨髓象；行心电图及超声心动图检查，少数患儿存在心律失常。

5. 病理检查 所有患儿均行淋巴结切除活检，镜下可见多量淋巴细胞与组织细胞呈凝固性坏死并伴大量核碎片，病理学检查符合SNL表现。

【诊断】如儿童出现不明原因的发热，淋巴结肿大，粒细胞减少，均应考虑本病的可能。及时行淋巴结活检能于早期明确诊断，避免不必要的检查和治疗，以缩短住院时间。

1. 临床标准

（1）发热并有上呼吸道感染等前驱症状，多为中高热，发热时间长，热型多呈弛张热，应用抗菌药物治疗无效。

（2）淋巴结肿大，可有颈、腋及锁骨上窝等部位的淋巴结轻度痛性肿大，部分患儿可有一过性肝脾大及皮疹。

2. 实验室标准

（1）均行淋巴结活检，镜下见淋巴结正常结构消失，副皮质附近有大片坏死，坏死区周围有大量组织细胞而无粒细胞浸润，并可见变异淋巴细胞（即免疫母细胞）和浆细胞样单核细胞同时出现。

（2）血常规检查示白细胞总数或中性粒细胞数降低，C反应蛋白正常。

（3）血生化检查，乳酸脱氢酶、血沉升高，肌酸激酶正常。

【鉴别诊断】本病需与传染性单核细胞增多症、恶性淋巴瘤、结缔组织病、淋巴结结核、伤寒等鉴别。

【治疗】所有CSNL患儿给予激素治疗。大部分患儿对激素敏感，起效快，轻症者口服泼尼松片1~2mg/(kg·d)，症状减轻后3~5天，逐渐减至0.5mg/(kg·d)，直至治愈；重症或无法口服患儿给予甲泼尼龙静脉滴注，1~5mg/(kg·d)，每日1次，稳定后改为泼尼松片口服。

结合中医治疗。以疏风清热为治则，方以五味消毒饮加减，同时辅以青黄膏贴患处。

局部给予50%硫酸镁溶液温热敷，每日3~5次。

【预后】本病预后良好，但部分复发，复发率约10%。往往复发可能与过早停药有关，建议适当延长用药疗程。

诊治要点

- SNL为良性自限性疾病，以发热和颈部淋巴结病为主要特征，可出现肝脏、心脏、肾脏及中枢神经系统等多脏器损害，复发率较高。
- 少数病例可合并或转为系统性红斑狼疮；激素治疗有效。
- 临床应重视病理活检，早期诊断，早期治疗，并长期随访。

三、自身免疫性淋巴增殖综合征

自身免疫性淋巴增殖综合征（autoimmune lymphoproliferative syndrome，ALPS）是一种罕见的常

染色体显性遗传病。其发病与Fas、Fal配体(Fas ligand,FasL)、Caspase-10或Caspase-8等细胞凋亡信号的基因突变所导致的T淋巴细胞凋亡缺陷有关。因1967年由美国的Canale和Smith首次报道,故又称Canale-Smith综合征。目前世界上共报道ALPS患者约200~300例,主要是欧美白人,我国共报道了十余例。本病临床表现没有特异性,易与其他疾病混淆,确诊需要借助于基因学或细胞生物学检测,估计实际患病率可能高于报道的数字。

【病因与发病机制】

1. Fas凋亡通路上的单基因遗传突变　ALPS的致病基因包括一组与细胞凋亡功能相关的基因,包括*Fas*、*FasL*、*Caspase-10*和*Caspase-8*等。当淋巴细胞抗原激活时,细胞表面Fas表达增加,FasL与Fas结合,信号传递到细胞内Fas分子死亡决定区(Fas-associated death domain,FADD),触发Caspases蛋白酶系统,导致淋巴细胞凋亡。因此,介导细胞凋亡信号通路中的任何一个基因突变,均可能导致ALPS的发病。ALPS通常是常染色体显性遗传模式,但也有两条染色体上等位基因都发生突变的病例报道。

(1)*Fas*或*FasL*基因缺陷:*Fas*和*FasL*分别属于TNF和TNFR家族,是介导细胞程序性死亡的重要基因,约70%的ALPS患者基因缺陷发生在*Fas*或*FasL*。编码Fas的基因含有9个外显子;其中外显子9编码死亡结构域,大多数突变集中在9号外显子,导致Fas-FasL介导的细胞凋亡途径障碍。

(2)*Caspase-10*基因缺陷:Caspase-10不仅是T细胞凋亡途径的主要分子,也是树突状细胞凋亡的参与者,而树突细胞在免疫系统里的作用广泛,所以*Caspase-10*基因缺陷导致的ALPS病情严重,临床表现复杂。

(3)*Caspase-8*基因缺陷:Caspase-8和Caspase-10在Caspase级联反应中的功能是相同的,*Caspase-8*基因缺陷患者不仅会有T细胞的凋亡缺陷,而且还会造成B细胞、NK细胞的凋亡缺陷,而且*Caspase-8*基因缺陷会有疱疹病毒高度易感性,故此*Caspase-8*基因缺陷目前被怀疑为一种独特的疾病。

(4)*NRAS*基因突变:*NRAS*属于*RAS*基因家族,编码21kDa蛋白。这种蛋白是GTP结合蛋白超家族中的一员,调控细胞生长和凋亡相关的细胞内信号转导。此基因与Fas介导的细胞凋亡途径无相关性,故此类基因缺乏症被称为类ALPS,是近年来新发现的一种由于细胞内在途径异常造成的T细胞凋亡异常。

2. T细胞凋亡异常　目前仍不清楚上述基因突变导致T淋巴细胞凋亡的分子机制。外周血及免疫器官中具有大量的双阴性T细胞(double negative T cell,DNT细胞)为ALPS患者最突出的免疫学特点。DNT细胞的起源目前尚无定论,这些细胞对于临床症状的意义尚不明确。研究表明,淋巴细胞凋亡相关基因突变时,大量活化的T淋巴细胞(主要是$CD8^+$T细胞)在接受选择后不能及时地发生凋亡,从而逐渐演变成DNT细胞。大量T细胞(尤其是DNT细胞)浸润于淋巴结、脾脏等淋巴器官的副皮质区,造成免疫器官增生肿大。ALPS患者常伴随自身免疫性症状,这是因为大量增殖的T细胞分泌IL-10、IL-4、IL-6等细胞因子,促进T、B细胞的进一步增殖,从而更多地分泌自身抗体和炎症因子。这一恶性循环造成了一系列自身免疫症状的发生,并以血细胞减少症状最为常见。

【临床表现】ALPS的临床表现主要分为淋巴细胞聚集相关的表现、自身免疫性症状以及高度并发恶性肿瘤三种。临床上同时具备这三种症状的典型病例并不多见且症状特异性不明显,增加了临床鉴别诊断的困难。

淋巴细胞增生是ALPS最常见的临床特征,表现为淋巴结肿大、肝大和脾大。肿大淋巴结常见于颈部、腋下,也可见于腹股沟、纵隔、腹腔、腹膜后等部位;脾大常伴脾功能亢进,造成贫血。

自身免疫性症状是ALPS的第二常见的临床表现。其中,自身免疫性血细胞减少是最为常见的,表现为自身免疫性贫血、血小板减少及粒细胞缺乏症。此外,还有皮疹、自身免疫性肝炎、肾炎、关节炎、结肠炎、自身免疫性小脑综合征、系统性红斑狼疮等亦为比较常见的自身免疫紊乱表现。

ALPS患者患有恶性肿瘤的发病率很高,约为10%~20%,其中绝大多数由于凋亡缺陷改变了促凋亡因子和抗凋亡因子之间的动态平衡,并导致淋巴细胞的恶性转化,从而发展为霍奇金或非霍奇金淋巴瘤,少数患者亦可患有其他肿瘤,如T细胞白血病、多发性骨髓瘤、黑色素瘤等。

【辅助检查】

1. 外周血双阴性T细胞测定　外周血罕见的$CD3^+CD4^-CD8^-$DNT细胞增多。患者外周血中DNT细胞增高3~60倍,可达全部淋巴细胞的40%~60%

（正常<1%），其表型为 $CD3^+TCR\ \alpha/\beta$。不过最近发现了 APLS 的另一种变异表型，被称为 Dianzani 自身免疫性淋巴增生病（Dianzani's autoimmune lymphoproliferative disease，DALD），这类患者有和经典型 APLS 同样的临床表现，却没有 DNT 细胞的增高，但在 DALD 患者中 T 细胞依然有耐凋亡性，病因假说为：ALPS 和 DALD 有不同的基因基础，但作用于相同的生化途径造成类似的临床表征。

2. 血常规及骨髓活检　血常规可见不同程度溶血性贫血、血小板减少、网织红细胞增多、淋巴细胞绝对计数增高、中性粒细胞减少症等血细胞三系异常现象。大多数患者骨髓活检无异常，可与再生障碍性贫血、骨髓增生异常综合征的血液疾病鉴别。

3. 免疫学检查　大多数患者有针对红细胞和血小板的自身抗体增高，可测及抗中性粒细胞抗体、抗磷脂抗体、抗核抗体或类风湿因子阳性。患者血清 IgG、IgA、IgM 水平升高，但有约 10% 的患者存在低免疫球蛋白血症，并伴有各样的免疫缺陷。此外，ALPS 患者具有标志性的血清 IL-10、维生素 B_{12} 及血浆 FasL 水平增高。

4. 淋巴细胞凋亡缺陷　98% 的患者淋巴细胞经植物血凝素（phytohaemagglutinin，PHA）、IL-2 活化，用 FasL 或抗 Fas 单抗诱导的 T 细胞凋亡均有不同程度减少，经抗 CD3 单抗诱导的凋亡也有缺陷。

5. 影像学检查　由于 ALPS 患者多数有淋巴结、肝、脾大，故影像学检查可针对此症状进行评估。若在短期内淋巴结增大明显则为恶变表现，其中氟 -18 正电子发射断层扫描（^{18}F-PET）可以对发现恶变提供很大帮助。

【诊断】ALPS 的诊断标准经历了三次革新。

1. 原始诊断标准

（1）慢性非恶性淋巴细胞增生。

（2）外周血 DNT 细胞水平升高。

（3）体外 Fas 介导的凋亡机制存在缺陷。

支持条件：基因突变；自身免疫。

同时满足上述 3 条则诊断确立。

2. 修订后诊断标准

主要条件：

（1）慢性非恶性淋巴细胞增生：①>6 个月。②脾脏增大和 / 或 ≥ 2 个淋巴结群增大。

（2）外周血标志性 DNT 细胞水平升高 ≥ 5%。

（3）体外 Fas 介导的凋亡机制存在缺陷。

（4）生殖细胞或体细胞可识别性基因突变（*FAS*、*FASLG*、*CASP10*、*NRAS*）。

次要条件：

（1）自身免疫性细胞缺乏症。

（2）DNT 细胞水平中等程度升高：①升高的 DNT 细胞位于脾或淋巴结。②外周血 DNT 细胞>实验室平均水平 2 个标准差并<5%。

（3）血清 IgG 升高。

（4）血清 IL-10 升高。

（5）血清维生素 B_{12} 升高。

（6）血浆 FasL 水平升高。

诊断确立：同时满足 3 个主要条件或同时满足 2 个主要条件和 2 个次要条件。

3. 最新诊断标准　与修订后诊断标准的区别在于：

（1）主要条件中 DNT 细胞升高 ≥ 总淋巴细胞数的 1.5% 或 ≥ 总 $CD3^+$ 淋巴细胞的 2.5% 即为符合条件，主要针对 DNT 细胞升高不明显的非特异性发病群体的诊断。

（2）次要条件中加入家族性淋巴增生病史以及特异性病理发现等条件，更全面地考虑多方面诊断因素，减少漏诊率。

4. ALPS 的最新临床分型　据 ALPS 突变的基因类型及位置分为以下 4 型。Ⅰ型：Ⅰa- 生殖系 *Fas*（*TNFRSF6*）基因突变，Ⅰb- 生殖系 *FasL* 基因突变，Ⅰs- 体细胞 *Fas* 基因突变；Ⅱ型：生殖系 *Caspase-10* 基因突变；Ⅲ型：无可识别性基因突变；Ⅳ型：生殖系 *NRAS* 基因突变。

【鉴别诊断】主要考虑其他以淋巴细胞增生、自身免疫性疾病（尤其是自身免疫性血细胞减少）和淋巴瘤为特征或并发这些疾病的免疫缺陷性疾病。Evans 综合征有时考虑为一种特定的疾病。然而，它应被看作是一种描述性术语，指同时和 / 或相继发生的免疫性血小板减少性紫癜和自身免疫性溶血性贫血。即使不能作出初步诊断，也应将 Evans 综合征视为潜在免疫性 / 血液系统疾病（如 ALPS）的一系列表现。在这种情况下，原发性免疫缺陷疾病可表现为淋巴细胞增生，包括淋巴瘤和自身免疫性血细胞减少。出于这种考虑，鉴别诊断包括以下几点。

1. 普通变异型免疫缺陷病　普通变异型免疫缺陷病（common variable immunodeficiency，CVID）是以 B 细胞分化受损伴免疫球蛋白生成缺陷为特征的一种原发性免疫缺陷病。它是最常见的严重抗体缺陷，可累及儿童和成人，因而称其“普通”。“变异”

是指这种疾病的临床表现多样，包括复发性感染、慢性肺疾病、自身免疫性疾病、胃肠道疾病和对淋巴瘤的易感性增高。大多数CVID患者的基础病因未知，但已在部分患者中发现特定的分子缺陷。依据外周血中成熟B细胞存在与否，可将CVID大致分为2种类型。对于有成熟B细胞但记忆B细胞缺如或减少的CVID患者，常靶向血细胞的自身免疫性疾病风险增高，慢性淋巴细胞增生（包括淋巴结肿大、脾大和淋巴瘤）风险也增高。在部分ALPS患者中，也可见记忆B细胞的减少。ALPS的鉴别诊断中应考虑保留有B细胞的CVID，而以B细胞减少或缺失和通常较低的血清免疫球蛋白浓度为特征的变异型不应列入鉴别诊断。

2. 高IgM综合征　高IgM综合征（hyperimmunoglobulin M syndrome，HIGM）是一组基因缺陷病，它可导致IgG、IgA和IgE缺乏，而IgM水平正常或升高。HIGM可以是X连锁（*CD40L*基因缺陷造成）或常染色体隐性遗传（*CD40*、*NEMO*、*AICDA*或*UNG*基因缺陷造成）。这些缺陷引起的共同特征包括复发性细菌感染，如中耳炎、鼻窦炎和肺炎。在HIGM患者中也可发现自身免疫性血液系统疾病，包括中性粒细胞减少、血小板减少和溶血性贫血。其他并发症可能包括淋巴瘤和其他恶性肿瘤，以及胃肠道并发症。

3. X连锁淋巴组织增殖性疾病　X连锁淋巴组织增殖性疾病（XLP）与机体对EBV感染的不恰当免疫应答相关，该免疫应答会导致异常严重且常常致命的传染性单核细胞增多症、异常丙种球蛋白血症和/或通常为B细胞来源的淋巴细胞增生性疾病。XLP由*SH2D1A*基因的半合子突变所致。大约1/3的XLP男性患有淋巴瘤或其他淋巴细胞增生性疾病，其中一些存在低丙种球蛋白血症或曾发生EBV初次感染。在XLP患者中见到的淋巴瘤通常是高级别B细胞淋巴瘤，属非霍奇金淋巴瘤，常常发生在淋巴结外，且常累及肠道。

4. 湿疹-血小板减少-免疫缺陷综合征　湿疹-血小板减少-免疫缺陷综合征（Wiskott-Aldrich syndrome，WAS）是一种X连锁性疾病，通常在婴儿期表现为血小板减少、湿疹及复发性细菌和病毒感染，尤其是耳部复发性感染。在早期并发症后存活下来的男性中，至少40%会患上一种或多种自身免疫性疾病，如溶血性贫血、免疫性血小板减少性紫癜、免疫介导的中性粒细胞减少、关节炎、大血管和小血管的血管炎以及免疫介导的肾脏和肝脏疾病。WAS患者，特别是接触过EBV的患者，发生淋巴瘤的风险增加，这类淋巴瘤通常发生于特别的淋巴结外部位，如脑、肺或胃肠道。

5. CTLA-4单倍剂量不足伴自身免疫性浸润性疾病　细胞毒性T淋巴细胞抗原4（cytotoxic T lymphocyte antigen 4，CTLA-4）是一种在调节性T细胞（regulatory T cell，Treg细胞）上表达的抑制性受体。CTLA-4单倍剂量不足会导致叉头框P3阳性（forkhead box P3 positive，FoxP3+）Treg细胞调节异常和效应T细胞过度激活，从而导致严重的耐受性降低和浸润性自身免疫性疾病。临床特征包括淋巴细胞增生，非淋巴器官（如脑、肺和胃肠道）的淋巴细胞浸润，自身免疫性血细胞减少（如自身免疫性溶血性贫血和自身免疫性血小板减少），$CD4^+$T细胞性淋巴细胞减少，以及伴有CD21-low B细胞增多与低丙种球蛋白血症的B细胞异常。其他特征包括弥漫性淋巴结肿大、肝脾大和EBV阳性的霍奇金淋巴瘤。

6. 其他罕见疾病　一些病例报告描述了半胱天冬酶8（CASP8）、神经母细胞瘤Ras病毒致癌基因同源物（NRAS）或V-KI-RAS2 Kirsten大鼠肉瘤病毒致癌基因同源物（KRAS）突变的患者，这些患者的临床特征与ALPS患者相似。修订版诊断标准已将这些疾病与ALPS区分开来。

7. 淋巴瘤　在有ALPS-FAS的家族中还发现了不具备ALPS其他临床表现的淋巴瘤。因此，ALPS的鉴别诊断中应将B细胞和T细胞淋巴瘤都纳入考虑。

【治疗】

1. 免疫抑制剂　免疫抑制剂是缓解ALPS患者免疫症状的经典药物，尤其对血细胞减少相关的症状有效。大部分患者对糖皮质激素反应良好。其次是麦考酚酸酯，它能抑制淋巴细胞增殖所需的肌苷酸浓度来抑制T细胞和B细胞增殖，还能通过直接抑制B细胞的增殖来抑制抗体的形成，而且麦考酚酸酯具有很少副作用，患者依从性好。西罗莫司（雷帕霉素）作为mTOR抑制剂，目前已广泛应用于类风湿疾病、白血病及淋巴瘤的治疗中，它对于ALPS治疗作用的机制与mTOR抑制剂促进淋巴细胞凋亡、提升外周血调节性T细胞浓度有关。利妥昔单抗作为一种抗CD20单克隆嵌合体抗体，亦是ALPS的理想药物，尤其对于血细胞减少症（如顽固性血小板减少)疗效显著。

2. 干细胞移植 干细胞在近几年内成为一种越来越受重视的ALPS治疗方法,目前很多患者接受了此治疗方法并取得成功。但供体必须经过严格筛选以保证不含有导致ALPS的突变基因,限制了干细胞移植的广泛应用。

3. 实验性新药 目前许多药物正在动物实验和预临床应用阶段,如乙胺嘧啶和磺胺可以通过线粒体凋亡途径活化以减少淋巴细胞增殖,缓解自身免疫性血细胞减少症;砷和组蛋白去乙酰化酶抑制剂可以通过增加Treg细胞的含量对ALPS有治疗作用。虽然还没有正式进入临床应用,但这些药物为患者提供了新的治疗方案和希望。

诊治要点

- ALPS作为一种淋巴细胞凋亡缺陷导致的临床综合征,常在婴幼儿及儿童期发病,主要表现为淋巴结、肝、脾增大,血细胞减少等自身免疫症状,为一种较罕见的疾病。
- ALPS的特征性实验室异常是外周血或组织样本中存在表达TCR α/β但缺乏CD4和CD8的T细胞,即α/β DNT细胞。ALPS的其他典型且独有的免疫学实验室检查结果包括体外Fas介导的细胞凋亡异常,以及血清/血浆中维生素B_{12}和IL-10水平升高。血液学表现包括Coombs试验阳性的溶血性贫血伴网织红细胞增多、红细胞生成异常、血小板减少、中性粒细胞减少和嗜酸性粒细胞增多。
- ALPS的诊断基于临床表现(淋巴结肿大和/或脾大);实验室检查异常,包括存在α/β DNT细胞、ALPS生物标志物水平增高(血清/血浆中维生素B_{12}、IL-10、IL-18和Fas配体)及体外Fas介导凋亡的缺陷;以及识别出包括Fas、Fas配体和半胱天冬酶10在内的Fas凋亡通路相关基因(*FAS*、*FASLG*和*CASP10*)突变。
- 鉴别诊断中主要考虑其他以淋巴细胞增生、自身免疫性疾病(尤其是自身免疫性血细胞减少)和淋巴瘤为特征或并发这些疾病的免疫缺陷性疾病,包括普通变异型免疫缺陷病、高免疫球蛋白M综合征、X连锁淋巴组织增殖性疾病、Ras相关的淋巴细胞增生性疾病以及湿疹-血小板减少-免疫缺陷综合征。B细胞和T细胞淋巴瘤也都应纳入ALPS的鉴别诊断范围。

四、Castleman病

Castleman病(castleman disease,CD)又称血管滤泡性淋巴组织增生症或巨大淋巴结增生症,1954年由Castleman首次报道并命名。是一种较少见的淋巴结增生性疾病,此病至今病因不明,临床表现和预后高度异质性,其发病机制和治疗方案有待于进一步研究。

【分类与病理特点】参照1988年Frizzera的标准分为透明血管型(hyaline vascular type,HV-CD)、浆细胞型(plasma cell type,PC-CD)和混合型CD;HV-CD主要表现为淋巴滤泡增生,生发中心萎缩,生发中心内淋巴细胞减少,滤泡树突状细胞(follicular dendritic cell,FDC)呈不典型增生,滤泡间区有广泛的玻璃样变的毛细血管增生(并向滤泡中央呈放射状插入),约占48%。PC-CD则表现为生发中心明显,滤泡间质中以大量成熟浆细胞为主,血管增生不明显,约占48%。混合型则在同一淋巴结内同时显示HV型和PC型的形态学改变,约占4%。临床分型根据物理检查、超声及影像学结果分为单中心型CD(unicentric CD,UCD)和多中心型CD(multicentric CD,MCD)。

【病因与发病机制】CD病因及发病机制不明,可能与病毒感染、细胞因子调节异常和血管增生等有关,但目前研究较多且作用比较确切的是HHV-8和IL-6。

1. 血管增生 由于HV-CD生发中心大量毛细血管增生,故有学者认为血管增生可能参与CD的发生。血管内皮生长因子(vascular endothelial growth factor,VEGF)是目前研究最多的血管生长刺激因子之一,可促进血管内皮细胞增殖,从而诱导血管新生。VEGF在CD患者的血清、淋巴结生发中心、滤泡间区浆细胞及淋巴结组织培养上清液中表达均增加,提示VEGF可能通过刺激滤泡间区和生发中心的血管增生参与CD发病。有报道,4例CD患者的淋巴结组织培养上清液和血清中VEGF含量是对照组的100倍,并且淋巴结滤泡间区浆细胞高表达VEGF,分别经受累淋巴结切除和化疗后,升高的血清VEGF逐渐降至正常。Fajgenbaum等报道1例伴有多发毛细血管瘤的MCD患者的血清VEGF含量明显升高,化疗后VEGF恢复正常。上述研究虽表明VEGF可能与CD的发生有一定关系,但两者是否存在因果关系尚不清楚。

2. 病毒感染 据报道，几乎所有 HIV+MCD 和 40%~50% HIV-MCD 患者都合并 HHV-8 感染。研究者陆续在 MCD 患者的淋巴结套区、外周血、外周血单核细胞及骨髓中检出 HHV-8 DNA。另外，研究还发现 MCD 患者体内 HHV-8 呈高复制状态，病毒负荷越大，临床症状越重，且抗病毒治疗可缓解患者的全身症状。

HHV-8 感染分为潜伏感染和裂解感染两种状态，其可编码多种参与细胞周期调控、细胞凋亡和细胞因子调节的特异性蛋白。①潜伏相关核抗原 -1（LANA-1）：一种潜伏期抗原，见于 50% 以上的淋巴结套区 B 细胞，其主要功能是将 HHV-8 病毒基因组整合到宿主细胞的基因组中，也可直接通过与 P53 及 Rb 结合，从而抑制感染细胞的 P53 依赖性凋亡和 Rb-E2F 通路。另外，LANA-1 还可与糖原合成酶激酶 -3β（GSK-3β）结合，使 β- 连环蛋白过量积累，从而介导下游目的基因的表达，产生包括原癌基因蛋白（c-myc）和细胞周期调节蛋白 D1（Cyclin D1）等蛋白。②病毒 G 蛋白偶联受体：一种 HHV-8 病毒基因裂解期表达产物，与 IL-8 受体高度同源，其异常表达可促进细胞增殖、转化、血管形成及上调抗凋亡信号通路。③病毒 FLICE 抑制蛋白（vFLIP）：一种致癌蛋白，与 NF-κB 组成性激活有关，具有抗凋亡作用。另外，研究发现 HHV-8 基因组序列中的 K2 片段可编码与人 IL-6 有 25% 左右同源的病毒 IL-6（vIL-6），其可通过与广泛表达于人类组织的 gp130 受体结合进而激活 JAK-STAT 信号通路，而不依赖于 IL-6 受体的存在。vIL-6 还可诱导人 IL-6 的产生，导致感染细胞高表达 VEGF 并加速 VEGF 诱导的新生血管形成。

3. 细胞因子 IL-6 是一种多功能细胞因子，对细胞的生长、分化及某些基因的表达有调节和诱导作用，还可促进 B 细胞成熟，刺激内皮细胞增生并诱导 VEGF 的分泌，与其受体结合激活 JAK/STAT 通路进而促进编码急性期反应蛋白的基因转录。研究发现 CD 患者血清、受累淋巴结生发中心的 B 细胞及 FDC 中 IL-6 表达增加，且 IL-6 升高与发热、贫血、高球蛋白血症及 C 反应蛋白升高等临床表现有关，治疗后血清 IL-6 迅速下降，全身症状好转。有研究表明，IL-6 靶向治疗可缓解 MCD 患者的临床症状和改善其异常生化指标。提示 IL-6 可能是引发此病的重要细胞因子。

4. 其他 FDC 作为抗原呈递细胞密切参与 B 细胞在生发中心的迁移、增生、分化和分泌。研究表明 FDC 形态和功能异常可能与 HV-CD 的发生密切相关。EI-Daly 等发现在 HIV+MCD 患者的淋巴结 HHV-8 阳性 FDC 细胞中 $CD3^+$T 细胞数明显多于 HHV-8 阴性 FDC，且淋巴结套区和血清中的 HHV-8 负荷量明显低于后者，提示抗原呈递细胞缺陷和 T 细胞反应可能参与 MCD 的发生。EGFR 在多种实体瘤患者中过度表达，与细胞的增殖、死亡和分化有关。Sun 等发现 CD 中 FDC 高表达 EGFR，且与 FDC 不典型增生、滤泡退变和间质增生有关。IL-1 和 IL-10 也可能参与 CD 的发病，与其受体结合后激活 NF-κB 通路，从而上调参与 CD 发病的多种炎症因子，包括 IL-6。

【临床表现】本病突出的临床表现为无痛性淋巴结肿大，可发生于身体的任何部位，大多数病例表现为局限性淋巴结病变，最常侵犯纵隔淋巴结，颈部、后腹壁、腋窝及盆腔等部位的淋巴结也可被侵犯。有时本病还可出现于肌肉、喉、肺及眼眶等没有淋巴结的部位。临床上根据累及的范围分为单中心型 CD（UCD）和多中心性（MCD）两型。UCD 以 HV 型最多（90% 以上），好发于青年。多数无症状，发生于纵隔及后腹壁时可有压迫症状，如咳嗽、腹痛等。UCD 中 PC 型较少见（10% 以下），部分病例有全身症状，如发热、乏力、盗汗、贫血，血沉加快、血清铁蛋白增高、多克隆高免疫球蛋白血症，C 反应蛋白等炎症蛋白增多，出现 ANA、抗 ds-DNA 抗体等自身抗体、类风湿因子和 Coombs 试验阳性，血清铁及总铁结合力下降，血清 IL-6 增高等。MCD 除上述实验室结果异常外，大多还有 IL-6 分泌增多所致的炎症和自身免疫异常造成的器官损害，患者渐起肝脾大，可有淀粉样变性、膜性肾小球肾炎、间质性肺炎、闭塞性细支气管炎、肺梗死、胸腔积液、血管炎、重症肌无力、干燥综合征、自身免疫性血细胞减少、糖代谢异常、甲状腺功能减退等，或先后出现高黏滞综合征、多发性神经炎、内分泌泌异常以及皮疹、红斑、结节、色素沉着和口腔、肛门和外生殖器溃疡等皮肤黏膜改变。有的可有 HBV、EBV、HIV 等前驱病毒感染。

CD 的常见并发症如下。

（1）自身免疫性疾病（autoimmune disease，AID）：MCD 或 UCD 均可发生 AID，以系统性红斑狼疮最多见，也有合并免疫性血小板减少性紫癜、类风湿关节炎和干燥综合征等，AID 发病可先于、同时或滞后于 CD。

(2)POEMS综合征：半数以上POEMS综合征患者可合并CD，甚至有报道把CD作为诊断POEMS综合征的次要标准之一。

(3)增生性坏死性肺炎(proliferative necrotizing pneumonia，PNP)：CD合并PNP者多见，亦可同时合并闭塞性细支气管炎(obliterative bronchiiolitis，OB)，CD同时合并PNP和OB者死亡率较高。

(4)蛋白尿或肾功能不全：均发生于MCD患者，肾脏病例改变可以使淀粉样变性、膜增生性肾炎和血栓性微血管病等。

(5)有淀粉样变性者均属MCD。有的MCD患者同时并发两种合并症，如合并系统性红斑狼疮和POEMS综合征。文献报道CD，尤其是MCD易伴发HIV感染和卡波西肉瘤，部分患者还可演变为淋巴瘤。

【辅助检查】

1. 影像学检查　CD的影像学表现与病灶发生部位、临床类型和病理学特征密切相关。

(1)X线表现：发生于胸部的CD多为局灶性，一般表现为纵隔或肺门较大的单发肿块，呈球形、梭形或不规则形，边缘光滑规整或分叶，密度均匀，可见团块状、棉絮状或不规则形钙化；多中心性者则多表现为纵隔增宽、肺门增大、胸腔积液，可有肺内边缘模糊的小结节影、纵隔内多发较小的肿大淋巴结。胸部X线可显示肿块的部位和形态，但对明确诊断缺乏特征性。类似于胸腺瘤、淋巴瘤和神经源性肿瘤的表现。发生于其他部位的CD，单凭X线平片是很难发现的。

(2)CT表现：CT扫描不仅清晰显示肿瘤的部位、形态和数量，且增强扫描可显示病灶显著强化的特征，对于明确诊断和鉴别诊断具有重要价值。UCD的好发部位为胸部、腹部和颈部。病灶的大小差异较大。病灶为软组织密度肿块，增强扫描示肿瘤早期显著强化和延迟期持续强化，其机制为HV型病灶内丰富的毛细血管增生和周边较多的供血滋养动脉。病灶中央区的分枝状和斑点状钙化是CD的又一特征表现，反映了组织病理学上病灶内增生钙化的小血管分支及其主干。MCD的CT表现复杂多样，CT扫描显示沿纵隔或腹部的淋巴管分布的肿大淋巴结。注射对比剂后病灶呈轻度或中度强化，可见肺内淋巴细胞性间质性肺炎表现、肝脾大、胸腹腔积液等。

(3)MRI表现：MRI检查对CD的诊断同样具有价值。SE序列T_1WI肿块呈等信号，T_2WI呈均匀性高信号。肿块内有扭曲扩张的流空小血管为其典型表现。有关MRI的动态快速增强扫描在国内、外文献报道较少，CD肿块的增强形式与CT相仿。

2. 淋巴结活检　由于CD的临床及病理表现具有多样性，有时与淋巴结核、恶性淋巴瘤、结缔组织病和血管免疫母细胞性淋巴结病等难以区别，故当临床上遇到淋巴结肿大伴多系统损害时，应想到本病，并做淋巴结活检证实。

【诊断】该病病变部位不同，临床表现也复杂多变。早期确诊主要靠组织病理学诊断。无论UCD还是MCD，病理组织学为HV型、PC型或混合型。其肿大淋巴结的组织病理学共同特征为：①淋巴结基本结构保持完整；②滤泡增生明显；③血管增生(PC型仅见于滤泡间质)。除上述共同特征外，HV型突出表现为滤泡血管呈玻璃样变，伴滤泡生发中心萎缩；PC型则突出表现为滤泡间质中以浆细胞增多为主，而滤泡生发中心增生；混合型则介于两者之间。

Frizzera于1988年提出CD诊断标准。

1. UCD的诊断标准　单一部位淋巴结肿大；特征性增生性组织病理学改变并除外可能的原发病；除PC型外多无全身症状及贫血、血沉加快、球蛋白增高等异常；肿物切除后长期存活。

2. MCD的诊断标准　具有特征性增生性组织病理改变；显著淋巴结肿大并累及多处外周淋巴结；多系统受累表现；排除已知可能的病因。必须指出，单凭病理组织学或临床表现可能均难以做出肯定、准确的临床病理诊断，必须把两者结合起来，特别是MCD。个别病例不应满足于一次病理学结论，应反复多部位送检，以期尽早明确诊断。

【鉴别诊断】在临床实践中，CD需与滤泡反应性增生、滤泡型淋巴瘤、胸腺瘤、套细胞淋巴瘤和血管免疫母细胞性T细胞淋巴瘤等多种病变相鉴别。

1. 滤泡反应性增生　正常淋巴结结构存在，增生的滤泡大小和形态差异较大，滤泡内无插入的玻璃样变性的小血管，生发中心有亮区和暗区。

2. 滤泡性淋巴瘤　患者首发症状大多也表现为颈或锁骨上淋巴结肿大，病变发展迅速，易发生远处转移，虽然其肿大的淋巴结中也可出现“滤泡”，但无小的透明血管滤泡和成片分布的浆细胞滤泡，由多形性细胞和核异型的肿瘤细胞组成，增生的肿瘤细胞不呈同心圆样排列成“洋葱样”，肿瘤性滤泡无生发中心、小血管及套区淋巴组织，其滤泡呈背靠背的密集排列，常伴大细胞转化。

3. 胸腺瘤 CD常发生于前纵隔且常可见胸腺样小体，故易与胸腺瘤混淆，然而真正的胸腺瘤很少形成胸腺小体。亦很少出现毛细血管增生和炎症细胞。胸腺瘤呈现上皮细胞巢并伴有鳞状细胞分化。不见浆细胞浸润和小血管增生。

4. 套细胞淋巴瘤 瘤细胞可呈弥漫或结节性分布，结节不规则，境界不清，核有一定程度的不规则性，结节内无增生的小血管。

5. 血管免疫母细胞性T细胞淋巴瘤 特征变化为淋巴结结构破坏或紊乱，增生的小血管呈鹿角状，血管周围有灶状或成片的肿瘤性T细胞，胞质空亮透明；异型瘤细胞小-中等大小，核圆形、卵圆形或稍不规则，染色质呈细粉尘状，可见核分裂象，但滤泡内无插入的玻璃样变性的小血管。浆细胞型还需与类风湿性淋巴结炎及HIV相关性淋巴结病相区别。

(1)类风湿性淋巴结炎：前者淋巴窦消失，后者淋巴窦扩张，窦内有巨噬细胞而且血清学证据阳性。

(2)HIV相关性淋巴结病：滤泡间区可能含有浆细胞，但滤泡通常萎陷，没有淋巴细胞，有相关病史。

【治疗】

1. 外科手术或放疗 外科手术对于UCD患者，不论是HV型还是PC型，其治愈率几乎是100%。虽然UCD患者手术切除病灶治愈率高，但对于病灶不能完全切除或身体状况不宜手术的患者，可单纯放疗或联合放疗。有研究总结了29例接受放疗的UCD患者的临床资料，发现总有效率为89.6%，其中完全缓解率达44.8%，放疗总剂量一般为40~50Gy。MCD患者手术治疗效果差，需药物治疗，但有时手术可缓解MCD患者的临床症状。

2. 化疗或自体干细胞移植 目前对于大多数有症状的MCD患者首选治疗是化疗，但无标准化疗方案，多基于非霍奇金淋巴瘤的治疗经验，疗效不甚满意。最常用的方案有COP(环磷酰胺+长春新碱+泼尼松)、CHOP(环磷酰胺+多柔比星+长春新碱+泼尼松)、CVAD(环磷酰胺+多柔比星+长春新碱+地塞米松)或依托泊苷(VP-16)口服。常规方案治疗无效/复发的患者可以考虑大剂量化疗和/或自体干细胞移植治疗。Ganti等报道1例经利妥昔单抗联合化疗治疗失败的合并POEMS综合征的MCD患者，大剂量化疗和自体造血干细胞移植后，症状完全缓解。HIV^+MCD患者由于存在免疫抑制，大剂量化疗的风险较大，故应慎重考虑。

3. 抗病毒治疗

(1)抗HHV-8治疗：以往研究表明HHV-8可能是MCD尤其是HIV^+MCD患者重要的致病因素。因此，抑制HHV-8复制可能会成为另一种治疗MCD有效的手段，但抗病毒药物的疗效报道不一。Berezne等报道了5例同时合并HIV和HHV-8感染的化疗依赖性MCD接受西多福韦联合化疗后血清病毒量和临床症状均无改善。Uldrick等用一种病毒激活细胞毒药物(高剂量齐多夫定加缬更昔洛韦)治疗$HHV\text{-}8^+$MCD患者，临床症状缓解率达86%，主要生化指标缓解率达50%，中位随访时间为43个月，1年总生存率达86%。由于这些研究入组病例数都较少，因此，抗病毒治疗在MCD中的作用及应用时机有待进一步研究证实。

(2)高效抗反转录病毒疗法(highly active anti-retroviral therapy，HAART)：Aaron等报道HAART治疗7例HIV^+MCD患者，其中6例同时接受化疗，虽未能阻止CD复发，却延长了中位生存期(48个月)，并降低了死亡率。这可能与HAART治疗后免疫重建有关，但不能排除获益于同时进行的化疗。由于HAART治疗CD的报道较少，因此HAART在CD中的作用及应用时机有待进一步研究。

(3)α干扰素(INF-α)：INF-α具有免疫调节和抗病毒的双重作用。Nord等报道1例HIV^+MCD患者INF-α治疗后，达到完全缓解，并延长了12个月的生存期，另有1例MCD患者INF-α一线治疗后，完全缓解期超过4年。大部分患者对INF-α的耐受性好。INF-α治疗CD的确切机制目前尚不清楚，可能与以下机制有关。①通过下调IL-6受体从而抑制信号转导通路；②抑制HHV-8的复制从而发挥抗病毒作用；③上调HHV-8感染细胞的人类白细胞抗原-1(HLA-1)表达从而导致细胞死亡。

(4)免疫调节剂治疗

1)糖皮质激素：糖皮质激素常用于控制MCD患者的全身症状，缓解率可达60%~70%，但完全缓解率只有15%~20%，且缓解期短。长期口服小剂量泼尼松(10mg/d)对HV型MCD患者有一定疗效，但对PC型MCD疗效较差。长期糖皮质激素治疗会增加感染、骨质疏松及代谢异常等风险，这些副作用使糖皮质激素在治疗CD上受到了一定的限制。

2)全反式维A酸(ATRA)：ATRA具有抑制细胞

增殖和IL-6依赖性细胞信号转导的作用，故ATRA对MCD可能有一定治疗价值。Rieu等报道ATRA成功治疗1例HIV和HHV-8均阴性的MCD患者。但这仅限于个案报道，今后需大宗临床研究进一步证实其作用。

3）沙利度胺：沙利度胺也是一种免疫调节剂，通过抑制IL-6表达和抗血管生成而发挥抗肿瘤作用。Starkey等报道了1例HIV^+MCD患者沙利度胺长期维持治疗，缓解期超过3年，不良反应较少。他们认为沙利度胺是一种细胞因子（如IL-6）强效干扰剂，可通过抑制MCD患者IL-6分泌而控制IL-6介导的临床症状。

（5）靶向治疗

1）利妥昔单抗：淋巴结套区B细胞HHV-8感染是MCD的主要致病因素之一，且这些感染细胞都不同程度表达CD20，所以MCD患者抗CD20治疗可能有效。Gérard等报道了24例HIV和HHV-8均阳性的化疗依赖性MCD患者利妥昔单抗治疗后2个月，22例（92%）持续缓解，治疗结束后1年，仍有17例（71%）处于缓解状态，1年总生存率为92%。研究还发现利妥昔单抗可提高HIV^+MCD患者的总生存率和降低其进展为淋巴瘤的风险。患者对利妥昔单抗的耐受性较好，但需注意的是，HIV^+MCD患者利妥昔单抗治疗主要副作用就是卡波西肉瘤恶化（35%~67%），具体机制尚不明确。所以，有研究者认为利妥昔单抗尽量避免用于HIV复制活跃或卡波西肉瘤病灶未控制的MCD患者。

2）抗IL-6或抗IL-6受体单抗：近年来，有关抗IL-6或IL-6受体治疗CD的研究表明IL-6可能会成为CD的另一个重要治疗靶点。Kawabata等报道利用人源化抗人IL-6受体单抗（托珠单抗，tocilizumab）治疗12例MCD患者，11例MCD相关症状减轻，其中有3例完全缓解，患者对其耐受性好，8例患者托珠单抗持续治疗超过1年，实验室异常指标得到改善。Müzes等应用托珠单抗成功治疗了1例对利妥昔单抗联合化疗治疗无效的$HHV\text{-}8^+HIV^-$MCD患者。司妥昔单抗（siltuximab）是一种人嵌合型抗IL-6受体单抗，一项临床研究显示，司妥昔单抗治疗23例HIV和HHV-8均阴性的CD患者，18例（78%）临床获益，客观缓解率为52%，耐受性好，另外大部分需激素维持治疗的患者司妥昔单抗治疗后可停用激素。

3）抗IL-1或抗IL-1受体单抗：阿那白滞素（anakinra）是一种重组IL-1受体抑制剂，有学者首次采用阿那白滞素成功治疗了1例化疗联合利妥昔单抗治疗无效的混合型MCD患者。随后El-Osta等报道1例对多种药物（克拉屈滨、利妥昔单抗、激素、依那西普及抗IL-6单抗）耐药的CD患者使用阿那白滞素，1周内患者疲劳和厌食明显缓解，血红蛋白、血小板和炎症指标恢复正常。由于这些报道均为个案报道，所以抗IL-1或抗IL-1受体单抗在CD中的治疗意义有待进一步证实。

（6）硼替佐米：硼替佐米是一种蛋白酶体抑制剂，通过抑制NF-κB的活性来减少IL-6自分泌，同时也可减少促炎因子水平和输血依赖性，另外硼替佐米还可抑制介导血管生成的VEGF的分泌。Sobas等报道1例合并POEMS的难治性HHV-8-MCD患者接受6个周期硼替佐米联合地塞米松治疗后，完全缓解期超过4年。随后Wang等也报道了1例合并POEMS综合征的混合型MCD患者接受8个周期硼替佐米联合沙利度胺治疗后，临床症状完全缓解，缓解期长达2年余。总之，这些个案报道为CD的未来治疗提供了方向。

【预后】CD的预后与病理类型、临床分型及是否HIV感染等有关。Talat等分析了416例CD患者的临床资料，结果发现HIV阴性患者中，HV型UCD患者的3年无病生存率最高，即92.5%，PC型MCD患者为45.7%，而合并HIV感染的PC型MCD患者的预后最差（3年DFS为27.8%）。另据报道，MCD患者的中位生存期为14~30个月，主要死于败血症、全身炎症导致的多器官功能衰竭或恶性肿瘤（最常见的是淋巴瘤），故治疗CD的同时需注意预防和治疗感染（如HIV感染）及肿瘤相关并发症。

诊治要点

- CD是一种异质性疾病，常合并多种自身免疫性疾病，病因及发病机制目前尚未明确，临床表现复杂多样，常规治疗效果差。
- 该病的病理生理特点为个体化治疗提供了依据，针对CD病理生理机制的治疗模式将发挥重要作用。

五、淋巴增殖性疾病

（一）儿童淋巴瘤样丘疹病

淋巴瘤样丘疹病（lymphomatoid papulosis，LyP）是一种临床少见的、病因及发病机制不明的低度恶性皮肤T细胞淋巴瘤，于1968年由Macaulay首先命名。LyP在临床上表现为慢性、复发性、有自愈倾向的良性过程，但组织病理上却具有恶性淋巴瘤的特征，因而2005年起被归入原发性皮肤CD30阳性淋巴细胞增生性疾病谱。

【病因】

1. 病毒感染 与患者密切接触的人发病率高，Lerine等提出患者血清中EB病毒抗体效价增高，认为与EB病毒感染有关，但尚无确切证据。

2. 射线影响 原子弹爆炸区居民的发病率较其他区居民高4倍。

3. 可能与其他型髓系白血病有关。与多发性特发性出血性肉瘤或白血病有关。

4. 细胞免疫缺陷 根据患者血中T淋巴细胞减少、细胞免疫低下、正常迟发型变态反应消失、对同种异体移植排斥缓慢、早期病变常从淋巴结T区开始发生，认为与T细胞免疫监视功能缺陷而导致“网状细胞”异常瘤性增生有关。

【发病机制】发病机制尚不清楚。

【临床表现】LyP以青中年为发病高峰年龄，而儿童发病率低。患者通常一般情况良好，皮损呈多形性，好发于躯干及四肢近端，四肢尤甚，主要表现为泛发的、大小不等的棕红色丘疹、结节，常伴出血、脓疱、坏死、溃疡等，缓慢进展，并可自愈，愈后遗留色素沉着及萎缩性瘢痕。因其皮损可反复发作并成批出现，常可同时见到不同时期的损害，且有部分患者可表现为单发、局限性损害，或种痘样水疱病样、坏疽性脓皮病样等其他少见的临床变型。无论是其发病年龄还是临床表现都具有迷惑性，因此在发病早期更加容易被误诊和漏诊。

【辅助检查】

1. 一般检查 ①血象：白细胞正常或明显增加，中性粒细胞增加，淋巴细胞相对减少，约1/5患者嗜酸性粒细胞增加，单核细胞稍增加，早期常无贫血，晚期则有明显贫血，大多为髓性，偶为溶血性并伴抗人球蛋白试验阳性；②骨髓象：中幼粒细胞和巨核细胞常增加，浆细胞和嗜酸性粒细胞也可能增加；③血沉稍增快，基础代谢率常增加（10%~20%），肝功能异常，血清碱性磷酸酶增高，血浆白蛋白减少，球蛋白增加。

2. 组织病理检查 主要依靠皮肤组织病理学检查，对本病有诊断和分型价值。病理学表现分为A、B、C、D、E、F型。可同时出现在一个患者身上，或出现于疾病的不同时期，有个别皮损可兼具五型特点。自2005年起，皮肤CD30阳性淋巴增生性疾病谱逐渐成为研究热点之一，LyP的组织病理学谱亦在不断扩大。根据新近的研究和专家共识，LyP在组织学上已由最初的A、B、C三种亚型发展为A、B、C、D、E、F以及具有6p25.3重排型等多种亚型。

A型又称组织细胞型，较常见，表现为散在或群集的$CD30^+$的间变性大细胞混合大量小淋巴细胞、组织细胞、中性粒细胞以及嗜酸性粒细胞在真皮内呈楔形浸润，可达真皮深层甚至皮下脂肪层，多不亲表皮，常见R-S细胞样的异型淋巴细胞及核分裂象，$CD30^+$细胞比例小于浸润细胞的50%。

B型又称蕈样肉芽肿型，较少见，主要表现为在少量炎症细胞的背景下，小至中等大小的异型淋巴细胞在真皮内呈带状或楔形浸润，细胞形态不规则，多呈脑回状，染色质深，具亲表皮性，核分裂象少见，且表皮多萎缩。

C型又称间变大细胞淋巴瘤样型，表现为较多形态单一的$CD30^+$的异型淋巴细胞在真皮内呈结节状浸润，无亲表皮性，其中$CD30^+$细胞比例大于浸润细胞的50%，而炎症细胞较少，此型亦被认为是淋巴瘤样丘疹病-间变性大细胞淋巴瘤的交界型。

D型表现为小至中等大小的具有亲表皮性的$CD30^+$异型T淋巴细胞呈Paget病样浸润，炎症细胞少。

E型表现为小至中等大小的$CD30^+$异型T淋巴细胞呈血管中心性和血管破坏性浸润，可见血管壁纤维素样坏死及红细胞外溢。

F型表现为中等至大的$CD30^+$异型淋巴细胞亲毛囊性浸润。

在免疫表型上，A型和C型LyP的肿瘤细胞均为$CD30^+$，且大部分呈$CD3^+CD4^+CD8^-$Th细胞表型，但亦有少数可呈$CD8^+$表型，两者的主要区别在于$CD30^+$细胞比例以及炎症细胞数不同；B型LyP的肿瘤细胞呈$CD30^-CD3^+CD4^+CD8^-$的Th细胞表型；D型则同时表达CD30和CD8。不同亚型LyP的肿瘤细胞通常可表达细胞毒颗粒相关蛋白（TIA-1）等细胞毒性蛋白，但CD7及CD56常为阴性，但这并不绝对。此外，LyP的EBER原位杂交为阴性，从而可与$EBER^+$相关T细胞增生性疾病相鉴别。

【诊断】详细询问病史和体格检查，根据临床表现、皮损特点、组织病理特征性、免疫组化检查即可诊断。

【鉴别诊断】因 LyP 在临床及组织病理学上均具多样性，通常需与急性痘疮样糠疹、原发性皮肤 $CD30^+$ 间变性大细胞淋巴瘤、蕈样肉芽肿、原发皮肤侵袭性亲表皮性 $CD8^+$ 细胞毒性 T 细胞淋巴瘤、结外 NK/T 细胞淋巴瘤等疾病相鉴别。

【治疗】目前缺乏特效疗法。至今虽有不少研究报道应用放疗、光疗、甲氨蝶呤（MTX）、维 A 酸类药物、糖皮质激素、手术切除等手段可加速 LyP 皮疹的消退，但是以上治疗既不能改变本病的发展过程及结局，也无法有效防止皮疹的复发。仍有约 10%~20% 的 LyP 患者经长期反复迁延后可进展为皮肤间变性大细胞淋巴瘤或蕈样肉芽肿等恶性淋巴瘤，或同时合并其他恶性肿瘤，因此必须及早明确诊断并进行长期的观察和随访。

1. 局部药物治疗　通常使用的外用药物为糖皮质激素，对于追求快速的症状缓解的患者可以作为一线治疗，但糖皮质激素对多数病例无法达到完全缓解状态。最近有研究者通过外用 MTX 取得了较好的治疗效果。其他被用于治疗的外用药物还包括氮芥、咪喹莫特、维 A 酸类药物等。

2. 光疗　紫外线治疗能够诱导淋巴细胞凋亡，副作用相对较小，也可用于 LyP 的治疗。有研究者尝试用 PUVA、UVA1 以及 308nm 准分子激光进行治疗，在大多数患者取得成功。

3. 系统治疗　MTX 通常被作为 LyP 的首选系统治疗药物。在一项纳入 40 例 LyP 患者的回顾性研究中，均给予 MTX 15~25mg 皮下注射 1 次 / 周治疗，44% 的患者没有新发皮损，42% 的患者只有少量的新皮损。在停止治疗后，在 24~227 个月的随访时间内 25% 的患者没有复发。但多数患者出现了不同程度的副作用，其中 10 名使用 MTX 治疗超过 3 年的患者中有 5 人发生了肝纤维化。

4. α 干扰素　研究发现，IFN-α 对于 LyP 具有长期、持久的作用，可能与其诱导高效的 Th1 型免疫应答及促进凋亡受体 CD95 表达等有关。在一个开放试验中，每周给予 3~12MU IFN-α 治疗，持续 2~6 周后，5 个患者中有 4 例获得完全缓解。停止治疗后在 3~4 周内会复发，因此有必要维持治疗达 10~17 个月。最新的实验数据表明联合使用 MTX 和 IFN-α 治疗 LyP 有效。

5. CD30 单抗　在使用 Brentuximab vedotin（CD30 单抗结合药物）1.8mg/（kg·次），21 天为 1 个疗程，静脉注射治疗的Ⅱ期临床研究中，所有的 LyP 都治疗有效，主要的不良反应为周围感觉神经病。从临床实际情况看，CD30 单抗价格昂贵，且有一定副作用，因此距离临床大规模应用尚有一定距离。

诊治要点

- 本病具有自愈性，临床经过良性，预后相对良好，5 年生存率达 100%。
- 大部分患者无需积极治疗，根据具体情况选择个性化治疗方案即可。
- 明确诊断，治疗恰当，长期随访具有重要的临床意义。

（二）X 连锁淋巴组织增殖性疾病

X 连锁淋巴组织增殖性疾病（X-linked lymphoproliferative disease，XLP），又称 Duncan 综合征。本病为染色体性联遗传病，有家族性发病史，患者为男性，为一种罕见的 T、B 淋巴细胞均发生缺陷的联合免疫缺陷病，患者对 EBV 高度易感。EBV 感染前临床症状轻微，早期诊断困难。EBV 感染后可导致各种免疫细胞功能改变，尤其是 $CD8^+$T 淋巴细胞、NK 细胞和 NKT 细胞的细胞毒性作用减弱从而诱发致死性噬血细胞性淋巴组织细胞增生症（HLH）或暴发性传染性单核细胞增多症（FIM），死亡率极高。

【流行病学】1975 年发现 Duncan 家族中的多个男性儿童或死于严重暴发性传染性单核细胞增多症，或在其后演变为低丙种球蛋白血症、颅内淋巴瘤和回盲肠淋巴瘤，1969 首次报道本病，被命名为 Duncan 病和 X 连锁隐性进行性联合变异免疫缺陷病（X-linked recessive progressive combined variable immunodeficiency）。1976 年更名为 XLP，到 1995 年为止在全球范围内已登记的患者数达 272 例，男性发病率为 1/100 万 ~ 3/100 万。

【病因】多种原因导致 X 染色体 *SH2D1A* 基因突变所致。突变基因定位于 Xq25，包括 4 个外显子。其标记范围为 DXS982、DXS739、DXS1206、DXS267、DXS6811、DXS75、DXS737 和 DXS100。

【病理生理】EBV 感染可能仅为 XLP（*LYP*）基因缺失者发生 XLP 的诱因，在 EBV 感染前就有免疫缺陷。XLP 合并致死性 FIM 的发病机制是淋巴细胞增殖失控，导致淋巴细胞浸润各种器官，最终导致功能障碍。XLP 患者 Th2 细胞功能亢进，而 Th1 细胞功能相对低下，可能与 XLP 合并致死性 FIM 有关。

【临床表现】XLP 患者仅对 EBV 特别敏感，对其他疱疹病毒如单纯疱疹病毒、巨细胞病毒和 6 型疱疹病毒的免疫反应正常。临床表现可归纳为 5 种类型。

1. 暴发性传染性单核细胞增多症伴病毒相关的噬血细胞性淋巴组织细胞增生症（VAHS）　VAHS 发生于 90% 的 FIM 男孩和近 1/2 的 XLP 患儿。总体来说大约占全部患者的 58%，是最为常见的类型。发生于 5~17 岁（平均年龄 2.5 岁），发作后平均生存时间为 32 天，大多数在 EBV 感染后 1 个月内死亡。表现为 $CD8^+T$ 细胞、EBV 感染的 B 细胞和巨噬细胞大量增生并在全身各脏器浸润，造成暴发性肝炎和骨髓增生不良。其他受累组织有脾广泛白质坏死、脑血管周围单核细胞浸润、轻型单核细胞心肌炎、轻型间质性肾炎、胸腺细胞缺乏和内皮细胞坏死。全身性大量吞噬了红细胞和核碎片的组织细胞浸润是 VAHS 的特点。大约 89% 的受感染男孩出现肝衰竭，81% 患者出现贫血，93% 的患者出现血小板功能不全。肝衰竭导致肝性脑病或中枢神经系统、胃肠道或肺出血是引起死亡的常见原因。

2. 异常丙种球蛋白血症　此型较为常见，在携带 *XLP* 基因的男性中发病率为占 31%，一般于 7~9 岁时发病。于 EBV 感染后，常有不同程度的低免疫球蛋白 G（IgG）血症，也可有免疫球蛋白 M（IgM）增高。淋巴组织（淋巴结、脾白质、胸腺、骨髓）可发生坏死、钙化和缺失。此类患者可通过静脉输注丙种球蛋白使症状得到改善。

3. 恶性淋巴瘤　在携带 *XLP* 基因的男性中有 30% 发现恶性淋巴瘤。患者常合并异常丙种球蛋白血症和 / 或 FIM，一般于 4~6 岁时起病。淋巴瘤总是发生于淋巴结以外部位，大约 75% 位于肠道回盲部，少部分侵犯中枢神经系统、肝脏和肾脏。大约 90% 为 B 细胞起源的，以 Burkitt 淋巴瘤为主，少数为 T 细胞起源的（约 6%）。

4. 再生障碍性贫血　约占 3%。少部分患儿在 EBV 感染后发展为单纯性再生障碍性贫血（全血细胞性贫血或纯红细胞再障），其发病机制尚不明确。

5. 血管和肺部淋巴瘤样肉芽肿　约占 3%。发展为淋巴样脉管炎而致动脉瘤或动脉壁扩张性损坏。可表现为肺部 T 细胞和中枢神经系统淋巴瘤样肉芽肿。淋巴细胞增殖主要为 $CD4^+T$ 细胞活化的结果，与 EBV 感染可能无关。

6. 并发症　暴发性传染性单核细胞增多症伴有病毒相关的噬血细胞性淋巴组织细胞增生症可造成暴发性肝炎、骨髓增生不良、脾广泛白质坏死、心肌炎、肾炎、肝功能衰竭等；丙种球蛋白异常型可致淋巴组织坏死、钙化和缺失；淋巴组织恶性肿瘤型可发生各种淋巴瘤；可发生再生障碍性贫血、动脉瘤或动脉壁扩张性损坏、肺部 T 细胞和中枢神经系统淋巴瘤样肉芽肿。

【辅助检查】

1. EBV 感染前的实验室检查　一般而言，本病在 EBV 感染前无任何实验室异常，仅部分患儿呈现不同程度的免疫球蛋白异常。此阶段确诊应依赖于主要致病基因——*SH2D1A* 基因突变分析。

2. EBV 感染后的实验室检查

（1）血液学改变：外周血和骨髓在 EBV 感染后的不同时期表现不同。

1）早期（1~2 周）：外周血白细胞增高，出现大量变异淋巴细胞，主要为活化的 T 细胞。骨髓髓系增生活跃，伴核左移。

2）中期：外周血全血象减少。骨髓淋巴样细胞广泛浸润，主要为活化的 T 细胞和浆细胞，伴有细胞坏死和组织细胞吞噬血细胞现象（VAHS）。

3）晚期：骨髓大量坏死，VAHS 表现更为突出。

（2）免疫学检查：EBV 感染的早期，外周血 T 细胞和 B 细胞数量正常，但部分患儿淋巴细胞增殖反应下降，多数患儿 $CD8^+T$ 细胞数量增多，$CD4^+/CD8^+T$ 细胞比率降低，低免疫球蛋白血症和抗体反应低下。

T 细胞分泌 γ 干扰素（IFN-γ）的能力下降，而合成 IL-2 的功能正常。NK 细胞功能在 EBV 感染前正常，感染时增高，而感染后降低。皮肤迟发反应呈阴性。

3. 病毒学检查　XLP 患者初次 EBV 感染的异常反应包括抗 EBV 核抗原（EBNA）抗体滴度下降或缺乏，抗 EBV 壳抗原（VCA）抗体滴度变化不一，PCR 技术检测 *EBV* 基因组或组织化学染色发现淋巴组织中存在 EBNA，可明确 EBV 感染（阳性率可达 100%）。

4. 其他实验室检查　FIM 急性期时，肝功能异常包括血清转氨酶、乳酸脱氢酶和胆红素升高。嗜异凝集反应阳性。

5. 影像学检查　应常规做 X 线检查、B 超检查、脑 CT 检查等，以了解心、肝、脾、肾、脑及肠（回盲区）的病变情况。

【诊断】

1. 确诊标准 2个或2个以上姨表关系的男性患者于EBV感染后表现为XLP的任何一种临床表型。

2. 疑诊标准

(1) 主要指标：男性患儿的基因分析证实存在XLP位点突变相关标记；或男性患儿于EBV感染后出现XLP临床症状。

(2) 次要指标：EBV感染前高IgA或IgM血症及低IgG_1或IgG_3；EBV感染后抗EBNA抗体出现弱或缺如；第二次与噬菌体ϕX174接触后不能发生IgM-IgG转换。

单个患者符合2项主要指标或1项主要指标和2项次要指标者，可确诊为XLP。

3. 可疑人群 任何与XLP患者有姨表关系的男性均为高危人群。

【鉴别诊断】XLP的临床表现复杂，应与下列疾病相鉴别。

1. 散发性致死性传染性单核细胞增生症(sporadic fatal infectious mononucleosis，SFIM) 大约3 000例IM患者中，有1例为致死性，发病年龄平均为5.5岁，而XLP患儿合并致死性IM的发病平均年龄为2.5岁。该病非X连锁遗传，故发病无性别差异。急性期过程与XLP合并IM相似，但不会发生低免疫球蛋白血症和淋巴瘤。

2. 非X连锁严重EBV感染综合征(non-X-linked syndrome with susceptibility to severe EBV infections) 该病少见，NK细胞活性下降和EBV感染发生前常有反复细菌性感染，其常染色体遗传方式有助于与XLP鉴别。

3. X连锁无丙种球蛋白血症(X-lingked agammaglobulinemia，XLA) 患儿外周血B细胞缺乏，各种免疫球蛋白均低下或缺如。抗体反应缺陷而致反复细菌性感染，但对EBV感染的敏感性并无增强。DNA分析发现*Btk*基因突变可确诊本病。

4. X连锁高IgM血症(X-linked hyper IgM syndrome，XHIM) 血清IgM正常或增高，其他免疫球蛋白类别均下降，反复发生细菌性或机会感染，但对EBV感染的敏感性未增高。基因分析可发现CD40配体基因突变。

5. Fas缺陷 为一少见疾病，由于*Fas*基因突变，使淋巴细胞大量增生，发生非恶性淋巴结病、肝脾大、高免疫球蛋白血症和自身免疫现象。外周血发现增多的$CD3^+CD4^-CD8^-$淋巴细胞。临床表现出现在婴儿期。

6. 普通变异型免疫缺陷病(common variable immunodeficiency，CVID) 血清部分或全部免疫球蛋白类别水平下降，抗体反应差，多数患者B细胞数正常，但不能分化为产生抗体的浆细胞。对EBV感染的敏感性不增高，也不是X连锁遗传，易于鉴别。

【治疗】

1. EBV感染前的预防性治疗 可定期注射富含EBV抗体的免疫球蛋白，以预防FIM的发生，但其效果并不可靠。不宜接种EBV疫苗，以防发生全身疫苗扩散。同种异体造血干细胞移植是唯一能治愈XLP的方法，但宜于15岁前进行。因此，早诊断、早期进行移植是改善患者预后的关键。

2. FIM的治疗 应用大剂量丙种球蛋白、抗病毒药物效果并不理想。近年来发现依托泊苷具有抑制巨噬细胞活性的作用，可用于VAHS和骨髓再生危象。环孢素已被成功地用于严重急性FIM/VAHS或XLP再障危象的治疗。

3. 低IgG血症的治疗 给予规范的IVIg替代治疗，以预防反复细菌和病毒性感染，但不能防止日后发生再生障碍性贫血和淋巴瘤。

【预后】XLP的病死率为75%，其中70%死于10岁前，只有少数存活到40岁左右。大部分XLP发展为FIM和VAHS。FIM/VAHS、淋巴组织增生异常、异常免疫球蛋白血症和再生障碍性贫血的存活率分别为4%、35%、55%和50%。

【预防】

1. 积极防治EBV感染 提倡母乳喂养，定期注射富含EBV抗体的免疫球蛋白，以预防FIM的发生，不宜接种EBV疫苗。

2. 孕妇保健 已知一些免疫缺陷病的发生与胚胎期发育不良密切相关。如果孕妇受到放射线照射、接受某些化学药物的治疗或发生病毒感染(特别是风疹病毒感染)等，则可损伤胎儿的免疫系统，特别是在孕早期，可使包括免疫系统在内的多系统受累。故加强孕妇保健特别是孕早期保健十分重要。孕妇应避免接受放射线，慎用一些化学药物，注射风疹疫苗等，尽可能防止病毒感染。还要使孕妇加强营养，及时治疗一些慢性病。

3. 遗传咨询及家族调查 虽然大多数疾病不能确定遗传方式，但对确定了遗传方式的疾病进行遗传咨询是很有价值的。如果成人有遗传性免疫缺陷病，将提供他们子女的发育危险性；如果一个小孩患有常染色体隐性遗传或性联免疫缺陷病，就要告知父母亲，他们下一胎孩子患病的可能性有多大。对于抗体或补体缺陷患者的直系家属应检查抗体和补体水平以确定家族患病方式。对于某些已能进行基因定位的疾病，如慢性肉芽肿病，患者父母、同胞兄妹及其子女均应做定位基因检测，如果发现有患者，同样应在该患者的家庭成员中进行检查，患者的子女应在出生开始就仔细观察有无疾病发生。

4. 产前诊断 某些免疫缺陷病能进行产前诊断，如培养的羊水细胞酶学检查可诊断腺苷脱氨酶缺乏症、核苷磷酸化酶缺乏症及某些联合免疫缺陷病；胎儿血细胞免疫学检测可诊断原发性慢性肉芽肿、X连锁无丙种球蛋白血症、严重联合免疫缺陷病，从而终止妊娠，防止患儿的出生。

专家点评

■ X连锁淋巴组织增生性疾病是一种相对少见的疾病，但早期准确诊断，及早给予特异性治疗和提供遗传咨询（产前诊断甚至宫内治疗）非常重要。

（戴云鹏）

参考文献

[1] SU S, CHEN X, LI J, et al. Kimura's disease with membranoproliferative glomerulonephritis: a case report with literature review. Ren Fail, 2019, 41 (1): 126-130.

[2] GOLDBLUM JOHN R, LAMPS LAURA W, MCKENNEY JESSE K, et al. Rosai and Ackerman's surgical pathology. 11th ed. Philadelphia: Elsevier, 2018.

[3] LI P, HUANG P, YANG Y, et al. Updated understanding of autoimmune lymphoproliferative syndrome (ALPS). Clin Rev Allergy Immunol, 2016, 50 (1): 55-63.

[4] SEBIRE, NEIL J. Diagnostic pediatric surgical pathology. Philadelphia: Elsevier, 2018.

[5] JOHN R, LAURA W, JESSE K, et al. Rosai and Ackerman's surgical pathology, 11th ed. Philadelphia: Elsevier, 2018.

[6] VAN RHEE F, MUNSHI NC. Castleman disease. Hematol Oncol Clin North Am, 2018, 32 (1): 13-14.

[7] ANDREA C, PERIER-MUZET M, DALLE S. Lymphomatoid papulosis. Ann Dermatol Venereol, 2018, 145 (1): 65-67.

[8] 李渊, 马翠玲, 王雷. 淋巴瘤样丘疹病分型和治疗的研究进展. 中国皮肤性病学杂志, 2017, 31 (5): 557-559.

[9] 蒋金秋, 唐茂芝, 安云飞, 等. 普通变异型免疫缺陷病研究进展. 儿科药学杂志, 2015 (7): 49-55.

[10] KATZ, BEN Z, MARC F, et al. Principles and practice of pediatric infectious diseases. 5th ed. Philadelphia: Elsevier, 2018.

第十章　原发性免疫缺陷病

第1节　概述

免疫缺陷病（immunodeficiency，ID）指因免疫细胞和免疫分子发生缺陷导致的免疫应答缺如或水平降低，导致机体抗感染免疫功能低下或免疫功能失调的一组临床综合征。免疫缺陷病可为遗传性，即由不同基因缺陷导致免疫系统功能损害的疾病，称为原发性免疫缺陷病（primary immunodeficiency disease，PID）。1940年以前已有数种PID被描述，包括Thorpe和Handley于1929年描述的皮肤黏膜念珠菌病（mucocutaneous candidiasis），1926年Syllaba和Henner描述的共济失调毛细血管扩张症（ataxia-telangiectasia）和1937年Wiskott描述湿疹-血小板减少-免疫缺陷综合征（Wiskott-Aldrich syndrome，WAS）。细胞免疫缺陷最初于1950年由Glanzmann和Riniker描述，1958年Hitzig则发现抗体缺陷和细胞免疫缺陷在一个患者同时存在，称为瑞士型无丙种球蛋白血症。1952年，Bruton报道了首例先天性无丙种球蛋白血症，从此免疫缺陷病这一名词才被广泛应用和受到重视。并将所有先天性因素所致的免疫缺陷病统称为原发性免疫缺陷病。

一、原发性免疫缺陷病的发病率和分类

1. 发病率　PID属罕见病，迄今已发现近200种，尚无基于人群的发病率资料。目前所获得的西方国家患病率主要以病例登记方式获得。如瑞士人口为700万时，报告病例为518例；挪威人口为445万时，报告病例数为372例，提示PID的患病率约为1/10 000活产婴。更近的流行病学研究显示，北美、欧洲多国有明显症状的PID总体患病率可达1/2 000活产婴，可能与筛查、诊断手段不断提高有关。就个别综合征而言，发病率不尽相同，大约为1/（10 000~100 000）。我国香港在9年内（600万人口）发现99例不同类型PID，表明我国人群中该病并不少见。若按PID总发病率1/10 000计，我国每年近2 000万新生儿中，将会增加新的病例2 000例。

各种免疫缺陷的相对发生率：单纯免疫球蛋白或抗体为主的缺陷占65%；细胞免疫缺陷占5%；联合免疫缺陷（同时具有明显T细胞和B细胞缺陷）占10%；吞噬细胞和/或中性粒细胞缺陷占10%；而补体缺陷占5%，固有免疫缺陷<1%。因T辅助细胞功能低下，不能提供辅助B细胞合成分泌免疫球蛋白的信息，可能发生不同程度的抗体生成减少。因此，在全部原发性免疫缺陷病中，约80%存在不同程度免疫球蛋白和/或抗体缺陷。

2. 分类　1970年，Fudenberg、Good、Hitzig、Kunkel、Roitt、Rosen、Rowe、Seligmann和Soothill等PID专科医生和研究者们在世界卫生组织主持下进行了首次PID分类，首次讨论了能否将PID分为T细胞和B细胞缺陷，当时的分类表仅纳入16种疾病。此后，几乎每两年召开一次PID分类会议，直至后来在国际免疫学会联盟（IUIS）会议框架内召开。而今，随着高通量测序技术的广泛应用，每年都有数量不菲的新PID病种被发现（图2-10-1）。2017年召开了最近的一次PID分类会议。由于部分PID以早发、严重免疫调节失衡为主要表现，如过敏、失控炎症和自身免疫，已经超越了免疫功能缺陷导致感染的临床综合征，因此新版分类建议将PID更名为免疫出生错误（inborn errors of immunity）。PID分为联合免疫缺陷病（combined immunodeficiency disease，CID）、具有综合征特点的联合免疫缺陷（combined immunodeficiencies with associated or syndromic features）、抗体为主的缺陷（predominantly antibody deficiencies）、免疫调节失衡疾病（diseases of immune dysregulation）、吞噬细胞数量或功能先天缺陷（congenital defects of phagocyte number or function）、固有免疫缺陷（defects in intrinsic and innate immunity）、

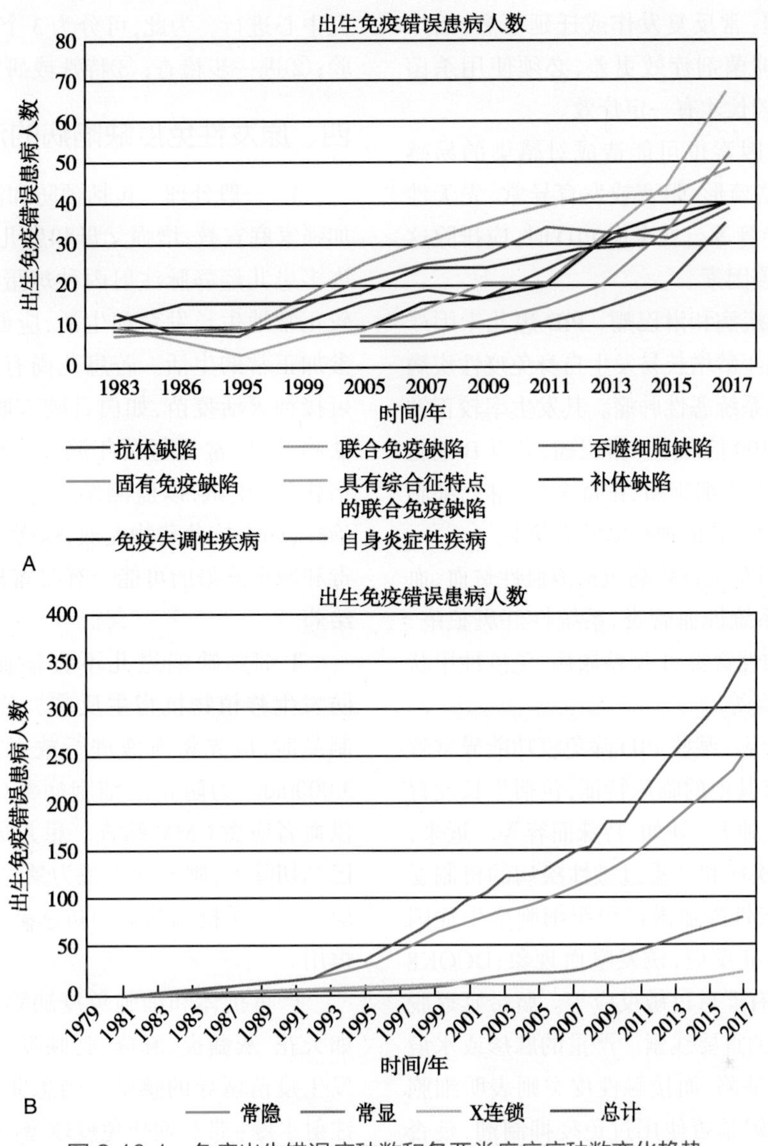

图 2-10-1　免疫出生错误病种数和各亚类疾病病种数变化趋势

自身炎症性疾病(autoinflammatory disorders)、补体缺陷(complement deficiencies)和免疫出生错误的拟表型(phenocopies of inborn errors of immunity)九大类。假设人类基因组中有 20 000 个编码基因,免疫出生错误则与 1.7% 的人类编码基因相关,目前已有 330 种特异性疾病,320 种单基因缺陷,312 种不同的基因(9 个基因同时具有功能缺失性和功能获得性突变,补体 C4 缺陷包含 C4a 和 C4b 缺陷)。

二、原发性免疫缺陷病的共同临床表现

PID 的临床表现由于病因不同而极为复杂,但其共同的表现非常相似,即反复感染、易患肿瘤和自身免疫性疾病。

1. 反复和慢性感染　免疫缺陷最常见的表现是感染,表现为反复、严重、持久的感染。不常见和致病力低下的细菌常为致病的病原。许多患儿常需要持续使用抗菌药物以预防感染的发生。

(1)感染的部位:以呼吸道最常见,如复发性或慢性中耳炎、鼻窦炎、结合膜炎、支气管炎或肺炎。其次为胃肠道,如慢性肠炎。皮肤感染可为脓疖、脓肿或肉芽肿。其他部位感染如脑膜炎和骨关节感染。也可为全身性感染,如败血症、脓毒血症。

(2)感染的病原体:一般而言,抗体缺陷时易发生化脓性感染。T 细胞缺陷时则易发生病毒、结核分枝杆菌和沙门菌属等细胞内病原体感染;也易发生霉菌和原虫感染。补体成分缺陷好发生奈瑟菌属感染。中性粒细胞功能缺陷时的病原体常为金黄色葡萄球菌。病原体的毒力可能并不很强,常呈机会感染。

(3)感染的过程:常反复发作或迁延不愈,治疗效果欠佳,尤其是抑菌剂疗效更差,必须使用杀菌剂,剂量偏大,疗程较长才有一定疗效。

一些非免疫性因素也可能造成对感染的易感性,如呼吸道或尿路畸形、阻塞或发育异常、先天性功能异常、侵入性导管等。在考虑PID时,应排除这些易患感染的非免疫因素。

2. 自身免疫性疾病和淋巴瘤 PID患儿未因严重感染而致死者,随年龄增长易发生自身免疫性疾病和肿瘤,尤其是淋巴系统恶性肿瘤。其发生率较正常人群高数十倍乃至100倍以上。淋巴瘤,尤以B细胞淋巴瘤(50%)最常见,T细胞瘤、霍奇金病、淋巴细胞性白血病、腺癌、鳞癌和其他肿瘤也可能发生。

PID伴发的自身免疫性疾病包括溶血性贫血、血小板减少性紫癜、系统性血管炎、系统性红斑狼疮、皮肌炎、免疫复合物性肾炎、1型糖尿病、免疫性甲状腺功能减退和关节炎等。

3. 其他临床表现 某些PID除免疫功能异常致反复感染外,尚可有其他的临床特征,包括生长发育延迟或停滞、淋巴结肿大/缺如、特殊面容等。近来,PID伴发剧烈炎性疾病和严重过敏性疾病的机制受到高度关注,如家族性噬血淋巴组织细胞增生症因细胞毒缺陷导致炎症反应,诱发噬血现象;DCOK8免疫缺陷综合征伴有严重过敏反应等。脐带延迟脱落是黏附分子缺陷的重要线索。严重的麻疹或水痘病程提示细胞免疫缺陷,而接触性皮炎则表明细胞免疫功能完善。了解是否使用过免疫抑制剂,是否做过扁桃体切除、脾切除或淋巴结切除术,是否进行放射治疗,以便排除由此引起的继发性免疫缺陷病。了解有无输血或血制品史,有无不良反应如移植物抗宿主反应(graft versus host reaction,GVHR),则是提示严重联合免疫缺陷病(severe combined immunodeficiency,SCID)的重要线索。如发生疫苗感染,常提示PID。一旦发现家族中有明确早年夭折、可疑为PID的特殊表现,应进行家谱调查。PID先证者也可能是基因突变的开始者,从而家族中无类似患者。

三、原发性免疫缺陷病的实验室检查

反复不明原因的感染发作和阳性家族史提示PID的可能性,但确诊该病必须有相应的实验室检查依据,明确免疫缺陷的性质。免疫网络极为复杂,测定全部免疫功能几乎是不可能的。一些实验技术需在研究中心进行。为此,可分为3个层次进行:①初筛试验;②进一步检查;③特殊或研究性实验(表2-10-1)。

四、原发性免疫缺陷病的治疗

1. 一般处理 包括预防和治疗感染,注重营养,加强家庭宣教,增强父母和患儿对抗疾病的信心等。许多患儿经静脉注射丙种球蛋白或其他治疗后,能较正常地生长发育和生活,应鼓励这些患儿尽可能参加正常的生活。若患儿尚有一定抗体合成能力,可接种灭活疫苗,如白百破三联疫苗。除细胞免疫缺陷外,应常规每两年测一次结核菌素(或纯蛋白衍化物)皮试,以监测结核感染。若有感染应及时治疗,如果抗菌药物无效,应考虑霉菌、分枝杆菌、病毒和原虫感染的可能。有时需长期抗菌药物预防性给药。

T细胞缺陷患儿不宜输血或新鲜血制品,以防发生移植物抗宿主反应。若必须输血或新鲜血制品时,应先将血液进行放射照射,剂量为2 000~3 000rad。为防止巨细胞病毒(CMV)血源性感染,供血者应做CMV筛查。患儿最好不做扁桃体和淋巴结切除术,脾切除术视为禁忌。必须做脾切除者,应长期给予抗菌药物预防感染。糖皮质激素类也应慎用。

严重抗体和细胞免疫缺陷的患者,禁用活疫菌如天花、灰髓炎、麻疹、腮腺炎、风疹和结核等,以防发生疫苗诱导的感染。当患儿接触水痘患者后,应注射水痘-带状疱疹免疫球蛋白(VZIG)或用无环鸟苷预防。

肺孢子菌肺炎(pneumocystis carinii pneumonia,PCP)是细胞免疫缺陷病和HIV感染的重要并发症,当$CD4^+$细胞计数1岁内婴儿<1 500/ml,1~2岁<750/ml,2~5岁<500/ml,年长儿<200/ml,或任何年龄组CD4细胞<25%总淋巴细胞时应进行感染的预防。

当同胞中已确定为联合免疫缺陷者,新生儿期应进行免疫学筛查。家庭中已发现免疫缺陷患者,应接受遗传学咨询,妊娠期应做产前筛查,必要时终止妊娠。

2. 替代治疗 即"缺什么、补什么"的治疗原则,可暂时性缓解其临床症状。大约80%以上的原发性免疫缺陷病伴有不同程度的低或无IgG血症。因此,替代治疗最主要是补充IgG。其他替代疗法包括特异性免疫血清,输注白细胞、细胞因子(转移因子、胸腺素等)。

表 2-10-1　免疫缺陷病的实验室检查

初筛试验	进一步检查	特殊 / 研究性试验
B 细胞缺陷		
IgG、IgM、IgA 水平 同族凝集素 嗜异凝集素 抗链球菌溶血素 O 抗体 分泌型 IgA 水平	B 细胞计数（CD19 或 CD20） IgG 亚类水平 IgE 水平 抗体反应（破伤风、白喉、风疹、流感杆菌疫苗） 抗体反应（伤寒、肺炎球菌疫苗） 侧位 X 线片咽部腺样体影	进一步 B 细胞表型分析 淋巴结活检 抗体反应（ΦX174、KLH） 体内 Ig 半衰期 体外 Ig 合成 B 细胞活化增殖功能 基因突变分析
T 细胞缺陷		
外周淋巴细胞计数及形态 胸部 X 线检查胸腺影 迟发皮肤过敏试验（腮腺炎、念珠菌、破伤风类毒素、毛霉菌素、结核菌素或纯衍生物）	T 细胞亚群计数（CD3、CD4、CD8） 丝裂原增殖反应或混合淋巴细胞培养，HLA 配型 染色体分析	进一步 T 细胞表型分析 细胞因子及其受体测定（如 IL-2、IFN-γ、TNF-α） 细胞毒细胞功能（NK 细胞、CTL、抗体依赖性细胞介导的细胞毒作用） 酶测定：腺苷脱氢酶、嘌呤核苷磷酸化酶 胸腺素测定，细胞活化增殖功能，皮肤、胸腺活检，基因突变分析
吞噬细胞		
白细胞计数及形态学 NBT 试验 IgE 水平	化学发光试验 白细胞动力观察 特殊形态学，移动和趋化性 吞噬功能测定 杀菌功能测定	黏附分子测定（CD11b/CD18，选择素配体） 变形性、黏附和凝集功能测定 氧化代谢功能测定 酶测定（MPO、G-6-PD、NADPH 氧化酶） 基因突变分析
补体缺陷		
CH50 活性 补体 C3 水平 补体 C4 水平	调理素测定 各补体成分测定 补体活化成分测定（C3a、C4a、C4d、C5a）	补体旁路测定 补体功能测定（趋化因子、免疫黏附） 同种异体分析 补体体内存活时间

（1）静脉注射丙种球蛋白（IVIg）：仅限于低 IgG 血症，一般剂量为每月静脉注射 IVIg 400~600mg/kg，注射后血清 IgG 呈现峰值，于第 2 次注射前下降至谷值。连续注射后，无论峰值还是谷值均逐月上升，至 6 个月达到稳定平台。若给予大剂量 IVIg 400~600mg/kg，则血清 IgG 谷值也能达正常水平（>6g/L）。治疗剂量应个体化，以能控制感染，使患儿症状缓解，获得正常生长发育为尺度。

IVIg 的不良反应发生率低于 2%，常出现于注射开始的头 30 分钟内，包括背痛、腹痛、头痛、寒战、发热和恶心。上述不良反应在减慢滴注速率后多能消失。有过敏史者，于注射前先给予阿司匹林或苯海拉明以预防不良反应的发生。极个别病例发生血压下降、呼吸困难等生命危象，应给予肾上腺素和糖皮质激素，并停止 IVIg 滴注。使用丙肝病毒污染的 IVIg 制剂发生丙型肝炎的可能性应给予重视。

(2)高效价免疫血清球蛋白：高效价免疫血清球蛋白(special immune serum globulins，SIG)是从免疫接种或自然感染的供体的血清中收集来的抗原特异性免疫血清，含有高效价特异性抗体。现正式用于临床的有水痘 - 带状疱疹、狂犬病、破伤风和乙肝 SIG。其他正在临床验证的高价血清包括抗 B 组链球菌、铜绿假单胞菌、细菌多糖、呼吸道合胞病毒和 HIV 的血清。SIG 用于严重感染的治疗，也用于预防。

(3)血浆：血浆中除有 IgG 外，尚含有 IgM、IgA、补体和其他免疫活性成分，可用于治疗免疫缺陷病，剂量为 20ml/kg，必要时可加大剂量。大剂量静脉滴注时可有唇部针刺感和麻木感，一般并不严重，不必停用。血浆供体应做严格生物学污染过筛试验，以避免 CMV、HIV 和肝炎病毒血源性传染。

(4)输注白细胞：用于吞噬细胞缺陷患者伴严重感染时，分离的白细胞应先进行放射处理，以抑制其中可能存在的 T 细胞。新鲜白细胞必须在 3~4 小时内静脉注入患者体内，并需要反复数次。由于白细胞在体内存活时间太短以及反复使用会发生不良免疫反应，故仅用于严重感染时，而不作持续常规替代治疗。

(5)细胞因子治疗：①胸腺素类包括胸腺五肽(TPS)对胸腺发育不全、湿疹 - 血小板减少 - 免疫缺陷综合征有一定疗效；②转移因子改善细胞免疫缺陷的临床症状尚未得到肯定；③其他细胞因子，如 IFN-γ 治疗慢性肉芽肿病、高 IgE 血症、糖原累积症Ⅰ型和不全性 IFN-γ 受体缺陷病。粒细胞集落刺激因子(G-CSF)治疗中性粒细胞减少症。IL-2 治疗严重联合免疫缺陷病和选择性 IL-2 缺陷病。

(6)酶替代治疗：腺苷脱氨酶(adenosine deaminase，ADA)缺陷者，可输注红细胞(其中富含 ADA)，使部分患者可获得临床改善。牛 ADA 多聚乙二烯糖结合物(PEG-ADA)肌内注射的效果优于红细胞输注，可纠正 ADA 缺陷所致的代谢紊乱。PEG-ADA 在 1986 年首次用于治疗 ADA-SCID，迄今为止，全球已有超过 150 人接受治疗。患者可很好耐受，可修复免疫系统至防护水平，但长期随访提示免疫系统的恢复仍不完全。因此，PEG-ADA 目前的定位是其他治疗方案的辅助治疗。外源性 PEG-ADA 用于治疗 ADA-SCID 的原理主要是：①直接转换血浆内积累的 ADA 底物；②通过扩散间接减少细胞内的有毒代谢产物。

3. 免疫重建　免疫重建(immune reconstitution)是采用正常细胞或基因片段植入患者体内，使之发挥其功能，以持久纠正缺陷。免疫重建的方法有胸腺组织移植、干细胞移植和基因治疗。

(1)胸腺组织移植：①胎儿胸腺组织移植。将 16 周以内的胚胎胸腺植于腹膜下或皮下用于治疗细胞免疫缺陷病，尤其是胸腺发育不全症。胎儿胸腺组织来之不易，使胸腺移植的使用受到很大限制。②培养的胸腺上皮细胞移植。体外胸腺组织培养数周后淋巴细胞死亡，而胸腺上皮细胞则生长良好。将此培养物移植于腹内或肌肉内。约 1/10 接受胸腺移植的患者发生淋巴瘤，目前已较少使用此方法。

(2)造血干细胞移植(hematopoietic stem cell transplantation，HSCT)：包括骨髓、外周血和脐血来源的 HSCT。自 1968 年首次采用 HSCT 成功治疗 SCID 来，全球已有数千例 PID 患儿接受了骨髓移植，并成为多种 PID 的唯一根治手段。

根据供者情况不同，HSCT 分为同种异体同型合子 HSCT、同种异体半合子 HSCT(常为家庭成员父母或兄弟)、无关供体 HSCT(matched unrelated marrow donor，MUD)和宫内 HSCT。近年来，预处理方案的改进和支持治疗、移植并发症处理技术等使 HSCT 治疗 PID 的远期疗效得到明显提高。

(3)基因治疗(gene therapy)：将正常的目的基因片段整合到患者干细胞基因组内(基因转化)使其能在患者体内复制而持续存在。理论上讲，凡骨髓移植成功的疾病均是基因治疗的指针。逆转录病毒和慢病毒是截至目前最常用的病毒转染载体。分离脐血、外周血或骨髓中的 $CD34^+$ 细胞，体外在生长因子和辅助细胞存在下，使其扩增又不进行分化(即保持 $CD34^+$ 细胞的原始特征)。在体外，$CD34^+$ 与带有目的基因的载体病毒培养，使 $CD34^+$ 细胞被目的基因转化。将目的基因转化的 $CD34^+$ 细胞静脉输入患者体内。自 1990 年治疗第一例基因治疗 ADA-SCID 患儿以来，已取得一定成效，但既往由于病毒载体本身可能导致 T 细胞白血病，应用受到极大限制。最近几年来，随着新一代自身灭活载体的不断发展，白血病发生风险及基因治疗安全性得到大幅度提高，称为“二代”基因治疗。

专家点评

- 作为研究人体免疫系统运行机制的模式疾病，PID 的遗传机制和病理机制将是今后数十年免疫学界研究的持续热点。

- 我国PID公共卫生数据尚不完整，亟需高质量临床研究提供PID发病率、病死率、疾病负担等关键数据。
- PID精准治疗手段，如基因修饰和基因编辑治疗、大分子和小分子抑制剂靶向治疗等，将可能成为挽救生命的重要手段。

（赵晓东）

参考文献

[1] PICARD C, BOBBY GASPAR H, AL-HERZ W, et al. International Union of Immunological Societies: 2017 Primary Immunodeficiency Diseases Committee Report on inborn errors of immunity. J Clin Immunol, 2018, 38 (1): 96-128.

[2] DING Y, ZHOU L, XIA Y, et al. Reference values for peripheral blood lymphocyte subsets of healthy children in China. J Allergy Clin Immunol, 2018, 142 (3): 970-973.

第2节 先天性无丙种球蛋白血症

先天性无丙种球蛋白血症（congenital agammaglobulinemia）是一组罕见的原发性免疫缺陷病。其中X连锁无丙种球蛋白血症（X-linked agammaglobulinemia，XLA）占约80%~90%，为Bruton酪氨酸激酶（Bruton's tyrosine kinase，BTK）基因突变所致。先天性无丙种球蛋白血症的临床特征为血清丙种球蛋白水平明显低下、早发、反复、严重的细菌感染，尤其是窦肺感染病导致结构破坏。随着分子医学的进展及基因诊断在我国的广泛应用，越来越多的XLA和其他基因突变导致的先天性无丙种球蛋白患儿确诊。1952年，Bruton首先报道本病，故又称为Bruton病。XLA在人群中发病率为(2~3)/1 000 000（英国），我国XLA的发病率还不清楚。

【发病机制】 *Btk*基因位于Xq21.3~22，长度为37kb，包括19个外显子，编码的蛋白产物属于胞质酪氨酸激酶家族（BTK），该蛋白包含PH、TH、SH2、SH3和TK等5个功能区。BTK蛋白是B细胞发育成熟过程中的重要信号蛋白，B细胞通过B细胞受体（BCR）和其他共刺激分子如IL-5受体、IL-10受体、IL-6受体、CD38和CD40等接受抗原信息，BTK的Src激酶家族（Lyn、Fyn、Blk、Hck）与BCR铰连而被活化，并进一步活化Syk，导致Igα和Igβ成分的免疫受体酪氨酸为主的活化主序和相关受体的磷酸化。已知PLCγ磷酸化和活化所致的钙内流依赖于BTK。近来研究发现BTK在Toll样受体（Toll-like receptor，TLR）信号通路中也发挥重要作用。BTK分子缺陷导致B细胞系列发育和功能障碍，从而导致免疫球蛋白缺乏和特异性抗体产生障碍。患儿$SmIg^+$的循环B细胞减少，腺样体、扁桃体和外周淋巴结均发育不良，即使经反复接种抗原物质后局部淋巴结仍无生发中心。在淋巴结和骨髓中不见浆细胞，骨髓中有正常数量的前B细胞，但成熟B细胞缺乏。

XLA患儿的*Btk*基因突变形式为错义、无义、缺失、插入突变、拼接错误、完全缺失、框架缺失等。BTK缺陷引起的B细胞缺乏，除使Ig产生障碍外，B细胞的其他功能也缺失，包括抗原递呈，释放免疫调节细胞因子（IFN-γ、IL-6、IL-10），影响调节性T细胞（Treg细胞）数量和功能等。BTK也在单核细胞、中性粒细胞表达，通过TLR途径调控免疫和炎症反应；缺乏BTK的中性粒细胞更容易凋亡；BTK也参与NK细胞、树突状细胞活化过程。

【临床表现】 XLA仅见于男孩，约有半数患儿有阳性家族史。由于母体IgG可通过胎盘进入胎儿血液循环，故患儿一般在出生后数月内可不出现任何症状。随着母体IgG的不断分解代谢而逐渐减少，患儿多于4~6月龄以后起病。

1. 细菌性感染 XLA患儿最突出的临床表现是反复严重的细菌性感染，尤以有荚膜的化脓性细菌，如肺炎链球菌、嗜血流感杆菌、金黄色葡萄球菌和假单胞菌属感染最为常见。最常见表现的为鼻窦炎、肺炎、中耳炎、疖、脑膜炎和败血症等，慢性下呼吸道感染可导致支气管扩张和肺脓肿等。对革兰氏阴性杆菌如致病性大肠埃希菌、铜绿假单胞菌、变形杆菌、沙雷菌等也明显易感，发生各种急慢性肠道感染、消化不良、腹泻等。若不合并中性粒细胞低下，则很少发生慢性霉菌感染，罕见肺孢子菌肺炎。

2. 病毒性感染 XLA患儿T细胞功能基本正常，可去除真菌和多数病毒，对一些常见的病毒感染如水痘、带状疱疹和麻疹的易感性不比正常儿童高，但对某些肠道病毒，如埃可病毒11型、柯萨奇病毒的抵抗能力甚差，这些病毒所致的感染可能威胁生命；少数患者尚可发生埃可病毒所致的皮肌炎样综合征及慢性脑膜脑炎。XLA患儿口服脊髓灰质炎活疫苗可引起患儿肢体瘫痪，还可能长期带毒、排毒，并出现变异毒株，因此，许多国家用灭活脊髓灰质炎疫苗以减少此风险。

3. 其他表现 约35% XLA患者有胃肠道并发症，包括反复胃肠道感染及炎性肠病。XLA患儿可发生过敏性、风湿性和自身免疫性疾病，包括自身免疫性溶血性贫血、关节炎、免疫性中性粒细胞减少、脱发、蛋白质丢失性肠病、吸收不良综合征和淀粉样变性；常合并关节炎，受累关节多属较大的关节，可能为细菌、病毒或支原体直接感染关节，或为感染后变态反应所致，易被误诊为幼年型特发性关节炎。IVIg治疗可使关节炎症状得到控制。1.5%~6%的XLA患者可能发生淋巴增生性疾病。

4. 体格检查 反复感染引起慢性消耗性体质，苍白、贫血、精神萎靡。扁桃体和腺样体很小或缺如，浅表淋巴结及脾脏均不能触及，鼻咽部侧位X线检查可见腺样体阴影缺乏或变小。

【辅助检查】

1. 常规检查 血清免疫球蛋白（包括IgG、IgA、IgM和IgE）明显下降和外周血缺乏成熟B细胞是该病的主要实验室特征。

(1) 患儿血清免疫球蛋白总量一般不超过2.0~2.5g/L；IgG低于1.0g/L，IgM和IgA微量或测不出，分析结果时注意了解检查前是否输注过丙种球蛋白以及输注量。

(2) B细胞数量和功能：外周血白细胞总数可在正常范围，淋巴细胞数量正常或轻度下降，成熟B细胞（$CD19^+$、$CD20^+$、膜表面Ig^+）缺如。骨髓B细胞和浆细胞缺如，可见少量前B细胞。新生儿和出生3~4个月婴儿因获得母体IgG，而且此时自身产生的IgM和IgA也呈生理性低下，故6个月内不宜用免疫球蛋白和抗体反应来判断是否为XLA。但正常新生儿外周血B淋巴细胞数量正常，而XLA患儿外周血B细胞缺乏（低于2%），以此可助诊断。

XLA患儿同族红细胞凝集素（抗A及抗B血型抗体）缺如，即使多次注射白喉类毒素，锡克试验也不能转为阴性。接种破伤风、百日咳菌苗后的抗体应答反应，以及对噬菌体ΦX174的清除和抗体形成能力都显著低下或缺如，用ΦX174进行应答试验对该病的早期诊断具有重要意义。

2. 基因检查及解读 本病的缺陷基因在X染色体的长臂，是由编码BTK的基因突变所致。采用一代或二代测序技术，对*Btk*基因进行测序分析发现突变，有助于该病诊断。目前国内外已可以分析*Btk*基因，对XLA进行基因诊断。国内的XLA患者*Btk*基因突变包括点突变、片段缺失和插入重复序列等不同突变类型，其中BTK激酶区发生突变的比例最高。对于大片段缺失及*Btk*基因缺失的诊断依赖于二代测序技术，但部分拼接点错误患者用DNA测序不能发现异常，需用cDNA测序确定是否有拼接错误产生的异常拼接产物。

【诊断】

1. 诊断标准 男性患儿，自4~6个月起反复严重细菌性感染，血清免疫球蛋白显著低下，成熟B细胞缺乏，基因分析发现*Btk*基因突变，可作出XLA诊断。近年在新生儿微量血（足跟血纸片）中，用了PCR分析KRECs（kappa-deleting recombination excision circles）进行XLA的新生儿筛查，大大提前了XLA的诊断时间，在患儿出现症状前给予预防性替代用丙种球蛋白。

2. 突变基因携带者检测及其产前诊断 具有阳性家族史的女性需检测其突变基因携带情况，已明确为XLA携带者的女性妊娠时应进行产前检查，以明确胎儿是否罹患XLA。检查绒毛或羊水细胞染色体判断其性别；分析绒毛或羊水细胞DNA或cDNA中*Btk*基因序列，或脐带血检测B细胞数量，确诊胎儿是否为XLA患者。

【鉴别诊断】XLA应与其他原因引起的低丙种球蛋白血症相鉴别。

1. 婴儿暂时性丙种球蛋白缺乏症 本病血清总Ig水平不低于3.0g/L；IgG不低于2.0/L，一般于生后18~30个月时自然恢复正常，B细胞数量正常，故能与XLA相鉴别。

2. 严重联合免疫缺陷病 发病年龄较XLA更早，多于出生后不久即开始发病，病情严重，外周血T细胞和B细胞数量均显著减低，三种Ig均甚低或检测不到。T细胞功能发生严重缺陷，全身淋巴组织发育不良，胸腺甚小，且缺乏胸腺小体。预后较XLA更差。

3. X连锁高IgM血症 较XLA发病更早，病情更重，IgG、IgA较XLA更低，IgM可增高或正常，外周血T细胞和B细胞数量均正常，浅表淋巴结及肝脾大，预后较XLA更差。

4. 慢性吸收不良综合征和重度营养不良 患儿同时存在血浆低球蛋白血症和低白蛋白血症，而低免疫球蛋白血症的程度较轻，达不到XLA的程度，故较易相互区别。

5. 非X连锁无丙种球蛋白血症 有XLA类似的临床表现，所有类别免疫球蛋白均降低，B细胞缺乏，多数为常染色体隐性遗传，包括μ重链缺陷、λ5缺陷、Igα缺陷、Igβ缺陷、BLNK缺陷、PI3KR1缺陷，仅E47转录因子缺陷为常染色体显性遗传。这些抗体缺陷病的快速诊断多依靠二代测序方法。

【治疗】目前先天性无丙种球蛋白血症患者的治疗主要用丙种球蛋白替代治疗，其目的是减少感染率及后续发生严重并发症的风险，维持与健康人一样的生活质量。尽早开始丙种球蛋白的替代疗法，能预防全身感染、改善预后及生存质量。对于已有感染患者静脉注射丙种球蛋白（IVIg）可控制大多数XLA患儿的感染症状，全身状况迅速改善，伴发病症如关节疼痛、吸收不良和贫血等也明显缓解。IVIg治疗对预防和治疗肠道病毒感染，如预防急性或慢性柯萨奇病毒和埃可病毒感染尤为重要。

使用IVIg治疗先天性无丙种球蛋白血症的总原则是：早用比晚用效果好；较大剂量比小剂量好。如果IVIg治疗开始太晚，感染所致的器质性损害将是不可逆的。大剂量（0.4g/kg，每3~4周一次）明显优于小剂量（0.2g/kg，每3~4周一次）疗法；一般起始剂量为0.4~0.8g/kg，每3~4周一次，使IgG谷值水平（输注IVIg前的IgG水平）至少在5~6g/L，如IgG谷值水平达到8g/L，则能更好地预防感染。现在推荐IgG水平目标谷值应个体化，达到很好预防感染，减少个体肺功能损害的目的。常用IVIg的浓度为5%。少数病例IVIg治疗效果很不理想，其原因可能是治疗太晚、剂量不足、IVIg不能替代IgM，IgA及分泌型IgA和IVIg的抗体谱有限。IVIg的副作用包括寒战、发热、背痛、头痛等全身反应，以及血栓形成、过敏、溶血等。IVIg费用昂贵，多需在医院输注。

近年出现的皮下注射免疫球蛋白（SCIG），推荐剂量为0.1~0.15g/(kg·周)，有更少的全身副作用，主要有注射部位疼痛和感染的副作用。具有IgG水平相对稳定（较IVIg波动小）、可在家中使用、多部位频繁注射等优点，与IVIg一样，可有效预防PID感染。常用SCIG的浓度为16%。费用较IVIg低廉，以家庭治疗为主。目前美国、欧洲部分国家多推荐用SCIG，而我国暂时缺乏SCIG制剂。

由于尚无有效的替代IgM和黏膜表面分泌型IgA的疗法，故尽管上述治疗可使大多数患儿可进入成年期，但仍有不少患者发生反复呼吸道感染和支气管扩张，甚至发生其他终末器官受损（包括肺功能不全）；对这些患者需给予间歇的或长期持续的抗生素治疗。随着新生儿筛查的开展，可在无症状前诊断和预防性治疗XLA，减少后期并发症。

目前XLA的治疗并没有尝试纠正或替代因BTK缺陷引起的B细胞产生免疫球蛋白以外的其他功能的缺失［抗原呈递，释放免疫调节细胞因子（IFN-γ、IL-6、IL-10），调节T细胞、树突状细胞等功能］，包括BTK缺陷在单核细胞、中性粒细胞、NK细胞中的影响。造血干细胞移植（HSCT）治疗XLA由于存在GVHD风险及移植相关的死亡没常规开展，但随着抗排斥反应制剂增加及移植技术的提高，近年国内外已有HSCT成功治愈XLA的报道。

随着分子生物学技术的快速发展，基因治疗从改进病毒载体到基因编辑技术的开展，如CRISPR-Cas9的应用，使基因治疗更有效、更安全。目前在鼠模型进行XLA基因治疗，及基因治疗在其他PID（如慢性肉芽肿病、JAK3突变的SCID）的临床研究，有望将基因治疗用于XLA患者，纠正XLA患者的B细胞缺陷及B细胞以外的免疫细胞缺陷。

除IVIg替代性治疗外，尚需各种支持疗法，包括营养、生活及卫生条件的改善，预防感染的发生，适当的体育锻炼，良好心理状态的维护，对各种并发症的预防和治疗等。

【预后】近年XLA的存活率大大提高，多数患者希望活到成年，现在XLA每年死亡率大约1%，而过去为17%~25%。这反映了侵袭性、威胁生命的感染，随着更及时的诊断及IVIg和SCIG替代治疗的应用而显著减少。另外，慢性肠道病毒感染率（在XLA常常是致命性的）也变得非常罕见。但由于IgA、IgM在窦肺道等黏膜表面保护方面起主要作用，缺乏适当替代，推测患者将发生反复窦肺感染（顽固且需要手术治疗）。

凡未接受正规IVIg治疗者，大约50%以上伴发慢性肺部感染，且常有阻塞性肺部疾病或肺源性心脏病。伴发慢性播散性肠道病毒感染者也不少见。另有约2%的病例因伴发淋巴网状组织恶性肿瘤而死亡。

【未来展望】

1. 先天性无丙种球蛋白血症新型替代治疗 采用皮下注射免疫球蛋白等新型替代治疗，提高患者依从性和替代治疗远期效果。

2. 基因治疗 基于造血干细胞或诱导干细胞的

基因治疗或基因编辑治疗，将可能是有效的根治治疗手段。

诊治要点

- XLA 为男性患病，常染色体无丙种球蛋白血症男女均可患病。
- 生命早期(4~6 月龄常见)出现反复呼吸道细菌感染，病久伴有支气管扩张、杵状指、关节炎症、生长发育障碍。
- 血清免疫球蛋白水平全面降低，外周血 B 淋巴细胞相对计数极度下降或缺如。
- 遗传学诊断为确诊依据，发现致病性 *Btk* 基因突变可确诊 XLA。
- 终生静脉注射免疫球蛋白替代治疗为目前最佳治疗方案，治疗方案应个体化。

(赵晓东)

参考文献

[1] QIN X, JIANG LP, TANG XM, et al. Clinical features and mutation analysis of X-linked agammaglobulinemia in 20 Chinese patients. World J Pediatr, 2013, 9 (3): 273-277.

[2] LUK ADW, NI K, WU Y, et al. Type Ⅰ and Ⅲ interferon productions are impaired in X-linked agammaglobulinemia patients toward poliovirus but not influenza virus. Front Immunol, 2018, 9: 1826.

第 3 节 严重联合免疫缺陷病

联合免疫缺陷病(combined immunodeficiency disease，CID)是一组以 T/B 细胞缺陷为主，同时伴有不同程度其他细胞缺陷的异质性疾病，目前发现至少 16 种不同基因突变可导致该病。国外流行病学研究显示，CID 患病率约为 1/(50 000~100 000)活产婴。CID 中最为严重的类型为严重联合免疫缺陷病(severe combined immunodeficiency，SCID)，常常引起 T 细胞数量显著降低，B 细胞和 NK 细胞不同程度降低。临床常表现为生后 2~5 个月内出现生长发育停滞、持续性腹泻、明显细菌感染、鹅口疮、肺孢子菌肺炎和播散性卡介苗感染等。如不经早期诊断、严格隔离、防治感染、造血干细胞移植或基因治疗，绝大部分患者于 2 岁内死亡。依据 2015 年国际免疫学会联合会(International Union of Immunological Societies，IUIS)发表 PID 分类，引起 SCID 的 16 种疾病中，以 *IL2RG* 缺陷所致 X 连锁 SCID 最为常见，约占所有 SCID 的 50%，因此本节主要阐述该病。

【发病机制】 X 连锁严重联合免疫缺陷病(X-linked severe combined immunodeficiency disease，X-SCID)是由 *IL2RG* 基因突变引起的细胞免疫和体液免疫联合缺陷。*IL2RG* 基因位于 Xq13.1，其编码的 γc 蛋白是 IL-2、IL-4、IL-7、IL-9、IL-15 和 IL-21 等细胞因子受体的共同组分。*IL2RG* 基因 DNA 含 4 500 个核苷酸，由 8 个外显子组成，编码 389 个氨基酸构成的 γc 蛋白。γc 蛋白组成性表达于 T 细胞、B 细胞、NK 细胞和髓红系祖细胞表面。IL-2 与 T 细胞的发育和活化有关，IL-4 与 B 细胞的类别转换和 Th2 细胞的分化密切相关，IL-7 与早期淋巴细胞系的发育有关，IL-15 和 IL-21 与 NK 细胞的发育有关。一旦 γc 蛋白与上述细胞因子结合，将通过下游的 JAK3-STAT5 向细胞核传递活化信号，从而改变相关基因转录程序，控制免疫细胞的发育、活化和功能发挥。因此，*IL2RG* 基因突变将导致 T 细胞和 NK 细胞发育障碍、B 细胞功能障碍等免疫异常，典型的 X-SCID 表现为 $T^-B^+NK^-$ 的表型。

【临床表现】

1. 感染 具有反复、严重、难治、机会致病、病原谱广等特点。典型的 X-SCID 患儿出生时往往没有明显临床表现，随着生后母源抗体迅速降低，患儿易开始出现各种感染。通常在生后 2~5 个月起病，由于患儿存在细胞免疫异常，2 月龄前发生致命感染也不少见。感染部位及病原多种多样，包括反复口腔念珠菌病，持续性腹泻，中耳炎，呼吸道各种细菌和真菌感染、持续病毒感染(如呼吸道合胞病毒、EBV、CMV 等)、肺孢子菌等。感染往往迁延难治。低致病性的条件致病菌感染率也较高。

2. 生长发育落后或停滞 是 X-SCID 的显著特征，与患儿反复感染、腹泻和相应基因缺陷均有关。也偶有患儿于生后 1 岁才出现生长发育落后的报道。

3. 疫苗病 X-SCID 免疫功能极度低下，减毒活疫苗可发生感染和播散。疫苗病是 SCID 诊断的重要线索。我国强制性接种卡介苗，且接种时间早，可能造成 X-SCID 患儿发生严重播散性感染，治疗难度大，脏器损害重，造成移植困难。减毒脊髓灰质炎疫苗接种后患儿可发生小儿麻痹症，且长期排毒，可能造成病毒变异，危害公共卫生安全。SCID 患儿接种轮状病毒疫苗也可发生严重腹泻。

另外,X-SCID 患儿还可伴有皮疹、肝脾淋巴结大、脂溢性皮炎、血细胞减少症、硬化性胆管炎,可能与母体细胞植入引起移植物抗宿主病(MF-GVHD)有关。

X-SCID 患儿根据突变位点不同可引起不典型的免疫表型,包括 $T^-B^+NK^+$、$T^+B^+NK^+$、$T^+B^{low}NK^+$、$T^+B^+NK^-$、$T^{low}B^+NK^-$、$T^{low}B^{low}NK^{low}$ 等,其临床表现也不尽相同,可出现皮疹、脾大、肠道吸收不良、矮身材等。

【辅助检查】

1. 淋巴细胞计数 绝大部分患儿外周血淋巴细胞减少,常常绝对计数 $<2.5\times10^9/L$,甚至 $<1.5\times10^9/L$。如发生母体淋巴细胞植入,外周血淋巴细胞水平可正常。

2. 淋巴细胞分类 典型 X-SCID 患者 T 细胞、NK 细胞数量、比例显著减少,B 细胞数量正常,比例显著上升,但存在功能异常,呈经典 $T^-B^+NK^-$ 的免疫表型。X-SCID 患儿的 B 细胞是未成熟 B 细胞,缺乏高频突变,产生的免疫球蛋白功能低下。正如上述,部分 X-SCID 也可呈现非经典免疫学表型,这与基因突变类型和母体细胞植入等均相关。

3. 免疫球蛋白 免疫球蛋白常全面低下,由于母源性免疫球蛋白的存在,出生时 IgG 可正常,3 月龄后逐渐下降。需注意进行血清 IgG 水平评估时须除外丙种球蛋白输注的影响。

4. 细胞 / 体液免疫功能 T 细胞对 PHA 等丝裂原或抗 CD3 抗体增殖反应异常提示细胞免疫缺陷。疫苗和感染原的特异性抗体反应严重受损或缺乏提示体液免疫缺陷。

5. T 细胞受体重排删除环(T cell receptor rearrangement excision circle,TREC) TREC 是 T 细胞在胸腺发育过程中形成的 DNA 环,反映 T 细胞的胸腺输出功能,SCID 患儿 TREC 显著降低,通过定量 PCR 的方法进行 TREC 检测,可早期发现 SCID 患儿。该手段已经用于新生儿筛查,灵敏度高。

6. 母源性细胞植入 X-SCID 患儿常常存在母源性淋巴细胞植入,对诊断有较大指示意义。可通过 HLA 分型、DNA 多态性标记检测到 XX 核型确定母源性细胞植入。如果采用敏感的方法,几乎所有的 X-SCID 患儿均可检测到母体细胞。

7. *γc* 基因 mRNA 及蛋白表达 *γc* 基因 mRNA 及蛋白表达可显著降低,但部分患儿基因发生错义突变时,其 mRNA 表达无变化。外显子 7 和外显子 8 突变引起胞内段异常时,针对胞外段检测抗体可能仍正常结合 γc 蛋白而呈现正常表达,因此蛋白阳性并不能完全除外诊断,需要进行基因分析。

8. *IL2RG* 基因分析 *IL2RG* 基因突变是 X-SCID 确诊依据。各外显子均有突变报道,5 号外显子最多,突变类型包括错义突变、无义突变、插入突变、缺失突变和拼接位点突变等,其中 690C>T、691G>A、684C>T、879C>T、868G>A 等突变频率最高。

9. 其他 胸腺是 T 细胞发育成熟场所,X-SCID 患者常常表现胸腺明显缩小及淋巴细胞缺如,淋巴结和扁桃体亦发育不良。病理检查提示胸腺基质存在而分化不良,胸腺树突状细胞及上皮细胞异常。胸部 CT/X 线检查可发现胸腺影减小或缺如。

【诊断】

1. 诊断标准 若临床考虑 SCID 的男性患儿,须首先考虑 X-SCID 可能。X- 连锁的阳性家族史更有助于诊断,无家族史不能除外 X-SCID。①早发(通常于生后 2~5 个月内)严重致死性感染,包括细菌、病毒、真菌或卡介苗感染;②生长发育迟缓甚至停滞;③母系男性幼年夭折家族史;④外周血淋巴细胞绝对计数 $<1\,500/mm^3$;⑤淋巴细胞亚群示 T 细胞和 NK 细胞数量明显减少;⑥如外周血中 T 细胞数量接近正常但仍怀疑 X-SCID 诊断者,应细致分析 T 细胞表型和遗传学特点,明确是否母源性;⑦ *IL2RG* 等基因分析发现致病突变。

产前诊断:确诊 X-SCID 携带者进行产前诊断对于避免缺陷患儿出生,实现优生优育,生后尽早准备造血干细胞移植改善患者预后亦至关重要。若先证者或携带者基因型已明确,通常在孕 10~12 周进行绒毛采样或者孕 18 周进行羊膜腔穿刺获得胎儿细胞进行染色体检测。若为男性,可直接采用胎儿 DNA 进行基因检测。胎龄的计算是以末次月经第一天算起或根据超声情况判断。若致病基因未明确,可于孕 17 周左右经皮脐静脉采血进行产前诊断。若存在总淋巴细胞减少、T 淋巴细胞减少及 T 淋巴细胞增殖反应低下同样支持诊断。对于致病突变明确的家族,进行着床前胚胎遗传学诊断(preimplantation genetic diagnosis,PGD)也是可行的。需要注意,由于产前诊断可能混有母亲血液成分,且采取分子生物学检测方法为主,因此有一定的误诊率。

2. 诊断流程 见图 2-10-2。

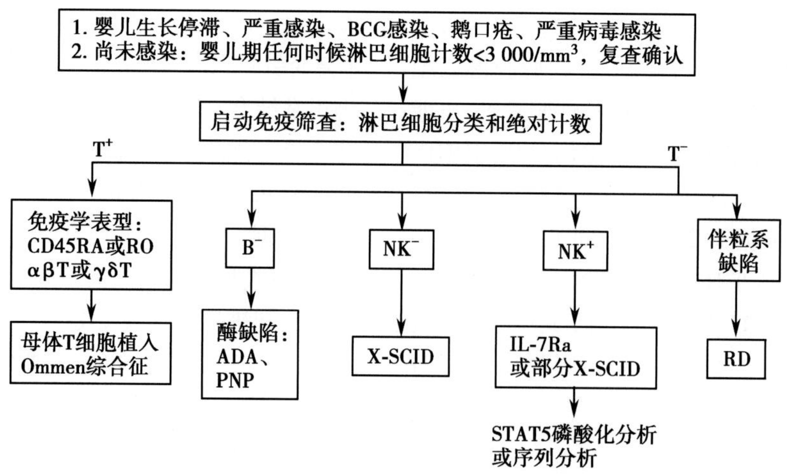

图 2-10-2 严重联合免疫缺陷病诊断流程

【鉴别诊断】X-SCID 表现具有 SCID 共性特点。不同基因所致 SCID，有各自的特点，根据 T、B、NK 细胞的数目和功能可以分为不同的表型。如 DNA 修复缺陷可有小头畸形、发育落后。ADA 缺陷可有肋骨异常，网状发育不良可合并耳聋等。2015 年版 IUIS 分类的 CID 致病基因及相关特点如表 2-10-2 所示。

表 2-10-2 SCID 疾病谱表型

疾病	循环 T 细胞	循环 B 细胞	血清 Ig	相关表现	遗传	基因缺陷及病理生理	OMIM 号
1. T⁻B⁺ SCID							
γc 蛋白缺陷	明显降低	正常或增加	降低	NK 细胞明显降低；遗漏病例 T/NK 细胞可正常或降低；可致 Omenn 综合征	XL	IL-2、IL-4、IL-7、IL-9、IL-15、IL-21 γ 链受体缺陷	300400
JAK3 缺陷	明显降低	正常或增高	降低	NK 细胞明显降低；遗漏病例 T 和 / 或 NK 细胞可存在	AR	Janus 活化激酶 3 缺陷	600173
IL7Rα 缺陷	明显降低	正常或增高	降低	NK 细胞正常	AR	IL-7 α 链缺陷	146661
CD45 缺陷	明显降低	正常	降低	γ/δ T 细胞正常	AR	CD45 缺陷	151460
CD3δ/CD3ε/CD3ζ 缺陷	明显降低	正常	降低	NK 细胞正常，γ/δT 细胞缺失	AR	T 细胞抗原受体复合物的 CD3δ、CD3ε 或 CD3ζ 链缺陷	186790，186830，186740
Coronin-1A 缺陷	明显降低	正常	降低	可见胸腺	AR	T 细胞移行和从胸腺输出缺陷	605000
2. T⁻B⁻ SCID							
RAG 1/2 缺陷	明显降低	明显降低	降低	可有 Omenn 综合征	AR	VDJ 重组缺陷；重组酶活化基因（*RAG*）1 或 2 缺陷	601457
DCLRE1C（Artemis）缺陷	明显降低	明显降低	降低	VDJ 重组缺陷，放射线敏感；可有 Omenn 综合征	AR	VDJ 重组缺陷；Artemis DNA 重组酶修复蛋白缺陷	600899

续表

疾病	循环T细胞	循环B细胞	血清Ig	相关表现	遗传	基因缺陷及病理生理	OMIM号
DNA-PKcs缺陷	明显降低	明显降低	降低	放射线敏感,小头畸形,发育落后,自身免疫和肉芽肿	AR	VDJ重组缺陷;DNA-PKcs重组酶修复蛋白缺陷	600899
Cernunnos/XLF缺陷	明显降低	明显降低	降低	放射线敏感,小头畸形,发育落后	AR	VDJ重组缺陷;Cernunnos突变	611291
DNA连接酶Ⅳ缺陷	降低	降低	降低	小头;面部畸形;放射线敏感;可有Omenn综合征	AR	DNA连接酶Ⅳ缺陷,非同源末端连接(NHEJ)障碍	601837
网状发育不良,AK2缺陷	明显降低	降低或正常	降低	T细胞、B细胞和NK细胞缺陷伴粒细胞减少,聋哑	AR	淋巴样和髓样细胞成熟障碍(干细胞缺陷),线粒体腺苷激酶2缺陷	103020
腺苷脱氨酶(ADA)缺陷	生后缺乏(零突变)或进行性降低	生后缺乏或进行性降低	进行性降低	NK细胞降低,常伴肋骨软骨连接处炎症,神经系统表现,听力障碍,肺和肝受损;部分性ADA缺陷可临床表现较轻或延迟出现	AR	ADA活性缺失,对淋巴细胞有毒性的代谢产物(dATP,S-adenosyl-homocysteine)增高	102700

注:XL. X连锁遗传;AR. 常染色体隐性遗传。

【治疗】 X-SCID为儿科急诊,一旦确诊,应迅速完成对患儿的评估,包括详细病史、生长发育状况、感染情况等。同时患者宜严格隔离、限制不必要外出,进行各种支持治疗,积极IVIg替代治疗、复方磺胺甲噁唑预防肺孢子菌,强有力杀菌剂清除感染,另外注意真菌、结核、EBV、CMV、肺孢子菌、原虫的筛查和治疗。禁止接种一切减毒活疫苗,输注血液制品应经过辐照清除具有增殖能力的细胞。尽量延长患者寿命,保护脏器功能,尽可能为移植准备。

本病唯一根治方法为造血干细胞移植(HSCT)。1968年首例骨髓移植成功,并成为标准的免疫重建手段。采用同胞兄妹遗传背景完全相同的供者,尽管部分患儿B细胞重建不理想,但HSCT成功率仍可高达90%以上。X-SCID进行HSCT通常并不需要清髓预处理,有时可完全不用免疫抑制药物,移植后虽然可能仅为嵌合状态,但亦可保全患儿生命。

基因治疗越来越受到关注。X-SCID基因治疗的优势在于不需要寻找HLA配型相合供者;避免GVHD的发生;γc蛋白在血细胞系广泛表达;γc^+细胞在体内有生长优势。1999—2001年,英国、法国和德国研究组纳入20例X-SCID患儿,以MLV为载体进行基因治疗,患儿未做预处理,随访5~12年,17例治疗后临床表现良好,细胞免疫及体液免疫均有恢复,生长发育良好,能抵御部分微生物感染,无严重机会致病菌感染。2例患儿治疗失败,分别于基因治疗后2个月和7个月行骨髓移植。1例死亡。5例患儿在基因治疗后发生急性T淋巴细胞性白血病,插入分析显示分别由*LMO2*基因(4例)、*CCND2*基因(1例)附近区域载体插入引起;另外有假设认为组成性表达细胞因子受体亚基后细胞增殖过度也是造成白血病发生的重要因素。患儿基因治疗后均有T细胞重建,且能保持长期稳定。由于治疗前临床状态、年龄、转基因细胞植入数量等差异,患者临床恢复及免疫重建有较大异质性。B细胞和NK细胞在基因治疗后一过性增加,但随后逐渐减少,与未清髓预处理的同种异体HSCT结果相似,考虑原因可能为转基因祖细胞分化成B细胞和NK细胞概率低,以及γ链阴性的B细胞系也能正常存活,与转基因细胞竞争生长。由于肿瘤的发生,2010年后,英国和美国纳入9例X-SCID患儿,以自身失活性γ逆转录病毒载体(self-inactivating gamma retroviral vector，SIN-RV)载体行基因治疗，治疗前未经预处理，其中8例移植后临床表现良好，外周血T细胞功能恢复正常，1例患儿在基因治疗后4个月(于T细胞免疫尚未完全重建时)因原有腺病毒感染播散而死亡。插入分析显示，原癌基因附近如*LMO2*、*MECOM*等的插入频率明显减少。目前美国研究中心以典型X-SCID患儿和成人X-SCID患者为研究对象，以SIN-LV为载体并进行了部分碱基优化后行基因治疗，并进行了减强度的预处理。已报道2例年长患者能够清除既往存在的感染，并停止丙种球蛋白替代治疗。其中有1例患者死于肺出血，其他患者临床稳定，由于时间不足，尚不能判断临床效果。2017年美国波士顿儿童医院也开始以SIN-LV为载体进行基因治疗临床试验。

【预后】SCID几乎是最为严重的PID，如不经严格隔离、造血干细胞移植或基因治疗，SCID患儿几乎均于2岁内死亡。

【未来展望】

1. 新生儿筛查 给予T细胞剪切环定量检测的新生儿筛查，可利用先行的足跟血纸片提取DNA进行快速检测，成本低廉、快速便捷，是SCID有效的筛查手段。新生儿筛查将有利于病例早期发现，提高救治成功率。

2. 基因治疗与基因编辑治疗 是基因治疗的重要适应证，将有助于缓解我国SCID患儿移植供者缺乏、移植效果差的局面。

诊治要点

- X-SCID为男性患病，常染色体隐性遗传SCID则男女均可患病。
- 生后数月起病，常表现为严重细菌、病毒、真菌、结核、条件致病病原体或疫苗感染。
- 外周血淋巴细胞绝对值常低于1.5×10^9/L。
- 淋巴细胞分类T细胞水平明显降低，同时伴有B细胞或NK细胞数量降低。
- 遗传学诊断为确诊依据。
- 一经发现，必须尽快隔离并立即启动造血干细胞移植程序挽救生命。

(赵晓东)

参考文献

[1] JIANG J, TANG W, AN Y, et al. Molecular and immunological characterization of DNA ligase Ⅳ deficiency. Clin Immunol, 2016, 163: 75-83.

[2] QIN T, AN Y, LIU C, et al. Novel DOCK8 gene mutations lead to absence of protein expression in patients with hyper-IgE syndrome. Immunol Res, 2016, 64 (1): 260-271.

[3] BAI X, LIU J, ZHANG Z, et al. Clinical, immunologic, and genetic characteristics of RAG mutations in 15 Chinese patients with SCID and Omenn syndrome. Immunol Res, 2016, 64 (2): 497-507.

第4节 Wiskott-Aldrich综合征

1937年，德国医生Alfred Wiskott首次描述了一种家族性血小板减少症，来自同一家庭的三兄弟均在生后不久出现血便、皮肤瘀斑瘀点、湿疹和反复上呼吸道感染，并最终因消化道出血或感染夭折。1954年，美国儿科医生Robert Aldrich观察到类似情况，一名男性患儿表现为血便、瘀斑、脓皮病、脾大，于10月龄时死于消化道出血和脓毒症。该患儿所属的荷兰裔家庭共有来自三代的16名男性婴儿罹患此病并均死于并发症，而女性家庭成员可能携带并传递本病，因而首次明确该病为X连锁隐性遗传方式。此后，本病被称为Wiskott-Aldrich综合征(WAS)，又称湿疹-血小板减少-免疫缺陷综合征。1994年，本病致病基因得以明确，阐明是一种罕见的X连锁隐性遗传，以血小板减少、血小板体积减小、湿疹、免疫缺陷、易患自身免疫性疾病和淋巴瘤为特征的疾病。每百万新生儿中约有1~10例发病，如不经造血干细胞移植，WAS蛋白表达阴性的患儿生存期仅约15年。虽同为*WAS*基因突变所致，但本病病情严重度和预后差异很大，轻至仅有独立的血小板减少，可存活至成年期，重至生命早期出现危及生命的出血、免疫缺陷、自身免疫和恶性肿瘤。根据1997年Zhu等提出的意见，可将*WAS*基因突变导致的疾病分为典型WAS、X连锁血小板减少症(X-linked thrombocytopenia，XLT)、间歇性X连锁血小板减少症(intermittent X-linked thrombocytopenia，IXLT)和X连锁粒细胞减少症(X-linked neutropenia，XLN)几种不同类型(表2-10-3)，后者不具备血小板减少和血小板体积减小的特点，而主要表现为先天性中性粒细胞减少。

表 2-10-3 *WAS* 突变的不同临床疾病谱系

疾病	突变类型	WAS 蛋白表达	临床特征
典型 Wiskott-Aldrich 综合征(WAS)	无义、缺失 / 插入、剪切位点突变等	缺如	血小板减少、体积减小,湿疹,反复感染自身免疫
X- 连锁血小板减少症(XLT)	错义或剪切位点突变,1~3 号外显子	存在并减少	血小板减少、体积减小,轻症湿疹及感染
X- 连锁中性粒细胞减少症(XLN)	GBD 结构域错义突变	存在,功能增强	中性粒细胞减少

【发病机制】致病基因为 *WAS* 基因,定位于 Xp11.22,编码一个由 502 个氨基酸组成的 WAS 蛋白(WASp)。该蛋白广泛表达于造血细胞。WASp 蛋白包括 EVH1、BR、GBD、VCA 等功能域,主要通过 VCA 结构域与 Arp2/Arp3 形成复合物而活化,参与肌动蛋白多聚化和细胞骨架重构。当 WASp 的 VCA 区与 GBD 的疏水核心结合时则为失活状态。而当 Cdc42 与 PIP2 协同解除 WASp 的自身抑制结构,使 VCA 结构域与 Arp2/3 结合转化为活化状态。GBD 区域部分点突变后使 WASp 不能形成 C 末端与 GBD 形成自身抑制性的环状结构而呈现持续活化状态,造成髓系细胞的过度凋亡而引起粒细胞减少症,称为 X 连锁中性细胞减少症。WASp 可与特定胞质蛋白的 SH3 结构域相互作用,通过酪氨酸激酶磷酸化作用传导受体信号,如血小板与胶原结合后,WASp 即发生酪氨酸磷酸化而传导信号。T 细胞受体(TCR)活化后导致 LAT 与 SLP-76 的酪氨酸残基磷酸化,引起 Nck 及 WASp 向细胞周边肌动蛋白富积区移动并参与肌动蛋白多聚化,上述过程与 TCR 极化对于 T 细胞活化信号转导、细胞骨架重塑、免疫突触形成、细胞的迁移等十分重要。因此,*WAS* 基因突变,尤其是一些重型突变导致完全无 WASp 表达时,固有免疫和适应性免疫功能将明显受损。随着年龄增加,WAS 患儿 T 淋巴细胞逐渐呈现下降趋势,T 细胞对丝裂原及 TCR 刺激后增殖反应降低。体液免疫方面,患者 B 细胞数量常常正常或仅轻微下降。血清 IgM 一般降低,IgA 及 IgE 常可呈升高趋势,IgG 水平无明显变化。针对多糖抗原如肺炎链球菌等疫苗抗体产生降低,而针对白喉、破伤风毒素等抗体反应大部分正常。中性粒细胞趋化与吞噬功能以及 NK 细胞功能均有明显下降。

【临床表现】典型病例具有血小板减少、湿疹、反复感染表现,但仅有约 25% 的病例同时具有三联症表现。超过 80% 的 WAS 和 XLT 患儿有出血表现,包括血便、瘀斑瘀点、咯血和血尿等出血倾向。严重者可出现威胁生命的消化道大出血、颅内出血。血小板减少伴血小板体积减小是该病持续、显著的特点。造成血小板减少的原因尚不完全清楚。

1. 感染 由于 T 细胞、B 细胞、单核巨噬细胞、树突状细胞和粒细胞功能缺陷,WAS 患儿易患各种感染,包括单纯疱疹病毒、肺炎链球菌、真菌等。小年龄 WAS 患儿免疫缺陷程度相对较轻,因而感染发生频次和程度常不重,多以上呼吸道感染为主,随年龄增大感染加重。国外报道感染发生率依次为中耳炎,鼻窦炎,肺炎,严重感染包括败血症、脑膜炎(7%)、感染性腹泻(13%)。其他感染有严重水痘感染,需阿昔洛韦、高剂量 IVIg 或水痘特异性球蛋白输注。单纯疱疹病毒发生于 12% 患者。肺孢子菌肺炎发生于 9% 的患者。白念珠菌感染发生率约为 10%。XLT 患者常常无严重感染发生。

2. 湿疹 湿疹是 WAS 的另外一大特征性表现,是有别于免疫性血小板减少症的一大特点。超过 80% 患者均有湿疹表现,轻重不一,可以表现为典型急性或者慢性湿疹,可为一过性,也可能为持久性。对于严重湿疹病例,由于迁延难治可持续至成年阶段。皮肤湿疹可继发传染性软疣、单纯疱疹病毒或细菌感染。XLT 患者一般仅仅有轻微湿疹或者一过性湿疹表现。

3. 出血倾向 由于血小板数量和功能异常,超过 80% 的 WAS 和 XLT 患儿呈现早发出血倾向,尤其是血丝便,大部分患儿在新生儿期即可出现。其他包括瘀点、瘀斑、血尿、咯血等出血倾向。严重者可出现威胁生命的消化道大出血、颅内出血。

4. 自身免疫 WAS 自身免疫主要发生于血液系统,也可发生器官特异性自身免疫,按发生率依次为溶血性贫血、血管炎、肾脏疾病、过敏性紫癜样表现及炎症性肠病。其他罕见情况包括粒细胞减少症、葡萄膜炎、复发性血管性水肿、脑血管炎、皮肌炎等。XLT 患者也常发生自身免疫。IgM 升高为 WAS 及 XLT 患者发生自身免疫性疾病的危险因素,

WAS 患儿移植后仍有发生自身免疫性疾病的可能。

5. 肿瘤 WAS 肿瘤发生随着年龄增加，风险增大。最常见为淋巴瘤、神经胶质瘤及睾丸癌等也有报道。WAS 患者发生肿瘤的预后差，2 年存活率可能不超过 10%，移植后 WAS 患儿发生肿瘤概率明显降低，XLT 患者肿瘤发生率明显低于典型 WAS 患者。

WAS 临床评分系统：国际通行采用血小板减少、平均血小板体积（mean platelet volume，MPV）减小、湿疹、感染、自身免疫性疾病和/或恶性肿瘤 6 项指标对病情评分。1 分：仅有血小板减少、MPV 减小，无其他临床表现。2 分：血小板减少，MPV 减小；轻度、短暂湿疹；伴或不伴轻症感染。3 分：血小板减少、MPV 减小；持续但治疗有效的湿疹；反复发生需抗生素治疗的感染。4 分：除血小板异常外，有持续、难以控制的湿疹和可能危及生命的感染。5 分：除血小板异常、湿疹及反复感染外，还出现自身免疫性疾病和/或恶性肿瘤。5A：伴自身免疫性疾病；5M：伴恶性肿瘤。值得注意的是，2 岁以下幼儿临床评分虽为 1~2 分，但部分病例今后可进展为典型 WAS。

【辅助检查】

1. 血常规 血小板数量减少及体积减小是 WAS 持续性的表现，部分错义突变患者血小板数量减少可呈间歇性，甚至在正常范围和上升，但血小板体积持续减小。Cdc42 结合区域突变患者可能表现为 X 连锁中性粒细胞减少症，并无血小板减少表现。WAS 患者贫血常见，与慢性失血导致缺铁性贫血、长期慢性感染、自身免疫等均相关。

2. 组织病理 淋巴结及胸腺组织减少，部分呈现胸腺发育不全，淋巴结、脾脏 T 细胞区小淋巴细胞减少，生发中心缺失。脾脏白髓区域缺失，包含 T 细胞依赖区及 B 细胞区，边缘带缺失，外周淋巴细胞表面微绒毛缺失。

3. 免疫功能 WAS 患儿血清 IgG 水平可正常或升高，大部分患儿血清 IgM 降低，而 IgA 和 IgE 水平正常或者升高。随年龄增长，许多患者逐渐出现淋巴细胞减少症和 T 细胞数量减少，年幼时数量可正常。T 细胞功能增殖、分化和活化均降低。

4. WASp 分析 通过流式细胞术（图 2-10-3）、免疫印迹分析外周血单个核细胞胞质内 WASp 表达，有确诊价值，且快速易行，可在数小时内不仅确诊 WAS，还可指导治疗及预后。如 WASp 完全缺失，患儿临床表现为典型 WAS，预后较差，一般需要尽早接受造血干细胞移植。XLT 患儿 WASp 可有表达，但表达水平较正常同龄儿低。携带者 WASp 表达正常。需注意，WASp 流式细胞术检测表达正常不能完全除外诊断。

5. WAS 基因序列检测 为确诊依据，目前全球已报道 300 余种 *WAS* 基因突变，分布于整个 *WAS* 基因，主要分布于第 1~4、7、10 外显子。WASp 的表达

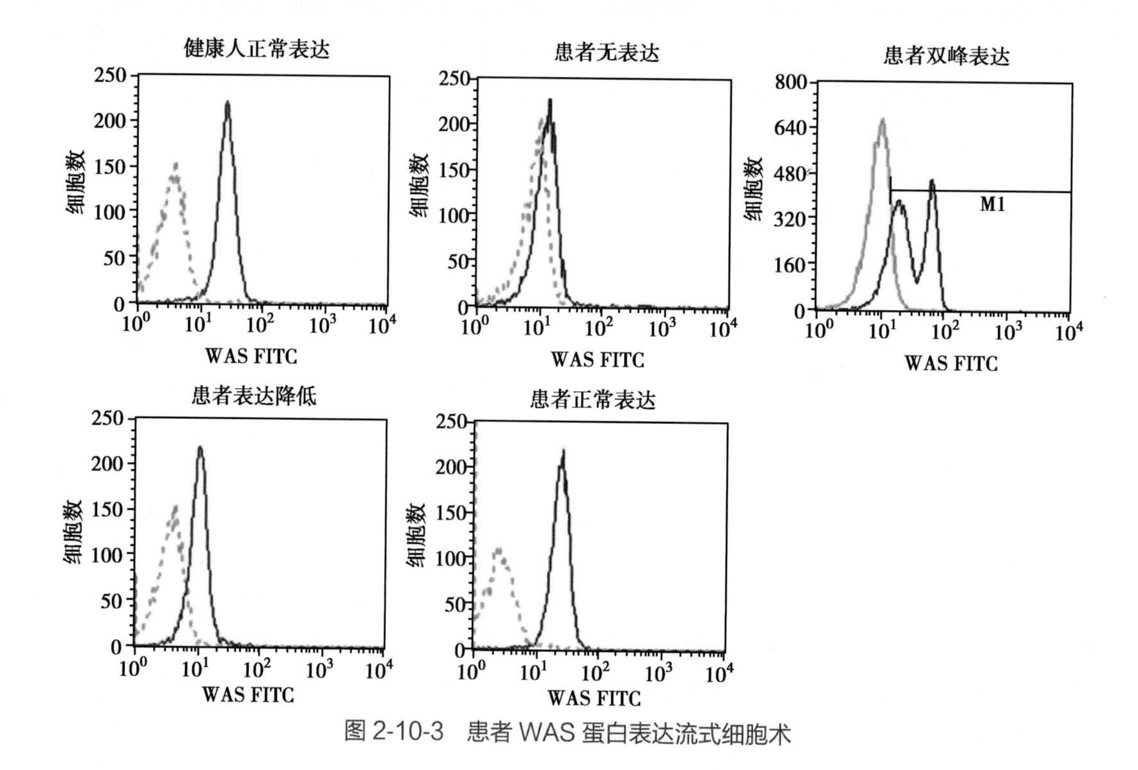

图 2-10-3 患者 WAS 蛋白表达流式细胞术

与 WAS 的临床表型关系密切。发生于第 1~3 外显子的错义突变多为 WASp 阳性，常常表现为 XLT。而淋巴细胞不表达 WASp 或表达截短型 WASp 常常是典型 WAS。WASp 阴性者病情更重，更易发生自身免疫性疾病，往往预后较差。此外，近年发现 3 个位于 GBD 区的错义突变（L270P、S272P、I294T）导致 X 连锁中性粒细胞减少症（XLN）。

【诊断】

1. 诊断标准　男性婴儿若出现早发出血倾向、血小板减少伴有血小板体积减小即应考虑 WAS 可能。若伴有不同程度的湿疹表现，则宜进入筛查流程。早期患儿感染及免疫功能缺陷可以程度各异。而淋巴细胞减少在婴幼儿前可能存在，但在儿童期间则多持续存在。流式细胞仪对于快速诊断 WAS 有重要意义，但部分患者可能存在 WAS 的表达，即使对于典型 WAS 患者，基因分析也必不可少，可协助患者临床评分和后续治疗策略的选择。

本病尚无国内诊断标准，一般沿用泛美免疫缺陷组和欧洲免疫缺陷学会于 1999 年发表的国际诊断标准。目前采用的确定诊断标准：男性，先天性血小板较少（<70 000/mm^3），血小板体积小，具备以下至少 1 项：① *WAS* 基因突变；② Northern 杂交证实淋巴细胞 WASp mRNA 缺失；③淋巴细胞不表达 WASp；④母系表亲具有血小板较少及血小板体积小。

2. 诊断流程　见图 2-10-4。

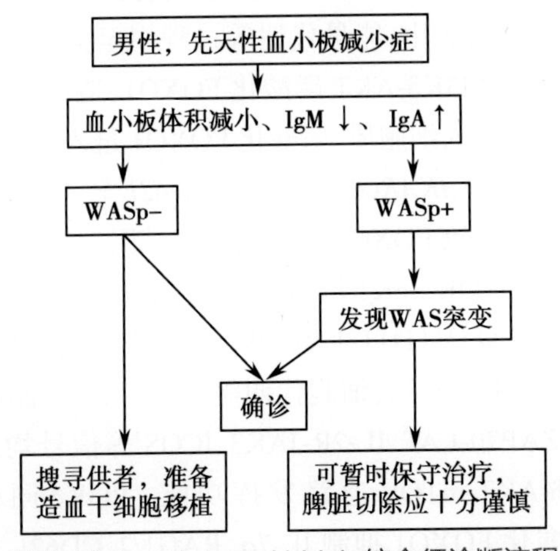

图 2-10-4　Wiskott-Aldrich 综合征诊断流程

【鉴别诊断】免疫性血小板减少性紫癜（ITP）为最需要鉴别的疾病，该病可发生于婴幼儿儿童各期，男女均可患病，有或无明确出血性疾病家族史，一般无顽固湿疹，若无长期使用免疫抑制剂一般无免疫缺陷，辅助检查提示血小板体积正常，部分患者可检测到抗血小板抗体。骨髓穿刺对两者鉴别价值有限。治疗方面 ITP 对激素和大剂量 IVIg 治疗大多应答良好。个别 WAS 或 XLT 患儿在最初使用激素或 IVIg 是有一定疗效，但难以维持，后续治疗效果差。

【治疗】

1. 一般治疗　积极营养支持。可接种灭活疫苗，不应接种活疫苗，包括卡介苗和减毒脊髓灰质炎活疫苗等。所使用的任何血液制品均应经过辐照。

2. 湿疹治疗　严重湿疹需局部使用激素或短期全身激素治疗，局部使用他克莫司软膏等治疗有效。湿疹伴感染需局部使用抗生素制剂。如有其他变应原及特应质证据，应避免相应抗原接触。

3. IVIg 替代治疗　典型 WAS 患儿通常具有对多糖抗原的抗体产生缺陷和免疫记忆、抗体亲和力异常，均提示体液免疫缺陷，且 IgG 抗体的代谢速度可高于正常同龄儿。应对典型 WAS 患儿给予足量 IVIg 输注，即每次 300~600mg/kg，每 3~4 周输注一次。规律、足量使用 IVIg 替代治疗可显著延长了 WAS 患儿生存期，减少器官损害，使其获得造血干细胞移植机会。

4. 感染防治　WAS 患儿对致病微生物广泛易感，对细菌、真菌、病毒、肺孢子菌等病原体易感性均增高。生后 2~4 年可使用复方磺胺甲噁唑预防感染。若因血小板水平难以维持，出血倾向明显而行脾切除的患儿应终身使用抗生素预防感染。感染发生时，应根据病原使用敏感杀菌剂。严重水痘感染病例需阿昔洛韦、高剂量 IVIg 或水痘特异性球蛋白输注。

5. 血小板输注　因可产生血小板自身抗体，血小板输注应尽量避免，仅在有颅内出血、消化道大出血等严重出血或手术前使用，不应以血小板水平作为判断是否进行血小板输注的指标，仅有皮肤瘀斑、瘀点、血丝便等出血情况也不应输注血小板。

6. 造血干细胞移植　为本病的根治方法，婴儿期或儿童期进行造血干细胞移植成功率可高达 85% 以上。骨髓或脐带血干细胞均可采用，HLA 全相合同胞供体移植效果最佳。预处理方案一般采用环磷酰胺、白消安及抗胸腺细胞球蛋白。HLA 同型无关供体（MUDS）移植后 5 年存活率也可达 70% 以上，造血干细胞移植是否成功与患者年龄显著相关，5~8 岁后移植成功率明显下降。目前仍不推荐单倍体相合造血干细胞移植治疗 WAS。

7. 基因治疗 基因治疗已在2例WAS患者取得成功，但其中1例由于插入突变发生白血病，因而基因治疗的安全性还有待进一步提高。近来以自灭活型病毒载体介导的二代基因治疗正在进行临床试验，有望大幅度提高基因治疗的安全性。

【预后】WAS的预后根据临床严重程度、*WAS*基因突变和WASp的表达情况而异。典型WAS患儿如未行根治治疗，最终多死于感染、出血和恶性肿瘤等并发症，平均生存期约15年。

【未来展望】

1. WAS疾病中发生自身免疫表现的调控机制 由于WASp广泛参与各种免疫细胞的发育、分化和功能发挥，可能导致调节性T细胞、B细胞功能失衡而引发自身免疫。

2. 基因治疗 基因治疗和基因编辑治疗策略不断提升，必将成为今后数年的研究热点。

诊治要点

- 男性患病。
- 早发血小板减少伴血小板体积减小。
- 湿疹、血小板减少和反复感染三联症，也可仅有顽固血小板减少。
- WASp检测是快速诊断手段，可确诊疾病并帮助判断预后。
- 基因诊断可确诊。
- 典型WAS均需造血干细胞移植，轻型病例可选择保守治疗。

（赵晓东）

参考文献

[1] LIU DW, ZHANG ZY, ZHAO Q, et al. Wiskott-Aldrich syndrome/X-linked thrombocytopenia in China: Clinical characteristic and genotype-phenotype correlation. Pediatr Blood Cancer, 2015, 62 (9): 1601-1608.

[2] ZHANG X, DAI R, LI W, et al. Abnormalities of follicular helper T-cell number and function in Wiskott-Aldrich syndrome. Blood, 2016, 127 (25): 3180-3191.

[3] WU J, LIU D, TU W, et al. T-cell receptor diversity is selectively skewed in T-cell populations of patients with Wiskott-Aldrich syndrome. J Allergy Clin Immunol, 2015, 135 (1): 209-216.

[4] ZHOU L, LI W, ZHANG X, et al. Abnormal distribution of distinct lymphocyte subsets in children with Wiskott-Aldrich syndrome. Hum Immunol, 2017, 78 (9): 565-573.

第5节 PI3Kδ活化综合征

PI3Kδ活化综合征[activated phosphoinositide 3-kinase-δ（PI3Kδ）syndrome，APDS]是一组遗传性疾病，主要由于*PIK3CD*基因功能获得性突变（常染色体显性遗传）和*PIK3R1*基因失功能突变（常染色体隐性/显性遗传）引起，其中*PIK3CD*编码P110δ蛋白，*PIK3R1*编码P85α蛋白。临床主要表现为破坏性气道感染、良性淋巴结大、肝脾大、疱疹病毒感染、淋巴瘤易感性显著增高以及自身免疫病等。免疫学表型主要为不同程度低丙种球蛋白血症、初始$CD4^+$T细胞减低、终末分化$CD8^+$T细胞升高、初始B细胞和记忆性B细胞降低以及过渡B细胞升高等。该病由于报道时间较短，全世界报道200多例，我国已经报道近40例。

【发病机制】PI3Kδ由P110δ催化亚基和P85α调节亚基异源二聚体构成。其中P85α主要起调节P110δ催化活性，*PIK3CD*基因功能获得性突变引起P110δ催化亚基持续活化，所致疾病称为APDS1。*PIK3R1*基因失功能突变导致P85α调节亚基失去对P110δ催化亚基的抑制作用，同样引起PI3Kδ持续活化，称为APDS2，由于两者均引起PI3Kδ持续活化，故均可称为PI3Kδ功能获得性突变。

PI3Kδ-AKT-mTOR信号通路在淋巴细胞增殖、存活、归巢、活化、能量代谢等过程中至关重要。在B细胞中，PI3Kδ-AKT磷酸化FOXO1，造成FOXO1由细胞核进入细胞质，磷酸化FOXO1进入胞质后不能促进*AID*、*IKAROS*、*RAG1/2*、*CD62L*转录。PI3Kδ过度活化导致FOXO1所调节上述基因表达减少，同时引起mTOR-S6K1信号持续活化，最终影响早期B细胞发育、V（D）J重组、淋巴细胞归巢、抗体类别转化、亲和力成熟、细胞代谢等功能。在T细胞中，TCR-ZAP70-LAT、IL-2R-JAK3、ICOS等信号均通过PI3Kδ-AKT-mTOR通路发挥功能。PI3Kδ同样通过磷酸化FOXO1抑制IL-7α、RAG1/2、CD62L表达而影响T细胞功能和器官分布。同时通过持续活化mTOR-S6K1信号引起细胞代谢改变和T细胞向效应表型转变。

有证据显示，PI3Kδ在固有免疫、活性氧自由基形成、调节性T细胞发育与功能等中均有重要功能，上述功能障碍导致病毒感染、较单纯抗体缺陷更严重的破坏性气道感染、自身免疫和自身炎症性疾病的发生。

【临床表现】该病男女患病比例无差别，以感染和淋巴结、肝、脾大起病多见，起病年龄从数月到成年。患者表现个体差异大，可能从无症状到严重免疫缺陷。

1. 破坏性气道感染 超过95%患者有反复呼吸道感染，表现为反复中耳炎、鼻窦炎、肺炎，器官破坏性强，易造成听力损害、支气管扩张等。病原体以荚膜菌为主，包括流感嗜血杆菌和肺炎链球菌，其他细菌如金黄色葡萄球菌、大肠埃希菌、卡他莫拉菌、铜绿假单胞菌、肺炎克雷伯菌也有检出。

2. 疱疹病毒感染 约40%以上患者有不同程度病毒血症，以EBV、CMV病毒血症多见，也包括HSV、VZV等。其他病毒如呼吸道合胞病毒、腺病毒、埃可病毒也有报道。

3. 淋巴增殖性表现 超过70%患者有良性淋巴增殖表现，包括淋巴结病、结节性淋巴样组织增生、肝脾大、气道滤泡样增生、消化道息肉等。淋巴增殖疾病通常为良性。其中淋巴结肿大通常与感染部位相关，如气道感染常发生颈部、胸腔淋巴结肿大，病毒血症则发生全身弥漫性淋巴结肿大，并可随感染的控制而变化。

4. 自身免疫与自身炎症性疾病 约30%的患者存在自身免疫或自身炎症性疾病。常常表现为血细胞减少，包括自身免疫溶血性贫血、血小板减少、粒细胞减少等。可出现抗核抗体，抗双链DNA抗体阳性。器官特异性自身免疫也有发生，如消化道淋巴增生相关腹泻与便血、关节炎、肾小球肾炎致肾衰竭、甲状腺炎、硬化性胆管炎、心包炎等。

5. 肿瘤 主要为淋巴瘤易感性明显升高，有报道19%患者发生淋巴瘤，包括大B细胞淋巴瘤、霍奇金淋巴瘤、淋巴浆细胞性淋巴瘤等。

6. 其他感染 相对少见，包括疣、结核感染、皮肤脓肿、淋巴结炎、唾液腺脓肿、口腔念珠菌感染、隐孢子虫等，暂无肺孢子菌报道。

另外，19%的患者存在如全面生长发育落后或者语言发育落后、巨头症、孤独症谱系障碍，BCG接种后肉芽肿等也有发生。

【辅助检查】

1. 免疫学检查

(1) 免疫球蛋白检查：主要表现为IgM升高，IgA、IgG、IgG2亚类降低等，其中，IgG正常患者约50%存在IgG2亚类降低，需要注意的是APDS患者抗体水平个体差异大，部分患者可能抗体水平正常。另外，IgM水平在IVIg使用和感染影响下可能发生变化。患者对抗体应答能力低下。

(2) 淋巴细胞亚群：初始CD4$^+$T细胞减低、终末分化CD8$^+$T细胞升高、初始B细胞和记忆性B细胞降低以及过渡B细胞升高。NK细胞等无异常。

2. 影像学检查 肺部影像学表现多种多样，马赛克征最多见，约占90%，支气管扩张约60%，其他包括肺透亮度减低、支气管壁增厚、肺实变、肺不张、肺叶塌陷、纵隔引流淋巴结肿大等。

3. 组织学检查 组织病理主要为非典型淋巴滤泡增生，套层细胞明显减少(APS1)；小B细胞滤泡减小(APS2)；淋巴滤泡结构紊乱，PD1$^+$/CD57$^+$T细胞浸润，IgG$^+$浆细胞减少，可有EBV/CMV抗原阳性细胞。

4. 内镜检查 消化道、呼吸道淋巴组织结节样增生，黏膜淋巴组织病理显示滤泡增生，与淋巴结组织学相似。

5. 基因检查及解读 目前，主要发现*PIK3CD*基因E1021K、N334K、E525K、C416R、ΔEx11等可引起APDS1，其中尤以*E1021K*突变多见，我国目前报道病例均为此突变引起，一般为自发突变或亲代配子突变引起。PIK3R1的功能缺失型突变也可引起对PIK3CD抑制功能缺失导致APDS2，由于表型与APDS1类似，因此也被称为PIK3δ功能获得性突变。

【诊断】

1. 诊断标准

(1) 典型临床表现：反复气道破坏性感染、病毒血症、淋巴增殖表现。

(2) 辅助检查：肺部影像学提示马赛克征，支气管壁增厚，支气管扩张。纤维支气管镜和肠镜提示黏膜结节样改变，组织病理学提示非典型滤泡增生、PD1$^+$/CD57$^+$T细胞浸润。免疫学检查提示不同程度抗体缺陷，过渡B细胞增多，初始CD4$^+$T细胞减少，终末分化CD8$^+$T细胞增多。

(3) PI3Kδ-AKT-mTOR通路蛋白印迹分析：AKT S473磷酸化和mTOR下游S6K1磷酸化增多，在有条件的医学中心可以进行，提示PI3Kδ的活化功能增强。

(4) 分子诊断：上述一般检查和免疫学检查诊断在该病无特异性，确诊需进行*PIK3CD*基因及*PIK3R1*基因Sanger测序或者下一代测序。

2. 诊断流程　见图 2-10-5。

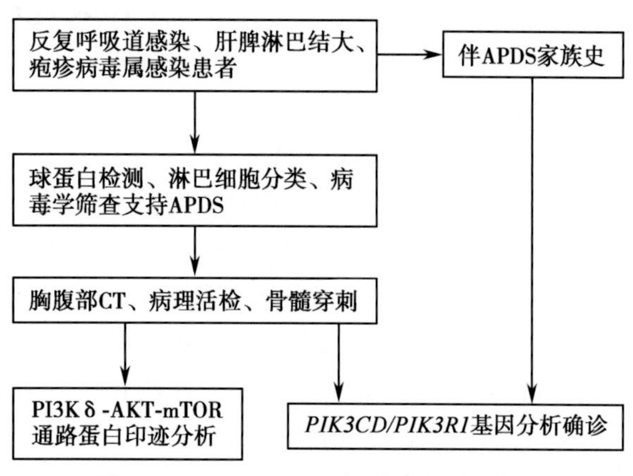

图 2-10-5　PI3Kδ 活化综合征诊断流程

【鉴别诊断】

1. 高 IgM 综合征　该病也常常发生呼吸道感染、自身免疫、球蛋白异常。特别是 APDS 常常也有类似高 IgM 综合征的抗体谱表现，往往被初诊为高 IgM 综合征。高 IgM 综合征淋巴增殖表现和疱疹病毒感染无 APDS 突出，抗体谱较为规律，IgM 正常或者升高，IgA、IgG 降低。CD40L 等蛋白检测和 *CD40L*、*CD40*、*AID*、*UNG* 等致病基因测序可资鉴别。

2. CTLA-4、LRBA 缺陷　两种疾病分别由 *CTLA-4* 基因缺陷和 *LRBA* 基因缺陷引起，均与 CTLA-4 表达或转位缺陷导致 Treg 细胞功能降低相关。临床类似常见变异性免疫缺陷病，以自身免疫、感染、淋巴增殖、抗体缺陷为主要表现，其中自身免疫病突出，可有不同程度血细胞减少、炎性肠病、间质性肺病等。Treg 细胞 CTLA-4 表达以及 LRBA 蛋白检测、基因分析可供鉴别。

【治疗】

1. 一般治疗　包括抗生素预防及治疗感染、更昔洛韦治疗疱疹病毒感染等。

2. 替代治疗　APDS 存在抗体缺陷，需进行 IVIg 替代治疗，一般 500mg/(kg·次)，3~4 周一次，根据个体进行调整。需要注意的是，IVIg 规律使用可以降低感染频率，但许多患者仍可发生气道破坏。

3. 雷帕霉素　雷帕霉素为特异性针对 mTOR 抑制剂，对于淋巴增殖的临床缓解较为有效。但是对 B 细胞功能缺陷、抗体应答缺陷等尚无确切证据显示有效，可能与 PI3Kδ 同时调控其他通路以及 mTOR 同时接受其他通路调控有关。

4. PI3Kδ 抑制剂　由于雷帕霉素对抗体缺陷治疗效果不确切，目前特异性针对 PI3Kδ 的小分子抑制剂如 idelalisib 等已经进入临床试验，未来可能可供选择。

5. 造血干细胞移植　造血干细胞可重建免疫及造血系统，已有少部分患者接受移植并获得成功，对免疫缺陷、淋巴增殖、自身免疫均有效。由于随访时间短，远期效果尚不明确。另外，由于 P110δ 也表达于其他系统如神经系统，故对发育落后等神经系统损害可能无效。

【预后】本病部分患儿可存活至成年，主要死亡原因包括严重感染、淋巴瘤、慢性肺部感染及呼吸衰竭。随着对本病逐渐认识深入，早期诊断及处理，应可较大程度改善其预后。

【未来展望】

1. APDS 发病机制研究　此前研究提示免疫细胞过度采用无氧糖酵解方式，其活化是重要发病机制和干预靶点，阐明具体机制将有助于实现精准治疗。

2. PI3Kδ 抑制剂疗效和安全性的临床研究。

3. 基因编辑治疗研究　由于本病具有热点突变，且以常染色体显性遗传的单碱基变异形式为主，因而为基因编辑提供了有利条件。

诊治要点

- 男女均可患病。
- 反复破坏性气道感染伴良性淋巴组织增生为主要表现，可伴有慢性疱疹病毒感染、自身免疫和淋巴瘤。
- PI3K-AKT-mTOR 通路过度活化，免疫细胞过度活化并提前衰老可帮助诊断。
- 遗传学诊断确诊，通常可发现热点突变。
- 规律 IVIg 替代治疗可有效缓解症状，雷帕霉素、特异性小分子抑制剂治疗可能有效，必要时可选择造血干细胞移植治疗。

（赵晓东）

参考文献

[1] PREITE S, GOMEZ-RODRIGUEZ J, CANNONS JL, et al. T and B-cell signaling in activated PI3K delta syndrome: From immunodeficiency to autoimmunity. Immunol Rev, 2019, 291 (1): 154-173.

[2] RAO VK, WEBSTER S, DALM VASH, et al. Effective "activated PI3Kδ syndrome"-targeted therapy with the PI3Kδ inhibitor leniolisib. Blood, 2017, 130 (21): 2307-2316.

第十一章　出血与血栓性疾病

第 1 节　凝血因子与止血通路

一、凝血生理机制

凝血是凝血因子相继酶解激活的过程，谓之凝血瀑布（图 2-11-1）。分为内源性和外源性凝血途径。两种途径的启动方式以及参与的凝血因子不完全相同，但都能激活凝血因子Ⅹ，最终进入生成凝血酶和纤维蛋白凝块的共同途径；另外，两条途径中的某些因子能交叉激活，使两条途径相互关联。血液凝固可分为 3 个阶段：凝血活酶生成阶段、凝血酶生成阶段、纤维蛋白生成阶段。

（一）凝血因子

凝血因子（coagulation factor，F）是直接参与凝血的物质，国际命名法使用罗马数字编号，共有 12 种，分别为凝血因子Ⅰ（纤维蛋白原）、Ⅱ（凝血酶原）、Ⅲ（组织因子）、Ⅳ（Ca^{2+}）、Ⅴ、Ⅶ、Ⅷ、Ⅸ、Ⅹ、Ⅺ、Ⅻ与ⅩⅢ。除 Ca^{2+} 外，其余已知因子都是蛋白质，在血液中处于无活性状态，只有被激活后才发挥凝血作用。除组织因子外，其他凝血因子均在肝脏合成，其中凝血酶原、FⅦ、FⅨ与 FⅩ需维生素 K 参与，称为维生素 K 依赖性凝血因子。

凝血是上述凝血因子经酶解激活，由无活性的前体转变为有活性形式，直至最终形成凝血酶，纤维蛋白原转变为纤维蛋白。

1. 纤维蛋白原（fibrinogen）　纤维蛋白原由肝脏合成，是纤维蛋白的前体。分子量 340kDa，半衰期 4~6 天。血浆参考范围为 2~4g/L。基因位于第 4 号染色体的长臂（4q26~28）。纤维蛋白原由两个相同组分组成二聚体，每个组分包括了 Aα、Bβ 与 γ 三对不同多肽链，分别由 610 个、461 个与 411 个氨基酸残基组成，分子量分别为 66kDa、52kDa 与 46kDa；多肽链之间以二硫键相连。三条肽链由不同的基因编码，基因长度分别为 5.4kb、8.2kb 与 8.4kb。

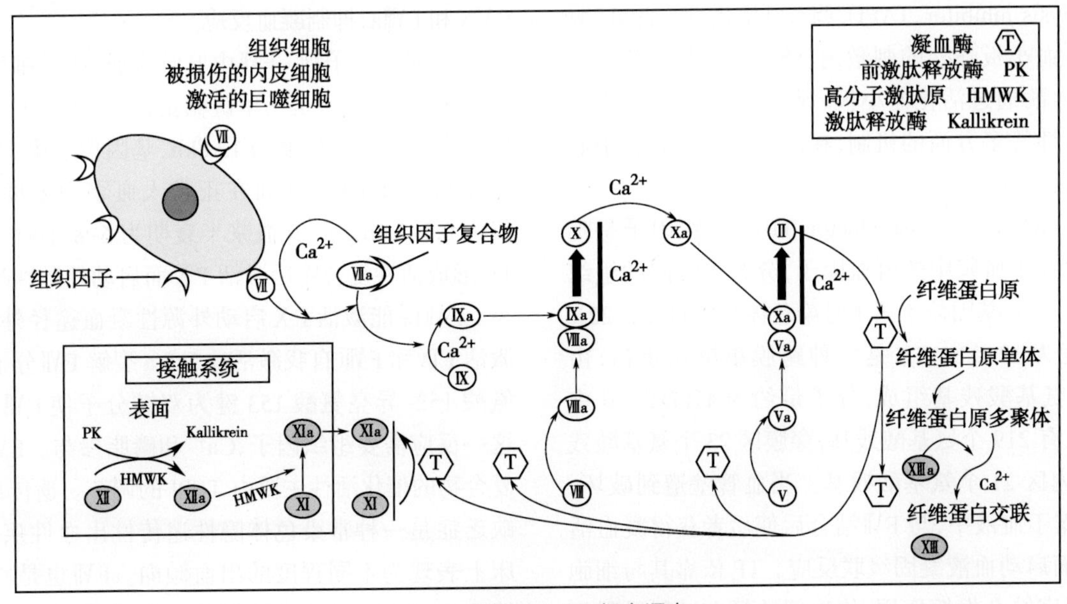

图 2-11-1　凝血瀑布

在凝血酶作用下，α 链与 β 链分别释放出 A 肽与 B 肽，生成纤维蛋白单体，单体聚合成纤维蛋白多聚体。进一步在 Ca^{2+} 与活化的XIII因子作用下，单体之间以共价键相连，则变成稳定的不溶性纤维蛋白凝块，完成凝血过程。

2. 凝血酶原（prothrombin） 凝血酶原是凝血酶的前身物质，血浆中含量为 150~200mg/L，分子量为 68kDa，含 579 个氨基酸残基。在体内的半减期为 23~36 小时。凝血酶原基因位于第 11 号染色体，基因长 21kb。凝血酶原同样是由肝脏合成，合成过程依赖维生素 K。分子中含有 10 个 γ- 羧基谷氨酸残基，后者与 Ca^{2+} 结合后构象改变，显露出与磷脂膜结合的特征；并在辅因子活化凝血因子Ⅴa（FⅤa）的参与下，凝血酶原被 FⅩa 激活，进而参与血液凝固过程。

在活化过程中，凝血酶原在精氨酸 320、精氨酸 284 和精氨酸 155 处裂解生成凝血酶、凝血酶原片段 1 及凝血酶原片段 2。凝血酶由 A 链和 B 链组成，A 链又称轻链，含 49 个氨基酸残基，功能尚不明确。B 链又称重链，含 259 个氨基酸残基，是酶活性所在的部位，凝血酶原催化区中的丝氨酸蛋白酶即在 B 链。丝氨酸蛋白酶区具有蛋白酶活性，含识别并裂解底物的部位，酶活性氨基酸为组氨酸 363、天冬氨酸 419 和丝氨酸 525。凝血酶使纤维蛋白原转变成纤维蛋白。同时对多种凝血因子具有水解作用。另一方面，凝血酶与内皮细胞表面凝血酶调节蛋白（thrombomodulin）结合后激活蛋白 C，发挥抗凝作用。凝血酶激活的纤溶抑制物（thrombin-activatable fibrinolysis inhibitor，TAFI），调节纤溶活性。此外，凝血酶是血小板强烈的刺激剂，诱导血小板聚集。因此，凝血酶通过活化血小板、促进凝血、调节抗凝与纤溶活性等多方面的机制，在凝血机制中起着中心的作用。

3. 组织因子（tissue factor，TF） 组织因子是唯一不存在于血浆中的凝血因子，分布于不同的组织细胞中。TF 基因位于第 1 号染色体短臂（1p21~22），总长度为 12.4kb。TF 是一种跨膜单链糖蛋白，由 263 个氨基酸残基组成，分子量约为 47kDa。其中膜外区有 219 个氨基酸残基，穿膜区 23 个氨基酸残基，胞内区 21 个氨基酸残基。当血管壁遭到破坏，TF 暴露于血液中，与 FⅦ结合后使后者获得凝血活性，从而启动血液凝固级联反应。TF 依靠其与细胞膜的紧密结合发挥作用，使生理性凝血过程局限于损伤部位，而不向远处播散。TF-Ⅶa 复合物可进一步激活游离 FⅦ，TF-Ⅶa 复合物可迅速催化因子Ⅹ的激活，并能以较低的速率激活因子Ⅸ，因此 TF 可同时激活凝血因子Ⅸ和Ⅹ，启动内源性与外源性两种凝血酶联放大反应，在血栓形成过程中起着重要作用。TF-Ⅶa 复合物形成后迅速被组织因子途径抑制物（tissue factor pathway inhibitor，TFPI）灭活。在动脉硬化斑块脱落时 TF 是血栓形成的一个重要原因；而病理过程中 TF 大量释放可导致严重的凝血紊乱与弥散性血管内凝血（disseminated intravascular coagulation，DIC）。TF 除激活凝血过程外，还与炎症反应有关。多种炎症因子，如细菌脂多糖、IL-1 与 TNF-α 都可诱导内皮细胞与单核细胞释放 TF；TF 也可促进炎症细胞产生 IL-6 与 IL-8 与引起炎症反应，并影响 T 细胞功能。

4. 凝血因子Ⅴ 凝血因子Ⅴ（FⅤ）是凝血过程中活化凝血因子Ⅹ（FⅩa）的辅因子，分子质量约为 330kDa，主要合成部位是肝脏，巨核细胞也可合成少量 FⅤ。血浆的浓度为 5~10mg/L。FⅤ基因位于人类染色体 lq24.2，全长约 80kb。编码产物为一个长 28 个氨基酸的信号肽和 2 196 个氨基酸组成的单链糖蛋白，在血浆中的半衰期约 12 小时。经过硫酸化、磷酸化和糖基化修饰后的蛋白才有活性功能。血浆中的 FⅤ在被活化的凝血酶（FⅡa）水解掉 B 区后裂解为双链，在血小板表面与 FⅩa 结合后才有了促凝血功能。FⅤa、FⅩa 和 Ca^{2+} 在磷脂酰丝氨酸蛋白的膜表面装配成凝血酶原酶，使 FⅩa 激活凝血酶的效率提高 105 倍。蛋白 C 抗凝体系通过水解 FⅤa 和 FⅧa，抑制凝血反应。

5. 凝血因子Ⅶ FⅦ由肝脏合成，属于维生素 K 依赖性凝血因子，是一单链糖蛋白，由 406 个氨基酸残基组成。基因长度为 12.8kb，基因位于第 13 号染色体长臂（13q34）。FⅦ在正常人血浆中浓度很低，仅为 0.5~2.0mg/L，其血浆半衰期为 6~8 小时，FⅦ和 TF 形成活性复合物后激活 FⅩ而启动外源性凝血途径。FⅦ除能激活 FⅩ启动外源性凝血途径外，还能激活 FⅨ和 FⅦ（自我激活）。FⅩa 裂解 FⅦ分子中精氨酸 152- 异亮氨酸 153 键为双链分子使 FⅦ激活，这一反应需要组织因子、Ca^{2+} 和磷脂参与。FⅦa-TF 复合物的催化活性主要由 TFPI 的调节。遗传性 FⅦ缺乏症是一种常染色体隐性遗传性出血性疾病，临床上表现为不同程度的出血倾向。FⅦ也是心脑血管疾病的一个独立危险因素。基因重组 FⅦa 已成为有抗体的血友病、FⅦ缺乏症与血小板无力症患者出血治疗的一种有效药物。

6. 凝血因子Ⅷ FⅧ基因位于X染色体长臂末端(Xq28),长为186kb,由26个外显子组成。因子Ⅷ血浆浓度为0.1mg/L,是所有凝血因子中含量最低者。FⅧ与血管性血友病因子(von Willebrand factor, vWF)以1∶1复合物的形成存在,后者起着载体与保护作用,防止FⅧ被过度降解。正常人FⅧ在血浆中的半衰期为8~12小时。在重型血管性假血友病患者由于缺乏vWF的保护,FⅧ的半衰期仅为1~2.4小时,导致血浆FⅧ水平的降低。FⅧ在血液凝固中起重要作用,作为FⅨa的辅因子,参与FX的激活。在Ca^{2+}和磷脂存在下,FⅧ能将活化FX的效率提高1万倍以上。活化的FⅧ主要由蛋白C抗凝系统灭活。

FⅧ缺乏是血友病A的原因,多数为遗传性,少数为自身抗FⅧ抗体引起,出血程度与FⅧ缺乏的严重性相关。

7. 凝血因子Ⅸ FⅨ亦由肝脏合成,为维生素K依赖性凝血因子。基因位于X染色体q27.1。人FⅨ为单链糖蛋白,由415个氨基酸残基的单链糖蛋白,分子量为57kDa。FⅨ血浆浓度为3~5mg/L。在正常血浆中以酶原的形式存在,不具备凝血活性;在FⅪa或FⅦa-TF复合物的作用下,因子Ⅸ被裂解为具有活性的双链分子FⅨa,后者与FⅧ、Ca^{2+}与磷脂共同组成X酶,活化FX。FⅨa很不稳定,主要被抗凝血酶灭活。

FⅨ缺乏是血友病B的原因,临床上常有明显的出血倾向。

8. 凝血因子X FX是一种维生素K依赖的丝氨酸蛋白酶原,其活性形式为体内凝血酶原唯一的生理性激活物,在共同凝血途径中起关键作用。FX基因长度超过27kb,位于染色体13q34。FX由肝脏合成,在血浆中以双链糖蛋白形式存在,分子量为59kDa,血浆浓度为10mg/L,半衰期为48~72小时。FX是共同凝血通路的关键酶,共有3种激活物可以活化FX:内源性途径的FⅨa-FⅧa、外源性途径的FⅦa-TF以及体外的Russell蛇毒。三种激活物在FX上的作用位点均为重链上的Arg194-Ile195,裂解后形成FXa,FXa在Ca^{2+}参与下,于磷脂膜表面与FⅤa形成凝血酶原酶复合物,从而激活凝血酶原使之转变为具有酶促活性的凝血酶。此外,FXa还可以激活FⅦ为FⅦa,形成正反馈。FXa还对FⅧ有一种自我调节的机制,既可以激活,也可使之灭活。TFPI可与FXa以1∶1的比例结合,而后与FⅦa-TF结合形成失去催化活性的四元复合物。抗凝血酶则通过与FXa形成稳定的无活性的复合物来抑制FXa,肝素加速这种复合物的形成。

9. 凝血因子Ⅺ FⅪ由肝脏和巨核细胞所产生,除血浆中存在FⅪ外,血小板中也可能含有一部分FⅪ。编码FⅪ的基因位于4号染色体长臂4q35,全长23kb。人FⅪ相对分子质量为160kDa,由两条相同的含607个氨基酸残基多肽链通过一个二硫键连接而成,在血液循环中与高分子量激肽原形成非共价复合物。血浆中FⅪ的含量为5mg/L,性质较稳定,半衰期为48~84小时。FⅪa在Ca^{2+}存在时,可以活化FⅨ,由于后者也结合在活化的血小板表面,因此FⅪa对FⅨ的激活被认为发生在血小板表面。这种反馈作用促进凝血酶的持续形成,导致大量凝血酶的形成,最终使纤维蛋白原转变为纤维蛋白。近年来发现了FⅪ的另一重要的生理意义。在体外微量的FⅪa可以使血凝块对纤溶作用产生一定程度的抵抗,这一效应是由TAFI所介导的,体内实验也同样证实了FⅪ的抗纤溶作用。在血浆中FⅨa主要被α_1-蛋白酶抑制剂与抗凝血酶灭活。

(二)止血通路

凝血是一系列凝血因子相继激活,由无活性的前体变为活性形式,直至最终形成凝血酶和纤维蛋白凝块。经典的凝血过程为瀑布学说,通常分为:①内源性凝血途径;②外源性凝血途径;③共同凝血途径。这三条途径不是各自完全独立,而是互相密切联系,共同调节止血过程。

1. 内源性凝血途径 内源性凝血途径是指参加的凝血因子全部来自血液,从FⅫ激活,到FX激活的过程。当血管壁发生损伤,内皮下组织暴露,带负电荷的内皮下胶原纤维与凝血因子接触,FⅫ即与之结合,在高分子激肽原和前激肽释放酶(prekallikrein,PK)的参与下被活化为FⅫa。在不依赖钙离子的条件下,FⅫa将FⅪ激活。在Ca^{2+}的存在下,活化的FⅪa又激活了FⅨ。单独的FⅨa激活FX的效力相当低,它要与FⅧa结合形成1∶1的复合物(FX酶复合物)。这一反应还必须有Ca^{2+}和磷脂共同参与。但在体内FⅫ激活不是内源性凝血途径所必需的;相反,FⅫa和激肽释放酶生成后能激活纤溶酶原使之转化为纤溶酶,发挥纤溶作用。

2. 外源性凝血途径 外源性凝血途径是指凝血过程有外来的凝血因子的参与。在正常情况下TF

不存在于血液中,在血管损伤或单核细胞受细菌内毒素、TNF-α、IL-1、补体与免疫复合物刺激时,TF暴露于血液。在Ca^{2+}的参与下,TF与FⅦ一起形成1∶1复合物。一般认为,单独的FⅦ或TF均无促凝活性。但FⅦ与TF结合会很快被活化的FⅩ激活为FⅦa,从而形成FⅦa-TF复合物,后者比FⅦa单独激活FⅩ增强1 000倍。临床上以凝血酶原时间(PT)测定来反映外源性凝血途径的状况。外源性凝血所需的时间短,反应迅速。外源性凝血途径主要受TFPI调节。近年来人们已证实,FⅦa-TF复合物还可活化FⅨ,表明内源凝血和外源凝血途径可以相互活化。

3. 共同凝血途径　从FⅩ被激活至纤维蛋白形成,是内源、外源凝血的共同凝血途径。主要包括凝血酶生成和纤维蛋白形成两个阶段。凝血酶的生成即FⅩa、FⅤa在Ca^{2+}和磷脂膜的存在下组成凝血酶原复合物,即凝血活酶,将凝血酶原转变为凝血酶。纤维蛋白形成:纤维蛋白原被凝血酶酶解释放出A肽与B肽后形成纤维蛋白单体,以非共价键结合,形成能溶于尿素或氯醋酸中的纤维蛋白多聚体,又称为可溶性纤维蛋白。同时凝血酶激活FⅩⅢ,后者在Ca^{2+}的参与下,使可溶性纤维蛋白发生快速共价交联,形成不溶的稳定的纤维蛋白凝块。纤维蛋白生成后,可促使纤维蛋白与凝血酶有高亲和力,因此纤维蛋白生成后即能吸附凝血酶,这样不仅有助于局部血凝块的形成,而且可以避免凝血酶向循环中扩散。另外,凝血酶激活FⅤ、FⅧ与FⅪ,反馈扩大了凝血反应。

二、抑制凝血系统

在血液系统中也存在着抑制凝血系统,是体内控制和抑制凝血的系统,与凝血系统共同作用,调控和平衡凝血过程。这些抗凝物质大多锚定在血管内皮细胞上,对维持血液流动性起到了重要、积极的作用。

(一)主要生理性抗凝物质

1. 组织因子途径抑制物(TFPI)　TFPI是存在于正常人血浆及血小板和血管内皮细胞中的一种糖蛋白,通过与FⅩa结合并抑制FⅩa活性,进而FⅩa-TFPI复合物结合FⅦa并抑制FⅦa结合TF,它是TF-FⅦa复合物唯一有效的抑制物,主要调节凝血的起始阶段。因其对TF途径(即外源性凝血途径)具有特异性抑制作用,曾称为外在途径抑制物。血浆中循环的游离型TFPI(TFPI-α)占血浆总TFPI的20%,与低密度脂蛋白(LDL)结合的稍微截短型TFPI占80%。大多数TFPI则是通过糖胺聚糖结合于内皮细胞表面(即TFPI-β)。静脉注射肝素后,TFPI的血浆浓度显著升高,内皮TFPI的释放可促进肝素和低分子量肝素的抗血栓作用。

2. 抗凝血酶、肝素　抗凝血酶(antithrombin,AT)是生理性抗凝物质中最重要的一种。主要在肝脏合成,是一种多功能的丝氨酸蛋白酶抑制剂,它与凝血酶原以及FⅦ、FⅨa、FⅩa结合使其失去活性,从而阻断凝血过程。AT主要抗凝作用:①抑制凝血因子活性;②抑制凝血酶;③抑制纤溶酶;④抑制血小板释放反应和聚集作用。AT具有2个活性功能位点:反应中心Arg393-Ser394和位于蛋白氨基端的肝素结合位点。内皮表面的糖胺聚糖(如肝素)与抗凝血酶结合,作为辅因子加速抗凝血酶的抑制作用。内源性或外源性肝素与AT上的肝素结合位点结合会导致AT的构象变化,使其“激活”,对凝血因子的灭活速度增加至1 000~4 000倍。肝素除能增强抗凝血的活性,还能抑制凝血酶原的激活,抑制血小板黏附、聚集和释放。所以临床上肝素是一种常用的抗凝剂。

3. 蛋白C系统　蛋白C系统是具有抗凝作用的血浆蛋白系统,包括蛋白C(protein C,PC)、蛋白S(protein S,PS)、血栓调节蛋白(thrombomodulin,TM)、活化的蛋白C抑制物(APCI),PC和PS都是维生素K依赖性抗凝蛋白。PC在内皮细胞表面被TM结合的凝血酶激活。凝血酶与TM的结合起到类似于分子转换的作用,使凝血酶从促凝物变成可以激活蛋白C的抗凝物。蛋白C与TM和凝血酶的复合物相结合并裂解成活化的蛋白C(activated protein C,APC),而内皮细胞蛋白C受体(endothelial protein C receptor,EPCR)作为协同因子,可强化此激活步骤。PS是一种维生素K依赖的APC辅因子,APC联合磷脂表面的PS,通过蛋白水解灭活FⅤa和FⅧa,从而分别灭活凝血酶原酶和内源性因子X酶。循环中有2种形式的PS。游离形式的PS具有抗凝活性;结合形式的PS与补体系统的C4b结合蛋白形成复合物,无功能活性。C4b结合蛋白是一种急性期反应物,在炎症状态下浓度增加。因此,这些情况下游离PS的活性会降低,从而增加血栓形成的可能性。

(二)其他凝血抑制物

其他几种蛋白质,包括肝素辅因子Ⅱ、蛋白Z等也有助于凝血调节,但在临床上的作用不显著。前列环素和血栓素、一氧化氮、血小板反应素5等主要通过调节血管及血小板的聚集,进而影响凝血系统。

三、纤维蛋白溶解系统

纤维蛋白溶解系统(简称纤溶系统)与凝血系统相平衡,使体内保持血液流动状态,维持血液循环。主要作用:①及时溶解生理止血过程中产生的纤维蛋白或血块,防止血栓过度形成;②参与组织修复及血管再生等。

(一) 纤溶系统的组成

1. 纤溶酶原(plasminogen)与纤溶酶 纤溶酶原是主要由肝脏合成的一种单链糖蛋白,纤溶酶原在纤溶激活物的作用下成为纤溶酶,纤溶酶是血浆中一种活性极强的丝氨酸蛋白水解酶,可水解纤维蛋白原等,可直接激活 FⅦ和补体系统,诱导血小板的聚集和释放反应。FⅫa 可激活纤溶系统,故凝血和纤溶系统同时启动。

2. 组织型纤溶酶原激活物 是一种丝氨酸蛋白酶,由内皮细胞产生、贮存和释放,肝脏代谢,激活与血凝块结合的纤溶酶,溶解血栓。

3. 尿激酶纤溶酶原激活物 又称尿激酶,是一种丝氨酸蛋白酶,主要由肾脏产生,使 Glu-PG 转变为 Lys-GP,后者激活纤溶酶原;尿激酶还可直接降解纤维蛋白原及纤维蛋白。

(二) 纤溶过程及调控

纤维蛋白原溶解过程分为两个阶段:纤维酶原激活与纤维蛋白原的降解。血浆纤溶酶消化纤维蛋白原或纤维蛋白时产生一系列碎片。正常体内许多成分对纤维蛋白溶解过程具有调控作用,如活化受体使纤溶酶激活剂定位于细胞表面,极大地增强纤溶酶活性。

(陈振萍)

参考文献

[1] STEVEN P GROVER, NIGEL MACKMAN. Intrinsic pathway of coagulation and thrombosis. Arteriosclerosis, thrombosis, and vascular biology, 2019, 39 (3): 331-338.

[2] BUTENAS S, VAN 'T VEER C, MANN KG. Evaluation of the initiation phase of blood coagulation using ultrasensitive assays for serine proteases. J Biol Chem, 1997, 272: 21527.

[3] KAMIKUBO Y, MENDOLICCHIO GL, ZAMPOLLI A, et al. Selective factor Ⅷ activation by the tissue factor-factor VⅡa-factor Xa complex. Blood, 2017, 130: 1661.

[4] COZZI MR, GUGLIELMINI G, BATTISTON M, et al. Visualization of nitric oxide production by individual platelets during adhesion in flowing blood. Blood, 2015, 125: 697.

[5] LE GALL SM, SZABO R, LEE M, et al. Matriptase activation connects tissue factor-dependent coagulation initiation to epithelial proteolysis and signaling. Blood, 2016, 127 (25): 3260-3269.

第2节 血管的止血功能

一、血管的结构与功能

人体的血管由动脉、毛细血管和静脉组成,与心脏形成人体的一个"密闭"的循环系统。心脏搏出的血液经动脉到毛细血管,通过毛细血管与周围组织进行营养物质交换,再经静脉回流至心脏。

(一) 血管的分类与功能

血管按解剖学可分为动脉、静脉、毛细血管。按生理功能可分为如下类型。

1. 弹性储器血管 由主动脉、肺动脉主干及其发出的最大的分支组成。这些血管富含弹性纤维,管壁坚厚,有明显的可扩张性和弹性。

2. 分配血管 弹性储器血管后到分支为小动脉钳的动脉管道,主要是将血液输送至各组织器官。

3. 毛细血管前阻力血管 因管径小,对血流的阻力大而得名,由小动脉和微动脉组成,微动脉富含平滑肌,起到调控所辖器官、组织血管阻力和血流量的作用。

4. 毛细血管前括约肌 为环绕在真毛细血管起始部的平滑肌,控制所辖区组织细胞在某段时间内毛细血管开放的数量。

5. 交换血管 即真毛细血管,管壁仅由单层内皮细胞构成,外面有一层基膜,通透性好,是血管内血液和血管外组织液进行气体和营养物质的交换的主要场所。

6. 毛细血管后阻力血管 指微静脉,因管径小,对血流也产生一定的阻力。它的舒缩可影响毛细血管前阻力和毛细血管后阻力的比值,从而改变毛细血管压和体液在血管内和组织间隙内的分配情况。

7. 容量血管 包括静脉、静脉窦和静脉丛。相较动脉而言，静脉数量多，口径较粗，管壁较薄，故血容量较大。静息状态下，60%~70% 的循环血量存在于静脉中。其可扩张性较大，即较小的压力变化就可使静脉内容积发生较大的变化。因此，静脉在血管系统中起着血液储存库的作用，称为“容量血管”。

8. 短路血管 一些中小动脉不经毛细血管而直接流入小静脉，如手指、足趾、耳郭等处的皮肤中有许多短路血管存在，它们在功能上与体温调节有关。

（二）血管壁的组成与功能

主要由血管内皮细胞、平滑肌细胞和间质等组成，从管腔面由内向外依次为内膜、中膜和外膜。血管壁内自身还有营养血管和神经分布。

1. 内膜（tunica intima） 为管壁的最内层，由内皮和内皮下层组成。

(1) 内皮：为衬贴于血管腔的单层扁平上皮。内皮细胞长轴多与血液流动方向一致，细胞核居中，核所在部位略隆起，细胞基底面附着于基板上。电镜下可见内皮细胞腔面有稀疏而大小不一的胞质突起，表面覆以厚约 30~60nm 的细胞衣。内皮细胞间至少以紧密连接、缝隙连接、黏附连接和韧带连接等方式连接。它不仅是血液和组织的选择性保障屏障，还与血管平滑肌细胞和血液中各种细胞有着广泛的相互作用，对维持机体的正常生理功能具有重要意义。内皮细胞间还有相互接触的其他分子，如能促进内皮细胞间粘连的血小板 - 血小板内皮黏附分子 -1，以及其他一些属于整合素家族的成员。整合素除存在于内皮细胞的基底侧外，也存在于细胞间接触的部位（尤其是 $\alpha_2\beta_1$ 和 $\alpha_5\beta_1$），能促进细胞与细胞外基质蛋白的黏附。

内皮细胞核淡染，以常染色质为主，核仁大而明显。在胞质内有发达的高尔基复合体、粗面内质网和滑面内质网。内皮细胞超微结构的主要特点是胞质中有丰富的吞饮小泡，或称质膜小泡，直径 60~70nm，具有向血管内外输送物质的作用；细胞质内含有 Weibel-Palade 小体（W-P 小体），是内皮细胞特有的细胞器，其呈成束的微丝和一种外包单位膜的杆状细胞器，长约 3μm，直径 0.1~0.3μm，内有 6~26 条直径约 15nm 的平行细管，一般认为它是合成和储存与凝血有关的 FⅧ相关抗原的结构。

血管内皮细胞含有复杂的酶系统，能合成与分泌数十种生物活性物质，如除上述 FⅧ相关抗原外，还有组织纤维酶原活性物和前列环素、内皮素（又称内皮细胞收缩因子）及内皮细胞舒张因子等。内皮细胞表面有血管紧张素转换酶，能使血浆中的血管紧张素Ⅰ变为血管紧张素Ⅱ，使血管收缩。内皮细胞还能降解 5- 羟色胺、组胺和去甲肾上腺素等。

(2) 内皮下层（subendothelial layer）：位于内皮和内弹性膜之间的薄层结缔组织，内含少量胶原纤维、弹性纤维，有时有少许纵行平滑肌，有些动脉的内皮下层深面还有一层由弹性蛋白组成的内弹性膜，膜上有许多小孔。在血管横切面上，一般以内弹性膜作为动脉内膜与中膜的分界。

2. 中膜（tunica media） 位于内外膜之间，其厚度及组成成分因血管种类而异。大动脉以弹性膜为主，间有少许平滑肌；中动脉主要由平滑肌组成，血管平滑肌纤维较内脏平滑肌纤维细，并常有分支。肌纤维间有中间连接和缝隙连接。中膜的弹性纤维具有使扩张的血管回缩作用，胶原纤维起维持张力作用，具有支持功能。除已知的肾入球微动脉的平滑肌能产生肾素外，其他血管的平滑肌也具有分泌肾素和血管紧张素原的能力，与内皮细胞表面的血管紧张素转换酶共同构成肾外的血管肾素和血管紧张素系统。病理状况下，动脉中膜的平滑肌可移入内膜增生并产生结缔组织，使内膜增厚，是动脉硬化发生的重要病理过程。

3. 外膜（tunica adventitia） 由疏松结缔组织组成，其中含螺旋状或纵向分布的弹性纤维和胶原纤维。血管壁的结缔组织细胞以成纤维细胞为主，当血管受损伤时，成纤维细胞具有修复外膜的能力。有的动脉中膜和外膜的交界处，有密集的弹性纤维组成的外弹性膜。

4. 血管壁的营养 管径 1mm 以上的动脉和静脉管壁中都分布有血管壁的小血管，称营养血管。这些小血管进入外膜后分支成毛细血管，分布到外膜和中膜。内膜一般无血管，其营养由腔内血液直接渗透供给。通过特殊染色法可发现在血管壁周围包绕着网状神经丛，血管横切面可见神经纤维主要分布于中膜与外膜交界处，有的神经伸入中膜平滑肌层，以中小动脉最为丰富。血管的神经递质除去甲肾上腺素和乙酰胆碱外，还有多种神经肽，其中以神经肽 Y、血管活性肠肽和降钙素基因相关肽最为丰富，它们具有调节血管舒缩的作用。毛细血管是否存在神经分布尚有争议。

二、血管的止血功能

小血管破裂内皮细胞受损后引起的出血在几分

钟内就会自行停止，这种现象称为生理性止血。血管的止血功能是通过血管收缩、胶原暴露、组织因子释放及内皮细胞的止血和促栓功能激活实现的。

（一）内皮细胞的止血作用

血管内皮细胞在正常情况下发挥抗血栓形成作用，防止凝血过程的发生和传播，促进纤溶，抑制血小板聚集。它在维持血液流动性、止血、预防血栓形成和调节炎症细胞过程中起关键作用。血管内皮细胞与流动的血液和血细胞保持密切联系，并能产生多种调节血液流动性的因子（图 2-11-2）。不同血管床之间的内皮细胞存在异质性，即形态、基因表达谱和功能不同，从而在不同的部位发挥不同的作用。其异质性由局部外环境（如受细胞外生化和生物力学信号的影响引发转录后和 / 或翻译后的变化）及组织生理特异性（内皮的某些位点特异性特性是遗传编程的，而不依赖于细胞外环境）决定。内皮细胞受独特的剪切应力、血液中的可溶性因子以及从循环、血管壁和组织中的细胞发出的信号分子的相互作用的影响（这些都具有区域特异性表型），调节局部或全身的凝血状态。

蛋白质组学研究发现，内皮细胞具有表达和精细调节血栓调节分子的独特能力，其功能和分子可根据血管损伤后的时间顺序进行分类。除调节血管通透性和脆性外，内皮还通过其抗血栓性，促纤维蛋白溶解和潜在的抗炎特性调节血液的流体状态以保持血管通畅。特别是在细胞损伤的不同阶段产生各种物质而发挥止血与抗凝等作用，以保持局部出凝血的一个动态平衡（表 2-11-1）。

各种诱因如机械外力、感染、化学物质和代谢产物（如乙醇、一氧化碳）、管腔内高压及免疫因素等导致血管损伤引发内源和 / 或外源性凝血系统激活而启动止血过程。血管内皮细胞不但可以分泌多种物质，同时还与平滑肌、血管内皮细胞一道调控凝血、血栓及溶栓的过程，使体内达至一个抗凝、止血和溶栓的平衡。内皮细胞至少通过三种方式参与止血、抗凝及溶栓过程的调节（图 2-11-2）。

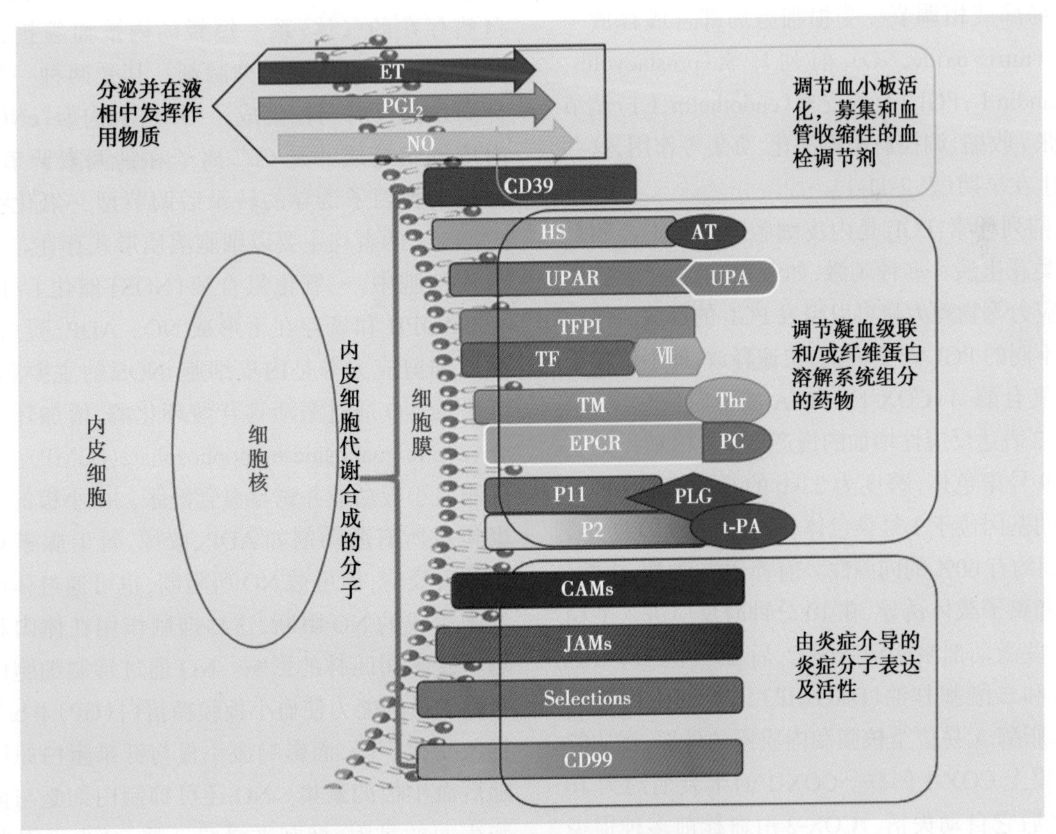

图 2-11-2　内皮细胞血栓调节分子示意图

箭头表示分泌并在液相中发挥作用的物质；矩形表示细胞表面相关分子，表示由内皮细胞代谢合成。左侧表示调节血小板活化、募集和血管收缩性的血栓调节剂。顶部显示调节凝血级联和 / 或纤维蛋白溶解系统组分的药物。右侧显示由炎症介导的炎症分子表达及活性。

表 2-11-1 不同时期内皮细胞生成的血栓调节因子

时期	内皮细胞生成的血栓调节因子
早期血栓调节因子	一氧化氮
	类花生酸（前列环素和前列腺素 D_2）
	内皮细胞 CD 39/ENTPDase 1
	内皮素
晚期血栓调节因子	内皮素
	抗凝血酶
	内皮细胞 / 肝素蛋白聚糖
	组织因子途径抑制剂
	血栓调节蛋白 - 蛋白 C- 蛋白 S 途径
	纤溶蛋白溶解系统（纤溶酶原激活物、抑制物和受体）
	炎性血栓调节蛋白
	细胞黏附分子
	选择素类

注：早期血栓调节因子出现在凝血酶形成之前，晚期血栓调节剂出现在凝血酶形成之后。

1. 局部液相调节 受损细胞局部合成释放一氧化氮（nitric oxide，NO）、前列环素（prostacyclin，prostaglandin I_2，PGI_2）及内皮素（endothelin，ET）调节血管舒张 / 收缩，调控血小板活化、募集等作用，这些往往发生在早期（表 2-11-1）。

（1）前列环素：PGI_2 是内皮细胞产生的主要和最重要的类花生酸。多种刺激，如激素、生物化学物质或剪切应力等物理力量可以引发 PGI_2 的释放。体内有两种不同的 PGI_2 产生模式，快速释放，即不依赖于新的环氧合酶 -1（COX-1）mRNA 或蛋白质合成，及对 COX-2 表达反应性增加的慢产物型。COX-1 的基因位于 9 号染色体，跨度为 22kb 的基因组 DNA，而 COX-2 的基因位于 1 号染色体，跨度为 8kb 的 DNA，两者之间约有 60% 的同源性。前者，由凝血酶、组胺、缓激肽和离子载体诱导，在 10 分钟时反应进入平稳状态，这些激动剂激活磷脂酶 C，后者产生三磷酸肌醇（IP3）和二酰基甘油（DAG），IP3 诱导细胞内钙升高，使磷脂酶 A 易位至核膜和内质网的外部，在功能上与腔膜上 COX-1 偶联。COX-1 的半衰期约为 10 分钟，之后它自动失活。COX-2 由血栓前多种促炎因子和生长因子，如脂多糖（lipopolysaccharide，LPS）、IL-1β、TNF-α 和血小板衍生生长因子（platelet-derived growth factor，PDGF），或有丝分裂素和炎性中性粒细胞刺激下，在内皮细胞中诱导产生，是一种较慢的，更持久的过程。在这些激动剂的刺激下 PGI_2 在 30~60 分钟内生成。

PGI_2 的生成是动态调节的，以适应频繁的早期血栓形成和炎症事件引起的变化。内皮细胞也可受到物理或化学干扰促进 PGI_2 的生成。PGI_2 作为一种自体分泌物（autacoid）其半衰期仅为 3 分钟，经化学水解得到 6- 酮 -PGF1α，它作用于Ⅰ型血小板 PG 受体（IP），通过旁分泌方式增加 cAMP 水平。IP 是 7- 跨膜的 G 蛋白 - 腺苷酸环化酶偶联受体，后者与蛋白激酶 A（protein kinase A，PKA）结合并激活，从而抑制血小板的分泌活化和募集，并影响 vWF 和纤维蛋白原与血小板表面结合。PGI_2（特别是在高剪切速率的情况下）还可抑制血小板与内皮下的黏附。PGI_2 除与血小板反应外，还诱导血管扩张，并刺激细胞因子的产生。PGI_2 是花生四烯酸氧化和转化第一步的产物，在 COX-1 的作用下产生，该反应可被乙酰水杨酸（阿司匹林）所抑制，它提供了一个乙酰基，使 COX-1 失活并抑制血小板功能。

（2）一氧化氮：NO 是一种血管内皮细胞释放的自然存在的气体，系一短暂的内皮血管扩张剂和血小板活化和募集的抑制剂。其受两种一氧化氮合酶（亚型）的调控生成，一种是本构形（eNOS），由内皮细胞合成并受 Ca^{2+} 离子和钙调素调节；另一种是细胞因子诱导的转录后调节型一氧化氮合酶（iNOS）。两者均主要以细胞溶质形式存在。在血管内皮细胞中，一氧化氮合酶（NOS）催化 L- 精氨酸在 NADPH 和氧存在下形成 NO。ADP、凝血酶、缓激肽和剪应力等是内皮细胞 iNOS 的主要刺激物，产生的 NO 通过激活鸟苷酸环化酶，增加环磷酸鸟苷（cyclic guanosine monophosphate，cGMP）水平来抑制血小板功能并诱导血管舒张。血小板的活化和聚集对所有激动剂如 ADP、胶原、肾上腺素和凝血酶等有反应，但可被 NO 所阻断，也可通过体内内皮细胞生成的 NO 阻断，这种抑制作用在体内和体外均不受阿司匹林的影响。NO 通过抑制细胞内血小板钙动员的能力使血小板膜糖蛋白（GP）Ⅱb/ Ⅲa 的构象变化下降，而影响血小板与纤维蛋白原结合和随后血小板的聚集。NO 还可抑制白细胞与内皮细胞表面的黏附，抑制平滑肌迁移，减少平滑肌细胞增殖。

NO 对肺血管有舒张作用，充血性心力衰竭患者吸入 NO 可降低肺动脉高压，改善肺通气。血管壁激活神经末梢释放的乙酰胆碱激活内皮细胞产生释放 NO。这种 NO 效应也解释了硝酸甘油的作用，硝酸甘油长期以来被用于治疗由冠状动脉疾病引起的心绞痛。这些作用表明 NO 在微环境中的分泌是血管损伤反应的主要组成部分。

(3) 内皮素：ET 具有 3 种同源异构肽，即 ET-1、ET-2 和 ET-3，各由 21 个氨基酸残基和两条链内二硫键组成。ET 受体（ETR）可分为 ETRA、ETRB、ETRC 三个亚型。血管平滑肌细胞主要表达 ETRA，而血管内皮细胞主要表达 ETRB。ET-1 主要通过与血管平滑肌细胞表面 ETRA 结合导致血管收缩。ET-3 与内皮细胞表面 ETRB 结合可暂时性地引起血管舒张。血管内皮细胞只生成和分泌 ET-1，且血管收缩作用最强。内皮细胞受到刺激合成并释放 ET-1，其调控主要在基因转录水平。肾上腺素、血栓素、血管加压素、血管紧张素、胰岛素、细胞因子以及血管壁剪切力与压力的变化及缺氧等物理化因素刺激 ET-1 合成，该过程需要有 Ca^{2+} 依赖型蛋白激酶 C（PKC）的参与。抑制 ET-1 合成的因素有 NO、PGI_2、心房钠尿肽及肝素等。ET-1 在血浆中的半衰期很短（<5 分钟），生成后很快与组织上的受体结合，ET 降解酶很快将其分解，清除部位主要在肺与肾脏（表 2-11-2）。

表 2-11-2 与人内皮细胞相关的早期促血栓和抗血栓的调节分子

分类	类型	作用位点	阿司匹林敏感性	作用方式
硝基类血管扩张剂	EDRF/NO	液相自体有效物质	不敏感	提高血小板 cGMP
外核苷酸酶	CD39/ENTPD1	内皮细胞表面	不敏感	酶促去除分泌物 ADP
血栓素	TXA_2	流相血管收缩剂	敏感	降低血小板 cAMP 和血小板激动剂
内皮素	ET-1，ET-2	流相血管收缩剂	不敏感	直接血管收缩肽

除 PGI_2 和 NO 对血小板的抑制外，一种非液相的快速反应物质 ecto-ATP/Dase-1/CD39［具有 ADP 酶和腺苷三磷酸酶（ATP 酶）活性的外切酶］也是早期调节血小板和血管功能的物质，它主要位于内皮细胞和白细胞。内皮细胞 CD39 分子的主要部分面向血管腔。除 CD39 外，CD73（5′- 核苷酸酶）也存在于血管细胞膜上，CD39 通过活化血小板代谢、释放出 ADP，而抑制 ADP 诱导的血小板活化、释放和聚集，CD73 将 CD39 代谢产生的一磷酸腺苷（AMP）转化为腺苷（图 2-11-3）。CD39 可以将局部环境从促血栓形成的 ADP/ATP 富集实体转化为抗血栓形成的富含腺苷的环境。

大多数血小板激动剂在 15~20 秒内使内皮细胞分泌致密颗粒，治疗性注射可溶性 CD39 可促进 ATP 和 ADP 的代谢，这也会减少二级自动放大和募集效应，结果减少血栓形成。在小鼠模型中，可溶性 CD39 可改善脑卒中的程度，逆转过度的血小板反应性，而无出血并发症，即使在诱导脑卒中后 3 小时使用也是如此。可溶性 CD39 在治疗心肌缺血、动脉粥样硬化、调节白细胞促炎活性、抑制转移和移植药物的动物模型上得到了证实。CD39 代表血液流动性的主要控制系统，主要发挥抑制血小板活性和扩张血管的作用。

2. 凝血级联反应及纤维蛋白溶解系统激活　内皮细胞通过膜表达相关分子如硫酸乙酰肝素（HS）、尿激酶型纤溶酶原激活物受体（u-PAR）、膜联蛋白Ⅱ（A2）、血栓调节蛋白（TM）、内皮细胞蛋白 C 受体（EPCR）、组织因子途径抑制物（TFPI）、组织因子（TF）等激活各自相应的下游分子，如抗凝血酶（AT）、尿激酶型纤溶酶原激活物（u-PA）、纤溶酶原（PLG）、组织纤维蛋白溶酶原激活物（t-PA）、苏氨酸（Thr）、蛋白 C（PC）、FⅦa 等（图 2-11-2），产生级联效应调控凝血、止血和纤维蛋白溶解。

内皮细胞产生的晚期凝血调节剂可以防止过多的凝血酶生成或促进血管内血栓的溶解（表 2-11-1）。AT 是一种天然的抗凝剂，作为循环中凝血酶和 FⅩa 的抑制剂发挥其抗凝作用，内皮细胞肝素蛋白多糖作为 AT 的辅助因子参与抗凝。TFPI 抑制 FⅦa 和 TF 复合物。血管壁内的 TM/EPCR/PC 系统通过灭活促凝辅助因子和抗炎活性来调控止血。纤溶系统与血管内皮细胞密切相关，内皮细胞不仅合成和分泌 t-PA，而且通过前体血纤维蛋白溶酶原受体的表达调节血纤维蛋白溶酶的形成。纤溶功能障碍在阻塞性血管疾病的成因中起着重要作用。内皮细胞黏

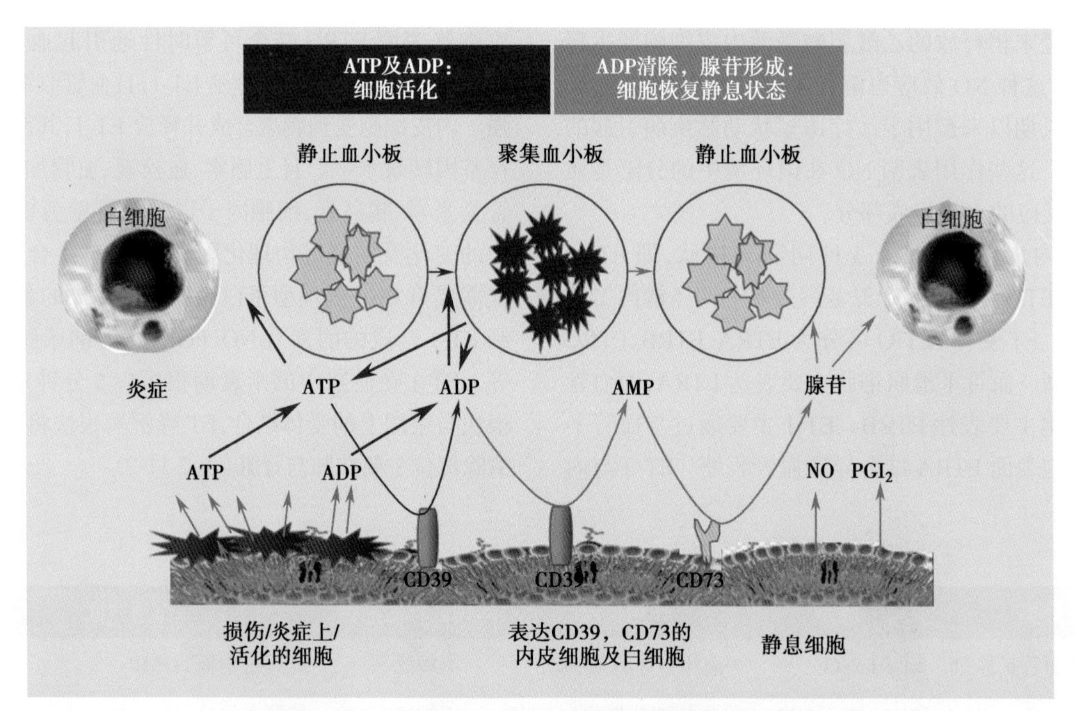

图 2-11-3　释放的血小板 ADP 是止血的主要控制系统

释放的血小板 ADP 是止血的主要控制系统：ADP → AMP →腺苷。血管损伤引起内皮细胞的微扰，引起新合成的前列环素和一氧化氮的释放，两者均抑制液相中血小板的反应性。腺苷三磷酸双磷酸酶 CD39 是细胞相关的抑制性血栓调节剂。CD39 是底物激活的，与 CD39 一样，CD73 带来了对腺苷形成的反应。来自该系统的 ADP 的早期代谢缺失可用作生物防护剂，以避免过度的血小板聚集导致血栓形成。

附分子（cell adhesion molecule，CAM），包括细胞黏附分子 -1（VCAM-1）、血小板内皮细胞黏附分子 -1（PECAM-1）及选择素（P- 选择素和 E- 选择素）是调节内皮与各种循环白细胞之间多种相互作用的糖蛋白，从而调节血管通畅。这些机制共同定义了血栓调节，即血细胞和血管壁细胞通过它们的紧密联系，相互作用以促进或抑制血栓形成的过程。

内皮表面和血细胞抗血栓形成的生理防御系统可被过度的剪切力、增加的湍流、损伤、炎症和严重的动脉粥样硬化所破坏，这些情况使内皮细胞转化为血栓前型和抗纤溶表型，并伴有白细胞和内皮细胞黏附分子的上调，增加血管壁中 TF 的表达和单核 / 巨噬细胞的聚集。这些情况通常发生在冠状动脉和脑血管病中有裂隙的动脉粥样硬化斑块的部位。因为类花生酸类物质（如 PGI_2）、NO 和 ect-ATP/Dase-1/CD39 群在止血 / 凝血级联过程中很早就达到高峰（图 2-11-4~ 图 2-11-6），这些意味着可将其作为从血小板活化开始到凝血、血栓形成和动脉粥样硬化进行干预治疗的潜在靶点。另外，血小板与内皮细胞之间的功能和物理连接对于维持血管完整性和细胞通透性至关重要。

3. 炎症介导的炎症分子表达　炎症环境中刺激血管内皮细胞合成表达 CD99、选择素（Selectin）、连接黏附分子（JAM）、细胞黏附分子（CAM）等参与止血过程；根据时相分即刻反应（变化）、急性反应及慢性 / 延时反应。

（1）即刻变化：炎症刺激时局部组织肥大细胞脱颗粒产生组胺或凝血酶刺激内皮细胞表面表达 P- 选择素。这种变化在几分钟内发生，系 W-P 小体（Weibel-Palade bodies）的快速融合，浆膜将 P- 选择素带到表面所致。与 P- 选择蛋白表达的同时，W-P 小体的融合也导致 vWF 释放到局部环境中。

选择素家族有 L- 选择素、E- 选择素、P- 选择素三个成员，L- 选择素最早在淋巴细胞上作为归巢受体被发现而称之，后来发现在各种白细胞上都表达；P- 选择素存在于血小板及内皮细胞的储存颗粒中，细胞活化后可在数分钟内转运至细胞表面；E- 选择素，存在于内皮细胞，细胞活化后合成并转运至细胞表面。三种选择素在膜外区有较高的同源性和结构类似性，但穿膜区和胞质区没有同源性，因而生物学存在差异。

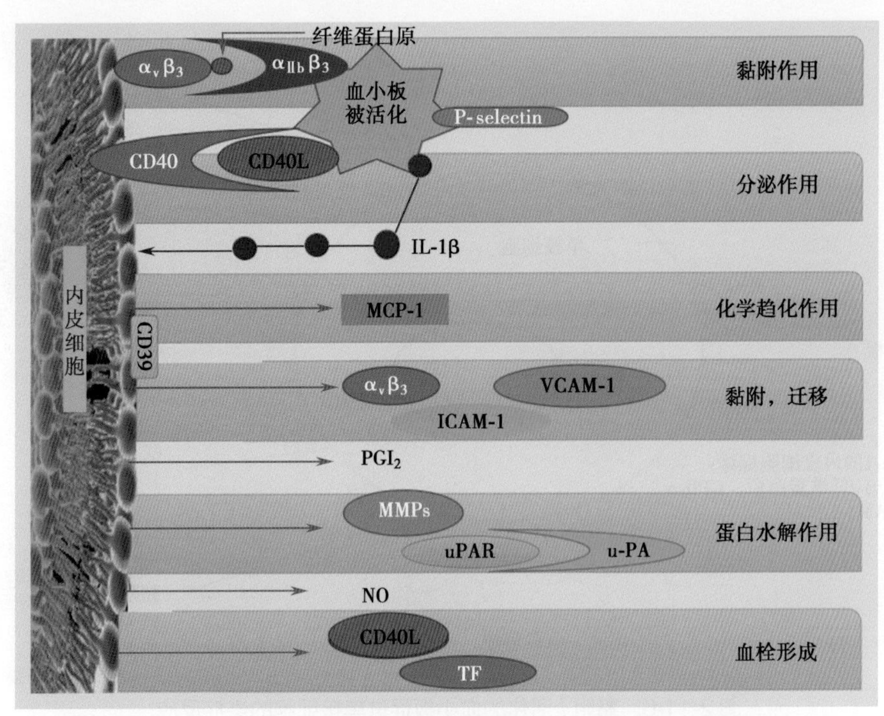

图 2-11-4　血管壁损伤后，血小板黏附在受损的内皮细胞表面，血小板和内皮细胞与黏附同时激活

内皮细胞表面 P- 选择素表达。血小板表面受体糖基磷脂酰肌醇（GPI）bα 和 P- 选择素糖蛋白配体（PSGL）-1 与内皮细胞 P- 选择素相互作用，从而介导血小板的滚动。通过整合素 $\alpha_{IIb}\beta_3$ 介导形成牢固黏附。在这些细胞间相互作用的同时，产生血小板的激活和释放。内皮表面 CD39 酶通过代谢来调节环境中 ADP 的浓度。P-selectin. P- 选择素；ICAM-1. 细胞间黏附分子 -1；IL-1β. 白细胞介素 -1β；MCP-1. 单核细胞趋化因子 -1；MMPs. 基质金属蛋白酶；NO. 一氧化氮；PGI_2. 前列环素；TF. 组织因子；u-PA. 尿激酶纤溶酶原激活物；uPAR. 尿激酶型纤溶酶原激活物受体；VCAM-1. 血管细胞黏附分子 -1。

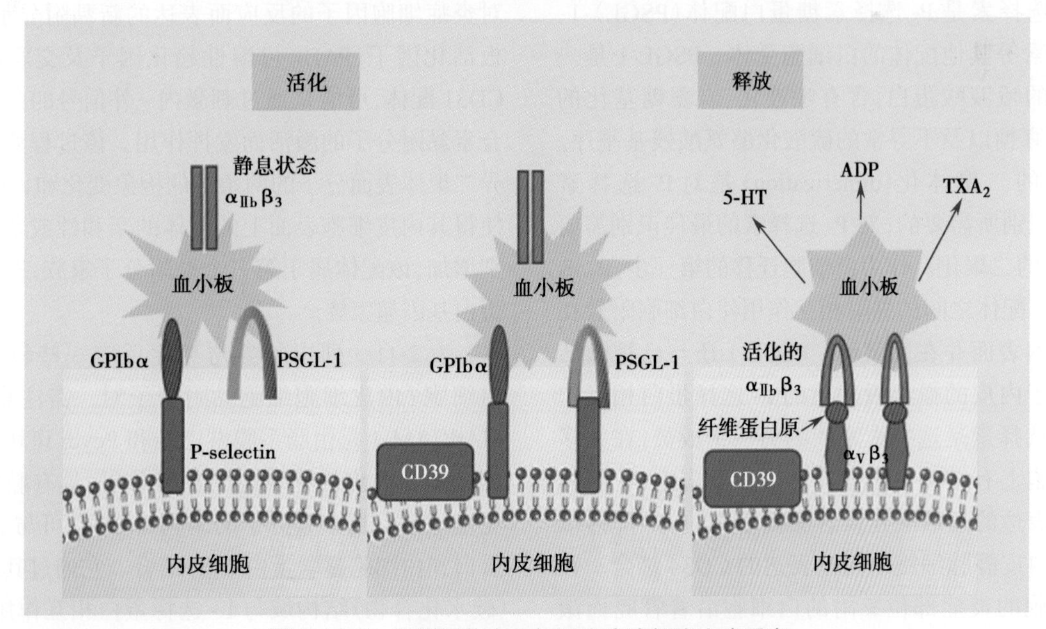

图 2-11-5　黏附活化血小板诱导内皮细胞炎症反应

与 $\alpha_{IIb}\beta_3$ 相关的血小板黏附诱导 P- 选择素（CD62p）并暴露 / 释放血小板 CD40 配体（CD40L）和 IL-1β，后者再刺激内皮细胞产生炎症反应，支持内皮细胞血栓前和动脉粥样硬化的改变。IL-8 和单核细胞趋化蛋白 -1（MCP-1）是中性粒细胞和单核细胞的主要趋化因子。5-HT. 5- 羟色胺；ADP. 腺苷二磷酸；GP. 糖蛋白；P-selectin. P- 选择素；PSGL-1. P- 选择素糖蛋白配体 -1；TXA_2. 血栓素 A_2。

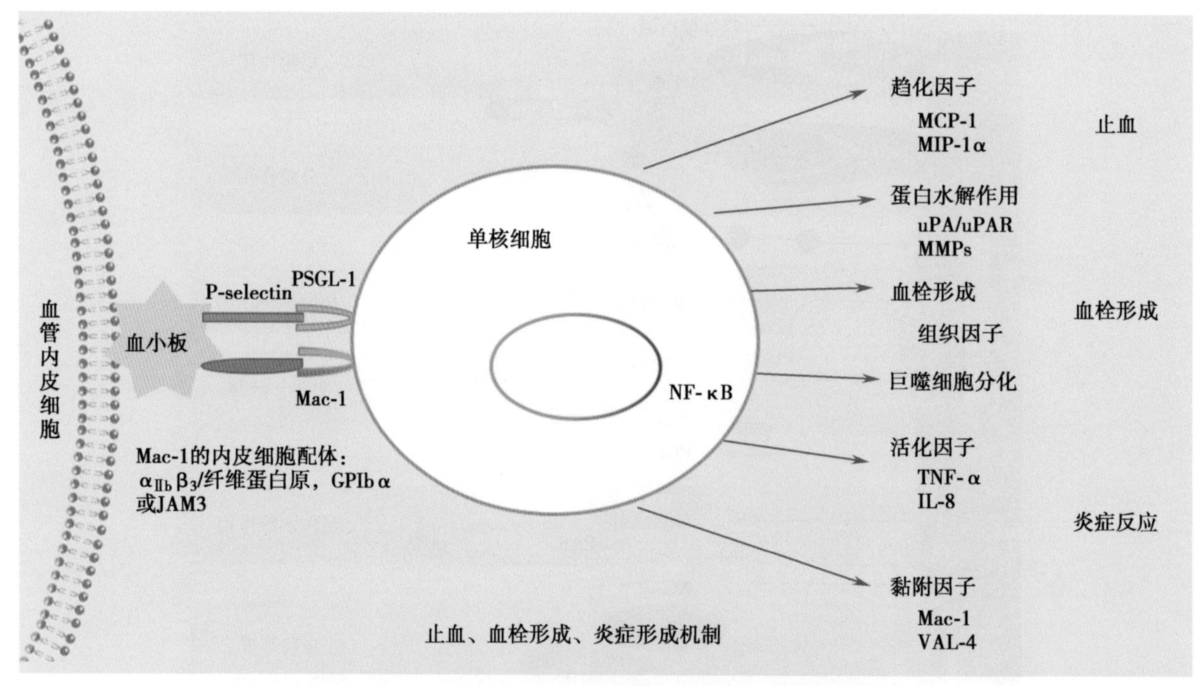

图 2-11-6 黏附 / 活化的血小板促进单核细胞的炎症反应

血小板主要通过 P- 选择素与单核细胞 P- 选择素糖蛋白配体（PSGL）-1 和单核细胞 PSGL-1 相互作用，及通过 $\alpha_{IIb}\beta_3$（和纤维蛋白原桥联）或糖基磷脂酰肌醇（GPI）bα 与单核细胞 Mac-1（$\alpha_M\beta_2$）相互作用。血小板通过这一机制促进单核细胞分泌趋化因子、细胞因子和促凝组织因子。这些作用上调和激活黏附受体和蛋白酶。同时，它们诱导单核细胞分化为巨噬细胞。因此，血小板 - 单核细胞相互作用为血管壁提供了血栓形成和动脉粥样硬化的环境，最终可以支持斑块的形成。IL. 白细胞介素；JAM. 连接黏附分子；Mac. 单核细胞；MCP. 单核细胞趋化因子；MIP. 巨噬细胞抑制蛋白；MMPs. 基质金属蛋白酶；NF-κB. 核因子 κB；uPA. 尿激酶纤溶酶原激活物；uPAR. 尿激酶纤溶酶原激活物受体；TNF. 肿瘤坏死因子；VLA. 非常晚的抗原。

P- 选择素是 P- 选择素糖蛋白配体（PSGL）-1、L- 选择素等其他配体的白细胞受体。PSGL-1 是一种特殊的唾液酸蛋白，含有唾液化、岩藻糖基化的 O- 连接寡糖以及不寻常的硫酸化酪氨酸残基基序。PSGL-1 的二聚体化（dimerization）是对 P- 选择素的最佳识别所需要的；对 P- 选择素的最佳识别需要 PSGL-1 的二聚化。作为白细胞迁移的第一步，P- 选择素与其配体之间的黏附相互作用使白细胞附着在内皮细胞表面并在上滚动。PSGL-1 还与已被激活并黏附于内皮的血小板表达的 P- 选择蛋白相互作用。L- 选择素是选择素家族的另一个成员，在大多数白细胞上有结构性表达。在炎症反应中，它与内皮细胞表达的唾液酸化及岩藻糖基化的 GP 配体以及与高内皮静脉细胞结构性表达的 CD34 结合。在内皮细胞的炎症部位黏附的白细胞沿着管腔面滚动，这样减缓它们的运动并使它们与各种各样的化学介质接触，从而引发下一阶段的白细胞迁移使其紧密黏附到内皮表面。

这些介质包括表面结合的趋化因子、内皮细胞对炎症细胞因子的反应而表达的新黏附分子、血小板活化因子（PAF）、可溶性趋化因子及交联白细胞 CD31 配体，可能是通过刺激内 - 外信号的白细胞整合素黏附分子的激活而发挥作用。该过程涉及这些异二聚体表面分子的两条链的构象变化和 / 或聚集，使得其内皮细胞表面上的配体的亲和性或亲和力分别增加，该配体属于第三个黏附分子家族，即免疫球蛋白基因超家族。

表 2-11-3 列出了参与炎症反应一些较常见的白细胞 / 内皮细胞细胞黏附分子对。需注意的是，MAdCAM-1 是由肠系膜淋巴结和 Peyer 斑块的高内皮微静脉内皮细胞表达的独特分子，具有黏蛋白和免疫球蛋白超家族分子的结构特征，它可与 L- 选择蛋白和白细胞整联蛋白 $\alpha_4\beta_7$ 结合。它通过其黏蛋白（碳水化合物）结构域与 L- 选择蛋白相互作用，并通过其免疫球蛋白结构域与 $\alpha_4\beta_7$ 相互作用。实验证明 L- 选择素（MADCAM-1 和 CD34）的蛋白配体仅在淋巴细胞归巢的情况下与 L- 选择素结合，尽管最近的证据表明，它们可能在炎症过程中起作用。有趣

的是，显微镜下动态显示白细胞可能通过L-选择素和PSGL-1的相互作用在已经黏附的白细胞和血小板上滚动，从而放大炎症过程。

PAF受炎症部位的白细胞、肥大细胞和内皮细胞刺激，由质膜中的磷脂酰胆碱酯酶促快速生成和分泌，活化中性粒细胞，但它在该处对血小板的活化作用较弱。

白细胞通过不断重复的前部黏附，后部分离的方式迁移到附近的内皮细胞连接处，并在此处和内皮细胞通过分子相互作用调节大多数中性粒细胞、单核细胞和NK细胞的跨内皮迁移。白细胞膜上的PECAM/CD31以一种嗜同性的方式与同一分子接触，集中在内皮连接处，此时血管内皮细胞内钙的短暂升高促进细胞迁移。

由于抗PECAM剂不能完全阻断血细胞渗出，因此，必有一条PECAM外的独立的跨内皮迁移途径。白细胞整合素$\alpha_4\beta_1$（超晚期抗原VLA-4）和$\alpha_L\beta_2$/$\alpha_M\beta_2$（淋巴细胞功能相关抗原/巨噬细胞，LFA-1/Mac-1）及其内皮反式受体VCAM-1和ICAM-1参与了细胞的迁移。白细胞LFA-1与血管内皮细胞上的JAM-A相互作用提示存在白细胞的募集。直接作用于JAM-C的抗体同样还能阻止淋巴细胞通过内皮细胞单层的迁移，提示JAM-C在淋巴细胞迁移中的作用。另外，在某些特殊条件下，似乎有通过细胞间结合部的旁路而穿过内皮细胞的通路。

CD99是一种在白细胞、血小板和红细胞上均有表达的糖蛋白，主要集中在内皮细胞边缘。体内和体外都能观察到CD99是通过干扰白细胞和内皮细胞CD99之间捕获的单核细胞的嗜同种受体反应来控制由PECAM调控的血细胞渗出，它们的前缘位于内皮细胞单层下方，而它们的尾足部（trailing uropods）保留在内皮细胞的顶端表面上。

表2-11-3 炎症中常见的白细胞-内皮细胞黏附分子对

白细胞分子	CD和整合素命名	白细胞表达	作用	内皮细胞配体	CD编号
L-选择素	CD62L	PMN，Mo，T，B，NK	绑定，滚动	MAdCAM-1*	未确定
				GP105-120	CD34
PSGL-1	CD162	PMN，Mo，T，B，NK	绑定，滚动	P-选择素	CD62P
Sialyl Lewis X ESL-1†，CLA†	CD15s	PMN，Mo，T，B，NK	绑定，滚动	内皮细胞选择素	CD62E
LFA-1	CD11a/CD18（$\alpha_L\beta_2$）	PMN，Mo，T，B，NK	紧密黏合	ICAM-1	CD54
				ICAM-2	CD102
				ICAM-3	CD50
			粘连，渗透	JAM-A	未确定
Mac-1	CD11b/CD18	PMN，Mo，NK	紧密黏合	ICAM-1	CD54
VLA-4	CD49d/CD29	Mo，B，Eo‡>NK，T	紧密黏合§、滚动	VCAM-1	CD106
PECAM-1	CD31	PMN，Mo，NKT细胞	渗透/出	PECAM-1	CD31
CD99	CD99	所有不同程度的白细胞	渗透/出	CD99	CD99
JAM-C	未确定	T	渗透/出	JAM-C	未确定

注：B. B淋巴细胞；CLA. 皮肤淋巴细胞抗原；Eo. 嗜酸性粒细胞；ESL-1. E-选择素配体；GP. 糖蛋白；ICAM. 细胞间黏附分子；JAM. 连结黏附分子；MAdCAM-1. 黏膜寻址素细胞黏附分子；Mo. 单核细胞；NK. 自然杀伤细胞；PECAM. 血小板内皮黏附分子；PMN. 多核中性粒细胞；PSGL. P-选择素糖蛋白配体；T.T淋巴细胞；VCAM. 血管细胞黏附分子；VLA. 极晚期抗原。*MAdCAM-1和CD34已被证明对T细胞通过高内皮小静脉归巢到淋巴结很重要。在炎症部位携带l-选择素配体的蛋白质结构，包括CD15s，尚未被确定。†ESL-1是一种与成纤维细胞生长因子受体同源的蛋白，已在小鼠中被鉴定出来。CLA是一种与PSGL-1相关的皮肤归巢T细胞表面的分子，通过真皮小静脉上表达的e选择素引导它们进入皮肤。‡VLA-4在粒细胞上的表达仅限于嗜酸性粒细胞和嗜碱性粒细胞。成人人类中性粒细胞在正常情况下不表达它。§ 虽然VLA-4/VCAM-1的相互作用通常被认为对白细胞与内皮细胞的紧密黏附很重要，但有报道表明白细胞也可以使用VLA-4在内皮细胞VCAM-1上滚动。

大多数急性炎症反应开始时，由于组胺释放，血管通透性一过性增加。内皮连接处很快重新建立，并在接下来的1小时内阻止局部白细胞渗出。体内和体外研究表明，在随后的渗血过程中，白细胞穿透血管壁而不会进一步损害血管通透性屏障。例如，Cortactin缺陷型小鼠在毛细血管后微静脉循环中具有结构性渗漏的血管连接，并且对组胺过度反应，但由于ICAM-1的低效聚集，白细胞募集减少，阻止了内皮下胶原和vWF沉积物暴露于循环血小板。尽管对PECAM-1在血小板与内皮细胞相结合的作用尚不清楚，但它一直被认为在血细胞渗出过程中维持内皮细胞与白细胞的紧密结合。

(2)急性变化：除刺激内皮细胞的即时反应外，炎症部位释放的细胞因子和炎症介质在几个小时内激活了新的内皮细胞遗传程序反应，表达mRNA和蛋白质，从头合成建立了一种炎症性内皮细胞，既有促凝血性又有促黏性表型。

炎症细胞因子如TNF-α和IL-1诱导几种重要CAM的内皮细胞表面表达。体外培养4~6小时E-选择蛋白表达达峰值，但在体内可以通过γ干扰素(IFN-γ)并在体内维持数天之久，E-选择素介导含有类似唾液酸化的Lewis X抗原的岩藻糖受体的白细胞缓慢滚动。

一般来说，免疫球蛋白超家族成员ICAM-1和VCAM-1的表达是与诱导E-选择素的刺激方式相同。在体外，至少存在一些特殊的情况，如在微血管内皮细胞中IL-4可诱导产生VCAM-1，而不能诱导E-选择素或ICAM-1的表达。这些分子在紧密黏附的步骤中充当白细胞整合素的反受体(counter receptor)。

(3)慢性/延时变化(chronic change)：内皮细胞被IFN-γ刺激后数天膜表面表达MHC Ⅱ类分子(HLA-DR和DQ)。人体组织如皮肤和肠道中，即使在没有明显炎症的情况下也常见到MHC Ⅱ类抗原的表达，认为是这些部位长期暴露于亚临床炎症和抗原刺激的结果。当炎症刺激诱导CD40、ICAM-1或LFA-3等共刺激分子时，内皮细胞能够(至少在体外)作为刺激CD4记忆T细胞的抗原呈递细胞起作用。当内皮属于具有外源MHC Ⅱ类抗原的器官移植物时，该机制可刺激宿主的移植物排斥。

相反，黏附分子ICAM-2对炎症介质刺激无表达反应。体外和体内用IFN-γ刺激后PECAM-1独特的表达模式是广泛在细胞表面分布而不是聚集在细胞间。体外人脐静脉内皮细胞长时间暴露于相对高剂量的IFN-γ和TNF-α的情况下，导致PECAM-1总表达量降低，但迄今为止，尚未在体内描述这种应答反应。

4. 血液成分与血管壁的相互作用

(1)血栓环境中的黏附分子：止血系统的活化使白细胞暴露于配体，促进它们黏附并募集到血管壁，如体外凝血酶可诱导人脐静脉内皮细胞分泌E-选择素和分泌IL-8。这些变化是由炎症细胞因子如IL-1和TNF-α诱导的。表2-11-4列出了一些可能在炎症和止血/血栓形成中起双重作用的介质。

表2-11-4 炎症介质在血栓形成和止血中的双重作用

介质	炎症反应作用	止血与血栓形成作用
组胺，凝血酶	P-选择素在血管内皮上的表达	W-P小体脱颗粒；vWF释放
血小板活化因子	白细胞整合素激活	血小板激活
表达P-选择素蛋白本体1(PSGL-1)	白细胞黏附于内皮细胞P-选择素上	通过P-选择素血小板与白细胞双向黏附
黏附血小板	白细胞在血小板P-选择素上滚动；紧密地与血小板膜成分黏合	血栓形成
纤维蛋白原	白细胞通过CD11b/CD18与纤维蛋白原粘连	通过$\alpha_{Ⅱb}/\beta_{Ⅲ}$将血小板桥接至vWF和基质
凝血酶	通过内皮细胞诱导E-选择素表达及IL-8分泌	纤维蛋白原形成与血小板聚集
白细胞整合CD11b/CD18	白细胞与内皮的黏附；吞噬作用CD11b/CD18	结合并活化FX，通过GP Ⅰbα及JAM-C黏附血小板

(2)白细胞-血小板与内皮细胞-血小板相互作用:活化的血小板以P-选择素依赖的方式与循环淋巴细胞结合,促进白细胞在内皮细胞上的滚动,并在无L-选择素的情况下也允许淋巴细胞归巢到周围淋巴结,这是因为P-选择素在黏附血小板上会与外周淋巴结地址素(addressin)相互作用的结果。在体外,中性粒细胞能够通过PSGL-1在血小板膜上与脱颗粒的P-选择素相互作用,在局部固定的血小板上滚动。此外,在P-选择素依赖性滚动发生后,$\alpha_M\beta_2$(CD11b/CD18)依赖性地阻滞并紧密地与中性粒细胞黏附、与血小板结合。有报道,中性粒细胞$\alpha_M\beta_2$与纤维蛋白原结合,纤维蛋白原可能存在于与$\alpha_{IIb}\beta_3$(GP Ⅱb/Ⅲa)结合的活化血小板表面,因此抗ICAM-2及其中性粒细胞受体α_L(CD11)的抗体均不能阻断这种黏附。另一方面,有报道发现中性粒细胞$\alpha_M\beta_2$与纤维蛋白原结合,而纤维蛋白原可能存在于与$\alpha_{IIb}\beta_3$(GP Ⅱb/Ⅲa)结合的活化血小板的表面上。另外,已证明两个血小板表面分子GP Ⅰbα和JAM-C是白细胞CD11b/CD18的配体。GP Ⅰbα是GP Ⅰb-FⅨ-FⅤ复合物的一部分,和JAM-C最早被描述为上皮细胞和内皮细胞紧密连接的组成部分。

血小板可与活化的内皮细胞相互作用。前者表达PSGL-1,并能在活化的内皮细胞表面与P-选择素相互作用。活化的血小板还可通过与纤维蛋白原、纤维蛋白或vWF与内皮细胞结合,形成血小板GP Ⅱb/Ⅲa与内皮细胞整合素$\alpha_v\beta_3$和ICAM-1之间的分子桥。

超大vWF分子存在于内皮细胞Weibel-Palade小体中,并在炎症内皮细胞活化时释放,通常由内皮细胞表面蛋白酶裂解,特别是金属蛋白酶ADAMTS13(具有凝血酶敏感蛋白重复序列13的裂解素和金属蛋白酶)。小鼠研究的数据表明,ADAMTS13在抑制炎症中起着稳态作用。在ADAMTS13缺乏的小鼠中,血小板与内皮表面的超大vWF分子结合,支持白细胞在静息状态时较慢地在小静脉上滚动及在炎症动物模型中更大的白细胞外溢。

(3)白细胞-内皮细胞的基质相互作用促进血凝:相同的炎性刺激物刺激E-选择素和VCAM-1表达,并促使ICAM-1表达以募集白细胞、刺激内皮细胞合成和表达TF。将贴壁生长的单核细胞系与细胞因子活化的内皮细胞共同培养可导致TF相关的促凝血活性迅速增加。这种作用可被针对内皮细胞上E-选择蛋白的单克隆抗体部分阻断,并可经与单核细胞系上交联LeX来模拟实现。通过交联α4或β1整合素链(VLA-4的部分)可以类似增加诱导*TF*基因的表达。

外周血单核细胞与人内皮细胞在长期相互作用过程中,经内皮细胞单层迁移的单核细胞表面功能性表达TF。在接下来的数天中,这些单核细胞约1/2分化成未成熟的树突状细胞表达更高水平的TF,并通过完整单层内皮细胞回迁。这种迁移可被可溶性TF片段阻断。因此,在该系统中,TF被假设为起到支持黏附和可能的促凝血作用。

黏附于血小板表面上暴露于黏附血栓的P-选择素的白细胞促使纤维蛋白原转化为纤维蛋白,这是白细胞整合素CD11b/CD18与纤维蛋白原结合的结果。相同的整合素与FⅩ结合的构象形式相同,单核细胞被激活时能够与FⅩ结合使其成为FⅩa,可以确定FⅩ的活化途径不依赖于TF。

(4)血管疾病与相关物质的关系:脂蛋白A[lipoprotein(a),LP(a)],同型半胱氨酸(homocysteine),又称高半胱氨酸,巯基丁氨酸以及抗磷脂抗体综合征被认为与心血管疾病及凝血功能异常有关。

Lp(a)是一种低密度脂蛋白(LDL)样颗粒,是动脉粥样硬化的独立危险因素。除LDL上载脂蛋白(apolipoprotein)B-100外,LP(a)还含有二硫键,称为载脂蛋白A(apolipoprotein A,ApoA)。ApoA与纤溶酶原有显著的同源性,因为它具有多个串联重复的kringle Ⅳ类结构域,一个单一的结构域类似于kringle Ⅴ和一个假蛋白酶结构域。纤溶酶原和ApoA在6号染色体上紧密相连,似乎是由一个共同的祖先基因产生的。体外及动物实验发现Lp(a)和ApoA抑制Lys-纤溶酶原与内皮细胞结合,其亲和力与纤溶酶原相似;Lp(a)与内皮细胞接触促进纤溶酶原激活物抑制物(plasminogen activator inhibitor,PAI)-1的表达;在纤维蛋白原存在的情况下,Lp(a)可能作为t-PA的竞争性抑制剂,或作为非竞争性抑制剂的纤维蛋白依赖增强t-PA诱导的纤溶酶生成。接受高脂肪饮食的小鼠过度表达Lp(a)导致含有抗ApoA交叉反应物质的动脉粥样硬化样损伤。LP(a)是手术后、心肌梗死后及癌症患者的一个急性时相反应物,提示可溶性炎症介质在调节其合成或组装过程中的作用。在体内,Lp(a)与纤维蛋白共定位在动脉瘤组织结构中。

同型半胱氨酸是一种含巯基的氨基酸,体内缺乏维生素B_6、维生素B_{12}或叶酸时,或在遗传性胱硫醚β合酶、亚甲基四氢叶酸还原酶或甲硫氨酸合成酶异常的情况下导致同型半胱氨酸的累积。多项研究表明同型半胱氨酸是动脉粥样硬化、静脉血栓栓塞和死亡的独立危险因素。降低同型半胱氨酸水平可显著降低同型半胱氨酸代谢缺陷患者心血管疾病发病率，但对已发生心血管疾病患者中补充B族维生素无益。

抗磷脂抗体综合征（antiphospholipid syndrome，APS）是一种以血栓形成、反复流产、抗磷脂抗体持续阳性为特征的自身免疫性疾病。与系统性红斑狼疮、非免疫性血栓或健康人相比，APS患者和严重血栓形成患者（22%）有较高的比例出现直接针对膜联蛋白A2（annexin A2）的抗体。抗膜联蛋白A2抗体可阻断t-PA依赖的细胞表面纤溶酶的生成，还可诱导促凝细胞因子如TF等促凝分子的表达。这些过程可能通过与膜联蛋白A2结合的β_2-GPI相结合，并通过髓样分化蛋白88（MyD88）和核因子-κB（NF-κB）依赖性途径发出信号。在小鼠模型中抗磷脂抗体对小鼠致病作用需膜联蛋白A2的参与。高滴度的抗膜联蛋白A2抗体也与未完全满足APS诊断标准的患者的脑静脉血栓形成有关。

(5) 血栓形成环境中的黏附分子（adhesion molecules in a thrombotic milieu）：炎症反应过程中，内皮细胞表达调节白细胞与其表面结合的分子。这些交互作用在止血和血栓形成中都起到直接和间接的作用，在某些情况下，白细胞和血小板与炎症内皮细胞的相互作用促进血栓形成。此外，炎症反应本身就会导致黏附分子和中介物的表达，从而促进止血。此外，源自血小板、白细胞和可能的内皮的膜微粒提供循环来源的TF、促炎脂质和其他分子，这些分子具有在远离原发部位的距离处调节血栓形成和炎症的潜力。

（二）抗凝系统的激活

1. 蛋白C通路途径（protein C pathway） 蛋白C（protein C，PC）通路不但在预防血栓形成中起着至关重要的作用，也是宿主炎症反应的重要组成部分。当内皮细胞表面凝血酶与内皮受体蛋白血栓调节素（thrombomodulin，TM）相结合时该通路启动。生理浓度的Ca^{2+}有明显抑制凝血酶缓慢激活PC形成活化的蛋白C（APC）的作用。可一旦凝血酶与TM结合形成凝血酶-TM复合物，PC的活性迅速增高并依赖Ca^{2+}的存在。另一主要存在于大血管中的内皮细胞蛋白C受体（EPCR）可以与PC结合，其活性可被凝血酶-TM复合物进一步增强。APC可以从EPCR解离并与内皮细胞或其他膜表面上的蛋白S相互作用以发挥其抗凝血功能。

TM还促进凝血酶激活血浆凝血酶激活的纤溶抑制物（TAFI）。TAFI通过去除纤维蛋白羧基端赖氨酸残基抑制纤溶酶介导的纤溶作用，从而减少了纤溶酶原和t-PA的可结合位点。此外，TAFI是从补体C5a中去除C末端精氨酸的主要酶。导致补体激活过程中产生的这种强效葡萄球菌毒素失活。其他血管活性物质也可能被这种酶灭活。TM还通过凝血酶促进尿激酶原的蛋白质溶解灭活，这样可能影响纤维蛋白溶解和组织重塑。尽管TM具有这些抗纤维蛋白溶解作用，许多体内实验已证明可溶性TM输注可导致净抗血栓形成和/或抗炎作用。

TM对正常的胎儿发育至关重要，且与其对止血作用影响无关，当敲除小鼠*TM*基因时，胚胎在第8.5天，即在功能性心血管系统发育之前死亡。提示TM除了其抗凝血和抗纤维蛋白溶解性质外还有其他功能。TM和EPCR均在胎盘的巨型滋养层细胞中高表达。如果在这些细胞上持续表达TM，则无*TM*基因的胚胎则能存活超过该节点。

EPCR是220个氨基酸的1型跨膜蛋白，含有主要组织相容性复合物（MHC）Ⅰ类分子的两个与α和β结构同源的胞外结构域，是最值得关注的CD1d家族。由于其胞外结构域中存在3个半胱氨酸（Cys）残基，所以存在与另一种蛋白质交叉连接的可能性。人EPCR的细胞内结构域仅有3个氨基酸长，即精氨酸-精氨酸-半胱氨酸（Arg-Arg-Cys）。末端Cys可被棕榈酸酰化，其可具有功能性上的意义。蛋白C和APC均以相似的亲和力与EPCR结合，约30nM。这种结合需要钙的存在，镁离子增强其结合能力。此外，在血浆中发现的一种可溶形式的EPCR也能与蛋白C和APC等价亲和力地结合。

EPCR在体外和体内增强凝血酶-TM复合物对蛋白C的激活作用，主要是通过降低蛋白C的K_m（Michaelis Menten解离常数）。正如凝血酶在与TM结合时从促凝剂变为抗凝剂一样，与EPCR结合的APC也经历了从抗凝血剂到抗炎分子的类似转变。可是，早期的研究表明APC在人类脓毒症中可能起治疗作用，但临床试验尚未证实。

2. 血管内纤溶（vascular fibrinolysis） 纤溶酶由酶原纤溶酶原中的一个肽键断裂后形成，是人体主要溶解凝块的蛋白酶。血管壁细胞，包括内皮细胞、平滑肌细胞和巨噬细胞，表达纤溶酶原激活剂、纤溶酶原激活剂抑制剂和纤溶受体，强烈地影响着这种紧密调节的反应。

(1) 内皮细胞生成纤溶蛋白(endothelial cell production of fibrinolytic proteins)：1985 年 Todd 证明人类血管具有纤溶活性，而纤溶活性依赖于完整的内皮细胞。在体内内皮是 t-PA 的主要来源，它似乎高度局限于特定解剖部位的小血管，以狒狒为例，其产生 t-PA 的部位为 7~30μm 的毛细血管前小动脉和毛细血管后静脉，而不是大动脉和静脉。小鼠肺中也有相似的现象，支气管内皮细胞(不是肺)表达 t-PA。肺血管分支点的 t-PA 表达增强可能反映了层流剪切应力的刺激。此外，投射小动脉壁的外周交感神经元可能是循环 t-PA 的重要来源。

体外培养的内皮细胞中 t-PA 的表达受到多种因素的调控，凝血酶、组胺、氧自由基、佛波醇肉豆蔻酸乙酸酯、去氨基 -D- 精氨酸血管升压素(DDAVP)及从双丁酰环磷腺苷中释放出的丁酸均能增加培养的内皮细胞中 t-PA mRNA 的表达。凝血酶和组胺似乎都通过受体介导的蛋白激酶 C 通路的激活而起作用。层流切应力刺激 t-PA 分泌和稳态的 mRNA 水平。高渗应激和重复拉伸也能增强 t-PA 的表达。此外，细胞分化剂，如维 A 酸，能刺激体外内皮细胞 t-PA 的转录。

体内 t-PA 的循环半衰期约为 5 分钟。输注 DDAVP、缓激肽、血小板活化因子(PAF)、内皮素或凝血酶诱导 t-PA 的急性释放，且可在几分钟内检测到纤维蛋白溶解活性暴发性生成。高氧时可使小鼠肺小血管内皮细胞 t-PA mRNA 表达上调 4.5 倍。将肿瘤坏死因子(TNF)注入恶性肿瘤患者体内，其血浆 t-PA 增加。当人发生静脉阻塞时，t-PA 释放不足说明其与深静脉血栓形成有关，同样此现象也见于白色萎缩症和其他皮肤血管疾病。

在体内，尿激酶纤溶酶原激活物(u-PA)主要由肾小管上皮产生。在卵巢滤泡，黄体和母体蜕膜中的伤口修复和生理性血管生成期间，内皮中受到强烈刺激表达 u-PA mRNA。在培养物中传代的内皮细胞确实合成 u-PA，并且 TNF-α 刺激其 mRNA 的表达 5~30 倍。在体外观察到 IL-1 和 LPS 可引起 u-PA 的小幅增加。

u-PA 与血管壁的关联似乎反映了其与 u-PA 受体(u-PAR)的关联，其可以实现从定向细胞迁移到细胞黏附、分化和增殖的各种非蛋白水解功能(图 2-11-7)。在成年小鼠中，无论是大血管还是小血管，正常情况下都不能通过原位杂交检测到 u-PAR mRNA。但在内毒素刺激下，心、肾、脑和肝的动脉的内皮细胞、静脉和毛细血管和肾小管上皮细胞都有 u-PAR mRNA 表达。

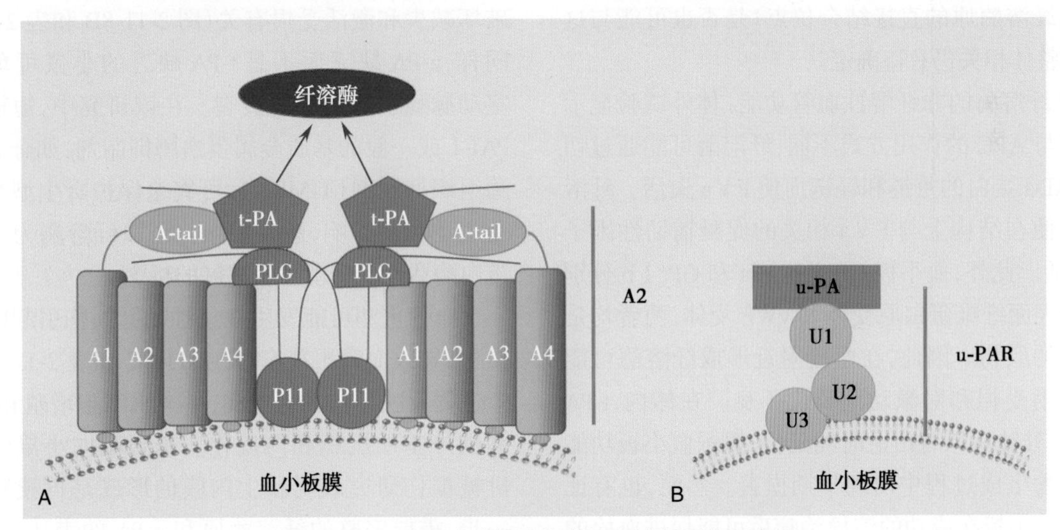

图 2-11-7　主要内皮细胞纤维蛋白溶解受体示意图

A. 膜联蛋白 A2(Annexin A2/S100A10)异四聚体配合物。膜联蛋白 A2 由一个亲水性氨基末端结构域(A-Tail 约 3kDa)和一个膜取向的羧基端核心结构域(约 33kDa)组成。尾部结构域包含组织型纤溶酶原激活物(t-PA)结合所需的残基。核心结构域由 4 个同源的膜联蛋白重复序列(A1、A2、A3 和 A4)组成，每个重复序列由 5 个 α 螺旋区组成，这些区域都与钙依赖性磷脂结合位点有关。重复 2 似乎对膜联蛋白 A2 与内皮细胞表面的相互作用最为重要。纤溶酶原(PLG)结合需要重复 4 螺旋 C 内的赖氨酸残基。B. 尿激酶纤溶酶原激活物受体(u-PAR)是一种 55~60kDa 的糖基磷脂酰肌醇连接蛋白，由 3 个二硫键结构域(U1、U2、U3)组成。结构域 1 包含尿激酶纤溶酶原激活物(u-PA)结合所需的序列，而结构域 2 和 3 介导受体与基质蛋白(如维他菌素)的相互作用。结构域 3 含有糖基磷脂酰肌醇连接的膜锚。

肝脏是血浆纤溶酶原激活物抑制物-1（PAI-1）的主要来源，认为是内皮细胞附近纤溶酶生成的主要调节因子。凝血酶、IL-1、转化生长因子β、TNF、Lp（a）和LPS均能诱导PAI-1信号处于稳定的显著升高的水平。循环PAI-1水平升高在流行病学上与心肌梗死的风险有关。炎症细胞因子是在包括肝脏在内的多种组织中诱导PAI-1的强刺激物，因为在大鼠和人类体内注射肿瘤坏死因子会导致血浆PAI-1浓度显著升高。

膜联蛋白A2（annexin A2）/s100A10复合物作为t-PA和纤溶酶原的内皮细胞辅助受体（图2-11-7），似乎在鸡、小鼠、大鼠和人的多种组织内皮细胞中表达。膜联蛋白A2在体内和体外均被缺氧和神经元样PC12细胞中的神经生长因子上调转录表达。有证据表明：①急性早幼粒细胞白血病细胞中膜联蛋白A2的过表达促进了纤溶酶的产生，并导致纤溶亢进；②实验动物全身注射膜联蛋白A2可减轻血管损伤所致的血栓形成；③膜联蛋白A2缺陷小鼠，血管损伤后微血管上有纤维蛋白沉积，动脉血栓清除受损；④抗膜联蛋白A2的高滴度抗体与抗磷脂抗体综合征和脑静脉血栓形成有关；⑤*ANXA 2*基因多态性与镰状细胞病患者的脑血管闭塞和骨坏死有关。S100A10中的缺陷（可作为膜联蛋白A2的分子伴侣或作为纤溶酶原的直接结合位点）是否也可能与这些临床整体相关仍有待确定。

（2）纤溶酶的非纤溶性血管功能：体外试验显示纤溶酶与APC的作用方式不同，纤溶酶可能通过切割168kDa蛋白的重链和轻链而使FⅤa失活。纤溶酶也能使在结构上与FⅤa相关的促凝辅助性因子Ⅷa失活。此外，血小板GPⅡb/Ⅷa和GPⅠb分别是细胞表面纤维蛋白原受体和vWF受体，两者均是纤溶酶的底物。因此，在血栓附近形成纤溶酶可能导致黏附受损和对激动剂反应不良。在体内，t-PA溶栓90分钟后患者出血时间延长，提示血小板功能在纤溶酶生成过程中出现早期损害。然而，也有证据表明血小板在成功的溶栓治疗后可能促进血栓的重新闭塞。

（3）血管损伤中的纤维蛋白溶解功能：纤溶系统在动脉粥样硬化中的作用较为复杂，转基因小鼠的血管疾病模型有助于阐明这些复杂的机制。纤溶酶原缺乏的小鼠，一般发育不良、血管内外纤维蛋白沉积及早期死亡。此外，皮肤损伤后伤口难以愈合，这种反应在很大程度上取决于纤溶酶的纤溶作用，因为纤维蛋白原的丢失消除了这些缺陷。血浆纤溶酶原和载脂蛋白E（ApoE）双缺陷的小鼠与单纯ApoE缺乏的小鼠相比，前者更易发生动脉粥样硬化（图2-11-8A）。ApoE缺乏合并u-PA或t-PA缺乏的小鼠与单一ApoE缺乏的小鼠同样表现出早期脂肪条纹和晚期斑块形成的病理倾向。在单ApoE缺乏的小鼠中观察到的斑块，完全消除纤溶酶生成活性是加剧动脉粥样硬化状态的必要条件。最终，ApoE和PAI-1双重缺陷的小鼠主动脉根部早期斑块大小没有变化，颈动脉分叉处早期斑块大小减少，但随着基质的加速沉积，晚期斑块大小增加。

一旦动脉粥样硬化斑块形成，纤溶酶可能通过介导白细胞的侵入来影响其进程（表2-11-5）。在腹腔内，炎症细胞的募集受有无纤溶酶原存在的影响很大。在移植相关动脉硬化中，纤溶酶原缺乏的小鼠的疾病程度显著降低，至少部分反映出巨噬细胞的流入减少，与主动脉中层坏死减少、弹力层的碎裂以及外膜的重塑有关。因此，纤溶酶在早期病变中降解纤维蛋白和其他基质成分的作用限制了动脉粥样硬化的发生，而其促进细胞浸润的能力似乎促进了动脉粥样硬化。

在小鼠主动脉瘤形成期间，u-PA缺乏（非t-PA缺乏）与下游纤溶酶依赖性基质金属蛋白酶的内侧破坏减少和激活受损有关（图2-11-8B和表2-11-5）。同样，u-PA缺乏而不是t-PA缺乏的小鼠可免于心室动脉瘤引起的心脏破裂。在该研究中，短期使用PAI-1或一般的基质金属蛋白酶抑制剂，如金属蛋白酶组织抑制剂（TIMP）-1，可完全保护野生型小鼠不受主动脉的影响，进一步强化了以纤溶酶为基础的蛋白酶活性促进动脉瘤进展的概念。

血管重塑可能发生在急性动脉损伤引起的血管损害，导致血管再狭窄（图2-11-8C和表2-11-5）。这个过程反映了白细胞浸润，平滑肌细胞增殖和迁移，细胞外基质沉积和内皮化。基因靶向小鼠的电或机械损伤研究表明新生内膜的形成是再狭窄的第一步，需要完整的纤溶酶原和u-PA的表达，而不是t-PA的表达。值得注意的是，u-PAR的丢失对新生内膜的形成没有影响，而PAI-1的丢失与新内膜狭窄的增加有关。在这些损伤模型中，没有引起严重的血栓形成，反映平滑肌细胞和白细胞迁移的血管阻塞会受到损害，纤溶能力下降。

另外，在氯化铁（$FeCl_3$）、孟加拉玫瑰（rose bengal）和copper cuff模型中，动脉损伤几分钟内就可观察到血栓形成(图 2-11-8 和表 2-11-5)。在这些系统中,PAI-1 缺陷与晚期和较少范围的受损动脉血栓闭塞相关,而 u-PA 丢失则与更快和更显著的血栓闭塞有关。同时,无论 ApoE 存在与否,PAI-1 的缺失导致血管狭窄程度降低。最后,在球囊损伤的大鼠颈动脉中,转导 PAI-1 表达基因导致血管再狭窄增加,再次提示,清除最初的血栓可能会对血管通畅和新生内膜形成产生长期影响。在这些模型中,纤溶系统的主要作用可能是清除最初的血栓,这可能为以后的再狭窄提供一个临时支架。

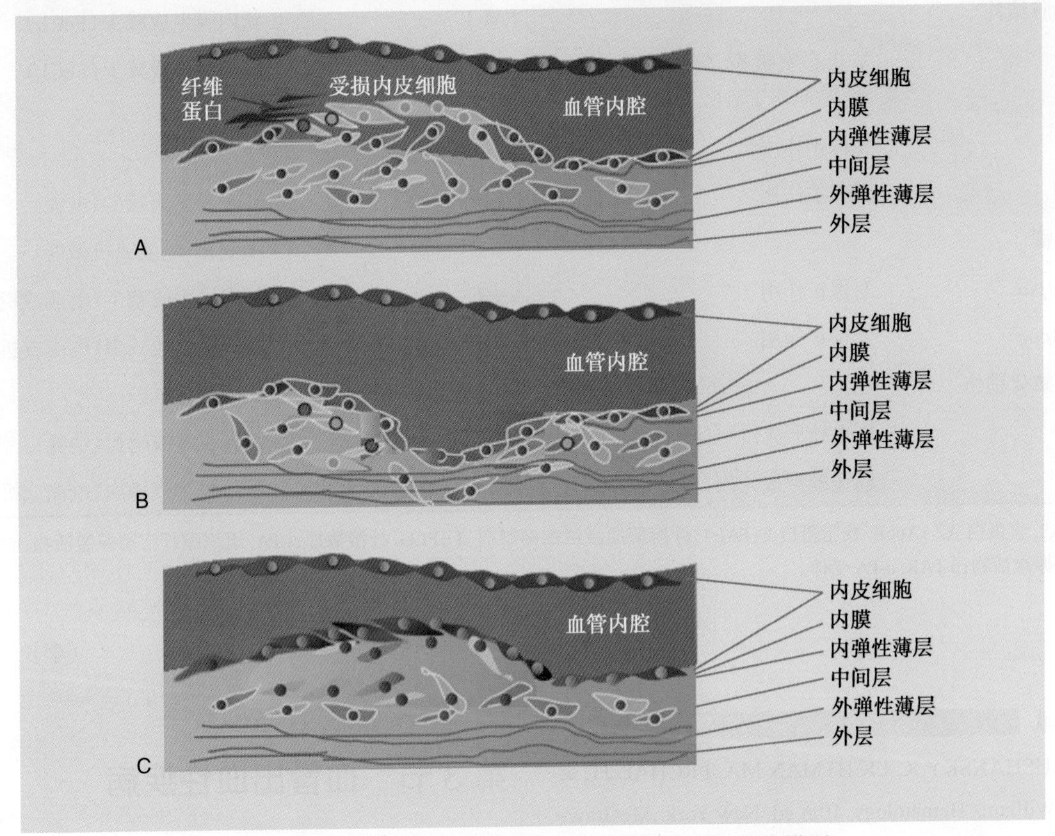

图 2-11-8 血管疾病中纤维蛋白溶解系统作用的工作模型

A. 斑块形成。认为动脉粥样硬化斑块响应于内皮细胞(EC)(橙色)损伤或扰动而形成。在初始损伤后,受累的内皮细胞可能无法清除血管表面上的纤维蛋白,并且还可能促进白细胞的黏附和侵入(蓝色)。此外,在中膜中产生的平滑肌细胞侵入内膜(绿色)内的发育斑块。内皮细胞可利用细胞表面受体进行纤溶酶的局部活化以维持血栓抗性血管表面。白细胞、巨噬细胞和平滑肌细胞可以使用纤溶酶迁移到进化的斑块(红色轮廓的细胞)。B. 动脉瘤。可能发生动脉壁弹性薄层的破碎和溶解,可能通过纤溶酶依赖性途径激活基质金属蛋白酶,可能由平滑肌细胞介导。向外朝向血管的外膜表面迁移的细胞诱导进一步的基质降解和破裂的可能性。C. 再狭窄。因血管损伤,平滑肌细胞增殖,并且与白细胞一起侵入内皮下空间,从而形成增厚的新内膜,从而损害血管通畅。在所有三种情况下,细胞迁移被认为需要纤溶酶活性,可能与细胞表面有关。

表 2-11-5 转基因鼠模型对心血管疾病纤维蛋白溶解系统的影响

相关基因型	病理影响	相关基因型	病理影响
动脉粥样硬化		**早期过氧化损伤**	
$PLG^{-/-}ApoE^{-/-}$	动脉粥样硬化增加	$u\text{-}PA^{-/-}$	血栓形成增加($FeCl_3$)
$t\text{-}PA^{-/-}ApoE^{-/-}$	动脉粥样硬化无变化	$t\text{-}PA^{-/-}$	血栓形成增加($FeCl_3$)
$u\text{-}PA^{-/-}ApoE^{-/-}$	动脉粥样硬化无变化	$A2^{-/-}$	血栓形成增加($FeCl_3$)
$PAI\text{-}1^{-/-}ApoE^{-/-}$	早期斑块大小减少 晚期斑块大小增加	**再狭窄伴明显血栓形成**	

续表

相关基因型	病理影响	相关基因型	病理影响
移植相关动脉硬化		PAI-1$^{-/-}$	无新内膜生成(Cu cuff)
PLG$^{-/-}$	移植模型白细胞浸润减少,病变范围减少	*PAI-1*$^{-/-}$	新内膜生成减少(结扎)
冠状动脉结扎		PAI-1$^{-/-}$	新内膜生成减少($FeCl_3$)
u-PA$^{-/-}$	防止心室破裂,但血管再生能力差,晚期死于心脏衰竭	*PAI-1*$^{-/-}$*ApoE*$^{-/-}$	新内膜生成减少($FeCl_3$)
t-PA$^{-/-}$	无保护作用	**再狭窄不伴明显血栓形成**	
u-PAR$^{-/-}$	无保护作用	*PLG*$^{-/-}$	新内膜生成减少(电能)
主动脉瘤		*t-PA*$^{-/-}$	无变化(电能或机械能)
u-PA$^{-/-}$*ApoE*$^{-/-}$	有保护作用	*u-PA*$^{-/-}$	新内膜生成减少(电能或机械能)
t-PA$^{-/-}$*ApoE*$^{-/-}$	无保护作用	*u-PA*$^{-/-}$*t-PA*$^{-/-}$	新内膜生成减少(电能或机械能)
早期过氧化损伤		*u-PAR*$^{-/-}$	无变化(电能)
PAI-1$^{-/-}$	弱血栓形成作用(rose bengal)	*PAI-1*$^{-/-}$	新内膜生成增加(结扎)
PAI-1$^{-/-}$	弱血栓形成作用($FeCl_3$)	*PAI-1*$^{-/-}$	新内膜生成增加(电能或机械能)

注:A2. 膜蛋白 A2;ApoE. 载脂蛋白 E;PAI-1. 纤溶酶原激活剂抑制剂 -1;PLG. 纤溶酶原;t-PA. 组织型纤溶酶原激活物;u-PA. 尿激酶纤溶酶原激活物;u-PAR. u-PA 受体。

(李长钢)

参考文献

[1] KAUSHANSKY K, LICHTMAN MA, PRCHAL JT, et al. Williams Hematology. 10th ed. New York: McGraw-Hill Education, 2021.

[2] EELEN G, ZEEUW P DE, TREPS L, et al. Endothelial cell metabolism. Physiol Rev, 2018, 98 (1): 3-58.

[3] BIERHANSL L, CONRADI L-C, TREPS L, et al. Central role of metabolism in endothelial cell function and vascular disease. Physiology (Bethesda), 2017, 32 (2): 126-140.

[4] CHANG JC. Sepsis and septic shock: endothelial molecular pathogenesis associated with vascular microthrombotic disease. Thrombosis Journal, 2019, 17: 10.

[5] GAWAZ M, LANGER H, MAY AE. Platelets in inflammation and atherogenesis. J Clin Invest, 2005, 115 (12): 3378-3384.

[6] 张之南, 郝玉书, 赵永强, 等. 血液病学. 北京: 人民卫生出版社, 2018.

[7] 李家增, 王鸿利, 贺石林. 现代出血病学. 上海: 上海科学技术文献出版社, 2004.

第3节 血管出血性疾病

一、先天性血管出血性疾病

1863年,有学者提出了最初的“血管瘤”分类概念,即根据“血管瘤”的外观表现分为血管痣、毛细血管瘤、海绵状血管瘤和蔓状血管瘤等。但这些概念主要是以外观描述性为主,病理为辅的分类方法,对于疾病的诊断与治疗有一定的帮助。随着新的生物学分类方法的提出,人们对“血管瘤”的认识有了广泛的提高。John Mulliken 和 Anthony Young 等于1976年发起成立国际血管异常工作小组的呼吁,1992年正式成立国际血管异常研究会(International Society for the Study of Vascular Anomalies,ISSVA),新分类方法依照病变组织发生机制的不同将血管瘤分为血管瘤和血管畸形,从病变的发生、发展以及血流动力学等方面特征将各类“血管瘤”加以区分,并在分子生物学、基因诊断方面有了较大的进展,从而在诊断、鉴别、治疗等方面有了更有意义的指引。新分类方法将具有血管内皮增殖和消退行为的定义为血管瘤，而不具有增殖倾向的血管内皮及衬里组成的血管病变归为血管畸形。2018年，该协会进一步完善了血管畸形的分类，根据组织病理情况将血管畸形分为良性及恶性两类，以及微静脉畸形、静脉畸形、动脉畸形、动静脉畸形、淋巴畸形和混合畸形等。但目前相当多的文献仍沿引传统分类方法，且也未将血管瘤及血管畸形明确分开。因此，临床上大部分仍沿用传统的诊断命名方式。故本章仍以传统疾病命名结合近年进展，重点对海绵状血管瘤及遗传性出血性毛细胞血管扩张症进行讨论。

（一）海绵状血管瘤

海绵状血管瘤（cavernous hemangioma，CH；cavernous malformation，CM），也称海绵窦瘤，系血管呈“海绵状”异常增生的一种血管畸形，病理呈现由众多薄壁血管组成的海绵状的瘤状异常血管团。由于血管畸形，血流速度减慢，而且组成血管壁的细胞不与周围细胞形成必要的连接，来自平滑肌的支撑结构消失，导致血液漏出到周围组织中造成出血及与疾病相关的各种症状。

海绵状血管瘤除常见于皮肤、皮下组织外，也可见于黏膜下、肌肉、骨骼及各内脏器官内。随着医学影像学的发展，有关该病的报告日渐增多。大脑和脊髓发生的海绵状血管瘤［脑海绵状血管瘤/畸形（cerebral cavernous malformation，CCM）］见于所有年龄段患者，30~40岁成年人多见，无性别倾向，由于部分患者无症状，故确切的人群发生率不明确。估计为0.5%~0.7%，占所有脑血管畸形的8%~15%。CCM患者约40%有临床症状，无症状的患者的遗传背景通常是自身突变，而有症状的患者通常系遗传了突变的致病基因。约25%的CCM病例在儿童期发病，多数在成人中被诊断。肝海绵状血管瘤大多数是无症状的，患者常见于30~50岁，女性更为常见。美国成年人该病的发生率约为5%，婴儿肝海绵状血管瘤病例极为罕见。眼眶海绵状血管瘤女性略多于男性，发病年龄通常在20~40岁。

【病因与发病机制】血管瘤是由于内皮细胞和周围组织增生的快速增殖或由于细胞分裂周细胞异常导致的组织过度增生的结果。

血管瘤的具体发病机制尚不十分明确。大多数海绵状血管瘤具有遗传性，在已知有家族性脑海绵状血管畸形的患者中，多为常染色体显性遗传的基因突变，少数为自身突变。家族性病例占总病例数的1/3~1/2。各种族间发病率也有较大差异，约50%的西班牙裔美国人患有脑海绵状血管畸形并且具有家族史，高加索人该病的发病率约10%~20%。

遗传学研究显示，脑海绵状血管畸形的相关基因为*CCM1*（或*KRIT1*，7q11，2q21）、*CCM2*（或*MGC4607*，malcavernin，7p15~p17）和*CCM3*（或*PDCD10*，3q25.3~q27）。这些基因功能的丧失是造成脑海绵状血管畸形的原因。此外，有人认为“第二次命中突变”对于该病的发生是必不可少的。这意味着当染色体上存在的两个基因之一突变时不足以引起海绵状畸形，但是同时存在两个等位基因的突变将导致血管畸形。此外，研究表明在血管瘤发生的组织中，杂合型的基因缺失是常见的类型。这也证实异常细胞增殖需要不止一个等位基因突变。KRIT1已被证明可作为小鼠动脉血管发育的转录因子。*CCM2*与*CCM1*（*KRIT1*）具有重叠结构，并且在表达时充当支架蛋白的作用。这两种基因都与*MAP3K3*有关，因此可能是共同通路中的一环。

放疗是引起海绵状血管畸形的另一原因。此外，生长因子和激素的影响可能会造成细胞异常增殖，如肝脏海绵状血管瘤更常见于怀孕妇女，故雌激素水平也被认为在肝海绵状血管瘤的发病中起重要作用。

【临床表现】海绵状血管瘤几乎见于全身任何部位，以四肢、面颈部、躯干较常见，骨骼、肝、脾、胃肠和其他内脏易生长海绵状血管瘤。位置较表浅者，局部皮肤膨隆，表面高低起伏不平，皮面微显蓝色或浅紫色，曲张盘旋的血管隐约可见；位置较深而不累及皮肤者，局部呈形态不规则的轻、中度膨隆外，肤色并无明显改变；位于黏膜下层者，黏膜表面呈暗蓝色改变。瘤体为可压缩性，体积大小可随体位改变而发生变化。触诊检查有似蠕虫盘绕聚集之感，或可扪出颗粒状静脉石存在，局部柔软有压缩感。血管瘤患处有酸胀沉重感。神经受压时，有疼痛感，患处肌肉无力。海绵状血管瘤无论是局限性的或是弥漫性的都不会自动消失。

脑海绵状血管畸形主要临床表现依次为癫痫（35.8%）、颅内出血（25.4%）、神经功能障碍（20.2%）和头痛（6.4%）。无临床症状者占12.1%，有的患者有一种以上的临床表现。如病变发生出血，则引起相应临床症状。如瘤体逐渐增大，则产生占位效应，导致相应神经功能障碍逐渐加重。临床病程变异较大，可以有急性或慢性神经功能障碍，可出现缓解期或进行性加重。

1. 癫痫 癫痫为海绵状血管瘤最常见的症状，几乎2倍于脑动静脉畸形。迄今为止，难治性癫痫的发生率尚不清楚，但Casazza等的大宗病例统计表明：40%幕上海绵状血管瘤患者临床表现为难治性癫痫。病灶位于颞叶、伴钙化或严重含铁血黄素沉积者，以及男性患者癫痫发生率较高。一般认为癫痫发作与病灶或出血对周围脑组织的压迫、刺激或脑实质胶质增生有关。

2. 颅内出血 几乎所有海绵状血管瘤患者均伴亚临床型微出血，由于供血血管细小且压力低，造成明显临床症状的出血相对较少，占8%~37%。女性尤其是孕妇、儿童和既往有出血史的患者具有相对高的出血率。与脑动静脉畸形相比，本病出血多不严重，除非位于重要功能区，否则很少危及生命。出血后即使保守治疗，一般恢复也较好。

3. 局灶性神经症状 症状取决于病灶部位和体积，经MRI检查多可发现病灶内或病灶外周出血。由于脑干内神经核及传导束密集，故位于这些部位的病变常有神经功能障碍。

4. 无临床症状 占全部病例的11%~44%。轻度头痛可能为唯一的主诉，常因此或体检做影像学检查而发现本病，约40%的无症状患者在0.5~2年后可以发展成为有症状的海绵状血管瘤。

肝脏海绵状血管瘤通常可无症状，但可能表现为右上腹部的疼痛，或仅为进食少量食物后饱腹感、食欲缺乏、恶心和呕吐。眼睛的病变可随着血管瘤的大小改变，可涉及眼外肌和视神经。此外，这些患者还会出现复视、视力下降和进行性的突眼症。

【辅助检查】

1. X线检查 因血栓机化钙盐沉着而形成，部分患者可显现静脉石。

2. MRI 梯度回波T_2WI是诊断本病最敏感的方法。其影像学特点通常被描述为“爆米花”或“桑树”形改变。

3. CT 边界清楚等或略高密度肿块，显著增强，周边骨质正常或有吸收现象往往与脑膜瘤或神经鞘瘤难以鉴别。CT不是诊断海绵状血管瘤的灵敏或特异的方法，必要时进行血管造影检查加以鉴别。

4. 超声检查 超声检查及造影也有助于本病的诊断。

5. DSA 常无典型的供瘤动脉和引流静脉，在静脉相或窦相可见病灶部分染色，因此，晚期静脉相有密集的静脉池和局部病灶染色是此病的两大特征。

6. 病理 实质是畸形血管团，大体标本呈紫红色圆形或分叶状血管团，边界清楚、无包膜，切面上呈海绵状。镜下：大量排列紧密、高度扩张的血管腔构成，血管腔壁薄，管壁由单层内皮细胞组成，缺少平滑肌和弹力纤维。异常血管间为疏松结缔组织，血管间无脑组织成分。根据血管瘤表面形态和有无纤维假包膜，又分为海绵状型（A型）：完整假包膜，血管瘤表面光滑，触之囊性感；桑葚状型（B型）：假包膜不完整或缺如，外观结节状，触之实质感；混合型（C型）组织病理学上具备上述两型的特征。组织学特点也影响手术方式的选择以及手术切除的程度。

7. 基因诊断 基因检测发现*CCM1-3*有助于遗传学诊断及治疗。目前已发现近200种基因异常。

【诊断与鉴别诊断】海绵状血管瘤最主要与恶性血管肿瘤鉴别，因为治疗原则完全不同。MRI影像检查对区分良恶性血管瘤几乎是特异性的，因此，组织病理活检并非诊断该病所必需。

【治疗】浅表部位病变根据大小可以采用手术切除，冷冻，激光，放射，放射性核素以及激素，α干扰素和化疗（平阳霉素、博来霉素、环磷酰胺、长春新碱）等治疗。鼻、唇或眼部病变可以采用激素治疗以减少病灶大小和减缓疾病进程。激素可以口服或直接注射到病变组织中。局部压迫可使血管瘤部位的肿胀最小化。局部血管封闭、硬化剂注射治疗可使肿瘤收缩，痛苦小，但术后可能复发。

近10年人们开始应用β受体阻滞剂普洛萘尔治疗儿童海绵状血管瘤，取得了良好的临床治疗效果，其主要机制是通过抑制血管内皮生长因子（vascular endothelial growth factor，VEGF）及碱性成纤维细胞生长因子（basic fibroblast growth factor，bFGF）表达从而避免了化疗、放疗等。近年来也有人采用西罗莫司（雷帕霉素）治疗本病，该药是一种特异性和强有力的mTOR抑制剂，是磷酸肌醇3激酶（PI3K）/Akt通路中的一种丝氨酸/苏氨酸激酶，其调节很多细胞的代谢过程，包括细胞的合成与分解代谢、细胞运动、血管生成和细胞生长。

沙利度胺具有抗血管生成和抗肿瘤的特性。Lebrin等人的研究表明，该药通过促进血管稳定的转化生长因子-β（TGF-β）信号途径，作用于周细胞及其前体细胞，使血管成熟，从而抑制血管生成。

贝伐珠单抗(bevacizumab)系一种重组人单克隆抗体,其作用于内皮细胞表面血管内皮细胞生长因子受体作为一种竞争性拮抗剂而发挥作用。

深部无症状的海绵状血管瘤不需治疗,但需要监测病灶大小变化。如果病变破坏其周围的健康组织或者如果患者出现典型的临床表现,则可以通过手术来逐步切除海绵状血管瘤。手术的常见并发症是出血和失血。血管瘤在移除后也有可能复发。本病也可能导致脑卒中甚至死亡。

脑海绵状血管畸形的治疗包括放疗或显微外科手术。治疗方式取决于瘤体位于的部位、大小、临床症状以及有无出血史。如脑海绵状血管畸形位于中枢神经系统中的表浅位置,或血管畸形辐射至周围组织造成损伤的风险太高,则应优先选择显微外科手术。如患者大出血引起症状恶化或出现顽固性症状(如癫痫发作或昏迷)也是显微外科手术的指征。伽马刀能为脑海绵状血管畸形提供精确的辐射剂量,同时相对保留周围组织。

【预后】有两项研究显示,每年有 0.5% 从未出现脑海绵状血管出血,但有癫痫症状的人曾发生过出血。而过去曾有脑海绵状血管畸形出血的患者再次出现出血的风险较高,每年可达 4%~23%,有研究认为 40 岁以下的女性患者出血的风险较高,但其他类似的研究未得出相同的结论。若完全切除海绵状血管瘤其复发或再出血的风险很小。尚没有足够的数据和统计表明血管瘤会对患者的预期寿命受到影响。

【未来展望】随着国际血管异常研究会分类的推广普及,相关的病理分类和基础性及发病机制研究还有待进一步的细化和深入,针对血管异常生长的相关靶向治疗的药物的研发,有可能使这类患者的治疗更加精细化、合理化。对部分深部组织的海绵状血管畸形患者有可能仅通过药物治疗的方法得以改善和治疗。

诊治要点

- 该病累及部位广泛,以浅表皮肤受累最常见,往往肉眼及触诊可诊断。浅表皮肤病变者,局部皮肤膨隆,表面高低起伏不平,皮面微显蓝色或浅紫色,曲张盘旋的血管隐约可见;位置较深而不累及皮肤者,除局部呈形态不规则的轻、中度膨隆外,肤色并无明显改变;位于黏膜下层者,黏膜表面呈暗蓝色改变。瘤体为可压缩性,体积大小可随体位改变而发生变化。触诊检查有似蠕虫盘绕聚集之感,或可扪出颗粒状静脉石存在,局部柔软有压缩感。目前多采取内科治疗方法。浅表部位根据大小可以采用手术切除、冷冻、激光、放射、放射性核素以及激素治疗。β 受体阻滞剂普洛萘尔也已在临床上广泛应用。西罗莫司、沙利度胺及贝伐珠单抗的临床应用也引起了人们的关注。
- 深部病变多不易发现,儿童期发病仅占 20% 左右,大多见于成年患者。影像学诊断为主要手段,其中首选 MRI 检查,CT、造影、超声检查有助于本病的诊断,必要时可进行组织病理及基因诊断。
- 目前颅内、肝、脾海绵状血管瘤多以手术切除为主要方法。随着新药的开发,有望通过内科治疗得以解决。

(二) 遗传性出血性毛细血管扩张症

遗传性出血性毛细血管扩张症(hereditary hemorrhagic telangiectasia,HHT),首先于 19 世纪被认为是可引起鼻出血、胃肠道出血和异常血管结构的家族性疾病。之后 Osler、Weber 和 Hanes 三人对本病的描述引起了医学界的关注,并以该三名学者的名字命名,故又称 Osler-Rendu-Weber 或 Rendu-Osler-Weber 综合征。该病是一种以出血和血管畸形为特征的常染色体显性遗传病,临床上患者表现为遗传性、血管畸形和出血素质三联症。

【流行病学】HHT 在人种与地理上具有广泛的分布。一些研究表明,至少在所调查的人群中,HHT 比以前想象的多见。各地区的流行病学统计数据不一,可能与地区、人种等有关,有报道该病的流行病学研究显示其发病率为 12.5/10 万 ~20/10 万。国外 HHT 流行病学调查,在法国 Ain 地区发病率至少为 1/2 351,丹麦的 Funen 地区约为 1/3 500,在背风群岛(Leeward Islands)约为 1/5 155,美国 Vermont 为 1/16 500,北爱尔兰约为 1/39 216。北美洲 HHT 总发病率估计约 1/10 000。在日本北部秋田县的黄种人为 1/8 000~1/5 000。本病罕见于黑种人和阿拉伯人。我国尚无 HHT 流行病学调查方面的统计资料。

【遗传学与发病机制】该病为常染色体显性遗传,但约 20% 的患者无家族史可寻。遗传特点为:①遗传与性别无关,男女患病机会均等,致病的显性基因在常染色体上。②患者父母双方中常有一方受累。偶有隔代遗传的现象,也有无家族史可寻的病例(可能系自发突变)。③患者多为杂合子型,与正常人婚配，子女患病概率 50%，如配偶也系杂合子，则下代患者概率为 75%。④染色体检查未见异常，说明遗传学基础在基因突变的水平上。多种基因病变可引发本病，具有遗传异质性特点，HHT 与转化生长因子 -β（transforming growth factory-β，TGF-β）信号转导途径中的多个基因之一的突变有关。包括：① *Endoglin* 基因（*ENG*，位于染色体 9q34，CD105，OMIM 131195）；②活化素 A 受体Ⅱ型 1 基因（activin A receptor type Ⅱ-like 1，*ACVRL1*/*ALK1*，位于染色体 12q13，OMIM 601284）；③*SMAD4* 基因属泛癌位点缺失（deleted in pancreatic carcinoma locus，位于染色体 18q21，*DPC4*，OMIM 600993）。三个基因的突变分别导致患者出现 HHT 1 型（OMIM 187300）、HHT 2 型（OMIM 600376）和组合的 Juvenile Polyposis/HHT 综合征（JP/HHT，OMIM 175050）三型［它们分别由 Shovlin 等（1994 年）、Johnson 等（1996 年）、Gallione 等（2004 年）发现和报道］。*ENG* 和 *ACVRL1* 编码 TGF-β 途径受体蛋白，参与 Smad 蛋白的磷酸化和下游信号转导的调节（图 2-11-9）。突变类型包括错义突变、无义突变、碱基缺失及剪接点突变等。

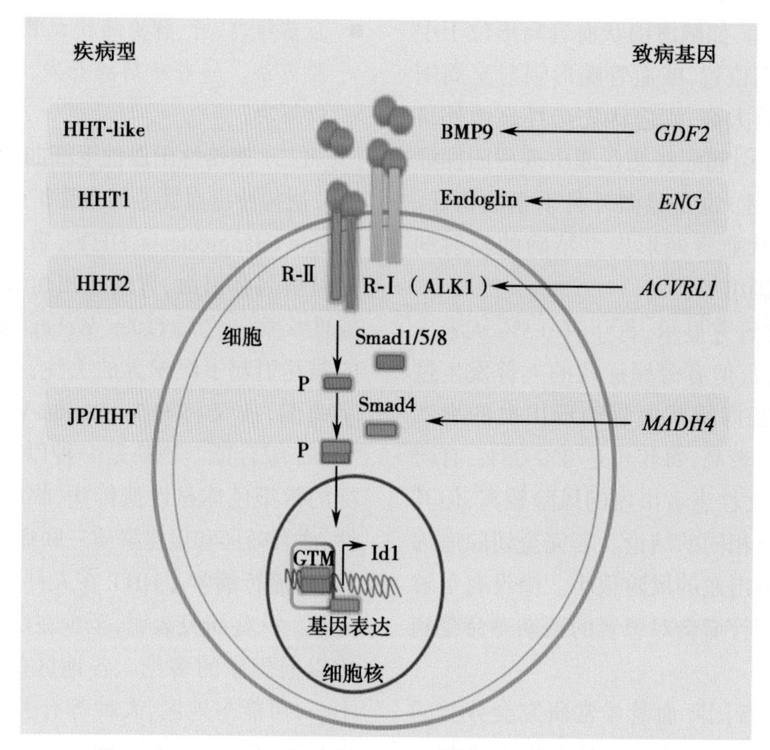

图 2-11-9　遗传性出血性毛细血管扩张症发病机制示意图

遗传性出血性毛细血管扩张症（HHT）是由转化生长因子 -β/bmp 信号通路中的多个基因突变引起的一种遗传异质性疾病。BMP 9 与特定类型Ⅰ（R-Ⅰ；即 ALK1）和Ⅱ型（R-Ⅱ）细胞表面具有丝氨酸 / 苏氨酸激酶活性的受体，以及辅助性受体内啡肽。配体结合后，R-Ⅱ经磷酸化的 ALK1（R-Ⅰ），通过磷酸化受体调节的 Smads（R-Smads）Smad 1/5/8 传递信号。一旦磷酸化，R-Smad 与 Smad 4 形成二聚体复合物，并转移到细胞核中，在此它们调节靶基因转录活性，包括 *Id1*。Endoglin、AKL1、BMP 和 Smad 4 分别由 *ENG*、*ACVRL1*、*GDF2* 和 *MAD4* 基因编码，这些病理性突变导致 HHT 和 Juvenile Polyposis/HHT 综合征（JP/HHT）发生。

ENG 和 *ALK1* 均编码 TGF-β 家族的受体蛋白：ENG 蛋白和 ALK1 蛋白，这两种受体蛋白主要在血管内皮细胞表面表达。TGF-β 是一组具有调节细胞分化和生长功能的超家族，在调节内皮细胞的增殖、分化、黏附、凋亡、迁徙及细胞外基质的组成和构建上起着重要的作用。因此，*ENG* 基因和 *ALK1* 基因突变导致了 TGF-β 受体蛋白的改变，影响了 TGF-β 介导的信号通路的正常传导，导致血管发育不良而出现 HHT。*MADH4* 突变（编码 SMAD4 蛋白质，一种转录因子介导信号转导的 TGF-β 信号通路）导致青少

年息肉病/遗传性出血性毛细血管扩张症综合征(JP/HHT)。80%以上的HHT患者可发现基因突变,20%患者虽符合临床诊断标准但没有发现明确基因突变。有致病性基因突变患者中,61%的为*ENG*突变,37%为*ACVRL1*突变,2%为*MADH4*突变,极少数患者在其他基因上有致病性突变。已经发现600多种不同的突变,在所有外显子以及外显子/内含子边界和拼接位点。移码突变与无义突变更常见于*ENG*基因。

此外,已在染色体5q31(HHT 3型)和7q14(HHT 4型)上发现了与HHT相关的其他位点(但尚未完全确定);还发现*GDF2/BMP9*基因(10q11.22),骨形成蛋白9(BMP 9,又称生长分化因子2或GDF 2),由*BMP9*编码的GDF 2是*ACVRL1*基因产物ALK1的配体。因此,*GDF2/BMP9*的突变导致临床表现出HHT的症状,又被称为HHT 5型。*RASA 1*基因(5q13.3)突变也认为与HHT及其他血管异常相一致的临床综合征有关,但目前对*RASA 1*突变的HHT机制尚了解不多。表2-11-6列出了已知与HHT的相关基因,表2-11-7列出了HHT最常见的基因突变位点及主要累及的脏器。

表2-11-6　遗传性出血性毛细血管扩张症相关基因

基因名称	基因位点	蛋白名称	疾病	参考序列	外显子
ENG	9q33~q34.1	内皮糖蛋白	HHT 1型	NM_001114753	14
ACVRL1	12q11~q14	激活素A受体Ⅱ型样1	HHT 2型	NM_000020	10
SMAD4	18q21.1	SMAD,母亲抗DPP同系物4(果蝇)	JP/HHT	NM_005359	12
GDF2/BMP9	10q11.22	生长分化因子2	HHT样	NM_016204	2
RASA1	5q13.3	RAS p21蛋白激活剂(GTP酶激活蛋白)1	RASA1相关疾病CM/AVM、ParkesWeber综合征	NM_002890	25

注:HHT.遗传性出血性毛细血管扩张症;JP.青少年息肉病;CM/AVM.海绵状血管瘤/动静脉畸形。

表2-11-7　人类最常见遗传性毛细血管扩张症亚型的分类和遗传学

疾病	基因突变位点	主要脏器表现	正常基因产物的功能
HHT 1型	*Eng*(9q34.11)	肺AVM 脑AVM	内皮细胞膜上的糖蛋白受体,是TGF-β受体复合物的一部分
HHT 2型	*ACVL1*(ALK1;12q13.13)	肝AVM,肺动脉高压,脊髓AVM	ALK1,一种细胞表面丝氨酸/苏氨酸蛋白激酶受体,TGF-β受体复合物的一部分
HHT和JP/HHT	*MADH4*(SMAD4;18q21.2)	胃肠道息肉,肺动脉高压	*MADH4*编码SMAD4,一种转录因子作为TGF-β/BMP信号转导中的介质

注:ALK1.活化素受体样激酶1;AVM.动静脉畸形;HHT.遗传性出血性毛细胞血管扩张症;JP.青少年息肉病。

【临床表现】由于本病的病理改变缓慢,故初期症状、体征不明显,加之普遍对本病的认识不足,因此儿童时期较少被诊断或漏诊,随年龄的增长,病变的发展,至40岁时近90%患者出现些本病的表现。但约有5%~20%的患者携带本病基因而无明显表现。本病的严重程度和出血并发症存在较大的个体差异,这可能与其他基因、炎症及环境使得原始缺陷基因被修饰有关。

1. 毛细血管扩张　系小动静脉畸形,常发生在鼻腔、唇、舌、口腔黏膜、面部、手指,甚至球结膜等部位,病变范围大小不等。由于血管壁菲薄,且接近于皮肤或黏膜的表面,因此轻微的摩擦即有可能导致破裂出血,加之血管缺乏正常的舒缩功能,一旦出血很难自止。

2. 出血症状

(1)鼻出血:是最常见、最早出现的症状。鼻出血出现的平均年龄是12岁,至21岁时90%以上患者鼻出血症状明显。可表现为偶尔的或反复的顽固性大量鼻腔出血。

(2)胃肠道出血：通常在50~60岁发病，也有自幼发病的报道，多以多发性息肉的形式出现，可无明显便血症状。一般以缺铁性贫血就诊，但偶尔也以突然面色苍白，急性消化道出血就诊。毛细血管扩张可发生在全消化道，最常见部位是胃、十二指肠和结肠。内镜可见到大小形状与皮肤黏膜病变相似的表现。较少情况下胃肠道血管造影可见动静脉畸形和动脉瘤。此型患者结肠癌的发生率高于正常人群。

(3)肺动静脉畸形：肺动静脉畸形在青春期出现，大部分患者无症状，仅约有1/3患者表现为发绀、杵状指、红细胞增多症。呼吸系统无症状者占25%~58%；未经治疗的肺动静脉畸形的并发症包括呼吸困难、胸痛、咯血、血胸、发绀、杵状指、杂音、脑脓肿、脑血管意外或一过性脑缺血发作，部分患者分流量较大可导致心力衰竭。有研究显示有肺动脉高压的患者的1年和3年存活率分别为77.8%和53.3%，明显低于特发性肺动脉高压者。

(4)肝脏损害：无症状的肝脏受累约占30%，大的肝动静脉畸形或肝动脉门静脉分流可引起高输出量心力衰竭、门静脉高压、肝大、假性肝硬化。部分患者需进行肝移植。患者就诊时，通常已出现高输出量心力衰竭、门静脉高压、胆道受累。

(5)脑与脊髓的损害：中枢神经系统表现常因肺动静脉瘘引起的脑脓肿、脑卒中和脑血管畸形、动脉瘤、海绵状血管瘤、硬脑膜动静脉瘘、静脉瘤所致。患者还可表现为偏头疼、癫痫、缺血导致的脑周围组织的缺血、脑出血。脑脓肿可以作为HHT伴肺动静脉瘘患者的首发症状，成人有不能解释病因的脑脓肿应怀疑无症状的HHT伴肺动静脉瘘。

亦有肾脏、膀胱、冠状动脉、心包和视网膜血管受累的报道。

3. 促发因素　出血可以是自发性，但也可因促发因素诱发发病。常见的促发因素有：①外伤和手术；②月经、分娩；③腹压增高可致呕血或咯血；④感冒或发热；⑤过度疲劳或精神紧张。HHT 1型和HHT 2型临床表现相似，但各有自己的特点。HHT 2型肺等大脏器出现动静脉畸形发生率较HHT 1型为低。总体来讲，HHT 1型的临床表型比HHT 2型较为严重。

【诊断】有多种诊断标准，但目前采用Curacao标准。①鼻出血：自发的或反复发作的鼻出血；②特征性部位毛细血管扩张：如嘴唇、口腔、指甲、鼻腔；③内脏损害：伴有或不伴有胃肠道出血的胃肠道毛细血管扩张、肺动静脉瘘、肝动静脉畸形、脑动静脉畸形、脊髓动静脉畸形；④明确的显性遗传特征的家族史。4项中具备其中3项以上者可确诊；具备2项者为疑诊；如果少于2项则HHT可能性不大。毛细血管显微镜检可观察到正常毛细血管间的巨大血管袢和扩张的毛细血管引流支，具有重要的诊断价值，特别是对那些患本病的子女和毛细血管扩张症状不明显的患者。基因诊断有助于该病的确诊。但部分有家族史的患者因无其他临床表现亦不能诊断为HHT，除非应用分子生物学检测技术进行诊断。

对确诊患者可告知其家属建议进行遗传学检测，及对不确定的患者进行确诊。具备上述4项特征的患者五项基因检测(*ENG*、*ACVRL1*、*MADH4*、*RASA1*和*BMP9*的致病突变基因)的临床灵敏度约为87%或更高。尽管近年来对HHT的认识提高，但仅有10%的HHT患者被确诊；这是因为临床症状少且症状轻微，而未引起医生的重视，事实上患者及家人甚至医生对本病及其诊断标准不了解所致。

【鉴别诊断】本病应与下述疾病鉴别。

1. CREST综合征(calcinosis，Raynaud's，esophagus dysmotility，sclerodactyly，telangiectasis)　该综合征表现为雷诺现象、指/趾硬皮病、食管运动失调、皮下钙质沉着和多发性毛细血管扩张。CREST综合征主要累及女性，病损出现较晚，毛细血管扩张以手最常见，极少出血，内脏少有毛细血管扩张，无家族史。

2. 蜘蛛痣　为获得性，多见于肝病、妊娠和营养缺乏等，以腰部以上多见，黏膜和内脏极少见，数量较少，呈鲜红色、蜘蛛状，很少出血。

3. 弥漫性躯体性血管角化瘤(angiokeratoma corporis diffusum universale，CDU)　是一种遗传性糖脂代谢异常性疾病，系酰基鞘氨醇己三糖苷裂解酶缺乏所致。以广泛性血管肌肉层受累(包括肾脏与肺脏血管)为特征。

4. 血管发育不良(angiodysplasia)　本病是内脏(尤其是胃和结肠)血管获得性异常。病变可为孤立性、片状或弥漫性，急慢性胃肠道出血多见。本病与尿毒症和血液透析有关，其原发病尚不清楚。本病还可见于Turner综合征和血管性血友病。

5. 共济失调毛细血管扩张症(ataxia telangiectasia)系一种常染色体隐性遗传性疾病。以早期发生进行性小脑共济失调和眼(皮)共济失调毛细血管扩张为特征,一般在共济失调后,出现球结膜毛细血管扩张,继而向鼻周区扩展。由于胸腺发育不良导致免疫缺陷,常发生呼吸道感染并有淋巴网状系统恶性肿瘤,血中甲胎蛋白水平很高。

6. 毛细血管扩张和鼻出血 相对多见于其他健康的个体。反复鼻出血可能是各种出血性素质的信号,包括 von Willebrand 病。

7. 其他 遗传性良性毛细血管扩张症,以及一些其他临床背景,如妊娠或慢性肝脏疾患。遗传性良性毛细血管扩张症的特征为分布广泛的毛细血管扩张,主要在颜面、上肢和上躯干。

【辅助检查】血液学检查须包括全血计数、网织红细胞计数、红细胞计数。红细胞沉淀速率,血清铁,总铁结合力和铁蛋白。常表现出营养性缺铁性贫血的特征,但由于 HHT 患者常合并感染使铁蛋白增加,因此铁蛋白水平有时无法准确地反映铁储备。

根据病变部位针对性地选择相应的具有鉴别诊断意义的检查,包括:①脑磁共振成像(MRI)/磁共振血管造影(MRA);②经胸超声心动图;③结肠镜/内镜/视频胶囊内镜;④肝脏的腹部多普勒超声,以及 CT 扫描、MRI 检查;⑤完整仔细的耳鼻喉科评估(尤其是有鼻出血的患者);⑥皮肤血管的检查。

【治疗】目前尚无治疗 HHT 的标准药物和治疗方案。根据患者的病变部位、临床分型及严重程度,患者的管理可以包括支持治疗和护理,针对病变部位的治疗,以及全身性治疗。针对病变部位的治疗需要相关科室的参与,如耳鼻喉科、介入放射学、神经外科、心胸外科及肝胆外科(表 2-11-8)。

表 2-11-8 遗传性出血性毛细血管扩张症患者的筛查和管理

贫血
评估是否需要输血和补铁治疗
监测铁蛋白、网织红细胞、血红蛋白
开始口服铁以维持转铁蛋白饱和度>20% 和铁蛋白>50ng/ml
静脉输注铁:1g,多次输注
鼻出血
耳鼻喉科评估检查
局部加湿
用喷雾/软膏方法湿化鼻腔
电刀或激光治疗
抗纤维蛋白溶解药、雌激素或孕酮治疗,手术和栓塞治疗
胃肠出血
胃肠内镜、结肠镜及胶囊内镜对毛细血管扩张和动静脉畸形情况进行评估
抗纤溶剂、雌激素或孕酮疗法、激光疗法、手术和栓塞治疗
中枢神经系统动脉畸形
脑 MRI/MRA 检查
直径>1cm:神经外科评估,栓塞治疗,加或不加立体定向放射外科治疗
肺动静脉畸形
对肺进行评估
筛查检查:经胸超声心动图加气泡造影检查,加或不加 CT/CTA
如果超声心动图上有 1 个以上气泡:注意避免发生气体栓塞,使用带过滤器的静脉装置
预防性抗生素(如对青霉素过敏,改用阿莫西林或克林霉素)
考虑栓塞治疗

续表

肝动静脉畸形
腹部超声筛查,加或不加 CT/MRI
考虑栓塞或血管结扎,肝移植
其他
遗传咨询
其他出血性疾病的评估(鉴别)
讨论有关抗凝、抗血小板药物的使用
怀孕对孕妇而言属高风险
需考虑评估是否存在高凝状态

注:CT. 计算机断层扫描;CTA. CT 血管造影;MRA. 磁共振血管造影;MRI. 磁共振成像。

1. 鼻出血管理 鼻出血的管理主要是家庭管理,除对患者进行相关咨询及出血现场处理指导外,家庭采取的预防措施,主要是防止鼻黏膜干燥。包括:鼻腔加湿,使用非处方盐水喷雾剂或软膏保持鼻黏膜湿润,避免鼻外伤(如擤鼻涕或挖鼻孔)。

若鼻出血不能在家中短时间内停止,需进行鼻腔填塞加压和局部使用药物,如在门诊或急救室使用氨甲环酸纱布,可能有助于减少出血,但这也可能增加对鼻黏膜的损伤。其他局部控制出血措施包括激光治疗和鼻中隔成形术。激光光凝和其他介入治疗一直是最重要的治疗方法。鼻腔闭合术(nasal closure)是一种有效但极端的治疗方法,目前已经很少使用。若预防措施和局部治疗失败,可考虑使用抗纤维蛋白溶解剂。过度纤维蛋白溶解是 HHT 的出血表现特征,因此,抗纤溶药物可能抑制毛细胞扩张的血管壁的纤溶。对中、重度鼻出血的患者可用六氨基己酸和氨甲磺酸。

2. 消化道出血的处理 若有消化道出血或血细胞比容急剧下降而没有鼻出血的表现时,应及时进行胃肠道评估和上、下内镜检查,必要时选择视频胶囊内镜检查。可在食管、胃、小肠和/或结肠中发现毛细血管扩张和小动静脉畸形(AVM)。可能的话应尝试局部内镜下的治疗。对反复出血,多发性 AVM 和小肠 AVM 的患者可能需要其他药物治疗。如在鼻出血的管理中,抗血管生成、抗纤溶药物和/或其他激素制剂。有人建议使用奥曲肽治疗以减少输血需求,但效果有待临床进一步证实。

3. 肺、肝和中枢神经系统动静脉畸形的管理 发现有肺、肝或脑 AVM 时需与具有治疗 HHT 经验的肺科、肝病、胃肠病、神经内科、神经外科医生和介入放射科医生合作商讨治疗方案。如何处理取决于 AVM 的大小、症状和部位,对于肝 HHT 可考虑采用栓塞或移植的方法治疗。脑 HHT 发生颅内出血机会相对较多,目前尚无有效治疗方法,有人对脑 HHT 出现颅内出血的患者进行了手术及保守治疗的对比研究,数据显示手术者的生存情况似乎好于保守治疗者,并发症也少于保守治疗组,但由于病例数太少尚无统计学意义,有待进一步比较观察。

肺 AVM 可给予栓塞治疗,中枢神经系统 AVM 可考虑手术干预治疗和/或继续监测。肝 AVM 的血管造影治疗可能对一部分患者有帮助。但介入放射科医师认为是存在高风险。

4. 缺铁性贫血的治疗 口服铁剂(如成人硫酸亚铁 325mg,每日 3 次),天冬氨酸亚铁甘氨酸多糖铁复合物(150mg,每日 1~3 次)适合轻度感染的 HHT 患者。但许多患者需静脉注射铁剂,如阿魏酸醇、铁蔗糖或铁羧甲基葡萄糖。部分患者每月可能需铁 500~1 000mg。必要时需红细胞输注,且需长期的输血支持。但长期输血有感染风险,并可能导致输血反应和异体免疫反应。

5. 激素的使用 雌激素和孕激素(如雌二醇)、去甲酮或美雌醇(mestranol)可以减少出血及其并发症。美雌醇可帮助增加鼻鳞状上皮,保护鼻部损伤。然而,这种激素治疗可导致女性乳腺炎和/或男性丧失性欲、体重增加、冠脉疾病事件发生和静脉血栓栓塞(VTE),鉴于其潜在副作用,尚未得到广泛的应用。其他激素治疗方案包括达那唑 200mg,每日 3~4 次。也有人采用他莫昔芬每日 20mg 或雷洛昔芬每日 60mg 口服。

6. 新型系统性抗血管生成疗法的应用 抗血管内皮生长因子(anti-VEGF)对HHT来说是一种相对较新的治疗方法,其临床应用也在不断增加。沙利度胺(thalidomide)通常用于治疗多发性骨髓瘤,现被认为其还具有血管和免疫调节作用。其抗血管生成活性可能是由于抑制VEGF和碱性成纤维细胞生长因子(bFGF)的产生。在沙利度胺治疗后,血清VEGF水平下降。沙利度胺显示血管成熟和血管壁缺陷改善。

贝伐珠单抗(bevacizumab),一种抗血管内皮生长因子抗体,是治疗HHT的合理药物,因它可以减少过度血管生成,剂量为5~10mg/kg,每2~4周一次,最多6个周期。贝伐珠单抗的副作用可能有高血压、蛋白尿、静脉血栓栓塞、肠道穿孔和伤口愈合不良;在降低心排血量时可能对高输出状态有影响。在一项研究中,48名25岁的严重肝血管性动静脉畸形患者每14天接受5mg/kg贝伐珠单抗治疗6个周期,3个月时心排血指数改善,鼻出血减少,生活质量改善。也有运用贝伐珠单抗制成鼻喷雾剂治疗的报道,但疗效尚未肯定。

7. 抗凝在血栓形成患者中的应用 HHT患者血清铁水平低与Ⅷ因子水平升高有关,且使VTE事件风险增加2.5倍。对在那些出现VTE的患者,可以考虑进行抗凝治疗。但应谨慎处理,应对患者进行肺和脑动静脉畸形筛查,后两种情况出血风险增加。

【未来展望】 HHT的发病机制有待进一步阐明,尚有20%左右的患者基因诊断不明,有待进一步研究发现。患者出血与血栓形成与vWF水平的关系等。新药的开发和作用机制方面的研究以及新药的利用是未来研究发展的方向,可能有助于患者的预防和完善。目前几个正在进行的临床试验研究包括贝伐珠单抗(bevacizumab)、索拉非尼(sorafenib)和培唑帕尼(pazopanib)等作为具有抗VEGF受体的靶点药物观察其疗效。运用他克莫司、沙利度胺、来那度胺、聚马来度胺等治疗本病的临床研究其效果有待进一步大样本的研究证实其安全性及可靠性。比较有前景的是基因治疗,关键是找到代偿或修饰基因来克服*Endgolin*等基因减少的负效应,但尚有很多工作要做。

诊治要点

- HHT系一种罕见的遗传性血管生成障碍致血管畸形的一类疾病,可以影响全身多个器官组织。临床上患者表现为遗传性、血管畸形和出血倾向三联症。
- 该病起病隐匿,临床早期症状不典型,多见于成年人,儿童相对少见,易被漏/误诊,临床确诊率仅有10%。因此对本病的认识应非常重要,相关基因检测有助于本病的确诊。
- 儿童出现反复鼻出血应仔细进行鼻腔内黏膜的检查,出现顽固缺铁性贫血,常规补铁治疗不理想者应警惕消化系统HHT的可能。
- 对肺、肝、颅内动静脉畸形患者应进行详细的影像学检查和评估,需多学科合作治疗,栓塞治疗是主要方式;颅内动静脉畸形手术治疗似乎好于非手术治疗。
- 预防血管内皮细胞生长的药物有助于治疗和防止本病的进一步发展。

二、获得性血管出血性疾病

(一)感染性紫癜

感染性紫癜(infectious purpura)是继发于各种感染因素,导致毛细血管壁受损所出现的紫癜。因此,该紫癜不是一个独立疾病,而是各种感染性疾病的一种临床现象。在疾病发生与发展过程中,除紫癜外,患者还伴有发热、寒战以及与感染部位有关的临床症状。是最常见的获得性血管壁结构受损(又称血管性紫癜,vascular purpura)的类型。通过仔细分析感染相关性皮损可为确定相应感染病原体提供重要线索。

【发病机制】 感染通过多种病理生理机制引起皮肤紫癜,主要包括:①直接侵袭血管进而导致血管阻塞;②败血症性栓子;③毒素的血管效应;④免疫复合物形成。

【临床表现】 虽然感染性紫癜的皮损形态可能是非特异性的,但是许多病原微生物可引起特征性表现。

1. 细菌性紫癜 革兰氏阳性和阴性菌感染因细菌毒力和宿主免疫状态差异可引起一系列不同表现方式的紫癜病变,皮肤病变可以从单纯的斑疹、丘疹到大疱疮甚至是溃疡、坏死。

(1)暴发性紫癜:是一种出血性梗死综合征,小儿多见,多发生在疾病的恢复期,临床表现包括发热、弥散性血管内凝血(DIC)、指端紫癜和低血压。暴发性紫癜常见于免疫功能缺陷的宿主,也可见于免疫功能正常宿主的细菌感染。也有各种病毒、立克次体等感染诱发本症的报道。皮肤表现为网状紫癜，是纤维蛋白诱导的微血管阻塞所致，通常迅速演变为皮肤坏死和焦痂形成。

(2) 坏疽性深脓疱病：常见于免疫功能缺陷患者发生革兰氏阴性菌如铜绿假单胞菌、克雷伯菌、大肠埃希菌引起的败血症。皮肤改变起始表现为指端红斑或紫癜性斑疹，继而转变为红斑性团块，环以紫癜，24~48 小时内迅速进展为出血性囊泡或大血疱，囊泡或大血疱可破裂，遗留中心性溃疡和坏死。

(3) 脑膜炎奈瑟菌败血症：可出现特征性紫癜病变。皮肤改变初始表现为斑丘疹，继而迅速进展出现数目众多的瘀点及紫色网状紫癜病变。患者出现瘀点和细菌性脑膜炎的症状和体征常提示脑膜炎球菌性脑膜炎。

(4) 伯氏疏螺旋体感染：可引起游走性红斑，也是莱姆病特征性皮损，典型的表现为非瘙痒性红斑伴蔓延性团块，病变中心偶可出现大血疱。其他的皮肤表现包括丘疹性荨麻疹、Henoch-Schönlein 样紫癜及硬斑病。

2. 病毒性紫癜　病毒感染可出现瘀点等皮损改变，如腺病毒和肠病毒感染可引起皮肤瘀点，细小病毒 B19 感染可出现瘀点或紫癜性丘疹，继而融合成片或形成团块，边界清楚，呈手套或袜套样分布，又称为手套袜套综合征。汉坦病毒可引起流行性出血热综合征合并肾衰竭，皮肤黏膜瘀点、瘀斑。

3. 真菌性紫癜　常见的真菌感染的病原包括念珠菌、曲霉菌、组织胞浆菌和镰刀菌。弥漫性或局部侵袭性真菌感染可引起瘀点或出血性坏死，免疫缺陷患者合并播散性念珠菌感染可表现为坏疽性深脓疱疮病，皮肤曲霉菌感染可表现为暴发性斑丘疹、坏死性斑块或皮下肉芽肿。

4. 寄生虫性紫癜　播散性类圆线虫病可出现以肛周匍行性荨麻疹样皮疹，是由于线形幼虫移行通过皮肤所致，也可以出现全身性瘀点和手臂、下肢及腹部广泛网状紫癜。

5. 立克次体性紫癜　立克次体感染通过直接侵犯内皮细胞胞质和胞核，继而发生血管壁中层内膜坏死，导致血栓形成和出血，引起紫癜性病变。落基山斑疹热的皮损表现多样，从皮肤瘀点到指端紫癜甚至出血性坏死。非洲立克次体感染的皮损表现为斑丘疹、水疱疹及下肢皮肤焦痂。

【辅助检查】

1. 血常规和细胞形态　细菌感染白细胞计数总数往往增高，以中性粒细胞百分比为主；病毒性感染通常白细胞计数结果正常或者偏低，淋巴细胞百分比偏高。在细胞形态上，有一些病毒性感染患者会看到一些异型的淋巴细胞，如 EB 病毒感染等。

2. 病原的分离、培养和鉴定　目前最常用的方法是血液或感染部位的组织培养和细胞培养。早期、无菌、根据不同疾病和疾病的不同时期采集病原标本。细菌和其他特殊病原的分离培养和鉴定是通过细菌培养、形态学检查、药物敏感试验确定。病毒的分离、培养和鉴定的最常用的方法是细胞培养，选择适当的原代培养细胞及传代细胞系做病毒分离培养。这种方法在确定病原中是“黄金标准”，但需时长、步骤多。

3. 病原的抗原和抗体检测　直接检测抗原是快速和实用的方法。用免疫荧光和免疫酶标记抗体检测病原体感染局部脱落细胞或分泌物细胞中抗原，也可用酶联免疫测定法（ELISA）或乳胶凝集法检测抗原。另外，用特异性抗原可以检测病原感染者血清中的 IgM 抗体和 IgG 抗体，以快速诊断病原体。

4. 病原核酸检测　由于多数病原基因已成功地被克隆及进行了核酸序列的测定，可以通过核酸杂交技术、聚合酶链式反应（PCR）技术、基因芯片技术、高通量基因测序技术检测标本中有无相应的病原核酸明确感染的病原体。

5. 病理检查　病变组织感染可以通过病理检查明确病原体。对于出现的皮损改变，局部可以通过组织病理明确血管性紫癜的性质。

【诊断与鉴别诊断】感染性紫癜的诊断通过临床皮损的表现可以诊断。鉴别诊断需要通过病原的检测及紫癜的特征表现鉴别。

【治疗】

1. 原发病治疗　针对不同的病原，积极治疗原发病，控制病情。

2. 感染性紫癜的治疗　根据感染性紫癜的发病机制，与血管阻塞、菌栓形成、毒素血管损害及免疫复合物形成有关，因此皮损的治疗无特异性，可加强局部护理，避免出血及皮肤屏障破坏再次继发感染。

【预后】感染性紫癜的预后取决于原发感染的处理，如原发病能得到控制，局部的血管性结构的破坏能逐步修复。

【未来展望】由于感染性紫癜的皮损形态可能

是非特异性的，虽然许多病原微生物可引起特征性的表现，随着基因检测的精准时代到来，病原菌的高通量基因测序给临床感染的精准诊断提供了一个新的方向。该技术通过提取受检者血液或者组织液中的微生物核酸，采用高通量测序技术测定微生物核酸序列，通过生物信息学分析，与NCBI数据库中标准微生物核酸序列比对，进行分子比对。目前可对2 700余种已阐明基因组序列的微生物进行分子鉴定，包括细菌、支原体、衣原体、立克次体、螺旋体、DNA病毒等，用于辅助临床医生寻找致病微生物，制订个体化的治疗方案。

诊治要点

- 仔细分析感染性紫癜可为确定相应病原提供重要线索。
- 不同的病原微生物感染引起的皮损表现为颜色不同，可引起特征性表现。
- 通过培养、鉴定，抗原和抗体检测，核酸检查和病理检查明确病原体。
- 治疗主要针对原发病治疗。
- 高通量基因测序可为临床感染精准诊断提供新方向。

（二）代谢性紫癜

代谢性紫癜（metabolic purpura）是因物质代谢原因导致的血管性紫癜。从病因分类来看，代谢性紫癜属于非触性、非炎性、圆形紫癜性病变。儿童常见引起代谢性紫癜的疾病包括维生素C缺乏症（vitamin C deficiency，坏血病），糖皮质激素过度使用（库欣综合征），结缔组织病（Ehlers-Danlos综合征、弹力纤维假黄瘤），线粒体病脑肌病伴乳酸性酸中毒，卒中样发作综合征（MELAS综合征）等。

【发病机制】代谢性紫癜形成是各种原因使血管壁的完成性或通透性下降，使血管壁的功能下降及血管周围的支撑组织减少的结果。

【临床表现】代谢性疾病因不同的疾病和原因而出现不同的临床表现。

1. 维生素C缺乏症　维生素C缺乏症既往称为坏血病（scurry），维生素C是一种可逆性生物还原剂（电子供体），其对维持含有铁和铜的多种酶的活性至关重要。维生素C提供了还原分子氧所需的电子，可使维生素E和叶酸保持稳定，同时也可作为叶酸还原为二氢叶酸和四氢叶酸的辅助因子。维生素C还参与了脂肪酸运输、胶原合成、神经递质合成、前列腺素代谢以及一氧化氮合成等。由于胶原分子中的羟脯胺酸的合成需要维生素C，故维生素C缺乏影响胶原合成，是血管壁及周围的结缔组织的韧性降低，毛细血管脆性增加而出血。引起维生素C缺乏的原因包括长期进食烹饪过度的食物，严格挑食者及酗酒者。

维生素C缺乏症的特异性表现在维生素C摄入不足后3个月即可出现，主要为毛囊角化过度和毛囊周围出血，伴瘀点和毛发卷曲，其他常见症状包括皮肤大片瘀斑、牙龈炎（伴出血、牙龈萎缩和龋齿）、干燥综合征、关节痛、水肿、贫血和伤口愈合不良。肌肉或骨膜出血可能导致肌肉骨骼疼痛。全身性症状包括乏力、关节肿胀、关节痛、厌食、抑郁、神经病变和血管舒缩不稳定。呼吸困难、低血压、猝死等亦有报道。

辅助检查中血浆和白细胞维生素C水平是评估的主要依据，并且与维生素C摄入量有较好的相关性，维生素C的血浆浓度<0.2mg/dl（11μmol/L）时，通常会出现维生素C缺乏症的症状。近期摄入维生素C可使血浆维生素C浓度恢复正常，即便组织水平仍然不足。测定白细胞中的维生素C能够更好地检测机体维生素C的储备，但该检测方法并未普及。MRI可表现为干骺端硬化和透亮带，伴有骨膜反应和邻近软组织水肿。

维生素C缺乏症的治疗方法是补充维生素C和消除引起维生素C缺乏的因素。对于儿童，维生素C的推荐剂量为100mg/次，每日3次，持续1周，之后每日1次，持续数周，直到患儿完全恢复。在治疗24小时内全身症状会得到改善，瘀斑和牙龈出血会在数周内消退。

2. 糖皮质激素增多　内源性糖皮质激素水平升高（库欣综合征）或外源性糖皮质激素过度应用可导致皮肤变薄和血管脆性增加，轻微伤和不易察觉的损伤即可引起鲜红色不可触性紫癜，呈线性或其他几何形状。最常见原因为长期大剂量服用糖皮质激素、肾上腺皮质肿瘤等。

临床表现为向心性肥胖，腹部、臀部、大腿部皮肤青紫样花纹，部分患者出现高血压及电解质紊乱。

本病的治疗主要是针对原发性疾病的治疗。因肿瘤所致者应针对原发肿瘤治疗。

3. Ehlers-Danlos综合征　Ehlers-Danlos综合征是一种罕见的常染色体显性遗传性疾病，由于胶原合成酶突变导致皮肤弹性丧失、伤口愈合延迟、皮肤易青紫、关节活动过度和全身性器官脆性增加，紫癜表现为非触性。

4. 弹力纤维假黄瘤　弹力纤维假黄瘤是以皮肤、视网膜和血管弹性蛋白碎裂和矿化为特征的遗传性疾病。皮损表现为白色或黄色小丘疹，好发部位为颈部，呈"鸡皮疙瘩"样外观。

5. MELAS 综合征　MELAS 综合征患者可出现手掌及足掌非可触性紫癜，该病是线粒体脑肌病家系中的一种，与线粒体转运 DNA 突变有关。

【辅助检查】

1. 毛细血管脆性试验及生化检查　毛细血管脆性试验阳性。生化检查可检测维生素 C 浓度协助诊断。

2. 染色体及基因检测　对于遗传性疾病，可以通过染色体及相关基因检测帮助诊断。

【诊断与鉴别诊断】根据病史、生化检查及临床表现可诊断。鉴别诊断主要通过临床表现和相关的染色体和基因检测作鉴别。

【治疗】主要针对原发病治疗。

对于维生素 C 缺乏症，应及时补充维生素 C 和新鲜蔬菜、水果；烹调时注意减少维生素 C 的破坏，对人工喂养的婴儿和特殊患者应补充新鲜果汁和富含维生素 C 的食物。每日补充 1g 维生素 C，8~10 天内出血症状消失。

人为糖皮质过度所致者在积极治疗原发病的同时逐渐减停糖皮质的量。因肿瘤所致者应治疗原发肿瘤，并注意控制血压，保持水电解质平衡。

【预后】预后取决于原发病的控制情况。对于维生素 C 缺乏症患者，预后良好。对于糖皮质激素过度患者，治疗原发病或停药后紫癜消失。

【未来展望】对于代谢性紫癜，可以通过非触性紫癜的特点作初步的诊断，提高对该类疾病的认识，及早行相关的染色体及基因检测，明确原发疾病，针对性治疗。

诊治要点

- 代谢性紫癜是一种非触性、非炎性、圆形紫癜性病变。
- 儿童最常见的代谢性紫癜为维生素 C 缺乏症和糖皮质激素过度，其他为罕见的遗传代谢病。
- 维生素 C 缺乏症和糖皮质激素过度，预后良好。

（三）机械因素性紫癜

机械因素性紫癜（mechanical purpura）是血管内压力显著增加或血管外负压急剧下降，局部血管机械性压迫造成缺氧，导致血管壁损伤而发生紫癜。

【发病机制】血管壁两侧跨壁压梯度急剧升高可引起红细胞外渗，可引起非可触性、非炎性瘀斑和较大的紫癜性病变。血管外负压急剧下降也可引起血管壁两侧跨壁压增加导致紫癜性病变。

【临床表现】胸腔内压力急剧升高时，血液从心脏反流至上腔静脉和头颈部的大静脉，毛细血管扩张，完整性受损，导致结膜下出血，头面部、颈部和胸壁瘀点和瘀斑，可见于抽搐、举重、剧烈咳嗽或呕吐后。裤、袜过紧，长期站立可致下肢静脉瘀滞，血管内压力增加形成下肢紫癜。真空抽吸如防毒面具或拔火罐、心电图检查在体表形成负压时，可引起血管壁两侧跨壁压增加导致紫癜性病变，该类紫癜边界清楚，外形类似于负压抽吸装置。登山者也可以出现紫癜性皮损，发生于高海拔地区大气压显著下降使透壁压增加。静脉瓣的损害可使远端静脉慢性瘀滞，出现明显的紫癜。含铁血黄素在皮内沉积，可使局部皮肤形成黄褐色色素沉着。

【辅助检查】凝血功能和毛细血管脆性试验：凝血功能一般正常，毛细血管脆性试验阳性。

【诊断及鉴别诊断】根据病史及体格检查可诊断，详细询问有无抽搐、剧烈咳嗽或呕吐、举重、登山、真空抽吸等病史。应与血小板减少性紫癜相鉴别，血常规检查可帮助鉴别诊断。

【治疗】解除致病的机械性压力，可服用维生素 C 或芦丁片改善血管通透性。

【预后】预后一般良好，解除机械性压力后紫癜会逐渐消失。

【未来展望】机械因素性紫癜常见，未来研究方向在于提高疾病发病机制的认识，预防为主。

诊治要点

- 机械因素性紫癜因血管壁两侧跨壁压的急剧升高而导致。
- 机械因素性紫癜常见于剧烈咳嗽或呕吐、举重、抽搐、真空抽吸等情况。
- 治疗上通过解除致病的机械性压力而得到症状的缓解，预后良好。

（四）药物性紫癜

药物性紫癜（medicated purpura）是指应用某些药物后引起的血管性紫癜。据报道，许多药物可引起血管炎并表现出红斑性紫癜性皮损。涉及的药物包括别嘌醇、头孢克洛、集落刺激因子、D-青霉胺、呋塞米、肼屈嗪、异维A酸、甲氨蝶呤、苯妥英、米诺环素、丙硫氧嘧啶、碘化物、奎宁、阿司匹林、氨基比林、双香豆素类抗凝药、非那西丁、青霉素、链霉素、氯霉素、磺胺药物、普鲁卡因、肾上腺皮质激素、颠茄，以及重金属盐类药物等。

【发病机制】 可能是自身免疫性反应产生特异性抗血管性抗体，形成免疫复合物而引起血管内皮受损。

【临床表现】 临床上主要表现为皮肤瘀点或瘀斑，多发生于四肢皮肤，停药后紫癜消失，再次服药时紫癜重现。

【辅助检查】 凝血功能无异常，毛细血管脆性试验阳性。

【诊断与鉴别诊断】 根据药物接触史，先前已被某种药物致敏的患者再次用药几天后出现紫癜，使用新药发生在用药后2周内，发生在紫癜性病变患者用药清单上的任何一种药物均可能是药物性紫癜的原因。鉴别诊断需要与非药物相关紫癜鉴别，尤其是感染性、机械性、代谢性紫癜鉴别，详见本章第1~3节。

【治疗】 停药后紫癜消失，无需特殊治疗。

【预后】 药物性紫癜呈良性经过，预后良好。

【未来展望】 药物性血管性紫癜与用药密切相关，提高对本病的认识，在应用该类药物，应注意询问用药史，掌握适应证和剂量，如出现相关症状，及时调整药物的使用。

诊治要点

- 药物性血管性紫癜可见于多种药物。
- 发病机制可能与自身免疫性反应产生特异性抗血管性抗体有关。
- 临床表现主要为瘀点和瘀斑，停药后症状消失。
- 药物性血管性紫癜经过良好，预后良好。

（五）过敏性紫癜

过敏性紫癜（Henoch-Schönlein purpura，HSP）是儿童时期最常见的血管炎之一，临床表现为非血小板减少性可触性紫癜，伴或不伴腹痛、消化道出血、关节痛或关节炎、肾脏损害等。1837年Schönlein提出该病的三联症为紫癜样皮疹、关节炎和尿沉渣异常；1874年Henoch又提出除上述症状外，还可出现腹痛和血便，因此许多学者将其症状联系起来，称为Henoch-Schönlein紫癜。目前认为HSP是一种与IgA沉积相关的免疫介导性血管炎，因此2012年国际教堂山共识会议（International Chapel Hill Consensus Conference，CHCC）新的血管炎分类标准中建议将HSP更名为IgA血管炎（IgA vasculitis，IgAV）。

本病主要发病年龄为3~15岁儿童，目前已报道的最小年龄为6月龄，研究表明约90%的HSP患儿年龄在10岁以下，其中以4~6岁儿童发病率最高，国外统计儿童年发病率为（10.5~20.4）/10万，其中男性发病率高于女性，男女之比为1.2∶1~1.8∶1。HSP发病无显著地域性，但亚洲儿童和白种人较黑人儿童更易发生。本病在春季和秋冬季多发，而夏季相对较少，可能提示本病与感染有关，据报道，约1/2的HSP病例发生在上呼吸道感染之后，特别是由链球菌感染，其他病原体感染、疫苗接种和昆虫叮咬也可能触发本病。

【发病机制】 本病为一种与IgA沉积相关的免疫介导性血管炎，迄今为止，本病的病因尚不明确，病因可能涉及感染、免疫紊乱、遗传等因素，其发病机制为IgA1沉积于小血管壁引起自身炎症反应和组织损伤，其中IgA1糖基化异常及IgA1分子清除障碍是HSP导致肾脏损伤的主要原因，过敏性紫癜性肾炎（hypersensitive purpura nephritis，HSPN）患儿血清半乳糖缺乏性IgA1（galactose-dificient IgA1，Gd-IgA1）水平增高，大分子的Gd-IgA1循环免疫复合物沉积于肾脏可能是HSPN的重要发病机制。T细胞功能改变、细胞因子和炎症介质的参与、凝血与纤溶机制紊乱、易感基因等因素在HSP发病中也起着一定作用。

上呼吸道感染常为HSP的触发因素，以A族β溶血性链球菌感染最多见，其他幽门螺杆菌、金黄色葡萄球菌、副流感病毒、细小病毒B19、肺炎支原体等感染也有一定相关性。疫苗接种亦可能诱发HSP，如流感疫苗、乙肝疫苗、狂犬病疫苗、流脑疫苗、白喉疫苗、麻疹疫苗等，但尚缺乏确凿证据。药物诱发HSP亦有个案报道，如克拉霉素、头孢呋辛、米诺环素、环丙沙星、双氯芬酸、丙硫氧嘧啶、肼屈嗪、别嘌醇、苯妥英钠、卡马西平、异维A酸、阿糖胞苷、阿达木单抗、依那西普等。目前尚无明确证据证明食物可导致 HSP 发生。HSP 存在一定遗传好发倾向，白种人和亚洲儿童发病率明显高于黑种人。

【临床表现】HSP 的经典四联症包括：不伴血小板减少或凝血功能障碍的可触性紫癜、关节炎 / 关节痛、腹痛、肾脏损害。上述临床表现可在数日至数周的病程中出现，且不同患儿其出现顺序可能不同，皮肤紫癜并不一定为首发症状，约有 30%~43% 的患儿以腹痛或关节痛起病，可长达 14 天不出现皮疹，这部分患儿容易被误诊为感染性疾病或外科疾病。

1. 皮疹　约 3/4 的患儿有皮疹(图 2-11-10)，初发的皮疹可为红斑、斑疹、针尖样出血点或风团样皮疹，皮疹可融合成片，亦可演变为疱疹、坏死及溃疡，不到 5% 的 HSP 患儿可出现皮肤坏死。皮疹可伴瘙痒但很少伴疼痛。皮疹通常成群出现，呈对称性分布，主要位于重力 / 压力依赖区，如四肢及臀部，少数可蔓延至躯干及颜面部，皮疹亦可见于外阴、手掌及足底。皮疹一般在数周内消退，可出现暂时性色素沉着，但会逐渐消退。皮下水肿亦为常见表现，尤其是<3 岁的幼儿，约 35%~75% 的幼儿可出现非凹陷性头皮、面部、手背或足背水肿，急性发作期可出现手臂、腓肠肌、足背、眶周、头皮、会阴部等神经血管性水肿和压痛。

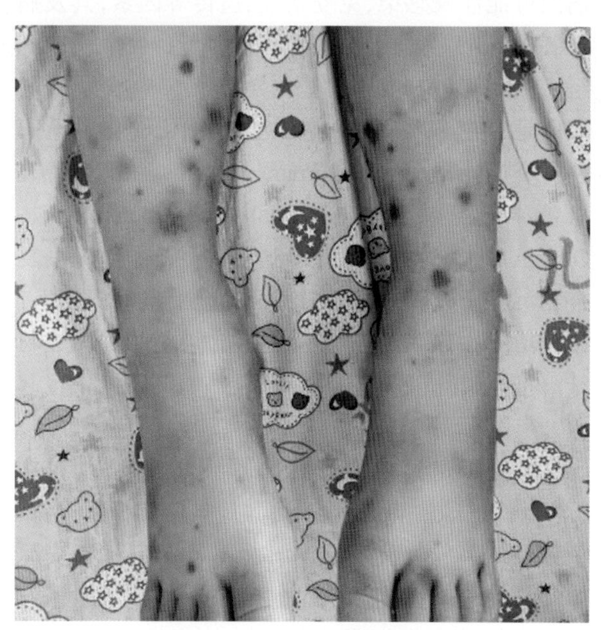

图 2-11-10　双下肢紫癜

2. 关节症状　多达 82% 的患儿存在关节痛或关节炎，关节炎或关节痛常为一过性或游走性，受累关节常为少关节型(1~4 个关节)，主要累及下肢大关节(髋、膝和踝关节)，少数可累及上肢关节(肘、腕和手指关节)，受累关节常存在明显的关节肿胀和压痛，但一般无明显关节积液、发红和皮温升高，患儿可出现明显疼痛和活动受限，下肢受累患儿可能拒绝行走，但 HSP 导致的关节炎通常不会造成慢性损害或后遗症，关节痛或关节炎可先于紫癜出现，但通常不超过 1~2 天。

3. 胃肠道症状　约 50%~75% 的 HSP 患儿可出现胃肠道症状，轻则出现恶心、呕吐、腹痛和短暂的麻痹性肠梗阻，重则出现消化道出血、肠缺血和坏死、肠套叠和肠穿孔。多达 56% 的患儿粪便潜血试验阳性，即使无消化道症状的患儿亦可出现粪便潜血、粪便 α_1- 抗胰蛋白酶增加以及不伴蛋白尿的低白蛋白血症，表明胃肠道受累和黏膜损伤比临床病史所提示的更为常见。胃肠道症状通常在皮疹出现后 8 天内出现，但也有报道过更长的间隔时间(数周至数月)。在 15%~35% 的病例中，胃肠道主诉先于皮疹出现，使其诊断难度大为增加。HSP 相关的腹痛是由于黏膜下出血和水肿引起。内镜检查可见紫癜样病变，通常位于十二指肠降部、胃和结肠。全小肠造影可见回肠和空肠黏膜下水肿、溃疡及痉挛。肠套叠是少见但严重的并发症，发生率为 1%~5%，肠道黏膜下水肿和出血可作为病理起始点，促成肠套叠的发生，约 60% 的病例中，肠套叠局限于小肠，而特发性肠套叠通常发生在回结肠。其他较罕见的并发症还包括急性胰腺炎、胆囊受累、肠穿孔及蛋白丢失性肠病。

4. 肾脏损伤　约 20%~54% 的 HSP 患儿有肾脏受累，在年长患儿中更为普遍，一项研究显示 8 岁以上患儿发生紫癜性肾炎的风险增加 2.7 倍。HSP 的特征为含 IgA 的免疫复合物在组织中沉积，该病的肾脏组织学表现与 IgA 肾病相同，提示两种疾病的发病机制可能相似。肾脏受累通常在全身症状后数日至 1 个月内出现，但肾外受累的严重程度不能预测肾脏受累严重程度。一项前瞻性研究发现，存在腹痛(但无黑便或关节症状)的患儿更易发生紫癜性肾炎。紫癜性肾炎的尿常规与尿沉渣的特征为镜下或肉眼血尿，伴或不伴红细胞和其他细胞管型或蛋白尿。肾脏受累的严重程度与肾活检所见大体相关，例如仅有无症状血尿的患儿通常仅存在局灶性系膜增生，而有蛋白尿的患儿表现为更明显的系膜增生，若有肾病水平蛋白尿，则可能有新月体形成。

5. 其他系统表现　阴囊受累约占 2%~38%，极少数可为首发症状，主要表现为睾丸和 / 或阴囊疼痛、压痛和肿胀，睾丸受累常为单侧，其临床表现类似于睾丸扭转，超声检查和放射性核素扫描可协助鉴别，睾丸扭转时睾丸的血流量减少，但HSP男孩的睾丸血流量正常。神经系统受累约占2%，包括头痛、共济失调、颅内出血、抽搐、瘫痪、舞蹈症、吉兰-巴雷综合征、视神经炎、蛛网膜下腔出血等。呼吸道受累约占不到1%，包括肺出血及间质性肺炎等。眼部受累罕见，包括角膜炎和葡萄膜炎。

【辅助检查】

1. 血常规 血常规白细胞正常或轻度升高，中性粒细胞可增高，消化道出血时可出现正色素性贫血，血小板计数正常。

2. 尿常规 尿常规与尿沉渣可检出红细胞、尿蛋白、管型尿，严重时可见肉眼血尿。镜下血尿和蛋白尿为最常见的肾脏表现。一项纳入1 133例HSP病例的研究显示，387例(34%)的患儿存在血尿和/或蛋白尿，在肾脏病变患儿中，79%存在孤立性血尿和/或非肾病性蛋白尿，21%存在肾病性蛋白尿(伴或不伴水肿或低蛋白血症)、血尿素氮或血清肌酐水平升高和/或高血压，通常肾脏预后较差。84%的患儿于4周内出现肾脏表现，91%的患儿在6周内出现，97%的患儿于6个月内出现。

3. 凝血功能 凝血功能通常正常，抗凝血酶原Ⅲ可增高或降低，部分患儿纤维蛋白原、D-二聚体可增高。

4. 急相蛋白 C反应蛋白、红细胞沉降率通常正常，如合并感染或感染作为触发因素时急相蛋白可升高。

5. 血生化检查 血肌酐、尿素氮多数正常，极少数急性肾炎和急进型肾炎患儿可升高。血白蛋白在合并肾病或蛋白丢失性肠病时可降低。少数患儿血谷丙转氨酶(ALT)及谷草转氨酶(AST)可升高。

6. 免疫学检查 约50%~70%的HSP患儿血清IgA水平升高，高水平的血清IgA可能与肾脏受累相关。据报道，有相当部分HSP患儿存在低补体血症，约15.7%的患儿存在补体C3和/或C4水平下降，所有患儿的补体水平均在3个月内恢复正常，这类患儿可能存在链球菌感染，补体水平与疾病严重程度或是否存在肾炎无关。部分患儿可出现抗中性粒细胞胞质抗体阳性。

7. 影像学检查

(1)超声检查：高频超声检查HSP急性期肠道表现为肠壁水肿增厚，回声均匀减低，肠腔向心性或偏心性狭窄，其黏膜层及浆膜层呈晕环状低回声表现，彩色多普勒超声在皮肤紫癜出现前可显示受累的肠管阶段性扩张、肠壁增厚、黏膜粗糙、肠腔狭窄、增厚肠壁血流丰富，也可显示肠系膜淋巴结增大及肠间隙积液。HSP排除肠套叠时首选腹部超声。

(2)X线及CT检查：HSP合并胃肠道受累时，腹部X线可表现为肠黏膜折叠增厚、指纹征、肠袢间增宽，小肠胀气伴有多数液气平面，同时结肠和直肠内无气体；CT表现为多发阶段性肠管损害，受累肠壁水肿增厚、肠管狭窄，受累肠管周围常可见少量腹腔积液。当CT提示多节段的跳跃性肠壁增厚、肠系膜水肿、血管充血及非特异性淋巴结肿大，对诊断HSP有一定提示意义。在诊断HSP并发症，如肠套叠、肠穿孔、肠梗阻时，CT表现根据特异性，尤其是肠系膜血管炎时可见明显肠壁、血管壁水肿及增厚圈。对怀疑有肠套叠的HSP患儿，行钡剂或空气灌肠对诊断和治疗的意义不大，而且有可能会加重炎症，甚至导致肠穿孔。

(3)内镜检查：反复严重腹痛或胃肠道大出血时可考虑内镜检查，内镜下胃肠黏膜呈紫癜样改变、糜烂和溃疡。典型表现为紫癜样斑点、孤立性出血性红斑、微隆起、病灶间可见相对正常黏膜。病变多呈节段性改变，主要累及胃、十二指肠、小肠和结肠，以小肠为重，较少累及食管。侵犯部位以十二指肠黏膜改变最为突出，十二指肠降段不规则溃疡可能也是HSP在胃肠道的典型表现。

8. 皮肤活检 对于临床皮疹不典型或疑诊患儿可考虑皮肤活检协助诊断，典型病理改变为白细胞碎裂性血管炎，免疫荧光可见IgA沉积。血管壁的病灶活检部位应包含24小时内新发的皮损，因为在陈旧性皮损中，血管损伤会导致所有免疫球蛋白同种型非特异性漏出。

【诊断】2008年欧洲抗风湿病联盟、儿科风湿病国际试验组织和欧洲儿科风湿病学会(EULAR/PRINTO/PReS)制定了儿童血管炎的分类标准，可触性皮疹(必要条件)伴如下任何一条：①弥漫性腹痛；②任何部位活检提示IgA沉积；③关节炎/关节痛；④肾脏受损表现(如血尿和/或蛋白尿)。部分患儿仅表现为单纯皮疹而无其他症状，目前国内学者建议，对于典型皮疹急性发作的患儿排除相关疾病可以临床诊断，对于皮疹不典型或未见急性期发作性皮疹者，仍应严格按标准诊断，必要时行皮肤活检。

【鉴别诊断】

1. 特发性血小板减少性紫癜 根据皮疹的形态、分布及血小板数量不难鉴别。

2. 外科急腹症 对于尚未出现皮疹的急性腹痛者,应与急腹症鉴别。过敏性紫癜的腹痛虽较剧烈,但位置不固定,压痛轻,无腹肌紧张和反跳痛,除非出现肠穿孔才可出现上述症状。如出现血便时,需与肠套叠、梅克尔憩室做鉴别。

3. 细菌感染 如脑膜炎双球菌菌血症、败血症及亚急性细菌性心内膜炎均可出现紫癜样皮疹。上述疾病的紫癜,其中心部位可有坏死,患儿一般情况危重,且血培养阳性。

4. 急性链球菌感染后肾小球肾炎(APSGN) 当APSGN并发皮肤超敏反应也可以出现广泛皮疹,APSGN也可有关节痛、血尿和水肿,上述表现均与HSP相似。与HSP不同,APSGN的肾脏组织免疫荧光检查为广泛的IgG和补体C3沉积。APSGN的皮疹为散在红斑、荨麻疹或血管性水肿,而HSP的荨麻疹或血管性水肿通常无瘙痒。

5. 急性婴儿出血性水肿(acute infantile hemorrhagic edema,AIHE) AIHE是一种发生于<2岁儿童中的白细胞分裂性血管炎,该病是一种自限性疾病,其临床特点为发热、四肢炎性水肿、大圆形紫癜及帽徽样皮损(面部、耳郭、四肢、阴囊),仅有皮肤、关节损伤,很少有腹痛和肾脏损害,较少复发。皮肤活检显示白细胞分裂性血管炎,偶伴IgA沉积。

6. 其他风湿性疾病 包括系统性红斑狼疮(SLE)、幼年型皮肌炎(JDM)等疾病。HSP的抗核抗体、抗ds-DNA抗体和抗中性粒细胞胞质抗体(ANCA)等自身抗体通常为阴性,且HSP较少出现低补体血症,这可与SLE相鉴别。JDM的特点为特征性皮疹与近端肌无力,肌肉受累患儿可伴有肌电图异常和肌酶升高,向阳疹、Gottron征等特征性皮疹亦可与HSP相鉴别。

【治疗】HSP为自限性疾病,大多数HSP患儿仅需对症支持治疗。单纯皮疹通常不需要治疗干预,治疗包括控制患儿急性症状和影响预后的因素,如急性关节炎、腹痛及肾脏损害。

1. 一般治疗 目前尚无明确证据证明食物过敏是导致HSP的病因,因此HSP患儿出现腹痛时需注意控制饮食,以减轻胃肠道症状。轻度腹痛患儿可以进食少量少渣易消化食物,严重腹痛患儿或呕吐需要营养要素饮食或暂时禁食,并行肠外营养支持治疗。

2. 糖皮质激素(glucocorticoids,GC) 皮疹通常无需治疗,目前尚无证据证明GC治疗对皮疹的消退及复发有效,但有报道GC用于皮肤疱疹和坏死性皮疹治疗。使用GC的指征包括严重的胃肠道症状(如腹痛、消化道出血等),关节痛及关节炎,血管性水肿,持续性肾损害及其他器官的急性血管炎。GC对消化道及关节症状有效,并可能减少肠套叠、肠出血的发生风险,但早期应用激素并不能阻止紫癜性肾炎的发生,亦无证据提示激素能预防HSP的复发。有腹痛症状者推荐采用口服泼尼松治疗,1~2mg/kg(≤60mg),1~2周后减量。胃肠症状较重者(持续腹痛、肠出血、肠系膜血管炎、胰腺炎等)不能口服的患儿,关节炎、血管性水肿及其他器官的急性血管炎病情较重者推荐静脉使用GC,推荐使用短效GC氢化可的松琥珀酸钠5~10mg/(kg·次),根据病情可间断4~8小时重复使用;也可使用中长效GC甲泼尼龙5~10mg/(kg·d)。急性器官血管炎病情严重者甲泼尼龙冲击治疗剂量可达15~30mg/(kg·d),最大剂量<1 000mg/d,连用3天,必要时1~2周后重复冲击3天,严重症状控制后应改口服GC,并逐渐减量,总疗程推荐2~4周。尚无随机对照试验(randomized controlled trial,RCT)对GC治疗儿童紫癜性肾炎的确切疗效进行评价。孤立性镜下血尿或病理Ⅰ级不建议GC治疗。中度蛋白尿(25~50mg/kg)或病理Ⅱb、Ⅲa级,血清白蛋白水平>25g/L,建议在血管紧张素转化酶抑制剂(ACEI)和/或血管紧张素受体拮抗剂(ARB)治疗基础上口服GC治疗,泼尼松0.5~1.0mg/(kg·d)或甲泼尼龙0.4~0.8mg/(kg·d),晨起顿服,4周后减量,疗程3~6个月,必要时联合免疫抑制剂治疗。肉眼血尿伴肾病水平蛋白尿(>50mg/kg)、肾病综合征或病理Ⅲb、Ⅳ级,血清白蛋白水平<25g/L,建议甲泼尼龙冲击治疗,后序贯口服泼尼松1.5~2mg/(kg·d)或甲泼尼龙1.2~1.6mg/(kg·d),晨起顿服。4周后减量为隔日顿服,疗程6~12个月,同时联合免疫抑制剂治疗。急进型肾炎或病理有大量新月体、重度系膜增生及炎症细胞浸润,血管袢坏死者或病理Ⅳ、Ⅴ级,建议甲泼尼龙和环磷酰胺联合冲击治疗,甲泼尼龙冲击治疗可重复1~3个疗程,后序贯口服泼尼松1.5~2mg/(kg·d)或甲泼尼龙1.2~1.6mg/(kg·d),晨起顿服。4~8周后减量,疗程12~18个月。除新月体型IgA血管炎肾炎(IgAVN)伴肾功能迅速恶化外,肾小球滤过率(glomerular filtration rate,

GFR)<30ml/(min·1.73m^2)及病理Ⅵ级的患儿,不建议应用GC及免疫抑制剂治疗。

3. 免疫抑制剂 GC治疗HSP反应不佳或依赖者加用或改用吗替麦考酚酯后可改善胃肠道症状(包括腹痛和肠出血)、关节症状及皮疹反复发作,也有采用静脉甲泼尼龙和环磷酰胺冲击治疗HSP合并颅内血管炎、颅内出血及HSP合并肺泡出血的有效治疗病例报道,以及静脉环孢素A有效治疗HSP合并肺泡出血的病例报道。近年来吗替麦考酚酯、环磷酰胺、硫唑嘌呤、咪唑立宾、环孢素A、他克莫司等免疫抑制剂常用于严重紫癜性肾炎的治疗,但目前尚无较高的证据水平研究证明对HSP肾脏以外症状治疗的有效性。

4. 其他治疗 静脉注射免疫球蛋白(IVIg)可改善HSP坏死性皮疹,严重消化道症状(包括腹痛、肠出血、肠梗阻),脑血管炎(包括抽搐、颅内出血)的症状,推荐剂量1g/(kg·d),连用2天,或2g/(kg·d)用1天,或400mg/(kg·d),连用4天,但目前缺乏良好的临床RCT证据,对于IVIg应用于治疗HSP的适应证和剂量尚不明确,仍有待于高质量的临床研究证实。血浆置换适用于治疗急进性紫癜性肾炎(病理提示新月体肾炎),HSP伴有严重合并症者。血浆置换可缓解HSP神经系统症状,可作为HSP合并严重神经系统并发症的一线治疗,HSP合并肺肾综合征或反复肺出血时建议血浆置换。急性期呼吸道及消化道等感染可适当给予抗感染治疗,积极控制口腔、耳鼻喉感染;进行扁桃体、腺样体切除术对皮疹反复复发及紫癜性肾炎的治疗可能有帮助,注意急性期感染控制后抗感染治疗对HSP的发生并无治疗和预防作用。

【预后】本病为自限性疾病,通常预后良好,多数在8周内痊愈,但约1/3的患儿可复发。其预后主要与消化道症状及肾脏损伤相关,近期预后与消化道症状有关,远期预后与肾炎有关。HSP患儿约20%~60%可发生紫癜性肾炎,远期预后与肾脏受累程度相关,发生终末期肾病的风险<2%,儿童HSP的肾脏损伤90%出现在发病2个月内,97%发生在6个月内,因此建议患儿在发病后1~2个月内每1~2周检测尿常规和血压,随后每月或隔月检测,直至起病后1年。有报道年龄>4岁患儿并发严重肾炎占比高达80%,除了年龄外,严重的腹痛与消化道出血,紫癜持续超过1个月及血清Ⅻ因子减少也是肾脏受累的高危因素。

【未来展望】近年来有关遗传学研究方面主要涉及*HLA*基因、家族性地中海热基因、血管紧张素转换酶基因(*ACE*基因)、甘露糖结合凝集素基因、血管内皮生长因子基因、*PAX2*基因、*TIM-1*基因等。有个案报道抗CD20单克隆抗体利妥昔单抗治疗严重慢性HSP可改善皮肤和肾脏症状,疗效有待进一步研究证实。

诊治要点

- HSP是儿童期最常见的血管炎之一,主要以小血管炎为病理改变的全身综合征。
- 临床表现为不伴血小板减少或凝血障碍的可触性紫癜,可伴腹痛、消化道出血、关节痛、肾脏损害等症状。
- 诊断依据2008年EULAR/PRINTO/PReS制定的儿童血管炎的分类标准,可触性皮疹为必要条件,伴以下任意之一:①弥漫性腹痛;②任何部位活检提示IgA沉积;③关节炎/关节痛;④肾脏受损表现(如血尿和/或蛋白尿),即可确诊。
- HSP仅表现为单纯皮疹者无需治疗干预。糖皮质激素适用于严重的胃肠道症状(如腹痛、消化道出血等)、关节痛及关节炎、血管性水肿、持续性肾损害及其他器官的急性血管炎。糖皮质激素治疗HSP反应不佳或依赖者可考虑选用免疫抑制剂。
- HSP为自限性疾病,通常预后良好,约1/3的患儿可复发,其近期预后与消化道症状有关,远期预后与肾炎有关,总体发生终末期肾病的风险<2%。

(六)异常蛋白血症伴发的紫癜

异常蛋白血症是指可以引起的血液中出现异常球蛋白的一类疾病,虽然这类疾病的临床表现各异,但由于异常球蛋白可引起血小板减少、血小板质量异常和凝血障碍、血液黏滞度过高、异常蛋白直接损伤血管等,因此在临床上可出现皮肤紫癜等出血表现。异常蛋白血症主要包括多发性骨髓瘤(multiple myeloma,MM)、华氏巨球蛋白血症(Waldenstrom macroglobulinemia,WM)、意义未明的单克隆免疫球蛋白血症(monoclonal gammopathy of undetermined significance,MGUS)、淀粉样变性及冷球蛋白血症(cryoglobulinemia,CG)等。

【发病机制】异常蛋白血症伴发的紫癜通常由止血、凝血功能障碍及血管损伤等多因素造成,现将相关机制简述如下。

1. 止血功能障碍

(1) 血小板数量减少：①骨髓巨核细胞造血功能受抑制。由于肿瘤细胞对骨髓浸润、淀粉样变性、血液黏滞度过高导致缺血，使造血干细胞及造血微环境受损，血小板生成减少。②血小板消耗增加。血液黏滞度增高，微循环障碍，局部缺血、缺氧，血管内皮细胞受损，形成微小血栓，消耗血小板。

(2) 血小板功能障碍：异常蛋白吸附在血小板表面，封闭了血小板上的各种受体，使血小板黏附聚集、释放反应减低，使血小板血栓形成能力减低，出血时间延长。

2. 凝血功能障碍

(1) 凝血因子减少：某些异常蛋白血症可累及肝脏，如骨髓瘤、淀粉样变性、冷球蛋白血症等，致肝功能受损，凝血因子生成减少。此外，异常蛋白可吸附各种凝血因子，使其在血液中正常含量减低，导致凝血功能障碍。

(2) 抗凝物增加：异常蛋白及病程中产生的某些毒素，如肾衰竭时一些代谢产物，自身免疫病如红斑狼疮患者体内的自身抗体均具有抗凝血酶能力，使凝血机制障碍。

3. 血管损伤　异常蛋白血症引起血液黏滞度增高，组织缺氧可造成血管内皮细胞损伤。此外，异常蛋白在血管壁及周围组织中沉积，可致血管脆性增加，某些异常蛋白可直接引起坏死性血管炎，合并肾功能受损，代谢废物在血液中堆积，亦可损伤血管内皮细胞。上述多种因素均可造成血管损伤而引起出血。

【疾病分述】该组疾病可分为遗传性和继发性，大多系基因缺陷所致，由于疾病进展比较缓慢易早期被误诊和漏诊，大多患者直至晚期方被诊断。如多发性骨髓瘤(MM)、华氏巨球蛋白血症(WM)、意义未明的单克隆免疫球蛋白血症(MGUS)仅见于成人，故本章不予讨论。淀粉样变性及CG可见于儿童时期的患者，我国有关儿童淀粉样变性的报道不多。

1. 淀粉样变性　淀粉样变性(amyloidosis)是由多种原因造成的淀粉样物在体内各脏器细胞间的沉积，致使受累脏器功能障碍的一种临床综合征。淀粉样变性有几种主要的形式，常见的类型为AL型(原发性)和AA型(继发性)，其他类型包括透析相关淀粉样变性、遗传性淀粉样变性、年龄相关性系统性淀粉样变性以及器官特异性淀粉样变性。AL型淀粉样变性由浆细胞病引起，是由于免疫球蛋白轻链片段的蛋白质发生沉积所致，而AA型淀粉样变性是慢性疾病(如类风湿性关节炎、脊柱关节病、炎症性肠病、慢性感染、家族性地中海热等)的潜在并发症，这些慢性活动性或反复发作性炎症导致血清淀粉样蛋白A(serum amyloid A，SAA)升高，并形成淀粉样沉积物。AL型淀粉样变性是成人中最常见的淀粉样变性病。它是由源自免疫球蛋白轻链片段的蛋白质沉积引起的。由于AL型淀粉样蛋白是一种老年人疾病，因此不在本节讨论之列。

(1) 发病机制：慢性感染和慢性炎症性疾病曾被认为是儿童继发性淀粉样变性的原因，但目前认为最常见的原因是自身炎症性疾病。淀粉样变性是由多种蛋白质的低分子量亚单位组成的原纤维在细胞外组织广泛沉积造成的，这些蛋白质的分子量通常为5~25kDa，这些蛋白质大多作为血浆成分参与血液循环，并可在各器官、组织沉积而出现引起相应组织脏器的功能异常。如肝脏疾病或血管浸润引起的出血性体质，包括凝血因子缺乏(如凝血因子X)，纤维蛋白溶解和血小板功能障碍而引发获得性止血功能异常，还可见肾病综合征和淀粉样变性引起的血栓形成事件。淀粉样蛋白原纤维也可在骨髓中积聚。遗传因素在很多类型的淀粉样变性中有其重要作用，点突变、缺失和提前终止密码子可能会导致这些蛋白质的结构发生改变，从而容易形成原纤维(原纤维生成)及导致淀粉样变性发生。影响蛋白质折叠的因素，包括分子伴侣和裂解途径失效，可见于不同类型淀粉样变性。某些肺纤维辅因子和疾病(包括慢性炎症和一些浆细胞病)会导致淀粉样前体蛋白合成增加，其在系统性淀粉样变性中起到重要作用。

(2) 临床表现：症状和体征呈非特异性，由所受累的脏器决定。

本类疾病中，以家族性地中海热(familial mediterranean fever，FMF)最常见。FMF通常以发热、浆膜炎以及高急性期反应物形式的临床炎症发作为特征。继发性淀粉样变性与未充分治疗致疾病持续炎症反应的发展有关。

儿童肾淀粉样变性最常见的表现为无症状性蛋白尿或肾病综合征，部分可进展为终末期肾病。心脏受累可导致心脏收缩或舒张功能障碍以及心力衰竭的症状。胃肠道受累的表现为肝大、胃部不适、便秘、吸收不良以及由动力障碍导致的假性肠梗阻及便血症状。神经系统受累的表现包括周围和自主神经病变、中枢神经系统受累及缺血性脑卒中。肌肉受累可表现为假性肌肥大、巨舌或舌体外侧呈扇贝样齿痕。淀粉样蛋白在关节和周围组织沉积可出现关节病。血液系统受累表现包括贫血、血小板减少和脾大等。肺部受累表现为器官支气管浸润表现(声嘶、喘鸣、气道梗阻和呼吸困难),胸腔积液和肺实质结节(淀粉样瘤)。皮肤表现主要为蜡样增厚、易发瘀斑和皮下结节。紫癜常出现在面部和颈部,尤其眶周多见(浣熊眼),往往在加压后出现。其他系统受累可表现为视力和听力丧失等。

(3)辅助检查:不同的脏器受累可出现相应辅助检查异常表现。血常规中白细胞计数及分类、血红蛋白、血小板一般正常,但血液系统受累时可出现贫血、血小板减少,淀粉样物沉淀导致脾功能减退时可出现血小板升高。生化检查部分患者有转氨酶、心肌酶、胆固醇及甘油三酯增高,肾脏受累时可出现尿素氮、血肌酐升高及尿蛋白增多。血沉通常增快。

(4)诊断依据:根据上述临床表现可对淀粉样变性进行初步诊断,但确诊仍应依靠活检,皮下腹脂肪垫抽吸术和直肠黏膜活检是最常用的筛查方法,其他活检部位包括牙龈、皮肤、神经、肾和肝脏。用刚果红染色的组织在可极化显微镜下可观察到淀粉样变性的绿色双折射特征。还可通过使用放射性核素标记血清碱性磷酸酶的闪烁试验来确诊淀粉样变性。

(5)治疗:淀粉样变性如果未经治疗和未被确诊大多预后不良。预后受所涉及的淀粉样蛋白类型以及器官受累和损伤程度的影响很大。因此,淀粉样变性分型的诊断对患者至关重要。

1)治疗目标:减少致淀粉样蛋白前体蛋白(AA型和AL型淀粉样变性)的产生,增强淀粉样蛋白形成前体蛋白(Aβ2M淀粉样变性)的清除以及试图分解淀粉样沉积物是治疗的目的。不同类型的淀粉样变性的治疗不尽相同,如AA型淀粉样变性的治疗目的是控制基础感染或炎症性疾病;AL型淀粉样变性的治疗目的是控制浆细胞病。

秋水仙碱是降低淀粉样蛋白生成前体蛋白的产生原药,是预防FMF中淀粉样变性的主要药物。其通过抑制活动的炎症反应,降低炎症攻击的严重程度和频率,起到预防FMF患者的淀粉样变性的作用。临床用秋水仙碱可缓解一小部分蛋白尿阶段的FMF患者。其他自身炎症综合征患者可用抗IL-1治疗来达到控制炎症的目的。生物治疗,例如抗TNF、抗IL-1疗法,可能对淀粉样变性本身具有有益作用。然而,尽管这些药可使患者生存时间延长,许多患者仍最终进展为终末期肾衰竭。

2)继发性淀粉样变性的特定治疗策略:新的治疗选择旨在影响淀粉样蛋白结构(如patisiran、inotersen、tafamidis和针对遗传性淀粉样变性的二氟尼柳),或预防纤维丝形成(如eprodisate针对AA型淀粉样变性),或减少其结构稳定性(如碘伏霉素),目前的疗效正在观察中,尚缺乏足够的经验。

3)肾、肝脏替代治疗:一旦终末期肾病发展,患者可以采用透析或肾移植治疗。血液透析和腹膜透析(持续性非卧床腹膜透析或腹膜透析)似乎同样有效,但一些临床表现使个体患者的透析类型选择复杂化。由于血管淀粉样蛋白浸润,血管通路血栓形成,血管通路难以建立,一些患者无法进行低血压和血液透析。腹膜透析对营养不良和低蛋白血症患者属于禁忌。秋水仙碱可用于继续接受透析的FMF患者。肾移植是其中一种选择,但决定应该基于其他受累器官,特别是心脏。肾移植可逆转淀粉样变性,是Aβ2M淀粉样变性最有效的治疗方法。联合肝肾移植可预防纤维蛋白原Aα链淀粉样变性的淀粉样变性。

4)对有出血症状的患者主要是对症支持治疗,止血,补充凝血因子和/或血小板。

诊治要点

- 儿童淀粉样变性以继发性的原因为多,自身炎症疾病是儿童反应性淀粉样变性最常见的原因。成人以原发淀粉样变性为主。
- 淀粉样变性可累及各种器官,从而出现相应的临床症状和体征。累及肝脏、血管、骨髓可以影响出凝血功能。确诊仍然主要依赖组织病理诊断。
- 治疗目标主要是减少致淀粉样蛋白前体蛋白(AA型和AL型淀粉样变性)的产生,以延缓疾病进展。秋水仙碱是该病的基础治疗药物,抗TNF及抗IL-1可能有效。
- 对于肝、肾衰竭的患者可采用血液透析、腹膜透析治疗。器官移植可作为治疗选项。

2. 冷球蛋白血症 冷球蛋白血症因患者血清中存在冷球蛋白而成为一种综合征。1947年冷球蛋白血症被首次描述,1966年有紫癜、关节痛、乏力等相似表现的29例患者被报道为冷球蛋白血症相关疾病。

(1)发病机制：冷球蛋白是一种在低温下(4℃)发生可逆性沉淀、37℃左右又溶解的蛋白质，可因多种病毒慢性感染所致(特别是HCV)、梅毒、黑热病等，或继发于多种自身免疫性疾病，如系统性红斑狼疮、结节性多动脉炎、系统性硬皮病、干燥综合征及皮肤卟啉病等，以及恶性肿瘤如多发性骨髓瘤、淋巴肉瘤、肝癌、慢性淋巴细胞白血病等，儿童时期可因EBV、支原体感染等引发溶血性贫血。其病理机制为免疫复合物在血管壁沉积并激活补体所致的小血管炎。

根据免疫球蛋白(Ig)的组成，冷球蛋白血症可分为3型：Ⅰ型仅由一种单克隆Ig或其重链和/或轻链亚类构成，常与已知的淋巴增殖性疾病有关，如多发性骨髓瘤、华氏巨球蛋白血症、慢性淋巴细胞性白血病等；Ⅱ型为单克隆IgM和多克隆IgG的混合型，其中IgM是具有抗自身IgG活性的单克隆类风湿因子(mRF)，多数患者的mRF具有高度限制性，具有称为"WA"的互补决定区(CDR)；Ⅲ型则为单克隆成分IgM和单克隆的IgG。后两者称为混合型冷球蛋白血症(MC)。目前认为HCV感染是MC的首要病因，其次为自身免疫病和B细胞淋巴瘤。CG的发病机制较为复杂，免疫复合物沉积可能是主要致病机制，其他还包括抗独特型抗体(又称个体基因型)、细胞免疫缺陷、球蛋白冷沉淀、感染因素及遗传因素等亦可能参与了本病的病理生理过程。

(2)临床表现：乏力、紫癜、关节痛三联症是本病的特点，还可有肾脏、肝脏和周围神经受累的表现。

冷球蛋白血症分为原发性和继发性，以继发性居多，占60%~75%。临床表现以冷球蛋白血管炎和高黏滞综合征为特点，可包括：①皮肤受累和血管舒缩症状。几乎所有CG可出现皮疹，包括红斑性瘀点和下肢紫癜性丘疹，亦可出现出血性结痂和溃疡。Ⅰ型冷球蛋白血症可出现雷诺现象、网状青斑和嗜酸性粒细胞增多症。②肌肉骨骼受累。混合型冷球蛋白血症可出现关节痛和肌痛，但罕见关节炎和肌炎。关节痛主要累及掌趾关节和近端指骨关节、膝关节和踝关节，受冷可加剧。③周围神经受累，混合型冷球蛋白血症更容易出现周围神经病变。④肾脏受累，混合型冷球蛋白血症可出现膜性增生性肾小球肾炎。⑤肺部受累，肺功能检查可发现小气道疾病和换气受损。

(3)辅助检查：体液免疫检查提示单克隆球蛋白升高(尤其血清IgM)，同时伴有低补体血症(尤其补体C4)；类风湿因子可异常升高；血涂片可见缗钱样红细胞；组织学检查可提示白细胞破碎性血管炎、中小血管坏死性血管炎，肾脏病理可提示膜性增生性肾小球肾炎。

(4)诊断依据：当患者存在克隆性血液病(如多发性骨髓瘤、华氏巨球蛋白血症等)，病毒感染(如HCV、HBC或HIV等)，结缔组织疾病(如系统性红斑狼疮、类风湿性关节炎)等病史时，出现关节痛、紫癜、皮肤溃疡、肾小球肾炎和周围神经病变等症状并伴有补体C4水平下降时，应高度警惕冷蛋白血症。冷球蛋白检测提示CG升高(如>1%或>50μg/L)并伴以下之一，①冷球蛋白血管炎或血栓形成表现；②来自病理性血栓或血管炎标本的冷球蛋白的直接组织学和免疫化学证据。

(5)鉴别诊断：冷球蛋白血症的鉴别诊断较为广泛，主要取决于临床表现，冷球蛋白血管炎主要与其他中小型血管炎相鉴别，如过敏性血管炎、IgA血管炎、ANCA相关血管炎、显微镜下血管炎和感染相关血管炎等。而存在高黏滞综合征表现的患者应与华氏巨球蛋白血症等疾病相鉴别。

(6)治疗原则：冷球蛋白血症的治疗取决于潜在疾病以及受累的严重程度和性质。混合型冷球蛋白血症患者的治疗主要针对潜在的感染性或自身免疫性疾病。与淋巴组织增生性疾病相关的冷球蛋白血症患者(Ⅰ型冷球蛋白血症)的治疗重点是潜在的恶性肿瘤以及高黏滞综合征等并发症的治疗。

1)对症支持治疗：给予低抗原含量饮食、减少冷暴露；肾损害致高血压者控制血压，累及肾脏者应用ACEI、ARB等。

2)病因治疗：病毒感染者抗病毒治疗，如利巴韦林加长效α干扰素等，但有周围神经症状患者禁用IFN-α。肿瘤患者应及时给予抗肿瘤治疗，支原体感染者抗支原体治疗。

3)免疫抑制治疗：轻者，如仅有皮肤紫癜、虚弱、关节痛、关节炎等，给予小剂量激素治疗。较严重者可考虑使用大剂量激素冲击治疗或丙种球蛋白。肾脏累及较严重者可考虑使用环磷酰胺。难治性者可应用利妥昔单抗。严重患者或有肾功能明显损害者给予血浆置换或血液透析治疗。

诊治要点

- 冷球蛋白血症系多种原因导致患者体内血清中出现冷球蛋白的一种综合征。冷球蛋白是一种在低温下(4℃)发生可逆性沉淀、37℃左右又溶解的蛋白质。

- 多种病毒慢性感染(特别是HCV)、梅毒、黑热病等,以及多种自身免疫性疾病、恶性肿瘤等可使机体产生冷球蛋白,并以免疫复合物形式在血管壁沉积并激活补体导致小血管炎发生,儿童可因EBV、支原体感染等引发溶血性贫血。
- 乏力、紫癜、关节痛三联症是本病的特点,还可有肾脏、肝脏和周围神经受累的表现。
- 病因治疗是关键,根据病情的严重程度和治疗反应,给予免疫抑制治疗、化疗及利妥昔单抗治疗。

(七)其他因素性紫癜

1. 色素性紫癜性皮肤病 色素性紫癜性皮肤病(pigmented purpuric dermatosis,PPD)又称毛细血管炎、单纯型紫癜或不伴血管炎的炎症性紫癜,是一组以瘀点、紫癜及皮肤色素沉着增加为特征的慢性良性皮疹。PPD最常见于双下肢,可能无症状或有瘙痒。PPD为罕见病,目前尚缺乏流行病学资料。PPD的主要亚型包括:Schamberg病(PPD最常见的类型,又称进行性色素性紫癜),毛细血管扩张性环状紫癜(又称Majocchi病),Gougerot-Blum色素性紫癜性苔藓样皮炎,金黄色苔藓,Doucas-Kapetanakis湿疹样紫癜,其他罕见亚型包括瘙痒性紫癜、单侧线状毛细血管炎以及肉芽肿性色素性紫癜,其中儿童最常见的亚型是Schamberg病。目前认为,多因素参与PPD的发病,包括静脉高压、重力依赖性、有氧运动、局部感染、饮酒、化学物质、过敏因素、药物以及全身性疾病(如高脂血症、病毒性肝炎)。该病的发病机制尚不明确,目前推测毛细血管脆性增加、血管周围细胞免疫反应以及体液免疫介导的免疫复合物沉积可能参与了本病的病理生理过程。

各型PPD的共同临床特征包括皮肤瘀点或紫癜(红细胞外渗导致),以及黄色或褐色色素沉着(由真皮内含铁血黄素沉积导致)。PPD最常见的发病部位是双下肢,少数情况下累及全身,但较少累及手掌、足底、生殖器及黏膜。PPD各亚型的共同的组织病理学特征包括表浅的血管周围炎性浸润(主要是$CD4^+$淋巴细胞,偶有树突状细胞和巨噬细胞);内皮细胞增殖和水肿;血管腔变窄;真皮乳头层红细胞外渗;真皮中的巨噬细胞内出现不同程度的含铁血黄素沉积;淋巴细胞外渗;在基底层出现可变的轻度空泡变性。组织化学的铁染色有助于突出显示真皮浅层的含铁血黄素沉积,但不存在白细胞破碎性血管炎的特征(例如白细胞破碎和血管壁纤维素样坏死)。PPD的实验室检查中血小板、凝血功能通常正常。PPD可依靠特征性皮疹进行临床诊断。在鉴别诊断中,最可能与PPD混淆的疾病包括淤积性皮炎、皮肤血管炎、外伤性紫癜以及蕈样肉芽肿,可行皮肤病理活检协助鉴别。

PPD为慢性良性疾病,皮疹可为持续性、时重时轻或缓慢进展,并且可能在数月至数年期间自发消退。PPD通常无需特殊治疗。对于伴有症状或对皮损美观而受困扰的患者可考虑适当治疗。一线治疗包括非药物性干预措施及外用皮质类固醇,非药物性干预指消除或减少潜在的促发因素(如药物或接触性变应原等);外用皮质类固醇可采用中效或强效外用皮质类固醇涂抹患处,1~2次/d,持续4~6周,如无改善则应停止治疗。二线治疗主要为光疗,对于外用皮质类固醇治疗失败的患者或因皮损广泛而不能实行外用药物治疗的患者可考虑光疗。

2. 单纯性紫癜 单纯性紫癜也称为女性易发青斑综合征(female easy bruising syndrome),本病以青年女性发病为主,常与月经周期有关,月经期、青春期好发。目前病因尚不明确,目前推测激素对血管和周围组织的影响可能是单纯性紫癜的发病机制。若同时服用影响血小板功能的药物如非甾体抗炎药可使紫癜加重。临床表现主要为轻微创伤后或自发性出现下肢皮肤紫癜或瘀斑,通常不需治疗可自行消退。病变局限于皮肤,常反复发作,但不留后遗症。该类患者遇到外科手术等应激状态时,并不会发生增加出血风险。单纯性紫癜中部分病例可有血管性因素、先天性或后天性血小板异常等。该类患者束臂试验常呈阳性。治疗方面主要避免使用阿司匹林等药物的使用,必要时可口服维生素C、芦丁和肾上腺色腙等。

3. 心因性紫癜 心因性紫癜是一种罕见病,亦称为自身红细胞致敏综合征、疼痛性瘀斑综合征,本病由Gardner和Diamond于1955年首先报道,因此亦称为Gardner-Diamond综合征。1961年Oscar、Ratnoff和Agle发现大多数患者的症状与精神病学有交叉,因此于1968年曾将本病归入精神性紫癜。本病绝大部分为成年白人女性患者,儿童、青少年及成年男性罕有报道。目前本病病因及发病机制尚不明确,可能与应激、组织纤溶酶原激活物的局部活性增加以及对自身红细胞的局部自身免疫反应相关。本病临床特点包括:①青中年女性占95%,成年男性与儿童罕见；②常在轻度外伤、静脉穿刺、手术和情绪障碍后发病；③灼烧感和刺痛为前驱症状，紫癜或瘀斑可单独出现，也可相互重叠融合成片，一般好发于四肢，以下肢多见，可见于其他部位，往往有明显的疼痛和触痛；④情绪、神经和精神症状是常见特征；⑤全血细胞计数、出凝血时间正常；⑥排除其他器质性病变。临床上应注意排除其他原因导致的紫癜。本病尚缺乏有效治疗方法，以避免躯体和精神创伤为主，必要时接受精神科治疗。

（王晓东 刘仕林 李长钢
麦惠容 袁秀丽）

参考文献

[1] ALGRA A, RINKEL GJE. Prognosis of cerebral cavernomas: on to treatment decisions. Lancet Neurol, 2016, 15 (2): 129-130.

[2] BENZAR I. A diagnostic program of vascular tumor and vascular malformations in children according to modern classification. Acta Medica (Hradec Králové), 2017, 60 (1): 19-26.

[3] BETROSIAN AP, BERLET T, AGARWAI B. Purpura fulminans in sepsis. Am J Med Sci, 2006, 332: 339.

[4] GERMAIN DP. Clinical and genetic features of vascular Ehlers-Danlos syndrome. Ann Vasc Surg, 2002, 16: 391.

[5] RADIĆ M, MARTINOVIĆ KALITERNA D, et al. Drug-induced vasculitis: A clinical and pathological review. Neth J Med, 2012, 70: 12.

[6] LOPEZ-MEJIAS R, CASTANEDA S, GENRE F, et al. Genetics of immunoglobulin-A vasculitis (Henoch-Schonlein purpura): An updated review. Autoimmun Rev, 2018, 17 (3): 301-315.

[7] KASTRITIS E, LEBLOND V, DIMOPOULOS MA, et al. Waldenstrom's macroglobulinaemia: ESMO Clinical Practice Guidelines for diagnosis, treatment and follow-up. Ann Oncol, 2019, 30 (5): 860-862.

[8] GERTZ MA. Immunoglobulin light chain amyloidosis: 2018 Update on diagnosis, prognosis, and treatment. American Journal of Hematology, 2018, 93 (9): 1169-1180.

[9] GALLI M, MONTI G, MARSON P, et al. Recommendations for managing the manifestations of severe and life-threatening mixed cryoglobulinemia syndrome. Autoimmun Rev, 2019, 18 (8): 778-785.

[10] ANTONELLI M, BURZO ML, PECORINI G, et al. Scurvy as cause of purpura in the XXI century: a review on this "ancient" disease. European review for medical and pharmacological sciences, 2018, 22 (13): 4355-4358.

第4节 血小板减少性疾病

血小板是由骨髓造血组织中巨核细胞产生，是血液中的有形成分之一，在止血、伤口愈合、炎症反应、血栓形成及器官移植排斥等生理病理过程中有重要作用。血小板数目在（100~300）$\times 10^9$/L 是正常范围。血小板减少是儿科临床医学中最常见的症状之一，无论是先天因素还是后天获得性因素均存在使血小板破坏增多或生成减少，从而增加了病理性出血的风险甚至危及生命。血小板减少症可见于单纯的遗传性或获得性血小板数量异常疾病以及患伴有血小板减少的遗传性血小板质量异常疾病。

一、先天性血小板减少症

先天性血小板减少症又称为遗传性血小板减少症（inherited thrombocytopenia，IT），是一组罕见的遗传性疾病，表现为不同程度的血小板减少，可同时伴有白细胞、红细胞的异常或骨骼畸形。近年来，高通量测序（high throughput sequencing，HTS）技术的引进极大地提高了对 IT 的认识。目前已鉴定出至少有 32 个基因影响的分子缺陷，导致了 33 种不同形式的 IT。影响至少 32 个基因；随着新的致病基因的发现，血小板减少症的发病机制得到了更好的阐明。虽然 IT 临床表现是异质性的，出血一直被认为是 IT 患者的主要临床问题。相反，目前的情况表明，生活中一些最常见的 IT 患者有可能发展成其他比血小板减少症本身更危险的疾病。

在遗传性血小板减少疾病中可分为常染色体显性遗传，代表疾病有 *MYH9*（May-Hegglin9）基因相关的血小板减少综合征；常染色体隐性遗传，代表疾病为先天性无巨核细胞血小板减少症（congenital amegakaryocytic thrombocytopenia，CAMT）；在患伴有血小板减少的遗传性血小板质量疾病中代表性疾病为 Bernard-Soulier 综合征（Bernard-Soulier syndrome，BSS）。详细分类见表 2-11-9。以血小板大小分类可以将此病分为：①大血小板性（MPV>11fl），代表疾病有 *MYH9* 相关疾病（*MYH9*-related disease，MYH9-RD）、血小板膜糖蛋白（glycoprotein，GP）Ⅰb-Ⅸ-Ⅴ复

表 2-11-9 遗传性血小板减少症疾病分类

遗传性血小板减少症疾病分类
Ⅰ. 先天性低 / 无巨核细胞血小板减少症
A. 先天性无巨核细胞血小板减少症
B. 合并骨骼异常的先天性低 / 无巨核细胞血小板减少症
1. 血小板减少无桡骨综合征
2. 先天性无巨核细胞性血小板减少伴桡尺骨骨性连接
3. 范科尼贫血
Ⅱ. *MYH9* 基因相关疾病
血小板减少症(白细胞中存在 Döhle 样包涵体,肾炎 ± 听力损失 ± 白内障)
Ⅲ. 血小板颗粒缺陷(储存池疾病)
A. α- 颗粒缺陷
1. 灰色血小板综合征
2. Paris-Trousseau 综合征
3. Quebec 血小板综合征
4. 关节弯曲 - 肾功能不全 - 胆汁淤积综合征
B. 致密颗粒缺陷
1. Hermansky-Pudlak 综合征
2. Chédiak-Higashi 综合征
3. Griscelli 综合征
C. α- 颗粒和致密颗粒共同缺陷
Ⅳ. 血小板表面受体异常疾病
A. 糖蛋白 GP Ⅰb-Ⅸ-Ⅴ缺陷
1. Bernard-Soulier 综合征
2. 血小板型血管性血友病
3. Velocardiofacial 综合征
B. 整合素 $\alpha_{IIb}\beta_{IIIa}$ 缺陷(各种类型的 Glanzmann 血小板无力症)
Ⅴ. Wiskott-Aldrich 综合征蛋白相关异常疾病
A. 典型 Wiskott-Aldrich 综合征
B. X 连锁血小板减少症
C. X 连锁中性粒细胞减少
Ⅵ. *GATA-1* 突变
A. X 连锁血小板减少
B. X 连锁血小板减少和地中海贫血样表型 Ⅰ
C. 先天性红细胞生成性卟啉症
Ⅶ. Ankyrine 重复结构域 -26 突变
中度血小板减少症伴轻度出血倾向,恶性代谢异常,髓系肿瘤的风险增加
Ⅷ. *RUNX-1* 突变
家族性血小板疾病伴有骨髓恶性肿瘤倾向(具有急性髓细胞性白血病倾向的家族性血小板疾病)
Ⅸ. 其他
A. 谷固醇血症
B. 蒙特利尔血小板综合征
C. 其他

合物相关疾病、Alport 综合征(Alport syndrome)及其变异型、灰色血小板综合征(gray platelet syndrome, GPS)、X 连锁性血小板减少伴地中海贫血(X-linked thrombocytopenia with thalassemia, XLTT)、Paris-Trousseau 综合征(Paris-Trousseau syndrome, PTS)。②正血小板性(MPV 7~11fl),代表疾病有先天性无巨核细胞性血小板减少症(congenital amegakaryocytic thrombocytopenia, CAMT)、血小板减少无桡骨综合征(thrombocytopenia and absent radii syndrome, TARS)、先天性无巨核细胞性血小板减少伴桡尺骨骨性连接(congenital amegakaryocytic thrombocytopenia with radioulnar osseous junction, ATRUS)和范科尼贫血(Fanconi anemia, FA)及具有急性髓细胞性白血病倾向的家族性血小板疾病(familial platelet disorder with propensity to acute myelogenous leukemia, FPD/AML)。③小血小板性(MPV<7fl),代表疾病有 Wiskott-Aldrich 综合征(Wiskott-Aldrich syndrome, WAS)和性连锁性血小板减少症。

(一) *MYH9* 基因相关血小板减少综合征

【发病机制】 *MYH9* 相关疾病(*MYH9*-related disease, MYH9-RD)是位于 22q12~13 的基因突变造成的一系列疾病,目前已知 May-Hegglin 异常(May-Hegglin anomaly)、Fechtner 综合征(Fechtner syndrome, FS)、Sebastian 综合征(Sebastian syndrome)、Alport 综合征(Alport syndrome)和 Epstein 综合征(Epstein syndrome, ES)均与 22q12~13 基因突变有关。此基因编码非肌性肌球蛋白重链(nonmuscle myosin heavy chain, NMMHC-ⅡA),是分解 ATP 产生能量,牵动肌动蛋白和引起细胞运动的重要功能区,表达于血小板、肾、白细胞和耳蜗。为常染色体显性遗传的巨血小板减少症(macrothrombocytopenia)。

NMMHC-ⅡA 蛋白是造血细胞重要的细胞骨架蛋白。NMMHC-ⅡA 异常可使巨核细胞骨架蛋白结构高度不稳定,可引起血小板骨架成分的改变和重组,使血小板前体细胞成熟障碍,导致血小板数量减少。当把 *MYH9* 基因插入这些细胞,血小板前体细胞的数量减少,提示 NMMHC-ⅡA 确实是血小板生成的负性调节因子。NMMHC-ⅡA 蛋白的异常凝集可在中性粒细胞内形成包涵体。研究显示 NMMHC-ⅡA N 端启动子区的突变较 C 端终止区的突变对蛋白的影响更为显著。这些启动子区的突变可导致严重的血小板减少,早期(40 岁前)即可出现肾炎和耳聋,而终止区突变可出现轻度的血小板减少,听力和肾损害仅处于亚临床状态或老年时期出现。这可以解释 NMMHC-ⅡA 突变位点的不同可导致临床表现的差异。目前 *MYH9* 基因突变超过 40 余种。对连续大量患者的调查确定了基因型 - 表型相关性,这使大约 85% 的 MYH9-RD 病例中疾病的演变可以得到预测。最近的研究显示,同一 NMMHC-ⅡA 结构域内的不同突变,甚至累及相同的残基,可能与血液外表现的显著不同的风险相关,从而提供更准确的预后模型。

【临床表现】

1. 各型患者均可发生出血倾向,程度不同,也可以无症状而偶然被发现。

2. *MYH9* 异常患者具有血小板减少,巨大血小板和白细胞中可见 Döhle 小样体(Döhle body-like)包涵物三联症。

3. 神经性耳聋 FS 和 ES 成年后可以出现。

4. 肾炎 常于成年后出现,肾小球损害表现为血尿、蛋白尿和高血压,部分进展为肾衰竭。

5. 白内障和青光眼

6. Epstein 综合征患者无包涵物。

各型 *MYH9* 相关血小板减少的鉴别要点见表 2-11-10。

表 2-11-10 *MYH9* 相关血小板减少的鉴别要点

疾病名称	血小板减少 / 巨大血小板	白细胞包涵体	神经性耳聋	肾炎	白内障
May-Hegglin 异常	+	+	–	–	–
Alport 综合征	+	–	+	+	+
Epstein 综合征	+	–	+	+	–
Fechtner 综合征	+	+	+	+	+
Sebastian 综合征	+	+	–	–	–

【辅助检查】

1. 血小板计数减少、体积增大，血小板功能基本正常。

2. 出血时间 正常或稍延长。

3. 外周血涂片可见中性粒细胞胞质或出现包涵体，这是*MYH9*相关疾病的一个特征性表现，为瑞-吉染色(Wright-Giemsa stain)的血涂片可见中性蓝色包涵体，它是由NMMHC-ⅡA细胞质聚集物构成。

4. 骨髓象 FS的骨髓涂片见巨核细胞内出现多个核和高密度的嗜苯胺蓝颗粒。

5. 肾小球病理 FS光镜下可见肾小球系膜细胞增殖及局灶性透明样变；电镜下可见肾小球基底膜广泛增厚伴局部变薄；ES肾小球系膜细胞增殖。

【治疗】*MYH9*相关疾病的治疗通常为支持治疗。

1. *MYH9*相关异常 患者可被误诊为免疫性血小板减少症(immune thrombocytopenia，ITP)，从而接受如糖皮质激素(glucocorticoid，GC)、静脉输注免疫球蛋白(intravenous immunoglobulin，IVIg)或脾切除术(splenectomy)等不适当的治疗。因此，应告知患者及其家属避免接受对其有危险的针对ITP的治疗。

2. 血小板输注 仅在难以控制的出血、大手术前、难产等特殊情况时给予。在手术操作前和术后24小时可给予去氨基-D-精氨酸血管升压素(deamino-D-arginine vasopressin，DDAVP)(0.3μg/kg)和氨甲环酸(tranexamic acid)。由于患者具有巨大血小板，应用这些措施时要注意避免术后静脉血栓形成。

3. 改善贫血

4. 封闭肾素-血管紧张素系统可延缓蛋白尿和肾功能损害的出现，从而预防肾脏病变。

(二)血小板膜蛋白复合物GPⅠb-Ⅸ-Ⅴ相关性疾病

一组由血小板膜蛋白复合物GPⅠb-Ⅸ-Ⅴ缺陷所致，以血小板减少为主要特点的疾病。主要包括Bernard-Soulier综合征(Bernard-Soulier syndrome，BSS)、血小板型或假性血管性血友病(platelet-type or pseudo-von Willebrand disease，PTvWD)和地中海巨血小板减少症(Mediterranean macrothrombocytopenia，MMT)。

【病因与发病机制】正常血小板膜上存在由α、β两条多肽链组成的糖蛋白GPⅠb，主要作用是维持血小板的寿命，其缺陷可引起血小板减少和巨大血小板。BSS是一种遗传性血小板GPⅠb-Ⅸ-Ⅴ复合物疾病，血小板无法结合GPⅠb配体[最重要的是血管性假血友病因子(von willebrand factor，vWF)和凝血酶]。

BSS的6种不同特征可能造成不同的出血性疾病：血小板减少、血小板黏附功能异常、血小板与凝血酶相互作用异常、血小板凝血活性异常、血小板与P-选择素相互作用异常、血小板与白细胞整合素($\alpha_m\beta_2$)相互作用异常。患病率低于1/100万，属于罕见疾病，在世界各国均有报道。常染色体隐性(双等位基因)和常染色体显性(单等位基因)两种类型的疾病均已被报道，其中双等位基因产生的症状最严重，单等位基因导致大血小板、血小板减少以及轻度出血或无出血症状。近亲婚配在双等位基因中很常见。85%的报告病例是由突变纯合子导致的。从20世纪70年代初开始，BSS血小板被证明在vWF依赖性血小板黏附和凝集功能方面有缺陷。后来的研究证实vWF-GPⅠb相互作用缺陷并且确认在血小板GPⅨ中也有缺陷。

BSS血小板减少的机制尚不完全明了，无效的血小板生成和/或血小板生成质量的降低可能是血小板减少的原因之一。巨核细胞的形态异常可能与血小板产生异常有关。BSS的出血程度比血小板减少症的预期更为严重，从而有力地支持血小板质量缺陷也是其主要问题。

血小板GPⅠb-Ⅸ复合物是vWF的受体，vWF在内皮下基质与血小板之间起着桥梁的作用。其可能均有助于血小板黏附。GPⅠb-Ⅸ与vWF的相互作用也直接促成血小板-血小板的相互作用。GPⅠb-Ⅸ复合体的异常可能是GPⅠbα、GPⅠbβ或GPⅨ基因缺陷造成的，所有这些都是表面表达所必需的。

BSS中产生巨血小板的机制尚不清楚，可能由于GPⅠb-Ⅸ无法与某未知骨髓配体结合所致。还有证据表明BSS患者的血小板对凝血酶激活的反应降低支持BSS患者血小板在支持凝血酶生成方面也存在缺陷。

部分MMT患者编码GPⅠbα链的基因发生突变，大部分MMT患者血小板GPⅠb-Ⅸ含量低于BSS。

【临床表现】出血倾向：皮肤瘀斑、鼻出血、月经过多、牙龈出血以及胃肠道出血，还有较低概率发生的出血如创伤后出血、血尿、脑出血以及视网膜出血等。

【辅助检查】

1. 血小板减少 几乎所有患者均存在血小板减少，但程度各异，血小板从约 20×10^9/L 至接近正常水平。在涂片上血小板体积巨大，其中超过 1/3~4/5 以上通常直径>3.5μm。

2. 出血时间 除 MMT 外其他 GPⅠb-Ⅸ-Ⅴ相关性疾病均延迟，但延长程度不定。

3. 血小板功能 典型的 BSS 主要为血小板黏附功能缺陷，血小板不能在瑞斯托霉素诱导下聚集，并且不能被正常血浆纠正；PTvWD 患者的血小板聚集功能在瑞斯托霉素诱导下增强；MMT 患者血小板功能正常。

4. 凝血因子水平 PTvWD 患者血浆 vWF 浓度下降，凝血因子Ⅷ浓度正常。血浆 vWF:Ag 浓度正常或轻度降低，vWF 活性降低。

【治疗】尚无特效治疗。临床治疗主要是对症治疗。详见本节诊治要点。

（三）先天性无巨核细胞性血小板减少症

这一组疾病有先天性无巨核细胞血小板减少症（CAMT）、合并骨骼异常的先天性低 / 无巨核细胞血小板减少症，包括血小板减少无桡骨（TAR）综合征、先天性无巨核细胞性血小板减少伴桡尺骨骨性连接（ATRUS）和范科尼贫血（Fanconi anemia）。

先天性无巨核细胞血小板减少症（congenital amegakaryocytic thrombocytopenia，CAMT）是一种罕见疾病，属于常染色体隐性遗传。目前 CAMT 的报道不到 100 例。

血小板减少无桡骨综合征（thrombocytopenia with absent radii syndrome，TARS）为一种常染色体隐性遗传病，也可常染色体显性伴多变外显性遗传，以骨髓中巨核细胞极度减少或缺如伴桡骨发育不全及内脏畸形为特征。发生率约为 1/10 万 ~1/5 万。

先天性无巨核细胞性血小板减少伴桡尺骨骨性连接（ATRUS）又称桡尺骨融合伴血小板减少症（radioulnar fusion with thrombocytopenia），范科尼贫血偶有严重的血小板减少但常伴有贫血和畸形（详见本书第二篇第四章第 8 节骨髓衰竭性疾病）。

【病因与发病机制】CAMT 是由于促血小板生成素（thrombopoietin，TPO）受体 c-Mpl 突变所致，引起对促血小板生成素生成反应减少（Ⅰ型 CAMT）或功能降低（Ⅱ型 CAMT）。TPO 受体基因突变显著影响巨核细胞生成，导致患儿出生时骨髓中巨核细胞前体减少。TPO 不但作用于巨核细胞，也影响多能造血干细胞和祖细胞。随着年龄增长，CAMT 患儿血液和骨髓中 $CD34^+$ 细胞和造血祖细胞逐渐减少，最终导致骨髓衰竭。CAMT 患儿发生骨髓增生异常综合征（myelodysplastic syndrome，MDS）和 AML 的风险较高，也伴有心脏畸形，生长或神经运动发育异常。

TARS 血小板减少的原因不明，但多数研究者认为病变直接影响巨核细胞，使巨核细胞在生成早期停滞。血清 TPO 水平正常，骨髓增生度正常或升高，巨核细胞数量减少或缺乏，或显示未成熟。

对 ATRUS 中血小板减少伴桡尺骨融合的患者进行遗传分析显示 *Hoxa11* 突变。*Hox* 基因在胚胎发育和细胞决定中起作用，这些基因对于维持适当的造血干细胞（hematopoietic stem cell，HSC）数量具有重要作用。动物实验表明 *Hoxa11* 遗传缺陷小鼠前臂缺失和生育能力下降。但如何影响人类血小板生成还不清楚，但伴发的再生障碍性贫血提示 HSC 水平的缺陷。

【临床表现】CAMT 大多数患儿在出生时有显著的血小板减少但无临床异常。显著的血小板减少导致这些患儿出现出血症状。大多数患儿在 3~5 岁前可发展成为再生障碍性贫血。

TARS 的特点是血小板减少，前臂无桡骨，骨骼异常，骨髓巨核细胞减少。TARS 患儿出生后或生后不久即发生出血，低龄患儿死亡最常见的原因为出血。多数患者伴有桡骨发育不全或缺如。这种疾病的特征为双侧拇指存在而双侧桡骨缺失和血小板减少。一项对 34 例 TARS 患者的研究显示，所有的患者都有血小板减少和双侧桡骨缺失，其中 47% 的患者具有下肢短小畸形，47% 具有牛奶不耐受，23% 具有肾脏异常，15% 有心脏异常。

ATRUS 的患者出生时即有严重的血小板减少而骨髓中无巨核细胞，近端桡尺骨融合，以及其他骨骼异常，如指 / 趾弯曲和浅髋臼。出血程度与血小板减少程度成比例。部分患者可发展为再生不良性贫血和全血细胞减少。

【辅助检查】

1. 血小板减少伴不同程度的出血，可以发生危及生命的颅内出血。白细胞计数半数增高，甚至呈类白血病反应。血小板体积正常。

2. 骨髓象 增生明显活跃，粒系细胞过度增生，巨核细胞生成障碍或发育不全。并发髓系恶性肿瘤或再生障碍性贫血时可出现相应的骨髓改变。

3. 骨骼检查 双侧桡骨缺如或发育不全或伴有上下肢或其他骨骼畸形。

4. 其他 部分患儿有多系统损害如肾脏损害、心脏异常、面部畸形、胃肠炎或牛奶过敏等。

【治疗】 部分病例用肾上腺皮质激素，脾切除治疗有效。

(四) Wiskott-Aldrich 综合征

Wiskott-Aldrich 综合征（Wiskott-Aldrich syndrome，WAS）是一种罕见的伴 X 染色体的免疫缺陷性疾病，特征为小血小板、血小板减少、湿疹（eczema）、反复感染、T 细胞缺乏，易发展为自身免疫性疾病和淋巴系统增殖性疾病。详见第十章第 4 节 Wiskott-Aldrich 综合征。

【病因与发病机制】 它是由位于 X 染色体短臂（Xp11.22）的 *WASP* 基因突变引起。*WASP* 基因产物为 WAS 蛋白（WAS protein，WASP），在所有造血干细胞上及其衍生的系列均有它参与了 G 蛋白偶联受体的信号传递，与肌动蛋白多聚化有关。部分表达的缺陷累及 T 淋巴细胞、B 淋巴细胞、单核细胞、中性粒细胞及血小板，并导致免疫缺陷。

【临床表现】

1. 血小板减少引起的出血倾向
2. 湿疹
3. 反复感染
4. 自身免疫性疾病和恶性肿瘤

【辅助检查】

1. 血小板异常 血小板数量减少和体积减小是本病的特征性表现及诊断的关键指标。

2. 体液免疫功能 1 岁以内血清 Ig 含量多正常，随年龄增长，IgM 含量下降，IgG 正常或轻度减低或升高，IgA 及 IgE 明显升高。

3. 细胞免疫功能 淋巴细胞数量正常或轻度减少（主要为 T 淋巴细胞减少），呈不完全性 T 细胞免疫缺陷。

4. 组织病理 淋巴结、胸腺和其他淋巴样器官随年龄而进行性退化。

5. WASP 检测 应用流式细胞术（flow cytometry，FCM）检测外周血单个核细胞 WASP 表达。

【诊断】 WAS 诊断依据：①男性患儿；②反复感染、湿疹、持续血小板减少伴小血小板；③血清 IgE 及 IgA 增加，IgM 降低，缺乏同种血型抗体，对多糖抗原免疫应答弱（1.5 岁以后）；④ *WASP* 基因检测。

【鉴别诊断】 新生儿期 WAS 应与自身免疫性血小板减少症和感染性血小板减少症鉴别。新生儿期后两种病亦有对多糖抗原反应降低，IgM 水平降低及细胞免疫功能不同程度缺陷。若给患儿输入同型正常血小板，如血小板寿命正常可确诊为 WAS。

【治疗】

1. 早期诊断可以提供有效的预防和治疗

2. 积极防治各种感染

3. 静脉注射免疫球蛋白 应用静脉注射免疫球蛋白（IVIg）使其达正常的 IgG 水平，主要以预防感染，400mg/(kg·次)，每月 1 次。由于血小板减少不是体液免疫系统介导的，不存在血小板自身抗体，因此 IVIg 升血小板治疗无效。

4. 播散性的病毒感染，特别是疱疹病毒，需给予强化治疗。

5. 在急性出血和出现并发症时给予支持治疗

6. 干细胞移植 用来自血液、脐带血或骨髓的造血干细胞重建造血可治愈此病症，同时纠正血小板减少和免疫缺陷。

7. 基因治疗的相关试验正在进行，尚需大量基础及临床研究。

【预后】 WAS 患儿预后差，中位生存期为 15 年，主要的死亡原因为感染（44%）、出血（23%）和肿瘤（26%）。患儿免疫缺陷的程度随年龄增长进行性恶化。WAS 后期或年长儿有不同程度的胸腺萎缩，30 岁后发生恶性肿瘤（尤其是淋巴瘤）的概率突增。

(五) 巨大血管瘤 - 血小板减少综合征

巨大血管瘤 - 血小板减少综合征由 Kasabach 和 Merritt 于 1940 年首先报道，故又名为 Kasabach-Merritt 综合征（Kasabach-Merritt syndrome，KMS），是指血管肿瘤，Kaposi 样血管内皮瘤或丛状血管瘤伴发血小板捕获引起的显著的血小板减少。多发于婴幼儿，80% 发生于 1 岁内，占婴幼儿血管瘤的 1%~8%。需要指出的是发生该综合征的血管肿瘤应该与血管畸形相区别，如典型的良性血管瘤通常浅表且多发并在儿童期消失，往往与严重的血小板减少或弥散性血管内凝血（disseminated intravascular coagulation，DIC）无关，而 Kaposi 样血管内皮瘤或丛状血管瘤是低度恶性血管肿瘤，死亡率高达 10% 以上。

【病因与发病机制】 确切的机制并不清楚。可能由于血管瘤微血管管腔粗细不均，致使血液产生涡流，血流变慢，血细胞聚集，血小板陷于瘤壁内，消耗导致血小板减少。同时局部血管瘤异常增生的内皮细胞捕获血小板,血管内壁结构的先天缺陷,血管内皮易损伤,激活血小板,继发凝血因子消耗,纤溶增加,最终导致病变部位出血,表现为血管瘤的迅速增大及DIC。此外,单核巨噬细胞系统吞噬血小板的作用加强,瘤体可产生血小板抗体破坏血小板。

【临床表现】出血症状一般发生于生后一天至数周,可迟至数月或数年,出血前血管瘤体积可急速增大,呈紫色伴周围皮肤紫癜和瘀斑、皮肤黏膜出血或内脏出血,重者可致DIC。

血管瘤临床表现差异较大,常见血管瘤的部位为肢体近端,可蔓延至邻近躯干。也可存在于面部、颈部、躯干等,约10%者发生于内脏如肝、脾、回肠、舌、肾、胸、骨、脑脊膜外、颈内动脉等处,并伴有相应的症状和体征。

皮肤多发血管瘤同时伴有内脏血管瘤,死亡率较高。20%~40%血管瘤留有残迹,甚至持续至成年不消退,偶有成人KMS的报道。

【辅助检查】

1. 血常规　血管瘤迅速增大时,血小板随之减少,血小板急剧下降,多<50×10^9/L。外周血象可见异形红细胞及碎片,网织红细胞增多。

2. 血浆纤维蛋白原、因子Ⅱ、Ⅴ及Ⅷ减少,纤维蛋白降解产物(fibrin degradation product,FDP)增加,D-二聚体阳性,可伴有胆红素升高。

3. 骨髓象为增生性贫血,巨核细胞正常或增多。

4. 影像学检查　B超血管多普勒是明确和监测大部分血管瘤病变快捷而方便的手段;增强CT及MRI对血管瘤的诊断亦有价值,结合磁共振血管成像(MRA)有助于疑难病例的诊断。

【诊断】根据血管瘤的典型病史,显著的出血倾向、血小板减少及相应的辅助检查,结合目前影像学技术大部分病例可明确诊断。由于血管瘤的特殊性、生长的部位及出血倾向等问题,临床上往往不能进行活检。

【治疗】治疗的关键是血管瘤的根除,纠正DIC和血小板减少。

治疗方案的选择应取决于血小板减少程度及出血倾向的轻重:血小板轻度减少,出血症状轻时,应做瘤体切除或瘤体闭塞术治疗;血小板中重度减少,出血倾向重时,需给予综合药物治疗,或输注血小板至50×10^9/L以上时,再行外科手术或介入治疗。在临床治疗过程中,应尽可能阻止KMS发展到DIC阶段。

近年出现了几种特异性治疗方法,但疗效均未肯定。

1. 皮质激素　为一线治疗药物,可予口服、静脉滴注或瘤内注射。泼尼松1~2mg或3~4mg/(kg·d),1~2周可见效(肿瘤停止生长或开始消退),以后逐渐减量,1~3个月后停药。可促瘤内血栓形成及减少纤溶,使病灶缩小,血小板和凝血异常恢复。对于血管瘤急剧扩大者,可给予甲泼尼龙冲击治疗。

2. 抗凝治疗　有些病例就诊时甚至出生时已出现DIC或处于病危状态,抗凝治疗是一项重要的应急措施,有时往往为应急及挽救危重病例的特效手段。包括在DIC的不同阶段分别给予肝素、双嘧达莫等抗凝及氨基己酸、氨甲环酸等纤溶抑制剂治疗,补充各种凝血因子如新鲜冰冻血浆、冷沉淀及血小板等。由于血管瘤的存在,仍会反复发生DIC。

3. α-2b干扰素　α-2b干扰素治疗KMS疗效明确,干扰素可以通过阻断内皮细胞的移行和增殖,阻断成纤维生长因子对血管内皮细胞的刺激作用,抑制血管瘤生长。还能通过抑制血小板黏附作用,改善KMS。α-2b干扰素300U/(m^2·d),皮下注射。干扰素治疗危险性血管瘤瘤体缩小50%以上占63%,总有效率达74%。

4. 平阳霉素　局部注射平阳霉素可以在瘤腔内积聚,使血管内皮细胞回缩破碎,血小板黏附,微血栓形成,瘤体纤维化。颌面部血管瘤有效率可高达97.5%~100%。

5. 对激素及干扰素不敏感的患儿,试用长春新碱(vincristine,VCR)、放线菌素D、环磷酰胺及甲氨蝶呤(methotrexate,MTX)多种化疗药物联用。可在一个月内使血管瘤缩小70%,血小板数正常。

6. 放射治疗　内科保守治疗无效或威胁重要功能部位(如颈和胸)的血管瘤增大,需用β射线或浅(或中)层X线或局部(镭针)放疗,年龄越小,疗效愈好。约90%的病变对放射治疗有效,推荐的总剂量8~10Gy。

7. 激光治疗　掺钕钇铝石榴石激光治疗(Nd:YAG laser therapy)适于软组织的血管瘤。

8. 重症病例可以尝试动脉血管栓塞、手术切除和充气加压等治疗。

【预后】当并发腹膜后或腹膜内血管瘤时死亡率会更高,往往死于DIC、血小板减少、免疫受抑继发感染产生的并发症。肝脏巨大海绵状血管瘤可导致肝功能衰竭；椎管内海绵状血管瘤手术取决于术前患者瘫痪程度。

（六）未来研究方向

遗传性血小板减少症是一个复杂的临床综合征，遗传方式、临床表现各异，部分可累及免疫系统或其他系统或器官，出血不再是遗传性血小板减少症的唯一临床风险。疾病演变过程中，多样性的临床表现需要多学科综合分析及基因检测才能作出正确诊断。除了造血干细胞移植外，基因治疗对遗传性血小板减少症的免疫重建和改善临床症状也是未来研究的方向。

诊治要点

- 仔细收集个人和家庭病史、仔细的体格检查和外周血涂片分析。
- 通过体格检查排除有症状的IT后，通过外周血涂片评估血小板大小有助于诊断。
- 如何识别血小板减少症是一种遗传性的，是需要长期随访和观察的。IT的许多发病是隐性形式，部分具有散发形式以及部分单等位基因致病突变的外显可能不完全，血小板减少症的遗传起源可能不会立即显现。因此根据血小板计数，出血倾向比预期更严重，存在典型与血小板减少症相关的症状，以及在外周血涂片检查中发现巨大或畸形的血小板，更可能是先天性的。当血小板减少症的获得性来源不明显时应考虑遗传性的。
- 分子水平诊断。近年来随着高通量测序技术的应用，一旦确定了血小板减少症的遗传特性，一系列的实验室检查（体外血小板聚集、血小板表面GP流式细胞术、外周血涂片检查和中性粒细胞中MYH9蛋白聚集的免疫荧光测定）用于识别候选基因或对基因进行测序，并可利用有针对性的二代测序（next-generation sequencing，NGS）平台有效地寻找致病基因。
- IT临床表现差异很大，其管理主要是涉及特定出血发作的预防措施和治疗。大多数IT患者没有或轻度自发性出血，仅当遇到止血挑战，如手术、其他侵入性手术或分娩时，才需要医疗监视和有时进行预防性干预。
- 一般治疗：抗血小板药物应避免。
- 止血药物治疗：主要是抗纤溶的药物如氨甲环酸用于出血早期，可口服、静脉或局部给药。抗纤溶剂可用于牙龈出血、鼻出血和月经过多的患者以及正在进行拔牙的患者。
- 血小板输注：预防性血小板输注在降低出血率方面是有效的，尤其在有危及生命的出血时。
- TPO受体激动剂：可以提高部分IT患者的血小板计数，但疗效不确切。
- HSCT：HSCT是WAS和CAMT首选的治疗方法，而其他IT呈现严重临床表现和/或预后差的患者也可以选择。

二、获得性血小板减少

获得性血小板减少大多数与免疫异常相关，根据其病因不同，有原发或继发之分。诊断获得性血小板减少需要外周血涂片证实血小板减少，同时排除其他原因导致的血小板减少。表2-11-11总结了各种类型的获得性血小板减少。

表2-11-11 获得性血小板减少类型

1. 自身免疫介导的血小板减少	2. 同种抗体介导的血小板减少/血小板破坏
（1）原发性免疫相关性血小板减少症	（1）胎儿/新生儿同种免疫性血小板减少症
（2）继发性免疫相关性血小板减少症	（2）输血性紫癜
1）抗磷脂抗体综合征，系统性红斑狼疮和其他结缔组织疾病	（3）血小板输注后的血小板同种免疫
2）感染：人类免疫缺陷病毒、丙型肝炎病毒、乙型肝炎病毒、幽门螺杆菌和其他	
3）药物和化学物质	
4）恶性肿瘤，包括移植后淋巴组织增生性疾病	
5）其他	

（一）原发免疫性血小板减少症

原发免疫性血小板减少症（primary immune thrombocytopenia，ITP）是因体液和细胞免疫介导的血小板过度破坏以及血小板生成不足，导致血小板减少的一种获得性自身免疫性出血性疾病。是小儿常见的出血性疾病，约占儿童出血性疾病的1/3。主要临床特点是皮肤黏膜自发性出血及血小板数目减少。

【病因与发病机制】ITP是一种自身免疫性疾病，由于患者对自身血小板抗原的免疫失耐受，从而导致自身抗体和细胞毒T细胞（CTL）介导了血小板过度破坏，以及巨核细胞血小板生成不足。儿童期ITP不同于成人ITP，青少年ITP发病机制与成人更为接近，一部分儿童ITP，免疫状态良好，从正常免疫状态逃逸后产生的抗血小板抗体引起血小板破坏；但随着病原的清除，血小板恢复正常，从而表现为急性、自限过程；一部分则存在多个环节的免疫失调和紊乱，包括体液免疫和细胞免疫的异常，多表现为慢性过程。

1. 感染　儿童ITP患儿多在发病前近6周内存在上呼吸道感染史，病毒感染如风疹、麻疹、水痘、流感、EB病毒感染或疫苗接种史，且病毒感染往往无法明确诊断。接种疫苗与血小板减少之间的关系在儿科尤为重要。在麻疹、腮腺炎、风疹疫苗接种的儿童中，临床上有意义的血小板减少症（$<50\times10^9/L$）的发生率在1∶30 000~1∶40 000。多数患儿会在一个月内恢复。而接种疫苗并不会使既往有非疫苗相关性血小板减少的患儿出现复发，但对于接种前6周内出现ITP的患儿再次出现血小板减少的风险则会大大增加。在这种情况下，检测风疹和麻疹疫苗的滴度十分必要，如果存在保护性免疫，则不必接受强化接种。重要的是，疫苗接种后血小板减少的程度比病毒感染后要轻，因此如果患儿体内不存在保护性免疫，接种疫苗的利弊应根据个体因素和疾病的流行程度而权衡。目前认为感染并不是导致血小板减少的直接原因，其血小板减少可能是在病毒感染过程中血小板抗原与病毒存在抗原交叉性并产生相应的抗血小板抗体或病毒感染后体内形成的抗原抗体复合物附着于血小板表面，使血小板被单核巨噬细胞系统吞噬和破坏，导致血小板减少。

2. 遗传因素　有报道ITP可发生于同卵双胞胎和部分家族，遗传因素可能影响到ITP的发展以及对治疗的反应。部分研究者报道*HLA AW32*、*DRW2*和*DRB1*0410*出现频率增加，是与免疫耐受和体液免疫调节异常相关的基因异常，也有研究提示细胞毒T淋巴细胞抗原-4（cytotoxic T-lymphocyte antigen，CTLA-4）、肿瘤坏死因子（tumor necrosis factor，TNF）和Fcγ受体ⅡA和ⅢA的多态性可能影响ITP的发展以及对治疗的反应，但至今仍在研究关注中。

3. 免疫反应异常　体液免疫和细胞免疫介导了血小板过度破坏。血小板特异性自身抗体介导的血小板破坏是经典的ITP发病机制。ITP患者大部分血小板特异性自身抗体是针对GPⅡb/Ⅲa，其次是抗GPⅠb/Ⅸ复合体以及其他血小板糖蛋白。抗体包被的血小板通过Fcγ受体结合单核巨噬细胞，导致它们主要在脾脏中破坏，少部分在肝脏和骨髓中破坏。由于巨核细胞表面亦表达GPⅡb/Ⅲa和GPⅠb，自身抗体与巨核细胞上相应的抗原结合，影响巨核细胞的成熟和血小板的产生。

抗血小板自身抗体还可以通过经典补体途径激活补体来导致血小板破坏。ITP患者的血小板上已经证实血小板相关的补体C3、C4和C9增加。体外研究表明，在抗血小板抗体存在下，补体C3和C4可以结合血小板，通过巨噬细胞攻击复合物导致血小板溶解。

ITP患者存在T细胞寡克隆性扩增，识别血小板抗原，诱导B淋巴细胞产生抗血小板抗体。通过免疫球蛋白重链和轻链重排的DNA分析和对血液和脾脏B细胞的表面Ig轻链进行流式细胞分析确定的部分ITP患者也具有克隆性B细胞增殖，使用抗CD20单克隆抗体利妥昔单抗用于治疗ITP的临床疗效也佐证了这点。

在ITP患者中还存在许多细胞介导的免疫异常，包括抗原呈递细胞、T淋巴细胞亚群的失衡及T淋巴细胞和细胞因子释放的异常。ITP患者成熟树突状细胞（DC）抗原呈递能力明显增强，DC向T细胞呈递凋亡血小板的能力增强；调节性T细胞（Treg细胞）通过抑制自身免疫反应在自身耐受中发挥重要作用。异常的T细胞反应驱动自身反应性B细胞克隆和自身抗体分泌的差异。在ITP的患者中，已发现Th1和Th17细胞均被上调，但Treg细胞的数量和抑制功能降低。这种不平衡可能参与诱导针对血小板的自身免疫应答。$CD8^+$细胞毒性T细胞和NK细胞介导的细胞毒作用损害血小板和巨核细胞以及通过抑制巨核细胞凋亡，使血小板生成障碍。

4. 血小板动力学研究显示，多数ITP患者血小板动力学未见明显加速。另外，ITP患者血小板生成素（TPO）水平正常或仅轻度升高，证明了ITP患者血小板生成不足。

越来越多的数据表明，ITP的病理生理学比以前认为的更为复杂，ITP是一组具有不同病因且治疗反应不同的异质性疾病。识别ITP患者的不同亚型将有助于更好地进行治疗选择。

【临床表现】

1. 出血　是ITP患儿最常见的首发症状，主要表现为皮肤紫癜（瘀斑和出血点）、鼻出血、月经量过多和牙龈出血，少数可见血尿、咯血和胃肠道出血，颅内出血的发生率约占0.1%~1%，常发生于血小板低于10×10^9/L的患者；血疱可发生于口腔黏膜，多反映急性重度血小板减少。

2. 疲劳　是常见但常常被忽视的主诉之一，儿童ITP患者中有20%患有疲劳，成人ITP患者疲劳发生率明显较高，两者临床特征的比较见表2-11-12。疲劳随着血小板计数的升高而消退。ITP患者的疲劳机制尚不清楚。

表2-11-12　儿童和成人ITP的临床特征比较

	儿童ITP	成人ITP
发病		
发病高峰年龄/岁	2~4	15~40
性别比（女：男）	1.0	1.2~1.7
临床表现		
起病	急性（多<1周）	隐匿（多>2个月）
出血症状	紫癜（<10%且有严重出血）	紫癜（典型患者出血不重）
血小板计数	常<20 000/μl	常>20 000/μl
病程		
自发缓解	83%	2%
慢性病程	24%	43%
对切脾的反应	71%	66%
最终完全缓解率	89%	64%
发病率和死亡率		
颅内出血	<1%	3%
出血性死亡	<1%	4%
慢性难治性疾病导致死亡	2%	5%

3. 体格检查　除了血小板减少引起的出血外，其他体格检查均正常。ITP患者一般无脾增大。

4. ITP临床分型、分度

（1）ITP分型：根据国际指南和中华医学会儿科学分会血液学组2013年《儿童原发性免疫性血小板减少症诊疗建议》，推荐标准如下。

1）新诊断ITP（newly diagnosed ITP）：病程持续<3个月。

2）持续性ITP（persistent ITP）：病程3~12个月，指确诊后3~12个月血小板持续减少的ITP患者。包括没有自发缓解的患者或停止治疗后不能维持完全缓解的患者。

3）慢性ITP（chronic ITP）：病程>12个月，指血小板减少持续超过12个月的ITP患者。

4）重症ITP：指血小板计数<10×10^9/L，且就诊时存在需要治疗的出血症状或常规治疗中发生了新的出血症状，且需要用其他升高血小板药物治疗或增加现有治疗的药物剂量。

5）难治性ITP：指满足以下所有3个条件的患者，①脾切除后无效或者复发；②仍需要治疗以降低出血的危险；③除外了其他引起血小板减少症的原因，确诊为ITP。

(2) ITP 病情分度

1) 轻度：血小板计数 ≥ 50×10^9/L，一般无出血征，仅外伤后易出血或术后出血过多。

2) 中度：血小板计数 ≤ 50×10^9/L，且 > 25×10^9/L，皮肤黏膜瘀点，或外伤性瘀斑、血肿和伤口出血时间延长，但无广泛出血。

3) 重度：具备下列一项者。①血小板计数 ≤ 25×10^9/L，且 > 10×10^9/L，皮肤黏膜广泛出血点、瘀斑、大量鼻出血或多发血肿；②消化道、尿路或生殖道暴发出血，或发生血肿压迫症状；③视网膜或咽后壁出血和/或软腭瘀点，明显血尿、黑便或鼻出血，头痛及眩晕等（可为颅内出血的先兆症状）；④外伤处出血不止，经一般治疗无效。

4) 极重度：具备下列一项即可，①血小板计数 ≤ 10×10^9/L 或几乎查不到，伴皮肤黏膜广泛自发出血、血肿及出血不止；②危及生命的严重出血（包括颅内出血）。

【辅助检查】

1. 外周血液检查和血涂片　外周血象中血小板计数 ≤ 100×10^9/L，多在 20×10^9/L 以下，慢性型一般在 $(30\sim80) \times 10^9$/L（在非急性发作期）。一般来说出血轻重与血小板数多少有关，≥ 50×10^9/L 可无出血症状；≤ 10×10^9/L 可出现广泛或自发性出血。但有些患儿 > 30×10^9/L 时出血症状严重，特别是伴发热或感染时，可发生颅内出血；有些患儿，特别是婴幼儿，血小板 < 20×10^9/L，甚至 < 10×10^9/L，亦无明显出血。除急性失血外，患者外周血红细胞和白细胞计数及分类正常。血涂片常见血小板大小不均、平均血小板体积和血小板分布宽度增大。当发现巨大血小板应考虑遗传性血小板疾病，该病常被误诊为 ITP。血涂片还有助于排除假性血小板减少、遗传性血小板减少、血栓性血小板减少性紫癜（thrombotic thrombocytopenic purpura，TTP）、DIC、白血病或其他恶性肿瘤相关的血小板减少等。

ITP 患者的出血时间延长，与血小板计数负相关，但在轻中度血小板减少患者出血时间可正常。血块收缩不良，凝血功能正常，束臂试验阳性。部分 ITP 患者血小板功能异常，表现为血小板聚集功能减低。部分慢性 ITP 患者血浆自身抗体可抑制正常血小板对腺苷二磷酸及胶原的聚集反应。临床上有些患者血小板计数并不很低，但出血症状较重，可能与患者同时合并血小板功能异常有关。自身抗体血清学检查：ITP 患者风湿系列等自身抗体阴性。主要是排除其他自身免疫性疾病。

2. 骨髓检查　多表现为巨核细胞数量正常或增多、巨核细胞颗粒缺乏、胞质少。产生血小板的巨核细胞数量明显减少或缺乏，粒红两系细胞一般正常。对于儿童 ITP 是否常规做骨髓细胞学检查国内外学者尚有争议，国内专家仍充分肯定骨髓检查对于 ITP 重要的鉴别诊断价值。特别是在临床表现不典型或治疗反应差时，骨髓检查是非常必要的，有时甚至需要多次骨髓穿刺，在应用糖皮质激素前均应做骨髓检查，必要时还可进行骨髓活检术。

3. 血小板抗体的检测　ITP 的发生是由于患者体内存在血小板自身抗体，应用特异性的方法检测这一抗体，可能为诊断提供有用的线索。部分 ITP 患儿血小板相关抗体（PAIg）水平增加，PAIg 的类型有 PAIgG、PAIgM、PAIgA 和 PAC3，其中 PAIgG 升高多见，但在正常人以及非免疫性血小板减少患者也升高。正常血小板 α- 颗粒中含有免疫球蛋白，血浆免疫球蛋白水平影响血小板内免疫球蛋白的含量，据报道此法 ITP 诊断灵敏度高达 91%，但缺乏特异性，难于区别免疫性与非免疫性血小板减少症。血小板糖蛋白特异性自身抗体检测采用改良的抗原俘获酶联免疫吸附法（MACE）、单克隆抗体特异性俘获血小板抗原检测（monoclonal antibody immobilization of platelet antigens assay，MAIPA）等技术，可检测 ITP 患者血浆血小板糖蛋白（GP）特异性抗体（如 GPⅠb/Ⅱa、GPⅠb/Ⅳ、GPⅡb/Ⅲa、GPⅠb/Ⅸ 和 GPⅤ 等），可以鉴别免疫性与非免疫性血小板减少，虽然特异性强，但灵敏度较低，有助于 ITP 的诊断，仍不能鉴别原发性 ITP 与继发性 ITP。还有许多血小板自身抗体的检测方法，但由于目前的检测技术的局限性，操作不便或灵敏度和特异度不够，难以临床常规应用。

【诊断】儿童 ITP 的诊断仍是临床排除性诊断，主要依赖临床表现，没有特异性的实验室检查能够准确地诊断 ITP。

根据中华医学会儿科学分会血液学组 2013 年推荐的儿童 ITP 诊断标准，一般应符合以下条件。

1. 血小板计数 < 100×10^9/L，红系及白细胞系正常。

2. 骨髓巨核细胞增多或正常，有成熟障碍。成熟障碍主要表现为幼稚型和/或成熟型无血小板释放的巨核细胞比例增加，巨核细胞颗粒缺乏、胞质少。

3. 有皮肤出血点、瘀斑和/或黏膜出血等临床表现。

4. 无肝、脾和淋巴结肿大或轻度脾大。

5. 具有以下4项中任何1项：①肾上腺皮质激素治疗有效；②脾切除有效；③血小板相关抗体(PAIg)、补体(PAC3)或特异性抗血小板抗体阳性；④血小板寿命缩短。

6. 排除其他可引起血小板减少的疾病，如再生障碍性贫血、白血病、骨髓增生异常综合征(MDS)、其他免疫性疾病以及药物因素等。

【鉴别诊断】ITP的诊断需要排除假性血小板减少以及各种病因所致的继发性血小板减少。因此鉴别诊断非常重要。

1. 假性血小板减少(pseudothrombocytopenia，PTCP)　引起PTCP常见的原因有血液标本未混匀、抗凝剂不足、巨大血小板综合征和血小板凝集。由抗凝剂乙二胺四乙酸(EDTA)引起的血小板凝集，称EDTA-PTCP。取患者EDTA抗凝血涂片，显微镜下可见血小板凝集。

2. 遗传性血小板减少症　婴幼儿时期，尤其是对ITP常规治疗如肾上腺皮质激素及IVIg等无反应的需排除遗传性血小板减少症，应仔细询问是否家族中有血小板减少，如父母及兄弟姐妹等有无血小板减少史，出生后即出现血小板减少且很长时间内血小板计数稳定，外周血涂片可见体积巨大或小的血小板。有的还伴有免疫缺陷、智力低下或脏器功能损害。高度怀疑与血小板减少的遗传综合征可以进行基因检测以明确诊断。

3. 营养缺乏所致血小板减少　维生素B_{12}和叶酸的缺乏的巨幼细胞贫血患儿，可以伴有血小板减少，其减少的程度与维生素缺乏的严重程度有关。血小板减少的机制是血小板无效生成，骨髓中巨核细胞数量往往正常或增加，巨核细胞的形态异常不如红系和髓系的特征性缺陷典型。有时还会伴有血小板功能异常。

4. 继发性血小板减少

(1)人类免疫缺陷病毒(HIV)感染、系统性红斑狼疮(SLE)、淋巴系统增殖性疾病(如慢性淋巴细胞白血病)等，均可致免疫性血小板减少，但患者同时伴有原发病的临床表现。部分患者以血小板减少为首发症状，需常规进行抗核抗体、抗双链DNA抗体等试验，但单纯的抗核抗体或抗磷脂抗体阳性不能排除ITP的诊断。

(2)某些药物，如阿司匹林、吲哚美辛等解热镇痛药，青霉素、头孢菌素、磺胺类、利福平等抗菌药以及肝素、奎宁、卡马西平、苯妥英钠等抗癫痫药物可引起免疫性血小板破坏，导致血小板减少。

(3)微血管病性血小板减少：如血栓性血小板减少症(TTP)、溶血尿毒综合征(HUS)、海绵状血管瘤等。

(4)再生障碍性贫血、急性白血病、骨髓增生异常综合征：早期仅有血小板减少或轻度出血。需要做骨髓穿刺检查进行鉴别诊断。需要特别指出的是，对于小儿ITP一个重要的鉴别诊断就是急性淋巴细胞白血病(ALL)，因为ALL对糖皮质激素较为敏感，对疑似ITP患儿应用含有这类药物的经验性治疗会延误ALL的诊断。

(5)脾功能亢进：脾扣留和破坏血小板增多，出现血小板计数减少，但患者骨髓功能正常，骨髓涂片无巨核细胞成熟障碍现象。

(6)弥散性血管内凝血所致血小板减少的患者同时伴有凝血功能的异常，大多有基础疾病，不难与ITP鉴别。

5. 新生儿免疫性血小板减少　新生儿时期出现的血小板减少应该注意排除同族免疫性血小板减少症。

【治疗】儿童ITP和成人ITP发病机制不同。对于青少年ITP发病机制与成人更为相似。在诱因、诊断、临床过程、出血风险、经验治疗的效果及治疗副作用等诸多方面仍存在差异。ITP发病机制的研究成果，使ITP在治疗理念和措施等方面均有了重大进展。阻止血小板过度破坏和促血小板生成已成为ITP现代治疗不可或缺的重要方面(图2-11-11)。

1. 观察等待　大部分儿童ITP患者可以观察等待，而不选择药物治疗。原因有：①儿童ITP有自限的可能，年龄小或急性发病的患儿更易自发缓解；②大多数患儿无严重出血，颅内出血发生率为0.1%~1%，包括血小板$<10\times10^9/L$的患儿；③一些药物干预对于儿童是有明显不良反应的。在观察等待的同时应该限制可能引发出血的活动：中度及重度血小板减少的患儿(血小板$<30\times10^9/L$)应避免接触类运动(如足球、拳击等)，以及可能会引起严重创伤的运动，对减低头部创伤的风险特别重要。尽量避免应用抗血小板活性的药物。对于青春期女童需要监测月经期出血。需要定期系统体检和实验室检测直到病情恢复，以评估有无血小板减少的继发性原因。

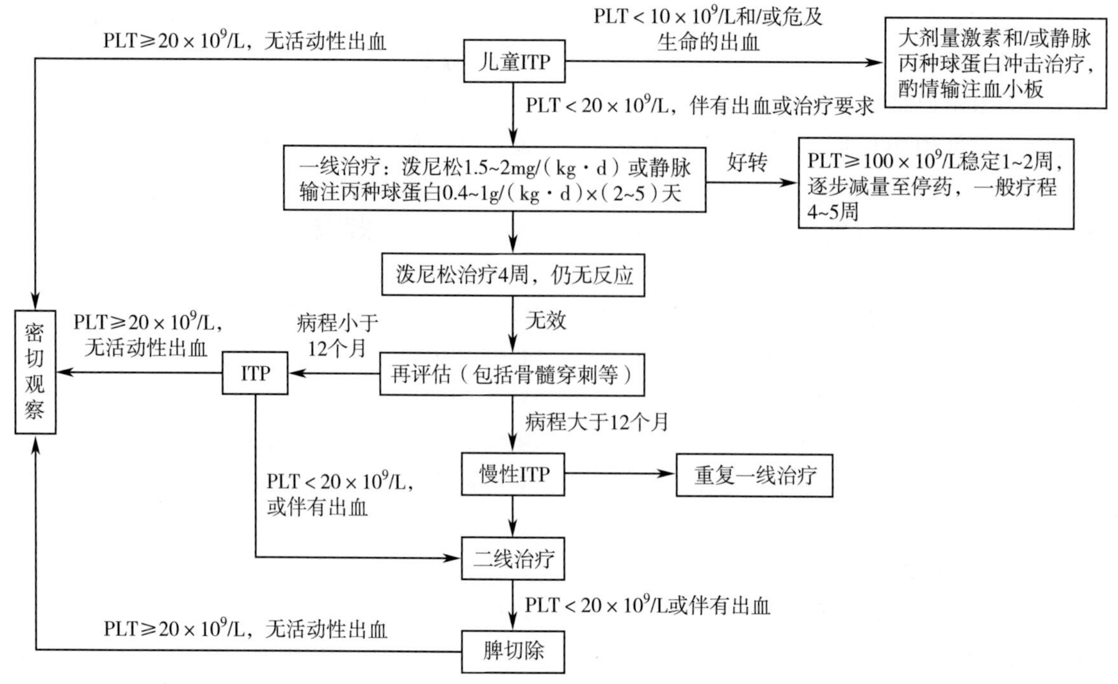

图 2-11-11　儿童 ITP 治疗与观察流程图

2. 新诊断 ITP 的药物治疗　一线药物治疗的目的是将血小板快速提升到一个阈值（$>20\times10^9$/L）使出血停止或消除出血风险。一线治疗更关注反应的速度，而不是反应持续时间，所以不需要持续用药到血小板正常。

当出现以下情况：①血小板$<20\times10^9$/L，伴广泛皮肤黏膜出血表现；②血小板$<20\times10^9$/L，伴新发的头痛或中枢神经系统症状；③存在可引起严重出血的风险因素，包括头部创伤，需要进行可能引发失血的手术或操作，或患儿的生活方式会导致频繁创伤；④患儿或家长对于 ITP 相关临床症状（特别是乏力）或出血风险过于焦虑，使健康相关的生活质量受损；⑤不能确保定期随访的患儿等。可选择的药物主要包括静脉注射免疫球蛋白（IVIg）和糖皮质激素等。

（1）大剂量静脉注射免疫球蛋白：IVIg 用作儿童 ITP 的一线治疗方案。其作用的机制可能为上调吞噬细胞表面的抑制型 Fc 受体（免疫球蛋白 Fc 部分 C 末端的受体）ⅡB 的表达，因此，可以抑制巨噬细胞的吞噬和 / 或减少抗血小板抗体的产生；IVIg 竞争性抑制或阻断自身抗体吸附血小板；通过直接阻断巨噬细胞表面的 Fc 受体或间接激活树突细胞表面的 Fc 受体。IVIg 可以迅速升高血小板，但作用是暂时的，只能维持 3~4 周。剂量及疗程为 0.4g/（kg·d），连用 5 天，或 1g/（kg·d），1~2 天。视病情需要 2~4 周内可再给药一次，有效率为 91.7%。国外研究发现小剂量 IVIg［250mg/（kg·d）、400 mg/（kg·d）或 500mg/（kg·d）× 2 天］对快速升高急 / 慢性儿童 ITP 血小板水平同样有效。IVIg 治疗的不良反应包括头痛、腰酸、恶心、发热、无菌性脑膜炎、同种异体免疫溶血、肝炎、肾衰竭、肺功能不全和血栓形成。先天性 IgA 缺乏症患者因可能发生过敏反应而禁用。

（2）糖皮质激素：为治疗 ITP 的首选药物，糖皮质激素可以抑制巨噬细胞对抗体包被的血小板的吞噬作用，减少自身抗体的产生，以及促进骨髓血小板的生成，减少毛细血管渗漏，从而减少失血量。

美国血液学会推荐应用短疗程大剂量激素，可以尽量减少长期应用激素的不良反应且起效更迅速，从而达到一线治疗快速提升血小板的治疗目的。以下是常用的几种方案：地塞米松 0.6mg/（kg·d），4 天口服或静脉给药；泼尼松 1~2 mg/（kg·d），晨起顿服 14~28 天，随后减量；泼尼松 4mg/（kg·d），口服 7 天，随后迅速减量；甲泼尼龙 30mg/（kg·d），单剂静脉滴注 3~4 天，不必减量。虽然大多数患儿对激素有反应，但在停用激素后血小板可能再次下降，如果严重的出血症状持续或反复，重复激素疗程是必要的。在糖皮质激素治疗时要充分考虑到药物长期应用可能出现的不良反应，糖皮质激素治疗的主要弊端是治疗引起的副作用可能往往比疾病本身引起的损害更严重。严重的副作用包括：颜面部肿胀（chipmunk 或满月脸），体重增加，毛囊炎，高血糖，高血压，白内障，骨质疏松症，无菌性骨坏死，机会性感染和行为障碍。另外，HBV DNA 复制水平较高的患者慎用糖皮质激素。为了减少这些不良反应和远期并发症的发生（生长迟缓、骨质疏松、免疫抑制和其他少见情况，如胰腺炎）应避免激素的长期治疗，对于那些需要长期或反复治疗的患儿可以考虑选择其他治疗。

综上所述，结合成人 ITP 的治疗经验及儿童的生理特点，推荐儿童 ITP 一线药物治疗为短疗程糖皮质激素，对于出血严重、血小板 $<10\times10^9$/L 的患儿可以联合大剂量单剂 IVIg 治疗。

(3) 抗 D 免疫球蛋白（anti-D）治疗：在目前美国血液学会的 ITP 指南中作为糖皮质激素有禁忌证患者的一线治疗药物。Anti-D 是一种多克隆丙种球蛋白，其中含有高滴度的抗红细胞 Rh（D）的抗体。Anti-D 与 Rh 阳性红细胞结合在脾脏破坏，竞争性地结合脾脏细胞的 Fc 受体从而阻断抗体致敏的血小板在脾脏破坏。Anti-D 还能调节 Fcγ 受体的表达并调节 IL-6、IL-10、TNF-α 等多种细胞因子的生成。适用于 RhD 抗原阳性、未切脾者和 Coombs 试验阴性者，一般不用于危重症者。剂量为 50~100μg/（kg·d）静脉滴注，滴注时间 3~5 分钟，有效率为 70%~90%。该药有剂量依赖性。副作用除 IVIg 副作用外还可以有自身免疫性溶血性贫血、发热、头痛、急性过敏反应等。

对一线治疗有反应的患儿中有 1/3 在 2~6 周血小板再次降至 20×10^9/L 以下，对于这类患儿的二次治疗目前尚无明确的标准。对于这类患儿的治疗选择与最初治疗一致的药物。常见的治疗方案有周期性输注 IVIg 和周期性输注大剂量糖皮质激素，可以作为一个维持治疗，直到患儿病情缓解。对于处于生长发育时期的儿童，此疗法可避免长期每日服用激素，但有一些患儿即使接受多次疗程，也仅能获得暂时的缓解，最终进入慢性期。

3. 一线治疗无效 / 持续性 / 慢性 ITP 患儿的治疗　对于一线治疗无效 / 持续性 / 慢性患儿应对 ITP 诊断进行重新确认，建议这类患儿常规行人工血小板计数及外周血涂片检查，每年至少监测 1 次甲状腺功能及自身抗体检查，对于普通变异型免疫缺陷病（common variable immunodeficiency disease，CVID）的监测也应每年进行 1 次。这类患儿的治疗应注意个体化。

二线治疗目的是获得一个持续的血小板反应，更关注反应的维持时间、治疗的便捷性及长期治疗的耐受性和安全性。可根据 ITP 的发病机制，依次尝试不同靶点的单药治疗或联合治疗。

(1) 药物治疗

1) 利妥昔单抗（rituximab）：利妥昔单抗是一种人鼠嵌合的抗 CD20 单克隆抗体，可与患者体内 B 淋巴细胞结合，引起 Fc 受体介导的细胞溶解，清除血液、淋巴结以及骨髓中的 B 淋巴细胞。标准剂量为 375mg/（m²·次），静脉滴注，每周 1 次，共 4 次。一般在首次注射 4~8 周内起效。也有报道利妥昔单抗 100mg/ 次，静脉滴注，每周 1 次，共 4 次。

研究显示低剂量的利妥昔单抗（每周 100mg，持续 4 周）与标准剂量的利妥昔单抗有相同的作用，但起效所需时间更长。ITP 的最佳剂量治疗方案尚未确定，利妥昔单抗起效时间为 5.5 周，中位反应持续时间为 11 个月。慢性 ITP 儿童初始反应率为 40%~50%，1 年以上降至 25%，切脾及未切脾的患者反应率相似。不良反应主要包括输液反应、血清病和持续的免疫抑制，建议第 1 次应用利妥昔单抗同时可应用激素以减轻急性输液反应，5%~10% 的患儿发生血清病，发生率高于成人。患儿在治疗前应筛查乙型肝炎病毒，由于利妥昔单抗治疗后 6 个月内对疫苗无反应，在开始治疗前建议给予免疫接种。持续的 B 细胞减少，抗体生成减少，中性粒细胞减少，会使感染风险增加。建议每月输注 IVIg 1 次，可连续输注 6 个月内预防感染。治疗也可能重新激活潜伏病毒，尤其是乙型肝炎病毒。T 细胞和 B 细胞群的改变以及针对乙型肝炎病毒的抗体滴度降低可能刺激乙型肝炎病毒复制，活动性乙型及丙型肝炎是利妥昔单抗治疗的禁忌证。

2) 血小板生成素（thrombopoietin，TPO）和 TPO 受体激动药：TPO 及 TPO 受体激动剂是针对 ITP 存在血小板生成障碍的靶向治疗，是近年发展较快的一类药物。它是一种合成的小分子肽，通过信号调节作用刺激巨核细胞成熟。TPO 激动剂目前在儿童中的应用仍有限，主要是因为，①费用昂贵；②通常 TPO 受体激动剂持续使用可致血小板增加，但不能长期缓解；③儿童远期不良反应尚不明确；④可能增加血栓的风险，但在成人更多见。由于儿科相关研究数据有限，一般将 TPO 受体激动剂用于病史 ≥6 个月的患儿，可用的 TPO 受体激动剂包括罗米司亭、艾曲波帕。

艾曲波帕（eltrombopag）：这种药物是一种小分子（442D）非肽类物质，与 TPO 受体的跨膜结构域结合，激活巨核细胞生长和分化，增加血小板生成。与重组人血小板生成素（rhTPO）和罗米司亭相比，艾曲波帕具有一些独特的特征。艾曲波帕不与TPO结合竞争，虽然它诱导STAT蛋白的磷酸化，但它不影响AKT途径。艾曲波帕被美国食品药品监督管理局（FDA）批准用于年龄>1岁且应用其他药物或脾切除无效的慢性ITP患儿。艾曲波帕的剂量是根据年龄体重决定的，根据治疗反应进行调整，大多数患儿剂量超过2mg/（kg·d），高于成人剂量，这可能反映了儿童较成人代谢更快和/或骨髓前体细胞对艾曲波帕的敏感性更低。根据血小板计数调整剂量，使血小板计数维持在$\geqslant 50\times10^9$/L，最大口服剂量不超过75mg/d。饭前1小时或饭后2小时服用，钙、铁、锌等二价阳离子会影响该药物的吸收，所以不能与乳制品或抗酸药同时服用。艾曲波帕不良反应轻微，主要的不良反应是肝功能和胆红素的升高以及血栓事件。用药过程中需要监测肝功能，严重的不良反应少见。

罗米司亭（romiplostim）：是一种携带4个拷贝的14-氨基酸TPO受体结合肽，与免疫球蛋白共价结合，并以高亲和力结合TPO受体的TPO结合位点。TPO受体激动剂通过激活非受体型酪氨酸激酶（JAK）-信号转导和转录激活因子（STAT）和丝裂原活化蛋白（MAP）激酶途径诱导巨核细胞增殖和分化。罗米司亭与内源性TPO没有同源性，因此抗TPO抗体产生的风险非常低，属TPO拟肽，体内的生物学效应与TPO极为相似。主要不良反应为血栓事件，骨髓纤维化；儿童长期应用罗米司亭的研究较少，其疗效和安全性有待进一步研究。

重组人TPO（recombinant human TPO，rhTPO）：对巨核细胞生成的各阶段均有调节作用。剂量为1.0μg/（kg·d）×14天，血小板计数$\geqslant 100\times10^9$/L时停药。不良反应主要有轻度嗜睡、头晕、过敏样反应和乏力等，患者多可耐受。但缺点是疗效短暂，停药后血小板计数会逐渐下降。

3）环孢素A（cyclosporin A）：环孢素是一种抑制T细胞功能的免疫抑制药物，环孢素低剂量［2.5~3.0mg/（kg·d）］时可以诱导小部分ITP患者持久缓解。不良反应包括肝肾损害、牙龈增生、毛发增多、高血压、癫痫等，用药期间应监测肝、肾功能。

4）硫唑嘌呤（azathioprine）：硫唑嘌呤是一种嘌呤类似物，口服经胃肠道吸收后转化为6-巯基嘌呤，通过抑制免疫反应起作用升高ITP患者的血小板，至少应用4个月，才能评估其治疗效果。常用剂量为2~3mg/（kg·d），分2~3次口服，根据患者白细胞计数调整剂量。可与小剂量激素联合使用。不良反应为骨髓抑制、肝肾毒性。

5）长春碱类：可一定程度抑制巨噬细胞表面Fc（IgG）受体表达，抑制巨噬细胞吞噬血小板。长春新碱（VCR）每次1.5~2mg/m^2（<2mg/次）静脉注射或每次0.5~1mg/m^{2}加生理盐水250ml缓慢静脉滴注，每周一次或小剂量（每次0.02mg/kg）长时间给药（6~8小时缓慢滴注），每周1~2次，连用4~8周为1疗程（诱导期），此后隔月1次，共3次（维持）。或长春地辛（VDS）每周1次缓慢静滴，共3~6次。不良反应主要有周围神经炎、脱发、便秘和白细胞减少等。对于慢性ITP可以试用。

6）达那唑（danazol）：人工合成性激素，15~20mg/（kg·d），每天2~4次口服，2~3个月一疗程，起效后渐减量，隔日一次，适于难治性ITP。与皮质激素有协同作用。与糖皮质激素联合，可减少糖皮质激素用量。达那唑的不良反应主要为肝功能损害、月经减少，偶有多毛发生，停药后可恢复，对月经过多者尤为适用，但儿童慎用。

（2）脾切除术（splenectomy）：脾脏是合成抗血小板抗体和破坏抗体包被的血小板的主要部位。脾切除术将减少抗体产生和血小板破坏，并且对于抗体介导的血小板破坏而非血小板生成减少的血小板减少症的患者将是有效的。脾切除仅适用于小部分慢性难治性ITP患儿，存在持续重症血小板减低伴出血，需要反复不断的药物干预。脾切除术是一种侵入性操作，可导致器官永久性丧失，增加严重细菌感染、出血和血栓形成的风险。在脾切除前，必须对ITP的诊断作出重新评价。由于儿童ITP可以自发缓解，切脾尤其要谨慎。脾切除指征可参考以下指标，①经以上正规治疗，仍有危及生命的严重出血或急需外科手术者；②病程>1年，年龄>5岁，且有反复严重出血，药物治疗无效或依赖大剂量糖皮质激素维持（>30mg/d）；③病程>3年，血小板计数持续$<30\times10^9$/L有活动性出血，年龄>10岁，应用正规药物保守治疗无效者；④有使用糖皮质激素的禁忌证。脾切除后大部分患者的血小板升至正常。少部分患者血小板计数不能升至正常或仅有暂时性的血小板升高，并在脾切除术后数个月内复发。切脾缓解率为60%~80%，病死率为1%，切脾未缓解患者再用药物治疗有效。

微创腹腔镜脾切除始于1991年,因为ITP患者脾脏的体积和血管分布正常,可以用腹腔镜脾切除代替开腹脾切除。相比于开腹脾切除,腹腔镜脾切除更经济并且是安全的。长期疗效、短期疗效以及并发症与开腹脾切除相似。

术前可能需要糖皮质激素或IVIg等治疗手段使患者血小板计数升至安全水平以减少术中的出血风险。重度血小板减少患者围术期可能需要输注血小板。脾切除术前延长类固醇激素或其他免疫抑制治疗可能会增加围术期感染的风险。脾切除后败血症是脾切除相关死亡的主要原因。脾切除后的患儿自身发生感染的症状和体征及任何发热的情况都应谨慎对待,应用广谱抗生素治疗。虽然严重感染的风险小,但终生均可发生,切脾前的免疫接种是必要的,为了尽量减少脓毒症的风险,患者应在脾切除术前至少2周用多价肺炎球菌疫苗、B型流感嗜血杆菌疫苗和四价脑膜炎球菌多糖疫苗进行免疫接种。每3~5年重复接种四价的脑膜炎球菌多糖疫苗和多价肺炎球菌疫苗,B型流感嗜血杆菌只需接种一剂。切脾后的青霉素预防对所有年龄阶段的患者均适用。脾切除其他的远期风险还不明确,但基于遗传性球形细胞增多症等患者的经验,人们已经开始关注切脾可能会增加血栓和肺动脉高压的风险。

脾切除后患者血小板升至正常的时间以及血小板升高的幅度,可以预测患者能否获得长期缓解。大部分患者在脾切除后10天内血小板升至正常。血小板计数3天内升至正常或者在术后第10天血小板计数高于500×10^9/L的患者一般能够获得长期缓解。

脾切除术的费用低于利妥昔单抗和TPO受体激动剂等新疗法的费用。

(3)危急重症治疗:ITP获得缓解前,辨识危及生命、需要紧急治疗的出血非常重要,如有头部创伤或怀疑颅内出血的患儿应紧急行头颅CT检查。对于颅内出血的治疗建议与2010年国际共识一致,即联合治疗在提升血小板方面优于任何一种单药治疗:首先应输注血小板,ITP患儿血小板输注量应该更高,建议先给予1个血小板负荷量,然后持续输注;同时IVIg 1g/(kg·d),共2天;甲泼尼龙30mg/(kg·d),共3天;可加用大剂量TPO或TPO受体激动剂,虽然TPO一般在应用后5~7天起效,但对于维持反应有帮助;对于有严重出血的患儿,Ⅶ因子、6-氨基己酸或氨甲环酸也可用于急救治疗;紧急性切脾治疗对于耐药的患儿可能能够挽救生命,但应该作为最后的选择,对于有活动性出血的患儿脾切除是有难度的,应由有经验的外科医师开展,且急诊脾切除没有机会完成术前的疫苗接种,所以具有更高的感染风险,脾切除术后的患儿应该长期给予青霉素预防感染。

(4)难治性/多重难治性ITP患儿的治疗:ITP国际工作组(International Working Group,IWG)及美国血液学会认为难治性ITP即使脾切除后无反应或复发,也需要治疗以降低临床严重出血的风险。此定义对儿童患者群体未必适用。所以难治性ITP的定义应该更广泛。对于难治性ITP可以进行分层治疗,分层依据为药物疗效、安全性和可供参考的证据级别,共分为3层。第1层治疗包括低剂量糖皮质激素、利妥昔单抗、TPO及TPO受体激动剂;第2层治疗包括巯基嘌呤、硫唑嘌呤、环孢素、环磷酰胺、达那唑、氨苯砜、吗替麦考酚酯及长春花生物碱;第3层治疗包括全反式维A酸、自体造血干细胞移植、秋水仙碱、干扰素、血浆置换、蛋白A免疫吸附、维生素C。在进入下一层治疗前尽量尝试本层的每一种药物,若单药不能获得持续反应,可以根据不同的作用机制选用联合治疗。但第2、3层治疗的大多数药物,如硫唑嘌呤、环磷酰胺、吗替麦考酚酯等作用的位点多,特异性差,势必带来更多的不良反应,所以在儿童中应用率并不高。

多重难治性ITP是指对脾切除、利妥昔单抗、罗米司亭和艾曲波帕均无效的ITP患者。这部分患者35%更易找到继发性引起血小板减少的原因,30%出血评分为重度,60%需要血小板输注,24%需要转入重症监护病房治疗,病死率为14%(死因包括颅内出血、脓毒症等)。

对于难治性/多重难治性ITP可从其发病机制入手,尝试不同靶点的单药治疗或联合治疗。近年来研究的新药更具有单一免疫靶向治疗作用,如抗CD40配体(BMS-986004)、福他替尼(fostamatinib)、西罗莫司、沙利度胺、地西他滨和奥司他韦等,疗效仍有待进一步确定。药物联合方案多种多样,但均缺乏正规研究,有待进一步探讨。

ITP是一种目前还没有根治方法的自身免疫性疾病。ITP疾病本身发生致死性出血的发生率与治疗相关致死性并发症的发生率大致相当,所以应尽量避免过度治疗。对于一、二线治疗失败的包括不适合或不接受脾切除仍需治疗以维持安全的血小板水平的ITP患者,其治疗宜个体化。另外也可选择中药临床试验。

4. 疗效标准

在判断ITP疗效时,应至少检测2次血小板计数,并且至少间隔7天。IWG提出对ITP治疗反应的术语和标准如下。

完全反应(CR):血小板计数超过100×10^9/L且无出血症状。

反应(R):血小板计数高于30×10^9/L或至少比基线计数增加2倍且无出血症状。

无反应(NR):血小板计数低于30×10^9/L或低于基线计数增加2倍,或有出血症状。

反应持续时间:从首次的CR或R到复发之间的时间。

皮质类固醇依赖性:持续或重复使用糖皮质激素至少2个月以维持CR或R的需要。

【预后】儿童ITP预后良好,80%~90%的病例在12个月内血小板计数恢复正常,10%~20%发展为慢性ITP,约30%的慢性ITP患儿仍可在确诊后数月或数年自行恢复。尽管大多数患儿在病程中出现血小板计数明显降低,但是发生严重出血的比例很低,颅内出血的发病率约为0.1%~1%。部分儿童慢性ITP为自身免疫性疾病的前驱症状,经数月或数年发展为系统性红斑狼疮、类风湿疾病或Evans综合征等。

【未来展望】ITP是一种自身免疫性疾病,发病机制复杂又存在很多环节尚未完全认识,这样就形成了疾病的异质性和治疗的盲目性或基于临床经验的诊治,进一步明确免疫失耐受的各个环节,增加对于疾病发病机制的不断认识,才能指导疾病治疗和获得有效疗效,同时ITP的治疗才能从基于临床经验的治疗过渡到建立在免疫机制上的、更加精准的免疫靶向治疗。随着新药及新疗法的不断涌出,作为临床医师,目标是根据ITP患儿的个体化差异,充分考虑其风险获益比,选择一个更为恰当的治疗方法,使ITP患儿出血风险降低,并获得良好的健康的生活质量。

诊治要点

- 小儿ITP的诊断仍是临床排除性诊断,主要依赖临床表现,缺乏特异性的实验室检查能够准确地诊断ITP,同时又存在多个环节的免疫功能紊乱。对于治疗反应不良的患儿需要进一步排除遗传学血小板减少和其他自身免疫性疾病。骨髓中巨核细胞没有显著增高的患儿也需要动态观察其自身的发展和演变。
- 儿童ITP有别于成人ITP,在诱因、诊断、临床过程、出血风险、经验治疗的效果及治疗副作用等诸多方面也存在差异。在治疗的选择上更应该注意药物的副作用、安全性及对生长发育和生活质量的影响。
- 儿童ITP有可能自限,应避免过度治疗,根据出现情况和血小板计数进行观察和等待。对于危急重症的ITP要积极地予以治疗;对于慢性ITP治疗目标不是升血小板而是不出血或使血小板保持安全水平;对于难治性ITP治疗的选择上要衡量药物的长期副作用、治疗的可行性、治疗的花费等,也可医患双方根据实际情况共同协商选择。

(二)新生儿血小板减少症

新生儿血小板减少症(neonatal thrombocytopenia,NTP)是新生儿尤其是早产儿最常见的血液学异常之一。传统定义中,新生儿不论胎龄及体重,其血小板计数<150×10^9/L即为NTP。根据血小板减少的程度分为轻度(100×10^9/L~150×10^9/L)、中度(50×10^9/L~99×10^9/L)和重度(<50×10^9/L)。出生时的发生率约为1%~5%,重度的患儿约占0.1%~0.5%,NTP的病因随发病时间不同而不同。根据发病时间分为以下两类:血小板减少发生于出生后72小时以内(包括72小时)者为早发型血小板减少(early thrombocytopenia),发生于出生后72小时以后者为晚发型血小板减少(late thrombocytopenia)。近年来也有学者建议将血小板计数的异常降低作为新生儿危重症评分法的指征之一。新生儿血小板减少症发病较急,病因复杂,但多数临床症状不明显而容易被忽视,早期诊断、及时处理是减少并发症、降低病死率的关键。

【发病机制】血小板减少发生的发病时间(如生后72小时之内还是72小时之后)对鉴别血小板减少潜在的病因十分重要。

存在原发病的新生儿早发型血小板减少症原因包括新生儿窒息,慢性胎盘功能不全(妊娠诱发的高血压、胎儿生长受限),相对少见的TORCH感染(比如弓形虫、HIV、风疹、巨细胞病毒及单纯疱疹病毒感染),败血症及血栓形成(尤其是肾静脉血栓)等。而对于晚发型血小板减少症的新生儿,败血症和坏死性小肠结肠炎则是最重要的原因。

无原发病的新生儿出现血小板减少可根据病因分为免疫性血小板减少症和非免疫性血小板减少症。

免疫性血小板减少症指出生后新生儿来自母体的抗血小板抗体破坏了血小板引起血小板减少性紫癜。它包括：①新生儿先天性被动免疫性血小板减少性紫癜（neonatal congenital passive immune thrombocytopenia purpura，CPT）；②胎儿-新生儿同族免疫性血小板减少性紫癜（fetal-neonatal alloimmune thrombocytopenia purpura，NAIT）。另外，孕母妊娠期服用某些药物（奎宁、奎尼丁、地高辛、氢氯噻嗪、磺胺衍生物、保泰松及对氨基水杨酸制剂等）产生抗血小板抗体进入胎儿血液循环或新生儿用某些药物所致免疫性血小板减少。

CPT指免疫性血小板减少性紫癜或SLE的孕妇，其抗血小板的自身免疫抗体（IgG）通过胎盘进入胎儿血液循环，破坏胎儿及新生儿血小板，引起新生儿血小板减少性紫癜，其抗体同时破坏母胎血小板的自身免疫性抗体。若母亲患ITP，则其出生的新生儿有15%~40%的可能性患血小板减少症，重症血小板减少症（PLT<50×10^9/L）的发生率为12%~15%。

NAIT是由于胎儿遗传人类血小板抗原（human platelet antigen，HPA）刺激母体产生抗血小板抗体IgG，抗体经胎盘进入胎儿体内并与具有相应HPA的血小板结合，导致胎儿和新生儿血小板破坏，发生血小板减少症。胎儿自身并不产生抗血小板抗体，与新生儿血型不合溶血病发病机制相似。NAIT发病率为0.1%~0.2%。

HPA是分布于血小板膜表面的糖蛋白，同细胞外基质及凝血因子相互作用而参加凝血过程。依照发现时间顺序，HPA抗原被命名为HPA-1、HPA-2、HPA-3、HPA-4、HPA-5及HPA-15等，字母a和b分别表示基因表达频率高和频率低的抗原。目前已发现多种抗原与NAIT有关，不同种族间HPA分布也具有明显差异，引起NAIT的HPA类型各不相同。高加索人中80%的NAIT由HPA-1a引起，HPA-5b和HPA-3a导致的NAIT分别为15%和2%。日本人群中，NAIT的发生主要与HPA-4b相关。中国人群中HPA-1a频率高达99%，广东人中HPA-3和HPA-15频率相对较高。并非所有胎-母HPA不合都可导致胎儿NAIT，这可能是因为母体转运IgG抗体受胎儿Fc受体调节所致。与新生儿Rh溶血病不同的是，NAIT可以在首次妊娠发生，发生率为30%~50%，在随后的妊娠中加重。

非免疫性血小板减少症是临床症状较轻的新生儿或婴儿发生血小板减少的另一潜在病因，其中包括Kasabach-Merritt综合征（Kasabach-Merritt syndrome，KMS），ADAMTS13的遗传性血栓性血小板减少性紫癜，以及血小板型血管性血友病（von Willebrand disease）ⅡB型。对于那些不明原因的持续性血小板减少，需要考虑先天性因素。在众多先天遗传缺陷中，仅一小部分会在新生儿时期导致显著的血小板减少。

【临床表现】NTP最主要的临床表现为出血，可以表现为颅内出血、肺出血、胃肠道出血及皮肤出血等。

NAIT胎儿HPA在母亲妊娠16周后开始表达，而IgG抗体在孕14周时可穿越胎盘，故胎儿在妊娠早期即可发生血小板减少。新生儿出生后血小板在48小时内降到最低值，如未经治疗，患儿血小板通常在生后3周恢复正常。轻度血小板减少临床上往往没有症状；严重血小板减少（血小板<50×10^9/L）可导致出血。NAIT临床症状严重程度与母亲孕产史和HPA类型有关。如果母亲既往分娩过合并颅内出血（intracranial hemorrhage，ICH）的NAIT患儿，下次妊娠胎儿或新生儿ICH风险高达79%。产前发生ICH者达10%。

新生儿先天性被动免疫性血小板减少性紫癜（CPT）临床表现与NAIT相似，轻型病例可延至生后3周才发病，2~3个月内恢复；血小板减少程度不一，有出血倾向者血小板多<50×10^9/L，易合并ICH。

【辅助检查】

1. 血小板减少　常<30×10^9/L，甚至<10×10^9/L。

2. 骨髓象　巨核细胞正常或增多，红细胞系统增生活跃。

3. 血液学检测　对所有怀疑或诊断NAIT的患儿生后应常规检测血小板计数。如果怀疑胎儿合并NAIT，可行脐带血穿刺术检测胎儿血小板水平以明确诊断，并动态监测产前母亲干预效果。

4. HPA检测　可以用以下方法明确是否存在胎-母HPA抗原不相合；检测母亲、胎儿或新生儿血中血小板同种抗体，从而明确诊断、评估胎儿或新生儿血小板减少症的风险。

（1）HPA抗原检测：采集父母血样，明确父母

HPA 表型和基因型。

(2)HPA 表型检测：采用含已知抗体的抗血清检测 HPA。常用方法包括血小板免疫荧光试验(platelet immunofluorescence test，PIFT)、单克隆抗体特异性俘获血小板抗原检测(monoclonal antibody immobilization of platelet antigens assay，MAIPA)。

(3)*HPA* 基因型测定：方法包括 PCR、基因芯片技术、限制性片段长度多态性分析、单链构象多态性分析等，这些方法不需要事先制备血小板抗体和新鲜血小板，只需少量全血或组织便可进行 *HPA* 基因分型，从而判断相应的 HPA 表型，并能区分纯合子与杂合子。

(4)HPA 抗体检测：HPA 抗体检查是确诊 NAIT 的重要依据，检测方法有 MAIPA 及 PIFT 等。

【诊断】NTP 临床诊断主要依靠血小板计数 $<150\times10^9$/L，作出诊断时应明确起病时间，围产期病史(包括胎龄、出生体重等)，母亲病史以及对新生儿进行详细的病情回顾及体格检查综合分析。

NAIT 的诊断应根据病史、体征和相应实验室检查明确。如果母亲既往分娩过 NAIT 患儿，下次妊娠时胎儿和新生儿 NAIT 发生率增高，因此，母亲在孕期需接受 HPA 抗体检测、胎儿父母 *HPA* 基因和抗原检测及父母双亲交叉配型试验等，以明确诊断、早期发现 NAIT。对于新生儿伴有广泛紫癜或内脏出血，但没有败血症、骨骼异常或其他可引起血小板减少的系统性疾病，母亲血小板计数正常，应进一步检查其母亲的 HPA 分型，以及母亲、婴儿体内的抗 HPA 抗体。

【鉴别诊断】主要应与先天性被动免疫性血小板减少性紫癜、遗传性血小板减少症、新生儿用药及早期先天性再生障碍性贫血鉴别。

【治疗】NTP 的治疗因病因而异，新生儿管理的主要目标是防止血小板减少和止血，出生后应予以严密监护，每日监测血小板计数。密切观察是否有出血表现，注意及时止血治疗。积极治疗原发病，注意预防和控制感染。寻找并停用可能影响血小板数量的药物。

早发型血小板减少多与胎母因素有关，晚发型血小板减少多与感染有关。

1. 静脉注射免疫球蛋白(intravenous immunoglobulin，IVIg) IVIg 能减少新生儿血小板破坏数量，延长不相容血小板寿命，缩短血小板减少时间。剂量：总量为 2g/kg，可 400mg/(kg·d)，连用 5 天，或 1g/(kg·d)，连用 2 天。当患儿为重度血小板减少症时，血小板计数在$(30\sim50)\times10^9$/L，临床上没有明显出血征象时，可单独使用 IVIg 治疗。IVIg 输注后通常需要 24~72 小时才能发挥最大效用，因而临床上发现患儿有出血倾向、重要脏器出血或活动性出血时应尽快输注血小板制品。

2. 血小板输注 英国血液学标准委员会推荐 NAIT 患儿血小板计数应维持于 30×10^9/L 以上。如果$<30\times10^9$/L，在高剂量 IVIg 的同时，应输注与母亲 ABO 和 Rh(D)以及 HPA 相合的血小板(10~20ml/kg)，如果不能获得同母亲 HPA 相合的血小板，亦可输注合适随机献血者的辐照血小板(ABO 血型相合，巨细胞病毒阴性)。如果血小板来源于母亲，应对血小板进行洗涤，并在输注前进行辐照，预防输血相关的移植物抗宿主反应。

3. 糖皮质激素 单用或与 IVIg 合用，泼尼松 1~2mg/(kg·d)短期使用。

4. 高危妊娠者 母亲静脉输注 IVIg 每次 1g/(kg·d)，每周一次，75% 有效。对于 IVIg 无效，且胎儿血小板极低者，可通过 B 超引导下脐静脉穿刺输注抗原阴性的血小板，每次不超过 15ml。对于疗效欠佳者，考虑 34 周时提前终止妊娠。

【预后】NAIT 第一胎约有 50% 的机会发病，在随后的妊娠中，再次发生的机会为 80%。预后多数良好，严重出血如 ICH 的发生率约 25%，可致死亡或严重的神经系统后遗症。ICH 最常发生于分娩期或刚娩出后。

CPT 轻型病例可延至生后 3 周才发病，一般于 1 周至 3 个月内恢复，血小板减少程度不一，有出血倾向者血小板多$<50\times10^9$/L，补体结合试验等证实母、婴体内有抗血小板抗体。

【未来展望】目前，对于出生前 NAIT 患儿的治疗措施仍不能令人满意。新型治疗策略包括疫苗以及与抗 HPA-1a 抗体竞争性结合的分子。由于 NAIT 与新生儿 Rh 血型不合溶血病发病机制相似，而 Rh(D)新生儿溶血病常常预防性使用抗 D 免疫球蛋白，其目的主要是清除妊娠期、分娩时进入母体血液循环的 Rh 阳性胎儿红细胞，防止首次免疫，基于这个原理，Ghevaert 等已研发了重组高亲和力 HPA-1a 抗体，该抗体可通过竞争性结合 HPA-1a 的抗原表位而有效清除抗体致敏的血小板，未来可能成为由 HPA-1a 抗体导致的 NAIT 的预防药物。该治疗具有巨大的探索价值和广阔的应用情景，需要更多的临床研究。

诊治要点

- NTP 发病较急，病因复杂，临床症状不明显而容易被忽视，早期诊断、及时处理是减少并发症、降低病死率的关键。
- 作出诊断时要重视起病时间、母亲新生儿详细的病情、围产期病史（包括胎龄、出生体重等）及体格检查，判断其有无原发病，辨别免疫性血小板减少和非免疫性血小板减少，对指导治疗非常重要。

（三）药物相关血小板减少症

药源性血小板减少症（drug-induced thrombocytopenia，DITP）是由药物引起的、以血液中血小板减少（$<100\times10^9/L$）为特征的出血性疾病，属于继发性药物源性血液系统疾病。任何接受西药、中草药或应用碘化放射造影剂的患者，如出现血小板减少，均应该考虑药物的因素。但是要鉴别出引起血小板减少的药物通常是困难的，因为多数住院患者都接受多种药物治疗且可能并发其他导致血小板减少的疾病。

【发病机制】药物可以通过不同的机制引起血小板减少。

非免疫性的药物介导的血小板减少可能是药物分子对巨核细胞和/或血小板产生直接细胞毒效应，分别导致骨髓中的巨核系造血功能障碍和外周血的血小板破坏。抗肿瘤药物常引起血小板减少，因为此类药物多数都有对造血干细胞的直接毒性。抗生素利奈唑胺的主要不良反应之一也是骨髓抑制。一般认为抗肿瘤药物多数都是通过介导血小板或巨核细胞的直接破坏来诱发 DITP，但研究发现其中特殊的几种（例如奥沙利铂）可以诱导产生血小板抗体，从而引起急性的并且经常是重度的血小板减少。表 2-11-13 中所列是已经被证实可以直接介导非抗体依赖的血小板凋亡的药物。

表 2-11-13　与非免疫性血小板减少相关的药物

抑制血小板生成	可疑促凋亡作用
化疗	他莫昔芬
抗肿瘤药物	Navitoclax
干扰素 α	甲氨蝶呤
利奈唑胺	NF-κB 抑制剂
硼替佐米	洛伐他汀
噻嗪类利尿剂	多柔比星
乙醇	贝沙罗汀
甲苯磺丁脲	三氧化二砷
更昔洛韦	阿司匹林
三氟拉嗪	万古霉素
	卡西霉素
	卡莫司丁
	ABT-737
	顺铂

药物所致的免疫介导的血小板减少可能与以下环节有关。①奎宁类药物依赖性抗体（drug-dependent antibody，DDAb）：经典的药物依赖性抗体只有在其致敏药物存在时才能与血小板紧密结合，且通常靶向 GPⅡb/Ⅲa 或 GPⅠb/Ⅸ。有研究表明，有奎宁和重组抗体 DDAb 的互补决定区（CDR）组成的杂合抗原决定簇在抗体识别其靶向表位的过程中发挥了重要作用。即奎宁与此类抗体的 CDR 直接结合，使其获得了针对血小板表面整合素分子的某个位点的特异性和亲和力。②半抗原依赖性 DDAb：一些小分子物质（<5 000Da，例如青霉素）需要首先与体积更大的载体蛋白（通常是 GPⅡb/Ⅲa）共价结合才能诱导产生药物特异性抗体，这些抗体随后与小分子药物结合，而非直接与血小板结合。③替非罗班类 DDAb：一些药物与血小板表面的整合素相结合，引起 GPⅡb/Ⅲa 的免疫原性构象改变，替非罗班类抗体特异性识别改变后的构象，从而介导了与替非罗班类血小板抑制因子相关的血小板减少症。④药物特异性的 DDAb：通常发生在应用含鼠科动物成分的药物之后，如阿西单抗，一种人鼠嵌合型抗体，其 Fab 段特异识别 GPⅢa，主要用于防止血小板聚集形成；推测可以识别阿西单抗的鼠源性 CDR3 序列的药物特异性抗体介导了此型的 DITP。⑤自身抗体：这类抗体由于相关药物的暴露（尤其是在标准剂量下）而产生，但其与血小板的结合不需要药物分子的存在。⑥免疫复合物：一些 DDAb 与其抗原形成免疫复合物，这些免疫复合物进而与 Fcγ 受体结合，破坏血小板（表 2-11-14）。

【临床表现】DITP 是一种伴随着高度出血风险的，危及生命的临床综合征。DITP 特征性地发生在相关药物暴露开始的 5~10 天后，其血小板计数最低点的中位数在 $20\times10^9/L$ 以下。GPⅡb/Ⅲa 抑制剂

表 2-11-14　DITP 的免疫发病机制

抗体类型	作用机制	代表药物
奎宁类	药物结合 DDAb，随后结合血小板整合素	奎宁，磺胺类抗生素，非甾体抗炎药
半抗原依赖型	药物共价结合血小板膜蛋白，DDAb 特异识别药物分子	青霉素，部分头孢类抗生素
替非罗班类	药物与 GPⅡb/Ⅲa 反应，产生供 DDAb 识别的新抗原标位	替非罗班，依替巴肽
药物特异型	嵌合型药物结合 GPⅢa，DDAb 识别其鼠源 Fab 段	阿西单抗
自身抗体型	诱导产生不依赖药物分子，即可与血小板反应的自身抗体	氯金酸钠，普鲁卡因胺
免疫复合物型	抗体与靶抗原形成免疫复合物	肝素，鱼精蛋白

诱导的 DITP 是一个例外，由于抗体在体内自然存在，此类血小板减少可在用药后数小时内发生。出血程度与血小板减少的程度一致，皮肤紫癜、口鼻出血、消化道出血、泌尿系统出血，严重者重要脏器出血，甚至出血死亡。患者可能出现其他与药物相关的症状和体征，如恶心、呕吐、皮疹、发热和肝功能异常。

【辅助检查】目前主要应用于调查，检测药物依赖性抗体，抗体阳性有助于临床诊断。如果抗体检测阴性，目前还不能够进一步明确是否继续应用某种无副作用的可疑药物。

流式细胞术、MAIPA 和固相红细胞黏附试验可以检测药物依赖性抗体，有助于诊断。

【诊断】DITP 的诊断通常需要高度可疑的临床表现和一系列确定致病药物的精细检查。有 5 条临床标准可以辅助建立 DITP 的诊断：①待查药物的暴露开始于血小板减少之前；②停用待查药物后，血小板减少得到完全而持久恢复；③待查药物是血小板减少症发生前唯一正在使用的药物，或者其他药物在待查药物停用之后继续应用或重新开始应用而血小板计数维持正常水平；④除外其他导致血小板减少的因素；⑤待查药物的再次暴露可以导致血小板减少症复发（由于缺乏抗原特异性的记忆 B 细胞，本条标准对肝素诱导的血小板减少症（heparin-induced thrombocytopenia，HIT）不适用。

考虑到 DITP 通常发生于同时应用多种药物并且可能并发其他导致血小板减少的疾病的住院患者，仅凭临床线索就将血小板减少症归因于单一药物比较困难。因此本病的确诊需要药物试验或在体外试验中检测出药物依赖性抗体，这为 DITP 的诊断提供了有效的途径。这些检测多数以流式细胞术为基础，它们可以证实药物依赖性、抗体的结合性、血小板特异性，但是临床病史高度怀疑 DITP 的患者却可得到阴性结果，这使得诊断更加复杂。一种可能的原因是现有的检查方法还不够灵敏，另一种可能则是许多抗体仅特异地识别药物的某一种代谢产物，而只有应用正确的代谢物才能将抗体检测出来。

【治疗】撤药是最重要的治疗措施。血小板计数通常会在该药物或其代谢物的 4~5 个半衰期之后开始回升。由于早期药物诱导的血小板减少和 ITP 的区别很难鉴别，可以给予泼尼松治疗 2~3 周。对于大出血患者，急救措施与 ITP 相同，包括血小板输注、大剂量甲泼尼龙、IVIG。严重者可以进行血浆交换等。

诊治要点

- DITP 的诊断需要高度可疑的临床表现和一系列确定致病药物的精细检查，对于同时应用多种药物并且可能并发其他导致血小板减少的疾病的住院患者，诊断更为困难。正确的诊断需要结合病史和先进的实验室检查支持。
- 采取撤药、免疫治疗和危急重症出血的对症处理均是重要的治疗手段。

（四）输血后紫癜

输血后紫癜（post-transfusion purpura，PTP）是输血或输富血小板血浆后引起的急性同种免疫性和暂时性的血小板减少综合征。本病罕见，发病率约 1/100 000。最早由 van Loghem 报道。绝大多数 PTP 有妊娠或输血史。

【发病机制】本病病因不明，与血小板特异性抗原的同种免疫有密切关系。通常是将血小板 PLA1 抗原阳性的血小板输给了 PLA1 阴性患者致敏。导致本病的致敏抗原 90% 以上是 PLA1，形成抗 PLA1

抗体,抗体的能力可能与 HLA Ⅰ、Ⅱ抗原的表达有关,一般表达 HLA-B8、HLA-DR3 者易发生本病。其机制并不十分清楚,可能致敏的抗体结合于血小板糖蛋白Ⅲa 上,其抗体复合物吸附在患者的血小板上或使血小板糖蛋白Ⅲa 与血小板糖蛋白Ⅱb 相互连接形成 GPⅡb/Ⅲa 复合物,致血小板破坏,补体 C3 也起一定作用。比较罕见但有潜在致死危险。

【临床表现】多见于女性患者,在输注红细胞或血小板后 5~8 天发生急性血小板减少,约 1/3 的患者输血时伴有寒战,起病急,血小板数迅速下降到 10×10^9/L。常有危及到生命的出血,死亡率为 10%。血小板恢复正常约需 6~70 天。

【辅助检查】血小板减少,常低于 10×10^9/L;骨髓象可见有核细胞增生活跃,巨核细胞数正常或增加,成熟障碍;凝血试验正常;血浆和血清抗 PLA1 抗体和抗血小板抗体增高,抗体滴度高低与病情轻重成正比,通常于 6~8 周后抗体滴度逐渐降低至消失,血小板上升。

【诊断】通过临床表现结合实验室检查,本病诊断并不困难。

【鉴别诊断】需要与急性 ITP、DIC 及药物源性血小板减少相鉴别。

【治疗】PTP 病情往往较重,一旦明确诊断,应迅速开始治疗。

1. 大剂量静脉注射免疫球蛋白 0.4g/kg,连用 5 天。能使血小板迅速升高,近几年 IVIg 很大程度上取代了血浆置换,成为治疗 PTP 的首选治疗。

2. 血浆置换 通过血浆置换可以去除部分抗原抗体复合物,血小板破坏减少,血小板上升。70% 左右的患者一次即可治愈。

3. 大剂量肾上腺皮质激素 如泼尼松 1mg/(kg·d) 或大剂量甲泼尼龙冲击,与 IVIg 及血浆置换联合使用效果更佳。

4. 血小板输注 仅用于严重血小板减少危及生命者,因为 PLA1 阳性血小板在体内迅速破坏并可能发生严重的输血反应。可选用与患者抗体相合的血小板输注。

诊治要点

- PTP 需要与急性 ITP、DIC 及药物源性血小板减少相鉴别,对病情危重,快速提升血小板。
- 去除体内抗原抗体复合物,减少血小板破坏是当务之急。

(五) 血栓性血小板减少性紫癜

血栓性血小板减少性紫癜(thrombotic thrombocytopenic purpura, TTP),最早于 1924 年由 Moschcowitz 报道,又称为 Moschcowitz 综合征。1936 年,Baehr 等描述了其病理特征。1958 年开始使用血栓性血小板减少性紫癜这一名称至今。TTP 发病率很低,为(2~10)/100 万人。主要表现为微血管病性溶血性贫血、血小板减少,伴或不伴中枢神经系统症状、不同程度的肾损害及发热。一旦发生大多病情凶险,如未及时治疗,病死率高达 90% 以上。

【发病机制】TTP 的组织病理学变化表现为毛细血管和小动脉的内皮细胞肿胀,纤维蛋白和血浆蛋白在内皮下沉积,小动脉和毛细血管的透明血栓形成。

TTP 的病因和发病机制仍不清楚。血浆血管性假血友病因子(von Willebrand factor, vWF)与 ADAMTS13 之间的功能失衡是 TTP 发病的主要机制,并有多种因素参与其中。

1. 血管性血友病因子裂解蛋白酶(a disintegrin and metalloprotease with a thrombospondin type 1 motif member 13, ADAMTS13)活性降低 近来体内外研究均已证实 TTP 的发病主要由于一种特异性裂解 vWF 的蛋白水解酶 ADAMTS13 活性降低所致。1982 年首次提出 TTP 与 vWF 之间有关联。vWF 是一种糖蛋白,产生于血管内皮细胞和巨核细胞。其不仅可以成为 FⅧ的载体,保护 FⅧ不被过早清除,还可以在血管损伤部位作为一种配体来调剂血小板的黏附和聚集。vWF 多聚体结合和聚集血小板能力取决于 vWF 多聚体的大小。内皮细胞释放的 vWF 是超大分子,又称 vWF 大分子多聚体(UL-vWF)。TTP 这些患者的血浆 vWF 多聚体明显大于正常对照组,且与内皮细胞分泌的 vWF 多聚体大小相似。它们与血小板表面的 vWF 受体 GPⅡb、GPⅠb/Ⅲa 及 GPⅠb/Ⅸ具有更高的结合能力,在剪切力作用下介导血小板的黏附与聚集,最终可导致血小板的过度聚集。

在正常情况下,有一种酶使 vWF 多聚体缩短或分解,1996 年鉴定出这个特定的解聚酶,这是一种在高剪切力或蛋白轻度变性条件下可以裂解 vWF 的金属蛋白酶。后来的研究发现,患有遗传性 TTP 的儿童血浆中此种金属蛋白酶遗传性缺乏,成人获得性 TTP 患者的血浆则含有此酶的自身抗体。这种 vWF 蛋白裂解酶随之被纯化、克隆,并命名为

ADAMTS13，是金属蛋白酶类ADAMTS家族的一种新蛋白酶。该蛋白酶由肝合成，以游离的单链蛋白酶形式存在于正常血浆中，基因定位于9号染色体长臂。当vWF释放时ADAMTS13迅速将大分子vWF（UL-vWF）水解为小分子肽段，切割加工成生理功能大小的vWF分子，降低vWF与内皮下胶原和血小板等的黏附能力，避免了血小板的过度聚集，仅在血管破损时帮助血小板黏附。当ADAMTS13活性降低，超大分子量的vWF从内皮细胞释放出来，不能被降解，使血小板过度聚集导致微血栓形成，引起血小板消耗性减少、继发出血，同时微血管狭窄可影响红细胞通过，致使红细胞变形、损伤甚至破碎，发生微血管病性溶血性贫血。广泛的微血栓还会影响血液供应，造成所累积的组织器官功能障碍。

引起ADAMTS13活性降低的原因包括ADAMTS13自身结构缺陷以及循环中存在ADAMTS13的抑制性抗体。

（1）位于染色体9q34编码的*ADAMTS13*基因发生突变与遗传性TTP有关，目前已经鉴定的*ADAMTS13*基因的突变超过90个，突变包括精义突变、剪切位点突变、沉默突变、无意义密码子和读码框漂移，突变可导致ADAMTS13生物合成、分泌和/或水解酶活性缺陷。尽管已经发现多种的*ADAMTS13*基因突变，但基因型和表现型的相关性仍未明确。

（2）机体产生针对ADAMTS13的自身抗体是导致获得性TTP的常见原因。自身抗体主要是IgG，偶尔出现IgA和IgM，这种自身抗体与ADAMTS13结合，影响ADAMTS13酶的稳定性或者抑制ADAMTS13与内皮细胞的结合，导致ADAMTS13活性下降，UL-vWF不能被降解，血小板的黏附及聚集增强，形成微血栓。

2. 内皮细胞损伤和血小板活化、聚集　广泛的微循环中的内皮细胞损伤可能是导致TTP的触发因素。自身免疫性疾病如系统性红斑狼疮、类风湿关节炎等，循环中的异常抗原抗体复合物发生免疫反应；某些药物如抗肿瘤药物（如丝裂霉素、长春新碱、博来霉素等），抗血小板活化药物（如氯吡格雷），避孕药等；感染性疾病包括细菌感染、病毒感染可导致内皮细胞广泛损伤；此外，氧自由基、血管切应力增加等因素也参与内皮细胞受损的机制。内皮细胞损害后，内皮细胞释放vWF增多，而前列环素（PGI_2）合成减少，血小板黏附及聚集能力加强，促进微血栓形成，导致微血管性红细胞溶解，后者可加重局部的血栓形成，而广泛的微血栓形成则可导致血小板减少。

TTP发病需要多种因素的联合参与，单一因素的改变并不一定预示疾病的发生，即使是ADAMTS13缺乏者。达成共识的是在ADAMTS13活性缺乏的基础上，因各种原因导致内皮细胞损伤等诱因的激发，UL-vWF异常释放而导致TTP的发病。

【临床表现】

1. 临床表现　TTP可发生于任何年龄，多见于20~50岁，女性高于男性（3∶2），也可以发生于新生儿和老年人。典型TTP表现为“五联症”，即血小板减少、微血管病性溶血、神经系统症状、肾功能损害、发热，多数患者仅出现溶血、神经系统症状、血小板减少或其中部分症状体征。不同患者的临床症状可能有较大的差别，出现典型“五联症”者仅占20%~40%，且多为病程的晚期。

（1）神经系统异常：是TTP最常见的症状之一，表现为头痛、精神错乱、意识模糊、谵妄、惊厥、抽搐、失语、定向障碍、共济失调、嗜睡、癫痫发作甚至昏迷等，具有发作性、多变性的特点。其发生机制与大脑皮质或脑干小血管病变有关。

（2）出血症状：主要由血小板减少引起。广泛的皮肤紫癜、鼻出血、牙龈出血、消化道出血、月经过多、泌尿道出血、眼底出血，严重者可发生蛛网膜下腔出血、颅内出血等。

（3）微血管病性溶血：可发生严重溶血，黄疸、间接胆红素升高、贫血常见。

（4）肾受损：表现为蛋白尿、血尿、管型尿、血压升高，重者可发生急性肾衰竭。

（5）发热：90%以上病例病程中出现发热，体温可达38.5~40℃。原因尚不明确，可能与下丘脑体温调节中枢受损、组织坏死、溶血、合并感染以及白细胞受损后释放致热源等有关。

（6）其他：下腹部疼痛也常发生，部分患者房室传导阻滞、心肌缺血、心肌梗死、心搏骤停、急性呼吸衰竭等，均可能与内脏出血和栓塞有关。

2. 临床类型

（1）遗传性TTP：又称Upshaw-schulman综合征，由编码ADAMTS13的基因发生突变导致遗传性ADAMTS13缺乏所致，是一种罕见的常染色体隐性遗传性疾病。通常发生于婴幼儿，患者出现间歇性溶血或血小板减少。年龄稍大后可出现典型的五联症，即发热、血小板减少、微血管病性溶血性贫血、肾损害和神经系统症状。

(2)获得性TTP：根据有无特殊的诱因又可分为下列2种。

1)继发性TTP：某些特殊的诱因引起，如妊娠，恶性肿瘤，感染(细菌、病毒、支原体等)，骨髓移植后，自身免疫性疾病(如系统性红斑狼疮等)，中毒，药物(口服避孕药、噻氯匹定、环孢霉素、丝裂霉素)等。

2)特发性TTP：没有明确病因，突然发病，病情迅速加重。占TTP的40%~77%，大多数与自身免疫紊乱有关，但确切的机制不明。由于体内产生抗ADAMTS13抗体，导致ADAMTS13消耗性减少及活性降低，使得vWF不能被裂解和灭活。一般来说，高滴度抗体的患者往往伴有ADAMTS13的严重缺乏(<10%)。

【辅助检查】

1. 血常规和血涂片检查 血小板计数严重减少，多数病例血小板计数<20×10^9/L，约1/3有严重贫血，网织红细胞增高，白细胞计数正常或升高。血涂片可见有核红细胞、红细胞碎片和畸形红细胞，无红细胞碎片等则TTP诊断无依据。

2. 血液生化检查 血清乳酸脱氢酶明显升高(多数患者>1 000U/L)，肾脏受损严重者尿素氮和血清肌酐水平升高，肝功能也可出现异常，血清总胆红素及间接胆红素升高，血清游离血红蛋白升高，结合珠蛋白下降。Coombs试验阴性(少数继发者可阳性)。

3. 出凝血检查 血小板寿命缩短，出血时间延长，束臂试验阳性。凝血时间、凝血酶原时间及纤维蛋白原一般正常，少数可有轻度延长，纤维蛋白原水平正常，一般无纤维蛋白降解产物。

4. 骨髓象检查 红系显著增生，粒红比下降，巨核细胞数正常或增多，伴有成熟障碍。

5. 尿液检查 多数患者尿蛋白阳性，伴肉眼或镜下血尿，尿胆原阳性。

6. 免疫学检查 血中异常抗体增多，部分患者抗核抗体阳性，类风湿因子以及免疫复合物水平增高。

7. 病理检查 小动脉和毛细血管内存在透明的嗜酸性的PAS阳性的血小板血栓，损害部位有内皮细胞增生、小动脉纤维化、血管腔内和内皮下纤维蛋白沉积。微血栓可在任何组织中发现，但脑、心脏、肾脏、腹部器官和淋巴结出现频率最高，栓塞局部可见坏死，无炎症细胞浸润和炎症反应。病理检查能证实特征性小血管病变但开始确定诊断时并不要求病理学的支持。

8. ADAMTS13活性及其抑制物检查 较成熟的检测ADAMTS13活性的方法有SDS-琼脂糖凝胶电泳检测UL-vWF、定性检测UL-vWF酶解产物羧基末端二硫键连接形成的二聚体、定量检测UL-vWF酶解产物的残余胶原结合活性(R-CBA)等；将患者血浆与正常血浆共同孵育后检测混合血浆的ADAMTS13活性可判断患者体内抑制物的浓度。

(1)遗传性TTP患者ADAMTS13活性大多明显降低；其降低的程度与疾病严重程度相关。

(2)特发性TTP患者ADAMTS13活性多数降低(活性<5%)，且抑制物阳性；对特发性TTP的诊断有重要的辅助价值，患者常对血浆置换治疗反应良好，可作为疾病预后判断指标。血浆ADAMTS13活性降低也见于新生儿、妊娠、术后、肝硬化、炎症反应及其他原因血细胞减少症，可出现轻中度ADAMTS13活性降低；严重感染、重症肝硬化、造血干细胞移植后并发肝静脉栓塞病者，ADAMTS13活性缺乏。

(3)继发性TTP患者ADAMTS13活性无明显变化。

【诊断】TTP诊断尚无金标准。典型三联症、五联症常并非同时出现，诊断需基于病史、临床表现、外周血涂片、ADAMTS13活性测定结果。多数认为，根据三联症即血小板减少、微血管病性溶血性贫血(microangiopathic hemolytic anemia，MAHA)和神经精神症状，可以诊断；但也有认为必须具备五联症，即三联症、发热和肾脏损害方可诊断。目前诊断标准认为，血小板减少性紫癜和MAHA存在且无其他明确原因可解释时，就必须考虑TTP的诊断。严重黄疸的新生儿应考虑先天性TTP；先天性TTP也可在儿童期和成人发病，无论是儿童还是成人，出现不能解释的血小板减少症时须注意先天性TTP。

【鉴别诊断】

1. 自身免疫性溶血或Evans综合征 具有溶血性贫血和血小板减少引起的临床表现。但一般无神经系统症状，外周血中也无破碎红细胞。抗人球蛋白试验常阳性，而本病多为阴性，仅部分继发性TTP患者可阳性。

2. 弥散性血管内凝血(DIC) 可与TTP有相似的临床表现，DIC有原发病表现，尤其是感染引起的DIC可有发热和多脏器功能障碍，但DIC患者有严重的凝血和纤溶系统的异常，抗凝治疗基础上补充凝血因子可有效纠正DIC；而TTP患者凝血和纤溶检查常为轻度异常。

3. 免疫性血小板减少症(ITP) ITP患者出血明显,血小板计数减低,骨髓象示巨核细胞增多,伴有成熟障碍。但一般无微血管性溶血性贫血,胆红素正常,外周血中也无破碎红细胞;合并脑出血时会出现头痛、意识障碍等,但无TTP特有的神经精神症状;少见肾受损,血小板特异性受体增高;泼尼松治疗多有效。

4. 溶血尿毒综合征(hemolytic uremic syndrome, HUS) HUS是以微血管溶血性贫血、血小板减少及急性肾衰竭为特征的一种综合征。与TTP是否为独立疾病目前尚存争议,两者病理变化均是内皮细胞损伤和微血管内血栓形成。HUS主要见于儿童和婴幼儿,90% HUS患儿都有因大肠埃希菌O157:H7引起腹泻的前驱症状,TTP患者ADAMTS13活性多严重缺乏,而HUS患者其活性均只是轻度或中度减少。

5. 其他 TTP有时需与阵发性睡眠性血红蛋白尿、系统性红斑狼疮、心脏或血管异常导致的血管内溶血相鉴别。

【治疗】 TTP如处理不及时,病死率极高,故所有TTP患者均应作为危急症进行处理。

1. 血浆置换(plasma exchange, PEX) 临床一旦确诊,应尽早开始血浆置换。可以补充TTP患者体内缺乏的ADAMTSl3活性,同时也能清除体内抗ADAMTSl3自身抗体、UL-vWF多聚体、一些促炎因子、毒素以及一些未知的血管内皮细胞损伤因子。新生儿期因合并高胆红素血症,故血浆置换还有降低高胆红素血症的作用。通过血浆置换,TTP病死率由90%下降至10%~20%。血浆置换的疗效主要取决于血小板计数的恢复情况。一般来说,治疗有效者2~3次血浆置换之后血小板计数开始逐渐上升,1周左右能够基本恢复正常,血清乳酸脱氢酶水平逐渐降至正常。临床上可见中枢神经系统症状好转。但贫血和肾脏损害的改善恢复较慢。血小板恢复至少2天后,可以考虑停止血浆置换。大多数患者停止血浆置换后,病情控制良好,不需要间歇血浆置换维持。对移植相关TTP患者血浆置换的疗效不如原发性TTP,血浆置换中不宜用冷沉淀物(含大量vWF),以免加重血管内血小板的聚集。

2. 遗传性TTP的治疗 目前尚无血浆提取或重组ADAMTS13浓缩物,故先天性TTP的治疗选择为急性期行血浆置换治疗,定期输注新鲜冰冻血浆保证足够的ADAMTS13从而抑制疾病复发。另外,可使用病毒灭活的包含ADAMTS13活性的中纯度凝血因子Ⅷ浓缩物治疗遗传性TTP,这种产品输注量少并可在门诊及家庭治疗。虽然ADAMTS13半衰期为2~3天,但输注血浆(10~15ml/kg)或含ADAMTS13活性的中纯度凝血因子Ⅷ浓缩物临床效果可维持10~20天。

3. 获得性TTP其他治疗

(1)肾上腺皮质激素:肾上腺皮质激素能稳定血小板和内皮细胞膜,抑制ADAMTS13抗体产生。血浆置换联合糖皮质激素广泛应用于急性免疫性TTP的治疗,大剂量冲击治疗可改善预后。对移植相关TTP患者如同时存在移植物抗宿主病(GVHD),可适当加大肾上腺皮质激素用量。

(2)利妥昔单抗:利妥昔单抗是一种抗CD20的单克隆抗体,可能通过清除B细胞克隆产生的ADAMTS13抑制性抗体而发挥作用。急性TTP血浆置换后联合利妥昔单抗临床获益良好。利妥昔单抗使用方法为375mg/m^{2}静脉注射,每周1次,疗程多为4周(1~13周)。小剂量利妥昔单抗(如100mg)在其他一些自身免疫性疾病如免疫性血小板减少症中取得了良好疗效,但对于急性TTP可能无益,仍需进一步临床研究观察最适合的剂量以及治疗时机。

(3)环孢素A及他克莫司:环孢素A能可逆性抑制T细胞介导的异基因免疫和自身免疫反应,还可抑制IL-2、IL-3、INF-γ等细胞因子的合成,具有降低患者体内抗ADAMTS13抗体量及增强ADAMTS13活性的作用。可以作为急性或慢性复发性TTP的二线用药,TTP急性发作予以血浆置换联合环孢素A(2~3mg/kg,2次/d)治疗,可以减少复发。但因环孢素A可导致内皮细胞损伤,故应慎用,尤其是造血干细胞移植后的患者不宜应用。对于伴肾脏损害的TTP患儿,可选用他克莫司治疗,但治疗疗程较长,需长期使用。国外有难治性TTP环孢素A治疗获得成功的病例报道。

(4)抗血小板药物:抗血小板药物如阿司匹林与双嘧达莫,临床疗效尚不确定但相对安全,血小板计数$>50\times10^9$/L时可给予小剂量阿司匹林。前列环素是作用于受损血管部位的天然血小板活化和聚集的抑制剂,但疗效不确切。

(5)长春新碱(VCR):VCR能够改变血小板膜糖蛋白受体,阻止vWF多聚体附着,主要用于难治复发TTP。剂量1mg,每隔3~4天重复1次,共4次。

(6) 脾切除术(splenectomy):脾切除术可去除产生自身抗体的B细胞,以及血小板和红细胞的主要破坏场所。用于血浆置换无效或多次复发的患者,联合糖皮质激素可能提高疗效。

(7) 支持治疗:根据病情需要,特别是伴心脏受累的TTP患者(一般血红蛋白<70g/L)可给予红细胞输注。对于急性溶血期患儿可补充叶酸治疗;除伴致命性出血,一般不予输注血小板治疗;当血小板计数$>50\times10^9/L$时,可使用肝素预防血栓形成。

4. 难治性TTP的治疗　持续性血小板减少或每日血浆置换连续7天后乳酸脱氢酶仍然升高,称为难治性TTP。除采取强化血浆置换疗法(即增加血浆置换频率至每天2次)及联用糖皮质激素外,加用其他免疫抑制药(如长春新碱、环磷酰胺、环孢素A、利妥昔单抗等),丙种球蛋白或脾切除也有一定疗效。

【预后】TTP病程短、预后差,如未及时治疗病死率高达80%~90%,采用血浆置换术后,死亡率下降至8%~30%,随着对TTP的病因和发病机制逐步认识,采用血浆置换或联合利妥昔单抗、糖皮质激素、抗血小板药物、丙种球蛋白等治疗后,预后明显改善。不同类型的TTP患者之间生存率的差异较大,特发性TTP生存率达80%,而继发性TTP的生存率仅为30%左右。约40%的TTP患者最终复发。研究发现,初治时ADAMTS13活性对判断TTP的预后有一定帮助:ADAMTS13严重缺乏者、存在ADAMTS13抑制物者以及缓解后ADAMTS13活性持续降低者需血浆置换疗程更长,复发率更高。

【未来展望】由于ADAMTS13的cDNA已成功克隆,故采用基因工程方法可大量生产重组ADAMTS13对TTP患者进行治疗。为TTP治疗展示了一个更美好的前景,还可避免因输血而出现的不良反应及疾病传播危险。目前,*ADAMTS13*基因在人类基因组的位置已确定,提示可采用与治疗血友病相似的方法对这种疾病进行基因治疗,如基因载体可采用质粒、逆转录病毒、腺病毒或脂质体等,转染基因的表达场所可为肝细胞或成纤维细胞,但能否获得成功还有待于将来的进一步尝试。

诊治要点

- TTP病因和发病机制复杂,有多种因素参与其中,临床表现差异大,出现血小板减少、微血管病性溶血、神经系统症状、肾功能损害、发热典型五联症者并不占大多数,这对诊断带来了一定难度。除了临床上相应的检查,对ADAMTS13活性及其抑制物检查尤为重要,有助于鉴别遗传性TTP和特发性TTP,并可作为疾病预后判断指标。还要注意到血浆ADAMTS13活性降低也有继发性的,如新生儿、妊娠、术后、炎症反应及严重感染、重症肝硬化、造血干细胞移植后并发肝静脉栓塞病等。
- TTP病情危重而凶险,病死率高,故所有TTP患者均应作为危急症进行处理。急性期行血浆置换治疗以补充TTP患者体内缺乏的ADAMTS13活性,同时清除体内抗ADAMTS13自身抗体及其他致病因素。
- 对遗传性TTP的治疗定期输注新鲜冰冻血浆保证足够的ADAMTS13而抑制疾病复发。用病毒灭活的包含ADAMTS13活性的中纯度凝血因子Ⅷ浓缩物是治疗遗传性TTP的有效手段;对获得性TTP除采取强化血浆置换疗法,联用糖皮质激素外,其他免疫抑制药、丙种球蛋白及脾切除可以控制病情和改善预后。

(六) 感染性血小板减少症

病毒感染是获得性感染性血小板减少症(infectious thrombocytopenia,ITP)的重要原因。在病毒性、细菌性、真菌性和寄生虫性感染的患者中均可见血小板减少。特别是在儿童中通常在病毒感染2~8周内发病。在风疹、腮腺炎、传染性单核细胞增多症以及EB病毒、疱疹病毒、人类细小病毒B19、巨细胞病毒(CMV)等病毒性感染患者中,血小板减少可能伴有其他临床症状和体征,乙型肝炎病毒(HBV)、丙型肝炎病毒(HCV)、人类免疫缺陷病毒(HIV)感染也是血小板减少的影响因素。细菌感染革兰氏阳性、阴性杆菌如脑膜炎双球菌、链球菌、结核分枝杆菌、布鲁氏菌等感染所致的重症感染,原虫感染如疟疾、杜氏利什曼原虫所致的黑热病。还有其他非典型病原体如支原体等均是容易致血小板减少的病原微生物。

【发病机制】感染可以通过减少骨髓造血、增加免疫破坏,或感染所诱导的微血管病导致血小板减少。此外,用于治疗感染的药物也可能导致血小板减少。

与HIV感染相关的血小板减少有很多原因,其中许多可以同时出现,包括主要与免疫复合物有关的血小板破坏加速、血小板生成减少。

幽门螺杆菌在慢性ITP发病机制中的潜在作用是有争议的，抗生素根除幽门螺杆菌导致ITP患者血小板计数的明显增加，这个成果尚未得到广泛的认证。数据分析发现：与未感染幽门螺杆菌的患者相比，幽门螺杆菌根除疗法更有可能增加患者的血小板计数，这更加强了感染与血小板减少的因果关系。因此有研究者建议如果幽门螺杆菌检测呈阳性，ITP患者进行筛查和根除治疗是有效的。

【临床表现】出血症状与血小板降低的程度成负相关，轻者可以没有出血症状。一般发生在感染后数日或数周，有时伴有原发感染相应的症状和体征，严重的脓毒血症甚至出现全身多脏器衰竭，严重出血而致死亡。一般在感染控制后血小板可恢复正常。

【诊断】

1. 有原发病的感染。
2. 病原体检测阳性支持新近感染或证据支持。
3. 血小板减少。
4. 感染控制后血小板逐渐恢复正常。

在一些病毒感染如HBV、HCV、HIV相关的主要临床症状和体征尚未表现而出现血小板减少或治疗该疾病过程中的药物所致的血小板减少是本病鉴别诊断的难点。

【治疗】

1. 病因治疗　针对原发感染如病毒、细菌、真菌或原虫等给予相应的治疗，如CMV感染用更昔洛韦，α干扰素具有广泛的广谱抗病毒作用，可降低病毒载量，也可治疗血小板减少症。幽门螺杆菌予以相应的根除性治疗。

2. 免疫治疗　糖皮质激素和IVIg可以作为一线治疗但取决于原发病，如糖皮质激素治疗HCV可能增加病毒载量，最好首选IVIg。TPO受体激动剂可能会增加HCV肝硬化患者腹部血栓形成的风险。

3. 对症治疗　血小板极低伴有严重出血可输注单采血小板。

诊治要点

- 感染性血小板减少症，病毒感染仍是主因，积极查找感染证据，排除其他血小板减少。
- 采取病因治疗、免疫治疗及对症治疗是关键。

（郝国平）

参考文献

[1] MA I, SANDHU AT. Immune thrombocytopenia. Hospital Medicine Clinics, 2017, 6 (1): 53-66.

[2] KAUSHANSKY K, LICHTMAN MA, PRCHAL JT, et al. Williams hematology. 9th ed. New York: McGraw-Hill, 2016.

[3] 黄绍良, 陈纯, 周敦华. 实用小儿血液病学. 北京: 人民卫生出版社, 2014.

[4] 阮长耿, 沈志祥, 黄晓军. 血液病学高级教程. 北京: 中华医学电子音像出版社, 2016.

[5] NORIS P, PECCI A. Hereditary thrombocytopenias: a growing list of disorders. Hematology, 2017: 385-399.

[6] 吴润晖, 马洁. 儿童免疫性血小板减少症的治疗策略. 中华实用儿科临床杂志, 2017, 32 (15): 1124-1128.

[7] ZUFFEREY A, KAPUR R, SEMPLE JW. Pathogenesis and therapeutic mechanisms in immune thrombocytopenia (ITP). Journal of Clinical Medicine, 2017, 6 (2): 16.

[8] 胡群. "儿童原发免疫性血小板减少症诊疗建议"解读. 中华儿科杂志, 2013, 51 (5): 389-391.

[9] DESPOTOVIC JM, GRIMES AB. Pediatric ITP: is it different from adult ITP? Hematology Am Soc Hematol Educ Program, 2018 (1): 405-411.

[10] JOLY BS, VEYRADIER CPA. Thrombotic thrombocytopenic purpura. Blood, 2017, 129 (21): 2836-2846.

第5节　血小板功能疾病

血小板功能缺陷病（qualitative platelet defects）是一组因血小板黏附、凝聚、释放、促凝功能及花生四烯酸代谢缺陷而致的出血性疾病。本病分为先天性及后天获得性两类，儿童以先天遗传性为主，其共同特点是血小板数目无明显减少，而血小板功能异常。

正常血小板效应及血小板功能缺陷，见图2-11-12。

一、先天性血小板功能缺陷病

先天性血小板功能缺陷病主要包括以下三大类：①血小板膜异常，巨大血小板综合征（Bernard-Soulier综合征）、血小板型血管性血友病（vWD）、血小板无力症（thrombasthenia）、血小板第3因子（PF_3）缺乏症（Scott syndrome）；②贮存池疾病（storage pool disease，SPD），致密体缺乏症（δ-SPD）、灰色血小板综

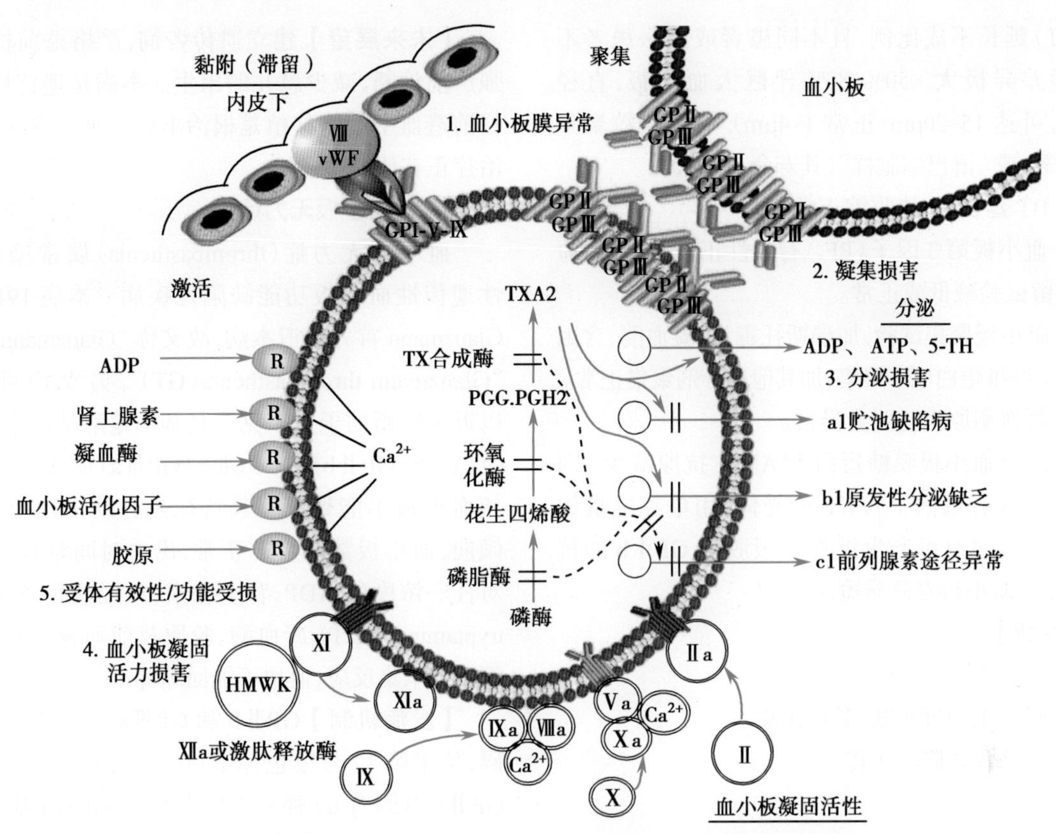

图 2-11-12 正常血小板效应及血小板功能缺陷示意图

合征（α-SPD）、复合性贮存池疾病（δ-SPD）；③花生四烯酸代谢异常，阿司匹林样缺陷、血栓烷合成酶缺乏症、血栓烷反应异常症。

（一）巨大血小板综合征

巨大血小板综合征（Bernard-Soulier syndrome，BSS），本病罕见，世界范围内发病率约 1/100 万，系常染色体隐性遗传，患者大多来自近亲婚配家庭，自发突变相当少见，也有报道本病系常染色体显性遗传。1948 年，Bernard 和 Soulier 首先报道 2 名来自近亲婚配家庭的儿童有严重的出血症状，尤以黏膜出血为重，实验研究发现两者有不同程度的血小板下降和巨大血小板，故本病又称“Bernard-Soulier 综合征”。生后数日即可发病，以轻度血小板减少、血小板体积增大为特征。

【病因与发病机制】本病的基本病变是血小板膜糖蛋白 GPⅠb-Ⅴ-Ⅸ复合物的缺陷。本病出血症状可能与下列因素有关：血小板减少、血小板与血管性血友病因子（vWF）相互作用异常、血小板与凝血酶相互作用异常、血小板凝血活性异常。

血小板减少的原因不明，但本病出血严重程度与血小板减少的程度并不平行，提示血小板质的异常是引起出血的重要因素。

GPⅠb-Ⅴ-Ⅸ存在于血小板表面，是血小板的主要黏附受体，该受体与 vWF 结合而黏附于内皮下组织。由于缺乏黏附受体，血小板不能黏附于内皮下组织，导致止血障碍。巨大血小板综合征患者血小板对凝血酶激活反应低下，尤其在低凝血酶浓度的条件下。凝血酶是血小板活化的主要生理激活剂之一，可以与 GPⅠbα 结合，有研究显示，GPⅠbα 氨基酸 239~299 区域含有凝血酶的结合位点。GPⅨ和 GPⅤ在本病患者血小板中含量减低，并与 GPⅠbα 和 GPⅠbβ 下降相平行，这 4 种蛋白质被认为存在于同一复合物当中，转染实验表明，细胞表面完整的复合物表达必须有 GPⅠbα、GPⅠbβ、GPⅨ3 种 cDNA 同时存在，其中任何一种基因的异常都可能引起复合物异常，导致巨大血小板综合征。

【临床表现】

1. 常有家族出血史，多见于近亲婚配。

2. 自幼出血（新生儿即可发病），出血轻重不一，多为中度皮肤黏膜出血，重者可颅内出血，外伤或手术时严重出血，女性月经过多，无关节肌肉出血史。出血倾向随年龄增长有减轻趋势。

【辅助检查】

1. 血小板正常至轻度减少，与出血时间（bleeding

time,BT)延长不成比例,且不同患者或同一患者不同时间差异极大。50%~80%伴巨大血小板,直径4~8μm,可达15~20μm(正常1~4μm),中央颗粒聚集呈“假核”或“淋巴细胞样”,其寿命2~8天。

2. BT延长,血块收缩正常。

3. 血小板第3因子(PF_3)有效性正常或下降,血小板滞留试验减低或正常。

4. 血小板聚集试验,加瑞斯托霉素、凝血酶、含因子Ⅷ的牛纤维蛋白原不聚集,加其他诱导剂聚集正常。

5. 凝血酶原消耗明显异常。

6. 缺乏血小板膜糖蛋白Ⅰ(AN51抗原减少),因为GPⅠb含有Ⅷ因子/vWF的受体,用单克隆抗体可确诊。但输血可产生抗血小板膜上GPⅠb的抗体,使输入血小板寿命缩短。

【诊断】

1. 临床表现

(1)轻度至中度皮肤、黏膜出血。

(2)常染色体隐性遗传。

(3)肝脾不大。

2. 实验室检查

(1)血小板正常或减少伴有巨大血小板。

(2)出血时间延长。

(3)血小板聚集试验加瑞斯托霉素不聚集,加其他诱聚剂,聚集基本正常。

(4)血小板玻璃珠滞留试验可减低。

(5)血块收缩正常。

(6)vWF正常。

(7)血小板膜缺乏糖蛋白Ⅰb。

3. 排除继发性巨大血小板症

【鉴别诊断】

1. 血小板无力症 常染色体隐性遗传病,血小板有功能缺陷,血小板计数和形态均正常,血小板对ADP等无聚集,血小板黏附功能正常,血小板GPⅡb/Ⅲa缺乏。

2. 血小板贮存池病 血小板计数和形态正常,而血小板内致密体减少或缺乏,对ADP等引起的聚集试验第一相聚集正常,第二相聚集缺乏,本病尚需与其他遗传性血小板功能缺陷性疾病及继发性血小板功能缺陷性疾病相鉴别。

【治疗】输注血小板可止血,糖皮质激素或切脾可使血小板增加,减轻出血。

【预后】只要支持治疗和及时输注血小板,本病预后尚好。

【未来展望】建立遗传咨询,严格婚前检查,加强产前诊断,减少患儿的出生。本病是遗传性疾病,目前造血干细胞移植是根治本病的唯一方法。基因治疗正在研究中。

(二)血小板无力症

血小板无力症(thrombasthenia)属常染色体隐性遗传性血小板功能缺陷性疾病。本病1918年由Glanzmann首先报道本病,故又称“Glanzmann病”或“Glanzmann thrombasthenia(GT)”,男女均可患病,以近亲结婚的子女多见。其基本缺陷是血小板膜糖蛋白Ⅱb(GPⅡb)和/或Ⅲa(GPⅢa)质或量的异常,使血小板不能聚集。其特征是自幼出现中度出血倾向,血小板数和形态正常,出血时间延长,血小板对任一浓度的ADP、肾上腺素、5-羟色胺(5-hydroxy tryptamine,5-HT)、凝血酶、胶原及前列腺素E_2(PGE_2)等均无聚集反应,血块不能回缩等。

【发病机制】GPⅡb和GPⅢa由不同的基因编码,位于第17号染色体上(17q21~23)。目前已知的GPⅡb基因有62种基因突变类型;GPⅢa基因有41种基因突变类型。这些突变可导致GPⅡb/Ⅲa表达质和量异常。

血小板GPⅡb/Ⅲa复合物即整合素$\alpha_{Ⅱb}\beta_3$,属于整合素超家族成员,分布于血小板和巨核细胞的表面,血小板膜上主要黏附蛋白受体。当血小板活化时,随着α颗粒的释放和胞内管道系统的开放,部分胞内储存的GPⅡb/Ⅲa复合物转到膜外,可以使血小板表面的GPⅡb/Ⅲa复合物增加25%~50%。一旦内皮受损,血小板黏附其上时,诱导剂如凝血酶、胶原、凝血酶敏感蛋白(thrombospondin,TSP)及ADP等与其相应受体结合后,使GPⅡb/Ⅲa复合物空间结构形态发生改变,纤维蛋白原受体位点暴露而与血浆纤维蛋白原结合发挥止血作用,并导致血小板的进一步活化和释放反应,加速血小板血栓的形成。GPⅡb/Ⅲa复合物还可以结合血浆中的vWF纤维连接蛋白及玻璃体连接蛋白等多种黏附分子,在血小板黏附聚集过程中起关键作用。GPⅡb及GPⅢa任何一个基因缺陷都可导致GPⅡb/Ⅲa复合物在细胞表面的表达缺陷而引起血小板无力症。

部分血小板无力症患者伴有血小板酶和蛋白质异常,如磷酸甘油醛脱氢酶、镁ATP酶、丙酮酸激酶、谷胱甘肽过氧化物酶及谷胱甘肽还原酶等。酶缺乏导致血小板的ADP减少及能量代谢障碍,血栓收缩蛋白减少,影响血小板功能和血块回缩。

【临床表现】 患者多于婴幼儿期发病,出血轻重不等,有的仅轻微出血,可中-重度皮肤、黏膜出血,如皮肤瘀点、紫癜或瘀斑,反复鼻出血,外伤或手术后可出血不止。肌肉、关节、内脏及颅内出血等罕见。即使基因型完全相同的同胞,其临床出血程度也可不同,随年龄增长,患者的症状或可减轻。服用影响血小板功能的药物可加重出血。

本病可分为两型:Ⅰ型,临床症状较重,血小板纤维蛋白原严重减少,GP 量少,血小板涎酸减少,血小板群减少,血块不回缩及血栓弹力图最大振幅正常;Ⅱ型,症状较轻,可测出纤维蛋白原和 GP 较多,血小板群及涎酸正常,血块部分回缩及血栓弹力图最大振幅异常。

【辅助检查】

1. 血小板数、形态、大小及寿命正常,血涂片上血小板呈分散不聚集现象,形态异常,颗粒减少或空泡。出血时间延长,凝血时间正常。

2. 血小板功能检查

(1)血块收缩不良或不收缩。

(2)血小板黏附聚集试验:血小板黏附功能正常,对任何浓度的 ADP、肾上腺素、凝血酶、胶原及花生四烯酸等皆无聚集反应,加瑞斯托霉素后聚集正常或接近正常。

(3)血小板释放试验:对肾上腺素和低浓度 ADP 反应减低(引起的释放反应需要血小板聚集);对高浓度凝血酶和胶原反应正常。

(4)PF_3 有效性减低,血小板玻璃珠柱黏附率下降。血小板促凝活性不同程度异常。体外去内皮血管试验显示血小板血栓形成明显异常;高切变力作用下血小板黏附减少。

3. 血小板 GPⅡb/Ⅲa 和 Vn 受体($a_v\beta_3$)检测

(1)GPⅡb/Ⅲa 含量检测:含量减少或缺乏,变异型可正常。GPⅡb/Ⅲa 含量不是判断血小板无力症出血轻重的指标。检测不到 GPⅡb/Ⅲa 复合物,也仅有轻度出血,而有的患者 GPⅡb/Ⅲa 复合物无明显减少,却有严重的出血倾向。

(2)$\alpha_v\beta_3$ 含量检测:GPⅢa 缺陷引起的血小板无力症时降低;GPⅡb 缺陷时正常或增高。$\alpha_v\beta_3$ 可用来判定是否累及 GPⅢa。

4. 纤维蛋白原结合试验 放射标记或荧光标记的纤维蛋白原和其他黏附蛋白可通过 GPⅡb/Ⅲa 结合于血小板,检测标记活性可以了解激活血小板 GPⅡb/Ⅲa 复合物的功能,血小板无力症患者表现为降低或缺乏。血小板纤维蛋白原含量除一些变异型患者外均明显减少。

5. 凝血因子检查正常。

【诊断标准】

1. 临床表现

(1)常染色体隐性遗传。

(2)自幼有出血症状,表现为中度或重度皮肤、黏膜出血,可有月经过多,外伤后出血不止。

2. 实验室检查

(1)血小板计数正常,血涂片上血小板散在分布,不聚集成堆。

(2)出血时间延长。

(3)血块收缩不良或正常。

(4)血小板聚集试验加 ADP、肾上腺素、胶原、凝血酶、花生四烯酸均不引起聚集,加瑞斯托霉素引起的聚集正常或减低。

(5)血小板玻璃珠滞留试验减低。

(6)血小板膜 GPⅡb/Ⅲa 减少或有质异常。

根据 GPⅡb/Ⅲa 减少的程度或质的异常可分为以下三型。

1)Ⅰ型:约 78% 患者为Ⅰ型,血小板 GPⅡb/Ⅲa 低于正常的 5%,活化的血小板不能结合纤维蛋白原,血小板 α-颗粒纤维蛋白原含量明显减少,血块缺乏回缩反应。

2)Ⅱ型:占 14%,血小板表面 GPⅡb/Ⅲa 为正常的 5%~25%,活化的血小板结合少量的纤维蛋白原血块回缩正常。

3)Ⅲ型:又称"变异型血小板无力症",为 GPⅡb/Ⅲa 质的异常,占 8%,血小板表面 GPⅡb/Ⅲa 为正常的 40%~100%,但活化的血小板不结合或仅结合少量的纤维蛋白原,血块回缩可以从缺乏到正常。

【鉴别诊断】 本症与血管性假血友病、血小板病、巨大血小板综合征等鉴别,主要依靠实验室检查。

血小板病性血小板减少症可能是血小板无力症的一种亚型,特点是:①常染色体显性遗传;②BT 延长;③血小板轻-中度减少伴巨大血小板,血块收缩不佳;④PF_3 活性减低;⑤血小板对 ADP、肾上腺素及胶原的凝聚不良,血小板黏附性降低;⑥骨髓象示巨核细胞数正常,血小板生成障碍。

【治疗】

1. 尽量避免外伤,忌用阿司匹林等药物,服避孕药可预防发病。

2. 轻度出血患者通常采用局部压迫止血即可(局部止血可用云南白药、止血粉、明胶海绵或凝血酶等辅助)。全身或局部使用抗纤溶药物可作为牙龈出血和拔牙的辅助措施。对于拔牙、包皮环切、扁桃体摘除及其他需要外科处理的患者,应预防性输注血小板直至创面完全愈合。

3. 对于多数严重出血的患者,唯一有效的止血方法是输血小板(新鲜全血、含丰富血小板的血浆或血小板浓缩制剂),新鲜血浆每次10ml/kg,可控制出血,多次输血可产生抗GPⅡb/Ⅲa抗体。此时,可用重组凝血因子Ⅶa(recombinant factor Ⅶa,rFⅦa)治疗。对于严重出血而血小板输注无效的患者异基因骨髓移植可能有效,迄今已有2例异基因骨髓移植治疗本病获得成功的报道。

4. 皮质激素及切脾无效。

【预后】本病预后尚好。

(三)贮存池病

贮存池病(storage pool disease,SPD)指血小板缺乏贮存颗粒或其内容物释放障碍。包括致密颗粒缺陷症、α-颗粒缺陷症(亦称灰色血小板综合征)以及致密体与α-颗粒联合缺陷症。为常染色体显性遗传,由Weiss等于1969年首先描述。本病同样可见于下列先天性疾病:①Hermansky-Pudlak综合征(HPS),为常染色体隐性遗传,血小板贮存池缺陷性出血伴白化病。②Chediak-Higashi综合征(CHS),为常染色体隐性遗传,血小板可轻度减少,伴有部分白化病或眼球震颤,血小板及白细胞胞质中可见巨大包涵体(Dhle小体),可有贫血及反复化脓性感染或肝、脾、淋巴结大。③Wiskott-Aldrich综合征(WAS),为伴性隐性遗传,血小板减少而体积小,致密颗粒减少。伴有湿疹及IgM减低,IgE增加。婴幼儿发病,反复感染。④血小板减少无桡骨综合征(TARS),为常染色体隐性遗传,血小板减少伴有桡骨缺失,其血小板功能缺陷如贮存池病。⑤灰色血小板综合征(gray platelet syndrome)可见于α-颗粒缺乏者。此症极少见,表现轻度出血,用瑞氏染色可见血小板缺乏颗粒且呈灰色。

【病因与发病机制】血小板α-颗粒内容物如血小板因子-4(platelet factor-4,PF_4)、β血小板球蛋白(β-thromboglobulin,β-TG)、纤维蛋白原、凝血酶敏感蛋白、vWF、纤维连接蛋白等减少,血浆中血小板特异蛋白如β-TG和PF_4浓度正常或增高,巨核细胞免疫电镜表明vWF、PF_4等合成正常,提示本病是由于合成的蛋白不能贮存于α-颗粒所致。由于α-颗粒不能包装及保留PF_4、β-TG和血小板衍生长因子(PDGF),导致血浆PF_4、β-TG浓度升高,以及PDGF直接释放进骨髓基质,导致骨髓纤维化正常或升高。

【临床表现】临床表现多样性,一般于儿童和青年发病。可见轻至中度的皮肤、黏膜出血,可有严重出血,少数病例有精神异常(5-羟色胺代谢异常),常并发白化病,服抑制血小板功能的药物后出血加重。

【辅助检查】血小板数目及大小一般正常,电镜下见血小板内的致密体减少,颗粒多少不一;出血时间延长,血块收缩正常,凝血酶原消耗不良或/及凝血活酶生成试验异常;PF_3有效性测定减低;血小板黏附率下降;血小板聚集对ADP或肾上腺素第一相聚集正常,第二相聚集减弱或消失(即无继发聚集),瑞斯托霉素聚集正常。

【诊断】根据临床表现、实验室检查确诊。

1. 临床表现　同上文所述。

2. 实验室检查

(1)血小板轻度至中度减少,大小不一,平均直径略有增加,在多嗜性染色的血涂片中呈灰色的鬼影样,卵圆形。

(2)出血时间延长。

(3)骨髓象:网状蛋白纤维化。

(4)血浆PF_4及β-TG浓度正常或升高。

(5)血小板对ADP、肾上腺素、瑞斯托霉素等的聚集反应正常或接近正常,对胶原或凝血酶聚集反应常缺乏。

(6)血小板α-颗粒内容物PF_4、β-TG、纤维蛋白原、vWF、凝血因子Ⅴ、纤连蛋白及TSP明显减少,致密颗粒内容物S-HT、ATP、ADP正常。

3. Quebec血小板病　新近发现的一种遗传性血小板功能缺陷性疾病,选择性血小板第5因子缺乏,可能是由于α-颗粒中异常表达的尿激酶导致颗粒内蛋白质自溶所致,常呈常染色体显性遗传,α-颗粒正常,肾上腺素诱导的血小板聚集反应缺如。

【治疗】禁服抑制血小板功能的药物,局部出血可用云南白药或三七粉、凝血酶、明胶海绵等局部填塞压迫止血。可试用糖皮质激素。严重出血者可输新鲜血浆或冷沉淀物。造血干细胞移植是根治本病的唯一方法。

(四) 阿司匹林样缺陷

阿司匹林样缺陷(aspirine-like defect)又称轻型血小板病,为先天性常染色体显性遗传,由花生四烯酸代谢缺陷而致。血小板颗粒内含的内源性ADP、ATP、PF_3、PF_4正常,但血小板释放ADP功能障碍。可能因环氧化酶(cyclooxygenase,COX)先天缺陷而致血栓素(TXA_2)合成异常。因类似阿司匹林的药理作用而得名,属于血小板聚集缺陷。主要表现为皮肤黏膜轻度出血,多自幼开始。实验室特征为:①血小板数和形态正常。②黏附试验正常。③血小板对ADP、肾上腺素聚集试验只有第一相聚集,而无第二相聚集。对瑞斯托霉素反应正常,对花生四烯酸无反应。与贮存池病的鉴别见表2-11-15。

表2-11-15　贮存池病与阿司匹林样缺陷的鉴别

	贮存池病	阿司匹林样缺陷
黏附	正常/↓	正常
花生四烯酸引起聚合 (合成前列腺素内过氧化物及血栓素)	正常/↓	↓↓
血小板滞留	↓	正常
5-羟色胺(5-HT)吸收	正常/↓	正常
贮藏池中ADP、5-HT、Ca^{2+}	↓	正常
血小板ATP/ADP比例	↓	正常
α-颗粒中酸性水解酶释放	正常/↓	正常
前列腺素合成	正常/↓	↓↓
内过氧化物诱发血小板凝集	↓	正常
致密小体	↓↓	正常
阿司匹林处理的正常人血小板混合纠正试验	纠正	不纠正

【治疗】本病多因服抑制血小板功能的药物继发出血或使出血加重,因此疑患此病时应停服这类药物,包括阿司匹林类退热剂,非类固醇类消炎药如吲哚美辛、保泰松、抗炎松、巴比妥类,右旋糖酐,抗组胺,阿托品和冬眠灵等。出血重者可输血小板。

(五) 血小板型血管性血友病

血小板型血管性血友病(platelet-type von Willebrand disease),又称血小板型vWD或假性vWD,为先天性常染色体显性遗传。由于因子Ⅷ相关蛋白(ⅧR)异常,致血小板膜GPⅠb质或量均异常,从而使血小板与血浆内的vWF亲和力增强,使血浆vWF缺乏,因而引起类似血管性假血友病的表现。

实验室检查特点为:①血小板数量略减,体积巨大;②血小板膜GⅠb质或量正常;③BT延长;④血小板黏附性降低;⑤血浆中Ⅷ因子相关抗原(ⅧR:Ag)、凝血活性(Ⅷ:C)及vWF(ⅧR:WF)减低或缺乏。

治疗较为困难,去氨基-D-精氨酸血管升压素(DDAVP)治疗效果良好,亦可输正常人冷沉淀以纠正因子Ⅷ的缺陷,必要时可输注正常人血小板。

常见先天性血小板功能缺陷病的鉴别,见表2-11-16。

其他遗传性血小板功能缺陷病见表2-11-17。

表 2-11-16 常见先天性血小板功能缺陷病鉴别

病名	遗传方式	基本缺陷	出血倾向	血小板数	血小板结构	出血时间	血块收缩	黏附试验	聚集试验					血小板释放功能
									ADP	肾上腺素	胶原	瑞斯托霉素	花生四烯酸	
									第一波	第二波				
巨大血小板综合征	常染色体隐性遗传	血小板膜GPⅠb-Ⅴ-Ⅸ缺乏	重	N/↓	50%~80%巨大	↑↑	N	↓	N	N	N	0	N	
血小板无力症	常染色体隐性遗传	血小板膜GPⅡb/Ⅲa的结构异常和功能障碍	重/轻	N	涂片中分散	↑↑	0	↓	0	0	0	N	↓↓	
贮存池病	常染色体显性遗传	致密颗粒和/或α-颗粒缺乏，不能释放ADP，ATP等	轻	N	颗粒多少不一	↑	N	↓	N	↓	↓	N	N/↓	↓
阿司匹林样缺陷	常染色体显性遗传	环氧化酶↓	轻	N	N	↑	N	N	N	0	↓	N	0	↓
血小板型血管性血友病	常染色体显性遗传	血小板膜GPⅠb异常，Ⅷ因子，vWF异常	轻/重	N/↓	大	↑	N	↓	N	N	N	↑	N	

注：N. 正常；↑. 延长；↑↑. 显著延长；↓. 减低；↓↓. 显著减低；0. 无。

表 2-11-17 其他先天性血小板功能缺陷病

病名	病因及主要缺陷	临床特征	实验室检查诊断	遗传方式
PF_3 缺陷病	先天性 PF_3 缺乏或 PF_3 释放障碍	轻重不一的出血倾向	血小板轻至中度↓，异常大血小板，血小板缺乏磷脂，PF_3 有效性↓，出血时间正常/↑	AR
Wiscott-Aldrich 综合征	血小板内能量代谢缺陷，糖原酵解酶缺乏，贮存池缺乏，免疫缺陷	皮肤、黏膜出血，广泛湿疹，反复感染	血小板↓，小血小板，聚集功能↓，无致密体，寿命短，IgM↓，无同族血凝集素	XR
Hermansky-Pudlak 综合征	酪氨酸代谢障碍，贮存池缺乏	出血倾向，局部白化病（皮肤、眼）	血小板聚集功能↓，无致密体，骨髓中有蜡样脂色素沉着性巨噬细胞	AR
糖原贮积症 1 型	血小板中缺乏 G-6-P 酶或果糖 1，6-二磷酸酶→糖原，核苷酸代谢障碍	轻度出血倾向，低血糖	出血时间↑；血小板核苷酸量↓；聚集功能（Ⅱ相）及黏附性↓，静脉注射葡萄糖可纠正；PF_3 释放↓，ATP/ADP 正常	AR
Chediak-Higashi 综合征	色素代谢障碍，贮存池缺乏	局部白化病（眼、毛发、皮肤），易感染，出血倾向	血小板聚集功能↓，缺乏致密体，白细胞异常巨大颗粒（溶酶体异常），白细胞功能↓	AR
May-Hegglin 畸形	不明	轻度至中度出血倾向	暂时血小板↓，巨血小板，颗粒少，聚集功能及 PF_3 活性↓，白细胞↓，多核细胞↑，Dohle 小体	AD

续表

病名	病因及主要缺陷	临床特征	实验室检查诊断	遗传方式
先天性无纤维蛋白原血症	缺乏纤维蛋白原	输血浆可纠正出血时间及血小板功能	出血时间↑,血小板聚集功能↓,玻璃珠柱黏附率↓	AR
Ehlers-Danlos 综合征	胶原合成及结构异常,血小板黏附于胶原缺陷	皮肤弹性过大,关节过于松弛,皮肤血管脆性↑,易出血	血小板黏附及聚集功能↓,皮肤活检胶原量明显↓	AD
腺苷脱氨酶缺乏症	腺苷脱氨酶缺乏,腺苷蓄积,抑制血小板聚集	无出血倾向,免疫缺陷	ADP 诱导血小板聚集↓↓,加腺苷脱氨酶可纠正	—

注:↓. 减少或下降;↑. 升高;AR. 常染色体隐性遗传;AD. 常染色体显性遗传;XR. X 连锁隐性遗传;PF_3. 血小板第 3 因子;G-6-P. 葡萄糖 -6- 磷酸酶。

诊治要点

- 先天性血小板功能缺陷病是一组遗传因素引起的血小板膜质缺陷、血小板内颗粒、花生四烯酸代谢异常所致的以出血为特点,伴有出血时间延长和血小板计数正常的疾病。主要包括血小板膜异常、贮存池疾病及花生四烯酸代谢异常三大类。
- 本组疾病的临床特征是自幼有出血倾向,外伤、手术或拔牙后均有出血不止。
- 实验室检查是诊断本组疾病的重要依据:表现为血小板数正常或轻度减少,可见畸形或巨大血小板,且血小板黏附、聚集、释放功能异常,出血时间延长,凝血酶原消耗不良等。
- 本组疾病是遗传性疾病,是难以治愈的出血性疾病,建立遗传咨询,严格婚前检查,加强产前诊断,能有效减少患儿的出生。目前造血干细胞移植是根治本病的唯一方法,输注血小板对大多数严重出血患儿是有效的措施。要避免使用干扰正常止血功能的药物。相信不久的将来,随着人们对先天性血小板功能缺陷性病的进一步了解和基因治疗技术的日趋成熟,本病有望被克服。

二、继发性血小板功能缺陷病

继发性血小板功能缺陷病(acquired platelet function deficiency)是由多种原因导致的血小板功能缺陷性疾病,发病率远高于先天性血小板功能缺陷,很多疾病可引起血小板功能异常(表 2-11-18),而且牵涉到血小板功能的各个方面。

临床上共同点为:①有诱发血小板功能障碍的原发性疾病或病因;②无出血性疾病的既往史与家族史;③实验室检查主要表现为血小板第 3 因子功能低下,一般血小板计数在正常范围($>100\times10^9$/L),出血时间延长,血块收缩和血小板对 ADP 凝聚反应均正常。

表 2-11-18 继发性血小板功能缺陷病的病因

病因
骨髓增殖性疾病
真性红细胞增多症
骨髓纤维化
慢性粒细胞性白血病
先天性心脏病
特发性血小板增多症
白血病前期和急性白血病
异常球蛋白血症,免疫性血小板减少症(抗血小板抗体)
尿毒症
弥散性血管内凝血,严重肝病,维生素 C 缺乏症,脾切除术后,库存血小板输注
肿瘤

(一)先天性心脏病

发生血小板功能异常者占 10%~20%,多见于发绀型(可能与低氧血症及多血症有关),其次为室间隔缺损和肺动脉狭窄。其临床特点为:①术前出血倾向极轻或无,但心脏矫正术后可发生严重出血;②出血时间(BT)延长,血小板对 ADP、肾上腺素和胶原凝集减弱,血小板 ADP 含量和 5- 羟色胺(5-HT)吸收正常,而释放减少。发绀型先天性心脏病在术前 2~3 天减少血细胞比容可使止血和血小板凝集功能于 3 天内恢复正常。

(二)尿毒症

尿毒症(uremia)的出血倾向与血小板功能缺陷、凝血异常和血小板减少等因素有关。血浆因子(PGI 类物质)或尿素代谢产物(胍基琥珀酸、石炭酸)

及高镁血症等可抑制血小板功能。其特点是：① BT 延长；②血块收缩减弱，PF_3 有效性减低；③血小板玻璃珠柱滞留减少，血小板黏附性减低；④ ADP、肾上腺素和胶原诱发血小板凝聚缺乏。对 ADP 诱导无第二相聚集；⑤释放反应障碍；⑥ PF_3 活力减低，凝血酶原消耗异常。

主要治疗方法为腹膜或血液透析，24~48 小时后可纠正出血倾向和血小板功能异常。亦可输血浆、冷沉淀物。

（三）骨髓增殖性疾病

骨髓增殖性疾病（myeloproliferative disease）如真性红细胞增多症、慢性粒细胞性白血病、骨髓纤维化等，其血小板数正常或明显增多，而血小板功能异常（缺乏脂肪氧合酶），呈现严重出血倾向。其实验室检查特点：① PF_3 活性缺乏，5-HT 含量减低；②缺乏血小板初级和继发凝聚反应，释放反应亦缺乏；③血小板凝血活性减弱，前列腺素内过氧化物产生异常；④慢性粒细胞性白血病尚有贮存池缺陷，ADP、5-HT 和致密小体含量减少，ATP/ADP 比例升高。

（四）肝脑疾病

多种凝血因子在肝脏合成，因此肝脏在凝血过程中起着很重要的作用。肝脏疾病不仅可通过减少凝血因子生成，还可通过其他多种机制破坏凝血过程。如肝脏在急性和慢性损伤后，可以出现血小板数量和质量异常。血小板减少症可以是急性肝炎的表现之一，重症时偶见，一般多见于重型再障合并急性肝炎。慢性肝脏疾病如肝硬化常常导致轻度血小板减少，因为门静脉高压，血小板在脾内淤积，造成分布异常性血小板减少，此时血小板聚集功能也可能存在异常。

（五）伴血小板功能异常的免疫性血小板减少症

免疫性血小板减少症（immune thrombocytopenia，ITP）患者的出血常发生于血小板计数很低的时候，但有时患者仅有轻度 - 中度的血小板减少，也会有出血的表现。ITP 中的抗体通常是针对 GPⅡb/Ⅲa 或者 GPⅠb/Ⅸ受体等部位。在某些情况下，这些抗体会引起血小板功能异常。血小板聚集功能的检测可能有助于在轻度血小板减少时，对血小板功能进行判断。

（六）药物诱发的血小板功能缺陷

1. 作用于血小板环氧化酶的药物　主要见于非特异性抗炎药物如阿司匹林、保泰松、吲哚美辛等。阿司匹林主要抑制血小板环氧化酶［在血管组织中该酶较不敏感，阻止花生四烯酸生成不稳定的内过氧化物（PGG_2、PGH_2），不能形成血栓素 A_2（thromboxane A_2，一种最强的血小板凝集和分泌的诱导剂）］，使血小板不发生凝聚及黏附作用，血小板 ADP、5-HT、PF_4 等释放受抑制，PF_3 有效性减弱，服阿司匹林（0.6~1.2g）后上述缺陷可持续 3~9 天，分娩前一周孕妇服用阿司匹林，其新生儿（尤其是早产儿）可发生紫癜、黏膜出血等，新生儿服后也明显增加出血发生率。尚可引起小儿胃肠隐血或大量出血。

2. 作用于血小板膜的药物

(1) 右旋糖酐及其他大分子化合物能吸附于血小板表面，影响血小板功能。右旋糖酐可抑制血小板黏附于玻璃珠，抑制胶原诱导的血小板聚集及 PF_3 的有效性。血小板功能障碍的程度与右旋糖酐输入剂量及分子量有关。输入后 4~8 小时达到高峰。

(2) 肝素可使血小板表面的负电荷明显增高，可抑制血小板的释放反应。

(3) 有一些安定剂、抗组胺药及抗抑郁药，如氯丙嗪、异丙嗪、苯海拉明等，在高浓度下可使血小板变成球形，低浓度下抑制血小板的释放反应。

(4) 高浓度的青霉素 G 有抑制血小板黏附于胶原，抑制释放反应及 ADP 诱导血小板聚集反应的作用。由于青霉素 G 覆盖在血小板表面上，阻断了血小板聚集剂的受体所致。

3. 作用于血小板 cAMP 系统的药物　血小板的聚集功能受 cAMP、cGMP 系统的调节。有些药物可使血小板中 cAMP 含量增高，抑制血小板聚集，大致可分为以下三类。

(1) 刺激腺苷酸环化酶由 ATP 合成 cAMP，如 α 受体拮抗剂酚妥拉明、β 受体激动剂异丙基肾上腺素、前列腺素（PGE_1、PGD_2、PGI_2）、胰高血糖素、氯贝丁酯等。

(2) 抑制磷酸二酯酶分解 cAMP，使血小板内 cAMP 增多，如双嘧达莫、咖啡因、氨茶碱等。

(3) 作用于血小板微管（含血栓收缩蛋白）的药物，如秋水仙碱、长春新碱可使血小板微管断裂，影响血小板收缩，从而抑制血小板释放反应。

虽然多种药物可以损害血小板的功能，但实际上如果患者的止血功能完善，这些药物仍不易产生继发性血小板功能损害。

对于继发性血小板功能缺陷病的治疗，应根据血小板功能异常的病因和伴随疾病进行针对性治疗，有明显出血或需要拔牙或手术时的治疗与先天性血小板功能缺陷病的治疗相同。

诊治要点

- 继发性血小板功能缺陷病：病因多样，发病机制复杂，发病率远高于先天性血小板功能缺陷。
- 既往史是诊断本组疾病的重要依据：患者常常合并有引起继发性血小板功能异常的慢性疾病，如尿毒症、慢性肝性脑病、心脏病、血液系统疾病、免疫系统疾病以及既往用药史等。
- 临床表现为皮肤瘀斑、瘀点，严重时伴有牙龈出血、鼻出血以及患者本身原发疾病的临床特点。
- 由于本病血小板功能异常是继发性的，所以治疗原发病很关键，随着原发病的好转血小板功能得到相应的改善。

（刘文君）

参考文献

[1] TRIZULJAK J, KOZUBÍK KS, RADOVÁ L, et al. A novel germline mutation in GP1BA gene N-terminal domain in monoallelic Bernard-Soulier syndrome. Platelets, 2018, 29 (8): 827-833.

[2] GRAINGER JD, THACHIL J, WILL AM. How we treat the platelet glycoprotein defects; Glanzmann thrombasthenia and Bernard Soulier syndrome in children and adults. Brit J Haematol, 2018, 182 (5): 621-632.

[3] POON MC, D'OIRON R. Alloimmunization in congenital deficiencies of platelet surface glycoproteins: Focus on Glanzmann's thrombasthenia and Bernard-Soulier's syndrome. Semin Thromb Hemost, 2018, 44 (6): 604-614.

[4] NAVA T, RIVARD GE, BONNEFOY A. Challenges on the diagnostic approach of inherited platelet function disorders: Is a paradigm change necessary? Platelets, 2018, 29 (2): 148-155.

[5] ZUBAIR MM, HOHIMER AR, BAILLY DK, et al. High flow velocity through congenital cardiac lesions predicts preoperative platelet dysfunction. Ann Thorac Surg, 2015, 99 (4): 1379-1385.

[6] XU Q, LIU WJ. Platelet changes in acute leukemia. Cell Biochem Biophys, 2013, 67 (3): 1473-1479.

第 6 节 血小板增多症

血小板增多症（thrombocytosis）是指各种原因引起的血小板数目的增多。一般临床上血小板计数>450×10^9/L，即为血小板增多症。可分为遗传性（家族性）、原发性和继发性（反应性）。

一、遗传性血小板增多症

遗传性血小板增多症（hereditary thrombocytosis，HT），又称为家族性血小板增多症（familial thrombocytosis，FT），是一种罕见的常染色体显性遗传病，与 *THPO*（血小板生成素）或 *MPL*（血小板生成素受体）基因突变相关；患者一般在儿童时期便发病，临床以血小板计数持续升高、微循环障碍、血栓和出血为特点，患儿大多能活至成年。

除在家系研究中证实 HT 与 *THPO* 或 *MPL* 基因突变相关外，与 JAK2 以及编码凝溶胶蛋白（gelsolin）的基因胚系突变亦相关。

【发病机制】 HT 是不同分子异常所致的异质性疾病，遗传模式各不相同。近年来，HT 的分子机制研究取得了重大进展，具体可参见 HT 相关基因汇总表（表 2-11-19）。

已知 *THPO* 和 *MPL* 这两种基因的突变可导致 HT。

1. *THPO* 基因　编码血小板生成素（TPO），该基因突变可导致血液中 TPO 水平升高，进而刺激可以产生大量血小板的巨核细胞的形成和分化，促进血小板的生成。

THPO 首次突变报道，出现在一个荷兰家族中，该家族超过 4 代人有 11 名成员罹患血小板增多症。这些患者，血清 TPO 浓度升高，血红蛋白和白细胞计数正常。所有患病的家族成员都检测出 *THPO* 基因第 3 内含子的剪接供体位点发生了 G 至 C 易位。此突变导致其 mRNA 转录物的 5′- 非编码区（UTR）缩短，并能够更有效地翻译。其中一些患者出现出血并发症以及阿司匹林治疗后出现的血管闭塞症状。在一个波兰家族中也发现了同样的突变，该家族有 11 名受影响的成员，这种突变在这两个家族中独立出现。临床上，这些患者表现为微血管紊乱、头晕和晕厥发作，但这些症状可以通过使用阿司匹林改善。在一个日本家族中，发现携带 *THPO* 基因 5′-

表 2-11-19　HT 相关基因汇总表

基因	蛋白	突变	遗传特征	参考文献
THPO	血小板生成素（TPO）	第 3 内含子剪接供体位点的 G>C 突变	常染色体显性遗传	Schlemper, et al.（1994）
		5′-UTR 单个 G 碱基缺失	常染色体显性遗传	Kondo, et al.（1998）
		5′-UTR 的 G>T 突变	常染色体显性遗传	Kikuchi, et al.（1995）
		第 3 内含子的 A>G 突变	常染色体显性遗传	Jorgensen, et al.（1998）
		第 2 内含子的 T>C 突变	常染色体显性遗传	Zhang, et al.（2011）
MPL	血小板生成素受体（MPL）	S505N	常染色体显性遗传	Ding, et al.（2004） Teofili, et al.（2010）
		P106L	常染色体隐性遗传	El-Harith, et al.（2008）
		W515R	常染色体显性遗传	Vilaine, et al.（2012）
		K39N	常染色体显性遗传伴外显不全	Moliterno, et al.（2004）
JAK2	Janus kinase 2	V617I	常染色体显性遗传	Mead, et al.（2012, 2013）
		R564Q	常染色体显性遗传	Etheridge, et al.（2014）
		H608N	常染色体显性遗传	Rumi, et al.（2014）
		R867Q	常染色体显性遗传	Marty, et al.（2014）
		S755R/R938Q	常染色体显性遗传	Marty, et al.（2014）
GSN	Gelsolin	C>T 颠换（transversion）	常染色体显性遗传	Pianta, et al.（2013）

UTR 区域单个 G 核苷酸缺失突变。与未检出的亲属相比，检出者的 TPO 水平更高。与上述病例类似，5′-UTR 区域的一个移码突变，消除了上游开放阅读框 7（uORF7）的抑制作用，从而导致 mRNA 翻译量的增加。在另一个的日本家族中发现 5′-UTR 区域的 516 位发生 G>T 转换。G516T 突变使其密码子突变为终止密码子，缩短 uORF7，并减轻 uORF7 的翻译抑制。

随后在一个菲律宾家族发现另一个新的点突变，表现为第 2 内含子的剪接供体位点 5′-UTR 的 T 至 C 易位。但先证者（患者）的父母被检测出没有携带该突变或表现出血小板增多症，研究结果表明这是一种在子宫内发生的偶发性突变。与未检出的成员相比，检出阳性的母亲（先证者）和两名儿童的血清 TPO 水平显著增加。同时，骨髓祖细胞中的磷酸化 STAT5 水平也显著升高。

在单侧肢体缺陷的家族中，发现 *THPO* 基因 5′-UTR 单碱基对缺失。其他肢体缺陷的家族中，也发现 *THPO* 基因 5′-UTR 区域 185 位点 G>T 突变。这些发现均表明过量的 TPO 可能会影响胚胎脉管系统的发育。

2. *MPL* 基因　编码血小板生成素受体，与 NF-κB 以及 JAK/STAT 信号通路相关，*MPL* 突变激活下游如 JAK/STAT 等几种信号通路，进而促进巨核细胞和血小板的增殖。

据报道，大约 5%~10% 的原发性血小板增多症和原发性骨髓纤维化患者，存在 *MPL* 基因 515 密码子（如 W515K/L/A）的体细胞功能获得性突变。*MPL* S505N 是一种活化的胚系突变，涉及蛋白质的跨膜结构域，可在遗传性血小板增多症患者中检测到。该突变诱导血小板生成素受体在没有配体 TPO 的情况下，形成自二聚体并激活下游信号。在日本一个家族的 8 名成员中首次发现了该突变。随后发现 8 个意大利家族携带相同的突变。这些患者表现出血栓形成的高风险，随着时间推移，发展为脾大和骨髓纤维化。然而，这些患者并未出现血细胞减少或增加进展为 AML 的风险。通过对微卫星标记和单核苷酸多态性的分析发现，这 8 个意大利家族的突变均符合奠基者效应。

MPL P106L 突变首次在阿拉伯家族的两个子女中被发现。另外还发现来自其他三个阿拉伯家族的 6 名患者携带相同的突变。这种突变是常染色体隐性遗传，约在 6%~7% 的阿拉伯人中存在。与 MPL Baltimore 患者相似（见下文），纯合子突变患者表现

出严重的血小板增多,而杂合子表现出轻微的血小板增多。

在仅表现为血小板增多的父女身上发现了 *MPL* W515R 突变。检出者没有任何骨髓增殖性肿瘤(myeloproliferative neoplasm,MPN)证据、肝脾大或血栓病史。体外试验发现,*MPL* W515R 是一种激活突变,可以增加血小板生成素受体活性,但其作用较小。

约翰霍普金斯大学的研究人员对三名非洲裔美国妇女进行了评估,发现她们携带一种单个核苷酸的取代,即第 1 238 位的核苷酸 G 突变为 T,该突变导致 K39N 氨基酸的取代(称为 MPL Baltimore)。这种多态性仅在非洲裔美国人中发现,其中 7% 是杂合突变。体外研究表明,这种突变与血小板生成素受体蛋白的不完全加工和减少有关。另一名患有血小板增多症的埃塞俄比亚犹太男孩,检测出 *MPL* Baltimore 的纯合子突变。这种多态性还没有报道会增加血栓并发症的风险。

这些基因突变的分析有助于破译血小板稳态的生理调节,然而,并非所有患者都携带 *THPO* 或 *MPL* 基因突变。有研究报道发现更多新的突变与 HT 有关。

3. *JAK2* 基因 Mead 等人报道,发现 *JAK2* V617I 胚系突变。年龄>40 岁的检出者,出现如缺血性心脏病或缺血性脑血管病等血管事件,但没有任何红细胞和白细胞增多,脾大,且向骨髓纤维化或白血病转化的表现。*JAK2* V617I 缺乏不依赖细胞因子的集落形成,这与源自 *JAK2* V617F 的不依赖细胞因子的集落不同。由于细胞因子诱导的激活阈值降低,*JAK2* V617I 与 *JAK2* V617F 相比仅具有弱的组成型信号转导。

Etheridge 等人报道,发现 *JAK2* 第 13 号外显子的 R564Q 突变。与 *JAK2* V617F 相比,*JAK2* R564Q 表现出相似水平的激酶活性增加,但促生长作用较小。与表达 *JAK2* V617F 的细胞相比,表达 *JAK2* V564Q 的细胞对芦可替尼(ruxolitinib)(JAK1/JAK2 抑制剂)更敏感。

Rumi 等人报道,发现 *JAK2* H608N 突变,检出者未表现出任何血栓形成事件,脾大或骨髓纤维化。与野生型 JAK2 相比,当 *JAK2* H608N 突变在 Ba/F3 细胞中表达时,会导致更多的 STAT5 磷酸化。H608 位于 JH2(假激酶)结构域,可抑制 JH1 激酶结构域。该区域的突变可能使 JH2 功能丧失,导致激酶活性增加。

Marty 等人报道,发现 *JAK2* 三种新的突变形式,一个家族在 JAK2 激酶结构域中具有 R867Q 单点突变,而另一个家族在 JAK2 假激酶(S755R)和激酶(R948Q)结构域中的等位基因上具有两个突变。与 *JAK2* V617F 相比,表达突变的 Ba/F3-MPL 细胞表现出更长的半衰期,与 HSP90 的结合增强,并且细胞表面上的血小板生成素受体表达更高。与 *JAK2* V617F 突变相比,这些突变对 JAK2 和 HSP90 抑制剂敏感性较低。

4. *GSN* 基因 *GSN* 基因编码的凝溶胶蛋白(Gelsolin)是一种肌动蛋白结合蛋白,参与肌动蛋白丝的组装和拆卸。Pianta 等人报道,发现了 *GSN* 基因 C>T 的突变类型,体外实验表明,这种突变增加了血小板样颗粒的释放。在体内模型中,转基因小鼠骨髓中出现血小板增多和巨核细胞增多。

【临床表现】本病通常在出生时即发生,大部分患者没有不适症状,多数为体检或因其他原因进行血常规检查时无意中发现血小板升高。

临床表现类似于原发性血小板增多症,包括头痛、头晕、目眩、晕厥、肢端感觉异常、短暂的视力障碍等微循环障碍症状,血栓,出血表现(牙龈出血、鼻出血、皮肤瘀斑等)和轻度脾大。伴 *MPL* 基因突变的患者可出现骨髓纤维化,但少见出血并发症。

【辅助检查】

1. 病史信息采集

(1)家族史:患有血小板增多或是其他血液疾病的亲属。

(2)疾病史:与血小板增多相关的疾病(恶性肿瘤、炎症、铁缺乏、脾切除、出血、营养不良),血管并发症(血栓或出血),其他如糖尿病、高血压或血脂异常。

(3)生活方式:饮食习惯。

(4)药物史:常规和最近使用的药物。

(5)症状:①微循环障碍症状,如头痛、头晕、目眩、肢端感觉异常和视物模糊等;②全身症状,如疲劳、体重减轻、盗汗、骨痛和发热等;③心血管高危因素,高血压、高血脂、糖尿病等;④血管栓塞症状,如运动或语言障碍、血压改变、肢体疼痛、手脚冰凉、肢体肿胀等。

(6)体检:脾大和 / 或肝大。

2. 实验室检查

(1)血液检查:血常规、外周血涂片、C 反应蛋白(CRP)、红细胞沉降率、血清铁、转铁蛋白饱和度、总铁结合力和血清铁蛋白。

(2)基因检测:*BCR-ABL*融合基因、*JAK2*、*CALR*、*MPL*基因突变检测、与HT相关的*THPO*或*MPL*等基因。

(3)骨髓评估:骨髓细胞学、骨髓活检和网状纤维(嗜银)染色。

3. 影像学检查 肝脏、脾脏超声或CT检查。

【诊断】

1. 血小板计数$\geqslant 450\times10^9$/L,持续时间超过6周。

2. 骨髓细胞学提示巨核细胞增生。

3. 家族史阳性。

4. *BCR-ABL*、*JAK2*(*V617F*)、*CALR*和*MPL*(*W515L*)的基因检测均为阴性。

5. 检测到与HT相关的*THPO*或*MPL*基因突变;诊断该病需要持续观察到血小板水平升高(超过450×10^9/L),并排除可能引起血小板升高的各类疾病,综合基因检测结果和家族史以确认诊断。

【鉴别诊断】

1. 反应性(继发性)血小板增多症(reactive thrombocytosis) 本病发病原因包括:感染、川崎病、营养缺乏、创伤和出血、免疫性疾病、药物反应、缺铁、脾切除术等,血小板增多为暂时性,持续时间一般不超过90天,随着病因去除,血小板计数降至正常。很少伴有出血和血栓。骨髓巨核细胞增生不明显,血小板形成和功能正常。

2. 特发性或原发性血小板增多症(primary thrombocytosis) 本病常有反复出血,又名出血性血小板增多症,是一种以巨核细胞系增殖为主的骨髓增生性疾病,发病率不高,见于成年人,尤其是老年人,小儿比较少见。临床以出血、血栓及持续性血小板增多,伴有其他造血细胞系的轻度增生为特点。

3. 自发性血小板增多症(autonomous thrombocytosis) 本病主要是确诊为慢性骨髓增殖性疾病或骨髓增生异常性疾病的情况下出现的血小板增多。常见的疾病包括:原发性骨髓纤维化(primary myelofibrosis,PMF)、慢性粒细胞白血病(chronic myeloid leukemia,CML)、真性红细胞增多症(polycythemia vera,PV)、环形铁幼粒细胞性难治性贫血等。

【治疗】治疗目标是将血小板减少至正常或接近正常,以预防血栓及出血的发生。

当患儿仅有微循环障碍症状,如头痛、头晕、目眩、晕厥等,可以采用口服低剂量阿司匹林改善症状。当患儿血小板计数$\geqslant 1\ 500\times10^9$/L,可给予降细胞治疗。在病程中应对患者进行动态评估并根据评估结果调整治疗选择。

诊治要点

- 遗传性血小板增多症(HT)是一种罕见的常染色体显性遗传病,其与*THPO*(血小板生成素)或*MPL*(血小板生成素受体)基因突变相关。
- 患者一般在儿童时期便发病,临床以血小板计数持续升高、微循环障碍、血栓和出血为特点,患儿大多能活至成年。
- 近年来发现与本病预后相关的4个基因异常,在家系研究中证实HT与*THPO*或*MPL*基因突变相关外,与*JAK2*以及编码凝溶胶蛋白(gelsolin)的基因胚系突变亦相关。
- 本病相对罕见,需要多中心协作进行前瞻性的临床试验对新的预后因素和安全有效的治疗手段进行探索。

二、反应性血小板增多症

反应性血小板增多症(reactive thrombocythemia)指继发于许多病理情况或对某些原因起反应的血小板增多,可能与血小板在血液循环中重新分布或血小板生成失调有关。特点为巨核细胞数升高而体积变小,血小板功能无异常。

【发病机制】反应性血小板增多症的血小板增多大多数是由于血小板生成加速所致。各种原发疾病可导致血小板过度生成的机制仍不清楚。由于血小板生成受造血因子调控,血小板增多至少部分是与IL-1、IL-2、IL-3、IL-6以及IL-11这类因子的释放有关。肾上腺素使血小板从贮存场所释放导致血小板增多,无脾者血小板数不增高表明主要从脾释放。运动也使血小板释放而血小板增多,但无脾者也发现运动后血小板增多。

血小板寿命正常或降低。血小板功能试验包括各种诱导剂诱导的血小板聚集,血小板第3因子释放和出血时间常正常。

血栓形成因血小板数增加引起,可能与发生在血管内的大量血小板自发聚集有关。出血因与大量增多的血小板的凝血活性异常有关。

【临床表现】主要的临床表现由基础疾病引起,儿童较常见。

1. 感染所致的血小板增多症 儿童继发性血小

板增多症主要以肺炎、败血症、肠道感染、支气管炎、支原体感染、化脓性扁桃体炎等感染导致。感染性疾病占 80% 以上。感染导致的促血小板生成因子过度生成是其主要原因。

2. 非感染性疾病所致的血小板增多症　主要见于急性肾小球肾炎、缺铁性贫血、皮肤黏膜淋巴结综合征、风湿性关节炎、肾病综合征、过敏性紫癜等。

3. 其他原因引起的血小板增多症　脾脏切除术、风湿热、结核病、恶性肿瘤等。

【辅助检查】

1. 外周血血小板形态、功能和生存时间一般正常。血小板计数大多在 $1\,000\times10^9$/L 以上。

2. 骨髓巨核细胞轻度增生。

3. 纤维蛋白原水平可以升高，可能系原发病的急性期反应，可能有助于与原发性血小板增多症的鉴别。

4. 血清酸性磷酸酶和钾可能增高，但血浆中正常。

【诊断】

1. 很少有出血或栓塞症状。

2. 暂时有血小板增多至 $(400\text{~}800)\times10^9$/L，持续时间一般不超过 3 个月。

3. 原发性因素治愈，血小板即降至正常。

4. 骨髓巨核细胞增多不明显，巨核细胞无病态造血现象，血小板功能正常。

【鉴别诊断】应与原发性血小板增多症、先天性血小板增多症相鉴别。

【治疗】治疗应针对原发病。血小板计数超过 $1\,000\times10^9$/L，可给予阿司匹林、双嘧达莫等抑制血小板功能的药物，以防止血栓形成。

【预后】预后主要取决于原发病，继发性血小板增多症一般对预后不产生重要影响。

三、原发性血小板增多症

详见第十六章第 2 节骨髓增生异常 / 骨髓增殖性肿瘤。

诊治要点

- 遗传性血小板增多症的家族史与血小板增多症相关的 *THPO* 或 *MPL* 基因突变为本病的确诊依据。诊断该病需要持续观察血小板水平升高（超过 450×10^9/L），并排除可能引起血小板升高的各类疾病，综合基因检测结果和家族史以确认诊断。
- 反应性血小板增多症主要的临床表现由基础疾病引起，如感染性因素如肺炎、败血症、肠道感染、支气管炎、支原体感染、化脓性扁桃体炎等；非感染因素如急性肾小球肾炎、缺铁性贫血、皮肤黏膜淋巴结综合征、风湿性关节炎、肾病综合征、过敏性紫癜等；其他因素包括脾脏切除术、风湿热、结核病、恶性肿瘤等。治疗主要针对原发病进行治疗，预后一般良好。

（金润铭）

参考文献

[1] HONG WJ, GOTLIB J. Hereditary erythrocytosis, thrombocytosis and neutrophilia. Best Practice & Research Clinical Haematology, 2014, 27 (2): 95-106.

[2] HUSSEIN K, PERCY M, MCMULLIN MF, et al. Clinical utility gene card for: Hereditary thrombocythemia. European Journal of Human Genetics, 2014, 22: 293.

[3] BELLANNÉ-CHANTELOT C, MATTHIEU M, CAROLINE M, et al. Identification of MPL R102P mutation in hereditary thrombocytosis. Frontiers in Endocrinology, 2017, 8: 235-241.

[4] MARTY C, SAINT MARTIN C, PECQUET C, et al. Germ-line JAK2 mutations in the kinase domain are responsible for hereditary thrombocytosis and are resistant to JAK2 and HSP90 inhibitors. Blood, 2014, 123 (9): 1372-1383.

[5] TEFFERI A, BARBUI T. Polycythemia vera and essential thrombocythemia: 2017 update on diagnosis, risk-stratification, and management. Am J Hematol, 2017, 92 (1): 94-108.

[6] MASCARENHAS J, IANCU-RUBIN C, KREMYANSKAYA M, et al. Hematology: Basic principles and practice. 7th ed. Philadelphia: Elsevier, 2018: 1106-1124.

[7] RUMI E, CAZZOLA M. Diagnosis, risk stratification, and response evaluation in classical myeloproliferative neoplasms. Blood, 2017, 129 (6): 680-692.

[8] ALBERIO L. Do we need antiplatelet therapy in thrombocytosis? Pro. Diagnostic and pathophysiologic considerations for a treatment choice. Hamostaseologie, 2015, 36 (4): 227-240.

[9] MARTÍNEZ RC, QUAYNOR S, ALKHALIFAH M, et al. Plateletpheresis: Nonoperative management of symptomatic carotid thrombosis in a patient with reactive thrombocytosis. World Neurosurg, 2018, 114: 126-129.

第7节　遗传性凝血因子障碍性疾病

一、血友病 A/B

血友病（hemophilia）是一组X连锁隐性遗传出血性疾病，主要临床表现为自发性反复性出血，男性发病，女性携带。凝血因子Ⅷ缺陷为血友病A，凝血因子Ⅸ缺陷为血友病B。

血友病A（hemophilia A，HA）是一种由于FⅧ基因（*F8*）突变所引起的X连锁隐性遗传性疾病，是临床上最常见的遗传性出血性疾病。血友病B（hemophilia B，HB）是由于FⅨ基因（*F9*）突变引起。1954年在巴黎举行的国际止血与血栓会议上正式将凝血因子Ⅷ缺乏命名为血友病A，凝血因子Ⅸ缺乏命名为血友病B。

血友病为男性发病，女性携带，女性纯合子十分少见。HA发病率在活产男婴中约为1/5 000，HB的发病率约为1/25 000。大多数患者为A型血友病，约占到80%~85%。

（一）血友病A

【发病机制】血友病A是X连锁隐性遗传性疾病，男性发病，女性携带，女性也可能表现出血友病症状。另外，正常X染色体的部分或全部丢失（如Turner综合征）或正常X染色体的偏移失活都可能导致明显的疾病症状。

*F8*基因定位于X染色体长臂末端（Xq28），FⅧ是一种血浆蛋白，分子量为320kD，主要在肝脏合成，体内生物半衰期为8~12小时。在循环中与von Willebrand因子（vWF）以非共价键方式结合成复合物形式存在。FⅧ的功能是作为FⅨ的附因子而参与FⅨ对FⅩ的激活。FⅧ促凝活性（FⅧ：C）减少或缺乏是血友病A发病基础。

*F8*基因的突变是HA的发病分子基础，其中点突变、缺失、插入和重排、倒位均可见到。目前仅少数突变中明确了如何由存在的基因缺陷引起。错义突变是HA中最常见的基因突变类型，所以重型HA均属于错义突变，严重程度与突变的位置、类型相关。另外，染色体内部基因的倒位所致突变是目前研究的热点，重型HA中较多的突变为内含子22倒位，约占到重型HA的50%，另有一种突变为内含子1倒位，约占5%。

【临床表现】出血症状是本病主要表现，患者有终生自发、轻微损伤或手术后出血倾向。重型生后即发病，多在2岁内开始爬行、走路后发病，少数延至5~6岁。

关节出血是HA患儿最常见的表现，出血常发生于外伤、长时间行走、运动之后，多见于负重的大关节（如膝、肘、踝、肩、腕、髋等）。HA关节出血一般分为3个时期：急性关节出血期、慢性滑膜炎期和退行性关节炎期。①急性关节出血期：初期会有关节刺痛和温热的感觉，但在HA患儿，尤其是较小年龄的患儿，发现关节出血的表现多为关节的肿、痛、皮温升高和活动受限，若治疗及时，6~8小时症状开始减轻，12~24小时后缓解。②慢性滑膜炎期：关节的反复出血引起关节滑膜的炎症反应和增生，进入滑膜内微小出血-滑膜炎症增生-出血的恶性循环。慢性滑膜炎的表现为关节的持续肿胀，但是疼痛不剧烈，关节活动通常不受影响，但是如果不积极治疗，可持续数月至数年，最终导致关节的不可逆损伤。③退行性关节炎期：主要表现为肌肉组织挛缩、关节增大变形、肢体长短不一，甚至畸形，晚期可表现为滑膜纤维化、关节持续疼痛、活动永久受限、关节腔融合及丧失关节功能。

肌肉出血的发生率仅次于关节出血，常见于用力肌群，如腰大肌、腹膜后肌群及臀部肌群等。表现为肿胀、疼痛及压迫症状。其中腹膜后出血是重型HA患儿严重的隐性出血，大量出血可短时间引起失血性休克。髂腰肌出血早期表现与急性阑尾炎相似，应注意鉴别。

皮肤及黏膜出血并不是血友病的特征性表现，但是十分常见。其中拔牙后延迟出血是血友病的特征出血症状，应注意防护。

危及生命的严重出血包括内脏出血、神经系统出血。常见的内脏出血有泌尿道出血、消化道出血和咯血。中枢神经系统出血是血友病患儿死亡的常见原因之一，最主要的危险因素为凝血因子的缺乏程度，主要发生在颅内，症状和体征与非血友病患儿相同。周围神经的损伤多由血肿压迫引起，但目前关注较少。

【辅助检查】

1. 个人史和家族史信息采集　对于疑似血友病的患者，诊断性评估通常是首先对患者的个人出血史和家族史进行全面回顾。评估患者的出血程度，对于婴儿和儿童需评估娩出方式、第二产程时长、是否使用了产钳或胎头吸引器，以及娩出和/或剪断脐带时等任何出血情况。血友病A和B都是以X连锁隐性模式遗传，由女性携带者遗传给男性子代儿童，应全面了解患者的家族史。约1/3的血友病患者家族史为阴性。

2. 实验室检查

(1)筛查实验：活化部分凝血活酶时间（APTT）延长，延长的APTT可以被等量正常新鲜血浆纠正；出血时间（BT）、血浆凝血酶原时间（PT）、凝血酶时间（TT）、纤维蛋白原含量（Fib）、血小板计数均正常。轻度血友病患者的APTT可能正常，因为所用APTT检测方法的敏感性可有不同，APTT在凝血因子活性>15%时可能正常。

(2)确诊实验：测定FⅧ:C水平，正常FⅧ:C为50%~150%。根据FⅧ:C减低程度，将血友病A分为三型（表2-11-20）。还应证明vWF:Ag正常，以排除3型血管性血友病。

表2-11-20 血友病A分型

分型	FⅧ:C/%	出血程度
重型	<1	自发性出血，关节、软组织出血
中间型	1~5	创伤或手术后出血不止，偶见自发出血
轻型	5~40	大手术或严重创伤后出血不止

(3)基因诊断：适用于大多数患者，基因结果有助于预测患者的抑制物形成风险，并且有助于血友病A家系中相关女性进行致病基因携带者诊断。对确诊为携带者的女性在其妊娠早期进行产前诊断，避免血友病患儿的出生。重度血友病A家族有40%~50%的概率存在内含子22倒位，有2%~5%的概率存在内含子1突变。因此，如果需要进行基因检测，常规首先检测内含子22和内含子1倒位，如果倒位阴性，再进行DNA测序。

(4)FⅧ抑制物检测：对于出血突然增加、治疗效果突然降低的患儿，以及治疗在前50个暴露日的患儿应进行FⅧ抑制物的常规检测。目前的检测方法为Bethesda法和改良的Nijmegen法，连续两次检测FⅧ抑制物滴度≥0.6BU/ml为阳性。

【鉴别诊断】

1. 血友病B　本病的遗传特征、临床表现、筛选实验与血友病A相同，但FⅨ:C减低而FⅧ:C正常可以鉴别。

2. 血管性血友病（vWD）　此疾病为常染色体显性或隐性遗传，两性均可发病。出血以皮肤、黏膜为主，很少累及关节和肌肉。实验室检查：BT延长，FⅧ:C正常或降低，vWF:Ag降低（2N型可正常），vWF:RCo降低（2N型可正常），血浆和血小板vWF多聚体结构缺失或正常。但不典型vWD的男性患者与轻型血友病A有时较难以鉴别。

3. FⅪ缺乏症　本病呈常染色体隐性遗传，两性均可发病，自发出血少见，FⅪ:C降低。

4. FⅫ缺乏症　Ⅻ因子缺乏症是一种遗传性出血性疾病，与血友病相似，Ⅻ因子缺乏症可表现为出生前后颅内出血或脐带分离相关出血。与血友病不同的是，其典型表现是最初止血后发生延迟出血，也可见伤口愈合不良和妊娠丢失。另外，Ⅻ因子缺乏症以APTT和PT正常，且Ⅷ、Ⅸ和Ⅺ因子活性水平均正常为特点。

5. 其他伴APTT延长的凝血因子缺乏症　其他遗传性疾病，如Ⅻ因子、前激肽激酶或高分子量激肽原缺乏，可导致APTT延长。与HA不同，这些缺陷不伴临床出血。诊断性检查可显示特定的缺陷，同时Ⅷ、Ⅸ和Ⅺ因子水平正常。

6. 获得性FⅧ缺乏　可见于健康的老年人、自身免疫性疾病、恶性肿瘤、妊娠及产后状态。儿童少见。由于患者体内产生了抗FⅧ抗体而出现FⅧ缺乏。临床出血程度较重，皮肤黏膜、软组织出血常见，而关节出血少见。抗FⅧ:C抗体滴度升高。

【治疗】

1. 一般防护　参加适宜的体育活动，防止外伤；注意口腔卫生，正确刷牙，并防止龋齿；尽量避免手术，需手术时要补充凝血因子FⅧ；尽可能避免肌内、静脉注射，必须注射时，注射后至少指压5分钟。一般情况禁用含有抗血小板功能的药物，如阿司匹林。

2. 出血的治疗　替代治疗是目前唯一有效的治疗措施。

(1)制剂选择：首选为基因重组FⅧ制剂或病毒灭活的血源性FⅧ制剂，无上述条件时，也可应用新鲜冰冻血浆、冷沉淀等，对于严重出血的患儿，可选用重组人活化凝血因子Ⅶ制品。

(2)剂量：输入FⅧ浓缩剂1U/kg可使血浆循环中FⅧ升高2%。简单的剂量公式为：

FⅧ需要量（U）=［需达到的FⅧ水平（%）-患儿基础FⅧ水平（%）］×体重（kg）×0.5

由于FⅧ的半衰期为8~12小时，故在首剂给予之后，应每8~12小时输注首剂1/2，直到出血停止或伤口结痂。

在严重出血时，要达到有效止血浓度需血浆量大，从而造成循环负荷过重，故严重出血时FⅧ浓缩制剂成为首选。出血部位与FⅧ需要量见表2-11-21，替代治疗方案见表2-11-22。

表2-11-21　不同出血情况下FⅧ需要量

出血部位	期望达到FⅧ水平/%
口腔黏膜、鼻出血	20~40
关节出血	30~50
肌肉出血	30~50
血尿	30~50
胃肠道出血	50~100
喉部出血	50~100
中枢神经系统出血	50~100
腹膜后出血	50~100

3. 预防治疗　预防治疗是血友病患儿最佳的治疗方式，根据预防治疗的年龄及临床情况分为三级：初级预防治疗指患儿在确诊后、仅1次关节出血，年龄不超过3岁，没有明确证实关节病变的确切证据的情况下开始实施的预防治疗；次级预防治疗指有2次或2次以上的关节出血，还没有明确的关节病变

表2-11-22　血友病替代治疗方案

出血部位/类型	血友病A		血友病B	
	预期水平/（$U\cdot dl^{-1}$）	疗程/天	预期水平/（$U\cdot dl^{-1}$）	疗程/天
关节	40~60	1~2，若反应不充分可以延长	40~60	1~2，若反应不充分可以延长
表层肌/无神经血管损害（除髂腰肌）	40~60	2~3，若反应不充分可以延长	40~60	2~3，若反应不充分可以延长
髂腰肌和深层肌，有神经血管损伤或大量失血				
起始	80~100	1~2	60~80	1~2
维持	30~60	3~5，作为物理治疗期间的预防，可以延长	30~60	3~5，作为物理治疗期间的预防，可以延长
中枢神经系统/头部				
起始	80~100	1~7	60~80	1~7
维持	50	8~21	30	8~21
咽喉和颈部				
起始	80~100	1~7	60~80	1~7
维持	50	8~14	30	8~14
胃肠				
起始	80~100	7~14	60~80	7~14
维持	50		30	
肾脏	50	3~5	40	3~5
深部裂伤	50	5~7	40	5~7
手术（大）				
术前	80~100		60~80	
术后	60~80	1~3	40~60	1~3
	40~60	4~6	30~50	4~6
	30~50	7~14	20~40	7~14
手术（小）				
术前	50~80		50~80	
术后	30~80	1~5，取决于手术类型	30~80	1~5，取决于手术类型

的确切证据的情况下，开始实施的预防治疗；三级预防治疗指已经有明确的查体或影像学检查证实的关节病变，才开始的预防治疗。关于预防治疗，国际上没有统一的标准方案，目前欧美常用以下三种方案：①大剂量方案，25~40U/kg，每周3次；②中剂量方案，15~30U/kg，每周3次；③加拿大升阶梯方案，从50U/kg每周1次，结合临床表现和关节状态，升至30U/kg，每周2次，最终升至25U/kg，隔日1次。基于我国的实际情况，目前普遍采用的是10~15U/kg，每周2~3次的低剂量预防治疗方案。对重型血友病儿童患者，建议早期开展预防治疗、规律的长期预防治疗。由于个体间基因和非基因因素的差异，有条件的应进行个体化预防治疗。

4. 非因子类产品　非因子类产品的上市改变了血友病A替代治疗的模式。艾美赛珠单抗作为唯一一个已经获批的新药，在美国和欧盟获批用于合并或不合并FⅧ抑制物的血友病A的常规预防治疗，国内已获批用于合并FⅧ抑制物的血友病A患者的预防治疗。推荐给药方案为前4周给予负荷剂量3mg/kg，每周1次，皮下注射，第5周给予维持剂量1.5mg，每周1次。

5. 其他药物辅助治疗

(1) 去氨基-D-精氨酸血管升压素（DDAVP）：可增加FⅧ的血浆水平，用于轻型血友病患者。剂量为0.3~0.5μg/(kg·次)，静脉滴注，12小时可重复一次，每疗程2~5次。此药也可经鼻腔滴入，剂量约为静脉给药量的10倍。

(2) 抗纤溶药物（氨基己酸）：可用于轻型患者，亦可与替代治疗同时使用。对口腔、拔牙引起的出血效果好，在血尿、肾功能不全时不主张常规使用。

【并发症与处理】

1. FⅧ抑制物　是目前替代治疗最严重的并发症之一，没有预防性的耐受措施。对于出血突然加重、治疗效果突然降低的患儿应警惕抑制物的产生。对于Ⅷ抑制物阳性的患儿，应尽早进行免疫耐受诱导（immune tolerance induction，ITI）。

2. 急性出血的治疗　在患者存在低反应性抑制物时，可以选择DDAVP，该药在轻度血友病伴有抑制物的患者中可以起到较好的作用，还可选择高剂量FⅧ饱和性替代治疗。存在高反应性抑制物时，适合使用猪FⅧ、旁路途径因子的重组人凝血因子Ⅶ和血浆源性活性凝血酶原复合物进行治疗。

【预后】血友病目前是易诊断易治疗的疾病，对于血友病患儿注意进行保护，适当运动，积极进行治疗，生活质量可与健康人接近。足够的凝血因子及合理的家庭护理是血友病患儿治疗预后的关键，规律、正规的预防治疗是目前最佳的治疗方式。

(二) 血友病B

【发病机制】血友病B（hemophilia B，HB）也称凝血因子Ⅸ(FⅨ)缺乏，是一种由于FⅨ基因(*F9*)突变所引起的X连锁隐性遗传性疾病，遗传方式与HA相同，发病率占活产男婴的1/(25 000~30 000)。FⅨ是一种维生素K依赖性凝血因子，在肝脏合成，分子量为57kDa。*F9*基因位于X染色体长臂的末端，基因长度为34kb。在正常人血浆中，FⅨ以酶原形式存在，只有在被凝血酶或内源性凝血途径中形成的FⅪa激活或外源性凝血途径中的组织因子/FⅦa复合物激活为FⅨa才能发挥凝血作用。

【临床表现】血友病B的临床表现与血友病A类似，临床分型也相似。

【辅助检查】确诊实验测定FⅨ:C水平，正常FⅨ:C为50%~150%。根据FⅨ:C减低程度，将血友病B分为重型(<1%)、中间型(1%~5%)、轻型(5%~40%)，其他同HA。

【鉴别诊断】

1. 获得性FⅨ缺乏　由于患者体内产生了抗FⅨ抗体，出血表现与血友病相似，但出血程度较重。可见于健康的老年人、自身免疫性疾病、妊娠及产后状态。抗FⅨ:C抗体滴度升高。

2. 血管性血友病（vWD）　此疾病为常染色体显性或隐性遗传，两性均可发病。出血以皮肤、黏膜为主，很少累及关节和肌肉。实验室检查：BT延长，FⅧ:C正常或降低，vWF:Ag降低(2N型可正常)，vWF:RCo降低(2N型可正常)，血浆和血小板vWF多聚体结构缺失或正常。

3. 新生儿、维生素K缺乏、重症肝病和口服抗凝剂等药物　可引起FⅨ合成减少，常伴其他依赖维生素K的凝血因子的减少，维生素K可纠正。

【治疗】

1. 预防　同HA

2. 出血的治疗　替代治疗。

(1) 制剂选择：新鲜冰冻血浆、凝血酶原复合物(内含FⅡ、FⅦ、FⅨ、FⅩ因子)、FⅨ浓缩制剂。

(2) 剂量：输入FⅨ浓缩剂1U/kg可使血浆循环中FⅨ升高1%。简单的剂量公式为：

FⅨ需要量(U)=[需要达到的FⅨ水平(%)-患者基础FⅨ水平(%)]×体重(kg)×1.0

FⅨ的半衰期为12~24小时,在首剂给予之后每12~24小时输注首剂1/2,直到出血停止或伤口结痂。

凝血酶原复合物:因其含有多种其他凝血因子,增加了血友病治疗过程中并发血栓的危险。替代治疗方案见表2-11-22,出血程度及部位与FⅨ需要量见表2-11-23。

表2-11-23　不同出血情况下FⅨ需要量

出血程度及部位	期望达到FⅨ水平/%
轻度出血(口腔黏膜、鼻、牙龈出血)	20~30
中度出血(关节、肌肉出血、血尿)	30~40
重度出血(喉部、腹膜后、中枢神经系统出血、外科大手术)	50~80

3. 预防治疗　由于重组FⅨ制剂价格昂贵,对于国内进行预防治疗的HB患儿多应用凝血酶原复合物进行。现有半衰期显著延长的凝血因子Ⅸ制品,有可能一周或隔周给药1次。

4. 其他药物辅助治疗　抗纤溶药物可用于轻型患者,亦可与替代治疗同时使用。对口腔、拔牙引起的出血效果好,在血尿、肾功能不全时不主张常规使用。

【并发症与处理】

FⅨ抑制物的发生率远低于FⅧ抑制物,治疗原理与FⅧ抑制物相同,由于因子价格昂贵,多采用凝血酶原复合物进行ITI治疗。目前关于免疫抑制相关药物在抑制物中的治疗虽然仍存在争议,但对于高滴度、出血倾向严重的患儿仍建议使用。

【预后】同HA。

诊疗要点

- 诊断血友病A需实验室检测FⅧ活性水平低于40%(<0.40U/ml),或在≥40%的某些情况下,需确认存在致病性*F8*基因突变。疾病诊断还需vWF:Ag正常,以排除3型血管性血友病。
- 诊断血友病B需实验室检测FⅨ活性水平低于正常值的40%,或在≥40%的情况下,需确认存在致病性*F9*基因突变。另需注意的是,新生儿FⅨ活性的正常范围较低;对新生儿诊断轻型血友病B需谨慎。
- 对于重度血友病患者,建议在出现明显出血之前或当时开始预防性治疗,某些儿童可在1岁左右开始。用药方案旨在维持长时间的保护性凝血因子水平(如高于1%基础目标水平)。
- 由于个体间基因和非基因因素的差异,预防治疗应该是制订个体化方案。
- 现在有很多在研中的新药,艾美赛珠单抗的获批上市让预防治疗不再只是因子,开启了新的血友病治疗模式。

二、血管性血友病

血管性血友病(von Willebrand disease,vWD)是最常见的遗传性出血性疾病,于1926年由von Willebrand首先在芬兰Bothnia湾的Aland岛上发现。它是由于血管性血友病因子(von Willebrand factor,vWF)数量或质量异常导致,主要以皮肤、黏膜的反复出血为临床表现。根据分子发病机制及临床表现分为三种类型,遗传规律依不同亚型而异。

根据不同的研究调查,vWD的发病率不尽相同。有统计,因出血症状就医的患者中vWD的发病率是0.002 3%~0.01%;儿童有临床症状的发病率约为1/1 000,但是我国目前尚无VWD发病率的调查。

【发病机制】vWF是由血管内皮细胞和巨核细胞合成的一种糖蛋白,血浆半衰期为24小时。*vWF*基因位于12号染色体短臂末端,占12号染色体的1%,长178kb。vWF是一个大的多价黏附蛋白,其正常生理功能包括:①与血管壁结合,在内皮损伤处结合血管壁,vWF可与几种不同类型的胶原蛋白结合;②与血小板结合,介导血小板在血管损伤部位的黏附和聚集,通过与血小板膜GPⅠb、GPⅡb/Ⅲa以及内皮细胞胶原蛋白的结合,在止血过程中起桥梁作用,协助血小板黏附并聚集于损伤血管处;③与FⅧ相互作用,非共价结合后使FⅧ在血浆中保持稳定。

vWD患者的基因突变多发生在*vWF*基因内,但是在vWF生物合成和加工的过程中,参与的相关蛋白分子突变也可以引起疾病发生。

vWD的遗传方式多为常染色体显性遗传,少数为常染色体显性遗传,男女均可发病。根据发病的分子基础不同将疾病分为三型,1型和3型根据vWF的量定义,1型为部分缺乏,3型为完全缺乏;2型根据vWF的结构或功能异常定义,量通常可以正常或轻度减少。

【临床表现】出血性疾病家族史。反复自发的出血症状,皮肤紫癜、黏膜出血,特别是牙龈出血和鼻出血最为常见。女性患者常有月经过多。少数患者可有关节、肌肉等部位出血现象。随年龄增长，出血倾向可减轻。虽然出血是vWD的常见表现，但只有一部分患者因出血症状就医并被诊断为vWD。出血发生率低的原因包括许多患者病情较轻，以及其他患者没有出血诱发事件和/或没有认识到轻度的过量出血。不同类型的vWD其临床表现不同。

1. 1型vWD 是最常见类型。约占患者总数的75%，由于vWF部分缺乏引起，是常染色体显性遗传。表现为中度或轻度的皮肤、黏膜出血，女性月经增多。发病机制包括*vWF*基因转录异常、vWF蛋白加工、多聚化及转运异常、vWF在血浆中清除加速。

2. 2型vWD 是vWF质的异常，占总数的20%~30%。又分为2A、2B、2M、2N四种类型。

(1) 2A型：约占到总病例数的10%~15%，是2型中最常见的，为常染色体显性遗传。临床多以中度出血为主，个体差异较大。2A型患者*vWF*基因突变，影响到vWF的多聚化；或者引起A2区以及邻近位置氨基酸的改变。加速vWF的降解。

(2) 2B型：一般呈现常染色体显性遗传，轻度或中度的皮肤、黏膜出血。是由于*vWF*基因突变，使vWF与血小板GPⅠb的亲和力显著增高。

(3) 2M型：少见，一般为常染色体显性遗传，表现为轻度或中度的皮肤黏膜出血。此型是由于vWF基因突变，引起A1区氨基酸改变使得vWF与血小板GPⅠb的亲和力降低。

(4) 2N型：为常染色体隐性遗传，出血症状与血友病相似，表现为关节肌肉出血。此型是由于*vWF*基因突变，导致vWF与FⅧ结合明显下降。

3. 3型vWD 为常染色体隐性遗传，极重度的vWF的缺乏，占总数的5%左右。临床出血较重。引起此类型的突变多是无义突变和框移突变，导致正常的vWD合成受阻。

【辅助检查】

1. 病史信息采集

(1) 个人史、家族史：个人和家族出血发作史对本病的诊断非常重要，需要问询出血诱发原因，如侵入性牙科操作、扁桃体切除术、其他外科手术（尤其是涉及黏膜表面的手术）以及月经出血等。如果出现几种出血症状则其患有vWD的可能性更大，并且如亲属中确诊为vWD者，则患者诊断为vWD的可能性更大。

(2) 体格检查：包括查找皮肤瘀斑和血肿、其大小和位置以及当前或最近黏膜出血的证据。部分vWD患者体格检查呈阴性。

2. 实验室检查

(1) 初识评估检查：血小板计数、出血时间和常规凝血检查。

(2) 筛查试验：血浆vWF：Ag定量测定、血浆vWF活性[瑞斯托菌素辅因子活性（vWF：Rco）和VWF胶原结合能力（vWF：CB）]、FⅧ活性检测。

(3) 专项检测：如果某一项vWF试验不正常，需进行vWF多聚体检测、瑞斯托菌素诱导的血小板聚集（ristocetin-induced platelet aggregation，RIPA）专项检测，以确定vWD的类型。

【诊断】

1. 必须考虑患者的个人和家族出血史。

2. 实验室评估发现vWF异常结果。

3. vWD的分型及临床特点见表2-11-24。

【鉴别诊断】

1. 血友病A 3型和2N型vWD可以有关节和肌肉出血，FⅧ减低，与血友病A相似。鉴别要点：vWD为常染色体遗传，男女均可发病；3型vWD表现出血时间延长，vWF：Ag显著减低；2N型vWD与血友病A的鉴别主要依靠FⅧ/vWF结合试验。

2. 血小板型vWD 此疾病为常染色体显性遗传，分子缺陷在于血小板膜GPⅠb基因突变，导致血小板与vWF亲和力增高使血浆中vWF减少，类似vWD。此疾病实验室表现血小板减少，体积增大；出血时间延长；RIPA增高；FⅧ：C、vWF：Ag、vWF：RCo降低；血浆vWF缺乏高分子多聚物；患者PRP+正常vWF，血小板型vWD出现血小板聚集，而2B型vWD不会诱导血小板聚集。

3. 获得性vWD 常继发于自身免疫性疾病、淋巴增殖性疾病、恶性肿瘤等，可于原发疾病出现前数月至数年发生。

【治疗】

1. 一般措施 适量运动可使FⅧ：C增加，减少出血；禁用可影响血小板功能的药物，如阿司匹林、右旋糖苷、双嘧达莫、保泰松、吲哚美辛及活血化瘀的中成药；对于1型及2型vWD的女性患者，雌激素可用于反复鼻出血及月经量过多。

2. 药物治疗

(1) 去氨基-D-精氨酸血管升压素（DDAVP）：广泛用于轻型vWD。DDAVP对1型vWD治疗效果好，对部分2A型有效，在2B型则可引起一过性的

表 2-11-24 vWD 的分型及临床特点

临床特征	1 型	2A 型	2B 型	2M 型	2N 型	3 型
遗传方式	常染色体显性	常染色体显性或隐性	常染色体显性	常染色体显性或隐性	多为常染色体隐性	常染色体隐性
出血情况	轻中度	多中度，个体差异大	多中度，个体差异大	多中度，个体差异大	多中度，个体差异大	重度
病因	vWF 和 FⅧ量的减少	与血小板黏附降低	vWF 高分子多聚物缺乏	vWF 与血小板黏附降低	vWF 与 FⅧ亲和力降低	vWF 完全缺乏
出血时间	延长或正常	延长	延长	延长	正常	延长
vWF：Ag	减低	减低	正常或减低	减低	正常或减低	显著减低
vWF：Rco	减低	减低	减低	减低	正常或减低	显著减低
FⅧ：C	减低	正常或减低	正常或减低	正常或减低	显著减低	显著减低
vWF 多聚物	正常	异常(缺乏大/中分子多聚物)	异常(缺乏大分子多聚物)	正常	正常	无
RIPA	减低	减低	增高	减低	正常	缺如

中重度血小板减少，对 3 型无效。剂量为 0.3~0.5μg/(kg·次)，静脉滴注，可使 FⅧ：C 增高 3 倍，vWF 增高 2 倍，最初 2~4 天，8~12 小时可重复一次。此药也可经鼻腔滴入。DDAVP 具有一定的副作用，包括面部潮红、头痛、心率加快等，反复使用可发生水钠潴留，需要限制液体入量；对于年幼儿慎用。

(2)抗纤溶药物(氨基己酸)：可用于轻型患者，亦可与 DDAVP 或替代治疗同时使用。对口腔、拔牙引起的出血效果好，在血尿、肾功能不全时不主张常规使用。抗纤溶药物偶有血栓形成的风险，血尿禁用。

(3)局部使用凝血酶或纤维蛋白凝胶对皮肤黏膜出血治疗具有辅助作用。

3. 替代治疗　适用于出血发作或者围术期的各型患者，以及 DDAVP 治疗无效的患者。

(1)制剂选择：新鲜冰冻血浆、冷沉淀、vWF-FⅧ浓缩剂、vWF 浓缩剂、FⅧ浓缩剂。

(2)推荐剂量：剂量标定以使用制剂的 FⅧ：C 单位数为准。严重出血或大型手术者，首次或术前用量为 40~60U/kg，维持量 20~40U/kg，每 12~24 小时一次，维持 7~14 天；中度出血或小型手术，首次或术前用量为 30~60U/kg，维持量 20~40U/kg，每 12~24 小时一次，维持 1~5 天；轻度出血或者简单操作等单次使用 20~30U/kg，观察。

诊疗要点

- vWD 患者可在任何年龄出现症状。患者的个人和家族出血发作史非常重要。
- 血浆 vWF：Ag 定量测定、血浆 vWF 活性(vWF：Rco 和 vWF：CB〕、FⅧ活性检测是 vWD 诊断的初筛试验，如果有一项 vWF 试验异常，需进行 vWF 多聚体和 RIPA 专项检测，以确定 vWD 的类型。
- 通过评估初始试验结果可诊断 vWD；进一步的试验可确定的 vWD 类型并帮助指导治疗方案的选择。最常见 vWD 类型的特征见表 2-11-24。
- vWD 的治疗选择取决于疾病类型和严重程度、止血困难程度、对既往治疗的反应和是否存在的其他止血异常。

三、遗传缺陷：凝血因子Ⅱ、Ⅴ、Ⅴ和Ⅷ、Ⅶ、Ⅹ、Ⅺ、Ⅻ缺乏

(一) 遗传性凝血酶原缺陷症(遗传性凝血因子Ⅱ缺乏)

【发病机制】凝血酶原又称为凝血因子Ⅱ(FⅡ)，是维生素依赖性酶原。遗传性凝血因子Ⅱ缺乏症是最罕见的凝血因子缺乏症之一。是由于凝血酶原基因异常导致血浆凝血酶原水平降低和/或功能异常，而导致凝血障碍的一种遗传性疾病。遗传方式为常染色体隐性遗传，发病率约为 1/200 万，基因突变类型通常为复合杂合突变，临床表现以轻度 - 中度的出血倾向为特征。可分为两型：Ⅰ型为 FⅡ促凝活性(FⅡ：C)和抗原(FⅡ：Ag)含量同时减低，称先天性凝血酶原缺乏症；Ⅱ型为 FⅡ：C 减低而 FⅡ：Ag 多正常，称为异常凝血酶原血症。

在Ⅰ型缺陷的患者中，凝血酶原的活性和抗原水平的下降是一致的，杂合子患者的凝血酶原水平大约是正常人的50%，而纯合子患者则低于正常人的10%。Ⅱ型患者中杂合突变的凝血酶原活性大约是正常的50%，而抗原水平正常或接近正常，纯合突变的患者凝血酶原活性大约是正常的1%~20%，抗原水平正常或部分降低。

【临床表现】均以轻、中度的黏膜和软组织出血为主要临床表现，出血程度通常与功能性凝血酶原缺乏的程度相关。凝血酶原水平低于1%是可发生自发性出血和创伤性出血，一般出血可见月经过多、牙龈出血、瘀斑和皮下血肿现象，外科手术可能出现严重的出血。关节出血的发生率低于血友病患者。患者的临床表现个体差异比较大，有些患者即使较小的创伤也会发生出血，可有的患者则可能没有任何症状。

【辅助检查】

1. PT、APTT均延长，后者比前者延长更明显。

2. 血浆凝血酶原测定　纯合子的FⅡ:C为正常水平的2%~20%，杂合子FⅡ:C为正常水平的43%~75%。Ⅰ型患者的FⅡ:C和FⅡ:Ag均减少；Ⅱ型患者的FⅡ:C减少而FⅡ:Ag多正常。

3. 基因诊断　凝血酶原基因的缺陷主要位于外显子8~14。

【鉴别诊断】获得性凝血酶原缺乏症：由于维生素K缺乏、严重肝病以及抗凝药物所致。除凝血酶原缺乏外，还合并其他多种凝血因子的缺乏，并有原发病的表现。

【治疗】出血时可选择新鲜冰冻血浆、凝血酶原复合物(PCC)或FⅡ浓缩剂治疗。是否进行治疗需要根据患者的出血情况决定，单纯的皮肤瘀斑和轻度的皮肤出血不需要进行替代治疗，FⅡ在体内半衰期为72小时，当血浆中FⅡ水平达到正常的40%~50%时，即可达到止血目的。外科手术时，术前2天输注PCC 40U/(kg·d)，术后10~20U/(kg·d)，直到拆线为止。维生素K对本病患者无效。

(二) 遗传性凝血因子Ⅴ缺陷症

【发病机制】遗传性凝血因子Ⅴ缺陷症于1943年在挪威发现，由Owren等首先报道，又称Owren病。本病罕见，发病率约为1/100万。部分患者可合并其他先天凝血因子异常(如凝血酶原和FⅧ缺陷)。本症分为2种类型：①遗传性凝血因子Ⅴ缺乏症，FⅤ促凝活性(FⅤ:C)和抗原(FⅤ:Ag)同时减低；②遗传性凝血因子Ⅴ异常症，FⅤ:C减低而FⅤ:Ag正常。

本病为呈常染色体隐性遗传，男女均可患病。杂合子患者血浆凝血因子Ⅴ通常为正常水平的26%~60%，通常无临床症状。抗原检测发现，大多数纯合子和复合杂合子患者FⅤ抗原水平下降，而非功能异常。

FⅤ是一辅助因子，在肝脏中合成，血浆浓度约为7μg/ml，半衰期为12~15小时。在凝血过程中，FⅤ被凝血酶激活，FⅤa与FⅩa、Ca^{2+}于磷脂表面形成凝血酶原酶，从而激活凝血酶原，生成凝血酶。当*FⅤ*基因缺陷时，凝血过程发生障碍。

【临床表现】FⅤ水平为正常人的1%~10%的患者具有终生出血的倾向，常见的表现有鼻出血、皮肤瘀斑、月经过多，偶见关节或内脏出血。随年龄增长，部分患者出血倾向减轻。杂合子通常无出血倾向。此外，有FⅤ Leiden突变的患者有血栓形成倾向。

【辅助检查】

1. PT、APTT均延长，少数患者BT延长。杂合子各项检查均可表现正常。

2. 血浆FⅤ测定血浆FⅤ:C的正常值为50%~150%，FⅤ:Ag的正常值为5~10mg/L。纯合子的FⅤ:C多<10%，杂合子FⅤ:C常为30%~60%。

3. 基因诊断　*FⅤ*基因的缺陷主要发生于外显子，发生在内含子的较少。

【鉴别诊断】获得性凝血因子Ⅴ缺乏症：多见于严重肝脏疾病、原发性纤溶、DIC等继发性纤溶亢进，血液循环中有FⅤ抑制物存在以及输入大量库存血时。除凝血因子Ⅴ缺乏外，还可合并其他多种凝血因子的缺乏，并没有阳性家族史，但有原发病的表现。

【治疗】出血时可输注新鲜冰冻血浆治疗。FⅤ在体内半衰期为12~36小时，一般认为，当血浆中FⅤ水平达到正常的25%时可达到止血目的。需注意：①FⅤ半衰期为12~14小时；②大手术时FⅤ水平为正常水平的25%即可；③当手术部位局部的纤溶活性较高时，比如泌尿生殖系统、口腔和鼻腔，可能发生出血过多或术后出血，需要警惕。一次性输注新鲜冰冻血浆20ml/kg，之后每12小时输注5~10ml/kg并维持7~10天，可防止术中和术后的出血。

(三) 遗传性凝血因子Ⅴ和Ⅷ联合缺乏症

【发病机制】遗传性凝血因子Ⅴ和Ⅷ联合缺乏

症首次报道于1954年,是一种少见的常染色体隐性遗传病,表现为中度出血。循环血液中的凝血因子Ⅴ和Ⅷ以酶原的形式存在。研究证实,遗传性凝血因子Ⅴ和Ⅷ联合缺乏症是由于两种作用于因子Ⅴ和Ⅷ的胞内转运蛋白LMAN1和MCFD2其中的任何一个发生缺陷引起。

【临床表现】临床出血多为月经过多、鼻出血、瘀斑和牙龈出血,可见到自发性的关节出血,血尿、胃肠道出血和自发性的颅内出血比较少见。在拔牙和外科手术时,较容易发生严重的出血,建议均进行替代治疗。纯合子患者多表现为自发的出血和创伤后出血,杂合子患者的临床出血症状较轻,但是因子Ⅴ和Ⅷ的水平明显下降。

【鉴别诊断】主要需要与血友病A合并因子Ⅴ缺乏症进行鉴别。可以通过以下几点进行区分:①遗传性凝血因子Ⅴ和Ⅷ联合缺乏症患者父母通常有血缘关系;②单独的因子Ⅴ和因子Ⅷ缺陷通常可以在患者亲属中找到;③遗传性凝血因子Ⅴ和Ⅷ联合缺乏症患者的因子Ⅴ和因子Ⅷ同步减少。

【治疗】对于月经过多、鼻出血、牙龈出血和皮肤瘀斑等症状的患者,可以使用抗纤溶制剂如氨甲环酸或氨基己酸进行治疗;对于出血严重、需要手术或者拔牙的患者,应使用新鲜冰冻血浆替代因子Ⅴ,应用因子Ⅷ制剂来补充因子Ⅷ。手术患者的替代治疗应该维持到术后7~10天,并且建议在术中和术后应保持患者因子Ⅴ和因子Ⅷ大于正常的50%。另外,需要警惕在替代治疗过程中出现液体量超循环负荷的问题。

(四)遗传性凝血因子Ⅶ缺陷症

【发病机制】遗传性凝血因子Ⅶ缺陷症较为少见,发病率约为1/50万,属于常染色体隐性遗传,18%的患者父母为近亲婚配。本症分为2种类型:①遗传性凝血因子Ⅶ缺乏症,FⅦ:C和FⅦ:Ag同时减低;②遗传性凝血因子Ⅶ异常症,FⅦ:C减低而FⅦ:Ag正常。

FⅦ是在肝脏合成的维生素K依赖性凝血因子,是外源性凝血途径中的凝血因子,能被FⅨa、FⅩa、FⅫa和凝血酶所激活。FⅦ和/或FⅦa与组织因子(TF)形成复合物(FⅦ/FⅦa-TF),后者可以激活FⅩ和FⅨ,沟通内源性和外源性凝血途径。当FⅦ基因缺陷时,凝血过程发生障碍而导致出血。

【临床表现】临床表现轻重不一。纯合子常有较严重出倾向,表现鼻出血、牙龈出血、皮肤瘀斑、创伤或手术后持续出血。男性易并发关节和肌肉出血,女性可表现严重月经过多。致命的颅内出血并不少见,新生儿出生时脐带出血亦常见。杂合子一般无出血倾向。

【辅助检查】

1. PT延长,可被正常血浆所纠正。APTT正常。
2. 血浆凝血因子FⅦ测定　纯合子的FⅦ:C水平<10%,杂合子FⅦ:C为40%~60%。
3. 基因诊断

【鉴别诊断】获得性凝血因子Ⅶ缺乏症:由于维生素K缺乏、严重肝病以及血浆中存在FⅦ抑制物。除FⅦ缺乏外,还合并其他多种凝血因子的缺乏,并有原发病的表现。

【治疗】轻度出血的患者不需要进行替代治疗,对皮肤损伤的患者进行局部止血,对于月经过多、鼻出血和牙龈出血的患者,可使用抗纤溶药物进行止血。替代治疗适用于有严重出血的患者,如关节出血或颅内出血的患者。

对于需要进行手术的患者,需要注意以下几点。①手术部位:某些手术部位可能因为局部的纤溶作用导致出血,如拔牙、扁桃体切除等;②出血史:既往有过严重出血的患者,应警惕在术中发生严重出血;③因子Ⅶ的基础水平低于3%的患者更可能发生出血;④采用血浆进行替代治疗时,应考虑循环超负荷的风险。

出血时可选择新鲜冰冻血浆、凝血酶原复合物(PCC)或重组FⅦa。FⅦ在体内半衰期为4~6小时,当血浆中FⅦ水平达到正常的10%~20%时,即可达到止血目的。维生素K对本病患者无效。

(五)遗传性凝血因子Ⅹ缺陷症

【发病机制】遗传性凝血因子Ⅹ缺陷症又称Stuart-Prower因子缺陷症。本病罕见,发病率约为1/(50万~100万),呈常染色体隐性遗传,男女均可患病,50%患者父母为近亲婚配。FⅩ在肝脏合成,为维生素依赖性凝血因子。本症分为2种类型:①遗传性凝血因子Ⅹ缺乏症,FⅩ促凝活性(FⅩ:C)和抗原(FⅩ:Ag)同时减低;②遗传性凝血因子Ⅹ异常症,FⅩ:C减低而FⅩ:Ag正常。

FⅩ处于内源性和外源性凝血途径的共同通路。经过内源性(FⅨa-FⅧa)和外源性(FⅦa-TF)凝血途径的激活,FⅩ转化为FⅩa,FⅩa与FⅤa形成凝血酶原酶复合物,激活凝血酶原,使之成为具有酶解活性的凝血酶。

【临床症状】缺乏FX的患者临床表现和因子X活性水平相关。杂合子的因子水平约为正常人的50%，大多数没有临床症状；当患者因子水平低于正常的1%时，会发生自发性出血和创伤后出血。纯合子常有出血症状，脐带出血为早期表现之一，其他可有鼻出血、皮肤瘀斑、血尿、月经过多，偶见关节及肌肉出血。

【辅助检查】

1. 纯合子PT、APTT均延长，杂合子可以均正常。

2. 血浆FX测定　纯合子的FX:C常<10%，而杂合子的FX:C大多可达40%~60%。

3. 基因诊断

【鉴别诊断】获得性凝血因子X缺乏症可见于少数全身性淀粉样变的患者，除PT、APTT延长，血浆FX水平明显降低外，其他凝血因子水平正常。本病发病机制未明，维生素K、输注新鲜血浆或凝血酶原复合物无效，少数患者对大剂量化疗有效。

【治疗】出血时可输注新鲜冰冻血浆、PCC或FX浓缩剂治疗。FX在体内半衰期为24~40小时，故每天输入1次即可。一般认为，当血浆中FX水平达到正常的10%~40%时可达到预期止血目的。维生素K对本病患者无效。

针对软组织、黏膜和关节出血，治疗的目的是将FX水平至少维持到正常的30%。对于更加严重的出血，应将因子水平维持至正常的50%~100%。

（六）遗传性凝血因子Ⅺ缺陷症

【发病机制】遗传性凝血因子Ⅺ缺陷症曾称为血友病C、血浆凝血激酶前质（PTA）缺乏症。本病呈常染色体隐性遗传，男女均可患病，也均可遗传，女性常多见于男性。本病罕见，发病率约为1/（10万~100万），在犹太人后裔中发病率较高。

FⅪ在肝脏合成，不依赖维生素K。经典的凝血瀑布理论中，FⅪ由FⅫa接触活化而激活。近年来的研究进一步证实，血小板表面是生理条件下FⅪ活化的部位，并且凝血酶是比FⅫa更为重要的FⅪ激活物。

【临床表现】FⅪ缺乏及FⅪ:C下降并不是决定FⅪ缺乏患者出血症状轻重的唯一决定因素，出血症状的轻微与否还与所累及的组织有关，在纤溶活性高的组织出血症状较为严重。出血部位多以黏膜为主，包括鼻出血、月经过多、血尿。本病可与其他凝血因子缺陷并发，如FⅤ、FⅦ缺乏或vWD。

【辅助检查】

1. PT正常、APTT延长。

2. 血浆FⅪ测定　FⅪ正常参考范围是72%~130%。纯合子的FⅪ:C在1%~15%，杂合子的FⅪ:C水平在20%~70%，大多可达40%~60%。

3. 基因诊断

【鉴别诊断】血友病A、B：临床出血倾向常较FⅪ缺乏严重，男性患病，女性患者极少，血浆FⅧ或FⅨ减低可以鉴别。

【治疗】

1. 替代治疗　治疗目的是将FⅪ水平提高到60%~70%。由于FⅪ很少弥散到血管外，生物学半衰期为40~48小时，在4℃下稳定，因此可以用储存血浆进行替代治疗。输入血浆7~20ml/kg，可使FⅪ水平提高到25%~50%。

2. 抗纤溶药物　适用于出血程度不严重的患者和某些严重患者在进行小手术时，可以选用甲氨蝶呤和氨基己酸。一般不与替代治疗同时进行，以免增加血栓产生的风险。

（七）遗传性凝血因子ⅩⅢ缺陷症

【发病机制】本病为常染色体隐性遗传，发病率约为1/200万，男女均可患病，患者父母往往为近亲婚配。

FⅩⅢ又称纤维蛋白稳定因子，在凝血酶和Ca^{2+}作用下，FⅩⅢ分子发生构象改变，变为有活性的FⅩⅢa，后者可使可溶性纤维蛋白单体变为不溶性的纤维蛋白，使出血停止。

【临床表现】杂合子一般无自发性出血，纯合子可有明显出血倾向。80%患者早期表现为脐带出血，其次为创伤后伤口血肿。颅内出血发生率可达25%。皮肤瘀斑、鼻出血、关节肌肉出血、血尿少见。手术后出血极少见，多因为手术中常规输血，仅少量FⅩⅢ就可满足止血需要。25%的患者伤口愈合异常，外伤或手术后数小时才出现出血症状，这是FⅩⅢ缺乏所特有的临床表现，表明患者即刻止血功能正常，但在形成血栓过程中，纤维蛋白呈可溶性，故止血后又出血。

【辅助检查】

1. 常规凝血实验正常，但血凝块脆弱，可溶于5mol/L尿素、2%醋酸或1%单氯醋酸。

2. 血浆FⅩⅢ测定　纯合子的FⅩⅢ:C常<5%，杂合子的FⅩⅢ:C水平在30%~60%。

3. 基因诊断

【鉴别诊断】获得性凝血因子ⅩⅢ缺乏症：常继发于肝脏疾病、肠炎、恶性淋巴瘤、多发性骨髓瘤、自身免疫性溶血性贫血、SLE、DIC、尿毒症或血浆中存在FⅫ抑制物。除FⅫ缺乏外，有原发病的相应表现，治疗原发病后，血浆FⅫ水平恢复正常。

【治疗】FⅫ的半衰期较长，一般为9~10天，血浆FⅫ水平提高到10%就可达到止血目的。新鲜冰冻血浆、冷沉淀或FⅫ浓缩剂可作为选择。

诊疗要点

- 凝血因子ⅩⅢ、Ⅹ、Ⅶ、Ⅴ和Ⅱ遗传性缺乏是常染色体隐性遗传疾病，通常由凝血因子基因缺陷(如突变、缺失)引起。这些罕见遗传性凝血障碍性疾病在近亲结婚人群中发生率更高。
- 凝血因子Ⅺ缺陷症与血友病A和B类似，Ⅺ因子缺乏症也以APTT延长为特征。与血友病A和B不同的是，Ⅺ因子缺乏症患者倾向于在刺激下出血(如创伤后出血)，而不是自发出血。诊断性检查会显示Ⅺ因子水平低，而Ⅷ因子和Ⅸ因子水平正常。
- 凝血因子ⅩⅢ缺陷症曾称为血友病C，FⅫ参与稳定纤维蛋白凝块并防止其溶解。可表现为出生前后颅内出血或脐带分离相关出血。与血友病不同的是，其典型表现是最初止血后发生延迟出血。与血友病不同，FⅫ缺乏症以APTT和PT正常，且Ⅷ、Ⅸ和Ⅺ因子活性水平正常为特点。
- 罕见遗传性凝血障碍性疾病常规治疗取决于凝血因子的活性水平和出血症状，最好咨询血友病治疗中心。

四、遗传性纤维蛋白异常

纤维蛋白原(fibrinogen)，即凝血因子Ⅰ，是血浆中含量最高的凝血因子。血浆纤维蛋白原主要由肝脏合成，在凝血的最后环节，在凝血酶及FⅫa的作用下，纤维蛋白原裂解形成并结合成稳定的纤维蛋白。遗传性纤维蛋白原缺陷有数量和质量的异常，前者包括遗传性纤维蛋白原缺乏症和遗传性低纤维蛋白血症，后者即遗传性异常纤维蛋白原血症。

(一) 遗传性纤维蛋白原缺乏症

【发病机制】遗传性纤维蛋白原缺乏症于1920年首次被报道，是由于纤维蛋白原基因缺陷导致血浆中纤维蛋白原浓度明显减少甚至缺如的一种遗传性出血性疾病。根据纤维蛋白原减少程度，分为低纤维蛋白原血症和无纤维蛋白原血症。先天性无纤维蛋白原血症循环中检测不到纤维蛋白原，是极罕见的疾病，受累个体是编码纤维蛋白原α链基因(*FGA*)截短突变的纯合子或复合杂合子。先天性低纤维蛋白原血症循环中纤维蛋白原低于正常(<1.5g/L)，常见于无纤维蛋白原血症突变的杂合子携带者。先天性低纤维蛋白原血症比无纤维蛋白原血症更常见，但其真正发病率未知，因为许多患者无症状，因而从未就诊。本病多呈常染色体隐性遗传，发病率约为1/100万，男女均可发病，男性患病较多，多见于近亲婚配的家系。

【临床表现】遗传性纤维蛋白原缺乏症患者有终生创伤后及术后出血倾向，纤维蛋白原血症者出生时常表现脐带出血，脐带出血可致命，是60%~85%病例的初始表现。其他患者发生出血的年龄可能较晚，常有皮肤瘀斑、鼻出血、血尿及消化道出血，与血友病相比关节出血不常见，有自发的脾破裂倾向，颅内出血是主要死亡原因。患者进入成年期后，随年龄增长，出血严重程度及频率有减少倾向。部分患者有形成血栓的倾向，特别是在纤维蛋白原替代治疗时。低纤维蛋白原血症(纤维蛋白原<1.5g/L，通常更低)时，出血的频率和特征多变。

【辅助检查】

1. 常规凝血检查 PT、APTT和/或TT延长，一般来说，TT和PT比APTT更敏感。虽然TT是一种更敏感的筛查试验，但特异性差，因为TT延长有其他常见原因。与TT类似，蛇毒血凝酶时间(reptilase time，RT)是一种有用的筛查试验，不受肝素影响；在某些情况下，RT的延长可能比TT更有意义。如果对这些试验中的一项或多项进行混合血浆纠正试验，对于无纤维蛋白原血症或低纤维蛋白原血症，可能会显示可以被正常血浆或纤维蛋白原纠正。

2. 血浆纤维蛋白原含量测定 正常血浆纤维蛋白原含量为2.0~4.0g/L，引起出血的临界水平为0.6g/L。患者的纤维蛋白原含量常为0.5~0.8g/L，无纤维蛋白原血症患者的纤维蛋白原含量常为0~0.4g/L。部分遗传性低(无)纤维蛋白原血症患者可伴有异常纤维蛋白原血症。

3. 血小板功能 血小板数量正常或稍低，血小板黏附试验异常及聚集率降低。

4. 基因诊断 如果检测结果显示有提示纤维蛋白原病的异常，则可进行基因检测来确定缺陷是否遗传。

【鉴别诊断】

1. 出血和/或TT延长的其他原因 出血的其

他原因包括多种遗传性和获得性疾病，如遗传因子缺陷（如血友病）和获得性凝血因子抑制物等。与纤维蛋白原病一样，这些疾病可能导致出血和凝血时间异常。与纤维蛋白原病不同，大部分这些疾病不会引起 PT、APTT 或 TT 延长。但使用肝素的患者或留置导管使用肝素冲洗导致存在肝素（低分子量肝素或普通肝素）的患者与纤维蛋白原病患者一样，样本中的肝素可延长 PT、APTT 和 TT，但与纤维蛋白原病不同的是，肝素存在时，RT 正常。

2. 获得性纤维蛋白原缺乏症　本病常继发于严重肝脏疾病、DIC、原发或继发纤溶活性亢进、药物（抗淋巴细胞球蛋白、大剂量皮质激素）等。除纤维蛋白原减低外，尚有原发病表现，无家族遗传病史可以鉴别。

【治疗】

1. 一般治疗　避免外伤。可酌情使用各种止血剂。

2. 替代治疗　出血时根据病情可选择富含纤维蛋白原的血浆、冷沉淀或纤维蛋白原浓缩剂。患者反应不同，应给予个体化治疗。纤维蛋白原生物半衰期为 96~144 小时，止血水平为>1g/L。

3. 治疗黏膜出血或预防拔牙后出血，需要补充纤维蛋白同时应用抗纤溶药物制剂。

（二）遗传性异常纤维蛋白原血症

【发病机制】遗传性异常纤维蛋白原血症（hereditary dysfibrinogenemia）于 1958 年首次被报道，是由于纤维蛋白原结构基因内的多种异常导致纤维蛋白原的分子结构和功能缺陷，而血浆纤维蛋白原含量正常。本病多呈常染色体显性遗传，男女均可发病，多数有近亲婚配史。大多数遗传性异常纤维蛋白原血症由一个纤维蛋白原基因编码区的杂合性错义突变引起，导致产生异常纤维蛋白原蛋白。异常可能涉及纤维蛋白肽释放、纤维蛋白聚合、纤维蛋白交联或纤维蛋白溶解的改变。遗传性异常纤维蛋白原血症相当罕见，但比遗传性无纤维蛋白原血症多见；因为许多病例无症状，其真实发病率未知。

【临床表现】遗传性异常纤维蛋白原血症临床表现多样化，约 1/2 患者可无任何症状，是偶然发现或经家族筛查而被发现的。25% 患者有出血表现，包括皮肤瘀斑、鼻出血、关节出血、创伤及术后出血，部分患者表现伤口愈合延迟和创面愈合差，形成瘢痕挛缩。大多数出血表现是轻度的，但有些可是重度的。最常见的出血表现是女性月经过多，其次是皮肤出血、手术出血和胃肠道出血，部分患者表现伤口愈合延迟和创面愈合差，形成瘢痕挛缩。自发性危及生命的出血很罕见。大约有 20% 患者有血栓形成，可见于下肢静脉血栓、血栓性静脉炎、肺栓塞、动脉血栓等。部分患者有联合表现，既有出血又有血栓形成，既有出血又有伤口愈合差。

【辅助检查】

1. 常规检查　一般 TT 或爬虫酶时间延长，延长的 TT 不能或不完全被甲苯胺蓝或鱼精蛋白所纠正。个别患者出现 TT 缩短。

2. 血浆纤维蛋白原活性 / 含量测定　遗传性异常纤维蛋白原血症患者的血浆纤维蛋白原活性降低，但含量正常，功能 / 含量比值降低（多数在 1∶2 以下）。

3. 异常纤维蛋白原测定　纤维蛋白原电泳、碳水化合物含量测定、聚丙烯酰胺凝胶电泳、纤维蛋白原寿命测定等方法。

4. 基因诊断　常见致病突变位点（“热点”）包括影响纤维蛋白肽 A 裂解的 FGA 外显子 2 突变和影响纤维蛋白聚合位点的 FGG 外显子 8 突变。如果怀疑遗传性疾病，对致病变异的家族史询问和基因检测可能是合适的，但诊断并不需要这一检查。

【诊断与鉴别诊断】

1. 遗传性低（无）纤维蛋白原血症　多为常染色体隐性遗传，临床以出血为主要表现，血浆纤维蛋白原含量显著降低，对输注纤维蛋白原或血浆有显著效果。纤维蛋白原电泳正常可以鉴别。

2. 获得性异常纤维蛋白原血症　本病常继发于严重肝脏疾病，相关的肝脏功能检查异常，无阳性家族遗传病史，除异常纤维蛋白原血症外，尚有原发病表现。

【治疗】大多数患者无临床出血表现，无需治疗。有出血时可选择富含纤维蛋白原的血浆、冷沉淀或纤维蛋白原浓缩剂。对于伴有血栓形成的患者，合理的抗凝或溶栓治疗可以起到有效的防治作用。

（三）遗传性纤维蛋白原溶解异常（原发性纤维蛋白溶解症）

【发病机制】遗传性纤维蛋白原溶解异常又称原发性纤维蛋白原溶解症，是指在原发病的基础上，在某些因素的作用下，引起活化素和血浆素活力增强或抗活化素和抗血浆素活力减低，引起高纤溶酶血症，继而降解纤维蛋白原，水解其他血浆凝血因子，造成以低纤维蛋白原血症为主的低凝状态，临床表现为广泛而严重的出血。

【临床表现】出血症状与DIC相似，血小板多正常，皮肤出血点较少见。

【辅助检查】血小板正常，纤维蛋白原明显减少，CT、PT可轻度异常，优球蛋白溶解时间（euglobulin lysis time，ELT）明显缩短，血浆纤维蛋白原溶解减少，3P试验阴性，抗凝血酶Ⅲ（AT-Ⅲ）、血小板第4因子及β-血小板球蛋白均正常。无异形红细胞、BT测定正常对早期原发性纤维蛋白溶解症诊断具有一定的提示作用。血栓弹力图（thromboelastography，TEG）可有助于诊断单纯纤维蛋白溶解亢进。

【鉴别诊断】原发性纤维蛋白溶解症与DIC引起的继发性纤维蛋白溶解症，两者均以出血及休克等为主要临床表现，注意鉴别。

1. 3P试验　原发性纤维蛋白溶解症为阴性，DIC多为阳性。

2. 血小板计数　原发性纤维蛋白溶解症正常，DIC则减少。

3. 血浆抗凝血酶Ⅲ浓度　原发性纤维蛋白溶解症正常，DIC降低。

4. 出血时间　原发性纤维蛋白溶解症正常或稍延长，DIC延长。

5. 外周血红细胞形态　原发性纤维蛋白溶解症正常，DIC可见破碎、畸形红细胞。

其中，D-二聚体血浆水平升高和3P试验阳性标志机体凝血和纤溶系统的双重激活，为凝血酶和纤溶酶同时存在的可靠证据，是继发性纤溶亢进的敏感和特异性指标，而原发性纤溶两者均为阴性。

【治疗】原发性纤维蛋白溶解症的治疗包括积极去除诱发因素、抗纤溶酶治疗及替代治疗等。

原发性纤维蛋白溶解症肝素治疗无效，诊断一旦明确，应立即使用纤溶抑制剂治疗，纤溶抑制剂主要通过抑制纤溶酶原活化，从而抑制纤溶活性。主要药物包括：①氨基己酸，抑制纤维蛋白溶解、抑制纤溶酶活性；②氨甲环酸，阻止纤维蛋白溶解酶的形成，阻抑纤溶酶、纤溶酶原与纤维蛋白结合，从而强烈抑制纤维蛋白的分解。目前以上药物主要应用于成人，儿童用药的安全性及有效性需进一步研究。

同时，忌用抗凝治疗，需要输注纤维蛋白原或新鲜血浆进行替代治疗。

诊疗要点

- 遗传性（先天性）纤维蛋白原病罕见，包括数量缺陷（无纤维蛋白原血症和低纤维蛋白原血症）、质量缺陷（异常纤维蛋白原血症）。
- 纤维蛋白原异常的特征通常为PT、APTT和/或TT延长，以及异常低的血浆纤维蛋白原水平和/或功能。
- 对于有临床重要出血或需要紧急手术的孤立性无纤维蛋白原血症、低纤维蛋白原血症或异常纤维蛋白原血症的患者，反应不同，应给予个体化治疗。当需要纤维蛋白原替代治疗时，首选纤维蛋白原浓缩物。对于大多数既往无重度出血事件的纤维蛋白原病患者，在没有出血或手术的情况下无须预防性治疗。
- 遗传性纤维蛋白溶解异常并不常见，可包括纤溶系统组成成分的缺乏或过表达。对于血栓形成或异常出血的患者，如果最初的实验室检查没有发现血小板或凝血系统内存在缺陷，那么应考虑纤维蛋白溶解缺陷的可能。
- 原发性纤维蛋白溶解症可能较难与异常出血的其他原因尤其是DIC相鉴别。ELT缩短和/或由TEG证实的纤维蛋白溶解增加，是证明存在纤维蛋白溶解亢进的最好证据。
- 原发性纤维蛋白溶解症的治疗包括积极去除诱发因素、抗纤溶酶治疗及替代治疗等，如有可能，治疗纤维蛋白溶解异常应首先纠正基础病因。

（陈振萍　吴润晖）

参考文献

[1] 杨仁池，王鸿利，赵永强，等. 血友病. 2版. 上海：上海科学技术出版社，2017.

[2] 中华医学会血液学分会血栓与止血学组，中国血友病协作组. 血友病治疗中国指南(2020年版). 中华血液学杂志，2020，41(4)：265-271.

[3] 吴润晖. 中国儿童血友病专家指导意见(2017年). 中国实用儿科杂志，2017，32(1)：1-5.

[4] SRIVASTAVA A, BREWER AK, MAUSERBUN-SCHOTEN EP, et al. Guidelines for the management of hemophilia. Haemophilia, 2013, 19 (1): e1-e47. 5.

[5] NICHOLS WL, HULTIN MB, JAMES AH, et al. von Willebrand disease (VWD): evidence-based diagnosis and management guidelines, the National Heart, Lung, and Blood Institute (NHLBI) Expert Panel report (USA). Haemophilia, 2008, 14: 171. 6.

[6] TIEDE A, RAND JH, BUDDE U, et al. How I treat the

acquired von Willebrand syndrome. Blood, 2011, 117: 6777.

[7] BOLTON-MAGGS PH. The rare inherited coagulation disorders. Pediatr Blood Cancer, 2013, 60 (Suppl 1): S37.

[8] MUMFORD AD, ACKROYD S, ALIKHAN R, et al. Guideline for the diagnosis and management of the rare coagulation disorders: a United Kingdom Haemophilia Centre Doctors' Organization guideline on behalf of the British Committee for Standards in Haematology. Br J Haematol, 2014, 167: 304.

[9] CASINI A, DE MOERLOOSE P, NEERMAN-ARBEZ M. Clinical features and management of congenital fibrinogen deficiencies. Semin Thromb Hemost, 2016, 42: 366.

[10] 王天有, 申昆玲, 沈颖, 等. 诸福棠实用儿科学. 9 版. 北京: 人民卫生出版社, 2022.

第 8 节　获得性凝血异常

一、获得性血友病

获得性血友病(acquired hemophilia，AH)是指既往无出血史和阳性家族史的非血友病患者自发性产生中和或灭活 FⅧ/FⅨ活性的自身免疫性抗体，引起血浆 FⅧ/FⅨ水平降低，导致患者自发性出血或在手术、外伤或侵入性检查时发生异常出血，甚至威胁生命的出血并发症，属于自身免疫性疾病，包括获得性血友病 A(AHA)和获得性血友病 B(AHB)。

AH 是涉及临床多学科的严重的出血性疾病，但目前国内还缺乏对该病的认识和治疗经验。本文主要针对发病率较高的 AHA 进行阐述。

【发病机制】FⅧ抗体主要结合在 FⅧ重链的 A2 区和轻链的 C2 区，通过与 C2 区特异的氨基酸序列结合，阻断 FⅧ磷脂反应区域，抑制 FⅧ活性。遗传性血友病 A 经反复输注外源性凝血因子产生抗体，以剂量依赖方式抑制 FⅧ活性；而 AHA 患者中的抗体大多不呈剂量依赖性，在高滴度时也不能完全灭活 FⅧ。

获得性 FⅧ抑制物可由于自身免疫性疾病、病理或医学干预引起免疫耐受破坏。常见 AHA 相关基础疾病包括自身免疫病、恶性肿瘤、妊娠、皮肤病、药物等，但仍有至少 1/2 病因不明确。

AHA 年发病率为(0.2~1.9)/10^6，发病中位年龄为 78 岁，儿童较少见。成人中发病率对年龄增长呈增加趋势，男女比例相当，在 20~40 岁女性发病率高于男性，主要与女性妊娠相关。

【临床表现】患者一般无出血史或出血家族史，但是突然出现急性、广泛、严重的出血，大多为自发性或创伤、手术后突然发生。主要表现为全身皮肤、黏膜、软组织及肌肉出血，也可见到各种脏器及中枢神经出血。关节出血较少见。

【辅助检查】本病的确诊依赖于实验室检查。

1. 抑制物筛查(APTT 纠正试验)　如果 APTT 能纠正到正常则提示凝血因子缺乏，如果不能纠正到正常，考虑存在抑制物，需要进一步进行筛查。

2. FⅧ活性检测　FⅧ活性降低可能提示 AHA。

3. 抑制物检测　AHA 患者 FⅧ抑制物阳性。

【鉴别诊断】

1. 血友病 A 伴 FⅧ抑制物　患儿多有家族性出血史，符合 X 连锁隐性遗传规律；患儿自幼反复发生的自发性出血史，以肌肉、关节出血为主要特征；产生抑制物的血友病 A 患儿没有残留的 FⅧ活性，输注相同剂量、既往有效的 FⅧ制剂后，不能控制出血。

2. 狼疮抗凝物(LA)　由于磷脂具有抑制作用，LA 可能导致体外依赖磷脂的试验延长、凝血因子缺乏的假象。延长的 APTT 不能被正常血浆纠正，而可以被外源性磷脂缩短或纠正。但是需要注意，抗 FⅧ自身抗体与 LA 可能同时存在同一患者。

【治疗】治疗原则为预防与控制出血，清除抗体，治疗原发病，尽量避免有创操作。

根据国际推荐的治疗方案，治疗的目的主要在于及时控制急性出血和早期抑制抗体的产生。所有患者建议采用免疫抑制剂进行治疗以清除 FⅧ抑制物。

【未来展望】

1. 获得性血友病常由于恶性肿瘤、自身免疫性疾病、感染、大手术等诱发产生，故应注意其原发病的识别及治疗。

2. 获得性血友病的发病机制尚不明确，可能由于以上诱发因素导致 T 辅助淋巴细胞的功能亢进，使 B 淋巴细胞高度分化，产生包括抗 FⅧ/FⅨ的自身抗体，未来可以作为研究热点。

二、维生素 K 缺乏性出血

维生素 K 缺乏性出血(vitamin K deficiency bleeding，VKDB)，是由于维生素 K 缺乏导致体内某些维生素K依赖的凝血因子(Ⅱ、Ⅶ、Ⅸ、Ⅹ)活性低下而导致的出血性疾病。近年来,由于对新生儿出生时常规注射维生素K_1,此病发生率已显著下降,未用维生素K预防者发病率为0.25%~1.7%,发生于新生儿期称为新生儿出血病(hemorrhagic disease of the newborn,HDN),发生于婴儿期者常称为晚发性维生素K缺乏症(late-onset vitamin K deficiency bleeding,late VKDB),一些晚发性VKDB患儿于出生后曾接受注射或口服维生素K,其中不少存在肝脏疾病。

【发病机制】维生素K是γ-羧化酶辅酶,参与凝血因子Ⅱ、Ⅶ、Ⅸ、Ⅹ及蛋白C、S前体功能活化过程,使其谷氨酸残基在肝微粒体内羧化为γ-羧基谷氨酸后,从而这些因子具有活性,产生凝血作用。当维生素K缺乏时,凝血因子Ⅱ、Ⅶ、Ⅸ、Ⅹ前体蛋白不能被羧化,只能作为维生素K缺乏诱导蛋白(protein induced by vitamin K absence or antagonist-Ⅱ,PIVKA-Ⅱ)存在,继而导致凝血功能障碍而发生出血。

维生素K的主要循环形式是维生素K_1,在小肠经大肠埃希菌吸收入淋巴系统,需要胆汁参与,且其吸收取决于胰腺和胆囊的功能,在正常情况下,健康成人的吸收效率是80%左右,其在人体内的半衰期约17小时。维生素K不易穿过胎盘,母体与胎儿的维生素K平均浓度比值在20:1~40:1,胎儿血浆维生素K浓度非常低,故出生时维生素K依赖相关凝血因子浓度低下。

1. 维生素K的胎盘通透性很低,仅1/10的量到达胎儿体内,故胎儿体内维生素K水平低,只有成人的50%,早产儿、小于胎龄儿等低出生体重儿血中维生素K水平更低,故新生儿(尤其是早产儿和小于胎龄儿)在出生后都有发生出血的倾向。

2. 若母亲在围产期服用过抗凝剂、巴比妥类或抗癫痫类等药物将干扰维生素K体内代谢,也会影响维生素K的合成或功能。

3. 母乳中维生素K_1浓度(1~4μg/L)明显低于配方奶(例如牛奶维生素K_1浓度为60μg/L)。研究发现,3~4日龄时,母乳喂养量不足100ml/kg的新生儿凝血因子Ⅱ、Ⅶ活性降低,另与母乳喂养儿肠道菌丛不产生大肠埃希菌也有关,故单纯母乳喂养者需警惕晚发性出血。

4. 吸收不良 维生素K_1吸收需要胆汁参与,如先天性胆道阻塞时胆汁分泌受阻,先天性肝胆疾病,肠道疾病例如肠瘘、广泛小肠切除、慢性腹泻等,胰腺疾病致胰液分泌不足等,引起维生素K_1的吸收不良。

5. 较长时间的应用广谱抗生素所致的体内维生素K缺乏,大多数抗菌药物应用可使血小板减少,导致凝血功能障碍或抑制肠道菌群,影响维生素K_1吸收。

6. 药物影响 抗凝药物的应用如双香豆素、水杨酸类药物、误服含抗凝成分的毒鼠药等可抑制肝脏羧基化酶的活性,使维生素K依赖的凝血因子减少。

【临床表现】临床出血轻重不等,常见皮肤黏膜出血、鼻出血、血尿、黑便、穿刺部位或手术切口渗血。严重者有腹膜后出血及颅内出血,以蛛网膜下腔、硬膜下及脑室出血为多见,可伴颅内压增高以及血肿压迫脑组织所致的神经定位症状;临床需注意患儿病前多有腹泻、抗生素使用、黄疸延迟等病史。

根据发病时间分为3型。

1. 早发型 少数发生于生后24小时内发病,多与母亲产前服用抗凝药(双香豆素)、抗癫痫药(苯妥英钠、苯巴比妥)及抗结核药(利福平、异烟肼)等干扰维生素K代谢的药物相关。出血轻重程度不一,轻者仅有皮肤少量出血或脐残端渗血,严重者表现为皮肤、消化道出血,甚至颅内出血、胸腔或腹腔出血。

2. 经典型 生后第2~7天发病(早产儿可延长至2周)。多与纯母乳喂养、肠道菌群紊乱、肝功能发育不完善等导致维生素K合成不足有关。以脐残端、胃肠道和皮肤受压处出血多见,穿刺部位长时间渗血、鼻出血、尿血、阴道出血等亦可见,颅内出血则多见于早产儿,可致死亡或留有后遗症。出血量一般不多,并呈自限性,但亦有个别严重出血者可导致失血性休克。

3. 晚发型 生后2周~3个月发病,以21~60日龄常见,甚至6个月内发病,发生率约为(4~10)/10 000活产儿。与纯母乳喂养、肝胆疾病、慢性腹泻、使用广谱抗生素(抑制肠道菌群)、长期禁食或静脉营养时未补充维生素K有关,特别是拒绝接受维生素K预防的患儿。母亲饮食中缺乏维生素K,如绿色蔬菜、豆类、肝及蛋类等,其婴儿也易患本病,多发生在农村。除皮肤、胃肠道等常见部位出血外,多合并预后较差的颅内出血,约占60%~80%,幸存者常遗留神经系统后遗症。而幼儿和儿童则需注意鼠药误服史,必要时需进行毒物筛查明确。

【辅助检查】

1. 筛选实验 凝血酶原时间(prothrombin time,PT)、活化部分凝血活酶时间(activated partial thromboplastin time,APTT)延长,凝血时间(clotting time,CT)正常或轻度延长,而纤维蛋白原(fibrinogen,Fib)正常,其中PT延长明显,血小板数量正常。

2. 确诊实验 有条件者测血浆前体蛋白PIVKA-Ⅱ,以及血浆维生素K依赖因子FⅡ:C、FⅦ:C、FⅨ:C、FⅩ:C、蛋白C、蛋白S水平降低。测定血中维生素K水平意义不大,因与近期饮食摄入量相关,不能反映机体储存情况。

【诊断】2016年欧洲儿科胃肠病肝病和营养学协会(ESPGHAN)提出诊断维生素K缺乏性出血应当具有凝血酶原时间(PT)≥ 4倍标准值,并且至少满足下列一项标准:①血小板计数正常或升高,纤维蛋白原水平正常,D-二聚体(D-dimer)正常;②静脉滴注维生素K_1后20~30分钟内PT恢复正常,一般情况下不需要补充凝血因子;③PIVKA-Ⅱ水平超过正常范围(>10ng/ml)。

健康新生儿生后2~5天发生自然出血现象,血小板和出血时间正常,可考虑本病。若凝血酶原时间延长则可确诊本病,PIVKA-Ⅱ增高是诊断的金指标。临床经维生素K或新鲜血浆等治疗有效,可为辅助诊断。

【鉴别诊断】

1. 先天性凝血因子缺乏 以血友病(凝血因子Ⅷ、Ⅸ、Ⅺ缺乏)居多,常为APTT明显延长,PT正常,补充维生素K_1无效。

2. 弥散性血管内凝血(disseminated intravascular coagulation,DIC) 常在低氧血症、酸中毒、败血症及休克等危重症基础上发生,所有凝血因子均降低同时伴有明显的血小板下降、低纤维蛋白原及D-二聚体上升。

3. 肝脏疾病所致的获得性凝血因子缺乏症 肝细胞是合成与凝血系统有关的各种因子的器官,其中除vWF由内皮细胞合成、FⅧ可由脾脏和体细胞合成外,其他几乎所有的凝血因子均是由肝脏合成,故严重肝脏疾病引起的凝血障碍Ⅷ因子水平正常、其他凝血因子水平下降、无明显血小板下降和D-二聚体上升。

4. 免疫性血小板减少症(immune thrombocylopenia,ITP) 主要表现为骨髓巨核细胞成熟不良,皮肤黏膜出血,血小板数量减少(血小板数<100×10^9/L)的出血性疾病,而凝血功能大致正常。

【治疗】原则为寻找病因、改善喂养及补充维生素K_1。

1. 如已发生出血,立即予以肌内注射或缓慢静脉滴注维生素K_1注射液,每次2~5mg,新生儿0.5~1mg,8小时后可重复,可用2~3天,一般在滴注后4小时内凝血酶原时间即可趋于正常,静脉输注给药要注意慢注,避免发生过敏性休克不良反应。

2. 早产儿肝功能不成熟不能合成凝血因子,虽及时用维生素K_1治疗,常不能迅速奏效,最好同时输新鲜血浆。出血较重者,可输新鲜血浆或全血10~15ml/kg,以提高血中有活性凝血因子水平。

3. 有消化道出血者应暂时禁食及胃肠道外静脉营养;颅内压增高时酌情使用脱水剂;若合并抽搐,可用地西泮0.3~0.5mg/(kg·次),辅以营养脑细胞等治疗,常规治疗无效,可给予外科处理,出血量大、压迫症状重、反复抽搐并有神经定位者,做CT、MRI检查,可行脑外科手术清除血肿或硬膜下穿刺引流。

4. 晚发性出血 维生素K_1注射液肌内注射或缓慢静脉滴注:婴儿1~2mg/d,学龄前儿童2~5mg/d,学龄期儿童或青少年5~10mg/d,连用2~3天,1~2天出血倾向消失,PT恢复正常。严重出血或伴颅内出血者3~5天。轻症者可口服维生素K_1片。

5. 口服双香豆素类抗凝剂过量导致的低凝血酶原血症,无或轻微出血,肌内注射或缓慢静脉滴注,1个月~12岁,15~30μg/kg·次(最大1mg);若明显出血,则1个月~12岁,250~300μg/kg·次(最大10mg),同时应尽早输注凝血酶原复合物或新鲜冰冻血浆。

6. 抗凝血类灭鼠剂等毒物中毒时,推荐剂量5~10mg/次,每日2~3次,严重者首剂可加大,可至50g~100mg/d,直到出血基本停止或PT恢复正常。

【预防】

1. 母亲分娩前2周口服维生素K_1 10mg/d,若孕母接受抗癫痫等药物治疗应在妊娠末期3个月肌内注射维生素K_1 1次,临产时再肌内注射1次,均能防止新生儿出血症。

2. 2013年世界卫生组织(WHO)建议所有新生儿生后常规1次肌内注射维生素K_1可有效防止本病,足月儿为1mg,早产儿为0.4mg/kg(不超过1mg);口服维生素K血浓度不高,维持时间短,需重复服用,口服法多用"三剂"方案,主要用于健康的足月儿,每次口服维生素K_1 1~2mg,于生后第1、7、

14 天各一次，或于生后第 1 天、第 1~2 周和第 4 周各一次。近年国内、外均有人提出，为防止发生迟发性维生素 K 缺乏性出血，建议维生素 K 干预持续至生后 3 个月（每周口服 1mg）。

3. 对慢性腹泻及长期应用抗生素者，应预防性每月给予维生素 K_1 1mg；对于长期使用不含维生素 K_1 的肠外营养时，每周婴儿 2mg，儿童 5~10mg，阻塞性黄疸或婴儿肝炎综合征患儿应给予维生素 K_1 1~2mg/d，连用 3 天以预防本病。

维生素 K 使用注意事项：维生素 K_1 静脉滴注过快有过敏性休克发生的可能，因此需缓慢滴注，应用 5% 葡萄糖注射液、5% 葡萄糖氯化钠注射液或生理盐水稀释后缓慢滴注（<1mg/min 且单次滴注>30 分钟），且用药后 30 分钟应密切观察患儿的面色、呼吸、意识状态，一旦发生严重过敏反应，立即停药，并给予肾上腺素抢救治疗。

【预后】主要取决于出血的部位、出血量及治疗是否及时。皮肤、黏膜出血一般预后较好，若伴颅内压增高征以及血肿压迫脑组织所致的神经定位症状，则预后差，重者死亡，幸存者常留有后遗症，晚发性维生素 K 缺乏性出血 60% 会出现颅内出血，病死率为 10%~15%，40% 有远期后遗症。

【未来展望】

1. 1992 年，Golding 等发现，流行病学数据提示儿童的某些特定肿瘤可能与肌内注射维生素 K 有关，目前没有得到其他大规模流行病学调查的证实，需要大样本的随机研究证实。

2. 需关注维生素 K_1 制剂的使用安全性，尤其是过敏性休克的发生，临床医生应提高警惕，及时识别处理，未来需要研究出更安全的剂型。

诊治要点

- 维生素 K 缺乏性出血主要发生于新生儿及婴幼儿或合并相应基础疾病者。
- 临床上主要表现为自发性出血，或注射部位出血不止，注意颅内出血的诊治。
- PT、APTT 延长，而 Fib 正常，其中 PT 延长明显，血小板数量正常。
- 原则为寻找病因、改善喂养及补充维生素 K_1。
- 维生素 K_1 快速静脉注射有发生过敏性休克的风险，应采用肌内注射或缓慢滴注的方式。
- 预后主要取决于出血部位及出血量及治疗是否及时。

三、肝功能衰竭引起出血

肝脏在造血系统及凝血功能方面起重要作用，凝血系统中绝大部分凝血因子在肝脏合成，部分抗凝物质如抗凝血酶 -Ⅲ（antithrombin-Ⅲ，AT-Ⅲ）、纤溶酶原、蛋白 C 等也在肝脏合成，同时肝脏能清除多种凝血及纤溶过程中的产物。肝功能衰竭是多种因素引起的严重肝脏损害，导致其合成、解毒、排泄和生物转化等功能发生严重障碍或失代偿，出现以凝血机制障碍和黄疸、肝性脑病、腹水等为主要表现的一组临床综合征，肝衰竭时由于凝血蛋白的合成减少或消耗增多，血液多呈低凝状态，可引起出血表现；出血是患者死亡的主要原因之一，临床上表现为皮肤及黏膜出血点和瘀斑、牙龈出血、鼻出血、呕血、便血甚至颅内出血等。本节就肝功能衰竭引发的出血加以阐述。

【发病机制】严重肝脏疾病时，肝细胞广泛和进展性坏死，导致肝细胞合成蛋白质、凝血因子和抗凝物质的功能损害，肝细胞清除和灭活有害物质或活化凝血因子的功能减退，主要表现为以下几个方面异常。

1. 凝血因子的合成减少　除凝血因子Ⅳ（Ca^{2+}）外，肝脏是所有凝血因子的合成场所，肝衰竭时，由于肝细胞变性、坏死，合成凝血因子的正常能力减弱或失去，除凝血因子Ⅵ（FⅥ）和血管性血友病因子（vWF）外，几乎大多数凝血因子都有不同程度的减少。凝血因子减少的程度与肝脏受损的严重程度相关。研究表明，发生肝衰竭时凝血因子减少最多和最早的是凝血因子Ⅶ（FⅦ），其次中度减少的是凝血酶原（FⅡ）和凝血因子Ⅹ（FⅩ），最晚和减少最少的是凝血因子Ⅴ（FⅤ）和纤维蛋白原（FⅠ），慢性肝衰竭时导致了凝血因子的早期大量降低，特别是 FⅤ 和 FⅦ降低最快。有报道认为，因子 FⅤ水平在肝脏功能失代偿或严重肝病时才降低，因此测定 FⅤ是判断肝病患者预后的良好指标。肝衰竭最重要的凝血指标纤溶酶原激活物（plasminogen activator，PA）、活化部分凝血活酶时间（activated partial thromboplastin time，APTT）与 FⅤ 相关性最好，提示肝衰竭患者 FⅤ与传统凝血指标 PA 和 APTT 均具有最高的相关性，表明 FⅤ可能是肝衰竭很好的诊断和预后指标。

2. 纤溶系统活性增强　除组织型纤溶酶原激活物（tissue-type plasminogen activator，t-PA）和纤溶酶激活抑制物（plasminogen activator inhibitor，PAI）由

血管内皮细胞合成外，其余的纤溶蛋白（因子）如纤溶酶原、α2- 抗纤溶酶、凝血酶激活的纤溶抑制物等均由肝脏合成。发生肝病时，病毒和免疫复合物等因素可致使血管内皮细胞受损，合成 t-PA 和 PAI 增多（原发性纤溶）或由于肝病引起弥散性血管内凝血（继发性纤溶）等，最终都会导致纤溶系统活性增强产生大量纤溶酶。纤溶酶降解纤维蛋白（原）和其他凝血蛋白，促进或加重低凝状态和出血表现。

3. 抗凝血因子的异常血栓调节蛋白——蛋白 C 活性降低导致凝血功能抑制　蛋白 C（protein C，PC）系统是血液凝血的重要调节系统之一。蛋白 C 主要在肝脏合成，在暴发性肝衰竭患者中，其作用机制尚不十分清楚。有文献研究表明，相较于急性肝炎和正常对照组而言，暴发性肝衰竭患者血液循环中，凝血酶 - 抗凝血复合物和血栓调节蛋白的水平明显升高，活化的蛋白 C- 蛋白 C 抑制物和其与未活化蛋白 C 的比例明显降低。在暴发性肝衰竭时，由于存在较强的内皮细胞损伤，蛋白 C 的活性降低，从而引起血液凝固性降低。同时，蛋白 C 是一种依赖维生素 K 的蛋白，维生素 K 的缺乏也可能影响蛋白 C 的功能发挥。蛋白 C 抑制凝血的作用是在血管内皮细胞上完成的，同时内皮细胞和血小板表面有另一种蛋白——蛋白 S，能够作为 APC 受体和协同其作用，促进 APC 清除血酶原激活物中的Ⅹa 因子等。在肝衰竭时，由于肝细胞的大范围损伤，蛋白 C 会出现合成减少，导致凝血功能减弱。

4. 血小板数量的减少及其功能异常　血小板数量的减少常随肝病的严重程度而异。据统计，肝功能衰竭时，患者血小板减少的发生率分别为 90% 以上，血小板数量多呈中度减少（40~70）$\times 10^9$/L，很少低于（30~40）$\times 10^9$/L，血小板数量减少的原因可能与肝功能障碍往往导致肝脾损伤，出现血小板生成素减少、血小板的脾滞留，自身抗体的产生，叶酸的缺乏和伴 DIC 时血小板消耗增多等多因素有关。血小板功能异常，多呈黏附、聚集和释放的功能降低，表现为血小板黏附率、聚集率降低，其原因可能与多因素有关，如跨膜信号转导异常、花生四烯酸水平降低、纤溶酶水解血小板受体增加、血细胞比容低及内皮细胞产生的前列环素和一氧化氮（NO）增多等。

5. 免疫介导血小板破坏　肝衰竭可能存在免疫介导的血小板破坏反应，因此有肝衰竭患者血小板减少应考虑这方面的原因。虽然有文献报道，在 HCV 感染的患者中，常并发免疫介导的血小板减少性紫癜，提示 HCV 可能会诱导抗血小板抗体的产生。同时，大量研究表明，用于治疗 HCV 的干扰素也可导致免疫性血小板减少的发生。这类患者血清中具有持续性的血小板相关抗体增高，并伴血小板计数，采取免疫抑制治疗后血小板计数会有明显提高。

6. 骨髓抑制　根据相关儿科肝衰竭患者的研究表明，再生障碍性贫血（简称再障）是肝衰竭的常见并发症，在发生肝衰竭时，未接受肝移植的患者极易出现再障，导致巨核细胞成熟和功能障碍，引起血小板计数明显降低，可能与急性肝衰竭（acute liver failure，ALF）时发生骨髓抑制相关，特别是肝炎病毒引起的 ALF，肝炎病毒本身对骨髓组织具有损伤作用，能引起骨髓造血的抑制，导致巨核细胞成熟及其功能障碍，从而导致血小板减少。

7. 加重止、凝血功能异常的其他原因　肝衰竭和伴肾衰竭（肝肾综合征）时会显著加重患者止、凝血功能的异常。细菌感染，特别在产生了内毒素时（重症肝炎内毒素的产生率为 64%~100%），可增加前列环素和 NO 对血小板功能抑制，肝衰竭时肝脏合成肝素酶功能减低，产生的内源性类肝素物质增多，可加重凝血功能的减低、血流动力学的改变，通过分子标志物检测，发现肝衰竭患者可存在代偿性隐匿型 DIC，约 30% 的肝衰竭患者伴感染、休克、创伤或进行手术、腹水回输时，易使代偿性隐匿型 DIC 转为失代偿性显性 DIC，表现为出血加重。

【临床表现】

1. 皮肤黏膜出血　皮肤黏膜出血表现为血液淤积于皮肤或黏膜下，形成出血点和暗红色斑，称为瘀点、瘀斑。

2. 颅内出血　临床上出现恶心、呕吐，头晕、头痛，昏迷，由于心跳、呼吸、血压、脉搏等生命中枢都在脑干，脑干出血会压迫生命中枢，导致呼吸循环衰竭。

3. 消化道出血　是诱发肝性脑病和引起患者死亡的重要原因，其临床表现为呕血、黑便，失血性循环衰竭，表现为烦躁不安或神志不清、面色苍白、四肢湿冷、口唇发绀、呼吸困难、血压下降至测不到、脉压缩小及脉搏快而弱等。

4. 其他部位出血　鼻出血，牙龈出血，咯血，血尿等。

【辅助检查】

1. 凝血功能检查

（1）活化部分凝血活酶时间（APTT）：25~37 秒，

需与正常对照比较超过10秒以上为异常。

(2)凝血酶原时间(PT):11~14秒,需与正常对照超过3秒以上为异常。

(3)纤维蛋白原(Fib):2~4g/L。

(4)凝血酶时间(TT):12~16秒,需与正常对照超过3秒以上为异常。

(5)凝血酶原活动度(prothrombin activity,PTA):凝血酶原活动度和凝血酶原时间的意义相同,且更能准确反映凝血因子的活性,正常值为75%~100%。

2. 颅脑CT 颅脑CT扫描可清楚显示出血部位、出血量大小、血肿形态、是否破入脑室以及血肿周围有无低密度水肿带和占位效应等。病灶多呈圆形或卵圆形均匀高密度区,边界清楚,脑室大量积血时多呈高密度铸型,脑室扩大。动态CT检查还可评价出血的进展情况。

【诊断】肝衰竭的基础上出现鼻出血、血尿、血便、呕血、抽搐等临床征象,并有凝血功能检查异常可确立诊断。并可进行临床分期。

1. 早期 极度乏力并有明显厌食、呕吐和腹胀等严重消化道症状,黄疸进行性加深;有出血倾向;30%<PTA≤40%;未出现肝性脑病或明显腹水;APTT、PT、TT等筛选实验稍延长,血小板正常或稍减少。

2. 中期 在肝衰竭早期表现基础上,病情进一步发展,出现Ⅱ度以下肝性脑病和/或明显腹水,或出血倾向明显(出血点或瘀斑),且20%<PTA≤30%;纤溶系统活性增强产生大量纤溶酶,纤溶酶降解纤维蛋白,Fib明显下降,同时凝血因子明显减低,APTT、PT、TT等筛选实验明显延长;且伴随血小板减少。

3. 晚期 也是肝脏衰竭晚期,往往伴有明显出血发生,出现难治性并发症,或Ⅲ度以上肝性脑病,或严重出血倾向,PTA≤20%,治疗极其困难,病死率高;凝血各项检验均明显延长,Fib严重下降,血小板明显减少。

【鉴别诊断】

1. 蛛网膜下腔出血 起病急,多见于青少年,常有意识障碍、颈强直、克氏征阳性,可有动眼神经瘫痪,脑脊液压力增高,呈血性,脑血管造影可发现有动脉瘤等,可协助诊断。

2. 咯血 为喉、气管、支气管及肺部出血后,血液经口腔咯出,常见于肺结核、支气管扩张、肺癌、肺脓肿及心脏病导致的肺淤血等。可根据患者既往病史、体征及辅助检查鉴别。

【治疗】本节主要介绍肝衰竭出现出血状况的治疗。

1. 肝衰竭合并维生素K缺乏的治疗 推荐常规使用维生素K_1,单次剂量:1个月~12岁,250~300μg/kg(最大10mg),每天1次,连用3天,1~2天出血倾向消失,PT恢复正常;严重出血或伴颅内出血者,3~5天。

维生素K_1静脉滴注过快有过敏性休克发生的可能,因此应用5%葡萄糖注射液、5%葡萄糖氯化钠注射液或生理盐水稀释后缓慢滴注(<1mg/min且单次滴注>30分钟),且用药后5分钟应密切观察患儿的面色、呼吸、意识状态,一旦发生严重过敏反应,立即停药,并给予肾上腺素抢救治疗。

2. 酚磺乙胺 适用于血小板功能不良、血管脆性增加而引起的出血。肌内注射、静脉注射或静脉滴注。用0.9%氯化钠注射液2ml溶解后使用,也可稀释于5%葡萄糖注射液中使用;儿童按体重一次10mg/kg,一日2~3次。

3. 氨基己酸 适用于预防及治疗纤维蛋白溶解亢进引起的各种出血。儿童用药量应根据体重计量,0.1g/(kg·次),溶解在生理盐水或葡萄糖溶液中,于15~30分钟滴完,每天使用3~4次。也有氨基己酸片可口服使用。

4. 新鲜冰冻血浆(FFP) FFP包含有所有凝血因子,且能有效纠正升高的PT,但纠正的程度主要取决于FFP输注的量及原来PT延长的程度。用于治疗肝衰竭的凝血异常已经成为常规。用量:5~10ml/(kg·次),静脉输注。

5. 冷沉淀 冷沉淀含有Ⅷ因子、纤维蛋白原、vWF、纤维连接蛋白及因子。用量:0.1~0.15μ/(kg·次);1μ冷沉淀约20~30ml。

6. 凝血酶原复合物(PPC) PPC是一种维生素K依赖性凝血因子的混合物,其浓度相当于FFP的20倍。静脉滴注,10~20U/(kg·次),凝血酶原复合物注射液规格:200PE/支,凝血因子Ⅶ缺乏者每隔6~8小时输注1次,凝血因子Ⅸ缺乏者每隔24小时输注1次,凝血因子Ⅱ和凝血因子Ⅹ缺乏者,每隔24~48小时输注1次,一般历时2~3日。

7. 弥散性血管内凝血(DIC)的治疗 肝衰竭患者由于凝血因子合成减少,即使不伴有DIC,也可出现类似DIC的实验室改变,故肝衰竭合并DIC发生时,主张先给予抗凝治疗,因此应静脉滴注肝素。肝素常用方法:每次50~100U/kg(1mg=125U),

加入 0.9% 氯化钠或 10% 葡萄糖液 50~100ml 中静脉滴注，滴 30~60 分钟，4~6 小时可重复应用。肝素中剂量：100U/kg·次(0.8mg)；小剂量：50U/kg·次(0.4mg)。在应用肝素期间必须密切观察病情并监测凝血功能。

8. 门静脉高压性出血的治疗　为降低门脉压力，首选生长抑素类似物，也可使用垂体后叶素，可用三腔管压迫止血行内镜下硬化剂注射或套扎止血，内科保守治疗无效，可紧急手术治疗。

【预后】肝衰竭时由于凝血蛋白的合成减少或消耗增多，血液多呈低凝状态，可引起出血表现，严重者可影响生命。对于儿童患者，治疗失败因素主要包括：①由遗传代谢性疾病导致肝衰竭进而引发出血者，病情重，无有效的根治方案；②肝衰竭患儿合并感染时，加重患儿病情，出血症状控制不理想。

【未来展望】对于遗传代谢性疾病引起的肝衰竭而导致的出血，随着现在分子生物水平技术及遗传代谢检查技术的不断提高，可建议家属早期完善遗传代谢检查，以早期明确诊断；对于肝衰竭患者存在代偿性隐匿型 DIC，需严密监测患儿各项检验指标，早期发现患儿病情变化，帮助我们及早进行干预治疗。

四、弥散性血管内凝血

弥散性血管内凝血(disseminated intravascular coagulation，DIC)不是一种独立的疾病，而是多种疾病加重的晚期，出现凝血功能过度活化，微血栓形成，器官功能衰竭，继之凝血因子消耗，表现全身多处出血的一种获得性出血综合征。其主要特征是在致病因素作用下，初期血液凝固机制被激活，凝血功能亢进，在毛细血管和/或小动脉、小静脉内有大量纤维蛋白沉积和血小板凝集，形成广泛的微血栓；晚期由于凝血过程加速，消耗了大量的血浆凝血因子和血小板，同时激活了纤维蛋白溶解系统，引起继发性纤维蛋白溶解亢进，从而导致广泛性出血、循环障碍、栓塞和溶血等一系列临床表现。DIC 的典型特征：微血管内广泛的血栓形成，器官血供不足，功能衰竭，同时有全身出血表现。

【发病机制】本病的致病因素复杂，许多疾病或理化因素都可诱发 DIC，主要有各种感染性疾病、恶性肿瘤、免疫性疾病、新生儿重症、创伤及手术等引起(表 2-11-25)。

表 2-11-25　DIC 的疾病分类

类型	主要疾病
感染性疾病(最常见)	革兰氏阴性或阳性菌感染、病毒性肝炎、流行性出血热、病毒性心肌炎等
恶性肿瘤	急慢性白血病、恶性淋巴瘤等
免疫性疾病	溶血性输血反应、暴发性紫癜、狼疮肾炎等
新生儿疾病	新生儿寒冷损伤综合征、窒息、呼吸窘迫综合征、新生儿溶血等
创伤及手术	严重软组织损伤、挤压综合征、大面积烧伤、大手术等
其他	巨大血管瘤、动脉瘤、急性出血性坏死性小肠炎等

【发病机制】①损伤血管内皮，血管胶原暴露；②组织损伤，释放大量组织因子；③红细胞、血小板及白细胞损伤、溶解，释放类组织因子及类凝血活酶物质；④单核巨噬细胞功能损伤，单核巨噬细胞清除血液循环内的凝血酶、凝血活酶、纤溶酶、纤维蛋白及其降解产物的功能受损，激活促进因素和导致生理性凝血系统功能受制，从而导致连续复杂的病理性凝血过程。呈现早期(高凝期或播散性微血栓形成期)→中期(消耗性低凝期)→晚期(继发性纤溶亢进期)，但各期之间并无截然分界，可同时存在(分期见表 2-11-26，机制图见图 2-11-13)。

表 2-11-26　弥散性血管内凝血的分期

分期	基本特点	表现
早期(高凝期)	血液系统被激活，血中凝血酶量增多，导致微血栓形成	高凝状态、微血栓形成、器官功能衰竭
中期(消耗性低凝期)	凝血因子和血小板因消耗而减少，继发纤维蛋白原减少，纤溶过程逐渐加强	出血现象
晚期(继发性纤溶亢进期)	纤溶系统异常活跃，纤维蛋白降解产物形成且具有很强的抗凝作用	出血十分明显

【临床表现】临床表现与基础疾病有关。DIC 时凝血或纤溶何种处于优势，将在很大程度上决定临床表现的特征。以凝血为主者可只表现为血栓栓塞性 DIC；以纤溶为主者可发展为急性消耗性出血。也可在上述之间呈现一种广泛的、涉及不同类型的 DIC 临床表现。

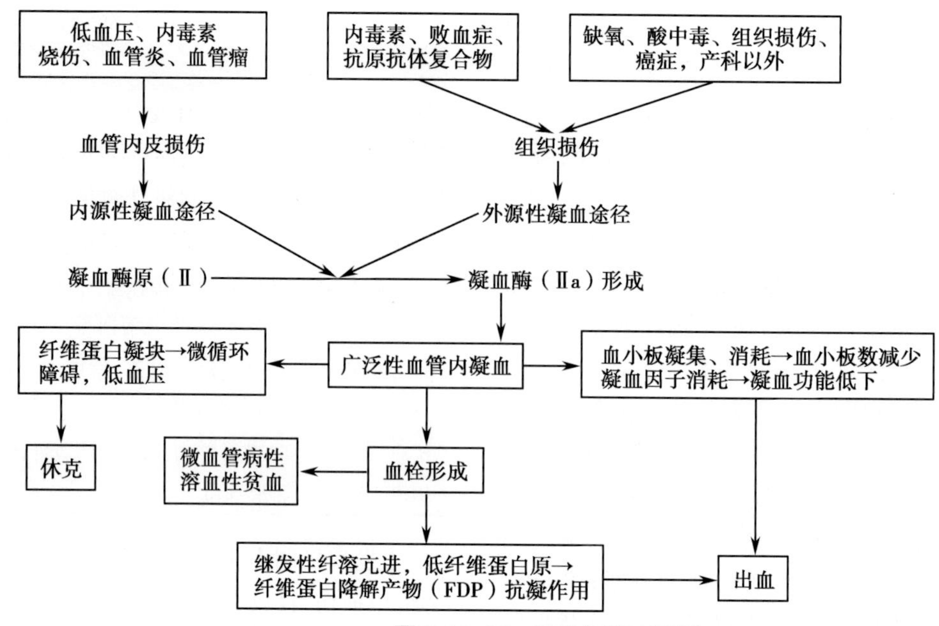

图 2-11-13　DIC 的发病机制

1. 出血　最常见，常为首发症状。多部位出血常预示急性 DIC。出血轻者仅皮肤出血点或大便隐血试验阳性；重者则为自发性多部位出血。皮肤出血表现为出血点、瘀点或片状瘀斑，多见于躯干或四肢；鼻黏膜、牙龈、胃肠道出血亦较常见；穿刺部位或伤口渗血不止，且渗出血液往往不凝固；严重者泌尿道出血或颅内出血。出血量多者可致贫血或休克甚至死亡。

2. 微血栓栓塞　由于组织和脏器的小动脉、毛细血管或小静脉内血栓引起各种器官微血栓形成，导致器官灌注不足、缺血或坏死，常易引起脑、肾、肺、胃肠道和皮肤等受累而出现相应的临床症状，如昏迷、惊厥、尿少、肾衰竭、呼吸困难、恶心、呕吐、腹痛、四肢末端坏死、皮肤坏疽等。

3. 休克　表现为一过性或持久性血压下降。休克使血流进一步缓慢，加重缺氧和酸中毒，从而加重 DIC。DIC 与休克互为因果，呈恶性循环，经抗休克疗效欠佳，甚至发生不可逆性休克。

4. 各脏器功能受损　重要器官：①肾脏受损率 25%~67%，表现为血尿、少尿、甚至无尿；②中枢神经功能障碍表现意识改变、抽搐或昏迷；③呼吸功能受影响表现为肺出血、不同程度的低氧血症；④消化系统表现为消化道出血等；⑤肝功能障碍 22%~57%，表现为黄疸、肝衰竭。

5. 溶血　为红细胞通过纤维血栓引起机械性破坏而引起的血管内溶血，可有发热、黄疸、乏力、腰背酸痛、血红蛋白尿等，如果溶血严重，超过骨髓代谢能力时会出现贫血，称为微血管病性溶血性贫血（microangiopathic hemolytic anemia）。这种贫血除具备溶血性贫血的一般特征外，在外周血涂片中还可见到一些形态特异的红细胞碎片，称为裂体细胞（schistocyte）。这是因为循环中的红细胞流过由纤维蛋白丝构成的网孔时，常会黏着或挂在纤维蛋白丝上，加上血流的不断冲击，引起红细胞破裂。

【辅助检查】实验室检查为确诊 DIC 的依据。

1. DIC 相关实验室指标

(1) 出血时间（bleeding time，BT）：在一定条件下，人为刺破皮肤毛细血管后，从血液自然流出到自然停止所需时间，正常值（6.9 ± 2.1）分钟。BT 延长见于血小板数或质异常，也见于某些凝血因子缺乏；BT 缩短见于血液的高凝状态和血栓形成。

(2) 凝血时间（clotting time，CT）：将静脉血放入试管中，观察血液接触试管壁开始至凝固所需的时间，主要测定内源性凝血途径中各种凝血因子是否缺乏，功能是否正常，或者是否有抗凝物质增多，正常值 4~12 分钟（玻璃试管法）。

(3) 凝血酶原时间（prothrombin time，PT）：在被检血浆中加入 Ca^{2+} 和组织因子或组织凝血活酶，观察血浆的凝固时间，为外源凝血系统较为灵敏和最为常用的筛选实验。不同方法及试剂检测结果差异较大，测定值延长超过正常对照值 3 秒以上有临床意义，需指出出生时间<4 天的新生儿超过 20 秒才有意义。

(4) 凝血酶时间（thrombin time，TT）测定：在受

检血浆中加入“标准化”凝血酶溶液，到开始出现纤维蛋白丝所需要的时间，手工法正常值16~18秒，比正常对照延长3秒以上有临床意义。

(5) 活化部分凝血活酶时间（activated partial thromboplastin time，APTT）：在受检血浆中加入APTT试剂（接触因子激活剂和部分磷脂）和Ca^{2+}后，观察血浆凝固所需要的时间，是内源凝血系统较为灵敏和最为常用的筛选实验。不同的方法及试剂检测结果差异较大，但测定值与正常对照值比较，延长超过10秒以上为异常。需指出的是，年长儿正常值约为42秒，新生儿为44~73秒，早产儿范围更宽。高凝期APTT可缩短，低凝期及继发性纤溶期APTT延长。

(6) 纤维蛋白原（fibrinogen，Fib）：正常值2.0~4.0g/L，在消耗性凝血障碍时会降低，低于1.6g/L有意义，个别高凝期病例可升高超过4.0g/L。

(7) 纤维蛋白溶解产物（fibrinogen degradation products，FDP）含量测定：正常人血清FDP<10mg/L，超过20mg/L提示纤溶亢进但不能作为诊断DIC的指标。肺栓塞或动、静脉栓塞患者也可升高。

(8) D-二聚体（D-dimer）测定：D-二聚体产生于纤维蛋白原转变成纤维蛋白时，纤维蛋白交联和交联纤维蛋白降解的过程为体内高凝状态和纤溶亢进的标志。DIC患者D-二聚体异常升高，灵敏度可达90%，此试验对DIC有特异性。

(9) 抗凝血酶Ⅲ（antithrombin Ⅲ，AT-Ⅲ）测定：AT-Ⅲ是最重要的生理抗凝物质，它使凝血酶、激活的因子Ⅹ失去活性而起抗凝作用，在此过程中AT-Ⅲ被消耗，DIC早期血浆中AT-Ⅲ明显减少，正常值为80%~100%（活性）。

(10) 硫酸鱼精蛋白副凝试验（protamine sulfate paracoagulation test，3P试验）：在DIC早期时多为阳性，但晚期以纤溶亢进为主时，因纤维蛋白单体形成少，所形成的可溶性复合物也少，故3P试验常为阴性。有些疾病如恶性肿瘤，肝、肾疾病及手术创伤后也可出现3P试验阳性。

(11) 纤维蛋白肽A（fibrinopeptide-A，FPA）：正常值（1.2±0.8）μg/L，含量增高见于高凝状态和血栓性疾病。

(12) 纤维蛋白肽B（fibrinopeptide-B，FPB）：正常值（1.56±1.20）μg/L，含量增高见于血栓性疾病和DIC。

2. DIC各期对应异常实验室指标

(1) 早期（高凝期）：凝血系统激活，循环血液中出现凝血酶，使纤维蛋白原转变成纤维蛋白单体及多聚体，广泛的微血栓形成，实验室检查凝血筛选试验CT、PT、APTT等可以正常甚至缩短，纤维蛋白肽A以及B阳性，血小板减少，3P试验可阳性也可阴性。

(2) 中期（消耗性低凝期）：大量微血栓形成使纤维蛋白原和其他凝血因子大量消耗而使血液浓度降低，纤维系统和蛋白C系统也可能激活使因子Ⅴ和Ⅷ灭活，激肽系统激活加重DIC的发展，PT、CT、APTT等筛选试验延长，血小板严重减少，3P试验阳性，FDP阳性，D-二聚体阳性。

(3) 晚期（继发性纤溶亢进期）：循环血液中出现的大量纤溶酶大量降解纤维蛋白原、纤维蛋白及有关的凝血因子，微血栓溶解，实验室检查各项筛选试验均延长，纤维蛋白原严重降低，AT-Ⅲ严重降低，3P试验、FDP及D-二聚体均可阳性（表2-11-27）。

【诊断】 必须依据临床表现和实验室检查结果进行综合性分析，才能明确诊断。

1. 临床表现　患儿有诱发DIC的原发病存在，并在此基础上呈现出血倾向、微血管栓塞、休克和溶血等临床征象，或对抗凝治疗有效，即应高度警惕DIC的可能性。

2. 实验室检查　是诊断DIC的重要依据，应根据病情及实验室条件选择检查项目，对实验结果的分析应结合患儿年龄、原发病性质、DIC不同病程等特点作出判断，动态观察其结果变化对确立诊断的意义更大。如在血小板计数减少、凝血酶原时间延长、纤维蛋白原含量降低、3P试验阳性这4项中有3项阳性，结合临床特点即可作出诊断；如仅有2项阳性，则需加测血清FDP含量、优球蛋白溶解时间和凝血酶时间，如其中1项阳性，结合临床特点也可作出诊断。条件许可时，测定AT-Ⅲ、因子Ⅷ活性和D-二聚体等指标均较可靠。2014年中国成人DIC诊断积分系统（CDSS）诊断，可供参考（表2-11-28）。

【鉴别诊断】

1. 重症肝炎　临床上，重症肝炎因凝血因子合成减少，即使不伴有DIC也会出现类似DIC的生化检验异常，若误诊为DIC给予肝素治疗，则会导致出血加重，病情恶化引起死亡。因此在临床上要重视重症肝炎与DIC的鉴别（表2-11-29）。

表 2-11-27 DIC 早、中、晚期相对应的实验室检查及分析

分期	实验室特点
早期（高凝期）	血小板减少 CT、PT、APTT 可以正常甚至缩短 纤维蛋白肽 A 以及 B 阳性 3P 试验可阳性也可阴性
中期（消耗性低凝期）	血小板严重减少 PT、CT、APTT 延长 FDP 阳性，D- 二聚体阳性 3P 试验阳性
晚期（继发性纤溶亢进期）	纤维蛋白原严重降低 各项筛选试验均可延长 AT-Ⅲ严重降低 纤溶酶原降低 3P 试验、FDP 及 D- 二聚体均可阳性
反应消耗性凝血障碍的检查	血小板计数下降，通常 $<100\times10^9/L$，如呈进行性下降则更有诊断意义；BT 延长，但在高凝状态时，出血时间可缩短；PT 延长；纤维蛋白原减少；APTT 延长 AT-Ⅲ在 DIC 早期血浆中明显减少；因子Ⅷ在 DIC 时减少
反应纤维蛋白形成和纤维蛋白溶解亢进的检查	3P 试验在 DIC 早期时多为阳性，晚期常为阴性；FDP>20mg/L；TT 时间延长；D- 二聚体异常升高

注：APTT. 活化部分凝血活酶时间；AT-Ⅲ. 抗凝血酶Ⅲ；BT. 出血时间；CT. 凝血时间；DIC. 弥散性血管内凝血；FDP. 纤维蛋白溶解产物；PT. 凝血酶原时间；TT. 凝血酶时间。

2. 血栓性血小板减少性紫癜（TTP） 血栓性血小板减少性紫癜（thrombotic thrombocytopenic purpura，TTP）是以微血管病性溶血性贫血、血小板聚集消耗性减少，以及微血栓形成造成器官损害为特征的一种血栓微血管病。其临床主要表现为五联症：微血管病性溶血性贫血、血小板减少、神经精神症状、肾脏受累和发热。该病非特征性的临床表现常导致临床医生漏诊、误诊。血栓性血小板减少性紫癜是血液科的急危重症，诊疗较为困难，预后情况较差且死亡率高。在临床上应注意与 DIC 相鉴别（表 2-11-30）。

3. 原发性纤维蛋白溶解亢进症 简称原发性纤溶症，是获得性纤溶症的一种，其特点是由于纤溶酶原激活物形成过多和 / 或纤溶系统抑制物减少导致纤维蛋白溶解亢进，故其血小板计数、血小板功能以及凝血因子、抗凝因子正常（表 2-11-31）。

【治疗】对 DIC 的治疗目前还没有普遍的共识，多采取综合措施。

1. 治疗原发病 治疗原发病、消除疾病诱因是治疗 DIC 最为关键和根本的措施。

2. 支持对症治疗 抗休克治疗，纠正缺氧、酸中毒及水电解质平衡紊乱。

3. 改善微循环 低分子右旋糖酐注射液，可以改善微循环，防止或减少血栓形成。首次剂量为 10ml/kg，以后每次 5ml/kg，每 6 小时 1 次，24 小时内不超过 30ml/kg。

4. 抗凝治疗 其目的在于阻断或缓解血管内凝血过程的发展。

（1）抗血小板凝集药物：此类药物能阻止血小板黏附和凝集，减轻微血栓形成，从而抑制 DIC 的发展。临床上对轻型 DIC、疑似 DIC 而未肯定诊断者或高凝状态者，在控制原发病的基础上可单独应用此类药物治疗。常用药物有，①阿司匹林，每日 1~3mg/kg，分 2~3 次口服，持续用至血小板数恢复正常后数日才停药；②双嘧达莫，每日 1~2mg/kg，分 2 次口服。

（2）肝素：应用的时期争议很大，多主张 DIC 早期给予。

凡有以下指征者即可使用：① DIC 早期（高凝期）；②有明显栓塞症状者；③消耗性凝血期表现为凝血因子、血小板、纤维蛋白原进行性下降，出血逐渐加重，血压下降或休克者；④准备补充凝血因子

表 2-11-28 中国成人 DIC 诊断积分系统（CDSS）2014

积分项	分数
存在导致 DIC 的原发病	2
临床表现	
不能用原发病解释的严重或多发性出血倾向	1
不能用原发病解释的微循环障碍或休克	1
广泛性皮肤、黏膜栓塞，灶性缺血性坏死、脱落及溃疡形成，或不明原因的肺、肾、脑等脏器功能衰竭	1
实验室指标	
血小板计数	
非恶性血液病	
$\geqslant 100 \times 10^9/L$	0
$(80\sim100) \times 10^9/L$	1
$<80 \times 10^9/L$	2
24 小时内下降 ≥ 50%	1
恶性血液病	
$<50 \times 10^9/L$	1
24 小时内下降 ≥ 50%	1
D- 二聚体	
<5mg/L	0
5~9mg/L	2
≥ 9mg/L	3
PT 及 APTT 延长	
PT 延长<3s 且 APTT 延长<10s	0
PT 延长 ≥ 3s 且 APTT 延长 ≥ 10s	1
PT 延长 ≥ 6s	2
纤维蛋白原	
≥ 1.0g/L	0
<1.0g/L	1

注：非恶性血液病，每日积分 1 次，≥ 7 分时可诊断 DIC；恶性血液病，临床表现第一项不参与评分，每日积分 1 次，≥ 6 分可诊断 DIC。

表 2-11-29 DIC 与重症肝炎的鉴别诊断

	DIC	重症肝炎
微循环衰竭	早、多见	晚、少见
黄疸	轻、少见	重、极常见
肾功能损伤	早、多见	晚、少见
红细胞破坏	多见（50%~90%）	罕见
FⅧ: C	降低	正常
D- 二聚体	增加	正常或轻度增加

表 2-11-30 DIC 与血栓性血小板减少性紫癜的鉴别诊断

	DIC	血栓性血小板减少性紫癜
起病及病程	多数急骤、病程短	可急可缓、病程长
微循环衰竭	多见	少见
黄疸	轻、少见	极常见、较重
vWF 裂解酶	多为正常	多为显著降低
FⅧ:C	降低	正常
血栓性质	纤维蛋白血栓为主	血小板血栓为主

表 2-11-31 DIC 与原发性纤维蛋白溶解亢进症的鉴别诊断

	DIC	原发性纤维蛋白溶解亢进症
病因或基础疾病	种类繁多	多为手术、产科意外
微循环衰竭	多见	少见
微血管栓塞	多见	罕见
微血管病性溶血	多见	罕见
血小板计数	降低	正常
血小板活化产物	增高	正常
D- 二聚体	增高或阳性	正常或阴性
红细胞形态	破碎或畸形	正常

(如输血、血浆等)或应用纤溶抑制药物而未能确定促凝物质是否仍在发生作用时,可先应用肝素。

肝素常用方法:每次 50~100U/kg(1mg=125U),加入等渗氯化钠或 10% 葡萄糖液 50~100ml 中静脉滴注,滴 30~60 分钟,4~6 小时可重复应用。肝素中剂量为 100U/(kg·次)(0.8mg);小剂量为 50U/(kg·次)(0.4mg)。在应用肝素期间必须密切观察病情并监测凝血功能,要求凝血时间控制在 20~30 分钟以内,如<20 分钟可加大肝素剂量,如>30 分钟且出血加重可能是用量过大,应停用,必要时静脉缓慢注射鱼精蛋白中和。肝素通常在给药 1~3 小时后被灭活约 50%,4~6 小时即经肾脏排完。

以下情况禁用或慎用肝素:①颅内或脊髓内出血、肺结核空洞出血、溃疡出血;②伴有血管损伤或新鲜创面的患儿;③ DIC 晚期以继发性纤溶为主者;④原有重度出血症,如血友病等;⑤对伴有严重肝脏病的患者,尚有争议,较多学者认为弊多利少。

此外,可用低分子量肝素钠注射液,常用 75U/(kg·d),常规剂量下无须血液学监护。

停药指征:①诱发 DIC 的原发病已控制或缓解;②用药后病情好转,出血停止,血压稳定;③凝血酶原时间和纤维蛋白原恢复或接近正常(前者一般于 24 小时内恢复,后者于 1~3 天恢复)时,即可逐渐减量至停药。用药时间一般可持续 3~7 天。血小板回升缓慢(数天至数周)不宜作为停药的指征。

5. 抗凝血因子的作用 已应用临床的有:①抗凝血酶Ⅲ(AT-Ⅲ)浓缩剂,用于 DIC 早期补充 AT-Ⅲ,可提升肝素的疗效;②蛋白 C 浓缩剂,主要用于革兰氏阴性杆菌感染合并 DIC,同肝素联合应用效果较好。

6. 补充疗法 在 DIC 中晚期依检测指标进行下列成分的补充。

洗涤红细胞:10~15mg/(kg·次),静脉输注;每输注 4ml/kg,可提高血红蛋白 10g/L。

血小板:0.1U/(kg·次),静脉输注;输注 0.1U/kg 的机采血小板可提高血小板(40~60)$\times 10^9$/L,输注的血小板存活期只有 2~5 天。

新鲜冰冻血浆:5~10ml/(kg·次),静脉输注;血浆含有除因子Ⅷ外的全部凝血因子及纤维蛋白原。每升新鲜冰冻血浆含纤维蛋白原 3g。

凝血酶原复合物:10~20U/(kg·次),静脉输注;含有凝血因子Ⅱ、Ⅶ、Ⅸ、Ⅹ。

冷沉淀:0.1~0.15U/(kg·次);1U 冷沉淀 =20~30ml,含 FⅧ及 FⅩⅢ各 80~100U,纤维蛋白原 250mg。

7. 抗纤溶药物 主要适应证:① DIC 的病因及诱因已去除或基本控制,已进行有效抗凝治疗和补充血小板、凝血因子,出血仍难以控制;②纤溶亢进为主型 DIC;③ DIC 后期,纤溶亢进已成为 DIC 主要病理过程和再发性出血或出血加重的主要原因;④ DIC 时,实验室指标证实有明显继发性纤溶亢进。一般可选用 6- 氨基己酸(EACA),每次剂量 0.1g/kg,溶解在生理盐水或葡萄糖溶液中,于 15~30 分钟滴完,每天使用 3~4 次。

8. 溶栓治疗 以血栓形成为主要表现且疗效不好,或 DIC 后期,器官功能恢复缓慢,又有明显血栓形成,应考虑溶栓治疗。选用尿激酶、单链尿激酶、组织纤溶酶原激活物(t-PA),但缺乏儿童的用量标准。

9. 糖皮质激素的应用 下列情况可予以考虑:①基础疾病需糖皮质激素治疗者;②感染中毒性休克合并 DIC 已经有效抗感染治疗者;③并发肾上腺皮质功能不全者。主要使用甲泼尼龙 10mg/(kg·次),每天 1~3 次。

【预后】有学者把 DIC 谐称为 “death is coming”,DIC 使患者器官衰竭和死亡的危险性明显增加,不同报道中,DIC 患者的病死率为 31%~86%。DIC 是一种发生于多种基础疾病的严重并发症,需要临床医师保持高度的警惕性,尽可能做到早期诊断和治疗、改善患者预后。

【未来展望】DIC 临床表现复杂多变引起临床确诊较困难,疾病发展快、病理变化复杂,引起治疗及预后差,统一规范的诊疗的建立可以使我们早期识别 DIC 患者,及早进行规范有效的干预,改善该疾病的预后。对疾病病理变化的进一步掌握,建立新的实验室检测指标为本病亟待解决的问题。

诊治要点

- 本病的病因复杂,许多疾病或理化因素都可诱发 DIC 的发生,各种感染最常见。
- DIC 的典型特征:微血管内广泛的血栓形成,器官血供不足、功能衰竭,继之凝血因子消耗,同时有全身出血表现。DIC 的临床表现可有无症状型、明显出血型、器官衰竭型等多种表现。
- 实验室检查异常:血小板计数下降、出血时间和凝血时间的异常、PT 延长、纤维蛋白原异常、APTT 延长、AT-Ⅲ减少、ⅧC 减少、3P 试验阳性、优球蛋白溶解时间缩短、FDP 升高、D- 二聚体升高。
- DIC 的治疗目前尚无普遍共识,其治疗的关键是控制原发病,消除疾病诱因,血制品及激素可在掌握好适应证的前提下使用,肝素、抗纤溶及溶栓药物的使用要掌握好适应证与禁忌证。
- 病因及临床表现口诀:

  DIC 乃危重症,发生诸病过程中;
  弥漫凝血是特征,消耗凝血致出血;
  感染肿瘤大手术,产科意外白血病;
  严重骨折胰腺炎,蛇毒虫毒缺氧症;
  高凝状态转低凝,临床表现五大征;
  及时筛选快确诊,去除诱因治原病。
- 发病机制口诀:

  DIC 发病机制杂,内皮受损胶原露;
  组织因子放入血,血中组凝物质多;
  内外凝血凑热闹,凝血酶原被启动;
  血管凝血全乱套,血栓形成纤溶亢;
  出血休克接踵至,患者识别要趁早。
- 实验室异常指标口诀:

  早期高凝中低凝,纤溶亢进在晚期;
  早期纤原变纤体,板少 AB 肽阳性;
  中期凝血因子乏,凝血延长 D- 二现;
  晚期血栓速溶解,板少严重 3P 阳;
  抗Ⅲ纤原都降低,3P、FDP 及 D- 二都阳性。

  说明:

  早期主要病理过程为纤维蛋白原转变为纤维蛋白单体及多聚体,血小板减少,纤维蛋白肽 AB 阳性。

  中期凝血因子大量消耗,PT、CT、APTT 等凝血筛选试验延长,D- 二聚体阳性,血小板严重减少,3P 试验阳性。

  晚期血栓大量溶解,抗凝血酶Ⅲ(AT-Ⅲ)和纤维蛋白原降低,凝血筛选试验延长,3P 试验、FDP 及 D- 二聚体阳性同中期。

(田 新)

参考文献

[1] 杨仁池,王鸿利,赵永强,等. 血友病. 2 版. 上海:上海世纪出版股份有限公司上海科学技术出版社,2017.
[2] MIHATSCH WA, BRAEGGER C, BRONSKY J, et al., Prevention of Vitamin K deficiency bleeding in newborn infants: a position paper by the ESPGHAN Committee

on Nutrition. J Pediatr Gastroenterol Nutr, 2016, 63 (1): 123-129.
[3]《中国国家处方集》编委会. 中华人民共和国药典: 中国国家处方集 (化学药品与生物质品卷. 儿童版). 北京: 人民军医出版社, 2013, 1: 537, 694.
[4] PLUTA A, GUTKOWSKI K, HARTLEB M. Coagulopathy in liver diseases. Adv Med Sci, 2010, 55 (1): 16-21.
[5] 中华医学会血液学分会血栓与止血学组. 弥散性血管内凝血诊断中国专家共识 (2017 年版). 中华血液学杂志, 2017, 38 (5): 361-363.
[6] LEVI M. Pathogenesis and diagnosis of disseminated intravascular coagulation. International Journal of Laboratory Hematology, 2018, 40 (Suppl. 1): 15-20.
[7] TOH CH, ALHAMDI Y, ABRAMS ST. Current pathological and laboratory considerations in the diagnosis of disseminated intravascular coagulation. Ann Lab Med, 2016, 36 (6): 505-512.

第 9 节 血栓性疾病

一、静脉血栓形成

深静脉血栓(deep vein thrombosis,DVT)是指血液在深静脉腔内不正常地凝结,阻塞静脉腔,导致静脉回流障碍。儿童的凝血系统是一个贯穿整个儿童期动态发展的系统。在凝血和抗凝平衡中,儿童期表现为凝血因子水平的降低[如维生素 K 依赖性凝血因子Ⅱ、Ⅶ、Ⅸ、Ⅹ,接触因子 FⅫ、FⅪ、激肽释放酶原(prekallikrein,PK)、高分子量激肽原(high molecular weight kininogen,HMWK)],同时抗凝因子水平也有降低[如抗凝血酶、肝素辅因子Ⅱ(heparin cofactor Ⅱ,HC Ⅱ)、蛋白 C、蛋白 S],在幼儿期一直保持成人水平的 50%,而纤维蛋白原、FⅧ、FⅤ、FⅩⅢ在正常水平,凝血酶抑制物 α_2- 巨球蛋白则在整个儿童期明显上升。凝血酶产生能力减低而抗凝能力没有受到明显影响。且整个儿童期纤维蛋白溶解的能力下降,处于低纤溶状态。因此整体上,相对于成人,儿童期处于相对低凝状态,从而导致儿童比成人发生血栓事件的危险明显降低。此外,儿童很少出现成人常见的糖尿病、血脂异常、高血压等损害血管内皮的疾病。也较少有促进血栓形成的危险因素,如口服避孕药、激素补充治疗、妊娠、吸烟、恶性肿瘤、骨科手术等。

因此,儿童期静脉血栓栓塞症(venous thromboembolism,VTE)的发病率显著低于成人,更多是作为一种并发症出现。但需要注意排除因子Ⅴ Leiden 突变等先天性或遗传性易栓症的可能。

儿童患者 VTE 的年化发病率为(0.14~0.21)/10 000。住院儿童患者的发病率明显增高至(20~60)/10 000。

VTE 的危险因素包括血流停滞、内皮损伤和高凝状态。儿童中最常见的危险因素是中心静脉导管(central venous catheter,CVC)置管。其他包括遗传性高凝状态、感染、创伤、制动、恶性肿瘤和肾病综合征、炎症性肠病、系统性红斑狼疮等。遗传性易栓症(inherited thrombophilia,IT)最常见的原因包括因子Ⅴ Leiden 突变,凝血酶原 G20210A 突变,抗凝血酶、蛋白 C 和蛋白 S 缺乏,以及脂蛋白(a)增加。在 VTE 儿童患者中,IT 的患病率为 10%~59%。

【临床表现】儿童 VTE 的临床表现取决于血栓发生的位置和范围。包括深静脉血栓(DVT)形成、肺栓塞(pulmonary embolism,PE)、肾静脉血栓形成(renal vein thrombosis,RVT)、门静脉血栓形成(portal vein thrombosis,PVT)、颅内静脉窦血栓(cerebral venous sinus thrombosis,CVST)、中心静脉置管(central venous catheter,CVC)相关 VTE 等。

1. 深静脉血栓 DVT 形成最常见于下肢,尤其是髂静脉、股静脉和 / 或腘静脉。下肢 DVT 表现为单侧腿、臀部、腹股沟和 / 或腹部疼痛,并伴有腿部肿胀和 / 或发红或发紫。患侧小腿直径增粗。除了导管相关 VTE,儿童极少发生上肢 DVT。上肢 DVT 表现为单侧手臂和手部肿胀及皮肤变色。血栓延伸到上腔静脉时可能会引起面部肿胀。患者可能主诉受累侧手臂疼痛和 / 或颈部、肩部或腋窝不适。

2. 肺栓塞 PE 儿童罕见,住院儿童患者中的发病率约为 78/100 000。可表现为胸痛、呼吸过速、咳嗽、心动过速、急性呼吸困难、缺氧和突然虚脱。患者也有可能存在 DVT 的临床征象。但儿童 PE 临床表现一般不具有特异性。如危重症患儿心肺功能恶化时需要注意除外 PE 的可能。需要注意,Wells 评分和 D- 二聚体测定可能无助于识别 PE 儿童。

3. 肾静脉血栓形成 儿童 RVT 大多继发于肾病综合征和肾移植,是新生儿期最常见的非导管相关 VTE,在所有新生儿血栓栓塞事件中的占比高达 20%。常起病隐匿,且没有肾相关症状。可表现为血尿、无尿、呕吐、低血容量、蛋白尿和血小板减少。

4. 门静脉血栓形成　新生儿 PVT 多与脐静脉置管和脓毒症有关。儿童可能会因肝移植、感染、脾切除、镰状细胞病、化疗或存在抗磷脂抗体而继发门静脉血栓形成。PVT 可能会迅速引起急腹症症状，也可能症状隐匿，直到出现脾大或继发于食管静脉曲张的消化道出血等慢性门静脉高压相关的症状。

5. 颅内静脉窦血栓形成　曾被认为是罕见的、病死率极高的疾病，近年来，随着磁共振成像（MRI），尤其是磁共振静脉成像（MRV）技术的广泛应用，该病的诊断率不断提高。儿童的 CVST 是血管内和血管因素共同造成的，脱水是所有年龄段共同的危险因素。由于病因不同，受累的静脉窦位置各异，CVST 的临床表现多种多样，缺乏特异性，影像学检查是诊断的重要依据。

6. 中心静脉置管相关 VTE　儿童导管相关 VTE 的发生率约 20%，但症状性 VTE 的发生率仅为 5%。CVC 相关 VTE 通常无症状或表现为慢性症状，包括反复发生的 CVC 不通畅、CVC 相关脓毒症，以及胸部、背部、颈部和面部的皮肤出现明显侧支循环。症状性 VTE 起病急骤，症状包括相关肢体肿胀和变色、面部肿胀、肺栓塞、乳糜胸和/或上腔静脉综合征（特征为呼吸困难、头胀、颈静脉扩张及胸部 X 线提示纵隔增宽）。

【辅助检查】

1. 凝血功能及凝血因子活性检测　部分患儿可出现凝血因子活性增高。针对儿童或新生儿的出凝血检测，存在着诸多与成人不同的地方，如不同年龄段的参考区间，标本采集相对困难，标本量相对较少，可能造成标本相应凝血因子的异常活化，影响检测结果的准确性。针对儿童或新生儿标本对检测过程进行适当的优化和调整，才能为这部分患儿提供准确的出凝血检测结果。

2. 抗凝蛋白缺陷　在易栓症患儿，可出现抗凝血酶、蛋白 C、蛋白 S 活性减低。

3. 因子Ⅴ Leiden 突变　是欧美人群中最常见的成人及儿童血栓相关的基因异常，在高加索人种中约有 5% 患者携带该突变。该突变导致 FⅤ抵抗活化蛋白 C 的灭活作用。这种杂合子突变与儿童低 - 中度 VTE 风险、缺血性卒中风险有关。纯合突变的患者较杂合突变患者的血栓风险显著增加。

4. 狼疮抗凝物　狼疮抗凝物（lupus anticoagulant，LAC）测定应在抗凝治疗开始前进行，因为抗凝治疗开始后会影响 LAC 筛查的结果。

5. 抗心磷脂抗体和抗 β2- 糖蛋白 1（β2-GPI）抗体　抗磷脂抗体包括 LAC、抗心磷脂抗体（anticardiolipin antibody，ACLA）和抗 β_2-GP Ⅰ抗体。出现血栓或习惯性流产（妊娠 12 周内，2 次以上流产）伴有持续抗磷脂抗体（anti-phospholipid antibody，APA）存在，可确定有抗磷脂抗体综合征（antiphospholipid syndrome，APS）。APS 是一种与儿童期无明显诱因 VTE 和/或动脉血栓栓塞症（arterial thromboembolism，ATE）相关的获得性血栓风险。其他 APA 引发的疾病包括血小板减少症、溶血性贫血和肾衰竭（微血管血栓）。APA 可能在急性感染、炎症、恶性肿瘤、使用药物时出现。此外，可能在母亲有 APS 病史的新生儿中出现，APS 较少见于新生儿血栓栓塞。发生无明显诱因血栓的患儿应该检查是否存在 APA，在首次检查阳性后的 12 周内复查。持续存在 APA 的儿童血栓复发风险高，应考虑长期预防性抗凝治疗。

6. 同型半胱氨酸纯合型　亚甲基四氢叶酸还原酶（methylenetetrahydrofolate reductase，MTHFR）基因突变是高同型半胱氨酸血症的常见原因。高同型半胱氨酸血症可造成内皮结构损伤、功能异常，刺激血管平滑肌细胞增生，破坏机体凝血和纤溶系统的平衡，使机体处于高凝状态，容易形成血栓。同型半胱氨酸升高与儿童 VTE、自发 ATE 和动脉缺血性卒中（arterial ischemic stroke，AIS）风险增高有关。但目前尚缺乏控制高同型半胱氨酸血症和通过治疗降低同型半胱氨酸水平预防儿童血栓复发的数据。

7. 静脉加压超声　静脉加压超声作为初始检查灵敏度和特异度较好。确诊依据是静脉不可压缩，无论血管腔内是否可见血栓。也可采用其他影像学检查，如对比增强静脉造影、对比增强磁共振静脉造影、CT 静脉造影，但很少采用。

对于四肢 DVT 的初始评估推荐采用静脉加压超声。如果超声检查结果正常但临床上仍高度怀疑 DVT，则可在 1 周后重复该检查。对于疑似股静脉 DVT 近端蔓延的儿童，诊断中可采用 MRV。中央静脉 VTE 的评估可以使用 MRV、CT 或对比增强静脉造影；建议首选 MRV，因为其不会对儿童造成辐射。

导管相关 VTE：有大血管血栓形成体征或症状（如相关肢体肿胀和/或皮肤变色）的患者应接受双功能超声评估。存在机械性导管问题时，在透视下滴注静脉造影剂到导管腔内可比较容易地证实导管前端是否存在血栓。

8. CT肺血管造影 CT肺血管造影(CT pulmonary angiography,CTPA)是诊断儿童PE的首选影像学方法。

9. 磁共振、磁共振静脉/动脉成像 头部磁共振(MRI)及磁共振静脉成像(MRV)用于诊断CVST敏感而特异,亚急性CVST的T_1WI和T_2WI显示典型的血栓异常高信号对诊断有重要意义,磁共振动脉成像(MRV)表现为脑静脉窦血流信号缺失或边缘模糊、不规则的低信号及静脉侧支形成。

【诊断】诊断主要有赖于影像学检查确定存在静脉血栓的存在。并注意排除先天性因素及医源性因素。

【鉴别诊断】需注意与以下疾病鉴别。

1. 局部病变如Baker囊肿、蜂窝织炎、肌肉骨骼损伤、淋巴管炎或淋巴阻塞、浅表血栓性静脉炎等。病史和体格检查结果通常能够区分DVT与上述疾病,但最终需要超声检查来确诊。

2. 胸痛、呼吸困难和缺氧常需要与PE相鉴别,CTPA是鉴别儿童PE的主要方法。

【治疗】

1. 肝素 由于从整个儿童期形成凝血酶的能力都较成人低下,虽然逐步增强但仍为成人的25%(新生儿)和50%(儿童),因此儿童对肝素更敏感;同时婴儿期有抗凝血酶(antithrombin,AT)生理性下降:足月且<3月龄儿为正常人的50%,早产儿为30%,造成肝素抵抗现象,需要提高肝素使用剂量或提高AT浓度来应对;同时由于单位体积分布大于成人,使得体内肝素的清除加快;儿童发生血栓栓塞时常被延迟诊断,疾病更加严重,这些情况也往往增加了儿童期肝素的使用。

(1)适应证

1)预防血栓:在成人,当存在高风险临床状态时(如大型手术尤其是矫形手术,或有发生VTE高风险如既往有VTE),需要预防性使用肝素。在儿童,由于在相同状态下发生血栓栓塞的可能性低,且肝素诱发出血可能性较大,故不主张常规使用。在需要保持导管通畅(心内导管、中心静脉通路(central venous line,CVL)、脐动脉导管和外周动脉导管)、全胃肠外营养(total parenteral nutrition,TPN)治疗时可考虑使用;非导管相关性预防治疗使用肝素很少,限制在某些先天性心脏病(congenial heart diease,CHD)手术和某些短期内有获得性VTE的危险因素。对伴有先天性易栓症儿童的血栓预防治疗,由于家族中很多先天易栓症的患者没有血栓栓塞发生,因此不建议对所有患者常规预防性使用。但在某些获得性易栓状态、伴有先天性易栓症的儿童发生了血栓栓塞时,则在权衡出血风险的同时需要考虑使用肝素。如获得性危险因素短期存在可使用肝素,长期存在可考虑低分子量肝素(low molecular weight heparin,LMWH)或口服抗凝剂(oral anticoagulants,OAs)。

2)治疗血栓:常应用于治疗上下肢DVT和PE。如无禁忌证,在有潜在器官功能衰竭(尤其是左心房血栓)时,儿童、新生儿都应该考虑。

(2)使用剂量及副作用

1)普通肝素(unfractionated heparin,UFH):首剂负荷量为75U/kg,超过10分钟静脉输注;起始维持量,<1岁为28U/(kg·h),>1岁为20U/(kg·h),年长儿同成人[18U/(kg·h)],按照APTT调整使用(目标为正常值1.5~2倍,约为60~85秒,抗FⅩa水平在0.30~0.70U/ml)。对于DVT或PE使用时间为最短5天,一般7~10天。副作用有出血(提高使用剂量和存在潜在疾病时,如肾衰竭、联合使用抗血小板药物的和间断注射负荷量的患者),应用鱼精蛋白中和2小时内使用的UFH量;骨质疏松(在青年发生率为15%,儿童少有报道,与剂量和使用时间相关);肝素诱导的血小板减少(儿童发生情况不详,观察显示新生儿可延迟发生)。

2)低分子量肝素(low molecular weight heparin,LMWH):在儿科由于使用方便(可皮下注射给药),较少发生出血、肝素诱导的血小板减少和骨质疏松等并发症而有明显的应用优势。同UFH相同,其需要量在年幼儿比年长儿多,如依诺肝素(enoxaprin)治疗剂量,<2月龄为1.5mg/(kg·次),每12小时1次,2个月~18岁为1.0mg/(kg·次),每12小时1次;预防治疗,<2个月为0.75mg/(kg·次),每12小时1次,2个月~18岁为0.5 mg/(kg·次),每12小时1次。可用于长期维持。副作用同UFH,但发生少,出血仅为4%,可应用鱼精蛋白中和3~4小时内使用的LMWH。

2. 口服抗凝药物(oral anticoagulants,OAs) 在新生儿和婴儿期存在着生理性维生素K依赖性凝血因子缺乏;在体内、外的研究又发现即使维生素K依赖性凝血因子浓度相同,在OAs治疗后获得相同的国际正常化比值(international normalized ratio,INR)时,儿童患者形成凝血酶的能力都减低,考虑可能机制为儿童期持续的α_2-巨球蛋白(α_2-macroglobulin,

α_2-MG）生理性上升，增强了对口服OAs患儿凝血酶生成能力的抑制，这些特点都提示儿童应较成人使用更低剂量的OAs。

同时，儿童使用OAs有比成人更多的影响因素，比如药物、饮食、更多的并发疾病状态。饮食的影响更为独特：①母乳含丰富的维生素K，因此乳儿可能对OAs不敏感；②婴幼儿配方奶中增加了维生素K；③儿童短肠综合征可影响OAs的吸收；④儿童伴严重原发疾病，经常TPN而补充维生素K，提高了OAs的需要；⑤ TPN或营养配方可降低OAs的利用率等。以上情况需要加以考虑，并需在使用OAs时适当控制维生素K的摄入量。

同时还由于取血监测困难、口服药的非便利性(婴幼儿)、体重不断增加、剂量需要不断调整等原因，儿童患者使用OAs增加了难度。

（1）适应证

1）预防血栓：直至青春期前，由于发生血栓事件少，而不常规应用。但在明显的VTE风险，既有先天性危险因素又有获得性危险因素时考虑使用，如杂合AT/PC/PS缺乏、APCR/凝血酶20210突变等，同时合并一个获得性危险因素，比如制动、CVL、再发性VTE或APS时，需要考虑。在心脏人工瓣膜和有心房颤动的患者应该预防使用。

2）治疗血栓：有VTE发生时需要使用，在发生心肌梗死或卒中时考虑使用。

目前尚无理想的OAs儿童指南，新生儿由于OAs使用困难而建议改为肝素。

（2）使用剂量和副作用：OAs中的常用药物华法林的理想治疗范围为维持INR于2.0~3.0，当伴有人工心脏瓣膜或再发性VTE时需要提高剂量至2.5~3.5，而预防性治疗的患儿可维持于1.4~1.9。负荷量，开始时可使用0.2mg/kg，79%的患者可在7天内达INR 2.0，但有年龄依赖性，婴幼儿5天、青少年3天。维持量，婴幼儿由于饮食中维生素K含量高，因此需要OAs剂量较高［0.32mg/(kg·d)］而青少年则较低［可低至0.09mg/(kg·d)］，常维持于1.4mg/(kg·d)。维持时间，人工心脏瓣膜或再发性VTE需要长期使用，而中心静脉导管相关性血栓建议使用足量3个月，小量维持至导管拔除。理想的INR范围，新生儿高，而年长儿近于成人。

OAs对骨骼发育有影响，孕妇服用可造成胎儿骨骼畸形——华法林胚胎病，也有儿童长期服用OAs治疗发生自发性骨折和骨密度减低的报道，需要注意。可发生出血和再发性血栓，其发生与潜在疾病、当时的凝血状态和OAs给药强度有关。如出现出血表现，需要根据情况皮下或静脉注射维生素K制剂及考虑血浆或凝血酶原复合物的输注。

3. 溶栓治疗　儿童期纤溶系统的发育影响了儿童的溶栓治疗。如前所述，在新生儿期，纤溶酶原(plasminogen，PG)是成人的50%、α_2-抗纤溶酶(antiplasmin，AP)是成人的80%，组织型纤溶酶原激活物(tissue-type plasminogen activator，t-PA)和纤溶酶原激活物抑制物(plasminogen activator inhibitor，PAI-1)是成人的2倍，造成形成纤溶酶能力下降，因此此阶段溶栓治疗，提高PG浓度是其保障；而在儿童期，虽然PG和α_2-AP浓度同成人，但是t-PA明显下降，而PAI-1上升(t-PA比PAI-1为0.37，成人为1.36)，使溶栓效果不佳。t-PA由于治疗特异性和低过敏原性而在成人广泛使用，但儿童经验尚不充分。治疗的方式包括系统性、经静脉通路和导管给药。

由于PG浓度的生理性下降，在新生儿溶栓时更应该考虑以下方面：①应该在溶栓开始之前或同时补充PG；②长期溶栓可能会耗尽PG，如溶栓时间>24小时，应考虑监测PG或经验性输注FFP(10~20ml/kg)以保证溶栓的有效性。

（1）适应证：儿童需要溶栓的情况常不同于成人(成人常为急性冠脉栓塞时使用)，儿童常为大动、静脉血栓时。治疗的选择需要权衡血栓带来的脏器、肢体功能障碍风险和溶栓治疗的出血风险。溶栓人群主要是<1岁的婴儿。

（2）使用剂量和副作用：治疗选择，少有儿科资料。链激酶(streptokinase，SK)和尿激酶(urokinase，UK)便宜但易过敏，效果不佳。组织型纤溶酶原激活剂(tissue plasminogen activator，TPA)首选，低过敏/有效，可以使用于全身或局部。见表2-11-32~表2-11-34。

儿童溶栓的严重出血并发症主要位于腹膜后、颅内或操作部位，微小的出血可以给予局部按压，局部使用凝血酶制剂，中度出血可以输注FFP或冷沉淀1袋/5kg，危及生命的出血应用氨基己酸100mg/kg初始剂量，之后使用30mg/(kg·h)维持量。治疗需要维持Fib>100mg/dl。

二、动脉血栓形成

儿童期发生ATE大多数是有严重的原发疾病治疗的医源性并发症。大多数与动脉放置导管、动脉

表 2-11-32 股动脉溶栓治疗

药物	Bolus 负荷量	维持量	持续时间
UK	0~15 000U/kg	440~50 000U/(kg·h)	48 小时(10 小时 ~3 周)
SK	0~10 000U/kg	50~3 000U/(kg·h)	24 小时(2 小时 ~6 天)
TPA	0~2mg/kg	0.06~0.6mg/(kg·h)	4 小时(2 小时 ~6 天)

表 2-11-33 儿童患者的全身溶栓治疗

	负荷量	维持量	持续时间	检测
UK	4 400U/kg	4 400U/(kg·h)	6~12 小时	Fig,TCT,PT,APTT
SK	2 000U/kg	2 000U/(kg·h)	6~12 小时	同上
TPA	—	0.1~0.6mg/(kg·h)	6~12 小时	同上

注:Fig. 纤维蛋白原;TCT. 凝血酶凝固时间;PT. 凝血酶原时间;APTT. 活化部分凝血活酶时间。

表 2-11-34 儿童导管溶栓治疗

药物	Bolus 负荷量	维持量	持续时间
UK	0~4 400U/kg	200~10 000U/(kg·h)	1 小时 ~9 天
SK	0~2 000U/kg	50~4 000U/(kg·h)	24 小时 ~11 天
TPA	0~0.5mg/kg	0.01~0.5mg/(kg·h)	3 小时 ~10 天

造影、动脉穿刺损伤动脉有关。由于可造成器官和肢体的功能不全,常需要紧急治疗。但治疗方法有限,目前为止诊断和治疗方法常借鉴于成人。主要分导管相关性和非导管相关性。

【临床表现】导管相关性动脉血栓的临床表现为局部皮肤颜色、温度和手足的毛细血管再充盈时间的改变,是重要的早期判断指标。急性动脉血流阻断的表现为脉搏的减弱或缺如,毛细血管再充盈时间延长、手足湿冷苍白。多普勒超声可以作出诊断。多进行小剂量肝素的预防性治疗,保持导管的畅通。如发生动脉血栓,则在大多数情况下需要立即拔除导管,考虑使用抗凝剂和溶栓剂。新生儿常使用脐动脉导管。导管的合并症为血栓栓塞、血管挛缩、出血、感染和高血压。常随之发生播散性动脉栓塞性肠坏死、下肢血栓和经由左向右分流(如卵圆孔未闭)造成中枢神经系统血栓。预后有赖于血栓栓塞的广泛程度、肢体或器官的血流代偿和严重出血的危险性。对临床症状明显者需要进行抗凝和溶栓治疗。系统性、急性、导管相关性血栓常危及器官和肢体的活动能力并伴有潜在的致死危险,远期并发症表现为高血压、肾功能异常或肢体发育不协调伴有跛行。

非导管相关性动脉血栓非常少见,原因分为先天性和获得性。先天性的原因有家族性高脂血症、高同型半胱氨酸血症和血管结构异常;获得性原因有大动脉炎、川崎病、某些先天性心脏病或治疗的并发症、不同疾病的特殊动脉阻塞。临床表现与成人相同,包括苍白、疼痛、温度下降、脉搏不明显的反射性交感神经营养不良,依靠超声常难诊断,需要进行血管造影,治疗可同成人,表现为局部溶栓、抗凝治疗,外科手术需要个体化。

【治疗】

1. 外周动脉导管 ①普通肝素预防,1~3U/h 保持通畅;②如需要使用普通肝素,低分子量肝素或溶栓治疗继发于导管的血栓。临床循环和血栓的严重程度决定了治疗的选择。

2. 脐动脉导管 ①普通肝素预防,1~3U/h 保持通畅;②如需要使用普通肝素,低分子量肝素或溶栓治疗继发于导管的血栓。临床循环和血栓的严重度决定了治疗的选择。

3. 新生儿和儿童的心导管预防 ①普通肝素100~150U/(kg·剂),或持续治疗,特别是对小儿童,阿司匹林不建议单独使用;②如需要使用普通肝素,低分子量肝素或溶栓治疗继发于导管的血栓。临床循环和血栓的严重度决定了治疗的选择。通常始发于普通肝素，无效则考虑使用溶栓。

4. 川崎病　预防冠脉瘤形成使用 IVIg 2g/kg 及阿司匹林 80~100mg/(kg·d)在初期的 14 天内，之后使用 3~5mg/kg × 7 周或更长。

【未来展望】随着对儿童静脉血栓症的不断重视，目前对该类疾病的诊治水平有了较大的提升。但是儿童动静脉血栓仍是需要重点关注的疾病类别之一。但是针对儿童出凝血检测，存在着诸多与成人不同的地方，如不同年龄段的参考区间，标本采集相对困难，标本量相对较少，可能造成标本相应凝血因子的异常活化，影响检测结果的准确性。针对儿童或新生儿标本对检测过程进行适当的优化和调整，才能为这部分患儿提供准确的出凝血检测结果。同时加强儿童静脉血栓危险因素评估的研究，建立评估机制，为儿童静脉血栓的预防、早期发现及治疗提供依据。

诊治要点

- 儿童的凝血系统是一个动态发展的系统，儿童期处于相对低凝和低纤溶的状态。
- 儿童动静脉血栓的表现多种多样，取决于血栓发生的位置和范围。
- 中心静脉置管是儿童血栓发生的独立危险因素。
- 影像学检查确诊血栓存在后，需综合考虑患儿的凝血情况，选择恰当的抗凝药物治疗，必要时进行溶栓治疗。

（吴润晖　陈振萍）

参考文献

[1] TAKEMOTO CM, SOHI S, DESAI K, et al. Hospital-associated venous thromboembolism in children: incidence and clinical characteristics. J Pediatr, 2014, 164 (2): 332-338.

[2] MENÉNDEZ JJ, VERDÚ C, CALDERÓN B, et al. Incidence and risk factors of superficial and deep vein thrombosis associated with peripherally inserted central catheters in children. J Thromb Haemost, 2016, 14 (11): 2158-2168..

[3] NESHAT-VAHID S, PIERCE R, HERSEY D, et al. Association of thrombophilia and catheter-associated thrombosis in children: a systematic review and meta-analysis. J Thromb Haemost, 2016, 14 (9): 1749-1758.

[4] ALLEN CJ, MURRAY CR, MEIZOSO JP, et al. Risk factors for venous thromboembolism after pediatric trauma. J Pediatr Surg, 2016, 51 (1): 168-171.

[5] NGUYEN GC, BERNSTEIN CN, BITTON A, et al. Consensus statements on the risk, prevention, and treatment of venous thromboembolism in inflammatory bowel disease: Canadian Association of Gastroenterology. Gastroenterology, 2014, 146 (3): 835-848. e6.

[6] MEIER KA, CLARK E, TARANGO C, et al. Venous thromboembolism in hospitalized adolescents: an approach to risk assessment and prophylaxis. Hosp Pediatr, 2015, 5 (1): 44-51.

[7] MAHAJERIN A, BRANCHFORD BR, AMANKWAH EK, et al. Hospital-associated venous thromboembolism in pediatrics: a systematic review and meta-analysis of risk factors and risk-assessment models. Haematologica, 2015, 100 (8): 1045-1050

[8] PAGLIALONGA F, ARTONI A, BRAHAM S, et al. Vitamin K antagonists in children with central venous catheter on chronic haemodialysis: a pilot study. Pediatr Nephrol, 2016, 31 (5): 827-832.

[9] TRUCCO M, LEHMANN CU, MOLLENKOPF N, et al. Retrospective cohort study comparing activated partial thromboplastin time versus anti-factor Xa activity nomograms for therapeutic unfractionated heparin monitoring in pediatrics. J Thromb Haemost, 2015, 13 (5): 788-794.

[10] DIAZ R, MOFFETT BS, KARABINAS S, et al. Antithrombin concentrate use in children receiving unfractionated heparin for acute thrombosis. J Pediatr, 2015, 167 (3): 645-649.

第三篇
肿瘤性疾病

第十二章　儿童肿瘤的生物学基础

第1节　儿童肿瘤的流行病学

流行病学(epidemiology)是研究人群中疾病与健康状态的分布及其影响因素,并研究疾病预防控制及健康促进策略和措施的科学。流行病学是开展健康相关研究的重要科学方法,通过对某一特定人群内疾病或健康状态的分布及其相关危险因素的分布进行比较,来解释疾病分布模式(人群、时间与空间分布特征),研究与发病有关的因素,研究疾病预防控制与疾病转归。流行病学研究常常需要整合生物学、临床医学、社会学与统计学的方法。

一、儿童肿瘤的监测与描述性研究

在流行病学研究中,公共卫生监测(public health surveillance)是为公共卫生决策提供支持证据的重要途径,即通过连续地、系统地收集疾病或健康相关事件的数据,分析、解释后及时将信息反馈给所有应该知道的人(如决策者、卫生部门工作者和公众等),并且利用监测信息来制定、实施和评价公共卫生干预策略和措施的过程。

在肿瘤流行病学研究中,美国国立癌症研究所(National Cancer Institute,NCI)建立的"监测、流行病学和终点结局项目(Surveillance,Epidemiology,and End Results program,SEER)"是北美甚至全球最具代表性的大型肿瘤登记注册数据库,该项目于1973年启动,监测数据包括患者的注册编号、个人信息、原发病灶部位、肿瘤尺寸、肿瘤编码、治疗方案、死亡原因等各个癌种的临床病理信息和预后信息。SEER监测数据向全球研究者开放(http://www. seer. cancer. gov),为肿瘤研究提供了宝贵数据,在此基础上获得的肿瘤发病率、死亡率等信息为肿瘤防控策略制定与临床医师的循证实践提供了系统的证据支持。

我国肿瘤登记工作起步晚,2002年,卫生部正式批准成立全国肿瘤登记中心,并发文《卫生部疾病控制司关于在全国开展中国肿瘤登记工作的函》,决定在全国开展肿瘤登记工作。自此,肿瘤登记数量、资料的质量和利用程度得到真正的提高。至2015年底,我国共有416个肿瘤登记处,覆盖人口约4.3亿,约占全国人口的31%,肿瘤登记达到了世界较高水平。从2008年开始,全国肿瘤防治办公室利用肿瘤登记资料每年发布《中国肿瘤登记年报》,并首次在*CA Cancer J Clin*上发表了*Cancer statistics in China, 2015*一文,介绍中国肿瘤的流行病学数据,同年还发表了我国0~14岁儿童在2000—2010年间的肿瘤发病率、死亡率与生存率数据。基于全国肿瘤登记中心的数据分析确实为我国肿瘤防控措施的制定提供了重要依据。但是我国尚无专门的儿童癌症登记系统。

与成人癌症相比,儿童恶性肿瘤在癌症分类和病理表现上有着显著区别,在全国肿瘤登记中心,针对儿童恶性肿瘤登记仍然采用成人肿瘤编码系统,并没有实施专门的儿童肿瘤登记分类系统,从而导致这部分数据不能很好地反映儿童肿瘤的特点,也无法与国外资料进行比较,这是我国儿童恶性肿瘤流行病学研究所面临的特有困难。

另一方面,很多类儿童肿瘤是十分罕见的,即使在全国范围内实施基于人群的登记,招募到满足研究统计学要求的足够多病例也是十分困难的。针对这一问题,促使美国儿童肿瘤研究组(Children's Oncology Group,COG)在全国范围内启动了儿童肿瘤志愿者登记,即儿童肿瘤研究网络(Childhood Cancer Research Network,CCRN),CCRN允许新诊断儿童肿瘤患者及其父母完成信息登记,无论其未来是否选择参与研究。对注册可行性的预试验研究显示96%的患儿及其父母同意参与全部研究,仅有1%的患儿和父母拒绝。在美国,约90%的癌症患儿基于COG方案进行治疗,CCRN使得基于人群开展儿童肿瘤病因学研究成为可能。由于我国缺乏专门的儿童癌症登记系统等问题，制约了我国对儿童肿瘤病因学及流行病学的深入研究。

二、儿童肿瘤发病率

基于全国肿瘤登记中心的数据，全国肿瘤防治研究办公室和北京儿童医院合作，采用从中国145个癌症登记中心收集的儿童肿瘤登记数据（覆盖158 403 248户籍人口）进行分析，发现：我国儿童肿瘤年龄标准化发病率为87.1/100万，男性发病率为96.2/100万，高于女性（76.4/100万），城市地区的发病率高于农村（92.5/100万 *vs.* 79.7/100万）。与其他国家对比，我国目前的发病率稍低于日本与欧美发达国家（表3-12-1）。

表3-12-1　不同国家0~14岁儿童肿瘤发病率

国家	时间	数据来源	每百万人口发病率
牙买加	1983—2002	牙买加肿瘤登记	69.4
西班牙	1983—2002	—	155.8
泰国	1985—2009	孔敬肿瘤登记	83.0
日本	1988—1992	日本大阪肿瘤登记	男孩：155.1；女孩：135.9
加拿大	1992—2006	加拿大肿瘤登记	152.0
瑞士	1995—2004	瑞士儿童肿瘤登记	146.7
以色列	1998—2007	以色列国家肿瘤登记	153.4
阿根廷	2000—2009	阿根廷医院儿童肿瘤登记	123.7
法国	2000—2004	国家儿童肿瘤登记	156.6
南非	2000—2006	南非国家肿瘤登记	45.7
德国	2000—2004	德国儿童肿瘤登记	147.0
中国	2000—2010	国家肿瘤登记	87.1
美国	2001—2004	SEER项目	150.9
美国	2014	SEER项目、北美肿瘤登记学会（NAACCR）	0~19岁儿童：186.6

2017年，基于62个国家提供的肿瘤注册数据，估算2001—2010年间，0~14岁儿童肿瘤的年龄标化发病率为140.6/（100万人·年），肿瘤发病前三位分别为白血病[46.4/（100万人·年）]、中枢神经系统肿瘤[28.2/（100万人·年）]和淋巴瘤[15.2/（100万人·年）]。15~19岁人群的肿瘤年龄标化发病率为185.3/（100万人·年），最常见的为白血病[41.8/（100万人·年）]、上皮瘤和黑色素瘤[39.5/（100万人·年）]。

我国最常见的5种儿童肿瘤的发病率见表3-12-2。与其他国家一致，白血病依然是发病率最高的儿童肿瘤，男孩发病率高于女孩。

儿童肿瘤发病率随年龄增长呈下降趋势（表3-12-3），5岁以下儿童肿瘤是高发人群，截至2000年，我国肿瘤登记数据显示1岁以下城市儿童发病率远高于其他儿童。

表3-12-2　不同部位肿瘤的年龄标化发病率

单位：/100万

肿瘤类型	总发病率	男孩	女孩	城市地区	农村地区
白血病	35.6	40.1	30.2	36.6	34.2
脑与中枢神经系统肿瘤	15.0	16.5	13.1	16.1	13.3
淋巴瘤	6.4	7.7	4.9	7.0	5.7
骨瘤	4.4	5.2	3.3	4.6	4.1
肾脏肿瘤	3.7	3.8	3.6	4.2	3.0

表 3-12-3 年龄别儿童肿瘤发病率 单位:/10 万

年龄组 / 岁	总发病率	男孩	女孩	城市地区	农村地区
0~<1	113.4	115.0	111.7	122.5	98.9
1~<5	103.5	115.8	88.7	106.9	98.4
5~<10	72.3	80.9	62.6	79.8	62.1
10~14	82.8	90.9	73.2	86.2	78.2

需要注意的是,美国(1992—2004 年)、加拿大(1992—2006 年)和澳大利亚(1983—2007 年)的儿童肿瘤发病率数据显示自从 20 世纪 90 年代以来,儿童肿瘤发病率未见增长趋势。然而我国儿童肿瘤发病的平均年增长率为 2.8%(95% *CI*:1.1%~4.6%),提示我国儿童肿瘤防控仍需多方努力。

三、儿童肿瘤的生存率与死亡率

中国 145 个癌症登记中心收集的儿童肿瘤登记数据显示我国儿童肿瘤年龄标准化死亡率为 36.3/100 万(表 3-12-4)。男性的死亡率高于女性(39.5/100 万 *vs*. 32.5/100 万),农村的死亡率高于城市(37.2/100 万 *vs*. 35.7/100 万)。白血病是儿童癌症死亡的主要原因(15.0/100 万),与欧美国家一致,儿童肿瘤中超过 1/3 的死亡是由于白血病导致的。我国儿童肿瘤死亡率呈逐年下降趋势,年增长率为 –1.1%。根据 GLOBOCAN2012 数据库,我国儿童恶性肿瘤死亡率接近世界总体的死亡率,但明显高于美国、欧盟、日本和韩国等发达国家的死亡率。此外有研究表明,美国居住在农村和城市的儿童肿瘤患者死亡风险没有差异(*HR*:1.03;95% *CI*:0.94~1.13),而中国农村的死亡率高于城市。

表 3-12-4 中国儿童肿瘤死亡率 单位:/100 万

部位	合计	男孩	女孩	城市	农村
合计	36.3	39.5	32.5	35.7	37.2
白血病	15.0	16.7	13.1	13.3	17.5
中枢神经系统与脑肿瘤	7.8	8.9	6.5	8.7	6.5
淋巴瘤	2.3	2.2	2.4	2.3	2.2
骨肿瘤	1.4	1.8	0.9	1.3	1.5
肾脏肿瘤	1.3	1.3	1.3	1.2	1.4

我国《全国第三次死因回顾抽样调查报告》显示恶性肿瘤是我国儿童主要死亡原因之一,在 5~14 岁人群中,恶性肿瘤导致死亡占总死亡人数的 12.32%,是第二大死亡原因(表 3-12-5)。因此,如何降低恶性肿瘤导致的儿童死亡是我们面临的挑战。

我国儿童肿瘤患者 5 年总生存率为 71.9%(95% *CI*:69.4%~74.4%),详见表 3-12-6。男性的 5 年总生存率为 70.9%(95% *CI*:67.7%~74.3%),女性的 5 年总生存率为 73.2%(95% *CI*:69.4%~77.1%),两者总生存率差异无统计学意义。骨肿瘤、白血病、脑肿瘤、淋巴瘤和肝肿瘤的 5 年总生存率分别为 80.5%、70.5%、69.9%、64.7% 与 52.0%。自 20 世纪 60 年代以来,美国肿瘤患者生存率获得持续改善,至 20 世纪 90 年代,儿童肿瘤的 3 年存活率已超过 80%,5 年存活率正在接近 80%,1996 年确诊的儿童肿瘤患者,其 10 年存活率已接近 75%,尤其是急性淋巴细胞型白血病患者,其 5 年存活率到 20 世纪末时已超过 80%。相比于欧美,我国仍需致力于提高儿童肿瘤诊治水平,有效改善儿童肿瘤患者的长期生存。

表 3-12-5 我国《全国第三次死因回顾抽样调查报告》儿童死因顺位

顺位	0岁		1~4岁		5~14岁	
	疾病	构成/%	疾病	构成/%	疾病	构成/%
1	围产期	48.48	损伤中毒	42.21	损伤中毒	58.88
2	先天异常	17.08	呼吸系统疾病	17.99	恶性肿瘤	12.32
3	呼吸系统疾病	14.61	先天异常	10.92	先天异常	6.12
4	损伤中毒	4.97	传染病	8.08	传染病	4.67
5	传染病	4.48	恶性肿瘤	6.02	呼吸系统疾病	3.80
6	消化系统疾病	2.48	神经系统疾病	3.85	神经系统疾病	3.67
7	神经系统疾病	1.08	消化系统疾病	3.73	泌尿生殖系统疾病	1.52
8	内分泌营养代谢疾病	0.89	血液造血免疫疾病	1.32	消化系统疾病	1.34
9	恶性肿瘤	0.73	内分泌营养代谢疾病	0.89	心脏病	1.21
10	血液造血免疫疾病	0.52	心脏病	0.85	脑/中枢神经系统血管病	1.09
	合计	95.32	合计	95.86	合计	94.62

表 3-12-6 中国肿瘤儿童 5 年存活率及其 95% 置信区间

单位:%

部位	合计	男孩	女孩
合计	71.9(69.4,74.4)	70.9(67.7,74.3)	73.2(69.4,77.1)
骨肿瘤	80.5(71.3,90.9)	77.3(64.9,92.1)	84.2(71.5,99.2)
白血病	70.5(66.9,74.5)	69.7(65.0,74.8)	71.8(66.0,78.1)
脑肿瘤	69.9(64.0,76.4)	67.2(59.6,75.9)	73.3(64.4,83.5)
淋巴瘤	64.7(56.8,73.8)	61.1(52.1,71.7)	73.3(58.6,91.7)
肝肿瘤	52.0(42.8,63.3)	56.3(44.1,71.7)	44.4(32.1,61.5)

四、儿童肿瘤的危险因素

流行病学研究旨在为暴露与疾病之间的关联提供精确的风险估计,减少各种偏倚对风险估计的影响。病因的定义为某种因素能使人们某病发病概率增加,则称为该病的病因(cause of disease)或病因因子(causal factor of disease)。在流行病学研究中,通常把尚未最后确定的可能病因因素称为危险因素(risk factor)。

恶性肿瘤是一类潜伏期长、由环境致癌因素和机体内源性因素(免疫、内分泌和遗传因素)多因素、多阶段、多步骤、多基因联合作用引发的疾病,所以其病因学研究较为困难,必须在众多的因素中找到起主导作用的危险因素。据流行病学、病因学和实验研究表明:成人肿瘤中,80% 是由不良的生活方式和环境因素引起的,其中有 35%~40% 与不科学的、不合理的膳食有关;30% 是由吸烟引起的;5% 与饮酒有关。但儿童肿瘤不同于成人:①儿童肿瘤患者并未有长时间的环境暴露,迄今为止,除婴幼儿时期电离辐射暴露增加儿童白血病与脑瘤风险有较好的研究证据支持外,很多环境暴露因素与儿童肿瘤的关联并未得到强有力的研究证据支持;②儿童期肿瘤很多起源于胚胎期,儿童肿瘤发病的遗传通路与成人有很大差别。

除了关注遗传因素在儿童肿瘤发病机制中的作用外,近年来大量研究资料表明,病毒感染与某些恶性肿瘤密切相关,有几种病毒对人致癌是肯定的,有一些被怀疑致癌。例如,乙型肝炎病毒和丙型肝炎病毒是原发性肝癌的致病因子;在非洲,EB 病毒引起 Burkitt 淋巴瘤,在中国它引起鼻咽癌;巨细胞病毒引起卡波西肉瘤；人类免疫缺陷病毒等一类反转录病毒可导致淋巴瘤和其他血液系统癌症的发生。此外，许多研究结果表明，部分寄生虫感染可能会诱发某些癌症，埃及血吸虫感染通过慢性刺激膀胱可能与埃及人膀胱癌有关；日本血吸虫感染可能与大肠癌有关，华支睾吸虫感染能引起胰腺和胆管癌症；幽门螺杆菌被认为是胃癌发生的重要致病因子等。

值得注意的是，微生物感染可能是肿瘤发生的必要但不充分因素，可能会在特定基因和环境因素共同参与下，才能导致肿瘤发生。

专家点评

- 目前，我国儿童肿瘤发病率低于欧美发达国家，但必须重视的是，在欧美发达国家儿童肿瘤发病率在过去20年显现出下降趋势的同时，我国儿童肿瘤发病率呈上升趋势，因此，关注儿童肿瘤流行病学研究具有重要意义。
- 我国儿童肿瘤流行病学研究需要重点关注：第一，采用专门的儿童肿瘤登记分类系统，完善我国儿童肿瘤登记注册数据库；第二，积极开展儿童肿瘤病医学研究，为儿童肿瘤防控提供科学依据；第三，建立肿瘤患儿远期随访数据库，关注肿瘤患儿的终生健康。

（彭晓霞）

参考文献

[1] ROTHMAN KJ, GREENLAND S, LASH TL. Modern epidemiology. 3rd ed. Philadelphia: Lippincott Williams & Wilkins, 2008.

[2] CHEN W, ZHENG R, BAADE PD, et al. Cancer statistics in China, 2015. CA Cancer J Clin, 2016, 66 (2): 115-132.

[3] ZHENG R, PENG X, ZENG H, et al. Incidence, mortality and survival of childhood cancer in China during 2000-2010 period: A population-based study. Cancer Lett, 2015, 363 (2): 176-180.

[4] STELIAROVA-FOUCHER E, COLOMBET M, RIES LA, et al. International incidence of childhood cancer, 2001-10: a population-based registry study. Lancet Oncology, 2017, 18 (6): 719-731.

[5] STELIAROVA-FOUCHER E, FIDLER MM, COLOMBET M, et al. Changing geographical patterns and trends in cancer incidence in children and adolescents in Europe, 1991-2010 (Automated Childhood Cancer Information System): a population-based study. Lancet Oncol, 2018, 19 (9): 1159-1169.

[6] DELAVAR A, FENG Q, JOHNSON KJ. Rural/urban residence and childhood and adolescent cancer survival in the united states. Cancer, 2019, 125 (2): 261-268.

[7] 鲍萍萍, 郑莹, 汤静燕. 儿童肿瘤国际分类第3版(ICCC-3)介绍. 环境与职业医学, 2011, 28 (4): 253-256.

[8] 陈竺. 全国第三次死因回顾抽样调查报告. 北京: 中国协和医科大学出版社, 2008.

[9] 周艳玲. 中国儿童恶性肿瘤防控体系研究. 北京: 北京协和医学院, 2016.

第2节 儿童肿瘤的遗传易感性

具有不同遗传结构的人群或个体在外界环境的影响下，表现出罹患某种恶性肿瘤的倾向被称为肿瘤易感性（tumor susceptibility）。个体的种族不同、遗传结构不同、所处环境不同，都会导致肿瘤易感性的差异。肿瘤还存在家族聚集现象，称为癌家族综合征，既可以是遗传性的，也可以由环境因素造成。对癌家族成员进行筛查和早期诊断，有助于发现肿瘤易感基因，并了解其作用机制。如著名的G家族，结直肠癌和Lynch综合征相关癌症的发生率高于普通人群3倍，部分（5/40例）家族成员携带错配修复蛋白2（MutS Homolog 2，MSH2）基因第4外显子剪接接受点突变，这5位成员的15位亲属发生结直肠癌或Lynch综合征相关癌症的风险高达25%~50%。

在更常见的非家族性肿瘤中，常能发现同一染色体区域或同一基因的变异，并可能与肿瘤的发生密切相关。除此之外，某些与细胞生长、分化相关的关键基因的核苷酸多态性也与肿瘤易感性有关。下面分别进行阐述。

一、染色体异常引起的肿瘤易感性增高

染色体是真核生物遗传物质DNA的载体。染色体异常（chromosome abnormalities）也称为染色体发育不全（chromosome dysgenesis），可分为染色体数目的改变和染色体结构的改变。染色体异常的主要类型包括染色体缺失（deletion）、插入（insertion）、重复（duplication）、易位（translocation）和倒位（inversion）。

染色体异常与儿童肿瘤的发生发展密切相关。很早就观察到染色体数目增加或减少的患儿都易于发生肿瘤。最常见的例子是21-三体综合征(21 trisomy syndrome),又称唐氏综合征(Down syndrome),即患者21号染色体发生了重复、易位或嵌合,唐氏综合征儿童更容易患B前体细胞性急性淋巴细胞白血病(B-cell precursor acute lymphoblastic leukemia,BCP-ALL)和急性髓系白血病(acute myeloid leukemia,AML),具体原因尚不清楚,可能与21号染色体上与造血细胞分化、成熟相关的基因如*RUNX1*等的基因剂量异常有关。IKAROS家族锌指1(IKAROS family zinc finger 1,IKZF1)是淋巴细胞分化的一个重要转录因子。IKZF1的杂合缺失存在于15%的BCP-ALL中,尤其常与*BCR-ABL1*融合基因即t(9;22)(q34;q11)染色体易位同时存在。de Rooij等人最新研究发现,在11例AML患儿中,8例患儿的7号染色体完全缺失,3例缺失了0.1~0.9Mb的片段,两者都导致IKZF1功能缺失,并造成髓系细胞自我更新与细胞周期相关的基因被激活,从而诱发AML。因此,7号染色体单体很可能是AML发生的决定性因素。此外,研究者发现具有*CD200/BTLA*缺失的患者,不能完全缓解和复发的概率更高。

多项研究显示,染色体结构异常引起儿童肿瘤易感性增高。在出生时具有罕见的组成性罗伯逊易位rob(15;21)(q10;q10)c的儿童中,罗伯逊染色体会发生涉及两个姐妹染色单体的染色体碎裂事件,在此基础上出现该异常染色体的复制,造成21号染色体巨碱基区(megabase regions)的核苷酸发生反复扩增,称为iAMP21(intrachromosomal amplification of chromosome 21),21q最高扩增水平的公共区域长5.1Mb,*RUNX1*、*DYRK1A*、*ERG*、*ETS*等多个基因的剂量改变,导致这些儿童发生iAMP21阳性ALL的概率增加了2 700倍。神经母细胞瘤(neuroblastoma,NB)是最常见的儿童颅外实体瘤,占儿童肿瘤的6%~10%。高危的神经母细胞瘤与染色体1p、3p、11q的缺失及1q、17q和2p的重复密切相关。其中,11q缺失是NB发生与发展过程中最常见的事件之一,而具体的分子机制尚不清楚,可能与缺失引起的位于该区域的*CADM1*(11q23.3)、*ATM*(11q22.3)、*H2AFX*(11q23.3)、*PHOX2A*(11q13.4)、*SDHD*(11q23.1)、*FOXR1*(11q23.3)、*NCAM*(11q23.2)、*CHK1*(11q24.2)及其他多个基因的异常有关。

二、分子遗传学异常引起的肿瘤易感性增高

分子遗传学异常可造成肿瘤易感性提高,与肿瘤的发生密切相关。最著名的例子是Kundson根据视网膜母细胞瘤(retinoblastoma,RB)存在家族性和散发性的现象,提出二次打击假说(two hit hypothesis):RB需要某个基因各发生一次突变才能发生。后证实位于13q14的*Rb*基因的两个等位基因的失活导致RB的发生,家族性患儿出生时一个等位基因已发生突变,因此RB易感性明显升高,只需另一个等位基因再发生一次突变即可致病,故发病早,多累及双侧。散发性患儿出生时*Rb*基因未发生突变,需在生后发生两次突变,导致两个等位基因均灭活才能发病,故发病晚,多累及单侧。除了*Rb*基因之外,人体内多种调控细胞生长、分化、凋亡的基因,在发生分子遗传学异常时表达或功能改变,都可以使细胞恶性转化的潜能增强,肿瘤易感性提高。

转录因子基因突变是导致肿瘤易感性增高的重要原因。成对盒基因5(paired box 5,PAX5)是一种淋巴系转录因子,主要在B细胞发育过程中发挥重要作用。近期,在两个BCP-ALL的无关家系中发现,家族成员均携带位于9号染色体的*PAX5*基因胚系遗传突变:编码区第547位鸟苷酸突变为腺苷酸(c.547G>A),导致蛋白质的第183位甘氨酸突变为丝氨酸(p. Gly183Ser)。这一突变使得PAX5转录活性显著降低,导致B细胞发育被阻断在B细胞前体阶段,从而诱发BCP-ALL。*IKZF1*基因位于7p12.2,所编码的IKZF1蛋白是B淋巴细胞增殖和分化过程中的关键调控因子,也是一种白血病的易感基因。*IKZF1*基因的体细胞突变(缺失或点突变)通过产生显性负性突变效应,导致IKZF1及其相关蛋白的抑癌功能丧失。最新研究发现,在家族性及部分散发性儿童ALL病例中存在28种*IKZF1*胚系突变,主要集中于目前已知功能结构域之外。功能学研究显示绝大多数突变都可以影响IKZF1功能,如阻碍与DNA的结合、诱导异常白血病细胞黏附及定位、干扰药物敏感性等,从而表现出一定致病性,使携带者易罹患ALL。

参与或调控DNA复制、损伤修复的基因的突变也能提高细胞的恶性转化潜能及肿瘤易感性。例如抑癌基因*TP53*所编码的p53蛋白在诱导细胞凋亡和控制细胞周期进展中发挥重要作用,p53功能缺失

与多种肿瘤发生风险提高密切相关。在儿童肉瘤和其他典型的Li-Fraumeni综合征相关肿瘤家系中常可发现*TP53*基因c.916C>T(p. R306X)无义突变。最新研究通过全外显子组测序分析证明,该无义突变也与儿童ALL家族易感性明确相关,改变了通常认为*TP53*基因突变不会引起家族性ALL或淋巴瘤的观点,并为临床诊治提供更多指导。在范科尼贫血(Fanconi anemia,FA)患者中,已发现至少10个互补群,具有不同的基因缺陷。例如互补群J患者缺少DNA螺旋关键基因DNA修复相关乳腺癌1相互作用蛋白C端解旋酶1(BRCA1 interacting protein C-terminal helicase 1,*BRIP1*)基因,常伴随再生障碍性贫血、AML、骨髓增生异常综合征(myelodysplastic syndrome,MDS)及其他实体肿瘤等多种并发症;互补群D患者存在DNA修复相关乳腺癌2(BRCA2, DNA repair associated,*BRCA2*)基因突变,该基因参与DNA双链断裂修复和同源重组,导致在7岁前癌症发病率高达97%。此外,*BRCA2*及其共定位伙伴蛋白PALB2编码基因的胚系杂合突变增加儿童髓母细胞瘤(medulloblastoma,MB)的发生风险,且与患儿的年龄没有明显关系。

信号转导分子或信号通路调控分子编码基因的突变同样提高某些类型儿童肿瘤的发生风险。例如,在儿童MB中,遗传易感性发挥重要作用,尤其是MB_{WNT}和MB_{SHH}两个亚型具有更明显的遗传倾向。其中,参与调控Wnt-β-Catenin信号转导通路的*APC*基因胚系杂合突变是MB_{WNT}亚类重要风险因素;*TP53*的胚系突变主要与3岁以上MB_{SHH}发生相关,而Hedgehog信号转导通路分子PTCH1及该通路负性调控因子SUFU的编码基因的胚系突变是3岁以下MB_{SHH}患儿的易感因素。

还有一些肿瘤易感基因参与细胞内外分子的转运。例如ATP结合盒转运体亚家族B成员11(ATP binding cassette subfamily B member 11,*ABCB11*)是ABC家族成员,其功能是在ATP供能的条件下,将胆盐分泌到肝细胞小管中。该基因胚系突变为β连环素1(catenin beta 1,*CTNNB1*)及红系核因子2样因子2(nuclear factor, erythroid 2 like 2,*NFE2L2*)原癌基因的体细胞突变提供基础,进而诱发儿童早期肝癌。值得注意的是,上述儿童肿瘤易感基因绝大多数属于常染色体显性遗传,而*ABCB11*、*TJP2*基因的复合杂合突变才能促进儿童肝癌的发生,因此属于常染色体隐性遗传。

最近的研究发现,某些与细胞连接有关的蛋白的功能异常也能促进肿瘤发生。例如,紧密连接蛋白2(tight junction protein 2,*TJP2*)基因编码一种细胞紧密连接中的闭锁小带,是膜相关鸟苷酸激酶同源物家族成员,该基因复合杂合性胚系突变也与儿童肝癌发生相关,具体机制尚不清楚。

需要指出的是,近期广谱大宗病例的儿童肿瘤研究提示,儿童恶性肿瘤的基因变异谱及其致病机制与成人具有较大差别,最值得关注的是绝大多数儿童肿瘤并未出现较多的基因突变,仅约6%~8%的患儿携带肿瘤易感基因致病性胚系突变,且以常染色体显性遗传为主。虽然此类患儿具有高度家族遗传倾向,但其家族遗传率与不携带上述胚系突变的患儿相比,并未明显升高。因此,现阶段尚不能仅依靠某些基因突变的家族遗传史准确判断儿童肿瘤遗传易感性。

三、遗传多态性与肿瘤易感性

遗传多态性(genetic polymorphism)亦称基因多态性,是指在一个生物群体中,同时和经常存在两种或多种不连续的变异型或基因型(genotype)或等位基因(allele),通常分为三大类:单核苷酸多态性(single nucleotide polymorphism,SNP)、DNA片段长度多态性、DNA重复序列多态性。其中SNP指在基因组水平上由单个核苷酸变异引起的DNA序列多态性,是人类可遗传变异中最常见的一种,占所有已知多态性的90%以上。近年来,全基因组关联分析(genome wide association study,GWAS)为发现儿童肿瘤易感性相关的SNP提供了确切的依据。

绝大多数SNP位于非编码区,并不影响蛋白质序列,对肿瘤易感性的影响主要来源于对基因表达的调控。淋巴细胞发育和分化过程中的关键调控因子*IKZF1*基因3′端非编码区的SNP rs4132601和rs6944602以及第7内含子上的rs6964823与儿童BCP-ALL的发生明显相关,风险比(odds ratio, OR)为1.52~1.69。这些多态性显著降低了*IKZF1*基因的表达水平,从而影响了早期B细胞分化。染色体12q23.1上的SNP位点rs4762284位于ETS转录因子(ETS transcription factor,*ELK3*)基因的第1内含子上,也是儿童BCP-ALL的易感基因之一(OR=1.19),该多态性引起ELK3表达明显降低,造成B细胞发育停滞。位于染色体10p14上的GATA结合蛋白3(GATA binding protein 3,*GATA3*)

基因第3内含子的SNP位点rs3824662影响了局部染色质的转录活性，显著增加了转录因子GATA3的表达水平，可影响早期T系祖细胞的发育和分化。该多态性与儿童Ph样ALL的易感性显著相关（OR=3.85），并与Ph样ALL中常见的体细胞突变如细胞因子受体样因子2（cytokine receptor like factor 2，*CRLF2*）重排、JAK激酶（Janus kinase，JAK）突变、*IKZF1*缺失以及高复发风险、早期治疗反应差等临床特征相关。染色体11p15上LIM域1（LIM domain only 1，*LMO1*）基因的编码产物属于富含半胱氨酸的转录调节因子，属于LMO超家族成员，参与肿瘤的发生。该基因的SNP位点rs110419显著增加了神经母细胞瘤细胞中*LMO1*的表达，与儿童神经母细胞瘤的发病相关（OR=1.34）。位于2q35上BRCA1相关RING域蛋白1（BRCA1-associated RING domain protein 1，*BARD1*）基因启动子的SNP位点rs17489363改变了热休克转录因子1（heat shock transcription factor 1，HSF1）的结合位点，导致*BARD1*的mRNA和蛋白质表达水平降低，并与高危神经母细胞瘤的发生率升高密切相关（OR=1.79）。

一些基因多态性不仅调控基因表达，还在不改变蛋白质氨基酸序列的情况下影响基因的功能，并诱发肿瘤。*LMO1*基因第1内含子超级增强子中的SNP位点rs2168101，不仅增加了*LMO1*的表达水平，还显著增强了*LMO1*与转录因子GATA3的结合能力，从而导致儿童神经母细胞瘤的发生。位于染色体9p21.3非编码区的rs662463不仅造成细胞周期蛋白依赖激酶抑制因子2A（cyclin dependent kinase inhibitor 2A，*CDKN2A*）表达降低，还干扰了转录因子CCAAT增强子结合蛋白β（CCAAT enhancer binding protein beta，CEBPB）的结合位点，影响了CEBPB信号通路，因而增加了儿童BCP-ALL的风险。儿童ALL在拉美裔美国人中发生率较非拉美裔白人高20%，17q12的rs2290400（*OR*=1.18）和8q24的rs4617118（*OR*=1.27）与拉美裔儿童ALL的易感性密切相关，这些位点并未改变区域编码基因的表达，推测可能是通过影响附近编码蛋白的相互作用，使造血和生长调控中的关键通路的功能失调。

位于编码区的SNP改变了蛋白质的氨基酸序列，进而影响了蛋白的功能。如*CDKN2A*基因的SNP rs3731249（c. C442T）造成其编码的p16蛋白第148位丙氨酸转变为苏氨酸，减弱了p16抑制肿瘤的功能，增加了造血祖细胞向白血病转化的易感性，导致儿童ALL的易感性增加（*OR*=2.23）。

还有一些已发现的儿童肿瘤易感性相关SNP的作用机制尚不清楚，如位于染色体10q21.2上富含AT的相互作用域5B（AT-rich interaction domain 5B，*ARID5B*）基因的SNP rs7089424（*OR*=1.65）、rs10740055（*OR*=1.53）以及rs7073837（*OR*=1.58）；位于染色体14q11.2上CCAAT增强子结合蛋白epsilon（CCAAT/enhancer-binding protein，epsilon，*CEBPE*）基因的rs2239633（*OR*=1.34）；位于10p12.2上磷脂酰肌醇-5-磷酸4-激酶2型α（phosphatidylinositol-5-phosphate 4-kinase type 2 alpha，*PIP4K2A*）基因的rs10828317（*OR*=1.23）；位于10q26.13上磷酸赖氨酸磷酸组氨酸无机焦磷酸磷酸酶（phospholysine phosphohistidine inorganic pyrophosphate phosphatase，*LHPP*）基因的rs35837782（*OR*=1.21）等。这些SNP在儿童ALL发病机制中的作用仍需深入探讨与阐明。

专家点评

- 多年的研究提示，染色体异常、基因变异及包括SNP在内的遗传多态性与儿童的肿瘤易感性密切相关，具有重要的研究价值和临床意义。
- 第一，阐明上述关联性背后的机制有助于揭示儿童肿瘤的发生、发展机制。第二，某些遗传异常或多态性导致患儿在应用部分药物时容易出现肿瘤，因此有助于临床医生选择合适的治疗药物或方法。同时，对造血干细胞移植供者的选择也有指导意义。第三，有助于研发针对肿瘤易感基因所编码蛋白质的靶向药物或技术，从而形成新的肿瘤治疗方法。第四，可以促进优生优育。
- 需要指出的是，目前遗传变异/多态性与儿童肿瘤遗传易感性的研究尚不完善，其在临床的应用仍需深入研究和验证。

（李志刚　崔蕾）

参考文献

［1］LAURENT AP, KOTECHA RS, MALINGE S. Gain of chromosome 21 in hematological malignancies: lessons from studying leukemia in children with Down syndrome. Leukemia, 2020, 34 (8): 1984-1999.

［2］CHURCHMAN ML, QIAN M, TE KRONNIE G, et al. Germline genetic IKZF1 variation and predisposition to childhood acute lymphoblastic leukemia. Cancer Cell, 2018, 33 (5): 937-948.

[3] WASZAK SM, NORTHCOTT PA, BUCHHALTER I, et al. Spectrum and prevalence of genetic predisposition in medulloblastoma: a retrospective genetic study and prospective validation in a clinical trial cohort. Lancet Oncol, 2018, 19 (6): 785-798.

[4] GARGALLO P, OLTRA S, YÁÑEZ Y, et al. Germline predisposition to pediatric cancer, from next generation sequencing to medical care. Cancers (Basel), 2021, 13 (21): 5339.

[5] GREAVES M. A causal mechanism for childhood acute lymphoblastic leukaemia. Nat Rev Cancer, 2018, 18 (8): 471-484.

[6] VIJAYAKRISHNAN J, KUMAR R, HENRION MY, et al. A genome-wide association study identifies risk loci for childhood acute lymphoblastic leukemia at 10q26. 13 and 12q23. 1. Leukemia, 2017, 31 (3): 573-579.

[7] HASHEMI M, SARABANDI S, KARAMI S, et al. LMO1 polymorphisms and the risk of neuroblastoma: Assessment of meta-analysis of case-control studies. J Cell Mol Med, 2020, 24 (2): 1160-1168.

[8] KLCO JM, MULLIGHAN CG. Advances in germline predisposition to acute leukaemias and myeloid neoplasms. Nat Rev Cancer, 2021, 21 (2): 122-137.

[9] WIEMELS JL, WALSH KM, DE SMITH AJ, et al. GWAS in childhood acute lymphoblastic leukemia reveals novel genetic associations at chromosomes 17q12 and 8q24. 21. Nat Commun, 2018, 9 (1): 286.

[10] GRÖBNER SN, WORST BC, WEISCHENFELDT J, et al. The landscape of genomic alterations across childhood cancers. Nature, 2018, 555 (7696): 321-327.

第 3 节 儿童肿瘤的细胞及分子遗传学异常

和其他肿瘤一样，儿童肿瘤的发生也是先天遗传因素和后天环境因素相互作用而导致基因再次或者多次突变，最后使细胞产生肿瘤性转变的结果。有些家族，如有 *ATM* 基因突变或者唐氏综合征的患儿，他们在后天因素的作用下容易发生肿瘤。后天的致癌因素主要是电离辐射、化学污染及慢性感染等。但绝大多数儿童肿瘤患者没有明显的家族遗传易感基因。随着细胞遗传学检测手段及分子诊断技术的改进，尤其是二代测序技术在肿瘤诊断中的广泛应用，几乎所有的肿瘤患者在细胞遗传学水平或者分子（DNA）水平都检测到异常改变，虽然他们导致肿瘤的确切机制尚不能完全阐明。

一、肿瘤细胞遗传学及分子遗传学异常的分析

目前研究肿瘤发病机制的主要手段是寻找导致肿瘤的基因改变，然后研究这些改变所激活的信号通路对细胞增殖、分化及凋亡等方面的影响。研究方法主要是细胞遗传学和分子生物学。细胞遗传学主要是在染色体水平研究遗传物质的改变和疾病的关系，主要技术是染色体核型分析，采用 G 或者 R 显带方法对中期分裂相的细胞进行染色体数目和结构分析。分子生物学则主要是在基因或者 DNA/RNA 水平探讨基因突变和疾病的关系。分子遗传学则是把分子生物学技术结合到细胞遗传学中，如荧光原位杂交（FISH）及比较基因组杂交（CGH）等。

通过染色体核型分析，绝大多数儿童肿瘤细胞可以查见染色体异常。其异常改变有多种表现，通常分为 2 种类型：染色体数目异常和结构畸变。正常人的体细胞是二倍体（2n），23 对染色体，共 46 条，其中一对是性染色体。在肿瘤细胞常常出现染色体数目异常，包括非整倍体和整倍体异常，前者常常是单个染色体的获得或者丢失，后者是指肿瘤细胞中含有 3 个（3n，69 条染色体）或者 4 个（4n，92 条染色体）染色体组。染色体的结构畸变包括：缺失（deletion）、复制（duplication）、易位（translocation）、倒位（inversion）、插入（insertion）、环状染色体（ring chromosome）及等臂染色体（isochromosome）等。另外，有一组特殊的染色体结构异常叫不稳定染色体综合征（chromosome instability syndrome），这组患者染色体不稳定，容易发生断裂，因此肿瘤发生率高。

在儿童肿瘤，尤其是急性白血病中，染色体易位最具疾病特异性，它在疾病诊断、疗效观察、预后评估等方面有重要价值。染色体易位的结果导致两个不相干的基因发生异常融合，形成一个新的融合基因，产生的后果有 2 种：一是一个编码基因的编码区域和另一个基因的调控区发生异常融合，导致其异常表达，通常是高表达的，常见于急性淋巴细胞白血病（ALL）及淋巴瘤（表 3-12-7）；二是两个基因的编码区域发生融合，结果是编码一个嵌合的融合蛋白，通常是癌蛋白。这些融合的癌蛋白不仅异常高表达，而且功能异常（表 3-12-8）。

利用已知的基因片段(通常>10kb)进行荧光标志,对肿瘤细胞(分裂间期或中期)进行的FISH分析技术,可以识别基因融合、扩增、断裂及大片段缺失,是肿瘤诊断及研究的重要辅助方法。同时,FISH技术还能对肿瘤细胞或者组织中的特定RNA进行检测和定位。

利用高通量测序技术(又叫下一代测序技术,next-generation sequencing),可以一次对几十万到几百万条DNA分子进行序列测定,能够对肿瘤细胞的转录组和基因组进行细致全面的分析,检测很多传统方法不能发现的体细胞基因突变和序列变异,极大地提高了对肿瘤发病机制的认识,进一步证实了肿瘤的形成是多步骤多个打击的过程。目前的检测结果提示肿瘤中发生突变的基因有多种多样,影响到细胞功能的多个方面,可以归纳为以下几种:①细胞信号因子;②转录因子;③细胞周期调控蛋白;④DNA甲基化调控蛋白;⑤组蛋白修饰调控蛋白;⑥RNA剪接蛋白;⑦粘连蛋白复合物分子。

表3-12-7 血液肿瘤中因染色体易位导致的基因异常高表达

染色体易位	受累基因	肿瘤类型	活化机制
t(8;14)(q24;q32)	*C-Myc*(8q24)	BL,B-ALL	移位到IgH位点
t(2;8)(p12;q24)	*C-Myc*(8q24)	B-ALL	移位到IgH位点
t(8;22)(q24;q11)	*C-Myc*(8q24)	B-ALL	移位到IgH位点
t(8;14)(q24;q11)	*C-Myc*(8q24)	T-ALL	移位到TCR-α位点
t(8;12)(q24;q22)	*C-Myc*(8q24)	B-CLL,ALL	移位到IgH位点
t(7;19)(q35;p13)	*LYL1*(19p13)	T-ALL	移位到TCR-β位点
t(1;14)(p32;q11)	*TAL1/SCL*(1p32)	T-ALL	移位到TCR-α位点
t(7;9)(q35;q34)	*TAL2*(9q34)	T-ALL	移位到TCR-β位点
t(11;14)(p15;q11)	*RBTN1/TTG1*(11p15)	T-ALL	移位到TCR-δ位点
t(11;14)(p13;q11)	*RBTN2/TTG2*(11p13)	T-ALL	移位到TCR-δ/α/β位点
t(7;11)(q35;p13)	*RBTN2/TTG2*(11p13)	T-ALL	移位到TCR-δ/α/β位点
t(10;14)(q24;q11)	*HOX11*(10q24)	T-ALL	移位到TCR-α/β位点
t(7;10)(q35;q24)	*HOX11*(10q24)	T-ALL	移位到TCR-α/β位点
t(3;14)(q27;q32)	*BCL6*(3q27)	DLCL,FL	移位到IgH位点
t(14;18)(q32;q21)	*BCL2*(18q21)	FL	移位到IgH/Ig位点
t(11;14)(q13;q32)	*BCL1*(11q13)	B-CLL	移位到IgH位点
t(10;14)(q24;q32)	*LYT10*(10q24)	B-淋巴瘤	移位到IgH位点
t(14;19)(q32;q13.1)	*BCL3*(19q13.1)	B-CLL	移位到IgH位点
t(5;14)(q31;q32)	*IL-3*(5q31)	pre-B-ALL	移位到IgH位点
t(7;9)(q34;q34.3)	*TAN1*(9q34.3)	T-ALL	移位到TCR-β位点
t(1;7)(p34;q34)	*LCK*(1p34)	T-ALL	移位到TCR-β位点
t(X;14)(q28;q11)	*C6.1B*(Xq28)	T-PLL	移位到TCR-α位点
t(14;21)(q11;q22)	*BHLHB1*(21q22)	pre-T-LBL	移位到TCR A/D位点
t(1;14)(q21;q32)	*BCL-9*(1q21)	B-ALL,MALT淋巴瘤	移位到IgH位点

注:ALL.急性淋巴细胞白血病;B-ALL.急性B淋巴细胞白血病;B-CLL.慢性B淋巴细胞白血病;BL伯基特淋巴瘤;DLCL.弥漫大B细胞淋巴瘤;FL.滤泡性淋巴瘤;MALT淋巴瘤.黏膜相关淋巴组织淋巴瘤;pre-B-ALL.急性前B淋巴细胞白血病;pre-T-LBL.前T细胞淋巴母细胞淋巴瘤;T-ALL.急性T淋巴细胞白血病。

表 3-12-8 血液肿瘤中因染色体易位产生的融合基因编码嵌合的癌蛋白

染色体易位	肿瘤类型	融合基因
t(8;21)(q22;q22)	AML-M_2	*AML1/ETO*
t(15;17)(q21;q21)	APL	*PML/RARA*
t(8;16)(p11;p13)	AML	*MOZ/CBP*
t(9;22)(q34q11.2)	CML/ALL	*BCR/ABL*
t(11;17)(q23;q21.1)	AML-M_3	*PML/PLZF*
t(9;11)(p22;q23)	AML-M_4,pre-B-ALL	*MLL/AF9*
t(6;11)(q27;q23)	AML-M_5,ALL	*MLL/AF6*
t(6;9)(p23;q34)	AML-M_1、M_2、M_4、M_5	*DEK/CAN*
t(16;21)(p11;q22)	AML	*FUS/ERG*
t(16;21)(q24;q22)	t-AML,MDS	*AML1/MTG*
t(3;21)(q26;q22)	CML	*AML1/EVI-1*
t(3;21)(q26;q22)	MDS	*AML1/EAP*
t(7;11)(p15;p15)	AML-M_2、M_4	*NUP98/HOXA9*
t(1;11)(q23;p15)	AML-M_2	*NUP98/PMX1*
t(1,11)(p32;q23)	ALL	*MLL/AFP1*
t(17;19)(q22;p13)	pro-B-ALL	*E2A/HLF*
t(12;22)(p13;q11-12)	MDS	*ETV6/MN1*
t(8;22)(p11;q13)	AML-M_5	*MOZ/P300*
t(5;12)(q33;p13)	CMML,*Nalm-6	*TEL/PDGFRβ*
t(1;19)(q23;p13)	AML-M_7,pre-B-ALL	*E2A/PBX1*
t(12;21)(p12-13;q22)	pre-B-ALL	*TEL/AML1*
t(4;11)(q21;q23)	pre-B-ALL	*MLL/AF4*
t(11;19)(q23;p13)	pre-B-ALL,T-ALL	*MLL/ENL*
t(X;11)(q13;q23)	T-ALL	*MLL/AFX1*
t(2;5)(p23;q35)	ALCL(NHL)	*NPM/ALK*
t(4;16)(q26;p13)	T-淋巴瘤	*BCM/IL2*
t(4;11)(q21;p15)	pre-T-LBL	*NUP98/RAP1GDS1*
t(5;14)(q33;q32)	AML	*CEV14/PDGFRβ*
t(1;22)(p13;q13)	AMKL	*RBM15/MKL1*
t(10;11)(p13;q21)	pre-T-LBL	*CALM/AF10*

注:ALL. 急性淋巴细胞白血病;ALCL. 间变性大细胞淋巴瘤;AML. 急性髓细胞性白血病;AMKL:急性巨核细胞性白血病;B-ALL:急性 B 淋巴细胞白血病;APL. 急性早幼粒细胞性白血病;CML. 慢性髓细胞性白血病;CMML. 慢性粒单核细胞白血病;MDS. 骨髓增生异常综合征;NHL. 非霍奇金淋巴瘤;pre-B-ALL. 急性前 B 淋巴细胞白血病;pro-B-ALL. 急性早期前 B 淋巴细胞白血病;pre-T-LBL. 前 T 细胞淋巴母细胞淋巴瘤;T-ALL. 急性 T 淋巴细胞白血病;t-AML. 治疗相关性急性髓细胞性白血病;*Nalm-6. pre-B-ALL 细胞株。

二、癌基因的激活及其机制

癌基因(oncogene)是具有潜在致癌活性的基因,是体内原癌基因被激活后的产物,它可促使正常细胞发生肿瘤性转变。癌基因激活的方式包括突变、基因扩增、染色体重排。癌基因激活的结果是表达水平异常增高和功能的增强,促使细胞失去控制地增殖,并在第二打击作用下获得肿瘤的其他恶性特征,如分化阻断、侵袭和转移等。区别于病毒组的癌基因,人体的癌基因称为细胞癌基因。

突变(通常是点突变,偶尔也有小数量的碱基缺失或者插入)常常导致癌蛋白的结构发生改变,改变的部位通常是在癌蛋白调控区的关键部位。最常见的例子是Ras癌蛋白家族,包括K-Ras、H-Ras以及N-Ras。*N-Ras*癌基因的活化常见于血液系统肿瘤,约25%的急性髓系白血病(AML)和骨髓增生异常综合征(MDS)患者*N-Ras*基因发生点突变而激活。

基因扩增是指基因拷贝数的增加,是基因组DNA过度复制的结果。最常见的异常扩增的三组原癌基因家族是*Myc*、*Erb B*及*Ras*。*N-Myc*基因扩增在神经母细胞瘤中较常见,是预后不佳的标志。

染色体易位在儿童血液肿瘤,尤其是白血病很常见,其结果导致癌基因的异常高表达,以及形成融合的癌基因。前者如伯基特淋巴瘤(Burkitt lymphoma)中的t(8;14)(q24;q32)易位,导致8号染色体上的*C-Myc*原癌基因的表达受到来自14号染色体上免疫球蛋白重链基因调控区的调控,使其表达发生异常,导致核蛋白C-Myc功能改变。染色体易位形成融合癌基因的典型例子是间变性大细胞淋巴瘤(ALCL)中的t(2;5)(q23;q35)染色体易位,导致位于5号染色体上的*NPM*基因和位于2号染色体上的*ALK*基因发生异常融合,产生*NPM-ALK*癌基因,编码的蛋白是一种受体型酪氨酸激酶。NPM是穿梭于胞质和胞核的核蛋白,而ALK激酶基因在成熟血细胞几乎不表达,在小鼠体内仅仅在神经细胞的胞质内有微弱表达。NPM和ALK蛋白异常融合后,不仅使ALK激酶持续异常活化,而且由于NPM的穿梭作用,融合癌蛋白在胞质和胞核同时高表达。因此,染色体易位不仅使ALK癌蛋白异常表达(活化),同时也使得NPM-ALK癌蛋白异位表达(同时出现在胞质和胞核)。

三、抑癌基因的失活及其机制

抑癌基因(tumor suppressor gene),也称肿瘤抑制基因或抗癌基因,其作用与癌基因相反。生理情况下,癌基因处于失活状态,而抑癌基因处于活化状态,因此在体内是抑制肿瘤的发生和生长。当抑癌基因突变后功能减退或者完全损失时就容易导致肿瘤的发生和生长。因此,早期它又称为隐性癌基因(recessive oncogene)或者肿瘤易感基因(tumor susceptibility gene)。抑癌基因编码的蛋白在正常组织表达;在肿瘤细胞由于基因突变,因此出现不表达、低表达或者表达功能异常的蛋白。如果将野生型抑癌基因转导到突变的肿瘤细胞中,能够部分或者完全改变肿瘤细胞的表型。

与癌基因激活机制不同,抑癌基因的失活公认是"双打击"诱发的,也就是"双打击假说"(two-hit hypothesis)。通常情况下,抑癌基因的两个等位基因必须同时缺失或者失活,才能引起肿瘤,如视网膜母细胞瘤中的*RB*抑癌基因。简单地说,突变的癌基因功能是显性(dominant)的,而失活的抑癌基因功能是隐性(recessive)的。但也有例外的情况,突变的抑癌基因呈显性负(dominant negative)作用,也就是一个等位基因发生突变,而另一个等位基因完全正常的情况下,仍可使细胞出现恶性表型和发生癌变,如*TP53*抑癌基因。突变的P53蛋白抑制正常的P53蛋白的功能。另外还有一种特殊情况,称为单倍体不足假说(haplo-insufficiency),即某些抑癌基因的正常表达十分重要,如果一个拷贝失活,另一个拷贝就可能不足以维持正常的细胞功能,从而导致肿瘤的发生,如神经纤维瘤中的*NF1*基因和表达细胞周期抑制蛋白P27的*CDKN1B*基因。

目前已经发现的抑癌基因有100多种,根据其功能,通常可分为三种。①看门抑癌基因(gate keeper):能够抑制潜在成瘤细胞的增殖,同时阻止突变的进一步发生,如*APC*基因和*RB*基因;②守护抑癌基因(caretaker),其功能是维护其他基因的健康状态,阻止其发生突变,作用是修复损伤的DNA和维持基因组的稳定性,如*TP53*基因;③景观抑癌基因(landscaper),它不抑制肿瘤细胞的增殖,其编码的蛋白,调控细胞生长的微环境。如果发生突变,则营造更有利于肿瘤生长的微环境,促进细胞的恶性增殖,如*SMAD4*基因。

四、儿童肿瘤基因组学研究

肿瘤基因组学(oncogenomics)是基因组学研究中一个重要的分支领域,主要利用高通量核酸测序技术将肿瘤组织或细胞的全谱基因分析数据与对照样本进行比对和关联、筛选与富集,得到具有显著统计学差异的提示性结论或结果,以供在实验室和临床中的确认及应用。肿瘤基因组学分析的主要目的之一是通过发现和鉴定新的肿瘤相关基因和基因集为肿瘤诊断、肿瘤临床结果预测和肿瘤靶标治疗提供新的思路、策略和方法;另一方面,肿瘤基因组学在阐释如伊马替尼(imatinib)和贝伐珠单抗(bevacizumab)等肿瘤靶向药物的分子药理和药效表现方面也发挥了重要的作用,为新肿瘤靶标的发现和肿瘤治疗靶点的选择乃至新的药物设计和改良带来了令人鼓舞的希望。越来越多的研究者已逐渐认识到,肿瘤基因组学技术的应用不仅在儿童肿瘤发生机制和干预策略的研究中颇具潜力,而且针对儿童肿瘤的发病和病理特点甚至在某些领域可以独具优势。

1. 儿童肿瘤发病和病理特点及其在基因组学分析中的表现 利用基因组学分析技术的解析能力对于深入了解儿童肿瘤的发病规律、改善临床诊疗具有非常重要的意义。儿童肿瘤不仅在发病年龄和组织来源等方面与成人存在很多不同,即使是临床类型和分期分型相同的肿瘤,在儿童和成人患者之间也有很大差异。肿瘤可由多种遗传变异引起,同时在进展过程中伴随各种突变的产生和累积。与成人相比,儿童肿瘤基因组学的特点可以表现在遗传、病理、临床表现以及预后等不同层次和方面。

儿童肿瘤的一个突出的特点在于其胚胎性。从多数高发儿童肿瘤(尤其是实体肿瘤)的组织起源看,源于胚胎或发育早期组织的情况较为普遍。胚胎发育中的基因时空调节异常被认为是导致儿童肿瘤发生的原因,如造血系统或间质祖细胞的某些促癌基因异常表达,破坏了细胞增殖的正常调控或阻断了正常的细胞分化过程,导致肿瘤的出现。肾母细胞瘤、神经母细胞瘤、畸胎瘤、肝母细胞瘤以及骨肉瘤等在儿童肿瘤中的高发现象,与成人以原发于上皮组织癌种(如胃癌、肺癌、结直肠癌、乳腺癌)最为多见的情况大为不同。通过对儿童及成人肿瘤基因组的比较分析也基本可以证实,儿童肿瘤通常发生在中胚层组织而非上皮组织的分化和发育过程,同时也部分提示了在肿瘤进展的异质性表现程度上,儿童肿瘤和成人肿瘤之间可能存在较大的差别。

大规模基因测序的研究结果表明,儿童肿瘤的基因突变和结构变异远远少于成人肿瘤。综合多项研究的数据发现,肿瘤在未成年人中所携带的突变总数比成人低约 14 倍;同时,儿童肿瘤基因组中的突变数量与年龄呈现显著相关性,这与肿瘤细胞由于基因组稳定性维持障碍在扩增过程中逐渐积累突变的观点和推论基本相符。然而,在儿童肿瘤中,个别肿瘤驱动基因对于特定肿瘤的发病和病理的关联性成为一个值得关注的课题。与成人肿瘤中多种突变基因协同作用促进肿瘤进展的模式有所不同,儿童肿瘤常常由单个驱动基因引起。有研究指出儿童肿瘤基因组中 57% 携带单一基因的驱动突变(driver mutation),且经父母双亲遗传并存在于个体所有体细胞中的种系突变往往是儿童肿瘤的主要致病因素,约 7.6% 的肿瘤与遗传自双亲的突变相关。儿童肿瘤与成人的差异也在很大程度上反映在肿瘤突变基因图谱上。多项背靠背发表的研究报道认为儿童肿瘤中大约只有 30%~50% 的基因突变与成人肿瘤相一致。此外,突变基因的位点和种类在不同类型的儿童肿瘤中重叠程度也很小,这与成人肿瘤的情况形成了强烈的对比,因为不同类型的成人肿瘤之间更加高频地"共享"相同的基因突变,并且其中的一些突变常常被用作依据,实现精准或靶向治疗所需的分子病理分型。这反过来从另一方面提示,成人肿瘤在发展过程中,各种突变是长期逐渐累积的,从而使肿瘤细胞在克隆演化和选择中有更多的机会为"共识性"突变在基因组的稳定提供了可能性。这种情况在肿瘤细胞的耐药现象中得到部分反映,针对儿童肿瘤治疗过程或复发后耐药问题的研究,应该在甄别致病性突变基因和选择后耐药基因的基础上,重点探讨耐药基因中共性突变的作用和干预手段。当然并不能排除在某些儿童肿瘤中确实存在驱动突变的作用途径或因子,导致儿童的肿瘤基因更易发生突变,这在范科尼综合征等疾病中有所报道。

儿童肿瘤基因组分析中,另一个值得关注的方面是致病性的结构变异问题。儿童肿瘤基因的异常经常表现为突变体的存在或野生型发生结构变异,而不是两者并存的混合形式。研究结果显示,相当数量的儿童患者其主要致病因素是基因拷贝数异常以及其他基因组结构的改变,甚至可高达 62%,超过被普遍认为重要性很高的 DNA 点突变。拷贝数异常会让患者产生特定基因在表达剂量上的增加或减少；而DNA结构改变的后果表现复杂，会造成基因重排可能性的增加。研究人员在对肿瘤结构变异及其表征的研究中可观察到DNA修复途径的种系突变；此外，多个研究组近期鉴定出了一些基因结构变异与儿童肿瘤密切相关。随着基因组学技术正在加速进入临床领域，有专家建议对儿童患者的诊断应该包括拷贝数变化和结构变异的检测。

也有一些学者认为，已有的研究尚且无法充分确认儿童肿瘤是否存在特定的驱动突变，也无法排除一些驱动突变确属于低频罕见突变的可能性，因此需要全球性持续的通力协作和数据共享来扩大样本并收集足够的肿瘤临床和基因组分析信息。由于儿童肿瘤发病率低，入组临床试验患儿数和成人肿瘤相比较少，相应的肿瘤基因测序数据量的增加和累积也相对较为缓慢。此外，儿童抗癌药物的市场份额也相对较小，来自企业和商业的投入也大为不足。因而儿童基因组学的研究需要研究人员、社会团体和政府的携手合作，建立肿瘤基因组学数据、检测技术、生物样本及研究模型的共享机制，以推动基因组学研究的突破，并且实现临床转化，使得儿童肿瘤患者最终获益。

2. 基因组学分析在儿童肿瘤研究和临床中的应用　基因组学研究在儿童肿瘤的诊断中的意义尤为重要。首先，基因组学的研究成果在产前诊断的应用和前景已经让人们感到振奋。在全基因组尺度上识别家族中的致病基因携带者和疾病易感者，预测后代患病风险，为早期诊断和排除诊断提供了前所未有的全景信息基础。其次，儿童特别是低龄儿童往往不能表达疾病引起的不适感觉，对于肿瘤疾病也不例外。因此，基因检测在儿童肿瘤的早期发现和早诊、早治中也可以发挥难以替代的作用。儿童因其生理和病理特点，肿瘤重量与体重之比大于成人，这在客观上使一些肿瘤标志物的诊断阳性率明显高于成人，使得相关检测在临床上更具参考意义。近年来随着组学研究技术的发展，肿瘤标志物发现和验证的进展快速。目前常用于临床疗效监测的标志物有甲胎蛋白（AFP）、波形蛋白（vimentin）、血清神经元特异性烯醇化酶（NSE）、血清乳酸脱氢酶（LDH）、癌胚抗原（CEA）等，这些标志物的普查和筛查为肿瘤的诊断和病情的明确提供了很好的帮助，在儿童肿瘤的临床中也应用广泛。

尽管儿童肿瘤的驱动突变较成人而言相对单一，但多种标志物的联合应用有助于准确诊断儿童肿瘤。有研究表明，在评估一种肿瘤时过分依赖任何单个基因的表达都会在不同程度上存在误判的危险性。例如，神经母细胞瘤中单个促癌基因*N-myc*的过度表达是一个独立于其他所有参数的主要因素，与肿瘤恶性度的临床表现密切相关；然而仍然有至少约半数的神经母细胞瘤患儿并未发现该促癌基因的异常表达，并最终由于病情的快速进展而致死。同时，另有大约10%的神经母细胞瘤患者具有*ALK*基因的突变，这一发现不仅丰富了对肿瘤基因组改变的认识，也为潜在的克唑替尼靶向治疗提供了必要的依据。在体细胞中，其他基因的突变尽管占比较低，但仍有可能驱动高风险神经母细胞瘤的癌基因表达异常，或推动肿瘤演化过程中的罕见胚系突变、拷贝数变异和表观遗传修饰。因此，多种标志物的联合应用，以及综合分子诊断技术与细胞遗传学、免疫组化、细胞形态学与超微结构等多层面的检测指标，有助于儿童肿瘤的诊断及鉴别诊断，指导治疗方案的设计及预后的判断。目前，尿香草扁桃酸（VMA）、神经元特异性烯醇化酶（NSE）、乳酸脱氢酶（LDH）、血清铁蛋白（SF）及C反应蛋白（CRP）常常联合应用于儿童神经母细胞瘤的诊断及疗效评估中。并且基于新的INRGSS分期体系、发病年龄、肿瘤级别、*N-myc*扩增状态、染色体11q的不均衡变异以及多核型因素，将神经母细胞瘤患者分为极低危组、低危组、中危组以及高危组。在儿童肿瘤的基因检测中，人们将持续关注儿童肿瘤基因组学与成人肿瘤基因组学的差异，根据儿童基因组学的特点设计针对儿童肿瘤诊断的诊断标志物组合，增加儿童肿瘤诊断的灵敏度和特异度，提高确诊率。

基因组学分析对于儿童肿瘤特异性生物标志物的发现能够起到极大的促进作用，而相应标志物的发现将推进儿童肿瘤的治疗从化疗为主的现状向靶向性的精准治疗逐渐过渡。肿瘤的靶向治疗（targeted therapy）是针对肿瘤细胞表达的某种生物标志物、采用相应的特异性药物结合靶点的治疗方法。由于高剂量的放化疗冲击治疗模式对于儿童肿瘤的疗效显著，目前分层靶向治疗仅少量被纳入儿童肿瘤患者的一线治疗指南。研究发现将近50%的原发儿童肿瘤具有潜在的靶向性遗传事件，其中约有1/2受累基因都有相对应的、已经存在或正在研发中的用于成人肿瘤治疗的靶向药物，这初步显示出儿童肿瘤的靶向治疗具有令人鼓舞的可观前景。如针对携带*ALK*基因突变的神经母细胞瘤患者亚群，可针对他们的遗传图谱设计有效的靶向药物治疗方案。

儿童基因组学研究的深入和应用的推广最终将根据每个患者实现个性化分析的需要，在提高诊断准确性的同时帮助开发潜在的更有效和更少损害的精确疗法。在成人肿瘤基因组的研究中，可作为药物靶点的频发突变相对匮乏这一现实，给单纯通过DNA测序对每位患者实现个性化治疗的设想提出了挑战。因此，功能基因组学和多组学综合分析的策略可能是未来基因组学在肿瘤研究中的发展方向。美国麻省理工学院和哈佛大学马萨诸塞州剑桥学院联合发起了一个大型研究项目，利用基因组编辑工具系统性研究儿童肿瘤细胞的基因功能，希望能为研究儿童肿瘤的发病机制提供更为直接、细致和确实的证据。基于基因组学分析的治疗手段有可能超越以单一基因为靶点的现状，转向直接针对重要的生理生化途径。例如，在儿童肿瘤基因检测中，发现了数量惊人的DNA修复基因变异，抗癌药物PARP抑制剂主要针对存在DNA修复基因变异的肿瘤细胞；此外，针对免疫检查点抑制的抗癌药物可用于超突变的儿童肿瘤治疗。

3. 儿童肿瘤基因组学研究的前景和挑战　人类基因组计划完成以来，基因组学分析为评估儿童肿瘤的基因组改变提供了宝贵的信息资源和技术手段。全球已有的临床研究为儿童肿瘤患者这一特定群体中的功能性随访和潜在治疗靶点的研究奠定了良好的基础，在扩大队列和增加全基因组、转录组和功能基因组分析方面无疑还有更多的任务需要完成。以哈佛大学医学院丹纳法伯肿瘤研究中心儿科肿瘤专家凯瑟琳·詹韦教授为代表的一些学者认为，目前肿瘤界对儿童肿瘤分子靶点知之甚少，还无法精确判断试验药物的分子靶点与儿童肿瘤是否存在显著性的确凿关联。从基因突变的发现到有效抗癌药物的研发是一段漫长的艰苦路途，然而儿童肿瘤基因组学的研究毕竟有了一个良好的开始。

研究技术的进步将会持续受到关注，并在实际应用中发挥巨大的作用。首先是基因组学分析的软硬件技术，包括新的第三代单分子长片段核酸测序技术的应用，以及大数据和云计算服务的完善等；此外，基因组学技术向临床学科的渗透，以及和其他医药领域关键技术的结合，将会产生极大的便利和效益。例如，使用连续液体活检可以进一步提高对肿瘤生物学的理解和耐药机制的发展，并阐明形成治疗挑战的机制，包括肿瘤异质性、代谢稳态改变和克隆演化等。一些正在进行的针对复发患者的个性化药物临床监测，将提供更多关于这些靶向药物的使用和有效性的第一手信息。

对于分子诊断、靶向治疗的建立能否对患者及其家庭的医疗情况产生深远影响，基因组学研究还会长期存在争论。尤其是当前的肿瘤基因组数据依然不能保证准确识别和评价基因组学的整体性能，由于对突变体致病性的错误解释或过度解读，以及医学文献中对基因与相关表型的含糊表述，不可避免地造成假阳性结论的产生；同时，基因行为在病因方面的未知性及其在动态中的不可测性也增加了假阴性出现的可能。关于基因组学应用于肿瘤临床的性价比、精确度、收益率以及在辅助基因诊断、指导治疗中的整合有效性还需通过前瞻性研究加以评判。

专家点评

- 儿童肿瘤的发生是基因突变的结果。通过细胞遗传学和分子生物学的方法，几乎所有的肿瘤细胞都可以发现染色体异常或者基因的改变。
- 肿瘤的发生通常伴有原癌基因的激活和抑癌基因的失活。通过对突变的基因功能的深入研究，有助于阐明肿瘤发病的机制和找到靶向治疗的方法。针对儿童肿瘤的大规模测序分析为肿瘤的分子分型和个体化治疗奠定了必要的数据和信息基础，而在全基因组范围针对儿童肿瘤的发病易感性、药物敏感性或耐受机制和基因组结构变异对肿瘤发病与进展的影响等一系列课题的探索有望迎来突破。
- 因此，儿童肿瘤的基因组学研究应该受到医学基础和临床领域研究人员的充分重视和大力推动。

（马志贵　丁　卫）

参考文献

[1] RAU RE, LOH ML. Using genomics to define pediatric blood cancers and inform practice. Hematology Am Soc Hematol Educ Program, 2018, 2018 (1): 286-300.

[2] SANCHEZ M, LEVINE RL, RAMPAL R. Integrating genomics into prognostic models for AML. Semin Hematol, 2014, 51 (4): 298-305.

[3] VICENTE-DUEÑAS C, ROMERO-CAMARERO I,

COBALEDA C, et al. Function of oncogenes in cancer development: a changing paradigm. EMBO J, 2013, 32 (11): 1502-1513.
[4] SHERR CJ. Principles of tumor suppression. Cell, 2004, 116 (2): 235-246.
[5] GRÖBNER SN, WORST BC, WEISCHENFELDT J, et al. The landscape of genomic alterations across childhood cancers. Nature, 2018, 555 (7696): 321-327.
[6] MA X, LIU Y, LIU Y, et al. Pan-cancer genome and transcriptome analyses of 1, 699 paediatric leukaemias and solid tumours. Nature, 2018, 555 (7696): 371-376.
[7] STIEGLITZ E, TAYLOR-WEINER AN, CHANG TY, et al. The genomic landscape of juvenile myelomonocytic leukemia. Nat Genet, 2015, 47 (11): 1326-1333.
[8] BOLOURI H, FARRAR JE, TRICHE T JR, et al. The molecular landscapeof pediatric acute myeloid leukemia reveals recurrent structural alterations and age-specific mutational interactions. Nat Med, 2018, 24 (1): 103-112.
[9] TORCHIA J, PICARD D, LAFAY-COUSIN L, et al. Molecular subgroups of atypical teratoid rhabdoid tumours in children: an integrated genomic and clinicopathological analysis. Lancet Oncol, 2015, 16 (5): 569-582.
[10] ZHANG J, WALSH MF, WU G, et al. Germline mutations in predisposition genes in pediatric cancer. N Engl J Med, 2015, 373 (24): 2336-2346.

第 4 节　儿童肿瘤的发生机制

儿童恶性肿瘤与成人恶性肿瘤之间存在明显的差异，如儿童和成人患有不同类型的癌症，儿童癌症的发病率也远低于成年人群中的癌症发病率。这些临床现象表明儿童和成人恶性肿瘤的生物学机制存在显著差异。大量的研究成果表明细胞信号转导异常、基因表达调控异常、细胞周期调控异常、细胞凋亡异常、血管新生以及微环境的异常等导致了肿瘤的发生。本节主要从以下六方面简述儿童肿瘤的发生机制。

一、细胞信号转导异常

儿童肿瘤的发生和发展与成人一样是细胞信号转导（cell signaling）异常的结果，包括调控细胞增殖、分化和凋亡的信号通路异常以及调控细胞黏附性和运动性相关的信号通路异常。肿瘤过度增殖的信号转导异常有：①促进细胞增殖的信号转导过强。包括肿瘤细胞产生的促增殖因子增多，如 TGF、PDGF、FGF 等，这种自分泌的方式使肿瘤迅速生长；受体的改变，如促进细胞增殖因子受体的表达增多或异常激活；细胞内信号转导蛋白的改变，在人类肿瘤发生突变频率最高的是小 G 蛋白 Ras 激活突变。②抑制细胞增殖的信号转导减弱。TGF-β Ⅱ型受体和 SMAD 的突变可使 TGF-β 信号转导障碍，使细胞逃脱 TGF-β 的增殖负调控，从而发生肿瘤。TGF-β 也可以通过促进细胞外基质的生成和刺激肿瘤组织血管的增生，促进肿瘤细胞的发生发展。

大多数信号系统依靠的是蛋白酶活性的改变（该过程在几秒内就能完成），而不是蛋白水平的调节（该过程需要几分钟至几小时）。其中，最常见的一种方式是蛋白激酶对信号转导蛋白（酪氨酸、丝氨酸及苏氨酸残基）的磷酸化。受体酪氨酸激酶（receptor tyrosine kinases，RTK）是一类主要的细胞表面受体，可以激发信号级联反应。人们发现了大量的分子信号通路与儿童肿瘤有关，例如，RAS/MAPK 通路的异常活化能促发髓系白血病，而 *BCR/ABL* 融合、*NF1* 基因（促 RAS 失活因子）突变以及 *RAS* 自身的突变都会引起 RAS/MAPK 通路的异常活化。另一条信号通路是由磷脂酰肌醇 -3- 激酶（phosphatidylinositol-3-kinases，PI3K）调控的。PI3K 可以通过与 RTK 直接作用而被激活，从而促进细胞周期进程并抑制程序性细胞死亡。

信号转导异常在肿瘤生长中的重要作用已经催生了大量针对致癌通路的抑制剂的开发。目前主要包括两种基本策略：①开发 RTK 胞外结构域的单克隆抗体；②合成小分子抑制剂来抑制特定蛋白激酶的催化功能。为了获得理想的治疗效果，这些策略必须满足以下三个条件：①分子抑制剂需具备特定的药理特性以保证其在到达肿瘤细胞时仍保持结构完整性和有效的药物浓度；②抑制剂必须具有明确的生化特性，只对预期的分子靶点产生阻断作用；③一旦抑制剂到达靶点就能够引起预期的细胞反应，即使不能引起癌细胞死亡，也要能够产生不可逆转的生长抑制作用。目前，已有很多针对 RAS/MAPK 和 PI3K/AKT 信号通路的小分子抑制剂被研发出来。

二、基因表达调控异常

基因调控（gene regulation）异常是指基因结构正

常，基因表达的调节出现异常。肿瘤发生过程中存在大量的基因表达调控异常，包括癌基因的异常激活以及抑癌基因的异常抑制等。肿瘤基因的表达调控异常主要包括：①基因转录的异常。转录调节因子可以通过影响基因的转录过程，从而调节基因的表达，这些转录调节因子的不适当表达与肿瘤发生密切有关。转录因子的MYC家族成员是其中最引人注目的例子之一。MYC可以作为转录激活因子或抑制因子，通过与MAX及靶基因DNA结合，募集共激活因子复合物，从而调节靶基因表达。如上调促进细胞周期的基因（CDK4，细胞周期蛋白D1、D2、B1），核糖体生物合成（rDNA、RNA聚合酶Ⅲ）和代谢（CAD、ODC），下调细胞周期检查点调节剂（p15INK4A，p21）等。上述基因的改变可以促进细胞的增殖和迁移，从而导致癌变。②形成转录因子嵌合体。有数百种染色体易位与特定的儿科恶性肿瘤有关，这种基因组重排最常见的结果是直接合并两个通常不同的基因，导致嵌合转录物和蛋白质的表达，从而促进肿瘤的发生。已发现编码多种蛋白质的基因参与该致癌过程。例如，在急性早幼粒细胞白血病（acute promyelocytic leukemia，APL）中发现的t(15;17)染色体易位引起*PML/RARA*融合。视黄酸受体（RAR）核受体成员RARA可与另一个核受体成员RXR形成异二聚体，它可以募集辅阻遏复合物，导致靶基因的转录抑制。其同源配体全反式维A酸（ATRA）与RAR结合释放这些辅阻遏物，导致促进骨髓祖细胞分化的靶基因的转录上调。*PML*与*RARA*的融合以多种方式扰乱了这种监管机制，从而导致APL细胞维持在未分化状态并且能够继续增殖。目前结合ATRA、三氧化二砷和细胞毒性化疗的多模式治疗已使超过80%的APL患者持久缓解。③RNA加工。基因调控不仅仅发生在转录起始水平，内含子剪接的可变性可导致单个基因产生具有不同外显子的mRNA同种型，因此，选择性剪接在人类癌症中也扮演着重要的角色。例如，在骨肉瘤中发现了不能与p53相互作用的可变剪接的HDM2。然而，这种基因产物是否积极地促进这种肿瘤的恶性行为或者仅仅是细胞转化的结果仍有待解决。④转录后调控——微小RNA（miRNA）。近10余年的研究表明长度为18~22个核苷酸的miRNA通过调控其下游的靶基因，广泛参与了多种细胞过程的基因调控，包括信号转导、细胞周期控制、分化和凋亡等，从而在肿瘤的发生中发挥重要的作用。例如，多个miRNA（miR223、miR-125a、miR-100等）通过调控其靶基因（包括癌基因和抑癌基因），参与了白血病的发生。近年来的研究表明其他非编码RNA，如环状RNA、长非编码RNA在肿瘤的转录后调控中也起重要的作用。

尽管针对基因表达调控的靶向疗法非常有限，但也有一些例外，如*PML/RARA*，以及阻断MYC-MAX异二聚体形成来抑制MYC功能的小分子。通过RNA干扰（RNA interference，RNAi）开展肿瘤的治疗是困难的。因为内源miRNA可以通过翻译抑制下调多种不同基因的表达。外源RNAi构建体似乎可能具有这种相似的倾向。此外，由于它们的负电荷，核酸不容易进入细胞。因此，成功的体内RNAi策略可能需要有效的方法将这些构建体完整地递送到癌细胞中。

三、细胞周期调控异常

当DNA受损或细胞未能完成必要的事件时，细胞周期（cell cycle）中断，但肿瘤细胞通常缺少一个或多个周期检验点却依然能生存下来，并不断分裂复制，从而导致肿瘤细胞恶性增殖。

肿瘤细胞的周期调控异常多表现为细胞周期蛋白表达异常，如Cyclin A、Cyclin B、Cyclin C等多种细胞周期蛋白被发现在儿童恶性肿瘤如急性髓系白血病中表达上调。异常表达的周期蛋白与周期蛋白依赖性激酶（cyclin-dependent kinase，CDK）相结合后，使后者的激酶活性强化，促使细胞越过周期检测点。此外，在肿瘤细胞中，周期蛋白依赖激酶抑制因子（CDKIs）——$p15^{INK4B}$、$p16^{INK4A}$、$p18^{INK4C}$、$p19^{INK4D}$、$p21^{CIP1}$、$p27^{KIP1}$和$p57^{KIP2}$失活也是细胞周期调控异常的原因之一。

视网膜母细胞瘤抑癌基因（retinoblastoma tumor suppressor gene，*RB*基因）是在细胞周期中研究报道最多的周期调控蛋白。RB蛋白能被CDK（如CDK4、CDK6等）磷酸化，在细胞周期蛋白D的调控下，决定细胞能否顺利越过限制点（restriction point，R）而进入复制期。在视网膜母细胞瘤及其他肿瘤中，*RB*基因的突变导致其功能失活，从而引起细胞周期紊乱。

众所周知，抑癌基因或癌基因的异常表达引起的细胞周期失控是许多恶性肿瘤发生发展的重要原因，如*c-MYC*、*p53*、*WT1*、*PTEN*等在多种儿童血液系统恶性肿瘤中异常表达。而导致抑癌基因或癌基因表达异常的主要原因包括基因的突变和缺失。另外，儿童肿瘤细胞中已发现多种细胞周期信号通路中的表观遗传修饰异常，如组蛋白去乙酰化、CpG岛的高甲基化、泛素化、miRNA表达异常等，这些都是引起肿瘤细胞周期异常的原因。

蛋白酶体（proteasome）是蛋白质合成过程中错误折叠的蛋白和其他蛋白降解的主要途径。许多参与细胞周期调控的蛋白，如周期蛋白（周期蛋白A、B、D、E），CDK抑制剂（$p27^{kip1}$、$p21^{cip1}$），P53，RB蛋白和CDC25磷酸酶等都经蛋白酶体介导降解，因而蛋白酶体是抗肿瘤治疗的药物靶点。通过抑制其蛋白水解活性，影响细胞G_1期及G_2/M期的分布，阻滞细胞周期进程。

四、细胞凋亡机制异常

凋亡（apoptosis）是成熟器官和组织内维持内环境稳态而发生的细胞程序性死亡。在形态学上表现为：细胞皱缩、胞膜空泡化和细胞核凝集。凋亡信号通路包括外源性途径和内源性途径。许多正常细胞和肿瘤细胞表达一类属于肿瘤坏死因子超家族的表面受体DR4、DR5、FAS，它们在细胞外信号的刺激下启动凋亡。这些受体与Apo2L、肿瘤坏死因子（tumor necrosis factor，TNF）相关凋亡诱导配体以及FASL等配体结合可聚合成三聚体，此三聚体启动一个包含caspase家族分子的蛋白水解级联反应。而内源性途径主要是通过毒素暴露、缺氧、基因组损伤等诱导发生。BCL2同源结构域家族在凋亡过程中起着重要的作用。BCL2家族蛋白（BCL2、BAX、BAK、BCL-XL、BID、BIM和MCL）根据功能分为凋亡蛋白和抗凋亡蛋白两类，具有诱导线粒体外膜渗透性增高的作用。BAX和BAK是凋亡蛋白，活化后在线粒体外膜表面同源寡聚化直接引起线粒体外膜渗透性增高。BCL2、BCL-XL、MCL等是抗凋亡蛋白，可拮抗BAX和BAK的作用。而BID和BIM，通过结合并抑制BCL2蛋白而促进凋亡，与BAX和BAK结合可直接活化蛋白从而诱导寡聚化。BID被caspase8剪切活化，从而将内源性和外源性凋亡途径串联起来。

*BCL2*是最早发现于人滤泡型淋巴瘤中14和18号染色体转位的靶基因。基因重排导致*BCL2*转录受免疫球蛋白重链基因调控，从而高表达。caspase8转录沉默或基因组缺失与神经母细胞瘤高患病风险相关。儿童肿瘤多发生诱导凋亡反应的间接机制。许多信号转导通路可调控BCL2家族蛋白以及BID和BIM的表达，改变这些通路可能发挥抗凋亡作用。慢性髓系白血病中BCR/ABL融合蛋白活化AKT，可诱导原凋亡蛋白BAD表达。生长因子受体如IGFR-1，在骨肉瘤、横纹肌肉瘤和尤因肉瘤等儿童肉瘤中表达，通过AKT发挥抗凋亡作用。

根据正常细胞与肿瘤细胞中凋亡的差异，研究者们开发了一些诱导肿瘤细胞凋亡的治疗方案。如评估肿瘤细胞中重组TRAIL蛋白与DR4和DR5受体的结合力，然后通过外源性途径诱导凋亡。另一个相似的方法是用DR4或DR5单克隆抗体促进受体聚集并活化caspase8。许多肿瘤细胞依赖BCL2家族蛋白抗凋亡，提示这些蛋白可作为治疗靶点。有临床前期研究发现，TRAIL激动剂和BCL2同源结构域家族模拟物可促进多种肿瘤细胞株凋亡。目前，通过调控肿瘤细胞凋亡发挥抗肿瘤作用理论上前景非常广阔，但是仍面临两个问题：①肿瘤细胞可通过特殊机制进行凋亡逃逸，因此凋亡治疗需要针对特定的肿瘤；②临床前期研究的抗凋亡药物需与其他抗肿瘤药物联合使用效果更佳。

五、血管生成

和正常组织一样，肿瘤的生长需要大量的血管供应。为此，肿瘤会通过血管生成（angiogenesis）来应对组织缺氧。血管生成是指在已有血管的基础上生成新血管的过程，这是一种正常的生理过程，可发生于整个生命周期的任何时间。在正常的血管生成过程中，缺氧诱导因子（hypoxia-inducible factor，HIF）及血管内皮生长因子（vascular endothelial growth factor，VEGF）发挥重要的作用。例如，当氧气的供应无法满足细胞的生长而引起缺氧时，HIF水平的升高会激活一系列血管生成相关基因的转录，其中就包括VEGF。VEGF既可以破坏血管结构的稳定性，又能够刺激血管内皮生长。而血管生成素（angiopoietin，Ang）可以与VEGF协同作用。在血管生成的早期，Ang2表达上调并破坏血管内皮屏障的稳定性，这有助于血管结构的重塑和血管分支的形成。到了后期阶段，Ang1开始起主导作用，增强血管内皮细胞和外皮细胞的相互作用，从而稳定血管结构。此外，还有一些其他的细胞因子能够促进血管生成，但是其具体作用和调控机制还有待阐明。

肿瘤引发的血管生成是癌症研究的重点攻克对象。肿瘤的过度生长难以获得充足的氧气供应而产生低氧环境，进而刺激血管生成。然而，许多肿瘤中的脉管系统异常混乱，新生血管发育不全、结构畸形、分支多而杂。多数血管的管壁是由连接松弛的内皮细胞构成，而缺少外层细胞的支持，导致血管壁的稳定性差，渗透性高。这就造成血浆蛋白的外渗以及血管外压力的升高。结果，虽然血管数量不断增加，但是血流量却并不充足，导致肿瘤的血液灌注不足以及供氧量的减少；反过来，低氧刺激又会促进血管生成，形成一种恶性循环。

在大多数肿瘤组织中正常的血管生成信号通路都是完整的，而且其中的关键因子也并未发生致癌突变。血管生成的异常主要是因为致癌突变会引起血管生成相关因子的异常表达。例如，活化的RAS能够上调VEGF的表达，并降低抗血管生成因子血小板反应蛋白的水平。P53的缺失会间接上调低氧诱导因子HIF的水平。HIF又会促进VEGF的表达。

由于VEGF对血管生成具有关键作用，因此许多抑制肿瘤血管的药物都是靶向VEGF的。例如，针对VEGF的单克隆抗体贝伐珠单抗（bevacizumab）以及靶向VEGFR2激酶的小分子抑制剂索拉非尼（sorafenib）和舒尼替尼（sunitinib）。虽然VEGF抑制在肿瘤的治疗中取得了不错的临床反应，但是通常维持时间不长。患者在治疗几周或几个月后就会出现耐药性，具体原因还有待研究。

六、肿瘤微环境

肿瘤微环境（tumor microenvironment）是肿瘤在发展过程中肿瘤细胞所处的复杂环境，包括肿瘤细胞自身、细胞外基质、肿瘤血管以及免疫细胞等相互作用的环境。由于血管生成是肿瘤发展和恶化的先决条件，而细胞外基质重塑是癌症发展进程的关键标志，此外抑制型免疫细胞在促进肿瘤进程中也发挥重要作用，因此，肿瘤微环境已经成为癌症治疗的重点攻克对象。

肿瘤生长依赖于新血管的形成，因此血管生成抑制剂已成为癌症治疗的研究重点。目前已出现不少蛋白型抑制剂，例如内皮抑素（endostatin）和贝伐珠单抗。此外，针对血管形成的基因治疗也是一个不错的选择。例如，在小鼠模型研究中，采用携带血管抑素或内皮抑素的腺相关病毒（adeno-associated virus，AAV）进行肌内注射可以延缓肿瘤的生长；而将AAV编码的血管抑素和内皮抑素进行联合注射比单一基因给药的效果更为强大，可以完全抑制肿瘤的发展。

由于细胞外基质的重塑对癌症的发展极为重要，因此对能够重塑细胞外基质的蛋白酶进行抑制也是一个研究热点。丝氨酸蛋白酶、基质金属蛋白酶（matrix metalloproteinase，MMP）、膜型MMP以及“去整合素-金属蛋白酶”家族的蛋白酶在许多恶性肿瘤中通常都是过表达的，并且与细胞生长、迁移、转移以及血管生成密切相关。然而，大多数针对蛋白酶的合成型抑制剂在临床评估中的效果并不理想。此外，MMP-1和2的组织抑制剂也已研发出来，但由于技术问题而限制了它们向临床药物的转化。不过，基因转移技术可以克服目前MMP靶向治疗的一些限制。

肿瘤生长的微环境是侵袭性肿瘤与炎症/免疫反应之间复杂的动态的相互作用。在肿瘤微环境中，肿瘤相关巨噬细胞和树突状细胞（DC）会接收到各种各样的免疫激活和免疫抑制信号，两者的平衡在对肿瘤抗原产生免疫反应方面起着关键作用。肿瘤微环境中的免疫激活因子，如热休克蛋白以及DC活化受体产生免疫激活信号；而免疫抑制因子，如IL-10、VEGF以及TGF-β，则抑制DC的活化。肿瘤微环境中肿瘤相关巨噬细胞也是重要的免疫抑制调节因子。在免疫反应的后期阶段，DC表达的TNF和TNF相关凋亡诱导配体（TNF related apoptosis-inducing ligand，TRAIL）可以直接杀死TRAIL敏感性肿瘤或者通过杀死TRAIL活化淋巴细胞来破坏免疫监视。因此，天然免疫反应对肿瘤微环境中获得性免疫反应的启动发挥着不可缺少的作用，而且在增强或抑制已有的抗肿瘤免疫反应中也可能发挥重要作用。

（徐 令）

专家点评

- 儿童肿瘤的发生机制和成人一样与细胞信号转导异常、基因表达调控异常、细胞周期调控异常、细胞凋亡异常、血管生成以及微环境的异常密切相关。对上述肿瘤发生机制的深入研究具有重要的临床价值及科学意义。
- 首先，从遗传以及表观遗传等多种角度研究肿瘤发生机制可以阐明肿瘤发生发展中多个层面的调控网络。其次，有助于研发针对不同机制异常的靶向药物，为临床肿瘤的治疗提供新的靶点，从而有利于肿瘤的精准治疗。

■ 目前，由上述机制衍生的治疗手段还不完善，有待于进一步的实验以及临床的研究。随着科学的进步以及新技术的应用，科学家可能利用新的研究方法从全新的角度对上述肿瘤发生机制深入研究，研究成果的应用必将衍生更多的治疗手段和策略，造福于儿童。

参考文献

[1] GOEL S, DECRISTO MJ, WATT AC, et al. CDK4/6 inhibition triggers anti-tumour immunity. Nature. 2017, 548 (7668): 471-475.

[2] BHAT AA, YOUNES SN, RAZA SS, et al. Role of non-coding RNA networks in leukemia progression, metastasis and drug resistance. Molecular Cancer, 2020, 19 (1): 57-78.

[3] GOLEMIS EA, SCHEET P, BECK TN, et al. Molecular mechanisms of the preventable causes of cancer in the United States. Genes Dev, 2018, 32 (13/14): 868-902.

[4] MOHAMMAD F, HELIN K. Oncohistones: drivers of pediatric cancers. Genes Dev, 2017, 31 (23/24): 2313-2324.

[5] RUPAIMOOLE R, SLACK FJ. MicroRNA therapeutics: towards a new era for the management of cancer and other diseases. Nat Rev Drug Discov, 2017, 16 (3): 203-222.

[6] FLAVAHAN WA, GASKELL E, BERNSTEIN BE. Epigenetic plasticity and the hallmarks of cancer. Science, 2017, 357 (6348): eaal2380.

[7] VO JN, CIESLIK M, ZHANG YJ, et al. The landscape of circular RNA in cancer. Cell, 2018, 176 (4): 869-881.

第5节 肿瘤免疫学与儿童肿瘤

有文献记录的现代肿瘤治疗始于1809年12月美国Ephaim Mcdowell医生为Jane Crawford夫人手术切除了卵巢肿瘤。1895年伦琴发现了X射线，1898年居里夫妇成功分离出放射性元素镭，1902年第一例皮肤癌患者接受了放射治疗。现代意义上的化疗始自1942年使用氮芥对恶性淋巴瘤的成功治疗。纵观西方医学200多年的肿瘤手术治疗史、120多年的肿瘤放射治疗史、80多年的肿瘤化疗史，三种传统的治疗方法逐渐走向极致，虽然取得了巨大成就，但与人类完全战胜肿瘤的目标仍相距甚远。

肿瘤免疫治疗(tumor immunotherapy)始于100多年前的一次意外的发现，美国纽约的Coley医生观察到一例链球菌感染的肉瘤患者在一次次的高热后，肉瘤逐渐消失。Coley医生想到可能是链球菌感染激活了患者内在的免疫系统，通过增强其免疫力而最终治愈了肿瘤。他在此基础上发明了Coley毒素用于治疗一些肿瘤患者，但由于相关毒副作用饱受争议而没有流传至今。直到20世纪60年代，Burnet等人提出"肿瘤免疫监视学说"，并随后被实验证实，自此肿瘤免疫学(tumor immunology)才逐步发展起来。"肿瘤免疫监视学说"认为人体的免疫系统具有完备的监视功能，能区分"自己"和"非己"，肿瘤中存在肿瘤抗原，能够被淋巴细胞视为"非己"而清除，这说明肿瘤免疫治疗在理论上具有合理性。肿瘤的免疫治疗是通过主动或者被动的方式激活体内的免疫细胞(T细胞、B细胞、NK细胞和巨噬细胞等)，特异性地清除肿瘤组织以及化疗、手术后的残留病灶，达到抑制肿瘤细胞增殖和最终完全清除肿瘤细胞的目的。在肿瘤免疫治疗历史上，如淋巴因子激活的杀伤细胞(lymphokine-activated killer cell，LAK细胞)、细胞因子介导的杀伤细胞(cytokine-induced killer cell，CIK细胞)、肿瘤浸润淋巴细胞(tumor infiltrating lymphocyte，TIL)、DC-CIK、NK等治疗手段曾经风靡一时，也被人们寄予厚望，但由于这些方法没有抓住肿瘤抗原这个免疫治疗的根本，因而在临床上也没有产生突破性的进展，以致肿瘤免疫治疗一度被人们遗忘。近年来，随着抗体和分子靶向药物的兴起，特别是嵌合抗原受体T细胞(chimeric antigen receptor T cell，CAR-T细胞)免疫疗法在急性淋巴细胞白血病中获得巨大成功，肿瘤的免疫治疗终于翻开了新的一页，并日益焕发出勃勃生机。肿瘤免疫治疗的历史比放疗和化疗还长，目前被认为是现代肿瘤治疗中继手术、放疗和化疗之后的第四种模式。随着近几年来肿瘤免疫治疗获得了不少突破性进展，其在肿瘤治疗中的革命性和颠覆性价值逐步体现，也被*Science*杂志列为2013年的重大科学突破。

一、肿瘤免疫学概述

人体的免疫系统是经过了亿万年物种进化的结果，从早期的原生动物开始，这些单细胞生物进化出多种细胞器，通过吞噬作用来摄取营养，同时也具有抵御微生物入侵的防御手段。原生动物的这种吞噬功能在多细胞生物体内得以保留，多细胞生物体内有一群专司吞噬作用的细胞，对机体起到保护作用。无脊椎动物没有单独的免疫系统，但具有非特异的细胞吞噬和炎症反应能力。相对而言，脊椎动物逐步进化出独特的免疫系统，所有的脊椎动物都有淋巴细胞和特异性 IgM 抗体，其中免疫球蛋白的种类随着进化的逐步成熟而趋于多样；免疫细胞逐渐出现了 T 细胞和 B 细胞的分化，原始的免疫器官逐步出现，在进化到硬骨鱼阶段逐步明显，表现出免疫排斥的二次应答加速反应。两栖类动物逐步出现了胸腺和脾脏，胸腺出现了皮质和髓质的分化，外周虽然有淋巴组织，但并无淋巴结的组织结构，也没有骨髓。爬行类动物的 T 淋巴细胞逐步分化出具有调节功能的 T 细胞和具有辅助功能的 T 细胞，外周淋巴组织进一步发育，免疫应答中表现出对环境温度的依赖性。从鸟类开始出现了发达的胸腺和腔上囊，并出现了丰富的淋巴组织，但尚未形成淋巴结，这些淋巴细胞主要分布在淋巴管周围和肝、肾、胰等器官周围。从鸟类开始，淋巴系统对于维护个体的正常生活越来越重要。哺乳类动物具有发达的淋巴组织器官，并开始形成遍布全身的淋巴结，脾脏也由造血器官逐步变为淋巴器官，浆细胞产生的抗体种类更多，T 细胞和 B 细胞也逐步发育出各司其职的不同亚群。人类作为高级哺乳动物，免疫系统进化出遍布全身的防卫网络，借助皮肤、呼吸道和胃肠道的黏膜及其分泌液，扁桃体、淋巴结、胸腺、骨髓、脾脏等免疫器官，淋巴细胞和吞噬细胞等各种免疫细胞，以及血清中的抗体和细胞因子等，形成了人体防卫外界病原微生物和识别“非己”成分的外在防线和内在防线。这些防线不仅起到免疫屏障和免疫过滤等天然免疫作用——非特异性免疫（non-specific immunity），还具备对外界抗原刺激产生的获得性免疫应答能力——特异性免疫（specific immunity）。

肿瘤免疫离不开肿瘤抗原，这些抗原对人体而言就是一些“非己”成分。一般观点认为，肿瘤起源于机体的某个细胞的癌变，经过第一次打击、第二次打击以及多次打击，细胞在分裂过程中基因组 DNA 复制出现了非高保真性，复制错误的修复出现了不完善性，基因组中逐步累积了多种变异并逐步变得不再稳定，进而形成恶性循环，逐步造成癌基因激活、抑癌基因失活、细胞周期阻滞失控和凋亡受阻，最终导致肿瘤的发生。肿瘤抗原主要来自下面几个方面：细胞在癌变过程中，编码基因的突变（包括点突变和插入 / 缺失突变以及染色体易位融合等结构变异）导致细胞合成了新的蛋白质分子、蛋白质糖基化异常导致的特殊蛋白降解产物、处于隐蔽状态的抗原表位暴露、细胞膜蛋白的异常聚集形成新的抗原表位以及胚胎性抗原或分化抗原的异常表达等。肿瘤抗原分为肿瘤特异性抗原（tumor specific antigen，TSA）和肿瘤相关抗原（tumor associated antigen，TAA）两类。肿瘤特异性抗原是肿瘤细胞特有的或只存在于某种肿瘤细胞而不存在于正常细胞的抗原，也称为肿瘤特异性移植抗原（tumor specific transplantation antigen，TSTA）或肿瘤排斥抗原（tumor rejection antigen，TRA），这些抗原多为肿瘤细胞的基因突变产物，如 *TP53*、*NRAS*、*KRAS*、*BRCA1*、*BRAF*、*PTPN11*、*RUNX1*、*PTEN*、*ETV6-RUNX1*、*BCR-ABL1*、*PML-RARA* 等基因突变和融合后形成的特异的蛋白分子。肿瘤特异性抗原具有免疫原性，机体可以对这些抗原产生免疫应答。肿瘤相关抗原是指非肿瘤细胞所特有的、正常细胞和其他组织上也存在的抗原，只是其含量在细胞癌变时明显增高，这些抗原曾经在胚胎发育期出现过，或者为特定组织类型及正常组织分化的特定阶段产生的抗原。这些抗原只表现出量的变化，无严格肿瘤特异性，如 AFP、CEA 等，以及 B 系急性淋巴细胞白血病中异常表达的 CD58、CD66c、CD73、CD86、CD99、CD200 等，急性髓系白血病中异常表达的 CD7、CD15、CLL1、GRP78、CD4、CD2、CD56、CD11b、CD133、CD9、CD123 等。肿瘤相关抗原不产生免疫应答，但可以作为免疫治疗的靶标。

机体对肿瘤产生免疫效应分为细胞免疫（cellular immunity）和体液免疫（humoral immunity）两种。细胞免疫方面参与的细胞有 T 细胞、NK 细胞、巨噬细胞等。① T 细胞识别经抗原呈递细胞（antigen presenting cell，APC）呈递的抗原，CD8 阳性细胞识别内源性抗原（细胞产生的固有蛋白质、胞内寄生的病毒或其他病原体产生的蛋白以及细胞恶性转化后产生的突变蛋白等），在胞内加工后由 MHC Ⅰ类分子递呈。CD4 阳性细胞识别的是外源性抗原（细胞摄入的各种病原体和疫苗、细胞的吞噬体和内体中生长的病原体和摄入的自身蛋白等），由 MHC Ⅱ类分子递呈。MHC 分子与抗原肽形成 MHC 分子 - 抗原肽复合物刺激 T 细胞活化，后者特异性地杀伤、溶解表达相应抗原肽的肿瘤细胞，也可以通过分泌 IFN-γ、TNF-α 等细胞因子杀伤肿瘤细胞。一般认为CD8阳性T细胞是抗肿瘤免疫的主要效应细胞，而CD4阳性T细胞对CD8阳性T细胞的抗肿瘤反应起到辅助作用，如通过释放细胞因子IL-2、IFN-γ激活单核巨噬细胞系统、NK细胞等，增强CD8阳性细胞的抗肿瘤反应。②NK细胞具有天然的抗肿瘤效应，NK细胞识别MHC表达下调的肿瘤细胞，通过释放穿孔素、颗粒酶等引起肿瘤细胞的坏死或凋亡，也可以通过抗体依赖细胞介导的细胞毒作用（antibody-dependent cell-mediated cytotoxicity，ADCC）发挥抗肿瘤作用。NK细胞在发挥抗肿瘤作用中不受MHC的限制，可以非特异地杀伤肿瘤细胞，从而有利于制备通用性抗肿瘤细胞。③巨噬细胞（macrophage，Mφ）本身是抗原呈递细胞的一种，肿瘤特异性抗原经巨噬细胞吞噬和加工处理，并与其表面的MHC分子形成MHC-抗原肽复合物，表达在细胞膜表面呈递给T细胞。巨噬细胞表面有很多黏附分子，可与T细胞表面的协同刺激分子受体结合，产生协同刺激信号，诱导T细胞的活化，启动免疫应答。另外，巨噬细胞被某些细胞因子如IFN-γ激活后发挥抗肿瘤细胞作用，是参与免疫监视的重要效应细胞。④LAK细胞和TIL：LAK细胞即淋巴因子激活的杀伤细胞，对肿瘤细胞具有非特异性的杀伤效应。TIL对肿瘤产生特异性的杀伤作用。LAK细胞和TIL均是在IL-2等细胞因子的诱导下产生的，是发挥局部抗肿瘤作用的重要免疫细胞。体液免疫方面的肿瘤免疫分为补体依赖的细胞毒作用、ADCC抗肿瘤作用、调理吞噬作用和对肿瘤细胞黏附特性的干扰作用等。补体依赖的细胞毒作用是通过抗体与肿瘤抗原结合形成抗原-抗体复合物，通过抗体的Fc片段激活补体而产生经典的细胞毒作用。ADCC效应是指Mφ、NK细胞、中性粒细胞等细胞表面存在免疫球蛋白受体（Fc gamma receptor，FcγR），可以与肿瘤特异性抗体结合，通过ADCC杀伤肿瘤细胞。调节吞噬作用是指抗肿瘤抗体可以通过调理作用，促进巨噬细胞吞噬肿瘤细胞发挥作用。另外，抗体与抗原结合后，可以封闭肿瘤细胞表面的受体，使得肿瘤微环境中一些促进肿瘤细胞生长的血清因子不能发挥作用，从而起到抑制肿瘤增殖的作用，并通过对肿瘤抗原的封闭，阻碍肿瘤的黏附特性，从而影响肿瘤的生长和远处转移。

二、肿瘤免疫监视

肿瘤细胞是一种不正常的细胞，表现为基因突变后相应蛋白的异常表达，这些突变或异常表达的蛋白是免疫细胞赖以识别癌细胞的基础。理论上，免疫系统可以随时清除不正常的细胞，从而把肿瘤消灭于萌芽状态，即免疫监视（immune surveillance）作用。当机体免疫功能下降，免疫监视不能完全发挥作用，或者肿瘤细胞产生逃逸机体免疫监视的能力后，免疫监视作用就不能完全地避免恶性肿瘤的发生。肿瘤一旦产生就会迅速增殖，血液系统肿瘤可以随血液循环遍布全身，并发生肝脏、脾脏、脑膜、皮肤等处的浸润，实体瘤可以通过淋巴或者血液循环发生广泛转移。

2002—2004年期间，美国华盛顿大学医学院的肿瘤生物学家Schreiber RD教授提出了“免疫编辑”（immunoediting）理论。该理论认为免疫系统不但具有排除肿瘤细胞的能力，而且还具有促进肿瘤生长的作用。癌细胞在机体内的发生、发展是免疫系统与癌细胞之间发生的一系列复杂的动态相互作用的过程。在这个过程中，免疫系统在清除一些肿瘤细胞的同时，也对另一些肿瘤细胞的生物学特性（如肿瘤的抗原性）进行重塑（reshape），即免疫编辑。被免疫编辑过的肿瘤细胞恶性程度越来越高，对免疫攻击的抵抗力越来越强，直至逃逸机体的免疫监视，造成肿瘤细胞的恶性生长并扩散。

免疫编辑理论又被称为3E理论，即免疫系统与肿瘤的相互关系可以分为三种不同的状态：清除（elimination）、平衡（equilibration）和逃逸（escape）。“清除”状态：新生的肿瘤具有较强的抗原性，容易被免疫系统识别和清除。非特异的天然免疫机制（如吞噬细胞、NK细胞等）和特异的获得性免疫机制（如$CD4^{+}$T细胞、$CD8^{+}$T细胞）都参与这个肿瘤细胞的清除过程。免疫系统清除肿瘤细胞的这个过程具有经典的免疫监视理论的特点。如果清除过程彻底，肿瘤细胞被完全排除，免疫编辑过程就此结束。从理论上来讲，由于细胞分裂过程中可以不断产生新的突变，具有肿瘤潜质的“癌前细胞”或者“可能致癌细胞”在体内不断产生，但这些细胞由于不能躲避免疫系统的清除，绝大多数止步于此，没有发展成肿瘤。

极少数发生变异的肿瘤细胞逃过了免疫编辑的“清除”作用而存活下来，它们与免疫系统的关系就进入了第二种状态，即“平衡”状态。在这种状态下，肿瘤细胞的抗原性减弱，不会轻易被免疫系统识别和清除，但又时时处在免疫系统的清除压力下，因而不能过度生长，表现为检查不到可见的肿瘤。一般认为天然免疫机制不参与这个过程，特异的获得性免疫是维持这种平衡状态的主要机制。

免疫系统和肿瘤细胞的这种平衡状态可以维持几年、十几年甚至终生都不发生变化。因此，免疫编辑的平衡状态实际上就是一种带瘤生存状态。但这种平衡状态是动态的，肿瘤细胞在免疫系统的压力下，其基因有可能会发生变化，这种基因突变产生的"累积效应"达到一定程度时，就可能打破平稳，使免疫系统与肿瘤的关系进入"逃逸"阶段。在此阶段中，肿瘤患者机体不能有效地清除体内癌变细胞，这除了与机体的内在因素有关外，更多地与肿瘤细胞本身产生了逃避宿主免疫攻击的机制有关。

肿瘤细胞发生免疫逃逸的机制包括以下几个方面。① MHC 分子表达下调或缺失：免疫逃逸阶段的肿瘤细胞 MHC 分子表达下调或缺失，导致 MHC 分子 - 肿瘤抗原肽（MHC-tumor peptide）不能产生，后者是 T 淋巴细胞识别肿瘤细胞的靶标。肿瘤细胞的这种变化使 T 细胞失去了对它的识别能力，从而逃脱免疫杀伤。②肿瘤细胞凋亡受阻：肿瘤细胞自身的细胞凋亡信号通路发生变化，使免疫细胞诱导的肿瘤细胞凋亡机制失效。③免疫抑制微环境：肿瘤会产生一个抑制免疫细胞的微环境，在这个微环境中肿瘤细胞会释放一些具有免疫抑制功能的分子，如 PGE_2、TGF-β、IL-10 等，并能诱导 T 细胞表达程序性死亡受体 1（programmed death-1，PD-1）、细胞毒性 T 淋巴细胞相关抗原 4（cytotoxic T lymphocyte-associated antigen-4，CTLA-4）等免疫抑制分子。肿瘤细胞一般均表达 PD-1 的配体——程序性死亡受体配体 1（programmed death-ligand 1，PD-L1）、PD-L2，PD-L1/2 与 T 细胞表面的受体 PD-1 结合后可诱导 T 细胞发生凋亡，从而产生免疫逃逸。另外，CTLA-4 阳性 T 细胞与其配体结合后可导致 T 细胞的无能，无法发挥细胞毒作用而产生免疫耐受。④抗原调变：肿瘤细胞自主地发生抗原调变，使得宿主系统攻击肿瘤细胞找不到靶点，从而产生免疫逃逸。⑤肿瘤抗原覆盖：肿瘤细胞表面高表达唾液黏多糖或其他肿瘤激活的凝聚系统，这些成分形成一个"保护膜"，遍布肿瘤细胞表面并覆盖肿瘤抗原，从而可以逃逸免疫效应细胞的识别与攻击。⑥共刺激分子配体下调：T 细胞表面有很多黏附分子，如 CD28、LFA-1、LFA-2 等，这些共刺激分子与肿瘤靶细胞表面相对应的配体 B7、ICAM、LFA-3 等结合，以提供 T 细胞活化所需的第二信号。黏附分子对应的配体在肿瘤细胞表面的表达缺如，使得 T 细胞激活受阻和产生免疫耐受。到这个阶段，免疫系统的抗肿瘤机制已全面崩溃，肿瘤生长完全失控并广泛转移。免疫编辑的终点也就是机体的死亡，我们所见到的肿瘤就是免疫逃逸的结果，因此肿瘤免疫治疗就是要克服肿瘤免疫逃逸的机制，重新唤醒免疫细胞来清除癌细胞。

三、肿瘤免疫治疗

从总体上，肿瘤免疫治疗主要包括非特异性免疫治疗和特异性免疫治疗。

1. 非特异性免疫治疗 包括 LAK 细胞治疗和 CIK 细胞治疗。LAK 细胞治疗是利用白细胞介素 2（IL-2）刺激外周血淋巴细胞等免疫活性细胞，这些细胞主要是由多种淋巴细胞组成的混合体，包括 NK 细胞和 T 淋巴细胞，对肿瘤细胞具有 MHC 非依赖型的杀伤作用，LAK 细胞杀伤靶细胞的机制与 NK 细胞类似，可以通过细胞与细胞接触识别靶细胞表面结构，也可以通过分泌细胞因子参与杀伤肿瘤细胞，对肾细胞癌、恶性黑色素瘤、鼻咽癌、非霍奇金淋巴瘤具有一定的作用，对控制微小残留灶及恶性胸腹水有一定的治疗效果。CIK 细胞由于来源于患者或健康人的外周血，培养扩增相对容易，目前已经进行了大量临床试验来治疗多种肿瘤，如肾癌、霍奇金淋巴瘤、非霍奇金淋巴瘤、白血病和肝癌等。与 LAK 细胞相比，CIK 细胞因增殖速度更快，杀瘤活性更高，杀瘤谱更广，且对多重耐药肿瘤细胞同样敏感，对正常骨髓造血前体细胞毒性小，能抵抗肿瘤细胞引发的效应细胞 Fas-FasL 凋亡等特点，广泛用于肿瘤的辅助治疗。尽管 LAK 和 CIK 等细胞免疫治疗在临床上应用多年，但目前还没有随机双盲的严格对照试验来证明其疗效，其真实的抗肿瘤作用未见客观科学的报道，越来越被认为是无效的。究其原因可能是这些治疗方法均无有效的肿瘤特异性的抗原负载，从而难以发挥特异性肿瘤治疗作用。

2. 特异性免疫治疗 包括 TIL 细胞治疗、T 细胞受体工程化 T 细胞（T cell receptor-engineered T cell，TCR-T）、CAR-T 细胞治疗、CARNK 治疗和基于新抗原的肿瘤疫苗等多种方法。

（1）TIL 细胞治疗：TIL 是从肿瘤组织中分离出来的淋巴细胞，经离体培养，由 IL-2 诱导而成，具有特异性肿瘤杀伤活性，其主要来源为手术切除所获得的实体肿瘤组织和浸润淋巴结等，癌性胸腹水也可以分离出TIL。由于TIL比LAK细胞和CIK细胞具有更强的肿瘤特异性，因此是目前国际上研究和应用的主要肿瘤免疫疗法之一。

（2）TCR-T细胞治疗：T细胞对肿瘤抗原的识别主要是通过T细胞表面的TCR受体来识别肿瘤细胞表面的MHC-抗原肽复合物，T细胞对肿瘤抗原识别的特异性取决于T细胞表面的TCR。利用分子生物学手段克隆肿瘤反应性T细胞中的特异性TCR分子，并通过构建含TCR的病毒载体，把TCR转入正常的T细胞中，使这些T细胞因携带肿瘤特异性TCR而成为特异性肿瘤杀伤细胞。在已进行的临床试验中，TCR-T细胞过继回输可以介导肿瘤的消退，这些回输的T细胞可以在体内存活6个月以上。TCR-T治疗临床的有效率相对较低，寻找与肿瘤靶抗原高亲和性的TCR分子是目前的研究重点。同时，由于实体瘤的多克隆特性，需要同时构建多种TCR分子来发挥联合疗效才有可能治愈肿瘤。因此如何针对实体瘤中每个亚克隆构建相应的TCR病毒载体和制备相应的TCR-T细胞仍然是一个挑战。

（3）CAR-T细胞治疗：主要特点是通过基因修饰获得携带识别肿瘤抗原特异性受体T细胞的个性化治疗方法。与传统的T细胞识别抗原相比，经CAR识别的肿瘤抗原不受主要组织相容性复合体限制，同时CAR可以通过增加共刺激分子信号从而增强T细胞抗肿瘤的杀伤性，因此CAR-T细胞可以克服肿瘤细胞MHC分子和共刺激分子表达下调等免疫逃逸机制。CAR-T细胞技术已经发展出三代，目前用于临床治疗研究的主要为第二代CAR-T细胞技术，其中用来携带CAR的载体主要来源于逆转录病毒和慢病毒。2013年底的美国血液学会第55届年会上，CAR-T细胞治疗获得了特别关注。斯隆凯特琳癌症中心、宾夕法尼亚大学癌症中心和美国国立癌症研究院的3个课题组，分别报道了抗CD19的CAR-T细胞在儿童和成人B细胞恶性肿瘤（包括慢性、急性淋巴细胞白血病和B细胞淋巴瘤）的临床试验结果。根据他们的报道，尽管某些患者为难治性或多次复发和移植后复发，对化疗药物原发或继发耐受，但CAR-T细胞治疗反应的有效率仍能达到60%~80%。由于CAR-T技术在儿童白血病中取得的巨大成功，我们就CAR-T进行重点阐释。

CAR-T细胞治疗是近些年发展起来的一种最为有效的细胞过继免疫治疗（adoptive cellular immunotherapy，ACI），该方法通过对自体或HLA相合供体来源的T细胞进行基因工程改造，使效应T细胞产生针对肿瘤细胞的靶向细胞毒作用，以达到清除体内肿瘤细胞的作用。CAR-T细胞的靶向性取决于通过基因工程技术对T细胞进行的改造方式，使之表达可以识别肿瘤相关抗原（tumor associated antigen，TAA）的特异性单链抗体（scFv），后者由TAA特异性单克隆抗体的轻链可变区（VL）和重链可变区（VH）组成，VL和VH之间由柔软的铰链区连接，一般为GGGS×4或者GGGGS×3。对儿童复发难治性ALL而言，CD19抗原在B系来源的正常淋巴细胞和肿瘤细胞表面表达，而造血干/祖细胞和其他组织不表达。针对CD19抗原的CAR-T细胞，虽然可以造成机体B淋巴细胞的完全缺失，但由于造血干/祖细胞没有受累，后者仍可分化产生正常的B淋巴细胞，且短期内还可以通过外源性球蛋白补充，因此CD19成为儿童复发难治性B系急性淋巴细胞白血病（B-lineage acute lymphoblastic leukemia，B-ALL）最为理想的靶点。除了在T细胞表面表达针对肿瘤细胞的特异性单链抗体外，在T细胞内同时表达可协同激活T细胞的共刺激分子，如CD28、4-1BB以及OX40等，一方面依靠scFv特异性识别肿瘤细胞，另一方面通过上述共刺激分子与CD3ζ协同激活T细胞产生靶向性细胞毒作用（图3-12-1）。

儿童急性B淋巴细胞白血病CD19-CAR-T细胞的特异性靶向识别作用取决于CD19单链抗体的特异性，CAR-T细胞的细胞毒作用强弱取决于经基因工程技术改造的T细胞胞内"免疫受体酪氨酸激活模体（immunoreceptor tyrosine-based activation motif，ITAM）"的激活能力。依据ITAM的组成特征，CAR-T细胞的构建经历了三代的改进：第一代CAR-T细胞是通过基因工程技术使得T细胞表达CD3ζ或者FcεRIγ，由于CD3ζ具有3个ITAM，而FcεRIγ只有1个ITAM，CD3ζ更被广泛地使用。scFv和CD3ζ之间由CD8或者CD28的跨膜区组成，便于scFv-CD3ζ融合蛋白固定在胞膜两侧。第一代CAR-T细胞并没有取得满意的临床疗效，究其原因是T细胞活化依赖于双信号和细胞因子的作用。其中第一信号为特异性信号，由T细胞受体（TCR）识别抗原呈递细胞表面的抗原肽-MHC复合物启动；第二信号为协同刺激信号，通过CD28、

4-1BB、OX40 等共刺激分子促进 IL-2 合成，并使 T 细胞充分活化和免于凋亡。因此，依照 T 细胞活化的双信号学说，第二和第三代 CAR-T 细胞在第一代 CAR-T 细胞构建的基础上增加了 CD28、OX40 和 4-1BB 等共刺激分子。其中，CD28 分子通过募集 PI3K、Grb2 和 Lck 等分子，调节转录因子如 NF-κB 的活性，增加 IL-2 和 Bcl-XL 的分泌；OX40 能使 Naïve T 细胞获得持久的体外增殖能力和较强的 IL-2 分泌；4-1BB 则为维持 T 细胞应答提供信号，在 T 细胞生存和 $CD8^+$ T 细胞记忆中起关键作用。因此，第二代和第三代 CAR-T 细胞的细胞毒性作用得以充分发挥，T 细胞增殖活性更强，T 细胞维持应答和体内存活时间更长。第三代 CAR-T 细胞构建策略见图 3-12-2。

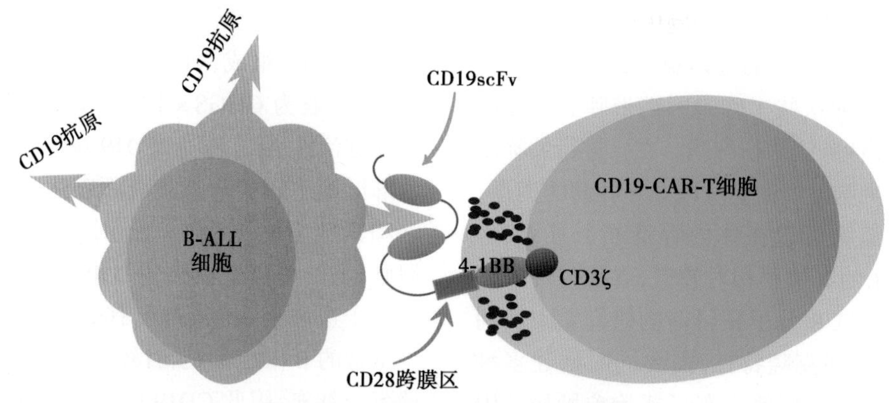

图 3-12-1 CAR-T 细胞的作用原理

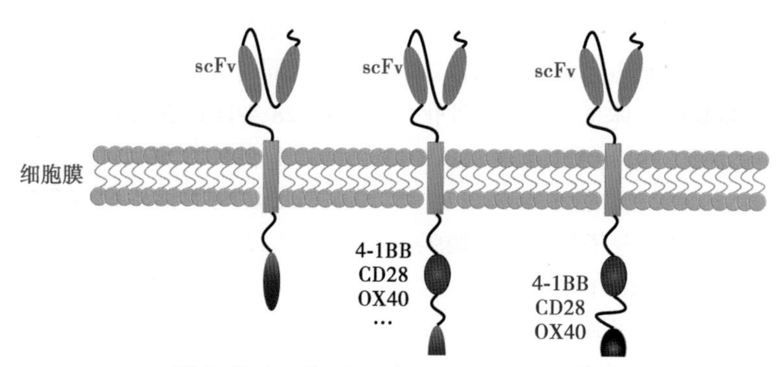

图 3-12-2 第一至三代 CAR-T 细胞的构建策略

2014 年，*The New England Journal of Medicine* 报道了美国费城儿童医院利用第二代 CAR-T 细胞进行的复发难治性急性白血病的临床研究报道。其中入组的 30 例患者中，年龄为 5~22 岁的 25 例，26~60 岁的 5 例；26 例患者为 1~4 次复发，3 例患者为难治性，另外一例为 CD19 阳性的 T 系急性淋巴细胞白血病（T-lineage acute lymphoblastic leukemia，T-ALL）患者；上述患者中 18 例为移植后复发，还有 2 例患者为采用双特异性抗体（bispecific T cell engager，BiTE）——博纳吐单抗（blinatumomab）治疗后复发；经过 CAR-T 细胞输注后，90%（27/30）的患者达到形态学完全缓解，无治疗相关死亡发生，2 例患者治疗前有中枢神经系统白血病（central nervous system leukemia，CNSL），治疗 6 个月后随访脑脊液正常。该组患者治疗 6 个月时的无事件生存率为 67%（95% *CI*：51%-88%），治疗 6 个月时的总生存率为 78%（95% *CI*：65%~95%）。

伴随着 CAR-T 取得的巨大成功，其相关临床问题也亟待解决，主要包括 CAR-T 治疗引起的 B 细胞缺乏、细胞因子风暴、疾病复发、急性脑水肿、严重感染和 MHC 的限制性等方面。

1）B 细胞缺乏（B cell aplasia）：CAR-T 细胞在杀伤 CD19 阳性白血病细胞的同时，正常 B 淋巴细胞也被清除，造成机体体液免疫缺乏，有继发细菌和病毒感染的风险。因此CAR-T细胞治疗后需要定期给予外源性免疫球蛋白(IVIg)补充以替代体液免疫功能缺陷可能带来的相关风险。CAR-T细胞治疗后B细胞缺乏需要补充IVIg的时间存在较大的个体差异,在笔者完成的近300例儿童复发、难治性急性淋巴细胞白血病患者中,部分患者IVIg补充的时间在半年至1年,绝大多数患者IVIg支持超过1年,而最长的患者接受CAR-T细胞治疗接近5年,仍旧需要IVIg支持。

2)细胞因子释放综合征(cytokine release syndrome,CRS):CAR-T细胞激活后通过释放细胞因子杀伤靶细胞,同时引起本身增殖和持续激活,从而引起更大量的细胞因子释放,造成细胞因子风暴,引发类似巨噬细胞激活综合征样的临床表现。CAR-T细胞治疗后引起的细胞因子风暴主要表现为IL-2、IL-5、IL-6、IL-8、IFN-γ等的升高,以IL-6的升高更为显著。一般而言,CAR-T细胞治疗引起的细胞因子风暴与细胞输注前体内的肿瘤负荷正相关,但也有部分患者虽然肿瘤负荷不高,也发生了非常严重的细胞因子风暴,而少数患者虽然肿瘤负荷很高,其细胞因子释放并非预期的那么严重。细胞因子风暴产生的机制目前还不是非常清楚,可能与单核巨噬细胞系统的活化以及内皮细胞损伤后大量释放细胞因子有关。严重的细胞因子风暴可引起心、肺、肝、肾、脑等脏器功能受损,表现为发热、呼吸困难、血压下降、肢体震颤、黄疸和转氨酶升高、少尿、水肿、心电异常、低蛋白血症、嗜睡、精神萎靡和凝血障碍等,严重者出现心力衰竭、神志不清以及血氧饱和度下降、呼吸窘迫,需要呼吸机支持治疗。Morgan RA等报道1例结肠癌合并肝和肺转移的患者接受CAR-T细胞治疗4小时后血液就检测出有高水平的IFN-γ、GM-CSF、TNF-α和IL-6等细胞因子,并于治疗后5天死亡。此外,Brentjens R等报道的1例接受第二代CAR-T细胞的慢性淋巴细胞白血病(chronic lymphocytic leukemia,CLL)患者,治疗后出现低血压、呼吸困难和肾衰竭,于细胞治疗后4天死亡,考虑也是CAR-T细胞治疗相关细胞因子风暴所致。目前针对IL-6升高可给予托珠单抗(tocilizumab)进行治疗,后者是IL-6受体的抗体,可以竞争性结合IL-6靶细胞表面的IL-6受体,起到一定程度的靶细胞保护作用。皮质类固醇(如地塞米松、甲泼尼龙等)和JAK1/JAK2抑制剂芦可替尼(ruxolitinib)具有广谱的抑制细胞因子释放作用,但这些药物也同时会对CAR-T细胞产生抑制作用,其临床使用需要根据患者细胞因子释放综合征的风暴程度进行严格管控,在不危及患者生命的前提下严格控制使用的单次剂量和使用频次,且需要早用早停,以减少疾病的远期复发。

3)复发(relapse):虽然CAR-T细胞治疗后几乎所有的患者均可以获得形态学和分子水平的缓解,但仍有部分患者疾病复发,部分患者表现为CD19阳性复发,究其原因可能与CAR-T细胞发挥作用不彻底,没有清除患者体内所有的白血病细胞有关;部分患者表现为CD19阴性复发,其中大部分患者CD19不转录,细胞内检测不到CD19蛋白的mRNA分子,少数患者的白血病细胞中可以检测到CD19转录本2号、3号外显子的点突变或微插入/缺失变异,导致CD19抗原表位发生结构变异,携带CD19-scFv的CAR-T细胞无法识别白血病细胞造成脱靶。笔者通过对近300例儿童复发难治性急性淋巴细胞白血病的CAR-T细胞治疗发现,20%的患者复发,复发患者多为早期治疗患者,可能的原因除了近期患者观察时间短外,可能也与近两年CAR-T细胞培养技术提高,使得CAR-T细胞的活力更强,可以彻底清除体内残留白血病细胞有关。由于很多患者在CAR-T细胞治疗后3~5年仍处于细胞和分子水平的疾病持续完全缓解状态,因此我们相信单纯CAR-T细胞治疗是完全可以达到疾病治愈效果的,而如何进一步降低疾病复发率是当前的研究重点之一。

4)CAR-T细胞相关性脑病综合征(CAR-T cell related encephalopathy syndrome,CRES):CAR-T治疗后少数患者出现了中枢严重的细胞因子风暴,患者表现为抽搐、昏迷、血压下降,严重者出现癫痫持续状态,呼吸心搏骤停和死亡,CT显示脑室缩小、脑沟回消失和广泛的脑白质水肿表现,现在多称为免疫效应细胞相关神经系统毒性综合征(immune effector cell-associated neurotoxicity syndrome,ICANS)。CRES的病因中最常见的是细胞因子风暴中细胞因子对中枢神经细胞、神经胶质细胞、血管内皮细胞等的直接损伤,造成中枢神经系统功能障碍,并可能加剧CAR-T细胞治疗前肿瘤浸润引起的中枢器质性损伤。CRES多数情况下是一过性的脑功能改变,少数情况下会造成永久性的损伤,甚至脑死亡状态。另外,文献中没有提及的另外一个可能的原因是CAR-T细胞的中枢脱靶效应(central off-target effect),后者脑脊液中细胞因子浓度远高于外周，而患者CAR-T治疗前并无中枢神经系统白血病的受累表现，因而更多的可能是CAR-T细胞对中枢神经系统的直接攻击引起，对于后者我们认为应该称之为急性坏死性脑炎更为准确。笔者治疗的患者中有一例发生了急性坏死性脑炎（acute necrotizing encephalitis），该患者在CAR-T细胞治疗后第四天时突然出现抽搐，表现为癫痫持续状态，在进入儿童重症监护室（pediatric intensive care unit，PICU）后呼吸停止，在呼吸机支持下维持生命，经过大剂量激素冲击和鞘内注射，患者才得以脱离危险。

5）严重感染（severe infection）：一般负荷低的患者，其细胞因子风暴强度低，持续时间短，CAR-T细胞治疗后感染的相对发生率不高。对于肿瘤负荷很高，在CAR-T细胞治疗前就发生了严重的骨髓抑制的患者，经过CAR-T细胞治疗后的骨髓抑制时间很长，可达1~2个月，很容易发生严重的感染。一旦有耐药铜绿假单胞菌、金黄色葡萄球菌、嗜麦芽窄食单胞菌、肺炎克雷伯菌或鲍曼不动杆菌等的感染，相关的死亡率很高，从而成为影响CAR-T细胞治疗疗效的一个非常重要的因素。CAR-T细胞治疗后严重的细胞因子风暴可能通过“旁观者效应（bystander effect）”造成造血干细胞的损伤，粒细胞处于缺乏状态，且由于细胞因子等对肺泡上皮细胞、胃肠道黏膜上皮细胞等也可以造成损伤，从而减低了组织的免疫屏障作用，既容易发生病菌入血，也无法对抗细菌等病原微生物的侵害。

6）MHC的限制性：是当前基于T细胞的免疫疗法无法逾越的“障碍”，由于机体可以识别自体和异体来源的T淋巴细胞，使得CAR-T细胞治疗只能采用患者自身的T淋巴细胞进行基因工程改造。由于目前针对儿童急性淋巴细胞白血病的治疗患者均是复发难治患者，其长时间经历了多重化疗药物的打击，体内淋巴细胞的数量和功能均比健康个体差很多，从而也间接影响了CAR-T细胞治疗的疗效。另外，对于处于疾病终末期的患者而言，CAR-T细胞治疗的时效性存在一定问题，CAR-T细胞治疗造成的肿瘤溶解综合征和凋亡细胞产生的游离抗原引发的CAR-T细胞无效激活等问题也值得关注。因此，在确保CAR-T细胞治疗有效性的前提下，寻找更为安全的CAR-T细胞技术措施是最终治疗成功的关键，也是CAR-T细胞治疗最终成为一线治疗的前提。

（4）CAR-NK治疗：是通过NK细胞取代T细胞的嵌合抗原受体细胞治疗技术，相对于CAR-T细胞治疗，CARNK治疗虽然处于早期研究阶段，但其具有无可比拟的优势。① CARNK细胞通过穿孔素、颗粒酶等的释放发挥裂解靶细胞的作用，大剂量NK细胞输注［使用剂量高达（1~2）×10^8/kg，较之CAR-T细胞高1~2个数量级］的研究发现，NK细胞治疗一般不会产生严重的细胞因子风暴；② NK细胞不介导移植物抗宿主病（graft versus host disease，GVHD），不存在MHC的限制性，因此不需要利用患者自身的NK细胞进行改造，对于处于疾病终末期患者而言意义重大；③ CAR-NK细胞在体内存活时间短，虽然疗效可能较CAR-T细胞弱，但不易引起长期严重的B细胞缺失等风险；④ NK细胞易于体外大量扩增，少量NK细胞可以在体外达到上万倍的扩增，培养成本相对CAR-T细胞低很多，也在一定程度上节约了所需要的病毒量。

（5）基于新抗原的肿瘤疫苗：CAR-T细胞治疗虽然对儿童B-ALL是一个不错的选择，但并非可以推而广之，由于各种实体瘤异质性非常明显，单纯的CAR-T细胞治疗对这些患者效果有限。近年来一种全新的治疗技术逐步成熟，即基于肿瘤新抗原的免疫治疗，称为个体化肿瘤新抗原疫苗（individualized tumor neoantigen vaccine，ITNV）。该方法是通过寻找患者肿瘤细胞中特异性突变蛋白抗原表位，通过人工合成相应抗原表位肽后联合免疫佐剂皮下注射，达到刺激机体抗原呈递细胞（APC）进行抗原呈递和产生特异性肿瘤多克隆T细胞，从而达到针对肿瘤细胞的特异性杀伤作用。ITNV较CAR-T技术的优势如下：①反应轻微，由于皮下注射的抗原表位肽为患者自身本身存在，不会产生明显的毒副作用，非常安全。仅有的低热反应、疲劳和肌肉酸痛等症状是免疫佐剂诱发的，一般在38.5℃左右，持续时间不长。②效果持久，由于这些特异性T淋巴细胞是机体内自身产生的，没有经过任何病毒转染等操作，对T淋巴细胞功能影响不大，因而可以产生持久的细胞免疫反应，可能最终达到肿瘤治愈的效果。③起效缓慢，由于特异性T淋巴细胞需要在体内逐渐产生和扩增，因而其对肿瘤的细胞毒性产生需要一定的时间才能发挥作用，一般2~3个月左右。但同时由于该肿瘤免疫反应是逐步发挥作用的，因而不会产生诸如CAR-T细胞治疗中的细胞因子风暴。④针对面广，该治疗技术不仅适合于儿童ALL，可能更适合于诸如AML、各种实体瘤等肿瘤克隆异质性显著的疾病，未来可能是解决这些肿瘤多克隆疾病的最好办法。

如果说CAR-T细胞治疗对于B-ALL是一次治疗历史上的颠覆，那么我们有理由相信，基于CAR-T细胞新结构的下一代技术、肿瘤新抗原疫苗技术，以及肿瘤的mRNA疫苗和基于特殊病毒递送系统的细胞免疫治疗将是整个肿瘤治疗历史上的一次革命，具有改变整个人类发展历史的深远意义。

专家点评

- 随着嵌合抗原受体T细胞治疗（CAR-T细胞治疗）技术的出现，儿童肿瘤的治疗进入了免疫时代。当前的问题，一方面是如何正确应对CAR-T细胞治疗引起的细胞因子风暴，找到更为有效的防治措施，如何进一步降低CAR-T细胞治疗后疾病的复发率，提高疾病的远期疗效，如何预防和及时处理可能的中枢反应，增强CAR-T细胞治疗的安全性；另一方面，如何将CAR-T细胞技术扩展到急性淋巴细胞白血病之外的其他疾病，如AML、MDS、CML等疾病是否也可以通过CAR-T细胞治疗获得治愈，如何提高新抗原肿瘤疫苗的疗效，使得更多的实体瘤患者受益，如何根据肿瘤免疫学特征，开发更为有效的治疗措施，最终使得儿童肿瘤成为一种完全可以治愈的疾病。
- 最后需要说明的是，肿瘤的免疫治疗在近几年来突飞猛进，各种治疗方法不断涌现，也说明肿瘤的免疫治疗仍处于不断优化和完善的阶段，是一个长期的系统性工程，需要不断地进行经验积累和优化设计，才能逐步达到体系完备。

（李本尚）

参考文献

[1] KAROL SE, COUSTAN-SMITH E, CAO X, et al. Prognostic factors in children with acute myeloid leukaemia and excellent response to remission induction therapy. Br J Haematol, 2015, 168 (1): 94-101.

[2] OTT PA, HU Z, KESKIN DB, et al. An immunogenic personal neoantigen vaccine for patients with melanoma. Nature, 2017, 547 (7662): 217-221.

[3] SAHIN U, DERHOVANESSIAN E, MILLER M, et al. Personalized RNA mutanome vaccines mobilize poly-specific therapeutic immunity against cancer. Nature, 2017, 547 (7662): 222-226.

[4] CLOUGHESY TF, MOCHIZUKI AY, ORPILLA JR, et al. Neoadjuvant anti-PD-1 immunotherapy promotes a survival benefit with intratumoral and systemic immune responses in recurrent glioblastoma. Nat Med, 2019, 25 (3): 477-486.

[5] MIGDEN MR, RISCHIN D, SCHMULTS CD, et al. PD-1 blockade with cemiplimab in advanced cutaneous squamous-cell carcinoma. N Engl J Med, 2018, 379 (4): 341-351.

[6] FORDE PM, CHAFT JE, SMITH KN, et al. KataNeo-adjuvant PD-1 blockade in resectable lung cancer. N Engl J Med, 2018, 378 (21): 1976-1986.

[7] KATAOKA K, OGAWA S. PD-1 Inhibitor therapy in adult T-cell leukemia-lymphoma. N Engl J Med, 2018, 379 (7): 696.

[8] RECK M, RODRÍGUEZ-ABREU D, ROBINSON AG, et al. Pembrolizumab versus chemotherapy for PD-L1-positive non-small-cell lung cancer. N Engl J Med, 2016, 375 (19): 1823-1833.

[9] ZARETSKY JM, GARCIA-DIAZ A, SHIN DS, et al. Mutations associated with acquired resistance to PD-1 blockade in melanoma. N Engl J Med, 2016, 375 (9): 819-829.

第十三章　儿童癌症患者的诊断和评估

第1节　白血病的病理学诊断

儿童白血病是常见的血液肿瘤性疾病。根据儿童白血病细胞分化程度和患儿起病缓急分为急性白血病和慢性白血病，前者多见(多达95%~97%)，而后者极少见(仅占3%~5%)；根据白血病细胞起源或来源分为淋系和髓系两大类，即急性淋巴细胞白血病和急性髓系白血病。前者占大多数(约80%)，后者相对少见(约20%)。虽然儿童急性髓系白血病所占比例相对低，但其类型相对复杂，其分型不易掌握。血液病专业的临床及病理医师应熟悉患者的临床表现、骨髓细胞形态、临床病理类型、细胞化学、免疫表型、细胞遗传学和分子遗传学特点，以便将这些诊断要点熟练应用于儿童血液肿瘤的综合诊断与鉴别之中。

一、急性淋巴细胞白血病

(一) B淋巴母细胞白血病/淋巴母细胞淋巴瘤

B淋巴母细胞白血病/淋巴母细胞淋巴瘤(B lymphoblastic leukemia/lymphoblastic lymphoma)，简称B-ALL/B-LBL。它来源于中枢性/前驱B祖细胞性淋巴母细胞，这种中枢性淋巴肿瘤细胞核特征性表达末端脱氧核苷酸转移酶(terminal deoxynucleotidyl transferase，TdT)而与外周B或T淋巴肿瘤TdT^{-}完全不同。按过去FAB分型为ALL-L_3型，而按2017年版WHO标准应分类为Burkitt淋巴瘤/白血病，TdT^{-}却是个例外。所谓前驱或者中枢B淋巴母细胞是起源于骨髓的干/祖细胞，具有自身复制与多向分化功能，看来两者起源的阶段是有差别的。

B-ALL和B-LBL为同一种生物学实体，可有不同的表现时相，如只表现为局限性瘤块不伴或仅伴轻微血液和骨髓受累时(WHO标准建议骨髓中淋巴母细胞<20%)，应归入B-LBL；当瘤细胞广泛累及骨髓和外周血时(骨髓中淋巴母细胞≥20%)，应诊断为B-ALL。这是比较武断的划分，例外的情况可能会发生。

本节主要介绍儿童B-ALL/B-LBL非特指型。B-ALL/B-LBL伴重现性遗传学异常将另文介绍。

【细胞形态】B-ALL/B-LBL的淋巴母细胞形态学特点是由小至中等的淋巴母细胞组成，瑞氏染色光镜下显示胞质少，嗜碱性，浅蓝或灰蓝色，偶见空泡。胞核染色质中等致密至稀疏或细腻，核仁不明显。肿瘤细胞总是累及骨髓、外周血及髓外器官或组织。

骨髓细胞学：瑞氏染色示淋巴母细胞形态学特点是小至中等，胞质少，嗜碱性，浅蓝或灰蓝色(图3-13-1)，偶见胞质空泡。中等偏小淋巴母细胞的细胞核染色质致密，应注意与反应成熟小淋巴细胞或幼淋细胞鉴别；中等及稍大的淋巴母细胞核染色质细腻而弥散。胞核圆形、不规则或扭曲，核仁相对明显是其特征。

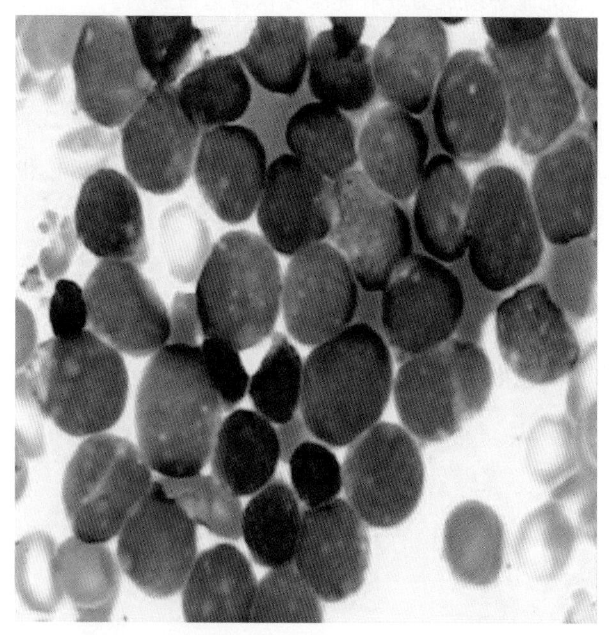

图3-13-1　B-ALL骨髓涂片示淋巴母细胞胞体大小不一，圆形或椭圆形核仁1个至多个(瑞氏染色，×1 000)

【组织病理学】在淋巴肿瘤活检切片中，B-ALL的淋巴母细胞中等大小，形态相对一致，核呈圆形、椭圆形、带凹陷，有时呈曲核。核仁通常不明显或不清楚。染色质稀疏或细腻，核分裂数变化较大，在骨髓活检中B-ALL的核分裂数不如T-ALL的多(图3-13-2)。B-LBL的特点是受累的部位病变区瘤细胞呈弥漫性分布；部分淋巴结受累病例中，淋巴母细胞侵犯副皮质区常累及滤泡中心。

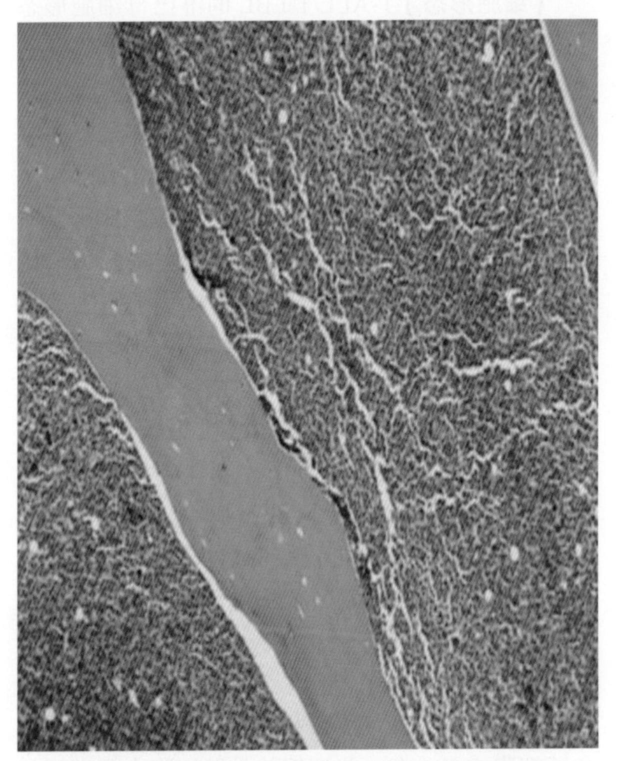

图3-13-2　B-ALL骨髓活检示淋巴母细胞弥漫均一性增生(HE染色，×100)

B-LBL的细胞形态与B-ALL累及淋巴结或其他部位所形成的实体性肿块的细胞形态特征及组织形态学表现一致，圆形至椭圆形核，胞质少，淡嗜碱性。核染色质细点状，核仁通常不明显。核分裂象多，部分病例可见灶性"星空"现象。B和T淋巴母细胞增殖的形态特征相似，光镜下不能识别或区别B细胞与T细胞。

【细胞化学】淋巴母细胞不表达髓过氧化物酶(myeloperoxidase，MPO)和苏丹黑B(sudan black B，SBB)。淋巴母细胞可用SBB染成浅灰色，但没有髓系原始细胞染色强。淋巴母细胞可呈过碘酸希夫染色(periodic acid Schiff staining，PAS)(+)，部分病例核周可出现PAS(+)的晕。淋巴母细胞高尔基区神经元特异性烯醇化酶(neuron specific enolase，NSE)可呈点状(+)。细胞化学染色不如免疫组化特异性强。虽然免疫组化在骨髓涂片及骨髓活检中的广泛引用，加之流式细胞术的常规应用，细胞化学在血液病诊断中的作用受到冲击，但有些项目仍然无法取代，例如有核红细胞铁粒幼细胞染色，单核系细胞的非特异性酯酶染色等免疫组化尚无法替代，从精准诊断的角度考虑有些细胞化学技术不可或缺。

【免疫组化】B-ALL骨髓活检或淋巴肿瘤肿块石蜡切片免疫组化：B-ALL呈现TdT^+(图3-13-3)，$CD20^+$，$CD79a^+$，$CD45Ra^+$，$PAX5^+$，Ki-67>60%和/或PCNA>60%，$MUM\text{-}1^-$，$CD38^-$，$CD117^-$，MPO^-，$CD13^-$，$CD10^{+/-}$(图3-13-4)，$CD3^-$，$CD45RO^-$，$CD2^-$，$CD7^{+/-}$，$CD4^-$，$CD8^-$。

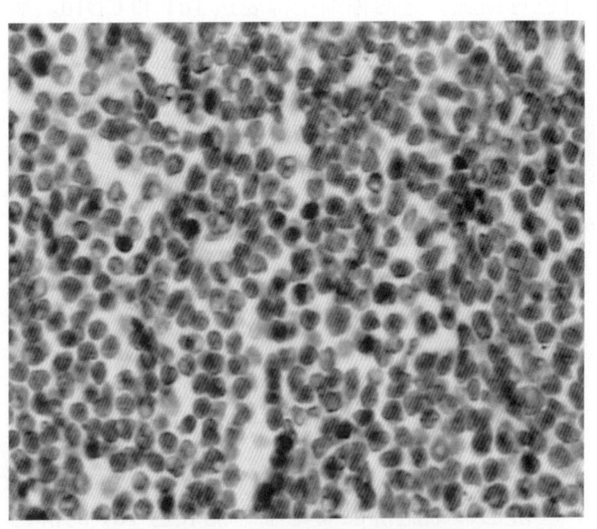

图3-13-3　B-ALL切片TdT免疫组化，细胞核密集(+)(×400)

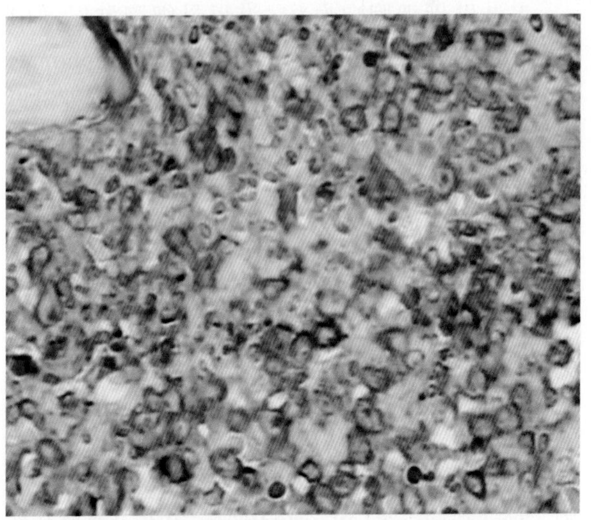

图3-13-4　B-ALL切片CD10免疫组化，细胞核多(+)(×400)

【鉴别诊断】B-ALL应鉴别的疾病有：①T-ALL；②有轻微分化的急性髓系白血病(AML)；③原始造

血细胞增多的反应性骨髓疾病。只靠免疫表型就可以区分 T-ALL、B-ALL 和轻微分化 AML。

原始造血细胞增多可见于幼儿和伴有多种疾病的成年人，这些病包括：缺铁性贫血、神经母细胞瘤、血小板减少性紫癜以及细胞毒性治疗后的反应。这些细胞的核浆比很高，染色质一致，核可有凹陷或裂痕。核仁通常不清楚；即使存在核仁也不易辨认。外周血中通常没有原始造血细胞。在骨髓活检中，原始造血细胞均匀分布在间质中。染色质非常粗，核仁和核分裂象罕见。

从免疫表型很难区别原始造血细胞和白血病 B 淋巴母细胞。这两种细胞都表达 TdT 和 CD10。然而，多参数流式细胞学的检查有所区别，原始造血细胞的特点是表达 CD10、CD19、CD20、CD34、CD45。这些连续系列性表达表明原始造血细胞有一定的分化成熟。分为中期即 $CD10^+$、$CD19^+$、TdT^-、sIg^-，晚期即 $CD19^+$、$CD20^+$、sIg^+ 为主的两种表型。相反，B-ALL 中的淋巴母细胞不同于正常情况而出现不成熟细胞占优势即 TdT^+、$CD19^+$、sIg^+、$CD20^-$，以及少量成熟细胞。儿童的淋巴母细胞瘤主要应与 Burkitt 淋巴瘤鉴别。成人淋巴母细胞瘤的鉴别还包括肥大细胞白血病的母细胞变异型。TdT 容易将这些淋巴瘤区分开。

淋巴母细胞淋巴瘤是唯一能表达 TdT 的淋巴瘤，髓母细胞浸润呈氯乙酸酯酶、MPO 和溶菌酶(+)。

(二) T 淋巴母细胞白血病 / 淋巴母细胞淋巴瘤

T 淋巴母细胞白血病 / 淋巴母细胞淋巴瘤（T lymphoblastic leukemia/lymphoblastic lymphoma，T-ALL/T-LBL）来源于中枢性 / 前驱 T 祖细胞性淋巴母细胞，这种中枢性（起源于胸腺组织）淋巴肿瘤细胞核特征性表达 TdT 与外周 B 或 T 淋巴肿瘤 TdT^- 不同。按过去 FAB 纯形态学分型为 ALL-L_1、L_2 型，而按 2017 年版 WHO 标准却没有相应的类型。所谓前驱或者中枢性 T 淋巴母细胞是起源于胸腺的干 / 祖细胞，具有自身复制与多向分化功能。

T-ALL 和 T-LBL 为同一种生物学实体，可有不同的表现时相，如只表现为局限性瘤块不伴或仅伴轻微血液和骨髓受累时（WHO 标准建议骨髓中淋巴母细胞<20%），应归入 T-LBL；当瘤细胞广泛累及骨髓和外周血时（骨髓中淋巴母细胞≥20%），应诊断为 T-ALL。这是比较武断的划分，例外的情况可能会发生。

前驱 T-ALL/T-LBL 是一种 T 原始淋巴细胞肿瘤，可能起源于 T 原始淋巴（祖）细胞即来源于中枢淋巴（胸腺）组织的原始淋巴细胞，又称 T 原始淋巴细胞或 T 淋巴母细胞。典型表现为小至中等的淋巴母细胞（原始淋巴细胞），胞质少，浅灰蓝色，细胞核染色质中等致密至稀疏，核仁不明显。免疫表型特征是淋巴母细胞胞核 TdT^+，T 细胞标记(+)。FAB 形态学分型为 T-ALL-L_1 和 T-ALL-L_2。

【细胞形态】T-ALL/T-LBL 的淋巴母细胞形态学特点是由小至中等的淋巴母细胞组成，瑞氏染色光镜下显示胞质少，嗜碱性，浅蓝或灰蓝色。细胞核染色质中等致密至稀疏或细腻，核仁不明显。肿瘤细胞总是累及骨髓、外周血及髓外器官或组织。

【组织病理学】T-ALL/LBL 中的母细胞类似于前驱 B 淋巴母细胞。在涂片中细胞中等大小，核浆比例高；淋巴母细胞变化很大，从小细胞到大细胞，小细胞染色质致密、核仁不明显；大细胞染色质弥散、核仁相对明显。胞质内可见空泡（图 3-13-5）。在骨髓活检中，淋巴母细胞核浆比例高，染色质稀疏块状，核仁不明显（图 3-13-6、图 3-13-7）。有报道 T-ALL 核分裂象数目比 B-ALL 高。

在 T-LBL 中整个淋巴结的结构全部破坏，伴有被膜受累。可见到“星空”现象。在副皮质区部分受累者可见残留的生发中心。在一些病例中，大多数母细胞具有扭曲核，核分裂象数目较多。

少部分 T-LBL 的病例可有嗜酸性粒细胞增多和髓细胞增多。在一些病例的骨髓细胞中观察到与 t(8;13)(p11.2;q11~22) 细胞基因异常有关。淋巴母细胞淋巴瘤通常伴有嗜酸性粒细胞浸润。部分病例已发展为髓细胞性肿瘤，可以是急性髓系白血病、骨髓异常增生综合征或髓细胞肉瘤。这些发现更常见于男性。

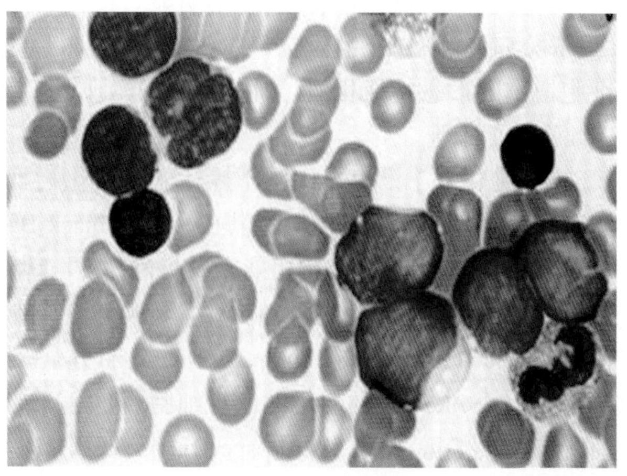

图 3-13-5 T-ALL 骨髓涂片示淋巴母细胞中等偏大，胞质少、淡蓝灰色，细胞核染色质细腻（瑞氏染色，×1 000）

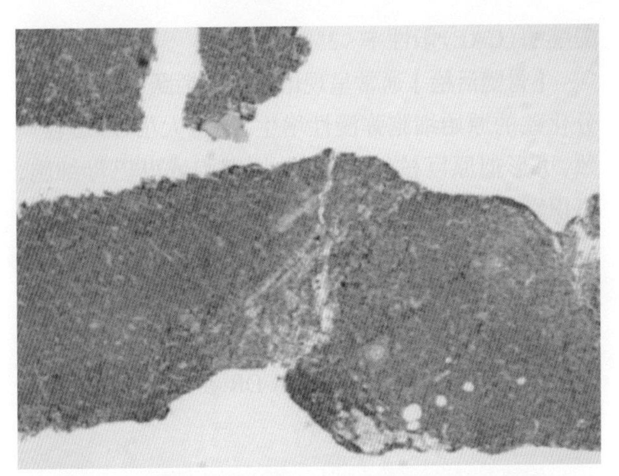

图 3-13-6 T-ALL 瘤组织粗针活检切片（HE 染色，×40）

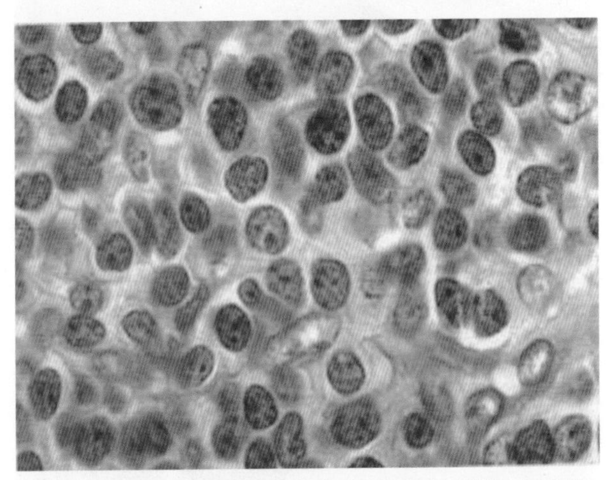

图 3-13-7 淋巴母细胞中等大小，胞质少，淡染；细胞核圆形或不整形，核仁不明显（HE 染色，×400）

【细胞化学】在细胞涂片和印片中 T 淋巴母细胞常显示为局部酸性磷酸酶活性。

【免疫组化】在 T-ALL/LBL 中淋巴母细胞呈 TdT^+，可表达 CD1a、CD2、CD3、CD4、CD5、CD7 和 CD8（图 3-13-8、图 3-13-9）。当然最常见的是 $CD7^+$ 和胞质 $CD3\varepsilon^+$，但仅有 CD3 具有确定肿瘤细胞来源的特异性。在母细胞中可同时表达 CD4 和 CD8，CD10 可能(+)。在一些病例中还观察到 $CD79a^+$，也常见到 1 个或 2 个髓细胞抗原（CD13、CD33）的表达，CD117 表达罕见。髓细胞标志物的出现不能排除 T-ALL/LBL 的诊断。T 淋巴母细胞可能证明具有 T 细胞受体基因（*TCR*）克隆性重排，但不具有来源特异性。T-ALL/LBL 能够按照抗原表达的数目和系列（早期胞质型 CD3、CD2 和 CD7，继而是 CD5，CD1a，然后是膜 CD3）分为不同的胸腺内分化阶段。一些研究表明，T 细胞分化阶段与生存率有一定相关性，但尚无明确的遗传学相关性。T-ALL 可能比 T-LBL 更不分化，但两者之间有部分重叠。

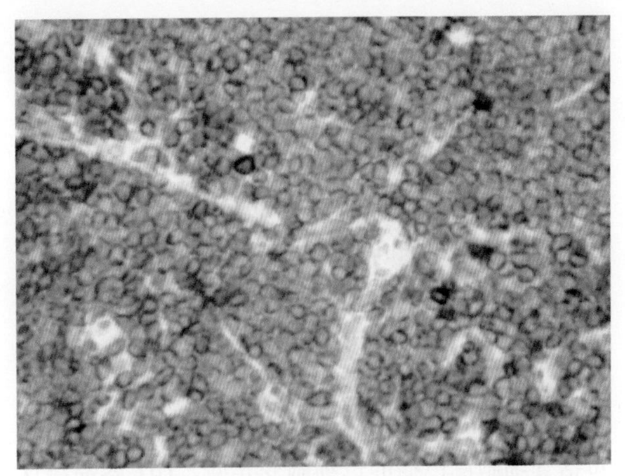

图 3-13-8 T-ALL 瘤组织 CD3 免疫组化染色包膜广泛密集（+）（×400）

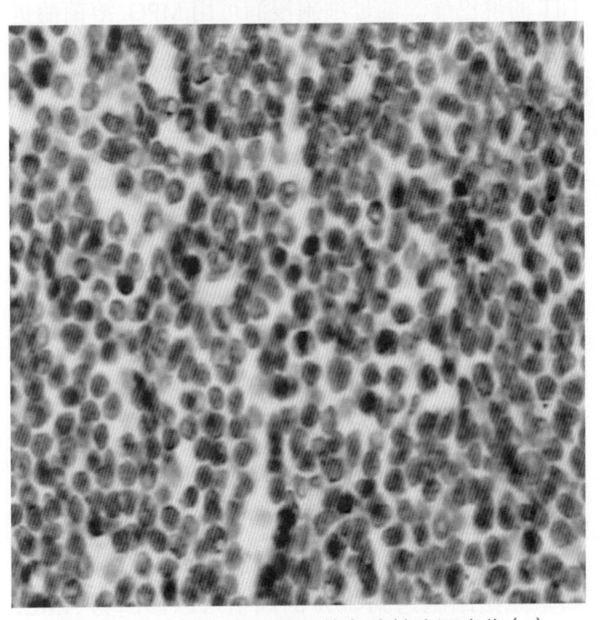

图 3-13-9 TdT 免疫组化染色胞核广泛密集（+）（母细胞）（×400）

【细胞起源】可能来源于前驱 T 淋巴母细胞。

【鉴别诊断】需与 T-ALL 鉴别的疾病有：B-ALL、有轻微分化的急性髓系白血病（AML）、原始造血细胞增多的反应性骨髓疾病。区分 T-ALL、B-ALL、轻微分化的 AML 只能靠免疫表型。

骨髓中原始造血细胞增多可见于幼儿和伴有多种疾病的成人，这些疾病包括：缺铁性贫血、神经母细胞瘤、特发性血小板减少性紫癜以及细胞毒性治疗后反应。这些细胞核浆比很高，染色质一致，细胞核可有凹痕，没有核仁或不明显。周围血中通常不见原始造血细胞，而骨髓活检中原始血细胞均匀地分布在间质中。染色质呈块状，核仁和核分裂罕见。

免疫表型可能很难区分原始血细胞和白血病性 T 淋巴母细胞。两者都表达 TdT 或 CD10。但是，流式细胞学多参数检测显示，原始血细胞的免疫表型特点是：不存在异常抗原表达，并且具有可重复性的B细胞分化抗原表达（包括CD10、CD19、CD20、CD34、CD45）。在原始血细胞中存在这些抗原的连续表达，提示这些细胞逐渐成熟。中期$CD10^+$、$CD19^+$、TdT^-、sIg^-和晚期$CD19^+$、$CD20^+$、sIg^+免疫表型在这些细胞中占优势。相反，所有T-ALL病例中都出现T细胞抗原表达。

在淋巴结和结外组织，儿童淋巴母细胞淋巴瘤主要应与Burkitt淋巴瘤鉴别。在成人，鉴别诊断还包括套细胞淋巴瘤的母细胞变异型。TdT容易将这些淋巴瘤鉴别开来，淋巴母细胞淋巴瘤是唯一表达TdT的淋巴瘤。髓母细胞浸润可用MPO、溶菌酶进行鉴别。

二、急性髓系白血病

诊断急性髓系白血病（acute myeloid leukemia，AML）的标准为外周血或骨髓中原粒细胞≥20%，有单核细胞系分化的AML中幼单核细胞被视为等同于原始细胞。

计数原始细胞百分比推荐使用公认的Romanosky染色分类500个骨髓细胞。外周血应分类计数200个白细胞。如果白细胞显著减少，可用离心后的灰黄层涂片计数。如果由于骨髓纤维化而不能获得骨髓液涂片，而原始细胞表达CD34，在骨髓活检切片上免疫组化技术检测CD34可以提供有价值的资料，如果原始细胞达到20%的阈值可以诊断为AML。但必须是化疗前的标本。

（一）急性髓系白血病，微分化型

本病定义为白血病细胞缺乏髓系分化的形态学和细胞化学特点，需通过免疫分型和/或超微结构确定。即AML，微分化型（acute myeloid leukemia with minimal differentiation）的特点为白血病细胞缺乏髓系分化的形态学和细胞化学特点，需通过免疫分型和/或超微结构（包括超微结构细胞化学）确定。FAB分型为AML-M_0，占AML<5%。

【骨髓细胞学】常见中等大小的原始细胞，胞质不同程度嗜碱性、无颗粒，细胞核圆形或稍有凹痕、染色质分散、核仁1~2个（图3-13-10）。少见情况下，原始细胞胞体小，胞质稀少，染色质较致密，核仁不明显，形似淋巴母细胞。

骨髓细胞化学：可见原始细胞的过氧化物酶染色阳性（POX^+）（图3-13-11）、SBB和氯乙酸AS-D萘酚酯酶（CAE）阳性率<3%。

【骨髓活检】通常呈现增生极度活跃（≥80vol%），分化差的原始细胞弥漫性增生，细胞大小、形态较一致，可形似原巨核细胞、原单核细胞或淋巴母细胞，可识别的粒、红及巨核系细胞缺乏（图3-13-12）。

【透射电镜】（一般不做常规项目）显示原始细胞胞质内细胞器少，细胞核以常染色质为主，核仁明显，有极少致密颗粒（图3-13-13）。

【免疫组化】$CD34^+$，$HLA\text{-}DR^+$，MPO^-，$Lysozyme^-$，$CD3^-$，$CD20^-$。

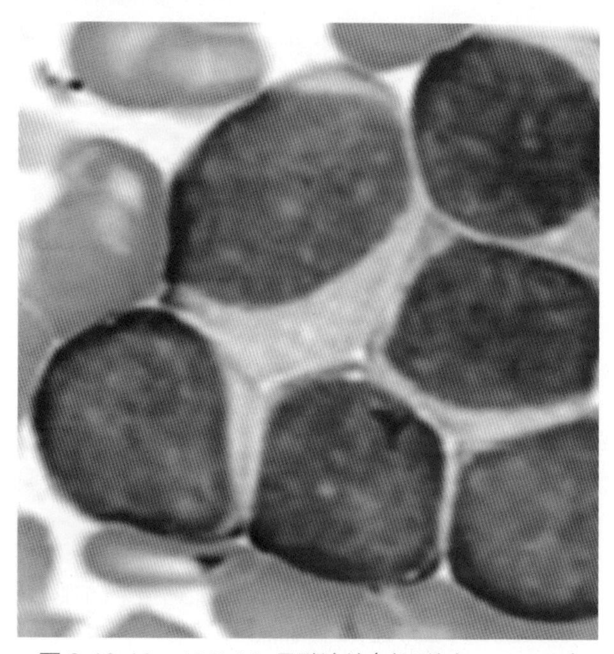

图3-13-10 AML-M_0骨髓涂片（瑞氏染色，×1 000）

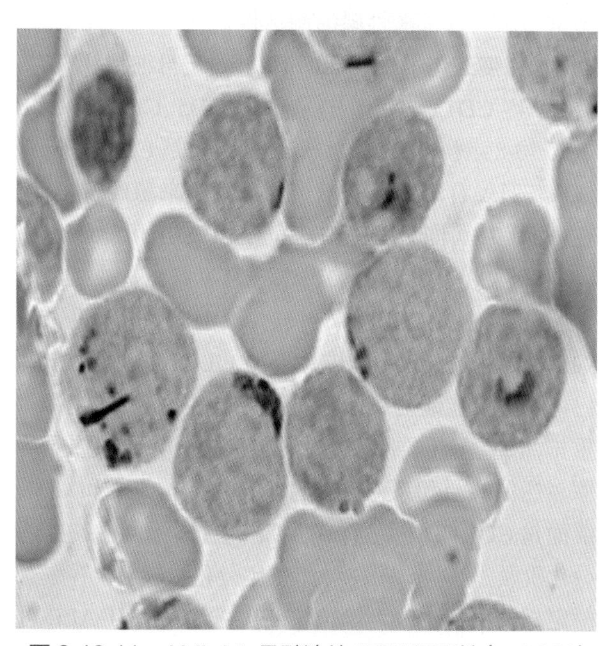

图3-13-11 AML-M_0骨髓涂片POX弱阳性（×1 000）

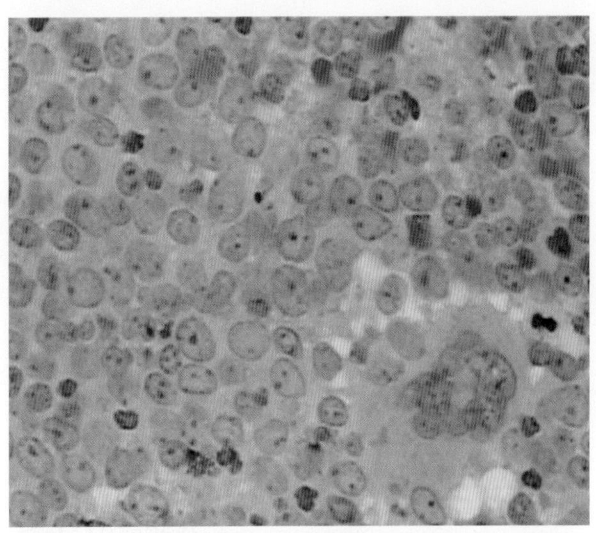

图 3-13-12 AML-M_0,原始粒细胞单一性增生,胞质少,细胞核染色质细腻,核仁小(×400)

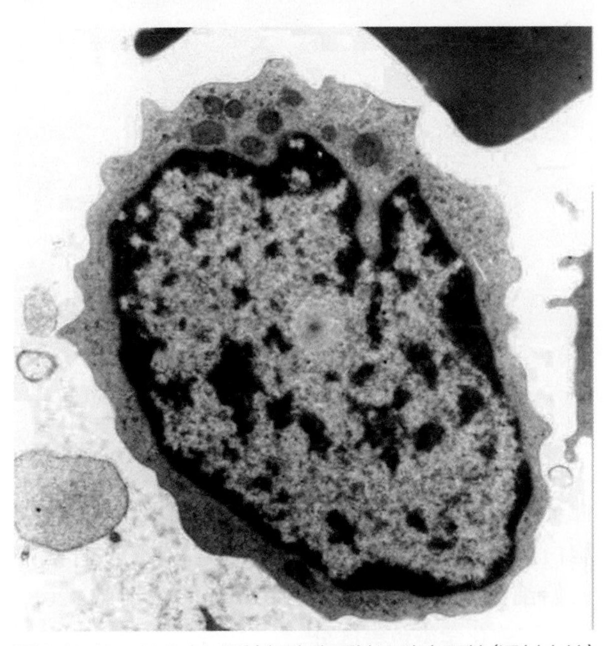

图 3-13-13 AML-M_0 原始细胞胞质缺乏致密颗粒(透射电镜)

【鉴别诊断】因石蜡标本抗原有不同程度丢失,单纯依靠病理分型不太精确,故主要根据流式细胞免疫分型与下述疾病鉴别。

1. 急性淋巴细胞白血病。

2. AML,未成熟型。

3. 急性未定系列白血病(包括急性未分化白血病和混合表型急性白血病)。

4. 急性原单核细胞白血病。

5. 急性原巨核细胞白血病。

因微分化型 AML 的 MPO 阳性率<3%,免疫表型呈 $CD13^+$、$CD33^+$ 和 $CD117^+$ 而不表达淋巴细胞、单核细胞和巨核细胞抗原,借以可与上述疾病鉴别。

(二)急性髓系白血病,未成熟型

急性髓系白血病,未成熟型(acute myeloid leukemia without maturation)骨髓原粒细胞增多,占非红系细胞≥90%。原粒细胞呈 MPO、SBB 阳性(阳性率≥3%)和/或有 Auer 小体。FAB 分型为 AML-M_1。

【骨髓细胞学】原粒细胞明显增多,胞体小,胞质含有或无嗜天青颗粒、有或无 Auer 小体(图 3-13-14),核圆形、核仁一至多个。很少早幼粒细胞,罕见或缺乏中幼及中幼以下阶段的粒细胞。

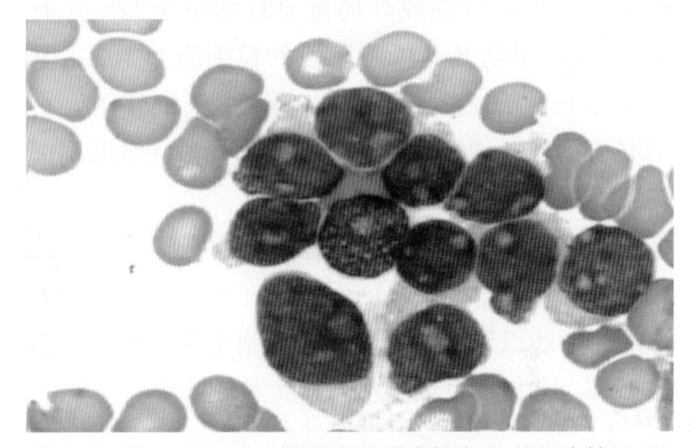

图 3-13-14 AML-M_1 骨髓涂片胞体中等大小,胞质中等量,颗粒少见,胞核圆形或稍不整;单个大核仁(瑞氏染色,×1000)

小原粒,多个小核仁,外凸,早幼粒以下阶段少见。

【骨髓活检】骨髓活检显示增生极度活跃(≥80vol%),也可增生正常或增生减低。细胞成分均一,以原粒细胞增生为主。原粒细胞胞体中等大或稍大,胞质极少、弱嗜碱性、无颗粒;核圆形或稍不规则,核膜厚,染色质细致、着色浅淡,核仁 1~2 个或不易见到。偶尔夹杂少数胞质丰富、嗜酸性的早幼粒细胞,罕见其他阶段的粒细胞。

【透射电镜】AML-M_1 中可见Ⅱ型原始细胞,细胞核主要为常染色质、核仁明显,胞质含嗜天青颗粒(图 3-13-15)。

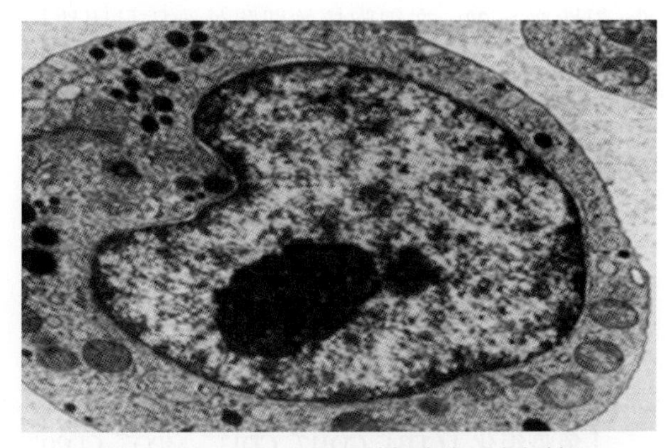

图 3-13-15 AML-M_1 原始细胞胞质高尔基区较多致密颗粒(透射电镜)

【免疫组化】$CD34^+$，MPO^+，$CD13^+$，$CD33^+$，$CD117^{+/-}$。

【鉴别诊断】本病需与：①急性淋巴细胞白血病；② AML，微分化型；③急性原单核细胞白血病；④急性原巨核细胞白血病等鉴别。因未成熟型 AML 的 MPO 阳性率 ≥ 3%，免疫表型呈 $CD13^+$、$CD33^+$ 和 $CD117^+$ 而不表达淋巴细胞、单核细胞和巨核细胞抗原（CD41、CD61），借以可与上述疾病鉴别。

（三）急性髓系白血病，伴成熟型

急性髓系白血病，伴成熟型（acute myeloid leukemia with maturation）骨髓或外周血原粒细胞 ≥ 20% 并有成熟表现（早幼及其以下阶段的粒细胞 ≥ 10%），骨髓中单核系细胞<20%。FAB 分型为 AML-M_2，占 AML 的 10%。据统计，占中国医学科学院血液病医院住院病例的 5%。

【骨髓细胞学】光镜下见原粒细胞胞质含有或无嗜天青颗粒，常见 Auer 小体（图 3-13-16）。早幼、中幼和中幼以下阶段的中性粒细胞至少占骨髓细胞的 10%。常见髓系细胞不同程度发育异常。

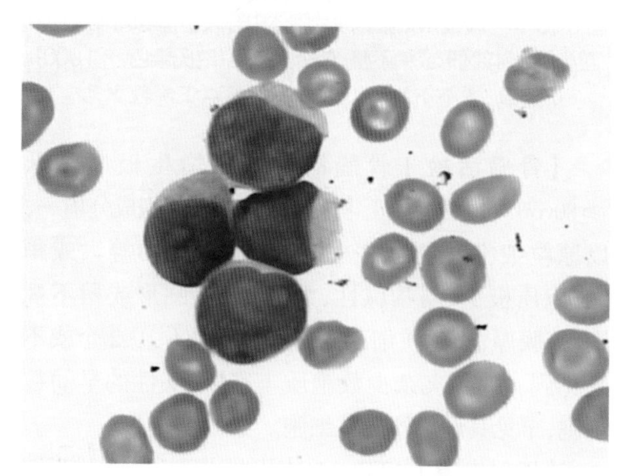

图 3-13-16　AML-M_2 骨髓涂片（瑞氏染色，× 1 000）

【细胞化学】原粒细胞呈 MPO、SBB、CAE 阳性，阳性率 ≥ 3%，在细胞核的凹陷处胞质呈团块样阳性（图 3-13-17）。

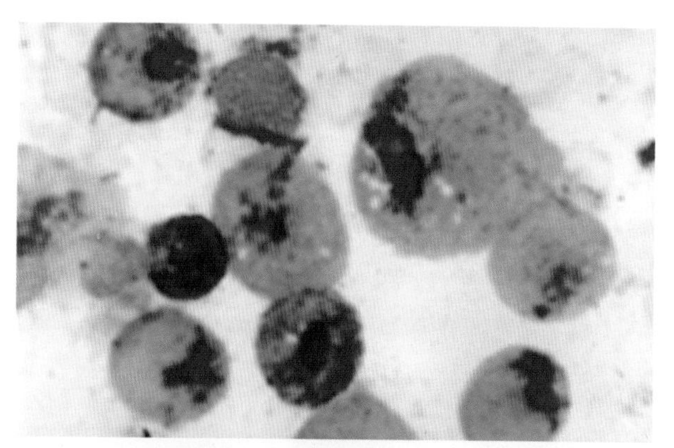

图 3-13-17　AML-M_2，在细胞核的凹陷，POX 呈团块样阳性反应（特异性酯酶染色，× 1 000）

【骨髓活检】显示增生极度活跃（≥ 80vol%）（图 3-13-18），白血病细胞主要由原始及早幼粒细胞组成，很少红系及巨核细胞。原粒细胞形态与未成熟型 AML（M_1）者相同。早幼粒细胞：胞质较原粒细胞丰富、嗜酸性（与涂片不同）；核圆或稍不规则，染色质细颗粒状、稀少，核仁清楚。易见中幼和中幼以下阶段的粒细胞。

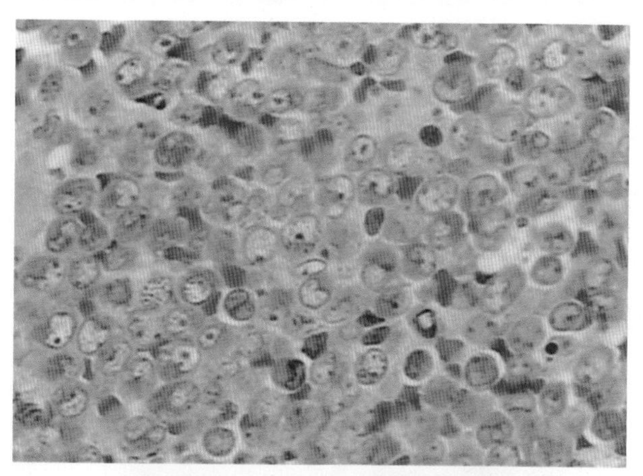

图 3-13-18　AML-M_2 骨髓活检（塑料包埋切片，HGE 染色，× 400）

【免疫组化】$CD34^+$，$CD117^+$，$CD13^{-/+}$，$MPO^{-/+}$，$CD20^-$，$CD3^-$，$CD79a^-$，$CD68^-$，$Ecad^{-/+}$，$CD71^+$。

【鉴别诊断】本病主要与下述疾病鉴别：①难治性贫血伴原始细胞增多（RAEB）；②急性粒-单核细胞白血病；③ AML，未成熟型等。主要依靠骨髓中原始细胞系列、比例（MDS-REAB 原始细胞<20%）以及细胞化学染色等区分。

（四）急性早幼粒细胞白血病

急性早幼粒细胞白血病（acute promyelocytic leukemia，APL）或 AML 伴 t［15；17（q22；q12）］是一种以异常早幼粒细胞为主的 AML，有颗粒过多（颗粒多）型（或典型）APL 与细颗粒（颗粒少）型 APL 两种类型。FAB 分型为 AML-M_3。

【骨髓细胞学】M_3 者，胞质充满密集或融合性大颗粒，核大小、形状不规则（常为肾形或双分叶）。常见 Auer 小体，束状（图 3-13-19、图 3-13-20），较其他类型 AML 者大。于细颗粒型 APL，颗粒明显减少或无颗粒，以双分叶状核为主。细胞化学染色异常的早幼粒细胞呈 NSE（+）、SBB（+）、CAE（+）（图 3-13-21）。

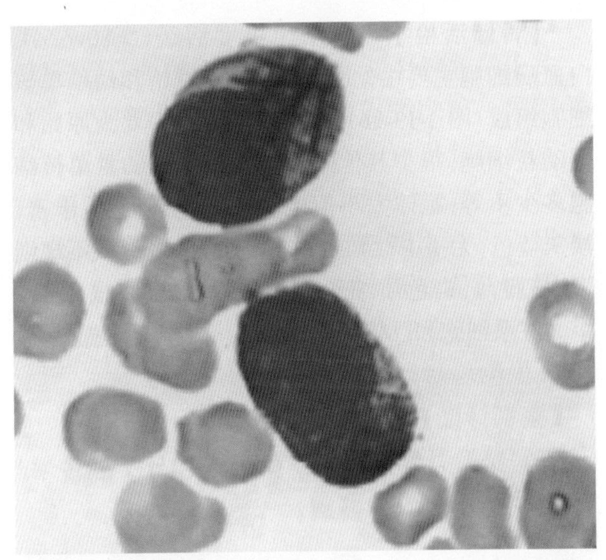

图 3-13-19 AML-M_3，呈柴束状的 Auer 小体（×1 000）

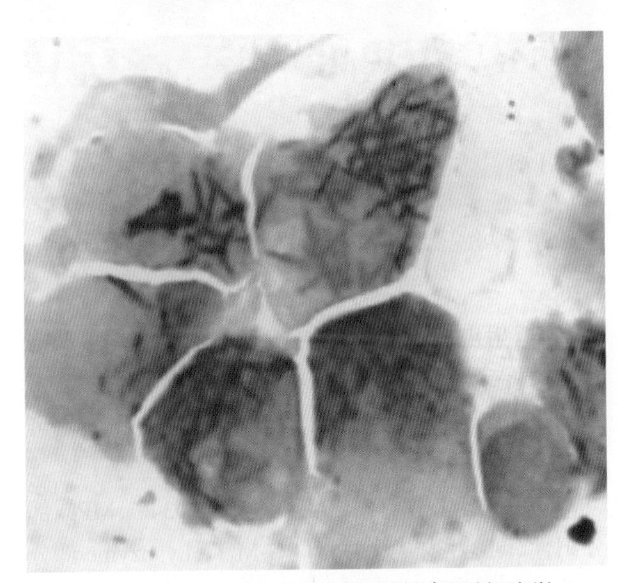

图 3-13-20 AML-M_3，CAE 阳性（骨髓细胞学特异性酯酶染色，×1 000）

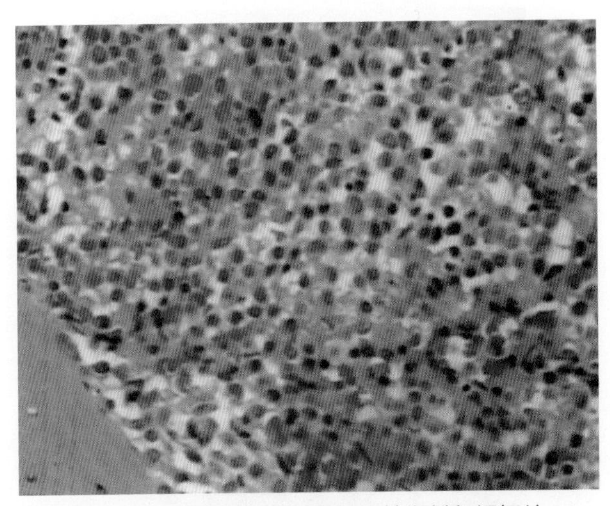

图 3-13-21 AML-M_3，骨髓活检塑料包埋切片（HGE 染色，×400）

【骨髓活检】骨髓活检显示增生极度活跃，早幼粒细胞均一性增生。增生的早幼粒细胞胞体大，胞质丰富、充满嗜中性颗粒，胞核多为圆形、椭圆形或分叶状，少部分病例核不规则（肾形，凹陷，类似单核细胞）。可见多少不等的中、晚幼阶段粒细胞，原粒细胞少，缺乏分叶核及杆状核粒细胞。极少红系及巨核系细胞。由于病理制片原因，不易见到 Auer 小体。不能区分颗粒过多型与细颗粒型。

【透射电镜】显示异常早幼粒细胞胞质内较多横切及纵切的 Auer 小体，由束状排列的发丝样电子致密物质构成（图 3-13-22）。

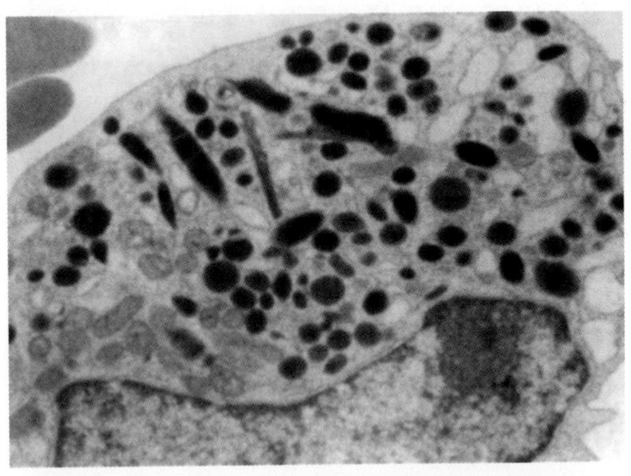

图 3-13-22 AML-M_3，早幼粒细胞胞质较多横切及纵切的 Auer 小体（透射电镜）

【免疫组化】免疫组化示 $CD34^-$、$HLA\text{-}DR^-$、TdT^-、MPO^+、CD68（KP-1）$^+$。

【鉴别诊断】主要结合骨髓幼稚粒细胞单一性增生、染色体和分子遗传学检测结果，与其他急性髓系白血病及多发性骨髓瘤鉴别。

（五）急性粒 - 单核细胞白血病

急性粒 - 单核细胞白血病（acute myelomonocytic leukemia）时，中性粒细胞和前躯单核细胞同时增殖。外周血或骨髓原始细胞（包括原粒细胞、原单核细胞和幼单核细胞）≥ 20%；中性粒细胞及其前躯细胞、单核细胞及其前躯细胞至少各占骨髓细胞的 20%。FAB 分型为 AML-M_4，占 AML 的 5%~10%，占中国医学科学院血液病医院住院病例的 2.2%。

【骨髓细胞学】原单核细胞：胞体大，胞质丰富、中度或重度嗜碱性，可有伪足，散在嗜天青颗粒和空泡；胞核通常圆形，染色质细致、花边状，有一个或多个明显的大核仁。幼单核细胞：较不规则形，核呈扭曲状；胞质弱嗜碱性，有时含较明显颗粒，偶含嗜天青大颗粒和空泡（图 3-13-23）。

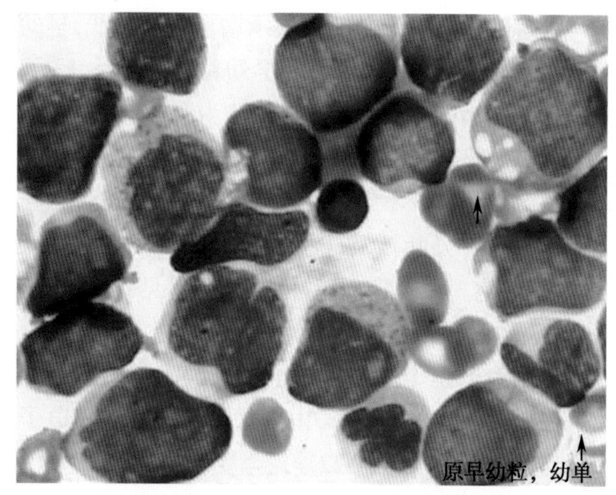

图 3-13-23 AML-M_4 骨髓涂片（瑞氏染色，×1 000）

【细胞化学】原粒细胞呈MPO（图 3-13-24）（+）、SBB（+）、CAE（+），原单核细胞、幼单核细胞和单核细胞呈非特异性酯酶（NSE）（+）（图 3-13-25）。

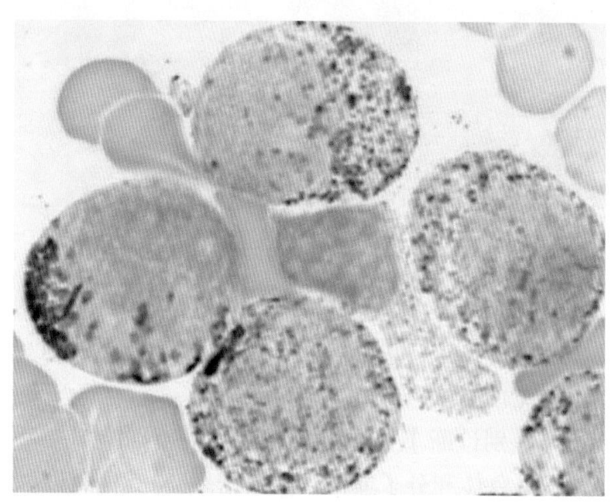

图 3-13-24 AML-M_4，原始及早幼粒细胞MPO阳性物为粗颗粒聚集分布，单核细胞为细小颗粒散在分布（×1 000）

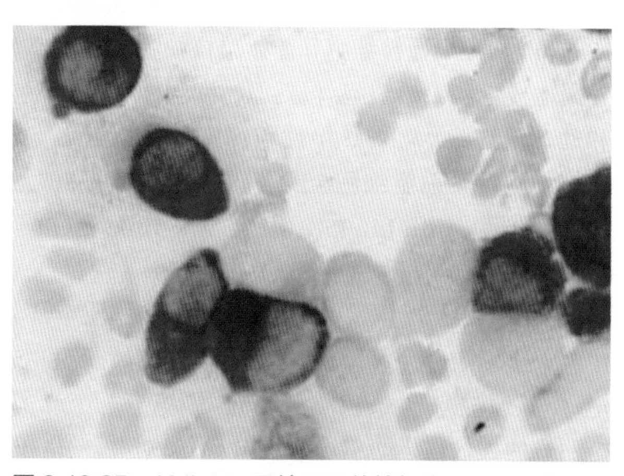

图 3-13-25 AML-M_4，原始及早幼粒细胞MPO阳性物为粗颗粒聚集分布，单核细胞为细小颗粒散在分布（×1 000）

【骨髓活检】显示增生极度活跃（≥80vol%），白血病细胞主要由幼稚粒系细胞、原始和幼稚单核细胞组成（图 3-13-26），粒系幼稚细胞主要为原始和早幼粒细胞，很少其他阶段粒系细胞。幼稚单核细胞多少不等，胞体大小似中幼粒细胞，但胞质丰富、淡灰蓝色、无嗜中性颗粒；核圆、椭圆、肾形或不规则形，核膜薄，染色质细致、丰富、分布均匀，核仁1~2个。红系细胞和巨核细胞少见。

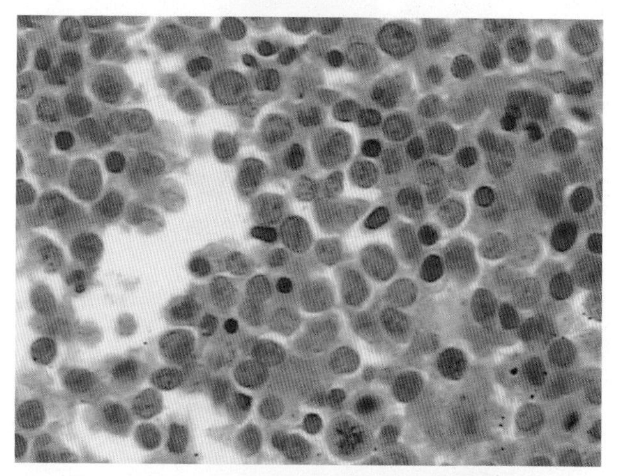

图 3-13-26 AML-M_4 骨髓活检（塑料包埋切片，HGE染色，×400）

【透射电镜】显示原单核细胞胞核不规则、凹陷浅，胞质呈现短粗凸起，很少电子致密颗粒（图 3-13-27）。幼单核细胞胞核高度扭曲似分叶状。胞质无颗粒，可有空泡（图 3-13-28）。

【免疫组化】免疫组化染色示$CD34^{+/-}$，MPO部分阳性（图 3-13-29），CD68（PG-M_1）$^+$，Lysozyme部分阳性（图 3-13-30）。常呈CD34、CD117阳性和CD2、CD7、CD56的异常表达。

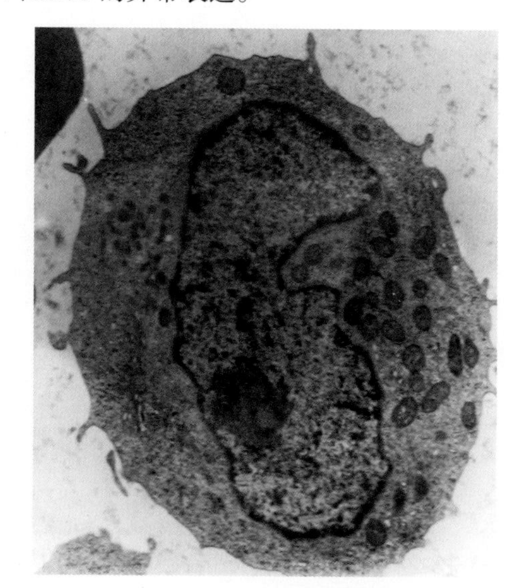

图 3-13-27 AML-M_4 原单核细胞（透射电镜）

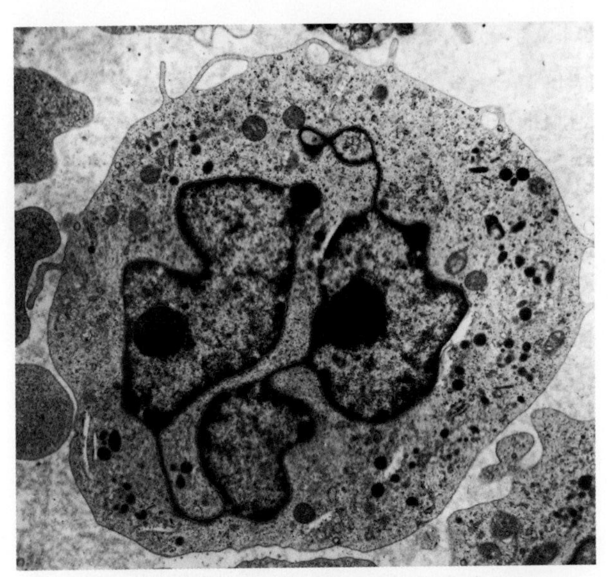
图 3-13-28　AML-M_4 幼单核细胞（透射电镜）

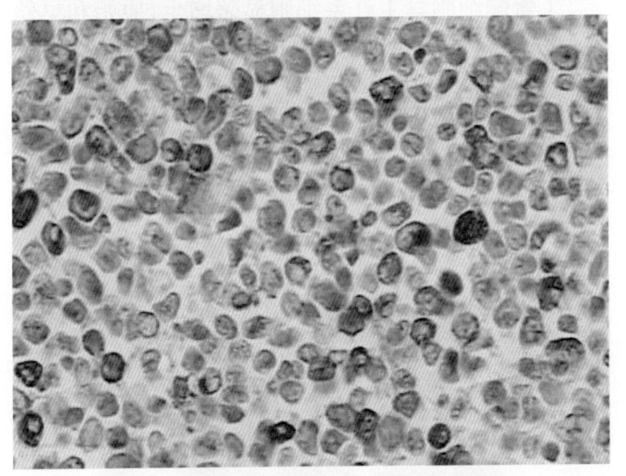
图 3-13-29　AML-M4，MPO 部分阳性
（石蜡切片，免疫组化二步法，×400）

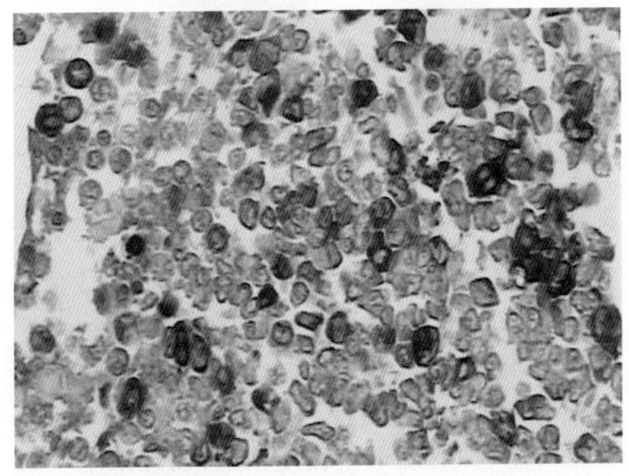
图 3-13-30　AML-M_4，Lysozyme 部分阳性
（石蜡切片，免疫组化二步法，×400）

【鉴别诊断】主要与下述疾病鉴别：①慢性粒 - 单核细胞白血病（chronic myelomonocytic leukemia，CMML）：CMML 主要为成熟单核细胞增多，但外周血及骨髓中原始细胞<19%。②急性髓系白血病，伴成熟型（M_2）可单核细胞增多，但骨髓中单核系细胞<20%；急性粒 - 单核细胞白血病（M_4）时，单核细胞>20%；急性原单核细胞白血病（M_5）以原、幼单核细胞为主（占 ≥ 80%），骨髓中粒系细胞<20%，急性粒 - 单核细胞白血病（M_4）时，粒系细胞 ≥ 20%。

（六）急性原单核细胞 / 急性单核细胞白血病

急性原单核细胞白血病（acute monoblastic leukemia）时，骨髓原单核细胞 ≥ 80%；急性单核细胞白血病（acute monocytic leukemia）时，大多为幼单核细胞，原单核细胞、幼单核细胞、成熟单核细胞之和 ≥ 80%。FAB 分型为 AML-M_{5a}（急性原单核细胞白血病）和 AML-M_{5b}（急性单核细胞白血病）。M_{5a} 和 M_{5b} 各占 AML 的比例均<5%，占中国医学科学院血液病医院住院病例的 5.5%。

【骨髓细胞学】分类计数 ≥ 80% 的白血病细胞为单核系细胞，包括原单核细胞、幼单核细胞和单核细胞（图 3-13-31）；中性粒细胞<20%。

【细胞化学】原单核细胞和幼单核细胞呈中性非特异性酯酶（NSE）强阳性（图 3-13-32）。10%~20% 的急性原单核细胞白血病呈 NSE 阴性或弱阳性。原单核细胞呈 MPO^-，幼单核细胞可呈现一些散在的 MPO^+ 细胞。

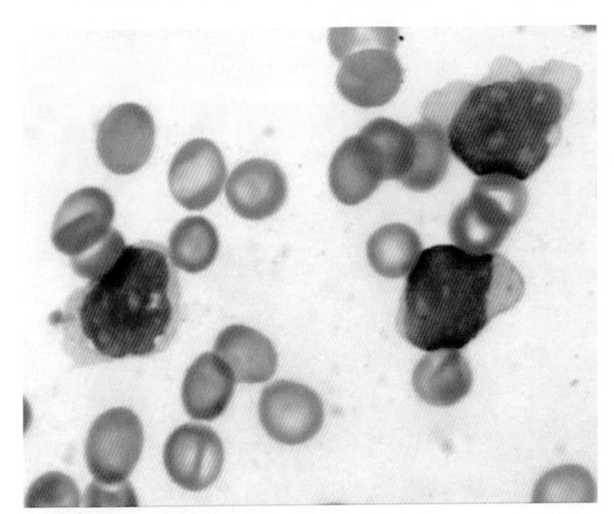
图 3-13-31　AML-M_{5a} 骨髓涂片（瑞氏染色，×1 000）

【骨髓活检】骨髓增生极度活跃（≥ 80vol%），主要为胞体大、分化差、胞质丰富、核仁明显的原单核细胞浸润（图 3-13-33）。急性单核细胞白血病的幼单核细胞胞核形状不规则，呈分叶型、肾型、生姜样，染色质细致，有或无核仁（图 3-13-34）。

【透射电镜】见前述“急性粒 - 单核细胞白血病”。

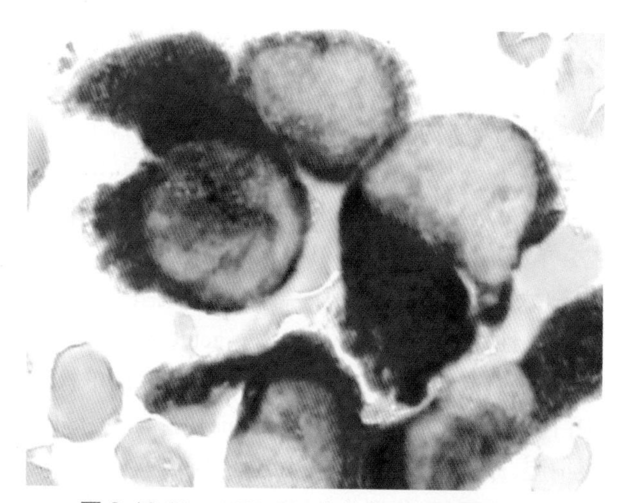

图 3-13-32 AML-M_5，中性非特异性酯酶染色呈阳性反应（NSE 染色，×1 000）

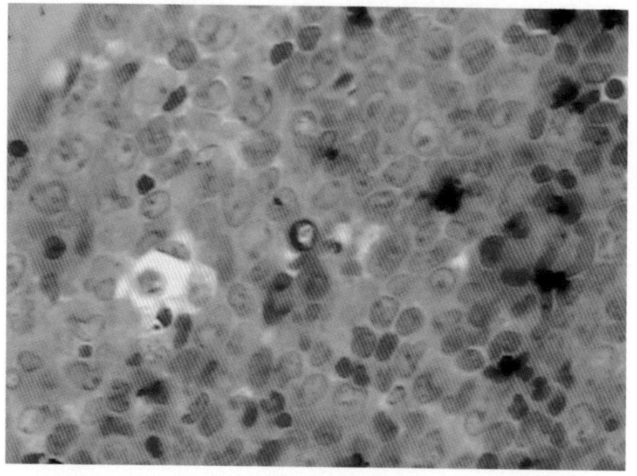

图 3-13-33 AML-M_{5a}，骨髓活检塑料包埋切片（HGE 染色，×400）

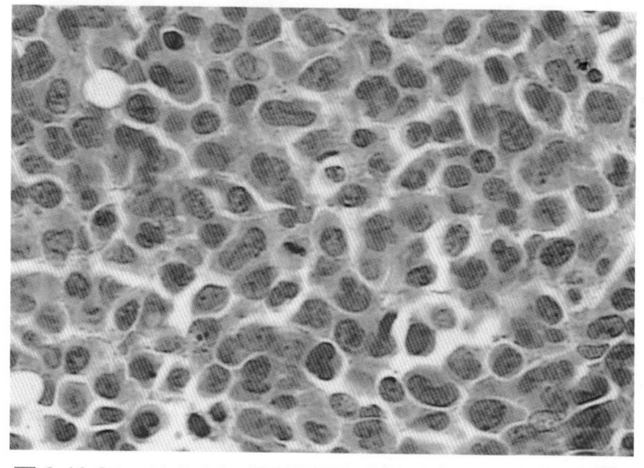

图 3-13-34 AML-M_{5b}，骨髓活检石蜡切片（HGE 染色，×400）

【免疫组化】 $CD34^{-/+}$，$HLA\text{-}DR^+$，$CD117^+$，MPO^-，CD68（PGM1）$^+$，$Lysozyme^+$，$CD163^+$。

【鉴别诊断】 急性原单细胞白血病（M_{5a}）主要与下述疾病鉴别：① AML，未成熟型（M_1）；②AML，微分化型（M_0）；③急性原巨核细胞白血病（M_7）；④急性淋巴细胞白血病（ALL）。急性单核细胞白血病（M_{5b}）主要需与急性粒-单核细胞白血病（M_4）和细颗粒型急性早幼粒细胞白血病（M_3）鉴别。主要根据细胞形态学、细胞化学和免疫表型分析可加以区分。

（七）急性红白血病

急性红白血病（acute erythroid leukemia，AEL）是以红系细胞增生为特征的急性白血病。FAB 分型为 AML-M_6。根据有无显著的髓系（粒系）成分分为两个亚型：①红白血病（erythroleukemia）（红系/粒系型），骨髓中红系前体细胞 ≥ 全部有核细胞的 50%，并且原粒细胞 ≥ 非红系细胞的 20%；②纯红系白血病（pure erythroid leukemia），骨髓中红系前体细胞 ≥ 80%，原粒细胞极少或缺如。占 AML<5%。据统计，占中国医学科学院血液病医院住院病例的 0.8%。绝大多数（>90%）为红白血病，纯红系白血病极为罕见。

【骨髓细胞学】 红系细胞显著增生，原始和早幼阶段红系细胞多见，常有发育异常（如巨幼样变、多核、胞质空泡等）（图 3-13-35）。红白血病时尚见一些原粒细胞（≥ 非红系细胞的 20%）。

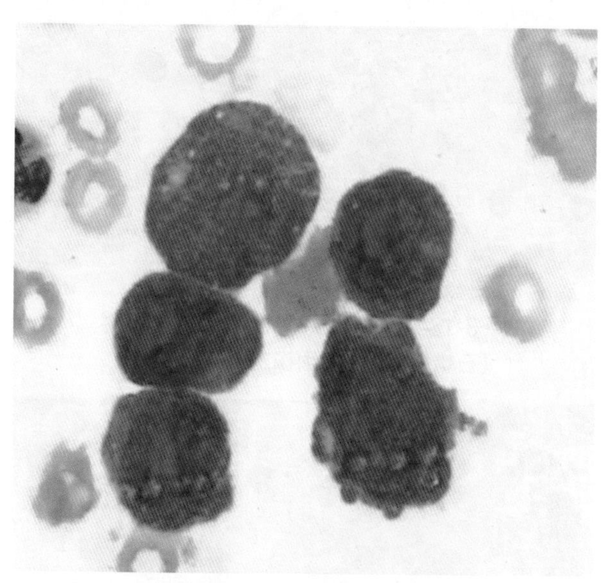

图 3-13-35 纯红系细胞白血病骨髓涂片（瑞氏染色，×1 000）

【细胞化学】 红系前体细胞 PAS 呈球形或弥漫阳性（图 3-13-36），MPO、SBB 阴性，NSE 阳性。原粒细胞呈 MPO、SBB、CAE 阳性。

【骨髓活检】 骨髓增生极度活跃（≥ 80vol%）。①红白血病：骨髓增生极度活跃，以红系增生为主，可见各阶段细胞，原红、早幼红细胞片状增生（图 3-13-37），伴有少量中晚幼红系细胞。可见少量原粒和早幼粒细胞，中幼以下阶段的粒细胞少见。巨核细胞可显著发育异常（胞体小，分叶少，类似于 MDS 中的表现）。②纯红血病：罕见，以原红细胞增生为主，胞质灰蓝色，核圆、染色质细致、一至数个明显核仁（图 3-13-38、图 3-13-39），可有轻度巨幼样改变。

【透射电镜】显示原红细胞胞质丰富、无颗粒，核染色质以常染色质为主，核仁大、可多个。

【免疫组化】$CD34^{+/-}$，$CD117^{+}$，GPA^{+}（图 3-13-40），MPO^{-}（图 3-13-41），HA^{+}，$CD15^{-}$。

【鉴别诊断】纯红白血病主要与下述疾病鉴别。

1. 骨髓反应性红系细胞增生　见于溶血性贫血、使用促红细胞生成素后。反应性红系增生时，红系各阶段细胞均增生，以早、中、晚幼红细胞为主，细胞具有正常分化的趋势；原粒细胞不增多。红白血病时原粒细胞明显增多（≥ 20%）。

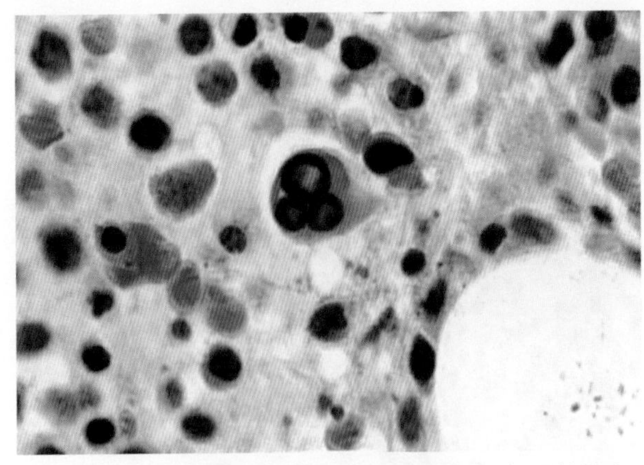

图 3-13-38　三核红细胞凋亡，病态红细胞，与无效造血有关（骨髓活检塑料包埋切片，HGE 染色，×400）

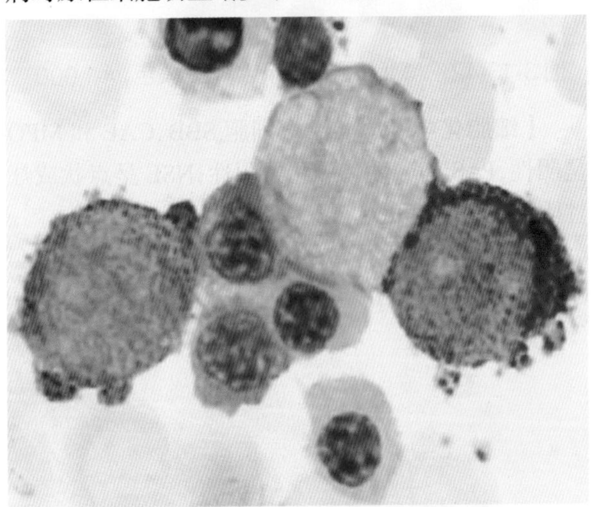

图 3-13-36　原红细胞胞质 PAS 染色呈球形或弥漫性阳性（×1 000）

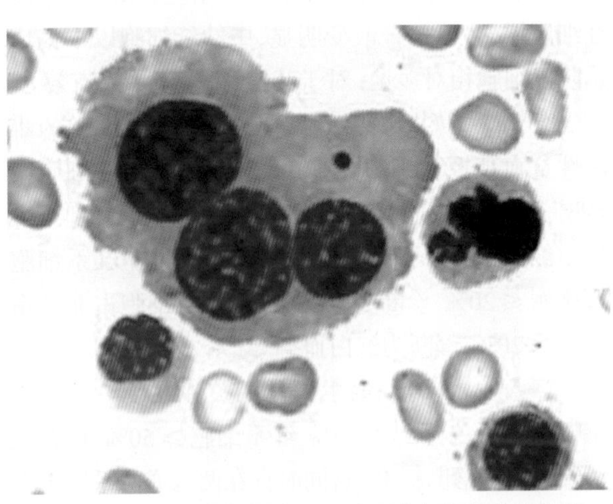

图 3-13-39　三核红细胞及一个凋亡细胞病态红细胞（骨髓涂片，瑞氏染色，×1 000）

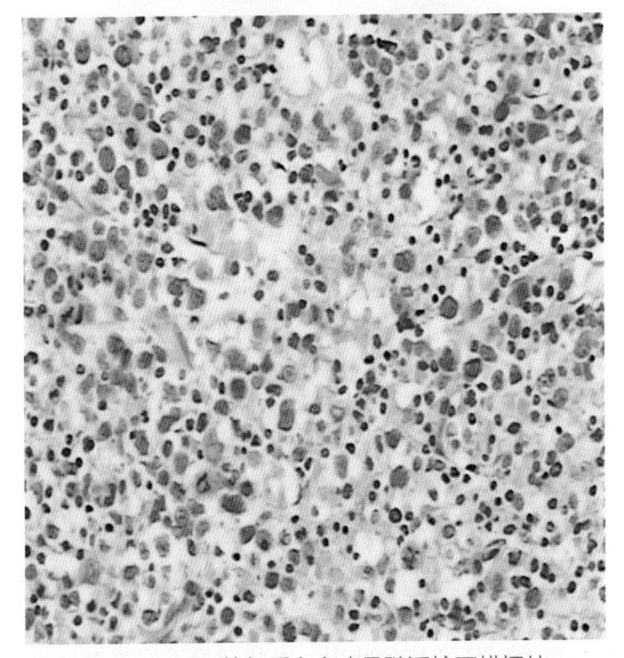

图 3-13-37　纯红系白血病骨髓活检石蜡切片（HGE 染色，×400）

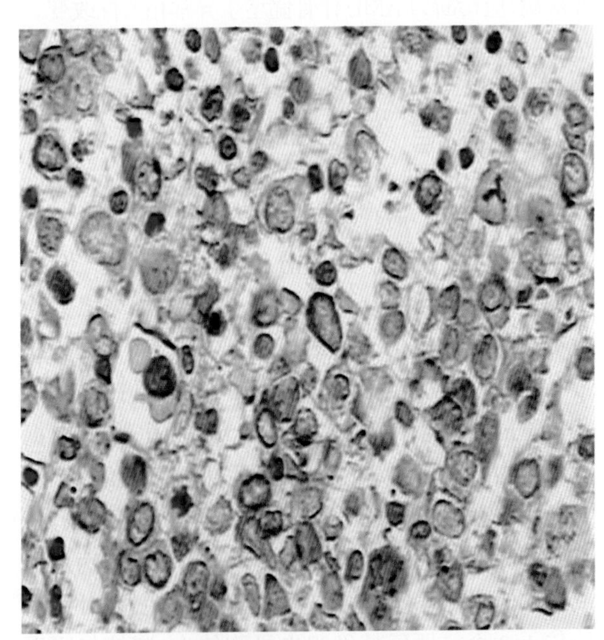

图 3-13-40　纯红系白血病，GPA 95% 有核细胞阳性（二步法免疫组化，×400）

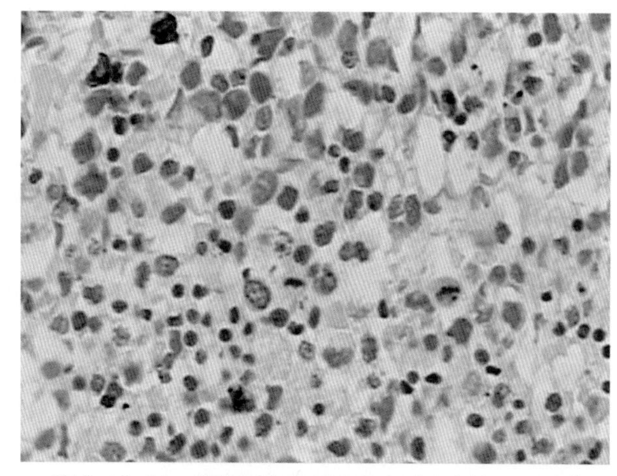

图 3-13-41　纯红系白血病 MPO^-（二步法，×400）

2. 巨幼细胞贫血　红系显著增生，原红和早幼红细胞增多，巨幼样改变明显，中幼红细胞以下偏成熟阶段细胞相对多见；对于叶酸、维生素治疗有效。

3. 骨髓增生异常综合征（MDS）　MDS 中的难治性贫血伴原始细胞过多（RAEB）可伴红系细胞明显增多，必须通过骨髓细胞分类计数进行鉴别。骨髓中红系细胞≥50% 时，若原粒细胞占非红系细胞的比例≤20%，诊断为 RAEB；若原粒细胞占非红系细胞≥20%，诊断为红白血病（红系 / 粒系型）。

4. AML 伴骨髓增生异常相关性改变　若骨髓原粒细胞所占比例≥20%、红系细胞≥50%，符合急性红白血病诊断标准；若同时存在两系或两系以上发育异常且发育异常细胞占各自系列≥50% 或是存在 MDS 相关的遗传学异常（参见第十六章骨髓增生异常性疾病）应诊断为 AML 伴骨髓增生异常相关性改变。

5. AML，伴成熟型（M_2）　可伴有红系前体细胞增多，但应<50%，否则诊断为急性红白血病。

（八）急性巨核细胞白血病

急性巨核细胞白血病（acute megakaryoblastic leukemia，AMKL）时骨髓原始细胞≥20%，其中≥50% 为原始巨核细胞。FAB 分型为 AML-M_7。诊断 AMKL 时应排除：① AML 伴骨髓增生异常相关性改变；②某些 AML 伴重现性遗传学异常［如 t(1;22)(p13;q13)，inv(3)(q21q26.2)，t(3;3)(q21;q26.2)］；③ Down 综合征相关 AML。占 AML 的比例<5%，据统计，占中国医学科学院血液病医院住院病例的 0.1%。

【骨髓细胞学】原始巨核细胞通常中等至较大，胞质嗜碱性、常无颗粒，可见独特的小空泡或伪足形成；胞核圆形、稍不规则或呈锯齿状，染色质细网状，核仁 1~3 个。原巨核细胞也可胞体小、胞核与胞质比例大，形似淋巴母细胞。大、小原始细胞可同时存在于同一病例中（图 3-13-42）。有些患者由于广泛骨髓纤维化导致骨髓穿刺“干抽”。

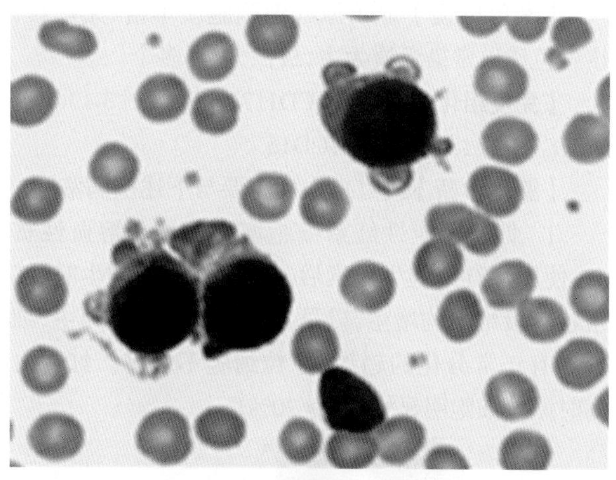

图 3-13-42　AML-M_7 骨髓涂片（瑞氏染色，×1 000）

【细胞化学】原始巨核细胞 SBB、CAE 和 MPO 呈阴性，PAS 和酸性磷酸酶可阳性；NSE 呈点状或灶性阳性（图 3-13-43）。

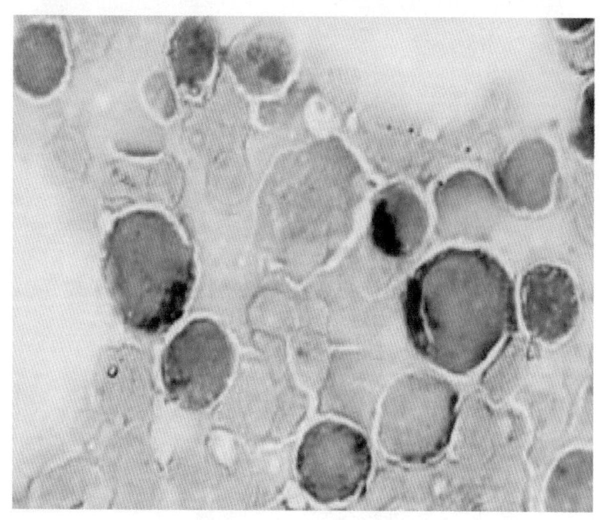

图 3-13-43　原始及幼稚巨核细胞胞质呈点状或灶性，NSE 强阳性反应（×1 000）

骨髓活检根据细胞分化程度可分为两型。

1. 低分化型　以分化差的原始巨核细胞增生为主；胞体很小，胞质少、嗜碱性，核圆形、染色质粗颗粒状，核仁不清楚，形似淋巴母细胞（图 3-13-44）。少部分分化差的原始巨核细胞可向巨核细胞过渡，胞体稍大，胞质丰富、弱嗜碱性或嗜酸性，核圆或扭曲、核仁不明显。粒、红系细胞极少见。

2. 高分化型　以胞体小、胞质少的幼稚巨核细胞增生为主。散在成熟巨核细胞，胞质稍丰富、嗜酸性，单个圆核和核分叶少。网状纤维不同程度增生或明显胶原纤维增生。

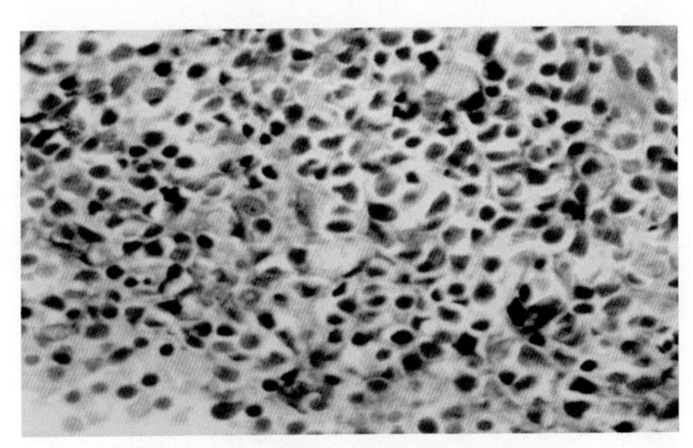

图 3-13-44　AML-M_7 骨髓活检塑料切片
（HGE 染色，×400）

【透射电镜】原始巨核细胞胞质细胞器少，表面成数个鼓槌样隆起。幼巨核细胞胞质稍多、含少量小的电子致密颗粒，胞核圆形，较规则，核仁不明显。血小板过氧化物酶（platelet peroxidase，PPO）染色示核膜和内质网呈阳性。

【免疫组化】CD61（GPⅢa）$^+$，FⅧ$^+$，vWF$^+$，MPO$^-$。CD61 可做石蜡切片免疫组化检测。

【鉴别诊断】主要与下述疾病鉴别。

1. 急性全髓细胞增殖症伴骨髓纤维化（acute panmyelosis with myelofibrosis，APMF）　三系（粒系、巨核系和红系前体细胞）皆增殖。AMKL 以原始巨核细胞增殖为主。免疫组化染色有助于 AMKL 与 APMF 的鉴别。

2. AML 伴骨髓增生异常相关性改变　主要依据是否存在多系细胞发育异常和遗传学特点鉴别。符合 AMKL 诊断标准的病例，若同时存在两系或两系以上细胞发育异常、发育异常细胞≥各自系列细胞的 50%，或是存在 MDS 相关的遗传学异常（参见第十六章骨髓增生异常性疾病），应诊断为 AML 伴骨髓增生异常相关性改变。

3. AML，微分化型（M_0）　ALL 分化差的 AMKL 形态学难以与 M_0 及 ALL 区分。借助免疫表型分析有助于鉴别。

4. 骨髓转移瘤　儿童腺泡样横纹肌肉瘤的骨髓转移可形似急性巨核细胞白血病。但前者肌源性标记，如 Desmin$^+$，不表达髓系标记。

（九）急性嗜碱性粒细胞白血病

急性嗜碱性粒细胞白血病（acute basophilic leukemia，ABL）是主要向嗜碱性粒细胞分化的 AML。可为原发性或继发于骨髓增殖性肿瘤（特别是由慢性粒细胞白血病急变而来）。罕见，占 AML<1%。

【骨髓细胞学】原始细胞增多（≥20%），中等大小，胞质含数量不等的粗大嗜碱性颗粒；胞核卵圆、圆形或双核叶，染色质分散（具有特征性），核仁明显、1~3 个（图 3-13-45）。通常很少见成熟嗜碱性粒细胞。红系前体细胞可发育异常。有些病例可见肥大细胞增多。

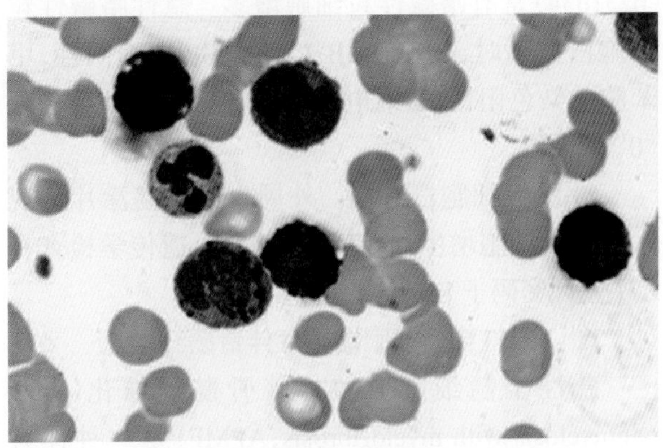

图 3-13-45　急性嗜碱性粒细胞白血病骨髓涂片
（瑞氏染色，×1 000）

【透射电镜】嗜碱性粒细胞胞质含有致密电子颗粒物质，呈“θ”特征或含有结晶状排列物质呈卷曲或薄片状。

【细胞化学】甲苯胺蓝染色阳性，酸性磷酸酶染色通常呈弥漫性阳性，有些病例 PAS 染色呈块状阳性（图 3-13-46）。MPO、SBB、CAE、NSE 均为阴性。

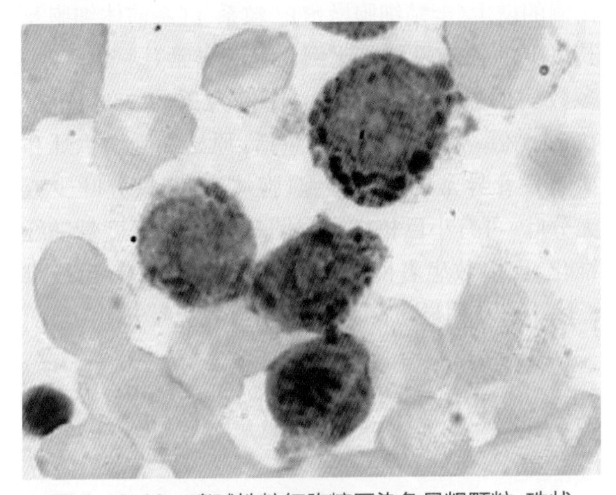

图 3-13-46　嗜碱性粒细胞糖原染色呈粗颗粒、珠状
（骨髓涂片，PAS 染色，×1 000）

【骨髓活检】增生极度活跃（≥80vol%），中等大小的原始细胞成簇或片状增生，正常造血细胞成分显著减少，骨髓活检切片中不见（制片原因所致）骨髓涂片显现的胞质嗜碱颗粒。常有程度不同的纤维组织增生。部分病例呈现核卵圆的梭形肥大细胞增生，分布于骨小梁旁，常伴明显的纤维化。

【免疫表型】嗜碱颗粒 CD34、HLA-DR、CD13、

CD33、CD15、CD123、CD203c、CD11c 通常为阳性。CD117 为阴性。

【鉴别诊断】本病主要与下述疾病鉴别。

1. AML 伴嗜碱性粒细胞增多 AML 伴 t(6;9)(p23;q34)常有嗜碱性粒细胞增多。急性嗜碱性粒细胞白血病时，MPO、SBB、CAE、NSE 均为阴性，甲苯胺蓝染色阳性，透射电镜显示嗜碱性粒细胞显现“θ”型颗粒。

2. 肥大细胞白血病 外周血和骨髓涂片呈现大量肥大细胞增生，瘤细胞 CAE(+)，遗传学检查有 *KIT* 基因密码子 816 点突变。

(十) 急性全髓细胞增殖症伴骨髓纤维化

急性全髓细胞增殖症伴骨髓纤维化(acute panmyelosis with myelofibrosis，APMF)是一种伴有骨髓原始细胞增多和纤维化的急性全髓细胞(粒系、红系、巨核系)(≥80vol%)增殖症，造血细胞可发育异常，但不足以诊断 AML 伴骨髓增生异常相关性改变。本病罕见。

【骨髓细胞学】骨髓穿刺常不成功。骨髓印片可见原始细胞增多和发育异常的巨核细胞。

【骨髓活检】急性白血病常见骨髓增生极度活跃(≥80vol%)，粒系、红系、巨核系三系细胞均不同比例的增生(全髓细胞增殖)。粒系、红系前体细胞及其以下的各阶段细胞比例无显著异常(图 3-13-47)。多数病例原始细胞所占的比例为 20%~25%(中位数 22.5%)。特征性的改变包括：原始细胞增生灶和显著发育异常的巨核细胞(胞体小，胞核分叶少或无分叶，可有小巨核细胞)(图 3-13-48)；轻度骨髓纤维化，大多数患者网状纤维增多(+++)并有粗纤维(图 3-13-49)，明显的胶原纤维增生不常见(图 3-13-50)。

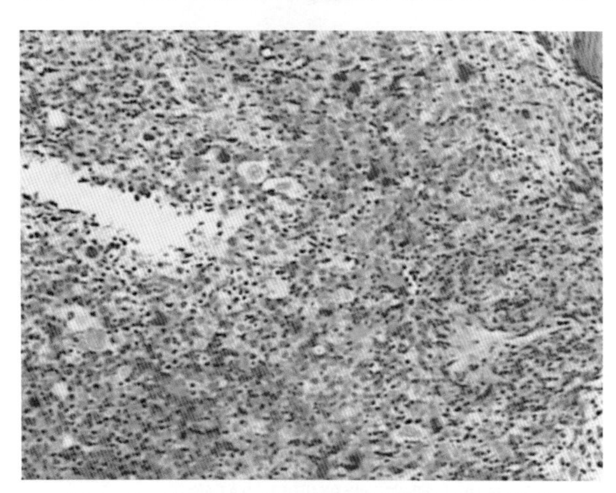

图 3-13-47 急性全髓细胞增殖症伴骨髓纤维化骨髓活检(塑料包埋，×100)

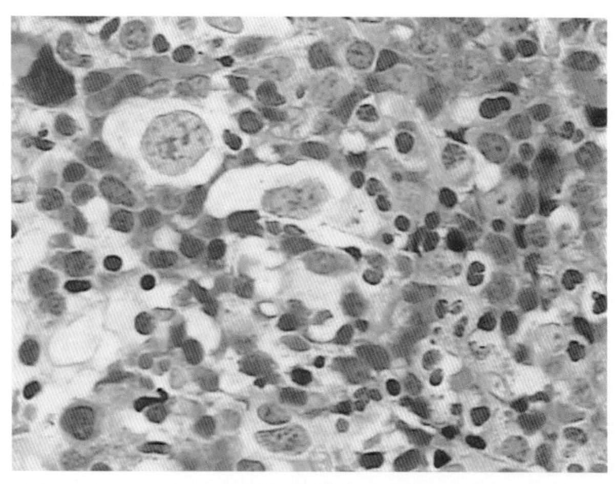

图 3-13-48 急性全髓细胞增殖症伴骨髓纤维化骨髓活检(图 3-13-47 放大，塑料包埋切片，HGE 染色，×400)

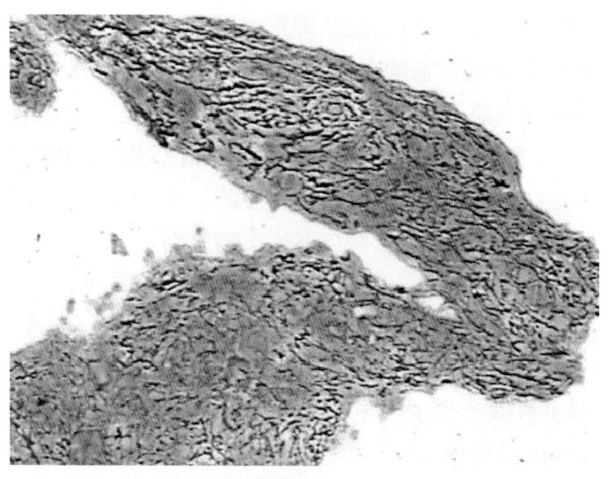

图 3-13-49 急性全髓细胞增殖症伴骨髓纤维化，骨髓活检，塑料包埋切片，网状纤维(+++)(×100)

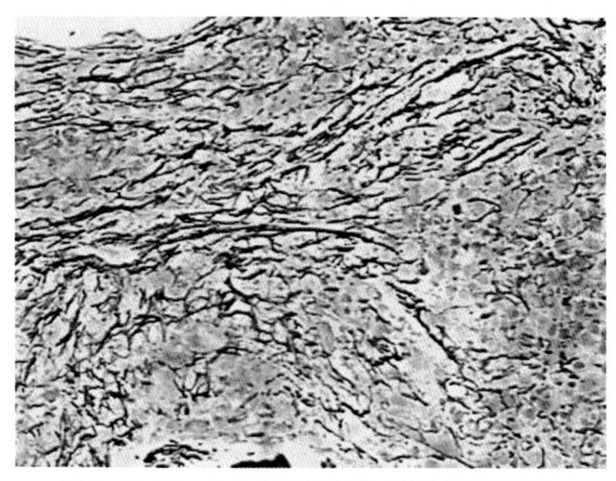

图 3-13-50 急性全髓细胞增殖症伴骨髓纤维化(图 3-13-49 放大，×400)

【活检免疫组化】$CD34^+$ 的原始细胞增多，成簇或灶性分布。原始细胞不同程度地表达髓系(MPO^+、$Lysozyme^+$)和红系(GPA^+，HA^+)相关抗原，偶尔表达巨核细胞相关抗原($CD41^+$，$CD61^+$)。免疫

组化染色 $CD42b^+$、$CD61^+$ 易于识别发育异常的巨核细胞。

【鉴别诊断】主要与下述疾病鉴别。

1. 急性原巨核细胞白血病（M_7）　原始细胞主要为原巨核细胞，免疫组化染色为 $CD42b^+$、$CD61^+$。APMF 的原始细胞具有异质性，表达粒、红系细胞标记（MPO、GPA），多不表达巨核细胞标记（CD42b、CD61）。

2. 原发性骨髓纤维化（PMF）　APMF 与 PMF 的鉴别见表 3-13-1。

表 3-13-1　原发性骨髓纤维化与急性全髓细胞增殖症伴骨髓纤维化的鉴别

	原发性骨髓纤维化	急性全髓细胞增殖症伴骨髓纤维化
病程	慢性	急性
脾大	常见（>90%），多较显著	无或轻度肿大
血象	多有白细胞增多和 / 或血小板增多	全血细胞减少
成熟红细胞	大小不等，常见泪滴样红细胞	无或轻微异型，无泪滴样红细胞
增生的细胞系列	粒系及巨核系增生为主	全髓细胞增殖
原始细胞	少，成簇分布	多，灶性分布
巨核细胞	染色质密集，核扭曲	核染色质松散，分叶少或不分叶

3. 难治性贫血伴原始细胞过多（RAEB）继发骨髓纤维化　可三系增生、原始细胞增多伴巨核细胞发育异常；发病常较缓和，少有发热和骨痛；骨髓组织中巨核细胞和原始细胞所占的比例低于 APMF。

（十一）低增生性急性髓系白血病

低增生性急性髓系白血病（hypoplastic acute myeloid leukemia，HAML）是指就相应年龄而言，骨髓增生程度减低的 AML。多与化学毒物、放化疗有关，并非独立的疾病。文献中有关 HAML 的诊断标准不一致，增生程度为 5%~40%，2001 年 WHO 规定的增生程度为<20%。约占 AML 的 10%。

【骨髓细胞学】增生减低。原始细胞增多，散在分布。

【骨髓活检】骨髓增生极度低下或较低下（<10vol%~25vol%），脂肪细胞增多，脂肪细胞之间主要为原始细胞增生，呈散在、成簇或小灶性分布。偏成熟的粒、红系细胞少见。多数病例巨核细胞明显减少；少数病例巨核细胞不减少，伴有发育异常（胞体小，分叶少）。淋巴细胞、浆细胞、组织细胞等非造血细胞少见。无明显含铁血黄素沉着。部分病例伴有纤维化。国外报道的本病主要类型为 AML-M_0、AML-M_1、AML-M_2、AML-M_6。笔者见过的病例中以 AML-M_{5b} 多见（图 3-13-51）。

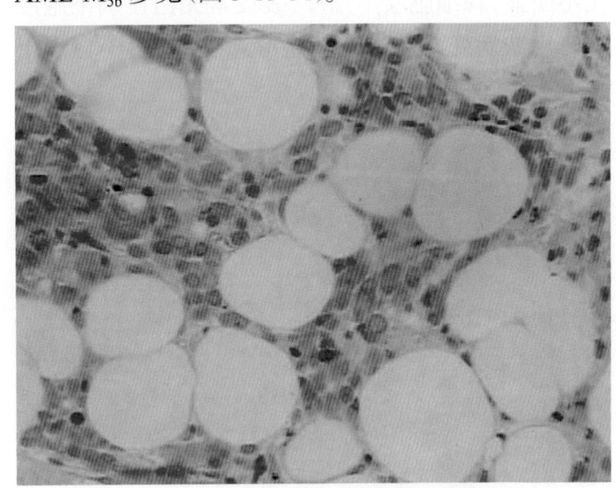

图 3-13-51　低增生性急性髓系白血病，塑料包埋切片（×400）

【鉴别诊断】主要与下述疾病鉴别。

1. 再生障碍性贫血　骨髓活检有助于与 HAML 鉴别（表 3-13-2）。

表 3-13-2　再生障碍性贫血与低增生性急性髓系白血病的病理组织学鉴别

	再生障碍性贫血	低增生急性髓系白血病
细胞成分	偏成熟粒红系细胞为主	以幼稚细胞为主，成熟细胞很少见
非造血细胞	易见	少见
含铁血黄素	易见	无或很少
纤维化	无	可有
网状纤维染色	阴性	阳性

2. 低增生性骨髓增生异常综合征(MDS) 低增生性MDS和HAML的原始细胞均增多。MDS的细胞成分较杂,原始细胞<20%,易见偏成熟阶段造血细胞,HAML的原始细胞≥20%,细胞成分较单一。

(十二) 先天性白血病

先天性白血病(congenital leukemia,CL)是指发生在出生后4周之内的白血病,出生时可有或无白血病的表现。罕见,占全部儿童白血病的比例<1%,男性稍多见。发病机制尚不清楚,有关因素包括:①先天性遗传缺陷,如Down综合征(21-三体综合征)、Bloom综合征(侏儒面部毛细管扩张综合征)、Fanconi贫血、神经纤维瘤1型等;②父母接触有毒化学物质、放射线、服用某些药物和环境污染等。

【骨髓活检】骨髓活检表现为急性白血病的骨髓病变,白血病细胞呈弥漫性、单一性增生。最常为AML,其次为ALL。单发或多发性皮肤结节的HE染色切片呈现单一性幼稚细胞浸润真皮全层,表皮角化不明显,棘细胞层不增厚,表皮常无白血病细胞浸润。皮肤病变与髓细胞肉瘤形态类似(图3-13-52),也可形似皮肤淋巴瘤。

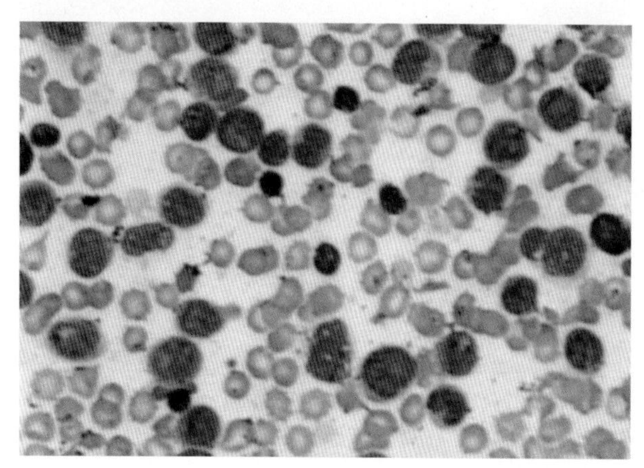

图3-13-52 先天性白血病($AML-M_1$)骨髓涂片(瑞氏染色,×1 000)

【免疫表型】白血病细胞除表达相应类型(粒系、单核系、红系、巨核系、淋巴系)抗原外,常呈$HLA-DR^+$、$CD10^-$。此外,常见抗原系列交叉表达(AML表达淋系抗原,ALL表达髓系抗原)。

【鉴别诊断】主要与下述疾病鉴别。

1. 类白血病反应 感染、溶血和缺氧引起外周血白细胞增多,血涂片中可见幼稚细胞。结合骨髓涂片及活检中幼稚细胞增生比例、细胞化学、免疫表型和遗传学检测等有助于诊断本病。

2. 过渡性髓系增生异常(TAM) 也称为过渡性骨髓增殖疾病(TMD),见于Down综合征,与AMKL($AML-M_7$)病变相同。多数病例经几周至3个月可自发缓解,约30%转化为AMKL。遗传学异常为21-三体。TAM的临床表现和形态学改变难与先天性白血病区分,主要根据病史和密切随访进行鉴别。

3. "蓝莓松饼"样婴儿的皮肤病变应与横纹肌肉瘤、神经母细胞瘤和朗格汉斯细胞组织细胞增生症的Letterer-Siwe病等鉴别。皮肤活检的免疫组化染色显示,CL的白血病细胞表达造血细胞标记,不表达肌源性和神经源性标记。Letterer-Siwe病常见于婴幼儿,皮肤病变为淡红色斑丘疹,光镜下表现为小淋巴细胞、组织细胞、少数巨噬细胞和嗜酸性粒细胞增生背景,增生的朗格汉斯细胞胞核呈椭圆或葵花子样,有纵向核沟;免疫组化染色呈S-100蛋白和CD1a阳性;电镜显示胞质含Birbeck颗粒。

【未来展望】多年以来,由于受限于各地人才和设备的限制,骨髓病理学诊断未能在血液系统疾病尤其是血液肿瘤的诊断和鉴别诊断中发挥应有的作用。骨髓病理学和骨髓细胞学诊断能发挥不同的特点和优势,为提高血液系统疾病的诊断效能和准确性作出贡献。随着包括二代测序在内的新技术、新方法层出不穷,经典的骨髓病理学诊断仍将具有其不可替代的作用,在某些血液系统疾病的诊断中,仍具有决定性的作用。将经典的骨髓病理学与分子病理学、二代测序等新技术、新方法结合起来,将不断地开拓和发展血液病理学在血液系统疾病中新的作用和价值,进一步提高本类疾病的诊断准确性和水平。

(陈辉树)

参考文献

[1] 陈辉树,主编. 骨髓病理学. 北京: 人民军医出版社, 2010.

[2] 叶向军, 卢兴国. 2016年更新版《WHO造血和淋巴组织肿瘤分类》之髓系肿瘤和急性白血病修订解读. 临床检验杂志, 2016, 34 (9): 686-689.

[3] JEREMIAS I, SCHEWE DM. Characteristics and therapeutic targeting of minimal residual disease in childhood acute lymphoblastic leukemia. Adv Exp Med Biol, 2018, 1100: 127-139.

[4] DIGIUSEPPE JA, CARDINALI JL. Immunophenotyping of acute lymphoblastic leukemia. Methods Mol

Biol, 2019, 2032: 297-310.

[5] CRUISE MW. Immunohistochemistry in acute myeloid leukemia. Methods Mol Biol, 2017, 1633: 33-49.

[6] PERCIVAL ME, LAI C, ESTEY E, et al. Bone marrow evaluation for diagnosis and monitoring of acute myeloid leukemia. Blood Rev, 2017, 31 (4): 185-192.

[7] RILEY RS, WILLIAMS D, ROSS M, et al. Bone marrow aspirate and biopsy: a pathologist's perspective. II. interpretation of the bone marrow aspirate and biopsy. J Clin Lab Anal, 2009, 23 (5): 259-307.

[8] BEHDAD A, BAILEY NG. Diagnosis of splenic B-cell lymphomas in the bone marrow: a review of histopathologic, immunophenotypic, and genetic findings. Arch Pathol Lab Med, 2014, 138 (10): 1295-1301.

第2节 白血病的基因学诊断与评估

一、急性淋巴细胞白血病

(一) ALL 发病相关的基因学异常

1. 遗传综合征 一些遗传综合征与ALL的发生相关，如唐氏综合征、神经纤维瘤病、布卢姆综合征、范科尼贫血、毛细血管扩张性共济失调综合征、Li-Fraumeni综合征、结构性错配修复缺陷等。

2. 等位基因 基因组关联分析发现一些与儿童ALL发生相关的胚系基因多态性位点，例如 *ARID5B*、*GATA3*、*IKZF1*、*CDKN2A*、*CDKN2B*、*CEBPE*、*PIP4K2A* 和 *TP63*。

3. 具有高外显率的胚系变异 在一些家族性ALL患者中发现 *PAX5* 基因 S183G 突变，可降低PAX5的活性。在同时患有血小板减少症和ALL的家系中，鉴定出 *ETV6* 的胚系突变；此外，在ALL缓解期的样本中也发现大约1%的患者存在 *ETV6* 的变异，这些变异可能与ALL的发生相关。研究显示，*TP53* 的致病性胚系变异与ALL的发生相关，且携带者通常发病年龄较大，ALL患者表现为低二倍体，EFS和OS较差，易发生第二肿瘤。

(二) ALL 诊断分型相关的基因改变

随着分子检测技术的进步，近年来发现了许多和ALL相关的基因学异常，并且这些异常对ALL临床的诊断和评估具有重要意义(表3-13-3)。在WHO ALL分类(2016版)中，已将多种染色体/基因异常列为独立的分类指标。

1. t(9;22)(q34.1;q11.2);*BCR-ABL1*(Ph⁺) 该易位的发生率为3%，常见于年龄大的B-ALL患儿，形成的融合基因具有酪氨酸激酶活性。根据 *BCR* 基因的断裂点不同，可分为m-BCR(p190)、M-BCR(p210)、u-BCR(p230)三种。在儿童 *BCR-ABL1*⁺ 的ALL

表 3-13-3 常见 ALL 基因融合的分型和预后

基因异常	危险度	预后
BCR-ABL1	高危	伊马替尼，5年EFS为70%
KMT2A 重排	高危	不良
ETV6-RUNX1	标危	良好
IL3-IGH	—	不明确
TCF3-PBX1	中危	良好
TCF3-HLF	高危	不良
BCR-ABL1 样	中、高危	提高治疗强度可改善
iAMP21	高危	提高治疗强度可改善
IKZF1 基因缺失	高危	结合其他伴随异常，预后不同
ZNF384 基因重排	中、高危	无独立预后意义
MEF2D 基因重排	高危	-BCL9预后差，其他型高危5年EFS为72%
DUX4 基因重排	—	预后良好
PAX5 基因扩增	—	预后差，5年EFS为49%
SPI1 基因重排	高危	预后差

病例中，p190 约为 60%~80%，p210 约为 20%~30%，p230 非常罕见。p190 刺激细胞增殖的能力比 p210 强，同时可有 Src 激酶通路的激活，病情发展快、恶性程度更高。曾经，该型患者的预后非常差，特别是临床表现为高白细胞或者早期治疗反应不佳的患者，随着酪氨酸激酶抑制剂的使用，患者的预后得以显著改善，美国 COG 的研究结果显示，患者 5 年 EFS 达到 70%。

2. t(v;11;q23.3)；*KMT2A*(*MLL*) 基因重排　见于 5% 的儿童 ALL 和 80% 的婴儿 ALL。其中 t(4;11)(q21;q23) 是最常见的 *KMT2A* 易位，见于 1%~2% 的 ALL，该亚型患儿更易发生中枢神经系统白血病，对治疗不敏感。婴儿 *KMT2A* 重排患者，无论与何种伙伴基因发生易位，均预后不良，并且该型患者几乎无其他的基因学异常。*KMT2A-ENL* 患者可见于 B-ALL 和 T-ALL，其中大年龄的 T-ALL 患儿预后较好。此外，*KMT2A* 基因缺失不是预后不良的因素。

3. t(12;21)(p13.2;q22.1)；*ETV6-RUNX1*(*TEL-AML1*)　在儿童 BCP-ALL 中的发生率为 25%，常发生于 2~9 岁的患儿，t(12;21)(p13.2;q22.1) 在染色体核型分析中无法辨识，只能通过 FISH 法来检测。具有该型易位的患者预后良好，但晚期复发的比例高于其他类型 B-ALL。复发的 *ETV6-RUNX1*$^+$ 患儿的预后也优于其他复发患者。

4. t(5;14)(q31.1;q32.3)；*IL3-IGH*　在 WHO 分类(2016 版)中，将该型白血病作为一个独立的类型。*IGH* 基因与 *IL3* 基因启动子区发生易位，引起 IL-3 的异常表达，该易位也可见于高嗜酸患者，但由于在儿童 ALL 中的病例数很少，因此与预后的关系尚不明确。

5. t(1;19)(q23;p13.3)；*TCF3-PBX1*　儿童 ALL 中的发生率约为 5%，t(1;19) 可以是平衡易位，也可以是非平衡易位，与胞质 Ig 阳性相关，预后普遍较好。

6. t(17;19)(q22;p13)；*TCF3-HLF*　儿童 ALL 中的发生率不足 1%，临床表现为高钙血症和弥散性血管内凝血，预后极差，该型白血病的高通量测序分析发现，存在 B 细胞发育相关基因及 RAS 通路基因缺失，如 *PAX5*、*BTG1*、*VPREB1*、*NRAS*、*KRAS* 和 *PTPN11*。

7. *BCR-ABL1* 样(Ph 样)　基因表达谱与 *BCR-ABL1*$^+$ 相似，但无该易位的患者。大约见于 10%~20% 的儿童 ALL，随着年龄增长发病率增加，常伴有 *IKZF1* 基因缺失或突变。回顾性临床研究显示，Ph 样患者的预后不良，NCI 高危的 Ph 样儿童和青少年患者，5 年 EFS 分别为 58% 和 41%，NCI 标危的 Ph 样 ALL 的 EFS 为 82%，也低于非 Ph 样标危 ALL 的 92%。应用基于微量残留病(minimal residual disease，MRD)的危险度分层治疗可改善 Ph 样 ALL 的预后。

Ph 样 ALL 的特征是激酶信号激活，其中 50% 具有细胞因子受体 *CRLF2* 基因改变，且这些患者中有 1/2 伴有 *JAK* 突变。其中，*IgH-CRLF2* 和 *P2RY8-CRLF2* 可引起 CRLF2 过表达。在 *IKZF1* 基因缺失、*JAK* 突变以及唐氏综合征患者中，常见 *CRLF2* 的基因异常。除了 JAK1 和 JAK2 以外，其他激酶的点突变在 CRLF2 过表达的病例中并不常见。回顾性研究结果显示，CRLF2 异常可能是预后不良的因素，但是很多研究并未发现其独立预后价值。此外，是 CRLF2 过表达还是其基因学异常更具有临床意义，目前还存在争议。

另一些 Ph 样 ALL 具有涉及激酶基因的易位，包括 *ABL1*、*ABL2*、*CSF1R*、*JAK2* 和 *PDGFRB*，可应用酪氨酸激酶抑制剂进行治疗。除了 *JAK1* 和 *JAK2* 基因突变外，其他激酶的点突变并不常见。

此外，大约 9%Ph 样 ALL 病例具有 *EPOR* 基因重排，该重排可导致截短的 EPOR 受体过表达，EPOR 的 C 端丢失，该区域是原发性家族性先天性红细胞增多症突变的区域，这一区域可调控 EPOR 的稳定性；而残余的 EPOR 可激活 JAK-STAT 信号通路，并促进白血病的发展。

8. 染色体 21 内部扩增(iAMP21)　大约在 2% 的 BCP-ALL 患者中存在，中位发病年龄为 10 岁，引起 *RUNX1* 基因拷贝数增加，临床表现为白细胞常低于 50×10^9/L，诱导结束时的 MRD 水平较高。英国 UK-ALL 研究组报道，早期治疗方案中 iAMP21 患者的 5 年 EFS 仅为 29%，后期采用高危方案治疗，5 年 EFS 可达 78%。美国 COG 协作组也报道提高治疗强度后，iAMP21 患者的预后与其他类型无差异。

9. *IKZF1* 基因缺失　*IKZF1* 基因缺失见于 15% 的 BCP-ALL，可以是全基因的缺失，也可以是部分结构域。ALL 中，还可见 *IKZF1* 失活性点突变。该型患者的年龄较大，白细胞较高，常见于 *BCR-ABL1*$^+$、唐氏综合征 ALL、*CRLF2* 基因异常及 Ph 样 ALL。*IKZF1* 基因缺失患者预后差，且是独立的预后不良因素。但是，其对预后的影响也受不同基因亚型影响，如对于 *ERG* 缺失患者，*IKZF1* 缺失无预后价值。意大利 AIEOP 和德国 BFM 协作组的研究结果中，*IKZF1* 基因缺失只有在诱导结束时高 MRD 患者及同时存在 *CDKN2A*、*CDKN2B*、*PAX5* 或 *PAR1* 基因异常时，才是预后不良的因素。此外，新加坡在采用高强度化疗方案后，*IKZF1* 缺失患者的预后得到提升。

10. *ZNF384* 基因重排　ZNF384 是一个转录因子，该基因重排在儿童 B-ALL 中的发病率为 5%，已报道存在多种伙伴基因，包括 *ARID1B*、*CREBBP*、*EP300*、*SMARCA2*、*TAF15* 和 *TCF3*。无论和哪个基因发生重排，*ZNF384* 重排患者都具有特异的基因表达谱。该基因重排不具有独立预后意义，B-ALL 患者的免疫表型中 CD10 弱表达或者无表达，常具有 CD13 和 / 或 CD33 的表达。在混合表型白血病中也发现具有 *ZNF384* 重排，但是还不清楚这些病例与 *ZNF384* 重排的 B-ALL 的异同。

11. *MEF2D* 基因重排　MEF2D 是转录因子，在 B 细胞发育过程中表达，该基因重排约占 4% 的儿童 ALL，最常见 *MEF2D-BCL9*。由于 *MEF2D* 和 *BCL9* 均位于 1q21，故传统细胞遗传学检查无法发现该易位，该亚型患者复发风险很高，且对化疗反应不敏感，是一个预后不良的标志。除了 *MEF2D-CSFR1* 具有 Ph 样基因表达谱外，其他 *MEF2D* 重排病例具有特异的基因表达谱。*MEF2D* 重排患者的发病年龄大多在 12~14 岁，利用高危方案治疗的患者，5 年 EFS 可达 72%。

12. *DUX4* 基因重排　大约 5%~10% 的儿童 BCP-ALL 患者具有 *DUX4* 基因重排，并导致该基因的过表达。15 岁以上青少年的发生率约为 10%，最常见的重排类型是 *IGH-DUX4*，并可同时伴有 *ERG-DUX4* 融合。大约 1/2 的 *DUX4* 重排病例具有 *ERG* 基因的局灶性内部缺失，而这种基因异常未见于其他类型的 ALL，且与 *DUX4* 重排患者特异的基因表达谱有关。此外，约 40% 的 *DUX4* 重排患者具有 *IKZF1* 基因异常。但是，即使存在 *IKZF1* 基因异常，*DUX4* 重排患者的 OS 也可达 90% 以上。

13. *PAX5* 基因扩增　见于 1% 的 B-ALL，患者常常无其他白血病驱动性基因改变，5 年 EFS 为 49%，OS 为 67%，提示预后差于其他类型 ALL。

14. T-ALL　T-ALL 中存在多种染色体易位，引起靶基因的异常表达。编码转录因子的基因，如 *TAL1*/*TAL2*、*LMO1*/*LMO2*、*LYL1*、*TLX1*、*TLX3*、*NK2-1*、*HOXA*、*MYB*，和 T 细胞受体或其他基因发生融合，导致白血病细胞中这些转录因子的异常表达。传统的细胞遗传学很难发现这些易位，可通过 FISH 或者 PCR 方法来检测。*TAL1* 基因上有非编码区的突变，可激活 *TAL1* 转录，并诱发 T-ALL。

T-ALL 中也存在由于基因融合而形成的嵌合蛋白，如 *NUP214-ABL1*，见于 4%~6% 的 T-ALL。此外，*ABL1* 还有 *ETV6*、*BCR*、*EML1* 等伙伴基因，这些患者是否能采用酪氨酸激酶抑制剂来治疗，仍需要进一步的临床观察。*SPI1* 融合见于 4% 的 T-ALL，伙伴基因包括 *STMN1* 和 *TCF7*，该型患者预后极差。其他 T-ALL 中常见的融合还包括 *MLLT10*、*KMT2A* 和 *NUP98* 等。

T-ALL 中 *NOTCH1* 和 *FBXW7* 基因突变常可引起 NOTCH1 信号通路激活，*NOTCH1* 和 *FBXW7* 突变分别见于 50%~60% 和 15% 的 T-ALL。*NOTCH1*/*FBXW7* 和预后的相关性，受 *RAS* 和 *PTEN* 基因改变的影响。法国成人 T-ALL 中的研究显示，*NOTCH1*/*FBXW7* 突变且 *RAS* 和 *PTEN* 基因野生型者预后良好，而 *PTEN* 或 *RAS* 突变者，无论 *NOTCH1*/*FBXW7* 是否突变，患者治疗失败的风险增高。但是，这一结论尚需其他研究证实。

【未来展望】精准医学时代，ALL 危险度分层在患者治疗方案的选择中发挥了重要作用。但是，目前仍未明了基因组特征是如何影响白血病对化疗药物的反应，且临床尚缺乏有效的分子靶向治疗，因此，需要同时进行基因组检测与 MRD 评估。此外，还需要进行肿瘤易感的胚系基因变异检测，不仅可以为患者和其家族成员提供一些提示，今后还可以对其实施针对性的预防措施，以降低 ALL 的发生率。

二、急性髓系白血病

（一）AML 发病相关的基因学异常

AML 的发生常与遗传性、获得性或者家族性的一些肿瘤易感综合征相关。这些疾病中存在的染色体不平衡或者不稳定，DNA 修复缺陷，细胞因子受体或者信号转导通路活性改变，以及蛋白合成改变，常与 AML 的发生相关。

1. 遗传综合征　如唐氏综合征、家族性 7 单体、范科尼贫血、先天性角化不良、布卢姆综合征、神经纤维瘤病 Ⅰ 型、努南综合征、严重先天性中性粒细胞减少症、Shwachman-Diamond 综合征、先天性纯红细胞再生障碍性贫血、先天性无巨核细胞性血小板减低症、*CBL* 胚系综合征、Li-Fraumeni 综合征等与 AML 的发生相关。

2. 获得性综合征 严重再生障碍性贫血、阵发性夜间血红蛋白尿、无巨核细胞性血小板减少症、获得性单体 7 等疾病与 AML 的发生相关。

3. 家族性 MDS 和 AML 综合征 家族性血小板异常，存在 *RUNX1* 基因胚系突变，具有发展为 AML 的倾向，具有 *GATA2* 胚系突变的家族性 MDS 和 AML 综合征、*CEBPA* 胚系突变的家族性 MDS 和 AML 综合征，如先天性隐性角化不良的 *TERC* 或 *TERT* 基因突变引起的端粒生物学改变。

此外，AML 的易感性发生还与非遗传性综合征基因改变相关，如 *IKZF1* 基因的一个纯合多态性，与婴儿 AML 的发病风险相关。

（二）AML 分型相关的基因改变

WHO 分型（2016 版）不仅推荐将细胞遗传学 / 基因学改变应用到 AML 的诊断和分型中，还将其与患者的预后相联系。其中，t(8;21)、inv(16)、t(15;17) 或 *KMT2A*(*MLL*) 易位的发生率约占儿童 AML 的 1/2，并被分类到具有重现性细胞遗传学异常中。WHO 分型标准（2016 版）将诊断 AML 的骨髓幼稚白血病细胞比例从 30% 降低至 20%。而对于具有重现性细胞遗传学异常的患者，不再强调骨髓最低幼稚白血病细胞比例的要求，即可诊断 AML。此外，WHO 的 AML 分型（2016 版）中，纳入了更多的对白血病诊断、分型和治疗相关的生物标记。而随着新技术的发展，AML 的分型还会继续演变，并为临床医生提供更多的预后和治疗指导。

儿童 AML 基因突变率低于成人，大多数患者每 100 万碱基中蛋白编码区的体细胞突变数低于 1 个。此外，两者突变累及基因也不同，如成人 AML 中常见基因突变涉及 *IDH1*、*IDH2*、*TP53*、*RUNX1* 及 *DNMT3A*，而儿童 AML 则更多见 *NRAS* 和 *WT1* 基因突变。

1. 染色体易位 / 融合基因

（1）t(8;21)(q22;q22.1)；*RUNX1-RUNX1T1*：21 号染色体上的 *RUNX1* 基因与 8 号染色体上的 *RUNX1T1* 基因发生融合，属于核心结合因子易位的一种，在儿童 AML 中的发生率约为 10%。该易位患者常常表现为 FAB 分型中的 M_2 型和粒细胞肉瘤，预后好于正常核型或者复杂核型的患者，其五年 OS 超过 70%。患者常具有特异性的第二种突变，激活酪氨酸受体信号通路，如 *NRAS*、*FLT3*、*KIT*。*KIT* 基因突变在约 1/4 *RUNX1-RUNX1T1*$^+$ 儿童 AML 中存在，成人 AML 中报道 *KIT* 突变的位置和比率与患者治疗失败风险增加相关，但在儿童 *RUNX1-RUNX1T1*$^+$ AML 中，未见 *KIT* 基因突变与预后的相关性。此外，该型患者还可伴有调控染色质构象改变的基因突变，如 *ASXL1* 和 *ASXL2*，但在成人和儿童 AML 中，*ASXL1* 和 *ASXL2* 突变与预后不相关。

（2）inv(16)(p13.1;q22) 或 t(16;16)(p13.1;q22)；*CBFB-MYH11*：16 号染色体短臂的倒位，使 *CBFB* 和 *MYH11* 基因融合，该易位也是核心结合因子易位的一种，在儿童 AML 中的发生率约为 7%~9%，常常表现为 FAB 分型中的 M_4Eo，患者预后良好，5 年 OS 可达 85%。

（3）t(16;21)(q24;q22)；*RUNX1-CBFA2T3*：16 号染色体的 *CBFA2T3* 与 8 号染色体上的 *RUNX1* 基因融合，其基因表达谱与 *RUNX1-RUNX1T1* 相似，在儿童 AML 中的发病率较低，约为 0.1%~0.3%，可见于继发白血病，预后较好，4 年 EFS 可达 77%。

（4）t(15;17)(q22;q21)；*PML-RARA*：该易位仅见于 APL，由于隐匿或者复杂核型也可引起 *PML-RARA* 融合，故在 WHO 分型（2016 版）标准中，不再强调 t(15;17) 细胞遗传学改变。目前，使用实时荧光定量聚合酶链反应（RQ-PCR）方法监测 *PML-RARA* 的水平，来评估治疗反应和预测早期复发。

（5）t(11;17)(q23;q21)；*PLZF-RARA*：该型易位的 APL 患者对全反式维 A 酸不敏感。

（6）*KMT2A*(MLL) 基因重排：*KMT2A* 基因重排见于 20% 的儿童 AML，包括鬼臼毒素治疗后的继发白血病，其中 50% 是 *KMT2A-MLLT3*，常与单核细胞分化相关，多见于 FAB 分型的 M_4 或 M_5 亚型，在 10% 的 AMKL 中也可见到 *KMT2A* 基因重排。*KMT2A* 重排初诊 AML 患儿的预后与其他类型相似，但是不同的融合伙伴基因间预后存在差异，具有 t(1;11)(q21;q23) 的患者预后良好，5 年 EFS 可达到 90% 以上。*KMT2A-MLLT3* 易位患者的预后还存在争议，而具有 *KMT2A-MLLT3* 的 AMKL 患者预后差于阴性患者，5 年 OS 分别为 20% *vs.* 50%。*KMT2A* 和 *AF10*、*ABI1*、*AF6*、*AF4* 等基因易位，则预后较差，5 年 EFS 均不到 30%。此外，细胞遗传学异常也可影响 *KMT2A* 重排患者的预后，如复杂核型和 19- 三体者预后不佳，而 8- 三体患者预后良好。

（7）t(16;21)(p11;q22)；*FUS-ERG*：该型融合基

因较少见，在儿童AML中的发生率约为0.3%，患者的中位发病年龄为8~9岁，与不良预后相关，4年EFS仅为7%，而累积复发率可达74%。

(8) inv(3)(q21.3;q26.2)或t(3;3)(q21.3;q26.2);*GATA2*，*MECOM*：该易位并不形成融合转录本，而是通过复位远端*GATA2*增强子激活*MECOM*的表达，同时引起*GATA2*单倍剂量不足。*MECOM*位于3q26，编码两个转录因子——EVI1和MDS1-EVI1，易位可导致*EVI1*的过表达。该型发生率在儿童AML中低于1%，与成人AML预后不良相关，但儿科的预后仍未明确。

(9) t(6;9)(p23;q34.1);*DEK-NUP214*：该型易位在儿童AML中的发生率不足1%，中位发病年龄10~11岁，约40%的易位患儿同时具有*FLT3*-ITD，与成人AML不良预后相关，儿童患者如未进行造血干细胞移植，治疗失败的风险增高。

(10) *NUP98*基因重排：*NUP98*基因可与20多种基因产生融合，*NUP98*易位患者的*HOXA*和*HOXB*基因高表达，提示干细胞表型。在儿童AML中*NUP98-NSD1*和*NUP98-KDM5A4*(*JARID1A*)是最常见的两种易位。*NUP98-NSD1*在儿童AML中的发生率为4%~7%，在核型正常的儿童AML中的发生率为15%，2岁以下患儿的发生率仅为2%，患儿表现为高白细胞，大部分同时具有*FLT3*-ITD，是独立的预后不良因素，复发率高，4年EFS约为10%。*NUP98-KDM5A4*在10%的AMKL中可见。

(11) t(7;12)(q36;p13)：7q36区域*MNX1*附近的不同位点发生断裂，与12号染色体上的*ETV6*基因融合。该易位在染色体核型分析中不易发现，需要FISH来明确。仅见于2岁以内的儿童AML，与*KMT2A*基因重排不同时存在，预后差。

(12) t(8;16)(p11;p13);*MYST3-CREBBP*：儿童AML中罕见该易位的发生，发病年龄较低，中位年龄为1岁多，为M_4/M_5表型，可见红细胞吞噬、白血病皮肤和弥散性血管内凝血。该型患儿预后与其他类型相似。新生儿中t(8;16) AML患儿大部分可自发缓解，但也可能在数月或者数年后复发。

(13) t(1;22)(p13;q13);*RBM15-MKL1*：该型易位仅见于*AMKL*，发生率约为10%，大部分为4~7个月的婴儿。具有该易位的患者5年EFS可达50%，与其他AMKL相似。也有报道在非唐氏综合征的AMKL中，该易位的患者4年OS可达70%，预后好于其他亚型。

(14) inv(16)(p13.3;q24.3);*CBFA2T3-GLIS2*：该型见于约1/4的AMKL，几乎均为非唐氏综合征型AMKL，中位发病年龄1岁，与不良预后相关，2年EFS不到20%。

2. 基因突变

(1) *NPM1*：NPM1蛋白参与核糖体蛋白的组装和转运，在细胞核内还可防止核仁蛋白的聚集。免疫组化法可以准确检测是否存在*NPM1*基因突变，突变患者的NPM1蛋白定位于胞质。突变者常为正常核型，无CD34的表达，在无*FLT3*-ITD突变的成人患者中，预后较好。但在儿童正常核型的AML中，*NPM1*突变比例较低，大约为8%，2岁以下患者不常见。具有该突变的正常核型儿童AML预后较好，但*NPM1*突变是否可以改善*FLT3*-ITD阳性儿童AML的不良预后，尚存在争议。

(2) *CEBPA*双等位基因突变：*CEBPA*基因突变存在于细胞遗传学正常的AML中，在儿童AML中发生率约为5%~8%，常见于正常核型的M_1或M_2中。*CEBPBA*双等位基因，而不是单一突变，与良好的预后相关，儿童AML *CEBPA*突变，约70%~80%为双等位基因突变，而其中又有5%~10%的双突变为胚系突变，故仍需检测该突变是否为胚系突变。

(3) *FLT3*：儿童AML中*FLT3*-ITD突变的发生率约为5%~10%，在10岁以下的患者中更低，远低于成人AML中30%的发生率。*FLT3*-ITD患者对预后的影响，还与同时存在的其他基因改变有关。如同时存在*FLT3*-ITD和*NUP98-NSD1*或*WT1*突变，则预后差于仅存在*FLT3*-ITD而无*NUP98-NSD1*或*WT1*突变的患者；如与*NPM1*突变同时存在，则预后相对较好，与其他儿童AML相近。此外，在成人AML中发现，两个等位基因都发生*FLT3*-ITD或者突变比率较高的患者预后不良，但在儿童AML中还未见报道。儿童AML中，也可见*FLT3*的激活性点突变，但其临床意义还不明确。在儿童和成人APL中，可见30%~40%的患儿存在*FLT3*-ITD或者*FLT3*点突变，突变者与APL中的细颗粒型变异和高白细胞高度相关，但突变对APL预后的影响仍不明确。

(4) *KIT*：*KIT*基因的突变率约为5%，但在CBF易位型AML中突变率可达40%。激活性*KIT*基因突变的存在与成人CBF-AML的预后不良相关，但是在儿童CBF-AML中，其与预后的关系仍不确定。

(5) *WT1*：WT1是锌指状转录因子，调控基因转录，在儿童 AML 中的突变率约为 10%，常见于正常核型和 *FLT3*-ITD 突变的患儿，但在<3 岁的患者中不常见。此外，携带 *NUP98-NSD1* 融合基因的 AML 患儿常同时具有 *FLT3*-ITD 和 *WT1* 基因突变，在多因素分析中，*WT1* 突变与患儿的预后不良相关，但是由于其常与 *NUP98-NSD1* 和 *FLT3*-ITD 同时存在，故仍不清楚 *WT1* 突变是否为独立的预后不良因素。在无 *FLT3*-ITD 的儿童 AML 研究中，*WT1* 基因突变患者的预后与野生型者无差异。

(6) *RAS*：儿童 AML 中 *RAS* 基因的突变率约为 20%~25%，*NRAS* 的突变比 *KRAS* 常见，但在 APL 中几乎无 *RAS* 基因突变。目前 *RAS* 基因突变与预后的关系尚未明确。

(7) *RUNX1*：*RUNX1* 基因突变在 WHO 分型 (2016 版) 指南中作为一个新的亚型被提出，其在成人 AML 中的发生率要高于儿童，且均与预后不良相关。

(8) *DNMT3A*：在儿童 AML 中几乎无 *DNMT3A* 基因突变，而在成人 AML 中 *DNMT3A* 的突变率约为 20%，常见于细胞遗传学中危组患者，而在良好核型的患者中不常见，是独立的预后不良因素。

(9) *IDH1/IDH2*：*IDH1* 和 *IDH2* 基因编码异柠檬酸脱氢酶，突变后形成的新酶可促进 α- 酮戊二酸转化为 2- 羟基戊二酸，引起 DNA 高甲基化。*IDH1/IDH2* 在成人 AML 中的突变率约为 20%，常见于 *NPM1* 基因突变患者，但在儿童 AML 中突变率仅为 0~4%，且无预后不良的提示。

(10) *CSF3R*：*CSF3R* 基因编码粒细胞集落刺激因子 (G-CSF) 受体，在 2%~3% 的儿童 AML 中可见 *CSF3R* 的激活性突变，引起 G-CSF 受体信号通路的增强，患者可同时存在 *CEBPA* 基因突变、*RUNX1-RUNXT1* 或 *CBFβ-MYH11* 易位。具有该突变的患儿与不具有的患者，在预后上没有差异。此外，携带 *CSF3R* 基因突变的重症先天性中性粒细胞缺陷患者较无该突变的患者，更易进展为 AML，且 *CSF3R* 和 *RUNX1* 基因突变具有协同促进作用。

(11) *GATA1*：*GATA1* 编码一个转录因子，在红细胞、巨核细胞、嗜酸性粒细胞和肥大细胞的发育中起作用。该基因突变见于大部分唐氏综合征伴有一过性髓系增生或 AMKL 的患者，也可见于 9% 的儿童非唐氏综合征型 AMKL。*GATA1* 基因突变后，下调胞苷脱氨酶的表达，从而使携带该基因突变的患者对含阿糖胞苷的化疗方案敏感。如果不存在其他不良预后指标，该型突变 AMKL 与良好预后相关。

表 3-13-4 AML 基因异常的预后

基因改变分类	基因
预后良好	*RUNX1-RUNX1T1*、*CBFB-MYH11*、*RUNX1-CBFA2T3*、*PML-RARA*、*KMT2A-AF1Q*、*RBM15-MKL1*、*NPM1* 突变、*CEBPA* 双等位基因突变、*GATA1* 突变
预后不良	*PLZF-RARA*、*KMT2A-MLLT3*、*KMT2A-AF10*、*KMT2A-ABI1*、*KMT2A-AF6*、*KMT2A-AF4*、*FUS-ERG*、*DEK-NUP214*、*NUP98-NSD1*、t(7;12)(q36;p13)、*CBFA2T3-GLIS2*、*FLT3*-ITD、*RUNX1* 突变

【未来展望】高通量测序技术的发展，将在 AML 诊治中获得越来越多的临床应用。基因学异常还将加深我们对 AML 生物学和病理学的认识。尽管 AML 突变负荷比其他肿瘤低，但其仍然是非常复杂的一类疾病。在 AML 患者中应用单细胞测序技术，将有助于阐明 AML 中复杂的生物学问题。关注 AML 主要的基因异常，开发新的治疗方法和药物，并应用到临床试验中，将会从根本上改变 AML 患者的预后。

（高 超）

参考文献

[1] TEACHEY DT, PUI CH. Comparative features and outcomes between paediatric T-cell and B-cell acute lymphoblastic leukaemia. Lancet Oncol, 2019, 20 (3): e142-e154.
[2] CHIARETTI S, MESSINA M, FOÀ R. BCR/ABL1-like acute lymphoblastic leukemia: How to diagnose and treat？ Cancer, 2019, 125 (2): 194-204.
[3] PUI CH, NICHOLS KE, YANG JJ. Somatic and germline genomics in paediatric acute lymphoblastic leukaemia. Nat Rev Clin Oncol, 2019, 16 (4): 227-240.
[4] HEIKAMP EB, PUI CH. Next-generation evaluation and treatment of pediatric acute lymphoblastic leukemia. J Pediatr, 2018, 203: 14-24. e2.
[5] WENZINGER C, WILLIAMS E, GRU AA. Updates

in the pathology of precursor lymphoid neoplasms in the revised fourth edition of the WHO classification of tumors of hematopoietic and lymphoid tissues. Curr Hematol Malig Rep, 2018, 13 (4): 275-288.

[6] ARBER DA. The 2016 WHO classification of acute myeloid leukemia: What the practicing clinician needs to know. Semin Hematol, 2019, 56 (2): 90-95.

[7] CAI SF, LEVINE RL. Genetic and epigenetic determinants of AML pathogenesis. Semin Hematol, 2019, 56 (2): 84-89.

[8] JUNG J, CHO BS, KIM HJ, et al. Reclassification of acute myeloid leukemia according to the 2016 WHO classification. Ann Lab Med, 2019, 39 (3): 311-316.

[9] OBROCHTA E, GODLEY LA. Identifying patients with genetic predisposition to acute myeloid leukemia. Best Pract Res Clin Haematol, 2018, 31 (4): 373-378.

[10] BACHER U, SHUMILOV E, FLACH J, et al. Challenges in the introduction of next-generation sequencing (NGS) for diagnostics of myeloid malignancies into clinical routine use. Blood Cancer J, 2018, 8 (11): 113.

第3节　淋巴瘤的病理学诊断

一、淋巴组织增生性疾病的样本类型及其特点

淋巴组织分布广泛，概括起来可分为中枢淋巴组织及外周淋巴组织。前者包括骨髓及胸腺，是淋巴细胞成熟的场所，后者主要包括淋巴结、脾脏及黏膜相关淋巴组织等，是淋巴细胞执行免疫功能的主要场所。人体执行免疫功能的活性细胞除T、B淋巴细胞外，还有NK细胞、组织细胞及树突状细胞等。由免疫活性细胞构成的淋巴组织结构特殊，各种原因导致免疫功能的变化，都可使上述细胞发生不同程度的反应性增生，导致正常淋巴组织结构的变化。同样，由淋巴细胞恶性增生导致的淋巴瘤也可使正常淋巴组织结构改变甚至完全破坏。

淋巴组织增生性疾病的病理诊断及鉴别诊断是临床病理诊断中的难中之冠，对病理样本及其处理过程要求较高。淋巴组织增生性疾病的常见标本类型有淋巴结完整切除、部分活检、空心针穿刺、骨髓涂片或粗针穿刺标本。

1. 淋巴结切取标本　淋巴结活检部位的选择应尽量避开腹股沟淋巴结，因为该处淋巴结易受慢性感染的影响。颈部及腋下淋巴结较为合适。在同一部位有多个淋巴结肿大时，宜取最大、病变最明显者，而不宜取周边较小淋巴结。后者很可能因没有病变或病变不明显导致阴性结果。

其次，取材时切勿用手术钳钳取组织，以免组织受到挤压，尽量用手术刀切取完整淋巴结。如因包块过大或粘连血管，仅可取部分组织时，应用锋利的手术刀，切取直径≥0.5cm的组织块。切忌取成小碎块，以免影响诊断。淋巴结活检组织学切片HE染色结构见图3-13-53A。

切取的组织经过病理医师检查，并描写后进行分切，首先保证足够的病理检查组织，然后留送细胞形态、流式细胞仪（flow cytometry，FCM）、分子检测等需要的组织，如果足够大，可以冻存供科研使用。送检病理检查的组织立即放入10%的中性甲醛固定液，送病理科。固定液的量应是组织体积的5~10倍，不可用乙醇固定。如果淋巴结被膜较厚，可以再切成0.2~0.3cm的薄片，以保证组织得到充分固定。固定时间至少12小时。

2. 淋巴结空心针穿刺标本　细针穿刺涂片用于淋巴组织增生性疾病的诊断已被否定。影像引导下的空心针穿刺近年来应用广泛，给传统的病理学医师带来较大的困难。这就对病理医生的理论知识及实践经验要求很高，要借鉴辅助技术如抗体的合理选择，对FCM技术熟悉，这样也可以获得理想的诊断。空心针穿刺活检HE染色结构见图3-13-53B。

3. 骨髓活检或骨髓针吸标本　约16%~75%的非霍奇金淋巴瘤（non-Hodgkin lymphoma，NHL）及2%~29%的霍奇金淋巴瘤（Hodgkin lymphoma，HL）可有骨髓累及，且有些类型的淋巴瘤，如毛细胞白血病、小细胞淋巴瘤/慢性淋巴细胞白血病等，可通过骨髓环钻活检（bone marrow trephine biopsy）来进行诊断。淋巴瘤累及骨髓常表现为局灶性浸润、破坏造血组织，并可伴有不同程度纤维化。骨髓活检标本制成的骨髓切片对判定淋巴瘤是否累及和对上述类型的淋巴瘤的诊断具有重要意义。

骨髓活检标本取材必须充分，长度至少1.5cm，以保证能够观察至少10个部分保留的小梁间区域。骨髓活检组织标本同样需要在10%的中性甲醛中固定（≥2小时），并要在1%的盐酸甲醛脱钙液中脱钙2.5~3小时，之后进行石蜡包埋、制片、染色（HE

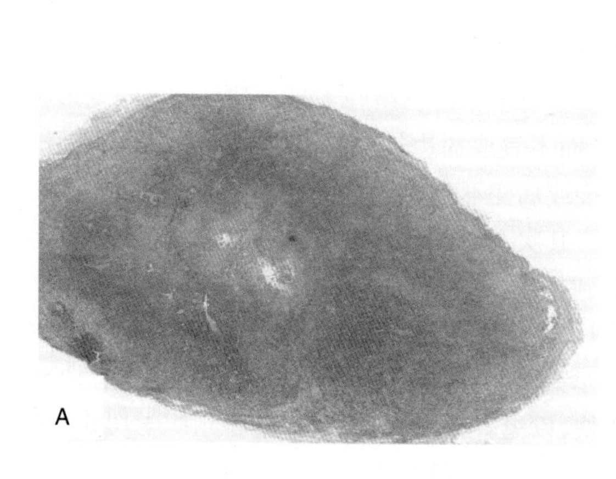

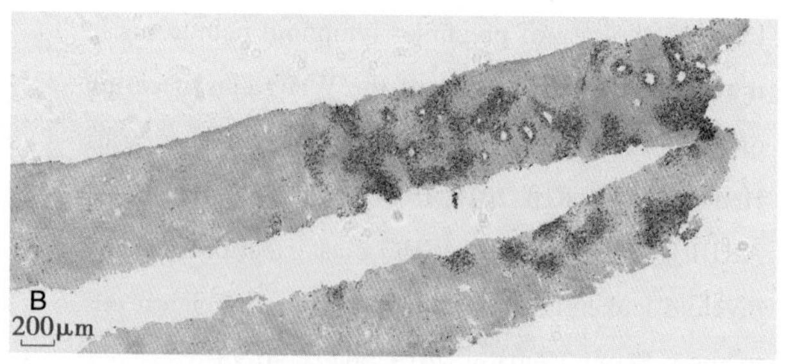

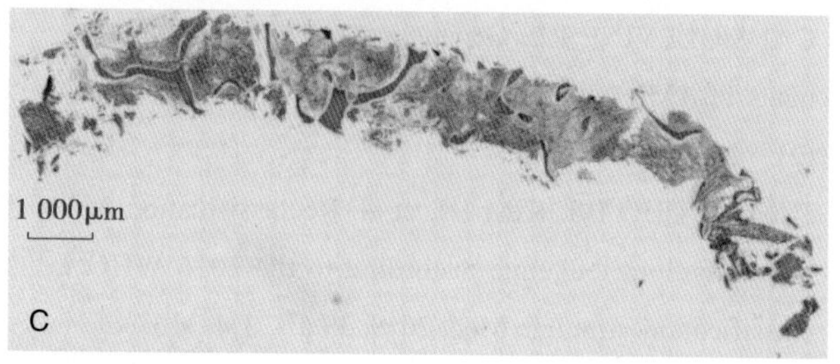

图 3-13-53　切取及穿刺样本

A. 淋巴结活检低倍图，显示淋巴结结构完整，皮髓质清楚，主要是可以观察到更多的改变；B. 肿物穿刺活检低倍图，显示穿刺组织呈条索状，粉染无结构区为坏死成分，蓝染区为肿瘤组织；C. 骨髓活检 HE 染色图，显示骨髓长度 >1.5cm，髓腔内细胞丰富。

染色及免疫组化)。需要注意的是脱钙时间不宜过长，否则可导致 DNA 降解，影响后续必要的分子检测，如克隆分析及 FISH 检测。骨髓活检标准切片见图 3-13-53C。

骨髓抽吸(bone marrow aspiration)液制成的骨髓涂片，可以协助医师对肿瘤性骨髓细胞的系别有初步的判定，以进一步选择 FCM 的抗体套餐。对于小样本的淋巴瘤诊断有一定的帮助。细胞极度增生或缺乏，骨髓纤维化、脂肪化时，骨髓抽吸可出现干抽，难以进行涂片检查和 FCM，但是有可能通过活检的病理检查获得结果。

二、淋巴瘤病理诊断的主要技术方法及其应用

(一) 常规病理学技术

常规病理学技术包括取材、固定、脱水、透明、浸蜡、包埋、切片及染色等环节，是获得一张理想的 HE 染色切片的基础。淋巴组织增生性病变组织的切片厚度应为 3~4μm，太厚会因细胞重叠影响形态学观察。一张无刀痕与褶皱、染色鲜艳、胞质与胞核分明、染色质颗粒清晰的优质 HE 染色切片，是作出淋巴瘤诊断的重要基础和条件。

(二) 免疫组织化学技术

免疫组织化学(immunohistochemistry，IHC，简称免疫组化)技术已成为淋巴瘤病理诊断不可缺少的辅助技术之一。

1. 应用范围

(1) 淋巴瘤与良性淋巴组织增生性病变的鉴别诊断：以下抗体对淋巴瘤与良性淋巴组织增生性病变的鉴别诊断非常重要。

1) BCL2：反应性增生的滤泡为阴性，滤泡性淋巴瘤(follicular lymphoma，FL)的肿瘤性滤泡为阳性。可用于反应性滤泡增生及滤泡性淋巴瘤的鉴别。但 FL Ⅲ级及皮肤 FL 时肿瘤多为阴性。

2) CD68(KP-1)：可用于 T 细胞淋巴瘤与组织细胞性坏死性淋巴结炎的鉴别。

3) κ/λ：良性淋巴组织增生性病变 κ∶λ=(2~3)∶1，如>10∶1 或<1∶8，或单项阳性，提示 B 细胞淋巴瘤。一般用于浆细胞瘤与良性浆细胞增生的鉴别。

4) CyclinD1：当形态学改变提示套细胞淋巴瘤时，CyclinD1 阳性可帮助确定诊断。

5) ALK：ALK 蛋白仅在胚胎发育组织及中枢神经系统中表达。出生后，如果在中枢神经系统以外的其他组织中检测到 ALK 蛋白，表明 ALK 有反常表达。ALK 阳性提示间变性大细胞淋巴瘤(anaplastic large cell lymphoma，ALCL)或 ALK 阳性大 B 细胞淋巴瘤。

(2) 淋巴瘤与非淋巴组织肿瘤的鉴别诊断：淋巴瘤需要与其他小细胞肿瘤，如胚胎性横纹肌肉瘤、尤因肉瘤、神经母细胞瘤、黑色素瘤、神经内分泌肿瘤

及淋巴结转移性肿瘤进行鉴别。上述肿瘤与淋巴瘤的鉴别常用几种抗体组成"套餐"进行免疫标记。

(3)淋巴瘤的分类:淋巴瘤的诊断在形态学改变的基础上,通常需要几种抗体组成"套餐"进行标记以确认,以下是各种常见类型淋巴瘤诊断所用关键性抗体"套餐"。而各个类型淋巴瘤之间的鉴别,通常需要几个"套餐"联合使用才可鉴别。

1)未成熟型(母细胞性)淋巴瘤标记:TdT,CD34,CD10,CD99。

2)B细胞淋巴瘤标记:CD19,CD20,CD79α,PAX5。

3)T细胞淋巴瘤标记:CD2,CD3,CD4,CD5,CD7,CD8。

4)NK细胞淋巴瘤标记:CD56,Granzyme B,TIA-1和EBV-EBER原位杂交。

5)间变大细胞淋巴瘤标记:CD30,ALK,CD2,CD3,CD4,CD43,EMA,LCA。

6)伯基特淋巴瘤标记:CD10,BCL2,Ki67,MYC。

7)霍奇金淋巴瘤标记:CD30,CD15,CD20,PAX5,LCA,MUM1,BOB.1,Oct2。

2. 结果的识别与评价 正确识别和评价IHC结果对于淋巴瘤的诊断至关重要。

(1)假阳性和假阴性的识别:如全切片几乎100%的细胞无表达,可能为假阴性;反之,可能为假阳性。仅组织边缘与坏死细胞阳性,为假阳性,此为边缘效应。

(2)阳性信号模式的识别:每种抗体阳性信号的模式不同,如胞膜型者有CD45,CD20,CD5,CD43等;胞核型者有TdT,CyclinD1,PAX5,Ki-67,MUM1;胞质型者有CD79α,CD3ε,CD68,CD138,Granzyme B,TIA-1,CD21等;膜点型者有CD30,CD15;核质型者有ALK t(2;5)。当阳性信号模式不正确时,不应判读为阳性,应视为染色失败,可用NS(不满意)来表述。

(3)识别所标记细胞是瘤细胞还是反应性细胞:在淋巴瘤组织中,除瘤细胞外,还存在数量不等的反应性淋巴细胞或残留的正常T/B淋巴细胞、组织细胞及其他炎症细胞,此时需认真确定瘤细胞是否为阳性表达。

虽然IHC技术已在淋巴瘤病理诊断中不可缺少,但目前所用抗体的特异度均非100%。且技术操作、试剂批次、组织处理等多种因素,都可能影响到IHC的结果。只有高质量的HE切片与高质量的IHC染色相结合,才能保证诊断的正确性。最后,需要强调的是,当IHC结果与组织形态学矛盾时,最终仍以组织形态学特点为准来作出诊断。常用抗体表达部位见图3-13-54。

(三)分子遗传学检测技术

2001年造血与淋巴组织肿瘤WHO分类的问世,标志着淋巴瘤的病理学诊断进入了"综合时代",即将临床、组织形态学、免疫表型和分子遗传学特征综合起来进行淋巴瘤诊断和分类的时代。2008年(第4版)及2017年(第4版修订版)淋巴组织肿瘤WHO分类,进一步强调了分子遗传学检测在淋巴瘤诊断、分类中的必要性。按照WHO分类,淋巴瘤的每一种亚型都是一种独立的疾病,都有着自己独特的临床表现、形态学特征、免疫表型及分子遗传学特点。

尽管依据临床、组织形态学及免疫表型特征可对大多数(85%~95%)淋巴瘤作出正确诊断,但分子遗传学特征的检测,能提供普通病理学检查不能提供的信息。对于部分淋巴瘤亚型,分子遗传学变异是分型的主要依据。与其他组织器官的肿瘤一样,淋巴瘤被视为遗传(基因)性疾病,大多数淋巴瘤都携带一种或数种基因的变异,即分子遗传学异常。这些基因变异往往影响细胞的正常分化、增殖或凋亡的调控,进而直接或间接地导致了正常细胞的恶性转化。许多基因变异呈高度重现性(非随机性)或具有淋巴瘤亚型特异性,可以作为分子标志物,用于肿瘤的诊断、分型和监测。即使是同一病理亚型的肿瘤,如果所携带的变异基因不同,其对治疗的反应也可能不同,因此检测基因标志物还有助于淋巴瘤的预后判断和治疗方案的制订。此外,发生于淋巴细胞正常分化过程中的生理性抗原受体基因重组,即B细胞的免疫球蛋白(immunoglobulin,Ig)基因重排和T细胞的T细胞受体(T-cell receptor,TCR)基因重排,为增生淋巴细胞的克隆性分析提供了极其重要的分子遗传学靶标,而成为良性淋巴组织增生和恶性淋巴瘤鉴别的重要依据。在此,我们将简要介绍淋巴瘤分子遗传学检测的两种常用方法:克隆性分析及FISH检测。

【淋巴细胞抗原受体基因重排的克隆性分析】淋巴细胞有别于其他造血细胞,在其分化、成熟过程中要进行抗原受体基因的重排,B细胞经过Ig基因重排,形成独特的Ig基因序列,产生独特的Ig分子,即B细胞抗原受体;T细胞经过TCR基因重排,形成独特的TCR基因序列,产生独特的TCR蛋白分子,即T

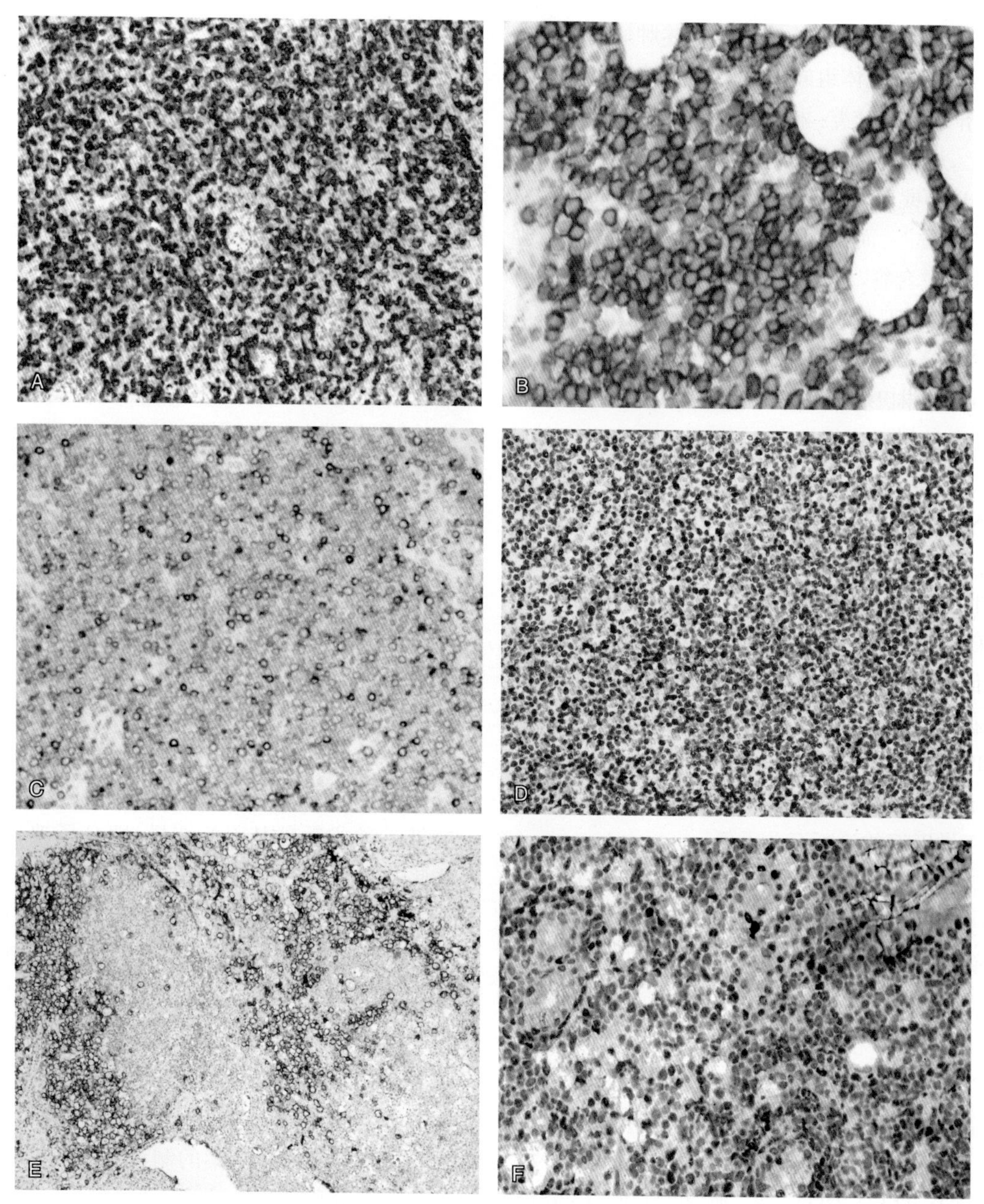

图 3-13-54　免疫组化抗体标记

A. CD3ε 阳性信号位于 T 淋巴细胞胞质内；B. CD20 阳性信号位于 B 淋巴细胞的胞膜；C. BCL2 阳性信号位于细胞的胞质；D. Ki-67 阳性信号位于细胞核；E. CD30 位于增生细胞的胞膜和核旁；F. MYC 阳性信号位于细胞核。

细胞抗原受体。后天获得性免疫系统的首要效应分子就是抗原受体。Ig 和 TCR 基因重排发生在几乎所有相应的 B 和 T 淋巴细胞上，故为生理性重排。虽然该重排事件本身与肿瘤转化无关，却可用于淋巴细胞的克隆性分析，以帮助区别良性淋巴组织增生和淋巴瘤。

1. Ig 和 TCR 基因重排克隆性分析的理论基础　人类 Ig 及 TCR 基因的胚系结构由相互分离、不连续的 DNA 片段【V，(D)，J，C】构成（图 3-13-55）。在 B/T 细胞发育过程中（体细胞水平），各片段重新组合，形成一个连续的可编码 Ig/TCR 的基因。这种基因片段重新组合的过程即为基因重排（gene rearrangement）。

每个淋巴细胞在骨髓（B 细胞）或胸腺（T 细胞）中发育的过程，均要经历体细胞水平的 V-(D)-J 重排，以形成编码 IgH 链、Igκ 链、Igλ 链和 TCRα/δ/β/γ 链可变区结构域的重组基因。IgH、TCRβ 和 TCRδ 基因的重排首先由一个 D 片段和一个 J 片段连接

(重组)形成D-J复合物。然后,一个V片段的5′端与D-J复合物连接,产生一个特异的重组V-D-J复合物(可变区基因);IgL、TCRα和TCRγ基因没有D片段,重排由一个V片段和一个J片段直接连接产生一个特异的重组V-J复合物(可变区基因)。V-(D)-J重排后,Ig及TCR基因即可转录,先形成前体mRNA,然后通过RNA剪切与C片段拼接,形成成熟的mRNA。之后,翻译成肽链(图3-13-56)。最终,IgH链与Igκ链或Igλ链组合形成B细胞受体(Ig),TCRα与TCRβ链组合形成αβ型T细胞受体(TCR),TCRγ与TCRδ链组合形成γδ型T细胞受体。

每个淋巴细胞抗原受体的每条肽链基因的重组都有独立的V(D)J组合,且各条肽链基因的各个区域片段数目较多,重排后会产生大量不同的组合,从而产生不同的Ig和TCR分子。此外,各片段在连接期间,V与D、D与J或V与J的结合处都会有核苷酸的"随机"插入,进一步增加了抗原受体基因序列的多样性,从而使具有同样V、(D)、J片段的抗原受体重组体,因在连接处核苷酸序列的不同,而表达不同的Ig和TCR分子。最终Ig和TCR分子可达1×10^{12}之多。

淋巴细胞抗原受体(Ig/TCR)的生理性基因重排及其多样性的产生是一个十分独特的生物学现象,克隆性分析(clonality analysis)将这一原理成功地应用到了淋巴组织增生性疾病的诊断和研究中。在抗原受体基因的生理性重排过程中,V、(D)、J基因片段的随机组合及V-(D)-J结合处核苷酸的"随机"

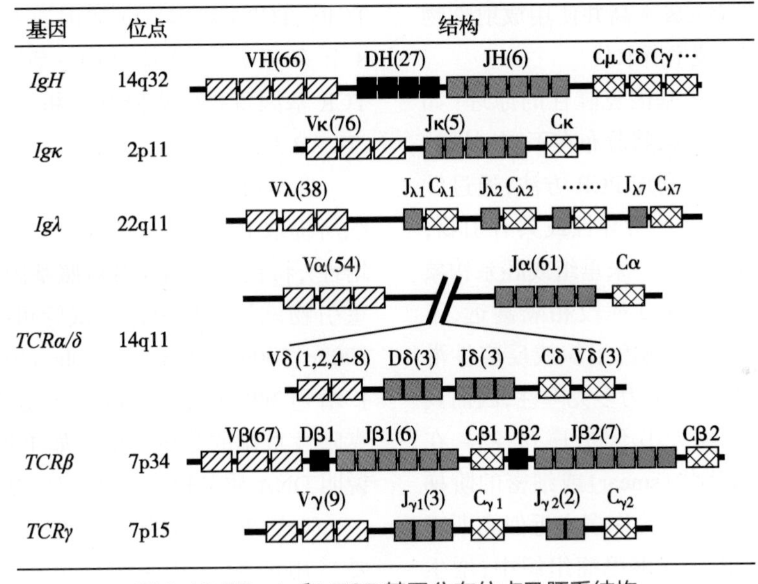

图3-13-55　*Ig*和*TCR*基因分布位点及胚系结构

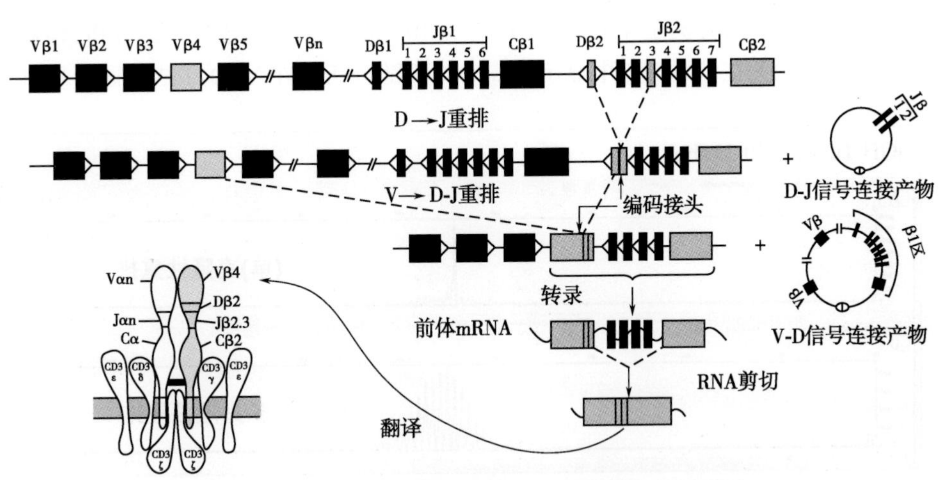

图3-13-56　*TCRB*基因序列重排、转录及翻译模式图

插入，使每一个不同的B或T细胞携有不同（长度和碱基序列）的Ig或TCR基因。在正常淋巴组织及淋巴组织反应性增生病变中，淋巴细胞群为多克隆性，因而其Ig或TCR基因也表现为多克隆性重排。当某一个淋巴细胞发生恶性转化后，其特异的Ig或TCR基因编码序列将遗传给所有子代肿瘤细胞，肿瘤性增生的细胞即表现为（单）克隆性的Ig或TCR基因重排。因而，Ig或TCR基因重排的（单）克隆性就可作为区别淋巴瘤和正常或反应性淋巴组织增生性病变的一个重要的辅助分子标志物。

2. Ig和TCR重排克隆性分析方法——聚合酶链式反应（polymerase chain reaction，PCR） 早期Ig和TCR重排克隆性分析的方法为DNA印迹（Southern blot）法，其具有高度的可靠性，被认为是识别克隆性基因重排的"金标准"，但因其需要新鲜组织、费时（通常需要1~2周）、成本高并使用放射性物质等缺点，已逐渐被PCR技术所取代。

（1）PCR检测Ig和TCR基因克隆性的原理：如前所述，Ig/TCR基因通过重排，将分布在不同区域的V、（D）、J片段结合在一起。利用PCR方法，通过针对重排片段V-（D）-J结合区的特异性或共有引物，可使V-（D）-J结合区得以扩增。未重组或胚系构象中的Ig/TCR基因因其V、（D）、J片段相隔甚远，不能通过PCR进行扩增。正常淋巴组织或反应性淋巴组织增生性病变中，淋巴细胞为多克隆性，因而其V（D）J结合区的PCR产物大小不同、序列各异，在凝胶电泳上显示为涂抹片状（smear）或细密的阶梯状（ladder）；在基因扫描中显示为许多个近似高斯正态分布的峰（图3-13-57B）。在淋巴瘤组织中，增生的细胞是肿瘤性即单克隆性的，因而其V（D）J结合区的PCR产物大小一致、序列相同，在凝胶电泳上显示为1个或2个（双等位基因重排）甚至4个（TCRβ双等位基因重排）条带（band），在基因扫描中显示为1个或2个（双等位基因重排）单峰（图3-13-57A）。

（2）PCR检测Ig和TCR基因克隆性所需材料：大多数的临床组织材料都可用于Ig和TCR基因重排克隆性的PCR检测，如肝素或EDTA抗凝的外周血（5ml）及骨髓抽吸物、骨髓活检标本、新鲜组织、石蜡包埋组织，甚至经过组织化学染色或HE染色的切片刮取组织提取的DNA也能进行分析。

（3）PCR检测Ig和TCR基因重排克隆性的目标基因：PCR技术问世初期，IgH和TCRγ基因是检测Ig或TCR基因重排克隆性分析的主要目标基因。2003年后，van和Langerak等研发的"标准化的检测克隆性Ig和TCR基因重排的BIOMED-2 PCR方案"，已逐渐成为临床克隆性分析的日常方法。

BIOMED-2方案所用技术为多重PCR技术，检测靶标包括6个基因，即IgH、Igκ、Igλ及TCRβ、TCRγ、TCRδ基因。Ig基因重排的克隆性分析需8个多重PCR反应（IgH 5管，IgK 2管，IgL 1管）；TCR基因重排的克隆性分析需6个多重PCR反应（TCRB 3管，TCRG 2管，TCRD 1管）。

此外，BIOMED-2方案中，为评估石蜡包埋组织所提取DNA的质量（DNA分子的完整性和可扩增性），特设计包括5对对照基因引物组成的一个多重引物试管。利用这一试管可扩增出包含100bp、200bp、300bp、400bp和600bp的产物。通常，如果能扩增到300bp以上的PCR产物，则标本可基本满足克隆性重排的分析需要。如果扩增产物片段过小，说明DNA质量较差，不能保证克隆性重排的检出。

（4）PCR产物的分析方法：BIOMED-2方案主要采用两种PCR产物分析法——异源双链分析（heteroduplex analysis）和基因扫描（gene scanning）。异源双链分析检测灵敏度约为5%，基因扫描的灵敏度（0.5%~1%）高于异源双链分析，但特异度低于异源双链分析。在V（D）J结合区异质性较小的PCR

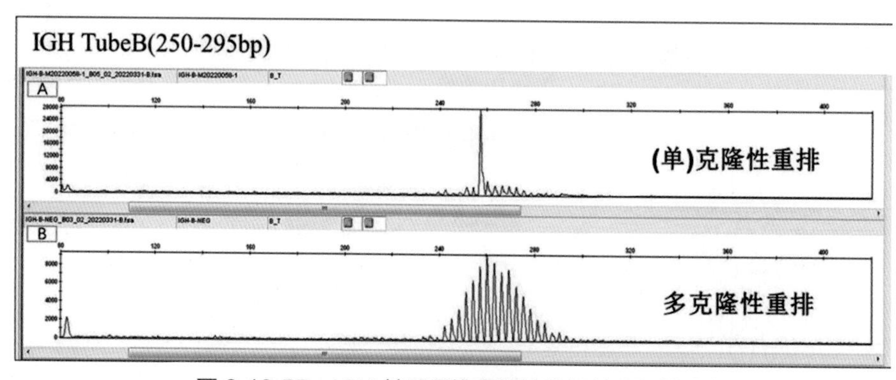

图3-13-57 IGH基因重排克隆性分析基因扫描图

反应管（如 IgK、IgL、TCRG）和在淋巴细胞数量有限或单克隆细胞比例较低的样本，基因扫描结果容易误读，假阳性率较高。

（5）Ig 和 TCR 基因克隆性重排结果的解释：一般而言，PCR 产物呈现弥散涂片状（异源双链分析）或正态分布（基因扫描）代表多克隆性，意味着相应病变为反应性淋巴组织增生；而 PCR 产物呈单一条带（异源双链分析）或单峰（基因扫描）代表单克隆性，意味着相应病变为淋巴瘤。但在实际应用中，PCR 产物的分布状态，克隆性条带 / 峰值的多少、大小及强弱受多种因素影响，如 PCR 反应管、PCR 产物的分析方法、DNA 的质量、标本中淋巴细胞的数量及单克隆细胞与多克隆细胞之间的比例等。因此，克隆分析的结果需要将所使用的技术方法、标本质量及病例的临床资料、形态学改变和免疫组化结合起来而进行解释。同时要注意以下事项。

1）Ig 和 TCR 基因克隆性重排分析一定要设定多克隆性对照、（单）克隆性对照和无 DNA 模板空白（H_2O）对照。如果各个对照的结果不正确，则不易进行样本结果的报告。

2）当克隆性增生的淋巴细胞在正常淋巴细胞中所占比例<1% 时，BIOMED-2 方案检测结果不可靠。

（6）Ig 和 TCR 基因重排克隆性分析的临床应用：在淋巴瘤的诊断中，即使通过广泛的免疫表型检测，但仍有大约 5%~10% 的病例诊断困难。此时 Ig 和 TCR 基因重排克隆性分析将有助于诊断的确定。通常需要进行 Ig 和 TCR 基因重排克隆性分析的情况如下。

1）通过形态学和免疫组织化学检测未能诊断的可疑性（恶性）B 细胞增生性病变。

2）所有可疑性（恶性）T 细胞增生性病变。

3）免疫缺陷患者，包括器官移植后患者的淋巴组织增生性病变。

4）判定同一患者身上发生的两个淋巴瘤之间的克隆关系，如区别是复发还是新发肿瘤。

5）淋巴瘤的分类，如是 B 细胞还是 T 细胞性肿瘤。

6）淋巴瘤残余病灶的监测。

（7）Ig 和 TCR 基因重排克隆性分析的局限性和误区

1）克隆性并不总是等同于恶性。尽管 Ig 和 TCR 基因克隆性重排与淋巴瘤显著相关，但克隆性分析的检测结果为（单）克隆性并不总是意味着恶性肿瘤的出现。当进行分子遗传学分析时，一定要清楚患者的免疫状况。当患者存在先天性免疫缺陷、自身免疫性疾病、器官移植后免疫抑制和获得性免疫缺陷综合征时，即使没有恶性淋巴瘤的存在，也可能检测到克隆性增生的淋巴细胞。很显然，免疫系统功能失调可导致淋巴细胞在抗原刺激或分裂原（如 EBV）诱导下，不受正常免疫系统的约束反复分裂。这些分裂的细胞群体存在着继发性的遗传物质损伤（可能为染色体易位）的高危性，从而导致细胞转化形成淋巴瘤。这一现象的早期表现是寡克隆性淋巴细胞增生，并可自行消退。但晚期寡克隆中的一个克隆呈优势生长，可形成淋巴瘤。

临床上，常见的一些呈（单）克隆性增生的良性病变有 CD8 阳性（有时 CD4 阳性）T 细胞增多症、良性单克隆性 γ 病、免疫缺陷患者的 EBV 感染性淋巴组织增生性病变的初始阶段（通常是寡克隆性）及良性皮肤 T 细胞增生（如淋巴瘤样丘疹病等）。因此分子克隆性检测结果应该结合临床、形态学、免疫组化资料来进行综合分析。

2）Ig 和 TCR 基因的重排并不是 B 细胞和 T 细胞系的绝对标志物。尽管绝大多数 Ig 基因重排发生于 B 淋巴细胞，TCR 基因重排发生于 T 淋巴细胞，但近 10 年的研究表明，Ig 和 TCR 基因的重排并不是相应 B 细胞和 T 细胞起源的绝对指征，有时可见两者的交叉。如在不成熟的 B 细胞性肿瘤中，常见有交叉性的 TCR 基因重排，特别是在前 B 细胞性急性淋巴细胞白血病（pre-B-ALL）有 90% 以上病例有交叉性的 TCR 基因重排，而且急性髓系白血病（AML）和成熟 B 细胞肿瘤也可见有交叉性的 TCR 基因重排。交叉性 Ig 基因重排（主要涉及 IGH 位点）在 T 细胞性肿瘤和 AML 中也有发生，但发生率很低。

此外，几乎所有（>98%）的 $TCR\alpha/\beta^+$ T 细胞肿瘤均有 *TCRG* 基因重排（通常是 2 个等位基因），而 $TCR\gamma/\delta^+$ T 细胞肿瘤也有 *TCRB* 基因重排，因此检测到 *TCRB* 或 *TCRG* 基因重排并不意味着被检 T 细胞就是 $TCR\alpha/\beta^+$ 系或 $TCR\gamma/\delta^+$ 系。同样，所有 Igλ 阳性的 B 细胞均携有重排的 Ig 基因，因此，检测到 Igλ 或 Ig 基因重排不代表被检细胞表达相应的蛋白质。

3）假克隆性和寡克隆性。由于 PCR 灵敏度高，如果被检测组织中淋巴细胞数量较少，其中个别 B 或 T 细胞的 Ig 或 TCR 基因可被优先扩增，形成假克隆性结果(条带或峰不能重现)。特别是在小的细针吸取组织或高肿瘤负荷的B细胞非霍奇金淋巴瘤标本中,少量反应性T细胞可形成假克隆性的PCR产物(通常产物量较少),尤其是*TCRG*基因作为PCR靶点时更为显著。对于这种情况,要对同一标本同时扩增2~3份,然后将所获得的PCR产物等量混合后进行分析,这样将有助于明确表面上像克隆性的PCR产物实际上是否来自不同的淋巴细胞。

此外,由于抗原的选择作用,某些淋巴细胞亚克隆占显著优势,导致反应性增生的淋巴细胞的Ig或TCR多样性减少,尤其在携带活性EBV或CMV感染的患者的淋巴结或血液标本中,可显示TCR基因的寡克隆性(条带或峰可以重现)。

(8)PCR检测Ig和TCR基因克隆性的优、缺点:利用PCR技术检测Ig/TCR基因克隆性的方法简便、快速、成本较低、灵敏度较高,目前已取代Southern blot方法。其中一个重要因素是PCR法所需DNA量少,对DNA质量要求也不高,常规甲醛固定、石蜡包埋组织中提取的DNA即可满足这一技术对标本的要求。

然而,PCR方法也有不足之处。首先,由于PCR本身的高敏感性,有可能出现因标本或试剂污染所导致的假阳性结果;其次,结果判定随PCR靶基因的不同和PCR产物分析方法的不同而有所不同,需要一定的基础理论知识和实践经验;另外,DNA质量过差(降解为<300bp的片段)或靶细胞的抗原受体基因有体细胞超突变、特定区域的缺失、易位(translocation)或倒位(inversion)等均可使引物结合失败,导致假阴性的出现。如DLBCL、FL、黏膜相关淋巴组织淋巴瘤均可由于存在Ig基因体细胞超突变,而引起引物结合失败出现假阴性(多克隆重排)的结果。此外,当被分析组织中淋巴样细胞数量过少时,可能会出现由少数淋巴细胞而产生的局限性PCR产物,与克隆性重排的结果相似(假克隆),此时应结合形态学来判断,以避免假阳性结果对最终诊断的影响。

最后,需要强调的是,可靠的分子克隆性诊断,不仅取决于PCR引物和方案的质量,PCR产物的基因扫描和异源双链结果分析的经验同样重要,因此工作人员要有足够的基础知识和实践经验。同时,克隆性分析的结果一定要结合临床、形态学、免疫组化资料进行综合分析,然后作出最后的诊断。

【荧光原位杂交】荧光原位杂交(fluorescence in situ hybridization,FISH)技术是近年发展起来的一种分子遗传学分析技术。中期(metaphase)FISH因需要新鲜组织和细胞,并需要制备中期染色体,故在应用上受到很大限制。而间期(interphase)FISH技术不仅适用于新鲜组织,也可应用于经甲醛固定、石蜡包埋的组织,并可以将组织细胞学形态和遗传学改变联系起来。淋巴瘤的许多染色体易位的断裂点分布很广,间期FISH检测可容纳较大的断裂点变化,对样本DNA的质量要求也不高,因此已被广泛应用于淋巴瘤染色体异常的临床检测。

1. 间期FISH的原理及应用价值　基于核酸(DNA)双链互补的特性,将荧光标记的DNA片段(探针)与靶基因进行特异性杂交,然后通过荧光显微镜观察结合到靶基因上的探针,从而判定相应染色体数目和结构状况。间期FISH是利用上述原理检测处于分裂间期细胞的染色体数目和结构异常的技术。

目前FISH技术在淋巴瘤方面的临床应用主要有以下几个方面。

(1)协助淋巴瘤的诊断和分型。

(2)判定淋巴瘤的预后和指导其治疗。

(3)监测淋巴瘤的复发和对治疗的反应。

例如,检测到t(11;18)/API2-MALT1或t(1;14)/IgH-BCL10可明确MALT淋巴瘤的诊断。迄今,这两种染色体易位仅见于黏膜相关淋巴样组织(mucosa-associated lymphoid tissue,MALT)淋巴瘤;其次可判定胃黏膜相关淋巴组织淋巴瘤的预后并对其治疗进行指导。t(11;18)/API2-MALT1或t(1;14)/IgH-BCL10阳性的病例通常处于晚期阶段,预后较差,且对于幽门螺杆菌(*Helicobacter pylori*,Hp)根除治疗无反应,常需要放化疗;再则可用于监测MALT淋巴瘤的复发和残留。

2. 间期FISH所需标本　甲醛固定、石蜡包埋组织切片(胶片),3~4μm厚。该技术在胃活检组织、空芯针穿刺组织等较小组织标本中也可应用。

3. 间期FISH的常用探针　常用于检测染色体或基因异常的探针有三种。

(1)双色断裂重排探针(dual color break-apart rearrangement probe):双色断裂重排探针含有以绿色和橙色荧光素标记的两个探针,其分别与所检测靶基因的预知断裂点的两端杂交。正常细胞核内靶基因没有断裂,与靶基因结合的两个探针相邻,在相应双色滤光片下观察,可见橙色荧光和绿色荧光融合而成的两个黄色融合信号。当相应基因出现断裂时(如与另一染色体上的基因发生易位),细胞核中出现一个单独的橙色和一个单独的绿色信号,而另一个未断裂的等位基因则呈现一个黄色的信号。当所检测靶基因出现数目增多或减少时,细胞核内出现多于或少于2个的黄色融合信号。

双色断裂重排探针既可检测基因的数量,也可检测基因结构的改变。但此探针用于检测涉及某一基因的染色体易位时,无法确定与其发生相互易位的伙伴基因。

(2)双色双融合易位探针(dual color,dual fusion translocation probe):双色双融合易位探针以绿色荧光标记一个基因,以橙色荧光标记另一个基因。正常情况下,细胞核中显示两个单独的橙色信号和两个单独的绿色信号,分别代表每个相应基因的两个正常等位基因;当存在两个靶基因的相互易位时,绿色荧光标记的探针和橙色荧光标记的探针结合到一起,细胞核中出现阳性信号,典型类型为两个黄色的融合信号(在两个携有易位基因的互逆染色体上)、一个单独的橙色和一个单独的绿色信号(在另两个没有易位的正常染色体上)。若某个基因未易位但有数目增多或减少时,则细胞核内出现多于或少于2个的橙色或绿色信号。

双色双融合易位探针同样既可检测基因数量,也可检测基因结构的改变。此探针用于检测染色体易位,并可确定发生相互易位的伙伴基因。

(3)染色体计数探针(chromosome enumeration probe,CEP):染色体计数探针可以橙色、绿色或Aqua荧光标记整个着丝粒,故又称着丝粒特异性探针。正常的情况下,每个双倍体的细胞核中显示两个荧光信号,当存在染色体数量异常时,细胞核中则显示多于或少于两个荧光信号。

染色体计数探针用于检测染色体单体、三体等染色体数目异常的变化。

4. 间期FISH的操作步骤　FISH实验的步骤可概括为标本预处理、杂交、清洗、复染。其简要步骤如下。

(1)3~4μm的石蜡切片常规脱蜡、水化。

(2)高压锅内沸水煮3分钟。

(3)0.1%的胃蛋白酶37℃消化25分钟。

(4)梯度酒精脱水、空气干燥。

(5)加FISH探针。

(6)于杂交仪中75℃变性20分钟,37℃杂交过夜(14~20小时)。

(7)杂交结束后,以梯度柠檬酸钠缓冲液(SSC)清洗,去除未结合探针。

(8)用含有4′,6-二脒基-2-苯基吲哚(DAPI)的抗荧光衰退的封片剂封片(复染细胞核)。

(9)荧光显微镜下观察结果,并采集图像。

5. FISH的结果解释　FISH结果的解释依赖于所使用的探针。

(1)双色断裂重排探针

1)无断裂(阴性):两个清晰的绿色和红色融合(黄色)信号(图3-13-58A)。

2)断裂(阳性):一个清晰的红绿融合信号(黄色),一个分离的绿信号和一个分离的红信号(图3-13-58B)。

3)数目异常信号:绿、红融合(黄色)信号多于或少于2个,提示基因获得或缺失。

(2)双色双融合易位探针

1)无融合(阴性):独立而清晰的2个绿色和2个红色信号。

2)融合(阳性):2个清晰的红绿融合信号(黄色),一个独立的绿色和一个独立的红色信号。

3)数目异常信号:绿色或红色信号多于或少于2个,提示相应基因获得或缺失。

(3)染色体计数探针

1)正常:2个分开的同色信号(绿色或红色)。

2)异常:少于或多于2个绿色或红色信号,提示相应染色体非二倍体。

需要注意的是,以上是染色体易位和染色体数目变化的典型信号。在实际应用中,FISH信号常呈现非典型性,尤其是在高度恶性的淋巴瘤,染色体变化多极为复杂,阅读时需根据具体情况进行分析。

6. 间期FISH的局限性

(1)间期FISH无法确定基因在染色体中重排的断裂点。

(2)信号会受组织切片质量(如组织固定不好或者切片过厚)的影响。

最后,与在Ig和TCR基因重排分析中强调的一样,利用间期FISH进行分子遗传学异常的检测,需要以分子生物学、遗传学知识和病理形态学作为基础。结果的解释一定要结合临床、形态学、免疫组化资料进行综合分析,然后对淋巴瘤作出最后诊断和分类。

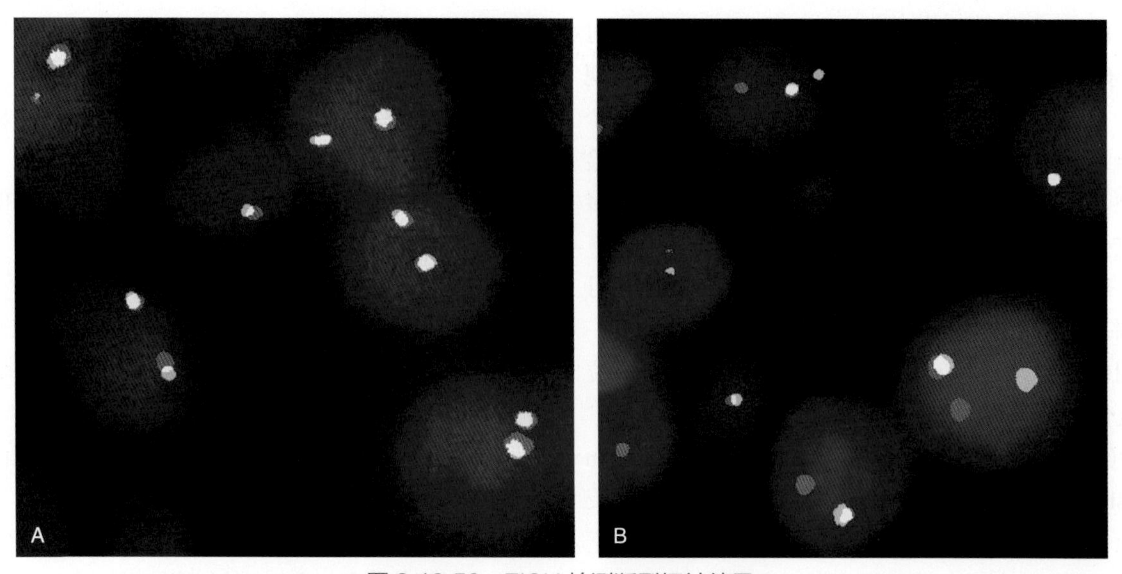

图 3-13-58　FISH 检测断裂探针结果

A. 利用断裂探针，FISH 方法检测显示红绿信号融合，中央显示为黄色，为正常结构；B. 利用断裂探针，FISH 方法检测显示红绿信号分别存在，提示断裂阳性。

三、淋巴瘤的病理诊断原则

1. 淋巴瘤的诊断依据是 MICM 原则，即① M= 病理形态学，包括细胞涂片的形态学、组织切片的结构和细胞的特点；② I= 免疫表型，应用单克隆或多克隆抗体对增生细胞进行免疫标记，包括 FCM 和组织学水平的免疫组化染色，以了解肿瘤细胞的免疫表型；③ C= 细胞遗传学，通过肿瘤细胞新鲜标本的染色体分析和石蜡包埋切片的染色体检查，如 FISH 方法，通过不同标记的探针检测肿瘤细胞存在的染色体异常；④ M= 分子生物学，可以选用不同的分子生物学方法，如 PCR、NGS 等对肿瘤细胞基因水平的异常进行检测和分析。

2. 淋巴组织肿瘤的分类宜采用国内外公认的标准，随着分类的更新，尽可能选用最新的分类，如目前淋巴瘤诊断选用的是 2017 年 WHO 淋巴瘤修订分类，如果特殊部位如皮肤、脑，我们建议参考专著结合 WHO 淋巴瘤分类方法进行分类。

3. 病理诊断相关的各种辅助检查结果应整合到淋巴组织肿瘤的病理诊断中。包括特殊染色、免疫组织化学染色、原位杂交、荧光原位杂交、抗原受体基因重排检测、与疾病的诊断和 / 或分型相关的其他分子或基因检测等。淋巴瘤的诊断多在病理科进行，鉴于近年穿刺样本增加，为诊断增加了难度，我们积极推荐病理科亚专科医师尽可能熟悉新的检测技术，接受相关技术在淋巴瘤诊断中的价值，并且有能力参与结果分析，方可签发出科学、可行的整合性报告。

4. 由于淋巴瘤的病理诊断和分型确实难度较大，除了诊断医师需要有亚专科水平，相关辅助检查也非常重要，尤其免疫组化染色是必须的。不具备相关辅助检查条件的机构，对于疑难病例宜选择院外会诊，并提供尽可能详尽的临床及实验室检查资料，充分的病理检查材料（全部染色的切片、各种白片，最好有蜡块），以满足会诊所需。

四、淋巴瘤分类及进展

淋巴瘤（lymphoma）是一大类高度异质性肿瘤的总称。长期以来，淋巴瘤的诊断和分型一直是困扰血液病理学家及肿瘤学家的难题。由于不同类型的淋巴瘤有着不同的生物学行为，其自然临床病程及预后不同，治疗敏感性也不同，即使是同一类型的淋巴瘤，由于携带不同的分子遗传学异常对治疗的反应也可能不同。因此，淋巴瘤正确的诊断与分型是治疗的关键。

淋巴瘤的分类历经近 200 年的里程，先后出现 10 余种淋巴瘤的分类。淋巴瘤的病理学诊断在相当长的一段时间主要依赖常规组织学和细胞学形态来分类。到了 20 世纪 70 年代，由于免疫学的发展和造血细胞抗原特异性抗体的大量开发，使免疫细胞学技术运用到血液病理诊断中。此时出现了法、美、英白血病分型标准（FAB 分型，1976 年），Lukes/

Collins 的淋巴瘤功能性分类(1974 年)及 Kiel 的淋巴瘤形态与功能结合分类法(1988 年)。

20 世纪 90 年代以来,随着分子生物学技术的飞速发展,淋巴瘤发生发展的分子机制逐渐明了,新的病理学亚型也在不断地被发现,在分子水平上对淋巴瘤的认识,为其分类的更新提供了新的依据。在 Kiel 分类的基础上首次综合临床、形态学、免疫表型和分子生物学特征对淋巴瘤进行的 REAL 分类,比以前的数次分类更具有科学性、特征性和临床相关性,在诊断上更具可重复性,在临床应用上更具实用性。2001 年世界卫生组织(World Health Organization,WHO)出版了代表国际共识的《WHO 造血与淋巴组织肿瘤病理学与遗传学》(第 3 版)。至此,淋巴瘤的分类正式进入了"综合时代",即对临床特征、组织形态学、免疫表型、分子遗传学特征进行综合评价来作出诊断的时代,结束了几十年关于淋巴瘤分类的争论。这种分类法不但有助于诊断和鉴别已知疾病,而且也有助于发现、定义新的病种或深化对已知疾病的认识。该分类仍将淋巴瘤分为霍奇金淋巴瘤(Hodgkin lymphoma,HL)及非霍奇金淋巴瘤(non-Hodgkin lymphoma,NHL)两大类。但生物学和临床研究已表明,HL 由结节性淋巴细胞为主型霍奇金淋巴瘤(nodular lymphocyte predominant Hodgkin lymphoma,NLPHL)和经典型霍奇金淋巴瘤(classical Hodgkin lymphoma,CHL)两种类型构成,后者又分为 4 个亚型。根据肿瘤细胞的免疫表型,NHL 可分为 B 细胞肿瘤、T 细胞与 NK 细胞肿瘤。而结合肿瘤细胞的分化阶段(如前体细胞 / 淋巴母细胞或成熟细胞)、细胞形态(如小或大淋巴细胞)、组织学形态(滤泡性或弥散型)、假定起源细胞定位(如套区或边缘区细胞)、病变部位(淋巴结内或结外)和临床经过(急或慢性),NHL 又可分为近 40 种亚型。在第 3 版的基础上,2008 年 WHO 发布了《WHO 造血与淋巴组织肿瘤分类》(第 4 版)。第 4 版 WHO 淋巴瘤分类收入了自第 3 版出版以来基础及临床研究的新知识,包括一些疾病新的定义标准以及许多新的独立疾病实体。关于 HL 的分类基本同第 3 版,但 NHL 由原来的 30 多种增加到了 50 余种亚型(包括暂定类型)。如根据是否携带重现性遗传学异常,将前 B 细胞淋巴瘤又分为非特指型及伴重现性遗传学异常型两个亚类,以利于靶向治疗;根据是否表达 ALK 蛋白,将间变性大细胞淋巴瘤分为 ALK 阳性和 ALK 阴性间变性大细胞淋巴瘤两个独立实体,以指导其治疗和预后。此外,还收入了儿童系统性 EBV 阳性 T 细胞淋巴增殖性疾病等独立疾病实体。传统上,CHL 和 NHL 是截然分开的,但目前已经证明 CHL 的肿瘤细胞来源于 B 细胞,鉴于 CHL 与一些 B 细胞淋巴瘤之间存在交叉重叠现象,WHO 分类第 4 版定义了"介于弥漫大 B 细胞淋巴瘤和经典霍奇金淋巴瘤之间的不能分类的 B 细胞淋巴瘤"。

在第 4 版的基础上,2017 年 WHO 发布了第 4 版修订版《WHO 造血与淋巴组织肿瘤分类》(表 3-13-5)。修订版收入了自第 4 版出版以来近 8 年的基础及临床研究的新知识、新认识。包括一些术语的修改,原来的"暂定类别"被接受为正式类别,同时又增添了一些"暂定类别"。关于 HL 的分类基本没有变化,但 NHL 由原来的 50 多种增加到了近 80 种亚型。值得一提的是,在本版 WHO 分类中,新增加了一类"交界性类型",如单克隆性 B 淋巴细胞增多症(CLL 型及非 CLL 型)、原位滤泡性肿瘤、种痘水疱病样淋巴组织增殖性疾病及胃肠道惰性 T 淋巴细胞增殖性疾病等类型。"交界性类型"的增添,一方面保证了现有疾病类型的同质性,同时也有助于"交界性类型"的进一步研究,未来可能会出现新的类型。

综上所述,淋巴瘤是一大类高度异质性肿瘤的总称。目前认为,淋巴瘤的每一种类型都是一个独立的疾病,都有着自己独特的临床表现、形态学特征、免疫表型及分子遗传学特点。最新 WHO 淋巴瘤分类(第 4 版修订版)覆盖内容全面,病理类型和临床治疗及预后方面存在着很大的相关性,重复性高,被各国病理学家广泛采用。但从历史角度来看,任何一个分类都是人们当时认知的反映,不是尽善尽美的,都需要不断的定期修订并整合新的知识,以适应不断进步的对疾病的理解和治疗,并促进淋巴瘤遗传学背景的研究和发现。相信下一版 WHO 淋巴瘤分类会日臻完善。

表 3-13-5 2017 年 WHO 淋巴瘤分类(第 4 版修订版)一览表(中英文对照)

中文	英文
一、前驱淋巴性肿瘤	**Precursor lymphoid neoplasms**
1. B 淋巴母细胞白血病 / 淋巴瘤	1. B lymphoblastic leukaemia/lymphoma
B 淋巴母细胞白血病 / 淋巴瘤,非特指型	B lymphoblastic leukaemia/lymphoma, NOS
B 淋巴母细胞白血病 / 伴 t(9 :22) (q34;q11.2);*BCR-ABL1* 淋巴瘤	B-lymphoblastic leukaemia/lymphoma with t(9 :22) (q34;q11.2);*BCR-ABL1*
B 淋巴母细胞白血病 / 伴 t(v;11q23.3);*KMT2A* 重排淋巴瘤	B lymphoblastic leukaemia/lymphoma with t(v;11q23.3); *KMT2A* rearranged
B 淋巴母细胞白血病 / 伴 t(12;21) (p13.2;q22.1); *ETV6-RUNX1* 淋巴瘤	B lymphoblastic leukaemia/lymphoma with t(12;21) (p13.2;q22.1);*ETV6-RUNX1*
B 淋巴母细胞白血病 / 伴超二倍体淋巴瘤	B lymphoblastic leukaemia/lymphoma with hyperdiploidy
B 淋巴母细胞白血病 / 伴低二倍体(低二倍体 ALL) 淋巴瘤	B lymphoblastic leukaemia/lymphoma with hypodiploidy (hypodiploid ALL)
B 淋巴母细胞白血病 / 伴 t(5;14) (q31.1;q32.1);*IGH/IL3* 淋巴瘤	B lymphoblastic leukaemia/lymphoma with t(5;14) (q31;q32);*IGH/IL3*
B 淋巴母细胞白血病 / 伴 t(1;19) (q23;p13.3);*TCF3-PBX1* 淋巴瘤	B lymphoblastic leukaemia/lymphoma with t(1;19) (q23;p13.3);*TCF3-PBX1*
B 淋巴母细胞白血病 /*BCR-ABL1* 样淋巴瘤	B lymphoblastic leukaemia/lymphoma, *BCR-ABL1-like*
B 淋巴母细胞白血病 / 伴 iAPM 21 淋巴瘤	B lymphoblastic leukaemia/lymphoma with iAPM 21
2. T 淋巴母细胞白血病 / 淋巴瘤	2. T lymphoblastic leukaemia/lymphoma
3. 早期 T 细胞前体淋巴母细胞性白血病	3. Early T-cell precursor lymphoblastic leukaemia
4. NK 淋巴母细胞白血病 / 淋巴瘤	4. NK-lymphoblastic leukaemia/lymphoma
二、成熟 B 细胞肿瘤	**Mature B-cell neoplasms**
1. 慢性淋巴细胞性白血病 / 小淋巴细胞性淋巴瘤	1. Chronic lymphocytic leukemia/small lymphocytic lymphoma
2. 单克隆性 B 淋巴细胞增多症,CLL 型	2. Monoclonal B-cell lymphocytosis, CLL-type
3. 单克隆性 B 淋巴细胞增多症,非 CLL 型	3. Monoclonal B-cell lymphocytosis, Non-CLL-type
4. B 细胞幼淋巴细胞性白血病	4. B-cell prolymphocytic leukaemia
5. 脾边缘区淋巴瘤	5. Splenic marginal zone lymphoma
6. 毛细胞白血病	6. Hairy cell leukaemia
7. 脾 B 细胞淋巴瘤 / 白血病,不能分类	7. Splenic B-cell lymphoma/leukaemia, unclassifiable
脾弥漫性红髓小 B 细胞淋巴瘤	Splenic diffuse red pulp small B-cell lymphoma
毛细胞白血病变异型	Hairy cell leukaemia variant
8. 淋巴浆细胞性淋巴瘤	8. Lymphoplasmacytic lymphoma
Waldenstrom 巨球蛋白血症	Waldenstrom macroglobulinemia
9. 意义不明性 IgM 单克隆性 γ 病	9. IgM monoclonal gammopathy of undetermined significance
10. 重链病	10. Heavy chain diseases
μ 重链病	Mu heavy chain disease
γ 重链病	Gamma heavy chain disease
α 重链病	Alpha heavy chain disease

续表

中文	英文
11. 浆细胞肿瘤	11. Plasma cell neoplasms
意义不明性非 IgM 单克隆性 γ 病	Non-IgM monoclonal gammopathy of undetermined significance
浆细胞骨髓瘤	Plasma cell myeloma
骨孤立性浆细胞瘤	Solitary plasmacytoma of bone
骨外浆细胞瘤	Extraosseous plasmacytoma
单克隆性免疫球蛋白沉积病	Monoclonal immunoglobulin deposition diseases
原发性淀粉样变性	Primary amyloidosis
轻链和重链沉积病	Light chain and heavy chain deposition diseases
12. 结外黏膜相关淋巴组织边缘区淋巴瘤（MALT 淋巴瘤）	12. Extranodal marginal zone lymphoma of mucosa-associated lymphoid tissue（MALT-lymphoma）
13. 结内边缘区淋巴瘤	13. Nodal marginal zone lymphoma
儿童结内边缘区淋巴瘤	Paediatric nodal marginal zone lymphoma
14. 滤泡性淋巴瘤	14. Follicular lymphoma
睾丸滤泡性淋巴瘤	Testicular follicular lymphoma
原位滤泡性肿瘤	In situ follicular neoplasia
十二指肠型滤泡性淋巴瘤	Duodenal-type follicular lymphoma
15. 儿童型滤泡性淋巴瘤	15. Paediatric-type follicular lymphoma
16. 伴有 *IRF4* 重排的大 B 细胞淋巴瘤	16. Larger B-cell lymphoma with *IRF4* rearrangement
17. 原发皮肤滤泡中心淋巴瘤	17. Primary cutaneous follicle centre lymphoma
18. 套细胞淋巴瘤	18. Mantle cell lymphoma
原位套细胞肿瘤	In situ mantle neoplasia
19. 弥漫大 B 细胞淋巴瘤，非特指型	19. Diffuse large B-cell lymphoma（DLBCL），NOS
生发中心 B 细胞亚型	Germinal centre B-cell subtype
活化 B 细胞亚型	Activated B-cell subtype
20. 富于 T 细胞 / 组织细胞的大 B 细胞淋巴瘤	20. T-cell/histiocyte-rich large B-cell lymphoma
21. 原发中枢神经系统弥漫大 B 细胞淋巴瘤	21. Primary DLBCL of the CNS
22. 原发皮肤弥漫大 B 细胞淋巴瘤，腿型	22. Primary cutaneous DLBCL，leg type
23. EBV 阳性的弥漫大 B 细胞淋巴瘤，非特指型	23. EBV positive DLBCL，NOS
24. EBV 阳性的皮肤黏膜溃疡	24. EBV positive mucocutaneous ulcer
25. 慢性炎症相关的弥漫大 B 细胞淋巴瘤	25. DLBCL associated with chronic inflammtion
纤维素相关的弥漫性大 B 细胞淋巴瘤	Fibrin-associated diffuse large B-cell lymphoma
26. 淋巴瘤样肉芽肿，1 和 2 级	26. Lymphomatoid granulomatosis，grade 1，2
27. 淋巴瘤样肉芽肿，3 级	27. Lymphomatoid granulomatosis，grade 3
28. 原发纵隔（胸腺）大 B 细胞淋巴瘤	28. Primary mediastinal（thymic）large B-cell lymphoma
29. 血管内大 B 细胞淋巴瘤	29. Intravascular large B-cell lymphoma
30. ALK 阳性大 B 细胞淋巴瘤	30. ALK positive large B-cell lymphoma

续表

中文	英文
31. 浆母细胞性淋巴瘤	31. Plasmablastic lymphoma
32. 原发渗漏性淋巴瘤	32. Primary effusion lymphoma
33. 多中心性 Castleman 病	33. Multi-centric Castleman disease
34. HHV8 阳性的弥漫大 B 细胞淋巴瘤，非特指型	34. HHV8-positive DLBCL，NOS
35. HHV8 阳性的嗜生发中心性淋巴组织增生性疾病	35. HHV8-positive germ inotropic lymphoproliferative disorder
36. 伯基特淋巴瘤	36. Burkitt lymphoma
37. 伴有 11q 异常的伯基特样淋巴瘤	37. Burkitt-like lymphoma with 11q aberration
38. 高级别 B 细胞淋巴瘤	38. High-grade B-cell lymphoma
伴有 *MYC* 和 *BCL2*/*BCL6* 的高级别 B 细胞淋巴瘤	High-grade B-cell lymphoma with *MYC* and *BCL2* and/or *BCL6* rearrangements
高级别 B 细胞淋巴瘤，非特指型	High-grade B-cell lymphoma，NOS
39. 介于弥漫大 B 细胞淋巴瘤和经典霍奇金淋巴瘤之间的不能分类的 B 细胞淋巴瘤	39. B-cell lymphoma，unclassifiable，with features intermediate between DLBCL and classic Hodgkin lymphoma
三、成熟 T 和 NK 细胞肿瘤	**Mature T and NK-cell neoplasms**
1. T 幼淋巴细胞白血病	1. T-cell prolymphocytic leukaemia
2. T 细胞大颗粒淋巴细胞白血病	2. T-cell large granular lymphocytic leukaemia
3. 慢性 NK 细胞淋巴组织增殖性疾病	3. Chronic lymphoproliferative disorder of NK cells
4. 侵袭性 NK 细胞白血病	4. Aggressive NK cell leukaemia
5. 儿童系统性 EBV 阳性 T 细胞淋巴瘤	5. Systemic EBV positive T-cell lymphoma of childhood
6. 系统性慢性活动性 EBV 感染，T/NK 细胞型	6. Chronic active EBV infection of T-and NK-cell type，systemic form
7. 水疱痘疮样淋巴组织增殖性疾病	7. Hydroa vacciniforme-like lymphoproliferative disorder
8. 重症蚊虫叮咬过敏	8. Severe mosquito bite allergy
9. 成人 T 细胞白血病 / 淋巴瘤	9. Adult T-cell leukaemia/lymphoma
10. 结外 NK/T 细胞淋巴瘤，鼻型	10. Extranodal NK/T-cell lymphoma，nasal type
11. 肠病相关 T 细胞淋巴瘤	11. Enteropathy-associated T-cell lymphoma
12. 单形性亲上皮性肠道 T 细胞淋巴瘤	12. Monomorphic epitheliotropic intestinal T-cell lymphoma
13. 肠道 T 细胞淋巴瘤，非特指型	13. Intestinal T-cell lymphoma，NOS
14. 胃肠道惰性 T 淋巴细胞增殖性疾病	14. Indolent T-cell lymphoproliferative disorder of the gastrointestinal tract
15. 肝脾 T 细胞淋巴瘤	15. Hepatosplenic T-cell lymphoma
16. 皮下脂膜炎样 T 细胞淋巴瘤	16. Subcutaneous panniculitis-like T-cell lymphoma
17. 蕈样霉菌病	17. Mycosis fungoides
18. 塞扎里综合征	18. Sezary syndrome
19. 原发性皮肤 CD30 阳性 T 细胞淋巴增生性疾病	19. Primary cutaneous CD30 positive T-cell lymphoproliferative disorder
淋巴瘤样丘疹病	Lymphomatoid papulosis
原发性皮肤间变性大细胞淋巴瘤	Primary cutaneous anaplastic large cell lymphoma

续表

中文	英文
20. 原发皮肤 γδT 细胞淋巴瘤	20. Primary cutaneous gamma delta T-cell lymphoma
21. 原发皮肤 CD8 阳性侵袭性嗜表皮细胞毒性 T 细胞淋巴瘤	21. Primary cutaneous CD8 positive aggressive epidermotropic cytotoxic T-cell lymphoma
22. 原发性肢端皮肤 CD8 阳性 T 细胞淋巴瘤	22. Primary cutaneous acral CD8 positive T-cell lymphoma
23. 原发性皮肤 CD4 阳性小 / 中 T 细胞淋巴组织增殖性疾病	23. Primary cutaneous CD4 positive small/medium T-cell lymphoproliferative disorder
24. 外周 T 细胞淋巴瘤，非特指型	24. Peripheral T-cell lymphoma, NOS
25. 血管免疫母细胞 T 细胞淋巴瘤	25. Angioimmunoblastic T-cell lymphoma
26. 滤泡性 T 细胞淋巴瘤	26. Follicular T-cell lymphoma
27. 具有滤泡辅助性 T 细胞表型的淋巴结外周 T 细胞淋巴瘤	27. Nodal peripheral T-cell lymphoma with T follicular helper phenotype
28. ALK 阳性间变性大细胞淋巴瘤	28. Anaplastic large cell lymphoma, ALK positive
29. ALK 阴性间变性大细胞淋巴瘤	29. Anaplastic large cell lymphoma, ALK negative
30. 乳腺植入相关的间变性大细胞淋巴瘤	30. Breast implant-associated anaplastic large cell lymphoma
四、霍奇金淋巴瘤	**Hodgkin lymphoma**
1. 结节性淋巴细胞为主型淋巴瘤	1. Nodular lymphocyte predominant Hodgkin lymphoma
2. 经典霍奇金淋巴瘤	2. Classical Hodgkin lymphoma
结节硬化经典型霍奇金淋巴瘤	Nodular sclerosis classical Hodgkin lymphoma
淋巴细胞丰富的经典型霍奇金淋巴瘤	Lymphocyte-rich classical Hodgkin lymphoma
混合细胞经典型霍奇金淋巴瘤	Mixed cellularity classical Hodgkin lymphoma
淋巴细胞消减经典型霍奇金淋巴瘤	Lymphocyte depleted classical Hodgkin lymphoma

专家点评

- 没有诊断就没有治疗。但诊断的前提是要有理想的样本，所以要重视取样、处理。
- 淋巴瘤的诊断较难，需要较多的鉴别诊断，确诊要确切到类型，所以免疫表型是必需的，了解和掌握常用抗体对于正确诊断至关重要。克隆性分析对于良恶性很有意义，但需要了解机制和假性结果。
- 积极推进淋巴瘤的整合诊断，随着病理样本的越来越小、诊断要求越来越早，要充分利用和发挥好 MICM 的辅助技术。
- 掌握淋巴瘤分型的进展和类型，才能更好地把握治疗和预后。

（宫丽平　高子芬）

参考文献

[1] 吴昊，阎红林，成红豆，等. 穿刺活检组织标准化处理方法. 临床与实验病理学杂志，2016，32 (7): 827.

[2] SWERDLOW SH CE, HARRIS NL JES, PILERI SA SH. WHO Classification of tumours of haematopoietic and lymphoid tissues (revised 4th edition). Lyon: International Agency for Research on Cancer, 2017.

[3] 林桐榆，朱军，高子芬. 恶性淋巴瘤诊断治疗学. 北京：人民卫生出版社，2017.

[4] 刘卫平，李小秋，周小鸽，等. 淋巴组织肿瘤病理诊断规范. 中华病理学杂志，2019，48 (5): 346-349.

第 4 节　实体瘤的病理学诊断

一、儿童实体瘤的病理学特点

（一）儿童实体瘤类型与成人明显不同

儿童上皮来源恶性肿瘤的发生率较低，如肺癌、肝癌、乳腺癌。多数儿童实体瘤起源于神经外胚层、中胚层间叶组织、生殖细胞或胚胎残余组织，主要有中枢神经系统肿瘤、神经母细胞瘤、间叶组织来源的各种肉瘤、胚胎性肿瘤、生殖细胞恶性肿瘤。

（二）儿童实体瘤组织学形态重叠，仅根据 HE 染色基本特点难以对肿瘤进行准确分型

多种实体瘤表现为缺乏明确组织分化证据的低分化或未分化小细胞肿瘤，包括尤因肉瘤、横纹肌肉瘤、促纤维增生性小圆细胞肿瘤等，淋巴造血系统恶性肿瘤（淋巴瘤、白血病）和神经母细胞瘤通常也表现为小圆细胞肿瘤（图 3-13-59）。同样，多种儿童常见肿瘤表现为梭形细胞肿瘤，包括滑膜肉瘤、婴儿型纤维肉瘤、恶性外周神经鞘膜瘤（malignant peripheral nerve sheath tumor，MPNST）、未分化梭形细胞肉瘤等。某些梭形细胞肿瘤也可能出现部分圆形细胞形态，比如低分化滑膜肉瘤、黏液样脂肪肉瘤。某些圆形细胞肉瘤也可有梭形细胞结构，如尤因肉瘤，使肿瘤分型困难。而准确诊断和分型决定了患者正确入组、治疗和预后评估。

（三）儿童很多肿瘤与胚胎期残余组织有关，随着生长发育可能有成熟变化趋势

包括肝母细胞瘤、肾母细胞瘤、肺母细胞瘤、视网膜母细胞瘤、神经母细胞瘤、髓母细胞瘤等，其生物学行为视具体肿瘤而定。

（四）除了病理组织学检查，临床信息对于正确诊断有重要参考价值

患者年龄与肿瘤类型有关。脂肪母细胞瘤和黏液样脂肪肉瘤组织学相似，前者一般发生在 5 岁以下，后者青年人多见。1 岁以内发生的小圆细胞肿瘤以神经母细胞瘤多见。位于肢体末端或者浅筋膜表浅部位肿瘤以良性多见，躯干、胸腹腔等中心部位肿瘤以恶性多见。儿童肾脏肿瘤以肾母细胞瘤和横纹肌样瘤可能性较大。在样本较少时，病变部位对正确诊断具有重要意义。

（五）儿童肿瘤类型多样，除了典型肿瘤，也不乏病理特点和发病部位不典型肿瘤

如肾母细胞瘤可能起源于肾外。有一些儿童特有的少见类型肿瘤，成人未见类似病变，如外胚层间叶瘤。

以上特点造成大多数非儿科专业病理医师对儿童实体瘤诊断经验不足，经常忽略儿童肿瘤的独特性，未能正确进行肿瘤诊断及分型。儿童实体瘤完

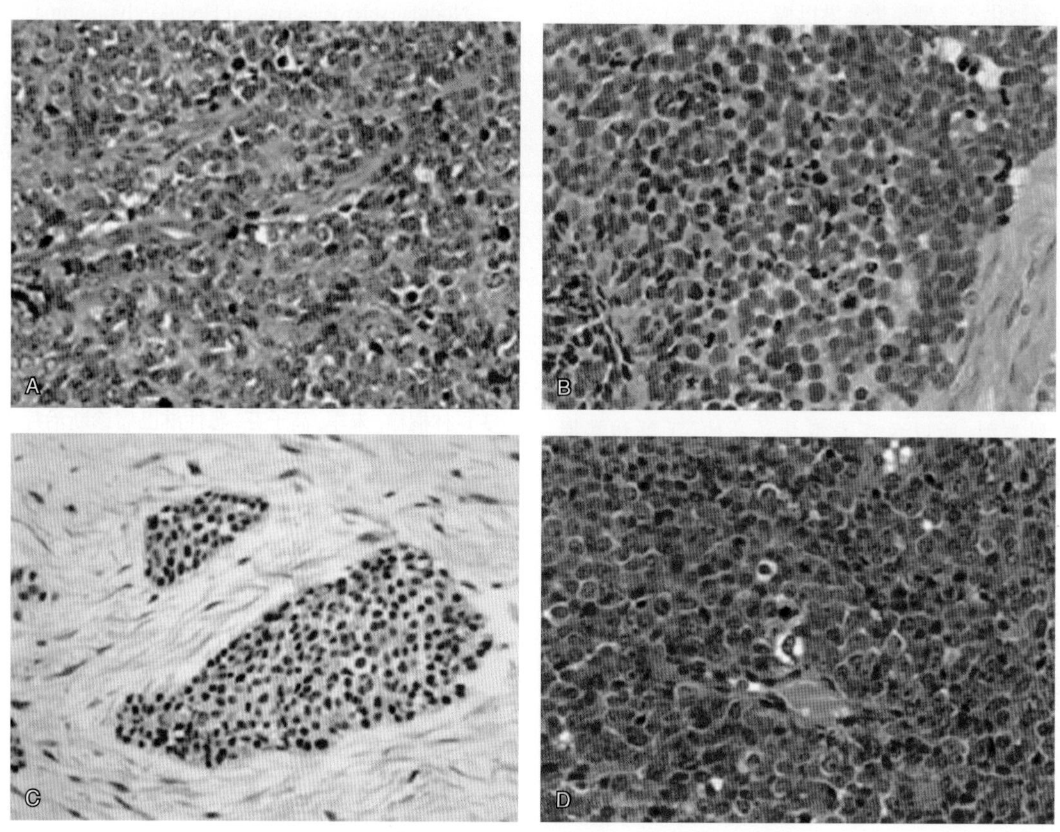

图 3-13-59 多种组织学表现相似的儿童圆形细胞肿瘤

A. 尤因肉瘤，较为一致的小圆细胞增生，细胞核规则浅染，有小核仁；B. 腺泡状横纹肌肉瘤，细胞核形状较不规则，部分细胞可见嗜酸性红染的偏位胞质；C. 硬化性小圆细胞肿瘤，纤维增生性间质中可见团巢状分布的小圆细胞；D. 转移性神经内分泌癌，伴有明显出血坏死。HE 染色，×400。

整病理诊断应该包括如下信息：肿瘤类型、具体分型（亚型）、分子标记。肿瘤类型和具体分型对治疗方案的选择及评估尤为重要，例如胚胎性横纹肌肉瘤预后好于腺泡状横纹肌肉瘤。另外，细胞增殖指数、有无坏死及其范围对化疗方案的选择及预后判断有一定帮助。

二、儿童实体瘤病理学检查方法

儿童实体瘤病理诊断比较困难，常规HE染色切片进行基本组织学观察基础上，需要特殊染色、免疫组化染色、电镜、分子检测等多种方法辅助才能确诊。常规病理组织学检查、免疫组化和分子病理是目前儿童实体瘤精准诊断的主要常用手段。

（一）组织固定

常规组织学检查最常用的组织固定液是中性缓冲甲醛溶液（甲醛终浓度4%），利用缓冲液将pH值调至7.0。尽量不用乙醇固定液，乙醇容易使组织皱缩，并且穿透力较差，较大组织中心部位可能固定不够充分。组织离体后立即浸没于足量固定液中。小块组织暴露于空气中易风干皱缩影响组织学观察。大块组织特别是包膜较厚病变，应切开后固定，保证固定液能够渗透入组织。最佳固定时间4~24小时，时间过短或者固定不充分可能造成组织自溶蛋白降解，影响形态观察及免疫组化染色标记。固定时间过长使肽链交联过重，可能影响免疫组化和分子检测。

甲醛固定石蜡包埋组织可适用于目前大多数临床病理检测，包括常规组织学检查、免疫组织化学染色、FISH染色、DNA提取PCR检测。少数比较复杂的分析方法需留取未经固定的新鲜组织冻存，主要用于疾病研究，如核型分析、流式细胞分析、蛋白质免疫印迹、比较基因组杂交、转录组学分析。

（二）免疫组织化学染色

免疫组织化学染色是利用抗原抗体特异性结合原理，在抗体上标记显色试剂以显示组织细胞中蛋白表达情况。根据检测抗原不同选用抗体，在组织细胞原位观察。甲醛固定会使氨基酸残基形成醛基，多肽链在醛基的作用下发生交联，抗原决定簇可能被封闭，因此需要进行抗原修复。可采用热修复、蛋白酶消化等不同的抗原修复方法将抗原决定簇暴露。

近几十年来免疫组化技术快速发展，临床病理诊断抗体不断增多，使很多组织学表现相似的肿瘤分化方向得以清晰，在临床病理诊断方面用途广泛（表3-13-6）。但是，多数免疫组化抗体并不具有绝对特异性，并且受染色技术、组织制备过程、抗体特异性、抗体来源、肿瘤异质性表达等多种因素影响，可能存在非特异着色、交叉反应、假阳性/假阴性等情况，需要根据所用抗体进行正确评判，包括有无着色、着色强度、阳性细胞类型、亚细胞定位（胞膜、胞质、胞核、核周、高尔基体、胞膜/胞质、胞质/胞核）。应当设置阴性和阳性对照保证染色结果可靠性。表3-13-6及以下内容简要叙述儿童实体瘤诊断中常用免疫组化抗体。

1. 上皮组织标志物

（1）广谱上皮标志物：细胞角蛋白（CK）、上皮膜抗原（EMA）。

至少有20种明确的CK亚型，应用某种CK可以提示肿瘤原发部位。$CK7^{+}/CK20^{-}$标记肺、乳腺、子宫内膜、卵巢、甲状腺、唾液腺肿瘤及间皮瘤；$CK7^{-}/CK20^{+}$标记大肠、Merkel细胞及部分胃腺癌；$CK7^{-}/CK20^{-}$见于肾上腺皮质、肝、肾和肾上腺肿瘤；CK5/6标记间皮瘤、乳腺肌上皮。

（2）肌上皮标志：p63、S-100、SMA、GFAP。

（3）间皮标志：HBME-1、Calretinin、WT1。

2. 间叶组织标志物

（1）广谱间叶组织标志：vimentin。

（2）神经、内分泌标志：GFAP、S-100、NF、NSE、MBP、Syn、CgA、CD56。

（3）广谱肌源性标志：desmin、SMA、HHF35、calponin。

（4）横纹肌标志：MyoD1、Myogenin。

（5）血管内皮标志：CD31、CD34、Ⅷ因子、ERG。

3. 生殖细胞标志 PLAP、OCT3/4、SALL4等。

4. 组织特异性标志

（1）TTF1标志肺及甲状腺上皮。

（2）AFP标志肝癌及卵黄囊瘤。

（3）WT1标志肾脏和间皮。

5. 肿瘤分级、治疗及预后判断标志物

（1）细胞增殖标记：PCNA、Ki-67。

（2）肿瘤相关癌基因/抑癌基因蛋白：p21-ras、HER2、P53、Rb、INI1。

（3）细胞凋亡相关蛋白：BCL2、BCL6、BCL10、Bax。

表 3-13-6 儿童实体瘤常用免疫组化抗体

抗体名称	主要特点及用途	表达部位
SMA（平滑肌肌动蛋白）	标记平滑肌细胞、肌上皮细胞及其肿瘤，肌纤维母细胞沿细胞膜阳性	胞质 / 胞膜
AFP（甲胎蛋白）	标记肝癌、内胚窦瘤、胚胎性癌	胞质
ALK	标记间变性大细胞淋巴瘤、炎症性肌纤维母细胞瘤。由于染色体易位使 ALK 基因表达增加，蛋白定位决定于其融合伙伴基因	胞核 / 胞质 / 胞膜均可
Bcl-2	鉴别滤泡型淋巴瘤与淋巴滤泡反应性增生。前者肿瘤性滤泡中心及周围细胞均阳性，后者仅滤泡周围细胞阳性。神经内分泌细胞、孤立性纤维性肿瘤可阳性	胞膜 / 胞质
Caldesmon（钙结合蛋白）	是平滑肌分化的标志物，位于细肌丝，调节肌动蛋白和肌球蛋白的相互作用。平滑肌肿瘤、肌纤维母细胞肿瘤阳性。多数胃肠道间质肿瘤、血管球瘤、肌周细胞瘤也阳性	胞质
Calponin（钙调蛋白）	结合原肌球蛋白和肌动蛋白的一种钙调蛋白，调节平滑肌细胞收缩。标记乳腺肌上皮细胞及平滑肌细胞。肌纤维母细胞也可阳性	胞质
Calretinin（钙网膜蛋白）	正常中枢及外周神经组织（特别是视网膜和感觉神经元）表达丰富；间皮及其肿瘤、部分性索间质肿瘤阳性	胞质 / 胞核
CD30（Ki-1）	标记间变性大细胞淋巴瘤、霍奇金淋巴瘤，活化的 T、B 细胞，生殖细胞性肿瘤，如胚胎性癌	胞膜 / 胞质
CD31	标记血管内皮细胞，对血管肉瘤的特异度和灵敏度均较高。组织细胞、淋巴造血细胞也可表达	胞膜
CD34	在血管及其肿瘤、胃肠间质瘤、孤立性纤维性肿瘤、皮肤隆突性纤维肉瘤等多种梭形细胞肿瘤中表达	胞膜 / 胞质
CD56	标记 NK 细胞、少数 T 细胞及其肿瘤，多数浆细胞肿瘤、神经母细胞瘤和神经内分泌肿瘤、原始神经外胚层肿瘤、神经鞘瘤、恶性外周神经鞘瘤等	胞膜
CD57（Leu7）	标记生发中心 T 细胞、NK 细胞、少突胶质细胞、后肾腺瘤、部分神经内分泌肿瘤、原始神经外胚层肿瘤、神经鞘瘤、恶性外周神经鞘瘤	胞膜 / 胞质
CD99（MIC2）	多种肿瘤表达，包括尤因肉瘤、淋巴母细胞淋巴瘤 / 白血病、神经母细胞瘤、横纹肌肉瘤、孤立性纤维性肿瘤 / 血管周细胞瘤、间叶性软骨肉瘤、胸腺瘤中的不成熟淋巴细胞、性索间质肿瘤等	胞膜
CD117（c-kit）	标记胃肠道 Cajal 细胞、肥大细胞、造血干细胞、祖细胞及其来源肿瘤。是胃肠间质瘤的重要标志，还可用于急性髓系白血病的分型。精原细胞瘤、多数胸腺癌阳性。部分黑色素瘤、尤因肉瘤、神经母细胞瘤、肾母细胞瘤阳性	胞膜 / 胞质
CgA（嗜铬素 A）	标记神经内分泌细胞及其肿瘤	胞质
广谱 CK（细胞角蛋白）	广谱上皮性标志	胞质
CK5/6	鳞状上皮及导管上皮的基底细胞和部分鳞状上皮生发层细胞、间皮细胞阳性，腺上皮细胞阴性。胸腺瘤中的上皮样成分阳性	胞质
CK7	肺、乳腺、子宫内膜、甲状腺及卵巢的腺癌，移行细胞癌等阳性，需与 CK20 参照	胞质
CK8	低分子量角蛋白；正常组织表达：非鳞状上皮；肿瘤组织表达：卵巢腺癌、胃肠道腺癌、甲状腺腺癌、肝癌、子宫体癌	胞质
CK8/18	可同时识别 CK8 及 CK18，主要标记各种单层上皮，可作为腺上皮及其来源的肿瘤的首选标志	胞质

续表

抗体名称	主要特点及用途	表达部位
CKH	高分子量角蛋白；与 CK1、CK5、CK10、CK14 反应。标记鳞状上皮、前列腺基底细胞，乳腺肌上皮细胞	胞质
CK19	识别 40kD 的细胞角蛋白 19	胞质
CK20	胃肠道上皮阳性，尿路上皮细胞可阳性，需与 CK7 参照	胞质
D2-40	识别淋巴管内皮，间皮细胞、肌上皮细胞亦可表达	胞膜 / 胞质
Desmin（结蛋白）	标记心肌、骨骼肌、平滑肌及其肿瘤、硬化性小圆细胞肿瘤等	胞质
EMA（上皮膜抗原）	标记上皮细胞及肿瘤、间变性大细胞淋巴瘤、脑膜瘤、滑膜肉瘤、上皮样肉瘤、脊索瘤、部分浆细胞及肿瘤、神经束衣瘤	胞膜 / 胞质
FⅫ A	FⅫ是皮肤树突状细胞及其来源肿瘤的标志物。与 CD34 联合应用鉴别皮肤纤维瘤和皮肤隆突性纤维肉瘤	胞质
Fli-1	可表达于尤因肉瘤、血管内皮细胞、淋巴细胞等多种细胞	胞核
FOXL2	性索间质细胞及其肿瘤标记，主要标记卵巢颗粒细胞瘤，部分支持 - 间质细胞肿瘤也阳性	胞核
GFAP（神经胶质纤维酸性蛋白）	标记星形胶质细胞、室管膜细胞及其肿瘤，用于胶质瘤与脑膜瘤的鉴别	胞质
hCG（绒毛膜促性腺激素）	滋养细胞标志	胞质
HMB45	标记前黑色素小体复合物中的一种糖蛋白，主要表达于黑色素瘤中的上皮样细胞，某些特殊类型的黑色素瘤常不表达或呈极少数斑点状阳性。血管平滑肌脂肪瘤、透明细胞糖瘤、淋巴管肌瘤病等 PEComas 阳性。肾上腺皮质及其肿瘤也可阳性	胞质
IDH1R132H 突变型抗体	大部分弥漫星形细胞瘤、少突胶质细胞瘤、少突星形细胞瘤及继发性胶质母细胞瘤存在 *IDH1R132H* 突变，突变患者较不伴突变者预后好；亦有助于鉴别低级别胶质瘤和胶质增生	胞质
Inhibin-α	大多数性索间质肿瘤、合体滋养细胞及中间滋养细胞、肾上腺皮质细胞及肿瘤、血管母细胞瘤阳性	胞质
Ini1	*Ini1* 是一种抑癌基因，正常细胞普遍表达，表达缺失的肿瘤有：非典型畸胎瘤 / 横纹肌样瘤（AT/RT）、恶性横纹肌样瘤、上皮样肉瘤等	胞核
Ki-67	标记处于细胞周期 G_1、S、M、G_2 期的细胞，G_0 期细胞阴性。用于肿瘤细胞增殖评价	胞核
MBP（髓磷脂碱性蛋白）	标记少突胶质细胞、施万细胞及其肿瘤	胞质
Melan-A	在黑色素细胞肿瘤中的表达与 HMB45 相似，睾丸间质细胞肿瘤和肾上腺皮质癌阳性率高	胞质
MGMT	一种 DNA 直接修复酶，检测癌组织中 MGMT 的表达对选择化疗药物有指导意义	胞核 / 胞质
MyoD1 和 Myogenin	横纹肌分化标志物，表达于横纹肌肉瘤及伴有横纹肌分化的细胞中，正常横纹肌不表达。主要用于横纹肌肉瘤的诊断	胞核
Myoglobin（肌红蛋白）	较成熟横纹肌表达，分化差的横纹肌肉瘤表达率低	胞质
Nestin	中间丝蛋白的一种，存在于胚胎发育过程中有多向分化潜能的神经上皮干细胞。主要用于判断肿瘤细胞是否为原始神经外胚叶来源，髓母细胞瘤、嗅母细胞瘤、恶性畸胎瘤等幼稚神经细胞成分均阳性	胞质

续表

抗体名称	主要特点及用途	表达部位
NeuN	与神经元细胞核的抗原结合，在正常脑组织的锥体神经元和颗粒性神经元表达，而小脑浦肯野细胞不表达。NeuN 只在趋于成熟的神经元中表达，可以用于鉴别肿瘤中的不成熟神经元成分	胞核
NF（神经丝）	标记神经元、外周神经、交感神经节、肾上腺髓质	胞质
NSE（神经元特异性烯醇化酶）	标记神经元、神经内分泌细胞及其肿瘤	胞质
NUT	NUT 癌是罕见、侵袭性极强的恶性肿瘤，常发生于头颈、纵隔中线部位，常为低分化癌，*NUTM1* 基因重排所致，NUT 免疫组化阳性	胞核 / 胞质
Oct3/4	表达于胚胎干细胞和生殖细胞，分化体细胞不表达。主要用于生殖细胞肿瘤和胚胎性癌辅助诊断	胞核
PAX-5	B 淋巴细胞特异性转录因子	胞核
PAX-8	主要表达于甲状腺、肾小管、副中肾管及相关肿瘤	胞核
Rb	*Rb* 是一种抑癌基因，基因丢失或突变可见于多种肿瘤，如视网膜母细胞瘤、乳腺癌、前列腺癌、小细胞癌及一些肉瘤	胞核
S-100	标记胶质细胞、施万细胞、黑色素细胞、朗格汉斯细胞、肌上皮细胞、软骨细胞及其肿瘤。横纹肌、脂肪、指状突和树状突细胞及其肿瘤亦可阳性	胞核 / 胞质
SALL4	一种癌胚抗原，较为广谱的原始生殖细胞肿瘤标志物	胞核
SOX9	软骨生成相关转录因子	胞核
SOX10	一种转录因子，在黑色素细胞及其肿瘤、施万细胞及其肿瘤、唾液腺上皮及肿瘤可表达	胞核
STAT6	细胞核弥漫强阳性是孤立性纤维性肿瘤的标志	胞核
Syn（突触素）	标志各种神经内分泌细胞及其肿瘤	胞质
TFE3	正常细胞可有弱表达，在 Xp11.2 易位 /*TFE3* 基因重排肾细胞癌和腺泡状软组织肉瘤中弥漫强阳性	胞核
TTF-1（甲状腺转录因子 1）	标记甲状腺滤泡细胞、新生儿肺及肺泡Ⅱ型细胞	胞核
Tyrosinase（酪氨酸酶）	黑色素细胞标志物，是黑色素小体中的Ⅰ型膜蛋白，可以将酪氨酸转化为黑色素。检测恶性黑色素瘤的灵敏度约 96%，可与 S-100、HMB45 联用，用于恶性黑色素瘤的诊断	胞质
Vimentin（波形蛋白）	正常间叶细胞及其肿瘤的标记	胞质

（三）分子病理学检测

肿瘤分子生物学研究发现多种染色体易位、基因丢失 / 扩增、抑癌基因突变、DNA 甲基化、染色体印迹、DNA 错配修复基因缺陷等与肿瘤发生密切相关（表 3-13-7）。有些改变有肿瘤特异性，对于临床病理诊断有重要辅助价值。例如，*NTRK* 基因重排对婴儿型纤维肉瘤的诊断。不同组织学类型的横纹肌肉瘤分子基础不同，*FOXO1* 基因重排是腺泡状横纹肌肉瘤的特异分子改变，不存在于胚胎性横纹肌肉瘤。有些分子改变与肿瘤预后及治疗相关，例如神经母细胞瘤中 *N-MYC* 基因扩增。

表 3-13-7　儿童实体瘤常见分子标志

肿瘤类型	分子标志
尤因肉瘤	FET-ETS 融合（EWSR1-FLI1/ERG/ETV1/ETV4/FEV；FUS-ERG/FEV）
EWSR1- 非 ETS 融合圆形细胞肉瘤	EWSR1-NFATc2/PATZ1；FUS-NFATc2/PATZ1
CIC 重排肉瘤	CIC-DUX4/FOXO4
有 *BCOR* 基因改变的肉瘤	BCOR-CCNB3、BCOR-ITD
腺泡状软组织肉瘤	ASPL-TFE3
软组织透明细胞肉瘤	EWSR1-ATF1/CREB1
血管瘤样纤维组织细胞瘤	EWSR1-CREB1/ATF1；FUS-ATF1
促纤维增生性小圆细胞肿瘤	EWSR1-WT1
骨外黏液样软骨肉瘤	EWSR1/TAF15/TFC12/TFG-NR4A3
软组织肌上皮瘤	EWSR1-POU5F1/PBX1/ZNF44
滑膜肉瘤	SYT-SSX1/SSX2/SSX4
腺泡状横纹肌肉瘤	PAX3/PAX7-FOXO1 PAX3-FOXO4/NCOA1/NCOA2 FGFR1-FOXO1
黏液样 / 圆形细胞脂肪肉瘤	FUS/EWSR1-DDIT3
脂肪母细胞瘤	PLAG1-COL1A2
皮肤隆突性纤维肉瘤	COL1A1-PDGFB
结节性筋膜炎	MYH9-USP6
骨的动脉瘤样骨囊肿	CDH11/TRAP150/ZNF9/OMD/COL1A1-USP6
低级别纤维黏液样肉瘤	FUS-CREB3L2/CREB3L1
炎症性肌纤维母细胞瘤	TPM3/TPM4/CLTC/RANBP2/ATIC-ALK
婴儿型纤维肉瘤	ETV6-NTRK3
上皮样血管内皮瘤	WWTR1-CAMTA1；YAP1-TFE3
神经母细胞瘤	*NMYC* 扩增 1p 丢失 17q 扩增 11q 丢失

1. 染色体易位 近年发现多种实体瘤有特异性染色体易位，为临床病理诊断及分型提供了分子依据。染色体易位（chromosomal translocation，t）是指染色体片段位置的改变。根据片段位置、交换情况和数量增减，染色体易位有多种类型。染色体间易位（interchromosomal translocation）发生在两条非同源染色体之间，可以进一步分为相互易位（reciprocal translocation，rcp）和转位（transposition）。相互易位在两条染色体间交换片段，转位指一条染色体的片段转移到另一条染色体上；染色体内易位（intrachromosomal translocation）发生在一条染色体之内。不伴有染色体片段数量增减时称为平衡易位（balanced translocation），伴有染色体片段增减时称为不平衡易位（unbalanced translocation）。染色体易位是儿童实体瘤比较常见的染色体结构畸变，以相互易位多见，少数是染色体内易位。

染色体易位使染色体片段上的基因位置发生改变，产生位置效应，使两个原本独立的基因融合在一起形成“融合基因”。如果融合位置不影响基因转录的读码框[读码框内融合（in-frame fusion）]，可以表达出异常融合蛋白。发生在重要癌基因/抑癌基因位置的基因融合可能使基因重组、表达增高、活性增强等，发挥致瘤作用。

目前发现约20%的软组织肉瘤存在染色体易位，易位类型达300种以上，也称为易位相关肉瘤。软组织肉瘤是儿童实体瘤的常见类型，由于大部分肉瘤中的易位具有肿瘤特异性，因此染色体易位是否存在及其类型识别，有助于肉瘤的精确诊断和分类，特别是鉴别组织学表现相似的肿瘤，是目前软组织肉瘤临床病理诊断中应用最多的分子检测。主要的易位相关肉瘤及其融合基因见表3-13-7。

目前大多数肉瘤中存在的易位尚不是分子治疗靶点。但已经出现针对易位的分子靶向药物，例如间变性淋巴瘤激酶。某些易位类型有预后意义。

需要注意，某些染色体易位并非肿瘤特异性改变，特别是*EWSR1*基因易位。除尤因家族肿瘤，其他多种软组织肿瘤也存在*EWSR1*基因相关易位，包括软组织透明细胞肉瘤、促纤维增生性小圆细胞肿瘤、黏液样脂肪肉瘤、血管瘤样纤维组织细胞瘤、肌上皮瘤等，在不同肿瘤中其易位伙伴基因不同。一些非软组织肿瘤也发现了*EWSR1*基因易位，例如唾液腺玻璃样变透明细胞癌。实际工作中需要结合患者临床信息、常规病理形态、FISH结果、必要时PCR等多种方法综合判断。

2. 基因扩增、获得/丢失 神经母细胞瘤有较高频率*NMYC*基因扩增，1p36及11q区域杂合性丢失，17q区获得。少数患者有*NMYC*、*ALK*、*ATRX*、*PTPN11*、*ARID1A*以及*ARID1B*基因突变。

3. 临床病理诊断中常用分子病理学方法

（1）染色体荧光原位杂交（fluorescence in situ hybridization，FISH）技术：FISH技术相对较为简便易行。根据情况可以选择分离探针或融合探针。尤因肉瘤常用*EWSR1*基因分离探针，在基因上游和下游设计标记不同颜色荧光的DNA探针，在荧光显微镜下观察荧光位置，确定基因是否发生断裂。分离探针可以观察所标记基因是否发生断裂，但无法显示易位的伙伴基因。FISH方法也可以通过计数荧光信号数量标记基因扩增、获得/丢失情况。

（2）聚合酶链式反应（polymerase chain reaction，PCR）：利用特异性引物对目的DNA或cDNA进行扩增，扩增片段可进行核苷酸序列测定。主要用于检测单个位点基因突变和易位伙伴已知的融合基因。近年以PCR为基础的高通量基因测序技术可以同时检测成百上千个基因序列。

（3）单核苷酸多态性（single nucleotide polymorphism，SNP）：SNP是单个核苷酸变异引起的DNA序列多态性，在人群中的变异频率>1%。SNP在基因组上分布广泛，数量多、多态性丰富。在人类基因组中大约每1 000个碱基出现一个SNP，总量大概3×10^6个。基因编码区或调控区SNP与个体表型差异、疾病易感性和药物敏感性有关。不改变氨基酸序列的SNP称为同义SNP。非同义SNP时蛋白质序列改变，功能可能也发生改变，是生物多样性的直接原因。SNP已被广泛用于个体发病风险易感性研究、疾病治疗以及预后评估等领域。另外，对肿瘤组织进行全基因组SNP芯片基因型检测可以分析基因丢失/获得全貌，类似高通量的核型分析或比较基因组杂交方法。

三、儿童实体瘤常见类型

（一）圆形细胞肉瘤

尤因肉瘤是小圆细胞肿瘤代表，以*EWSR1*基因重排为分子特征。近年研究发现一些非*EWSR1*重排圆形细胞肉瘤，特别是*CIC*和*BCOR*基因改变，拓宽了圆形细胞肉瘤肿瘤谱系。

1. 尤因家族肿瘤（Ewing family tumor，ESFT） 尤因肉瘤原发于骨或软组织，主要见于儿童、青少年和年轻人。细胞大小较一致。CD99免疫组化染色胞膜强阳性，但不具有特异性。目前认为，所有尤因肉瘤都含有EWSR1（或FUS）-ETS家族基因融合。*EWSR1*（Ewing sarcoma breakpoint region 1，*EWSR1*）基因位于染色体22q12，编码656个氨基酸的核蛋白，参与细胞有丝分裂中纺锤体的形成、微管稳定、DNA修复等调节。尤因肉瘤的分子异常是*EWSR1-FLI1*（约85%病例）和*EWSR1-ERG*（10%~15%病例）融合基因形成，少数存在*FUS-ERG*或*FUS-FEV*融合。*FUS*和*EWSR1*都属于FET家族成员（包括*FUS*、*EWSR1*和*TAF15*），它们的氨基酸序列相似。*EWSR1-FLI*有癌基因功能，可以调节胰岛素样生长因子1（insulin-like growth factor-1，IGF-1）激活PARP信号通路促进细胞存活。尤因肉瘤中融合基因类型与预后的相关性尚待研究。某些回顾研究认为，*EWSR1-FLI1*融合肿瘤比其他类型融合预后好，但未得到前瞻性临床试验结果证实。

在有些肿瘤中，*EWSR1*基因与非ETS家族基因形成易位伙伴，包括*NFATc2*、*SMARCA5*、*PATZ1*和*SP3*。*EWSR1-NFATc2*融合肿瘤有独特临床病理特点，好发于年轻男性，组织学形态不典型，有多种组织学表现：细胞核显著不规则的小圆细胞肿瘤、多形性梭形细胞肿瘤、伴有黏液玻璃样间质的肌上皮样肿瘤等，有时称为“不典型尤因肉瘤”。这些肿瘤如何进行确切诊断及分类有很大挑战，尚有待积累更多病例研究。此类肿瘤较为少见，目前采用尤因肉瘤治疗方案。

以上尤因家族肿瘤都含有*EWSR1/FUS*融合基因，*EWSR1/FUS*基因分离探针FISH可检测基因断裂，使用特定基因的融合探针或者根据特定融合类型设计引物以PCR方法可以识别易位伙伴基因。

2. *CIC*重排肉瘤　少数小圆细胞肿瘤不存在*EWSR1*基因异常，但有*CIC*基因重排（*CIC-DUX4*或*CIC-FOXO4*）。此类肿瘤好发于青年人躯干和四肢软组织，有个别儿童病例报道。与尤因肉瘤相比，胞核多形性较明显，核大小形状不规则，核仁明显，有较丰富的弱嗜酸性胞质，常见分裂象和坏死。CD99表达情况不定。侵袭性强于尤因肉瘤，对尤因肉瘤常规化疗方案抵抗。

3. 有*BCOR*基因改变的肉瘤　另外一种圆形细胞肉瘤含有*BCOR*基因改变，最多见的易位伙伴基因是*CCNB3*，少数与*MAML3*、*ZC3H7B*、*KMT2D*重排，或者*BCOR*基因串联重复。以13~15岁男性儿童多见，肿瘤大多位于骨和软组织。由圆形和梭形肿瘤细胞混合构成，细胞丰富，核形态单一，间质黏液样或胶原化。不同程度表达CD99。5年存活率与尤因肉瘤相似，预后好于*CIC*重排肉瘤。

（二）横纹肌分化肉瘤

1. 腺泡状和胚胎性横纹肌肉瘤　儿童横纹肌肉瘤主要有胚胎性横纹肌肉瘤（embryonal rhabdomyosarcoma，ERMS）和腺泡状横纹肌肉瘤（alveolar rhabdomyosarcoma，ARMS）。横纹肌肉瘤在病理诊断上主要有两方面：①是否为横纹肌肉瘤。ERMS和ARMS在组织学上均以小细胞肉瘤结构为主，需要和多种小细胞肿瘤鉴别。ERMS有不同发育阶段胚胎期横纹肌的分化特点，ARMS细胞分化比ERMS更为原始。免疫组化染色支持横纹肌肉瘤的标志有：Desmin至少部分细胞阳性，并有横纹肌特异转录因子表达（Myogenin和MyoD1）。需要注意，Desmin并非横纹肌肉瘤的特异性标记，可以表达于多种类型的肿瘤。Myogenin和MyoD1也可表达于伴有幼稚横纹肌分化的非横纹肌肉瘤。②明确横纹肌肉瘤的类型。常规组织学形态常难以鉴别ERMS和ARMS。腺泡状横纹肌肉瘤有特异性*PAX-FKHR*（*FOXO1*）基因融合，有诊断意义。

2. 横纹肌和神经双向分化肉瘤　外胚层间叶瘤（ectomesenchymoma）显示间叶和神经外胚层双向分化特点，间叶成分为胚胎性或腺泡状横纹肌肉瘤，绝大多数病例以间叶成分为主，神经外胚层成分可为各分化阶段神经母细胞瘤，或是散在分布的节细胞、节细胞神经瘤、恶性外周神经鞘瘤、因此有些病例被诊断为节细胞横纹肌肉瘤。此种肿瘤罕见，主要发生在5岁以下患者会阴部/盆腔部位。送检组织较少时诊断困难，特别是活检组织。分子研究发现，以腺泡状横纹肌肉瘤结构为主的病例存在*FOXO1*基因重排，提示其本质是横纹肌肉瘤，并且横纹肌肉瘤治疗方案有效。部分病例存在t(11,22)易位，可能是伴有横纹肌分化特点的特殊尤因肉瘤。颅内外胚层间叶瘤是与此无关的另外一种肿瘤，基因组改变更接近于恶性外周神经鞘瘤。

（三）儿童非横纹肌梭形细胞肿瘤

儿童梭形细胞肿瘤类型多样，横纹肌肿瘤、平滑肌肿瘤、滑膜肉瘤、各种外周神经肿瘤、各种纤维性肿瘤等都可以是梭形细胞肿瘤。横纹肌肿瘤表达Desmin、Myogenin、MyoD1等标志物，其他肿瘤大多没有较为特异的免疫组化标记，鉴别诊断困难，因此通常称为非肌源性梭形细胞肿瘤。

这些肿瘤组织学有很大相似性(图 3-13-60)。良性和恶性组织学诊断依据经常不明确，造成儿童，特别是年幼儿童，梭形细胞肿瘤病理诊断困难。儿童纤维性肿瘤以良性多见，包括纤维瘤病、纤维组织细胞瘤和纤维性错构瘤等，也可以发生有局部复发潜能的皮肤隆突性纤维肉瘤、婴儿型纤维肉瘤，或者与成人相似的普通型纤维肉瘤。有些肿瘤仅见于儿童，成人几乎没有类似病变，比如婴儿型纤维瘤病、婴儿型纤维肉瘤。婴儿型纤维肉瘤主要表现为局部复发，远处转移罕见，存在 *ETV6-NTRK3* 基因易位，有助于病理诊断。

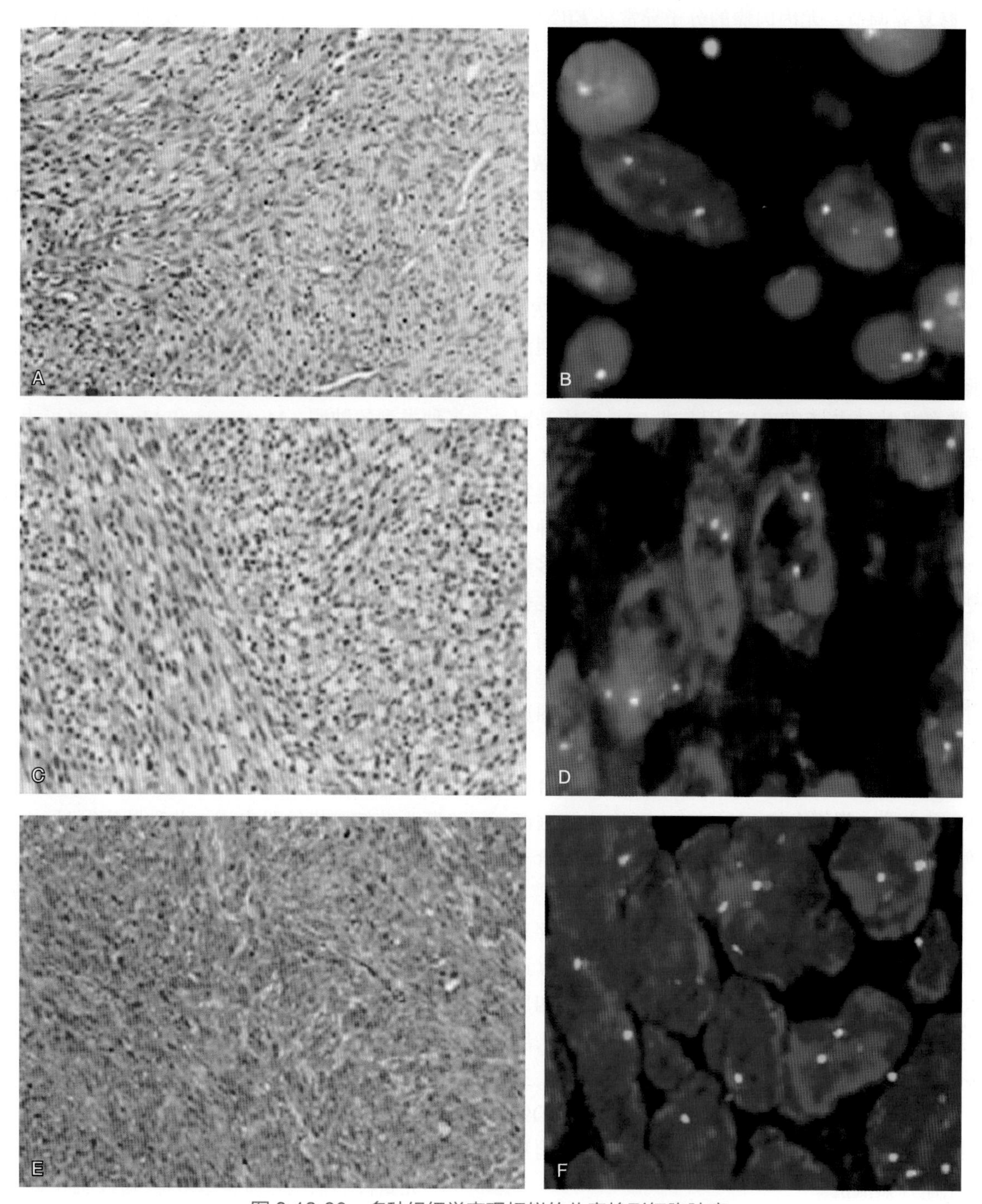

图 3-13-60 多种组织学表现相似的儿童梭形细胞肿瘤

A、B. 婴儿型纤维肉瘤，束状梭形细胞鱼骨样排列，FISH 染色显示 *NTRK3* 基因断裂；C、D. 皮肤隆突性纤维肉瘤，可见交叉排列的编席样结构，*COLIA1-PDGFB* 基因双色双融合探针 FISH 检测可见融合信号；E、F. 滑膜肉瘤，显示梭形细胞密集排列，胞质少，FISH 检测显示 *SS18* 基因断裂。A、C、E 为 HE 染色，×400；B、D、F 为 FISH 检测。

有些纤维性肿瘤发病年龄范围宽，儿童病例组织学及生物学行为和成人病例相似，儿童患者并不少见，例如炎症性肌纤维母细胞瘤、皮肤隆突性纤维肉瘤、滑膜肉瘤等。这些病变组织学可能极为相似，但肿瘤特异性染色体易位识别有助于诊断。

由于肿瘤及分子生物学研究方法的进步，经过详细免疫组织化学染色和分子病理检测，以往难以确诊的梭形细胞肿瘤多数可以明确诊断，仍然难以归类的肿瘤可能是目前未发现有肿瘤特异性特征的普通型纤维肉瘤。

（四）INI1 失表达肿瘤

INI1 蛋白是 *SMARCB1* 基因表达产物，参与 SWI/SNF（BAF）复合体形成，发挥肿瘤抑制作用，广泛表达于所有正常组织。INI1 失表达的原因可以是基因纯合性丢失、基因突变或表观遗传学修饰。

儿童中枢神经系统非典型畸胎瘤 / 横纹肌样瘤（AT/RT）和非中枢神经系统横纹肌样瘤（MRT）是两种经典 INI1 失表达肿瘤。以横纹肌样细胞增生为共同特征，细胞核偏位空泡状，核膜薄，有居中的嗜酸性大核仁，胞质内有嗜酸性核旁包涵体。MRT 一般发生在 3 岁以下儿童，可以发生在肾脏（肾脏 MRT）、其他实质脏器内（肝、膀胱等）或任何部位的软组织（肾外 MRT）。多数患者短期内全身广泛播散，预后差。除了 INI1 蛋白失表达，未发现其他特异性免疫表型。

上皮样肉瘤也是一种 INI1 失表达肿瘤。近心型上皮样肉瘤的组织学和免疫组化特点与横纹肌样瘤类似，两者主要根据临床特点和患者年龄进行主观鉴别。近心型上皮样肉瘤一般为成人患者单发软组织肿瘤，主要发生在四肢近端或骨盆。

除了 AT/RT、MRT 和上皮样肉瘤这些经典 INI1 失表达肿瘤，多种肿瘤可有 INI1 失表达，包括上皮样神经鞘瘤、软组织肌上皮癌、骨外黏液样软骨肉瘤、低分化脊索瘤（主要是儿童患者）和一些上皮性癌。最近报道部分原发性肺黏液样肉瘤和颅内黏液样肉瘤也有 INI1 失表达。并且，多种肿瘤发生去分化时继发 INI1 失表达，也可表现为横纹肌样，比如转移性未分化癌，需结合临床及病理综合判断。

（五）未分化肉瘤

有些肿瘤尚未发现具有诊断意义的分子标记，用目前方法无法明确具体类型和分化方向，其组织起源、生物学特点等尚未得以认识，称为未分化肉瘤（undifferentiated sarcoma）。根据形态，可分为未分化梭形细胞肉瘤、未分化圆细胞肉瘤和未分化多形性肉瘤。

总之，儿童实体瘤病理诊断较为困难，需要由儿童实体瘤方面经验丰富的专业病理医师，通过组织病理学形态观察、免疫组化表达特点，必要时结合分子改变等多方面资料，并且密切联系患者年龄、肿瘤生长部位、病史及治疗经过等综合判断，与多学科团队沟通配合，才能作出精准病理诊断和分型。

专家点评

- 儿童实体瘤多数起源于神经外胚层、中胚层间叶组织、生殖细胞或胚胎残余组织，主要有中枢神经系统肿瘤、神经母细胞瘤、间叶组织来源的各种肉瘤、胚胎性肿瘤、生殖细胞恶性肿瘤。
- 儿童很多肿瘤与胚胎期残余幼稚组织有关，随着生长发育可能有成熟变化趋势，除了病理组织学检查，临床信息对于正确的病理诊断有重要参考价值，比如患者年龄和病变部位。
- 儿童实体瘤病理诊断比较困难，组织学形态重叠，仅根据 HE 染色基本特点难以对肿瘤进行准确分型，需要特殊染色、免疫组化、电镜、分子检测等多种方法辅助诊断。常规病理组织学检查、免疫组化和分子病理是目前儿童实体瘤精准诊断的主要常用手段。

（杨邵敏）

参考文献

[1] SCHAEFER IM, HORNICK JL. Diagnostic immunohistochemistry for soft tissue and bone tumors: an update. Adv Anat Pathol, 2018, 25 (6): 400-412.

[2] BOUDJEMAA S, PETIT A. Malignant ectomesenchymoma: a potential pitfall of diagnosis in the spectrum of pediatric small blue round cell tumors. Appl Immunohistochem Mol Morphol, 2019, 27 (6): e63-e64.

[3] DADONE B, REFAE S, LEMARIE-DELAUNAY C, et al. Molecular cytogenetics of pediatric adipocytic tumors. Cancer Genet, 2015, 208 (10): 469-481.

[4] NAKANO K, TAKAHASHI S. Translocation-related sarcomas. Int J Mol Sci, 2018, 19 (12): 3784.

[5] AGAIMY A. SWI/SNF complex deficient soft tissue neoplasms: a pattern-based approach to diagnosis and differential diagnosis. Surg Pathol Clin, 2019, 12 (1): 149-163.

第5节 恶性疾病的影像学诊断

医疗技术的进步和生活水平的提高,感染性、传染性疾病等严重威胁儿童生命的疾病得到基本控制,恶性肿瘤在整个儿童死亡原因中逐步上升,成为儿童的主要死亡原因之一。另外,随着医学影像学设备及技术的飞速发展如磁共振成像(MRI)和计算机断层扫描(CT)扫描速度加快、图像三维或容积采集的实现和后处理技术及混合成像技术的使用,使影像学的检查手段越来越多种,组织器官的成像越来越逼真,使得儿童肿瘤影像学也得到明显发展。目前用于儿童的影像学检查方法主要包括X线平片、超声检查、各类造影检查、CT、MRI、PET/CT、PET/MR等,通过这些影像学检查,可以清楚地了解肿瘤的大小、肿瘤与周围组织的关系、肿瘤有无转移,鉴别肿瘤的良恶性情况,这些信息对肿瘤治疗方案的选择、疗效的观察有着重要的指导意义。影像诊断技术的发展还使得更多的恶性肿瘤得到了早期确诊,这对疗效的改善有显著意义。但是各种检查方法都有其固有的优缺点,近年来又有许多新进展,如何在诊断过程中扬长避短,充分利用各种检查所提供的信息,有选择地综合应用各种影像学检查新技术以达到最佳诊断目的,同时使患者花费合理,需要临床医生和放射科医生在实际工作中不断加以摸索、创新和提高。

一、影像学诊断方法

(一) 儿童影像学检查的特点

儿童时期是人生的初始阶段,从新生儿到青春期各器官、系统不断发育,是动态发展中的个体,解剖、病理生理、免疫状况、精神心理的发育在各阶段均明显不同,疾病谱、病因、疾病的诊治、预防、预后与成人有较大的差异。儿科影像无论是影像学检查方法,还是图像信息的解读、诊断思维逻辑等均有其特殊性。熟悉儿童的体格、生理和精神心理发育特点,认识、了解各年龄阶段各部位的正常影像学特征,是实现儿科疾病早、快、准诊断的基础。

(二) 检查方法的选择

小儿影像学检查方法的选择很大程度上取决于患儿的临床病史、症状和查体结果以及影像学检查方法的适应证、禁忌证。对于肿瘤患儿,最初的症状和主诉往往是非特异性的,首选安全、便捷和经济的影像学检查方法进行评估是必要的,这些检查提供的初步信息,有助于诊断和鉴别诊断,是进一步诊治的依据。如果病情复杂,有时需联合两、三种检查方法进行综合判断。

1. X线平片检查　X线平片是最基本的影像学检查方法,操作简单、快捷、辐射剂量低,患儿无需镇静,是初诊及定期复查时首选的影像学检查方法,适用于自然对比好的器官和系统,如呼吸系统、消化系统、骨骼系统及循环系统,可以对疾病的全貌、轮廓及密度进行显示和评估,胸部X线平片常常首先发现胸内或纵隔内占位,还可以提示有无气胸、纵隔气肿以及转移灶等病变;腹部立位平片用于评估肠梗阻或消化道穿孔,并可能显示瘤体的密度及轮廓、腹部钙化或骨破坏等。另外,对于危重症无法转运的患儿,可以在床边进行X线平片的检查,既可以了解病情,又不会因搬动加重患儿的病情。新生儿、婴幼儿胸部X线摄片常用仰卧前后位,平静吸气时瞬间曝光。要求投照体位无偏斜、无旋转。对于哭闹的患儿摄片有一定的技巧,需在哭声间隙深吸气的瞬间曝光,既能保证吸气相,又能保证不因呼吸动度过大而导致图像模糊。吸气相和呼气相照片可以观察纵隔摆动和呼吸周期中肺野明暗度的变化。3岁以上的小儿应采用立位照片。

X线平片的缺点是重叠影像,是投照部位所有组织叠加在一起的平面图像,造成组织重叠较多的区域的病灶容易漏诊。

2. 计算机断层扫描(computed tomography, CT)　CT是利用人体组织对X线吸收程度的不同对人体断面进行成像,是不同组织密度的成像,没有影像重叠,可用于全身各部位组织器官的检查,CT图像的特点是密度分辨率高,能分辨密度差异很小的组织结构,对于密度差异大的病灶CT显示更为敏感,如脑组织内的新鲜出血,组织结构及病灶内的钙化,以及增强后血管的走行及形态与病变的关系等,对疾病的检出和诊断要明显优于胸部X线片。CT能做定量分析,用于定量分析的值叫CT值,是测定人体某一局部组织或病灶密度的数值,其计量单位是“HU”,通过测量正常组织与病理组织间的密度差异值来评估病变的性质,从而提高病变定性率。

随着螺旋扫描技术的应用、探测器的不断增宽,管球旋转一圈所用的时间不断缩短,CT的扫描速度明显加快,对于急重症、呼吸频率快、有气道阻塞或压迫的患儿,CT检查较MRI更有优势。低剂量CT

扫描技术的广泛使用，辐射剂量大幅度降低，使CT检查技术更适用于儿童检查。

多排螺旋CT为无间隔的容积扫描，信息涵盖了扫描范围内所有组织结构的数字化图像信息，每次检查可以得到数百到数千帧图像，利用计算机软件对扫描区域的图像信息进行重建后处理已成为目前主要的显示方式，这些后处理技术的开发应用极大地拓展了CT的应用领域和诊断价值。多种后处理重建技术联合应用评估病灶对邻近气管、血管等周围组织的侵犯情况，效果更佳。利用容积扫描数据，还可以实现3D打印。

(1) 图像后处理技术：包括多平面重建（multiplanar reconstruction，MPR）、曲面重建（curved planar reconstruction，CPR）、最大密度投影（maximum intensity projection，MIP）、最小密度投影（minimum intensity projection，MIN）、容积再现（volume rendering，VR）、仿真内镜（virtual endoscopy，VE）、表面遮盖显示（surface shaded display，SSD）、组织透明技术等。

MPR和CPR显示的图像为二维图像，其中MPR是临床最为常用的后处理重建方法，可以从不同的角度、不同平面、不同厚度全面地显示病灶特点和周围组织的相互关系，对病灶进行病理影像学特征判断，是诊断及鉴别诊断的重要依据；CPR为MPR重建技术的延伸和发展，能够将走行迂曲、缩短和重叠的血管、气管、肠管等结构伸展拉直，完全展示在同一平面上。

MIP及MIN是三维成像显示方法，CT扫描容积范围内采集数据均参与成像，选择显示的组织结构取决于给定的窗宽及窗位的值。投影方向内密度最大的体素参与成像，其显示的图像为MIP图像；投影方向内密度最小的体素参与成像，其显示的图像为MIN图像。MIP图像在临床上更多地用于显示血管及其相关病变，MIN图像用于显示气道或含气的组织结构，优点是分辨率高，能显示细微的密度信息，缺点是有组织结构的重叠显示。

VR成像为在规定的CT值（组织密度）范围内进行三维立体成像，VR图像可调整图像亮度及透光度，并可将图像显示为彩色（伪彩）立体图像。根据不同成像组织CT值范围，形成不同器官的仿真立体图像。VR成像主要用于骨骼、心脏、血管等的三维立体显示。

CT仿真内镜（CT virtual endoscopy，CTVE）是利用CT采集容积数据，模拟显示管腔内壁结构的成像方法。一般采用表面阴影显示法或容积再现法，得到内窥镜直视效果，对支气管狭窄、胃腔及结肠小的隆起性病变的检查和诊断有重要的作用。

(2) 扫描方式

1) 普通扫描：是最常用的扫描方法，也称为平扫，为不使用对比剂的扫描，扫描层厚通常为5~10mm，可以应用于各个部位的CT检查。

2) 高分辨率CT（high resolution CT，HRCT）成像：是指扫描层厚为1~2mm并进行高空间分辨率算法（骨算法）重建的扫描。其扫描层厚较普通扫描方式薄，由于其空间分辨率高，密度分辨率较低，故选择的观察窗主要为肺窗，一般不用纵隔窗。故HRCT通常用于显示肺部病变，它能清楚显示肺部的细微结构如肺小叶、小叶间隔等，主要用于间质性肺疾病、囊性纤维化、支气管扩张、支气管发育异常等疾病的观察。多层螺旋CT可以通过一次胸部平扫后，重建出薄层图像观察，能够接近HRCT的空间分辨率，较好地显示肺部的细微结构，而辐射剂量相对较低。

3) 增强扫描：是CT检查的重要扫描方式，指经外周静脉给予水溶性碘对比剂后再行扫描，增加病灶与邻近正常组织间的密度差，从而提高病变尤其是小病灶的检出率；根据病变是否有强化及强化特点，来反映病变性质，便于定性诊断及鉴别诊断；显示病变与周围组织的关系判断肿瘤的位置及侵犯程度，提高肿瘤分期的准确性，有助于估计手术范围及手术方式的选择。提高病变组织与周围正常结构的对比，为病变的定位、定性提供客观依据。

4) CT血管造影（CT angiography，CTA）成像：是以CT扫描速度的提升为基础的新的CT增强扫描技术，要求外周静脉注射对比剂后有足够的对比剂浓集于靶血管内并迅速完成扫描，利用三维重建、MPR等CT后重建处理技术显示血管形态及走行，是非创伤性血管成像技术，根据对比剂在体内的循环时间实现分期扫描分别获得动脉、静脉血管的图像，类似血管造影但不需要使用血管插管技术，危险性小，除对比剂的不良反应及对比剂外漏的风险外几乎无其他的并发症。但CTA也有不足，如对比剂浓度不够则血管显示不清楚，另外，不能实时动态显示血流状况等。CT灌注成像检查考虑到辐射剂量较大，对于儿童几乎不使用这项技术来观察患儿的病变状况。

(3) 窗技术：是CT检查中用以显示不同组织密度的技术，由于各种组织结构或病变具有不同的密度和CT值，因此欲显示某一密度的组织结构细节时，应选择适合观察该组织或病变的窗宽和窗位，以获得最佳显示。

窗宽是CT图像的CT值范围，在此CT值范围内的组织和病变均以不同的灰阶显示。增大窗宽，则图像所示CT值范围加大，显示具有不同密度的组织结构增多，但各结构之间的灰度差别减少。减小窗宽，则显示的组织结构减少，然而各结构之间的灰度差别增加。如观察脑实质的窗宽常为-15~+85HU，即CT值在-15~+85HU范围内的各种结构如脑实质和脑脊液间隙均以不同灰阶显示。而高于+85HU的组织结构如骨质及颅内钙化，其间虽有密度差，但均以白影显示，无灰阶差别；而低于-15HU的组织结构如皮下脂肪及乳突内气体均以黑影显示，其间也无灰阶差别。窗位是窗宽的中心位置，同样的窗宽，由于窗位不同，其所包括CT值范围也有差异。例如窗宽同为100HU，当窗位为0HU时，其CT值范围为-50~+50HU；如窗位为+35HU时，则CT值范围为-15~+85HU。通常，欲观察某一组织结构及发生的病变，应以该组织的CT值为窗位。例如脑实质CT值约为+35HU，则观察脑组织及其病变时，选择窗位以+35HU为妥。

根据窗宽、窗位的调整可以更加清晰地观察不同组织的病变，如胸部扫描完成后可以选择不同的窗宽和窗位来观察不同组织（肺、软组织、骨组织等）的结构。

对于肿瘤患儿的评估，CT平扫及增强检查是重要的影像学检查方法，图像质量是准确诊断的前提，一次性扫描成功可以减少不必要的重复检查，减少辐射剂量，因此对于新生儿、婴幼儿，检查前通常需要服用镇静剂，尤其是增强检查前，因为注射对比剂时会有一定的刺激，易导致原本平静的孩子受到惊吓，产生运动伪影严重影响图像质量。检查时要对非扫描部位进行防护。

评估肺转移性病变时通常行胸部CT平扫即可，在评估纵隔和肺门结构时，需增强检查，使血管密度突出以便与其他结构区分。MPR的使用提高了肺结节的检出率，但其鉴别肺结节的良恶性的能力有限，虽然儿童肺内结节可以是肿瘤或转移，但还是以感染性病变为多。腹部CT检查，扫描前服用一定量的CT用肠道对比剂使肠腔充盈，以便区分肠道和肠系膜、腹膜后淋巴结及实质脏器。肿瘤病灶的CT平扫与增强的图像特点不同，评估肿瘤时需平扫及增强同期进行，有助于病灶显示和鉴别诊断，沙砾样钙化和包绕血管是神经母细胞瘤的特点，只做平扫无法判断血管形态及走行，只增强不平扫，容易将强化的血管断面与点状钙化混淆，漏掉诊断信息。增强分期相扫描可以最大限度地提高病变检出的灵敏度和特异度，是判断有无病灶以及肿瘤性质的重要手段。脾脏在动脉期扫描时正常情况是花斑状的不均匀强化，静脉期则变均匀，因此请勿将动脉期的不均匀强化与脾脏疾病混淆，特别是怀疑淋巴瘤侵犯脾脏时，需进行静脉期甚至延时扫描。另外，增强后，根据对比剂在病灶内的分布情况分为均匀强化和不均匀强化；根据病灶强化的形态分斑片状强化、环形强化、洇纸样强化；根据对比剂进出病灶的方式分为快进快出、快进慢出、慢进慢出等特点判断肿瘤的性质。由于CT图像为数字化图像，因此可以将图像输入辅助手术的机器设备，用于肿瘤患儿的术前规划和术中指导。部分肿瘤通过CT检查可以明确性质，为及时治疗赢得时间，部分虽然不能明确性质但可以明确诊断方向，还有一部分肿瘤可以明确肿瘤的部位、大小、边界、数目以及与周围组织的关系，评估瘤体血供丰富与否，观察供血动脉、引流静脉的情况，瘤体与相关血管的关系，为治疗方法的选择、肿瘤分期及治疗评估提供可靠的依据。

（4）CT用对比剂：增强检查需要使用对比剂，目前临床上普遍使用的CT对比剂为非离子型碘对比剂，碘对比剂主要经肾脏代谢随尿排出，少量经肝脏、通过胆汁经胆道排泄，有一过性的肾毒性，对于肾功能正常的患儿可通过增强前水化以及增强后大量饮水将对比剂快速排出体外，一过性肾损伤可以在短期内恢复，但对于肾功能有轻度损害的患儿则可能不能恢复到检查前的肾功能基础值，因此CT增强前需评估肝肾功能，一般认为肌酐超过正常值应禁用碘对比剂。

（5）X线的防护原则：X线的医用给人类带来的利益远远大于其带来的危害，若用之不当，也有造成潜在危害的风险。数据表明，在CT扫描过程中，由于辐射剂量的作用，恶性肿瘤的发病率增加，随着扫描次数的增加，风险会累积增加。因此，在临床工作中需要在风险与效益之间进行权衡，使X线检查的效益最大化，同时尽可能减少潜在风险。为此，在医疗成像中要做到两项辐射防护原则：手段正当化和防护最优化。也就是送检者或放射科医师应根据检查目的或要求为患儿选择合适的检查手段以达到预期诊断目的，尽量减少不必要的 CT 扫描，降低扫描频率；而实现防护最优化意味着将剂量保持在“合理达到的尽可能低的水平（as low as reasonably achievable，ALARA）”，即用尽可能低的必要剂量获得适当的诊断图像，尽可能减少或消除不必要的检查，过度使用放射学成像不但不会增加净效益，反而会加重健康风险。另外，也不能高估 X 线的风险，这样有可能导致放弃实为利大于弊的检查。近年来，儿童 CT 低剂量扫描成为国内外关注的焦点，其主要方法是在不影响疾病诊断的前提下，降低管电压、管电流，从而减少辐射剂量，同时也通过迭代算法等新的重建算法保证图像质量。

3. 磁共振成像（magnetic resonance imaging，MRI）

（1）MRI 的原理：MRI 是一种无创、无辐射、解剖图像清晰、反映组织代谢功能的成像技术，软组织分辨率是其他影像学检查无法比拟的，尤其适用于中枢神经系统疾病、骨髓病变、恶性病变等成像。MRI 是静磁场、梯度磁场和射频脉冲磁场共同作用下使人体组织产生磁共振现象，通过设备对这一现象产生的数据进行收集、处理和重建从而成像。

人体内含量最为丰富的原子是氢原子，氢原子的原子核具有一个带正电的质子，这个带正电的质子自转，产生局部小磁场。当人体处于 MRI 系统的大磁场环境下，人体内的氢原子核会沿着主磁场的方向排列，并与主磁场保持一定的角度，这就使得体外的大磁场对氢原子核产生一个扭转力矩，导致质子小磁体发生了与陀螺运动相似的运动，除了自旋运动外，小磁体还绕着主磁场进行旋转摆动，氢原子核的这种旋转摆动称为进动。人体在主磁场的环境下，人体内氢原子核的进动呈现方向取向，即顺磁力线的方向和逆磁力线的方向。顺磁力线方向排列的氢原子核的数目大于逆磁力线方向排列的氢原子核的数目，所以在顺主磁场方向上会产生过剩的磁化强度矢量合量 M_0，又叫宏观磁化矢量。在 MRI 中信号强度反映的是不同情况下的组织的 M_0。

任何数字化医学影像成像设备所成图像的基本单位都是体素，体素内信号强度决定了图像的表现，M_0 是 MRI 测量和显示的对象，是矢量，除了大小外还有方向性，在大多数磁共振序列中图像的信号强度与对比度反映的就是不同情况下 M_0 的大小。在外界磁场相同并且非常均匀的环境中，体素内氢原子核的多少决定了顺、逆磁力线排列氢原子核的数目差异。体素内水分越多，氢原子核数量就越多，顺、逆磁力线排列氢原子核的数目差异越大，所产生的 M_0 就越大，产生的信号强度越强。

MRI 系统中磁场强度分高、中、低三挡，场强单位为高斯（Gauss G）或特斯拉（Tesla T），两者关系为 1T=10 000G，等或低于 0.3T 称为低场，高于 1.0T 为高场，中间的为中场。随着磁场强度的增加，顺、逆磁力线排列的氢原子核的数目差异也随之增加，也就是单位体素内的 M_0 也就会越大，体素内的信号强度越大。

如果给处于主磁场中的人体组织一个射频脉冲，这个射频脉冲的频率与氢原子核的进动频率相同时，则射频脉冲的能量将传递给处于低能级的质子，此低能级的质子获得能量后将跃迁到高能级，这种现象称为磁共振现象。通常组织中处于低能级的质子略多于处于高能级的质子，这部分多出来的质子的纵向磁化分矢量相互叠加，形成与主磁场方向一致的宏观纵向磁化矢量，从宏观角度来说，给予射频脉冲后的结果是使宏观纵向磁化矢量发生偏转，偏转的角度与射频脉冲的能量有关，能量越大偏转角度越大，如果射频脉冲使宏观纵向磁化矢量偏转 90°，即完全偏转到 X、Y 平面并产生一个最大的旋转宏观横向磁化矢量，则称这种脉冲为 90° 脉冲。

组织的弛豫现象是 MRI 不同序列图像信号不同的基础。弛豫现象是在主磁场中给予人体组织一个 90° 射频脉冲，可以导致宏观纵向磁化矢量消失和宏观横向磁化矢量的产生，这个状态是不稳定的，从激励结束开始，人体组织内的氢原子核处于返回稳定状态的过程中，在这个过程中会发生相反的两种现象，一是宏观纵向磁化矢量逐步恢复到原始状态的过程，也就是恢复到与主磁场方向一致的状态，这一现象称纵向弛豫或 T_1 弛豫，恢复完成 63% 所需的时间为 T_1 值。另一方面，宏观横向磁化矢量快速减少以致抵消到原始状态的过程，称横向弛豫或 T_2 弛豫，横向磁化矢量消失量达到 63% 所需的时间为 T_2 值，也就是尚有 37% 的宏观横向磁化矢量。所有组织的 T_1 值都比 T_2 值要长很多，一般组织的 T_1 值为数百到数千毫秒，而 T_2 值为数十到数百毫秒，随着场强的增高，组织的 T_1 值会延长，而 T_2 值改变不显著。

不同组织存在质子含量（质子密度）、T_1 值及 T_2 值等方面的差异，这是常规 MRI 能够显示人体解剖组织结构及病变的基础。但在 MRI 过程中组织的这些特性（质子含量、T_1 值及 T_2 值等）混杂在一起不加以区分将影响磁共振信号的强弱，降低不同组织间的信号对比，降低组织分辨率，无法分辨不同的组织。通过脉冲序列的选择和成像参数的调整使 MRI 图像突出反映组织某方面的特性，抑制另一方面的特性，这就是加权成像。T_1 加权成像（T_1 weighted imaging，T_1WI）是指图像中组织信号的强弱高低，反映纵向弛豫的差别，也就是组织 T_1 值的差别；T_2 加权成像（T_2 weighted imaging，T_2WI）是指图像中组织信号的强弱高低，反映横向弛豫的差别，也就是组织 T_2 值的差别；质子密度加权成像（proton density weighted imaging，PDWI）反映体素内不同组织之间质子含量的差别。

MRI 增强与使用碘剂进行的 X 线造影及 CT 增强的作用特征相似，都是使靶器官与病灶间的图像信号强度对比加大，使人体肉眼能更加容易地分辨病灶。目前 MRI 对比剂最常使用的是顺磁性对比剂——钆（gadolinium，Gd）的螯合剂，是一种非特异性对比剂，对增强的器官和组织没有选择性，它可以明显缩短组织的 T_1 时间，使 MRI 信号强度增加，临床上通常使用 T_1WI 和/或 T_1 脂肪抑制序列进行增强扫描，从外周静脉推注对比剂，给药后 4~5 分钟，血药浓度在组织器官中达到高峰，钆的剂量越高，顺磁作用（对比）越强，组织血供越丰富，Gd 浓度越高，MRI 信号增强越明显。

（2）MRI 检查的安全性：MRI 的优势明显，缺点也很突出。最大的优点是没有辐射，没有生物学危害。但对使用起搏器、人工耳蜗植入、其他移植物如神经刺激器和脑内、眼球、眼眶内有金属夹子的患者有潜在的危害。

MRI 扫描时间长，<7 岁的儿童和不合作的患儿需要在深度镇静或麻醉下进行扫描。另外，扫描时噪声大，需佩戴耳塞或降噪耳罩。应当尽量减少使用较高特异吸收率（SAR）的扫描序列。

（3）常用的 MRI 方法和成像技术：MRI 是一种多参数成像技术，不仅有常规成像方法如 T_1WI、T_2WI、PDWI 为病变的检出和疾病的诊断提供信息，还有其他的常用特殊成像技术、高级的成像序列，这些技术可以和常规成像方法使用，也可以和特殊的成像方法联合使用。

1）T_1 加权成像（T_1WI）。

2）T_2 加权成像（T_2WI）。

3）质子密度加权成像（PDWI）：人体组织的 MRI 信号主要来自组织中水分子和/或脂肪内的氢质子，在一般的非脂肪组织中主要是指水分子中的氢质子，PDWI 反映单位组织内的氢质子密度，也就是组织中水分子的多少。

4）液体抑制反转恢复序列（fluid attenuated inversion recovery sequence，FLAIR 序列）：又称水抑制成像序列，与 T_2WI 序列联合使用可以抑制游离液体的 T_2 高信号，从而更好地显示组织。

5）弥散加权成像（diffusion weighted imaging，DWI）和表观弥散系数（apparent diffusion coeffecient，ADC）：是 MRI 检查中较常应用的高级成像序列，一次序列扫描可同时产生 DWI 与 ADC 图，DWI 依赖于水分子在组织中随机运动的程度而形成组织成像对比，反映组织中水分子的扩散方向和幅度，受生物膜和大分子限制；ADC 反映水分子扩散运动的速度和范围。

DWI 和 ADC 不仅可以评估中枢神经系统及体部的水肿、缺血，还可用于占位性病变的诊断及鉴别诊断，ADC 值与肿瘤的良恶性密切相关，ADC 值与肿瘤细胞密度及肿瘤细胞的核浆比成负相关，肿瘤细胞密度越大，核浆比越高 ADC 值越低、ADC 图像信号越低，ADC 图的信号高低往往与 DWI 相反，即 DWI 信号增高，恶性肿瘤生长迅速，肿瘤细胞大而致密，核浆比高，细胞内外的间隙缩小，水分子扩散受限，从而导致 ADC 值降低，DWI 呈高信号，如淋巴瘤细胞密度大，核浆比高，其 DWI 呈高信号，ADC 图为低信号，加上 MRI 检查的其他序列，淋巴瘤的 MRI 表现还是有一定特异性的。DWI 和 ADC 还可用于肿瘤坏死与脑脓肿的鉴别诊断，脓肿中的脓液是由细菌、炎症细胞、黏蛋白、细胞碎屑组成的黏稠酸性液体，这些成分限制了水分子的扩散，因此在 DWI 上呈高信号 ADC 值较低，肿瘤内坏死囊变时，其液体成分为出血、肿瘤坏死组织及少量炎症细胞，黏稠度较低，液体清亮，细胞成分少，因此在 DWI 呈低信号、ADC 值较高，与脓液的 ADC 值有显著不同。DWI 的信号变化也可反映治疗的效果，肿瘤治疗后可以引起肿瘤的坏死，当坏死出现后，坏死区的 DWI 信号降低、ADC 值升高是不同于肿瘤的实性部分。

6）非对比剂磁共振血管成像（magnetic resonance angiography，MRA）：利用血液流动效应及流动特性进行成像，是一种非损伤性的脑血管造影方法，不需要注射对比剂，已取代大部分常规脑血管造影及 DSA 检查。MRA 同时显示脑内动脉形态及走行，当采用不同扫描技术时还可显示静脉和静脉窦，并利用重建技术能够多角度地展示不同血管分支。

7）脂肪抑制成像技术：有多种序列可以进行脂肪抑制成像，其目的是将脂肪信号抑制以便鉴别脂肪组织、减少运动伪影、化学位移伪影。常用的脂肪抑制序列有 STIR、SPAIR 及 SPIR 序列。

8）磁共振水成像（magnetic resonance hydrography，MRH）：利用水具有长 T_2 弛豫时间的特点，用重 T_2 加权成像，抑制背景信号，从而突出显示水的高信号。用于显示脑脊液、胆汁、尿液、淋巴液等流速慢或停滞的液体，从而显示含液体腔道的形态，临床可用于磁共振胆胰管成像（MRCP）、尿路成像（MRU）、内耳水成像、乳糜管及乳糜池成像等。

9）磁敏感加权成像（susceptibility weighted imaging，SWI）：反映组织间磁敏性的差别，如静脉血、出血、血肿等红细胞不同时期的降解产物内铁含量、铁离子沉积等，目前主要用于中枢神经系统。

10）磁共振波谱（magnetic resonance spectroscopy，MRS）：在外加静磁场中，同一原子核位于不同的化学结构中时，其进动频率会有所差别，磁共振波谱技术利用组织内不同化合物之间存在的频率差别，将不同的化合物分辨出来。这项技术通常用于中枢神经系统肿瘤的评估，其中代谢物 *N*-乙酰天冬氨酸（*N*-acetyl aspartate，NAA）、肌酸（creatine，Cr）和胆碱（choline，CHO）具有特征性的谱线，虽然不能根据这几种代谢产物定性诊断，但可以为中枢神经系统肿瘤的鉴别诊断提供额外信息，如 NAA 通常被认为与神经元密切相关，在小儿脑肿瘤中，NAA 峰值的降低或消失意味着神经元的损伤或受累，而 CHO 水平的增加通常意味着细胞代谢旺盛，反映了肿瘤细胞分裂的活跃程度。乳酸峰在正常脑组织的波谱中通常不显著，当出现乳酸峰增高意味着细胞缺氧、坏死。如果脑肿瘤的波谱中出现增高的乳酸峰则表明脑肿瘤的恶性度较高。

11）弥散张量成像（diffusion tensor imaging，DTI）：是描述水分子扩散方向的磁共振序列，是目前唯一能无创地观察中枢神经系统白质分布情况及纤维束连接三维结构的方法，是一种无创性评价白质束完整性、是否有破坏的有效工具。其也存在有一定的缺陷，如不精准，存在假阳性，用 DTI 测得的每一体素可能包含有大量神经纤维，若这些纤维的主轴方向不能高度一致，将导致纤维追踪的中断或偏离。此外，尚无很好的方法证实 DTI 在活体得到的跟踪线的准确性、确定重建纤维是正常还是处于病理状态以及它们与不同皮质区之间的关系的问题。

12）灌注加权成像（perfusion weighted imaging，PWI）：用于描述血流通过血管网的情况，通过测量血流动力学，对组织的血流灌注状态进行评价的序列。

（4）扫描序列选择及扫描方法

1）颅脑：选择相应的头线圈，矢、冠、轴三个方向成像，常用的扫描序列为 T_1WI、T_2WI、T_2 FLAIR、DWI 及 ADC 图五个序列。如怀疑颅内出血可加扫 SWI 序列，鉴别病灶内有无脂肪成分使用抑脂序列，对于血管性病变加扫非增强的 MRA 和 MRV 序列，怀疑海马区病变时加扫海马的高分辨 T_2 FLAIR 序列，寻找癫痫灶时加扫局部高分辨率薄层扫描。另外，脑膜病变、颅内占位性病变、感染性病变、血管性病变等需 MRI 增强检查观察有无异常强化灶，MRI 增强时扫描序列为三个方向的 T_1WI 序列并加一个方向的 T_1 脂肪抑制序列。

2）颌面及眼耳鼻喉部：常规的扫描序列为 T_1WI、T_2WI、T_2 脂肪抑制序列。怀疑脉管畸形或血管性病变、观察肿瘤的血供状况、确定肿瘤累及邻近组织的范围及鉴别术后改变与肿瘤残留或复发、感染等增强扫描效果较好，增强扫描时使用 T_1WI 序列、T_1 脂肪抑制序列或 T_2 压水序列。扫描方向通常以横断位轴扫为主加扫矢状位或冠状位，一般冠状位有利于显示声门区、喉室、甲状腺、胸廓入口以及病灶经颅底向颅内侵犯等情况较好，矢状位则有利于显示鼻咽顶后壁、蝶鞍区、舌根、会厌、会厌前间隙、声带前联合。咽喉部扫描受吞咽、呼吸运动影响较大，呼吸幅度较大及吞咽动作易产生伪影影响图像质量。对于合作患儿，要求患儿扫描时平静呼吸、不做吞咽动作以减少伪影。另外因喉部梗阻，导致喘憋、打鼾的患儿可以在磁共振扫描前行气管切开。MRI 线圈的选择取决于病变的位置，位置靠头部的病变使用头线圈更合适，靠近颈部的病变使用头颈线圈能更好地显示病变，如果病变比较表浅可以使用表面线圈。

3）脊柱及脊髓：对于 4 岁以下的患儿，脊柱线圈、表面线圈或儿科线圈基本可以实现全脊柱覆盖，较大患儿还需分段扫描，常用的扫描序列为 T_1WI、T_2WI。T_2WI 常见脑脊液搏动伪影，T_1WI 可避免脊髓周围的脑脊液搏动伪影。当怀疑脊髓病变，同时扫 T_1WI 和 T_2WI 矢状位及轴位，扫描范围包括全脊髓；对于血液系统疾病、外伤、肿瘤侵犯椎体时及脊膜膨出、皮毛窦、炎性病变等，需加扫矢状位 T_2 脂肪抑制序列，当怀疑脊髓出血性病变时可加扫 T_2*FFE 序列，重复时间(repetition time TR)=330 毫秒，回波时间(echo time TE)=9.2 毫秒，血液成分呈低信号。对于脊柱侧弯、脊髓纵裂、椎体畸形等加扫 T_2WI 或 T_1WI 的冠状位。增强扫描有利于显示小灶性肿瘤、神经根炎性病变及肿瘤播散等。

4）腹部脏器：腹部 MRI 图像质量的改善以及 CT 扫描引起辐射损伤的风险，使腹部 MRI 检查逐渐增多。

呼吸运动是影响腹部脏器组织成像质量的重要因素，有效控制呼吸运动可以显著提高 MRI 图像质量，故腹部扫描前应作充分准备，实质脏器的检查要求患儿扫描前禁食水，禁食水的时间依患儿年龄大小而定，新生儿禁食水的时间一般为 2~4 小时，婴幼儿 4~6 小时，年龄再大的患儿 6 小时左右，使胃泡呈萎瘪状，且胆囊呈充盈状。合作患儿训练其呼吸，要求其扫描过程中平静呼吸；对于不合作患儿则镇静或麻醉后，扫描全程使用呼吸触发技术和快速扫描技术进行扫描以减少运动伪影。腹部常规扫描序列为 T_1WI、T_2WI、T_2 脂肪抑制序列及 DWI 序列；由于胰腺位于腹膜后、上下径前后径都较小、周围被脂肪包绕及受呼吸运动影响小等解剖生理特点，其常规扫描序列与其他实性脏器的扫描序列有所不同，胰腺扫描常规使用薄层扫描、脂肪抑制序列扫描，增强时为动态增强。如胆道病变、胰管病变、肾盂输尿管膀胱等排泄腔病变时可加扫磁共振水成像序列，其中磁共振胆胰管成像(magnetic resonance cholangiopancreatography，MRCP)和磁共振尿路成像(magnetic resonance urography，MRU)是目前临床上最常用的水成像序列。

肠道 MRI 检查前的准备与实质脏器扫描不同，肠道为中空器官，其内有较多气体和内容物，影响肠道壁的显示，尤其新生儿和婴幼儿，肠腔内生理积气较多，肠腔内存在气液平面时可导致磁敏感伪影影响图像质量，因此需向肠腔内引入对比剂，目的是使气体排出并使肠腔充盈足量对比剂使肠管充分扩张，利用腔内对比剂和肠壁信号的差异来显示肠道形态，是磁共振小肠成像的前提，故检查前一天需清洁洗肠使肠腔内容物排出，扫描前分次喝一定量的对比剂溶液，使肠腔全程充盈对比剂，合作患儿可以嘱患儿自行喝下对比剂，不合作患儿可以鼻饲。目前儿童所用对比剂为等渗的甘露醇溶液，无毒副作用，且不被人体吸收，不刺激肠道蠕动。怀疑炎性肠病(克罗恩病、溃疡性结肠炎等)、消化道肿瘤、小肠梗阻等肠道病变时可进行 MRI 检查，怀疑结肠病变时患儿还需清洁灌肠；肠梗阻时患儿无须服用对比剂，肠管内潴留的大量液体可产生良好的成像效果。肠道 MRI 检查常用的序列包括磁共振灌肠造影及磁共振消化道造影、动态增强成像、弥散加权成像以及磁共振波谱成像。

5）骨关节：MRI 能很好地显示骨、骨髓、关节和软组织的解剖形态，结合多方向的切面图像，可清晰地显示组织结构，如关节软骨、关节囊、韧带、肌腱、骨髓等结构。人体的四肢关节大小不等，因此扫描时使用的线圈也不同，原则上使用最能与患儿部位紧密匹配、能覆盖足够且尽可能小的解剖区域的线圈，以获得高的图像信噪比和空间分辨率。T_1WI、T_2WI、PDWI 是骨关节系统的基本扫描序列，检查时至少扫描两个相互垂直的平面，轴位必不可少，其中至少有一个平面有 T_1WI 和 T_2WI 两个序列的图像。T_1WI 序列伪影较少，信噪比高，主要用于解剖定位；T_2WI 是描述病理变化的最重要序列，液体和大多数病变呈高信号，脂肪和肌肉信号强度较 T_1WI 减弱。在骨关节成像中 T_2WI 或 PDWI 序列常与脂肪抑制技术联合使用，采用脂肪抑制技术后能增加病变与正常组织的对比度，使骨髓、软骨及软组织病变显示更清晰，对轻微的骨和软组织损伤、梗死、炎症和肿块很有价值，因这些病变常被高信号的脂肪所掩盖，而且可以鉴别病变内部是否含有脂肪组织。另外，增强扫描是骨关节病变的重要补充检查方法，主要用于鉴别慢性炎症、液体和实性成分，原发性或继发性骨肿瘤、骨髓水肿和浸润，及鉴别肿瘤的良恶性。

6）纵隔：纵隔 MRI 检查通常是 CT 检查的补充，主要用于 CT 检查难以定性、定位的病变，如病变有无进入椎管、有无累及脊髓等，以及对碘过敏而无法行 CT 增强观察的血管病变患儿；对纵隔神经源性肿瘤的诊断起着重要作用，能显示肿瘤与周围组织、邻近椎管的关系及肿瘤侵犯范围。肿瘤有无残留、肿瘤内有无脂肪等。

(5) 人体正常组织的 MRI 信号特点(表 3-13-8)：MRI 信号强度与组织的弛豫时间、氢质子密度、血液(或脑脊液)流动等有关。X 线的对比度仅基于不同组织对 X 线的不同衰减获得，也就是组织密度的高低，所以 MRI 的软组织对比度比 X 线(包括 CT)出色。其中弛豫时间，即 T_1 和 T_2 弛豫时间对图像对比起重要作用，体内的每个组织都有其特征性的 T_1 值

表 3-13-8　不同组织的 MRI 信号特征

	T_1WI			T_2WI		
	低信号	中等信号	高信号	低信号	中等信号	高信号
气体	√			√		
骨皮质	√			√		
红骨髓		√			√	
黄骨髓			√	√		
软骨		√			√	
韧带	√			√		
水(脑脊液等)	√					√
脂肪			√		√	
淋巴结		√			√	
脑组织		√			√	
肌肉		√		√		
唾液腺		√			√	
(有流动血液的)血管	√			√		

和 T_2 值,它是区分不同正常组织、正常与异常组织的 MRI 主要诊断基础。它所反映的病理、生理基础较 CT 更广泛。

1)水:氢原子大部分存在于生物组织的水和脂肪中,其氢原子占人体组织原子数量的 2/3。正常人体组织中 MRI 信号 80% 来自细胞内,15% 来源于细胞外间隙,5% 来源于血浆。组织水对 MRI 信号的形成贡献最大。水的 T_1 值长,T_2 值更长,故在 T_1WI 图像上呈较低信号,T_2WI 图像上信号明显增加,呈鲜明的高信号为其特征。纯水的 T_1 和 T_2 弛豫时间很长,组织的含水量稍有增加,无论是自由水还是结合水都会使 MRI 信号发生变化,相比之下后者更为明显。

2)脂肪:脂肪组织呈短 T_1、长 T_2 信号,具有较高的质子密度和非常短的 T_1 值,T_1WI、T_2WI 和 PDWI 图像上均呈高信号,脂肪抑制序列(STIR)上呈低信号。

3)肌肉、肌腱和韧带:肌肉组织的质子密度明显低于脂肪组织,它具有较长 T_1 值和较短 T_2 值。肌肉在 T_1WI、T_2WI 和 PDWI 上均呈中等强度信号(黑灰或灰色)。肌腱和韧带组织含纤维成分较多,其质子密度低于肌肉,故信号强度较肌肉组织略低,该组织的 MRI 信号为等信号或稍低信号。

4)骨骼:骨皮质的质子密度很低,MRI 信号强度非常低,无论短 TR 的 T_1WI,还是长 TR 的 T_2WI,均表现为低信号(黑色),钙化软骨的质子密度特点与骨骼相同。松质骨为中等信号,例如椎体,T_1 和 T_2 加权像均呈中等偏高信号。致密骨呈长 T_1、短 T_2 的低信号。纤维软骨组织内的质子密度明显高于骨皮质,T_1、T_2 加权像呈中低信号。透明软骨内所含水分较多,具有较大质子密度,并且有较长 T_1 和长 T_2 弛豫特征,T_1 加权呈低信号,T_2 加权信号强度明显增加。

5)骨髓:MRI 是目前唯一能直观、清晰显示骨髓形态及信号的检查方法。它能够区分红骨髓与黄骨髓、正常骨髓及病变骨髓,骨髓的 MRI 信号强度改变取决于骨髓内脂肪和水的含量,黄骨髓的信号强度主要取决于其内的脂肪含量,而红骨髓的信号强度取决于其内水、蛋白质的含量及细胞成分的不同。

骨髓的信号强度通常和周围的肌肉进行比较,在 T_1WI 上,黄骨髓为高信号,类似皮下脂肪,红骨髓为中等到轻度高信号,信号强度低于黄骨髓,多高于肌肉信号。在 T_2WI 上,红骨髓信号相对较高,甚至超过黄骨髓,但两者信号均低于皮下脂肪。在脂肪抑制序列(STIR)中,红骨髓信号超过黄骨髓,两者信号均高于皮下脂肪。

正常生理状态下,出生后到成年,骨髓有一个转化过程,即从红骨髓转变成黄骨髓的过程,但在应激时期,如大量失血、血液系统疾病恢复期,部分黄骨髓还可转变为红骨髓，恢复其造血功能。

6）软骨：软骨组织分为纤维软骨和透明软骨，纤维软骨的质子密度明显高于骨皮质，其具有较长的 T_1 和较短 T_2 弛豫时间的特征，该处信号强度比骨髓加权像上的信号强度低，呈中低信号；透明软骨含水75%~80%，且 T_1 和 T_2 值均较长，质子密度高，故在 T_1WI 图像上呈较低信号；而在 T_2WI 和 PDWI 图像上信号呈中等稍高（灰色）信号。

7）淋巴：淋巴组织质子密度高，且具有较长的 T_1 值和较短的 T_2 值，根据长 T_1 弛豫特点，组织 T_1 加权像呈稍低或中等信号，而 T_2 加权像因 T_2 不长也呈中等信号。

8）气体：因气体的质子密度趋于零，故表现为黑色无信号区。因此，在任何脉冲序列，改变 TR、TE 值都不会改变信号。

MRI 中血管内血流的信号比较复杂，与周围静止组织相比，血流信号可以表现为高信号、等信号和低信号，取决于血流的形式、血流的方向、血流的速度、脉冲序列及其成像参数。

（6）磁共振成像的优缺点：见表 3-13-9。

表 3-13-9 MRI 的优缺点

优点	缺点
1. 软组织对比度较 CT 有明显优势 2. 清楚显示中枢神经系统，可进行无对比剂注射的血管成像，骨髓改变较 CT 有优势 3. 无电离辐射	1. 数据采集时间长 2. 对患者移动很敏感 3. 对使用起搏器、某些植入体或铁磁性异物的患者不能扫描 4. 不合作患儿需深度镇静或麻醉后检查 5. 幽闭恐惧症者可能不能检查 6. 可测定的定量值较少

4. 正电子发射计算机体层显像（positron emission computed tomography，positron emission tomography and computed tomography，PET/CT） 是继 CT 和 MRI 之后应用于临床的一种新型影像学技术。其原理是把极其微量的正电子示踪剂标记到人体正常代谢底物上，如葡萄糖、蛋白质、核酸、脂肪酸等，然后注射到人体内，再用特殊的体外探测仪器（PET）探测这些正电子核素在全身脏器的分布情况。PET/CT 将 PET 功能代谢图像与 CT 解剖学图像相结合，准确地显示出人体各器官的生物学代谢活性及解剖结构。

PET/CT 的优势主要体现在如下几方面：①定位，发现体内代谢活性异常的病灶，并能明确病变部位。②定性，通过 PET 提供的代谢信息，可以初步判断病灶的病理生理学特征。③定量，量化疾病在功能学上出现的变异。④定期，通过对生物学代谢的动态监测，了解疾病进程。

PET/CT 作为一种独立的影像学技术，用于多种成人疾病的诊断及治疗后的监测和随访，尤其在肿瘤学及神经功能障碍性疾病等领域。PET/CT 在儿科领域的应用不能完全照搬成人的经验。因为儿童不仅组织、器官结构及生理代谢过程与成人有着巨大的差别，疾病谱也存在差别。并且人们对儿童 PET 检查所接受的辐射剂量的关注度远高于成人。

（1）适应证：主要用于儿童肿瘤，如神经母细胞瘤、肝母细胞瘤、肾母细胞瘤、淋巴瘤、生殖细胞瘤、软组织肉瘤（尤其是横纹肌肉瘤）、尤因肉瘤、骨肉瘤及中枢神经系统肿瘤等的影像学诊断，其临床应用主要集中在以下几方面：①治疗前诊断和临床分期；②骨髓浸润灶的探测及协助骨髓活检定位；③治疗间期疗效评估；④治疗后肿瘤残留和复发的及时探测；⑤治疗后的随访；⑥预后的判断；⑦氟代脱氧葡萄糖（fluorodeoxyglucose，FDG）-PET 协助制订放疗方案。

（2）显像方法

1）放射性示踪剂及剂量：常用的示踪剂为 ^{18}F-氟代脱氧葡萄糖（^{18}F-fluorode-oxyglucose，^{18}F-FDG），使用剂量应根据不同的设备和采集参数确定，小婴儿和低体重儿最小使用剂量为 2mCi，最大使用剂量为 15mCi。

2）检查前注意事项及准备：检查前一天起避免剧烈运动。待诊时保持安静，避免不必要的活动；显像前禁食水 4 小时以上，小婴儿禁一顿奶餐。示踪剂注射 30 分钟后，可进食，但不能喝甜饮料；提前建立静脉通道，避免注射示踪剂时患儿情绪烦躁；检查前测定空腹血糖，要求空腹血糖低于 120mg/dl（6.66mmol/L）；为了避免褐色脂肪显影，要保证候诊环境的温暖舒适。必要时口服苯二氮䓬类药物(0.10mg/kg)、静脉注射芬太尼(0.75~1.0mg/kg)或注射显像剂前60~90分钟常规口服普萘洛尔(1mg/kg,最大剂量40mg),抑制褐色脂肪对示踪剂的摄取;避免膀胱内放射性代谢物对周围组织器官的辐照伪影,待诊时尽量多喝水多排尿,必要时膀胱插管,也可以在注射示踪剂同时给予呋塞米(0.5~1mg/kg,最大剂量20mg)静脉注射,加快代谢废物的排泄,同时显像前给患儿更换新尿片;尽量不用经外周静脉穿刺的中心静脉导管(peripherally inserted central venous catheter,PICC)给药,尤其是纵隔病变的患儿,避免造成假阳性结果。对于不配合的患儿,检查前需给予镇静,以保证检查过程中体位不发生移动。

3)图像采集:注射后60分钟开始显像。采集野一般从颅底到大腿根部,如疑有骨转移或骨髓浸润,采集野需要包括上肢和腿。采集参数依设备而定。原则上选择灵敏度高、采集时间短、所需药物剂量低的采集模式。

4)^{18}F-FDG在儿童体内的生理性分布及变异:^{18}F-FDG在体内的分布特征取决于各组织器官的葡萄糖代谢率。正常情况下,脑、心脏、肝、脾、胃肠道、泌尿系统及骨髓组织有^{18}F-FDG的分布,以脑组织中^{18}F-FDG分布水平最高。由于^{18}F-FDG通过泌尿系统排出体外,尿液含有大量的^{18}F-FDG,所以膀胱内^{18}F-FDG水平会随尿液的聚集而增多。儿童处于生长发育期,^{18}F-FDG的分布与成人相比存在一些不同。

A. 脑:禁食状态下,脑所消耗的能量是人体总耗能的1/5,并且葡萄糖为脑组织的唯一能量底物,因此^{18}F-FDG PET显像时,脑组织表现出极高的代谢活性,并主要集中在脑皮质和基底节区。据测算显像前注射的^{18}F-FDG,6%被脑组织摄取利用。

B. 颈部:儿童6~8岁时淋巴组织正值发育活跃期。此时腺样体、双侧的扁桃体及Waldeyer淋巴环均表现出很高的代谢活性,这种高代谢是儿童期正常的生理变化,不能诊断为异常。软腭也表现有放射性核素的分布,唾液腺的代谢活性虽变化较大,但基本表现为轻-中度的代谢活性。经过放疗及化疗的患儿,由于急性炎症反应,唾液腺还可以表现为不对称的异常高代谢,但^{18}F-FDG的分布较弥散,非灶性高代谢,随着疾病进展,最终因腺体的纤维化导致^{18}F-FDG呈低代谢表现。

喉及声带的代谢活性通常较低,如果患儿在待诊期间哭闹严重,可导致喉及声带的代谢率增高,在^{18}F-FDG图像上表现为“倒U字形”高代谢区,形状较为对称。还可经常看到眼部肌肉及颏舌肌^{18}F-FDG的高摄取,可通过肌肉的走行方向进行判断。

有时PET图像上,双侧甲状腺表现出弥漫性高代谢,虽然这种情况儿童不常见,但要排除毒性弥漫性甲状腺肿及甲状腺炎。如果甲状腺有灶性高代谢,需注意甲状腺结节的存在。

C. 胸腺:低龄儿童的PET图像上可以看到胸腺显影,表现为“倒V字形”均匀弥漫的^{18}F-FDG高摄取。随着年龄增大,胸腺渐渐退化,胸腺影消失。

一些肿瘤化疗患儿,胸腺不仅显影,还表现为体积增大及弥漫性高代谢,甚至治疗前胸腺不显影的患儿,经过治疗可出现明显体积增大,代谢活性增高。据报道,75%的儿童恶性肿瘤患者化疗后出现这种胸腺“反跳”现象。如果胸腺表现为灶性代谢增高灶,就要高度怀疑胸腺或前纵隔其他恶性疾病。

D. 心肌:禁食状态下,体内胰岛素水平较低,为保证脑部的能量供应,心肌的能量底物由葡萄糖改为脂肪酸,因此^{18}F-FDG首次通过心肌被摄取的量较少。餐后,心肌通常会表现为较高的^{18}F-FDG摄取。在PET图像上,正常心肌的代谢活性是千变万化的,可以等同于本底活性,也可以与脑的代谢活性相似。为了尽量减少心肌的摄取,通常检查前禁食4~6小时。但即使在禁食状态下,也有不少患儿表现为不同程度的^{18}F-FDG摄取,且有时欠均匀,原理尚不清楚。需注意的是,心肌内所含的脂肪组织一部分是褐色脂肪组织,如果脂肪组织过于集中或含量较大,也会使心脏区显影。上述的心肌通常指左心室心肌,除非一些病理性改变,否则右心室心肌及心房肌一般不显影。

E. 乳腺组织:在青春发育期的女孩,因为乳腺导管组织的增生,乳腺及乳头也会表现出较高水平的^{18}F-FDG摄取。

F. 胃肠道:^{18}F-FDG在胃肠道内的分布有的源于肠道黏膜的分泌,有的源于肠道壁平滑肌的摄取,有的源于黏膜表面微生物的摄取。可以表现为局灶、节段性,也可表现为弥漫性,可以表现为^{18}F-FDG略增浓,也可是高度浓聚。如果食管本身存在炎症,如反流性食管炎,会表现为^{18}F-FDG分布明显升高,如食管裂孔疝或Barrett食管时,食管远端会出现^{18}F-FDG浓聚区。正常胃黏膜通常表现为均匀的放射性示踪剂分布,如果胃内有炎症,会表现为限局性

^{18}F-FDG 分布升高。正常情况下小肠 ^{18}F-FDG 分布水平较低，回盲部 ^{18}F-FDG 较为聚集，可能是由于淋巴组织较密集的缘故。这使得回盲部肿瘤、炎症或正常变异间的鉴别诊断出现困难。另外，儿童的炎性肠病也会表现为较高的 ^{18}F-FDG 非特异性摄取。

G. 泌尿生殖系统：^{18}F-FDG 大部分跟随尿液排泄，不能被肾小管再摄取，因此，肾盏、肾盂、输尿管及膀胱内可见大量示踪剂分布。因为辐射伪影的存在，严重影响邻近病灶的发现，因此显像前有必要要求患者排空膀胱以减少干扰。正常情况下，输尿管为间断显影，在出现输尿管梗阻或扩张时，需认真观察、鉴别，避免遗漏有价值的病灶。泌尿系统的先天畸形如异位肾和马蹄肾，解剖变异如输尿管改道术后，都会给图像的判读带来干扰，甚至会造成误诊。

男性睾丸正常表现为对称性的摄取，核素分布较均匀，^{18}F-FDG 摄取为中等水平，随着年龄的增高，^{18}F-FDG 的摄取水平降低。

进入青春期后，女性的子宫内膜 ^{18}F-FDG 摄取水平会随着月经周期而变化，在月经间期及行经期这两个时段达到高峰。卵巢通常 ^{18}F-FDG 代谢水平较低，PET 图像上几乎不显影，但是排卵期，某些卵巢囊肿及炎症，会表现为局灶性高代谢灶，注意与肿大的淋巴结进行鉴别诊断。在大龄女性患儿病史的采集中，应包括行经的日期，以便正确分析盆腔的局灶性高代谢病灶。

H. 骨骼肌肉系统：生理性的肌肉高代谢往往表现为双侧对称，中等水平的 ^{18}F-FDG 分布，且分布较均匀。幼儿因为有吞咽及吸吮动作，双侧咀嚼肌经常显影。对于不对称性的肌肉摄取，要紧密结合患者的生理状况进行分析，如喉部肌肉的摄取常由于 ^{18}F-FDG 摄取期中患者过度讲话或哭闹、过度换气，这些患儿还可同时有膈肌及肋间肌显影。有些脊柱侧弯的患儿，由于生理解剖功能不平衡，^{18}F-FDG 显像也会出现双侧肌肉代谢水平不平衡。如检查需要，可以使用肌肉松弛剂以尽量减少肌肉的摄取。

骨组织在正常情况下不摄取 ^{18}F-FDG，但是儿童生长的长骨骨干及干骺端可以表现为高代谢。

I. 棕色脂肪组织：人体组织含有两种脂肪组织，即白色脂肪组织和棕色脂肪组织。棕色脂肪组织通常分布在颈部锁骨上区、腋下、纵隔、脊柱旁及肾周，主要功能是产生热量、维持体温。在寒冷的环境下，棕色脂肪细胞的葡萄糖转运体被激活，可以摄取 ^{18}F-FDG 而显影。棕色脂肪在儿童 ^{18}F-FDG-PET 显像时极易表现为高代谢，尤其是冬天，可表现为对称性或非对称性分布。颈部及纵隔区的棕色脂肪代谢活性往往呈不对称性，易给诊断带来混淆。CT 可以提供准确的解剖学定位，对棕色脂肪的鉴别诊断提供了很大的帮助。

G. 肝脏、脾脏和骨髓：肝、脾均有中等程度并且均匀的 ^{18}F-FDG 摄取。儿童骨髓 ^{18}F-FDG 显像的示踪剂摄取浓度较成人高，且分布弥散、均匀。通常情况下红骨髓的代谢活性略低于肝脏的代谢活性。如果骨髓的 ^{18}F-FDG 代谢活性高于肝脏，可以肯定骨髓代谢异常升高。化疗后肿瘤患儿骨髓代谢活性会一过性升高（一般持续 4 周左右）。贫血的患儿因为骨髓的增生及造血生长因子（如集落刺激因子（CSF）或促红细胞生成素）的刺激，骨髓会出现一过性代谢弥漫性升高（一般持续 3 周左右），同时伴脾脏代谢水平弥漫性升高，也反映了脾脏的髓外造血功能被激活。

脾脏不仅具有髓外造血功能，还是免疫器官，承担着人体重要的免疫调节功能，当人体脾外某处感染时，脾脏代谢活性会相应增高。

掌握 ^{18}F-FDG 的分布规律、儿童生长发育期的变异及各种疾病的代谢特征，会对疾病诊断给予极大帮助。除此之外，熟悉影响 ^{18}F-FDG 分布的因素，如检查前的准备、待诊时的状态、设备的配准等，才能提高 PET 图像判读的准确性，减少不正当的临床处置。

二、影像学的临床应用

（一）中枢神经系统肿瘤

中枢神经系统（central nervous system，CNS）肿瘤在儿童期的发病率仅次于血液系统恶性肿瘤，位居第二位，也是最常见的儿童实体器官肿瘤。根据 2016 年 WHO 最新的肿瘤分类分级标准（即组织病理学与分子病理学相结合的分类）将中枢神经系统分为 17 类 4 级，各类各级别的肿瘤在儿童期均可发生。与成人中枢神经系统肿瘤不同，儿童中枢神经系统肿瘤中恶性胶质瘤、转移性肿瘤及脑膜瘤、垂体瘤等相对少见。

1. 胶质源性肿瘤　胶质源性肿瘤是指组织学特征与正常胶质细胞（即星形胶质细胞、少突胶质细胞）相似的肿瘤，对于生长较缓慢的胶质源性肿瘤（WHO 分级 Ⅰ 级和 Ⅱ 级）常被称为低级别胶质瘤，是儿童最常见的脑肿瘤类型，约占儿童各种颅内肿瘤的 25%；进展快速的肿瘤被称为高级别胶质瘤

(WHO 分级Ⅲ级和Ⅳ级)是恶性脑肿瘤,预后差,儿童期也可发生。在 2016 年 WHO 最新的肿瘤分类中,将胶质源性肿瘤分为弥漫性胶质瘤和其他星形细胞肿瘤,弥漫性胶质瘤包括 WHO 分级Ⅱ级和Ⅲ级星形细胞瘤,Ⅱ级、Ⅲ级少突胶质细胞瘤,Ⅳ级胶质母细胞瘤以及儿童相关弥漫性胶质瘤;其他星形细胞肿瘤包括Ⅰ级毛细胞型星形细胞瘤、毛细胞黏液型星形细胞瘤和室管膜下巨细胞星形细胞瘤,Ⅱ级多形性黄色星形细胞瘤,Ⅲ级间变性多形性黄色星形细胞瘤。

儿童低级别胶质瘤与成人低级别胶质瘤在组织病理学上形态学类似,但分子病理学与成人不同。

(1)毛细胞型星形细胞瘤(pilocytic astrocytoma,PA):是儿童颅内最常见的低级别胶质瘤,WHO 分类为Ⅰ级,生长缓慢,一般边界清楚,瘤周水肿较轻或无,最常发生在颅内中线区或靠近中线区,包括小脑、视神经、视交叉、下丘脑区,少见区域包括大脑半球、脑室和脊髓等。其典型影像学表现分三型:①囊结节型为囊性肿瘤伴壁结节;②实质型;③囊肿型。CT 扫描瘤体呈不同程度的低密度,极少部分可有点状钙化或出血。MRI 中囊性部分 T_1WI 呈均匀低信号,T_2WI 呈均匀高信号,压水序列囊液可被抑制呈低信号,也可不被抑制,但瘤体微囊内的囊液通常可以被抑制;实性肿瘤及囊结节型肿瘤的实性部分及结节部分 T_1WI 呈不均匀低或稍低信号,T_2WI 呈不均匀等、稍高或高信号,DWI 序列为低信号。实性肿瘤呈完全实性或大部分实性伴中央或周围囊变,增强后实性肿瘤及囊结节型肿瘤的实性部分或结节部分的强化方式包括明显强化、轻度强化、不均匀斑片状强化、环形强化以及不强化等,其中明显强化是毛细胞型星形细胞瘤的典型强化方式(图 3-13-61),毛细胞型星形细胞瘤实性部分的明显强化并不代表肿瘤恶性度高,而是肿瘤血管为有孔型毛细血管,自身通透性高,对比剂可以通过增宽的血管内皮间隙进入瘤体组织。

囊结节型和实质型的毛细胞型星形细胞瘤需同血管母细胞瘤鉴别,血管母细胞瘤好发于成年人,常起源于小脑中线旁区,瘤旁见到流空的血管可鉴别。囊肿型需与脑脓肿鉴别,两者都可以表现为明显的环形强化,但脑脓肿周边水肿带明显而不同于毛细胞型星形细胞瘤。儿童毛细胞型星形细胞瘤具有特征性的分子病理学改变,这有助于与其他胶质瘤的鉴别,还可能为靶向治疗提供机会。毛细胞型星形细胞瘤与神经纤维瘤病Ⅰ型(neurofibromatosis type Ⅰ,NF-Ⅰ)关系密切,15%~20% 的神经纤维瘤病Ⅰ型患者合并颅内毛细胞型星形细胞瘤。

(2)视路胶质瘤(optic pathway glioma,OPG):起源于视觉通路或下丘脑的低级别胶质瘤,以毛细胞型星形细胞瘤、毛细胞黏液样星形细胞瘤(WHO 分类为Ⅱ级)、弥漫性星形及少突胶质细胞瘤等多见,高级别肿瘤罕见。几乎所有患视路胶质瘤的神经纤维瘤病患者均在 6 岁前出现临床症状。视路胶质瘤患者中约 1/3 是神经纤维瘤病Ⅰ型患者。发生于婴幼儿期的视路胶质瘤有自限性或自行退化的可能,但发生的机制尚不明确。

(3)弥漫性中线胶质瘤(diffuse midline gliomas,*H3K27M*-mutant):在 2016 年 WHO 最新的肿瘤分类中,儿童弥漫性胶质瘤的组织学表现与成人相似,但生物学行为有不同,也具独特的相关基因异常,表现为组蛋白 H3 基因 *H3F3A* 的 K27M 突变,少见情况下突变见于相关的 *HIST1H3B* 基因。这种特征性突变的儿童胶质瘤常位于中线部位(如丘脑、脑干和脊髓),呈弥漫性生长,作为新病种命名为"弥漫性中线胶质瘤,*H3K27M* 突变型",WHO 分类为Ⅳ级,肿瘤生长速度较快、内部缺血、缺氧等原因使 MRI 表现为肿瘤整体信号不均匀,有囊变、坏死、出血等表现,丘脑病变较脑干和脊髓更常见,往往伴有明显占位效应,瘤周水肿明显或不明显,易对脑室系统造成压迫、阻塞,进而引起梗阻性脑积水,DWI 有不同程度的扩散受限,ADC 值降低,表明肿瘤实质内部局部细胞密度较大,局部细胞增殖较快,符合高级别胶质瘤的组织学特征(图 3-13-62)。PWI 表现为瘤体实质为高灌注,血供丰富,符合高级别胶质瘤血供特点。

2. 室管膜肿瘤　室管膜瘤(ependymoma)起自脑室系统和脊髓中央管内的室管膜细胞及胶质上皮细胞,在儿童及青年期较常见,约 90% 的室管膜瘤发生在颅内(60% 在颅后窝,少数发生于幕上脑实质内),其余发生在脊髓内,在脑室内的发生频率依次为第四脑室、侧脑室及第三脑室,幕上脑实质内室管膜瘤好发于丘脑。

室管膜瘤囊变发生率较高,CT 扫描瘤体呈等密度、略高密度、混杂密度或低密度,部分肿块内有散在的点状钙化,形态多数不规则,MRI 扫描瘤体常呈混杂信号,主要与瘤体内实性部分、囊性部分、血管流空、不同时期的出血等有关,实质部分 T_1WI 呈等信号、囊性部分呈低信号,T_2WI 呈等、稍高信号及

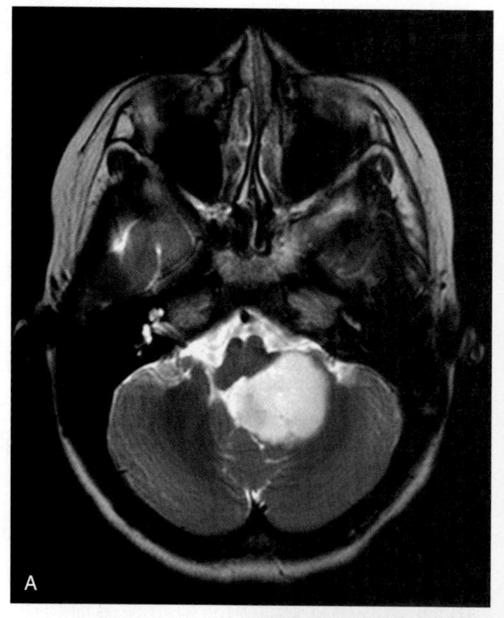

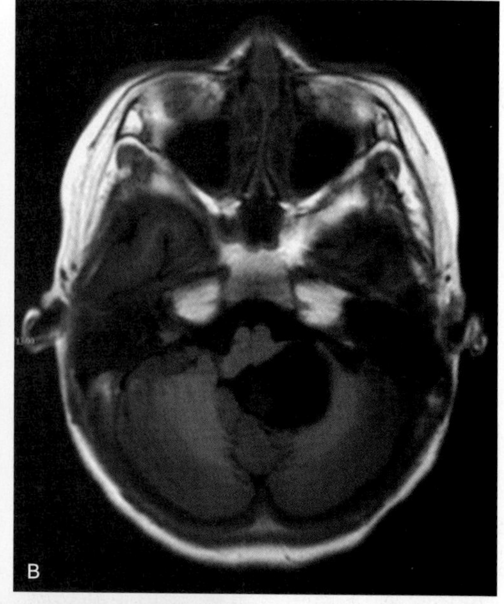

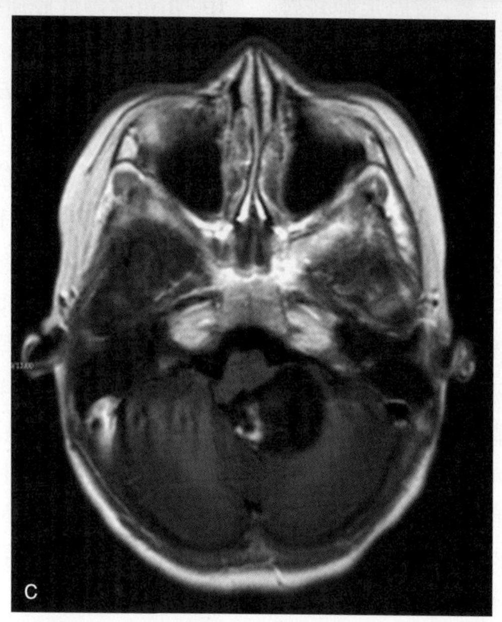

图 3-13-61 毛细胞星形细胞瘤(WHO 分级 Ⅰ 级)

女,10 岁,恶心、呕吐、头晕 3 周,病理证实毛细胞星形细胞瘤(WHO 分级 Ⅰ 级)。A. T_2WI 轴位图;B. T_1WI 轴位图;C. T_1WI 增强轴位图。A、B. 左侧小脑下脚、小脑扁桃体及小脑半球类圆形囊实性占位性病变,边界清晰光滑,第四脑室及脑干受压变形,相邻左侧小脑受压变形信号混杂,周围未见明显瘤周水肿;C. 增强后瘤体内局部呈结节状明显强化。

高信号,增强后瘤体实性部分均匀或不均匀强化,囊变区不强化。位于第四脑室内的肿瘤瘤体较大时可完全充填第四脑室,呈铸型生长,并可向桥小脑角、小脑蚓部、小脑半球、脊髓中央管、中脑导水管等区域扩展(图 3-13-63);侧脑室内室管膜瘤常起源于室间孔附近,可伴有单侧或双侧的脑积水,这主要取决于肿瘤的部位和大小,发生于脑室系统时肿瘤一般不伴瘤周水肿,当出现梗阻性水肿时,可出现室旁水肿;脊髓内室管膜瘤好发于颈胸髓,沿脊髓长轴呈中心性纵行生长,边界清晰,瘤体的头、尾端可见囊腔形成,由于脊髓活动度大,易造成肿瘤表面反复出血,由于陈旧出血有含铁血黄素的沉积,在 T_2WI 序列瘤体表面可见低信号环,即“帽征”,这对室管膜瘤的诊断具有提示作用。室管膜瘤有沿脑脊液流动方向发生种植转移的倾向,典型的脑室内室管膜瘤一般可根据肿瘤形态、信号特点及解剖部位作出诊断,脑实质内室管膜瘤多近或紧贴脑室,有助于诊断。

第四脑室室管膜瘤主要与髓母细胞瘤及小脑星

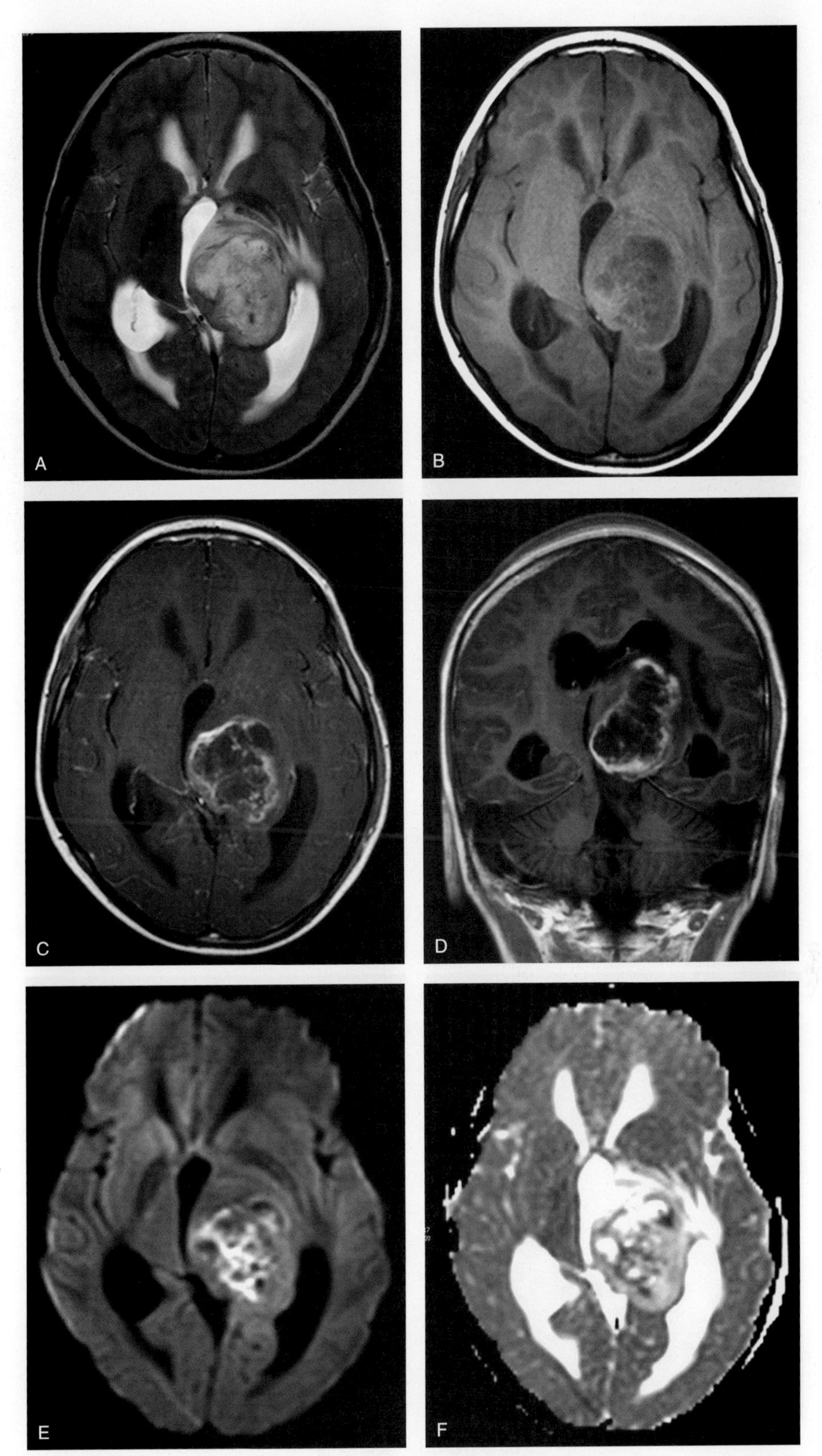

图 3-13-62 弥漫中线胶质瘤，*H3K27M* 突变

男，8 岁 10 个月，头痛 1 个月，癫痫 1 次，恶心呕吐伴视物重影半个月。A. T_2WI 轴位；B. T_1WI 轴位；C. T_1WI 轴位增强；D. T_1WI 冠状位增强；E. DWI；F. ADC 图。A、B. MRI 平扫左侧丘脑团片状混杂信号伴瘤周水肿，左侧基底节区、脑干、胼胝体受累；C、D. MRI 增强周围实性部分中度强化；E. DWI 示实性部分内散在的弥散受限；F. 相应区域的 ADC 图为低信号。病变活检提示弥漫中线胶质瘤，*H3K27M* 突变，建议放化疗。

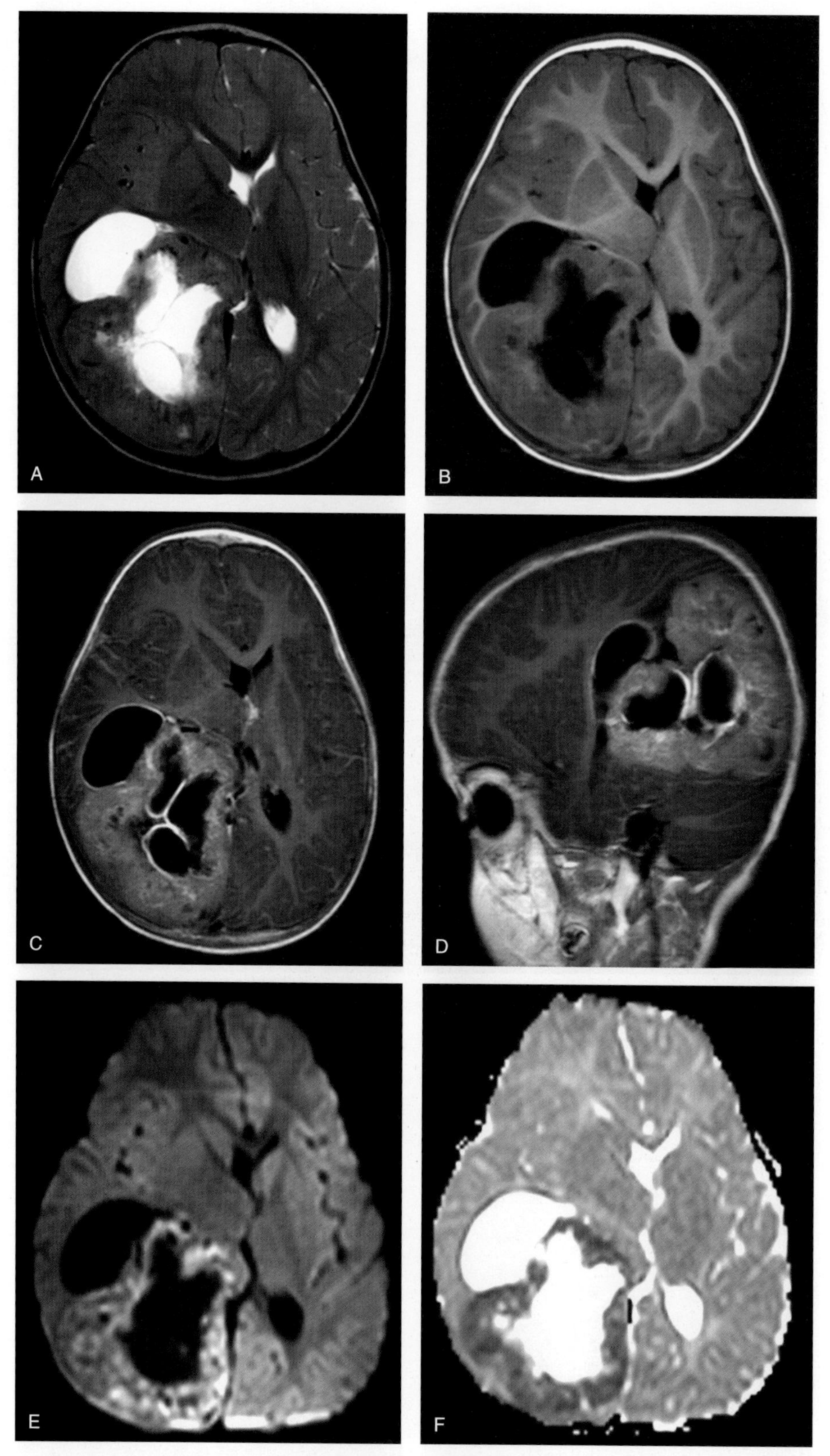

图 3-13-63 室管膜瘤

男，1 岁 6 个月，发作性肢体抽搐 2 日，喷射性呕吐 1 日。A. T_2WI 轴位；B. T_1WI 轴位；C. T_1WI 轴位增强；D. T_1WI 矢状位增强；E. DWI；F. ADC 图。A、B. MRI 平扫右侧颞顶枕叶巨大不规则混杂信号占位，占位效应明显，右侧侧脑室变形，病灶内长 T_1、长 T_2 信号区周围环以形态不规则的等 / 稍短 T_1、等 / 长 T_2 信号；C、D. MRI 增强周围实性部分中度强化；E. DWI 示实性部分内散在的弥散受限；F. 相应区域的 ADC 图为低信号，瘤周水肿不明显。

形细胞瘤鉴别，髓母细胞瘤常起源于第四脑室顶部，而室管膜瘤常起源于第四脑室底部。确定肿瘤来源以 MRI 矢状位观察最满意，肿瘤周围环绕脑脊液也是室管膜瘤的征象。增强扫描时，室管膜瘤没有髓母细胞瘤强化显著。小脑星形细胞瘤一般发生在小脑半球，信号相对均匀。

3. 胚胎性肿瘤

(1) 髓母细胞瘤(medulloblastoma，MB)：是最常见的儿童中枢神经系统肿瘤，肿瘤多起源于小脑蚓部，少部分髓母细胞瘤发生于神经上皮细胞移行过程中的任何部位如第四脑室、小脑半球、桥小脑角区等，但仅限于后颅窝。属于 WHO 分类分级(2016 版)中中枢神经系统肿瘤分类，胚胎性肿瘤Ⅳ级。髓母细胞瘤组织学上被分为经典型髓母细胞瘤和 4 种变异体(促纤维增生 / 结节型、弥散结节型、间变型和大细胞型)。其影像学典型表现为后颅窝中线处类圆形或圆形的实质性肿块，肿瘤边缘相对清楚，围围有低密度的水肿带，CT 扫描呈等或稍高密度，部分可见斑点状钙化或小的囊变坏死区，CT 增强扫描瘤体强化明显且均匀。MRI 检查瘤体以实性为主合并少许囊变，T_1WI 呈等、略低信号，T_2WI 呈等、略高信号，肿瘤血供丰富，注入对比剂后瘤体明显强化，因肿瘤细胞较密集、细胞外间隙小、肿瘤细胞胞质少、细胞核较大，造成水分子弥散受限，DWI 序列呈稍高或高信号，ADC 值降低，由于瘤周的水肿组织中可能伴肿瘤细胞浸润，DWI 显示瘤体范围大于常规扫描病灶范围。发生于小脑蚓部者可向前突入桥小脑池、压迫第四脑室与前方脑干，第四脑室受压变窄或消失，引起幕上脑积水(图 3-13-64)。髓母细胞瘤极易沿脑脊液播散转移，脊髓、马尾神经是常见受累部位，偶尔转移至大脑，血行播散较少见，出现脑脊液播散转移时 MRI 增强能清晰显示，表现为脑膜不均匀的增厚强化以及沿脑脊膜走行的小点状、串珠状强化。而出血、坏死及大囊变较少见，部分肿瘤紧密相邻。

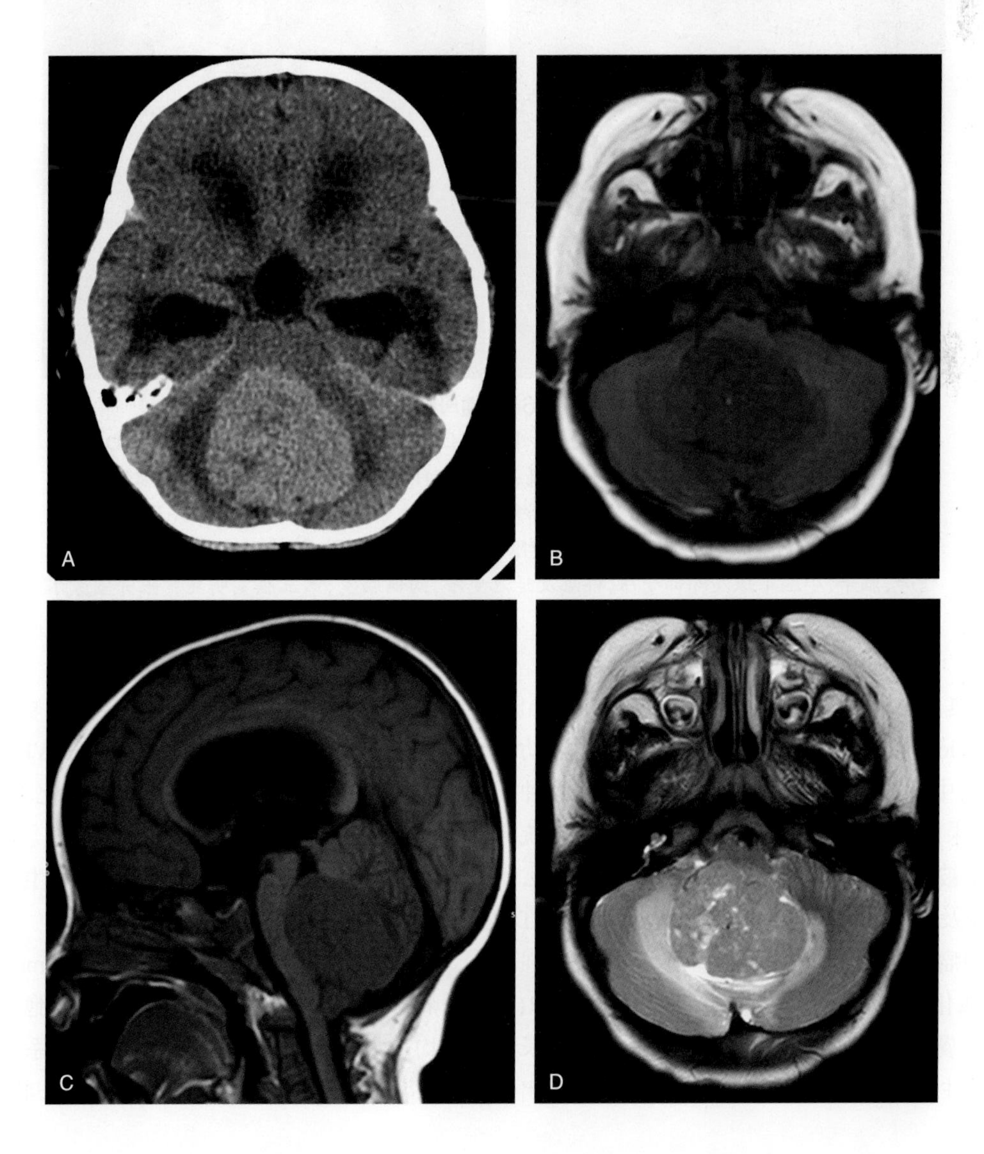

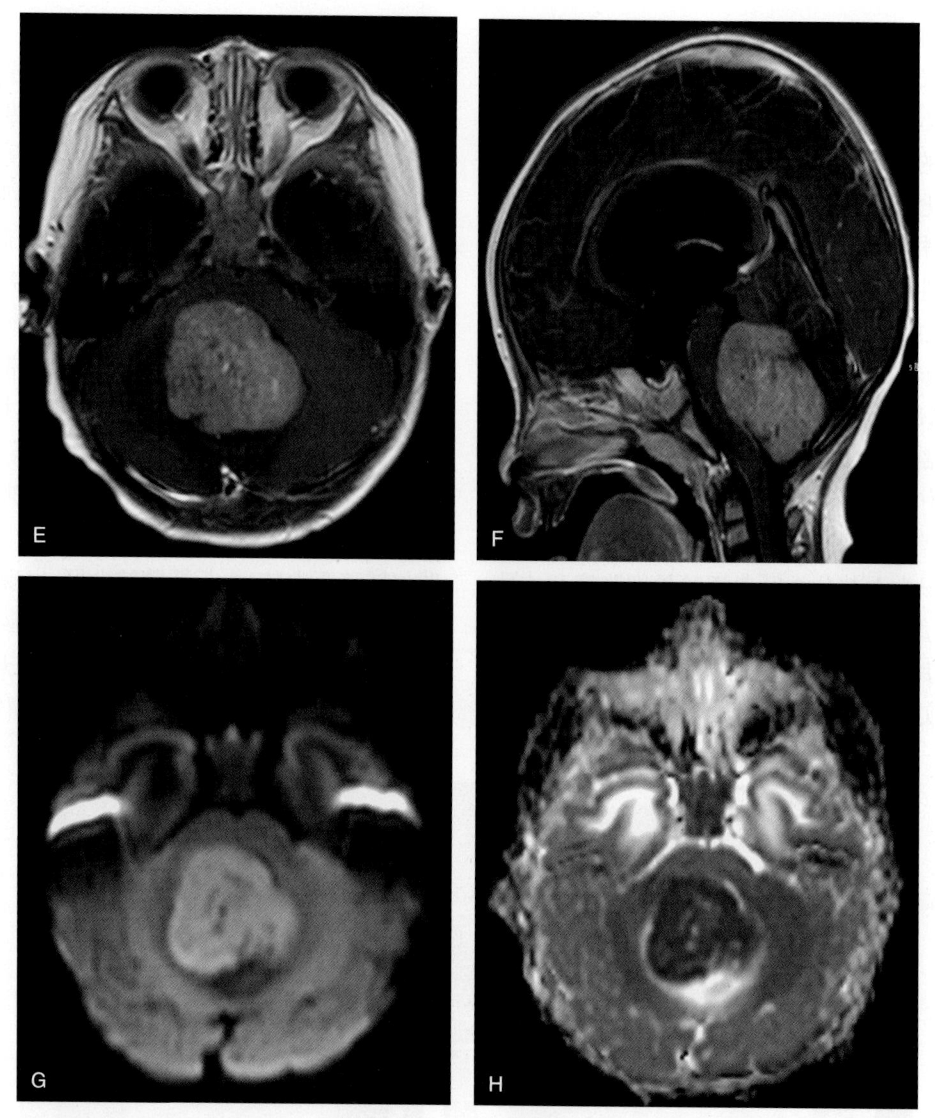

图 3-13-64 髓母细胞瘤

男，1 岁 4 个月，坐、站立不稳 1 周。A. CT 平扫轴位；B. T_1WI 轴位；C. T_1WI 矢状位；D. T_2WI 轴位；E. T_1WI 轴位增强；F. T_1WI 矢状位增强；G. DWI；H. ADC 图。A. CT 平扫显示瘤体为边界尚清晰的高密度肿块；B、C、D. MRI 平扫后颅窝中线部位等 T_1、T_2 信号实性占位；E、F. MRI 增强后强化明显；G. DWI 示瘤体普遍弥散受限；H. ADC 图为低信号，内见少许斑点状长 T_1、T_2 信号，脑干、小脑半球及蚓部受压，桥池及延池变窄，两侧脑室、第三脑室明显扩张并室旁水肿。病理证实为髓母细胞瘤。

(2) 非典型畸胎样 / 横纹肌样肿瘤(atypical teratoid/rhabdoid tumor，AT/RT)：是一种好发于婴幼儿和儿童的中枢神经系统的极具侵袭性的恶性肿瘤，预后效果极差，在 2016 版 WHO 中枢神经系统肿瘤分级中被分为Ⅳ级，因该肿瘤组织成分较复杂，且常伴囊变及出血，所以其影像学表现也很复杂，CT 平扫常见肿瘤为高密度影，部分肿瘤可见钙化，增强扫描病变强化不均匀，囊变常见于幕上部位。MRI 信号混杂呈囊实性改变，实性部分呈等 T_1 等或稍长 T_2 信号，囊性部分呈长 T_1、长 T_2 信号，瘤体内有出血时则混有不同时期的出血信号。肿瘤的边界较清晰，占位效应和瘤周水肿轻重不一，DWI 序列呈高信号，弥散受限，增强扫描肿瘤组织强化不均，肿瘤边缘可见环形强化或坏死区域带状强化。AT/RT 的影像学表现缺乏特异性，所以与其他发生位于颅内的恶性肿瘤鉴别通常比较困难。

4. 脉络丛肿瘤(choroid plexus tumor) 脉络丛肿瘤起源于脑室内的脉络丛上皮细胞，良、恶性肿瘤均可发生，2016 版 WHO 中枢神经系统肿瘤分类中，将脉络丛肿瘤划分为脉络丛乳头状瘤(choroid

plexus papilloma，WHO 分级Ⅰ级）、非典型脉络丛乳头状瘤（atypical choroid plexus papilloma，WHO 分级Ⅱ级）和脉络丛癌（choroid plexus carcinoma，WHO 分级Ⅲ级）。脉络丛肿瘤各年龄段均可发生，前两者可见于任何年龄组，以儿童为多见，脉络丛癌绝大多数见于婴幼儿。另外，发病部位与年龄有关，幕上肿瘤（第三脑室和侧脑室）绝大多数发生在儿童期，成人和青少年多发生于第四脑室、桥小脑角区及第三脑室。脉络丛肿瘤通常局限于脑室系统，分泌脑脊液，堵塞脑脊液流动通路，脉络丛肿瘤伴脑积水往往是交通性脑积水与梗阻性脑积水共同作用的结果，故患儿常因颅内压增高的症状或体征就诊。

脉络丛乳头状瘤往往在脑室内生长而不侵犯相邻脑组织，其典型影像学表现是自脉络丛向脑室内突出的实性肿块，边缘呈颗粒状、分叶状、菜花状，位置可移动。瘤体内偶见中心性或偏心性低密度坏死区及点状或斑块状钙化，CT 平扫呈等、高密度，MRI 扫描 T_1WI 呈等、低信号，T_2WI 呈等、高信号，肿瘤侧侧脑室常扩张，中线结构可向对侧移位。肿瘤压迫室间孔或者位于第三脑室的肿瘤阻塞室间孔时，双侧侧脑室均扩张，肿瘤位于第四脑室压迫中脑导水管，可引起第三脑室和侧脑室扩张。脉络丛肿瘤是一种高度血管化的肿瘤，瘤内纤维血管束丰富且无血 - 脑屏障，增强扫描时瘤体均明显强化（图 3-13-65）。

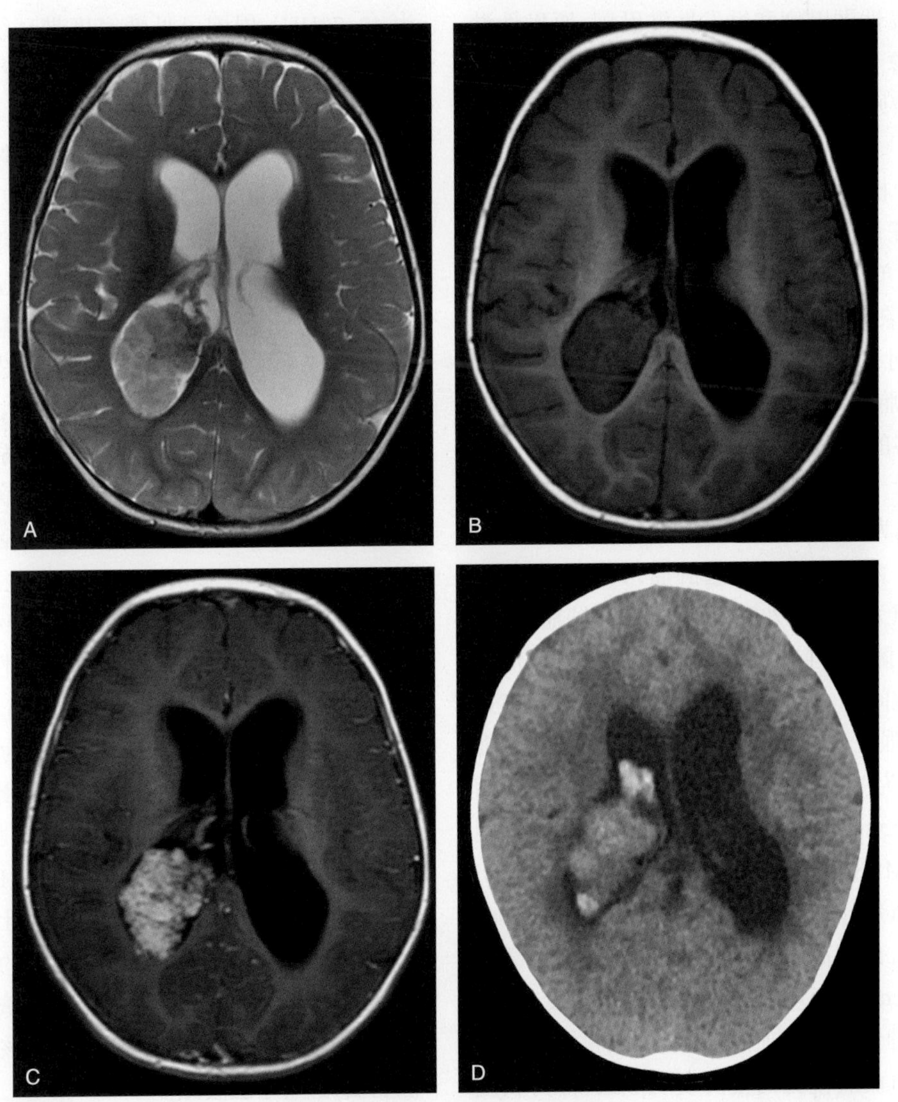

图 3-13-65　脉络丛乳头状瘤

女，9 个月 19 天，外伤后检查发现颅内占位 3 天。A. T_2WI 轴位；B. T_1WI 轴位；C. T_1WI 轴位增强；D. CT 轴位。A、B. MRI 示右侧脑室三角区内等 T_1、等 T_2 信号占位性病变，周边环绕脑脊液信号，双侧脑室扩张；C. MRI 增强后瘤体呈结节状强化；D. CT 平扫右侧脑室内占位伴出血，双侧脑室扩张，术后病理诊断为脉络丛乳头状瘤。

非典型脉络丛乳头状瘤有一定的侵袭性，部分病例瘤周会出现水肿带以及脑脊液播散。脉络丛癌的形态倾向于不规则，且肿瘤内部容易发生坏死，因而在CT及MRI上易表现为不均匀或混杂密度/信号。MRI检查脉络丛肿瘤的DWI序列的信号强度与良恶性程度呈正相关，脉络丛乳头状瘤为良性肿瘤，其DWI序列呈等低信号，ADC图为等、高信号，而脉络丛癌为恶性，其DWI序列呈高信号，ADC图为低信号。当肿瘤形态不规则、肿瘤内出现多种信号，伴有邻近脑实质侵犯或脑脊液播散时，提示肿瘤具有侵袭性，确诊需依赖组织病理学。

5. 淋巴瘤和造血系统肿瘤

（1）中枢神经系统淋巴瘤（lymphoma of the CNS）：主要分为原发性淋巴瘤和继发性淋巴瘤，原发性淋巴瘤是指起源于中枢神经系统的淋巴细胞肿瘤，而继发性淋巴瘤则是指其他部位的肿瘤转移引起的淋巴瘤。

原发性中枢神经系统淋巴瘤能够发生于中枢神经系统中的任何部位，且大部分肿瘤出现于幕上及深部脑白质，单发病灶为主要类型，也可为多发病灶，影像学征象为脑内类圆形或结节状占位性病变，周围伴有不同程度的水肿。由于淋巴瘤细胞密集、细胞核大、细胞间质水分少、核浆比例高，因此能够吸收相对较多的X线，CT扫描时瘤体为较均匀的稍高或高密度影，MRI检查T_1WI序列为均匀的略低或等信号，T_2WI为等或略高信号，DWI呈高信号，ADC图为低信号。淋巴瘤为乏血管肿瘤，其生长方式以血管周围间隙为中心向外浸润性生长，侵蚀血管壁，破坏血-脑屏障，增强有延迟强化的特点，对比剂在较紧密的细胞间隙内和网状纤维间缓慢渗透聚集达高峰，故早期强化不明显，增强后肿瘤大多呈均匀强化，也可表现为“握拳样”强化、环形强化等。肿瘤浸润导致神经元减少，细胞膜生物合成加快，组织能量代谢升高，MRS表现为*N*-乙酰天冬氨酸（*N*-acetyl aspartate，NAA）峰减低或消失，胆碱化合物（choline，CHO）峰升高，出现高耸的脂质（lipids，Lip）峰，部分出现乳酸（Lactate Lac）峰。其内钙化灶和囊变较少。

（2）中枢神经系统白血病：白血病脑膜浸润是中枢神经系统白血病侵犯的主要表现形式，分为软脑脊膜浸润和硬脑脊膜浸润，软脑脊膜浸润是由于白血病细胞经脑膜血管向蛛网膜下腔播散，MRI扫描示脑沟变浅甚至消失，脑沟或脑表面出现线样异常信号，邻近脑实质（皮质）内片状水肿，增强呈脑回样强化即软脑脊膜不均匀增厚及强化，增强扫描有助于发现病灶。硬脑脊膜浸润表现为硬脑脊膜增厚，增强呈不伸入脑沟的薄厚不等的线条样强化，或与硬脑脊膜宽基底相连的软组织肿块，邻近的颅骨也可见受累。白血病细胞广泛浸润脑膜时，脑脊液循环吸收障碍，可致交通性脑积水。脑脊髓实质浸润可分为非肿块型浸润、肿块型浸润两种形式，其发生机制是白血病细胞在侵犯软脑膜后沿血管周围间隙延伸，通过破坏软脑膜胶质层进入脑实质，不形成或形成实性结节。不同类型的中枢神经系统白血病侵犯方式可同时存在。

另外，中枢神经系统白血病也可表现为颅内多灶性出血，CT表现为多发的局限性高密度影（CT值为40~70HU）、周围可见低密度带环绕，MRI信号比较复杂依据出血的时间而不同，常发现于亚急性期即出血后第6~10天。

6. 中枢神经系统组织细胞肿瘤（histiocytic tumor）　朗格汉斯细胞组织细胞增生症（Langerhans cell histiocytosis，LCH）起源于树状突细胞，又称朗格汉斯细胞肉芽肿病，旧称组织细胞增生症X。依据临床主要分为三类：莱特勒-西韦病（Letterer-Siwe disease）、汉-许-克病（Hand-Schûller-Christian disease）和骨嗜酸细胞肉芽肿（eosinophilic granuloma）。莱特勒-西韦病，1岁以内患儿多见，病情重，预后差，90%有两肺间质浸润。汉-许-克病又称黄色瘤，发病年龄多在幼儿及儿童期，以骨破坏为主，临床上以中枢性尿崩、突眼、地图颅为主要表现。骨嗜酸细胞肉芽肿即为单纯骨损害。中枢神经系统受累主要表现为占位效应及神经退行性变，其影像学诊断主要依赖于MRI，多累及下丘脑-垂体轴，表现为神经垂体T_1高信号的消失，其次为垂体柄的增粗（>3mm）或合并下丘脑占位性病变，累及脑膜、脉络丛、脑室系统、脑实质等时多为肉芽肿样表现，MRI常表现为T_2高信号、T_1低信号，T_2 FLAIR呈高信号，病灶周围可见水肿，增强扫描病灶明显均匀强化（图3-13-66）。累及大脑半球及脑干的LCH较罕见，神经退行性变在MRI表现上为T_2高信号，T_1稍高或低信号，这种改变多为小脑、基底核及脑桥的对称性病变，常有小脑萎缩。

7. 生殖细胞肿瘤　颅内生殖细胞肿瘤（intracranial germ cell tumor，IGCT）是一类好发于儿童青少年的罕见颅内肿瘤，发病高峰年龄为10~12岁，男多于女，发病呈现明显的年龄、性别、地域差异。

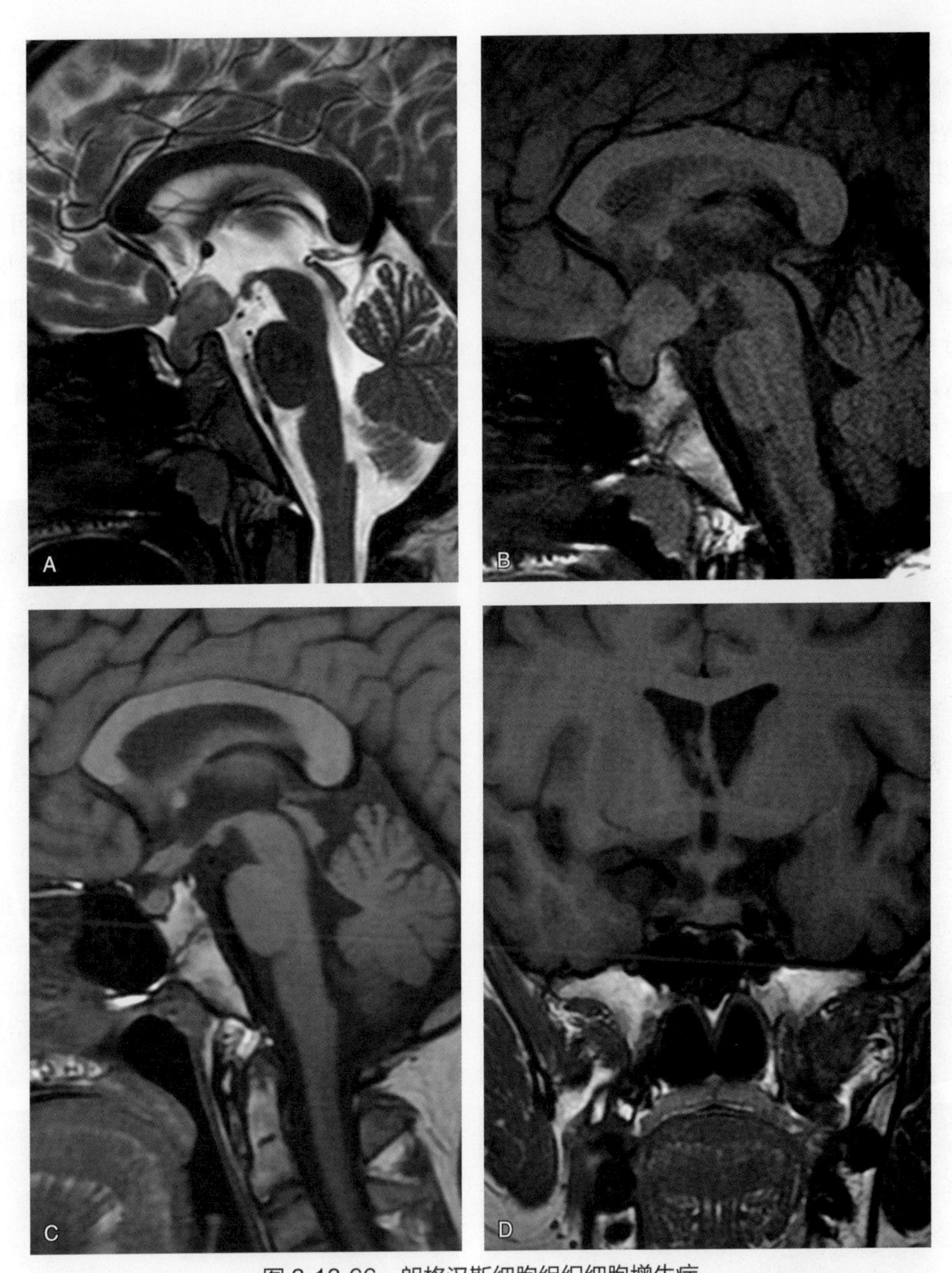

图 3-13-66　朗格汉斯细胞组织细胞增生症

女，12 岁 5 个月，发现会阴部皮肤斑丘疹 4 月余。A. T_2WI 矢状位；B. T_1WI 矢状位；C. T_1WI 矢状位；D. T_1WI 矢状位。A、B. 神经垂体 T_1 高信号消失，垂体柄增粗，皮肤活检，病理确诊为朗格汉斯细胞组织细胞增生症；C、D. 规律化疗后垂体柄变细，神经垂体 T_1 高信号尚未显示。

2016 年 WHO 将中枢神经系统生殖细胞肿瘤按组织学类型分为生殖细胞瘤（germinoma）及非生殖细胞瘤性生殖细胞肿瘤（non-germinomatous germ cell tumor，NGGCT），前者包括单纯生殖细胞瘤和生殖细胞瘤伴合体滋养细胞；后者包括胚胎性癌、卵黄囊瘤、绒毛膜癌、畸胎瘤和混合性生殖细胞肿瘤。

颅内生殖细胞瘤多发生于中线部位，最常见于松果体区，其次为鞍上区，也可以发生在丘脑基底节、脑室内、脑干、小脑蚓部及大脑半球等，生殖细胞瘤属于恶性肿瘤，可以沿室管膜和脑脊液播散。生殖细胞瘤对放射治疗高度敏感，存活期较长，早期治疗可能治愈，5 年存活率超过 70%。因此，提高该肿瘤术前诊断的正确率对临床治疗和预后具有重要意义。影像学表现是颅内生殖细胞瘤重要的辅助诊断方法，颅内生殖细胞瘤的影像学特点与肿瘤部位密切相关。根据部位不同将生殖细胞肿瘤大致分为松果体区型、鞍区型、基底节区型及其他型。

（1）松果体区型：该部位的生殖细胞瘤大多为圆形或类圆形，边界较清楚，肿瘤较大时可呈分叶状，也可边界不清，MRI 扫描 T_1WI 序列多为等或稍低信号，T_2WI 为等或稍高信号，无或轻度瘤周水肿及占位效应，但常伴有不同程度的侧脑室和第三脑室扩张、积水，增强扫描多呈明显强化。CT 上呈等或稍高密度，松果体钙化增大且被包埋于肿块中是此部位生殖细胞瘤的特征性表现，但出血、坏死、囊变较为少见，注射对比剂后呈均匀显著强化（图 3-13-67）。

（2）鞍区型：多位于鞍上，侵占整个鞍上池或其前方大部分结构。MRI 表现与松果体区型类似，可表现为 T_1WI 序列等或略低信号，T_2WI 等或高信号，较大的肿瘤可有囊性变和坏死，其信号表现不均匀，增强呈不均匀明显强化。CT 表现为稍高密度且无明显钙化，但病变内囊变较松果体区型多见，肿瘤一般无钙化，常沿脑脊液通路播散。如果患儿同时出现鞍区及松果体区的肿块，应首先考虑生殖细胞瘤的可能。另外，鞍区型生殖细胞瘤还可表现为神经垂体 T_1 高信号消失、垂体柄增粗或漏斗部、下丘脑的肿块，具有这种表现的鞍区的生殖细胞肿瘤主要应与 LCH 鉴别，但 LCH 为系统性疾病，根据临床表现及多部位发病的特点可与生殖细胞瘤鉴别。

（3）基底节区型：肿瘤多发生于一侧，常可累及

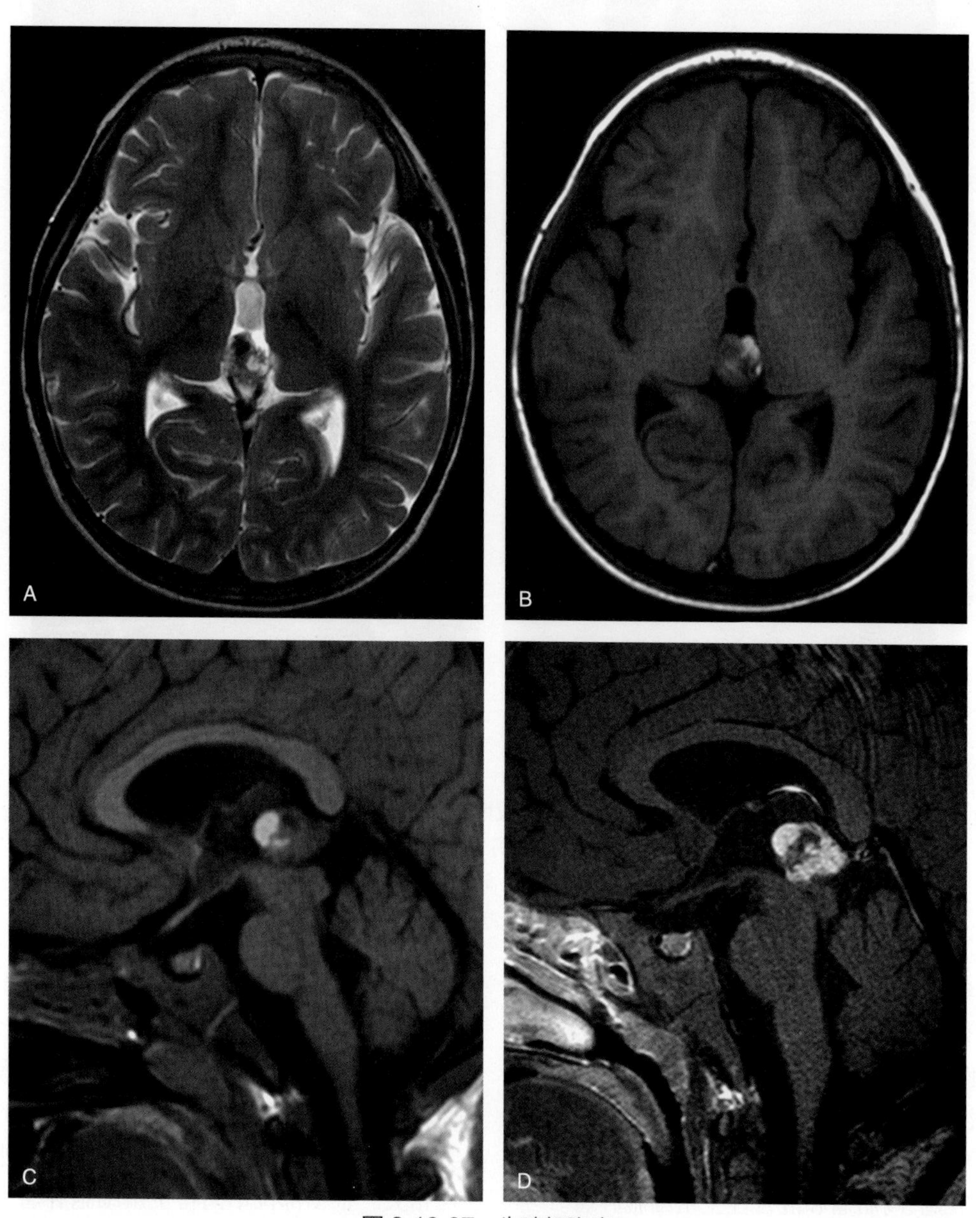

图 3-13-67 生殖细胞瘤

男，2 岁 11 个月，发现阴茎增大 6 个月。A. T_2WI 轴位；B. T_1WI 轴位；C. T_1WI 矢状位；D. T_1WI 矢状位增强。A、B、C. MRI 检查松果体区信号混杂的类圆形占位，内可见少量短 T_1、长 T_2 的脂肪信号，肿瘤边界清楚，无瘤周水肿，中脑导水管受压，三脑室略扩张；D. MRI 增强后瘤体部分明显强化——生殖细胞瘤。

同侧丘脑，多无明确形态和边界，占位效应一般不很明显，甚至有萎缩，常被误诊为非肿瘤性病变，但DWI上弥散受限以及增强后明显强化有助于与其他病变鉴别。另外，沃勒变性是基底节区生殖细胞瘤的特征性表现，可与基底节区其他肿瘤相鉴别。颅内不同部位的生殖细胞肿瘤具有类似的影像表现，但是各自又有不同的特点，松果体区肿瘤多伴钙化，基底节区肿瘤容易引起沃勒变性，鞍上区肿瘤表现为垂体柄增粗和神经垂体 T_1WI 高信号消失。这些特点有助于颅内不同部位生殖细胞瘤的早期正确诊断。

总之，青少年男性患者，在中线或基底节区出现 T_1WI 序列等或稍低信号、T_2WI 序列等或稍高信号，CT 上为等或稍高密度，增强扫描强化明显的占位病变时，应考虑颅内生殖细胞瘤的可能。生殖细胞瘤对放射治疗敏感，试验性放射治疗有效是诊断生殖细胞瘤的一个有力证据。

8. 鞍区肿瘤　颅咽管瘤（craniopharyngioma）是第三常见的儿童颅内肿瘤，仅次于胶质瘤和髓母细胞瘤。肿瘤可位于鞍区的任何部位，起于 Rathke 囊的残留物，以鞍上及鞍内较为多见，沿鞍区扩散至鞍外，侵犯前中颅窝及第三脑室者少见。颅咽管瘤病理组织学上分为造釉细胞型、鳞状乳头细胞型及混合型三种类型。造釉质细胞型几乎全部发生于儿童，成人罕见；而鳞状乳头细胞型多见于成人；混合型为肿瘤中有上述两种组织学改变，亦多见于儿童。

颅咽管瘤在影像学上呈圆形、椭圆形、不规则形，边界清楚。且又分为囊性、实性、混合性。混合性，囊性部分多在上方，实性部分在下方，且囊性部分较大，实性部分多呈小结节状。造釉细胞型发生钙化的比率可高达 90%，且多呈环形或弧形钙化。这是颅咽管瘤一个特征性的影像学表现，可与其他鞍区肿瘤鉴别。

CT 扫描的典型表现是鞍上囊性肿块、钙化及囊壁环状钙化；MRI 扫描的表现因囊液蛋白的含量不同，在 T_1WI 上信号亦各不相同，可表现为低信号、等信号或高信号，在 T_2WI 上表现为等信号、高信号，无论 CT 还是 MRI 增强扫描囊壁均可呈环状强化；实性部分呈轻 - 中度均匀或不均匀团片状或小结节状强化，且增强后病变范围往往较平扫范围大，乃囊性病变内的实性部分强化所致。另外，囊性部分则无明显强化，原因是其囊内容物为一定量的胆固醇、角蛋白、钙质和脂肪等（图 3-13-68）。

（二）颈咽部肿瘤

1. 血管瘤（hemangioma）　特点是有内皮细胞增生，或伴有周细胞增生，是良性、能够自行消退的真性肿瘤，自然病程经历增殖期、消退期和消退完成期 3 期。大多数在患儿出生后的 1 个月左右出现，并在之后的 1 年中快速生长，在患儿 5~7 岁时，大部分血管瘤可自发消退。全身各部位均可发病，尤以头颈部多见，生长在咽喉部及气管内血管瘤，可引起气道阻塞进而导致呼吸困难甚至死亡。CT 表现：血管瘤瘤体以低密度或等密度为主，呈圆形、半圆形或结节状，其内可有钙化，常位于皮下或颈部深层软组织中，注入对比剂后即刻扫描可明显强化，瘤体较大时能清晰显示瘤体的供血及回流血管，部分患儿的回流静脉可经眼静脉与颅内静脉窦相通。婴幼儿的声门下血管瘤因其部位特点，一般瘤体体积不大，且无明显粗大供血血管，但临床症状较明显（图 3-13-69）。MRI 表现：血管瘤信号常不均匀，T_1WI 示瘤体与肌肉信号相等，其内可见高信号脂肪成分，或分隔；T_2WI 示肿块信号较肌肉高；增强后可在早期见肿块明显强化。MRI 对显示肿物与颈部重要大血管关系比较有优势，但它的空间分辨率不如 CT，不能辨别出小的血管。

2. 畸胎瘤（teratoma）　畸胎瘤多发于婴幼儿，是早期胚胎发育过程中由具有多能发展潜力的生殖细胞发育而形成的，有 3 个胚层组织的胚胎性肿瘤，其内容物可以有上皮组织、骨及软骨、神经纤维、血管、胃肠道组织及皮肤附件等结构，这些组织大多不规则排列、分化程度不一、难以形成成熟的器官，其发生率占头颈部肿瘤的 2% 左右，以咽部多发，大部分为良性肿瘤。CT 表现：肿瘤边界清楚呈圆形或类圆形，密度不均匀，其内可有液体密度，脂肪样低密度及骨骼、钙化的高密度，同时伴有不均匀软组织密度。可与上颌牙槽突、下颌骨、蝶骨、腭骨等粘连，也有附着于舌骨者，巨大的肿物可从口内长出，引起上、下颌骨、腭部畸形，部分肿物可以从垂体部位突向颅内引起蝶鞍变形。若为囊性畸胎瘤则缺少脂肪密度及钙化密度与其他囊肿不易鉴别。MRI 对其脂肪、软组织、液体显示良好，但对骨骼、钙化不敏感。结合 CT 可以提高诊断准确率。

3. 横纹肌肉瘤（rhabdomyosarcoma，RMS）　是儿童高发恶性实体肿瘤，占儿童恶性肿瘤 5%~8%，属于小圆细胞肿瘤。由于横纹肌肉瘤源自未分化的间充质细胞或胚胎肌肉组织区，故可发生在任何组

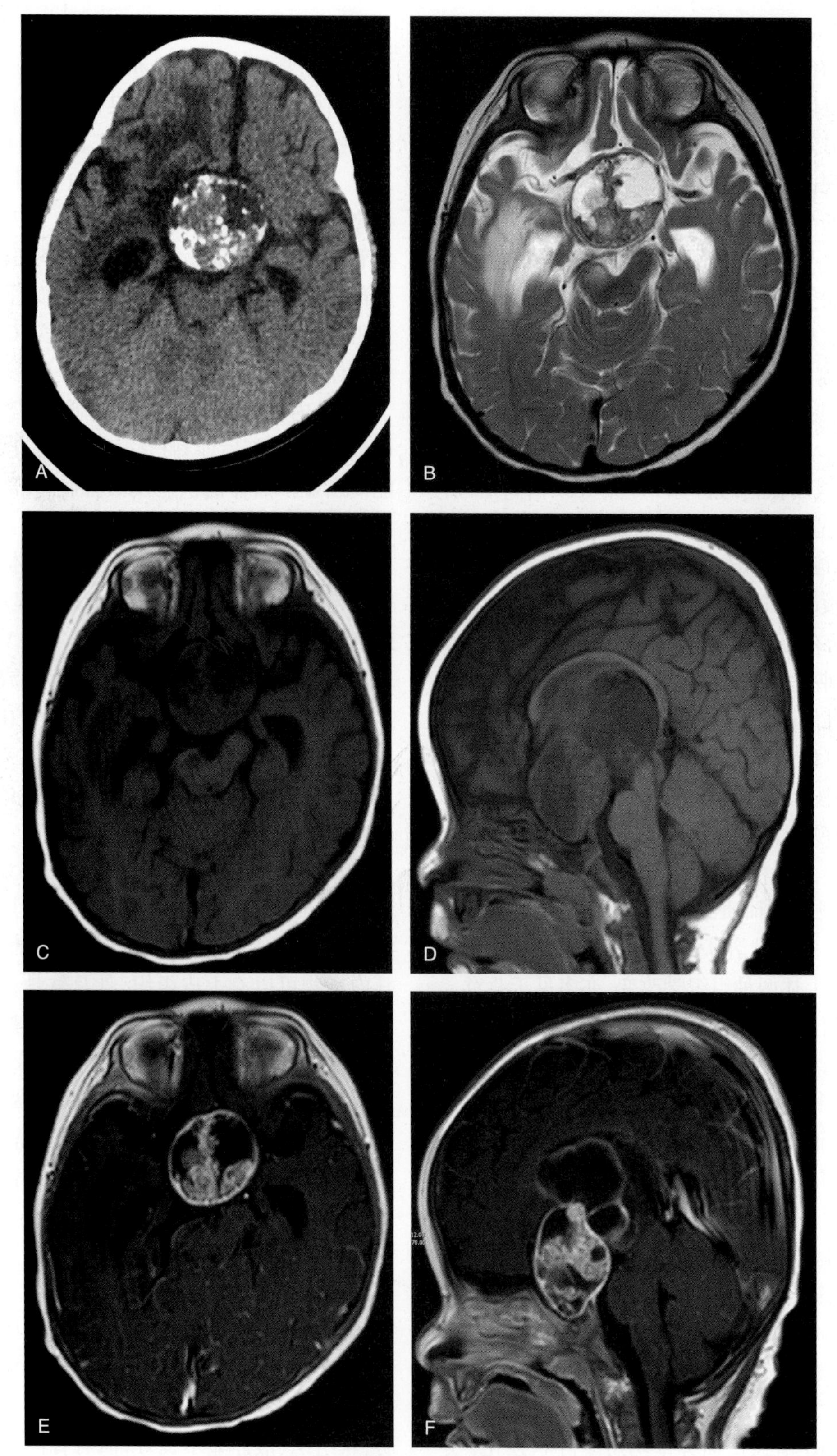

图 3-13-68　造釉细胞型颅咽管瘤（WHO Ⅰ级）

男，10 个月，发现患儿视物、追物差 2 个月。A. CT 平扫轴位；B. T_2WI 轴位；C. T_1WI 轴位；D. T_1WI 矢状位；E. T_1WI 轴位增强；F. T_1WI 矢状位增强。A. CT 平扫鞍上囊性肿块，其内斑片状钙化及囊壁环状钙化；B、C、D. MRI 平扫囊液信号混杂，T_1WI 表现为低信号、等信号及稍高信号，T_2WI 为等、高信号，视束视交叉受压前移；E、F. MRI 增强扫描囊壁呈环状强化；实性部分呈中度不均匀团片状强化。病理诊断为造釉细胞型颅咽管瘤（WHO Ⅰ级）。

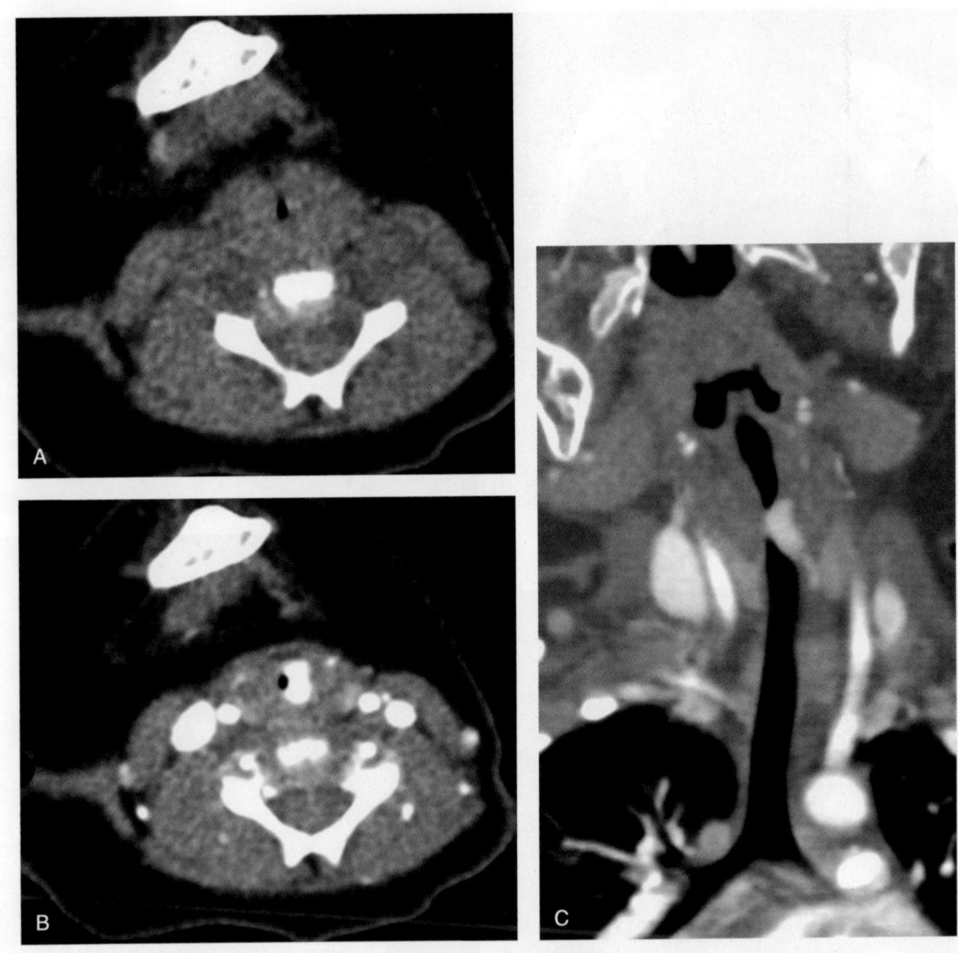

图 3-13-69　血管瘤

女，6 个月，嗓子呼噜 4 个月，加重伴呼吸困难 2 个月。A. CT 平扫；B. CT 增强；C. CT 多平面重建。声门下气道狭窄，增强后气道狭窄处局部小血管瘤。

织器官，包括无横纹肌的解剖区域。儿童横纹肌肉瘤病理类型主要有胚胎型、腺泡型和多形细胞型，葡萄型和梭形细胞型为胚胎型的变异型。胚胎型最多见，多发生在 2~6 岁的儿童，眼眶、头颈及泌尿生殖道最常见，预后较好。腺泡型多见于青少年，多发于躯干、腹膜后、四肢，预后较差。多形细胞型罕见。免疫组化在横纹肌肉瘤诊断中有重要作用。

儿童横纹肌肉瘤最常见的发病部位为颈部、腹盆腔及四肢，约 40% 的病例发生于头颈部，其中鼻咽部最好发。鼻咽部横纹肌肉瘤瘤体形态多不规则，体积较大，CT 扫描时瘤体呈软组织密度，浸润生长，CT 值略低于肌肉密度，密度欠均匀(化疗前多无明显坏死、出血)，其内通常无钙化，增强后肿块强化显著，强化程度高于肌肉而低于邻近血管。头颈部横纹肌肉瘤容易侵犯破坏邻近骨质，且破坏范围广，CT 上表现为溶骨性骨破坏，无明显骨质增生硬化，肿块沿间隙或孔道生长，边缘可出现压迫性骨吸收，常伴有引流区域淋巴结肿大。MRI 表现：瘤灶呈等或稍低 T_1 信号及不均匀的稍高 T_2 信号，瘤体内可见流空血管信号，瘤灶血供丰富，增强后呈明显不均匀强化，强化程度高于邻近肌肉(图 3-13-70)。

4. 淋巴瘤(lymphoma)　原发于淋巴结、淋巴结以外的淋巴组织及单核吞噬细胞系统的恶性肿瘤，鼻咽部淋巴瘤以非霍奇金淋巴瘤为主，其为结外淋巴瘤，起源于间质成分，可跨越或沿其周围结构生长，霍奇金淋巴瘤 5 岁以前很少发生，5 岁以后逐渐增多，15~34 岁为发病高峰，男性多于女性。无痛性进行性淋巴结肿大是儿童霍奇金淋巴瘤最常见症状，表浅淋巴结受累的概率由高到低依次为颈部、腋下和腹股沟。非霍奇金淋巴瘤以累及鼻咽各壁多见，在儿童中常侵犯腺样体及扁桃体。CT 表现：鼻咽部软组织肿块或腺样体增大增厚，边界比较清晰，呈分叶状者常因多个肿大淋巴结融合而成，结外淋巴瘤细胞于间质内密集堆积，肿瘤血管少而细小，多

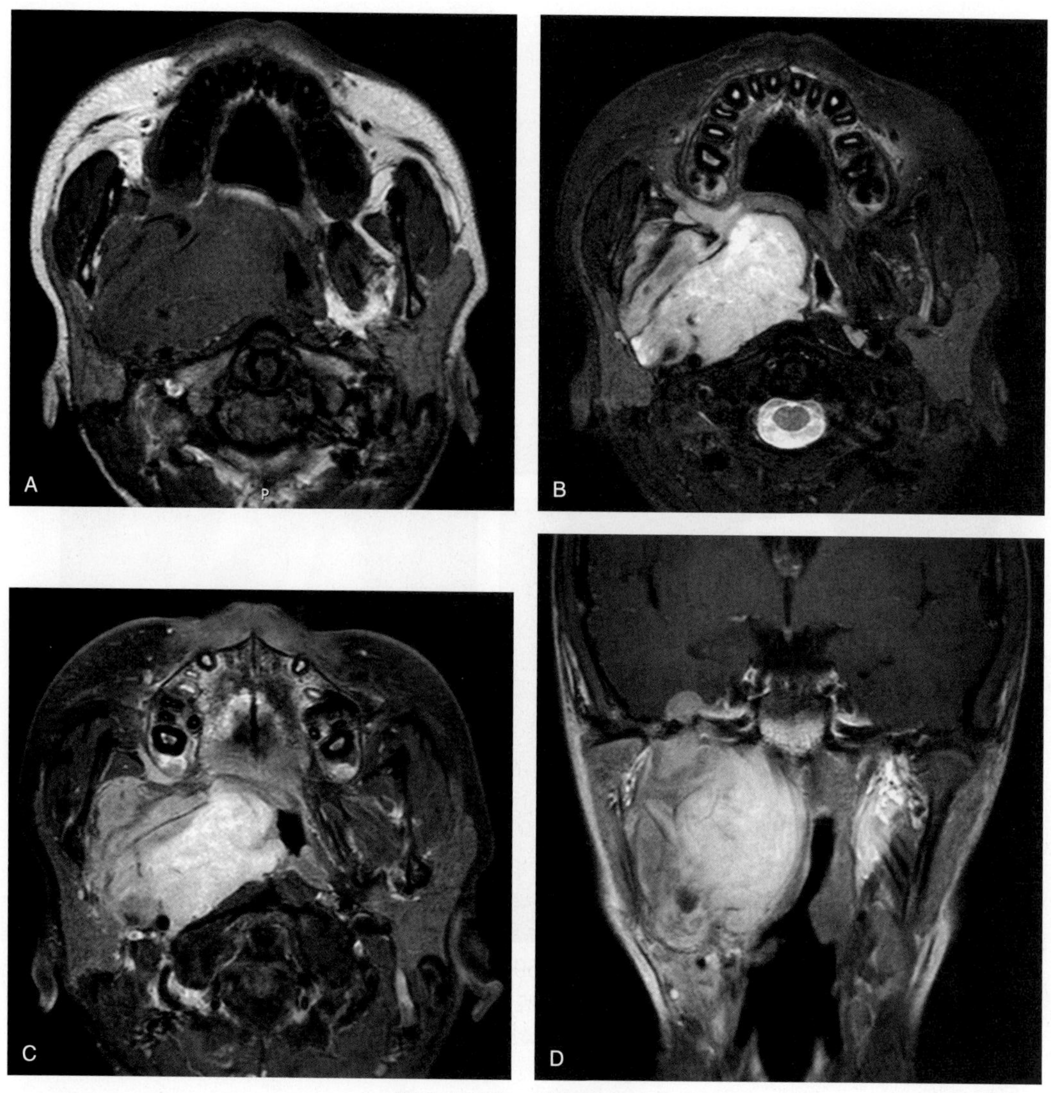

图 3-13-70 横纹肌肉瘤

男,13 岁,口齿不清伴吞咽困难 5 月余。A. T_1WI 平扫轴位;B. T_2WI 平扫轴位;C. T_1WI 增强轴位;D. T_1WI 增强冠状位。右侧咽旁、颞窝、颞下窝及颌下见巨大不规则形软组织肿块,T_1WI 为等低信号,T_2WI 为不均匀高信号,增强后瘤体不均匀强化,肿块向上生长侵入颅内右颞部,周围脑膜可见强化。邻近组织结构受压移位,咽腔变窄向左侧移位,右侧颈内动脉被包绕,右侧翼内肌、翼外肌受累,呈 T_2WI 高信号。

为乏血供肿瘤,增强后表现为轻度均匀强化,未经治疗的淋巴瘤一般不伴有坏死液化区和钙化斑。MRI 表现:均匀的 T_1WI 等信号,T_2WI 稍高信号,MRI 增强瘤体强化较均匀,强化程度略高于肌肉,大部分伴有颈淋巴结受侵,以双侧受侵多见,密度多均匀,边界清楚,强化程度近似于肌肉,随病变进展,病变淋巴结可以相互融合呈分叶状肿块。病变淋巴结亦表现为 T_1WI 等信号,T_2WI 稍高信号,淋巴结内信号比较均匀,MRI 增强后病变淋巴结呈轻 - 中度均匀强化。

5. 甲状腺癌(thyroid carcinoma) 儿童甲状腺癌的高发年龄段为青少年期,最常见的病理类型为乳头状癌,其次为滤泡状癌,髓样癌发生率较低,放射线接触史或家族史是高危因素,临床表现多为甲状腺内无痛肿块。超声是评价甲状腺病变的首选影像学方法,用于确定甲状腺内是否存在囊性或实性肿块,放射性核素碘 -123 扫描可用于区分良恶性甲状腺结节,恶性结节通常为冷结节。CT 扫描也可用于甲状腺肿瘤的诊断及鉴别诊断,正常甲状腺由于含碘高,所以甲状腺密度明显高于邻近软组织及大血管密度,自然对比度良好,当甲状腺发生肿瘤时,因肿瘤组织破坏了甲状腺的贮碘功能,CT 扫描常表现为甲状腺内低密度灶,同时 CT 对钙化显示敏感,易于发现瘤体内的钙化。由于儿童的甲状腺体积较小，肿瘤更易突破包膜，很早就可出现颈淋巴结转移或远处肺转移，故部分患儿是因颈部淋巴结肿大或呼吸系统症状来诊，胸部 CT 检查为肺内不均匀的弥漫分布的粟粒影、网点影，同时甲状腺区域可见占位性病变(图 3-13-71)。MRI 对颈部淋巴结转移的显示率高于 CT，尤其对发现坏死、囊变的淋巴结具有独特优势。MRI 成像已被广泛应用于甲状腺肿瘤的诊断及评价，甲状腺癌的 MRI 特点是 T_1WI 信号与正常甲状腺相似或稍低，T_2W 为高信号。

6. 甲状旁腺腺瘤(parathyroid adenoma) 甲状旁腺肿瘤是引起甲状旁腺功能亢进的原因之一。甲状旁腺腺瘤儿童少见，大部分患儿就诊是由于甲状旁腺功能亢进导致一系列临床表现如骨病、高血钙、泌尿系结石等，X 线平片发现全身骨质稀疏、骨膜下骨吸收、骨囊性变、骨骼软化弯曲、骨外钙化等，引起临床关注。甲状旁腺功能亢进时分泌过多的甲状旁腺素，促进破骨细胞的破骨作用，使大量的骨钙、磷盐释放于血液中。同时骨质中的有机物、胶原蛋白及黏多糖大量分解导致骨质软化，继而导致骨质疏松，形成纤维囊性骨炎或棕色瘤。

正常甲状旁腺体位于甲状腺后方，另外甲状旁腺还可异位在咽后、食管后、纵隔内或颈部其他区

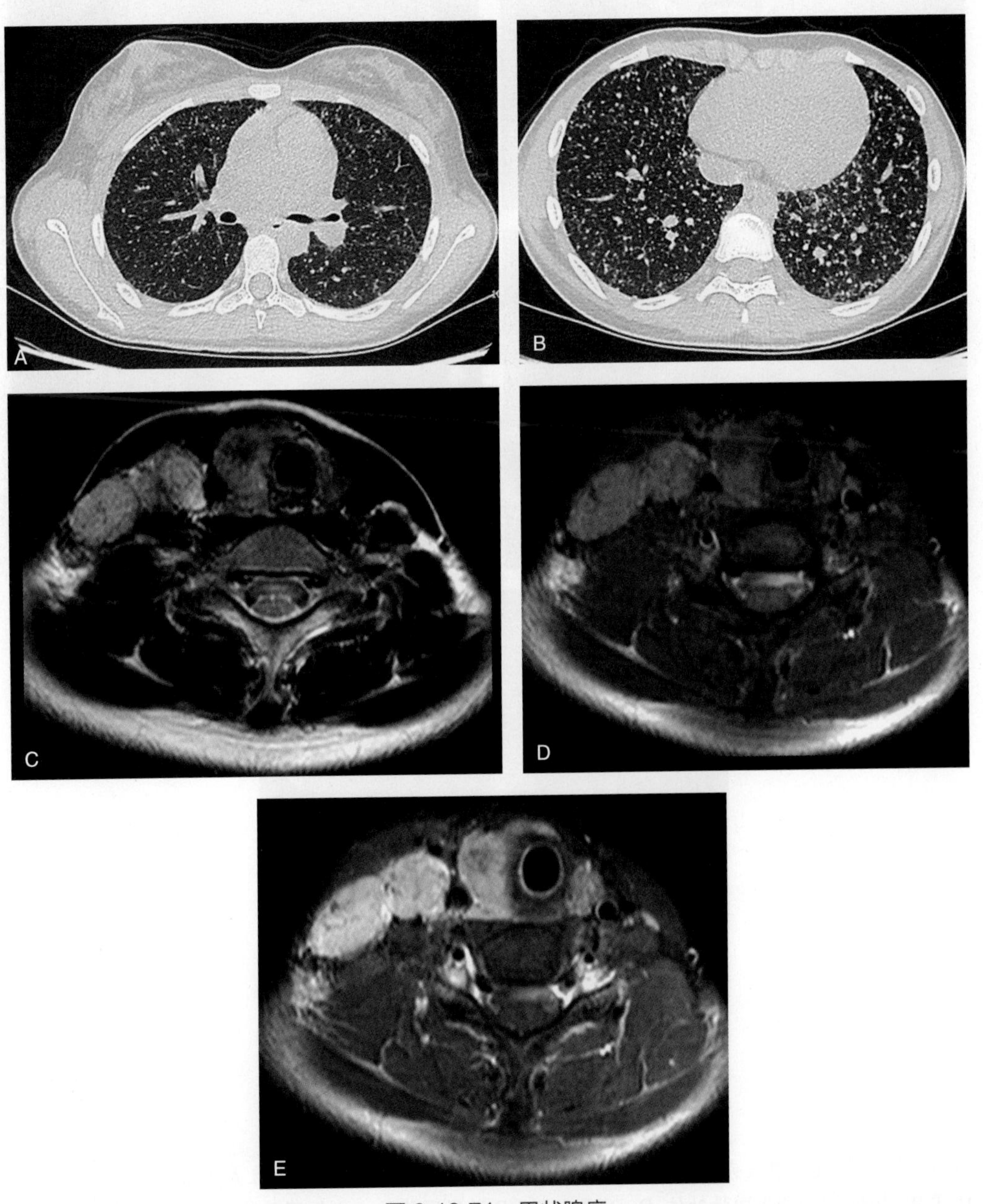

图 3-13-71 甲状腺癌

女，11 岁 11 个月，发现颈部肿物 20 天。A、B. 胸部 CT 平扫；C. MR-T_2WI 轴位；D. MR-T_1WI 轴位；E. MR-T_1WI 增强轴位。A、B. 甲状腺癌肺部粟粒样转移灶；C、D、E. 甲状腺癌伴颈部淋巴结转移。

域，B超是甲状旁腺病变的首选检查方法，锝-99m-甲氧基异丁基异腈（^{99m}Tc-methoxyisobutylisonitrile，^{99m}Tc-MIBI）、CT、MRI等可作为补充诊断方法，两种方法相结合可提高定位诊断的准确性。正常部位的甲状旁腺腺瘤CT扫描表现为位于甲状腺轮廓外的卵圆形或三角形肿块，低于正常甲状腺组织，其内密度可均匀也可不均匀，瘤体血供丰富，增强时强化明显，但强化程度仍低于颈部大血管（图3-13-72）。对于异位甲状旁腺的病变，可^{99m}Tc-MIBI显像与CT扫描联合应用对病变进行精确定位，且灵敏度更高。MRI对甲状旁腺的病变定位和诊断准确性较高，甲状旁腺腺瘤在T_1WI图像上多呈等、低信号，而T_2WI上信号较高，近似或高于脂肪信号。当^{99m}Tc-MIBI检查发现病变甲状旁腺异位于纵隔时，需要进一步

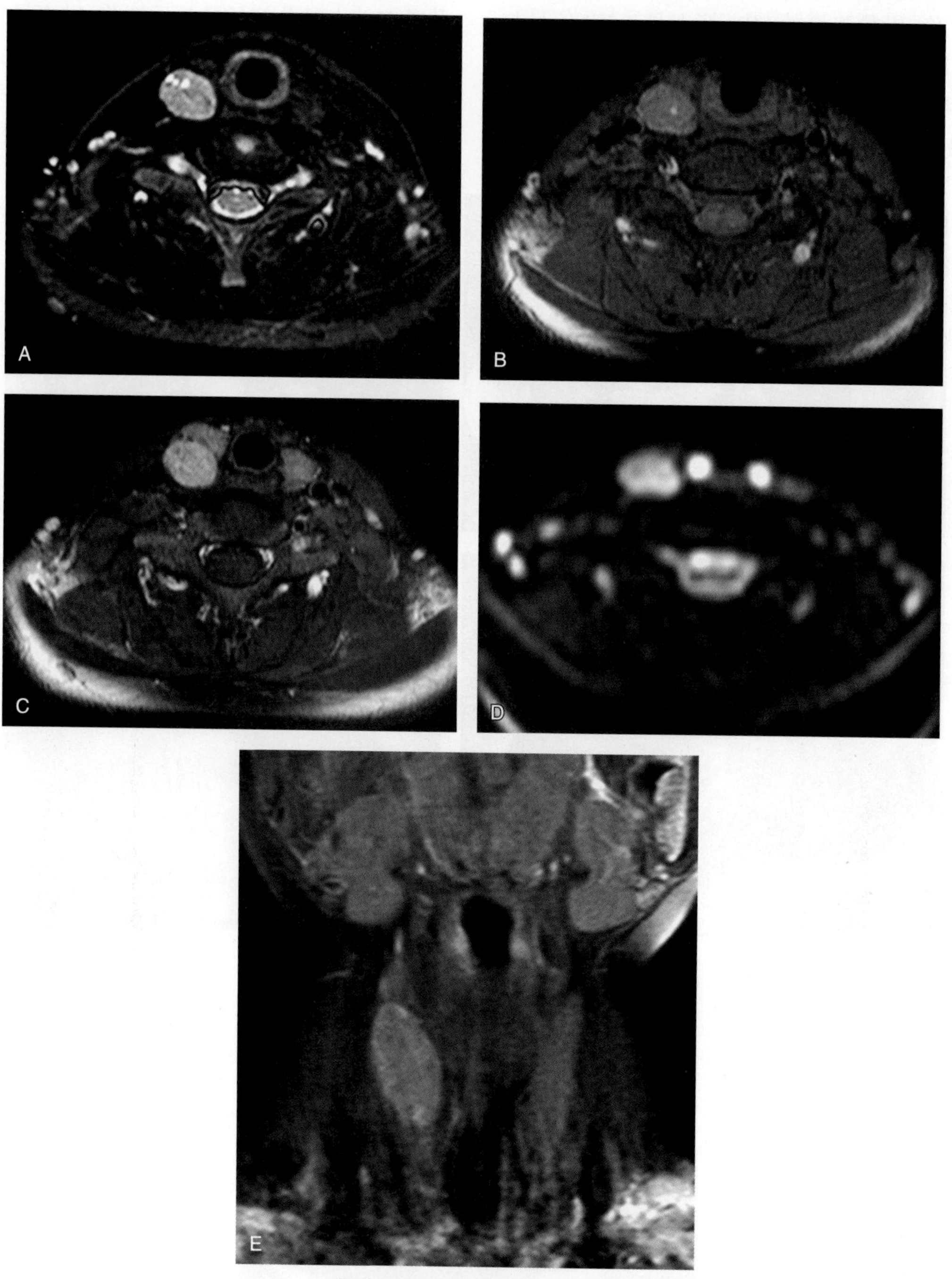

图3-13-72 甲状旁腺腺瘤

男，12岁，体检发现甲状旁腺肿物半个月，碱性磷酸酶升高，血钙及甲状旁腺素升高。A. T_2WI轴位；B. T_1WI轴位；C. T_1WI增强轴位；D. DWI；E. T_1WI增强冠状位。右侧甲状腺后方类圆形结节，T_1WI呈等信号，T_2WI呈高信号，DWI弥散受限，增强有强化。甲状旁腺核素扫描示甲状腺右叶后方有放射性异常浓聚影；病理确诊为甲状旁腺腺瘤。

行MRI检查来明确病变甲状旁腺位置及病变性质。

（三）胸部肿瘤

1. 纵隔　为小儿原发性胸内肿物最常见的部位，前、中、后纵隔均可发生，不同纵隔分区肿瘤不完全相同，对纵隔肿物进行分区定位有助于缩小诊断及鉴别诊断的范围，从而指导临床决策。

(1) 前纵隔是指位于胸骨和心脏、心包和大血管之间的血管前间隙。前纵隔内的器官包括胸腺及血管前间隙的淋巴组织。前纵隔肿物主要来自胸腺、淋巴组织、胚胎生殖细胞、甲状腺组织。

1) 淋巴瘤：淋巴瘤是最常见的前纵隔恶性肿瘤，且常常累及中纵隔，根据组织结构分霍奇金淋巴瘤和非霍奇金淋巴瘤。霍奇金淋巴瘤常累及颈部和纵隔淋巴结，可以是分散多发的肿大淋巴结，也可以融合成团，从前纵隔向气管旁、肺门区、气管隆嵴下心隔角区蔓延扩散，病变进展慢，全身症状轻。非霍奇金淋巴瘤，其纵隔内肿块多与其他部位的淋巴结病变同时或先后发生，发展较快，全身症状重，肿物巨大时可引起呼吸道梗阻、上腔静脉阻塞、霍纳综合征等。

胸部X线平片表现取决于瘤体的大小，瘤体较小时不易与正常胸腺区分，尤其是婴幼儿；年长儿或者肿瘤较大时则表现为纵隔增宽，纵隔一侧或双侧呈圆弧形、波浪状或大分叶状增宽，气管狭窄或气管移位，部分患儿的病灶可达胸壁下、横膈面，遮挡心影肺门等结构，可以合并中-大胸腔积液，CT扫描则能清晰显示纵隔内肿大淋巴结与周围组织的关系，对肺、胸膜、心包等病变的检出率较高；增强扫描可以增加肿块与周围组织的对比，尤其是观察胸腺浸润、血管被包裹/压迫，瘤体的大小、边界，评估血供情况较CT平扫有很大优势（图3-13-73）。

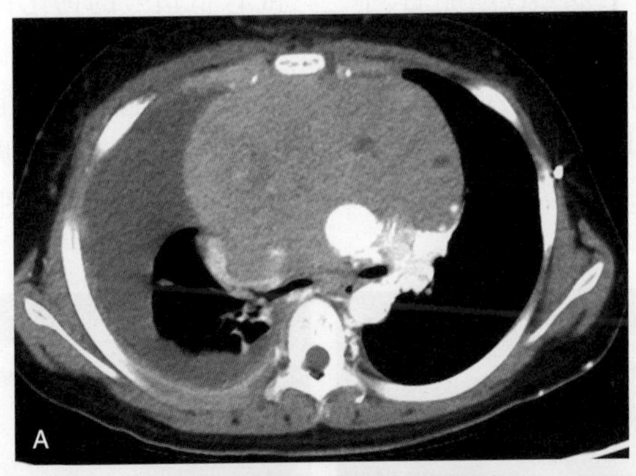

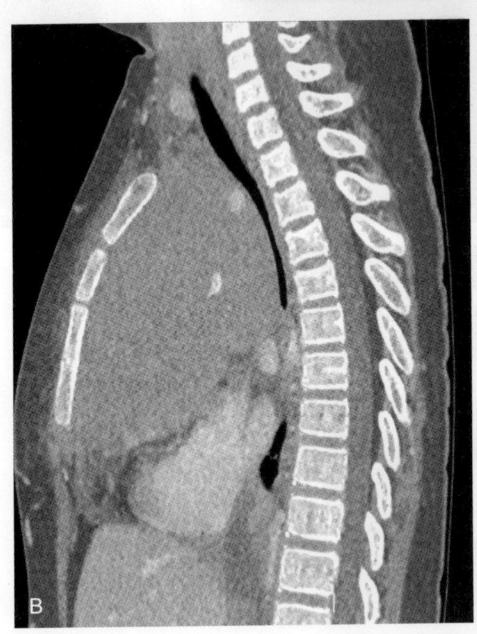

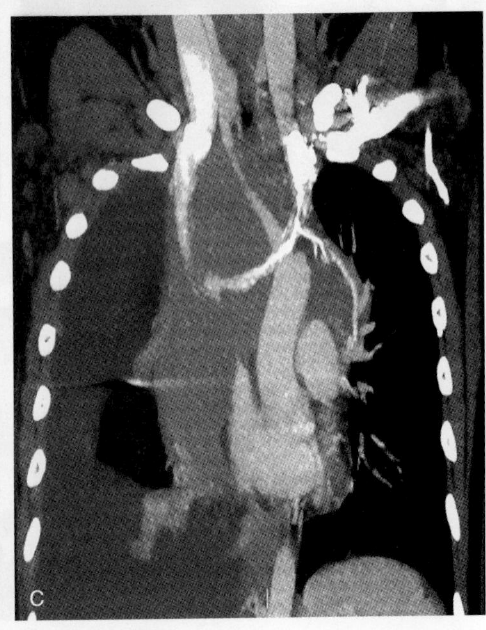

图3-13-73　非霍奇金淋巴瘤

男，10岁5个月，水肿、乏力、气促、咳嗽12天。A. CT增强轴位；B. CT增强矢状位；C. CT增强-MIP冠状位。胸腺不规则增大，强化明显，内有小片状弱强化区，心脏及纵隔大血管受压、推移，右肺受压萎陷，压迫气管-右侧支气管，右侧胸腔积液。病理诊断为（前纵隔）非霍奇金淋巴瘤，WHO分型为T淋巴母细胞性淋巴瘤/白血病。

影像学检查对于治疗前后的对比及治疗后的随访是必不可少的，短期内的随访可以使用胸部X线平片，经济、操作简单；对于调整治疗方案、准备结束治疗前、肿瘤缩小到胸部X线平片观察不到时，行CT扫描对于观察瘤灶的存留与否及大小则较可靠且准确；MRI对于显示气管隆嵴下、肺门区肿大淋巴结较CT有优势，评估纵隔肿块和淋巴瘤分期效果较好。^{18}F-FDG-PET扫描可以发现肿块对治疗有无反应，鉴别残留肿块有无活性，以便根据治疗反应适当调整治疗。

2）生殖细胞瘤：生殖细胞来源的肿瘤在小儿比较常见，起自原始胚胎细胞残余组织，体部生殖细胞常发生于纵隔及盆腔。常见的生殖细胞瘤包括畸胎瘤、恶性生殖细胞瘤、胚胎癌、内胚窦瘤（卵黄囊瘤）、绒毛膜上皮癌和混合性生殖细胞瘤。是较常见的生殖细胞瘤，可位于纵隔、腹膜后及盆腔，前纵隔为最常见发病部位。组织病理学分为成熟性畸胎瘤、不成熟性畸胎瘤、恶性畸胎瘤三种，畸胎瘤含有内、中、外胚层起源的组织。纵隔内畸胎瘤可破入气管支气管树，咳出毛发或脂类物质，骶尾骨前畸胎瘤的主要临床表现为排便、排尿困难。

畸胎瘤是纵隔最常见的生殖细胞肿瘤，纵隔生殖细胞肿瘤主要位于前纵隔胸腺内，中后纵隔偶尔也有发生，约占儿童纵隔肿瘤的10%~20%。生殖细胞肿瘤是仅次于淋巴瘤的前纵隔肿瘤。成熟畸胎瘤含有内、中、外三个胚层来源的组织，包括软组织、脂肪组织及钙化或骨组织，最常见于骶尾部，约10%起自纵隔。生殖细胞肿瘤通常无症状，在胸部X线平片上偶然发现为纵隔肿块。当出现症状时，通常是气管、支气管受压的结果。

畸胎瘤通常为囊实性混合瘤，其内的软组织、脂肪组织、钙化/骨化组织同时存在是成熟畸胎瘤特异性的改变，CT表现为其内含有等密度的软组织影、低密度的脂肪影及高密度不规则的钙化或骨化组织，MRI表现为T_1低信号、T_2高信号的液体，等信号的软组织或胶胨样物质，T_1高信号、T_2高信号的脂肪和T_2低信号的钙化骨化。生殖细胞肿瘤中恶性生殖细胞肿瘤约占10%~20%，以实体肿块为主，边界相对清晰，通常局限在前上纵隔，中下纵隔累及较淋巴瘤少，当局部侵犯胸膜或心包时很难与淋巴瘤等其他实性占位区分（图3-13-74）。

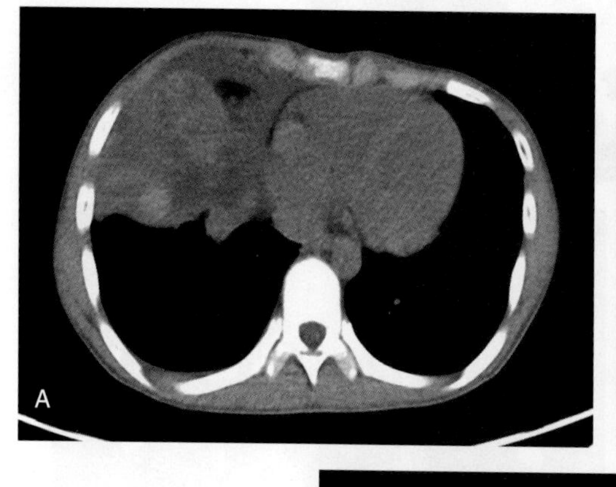

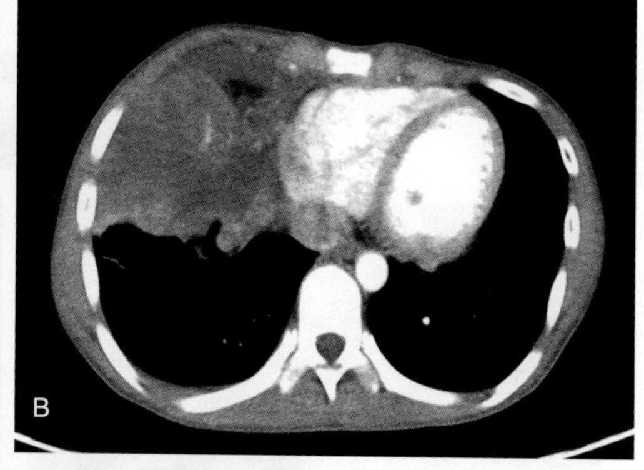

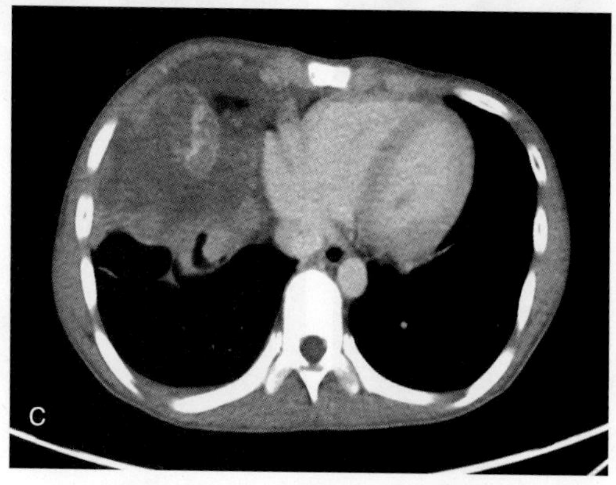

图3-13-74 恶性生殖细胞瘤

男，16岁，间断咳血2个月余，发现纵隔肿物2月余。A. CT平扫，前下纵隔类圆形肿物，以实性成分为主，前下混以少量脂肪密度影，边界相对清晰，紧贴心脏右缘及前胸壁，未见胸腔积液；B、C. CT增强示实性部分强化明显。病理结果为恶性生殖细胞瘤。

3）胸腺增生（thymic hyperplasia）：以胸腺组织增生、皮质增厚、髓质内生发中心及淋巴组织增生并有滤泡形成为特征，可见于重症肌无力、甲状腺功能亢进等，X线平片表现为上纵隔增宽，CT示胸腺弥漫性增大超出正常值上限，胸腺密度均匀似正常胸腺密度，也可不均匀，表现为胸腺内条片状、斑片状类似脂肪密度的低密度灶。密度不均匀时需与淋巴瘤、脂肪母细胞瘤、胸腺瘤鉴别。

4）胸腺瘤（thymoma）：在青春期前少见，占儿童纵隔肿瘤不到5%，与成人一样，胸腺瘤可能与自身免疫疾病相关，如重症肌无力、糖尿病和桥本甲状腺炎。胸腺瘤的典型表现为前纵隔的实性、分叶状肿块，CT值与正常胸腺相似或稍高，瘤体内可有囊变或坏死的低密度灶及高密度的钙化灶；MRI表现为前纵隔的T_1WI等信号、T_2WI相对于肌肉的稍高信号的实性肿块；CT和MRI都很好地显示肿块与邻近血管、心包及胸膜的关系，当胸膜呈结节改变或心包增厚时应注意胸腺瘤有侵袭性的可能。

5）脂肪性肿瘤：与胸腺瘤相比，胸腺脂肪性肿瘤更常见，约占儿童胸腺肿瘤的3%~9%。儿童的胸腺脂肪性肿瘤主要包括脂肪瘤（lipoma）、脂肪母细胞瘤（lipoblastoma）及脂肪肉瘤（liposarcoma），胸腺脂肪瘤是源于胸腺间叶组织的良性肿瘤，由成熟的脂肪组织和胸腺组织混合构成，发病年龄较大，在10岁以上儿童多见，通常瘤体较大，瘤体内有残余的胸腺组织及与身体的正常脂肪组织相似密度或信号的脂肪组织，CT示瘤体密度不均匀，CT值为20~80HU，MRI为脂肪信号内参杂有软组织信号；脂肪母细胞瘤由不成熟脂肪细胞异常增生所致的良性肿瘤，CT及MRI检查肿瘤亦表现为密度、信号的不均匀，但脂肪母细胞瘤内软组织成分在瘤体内所占比例明显较脂肪瘤高，其内还可有钙化，且部分脂肪信号不典型，脂肪母细胞瘤可以呈浸润性生长。增强扫描软组织成分有轻度不均匀强化。脂肪母细胞瘤如果完整切除则不会复发。另外，脂肪母细胞瘤发病年龄小，初次就诊年龄极少超过8岁。脂肪母细胞瘤还需与脂肪肉瘤鉴别，脂肪肉瘤起自原始间充质细胞，是不成熟的脂肪细胞，不具有典型的脂肪信号和密度，脂肪肉瘤儿童很少见，脂肪肉瘤在10岁以下的儿童中的发生率很低，两者在发病年龄方面几乎没有重叠，因此根据发病年龄两者可鉴别。

（2）中纵隔是指包括心包/心脏、大血管、气管/近端支气管和相关淋巴结在内的空间。

1）支气管源性囊肿（bronchogenic cyst）：中纵隔最常见的占位性病变属于前肠囊肿的一种，多数生长于气管、支气管旁，尤其是近气管隆嵴处，偶可见于前后纵隔、叶间裂及肺内，多数为单发单房，囊壁具有支气管结构，内衬呼吸道上皮细胞。由于肿物靠近气道，压迫气道，常致不同程度的喘憋、咳嗽等呼吸道症状。胸部X线片表现为纵隔旁气管周围类圆形占位，偶有分叶，密度均匀，与支气管无沟通，上可达颈部，下方可到气管隆嵴下。CT检查多数表现为气管旁、气管隆嵴下中后纵隔内类圆形囊性占位性病变，边界清晰，其CT值取决于囊内容物的成分，含清亮稀薄液体者呈水样密度（0~20HU），易于确诊，囊内如有出血、囊液蛋白含量高或脱落细胞碎屑沉积，平扫时类似软组织肿物，则CT值通常可以>20HU，增强后囊壁轻度强化，囊液不强化（图3-13-75）。如有感染，则囊壁可以明显强化。由于压迫气管、支气管，可以导致阻塞性肺气肿或阻塞性肺不张。偶尔也可在发育过程中被包埋在食管内或游走于心包、胸腺、腹膜后区、下肺韧带、颈部、横膈及腹部等不典型部位。

2）黏液表皮样癌（mucoepidermoid carcinoma，MEC）：是一种有唾液腺分化特征的唾液腺肿瘤，起源于支气管黏膜下腺体导管上皮Kulchitsky细胞，组织学分型分为低级别和高级别两型，好发于中青年人群，在儿童罕见。儿童支气管黏液表皮样癌以低级别型常见，通常以非特异性临床症状为特征，难以与肺炎等感染区分。气道内肿物较小时，肿瘤的直接征象很难被胸部X线片所显示，CT可发现气道腔内较小的占位性病变，病变通常呈结节状、团块状，并与气管内壁以宽基底相连，长轴与支气管腔平行，也可突破气管、支气管壁蔓延至纵隔内，瘤体内可以有点状及沙砾状钙化，增强CT扫描肿瘤可轻微到明显强化，且强化较均匀，供血血管多为支气管动脉供血，对于急性咯血的患儿可采取术前栓塞治疗，后经纤维支气管镜手术切除。对于发生于支气管腔内的病变，气道远端可发生阻塞性肺炎、阻塞性肺气肿、肺不张、黏液栓塞等阻塞性表现（图3-13-76）。

3）类癌（carcinoid）：是儿童常见的支气管内肿瘤，约占所有支气管肿瘤的50%。尽管这些肿瘤可能分泌神经内分泌肽，但典型的类癌综合征在支气管类癌儿童中相对少见，患儿更容易出现呼吸道症状，如呼吸困难、咯血或阻塞性肺不张/肺气肿等病变。CT表现常呈边界清晰的气管腔内或腔内外结

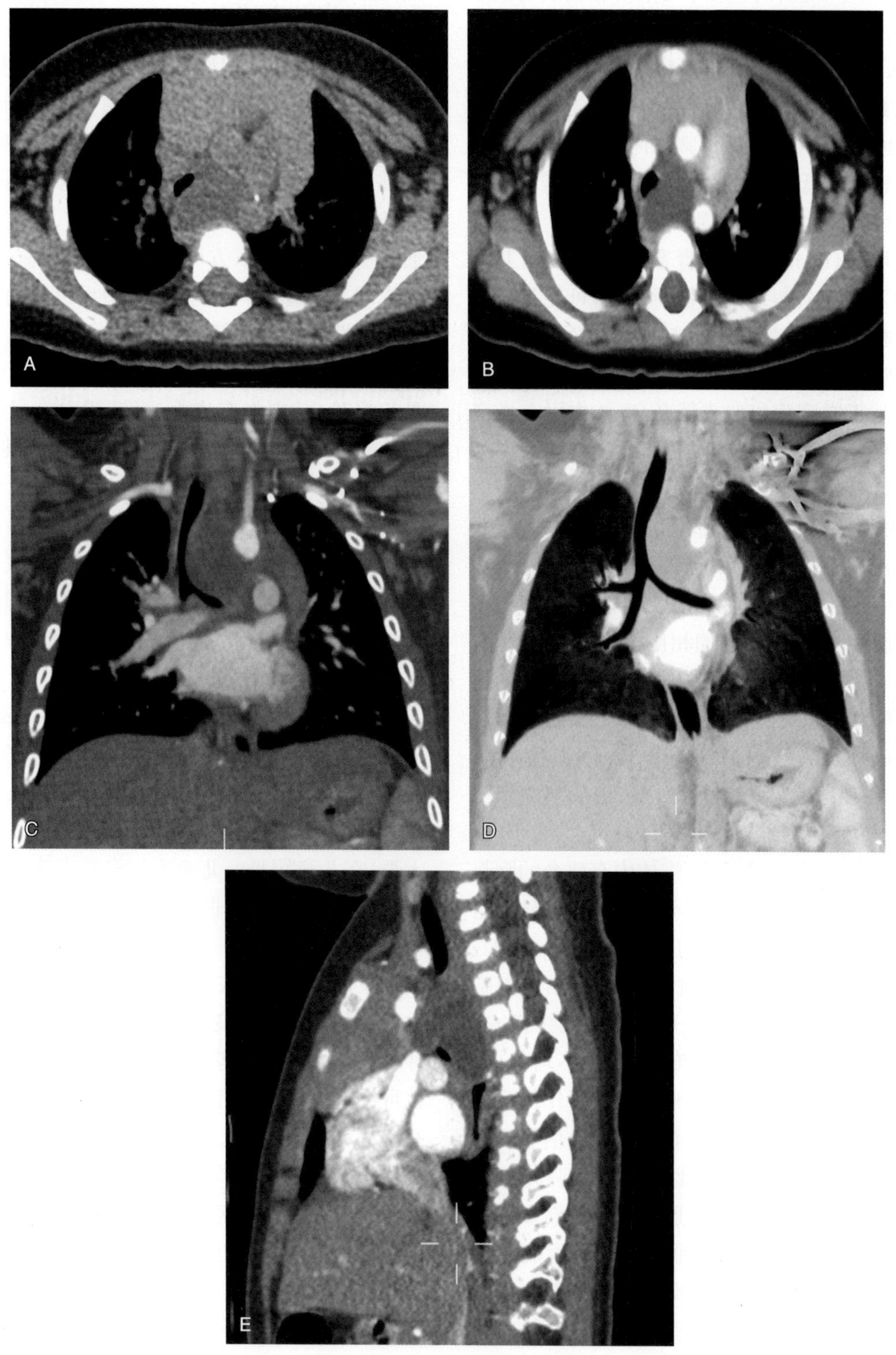

图 3-13-75 支气管源性囊肿

男,1 岁 24 天,上呼吸道感染,查体发现纵隔肿物 4 个月。A. CT 平扫轴位;B. CT 增强轴位;C. CT 增强 MPR 冠状位重建;D. CT 增强 MPR 矢状位重建;E. CT 增强 Min 冠状位重建。中纵隔囊状低密度灶,边缘规整,增强后强化不明显,壁轻度强化,压迫气道向右移位、变窄,左肺上叶间后段及右肺下叶背段局限性透过度略高。病理诊断为支气管源性囊肿。

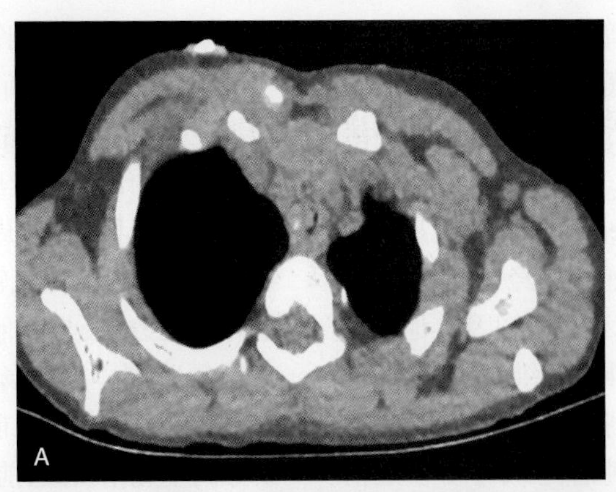

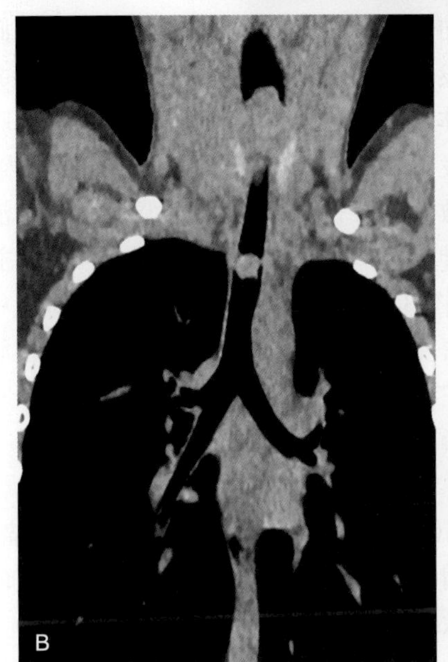

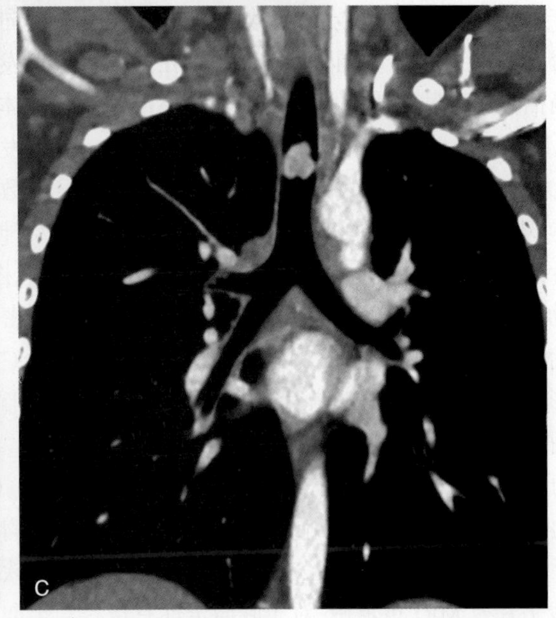

图 3-13-76　黏液表皮样癌

女,5岁11个月,嗓子呼噜、间断咯血丝痰3个月,加重伴呼吸费力2个月余,无明确异物呛入史。A. CT平扫轴位;B. CT平扫MIP冠状位重建;C. CT增强MIP冠状位重建。A、B. 气道腔内结节状占位性病变,病变以宽基底与气管壁相连,瘤体内可见点状钙化,未突破气管壁蔓延至纵隔;C. CT增强后扫描肿瘤轻微强化,且强化较均匀,于支气管镜下切除,病理诊断为(气管)黏液表皮样癌(低级别)。

节状病灶,约有30%显示钙化,增强后明显强化,类癌好发于中青年,部分可出现类癌综合征、库欣综合征,且类癌男性发病率远高于女性。

4)心脏肿瘤:儿童原发性心脏肿瘤极为罕见,以良性为主,原发性恶性心脏肿瘤不足10%;继发性心脏肿瘤多为转移瘤,如神经母细胞瘤和肾母细胞瘤瘤栓可通过下腔静脉(inferior vena cava,IVC)向心脏延伸,肝母细胞瘤也可以向心脏内直接延伸,纵隔淋巴瘤可能导致胸壁/心包受累。

横纹肌瘤(rhabdomyoma)是婴幼儿最常见的原发性心脏肿瘤,约占婴幼儿原发性心脏肿瘤的61%。心脏横纹肌瘤是心肌细胞发育过程中形成的错构瘤,一般无明显临床症状,也可表现为心力衰竭、心律失常、流出道梗阻以及全身症状。其中60%~80%的横纹肌瘤患儿有结节性硬化,50%的结节性硬化患儿合并有心脏横纹肌瘤,疑似结节性硬化的患儿即使无其他临床表现,横纹肌瘤的存在对结节性硬化的诊断也具有诊断意义,特别是多发性横纹肌瘤对结节性硬化的诊断意义更大。横纹肌瘤可单纯表现为心肌内肿瘤,可向心腔内生长或向外生长(较少见)。CT扫描为心腔内密度均匀的软组织密度的占位性病变,与心室壁或室间隔相连。MRI各序列上均表现为均匀信号,电影序列上主要表现为与心肌相连的等或稍低信号,T_1WI上主要为等信号,T_2WI上主要为等或稍高信号,增强扫描均匀性强化,强化程度较正常心肌弱。

(3)后纵隔以心包和大血管后壁为界,向后包括脊柱以及椎旁交感神经节、奇静脉和半奇静脉、降主动脉、食管和淋巴结等结构,上缘是胸腔入口,下缘位于横膈膜下方。

1)神经源性肿瘤(neurogenic tumor):是儿童后纵隔常见的肿瘤,多起源于交感链神经节,从良性的神经节细胞瘤到恶性的神经母细胞瘤以及其他类型神经组织肿瘤,如神经鞘瘤、神经纤维瘤、副神经节瘤等,都可以发生。神经母细胞瘤是儿童最常见的非中枢的神经系统恶性实体肿瘤,40% 于 2 岁之前发病,95% 于 10 岁以前发病。大多数神经母细胞瘤发生在肾上腺或肾上腺周围,约 15% 发生在后纵隔。后纵隔神经源性肿瘤影像学表现为椎旁软组织肿块,以后上纵隔多见,可向上伸入颈部,向下跨越横膈,表现为脊柱旁线增宽;另外,也可以有腹膜后神经母细胞瘤向后纵隔延伸的表现,有时肿物内可以看见斑片状或沙砾状钙化灶,对肿物的定性诊断有一定帮助。由于肿物位于脊柱旁沟向周围生长,常常引起肋骨和脊柱的改变,表现为邻近肿瘤的肋骨受压变形、骨质破坏、肋间隙增宽,椎体后缘弧形受压,椎间孔扩大,椎弓根变细,部分病例可有少到大量不等的胸腔积液。CT 可以充分评估椎旁肿块,显示肿块的形态、密度及与周围组织的关系,尤其增强扫描可评估瘤体与血管的关系,CT 对于钙化灶的显示较 X 线平片及 MRI 更灵敏,对于肿瘤定性有帮助。评估肿瘤是否进入椎管及累及的范围 MRI 更有优势,另外 MRI 能很好地显示骨髓浸润,表现为正常的骨髓信号消失,取而代之的是骨髓区域 T_2 脂肪抑制序列为斑片状、点状高信号。

2)肠源性囊肿(enterogenous cyst)和神经肠源性囊肿(neurenteric cyst):前肠囊肿来源于胚胎发育时期残留的前肠结构,包括支气管囊肿、肠源性囊肿、神经肠源性囊肿,是最常见的纵隔囊肿,在纵隔肿物中约占 20%。

食管囊肿或食管重复畸形为肠源性囊肿的一种,多位于后纵隔和脊柱旁沟内,偶尔可位于颈部,占纵隔囊肿的 5%~10%。胚胎期原始的食管为实性,以后形成空泡相互融合形成食管。当有孤立的空泡持续存在并增大时,形成食管重复囊肿,可以是与食管共壁的囊性病变、与食管伴行的独立管道,也可发生于食管壁内,因其与支气管囊肿同起源于前肠,食管重复畸形内也可覆被鳞状上皮、柱状上皮或立方上皮,囊壁可含黏液腺,但不含软骨。镜下检查囊壁内有双层平滑肌并内衬有消化道黏膜或胰腺组织是病理诊断食管囊肿的特征性表现,内衬的消化道黏膜以胃黏膜最多,壁内有胰腺组织则可引起囊肿内出血或囊肿穿孔。典型的影像学表现为位于右后纵隔、食管周围边界光滑的椭圆形厚壁肿物,其长轴与食管长轴一致,食管造影表现为食管呈外压性改变,与其他占位性病变导致的外压性改变不易鉴别。神经肠源性囊肿在纵隔囊肿中约占 2%~5%,多于 1 岁之前检出,为胚胎早期前肠与脊索分离不完全所致,前肠结构常伸入脊椎内,由于脊索向头端生长而消化道向尾端生长,因此脊椎畸形多发生在纵隔囊肿的头侧(颈部或胸上段),也就是椎体畸形部位通常高于囊肿部位,神经肠源性囊肿可发生于椎管外食管周围,也可向椎管内延伸,且近半数伴有脊柱椎体畸形,通常囊肿内含消化道上皮及神经组织,CT 及 MRI 已成为本病的主要检查方法(图 3-13-77),表现为后纵隔边界清晰、密度均匀的低密度囊性病变,内壁光整,MRI 显示椎管内病变优于 CT。此外,食管囊肿、肠囊肿还可伴发其他前肠畸形。

2. 胸壁 / 胸膜

(1)Askin 瘤:属于恶性小圆细胞肿瘤,属于尤因肉瘤家族肿瘤,有特定的发生部位即胸肺区,累及胸壁软组织、肋骨和肋间神经,好发年龄为儿童和青少年期,恶性程度高,生长速度快。其病理特点为光镜下肿瘤组织中伴有大量神经性 Homer-Wright(H-W)菊形团;常有两种以上的神经分化抗原的表达。Askin 瘤典型的影像学表现为胸壁巨大软组织肿块,瘤体密度不均匀,肿瘤内常出现坏死、囊变或出血,钙化不明显。多伴有邻近肋骨骨质受累、破坏,以及胸腔积液。肿瘤发生于胸壁内侧肋间神经周围,以肋骨为中心双向浸润性生长。一方面向体表生长,在体表形成结节状肿块,肋骨受侵主要表现为成骨性骨破坏;另一方面肿瘤向胸腔内浸润,侵犯邻近胸膜、肺组织及纵隔,可引起胸腔积液,脱落的肿瘤细胞随着积液还可以发生种植转移(图 3-13-78)。

(2)婴幼儿软骨间叶性错构瘤(chondromesenchymal hamartoma,CMH):又称胸壁错构瘤(chest wall hamartoma),是一种发生于胎儿期、新生儿期、婴儿期肋骨的间叶性非肿瘤性增生性病变,可有明显的坏死或囊性成分,为一种局灶性正常骨组织在数量、结构或成熟程度上的错乱改变,生长缓慢的良性病变,肿瘤起源于一个或多个肋骨,多于生后 1 年内

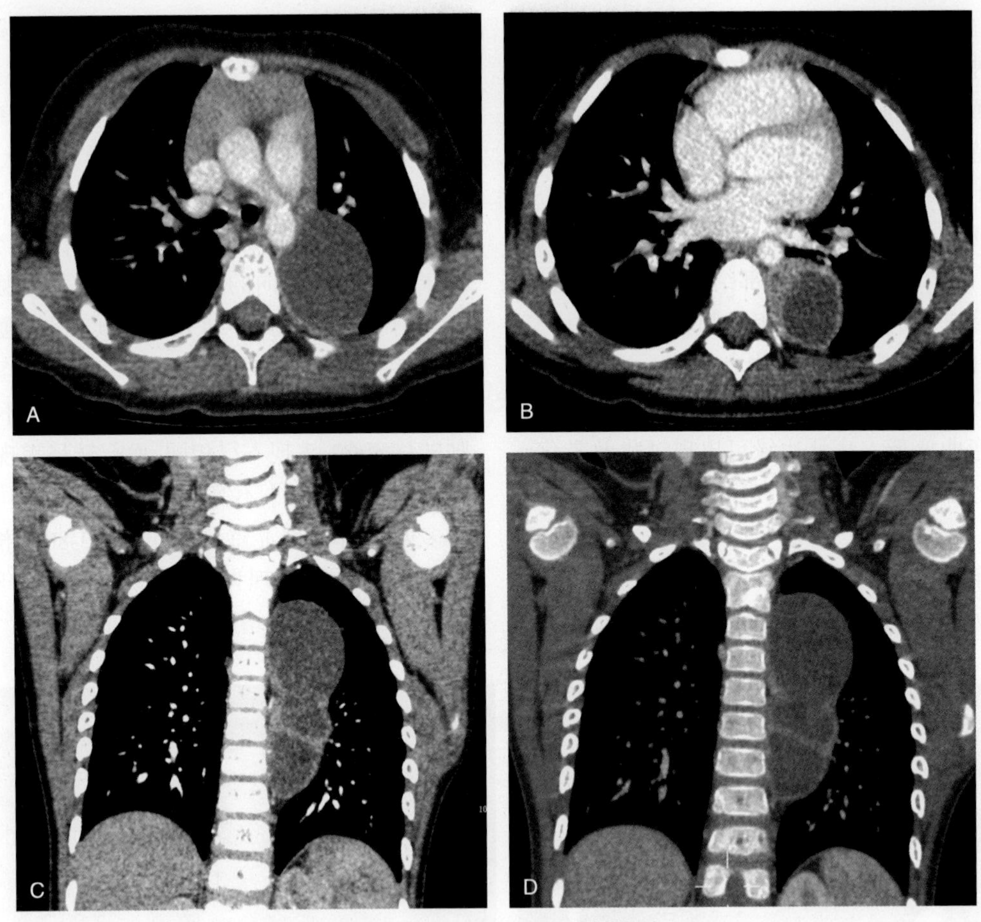

图 3-13-77　后纵隔肠源性囊肿

男，2 岁 10 个月，患儿 2 年 9 个月前因“肠重复畸形”手术，并发现“食道重复畸形”未手术，20 天前因“咳嗽”就诊发现纵隔囊性占位。A. CT 增强轴位；B. CT 增强轴位；C. CT 增强 MPR 冠状位重建；D. CT 增强 MPR 冠状位重建骨窗。A、B. 示左后纵隔脊柱旁囊性占位，壁略厚，病变中心为液性密度，CT 值约 6~10Hu，增强后囊壁有强化；C、D. 示椎体畸形：胸 1 椎体形态欠规则，胸 2、3 椎体部分骨性融合，胸 1、2 椎间隙变窄。手术病理诊断为后纵隔肠源性囊肿。

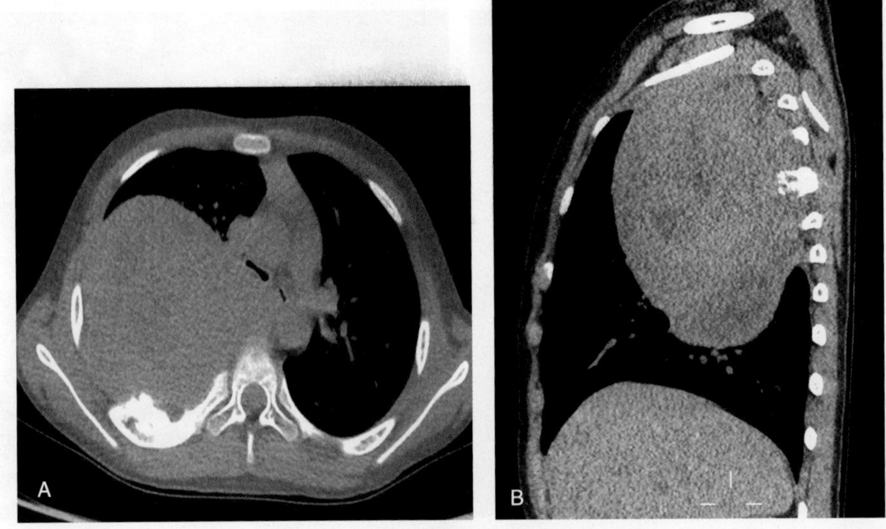

图 3-13-78　原始神经外胚层肿瘤

男，12 岁，因“胸壁肿物”来诊。A. CT 平扫轴位；B. CT 平扫 MPR 矢状位重建。右侧胸腔内巨大占位，以软组织密度为主，相邻胸膜不均匀增厚，第 4 肋增粗且骨质破坏伴增生，纵隔心影受压左移，气管、气管隆嵴受压变变形。病理诊断为原始神经外胚层肿瘤。

发现，男孩多见。CMH临床上常表现为胸壁可触及的膨胀性肿块，生长缓慢，因包块常向胸腔内生长压迫肺组织而引起的呼吸道症状。CMH影像学表现具有一定特征性，绝大部分病例能在术前正确诊断，胸部X线片表现为起自胸壁的软组织肿块，类圆形或分叶状，相应肋骨扭曲变形，肿块内见骨样密度影或钙化灶。CT可明确病变内部结构，更具特征性，表现为肋骨来源的囊实性软组织肿块，大部分病变为单发，但也有双侧发生或多中心发生，一般肿块较大，受累肋骨呈膨胀性及筛网样改变，肿块相邻的肋骨常受压弯曲变形。病灶边缘可出现钙化及骨化，瘤体内钙化相对少见（图3-13-79）。

3. 肺

（1）肺转移瘤（metastatic tumor）：在儿童期较原发性恶性肿瘤多见，大多为血行转移，也可通过淋巴、支气管及直接侵犯所致。引起肺转移的常见肿瘤有肾母细胞瘤、甲状腺癌、横纹肌肉瘤、恶性淋巴瘤、尤因肉瘤、成骨肉瘤、肝母细胞瘤、肝癌、生殖细胞瘤等，部分患者以肺部症状为首发症状来诊。CT较胸部X线平片发现肺结节更灵敏且检出率高，但小结节的CT表现是非特异性的，很难区分良恶性，对于有肺转移倾向的实体瘤患儿，需常规进行胸部CT平扫，如发现肺小结节的持续存在，通常预示着有肺转移的可能；对于已经确诊有肺转移的患儿可以使用胸部X线平片进行后续的复查；不同来源的肺转移瘤CT表现不尽相同，血行转移表现为肺内孤立的或多发的大小不等的类圆形结节，肺周边、胸膜下多见，结节边缘光整锐利（图3-13-80）；淋巴转移以淋巴淤滞为主，表现为叶间及小叶间隔增厚，以及支气管血管束不规则增厚。

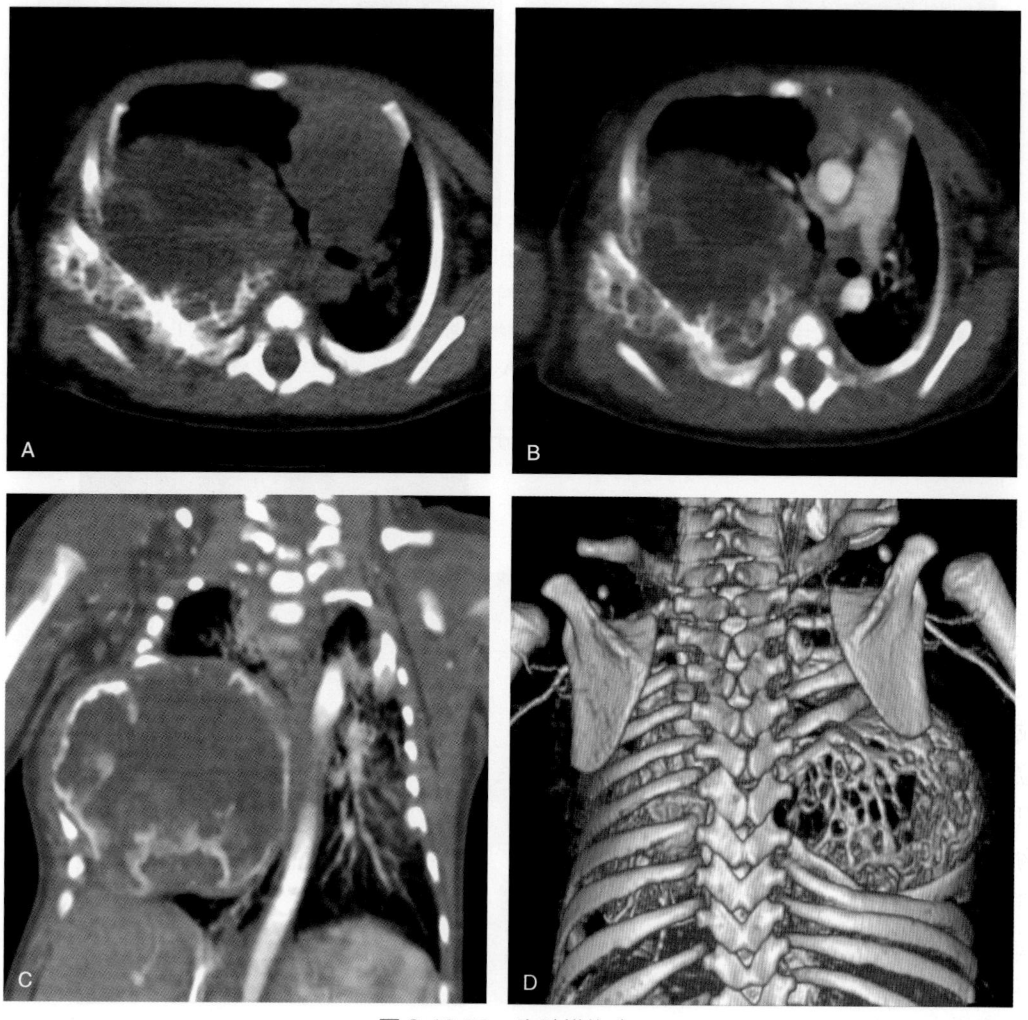

图3-13-79　胸壁错构瘤

男，12天，宫内孕34周发现胸腔占位6周，气促12天。A. CT平扫轴位；B. CT增强轴位；C. CT增强MIP重建冠状位；D. VR重建。右侧胸壁类圆形占位性病变，相应肋骨呈膨胀性及筛网样改变，凸向胸腔，邻近肺组织及相邻的其他肋骨受压变形，病理诊断为胸壁错构瘤。

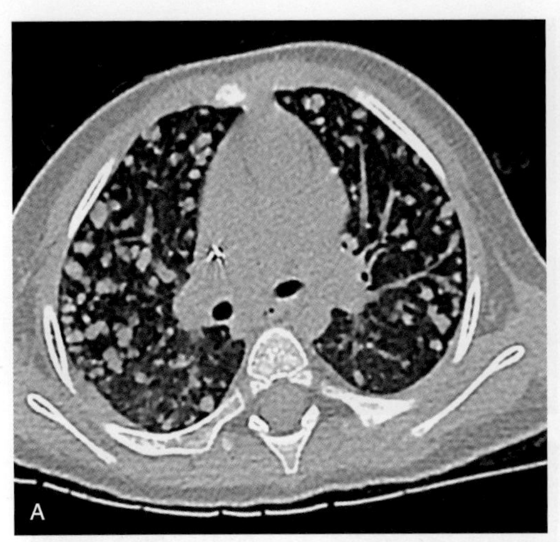

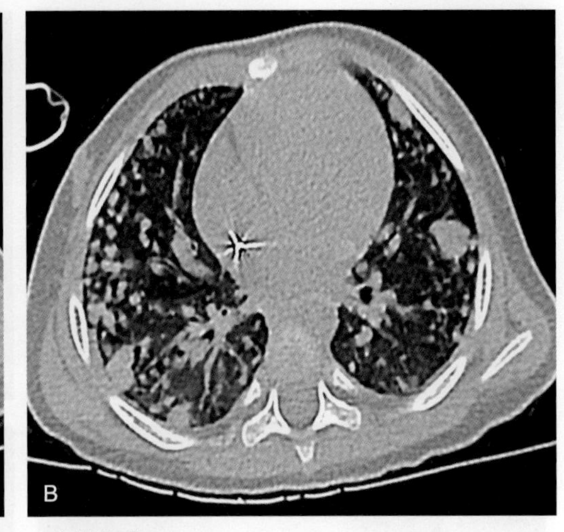

图 3-13-80　肺转移瘤

女，14 个月，因“左侧肾母细胞瘤术后”来诊。A、B. CT 平扫轴位。双肺弥漫性多发大小不等的结节影，边缘光整，以胸膜下为多，肺门区未见明显病灶。诊断为肺转移瘤。

(2) 胸膜肺母细胞瘤（pleuropulmonary blastoma，PPB）：是一种儿童时期非常罕见的胚胎性恶性肿瘤，好发于儿童，常累及胸膜和肺，双侧发病罕见，有家族发病倾向，其危险因素包括 PPB 家族性癌症综合征、*DICER* 基因突变家族。组织学上具有母细胞性瘤和肉瘤的特点，恶性程度高，侵袭性强，被认为是与肾母细胞瘤、神经母细胞瘤、肝母细胞瘤类似的一类个体发育不良的恶性肿瘤。根据肿瘤形态及逐渐增加的恶性程度，PPB 被分为Ⅰ型（囊性）多见于婴儿（中位年龄为 10 个月），预后最好，如术后出现复发或转移，常进展为Ⅱ型或Ⅲ型；Ⅱ型（囊实性）及Ⅲ型（实性），Ⅱ、Ⅲ型多见于年长儿（平均为 2 岁），预后差。Ⅰ型 PPB 形态学上貌似良性，与先天性肺气道畸形在影像学上几乎无法鉴别，也难与先天性囊性腺瘤样畸形区分。故应多取材病理，仔细观察，镜下寻找囊壁内原始间叶成分，以防遗漏Ⅰ型 PPB。若切除囊肿后未能病理诊断Ⅰ型 PPB，经过 2~4 年将进展为Ⅱ型或Ⅲ型 PPB，预后更差。Ⅱ型 PPB 表现为实性肿物位于囊壁内、突出于囊腔内或多房含气囊腔伴软组织结节及不规则分隔；Ⅲ型 PPB 多表现为占据一侧胸腔的巨大实性软组织肿物，密度不均匀，钙化少见，其内常有中心性坏死引起的低密度区，也可累及邻近肺组织，侵犯胸膜出现胸腔积液，增强扫描显示瘤体呈边缘性强化，少数表现为单个结节或小肿块，常迅速增大。肿瘤推移心影纵隔向对侧移位，侵犯胸膜可导致胸腔积液，气胸为肿瘤囊性成分自发破裂所致（图 3-13-81）。

(3) 炎性肌成纤维细胞瘤（inflammatory myofibroblastic tumor，IMT）：是一种少见的间叶性肿瘤，具有染色体 2p23 重排并有克隆的能力，同时有一系列的侵袭、较少量的转移行为及局部复发倾向，多见于肺及纵隔，也可发生于身体多个部位，是由分化的肌成纤维细胞性梭形细胞组成，常伴大量炎症细胞如浆细胞和 / 或淋巴细胞的一种肿瘤。目前病因尚不清楚，但有文献报道其与感染或创伤有关。IMT 的病程长且缓慢，主要症状有发热、咳嗽、刺激性干咳，个别患儿可咯血，还有部分患儿可无症状。其典型 CT 表现为肺内单发实性软组织肿块，边界清晰，瘤体内可见斑片状钙化甚至骨化，CT 值可高达 2 000HU 以上，增强扫描肿瘤多为不均匀的洇纸样轻度强化。高 CT 值的钙化及洇纸样轻度强化为 IMT 的特征性影像学表现，较大的病灶可出现中央区出血、坏死。IMT 约 20% 发生在气管腔内，与支气管腺癌很难鉴别。肺门及纵隔淋巴结肿大、胸膜病变不常见。IMT 可累及纵隔，边界模糊不清晰，由于包埋支气管、血管及其他纵隔内结构，引起临床症状（图 3-13-82）。明显侵袭性 IMT 在儿童较成人更多见。诊断时需与下列疾病鉴别：PPB 恶性程度高，病情进展较快，与 IMT 病程缓慢、迁延有很大不同。肿瘤内有钙化时要想到错构瘤，但儿童错构瘤体积通常较小，呈蛋壳样钙化，与 IMT 不同。

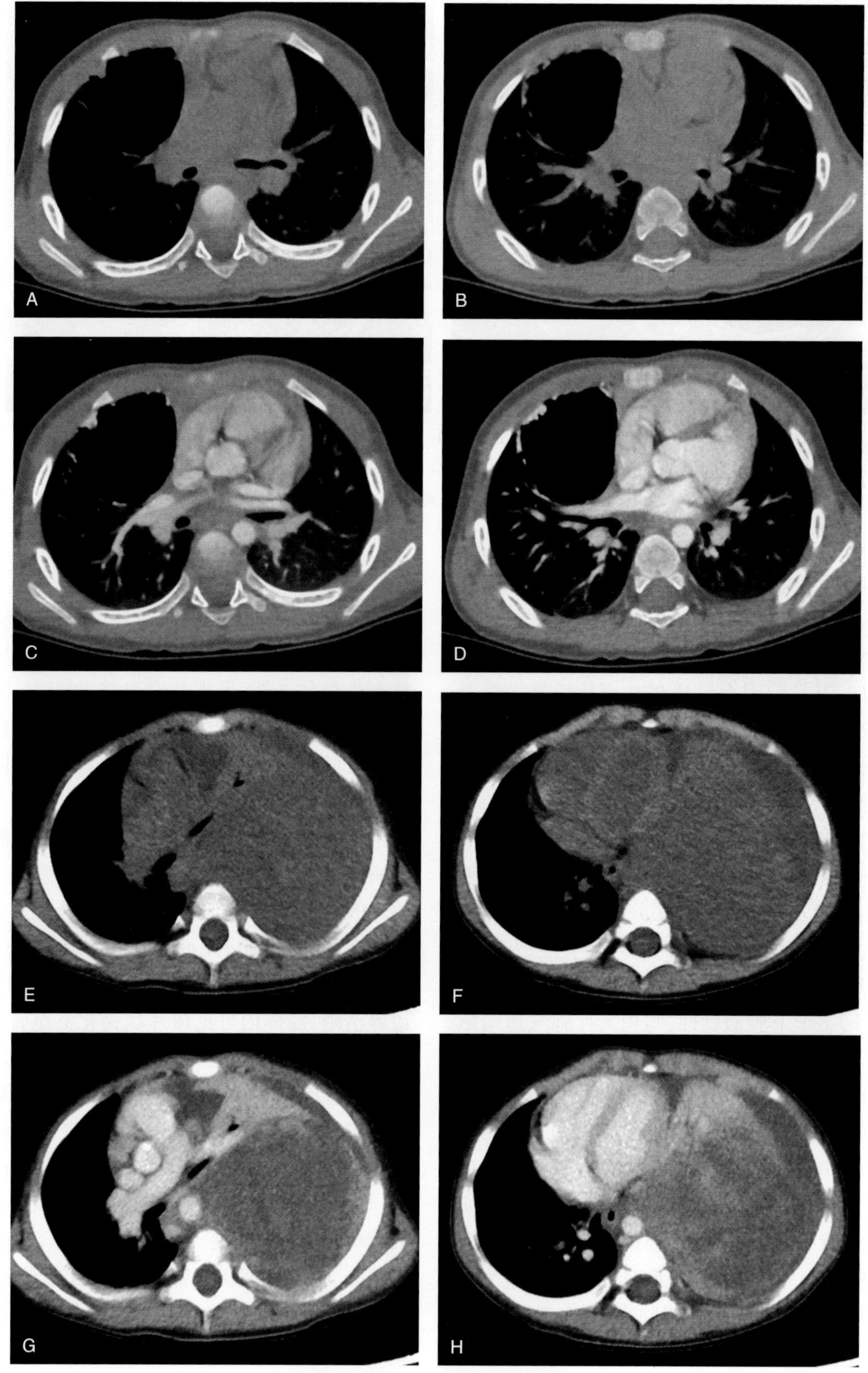

图 3-13-81 胸膜肺母细胞瘤

A~D. 男，2 岁 2 个月，发现右肺部病变 3 个月。A、B. CT 平扫轴位；C、D. CT 增强轴位。右肺上叶、中叶巨大含气囊腔，壁薄，囊内壁多发条状迂曲走行血管影及结节影，增强后结节强化显著，病理诊断为（右上叶）胸膜肺母细胞瘤（Ⅰ型）。E~H. 男，2 岁 4 个月，间断发热 19 天、咳嗽 3 天。E、F. CT 平扫轴位；G、H. CT 增强轴位左侧胸腔肺内巨大不规则形软组织密度占位，增强后瘤灶不均匀强化，边界模糊，纵隔心影右移，左主支气管及各叶支气管受压变扁。病理诊断为（左胸腔）胸膜肺母细胞瘤（Ⅲ型）。

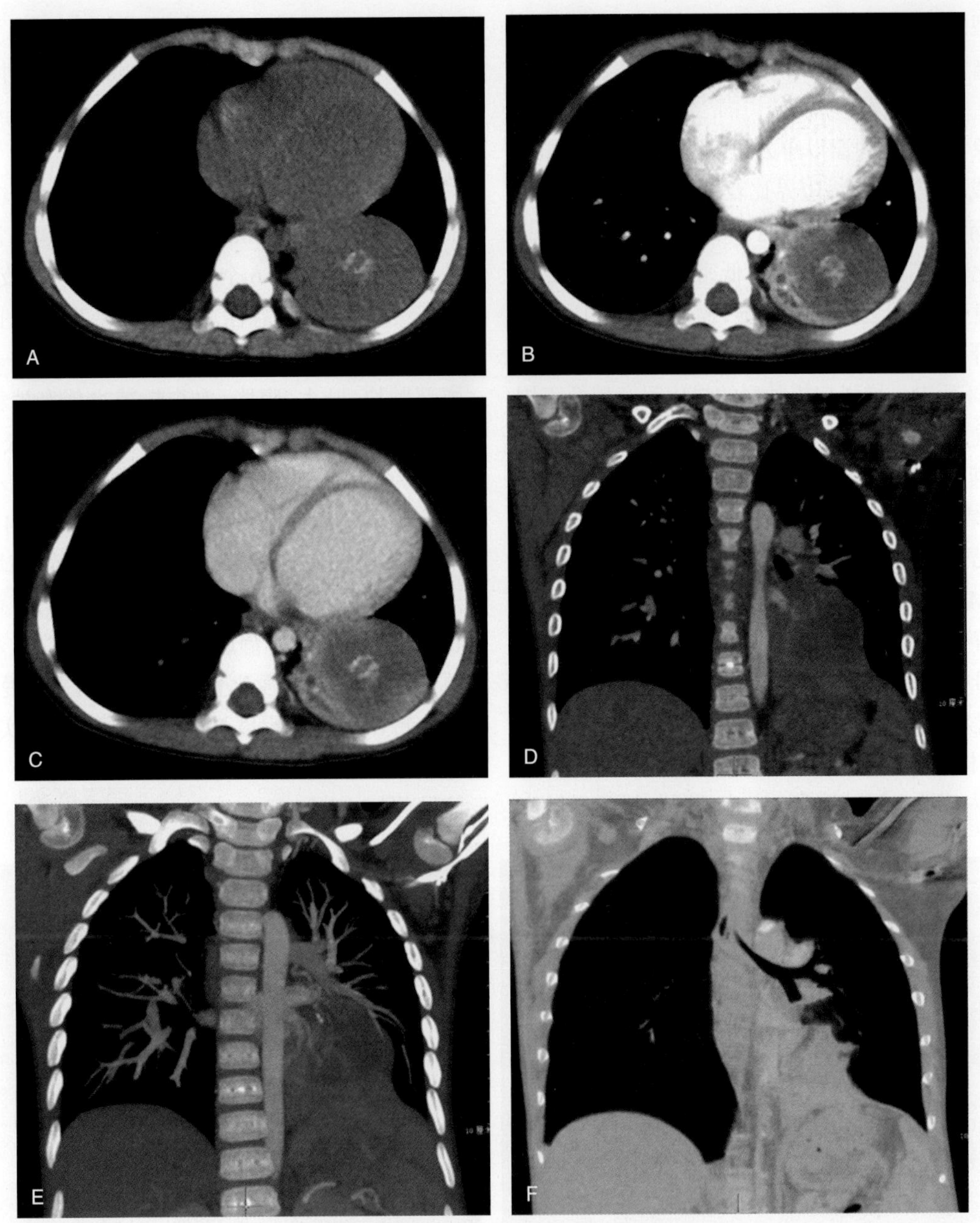

图 3-13-82　肺炎性肌纤维母细胞瘤

男,4 岁 2 个月,发热咳嗽 4 天,发现心脏增大 1 天。A. CT 平扫;B. CT 增强动脉期;C. CT 增强静脉期;D. 多平面重建冠状面;E. 最大密度投影;F. 最小密度投影。A、B、C. 左下肺野可见类圆形占位性病变,边界清,中心不规则斑片状钙化,增强后肿物随时间持续强化,周围强化稍著,中心密度偏低呈洇纸状,邻近肺组织受压;E. 左下肺动、静脉及分支弧形受压变细移位;F. 左下肺支气管呈截断改变。术后病理检证实为(左下叶)肺炎性肌纤维母细胞瘤。

(四) 腹部肿瘤

1. 肝母细胞瘤(hepatoblastoma,HB) 是儿童最常见的肝脏原发恶性肿瘤,起源于未成熟的肝胚细胞,目前报道患儿发病年龄范围是初生至 13 岁,但最多见于 3 岁以下婴幼儿。在病理形态学上可为单发型、多发型、弥漫型和囊肿型。瘤体一般较大,平均为 10~12cm。巨型肿瘤可同时侵犯肝左叶和右叶。肿瘤可发生出血、坏死、钙化。肿瘤有假性包膜,切面可有分叶。根据肿瘤细胞形态学等特点,分为上皮型、混合型、胚胎型和未分化型。高分化的上皮型预后最好,混合型的组织学除了含有胎儿及胚胎上皮细胞,还有不同分化程度的间叶成分,如纤维、软骨和骨样物质,甚至含有胆管、复层鳞状上皮、黏液上皮、骨、黑色素或横纹肌结构。伴畸胎特征的混合型预后相对较好。胚胎型和未分化型预后较差。肿瘤可转移至肝门、肺、中枢神经系统和骨骼等部位。

影像学表现：肿瘤以单发巨块型为主(6~15cm)，呈圆形或不规则分叶，边界比较清楚，有时见包膜。CT扫描示瘤体巨大时密度通常不均匀，其内可有高密度钙化灶，稍高密度出血灶，低密度坏死区及更低密度的囊变区，且占位效应明显，瘤周可见受压变形移位的肝静脉和门静脉，瘤体小时肿瘤密度可以均匀，出血坏死少。增强扫描肿瘤的强化程度稍低于周围肝实质，瘤灶境界更分明(图3-13-83)。血管丰富的肿瘤，早期见粗细不等的肿瘤血管从周围深入肿瘤深部，围绕结节状瘤块，有时形成弥漫的网格状结构，而坏死区无强化。血管内瘤栓不多见。上皮型肝母细胞瘤的MRI表现为均匀的长T_1、长T_2信号包块，混合型则信号混杂，肿瘤内部信号不均匀，T_1WI中局灶性高信号可能为肿瘤内脂肪成分或出血，T_2WI见多个细小囊状高信号影，周围有低或等信号线样间隔，似“石榴样”或“橘瓣样改变”。MRI对瘤体的假包膜、血管内瘤栓显示较清晰。动态增强扫描显示肿瘤早期强化，40%的病变可见周边晕环强化，且消除迅速。3岁以下幼儿发现肝脏实性肿瘤者鉴别诊断时应首先考虑本病可能。鉴别诊断需考虑婴儿型血管内皮细胞瘤、间叶错构瘤、肝细胞癌等。

2. 婴儿型肝脏内皮血管瘤(infantile hepatic hemangioendothelioma，IHH) 是婴儿期最常见的肝脏血管瘤，多见于6个月以内的小婴儿，女性好发，生长缓慢，有潜在恶性。临床表现无特异性，部分病例因高心输出量引起心力衰竭就诊，主要表现包括腹部肿块、肝大、腹胀、血小板减少伴有消耗性凝血病(Kasabach-Merritt综合征)，20%伴皮肤血管瘤。肿瘤为多发结节型或单发结节型，均匀或不均匀的低密度影，MRI表现为T_1WI低信号、T_2WI高信号，常伴有钙化，CT/MR增强表现为动脉期病灶多自边缘开始强化，整个瘤体不规则强化，中心区可见斑点状或结节状强化。静脉期及延迟期瘤灶显示由周边向中心区进行性强化直至完全填充的“慢进慢出”强化特征。强化程度高于或等于周围肝实质，坏死出血区无增强，纤维瘢痕影在T_1WI、T_2WI上均为低信号(图3-13-84)。

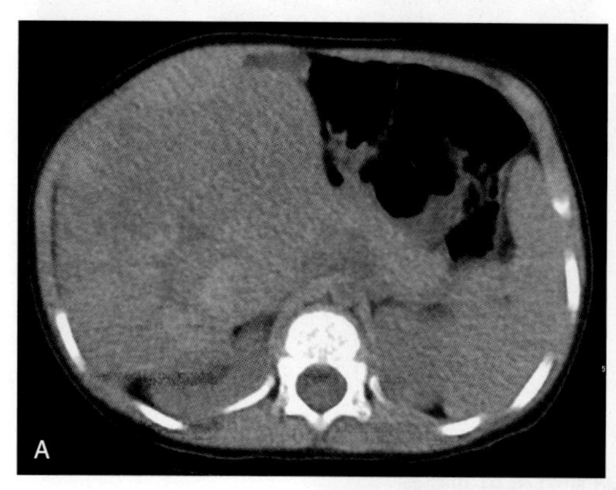

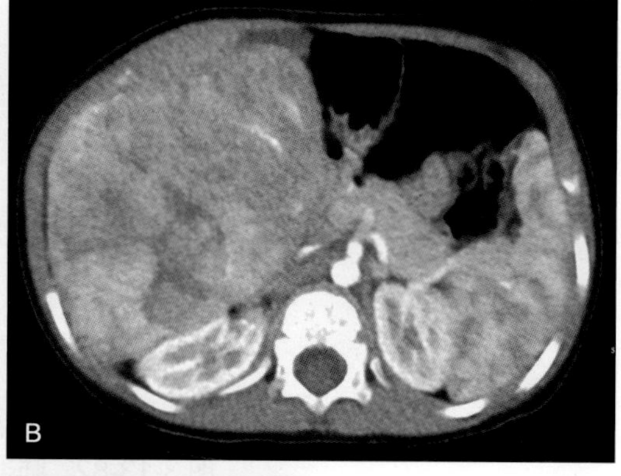

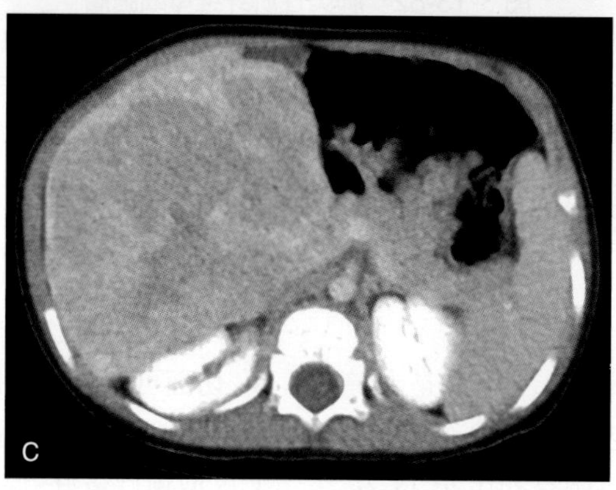

图3-13-83 肝母细胞瘤

男，16个月，腹胀、腹部包块来诊。A. CT平扫轴位；B. CT增强动脉期轴位；C. CT增强静脉期轴位；D. MPR冠状位重建。肝右叶巨大结节状占位性病变，边界清晰，累及邻近肝左叶，肿物不均匀轻中度增强，可见肝动脉细小分支血管影进入瘤灶。右肾受压。

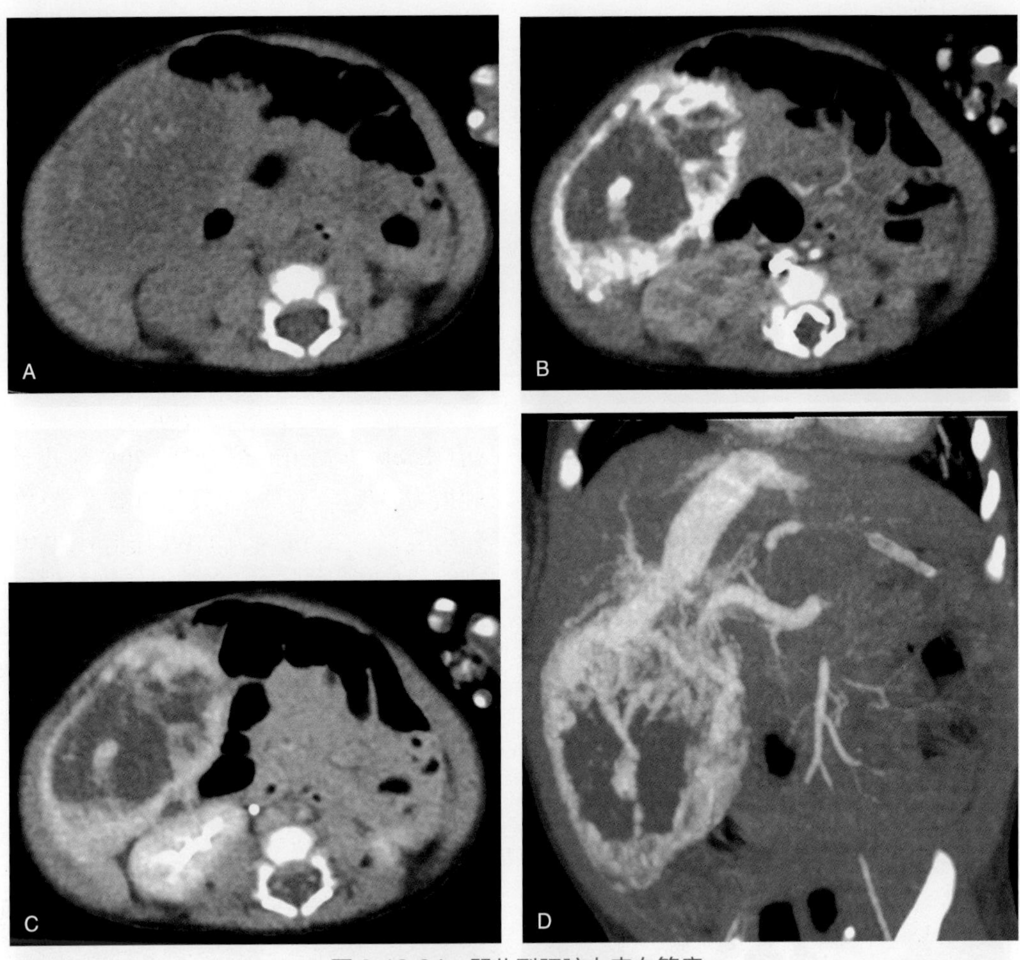

图 3-13-84　婴儿型肝脏内皮血管瘤

女孩，24 天，产检发现肝脏占位，生后呼吸困难 23 天。A. CT 平扫轴位；B. CT 增强动脉期轴位；C. CT 增强延迟期轴位；D. CT 增强动脉期冠状位 MIP。肝内巨大占位性病变，累及肝左、右叶，瘤灶密度不均匀，大部分密度低于肝实质，内有多发点片状钙化影。增强后瘤灶明显强化，多发粗大迂曲肝动脉分支血管影进入瘤灶，肝静脉血管影提前充盈显示，肝中静脉及肝右静脉明显增宽，造影剂充盈。瘤灶呈渐进性强化，延迟期强化程度明显强于周围肝实质。

3. 肝间叶性错构瘤（mesenchymal hamartoma of the liver，MHL）是一种门管区内原始的间叶组织异常发育增生的良性肿瘤，发病率仅次于肝血管瘤，通常瘤体巨大。该肿瘤主要发生于婴幼儿和儿童期，多见于 2 岁以下婴儿，男性稍多见。影像学表现为囊性、囊实性或实性肿块，临床上以囊性、囊实性肿块多见，肿物边缘通常清晰，周围肝实质受压形成假包膜，其内有多个大小不一的囊腔，囊壁光整，其内有多房分隔，囊内液体密度不一定相等，间隔厚薄不均，囊内充满黏液样或胶样物质，钙化少见（图 3-13-85）。有时可见囊中囊。增强扫描病灶实性成分和分隔可强化，而囊内容物不强化。MRI 表现取决于囊液成分，蛋白含量高则 T_1WI 信号强度高；囊内出血时可见液 - 液平面，房间隔信号不一，与实性成分相似，实性部分在 T_1WI 为略低信号，T_2WI 为不均匀稍高信号。增强扫描囊内容物无强化，实性成分及间隔可有强化。实性肿块发生率较低，需与肝母细胞瘤鉴别。

4. 肝未分化胚胎性肉瘤（hepatic undifferentiated embryonal sarcoma，HUES）也称恶性肝间叶性错构瘤，是发生于肝原始间叶组织的恶性肿瘤，主要由未分化的原始间质细胞组成，恶性程度高。好发于 5~10 岁的儿童，预后不良，早期缺乏特异性症状和体征，大部分患者仅表现为上腹部疼痛不适，伴有可触及的肝脏包块，增长迅速，常转移至肺和骨骼，甲胎蛋白（alpha fetoprotein，AFP）水平多正常。CT 扫描肿瘤常呈巨大分叶状低密度肿块，单房或多房性囊性肿物，囊腔大小不一，内含坏死碎屑、血液、凝血块、灰白色胶胨样物质及无定形絮团状阴影，部分呈涡轮状，肿瘤内壁可见高密度息肉样阴影附着，

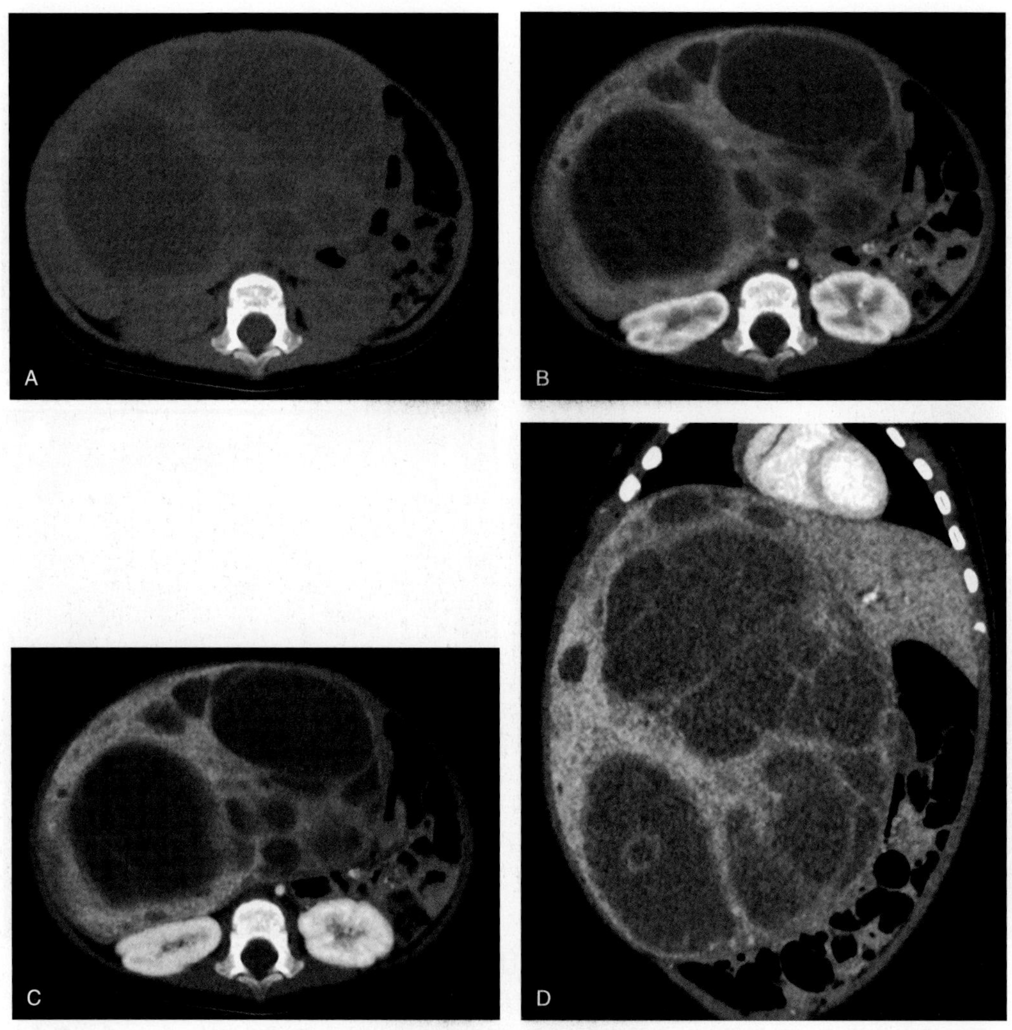

图 3-13-85 肝间叶性错构瘤

女孩，10 个月，因“腹胀”来诊。A. CT 平扫轴位；B. CT 增强动脉期轴位；C. CT 增强静脉期轴位；D. MPR 冠状位重建。肝脏内巨大囊实性占位性病变，边界清楚，囊性病变为主，分隔纤细，含液囊腔张力略高，可见囊中囊。可见肝动脉细小分支血管影进入瘤灶。第一肝门及第二肝门血管明显受压。瘤灶内间隔及实性成分明显强化，强化程度略低于周围肝实质。

偶见钙化（图 3-13-86），MRI 表现为 T_1WI 低信号，T_2WI 上高信号，增强扫描肿瘤信号明显不均匀。有时下腔静脉内见瘤栓。对于鉴别诊断很重要的一个征象是超声、CT 和 MRI 表现不一致，CT 呈低密度囊性病变，超声表现为不均匀回声的实性肿块。由于肿瘤内的黏液样基质富含亲水的酸性黏多糖，CT 和 MRI 平扫中显示为液体密度 / 信号，呈多房性囊性病变，超声则表现为实性包块的声像学特点，CT/MRI 增强扫描时表现为液性密度 / 信号内可见絮状强化，此为瘤体内的实性部分，强化程度可轻微可明显，囊性部分强化不明显（CT 值为 22~28HU）。

5. 肾母细胞瘤（nephroblastoma） 又称 Wilms 瘤（Wilms tumor，WT）、肾胚细胞瘤，是儿童最常见的肾脏恶性肿瘤，由持续存在的肾脏原始胚胎组织发生而来，其发病是多基因协同作用的复杂过程。可散发，也可为家庭遗传性。肾母细胞瘤发病高峰为 1~3 岁，75% 见于 5 岁以下，90% 发生在 7 岁之前，新生儿极为罕见。临床表现为腹胀或无痛性包块，少数有轻度腹痛、血尿、高血压、贫血、发热等症状。肾母细胞瘤可合并先天性虹膜缺如、偏侧肥大、神经纤维瘤病、Beckwith-Wiedemann 综合征或泌尿生殖系统畸形。肾母细胞瘤可发生于肾的任何部位，大多数起自肾包膜下的肾实质，起自肾盂者少见。肿瘤可单发，也可多中心起源，可单侧发病，也可双侧发病。双侧肿瘤可同时或先后发病。多发肾母细胞瘤称肾母细胞瘤病。肿瘤可经直接侵入、淋巴及血行转移途径扩散。肺及肝脏转移常见，骨、脑、骨髓内转移罕见。CT 表现为肾区向周围生长的实性或

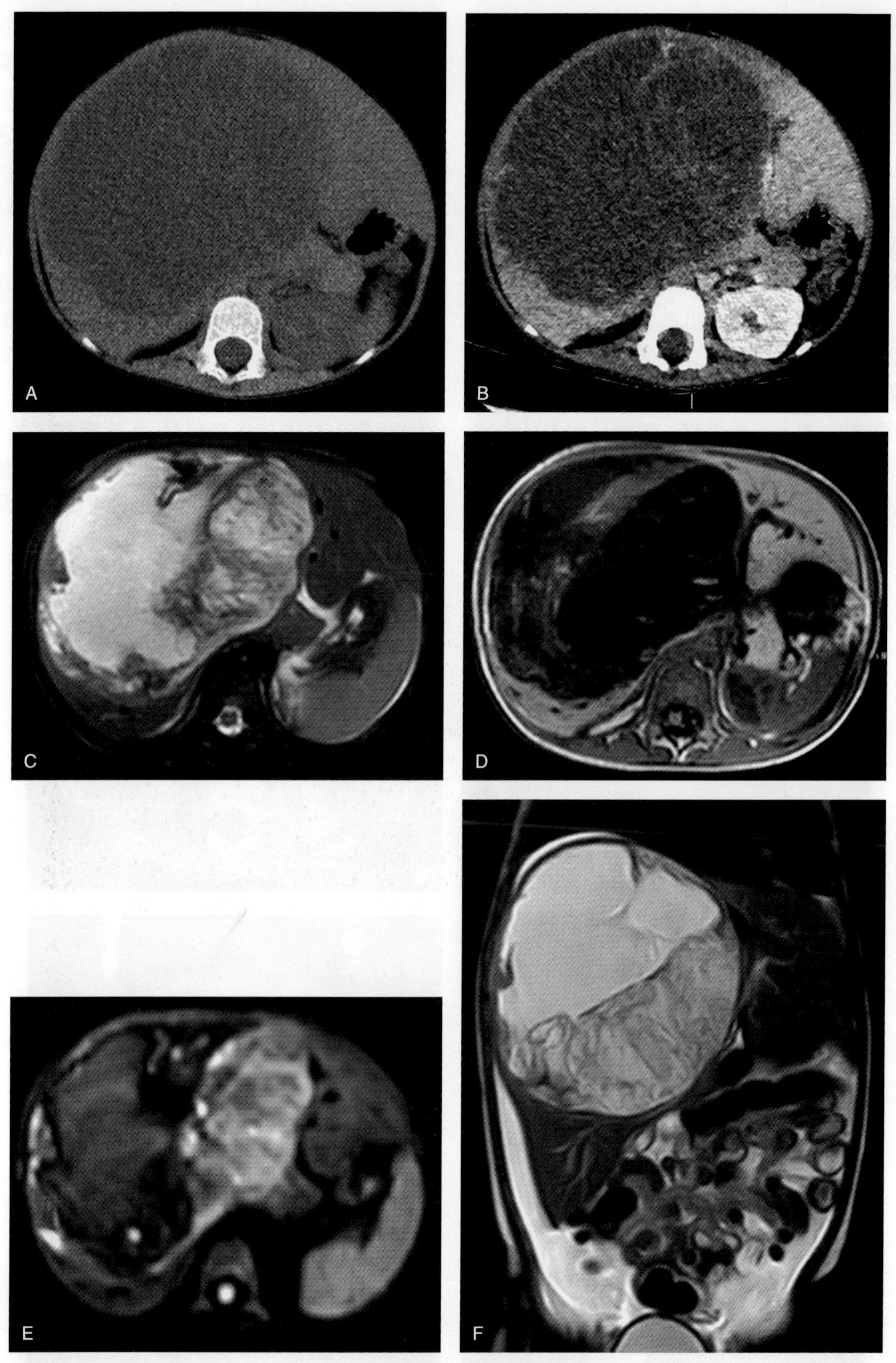

图 3-13-86 肝未分化胚胎性肉瘤

女，5 岁，发现患儿腹部肿物 20 天余。A. CT 平扫轴位；B. CT 增强轴位；C. MR-T_2WI 轴位；D. MR-T_1WI 轴位；E. MR-DWI；F. MR-T_2WI 冠状位。A、B. 瘤体大部分呈低密度，其内可见斑片状絮状高密度影，增强后瘤体内絮状高密度影有强化；C~F. 肝内巨大混杂信号囊实性病变，囊性病变以长 T_1、长 T_2 信号为主，实性病变以稍长 T_1、稍短 T_2 为著，DWI 受限，其内片状及线样短 T_1 信号及短 T_2 信号分隔。肿瘤包膜下可见短 T_1 信号出血影。胰腺受压左移，右肾受压下移。B 超呈囊实性改变。病理诊断为肝未分化胚胎性肉瘤。

囊实性肿物，少数则以囊性病变为主（囊肿型），部分瘤灶凸向肾外，类似肾外肿物；边缘清楚，密度不均匀，可有极低密度的脂肪组织、低密度坏死囊变区、高密度出血区及更高密度钙化区，残肾分布于瘤体周围。少数肿瘤早期经肾盏突入肾盂呈息肉状生长。增强后肿瘤实体部分轻度强化，与明显增强的肾脏形成鲜明对比，残肾表现为肿瘤周边的新月形或厚薄不等的半环状高密度影，称"边缘征"或"握球征"（图 3-13-87）。肿瘤内出血、坏死，囊变区无强化。肾盂肾盏变形、移位、可有扩张积水。如肿瘤包膜的边缘不规则、不完整，或肾周脂肪模糊、狭窄、消失，肾筋膜增厚，提示肿瘤外侵。肿瘤易侵入肾静脉及下腔静脉，形成瘤栓，CT 表现为静脉增粗，腔内造影剂充盈缺损，有时瘤栓经下腔静脉进入右心房，于心房内形成圆形低密度灶。初诊患儿应同时行胸部 CT 确定有无肺内转移，有助于确定治疗计划。囊性肾母细胞瘤通常表现为巨大囊性病变，内见粗细不等的网格样软组织分隔，增强后软组织成分轻度强化。肾盂型肾母细胞瘤起自肾盂，呈中心性生长，充斥肾盂，肾盂内瘤灶呈不规则结节状，混杂密度，增强后不均匀强化，同时伴有肾盏、肾小盏囊性扩张。肾外型肾母细胞瘤罕见，并发生在肾外，与肾脏边缘无交界，影像学几乎全部会误诊。肾母细胞瘤的 MRI 信号大多不均匀，在 T_1WI 上瘤体呈不均匀低信号或中等信号，出血灶在 T_1WI 上呈高信号。瘤体在 T_2WI 像上呈不均匀高信号，坏死囊变区的 T_2WI 信号更高，增强肿块不均匀强化，与正常残余肾组织分界更清楚。肾母细胞瘤需与神经母细胞瘤及其他肾

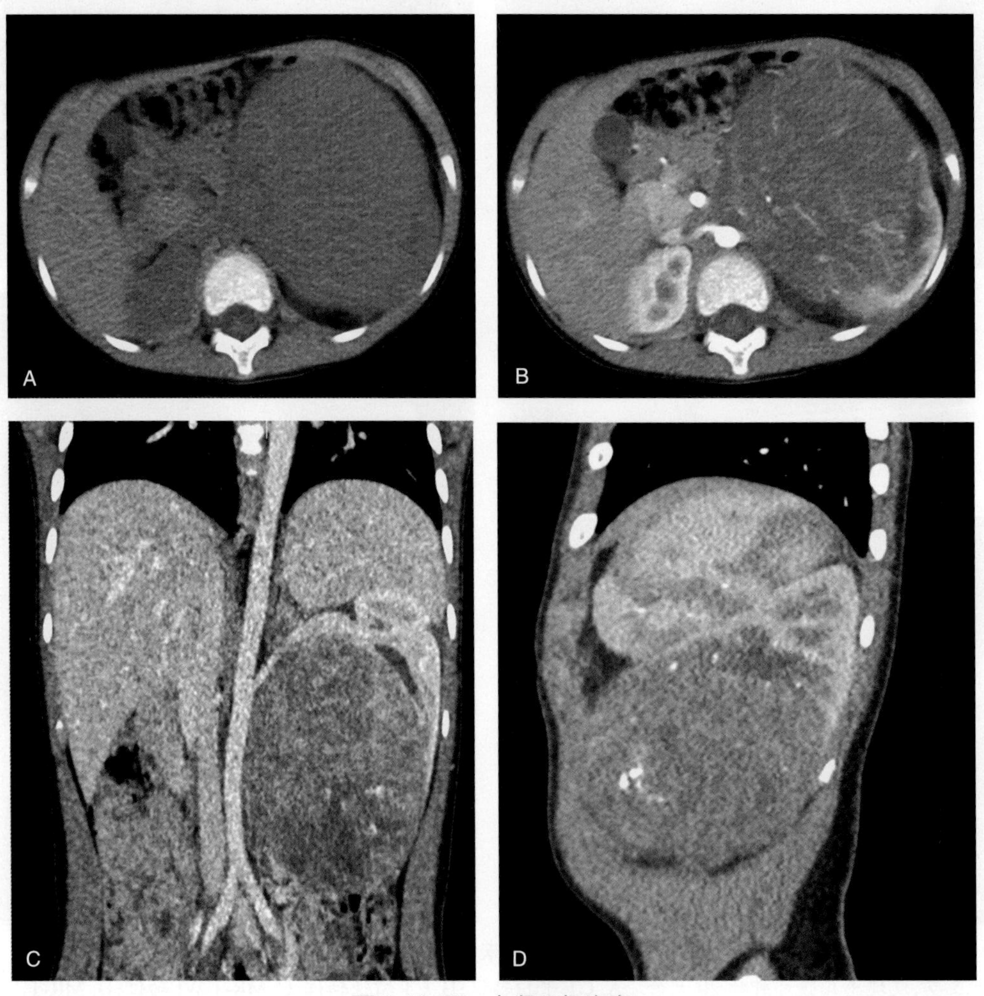

图 3-13-87　左肾母细胞瘤

女，4 岁 5 个月，发现左腹部包块 3 天。A. CT 平扫轴位；B. CT 增强轴位；C. CT 增强 MIP 冠状位重建；D. CT 增强 MIP 矢状位重建。左肾下极巨大占位性混杂密度影，增强后，瘤体强化明显，中央不规则未强化区，瘤体边界清晰，下缘位于髂总动脉分叉处，残肾上移，皮质变薄，呈"抱球征"，左肾动脉上抬，下腔静脉内未见明显瘤栓，左侧肾盂肾盏轻度扩张积水。病理诊断为左肾母细胞瘤（胚芽为主型）。

内肿瘤鉴别。囊性肾母细胞瘤则需要与多房性囊性肾瘤及囊性肾发育不良相鉴别。

6. 肾脏恶性横纹肌样瘤(malignant rhabdoid tumor,MRT)　又称恶性杆状细胞瘤,是一种少见的恶性度高的肿瘤。多为幼儿期发病。文献报道,恶性横纹肌样瘤并发颅内第二肿瘤的概率较高,因此当怀疑本病时应常规行头颅CT。本病早期可有远处血行和淋巴转移。预后差,成活率低。肿瘤大多单侧,亦可为双侧性。瘤灶多数位于肾门区,侵犯肾髓质及集合系统。CT表现为肿瘤边缘清楚或模糊(肿瘤呈浸润性生长),常有分叶,瘤体密度不均匀,液化坏死明显,可有钙化,常伴有包膜下血肿或肿瘤周围坏死腔,这与肾母细胞瘤不同,肾母细胞瘤很少出现包膜下血肿。增强扫描肿瘤不均匀强化,血肿、坏死区不强化。MRI表现为T_1WI上肿物混杂中等或低信号,包膜下液体内可混有片状或块状高信号影,提示出血或高蛋白性物质。T_2WI上肿瘤信号稍高,实体成分接近脾脏,高于肝,内混有高信号的坏死区和低信号的纤维化灶。包膜下液体基本上为较均匀的高信号。

7. 透明细胞肉瘤(clear cell sarcoma,CCS)　又称间充质起源肾肿瘤、小儿骨转移性肾肿瘤。镜下肿瘤胞质和核均为透明空泡样。肿瘤细胞巢由细薄的网状纤维组织分割,其内有丰富的毛细血管。Meta分析显示,本病的发病年龄为2个月~14岁,高峰年龄分布同肾母细胞瘤。男孩发病率较女孩略高,临床通常以腹部肿块求诊,血尿、高血压罕见。本病容易发生复发和转移,预后差,1岁以下患儿预后更差。本病为单侧肾单发病灶,瘤体通常巨大,常越过中线,伸向对侧。如果双肾多发病灶,通常认为一侧为转移灶,而非多中心起源病灶。CT表现为瘤灶内含有坏死及不同大小和数目的囊性病变,可见有钙化。MRI表现为T_1WI上肿物混杂中等或稍低信号,T_2WI上囊性部分表现为均匀的高信号。因肿瘤血管丰富,增强扫描可有中度强化,坏死液化区无明显强化。肾脏患儿初诊时需注意扫描范围骨质结构,如初检时发现骨转移,有利于本病的诊断。

8. 先天性中胚层细胞肾瘤(congenital mesoblastic nephroma)　也称胎儿肾错构瘤、平滑肌错构瘤和婴儿间叶性错构瘤,主要发生于新生儿和婴儿早期,生后1岁内的小儿肾肿瘤绝大多数为中胚叶肾瘤。罕见于年长儿及成人。男性多见。临床多为无意中发现包块,无疼痛,少数有血尿,偶有高血钙。部分病例可于诊断后1年内局部复发或肺、骨、脑部转移。CT扫描时瘤体呈低密度肿块,可有更低密度囊变,小钙化多见,个别含有大量脂肪成分。常侵犯肾窦区及肾髓质,患肾变形、增大,增强呈斑片状强化。部分瘤体的延迟图像中可见少量造影剂分泌,这是因为陷在基质内的肾小球、肾小管分泌造影剂,罕见于其他肾内原发肿瘤,因而有一定特征性。在MRI的T_1WI上瘤体信号不均匀,等信号为主;含脂肪成分在T_1WI呈高信号,在T_2WI呈等或稍高信号。

9. 胰母细胞瘤(pancreatoblastoma,PB)　多见于东亚地区,见于任何年龄,好发于8岁以下小儿,平均年龄4岁,偶见于成人。临床多因腹胀、包块求诊,少数病例伴腹痛、黄疸、腹泻等。新生儿可伴发Beckwith-Wiedemann综合征。多数病例血AFP升高,可作为肿瘤诊断及复发的标志。肿瘤可发生在胰腺各部,以头、尾部较多,瘤灶外围可见厚薄不一的纤维包膜。肿瘤破坏包膜后侵犯胰腺和胰周组织,经血行和淋巴转移,转移部位依次为肝、局部淋巴结、肺、骨、后纵隔、脾脏等。CT表现:胰腺外形不规则增大,失去常态,可见瘤灶,肿瘤多为单发,外观呈不规则分叶状,边缘清楚;密度混杂不均匀,有片状坏死、囊变及沙砾样钙化,或形态不同的骨化。增强扫描呈肿瘤不均等强化,液化坏死区无强化。肿瘤纤维包膜呈低密度边缘征。肿瘤向周围侵犯时,肿瘤包膜不完整,与邻近脏器间脂肪间隙消失,并可包绕腹膜后血管。胰头部肿瘤可致肝内胆管和胰管扩张。可伴有肝门、胰周淋巴结肿大。MRI表现:肿瘤在T_1WI呈不均匀低信号至中等信号,T_2WI呈不均匀高信号,合并出血及坏死时信号混杂。MRCP可显示胰管及胆管扩张。其鉴别诊断主要为胰腺的其他占位性病变,如胰腺实性假乳头状腺瘤等,以及腹膜后肿瘤,如肾上腺神经母细胞瘤、腹膜后畸胎瘤、胰腺头部炎症、胆总管横纹肌肉瘤。

10. 胰腺实性假乳头状瘤(pancreatic solid pseudopapillary neoplasm)　是一种低度恶性的胰腺肿瘤,具有潜在恶性倾向,占儿童胰腺实体肿瘤的1/2以上。胰腺实性假乳头状瘤好发于年轻女性及青少年,大数据显示发病高峰年龄为6~30岁,且女性高发。胰腺实性假乳头状瘤生长缓慢,呈外生性膨胀生长,可以发生在胰腺任何部位,以胰腺体尾部多见,多为单发,偶有多发;由于胰腺周围空腔脏器较多,其临床症状出现较晚,且缺乏特异性。CT示瘤体密度不均匀,可见结节影及小囊性病变,边界光整，与胰腺分界较清晰，较胰腺实质密度略低；瘤体边缘或包膜上可见点线样、结节状或壳样钙化；增强后瘤灶不均匀强化。胰头部瘤灶会导致胆总管继发性轻度扩张，理论上也可见胰管扩张。该病具有潜在恶性生物学行为，可累及结肠系膜、网膜、肝脏和十二指肠等，也可转移至其他脏器，其中肝脏、腹膜、淋巴结、肠系膜为常见转移部位。MRI 表现为肿瘤与胰腺分界明显，瘤体内可见等 T_1、等 T_2 信号的结节影；肿瘤 T_1WI 呈不均匀低信号至中等信号，T_2WI 呈不均匀高信号，合并出血及坏死时信号混杂（图 3-13-88）。如果出现胰管及胆管扩张时 MRCP 可清晰显示。

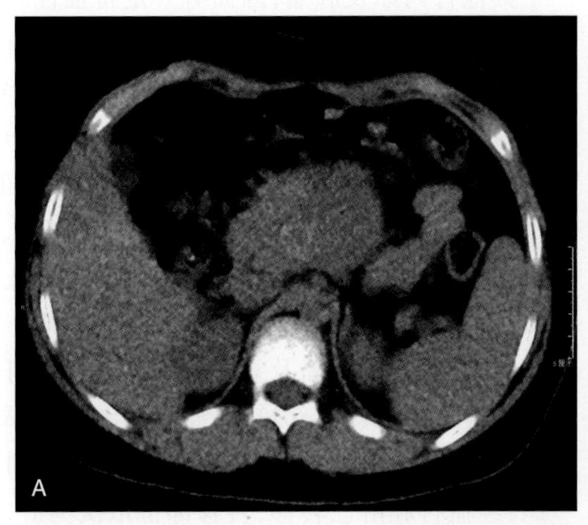

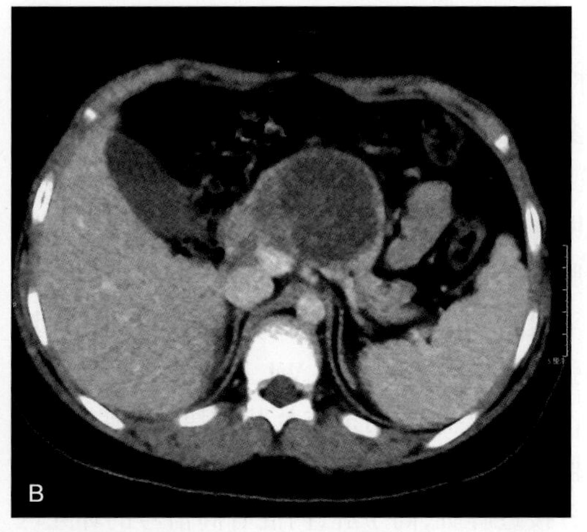

图 3-13-88　胰腺实性假乳头状瘤

女孩，11 岁，腹部不适，疼痛。A. CT 平扫轴位；B. CT 增强轴位。胰腺颈部软组织密度占位，其内散在少许絮状高密度钙化影，瘤灶边界尚清晰。增强后瘤灶不均匀强化，实性成分可见轻中度强化，亦可见无强化的囊性成分，瘤灶边界清晰。

11. 肾上腺皮质癌（adrenocortical carcinoma，ACC）　为罕见的儿童肿瘤，发病高峰期分别为 0~5 岁的儿童和 40~50 岁的成人。双侧肾上腺发病率没有明显差异，双侧肾上腺同时发生肾上腺皮质癌少见。儿童肾上腺皮质癌多数为功能性肿瘤，主要内分泌异常包括性早熟、异性化和库欣综合征等。性早熟是最常见的症状，可以为同性性早熟或异性性早熟，如女孩男性化或男孩女性化。实验室检查 24 小时尿类固醇类排泄量增加；血清皮质醇、睾酮、脱氢表雄酮或雌激素水平升高。CT 表现为肾上腺区的巨大占位性病变，可为密度均匀的实性肿块、实性肿块内有片状钙化，也可因瘤体内有出血、坏死、囊变及钙化而表现为密度不均匀的肿块，边界一般清晰，通常不包绕大血管。肺、肝、淋巴结是常见的转移部位，其中肺是最常见的转移部位。可以伴下腔静脉甚至右心房癌栓形成，甚至导致肺动脉栓塞。MRI 表现，在 T_1WI 图像上，肾上腺皮质癌为相对于肝脏的等或低信号，可见高信号的出血灶；T_2WI 图像上表现为等高信号。增强后实质成分强化不均。DWI 弥散受限，表现为明显高信号。需与肾上腺皮质腺瘤、肾上腺神经母细胞瘤、嗜铬细胞瘤等鉴别。

12. 神经母细胞瘤（neuroblastoma，NB）　是小儿最常见的恶性肿瘤之一，属小圆细胞恶性肿瘤，好发年龄为 2~5 岁，5 岁以下小儿占 74.5%，可于新生儿期发病。神经母细胞瘤初诊时 40%~70% 的病例已有远处转移。最常见于骨、肝、颅、淋巴结等部位和组织，10% 以下病例有肺转移。骨转移可侵犯全身骨骼，以颅骨、股骨及骨盆骨发生最早，发病率最高。婴儿期肝转移较骨转移更常见，对于特殊Ⅳ期的患儿有肝、皮肤转移，但无骨髓转移，这类患儿预后较好。

神经母细胞瘤起源于肾上腺髓质、脊柱旁交感链的神经嵴细胞或嗜铬体，因此可发生在颅底、颈部交感神经丛区、后纵隔、肾上腺髓质、腹膜后脊旁、盆腔骶旁。恶性程度高，发展快，早期即可穿破包膜侵犯周围组织，包绕大血管，脊柱旁沟肿瘤常沿神经根侵入椎管。影像学表现为上述区域的形态不规则、境界不甚清楚的大结节状、团块状占位，增强后呈轻度不均匀强化，少数为均匀强化，且占位效应明显，对周围组织有明显的推移及压迫。发生于后纵隔的神经母细胞瘤可推移压迫大气道，造成气道狭窄；肾上腺的神经母细胞瘤可向后、向下方推移、侵犯肾脏；脊柱旁交感链起源的神经母细胞通常沿脊柱旁沟纵行生长，多呈垂直走行，不规则梭形外观，也可跨越脊柱前缘，沿脊柱两侧分布，并可伸入椎间孔及椎管内。另外，肿瘤常常同时累及多数腹膜后大血管旁、膈脚后淋巴结。大的淋巴结常融合成结节状团块，甚至融合于瘤体。影像上表现为肿瘤跨越中线（脊柱前缘）向前推移、压迫、包绕并穿行于大血管及其主要分支间，使之拉长，相互分离；肾上腺区瘤灶向后、向下方推移侵犯同侧肾脏，可出现肾脏变形，肾轴旋转，肾门改变方向（图 3-13-89）。部分病例与肾脏上极分界不清，甚至侵入肾门和肾实质，继发肾积水等。同时肿瘤可包绕肾血管使肾动脉变窄甚至闭塞，导致肾脏缺血萎缩坏死。CT 增强扫描观察肿瘤是否侵入肾盂及肾实质、肾血管是否移位变形、是否被包埋、肾脏体积有无变小、肾实质有无强化及分辨腹膜后肿大的淋巴结较明确，具有重要临床意义。75%~80% 的瘤块及转移的淋巴结内常可见形态不规则的结节样、斑片状、沙砾状钙化。神经母细胞瘤容易侵入椎管，MRI 可以清楚地显示椎管内瘤灶、受累节段硬膜囊受压及移位，相应部位椎间孔常增大，甚至骨破坏。囊性神经母细胞瘤多见于新生儿。

神经母细胞瘤的预后与发病年龄、肿瘤分期、发病部位（肾上腺的预后差）以及与肿瘤细胞内 *N-MYC* 肿瘤基因复制扩增数有关。神经母细胞瘤有自发或药物诱导成熟为神经节细胞或消退的倾向，多见于婴儿；有向相对良性的神经节母细胞瘤和节细胞瘤转化的趋势。电镜下肿瘤细胞中存在神经分泌小颗粒及具微管的神经突起是本病的特征，如混合有细胞质丰富的成熟的神经节细胞，即为神经节母细胞，如完全由神经节细胞组成，则为良性神经节细胞瘤，后两者多发生于肾上腺以外的部位。

13. 副神经节瘤 / 嗜铬细胞瘤（paraganglioma/pheochromocytoma）　是起源于副神经节细胞的神经内分泌肿瘤，具有遗传倾向。副神经节由含有儿茶酚胺的神经节细胞聚集分布形成，副神经节在体内分布很广，自颅底到盆底都有分布，副神经节细胞瘤可发生于任何副神经节存在的部位，大部分发生

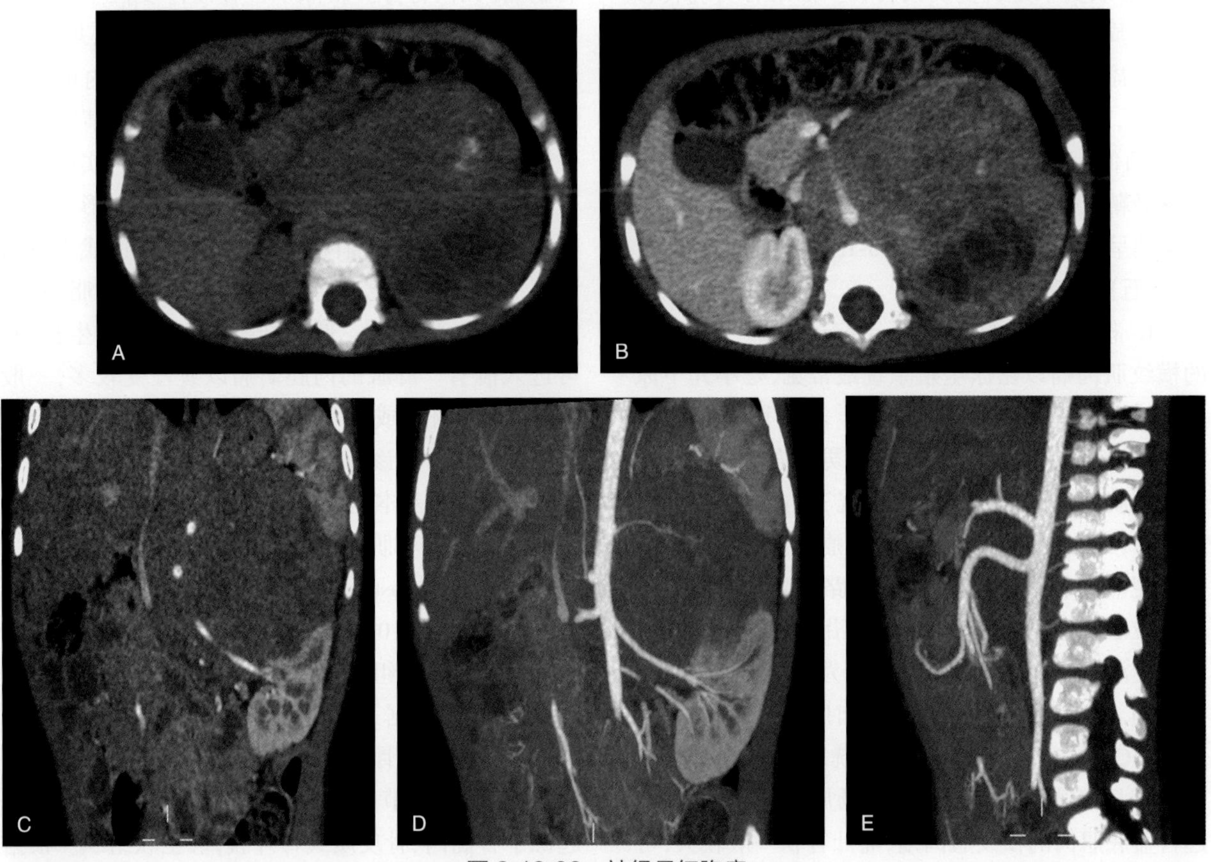

图 3-13-89　神经母细胞瘤

男，22 个月，无明显诱因出现面色苍白、活动减少 1 个月。A. CT 平扫轴位；B. CT 增强轴位；C. CT 增强 MPR 冠状位重建；D. CT 增强 MIP 冠状位重建；E. CT 增强 MIP 矢状位重建。左腹膜后混杂密度占位，内有高密度钙化灶，增强后瘤灶不均匀强化。左肾受压下移，左肾上极肾皮质不连续，左肾盂少许积水。瘤灶跨越中线向右侧延伸达第一肝门区，瘤体包裹腹膜后大血管（腹主动脉，腹腔干、肠系膜上动脉及分支，双侧肾动脉，腔静脉，双肾静脉）。病理诊断为神经母细胞瘤。

于腹主动脉旁神经丛。原发于肾上腺髓质的副神经节细胞瘤称为嗜铬细胞瘤，原发于肾上腺髓质外的均称为副神经节细胞瘤，简称副节瘤，副节瘤尤其好发于主动脉分叉处，偶见于椎管内硬膜下或硬膜外。副神经节细胞瘤最常见的临床表现为阵发性或持续性高血压，高血压可单纯出现或伴随其他表现，如头痛、心悸、多汗；也可表现为恶心、呕吐、腹痛等胃肠道症状及因眼底视神经乳头水肿、出血而出现视物模糊。影像学表现为肾上腺区及腹膜后类圆形或椭圆形软组织包块，边缘可呈分叶状，平扫时瘤体密度略欠均匀，可见散在的小片状低密度灶（出血、坏死和囊变），如果坏死液化范围大，瘤体内还可见液-液平面，瘤体内无明显钙化。增强扫描动脉期瘤体实性部分呈明显强化，平扫低密度区强化不明显。瘤体内有大量血管穿行，血供丰富。静脉期瘤体强化程度未见明显降低，有时甚至强化更明显。有时可见腔静脉瘤栓形成。值得一提的是，副神经节细胞瘤的良恶性与肿瘤的分化程度及局部浸润的程度无关，主要取决于是否复发或转移。如果有明确转移灶或对周围组织器官有明确的浸润征象，可以诊断为恶性副神经节细胞瘤。MRI 表现为 T_1WI 以低信号为主，T_2WI 以高信号为主，DWI 上呈稍高信号，ADC 值低信号。瘤灶边缘清晰，内部可见囊变，不同于神经鞘膜瘤，多偏心发生；瘤灶薄膜完整。MRI 增强早期呈明显不均匀强化（图 3-13-90）。

（五）盆腔肿瘤

1. 横纹肌肉瘤（rhabdomyosarcoma） 腹盆腔的横纹肌肉瘤以泌尿生殖系统最常见，是小儿下尿路肿瘤发病率最高的恶性肿瘤。多发生在膀胱，其次为后尿道、前列腺、盆底肌肉。男性发病略高于女性。膀胱横纹肌肉瘤起源于膀胱三角区、颈部及尿道内口，少数发生于膀胱顶部，肿瘤可向上或向下蔓延侵犯输尿管和尿道，可引起尿路梗阻和扩张。当肿瘤位于黏膜下层及表浅肌层，沿膀胱壁呈灶性或弥漫性浸润。静脉肾盂造影表现为膀胱内葡萄状充盈缺损。起自前列腺的横纹肌肉瘤，半数于 5 岁内发病。CT/MRI 冠状位可显示膀胱底部上抬，矢状位能清楚显膀胱壁的完整性和直肠周围间隙的浸润。起自盆底肌肉的横纹肌肉瘤，瘤灶容积一般较大，可自盆腔向腹部生长。肿瘤向周围侵袭可致排尿排便困难。CT 平扫肿物呈软组织密度或偏低，形态不规则，边界不清，中心部可见坏死囊变区。MRI 增强扫描后肿瘤强化明显，T_1 加权像呈中等强度信号，T_2 加权像上为高信号，DWI 呈高信号，ADC 图呈低信号。另外，横纹肌肉瘤可发生于阴道和睾丸，可有腹股沟区、腹膜后淋巴结转移（图 3-13-91）。

2. 内胚窦瘤（endodermal sinus tumor） 又称卵黄囊瘤（yolk sac tumor），属于生殖细胞瘤，成人内胚窦瘤主要发生于性腺器官，尤其是女性的卵巢，而在儿童则好发于性腺外组织。性腺外内胚窦瘤常发生于身体的中线部位，在颅脑、颈、胸及腹部均可发生。发生于颅内者大多位于松果体区；发生于胸部者则主要位于前纵隔；发生于腹部的内胚窦瘤可发生在胃、后腹膜、大网膜及骶尾部，其中，骶尾部是小儿性腺外内胚窦瘤最好发的部位，女性生殖道也是较好发的部位之一。生殖器以外部位的内胚窦瘤，被认为是胚胎发生期多能细胞自卵黄囊移行迷走、发展的结果。本病多见于 5 岁以下男孩，通常有甲胎蛋白升高。常以腹部包块就诊，腹部肿块扭转时可导致腹痛及腹胀，女孩可出现阴道出血。该病为高度恶性肿瘤，诊断时转移发生率较高，常见的转移部位有脑、肺、肝、骨等。影像学检查瘤体多位于中线部位，骶尾部常见，发生在睾丸的肿瘤可见睾丸增大。瘤体通常巨大，为实性或囊实性肿物，瘤内可见钙化。肿块外形呈不规则分叶状，边界大多清晰。增强后不均匀中度强化，以周边部强化明显，实质部分呈漩涡状、丝瓜瓤样或不规则网条状强化，形似不规则的血管状影。肿瘤内的低密度无强化区代表肿瘤组织的坏死和液化。瘤内如同时见钙化及脂肪，提示合并畸胎瘤可能。低位肿瘤可包绕骶骨生长，并可进入骶管。肝脏的内胚窦瘤以囊性变较多，一般表现为大片坏死或巨大的囊性变。血清 AFP 测定是内胚窦瘤特异性诊断指标之一，如果该值升高，结合影像学表现可基本明确诊断。

（六）骨骼和肌肉肿瘤

1. 骨肉瘤（osteosarcoma，OS） 是最常见的恶性骨肿瘤，多发于 10 岁左右的儿童。肿瘤细胞来源于未分化的骨间叶组织，瘤细胞有形成软骨、纤维和骨组织的能力，根据三种成分比例的不同，肿瘤的恶性程度有所区别。骨肉瘤好发部位是长管状骨的干骺端，尤其是膝关节周围和肱骨近端的干骺端。肿瘤起源于骨髓内、骨皮质或骨外膜，甚至软组织。根据起源部位不同分为骨内型和骨旁型。根据破骨及成骨变化的程度，骨肉瘤分为溶骨型和成骨型。骨肉瘤的主要临床症状为疼痛和肿块，起初为间歇性疼痛、运动疼痛和局部压痛，而后发展为持续性疼痛，

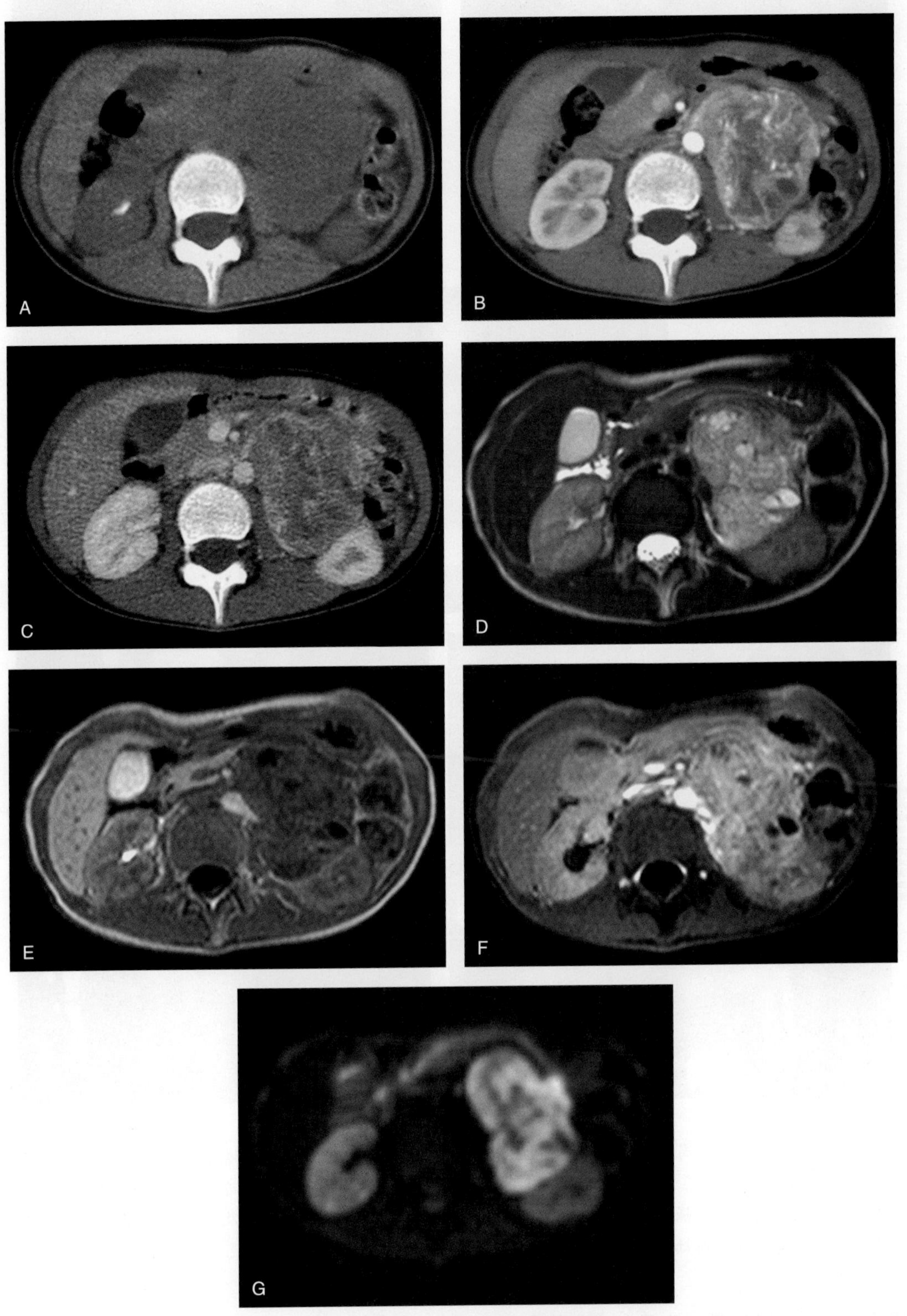

图 3-13-90　左肾上腺嗜铬细胞瘤

女，12 岁，间断呕吐 3 个月，视物模糊 1 个月。A. CT 平扫轴位；B. CT 增强动脉期轴位；C. CT 增强静脉期轴位；D. MR-T_2WI 轴位；E. MR-T_1WI 轴位；F. MR-T_1WI 增强轴位；G. MR-DWI。CT 平扫时瘤体呈软组织密度，增强后呈不均匀明显强化，内有斑片状不强化及弱强化区；MRI 表现为以 T_1 等信号、T_2 稍高信号为主，混有 T_1 低信号、T_2 高信号液性成分，DWI 为高信号。病理诊断为左肾上腺嗜铬细胞瘤。

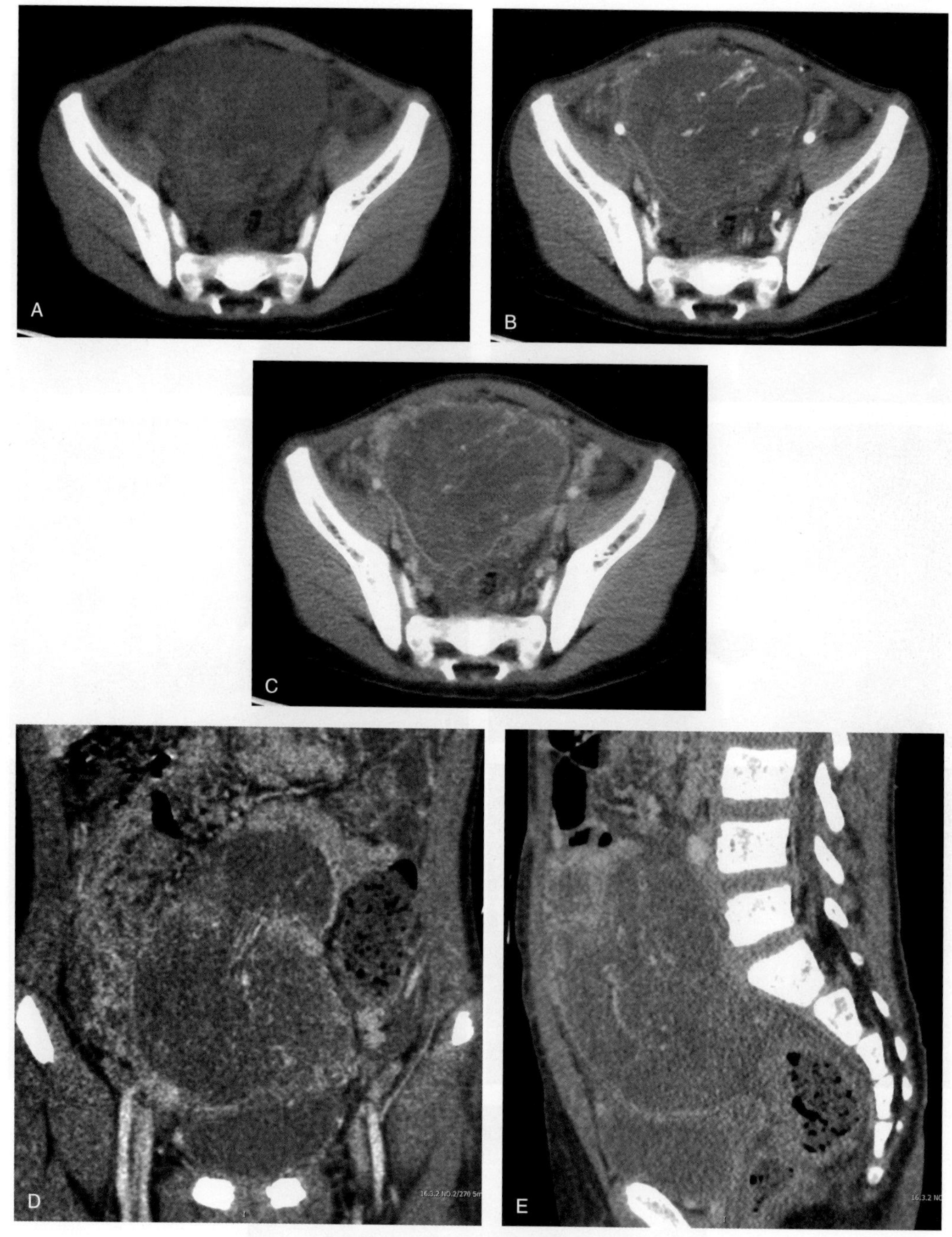

图 3-13-91 横纹肌肉瘤

男孩，5 岁，间断腹痛 1 周。A. CT 平扫轴位；B. CT 增强动脉期轴位；C. CT 增强静脉期轴位；D. MPR 冠状位；E. MPR 矢状位。下腹部及盆腔内膀胱上方不规则巨大占位性病变，边界模糊，密度欠均匀，内有大片状低密度灶。增强后肿瘤不均匀强化，其内可见絮片状轻中度强化区及大片状无强化区。髂内动脉分支血管影进入瘤灶，肿瘤下缘与膀胱右侧壁及后壁分界不清。

并夜间痛明显。血清碱性磷酸酶升高。病变进展较快，远处转移可早期发生，常转移至肺。

骨肉瘤影像学的表现有骨质破坏、骨膜反应及软组织肿块三大征象。骨破坏可分为成骨型骨破坏、溶骨型骨破坏及混合型骨破坏三种表现。溶骨性骨破坏在 X 线及 CT 检查时表现为干骺端松质骨内的散在斑点状骨质缺损区，继而扩展融合呈斑片状，边缘模糊，周围无硬化，病变可侵及整个干骺端，并破坏皮质。骨皮质的破坏初为筛孔状、鼠咬状，进而产生缺损、中断，并发病理性骨折，晚期病变可累及骨骺。成骨型骨破坏表现为干骺端的磨玻璃样、棉絮状或斑点状骨硬化区，扩展到骨皮质则可出现骨皮质硬化，晚期在干骺端出现广泛性硬化，骨小梁消失，皮质、髓质融合成“象牙”质瘤骨，瘤灶区不会出现正常的骨小梁或骨皮质结构。混合型骨破坏是上述两种骨破坏方式混杂存在。骨膜反应是肿瘤成骨和溶骨所引起的骨膜新生骨形成，肿瘤距离骨皮质越近，骨膜反应越明显。表现为线形、葱皮形、针状、星芒状、三角形（Codman 三角）或袖口样反应性新生骨。软组织肿块是肿瘤突破骨皮质，在软组织中形成包块，肿瘤内可出现坏死、液化及出血。MRI 检查，肿瘤在 T_1WI 呈不均匀低信号或混杂信号，T_2WI 呈不均匀高信号或混杂信号，边缘清楚，形态不规则。骨膜新生骨呈 T_1WI 等低信号、T_2WI 低信号。增强后肿瘤明显不均匀强化，出血、坏死和肿瘤骨一般无强化。MRI 容易发现骨内转移灶（图 3-13-92）。

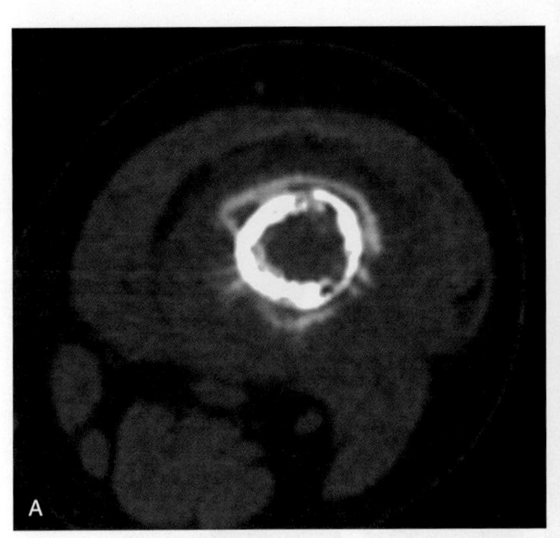

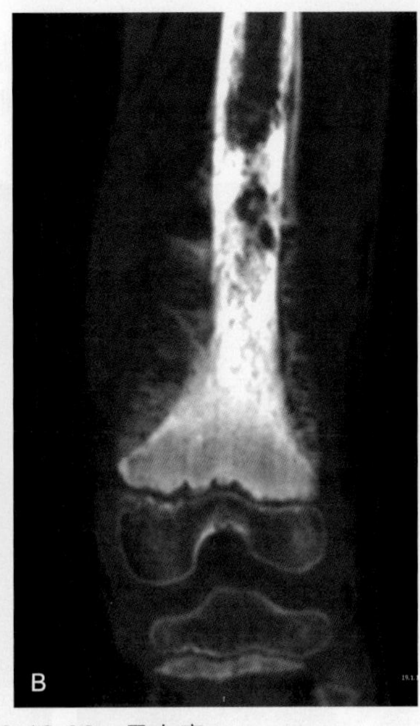

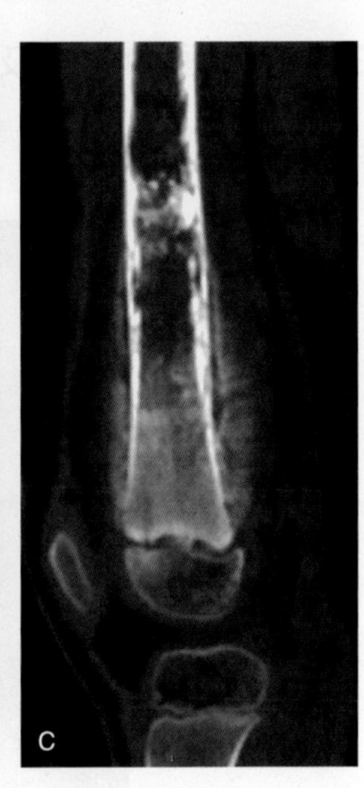

图 3-13-92　骨肉瘤

女，6 岁，腿疼半个月。A. 股骨 CT 平扫轴位；B. CT MPR 重建，冠状位；C. CT MPR 重建，矢状位。左股骨中远段骨质密度不均匀，可见多发虫噬样骨破坏，髓腔内散在絮样及磨玻璃样骨密度影，骨皮质不连续伴层状骨膜增生。周围软组织肿块影。左股骨中远段骨破坏，放射状针状骨膜反应，肿瘤累及干骺端，骺板及骨骺。

2. 尤因肉瘤（Ewing sarcoma）/ 原始神经外胚层肿瘤（primitive neuroectodermal tumor，PNET）　属小圆细胞恶性肿瘤家族，为高度恶性肿瘤，病理特征为弥漫生长均匀一致的未分化小圆细胞围绕血管形成“假菊花团”结构，曾被认为起源于神经外胚层和间充质细胞，然而目前研究显示它们起源于骨髓间充质干细胞，预后差，尤因肉瘤 / 原始神经外胚层肿瘤可发生在骨及骨外，发生于骨的更常见，是第二高发的儿童恶性骨肿瘤，仅次于儿童骨肉瘤。常见的发生部位为股骨、胫骨，也可发生在腓骨、肱骨、肋骨、骨盆及脊椎骨，自髓内向外生长，发生在胸壁的尤因肉瘤 / 原始神经外胚层肿瘤称 Askin 瘤。部分患儿临床表现不典型，有时因肢体疼痛、肿胀及发热、白细胞增多等来诊，易误诊为骨髓炎，好发年龄 5~15 岁，男女比例约为 1.5∶1。骨外的尤因肉瘤 / 原始神经外胚层肿瘤可发生于副鼻窦、纵隔、腹膜后、椎旁软组织、胰腺、胆道及胃肠道、网膜、盆腔、肾脏、输尿管、下肢软组织等部位，可进入椎管，并易发生肺、骨骼、骨髓、淋巴结、肝、肾上腺等多处转移。高峰发病年龄为 10~20 岁，男孩发病率稍高于女孩。

骨尤因肉瘤 / 原始神经外胚层肿瘤影像学表现如下。

（1）X 线：病变呈弥漫性或虫蚀样骨质破坏、边缘不清，骨皮质可见破坏或硬化增生而增厚，周围伴葱皮样或放射状骨膜反应，可出现 Codman 三角，可见垂直于骨表面的纤细、密集而短小的放射状骨针，骨破坏区周围软组织肿块形成，但没有瘤骨。发生于骨外的病变更易形成较大软组织肿块。

（2）CT：病变常发生于骨干及干骺端，骨干多见，病变骨呈膨胀性改变，骨髓腔呈弥漫性骨质疏松及虫噬性破坏，边界不清，骨皮质呈筛孔样缺损。肿瘤邻近及累及骨皮质时可引起骨膜反应，可见“洋葱皮样”“放射状骨针样”或 Codman 三角形骨膜反应。肿瘤突破骨皮质，可在周围软组织内形成较大的软组织肿块，与骨破坏区不成比例。增强扫描骨破坏区及软组织肿块呈不均匀强化。

(3) MRI：骨髓腔瘤灶信号呈等 T_1、等 T_2 信号，有时可见短 T_2 瘤骨信号，伴有出血及坏死囊变时可见长 T_1、长 T_2 信号，骨皮质信号不规则中断并可见等 T_1、短 T_2 信号的骨膜增生，周边伴有软组织包块。增强扫描肿瘤呈较明显不均匀强化（图 3-13-93）。

三、影像医学的现状及展望

自从德国物理学家伦琴 1895 年发现 X 射线以来，医学影像设备及技术的变化日新月异，使影像医学成为现代医学发展最快的学科之一，从最初的疾病形态学诊断发展到分子水平、病理生理、功能代谢及基因诊断，从图像以胶片为载体发展为以数字化电子传输为载体，从单纯的诊断学发展到诊断治疗相结合的学科，影像医学已经形成了包含影像诊断、介入治疗及医学影像技术学等多门亚学科的综合学科。

随着人工智能（artificial intelligence，AI）发展的突飞猛进，目前影像医学最为前沿的研究是人工智能辅助诊断及诊断。影像组学（radiomics）基于人工

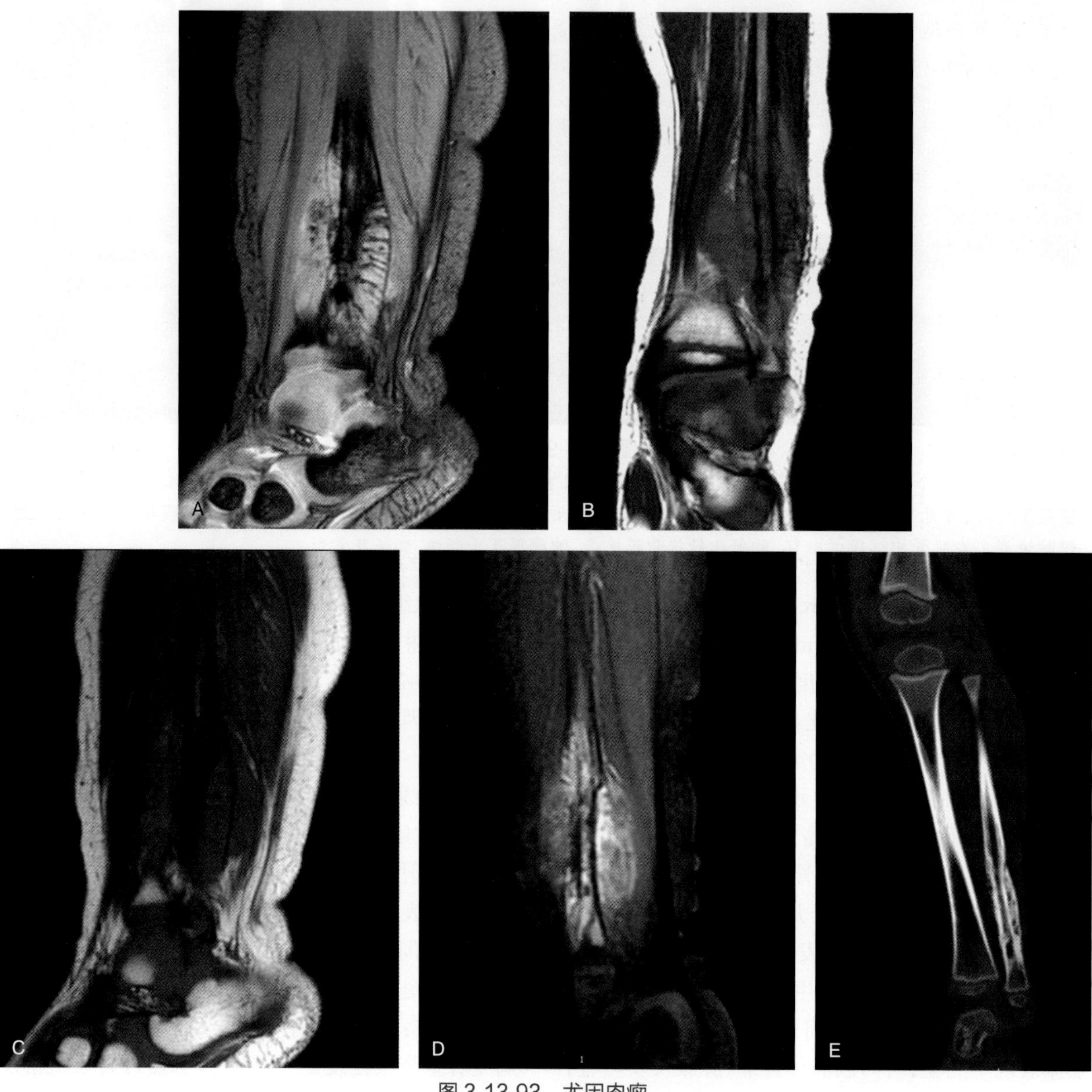

图 3-13-93 尤因肉瘤

男，1 岁 10 个月，左腓骨下端疼痛 1 月余。A. MR-FFE 矢状位；B. MR-T_2WI 冠状位；C. MR-T_2WI 矢状位；D. MR-T_1WI 增强矢状位；E. CT 平扫 MPR 冠状位重建。MR-T_1WI 示左侧腓骨下段骨皮质不完整并髓腔内信号减低，病变边缘等 T_1、长 T_2 信号梭形软组织包块影，内可见针状低信号影，相邻胫骨远端骨皮质受压变薄，边缘欠清楚，压脂像上缘处可见线状高信号影沿肌间向上方走行。增强后左腓骨骨髓腔内条片状强化，周围软组织包块不规则网格状强化。病理确诊为尤因肉瘤。

智能在影像医学中的运用，是一门新兴的交叉学科，突破了常规影像诊断对医师人为判读图像的依赖，利用人工智能对影像大数据进行肉眼无法辨别的图像进行挖掘、提取、搜索，并做图像识别及深度学习。目前研究最多最深入的领域为肿瘤影像方面，认为肿瘤宏观影像特征与微观基因、蛋白质和分子改变密切相关；影像学特征与肿瘤组织学密切相关，其在肿瘤检出、肿瘤提取、定性诊断、生物学行为评价、肿瘤放疗靶器官勾画等方面已经有较多的科研实验和临床研究，为肿瘤的诊治提供了强大的支持。

尽管影像组学处于起步阶段，有许多需待完善之处，如图像数据参数采集的标准化、在儿童肿瘤中的应用、肿瘤种类的多样化等，但作为一门新兴学科，国家给予了高度重视，科技部将医疗影像列入我国新一代人工智能四大开放创新平台领域，在国家政策的支持下，影像组学等人工智能技术有望应用于临床，辅助影像医师判读图像，提高诊断的灵敏度和特异度，指导临床治疗、评判疗效。

专家点评

- 医学影像学对于肿瘤诊疗具有重要意义，由于儿童不能很好地表述自己的感受，使得儿童肿瘤发现困难，影像学检查对于儿童肿瘤的检出、分析起着关键性作用，成为临床获取诊断信息、选择治疗方法、发现并发症、治疗过程中随访及疗效评估的重要手段。
- 儿童处于身体的发育发展阶段，各种器官、组织解剖结构发育未到位，相对成人体积小且结构细小，体脂少，组织结构间的界线不如成年人清晰，密度差不如成人大，对仪器设备质量要求更高，既要扫描速度快，又要图像分辨率高；另外，儿童身体组织生长旺盛，代谢活跃，对辐射损伤更为敏感，需格外关注辐射剂量的控制，严格掌握X线检查指征，对于新生儿和婴幼儿尤为重要。
- 磁共振成像与X线检查成像的原理完全不同，磁共振成像是利用人体外的强大磁场，并通过射频脉冲作用于人体组织内水分子的带电氢原子核形成磁共振现象而成像，是一种无创、无辐射、组织分辨率高的检查方法，利用多种扫描序列成像可以为临床提供丰富的诊断信息，有助于病灶的定位、定性及定量，但磁共振检查的扫描时间长、时间成本高，另外，患儿长时间的保持一种姿势躺在磁共振机里很难坚持，对于不合作的儿童需在深度镇静后或麻醉下检查，以提高检查的成功率。
- 人工智能的深度学习技术给医疗领域带来革命性的变化，是目前新兴的融合学科。基于医学影像及临床诊治的大数据前提的人工智能方法，在儿童中枢神经系统肿瘤的诊断、鉴别诊断、测量及分级等方面的研究已显示其优于传统放射科医生，尤其是在检测效率上。

（段晓岷）

参考文献

[1] PARK CA, KANG CK, KIM YB, et al. Advances in MR angiography with 7T MRI: From microvascular imaging to functional angiography. NeuroImage, 2018, 168: 269-278.

[2] KNEŠAUREKL K, TULIL A, KIM E, et al. Comparison of PET/CT and PET/MR imaging and dosimetry of yttrium-90 (90Y) in patients with unresectable hepatic tumors who have received intra-arterial radioembolization therapy with 90Y microspheres. EJNMMI Physics, 2018, 5: 23.

[3] DVORAK AV, LJUNGBERGB E, VAVASOURC IM, et al. Rapid myelin water imaging for the assessment of cervical spinal cord myelin damage. NeuroImage: Clinical, 2019, 23: 101896.

[4] LF WEI, SS WANG, ZC ZHENG, et a1. Analysis of the diffusion tensor imaging parameters of a normal cervical spinal cord in a healthy population. The Journal of Spinal Cord Medicine, 2017, 40 (3): 338-345.

[5] 杨正汉，冯逢，王霄英. 磁共振成像技术指南. 2版. 北京：人民军医出版社 2013.

[6] 马莉，裴亚亚，孙鹏飞. ADC联合DWI鉴别诊断中枢神经细胞瘤与室管膜瘤的应用价值. 磁共振成像，2017, 8 (4): 283-288.

[7] 魏社鹏，赵继宗. 2016年WHO中枢神经系统肿瘤分类解读. 中华神经医学杂志，2017, 16 (5): 529-536.

[8] 胡迪，孙记航，段晓岷，等. 64层螺旋CT血管造影三维及多平面重组在婴儿声门下血管瘤的应用. 临床放射学杂志，2012, 31 (4): 550-552.

[9] 胡迪，段晓岷，于彤，等. 儿童甲状腺病变MRI诊断. 中国医学影像技术，2015, 31 (3): 351-354.

[10] 侯东辉，吴宁. 影像组学在肺癌中的应用进展. 癌症进展，2019, 17 (2): 128-144.

第十四章　儿童肿瘤综合治疗

第1节　化疗的一般原则

恶性肿瘤目前是人类第一位的死亡原因，死亡率逐年上升。2014年2月3日WHO发表的全球癌症报告显示，2012年全球新发癌症1 410万。据2018年全球癌症统计报告数据显示，2018年，全球预计有1 810万新增癌症病例，并有960万人死于癌症。未来20年全球新发2 200万，中国癌症发病呈"井喷"式状态。15岁以下的儿童癌症中，约30%为白血病，其中急性白血病儿童年发病率为(3~4)/10万。儿童白血病在男女中发病率有差异，0~14岁男性急性淋巴细胞白血病(ALL)发病率为43.6/100万，而女性为36.3/100万；但急性髓系白血病(AML)男女发病率差异较小，分别为8.3/100万和7.4/100万。《2019中国肿瘤登记年报》显示，在我国，2015年新增癌症病例392.9万，占全球新发病例的1/4，全国每天约1万人确诊癌症，每分钟就有7.5人被诊断为癌症。我国至今尚未建立国家级儿童肿瘤登记系统，因此确切的儿童白血病发病率和每年新发病例数据缺失。根据美国癌症监测、流行病学和结果数据库(The Surveillance, Epidemiology, and End Results, SEER)报道，0~14岁儿童ALL年发病率为25.4/100万；SEER数据提示，美国每年新增15岁以下儿童白血病5 400例，其中4 900例为ALL，500例为AML。按中国人口是美国的4.5倍推算，我国每年新增15岁以下儿童ALL约为2.2万余例，AML 2 250例。

一、肿瘤治疗的策略及其绩效

WHO控制癌症战略：总体来说，1/3可预防，1/3可借助早期诊断达到治愈，1/3可通过治疗改善症状、提高生活质量、延长生命。但是，儿童癌症的治疗效果和预后比成人要好，儿童ALL 5年无病生存率已达80%~90%，AML 5年无病生存率也已达60%~70%。上海交通大学医学院附属瑞金医院报道作为曾经的"不治之症"的急性早幼粒细胞白血病已经是可以治愈的白血病，由于其优异的治疗效果而在国外常被认为是很好的评价抗肿瘤药物疗效的细胞生物学模型。实际上，现代使用的化疗方法中有很多基本原则都来自早期在儿童白血病、淋巴瘤和肾母细胞瘤的临床应用和研究。儿童实体肿瘤的5年无进展生存率可达60%~70%，这是因为半个多世纪以来化疗、放疗和手术等多学科综合治疗的不断进步和改善。

二、肿瘤治疗的手段和方法

1. 手术治疗　手术完整切除实体肿瘤的原发病灶、部分或大部分有限范围内的肿瘤原发或转移病灶。

2. 化学治疗　内科(药物)治疗瘤病灶，可以为解剖学难以手术切除的肿瘤缩减瘤体创造手术切除的条件，杀伤转移性肿瘤病灶以及治疗非实体性肿瘤(淋巴造血系统肿瘤)。化疗是恶性肿瘤的一种全身治疗手段，也是治疗恶性肿瘤的主要治疗手段之一。化疗的优势在于可以治疗造血系统肿瘤、全身扩散的转移性肿瘤、手术和放疗难以彻底消灭的亚临床肿瘤，辅助化疗也可提高手术和放疗的治愈率。化学药物治疗肿瘤始于20世纪40年代，1943—1946年耶鲁大学肿瘤中心的Gilma等应用氮芥治疗恶性淋巴瘤，取得了明显的疗效；与此同时，Sidney Farber应用叶酸类药物甲氨蝶呤治疗儿童ALL取得成功，标志着肿瘤化疗这一新的学科分支诞生。

近40年来，不断更新的肿瘤药物的药代动力学、药效动力学知识和肿瘤细胞抗药性的深入研究，使减少药物毒性和提高疗效取得了极大进步。由于基础研究的深入，已有多个新靶点药物应用于临床，如单克隆抗体利妥昔单抗(rituximab)、曲妥珠单抗

(trastuzumab)和信号转导抑制剂伊马替尼(imatinib)等;新型抗肿瘤药物如生长因子抑制剂、肿瘤血管生成抑制剂、肿瘤耐药逆转剂、基因工程药物等有着良好的开发前景,这些新的药物,将对肿瘤内科的治疗产生深远的影响,将使恶性肿瘤的治疗从“表治”走向“根治”。

3. 放射治疗 用于对放射线敏感的、用手术和化疗难以消除的实体肿瘤和淋巴造血系统肿瘤病灶。

4. 生物治疗 免疫治疗,包含干细胞治疗和移植治疗等的细胞治疗,及尚未成熟的基因治疗。

5. 中医中药治疗 用中医辨证论治的原理杀灭肿瘤,扶正祛邪,提高或调整机体的免疫状态,以及辅助放化疗所产生的毒副作用的对症治疗,保障完成整体综合治疗。

尽管恶性肿瘤的治疗手段不断增多和发展,但是至今为止,最实用和主要的治疗手段还是化疗。

近70年来肿瘤内科的治疗(主要是指化疗)有6个里程碑:

1943—1946年:使用氮芥治疗淋巴瘤并产生效果,使用甲氨蝶呤治疗儿童ALL取得成功。

1957年:合成环磷酰胺(cyclophosphamide,CTX)、5-氟尿嘧啶(5-fluorouracil,5-FU),治疗实体瘤。

20世纪60年代:长春新碱、泼尼松治疗儿童ALL。

1970年:顺铂、多柔比星姑息/根治睾丸肿瘤、滋养叶细胞肿瘤,柔红霉素治疗急性白血病。

1990年以来:紫杉醇、吉西他滨等新药。

21世纪:分子靶向药、血管生成抑制剂、肿瘤耐药逆转剂、基因工程药物等。

在某种程度上,肿瘤化疗的历史与化疗新药的发现及其应用的历史密切相关。经过半个多世纪的努力,儿童白血病总的5年无病生存率可达到80%~90%,而儿童实体肿瘤总的5年无病生存率也可达到60%~70%,其中主要的治疗手段就是化疗。

三、肿瘤化疗的基础

要理解和掌控肿瘤化疗的原理、过程、预后和结果,必须要掌握肿瘤细胞的细胞动力学,抗肿瘤药物的药理学、药代动力学和药效动力学。

(一) 肿瘤细胞动力学

肿瘤组织由肿瘤细胞和细胞间质组成,而肿瘤细胞根据其增殖特性可分为3个群体。

1. 增殖细胞群 是指不断以指数分裂增殖的肿瘤细胞,它占整体肿瘤细胞的比率,称为生长比率(growth fraction,GF)。各种肿瘤的GF不同,同一肿瘤在不同的时期(早期、晚期)的GF也不同,早期肿瘤的GF较大,GF越高的肿瘤其增长越迅速,对化疗药物的敏感性也越高,因此,早期肿瘤的化疗疗效较好。

2. 静止细胞群 肿瘤的后备细胞(G_0期细胞),该群细胞有增殖能力但是暂不进入增殖细胞周期,它在增殖期细胞被化疗杀灭而群体缩减时,即可进入细胞增殖期,该细胞群对化疗药物低敏感或不敏感,也是肿瘤治疗过程中复发的根源。

3. 无增殖能力细胞群 该群细胞既不增殖也不丢失,它在肿瘤中比例很小,在化疗中无特别意义。

这3个群体细胞处于相对变动的状态,增殖期细胞可转变为G_0期细胞、无增殖能力的细胞或死亡。根据肿瘤细胞增殖动力学,针对各类不同的肿瘤,可设计符合细胞动力学规律的有效的化疗方案。

(二) 细胞周期

细胞周期是指肿瘤细胞从DNA合成前期、DNA合成期到有丝分裂完成的整个过程,肿瘤细胞增殖周期可分为4个阶段。

1. G_1期 DNA合成前期。是经过有丝分裂而来的子细胞继续成长的阶段,该时期主要是合成信使核糖核酸(messenger RNA,mRNA)和蛋白质,为向S期过渡做物质上的准备,不同类型的肿瘤细胞G_1期的长短不一,从数小时到数日不等。

2. S期 DNA合成期。是DNA复制的时期,S期末DNA含量加倍。该期同时也合成一些其他成分,例如组蛋白、非组蛋白以及与核酸合成有关的酶类和RNA。S期时段波动在2~30小时,多为10余小时。

3. G_2期 DNA合成后期或分裂前。该期DNA合成结束,并进行细胞分裂的准备,继续合成与肿瘤细胞分裂有关的蛋白质和微管蛋白,其所占时间约为2~3小时。

4. M期 有丝分裂期。每个肿瘤细胞分裂为2个子细胞,该期所占时间约为1~2小时。

G_1期、S期、G_2期、M期时间之和即为细胞周期时间(cell cycle time,TC)。急性髓系白血病(AML)的TC值约为50~80小时,其中G_1期为20~60小时,S期为20小时左右,G_2期为3小时左右,M期约为1小时(图3-14-1、图3-14-2)。

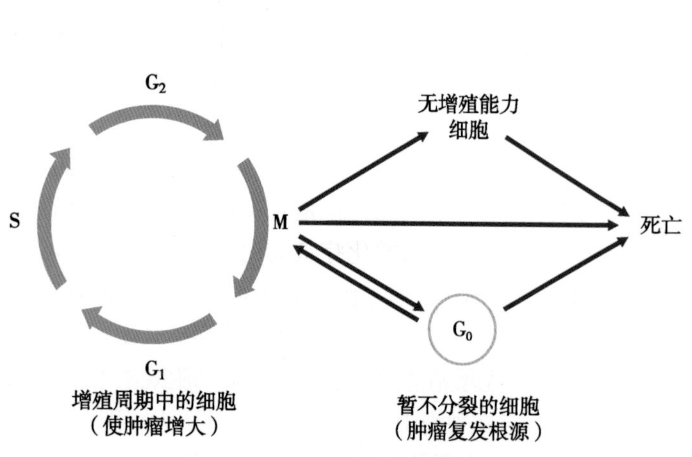

图 3-14-1　细胞增殖周期示意图

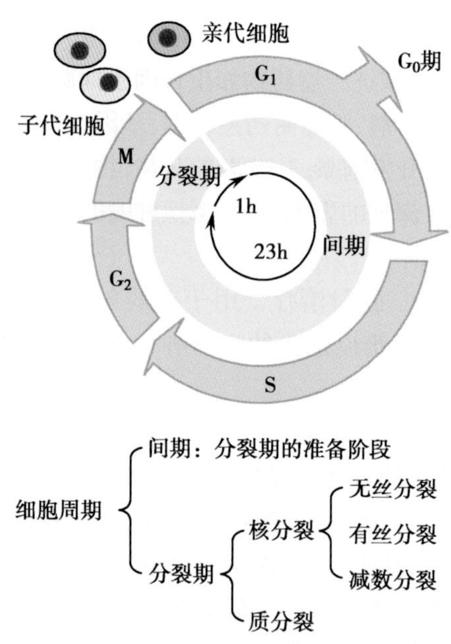

图 3-14-2　细胞增殖周期及其生物合成示意图

肿瘤细胞的增殖：除个别肿瘤外，一般一个肿瘤细胞经 30 次倍增，细胞数可以达到 10^9，形成 1g（直径 1cm）的肿瘤，临床可以诊断。肿瘤的增殖可以长达数月至数年。视倍增时间而定，不同肿瘤的倍增时间（doubling time，DT）不同，白血病的倍增时间一般为 5~7 天。如经 10 次倍增，肿瘤负荷达 10^{12}，相当于 1kg 肿瘤，多数患者可致命。反之，经过有效的化疗，患者的肿瘤细胞从 10^9~10^{12} 降至 $\leqslant 10^8$ 时，则显示临床缓解或（急性白血病）细胞形态学缓解。

（三）抗肿瘤药物的分类及其药效动力学

根据抗肿瘤药物对各期肿瘤细胞的敏感性不同，可将其分为两大类，即细胞周期非特异性药物（cell cycle nonspecific agent，CCNSA）和细胞周期特异性药物（cycle specific agent，CCSA）。

1. 细胞周期非特异性药物　细胞周期非特异性药物对癌细胞的作用较强而快，高浓度下能迅速杀灭癌细胞；细胞周期非特异性药物的剂量 - 反应曲线接近直线，在机体能耐受的毒性限度内，其杀伤能力随剂量的增加而增加。在浓度和时限关系中，浓度是主要因素。因此，为使化疗药物发挥最大的作用，非特异性药物宜大剂量静脉一次输注（图 3-14-3）。

细胞周期非特异性药物有：

(1) 烷化剂：环磷酰胺（CTX），氮芥（HN_2），异环磷酰胺（IFO），塞替派（TSPA）等。

(2) 抗生素：丝裂霉素（MMC）、柔红霉素、多柔比星（ADM）。表柔比星、表柔比星（E-ADM）等。

(3) 亚硝脲类（能通过血 - 脑屏障）：卡氮芥（卡莫司汀），环己亚硝脲（洛莫司汀），甲环亚硝脲（司莫司汀）。

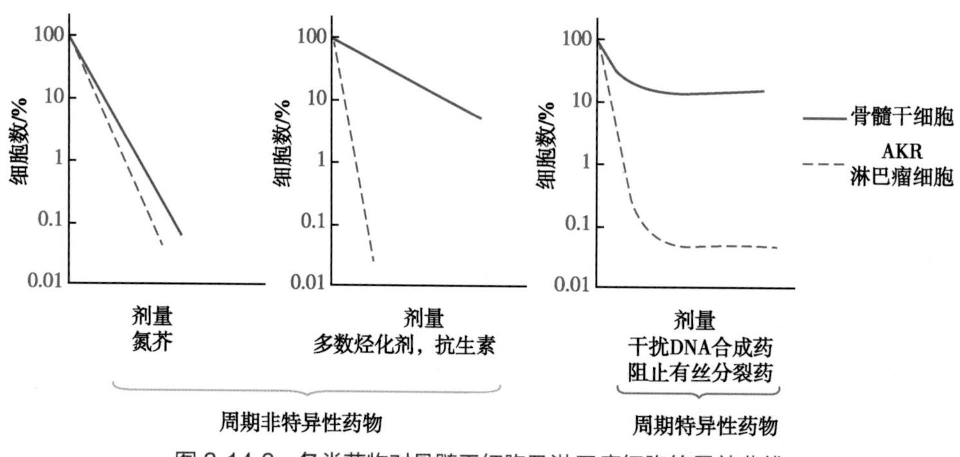

图 3-14-3　各类药物对骨髓干细胞及淋巴瘤细胞的量效曲线

(4) 杂类：甲酰溶肉瘤素(DTIC)，顺铂(CDDP，PDD，DDP)，卡铂(CBP)，草酸铂，高三尖杉酯碱(HRT)等。

细胞周期非特异性药物对肿瘤细胞和骨髓干细胞的杀伤差异较小，以烷化剂中的氮芥差异最小，相当于药物性放射性治疗，因此，仅在20世纪80年代前应用，目前应用较少；改良的烷化剂如环磷酰胺、卡莫司汀、司莫司汀等的两者差异性拉大，故至今广泛应用于联合化疗。

2. 细胞周期特异性药物　细胞周期特异性药物需要长达一定时间才能发挥其杀伤作用，其剂量-反应曲线是一条渐近线，即在小剂量时类似于直线，达到一定剂量后不再上升，出现平台。相对来说，在影响疗效的浓度与时间的关系中，时间是主要的因素。细胞周期特异性药物则以连续数天缓慢静脉滴注、肌内注射或口服为宜。

细胞周期特异性药物对肿瘤细胞和骨髓干细胞的杀伤两者差异较大，而且在一定的剂量和一定的时相呈平行曲线(图3-14-3)。

细胞周期特异性药物如下。

(1)抗代谢药

1)叶酸拮抗剂：甲氨蝶呤(MTX)——S期。

2)嘧啶类拮抗剂：5-氟尿嘧啶(5-FU)、阿糖胞苷、吉西他滨——S期。

3)嘌呤类拮抗剂：巯基嘌呤、硫脲嘌呤——S期。

(2)植物类药

1)有丝分裂抑制剂：长春新碱(VCR)、长春酰胺(VDS)、去甲长春碱(NVB)——M期。

2)喜树碱——S期。

3)微管聚合稳定剂：紫杉醇、多西紫杉醇——M期。

(3)拓扑异构酶抑制剂

1)拓扑异构酶Ⅰ抑制剂：羟喜树碱(OPT)、伊立替康、拓扑替康——S期。

2)拓扑异构酶Ⅱ抑制剂：依托泊苷(VP-16)，替尼泊苷(VM-26)——G_2期。

多数化疗药物剂量与肿瘤细胞的存活呈线性关系。抗癌药物杀灭肿瘤细胞遵循“一级动力学”的规律，即一定量的药物杀灭一定比率而非固定数量的恶性细胞。这意味着每次化疗只能杀伤一定比例而不是相同数量的肿瘤细胞。需多疗程才能尽可能杀灭肿瘤。化疗的强度与肿瘤细胞残存的数目也密切相关。化疗强度又分为剂量强度和时间强度，剂量强度是指每个药物的单次剂量、每个疗程的总剂量以及全程治疗的总剂量，足够剂量和足够疗程的化疗药物是疗效的保证。时间强度是指两个疗程间隔时间的长度，一般情况下，两个疗程间隔时间为2~4周，也有更短的间隔，间隔时间越短则时间强度越强。白血病细胞的倍增时间一般是5~7天，如白血病的化疗两个疗程间休疗2周，则剩余的白血病细胞就只有2次倍增，即刻就给予下一个疗程的化疗，如果休疗超过4周，剩余的白血病细胞就会有5~6次倍增，那么前一个疗程的化疗效果就事倍功半了。现状是儿童肿瘤的化疗时间强度明显比成人强，这是由于体质和心理的因素，因此，也是儿童肿瘤的疗效和长期生存率明显优于成人肿瘤的原因之一。

(四)抗肿瘤药物的作用机制

抗肿瘤药物的作用机制详见图3-14-4。

1. 抑制DNA合成　嘌呤、嘧啶类似物。

2. 直接破坏DNA结构或与DNA结合　烷化剂、放线菌素D。

3. 蛋白质合成抑制　左旋门冬酰胺酶(L-ASP)，三苯氧胺(他莫昔芬)。

4. 有丝分裂抑制　长春碱类，紫杉类。

5. DNA拓扑异构酶抑制剂　托泊替康、伊立替康；依托泊苷、多柔比星。

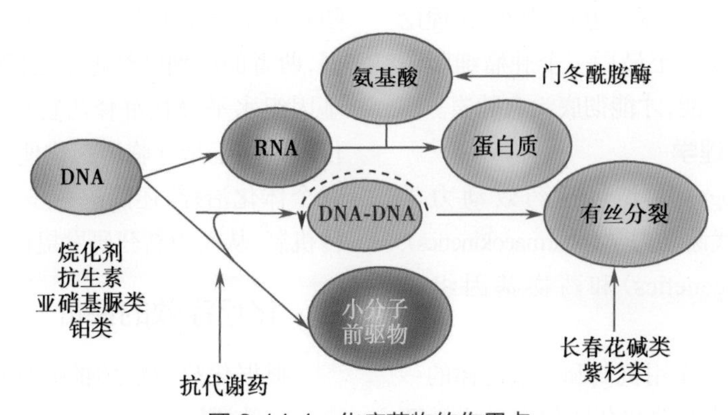

图3-14-4　化疗药物的作用点

6. 新靶点 作用于细胞膜、细胞周期基因、肿瘤血管（沙利度胺）、上皮生长因子受体，以及促分化（维A酸）、诱导凋亡（亚砷酸）、单抗偶联物、酪氨酸激酶抑制剂（甲磺酸伊马替尼、达沙替尼等）、ALK激酶抑制剂、FLT3-ITD抑制剂等。

（五）细胞增殖动力学和联合化疗

根据肿瘤细胞增殖动力学的特点合理巧妙地把CCNSA和CCSA联合应用，可明显地提高肿瘤细胞杀伤率，从而提高化疗的疗效，这就是联合化疗。

联合化疗时每种药物都有最大耐受剂量，但是也不应因此降低每个药物的剂量。多种药物联合化疗时，每个药物不是随意或无序的一起或逐个应用，而是科学地按一定的顺序使用。负荷量大的实体肿瘤/淋巴造血系统肿瘤，G_0期/G_1期细胞较多（或占优势），应首先应用CCNSA以杀伤大量的增殖期和G_0期/G_1期细胞，显著降低肿瘤细胞负荷，使剩余的肿瘤细胞群的GF增高，从而使肿瘤细胞中的G_0期细胞又进入增殖周期，然后再用CCSA加以杀灭，以达到最大和最好的杀灭肿瘤细胞的效应。例如，应用于急性白血病的DA、CAT、HA、COAP等方案，淋巴瘤的CDAP、CHOP等方案。

诱导缓解治疗的目的是完成1~2个疗程后杀灭$1 \times (10^3 \sim 10^4)$的肿瘤细胞，使剩余的细胞总数在$\leqslant 1 \times 10^8$的范围，达到临床或血液学缓解（完全缓解），儿童ALL/AML必须要达到一个疗程就完全缓解（CR）的目标，这是保障患儿能长期无病生存的最重要的因素。剩余的肿瘤细胞$\leqslant 1 \times 10^8$时称为微量残留病（minimal residual disease，MRD），ALL和AML的MRD分别要达到$\leqslant 0.01\%$（即1×10^{-4}）和$\leqslant 0.1\%$（即1×10^{-3}）时才是最佳疗效。CR后的治疗（巩固治疗、定期强化治疗和维持治疗）是指在降低MRD并不能使肿瘤细胞重新增长，在完成全程化疗的过程中保持并减少MRD并终止化疗，才能保障达到5年以上的无病生存（临床治愈）。当然，在理论上杀灭最小程度的MRD直至最后一个肿瘤细胞还得依赖自身免疫系统的功能，才能彻底治愈肿瘤。

（六）化疗药物的药理学

药理学（pharmacology）主要包括药效动力学（pharmacodynamics）、药物代谢动力学（pharmacokinetics）、药物遗传学（pharmacogenetics）和药物基因组学（pharmacogenomics）。

药理学是研究药物的作用机制和变化规律的一门学科，主要包括药效动力学和药物代谢动力学两个研究方向，旨在为临床合理用药、防止不良反应提供理论依据。目前在互联网上已经有与常规药物信息和数据相关的专业网站，为医疗工作者和基础研究对各种药物基本药理学信息和最新动态进行高效实时把握提供便利。治疗疾病时首先需要对症下药，即不同的疾病需要选择相应的药物，即使针对同一种疾病，当前趋势也越来越注重个体化治疗策略，以期达到最佳治疗效果。

在ALL的治疗中，药物用量要充分考虑以下两点：①预后指标差异，例如根据患者体表面积来计算用药量等；②个体遗传基因组学上的差异。在今天个体化治疗越来越被重视的过程中，药理学结合遗传学随之延伸出了一个新的交叉学科，即药物遗传学或药物基因组学。大量前期研究结果显示，个体基因组上存在的一些基因多态性能够影响药效或药物代谢，这些与药理学相关的变异主要位于药物靶点、药物转运蛋白以及药物代谢酶等相关基因上（如药物代谢相关的P450细胞色素酶类、将药物转运入和运送出细胞的转运蛋白类等）。如果临床工作中没有对这些因素加以考虑，将不可避免地影响相关药物的治疗效果，最终导致药效不足或者药物毒副作用增加。目前，美国食品药品监督管理局（Food and Drug Administration，FDA）已对包括很多抗肿瘤药在内的160种一线药物进行了药物基因组学标记，提示在用这些药物之前需要对相关的基因多态性进行检测以指导临床用药，其中ALL治疗中的重要化疗药物巯基嘌呤（6-mercaptopurine，6-MP）也在该指引中。

（七）药物遗传学和药物基因组学研究中的基本概念和研究思路

既往的研究中，药物遗传学一般是指药物与个体遗传信息之间的相互影响，而药物基因组学则更多的是研究药物引起的基因组/转录组的变化。但随着全基因组水平上研究药物与个体遗传差异的发展，两者的区别已经越来越模糊了，其主要目的是从基因组水平寻找解释药物反应个体差异的原因，不仅可以用于指导临床药物使用和改善疗法以系统进行个体化治疗，还能进一步寻找患者耐药的分子遗传机制，从而为新药研发提供坚实的理论基础。

四、化疗疗效的评价

根据化疗后瘤体的变化或瘤细胞的残留情况，进行疗效评估。

1. 完全缓解（CR）　实体肿瘤病灶完全消失，持续4周以上。白血病骨髓象中原幼细胞<5%，外周血象三系细胞恢复正常，实体肿瘤肿块消失。

2. 部分缓解（PR）　实体肿瘤病灶缩小>50%，持续4周。白血病骨髓象中原幼细胞>5%~25%，外周血象三系细胞不完全恢复正常。

3. 无反应（NR）　实体肿瘤病灶缩小不及50%或增大<25%。白血病骨髓象和外周血象没有改善。

4. 疾病进展（PD）　一个或多个病灶增大超过25%或出现新病灶。

五、化疗的不良反应及其处理

（一）肿瘤细胞溶解综合征

儿童白血病在初治过程中易出现肿瘤细胞溶解综合征，最初是在尼日利亚的白血病患者身上发现的，19世纪70年代发现了数例白血病患者化疗后24~48小时突然死于高钾血症、高磷血症、低钙血症。随着对于这个现象的认识增加，出现了肿瘤溶解综合征的表述。这是一种代谢异常综合征，多见于高细胞数的白血病患者、肿瘤负荷大及广泛转移的肿瘤患者，大多发生在化疗前和化疗后一周内。临床症状明显的肿瘤溶解综合征发生率约占6%，主要是由于治疗后恶性肿瘤细胞大量及快速地破坏，使细胞内的物质释放到血液，导致体内大量代谢产物聚集（包括高尿酸血症、高磷血症、低钙血症、低镁血症、高钾血症及氮质血症）形成尿酸结晶，严重者堵塞肾小管导致急性肾衰竭。若能早期诊治，高灌注以及别嘌醇治疗可有效减低临床肿瘤溶解综合征的风险，大多数肿瘤溶解综合征可及时控制，若延误则可危及生命，近5~8年拉布立海在临床上用于肿瘤负荷大的实体肿瘤或白血病以预防化疗过程中发生肿瘤溶解综合征。

肿瘤溶解综合征的临床表现及其严重程度与释放入血内的肿瘤细胞成分、起病急缓、基础疾病程度相关。轻度高尿酸血症仅表现为厌食、乏力、头晕、头痛和少尿等不适，随着尿酸浓度升高，可以出现呕吐、腹泻及无尿等临床表现；低钙血症可导致指端感觉麻木、刺痛、面肌及手足痉挛；高钾血症可引起感觉异常、四肢无力、腱反射减弱或消失及因呼吸肌麻痹而导致呼吸困难，重者可以引起心律失常，甚至意识障碍。

【预防与处理原则】

1. 在治疗过程中，临床上需要进行持续心电监测，并通过每天体重检测、观察生命体征、记录患者出入量等进行监测评估。对急性肿瘤溶解综合征患者应至少每天2~3次监测血尿素氮、肌酐、尿酸、血钾、血磷、血钙和乳酸脱氢酶等，这种监测应从开始化疗起持续7~10天。

2. 别嘌醇是一种黄嘌呤氧化酶抑制剂，它可以减少核酸代谢的副产物转化成尿酸，从而预防高尿酸血症。但由于抑制了黄嘌呤氧化酶导致次黄嘌呤的积聚，有时会导致肾小管栓塞。尿酸氧化酶及其重组体优于别嘌醇，它可将尿酸转化为尿囊素，避免了别嘌醇导致的黄嘌呤以及次黄嘌呤排出过多，有助于肾功能快速恢复。尿酸氧化酶有发生过敏反应的风险，但酶的重组体过敏反应已明显降低。

3. 血容量不足也是肿瘤溶解综合征的主要危险因素之一。因此必须静脉补液，使肾血流量、肾小球滤过率和尿量增加，从而使远端肾单位和肾髓质微循环浓度下降，减少尿酸盐的沉淀。静脉补液量应至少给予2 000ml/m^2，同时碱化尿液，静脉给予碳酸氢钠碱化尿液，使尿液的pH值达7.0或以上，其目的是增加尿酸溶解度，减少尿酸在肾小管内沉淀。

4. 利尿剂　对血容量正常而尿量较少的患者应考虑应用利尿剂。对具有容量超负荷证据或血容量正常的高钾血症患者，可单用呋塞米治疗。

5. 纠正电解质紊乱

（1）高钾血症：积极治疗和严密监测高钾血症，应立即限制食物中钾的含量和停止静脉补钾。当血钾水平>6.5mmol/L或心电图发生高钾改变时，紧急治疗措施包括：

1）静脉输注葡萄糖酸钙：能对抗高钾造成的心脏毒性。可给予10%葡萄糖酸钙溶液1ml/（kg·次），加等量5%或10%葡萄糖注射液稀释，静脉缓慢推注，推注时间>20分钟。

2）静脉注射碳酸氢钠：使细胞外液的K^+暂时进入细胞内，静脉滴注1.4%碳酸氢钠溶液，输注30分钟，1小时左右可有效降低血钾浓度。

3）静脉输注葡萄糖加胰岛素：以促进钾的重新分布，即完成钾从细胞外向细胞内的转移。5%葡萄糖注射液5~10ml/kg，每4~5g葡萄糖糖加入1U胰岛素，静脉滴注30分钟，1~2小时后可降低血钾。

4）血液透析：如果经过上述措施治疗后仍为高血钾，应立即进行血液透析治疗。

（2）低钙血症：可静脉输注10%葡萄糖酸钙溶液

1~2ml/(kg·次),加等量5%或10%葡萄糖注射液,在心电监测下静脉推注>30分钟,注意应缓慢推注,若推注过快易造成心搏骤停,漏出血管外可引起局部组织坏死。

6. 肾功能不全 轻度肾功能不全通过水化碱化尿液及利尿措施可逐渐缓解,严重肾功能不全伴少尿、无尿、水肿及持续存在高钾或高磷血症和高尿酸血症等应考虑透析治疗,透析可避免不可逆性肾衰竭和其他危及生命的并发症的发生,在清除磷酸盐和尿酸方面,血液透析优于腹膜透析。持续性血液滤过也可有效地纠正电解质紊乱和液体超负荷,如有必要,应反复进行透析。

(二)骨髓抑制

骨髓抑制表现为白细胞、血小板、红细胞和血红蛋白下降。除长春新碱和左旋门冬酰胺酶外,几乎所有的细胞毒性药物均会导致骨髓抑制,化疗后骨髓抑制的分度见表3-14-1。骨髓抑制常常出现在给药后的7~10天,但是某些药物可出现得更晚,如卡莫司汀、洛莫司汀和美法仑。在一次治疗前必须检查外周末梢血象。如骨髓功能尚未恢复,应酌情减少用药剂量或推迟治疗。因巯嘌呤甲基转移酶(thiopurine methyltransferase,TPMT)活性低下对6-MP不耐受的患儿在维持治疗中极易发生骨髓抑制,特别是引起严重的粒细胞低下,应引起足够的重视并及时处理。当中性粒细胞减少($\leqslant 1.0\times10^9$/L)时,以及由此带来发热的患者,应当应用重组粒细胞集落刺激因子(G-CSF)、粒细胞-巨噬细胞集落刺激因子(GM-CSF)。G-CSF的人工合成被认为是恶性肿瘤化疗的重要里程碑,如何使用好这一类药物对于保障化疗的顺利进行非常重要。

表3-14-1 化疗后骨髓抑制的分度

项目	0度	1度	2度	3度	4度
血红蛋白/($g\cdot L^{-1}$)	≥110	95~109	80~94	65~79	<65
白细胞/($10^9\cdot L^{-1}$)	≥4.0	3.0~3.9	2.0~2.9	1.0~1.9	<1.0
粒细胞/($10^9\cdot L^{-1}$)	≥2.0	1.5~1.9	1.0~1.4	0.5~0.9	<0.5
血小板/($10^9\cdot L^{-1}$)	≥100	75~99	50~74	25~49	<25

1. 启用时间 3和4度粒细胞减少,必须使用。对于1度粒细胞减少,原则上不用;对于2度粒细胞减少,是否应用基于两点:①查历史,即检查患者是否有3度以上骨髓抑制的历史。如果有,则需要使用。②观现状,即明确患者目前处于化疗后的时间。如果化疗疗程后期或化疗后很快出现2度骨髓抑制(1~2周内),尤其是患者有3度以上粒细胞减少病史,可以使用。

2. 应用剂量 ①治疗性:5~10μg/(kg·d),主要用于3~4度粒细胞减少;②预防性:5μg/(kg·d),通常自化疗结束后48小时开始使用。

3. 停用指征 应在中性粒细胞绝对值连续2次>10×10^9/L后停药。预防性使用时,应在下次化疗前48小时停用。必要时考虑给予抗菌药物防治。

化疗后贫血的处理:输入浓缩红细胞,其优点是能迅速提高贫血患者的携氧能力,缺点是存在输血相关的风险。当血红蛋白达到70~80g/L时,绝大多数患者的携氧能力正常。对于化疗患者,如果有明显乏力、气短、心动过速等,有输血指征。如果患者血红蛋白为70g/L,每单位浓缩红细胞可增加10g/L的血红蛋白。

对于血小板减少患者而言,护理与药物同等重要。应注意以下问题:①减少活动,防止受伤,必要时绝对卧床。②避免增加腹压的动作,注意通便和镇咳。③减少黏膜损伤的机会:进软食,禁止掏鼻、挖耳等行为,禁止刷牙,用口腔护理代替。④鼻出血的处理:如果是前鼻腔,可采取压迫止血。如果是后鼻腔,则需要请耳鼻喉科会诊,进行填塞。⑤颅内出血的观察:注意患者神志、感觉和运动的变化及呼吸节律的改变。

关于单采血小板的使用:输注单采血小板能迅速提升血小板数量,从而防止在血小板最低阶段出血的发生。如果患者有3度血小板减少而且有出血倾向,则应输注单采血小板;如果患者为4度血小板减少,无论有无出血倾向,均应使用。一般而言,一个单位单采血小板可提高血小板计数1万~2万。然而,外源性血小板的寿命通常仅能维持72小时左右,而且反复输入后患者体内会产生抗体。

(三)消化道反应

包括食欲减退、恶心、呕吐、腹泻、腹痛、腹胀等。

对轻度消化道反应可口服多潘立酮、甲氧氯普胺进行处理，如效果不佳，可合并应用地塞米松或劳拉西泮作为补充。对严重呕吐或处理效果不佳者，可给予5-羟色胺（5-hydroxytryptamine，5-HT）3受体拮抗剂，包括昂丹司琼、格拉司琼、雷莫司琼、托烷司琼和帕洛诺司琼等。为预防迟发症状，可口服地塞米松，可以单独使用或与甲氧氯普胺、苯海拉明联合应用。还可造成肝损伤，如甲氨蝶呤（MTX）、亚硝脲类、蒽环类等可引起转氨酶增高、黄疸、白蛋白减低等，可用葡醛内酯、甘草酸二铵、复方益肝灵、茵莲清肝合剂、还原型谷胱甘肽等保肝治疗。

（四）口腔黏膜反应

如咽炎、口腔溃疡、口腔黏膜炎等。黏膜反应是肿瘤化疗中常见的并发症，多数情况都与氟尿嘧啶、甲氨蝶呤和蒽环类抗生素有关。防止和处理这些并发症，应进行有效的口腔护理（经常洗漱口腔），还可用含有红霉素、制霉菌素、碳酸氢钠、泼尼松粉剂伴利多卡因的复方合剂涂抹口腔黏膜，溃疡处可喷用重组牛碱性成纤维细胞生长因子等。

（五）脱发

抗肿瘤药物引起的脱发几乎均在1或2周后产生。对于脱发，迄今尚无药理学上的防治方法。

（六）神经系统毒性

如奥沙利铂、长春花生物碱类及紫杉类可致周围神经炎，应进行积极预防和处理，长春酰胺的神经毒性比长春新碱轻。甲氨蝶呤鞘内注射过度可引起脑白质变性也应引起注意。

（七）高尿酸血症

化疗可诱导高尿酸血症，且与急性肾衰竭有关。为预防高尿酸血症，应在肿瘤化疗前24小时开始使用别嘌醇，且大量补充水分（水化）。如果尿酸明显增高，应使用尿酸氧化酶。注意使用尿酸氧化酶时，应停用别嘌醇。

（八）泌尿系统毒副作用

1. 出血性膀胱炎　是泌尿系统毒性的表现，使用异环磷酰胺及大剂量环磷酰胺时会出现，是由于代谢物丙烯醛所致。美司钠可防止泌尿系统毒性的发生。美司钠使用异环磷酰胺时作为常规治疗措施，也用于使用大剂量（如超过2g）环磷酰胺的患者，或既往使用环磷酰胺曾经出现过尿路上皮毒性的患者。

2. 肾功能损伤　亚硝脲类，铂类（CDDP、PDD、DDP），可引起血尿、尿素氮/肌酐增高等，可用百令胶囊400mg，每天3次；氨磷汀400mg/m^2，化疗前30分钟静脉滴注，15分钟滴完。肾损害时也可使用。

（九）心脏毒性

主要是蒽环类药物如柔红霉素等对心肌细胞的直接损伤，包括急性心肌损伤和慢性心功能损害，急性心肌损伤大多为短暂而可逆的心肌局部缺血，往往表现为心悸、胸闷、气短、心前区不适等；慢性心功能损害一般均为不可逆的充血性心力衰竭。蒽环类药物相关的心肌病一般与女性、累积剂量>200~300mg/m^2、使用时年龄较小以及使用时间的延长呈正相关，超过300mg/m^{2}者亚临床型心脏毒性的发生率为15.5%~27.8%，发生后负荷异常者为19%~52%，治疗累积剂量小于这一剂量者左心功能异常发生率仅为0~15.2%。通常可给予果糖二磷酸钠、磷酸肌酸、左旋肉碱等心脏保护剂治疗，化疗前应用右雷佐生，右雷佐生是自由基清除剂，可预防蒽环类化疗药物相关性心脏毒性，同时化疗前应常规检查心电图，必要时检查血生化指标及超声心动图。以往有器质性心脏病的患者应减少蒽环类药物剂量，制订个体化的方案，尽量选用高效低毒的其他蒽环类药物，完成化疗后推荐定期评价心脏功能

（十）左旋门冬酰胺酶对机体的影响

1. 高血糖症　左旋门冬酰胺酶可导致暂时性血糖升高，临床上称为药物性高血糖症，表现为多饮、多尿、体重减轻，儿童的临床表现多数不典型，易漏诊。

处理原则：控制糖的摄入，补液禁用葡萄糖溶液，严重者需应用胰岛素，密切监测血糖。

2. 药物性青光眼　部分患者会出现眼压增高，表现为畏光、流泪、视物模糊、眼睛胀痛、前额痛等。

处理原则：轻者可给予降眼压的滴眼液，如噻吗洛尔；严重者应加用降颅内压的药物，如地塞米松、甘露醇等；密切监测眼压。

3. 血管出血或栓塞　常表现为局部出血以及血管栓塞相关部位的临床表现。

处理原则：监测DIC，若为出血，则及时补充血小板、凝血因子、纤维蛋白原等，若为栓塞则应用溶栓药物，如尿激酶。

4. 胰腺炎　在使用左旋门冬酰胺酶中、后应常规检查血淀粉酶、脂肪酶和腹部B超，发生胰腺炎时常表现为恶心、呕吐、腹痛，腹痛可向腰背部放射，出血坏死型可有急腹症表现，严重者迅速出现休克、DIC，甚至危及生命。

（十一）其他毒副作用

1. 性腺毒性 烷化剂、丙卡巴肼等可能会引起今后的不育症。

2. 免疫抑制 烷化剂、丙卡巴肼等，几乎所有化疗药都有不同程度的免疫抑制作用，导致易感染。

3. 第二肿瘤 烷化剂、丙卡巴肼、表鬼臼毒素等可在应用的2年或更长时间后发生第二肿瘤。

（十二）静脉注射药物的外渗

绝大部分化疗药物对皮肤、皮下组织、黏膜及血管有明显的刺激，造成局部疼痛，甚至可引起皮下组织坏死。因此，在使用化疗药物时，应注意做好注射部位血管外渗的防护和处理，减少药物血管外渗的风险。

1. 化疗应当由具有资质的专业人员操作。

2. 当化疗药渗漏时，应立即停止注射并做局部处理，根据化疗药的特性采取相应的防治措施。一般可用1%普鲁卡因注射液局部封闭，局部进行冷敷(禁忌热敷)，减轻皮肤坏死的机会，局部使用解毒剂是蒽环类化疗药外渗处理的重要环节，根据药物渗出量、范围进行局部皮下封闭，即由疼痛或肿胀区域行多点注射：①地塞米松5mg加利多卡因100mg局部封闭，一日1次，连续3日，以减轻局部疼痛和炎症反应；②给予50~200mg氢化可的松琥珀酸钠或8.4%碳酸氢钠注射液5ml加地塞米松5mg，局部静脉注射或渗漏部位多处皮下注射；透明质酸酶300U加0.9%氯化钠注射液2ml局部注射，或透明质酸酶2ml加地塞米松5mg加5%利多卡因2ml局部注射。

六、以方案为基础的儿童肿瘤联合治疗

儿童肿瘤的治疗不能无序地随意地进行，应根据儿童肿瘤发生发展的基本原理和规律，以方案化的方式予以治疗。从20世纪70年代起，我国为数不多的儿童肿瘤诊治中心参考国外报道的有效方案展开化疗、手术和放疗等的综合治疗。最初从儿童白血病开始，我国在20世纪60年代末到70年代，以谢竞雄教授、胡亚美教授和顾龙君教授为首的团队，摸索出一套适合我国儿童白血病的治疗方案，从VP(长春新碱、泼尼松)方案作为诱导缓解治疗，到80年代中后期国内主要的儿童期白血病治疗中心参考国际的标准治疗方案(长春新碱、柔红霉素、左旋门冬酰胺酶和泼尼松，VDLP)作诱导缓解治疗，接着进行巩固治疗、庇护所防治、定期强化治疗、维持治疗和鞘注化疗预防中枢神经系统白血病等规范的治疗。其后化疗方案逐渐发展、不断完善，各中心都取得了不同程度的较满意的结果。20世纪90年代以应大明、王耀平教授为首的各地专家组织了中国抗癌协会儿童肿瘤专业委员会，逐步展开了儿童实体肿瘤的诊治工作，并把儿童血液专业整合为与国际接轨的儿童血液/肿瘤专业，便于更好、更有利地全面开展我国儿童血液/肿瘤防治工作。20世纪90年代起我国各中心逐步开展对主要儿童实体肿瘤的诊治工作，上海交通大学医学院附属新华医院/上海交通大学医学院附属上海儿童医学中心率先开展多学科(肿瘤内科、肿瘤外科、放射科、放疗科、病理科等)联合诊断/治疗儿童实体肿瘤的模式，与国际接轨，王耀平教授作为我国儿童实体肿瘤诊治的学科带头人，一度担任国际儿童肿瘤协会(International Society of Pediatric Oncology，SIOP)的亚洲主席。

七、儿童血液/肿瘤的个体化治疗

根据各种肿瘤患儿的临床表现、肿瘤的病理特点、细胞遗传学表现、免疫学分型和分子遗传学特点等，对儿童造血淋巴系统肿瘤(主要指白血病和淋巴瘤)和实体肿瘤进行病理分型、分级和危险度分级，进行分层治疗，某些肿瘤找到其特异的治疗靶点，进行化疗和靶向药物联合治疗，可作个体化、精准治疗以取得更理想的疗效。治疗前和治疗中根据宿主及其肿瘤对抗肿瘤药物的药代动力学、药效动力学进一步行个体化的、更精准的治疗。所谓的个体化或精准治疗是以治疗方案为基础，以宿主及其肿瘤的生物学特点客观“数据”为依据的全面治疗。

八、肿瘤化疗的实施模式

20世纪70年代至21世纪初，我国各地儿童血液肿瘤治疗中心基本上都是以单中心方式各自施行化疗，各中心参考国外的化疗方案自行制订“自己的”化疗方案，不做双盲对照观察，规范性较差，治疗结果也未按照国际通用并认可的标准做统计学分析，因此，其治疗结果、长期无病生存率的报道可信度欠佳，单中心临床治疗的报道很难在权威性国际杂志上发表，这种状态对我国的儿童肿瘤防治工作发展非常不利。近十余年，国内以地区性的自愿组织的多中心协作组展开与国际接轨的多中心诊治研究，取得了一些阶段性的成果，例如北京的CCLG-ALL协作组、上海的ALL-2005协作组、CCCG-ALL-2015协作

组和广州的 GZ-ALL 协作组等,都取得了可喜的成果,也有成果发表在权威性国际杂志上,取得了国际同行的好评。我国儿童肿瘤 / 白血病多中心协作研究正在蓬勃地发展,正逐步与国际接轨,相信不久,我们的儿童肿瘤诊治一定会全面达到国际先进水平,造福我国广大的儿童患者。

九、儿童肿瘤化疗的现状及展望

20 世纪 60 年代中期开始应用联合化疗以来,经过半个多世纪的探讨和实践,化疗方案不断改进和完善,疗效逐步提高,儿童肿瘤的 5 年无病生存率不断提高,国际最高水平的儿童 ALL 和 AML 治疗后 5 年无事件生存率(EFS)分别达到 80%~90% 和 60%~70%,总的实体肿瘤的 5 年无病生存率达到 60%~70%。尽管在过去的 30 年间临床采用造血干细胞移植来填补和改善化疗结果,但是总体来讲,目前儿童肿瘤的化疗疗效已达到或接近顶点,仅仅进行化疗方案的修改或调整已经是很少可能再提高其治疗结果。因此,近 5~10 年,肿瘤生物学家和临床工作者努力探讨和实践生物靶向治疗、免疫治疗、细胞治疗、疫苗治疗等,这些新的治疗手段单用或与化疗联合应用,又能进一步提高疗效,近年发现还有约 15% 的 ALL 患者虽然不具有 BCR-ABL 融合基因,但是其 ALL 细胞的基因表达谱特征与 Ph^+ALL 患者的白血病细胞相似,称为 Ph 样急性淋巴细胞白血病(Ph-like acute B-lymphoblastic leukemia),这类患者根据预测指标同样被列为高危组。基因组研究发现,约 1/2 的 Ph 样 ALL 患者具有 *CRLF2* 转位、*JAK1/2* 基因突变或 *IKZF1* 基因突变,这三个变异经常同时出现在同一患者中,提示三者的相互作用与 ALL 发生相关。在临床方面,针对 Ph^+ ALL 患者的酪氨酸激酶抑制剂也被认为能显著提高 Ph 样 ALL 患者的治疗效果。在小样本的试验中发现,用 JAK 蛋白抑制剂也可以同样提高治疗效果,这提示在基因组学水平上对 ALL 进行的分子诊断对制订相应的药物治疗方案、提高治愈率具有重要的作用。特别是针对难治或复发的患者,近 2~3 年对难治或复发的 B-ALL 采用 CAR-T 细胞治疗,可使这些患儿中的 60%~70% 获救成功,得以长期无病生存。

(顾龙君)

参考文献

[1] 顾龙君. 儿童白血病. 北京: 人民卫生出版社, 2017.

[2] PIZZO PA, POPLOCK DG. Principle and practice of pediatric oncology. 7th ed. Philadelphia: Wolters Kluwer, 2016.

[3] 汤静燕, 李志光. 儿童肿瘤诊断治疗学. 北京: 人民军医出版社, 2011.

[4] THOMPSON P, WHEELER HE, DELANEY SM, et al. Pharmacokinetics and pharmacogenomics of daunorubicin in children: a report from the Children's Oncology Group. Cancer Chemother Pharmacol, 2014, 74 (4): 831-838.

[5] PUI CH. Childhood leukemia. 3rd ed. Cambridge: Cambridge University Press, 2012.

[6] BHOJWANI D, SABIN ND, PEI D, et al. Methotrexate-induced neurotoxicity and leukoencephalopathy in childhood acute lymphoblastic leukemia. J Clin Oncol, 2014, 32 (9): 949-959.

[7] YANG JJ, LANDIER W, YANG W, et al. Inherited NUDT15 variant is a genetic determinant of mercaptopurine intolerance in children with acute lymphoblastic leukemia. J Clin Oncol, 2015, 33 (11): 1235-1242.

[8] LI B, LI H, BAI Y, et al. Negative feedback-defective PRPS1 mutants drive thiopurine resistance in relapsed childhood ALL. Nat Med, 2015, 21 (6): 563-571.

[9] IZRAELI, S. Beyond Philadelphia: 'Ph-like'B cell precursor acute lymphoblastic leukemias-diagnostic challenges and therapeutic promises. Curr Opin Hematol, 2014, 21 (4): 289-296.

[10] ROBERTS KG, LI Y, PAYNE-TURNER D, et al. Targetable kinase-activating lesions in Ph-like acute lymphoblastic leukemia. N Engl J Med, 2014, 371 (11): 1005-1015.

第 2 节 外科治疗的一般原则

多学科综合治疗(multiple disciplinary treatment, MDT)已经是肿瘤学的一个基本模式。综合治疗指手术、放疗、化疗、生物免疫疗法以及其他治疗方法联合使用,经科学合理的安排,最大程度地杀灭肿瘤,最小程度地损伤机体,从而达到最优的生存质量。历史上,实体肿瘤的治疗最初只是手术切除,以后随着放疗和化疗的加入,实体瘤的治疗效果显著提高,更基于"社会 - 生物 - 心理"医学模式的发展,多学科综合治疗逐渐成为肿瘤治疗的标准模式。然而,手术切除始终是恶性肿瘤治疗过程中的标志性事件,因此肿瘤外科医生一定要了解和熟悉所有肿瘤诊疗环节的意义和应用,并参与治疗的全过程,才能更加准确地判断手术时机,更加合理地进行手术治疗,更加全面地解决整个治疗过程中的外科相关问题,从而保证诊疗顺序最合理、治疗效果最优良。总而言之,肿瘤外科学(surgical oncology)不仅是外科学,更是肿瘤学。

一、外科手术的种类

多学科综合治疗模式中的外科治疗,可根据肿瘤治疗的不同阶段和不同目的分为以下几种。

(一) 切除手术

1. 一期手术(up-front surgery) 主要适用于临床Ⅰ、Ⅱ期的局限性肿瘤(localized tumor),往往组织分型为良好(favorable histology,FH)病例。肿瘤诊断明确以后先行手术切除,术后根据组织病理分型等信息,决定是否使用辅助化疗、放疗或其他治疗。

2. 延期手术(delayed surgery) 主要适用于临床分期为Ⅲ、Ⅳ期进展性肿瘤(extensive tumor)。在判断肿瘤不能完全切除或已经有转移的情况下应先行新辅助化疗(即手术前化疗),根治性切除手术延期进行,术前先用放疗、化疗、免疫疗法等使肿瘤体积缩小到可以切除时,再行手术切除,继之以放疗、化疗及免疫治疗等。

3. 二次探查或再次手术(second look) 指第一次手术未能全部切除肿瘤,可在使用化疗、放疗等方法使肿瘤缩小和控制后,再次手术以期将肿瘤彻底切除。这种手术理念不仅适用于恶性肿瘤,也适用于一些复杂难治的良性肿瘤如硬纤维瘤等。

延期、二次或多次手术的施行,不再强求一次切除,减少了术中勉强切除可能造成的危险,降低了手术相关严重并发症,如大出血、死亡、重要器官损伤等。术前的新辅助化疗等可明显提高手术切除率,这就是综合治疗模式下的外科手术,最终有助于肿瘤的总体生存(overall survival)。

另外,还有根据手术切除程度划分的根治性手术、姑息性手术。根治性手术(radical resection)就是要求完整切除原发肿瘤,并进行区域淋巴结清扫,从而达到良好的局部控制。根据病情不同,根治性手术可能在发病后首先进行一期手术,也可能在新辅助化疗后再行延期手术。如果肿瘤进展较重,经过新辅助化疗后仍然没有达到良好的局部控制,为了最大程度地减少肿瘤负荷,创造进一步治疗的机会,可以进行肿瘤部分切除或者大部分切除,这就是姑息性手术(palliative surgery)。当然,也有部分姑息性手术仅仅是为了减轻痛苦、改善生活质量,例如肿瘤压迫造成消化道梗阻时进行造瘘造口手术、肿瘤压迫呼吸道时进行气管切开手术等,也都属于姑息性手术。

(二) 活检手术

现代肿瘤学所强调的精准治疗,是基于准确的病理组织学诊断、精准的分子生物学分析的针对性治疗。这就要求获得肿瘤组织,即活检(biopsy)。活检手术有以下种类。

1. 细针穿刺抽吸(fine-needle aspiration,FNA) 用特制的细长针穿刺吸取肿瘤进行活组织病理检查已被证明是安全而有效的方法,适用于各种肿瘤、各个部位,还可在B超、CT引导下进行。既往对于大多数肿瘤都进行细针穿刺抽吸活检,但常常发现多数情况下只能收集到较多的细胞学信息,比较缺乏组织学信息,从而影响诊断的准确性。然而,该方法简单方便,一些常见肿瘤如甲状腺肿瘤等仍在使用。

2. 空芯针穿刺抽吸(core needle aspiration) 特制的带有凹槽的空芯活检针(cored needle)可以钳取细小组织条,尽管组织量不多,但往往可以帮助明确病理诊断。尤其是在影像学手段的帮助下,更可以提高准确性。当然,病理医生的经验十分重要,需要在有限的组织上发现更多的组织学信息。

3. 切取活检(incisional biopsy) 切取肿瘤组织进行病理组织学诊断等检查,是最直接和准确的活检方法,但需要评估创伤程度。相关引流区域浅表淋巴结如果转移首先建议进行淋巴结活检,淋巴结是否有转移需要外科医生根据影像学检查和体格检查综合考虑。淋巴结活检成功与否也与摘除淋巴结部位有关,一般应摘除较深部位的淋巴结,要完整摘除,避免钳夹、挤压组织,尽量保持淋巴结结构的完好。

如果没有表浅淋巴结转移,而肿瘤又深在胸腔或者腹腔,因位置关系无法进行穿刺活检时,则需要开胸或开腹手术。开胸或开腹手术进行活检,相对地创伤较大、风险较高。既要考虑切取组织满足病理组织学检查的要求,又要防止组织损失过大和引发大出血。而且,活检手术的切口选择要考虑二期手术时的入路选择,尽量避免同一个手术多个切口。

二、外科手术的时机

(一) 手术时机服从于多学科综合治疗原则

临床上,大家经常会问一个问题,肿瘤的治疗是先手术(up-front surgery),还是先化疗?这个问题在儿童肿瘤中的一个典型例子就是肾母细胞瘤的治疗,北美学者为主导的儿童肿瘤协作组(Children's Oncology Group,COG)主张先手术,而欧洲学者为主导的国际儿童肿瘤学会(International Society of Pediatric Oncology,SIOP)则主张先化疗。两者有着不同的哲学基础,COG主张先行手术切除,不仅可以得到肿瘤的病理分析包括分子生物学信息,防止误诊并准确指导进一步的综合治疗,而且可以省却术前化疗从而减少化疗损害;当然,对于解剖学上确实无法切除的肿瘤,则主张先穿刺活检进行病理诊断。SIOP则主张先化疗,即使肿瘤解剖学上可以切除,也不能排除在肿瘤发现时已经存在影像学检查不出的潜在转移,术前化疗可以廓清循环中的肿瘤细胞、缩小肿瘤负荷,从而有助于更彻底地清除肿瘤、改善最终治疗效果;而且,SIOP采用的病理分析体系考虑了肿瘤对于化疗作用的效果,从而更准确地指导术后化疗。

虽然COG与SIOP在手术时机的决策看似不同,但都是为了追求更好的预后。

同样的原理可以推及其他儿童肿瘤。如果发现肿瘤解剖学上可比较安全而彻底地切除、无任何远方转移证据,可以考虑一期手术(up-front surgery)。但如果在解剖学上肿瘤无法完全切除、可能存在远方转移,则可以考虑先化疗、再手术。尤其是,儿童肿瘤大多对于化疗敏感,术前化疗对于控制肿瘤转移、提高肿瘤切除的彻底性和安全性是有益的。

(二) 术前化疗的方案与周期

手术前化疗,即新辅助化疗(neoadjuvant chemotherapy),可以控制远方转移、减少肿瘤血液供应、缩小肿瘤体积等,使原本不能切除的肿瘤可以切除、降低手术出血和破溃等风险。有不同意见认为,术前化疗可能造成肿瘤组织坏死、纤维化和粘连,增加了手术分离和解剖的困难,但其实这是一种片面的认识。因为此类肿瘤如果没有术前化疗,同样存在严重的浸润和粘连,而且还有更严重的出血和破溃的危险,会影响手术的效果和安全。总体上,术前化疗可以使无法切除(unresectable)的肿瘤变为可以切除(resectable),危险的手术变得相对安全,切除的程度也会更加彻底一些。尤其对于儿童肿瘤这样对化疗比较敏感的肿瘤,外科手术更多有依赖术前化疗。

目前,包括COG、SIOP、中国抗癌协会小儿肿瘤专业委员会(Chinese Children's Cancer Group,CCCG)等组织均有不同肿瘤的术前化疗方案推荐。一个基本的原则是要尽量多地获得对肿瘤的控制,又尽量减少术前化疗的毒副作用。大多数肿瘤的术前化疗推荐4~6个疗程。术前化疗疗程过少无法获得满意的肿瘤控制效果,直接影响手术效果。术前疗程过多却会增加术前化疗的毒副作用,而且过多的化疗还可以增加肿瘤耐药的形成,不利于术后化疗的巩固效果。术前化疗无论是过多还是过少,都会影响最终的治疗效果。

(三) 术前化疗的效果评价

毫无疑问,对于恶性肿瘤而言,术前化疗的效果对手术具有重要影响,在考虑手术时机时需要评价化疗是否已经恰当控制肿瘤。目前,实体瘤化疗效果的评价体系,比较公认的是实体瘤临床疗效评价标准(response evaluation criteria in solid tumor,RECIST),该评价体系主要是基于传统影像学的评价方法,以肿瘤最大直径的变化为主要指标。这个评价体系虽然具有简单实用和一定的准确性,但不能全面显示化疗的实际效果,还需要结合功能影像学、肿瘤标志物、转移病灶的评价等。例如,有一些肿瘤虽然术前化疗并没有使肿瘤大小显著缩小,但手术中会发现瘤体明显的坏死钙化、血液供应减少和纤维化增多,这些都是有利于手术切割的重要因素。也正是因为如此,大多肿瘤的术前化疗推荐4~6个疗程。

(四) 外科手术时机的综合评定

最理想的手术时机应该是以下几个方面,远方转移如骨髓转移、肺转移等被清除,肿瘤体积缩小到尽量减少了对主要血管和脏器的侵犯,肿瘤无明显缩小时的肿瘤血液供应减少和组织坏死也有利于彻底清除肿瘤。影像学评估是手术时机判断的重要手段,增强CT、MRI可以为术者提供详尽的解剖学信息,也会呈现肿瘤组织结构改变的信息。当然,这些化疗改变还可以通过一些指标体现,例如肿瘤标志物。文献报道,对于肝母细胞瘤,如果术前化疗使AFP降低超过90%,则预后较好。

当然,手术前的临床评估有赖于外科医生的全面评估与决策,除了先进的影像学、肿瘤学技术手段,还应该有临床实际经验判断。结合肿瘤实际情况、手术技术与经验、设备器械等条件，都是应该考虑的因素。包括对患者的体格检查，都可以提供很多实际的信息。外科医生术前对肿瘤的仔细触诊，特别是对腹部肿瘤的触诊，有利于肿瘤可切除性的判断。趁患儿熟睡之际（或麻醉下）触诊肿瘤的大小、表面光滑度、软硬度、活动度、边界，再结合影像学检查，常能更准确地判断肿瘤是否可以完全切除。作为外科医生应当具有熟练触诊的技能，重视第一手资料，不能完全依赖辅助检查。

三、外科手术的原则与技巧

（一）外科手术的肿瘤学原则

外科手术的肿瘤学原则要求外科手术必须符合肿瘤学原理和要求、最终达到最好的肿瘤学效果，这些原则要求就体现在手术操作的每一环节。

首先，要在多学科综合治疗模式中正确定位外科工作。恶性肿瘤是一种全身性疾病，外科切除只是其中重要的一环，现代肿瘤学在充分认识到了恶性肿瘤强烈的复发和转移特性后，确立了多学科综合治疗（multiple disciplinary treatment，MDT）的科学模式。恶性肿瘤是一个全身性疾病，而不仅仅是解剖学局部的问题。因此，只有科学合理地安排手术、化疗、放疗及其他治疗，才能彻底治愈恶性肿瘤。外科医生在肿瘤治疗中，一定要学习肿瘤学的理论和原则，避免唯手术论及个人英雄主义。当然，实体肿瘤往往首诊于外科，外科的工作内容贯穿于肿瘤诊疗的各个环节，包括各种活检、切除手术、姑息治疗、组织器官移植乃至整形修复等。因此更应该学习和贯彻多学科综合治疗原则，准确诊断，科学治疗。目前阶段，特别应该强调治疗的规范化，而不能以个体化的名义进行随意治疗。

其次，肿瘤手术中要贯彻“无瘤”原则。肿瘤手术的理想标准是R0级切除，肿瘤的完整完全切除、切缘阴性、区域淋巴结清扫。当然，由于一些肿瘤侵犯严重，只能做到肉眼切除（gross total resection），但根据“无瘤”原则，应避免不完全切除甚或部分切除，也应避免只做肿瘤瘤体切除而不清扫周围淋巴结。对于预料之外的无法切除的肿瘤，应尽量切除肿瘤组织，减轻肿瘤负荷。有些情况下，这种“减积”手术也有一定意义。当然，特定情况下的姑息手术也是合理的选择。

除了手术切除，还可以根据情况选择术中放疗、消融、灌注等辅助治疗手段。

（二）器官与功能保存原则

由于化、放疗等技术的进步，肿瘤手术已由扩大根治向改良根治发展，保乳手术（breast conserving）、保肢手术（limb salvage）、卵巢保全（ovary sparing）等不断取得良好效果。特别是对于儿童肿瘤，由于肿瘤治愈后儿童的生存期更长，因此器官和功能的保全更为重要。肿瘤治疗上应该力求避免忽视术前化疗、降低外科技术要求而轻易地切除重要脏器，或忽视其他辅助治疗而强调局部扩大切除。

由于恶性肿瘤严重威胁生命安全，肿瘤治疗需要在生存（survival）与生活（life）之间进行平衡。然而，近年来随着医学的进步和经济社会文化的提高，人文医学的发展越来越重视肿瘤患者生活质量（quality of life，QOL）的提高，随之而来的是各种技术的进步和治疗观念的更新。例如，原本主要针对早中期肿瘤的微创治疗方兴未艾，随着器械进步和完善，肿瘤微创手术不断拓展适用范围。随着止痛药物的创新，在三阶梯止痛治疗的基础上，晚期肿瘤无痛治疗也取得了显著的进步。

（三）无血手术的原则与技术

恶性肿瘤快速生长的基础是新生血管形成，因此恶性肿瘤血液供应十分丰富。而且恶性肿瘤往往侵犯性生长，侵犯周围组织和器官、侵犯主要血管。因此，恶性肿瘤的手术往往十分困难，其中血管损伤和止血困难是恶性肿瘤手术的最大危险。研究止血技术，开展无血手术（bloodless surgery），是恶性肿瘤手术的重要内容。

儿童的生理特点也需要强调无血手术。小儿体重轻，血容量少，失血耐受性差。小儿机体生理功能不完善，抗打击能力差，损失耐受差。小儿器官组织体积小，结构层次欠清晰。因此，小儿手术更加要求精细解剖、控制出血、减少损失。

儿童肿瘤还有以下特点：一是发病年龄小，有超过1/2的病例发生在2岁之前；二是儿童肿瘤相对体积大，间叶组织来源多，解剖关系复杂，手术打击相对较大；三是大多都经历了术前化疗，这些也会严重影响机体的各项功能。这些特点也更加要求精细和微创手术。

无血手术的原则就是要求外科手术尽量不出血、少出血。无血手术的实施不但减少了输血的危害，也能使手术更加安全。控制出血，才能使术野清晰（解剖边界、结构层次、走行相关等），才能细致操作，减少损失。而且，无血手术避免了肿瘤破溃，避免肿瘤及周围组织出血，减少肿瘤种植和播散，也是无瘤原则的具体体现。

开展无血手术，需要努力钻研止血技术。例如出血控制技术，通过降低体温、降低血压减少术区血液供应，对于一些器官可以通过肝门阻断、肾蒂阻断、循环阻断等进行血流控制，肢体和躯体部位可以加压包扎如使用驱血带、止血带等，在腹腔和胸腔等体腔可以进行填塞压迫等。

有效的止血技术往往还有赖于必要的器械和材料。止血材料如止血海绵、生物胶、止血粉，多用于创面的毛细血管渗血。止血工具，如电刀、微波刀、水刀、超声刀、氩氦刀等，多作用于细小血管的闭合止血。

因此，无血手术的评价标准就是创面干净、术野清晰、极少出血、不需输血。

(四) 巨大肿瘤分块切除技术

由于儿童的感知和诉说能力限制，往往影响了肿瘤的早期发现。经常是出现了巨大的腹腔包块，或者是晚期的明显症状，才得以发现。另外，儿童肿瘤多为结缔组织和腹膜后肿瘤，器官肿瘤少，自我症状往往较轻，但体积往往较大，也是儿童肿瘤的固有特征。因此，儿童肿瘤往往是体积巨大的中晚期肿瘤。这就为外科手术造成巨大的困难和挑战。

传统的肿瘤学观念认为，恶性肿瘤不能挤压、不能切割，强调“整块(en bloc)”切除。这固然有其道理，但是对于体积巨大的肿瘤，尤其位置深在、占据重要解剖位置时，整块分离和移除无法做到。如果一味强调扩大切除，不仅损伤大、风险高，而且可能引起严重的器官和功能损伤，乃至危及生命，并不能收到良好的肿瘤学效果。

因此，在多学科综合治疗模式下，在术前充分的化疗或放疗支持下，对于特殊部位或巨大肿瘤可以施行分块切除。所谓分块切除，其实是一种理念，旨在千方百计切除肿瘤组织、减少机体肿瘤负荷，有利于最终改善肿瘤学结果。

分块切除的合理性：一是术前新辅助化疗或放疗的保护；二是术中符合肿瘤学的操作技术；三是术后辅助化疗和放疗的支持。术前的化疗和放疗已经廓清了循环中的转移肿瘤细胞，并对局部肿瘤组织形成了有效的局限化，可以看到肿瘤组织坏死和钙化、肿瘤体积缩小、肿瘤周围纤维化。在这种情况下，肿瘤的固化减少了破溃的机会，减轻了出血的程度，肿瘤变得“可切可碰”，当然也减少了肿瘤细胞的溢出和污染。尽管如此，手术操作中的无瘤原则和理念仍需加强。适度地扩大切除范围，注重切缘阴性的追求。注意手术创面保护，减少周围污染。切割设备尤其是电刀、微波刀、超声刀等电外科器械均具有局部消融的作用，可以考虑加强局部和创面的肿瘤消融。也可以考虑局部冲洗、局部药物浸泡等。除此以外，术后有效的辅助化疗和放疗也为可能残留的肿瘤细胞的最后歼灭提供了保障，越来越多的新药物、新疗法更加提供了对于手术治疗的支持。

分块切除在技术上有各种不同的理念和方法。总体上，不强调完整切除，而以完全切除为目的。手术前要有比较准确的预判和预案，对能否切除、如何切除要有大致的安排，可能出现什么问题和风险、如何应对以及最坏的结果可能，都要有清晰的思路。术前细致的影像学资料等信息，可以为术者提供参考以制订手术方案。手术原则要求由浅入深，先周围后中心，先安全后危险，先次要后主要。除了凭借术者的临床经验，还应采用各种辅助技术手段，例如术中B超、电神经刺激仪等。应对于肿瘤的特殊和复杂性，还需要利用各种合适的工具，例如小尖刀、指套刀、针形电刀、微波刀、激光气化刀等。

儿童肿瘤体积巨大，尤其在体腔深部，牵拉困难，无法显露；术野狭小深在，都会影响手术操作。腹膜后肿瘤大多包埋中线的主要血管和神经，需要劈裂肿瘤，保护神经血管，分割剔除肿瘤组织，这就是所谓“血管骨骼化”。这些操作强调精细解剖，追踪保护主要器官为主线，是为保护主要器官组织而设法切除肿瘤，而不是为了切除肿瘤不惜牺牲主要结构。随着术前化疗的有效进行及外科技术和设备的进步，大多肿瘤已经可以通过分块切除的方法达到肉眼切除。当然，如果遇到困难无法有效切除，作为权宜之计，也应该尽力切除肿瘤组织，就是所谓的“减积手术”，这对于综合治疗也是一个贡献。需要强调的是，对于疑难复杂的危险手术，应该做好随时停止手术的准备，尽量避免无法控制的大出血危及患儿生命。

四、肿瘤外科手术的评价标准

肿瘤的外科手术优劣体现在外科手术的水平和最终的肿瘤学效果。并不是手术越早越好，也不是切除范围越大越好。应经过合适的术前化疗，结合肿瘤的病理和分期，制订合适的手术方案。优秀的肿瘤外科手术应该有条不紊、创面干净、术野清晰、解剖到位、操作简练、过程顺畅，肿瘤切除彻底，组织损伤小，术后恢复顺利、器官功能保存良好。应该避免显露不彻底、解剖不到位，意外的各种损失和出血往往造成手忙脚乱，从而更容易造成进一步的损失。恶性肿瘤的手术一般都会比较危险和复杂，一切以安全和有效为准，不秀技巧、不追求速度。

专家点评

- 肿瘤外科学不仅是外科学，更是肿瘤学。治疗方案的设计应该基于尽量准确的诊断，包括肿瘤的病理、分期，乃至分子生物学特征。
- 多学科综合治疗是恶性肿瘤的标准治疗模式，外科手术应该摒弃手术至上的思维，在合适的时机、做合适的手术。

（王焕民）

参考文献

[1] 王焕民. 贯彻无血手术原则, 进一步提高小儿恶性肿瘤手术水平. 中华小儿外科杂志, 2018, 39 (5): 321-323.
[2] 胡嘉健, 王焕民. 儿童实体瘤的外科治疗. 中国实用儿科杂志, 2018, 33 (10): 784-787.
[3] 王焕民. 贯彻多学科综合治疗原则, 做好小儿肿瘤外科工作. 中华小儿外科杂志, 2016, 37 (9): 641-642.
[4] 胡嘉健, 王焕民. 神经母细胞手术后并发症及预防. 临床小儿外科杂志, 2017, 16 (5): 422-425.

第3节　分子靶向治疗和生物治疗

一、分子靶向治疗

分子靶向治疗是指针对已经明确的某个（类）致癌位点，在细胞分子水平上设计治疗药物，该药物进入患者体内后可与肿瘤细胞的位点（该位点可以是肿瘤细胞的核苷酸片段，也可以是蛋白分子）特异性结合，并引起肿瘤细胞特异性死亡，且不会对正常细胞产生影响，因此又称“生物导弹”，而这正是传统化学治疗难以达到的临床目标（表3-14-2）。

随着对免疫学和分子生物学研究（包括DNA重组技术的进展、药物生产工艺的数字化管理的普及等）的不断深入，分子靶向治疗在20世纪80年代取得了重大突破，并逐渐在临床中确立了重要的治疗地位。尤其是2003年人类基因组计划的完成，是人类能够从分子水平操纵DNA、RNA及蛋白质分子的重大里程碑，随之衍生的一系列现代生物技术（如基因组学、蛋白质组学、代谢组学、生物信息学、生物芯片技术等）更加推动了分子靶向治疗的快速发展。1997年11月，美国食品药品监督管理局（FDA）正式批准了靶向CD20的利妥昔单抗（rituximab）用于复发或耐药的中央型滤泡性淋巴瘤的临床治疗，从而真正揭开了肿瘤分子靶向治疗的序幕。目前，经美国FDA批准的分子靶向药物达40余种，在造福众多复发/难治恶性肿瘤儿童的同时，也大力推动了人类攻克肿瘤的步伐。

（一）药物分类及作用机制

分子靶向治疗药物可分为单克隆抗体和信号转导抑制剂（小分子化合物类）两大类。

1. 单克隆抗体　单克隆抗体（monoclonal antibody），简称单抗，是指由单一B细胞克隆产生的、具有高度均一性的、仅针对某一特定抗原表位的特异性抗体。其通常是在杂交瘤技术及细胞融合技术的基础上，将具有分泌特异性抗体能力的致敏B细胞与具有无限繁殖能力的骨髓瘤细胞融合成为B细胞杂交瘤，再将其培养成细胞群，该细胞群所分泌的仅针对一种抗原的特异性抗体即为单克隆抗体。在分子靶向治疗中的单克隆抗体药物可分为结合型单抗和非结合型单抗（表3-14-3）。

表3-14-2　分子靶向治疗与传统化学治疗的比较

项目	分子靶向治疗	传统化学治疗
作用机制	1. 特异性作用于肿瘤细胞的某核苷酸片段 2. 特异性作用于肿瘤细胞的某蛋白分子	1. 直接破坏DNA 2. 间接破坏DNA 3. 作用于微管蛋白 4. 抑制蛋白合成
肿瘤选择特异性	强	弱
治疗效果	强	弱
不良反应	少见，但具有独有的不良反应	常见，对血液系统和消化系统影响较大

表 3-14-3　部分美国 FDA 批准的单克隆抗体药物

序号	通用名	靶点	获批适应证	获批年份
1	利妥昔单抗(rituximab)	CD20	非霍奇金淋巴瘤	1997 年
2	曲妥珠单抗(trastuzumab)	HER2	乳腺癌、胃癌	乳腺癌:1998 年 胃癌:2010 年
3	贝伐珠单抗(bevacizumab)	VEGF	结直肠癌、非小细胞肺癌、肾癌、脑癌	结直肠癌:2004 年 非小细胞肺癌:2006 年 肾癌:2009 年 脑癌:2009 年
4	西妥昔单抗(cetuximab)	EGFR	头颈部鳞状细胞癌、KRAS 野生型结直肠癌	头颈部鳞状细胞癌:2006 年 KRAS 野生型结直肠癌:2009 年
5	帕尼单抗(panitumumab)	EGFR	KRAS 野生型结直肠癌	2006 年
6	ipilimumab	CTLA-4	黑色素瘤	2011 年
7	obinutuzumab	CD20	慢性淋巴细胞白血病	2013 年
8	ado-trastuzumab emtansine	HER2	HER2 阳性的晚期(转移性)乳腺癌	2013 年
9	ramucirumab	VEGF	晚期胃癌或胃食管连接部腺癌	2014 年
10	situximab	IL-6	多中心型巨大淋巴结增生症	2014 年
11	帕博利珠单抗(pembrolizumab)	PD-1	晚期或不能手术切除的黑色素瘤	2014 年
12	blinatumomab	CD19	费城染色体阴性急性前体 B 细胞淋巴细胞白血病	2014 年
13	纳武利尤单抗(nivolumab)	PD-1	晚期或不能手术切除的黑色素瘤	2014 年

(1)结合型单抗:又称抗体药物偶联物(antibody-drug conjugate,ADC),其通过一个化学键将具有生物活性的小分子药物连接在单抗上,单抗作为载体将小分子药物靶向运输到目标肿瘤细胞中去,可以将 ADC 形象地看成是由单抗和“弹头”药物两部分构成的分子靶向药物。可作为“弹头”的小分子药物主要有 3 种:化学药物、放射性核素药物和免疫毒素。与单抗连接后构成化学免疫偶联药物、放射免疫偶联药物、免疫毒素偶联药物。

Gemtuzumab ozogamicin 是于 2000 年第一个批准上市的化学免疫偶联药物,是由抗 CD33 分子的单抗和具有抗肿瘤活性的抗生素 Calicheamicin 连接而成的 ADC。Ibritumomab tiuxetan 是于 2002 年第一个批准上市的放射免疫偶联药物,是由抗 CD20 分子的单抗和具有 ^{111}In 和 ^{90}Yb 放射活性的连接螯合物 tiuxetan 经硫脲共价键结合而成的 ADC。Gemtuzumab ozogamicin 与 ibritumomab tiuxetan 的成功上市,说明 ADC 可作为一种技术平台,广泛用于各种“弹头”药物,对某类肿瘤细胞进行特异性杀伤。

(2)非结合型单抗:非结合型单抗是指具有直接杀伤肿瘤细胞免疫效应的单克隆抗体。其主要的抗肿瘤活性主要通过以下途径:①抑制肿瘤细胞的增殖,促进其分化;②与相应抗原结合引起的抗体依赖细胞介导的细胞毒作用(antibody-dependent cell-mediated cytotoxicity,ADCC)或补体依赖的细胞毒性(complement dependent cytotoxicity,CDC),从而杀伤肿瘤细胞;③促发肿瘤细胞内信号系统的改变,从而引起细胞凋亡;④通过免疫点抑制剂激活 T 细胞的杀伤作用,纠正肿瘤的免疫逃逸。

如获得 2018 年诺贝尔生理学或医学奖的 James P. Allison 和 Tasuku Honjo 所发明的 PD-1 类药物即为非结合型单抗。PD-1 主要在激活的 T 细胞和 B 细胞中表达,功能是抑制细胞的激活,这是免疫系统的一种正常的自稳机制,因为过度的 T、B 细胞激活会引起自身免疫病,所以 PD-1 是人体的一道护身符。但是,肿瘤微环境会诱导浸润的 T 细胞高表达 PD-1 分子,肿瘤细胞会高表达 PD-1 的配体 PD-L1

和PD-L2，导致肿瘤微环境中PD-1通路持续激活，T细胞功能被抑制，无法杀伤肿瘤细胞。PD-1类药物可以阻断这一通路，部分恢复T细胞的功能，使T细胞能够继续杀伤肿瘤细胞。

2. 信号转导抑制剂（小分子化合物类）　信号转导抑制剂一般是小分子化合物，分子量通常<1 000Da，此类药物能够特异性阻断肿瘤在生长、增殖过程中所必需的信号转导通路，从而达到治疗的目的。如用于治疗慢性粒细胞白血病和肠胃基质瘤的甲磺酸伊马替尼、用于治疗非小细胞肺癌的吉非替尼均属此类。

(1) 酪氨酸激酶受体抑制剂（TKI）：受体型酪氨酸激酶（receptor tyrosine kinase，RTK）是一种生长因子受体，其本质是一种跨膜蛋白，其胞外结构域负责与生长因子结合，其胞内结构域含有激酶活性。当RTK与生长因子结合后，胞内的激酶活性被激活，继而使底物蛋白的酪氨酸残基磷酸化，被磷酸化的蛋白质再引发多种信号通路的瀑布效应，并进一步引发基因转录，达到调节靶细胞生长与分化的作用。按照其结合的生长因子的不同，又可以将RTK分为多种类型，主要包括表皮生长因子受体家族、血小板衍生因子受体家族、成纤维细胞生长因子受体家族、胰岛素样生长因子受体家族、血管内皮生长因子受体家族等。

TKI能够阻止RTK酪氨酸激酶功能的激活。当TKI进入肿瘤细胞后，其可与RTK在胞内的ATP结合位点结合，从而抑制RTK的磷酸化，阻止激酶的激活，阻断受体下游信号通路的传导而发挥抗肿瘤作用。

从作用机制上看，TKI作用于信号转导途径的最上游，同时阻断多条通路，具有治疗范围广、疗效高的优点。目前上市的TKI有两代，第一代为单靶点TKI，如吉非替尼、厄洛替尼；第二代为多靶点TKI，如索拉非尼、达沙替尼等（表3-14-4）。

(2) 非酪氨酸激酶受体抑制剂：和RTK不同的是，非受体型酪氨酸激酶（nrRTK）不与配体结合，但是当其他受体与配体结合后，nrRTK将会被激活，后者再激活下游的信号转导途径，诱导类似RTK的反应。nrRTK能够促进细胞增殖，抑制细胞凋亡，从而促进肿瘤发生和发展。与细胞生存和增殖相关的nrRTK有Src家族（如Src、Abl、Lck等）以及其他酪氨酸激酶（如JAK、FAK和Ack等）。

表3-14-4　部分已上市的酪氨酸激酶受体抑制剂药物

分类	药品名	靶点
单靶点	吉非替尼	EGFR
	厄洛替尼	EGFR
多靶点	索拉非尼	VEGFR-2，3/PDGFR/Raf/Flt-3
	达沙替尼	PDGFR/BCR/ABL/Src/c-kit
	舒尼替尼	VEGFR/PDGFR/Flt-3/c-kit
	拉帕替尼	EGFR/HER2
	尼洛替尼	PDGFR/BCR/ABL/c-kit
	培唑帕尼	VEGFR-1，2，3/PDGFR-α，β/c-kit
	凡德他尼	EGFR/VEGFR/Ret

首个上市的nrRTK抑制剂——伊马替尼，为BCR/ABL蛋白激酶抑制剂，主要用于慢性粒细胞白血病。另外，其他多靶点TKI也可作用于由nrRTK介导的信号转导通路，如达沙替尼除作用于PDGFR外，也可作用于BCR/ABL和Src；尼洛替尼除作用于PDGFR外，也作用于BCR/ABL（表3-14-5）。

(3) Ras-Raf-MEK-MAPK信号通路阻滞剂：Ras/MAPK通路是调控细胞增殖和细胞生存过程的信号通路，可以由EGF、PDGF和IGF-1等多种细胞外生长因子激活。RTK激活后，将依次激活Ras、Raf、MEK和MAPK，活化的MAPK进入细胞核，通过磷酸化作用激活转录因子，从而干扰细胞周期和细胞转化过程。此外，MAPK还能诱导蛋白及基质降解，促进细胞迁移，维持肿瘤生长。

1) 法尼酰基转移酶（farnesyltransferase，FTase）抑制剂：Ras蛋白必须经过FTase的法尼基化后才能够转化为成熟的蛋白，进而参与Ras-Raf-MEK-MAPK信号通路，调控细胞的增殖和恶性转化。因此，抑制FTase可以抑制Ras蛋白的法尼基化，阻断癌细胞的增殖。

目前，已上市的法尼酰基转移酶抑制剂只有arglabin，其是从多花蒿植物中提取的一种倍半萜烯内酯，已在俄罗斯和萨哈特斯坦上市，目前正准备在美国等其他国家上市。此外，还有处于Ⅱ期临床试验的lonafarnib，处于Ⅲ期临床的tipifarnib。

2) Raf激酶抑制剂：目前上市的Raf抑制剂只有索拉非尼一种。索拉非尼是一种多靶点激酶抑制剂，可以同时抑制VEGFR-2，3、PDGFR、Raf及Flt-3等靶点。

表 3-14-5　部分美国 FDA 批准的信号转导抑制剂类药物

序号	通用名	靶点	获批适应证	获批年份
1	伊马替尼(imatinib)	KIT/PDGFR/ABL	多种恶性血液病、胃肠道间质肿瘤	多种恶性血液病:2001 年 胃肠道间质肿瘤:2002 年
2	吉非替尼(gefitinib)	EGFR	非小细胞肺癌	2003 年
3	厄洛替尼(erlotinib)	EGFR(HER1/ERBB1)	非小细胞肺癌、胰腺癌	非小细胞肺癌:2004 年 胰腺癌:2005 年
4	克唑替尼(crizotinib)	ALK/MET	ALK 阳性的非小细胞肺癌	2011 年
5	博舒替尼(bosutinib)	ABL	慢性髓系白血病	2012 年
6	卡博替尼(cabozantinib)	FLT3/KIT/MET/RET/VEGFR2	甲状腺髓样癌	2012 年
7	阿昔替尼(axitinib)	KIT/PDGFRβ/VEGFR1、2、3	肾癌	2012 年
8	达沙替尼(dasatinib)	ABL	慢性髓系白血病、急性淋巴细胞白血病	2006 年
9	索拉非尼(sorafenib)	VEGFR/PDGFR/KIT/RAF	肾癌、肝癌、甲状腺癌	肾癌:2005 年 肝癌:2007 年 甲状腺癌:2013 年
10	舒尼替尼(sunitinib)	VEGFR/PDGFR/KIT/RET	胃肠道间质肿瘤、肾癌、胰腺神经内分泌肿瘤	胃肠道间质肿瘤:2006 年 肾癌:2006 年 胰腺神经内分泌肿瘤:2011 年
11	拉帕替尼(lapatinib)	HER2(ERBB2/neu)/EGFR(HER1/ERBB1)	HER2 阳性乳腺癌	2007 年
12	尼洛替尼(nilotinib)	ABL	慢性髓系白血病	2007 年
13	替西罗莫司(temsirolimus)	mTOR	肾癌	2007 年
14	依维莫司(everolimus)	mTOR	肾癌、肾移植后预防器官排斥、室管膜下巨细胞星形细胞瘤与结节性硬化症、胰腺神经内分泌肿瘤、与依西美坦联用治疗乳腺癌、肝脏移植手术后预防器官排斥	肾癌:2009 年 肾移植后预防器官排斥:2010 年 室管膜下巨细胞星形细胞瘤与结节性硬化症:2010 年 胰腺神经内分泌肿瘤:2011 年 与依西美坦联用治疗乳腺癌:2012 年 肝脏移植手术后预防器官排斥:2013 年
15	培唑帕尼(pazopanib)	VEGFR/PDGFR/KIT	肾癌	2009 年
16	ponatinib	ABL/FGFR1-3/FLT3/VEGFR2	慢性髓系白血病、急性淋巴细胞白血病	慢性髓系白血病:2012 年 急性淋巴细胞白血病:2012 年
17	瑞戈非尼(regorafenib)	KIT/PDGFRβ/RAF/RET/VEGFR1、2、3	结直肠癌、胃肠道间质瘤	结直肠癌:2012 年 胃肠道间质瘤:2013 年
18	ruxolitinib	JAK1、2	骨髓纤维化	2011 年

续表

序号	通用名	靶点	获批适应证	获批年份
19	托法替布(tofacitinib)	JAK3	风湿性关节炎	2012年
20	凡德他尼(vandetanib)	EGFR(HER1/ERBB1)/RET/VEGFR2	甲状腺髓样癌	2011年
21	维莫非尼(vemurafenib)	BRAF	BRAF V600突变的黑色素瘤	2011年
22	达拉非尼(dabrafenib)	BRAF	BRAF V600突变的黑色素瘤	2013年
23	曲美替尼(trametinib)	MEK1/MEK2	*BRAF* V600突变的黑色素瘤	*BRAF* V600突变的黑色素瘤:2013年
24	阿法替尼(afatinib)	EGFR/HER2	非小细胞肺癌	2013年
25	伊布替尼(ibrutinib)	BTK	套细胞淋巴瘤、慢性淋巴细胞白血病	套细胞淋巴瘤:2013年 慢性淋巴细胞白血病:2014年
26	ceritinib	ALK	ALK阳性的转移性非小细胞肺癌	2014年
27	belinostat	HDAC	外周T细胞淋巴瘤	2014年
28	idelalisib	PI3Kδ	复发性慢性淋巴细胞白血病、滤泡性B细胞淋巴瘤、复发性小淋巴细胞淋巴瘤	2014年
29	olaparib	PARP	晚期卵巢癌	晚期卵巢癌

3)MEK抑制剂:MEK抑制剂目前暂未上市,trametinib处于Ⅲ期临床试验阶段。

4)p38 MAPK抑制剂:目前尚无p38 MAPK抑制剂相关的药物。

(4)哺乳动物雷帕霉素靶蛋白(mammalian target of rapamycin,mTOR)激酶抑制剂:mTOR是一种丝/苏氨酸激酶,在调节细胞的生长和增殖过程中起重要作用。mTOR可直接或间接调节tRNA的合成、核糖体的形成、蛋白质降解和转录等与细胞增殖密切相关的机制。mTOR激酶抑制剂可通过对mTOR的抑制,发挥诱导肿瘤细胞的凋亡。

目前,尚未有用于抗肿瘤的mTOR激酶抑制剂在中国上市。已在中国上市的西罗莫司虽是一种mTOR激酶抑制剂,但其目前仅可用于治疗排斥反应,该药用于治疗非小细胞肺癌正处于Ⅱ期临床试验。此外,依维莫司已于2004年在德国上市,2009年在美国上市,但尚未在中国上市。

(5)组蛋白脱乙酰酶抑制剂(histone deacetylase inhibitor,HDACI):DNA的后天性修饰(如甲基化修饰)和组蛋白的各种修饰(如乙酰化修饰)等是除基因序列以外可稳定遗传给子代细胞的表观遗传机制。

对核心组蛋白尾部发生的翻译后修饰可以影响组蛋白与DNA的亲和性,从而改变染色质的状态,也可影响到转录因子与DNA序列的结合。肿瘤细胞一般表现为低乙酰化状态,组蛋白去乙酰化酶活性异常,从而过度去乙酰化,可引起抑癌基因表达抑制、癌基因激活或过度表达。而HDACI可抑制组蛋白的去乙酰化,增强抑癌基因的表达和抑制癌基因的表达。

与其他信号转导抑制剂相比,HDACI具有两个治疗优势:①可以直接作用于基因的异常表达这一关键环节,从而抑制和纠正肿瘤细胞的增殖过度、逃逸凋亡、分化能力下降,这有别于其他药物仅针对细胞过度增殖单一表型,而对其他表型作用较弱的缺点;②HDACI不仅可以增加抗肿瘤药物种类的选择性,还可以与不同作用机制的药物联合应用,有利于避免耐药的发生,提高患者的生存率。

目前，HDACI用于抗癌大多处于临床前研究，仅罗米地辛和伏立诺他已上市。此外，有14个化合物已进入Ⅱ期临床试验，分别为ACY-1215、resminostat、DAC-60、AR-42、chidamide、SB-939、panobinostat、abexinostat、vorinostat、belinostat、entinostat、mocetinostat、givinostat、romidepsin。

罗米地辛于2009年在美国上市，用于治疗T细胞淋巴瘤，而对于乳腺癌、非霍奇金淋巴瘤、骨髓瘤、卵巢癌、胰腺癌、前列腺癌和肾癌的治疗，尚处于Ⅱ期临床阶段，该药尚未在我国上市。

伏立诺他通过诱导细胞分化、阻断细胞周期、诱导细胞调控而发挥作用，用以治疗加重、持续、复发或用两种全身性药物治疗后无效的皮肤T细胞淋巴瘤。

(6)泛素-蛋白酶体抑制剂：细胞周期的正常运行依赖于正负调控机制的平衡，而细胞周期蛋白依赖性激酶(cyclindependent kinase，CDK)是细胞周期运行的动力，它的活性受细胞周期蛋白(cyclin)和细胞周期蛋白依赖性激酶抑制剂(CDKI)的调控。当周期蛋白与CDK结合时，细胞周期开始运行，而CDKI是细胞周期的负调控机制，对细胞周期运行起抑制作用。故上述调控因子的消失和出现的平衡维持着正常的细胞周期。

在肿瘤细胞中，由于CDKI的降解过多造成细胞周期的负调控机制被下调，正调控机制被上调，从而造成了细胞的过度增殖。在细胞内，CDKI的降解工作由泛素-蛋白酶体(ubiquitinproteasome)负责，当其有待降解时，它首先会被泛素标记，然后再被26S蛋白酶体识别并予以降解，而泛素会被释放出来再次参与循环。因此，泛素-蛋白酶体抑制剂可有效抑制CDKI的降解，从而纠正细胞周期的负调控机制，抑制肿瘤细胞的过度增殖。

目前，国内的泛素-蛋白酶体抑制剂类药物为硼替佐米，该药于2003年在美国上市，2005年在我国上市。硼替佐米能够可逆性地抑制26S蛋白酶体的糜蛋白酶样活性，抑制靶蛋白的分解，调节细胞周期正负调控机制之间的关系，引起细胞凋亡。在临床上，硼替佐米主要用于多发性骨髓瘤及套细胞淋巴瘤的治疗。

(二) 分子靶向治疗的治疗策略

1. 治疗前需对患者进行寻靶工作　分子靶向治疗前，首先需通过免疫组化(IHC)、荧光原位杂交(FISH)、基因测序等技术，在患者体内寻找分子靶标，根据其结果选择相对应的分子靶向药物。由于肿瘤的复杂性与多样性，同一种肿瘤不一定存在同样的异常靶点，且不同的肿瘤也有可能存在同样的异常靶点。因此每位患者在进行分子靶向治疗前，均需进行寻找靶点的相应检测，做到“有的放矢”。

2. 个体化靶向治疗　即是根据每位患者的预期寿命、治疗耐受性、期望生活质量、患者自己的愿望以及肿瘤的异质性来设计具体的多学科综合治疗方案。在进行个体化靶向治疗时，需注意如下几点：①通过每位患者的基因序列和蛋白质功能信息，确定与肿瘤发生、发展密切相关的分子靶点，选择对该患者治疗效果最佳的分子靶向药物；②由于分子靶向治疗属新兴的肿瘤治疗方案，与传统的化学药物治疗相比，尚未有充足的临床经验积累，因此需与循证医学相结合，根据患者的疾病类型、进程及心理预期，选择最佳的治疗药物、给药剂量及给药途径，为患者设计和优化最佳的治疗方案；③多种治疗方案联合应用，目前大部分的分子靶向药物仅可抑制肿瘤的进展，并不能根治肿瘤，因此在分子靶向治疗的同时，需联合化疗、放疗、手术及其他免疫治疗等方案，取长补短，从多方面提高治疗效果与患者的生活质量。

3. 科学评价分子靶向治疗的疗效，进一步指导临床合理用药　目前在完成分子靶向治疗的若干疗程后，主要通过PET/CT、CT、MRI及肿瘤标志物等检查方法评价疗效及预后。在评价过程中，应以延长肿瘤患者的生存期和提高生活质量为金标准，利用上述检测的结果，不断调整和探索更加合理的靶向药物种类、给药剂量、给药途径等治疗方案。

(三) 分子靶向治疗的挑战及发展方向

肿瘤的分子靶向治疗虽然在临床上显示出较好的有效性与安全性，但是也面临着众多挑战。正确、客观地认识分子靶向治疗的作用和地位，是促进临床合理用药的重要举措。

1. 寻找新的分子靶点　如何寻找新的特异性分子靶点并建立有效分子靶向药物筛选模型？如何提高现有分子靶向药物的特异性并挖掘已有的分子靶向药物的潜能？如何建立精确的分子靶向治疗方案和疗效评价标准并降低治疗的临床费用？以上均是亟需解决的问题。

寻找可供治疗干预使用的分子靶点，实质就是寻找正常细胞与肿瘤细胞之间的分子差异。随着基因组学和蛋白组学等学科的快速发展，不断涌现出新的分子靶点，这为肿瘤分子靶向治疗提供了多种发展方向。这些靶点主要包括癌基因、抑癌基因、生长因子及其受体、肿瘤血管生成因子、蛋白激酶及信号转导通路、法尼基蛋白转移酶、端粒及端粒酶、DNA 拓扑异构酶、泛素化途径调控因子、DNA 引物酶、组蛋白去乙酰化酶等，以上物质及机制均与肿瘤的发生发展具有密切联系，是今后分子靶向治疗的发展方向。

2. 分子靶向治疗对肿瘤诊断提出新的要求　由于肿瘤分子特征的复杂性，分子靶向治疗需要根据每位患者肿瘤的分子学特征进行分类，制订出个性化的治疗方案。因此，分子靶向治疗要求逐步建立相应的肿瘤分类学方法，即肿瘤的分子诊断学。肿瘤的诊断必将由现在的以病理学为主的形态学诊断，逐渐向形态学、免疫学、细胞遗传学和分子基因学的综合方向发展。

3. 分子靶向治疗需向多靶向治疗发展　大多数实体瘤的形成机制是极其复杂的，靶向治疗难度较大。肿瘤组织一开始可能源于单一基因突变，但随着肿瘤生长，可能带来新的基因突变。而单一靶向药物仅能阻止一小部分肿瘤细胞增殖，最有效的方法是同时去除多种关键的异常基因。目前，针对多基因突变开发不同的靶向药物是肿瘤治疗所面临的最大挑战，需要完全了解肿瘤靶点的特性、肿瘤相关基因及其蛋白产物的功能，因此分子靶向治疗还有很长的路要走。

4. 靶向治疗药物中的单克隆抗体的人源化问题　在临床治疗中使用鼠源性单抗的主要障碍之一是患者可能会产生人抗鼠抗体（human anti-mouse antibody，HAMA）反应，通过基因工程技术制备的嵌合抗体（chimeric antibody）的 HAMA 反应率较鼠源性单抗低，但完全的人源性抗体才是单抗药物的最终发展目标。噬菌体抗体库技术和转基因小鼠技术是制备完全人源性单抗的两种方法。转基因小鼠产生完全的人源性抗体在动物实验中显示良好的治疗效果，拭目以待进一步的临床试验结果。

5. 分子靶向治疗应与新理论、新技术相结合　随着后基因时代的到来，在人类的基因中，有相当数量的基因与肿瘤的发生发展和防治有着密切的关系，这些基因有可能极大地推动着新分子靶标的发现，成为肿瘤分子靶向治疗快速发展的源泉。

尽管分子靶向治疗的前景非常乐观，但目前并不十分成熟，只有与手术、放疗、化疗以及生物治疗的其他手段结合，取长补短，正确认识分子靶向治疗的地位和作用，才可能在未来的肿瘤治疗领域大放异彩。

（四）未来展望

在过去十几年，分子靶向治疗药物发展迅速，并且已经在临床的抗肿瘤治疗中发挥了极为重要的作用，而且随着分子靶向治疗药物研究的深入，将有越来越多的靶向药物进入临床。早在 2005 年，美国临床肿瘤学会（American Society of Clinical Oncology，ASCO）主席 David H. Johnson 曾指出，分子靶向治疗、分子诊断、基因组学和蛋白组学已经不再是未来研究的问题，它们已经成为指导如今临床实践的重要部分；其在 2006 年 9 月亚洲临床肿瘤学术大会上，也提出“让个体化靶向治疗更好地服务于亚洲患者”。随着前沿基础研究的快速发展，其向临床实践转化的步伐也出现了前所未有的局面，2007 年 ASCO 更是自信地宣布，要将 ASCO 工作核心聚焦到转移性研究上，年会主题即“将研究成果转化为实践”。这意味着，传统的“细胞毒”药物“一统天下”的时代已经结束，以分子靶向治疗为代表的“细胞稳定”药物已经成为肿瘤治疗的一项独特的极具潜力的手段，分子靶向药物治疗已逐渐成为肿瘤标准治疗的一部分。寻找肿瘤恶性生物学指标的关键环节——“靶点”，并研究相应的分子靶向药物已成为目前抗肿瘤药物和方案的重要方向。

但恶性肿瘤的发病机制极其复杂，肿瘤发生的开始可能源于单一基因突变，但随着肿瘤生长，可能带来新的基因突变，因而靶向治疗难度很大；且恶性肿瘤的发生是一个多基因、多步骤的复杂过程，并且随着肿瘤的进展可能产生出新的基因突变，这大大增加了靶向治疗的难度；最为重要的是，单一靶点的靶向药物仅能影响一小部分肿瘤细胞的增殖作用，最有效的方法是可同时去除多种关键基因，故多靶点治疗药物的开发是肿瘤治疗面对的最大挑战。为此，研发多靶点的药物及不同靶点药物的联合应用将尤为迫切。随着对耐药机制进一步的了解以及分子生物学的发展，分子靶向治疗必将推动抗肿瘤治疗的发展，跨入一个全新的时代。

虽然分子靶向治疗目前还存在很多挑战，仍有许多问题有待解决，包括治疗方案的合理设计、与传统抗肿瘤方法的联合应用、肿瘤分子水平的变化有赖有效的检测手段、可能会出现耐药性以及新药物的研制与开发受诸多因素如成本、新的技术手段和新的技术途径的影响等,但随着现代生物技术的发展,靶向治疗所面临的问题得到逐步解决,取得了突破性进展,将为肿瘤治疗开辟一片新的天地。相信随着分子生物学的进一步发展,对疾病本质的进一步认识,必将有更多更有效的分子靶向药物进入临床。这种模式将会在肿瘤的综合治疗中占据不可或缺的位置。

二、肿瘤的生物治疗

由于恶性肿瘤具有无限增殖、浸润、转移等特性,目前采用的手术、化疗、放疗三大肿瘤常规治疗方法无法完全根除或彻底杀灭肿瘤细胞,因此肿瘤的复发和/或转移在临床较为常见。而常规化疗药物的特异性较低,在杀伤肿瘤细胞的同时也会杀伤正常细胞,且对在抗肿瘤机制中占重要地位的免疫细胞损伤尤为严重,肿瘤患者往往因化疗药物的严重不良反应、不能耐受而被迫停止治疗。正因肿瘤三大常规治疗方法的局限性,促使研究人员寻找肿瘤防治的新手段。随着转基因技术(基因工程)、现代细胞学技术、分子免疫学技术、肿瘤生物学及现代免疫学的快速发展,肿瘤的生物治疗因其显著的安全性与有效性、不良反应低等特点逐渐脱颖而出,成为继手术、放疗、化疗之后肿瘤治疗的第四种模式。

肿瘤的生物治疗是以现代分子生物学、免疫学和细胞生物学等前沿科学为基础,应用现代生物技术及其产品进行肿瘤防治的手段。目前,肿瘤的生物治疗主要是通过增加免疫细胞数量、直接恢复和提高人体免疫功能、增强免疫细胞对肿瘤细胞的杀伤能力、干扰肿瘤的细胞周期、促进细胞毒性物质向肿瘤细胞聚集等方式而实现的特异性肿瘤治疗。现阶段的肿瘤生物治疗主要包括细胞因子治疗、分子靶向治疗、细胞过继免疫治疗、基因治疗、肿瘤疫苗治疗、抗血管生成治疗、溶瘤病毒治疗等。

(一) 细胞因子治疗

细胞因子是由活化的免疫细胞和一些非免疫细胞经刺激而合成、分泌的一类作为细胞间信号传递分子的、具有广泛生物学活性的小分子蛋白,主要调节免疫应答、免疫细胞分化和发育,参与炎症反应,刺激造血功能等。细胞因子具有多种活性,如重叠性、拮抗性、多效性、协同性等,调整机体的生理功能,刺激细胞活化、分化、增殖和凋亡,与肿瘤发生、发展有着密切的关系。目前,细胞因子治疗在临床应用较多的主要为干扰素、白细胞介素、肿瘤坏死因子等。

1. 干扰素(interferon, IFN)　IFN是一类可以干扰病毒复制的细胞因子,除了早期发现的IFN-α、IFN-β和IFN-γ外,近年来又发现了IFN-λ和IFN-ω等新成员。IFN具有调节机体免疫应答、广谱抗病毒和抗肿瘤等多种生物学活性。IFN可增强组织相容性抗原或肿瘤相关抗原的表达、增强NK细胞的细胞毒作用、增强抗体依赖细胞介导的细胞毒作用、直接的抗细胞增生及抗血管生成等作用,在肿瘤的治疗中发挥着重要作用。目前主要用于毛细胞白血病、慢性粒细胞白血病、黑色素瘤、滤泡性淋巴瘤等的临床治疗。

2. 白细胞介素(interleukin, IL)　IL是由多种细胞产生并作用于多种细胞的一类细胞因子。目前至少发现了38种白细胞介素,分别命名为IL-1~IL-38,它们在免疫细胞的成熟、活化、增殖和免疫调节等一系列过程中均发挥重要作用,此外还参与机体的多种生理及病理反应。

如IL-2由成熟T淋巴细胞产生,可以诱导淋巴因子激活的杀伤细胞(lymphokine-activated killer cell, LAK细胞)、NK细胞、肿瘤浸润淋巴细胞(tumor infiltrating lymphocyte, TIL)扩增及细胞因子分泌,促进B细胞生长、产生抗体,刺激NK细胞生长且增强杀伤活性,促进T细胞增殖和相应的细胞因子分泌,参与机体的炎症反应、移植排斥反应和抗瘤免疫反应,是免疫应答的重要细胞因子。

3. 肿瘤坏死因子(tumor necrosis factor, TNF)　TNF是可引起肿瘤组织出血性坏死的一类细胞因子,主要由活化的巨噬细胞、NK细胞及T淋巴细胞产生。家族成员有TNF-α、TNF-β和淋巴毒素β等近20个,其中TNF-α的应用最为广泛,TNF-α是由激活的单核-巨噬细胞分泌的一种可溶性、多功能的细胞因子,其不仅可以诱导其他细胞因子的产生,还对多种肿瘤细胞有直接的细胞毒作用,但其持续释放或产生过多,会造成休克、发热、恶病质等机体反应。目前,TNF-α在软组织肉瘤的治疗中有较好的应用。

(二) 分子靶向治疗

分子靶向治疗,是指针对已经明确的某个(类)致癌位点,在细胞的分子水平上设计的治疗药物,该药物在进入患者体内后可与肿瘤细胞的位点(该位点可以是肿瘤细胞的核苷酸片段,也可以是蛋白分子)特异性结合,并引起肿瘤细胞特异性死亡,且不会对正常细胞产生影响,因此又称“生物导弹”,而这正是传统化学治疗难以达到的临床目标。分子靶向治疗已在本节始详细介绍,在此不再赘述。

（三）细胞过继免疫治疗

肿瘤的细胞过继免疫治疗(adoptive cellular immunotherapy,ACT)是指将患者的免疫细胞在体外诱导、修饰、扩增后,筛选出的具有高效特异性肿瘤杀伤活性的细胞回输到患者体内,抑制及杀伤肿瘤的一种免疫疗法。该疗法是继手术、化疗、放疗等传统治疗方法之后的一种具有良好临床应用前景的新型抗肿瘤手段,具有肿瘤杀伤特异性高、副作用小等特点,已在白血病、淋巴瘤、多发性骨髓瘤等恶性肿瘤的治疗中取得了显著疗效。细胞过继免疫治疗将在本章第五节细胞过继免疫治疗详细介绍,在此不再赘述。

（四）肿瘤的基因治疗

肿瘤的基因治疗是指运用基因工程技术直接纠正肿瘤细胞基因的结构和/或功能缺陷,或者间接通过增强宿主对肿瘤的杀伤力和机体的防御功能来治疗肿瘤的方案,是20世纪90年代发展起来的一种肿瘤生物治疗的新技术,其包括:①基因替代或添加;②将具有治疗作用的基因通过各种载体转移至肿瘤细胞或正常细胞内发挥作用,如各种细胞因子基因、免疫原性基因、抑癌基因、自杀基因的导入等;③基因封闭技术,用新颖的RNA干扰技术封闭癌基因、肿瘤多药耐药基因、细胞生长周期调控基因等。目前较为成熟的基因治疗技术是自杀基因疗法、外源正常基因导入法及基因封闭技术。

1. 自杀基因疗法　自杀基因疗法是指将某些病毒的基因转导入肿瘤细胞,病毒基因编码的特异性酶能将对细胞无毒或毒性极低的药物前体在肿瘤细胞内代谢成有细胞毒性的产物,从而杀死肿瘤细胞。在自杀基因的治疗过程中会出现“旁观者效应”,即有毒物质通过细胞之间的缝隙连接(gap junction)或凋亡小体转移到邻近细胞,产生杀伤作用,从而显著提高了自杀基因的杀伤效应。再如基因治疗用于脑胶质瘤时,将增强肿瘤细胞间隙连接的4-丁酸苯酯和更昔洛韦(ganciclovir,GCV)、单纯疱疹病毒胸苷激酶(herpes simplex virus thymidine kinase,HSV-tk)合用,能显著增加旁观者效应。

2. 外源正常基因导入法　外源正常基因导入法是指利用各种载体将正常野生型基因转入肿瘤细胞,表达各种功能蛋白,以抑制肿瘤细胞生长。例如,采用携带人抑癌基因 *p53* 或编码干扰素 IFN-α 的腺病毒治疗人肝癌或恶性间皮瘤。

3. 基因封闭技术　多药耐药(multiple drug resistance,MDR)是指肿瘤细胞在接触某种化疗药物而产生耐药的同时,也对其他结构和功能不同的药物产生耐药的非特异普遍耐药性。多药耐药基因(*MDR1*)的扩增和过度表达是导致肿瘤细胞MDR的一个重要因素,而MDR是导致肿瘤化疗失败的重要原因之一,因此,可以通过基因封闭技术抑制肿瘤细胞的 *MDR1* 基因的表达,提高常规化疗的效果;或将 *MDR1* 基因转入骨髓造血干细胞,以减轻化疗最主要的不良反应对骨髓细胞的损伤。该技术可用于骨髓未受侵犯的乳腺癌、卵巢癌和各种脑部肿瘤患者的临床治疗。

4. 基因编辑技术

(1)CRISPR/Cas9:CRISPR/Cas9是目前一种广受欢迎的新型基因编辑技术,其最初在化脓性链球菌中被发现,是细菌天然免疫系统抵御入侵的外源性DNA。*CRISPR* 基因座包括前导序列、间隔序列和重复序列。前导序列执行启动子的功能,间隔序列捕获外源DNA分子的一小段并将其整合在两个重复序列之间,以便与外源DNA配对;Cas9蛋白含有RuvC和HNH两个活性位点,分别负责crRNA非互补链和互补链的特定位点切割。转录后,每个CRISPR RNA(crRNA)与其重复序列互补的tracrRNA结合,并与Cas9核酸酶形成复合物,Cas9核酸酶在crRNA的指引下,识别保守的间隔相邻基序(PAM)并靶向结合到与crRNA互补的DNA序列中,进而切割DNA。

随后,研究者将tracrRNA和crRNA融合构建成大约20bp的短向导RNA(short-guide RNA,sgRNA),并将其与核酸内切酶Cas9结合,即可实现高效特异的基因编辑。CRISPR/Cas9的识别组件是RNA序列,与DNA结合更加直接,对目的DNA的编辑效率更高。同时,CRISPR/Cas9系统实验操作简单易行、费用低廉,使其被广泛应用于各个领域的基因敲除研究。

(2)ZFN:每个ZFN单体由位于C末端的非特异性切割结构域FokI核酸内切酶、位于N端的特异性识别DNA的锌指蛋白(zinc finger protein,ZFP)以及连接DNA结合结构域和内切酶的一段小肽组成。ZFP通常由3~6个锌指结构组成,每个锌指结构识别基因组中连续的3~4个碱基,多个锌指结构由连接序列串联就形成1个高度特异性的DNA识别区域。ZFN 技术需要 2 个分子 ZFN 单体以相对方向分别特异性识别并结合 DNA 的正反义链，当这两个识别位点相距 5~6bp 时，2 个 FokI 二聚化产生内切酶活性切割 DNA，导致 DNA 双链断裂（double strand break，DSB），继而通过非同源末端连接（non-homologous end-joining，NHEJ）或同源重组（homologous recombination，HR）完成修复。

虽然 FokI 自身二聚化也能产生对 DNA 的切割作用，但切割效率极低，容易产生非特异切割，所以在设计 ZFN 时，还需要对 FokI 进行突变，2 个结合不同靶序列的突变 FokI 相距 5~6bp 就可形成异源二聚体而具有酶切功能，同时增加了 ZFN 识别的特异性。ZFN 具有高效的靶向效率和高度的特异性，在一系列模式生物中获得成功，编辑效率约为 30%。

（3）TALEN：转录激活因子效应物（transcription activator like effector，TALE）是植物病原体黄色单胞杆菌分泌的天然蛋白，它可以特异性识别 DNA 碱基对。TALE 由 N 端转座结构域、DNA 结合相关的中央区域以及 C 端转录激活结构域组成。中央 DNA 结合结构域包含 15.5~19.5 个单元模块，每个模块单元有 34 个氨基酸残基，其中第 12 和 13 位氨基酸可变，被称作重复可变的双氨基酸残基（repeat variable di-residue，RVD）位点，RVD 可与 DNA 的 4 种碱基之一结合使 TALE 可以特异性识别 DNA。研究者利用这一特性，将 TALE 模块与 FokI 核酸内切酶相连，构建可以靶向任意 DNA 位点的 TALEN。

相比于 ZFN，TALEN 特异性更高、脱靶概率降低、编辑效率也有提高，然而，由于目标序列的每个碱基都需要一个 TALEN 识别模块，组装过程烦琐。由于 ZFN 和 TALEN 识别的目标基因序列长度一般只有十几个碱基，在整个基因组中不可避免存在相似序列，因此易造成脱靶（表 3-14-6）。

（五）肿瘤疫苗技术

肿瘤疫苗一直是肿瘤生物治疗研究的热点领域，其原理是激活患者自身的免疫功能，利用肿瘤抗原诱导机体的特异性细胞免疫和体液免疫反应，增强机体的抗癌能力，抑制癌细胞的生长、转移和复发，以达到控制或杀灭肿瘤的目的。肿瘤疫苗是一种高效、低毒的生物治疗方法，具有广阔的应用前景，目前研究较多的疫苗包括：肿瘤细胞疫苗、肿瘤多肽疫苗、肿瘤基因工程疫苗、肿瘤核酸疫苗和抗独特型抗体疫苗等。

1. 肿瘤细胞疫苗　肿瘤细胞疫苗是将完整的肿瘤细胞经物理照射、研磨、热灭活等方法处理以及基因修饰后接种于患者，单独使用自体或异体的肿瘤细胞难以产生足够强度的免疫应答，因此虽有一定疗效，但具有很大的局限性，不能达到有效控制和治疗肿瘤的目的。

表 3-14-6　三种基因编辑技术的比较

项目	CRISPER-Cas9	ZFN	TALEN
DNA 结合部位	小向导 RNA（small guide RNA，sgRNA）	ZFN 蛋白	TALEN 蛋白
核酸内切酶	Cas9	FokI	FokI
编辑有效率	>50%	30%	30%~50%
脱靶效应	较低	较高	稍高
系统设计	简单	较复杂	复杂
费用	低	中	高
复杂编辑能力	高	低	低
缺点	sgRNA 的设计要求较高	需要成对 ZFN 蛋白；不能靶向任意位点；ZFN 蛋白结构复杂	需要成对 TALEN 蛋白；不能靶向任意位点；TALEN 蛋白较大、传送到细胞困难、耗时
限制	PAM 限制序列多样性	只能识别 3~6 个核苷酸的序列	结合效率取决于 5′ 端 RVD

注：CRISPER-Cas9. Clustered regularly interspaced short palindromic repeat-associated nuclease 9，成簇的有规律地间隔排列的短回文重复序列及其核酸酶 9；ZFN. Zinc-finger nuclease，锌指核酸酶；TALEN. transcription activator-like effector nuclease，转录激活样效应因子核酸酶。

2. 肿瘤多肽疫苗　肿瘤多肽疫苗是采用肿瘤相关抗原或肿瘤特异性抗原的特异性表位诱导特异性的CTL免疫应答，是目前所有肿瘤治疗性疫苗中特异性最强的疫苗。其优点在于：①肿瘤抗原具有高度的特异性，对正常细胞无害；②可诱导特异性免疫应答；③疫苗能迅速被合成和纯化。但是免疫原性较弱是肿瘤多肽疫苗的最大弱点。

3. 肿瘤基因工程疫苗　肿瘤基因工程疫苗是将编码某种抗原的基因片段克隆到真核表达质粒并直接注入机体，利用宿主细胞的转译系统表达相应抗原，从而诱导机体产生特异性体液和细胞免疫应答。目前，国际上已有多种肿瘤基因工程疫苗已经或正准备进行临床试验，其中包括前列腺癌、肺癌、皮肤癌、恶性黑色素瘤、结肠癌、乳腺癌等。

4. 肿瘤核酸疫苗　肿瘤核酸疫苗又称基因疫苗，包括DNA疫苗和RNA疫苗，是由携带编码肿瘤抗原基因的核酸载体疫苗，直接注入组织细胞内，激发免疫反应。目前DNA疫苗多以质粒为载体，其制备简单、接种方便、安全，有开发潜力和可行性，其缺点在于易出现免疫耐受，因此必须设法将其转化到抗原提呈细胞上，但目前尚未有突破性的进展。

5. 抗独特型抗体疫苗　抗独特型抗体疫苗，又称抗独特型肿瘤疫苗，其是由抗独特型抗体制成的疫苗，具有模拟肿瘤抗原和免疫调节的双重作用，能打破肿瘤患者免疫耐受或免疫抑制状态，产生抗肿瘤免疫反应，延长存活期，提高生活质量。抗独特型抗体疫苗包括Ab1和Ab2疫苗、微抗体疫苗、单链抗体疫苗等，使用安全、可靠，易于标准化生产。

（六）抗新生血管生成治疗技术

血管的生成与肿瘤的生长和转移有着密切的联系，因此可以通过抑制肿瘤的血管生成而达到治疗肿瘤的目的。抗血管生成的作用靶点主要为：①抑制血管生成因子生成；②封闭血管生成因子或其受体；③抑制内皮细胞增殖、迁移；④干扰内皮细胞与基质的作用。

血管内皮细胞生长因子是目前所知的直接作用于血管内皮的细胞生长因子，其广泛存在于内皮细胞中，与肿瘤的生物学行为有着直接的关系，这使它成为抗血管生成药物研究的热点之一。

（七）溶瘤病毒治疗

溶瘤病毒又称肿瘤增殖型病毒，其具有特异性感染并溶解癌细胞的能力，能选择性感染肿瘤细胞并在肿瘤细胞中大量复制最终裂解肿瘤细胞，释放出的病毒能感染更多的肿瘤；且理论上在正常细胞中不能复制，因而对正常细胞不具有杀伤作用。溶瘤病毒的作用机制主要体现在以下4个方面：①增殖病毒在肿瘤细胞内增殖并释放，导致肿瘤细胞的溶解；②病毒在肿瘤细胞内复制所产生的毒性蛋白颗粒，能诱导肿瘤细胞凋亡；③诱导机体产生抗肿瘤免疫反应；④增强肿瘤细胞对放疗和化疗的敏感性。

20世纪50年代，主要利用西尼罗河病毒和腺病毒进行溶瘤治疗；20世纪70年代，水痘病毒的直接使用可改善急性淋巴细胞白血病，麻疹病毒可治疗白血病、伯基特淋巴瘤和霍奇金淋巴瘤；1991年单纯疱疹病毒1型（herpes simplex virus type 1，HSV-1）经基因改造后，建立了能抑制癌细胞并具复制活性的溶瘤病毒株，用于恶性脑肿瘤的治疗。将溶瘤腺病毒药物Onyx-015和化疗药物5-氟尿嘧啶（5-FU）联用，用于治疗头颈部肿瘤，与单独使用5-FU比较，可使肿瘤消退效应增加27%。目前已研制成功并已在肿瘤临床研究中应用的溶瘤病毒主要有腺病毒、新城疫病毒、单纯疱疹病毒、呼肠孤病毒等，它们对鼻咽癌、头颈部肿瘤、食管鳞癌、前列腺癌以及恶性腹水等的临床治疗具有一定的疗效。

2015年10月27日，美国FDA发文称，已经批溶瘤病毒疗法（oncolytic virus therapy）用于治疗病灶在皮肤和淋巴结的无法通过手术完全清除的黑色素瘤。该药物talimogene laherparepvec（T-VEC），是经过基因改造的HSV-1，这是美国FDA首次对溶瘤病毒疗法敞开大门。

选择HSV-1作为治疗肿瘤的病毒，主要是由于HSV-1具有以下与其他病毒不同的特点：①HSV-1干掉细胞的能力是与生俱来的，它是通过不停的自我复制瓦解细胞的；②即使治疗中不幸感染了HSV-1，现在也是有药物可以治疗；③HSV-1可以感染的细胞种类比较多；④HSV-1的基因组够大，包含很多生存非必需基因，这样研究人员就可以切掉这些多余的基因，加上想要表达的外来基因。

对HSV-1的改造主要有以下几点：①从众多的HSV-1中选择了对肿瘤细胞杀伤力更强的名为JS1的病毒株作为改造的模板；②通过基因编辑剪掉HSV-1中表达神经毒性因子的基因，阻止HSV-1侵染正常细胞；③剪掉了表达感染细胞蛋白47（ICP47）的基因，避免HSV-1阻止免疫细胞对癌细胞的攻击；④添加人*GM-CSF*基因（粒细胞-巨噬细胞集落刺激因子），HSV-1进入癌细胞后，会大量合成粒细胞-

巨噬细胞集落刺激因子,从而激发更加强烈的人体免疫反应。

研究表明,16.3% 的接受 T-VEC 治疗的患者肿瘤体积在 6 个月内会持续缩小,而对照组只有 2.1%。目前没有足够的证据表明 T-VEC 能够提升黑色素瘤患者的整体存活率,也没有证据表明 T-VEC 对转移到脑、骨、肝、肺或其他内部器官的黑色素瘤有疗效。

(八) 未来展望

肿瘤生物治疗作为一种新兴的治疗手段,已逐步开始从理论走向实践,疗效初显。随着越来越多的生物治疗产品被批准应用于临床,肿瘤生物治疗也进入迅猛发展阶段,已成为 21 世纪转化医学的重要组成部分。肿瘤生物治疗不仅可以提高化疗、放疗的敏感性,而且对减少术后复发及转移也有较好的作用,同时有更多的学者提出细胞维持治疗的新理念。

随着科技的快速发展,分子生物学、基因组学、临床医学以及众多的相关科学均在日新月异地向前发展和交叉渗透,肿瘤的生物治疗发展很快,新型细胞因子的发现及诱生、抗癌效应细胞的激活、新型特异性抗原疫苗的研究、端粒酶抑制剂的应用、携带细胞因子(TNF-α、IL-2 等)基因的腺病毒载体的构造、转基因疫苗的临床应用、抗血管生成抑制剂的联合使用、自杀基因与细胞因子的联用都已从实验阶段进入到临床应用阶段,也必将进一步为肿瘤治疗提供新的思路、做出有益的探索。

然而,就目前肿瘤生物治疗的临床应用方面,有许多问题仍亟待解决:①需要建立个体化治疗策略,从而实现个体化精准治疗;②需要建立合理的免疫治疗评价标准,免疫治疗需要建立相对独立的一套评价体系来反映治疗效果;③克服免疫耐受。突变的细胞发展成肿瘤的过程,也就是其逃避或打败宿主免疫系统的过程,利用活化免疫系统来治疗肿瘤需要同时降低患者体内的免疫抑制环境,尤其是肿瘤组织内部的抑制性微环境;④降低治疗成本。综合治疗是今后必然的发展方向。如何在综合治疗中充分利用免疫治疗和发展免疫治疗策略具有同等重要的意义。在对肿瘤免疫逃避机制和肿瘤微环境的进一步深入认识的基础上,肿瘤的免疫治疗必将成为一个进展更加迅速的新兴领域,在改善肿瘤的治疗现状中发挥不可替代的作用。

另外还应该注意的是,肿瘤发生与发展涉及多因素、多阶段,其过程的复杂性、顽固性以及机体在此过程中千变万化的状态,使肿瘤的治疗远远不是单一的一种临床医学手段所能根治的。目前学术界最大的共识是,通过规范性综合治疗和个体化治疗可以提高很多常见肿瘤的治愈率,而肿瘤的生物治疗因其主动抗癌、靶向性强,对正常组织和细胞的毒、副作用小等特点,更适用于消灭复发或残留的肿瘤细胞。

由此可见,多中心随机双盲的临床试验是肿瘤生物治疗过程的必经之路,只有大量的临床试验提供可靠的循证医学依据才能更好地推动肿瘤生物治疗的发展,更好地指导临床工作。目前,肿瘤的生物治疗已成为继手术、放疗、化疗三大肿瘤传统疗法之后的第四种疗法,随着肿瘤免疫学和分子生物学的不断创新与发展,肿瘤的生物治疗必将成为人们医治肿瘤的重要手段。

总之,肿瘤的生物治疗方兴未艾,尽管还有各种不足之处,如制备工艺复杂、价格较昂贵等,但这方面的研究无疑已大大深化了人们对肿瘤的认识。纵观肿瘤生物治疗的过去和现代生物疗法的未来以及取得的成就,可以预料 22 世纪根治肿瘤,特别是肿瘤负荷不大的残存肿瘤,或在保持带瘤生存状态的治疗策略中,生物治疗的地位将不可忽视。肿瘤的生物治疗作为一种重要的治疗手段必将在人类攻克肿瘤的过程中发挥越来越重要作用。

(钟晓松)

参考文献

[1] SIEGEL RL, MILLER KD, JEMAL A. Cancer statistics, 2017. CA Cancer J Clin, 2017, 67 (1): 7-30.

[2] WICKI A, MANDALA M, MASSI D, et al. Acquired resistance to clinical cancer therapy: a twist in physiological signaling. Physiol Rev, 2016, 96 (3): 805-829.

[3] GOTWALS P, CAMERON S, CIPOLLETTA D, et al. Prospects for combining targeted and conventional cancer therapy with immunotherapy. Nat Rev Cancer, 2017, 17 (5): 286-301.

[4] STAGG J, LOI S, DIVISEKERA U, et al. Anti-ErbB-2 mAb therapy requires type Ⅰ and Ⅱ interferons and synergizes with anti-PD-1 or anti-CD137 mAb therapy. Proc Natl Acad Sci U S A, 2011, 108 (17): 7142-7147.

[5] EBERT PJR, CHEUNG J, YANG Y, et al. MAP kinase inhibition promotes T cell and anti-tumor activity in

combination with PD-L1 checkpoint blockade. Immunity, 2016, 44 (3): 609-621.
[6] NEFEDOVA Y, NAGARAJ S, ROSENBAUER A, et al. Regulation of dendritic cell differentiation and antitumor immune response in cancer by pharmacologic-selective inhibition of the janus-activated kinase 2/signal transducers and activators of transcription 3 pathway. Cancer Res, 2005, 65 (20): 9525-9535.
[7] RIBAS A, HODI FS, CALLAHAN M, et al. Hepatotoxicity with combination of vemurafenib and ipilimumab. N Engl J Med, 2013, 368 (14): 1365-1366.
[8] SYED KHAJA AS, TOOR SM, EL SALHAT H, et al. Preferential accumulation of regulatory T cells with highly immunosuppressive characteristics in breast tumor microenvironment. Oncotarget, 2017, 8 (20): 33159-33171.
[9] HASSEL JC. Ipilimumab plus nivolumab for advanced melanoma. Lancet Oncol, 2016, 17 (11): 1471-1472.
[10] TOCHIGI T, AOKI T, KIKUSHIGE Y, et al. Mobilization of human immature hematopoietic progenitors through combinatory use of bortezomib and immunomodulatory drugs. Int J Hematol, 2017, 105 (4): 423-432.

第4节　放疗的一般原则

放射治疗是儿童肿瘤治疗的重要组成部分，相关资料显示，大约40%~50%的儿童肿瘤需要接受放射治疗。随着肿瘤放疗技术手段以及综合治疗方法的不断进步，儿童肿瘤的5年总体生存率已经从20世纪80年代的63%提升到现在的75%左右。但是，有超过50%的儿童肿瘤患者，在成年后会出现放疗相关的迟发毒性反应。此外，不同于成人放疗，儿童因其年龄小、理解能力有限、不能很好配合治疗，需要医师与家长相互沟通、合作，以保证患儿接受合理、有效、精准的放疗方案。因此，如何保证肿瘤患儿放疗方案精准、顺利实施，在保证疗效的前提下，如何尽可能减轻放疗毒性，已成为儿童肿瘤放疗医师面临的重大难题。

一、放射物理学基础

放射治疗是采用射线照射的方法来杀灭肿瘤细胞的一种治疗手段。按照射线的物理特性，用于临床放疗的射线可分为粒子射线（如电子线、α线、中子线、质子线、碳离子）和光子射线（千伏X线、兆伏X线、γ线）两类。按照传能线密度（linear energy transfer，LET）水平的高低分为低LET射线和高LET射线。低LET射线包括电子线、X线、γ线和质子。高LET射线包括中子、π负介子以及重离子。目前应用于儿童肿瘤放疗的常用射线为电子线和X线，近年来质子放疗在儿童肿瘤治疗中的应用也越来越多。

千伏X线的穿透力低，最高剂量在皮肤表面，进入组织后剂量下降较快，适用于表浅肿瘤的治疗。高能X线的穿透力随能量升高而增加，最高剂量在深部组织内，皮肤表面剂量低。电子线在组织内达到最高剂量后，剂量迅速下降，可保护靶区后面的正常组织，但皮肤剂量相对较高。质子线和其他粒子射线进入一定深度组织后，其能量骤然传递给所在物质而致深部剂量突然上升，形成Bragg峰。

对于浅表肿瘤如蕈样真菌病、皮肤血管瘤，应该用穿透力不强的千伏X线或者电子线治疗。对于大多数胸、腹部病灶，常用穿透力较强的高能X线照射。对于某些放射敏感性较差的肿瘤如横纹肌肉瘤，或与危及器官关系较为密切的肿瘤，条件允许的情况下，推荐采用质子或重离子放疗。

二、放射生物学基础

射线进入生物体后，可以产生两种生物学效应。直接作用指放射线直接作用于具有生物活性的生物大分子，如核酸、蛋白质（包括酶类等），使其发生电离、激发或化学键的断裂而造成分子结构和性质的改变，从而引起细胞功能和代谢的障碍。间接作用指放射线作用于体液中的水分子，引起水分子的电离和激发，形成化学性质非常活泼的自由基，进而作用于生物大分子引起损伤。低LET射线对生物体的作用以间接作用为主，其效应很大程度上要依赖氧的存在；高LET射线对生物体的作用以直接作用为主，其效应与氧的存在与否关系不大。

为了达到最大限度杀灭肿瘤细胞，同时尽可能保护周围正常组织的目的，放射治疗必须分次进行。分次放疗的理论依据如下。

1. 细胞放射损伤的修复　亚致死损伤的修复指将某一给定单次照射剂量分成间隔一定时间的两次时，所观察到的存活细胞增加的现象。在临床中，两次照射之间间隔时间应>6小时，以利于亚致死损伤完全修复。潜在致死性损伤修复指照射以后改变细胞的环境，会使细胞存活增加的现象，通常认为放射敏感的肿瘤潜在致死损伤修复不充分，而放射耐受肿瘤具有较为充分的潜在致死损伤修复机制。

2. 细胞周期的再分布　处于不同细胞周期时相的细胞放射敏感性是不同的，通常处于S期的细胞（特别是晚S期）是最耐受的，处于G_2和M期的细胞是最敏感的。分次放射治疗中存在着相对放射抗拒时相的细胞向放射敏感时相移动的再分布现象，这有助于提高放疗疗效。

3. 乏氧细胞的再氧合　肿瘤受到一定剂量的照射后，内部大多数放射敏感的氧合好的细胞将被杀死，剩下的活细胞是乏氧的。照射后，乏氧的肿瘤细胞会重新氧合，这种现象称为再氧合。临床上可采用分次放射治疗的方法使肿瘤细胞不断再氧合而逐渐杀灭肿瘤。

4. 再群体化　机体受到损伤后，组织的干细胞在机体调节机制的作用下，增殖、分化、恢复组织原来形态的过程为再群体化。肿瘤细胞通常在疗程后期会发生再群体化现象，如果疗程时间过长，会造成治疗疗效下降。因此可根据情况对治疗方案进行时间 - 剂量调整。

三、放疗适应证

放射治疗的适应证主要取决于病理类型、肿瘤分期、预后因素和患儿的耐受情况。部分肿瘤对放疗敏感，可通过放疗根治，有些肿瘤则需通过放疗与化疗、手术等相结合的方式进行治疗。

1. 根治性放疗　指在足够剂量的放射治疗后肿瘤可治愈，患者可获得长期生存，在治疗过程中或治疗后发生放疗相关毒副作用是不可避免的，但应控制在可接受的范围内。包括生殖细胞瘤、精原细胞瘤、鼻咽癌、淋巴瘤、髓母细胞瘤等。

2. 辅助放疗　某些恶性肿瘤以手术、化疗为主，放疗起辅助作用，通过手术后或化疗后的放射治疗，能够进一步提高肿瘤治疗效果。包括肾母细胞瘤、神经母细胞瘤、横纹肌肉瘤等。

3. 新辅助放疗　某些恶性肿瘤因体积大、解剖位置不佳，直接手术切除困难较大，可先采用放射治疗使肿瘤体积缩小后，再行手术治疗。但新辅助放疗在儿童肿瘤中应用较少。

4. 姑息放疗　对于晚期肿瘤患儿，可通过放射治疗减轻症状，提高生活质量，对某些患儿可以延长生存期。

5. 挽救性放疗　某些恶性肿瘤在首程治疗后出现局部复发，可接受局部放射治疗进行挽救性治疗。如果首程治疗中包含放射治疗，需注意再程放疗时危及器官的接受到的剂量及可能出现的严重毒副作用。

四、放疗流程

（一）门诊流程

大部分儿童肿瘤的治疗效果良好，但治疗相关的长期毒副作用较大，选择合理的治疗手段至关重要。此外，患儿家长对治疗的期望值较高，这对儿童肿瘤医师提出了更高的要求。因此，建议成立儿童肿瘤多学科诊疗团队（multiple disciplinary team，MDT），团队成员应包括内科、外科、放疗科、放射科、病理科、麻醉科的相关医师，还应包含护士、心理治疗师等辅助人员。通过MDT讨论，为患儿制订合理的治疗方案，并与患儿家长保持沟通及良好关系，做好治疗后的随访工作，共同对患儿的治疗负责。

（二）定位

由于患儿的年龄小，理解能力有限，常常不能很好地配合医师，定位时长应尽可能地缩短，推荐采用CT模拟定位方式。根据肿瘤所在位置选择合适的固定方式，如头或颈部肿瘤可采用面网或头颈肩面网进行固定，对于胸腹盆腔的肿瘤可采用儿童体膜进行固定。此外，还可以配合发泡胶、真空垫进行全身姿势固定。

根据北京协和医院放疗科的经验，3岁以下患儿常不能主动配合，定位时需使用镇静或麻醉类药物进行处理。对于3岁以上患儿，经过定位前的心理疏导（如进行角色扮演游戏），常能够主动配合医师完成定位（图3-14-5）。

（三）靶区勾画及处方剂量

儿童肿瘤的靶区勾画原则大体同成人肿瘤（图3-14-6）。

1. 肿瘤区（GTV）　指肿瘤的临床病灶，为一般的诊疗手段（CT、MRI等）能够诊断出的可见的具有一定形状和大小的恶性病变的范围，包括转移的淋巴结和其他转移病灶。

2. 临床靶区（CTV）　按照放射生物学要求及肿瘤发生、转移因素应给予一定照射剂量的肿瘤原发灶周围浸润形成的亚临床灶、区域淋巴结转移路径等。

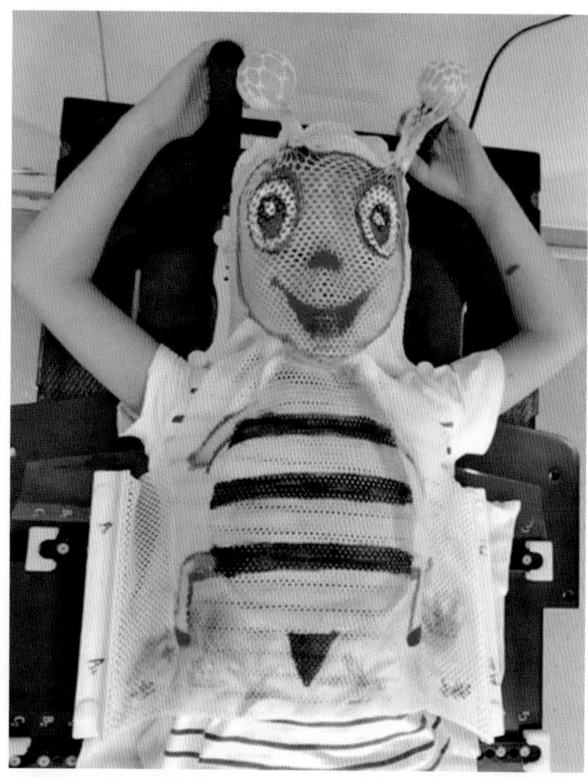

图 3-14-5　北京协和医院放疗科为患儿定制的卡通体膜

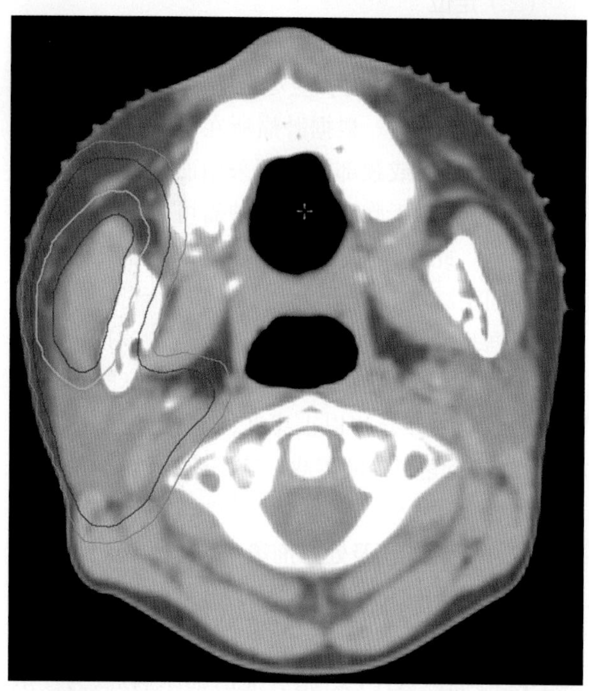

图 3-14-6　一例横纹肌肉瘤患儿靶区勾画示意图
蓝色为肿瘤区；绿色为计划大体肿瘤靶区（PGTV）；红色为临床靶区；橘色为计划临床靶区（PCTV）。

3. 计划靶区（PTV）　实施放疗时实际照射的范围。除 CTV 外，还包括由于呼吸、心跳、空腔脏器的充盈与排空等造成的生理变化范围，患者分次照射造成的摆位误差，仪器设备的机械误差等。

靶区勾画完成后，医师根据肿瘤性质、位置、与周围危及器官的关系以及治疗目的等因素，给予靶区一定的处方剂量和危及器官剂量限值。儿童肿瘤异质性较大，放射敏感性差别较大，治疗目的也不尽相同。因此，处方剂量的变化范围较广，不在此处赘述，后续分论中将详细介绍。

（四）计划制作

此过程由物理师完成，物理师根据医师的处方剂量、危及器官限量要求，结合放疗加速器相关参数，选择合理的射线束入射角度，制订放疗计划。治疗计划应满足临床剂量学四原则：①肿瘤剂量要求准确；②治疗的肿瘤区域内剂量分布要均匀，剂量变化梯度不能超过 ±5%，即要达到 ≥90% 的剂量分布；③尽量提高治疗区域内的剂量，降低照射区正常组织受量；④保护肿瘤周围重要器官免受照射，至少不能使它们接受超过其允许耐受量的范围。另外，制订放疗计划时，尽量采用调强放疗技术（图 3-14-7），并且使得计划执行时间尽可能缩短。计划制作完成后，需交由临床医师进行计划评估，评估合格后，计划方可执行。

（五）复位及计划执行

复位过程即核对放疗计划的照射位置与定位位置是否一致，可采用模拟机复位或 CT 复位。

放疗计划的执行过程即治疗过程，需保证治疗体位与定位体位一致，为保证治疗的精确，推荐采用图像引导放疗（image-guided radiation therapy，IGRT）。儿童治疗摆位原则与定位时的摆位原则一致，对 3 岁以下的患儿可采用镇静或麻醉方法；对 3 岁以上的患儿尽量采用心理疏导方法，使患儿能够配合治疗。

总体放疗流程如图 3-14-8 所示。

五、放疗相关毒性

（一）急性期毒性

急性期毒性指从放疗开始至放疗结束后 90 天内出现的毒副作用。由于应用较多化疗，肿瘤患儿的急性期放疗相关毒性常常较重，以黏膜炎和骨髓抑制为主。治疗方面以支持治疗为主，如鼻饲加强营养支持、输血治疗等。儿童的组织修复能力强于成人，经过积极的支持治疗，大部分急性期放疗副作用都能得到控制与恢复。

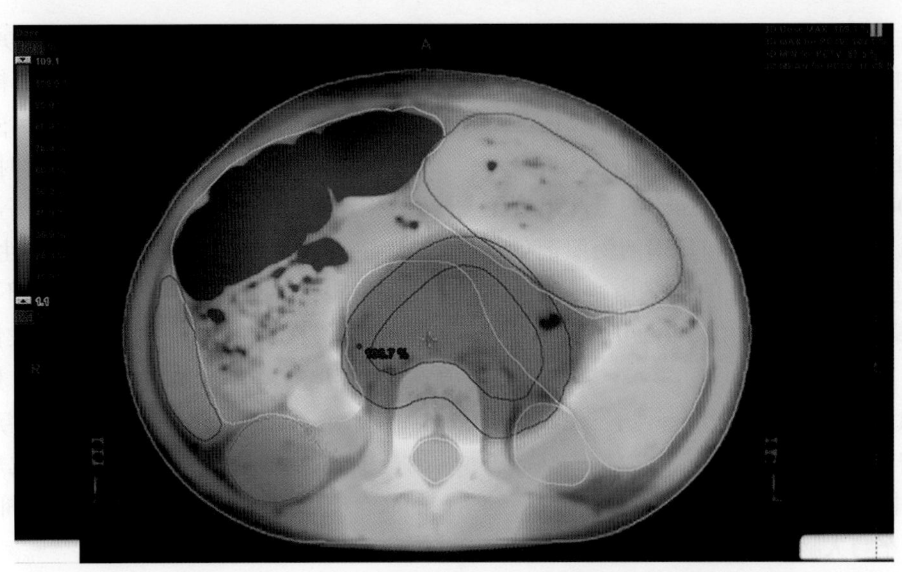

图 3-14-7　一例神经母细胞瘤术后调强放疗计划示意图

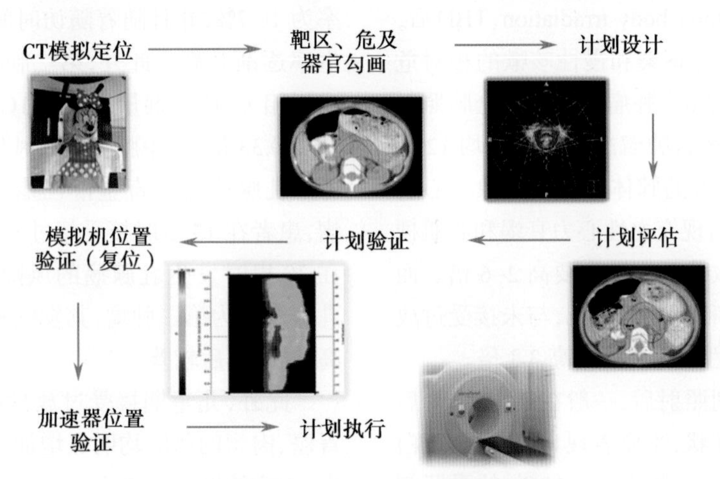

图 3-14-8　调强放疗基本流程

(二) 迟发毒性

迟发毒性指放疗结束 90 天之后开始出现的毒副作用。随着儿童肿瘤治愈率的改善，迟发毒性的发生风险也逐步提高，并且严重影响患儿的生活质量。放疗相关的迟发毒性与患儿一般情况(年龄、遗传因素等)、放疗总剂量、单次分割剂量、剂量分布、照射野内危及器官位置相关。常见的放疗相关迟发毒性包括神经认知功能损害、内分泌功能障碍、心肺疾病、肌肉骨骼发育不良、脑血管病变以及次生肿瘤等。

1. 中枢神经系统放疗后迟发毒性　儿童肿瘤以中枢神经系统肿瘤最为常见，因此中枢神经系统迟发毒性发生概率较高，并且将严重影响存活者的生存质量。

(1) 神经认知功能障碍：儿童放疗后神经认知功能状态评价较为困难，一般可采取智力检测量表的方式进行。58 名髓母细胞瘤患儿接受全脑放疗后，其 IQ 测验明显低于正常儿童的平均水平(90.2 *vs.* 100)，并且<8 岁患儿的智力受损情况更加严重。另外一项报道也证实，海马区 40% 体积受照射剂量超过 7.3Gy［等效生物剂量(BED)］时，患儿更易出现语言记忆功能障碍。

(2) 内分泌功能障碍：儿童脑部肿瘤放疗时，会造成下丘脑、垂体不同程度的损伤，进而导致内分泌功能的障碍。美国儿童癌症幸存者研究(Childhood Cancer Survivor Study，CCSS)对 1 607 名接受过脑部放疗的儿童期肿瘤幸存者和其 3 418 名兄弟姐妹进行了一项问卷调查，结果发现儿童期肿瘤幸存者发生生长激素分泌不足、甲状腺功能减退、骨质疏松的风险，要明显高于其兄弟姐妹。剂量学研究表明，当患儿的下丘脑平均剂量超过 16.1Gy 时，治疗结束后 5

年，患儿出现生长激素分泌不足的概率将超过 50%。

(3) 神经性耳聋：脑部肿瘤放疗会导致内耳出现病理生理学改变，进而会引发感觉神经性耳聋(sensorineural hearing loss，SNHL)。研究显示，脑部肿瘤受照 54.0~59.4Gy 后，大约 14% 的患儿出现了 SNHL。SNHL 的发生与年龄和耳蜗的受照剂量相关。<3 岁的患儿出现 SNHL 的概率是 ≥3 岁患儿的 2.39 倍，耳蜗受照剂量每增加 1Gy，出现 SNHL 的概率增加 7%。

(4) 脑血管病：儿童脑部肿瘤放疗后发生脑卒中的概率明显增加，儿童期接受过脑部放疗的脑瘤患者，其发生卒中的风险是同龄人的 29 倍。并且，脑卒中的发生概率与大脑动脉环、大脑动脉起始部、颞叶、下丘脑的受照剂量呈现明显的正相关。

2. 其他常见实质器官脏器损伤　儿童接受胸部放疗和全身放射治疗(total body irradiation，TBI)后，出现肺纤维化、反复肺部感染和慢性咳嗽的相对危险度分别为 4.3、2.2 和 2.0。肿瘤患儿接受全肺照射较多，在一项研究中，48 名肿瘤患儿接受平均 12Gy 的全肺照射，出现了显著的肺体积萎缩现象。心脏受照 15Gy 的患儿，其出现充血性心力衰竭和心肌梗死的风险比未接受过放疗的同龄人要高 2~6 倍。而接受过胸部、脊柱照射和 TBI 的患儿，与未接受过放疗的同龄人相比，心源性死亡风险要高 3.3 倍。

肿瘤患儿肾脏受到照射后，一般在 3~12 个月后开始出现肾功能损伤症状，主要表现为高血压、蛋白尿、贫血，甚至肾衰竭。一般而言，<18Gy 的受照剂量是相对安全的，一旦肾脏受照剂量超过 20Gy，则出现肾损伤的概率明显升高。

放疗引发的出血性膀胱炎与全膀胱受量>30Gy，或部分膀胱受量>60Gy 相关。此外，腰骶部受照剂量超过 50Gy，可能会导致外周神经损伤，这与神经源性膀胱功能障碍相关。

3. 性腺功能损伤　性腺功能损伤可分为中枢性和外周性。中枢性性腺功能损伤通常发生于脑部肿瘤放疗后，引发促性腺激素分泌功能障碍。外周性性腺功能损伤则通常为卵巢或睾丸直接受到射线影响所致。研究显示，下丘脑、垂体受照剂量超过 30Gy 时，会引起促性腺激素分泌不足。对于女性患儿，脑部肿瘤接受超过 50Gy 的放疗后，大约 10% 左右会发生月经初潮推迟。

男性睾丸具备产生精子与分泌睾酮两个基本功能，快速分裂的精原细胞对放射线敏感，睾丸受到 0.1Gy 的照射即会引起精子减少，受到超过 2Gy 的照射，将会导致无精子症。睾丸间质细胞辐射抗性相对较强，睾丸受到 24Gy 照射时，会引发睾丸间质细胞功能障碍，受到超过 33Gy 照射时，50% 的男性青少年会出现睾酮分泌不足的现象。

少女卵巢较成年女性对放疗抗性强，通常单次受照射 1.7~6.4Gy 后，会引发暂时性不育，永久性不育的剂量为 3.2~10Gy。一般认为原发性和继发性卵巢早衰与整个腹部照射剂量 20~30Gy 相关。

4. 第二肿瘤　第二肿瘤的发生与放疗部位、照射范围、放疗剂量相关。另外，某些化疗药物与放疗的联合应用如烷化剂、拓扑异构酶Ⅱ抑制剂，会增加发生第二肿瘤的风险。

来自 CCSS 的研究发现，1 877 例中枢神经系统肿瘤放疗后存活患儿，随访至 25 年，第二肿瘤发生率为 10.7%，并且随着随访时间的延长，第二肿瘤发生率逐渐升高。此外，第二肿瘤发生率与放疗剂量成正相关，放疗剂量每增加 1Gy，发生胶质瘤的风险增加 0.33 倍，发生脑膜瘤的风险增加 1.06 倍。

乳腺癌是霍奇金淋巴瘤放疗后常见的第二肿瘤，患者在 15 岁时接受超过 40Gy 的胸腔放疗，则其在 30 岁时发生乳腺癌的风险是同龄人的 10.3 倍。乳腺癌作为第二肿瘤，其发病较早，并且恶性程度较高，同时预后较差。

此外，儿童期接受过放疗的患者，其发生肺癌、胃癌、肉瘤的风险均明显增加，并且第二肿瘤一旦发生，治疗效果通常较差。

放疗相关迟发毒性在现阶段不可避免，一旦出现，以对症支持治疗为主。从治疗的角度看，可通过先进的放疗技术，如调强放疗、质子重离子放疗等，降低危及器官受量；也可通过改变放化疗结合方式，选择毒性低的化疗药物，来尽可能减轻放疗相关迟发毒性。

六、儿童放疗特殊性

(一) 重视家长的作用

由于患儿没有自主选择治疗方案的能力，家长在整个放疗期间的作用尤为重要。放疗医师应该保持与患儿家长的良好沟通联系，使患儿家长了解整个放疗流程及注意事项，了解放疗后可能出现的毒副作用及相应的处理办法。放疗医师还应该充分了解患儿家长的诉求与期望，并积极予以相应的帮助。在放疗前，放疗医师可以带患儿家长参观放疗科，了解放疗工作流程，消除对放疗的恐慌，使家长能够坦然面对放疗，配合医生完成患儿的放疗工作。一项来自英国的研究报道显示，患儿父母的焦虑，会加剧患儿的恐慌心理，不利于放疗的顺利进行。

(二) 重视对患儿的心理疏导

在国外，通常由游戏治疗师对患儿进行放疗前的心理疏导，完成放疗前的准备工作，这种治疗模式称为"游戏准备(play preparation)"。通过这种"游戏准备"能够减少放疗期间麻醉镇静类药物的使用。Scott 等人的研究发现，63 名 2~5 岁患儿接受放疗前的"游戏准备"，只有 10.8% 的患儿在放疗时仍需要镇静处理。鉴于国内的特殊情况，可以由放疗医师、治疗师完成患儿的心理疏导工作。可以将有关放疗的相关信息制成卡通动画录像或者彩色漫画书，引发患儿对放疗的兴趣；也可以让患儿观看对玩具娃娃做模拟定位和放疗的示范图像，以消除患儿对放疗的恐惧感。

(三) 营造适合儿童的放疗环境

受限于环境、设备、人员等因素，国内儿童医院通常不配备有放疗科，肿瘤患儿常需转诊至其他医院接受放射治疗。患儿将从一个熟悉的、儿童为主的环境来到一个陌生的、成人世界为主的环境。这对患儿而言，需要时间来适应。放疗科可以在条件允许的情况下，设立儿童放疗候诊区，候诊区内环境布置以儿童色彩为主，此外可以将肿瘤患儿的放疗安排在同一时间段内，与同龄小伙伴的交流，更易消除患儿的紧张情绪。

(四) 麻醉镇静药物的使用

对于大多数 3 岁以下的患儿，很难通过心理疏导的方式使其配合治疗，常需要麻醉镇静类药物对患儿进行处理。目前，临床常用水合氯醛溶液作为镇静药物，虽然患儿在服用水合氯醛后处于睡眠状态，但在这种镇静状态下，患儿仍可对外界刺激做出反应，并可能会有不自主的细微活动，影响放疗的精准度。此外，相对于全身麻醉方式，这种镇静方法带来的副作用较大，并且复苏时间较长。因此，在条件允许的情况下，需要小儿麻醉医师参与放疗，采用全身麻醉的方式，辅助放疗的完成。儿童放疗时的麻醉药物应具备以下特征：麻醉起效迅速；麻醉持续时间短；治疗结束后苏醒快；发生恶心、呕吐的概率低；麻醉结束后无长期副作用。

七、发展方向

儿童肿瘤放疗的发展方向是提高治疗的增益比，即在提高肿瘤区域剂量，提高肿瘤局部控制率的同时，能够降低危及器官受照剂量，降低正常组织并发症的发生概率。随着医学物理技术的发展，质子放疗在儿童肿瘤的治疗中得到了越来越多的应用。相对于 X 线来说，质子在其穿过组织的行程中不易被扩散，侧向散射小，束流半影小；大部分射线能量沉积在射程的末端，形成 Bragg 型剂量分布，通过对射线强度进行调制，可以使肿瘤组织接受很高的剂量，正常组织剂量很小。剂量学研究同时表明，脑部肿瘤放疗时，质子放疗相对于 X 线放疗，能够显著降低海马区域、齿状回、室下区域的受照剂量。

由于质子放疗较 X 线放疗有明确的剂量学优势，开展比较质子放疗与 X 线放疗的随机对照研究，很难通过伦理认证。目前仅有回顾性的临床研究对两者的临床疗效进行比较。Eaton 等人比较了质子和光子放疗对髓母细胞瘤的临床疗效，发现两组患儿在生存率、失败率以及复发模式方面均无明显差异。质子放疗能够显著降低危及器官的受照剂量，因此，其优势主要体现在减轻放疗相关毒副作用方面。研究显示，质子放疗能够显著减轻神经认知功能、内分泌功能受损程度，降低脑血管事件发生概率，降低第二肿瘤发生风险。此外，质子放疗能够显著改善患者生活质量。研究发现，质子放疗组的生活质量评分(quality of life score，QOL)显著高于 X 线放疗组。

鉴于质子放疗能够显著降低危及器官受照剂量，降低正常组织并发症的发生概率，提高患者生活质量。条件允许的情况下，儿童肿瘤放疗尽量采用质子放疗技术。但是，质子放疗设备价格昂贵，体积较大，对医疗机构配套设施要求较高，目前我国仅有上海一家质子放疗机构正式运营，且放疗费用较高，现阶段广泛应用仍存在困难。随着我国社会经济的不断发展，越来越多的医疗机构将会引进质子放疗设备，质子放疗将会在儿童肿瘤治疗中发挥更加重要的作用。

专家点评

- 放射治疗是儿童肿瘤综合治疗的重要组成部分。近年来，越来越多的儿童肿瘤患者在疾病进程中，需要接受放射治疗。
- 由于儿童肿瘤患者的群体特殊性，肿瘤患儿的放疗需要医师、物理师、技师、护师以及患儿家长的密切合作。需要重视患儿家长在整个治疗期间的作用。

■ 放疗后的迟发毒性是儿童肿瘤放疗医师需要关注的重点问题，建议掌握好适应证，应用先进放疗技术，严格实施质量控制和质量保证。

■ 质子放疗是未来儿童肿瘤放射治疗的发展方向。

(刘晓亮 张福泉)

参考文献

[1] THORP N. Basic principles of paediatric radiotherapy. Clin Oncol (R Coll Radiol), 2013, 25 (1): 3-10.

[2] 李晔雄. 肿瘤放射治疗学. 5版. 北京: 中国协和医科大学出版社, 2018.

[3] 汤钊猷. 现代肿瘤学. 3版. 上海: 复旦大学出版社, 2011.

[4] 王国民. 儿童肿瘤放射治疗学. 2版. 上海: 复旦大学出版社, 2007.

[5] MCKENNA K, COLLIER J, HEWITT M, et al. Parental involvement in paediatric cancer treatment decisions. European journal of cancer care, 2010, 19 (5): 621-630.

[6] STACKHOUSE C. The use of general anaesthesia in paediatric radiotherapy. Radiography, 2013, 19 (4): 302-305.

[7] YOO HJ, KIM H, PARK HJ, et al. Neurocognitive function and health-related quality of life in Pediatric Korean Survivors of Medulloblastoma. Journal of Korean medical science, 2016, 31 (11): 1726-1734.

[8] BASS JK, HUA CH, HUANG J, et al. Hearing loss in patients who received cranial radiation therapy for childhood cancer. J Clin Oncol, 2016, 34 (11): 1248-1255.

[9] COURA CF, MODESTO PC. Impact of late radiation effects on cancer survivor children: an integrative review. Einstein, 2016, 14 (1): 71-76.

[10] 吴开良. 临床肿瘤放射治疗学. 上海: 复旦大学出版社, 2017.

第5节 细胞过继免疫治疗

恶性肿瘤在我国的发病率和死亡率逐年增高，目前已是居民因病死亡的首要原因。据2015年全国癌症统计数据显示，全国约有393万人被确诊患有癌症，平均每分钟有7.5个人被确诊患癌，每天约有1万人被确诊患癌，每个人在一生中患癌的发生率在30%以上。而各类癌症中，死亡率排在前五位的分别是肺癌、胃癌、结直肠癌、肝癌、乳腺癌。采用免疫方法治愈恶性肿瘤或者治疗后当作一种慢性病，延长生命，提高患者的生活质量是未来治疗恶性肿瘤的最终目标。

肿瘤的细胞过继免疫治疗(adoptive cellular immunotherapy，ACT)是指将患者的免疫细胞在体外诱导、修饰、扩增后，筛选出的具有高效特异性肿瘤杀伤活性的细胞回输到患者体内，抑制及杀伤肿瘤的一种免疫疗法。该疗法是继手术、化疗、放疗等传统治疗方法之后的一种具有良好临床应用前景的新型抗肿瘤手段，具有肿瘤杀伤特异性高、副作用小等特点，已在白血病、淋巴瘤、多发性骨髓瘤等恶性肿瘤的治疗中取得了显著疗效。

一、概述

造血与淋巴组织肿瘤按照细胞系别分类包括髓系、淋系及组织细胞/树突状细胞肿瘤。国际公认的分类方法为世界卫生组织(WHO)造血与淋巴组织肿瘤分类，界定方式包括形态学、免疫表型、遗传学及临床特点，此分类结合了病理学家和临床专家的共同意见。以淋巴肿瘤为例，淋系肿瘤是指B细胞、T细胞和NK细胞在分化的不同阶段发生的克隆性肿瘤。淋巴组织参与先天性和获得性免疫系统，在实现免疫应答的过程中，其中一个关键的阶段为识别阶段，主要的区别在于是否需要与主要组织相容性复合体(major histocompatibility complex，MHC)有关的抗原刺激来启动免疫反应，活化免疫细胞，执行免疫效应。

淋巴组织肿瘤包括前驱淋巴肿瘤及成熟淋巴肿瘤。在全球范围内，前者主要发生在儿童，其中75%的病例发生在6岁以下儿童，包括B淋巴母细胞白血病/淋巴瘤和T淋巴母细胞白血病/淋巴瘤；后者主要发生在成人，其中成熟B细胞肿瘤占所有淋巴肿瘤的90%以上，成熟T细胞和NK细胞只占所有非霍奇金淋巴瘤的12%，主要发生在亚裔人群。美国监控、流行病学和最终结果计划的数据显示，淋巴肿瘤占造血肿瘤的84%，成熟B细胞肿瘤约占所有淋巴肿瘤的3/4，霍奇金淋巴瘤占8%，成熟T/NK细胞肿瘤和淋巴母细胞白血病/淋巴瘤各占5%，未知类型淋巴肿瘤占7%。成熟的B细胞肿瘤包括弥漫大B细胞淋巴瘤(28%)、浆细胞肿瘤(主要是多发性骨髓瘤)(22%)、慢性淋巴细胞白血病/小淋巴细胞淋巴瘤(20%)、滤泡性淋巴瘤(13%)和各种其他已知或未知类型(16%)。从发病趋势上看，老年人(75岁及以上)中，弥漫大B细胞淋巴瘤和滤泡性淋巴瘤的发病率每年分别增加1.4%和1.8%，而慢性淋巴细胞白血病/小淋巴细胞淋巴瘤的发病率每年下降 2.1%。

白血病是一类造血干细胞恶性克隆性疾病,克隆性白血病细胞因为增殖失控、分化障碍、凋亡受阻等机制在骨髓和其他造血组织中大量增殖累积,并浸润其他非造血组织和器官,同时抑制正常造血功能。临床可见不同程度的贫血、出血、感染发热、骨骼疼痛以及肝、脾、淋巴结肿大。据报道,我国各地区白血病的发病率在各种肿瘤中占第六位。白血病在临床上分为急性和慢性两类:①急性白血病起病急、病程短、发展快,以发热及关节、胸骨疼痛为主要表现;②慢性白血病起病缓、病程长,以皮肤苍白、发热、乏力、汗多、体重减轻为主要表现。另外,根据白血病细胞来源可分为:淋巴细胞白血病及髓细胞白血病。这两大类可进一步分为多种亚型,各亚型在预后判断中有一定意义,在治疗方案上也有差别。

我国 20 世纪 80 年代的调查资料显示,白血病的年发病率为 2.76/10 万,其中急性髓系白血病(acute myeloid leukemia,AML)的发病率为 1.62/10 万,急性淋巴细胞白血病(acute lymphoblastic leukemia,ALL)的发病率为 0.69/10 万,慢性髓系白血病(chronic myeloid leukemia,CML)的发病率为 0.36/10 万,慢性淋巴细胞白血病(chronic lymphoblastic leukemia,CLL)的发病率为 0.05/10 万,特殊类型的白血病的发病率为 0.03/10 万。除 ALL 的发病高峰期为 0~9 岁以外,其余类型白血病均在老年期形成发病高峰。全国肿瘤登记中心的陈万青于 2016 年 1 月 25 日在 *CA Cancer J Clin* 杂志上发表的 2015 中国癌症统计数据显示,造血与淋巴组织肿瘤占所有肿瘤类型的比例为 4.5%。

Dr. Madhusoodhan PP 在 2016 年发表在 *Curr Probl Pediatr Adolesc Health Care* 的儿童白血病文献中提及儿童白血病是儿童最常见的单一恶性肿瘤,占所有儿童癌症的 30%。在过去的 40 年中,ALL 的生存率有了显著的提高,最新研究的结果接近 90%。美国每年约有 3 000 名儿童被诊断为白血病,ALL 约占所有儿童白血病的 80%,症状均与骨髓浸润相关,并伴有细胞减少,如发热、疲劳、苍白、瘀伤和骨痛。50%~60% 的儿童出现肝脾大或淋巴结病。T-ALL 患者大多表现为纵隔肿块。AML 占 10 岁以下儿童急性白血病的 13%,在 15~19 岁占 36%。

国家儿童医学中心组织的多中心研究显示,近 10 年儿童急性淋巴细胞白血病 5 年以上长期生存率有所上升,总体接近 90%;儿童急性早幼粒细胞白血病 5 年无病生存率可达 90% 以上。儿童白血病是儿童恶性肿瘤最常见的一类,我国每年新发儿童白血病约 1.5 万人,国家卫生健康委员会组建的儿童白血病专家委员会已制定《儿童急性淋巴细胞白血病诊疗规范(2018 年版)》和《儿童急性早幼粒细胞白血病诊疗规范(2018 年版)》。国家儿童医学中心主任医师、儿童白血病专家委员会临床组组长郑胡镛表示,治疗初始阶段规范的诊断分型,即基于不同类型、危险度的白血病给予相应治疗方案,对于白血病的治疗至关重要。

目前,儿童急性淋巴细胞白血病的治疗方案如图 3-14-9。

21 世纪以来,癌症免疫治疗领域发展迅速、风起云涌,越来越多的新方法、新技术为肿瘤治疗提供了众多选择。随着细胞免疫学的发展,逐步公认调动机体免疫细胞的抗肿瘤活性、克服肿瘤细胞对其微环境免疫辨识的抑制作用,将是目前唯一有望根治复发难治肿瘤的治疗手段。肿瘤免疫治疗已经成为继传统肿瘤治疗手段(手术、化疗、放疗)后的第四种治疗手段,其有效性及安全性已得到国内外的认可。在 2013 年,癌症免疫治疗包括抗体和特异性免疫细胞治疗被 *Science* 评为十大科学突破之首,也被业界认为可能是攻克癌症的最有效方法。美国肿瘤免疫治疗专家早在 2013 年达成共识,到 2018 年诺贝尔生理学或医学奖获得者 Tasuku Honjo 再次指出,癌症治疗未来的两个方向:①通过免疫治疗将癌症彻底治愈;②通过免疫治疗控制癌症为慢性病,这个理论引起人们的广泛关注(图 3-14-10)。

近年来,癌症的免疫治疗取得了重大突破,主要包括以下两个方面。

第一个重大突破就是 PD-1/PD-L1 药物为肿瘤患者所带来的临床效果是前所未有的,它可以有效控制 50% 的皮肤癌患者的疾病进展,可治愈约 10% 的皮肤癌患者;而多年来医学上对顽固的非小细胞肺癌是束手无策的,但 PD-1/PD-L1 药物可对约 24% 的该病患者具有治疗效果。由于 PD-1/PD-L1 抗癌作用的广谱性,对肾癌、胃癌、乳腺癌、膀胱癌、白血病、头颈癌、肠癌和脑瘤等癌症的临床疗效也正在Ⅱ期或Ⅲ期临床试验之中。目前,全球两款 PD-1/PD-L1 药物——opdivo(O 药)与 keytruda(K 药)均已在中国上市,而这一重磅疗法也使 PD-1/PD-L1 药物的发明者 James P. Allison 及 Tasuku Honjo 荣获了 2018 年诺贝尔生理学或医学奖。

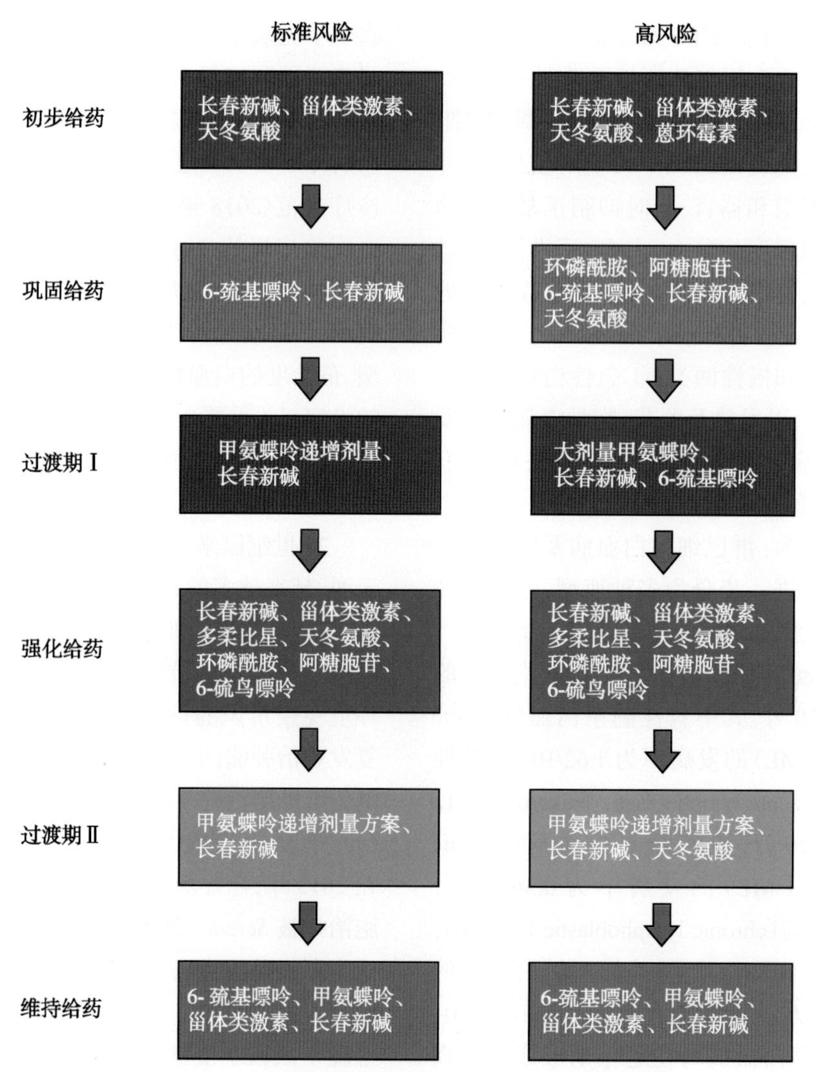

图 3-14-9 标准风险和高风险 B-ALL 治疗路线示意图

第二个重大突破就是嵌合抗原受体 T 细胞(chimeric antigen receptor T cell,CAR-T)治疗药物的成功上市。目前已有两种 CAR-T 细胞治疗药物得到了美国 FDA 的批准成功上市,分别为美国国家癌症研究所的 Dr. Steven A Rosenberg 研发的治疗淋巴瘤的 Yescarta 及 Dr. Carl June 研发的 Kymriah,这使癌症免疫治疗向前迈进了一大步,也使治愈癌症不再是遥不可及的梦想! 2018 年,Dr. Rosenberg 荣获美国奥尔巴尼医学中心医学和生物医学研究奖,2019 年 5 月荣获美国斯坦曼人类免疫学研究奖,两奖均是美国医学科学的最高奖励;而 2018 年 Dr. Michel Sadelain 荣获法国巴斯德·魏兹曼/施维雅国际奖(the Pasteur-Weizmann/Servier International Prize),这均说明 CAR-T 细胞治疗技术极有可能获得诺贝尔奖。

2016 年,我国制定“十三五”规划中的《医药工业发展规划指南》也明确指出“支持基因测序、肿瘤免疫治疗、干细胞治疗、药物伴随诊断等新型医学技术发展,完善行业准入政策,加强临床应用管理,促进各项技术适应临床需求,紧跟国际发展步伐”。

由此可见,肿瘤免疫治疗是适合我国国情的肿瘤综合治疗手段之一,尤其针对中晚期肿瘤患者而言,提高生活质量、减低放化疗的副作用都有肯定的疗效,单一依靠任何一种治疗手段对于提高疗效都是有限的。

二、分类

肿瘤的细胞过继免疫治疗按采用的效应细胞分类可分为 2 类。

第一类效应细胞为肿瘤抗原特异性免疫细胞,包括肿瘤浸润淋巴细胞(tumor infiltrating lymphocyte,TIL)、嵌合抗原受体 T 细胞(chimeric antigen receptor T cell,CAR-T 细胞)、T 细胞受体(T cell receptor,TCR)T 细胞等。

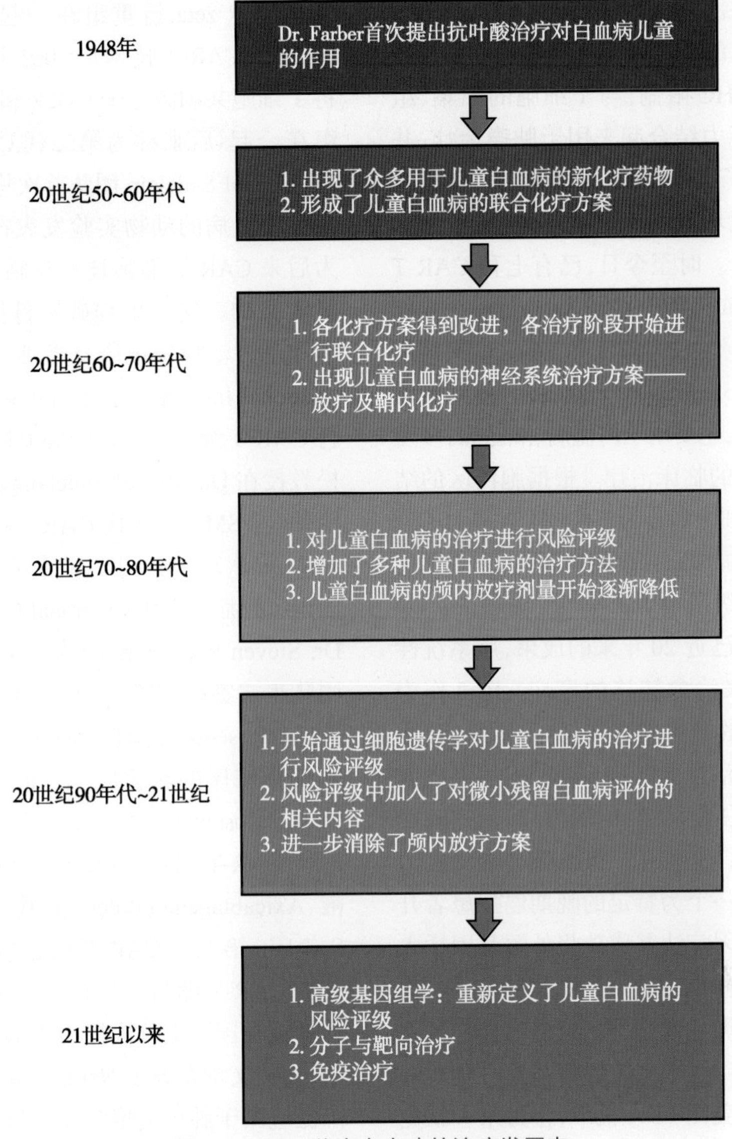

图 3-14-10　儿童白血病的治疗发展史

自从 Dr. Sidney Faber 首次描述抗叶酸对白血病母细胞的作用以来，99 例儿童白血病的治疗都在飞速发展。20 世纪 90 年代是关于化疗使用的改进和患者风险分层。21 世纪后，多个领域的技术进步导致治疗和诊断领域出现了全新的选择，从先进的基因组学到靶向分子药物，再到复杂的免疫治疗。

第二类为肿瘤抗原非特异性免疫细胞，包括淋巴因子激活的杀伤细胞（lymphokine-activated killer cell，LAK 细胞）、树突状细胞（dendritic cell，DC）、细胞因子诱导的杀伤细胞（cytokine-induced killer cell，CIK 细胞）、自然杀伤细胞（natural killer cell，NK 细胞）及细胞毒性 T 淋巴细胞（cytotoxic T lymphocyte，CTL）等。

三、肿瘤抗原特异性免疫细胞

（一）嵌合抗原受体 T 细胞（CAR-T 细胞）

1. CAR-T 细胞的定义　CAR-T 细胞主要是通过转基因技术，使能够特异性识别靶抗原的单克隆抗体单链可变区（scFv）表达在 T 细胞表面，同时 scFv 通过跨膜区与 T 细胞胞内的活化增殖信号域相耦连（CD3 zeta 链和共刺激分子 CD28/4-1BB 等），CAR-T 细胞对肿瘤细胞靶抗原非 MHC 限制性识别、结合并活化增殖，杀死靶细胞，从而产生高效的抗肿瘤反应。

2. CAR-T 细胞的发展历史　CAR-T 细胞技术是近年来发展非常迅速的一种过继免疫细胞治疗技术，其具有较强的靶向性、杀伤活性和持久性，可克服肿瘤局部免疫抑制微环境并打破宿主免疫耐受状态，是肿瘤免疫细胞治疗领域中新的靶向治疗方式。CAR-T 细胞治疗技术的特点在于将抗体的靶向特异性，识别抗原不受 MHC 限制，与 T 细胞的归巢、组织穿透和靶向摧毁能力结合起来用于肿瘤治疗，并在近 10 多年来取得了飞速发展，在多种恶性肿瘤的基础研究及临床转化均取得了显著疗效，多个临床试验结果也令人振奋。时至今日，已有七种 CAR-T 细胞药物（最初的两款药物分别是 Kymriah，又被称为 Tisagenlecleucel 静脉输注悬浮液和 Yescarta 又被称为阿基仑赛注射液、Axicabtagene ciloleucel）得到美国 FDA 的批准成功上市，主要用于白血病、淋巴瘤，多发性骨髓瘤等血液肿瘤的临床治疗。根据胞内区的结构不同，可将 CAR-T 细胞划分为三代（图 3-14-11）。

早在 1985 年，美国国家癌症研究所的 Dr. Steven A Rosenberg 在医学顶级期刊 *The New England Journal of Medicine* 发表了自己近 20 年来的成果，用系统性地给患者注射 IL-2 来治愈转移的癌症。IL-2 作为免疫细胞因子，可以激发免疫细胞，例如 T 细胞，增强它们清除癌细胞的活性。Dr. Rosenberg 用淋巴因子活化的杀伤细胞 / 白介素 -2（LAK/IL-2）治疗晚期肿瘤获得成功，开创了细胞因子和细胞过继免疫治疗的先河。他成为第一个为特定的晚期癌症患者开发有效免疫疗法和基因疗法并成功将外源基因插入人体的人。他对遗传修饰细胞过继免疫治疗（ACT）的研究已帮助转移性黑色素瘤、肉瘤、淋巴瘤和其他癌症患者的病灶消退。他研究的细胞因子白介素 -2（IL-2）在 1992 年获得美国 FDA 批准，作为第一款免疫治疗药物用于治疗转移性肾癌。

1989 年，Dr. Zelig Eshhar（以色列人，德国洪堡大学教授）在 PNAS 杂志上发表了他的研究成果：将编码 2，4，6- 三硝基苯（2，4，6-Trinitrobenzene，TNP）抗体的可变区基因连接到编码 T 细胞受体（T cell receptor，TCR）恒定区和 Zeta 链的基因上，生成的产物命名为 TCR-AntiBODY（T-body），后来被称为第一代嵌合抗原受体（chimeric antigen receptor，CAR）技术。Dr. Zelig Eshhar 和美国癌症研究所的 Dr. Steven Rosenberg 用这个技术开展治疗转移性卵巢癌的小规模临床试验，但试验并未取得成功，随后他们都放弃了对这个技术的研究。

1999 年，纪念斯隆 - 凯特琳癌症中心（Memorial Sloan-Kettering Cancer Center，MSKCC）的 Dr. Michel Sadelain 进一步发展这种技术，在 Neplasma 首次将靶向前列腺特异性膜抗原（PSMA）的抗体 ScFv 直接和 TCR zeta 链重组在一起，产生功能性 T 细胞（第一代 CAR-T 技术）。2002 年 Nature Biotech 发文将 T 细胞共刺激分子 CD28 和 T 细胞受体 zeta 链重组在一起（后来称为第二代 CAR-T 技术）；2003 年，Dr. Michel Sadelain 团队首次将靶向 CD19 成功治愈急性白血病的动物实验发表在 *Nature Medicine* 上，为后来 CAR-T 细胞技术在临床的成功应用奠定了坚实基础。这一里程碑事件掀起了美国肿瘤免疫学和基因治疗领域研究高潮，美国国立卫生研究院（National Institutes of Health，NIH）投入大量资金进行 CAR-T 细胞治疗血液肿瘤的研究。2006 年，钟晓松教授在 Dr. Michel Sadelain 领导的实验室，首次发明靶向 PSMA 第三代 CAR-T 技术，这项成果发表在 *Molecular Therapy* 上。在钟晓松教授的推动下，美国国家癌症研究所（National Cancer Institute，NCI）的 Dr. Steven Rosenberg 团队与 MSKCC 的 Dr. Sadelain 团队正式签约，将第二代 CAR-T 细胞治疗技术引进到 Dr. Rosenberg 团队，加速了 CAR-T 细胞治疗从基础到临床的转化应用。此后，钟晓松教授在 Dr. Steven Rosenberg 实验室参与设计靶向 CD19 的第二代 CAR-T 细胞（Yescarta，又被称为阿基仑赛注射液、Axicabtagene ciloleucel，其设计结构和 Dr. Michel Sadelain 第二代 CAR-T 核心结构一样）以及其他靶点的 CAR-T 细胞。在 Dr. Rosenberg 工作期间，钟晓松教授在国际上首次提出干细胞样记忆 T 细胞的概念，相关文章发表于 Nature Medicine 杂志，这一概念广泛应用于肿瘤免疫治疗。目前干细胞样记忆 T 细胞已是公认的下一代 CAR-T、TCR-T 细胞治疗和肿瘤疫苗治疗癌症的发展方向。

另外一种第二代 CAR-T 结构最早发表于 2004 年，*Leukemia* 刊登了 Dr. Dario Campana 的研究成果，首次提出将 4-1BB 作为 CAR-T 细胞的共刺激分子（Kymriah，Tisagenlecleucel 静脉输注悬浮液核心技术来源），使其具有更强、更为持久的抗肿瘤活性；2011 年 NEJM 发表了 Dr. Carl June 治疗两例慢性淋巴细胞白血病的临床试验成果。作为靶向 CD19 的第二代 CAR-T 细胞疗法，其在临床上取得成功的时间比 Dr. Steven Rosenberg 研究团队要落后至少一年时间。2017 年 8 月，美国 FDA 批准的 Kymriah 用于治疗 25 岁以下儿童急性淋巴细胞白血病（ALL）。同年 10 月，Yescarta 成为全球首个获批治疗成人复发或难治性 B 细胞淋巴瘤（BLBCL）的 CAR-T 药物。

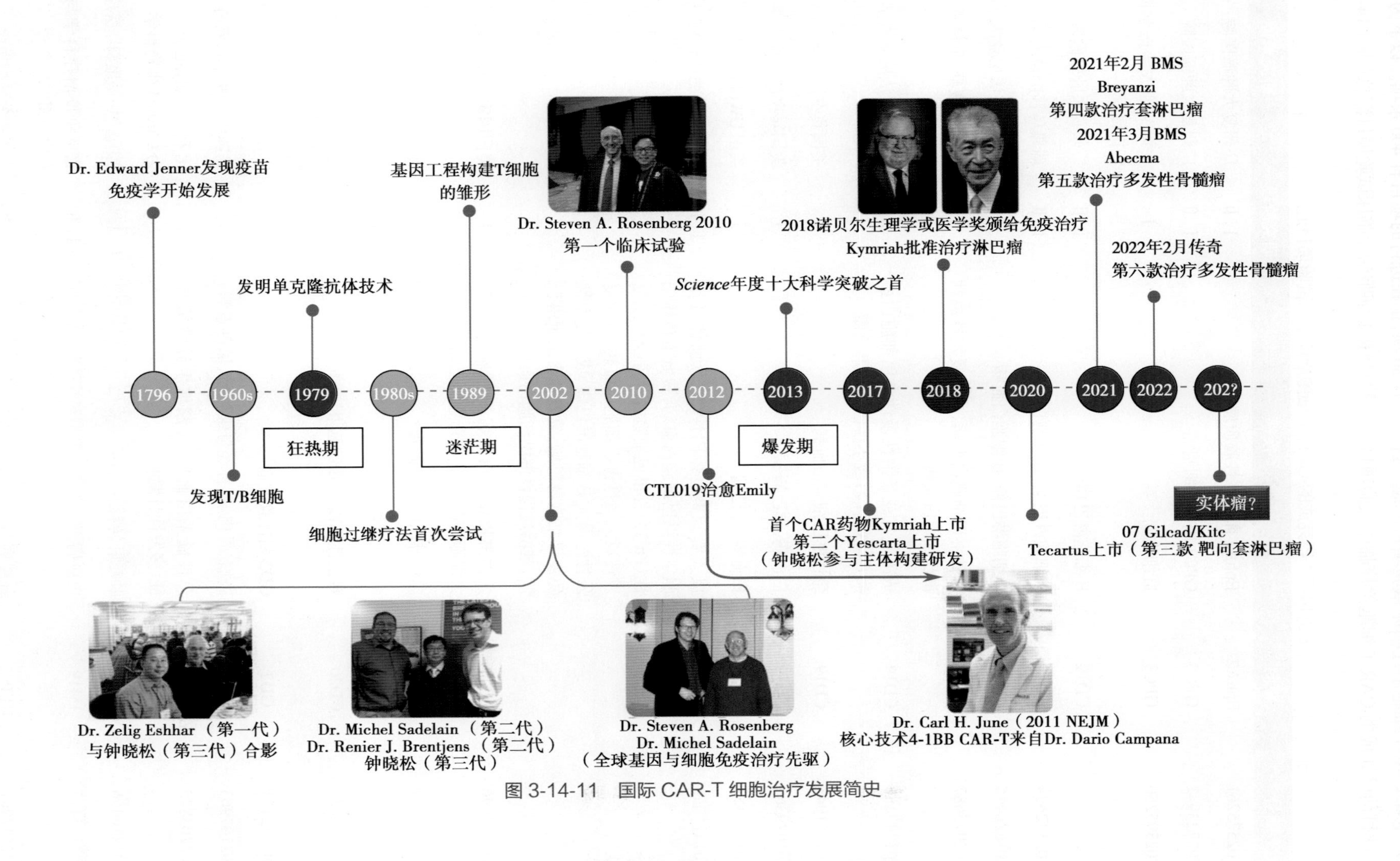

图 3-14-11　国际 CAR-T 细胞治疗发展简史

3. 全球CAR-T细胞治疗临床试验项目汇总　目前，全球目前已完成的CAR-T细胞治疗临床试验项目有30项，正在进行的项目有400余项。以下为已完成的CAR-T细胞治疗临床试验项目汇总（表3-14-7）。

表3-14-7　已完成的CAR-T细胞治疗临床试验项目汇总

NCT编号	靶向	疾病	研究阶段	研究单位
NCT02575261	EphA2	EphA2阳性恶性胶质瘤	Ⅰ，Ⅱ	广州复大肿瘤医院
NCT02723942	GPC3	GPC3阳性肝细胞癌	Ⅰ，Ⅱ	广州复大肿瘤医院
NCT02395250	GPC3	肝细胞癌	Ⅰ	上海交通大学医学院附属仁济医院
NCT02547948	CD19	B细胞淋巴瘤	Ⅰ，Ⅱ	广州复大肿瘤医院
NCT02132624	CD19	B细胞淋巴瘤、B细胞白血病	Ⅰ，Ⅱ	瑞典乌普萨拉大学
NCT01626495	CD19	B细胞淋巴瘤、B细胞白血病	Ⅰ	美国宾夕法尼亚大学
NCT02975687	CD19	急性淋巴细胞白血病，成人复发性急性淋巴细胞白血病	Ⅰ	美国血液病研究所/血液病医院
NCT01747486	CD19	成人复发或难治性慢性淋巴细胞白血病（第3阶段）或小淋巴细胞淋巴瘤	Ⅱ	美国宾夕法尼亚大学
NCT01551043	CD19	急性淋巴细胞白血病	Ⅰ	美国宾夕法尼亚大学
NCT01029366	CD19	白血病、淋巴瘤	Ⅰ	美国宾夕法尼亚大学
NCT03811457	CD19	白血病、淋巴瘤	Ⅰ	美国UWELL生物制药公司
NCT01475058	CD19	成人费城染色体阴性（Ph–）前体B细胞急性淋巴细胞白血病，费城染色体阳性（Ph⁺）急性淋巴细胞白血病（ALL）、复发性成人急性淋巴细胞白血病、成人复发性弥漫大B细胞淋巴瘤、成人复发性免疫母细胞淋巴瘤、复发性套细胞淋巴瘤、难治性慢性淋巴细胞白血病	Ⅰ，Ⅱ	美国弗雷德·哈金森癌症研究中心
NCT01593696	CD19	急性淋巴细胞白血病、B细胞淋巴瘤、大细胞淋巴瘤、非霍奇金淋巴瘤	Ⅰ	美国国家癌症研究所
NCT02030847	CD19	急性淋巴细胞白血病	Ⅱ	美国宾夕法尼亚大学
NCT02135406	CD20	多发性骨髓瘤	Ⅰ	美国宾夕法尼亚大学
NCT02976857	CD20	难治性弥漫大B细胞淋巴瘤	Ⅰ	美国细胞生物医学集团有限公司
NCT03252171	GD2	GD2阳性胶质瘤	Ⅰ，Ⅱ	广州复大肿瘤医院
NCT02107963	GD2	肉瘤、骨肉瘤、神经母细胞瘤、黑色素瘤	Ⅰ	美国国立肿瘤研究所
NCT02203825	G2D-ligands	急性髓系白血病、骨髓增生异常综合征、多发性骨髓瘤	Ⅰ	比利时Celyad公司（原名为Cardio3生物科学）
NCT02416466	CEA	肿瘤肝转移	Ⅰ	美国罗杰·威廉姆斯医疗中心
NCT03173417	IM19	白血病	Ⅰ，Ⅱ	北京免疫治疗科学与技术有限公司
NCT02547961	HER-2	乳腺癌	Ⅰ，Ⅱ	广州复大肿瘤医院

续表

NCT 编号	靶向	疾病	研究阶段	研究单位
NCT01109095	HER-2	多形状胶质细胞瘤	Ⅰ	美国贝勒医学院
NCT00889954	HER2/EBV TGFB	HER2 阳性恶性肿瘤	Ⅰ	美国贝勒医学院
NCT02465983	Meso/CD19	胰腺癌	Ⅰ	美国宾夕法尼亚大学
NCT02159716	Meso	转移性胰腺(导管)腺癌、上皮性卵巢癌、恶性胸膜间皮瘤	Ⅰ	美国宾夕法尼亚大学
NCT01897415	Meso	转移性胰腺导管腺癌	Ⅰ	美国宾夕法尼亚大学
NCT01454596	EGFRv Ⅲ	恶性胶质瘤、胶质母细胞瘤、脑癌、胶质肉瘤	Ⅰ,Ⅱ	美国国立肿瘤研究所
NCT01218867	VEGFR2	转移癌、转移性黑色素瘤、肾癌	Ⅰ,Ⅱ	美国国立肿瘤研究所
NCT01837602	cMet	转移性乳腺癌,三阴性乳腺癌	Ⅰ	美国宾夕法尼亚大学

4. CAR-T 细胞治疗的利弊与发展方向　CAR-T 细胞治疗技术的优势体现在如下几个方面:首先,CAR-T 细胞主要是基于肿瘤表面蛋白发挥抗原特异性识别功能。因此,CAR-T 细胞治疗技术突破了 TCR-T 细胞存在的 MHC 限制性问题,也不存在对靶细胞表位的处理过程与高效提呈的依赖性,对于依赖下调 HLA 表达或改变处理进程的逃逸机制的肿瘤细胞,有着更为敏感且有效的杀伤效能。其次,CAR-T 细胞不存在 TCR 的胸腺限制,理论上对于几乎所有肿瘤抗原都能够改造出对应的特异性 CAR-T 细胞,克服了 TIL 作用的局限性。此外,对 CAR-T 细胞结构中信号域的改造能够使 CAR 发挥多种 T 细胞的功能,如扩增、细胞因子分泌、组织选择性等,进一步扩展了 CAR-T 细胞的使用范围与效能。

但 CAR-T 细胞治疗技术也存在着一定的局限性。在有效性方面,若 CAR-T 细胞的嵌合抗原受体的 scFv 结构域存在着与鼠单克隆抗体的交叉片段,那么在输注后患者会产生人抗鼠的排斥反应,CAR-T 细胞会作为外源性物质被机体的免疫系统杀伤,而无法发挥预期效果。而在安全性方面,这种人抗鼠的排斥反应还可形成免疫复合物,沉积在体内造成急性炎症反应,且 CAR-T 细胞有可能攻击存在于正常细胞中的低表达的肿瘤抗原,这种脱靶效应可造成正常细胞被杀伤,也是潜在的不良反应。

另外,CAR-T 细胞及坏死的肿瘤细胞所释放的大量炎症因子可形成细胞因子释放综合征(cytokine release syndrome,CRS)。这些细胞因子会介导多种免疫反应,引起患者高热、低血压、肌痛、凝血障碍、呼吸困难、终末器官障碍等临床表现,有可能对人体的组织器官造成严重的永久性损伤或衰竭,甚至导致死亡。简而言之,细胞因子释放综合征就是在 CAR-T 细胞治疗过程中,体内免疫细胞暴发性分泌大量的细胞因子所造成的严重非特异性炎症反应。然而,在体内靶细胞(癌细胞)的刺激下,CAR-T 细胞才会快速增殖、释放大量的细胞因子,从而通过细胞因子杀伤靶细胞。因此,细胞因子风暴不可片面地认定为 CAR-T 细胞治疗的副作用,其也是 CAR-T 细胞在体内有效的临床表现。

因此,CAR-T 细胞治疗技术的改善需从如下几方面着手:①效应细胞群的选择。T 记忆干细胞(T memory stem cell,Tscm)在体内生存时间更为持久,且具有更高的抗肿瘤活性,同时具备建立免疫记忆的潜能。因此,经 CAR 改造的 Tscm 应具有更持久、更强效的抗肿瘤活性,可作为下一代 CAR-T 细胞治疗技术的效应细胞群展开相关研究。②共刺激分子的选择。与 CD3 和 CD28 嵌合的第二代 CAR-T 细胞相比,第三代 CAR-T 细胞嵌合了 CD3、CD28 及 4-1BB(CD137)等肿瘤坏死因子受体家族(TNFR)共刺激分子,因此具有更强、更持久的抗肿瘤活性,其能够大幅提高 T 细胞存活率、抵抗激活诱导性的细胞凋亡。③降低非人源化抗体的免疫原性。CAR-T 细胞与肿瘤抗原的结合取决于 scFv 的亲和力。早期 CAR-T 细胞的 scFv 来自鼠单克隆抗体(mAb)。在利用具有鼠源性 scFv 或 mAb 的 CAR-T 细胞治疗人体肿瘤时,机体可大量产生人抗鼠抗体(human anti-mouse antibody,HAMA),从而限制了 CAR-T 细胞特异性杀伤肿瘤的功能。目前的抗体工程技术已经可以微调 scFv 的亲和力,以增强其与肿瘤的特异性结合，并可通过人源化或全人抗体的scFv结合抗原，降低鼠源scFv的免疫原性，如神经生长因子(Her-3和Her-4的受体)、白介素-13、NKG2D等受体经过抗体工程改造后，已被成功运用于CAR-T细胞治疗技术中，且可有效避免HAMA的产生。

总而言之，CAR-T细胞治疗为肿瘤的治疗与长期缓解提供了一个全新而有效的方向，也是当下最具有希望根治肿瘤的免疫疗法。上市的七款CAR-T细胞药物也证明了该类药物在治疗恶性血液肿瘤方面具有显著的疗效，而在实体瘤方面的应用也存在广阔的天地(如靶向EGFRvⅢ及IL-13Ra2的CAR-T细胞)。但CAR-T细胞治疗的细胞因子释放综合征、神经毒性、脱靶效应等不良反应的存在，也说明CAR-T细胞治疗还有很长的一段路要走。相信随着科技的发展以及不良反应的解决，CAR-T细胞治疗会凭借其独特的优势成为肿瘤治疗的一大主流，造福无数肿瘤患者。

(二) 基因修饰的T细胞受体T细胞(TCR-T细胞)

基因修饰的T细胞受体T细胞(T cell receptor T cell，TCR-T细胞)，是指通过克隆识别肿瘤特异性抗原的TCR-α链和β链的基因片段，运用不同的基因转导技术将含基因片段的载体转导至T淋巴细胞中，使其表达特异性的TCR，再通过改变T细胞内源性TCR识别抗原模式来制备特异性识别、杀伤靶细胞的细胞毒性T淋巴细胞。经基因修饰后的T细胞(TCR-T细胞)可更好地靶向肿瘤抗原，并分泌相关细胞因子(如IFN-γ、IL-2、GM-CSF和TNF-α)，以增强其抗肿瘤效应(表3-14-8)。该疗法最早由Dr. Rosenberg主持的临床试验项目成功治愈了黑色素瘤和滑膜肉瘤患者。

但是，目前仅可在一小部分肿瘤患者体内成功分离出具有肿瘤抗原特异性的高亲和力TCR，因此产生了一种利用表达人类MHC分子的小鼠分离肿瘤特异性TCR基因的替代方法。MHC分子可以提呈肿瘤抗原至小鼠的免疫系统中用以作为外源抗原识别。此方案成功的基础是要将小鼠TCR基因一定水平的人源化，用以避免可能产生的免疫原性。

除此之外，TCR-T细胞存在的另一个主要问题就是转基因TCR链可能与患者的内源性TCR-α/β链发生错配，从而产生不确定的特异性，还有可能产生移植物抗宿主病。为克服这一困难，研究人员已进行了一系列的优化与探索，如TCR基因的鼠源化、TCR基因的改构、密码子的优化、在TCR恒定区引入半胱氨酸、限制TCR-α/β基因转导至寡克隆或γδT细胞(T-γδ)等，这些方案均尚未得到临床验证。另外，TCR-T细胞技术还受到MHC限制性的影响，且TCR结合的抗原多为蛋白肽段，不能识别糖类与糖脂类抗原，这使得抗原范围较为局限，部分限制了该技术的广泛应用。

因此，TCR-T细胞技术的改善需从如下几方面着手：①TCR基因载体应选择MPSV和MSCE载体为主的反转录病毒。相较于传统的转导载体，其优点在于能够在转导细胞内保持修饰基因长期稳定的整合。②应减少内源性和外源性TCR的错配。IRES和2A多肽基因载体法通过α链和β链基因的相连使其共表达，从而降低内源性和外源性TCR错配概率，提高TCR在细胞表面的表达水平，且有更好的抗肿瘤效应。另外，利用WT1-siTC或锌指核酸酶的方法可抑制或沉默内源性TCR的表达，同时也为降低TCR的错配并提高外源性TCR表达提供了新途径。③提高转导TCR的功能。如联合转导TCR-α/β链与CD3ζ链可以克服CD3缺失所致的T细胞活化缺陷，从而增强抗原亲和力和抗肿瘤活性。④增强TCR受体对肿瘤抗原的亲和力。许多肿瘤相关抗原与正常细胞表面抗原的差异较小，这是肿瘤细胞避免自身免疫系统攻击的重要机制，因此，提高TCR与肿瘤表面MHC-抗原复合物的亲和力是提高TCR修饰的T细胞疗效的有效策略(表3-14-9、表3-14-10)。

(三) 肿瘤浸润淋巴细胞(TIL)

1986年，Dr. Rosenberg等从小鼠的肿瘤中分离出肿瘤浸润淋巴细胞(tumor infiltrating lymphocyte，TIL)，将其在体外用白细胞介素-2(IL-2)扩增到一定数量后，重新回输到肿瘤小鼠体内，发现TIL能够有效地控制肝、肺转移灶的生长，甚至可使一部分小鼠的原发灶和转移灶肿瘤完全消失。

在此之后，Dr. Rosenberg研究小组从肿瘤组织中发现的肿瘤抗原特异性$CD4^+$、$CD8^+$ T细胞群，其中，$CD8^+$ T细胞具有肿瘤杀伤作用。TIL在体内的抑瘤作用受$CD4^+CD25^+$调节性T细胞(Treg细胞)的限制，在体外经IL-2的刺激作用后可恢复肿瘤杀伤活性，扩增后可应用于临床肿瘤的细胞过继免疫治疗。时至今日，TIL已被业界一致认定为一种高效、特异性强、副作用小的抗肿瘤效应细胞。

表 3-14-8　CAR-T 细胞治疗与 TCR-T 细胞治疗的区别

机制	CAR-T 细胞治疗	TCR-T 细胞治疗
信号放大机制	合成生物学中的信号放大	对导出信号进行放大
信号域	scFv CD3ζ CD4/CD8 Hine/spacer CD28 4-1BB	TCR CD3 CD4/CD8 CD28 ICOS 4-1BB/OX40
亲和力	高	低
靶蛋白	细胞膜表面蛋白	细胞内蛋白质组
靶点	CD19 CD20 CD22 Her2 EGFRv Ⅲ等	MAGE-A3 NY-ESO-1 CEA P53 Gp100 MART-1 等
MHC 限制	不需要 MHC 匹配	需要 MHC 表达和 HLA 匹配
膜间静态距离	≤150Å	150Å
敏感性	10^4~10^6 个抗原	1 pMHC
目前主要治疗的肿瘤类型	急性淋巴细胞白血病、急性髓系白血病、慢性淋巴细胞白血病、淋巴瘤、肝癌	黑色素瘤、滑膜肉瘤、食管癌、多发性骨髓瘤
已上市的药物	kymriah、yescarta、tecartus、abecma、breyanzi、carvykti、奕凯达、倍诺达	无

表 3-14-9　全球目前已完成的 TCR-T 细胞治疗临床试验项目(4 项)

NCT 编号	靶向	疾病	研究阶段	研究单位
NCT03197025	HPV E6	人乳头瘤病毒(HPV)16 型高级别鳞状上皮内病变	Ⅰ	美国国立肿瘤研究所
NCT02550535	WT1	急性髓系白血病	Ⅰ, Ⅱ	美国细胞药物有限公司
NCT00991224	WT-gag/α/6-gag	人类免疫缺陷病毒感染	Ⅰ	美国宾夕法尼亚大学
NCT02280811	HPV E6	阴道、宫颈、肛门、阴茎、口咽的 HPV 感染	Ⅰ, Ⅱ	美国国立肿瘤研究所

表 3-14-10　全球目前正在进行的 TCR-T 细胞治疗临床试验项目(45 项)

NCT 编号	靶向	疾病	研究阶段	研究单位
NCT03578406	HPV E6	宫颈癌、头颈部鳞状细胞癌	Ⅰ	陆军军医大学第二附属医院
NCT02280811	HPV E6	阴道、宫颈、肛门、阴茎、口咽人乳头瘤病毒(HPV)感染	Ⅰ, Ⅱ	美国国立肿瘤研究所
NCT03197025	HPV E6	HPV-16 感染，高级别鳞状上皮内病变	Ⅰ	美国国立肿瘤研究所
NCT03937791	HPV E7	外阴鳞状上皮病变及肿瘤	Ⅱ	美国国立肿瘤研究所

续表

NCT 编号	靶向	疾病	研究阶段	研究单位
NCT03912831	HPV E7	HPV-16 阳性的复发 / 难治性癌症	Ⅰ	美国吉利德科学公司
NCT02858310	HPV E7	HPV 感染、宫颈上皮内瘤变、原位癌、外阴肿瘤、外阴疾病	Ⅰ, Ⅱ	美国国立肿瘤研究所
NCT03648697	EBV	鼻咽癌	Ⅱ	福建肿瘤医院
NCT02686372	HBV	肝细胞癌	Ⅰ	美国 Lion TCR 私人有限公司
NCT02719782	HBV	复发性肝细胞癌	Ⅰ	美国 Lion TCR 私人有限公司
NCT02111850	MAGE-A3	食管癌、黑色素瘤、尿路上皮癌、宫颈癌、其他实体瘤	Ⅰ, Ⅱ	美国国立肿瘤研究所
NCT02153905	MAGE-A3	食管癌、黑色素瘤、尿路上皮癌、宫颈癌、其他实体瘤	Ⅰ, Ⅱ	美国国立肿瘤研究所
NCT02096614	MAGE-A4	实体瘤	Ⅰ	日本三重大学
NCT02654821	MART-1	转移性黑色素瘤	Ⅰ, Ⅱ	荷兰癌症研究所
NCT00910650	MART-1	转移性黑色素瘤	Ⅱ	美国琼森综合癌症中心
NCT00509288	MART-1 F5	黑色素瘤、皮肤癌	Ⅱ	美国国立肿瘤研究所
NCT02650986	NY-ESO-1	实体瘤	Ⅰ, Ⅱ	罗斯威尔帕克癌症研究所
NCT02070406	NY-ESO-1	实体瘤	Ⅰ	美国琼森综合癌症中心
NCT01697527	NY-ESO-1	恶性肿瘤	Ⅱ	美国琼森综合癌症中心
NCT02457650	NY-ESO-1	膀胱癌、乳腺癌、食管癌、肺癌、其他实体瘤	Ⅰ	深圳市第二人民医院
NCT01567891	NY-ESO-1	卵巢癌	Ⅰ, Ⅱ	美国 Adaptimmune 公司
NCT03029273	NY-ESO-1	复发性非小细胞肺癌	Ⅰ	广州医科大学第一附属医院
NCT01967823	mNY-ESO-1	转移性非黑色素瘤	Ⅱ	美国国立肿瘤研究所
NCT02366546	NY-ESO-1	实体瘤	Ⅰ	日本三重大学
NCT01350401	NY-ESO-1	转移性黑色素瘤	Ⅰ, Ⅱ	日本三重大学
NCT01892293	NY-ESO-1	多发性骨髓瘤	Ⅰ, Ⅱ	日本三重大学
NCT02588612	NY-ESO-1	非小细胞肺癌	Ⅰ	日本三重大学
NCT03462316	NY-ESO-1	骨肉瘤、软组织肉瘤	Ⅰ	中山大学
NCT03691376	NY-ESO-1	铂耐药卵巢癌、复发性输卵管癌、复发性卵巢癌、复发性原发性腹膜癌、难治性输卵管癌、难治性卵巢癌、难治性原发性腹膜癌、腹膜癌	Ⅰ	美国罗斯威尔帕克癌症研究所
NCT01625260	P53	膀胱癌	Ⅰ, Ⅱ	美国阿尔托生物科学有限公司
NCT02390739	Thyroglobulin	转移性甲状腺癌	Ⅰ, Ⅱ	美国国立肿瘤研究所
NCT01586403	Tyrosinase	转移性黑色素瘤	Ⅰ	美国芝加哥洛约拉大学
NCT03891706		肺癌,黑色素瘤	Ⅰ	广州泛恩生物

续表

NCT 编号	靶向	疾病	研究阶段	研究单位
NCT03778814		非小细胞肺癌	Ⅰ	广州医科大学附属第二医院
NCT02408016	WT1	间皮瘤、非小细胞肺癌	Ⅰ, Ⅱ	美国西雅图弗雷德·哈金森癌症研究中心
NCT02550535	WT1	急性髓系白血病	Ⅰ, Ⅱ	美国 Cell Medic 有限公司
NCT02550535	WT1	骨髓增生异常综合征、急性髓系白血病	Ⅰ, Ⅱ	美国 Cell Medic 有限公司
NCT01621724	WT1	急性髓系白血病、慢性髓系白血病	Ⅰ, Ⅱ	美国 Cell Medic 有限公司
NCT00991224	WT-gag/α/6-gag	人类免疫缺陷病毒感染	Ⅰ	美国宾夕法尼亚大学
NCT03925896	LMP2	鼻咽癌	Ⅰ	中山大学
NCT03941626	EGFRv Ⅲ/DR5/NY-ESO-1/Mesothelin	食管癌、肝癌、胶质瘤、胃癌	Ⅰ, Ⅱ	深圳宾德生物技术有限公司
NCT03970382	NeoTCR-P1	实体瘤	Ⅰ	美国 PACT 制药有限公司
NCT03747484	FH-MCVA2	皮肤疾病	Ⅰ, Ⅱ	美国西雅图弗雷德·哈金森癌症研究中心
NCT03431311	TGFβ Ⅱ	结直肠癌	Ⅰ, Ⅱ	挪威奥斯陆大学医院
NCT03638206	CD19/CD22/CD33/BCMA/CD38/NY-ESO-1/DR5/C-met/EGFR v Ⅲ/Mesothelin	急性 B 细胞淋巴母细胞白血病、淋巴瘤、骨髓白细胞白血病、多发性脉络膜瘤、肝癌、胃癌、胰腺癌、间皮瘤、结肠扩张癌、食管癌、肺癌、胶质瘤、黑色素瘤、滑膜肉瘤、卵巢癌、肾癌	Ⅰ, Ⅱ	深圳宾德生物技术有限公司
NCT03326921		青少年骨髓单核细胞白血病、复发性急性双表型白血病、复发性急性未分化白血病、儿童复发性急性淋巴细胞白血病、儿童复发性急性髓系白血病、难治性急性淋巴细胞白血病、成人难治性急性淋巴细胞白血病、异基因造血干细胞移植受体、慢性粒细胞白血病、BCR-ABL1 阳性慢性粒细胞白血病、复发性原发性浆细胞样树突状细胞瘤、复发性骨髓增生异常综合征、难治性母细胞性浆细胞样树突状细胞瘤、难治性骨髓增生异常综合征、急性未分化白血病、母细胞性浆细胞样树突状细胞瘤、成核细胞占骨髓有核细胞的 5% 或更多的残留病、混合型急性白血病、BCR-ABL1 阳性复发性慢性粒细胞白血病、BCR-ABL1 阳性难治性慢性粒细胞白血病、复发性急性淋巴细胞白血病、复发性急性髓系白血病	Ⅰ	美国西雅图弗雷德·哈金森癌症研究中心

TIL的体外扩增需要高剂量的IL-2,但IL-2用量过高可导致培养的TIL中Treg细胞数量增加,从而产生免疫抑制。TIL体外扩增的培养体系在减少IL-2剂量或使用IL-2替代物上有很大改进,如IL-7、IL-15的使用,饲养细胞与TIL混合培养刺激有杀伤活性的TIL扩增,“年轻”型TIL(young TIL)在抗瘤作用中特异性更高。

临床上进行TIL过继治疗之前,需要对患者进行全身放疗,使患者体内的淋巴细胞清除(lymphodepletion),同时联合化疗药治疗可提高疗效。除化疗药外,肿瘤疫苗、单克隆抗体、细胞因子等也可与TIL过继治疗联合使用,因此联合治疗策略在临床治疗恶性肿瘤、改善患者预后方面具有重要意义。

TIL是由肿瘤抗原诱导的、主要存在于肿瘤间质的异质性淋巴细胞群。研究发现,使用TIL过继治疗转移性黑色素瘤的患者大部分可出现肿瘤消退现象。将体外扩增的TIL回输至转移性黑色素瘤患者可产生51%的客观反应,而使用IL-2和达卡巴嗪治疗仅获得12%和15%的客观反应。研究发现,黑色素瘤的TIL过继治疗的总体客观反应率达56%。但也有研究表明,对肝癌等其他肿瘤进行TIL细胞过继免疫治疗效果并不明显,肝癌中肿瘤浸润$CD8^+$ T细胞表达PD-1,导致肝癌患者的预后差,并且PD-1表达与$Foxp3^+$ Treg细胞浸润相关,高密度的$Foxp3^+$ Treg细胞是肝切除术后预后不良的指标。肿瘤组织中高表达的免疫抑制因子IL-10和转化生长因子β(transforming growth factor-β,TGF-β)可作用于Treg细胞的CTLA-4途径,产生免疫抑制。TIL过继治疗肿瘤存在一定的局限,应积极寻找方法以突破这一局限,使TIL更广泛、有效地应用于临床。

细胞过继免疫治疗与放、化疗联合可能产生更好的效果。放化疗诱导产生的坏死或凋亡肿瘤细胞可被抗原提呈细胞提呈给回输的免疫细胞,进而产生抗肿瘤免疫应答。化疗和放疗能够杀死肿瘤细胞,并释放肿瘤抗原,清除患者体内的免疫抑制细胞,而且可以使肠道细菌进入组织以释放Toll样受体,诱导树突状细胞成熟,提呈抗原,这些因素使回输的TIL在体内能够更好地发挥作用。单纯使用免疫治疗不能有效治疗进展期胰腺癌等恶性肿瘤,在进行TIL过继治疗前需对肿瘤患者全身放射清除淋巴细胞,同时在进行TIL治疗过程中需要辅以化疗药物,如环磷酰胺、氟达拉滨等。因此,肿瘤细胞过继免疫治疗结合放、化疗可以有效地提高肿瘤的临床治疗效果。有研究显示,TIL细胞过继免疫治疗与环磷酰胺化疗在肿瘤治疗中起协同作用,环磷酰胺可抑制$CD4^+$ Treg细胞的增殖,但并不抑制$CD8^+$ T细胞的肿瘤杀伤活性;同时,使用自体TIL联合环磷酰胺治疗可显著提高实体瘤或恶性淋巴瘤的疗效,且产生的毒性作用较少。

TIL技术的主要治疗优点为:①体外增殖速度快,细胞活性强,且具有一定的特异性;② TIL经体外活化、扩增后回输到体内肿瘤部位,可以耐受恶劣的微环境,直接与肿瘤细胞接触发挥抗癌作用,从而更好地控制肿瘤的发生发展。

虽然TIL在体外增殖较为快速,但分离筛选TIL的过程耗时较多,且会出现细胞端粒缩短、共刺激分子CD27和CD28表达缺失、趋化因子CCR7和CD62L表达下降等问题。但若将肿瘤组织切碎后分成若干份分别进行细胞培养并独立传代,可大大缩短TIL培养周期,降低细胞突变率,增强肿瘤细胞靶向识别能力。另外,在TIL中加入蛋白激酶B抑制剂能使效应细胞转化成记忆细胞,进一步增加TIL细胞的存活时间及抗肿瘤活性。需要注意的是,在给患者回输TIL前,需通过化疗、放疗清除宿主的淋巴细胞,使外源性的TIL代替宿主淋巴细胞增殖并恢复平衡状态,才能真正发挥TIL的临床疗效。

此外,TIL在临床细胞过继免疫治疗中仍然存在一些问题,主要为:①回输的TIL经血液循环后存在数量较少,研究发现,TIL回输到患者体内经血液循环后仅为原来的0.01%,这将导致TIL在体外扩增的时间和数量都延长。②现在回输的TIL还无法完全去除Treg细胞,在裸鼠TIL的细胞过继免疫治疗研究发现,大量扩增TIL对经过全身辐照的荷瘤小鼠进行细胞过继免疫治疗,结果却并未出现肿瘤消退的现象,这一现象提示,除了裸鼠自身免疫细胞外,TIL本身存在抑制肿瘤消退的细胞成分,这些起到抑制作用的细胞主要是Treg细胞,因此在免疫治疗前需排除Treg细胞等不利于TIL回输的因素。③ TIL过继治疗联合化疗与单独化疗等相比,虽一定程度上提高了疗效,但需更高昂的医疗费用,制约了其在肿瘤治疗中的普及。

未来,TIL与手术、放化疗等传统治疗方法联合,将成为肿瘤治疗的发展趋势,与此同时也需要兼顾更有效的药物的研发与联合应用,如肿瘤疫苗、单克隆抗体等。FDA批准的第一个免疫细胞相关肿瘤疫苗provenge在前列腺癌治疗中获得了显著成效，从而使TIL细胞过继免疫治疗联合肿瘤疫苗治疗将成为新型的治疗方案，抗CD25、CTLA-4抗体和抗TNF-α受体的单克隆抗体可靶向清除Treg细胞，解除免疫抑制作用。其中伊匹木单抗是一种靶向CTLA-4的单克隆抗体，可解除Treg细胞的免疫抑制作用，现已进入Ⅲ期临床试验阶段。寻找更多用于肿瘤免疫治疗的分子靶标，开发更多具有增强免疫作用的单克隆抗体对肿瘤免疫治疗具有重大意义。

全球TIL临床试验项目汇总：目前，全球已完成的TIL临床试验项目有23项，正在进行的项目有100余项（表3-14-11）。

四、肿瘤抗原非特异性免疫细胞

（一）树突状细胞

树突状细胞（dendritic cell，DC）由加拿大学者Dr. Steinman于1973年发现，该细胞具有高效的摄取、加工处理和提呈抗原能力，能够启动T细胞介导的细胞免疫反应，是目前已知功能最强大的专职抗原提呈细胞，也是启动、调控和维持免疫应答的中心环节。与其他细胞过继免疫治疗不同的是，DC无法直接杀伤肿瘤细胞，而是通过识别、处理肿瘤抗原，再经MHC Ⅱ类分子等途径将其信号提呈给T细胞，从而诱导特异性的抗肿瘤免疫反应。

表3-14-11　已完成的TIL临床试验项目

NCT编号	疾病	研究阶段	研究单位
NCT01883323	转移性（第三或第四阶段）黑色素瘤	Ⅱ	加拿大多伦多大学健康网络
NCT01585428	宫颈癌、口咽癌、阴道癌、肛门癌、阴茎癌	Ⅱ	美国国立肿瘤研究所
NCT01369875	转移性黑色素瘤、皮肤癌	Ⅱ	美国国立肿瘤研究所
NCT00062036	黑色素瘤（皮肤）	Ⅰ，Ⅱ	美国国立卫生研究院临床中心
NCT00200577	黑色素瘤	Ⅲ	法国南特大学医院
NCT01820754	非小细胞肺癌	Ⅱ	杜克大学
NCT00002733	肾癌、黑色素瘤（皮肤）、未明确的成人实体瘤	Ⅱ	美国霍格长老会纪念医院
NCT02980146	结肠直肠癌	不适用	法国南特大学医院
NCT00937625	黑色素瘤	Ⅰ，Ⅱ	丹麦癌症免疫治疗中心
NCT00509288	黑色素瘤、皮肤癌	Ⅱ	美国国立肿瘤研究所
NCT00045149	黑色素瘤（皮肤）	Ⅰ	美国西雅图弗雷德·哈金森癌症研究中心
NCT00002786	黑色素瘤（皮肤）	Ⅰ，Ⅱ	美国西雅图弗雷德·哈金森癌症研究中心
NCT01118091	皮肤癌、黑色素瘤、转移性黑色素瘤	Ⅱ	美国国立肿瘤研究所
NCT00513604	黑色素瘤	Ⅱ	美国国立肿瘤研究所
NCT02354690	转移性黑色素瘤	Ⅰ，Ⅱ	丹麦癌症免疫治疗中心
NCT00019357	未明确的成人实体瘤	Ⅰ	美国国立肿瘤研究所
NCT02482090	转移性卵巢癌	Ⅰ	丹麦癌症免疫治疗中心
NCT00002572	脑和中枢神经系统肿瘤	Ⅰ	美国国立肿瘤研究所
NCT00301730	乳腺癌、转移癌	Ⅰ	美国国立肿瘤研究所
NCT00096382	黑色素瘤（皮肤）	Ⅱ	美国国立卫生研究院临床中心
NCT00085462	黑色素瘤（皮肤）	Ⅰ	美国国立卫生研究院临床中心
NCT00046852	多发性骨髓瘤和浆细胞瘤	Ⅰ，Ⅱ	美国马里兰大学
NCT01513408	乳腺癌	不适用	法国乔治·弗朗索瓦·勒克莱尔中心

DC 的具体杀伤机制如下：①未成熟 DC 摄取接触到的肿瘤抗原，并转移至酸性液泡区经过一系列复杂加工程序使之转变为短肽。同时，DC 较强的定向迁移能力使其表达的 MHC Ⅰ类和 MHC Ⅱ类分子在细胞内融合成肽 -MHC 复合物，并在次级淋巴器官递呈给 T 细胞，启动 MHC Ⅰ类限制性细胞毒性 T 细胞（CTL）反应和 MHC Ⅱ类 $CD4^+$ Th1 反应。② DC 与 T 细胞结合后分泌的大量 IL-12、TNF-α、IL-18 等细胞因子，不但可以加快 T 细胞增殖速度，诱导 CTL 生成以达到肿瘤杀伤目的，还能够激活 FasL/Fas 介导的穿孔素 P 颗粒酶 B 的途径，使 NK 细胞毒作用得以成倍放大。③ DC 分泌趋化因子（chemotactic cytokines，CCK），产生趋化效应可以在肿瘤表面高效率聚集 T 细胞并增强其活性，使效应 T 细胞长期作用于靶点细胞。

（二）细胞因子诱导的杀伤细胞（CIK 细胞）

1986 年有研究发现，在正常人外周血的单个核细胞中有 2.5% 的细胞可同时表达 CD3（T 细胞标志）和 CD56（NK 细胞标志）2 种抗原，且对 K562 细胞具有天然的杀伤作用，这就是细胞因子诱导的杀伤细胞（cytokine-induced killer cell，CIK 细胞）的雏形。由于 CIK 细胞可同时表达 $CD3^+$ 和 $CD56^+$ 两种膜蛋白分子，故又被称为 NK 细胞样 T 淋巴细胞，其兼具 T 淋巴细胞强大的抗瘤活性和 NK 细胞的非 MHC 限制性杀瘤特点。因此，CIK 细胞被认为是新一代抗肿瘤细胞过继免疫治疗的一线方案。

CIK 细胞主要通过以下三种途径杀伤肿瘤细胞和病毒感染细胞。① CIK 细胞对肿瘤细胞和病毒感染细胞的直接杀伤：CIK 细胞可以通过不同的机制识别肿瘤细胞，释放颗粒酶 / 穿孔素等毒性颗粒，导致肿瘤细胞裂解。② CIK 细胞释放的大量炎症细胞因子具有抑瘤杀瘤活性：体外培养的 CIK 细胞可以分泌多种细胞因子，如 IFN-γ、TNF-α、IL-2 等，不仅对肿瘤细胞有直接抑制作用，还可通过调节机体免疫系统反应性间接杀伤肿瘤细胞。③ CIK 细胞能够诱导肿瘤细胞的凋亡：CIK 细胞在培养过程中表达Ⅱ型跨膜糖蛋白（FasL）通过与肿瘤细胞膜表达的Ⅰ型跨膜糖蛋白（Fas）结合，诱导肿瘤细胞凋亡。

（三）树突状细胞 - 细胞因子诱导的杀伤细胞（DC-CIK）

由于 DC 与 CIK 细胞均存在不足，因此近年来两种细胞的联合应用方案得到了业界的关注。DC-CIK 是 DC 与 CIK 细胞共培养所获得的效应细胞，DC 发挥特异性识别、提呈肿瘤抗原的作用，CIK 细胞则是通过细胞毒性和诱导细胞凋亡而对肿瘤细胞进行杀伤，因此 DC-CIK 既具有 DC 的抗原提呈作用又有 CIK 的抗肿瘤作用；且 DC 提呈肿瘤抗原后可激活 T 细胞免疫，刺激 CIK 细胞的增殖，发挥高效抗肿瘤作用。

相关临床研究也证实，DC 与 CIK 细胞的联合应用可以将主动免疫与被动免疫有机地结合在一起，最大限度地在体内发挥抗肿瘤效应，其抗肿瘤活性远远高于单纯 CIK 细胞，患者生存期延长，效果显著。因此，该联合免疫治疗方案在肝癌、大肠癌、骨髓瘤、胰腺癌等的治疗中起着重要的作用。总而言之，DC-CIK 较好地集两种免疫细胞的优势于一身，其在临床应用中具有巨大的潜力。

（四）自然杀伤细胞

尽管目前为止，T 细胞是肿瘤的细胞过继免疫治疗的主体，但自然杀伤细胞（natural killer cell，NK 细胞）在抗肿瘤免疫中的关键地位也逐步得到了广泛认识。与 T 细胞不同的是，NK 细胞属于固有免疫系统，不需要肿瘤特异性识别或者克隆扩增便可以非特异性直接杀伤肿瘤细胞，所以 NK 细胞在机体抗肿瘤过程中扮演着非常重要的角色，尤其在预防、清扫手术后具有高度转移潜能的肿瘤细胞方面有着肯定的疗效。

NK 细胞主要来源于骨髓淋巴样干细胞，根据其 CD56 和 CD16 表达可分为 CD56 bright CD16 dim 和 CD56 dim CD16 bright 两个亚群。前者以分泌免疫调控因子为主，后者则主要存在于外周血中，具有细胞毒作用并能够大范围抑制肿瘤细胞。NK 细胞的杀伤方式主要是通过分泌细胞因子（如 IFN-γ）、穿孔素、肿瘤坏死因子 α（TNF-α）、FasL/Fas 作用以及抗体依赖细胞介导的细胞毒作用（ADCC）溶解肿瘤细胞，从而抑制肿瘤的进展。

NK 细胞对肿瘤细胞的识别方式与 T 细胞存在巨大差异。不同于 T 细胞特异性识别方式，NK 细胞不表达特异性受体并能够直接区分识别自身正常细胞与肿瘤细胞，其肿瘤杀伤效果取决于表面活化受体和抑制受体之间的平衡。活化受体在与靶细胞表面配体结合后，可激发 NK 细胞产生杀伤作用，如 NKG2D 和 DNAM-1；天然细胞毒性受体（natural cytotoxicity receptor，NCR）NKp30、NKp44、CD94/NKG2C、CD94/NKG2E 以及 CD16a 等。

此外，活化性杀伤细胞免疫球蛋白样受体（killer

cell immnoglobulin-like receptor,KIR)可激活 NK 细胞,释放细胞毒性颗粒与 IFN-γ 等促炎因子,对肿瘤细胞杀伤有重要作用。NK 细胞表面的抑制受体在靶细胞表面与配体结合后传递抑制信号,从而控制 NK 细胞的杀伤作用。其中最重要的是抑制性 KIR,可以识别结合基本所有有核细胞上的 MHC Ⅰ类分子来抑制 NK 细胞的激活,这种机制可以防止 NK 细胞对宿主细胞的杀伤,而大多数突变的肿瘤细胞 MHC Ⅰ类分子水平发生变化,表达下调的肿瘤细胞便会被 NK 细胞清除。CD94/NKG2A 作为 NKG2 家族的一支,能够结合 HLA-E 从而导致 NK 细胞对免疫受体酪氨酸抑制基序(immunoreceptor tyrosine-based inhibitory motif,ITIM)激活的耐受。

在临床治疗背景下,改变 NK 细胞活化与抑制受体的平衡,突出与加强肿瘤杀伤效能便是 NK 细胞免疫治疗的核心问题。NK 细胞抗肿瘤是通过体外诱导或基因修饰的肿瘤杀伤性 NK 细胞,扩增后回输到患者体内达到治疗目的的。和 T 细胞免疫不同,NK 细胞免疫在具有独特优势的同时也面临着技术上的瓶颈,其重点问题在于如何获得高杀伤活性与足够数量的 NK 细胞。

目前,数种途径已被应用于解决这个问题,具体研究进展如下。

第一,提高 NK 细胞靶向杀伤活性。如嵌合抗原受体修饰 NK 细胞(CAR-NK 细胞),其类似于 CAR-T 细胞,是利用基因工程技术,在 NK 细胞表面嵌合肿瘤特异性抗原受体,从而增强 NK 细胞靶向。

第二,在肿瘤细胞方面,上调肿瘤细胞表面活化受体 NKG2D 配体的表达,下调肿瘤细胞 HLA Ⅰ类分子的表达,以及通过基因改造使 NK 细胞表达 TRAIL 蛋白启动 caspase-8 诱导肿瘤细胞死亡,均是增加 NK 细胞杀伤的活性的可行手段。

第三,在扩增 NK 细胞方面,难以得到大量高纯度 NK 细胞是临床应用的最大阻碍之一。目前而言,使用 OK432、IL-2、FN-CH296 的复合物扩增 NK 细胞比较有效,而在 IL-2 与 IL-15 的培养条件下也可获得细胞毒作用强、增殖倍数更高的 NK 细胞。

虽然 NK 细胞对于部分肿瘤的个体杀伤效果具有不确定性,如何获得大量 NK 细胞达到治疗效应等问题也没有完全解决,但我们也看到 NK 细胞在抗肿瘤研究方面不断取得重大进展,使得不同形式活化的 NK 细胞在细胞免疫治疗方面发挥着不可或缺的作用。尤其是 CAR-NK 细胞,对于 B 细胞恶性肿瘤的治疗已经取得一定的疗效。最重要的是安全方面,与 CAR-T 细胞相比,NK 细胞造成的细胞因子分泌水平较低,只有较小可能引起细胞因子释放综合征等副作用,安全系数更高;而 CAR-NK 细胞更是在移植物抗宿主病的预防上取得较大进展。若解决个体差异性与如何达到治疗效果等问题,NK 细胞将是不亚于 T 细胞免疫治疗的重要方向,CAR-NK 细胞可能成为继 CAR-T 细胞之后的一大热门领域。

(五)淋巴因子激活的杀伤细胞(LAK)

1982 年,Grimm 等首先报道在外周血单个核细胞(PBMC)中加入 IL-2 体外培养 4~6 天后,能诱导出一种非特异性的杀伤细胞,可以杀伤多种对 CTL、NK 细胞不敏感的肿瘤细胞。这种细胞称为淋巴因子激活的杀伤细胞(lymphokine activated killer cell,LAK 细胞)。目前尚未发现 LAK 细胞特有的表面抗原,许多实验表明,LAK 细胞的前体细胞是 NK 细胞和 T 细胞,它们在肿瘤抗原的诱导下能够成为具有广谱抗癌活性的 LAK 细胞。

应用 LAK 细胞治疗肿瘤的国内外进展均很快,而今后的其发展方向为:①提高 LAK 细胞的纯度,应用活化 LAK 细胞贴壁的特性,纯化黏附 LAK 细胞(adherent-LAK cell,A-LAK 细胞)。在 IL-2 诱导下数量可增加 100 倍,而且抗肿瘤转移的作用比 LAK 细胞强 20~50 倍。②改变继承转移细胞在体内的分布,如改变注射细胞途径和方法,达到局部 / 区域继承免疫疗法的目的。③与其他细胞因子如 IL-12、IFN、TNF-α 和 CSF 联合治疗,增强 LAK 细胞的杀伤活性。另有报道,抗 CD3 单抗与 IL-2 协同,能显著提高 LAK 细胞的数量和杀伤活性,应用 CD3 单抗诱导的杀伤细胞称为 CD3 抗体激活的杀伤细胞(CD3McAb activated killer cell,CD3AK),抗体含量在 10~20ng/ml 即可达到刺激杀伤活性的高峰,体外培养数天后即可出现明显的杀伤活性,CD3AK 激活需要单核细胞存在,其增殖速度和细胞毒活性均高于 LAK 细胞。

(六)细胞毒性 T 淋巴细胞(CTL)

细胞毒性 T 淋巴细胞(cytotoxic T lymphocyte,CTL)可分泌各种细胞因子参与免疫作用,对某些病毒、肿瘤细胞等抗原物质具有杀伤作用,与自然杀伤细胞共同构成机体的抗病毒、抗肿瘤免疫的重要防线。

传统的细胞免疫途径受主要组织相容性抗原(MHC)的限制,由 CD3-TCR 复合体特异性识别抗原。CTL 有 $CD8^+$、$CD4^+$ 两个亚群,其中 $CD8^+$CTL

是体内数量最多的 CTL 亚群，靶细胞发挥细胞毒作用主要由此类细胞来执行。具有 MHC Ⅰ限制性、肿瘤特异性的 CTL 被活化至少需要两个信号：一是 T 细胞受体被 MHC Ⅰ类复合物占据；二是 $CD4^+T$ 辅助细胞产生一系列细胞因子。T 辅助细胞的活化必须由抗原提呈细胞（APC）如巨噬细胞提呈 MHC Ⅱ类抗原，而 APC 提呈抗原还必须有表面的 B7 分子与 T 辅助细胞上的 CD28 分子相结合才能完成。$CD4^+$ 细胞在识别 APC 所提呈的 MHC 分子结合的抗原多肽后活化，它所产生的细胞因子是 CTL 活化所必需的。$CD8^+CTL$ 的活化除了需要识别 MHC Ⅰ类分子所结合的抗原多肽外，尚需要其他刺激信号，如 B7-1（CD80）、CD56 等膜分子及活化的 Th 细胞所产生的一些细胞因子如 IL-2。

综上所述，机体对肿瘤细胞不能产生有效的免疫应答可由很多因素造成，如缺乏特异性的肿瘤抗原、APC 细胞不能吞噬足量的特异性抗原、抗原递呈过程的缺陷、缺少 MHC 分子的表达、肿瘤细胞产生抑制免疫反应的因子、肿瘤细胞缺乏协同刺激信号等，以上任何一个环节发生异常，都将导致免疫系统不能对肿瘤细胞有效地识别、清除，人类许多肿瘤细胞包括大多数白血病细胞都缺乏 B7-1（CD80）膜分子的表达。

现在认为，缺少协同刺激信号可能是肿瘤细胞逃避免疫监视的机制之一，在缺乏协同刺激信号的情况下（B7 CD28 途径），向 T 细胞提呈抗原可能会导致 T 细胞不应答或凋亡，从而形成特异性无反应性或免疫耐受，这是肿瘤细胞不能有效激活 CTL 的重要原因。所以，近年来的基因疗法将 B7 基因转导入 B7 阴性瘤细胞，使之成为具有完备功能的 APC 细胞，解决了瘤细胞提呈抗原但不能激活 CTL 的难题。由于 B7 与 CD28 相结合是启动 IL-2 基因转录、IL-2 分泌的条件，故将 IL-2 基因转导入瘤细胞也能达到相同的目的。

五、我国细胞过继免疫治疗的发展现状及相关政策法规

近年来，我国在包括干细胞和免疫细胞在内的细胞治疗方面的政策发布愈加频繁，这反映出国家层面对细胞治疗科技发展的推动和对整个细胞治疗行业的重视与关注。随着干细胞和免疫细胞的基础研究不断成熟，行业也逐步呼吁出台相关法规来规范和引导包括干细胞和免疫细胞在内的细胞治疗临床转化应用。单就干细胞领域，卫计委就在 2015 年先后出台了备受业界关注的干细胞三大政策——《干细胞临床研究管理办法（试行）》《干细胞制剂质量控制及临床前研究指导原则（试行）》《关于开展干细胞临床研究机构备案工作的通知》文件，这是我国首个针对干细胞临床研究进行管理的规范性文件，采取严格措施来规范干细胞研究和临床应用，未来干细胞临床应用和临床研究将有据可循，促进干细胞研究规范和快速发展。

（一）2016 年细胞治疗领域总结

2016 年，干细胞和免疫细胞方面的研究受到全球及国内多重催化剂“共振”，我国十分重视包括干细胞和免疫细胞在内的细胞治疗研究，出台了一系列政策为干细胞和免疫细胞研究和应用保驾护航。

2016 年 12 月，《“十三五”国家战略性新兴产业发展规划》对于生物医药健康领域提出战略性挑战，并给出 2016—2020 年的发展指示，其中基因编辑、液体活检以及细胞治疗等均榜上有名。与此同时，《细胞制品研究与评价技术指导原则（征求意见稿）》拟将细胞制品按药品评审原则进行处理。

（二）2017 年细胞治疗领域总结

干细胞治疗和免疫细胞治疗技术暴发，临床应用研究的政策支持力度强化。

2017 年是世界细胞治疗行业暴发的一年，更是中国细胞治疗产业暴发的一年。随着国家各部委发文支持，特别是“十三五”政策的下达，各地纷纷发布大力发展干细胞和免疫细胞产业，积极支持、开展包括干细胞和免疫细胞在内的细胞治疗技术的临床应用研究。

2017 年 1 月，发改委发布《“十三五”生物产业发展规划》，指出要发展干细胞和 CAR-T 细胞免疫疗法等生物治疗产品，以及建设个体化免疫细胞治疗技术应用示范中心，实现免疫细胞治疗关键技术突破，建设集细胞疗法新技术开发、细胞治疗生产工艺研发、病毒载体生产工艺研发，病毒载体 GMP 生产、细胞疗法 cGMP 生产、细胞库构建等转化应用衔接平台于一体的免疫细胞治疗技术开发与制备平台，为医疗机构提供高质量的细胞治疗产品，加快推进免疫细胞治疗技术在急性 B 细胞白血病和淋巴瘤等恶性肿瘤以及鼻咽癌和肝癌等我国特有和多发疾病等领域的应用、示范与推广。与此同时，推动个体化免疫细胞治疗的标准化和规范化，提高恶性肿瘤的存活率和生存期，满足临床需求、维护公众健康、

降低医疗成本，使我国在免疫细胞治疗领域达到世界先进水平。

2016年10月，科技部组织申报国家重点研发计划“干细胞及转化研究”。通知表示，由中国生物技术发展中心承担管理的国家重点研发计划“干细胞及转化研究”“数字诊疗装备研发”“生物医用材料研发与组织器官修复替代”“重大慢性非传染性疾病防控研究”和“生物安全关键技术研发”5个重点专项2017年度项目已完成预评审，通过预评审的项目将进入正式申报书（含预算申报书）填报阶段。

2017年1月25日，国家发改委又发布了《战略性新兴产业重点产品和服务指导目录》，支持针对恶性肿瘤等难治性疾病的细胞治疗产品等生物产业的发展。

2017年5月，科技部发布干细胞及转化研究等6个重点专项2018年度项目申报指南建议征求意见的通知，指出2018年国家重点研发计划的6个重点专项是干细胞及转化研究、纳米科技、量子调控与量子信息、蛋白质机器与生命过程调控、大科学装置前沿研究、全球变化及应对。

2017年6月，国家科技部、国家卫生计生委、国家体育总局、国家食品药品监管总局、国家中医药管理局、中央军委后勤保障部等六部委联合印发《“十三五”卫生与健康科技创新专项规划》。规划中明确要求加强干细胞和再生医学、免疫治疗、基因治疗、细胞治疗等关键技术研究，加快生物治疗前沿技术的临床应用，创新治疗技术，提高临床救治水平。

同月，科技部官网消息，科学技术部、教育部、中国科学院、国家自然科学基金委员会联合发布关于印发“十三五”国家基础研究专项规划的通知，提出基础研究是整个科学体系的源头，是所有技术问题的总机关。并指出我国在量子调控、纳米、蛋白质科学、干细胞、发育与生殖、全球变化等领域取得重要进展，基础研究重大原始创新成果呈加速产出的趋势。在发展重点与主要任务部分，通知表示，要加强国家重大战略任务部署基础研究，其中便包括加强干细胞及转化研究：以增强我国干细胞转化应用的核心竞争力为目标，以我国多发的神经、血液、心血管、生殖等系统和肝、肾、胰等器官的重大疾病治疗为需求牵引，重点部署多能干细胞建立与干性维持，组织干细胞获得、功能和调控，干细胞定向分化及细胞转分化，干细胞移植后体内功能建立与调控，基于干细胞的组织和器官功能再造，干细胞资源库，利用动物模型的干细胞临床前评估，干细胞临床研究。

2017年6月，科技部、发展改革委、工业和信息化部、国家卫生计生委、国家体育总局、国家食品药品监管总局联合印发了《“十三五”健康产业科技创新专项规划》，规划中明确将干细胞与再生医学、肿瘤免疫细胞治疗、CAR-T细胞治疗等新型诊疗服务列为发展的重点任务，规划中还明确要求加快干细胞与再生医学的临床应用。

2017年12月22日，国家食品药品监督管理总局组织制定了《细胞治疗产品研究与评价技术指导原则（试行）》并予以发布，提出了细胞治疗产品在药学研究、非临床研究和临床研究方面应遵循的一般原则和基本要求，以规范和指导细胞治疗产品的研究与评价工作。为我国包括按照药品进行研发与注册申报的人体来源的活细胞产品的上市审批指明了方向，这也意味着我国细胞治疗的监管政策得到了进一步完善。

（三）2018年细胞治疗领域总结

干细胞治疗和免疫细胞治疗技术持续深化发展，临床应用研究政策支持力度持续强化。

细胞治疗技术已经成为近年来最引人注目的领域之一，细胞治疗研究不断取得重要成果。随着全球范围内生物细胞技术和产业快速发展，2018年，我国国家级主管部门及地方也陆续颁布多项扶持政策支持细胞治疗的发展，并支持开展细胞治疗临床试验。

2018年1月4日，《关于政协十二届全国委员会第五次会议第0543号（医疗体育类）提案答复的函》，明确免疫细胞治疗将依照干细胞管理模式。

2018年1月23日，国家知识产权局发布《知识产权重点支持产业目录（2018年本）》。将干细胞与再生医学、免疫治疗、细胞治疗等明确列为国家重点发展和亟需知识产权支持的重点产业之一。

2018年8月21日，国家统计局正式公布了《新产业新业态新商业模式统计分类（2018）》，明确将干细胞临床应用服务列为现代医疗服务。这是国家相关部门首次将干细胞行业列入产业统计分类，也代表着我国政府对干细胞产业发展的认可和支持。

2018年9月7日，为适应我国CAR-T细胞治疗产业发展的需要，加强CAR-T细胞制剂制备质量管理，促进行业自律，中国医药生物技术协会发布了《嵌合抗原受体修饰T细胞（CAR-T细胞）制剂制备质量管理规范》。该标准适用于CAR-T细胞制剂制备的所有阶段。

2018 年 10 月 16 日,《国务院关于同意设立中国(海南)自由贸易试验区的批复》(下称《批复》)发布,国务院同意设立中国(海南)自由贸易试验区。方案中明确提出:依托博鳌乐城国际医疗旅游先行区,大力发展国际医疗旅游和高端医疗服务,对先行区范围内确需进口的、关税税率较高的部分医疗器械研究适当降低关税。支持开展干细胞临床前沿医疗技术研究项目。依托现有医药产业基础,探索开展重大新药创制国家科技重大专项成果转移转化试点。

2018 年 12 月 13 日,国家卫生健康委员会官网刊发了《关于政协十三届全国委员会第一次会议第 4443 号(医疗体育类 434 号)提案答复的函》。答复函中提到:支持国家药监局药审中心提高细胞治疗等创新生物药的技术审评能力、加强细胞治疗药物研发支持。

总之,近年来,我国对干细胞、免疫细胞及其转化研究也给予了大力支持,这 10 年来,国家级主管部门及地方陆续颁布多项政策,连续投入经费推动我国干细胞和免疫细胞的产业发展。上海、北京、浙江、深圳、广州等省市更是先后发布政策,加速推动干细胞、免疫细胞技术和产品的临床应用和审批。

科技部指出 2018 年专项将继续部署一批项目,拟优先支持 20 个研究方向。国拨总经费 6.3 亿元!根据《国家中长期科学和技术发展规划纲要(2006—2020 年)》部署和《国务院印发关于深化中央财政科技计划(专项、基金等)管理改革方案的通知》的要求,按照面向转化、夯实基础、突破瓶颈、实现引领的思路,设立干细胞及转化研究试点专项。

通过一系列科技计划的资助,我国在干细胞、免疫细胞研究及转化应用的关键科学问题、重大关键技术、创新产品、人才队伍、基地建设等方面都取得了明显的进展,已能在国际竞争中拥有一席之地,尤其是在细胞重编程、多能性建立及其调控等研究领域取得了众多有国际影响力的重大成果,在特色动物资源平台、疾病动物模型等方面已处于国际领先水平。

(四) 2019 细胞治疗领域总结

国家卫生健康委员会允许人体体细胞治疗进入临床应用,中国台湾省正式批准在临床医院内进行自体免疫细胞治疗。

2019 年 3 月 29 日,国家卫生健康委办公厅发布了《体细胞治疗临床研究和转化应用管理办法(试行)》(征求意见稿)。其中明确指出:对体细胞临床研究进行备案管理,并允许临床研究证明安全有效的体细胞治疗项目经过备案在相关医疗机构进入转化应用。

体细胞治疗是指来源于人自体或异体的体细胞,经体外操作后回输(或植入)人体的治疗方法。这种体外操作包括细胞在体外的激活、诱导、扩增、传代和筛选,以及经药物或其他能改变细胞生物学功能的处理。本办法适用于由医疗机构研发、制备并在本医疗机构内开展的体细胞治疗临床研究和转化应用。

目前,体细胞治疗临床研究不得向受试者收取任何研究相关费用。体细胞治疗转化应用项目备案后可以转入临床应用,由申请备案的医疗机构按照国家发展改革委等 4 部门《关于印发推进医疗服务价格改革意见的通知》(发改价格〔2016〕1431 号)有关要求,向当地省级价格主管部门提出收费申请。4 月 8 日召开的细胞治疗价格审查委员会议中,已给予申请医院收费方式建议,只要申请单位将最后确认的收费方案细项回复给卫健委并获准后,就能够开始执行治疗案,换言之,申请单位回复的速度愈快,治疗方案上路的时程也就愈快。

2019 年 5 月 3 日,中国台湾省卫生主管部门批准了首家可进行自体免疫细胞治疗的医院。首个获批临床应用的细胞类型为自体免疫细胞(CIK),适应证为血液恶性肿瘤经标准治疗无效的患者。

由于当前医院仍无法在短时间内大量制备治疗细胞,因此,执行细胞治疗临床应用的医院仍须配合细胞治疗培养的企业,而相关企业也正在评估细胞治疗上路后,医院收取患者的情况,再研究是否扩大投资产能,短期内,配合医院进行细胞治疗的生物技术公司产能尚可满足需求。

中国台湾省细胞治疗产业商化阶段,已经来到最后一关,初步预估,整体治疗案收费价格约为百万元新台币。另外,第二波申请审查的案件,预期在将本月开动,而有了首波案件的经验后,第二波治疗案上路的时程也将缩短。

在市场规模方面,根据统计,中国台湾省每年新增的癌症患者高达 8 万 ~10 万人,而癌症晚期患者的比重约为 10%~20%,若以整体治疗价格百万元新台币粗估,癌症晚期的潜在治疗市场就逾百亿元。

六、未来展望

自20世纪80年代起，Rosenberg所开展的TIL临床研究项目开启了细胞过继免疫治疗的大门，21世纪初CIK作为临床应用最为广泛的细胞过继免疫治疗得到了医学界的广泛认可与关注，而随着基因工程技术的发展，CAR-T细胞、CAR-NK细胞在治疗血液系统恶性肿瘤方面取得了突破性进展，使其成为当今最为热门的研究领域。随着相关研究的深入开展，CAR-T细胞、TCR-T细胞、DC-CIK等众多的治疗方案与免疫细胞被挖掘并应用于临床试验与治疗中，并已有两种CAR-T药物（Kymriah和Yescarta）得到美国FDA批准成功上市。

细胞过继免疫治疗是肿瘤生物治疗的重要组成部分，尤其在治疗晚期肿瘤患者中发挥日趋重要的作用。由于其具有高度的特异性，强大的肿瘤杀伤活性与发生率较小的不良反应，已成为目前最具潜力的抗肿瘤疗法。在临床试验不断成功开展并取得满意疗效的背景下，细胞过继免疫治疗已经成为较成熟的新型抗肿瘤疗法，并作为手术、化疗、放疗后的第四大抗肿瘤手段，已经得到了医学界的认可。它可应用于某些放化疗受限或拒绝放化疗的晚期肿瘤患者，也可作为已接受多线治疗患者的最后姑息治疗。目前细胞过继免疫治疗已经取得显著的进展，作为肿瘤治疗的辅助手段在临床上显示出较好的应用前景。但是细胞过继免疫治疗的临床应用并不广泛，原因可能有免疫细胞的生物学特性及其本身存在的一些问题还没完全解决，过继免疫细胞输注缺乏规范健全的治疗制度，对于适应证的把握欠缺，临床试验较为零散，多数试验缺乏严谨的随机对照研究，方案制订较为随意，对于疗效的评价多缺乏相应标准等。另外，过继免疫细胞输注价格较贵，并且临床试验技术要求较高，限制了其在临床上的应用。

目前，尽管细胞过继免疫治疗还存在着制备工艺复杂、价格昂贵等不足之处，但这方面的研究无疑大大深化了人们对肿瘤的认识，必将为肿瘤治疗提供新的思路、做出有益的探索。当然，肿瘤发生与发展涉及多因素、多阶段，其过程的复杂性、顽固性及机体在此过程中千变万化的状态，使肿瘤的治疗远远不是单一的临床医学手段能根治。现如今，学术界最大的共识是通过规范性综合治疗和个体化治疗，提高临床常见肿瘤的治愈率。而细胞过继免疫治疗可以持久地清除残存在体内的、播散的肿瘤细胞，预防肿瘤复发和转移，亦可提高机体因放化疗而受损的免疫功能。

但在细胞过继免疫治疗快速发展的同时，我们也发现了NK细胞和TCR-T细胞因患者个体差异无应答甚至造成机体损伤，在细胞大量扩增方面存在技术瓶颈，CAR-T细胞可能引起脱靶效应、细胞因子释放综合征等疗效争议与安全问题，以及缺乏监管标准导致细胞过继免疫治疗在某些医院的非正规化滥用引发社会不良影响等问题。但是作为一种新型疗法，加之肿瘤的细胞过继免疫治疗技术涵盖多种细胞，其中的大多数仍处于临床试验阶段，并未大规模应用于临床治疗，其安全性与治疗有效性相关试验还有待进一步施行，如人源化抗体应用、检测指标、针对安全性的基因预处理等方面均还有很长的路要走。

此外，细胞过继免疫治疗也需进一步规范化、标准化。作为新兴的领域，肿瘤的细胞过继免疫治疗在短暂的时间内就取得了如此振奋人心的成就，我们有信心也有理由相信，随着这些问题解决，肿瘤患者将能够根据自身情况制订高度个体化的、安全的、高效的细胞过继免疫治疗方案，从而发挥提高肿瘤治疗效果、改善患者生活质量的作用，有望最终达到彻底治愈肿瘤或长期带瘤生存的目标！随着细胞免疫学、分子生物学及基因工程技术的发展，细胞过继免疫治疗将成为抗肿瘤的主要力量！

（钟晓松）

参考文献

[1] ZHONG XS, MATSUSHITA M, PLOTKIN J, et al. Chimeric antigen receptors combining 4-1BB and CD28 signaling domains augment PI3kinase/AKT/Bcl-XL activation and $CD8^+$ T cell-mediated tumor eradication. Mol Ther, 2010, 18 (2): 413-420.

[2] ZHONG XS, GATTINONI L, PALMER DC, et al. Wnt signaling arrests effector T cell differentiation and generates $CD8^+$ memory stem cells. Nature Medicine, 2009, 15 (7): 808-813.

[3] ZHONG XS, GATE TP. Targeted elimination of prostate cancer by genetically directed human T lymphocytes. Cancer Research, 2005: 65 (19): 9080-9088.

[4] HAMIEH M, DOBRIN A, SADELAIN M, et al. CAR T cell trogocytosis and cooperative killing regulate tumour

antigen escape. Nature, 2019, 568 (7750): 112-116.

[5] FEUCHT J, SUN J, SADELAIN M, et al. Publisher correction: Calibration of CAR activation potential directs alternative T cell fates and therapeutic potency. Nat Med, 2019, 25 (3): 530.

[6] FEUCHT J, SUN J, SADELAIN M, et al. Calibration of CAR activation potential directs alternative T cell fates and therapeutic potency. Nat Med, 2019, 25 (1): 82-88.

[7] DESELM C, PALOMBA ML, SADELAIN M, et al. Low-dose radiation conditioning enables CAR T cells to mitigate antigen escape. Mol Ther, 2018, 26 (11): 2542-2552.

[8] ROSENBERG SA, MORGAN RA, YANG JC, et al. Pilot trial of adoptive transfer of chimeric antigen receptor-transduced T cells Targeting EGFRvⅢ in Patients With Glioblastoma. J Immunother, 2019, 42 (4): 126-135.

[9] ROSENBERG SA, PACZKOWSKI P, SHEN YW, et al. Preinfusion polyfunctional anti-CD19 chimeric antigen receptor T cells are associated with clinical outcomes in NHL. Blood, 2018, 132 (8): 804-814.

[10] ROSENBERG SA, SOMERVILLE RPT, LU T, et al. Long-duration complete remissions of diffuse large B cell lymphoma after anti-CD19 chimeric antigen receptor T cell therapy. Mol Ther, 2017, 25 (10): 2245-2253.

第6节 基因治疗

一、概述

基因治疗(gene therapy)是将特异性遗传物质转入患者细胞内,在患者体内表达,达到治疗、预防疾病的效果,是一种以基因为媒介预防、治疗疾病的方法。根据国际基因治疗网的资料,从1989年第一例腺苷脱氨酶缺乏症(ADA)患儿接受基因治疗开始,到2021年为止,全世界登记注册的基因治疗临床研究已超过3 000个(图3-14-12)。

早期基因治疗仅限于治疗有明确基因缺陷的单基因遗传病(monogenic disease),但随着分子生物学技术和分子病理学的发展,目前基因治疗的适应证已扩展至恶性肿瘤、感染性疾病、心血管疾病、眼科疾病、神经系统疾病等多系统疾病。当前基因治疗临床研究热点主要集中于各种肿瘤性疾病,其次才是各种单基因遗传病(图3-14-13)。

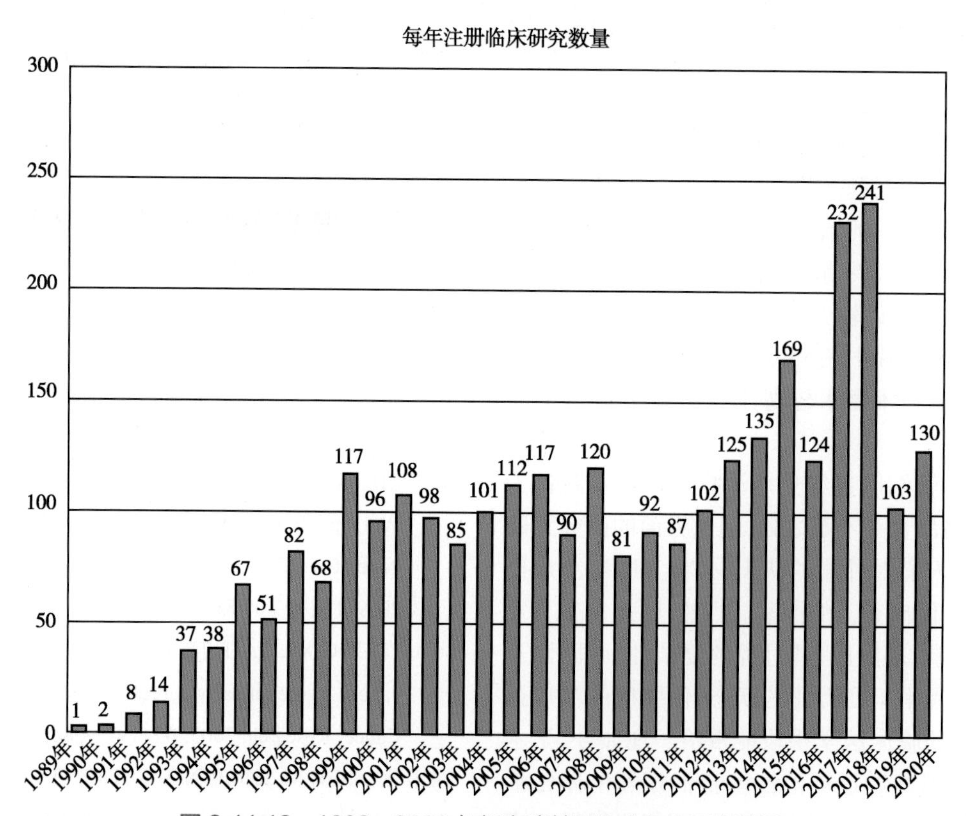

图3-14-12 1989—2020年新申请基因治疗临床研究数量

二、基因治疗的原理和方式

1. 基因治疗的基本原理　基因治疗的基本原理包括基因替代（gene replacement）、基因增加（gene augmentation）、基因敲除（gene knockout）、基因编辑（gene editing）。基因替代指将治疗基因导入细胞内替代原本缺陷的基因，恢复正常功能；基因增加指将治疗基因导入靶细胞内使靶细胞获得某种新功能或者加强原本表达量不足的基因的功能；基因敲除指将沉默基因导入细胞内抑制某些基因的表达，降低这些过表达基因的功能；基因编辑指将正确的基因片段导入细胞，修复原有缺陷基因，恢复正常功能。目前基因治疗采取的方式还是以基因替代和基因增加为主，但基因编辑技术已日益成为单基因遗传病基因治疗研究的热点（图 3-14-14）。

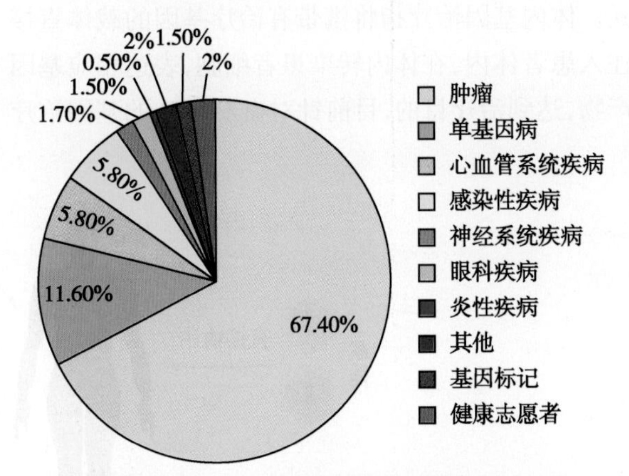

图 3-14-13　2021 年基因治疗适应证分布图

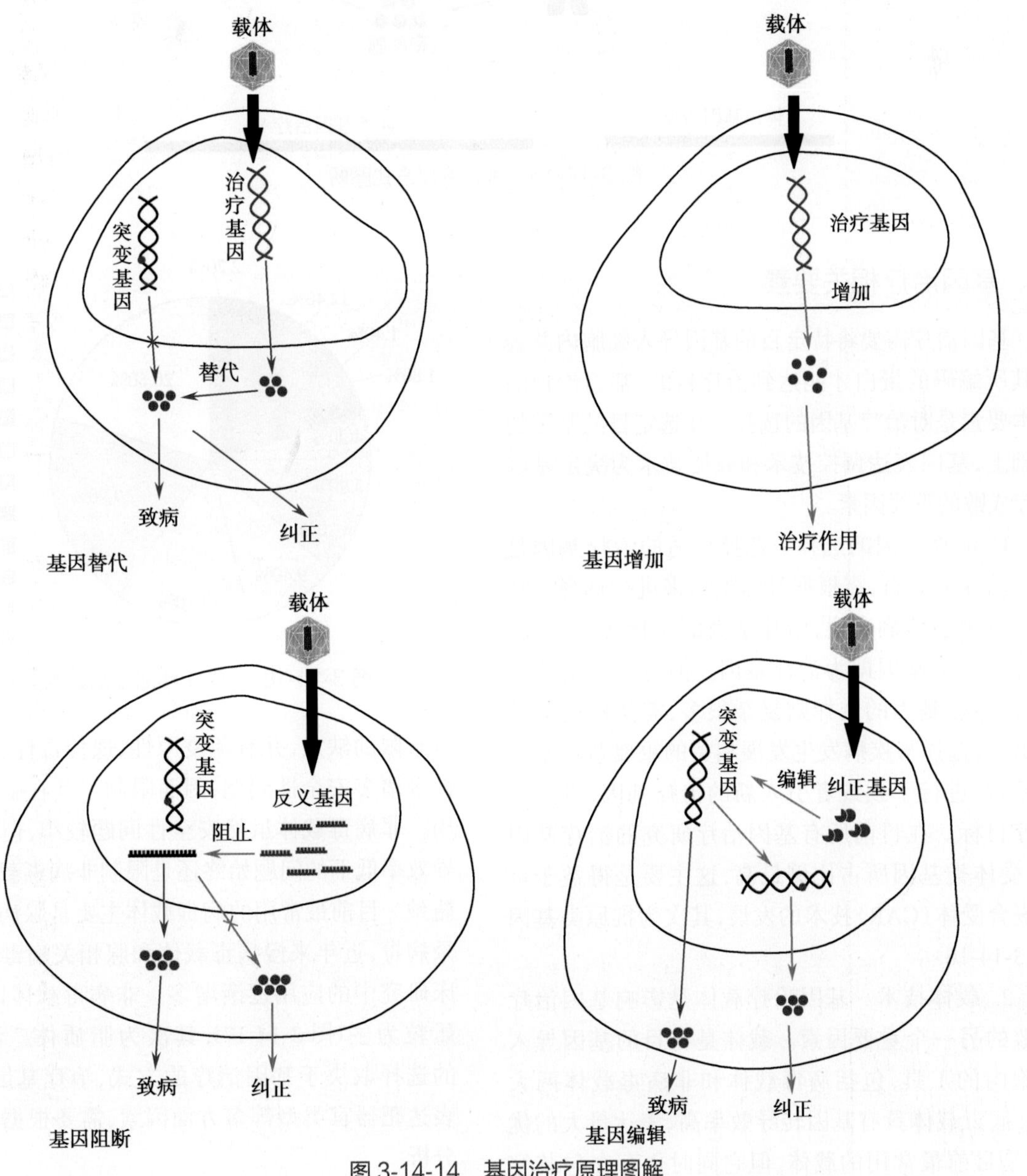

图 3-14-14　基因治疗原理图解

2. 基因治疗的方式 根据目的基因导入体内的方法不同分为体内基因治疗和体外基因治疗两种方式。体内基因治疗指将携带有治疗基因的载体直接注入患者体内，在体内转染患者细胞，表达相应基因产物，达到治疗目的，目前针对血友病 B 的基因治疗多采用此种方式。体外基因治疗则指将患者体细胞（包括成体干细胞）进行体外基因修饰，再将修饰后的细胞回输到患者体内表达基因产物，达到治疗目的，目前对原发性免疫缺陷病的基因治疗以及肿瘤相关基因治疗大多采用此种方式（图 3-14-15）。

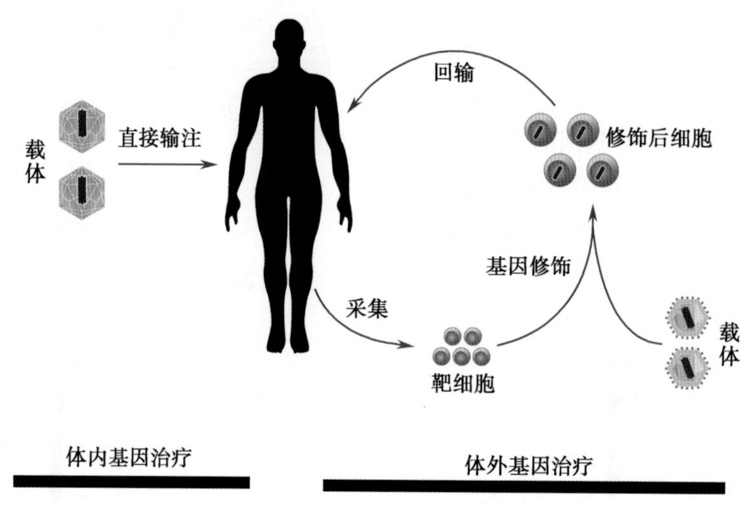

图 3-14-15 基因治疗方式图解

三、基因治疗相关要素

基因治疗需要将特定目的基因导入细胞内并表达其所编码的蛋白才能达到治疗目的，基因治疗的根本要素是对治疗基因的选择。在选定目的基因的基础上，基因表达调控技术和载体技术为决定基因治疗成败的重要因素。

1. 治疗基因的选择 选择合适的治疗基因是基因治疗的基石，需根据具体疾病来进行选择。对于单基因遗传病来说，治疗基因的选择相对单纯，已确认缺陷基因即为治疗基因。但对于其他疾病而言，治疗基因的选择则复杂很多，需从疾病的整体出发，选择与疾病发生发展相关的重要节点基因为靶点，进行干预或者引入新的治疗基因，以达到治疗目标。在目前所有基因治疗研究的治疗基因中，受体类基因所占比例最高，这主要是得益于抗原嵌合受体（CAR）技术的发展，其次为抗原类基因（图 3-14-16）。

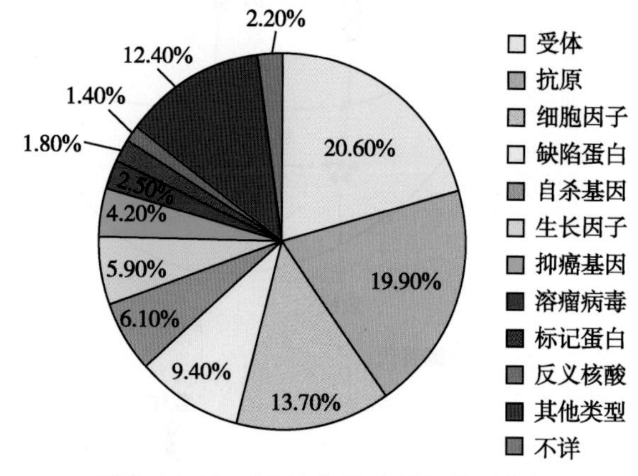

图 3-14-16 2021 年治疗基因类型分布

2. 载体技术 基因治疗载体是影响基因治疗成败的另一个重要因素。载体是将目的基因导入细胞内的工具，包括病毒载体和非病毒载体两大类。病毒载体具有基因转导效率高、表达量大的优势，是目前最常用的载体，但它同时也存在包装容量有限的缺点，并有免疫原性、遗传毒性、潜在致病性等诸多安全性问题，因而限制了其在临床上的应用。非病毒载体虽然安全性问题较小，但其基因转导效率低下的问题始终还是限制非病毒载体应用的瓶颈。目前最常用的病毒载体主要是腺病毒和反转录病毒，近年来慢病毒载体和腺相关病毒载体在临床研究中的应用逐渐增多。非病毒载体以裸 DNA 质粒为主（图 3-14-17），其次为脂质体。治疗载体的选择取决于基因治疗的方式、治疗基因的大小、表达靶器官类型等多方面因素，需要根据具体情况分析。

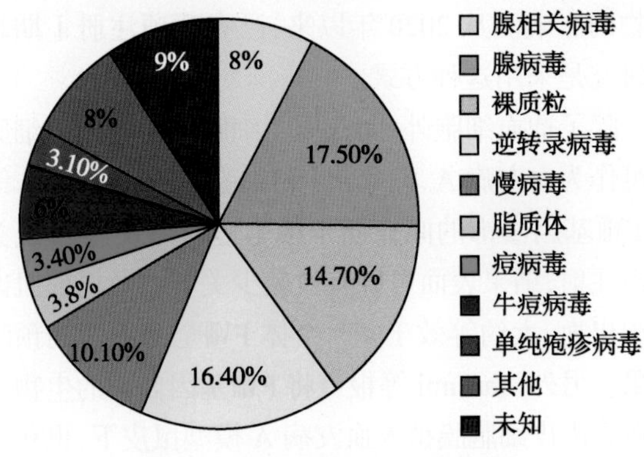

图 3-14-17 常用治疗载体分布

3. 基因表达调控技术 基因治疗的最终效果取决于治疗基因在患者体内的表达效率和表达特异性，因此如何调控治疗基因的体内表达是影响基因治疗效果的另一重要因素。基因表达调控主要在以下几个方面：第一，优化治疗基因序列，去除非功能区域序列缩短治疗基因长度，增加载体选择的多样性，优化功能区域结构，提高表达产物的生物学活性；第二，加入合适的操控元件，提高治疗基因表达效率和特异性；第三，选择合适的表达靶器官或细胞，提高治疗基因表达靶向性，同时减少基因表达泛化导致的一系列不良后果。

四、血液系统单基因遗传病基因治疗现状

1. 血友病的基因治疗 血友病为遗传性出血性疾病，病因为相关凝血因子基因缺陷导致凝血因子合成障碍，根据缺陷因子不同分为血友病 A、血友病 B、血友病 C。血友病是最早进行基因治疗临床研究的单基因遗传病之一。到 2021 年底，全世界已登记注册的五十余项血友病基因治疗中绝大部分是以腺相关病毒（adeno-associated virus，AAV）为载体的体内基因治疗，少部分为以成体干细胞为媒介的体外基因治疗。

(1) 血友病 B 的基因治疗：虽然血友病 B 的发病率远远低于血友病 A，但由于Ⅸ因子编码序列仅有 1.4kb，能很容易地包装进大部分治疗载体，尤其是 AAV 载体。因此，血友病 B 的基因治疗相对起步较早，但大部分相关临床研究仍然还处于Ⅰ期/Ⅱ期阶段。最早的血友病 B 基因治疗采用的是重组 AAV2-FⅨ载体骨骼肌内注射的治疗方式，但此种方式 FⅨ表达量较低，且易于产生抗 FⅨ抗体。肝脏为 FⅨ的自然产生器官，不同血清型 AAV 存在组织亲和力差异，因此，通过改变 AAV 血清型可以将表达靶器官由骨骼肌转移至肝脏。肝脏作为治疗靶器官后 FⅨ表达量较骨骼肌有明显提高，并且能诱导调节性 T 细胞介导的对 FⅨ的免疫耐受，从而减少治疗后 FⅨ抗体的产生。由于 AAV 为非整合性载体，因此需要多次注射，以获得 FⅨ的长期表达，反复输注则易引起机体的相关免疫反应。AAV 相关的免疫反应仍是目前 AAV 介导的血友病 B 体内基因治疗的瓶颈，不仅会降低 AAV 的感染效率，还可引起治疗靶器官的损伤。2011 年报道的 scAAV-LSP-hFⅨ临床试验的结果提示各个剂量组的患儿体内均能测到有效的 FⅨ表达，但高治疗剂量组患儿均在治疗后 8 周左右发生不同程度的谷丙转氨酶升高伴有 FⅨ水平下降，皮质激素干预后谷丙转氨酶可下降，同时 FⅨ水平上升。进一步研究发现，一种衣壳特异性记忆 CD8 细胞反应介导了免疫性肝细胞损伤并导致 FⅨ表达下降。为了应对这种免疫反应，尤其是治疗前已有 AAV 中和抗体存在的患者，可使用免疫抑制类药物，最常用肾上腺皮质激素，亦有使用环孢素、利妥昔单抗的报道，也可考虑采用血浆置换清除相应抗体；另外还有部分研究采用改造 AAV 衣壳的方式减少免疫反应发生。

为了规避 AAV 带来的免疫反应，有研究者采用整合性载体进行血友病 B 的基因治疗。2002 年报道采用慢病毒载体（LV）进行血友病 B 的体内基因治疗，虽然表达量满意，单次注射的表达时间长于 AAV 载体，但治疗后 FⅨ抗体滴度较高，后续研究发现系 LV 感染抗原提呈细胞（APC）后导致 FⅨ在 APC 内表达，从而增加 FⅨ抗原提呈作用导致的。为了避免 FⅨ在其他脏器的非特异性表达，Follenzi 等采用肝脏特异性启动子调控 FⅨ基因表达，取得了良好结果，不仅 FⅨ表达量高于常规 CMV 启动子 LV 载体，且 FⅨ抗体滴度也明显低于 CMV 启动子 LV 载体。Brown 等则采用在 LV 载体中整合抑制性 RNA 序列抑制 ET 启动子活性，从而减少 FⅨ在 APC 细胞中的表达，也明显降低了抗 FⅨ抗体的产生。

此外，还有采用 LV 或逆转录病毒载体在体外修饰造血干细胞（HSC）或间充质干细胞（MSC）再回输体内的研究报道。HSC 采用自体造血干细胞移植的方式回输体内，MSC 则采用局部注射的方式，这两种治疗方式均获得体内 FⅨ表达。比较而言，HSC 的 FⅨ表达量似乎低于 MSC，但较持续稳定，同时亦受到 FⅨ抗体的抑制作用。目前已有两个相关临床研究正在进行中。

除了病毒载体外，非病毒载体也是基因治疗的常用手段。近10年来转座子系统Sleeping Beauty（SB）和PiggyBac（PB）的发现和完善大大促进了其在基因治疗领域的应用。使用SB转座子系统已经成功在鼠、犬的血友病模型中实现hFⅨ的长期表达。此外，基因编辑技术在血友病B的治疗中也获得进展，Anguela等采用锌指蛋白（ZFP）编辑方式，成功修复血友病B鼠的基因缺陷，获得持续稳定的FⅨ表达。虽然非病毒系统在血友病B中取得重要的进展，但由于这些技术本身的局限性，因此要进入临床研究还需时日。

(2)血友病A的基因治疗：由于FⅧ的结构远比FⅨ复杂，其编码的cDNA序列更是长达9kb，这样就大大限制了基因治疗在血友病A的应用。早期针对血友病A的基因治疗研究落后于血友病B，后来经过对FⅧ基因优化及载体技术发展，目前登记血友病A的基因治疗临床试验数量已超过血友病B。

FⅧ的结构分为重链、轻链两条，Mah等尝试将两条链分别包装入两个独立的AAV载体，再混合进行肝脏或肌内注射，但试验结果并不尽如人意，表达时间短且易导致FⅧ抗体产生；Lu H等报道了包装改良FⅧ序列（BDD FⅧ）单AAV载体动物实验的结果，也得到了类似结果，免疫反应仍是主要障碍，但输注利妥昔单抗可显著降低FⅧ抗体滴度，同时FⅧ表达时间也明显延长。Powell等同时也报道了携带全长FⅧ序列的LV载体Ⅰ期临床试验的结果，5个剂量组共12名患者完成随访，大部分患者治疗后FⅧ活性在5%以下，其中5例患者治疗后FⅧ输注量较前还有明显增加。以上研究提示采用单纯体内基因治疗的方式对血友病A的效果似乎并不理想。后续研究发现基因治疗与预防性凝血因子输注联合的时候可以降低凝血因子的预防剂量，目前已有多项联合治疗的临床研究已经进入到Ⅲ期临床试验阶段。

相对体内基因治疗，体外基因治疗也是有希望的血友病A的基因治疗方案。LV载体可将FⅧ基因导入并表达在人脐带造血干细胞上，Ramezani等研究发现LV可介导FⅧ在B淋巴细胞表达，不但表达出治疗水平的FⅧ，并且能降低对FⅧ的免疫反应。但更令人感兴趣的体外治疗靶细胞是血小板，Shi Q等报道在无游离FⅧ的情况下血小板表面表达的FⅧ可发挥止血作用，Kuether等的研究进一步发现这种血小板源的FⅧ发挥止血作用可绕过FⅧ抑制物的影响。从2020年以来，已有两项注册Ⅰ期临床研究是采用这种方式。

除了造血细胞外，间充质干细胞和血管内皮细胞也可作为血友病A基因治疗靶细胞。Kashiwakura等将FⅧ基因修饰的间充质干细胞进行血友病A鼠关节内注射，结果表面可以有效减少关节内及局部肌肉组织出血，大约等效于4U/个体FⅧ全身给药的预防效果。另外，Tatsumi等报道将FⅧ基因修饰的生物工程血管内皮细胞膜植入血友病A模型鼠皮下，也获得了持续稳定的FⅧ表达，但同时也有明显FⅧ抑制物升高。这些均为血友病A体外基因治疗提供了新的思路。

2. β-地中海贫血的基因治疗　β-地中海贫血为常见血红蛋白异常引起的先天性溶血性贫血。主要原因为先天性β-珠蛋白合成障碍使α-珠蛋白与非α-珠蛋白比例失衡，导致血红蛋白合成障碍，过量α-珠蛋白形成包涵体破坏红细胞膜导致。因此，针对β-地中海贫血基因治疗的主要目的在于恢复α-珠蛋白与非α-珠蛋白比例。目前常用的方案有增加非α-珠蛋白表达、减少异常β-珠蛋白表达，目前已注册的19项临床研究中绝大多数还是采用增加β-珠蛋白表达的方式来达到治疗目的。

早期3个关于增加β-珠蛋白表达方案的Ⅰ期临床实验报道中，共有10余例患者接受LV-β globin载体修饰自体造血干细胞的体外基因治疗。Cavazzana-Calvo等在2010年第一次报道3例患者治疗结果。其中1例患者修饰后造血干细胞未植入；1例患者植入后未检测相关基因表达；1例患者脱离输血12个月，但出现原癌基因*HMGA2*基因的持续表达，甚至在部分恢复原病态克隆后仍能在全血细胞中检测到表达。另还有编号分别为HGB205、NCT01639690的临床试验结果尚未正式报道。但从这些早期结果来看，增加β-珠蛋白表达的治疗方案效果似乎不是很理想。

提高胎儿血红蛋白（HbF）也可有效改善地中海贫血的临床症状，因此增加γ-珠蛋白表达也作为一种可选择方案。增加γ-珠蛋白表达主要有两种方式，导入外源γ-珠蛋白及重启动内源γ-珠蛋白表达。Wilber等采用LV将γ-珠蛋白序列导入β-地中海贫血患者$CD34^+$造血干细胞，在分化的红系前体细胞中检测到HbF的持续表达；同时采用LV将GG1-VP64调节序列导入患者$CD34^+$造血干细胞重启γ-珠蛋白启动子，也在分化后的红系细胞中检测到 HbF 表达，提示无论内源途径还是外源途径均可有效促进 HbF 产生，达到治疗目的。此外，Roosjen 等报道采用 RNAi 技术沉默 β- 珠蛋白启动调控序列中的 *BCL11A* 基因，通过减少异常 β- 珠蛋白表达使内源性 γ- 珠蛋白表达上升，达到增加 HbF 表达的目的。

此外，基因编辑技术近年来也被应用在 β- 地中海贫血的基因治疗。Raman Bahal 等报道采用基因编辑技术成功修复两个 β- 地中海贫血患者造血干细胞的 β- 珠蛋白基因缺陷，2018 年已有采用 Crispr-Cas9 编辑系统治疗 β- 地中海贫血的Ⅰ期临床试验启动。

3. 免疫缺陷病的基因治疗　原发性免疫缺陷病（primary immunodeficiency disease，PID）包括 8 大类 200 多种疾病，但目前进入临床试验阶段的基因治疗主要集中在腺苷脱氨酶缺乏（ADA-SCID）、X 连锁联合免疫缺陷（SCID-X1）、慢性肉芽肿（CGD）、威 - 奥综合征（WAS）这 4 种疾病，另外，还有 SCID-RAG1、SCID-JAK3 也开始进行基因治疗临床试验。但这些临床研究基本处于Ⅰ期 /Ⅱ期阶段。

当前这 4 种疾病的临床试验以 γ- 反转录病毒（γ-RV）载体为主，采用载体介导修饰自体造血干细胞的体外基因治疗方式，不同疾病治疗反应及副作用各有差异。其中 ADA-SCID 对治疗的反应最好，目前接受治疗的 40 余例患儿有 30 例已完全脱离酶替代治疗，未合并严重感染，且无严重恶性并发症发生。大部分接受基因治疗的 SCID-X1 患儿治疗反应良好，年龄是影响疗效的主要因素，但治疗后严重不良反应发生率高于 ADA-SCID，共有 5 例患儿在基因治疗后发生急性 T 淋巴细胞白血病，主要是由于载体插入整合激活原癌基因 *LMO2* 导致的。90% 的 WAS 患儿接受基因治疗后临床表型均得到长期纠正，但严重不良反应的发生率高，约有 1/2 以上患儿合并急性白血病。CGD 基因治疗的临床结果则不太乐观，接受基因治疗的患者大部分临床表型无明显改善，少部分有短期改善，仅有的 2 例获得长期临床表型改善的患者均在移植后合并骨髓增生异常综合征（MDS），其中 1 例死于 MDS 继发的脓毒血症，其原因是载体插入激活 *EVI1* 基因。

既往研究可以看到，γ-RV 介导修饰自体造血干细胞的体外基因治疗均可明显改善 ADA-SCID、SCID-X1、WAS 的临床表型，但载体本身的遗传毒性是制约基因治疗的主要因素。对 RV 的研究发现，病毒基因组中长末端重复序列（long terminal repeat，LTR）所包含的病毒复制的顺式功能元件插入是激活宿主细胞癌基因的关键。Gilboa 等去除病毒 3′ 端 LTR 中 U3 区域包含启动子序列的 298 个碱基，构建自身灭活型反转录病毒载体（SIN-RV），降低病毒基因组自身复制，减少前病毒激活癌基因的可能性。SIN-RV 为目前应用于临床的主要反转录载体，已有 30 余例 PID 患者接受 SIN-RV 介导的体外修饰基因治疗，目前尚未有继发恶性疾病的报道。此外，近年慢病毒载体的应用逐步增加，欧美已有多项采用慢病毒载体的 PID 基因治疗临床研究正在进行中。

采用组织特异性启动子也增强 PID 基因治疗的有效性、安全性，Santilli 等采用髓系特异性启动子的 LV-gp91 载体对来自 CGD 患者的造血干细胞进行体外修饰，获得 *gp19* 基因特异性在粒单系晚期细胞表达，部分解决了 CGD 基因治疗中基因表达特异性差的问题。还有研究采用锌指蛋白核酸酶系统（ZFN）系统对患者来源诱导多能干细胞（iPS）进行基因编辑处理，后诱导培养出正常表型粒细胞，为将来 PID 基因治疗提供了新的思路。

专家点评

- 从第一例基因治疗应用到临床，距今已有 20 余年，虽然这 20 年来基因治疗取得长足的发展，和最初的基因治疗相比，无论是从治疗方式的选择，还是疾病谱都发生了翻天覆地的变化，但由于载体毒性、免疫反应等相关问题制约了基因治疗在临床应用的继续前进。
- 2013 年的基因治疗药物在欧洲大陆获得上市批准，标志着基因治疗进入新的阶段。随着新型载体、基因编辑等新技术的出现，以及更多疾病分子发病机制得到阐述，越来越多的研究机构开始整合各自的研究成果，甚至Ⅰ/Ⅱ临床试验结果，可以预见在不久的将来，基因治疗将会取得更多振奋人心的进展，基因治疗的大规模临床应用也将离我们越来越近。

（王　凯）

参考文献

[1] NIENHUIS AW, NATHWANI AC, DAVIDOFF AM. Gene therapy for hemophilia. Mol Ther, 2017, 25 (5): 1163-1167.

[2] SHI Q. Platelet-targeted gene therapy for hemophilia. Mol Ther Methods Clin Dev, 2018, 9: 100-108.

[3] CAVAZZANA-CALVO M, PAYEN E, NEGRE O, et al. Transfusion independence and HMGA2 activation after gene therapy of human β-thalassaemia. Nature, 2010, 467 (7313): 318-322.

[4] WILBER A, HARGROVE PW, KIM YS, et al. Therapeutic levels of fetal hemoglobin in erythroid progeny of β-thalassemic $CD34^+$ cells after lentiviral vector-mediated gene transfer. Blood, 2011, 117 (10): 2817-2826.

[5] KARPONI G, PSATHA N, LEDERER CW, et al. Plerixafor+G-CSF-mobilized $CD34^+$ cells represent an optimal graft source for thalassemia gene therapy. Blood, 2015, 126 (5): 616-619.

[6] RAMAN BAHAL, NICOLE ALI MCNEER, ELIAS QUIJANO, et al. In vivo correction of anaemia in β-thalassemic mice by γPNA-mediated gene editing with nanoparticle delivery. Nat Commun, 2016, 7: 13304.

[7] HACEIN-BEY AS, GASPAR HB, BLONDEAU J, et al. Outcomes following gene therapy in patients with severe Wiskott-Aldrich syndrome. JAMA, 2015, 313 (15): 1550-1563.

[8] FISCHER A, HACEIN-BEY ABINA S, TOUZOT F, et al. Gene therapy for primary immunodeficiencies Clin Genet, 2015, 88 (6): 507-515.

第十五章 白血病

第1节 概述

白血病(leukemia)是造血系统的恶性增殖性疾病,是儿童时期最常见的恶性肿瘤。由于患者血中白细胞增多、在血中呈现白色,故1845年Virchow和Craigie分别在病例报道中称此病为“白血(white blood)”。两年后,Virchow正式命名此病为“白血病(leukemia)”。由于白血病细胞在骨髓内异常增生和聚集,抑制正常造血,导致贫血、血小板减少和中性粒细胞减少。白血病细胞也可侵犯髓外组织,如脑膜、性腺、胸腺、肝、脾、淋巴结、骨组织等,引起相应病变。

(一)流行病学

15岁以下的儿童癌症中,约30%为白血病,其中急性白血病的年发病率为(30~40)/100万。根据美国癌症流行病学终点监测登记系统(Surveillance, Epidemiology, and End Results, SEER)数据,0~14岁儿童急性淋巴细胞白血病(acute lymphoblastic leukemia, ALL)年发病率为25.4/100万,急性髓系白血病(acute myeloid leukemia, AML)年发病率为5.0/100万;而15~19岁年发病率分别为7.5/100万和4.3/100万。美国每年新增15岁以下儿童白血病5 400例,其中4 900例为ALL,500例为AML。按中国人口是美国的4.5倍推算,我国每年新增15岁以下儿童ALL约为22 000例,AML约2 250例。根据上海市恶性肿瘤病例报告登记系统的数据,在2009—2011年中,白血病占所有儿童恶性肿瘤的35.9%,年均发病率为46.3/100万,标化发病率为47.0/100万,其中男童和女童的标化发病率分别为47.6/100万、46.4/100万;0~4岁、5~9岁和10~14岁组分别为68.6/100万、37.4/100万和28.9/100万。

(二)病因与发病机制

目前白血病的确切病因尚不清楚,但不属于遗传性疾病。根据白血病的发生趋势和发病特点,普遍认为白血病是遗传与环境相互作用的结果,其发生与病毒感染、电离辐射、化学药物及遗传因素有关。

1. 病毒因素　自Ellerman和Bang在1908年证实家禽的白血病可以通过无细胞滤液感染其他家禽诱发白血病后,病毒致瘤的研究便成为一个十分活跃的领域。1911年,Rous发现了能引起鸟类结缔组织生瘤的病毒,命名为Rous肉瘤病毒。Rous因此荣获1966年诺贝尔生理学或医学奖。后来,学者们逐渐肯定了某些病毒对动物的致瘤作用,而且也意识到病毒可能也会诱发人体产生肿瘤。20世纪80年代初,人们发现成人T淋巴细胞白血病是由一种病毒即人T细胞白血病病毒(human T cell leukemia virus)Ⅰ型引起,因此推测儿童白血病也可能由病毒引起,但目前尚未找到确凿证据。

2. 环境因素　电离辐射及化学诱变剂已被证明与白血病的发生有关。日本广岛、长崎原子弹爆炸后,身处原子弹爆炸圈1km以内的居民,倘若幸存,数年后患白血病的概率高达1/20左右。受辐射严重地区的白血病发病率是未受辐射地区的17~30倍。爆炸后3年,白血病的发病率逐年增高,5~7年时达到高峰,至21年后其发病率才恢复到接近整个日本的水平。乌克兰研究人员关于1986年切尔诺贝利核事故的调查也发现,该地区的白血病发病率明显升高。另外,怀孕妇女接受腹部X线照射,新生儿白血病发病率也较高。霍奇金病、朗格汉斯细胞组织细胞增生症等疾病患者经放射治疗后,AML的发生率上升。但常规影像学检查使用的放射线剂量很小,没有发现继发白血病的报道。

一些化学物质如杀虫剂、苯及其衍生物、甲醛、亚硝胺类、氯霉素等均可能诱发白血病。有研究发现妇女对苯和其化合物的吸入反应特别敏感,因此对妊娠期妇女的保护很重要。妊娠期妇女如果长期吸入苯及该类化合物可能会导致胎儿畸形，甚至可以引发先天性白血病。抗肿瘤的细胞毒性药物如环磷酰胺、氮芥、依托泊苷、丙卡巴肼等可诱发第二肿瘤（包括白血病）。

根据对接触高浓度苯的工人的观察，AML 预计在第一次接触后 10~15 年内发生；化疗后 AML 的再发生率在治疗后 5~10 年达到高峰。因此，致癌物质作用于人体到白血病的发病，是一个长期的过程。

3. 遗传因素 白血病不是遗传病，但具有遗传缺陷的人群有较高的易感性。如 21- 三体综合征、Bloom 综合征、先天性再生障碍性贫血伴多发畸形（Fanconi 综合征）的患儿，白血病发病率均较一般儿童高；单卵双生儿中如一个患急性白血病，则另一个的发生率为 20%~25%。*ARID5B*、*CEBPE*、*GATA3* 和 *IKZF1* 多态性导致特殊类型白血病发病风险上升，*PAX5* 和 *ETV6* 的胚系突变与家族性白血病相关。由此看出，白血病的发生与遗传体质或易感性有关。

另一方面，有研究指出，对白血病而言，DNA 复制出现错误占发病原因的 85.2%，环境因素占 14.3%，遗传因素只占到 0.5%。胎儿血样的回顾性检查发现，具有 *ETV6-RUNX1* 融合基因的儿童的白血病发生率为 1%，远高于一般儿童，证明在子宫内形成的前白血病克隆具有很高的白血病发生率，而生后继发的致白血病事件对于 *ETV6-RUNX1*$^+$ 肿瘤细胞的形成是必需的。因此，获得性基因变异对于白血病发展至关重要。

总之，虽然白血病的致病因素和发病机制目前尚不清楚，但最终都是通过免疫逃逸而导致肿瘤的发生，因此维持良好的机体免疫功能是预防肿瘤发生的关键。合理饮食、加强锻炼能增强机体的免疫功能，适当的感染暴露也能促进机体的免疫功能。英国儿童肿瘤研究组对英国 10 个区域、近万名儿童的调查发现，出生后第一年特别是前几个月中，如果孩子生活在过度清洁的环境里而减少了对感染的暴露，其后罹患白血病的风险明显增高。

（三）分类

根据白血病细胞的分化程度、自然病程的长短，可将白血病分为急性和慢性两大类，再根据细胞的类型进一步分类。儿童时期以 ALL 为主，约占儿童白血病的 75% 以上；AML 约占 20%；慢性粒细胞白血病占 3%~5%。其他特殊类型白血病如幼年型粒单细胞白血病、嗜酸粒细胞白血病、毛细胞白血病等，在儿童中均少见甚至罕见。

（四）儿童白血病的诊断与分型

与成人白血病一样，儿童白血病的诊断与分型最初以白血病细胞的形态学为基础。1976 年，由法国、美国和英国的专家建立了 FAB 白血病分型协作组，相继提出了急性白血病的形态学诊断和分型标准。将 ALL 分为 L_1、L_2、L_3 等三个形态学类型，AML 分为 M_0~M_7 8 个亚型，并给出了各亚型的细胞化学特征。这一标准对白血病的诊治发挥了巨大的推动作用。

随着单克隆抗体技术的出现，应用白血病细胞表面抗原表达特征进行分型，即免疫学分型，是白血病诊断分型方面的重大进步。根据抗原表达特点，可以将儿童 ALL 区分为 B 细胞来源、T 细胞来源两类。前者可分为早前 B-ALL、普通 ALL、前 B-ALL 和成熟 B-ALL；后者包括早前 T-ALL、前 T-ALL、皮质 T-ALL 和髓质 T-ALL。对于 AML，由于粒系和单核系抗原基本没有分化阶段特异性，因此除 M_6 和 M_7 亚型可通过免疫分型确诊，部分单核系抗原主要见于 M_4 和 M_5 亚型外，目前尚无法对 AML 进行确切的免疫学分型。此外，还存在一类不能明确细胞系别的急性白血病。

自 1960 年费城染色体被发现以来，越来越多的证据表明白血病细胞中存在大量的染色体数量和结构异常，并且与白血病发病、分型、治疗反应、预后密切相关。因此，细胞遗传学分型也逐渐成为急性白血病的分型标准之一。随着分子生物学技术的进步，聚合酶链式反应、荧光原位杂交等简便快速的检测手段在临床得到广泛应用。传统细胞遗传学技术，如染色体显带无法检出的很多染色体畸变被发现，例如儿童 ALL 中最常见的 t(12;21)(p13;q22) 及其形成的 *ETV6-RUNX1* 融合基因。这些分子遗传学异常的检出与形态学、免疫学、细胞遗传学结果相互结合、互为补充，最终确立了白血病的形态学 - 免疫学、细胞遗传学 - 分子生物学分型（MICM 分型）。

近年来，随着 DNA 微阵列等高通量检测技术逐步得到应用，更多儿童白血病的分子遗传学异常被发现，并显示出良好的临床应用前景。在 ALL 中，发现了 *IKZF1* 基因缺失、*CRLF2* 基因重排、*DUX4* 及 *ERG* 基因失调节、*ZNF384* 基因重排、*MEF2D* 基因重排、促红细胞生成素受体基因重排、21 号染色体内部扩增（iAMP21）、*JAK*、*NOTCH1*、*FBXW7* 突变，以及 *BCR-ABL1* 样 ALL、早前 T-ALL（ETP-ALL）两个亚型；AML 中也存在多种分子遗传学改变，如 *NPM1*、

KIT、*RAS*、*WT1*、*PTPN11*、*FLT3* 激酶区点突变及内部串联重复(internal tandem duplication,ITD)、*CEBPA* 双突变等。这些发现都使患儿的危险度分层更为精细化,有助于早期发现高危患者,开展早期干预以及确定更有效的治疗方式,如造血干细胞移植、靶向治疗、免疫治疗等。同时,也能使低危患者避免不必要的强化疗,使儿童白血病达到精准治疗。

(五) 儿童白血病的联合化疗

儿童白血病的治疗方法经历了漫长的发展过程。1865 年,Lissauer 报道了一例白血病患者在接受亚砷酸治疗后病情缓解;亚砷酸成为标准的二线缓解方案。1896 年伦琴射线发现后被应用于肿瘤的治疗。1930 年,Gloor 采用亚砷酸、新钍、放疗和同胞之间血细胞移植(预示着现代骨髓及外周血造血干细胞移植),第一次治愈了一名白血病患者。1947 年 Seeger 等合成了 4- 氨基 - 甲氨蝶呤,能抑制叶酸代谢,部分白血病患者可获得临床和血液学缓解,并能持续数月,于是一种新的治疗白血病的方法诞生了。随后,糖皮质激素、嘌呤类似物、环磷酰胺、长春新碱等被发现对儿童 ALL 具有一定疗效。但即使采用 2 种或 4 种药物联合治疗,ALL 患儿的治愈率仍较低。

1962 年,St. Jude 儿童研究医院提出一个具有开创性的儿童 ALL 治疗方案。该方案包括诱导缓解、强化或巩固、预防脑膜复发的治疗和维持治疗等 4 个阶段,在各治疗阶段联合应用不同的化疗药物,并提出对头颅、脊柱进行放疗以预防中枢神经系统白血病。

随着危险度分层概念的提出,根据不同危险度给予适当治疗的观念被广泛接受,并且随着更多化疗药物不断涌现,多药联合化疗方案也日趋完善,儿童白血病的疗效迅速提高。造血干细胞移植技术的普及使难治与复发性白血病患儿的预后也获得了显著改善。目前儿童 ALL 的治愈率已达 80% 以上;AML 的总体治愈率已达 70% 左右,其中急性早幼粒细胞白血病的治愈率已达 90% 以上。<1 岁的婴幼儿 ALL 预后较 1 岁以上患儿差,但 15 岁以下的儿童 ALL 和 AML 预后均优于 15~19 岁的青少年。儿童白血病已成为第一个通过化疗手段可治愈的肿瘤性疾病。

在这一发展历程中,国际性儿童白血病协作组如国际 BFM 协作组、儿科肿瘤协作组(POG)、儿童癌症协作组(CCG)、儿童肿瘤协作组(COG)等相继成立,各自制定、实施了统一、规范的治疗方案,不但提高了临床疗效,而且推动了多中心临床研究的不断进步,为儿童白血病诊治水平的提升提供了持续的动力。

(六) 儿童白血病的早期治疗反应

在儿童白血病的化疗开始后,可以采用形态学方法,评估白血病细胞对化疗的反应性,包括第八天的泼尼松反应、诱导治疗中期和结束时的骨髓缓解状况等,其与患儿的预后密切相关。随着 20 世纪 90 年代中期微量残留病(minimal residual disease, MRD)概念的引入,儿童白血病的危险度分层与治疗水平都得到进一步提升。

MRD 检测是儿童白血病最强的预后因素,已成为当前化疗方案中的重要组成成分。一般采用定量 PCR 和流式细胞术(flow cytometry,FCM),以融合基因、免疫球蛋白 /T 细胞受体(Ig/TCR)基因重排、白细胞分化抗原为分子标志进行检测。经过严格质控的 MRD 检测能对 90% 以上的患者实施精准分层及初步的个体化治疗。同时,MRD 检测在干细胞移植、免疫治疗、白血病缓解后、化疗联合靶向治疗中,已显示出不可替代的临床应用价值。

最近,高通量测序(high-throughput sequencing, HTS)的应用使 MRD 检测的敏感性由目前的 10^{-4} 提高到 10^{-6},可检出较低水平的 MRD,有助于优化临床治疗方案。研究还发现,携带不同遗传学异常的白血病亚型,其 MRD 动态变化具有不同的特点,相同的 MRD 水平可能对不同亚型患儿的预后具有不同的意义。将遗传学异常与 MRD 水平相结合,能更好地预测患儿的临床预后。

(七) 儿童白血病的新型治疗技术

近年来,多种新型治疗技术在儿童白血病中的应用取得了令人瞩目的成果。由于针对小分子靶向药物的各种耐药突变不断出现,甚至出现多重突变,白血病细胞几乎都可对大部分小分子酪氨酸激酶抑制剂均产生耐药。同时,间充质干细胞在酪氨酸激酶抑制剂的作用下出现形态和功能变化,产生 IL-7 等细胞因子、生长因子等多种支持分子,激活白血病细胞的 IL-7R/JAK 通路与其他生长因子通路产生耐药。面对这一状况,研究者提出联合应用针对不同分子或信号通路的小分子药物以克服耐药性。例如,联合应用 JAK 抑制剂托法替布和达沙替尼,能显著增强后者的杀伤效果;类视黄醇类药物(例如全反式维 A 酸)能增强达沙替尼杀伤 *IKZF1* 缺失的 *BCR-ABL1*$^{+}$ 白血病细胞的效果。

单克隆抗体依赖裸抗体介导的靶向性细胞毒作用、抗体依赖性细胞介导的细胞毒作用、补体途径、抗体偶联免疫毒素或化学毒素、双特异性T细胞连接治疗等发挥治疗作用。单克隆抗体治疗是难治、复发性儿童白血病的治疗选择之一，目前用于ALL治疗研究的单克隆抗体主要针对CD19、CD20、CD22和CD52，在AML主要针对CD33、CD45、CD66、CD123、FLT3、KIRs、VEGF和CD52等。

当前，嵌合抗原受体（chimeric antigen receptor，CAR）修饰的细胞治疗广受瞩目。CAR由胞外抗体识别区、跨膜区、胞内信号转导区、1个（第二代）或2个（第三代）共刺激区组成，修饰细胞可以是T细胞、T细胞来源的诱导重编程干细胞（T-iPSC）和NK细胞，以肿瘤特异抗原、肿瘤相关抗原为靶标。国内外的多项临床试验显示出良好的临床应用前景，其中针对CD19的CAR-T细胞产品包括Kymriah、Yescarta已获得美国FDA批准上市，分别用于治疗儿童和年轻成人ALL、对其他治疗无反应或接受过至少两种方案治疗后复发的成人大B细胞淋巴瘤。但是，这项技术在安全性、脱靶效应、炎症反应引起的炎症因子风暴、CAR修饰细胞免疫原性引起的自身免疫紊乱等方面还有许多问题需要解决。

（八）宿主因素与儿童白血病

宿主因素，即患儿与化疗药物代谢有关的单核苷酸多态性（single nucleotide polymorphism，SNP）或突变，对儿童白血病的治疗也有重要影响。虽然国外研究发现，6-巯基嘌呤（6-MP）的代谢关键基因——巯嘌呤甲基转移酶基因（*TPMT*）的SNP是该药毒副作用产生的重要原因，国内临床实践也观察到我国ALL患儿对6-MP极不耐受，但国外报道的*TPMT*多态性热点在中国人的检出率却很低。近年的研究发现，核苷二磷酸酶基因*NUDT15*的多态性rs116855232（T>C，R139C）明显增强了患儿对6-MP的不耐受性，并且这一多态性在东亚人群中更为常见。临床前研究也证明，以*NUDT15*基因型为指导的6-MP剂量个体化能减轻毒副作用且不影响疗效。此外，*NT5C2*突变导致酶活性升高，磷酸核糖焦磷酸合成酶1基因（*PRPS1*）突变造成对嘌呤从头合成的反馈抑制减弱。两者都抑制巯嘌呤激活，使活性产物减少，导致白血病细胞对6-MP耐受性提高，造成复发。甲氨蝶呤、阿糖胞苷等其他化疗药物的药物遗传学研究对临床治疗的指导意义尚不明显，需要有所突破。

（九）国内儿童白血病诊治与研究的发展历程

我国儿童白血病治疗与研究开始较晚，但儿科前辈们克服困境，不断开拓进取，换来了今天的辉煌成就。

20世纪70年代，在诸福棠院士的支持下，胡亚美院士领导的首都医科大学附属北京儿童医院（以下简称北京儿童医院）团队在国内率先开展了儿童白血病的治疗。1982年，胡亚美、杨世元、诸美瞻等在《中华儿科杂志》刊登了国内首篇儿童白血病疗效的报道——《110例小儿急性淋巴细胞性白血病治疗结果》。总结了北京儿童医院自1978年1月到1982年2月治疗儿童白血病的状况。四年中共收治儿童急性白血病177例，其中110例为ALL。根据骨髓形态学分析及初步的免疫分型，将ALL分为一般和高危两型。经诱导缓解治疗、巩固治疗、脑膜白血病预防、维持和加强治疗等4个阶段的治疗，110例中死亡37例，存活64例，未坚持治疗31例，持续完全缓解两年以上19例。这一研究表明，儿童白血病是可治之症，开创了我国儿童白血病治疗的先河，使广大国内医务工作者和患者看到了曙光。在此影响下，20世纪80~90年代，全国陆续开始了儿童急性白血病的治疗工作，患儿长期生存的报道不断出现，如北京儿童医院报道了20例持续缓解3年以上的患儿；上海第二医学院报道了小儿ALL的12年治疗总结；苏州医学院报道了24例AML患儿应用HPOAP方案治疗的疗效等。

随着儿童白血病诊治的进步，制定适合我国国情的儿童白血病诊疗规范，并不断完善，成为儿科血液学界的共识。在当时的中华医学会儿科学分会血液学组组长胡亚美院士的带领下，1983年在成都、1999年在荣成，制定并修改了《小儿急性淋巴细胞白血病诊疗建议》，成为当时国内儿童白血病诊治的指导性文件，大大提高了医务工作者对儿童白血病的认识及治疗的信心，推动全国儿童白血病治疗的进步。特别是在1999年修订的《小儿急性淋巴细胞白血病诊疗建议（第二次修订草案）》中，提出在国际FAB分型的基础上，有条件的单位尽量做到MIC分型；将ALL患儿根据复发危险度分为高危组和标危组，分型治疗；治疗分为诱导缓解、巩固、脑膜白血病预防、维持和加强治疗4个阶段；进一步加强高危组的治疗强度。

事实证明，我们的诊疗建议跟上了国外的发展步伐，取得了良好的效果。1989年，吴敏媛等在《中华儿科杂志》发表《371 例小儿急性淋巴细胞白血病并发中枢神经系统白血病 37 例报告》，证明放疗 + 鞘内注射组的预防效果明显优于单纯鞘内注射组(15.6%)及低剂量甲氨蝶呤静脉滴注组。1994 年，吴敏媛等在《中华血液学杂志》发表《205 例儿童急性淋巴细胞白血病疗效分析》，报道了北京儿童医院 1987 年 1 月—1991 年 12 月收治的 205 例小儿 ALL 的疗效，5 年无事件生存率达到 74.4%，中枢神经系统白血病复发率降至 1.5%，睾丸白血病复发率降至 3.4%，证明早期强烈化疗及有效的庇护所预防是减少骨髓及髓外复发、提高疗效的关键。然而，复发无关死亡多于复发造成死亡的事实也说明，预防并积极治疗感染，加强支持治疗，减少化疗药物相关死亡率，适当降低标危组化疗强度，同样是极为重要的。这就为方案进一步改进奠定了坚实的基础。

2000 年以后，国内儿童白血病诊治进入高速发展阶段。国内多家大型医院，如首都医科大学附属北京儿童医院、上海交通大学医学院附属上海儿童医学中心、中国医科院血液病医院、苏州大学医学院、中山大学孙逸仙纪念医院的儿童白血病相关实验室检验水平大大提升，具备了开展 MICM 分型的能力。近年来，国内出现了多家大型检测 / 检验公司，凭借高水平的检测技术、规范的检测业务流程，为全国各医院提供高效的检验服务，使得全面、规范的 MICM 分型成为现实。

在治疗方面，通过与国际知名协作组或机构如美国 COG 协作组、St Jude 儿童研究医院、欧洲 BFM 协作组等的广泛交流合作，一方面吸收其先进经验，不断优化白血病诊治方案，并推动新技术、新方法的应用，如造血干细胞移植技术、CAR-T 细胞治疗技术、靶向药物等；另一方面，为了广泛开展并提升儿童白血病的治疗水平，在我国先后成立地区性的研究协作组，同时，随着国家经济实力的增强，政府出台多项支持儿童白血病诊疗的政策措施，多个公益基金会也加入这一行列，改变了过去儿童白血病放弃治疗或仅姑息治疗的局面。

2000 年以来，首都医科大学附属北京儿童医院向国际上的先进团队看齐，完成了儿童白血病诊治方面的“三级跳”。在 BCH-98 方案的基础上，实施了 BCH-ALL-03 方案和 BCH-AML-05 方案，坚持早期强烈化疗及有效的庇护所预防，适当降低标危组化疗强度，加强支持治疗，预防并积极治疗感染，减少化疗药物相关死亡率；采用多重 PCR 技术同时筛选 29 种儿童白血病常见的融合基因，保证上述两个方案能在 MICM 分型的基础上实施。

2005—2008 年，吴敏媛、李志刚、张瑞东等经过艰苦的摸索，建立起国内首个完备的儿童白血病 MRD 检测技术平台，采用两种技术、三种分子标志物同时检测 MRD。大样本的临床研究证明，检测结果对临床分型和治疗具有重要的指导价值。同时，先后在《中华儿科杂志》发表文章，详细介绍了检测的技术流程，供全国同行参考。

为紧跟国际上多中心大样本临床研究的趋势，2008 年由吴敏媛教授牵头，成立了第一个全国性的儿童白血病多中心研究协作组——中国儿童白血病协作组(China Children Leukemia Group，CCLG)，旨在促进国内儿童 ALL 的规范化治疗进而提高疗效。协作组由全国 8 个城市的 10 家大型三甲医院组成，实施了统一的 CCLG-ALL-2008 方案。该方案有以下重要改进。

在准确分型的基础上，适当降低标危组化疗强度，避免过度治疗；增加高危组化疗强度，防止治疗不足；在早期治疗反应的形态学评估基础上，根据 MRD 水平调整患儿的治疗强度，对 MRD 阴性或低水平的患儿采用原化疗强度治疗，对 MRD 水平高的患儿，采用更为强烈的化疗，甚至造血干细胞移植，以改善预后；放弃预防性颅脑放疗，采用大剂量甲氨蝶呤全身静脉滴注及足够次数的单药或三联鞘内注射，仅 CNS3 即中枢神经系统白血病进行颅脑放疗(年龄<1 岁者不放疗)；全身治疗加用地塞米松；改进强化方案(CAM 方案)，将 28 天的 CAM 方案分成 2 个 14 天的 CAM 方案，有效地降低了感染率；取消鬼臼类药物如依托泊苷(VP-16)和替尼泊苷(VM-26)，避免出现第二肿瘤；取消维持期间的加强治疗，降低后期的感染和死亡，保证治疗的成功；严格掌握造血干细胞移植的适应证，在特定条件下，如诱导缓解治疗失败、诱导缓解治疗末 MRD $\geq 1 \times 10^{-2}$、t(4；11)(q21；q23)/*MLL-AF4* 阳性或 t(9；22)(q34；q11.2)/*BCR-ABL1* 阳性患儿巩固治疗前≥MRD 1×10^{-4}，才进行造血干细胞移植。

从 2008 年 4 月 1 日到 2012 年 12 月 31 日，中国儿童白血病协作组(Chinese Children’s Leukemia Group，CCLG)共入组治疗 2 231 例新发儿童 ALL。总体完全缓解率为 94.1%，5 年无事件生存率为 79.9% ± 0.9%，5 年总生存率为 85.3% ± 0.8%，5 年累积复发率为 15.3% ± 0.9%；采用 MRD 调整治疗强度的治疗

组的预后明显好于非 MRD 调整治疗组。CCLG-ALL-2008 方案多中心研究第一次大宗报道了中国儿童 ALL 的基因型分型及疗效，说明在中国进行大规模多中心的儿童 ALL 临床研究是可行的，以 MRD 为基础的危险度分型策略有助于提高儿童 ALL 的疗效。为推广这一研究成果，2014 年中华医学会儿科学分会血液学组以 CCLG-ALL-2008 为蓝本，第五次修订《小儿急性淋巴细胞白血病诊疗建议》。以此为蓝本，2010 年卫生部颁布了《儿童急淋白血病临床路径》《儿童急性早幼粒细胞白血病临床路径》。

由于中国幅员辽阔，病例众多，适合开展多中心研究。各个协作组在规范治疗的前提下，围绕各自的临床问题，正在开展多个治疗研究。目前进行的有上海 CCCG-ALL-2015、NCMC-AML-01、北京 CCLG-ALL-2018、CCLG-AML-2015、CCCG-APL-2017、广东 SCCCG-ALL、天津 CAMS-2016 等。

2018 年，在国家卫生健康委员会的领导下成立了儿童白血病专家委员会，制定并在全国范围推行儿童急淋白血病诊疗规范、儿童急性早幼粒细胞白血病诊疗规范。目标是提升各地区儿童白血病的诊治水平和能力，使患者在当地得到规范的治疗，而重要的治疗中心将以复发 / 难治白血病的救治为未来的发展重点。

（十）未来展望

在未来的研究中，依托各个全国性协作组的多中心研究，精确分型、治疗反应评估、药物遗传学等将有很大的拓展空间。随着第二代测序技术的普及与费用降低，儿童白血病中各种遗传突变不断被发现。然而，大多数研究只检测其中一部分变异，导致各方的研究结果可比性较差，很难互相印证，使多数遗传学改变的临床价值并不清楚，尚不能应用于临床诊疗中。最近有研究采用靶向捕获 DNA 和 RNA 联合二代测序，能识别出碱基替换、插入 / 丢失、拷贝数改变、基因融合等异常，但其临床应用价值仍需进一步确定。针对不同白血病亚型即携带特定免疫学特征和 / 或遗传学异常的患儿，探讨更精准的 MRD 分型标准，将有助于对各个亚型的患儿进行更合理的治疗。目前的药物遗传学研究着眼于单个药物、单个基因，由于白血病治疗为多药联合化疗，因此迫切需要加强对各种药物代谢相关基因多态性或突变的联合效应的分析、研究。更重要的是，如何将三者的研究结果结合起来，制订真正意义上的精准治疗方案，是未来的发展重点。

以 CAR 技术为代表的白血病免疫与细胞治疗将是另一个迅速发展的领域。制订科学、规范的 CAR 技术方案，制备安全、有效、符合国家相关规定的 CAR 修饰细胞产品并在临床应用，将极大地促进复发、难治白血病患儿的疗效提高。

（吴敏媛）

参考文献

[1] 胡亚美, 杨士元, 诸美瞻, 等. 110 例小儿急性淋巴细胞性白血病治疗结果. 中华儿科杂志, 1982, 20 (3): 131-131.

[2] 吴敏媛, 赵全, 胡亚美. 205 例儿童急性淋巴细胞白血病疗效分析. 中华血液学杂志, 1994, 15 (5): 248-250.

[3] 中华医学会儿科学分会血液学组,《中华儿科杂志》编辑委员会. 儿童急性淋巴细胞白血病诊疗建议 (第四次修订). 中华儿科杂志, 2014, 52 (9): 641-644.

[4] 鲍萍萍, 吴春晓, 顾凯, 等. 上海市儿童恶性肿瘤发病情况和时间趋势分析. 中华流行病学杂志, 2016, 37 (1): 106-110.

[5] IACOBUCCI I, MULLIGHAN CG. Genetic basis of acute lymphoblastic leukemia. J Clin Oncol, 2017, 35 (9): 975-983.

[6] LI B, LI H, BAI Y, et al. Negative feedback-defective PRPS1 mutants drive thiopurine resistance in relapsed childhood ALL. Nat Med, 2015, 21 (6): 563-571.

[7] NISHII R, MORIYAMA T, JANKE LJ, et al. Preclinical evaluation of NUDT15-guided thiopurine therapy and its effects on toxicity and antileukemic efficacy. Blood, 2018, 131 (22): 2466-2474.

[8] O'CONNOR D, ENSHAEI A, BARTRAM J, et al. Genotype-specific minimal residual disease interpretation improves stratification in pediatric acute lymphoblastic leukemia. J Clin Oncol, 2018, 36 (1): 34-43.

[9] HE J, ABDEL-WAHAB O, NAHAS MK, et al. Integrated genomic DNA/RNA profiling of hematologic malignancies in the clinical setting. Blood, 2016, 127 (24): 3004-3014.

[10] PETIT A, TRINQUAND A, CHEVRET S, et al. Oncogenetic mutations combined with MRD improve outcome prediction in pediatric T-cell acute lymphoblastic leukemia. Blood, 2018, 131 (3): 289-300.

第2节 急性淋巴细胞白血病

白血病是儿童最常见的恶性肿瘤，15岁以下发病率(3~5)/10万。急性淋巴细胞白血病(acute lymphoblastic leukemia，ALL)在儿童白血病中占75%~80%，它主要起源于B系或T系淋巴祖细胞，白血病细胞在骨髓内异常增生和聚集并抑制正常造血，导致贫血、血小板减少和中性粒细胞减少；白血病细胞也可侵犯髓外组织，如脑膜、性腺、胸腺、肝、脾、淋巴结、骨组织等，引起相应病变。随着更为精准的诊断、危险度分型，更有效的多中心临床研究及支持治疗，儿童ALL的疗效显著提高，5年生存率可达到80%以上。

【临床表现】

1. 临床症状

(1)一般情况：起病大多较急，少数缓慢。早期症状有：面色苍白、精神不振、乏力、食欲低下，鼻出血或齿龈出血等；少数患儿以发热和类似风湿热的骨关节痛为首发症状，少数晚期患儿可呈现恶病质状况。

(2)出血：以皮肤和黏膜出血多见，表现为紫癜、瘀斑、鼻出血、齿龈出血，消化道出血和血尿。偶有颅内出血，为引起死亡的重要原因之一。出血的主要原因是骨髓被白血病细胞浸润，巨核细胞受抑制使血小板的生成减少。血小板还可有质的改变而致功能不足，从而加剧出血倾向。白血病细胞浸润肝脏，使肝功能受损，纤维蛋白原、凝血酶原和第Ⅴ因子等生成不足，亦与出血的发生有关。感染和白血病细胞浸润使毛细血管受损，血管通透性增加，也可导致出血倾向。

(3)贫血：出现较早，并随病情发展而加重，表现为苍白、虚弱无力、活动后气促、嗜睡等，查体时发现面色、甲床、眼睑结膜不同程度的苍白。发生贫血的主要原因是骨髓白血病细胞恶性增生，抑制造血。其次，如有出血可进一步加重贫血的程度。

(4)发热：约50%~60%的患者以发热为首发症状，热型不定。发热的主要原因是感染或白血病细胞释放致热细胞因子(如IL-1、IL-6及肿瘤坏死因子)引起。白血病本身所致发热，用抗生素治疗无效，在诱导治疗72小时内缓解；患白血病时T淋巴细胞功能下降，加之中性粒细胞减少极易发生感染，常见部位有呼吸道、消化道、皮肤黏膜，以及肾盂肾炎，甚至是脓毒症。

(5)感染：起病时常伴有感染，最常见的感染有呼吸道感染如扁桃体炎、气管炎和肺炎；消化道感染如胃肠炎；少数患儿发病时即有较严重的感染如脓毒血症。几乎任何病原体都可成为感染原，对一般人不常致病的真菌(如念珠菌、曲霉菌、卡氏肺孢子虫等)、病毒(如单纯疱疹病毒、水痘病毒、巨细胞病毒等)等都易导致发病。白血病患儿易于合并感染，与其免疫功能低下，白细胞数量减少及其功能异常，尤其是中性粒细胞的数值减低密切相关。

(6)白血病细胞浸润：常见部位有肝、脾、淋巴结、骨和关节。少见部位有中枢神经系统、皮肤、睾丸、胸腺、心脏、肾脏等。

2. 体征 白血病常见体征如贫血(皮肤、黏膜及甲床苍白)，出血(皮肤出血点、瘀点、瘀斑等)，尤其以多个脏器组织浸润性体征为特征性表现。

(1)肝脾大：轻-中度肝脾大多见，质地中等，表面多光滑。

(2)淋巴结肿大：淋巴结肿大在ALL中表现更为显著，表现在全身浅表淋巴结和深部淋巴结，淋巴结肿大多无压痛，质地较硬，多个淋巴结可融合成团块，严重者呈“淋巴瘤样”巨大淋巴结。前纵隔(胸腺)肿块常见于T淋巴细胞白血病，可造成呛咳、呼吸困难、上腔静脉综合征和上纵隔综合征等。

(3)骨关节浸润：骨骼浸润可致疼痛，可有胸骨、长骨的压痛。关节疼痛多见于腕、肘、膝、踝、肩和髋关节，活动受限，关节大多无红肿热痛。白血病细胞浸润引起的骨痛及关节痛在ALL中比AML更常见。

(4)腮腺、唾液腺肿大：多可表现为两侧腮腺或唾液腺无痛性肿大，质地较硬，表面高低不平，无压痛或轻压痛。

(5)特定器官及系统的累及

1)皮肤：当白血病细胞浸润皮肤可有结节、肿块及斑丘疹等。

2)神经系统：引起颅内压增高时可表现为头痛、呕吐、视神经乳头水肿所致视物模糊，也可引起面瘫等脑神经损害表现，早期通常仅在脑脊液检查中发现白血病细胞，晚期可见脑神经麻痹、偏瘫、脑炎、脑膜炎、脊髓炎或末梢神经炎等症状。

3)生殖系统：明显的睾丸症状在ALL初诊时发生率相对较低，仅为2%，睾丸肿大可单侧或双侧，局部肿硬或者阴囊积水会出现阴囊无痛性肿大，质地多坚硬，可呈结节状高低不平，无压痛。无痛性阴囊肿大也可能是由淋巴管阻塞而引起鞘膜积液的标志，但睾丸白血病透光试验呈阴性，超声检查可表现为非均质性回声区。

4）其他：白血病细胞浸润眼眶、视神经、视网膜、虹膜、角膜或者结膜，眼前房积脓会使眼部受累。眼部出血及白血病细胞在视网膜或者视神经沉积是ALL最初的表现。

【辅助检查】

1. 形态学（morphology）检查 通过光学显微镜进行细胞形态及细胞化学染色仍然是白血病诊断的基础方法，外周血或骨髓涂片使用瑞氏－吉姆萨染色（Wright-Giemsa stain 或 May-Grünwald-Giemsa stain）对白血病细胞进行形态学分析。

（1）外周血细胞计数及分类：贫血、中性粒细胞减少及血小板减少是常见的实验室改变，其严重程度反映了骨髓被白血病细胞取代的程度，多数患者表现为不同程度的贫血，红细胞数也会相应减少，贫血一般属于正细胞正色素性。大部分患者会出现血小板减少，甚至低于 10×10^9/L，极少数患者血小板数可正常，甚至增加。白细胞数常增加，多在（30~50）$\times 10^9$/L，少数可到达 100×10^9/L 以上，部分患者初诊时白细胞正常或减低。血涂片中可见数量不等的原始及幼稚淋巴细胞，白细胞计数减少者外周血不易见到幼稚细胞。

（2）典型的骨髓形态学表现：骨髓液无油滴及小粒，骨髓增生明显或极度活跃，少数可呈增生活跃或减低，增生减低者常伴有骨髓纤维化。骨髓中原始及幼稚细胞 ≥ 20%，高者达 90% 以上。残余的正常造血成分如粒细胞系、红细胞系及巨核细胞系三系明显减低甚至缺如。按照 FAB 分型，根据细胞大小、核浆比例、核仁大小及数目、胞质嗜碱程度，将 ALL 分为 L_1~L_3 三型（图 3-15-1~图 3-15-3），因上述分型与ALL疗效及预后无明显相关性，现临床上已忽略。

（3）细胞化学染色：化学染色可增加诊断的客观性和准确率，ALL 表现为过氧化物酶（POX）染色和苏丹黑 B（SBB）染色阴性，过碘酸希夫染色（PAS）常 ±~+++，多为粗大颗粒或呈小珠、团块状。70% 以上的 ALL 病例过碘酸希夫染色反应强烈（图 3-15-4）。T 淋巴细胞白血病酸性磷酸酶（ACP）染色常阳性。

2. 免疫分型（immunology） 免疫分型是选择化疗方案和判断预后的重要依据，对白血病的诊断、治疗策略的制定、预后判断及对白血病发病机制的研究都具有重要作用。白血病细胞的免疫学特征表现：分化阻滞导致原始及幼稚细胞比例异常、跨系表达、抗原表达时序性错乱以及抗原表达缺失或过表达。它是区分白血病细胞是否存在和进行免疫分型的基础。

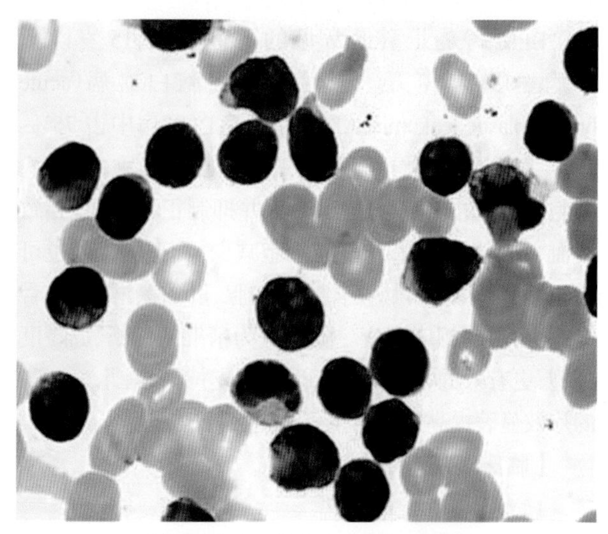

图 3-15-1 ALL-L_1 型（×100）

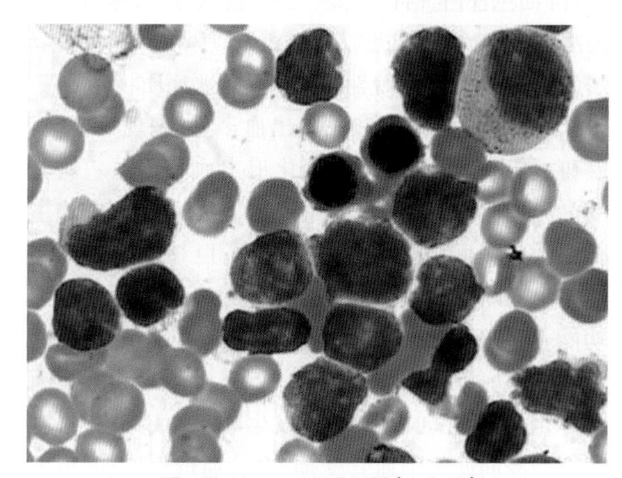

图 3-15-2 ALL-L_2 型（×100）

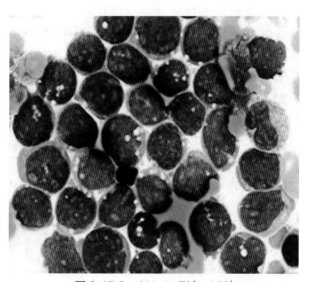

图 3-15-3 ALL-L_3 型（×100）

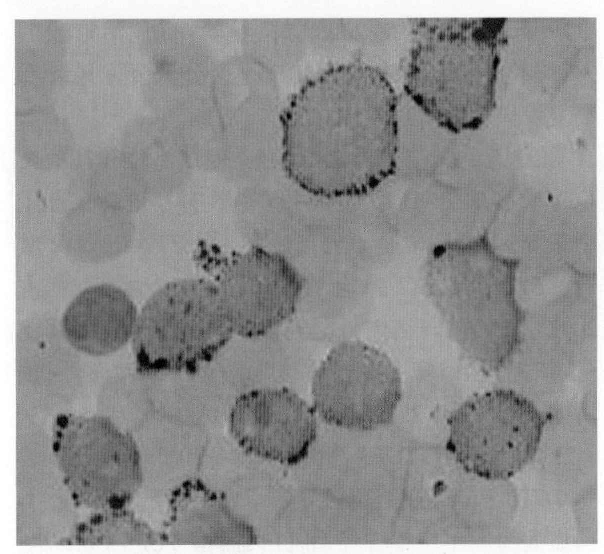

图 3-15-4 ALL 过碘酸希夫染色（×100）

目前使用的流式细胞术在白血病的免疫分型方面有早期的荧光显微镜无可比拟的优势。流式细胞术（flow cytometer，FCM）是一项集计算机技术、激光技术、电子物理技术、流体力学、细胞荧光化学、细胞免疫学等多门高新技术与方法为一体的现代新型高科技技术。概括来说，流式细胞术是在单细胞水平上对处在快速直线流动状态中的细胞或生物颗粒进行多参数的、快速的定量分析和分选的技术。流式细胞术白血病细胞免疫分型是利用荧光素标记的单克隆抗体（McAb）作分子探针，多参数分析白血病细胞的细胞膜和细胞质或细胞核的免疫表型，由此了解被测白血病细胞所属细胞系列及其分化程度。以 CD45/SSC 双参数，对数取样可十分容易鉴别骨髓和血液中的原始或成熟细胞。用几个系列或阶段特异性 McAb 加 CD45 进行多色免疫荧光染色，经 FSC、SSC、McAbl-FL1、McAb2-FL2、McAb2-FL3、CD45-FL4 或 FLn 等多参数分析，可特异地分析原幼白血病细胞的免疫表型而不受成熟细胞的干扰，确定白血病类型。ALL 的免疫表型主要分为 T 细胞系和 B 细胞系两大类，符合 T 系或 B 系淋巴细胞白血病诊断，至少应该包括以下所有抗体，并可根据实际情况增加必要抗体。B 系：CD10、CD19、cyμ、sIgM、CD20、cyCD22、CD22、cyCD79a。T 系：CD1a、CD2、CD3、CD4、CD5、CD7、CD8、TCRαβ、TCRγδ、cyCD3。髓系：CD11b、CD13、CD14、CD15、CD33、CD41、CD61、CD64、CD65、CD71、GPA、cyMPO、CD117。其他：CD34、HLA-DR、CD45、TdT。

儿童 ALL 主要以 B 细胞型为主，占 80%。根据白血病细胞分化阶段不同，B 细胞型 ALL 主要分为早前 B-ALL、普通 B-ALL、前 B-ALL、成熟 B-ALL 四种类型，T 细胞型 ALL 主要分为早前 T-ALL、前 T-ALL、皮质 T-ALL 及髓质 T-ALL 四种类型，具体免疫表型特征见表 3-15-1、表 3-15-2。

在 2016 版 WHO 白血病分型中 ETP-ALL 是最近定义的一种 T-ALL 亚型，以独特的免疫表型为特征：原始细胞表达 CD3（特别在胞质中）而缺乏髓过氧化物酶，$cCD3^+$，$sCD3^-$，$CD1a^-$，$CD2^+$，CD5dim、$CD7^+$，干细胞和 / 或粒系标志阳性包括 HLA-DR、CD13、CD33、CD34 或 CD117，约占 T-ALL 的 15%。

表 3-15-1 急性 B 细胞型淋巴细胞白血病免疫表型特征

型别	HLA-DR	CD19	CD10	Cyu	SmIg
Ⅰ（早前 B-ALL）	+	+	−	−	−
Ⅱ（普通 B-ALL）	+	+	+	−	−
Ⅲ（前 B-ALL）	+	+	+	+	−
Ⅳ（成熟 B-ALL）	+	+	+	−	+

注：C. cytoplasmic，胞质；S. surface，表面。

表 3-15-2 急性 T 细胞型淋巴细胞白血病免疫表型特征

型别	CD34	CD7	CD5	CD2	CD3	CD4	CD8	CD1a	CyCD3
早前 T-ALL	+/−	+	+/−	−	−	−	−	−	+
前 T-ALL	+/−	+	+	+	−	−	−	−	+
皮质 T-ALL	+/−	+	+	+	+/−	+	+	+	+
髓质 T-ALL	−	+	+	+	+	+/−	+/−	−	+

3. 细胞遗传学(cytogenetics) 细胞遗传学主要是染色体的变异影响染色体数目(倍体)和/或染色体结构;前者包括染色体数目的增多或减少,形成染色体整倍性改变和非整倍性改变,后者改变包括染色体易位、倒置、缺失、插入、重复和倒位等。90%以上的ALL具有克隆性染色体异常。白血病临床常用的细胞遗传学诊断方法是应用染色体显带技术(G带或R带)进行染色体核型分析及荧光原位杂交(FISH)分析等技术。FISH是利用荧光标记的特异核酸探针与相应的靶DNA或者RNA分子杂交,在荧光显微镜或共聚焦激光扫描仪下观察荧光信号来确定杂交后被染色的染色体区域变化、分布。目前常用的FISH检查如下:*ETV6-RUNX1*、*E2A-PBX1*、*BCR-ABL1*、*MLL*重排、*iAMP21*、*CRFL2*、*IGH*、*EPOR*、*PDGFRB*等。

(1)染色体数量异常

1)超二倍体:至少非随机增加5条染色体,染色体数目为51~65或DNA指数>1.16,较常见(占20%~25%)。前B-ALL多见,多以4、6、10、14、17、18、21、X染色体异常多见。且发生频率随年龄增长而降低,与预后良好相关。超二倍体中常见的遗传学事件是涉及Ras途径的突变(*KRAS*、*NRAS*和*PTPN11*)和表观遗传修饰因子。

2)亚二倍体:较少见,染色体数目<44条或DNA指数<0.81,预后不理想。亚二倍体根据染色体数目进一步分为多个亚型,①近单倍体(NH)ALL:24~30条染色体,涉及Ras活化突变,*IKZF3*失活,在儿童ALL中占2%;②低亚二倍体(LH)ALL:31~39条染色体涉及*TP53*突变,*CDKN2A*/*CDKN2B*和/或*RB1*缺失、*IKZF2*突变,通常是遗传而来的,儿童<1%,预后极差;③高亚二倍体ALL(40~43条染色体);④近二倍体ALL:44~45条染色体。亚二倍体的白血病细胞因有PI3K/mTOR和MEK-ERK信号通路活化,而对PI3K抑制剂敏感。

3)21号染色体内部扩增(iAMP21):2016版WHO白血病分型中最近定义的一种类型,此类白血病的特点是21号染色体部分扩增,FISH的*RUNX1*基因探针检测到5个或更多的基因拷贝,或者在单个异常的21号染色体的中期检测到3个或更多的拷贝,并在扩增区域基因组测序证实了导致序列扩增和异常基因的复杂的重组iAMP21在B-ALL中占2%。年长儿,中位年龄为10岁,初诊低白细胞(中位数5×10^9/L),通常核型复杂伴有多种异常,如X染色体扩增、-7、*ETV6*以及*RB1*基因缺失等,30岁以上少见。ALL-BFM 2000方案经验:标危治疗预后差,强化治疗减少复发,MRD是区分低复发风险和高复发风险的可靠参数。

(2)染色体结构异常:许多染色体易位和其他染色体畸变对B-ALL的预后也有影响。儿童B-ALL中最常见的易位是t(12;21),导致*ETV6-RUNX1*融合。*ETV6-RUNX1*融合在儿童B-ALL病例中占20%~25%,它们在体外具有对门冬酰胺酶、多柔比星、依托泊苷、安吖啶及地塞米松更高的敏感性,预后良好。20%~25%前B-ALL病例中具有t(1;19)(q23;p13)形成*TCF3-PBX1*(*E2A-PBX1*)融合,超表达*TCF3-PBX1*嵌合蛋白导致了白血病的发生,此类白血病易发生中枢神经系统白血病。*TCF3-PBX1*融合基因的原始细胞相较其他染色体异常的细胞具有显著低水平的甲氨蝶呤多聚谷氨酸的累积,此种表型的患者可能通过增大剂量的甲氨蝶呤受益,强化疗可改变其预后。携带t(17;19)会导致*TCF3-HLF*融合,其特点是高钙血症、凝血功能障碍和预后不佳,此类染色体易位罕见,占B-ALL患者的1%,这类患者需要早期考虑造血干细胞移植,最近的临床前数据表明该基因型可能对*BCL-2*抑制剂敏感。

t(5;14)(q31;q32)导致的*IL3-IGH*融合在B-ALL中的发生率为1%~2%,临床特点是外周血嗜酸性细胞增高,易出现Loeffler心内膜炎及血栓,预后中等。染色体11q23上*KMT2A*基因(以前称为*MLL*)的重排,诱导治疗结束时MRD较高,预后差。大约80%的B-ALL患儿都有*KMT2A*重排,而年龄较大的患儿只有3%~5%。*KMT2A*重排患儿预后较差,高龄患儿经适当强化治疗预后较好。t(9;22)(q34;q11)形成*BCR-ABL1*融合,对*BCR-ABL1* ALL的全基因组分析发现超过60%的病例存在*IKZF1*缺失,在儿童ALL中不到5%,虽然预后差,但当前酪氨酸激酶抑制(TKI)如伊马替尼或达沙替尼联合化疗,不需要进行造血干细胞移植就可以明显改善Ph^+ B-ALL患者的预后。

在T-ALL中,染色体结构畸变不能很好地预测预后,包括涉及*TAL1*、*KMT2A*、*MLLT10*、*TLX1*和*TLX3*的重排。T-ALL合并t(1;14)(p32;q11)、t(1;7)(p32)(q34)、t(11;14)(p15;q11)、t(5;14)(q35;q32)、t(11;14)(p15;q11)、t(11;13)(p15;q11)、t(10;11)(p13;q21)、7p15易位等可能预后不好,Inv14(q11;q13)预后中等;t(10;14)(q24;q11)可能预后好。

4. 分子生物学(molecular biology) 全基因组分析研究基因表达、DNA拷贝数改变(CNA)、杂合性丢失、表观遗传学改变,全基因组测序可发现更多的基因异常。大部分ALL可以根据基因异常分类,这些研究确定了许多白血病亚型的突变范围,也确定了与儿童白血病相关的生物和临床的胚系遗传变异,加深了对许多儿童白血病生物学的理解,有助于风险分层的细化、目标基因病变的识别以及与治疗相关毒性风险的确定,对儿童白血病的治疗产生积极影响。

(1)Ph样ALL:除上述细胞遗传学中染色体易位形成的融合基因外,近年来的研究还确定了一组患者,这些患者尽管缺乏*BCR-ABL1*融合基因,但其基因表达谱与Ph^+ B-ALL类似,被归类为Ph样B-ALL(或*BCR-ABL1*样B-ALL),预后差。Ph样疾病是常见的高风险B-ALL,包括20%以上的国家癌症研究所(NCI)高危患者。Ph样疾病的发病率随着年龄而增加,从10%的NCI中标准危险患者至超过20%的青少年均有发病,尤其在年轻成人中有明显发病高峰,超过30%的人将发生Ph样ALL。

新一代测序技术破译Ph样ALL基因组特征,根据细胞因子受体及激酶融合类型将Ph样ALL分为5种亚型:*CRLF2*过表达、*ABL*类基因重排、*JAK2*和*EPOR*重排、激活JAK-STAT或MAPK信号通路序列突变和缺失及其他罕见激酶突变。大约1/2的Ph样ALL病例存在致癌基因*CRLF2*的过度表达,该基因编码胸腺基质淋巴细胞生成素受体和白介素7受体(IL7R),一起激活JAK/STAT通路,过度的*CRLF2*基因表达导致JAK/STAT通路高度活化,*CRLF2*过表达的B-ALL中约有1/2同时存在*JAK1*或*JAK2*的激活突变。此外,红细胞生成素受体基因(*EPOR*)重排通过JAK/STAT信号通路的激活产生了缺乏调控的截短蛋白驱动小部分Ph样B-ALL亚群。这些连同其他一些JAK/STAT激活病变(包括*JAK2*融合、*IL7R*插入/缺失和突变以及*SH2B3*缺失),JAK通路是治疗该Ph样B-ALL亚群的一个潜在靶点。*ABL*类基因重排是Ph样ALL第二大亚型(占13%),如*ABL1*、*ABL2*、*PDGFRB*(血小板生长因子β受体)和*CSFIR*(巨噬细胞克隆刺激因子受体);RAS通路突变占Ph样ALL的4%,包括*NRAS*、*KRAS*、*PTPN11*和*NF1*激活突变,在其他ALL亚型如超高二倍体、*KMT2A*重排ALL及复发ALL中也有报道,罕见激酶融合包括*NTRK3*和*DGKH*在Ph样ALL中占0.9%。

(2)*IKZF1*基因表达谱(gene expression profile,GEP):类似Ph阳性ALL,*IKZF1*(DNA结合转录因子)异常为缺失或序列突变。*IKZF1*是所有淋巴细胞系发育所需的,它的异常产生淋巴细胞突变,影响造血干细胞的自我更新,异常黏附在骨髓基质,对化疗和TKI耐药,Ph样ALL比*BCR-ABL1*阴性的非Ph样ALL更容易发生*IKZF1*异常,Ph样ALL中*IKZF1*异常发生在激酶融合者多于序列突变者。*IKZF1*异常主要见于ALL,约16%~20%的儿童BCP-ALL、30%的成人B-ALL和5%的T-ALL患者有*IKZF1*突变。*BCR-ABL1*阳性、*MLL*基因重排、Ph样ALL患者,较阴性患者更易检出*IKZF1*缺失。*IKZF1*突变发生于基因组水平,是ALL发病的一个重要促进因素,也是ALL患者独立的预后不良因素。在一个大型研究中,具有*IKZF1*缺失,同时伴有*CDKN2A*、*CKN2B*、*PAR1*或*PAX5*缺失而没有*ERG*(称为*IKZF1 PLUS*)缺失的患者,比有*IKZF1*没有*ERG*状态的患者及不具备*IKZF1*缺失的患者的5年无事件生存率明显差(53%±6% *vs.* 79%±5% *vs.* 87%±1%)。也有研究报道,维持期间断激素和长春新碱治疗有可能提高疗效。维A酸和FAK抑制剂可能有效。

(3)肌细胞增强因子2D重排(*MEF2D*重排):在儿童B-ALL占3%~4%,发生在年龄较大的儿童中,中位年龄为12.1岁;免疫表型可见$CD10^-CD38^+$,几乎全部出现在前B-ALL病例中,融合基因有*MEF2D-BCL9*、*MEF2D-HNRNPUL1*、*MEF2D-SS18*、*MEF2D-FOXJ2*、*MEF2D-DAZAP1*、*MEF2D-CSF1R*等,所有的融合都保留了介导DNA结合的*MEF2D MADS-box*,导致*MEF2D*转录活性增强,并在体外和体内发生转化和白血病生成,患者复发风险很高,且对化疗反应不敏感,是一个预后不良的标志,中高危型。*MEF2D*重排导致*HDAC9*过表达,提示对组蛋白去乙酰化酶抑制剂(HDAC)敏感,HDAC是*MEF2D*重排患者潜在的治疗策略,如panobinostat。

(4)锌指384重排(*ZNF384*重排):见于4%~5%儿童B-ALL中;常见的有*TCF3-ZNF384*、*EP300-ZNF384*、*CREBBP-ZNF384*、*TAF15-ZNF384*,*ZNF384* ALL通常被诊断为带有髓系抗原表达的B-ALL或B/髓系混合型急性白血病,提示由B/髓系造血潜能的祖细胞转化而来,*ZNF384*易位患者通常表现为CD10不表达或低表达、CD13和/或CD33异常表达的B-ALL;高表达*GATA3*、*CEBPA*和*CEBPB*,但不同

的 *ZNF384* 伙伴基因表现出不同的临床特征，*TCF3-ZNF384* 融合基因患者半数以上白细胞计数较高且对化疗不敏感，是 *ZNF384* 融合者中复发率最高的亚型，预后较差。锌指 384 重排，其特征是上调 JAK/STAT 通路，这提示使用该通路抑制剂治疗可能有好处，HDAC 抑制剂可能有效。

（5）*DUX4* 和 *ERG* 联合失调：最近几项研究在 B-ALL 中发现了一种独特的基因表型和免疫表型（CD2 阳性）：双同源核 4 基因（*DUX4*）和 *ETS* 转录因子基因（*ERG*）的联合失调（*DUX4* 和 *ERG* 联合失调）亚型 ALL。发生在 7% 的儿童 B-ALL 中，中位年龄为 8.5 岁，并且与良好的预后相关。*DUX4-ERG* 失调 B-ALL 与 *IKZF1* 缺失同时发生时，与其他 B-ALL 亚型不同的是，伴随的 *IKZF1* 缺失不会对预后产生负面影响。此型可通过 RNA 序列分析发现，G 显带及 FISH 方法检测不到。

（6）*ETV6-RUNX1* 样 ALL：根据基因表达谱 *ETV6-RUNX1* 阴性病例与 *ETV6-RUNX1* 阳性病例有相似的基因表达谱，这种亚型同时伴有 *ETV6*、*IKZF1* 或 *TCF3* 改变（基因融合或拷贝数改变）有关，两种细胞表面标志物 CD27 和 CD44 的相似表达模式如均表达 CD27，CD44 呈阴性、部分阳性或弱阳性，此类 ALL 占其他 B-ALL 的 5%~12%，占所有 B-ALL 的 1%~3%，*ETV6-RUNX1* 样 ALL 还需要对更大的队列进行更多的研究以确定该新亚型的预后是否与 *ETV6-RUNX1* 阳性 ALL 一样。

（7）*NUTM1* 重排：仅存在于 1% 的儿童 ALL（中位年龄为 3 岁）中的亚型，几乎涉及所有编码睾丸中线癌家族 1 的核蛋白区（*NUTM1*）与 6 个不同的 5′ 伙伴基因的融合基因（*ACIN1*、*BRD9*、*CUX1*、*IKZF1*、*SLC12A6* 和 *ZNF618*），*NUTM1* 的融合（通常为 *BRD4-NUTM1*）是睾丸中线核蛋白（*NMC*）的标志，是一种侵袭性和致命的鳞状细胞肿瘤，也更常见于儿童。*BRD4-NUTM1* 通过募集组蛋白乙酰基转移酶来抑制 NMC 的分化以及激活转录增殖和抗分化基因的其他转录辅助因子，包括 MYC 到染色质区域。融合基因如 ALL 中的 *BRD9-NUTM1* 可能有类似的作用机制，预后良好。

T-ALL 中涉及 *TAL1*、*KMT2A*、*MLLT10*、*TLX1* 和 *TLX3* 的重排。*CDKN2A/B* 和 *PTEN* 的缺失分别出现在约 50% 和 20% 的 ALL 中。最常见的突变基因是参与正常 T 细胞发育的跨膜受体基因 *NOTCH1*，在 70% 的患者中存在。泛素连接酶基因、*FBXW7*、活化信号通路和表观遗传调控因子的突变也很常见。*NOTCH1* 负调控因子 *FBXW7* 功能变异的缺失及 *NOTCH1* 的变异激活频率使 *NOTCH1* 信号通路成为一个潜在治疗靶点。使用 γ 分泌酶抑制剂靶向针对 *NOTCH1* 信号通路，可以阻止转录激活的 *NOTCH1* 细胞内部分从膜中释放，但迄今为止，临床疗效有限。NOTCH1 抑制抗体也作为一种 *NOTCH1* 靶向策略被研究。此外，*NOTCH1* 激活可直接上调 *MYC*；因此，靶向 *MYC* 可能是抑制 *NOTCH1* 激活 T-ALL 的有效策略。

5. 脑脊液检查　脑脊液检查是诊断中枢神经系统白血病（central nervous system leukemia，CNSL）的重要依据，除了常规和生化检查，必须同时做离心甩片法检查。如果腰椎穿刺无损伤，传统的中枢神经系统白血病定义为每微升脑脊液中至少有 5 个白细胞且检测到白血病细胞，或存在脑神经麻痹。只要脑脊液中具有白血病细胞，无论数量多少，即使是由创性腰椎穿刺操作所致医源性因素引起的，也与 ALL 高复发风险相关，需要进一步行鞘内治疗。当患儿伴有高白细胞血症、血小板严重减低及凝血异常时应避免行腰椎穿刺，以免将白血病细胞带入中枢神经系统（CNS）。对这类患者可先行化疗及输注血小板等，使其白细胞下降及凝血异常好转后再进行腰椎穿刺术。

6. 生化、凝血检查　白血病细胞负荷大的患者可出现血尿酸、乳酸脱氢酶（LDH）和血磷浓度增高。0.5% 的患者会出现血钙过多，这是由于白血病细胞和白血病浸润骨骼产生甲状旁腺激素样蛋白所致。凝血功能包括凝血酶原时间（PT）、活化部分凝血活酶时间（APTT）、凝血酶时间（TT）、纤维蛋白原（Fib）、D- 二聚体、纤维蛋白降解产物（FDP）。白血病发病时可造成凝血酶原和纤维蛋白原减少，从而导致凝血酶原时间延长和出血。

7. 超声影像学检查　治疗前患者进行相应的超声影像学检查以评估脏器功能及明确受累部位。超声（US）检查：心脏超声了解心功能；腹部超声了解腹部脏器情况，必要时行血管超声了解血栓情况。对有骨受累表现的患者（如骨痛、肿胀等）可做 X 线、MRI、骨扫描等检查。如患者有中枢神经系统受累的症状或表现，应进行头颅 MRI 或 CT 扫描评估占位及出血，必要时行胸、腹部 CT 评估占位、出血及炎症，近年来，PET/CT 已逐渐成为评估的重要工具。

8. 活检　由于大量的白血病细胞聚集以及伴有

骨髓纤维化或者骨髓坏死导致常规骨髓穿刺干抽等取材不满意的患儿，应进行骨髓活检和骨髓病理免疫检查以明确诊断。初诊男性患儿睾丸可以有白血病细胞浸润，所以不建议活检。对全身化疗骨髓缓解而出现睾丸肿大的患儿，应进行活检以确定是否有睾丸白血病复发。

【诊断】

1. 所有疑诊病例根据形态学（morphology）、免疫学（immunology）、细胞遗传学（cytogenetics）和分子生物学（molecular biology）即MICM可诊断与分型，并需符合骨髓形态学标准，即按照2016版WHO白血病诊断标准，骨髓中原始及幼稚淋巴细胞至少≥20%。

2. CNSL的诊断与分级

(1) CNSL的诊断：CNSL在ALL发病时或治疗过程中往往缺乏临床症状，仅在脑脊液行常规检测时发现异常，但需与细菌感染与药物所致化学性脑膜炎区别。CNSL若发生在ALL停药时，早期有颅内压增高如头疼或呕吐症状，后期出现脑神经麻痹、脑炎症状，如嗜睡甚至昏迷。诊断时或治疗过程中以及停药后脑脊液中白细胞计数（WBC）≥5个/μl，同时在脑脊液离心涂片标本中以白血病细胞为主，或白血病细胞所占比例高于外周血幼稚细胞比例，或有脑神经麻痹症状，或有影像学检查（CT/MRI）显示脑或脑膜病变，排除其他病因引起的中枢神经系统病变。

(2) 脑脊液的分级：对于新诊断的ALL，判断是否存在CNSL需进行CNS状态分级，准确评估CNS状态对于CNSL的诊断、预防和治疗具有重要指导意义。根据脑脊液细胞学（包括脑脊液细胞计数及细胞形态学）、临床表现和影像学检查结果，将CNS分为3级。

1) CNS1：需要同时符合以下3项，①脑脊液中无白血病细胞；②无CNS异常的临床表现，即无明显的与白血病有关的脑神经麻痹；③无CNS异常的影像学依据。

2) CNS2：符合以下任何1项，①腰椎穿刺无损伤，即脑脊液不混血，RBC∶WBC≤100∶1时，脑脊液中WBC计数≤5个/μl，并见到明确的白血病细胞；②腰椎穿刺有损伤，即脑脊液中RBC∶WBC>100∶1，脑脊液中见到明确的白血病细胞；③腰椎穿刺有损伤并为血性脑脊液，如初诊WBC计数>50×10^9/L则归为CNS2。

3) CNS3（即CNSL）：①脑脊液中RBC∶WBC≤100∶1，WBC>5个/μl，并以白血病细胞为主，或白血病细胞所占比例高于外周血幼稚细胞百分比；②或有无其他明确病因的脑神经麻痹；③或CT/MRI显示脑或脑膜病变，并除外其他中枢神经系统疾病。

3. 睾丸白血病的诊断 ALL患者表现为睾丸单侧或双侧肿大，质地变硬或呈结节状缺乏弹性感，透光试验阴性，超声检查可发现睾丸呈非均质性浸润灶，初诊患儿可不给予活检。全身化疗骨髓缓解而出现睾丸肿大的患儿，应进行活检以确定是否有睾丸白血病复发。

【鉴别诊断】

1. 类白血病反应 可有肝脾大，血小板减少，末梢血象中偶见中晚幼粒细胞及有核红细胞，但本病往往存在感染灶，当原发病控制后，血象即恢复。

2. 传染性单核细胞增多症及其他病毒感染可能与ALL混淆 传染性单核细胞增多症为EBV感染，有肝、脾、淋巴结肿大，发热、血清嗜异凝集反应阳性，EBV抗体阳性，EBV-DNA高于参考值，白细胞增多并出现异型淋巴细胞，但血红蛋白及血小板计数正常，骨髓检查无白血病改变。百日咳或副百日咳患者可具有显著增多的淋巴细胞，但为成熟淋巴细胞而非原始淋巴细胞。

3. 再生障碍性贫血 急性白血病及再生障碍性贫血均可表现为全血细胞减少及骨髓衰竭相关的并发症，但在再生障碍性贫血中，肝、脾及淋巴结肿大罕见，且不存在与白血病相关的骨骼改变。骨髓细胞增生低下，无幼稚细胞增生。

4. 风湿与类风湿关节炎 风湿与类风湿关节炎常见的发热、关节痛为游走性及多发性的，轻者仅有关节痛而无局部关节红、肿、热、痛，这与首发症状为关节痛而无明显血液学改变的急性淋巴细胞白血病易混淆，遇不典型病例应争取尽早行骨髓检查。

5. 其他肿瘤细胞骨髓浸润 儿童期急性淋巴细胞白血病也需与累及骨髓的儿童小圆细胞肿瘤鉴别，包括神经母细胞瘤、横纹肌肉瘤和视网膜母细胞瘤。总体来讲，在这些病例中，原发灶可在常规诊断检查中被发现，播散的肿瘤细胞可形成团块。典型的神经母细胞瘤细胞在骨髓呈菊花团样分布，嗜铬素A（CgA）染色阳性，GD2抗原阳性，应行腹部B超或CT以协助诊断。

【危险度分型】当前治疗早期骨髓及外周血的形态学对预后的评估分层的权重逐渐减弱，而微量残留病（MRD）和遗传异常是影响急性淋巴细胞白血病预后的重要危险因素。风险划分体系仅按照MRD进行危险度分型而不结合遗传因素，将降低预测精度。应充分发挥MRD的作用，将其作为一个连续变量进行检测，并与分子遗传学相结合进行更加精确的风险分层。MRD在诱导结束时呈对数正态分布，不同基因亚型MRD分布不同，具有良好预后的细胞遗传学的患者肿瘤清除速度最快，而具有高危基因和T-ALL的患者反应较慢，复发风险与MRD动力学相关，MRD降低每对数级将降低20%的复发风险。虽然复发风险与每个遗传风险组的MRD水平成正比，但与特定MRD值或类别相关的绝对复发率因遗传亚型的不同而有显著差异。法国儿童急性淋巴细胞白血病研究组采用一种结合临床特征、遗传突变和治疗早期反应的方法改善T-ALL的风险分层。

一般将ALL临床危险度分为3型或4型：低危组（标危组）、中危组、高危组，也可分为低危组、标危组、中危组、高危组等。目前与儿童ALL预后不良确切相关的危险因素包括：诊断时年龄<1岁的婴儿或≥10岁的年长儿童。诊断时外周血WBC计数≥50×10^9/L。诊断时已发生中枢神经系统白血病或睾丸白血病、免疫表型为T-ALL者，尤其ETP-ALL预后不良。不良的细胞及分子遗传学特征：染色体数目<45条的低二倍体或DNA指数<0.8；t(9;22)(q34;q11.2)/*BCR-ABL1*；t(4;11)(q21;q23)/*KMT2A-AF4*或其他*KMT2A*基因重排；t(1;19)(q23;p13)/*E2A-PBX1*(*TCF3-PBX1*)，Ph样ALL、*iAMP21*、*IKZF1*缺失、*TCF3-HLF*、*ZNF384*重排及*MEF2D*重排等。诱导缓解治疗早期骨髓原始及幼稚淋巴细胞≥20%。MRD水平高：如诱导缓解治疗早期（d15）MRD≥1×10^{-1}，诱导缓解治疗后（d33~d45）MRD≥1×10^{-2}等。

【治疗】

1. 化学治疗　当前治疗儿童ALL的主要方法是化学治疗（chemotherapy），简称化疗。儿童ALL的疗效有很大提高，主要归功于新药的研发与化疗方案的不断优化组合；支持治疗、保护隔离、预治感染及多学科多中心联合等综合水平的提高。近50年来，识别最有效的药物剂量及化疗药物的组合在提高ALL的生存率上不亚于新治疗的研发，现代ALL治疗模式基于危险度相适的治疗，即按不同危险度分型选择方案；采用早期强化疗，后期弱化疗，加强髓外白血病的预防；在治疗早期进行治疗反应的评估调整下一步的化疗强度，体现个性化治疗，分阶段、长期规范治疗的方针；BFM协作组最早提出的8种药物，8周诱导及巩固治疗（protocol-Ⅰ）是当代治疗方案的核心，目前国际上儿童ALL的治疗原则与其相似，采用多药联合治疗，大致分为诱导缓解治疗、早期强化治疗、巩固治疗、延迟强化治疗和抗代谢为基础（VD/MTX+6-MP）低强度维持治疗，总疗程2~2.5年。我国儿童白血病治疗方案大多是各单位在各自治疗白血病经验的基础上结合BFM、COG、St. Jude儿童研究医院等国际协作组研究进展制定。表3-15-3~表3-15-5分别为首都医科大学附属北京儿童医院牵头的CCLG-BCP-ALL 2018方案、CCLG-T-ALL 2018方案及上海医学中心牵头的CCCG-ALL 2015方案简表。

表3-15-3　CCLG-BCP-ALL 2018方案简表

治疗阶段	低危（LR）	中危（MR）	高危（HR）
诱导缓解治疗（5周）	VDLP（DNR×2剂，PEG-ASP×2剂）	VDLP（DNR×4剂，PEG-ASP×2剂）	VDLP（DNR×4剂，PEG-ASP×2剂）
早期强化治疗（2~4周）	CAM×1轮	CAML×2轮 （PEG-ASP×2剂）	CAML×2轮 （PEG-ASP×2剂）
巩固治疗（8周/7周）	HD-MTX 2g/m²×4轮+6-MP/VD	HD-MTX 5g/m²×4轮+6-MP/VD	【HR-1′，HR-2′，HR-3′】*×2轮 （PEG-ASP×6剂）
延迟强化（5~8周）	VDLD（DNR×3剂，PEG-ASP×2剂） CAM×1轮	VDLD（DNR×4剂，PEG-ASP×2剂） CAML×2轮 （PEG-ASP×2剂）	VDLD（DNR×3剂，PEG-ASP×2剂） CAML×1轮 （PEG-ASP×1剂）
维持治疗	6-MP+MTX/VD（84周）	6-MP+MTX/VD（79周/105周）	6-MP+MTX/VD（109周）
总疗程	男女均2年（104周）	女2年（104周），男2.5年（130周）	男女均2.5年（130周）

注：6-MP. 6巯基嘌呤；DNR. 柔红霉素.；HD-MTX. 大剂量甲氨蝶呤；MTX. 甲氨蝶呤；PEG-ASP. 培门冬酰胺酶；VD. 长春新碱+地塞米松；* 高危巩固方案按照HR-1′，HR-2′，HR-3′顺序依次进行。

表 3-15-4　CCLG-T-ALL 2018 方案简表

治疗方案	中危（MR）	高危（HR）
诱导缓解治疗（5 周）	VDLD（DNR × 4 剂，PEG-ASP × 2 剂）	VDLD（DNR × 4 剂，PEG-ASP × 2 剂）
早期强化治疗（4 周）	CAML × 2 轮（PEG-ASP × 2 剂）	CAML × 2 轮（PEG-ASP × 2 剂）
巩固治疗（8 周 /7 周）	HD-MTX 5g/m² × 4 轮 +6-MP/VD	【HR-1′，HR-2′，HR-3′】* × 2 轮（PEG-ASP × 6 剂）
延迟强化Ⅰ治疗（3 周 + 2 周）	VDLD（DNR × 3 剂，PEG-ASP × 2 剂）	VDLD（DNR × 3 剂，PEG-ASP × 2 剂）
	CAML（小）× 2 轮（PEG-ASP × 2 剂）	CAML × 1 轮（PEG-ASP × 1 剂）
中间维持（8 周）	6-MP+MTX	无
延迟强化Ⅱ治疗（3 周 + 2 周）	VDLD（DNR × 3 剂，PEG-ASP × 2 剂）	无
	CAML（小）× 2 轮（PEG-ASP × 2 剂）	无
维持治疗	6-MP/MTX+VD（69 周 /95 周）	6-MP/MTX+VD（109 周）
总疗程	女 2 年（104 周），男 2.5 年（130 周）	女、男均 2.5 年（130 周）

注：6-MP. 6 巯基嘌呤；DNR. 柔红霉素；HD-MTX. 大剂量甲氨蝶呤；MTX. 甲氨蝶呤；PEG-ASP. 培门冬酰胺酶；VD. 长春新碱 + 地塞米松；* 高危巩固方案按照 HR-1′，HR-2′，HR-3 顺序依次进行。

表 3-15-5　CCCG-ALL 2015 方案简表

治疗阶段	低危（LR）	中危（MR）　高危（HR）
诱导缓解治疗（7~10 周）	Dex（1~4 天），白细胞计数 > 50 × 10⁹/L，d0 给地塞米松 3mg/m² 一次	
	PVDL（DNR × 2 剂，PEG-Asp × 1 剂）	PVDL（DNR × 2 剂，PEG-ASP × 2 剂）
	CAT	CAT（MRD1 ≥ 5%，CTX 300mg/m²，q.12h. × 4 次） CAT+1 轮（仅用于 T-ALL 或 MRD1 > 1%）
巩固治疗（8 周）	HD-MTX 3g/m² × 4 次 +6-MP	HD-MTX 5g/m² × 4 次 +6-MP
继续治疗第一阶段间期 + 再诱导治疗（19 周）	1. 6-MP+Dex+VCR+TIT（1 周之后，6-MP+MTX 2 周）× 2 轮，共 6 周 2. 再诱导①　VDLD（DNR × 1 剂，PEG-ASP × 1 剂）+IT，共 3 周 3. 6-MP+MTX（3 周），继给予 6-MP+Dex+VCR+TIT（1 周）之后，予以 6-MP +MTX（3 周），共 7 周 4. 再诱导②　VDLD（去 DNR，PEG-ASP × 1 剂）+IT，共 3 周	1. Dex+DNR+VCR+6-MP+PEG-Asp+TIT（1 周）之后，6-MP（2 周）× 4 轮，共 12 周 2. Dex+DNR+VCR+6-MP+PEG-Asp+TIT（1 周）之后，6-MP（3 周），共 4 周 3. 再诱导治疗 VDLA（VCR × 3 剂、PEG-ASP × 1 剂、Ara-c2g/m2/ 次 × 4 剂），共 3 周
继续治疗第二阶段（98 周）	6-MP+MTX（3 周）之后，6-MP+MTX+DEX（1 周）× 4 次，共 16 周	6-MP+MTX（2 周）之后，CTX+VCR+Ara-C+DEX+TIT（1 周）+ 休 1 周 × 5 次，共 20 周
	6-MP+MTX（7 周）之后 6-MP+MTX +DEX+VCR（1 周）× 6 次，共 48 周	6-MP+MTX（6 周）之后，CTX+VCR+Ara-C+DEX（1 周）+ 休 1 周 × 7 次，共 56 周
	6-MP+MTX（23 周）	6-MP+MTX（15 周）
总疗程	125 周	

注：6-MP. 6 巯基嘌呤；DNR. 柔红霉素；HD-MTX. 大剂量甲氨蝶呤；MTX. 甲氨蝶呤；PEG-ASP. 培门冬酰胺酶；VD. 长春新碱 + 地塞米松；IT. 鞘内注射；MRD1. 诱导治疗第 19 天微小残留白血病。

2. CNSL的防治　初诊未合并CNSL的患儿无需放疗，在进行全身化疗的同时，采用三联鞘内注射。CNS2者在诱导治疗及早期强化治疗阶段增加三联鞘内注射次数。初诊时合并CNSL的患儿在进行全身化疗的同时，采用三联鞘内注射，诱导治疗期间每周1次直至脑脊液肿瘤细胞消失，之后在不同治疗阶段鞘内注射。初诊合并CNSL，增加鞘内注射次数，疗效欠佳者在完成延迟强化治疗后维持治疗前接受颅脑放疗，<4岁不建议放疗，年龄≥4岁剂量为12Gy。放疗后不再应用HD-MTX及HD-Ara-c，但仍然需鞘内注射直至停止全身化疗，放疗后每8~12周鞘内注射一次预防CNSL复发。对于反复发作的CNSL可采用脑室注射法，安Ommaya囊，使药物在蛛网膜下腔充分循环吸收；避免反复腰椎穿刺给患儿带来的巨大痛苦；不影响患儿淋浴甚至游泳；同时便于医务人员操作。

3. 睾丸白血病治疗　初诊时合并睾丸白血病（TL）在全身化疗的巩固治疗结束后B超检查仍有病灶者进行活检，若确定白血病细胞残留者需睾丸放疗。或全身化疗后骨髓缓解的患儿出现睾丸白血病复发，也需放疗，一般行双侧睾丸放疗，剂量18~24Gy。在全身强化疗结束维持治疗前进行。

4. Ph^+ ALL的治疗　t(9;22)/*BCR-ABL1*阳性ALL，早期（诱导d15开始）加用TKI治疗，建议达沙替尼80mg/(m^2·d)。本方案将初诊阳性者纳入中危组（IR）组，监测MRD以评估疗效，若符合MRD-HR标准，则升级至HR组的方案治疗。TKI治疗时间至少应用至维持到治疗结束。一旦出现TKI相关严重非造血系统毒性可暂停TKI直到毒性作用明显减轻后恢复使用。若仍不能耐受可考虑换用其他TKI制剂。若有明显血液系统毒性表现，原则上先停止或减量DNR、Ara-C、CTX、MTX、6-MP等骨髓抑制性药物，然后再考虑暂停TKI。中性粒细胞计数<0.3×10^9/L、血小板计数<50×10^9/L应停用达沙替尼。对达沙替尼或伊马替尼反应不良者应该进行*BCR-ABL*基因序列测定，并按照突变情况更换合适的TKI，并在巩固治疗后进行造血干细胞移植。

5. 造血干细胞移植　造血干细胞移植（hematopoietic stem cell transplantation，HSCT）不是治疗ALL的主要手段，联合化疗是目前ALL的首选治疗方法，然而仍有难治或早期复发ALL需要选择造血干细胞移植。目前大多数机构推荐儿童ALL患者中诱导缓解治疗失败（d33骨髓形态未达到缓解，即原淋+幼淋≥20%）患者、诱导缓解治疗后具有高水平MRD的患者如MRD≥1×10^{-2}、早期血液复发是明确的移植候选患者行造血干细胞移植。移植并不能提高其他类型极高危白血病的疗效，包括婴儿白血病及具有*MLL*基因重排的白血病。自体造血干细胞移植在儿童ALL中与高复发率相关，在多数研究中并不能显示出比化疗有更高的生存率，因此多数研究者不推荐使用自体移植。

6. 分子靶向药物治疗　随着对基因表达谱、DNA拷贝数变化及表观遗传学改变的高通道全基因组分析的到来，以及最新一代全基因组与转录本测序技术为白血病发生与耐药以及新白血病亚型的识别带来了新的视野，将为治疗带来新靶点。某些亚型白血病治愈率的显著提高只有通过发展新药来实现，一些现有药物的新制剂可提高疗效同时减轻毒性。新的核苷类似物如氯法拉滨和奈拉滨，现在已经成为治疗白血病的化疗药物之一。费城染色体阳性患儿使用甲磺酸伊马替尼和其他ABL激酶抑制剂治疗是白血病分子治疗的典范。白血病治疗的抗体正在稳步增加。利妥昔单抗（抗CD20）和依帕珠单抗（抗CD22）已经上市，新的抗体衍生物和重组免疫毒素也已开发供临床使用。

GRAALL研究组借鉴儿童的强烈化疗方案，将新诊断的更年轻的Ph-$CD20^+$ ALL患者随机分为接受利妥昔组或不接受利妥昔组，利妥昔单抗组在所有治疗期间给18剂，利妥昔组的2年EFS显著高于对照组（65% *vs.* 52%），证实利妥昔单抗+化疗能够克服年轻ALL患者中CD20表达的不良预后，除了输注反应、复发风险和非常罕见的白质脑病外，利妥昔单抗耐受性良好。在GRAALL随机研究中，两个治疗组的严重不良事件总发生率相似，利妥昔单抗组报告的对门冬酰胺酶的过敏反应较少，表明利妥昔单抗可能通过减少抗门冬酰胺酶抗体的灭活来增强门冬酰胺酶的疗效。抗CD22单克隆抗体：依帕珠单抗（epratuzumab）单独应用时活性有限；与化疗联合后，对儿童和成人疗效适中，目前有国际Ⅲ期临床试验中正在进行研究。奥英妥珠单抗（inotuzumab ozogamicin，InO）是由抗CD22抗体与裂解双链DNA的细胞毒制剂——卡奇霉素偶联而成。不同于依帕珠单抗，InO利用CD22内化，在ALL中表现出更强大的疗效。结合抗原后ALL恶性细胞内吞 InO，然后在溶酶体的酸性环境下溶解连接蛋白，从而释放卡奇霉素摧毁癌细胞。InO 最主要的不良反应是肝毒性，包括转氨酶升高、高胆红素血症和肝静脉闭塞病（hepatic venofocclusive disease，VOD）。在Ⅲ期临床试验中，InO 组 13% 的患者发生 VOD，而化疗组 1% 的患者发生 VOD，在 InO 治疗期间或无 HSCT 随访期间，InO 组 5 例（3%）患者发生 VOD，化疗组没有 VOD 发生。在接受 InO 治疗后行 HSCT 的 77 例患者中，17 例（22%）患有肝窦阻塞综合征（hepatic sinusoidal obstruction syndrome，HSOS）。移植后有 5 例 VOD 事件是致命的。化疗组 32 名患者只有人（3%）发生（非致命性）HSOS。在多变量分析中，对于接受 InO 治疗的患者，移植预处理使用 2 种烷化剂和移植前最后一次胆红素浓度 ≥ 正常上限与 VOD 风险增加有关，FDA 批准用去纤核苷酸钠治疗 VOD，但该综合征必须尽早诊断、及时治疗方能有效。尤其是，结合了抗 CD19 与抗 CD3 特异性的双重特异性抗体构建产物贝林妥欧单抗（blinatumomab），是一种双特异性 T 细胞衔接蛋白，其通过将 T 细胞上的 $CD3^+$ 受体与 CD19 结合起作用，能使全面复发或难治的儿童 / 成人患者的完全缓解（CR）率达 30%~40%。对于化疗敏感但 MRD^+ 的 CR 患者，70%~80% 可获得 MRD^-，尽管贝林妥欧单抗维持治疗可以使部分患者长期缓解，但仍会桥接 HSCT。因此针对 MRD^+ 并且有机会进行第一次 HSCT 的患者使用贝林妥欧单抗是合适的，尽管贝林妥欧单抗治疗可能引起神经毒性，细胞因子释放综合征和肿瘤溶解，但其安全性仍优于强化疗。InO 比贝林妥欧单抗更有效，CR 率接近 60%，但它可能引起 HSCT 后 VOD/HSOS。为了解决这个问题，已达成的共识包括：使用 InO 不超过 2 个疗程，预处理方案避免使用双重烷化剂，HSCT 期间避免使用肝毒性的药物。

T- 蛋白酶体通路（UPP）是细胞中蛋白降解的主要机制。UPP 是调控细胞周期、增殖和凋亡的一个关键驱动者。UPP 系统可抑制重要调控蛋白的活性，包括 NF-κβ、p53、Bax、p27 及 p21。非增殖细胞中，抑制蛋白 Iκβ 隔绝 NF-κβ 在胞质中。应激状态下，Iκβ 泛素化和降解，释放 NF-κβ 形成二聚体，转位至胞核后成为转录因子。已经证实，在很多造血系统恶性疾病包括 ALL 中，均存在 NF-κβ 的结构性激活。在 T-ALL 中，异常激活可直接发生于 NF-κβ 基因扩增或 NF-κβ 染色体重排，也可由 *Notch* 或 *Akt* 活化间接引起。研究最多的是硼替佐米，已经证实其在 T-ALL 中具单药活性，与传统的细胞毒药物有协同作用，可以逆转糖皮质激素耐药。γ- 分泌酶是 T-ALL 突变受体中 NOTCH1 信号通路所必需的，对于 60% 的 NOTCH1 信号通路突变的 T-ALL 患者来说，γ- 分泌酶抑制剂（γ-secretase inhibitor，GSI）可能是一个有前景的治疗药物。预后较差的 *NUP214-ABL1* 融合基因阳性 T-ALL 应用 TKI 治疗在 T 细胞体外研究中，芦可替尼（ruxolitinib）可能在 30% 的 JAK-STAT 信号增加的 T-ALL 治疗中起效。大约 40% 的 T-ALL 细胞表达 CD30，这使得 brentuximab 在这些复发、难治性疾病的病例中成为一种有益的治疗选择。Mamonkin 等报道靶向 CD5（由正常和恶性 T 细胞表达），在体内和小鼠异种移植模型中证实可有限程度地杀伤 T-ALL，有可能用于治疗 T-ALL。

7. 细胞免疫治疗　利用基因工程技术表达靶向 CAR-T 细胞的细胞过继免疫治疗在复发难治 B-ALL 中取得突破性进展，CAR-T 细胞治疗是一种具有特异性杀伤功效、副作用可控的抗肿瘤免疫治疗新技术，是目前除了放化疗以外可选择的杀伤肿瘤的方法，其中表达 CD19 的 CAR-T 细胞应用最多，疗效也较肯定，国外已经批准临床应用，表达 CD20、CD22 的 CAR-T 细胞等已进入临床试验。CAR 治疗与抗体治疗不同，CAR-T 细胞输注会针对肿瘤细胞上的相应抗原大量扩增，可在体内维持几个月甚至几年。因此，CAR-T 细胞治疗是一个动态的治疗，并且 CAR-T 细胞可迁移到包括中枢神经系统的多个组织器官。但该疗法的一个潜在的长期毒副作用是发生慢性 B 细胞缺乏。目前 CAR-T 细胞治疗已经应用于临床难治复发病例，并取得了巨大进步，但仍有较高的治疗失败率，耐药及复发的问题仍然难以克服。尽管部分患者存在严重的细胞因子释放综合征及罕见的致命性神经毒性风险，对难治 / 复发的患者也应考虑使用 CAR-T 细胞治疗，时机最好在疾病复发时，而不是在尝试其他治疗方法失败后。大多数骨髓复发的患者不能通过贝林妥欧单抗获得缓解，而 CAR-T 细胞治疗可能获得更多的缓解机会。对存在 $CD19^-$ 克隆但可能进行 HSCT 的患者，也不适宜选用 InO 治疗，因为它会增加 VOD 风险。针对 HSCT 后复发的患者，应考虑选择 CAR-T 细胞治疗，因为基于 4-1BB 的 CD19 CAR-T 细胞治疗可以使多达 1/2 的患者获得长期缓解，而不需进行第二次移植。COG正在开展一项研究，在巩固后（治疗开始9~12周）持续MRD阳性的儿童使用CAR-T细胞治疗，目标是改善EFS，同时在至少50%的接受治疗的患者中避免HSCT。随着技术的改进、毒性反应的降低，CAR-T细胞治疗技术不断演变进步，CAR-T细胞技术逐渐走向成熟。

【未来展望】虽然大多数ALL儿童患者对化疗敏感，缓解率高，无病生存率达到80%~90%，但仍然有10%~15%的患儿因复发而治疗失败，难治复发仍为本病亟待解决的问题。基因表达谱、DNA拷贝数变化及表观遗传学改变的高通道全基因组分析，以及新一代全基因组与转录本测序技术研究，确定了许多白血病的亚型，为治疗带来了新靶点，对宿主基因组变异的特性研究加深了对许多儿童白血病生物学的理解，由此发现新的预后相关因素和疾病侵袭性的敏感指标有助于风险分层的细化、目标基因病变的识别，早期发现高危患者，早期干预以及确定治疗相关毒性的风险，使低危患者避免不必要的强化疗，将对儿童白血病的精准治疗产生积极影响。在*BCR-ABL1*阳性ALL患儿使用甲磺酸伊马替尼和其他*ABL*激酶抑制剂治疗是白血病分子治疗的典范，精准治疗下Ph样ALL基因组异常改变的发现及如何转化成新的治疗模式将可能提高高危B-ALL患者的预后，未来的挑战着重于研究靶向治疗耐药机制。随着单抗或CAR-T细胞治疗技术在治疗的早期应用，可减少复发，减少接受HSCT的病例，不仅提高患者的生存率，也提高患者的生活质量。对于发病率低、罕见、高危病例需要多中心协作进行前瞻性的临床试验对新的预后因素和安全有效的治疗手段进行探索研究，将有助于提高其疗效。

诊治要点

- ALL在儿童时期发病率高，男性发病率相对较高。本病为恶性血液系统疾病，多数患者有出血、贫血、感染发热及肿瘤浸润的表现，肝、脾、淋巴结肿大及骨痛多见于ALL患儿。
- 初诊时患儿不伴有白血病的典型临床表现者容易误诊或漏诊。
- 治疗前需要精确的诊断及危险度分型，首先是细胞形态学、免疫学、细胞遗传学和分子生物学检查，即MICM诊断分型。
- 造血干细胞移植不是治疗ALL的主要手段，联合化疗是目前ALL的首选治疗方法，然而仍有难治或早期复发ALL需要选择造血干细胞移植。
- 在*BCR-ABL1*阳性ALL患儿使用甲磺酸伊马替尼和其他*ABL*激酶抑制剂治疗是白血病分子治疗的典范。
- 无论是单抗还是CAR-T细胞治疗，都是目前难治复发ALL的治疗选择之一，早期应用可能减少复发，减少可能走向HSCT的病例，不仅提高患者的生存率，也提高患者的生活质量。

（张瑞东）

参考文献

[1] HUNGER SP, MULLIGHAN CG. Acute lymphoblastic leukemia in children. N Engl J Med, 2015, 373 (16): 1541-1552.

[2] IACOBUCCI I, MULLIGHAN CG. Genetic basis of acute lymphoblastic leu-kemia. J Clin Oncol, 2017, 35 (9): 975-983.

[3] CUI L, LI ZG, CHAI YH, et al. Outcome of children with newly diagnosed acute lymphoblastic leukemia treated with CCLG-ALL 2008: The first nation-wide prospective multicenter study in China. Am J Hematol, 2018, 93 (7): 913-920.

[4] HARRISON CJ. Blood spotlight on iAMP21 acute lymphoblastic leukemia (ALL), a high-risk pediatric disease. Blood, 2015, 125 (9): 1383-1386.

[5] ROBERTS KG, GU Z, PAYNE-TURNER D, et al. High frequency and poor outcome of Philadelphia chromosome-like acute lymphoblastic leukemia in adults. J Clin Oncol, 2017, 35 (4): 394-401.

[6] SCHULTZ KR, CARROLL A, HEEREMANA, et al. Children’s Oncology Group. Long-term follow-up of imatinib in pediatric Philadelphia chromosome-positive acute lymphoblastic leukemia: Children’s Oncology Group study AALL0031. Leukemia, 2014, 28 (7): 1467-1471.

[7] STANULLA M, DAGDAN E, ZALIOVA M, et al. International BFM Study Group. IKZF1plus defines a new minimal residual disease-dependent very-poor prognostic profile in pediatric B-cell precursor acute lymphoblastic leukemia. J Clin Oncol, 2018, 36 (12): 1240-1249.

[8] ARBER DA, ORAZI A, HASSERJIAN R, et al. The

2016 revision to the World Health Organization classification of myeloid neoplasms and acute leukemia. Blood, 2016, 127 (20): 2391-2405.

[9] PARK JH, RIVIE`RE I, GONEN M, et al. Long-term follow-up of CD19 CAR therapy in acute lymphoblastic leukemia. N Engl J Med, 2018, 378 (5): 449-459.

[10] LIU Y, EASTON J, SHAO Y, et al. The genomic landscape of pediatric and young adult T-lineage acute lymphoblastic leukemia. Nat Genet, 2017, 49 (8): 1211-1218.

第 3 节 急性髓系白血病

急性髓系白血病（acute myeloid leukemia，AML）占儿童急性白血病的 20% 左右，全球每年新发儿童和青少年（0~21 岁）AML 约 10 000 人。儿童 AML 可发生于任何年龄，男女之间无差异。AML 在 1 岁以内出现第一个发病高峰，然后逐渐下降，4 岁后处于平台期，发病率约为（5~7）/100 万，到青少年期以后 AML 发病率又开始上升。既往 AML 的治愈率约为 40%，远不及儿童 ALL。近年来随着危险度分层治疗、疾病活动度动态监测、支持治疗体系的不断完善以及多药联合强化疗、造血干细胞移植及靶向治疗等方法的应用，儿童 AML 的治愈率可达 70% 以上。

【病因与发病机制】发病机制尚不明确。AML 为高度异质性疾病，是遗传与环境相互作用的结果。部分 AML 继发于先天缺陷如唐氏综合征或骨髓衰竭性疾病如范科尼贫血等，部分为骨髓增生异常综合征（myelodysplastic syndrome，MDS）继发性 AML 或治疗（化疗或放疗）相关性 AML，但后者在儿童中并不多见。

【分型】白血病的分型是指导临床选用治疗方案和提示预后的基础。目前采用 MICM［形态学（morphology）、免疫学（immunology）、细胞遗传学（cytogenetics）和分子生物学（molecular biology）］分型。随着人类基因组计划的完成和基因研究的不断进展，基因学分型将是白血病新的分型方向。

1. 形态学分型 也称 FAB 分型，1976 年法、美、英（French-American-British，FAB）三国的血细胞形态学专家讨论制订了白血病的形态学分型，将 AML 分成 M_1~M_7 共 7 个亚型，后来又增加了“M_0”型，总共 8 个亚型。

（1）急性髓系白血病微分化型（M_0）。

（2）急性髓系白血病未成熟型（M_1）。

（3）急性髓系白血病部分分化型（M_2）。

（4）急性早幼粒细胞白血病（M_3）。

（5）急性粒 - 单细胞白血病（M_4）。

（6）急性单核细胞白血病（M_5）。

（7）纯红白血病（M_6）。

（8）急性巨核细胞白血病（M_7）。

其中，M_0 型极少见，骨髓中幼稚细胞占 30% 以上，形态学和细胞化学染色不能证明髓系来源，但免疫方法或电镜能检出髓系表达标志。该型的其他特点有表达 T 细胞相关抗原 CD7 及具有 *AML1* 基因突变。此外，2016 版 WHO 分型标准对原 M_6 型（急性红白血病）进行了修订，去除了急性红白血病这个概念，仅保留纯红白血病这一亚型。此类型髓系原始细胞比值不再以占非红系有核红细胞比例计算，而改为占骨髓全部有核细胞比值作为判定标准。

以上 FAB 分型只是形态学分型，对 AML 预后的提示意义较小。随着对 AML 认识的提高，一系列与预后相关的遗传学及分子学标记被不断发现。WHO 将遗传学及分子学特征整合进分型体系中，对 AML 预后的评估更具有意义。WHO 经过多次修订完善 AML 分型标准，不仅将诊断 AML 的幼稚细胞百分率降到 20%，而且指出即使幼稚细胞未达诊断标准，但如果具有特异的遗传学和分子学标志，也应诊断为 AML。

2. 免疫学分型 根据血细胞在不同发育阶段表达不同的抗原，用相应抗体进行检测的一种方法。特别是 20 世纪 80 年代后，采用流式细胞术结合单克隆抗体的方法检测白血病细胞的抗原表达，能精确区分不同系列的白血病，并发现了急性混合细胞白血病（acute mixed leukemia），即白血病祖细胞中同时表达髓系和淋系相关抗原标志。2008 年 WHO 在血液肿瘤分类标准中将此类白血病统一命名为混合表型急性白血病（mixed-phenotype acute leukemia，MPAL）。

CD13、CD33、CD117 是髓系最常见的表达标志，在 90% 以上 AML 患者的幼稚细胞上表达。AML 的免疫分型标志：M_0 具有 CD34、TdT、CD7 阳性；M_1~M_5 表达 CD13、CD33、CD14（多见于 M_5）、CD15（M_4 型 100% 表达）、HLA-DR、MPO 等髓系标志的一种或多种，但 M_3 常出现 CD34、HLA-DR 阴性；M_6 具有血型糖蛋白 A 或膜收缩蛋白阳性；M_7 表达 CD41、

CD42b、CD61。

3. 细胞遗传学和分子生物学分型 约70%儿童AML中可检出染色体/基因异常。2001年WHO发表了AML的遗传学分型，其后在2008年、2016年又进一步修订，确立了AML遗传学及分子学特点(表3-15-6)，从此对AML的诊断不再机械地要求幼稚细胞必须达到20%以上，而是更重视特异的遗传学异常，即如果有特异的AML遗传学变异，不管幼稚细胞比例多少，都应诊断为AML。

儿童AML常见染色体/基因变异与FAB分型具有一定的相关性，其发生率及与预后的关系见表3-15-6。

表3-15-6 儿童AML常见染色体/基因变异的发生率及与预后的关系

WHO遗传学/基因变异分型	FAB分型	发生率/特点	预后(5年生存率)
t(8;21)(q22;q22)/*RUNX1-RUNX1T1*	M_1、M_2	12%~14%	良好
inv(16)(p13.1q22)或t(16;16)(p13.1;q22)/*CBFB-MYH11*	M_4Eo	8%	良好
t(15;17)/*PML-RARA*	M_3、M_{3v}	6%~10%	良好
t(9;11)(p21.3;q23.3)/*MLLT3-KMT2A*	M_4、M_{5a}	7%	一般或良好(63%~77%)
t(10;11)(p12;q23)/*MLLT10-MLL*	M_5	3%，婴儿多见	不良
t(6;9)(p23;q34)/*DEK-NUP214*	M_2、M_4、MDS	<2%	不良
inv(3)(q21.3q26.2)或t(3;3)(q21;q26.2)/*GATA2*,*MECOM*	M_2、M_4、MDS	<1%	不良
t(1;22)(p13;q13)/*RBM15-MKL1*	M_7	婴儿多见	一般
AML伴*NPM1*突变	M_1、M_2、M_4、M_5	5%~10%(CN 14%~22%)	良好
AML伴*CEBPA*双等位基因突变	M_1、M_2	5%(CN 14%)	良好
FLT3-ITD	M_5、M_3	10%(CN 18%)	依情况而定

注：良好.5年生存率>70%；一般.5年生存率为50%~70%；不良.5年生存率<23%。CN.细胞遗传学正常。

【临床表现】AML的临床表现主要由骨髓造血衰竭和白血病细胞浸润脏器引起。

1. 骨髓造血衰竭 临床表现为贫血、粒细胞和血小板减少。贫血为正细胞正色素性，表现为面色苍白、乏力、头晕和食欲缺乏；粒细胞减少表现为发热、感染；血小板减少可出现皮肤瘀点瘀斑、鼻出血和牙龈出血。

2. 白血病细胞浸润脏器 常有骨痛、肝脾大、腹胀、牙龈增生、睾丸肿大或视觉障碍(视网膜浸润)，当有CNSL时可出现面神经瘫痪。但AML的骨痛、关节痛不如ALL常见，淋巴结、肝、脾大也不如ALL明显。巨大肝脾大仅见于婴儿AML。M_3常合并严重的出血和弥散性血管内凝血(disseminated intravascular coagulation，DIC)。M_4、M_5多发生于婴儿，伴高白细胞、皮肤浸润及CNSL。M_6的胎儿血红蛋白(HbF)和血红蛋白H(HbH)多增高。M_7多发生在3岁以下特别是伴唐氏综合征的婴幼儿。

白血病细胞聚集成团可以形成肿物如髓细胞肉瘤或绿色瘤，多见于M_1、M_2，易误诊为恶性实体瘤。当出现眼眶肿瘤或皮肤浸润灶时，应高度怀疑AML。

当患儿白细胞明显增多，超过$100\times10^9/L$，即可诊断为高白细胞血症(hyperleukocytosis)，并可出现高黏滞综合征(high viscosity syndrome，HVS)，表现为呼吸急促(肺栓塞)或抽搐(脑栓塞)，这在单核细胞白血病的患儿中更容易发生。

【辅助检查】

1. 血液检查 多数患儿的血常规检查有血红蛋白和血小板减少。白细胞数量可增高、降低或正常，约20%的患儿白细胞数超过$100\times10^9/L$。外周血涂片需仔细观察，有些会出现Auer小体，更提示为AML。所有AML患儿均需行凝血功能检查，如果急性早幼粒细胞白血病(acute promyelocytic leukemia，APL)患儿出现DIC表现，还需行D-二聚体检查。AML患儿还需常规行电解质、尿酸及肾功能检查，以监测肿瘤溶解综合征的发生。化疗及输血前的其他常规检查还有 HAV、HBV、HCV、HIV、EBV 及 VZV 等。

2. 骨髓检查　AML 的确诊必须行骨髓穿刺检查，并进行 MICM 分型。

3. 脑脊液检查　CNSL 的发生率为 5%，在起病时可无任何症状，常见于高白细胞、年龄小、单核细胞性及 *MLL* 基因重排的白血病。腰椎穿刺抽取脑脊液后行离心甩片法检测，如果腰椎穿刺无损伤，WBC>5×10^6/L 并见有幼稚细胞，便可诊断为 CNSL。当患儿伴有高白细胞血症或为 APL 时，应避免行腰椎穿刺，以免将白血病细胞带入中枢神经系统。对这类患者可先行化疗及输注血小板等，使其白细胞下降及 DIC 纠正后再进行腰椎穿刺术。

4. 影像学检查　影像学检查对于瘤灶及脏器功能评估十分重要。所有患儿都应行胸部 X 线检查。由于白血病患儿的化疗用药具有心脏毒性，因此心电图和超声心动图也是必须做的基本检查。根据患儿情况，选择性进行头颅 CT 或 MRI 检查。对于存在髓外受累的患儿必须进行全面的瘤灶评估筛查。

【诊断】根据临床表现及实验室检查，AML 的诊断并不困难。需要注意的是，如果存在特异性 AML 遗传学变异，如 t(8;21)、inv(16) 及 t(15;17)，即使幼稚细胞数未达 20% 以上，都应诊断 AML。

【鉴别诊断】临床上需与 ALL、MDS 和类白血病反应进行鉴别。

1. ALL　AML 的临床表现与 ALL 相似，仅凭骨髓形态学有时很难鉴别，需行免疫学及遗传分子生物学检查以资鉴别。

2. MDS　当患儿骨髓幼稚细胞比例偏低时，很难鉴别 AML 和 MDS，一般用幼稚细胞达 20% 以上的标准来诊断 AML。当幼稚细胞<20% 时，如果存在 AML 特异的遗传学变异、高白细胞血症、髓外疾病以及在短时间(2~4 周)内出现病情进展，则应考虑为 AML。鉴别 AML 和 MDS 非常重要，因为后者通常需要行造血干细胞移植(hematopoietic stem cell transplantation，HSCT)。

3. 类白血病反应　此时外周血可出现幼稚细胞，但本病多见于某些细菌和病毒的严重感染，骨髓细胞分类基本正常，与周围血象表现不同步，其原发病去除后，血象变化可恢复正常。

【治疗】精准的诊断及危险度分级是决定 AML 治疗策略的前提。WHO 分类方案对髓系肿瘤和急性白血病提出了遗传学变异的分型，强调新诊断的 AML 需完善遗传学检查后方可开始化疗。准确识别儿童 AML 复发的危险因素，早期判断预后，根据危险度分型治疗，可极大提高患儿存活率。由于现代化疗方案的进步，目前 AML 完全缓解率已达 85% 以上，总体生存率已达 70% 以上，其中 APL 的生存率已达 90% 以上，这些成绩的获得依赖于高强度的化疗及有力的支持治疗，使致死性的并发症得到有效控制。目前 HSCT 已很少用于初次缓解的 AML 中、低危患儿。

1. 治疗原则　对 AML 患儿应实施强化疗以获得早期缓解和长期生存。应根据初诊时的危险度评估给予分层强化疗：当患儿具有良好预后因素时，应避免超强度化疗；反之，当患儿具有不良预后因素时，应给予足够强度化疗。遗传学异常和早期治疗反应是评估预后的两个重要方面。

一旦患儿确诊为 AML，应立即开始治疗。诱导治疗 1~2 个疗程后，患儿将获得完全缓解，即骨髓幼稚细胞<5%，未见 Auer 小体，未见髓外疾病，中性粒细胞绝对值>1.0×10^9/L，血小板计数>80×10^9/L，并且不需输注红细胞。有些患儿外周血细胞虽然没有完全恢复，但其他条件符合，也可开始下一疗程化疗，即巩固治疗。巩固治疗一般为 2~5 个疗程。目前大多数研究组认为，如果已给予高强度诱导和巩固治疗，则不推荐维持治疗。中枢神经系统白血病的预防治疗是必需的，常规采用鞘内注射化疗药物。强化疗过程中，积极的支持治疗非常重要，这将有效提高 AML 患儿的生存率。

2015 年由首都医科大学附属北京儿童医院血液肿瘤中心牵头成立的中国儿童急性髓细胞白血病协作组(Chinese Children's Leukemia Group-AML，CCLG-AML)进行了多中心前瞻性大样本中国儿童 AML 诊治研究，将通过大宗病例报道得到的具有预后提示意义的基因标记纳入 CCLG-AML 2015 方案危险度评估研究中。借鉴国际最新危险度分级标准，并根据 CCLG-AML 2015 方案的经验不断更新和修订，CCLG-AML 2019 方案采用新的危险度分层标准，将 AML 分成 3 个危险度组，根据危险度分层采取相应的化疗方案。

(1) 低危组：同时符合以下四项。

1) 具有以下预后良好的遗传学标记之一：t(8;21)/*AML1-ETO* 或 *RUNX1-RUNX*$_1$*T*$_1$；inv(16) 或 t(16;16)/*CBFβ-MYH11*；正常核型，并具有 *NPM1* 突变；正常核型，并具有 *CEBPα* 双突变。

2）初诊时 WBC ≤ 100×10^9/L。

3）除外髓系肉瘤、中枢神经系统白血病、睾丸白血病。

4）诱导治疗第一疗程后 d28 骨髓 MRD<1×10^{-3}。若无条件行 MRD 检测，则要求骨髓完全缓解（即原始细胞<5%）。

注：患者若无良好核型，即使形态学提示有良好预后（如 M_4Eo），亦不能进入低危组。

（2）中危组：除低危、高危组外的患儿。

（3）高危组：具有下列因素之一。

1）具有以下预后不良遗传学标记之一（染色体核型分析、PCR 和 / 或 FISH 检测方法）：5 号、7 号染色体单体、5q－、7q－；12p/t（2；12）/*ETV6-HOXD*；除外 t（9；11）的 *MLL* 重排；t（6；9）/*DEK-NUP214* 或 *DEK-CAN*；t（7；12）/*HLXB9-ETV6*；t（9；22）/*BCR-ABL1*；t（16；21）/*TLS-ERG* 或 *FUS-ERG*；复杂核型（三种及以上遗传学异常，但不包括良好核型）；*c-kit* 突变（除外 CBF-AML）；*FLT3-ITD* 突变；*RUNX1* 突变；*TP53* 突变。

2）转化型 AML（tAML）。

tAML 包括：治疗相关 AML，即化疗或放疗后诱发 AML，是一种与治疗相关罕见型白血病；由骨髓增生异常综合征（MDS）转化的 AML。

3）髓系肉瘤。

4）诱导治疗第一疗程后 d28 骨髓 MRD≥1×10^{-2}。若无条件行 MRD 检测，则骨髓原始细胞≥20%。

2. 化学治疗（除外 APL）

（1）诱导治疗：蒽环类药物和阿糖胞苷是最常用于诱导治疗的两类细胞毒性药物。最常用的蒽环类药物有三种，即柔红霉素、去甲氧柔红霉素和米托蒽醌。去甲氧柔红霉素在用药 2~4 周内清除幼稚细胞较快，但对总体生存率无明显影响。诱导期蒽环类药物一般用 3 天，柔红霉素剂量为 40~60mg/（m^2·d），去甲氧柔红霉素剂量为 10~12mg/（m^2·d），米托蒽醌剂量为 10~12mg/（m^2·d）。相关研究表明，这三种蒽环类药物没有疗效差异。阿糖胞苷一般用 7~10 天，剂量为 100~200mg/m^2，每天 1 次或 2 次静脉滴注。上述组合被称为“3+7”或“3+10”诱导方案。诱导期不推荐使用大剂量阿糖胞苷，因为不仅对缓解无助，而且增加毒副作用。在经典用药基础上加用第 3 种甚至第 4 种药物的尝试一直在进行中，但所得结论不一。英国医学研究委员会（MRC）、美国 St. Jude 儿童研究医院（SJCRH）、欧洲柏林 - 法兰克福 - 明斯特研究组（BFM）及北欧儿童血液肿瘤学会（NOPHO）协作组均曾进行过不同的 3 药或 4 药诱导治疗方案的临床试验，方案中也包括国内使用较多的 ADE 方案，即阿糖胞苷（A）、蒽环类药物（柔红霉素，D），联合应用依托泊苷（E）。如英国 MRC 临床试验方案曾联合应用依托泊苷，剂量为 100mg/（m^2·d）× 5 天。NOPHO 协作组采用 AIET 四药诱导治疗，也含有依托泊苷。研究结果显示，加用依托泊苷后，AML 完全缓解率及存活率有所提高，但却增加了第二肿瘤的发生风险。虽然各国诱导方案不尽相同，但儿童 AML 初次缓解率均能达到 85% 以上。多数研究组重复一次诱导治疗，当患儿骨髓恢复后即开始第二轮诱导治疗，一般在初次诱导治疗后第 4 周左右。如果初次诱导治疗后骨髓缓解不理想如第 15 天幼稚细胞>15%，也可提前进行第二轮诱导治疗。

近来我国成人 AML 多中心协作组采用基于高三尖杉酯碱（homoharringtonine，HHT）的诱导方案，取得了显著进步，提高了诱导缓解率，成为具有中国特色的 AML 化疗方案。CCLG-AML 2015 方案在经典诱导化疗用药基础上加入高三尖杉酯碱（DAH 方案），通过随机分组研究证明了高三尖杉酯碱替代依托泊苷的有效性和安全性，故 CCLG-AML 2019 方案推荐采用 DAH 和 IAH 的双诱导治疗。

（2）缓解后巩固治疗：对维持 AML 的缓解非常必要。巩固治疗一般为 2~4 个疗程，化疗药物与诱导期不尽相同。大剂量阿糖胞苷（HiDAC）有助于增加 AML 尤其是核心结合因子 AML（core binding factor AML，CBF-AML）的疗效，用法可为阶梯式递增，从 1g/m^2 增加至 3g/m^2，也可采用标准剂量 3g/m^2。具体用法各国不尽相同，英国 MRC 方案的 HiDAC 用法为 3g/m^2，每 12 小时 1 次，d1、d3、d5，总计 6 次，每次静脉滴注时间需>4 小时。而 NOPHO 方案的 HiDAC 用法为 1~3g/m^2，每 12 小时 1 次，d1~d3，总计 6 次，每次静脉滴注时间需>2 小时。有些协作组方案除了 HiDAC，还加用依托泊苷或米托蒽醌联合用药（HAE，MidAC）。巩固治疗期加用其他药物如安吖啶、氯脱氧腺苷的疗效仍不肯定。有研究组随机给予吉妥珠单抗奥唑米星（gemtuzumab ozogamicin，GO）（一种抗体导向肿瘤药，由重组人源化 CD33 单抗与细胞毒抗肿瘤抗生素刺孢霉素偶联而成），但使用后未发现生存率明显增加。目前尚无证据表明巩固治疗需要多少疗程合适。总体来说，

AML 诱导和巩固治疗最少不应少于 4 个疗程。关于 AML 的维持治疗是否有必要目前尚无定论，有学者指出维持治疗不仅增加副作用，还降低 OS。但 BFM 协作组等的临床试验采用以阿糖胞苷为主的维持治疗方案，获得了较好的 OS 及无复发生存率。部分单中心研究报道，在维持治疗中加入维 A 酸，能改善高危 AML 的治疗效果。CCLG-AML 2015 方案的维持治疗随机分配至阿糖胞苷组或维 A 酸组，该随机对照研究结果提示两者对儿童 AML 长期生存指标无明显差异，故在 CCLG-AML 2019 方案中进一步减化疗，采用以经典阿糖胞苷为主的维持治疗方案与以维 A 酸 + 砷剂去化疗的维持治疗方案比较，目前该前瞻性随机对照研究正在进行中。

3. 中枢神经系统治疗　约有 5%~10% 的 AML 患儿初诊时即有中枢神经系统（central nervous system，CNS）受累。对所有 AML 患儿，均需进行 CNS 预防治疗，否则 CNS 复发很高。鞘内注射化疗药是常规治疗方法，可行单剂阿糖胞苷或单剂甲氨蝶呤鞘内注射，也可行三联鞘内注射，即阿糖胞苷 + 甲氨蝶呤 + 类固醇激素。对于 CNS 的预防治疗，是采用单联还是三联鞘内注射目前没有一致共识，但如果初诊时已有 CNS 受累，则推荐使用三联鞘内注射，给予每周两次鞘内注射直至脑脊液幼稚细胞消失。AML 患儿的鞘内注射总次数没有统一规定，许多中心在每个疗程治疗期间至少给予一次鞘内注射，因此鞘内注射总次数在 4~10 次。如果患儿已接受大剂量阿糖胞苷和鞘内注射化疗，则无须进行颅脑放疗。

4. 髓系肉瘤治疗　髓系肉瘤也称为髓细胞肉瘤，是髓外白血病的表现形式，占 AML 的 2%~4%。髓系肉瘤可为首发表现，可以单发，也可同时伴有骨髓浸润。此时即使骨髓幼稚细胞<20%，也应诊断为 AML 而不是 MDS。眶部绿色瘤多见于 t(8;21)-AML。皮肤（皮肤白血病）、淋巴结、骨或软组织均可受累。髓系肉瘤的患儿即使骨髓幼稚细胞<5%，也应进行高强度的 AML 方案化疗。经过系统化疗后，多数肿瘤反应良好并消失，不需局部放疗。但如果治疗后肿瘤仍不消退，可采用局部放疗。由于对这种罕见情况很难开展临床研究，目前仍不确定放疗是否获益。

5. 造血干细胞移植　异基因造血干细胞移植（allogeneic hematopoietic stem cell transplantation，allo-HSCT）一度被认为是 AML 治疗的最佳选择，随着大规模临床研究的开展，发现对于低危险组且获得首次缓解的 AML 患儿，单纯化疗也能获得相似的疗效。对中、高危组 AML，采用化疗还是移植仍有争论。接受 HSCT 患儿复发率可能较低，但存在早期或晚期移植相关并发症的可能。早期并发症与供者类型、HLA 相合程度及患者移植前状况有关。无关供者移植后出现急性或慢性移植物抗宿主病和感染的概率较高。许多中心已不采用全身放疗的预处理方案，这样可以减少远期并发症如生长发育迟缓、生育功能下降等内分泌疾患。第二肿瘤是另一种远期并发症。白消安和环磷酰胺是目前 AML 移植的常用预处理方案。关于移植时机的选择，一般在巩固治疗第 1~2 疗程后进行，这样的缓解状态使移植效果更好。

6. 靶向治疗　随着对 AML 分子及遗传学机制认识的提高，不断有新药以及新疗法整合入 AML 治疗策略中。维 A 酸治疗 *PML-RARA* 融合基因阳性 APL 的成功，完美诠释了遗传学异常靶点的发现与靶向治疗应用的结合。当前，越来越多与 AML 预后相关的遗传学异常被发现，相信未来将会出现更加合理的、个体化的治疗策略，并在提高治愈率的同时，极大降低强化疗所致的近期及远期毒副作用。临床新药 / 新疗法研究主要包括：免疫疗法［单克隆抗体、NK 细胞及嵌合抗原受体 T 细胞（chimeric antigen receptor T cell，CAR-T 细胞）］、磷酸激酶抑制剂、酪氨酸激酶抑制剂、针对表观遗传学异常（DNA 甲基化异常、组蛋白修饰异常等）的靶向治疗及核苷类似物等。

研究发现，酪氨酸激酶受体可通过配体依赖的方式激活下游信号通路调节造血干祖细胞分化及增殖。已证实 *FLT3* 及 *KIT* 基因突变与 AML 发生发展相关。*FLT3* 基因突变是儿童 AML 最常见的体细胞突变之一，其中 *FLT3/ITD* 为预后不良亚型，约 15%~20% 的 AML 存在 *FLT3/ITD*。第一代 FLT3/ITD 抑制剂如索拉非尼（sorafenib）联合应用化疗如去甲氧柔红霉素及阿糖胞苷可显著提高 *FLT3/ITD* 阳性患者的缓解率，但存在停药后复发的问题，可能与第一代 FLT3 抑制剂较宽的激酶组特性、更多的脱靶效应有关。由此第二、三代 FLT3 抑制剂在对 FLT3 抑制方面更具特异性及有效性，如奎扎替尼（quizartinib）、吉瑞替尼（gilteritinib）及克莱拉尼（crenolanib）等药物的有效性及安全性正在进行临床试验，其中吉瑞替尼（gilteritinib）已于 2021 年在中国内地上市，用于伴 *FLT3* 突变的难治 / 复发成人 AML 患者。

20% 以上 CBF-AML 存在 *KIT* 基因突变，可引起自发磷酸化。尽管儿童 CBF-AML 并非像成人 CBF-AML 一样为预后不良因素，但仍有约 20% 的 CBF-AML 患儿出现停药后复发。多激酶抑制剂达沙替尼（dasatinib）已经Ⅰ期临床试验证实其安全性，但有效性仍需进一步观察。达沙替尼单药治疗初次缓解后伴高危因素 CBF-AML 患者并未显示出明显疗效。奥地利 - 德国 AML 协作组（AMLSG）的临床研究已显示，在诱导及巩固阶段，达沙替尼联合化疗药物治疗 CBF-AML，诱导缓解率可达 94%，预期 4 年无事件生存率为 74.7%。目前，针对达沙替尼的前瞻性随机对照研究正在进行中。

RAS 是另一个值得关注的信号通路靶点，其异常激活与多种肿瘤发生相关。*KRAS* 及 *NRAS* 等基因的功能异常可导致 RAS 信号通路的激活，并分别出现于 8% 及 13% 的儿童 AML 病例中。RAS 信号下游通路中 MEK 被认为是重要的治疗靶点。曲美替尼（trametinib）是高度选择性 ERK1/ERK2 抑制剂。成人复发难治性 AML 患者接受单药曲美替尼治疗，其中 21% 的患者达到完全缓解，但曲美替尼在儿童 AML 中的作用尚待评估。

BCL2 家族蛋白是调节细胞线粒体凋亡途径的关键调控因子，通过其促凋亡蛋白及抗凋亡蛋白的相互作用来调控细胞凋亡。其中，BCL-2 是抗细胞凋亡的重要蛋白，在多种肿瘤包括血液系统恶性肿瘤细胞中存在过表达现象。维奈克拉（venetoclax）是一种高选择性强效 BCL2 抑制剂，在美国及欧洲等地被批准用于成人不能耐受强化疗的 AML 一线治疗，2020 年维奈克拉也在中国内地上市。近年来多项临床研究显示，联合应用维奈克拉与低剂量阿糖胞苷或去甲基化药物如地西他滨（decitabine）及阿扎胞苷（azacitidine）均能显著提高 AML 患者的缓解率，且具有较好的安全性。目前维奈克拉治疗儿童难治复发性 AML 的临床试验正在进行中。

已经证实，AML 发生与异常表观遗传修饰（如组蛋白修饰异常及 DNA 甲基化）密切相关。表观遗传学调控蛋白的基因（*ASXL1*，*TET2*，*IDH1*，*IDH2*，*DNMT3A*）突变可引发造血干细胞分化及增殖异常而导致白血病。组蛋白赖氨酸甲基转移酶（DOT1L）异常可促使存在 *MLL* 重排个体产生白血病。研究显示，DOT1L 抑制剂可选择性杀死 *MLL* 基因易位白血病细胞，但临床疗效仍需观察。Ⅱ期临床试验显示组蛋白去乙酰化酶抑制剂伏林司他（vorinostat）联合化疗药物去甲氧柔红霉素及阿糖胞苷可提高复发难治性 AML 的完全缓解率。此外，阿糖胞苷与氟达拉滨联合去甲基化药物阿扎胞苷（azacitidine）治疗儿童 AML 可提高缓解率。由于成人常见的表观遗传学基因突变（如 *IDH1*，*DNMT3A*）在儿童中较为少见，针对表观遗传学异常的靶向治疗药物在儿童 AML 的有效性仍待观察。

新药以及新疗法治疗儿童 AML 特别是复发难治性 AML 具有光明的应用前景，但有效性及安全性仍待大量临床研究的证实。可以肯定的是，AML 异质性特点决定了不能仅凭借针对某一特定靶点的药物来治愈 AML。

【预后】随着分型标准及化疗方案的改进、靶向治疗的应用及有效的支持治疗，AML 的 5 年无事件生存率不断提高，国际上各协作组的报道虽不尽相同，但均达到 60% 左右，有的高达 75%。但值得注意的是，蒽环类药物的累积剂量也很高，多数 >300mg/m^2，有的达到 500mg/m^2；阿糖胞苷的用量也在增加，超过 30g/m^2；其他药物如依托泊苷的评估尚不肯定。约有 30% 的 AML 患儿复发，复发患儿的再次缓解率较低、预后较差，推荐进行异基因造血干细胞移植。

【未来展望】AML 发病率虽仅占儿童白血病的 20%，但其复发率却高达 30% 以上，病死率占儿童白血病的 50% 以上。尽管近几十年来儿童 AML 治疗已取得进步，但由于 AML 是一类异质性疾病，既往采用的一体化治疗已无法进一步提高患儿生存率，精准医疗已成为趋势。精准医疗的内涵是指对疾病精确诊断、对发病机制精确描述、对治疗方案精确制订以及对预后准确评估。

随着基因表达谱、全基因组测序等高通量检测技术的应用，精确医疗所强调的个体化治疗已成为可能。在精确危险度分层及完善化疗方案的基础上，除对治疗前、中、后评估，如 MRD 定量检测、药代动力学指标和药物代谢遗传学分析外，新的靶向治疗及细胞疗法不断被整合入白血病治疗策略中，在提高疗效的同时进一步降低化疗药物毒副作用。为患儿提供高质量的生存状态应为未来肿瘤的治疗目标。现有证据表明，及时合理的支持治疗可降低病死率，而治疗后完善的随诊干预体系包括针对患儿生理、心理及社会功能的管理可极大提高患儿生存质量。

诊治要点

- AML为一组异质性疾病，4岁后随年龄增长发病率呈上升趋势。
- 既往儿童AML预后较儿童ALL差，但随着危险度分层治疗、疾病监测及支持治疗水平的提高，特别是靶向治疗等新疗法整合入AML治疗策略，目前AML生存率可达70%以上。
- 以骨髓造血衰竭和白血病细胞浸润脏器所导致的一系列表现为主要临床特征。
- 需在治疗前完善MICM分型对疾病进行诊断及危险度分级评估。值得注意的是，如果存在特异性AML遗传学变异，如t(8;21)、inv(16)及t(15;17)，即使骨髓幼稚细胞数未在20%以上，都应诊断AML。无骨髓累及的髓系肉瘤，需依据病理结果诊断。
- 治疗原则以化疗为主，根据疾病危险度给予适宜强度的化疗治疗。高危患儿可在1~2疗程巩固治疗后接受HSCT。初诊时存在高白细胞血症及肿瘤负荷大的患儿在强化疗前给予羟基脲及小剂量阿糖胞苷减积治疗。
- 除HSCT外，靶向治疗（如FLT3/ITD抑制剂、BCL-2抑制剂等）及免疫疗法（如CAR-T细胞治疗）等为难治复发AML提供了治疗选择。
- 肿瘤患儿远期存在继发第二肿瘤、代谢综合征、肥胖、智力减低、神经认知功能损害等并发症的可能。远期动态随访、及时干预可改善患儿生存质量。

（郑胡镛 于皎乐）

参考文献

[1] KAUSHANSKY K, LICHTMAN MA, PRCHAL JT, et al. Williams Hematology. 10th ed. New York: McGraw-Hill Education, 2021.

[2] 王天有, 申昆玲, 沈颖, 等. 诸福棠实用儿科学. 9版. 北京: 人民卫生出版社, 2022.

[3] SWERDLOW SH, CAMPO E, PILERI SA, et al. The 2016 revision of the World Health Organization classification of myeloid neoplasms and acute leukemia. Blood, 2016, 127 (20): 2391-2405.

[4] ALEXANDER TB, WANG L, INABA H, et al. Decreased relapsed rate and treatment-related mortality contribute to improved outcomes for pediatric acute myeloid leukemia in successive clinical trials. Cancer, 2017, 123 (19): 3791-3798.

[5] JIN J, DZ JIANG, WY MAI, et al. Homoharringtonine in combination with cytarabine and aclarubicin resulted in high complete remission rate after the first induction therapy in patients with de novo acute myeloid leukemia. Leukemia, 2006, 20 (8): 1361-1367.

[6] 于皎乐, 郑胡镛. 儿童急性髓细胞白血病治疗新进展. 中国实用儿科杂志, 2016, 31 (4): 246-252.

[7] PASCHKA P, SCHLENK RF, WEBER D, et al. Adding dasatinib to intensive treatment in core-binding factor acute myeloid leukemia-results of the AMLSG 11-08 trial. Leukemia, 2018, 32 (7): 1621-1630.

[8] CIOCCIO J, CLAXTON D. Therapy of acute myeloid leukemia: therapeutic targeting of tyrosine kinases. Expert Opin Investig Drugs, 2019, 28 (4): 337-349.

[9] DINARDO CD, PRATZ KW, LETAI A, et al. Safety and preliminary efficacy of venetoclax with decitabine or zacytidine in elderly patients with previously untreated acute myeloid leukaemia: a non-randomised, open-label, phase 1b study. Lancet Oncol, 2018, 19 (2): 216-228.

[10] POLLYEA DA, STEVENS BM, JONES CL, et al. Venetoclax with azacitidine disrupts energy metabolism and targets leukemia stem cells in patients with acute myeloid leukemia. Nat Med, 2018, 24 (12): 1859-1866.

第4节 急性早幼粒细胞白血病

急性早幼粒细胞白血病（acute promyelocytic leukemia，APL）是急性髓系白血病的一种特殊类型——M_3，其特征性的分子遗传学变化为位于15号染色体的*PML*基因与位于17号染色体上的*RARα*基因发生断裂和重排，形成*PML-RARα*融合基因。APL约占儿童急性髓系白血病的10%~20%，某些地区发生率更高，与国家地区和经济发达有关。APL的临床表现与AML相同，但出血倾向明显，常以严重出血的弥散性血管内凝血（disseminated intravascular coagulation，DIC）为首发表现，起病可十分凶险，导致早期死亡。以往APL预后很差，主要是由于化疗后APL细胞促凝血颗粒释放、形成DIC，导致严重出血而死亡。近年来采用全反式维A酸（all-trans retinoic acid，ATRA）联合三氧化二砷（arsenic trioxide，ATO）诱导分化治疗后，APL的预后得到极大改善，近年来

5年无病生存率达90%以上。

【病因与发病机制】研究证明，RARα蛋白与其配体——视黄酸（retinoic acid，RA）配体结合，通过蛋白上的锌指结构与DNA结合，发挥转录调控作用。PML-RARα蛋白是一个转录抑制子，同样可与视黄酸配体结合，但结合DNA的锌指结构位于PML蛋白上。另外，PML-RARα蛋白在视黄酸配体缺失的情况下，与其他共抑制子如SMRT和N-CoR结合，阻碍染色质变构暴露激活位点，使粒细胞发育停滞在早幼粒阶段。

APL有特殊亚型：即形态学上表现为M_3，但*PML-RARα*检测为阴性，研究发现APL中除*PML-RARα*外，其他一些基因也与*RARα*融合形成诸如*PLZF-RARα*、*NPM-RARα*、*NuMA-RARα*和*STAT5B-RARα*等。这些APL亚型对ATO不敏感。

*PML-RARα*融合基因中，*RARα*的断裂点总是发生于2号内含子区，范围涉及17kb的基因组序列。而*PML*基因的断裂点比较多，最常见的是6号内含子区，占55%左右；3号内含子区，占40%左右；6号外显子区，占5%左右。因此，有3种大小不完全一致的*PML-RARα*异构体，依次为长型（L型，或bcr1）、短型（S型，或bcr3）和变异型（V型，或bcr2）。后者由于外显子6中的断裂点位置不固定，产生的融合蛋白长度也不完全一致，称为变异型。除了*PML-RARα*外，还可以见到15号和17号断裂后剩余的断端形成的反向RARα-PML融合蛋白，RARα-PML的发生率要比PML-RARα要低一些。

【临床表现】APL患者除了具有急性白血病常见的临床表现如贫血、出血、感染、白血病细胞浸润等之外，还有一些特殊表现。

1. 骨髓造血衰竭　临床表现为贫血、粒细胞和血小板减少。贫血为正细胞正色素性，表现为面色苍白、乏力、头晕和食欲缺乏；粒细胞减少表现为发热、感染；血小板减少可出现皮肤瘀点瘀斑、鼻出血和牙龈出血。

2. 白血病细胞浸润脏器　常合并严重的出血和DIC，严重出血倾向可导致消化道出血、颅内出血，偶有血栓引起的突然失明和血管栓塞表现。往往同时有血小板异常造成的浅表性出血以及凝血功能异常的大片出血和深部出血。早期死亡风险高。此外，可有骨痛、肝脾大、中枢神经系统受累等，如表现为面神经瘫痪。

3. 体征　可表现为以发热、皮肤黏膜苍白、皮肤黏膜出血点及瘀斑等出血倾向为主，或有注射部位/轻度外伤出血不止等现象；淋巴结及肝脾可大或正常。

【辅助检查】根据2016版WHO诊断标准，APL常有典型的形态学特征以及特征性的融合基因*PML-RARα*。偶有形态学不典型但具有*PML-RARα*的病例同样可以诊断APL。

1. 血常规　血红蛋白和红细胞呈不同程度降低。白细胞大多增高，也可正常或减低。外周血片可以找到异常早幼粒细胞。血小板常降低。外周血白细胞数高、血小板降低明显者更易发生DIC，合并严重出血。

2. 血生化　常规生化、电解质、肝肾功能检测有助于疾病状态的判断。肌酐升高者提示在诱导过程中发生分化综合征的可能性较大。

3. 凝血功能　APL患者一般都存在凝血功能异常。确诊或疑诊APL时应及时检查凝血功能，以便及早预治严重出血。凝血异常表现为PT延长，APTT延长，Fib降低；D-二聚体及FDP增高，结合血小板降低，提示存在DIC。

4. 骨髓表现

（1）形态学：骨髓以异常早幼粒细胞增生为主，细胞胞质中含嗜天青颗粒（图3-15-5）和Auer小体。FAB分类根据颗粒的大小将APL分为：①M_{3a}（粗颗粒型），颗粒粗大，密集或融合染色深紫色，可掩盖核周围甚至整个胞核。②M_{3b}（细颗粒型），胞质中颗粒密集而细小，核扭曲、折叠或分叶，易与急性单核细胞白血病混淆。③M_{3c}（微颗粒型），少见，易与其他类型AML混淆。APL的细胞化学具有典型特征，表现为过氧化物酶强阳性，非特异性酯酶强阳性，且不被氟化钠抑制，碱性磷酸酶和过碘酸希夫染色呈阴性或弱阳性。

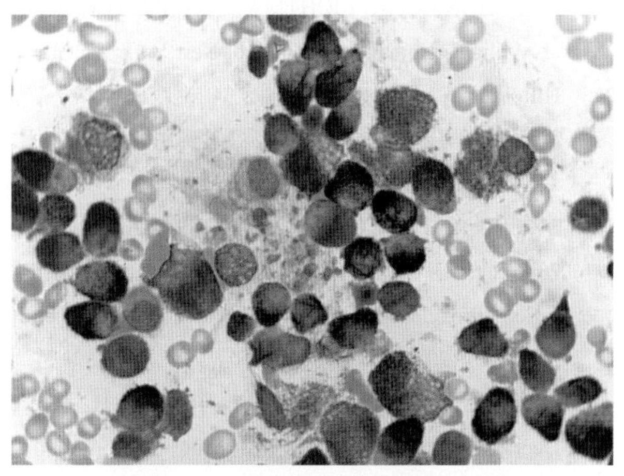

图3-15-5　骨髓涂片中可见以异常早幼粒细胞增生为主（×100）

(2) 免疫分型：白血病免疫分型，至少应该包括以下所有抗体，并可根据实际情况增加必要抗体，免疫表型分析明确为髓系白血病。典型的 APL 表达 CD13、CD33、CD117 和 MPO，不表达或弱表达 CD3、CD7、CD14、CD64、HLA-DR、CD34、CD56。

1) B 系：CD10、CD19、TdT、cyμ、sIgM、CD20、cyCD22、CD22、cyCD79a。

2) T 系：CD1a、CD2、CD3、CD4、CD5、CD7、CD8、TCRαβ、TCRγδ、cyCD3。

3) 髓系：CD11b、CD13、CD14、CD15、CD33、CD41、CD61、CD64、CD65、CD71、GPA、cyMPO。

4) 其他：CD34、HLA-DR、CD117、CD45。

(3) 细胞遗传学及分子生物学：典型的 APL 以特异染色体易位 t(15;17)(q22;q21) 为特征，易位使 15q22 的 *PML* 基因和 17q21 的 *RARα* 基因形成 *PML-RARα* 融合基因，*PML-RARα* 融合基因不但是 APL 的分子遗传学标志，也是 APL 发病的分子基础。可同时采用：①染色体 G 带或 R 带分析，可检出特征性 t(15;17) 易位（图 3-15-6）；②FISH 检查用分离探针做 *RARα* 重排或多色探针 *PML-RARα* 融合（图 3-15-7）；③PCR 方法检出 *PML-RARα* 融合基因（图 3-15-8）。各种方法特异性均较好，但检出率（灵敏度）略有差异，任何一个方法检出均可作为诊断依据。如骨髓细胞形态学符合，但以上方法未检出 *PML-RARα* 融合基因或染色体 t(15;17) 易位，可考虑补充 RNA 或 DNA 测序检测。

5. 脑脊液检查　很少伴有肿瘤细胞颅内浸润。由于 APL 存在明显的出血倾向，诱导治疗早期不宜进行腰椎穿刺，一般在凝血功能恢复正常时进行腰椎穿刺及脑脊液常规、生化及离心涂片找瘤细胞检查。

6. 影像学检查　胸部 X 线片、腹部 B 超，若有必要可以选择其他影像学检查。

【诊断与鉴别诊断】骨髓细胞形态学、免疫分型及细胞遗传学是重要的确诊依据，主要与其他类型的白血病鉴别，还需与以下几种疾病鉴别。

1. 除 APL(M_3) 以外的髓系白血病　非 M_3 的 AML，临床表现上与 M_3 相似，但出血倾向较轻（M_7 除外）；髓外浸润（肝脾大的程度）较明显（尤其 M_4 和 M_5）。鉴别重点依赖于形态学、细胞染色体和分子生物学。

2. 急性再生障碍性贫血　该病表现为贫血、发热、出血三大症状，外周血全血细胞减少，骨髓检查可以鉴别。

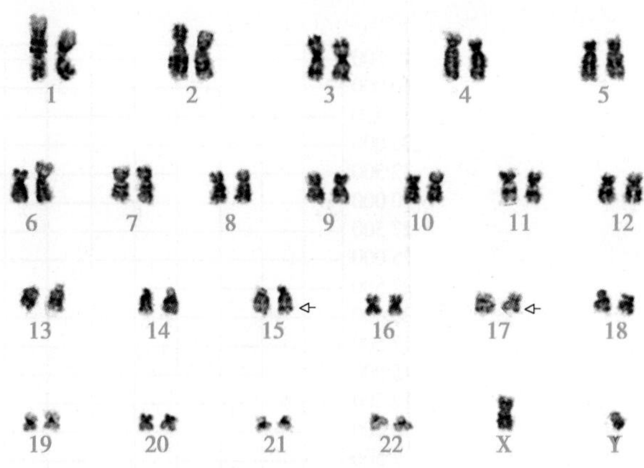

图 3-15-6　染色体 46,XY,t(15;17)(q22;q21)

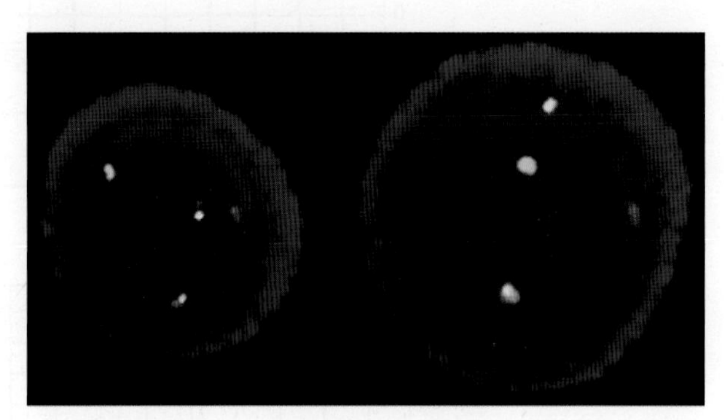
图 3-15-7　FISH 法检出 *PML-RARα* 融合
■ *PML*　■ *RARα*

3. 弥散性血管内凝血（DIC）　DIC 是症状性疾病，任何原因导致的出凝血机制紊乱，如血管内皮受损、血小板消耗增加、凝血因子消耗、纤维蛋白原降解、纤维蛋白溶解过度等所表现的一系列临床广泛出血症状。常见原因为严重感染、外伤后、大手术后、肿瘤等。与 M_3 的鉴别需要骨髓和分子生物学检查。

【临床危险度分层】

1. 低危组　初诊 WBC<10×10⁹/L。

2. 高危组　初诊 WBC≥10×10⁹/L；或 *FLT3-ITD* 突变；或低危组维持治疗前未达到分子生物学缓解。

【治疗】

1. 治疗前须知　此 APL 治疗方案适用于 *PML-RARα* 阳性的 APL，选用方案参照中国儿童 APL 诊疗规范（2018 年版）。

2. 诱导治疗

(1) 低危组：全反式维 A 酸（ATRA）+ 砷剂［三氧化二砷（ATO）或复方黄黛片（RIF）］。

ATRA：15~25mg/(m^2·d)，d1~28，口服；骨髓形态学证实为 APL 时立即给药。

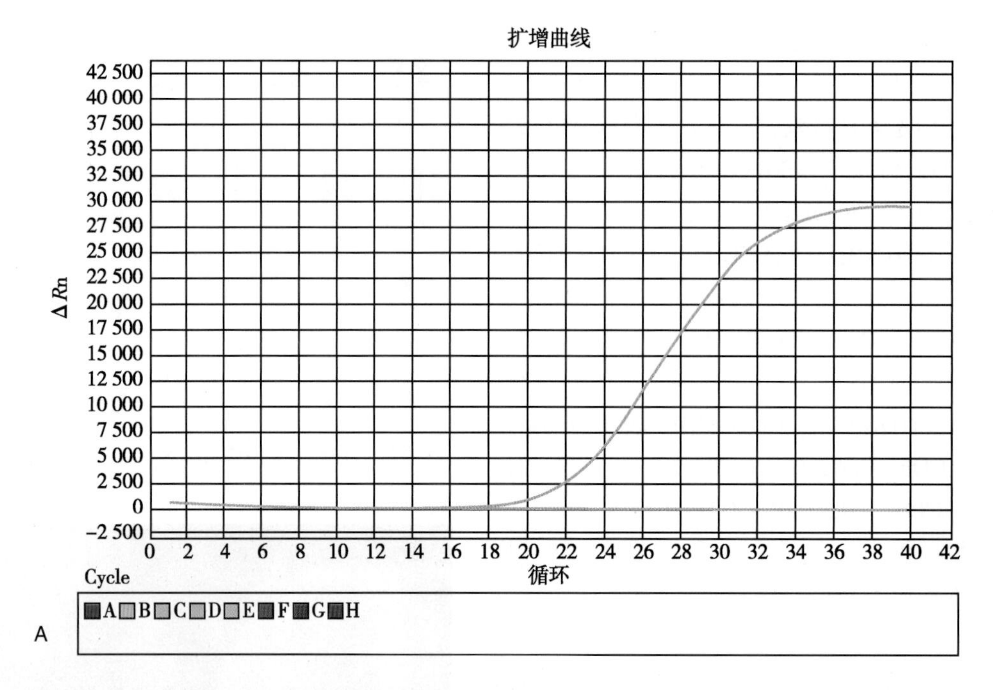

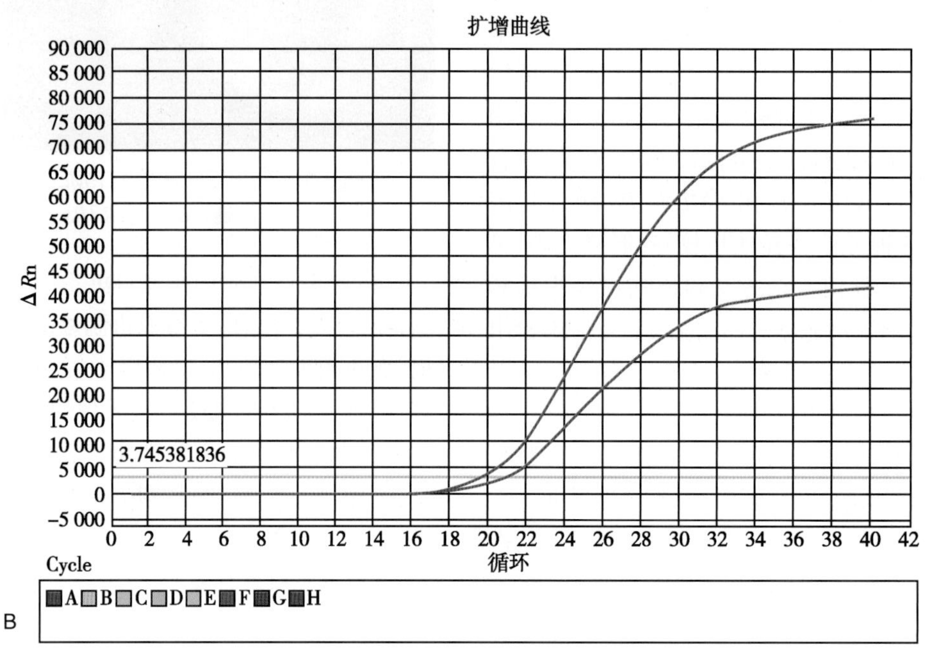

图 3-15-8 PCR 法检出 *PML-RARα* 融合基因

A. 阴性对照；B. 阳性表达。

ATO/RIF：ATO 0.15mg/(kg·d)（最大剂量 10mg/d），d1~28，静脉滴注；或 RIF 50~60mg/(kg·d)，d1~28，口服。分子生物学证实 *PML-RARα* 融合基因阳性时给药，建议一周内给药。

（2）高危组：ATRA+ 砷剂 + 蒽环类药［去甲氧柔红霉素（IDA），或柔红霉素（DNR）］

ATRA+ 砷剂（剂量和给药时间同上）。

IDA/DNR：IDA 10mg/(m^2·d)，静脉滴注，隔日 1 次 ×（2~3）次；或 DNR 40mg/(m^2·d)，静脉滴注，隔日 1 次 ×（2~3）次。

（3）减积治疗：若初诊白细胞或诱导后白细胞 > 10×10^9/L，可选其中之一。

1）羟基脲：10~40mg/(kg·d)，口服，分 2~3 次 /d（使用不超过 2 周）。

2）阿糖胞苷（Ara-C）：40~100mg/m^2，静脉注射，6 小时，每日 1 次或每 12 小时 1 次（使用不超过 7 天）。

3）高三尖杉酯碱（HHT）：1mg/m^2，静脉注射，每日 1 次（使用不超过 5 天）。

4）高危组：加用蒽环类。

3. 缓解后巩固治疗

（1）低危组：ATRA+ 砷剂（ATO/RIF）。

ATRA：15~25mg/（m^2·d），d1~14，口服。

ATO/RIF：ATO 0.15mg/（kg·d），d1~14，静脉滴注；或 RIF 50~60mg/（kg·d），d1~14，口服。

（2）高危组：ATRA+ 砷剂（ATO/RIF）+ 蒽环类药物（IDA/DNR）（如果高危组在诱导后分子生物学已转阴，可以不用蒽环类药物）。

ATRA：15~25mg/（m^2·d），d1~14，口服。

ATO/RIF：ATO 0.15mg/（kg·d），d1~14，静脉滴注；或 RIF 50~60mg/（kg·d），d1~14，口服。

IDA/DNR：IDA 10mg/（m^2·d），静脉滴注，隔日 1 次 ×（1~2）次；或 DNR 40mg/（m^2·d），静脉滴注，隔日 1 次 ×（1~2）次。

（3）巩固后评估

1）评估时间：低危组和高危组的巩固治疗疗程均为 28 天，即从用药开始计算，第 28 天行骨髓穿刺及融合基因评估，然后进入下一个疗程。

2）若分子生物学（*PML-RARα*）缓解，进入维持治疗。

3）若分子生物学（*PML-RARα*）不缓解，按原巩固方案重复 1 次，第 28 天再做评估。如分子生物学转阴，进入维持治疗；如分子生物学仍阳性，进入强化方案。

原低危组患者：IDA 10mg/（m^2·d），静脉滴注，隔日 1 次 ×（2~3）次；或 DNR 40mg/（m^2·d），静脉滴注，隔日 1 次 ×（2~3）次。

原高危组患者：IDA+Ara-C［IDA 10mg/（m^2·d），隔日 1 次 ×3 天；Ara-C 100mg/m^2，每 12 小时 1 次 ×7 天］。

若分子生物学缓解，进入维持治疗。若分子生物学仍阳性，原低危组可重复一次高危组强化方案（IDA+Ara-C），原高危组患儿建议血干细胞移植或更强化疗（HD-Ara-C 为主的方案）。

4. 缓解后维持治疗　ATRA+ATO/RIF。

（1）ATRA：15~25mg/（m^2·d），口服 1 周，停 1 周，依次循环。

（2）ATO/RIF：ATO 0.15mg/（kg·d），静脉滴注 2 周，停 2 周，依次循环；或 RIF 50~60mg/（kg·d）口服 2 周，停 2 周，依次循环。

（3）每 8 周为一个疗程。低、高危组均为 4 个疗程。

（4）维持阶段 *PML-RARα* 融合基因出现阴转阳情况的处理

1）IDA［IDA 10mg/（m^2·d），隔日 1 次 ×3 天］与 ATO+ATRA（维持方案）交替，循环 2~3 次。

2）据融合基因监测结果调整，总 ATO 不超过 6 个疗程（包括诱导治疗）。

3）如监测持续阳性，建议行异基因造血干细胞移植。

（5）停药后出现阴转阳（持续 2 次以上结果）的情况处理：建议行异基因造血干细胞移植或其他临床试验。

5. 中枢神经白血病（CNSL）的防治　诱导期务必待 DIC 控制后，再行鞘内注射。诱导期 0~1 次，巩固治疗 1 次，维持期每 3~6 个月 1 次，共 1~2 次。确诊 CNSL 退出该方案。鞘内注射方案见表 3-15-7。

表 3-15-7　鞘内注射化疗药物及剂量

年龄	阿糖胞苷	地塞米松
<12 个月	15mg	2.5mg
12~36 个月	25mg	2.5mg
>36 个月	35mg	5mg

【并发症防治】

1. 弥散性血管内凝血

（1）尽早给予 ATRA 治疗是防治凝血功能异常最重要的因素，因此一旦怀疑 APL，不必等细胞遗传学和分子遗传学的确诊，就应该立即给予 ATRA 治疗。

（2）输注新鲜血浆、冷沉淀和凝血因子（凝血酶原复合物，Fib 等），维持 Fib 在 1.5g/L 以上。

（3）输注血小板悬液，保持血小板 >30 × 10^9/L。

（4）密切观察凝血功能改变，早期每天检查 PT、APTT、Fib 等。

（5）颅内出血是 APL 最主要的致死原因，因此一旦出现头痛及其他可疑颅内出血的表现应立即做影像学检查以排除颅内出血。

（6）APL 患者诊断时发生脑膜白血病非常罕见，诱导缓解治疗一周内应避免腰椎穿刺。

2. 分化综合征（differentiation syndrome，DS）　分化综合征是使用诱导分化剂（维 A 酸、砷剂）后出现的常见并发症，一般在用药后 2~3 天发生，严重者可危及生命，故需密切观察，及时处理。同时存在以下 3 项或 3 项以上临床表现可诊断分化综合征：外周血白细胞增高、呼吸困难、呼吸窘迫、发热、肺水肿、肺部浸润、胸腔积液或心包积液、周围性水肿、短期内体重增加(较同时段基础体重增加 10%)、骨痛、头痛、低血压、充血性心力衰竭、急性肾功能不全、肝功能异常。应与肺部感染、白细胞黏滞综合征和其他原因所致心力衰竭相鉴别。

(1)一旦出现分化综合征,应立即使用类固醇激素。常用地塞米松 10mg/(m^2·d)(最大量 10mg/d),分 1~2 次使用,症状好转后应减停,一般不超过 2 周。

(2)根据患儿病情判断是否需要减量或暂停诱导剂,或只单独使用砷剂。

(3)积极对症治疗:如甘露醇降低颅内高压、缓解疼痛、保持大便通畅等,症状改善后逐渐恢复治疗剂量。

【药物毒副作用】

1. 心脏毒性

(1)蒽环类药物:每一个有蒽环类药物的疗程前检查心电图。一旦发现二度以上传导阻滞、明显的 ST-T 改变、QT 间期延长及其他经心内科确认有引发严重心律失常或心功能不全的异常心电图,可考虑合用右雷佐生。一旦心功能不全(心脏射血分数<55% 或轴缩短分数<28%)应该禁用蒽环类药物,并邀请心内科会诊协助治疗。除右雷佐生有报道称可以减轻蒽环类化疗药的心脏毒性外,没有证据证明其他药物对化疗相关的心脏毒性有益,因此不建议使用。

(2)砷剂:可引起 QT 间期延长,因此每一个砷剂疗程前也应该检查心电图,每 1~2 周复查心电图,一旦发现 QT_C 超过 460 毫秒或在基线水平上增加 10% 以上者应该密切观察,纠正电解质紊乱,停用可能引起 QT 间期延长的可疑药物(大环内酯类抗生素、唑类抗真菌药以及抗心律失常药等),并且至少每周复查一次心电图;QT_C 超过 500 毫秒或在基线水平上增加 20% 以上应该减少 50% 的剂量,并在 1~2 天后复查心电图;QT_C 超过 550 毫秒者应该暂时停止给药。一旦发生扭转性心动过速,应该永久禁用砷剂。

2. 肝脏毒性

(1)转氨酶升高:治疗前单纯谷丙转氨酶(ALT)升高不超过正常高限 10 倍者治疗可不作任何调整。ALT 升高超过正常高限 10 倍者应延迟化疗 1 周复查肝功能,ALT 升高持续超过 10 倍者应积极寻找和治疗肝功能损伤原因,同时可以在严密观察下继续治疗。治疗期间的单纯 ALT 升高,除非明确为非治疗相关性的升高,仅需观察,不调整治疗。

(2)胆红素升高:每一个疗程前的直接胆红素 ≥17μmol/L 者应延迟化疗疗程 1 周,若胆红素仍不能下降到理想水平,也可按表 3-15-8 调整化疗剂量开始化疗。疗程期间直接胆红素升高若能排除 DS 所致可按表 3-15-8 调整药物剂量,若怀疑 DS 应按 DS 治疗。由于肝功能异常时蒽环类半衰期明显延长,因此一旦直接胆红素 ≥17μmol/L 应作相应调整,直接胆红素恢复到<17μmol/L 后应恢复全剂量。

表 3-15-8 根据胆红素水平调整化疗剂量

直接胆红素	剂量
<34mol/L	减量 25%
≥34mol/L	减量 50%
≥51mol/L	减量 75%
≥85mol/L	停药

3. 肾脏毒性 怀疑 DS 所致的肾功能异常按 DS 治疗。血清肌酐短期内进行性升高或肌酐升高伴有血钾上升者应暂停维 A 酸和/或砷剂,或行透析治疗;单纯肾功能异常的 DS 在透析的同时可以继续维 A 酸和/或砷剂治疗。砷剂主要由肾脏排泄而且排泄缓慢,每天排泄量不足 10%,因此诱导缓解治疗时不必根据肾功能调整砷剂用量;后续治疗应该根据肾功能缩短砷剂疗程,但不降低每日剂量:肌酐清除率(creatinine clearance rate,CCR) 20~40mL/(min·1.73m^2)者缩短 1/3 疗程,CCR<20mL/(min·1.73m^2)者缩短 1/2 疗程。

4. 血液学毒性

(1)蒽环类化疗前血象应该达到以下标准:WBC≥2.0×10^9/L,ANC≥0.8×10^9/L,PLT≥80×10^9/L。

(2)维 A 酸和砷剂治疗前无须根据血常规延迟或停止用药。

5. 其他 化疗过程中可根据病情使用止吐药物;血制品的输注;有感染时治疗可使用各种抗生素。

【预后】经过近 40 年国内专家开展的一系列基础和临床研究,以及多中心协作组,如上海交通大学医学院附属瑞金医院牵头、北京大学人民医院牵头、儿童 CCLG-APL 2016(上海交通大学医学院附属儿童医院和首都医科大学附属北京儿童医院共同牵头)和 SCCLG-APL(华南儿童癌症协作组)等大样本临床研究,总体无病生存率达到 92%~98%,儿童比成人预后更好。*PML-RARα* 阳性的 APL 已经被认为是特殊类型的白血病，不需要强化疗就能够获得治愈，受到国际同行的高度关注和肯定。

【未来展望】

1. 儿童 *PML-RARα* 阳性的 APL 多中心协作和诊疗规范的制定起步较晚，需要进一步推广宣传，改变理念。早期治疗须密切关注治疗反应，以减少 DIC 死亡风险，提高整体治愈率。

2. 对部分难治复发患者，须高度警惕分子基因变异型 APL 和少见 M_3 亚型，有望在药物靶点上有新的突破。

诊治要点

- APL 约占儿童急性髓系白血病的 10%~20%，有区域差异。
- 临床出血倾向明显，常以严重 DIC 为首发表现，起病可十分凶险，可导致早期死亡。
- 除骨髓涂片见异常早幼粒细胞（POX 强阳性、Auer 小体）外，90% 以上的患者可出现特异性染色体 t(15;17)(q22;q21) 改变和 *PML-RARα* 融合基因阳性。
- 根据初诊白细胞计数和特殊分子生物学表达进行危险度分层，分为低危组和高危组，两组治疗强度不同，但预后无显著差异。
- 推荐治疗方案：ATRA+ 砷剂（ATO/RIF）± 化疗；早期治疗过程要密切关注 DIC 等并发症。
- 对复发或难治性 APL 患者尽可能排除基因突变亚型，并以 AML 治疗方案化疗。必要时可行造血干细胞移植。

（蒋 慧）

参考文献

[1] WANG ZY, CHEN Z. Acute promyelocytic leukemia: from highly fatal to highly curable. Blood, 2008, 111 (5): 2505-2515.

[2] LO-COCO F, AVVISATI G, VIGNETTI M, et al. Retinoic acid and arsenic trioxide for acut promyelocytic leukemia. N Engl J Med, 2013, 369 (2): 111-121.

[3] ZEINAB IS, SOUDEH GF. Promyelocytic leukemia gene function and roles in tumorigenesis. Asian Pac J Cancer Prev, 2014, 15: 8019-8026.

[4] KUTNY MA, ALONZO TA, GERBING RB, et al. Arsenic trioxide consolidation allows anthracycline dose reduction for pediatric patients with acute promyelocytic leukemia: report from the children's oncology group phase Ⅲ historically controlled trial AAML0631. J Clin Oncol, 2017, 35 (26): 3021-3029.

[5] PLATZBECKER U, AVVISATI G, CICCONI L, et al. Improved outcomes with retinoic acid and arsenic trioxide compared with retinoic acid and chemotherapy in non-high-risk acute promyelocytic leukemia: Final results of the Randomized Italian-German APL0406 Trial. J Clin Oncol, 2017, 35 (6): 605-612.

[6] BURNETT AK, RUSSELL NH, HILLS RK, et al. Arsenic trioxide and all-trans retinoic acid treatment for acute promyelocytic leukaemia in all risk groups (AML17): results of a randomised, controlled, phase 3 trial. Lancet Oncol, 2015, 16 (13): 1295-1305.

[7] ZHU H, HU J, CHEN L, et al. The 12-year follow-up of survival, chronic adverse effects, and retention of arsenic in patients with acute promyelocytic leukemia. Blood, 2016, 128 (11): 1525-1528.

[8] ZHU H, HU J, LI X, et al. All-trans retinoic acid and arsenic combination therapy benefits low-to-intermediate-risk patients with newly diagnosed acute promyelocytic leukaemia: a long-term follow-up based on multivariate analysis. Br J Haematol, 2015, 171 (2): 277-280.

[9] ZHU H, HU J, LO-COCO F, JIN J. The simpler, the better: oral arsenic for acute promyelocytic leukemia. Blood, 2019, 134 (7): 597-605.

[10] JILLELLA AP, KOTA VK. The global problem of early deaths in acute promyelocytic leukemia: A strategy to decrease induction mortality in the most curable leukemia. Blood Rev, 2018, 32 (2): 89-95.

第 5 节 青少年白血病

青少年（adolescents and young adults，AYAs）白血病是广义儿童白血病中的一个特殊和延伸部分，包括青少年和年轻成人，但年龄界定迄今没有一个统一标准。我国法学界关于青少年犯罪年龄统计是 13~25 岁；共青团章程第一条对团员的年龄范围规定是 14~28 岁。世界卫生组织将青少年的年龄界定为 10~19 岁；美国国家癌症研究院定义为 15~39 岁，美国 SEER 和 COG 定义为 15~29 岁。由于青少年白血病患儿一部分在儿童医院按“大儿童”白血病方案诊治，另一部分在成人医院按“小大人”行成人方案诊治，均未得到充分重视，尤其缺乏有效的青春期发育干预，导致青少年白血病的治疗效果和生存质量明显低于儿童白血病的患儿。自20世纪初以来，对青少年白血病及其肿瘤的研究日趋重视，如COG在2000年成立了青少年肿瘤研究小组，欧洲BFM协作组也开展了对青少年肿瘤的研究，尤其是英国在2005年建立了“青少年癌症基金会（Teenage Cancer Trust，TCT）”，使青少年白血病和肿瘤的诊治研究具有系统性和团队性。在TCT的资助下，目前英国1/2以上的青少年白血病和肿瘤患者都能在具有特色的青少年中心得到团队综合治疗。首都医科大学附属北京儿童医院从2010年开始组建青少年白血病MDT，从医疗、护理、心理、内分泌、营养等多方面对青少年白血病进行干预，不断提高他们的治疗效果和生存质量。

一、生物学特点和心理特点

（一）青少年白血病的生物学特点

青少年白血病中，约60%的白血病是ALL、40%是AML。ALL多发于男性（65%），15~20岁发病率最高。青少年白血病具有高风险的生物学特征。研究资料表明，与儿童ALL相比，青少年ALL中的T细胞白血病较多，t（4；11）、t（9；22）发生率较高，而预后良好的因素如普通B淋巴细胞白血病、染色体多倍体、t（12；21）易位等在青少年白血病中却相对少见，这些生物学特点是导致青少年白血病治疗效果欠佳的重要因素。近年来，随着基因测序技术的不断发展，发现青少年白血病的基因学特点也与儿童白血病相差很多。例如，Ph样ALL是指该ALL细胞不具有t（9；22），但其基因表达谱及临床表现跟伴有t（9；22）的ALL相似，预后也较差。在儿童ALL中，Ph样ALL的发生率只有10%左右，但在青少年ALL中，却高达25%~30%。并且通过单核苷酸多态性微阵列分析和基因表达谱分析还发现，儿童Ph样ALL细胞中*ABL1*、*ABL2*、*CSF1R*、*PDGFRB*基因与其他基因发生融合的频率较高，而在青少年Ph样ALL细胞中，JAK2的易位更为常见。另外，青少年ALL中，*NRAS*和*KRAS*的突变也较高。儿童和青少年白血病的生物学特点见表3-15-9。

（二）青少年白血病的心理特点

青少年白血病患儿通常需要面对两大挑战，一是经历身心由幼稚到成熟的转变；二是白血病疾病本身。处于青春期的患儿在双重压力下，其心理往往呈现出波动大、抗拒强、变化快等特点。有一定认知的他们因重病愧对父母而极度自责，也因疾病折磨自己而愤怒难遏，在各种各样复杂的心理背景下，他们往往拒绝沟通，伪装真实感受，这在疾病诊断及掌控上造成了困难。而在后期治疗中，抗拒及逆反心理使得他们依从性差，拒服或故意漏服药物导致治疗无法保质保量，这也成为其治疗效果及预后比儿童白血病差的重要原因。

二、临床试验与治疗方案选择

（一）青少年白血病患者参加临床试验的情况

开展白血病方案的多中心临床试验是提高白血病治疗效果的最佳途径。研究发现，儿童白血病入组临床试验的比例明显高于青少年白血病入组临床试验的比例。在美国，85%的儿童白血病患儿加入由美国国家癌症研究所资助的临床试验，但青少年肿瘤患者加入的临床试验却很少。Stiller等总结了英国英格兰和威尔士地区1984—1994年十年期间的白血病诊治情况，发现<14岁的白血病患儿有80%进入临床研究，而15~29岁的白血病患者只有36%进入临床研究。

（二）治疗青少年白血病的方案选择

国外大量研究表明，用儿童方案治疗青少年ALL的效果远比用成人方案的治疗效果好，5年无病生存率分别是70%和40%左右。采用儿童ALL方案疗效好的重要原因是门冬酰胺酶的应用，而成人方案中则很少使用门冬酰胺酶。Muffly等在最近的一篇调查报告中发现，2008年以前在成人医院治疗的青少年ALL均未采用儿童方案治疗，在2008—2012年期间，有31%的青少年ALL采用儿童方案治疗，但2013—2014年期间又降到21%。而在儿童医学中心采用儿童方案治疗的青少年ALL，均获得与儿童相同危险度类型ALL相似的治疗效果，因此建议对青少年白血病采用儿童方案进行治疗。

美国Dana-Farber癌症研究所等13家研究中心将儿童ALL方案推广至18~50岁的新诊断ALL患者，取得了良好效果。共入组92例ALL患者，4年无病生存率达到69%，并且对化疗药物的耐受较好。

关于青少年AML，目前研究报道较少。1975—2011年期间SEER的登记数据显示，年发病率为4.4/10万，15~29岁青少年AML的20年生存率为20%~27%。美国MD安德森癌症中心总结了1965—2009年期间收治的16~29岁432例青少年

表 3-15-9 儿童和青少年白血病的生物学特点比较

ALL 亚型	类别	发生率	基因改变	临床预后
超二倍体（染色体>50 条）	非整倍体	儿童高（25%），青少年<5%	Ras 通路，表观遗传修饰因子	预后良好
低亚二倍体（31~39 条染色体）	非整倍体	儿童<1%，青少年 5%	*IKZF2* 缺失，*TP53* 突变（通常遗传而来）	预后不良
近单倍体（24~30 条染色体）	非整倍体	所有年龄<3%	Ras 通路，*IKZF3* 缺失	预后中等
iAMP21	拷贝数增加	儿童和青少年占约 3%	21 号染色体复杂结构变化	伴强化疗、低白细胞的预后良好
ETV6-RUNX1 t（12；21）（p13；q22）	TF 重排	儿童高（25%），青少年<5%	*PAX5* 缺失，*WHSC1* 突变	预后良好
ETV6-RUNX1 样	TF 重排	儿童约 3%	*ETV6* 融合和缺失，*IKZF1* 融合和缺失	未知
DUX4 重排	TF 重排	在青少年期达峰（约 8%）	*ERG* 缺失，*IKZF1* 缺失，Ras 通路	预后极好
KMT2A 重排	TF 重排	婴儿（约 90%）和成人（约 15%）高	Ras 通路（通常亚克隆）	预后不良，对硼替佐米或 DOT1L 抑制剂敏感
TCF3-PBX1 t（1；19）（q23；p13）	TF 重排	儿童约 5%，青少年少见		预后良好，中枢神经系统复发
ZNF384 重排	TF 重排	在青少年期达峰（约 5%）	表观遗传修饰因子，Ras 通路	预后中等
MEF2D 重排	TF 重排	在青少年期达峰（约 7%）	Ras 通路	预后不良，对 HDAC 抑制剂敏感
NUTM1 重排	TF 重排	仅存于儿童（1%）	未知	预后良好
TCF3-HLF t（17；19）（q22；p13）	TF 重排	所有年龄组罕见（<1%）	*TCF3* 突变，*PAX5* 缺失，Ras 通路	预后极差，对 Bcl2 抑制剂敏感
*PAX5*alt	其他 TF 驱动	儿童最高（约 11%）	*PAX5* 融合、突变、扩增	预后中等
PAX5 P80R	其他 TF 驱动	成人最高（约 4%）	信号改变	未明
BCL2/MYC 重排	其他 TF 驱动	几乎仅存于青少年和成人（约 3%）	未知	预后不良
Ph 样	激酶驱动	在青少年期达峰（25%~30%）	多种激酶改变，*IKZF1* 缺失和突变，*CDKN2A/B* 缺失	预后不良，适合酪氨酸激酶抑制治疗
BCR-ABL1 t（9；22）（q34；q11.2）	激酶驱动	儿童 2%，青少年 6%	*IKZF1* 缺失和突变，*CDKN2A/B* 缺失	预后不良，可被酪氨酸激酶抑制改善
其他		儿童约 5%，青少年约 10%	未知	预后中等

注：TF. transcription factor，转录因子。

AML 的诊治情况，占全部成人 AML 的 11%。发现青少年 AML 的预后好于其他年长 AML，但仍然低于儿童 AML，5 年无病生存率和总体生存率分别是 28% 和 31%。

国内目前尚无多中心和前瞻性的儿童及青少年白血病临床试验，但单中心报道仍提示青少年 ALL 的治疗效果明显低于儿童 ALL。尽管如此，用儿童方案化疗的效果也好于用成人方案的化疗效果。上海交通大学医学院附属上海儿童医学中心报道了64例10~17岁的青少年ALL患者，其7年的无病生存率是37%；北京大学人民医院血液病研究所报道，用成人方案化疗41例13~18岁青少年ALL的3年预期无病生存率是32%。

北京儿童医院总结了2008—2012年期间收治的723例ALL病例，其中10~18岁青少年患者102例，均采用CCLG 2008儿童ALL方案治疗。相比儿童患者，青少年患者骨髓免疫分型具有更高T系表达比例（14.71% *vs.* 5.8%），且细胞遗传学特征分析提示青少年患者中存在明确的预后不良基因表现型t(9;22)（8.82% *vs.* 4.99%）以及t(1;19)（8.82% *vs.* 5.15%）表达比例增高的趋势，而提示预后良好的t(12;21)（8.82% *vs.* 21.74%）发生比例则显著性减低。但在相同危险分组的情况下，中危组中青少年组与儿童组两个年龄组5年整体生存率与无事件生存率未见显著统计学差异，分别为（92.88% *vs.* 90.86%）与（77.09% *vs.* 82.9%）。但在高危组中，青少年组患者5年无事件生存率明显低于儿童组（42.78% *vs.* 54.12%）。

三、青少年白血病康复者的长期并发症

青少年白血病在治疗过程中，需要多药化疗。ALL治疗包括烷化剂、蒽环类药物、大剂量类固醇激素及频繁的鞘内化疗，有时还需要颅内放疗。AML和ALL存活者均接受了大量累积剂量的蒽环类药物，这增加了心肌病和心脏代谢异常的风险。存活者长期毒性包括肥胖、胰岛素抵抗、高脂血症、静脉血栓形成和骨坏死等。此外，青少年白血病存活者的社会心理和健康行为也受到很大影响。

（一）心肌损害

化疗药中对心脏损害最大的是蒽环类药物，高危组方案（包括大多数青少年年龄范围内的患者）通常使用较高的累积剂量，而发生心肌病和充血性心力衰竭的风险与蒽环类药物累积剂量成正相关。在607名接受蒽环类药物治疗并随访的儿童和青少年癌症存活者的大队列研究中，累积剂量>300mg/m^{2}的患者比<300mg/m^{2}的患者的相关心力衰竭风险高11.8倍。虽然蒽环类药物的“安全剂量”尚无明确界定，但COG的最新数据以及国际儿童癌症迟发效应指导方针协调组的报道提示：接受250mg/m^{2}或更高累积剂量的蒽环类药物的儿童癌症存活者具有较高的心肌病发生风险。

除了蒽环类药物，其他的治疗暴露如纵隔辐射、环磷酰胺和难以控制的高血压，也会增加心血管疾病发生的风险。对于可能怀孕的青少年女性来说，还应考虑其他相关因素，包括在妊娠晚期心脏工作负荷增加，可能会使有左室功能障碍的孕妇（即使是亚临床）诱发明显的充血性心力衰竭。

因此，对白血病存活者的心脏功能追踪观察非常重要。COG建议在完成心脏毒性治疗后2年内复查一次超声心动图，在诊断后5年复查一次，此后每5年复查一次。美国国家综合癌症网络（National Comprehensive Cancer Network，NCCN）建议在癌症治疗完成后6~12个月对有心脏功能障碍风险的无症状患者进行超声心动图检查。北京儿童医院对完成蒽环类治疗的患者，监测的时间点是完成强化疗后（即维持前）、停药时、停药后3年内每年进行超声心动图评估。

（二）内分泌疾病与性腺功能障碍

内分泌系统很容易受到癌症治疗特别是颅脑放疗的影响。接受颅内放射治疗的患者容易发生一种或多种垂体前叶激素缺乏，这些激素包括生长激素（growth hormone，GH）、卵泡刺激素、黄体生成素、促肾上腺皮质激素和促甲状腺激素。虽然青少年患者已完成部分的生长发育，但GH在整个生命中都扮演着重要的角色。成年期GH缺乏可导致疲劳、身体成分异常（脂肪量增加、肌肉量减少）、骨量减少，并可导致心血管疾病风险增高。GH缺乏的青少年可能无法达到骨量峰值，因此，未来骨质疏松的风险增加。

男性和女性的性腺功能在暴露于化疗和/或放疗后会受到影响。ALL或AML的标准治疗方案对青少年人群的性腺组织没有特别毒性。然而，对于接受高强度化疗的高危或复发患者，存在卵巢早衰或睾丸功能受损的风险。对于需要造血干细胞移植的ALL或AML患者，暴露于大剂量烷化剂和全身辐射将导致大多数女性的性腺功能衰竭。对于男性，暴露于大剂量烷化剂可导致生殖上皮功能衰竭，导致少精症或无精症，对睾丸的辐射可导致生殖上皮损伤和无精症，以及间质细胞功能障碍和睾酮缺乏。

有研究提示，在诊断后5年，对平均年龄为14.5岁的儿童癌症存活者评估心血管疾病风险和胰岛素抵抗的结果显示：相对于兄弟姐妹对照组，存活者有更严重的肥胖、更高比例的脂肪和更低的净体重（去脂体重）。研究发现，这些存活者的总胆固醇、低密度

脂蛋白胆固醇和甘油三酯水平较高，且根据血糖钳夹试验，他们比对照组更具有胰岛素抵抗性。这些发现意义重大，因为它表明了心血管疾病危险因素从儿童期一直延续到成年，如果在更年轻的时候就已经存在，这些因素很可能会导致早期心血管疾病的风险，甚至可能导致死亡。青少年存活者应定期检测血压、空腹血脂和基线血糖，鼓励适当锻炼、均衡饮食，并进行营养及健康咨询。

（三）骨坏死

虽然骨坏死通常在治疗期间出现，但其潜伏期在治疗后可长达10余年。发生骨坏死的主要危险因素是全身应用类固醇激素和放射治疗。因此，这种并发症主要见于ALL存活者或造血干细胞移植后接受类固醇治疗的移植物抗宿主病患者。在ALL患者中骨坏死的总发病率约为5%，但青少年的发病风险较高。地塞米松所致骨坏死发病率高于等效剂量的泼尼松所致骨坏死发病率。

（四）继发肿瘤

关于继发性肿瘤（subsequent neoplasm，SN）风险的现有数据主要来自儿童期ALL的长期存活者。St. Jude进行了一项2 169例ALL患者的队列研究，通过对这些患儿超过30年的随访发现123例SN，其中大多数是低级别脑肿瘤（脑膜瘤和基底细胞癌），可能继发于颅内放疗。SN的累积发病率在30年的随访中稳步上升，15年上升4%，30年上升近11%。与普通人群相比，总体风险增加了13.5倍。其他常见的SN诊断包括髓系恶性肿瘤（n=46）、淋巴瘤（n=3）、其他脑肿瘤（n=22）、其他癌症（n=16）和肉瘤（n=6）。由于现代儿童白血病的治疗已取消中枢神经系统白血病的预防性放疗，SN的总体风险显著降低。

（五）社会心理和健康行为影响

癌症相关的担忧可能会影响青少年的转型、选择、教育、就业、身份、关系和家庭。最近的数据显示，与对照组或年龄较大的存活者相比，青少年癌症存活者的抑郁症、创伤后应激症状、疲劳、注意力不集中和性功能障碍的发生率更高，但青少年癌症存活者的个人成长意识也更高，尚未有针对白血病青少年存活者的专门研究。

通过对从自2009年进入行为风险因素监测系统（behavioral risk factor surveillance system，BRFSS）的350 000人进行的队列研究发现，青少年存活者与同龄的一般人群相比，有更高的吸烟率（26% *vs.* 18%），肥胖率（31% *vs.* 27%），慢性疾病发病率（14% *vs.* 7%）和心理不健康率（20% *vs.* 10%）。

与年龄匹配的对照组或其他存活者相比，青少年报告的情绪健康状况更差。他们担心复发，并且对症状高度警惕。管理健康需求的压力、自我认知、外在形象和脆弱感的改变，都会增加他们的情绪压力。对复发的恐惧可能导致对医疗服务的回避，干扰可能挽救生命的监测行为，或者导致对所有身体或感觉变化的高度警觉，从而可能导致过度检查和治疗。青少年巨大的压力与治疗时的年龄（青春期）和较高的治疗强度有关。除了焦虑和抑郁的标准评估外，这些癌症特异性的忧虑需要在随访时进行简洁但缜密的评估。

关于青少年癌症存活者的临床焦虑或抑郁发生率的数据有限，而且这些数据通常是从青少年年龄范围内的儿童期癌症存活者中推断出来的。有抑郁症风险的青少年包括女性、存在生育忧虑的存活者、确诊时年龄较大的人群以及有明显外形缺陷（尤其是头部和颈部）的人群。青少年存活者的自杀意念比他们的兄弟姐妹更常见。挪威的一项研究发现，他们比非癌症同龄人更容易自杀（危险比2.6，95%置信区间1.5~4.2）。与焦虑和抑郁不同，8%~29%的青少年存活者符合创伤后应激障碍的标准。危险因素包括女性、家庭功能较差、存在治疗晚期并发症、失业、教育程度较低、颅脑放疗、社会支持较低和自我感觉较差。

即使在白血病治疗缓解后，青少年存活者的社会功能仍然比正常人差。青少年存活者可能感到他们与同龄人不同，这种不同导致他们没有归属感从而自我孤立。因此需要帮助青少年存活者心理正常化及鼓励他们尽早融入社会。

四、青少年白血病的综合治疗

随着总体治愈率和患儿对美好生活期望的不断提高，白血病青少年的生育问题、心理问题、社会问题等越发凸显，如果这些问题在治疗初期便给予充分的考虑和干预，其积极影响是不可估量的。由此，遵循青少年特点，与躯体疾病治疗同步进行生理、心理、家庭和社会等方面监测和干预的MDT应运而生。这在发达国家不仅相对普及，而且运作规范、团结高效，已成规模、成体系地发展到较高水平，其成员包括血液肿瘤学医师、护士、临床药剂师、麻醉师、心理学家/精神病学家、社会工作者、理疗学家、职业专家、营养学家、游戏师、教师等。社会支持系统有患儿家长协会、各种癌症基金会、志愿者服务机构等。值得欣慰的是，我国多家医院也开始学习并建设针对青少年白血病的MDT，多维度、多层次的综合治疗，除了针对原发病的化疗，特别是ALL除采用儿童方案外，对青少年白血病的治疗目标不再局限于躯体疾病得到痊愈，而是要努力让他们成为心理及社会适应良好的正常人。

（一）青少年白血病的营养、内分泌监测与心理干预

白血病青少年是相对较特殊的群体，一方面经历着身心的巨大改变，另一方面又承受着化疗或放疗的打击，这时营养团队和内分泌团队的早期介入为患儿身体及其愈后提供了重要参考和保障。在心理方面，青少年患儿比儿童更关心自己的身体状态和变化，在面对白血病这样的重大疾病时，他们更明白自己将要面对怎样的困难和危险。也正因如此，仍不成熟的他们更容易陷入焦虑、恐慌，甚至绝望之中。在长期的临床观察中发现，大多数患白血病的青少年在就诊和治疗过程中，男孩儿常叛逆易怒、拒绝配合，女孩儿由于遭受更大的压力，常冷漠寡言，甚至自暴自弃。这对之后的进一步诊治及身心预后极为不利。所以，青少年白血病从初诊就应开始进行心理疏导和干预如心理关怀、个别心理治疗、小组治疗和家庭系统治疗便显得至关重要。

心理关怀是贯穿整个治疗及随访过程中的，它不仅仅是医护的职责，更是每位医护关爱患儿情感的自然流露。一次神情专注的倾听，一句温暖人心的鼓励或许就能让他们打开心扉，勇敢起来。患白血病的青少年有较为独立的思考及探索能力，这就使在与之交流时隐瞒病情往往会适得其反。再者，正值青春期的他们情绪波动较大，交流时言简意赅，更重要的是鼓励他们，告诉他们白血病是可以战胜的，往往会有不错的效果。除此之外，在诊疗过程中给这些白血病患儿提供游戏娱乐的环境，组织亲子文体活动等，也是促进沟通，增强心理支持的重要部分。当他们进入维持治疗阶段，病情和情绪趋于稳定后，鼓励其早日复学和回归社会，一方面能够使他们的免疫功能得到锤炼，另一方面更能促进其身心健康。这样不仅是从外在给予他们力量，更是要让他们从内在获得自信。北京儿童医院近年来开展了对儿童和青少年白血病的心理干预研究，发现对大部分的青少年白血病患者，真诚的心理关怀就能使患者达到良好的治疗依从性和积极向上的心理状态，只有不到5%的青少年患者需要进一步的专业心理治疗。

青少年白血病专业心理治疗主要包括个别心理治疗、小组心理治疗和家庭系统治疗。个别心理治疗是通过对患儿或家长进行观察、倾听及交谈，了解他们的心理动态及障碍，用较为专业的心理干预手段，帮助他们树立起与病魔斗争的信心，正向积极面对白血病。小组心理治疗是以患儿团体或家长团体存在的共性问题为基础，采用普及性团体治疗技术手段，利用团体的情感支持、学习经验和正性体验，分别对白血病青少年团体或其家长团体开展小组治疗。家庭系统治疗则是以患儿整个家庭为干预对象，针对其家庭在面对白血病时心理层面上出现的波动、问题等特点，通过交流、扮演角色、建立联盟、达到认同等方式，运用家庭各成员之间的个性、行为模式相互影响的效应，促进患儿整个家庭心理的健康发展，为白血病青少年的治疗提供良好的家庭氛围。

（二）青少年白血病的社会支持

社会医疗保障制度的不完善是导致白血病患者放弃治疗的根本原因。与普通疾病相比，白血病在很大程度上意味着极高死亡风险、身心折磨和巨额花费等。许多家庭往往在极短时间内便陷入困境，恶性事件时有发生。所以，完善的社会保障制度对于白血病家庭来讲尤为重要。我国早在2010年就将儿童白血病的社会医疗保障改革写入了第十一届全国人民代表大会第三次会议的政府工作报告中，并从此开启了农村儿童白血病的医疗保障试点。政策实施以来，支持效果明显，千万个儿童白血病家庭重获新生。随着我国综合实力的不断提升，2017年12月，李克强总理视察华中科技大学同济医学院附属协和医院时表示，将把目前针对农村贫困儿童的白血病医保政策惠及所有白血病儿童，这给青少年白血病家庭带来了巨大福音。

国力提升、医学进步使人们在战胜白血病的道路上已经取得了辉煌的成就，80%以上的儿童和青少年白血病可以被治愈。但社会偏见逐渐成为白血病家庭回归正常生活轨迹的又一重大障碍。白血病这种“血癌”不能完全治愈的思想根深蒂固，这使得已完全康复的青少年常常在求学、就业和婚姻等问题上遭遇不公正、不平等的对待。这就迫切需要我们共同努力，为白血病孩子们劈开那扇偏见的大门。

一方面，加大对白血病的科普宣传力度，实事求是地向公众展示诊治白血病的发展成果，逐步打破白血病不可治愈的思维枷锁。另一方面，要鼓励青少年白血病患儿正视自己，让他们相信经历过重大磨难的自己比别人更有自信的底气，更能成为时代的弄潮儿和祖国的栋梁。

(三) 青少年白血病的生育功能保护

在治疗青少年白血病的发展历程中，烷化剂类(如环磷酰胺)化疗药及放疗对性腺的毁灭性打击，致使患儿在治愈后无法生育的问题，对患儿本身及其家庭的打击可想而知。近年来，国外有些肿瘤医院已在临床开展治疗前对青少年进行生殖保护或补救措施，如针对女性患者进行卵巢组织冻存或胚胎、卵细胞冻存，针对男性患者进行精子冻存。对于无法进行精子冻存的男性，移植精原干细胞则给他们带去了希望，虽该技术尚处在实验阶段，但相信在不久的将来会成为这类男性患者的另一种选择。此外，在化疗前应用促性腺激素释放激素激动剂或拮抗剂也不失为一种保护女性肿瘤患者生育功能的措施，但值得注意的是，此项保护措施目前争论很大，尚无充足的证据建议在临床使用，推荐男性患者使用的证据更是寥寥无几。

随着白血病临床危险度分型指导分层化疗的应用，国内外治疗中、高危的 ALL 方案中环磷酰胺用量已明显减少，甚至在治疗低危 ALL 时，已取消使用环磷酰胺。不可否认，这是保护青少年患者生育功能的又一伟大的进步。

五、未来展望

由于白血病青少年生物、心理及社会适应性等特点，青少年白血病走向更多学科、更深层次综合治疗的趋势是必然的。面对多领域的相互交融，最有效的方式则是建立 MDT。英国 Eden 教授从 2005 年起开始在英国各地肿瘤医院或专科医院建立青少年肿瘤中心(病房)及多学科诊治团队，为青少年患者提供了全方位的保障。从我国实际情况来看，要建成像发达国家那样规范、高效，成规模、成体系的 MDT 还有很长的路要走，但合理利用现有资源组建一支优秀的 MDT 是完全能够实现的。北京儿童医院青少年白血病 MDT 从 2010 年始建，成员包括血液 / 肿瘤学医师、护士、心理医师、内分泌医师、社会工作者、游戏师、教师(后三组成员由社会团体担任)，并且从 2017 年开始每年举办 “青少年白血病学术联谊会”。只要树立起青少年白血病综合治疗的理念、合理分配资源、团结合作，在不远的将来具有我国特色的青少年白血病综合治疗体系一定会取得与儿童白血病治疗效果相媲美的优良成效。

诊治要点

- 青少年白血病是广义儿童白血病的一个特殊类型，具体年龄范围没有统一定义，包括青少年和年轻成人。
- 青少年白血病具有高风险的生物学特点，分型划分为中、高危险度。
- 选择用儿童 ALL 方案治疗青少年 ALL 的效果更好。
- 靶向治疗及细胞免疫治疗是未来的发展方向。
- 需重视青少年白血病的综合治疗，包括生理、心理、家庭和社会等方面，及 MDT 团队合作干预。

(郑胡镛)

参考文献

[1] 王天有, 申昆玲, 沈颖, 等. 诸福棠实用儿科学. 9 版. 北京: 人民卫生出版社, 2022.

[2] GEYER MB, RITCHIE EK, ARATI V RAO AV, et al. Pediatric-inspired chemotherapy incorporating pegaspargase is safe and results in high rates of MRD negativity in adults ages 18-60 with Philadelphia chromosome-negative acute lymphoblastic leukemia and lymphoblastic lymphoma. Blood, 2018, 132: 4013.

[3] BOISSEL N, BARUCHEL A. Acute lymphoblastic leukemia in adolescent and young adults: treat as adults or as children？ Blood, 2018, 132 (4): 351-361.

[4] BJÖRKHOLM M, EDGREN G, DICKMAN PW. Trends in survival of young adult patients with acute lymphoblastic leukemia in Sweden and USA. Blood, 2019.

[5] BAKER KS, SYRJALA KL. Long-term complications in adolescent and young adult leukemia survivors. ASH Education Program Book, 2018: 146-153.

[6] M. KEEGAN TH, PARSONS HM. Adolescent angst: enrollment on clinical trials. ASH Education Program Book, 2018: 154-160.

[7] ROBERTS KG. Genetics and prognosis of ALL in children vs adults. ASH Education Program Book, 2018: 137-145.

[8] YALAMANCHILI S, PENIKALAPATI Y, KONDAPALLI N, et al. Second primary malignancies in long term acute lymphoblastic leukemia survivors of three age groups. Blood, 2017, 130: 2568.

[9] O'DWYER K, FREYER DR, HORAN JT. Treatment strategies for adolescent and young adult patients with acute myeloid leukemia. Blood, 2018, 132: 362-368.

[10] M KEEGAN TH, MUFFLY LS, LI Q, et al. Medical conditions among survivors of adolescent and young adult non-Hodgkin lymphoma (NHL), acute lymphoblastic leukemia (ALL) and acute myeloid leukemia (AML). Blood, 2018, 132: 839.

第十六章　骨髓增生异常性疾病

第1节　骨髓增生异常综合征

骨髓增生异常综合征（myelodysplastic syndrome，MDS）是一组起源于造血干细胞的克隆性疾病。其临床特征为外周血细胞减少、髓系造血细胞发育异常、无效造血及高风险转化为急性髓系白血病（acute myeloid leukemia，AML）。因MDS的性质为造血细胞的恶性克隆性疾病，世界卫生组织（WHO）将其归于恶性血液肿瘤性疾病范畴。儿童MDS非常少见，年发病率仅为1.8/100万，占儿童血液系统恶性肿瘤5%以下。MDS的异质性和临床预后差异性很大，中位生存期最少可<6个月，最长可>5年。儿童MDS预后不良，且无论在临床生物学特征还是治疗策略上，都与成人有很大差异，因此一直是儿童血液的研究热点之一。

MDS可分为原发性和继发性两大类，原因不明者归为原发性MDS，其发病机制可能与干细胞DNA甲基化或某些基因突变有关，部分可能与T淋巴细胞免疫介导有关。儿童MDS约70%为原发性，继发性MDS可能与细胞毒性药物（如烷化剂）、放射性核素、化学毒物（如苯）密切接触有关，或继发于其他疾病，如遗传性骨髓衰竭性疾病、阵发性睡眠性血红蛋白尿、21-三体综合征等。另外，某些病毒感染（如巨细胞病毒、微小病毒B19、EB病毒）及铜缺乏也可继发MDS。两者治疗原则类似，但对于继发性MDS，需针对原发疾病治疗或积极去除相关诱因。

【诊断】儿童MDS诊断需同时符合以下4条标准中至少2条以上，并排除其他可能导致血细胞减少和发育异常的造血或非造血系统疾病。

1. 外周血细胞减少　外周血细胞至少一系不同程度持续减少3个月以上。

2. 造血细胞发育和形态异常　造血细胞发育和形态异常的含义实为病态造血，骨髓细胞学或活检显示至少两系骨髓细胞发育及形态异常，且一系细胞所出现的形态学异常需至少达到该系细胞总数的10%以上，方具有诊断价值。拟诊MDS的患儿均应进行骨髓铁染色计数环状铁粒幼红细胞。

3. 细胞遗传学异常　造血细胞出现各种细胞遗传学的染色体核型异常，可见于30%~50%的儿童MDS，其中以7号染色单体（-7）最为常见（约占30%）。传统染色体形态学检测方法若难以分析，可加行荧光原位杂交法（FISH）或单核苷酸多态芯片（SNP-array）技术以提高异常染色体核型的检出率。

4. 原始细胞增多　外周血和骨髓原始细胞异常增多。需同时计数外周血及骨髓标本中原始细胞比例，其增高程度为诊断分型依据。

【鉴别诊断】MDS属于排他性疾病，儿童MDS主要需要与再生障碍性贫血、AML及前述可能导致继发性MDS的疾病相鉴别。

1. 再生障碍性贫血　MDS患儿区别于再生障碍性贫血的特征性表现包括：骨髓粒系和巨核系细胞不典型增生和形态异常；外周血或骨髓中原始细胞增多；骨髓活检中可见残余造血组织中网状纤维增多；细胞遗传学异常，尤其是7号染色体等染色体单体异常。另外，由于再生障碍性贫血的疾病特征是骨髓造血功能减低，而MDS为造血细胞发育和增生异常，有研究显示再生障碍性贫血患儿外周血网织红细胞减少程度及骨髓增生减低程度明显高于MDS患儿，这可能有助于MDS与再生障碍性贫血的鉴别。

2. 原发性AML　根据儿童MDS及AML诊断标准中原始细胞百分比的要求，骨髓中原始细胞比例少于30%多考虑诊断MDS，但由于骨髓原始细胞计数易受检测者主观判断影响，故不能单凭骨髓原始细胞百分比作为MDS及AML的鉴别依据。综合两者的疾病性质及临床特征，可从以下几点进行综合鉴别：急性白血病起病急，进展快，而MDS进展慢，病程长；AML易见外周血白细胞增高及肝脾大等明显肿瘤高负荷特征；虽然在少数情况下，AML也可见病态造血，但多局限于粒系，而MDS往往表现为多系血细胞发育异常，且各系形态学异常比例可达10%以上；细胞遗传学异常，MDS常见整条或部分染色体拷贝数异常，尤其是-7为MDS的确诊依据，而AML多见染色体异位等结构异常。

【临床分型】 既往儿童MDS包括以下5种类型：难治性贫血(RA)；难治性贫血伴原始细胞增多(refractory anemia with excess blasts，RAEB)；RAEB向白血病转化或转化中的RAEB(RAEB in transformation，RAEB-t)；难治性贫血伴环状铁粒幼红细胞(refractory anemia with ringed sideroblasts，RARS)；幼年型粒-单核细胞白血病(juvenile myelomonocytic leukemia，JMML)。2008年根据WHO新型诊断标准，将RA归为儿童难治性血细胞减少症(refractory cytopenia of childhood，RCC)，将JMML纳入骨髓异常增生伴骨髓增生性疾病，而非单纯MDS，而儿童MDS中RARS罕见，故目前儿童MDS主要类型包括RCC、RAEB、RAEB-t，依据外周血及骨髓原始细胞百分比进行分型(表3-16-1)，另有少数病例无法分型。

表3-16-1 2016年WHO儿童MDS分型

WHO儿童MDS分型
难治性血细胞减少症 外周血原始细胞<2%，骨髓原始细胞<5%
难治性贫血伴原始细胞增多 外周血原始细胞>2%，骨髓原始细胞5%~19%
RAEB向白血病转化或转化中的RAEB 骨髓原始细胞20%~29%

【治疗】

1. 异基因造血干细胞移植　目前尚无疗效确切的儿童MDS药物疗法，故异基因造血干细胞移植是唯一可能根治该病的疗法，儿童RAEB和RAEB-t移植后的完全缓解率可达到80%，60%~70%可获得长期无病生存。由于造血干细胞移植存在较高临床风险，适应证暂时限于达到一定严重程度或存在明显不良预后因素的病例，包括输血依赖的RCC；伴有预后不良的染色体异常(-7、复杂核型等)；疾病进展到RAEB和RAEB-t。

2. 免疫抑制治疗(immunosuppressive therapy，IST)　目前研究显示，T淋巴细胞功能异常的免疫介导致病机制可能参与MDS的发生、发展和克隆性演变。近年临床资料也显示，以马抗胸腺细胞球蛋白(H-ATG)联合环孢素A(CsA)的IST治疗儿童RCC，可使60%以上病例获得造血功能恢复或明显改善，个别患儿在IST治疗后可出现7号染色体单体消失，并获得血液学完全缓解。MDS的IST疗法类似于IST治疗获得性再生障碍性贫血。一般主张ATG+CsA的联合疗法，包括：①ATG，因H-ATG现已在国内外停止供应，故可采用兔抗胸腺细胞球蛋白(R-ATG)，2.5~3.5mg/(kg·d)，每天缓慢静脉滴注12小时，连续5天；也可采用R-ATG，连续4~5天。②CsA，剂量为3~6mg/(kg·d)，注意调节剂量使药物浓度维持于100~200ng/ml，持续治疗6个月以上，待外周血象达到平台期之后，方可考虑缓慢减量。IST治疗仅限于RCC，其确切疗效、疗效持续性及病例选择等问题有待于后续大样本临床研究结果进一步阐明。此外，由于ATG制剂尚未将MDS药物治疗纳入说明书范围，因此，临床需要慎重选择合适病例，做好必要的告知解释和签署知情同意书等规范手续，并采用比较全面的不良反应防治措施，以确保医疗安全。

3. 去甲基化治疗　常用的去甲基化药物包括地西他滨(decitabine)和阿扎胞苷(azacitidine，AZA)。有文献报道，该类药物用于成人MDS治疗，可能降低向AML进展的风险。目前仅有AZA应用于儿童MDS的报道，对于儿童MDS仍缺乏足够的疗效经验及安全性方面的资料验证，应用于儿童MDS需要慎重考虑。

4. 支持治疗　主要目标为提高患儿生活质量及生存期，也可为异基因造血干细胞移植争取时间，主要包括成分输血，G-CSF(建议用于中性粒细胞严重缺乏且伴反复或重症感染者)，感染防治和必要时的去铁治疗等。

【未来展望】 儿童MDS在临床生物学特征、治疗策略、预后等方面与成人MDS存在很大不同，多数成人的研究结论不能简单套用到儿童中。但国内外多中心协作组的相继成立，为开展儿童MDS相关研究，如细胞学、分子遗传学、危险度分型、确定关键预后因素、新药临床试验等，提供了良好的条件。儿童MDS的诊治仍面临许多挑战，未来各协作组应保持密切合作，共同推动中国儿童MDS的诊治与研究水平迈上一个新的台阶。

诊治要点

- 儿童MDS非常少见，且预后不良，无论在临床生物学特征还是治疗策略上，都与成人有很大差异。
- 本病诊断标准包括外周血细胞减少、造血细胞发育和形态异常、细胞遗传学异常及原始细胞增多。
- MDS属于排他性疾病，儿童MDS主要需与再生障碍性贫血、AML及其他可能导致继发性MDS的疾病相鉴别。
- MDS常见整条或部分染色体拷贝数异常，尤其是7号染色体单体异常为MDS确诊依据。
- 目前尚无疗效确切的儿童MDS药物疗法，故异基因造血干细胞移植是唯一可能根治该病的疗法。
- 免疫抑制治疗及去甲基化治疗也是临床上尝试用来治疗MDS的手段。

（吴小艳　金润铭）

参考文献

[1] BENNETT JM, CATOVSKY D, DANIEL MT, et al. Proposals for the classification of the myelodysplastic syndromes. Br J Haematol, 1982, 51: 189-199.

[2] ARBER DA, ORAZI A, HASSERJIAN R, et al. The 2016 revision to the World Health Organization classification of myeloid neoplasms and acute leukemia. Blood, 2016, 127: 2391-2405.

[3] VARDIMAN JW, THIELE J, ARBER DA, et al. The 2008 revision of the World Health Organization (WHO) classification of myeloid neoplasms and acute leukemia: rationale and important changes. Blood, 2009, 114 (5): 937-951.

[4] HASEGAWA D, MANABE A, YAGASAKI H, et al. Treatment of children with refractory anemia: the Japanese Childhood MDS Study Group trial (MDS99). Pediatr Blood Cancer, 2009, 53: 1011-1015.

[5] STRUPP C, NACHTKAMP K, HILDEBRANDT B, et al. New proposals of the WHO working group (2016) for the diagnosis of myelodysplastic syndromes (MDS): characteristics of refined MDS types. Leuk Res, 2017, 57: 78-84.

[6] SHUMILOV E, FLASH J, KOHLMANN A, et al. Current status and trends in the diagnosis of AML and MDS. Blood Rev, 2018, 32 (6): 508-519.

[7] CSEH AM, NIEMEYER CM, YOSHIMI A, et al. Therapy with low-dose azacitidine for MDS in children and young adults: a retrospective analysis of the EWOG-MDS study group. Br J Haematol, 2016, 172 (6): 930-936.

[8] 中华医学会儿科学分会血液学组,《中华儿科杂志》编辑委员会. 小儿骨髓增生异常综合征诊断与治疗中国专家共识. 中华儿科杂志, 2015, 53 (11): 804-809.

[9] 王天有, 李志刚. 儿童骨髓增生异常综合征: 挑战与希望. 中华儿科杂志, 2015, 53 (11): 801-803.

[10] 竺晓凡. 儿童难治性血细胞减少. 中国实用儿科杂志, 2014, 29 (11): 834-836.

第2节　骨髓增生异常/骨髓增殖性肿瘤

骨髓增殖性肿瘤（myeloproliferative neoplasm，MPN）是一组发生在造血干/祖细胞水平的克隆性疾病，主要特征是骨髓一系或多系细胞过度增殖，外周血一系或多系细胞增多，常伴有肝脾大，易出现血栓及出血等并发症，疾病进展可能出现骨髓纤维化、骨髓衰竭甚至向急性白血病转化。

骨髓增殖性肿瘤，既往称为骨髓增殖性疾病（myeloproliferative disease，MPD）。随着MPD研究的不断进展，特别是2005年*JAK2V617F*突变等一系列克隆性分子标志的发现，明确了该类疾病的肿瘤性质，因而世界卫生组织于2008年将传统的MPD重新定义为MPN，包括*BCR-ABL*融合基因阳性的慢性粒细胞白血病和*BCR-ABL*阴性MPN，后者主要包括真性红细胞增多症、原发性血小板增多症和原发性骨髓纤维化3种经典类型。

骨髓增殖性肿瘤在儿童极其罕见，其中慢性粒细胞白血病患病率相对较高，为0.09/10万，真性红细胞增多症及原发性血小板减少症的患病率分别为(0.1~0.2)/100万、(0.09~0.4)/100万，儿童原发性骨髓纤维化的发病率尚无统计。近年来，随着成年人MPN的研究进展，儿童MPN的发病机制、诊断及治疗的研究也在逐步深入。

一、慢性粒细胞白血病

慢性粒细胞白血病（chronic myelocytic leukemia，CML）是一种少见的儿童造血干细胞恶性克隆增殖性疾病，仅占儿童白血病的3%~5%。儿童CML的年发生率约1/100万，多见于6~14岁，4岁以下极少见。

其特征为9号染色体和22号染色体长臂易位。

【病因与发病机制】 CML的病因尚未完全明确，目前公认的是电离辐射可导致CML的发生。CML发病机制主要与费城染色体(Philadelphia chromosome，Ph)相关，大约95%的CML病例都是Ph阳性。1960年，美国费城的两位科学家Peter Nowell和David Hungerford首次在CML患者中发现有一个小于g组的染色体，经显带证实是9号和22号染色体长臂易位的结果。易位使9号染色体长臂(9q34)上的原癌基因*ABL*和22号染色体(22q11)上的*BCR*基因断裂重排形成*BCR-ABL*融合基因并表达P210蛋白。正常的*ABL*基因编码一种非受体酪氨酸激酶，参与细胞周期调控、基因损伤应激等功能，其激酶活性的发挥受到严格调控。ABL与BCR重组后导致酪氨酸激酶活性增高，活化一系列下游的信号通路如PI3K-AKT、JAK2-STAT5、RAS-MARP等，使细胞在无生长因子的情况下过度增殖、凋亡减少及整个基因组不稳定，从而导致慢性粒细胞白血病的发生。

【临床表现】 CML进展比较缓慢，患者早期多无自觉症状。随着疾病的进展，患者会出现以下症状。

1. 全身症状　表现为乏力、头晕、食欲减退、腹部不适、早饱(与脾大有关)、体重下降以及多汗等。

2. 肝脾大　以脾大为主，巨脾是儿童CML的典型特征，约在85%的患者中出现。

3. 骨痛　胸骨常有压痛，亦会出现四肢疼痛。

4. 出血倾向　特别是血小板显著增高($>1\,000\times10^9/L$)的患者，因过度激活的血小板大量吸附血管性血友病因子(von Willebrand factor，vWF)，使vWF含量减少而易合并严重出血。

【辅助检查】

1. 血象　CML患儿白细胞计数常常显著升高，半数$>100\times10^9/L$，平均$310\times10^9/L$ [$(16\sim762)\times10^9/L$]。约半数患者血小板计数增高，可超过$1\,000\times10^9/L$。随病情进展患者可呈现出正色素正细胞性贫血。外周血涂片可见各阶段中性粒细胞明显增多，以中晚幼粒和杆状粒细胞为主，易见嗜酸性、嗜碱性粒细胞。

2. 骨髓象　骨髓显著增生，粒细胞造血占优势，形态与外周血相似，慢性期原粒＋早幼粒细胞占比<0.1，嗜酸性、嗜碱性粒细胞增加。红系造血通常下降，巨核细胞数正常或增加，小巨核细胞多见，血小板成堆。加速期嗜碱性粒细胞增加，可超过20%。晚期红系、巨核系明显受抑制。

3. 免疫表型　慢性期患者骨髓以成熟阶段粒细胞增生为主，原始细胞比例不高，细胞免疫表型主要为髓系抗原弱表达。加速期、急变期患者中，CD34、CD117及HLA-DR表达明显高于正常。如为急淋变，则出现相应的淋系标志。

4. 细胞遗传学　符合CML临床和实验室诊断标准的患者中，90%以上伴有Ph染色体，分带技术显示t(9;22)(q34;q11)。

5. 分子生物学　RT-PCR及多色FISH技术可检测到*BCR-ABL*融合基因，可用于CML诊断及治疗后监测MRD。

6. 生化改变　血清尿酸、乳酸脱氢酶增高；维生素B_{12}含量明显增高，平均可增加至正常的10倍以上，主要与成熟中性粒细胞含维生素B_{12}结合蛋白有关。

【诊断】 骨髓检查特别是细胞遗传学及分子生物学是重要的确诊依据。CML的自然病程分为慢性期(chronic phase，CP)、加速期(accelerated phase，AP)和急变期(blast phase，BP)。依据WHO标准(2008版)及IBFM研究组CML委员会制定的18岁以下儿童青少年CML诊治推荐(2014年版)诊断标准，CML分期诊断如表3-16-2。

表3-16-2　CML临床分期诊断标准

分期	定义
慢性期(CP-CML)	未达到诊断加速期或急变期的标准
加速期(AP-CML)	符合下列任何一项： 1. 外周血或骨髓中原始细胞占15%~29% 2. 外周血或骨髓中原始细胞加早幼粒细胞>30%，但原始细胞<30% 3. 外周血嗜碱性粒细胞≥20% 4. 与治疗不相关的持续性血小板减少($<100\times10^9/L$) 5. 治疗过程中出现其他克隆性染色体异常 6. 进行性脾大或非治疗相关性的白细胞计数增加
急变期(BP-CML)	符合下列任何一项： 1. 外周血或骨髓中原始细胞≥30% 2. 髓外原始细胞浸润 3. 骨髓活检原始细胞集聚

【鉴别诊断】有些疾病具有与CML相似的临床表现，如白细胞数高、血小板高、脾大等，故需注意鉴别。

1. 类白血病反应 类白血病反应常并发于严重感染、恶性肿瘤等，白细胞可高达 50×10^9/L，脾大但不如CML显著。中性粒细胞胞质中可见中毒颗粒，但嗜酸、嗜碱性粒细胞不高，且红细胞、血小板数大多正常；中性粒细胞碱性磷酸酶反应强阳性；Ph染色体阴性。去除病因后，类白血病反应可消除。

2. 其他骨髓增殖性肿瘤 真性红细胞增多症以红系增多为主，无幼稚细胞；原发性血小板增多症以巨核细胞、血小板增多为主；原发性骨髓纤维化以骨髓象增生低下，活检为纤维组织增生为主。最重要的是以上疾病Ph染色体阴性，常伴有*JAK2V617F*突变基因。

【治疗】

1. 酪氨酸激酶抑制剂 酪氨酸激酶抑制剂（tyrosine kinase inhibitor，TKI）是治疗CML的主要药物。第一代TKI以伊马替尼为代表，通过与ATP竞争结合ABL酪氨酸激酶中的ATP结合位点，使BCR-ABL蛋白不能转变为活性构象而发挥酪氨酸激酶的抑制作用。第二代TKI的研发是为了克服肿瘤对第一代TKI的耐药，目前批准用于临床的有达沙替尼和尼洛替尼。其中，达沙替尼对激酶活性的抑制作用为伊马替尼的100~300倍。达沙替尼通过与活化和非活化的BCR-ABL蛋白结合，抑制多种ABL激酶突变而发挥酪氨酸激酶的抑制作用。国外尚有第三代TKI药物帕纳替尼用于CML的临床治疗。

TKI治疗的目标是实现血液学、细胞遗传学和分子学缓解。患者需定期监测血常规、骨髓细胞形态、细胞遗传学、分子生物学及基因突变来评估血液学反应（hematologic response，HR）、细胞遗传学反应（cytogenetic response，CyR）及分子学反应（molecular response，MR），并调整治疗（表3-16-3）。患者终止TKI药物后能否持续遗传学缓解，迄今为止尚无明确定论，因此异基因造血干细胞移植仍是唯一治愈CML的手段。

表3-16-3 CML治疗反应的定义及监测

治疗反应	定义	监测项目	监测频率
完全血液学反应（CHR）	1. 临床症状、体征消失，无肝脾大或其他髓外浸润表现 2. 白细胞 $< 10 \times 10^9$/L 3. 血小板 $< 450 \times 10^9$/L 4. 外周血无原始细胞，嗜碱性粒细胞 $< 5\%$ 5. 骨髓象正常	血常规和外周血分类	每周1次直至确认达到CHR，随后每3个月进行1次，除非特殊要求
细胞遗传学反应（CyR）	Ph阳性的有核骨髓细胞比例： 完全CyR（CCyR）：0% 部分CyR（PCyR）：1%~35% 次要CyR（minor CyR）：35%~65% 微小CyR（minimal CyR）：66%~95% 无CyR（no CyR）：>95%	骨髓细胞学 染色体 BCR-ABL FISH	初始TKI治疗时每3个月1次，获得CCyR后每6个月监测1次，持续2年；随后每年1次。未达到最佳反应的患儿应当增加监测频率
分子学反应（MR）	完全MR（CMR）：连续2次标本检测不到BCR-ABL 主要MR（MMR）：BCR-ABL/ABL ≤0.1%（国际计分）	PCR定量检测BCR-ABL转录水平	每3个月1次，直到获得稳定MMR后可每6个月1次。未达到最佳反应的患儿应当增加监测频率
BCR-ABL激酶区（TKD）突变分析		PCR扩增BCR-ABL转录本后测序，有条件者行ABL1区基因全测序	转录本水平明显升高并丧失MMR时复查；进展期患儿TKI治疗前；未达最佳反应或病情进展时

(1)CML 慢性期治疗：目前研究表明与伊马替尼相比，第二代 TKI 达沙替尼或尼洛替尼用于成人 CML 慢性期的初始治疗并未显著提高患者的长期生存率，同时第二代 TKI 在儿童中使用经验尚有限，不良反应的发生频率和程度尚不明确，因此对于儿童 CP-CML 的治疗仍首选伊马替尼。伊马替尼的起始剂量为 260~340mg/(m^2·d)，最大量不超过 400mg。接受 TKI 治疗期间定期评估并根据评估结果(表 3-16-3)调整治疗：如果定期随访结果始终为治疗反应良好，则维持 TKI 治疗；如果治疗欠佳或失败，则需评估患者的依从性及 ABL 激酶突变，酌情更换第二代 TKI 或者异基因造血干细胞移植。

(2)CML 加速期治疗：儿童确诊时即为 CML 加速期的非常罕见，初诊 AP-CML 患儿需完善 ABL 激酶突变检测，根据突变类型选择合适的 TKI 或异基因造血干细胞移植治疗。① *Y253H*、*E255K/V*、*F359C/V/I* 突变：采用达沙替尼(60~80mg/m^2，每日 1 次)治疗更易获得临床疗效；② *F317L/V/I/C*、*V299L*、*T315A* 突变：采用尼洛替尼(170~230mg/m^2，每日 2 次)治疗更易获得临床疗效；③ T315I 及第二代 TKI 不敏感突变者：建议进入新药试验如帕纳替尼或选择异基因造血干细胞移植。

(3)CML 急变期治疗：根据患者既往治疗史及 ABL 激酶突变情况选择 TKI 单药或联合化疗，缓解后应尽快行异基因造血干细胞移植。若无合适供者且口服 TKI 能维持最佳反应，可继续 TKI 治疗并密切随访。

(4)TKI 治疗反应的评估：CML 患者在使用 TKI 过程中需定期监测药物治疗反应(表 3-16-4)。NCCN 指南对伊马替尼原发性耐药定义为伊马替尼治疗 3 个月未能达到完全血液学缓解，治疗 6 个月未能达到细胞遗传学缓解或治疗 12 个月未能达到主要细胞遗传学缓解，失去已经获得的完全血液学缓解或细胞遗传学缓解，疾病进展或出现耐药的 BCR-ABL 激酶突变。目前公认的 CML 一线治疗可接受的疗效底线是在治疗第 1 年就获得明确的 CCyR。1 年内的早期疗效具有临床意义，几项国外临床研究显示 3 个月及 6 个月 BCR-ABL/ABL<10% 与长期疗效显著相关，该结果为早期发现疗效不佳患者换药提供了初步证据。需要强调的是，在 3 个月时未能达到完全血液学缓解而治疗失败的患者，由于其疾病危险度与进展风险更高，必须立即换药。

表 3-16-4 一线酪氨酸激酶抑制剂治疗 CML 的治疗反应评价标准

时间	最佳反应	警告	治疗失败
3 个月	至少达到 PCyR(Ph 细胞 ≤ 35%) BCR-ABL/ABL ≤ 10%	未达到 PCyR(Ph 细胞 36%~95%) BCR-ABL/ABL>10%	未达到 CHR 无任何 CyR(Ph 细胞>95%)
6 个月	达到 CCyR(Ph 细胞 =0) BCR-ABL/ABL<1%	达到 PCyR(Ph 细胞 1%~35%) BCR-ABL/ABL 1%~10%	未达到 PCyR(Ph 细胞>35%) BCR-ABL/ABL>10%
12 个月	BCR-ABL/ABL ≤ 0.1%	0.1%<BCR-ABL/ABL ≤ 1%	未达到 CCyR(Ph 细胞>0%) BCR-ABL/ABL>1%
任何时间	稳定或达到 MMR BCR-ABL/ABL ≤ 0.1%	CCA/Ph$^-$(-7 或 7q-)	丧失 CHR 或 CCyR 或 MMR 出现伊马替尼或其他 TKI 耐药性突变 出现其他克隆性改变

注：CyR. 细胞遗传学反应；CCyR. 完全 CyR；CHR. 完全血液学反应；MMR. 主要分子学反应；PCyR. 部分 CyR；TKI. 酪氨酸激酶抑制剂；CCA/Ph$^-$. Ph$^-$ 细胞基础上的其他克隆性染色体异常。相比 CML 成年患者，诊断时存在其他附加的染色体异常并不能作为儿童及青少年慢性期 CML 经伊马替尼治疗预后不良的风险因素。

(5)TKI 的不良反应：伊马替尼的不良反应主要有骨髓抑制、胃肠道症状、肌肉痉挛、转氨酶升高、皮疹，大多数不良反应可通过减少剂量或暂停服药而消除，随后重新开始减量服用并逐步恢复到正常用量。一些对 TKI 不耐受或反应差的患者可选择异基因造血干细胞移植治疗。随着伊马替尼在儿童 CML 中的临床应用，近期有报道显示伊马替尼对儿童生长发育有一定影响，其原因是伊马替尼抑制 *C-KIT* 和 *PDGFR* 基因、破坏成骨细胞及破骨细胞的骨形成和骨吸收，从而使患儿增长减速。同样，长期服用 TKI 对儿童青春期后性激素分泌及生育的影响也是目前研究者关注的方向。第二代药物在儿童中的应用经验相对较少，目前达沙替尼在儿童CML治疗中观察到的毒性反应有低钾血症、蛋白尿、低蛋白血症、皮疹、腹泻、消化道出血等。

2. 异基因造血干细胞移植　异基因造血干细胞移植仍是目前唯一治愈CML的手段，对于儿童CML是否选择移植仍有争议。多项临床研究显示异基因造血干细胞移植后，CML患儿5年整体生存率在60%以上。供体类型和移植时疾病分期是两大主要预后影响因素。同胞HLA相合移植预后好于无关供体或HLA不合的亲缘供体移植（OS 75%~85% *vs.* 50%~70%）。慢性期移植的存活率比加速期或急变期高，且复发率低。

【预后】随着TKI的出现，CML的预后得到了根本的转变。早期达CCyR是预后的金标准，12个月内达到CCyR、PCyR和未达CCyR者的5年无进展率分别为97%、93%和81%。MMR对患者预后的影响有限，但达MMR及BCR-ABL在治疗后下降的水平与疾病是否发生进展具有相关性。

【未来展望】随着TKI在临床的广泛应用，CML预后不断改善，但TKI耐药成为新的挑战和难题。TKI耐药与BCR-ABL过表达、激酶突变及相关信号通路的活化等有关。目前针对TKI耐药的基础研究有很多，包括对新型酪氨酸激酶抑制剂的开发，联合下游信号通路PI3K/AKT、JAK/STAT5及RAS/MARP的抑制剂，以及对慢性粒细胞白血病干细胞的靶向用药等。综合复杂的耐药机制，联合用药抑制相关耐药靶点的活性，将成为治疗难治复发性CML的可行方案。

二、幼年型粒-单核细胞白血病

幼年型粒-单核细胞白血病（juvenile myelomonocytic leukemia，JMML）是一种儿童少见的恶性克隆性造血干细胞增生异常性疾病，以粒、单核细胞异常增生、分化及脏器浸润为显著特征。JMML多见于婴幼儿，年发病率为（0.6~1.2）/100万，占儿童恶性血液病的2%~3%。JMML起源于多能造血干细胞，可造成红系、髓系和巨核系的发育异常，临床以贫血和肝、脾、淋巴结大为主要特点。近来研究证明，JMML的发病机制与RAS/促分裂原活化的蛋白激酶（mitogen-activated protein kinase，MAPK）信号通路异常有关。RAS/MAPK通路异常活化可由多种基因突变引起，包括*NF1*、*NRAS*、*KRAS*、*PTPN11*及*CBL*，约85%的JMML患者可以检测到以上突变基因，因此认为以上基因突变是导致JMML发生的重要因素，国际JMML协作组将以上遗传学指标作为重要的诊断依据。另外还有一些遗传性疾病，如7-单体综合征、8-三体综合征患者，与JMML具有相似的临床表现。

【临床表现】95%的患儿诊断时年龄<4岁，多见于3~12个月的婴儿，男性多于女性。起病可急可缓，最主要表现是肝、脾、淋巴结大。皮肤损害也是常见且重要的特征，多表现为面部斑丘疹或湿疹样皮疹，也可见化脓性皮疹、黄色瘤、咖啡牛奶斑，半数以上患儿可有皮疹症状。另外，患儿起病时常伴有发热、咳嗽、腹胀等不适，但这些并非JMML的特异性表现，与发病时合并多种微生物感染相关，诊断时应注意排查感染因素。

【辅助检查】

1. 血象　白细胞增多，数值多数在50×10^9/L以下，少数（<10%）患儿可>50×10^9/L，血红蛋白轻-中度减低，血小板减少常见，单核细胞比例增多。外周血可见幼粒细胞和幼红细胞。

2. 骨髓　粒系增生，单核系幼稚细胞增多，比例约5%~10%，巨核细胞减少，可见病态造血。骨髓活检可见纤维增生，但与CML相比少见。

3. 细胞遗传学　无Ph染色体，7号染色体单体可见于25%左右的JMML患儿。

4. RAS/MAPK通路异常活化　可由多种基因突变引起，包括*NF1*、*NRAS*、*KRAS*、*PTPN11*及*CBL*，约85%的JMML患者可以检测到以上突变基因，这些突变通常是独立存在的，另外有少数患者未检测出明确分子学改变。

5. 细胞培养　粒-单核祖细胞（CFU-GM）可在缺乏外源性生长因子的情况下大量自发生长，而正常造血祖细胞生长受抑，且这种自发性生长表现对粒细胞-巨噬细胞集落刺激因子（GM-CSF）具有选择性，仅抗GM-CSF抗体可抑制JMML克隆性生长，故细胞培养粒-单核祖细胞克隆自发性生长对JMML诊断有重要意义。

6. 其他　JMML患儿HbF增多，HbA2减低，免疫球蛋白可见多克隆增加，血清溶菌酶增加。但以上均非特异性表现。

【诊断】由于JMML无特异性表现，感染和遗传代谢类疾病均可引起类似症状，因此随访观察病情变化是一个重要的诊断过程。目前的诊断标准可见表3-16-5,当患儿满足第1类中的所有标准和第2类中的1项标准时,即可诊断JMML。如果不满足第2类中的标准,则需还满足第3类中至少2项标准。对于不伴有脾大的患儿,必须满足第1类中的其他所有标准和第2类中的1项标准或者第3类中至少2项标准。

表3-16-5 JMML诊断标准

第1类(必须同时符合下述所有标准)	第2类(必须至少具有1项)	第3类(10%无遗传学异常的患者,满足第1类的条件下至少有以下2项)
1. 外周血单核细胞绝对计数>1.0×10^9/L 2. 骨髓或外周血原始细胞<20% 3. 脾大 4. *BCR-ABL*融合基因阴性或Ph染色体阴性	1. *PTPN11*、*K-RAS*或*N-RAS*基因体细胞突变 2. 符合NF1诊断标准或存在*NF1*基因生殖系突变 3. *CBL*生殖系突变或*CBL*杂合子丢失	1. −7或其他染色体异常 2. 外周血HbF高于同年龄正常值 3. 外周血涂片可见髓系原始细胞 4. 体外培养髓系原始细胞对GM-CSF高度敏感 5. STAT5高度磷酸化

注:CBL. Casitas B谱系淋巴瘤原癌基因;GM-CSF. 粒细胞-巨噬细胞集落刺激因子;HbF. 胎儿血红蛋白;NF1. 神经纤维瘤病Ⅰ型;STAT5. 信号转导和转录激活因子5基因。

【鉴别诊断】

1. 慢性粒细胞白血病 CML起病缓,病程长,白细胞增多及脾大更显著,常为巨脾,皮肤及淋巴组织受累少见。外周血单核细胞比例正常,Ph染色体或*BCR-ABL*融合基因阳性。

2. 类白血病反应 可有肝脾大,血小板减少,但往往存在慢性感染病灶,无单核细胞增高及HbF明显增高。

3. 病毒感染 巨细胞病毒或EB病毒感染可有发热,肝、脾、淋巴结大,白细胞增多,血小板减少等表现,但骨髓检查巨核细胞不减少,且无单核细胞增高及HbF明显增高,病毒学检查阳性。

4. 朗格汉斯组织细胞增多症 可表现为肝脾大、皮肤损害、白细胞、单核细胞增多,但绝大多数患儿有骨骼损害,且在骨髓、脾、皮肤等组织中可见S-100^+的朗格汉斯细胞。

【治疗】

1. 造血干细胞移植 JMML化疗效果不佳,造血干细胞移植是目前唯一明确能改善预后的治疗方法,对于移植前是否化疗迄今没有标准方案,无症状时可暂时观察而不需处理。对于哪些患者需要立即行移植治疗,哪些可以随访观察,仍然存在很大争议。一般认为,具有高危因素的患者需尽快移植,高危因素包括发病年龄>2岁,血小板<33×10^9/L,HbF>40%,原始细胞增高>20%,7号染色单体异常,*PTPN11*体细胞突变,*NF1*突变,大多数*KRAS*、*NRAS*体细胞突变。*PTPN11*生殖细胞突变的患儿,疾病进展为髓系肿瘤的可能性不大,大多数可自发缓解。另外,少数*RAS*生殖细胞突变的患儿预后良好,无须进行移植治疗。而对于具有*CBL*生殖细胞突变的患儿,大多数是可自愈的,因此建议密切随访,而不需要立即移植,除非患者疾病进展或出现染色体异常。部分HbF表达低、血小板计数高的*RAS*体细胞突变的JMML患者不移植也可长期生存。

2. 移植前化疗 目前并不推荐移植前采用强化疗治疗,移植前化疗并不能显著改善JMML的总体生存率,中、小剂量的化疗常被推荐用于减少肿瘤负荷,控制脾脏进行性增大。化疗药物选择上,多推荐6-巯基嘌呤、维A酸及小剂量的阿糖胞苷,效果不佳时也可连用蒽环类药物。

3. 脾切除 移植前是否行脾切除仍存在争议,一般认为移植前是否行脾切除与预后无关。故一般只有在明显脾大且伴有脾功能亢进或血小板输注无效时才考虑脾切除。

4. 靶向治疗 Ras通路的过度活化是导致JMML的重要原因。JMML靶向治疗主要是抑制Ras及其通路中的相关蛋白。相应的研究正在进行中,其中相对成熟的包括RAF1抑制剂、MEK抑制剂、PI3/Akt抑制剂、Src家族激酶抑制剂等,这些Ras途径的抑制剂有望治疗JMML。

【预后】多数JMML患者预后差,未接受造血干细胞移植的患者生存期通常为10~12个月,但病情进展存在较大差异,与诊断时年龄明显相关。部分患者病情进展慢,甚至少数可自发缓解。目前发现部分临床因素可能与预后良好有关,如发病年龄<1岁、血小板>40×10^9/L、HbF<15%,无克隆性遗传学异常。而部分患者病情进展快,可在数月内死亡。

【未来展望】JMML是一种罕见的儿童恶性克隆性疾病，目前能治愈JMML的唯一方法为造血干细胞移植。针对基因突变位点和通路的靶向治疗药物桥接造血干细胞移植为该病的治疗提供了新思路，但能否提高造血干细胞移植后的无病生存率仍需进一步研究。另外，诱导多能干细胞技术的发展也为JMML的诊治提供了新思路，但目前仍需更多的研究证实。

诊治要点

- JMML是一种儿童罕见的恶性克隆性造血干细胞增生异常性疾病，多发生于婴幼儿。
- 本病以粒、单核细胞异常增生、分化及脏器浸润为显著特征，以粒细胞及单核细胞增殖为主要特征。
- 临床以贫血，肝、脾、淋巴结大为主要特点。
- 大部分患儿可通过基因检测确诊，且基因与临床表型、预后相关基因对于分层治疗具有指导性。
- 目前没有统一的治疗方案，异基因造血干细胞移植是目前公认的唯一的有效治疗手段。

三、真性红细胞增多症

真性红细胞增多症（polycythemia vera，PV）也称原发性红细胞增多症，是以红系细胞异常增殖为主的骨髓增殖性肿瘤。其特点是骨髓造血亢进，外周血中红细胞绝对数显著增高的同时，粒细胞和血小板也有一定程度的增加。1892年，Vaquez首先记载了与肺或心脏疾病无关的红细胞增多现象。1908年，Olser系统地阐明了本病的临床特点，并将其命名为真性红细胞增多症。PV年发病率为（0.4~2.8）/10万，中位发病年龄为60岁，<20岁者仅占0.1%，儿童发病者尤为罕见。

【病因与发病机制】PV的确切发病机制尚未明确。既往人们认为PV发病可能与造血细胞促红细胞生成素（EPO）及其受体（EPOR）信号系统的改变有关：在体内外低EPO水平下，PV患者的红系祖细胞可大量增殖而产生体内红细胞增多及体外“内源性红细胞集落（EEC）”形成的现象。在少数PV患者中可检出*EPOR*基因异常，突变后的EPOR对红细胞生成素异常敏感，从而导致患者血清中微量EPO就可以刺激红细胞集落的生成。此外，还有研究显示PV患者有核红细胞生存时间明显长于正常人，在缺乏细胞因子的培养条件下发生凋亡的细胞较正常对照少。

2005年，多个研究小组发现约95%的PV患者可检测到*JAK2*基因14号外显子V617F的突变，它可能是PV的分子致病机制。*JAK2*基因定位于染色体9q24，介导EPOR/TPOR/G-CSFR等多种细胞因子的信号转导，促进或调节髓细胞生成。正常生理条件下，红细胞生成、分化、成熟受EPO的调控。EPO与其受体相结合，使之发生构象改变，使得胞质内与EPOR结合的JAK2磷酸化激活，继而活化胞质内多种信号转导因子如STAT、MAPK、PI3K等，维持红系祖细胞的存活，并促进其增殖与分化。该基因突变可导致JAK2激酶活性增强，促进红系发生；同时通过抑制细胞死亡受体信号途径，影响红系祖细胞的凋亡，使得红系祖细胞获得增殖和抗凋亡的能力，导致红细胞造血失调；*JAK2* V617F突变还可促进细胞由G_1期向S期的转换，导致DNA合成增加。

【临床表现】本病起病缓慢，出血和血栓是两个主要临床表现，少数可进展为急性白血病或骨髓纤维化。

1. 一般症状 有头晕、疲乏、眩晕、盗汗、耳鸣等。有时可无明显自觉症状，仅于体检时才被发现，少数患者发作突然。

2. 皮肤和黏膜 皮肤和黏膜呈暗红色是PV患者最显著的表现，以颜面、口唇、耳垂、四肢远端和眼结膜最为明显。由于组胺含量的增高，约10%的患者可有荨麻疹及其他皮肤损害，如皮肤干燥、湿疹、痤疮样改变等。部分患者皮肤瘙痒难忍，尤以热浴后为重。

3. 心血管系统 心脏症状不明显，常并发高血压，少数可有静脉栓塞和脑出血。

4. 消化道系统 可出现上腹饱胀感、口渴、反酸、嗳气、便秘等。约8%的患者可发生消化道溃疡，甚至引起消化道出血。少数患者可有食管静脉曲张、肠系膜动静脉血栓形成、肝静脉闭塞等。

5. 肝脾大 脾大较肝大更为显著，脾充血和髓外造血是脾大的主要原因。

6. 泌尿系统 常可发生高尿酸血症，少数患者有痛风、血尿、排尿困难和尿频等表现。

【诊断】2016年WHO髓系肿瘤和急性白血病分类指南更新了成人PV的诊断标准，主要标准有3条：①男性血红蛋白（Hb）>165g/L、女性Hb>160g/L，或男性血细胞比容（HCT）>49%、女性HCT>48%，或平均红细胞体积（MCV）升高；②骨髓活检示三系显著增生伴多形性成熟巨核细胞；③检

出 *JAK2* V617F 突变或 12 号外显子突变。次要标准：血清 EPO 水平低于正常参考值。PV 诊断需符合 3 条主要标准或前 2 条主要标准加次要标准。

由于儿童 PV 发生率很低，其诊断参考以上成人标准。*JAK2* V617 在 PV 患者中的检出率约为 95%，在成人 PV 诊断中具有重要价值，其特异性高达 98%~100%。但对于儿童 MPN，有学者认为其发生机制与成人不尽相同：在报道儿童 MPN 患者中，可检测到 EPO 受体、血小板生成素（TPO）及血小板生成素受体（thrombopoietin receptor）基因遗传性突变，但很少有 *JAK* 突变。*JAK* 突变只在少数非家族性 PV/ 原发性血小板增多症儿童中检测得到。因此，基于 *JAK2* 突变为主要诊断标准之一的成人标准不完全适合儿童。在儿童 MPN 中，需检测家系中是否有以上基因的改变来鉴别是遗传性还是获得性 PV，同时可以检测内源性红系集落形成能力。

PV 可向骨髓纤维化发展，PV 后骨髓纤维化的标准如下。

（1）必要条件：①既往诊断 PV；② 2~3 级或 3~4 级骨髓纤维化。

（2）其他条件（需要满足以下其中 2 条）：①贫血或持续性放血疗法（无细胞减少治疗）或持续性细胞减少治疗；②外周血涂片呈幼粒幼红细胞样；③脾大加重，可触及的脾大增加 ≥ 5cm（脾尖距左肋缘的距离）或出现新的可见脾大；④发生以下 3 个全身症状中的至少 1 个，在 6 个月内体重减轻 >10%，盗汗，不明原因的发热（>37.5℃）。

【鉴别诊断】PV 应与继发性红细胞增多症及其他骨髓增殖性疾病相鉴别。

1. 继发性红细胞增多症　继发性红细胞增多症主要是由于 EPO 分泌增多导致红细胞代偿性增多，可见于缺血缺氧性疾病，如高山病、有右至左分流的先天性心脏病、慢性肺部疾病、高铁血红蛋白症；肾肿瘤或其他内分泌性肿瘤，如小脑瘤、间脑瘤、肾癌等。继发性红细胞增多症检测不到 *JAK2* 突变。

2. 慢性粒细胞性白血病　PV 患者常伴脾大和粒细胞升高，晚期外周血幼稚粒细胞可增多，这些与 CML 不易区分，但 Ph 染色体和 *BCR-ABL* 基因阴性可鉴别。

3. 骨髓纤维化　PV 临床表现与骨髓纤维化有许多相似之处，PV 晚期也可继发骨髓纤维化，两者主要鉴别点是病史和骨髓活检。骨髓纤维化的病理改变为纤维组织明显增多，而 PV 主要表现为髓外造血现象，只有晚期才合并骨髓纤维化，且病变范围小，程度较轻。

【治疗】目前针对 PV 的治疗无法改变自然病程，目的是预防血栓及出血的发生，控制疾病相关症状。PV 主要依据血栓发生危险度分层治疗。

1. 低危组　年龄 <60 岁、既往未发生过血栓事件，以低剂量阿司匹林及放血治疗为主。

2. 中危组　存在心血管危险因素（吸烟、高血压、高胆固醇血症、糖尿病）而既往未发生过栓塞事件的年龄 <60 岁的患者，治疗选择尚无共识。

3. 高危组　同时满足年龄 >60 岁、既往发生过血栓事件或满足其中一项者，在低剂量阿司匹林及放血治疗的基础上联合羟基脲或 α 干扰素（IFN-α）等降细胞治疗。

（1）对症处理：皮肤瘙痒者可告诫患者减少洗澡次数或避免用过热的水洗澡。

（2）血栓预防：栓塞是 PV 患者的主要死亡原因，因此确诊患者在排除禁忌证后均应进行血栓预防，首选低剂量阿司匹林［1mg/（kg·d）］治疗。对于伴有极度血小板增多（>1 000 × 10^9/L）者使用阿司匹林可导致出血风险增加，其机制与并发获得性血管性血友病相关，这类患者只有在 vWF 因子活性 >30% 时才能使用阿司匹林。

（3）放血治疗：可在短时间内使血细胞容量控制在正常范围而降低血液黏度、减少出血及血栓形成的机会。每隔 2~4 天静脉放血 1 次，直至 HCT<45%。

（4）降细胞治疗：所有高危组患者均应接受降细胞治疗，放血不能耐受或需频繁放血、有症状或进行性脾大、有严重的疾病相关症状、PLT>1 500 × 10^9/L 以及进行性白细胞增高者均为降细胞治疗的适应证。

1）羟基脲：羟基脲起始口服剂量为 30mg/（kg·d），1 周后改为 5~20mg/（kg·d），需维持给药并调整用药剂量。羟基脲耐药的发生率为 11%，其发生与高死亡风险相关，这部分患者发生骨髓增生异常综合征 / 急性髓系白血病转化的风险较非羟基脲耐药患者高 6.8 倍，且生存期明显缩短。羟基脲耐药的标准为至少 2g/d 羟基脲治疗 3 个月后，仍需放血以维持 HCT<5%，或仍不能控制骨髓增殖（PLT>400 × 10^9/L、WBC>10 × 10^9/L），或触诊的巨大脾脏未能缩小 50% 以上或脾大相关的临床症状未能完全缓解。羟基脲不耐受的发生率为 13%，表现为在使疾病达到完全或部分临床血液学反应所需的羟基脲最小剂量下，中性粒细胞<1×10^9/L、血小板<100×10^9/L或血红蛋白<100g/L；任何剂量羟基脲治疗下，出现溃疡或其他不能接受的羟基脲相关非血液学不良反应（皮肤黏膜表现、胃肠道症状、肺炎、发热等）。

2）干扰素：不耐受羟基脲或对其耐药的患者可采用干扰素治疗。IFN-α用药量为(9~25)$\times10^6$ U/周，分3次皮下注射。用药6~12个月后，约70%的患者HCT可获控制，20%的患者可获部分缓解，10%的患者无效。此外，干扰素还可使血小板计数、皮肤瘙痒和脾大得到显著改善。近年来，聚乙二醇化干扰素治疗PV取得了良好的疗效。已有临床试验结果显示，该药治疗组患者中位随访为42个月，75%以上患者可达到完全血液学缓解，18%获得完全分子学反应。

3）二线药物：哌泊溴烷、白消安、发射性核素磷(^{32}P)可作为羟基脲或IFN-α治疗失败的PV患者的二线治疗选择，但有白血病转化的风险。

4）JAK抑制剂：芦可替尼是第一个亦是目前唯一被FDA批准的JAK抑制剂。在一项国际多中心Ⅲ期临床试验中，依赖静脉放血治疗伴有脾大的PV患者随机接受芦可替尼治疗，在HCT控制率、脾脏容积减少、完全血液学缓解率及症状改善方面显示出明显优势。据此结果，2014年12月芦可替尼被FDA批准用于治疗羟基脲疗效不佳或不耐受的PV患者。推荐起始剂量为20mg/d，在开始治疗的前4周不进行剂量调整，每次剂量调整间隔不应少于2周，最大剂量不超过50mg/d。治疗过程中外周血PLT<50×10^9/L或中性粒细胞绝对值<0.5×10^9/L、Hb<80g/L应停药。停药应在7~10天内逐渐减停，避免突然停药，停药过程中推荐加用泼尼松(20~30mg/d)。此外，尚有JAK2抑制剂SAR302503、LY278454有望用于PV的治疗。

4. 疗效评估　PV的疗效标准如下。

(1) 完全缓解：以下4条必须全部符合。①包括可触及的肝脾大等疾病相关体征持续（≥12周）消失；②外周血细胞计数持续（≥12周）缓解，未行静脉放血的情况下HCT<45%、PLT ≤ 400×10^9/L、WBC<10×10^9/L；③无疾病进展，无任何出血或血栓事件；④骨髓组织学缓解，按年龄校正后的骨髓增生程度正常，三系高度增生消失，无>1级的网状纤维（欧洲分级标准）。

(2) 部分缓解：以下4条必须全部符合。①包括可触及的肝脾大等疾病相关体征持续（≥12周）消失；②外周血细胞计数持续（≥12周）缓解，未行静脉放血情况下HCT<45%、PLT ≤ 400×10^9/L、WBC<10×10^9/L；③无疾病进展和任何出血或血栓事件；④未达到骨髓组织学缓解，存在三系高度增生。

(3) 无效：未达到部分缓解。

(4) 疾病进展：演进为真性红细胞增多症后骨髓纤维化（post-PV MF）、骨髓增生异常综合征或急性白血病。

【预后】本病病程缓慢，未经治疗的患者预后较差，致死性的血栓形成或出血并发症发生率较高。5%~15%的患者在诊断5~13年后发生骨髓纤维化。大多患者在骨髓纤维化诊断后的2~3年内死亡，为本病患者后期死亡的主要原因。

【未来进展】随着*JAK*基因突变的发现，JAK抑制剂用于治疗PV取得一定疗效。新一代基因测序数据显示，除*JAK2*基因突变外，PV患者还可检出*TET2*、*ASXL1*、*DNMT3A*、*SF3B1*等基因突变。Ortmann等报道了突变发生的先后次序对MPN患者临床表现的影响，在12例发生*JAK2* V617F突变或*TET2*突变的患者中，先获得*JAK2* V617F突变的患者更多表现为PV（先获得*TET2*突变的表现为原发性血小板增多症），血栓风险更高，突变祖细胞对芦可替尼的敏感性更高。儿童PV的发生率很低，目前尚没有儿童的诊治指南，需要多中心协作进行临床试验以探索安全有效的治疗。

四、原发性血小板增多症

原发性血小板增多症（essential thrombocythemia, ET）是一种慢性骨髓增殖性肿瘤，主要涉及巨核细胞系，其特征为外周血中持续性血小板增多(>450×10^9/L)，骨髓中成熟巨核细胞数量增加，以及血栓形成和/或出血发生。ET的年发生率约为0.6/10万，好发年龄为50~60岁。儿童发病率很少，约为1/1 000万，目前有文献报道的100例左右。

【病因与发病机制】约50%~70%的ET患者存在*JAK2* V617F突变，目前认为该突变为ET发病的重要机制。ET患者*JAK2* V617F多为杂合突变，当ET向真性红细胞增多症或骨髓纤维化转化时，等位基因负荷（造血细胞中突变型*JAK2*基因与野生型比值）增加。除了*JAK2* V617F突变外，还有血小板生成素受体基因（*MPL*）突变及钙网蛋白基因（*CALR*）突变。在我国成年 ET 患者中，78.1% 具有 *JAK2* V617F 突变，12.6% 为 *CALR* 突变，0.8% 为 *MPL* 突变，而三者均阴性者占 8.5%。不同基因突变的 ET 患者临床表现不同，*JAK2* V617F 突变者血栓事件和白血病转化可能性都超过 *CALR* 突变者。除了上述驱动基因，二代测序技术也广泛用于 ET 患者疾病进展的监测，研究发现 53% 的 ET 患者携带至少 1 种非驱动基因突变，最常见的类型是 *TET2*、*ASXL1*、*DNMT3A* 等。

儿童 ET 相对罕见，年发病率不到成人的 1/100。相对成人而言，儿童体细胞基因突变少见，并且基因突变的类型存在较大差异，使儿童 ET 往往表现出不同的临床和血液学特征。儿童 *JAK2* V617F 突变频率比成人低，*JAK2* V617F 突变的成人 ET 往往表现出高白细胞计数、高血红蛋白水平以及低血小板计数的特点，而 *JAK2* V617F 突变的儿童 ET 患者并无此特点。*ASXL1* 是儿童继 *JAK2* V617F 之后突变发生频率最高的基因（16%），且远高于成人（2%~5%），但 *TET2* 和 *DNMT3A* 基因突变在儿童 ET 中未见报道。此外，儿童 ET 中新发现的突变基因如 *NRAS*、*MLL*、*U2AF1*、*ZRSR2*、*GNAS*、*FLT3*、*RUNX1*、*WT1* 在成人 ET 患者中极为罕见。

【临床表现】原发性血小板增多症病程缓慢，许多患者长期无症状。与其他骨髓增殖性疾病不同，发热、多汗、体重减轻等非常少见。约 40% 患者仅发现脾大，一般为轻度或中度脾大。本病的主要临床表现为出血和血栓形成。

1. 出血　可为自发性，以鼻、口腔和胃肠道黏膜多见。尿路、呼吸道等部位也可有出血。脑出血偶有发生，可引起死亡。此病出血症状一般不严重，但严重外伤或手术后的出血可能危及生命。阿司匹林或其他抗炎药物可引起或加重出血。

2. 血栓形成　在老年患者中易见，以动脉血栓形成多见。血栓形成一般发生在小血管，脑血管、脾血管、肠系膜血管和指 / 趾血管为好发部位。手指或脚趾血管阻塞可出现局部疼痛、灼烧感、红肿和发热，可发展成青紫或坏死。脑血管血栓形成常引起神经系统症状，暂时性脑缺血、视觉障碍、感觉障碍、头痛、头晕、失眠等常见，脑血管意外也有发生。肺血栓和心肌梗死均有发生。目前报道的病例中，患儿多有偏头疼症状。

【诊断】不明原因的血小板显著增多应考虑本病，排除其他骨髓增殖性疾病和继发性血小板增多症后即可诊断。参照 2016 版 WHO 诊断标准，需要满足所有 4 个主要标准或前 3 个主要标准和次要标准。

（1）主要标准：①血小板计数 ≥450×10^9/L。②骨髓活检显示主要为巨核细胞系增殖，多核成熟巨核细胞增生。中性粒细胞或红细胞没有显著增加或左移，伴有轻度（1 级）网状蛋白纤维增加。③不符合 WHO 关于 *BCR-ABL1*$^+$ CML、PV、原发性骨髓纤维化、MDS 或其他 MPN 的标准。④存在 *JAK2*、*CALR* 或 *MPL* 突变。

（2）次要标准：存在克隆标记或无反应性血小板增多症的证据。

ET 后骨髓纤维化的标准，必要条件加 2 个其他条件即可诊断。

（1）必要条件：①既往诊断 ET；② 2~3 级或 3~4 级骨髓纤维化。

（2）其他条件（需要满足以下其中 2 条）：①贫血，并且与基线相比血红蛋白水平降低 ≥2mg/ml；②外周血涂片呈幼粒幼红细胞样；③脾大加重，可触及的脾大增加 ≥5cm（脾尖距左肋缘的距离）或出现新的可见脾大；④ LDH 升高；⑤发生以下 3 个全身症状中的至少 1 个，在 6 个月内体重减轻>10%、盗汗、不明原因的发热。

【鉴别诊断】本病需与其他骨髓增殖性疾病相鉴别。

1. 真性红细胞增多症　在红细胞增多和红细胞容量增高时易于鉴别，在缺铁时血容量增加不明显而血小板显著升高时可用铁剂治疗使典型真性红细胞增多症的特征出现。

2. 慢性粒细胞白血病　伴有血小板显著增多时不易与本病鉴别，但 Ph 染色体或 *BCR-ABL* 融合基因阳性是慢性粒细胞白血病的典型特征。

3. 原发性骨髓纤维化　脾大显著、存在典型的髓外造血，血涂片出现幼稚粒细胞和幼稚红细胞，骨髓病理检查存在广泛胶原纤维。

【治疗】ET 的治疗重点是阻止血栓及出血事件，避免这些并发症影响生活质量。因此，ET 治疗的选择主要是依据患者血栓风险分组来加以制订。由于儿童尚无相关风险分组标准，可参考成人。

1. 低剂量阿司匹林治疗

（1）无血栓病史：①无心血管危险因素或 *JAK2* V617 突变者，可采用观察随诊策略；②有心血管危险因素或 *JAK2* V617 突变者且 PLT<1 000×10^9/L

者，给予阿司匹林 1mg/(kg·d) 每日 1 次；③ PLT> 1 500 × 10^9/L 者，给予降细胞治疗。

(2) 有动脉血栓病史：①无心血管危险因素和 *JAK2* V617 突变者，给予降细胞治疗 + 阿司匹林 1mg/(kg·d)(每日 1 次)；②有心血管危险因素或 *JAK2* V617 突变者，给予降细胞治疗 + 阿司匹林 1mg/(kg·d)(每日 2 次)。

(3) 有静脉血栓病史：①无心血管危险因素和 *JAK2* V617 突变者，给予降细胞治疗 + 系统抗凝治疗；②有心血管危险因素或 *JAK2* V617 突变的患者，给予降细胞治疗 + 系统抗凝治疗 + 阿司匹林 1mg/(kg·d)(每日 1 次)。

(4) 治疗选择的动态调整：在病程中应对患者进行动态评估并根据评估结果调整治疗选择。PLT>1 000 × 10^9/L 的患者服用阿司匹林可增加出血风险，应慎用。PLT>1 500 × 10^9/L 的患者不推荐服用阿司匹林。对阿司匹林不耐受的患者可换用氯吡格雷。

2. 降细胞治疗一线药物

(1) 羟基脲：起始剂量为 15~20mg/(kg·d)，8 周内 80% 患者的血小板计数可降至 500 × 10^9/L 以下，然后给予适当的维持剂量治疗。对羟基脲耐药或不耐受的患者可换用干扰素。

(2) 干扰素：为年龄<40 岁成人的首选治疗药物，起始剂量为 300 万 U/d，皮下注射，起效后调整剂量，最低维持剂量为 300 万 U，每周 1 次，儿童尚无确切剂量。由于干扰素有抑郁等精神症状及甲状腺功能减退等副作用，在儿童使用的安全性欠佳。

(3) JAK 抑制剂：芦可替尼在原发性骨髓纤维化和 PV 患者中的疗效已经获得大量研究证实，但在 ET 患者中的研究则相对较少。目前尚缺乏芦可替尼与传统治疗相比长期生存获益和避免疾病进展的循证医学证据，仅在 ET 相关症状改善方面存在显著优势。

3. 疗效评估　ET 的疗效标准如下。

(1) 完全缓解：以下 4 条必须全部符合。①包括可触及的肝脾大等疾病相关体征持续(≥12 周)消失；②外周血细胞计数持续(≥12 周)缓解，未行静脉放血的情况下，HCT<45%、PLT ≤400 × 10^9/L、WBC<10 × 10^9/L；③无疾病进展，无任何出血或血栓事件；④骨髓组织学缓解，巨核细胞高度增生消失，无>1 级的网状纤维(欧洲分级标准)。

(2) 部分缓解：以下 4 条必须全部符合。①包括可触及的肝脾大等疾病相关体征持续(≥12 周)消失；②外周血细胞计数持续(≥12 周)缓解，PLT ≤400 × 10^9/L，WBC<10 × 10^9/L，无幼粒幼红细胞血象；③无疾病进展和任何出血或血栓事件；④未达到骨髓组织学缓解，存在巨核细胞高度增生。

(3) 无效：未达到部分缓解。

(4) 疾病进展：演进为原发性血小板增多症后骨髓纤维化(post-ET MF)、骨髓增生异常综合征或急性白血病。

【预后】血栓是影响 ET 患者生活质量和降低患者寿命的主要原因。可参照成人 ET 国际预后积分系统对患者总体生存预后做出评估：年龄(<60 岁为 0 分；≥60 岁为 2 分)；白细胞计数(<11 × 10^9/L 为 0 分，≥11 × 10^9/L 为 1 分)；血栓病史(无为 0 分，有为 1 分)，总计 0 分为低危组，1~2 分为中危组，≥3 分为高危组，各危险度组患者中位生存时间分别为没有达到、24.5 年和 13.8 年。

【治疗进展】随着国内外大量相关研究的展开，关于 ET 发病机制的研究取得了巨大进展，*JAK2* V617F、*MPL*、*CALR* 等相关基因突变、表观遗传学异常及骨髓微环境改变为临床诊断治疗以及预后评估提供重要思路及参考依据。目前针对 JAK 蛋白家族的 JAK 抑制剂在临床应用中显示出显著的治疗效果，其他的分子靶向治疗药物也处在研发中。

五、原发性骨髓纤维化

骨髓纤维化(myelofibrosis，MF)是指骨髓中胶原纤维组织增生，伴骨髓造血功能受损及髓外造血的一组疾病。按病因分为原发性和继发性。多种血液系统和非血液系统疾病包括恶性肿瘤和感染等可继发 MF。本节重点阐述原发性骨髓纤维化(primary myelofibrosis，PMF)。PMF 是起源于造血干细胞的克隆性增殖的恶性疾病，属于骨髓增殖性肿瘤(MPN)。主要表现为贫血、轻度中性粒细胞和血小板增多、髓外造血及脾脏肿大。本病主要发生于中老年患者，就诊时中位年龄为 65~70 岁，在儿童中罕见，儿童患者主要见于 3 岁以下，新生儿亦可发病。

【病因与发病机制】

1. 环境因素　在少数病例中，暴露于高浓度的苯或高剂量电离辐射可引起原发性骨髓纤维化，说明环境因素在诱发骨髓纤维化中可能起到一定作用，但尚未被充分的流行病学研究所证实。

2. 克隆性造血干细胞异常　PMF起源于单一造血干细胞的克隆性转化。这一结论早期是源于对G-6-PD同工酶杂合子的女性PMF患者的研究，研究发现该组患者的血细胞只存在一种G-6-PD同工酶，提示疾病的克隆性特征。此后多项研究表明，大多数PMF患者存在克隆性染色体改变或者基因突变。

首次报道于2005年的Janus-激酶2(*JAK2*)基因突变已被证实与三种主要的MPN(PV、ET及PMF)均有关。*JAK2*基因14号外显子上的突变造成JH2结构域中的617位点上缬氨酸被苯丙氨酸取代(V617F)，导致JAK-STAT及调节细胞凋亡的磷脂酰肌醇-3激酶(phosphatidylinositide-3 kinase，PI3K)通路不依赖细胞因子而激活，与疾病的发生密切相关。在成人的研究中发现，在约50%的PMF患者中可发现*JAK2*突变。在PV和ET成人患者中*JAK2*突变的发生率分别约为95%和60%。此外，钙网蛋白基因(calreticulin gene，*CALR*)突变已在大约35%的成人PMF患者中有过报道。血小板生成素受体(thrombopoietin receptor，TPOR)的突变也能激活JAK/STAT信号。约5%的PMF患者存在血小板生成素受体的新型体细胞活化突变(*MP*突变，W515L和W515K)。此外，还有一些发生率相对较低的基因突变如*ASXL1*、*TET2*、*DNMT3a*、*SRSF2*、*U2AF1*、*EZH2*、*IDH1/2*、*SF3B1*、*TP53*和*CBL*等，可以在约3%的PMF患者中检出。

大约50%~60%的成人PMF患者在诊断时存在克隆性核型异常。包括染色体13q−、染色体20q−和1q三体型。其他相对少见的异常核型包括+8、−7/7q−、i(17q)、−5/5q−、12p−、inv(3)和11q23重排等。有报道称具有上述细胞遗传异常的患者预后更差。预后不良核型的有害作用主要归因于单体核型或inv(3)/i(17q)。

上述基因突变和核型异常在儿童PMF中的发生率尚未确认，曾有研究对19例儿童PMF患者进行*JAK2* V617F及*MPL* W515K/L检测，均无阳性发现，另有研究对14例儿童PMF患者进行*CALR*基因突变检测，发现50%患者存在*CALR*基因突变。这些研究提示儿童PMF的分子遗传学改变可能与成人并不完全一致。儿童PMF病例极少，还需要多中心的数据综合分析才能有更明确的发现。

造血干细胞克隆性改变在早期常引起骨髓粒系和巨核系增生而红系造血减低，外周血粒细胞和血小板增高伴贫血，随着疾病进展，逐渐出现无效造血或骨髓增生低下，粒细胞和血小板数目减少。也可在疾病开始阶段即呈现骨髓增生低下。

3. 骨髓纤维化和异常巨核细胞增生　PMF中的骨髓纤维化是由成纤维细胞分泌胶原增多并异常沉积所致。正常骨髓中含有4种胶原(Ⅰ型、Ⅲ型、Ⅳ型和Ⅴ型)，提供网状基质支撑。骨髓组织中的网硬蛋白主要由Ⅲ型胶原组成。在PMF中Ⅰ型、Ⅲ型和Ⅳ型胶原都可增生，但以Ⅲ型胶原增多为主。其中产胶原的成纤维细胞为多克隆细胞，并无造血细胞中所见的克隆性基因或核型改变，提示骨髓纤维化的发生是对造血细胞克隆性增生的继发性反应。研究表明，异常巨核细胞增生并分泌多种细胞因子与PMF中骨髓纤维化的发生密切相关，在患者致密的骨髓纤维化区域，几乎没有粒红系造血，仍然可见相当数量的巨核细胞分布。参与骨髓纤维化过程的巨核细胞来源的细胞因子包括转化生长因子-β(TGF-β)、血小板衍生生长因子(PDGF)、表皮生长因子、内皮细胞生长因子和碱性成纤维细胞生长因子(bFGF)。

4. 髓外造血　从骨髓释放出来的前体细胞迁移到全身其他器官，形成髓外造血。主要发生在肝脾，从而造成肝脾明显肿大。PMF髓外造血的具体机制尚不明确，而这种造血很少达到骨髓造血相同的效果，因此对于疾病中的血细胞减少的情况不能起到改善作用。

【临床表现】PMF的临床表现包括严重贫血，明显的肝脾大，全身症状如乏力、心悸、虚弱和体重减轻等，少部分患者会出现低热、骨痛、盗汗、恶病质、脾梗死、瘙痒、血栓形成和出血。无效红细胞生成和髓外造血分别是贫血和器官肿大的主要原因。约30%的患者无自觉症状，因为体检或其他疾病就医时而诊断。肝大见于40%~70%的患者，而脾大是PMF的标志，几乎所有的患者在诊断时都存在脾大，其中约1/4患者为轻度，1/2的患者为中度，约1/4患者为重度大。明显脾大者，常出现左上腹牵拉感和早饱感。由于脾大，脾门血流量增加，同时肝血管顺应性降低以及肝内静脉血栓形成，常引起严重的门静脉高压、腹水、食管-胃底静脉曲张、消化道出血和肝性脑病。

髓外造血可发生于几乎所有器官，除肝脾外，较好发的部位包括肾脏、肾上腺、淋巴结，其他如肠道、乳腺、肺、纵隔、胸膜、皮肤、胸腺、甲状腺、前列腺以及神经系统均有检测到髓外造血的报道。器官受累的表现除了器官肿大，还可出现脏器功能障碍。泌尿系统或肺受累可出现排尿困难或呼吸窘迫，中枢神经受累可能导致颅内压增高、神志改变、运动和感觉障碍，浆膜表面的造血灶可在局部引起渗液导致胸腔、腹腔或心包腔积液。皮肤受累少见，可表现为局部斑块、结节、溃疡，甚至进展为大疱或坏疽性脓皮病。在受累器官可检测到造血组织纤维瘤，主要由造血组织构成，逐渐出现纤维化。

随着骨髓纤维化的进展，多数患者可发展为骨硬化，影像学检查显示弥漫性或斑片状骨密度增加以及骨小梁增粗，多见于四肢长骨近端、骨盆、椎骨、肋骨和颅骨等。部分患者可出现类似骨转移癌的表现。若伴发骨膜炎，可能导致严重的骨及关节疼痛和压痛。

【辅助检查】

1. 血象　PMF 患者的血象个体差异较大。多数患者在诊断时存在不同程度的贫血，平均血红蛋白含量为 90~120g/L，多为正细胞正色素性贫血。外周血涂片显示红细胞大小不均，可见异形红细胞，其中泪滴样红细胞在几乎所有病例都可见。血片中亦可见有核红细胞。网织红细胞在多数患者呈现轻度升高。

白细胞计数的差异亦较大。约 1/2 以上的患者在诊断时白细胞计数升高，平均白细胞计数约为 $(10\sim14)\times10^9/L$，主要表现为粒细胞增高，淋巴细胞多正常。血涂片中有时可见原始粒细胞，比例通常在 5% 以下，最高不超过 20%。中性粒细胞可见分叶过多，也可见分叶不全现象（获得性 Pelger-Huet 异常），有些患者可有中性粒细胞颗粒异常。

血小板计数也有较大的个体差异。约 40% 的病例起病时血小板计数升高，最高可达 $3\,000\times10^9/L$ 以上，而约 1/3 的患者表现为血小板轻中度减少，偶可见重度血小板减少者（$<20\times10^9/L$）。外周血涂片可见巨大血小板和形态异常血小板如碎片状血小板，这是 PMF 较为特异性的表现。随着病情进展，血小板减少变得更为常见。

约 10% 的患者起病时全血细胞减少，此时骨髓纤维化程度往往很严重，因而造血功能损害较重。

2. 骨髓形态学检查　主要采用骨髓穿刺细胞学检查和骨髓活检。由于骨髓纤维化的形成，骨髓穿刺常因“干抽”而失败。即便穿刺成功，穿刺细胞学也仅呈现非特异性的表现，常见的为粒系和巨核系细胞增生，巨核细胞的形态可见异常。有时可显示为基本正常的骨髓象。为诊断骨髓纤维化，必须进行骨髓活检。绝大多数患者都呈现不同程度的骨髓纤维化，银染示网状纤维增多，大部分可见粒系和巨核系增生活跃，红系增生常减低，也可见正常或增生活跃。PMF 的骨髓纤维化分布并不均一，若怀疑本病而活检未发现骨髓纤维化，则应换部位再做活检。随着病情的进展，纤维化的程度逐渐加重，血细胞则逐渐减少，但巨核系往往增生不减低或异常增多，可见各种形态异常的巨核细胞如巨大巨核细胞、小巨核细胞及裸核巨核细胞等。骨髓窦可见扩张。

3. 细胞遗传学和分子遗传学检测　如前所述，约 50% 的 PMF 患者存在克隆性染色体改变，而高达 90% 的患者存在基因突变，其中 50% 为 *JAK2* 基因突变，35% 为 *CALR* 基因突变，5% 为 *MPL* 基因突变。需对患者骨髓细胞进行染色体核型分析、FISH 和基因检测，若因骨髓干抽难以获取骨髓细胞，可代之以外周血细胞。外周血间期核 FISH 检测可提高特定染色体异常的检出率。而基因检测方面，除上述三种基因以外，还需行 *BCR/ABL* 融合基因检测以与慢性粒细胞白血病进行鉴别。还有一些发生率相对较低的基因突变如 *ASXL1*、*TET2*、*DNMT3a*、*SRSF2*、*U2AF1*、*EZH2*、*IDH1/2*、*SF3B1*、*TP53* 和 *CBL* 等可作为二线检测。

4. 其他实验室检查　PMF 患者可有多项血生化指标异常，常见的是血清乳酸脱氢酶、碱性磷酸酶、尿酸和高密度脂蛋白升高，血白蛋白水平常降低，可见血钙水平异常。血浆促血小板生成素（thrombopoietin，TPO）水平升高。

5. 骨髓 MRI　正常骨髓由于脂肪含量较高，呈现 T_1 加权像高信号。在 PMF 患者，由于骨髓纤维化，脂肪比例下降，MRI 可表现为 T_1 和 T_2 加权像的低信号，有助于疾病的最终确诊。

【诊断】根据 2016 版 WHO 的 MPN 最新分类标准，PMF 分为骨髓纤维化前期（prefibrotic/early primary myelofibrosis，prePMF）和明显纤维化期 PMF（overtly fibrotic PMF，overtPMF）。

首先要明确骨髓中纤维化分级，采用 2016 版 WHO 骨髓纤维化分级标准（表 3-16-6）。

1. 纤维化前期　根据 2016 版 WHO 诊断标准，PMF 确诊需要满足 3 项主要标准，及至少 1 项次要标准。

(1) 主要标准：①有巨核细胞增生和异型巨核细胞，无显著的网状纤维增多（≤MF-1），骨髓增生程度

表 3-16-6　2016 版 WHO 骨髓纤维化分级标准

分级	标准
MF-0	分散的线性网硬蛋白，无交叉，相当于正常骨髓
MF-1	疏松的网硬蛋白，有许多交叉，特别是在血管周围区域
MF-2	网硬蛋白弥漫、密度增加，有广泛交叉，偶见灶性胶原纤维束与胶原伴行，和 / 或骨硬化
MF-3	网硬蛋白弥漫、致密增加，有广泛交叉，有粗胶原纤维束与胶原伴行，常伴骨硬化

按年龄调整后呈现增高，粒系增生且常有红系造血减低；②不能满足 PV、慢性髓系白血病（Ph+）、ET、MDS 或其他髓系肿瘤的 WHO 诊断标准；③有 *JAK2* V617F、*CALR*、*MPL* 基因突变。如果没有以上突变，需有其他克隆性增殖的证据，如有 *ASXL1*、*TET2*、*SRSF2*、*EZH2*、*IDH1/2*、*SF3B1* 等基因突变。或无继发性骨髓纤维化依据。

（2）次要标准（以下检查需要重复 1 次）：①贫血非其他疾病伴发；②白细胞计数 > 11×10^9/L；③可触及的脾大；④乳酸脱氢酶增高。

2. 明显纤维化期　根据 2016 版 WHO 诊断标准，确诊需要满足 3 项主要标准，及至少 1 项次要标准。

（1）主要标准：①巨核细胞增生和异形巨核细胞，常伴有网状纤维或胶原纤维（MF-2 或 MF-3）；②不能满足 ET、PV、慢性髓系白血病（Ph+）、MDS 或其他髓系肿瘤的 WHO 诊断标准；③有 *JAK2* V617F、*CALR*、*MPL* 基因突变。如果没有以上突变，需有其他克隆性增殖的证据，如有 *ASXL1*、*TET2*、*SRSF2*、*EZH2*、*IDH1/2*、*SF3B1* 等基因突变。或无继发性骨髓纤维化依据。

（2）次要标准（以下检查需要重复 1 次）：①贫血非其他疾病伴发；②白细胞计数 > 11×10^9/L；③可触及的脾大；④幼粒幼红细胞血象；⑤乳酸脱氢酶增高。

【鉴别诊断】

1. 慢性粒细胞白血病　PMF 具有外周血白细胞增多者需与慢性粒细胞白血病鉴别。慢性粒细胞白血病的白细胞数通常在 30×10^9/L 以上，半数患者高于 100×10^9/L，而 PMF 的白细胞增高一般低于 30×10^9/L。慢性粒细胞白血病患者红细胞形态基本正常，骨髓主要表现为粒系极度增生，通常无或仅有轻微骨髓纤维化，可检出 Ph 染色体和 / 或 *BCR-ABL* 融合基因。

2. 原发性血小板增多症（ET）　prePMF 需与 ET 鉴别。ET 患者骨髓粒系和红系造血无显著增生，骨髓纤维化不明显，没有或仅有轻度脾大。PMF 中常见的外周血异形红细胞、有核红细胞以及部分可见的幼稚粒细胞在 ET 患者中罕见。值得注意的是，某些确诊 ET 的患者在疾病后期可能转化为 MF，需要密切关注疾病的进展情况。而按 MF 研究和治疗国际工作组（International Working Group-Myeloproliferative Neoplasms Research and Treatment，IWG-MRT）达成的术语共识，将这种转化而来的 MF 称为 ET 后骨髓纤维化（post-ET MF）。

3. 骨髓增生异常综合征（MDS）　PMF 患者可出现血两系或三系减少，应与 MDS 鉴别。MDS 骨髓常有三系发育明显异常，部分 MDS 患者骨髓中有轻 - 中度网状纤维增多，但很少出现重度骨髓纤维化，外周血常表现为全血细胞减少，异形和破碎红细胞较少见，体征上很少出现明显脾大。

4. 毛细胞性白血病　该病可表现出与 PMF 类似的红细胞形态异常、血两系或三系减少、脾大和骨髓纤维化，鉴别主要是通过血液和骨髓细胞形态学和免疫分型检查，找到异常的单核细胞（毛细胞）。

5. 急性巨核细胞白血病　与 PMF 相对缓慢的病程经过不同，急性巨核细胞白血病起病急，进展快，可在短期内出现明显的骨髓纤维化，结合骨髓髓系原始细胞比例 > 20%，可提供鉴别。

6. 真性红细胞增多症（PV）　PV 患者早期不易与 PMF 混淆，但是约 15% 的患者在数十年后可进展、转化为与 PMF 难以区分的临床状态。同样，按 WG-MRT 达成的术语共识，称为 PV 后骨髓纤维化（post-PV MF）。

7. 继发性骨髓纤维化　多种疾病可继发骨髓纤维化，包括恶性肿瘤转移侵犯骨髓（如乳腺、前列腺转移瘤、淋巴瘤、神经母细胞瘤及多发性骨髓瘤等），播散性分枝杆菌感染，自身免疫性疾病（系统性红斑狼疮、血管免疫母细胞性淋巴结病及多发性动脉结节病等）等，这些疾病都有原发病本身特点，同时随着原发病的好转，骨髓纤维化症状可缓解，甚至消失。

【治疗及预后】成人 PMF 一旦确诊，常根据预后评分系统评分并进行预后分组，然后根据不同的危险度分组来确定治疗策略。常用的评分系统包括动态国际预后积分系统（Dynamic International Prognostic Scoring System，DIPSS）及 DIPSS-plus 预后积分系统。而儿童 PMF 患者并未采用上述评分系统，主要是因为一些重要的影响预后的因素如高龄在儿童中并不存在，而一些不利的核型也尚未在儿童患者中被报道，而且儿童病例数极少，因而缺乏系统的评分体系。但是一些公认的不利预后因素仍然适用于儿童，如严重贫血、严重血小板减少、白细胞计数明显增高或减低、循环血液中原始细胞比例增高、重度肝脾大及严重骨髓纤维化等。尽管有部分研究指出，部分儿童 PMF 患者可能出现自发缓解倾向，大多数研究还是认为儿童患者病情进展迅速，预后不良，需尽早选择根治性治疗方法，即异基因造血干细胞移植治疗（allo-HSCT），移植存活率与其他无骨髓纤维化血液病患者相当。

Allo-HSCT 是目前唯一可能治愈 PMF 的治疗方法，除此之外的治疗均为对症治疗。

1. 雄激素和糖皮质激素　可用于改善贫血症状。雄激素可选用睾酮、司坦唑醇和十一酸睾酮等，可用十一酸睾酮 1mg/(kg·d) 口服，持续数月。可联合使用糖皮质激素，采用泼尼松 2mg/(kg·d) 口服。

2. 促红细胞生成素（EPO）　EPO 的疗效尚未得到公认，视血清 EPO 水平酌情使用。

3. 羟基脲　可用于白细胞和 / 或血小板明显升高的患者，脾大明显者也可选择羟基脲。剂量 20~60mg/(kg·d)，每周 2~3 次，使用期间需检测血象，酌情调整剂量。

4. 成分输血治疗　中重度贫血时或贫血引起严重临床症状如乏力心功能不全者，给予悬浮红细胞输注。

5. 脾脏切除　存在以下情况者可考虑行脾脏切除：①脾大伴有明显疼痛；②反复输血；③严重血小板减少；④门静脉高压。值得注意的是，儿童年幼时脾脏为重要的免疫器官，脾脏切除后可能出现致死性感染，故儿童切脾手术至少应在 6 岁以后进行。

【未来展望】在成人 PMF，JAK2 抑制剂芦可替尼已作为有脾大的中危和高危患者的一线治疗。在前瞻性试验中，使用芦可替尼可以使 MF 患者的脾脏明显缩小、全身症状减轻（如瘙痒症、乏力、盗汗和骨痛）及骨髓纤维化改善。重要的是，已经观察到 JAK2 抑制剂对不存在 *JAK2* V617F 突变的 MF 患者、存在 CALR 突变的患者以及存在“高分子学风险”突变的患者治疗有效，表明这类抑制剂通过更大范围的抑制 JAK/STAT 信号通路来抑制症状和脾大。儿童患者目前少见 *JAK2* V617F 突变的报道，且由于儿童病例数极少，目前亦无芦可替尼使用于儿童的临床研究。需要多中心协作进行前瞻性的临床试验，对新的预后因素和安全有效的治疗手段进行探索，以探寻适合于儿童 PMF 患者的靶向治疗。

诊治要点

- MPN 在儿童时期发病率较低，需要通过多中心临床研究制定儿童的诊治指南。
- 本病为一组慢性增殖性疾病，多数患者有白细胞增高、血小板增高及脾大表现。
- 90% 以上 CML 患者有 Ph 染色体阳性。本病多对酪氨酸激酶抑制剂治疗有效，若无效或缓解后复发则需检测激酶突变情况，并更换 TKI 或行异基因造血干细胞移植治疗。
- PV/ET 患者常伴有 *JAK2* V617F、*MPL*、*CALR* 等相关基因突变，可向白血病或骨髓纤维化转化，其治疗以预防血栓及出血事件为主。

（余　慧　金润铭）

参考文献

[1] ARBER DA, ORAZI A, HASSERJIAN R, et al. The 2016 revision to the World Health Organization classification of myeloid neoplasms and acute leukemia. Blood, 2016, 127 (20): 2391-2405.

[2] HOFMANN I. Myeloproliferative neoplasms in children. J Hematop, 2015, 8 (3): 143-157.

[3] ANDOLINA JR, NEUDORF SM, COREY SJ. How I treat childhood CML. Blood, 2012, 119 (8): 1821-1830.

[4] HIJIYA N, SCHULTZ KR, METZLER M, et al. Pediatric chronic myeloid leukemia is a unique disease that requires a different approach. Blood, 2016, 127 (4): 392-399.

[5] SAKASHITA K, MATSUDA K, KOILE K, et al. Diagnosis and treatment of juvenile myelomonocytic leukemia. Pediatr Int, 2016, 58 (8): 681-690.

[6] NIEMEYER CM. JMML genomics and decisions. Hematology Am Soc Hematol Educ Program, 2018, 1: 307-312.

[7] 陈晓燕, 章婧�, 竺晓凡. 幼年型粒单核细胞白血病发病机制研究进展. 中华儿科杂志, 2018, 56 (9):

705-708.

[8] CARIO H. Childhood polycythemias/erythrocytoses: classification, diagnosis, clinical presentation, and treatment. Ann Hematol, 2005, 84 (3): 137-145.

[9] TEFFERI A, BARBUI T. Polycythemia vera and essential thrombocythemia: 2017 update on diagnosis, risk-stratification, and management. Am J Hematol, 2017, 92 (1): 94-108.

[10] KRÖGER NM, DEEG JH, OLAVARRIA E, et al. Indication and management of allogeneic stem cell transplantation in primary myelofibrosis: a consensus process by an EBMT/ELN international working group. Leukemia, 2015, 29 (11): 2126-2133.

第十七章 淋 巴 瘤

淋巴瘤是起源于淋巴结或结外淋巴组织的恶性肿瘤,在儿童及青少年时期的恶性肿瘤中占第三位,约占15%,年发病率约1.63/10万。儿童淋巴瘤包括非霍奇金淋巴瘤(non-Hodgkin lymphoma,NHL)和霍奇金淋巴瘤(Hodgkin lymphoma,HL)。淋巴瘤的组织亚型具有地域性差异,如伯基特淋巴瘤是近赤道的非洲和巴西东南部的主要亚型,大部分病理与EBV感染相关,而美国和西欧的病例与EBV感染的相关性则较低;东亚国家EBV相关NK/T细胞淋巴瘤的发病率高于西方国家等。中国儿童NHL的比例高于西方国家,占儿童淋巴瘤的80%~85%。我国目前尚缺少儿童淋巴瘤发病率的确切统计学资料,首都医科大学附属北京儿童医院(简称北京儿童医院)在2003—2013年间收治的508例淋巴瘤患者中,NHL占82.5%,HL占17.5%。

儿童淋巴瘤的特点:①发病有明显的性别差异,平均男女比例约为4:1。②儿童NHL的病理类型与成人明显不同,以高度恶性、高侵袭性淋巴瘤为主,最常见的类型包括淋巴母细胞淋巴瘤,成熟B细胞淋巴瘤和间变性大细胞淋巴瘤,明显多于成人。成人较常见的滤泡细胞淋巴瘤等惰性淋巴瘤在儿童极为罕见。③结外淋巴瘤多于成人,临床表现不典型,B症状多见,容易误诊为感染性疾病。④化疗效果好,总体5年无事件生存率(EFS)>80%,疗效明显好于成人。

第1节 霍奇金淋巴瘤

1832年,Hodgkin首先对本病在解剖学水平进行描述,因此而命名为霍奇金病(Hodgkin's disease,HD),当时认为它是一种脾脏和淋巴结异常性疾病。霍奇金病的浸润细胞有多样性,多数为形态正常的反应性细胞,已明确其中的里-施细胞(Reed-Sternberg cell,R-S细胞)由相对成熟的生发中心B淋巴细胞恶性转化而来,为恶性肿瘤,因此WHO明确将霍奇金病重新定名为霍奇金淋巴瘤(Hodgkin's lymphoma,HL)。北美0~14岁组白人儿童HL的年发病率为6.2/100万。根据我国最完整的上海市肿瘤登记系统,1986—1992年间,0~14岁组儿童HL的年发病率为2.39/100万,男女比为2.3:1。

20世纪50年代仅用局部放疗,使Ⅰ~Ⅱ期病例获益并获得治愈可能。20世纪60年代MOPP方案[氮芥(nitrogen mustard)、长春新碱(vincristine)、丙卡巴肼(procarbazine)和泼尼松(prednisone)],4药联合化疗使约50%的病例获得长期生存,但随后发现长期生存者的AML、不育发病率增加,为减少这两个合并症的发生,在20世纪70年代制订出ABVD方案[多柔比星(doxorubicin)、博来霉素(bleomycin)、长春花碱(vinblastine),达卡巴嗪(dacarbazine)],该方案沿用至今,仍是应用较为广泛的HL化疗方案,ABVD方案中较大量蒽环类应用可导致远期心肌毒性是该方案的最大缺点。自20世纪80年代起,儿科领域专家对HL的化疗、放疗进行了不断的修正,使之更适用于儿童。

【发病机制】年幼病例在经济较为落后地区较为多见,而青年患者在工业发达地区多见。流行病学调查提示EB病毒、疱疹病毒6型、巨细胞病毒感染可能与发病有关,EB病毒感染发生于HL形成之前,通过原位杂交方法可发现RS细胞中存在EB病毒复制。各地区EB病毒检出率不同,与年龄、种族、地理区域、社会经济状态相关。亚洲地区较高,RS细胞中EBV检出率可高达90%,<10岁、社会经济较差地区较为高发,EB病毒感染使RS细胞免于凋亡。HL由于NOTCH-1、STAT(STAT3,5,6)、酪氨酸激酶AP-1转录子、NF-κB等信号通路变异使RS细胞凋亡受抑制,是细胞恶化的主要机制。这些信号受到RS细胞表面广泛存在的CD30的影响,CD30抗体是一种有效的靶向治疗药物。

【临床表现】儿童HL的临床表现与成人相似，有全身和局部症状体征。

1. 全身症状 非特异性全身症状包括发热、乏力、厌食、轻度消瘦、瘙痒。原因不明的38℃以上发热或周期性发热、6个月内体重减轻10%以上、大量夜间盗汗（如湿衣服）被定义为HL的三大全身症状，又称B症状。B症状的发生率各报道不同，约为20%~30%，是否存在B症状与预后相关。

2. 淋巴结肿大 最常见有无痛性锁骨上、颈部或其他部位淋巴结肿大，淋巴结质韧，有橡皮样触感觉。约2/3的患者就诊时有不同程度的纵隔淋巴结浸润，引起咳嗽等气管支气管受压症状。少数病例首发症状为腋下或腹股沟淋巴结肿大。较小儿童纵隔淋巴结或胸腺肿大需与生理性较大胸腺鉴别。以腹腔淋巴结肿大为首发部位较少。纵隔肿块引起上纵隔压迫综合征的发生率明显少于非霍奇金淋巴瘤。

3. 可合并免疫功能紊乱 如合并免疫性溶血性贫血，有贫血、黄疸、网织红细胞升高、Coombs试验阳性。合并免疫性血小板减少症时，有血小板减少、出血倾向、血小板相关抗体增高、骨髓巨核细胞成熟障碍。

【辅助检查】

1. 影像学检查 胸腹盆腔影像学检查（以增强CT检查为主）、疑有骨骼浸润时全身骨扫描可确定疾病范围。PET/CT初诊检查可能与常规检查结果不一致，可互补，并可作为分期诊断和评估早期治疗反应的依据。

2. 血液系统检查 早期疾病常无血液系统变化，晚期病例骨髓活检/涂片可见肿瘤细胞，并出现贫血、血小板减少等表现。合并免疫性溶血性贫血或/和血小板减少症时Coombs试验阳性、血小板相关抗体增高。

3. 非特异性指标 反映单核巨噬细胞系统活化程度和肿瘤负荷期的血沉、血清铜、铁蛋白增高，由肝脏产生的C反应蛋白也增高，这些指标无特异性，但可作为随访综合评估的指标。

【诊断】当发现无痛性淋巴结增大怀疑HL时，应及时做肿块病理活检，针吸或细针穿刺标本量少，常不足以明确诊断及分型。应避免诊断不明时使用激素及化疗类药物，以免延迟诊断或误诊。通过全面仔细的体格检查，胸部、腹部、盆腔影像学检查，骨髓活检及涂片检查，进行分期评估并以此为依据选择相应的治疗方案。越来越多的肿瘤中心将PET/CT作为分期依据。

1. 病理诊断及分型 HL必须依赖病理诊断，开放性手术活检因样本量充足为最佳，细针穿刺样本过少并缺少病理所需结构，因此不推荐。如病灶偏小，即使锥形粗针活检也不能取得足够样本量，易影响病理判断。活检病变组织中常有正常淋巴细胞、浆细胞、嗜酸性粒细胞、组织细胞反应性浸润，伴有细胞形态异常的RS细胞。RS细胞大而畸形，直径≥15~45μm，有丰富的胞质，多核或多叶核，核膜染色深，有细致的染色质网，在核仁周围形成淡染的圈影、核仁大而明显。未见到RS细胞时很难诊断本病，但在其他一些疾病中如传染性单核细胞增多症、非霍奇金淋巴瘤及其他非淋巴系统恶性肿瘤中也可见到类似细胞。目前已明确HL肿瘤细胞起源于生发中心B细胞。1966年提出RYE分类系统，将HD分为4个组织学亚型。1994年，REAL及2001/2008/2016年WHO又分别在此基础进行了修订，三个分型间的变迁、关系及目前国内外均采用的WHO 2008/2016分型标准见表3-17-1。

2. 分期诊断及标准 以病理诊断为依据，完整的诊断还必须包括治疗前疾病分期。常规分期检查包括以下项目：全身体格检查、骨髓活检及涂片、胸腹盆腔影像学检查（以增强CT为主），疑有骨骼浸润时行全身骨扫描。也可以PET/CT作为分期依据。通过以上检查确定肿瘤浸润范围并据此进行临床分组。常用的HL分期系统为Ann Arbor分期，标准见表3-17-2。

表3-17-1 病理分型的变迁及WHO 2008/2016分型标准

RYE（1966年）	REAL（1994年）	WHO（2008/2016年）	发生比例/%
淋巴细胞优势型	淋巴细胞优势型（类肉芽肿）	结节性淋巴细胞优势型	<5
弥漫生长型	经典型	经典型	—
结节生长型	结节硬化型	结节硬化型	40~70
结节硬化型	富含淋巴细胞型	富含淋巴细胞型	<5
混合细胞型	混合细胞型	混合细胞型	30
淋巴细胞削减型	淋巴细胞削减型	淋巴细胞削减型	<5

表 3-17-2 HL Ann Arbor 分期系统

分期	定义
Ⅰ期	单个解剖区淋巴结(Ⅰ),或单个结外脏器或部位病变(ⅠE)
Ⅱ期	横膈同一侧≥2个淋巴结区病变(Ⅱ);或横膈同一侧的单个结外脏器或部位肿块,伴有区域淋巴结浸润或≥2个淋巴结外病变(ⅡE)
Ⅲ期	横膈两侧淋巴结病变(Ⅲ),伴有脾脏浸润(ⅢS),伴有结外病变(ⅢE),或两者均有(ⅢSE)
Ⅳ期	广泛或布散性结外器官/组织病变、伴或不伴淋巴结浸润

3. 临床危险度分组诊断 根据影响临床预后的各个因素,主要由肿瘤大小、分期、是否存在B型症状、治疗反应等进行归纳,分成不同临床危险度的组别,不同危险度组别接受不同强度的治疗,以避免过度和不足治疗。但各个协作组或大型肿瘤诊疗中心的临床危险分组标准不完全相同,如美国COG目前将其分为高危和标准危险度两个组别。标危组:①Ⅰ期A或B型;②Ⅱ期/Ⅲ期A型;③Ⅱ期B型,无巨大肿块。高危组符合任何1条:①Ⅱ期B型伴巨大肿块;②Ⅲ期B型;③Ⅳ期A或B型。也有协作组或治疗中心分3个临床危险组。

临床症状A、B两型定义:A型临床上无以下症状,B型有任何一项,①6个月内体重减少>10%;②反复无原因发热>38.0℃;③夜间盗汗。

巨大肿块定义:符合任何一条即为巨大肿块,①单个肿块或融合肿块6~7cm;②纵隔肿块在横膈顶上方12~15cm处,纵隔宽度>1/3胸腔。

【鉴别诊断】HL需与其他恶性淋巴瘤鉴别,如原发于纵隔的淋巴母细胞淋巴瘤和弥漫大B细胞淋巴瘤,或同样可表达CD30的间变大细胞淋巴瘤。一般来说,非霍奇金淋巴瘤临床起病较快、尿酸和乳酸脱氢酶水平相对高。其他如纵隔生殖细胞瘤、软组织肿瘤、感染性和其他炎性淋巴结病等在病理上也应仔细鉴别。组织病理检查是必需的鉴别手段。

【治疗】儿童HL的治疗目标是使疾病获得完全缓解并长期无病生存,同时获得相对正常的远期生命质量。目前对HL主要的治疗手段仍是化疗和放疗,手术主要目的为病理活检明确诊断。

1. 放疗 20世纪50年代开始用直线加速器放疗,放疗方法不断改进,儿童的放疗模式主要来自成人的经验。近30年来,儿童放疗与成人逐渐形成差别。由于放疗的远期副作用明确,因此多个临床试验逐步采用依据不同临床危险度和治疗反应调整放疗剂量,对部分低危和治疗反应良好者减少剂量、缩小放疗野或删除放疗,以减少放疗带来的远程合并症。目前对儿童以全身化疗为主,联合肿瘤浸润野低剂量放疗为标准治疗(18~25Gy)。有研究提示,如治疗早期肿瘤对化疗反应好,如2个疗程即能达到完全缓解,可避免放疗。但对高危病例来说,化疗联合放疗疗效优于单纯化疗。

2. 化疗 20世纪60年代开始MOPP方案用于治疗HL,虽然也能达到较好疗效,但生存者可出现第二肿瘤(AML)和不育现象,至20世纪70年代形成ABVD方案。ABVD方案疗效良好,并可使50%的MOPP方案耐药者获得缓解。但也认识到,方案中多柔比星的心脏毒性和博来霉素的肺部毒性影响长期生存者生命质量,并且对晚期进展性高危组疗效仍不够满意。自20世纪80年代以来联合治疗逐步改进,目前通常采用累及野低剂量(15.0~25.5Gy)放疗加2~4个疗程非交叉耐药组成的化疗方案(低危组)和4~6个疗程非交叉耐药组成的化疗方案(高危组)。本文介绍的方案包括Ⅵ期患者在内的5年无病生存率>75%。明确化疗方案药物组成的原则:单药也对HL敏感、药物作用机制不同且非交叉耐药、不具不可接受的药物毒性并不和其他药物重叠。

(1)低危组治疗:德国儿童血液/肿瘤协作组GPOH-HD95方案首次提出在低危组(ⅠA/B期和ⅡA期,无结外浸润)中进行有无放疗随机对照,放疗者剂量减低至20Gy,同时在男童中减少烷化剂剂量,用依托泊苷替代丙卡巴肼组成OEPA方案(长春新碱、依托泊苷、泼尼松龙、多柔比星),2个疗程缓解者(仅30%)10年无进展生存率(PFS)在放疗组为97%,未放疗组为92%(P= 0.214),说明低危并治疗早期缓解者放疗剂量减低是安全的。剔除结节性淋巴细胞优势型HL的GPOH-HD 2002研究得到了相同的结果。美国儿童肿瘤协作组POG 8625方案对HL低危组(Ⅰ期、Ⅱ/ⅢA期)随机对比6个疗程MOPP/ABVD方案无放疗与4个疗程加25.5Gy浸润野放疗,结果提示两组8年OS与EFS均无差别;早期治疗反应良好组预后优于治疗反应不佳组

(93% *vs*. 77%;P=0.006),但OS无差异(98% *vs*. 91%;P=0.07)。美国儿童肿瘤协作组的另一个随机对照研究(CCG 5942)比较了单纯COPP/ABV方案化疗与联合放疗,但无放疗组因较高失败率而提前关闭,有无放疗的3年EFS分别为92%和87%,因此认为即使治疗初始是低危组,如治疗反应不佳仍需加用局部放疗,早期治疗反应如同白血病MRD评估,是指导后续治疗的依据。后续的AHOD0431方案对Ⅰ A/Ⅱ A期采用3个疗程AV-PC方案(多柔比星、长春新碱、泼尼松龙、环磷酰胺),如获得CR不追加放疗,如未达CR加放疗21Gy,两组2年EFS分别为80%和88%(P=0.11),1个疗程后PET/CT阴性和阳性者2年EFS分别为87%和65%(P=0.005)。Stanford、St. Jude和Dana-Farber联盟对无巨大肿块的Ⅰ/Ⅱ期HL研究了不含烷化剂的VAMP方案(长春地辛、多柔比星、甲氨蝶呤、泼尼松龙),化疗4个疗程,2个疗程是否缓解是追加放疗的依据,中位随访时间为9.6年,5年和10年EFS分别为93%和89%。这些研究均提示低危组早期CR者可避免放疗。

(2)中高危组治疗:20世纪80年代,GPOH-HD82对中危组开始启用高于低危组强度的治疗方案,GPOH-HD 2002中危和高危组5年EFS分别为88%和87%,中、高危组4个疗程OEPA方案(男孩)和OPPA方案(女孩);高危组在4个疗程后再后接4个疗程COPP方案(女孩)或COPDac方案(男孩,丙卡巴肼由达卡巴嗪替代)。无论中危组还是高危组均联合20~30Gy累及野放疗。这一方案在EuroNet-C1研究中,如获得CT评价的CR/PR和阴性同位素扫描(ECT),均不放疗。COG AHOD0031对中危组(Ⅰ A/Ⅱ A期伴巨大肿块,Ⅰ AE/Ⅱ AE期,Ⅰ B/Ⅱ B期,Ⅲ A/Ⅳ A期)采用2个疗程ABVE-PC后评估,再接受2个疗程,评估CR者随机分组是否放疗21Gy。快速获得治疗反应但在4个疗程未达CR标准者均放疗,缓慢治疗反应者随机追加2个疗程ABVE-PC或1个疗程DECA+2个疗程ABVE-PC。缓慢治疗反应者在化疗结束后均接受21Gy累及野放疗。快速和缓慢治疗反应组3年EFS分别为87%和78%(P=0.000 1)。快速反应组是否接受放疗3年EFS分别为88%和85%(P=0.07)。这一结果提示早期治疗反应评估对后续治疗有指导意义。COG对高危组采用BEACOPP方案(博来霉素、依托泊苷、多柔比星、环磷酰胺、长春新碱、丙卡巴肼、泼尼松龙),女孩快速治疗反应者4个疗程COPP/ABV后BEACOPP无放疗,男孩2个疗程ABVD,然后放疗;所有缓慢反应者均再接受4个疗程BEACOPP和累及野放疗。5年EFS和OS分别为94%和97%,虽然疗效可喜,但远期毒性不支持治疗框架,虽然发生率低。COG(AHOD0831)高危组(Ⅲ B和Ⅳ B期),快速反应组共4个疗程ABVE-PC,加上累及野放疗;缓慢反应组2个疗程ABVE-PC后加2个疗程异环磷酰胺/长春瑞滨,然后再2个疗程ABVE-PC并累及野放疗。国际上较为常用的儿童经典型HL化疗方案总结于表3-17-3。

表3-17-3 儿童经典型HL化疗方案(28天1个疗程)

方案	药物	剂量	给药方式	给药时间(第X天)
MOPP	氮芥	6.0mg/m^2	i. v.	1,8
	长春新碱	1.4mg/m^2	i. v.	1,8
	丙卡巴肼	100mg/m^2	p. o.	1~15
	甲泼尼龙	40mg/m^2	p. o.	1~15
COPP	环磷酰胺替代MOPP中氮芥	600mg/m^2	i. v. gtt	1,8
COPDac	达卡巴嗪替代COPP中丙卡巴肼	250mg/m^2	i. v.	1~3
OPPA	长春新碱	1.5mg/m^2	i. v.	1,8,15
	丙卡巴肼	100mg/m^2	p. o.	1~15
	甲泼尼龙	60mg/m^2	p. o.	1~15
	多柔比星	40mg/m^2	i. v. gtt	1,15
OEPA	依托泊苷替代OPPA中丙卡巴肼	125mg/m^2	i. v. gtt	2~6

续表

方案	药物	剂量	给药方式	给药时间(第 X 天)
ABVD	多柔比星	25mg/m^2	i. v. gtt	1,15
	博来霉素	10U/m^2	i. v. gtt	1,15
	长春地辛	6mg/m^2	i. v.	1,15
	达卡巴嗪	375mg/m^2	i. v.	1,15
COPP/ABV	环磷酰胺	600mg/m^2	i. v. gtt	0
	长春新碱	1.4mg/m^2	i. v.	0
	丙卡巴肼	100mg/m^2	p. o.	0~6
	甲泼尼龙	40mg/m^2	p. o.	0~13
	多柔比星	35mg/m^2	i. v. gtt	7
	博来霉素	10U/m^2	i. v. gtt	7
	长春地辛	6mg/m^2	i. v.	7
CVP (每 15 天)	环磷酰胺	600mg/m^2	i. v. gtt	1
	长春地辛	6mg/m^2	i. v.	1,8
	甲泼尼龙	40mg/m^2	p. o.	1~8
VAMP	长春地辛	6mg/m^2	i. v.	1,15
	多柔比星	25mg/m^2	i. v. gtt	1,15
	甲氨蝶呤	20mg/m^2	i. v.	1,15
	甲泼尼龙	40mg/m^2	p. o.	1~14
DBVE	多柔比星	25mg/m^2	i. v. gtt	1,15
	博来霉素	10U/m^2	i. v.	1,15
	长春新碱	1.5mg/m^2	i. v.	1,15
	依托泊苷	100mg/m^2	i. v. gtt	1~5
AV-PC* (每 21 天)	多柔比星	25mg/m^2	i. v.	1,2
	长春新碱	1.4mg/m^2	i. v.	1,8
	甲泼尼龙	40mg/m^2	p. o.	1~7
	环磷酰胺	600mg/m^2	i. v. gtt	1,2
ABVE-PC (每 21 天)	多柔比星	25mg/m^2	i. v. gtt	1,2
	博来霉素	5U/m^2	i. v. gtt	1
	博来霉素	10U/m^2	i. v. gtt	8
	长春新碱	1.4mg/m^2	i. v.	1,8
	依托泊苷	125mg/m^2	i. v. gtt	1~3
	甲泼尼龙	40mg/m^2	p. o.	1~7
	环磷酰胺	800mg/m^2	i. v. gtt	1
ABVE-PC* (每 21 天)	其他同 ABVE-PC,除环磷酰胺	600mg/m^2	i. v. gtt	1,2

注:p.o.. 口服;i.v.. 静脉注射;i.v.gtt.. 静脉滴注;* 仅环磷酰胺剂量不同。

3. HL复发 HL局部复发有时较难与感染、胸腺增生恢复、无菌性炎症、炎性结节性病变等鉴别，因此临床考虑复发时多数需经病理确认。因存在假阳性可能，常规性定期PET/CT随访的意义至今未得到认可，假阳性可导致患者或家长的焦虑及过度活检。首次诊断为低危组、治疗负荷相对低的患者再治疗疗效较好，甚至可达70%再治疗成功率；而高危组原已接受高治疗负荷者再治疗预后较差，仅30%~50%再治疗成功，治疗早期复发者预后更差。高危组复发后再治疗常常选择自身造血干细胞支持下大剂量化疗。再治疗方案应根据初治失败方案做相应调整。

近期HL新的治疗药物，如免疫毒素CD-30抗体偶联微管蛋白抑制剂（brentuximab vedotin）在复发难治HL中可获得40%~80%的治疗反应率，在成人高危患者中正在研究其作为一线治疗的意义。

另一靶向免疫药物PD-1抗体得到了有效的临床有效证据。PD-L1/PD-L2变异致PD-1配体增加，PD-L1/PD-L2诱导JAK2信号通路活化。研究已经发现PD-1表达增加、PD-L1/PD-L2变异是经典型HL的特征，其9p24扩增常与进展期HL相关，提示预后不良。PD-1抗体与PD-L1竞争与PD-1结合，从而抑制JAK2信号通路活化而抑制肿瘤生长，机制见图3-17-1。据研究报道，对高强度化疗、抗CD30等高负荷前期治疗失败者，仍有$>65\%$的经典型HL对PD-1抗体有效，是个十分值得进一步临床验证的免疫靶向治疗药物。

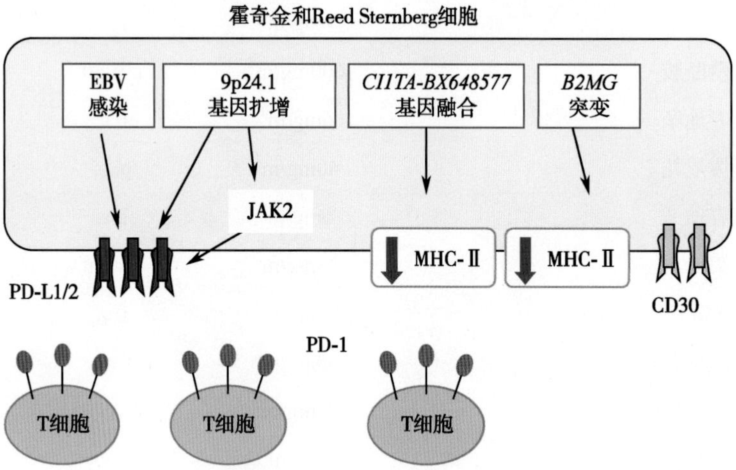

图3-17-1 PD-1抗体治疗HL的机制

【预后】

1. 疾病预后 HL在合理的治疗下预后良好，5年以上生存率可达80%以上，分期、有否存在全身症状、早期治疗反应均影响预后；反复复发的晚期广泛病变预后仍不良；HL可见远期复发。

2. 远期合并症 远期死亡者死于治疗相关并发症多于疾病本身，因此应在诊断治疗初期即考虑到远期合并症问题。儿童常见的与放疗、化疗相关并影响远期生活质量的合并症有放疗部位的软组织、骨骼发育不良及畸形，放疗野内脏器功能障碍，心肺功能障碍、不育和第二肿瘤等。

（1）脾切除或大剂量脾放疗使免疫功能受伤，因此HL患者易感染。大剂量放疗部位的软组织和骨发育不良导致人体外形变化、不对称，如颈部放疗可能导致木偶样短细头颈，斗篷样放疗可导致窄肩小胸廓畸形（图3-17-2）。纵隔放疗可合并放疗性肺炎、肺纤维化、结节、自发性气胸，博来霉素也可导致肺纤维化或肺静脉阻塞性疾病。因此HL治疗如包含纵隔或肺放疗和博来霉素，远期肺功能障碍发生率较正常人群明显增高。

（2）心脏毒性：放疗和蒽环类药物对心肌、血管均有损伤，远期心肌病发生率增高，可同时发生心律失常、心功能不全、慢性填塞性心包炎、冠状动脉病而导致的心肌梗死等严重情况。蒽环类药物累积$<250mg/m^2$心功能不全发生率低于5%，累积$250\sim600mg/m^2$时增加至10%，当$>600mg/m^2$时高达30%病例发生心功能不全，同时胸部放疗者更高。

（3）内分泌系统合并症：甲状腺功能减退较高发，尤其是颈部放疗者，发生率报道在4%~79%，促甲状腺素（thyroid stimulating hormone，TSH）增高是较为敏感的指标。尚可见甲状腺结节、甲状腺癌、甲状腺功能亢进。女性、大年龄为高发因素。放疗剂量越高越易感。因此应常规年检甲状腺超声和TSH，如TSH增高应补充甲状腺素。

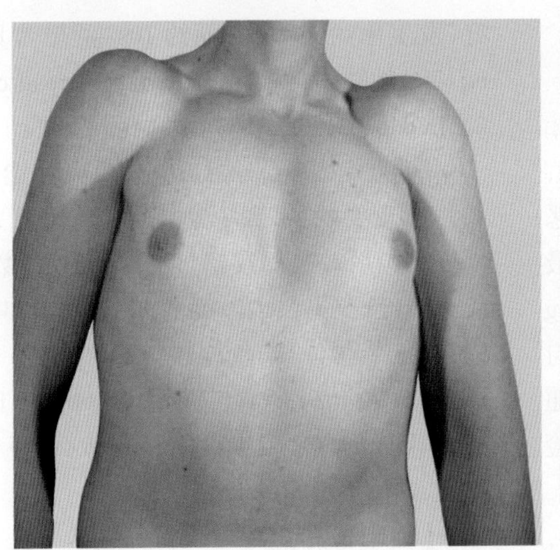
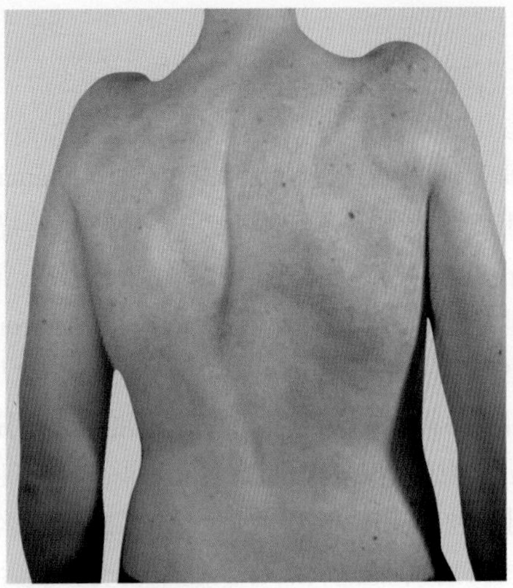

图 3-17-2 斗篷样放疗可导致窄肩小胸廓畸形

(4)不育：成年后不育较为常发，因此在诊断、治疗计划制订时即需要加以注意，烷化剂累积剂量和不育相关。环磷酰胺累积剂量>6 000mg/m^2 时，随剂量增加不育发生率也增加，尤其是男性不育。盆腔放疗极易造成卵巢损伤以致月经障碍、不育。盆腔放疗前将卵巢移位至放疗野外，可能减少卵巢损伤。蒽环类药物为主方案(如 ABVD 方案)后男童睾丸功能不良发生率约 30%，其性腺毒性低于丙卡巴肼为基础的方案(如 OPPA 或 OPPA/COPP 方案)。

【未来展望】HL 虽然预后良好，但对于远期副作用的预防和控制仍然是未来研究方向的重点之一。目前主要集中于研究哪部分患者可以避免或减少放疗，如何进一步减少蒽环类、烷化剂等的累积剂量，以减轻心脏、不育等远期毒性。研究与开发靶向及免疫性药物、疗法的临床应用，以替代细胞毒性化疗药物和放疗，最终目标是疗效进一步改善，并能避免近远期毒副作用。

诊治要点

- 无痛性外周淋巴结增大、纵隔淋巴结增大或肿块、腹腔淋巴结/脾脏浸润性病灶、其他不能除外 HL 的病灶，需要病理活检明确诊断。
- 治疗前需要全身影像学(如 CT、MRI、B 超)和骨髓检查(也推荐 PET/CT 评估)。
- 治疗前需明确分期、临床分型，最终作出临床危险度诊断，并据此进行不同治疗强度的化疗及放疗治疗。
- CD30 抗体及 PD-1 抗体是两个十分有前途的靶向免疫性药物，在复发难治性 HL 中值得进一步临床研究。

(汤静燕)

参考文献

[1] PIZZO PA, POPLACK DG. Principles and practice of pediatric oncology. 7th ed. Amsterdam: Wolters Kluwer, 2016: 568-584.

[2] JOHNSON P, FEDERICO M, KIRKWOOD A, et al. Adapted treatment guided by interim PET-CT scan in advanced Hodgkin's lymphoma. N Engl J Med, 2016, 374 (25): 2419-2429.

[3] Anas Younesa, Stephen M Ansellb. Novel agents in the treatment of Hodgkin lymphoma: Biological basis and clinical results. Semin Hematol, 2016, 53 (3): 186-189.

[4] JIANGA M, BENNANIB NN, FELDMANAA AL. Lymphoma classification update: T-cell lymphomas, Hodgkin lymphomas, and histiocytic/dendritic cell neoplasms. Expert Rev Hematol, 2017, 10 (3): 239-249.

[5] SHANBHAG S, AMBINDER RF. Hodgkin lymphoma: a review and update on recent progress. CA Cancer J Clin, 2018, 68 (2): 116-132.

[6] ROEMER MGM, ADVANI RH, LIGON AH, et al. PD-L1 and PD-L2 Genetic alterations define classical Hodgkin lymphoma and predict outcome. J Clin Oncol, 2016, 34: 2690-2697.

第 2 节 淋巴母细胞淋巴瘤

淋巴母细胞淋巴瘤(lymphoblastic lymphoma, LBL)是一组起源于不成熟前体 T 或 B 淋巴细胞的恶性肿瘤,约占儿童 NHL 的 35%~40%,是儿童 NHL 最常见的病理类型之一。LBL 早在 1916 年被 Sternberg 首先描述,1975 年 Barcos 和 Lukes 描述其肿瘤细胞与 ALL 极其相似而将其命名为淋巴母细胞淋巴瘤。随着认识的提高,发现两者是一组有着相似临床和实验室特征的同一肿瘤实体,这些特征包括细胞形态学、免疫表型、基因型、细胞遗传学以及临床表现和预后,因此当前 WHO 分类将两者共同归于前体淋巴细胞肿瘤,命名为前体 T/B 淋巴母细胞白血病 / 淋巴瘤(T/B-ALL/LBL)。当临床以肿瘤性病灶起病而无骨髓及外周血浸润或骨髓中肿瘤性淋巴母细胞<25% 时诊为 LBL;当有骨髓和外周血受累,骨髓中淋巴母细胞>25% 时,则诊为 ALL。按照免疫表型分为 T 细胞型(约占 70%~80%)和 B 细胞型(约占 20%~30%)。近年来,通过采用与危险度相关的类似治疗 ALL 的方案化疗,使疗效得到显著提高,一些治疗中心 5 年无事件生存率(event-free survival, EFS)已达到 75%~90%。

【发病机制】本病发病机制目前已知与多种基因异常有关,包括抗原受体基因、染色体异常、抑癌基因失活以及癌基因激活等。

95% 以上 T-ALL/LBL 有 T 细胞受体(T cell receptor, TCR)基因克隆性重排,大多数 T-ALL 表现为分化成熟过程中首先重排的 TCRγσ 链基因,而 T-LBL 则多为 αβ 链基因重排,也提示了 T-ALL 的分化阶段早于 T-LBL。大约 20%T-ALL/LBL 同时有 *IgH* 基因重排。绝大多数 B-LBL 有 *IgH* 基因重排,也可有 *IgL* 基因重排。

50%~70% 的 T-ALL/LBL 有染色体核型的异常。大多数核型异常与非随机性断点有关,常累及 TCRασ (14q11.2)、β(7q35)、γ(7q14~15),包括插入突变、缺失以及染色体易位。易位通常使原癌基因激活并异常表达,导致与细胞周期调控和细胞分化相关的靶基因激活而致肿瘤。现已知与 T-ALL/LBL 发病有关的重要原癌基因有 T 细胞急性白血病基因 1(*TAL-1*)/*SCL*、*HOX11*、*HOX11L2*、*LYL1*、*LMO1* 和 *LMO2* 等。9p 缺失导致抑癌基因 *CDKN2A* 丢失也是本病发生的机制之一。目前已知具有激活突变累及编码前 T 细胞发育的关键蛋白的 *NOTCH1* 基因的患者预后良好,发生率约为 50%;而约 10% 的患者具有染色体 6q 杂合性缺失(loss of heterozygosity at chromosome 6q, LOH6q),其复发风险增高,预后不良。

约 60% 的 B-ALL/LBL 有特征性遗传学改变,且具有重要的临床诊断和预后判断意义。遗传学上提示预后较好的有超二倍体(染色体数>50)核型及 t(12;21)(p12;q22)易位形成 *TEL-AML1* 融合基因;而亚二倍体(染色体数<45)、t(9;22)(q34;q11.2)形成 *BCR/ABL1*、t(4;11)或 *MLL/AF4*、t(1;19)(q23;13.3)形成的(*E2A-PBX1*;*TCF3/PBX1*)等与临床疗效不佳、预后不良相关。

【临床表现】

1. T-LBL　前 T 细胞肿瘤 85%~90% 表现为 LBL,少数表现为 ALL。好发于年长儿,中位发病年龄为 9~12 岁。男性多见,男女之比为(2.5~3):1。典型的临床表现为前纵隔肿物,出现轻重不等的气道压迫症状如咳嗽、胸闷、喘息、气促、端坐呼吸等,伴胸膜侵犯可合并胸腔积液(图 3-17-3),加重呼吸困难;纵隔肿物压迫食管可引起吞咽困难;压迫上腔静脉可致静脉回流受阻、颈面部和上肢水肿,即上腔静脉综合征(superior vena cava syndrome);侵犯心包,导致恶性心包积液和心脏压塞。淋巴结病变约占 70%,以颈部、锁骨上和腋下多见。部分患者合并肝脾大。约 50% 骨髓受累;约 15% 中枢神经系统转移,脑膜病变多于脑实质病变;性腺受累约占 5%。本病往往进展迅速,90% 以上病例就诊时已处于临床Ⅲ、Ⅳ期。

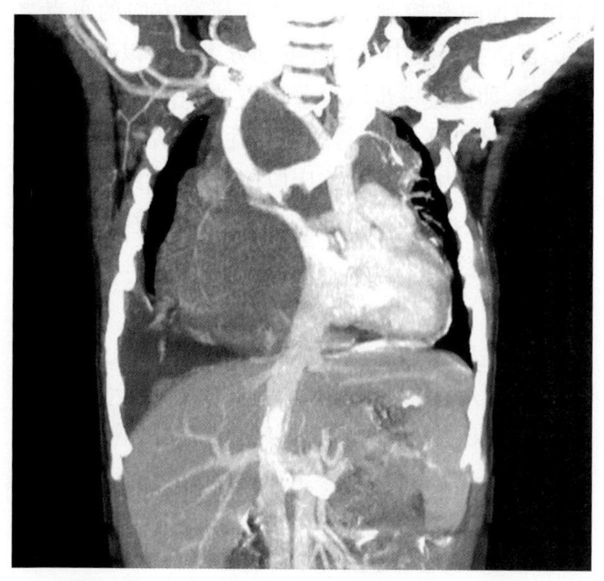

图 3-17-3　伴有纵隔巨大占位的 T 淋巴母细胞淋巴瘤的胸部 CT

胸部 CT 提示 T 淋巴母细胞淋巴瘤的纵隔巨大占位伴右侧胸腔积液。

2. B-LBL 与前T细胞肿瘤相反，前B细胞构成的肿瘤85%以上表现为ALL，只有10%~20%为LBL。B-LBL发病年龄较小，中位年龄<6岁。发病无明显性别特征。常见表现为淋巴结肿大及皮肤、软组织（尤其是头颈部）、骨（常见于股骨、胫骨、脊柱骨）等结外侵犯（图3-17-4），表现为皮肤多发性红色结节，骨内孤立性肿块，影像学检查示溶骨性或硬化性病变；少见的表现有纵隔、胸膜侵犯，内脏侵犯如肾脏、消化道浸润等。也易发生骨髓和中枢神经系统浸润。

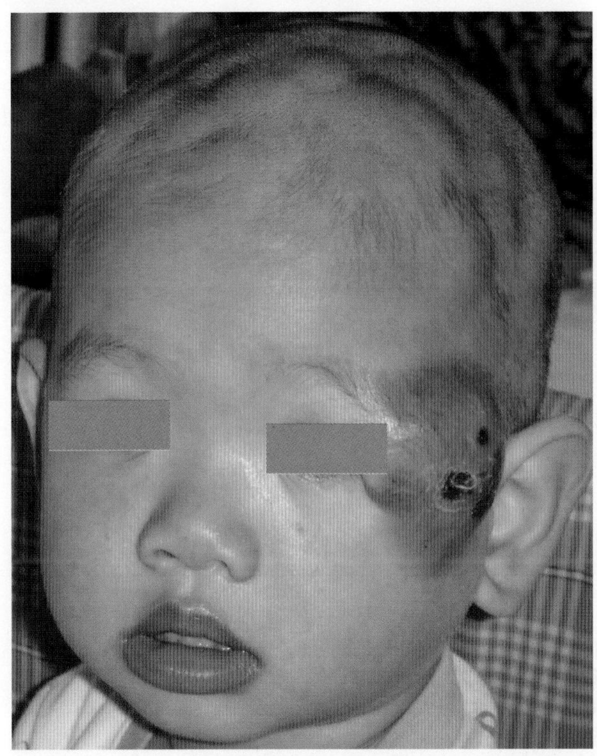

图3-17-4 B淋巴母细胞淋巴瘤的皮肤软组织侵犯
B淋巴母细胞淋巴瘤的皮肤软组织侵犯，易发生于头面部。

【辅助检查】

1. 病理检查 所有患者均需通过肿瘤组织或骨髓病理活检确诊。

（1）病理形态学：淋巴结结构破坏，肿瘤常侵犯淋巴结包膜、结外脂肪和纤维组织。瘤细胞呈弥漫性致密的相对单一性浸润生长，细胞中等大小，核质比高，核圆形、卵圆形或曲形核，染色质细如粉尘，核仁常不明显，胞质稀少淡染，核分裂象多见。细胞学特征与FAB分型中的L_1或L_2型幼稚淋巴细胞相对应。瘤细胞间很少有其他反应性细胞成分，部分病例可见“星空现象”。

（2）免疫表型

1）淋巴母细胞的标志：包括TdT、CD99、CD34、CD1a。LBL来源于前T或前B淋巴细胞，TdT被认为是前体淋巴细胞的特征性标志，胸腺或骨髓前T、前B细胞均可呈现阳性表达，文献报道其阳性率可达90%~95%。CD99也被认为是前T细胞的良好标志物，但它不仅表达于人的胸腺皮质细胞以及ALL/LBL细胞中，在尤因肉瘤、原始神经外胚叶肿瘤以及胸腺瘤中也均有阳性表达，因此在鉴别诊断上必须配以相应的其他有效标志联合观察。

2）T-LBL发生于胸腺组织，肿瘤细胞来源于前胸腺细胞、胸腺细胞，表达CD3、CD2、CD5、CD7，CD7是其特异性抗原。目前认为T-LBL来源于胸腺中发育相对成熟的前T细胞，而T-ALL较之有更早期的分化阶段。COG报道了180例T-LBL的免疫表型特征与T-ALL相似，但CD4/CD8双阳性的发生率明显高于后者，也支持T-LBL具有更成熟的免疫表型。

3）B-LBL肿瘤细胞来源于骨髓，属于前前B、前B、普通B细胞阶段，表达CD10、CD19、CD20、CD22、CD79a，其中CD79a为B细胞特异性抗原。Mayer等报道22%的B-LBL存在免疫球蛋白γ轻链的缺失，而在B-ALL中的发生率仅为1%，也提示了B-LBL来源于较B-ALL稍成熟阶段的前B细胞。

4）早前T淋巴细胞白血病/淋巴瘤（ETP-ALL/LBL）：起源于最初分化阶段的胸腺细胞，具有向T系、髓系、树突状细胞、NK细胞分化的潜能。免疫分型特点：缺乏CD1a、CD4、CD8的表达；CD5弱表达或者不表达；至少有一个髓系或干细胞相关的抗原表达（CD13、CD33、CD117、CD11b、CD34、HLA-DR等）；表达CD7、CD2、CD3等T细胞标志。约占T-ALL/LBL的10%~15%。本型预后较差。

2. 血常规 白细胞可正常或轻度升高，可有贫血，多为正细胞正色素性贫血。当骨髓受累时，可有白细胞总数升高或减低，外周血出现幼稚细胞，可伴有贫血和/或血小板减低。

3. 血生化 包括尿酸、乳酸脱氢酶等，对疾病缓解情况及预后有提示作用。

4. 骨髓检查 骨髓受累时，骨髓中幼稚淋巴细胞一般<25%，通过流式细胞术、细胞遗传学、基因重排等检查有助于诊断和分型。流式细胞仪检测可以发现隐性的骨髓受累。骨髓活检对骨髓侵犯的检出率高于骨髓形态学。

5. 脑脊液检查 常规行脑脊液常规、生化、甩片找肿瘤细胞了解有无中枢神经系统（CNS）侵犯。流式细胞仪检测肿瘤细胞免疫分型可提高CNS侵犯检出率。

6. 影像学检查 治疗前需常规进行全身影像学检查以明确受累部位，协助分期。B超、CT、PET/CT等可以发现疾病累及的部位；行头颅和/或脊髓MRI检查可进一步了解有无CNS病变。

【诊断】

1. 诊断 WHO有关淋巴造血组织肿瘤分类中规定了LBL的诊断标准。除依据患者临床特点外，均需经过受累组织活检，进行组织病理学、免疫表型、细胞遗传学和分子病因学的检测确诊。

2. 临床分期 根据全身影像学、脑脊液及骨髓等检查，以往按照St Jude分期系统确定分期（表3-17-4）。随着医学发展，儿童NHL新的病理亚型的增加，细胞遗传学、分子生物学和免疫表型方面的进步，新的诊断方法在检测微小扩散病灶或微量残留病灶的临床应用以及影像学方面的重要进展，在原有St Jude分期系统基础上进行了补充和改良，产生了新的分期系统——修订国际儿童NHL分期系统（IPNHLSS），进一步明确和补充了每一期的定义，并将最新的医学进展信息加入了分期系统（表3-17-5、表3-17-6）。

表3-17-4 儿童NHL St Jude分期

Ⅰ期	单个淋巴结或结外病变（纵隔及腹腔病变除外）
Ⅱ期	单个结外病变伴有局部淋巴结病变 横膈同侧≥2个淋巴结病变 原发胃肠道肿瘤，伴或不伴局部淋巴结病变（瘤灶全部切除）
Ⅲ期	位于横膈两侧的结外病变或淋巴结区的病变 胸腔内的肿瘤（纵隔、胸膜、胸腺、肺、肺门） 腹腔内的肿瘤或腹膜后的病变（肝、脾、肾、卵巢） 任何脊柱旁或硬膜外的病变 任何骨骼的病变伴有淋巴结或结外病变
Ⅳ期	中枢神经系统和/或骨髓病变

表3-17-5 修订版国际儿童NHL分期系统（IPNHLSS）

分期	肿瘤侵犯范围
Ⅰ期	单个肿瘤（淋巴结、结外骨或皮肤），除外纵隔或腹部病变
Ⅱ期	单个结外肿瘤伴区域淋巴结侵犯 膈肌同侧≥2个淋巴结区域侵犯 原发于胃肠道肿瘤（常在回盲部）± 相关肠系膜淋巴结受累，肿瘤完全切除 如果伴随恶性腹水或肿瘤扩散到邻近器官应定为Ⅲ期
Ⅲ期	膈肌上和/或膈肌下≥2个结外肿瘤（包括结外骨或结外皮肤） 膈肌上下≥2个淋巴结区域侵犯 任何胸腔内肿瘤（纵隔、肺门、肺、胸膜或胸腺） 腹腔内或腹膜后病变，包括肝、脾、肾和/或卵巢，不考虑是否切除 任何位于脊柱旁或硬脑膜外病变，不考虑其他部位是否有病变 单个骨病灶同时伴随结外侵犯和/或非区域淋巴结侵犯
Ⅳ期	任何上述病变伴随中枢神经系统侵犯（Ⅳ期CNS），骨髓侵犯（Ⅳ期BM）或中枢和骨髓侵犯（Ⅳ期BM+CNS） 采用常规形态学方法检测

注：对每一分期和骨髓、中枢侵犯的程度和检查方法均需要特定简称描述。

表 3-17-6 分期中骨髓侵犯、中枢神经系统侵犯的定义

骨髓侵犯的定义
骨髓穿刺细胞形态学：骨髓幼稚细胞或淋巴瘤细胞 ≥ 5%，适用于所有组织学亚型
每一期、每一类型骨髓肿瘤侵犯程度和检查方法均需要特定简称描述：
BMm：骨髓形态学阳性（特指淋巴瘤细胞百分比）
BMi：骨髓免疫表型方法阳性（免疫组织化学或流式细胞术分析：特指淋巴瘤细胞百分比）
BMc：骨髓细胞遗传学或 FISH 分析阳性（特指淋巴瘤细胞百分比）
BMmol：骨髓分子生物学技术阳性（PCR 基础：特指侵犯水平）
外周血侵犯同样采用相同方式表达（PBMm，PBMi，PBMc，PBMmol）
需要行双侧骨髓穿刺和活检进行分析定义骨髓侵犯
中枢神经系统（CNS）侵犯的定义
影像学技术证实 CNS 肿瘤包块（如 CT，MRI）
不能用硬膜外病变解释的脑神经瘫痪
脑脊液细胞形态学检测到幼稚细胞
定义 CNS 侵犯应特指为 CNS 阳性 / 包块，CNS 阳性 / 瘫痪，CNS 阳性 / 幼稚细胞
脑脊液（CSF）状况：
CSF 阳性以脑脊液淋巴瘤细胞形态学为依据
CSF 检测到任何数量的幼稚细胞均应考虑 CSF 阳性
CSF 状况不明（未做，技术困难）
与骨髓相似，尽可能描述脑脊液侵犯的检测方法：
CSFm：脑脊液形态学阳性（特指幼稚细胞数 /μl）
CSFi：脑脊液免疫表型方法阳性（免疫组织化学或流式细胞术分析：特指淋巴瘤细胞百分比）
CSFc：脑脊液细胞遗传学或 FISH 分析阳性（特指淋巴瘤细胞百分比）
CSFmol：脑脊液分子生物学技术阳性（PCR 基础：特指侵犯水平）

注：PET 在分期中应谨慎使用，PET 结果应该结合其他影像学的结果进行综合分析。

3. 鉴别诊断

（1）急性髓系白血病和粒细胞肉瘤：形态学上成髓细胞与 LBL 的淋巴母细胞难以区别。但成髓细胞形态较不一致，细胞质较多，胞质内可见红染棒状 Auer 小体。免疫表型 MPO、CD13、CD14、CD15 和 CD64 呈阳性反应；TdT 以及 T 或 B 淋巴细胞标志为阴性。

（2）伯基特淋巴瘤：形态学上两者有相似之处，均由中等大小的单形性肿瘤细胞构成，都可出现“星空现象”。但 LBL 偶见灶性“星空现象”，而伯基特淋巴瘤的“星空现象”常常贯穿于整个瘤组织。瘤细胞表达 sIgM、CD10、EBER 1/2 原位杂交阳性。细胞遗传学显示有特征性 t（8；14）（q23；q21）或 *c-myc* 基因重排。

（3）非淋巴造血系统小细胞性恶性肿瘤：主要包括尤因肉瘤、原始神经外胚叶肿瘤、神经母细胞瘤、小细胞未分化癌等。尤其是发生于淋巴结外的小圆细胞肿瘤，由于其母细胞化特征，且儿童亦为好发年龄组，因此当 CD99 阳性，而 LCA、CD3、CD20 均阴性时易误诊为此类疾病。可选用多种抗原包括神经内分泌标志物（CgA、Syn）等可资鉴别。

（4）胸腺瘤：一般位于前上纵隔，极少发生于儿童及青少年。从病理上两者均表现为淋巴细胞弥漫性生长，TdT 均呈阳性。胸腺瘤瘤组织呈分叶状，见明显的纤维包膜及粗大的纤维间隔；散在的低分子质量角蛋白（CK）阳性细胞贯穿于整个瘤组织。而 LBL 中，由于瘤细胞的浸润性生长，在残存的胸腺组织中可出现少量灶性分布的 CK 阳性细胞。

（5）畸胎瘤：纵隔内可能发生良性和恶性畸胎瘤，也多发生于前纵隔，肿瘤内含有高密度的物质如钙化软骨、骨、齿等组织时，X 线检查常可确定诊断；血中甲胎蛋白增高者多为恶性。

（6）其他纵隔肿瘤：如神经源性肿瘤、纤维瘤、脂肪瘤、淋巴管瘤等，均需通过临床表现、肿瘤在纵隔中的位置、影像学特点及病理检查进行鉴别。

【危险因素评估】在治疗早期需根据危险因素，确定危险度分组，尽早发现高危患者。

1. 临床预后因素　包括年龄、性别、分期、纵隔

占位、CNS 侵犯、骨髓侵犯、乳酸脱氢酶水平等指标，在 NHL-BFM 90、NHL-BFM 95 和 EURO-LB 02 方案中，除临床Ⅲ/Ⅳ期外，均与预后无关。而 LBL 临床Ⅰ/Ⅱ期患者所占比例小，其对预后的提示并不充分。故在临床特征中并无与预后确切相关的指标。

2. 分子遗传学预后因素

(1) T-LBL 需结合 TCR 基因重排、癌基因和染色体异常等综合判断预后。①近期研究表明 *NOTCH1* 和/或 *FBXW7* 基因突变在 T-ALL/LBL 中的发生率约为 50%，其激活突变与良好的治疗反应和预后相关。②约 10% 的 T-LBL 患者具有染色体 6q14~24 区域杂合性缺失（loss of heterozygosity at chromosome 6q，LOH6q），其复发风险增高，与预后不良相关。③ NHL-BFM 研究表明，约 15% 的 T-LBL 患者伴有 *PTEN* 基因突变，与预后不良相关，但 NOTCH1 的激活可抑制 PTEN 的表达而改善预后，故预后分析需结合两者之间的相互作用。④ TCRγ 双等位基因缺失（absence of biallelic T-cell receptor gene gamma locus deletion，ABD）是早期前体胸腺细胞的特征，与诱导治疗失败相关。即使同时存在 *NOTCH1* 和/或 *FBXW7* 基因突变仍预后不良。⑤ microRNA223（MIR223）的过表达可以促进 T-LBL 肿瘤细胞增殖和转移，其高表达与预后不良相关。

(2) B-LBL：亚二倍体（染色体数<45）、t(9;22)(q34;q11.2) 形成 *BCR/ABL1*、t(4;11) 或 *MLL/AF4*、t(1;19)(q23;13.3) 形成的（*E2A-PBX1*；*TCF3/PBX1*）等与临床疗效不佳、预后不良相关。

3. 骨髓或外周血微量残留病（MRD） 增高与预后不良相关。

4. 转入高危组化疗的标准 北京儿童医院转入高危组化疗的标准：①泼尼松预治疗第 8 天，外周血幼稚细胞>1 000/mm^3。②诱导治疗 d33 肿瘤残存>25%；骨髓幼稚细胞>5%；骨髓 MRD ≥ 10^{-2}；脑脊液中持续存在幼稚细胞（指 3 次鞘内注射后脑脊液中仍有肿瘤细胞）。③诱导结束时评估仍有残留病灶者尽量行活检，仍为肿瘤组织者；骨髓 MRD ≥ 10^{-3}。④具有不良遗传学特征：t(9;22) 或 *BCR/ABL*，t(4;11) 或 *MLL/AF4* 及其他 *MLL* 基因重排、*SIL/TAL1*、Ph 样 ALL 相关基因如 *IKZF1*、*CRLF2*、*JAK2* 等。

【治疗】

1. 常规化疗 基于 LBL 生物学特性类似于 ALL，近年来采用类似 ALL 的化疗方案后显著改善了预后，5 年无病存活率已达到 75%~90%。比较国际经典方案，以 BFM90 方案疗效最佳，5 年无事件生存率达 90%（各治疗组疗效比较见表 3-17-7）。其治疗方案包括 VDLP+CAM 诱导缓解治疗、4 疗程大剂量甲氨蝶呤（HD-MTX）巩固治疗、VDLD+CAM 延迟强化治疗、6- 巯基嘌呤（6-MP）+MTX 的维持治疗等环节（具体方案详见表 3-17-8）。不同于 ALL，LBL 中Ⅰ、Ⅱ期患者无延迟强化治疗，巩固治疗后直接进入维持治疗。与其他类型 NHL 不同，LBL 在达到完全缓解后，还需进行维持治疗，其目的是诱导细胞分化、凋亡，达到彻底清除残留病灶的目的。总疗程约为 24 个月。治疗过程中需定期进行评估，包括骨髓常规、骨髓 MRD 的检测及瘤灶的评估，了解缓解状态，及时调整治疗方案。

2. 中枢神经系统（central nervous system，CNS）预防性治疗 CNS 预防性治疗是 LBL 方案的重要组成部分。20 世纪 50~60 年代，未进行 CNS 预防性治疗前复发率高达 50%，加用预防性治疗后下降至 3%~5%。依据临床表现、影像学改变、脑脊液细胞计数、形态学及流式细胞术检查进行脑脊液状态分级，给予相应的 CNS 定向治疗。①所有患者均给予包含地塞米松（Dex）、大剂量甲氨蝶呤（HD-MTX）等具有良好 CNS 渗透性药物的全身系统化疗。②鞘内注射（intrathecal therapy，IT）治疗：CNS1 患者按方案定期预防性 IT，可为 MTX 单联或 MTX、阿糖胞苷（Ara-C）、Dex 三联鞘内注射，整个化疗过程中，B-LBL 至少 IT 20 次，T-LBL 22 次。CNS2 患者于诱导治疗期间增加 2 次 IT，全程共 22~24 次。CNS3 患儿于诱导和延迟强化治疗期间各增加 2 次 IT，全程共 26~30 次。COG A5971 方案做了不同 CNS 定向治疗的对照，单纯增加鞘内注射而无 HD-MTX 和应用 HD-MTX 不伴鞘内注射疗效相近，均可有效预防 CNS 复发。COG AALL0434 进行了 HD-MTX 和 Capizzi 式逐步增加剂量的静脉应用 MTX（CMTX）治疗高危 T-ALL 的对照研究，CMTX 组 4 年无病存活率达到 92%（HD-MTX 组为 85%）。③颅脑放疗（cranial radiation therapy，CRT）：对 CNS 侵犯的预防和治疗虽疗效肯定，但因其近、远期并发症，如第二肿瘤、神经系统损害、多发性内分泌腺体病等，当前治疗趋势是尽可能减低放疗剂量或去除 CRT。多数协作组已取消预防性 CRT，目前 St. Jude 儿童研究医院对诊断时即使存在 CNS 浸润者也不做放疗，而以加强全身系统治疗及 IT 治疗替代，CRT 仅用于 CNS 难治复发患者。

表 3-17-7 各治疗组方案疗效比较

方案	年龄/岁	分期	治疗	病例数	无事件生存率	参考文献
LMT81	9 (0.9~16)	Ⅰ~Ⅳ	改良的 LSA2-L2	84	(75 ± 3)%	Patte, et al. 1992
CCG502	9 (0.5~19)	Ⅰ~Ⅳ	改良的 LSA2-L2 *vs*. ADCOMP	143 138	74% 64%	Tubergen, et al. 1995
POG8704	10(5~15)	Ⅲ/Ⅳ	L-ASP(-) *vs*.L-ASP(+)	83 84	(64 ± 6)% (78 ± 5)%	Amylon, et al. 1999
NHL-BFM90	9(1~16)	Ⅰ~Ⅳ	ALL-BFM	105	90%	Reiter, et al. 2000
NHL-BFM95	8 (0.2~19)	Ⅲ/Ⅳ	BFM	169	(78 ± 3)%	Burkhardt, et al. 2006
EORTC 58881	8(0~16)	Ⅰ~Ⅳ	BFM	119	(78 ± 3)%	Uyttebroeck, et al. 2008
COG Pilot	n. a.	Ⅲ/Ⅳ	改良的 LSA2-L2	85	(78 ± 5)%	Abromowitch, et al. 2008
LNH92	8 (0~<16)	Ⅰ~Ⅳ	改良的 LSA2-L2	55	(69 ± 6)%	Pillon, et al. 2009
St. Jude 13	n. a.	Ⅲ/Ⅴ	T-ALL	41	(83 ± 6)%	Sandlund, et al. 2009
pB EORTC	7	Ⅰ~Ⅳ	改良的 LMT, BFM	53	82%	Ducassou, et al. 2011
POG 9404	50%<10	Ⅲ/Ⅳ	改良的 DFCI ALL MTX w/o HD-MTX	66 71	(82 ± 5)% (88 ± 4)%	Asselin, et al. 2011
A 5971	7(1~25)	Ⅰ/Ⅱ	CCG BFM	56	90%	Termuhlen, et al. 2012
EURO-LB 02	—	Ⅰ~Ⅳ	BFM 随机对照 Dex(10mg/m²) *vs*. pred(60mg/m²)	共 319 98 88	81% 84% 84%	Reiter, et al. 2012
EORTC 58951	—	Ⅰ~Ⅳ	改良的 BFM Dex(6mg/m²) *vs*. pred(60mg/m²)	37 37	81% 89%	Uyttebroeck, et al. 2012
COG A5971	10	Ⅲ/Ⅳ	NHL-BFM95 含 MTX w/o HD-MTX 无加强	共 257	(85 ± 4)% (83 ± 4)% (83 ± 4)% (83 ± 4)%	Abromowitch, et al. 2013
LNH97	9		改良的 LSA2-L2	114	(74 ± 4)% (7 岁)	Pillon, et al. 2015
SFOP LMT96	10.5		改良的 BFM	79	85%	Bergeron, et al. 2015
AALL0434		Ⅱ~Ⅳ	COG-BFM	118	87%	Dunsmore, et al. 2018

注:ADCOMP. 左旋门冬酰胺酶、柔红霉素、环磷酰胺、长春新碱、甲氨蝶呤、泼尼松;ALL. 急性淋巴细胞白血病;BFM. Berlin-Frankfurt-Münster;CCG. 美国儿童癌症组;COG. 美国儿童肿瘤组;DFCI. Dana Farber 癌症研究所;EORTC. 欧洲癌症研究与治疗组织;HD-MTX.(大剂量)甲氨蝶呤;L-ASP. 左旋门冬酰胺酶;LMT. 恶性淋巴系统肿瘤;n. a.. 不确定;NHL. 非霍奇金淋巴瘤;POG. 美国儿童肿瘤组;SFOP. 法国儿科肿瘤学会;w/o. 无;pred. 泼尼松;Dex. 地塞米松。

表 3-17-8 BFM-90-LBL 治疗方案

药物	剂量	给药方法及用药时间
诱导缓解		
泼尼松(Pred)	60mg/m^2	口服第 1~28 天后减量,每 3 天减半,9 天减完
长春新碱(VCR)	1.5mg/m^2(最大 2mg)	静脉推注,第 8、15、22、29 天
柔红霉素(DNR)	30mg/m^2	静脉滴注,第 8、15、22、29 天
左旋门冬酰胺酶(L-ASP)	10 000IU/m^2	静脉滴注,第 12、15、18、21、24、27、30、33 天
环磷酰胺(CTX)	1 000mg/m^2	静脉滴注,第 36、64 天
阿糖胞苷(Ara-c)	75mg/m^2	静脉滴注,第 38~41、45~48、52~55、59~62 天
6- 巯基嘌呤(6-MP)	50mg/m^2	口服,第 36~63 天
甲氨蝶呤(MTX)*	12mg	鞘内注射,第 1、15、29、45、59 天
巩固治疗:方案 M		
6-MP	25mg/m^2	口服,第 1~56 天
MTX#	5g/m^2	静脉滴注,第 8、22、36、50 天
MTX*	12mg	鞘内注射,第 8、22、36、50 天
延迟强化治疗		
Dex	10mg/m^2	口服,第 1~21 天后减量,每 3 天减半,9 天减完
VCR	1.5mg/m^2(最大 2mg)	静脉推注,第 8、15、22、29 天
多柔比星(ADR)	30mg/m^2	静脉滴注,第 8、15、22、29 天
L-ASP	10 000IU/m^2	静脉滴注,第 8、11、15、18 天
CTX	1 000mg/m^2	静脉滴注,第 36 天
Ara-c	75mg/m^2	静脉滴注,第 38~41,45~48 天
6-MP	50mg/m^2	口服,第 36~49 天
MTX*	12mg	鞘内注射,第 38、45 天
维持治疗		
6-MP	50mg/m^2	口服
MTX	20mg/m^2	口服,每周 1 次

注:*3 岁以内儿童剂量需调整。# 大剂量甲氨蝶呤总剂量的 10% 在 0.5 小时内滴注,90% 在 23.5 小时内滴注,42 小时开始甲酰四氢叶酸 15mg/m^2 静脉推注解救,6 小时 1 次,根据血清甲氨蝶呤浓度调整甲酰四氢叶酸的用量和次数。

3. 肿瘤急症的处理 约 10% 的 T-LBL 患者可能出现严重的气道梗阻(伴或不伴上腔静脉压迫综合征),为真正的肿瘤急症。对此类患者若尚未经病理确诊者,禁忌应用全身麻醉,可先予小剂量化疗[如泼尼松 60mg/m^2 口服或 VP(VCR+Pred)方案]缓解呼吸困难,于用药后 24~48 小时内症状控制后尽早行病理检查,并选择侵袭性最小的操作确诊。

4. LBL 复发后的治疗策略 约 10%~20% 的进展期 T-LBL 属难治或复发病例。缓解后一旦复发,往往病情极其凶险,迅速全身多脏器转移,再次缓解困难,预后极差,生存率仅为 10%~30%。

补救治疗主要包括再次诱导和造血干细胞支持的强化治疗。补救的目标是尽快达到稳定的二次缓解(second complete remission,CR2),尽早行造血干细胞移植(hematopoietic stem cell transplantation,HSCT)。挽救化疗常用的二线治疗的细胞毒类药物有异环磷酰胺、去甲氧柔红霉素、卡铂等。现有数据表明,复发 LBL 未经 HSCT 几乎无治愈的机会,而相比自体HSCT（autologous HSCT，auto-HSCT），异基因HSCT（allogenic-HSCT，allo-HSCT）虽有较高的治疗相关死亡，但具有更高的无病生存率，auto-HSCT复发率明显高于allo-HSCT。NHL-BFM报道1990—2003年间收治的324例LBL患者中34例复发，13例接受allo-HSCT，5例存活，6例复发死亡，2例治疗相关死亡（treatment-related mortality，TRM）；2例auto-HSCT均死于疾病进展；其他患者未达HSCT便死于疾病进展或复发方案治疗相关死亡。欧洲癌症研究与治疗协作组（EORTC）报道1989—2008年间收治的53例B-LBL中8例复发，均死亡；7例进行了allo-HSCT，5例疾病进展死亡，3例TRM。

5. 靶向药物的应用

（1）T-LBL靶向治疗

1）奈拉滨（Nelarabine）：是脱氧鸟苷类似物9-b-D-阿糖呋喃糖鸟嘌呤（Ara-G）的前体药物，对T淋巴母细胞的DNA合成具有选择性抑制作用而致细胞死亡。是一种有效的T细胞特异性细胞毒性药物，用于治疗难治、复发的T-LBL/ALL，它可单药治疗或与其他细胞毒性药物联用。儿童应用剂量为650mg/(m^2·d)×5天，21天一疗程，Ⅰ/Ⅱ期儿童及成人研究，单药反应率为14%~55%。常见的副作用为剂量依赖型神经毒性，表现为2级或3级感觉、运动神经病变和肌肉骨骼疼痛，有的患者表现为头痛、嗜睡、感觉迟钝、癫痫发作、共济失调等，多为可逆性的。其他副作用有血液毒性、恶心呕吐等消化道反应。

奈拉滨治疗复发/难治T-ALL/LBL最常用的联合化疗是环磷酰胺加依托泊苷。Leah等报道5/7 CR，其中4例得以进行HSCT，但仅1例存活，其他患者死于疾病进展和TRM。MD. Anderson报道联合Hyper CVAD治疗成人T-ALL/LBL，反应率达到90%。COG AALL0434方案应用奈拉滨联合增强的BFM方案治疗高危T-ALL，4年无病存活率为90% *vs.* 83%（*P*=0.033 2）。除了联合化疗，K Burley报道1例移植后复发的T-ALL采用奈拉滨加供者细胞回输达到持续CR。Annalisa等提出可以根据患者基因表达谱，奈拉滨选择性地联合PI3K、Bcl2、MEK抑制剂，以增加其疗效。

2）达雷妥尤单抗（daratumumab）：CD38人源化单抗，CD38抗原在化疗前后或在复发后T-ALL/LBL细胞上表达稳定，可能成为良好的治疗靶点。并可作为CAR-T细胞治疗的靶点，目前均在探索中。

3）PI3K抑制剂、mTOR抑制剂或PI3K-mTOR双重抑制剂联合糖皮质激素用于高危*PTEN*缺失的患者。

4）芦可替尼（ruxolitinib）：JAK/STAT通路抑制剂，能够克服糖皮质激素耐药。

5）γ-分泌酶抑制剂（GSI）：通过防止被γ-分泌酶分裂而直接阻止Notch受体激活。尽管*NOTCH*基因突变对T细胞恶性肿瘤并非独有，但对治疗药物有限的复发或难治患者仍是重要靶点。应用BMS-906024（更新一代的GSI）的Ⅰ期临床试验报道了12岁以上T-ALL和T-LL患者的早期反应，1例白血病达到CR，另外7例患者骨髓中幼稚细胞至少降低了50%。

（2）B-LBL靶向治疗

1）酪氨酸激酶抑制剂（TKI）：可用于治疗Ph^+ALL/LBL，通过靶向作用于*BCR/ABL*融合基因从而发挥疗效。伊马替尼单药有效率达70%，联合化疗CR率可达90%。第二代达沙替尼和尼罗替尼可用于对伊马替尼耐药的患者，具有透过血-脑屏障的特性，疗效优于伊马替尼。

2）双特异性抗体（blinatumomab）：用于治疗B细胞恶性肿瘤的双特异性T细胞衔接器（BiTE）抗体药物。主要作用是激活表达CD3的细胞毒性T细胞以裂解表达CD19的B淋巴细胞。在成人NHL的Ⅰ期和Ⅱ期试验中的反应率为29%~43%，而作为单药治疗成人难治或复发B-ALL的CR或伴随不完全血液学恢复的CR（CRh）达43%~69%，MRD阴性率达到35%~80%。而在儿童，因疾病负荷高于大部分成人临床试验，单药治疗复发或难治B-ALL的CR和CRh为32%、25%；达到骨髓MRD阴性。

3）CD19特异性嵌合抗原受体T细胞（CAR-T细胞）：治疗复发/难治B-ALL/LBL的CR率达到70%~92%，疗效显著，缓解后可桥接移植，CAR-T细胞治疗的毒性为细胞因子释放综合征和神经毒性。

4）硼替佐米（bortezomib）：蛋白酶体抑制剂，联合化疗治疗复发/难治ALL/LBL有一定疗效。Yoav H. 等报道联合VDLD方案治疗22例复发ALL，CR率为80%，均为B-ALL，2例T-ALL无缓解。

【未来展望】虽然当前LBL的治愈率已明显提高，但仍存在一些挑战。疾病进展或复发仍是致命的，目前仍缺乏有效的分层系统，需进一步识别预后相关因素、完善危险度分层体系，以便有效地确定治疗强度，减低治疗相关的急性和长期毒性；识别高危患者，并提高高危组患者的生存率；研究更多的靶向治疗药物，改善难治/复发患者的预后。

诊治要点

- LBL是一组起源于不成熟前T或B淋巴细胞的高侵袭性肿瘤。
- LBL与ALL具有相近的生物学特征，WHO分类将两者共同归于前体淋巴细胞肿瘤。
- T-LBL主要表现前纵隔肿物，伴颈部、锁骨上淋巴结肿大，易发生胸腔积液、气道压迫和上腔静脉压迫综合征。
- B-LBL易发生皮肤软组织包块、骨质破坏。
- 组织病理或骨髓流式细胞检测需有淋巴母细胞标志和T细胞或B细胞特异性标志。
- 危险因素评估需结合临床分期、分子遗传学因素、化疗后治疗反应综合判断。
- 复发难治患者预后极差，通过二线化疗或靶向治疗达到CR后需尽早行allo-HSCT。

（金 玲 张永红）

参考文献

[1] CORTELAZZO S, FERRERI A, HOELZER D, et al. Lymphoblastic lymphoma. Critical Reviews in Oncology/Hematology, 2017, 113: 304-317.

[2] BIRGIT B, MICHELLE LH. Lymphoblastic lymphoma in childhood and adolescence: review of current challenges and future opportunities. British Journal of Haematology, 2019, early: 1-13.

[3] CAIRO MS, BEISHUIZEN A. Childhood, adolescent and young adult non-Hodgkin lymphoma: current perspectives. British Journal of Haematology, 2019, 185 (6): 1021-1042.

[4] JAIN N, LAMB AV, O'BRIEN S, et al. Early T-cell precursor acute lymphoblastic leukemia/lymphoma (ETP-ALL/LBL) in adolescents and adults: a high-risk subtype. Blood, 2016, 127 (15): 1863-1871.

[5] YOU MJ, MEDEIROS LJ, HIS ED. T-lymphoblastic leukemia/lymphoma. Am J Clin Pathol, 2015, 144: 411-422.

[6] MICHAUX K, BERGERON C, GANDEMERV, et al. Relapsed or refractory lymphoblastic lymphoma in children: results and analysis of 23 patients in the EORTC 5 8951 and the LMT96 protocols. Pediatr Blood Cancer, 2016, 63: 1214-1221.

[7] COMMANDER LA, SEIF AE, INSOGNA IG, et al. Salvage therapy with nelarabine, etoposide, and cyclophosphamide in relapsed/refractory paediatric T-cell lymphoblastic leukaemia and lymphoma. British Journal of Haematology, 2010, 150: 345-351.

[8] HORTON TM, WHITLOCK JA, LU X, et al. Bortezomib reinduction chemotherapy in high-risk ALL in first relapse: a report from the Children's Oncology Group. British Journal of Haematology, research paper, 2019, 1-12.

第3节 成熟B细胞淋巴瘤

成熟B细胞淋巴瘤（matrual B cell lymphoma，MBCL）是儿童非霍奇金淋巴瘤中最常见的病理类型，其中主要包括伯基特淋巴瘤（Burkitt lymphoma，BL）、弥漫大B细胞淋巴瘤（diffuse large B cell lymphoma，DLBCL）、原发性纵隔大B细胞淋巴瘤（primary mediastinal large B cell lymphoma，PMBCL）、滤泡淋巴瘤（follicular lymphoma，FL）等亚型，本节主要介绍伯基特淋巴瘤、弥漫大B细胞淋巴瘤，其余两型见第十七章第6节少见类型淋巴瘤。

一、伯基特淋巴瘤

伯基特淋巴瘤是一种高度侵袭性的B细胞非霍奇金淋巴瘤，目前存在三种临床亚型：地方性（非洲型）、散发性（非地方型）和免疫缺陷相关。尽管它们在组织学上是相同的，并且具有相似的临床行为，但是三种形式之间的流行病学、临床表现和遗传特征存在差异。2016年WHO分类还提出了三种类似BL的侵袭性B细胞淋巴瘤：具有11q突变的伯基特样淋巴瘤；具有MYC和BCL2和/或BCL6重排的高级别B细胞淋巴瘤和高级别B细胞淋巴瘤（非特指）。约90%BL存在*c-MYC*基因断裂重排，EB病毒几乎存在于所有的地方性BL中，在散发性和免疫缺陷相关性BL中EB病毒感染率为30%~40%。在我国，半数以上患者就诊时已处于疾病进展期（Ⅲ~Ⅳ期），本病对化疗非常敏感，虽然治愈率可达80%~90%，仍有10%的患者复发或在治疗中进展而死亡。

【发病机制】

1. *c-MYC*基因 儿童BL的几乎所有病例均存在*c-MYC*基因的易位，从而导致其高表达。c-MYC

是一种转录因子,可以促进细胞增殖和细胞转化,并且抑制细胞分化,在细胞增殖和分化的调控中起关键作用。*c-MYC* 基因位于染色体 8q24 上,多数 *c-MYC* 易位为 t(8;14)(q24;q32)的重排,约占 80%。此外,还存在两种其他类型的易位,分别为 t(8;22)(q24;q11)及 t(2;8)(q12;q24)。尽管上述易位点不同,但是均未影响 *c-MYC* 基因的编码区,其结果均导致 c-MYC 蛋白的持续高表达。关于 c-MYC 导致细胞恶性转化的确切机制还不十分清楚。c-MYC 的表达和异位可影响多种细胞过程,包括细胞周期、细胞分化、代谢、增殖、凋亡等。已知 c-MYC 的高表达可使细胞内 c-MYC/MAX 复合体浓度增加,从而改变了细胞内乙酰化转移酶的活性,对细胞周期的进程产生影响。c-MYC 可以通过调节相应靶基因而影响细胞代谢活动,如核酸代谢、蛋白合成、糖酵解等,还可以诱导端粒反转录酶的转录,使细胞永生化。BL 的细胞遗传学异常较为复杂,除 *c-MYC* 易位外,还存在多样化的染色体异常,其中最常见的包括 13q 的缺失、1q 重复以及 6q 缺失,且这些不同的染色体突变可能与预后相关。

2. EB 病毒感染 可见于绝大多数(95%)地方性 BL。据文献报道,散发性病例中 EBV 的感染率为 20% 左右。EBV 在 BL 发生中的作用可能为 EBV 感染宿主后可促进其多克隆性 B 细胞的扩增,在此基础上,若 *c-MYC* 发生重排和过度表达,便会出现单克隆的肿瘤细胞增殖。在 BL 中 EBV 基因表达呈潜伏型,可使肿瘤细胞逃逸免疫监控,从而导致肿瘤的发生。通过原位杂交技术检测 EBV 编码的小 RNA(EBV-encoded small RNA,EBER),是判定肿瘤细胞 EBV 潜伏感染的客观证据。此外,EBV 潜伏感染时可编码膜潜伏蛋白 -1(latent membrane protein 1,LMP-1),这是一种转化相关性的跨膜蛋白,具有生长转化功能,与 EBV 的永生化及致瘤作用密切相关,它在肿瘤组织中的表达不仅是 EBV 潜伏感染的客观指标,同时也是 EBV 致瘤的一个关键环节。

3. 细胞周期和凋亡相关分子异常 细胞周期蛋白(cyclin)D 可在 G 期或 G-S 期转换点发挥作用,并能启动细胞周期,促进 DNA 合成。在 BL 细胞中,c-MYC 可直接诱导 cyclin D1 和 cyclin D2 表达,cyclin D1 和 cyclin D2、CDK4 和 CDK6 形成大量蛋白复合物并与 p27、p21 结合,使后者的激酶抑制作用被屏蔽,从而使细胞逃脱生长抑制作用;p27 也可被 Cksl 抑制,促进细胞增殖。在 BL 中活化 p27 的降低不但导致淋巴瘤细胞逃脱 G-S 期控制点的生长抑制作用,也是淋巴瘤细胞恶性增殖的机制之一。*p53* 是一种重要的抑癌基因,MDM2 蛋白可与 P53 结合,阻止其转录,也可使 P53 泛素化使其从胞核转移到胞质,在溶酶体内降解;而 P53 又可诱导 MDM2 的生成,两者通过反馈调节达到平衡。在 BL 中,P53 发生自身突变使其原来的促凋亡功能丧失,而 MDM2 的过表达抑制 P53 功能。另外,在 BL 中,肿瘤抑制基因 *Rb* 相关蛋白 Rb2/P130 核定位信号异常,导致 Rb2/P130 定位于细胞质,不能发挥抑制作用。所有这些细胞周期调节蛋白和凋亡相关蛋白异常最终导致 BL 细胞周期调控紊乱,表现为失控的增殖分裂能力和 G_0-G_1 期分化成熟受限,最终导致 BL 的生成。

4. 微 RNA(microRNA,miRNA)异常 miRNA 是一类长度约 21~23 个核苷酸的小 RNA,不编码蛋白质,但能在转录后或者翻译水平上影响基因表达。miRNA 在造血细胞分化发育、免疫细胞功能和淋巴瘤发生方面发挥着重要作用。目前已发现儿童 BL 患者的 miR-155/bic 表达增加,表达量是其他儿童白血病中的 100 倍,提示 miR-155 在 B 细胞淋巴瘤中可能起作用。

【临床表现】 BL 患者肿瘤增殖速度快,通常具有自发肿瘤溶解的表现,血清乳酸脱氢酶(LDH)及尿酸水平的明显升高,肿瘤增殖速度快。

1. 在 50%~60% 的病例中,地方性 BL 表现为下颌或面部肿瘤。腹部受累不太常见。肿瘤可累及结外部位,包括肠系膜、卵巢、睾丸、肾、乳房和脑膜。外周淋巴结、纵隔和脾脏的受累并不常见。

2. 散发性 BL 通常具有腹部受累表现,可伴有大量疾病和腹水,累及回肠末端、胃、盲肠和 / 或肠系膜、肾、睾丸、卵巢、乳房、骨髓或中枢神经系统,可表现为肠梗阻、胃肠道穿孔或肠套叠。多数患儿存在浅表淋巴结肿大(图 3-17-5A)。大约 25% 的病例会出现下颌骨或面部骨骼受累(图 3-17-5B),骨髓和中枢神经系统受累分别发生在约 30% 和 15% 的病例中。北京儿童医院总结了近 10 年来收治的 BL 患儿,共 186 例患儿,其中男孩占 85.5%,发病时中位年龄为 5 岁,从发病至确诊时间较短,约 93.5% 的患儿病程 ≤ 60 天,61.8% 的患儿存在腹腔占位,绝大多数就诊时已属晚期,Ⅲ/Ⅳ期患者超过 90%,存在 CNS 侵犯者占 14.5%,存在骨髓侵犯者超过 40%,高危组患者达 62.4%。

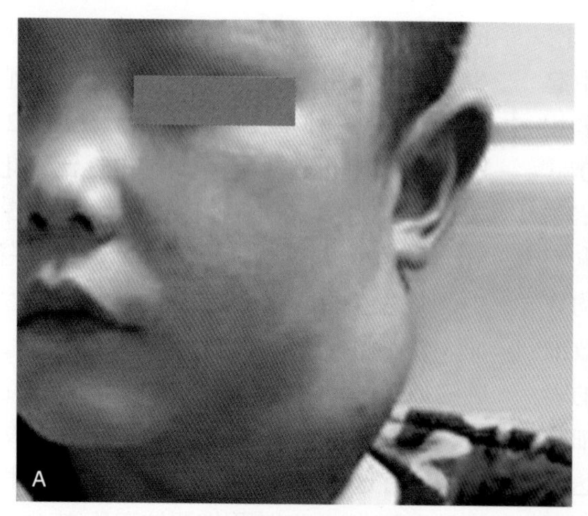

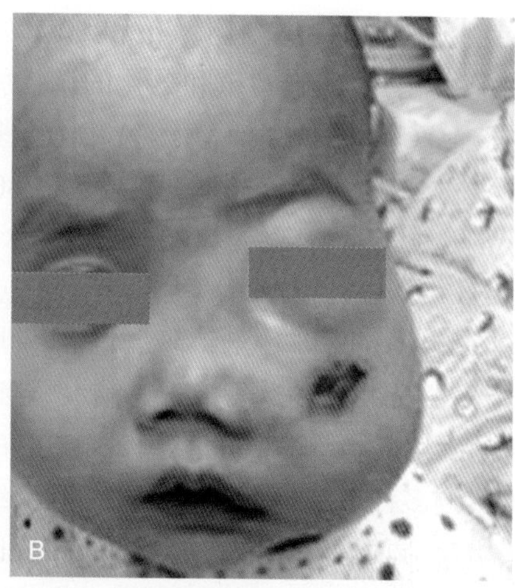

图 3-17-5 伯基特淋巴瘤的颈部淋巴结、颌面部侵犯
A. 颈部淋巴结侵犯；B. 颌面部侵犯。

3. 免疫缺陷相关的 BL 患者通常伴有免疫缺陷相关的体征或症状（如人类免疫缺陷综合征、先天性免疫缺陷、由造血或实体器官移植后引起的获得性免疫缺陷）。免疫缺陷相关的 BL 通常累及淋巴结、骨髓和中枢神经系统，一部分患者具有白血病表现，伴有广泛的骨髓受累，即呈现出伯基特白血病表现。

【辅助检查】

1. 病理

（1）组织形态学：淋巴结的正常结构被破坏，肿瘤细胞可侵犯淋巴结包膜、纤维组织，肿瘤细胞呈单一浸润性生长，BL 细胞形态单一，中等大小，弥漫浸润生长，核圆形、椭圆形，染色质粗，核仁明显，胞质嗜碱性，核分裂多见，大部分见明显的星空现象。细胞学特征与 FAB 分型中 L_3 型幼稚淋巴细胞相对应（图 3-17-6）。

（2）免疫表型：BL 是起源于生发中心或生发中心后 B 细胞的侵袭性淋巴瘤，肿瘤细胞表达 B 细胞相关抗原（如 CD19、CD20、CD22）以及 CD10、bcl-6、CD38、CD43 和 CD77，bcl-2 通常阴性或弱阳性。Ki-67 增殖指数阳性率接近 100%。CD10 主要在前 B 细胞、生发中心 B 细胞和一些上皮细胞中表达。在正常淋巴组织滤泡生发中心中表达，被认为是淋巴滤泡生发中心细胞起源淋巴瘤的一种标志。*bcl-6* 是位于人染色体 3q27 上的原癌基因，在正常淋巴组织中 bcl-6 蛋白主要表达于生发中心成熟 B 细胞和 CD4 阳性 T 细胞，未见于不成熟的前体细胞和分化好的浆细胞，可作为淋巴滤泡生发中心细胞起源肿瘤的标志物。MUMl 是干扰素调节因子家族的一种转录因子。在正常组织中，MUMI 表达于浆细胞、部分发育后期的生发中心细胞和活化的 T 细胞，在 B 细胞向浆细胞分化阶段起着重要的作用，可作为生发中心晚期和生发中心后 B 细胞的标志物。

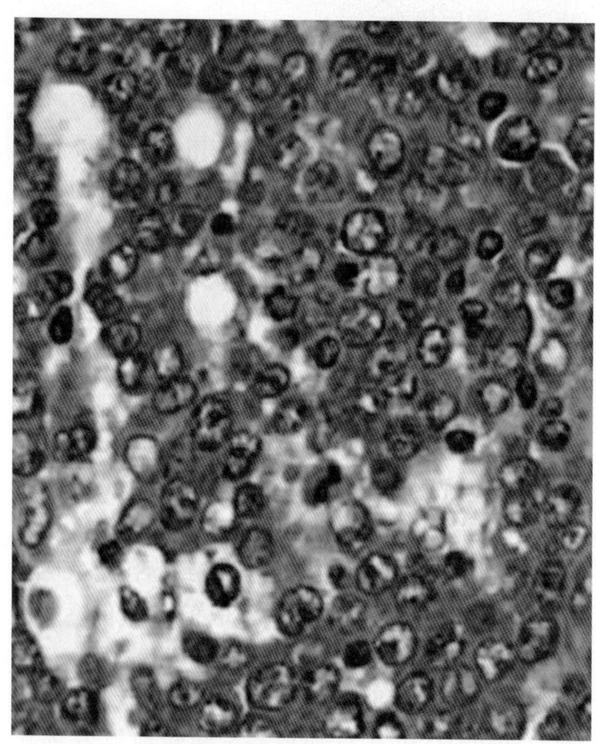

图 3-17-6 伯基特淋巴瘤的形态学改变（HE 染色，×400）
伯基特淋巴瘤的形态学改变，可见星空现象。

（3）分子遗传学：几乎所有病例均存在 *c-MYC* 基因的易位，c-MYC 是一种转录因子，可以促进细胞增殖和细胞转化，并且抑制细胞分化，在细胞增殖和分化的调控中起关键作用。*c-MYC* 基因位于染色体 8q24 上，多数 *c-MYC* 易位为 t(8;14)(q24;q32) 的重排（图 3-17-7），约占 80%。此外，还存在两种其他类型的易位，分别为 t(8;22)(q24;q11) 及 t(2;8)(q12;q24)。尽管上述易位点不同，但是均未影响 *c-MYC* 基因的编码区，其结果均导致 c-MYC 蛋白的持续高表达。BL 的细胞遗传学异常较为复杂，除 *c-MYC* 易位外，还存在多样化的染色体异常，其中最常见的包括 13q 的缺失、1q 重复以及 6q 缺失，且这些不同的染色体突变可能与预后相关。

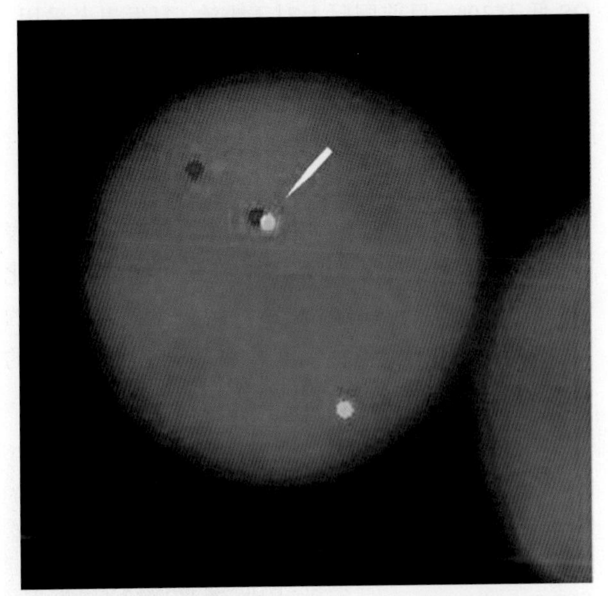

图 3-17-7 伯基特淋巴瘤 FISH 方法检测 *C-MYC* 基因

2. 其他

(1) 血常规：BL 患者血象可表现为正常，当存在骨髓受累时可有白血病的表现，白细胞增高 / 降低、血小板降低、贫血，CRP 增高均较为常见。

(2) 骨髓常规：BL 骨髓侵犯者，骨髓常规可见大量原始幼稚淋巴细胞，胞质内可见空泡（图 3-17-8），同时通过骨髓活检和免疫组化染色、流式细胞术检查可获得比骨髓穿刺更高的阳性率。

(3) 流式细胞检查：当 BL 侵犯骨髓时，骨髓流式细胞检查可表达 CD10、CD19、CD20、Kappa/Lambda，需要注意与急性 B 淋巴细胞白血病相鉴别。

(4) 影像学检查：患者进行治疗前需进行全身影像学检查以明确受累部位，完成分期。颈部、胸部、腹部、盆腔 CT 作为分期的依据，应常规检查。对有骨受累表现的患者（如骨痛、肿胀等）可做骨扫描检查。如患者有 CNS 受累的症状或表现，应进行头颅 MRI 或 CT 扫描。近年来，PET/CT 已逐渐成为本病分期和再评估的重要工具（图 3-17-9）。

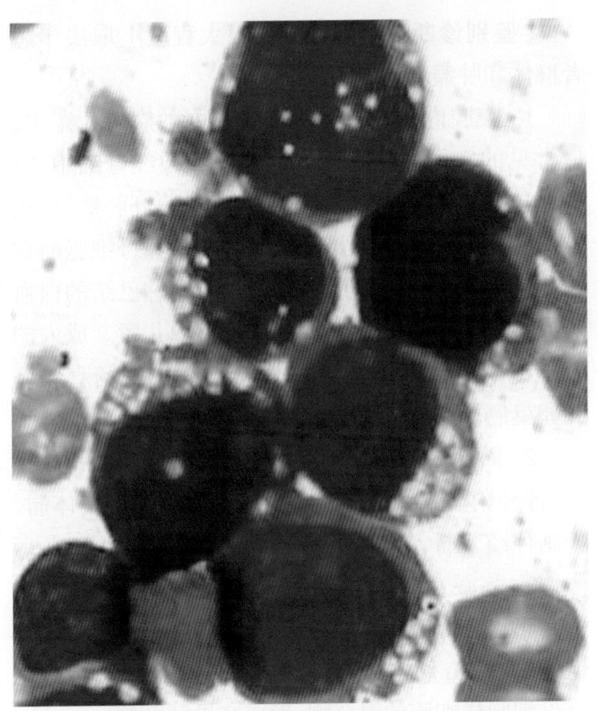

图 3-17-8 伯基特淋巴瘤的骨髓侵犯

伯基特淋巴瘤的骨髓侵犯，胞质内可见空泡改变。

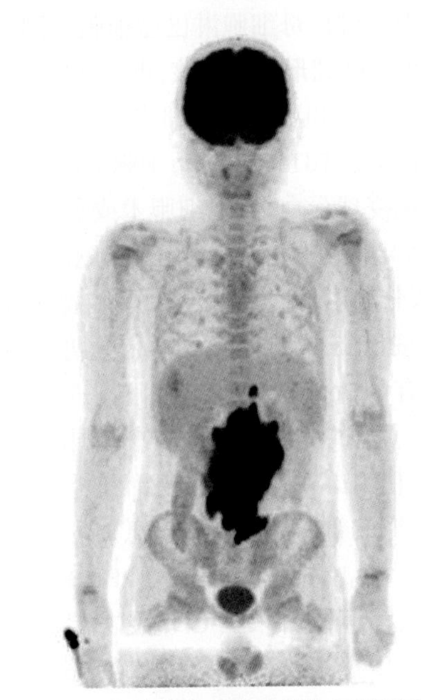

图 3-17-9 伯基特淋巴瘤患儿的 PET/CT 改变

【诊断】 WHO 有关淋巴造血组织肿瘤分类中规定了 BL 的诊断标准，除了典型的临床表现、实验室检查以外，全部患者需进行肿瘤组织病理活检，根据病理组织的形态学、免疫组化、细胞遗传学和分子生物学共同进行本病的诊断。同时根据影像学、脑脊液、骨髓等检查，按照 St. Jude 分期系统进行分期及危险度分组。

【鉴别诊断】鉴别诊断在很大程度上取决于患者群体和肿瘤部位。

1. 腹腔内肿瘤　在患有腹腔内肿瘤的儿童中，最常见的实体肿瘤是肾母细胞瘤和神经母细胞瘤；其他包括具有广泛髓外受累的白血病、肝肿瘤、卵巢肿瘤和软组织肉瘤。肾母细胞瘤和神经母细胞瘤在婴儿中更常见，而肝脏、脾脏或腹膜后淋巴结的白血病或淋巴瘤受累更常见于年龄较大的儿童。成人的鉴别诊断包括良性和恶性实体肿瘤，如结肠直肠癌和卵巢癌。

2. 面部肿瘤　面部肿瘤的鉴别诊断包括肉瘤、癌、神经鞘瘤、黑色素瘤、唾液腺肿瘤和良性实体瘤，如副神经节瘤。

3. 弥漫大 B 细胞淋巴瘤　尽管 BL 的大多数病例在形态学上容易从弥漫大 B 细胞淋巴瘤中分辨，但是一些 BL 病例具有较大的细胞、中心母细胞或免疫母细胞样细胞的混合物，形成交界区肿瘤。

4. 淋巴母细胞淋巴瘤　是另一种高度侵袭性的淋巴瘤，在组织学上与 BL 表面相似。然而，BL 细胞在几个方面与淋巴母细胞淋巴瘤细胞不同；它们具有中等大小的椭圆形或圆形核，更分散的染色质，几个不同的细胞核和更丰富的细胞质。此外，淋巴母细胞淋巴瘤表达 TdT，B 淋巴母细胞淋巴瘤不能表达膜表面的免疫球蛋白，流式细胞术或免疫组织化学可以高度确定地区分 BL 和淋巴母细胞淋巴瘤。

【临床分期】根据全身影像学、脑脊液及骨髓等检查，以往按照 St Jude 分期系统确定分期（表 3-17-4）。目前在原有 St Jude 分期系统基础上进行了补充和改良，产生了新的分期系统——修订国际儿童 NHL 分期系统（IPNHLSS），进一步明确和补充了每一期的定义，并将最新的医学进展信息加入了分期系统（表 3-17-5、表 3-17-6）。此外，对于 BL 来说，CNS 状态的评估十分重要，根据 CNS 受累情况可分为：① CNS1，无中枢神经系统侵犯；② CNS2，存在颌面部浸润；③ CNS3，存在中枢神经系统侵犯（颅内或脊髓内占位，脑脊液找到肿瘤细胞，脑脊液流式检查阳性）。

【治疗】

1. 一线治疗　BL 总体对化疗十分敏感，对不同的化疗方案均有较好的反应率。目前国际上主要采用的方案有 LMB89 方案（表 3-17-9）、BFM90 方案（表 3-17-10）。各组方案不同危险度化疗药物累积量的对比见表 3-17-11。各治疗组疗效的总结见表 3-17-12。Minard-colin 等在 2016 年报道了儿童侵袭性 B 细胞淋巴瘤在 LMB96 方案的基础上增加了利妥昔单抗，1 年的 EFS 增加了 12%，而 COG 报道了利妥昔单抗联合 FAB/LMB 方案治疗中危组 2 年 EFS 为 96%，高危组 2 年 EFS 为 86%。北京儿童医院单中心报道 BL 患儿应用改良的 LMB89 方案联合利妥昔单抗治疗，5 年 EFS 达 87%。

2. 难治 / 复发病例的治疗

（1）难治 / 复发的儿童 BL 预后非常差，5 年的 OS 低于 30%，目前国际上对于难治 / 复发患者采用的化疗方案为 R+ICE（异环磷酰胺 + 卡铂 + 依托泊苷），COG 协作组报道了 20 例难治 / 复发 BL 的治疗，应用 R+ICE 方案治疗后仅 12 例对化疗有反应，其中 6 例进行了异基因造血干细胞移植后存活，而其他对 R+ICE 化疗方案无反应的患者全部死亡。

（2）近些年，随着人们对 BL 发病机制的逐步了解，成人病例中更多的抗体治疗、通路抑制剂治疗以及免疫治疗开始了各种临床试验，并取得了显著的疗效，下图显示了成熟 B 细胞淋巴瘤的发生机制及存在的靶点（图 3-17-10）。

1）CD20 被认为是免疫学治疗 NHL 的理想靶点，CD20 既不散布在细胞表面，也不锚定在抗体上，因此在淋巴瘤的治疗中，应用抗 CD20 单克隆抗体（利妥昔单抗）治疗成为目前最重要的一种手段，其治疗 NHL 的主要机制包括抗体依赖细胞介导的细胞毒作用（ADCC）和补体依赖的细胞毒性（CDC），并在近 20 年中取得重大进展。利妥昔单抗被称为第一代抗体，是人 - 鼠嵌合抗体，抗体中的鼠源结构会导致较长时间的灌注和严重的毒副作用。第二代抗 CD20 单克隆抗体与人的同源性高达 90%~100%，是人源化抗体或全人源抗体。因此，第二代抗体极大降低了抗 CD20 单克隆抗体的免疫原性，该类抗体中奥法妥木单抗（ofatumumab）已经批准上市，veltuzumab 和 ocrelizumab 处于临床研究阶段。奥法妥木单抗是全人源的 IgG1 kappa 单克隆抗体，2011 年分别被欧洲药品管理局和美国 FDA 批准在欧洲和美国上市，该抗体能与 B 淋巴细胞 CD20 抗原分子上的大环和小环专一性结合，通过 ADCC 和 CDC 等特异性途径诱导细胞凋亡，从而杀灭瘤细胞。在细胞实验中，奥法妥木单抗比利妥昔单抗更具有杀伤肿瘤细胞的作用。第三代抗 CD20 单克隆抗体是在第一、二代的基础上通过特殊生化手段对抗体 Fc 片段进行结构改造，通过增加抗体对 Fc 7Ⅲa 的亲和

表 3-17-9 LMB89 方案(高危组)

药物方案	剂量	治疗天数(第 X 天)
预治 COP 方案		
CTX	0.3g/m^2 i. v.	1
VCR	2mg/m^2 i. v. gtt.	1
Pred	60mg/m^2 p. o.	1~7
MTX+Dex+Ara-c	15mg/ 次 +4mg/ 次 +30mg/ 次 鞘内注射	1、3、5
COPADM1 方案(d8 起)		
VCR	2mg/m^2 i. v. gtt.	1
HD-MTX	5g/m^2 i. v.	1
CFR	15mg/m^2 p. o.	2~4(MTX 使用后 24 小时起)
MTX+Dex+Ara-c	15mg/ 次 +4mg/ 次 +30mg/ 次 鞘内注射	2、4、6
DNR	30mg/m^2 i. v.	2、3
CTX	0.5g/m^2 i. v.	2、3、4
Pred	60mg/m^2 p. o.	1~5,减停 3 天
COPADM2 方案		
(除以下 2 点外同 COPADM1 方案)		
HD-MTX	5g/m^2(伴 CNS 或睾丸侵犯者为 8g/m^2) i. v.	1
CTX	1g/m^2 i. v.	1
CYVE1 和 CYVE2 方案		
Ara-c	50mg/m^2 i. v.	CYVE2 方案的第 1 天
HD-Ara-c	3g/m^2 i. v.	1~5(20:00~8:00)
VP-16	100mg/m^2 i. v.	2~5(8:00~23:00)
HD-MTX	8g/m^2 i. v.	2~5(14:00~16:00)
MTX+Dex+Ara-c	15mg/ 次 +4mg/ 次 +30mg/ 次 鞘内注射	CYVE1 方案后第 18~15 天
M1 方案		
(除以下四点外同 COPADM1 方案)		
HD-MTX	5g/m^2(CNS 受累或 d7 评估瘤灶缩小<25% 者为 8g/m^2) i. v.	1
CTX	1g/m^2 i. v.	1、2
ADR	30mg/m^2 i. v.	2、3
M3 方案(即 CHOP 方案)		
VCR	2mg/m^2 i. v. gtt.	1
ADR	30mg/m^2 i. v.	1、2
CTX	0.5g/m^2 i. v.	1、2
Pred	60mg/m^2 p. o.	1~5,减停 3 天
M2 及 M4 方案		
VP-16	150mg/m^2 i. v.	1~3
Ara-c	100mg/m^2 i. v.	1~5

注:CTX. 环磷酰胺;VCR. 长春新碱;Pred. 泼尼松;Dex. 地塞米松;MTX. 甲氨蝶呤;Ara-C. 阿糖胞苷;CFR. 四氢叶酸钙;ADR. 多柔比星;DNR. 柔红霉素;VP-16. 依托泊苷;HD. 大剂量;CNS. 中枢神经系统;p.o.. 口服;i.v.. 静脉注射;i.v.gtt.. 静脉滴注。

表 3-17-10　BFM90 方案

药物方案	剂量	治疗天数（第 X 天）
预治疗		
Pred	30mg/m^2　p. o.	1~5
CTX	200mg/m^2　i. v.	1~5
MTX	15mg/ 次　鞘内注射	1
Course A		
Dex	10mg/m^2　i. v.	1~5
IFO	800mg/m^2　i. v.	1~5
MTX（24 小时输注）	500mg/m^2　i. v.	1
MTX+Dex+Ara-c	15mg/ 次 +4mg/ 次 +30mg/ 次　鞘内注射	1
Ara-C	300mg/m^2（分 2 次）　i. v.	4~5
VP-16	100mg/m^2　i. v.	4~5
Course B		
Dex	10mg/m^2　i. v.	1~5
CTX	200mg/m^2　i. v.	1~5
MTX（24 小时输注）	500mg/m^2　i. v.	1
MTX+Dex+Ara-c	15mg/ 次 +4mg/ 次 +30mg/ 次　鞘内注射	1
ADR	25mg/m^2　i. v.	4~5
Course AA		
同 Cours A 方案，仅增加		
VCR	1.5mg/m^2（最大 2mg）　i. v. gtt.	1
Course BB		
同 Cours B 方案，仅增加		
VCR	1.5mg/m^2（最大 2mg）　i. v. gtt.	1
Course CC		
Dex	10mg/m^2　i. v.	1~5
VDS	3mg/m^2（最大 5mg）　i. v. gtt.	1
Ara-c	2g/m^2，每 12 小时 1 次　i. v.	1~2
MTX+Dex+Ara-c	15mg/ 次 +4mg/ 次 +30mg/ 次　鞘内注射	1
VP-16	150mg/m^2　i. v.	3~5

注：CTX. 环磷酰胺；VCR. 长春新碱；Pred. 泼尼松；Dex. 地塞米松；MTX. 甲氨蝶呤；Ara-C. 阿糖胞苷；ADR. 多柔比星；VDS. 长春地辛；VP-16. 依托泊苷；IFO. 异环磷酰胺；p.o.. 口服；i.v.. 静脉注射；i.v.gtt.. 静脉滴注。

力而增强疗效，提高治疗效果。目前，此类抗体主要包括 obinutuztwnab（GA101）、ocaratuzumab（AME-133v）、PR0131921，但均未上市。体外实验数据显示，AME-133v 与 NK 细胞表面 Fc 受体结合能力很强，且在杀伤 B 细胞方面也比利妥昔单抗强 10 倍。GA101 具有重新设计的 Fc 段和改造修饰过的铰链区，其 Fc 段受体亲和力是利妥昔单抗的 50 倍，因此比利妥昔单抗在 NHL 细胞系中引起的 ADCC 效应强 10~100 倍。

2）博纳吐单抗（blinatumomab）：CD19、CD3 双标抗体，其作用机制为利用 T 淋巴细胞所介导的免疫监视作用在肿瘤的发生、发展及疗效中发挥的重要作用。研究表明，对于 NHL、ALL 及一些实体瘤患者，CD8$^+$T 细胞的数量与患者的预后呈正相关。T 细胞为基础的治疗主要包括：疫苗、体外 T 细胞的扩增和一些活化 T 细胞的药物。但是，由于肿瘤逃逸机制的存在，使得上述治疗方法在临床应用过程中疗效欠佳。CD19 在几乎所有的 B 淋巴细胞肿瘤中

表 3-17-11　各组方案不同危险度化疗药物累积量的对比　单位：mg/m²

方案	Pred/Dex	CTX/IFO	VCR	MTX	ADR	Ara-c	VP-16	IT/次
A 组								
LMB89	720	3 000	8	0	120	0	0	0
FAB/LMB96	720	3 000	8	0	120	0	0	0
NHL-BFM95	100（Dex）	1 000/4 000	0	2 000	50	600	200	2
B 组								
LMB89	1 440	5 800	9	15 000	180	1 000	0	6
FAB/LMB96	1 620	5 800	7	15 000	180	1 000	0	6
NHL-BFM95	240（Dex）	2 400/8 000	6	4 000	100	1 200	400	5
C 组								
LMB89	1 740	6 800	11	24 000	240	24 500	2 500	10
FAB/LMB96								
CNS⁻	1 800	6 800	11	24 000	240	24 500	2 500	10
CNS⁺	1 800	6 800	11	32 000	240	24 500	2 500	13
NHL-BFM95	440（Dex）	2 400/8 000	12	20 000	100	25 200	1 800	11

注：CTX. 环磷酰胺；VCR. 长春新碱；Pred. 泼尼松；Dex. 地塞米松；MTX. 甲氨蝶呤；Ara-C. 阿糖胞苷；ADR. 多柔比星；VP-16. 依托泊苷；IFO. 异环磷酰胺；IT. 鞘内注射。

表 3-17-12　儿童侵袭性 B 细胞淋巴瘤治疗方案及疗效总结

项目	LMB89 方案	FAB/LMB96 方案	BFM90 方案	BFM95 方案	B-NHL03 方案
协作组	SFOP	SFOP/UKCCSG/CCG	BFM	BFM	JPLSG
总体疗效（5 年 EFS）	91%	88%	88%	89%	87%
A 组疗效（5 年 EFS）	98%	99%	100%	94%	99%
B 组疗效（5 年 EFS）	92%	89%	96%	85%	94%
C 组疗效（5 年 EFS）	84%	79%	79%（CNS⁻） 65%（CNS⁺）	81%（CNS⁻） 69%（CNS⁺）	84%（CNS⁻） 78%（CNS⁺）

注：EFS. 无事件生存率。

都表达，其通过与 PI3 激酶相结合并使之活化，对肿瘤细胞的增殖及生存起了巨大的作用。CD19 在所有的 B-ALL 中都表达，使之成为治疗 ALL 的新靶点。传统的单克隆抗体靶向治疗药物（CD20、CD22）主要通过 ADCC 和 CDC 杀伤肿瘤细胞。不同的是，博纳吐单抗选择性动员自体 T 细胞，并利用 CD19 和 CD3 使 T 细胞与肿瘤细胞结合，通过 T 细胞杀伤肿瘤细胞。博纳吐单抗最早用于临床试验的数据发表于 2008 年，并在 2010 年 ASH 年会上得到更新。进入第一阶段临床试验的患者大部分为Ⅲ～Ⅳ期的难治或复发 NHL 患者，包括套细胞淋巴瘤（mantle cell lymphoma，MCL）、FL、DLBCL，90% 以上为之前接受过 CD20 单抗治疗并复发的患者，总体有效率为 82%。儿童和成人成熟 B 细胞淋巴瘤抗体治疗的临床试验详见表 3-17-13。

3）另外，在成人的成熟 B 细胞淋巴瘤治疗中，还存在很多通路抑制剂，如 PI3K 抑制剂、STAT3 通路抑制剂、BCL-2 抑制剂等，详见表 3-17-14。

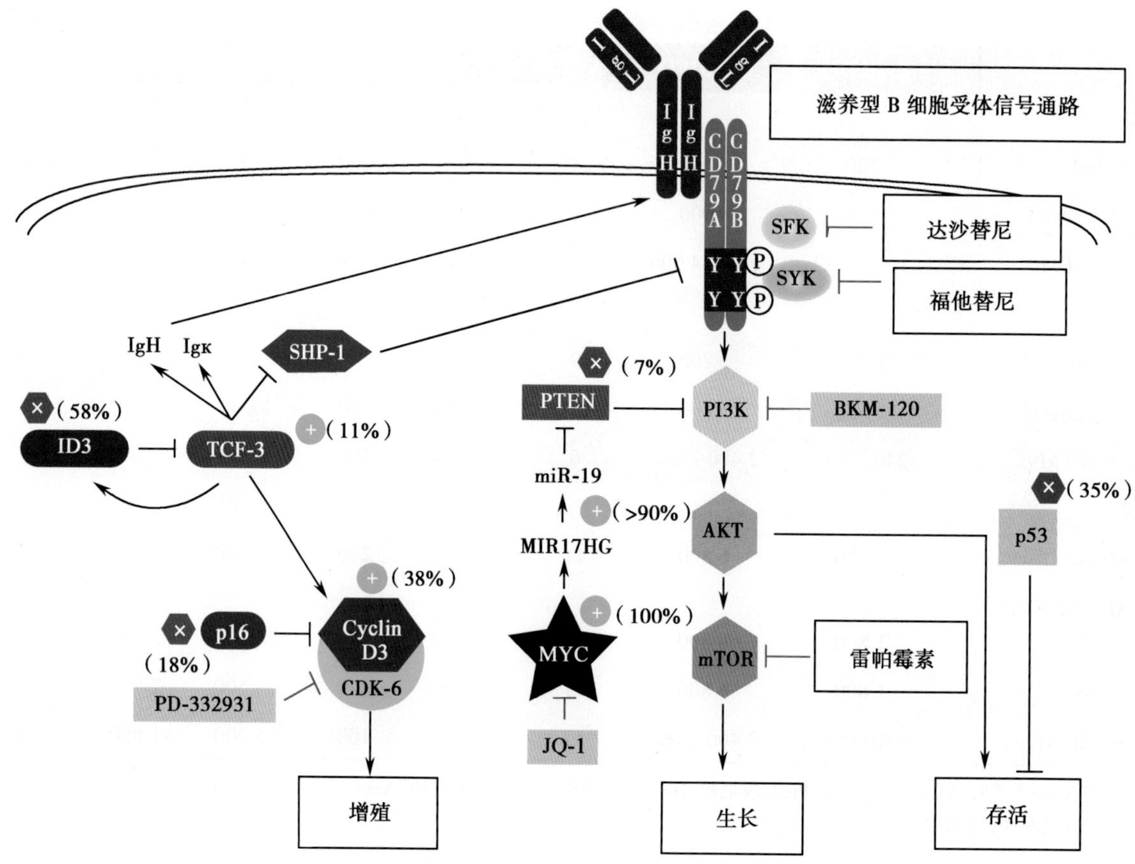

图 3-17-10 伯基特淋巴瘤的发病机制及目前存在的药物靶点

表 3-17-13 儿童和成人成熟 B 细胞淋巴瘤抗体治疗的临床试验

药物名称	作用机制	靶点	成人中的临床试验名称	儿童中的临床试验名称
Rituximab	Naked mAB	CD20	FDA	无
Ofatumumab	Naked mAB	CD20	FDA	NCT02199184
Obinutuzumab	Naked mAB	CD20	FDA	NCT02393157
Daratumumab	Naked mAB	CD38	FDA	NCT03384654
Brentuximab vedotin	ADC	CD30	FDA	NCT01979536
Pinatuzumab vedotin	ADC	CD22	终止	N/A
Polatuzumab vedotin	ADC	CD79b	在 B 细胞淋巴瘤的 2/3 期	无
Inntuzumab ozogamicin	ADC	CD22	在 B 细胞淋巴瘤的 2/3 期	无
Coltuximab ravtansine	ADC	CD19	在 B 细胞淋巴瘤的 2/3 期	无
Blinatumomab	BiTE	CD19-CD3	FDA	NCT03605589
Axicabtagene ciloleucel	CAR-T	CD19	FDA	无
Tisagenlecleucel	CAR-T	CD19	FDA	NCT02906371
Pembrolizumab	CPI	PD-1	在非霍奇金淋巴瘤的 1/2 期	NCT03255018
Nivolumab	CPI	PD-1	在非霍奇金淋巴瘤的 1/2 期	NCT02581631

注：ADC. antibody drug conjugate，抗体偶联药物；BiTE. bispecific T-cell engager，双特异性抗体；CAR-T. chimeric antigen receptor T-cell，嵌合抗原受体 T 细胞治疗；CPI. checkpoint inhibitors，检查点抑制剂；FDA. US Food and Drug Administration，美国食品药品监督管理局；NHL. non-Hodgkin lymphoma，非霍奇金淋巴瘤；N/A. not applicable，不适用。

表 3-17-14 儿童和成人成熟 B 细胞淋巴瘤通路抑制剂治疗的临床试验

药物名称	通路	成人临床试验	儿童中的临床试验
Fostamatinib	SYK	NHL2 期	无
Entospletinib	SYK	NHL2 期	无
Ibrutinib	BTK	FDA	NCT02703272
Idelalisib	PI3K	FDA	无
Buparlisib	PI3K	NHL2 期	无
Copanlisib	PI3K	NHL2/3 期	NCT03458728
Everolimus	mTOR	NHL2 期	无
Temsirolimus	mTOR	NHL2 期	NCT02693535
Voxtalisib	PI3K/mTOR	惰性 NHL1/2 期	无
AZD9150	STAT3	NHL1/2 期	无
OPB-51602	STAT3	NHL1 期	无
Ruxolitinib	JAK	NHL2 期	NCT03117751
Obatoclax	BCL2	NHL2 期	无
Navitoclax	BCL2	NHL1 期	NCT03181126
Venetoclax	BCL2	FDA	NCT03181126
Tazemetostat	EZH2	NHL1/2 期	NCT03156620
OTX-015	BRD	NHL1 期	无
Bortezomib	蛋白酶体	NHL2 期	NCT03136146

注：BCL2. B-cell lymphoma 2（B 细胞淋巴瘤 2 基因）；BRD. bromodomain containing protein（BRD 蛋白）；BTK. Bruton tyrosine kinase（布鲁顿氏酪氨酸激酶）；EZH2. Enhancer of Zeste Homolog 2（同源物增强子 2）；FDA. US Food and Drug Administration（美国食品药品监督管理局）；JAK. Janus kinase（两面神激酶，属非受体型酪氨酸蛋白激酶）；mTOR. mechanistic target of rapamycin（雷帕霉素靶蛋白）；NHL. non-Hodgkin lymphoma（非霍奇金淋巴瘤）；PI3K. phosphotidylinositol 3 kinase；（磷脂酰肌醇激酶）STAT3. signal transducer and activator of transcription 3（信号转导和转录激活因子 3）；SYK. spleen tyrosine kinase（脾酪氨酸激酶）。

（3）CAR-T 细胞是指嵌合抗原受体（chimeric antigen receptor，CAR）T 细胞，通过基因转导使 T 淋巴细胞表达特定的抗原受体，通过该受体特异性识别靶抗原，进而达到 T 细胞杀伤靶细胞（肿瘤细胞）的目的。胞内段为信号转导段，通过 CD3（第一代 CAR-T 细胞）作为胞内信号转导域激活免疫受体酪氨酸活化基序模体或 FceRly；或者连接 1 个（第二代 CAR-T 细胞）或 2 个及以上（第三代 CAR-T 细胞）共刺激信号，如 CD28，诱导性共刺激分子。第二代或第三代 CAR-T 细胞（图 3-17-11）可促进 T 淋巴细胞增殖，增强其杀伤效应，延长 T 淋巴细胞在 NHL 患者体内作用的持续时间。CAR 通过载体系统表达于 T 淋巴细胞表面，经 OKT3、CD3/CD8 磁珠等激活手段使 T 淋巴细胞在体外大量增殖、活化，进而可以输注到 NHL 患者体内发挥抗肿瘤效应。目前已有 CD19、CD20、CD22 的 CAR-T 细胞用于治疗难治复发成熟 B 细胞淋巴瘤的临床试验在进行中，并且疗效十分肯定（表 3-17-15）。

3. 并发症的治疗　肿瘤溶解综合征（tumor lysis syndrome，TLS）是本病治疗早期最为常见的并发症，本病是一种肿瘤急症，多见于瘤负荷较大，且对化疗治疗敏感的疾病，因此为 BL 治疗早期的常见并发症，本病由大量肿瘤细胞溶解引起，大量钾、磷酸和核酸释放到体循环中。核酸对尿酸的分解代谢导致高尿酸血症；尿酸排泄量的显著增加可导致肾小管中尿酸的沉淀和肾血管收缩，自身调节受损，肾血流减少，氧化和炎症，导致急性肾损伤。高磷血症导致磷酸钙沉积在肾小管中也可引起急性肾损伤。高浓度的尿酸和磷酸盐增加了急性肾损伤的风险，因为尿酸在磷酸钙存在下更容易沉淀，反之亦然。主预防性策略是静脉内水合和使用降尿酸剂，如别嘌醇及拉布立酶。通常基于估计的 TLS 风险来选择特定类型的预防，TLS 取决于疾病、疾病负担和待施用的具体治疗。

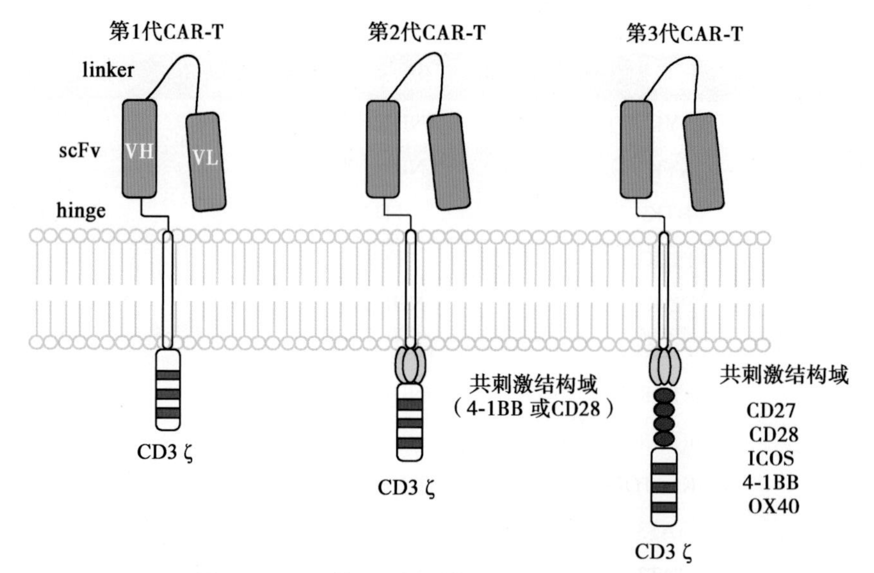

图 3-17-11 第一、二、三代 CAR-T 细胞结构图

表 3-17-15 成人成熟 B 细胞淋巴瘤 CAR-T 细胞治疗临床试验

项目	ZUMA-1	JULLIET	TRANSCEND
发起人	Kite/Gilead	Novartis	Juno/Celgene
试验阶段	1/2 期	2 期	1 期
参考文献	N Engl J Med，2017，377(26)：2531-2544	Blood，2017，130：577	Blood，2017，130：581
研究对象	76% 为 DLBCL，16% 为 TFL，8% 为 PMBCL 79% 为难治型，21% 为复发 中位年龄 58 岁(23~76 岁) 1 期：6 例入组 2 期：111 例入组 未桥接化疗	DLBCL 或 TFL 53% 为难治 / 复发 47% 为自体干细胞移植后复发 中位年龄为 56 岁(22~76 岁) 147 例入组，90% 桥接化疗	DLBCL，TFL 66% 化疗后复发 46% 自体干细胞移植后复发 中位年龄为 61 岁(26~82 岁) 49 例桥接化疗
嵌合抗原受体	第二代，CD28 逆转录病毒载体 2×10^6/kg(≤100kg) 2×10^8(>100kg)	第二代，41BB 慢病毒载体 3.1×10^6/kg	第二代，41BB 慢病毒载体 $(15\sim21) \times 10^7$ 细胞
预处理方案	Flu 30mg/m² Cy 500mg/m²，共 3 天 MITT=108	Flu 25mg/m² Cy 250mg/m²，共 3 天(73%) Benda 90mg/m²，共 2 天(19%)	Flu30mg/m² Cy 300mg/m²，共 3 天
随访	中位随访时间为 15~40 个月 *ORR* 82%，CR 58%	中位随访时间为 5~6 个月 *ORR* 53.1%，CR 39.5%	*ORR* 84%，CR 61%
副作用	Gr≥3，CRS：13% Gr≥3，NT 28% Gr 5，AE 3%	Gr≥3，CRS：23% Gr≥3，NT 12% Gr 5，AE 0%	Gr≥3，CRS：1% Gr≥3，NT 14% Gr 5，AE 2%

注：DLBCL. diffuse large B cell lymphoma，弥漫大 B 细胞淋巴瘤；PMBCL. primary mediastinal B cell lymphoma，原发纵隔弥漫大 B 细胞淋巴瘤；TFL. transformed follicular lymphoma，发生转化的滤泡淋巴瘤；CR. complete response，完全缓解；OS. overall survival，总生存时间；Gr. grade，等级；AE. adverse event，不良事件；NT. neurotoxicity，神经系统毒性；CRS. cytokine release syndrome，炎症因子释放综合征；ORR. overall response rate，总有效率；mITT. modified intention to treat，改变治疗意向；Cy. cyclophosphamide，环磷酰胺；Flu. fludarabine，氟达拉滨。

【预后】由于BL对化疗敏感，治疗疗效佳，目前尚无明确的预后不良相关因素。Patte等总结了应用LMB89/96/01方案中复发患者的情况，对于初治的患者来说，性别、年龄、分期、不同的治疗方案对患者的复发均无统计学意义，而治疗分组高危组患者较低、中危组患者预后差。Reiter等总结了BFM协作组近16年的BL患者资料，认为Ⅳ期BL/BL-ALL患者，无CNS侵犯者预后较CNS侵犯者差，且存在统计学意义（5年EFS分别为81% *vs.* 60%）。对于复发的患者来说，Patte认为早期复发、治疗中复发及全身多部位复发以及复发后化疗不敏感为预后不良影响。

【未来展望】虽然BL患者多数对化疗敏感，缓解率高，但复发患者预后差，缓解率不足30%，因此早期发现、识别高危患者，及早干预十分重要，而对难治/复发病例来说，尚无有效统一的治疗方案，期待更有效的靶向治疗应用于临床。

二、弥漫大B细胞淋巴瘤

弥漫大B细胞淋巴瘤（diffuse large B cell lymphoma，DLBCL）是成人非霍奇金淋巴瘤（NHL）最常见的组织学亚型，但在儿童相对少见，约占儿童NHL病例的15%。2016年WHO分类中将本病分为如下几个类型。弥漫大B细胞淋巴瘤（非特指型）[DLBCL（NOS）]：生发中心B细胞型、活化B细胞型，富含T细胞/组织细胞大B细胞淋巴瘤，原发性纵隔大B细胞淋巴瘤，血管内大B细胞淋巴瘤，淋巴瘤样肉芽肿病，EBV+DLBCL（NOS），慢性炎症相关DLBCL，原发性中枢神经系统DLBCL，原发性皮肤DLBCL（腿型），ALK$^+$大B细胞淋巴瘤，人类疱疹病毒8型（HHV8）+DLBCL。

【发病机制】DLBCL的病因复杂，原发或从其他低度侵袭性淋巴瘤转化而来，可转化为DLBCL的淋巴瘤包括滤泡淋巴瘤、慢性B淋巴细胞白血病、淋巴浆细胞性淋巴瘤、某些霍奇金淋巴瘤等，转化通常与一些染色体结构改变有关。免疫缺陷是与DLBCL发生密切相关的危险因素；HIV、EBV和HHV8也与DLBCL的发生有着较为密切的关系。DLBCL的异质性与复杂的分子遗传学变异密切相关。有研究表明，约87%的DLBCL患者存在染色体异常，其中14q32易位最为常见。其他常见的细胞分子遗传学改变包括1q2~23、6q21~25、14q11~12等区域出现缺失，12q12~14增多，*bcl-1*、*bcl-2*、*bcl-6*、*bcl-10*、*c-myc*基因易位等。DLBCL中常涉及3q27区域的改变，包括*bcl-6*基因易位、5′非编码区高频突变及*bcl-6*基因内部缺失等，导致原癌基因*bcl-6*异常。在约30%~40%的DLBCL中可以检测到*bcl-6*的t(3;14)(q27;q32)易位，与预后不良有关；40%~70%的DLBCL发生*bcl-6*突变。约20%~30%的DLBCL中发生*bcl-2*基因易位，即t(14;18)(q32;q21)。*MUM-l*基因易位到第14号染色体IgH增强位点，导致MUM-1蛋白过表达，可促进DLBCL形成。少数DLBCL中还可检出染色体易位t(1;14)导致的*bcl-10*基因易位，t(1;14)导致的*bcl-1*基因易位，8号染色体t(8;14)(q24;q32)导致的*c-myc*基因易位等。

【临床表现】DLBCL临床上以迅速增大的无痛性肿块为典型表现，肿瘤主要位于淋巴结内，但有约30%~40%的患者存在结外侵犯，一般呈局限性病灶。结外发生部位常见于胃肠道、皮肤、骨骼、中枢神经系统、纵隔、肺、肝、脾、生殖器及Waldeyer环，骨髓和中枢神经系统累及少见。DLBCL的临床过程较BL更为缓慢，侵袭性较BL弱，少数患者有全身症状。儿童与成人DLBCL的对比见表3-17-16。

表3-17-16 儿童与成人DLBCL对比

	儿童	成人
占非霍奇金淋巴瘤的比例/%	15	40
性别	男>女	男>女
病理亚型	几乎全部为GCB	GCB>ABC 随着年龄增加，ABC比例增加
分子生物学特点	无	*MYC*重排占10%
预后	无事件生存率>90%	无事件生存率约70%

注：ABC.活化的外周血B细胞型；GCB.生发中心B细胞型。

【病理】

1. 形态学　DLBCL 组织病理学表现为相对单一形态的肿瘤细胞弥漫性浸润，破坏淋巴结或结外组织的正常结构，并可浸润至周围组织。细胞体积正常淋巴细胞的 2 倍以上；胞核大，空洞感强，有单个或多个核仁；胞质量较少，常呈嗜碱性或嗜双色性。肿瘤细胞形态具有异质性的特点，可类似于中心母细胞或免疫母细胞，或者伴有浆细胞分化，偶见异形肿瘤细胞。2000 年 cDNA 微阵列技术被首次运用于 DLBCL 分型，根据基因表达谱将 DLBCL 分为两类，生发中心 B 细胞样（GCB 样）和活化的外周血 B 细胞样（ABC 样）。两型 DLBCL 来源于不同分化发育阶段的 B 细胞：GCB 型起源于生发中心细胞，而 ABC 型来自后生发中心细胞（PGC）。随后又发现一类基因表达与 GCB 样和 ABC 样不同，但预后与 ABC 样相似的第 3 型。

2. 免疫组化

（1）B 细胞标记：CD45 为白细胞共同抗原，在绝大多数 DLBCL 细胞均有表达。CD19 在 B 细胞成熟的各个阶段均有表达，但细胞在后期分化成浆细胞后则不表达。前 B 细胞直至分化到前浆细胞均表达 CD20，CD24 亦表达于 B 细胞发育各个阶段。CD79a 在前 B 细胞直至分化到浆细胞均有表达，但在正常浆细胞不表达。其他 B 细胞相关标志物还包括 Pax-5/BASP、CD22 等。

（2）GCB 相关标记：bcl-6 表达于成熟的生发中心 B 细胞和静止 B 细胞，随着细胞的活化而表达降低，可作为生发中心细胞的标志物。CD10 在淋巴细胞的分化过程中表达于前 B 细胞和生发中心 B 细胞。Bcl-6 和 CD10 联合应用能够确定 DLBCL 的 GCB 型。

（3）PGC 相关标志物：约 50%~70% 的 DLBCL 细胞表达 MUMI/IRF4。IRF4 的表达提示细胞来自 GC 分化末期的 B 细胞，或 PGC 直至分化为浆细胞的各阶段 B 细胞。MUMI/IRF4 可作为 PGC 来源细胞的标志物，MUM-1 的表达与 ABC 亚群密切相关。

BL 与 DLBCL 免疫组化、细胞学、分子生物学的对比详见表 3-17-17。

表 3-17-17　BL 与 DLBCL 的免疫组化、细胞学、分子生物学对比

	CD10	CD19	CD20	CD79a	BCL6	MUM-1	细胞学	分子生物学
BL	+	+	+	+	+	–	t(8;14)(q24;q32) t(2;8)(p12;q24) t(8;22)(q24;q11)	*MYC/IGH* *IGK/MYC* *MYC/IGL*
DLBCL	+	+	+	+	+ (>50%)	+ (<50%)	R8q24(30%)	

【临床分期】详见 BL 部分。

【治疗】一线治疗详见 BL 部分。

【预后】儿童 DLBCL 预后较好。Samochatova 等报道了 20 例儿童 DLBCL 应用 BFM90 方案联合利妥昔单抗治疗，5 年 EFS 为 95% ± 5%。北京儿童医院单中心报道应用改良 LMB89 方案联合利妥昔单抗治疗 5 年 EFS 为 97%。

诊治要点

- BL 是儿童 NHL 最为常见的一种类型，临床具有高度侵袭性、肿瘤增长迅速、临床过程凶险的特点，DLBCL 临床过程相对 BL 缓慢。
- 本类疾病的诊断依赖于病理，包括形态学、免疫组化、细胞遗传学和分子生物学。
- 成熟 B 细胞淋巴瘤常见的表现为腹部巨大包块，可有肠梗阻、肠套叠、肠穿孔等合并症，并可出现全身多处淋巴结、骨髓、中枢神经系统受累表现，BL 的临床表现更为凶险，临床进展快。
- 本类疾病对化疗极其敏感，BL 治疗早期易合并严重的肿瘤溶解综合征，5 年 OS 超过 80%，预后好，BL 仍有 10% 左右的患者出现复发或进展，复发患者预后差，DLBCL 预后优于 BL，但远期复发可见。
- 极早的诊断、及时的治疗是提高本病预后的关键。

（黄　爽　张永红）

参考文献

[1] NEELAPU SS, LOCKE FL, BARTLETT NL, et al. Axicabtagene ciloleucel CAR T-cell therapy in refractory large B-cell lymphoma. N Engl J Med, 2012, 377(26): 2531-2544.

[2] SCHUSTER SJ, SVOBODA J, ELISE AC, et al.

Chimeric antigen receptor T cell in refractory B cell lymphomas. N Engl J Med, 2017, 377 (26): 2545-2554.

[3] JEREMY SA, BRIANNE MG, SARAH N, et al. Anti-CD19 CAR T cells in CNS diffuse large-B-cell lymphoma. N Engl J Med, 2017 24; 377 (8): 783-784.

[4] BOICE M, SALLOUM D, FREDERIC M, et al. Loss of the HVEM tumor suppressor in lymphoma and restoration by modified CAR-T cells. Cell, 2016, 167 (2): 406-418.

[5] TILL BG, JENSEN MC, WANG J, et al. Adoptive immunotherapy for indolent non-Hodgkin lymphoma and mantle cell lymphoma using genetically modified autologous CD20-specific T cells. Blood, 2008, 2 (6): 226-2271.

[6] MARTYNISZYN A, KRAHL AC, MAYA CA, et al. CD20-CD19 Bispecific CAR T Cells for the treatment of B-Cell malignancies. Hum Gene Ther, 2017, 28 (12): 1147-1157.

[7] TERRY J FRY, NIRALI N SHAH, ORENTAS RJ, et al. CD22-targeted CAR T cells induce remission in B-ALL that is naive or resistant to CD19-targeted CAR immunotherapy. Nature medicine, 2018, 24 (10): 20-28.

[8] ZHAO X, ZHANG Z, MOREIRA D, et al. B cell lymphoma immunotherapy using TLR9-targeted oligonucleotide STAT3 inhibitors. Mol Ther, 2018, 26 (3): 695-707.

第4节 间变性大细胞淋巴瘤

间变性大细胞淋巴瘤(anaplastic large cell lymphoma,ALCL)是T细胞来源的恶性淋巴瘤,肿瘤细胞具有丰富的、多形性的胞质和马蹄形的细胞核,表达CD30抗原。从2008年的WHO分类开始,根据肿瘤细胞是否异常表达间变性大细胞淋巴瘤激酶(anaplastic lymphoma kinase,ALK),将本病分为了“间变性大细胞淋巴瘤,ALK阳性(ALCL,ALK positive)”和“间变性大细胞淋巴瘤,ALK阴性(ALCL,ALK negative)”两个不同的疾病。

ALCL最初于1984年由Stein首次对其特点进行了描述,为一种少见的、CD30阳性的侵袭性大细胞非霍奇金淋巴瘤。此前本病经常被误诊为转移瘤、黑色素瘤或恶性组织细胞病等。1994,Morris发现本病很大一部分患者与t(2;5)(p23,q35)相关,易位导致的*ALK*基因异常表达与肿瘤的发生、生物学特性以及患者的预后有明确的相关性。因此2008年的WHO分类,进一步根据是否存在*ALK*基因的异常表达,将ALCL分为两个不同的疾病:ALK^{+} ALCL和ALK^{-}ALCL。

ALCL占成人非霍奇金淋巴瘤的1%~2%,儿童淋巴瘤的10%~15%,男性:女性为1.5:1。儿童和青少年患者约90%为ALK^{+}ALCL,而成人患者中ALK^{+}ALCL仅占40%~50%。ALK^{+}ALCL的发病年龄明显小于ALK^{-}ALCL,中位发病年龄ALK^{+}ALCL为30岁,ALK^{-}ALCL为55岁。

一、间变性大细胞淋巴瘤,ALK阳性

【病因与发病机制】20世纪80年代,在本病的恶性细胞中发现了非随机发生的染色体异位t(2;5)(p23;q35),使ALCL的克隆特性得到确认。*ALK*基因位于2q23染色体上,所编码的ALK蛋白是跨膜受体,胞质内的尾端携带有酪氨酸激酶(tyrosine kinase)的分解区,出生后只在神经系统有极少量的表达。位于5q35编码核磷小体(nuclear phosphorus corpuscle,NPM)的基因是一种管家基因,编码的NPM蛋白具有调节细胞周期的功能。当位于5q35编码NPM蛋白N端的第1~116个氨基酸的基因与编码ALK蛋白胞质C末端563个氨基酸的基因融合后,使*ALK*基因受到NPM启动子的调控,转录产生了NPM-ALK嵌合蛋白(p80),ALK的催化区域被激活,使一些细胞信号通路异常活化,促使肿瘤发生。已经证实NPM-ALK可以激活PI3激酶、MAP激酶、JNK等信号转导通路,STAT3在ALK激活所导致的转化过程中起到核心作用。此外,还发现大部分ALCL有IRF4蛋白的高表达,使致瘤的转录因子MYC的水平上调。

肿瘤的微环境是肿瘤生长的基础。有研究显示,血小板衍生生长因子受体β(PDGFRB)和血小板衍生生长因子亚基B(PDGFB)的表达水平在ALCL患者的肿瘤和血清中都有升高。PDGFRB是JUNB和JUN的直接标靶,对肿瘤的进展和播散起到核心调节的作用。PDGF/PDGFRB轴可以提高肿瘤的侵袭性和转移的能力。

此外,在ALCL中,NPM-ALK通过STAT3的活性可以引起PD-L1的高表达,防止肿瘤细胞被免疫系统识别;缺乏CD48(一种T细胞共刺激蛋白和NK细胞受体2B4的配体,已被证实与AML的免疫

逃逸有关）的表达，也可使肿瘤细胞逃避免疫系统的监控。

ALK$^+$ALCL 患者对肿瘤细胞可发生免疫反应，既能够产生针对 ALK 蛋白的抗体，也在患者体内检测出了抗 ALK 的特异性 CD8 和 CD4 T 细胞，多项临床试验证实抗体滴度高的患者的预后明显优于抗体滴度低的患者，只是这些免疫反应的强度不足以清除肿瘤细胞。有研究显示，使用失去酪氨酸激酶活性的 ALK 疫苗诱导 CD8 T 细胞介导的免疫反应，强大持久地保护了患淋巴瘤的小鼠，抑制了局灶和全身淋巴瘤的生长，联合化疗和疫苗显著提高了小鼠的存活率。因此 ALK 为 ALCL 及其他 ALK$^+$ 的人类肿瘤提供了一个理想的肿瘤抗原，使疫苗等免疫治疗成为可能。

外周细胞毒 T 细胞被认为是本病的起源，但近年来发现 t(2;5) 有可能发生在原始造血干细胞的早期事件。随着年龄的增长胸腺会逐渐萎缩退化，本病在儿童时期发病率高也支持这一理论。

【临床表现】 患者多有 B 组症状，特别是高热。大部分（70%）患者在确诊时已达Ⅲ～Ⅳ期，较其他 NHL 亚型患者更易出现皮肤、骨、软组织、肺等结外侵犯。

淋巴结肿大在约 90% 的患者中出现，外周淋巴结最常受累，其次是腹膜后淋巴结和纵隔肿物，淋巴结播散的方式既可为连续的，也可不连续，侵犯的淋巴结可为无痛性肿大，也可伴有红肿热痛（图 3-17-12A）。60% 的患者有结外受累，较易受累的部位有软组织、皮肤、骨和肺等。皮肤和软组织侵犯，可表现为皮下结节、溃疡、多发或弥漫的丘疹样红黄色皮损等（图 3-17-12B）。骨侵犯从小的溶骨性损害到骨瘤样的大瘤灶均可见（图 3-17-12C）。肺部病变约 20% 伴有恶性渗出。约 15% 的患者伴有骨髓侵犯。少数患者出现 CNS 侵犯，多为晚期患者，表现为脑膜侵犯（脑脊液中发现肿瘤细胞）和 / 或出现颅内占位。睾丸和消化道侵犯较为罕见。

与晚期的伯基特淋巴瘤或淋巴母细胞淋巴瘤相比，ALCL 患者在确诊时很少出现危及生命的合并症，个别患者可出现上腔静脉综合征（superior vena cava syndrome，SVCS）及肿瘤溶解综合征（tumor lysis syndrome，TLS）。但比其他类型的淋巴瘤更易出现高细胞因子血症（hypercytokinemia），甚至引发炎症因子风暴和噬血细胞综合征（hemophagocytic syndrome，HPS）（图 3-17-12D）。

【辅助检查】

1. 病理

（1）病理特点和分型：本病肿瘤细胞强表达 CD30，特征性窦内生长。这些肿瘤细胞大且具有多形性，通常有丰富的胞质，有偏的、马蹄型或肾型细胞核，核旁经常可见嗜酸性区域，这些肿瘤细胞被称为标志性细胞（hallmark cells），出现于所有 ALCL 的形态学亚型中（图 3-17-13A、B）。少数病例可见到形态相似的小细胞。ALK$^+$ALCL 具有广泛的形态谱，各亚型均伴有程度不同的炎性背景。较常见的形态学亚型如下。

1）普通型（common pattern）：约占 60%。由前述具有标志性细胞特点的多形性大肿瘤细胞为主组成。当淋巴结结构没有完全破坏时，肿瘤特征性地在窦内生长，也可侵犯副皮质区。类似癌样的黏附样生长方式很像转移瘤。

2）淋巴组织细胞型（lymphohistiocytic pattern，LH-ALCL）：约占 10%。其特点是肿瘤细胞经常比普通型的小，丛集于血管周围。肿瘤细胞中混有大量反应性的组织细胞，特点为有细颗粒的嗜酸性胞质，和小、圆、形态一致的细胞核。伴有数量不等的浆细胞。组织细胞可以遮盖肿瘤细胞，还可见到组织细胞吞噬红细胞的现象，故易误诊为反应性组织细胞病。诊断的关键是免疫组化染色，使用 CD30 和 ALK 抗体，可以凸显散在于组织细胞中的、易集中于血管周围的肿瘤细胞。

3）小细胞型（small cell pattern，SC-ALCL）：约占 5%~10%。小 - 中等大小的肿瘤细胞占绝大多数，有不规则的细胞核和丰富的胞质。标志性肿瘤细胞散在其中很难检测到，但血管周围分布的标志性细胞有助于诊断。小的肿瘤细胞 CD30 染色可仅为弱阳性，ALK 染色常仅限于肿瘤细胞的细胞核阳性。这组患者易与外周 T 细胞淋巴瘤（非特指型）混淆。

4）霍奇金样型（Hodgkin-like pattern，HL-ALCL）：约占 3%。其形态特点很像结节硬化型经典霍奇金淋巴瘤。CD15 的表达非常罕见，但有 PAX5 异常表达时对 HL-ALCL 的诊断是个挑战。

5）混合型（composite pattern）：约占 15%。在单一淋巴结中可见到不止一种形态类型。

能够识别变异的病理亚型非常重要，否则有误诊的可能。复发患者的形态学特征也可以与原发时不同。

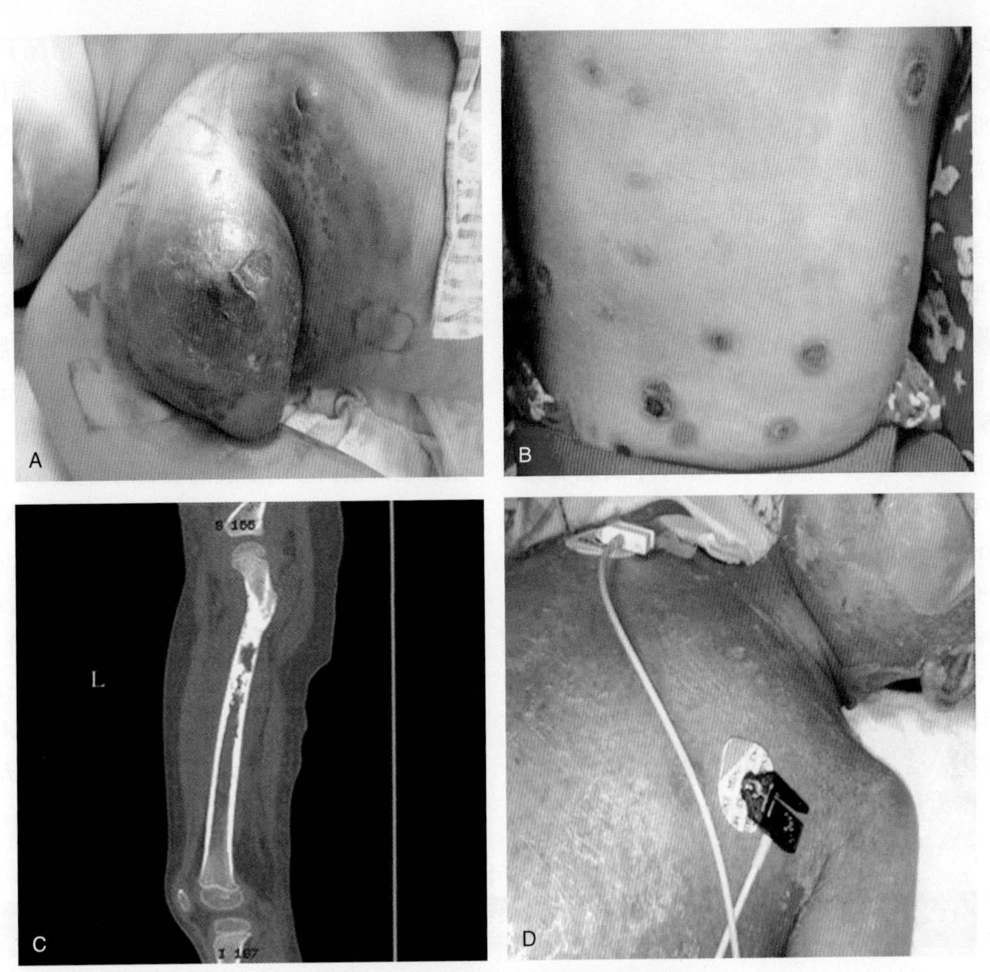

图 3-17-12 ALCL 患者的临床表现

A. 淋巴结侵犯；B. 皮肤侵犯；C. 骨侵犯；D. 超敏反应合并红皮病。

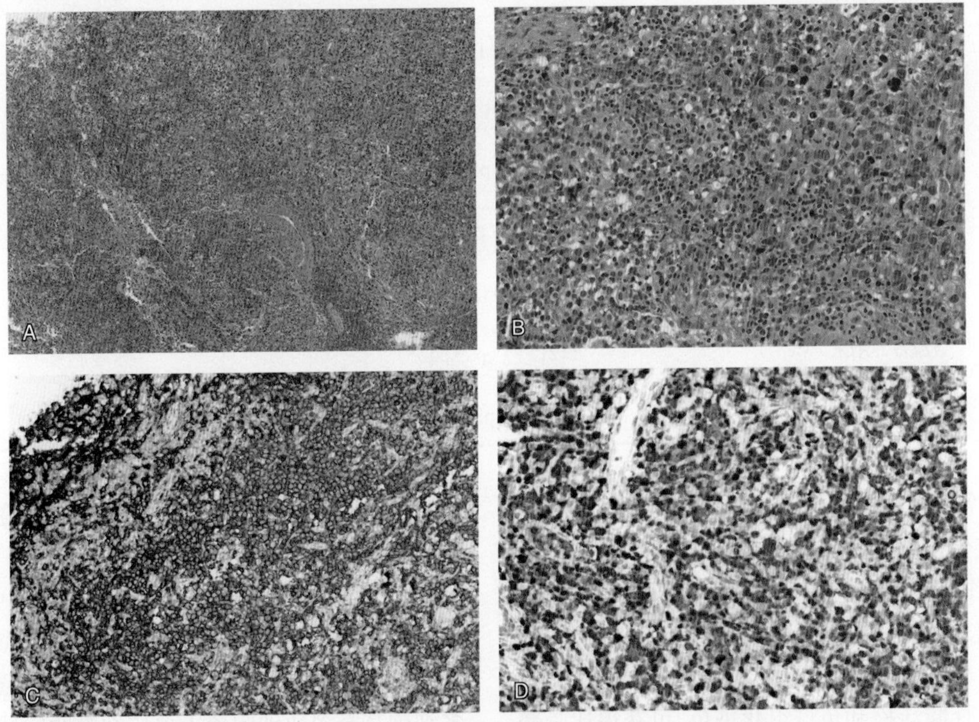

图 3-17-13 ALK⁺ALCL 淋巴结组织病理及免疫组化染色

A. HE 染色（×10）；B. HE 染色（×40）；C. CD30 染色；D. ALK 染色。

(2)免疫表型:肿瘤细胞的细胞膜和高尔基复合体区域CD30染色阳性,大的肿瘤细胞染色最强,小的细胞可为弱阳性(图3-17-13C)。肿瘤细胞表达一个或多个T细胞抗原,还有部分患者由于丢失了T细胞抗原而成为"裸细胞(null cell)"表型,但可以在基因水平找到源于T细胞的依据。由于T细胞表型与裸细胞表型相比临床特征无明显差别,故将两者视为同一疾病。CD3在超过75%的病例中为阴性,CD2、CD5、CD4在70%的患者中为阳性,CD8常为阴性,2/3患者CD43阳性。肿瘤细胞不同程度地表达CD45和CD45RO,并强烈表达CD25。大部分ALK^{+}ALCL患者表达上皮细胞膜抗原(epithelial membrane antigen,EMA)、细胞毒颗粒相关蛋白(cytotoxic granule-associated protein,TIA-1)、颗粒酶B(granzyme B)、穿孔素(perforin)。

多数有t(2;5)/*NPM-ALK*易位的患者,ALK的免疫组化染色特征性地出现在胞质、胞核和核仁中(图3-17-13D)。这是由于NPM不停地穿梭于核仁与胞质之间,作为载体将新合成的蛋白质运转至核仁。NPM带有寡聚功能的结构域,正常情况下会发生自身的寡聚,也可以与NPM-ALK形成异聚体,从而导致NPM-ALK蛋白在核内的聚集。ALK还可以与其他伙伴基因易位,目前报道的包括1号、2号、3号、9号、17号、19号、22号染色体,均可导致ALK的异常表达,ALK免疫组化染色可分布在胞质、胞核或细胞膜等不同区域。较为常见的有t(1;2)(q25;p23),表达TPM3-ALK蛋白,ALK染色局限在肿瘤细胞的胞质,并且细胞膜的染色更强。较为罕见的t(2;17)(p23;p23),表达CLTCL-ALK蛋白,由于融合蛋白中的网格蛋白重链蛋白参与了囊泡表面网格蛋白衣的构建,显示出独特的颗粒状胞质染色模式。位于Xq11~12的*MSN*基因被证实为一个新的ALK融合基因,特点是ALK染色局限于细胞膜。而其他的易位,ALK染色在胞质的,包括由t(2;3)(p23;q11)、inv(2)(p23q35)、t(2;19)(p23;p13)、t(2;17)(p23;q25)、t(2;22)(p23;q11.2)和t(2;9)(p23;q33)导致的*TFG-ALK*、*ATIC-ALK*、*TPM4-ALK*、*ALO17-ALK*、*MYH9-ALK*、*TRAF1-ALK*(表3-17-18)。

表3-17-18 肿瘤中的*ALK*基因异常

*ALK*融合类型	染色体异常	ALK阳性定位
NPM-ALK	t(2;5)(p23;q35)	弥漫胞质、胞核及核周
TPM3-ALK	t(1;2)(q25;p23)	弥漫胞质
TPM4-ALK	t(2;19)(p23;p13)	弥漫胞质
TFG-ALK	t(2;3)(p23;q21)	弥漫胞质
ATIC-ALK	inv(2)(p23;q35)	弥漫胞质
CLTC-ALK	t(2;17)(p23;q23)	颗粒状胞质
MSN-ALK	t(2;X)(p32;q11-12)	细胞膜
ALO17-ALK	t(2;17)(p23;q25)	弥漫胞质
MYH9-ALK	t(2;22)(p23;q11.2)	弥漫胞质

2. 血常规 ALCL患者白细胞增高、血小板增高、C反应蛋白增高均较为常见。部分患者,特别是病理为小细胞亚型的患者,侵袭性强,可侵犯骨髓和外周血,出现白血病的表现。

3. 骨髓常规 ALCL骨髓侵犯的患者不足15%,通过骨髓活检和免疫组化染色,可获得比骨髓穿刺更高的阳性率。少数小细胞亚型的患者侵犯骨髓达到白血病阶段,可进行流式细胞术检查。还有少数患者可在骨髓中见到噬血现象。

4. 流式细胞检查 有研究者对19名ALK^{+} ALCL的肿瘤组织进行流式细胞分析,特点为肿瘤细胞常较大,CD45 bright,在CD45/SSC点图中,有许多细胞甚至多数细胞落入单核细胞的区域。所有患者CD30和CD45阳性。T细胞抗原表达的阳性率分别为:CD2,67%;CD7,60%;CD3,45%;CD4,33%;CD5,14%;CD8,14%。因此,流式细胞术可以用于本病的免疫核型检测,但需要注意肿瘤细胞有可能落到淋巴细胞门以外,避免漏诊。此外,有的病例还表达CD13、CD56等,因此需要注意与其他类型的白血病相鉴别。

5. 影像学检查 患者进行治疗前需进行全身影像学检查以明确受累部位,完成分期。颈部、胸部、腹部、盆腔CT作为分期的依据应常规检查。对有骨受累表现的患者(如骨痛、肿胀等)可做骨扫描检查。如患者有CNS受累的症状或表现,应进行头颅MRI或CT扫描。近年来,PET/CT已逐渐成为本病分期和再评估的重要工具。

【诊断】组织病理学和免疫表型仍是重要的确诊依据。首先需要获得足够大的活检样本以完成淋巴瘤的全面分析,包括染色体分析、FISH和分子基因学研究。这些检查对于ALCL与反应性或其他良性淋巴增生性疾病,以及非淋巴起源的恶性疾病的鉴别具有重要的价值。

【鉴别诊断】ALK^+ALCL的误诊率较高,需注意与以下疾病鉴别。

1. 间变性大细胞淋巴瘤,ALK阴性(ALCL, ALK negative) 本病为另一种CD30阳性的T细胞淋巴瘤,形态学很难与ALK阳性的ALCL鉴别,多数表达T细胞相关的免疫标记,但ALK阴性。本病多见于成人(40~65岁)。

2. ALK阳性大B细胞淋巴瘤(ALK-positive large B cell lymphoma, ALK positive LBCL) 本病非常罕见。主要侵犯淋巴结或表现为纵隔肿物,鼻咽、骨、软组织、胃等结外侵犯也有报道。本病也有ALK融合蛋白表达,多为局限于胞质的颗粒状染色模式,提示为CLTC-ALK蛋白;少数为NPM-ALK蛋白。强表达EMA和浆细胞标记CD138和VS38。CD45弱阳或阴性。白细胞系抗原CD3、CD20、CD79a、Pax-5阴性。CD30阴性。本病侵袭性强,化疗效果不佳,预后差。

3. 原发性皮肤间变性大细胞淋巴瘤(primary cutaneous anaplastic large cell lymphoma, C-ALCL) 在儿童中非常罕见,多为个例报道。病理形态学与ALK^+ALCL相似,但以限局性皮肤损害为主。肿瘤细胞有激活的$CD4^+$T细胞核型,不同程度地丢失CD2、CD5和/或CD3,经常表达细胞毒蛋白。5%患者为$CD8^+$T细胞核型。75%以上的肿瘤细胞表达CD30。与系统ALCL不同,多数C-ALCL表达皮肤淋巴细胞抗原(CLA),但不表达EMA;ALK阴性多见。本病进展缓慢,预后较好。

4. 结节硬化型经典型霍奇金淋巴瘤(nodular sclerosis classical Hodgkin lymphoma, NSCHL) 部分ALCL可存在硬化现象,也可为CD30阳性,易误诊为霍奇金淋巴瘤。但由于ALCL是一种T细胞来源的肿瘤,而霍奇金淋巴瘤是B细胞来源的肿瘤,故通过CD15、pan-B抗原、pan-T抗原、EMA、PAX-5/BSAP、ALK蛋白,抗原受体基因重排,两者较易区别。

5. 感染性疾病 由于本病多有发热,瘤灶部位可伴有红肿热痛,血常规可表现为白细胞升高,C反应蛋白升高,且早期即可出现肺、骨等结外侵犯,故易与感染性疾病混淆。确诊前往往先被诊为淋巴结炎、蜂窝织炎、肺炎、结核、骨髓炎等。故需加强对本病的认识。对于抗感染效果不佳,或有多器官受累的患者积极行组织活检明确诊断。

【临床分期】儿童的非霍奇金淋巴瘤通常采用St Jude分期,即根据患者肿瘤的累及范围、是否有CNS和骨髓侵犯来进行分期,目前在原有St Jude分期系统基础上进行了补充和改良,产生了新的分期系统——修订国际儿童NHL分期系统(IPNHLSS)。但是,由于ALCL经常出现结外侵犯,而骨髓和CNS侵犯较为少见,因此此类分期并不能完全满足临床的需要。目前通常结合临床分期及一些已知的危险因素对患者进行危险度分组,指导临床的分层治疗。

【治疗】

1. 一线治疗 ALK^+ALCL总体对化疗十分敏感,对不同的化疗方案均有较好的反应率。20世纪90年代末发表的一些临床数据显示,一些中心应用急性淋巴细胞白血病方案,另一些中心应用短疗程、脉冲式B细胞淋巴瘤的化疗方案,尽管选用的药物、化疗的强度、疗程(2个月~24个月)均明显不同,却获得了相似的无事件生存率(EFS),约65%~75%。治疗失败主要发生于确诊后的一年内,无论疗程长短,晚期复发(确诊5年后发生)均有发生(表3-17-19)。

表 3-17-19 ALK$^+$ALCL 不同化疗策略的结果

参考文献	治疗方案	患者数（*n*）	无事件生存率	总生存率
Brugieres, et al.（1998）	B 细胞方案［COPADM 方案（环磷酰胺、长春新碱、泼尼松、多柔比星、地塞米松、甲氨蝶呤）+ 维持治疗］	82	66%	83%
Seidemann, et al.（2001）	B 细胞方案（BFM-B 方案）	89	76%	不明确
Williams, et al.（2002）	B 细胞方案（LMB 方案）	72	59%	65%
Rosolen, et al.（2005）	T 细胞方案	34	68%	85%
Laver, et al.（2005）	APO 方案（多柔比星、泼尼松、长春新碱）+ 随机大剂量甲氨蝶呤和大剂量阿糖胞苷	86	72%	88%
Lowe, et al.（2009）	紧凑的 T 细胞方案	86	68%	80%
Brugieres, et al.（2009）	B 细胞方案 + 随机分组长春花碱	352	73%	92%
Alexander, et al.（2014）	APO 方案 + 随机分组长春花碱	125	74%	84%

目前较多儿童肿瘤中心使用 ALCL99 方案作为化疗的骨架，此方案中蒽环类、烷化剂等有远期毒副作用的药物累积剂量相对较低，例如蒽环类累积量为 150mg/m^2。但有一定的急性血液学毒性，60% 的患者出现 4 级中性粒细胞缺乏，15% 出现黏膜炎，20% 有体重增加。本方案源于 Berlin-Frankfurt-Munster（BFM）-B NHL，包括一个预治疗和 6 个疗程的强化疗，总疗程大约 4 个月，药物包括地塞米松、甲氨蝶呤（methotrexate，MTX）、依托泊苷、异环磷酰胺、阿糖胞苷、长春碱（vinblastine，VBL）。其中一组患者还使用 VBL 进行维持治疗（表 3-17-20）。

表 3-17-20 ALCL99 方案长春花碱组药物剂量及时间安排

药物	剂量	用法	时间安排
疗程 P			
Dex	5mg/（m^2·d）	口服	d1~2
	10mg/（m^2·d）	口服	d3~5
CTX	200mg/（m^2·d）	静脉滴注	d1~2
IT			d1
Course A			
Dex	10mg/（m^2·d）	口服	d1~5
MTX	3g/m^2	静脉滴注（3 小时）	d1
IFO	800mg/m^2	静脉滴注	d1~5
Ara-C	150mg/m^2	静脉滴注	d4~5
VP-16	100mg/（m^2·d）	静脉注射	d4~5
VBL	6mg/m^2	静脉滴注	d1
IT			d1
Course B			
Dex	10mg/（m^2·d）	口服	d1~5
MTX	3g/m^2	静脉滴注（3 小时）	d1
IFO	200mg/m^2	静脉滴注	d1~5
DNR	150mg/m^2	静脉滴注	d4~5
VBL	6mg/m^2	静脉注射	d1
IT			d1
维持 VBL	6mg/（m^2·周）	静脉注射	至总疗程 1 年

注：Dex. 地塞米松；CTX. 环磷酰胺；MTX. 甲氨蝶呤；IFO. 异环磷酰胺；Ara-C. 阿糖胞苷；VP-16. 依托泊苷；VBL. 长春碱；DNR. 柔红霉素；IT. 鞘内注射。

2. 复发难治 ALCL 的治疗 本病虽然对化疗敏感，但有较高的复发率（20%~40%）。多数复发患者对抢救性治疗反应良好，这在其他亚型的儿童 NHL 中并不常见。同时有些因素，如治疗期间或停药后短时间内复发、诊断时病理免疫组化 CD3 染色阳性等，则提示患者为首次复发后再次治疗失败的高危患者。

复发患者目前尚无最佳治疗方案。有报道，对于低危的复发患者，VBL 单药治疗即可能获益，甚至对某些移植后复发的患者仍可有效。一个包括 21 名低危复发患者的研究，对患者每周使用一次 VBL，3 年 EFS 为 85%。研究表明，VBL 有刺激树突状细胞反应的能力，节拍式应用可以诱导树突状细胞的成熟，促进患者自身抗 ALK 蛋白的免疫反应。由于 VBL 对复发患者的良好效果，人们开始尝试将其用于一线治疗。儿童非霍奇金淋巴瘤欧洲协作组（EICHNL）的 ALCL99 方案中，在 4 个月强化疗的基础上，增加 8 个月的 VBL 维持治疗，明显推迟了复发的发生（但未能减少复发的发生）。另一个研究显示，复发的 ALCL 患者接受每周 VBL 维持治疗 2 年后可获得持续缓解，提示延长 VBL 的维持时间有可能最终减少停化疗后的复发。

而对于高危的复发患者，也可以考虑进行造血干细胞移植（hematopoietic stem cell transplantation, HSCT）。自体造血干细胞移植（autologous hematopoietic stem cell transplantation, auto-HSCT）及异基因造血干细胞移植（allogeneic hematopoietic stem cell transplantation, allo-HSCT）均有成功治疗难治复发 ALCL 的报道。EICNHL 进行的前瞻性研究显示，复发患者 auto-HSCT 后的 5 年 EFS 与患者是否为早期复发和肿瘤细胞是否表达 CD3 密切相关：早期进展的患者为 5 年 EFS 为 0%，晚期复发患者为 64% ± 8%；$CD3^+$ 患者为 18% ± 12%，$CD3^-$ 患者为 72% ± 9%；而接受 allo-HSCT 的 10 例 $CD3^+$ 患者无人复发。

白血病阶段的 ALK^+ALCL，绝大多数为小细胞变异亚型。小细胞变异亚型与其他 ALK^+ALCL 相比，更具侵袭性，预后极差。有报道，21 例合并白血病的 ALCL，其中 18 例为小细胞亚型，13 例在数月内死亡，仅 1 例在完成化疗时完全缓解。本类型 ALCL 进展快，化疗效果差，极易复发，化疗达到 CR 后进行 allo-HSCT 或纯化 CD34 细胞的 auto-HSCT 可能是一个治疗选择。

3. 危重症处理 部分 ALK^+ALCL 患者合并有高细胞因子血症，出现高热和/或超敏状态；严重者表现为 HPS，全血细胞减低，脏器功能损害，甚至危及生命。北京儿童医院曾报道 3 例 ALCL 合并 HPS 的病例，其中 2 例患者分别在接受 MTX、万古霉素治疗后出现超敏反应、红皮病，继发感染而死亡（图 3-17-12D）。与既往淋巴瘤相关 HPS（LAHS）预后较差的报道相符。因此，此类患者往往病情进展快，应尽早给予化疗控制原发病，同时采取适当的措施控制高细胞因子血症，如加大激素用量或进行血浆置换等，为治疗原发病争取时间。在炎症因子风暴期间要注意避免应用易诱发超敏反应的药物。

4. 靶向药物的临床应用 除了常规化疗以外，靶向药物也取得了很大进展。几种对于 ALCL 疗效肯定的新药有可能为本病的治疗带来深远的影响。

Brentuxima bvedotin（BV）是一种抗 CD30 抗体，连接了一种抗微管的药物单甲基阿司他丁（monomethyl auristatin E, MMAE），抗体可以与 CD30 阳性的肿瘤细胞结合，特异性地把 MMAE 送进表达 CD30 的细胞，发挥细胞毒作用杀伤肿瘤细胞。Ⅱ期临床研究显示，ALCL 对本药有高反应性。首个临床试验显示 16 个成人难治复发的 ALCL 患者总有效率是 81%，完全缓解率 69%。基于这些结果，BV 已被批准在美国和欧洲用于难治复发的成人 ALCL 患者。本药的主要副作用是外周神经病，发生于 40% 的患者。

ALK 抑制剂也有非常可靠的疗效，因为 ALK 酪氨酸激酶的活性是 ALK^+ALCL 发生发展的基础。克唑替尼（crizotinib）是有效的双重 ALK/MET 抑制剂，在一项儿童 ALCL Ⅰ期临床试验中显示了非常高的反应率，7/8 患者获得 CR。患者对克唑替尼耐受性良好，最常见的治疗相关副作用是一过性的轻微视觉障碍和转氨酶升高。虽然克唑替尼可以使多数患者诱导缓解，但还无法证明其可治愈本病，有停服后疾病加速进展的报道。许多患者通过克唑替尼诱导缓解后进行了 HSCT。克唑替尼无法在 CNS 达到有效的药物浓度。此外，还有 ALCL 使用第二代 ALK 抑制剂色瑞替尼（ceritinib）治疗获得缓解的报道。

PDGFRB、JAK-STAT、mTOR、PI3K、免疫检查点抑制剂和抗 ALK 疫苗也在尝试中。

【预后】由于 ALCL 发病率低，虽经国内外多家协作组研究，目前尚无明确统一的预后不良相关因素。有报道 ALK^+ALCL 的预后明显好于 ALK^-ALCL，但是与发病年龄相关,对于<40岁的患者,ALK⁻ALCL和ALK⁺ALCL的预后基本相似。

对于儿童患者,报道的与治疗失败相关的因素主要包括:①临床因素,如出现纵隔侵犯,内脏(肺、肝、脾)侵犯,皮肤侵犯;②病理亚型中的淋巴组织细胞亚型和小细胞亚型;③诊断时用PCR方法检测外周血和/或骨髓*NPM-ALK*作为微小播散疾病(minimal disseminated disease,MDD)指标为阳性;④诊断时检测抗ALK抗体滴度低。

【未来展望】虽然ALK⁺ALCL患者多数对化疗敏感,缓解率高,但难治复发仍为本病亟待解决的问题。患者的临床过程有明显的差异,有的患者虽然复发,但VBL单药治疗即可获得长期缓解;有的患者即使进行强化疗仍快速进展而死亡。因此发现新的预后相关因素和疾病侵袭性的相关指标,可以使我们早期识别高危患者,及早干预,也可使低危患者避免不必要的强化疗。ALK抑制剂和CD30靶向药物对难治复发患者取得了良好的疗效,将其作为一线治疗的临床试验已在某些中心进行。新一代ALK抑制剂的研发也卓有成效,艾乐替尼和劳拉替尼的上市有望解决克唑替尼无法进入血-脑屏障和基因突变导致耐药的问题。由于ALK蛋白可使机体产生保护性的抗体和细胞免疫反应,未来疫苗等免疫治疗方法的研发和PD1/PD-L1等免疫检查点(checkpoint)抑制剂的应用也有广阔的前景。虽然儿童时期是ALK⁺ALCL的发病高峰,但本病的发病率仍相对较低,需要多中心协作进行前瞻性的临床试验对新的预后因素和安全有效的治疗手段进行探索。

二、间变性大细胞淋巴瘤,ALK阴性

本病为另一种CD30阳性的外周T细胞淋巴瘤,通过病理形态学很难与ALK阳性的ALCL相鉴别,多数表达T细胞相关的免疫标记,但ALK染色阴性。本病多发于成年人,儿童较为罕见。与ALK⁺ALCL不同,ALK⁻ALCL的基因异常一直没有明确。近年发现了与本病预后相关的两个基因异常,位于6p25的*DUSP22-IRF4*和*TP63*。有*DUSP22*重排的ALK⁻ALCL患者,5年OS达到90%,与ALK⁺ALCL相似;而*TP63*重排的患者则预后较差,5年OS仅为17%;而没有发现这两种基因重排的患者,预后介于两者之间,为42%。除此之外,在20%的患者中证实有JAK1和/或STAT3的激活突变,以及*MIR155*的过表达。目前本病的治疗策略尚未确立。成人ALK⁻ALCL通常使用与ALK⁺ALCL相同的化疗方案,但EFS仅为15%~46%。但在<40岁的患者当中,ALK⁻ALCL和ALK⁺ALCL的预后相似。

诊治要点

- ALCL在儿童时期发病率相对较高,男性发病率相对较高。
- 本病为侵袭性疾病,多数患者有发热等全身症状,伴有结外侵犯。可合并高细胞因子血症。
- 病理诊断为本病的确诊依据。标志性的肿瘤细胞具有丰富的、多形性的胞质和马蹄形的细胞核,表达CD30抗原。为T细胞来源,部分肿瘤细胞由于丢失了T细胞抗原而成为"裸细胞"表型。
- 常与t(2;5)(p23;q35)等易位导致的ALK过度表达有关。WHO分类根据肿瘤细胞是否异常表达ALK,将本病分为"ALCL,ALK阳性"和"ALCL,ALK阴性"两个不同的疾病。
- 本病多对化疗敏感,但复发率较高。成人ALK⁻ALCL的预后明显比ALK⁺ALCL差,但在<40岁的患者当中,两者预后相似。
- 针对CD30的靶向药物brentuximab vedotin和ALK抑制剂如克唑替尼,以及造血干细胞移植是目前难治复发ALCL的治疗选择。

(杨菁 周春菊 张永红)

参考文献

[1] IIJIMA-YAMASHITA Y, MORI T, NAKAZAWA A, et al. Prognostic impact of minimal disseminated disease and immune response to NPM-ALK in Japanese children with ALK-positive anaplastic large cell lymphoma. Int J Hematol, 2018, 107 (2): 244-250.

[2] KNÖRR F, BRUGIÈRES L, PILLON M, et al. Stem cell transplantation and vinblastine monotherapy for relapsed pediatric anaplastic large cell lymphoma: results of the international, prospective ALCL-relapse trial. J Clin Oncol, 2020, 38 (34): 3999-4009.

[3] PEDERSEN MB, HAMILTON-DUTOIT SJ, BENDIX K, et al. DUSP22 and TP63 rearrangements predict outcome of ALK-negative anaplastic large cell lymphoma: a Danish cohort study. Blood, 2017, 130 (4): 554-557.

[4] BRIVIO E, BARUCHEL A, BEISHUIZEN A, et al.

Targeted inhibitors and antibody immunotherapies: Novel therapies for paediatric leukaemia and lymphoma. Eur J Cancer, 2022, 164: 1-17.

第5节 间变性大细胞淋巴瘤以外的外周T细胞淋巴瘤

外周T细胞淋巴瘤(peripheral T cell lymphoma, PTCL)是一组具有侵袭性的恶性肿瘤,起源于胸腺后的T淋巴细胞,生物学特点呈现多样化。2016年WHO分类系统将PTCL划分为超过20个亚型,通常可粗略地分为淋巴结性、结外性、白血病/弥漫性和皮肤性T细胞淋巴瘤。本组疾病的患者多为成年人,中位年龄为50~60岁。各亚型中,除了ALCL在儿童时期高发以外,其他各亚型(间变性大细胞淋巴瘤以外的外周T细胞淋巴瘤,non-ALCL PTCL)在儿童时期均较为罕见,一共仅占儿童NHL的1%。

由于non-ALCL PTCL各亚型的临床和生物学异质性,疾病的诊治需要血液病理专家确定精准的病理亚型,并充分考虑患者的疾病特点、一般状态和相关合并症进行个体化治疗。没有某个标准的治疗方案可以适合所有患者、所有亚型。但是,由于发病率低,缺乏有说服力的对照研究数据,使开发和确立针对各亚型的特异性治疗策略受到阻碍。

一、T细胞生物学

1. T细胞 T细胞起源于胸腺内的祖细胞。成熟T细胞可以粗略地分为两个类型。

(1)辅助性T细胞:主要参与、协同对入侵病原的免疫反应。

(2)细胞毒性T细胞:杀死被微生物感染的细胞和肿瘤细胞。

2. T细胞受体(TCR) 在T细胞成熟的过程中,TCR基因重组会产生独一无二的TCR结构,使成熟的T细胞对广大的外源物质进行识别并发生反应。

TCR包括两个不同的蛋白链(即异二聚体),多数是一个α和β的亚单位(αβT细胞)。这些αβT细胞识别由抗原提呈细胞表面的主要组织相容性复合体(major histocompatibility complex, MHC)分子提呈的外源多肽,并与之结合。MHC抗原复合物与αβTCR结合,其他共刺激分子(如CD28)也同时被激活,导致αβT细胞的激活、增殖、分化和凋亡,以及细胞因子的释放。

大约5%的细胞表达γ和δ TCR(γδT细胞)。这些细胞在先天免疫和获得免疫反应中都发挥一定的作用。γδT细胞释放细胞毒因子(穿孔素、颗粒酶B和TIA-1)。它们作为抗原刺激后的一线防御,多位于与抗原接触的部位,如皮肤、脾、肝、小肠和骨髓。故表达γδ TCR的PTCL亚型多为结外性PTCL。

3. CD4和CD8 淋巴祖细胞(lymphoid progenitor cell)在胸腺逐步成熟。发育中的胸腺细胞(thymocyte)最初不表达CD4或CD8,称为双阴胸腺细胞(double-negative thymocyte);发育过程中被接收到的阳性信号驱动表达CD4和CD8,成为双阳胸腺细胞(double-positive thymocyte)。当双阳细胞遇到自身抗原时,显示有自身反应的细胞遭到阴性选择。最后,CD4或CD8被下调,成为单阳细胞,$CD4^+$T细胞和$CD8^+$T细胞从胸腺进入外周循环。

(1)$CD8^+$T细胞:识别有核细胞上的MHC Ⅰ类分子提呈的抗原。一旦被激活,$CD8^+$T细胞增殖成为细胞毒性T细胞,为效应T细胞群,可以释放诱发凋亡的酶和毒素。

(2)$CD4^+$T细胞:识别只出现于特异性抗原提呈细胞表面的MHC Ⅱ类分子提呈的抗原。$CD4^+$T细胞多为辅助亚型,释放细胞因子、发送阳性信号给其他免疫细胞——主要是B细胞。滤泡辅助性T细胞为B细胞免疫反应提供了必要的支持。

有一个特殊的$CD4^+$T细胞亚型,叫调节性T细胞(T regulatory cell),通过不同的细胞因子和信号机制抑制免疫反应,防止异常的或过度的免疫激活。

4. 自然杀伤细胞(natural killer cell, NK细胞) NK细胞是一类淋巴细胞,和B淋巴细胞、T淋巴细胞一样起源于普通的淋巴祖细胞,但主要在骨髓发育。一直以来NK细胞被认为是先天性免疫系统的一部分,因为它们迅速产生炎症细胞因子,直接杀伤感染的细胞,无须预先启动或激活。但是近来证据显示,NK细胞在获得性免疫中也同样起着重要作用。

二、外周T细胞淋巴瘤的起源和分类

淋巴瘤起源于某个异常的淋巴细胞。这个淋巴细胞内部的基因学改变导致克隆性细胞群的产生,而基因学改变可以发生于这个细胞生命周期中的不同阶段,这对淋巴瘤的分类很重要。与成人时期的外周T/NK细胞肿瘤主要来源于适应性免疫系统(adaptive immune system)不同,儿童时期多起源于

固有免疫系统（innate immune system）。

尽管已经有一些基因异常在T细胞淋巴瘤中得到证实，但很少能用于疾病的诊断。由于PTCL疾病的异质性，各亚型之间的临床和病理学特征有重叠，缺乏能明确诊断的分子学标记，使PTCL的分类非常复杂和困难。

造血和淋巴肿瘤的WHO分类将PTCL分为淋巴结型、结外型、白血病型和皮肤型。每型都包括多个疾病（表3-17-21）。

在WHO分类列出的PTCL疾病中，有些类型主要发生于成人，如T细胞幼淋巴细胞白血病（T-cell prolymphocytic leukemia，ATLL）的中位发病年龄为65岁（30~90岁）；成人T细胞白血病/淋巴瘤（adult T-cell leukaemia/lymphoma）仅发生于成人，平均发病年龄为58岁；NK细胞慢性淋巴增殖性疾病（chronic lymphoproliferative disorder of NK cell，CLPD-NK）的中位发病年龄为60岁；T细胞大颗粒淋巴细胞白血病的患者多为45~75岁等，故不在本书进行阐述。

表3-17-21 外周T/NK细胞淋巴瘤分类

成熟T/NK细胞肿瘤

皮肤	结外	淋巴结	白血病
种痘水疱病样淋巴增殖性疾病	结外NK/T细胞淋巴瘤，鼻型	间变性大细胞淋巴瘤，ALK阳性	侵袭性NK细胞白血病
原发皮肤γδT细胞淋巴瘤	肝脾T细胞淋巴瘤	外周T细胞淋巴瘤，非特指型	T细胞幼淋巴细胞白血病
蕈样霉菌病	皮下脂膜炎样T细胞淋巴瘤（αβ型）	儿童系统性EBV^+T细胞淋巴瘤	T细胞大颗粒淋巴细胞白血病
原发皮肤$CD30^+$T细胞淋巴瘤	多形性肠病相关性T细胞淋巴瘤（EATL）	间变性大细胞淋巴瘤，ALK阴性	成人T细胞白血病/淋巴瘤
原发皮肤的间变性大细胞淋巴瘤	单形性嗜上皮性肠T细胞淋巴瘤	血管免疫母细胞性T细胞淋巴瘤	Sezary综合征
原发皮肤$CD8^+$侵袭性T细胞淋巴瘤			
原发皮肤$CD4^+$小/中T细胞淋巴瘤			
严重蚊叮过敏症			

根据BFM协作组的报道，在儿童和青少年时期最为常见的非间变性大细胞淋巴瘤的PTCL亚型依次为：外周T细胞淋巴瘤，非特指型（peripheral T-cell lymphoma，not otherwise specified，PTCL-NOS），结外NK/T细胞淋巴瘤，鼻型（extranodal NK/T-cell lymphoma，nasal type，ENKTCL-NT），肝脾T细胞淋巴瘤（hepatosplenic T-cell lymphoma，HSTL），皮下脂膜炎样T细胞淋巴瘤（subcutaneous panniculitis-like T cell lymphoma，SPTCL），原发皮肤γδT细胞淋巴瘤（primary cutaneous gamma delta T cell lymphoma，PCGDTCL）。与成人不同的是，血管免疫母细胞性T细胞淋巴瘤（angioimmunoblastic t cell lymphoma，AILT）在儿童时期非常罕见，而HSTCL和SPTCL的发病率较成人高。下面分别对儿童及青少年时期常见的几种外周T细胞淋巴瘤进行阐述。

三、外周T细胞淋巴瘤，非特指型

外周T细胞淋巴瘤，非特指型（peripheral T-cell lymphoma，not otherwise specified，PTCL-NOS）是指不适合任何在WHO分类中已描述的、独特PTCL疾病类型的成熟T细胞淋巴瘤。这是一个不同疾病混杂的类型，说明这些淋巴瘤的特征尚未被精准地认识和描绘。这组疾病占所有PTCL病例的30%~35%，绝大多数患者为成人，男女比例为2∶1。

PTCL-NOS绝大多数被认为是源自淋巴结的淋巴瘤。但在发病或复发时出现结外侵犯也很常见，最常见的结外侵犯部位是皮肤和胃肠道，骨髓、肺和外周血也有侵犯的可能。

【病因与发病机制】病因尚不明确。一小部分患者的肿瘤细胞被EBV感染，提示病毒在这部分病例中起到致病作用，但更多的是EBV在背景的B细胞中被发现。

【临床表现】患者多表现为淋巴结肿大，多有B组症状。可伴有嗜酸性细胞增多、瘙痒或噬血细胞综合征等副肿瘤表现。

【辅助检查】

1. 病理

(1)形态学：淋巴结的侵犯常为弥漫的，也可侵犯滤泡间或副皮质区，使淋巴结的正常结构模糊；高内皮细胞微静脉(淋巴细胞从血液进入淋巴结需要通过的一种特殊毛细血管后微静脉)的数量增多。有很广的细胞形态谱，从多形的到单形的。多数病例常由大量中等和/或大肿瘤细胞组成，有不规则、多形性、染色质浓染或泡状的细胞核，核仁明显，有很高的增殖率。可以见到清亮的和Reed-Sternberg样的肿瘤细胞。常见炎性背景，包括小淋巴细胞、嗜酸性细胞、浆细胞、大B细胞、上皮样组织细胞等。

(2)免疫表型：PTCL-NOS肿瘤细胞表达的所有T细胞抗原具有高度的可变性。80%的病例有CD5和CD7表达减少或不表达。CD3和CD2的表达缺失不太常见。绝大多数PTCL-NOS为$CD3^{+}$、$CD4^{+}$，没有细胞毒的标记；但是一小部分病例表达CD8和细胞毒标记(TIA-1、颗粒酶B和穿孔素)和CD56；另一小部分病例可以有CD4和CD8双阳或双阴表达。部分病例灶性表达CD30(一个B和T细胞的激活标志)，染色深度多变，这使本病与ALK^{-}ALCL较难鉴别。

2. 基因学检查　通过检测过度表达的基因，已经发现了PTCL-NOS的两个主要的预后亚组：一群高表达GATA-3及其靶基因(*CCR4*、*IL18RA*、*CXCR7*、*IK*)，它们在调整辅助性T细胞2(Th2)的分化中起着重要的作用；另一群高表达TBX21和EOMES及其靶基因(*CXCR3*、*IL2RB*、*CCL3*、*IFNγ*)，负责调解辅助性T细胞1(Th1)的分化。PTCL-NOS中常常出现*TCR*基因重排，超过85%的病例表达αβ TCR，较少表达γδ TCR或不表达TCR。PDGFRA和激活的NOTCH1在PTCL-NOS中常过表达。

【诊断】本病的诊断依据病理。

【鉴别诊断】由于部分PTCL-NOS患者CD30高表达，故需注意与ALK^{-}ALCL相鉴别。在形态学和免疫组化层面，同时出现ALCL的标志性细胞(肾形或马蹄形核)、强表达CD30、EMA阳性、表达细胞毒标记是ALK^{-}ALCL的特征，不会同时发生于PTCL-NOS。此外，ALK^{-}ALCL有*DUSP22*和*TP63*等基因学异常，而在PTCL-NOS中没有报道。

【治疗】目前针对PTCL-NOS的标准治疗方案尚未确立。CHOP方案作为侵袭性NHL的方案骨架被广泛应用。但国际T细胞淋巴瘤项目的回顾性分析显示，以蒽环类药物为基础的化疗并没有使PTCL患者获得任何生存优势。COG报道了12名PTCL-NOS患者应用ALCL样方案化疗获得的长期缓解率为50%。日本报道了6例PTCL-NOS患者应用T-NHL/ALL方案治疗，OS达到83%，但由于其中5例患者进行了allo-HSCT巩固治疗，无法区分T-NHL/ALL方案和allo-HSCT哪个是取得良好疗效的主要因素。还有CHOP方案联合其他药物的研究，如阿仑单抗、硼替佐米、地尼白介素(denileukin diftitox，白介素2和白喉毒素融合蛋白)等；或使用其他强化疗如hyper-CVAD(环磷酰胺、长春新碱、柔红霉素、地塞米松，交替应用甲氨蝶呤和阿糖胞苷)。目前为止并没有哪个治疗方案取得更优的效果。但多数中心会考虑使用自体干细胞移植作为一线强化治疗，有助于提高无病生存率和OS。

【预后】本病具有高侵袭性，化疗反应差，经常复发，5年无病生存率约20%~30%。有报道，侵犯骨髓和Ki-67增生>70%，EBV阳性，NF-γB通路失调，有GATA3亚群或细胞毒的特点，多数肿瘤细胞表达CD30均与不良预后相关。

【未来展望】PTCL-NOS不是一种独特的疾病，而是混合了不能归入其他亚型的PTCL，组织学具有异质性。因此要做到精准的诊治，未来还需要对本病有更深入的认识和更精细地分型。由于一部分患者CD30阳性，brentuximab vedotin等靶向药物未来有可能成为新的治疗手段。

四、结外NK/T细胞淋巴瘤，鼻型

结外NK/T细胞淋巴瘤，鼻型(extranodal NK/T-cell lymphoma，nasal type，ENKTCL-NT)为起源于NK细胞或T细胞系的淋巴瘤，以血管损伤和破

坏、明显的坏死、肿瘤细胞表达细胞毒表型、与 EBV 相关为主要特点。本病在东亚和拉丁美洲的发病率高。

本病在历史上曾被称为"血管中心淋巴瘤""致死性中线肉芽肿"和"进行性坏疽性鼻炎"。当人们认识到 ENKTCL-NT 是一个与 EBV 强烈相关的独特的临床病理学疾病后,它才在 1999 年被正式纳入 WHO 分类中。

【病因与发病机制】肿瘤细胞推测来源于激活的 NK 细胞,较少病例源于激活的细胞毒 T 细胞。本病与 EBV 感染有很强的相关性。EBV 以Ⅱ型潜伏的形式存在(EBNA1$^+$、EBNA2$^-$、LMP1$^+$)。*LMP1* 基因常有 30bp 的缺失,其 C 末端区域能调节多种细胞信号途径,如肿瘤坏死因子受体、NF-κB 和 JAK/STAT,是 EBV 引起细胞增殖和转化的重要物质。

【临床表现】ENKTCL 通常侵犯结外。最为常见的受累部位是上呼吸道、消化道(鼻腔、鼻咽、鼻旁窦和硬腭)。最常见的鼻外侵犯部位包括皮肤、软组织、胃肠道和睾丸,而骨髓、中枢神经系统侵犯也有报道(图 3-17-14)。

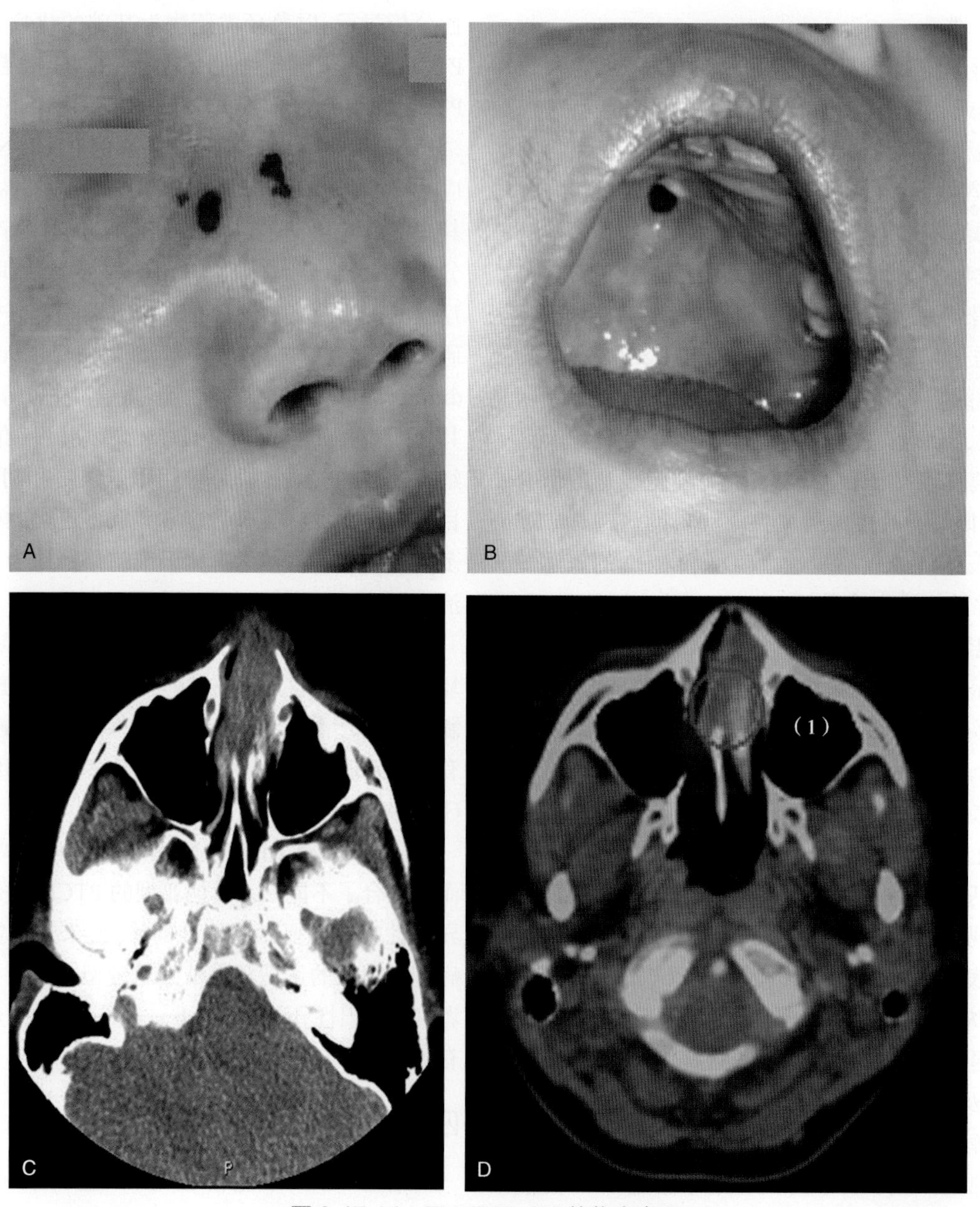

图 3-17-14 ENKTCL-NT 的临床表现

A. 鼻部瘤灶;B. 上腭侵犯;C. 鼻部 CT;D. PET/CT。

鼻部受累的患者由于鼻腔或鼻窦内出现肿物而出现鼻塞或鼻出血，或面中部发生广泛的破坏(致死性中线肉芽肿)。肿瘤可以扩展到邻近的组织，如鼻咽、鼻旁窦、眼眶、口腔、硬腭、口咽等。皮肤受累多为结节样，常伴有溃疡。肠道受累常表现为穿孔或胃肠出血。可有发热、乏力、体重减轻等全身症状。如骨髓和外周血受累，与侵袭性NK细胞白血病的临床特点有重叠。部分患者可合并噬血细胞综合征。肿瘤全身播散的患者可继发淋巴结受累。

【辅助检查】

1. 病理

(1)病理特点：任何部位的结外NK/T细胞淋巴瘤的组织学特点都很相似。生长模式以血管为中心，并破坏血管，血管可发生纤维素样改变。凝固性坏死和凋亡小体易见，这与淋巴瘤细胞所致的血管闭塞以及化学因子、细胞因子等因素有关。肿瘤细胞形态谱较为广泛，可以是小、中等、大细胞或间变样。多数病例的肿瘤由中等大小的细胞组成，可混有小和大的肿瘤细胞。细胞常有不规则折叠的、可拉长的细胞核。染色质为颗粒状，但很大的肿瘤细胞可为泡状。核仁常不明显或较小。胞质量中等，淡染至透明。吉姆萨染色可见苍白的胞质中包含嗜天青颗粒。分裂象易见(图3-17-15)。

结外NK/T细胞淋巴瘤，特别是小细胞或混合细胞为主的病例，和混有炎症细胞(小淋巴细胞、浆细胞、组织细胞和嗜酸性细胞)的病例，可有类似炎症的病程。

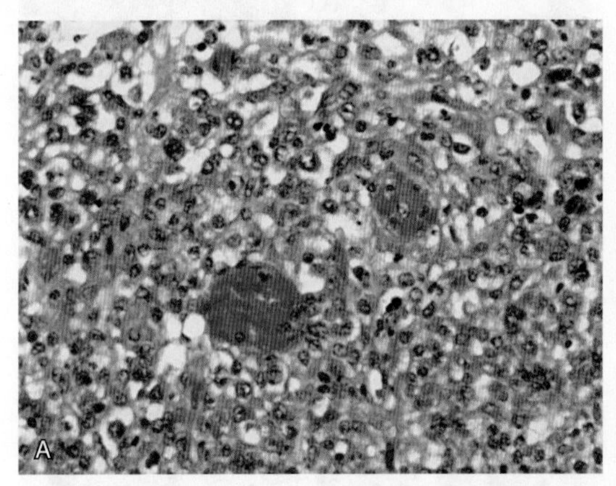

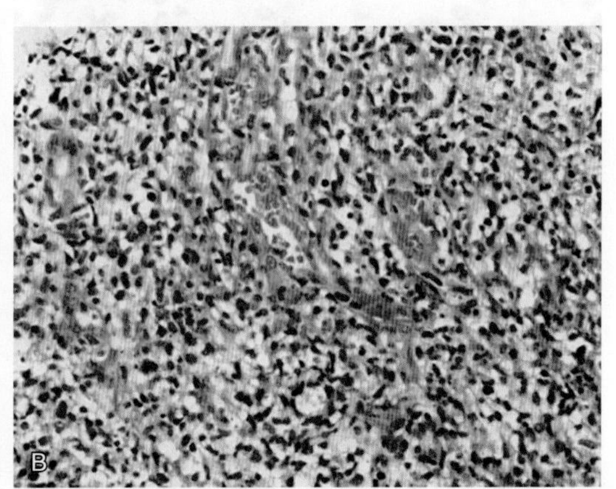

图3-17-15 ENKTCL活检组织病理HE染色

A. 肿瘤细胞围绕血管，血管有破坏(HE染色，×200)；
B. 血管周围肿瘤细胞浸润，可见坏死细胞的核碎片(HE染色，×100)。

(2)免疫表型：最经典的结外NK/T细胞淋巴瘤的免疫核型有$CD2^+$,$CD5^-$,$CD56^+$,$sCD3^-$(新鲜/冰冻组织),$cCD3\varepsilon^+$(甲醛固定的石蜡包埋组织)。尽管CD56是NK细胞重要的标记，但在其他一些外周T细胞淋巴瘤也可以表达，因此不是结外NK/T细胞淋巴瘤的特异性标记。CD43和CD45RO常为阳性，CD7表达变化较大。其他T细胞相关抗原和NK细胞相关抗原，如CD4、CD8、CD16和CD57常为阴性。一小部分细胞毒性T细胞亚型的病例可表达CD5、CD8和T细胞受体(δγ或αβ)。细胞毒分子(如颗粒酶B、TIA-1、穿孔素)阳性。HLA-DR、CD25、FAS和FASL常有表达。30%的病例CD30阳性。对于$CD3^-$、$CD3\varepsilon^+$、$CD56^-$的病例，如果细胞毒分子和EBV阳性，因其临床特点与$CD56^+$病例相似，因此也归入结外NK/T细胞淋巴瘤中；但如果是$CD3^+$、$CD56^-$，细胞毒分子和EBV阴性的鼻型或其他结外淋巴瘤，应归入外周T细胞淋巴瘤，非特指型。重要的是，如果EBV阴性，结外NK/T细胞淋巴瘤的诊断要严重怀疑。原位杂交检测EBV编码的小RNA(EBER)是证明EBV存在最可靠的方法，如果肿瘤细胞缺乏EBER强烈提示其他诊断。免疫染色检测EBV潜伏膜蛋白LMP1不如EBER敏感，因为LMP1只在一部分ENKTCL-NT细胞中表达(图3-17-16)。

2. 骨髓常规 本病晚期患者可侵犯骨髓，与侵袭性NK细胞白血病的临床特点有重叠。有很少的侵袭性NK细胞白血病有可能是从ENKTCL-NT发展而来。

3. 影像学检查 由于ENKTCL-NT Ⅰ、Ⅱ期患者的预后明显优于Ⅲ、Ⅳ期患者，且确定瘤灶部位进行侵犯野放疗也对患者的预后非常重要，因此在进行治疗前要进行全身影像学检查以明确受累部位，完成分期。即使鼻外型患者没有鼻部受累的表现，仍建议在化疗前进行鼻腔局部的影像学检查以除外鼻部侵犯。近年来，PET/CT已逐渐成为本病分期和再评估的重要工具。但由于PET/CT对中枢神经系统的评估价值有限，仍需注意头颅MRI和脑脊液的检查。

4. 基因学特点　多数病例起源于NK细胞，一部分源于γδT细胞，很少源于αβT细胞，可有克隆性*TCR*重排。报道的异常基因表达多种多样，但目前还没有确立可以确诊疾病的特异性染色体易位。已发现编码RNA解旋酶DDX3X的基因，JAK/STAT信号旁路和其他信号通路（KIT和CTNNB1），肿瘤抑制因子（TP53、MG A、PRDM1、ATG5、AIM1、FOX03和HACE1），肿瘤基因（RAS家族基因、*MYC*），表观遗传修饰（*KMT2D/MLL2*、*ARID1A*、*EP300*和*ASXL3*），细胞周期调节因子（CDKN2A、CDKN2B和CDKN1A），和凋亡调节因子（FAS）有重复发生的突变、缺失和甲基化现象。最常见的基因异常是del（6）（q21q25）或i（6）（p10），推测这些区域的抑癌基因参与了ENKTCL-NT的发生。ENKTCL-NT细胞中的EBV克隆，以及EBV编码的转录子和致癌蛋白（LMP1和LMP2）的表达，进一步证明本病的发生与EBV相关。

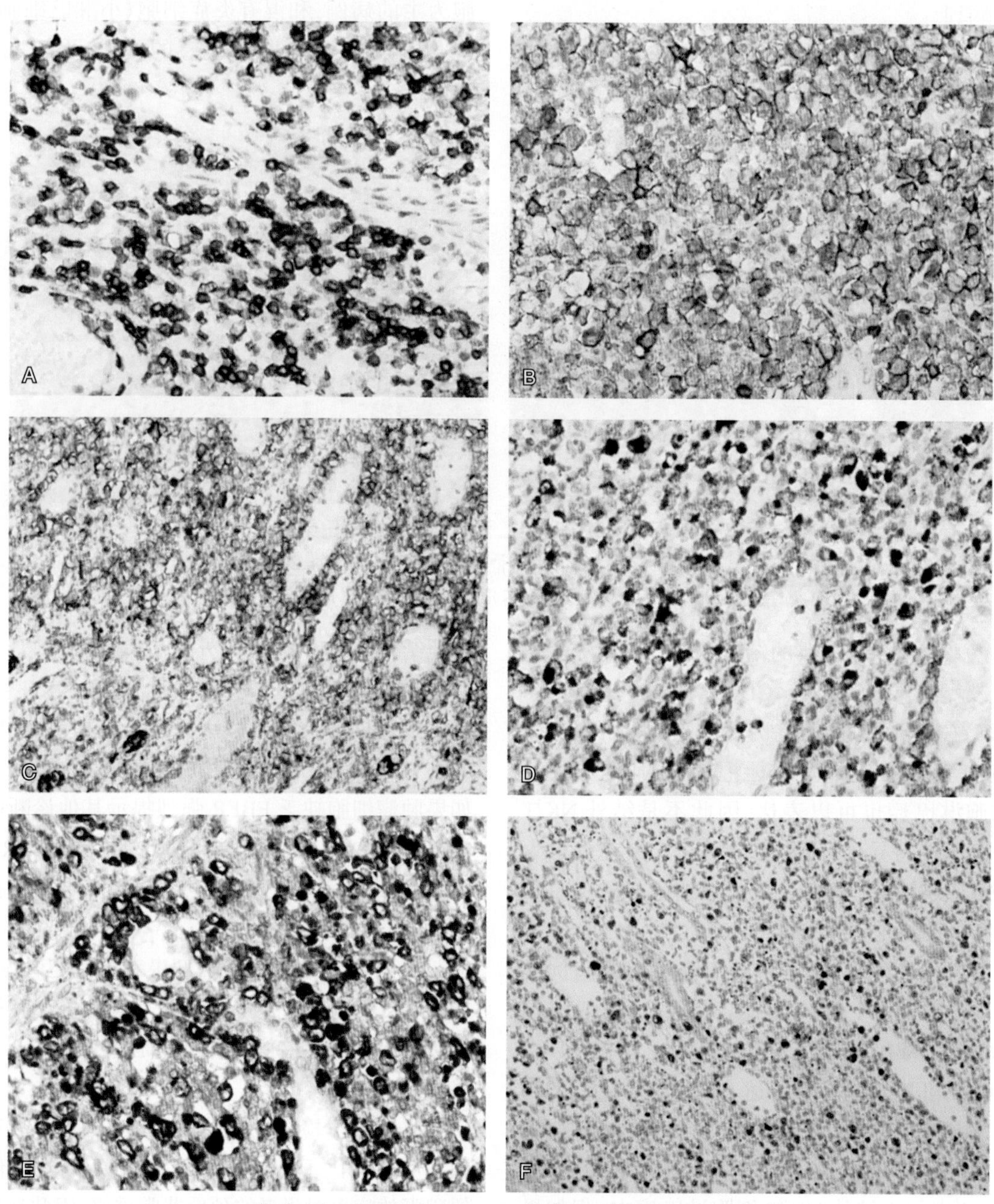

图3-17-16　ENKTCL-NT的病理和免疫组化染色

A. CD3ε；B. CD43；C. CD56；D. TIA-1；E. 颗粒酶B；F. EBER。

【鉴别诊断】本病需与以下疾病鉴别。

1. 儿童系统性EBV阳性T细胞淋巴瘤(systemic EBV-positive T-cell lymphoma of childhood) 本病是EBV感染相关的全身性疾病,可侵犯肝、脾、淋巴结、骨髓、皮肤和肺,多合并噬血细胞综合征,威胁患者生命。与ENKTCL-NT以血管为中心和明显坏死为特点不同,本病常以小的T细胞浸润为特点,肿瘤细胞异型性不明显,具有激活的细胞毒性T细胞核型,$CD2^+$,$sCD3^+$,$CD56^-$,TIA^+,EBER阳性。

2. 侵袭性NK细胞白血病(aggressive NK-cell leukemia) 本病常与EBV相关,侵袭性强,可侵犯骨髓、外周血、肝、脾以及任何器官,渗出常见,患者多死于凝血功能紊乱、噬血细胞综合征及多脏器功能衰竭。肿瘤细胞的免疫表型与ENKTCL-NT相似,$CD2^+$,$sCD3^-$,$cCD3\varepsilon^+$,$CD56^+$,细胞毒分子阳性;与ENKTCL-NT不同的是CD16常为阳性(75%)。EBV阳性占85%~100%,部分患者阴性。部分患者可能从ENKTCL-NT进展而来。

【临床分期】目前根据肿瘤侵犯的部位可分为鼻内型NKTCL和鼻外型NKTCL。80%的患者为鼻内型,指原发肿瘤局限于上呼吸道、消化道,包括鼻、鼻咽、口咽、Waldeyer环。20%的患者为鼻外型,指原发肿瘤出现于除鼻部以外的所有部位,包括皮肤、睾丸、胃肠道、肌肉、唾液腺等。

根据肿瘤侵犯的范围,可将患者分为局限期(limited stage)和进展期(advanced stage)。按照传统的st Jude分期,Ⅰ/Ⅱ期的患者归入局限期,Ⅲ/Ⅳ期的患者归入进展期。但是,由于鼻型患者占所有患者的80%,st Jude分期不能反映患者鼻部局部肿瘤的侵犯程度,因此新的适合ENKTCL-NT的分期标准有待建立。

【治疗】

1. 局灶疾病 对于早期ENKTCL-NT,放疗效果非常好,但复发率在30%~40%,以全身远处转移为主,提示许多患者存在隐性播散。同样单纯化疗的复发率也高达40%,多数发生在原发瘤灶部位。而序贯放化疗使治疗效果较单纯放疗有了明显提高(复发率33.3% *vs*. 6.7%,5年总生存率49% *vs*. 82%)。

(1)化疗:由于肿瘤细胞具有多药耐药基因*MDR1*(*ABCB1*),其编码的P糖蛋白(P-glycoprotein,P-gp)是保护细胞免受外来有害分子入侵的分子泵,可将多种化疗药物泵出细胞外,使包含蒽环类药物的化疗方案疗效不佳。近年同时或序贯化放疗以及无蒽环类化疗药物方案的应用,已经使治疗效果明显提高。如使用DeVIC方案同时放疗,GELOX方案加三明治放疗和SMILE方案均获得了60%~80%的完全缓解率和2年超过80%的无病存活率(表3-17-22)。

表3-17-22 SMILE方案药物剂量及用法

药物	剂量	用法	时间安排
地塞米松	20mg/(m^2·d)	p. o./i. v.,分2次	d2~4
甲氨蝶呤	2g/(m^2·d)	i. v.(6小时)	d1
亚叶酸钙	10mg/(m^2·次)	i. v./p. o.,q.6h.	d2~4
异环磷酰胺	1.5g/(m^2·d)	i. v.	d2~4
美斯钠	300mg/m^2	i. v.,3次	d2~4
依托泊苷	100mg/m^2	i. v.	d2~4
左旋门冬酰胺酶	6 000U/m^2	i. v.	d8,d10,d12,d14,d16,d18,d20

注:i. v.. 静脉注射;p. o.. 口服;q.6h.. 每6小时1次。

(2)放疗:放疗通常作为强化治疗跟在化疗之后,化疗失败时也可以用作挽救性治疗。放疗技术、范围、剂量的选择要考虑肿瘤的部位、容积、治疗的程度和患者的特点。

历史上主要采用侵犯野放疗,范围包括整个淋巴区域。但有报道,随着门冬酰胺酶的广泛引用,多数患者可以通过化疗达到CR,降低放疗剂量、缩小放疗野可以在不牺牲局部控制率的基础上降低放疗的毒副作用。故很多被侵犯部位放疗所替代,只包括化疗前淋巴瘤侵犯的部位,减少了放疗的毒性。除了续贯放化疗,也有中心在放疗的同时每周一次输注顺铂作为放疗致敏剂,增强放疗效果。

放疗的毒副作用主要包括黏膜炎、皮肤炎、吞咽困难和骨髓抑制，以及远期的第二肿瘤。由于ENKTCL-NT多侵犯鼻腔，长期存活者暴露于放疗下的眼睛也有出现问题的可能。

2. 晚期疾病 晚期患者侵犯鼻腔以外的区域，可合并噬血细胞综合征，预后差。主流的治疗是包括门冬酰胺酶的联合强化疗，两个最常用的方案是SMILE和AspaMetDex方案，1/2的患者可获得持续缓解。但SMILE方案是一个很强的化疗方案，报道的治疗相关死亡率达7%~10%。

过去对于晚期或难治复发患者许多中心选择进行异基因造血干细胞移植(allo-HSCT)。但由于SMILE等含有L-ASP的化疗方案治疗效果良好，是否仍需进行allo-HSCT有待进一步证实。无论患者是初治还是复发，移植前能否达到CR都是主要的预后相关因素，移植前应用SMILE方案的OS和EFS明显优于其他不包含L-ASP的化疗方案。

3. 难治复发 含有L-ASP的化疗方案失败后，可选的治疗方案很少。近来，有报道程序性死亡受体1(programmed death-1，PD-1)抗体在难治复发NKTCL中显示出良好的反应率。一组经L-ASP和/或allo-HSCT治疗失败的NKTCL患者，其中5例经pembrolizumab治疗后获得完全缓解。PD-1/PD-L1阻滞剂在NKTCL中的应用值得进一步研究。此外含有吉西他滨的方案也显示出对晚期和/或难治复发患者有良好的效果，总反应率约40%。报道的含有吉西他滨的方案组合有GEPD方案(吉西他滨、培门冬酰胺酶、依托泊苷、地塞米松)，DDGP方案(吉西他滨、地塞米松、顺铂、培门冬酰胺酶)，GLIDE方案(吉西他滨、门冬酰胺酶、异环磷酰胺、地塞米松、依托泊苷)，GELOX方案(吉西他滨、奥沙利铂、培门冬酶)，B-GIFOX方案(吉西他滨、硼替佐米、异环磷酰胺、奥沙利铂)等。而其他靶向药物如组蛋白去乙酰化酶(HDAC)抑制剂西达本胺、靶向药物如CD30靶向药物brentuximab vedotin、抗CD38抗体达雷妥尤单抗等都有获得持续治疗反应的报道。

4. 疗效评估和监测 循环中有较高EBV-DNA载量的ENKTCL-NT患者预后差，因此可以通过检测血浆(即无细胞)EBV-DNA水平判断预后和监测疗效。SMILE一个循环后，检测外周血中EBV-DNA是否清除是预测患者长期缓解的有效指标。

中期CT扫描很难预测淋巴瘤的治疗结果，但有报道中期PET/CT检查(iPET)可很好地提示患者的预后。

【未来展望】虽然随着联合放化疗和门冬酰胺酶的应用，NKTCL的疗效已明显提高，但晚期和难治复发患者的疗效仍非常差。随着二代测序等技术的广泛引用，越来越多的基因学异常和导致肿瘤克隆发生的信号通路被发现，使未来精准的靶向治疗成为可能。

由于超过90%的ENKTCL-NT都与EBV Ⅱ型潜伏状态有关，表达的EBV抗原——潜伏膜蛋白1(LMP1)、潜伏膜蛋白2(LMP2)和EBNA1有可能成为免疫治疗的标靶。因此，针对EBV的细胞免疫治疗也有可能成为本病的有效治疗手段。

五、肝脾T细胞淋巴瘤

肝脾T细胞淋巴瘤(hepatosplenic T-cell lymphoma，HSTL)是一种极为罕见且侵袭性强的结外淋巴瘤，约占外周T细胞淋巴瘤的1%~2%。男性高发，发病高峰在青少年和年轻成人(中位发病年龄是35岁)。推测肿瘤源自固有免疫系统的外周细胞毒性T细胞，常为γδTCR类型。

【病因与发病机制】本病的发生与免疫功能状态低下有关。约20%的HSTL发生于患慢性免疫抑制性疾病、接受免疫抑制治疗、有持续抗原刺激的儿童，如使用硫唑嘌呤等多种免疫抑制剂治疗的炎性肠病患者，实体器官移植后的患者，牛皮癣、类风湿关节炎患者也有报道。

【临床表现】患者通常有肝脾大，B组症状，而淋巴结肿大不明显。通常有全血细胞减少，易发生骨髓侵犯。可出现噬血细胞综合征。

【辅助检查】

1. 病理学 肿瘤细胞通常侵犯脾红髓的皮髓和脾窦，白髓萎缩；肝脏有突出的肝窦侵犯；骨髓中也经常出现肿瘤细胞，有明显的窦内分布。肿瘤细胞中等大小，胞质量中等、苍白、无颗粒，细胞核圆，染色质松散地聚集，核仁不明显。但是淋巴瘤细胞的大小和形态变异较大，也可为小、大和多形性细胞，特别是在疾病进展期。

典型的肿瘤细胞是CD3阳性、CD4和CD8双阴性的T细胞(但也有CD8阳性的病例)，CD5阴性，CD7阳性；NK细胞相关标记如CD56、CD16常为阳性。γδTCR常阳性，αβTCR阴性(很少病例为αβT细胞型)。细胞毒标志蛋白TIA-1通常阳性，但颗粒酶B和穿孔素常阴性。

2. 基因学特点 7q等臂体和8-三倍体是已发现的HSTL最常见的基因学异常。40%患者有*STAT5B*突变,10%患者可见*STAT3*突变,9%患者有*PIK3CD*突变。62%的患者发现有表观遗传修饰基因异常,如*SETD2*、*INO80*和*ARID 1B*。

【诊断】临床表现结合病理学、基因学检查有助于本病的诊断。

【治疗】由于发病率低,能指导治疗的研究数据有限,尚不能确定最佳的治疗方案。目前的治疗方案多基于CHOP方案、ICE方案和核苷类似物等。总的来说,单纯化疗在HSTL治疗中的成功率很低。HSTL对化疗耐药的一部分原因是比正常γδT细胞或PTCL-NOS细胞更多地表达多药耐药基因(*MDR-1*),其编码的P-gp可以保护肿瘤细胞,将药物泵出,减少了药物在细胞内的储积。此外还有谷胱苷肽S-转移酶(glutathione S-transferase,GST)的高表达。GST是同源二聚体酶超基因家族的一种,有θ、μ、α、π等多种同工酶,大多数化疗药物可被GST-π催化,与GSH结合形成GSH-药物复合物,易被多药耐药蛋白泵出体外,减少了烷化剂和蒽环类等抗肿瘤药物的作用时间。

但无论成人还是儿童,报道的存活病例几乎全部接受了allo-HSCT。报道中接受移植和不接受移植患者的中位总生存期分别为34.4个月和6.7个月。欧洲EICNHL和BFM协作组共同发表的研究显示,10年间收治HSTL 20例,5年总生存概率(probability of overall survival,pOS)为13%,最后存活的7人中,5例进行了allo-HSCT。故多数专家推荐化疗敏感的患者在复发前尽快接受allo-HSCT作为强化治疗。由于本病的治疗相关死亡率较高,对于在诱导化疗中发生过严重毒副作用的患者,选用减低强度的预处理方案有可能是个好的选择。

【预后】HSTL预后很差,中位生存时间不足2年。

【未来展望】目前已经在HSTL中发现了PI3KCD和STAT等信号通路的激活突变,未来都可能成为潜在的治疗标靶。

六、皮下脂膜炎样T细胞淋巴瘤

皮下脂膜炎样T细胞淋巴瘤(subcutaneous panniculitis-like T cell lymphoma,SPTCL)起源于细胞毒T细胞,选择性侵犯皮下组织,真皮和上皮通常不受累。女性略多于男性。

【病因与发病机制】自身免疫性疾病有可能在部分患者的发病中起到一定作用。没有发现EBV与本病有关。

【临床表现】临床表现为多发皮下结节,四肢和躯干最常见。结节大小从0.5cm到数厘米不等,大的结节可以发生坏死,但溃疡很少见。约50%的患者有系统症状,可有肝脾大,通常没有淋巴结受累。骨髓侵犯很少见。

【辅助检查】

1. 病理学 肿瘤细胞浸润脂肪小叶和脂肪间隔带。真皮和上皮通常不受累。肿瘤细胞大小不同,但每个病例的肿瘤细胞大小相对一致,有不规则的细胞核,染色质深染。肿瘤细胞围绕单个脂肪细胞呈花边状排列有助于本病的诊断。经常混有反应性组织细胞,组织细胞由于消化脂类物质而常有空泡。一些病例可见血管侵犯,坏死和核崩解常见。核崩解现象有助于与其他侵犯皮肤和皮下组织的淋巴瘤相鉴别。

肿瘤细胞有成熟α/β T细胞的免疫表型,CD8常阳性,表达TIA-1、颗粒酶B、穿孔素等细胞毒相关抗原阳性。细胞表达βF1,CD56阴性。

2. 实验室检查 异常包括细胞减少和肝功能异常。15%~20%的患者合并噬血细胞综合征。

3. 基因学 可以检测到克隆性*TCR*基因重排,EBV检测阴性。反复出现的基因学异常尚未发现。

【诊断】本病诊断依据病理。

【鉴别诊断】本病需与皮肤γδT细胞淋巴瘤相鉴别,因为前者预后明显好于后者。皮肤γδT细胞淋巴瘤也可以有脂膜炎样表现,但通常侵犯真皮和上皮,并且可以出现表皮溃疡。SPTCL表达βF1,CD56阴性可以辅助与原发皮肤γδT细胞淋巴瘤相鉴别。

【治疗】多个报道均显示SPTCL是non-ALCL PTCL中预后最好的亚型,EICNHL和BFM协作组的回顾性研究显示,无论是B细胞型还是T细胞型的化疗方案,均对本病疗效良好,3名未给予治疗的患儿中仅1人死亡,但有10%的患者进展,15%的患者复发,5年pOS为78%。也有中心使用免疫抑制治疗,一篇使用皮质激素单药治疗20例患者的报道,其中6例CR,4例PR,但多数患者的反应不持久,激素减量后易复发。也有应用环孢素、蓓萨罗丁(bexarotene)、麦考酚吗乙酯(mycophenolate mofetil,MMF)治疗本病有效的报道,但例数很少。

【预后】本病极少侵犯淋巴结和其他器官,预后好,5 年中位生存率约 80%,一旦合并噬血细胞综合征,预后差。

七、原发皮肤 γδT 细胞淋巴瘤

原发皮肤 γδT 细胞淋巴瘤(primary cutaneous gamma delta T cell lymphoma,PCGDTCL)是一种原发侵犯皮肤的淋巴瘤,肿瘤细胞为来自固有免疫系统的、激活的成熟细胞毒性 γδT 细胞。

【发病机制】免疫功能受损和慢性抗原刺激有可能使患者有发生 PCGDTCL 的倾向。

【临床表现】本病常有全身的皮肤损害,可伴有上皮溃疡和坏死,较多发生于四肢。也可以侵犯黏膜部位。淋巴结、脾、骨髓侵犯不常见。合并噬血细胞综合征常见,特别是脂膜炎样肿瘤。多数患者有 B 组症状。

【病理诊断】肿瘤侵犯真皮和上皮层。肿瘤细胞 γδTCR 强阳性,细胞 βF1 阴性,CD3 阳性,CD2 阳性,CD5 阴性,CD56 阳性,多数患者不表达 CD4 和 CD8,少数患者表达 CD8。细胞毒蛋白强表达,包括颗粒酶 B、穿孔素和 TIA-1。

【基因学】PCGDTCL 有 *TRG* 和 *TRD* 的克隆性基因重排,常表达 V delta2,与 V delta2 γδT 细胞普遍位于皮肤相一致。与其他 γδT 细胞来源的肿瘤一样,部分病例有激活的 STAT5B 突变,STAT3 罕见。与其他细胞毒性 T 细胞恶性肿瘤一样,JAK/STAT 通路的激活很常见。

【鉴别诊断】本病与 SPTCL 的鉴别很重要,因为本病预后明显差于后者。

【治疗】本病多采用多药联合化疗,但治疗效果较差,可以考虑进行异基因干细胞移植。也有放疗治疗有效的个例报道。

【预后】PCGDTCL 通常对多药化疗和 / 或放疗耐药,预后差。有皮下脂肪受累的患者预后更差。但也有惰性临床过程的病例报道,非常罕见。

八、EBV 阳性 T 细胞和 NK 细胞淋巴增殖性疾病

儿童时期 EBV 相关 T 细胞和 NK 细胞淋巴增殖性疾病可以分为两大类:儿童系统性 EBV 阳性 T 细胞淋巴瘤(systemic EBV-positive T-cell lymphoma of childhood)和慢性活动性 EBV 感染(chronic active EBV infection,CAEBV)。两者均在亚洲和中南美洲、墨西哥的美洲原住民中有较高的发病率。儿童系统性 EBV 阳性 T 细胞淋巴瘤临床过程呈暴发性,通常合并噬血细胞综合征。T 细胞和 NK 细胞 CAEBV 的临床表现变化较大,从惰性、局灶性疾病,如种痘水疱病样淋巴增殖性疾病(hydroa vacciniforme-like lymphoproliferative disorder)和严重蚊叮过敏症(severe mosquito bite allergy,SMBA),到发热、肝脾淋巴结大等全身症状,均可发生(表 3-17-23)。局灶性疾病在长期的临床过程中有发生噬血细胞综合、进展为 NK/T 细胞淋巴瘤或侵袭性 NK 细胞白血病的风险,进而导致死亡。有报道,种痘水疱病样淋巴增殖性疾病和 SMBA 患者患病 9 年以内的死亡率为 8%,超过 9 年则升至 83%。

表 3-17-23 EBV 阳性 T 细胞和 NK 细胞增殖性疾病分类

分类	常见患者年龄
EBV 阳性噬血细胞综合征(良性,可能自限)	儿童,青少年
系统性慢性活动性 EBV 感染	儿童,青少年
皮肤慢性活动性 EBV 感染,种痘水疱病样淋巴增殖性疾病	儿童,青少年
皮肤慢性活动性 EBV 感染,严重蚊叮过敏症	儿童,青少年
系统性 EBV 阳性 T 细胞淋巴瘤	儿童,青少年
侵袭性 NK 细胞白血病	成人
结外 NK/T 细胞淋巴瘤,鼻型	成人
淋巴结外周 T 细胞淋巴瘤,EBV 阳性(归于外周 T 细胞淋巴瘤,非特指型)	成人

(一) 儿童系统性 EBV 阳性 T 细胞淋巴瘤

本病是儿童和青少年时期发生的危及生命的疾病,特点是 EBV 感染的 T 细胞克隆性增生,具有激活的细胞毒核型。本病可以发生于原发的急性 EBV 感染后不久或在 CAEBV 过程中。疾病进展迅速,数天或数周就可发生多器官衰竭、败血症和死亡。

历史上本病曾被称为儿童暴发性 EBV 阳性的 T 细胞淋巴增殖性疾病、散发致死性传染性单核细胞增多症、暴发性 EBV 相关的噬血细胞综合征和严重的 CAEBV 等。

【病因与发病机制】本病与原发 EBV 感染有关,且具有人种易感性,提示宿主对 EBV 的免疫反应发生基因缺陷是主要的致病因素。推测肿瘤细胞

来源于细胞毒性 $CD8^+$T 细胞或激活的 $CD4^+$T 细胞。

【临床表现】本病为全身性疾病，健康患者出现急性发热，常见的侵犯部位为肝脾，也可以侵犯淋巴结、骨髓、皮肤和肺。继而可合并噬血细胞综合征、凝血功能紊乱、肝脏等脏器功能衰竭。

【辅助检查】

1. 实验室检查 全血细胞减少，肝功能异常，可合并噬血细胞综合征、凝血功能紊乱等。EBV 血清学检测异常。

2. 病理诊断 浸润的 T 细胞小，常缺乏明显的异形性。但也有病例有中 - 大的多形性淋巴细胞、不规则的细胞核、分裂象常见。肝脾有窦的浸润和噬血现象。有明显的肝门和肝窦浸润，胆汁淤积，脂肪变性和坏死。骨髓活检可见组织细胞增生和明显的噬血现象。

3. 免疫表型 肿瘤细胞多为 $CD2^+$，$CD3^+$，$CD56^-$，TIA-1^+。多数继发于急性原发 EBV 感染的病例 CD8 阳性，而发生于严重 CAEBV 的病例则为 CD4 阳性。极少数患者 EBV 感染的 T 细胞为 CD4、CD8 均阳性。EBV 编码的小 RNA（EBER）阳性。

4. 基因学特点 细胞有 *TR* 基因的单克隆重排。EBV 基因组以克隆性游离体的形式隐藏在细胞中。所有病例携带 A 型 EBV，以及野生型或 30bp 缺失的 *LMP1* 基因产物。多数浸润的淋巴细胞原位杂交检测 EBER 为阳性。

【治疗与预后】尚未确立标准的治疗方案。本病对于抗病毒治疗和传统化疗反应不佳。多数患者在确诊的数日或数周内出现暴发的临床过程导致死亡。

2017 年 WHO 分类将严重的 CAEBV 伴有单克隆 EBV 阳性的 T 细胞增殖正式归入儿童系统性 EBV 阳性 T 细胞淋巴瘤，而不再称为 CAEBV。但临床上仍经常会对于患者是 EBV^+T 细胞淋巴增殖性疾病（T-LPD）还是 EBV^+T 细胞淋巴瘤发生争议。事实上，两者死亡率都很高。淋巴瘤患者常常并非死于淋巴瘤，而是死于严重的并发症，如多脏器功能衰竭、弥散性血管内凝血、噬血细胞综合征、消化道出血 / 穿孔、心肌炎 / 冠状动脉瘤、肝功能衰竭、脓毒血症、脑病等。因此，虽然判定疾病性质很重要，但更重要的是尽早识别严重并发症发生的“苗头”，从而及时避免其发生，以及一旦发生后如何积极治疗挽救生命。

由于疾病是系统性的，各脏器功能多有受累，强力化疗有可能因各种并发症加速器官功能衰竭，增加死亡风险。因此，对于脏器功能受损的患者，初始治疗采用相对温和的化疗如 VP-16 和门冬酰胺酶等，用于杀灭过度增殖的 EBV^+ 淋巴细胞以及过度活化的网状内皮细胞，使症状得到控制，可能成为可行的治疗方案。患者状况改善后可采用强化疗清除被 EBV 感染的肿瘤细胞，为异基因造血干细胞移植作准备。移植前如能获得良好的缓解可提高移植后的长期存活率。化疗续贯移植，要避免出现治疗的空白期。如果患者有难治的活动性疾病时，可考虑实施紧急 HSCT。

【未来展望】本病的发生由 EBV 所驱动，针对 EBV 的免疫学治疗，如异基因造血干细胞移植后进行供者淋巴细胞回输，或供者源 EBV 特异性细胞毒性 T 细胞免疫治疗等有可能在未来发挥巨大作用。此外，目前常用的抗疱疹病毒药物主要是嘌呤核苷类似物，如阿昔洛韦（ACV）和更昔洛韦（GCV）等。这些药物进入细胞后需要在病毒编码的激酶，如胸苷激酶（thymidine kinase，TK）、蛋白激酶（protein kinase，PK）的作用下三磷酸化方有活性。但只有裂解期的 EBV 表达 TK 和 PK，EBV 相关肿瘤细胞中的 EBV 处于潜伏期，不表达活化药物所需的激酶，故直接应用抗病毒药物治疗效果不佳。如能利用诱导剂将 EBV 阳性肿瘤细胞中的 EBV 由潜伏期诱导进入裂解期，联合应用 GCV 等抗病毒药物，有可能达到抗肿瘤的效果。目前报道的潜在诱导剂有硼替佐米、罗米地辛、精氨酸丁胺、西达本胺等。

（二）T 和 NK 细胞慢性活动性 EBV 感染

本病为一种全身性 EBV 阳性的多克隆、寡克隆或常为单克隆性淋巴增殖性疾病，以发热、肝脾淋巴结大为主要表现，临床表现的严重程度取决于患者的免疫反应状况和 EBV 载量。具体内容详见第九章淋巴结疾病。

（三）种痘水疱病样淋巴增殖性疾病

种痘水疱病样淋巴增殖性疾病（hydroa vacciniforme-like lymphoproliferative disorder）是儿童时期一种 EBV 阳性的、原发于皮肤的 T 或 NK 细胞的慢性淋巴增殖性疾病，为多克隆或单克隆（更多见），有发展为系统性淋巴瘤的可能。主要见于亚洲和中南美洲的土著人，多发于儿童和青少年，中位年龄为 8 岁，成人罕见。

【病因与发病机制】发病机制尚不明确。从其地域和人种分布特点来看，也和其他 EBV 阳性 T 和 NK 细胞淋巴瘤一样，基因易感性起着重要作用。推测浸润的淋巴细胞来源于皮肤归巢细胞毒 T 细胞或 NK 细胞。推测 γδT 细胞在发生种痘样水疱样皮损中起着重要作用。

【临床表现】患者常有很长的临床过程，疾病的侵袭性因患者的免疫状况差别较大。原发部位是皮肤，阳光暴露或不暴露的部位均可受累。皮疹为丘疹水疱样，可有溃疡和结痂。少数患者表现为非常惰性的临床过程，只在阳光暴露的局部有皮损，没有全身症状，光保护后可以缓解或消失。但多数患者反复地缓解和复发，早期主要累及脸、手背和耳垂，疾病进展期出现严重而广泛的皮损，伴有发热、肝脾大和淋巴结肿大等全身症状，最终进展为严重疾病。复发有季节性，春夏多发。

【辅助检查】

1. 病理诊断　种痘样水疱病的组织学特点是上皮网状变性，上皮内棘细胞层水肿导致水疱形成。淋巴细胞浸润主要在真皮，也可以深入到皮下组织。浸润主要位于附器和血管周围，血管破坏常见。肿瘤细胞通常小至中等大小，没有明显的异形性。严重的患者，表皮常有溃疡形成。

2. 免疫表型　淋巴细胞有细胞毒性 T 细胞的核型，多数是 CD8 阳性，少数 CD4 阳性。1/3 的患者有 NK 细胞的核型，表达 CD56。多数患者的外周血有 γδT 细胞的克隆性扩增，却只有很少病例出现在皮肤浸润的淋巴细胞中。γδT 细胞表达 CCR4。浸润的 EBV 阳性的 T 细胞常表达 CD30。LMP1 常为阴性。

3. 基因学　多数患者有 *TR* 基因的克隆性重排，但 NK 细胞来源的没有 *TR* 基因重排。EBER 原位杂交检测阳性。尽管 LMP1 免疫组化染色阴性，但多数患者在外周血通过 PCR 可以检测到，提示为 EBV Ⅱ型潜伏感染。

【治疗】标准的治疗方案尚未建立。本病对传统化疗耐药，接受治疗的患者常死于感染合并症。目前对于惰性患者仍推荐给予保守治疗，对于晚期患者，可以考虑给予造血干细胞移植作为治愈性的治疗手段。

【预后】患者在进展为全身疾病前，皮损反复复发可以持续 10~15 年。如果有全身播散，疾病更具侵袭性。还没有可以预测患者是否会最终进展为全身疾病或淋巴瘤的指标。

(四) 严重蚊叮过敏症

严重蚊叮过敏症（severe mosquito bite allergy，SMBA）是一个 EBV 阳性的 NK 细胞淋巴增殖性疾病，特点为蚊虫叮咬后发生红斑、水疱、溃疡、皮肤坏死、结痂等严重的皮肤症状和高热。本病非常罕见，报道多来自日本、中国、墨西哥，患者都在 18 岁前发病。患者的外周血有 NK 细胞淋巴细胞增生，在长期的临床过程中有发生噬血细胞综合、进展为 NK/T 细胞淋巴瘤或侵袭性 NK 细胞白血病的风险。

【病因与发病机制】基因背景和缓解因素为主要因素。蚊叮过敏症是 $CD4^{+}T$ 细胞对蚊子唾液腺的分泌物发生反应性增殖所致，并在诱导 NK 细胞中 EBV 表达 LMP1 中起到一定作用。

【临床表现】严重蚊叮过敏症以局部皮肤症状为主，包括皮肤红斑、水疱、溃疡、坏死和结痂，高热和乏力也很常见。在疾病的过程中也可以出现淋巴结肿大、肝脾大、肝功异常、血尿和蛋白尿等。恢复后患者可以无症状直到下次被蚊子叮咬，反复发作。可进展到系统性慢性活动性 EBV 感染（NK 细胞型）、噬血细胞综合征、侵袭性 NK 细胞白血病和结外 NK/T 细胞淋巴瘤，鼻型。

【辅助检查】

1. 血清检查　多有高水平的血清 IgE，高 EBV DNA 载量，NK 细胞增多。

2. 病理诊断　蚊虫叮咬部位的皮肤活检显示表皮坏死、溃疡或表皮内水疱。真皮有水肿和细胞浸润扩展到皮下组织，有血管侵犯和血管破坏。浸润细胞是多形性的，有小淋巴细胞、大异形细胞，组织细胞和大量嗜酸性细胞。形态学特点与种痘水疱病样淋巴增殖性疾病相似。

3. 免疫表型　浸润细胞有 NK 细胞核型，包括 CD3ε 和 CD56 阳性，表达细胞毒分子 TIA-1 和颗粒酶 B。反应性 $CD4^{+}$ 和 $CD8^{+}T$ 细胞均阳性。LMP1 很少阳性。CD30 在 EBV 感染的细胞中常阳性。

4. 基因学特点　染色体改变还没有被证实。通过反向末端重复序列分析已经证实，NK 细胞被单克隆 EBV 感染，表明 NK 细胞为克隆性扩增。一部分 NK 细胞原位杂交检测 EBER 阳性。LMP1 在外周血中可以通过 PCR 检测到，提示本病为 EBV Ⅱ型感染。

【治疗】标准的治疗方案尚未建立。目前对于惰性患者仍推荐给予对症保守治疗。由于报道本病 10 年以上死亡率增高，对于晚期患者，可以考虑给予造血干细胞移植作为治愈性的治疗手段。随着移植等技术的不断完善，未来治疗策略有可能改变。

【预后】患者常会经历一个很长的临床过程，

2~17 年后有发展为噬血细胞综合征和侵袭性 NK 细胞白血病的风险，也有发生淋巴瘤和白血病的风险。

九、肠 T 细胞淋巴瘤

在 2008 年的 WHO 分类中，肠病相关性 T 细胞淋巴瘤（enteropathy associated T-cell lymphoma，EATL）分为Ⅰ、Ⅱ两型。2016 年修订的 WHO 分类中，疾病分类发生了重大变化：Ⅰ型 EATL 被直接命名为 EATL，本病与乳糜泻相关，细胞形态学为多形性，主要发生于北欧人群中；Ⅱ型 EATL 则被正式命名为单形性嗜上皮性肠 T 细胞淋巴瘤（monomorphic epitheliotropic intestinal T cell lymphoma，MEITL），本病与乳糜泻无关，在亚洲和西班牙人群中的发病率相对较高。两者的区别见表 3-17-24。

表 3-17-24 EATL 和 MEITL 的特点对比

特点	EATL	MEITL
种族	北欧人群	亚洲、西班牙人群
危险因素	乳糜泻，*HLA-DQ2/DQ8*	尚未发现
细胞形态学	多形性	单形性
常见免疫表型	$CD3^-$，$CD5^-$，$CD4^-$，$CD8^-$，$CD56^-$，$CD103^+$，$CD30^{+/-}$，细胞毒分子阳性	$CD3^+$，$CD5^-$，$CD4^-$，$CD8^+$，$CD56^+$，$CD103^{+/-}$，$CD30^-$，细胞毒分子阳性
T 细胞受体表达	αβ>γδ	γδ>αβ
部位	小肠	小肠

（一）肠病相关性 T 细胞淋巴瘤

肠病相关性 T 细胞淋巴瘤（EATL），曾被命名为Ⅰ型 EATL，是一种上皮内 T 细胞肿瘤，发生于乳糜泻患者，有不同程度的细胞多形性。通常为中 - 大细胞组成的肿瘤，伴有慢性炎症细胞成分。邻近的小肠黏膜绒毛萎缩，腺窝增生，上皮内的淋巴细胞增多。

【流行病学】EATL 是西方国家原发肠 T 细胞淋巴瘤中最常见的类型。但在许多亚洲国家中并不常见，这是由于有乳糜泻的 HLA 危险等位基因的人很少。EATL 多发生于 60~70 岁人群，男性略占多数，常有麸质肠病和难治性乳糜泻的背景。在乳糜泻高发地区有较高的发病率，如欧洲、美国。

【病因】EATL 被认为是乳糜泻或麸质过敏性肠病的并发症。出现 *HLA-DQ2* 或 *HLA-DQ8* 等位基因。

【临床表现】EATL 最常见的表现是腹痛和麸质吸收不良或腹泻，可发生于此前没有症状的患者或有反复发作的乳糜泻患者。此外还有体重丢失、厌食、疲劳或肠梗阻所致的恶心或呕吐，甚至肠穿孔或出血。B 组症状出现在不足 1/3 的患者。疾病播散可累及腹腔淋巴结、骨髓、肺或纵隔淋巴结、肝和皮肤。偶有患者可累及中枢神经系统。

【辅助检查】

1. 实验室检查　部分患者有乳酸脱氢酶升高、低血清白蛋白、贫血。还有患者合并噬血细胞综合征。

2. 影像学检查　肠镜可以观察胃肠道中 EATL 的侵犯部位，双球肠镜和无线胶囊内镜也可用于诊断。CT、MRI 和 ^{18}F-FDG-PET 对难治复发乳糜泻患者的诊断很有帮助。

3. 病理诊断　肿瘤可为溃疡性的结节、斑块、狭窄或大的外生型的包块。系膜和系膜淋巴结常受累。

肿瘤细胞有比较广的细胞形态谱。多数淋巴瘤有中 - 大的异形细胞，有圆形或多角形呈泡状的细胞核，核仁明显，胞质淡染、中等丰富。40% 病例的肿瘤细胞形态为大的或间变样。以血管为中心，有血管破坏，常有大片坏死。大多数肿瘤有炎症细胞浸润，包括大量的组织细胞和嗜酸性粒细胞，一些病例甚至掩盖了数量相对较少的肿瘤细胞。肿瘤细胞在表皮内的播散可以很明显，也有时只能观察到上皮内有散在的单个不典型淋巴细胞。肿瘤旁的肠黏膜（特别是在空肠）常表现为乳糜泻的特点，如绒毛萎缩、腺窝增生、上皮内淋巴细胞增多、固有层淋巴细胞和浆细胞增多。肠病的程度是截然不同的，甚至仅发现有上皮内的淋巴细胞增多。

4. 免疫表型　肿瘤细胞常为 $CD3^+$，$CD5^-$，$CD7^+$，$CD4^-$，$CD8^-$，$CD103^+$，表达细胞毒颗粒相关蛋白（如 TIA、颗粒酶 B 和穿孔素）。但是也可以见到变异的免疫核型。

5. 基因学　几乎在所有患者都有 *TRB* 或 *TRG* 基因的克隆性重排。与原发淋巴结的外周 T 细胞淋巴瘤不同，多数 EATL 要么显示有 9q34 区域（隐藏有已知的原癌基因，如 *NOTCH1*、*ABL1* 和 *VAV2*）的获得，要么显示 16q12.1 基因缺失。类似的改变在 MEITL 也可以见到。但是 EATL 常见的 1q 和 5q 染色体的获得在 MEITL 中并不常见。9p 丢失在 18% 的 EATL 中可以检测到。

【治疗与预后】多数患者有慢性复发的临床过程。历史上使用联合外科治疗和含蒽环类药物的化疗,但疗效欠佳,目前尚无标准的治疗方案。英国研发的 IVE/MTX 方案(异环磷酰胺、依托泊苷、表柔比星 / 甲氨蝶呤)疗效较传统方案疗效有所提高。对于获得完全缓解的患儿可考虑进行自体干细胞移植。一小部分患者有异常 T 细胞核型,提示可能有更具侵袭性的临床特点。除此之外,有限的数据显示表达 CD4 比表达 CD8 危险性更高。

(二)单形性嗜上皮性肠 T 细胞淋巴瘤

单形性嗜上皮性肠 T 细胞淋巴瘤(MEITL)是原发肠的 T 细胞淋巴瘤,起源于上皮内的 T 淋巴细胞,可为 γδT 细胞或 αβT 细胞来源。与 EATL 不同,本病与肠病和乳糜泻没有明显相关性。

【流行病学】MEITL 在世界范围分布。占发生于亚洲的原发肠的 T 细胞淋巴瘤的绝大部分,西班牙的原住民中也有较高的发病率。男性较女性多发,男女比约为 2∶1。

【临床表现】疾病最常见发生于小肠,空肠比回肠更多见。瘤块常见,可伴或不伴有溃疡。常见小肠黏膜内弥漫播散。常累及肠系膜淋巴结。胃和大肠也可受累。区域淋巴结和许多结外部位也可受累。患者可有腹痛,肠梗阻或穿孔,体重减轻,腹泻和胃肠出血。

【辅助检查】

1. 病理诊断 肿瘤细胞常为中等大小。核圆且规则,有细的染色质和不明显的核仁,胞质苍白。尽管患者之间细胞大小不同,但在一个特定的肿瘤中,核的外观通常是一致的。肿瘤细胞有突出的趋上皮特性,绒毛扭曲,可见扩大的绒毛。不像 EATL,没有炎性背景,坏死不常见。

2. 免疫表型 MEITL 有独特的免疫核型,多数病例 CD3、CD8 和 CD56 阳性,多缺乏 CD5,提示为 γδT 细胞起源。常阳性表达 TCRγ,但有些病例表达 TCRβ。少数病例 TCR 不表达或罕见 TCRγ 和 TCRβ 双表达。细胞毒颗粒 TIA-1 常阳性,但其他细胞毒分子(颗粒酶 B 和穿孔素)不总是表达。约 20% 的病例异常表达 CD20。多数病例表达 MATK,如果超过 80% 的肿瘤细胞表达有助于与 EATL 鉴别。CD30 的表达在 MEITL 不常见。

3. 基因学 *TR* 基因的克隆性重排见于>90% 的病例。通过 FISH 可以证实 9q34.3 的获得可见于超过 75% 的病例,是最常见的基因学改变。其他异常包括位于 1q32.3、4p15.1、5q34、7q34、8p11.23、9q22.31、9q33.2、8q24(*MYC* locus)和 12p13.31 的获得,以及 7p14.1 和 16q12.1 的丢失。与经典的 EATL 相比,位于 1q32.2~41 和 5q34~35.5 的获得少见。大部分病例中证实存在激活的 STAT5B 突变。最常见的突变基因是 *SETD2*,见于超过 90% 的病例。

【治疗与预后】本病预后差。标准的治疗方案尚未确立。

诊疗要点

- 外周 T 细胞淋巴瘤是一组具有侵袭性的恶性肿瘤,起源于胸腺后的 T 淋巴细胞,生物学特点呈现多样化。2016 年 WHO 分类系统将 PTCL 划分为超过 20 个亚型,通常可粗略地分为淋巴结性、结外性、白血病 / 弥漫性和皮肤性 T 细胞淋巴瘤。
- 各亚型中,除了 ALCL 在儿童时期高发以外,其他各亚型在儿童时期均较为罕见,一共仅占儿童 NHL 的 1%。
- 各亚型的临床和生物学具有高度的异质性。疾病的诊治需要充分考虑患者的病理类型、疾病特点、一般状态和相关合并症进行个体化治疗。但由于发病率低,缺乏有说服力的对照研究数据,使多数病理类型尚未确立特异性的治疗策略。

(杨 菁 周春菊 张永红)

参考文献

[1] XAVIER AC, SUZUKI R. Treatment and prognosis of mature (non-anaplastic) T-and NK-cell lymphomas in childhood, adolescents, and young adults. Br J Haematol, 2019, 185 (6): 1086-1098.

[2] SINGH S, PHILIP CC, JOHN MJ. Pediatric subcutaneous panniculitis-like T-cell lymphoma with hemophagocytosis showing complete resolution with the BFM90 Protocol: Case report and review of literature. J Pediatr Hematol Oncol, 2019, 41 (6): 478-481.

[3] SAID J, SMART C. Severe mosquito bite allergy: an unusual EBV^+ NK cell lymphoproliferative disorder. Blood, 2019, 133 (9): 999.

[4] SODERQUIST CR, BHAGAT G. Gastrointestinal T-and NK-cell lymphomas and indolent lymphoproliferative disorders. Semin Diagn Pathol, 2020, 37 (1): 11-23.

[5] SWERDLOW SH CE, HARRIS NL JES, PILERI SA SH, et al. WHO classification of tumours of haematopoietic and lymphoid tissues. 4th ed. Lyon: International Agency for Research on Cancer, 2008.

第6节 少见类型淋巴瘤

最为常见的几类儿童非霍奇金淋巴瘤组织病理学类型为伯基特淋巴瘤(BL,约39%)、弥漫大B细胞淋巴瘤(DLBCL,约16%)、淋巴母细胞淋巴瘤(LL,约28%)和间变性大细胞淋巴瘤(ALCL,约10%)等。部分病理类型在成人患者中常见,但在儿童期,只占儿童非霍奇金淋巴瘤7%左右。虽然少见类型的小儿非霍奇金淋巴瘤在组织学上与成人肿瘤相似,但其生物学特征与成人不同。例如,低级别或中度级别的成熟B细胞淋巴瘤,如一些小淋巴细胞淋巴瘤、滤泡性淋巴瘤、黏膜相关淋巴组织淋巴瘤、套细胞淋巴瘤以及骨髓瘤等成人常见淋巴瘤,而在儿童中少见甚至罕见。儿童FL在2008年WHO分类中被确认为FL的一种变体,而目前已经在最近的分类中将儿童滤泡性淋巴瘤和儿童结节边缘区淋巴瘤确定为与成人不同的实体疾病。

一、儿童滤泡性淋巴瘤

滤泡性淋巴瘤(follicular lymphoma,FL)是成人期较常见的恶性淋巴瘤之一,仅次于弥漫大B细胞淋巴瘤(DLBCL)位于第2位,中国成人FL约占NHL患者的8.1%~23.5%。而儿童FL因为与成人FL在遗传学和临床上都存在差异,被WHO列为与成人常见FL不一样的实体疾病。所以儿童FL为一个明确病种,称为儿童滤泡性淋巴瘤(pediatric-type follicular lymphoma,PTFL)。PTFL是一种少见的结节性FL,主要发生于儿童和年轻人,也偶见于老年人。国外报道PTFL不超过同年龄组各型淋巴瘤的2%。

PTFL这一定义不适用于儿童弥漫大B细胞淋巴瘤(DLBCL)或其他淋巴瘤生发中心起源的淋巴瘤,也不包括那些经常有滤泡或部分滤泡增长模式的睾丸FL或伴有重排的大B细胞淋巴瘤。PTFL的特点:最常累及头颈部淋巴结,进展缓慢,发病时多为Ⅰ期。发病中位年龄为15~18岁,极罕见年长于40岁的患者,男女比例≥10∶1。组织学特征:病变呈高级别,通常增殖率很高,但预后很好,通常很多患儿仅通过手术完全切除受累淋巴结就可以达到持续完全缓解。遗传学或分子学进一步检查无*BCL-2*基因重排,但可有若干BCL-2蛋白表达。通常*BCL-6*和*MYC*重排也是阴性。

【病因与发病机制】FL起源于滤泡生发中心细胞,形态学上,FL是由滤泡中心细胞(centrocyte)和中心母细胞(centroblast)构成的至少有一个滤泡结构的B细胞淋巴瘤。WHO造血及淋巴组织肿瘤分类的FL组织学分级标准中根据每高倍视野中肿瘤性滤泡中心母细胞的数量,将FL分为三级:FL 1级,中心母细胞数为0~5个;FL 2级,中心母细胞数为6~15个;FL 3级,中心母细胞数>15个。成人FL多为组织学低级别的1级或2级的惰性淋巴瘤,且进展期通常可以由低度惰性的FL迅速转化成为高组织学分级且预后非常差的DLBCL等淋巴瘤。而儿童不然,PTFL通常为组织学2级或3级且很少转化。

85%以上的成人FL特征性表达t(14;18)(q32;q21)易位,其是由18号染色体q21区的*bcl-2*原癌基因并置到14号染色体q32的*IgH*序列上形成*Bcl-2/IgH*重排,导致*bcl-2*基因过度活化,使bcl-2蛋白过度表达,而bcl-2蛋白是一种线粒体蛋白,影响细胞色素C从线粒体释放,还可以抑制Apaf-1诱导的半胱天冬酶活性,从而直接抑制肿瘤性滤泡中心细胞的程序性凋亡,而导致肿瘤发生。PTFL与成人FL在分子水平上有明显差异。PTFL缺乏*BCL-2*重排;通常也没有*BCL-6*和*MYC*的重排。*TNFSFR14*突变在PTFL中常见,其与成人FL中发生频率相似。然而,在多达43%的PTFL可以检出成人罕见的*MAP2K1*突变。在没有*MAP2K1*突变的病例中可以发现其他基因(如*MAPK1*和*RRAS*)突变,这表明MAP激酶通路在PTFL的发病机制中起重要作用。

【临床表现】成人FL主要以淋巴结肿大为首发症状,病程进展缓慢,临床常表现为惰性,确诊时多为Ⅲ期或Ⅳ期,为不可治愈性疾病,对常规化疗敏感,但易复发,而且随着疾病进展复发间隔越来越短,部分可转化为侵袭性弥漫性DLBCL。PTFL病例报道较少,但现有报道的临床特征也与成人FL显著不同。

目前所有PFL报道均显示出男性病例多于女性,男女比例≥10∶1。流行病学没有已知的风险因素,也没有已知与免疫缺陷有关或自身免疫性疾病诱发。患者年龄5~25岁。

大部分报道均为早期病变。临床病变较轻，大多数患者表现为孤立的、无症状的外周淋巴结肿大，发病部位又多表现为头部和颈部区域（即颈部、颏下、下颌下、耳后和腮腺周围淋巴结）淋巴结肿大，很少累及主动脉旁或肠系膜淋巴结。结外病变则以扁桃体受累多见。没有骨髓受累的报道，通常没有发热以及体重减轻等B组症状。

【辅助检查】

1. 病理　①显微镜下：淋巴结结构完全或半完全被巨大的膨胀的滤泡破坏，通常呈锯齿状生长。部分受累组织边缘位于正常淋巴结的边缘。低倍镜下，滤泡内结构完全消失或接近全部破坏，滤泡呈星空状，很少见到成形的套区，在某些情况下，可以在周围看到肿瘤滤泡边缘区分化的证据。细胞组成通常是单个核状的；异型性细胞大小适中，常呈囊胚样，缺乏明显的核仁。有丝分裂的特征很明显。有些病例含有更典型的中心母细胞。历史上，过去大多数病例被诊断为FL 3A级或3B级的FL，现在有的回顾性诊断为DLBCL，PTFL已不像通常的成人FL，不使用分级。②免疫表型：PTFL细胞具有成熟的B细胞表型，CD20、CD79a和PAX5阳性。CD10通常强表达，BCL6阳性。大多数病例BCL-2表达呈阴性，少数病例染弱阳性。Ki-67染色通常显示中-高度增殖率（30%以上），大部分没有滤泡极化的证据。滤泡树突状细胞标志物（CD21和CD23）勾勒出滤泡内的网状结构。IgD为阴性，也提示缺乏套区。*IRF4/MUM1*阴性；如果其强阳性表达应注意考虑大B细胞淋巴瘤合并*IRF4*重排的可能性。另外，浆细胞稀疏少见，如果见到了大量的浆细胞要注意反应性增生的可能性。流式细胞术检测可见一群CD10阳性和CD5阴性的B细胞。

2. 基因学　通过PCR检测技术可见*IG*基因重排呈阳性，这有助于鉴别排除许多反应性滤泡增生的病例。不存在*BCL2*、*BCL6*或*IRF4*基因的畸变。*KMT2D*（*MLL2*）、*CREBBP*和*EZH2*等在正常FL中经常发生突变的基因在PTFL中普遍缺乏突变，PTFL最常见的基因突变是1p36位点的缺失和*TNFRSF14*的缺失或突变，在大约40%~50%的病例中可以检出*MAP2K1*突变。

3. 影像学　影像学研究证实，该疾病侵犯局限，通常超声等检查提示局部受累淋巴结结构的破坏。表现为缺乏纵隔或腹腔内淋巴结受累的放射学证据。

4. 血常规及骨髓常规　PTFL目前没有骨髓侵犯的报道，血常规及骨髓常规无特殊。

【诊断及鉴别诊断】PTFL的诊断标准需要更加严格，以避免真正的3级FL漏诊。成人中可以出现类淋巴瘤的病理表现，但诊断也需要特别慎重。鉴别诊断主要是病理诊断，需要鉴别弥漫性浸润的病例（即弥漫大B细胞淋巴瘤）。如果符合PTFL的诊断标准，则不采用分级。目前也有认为PTFL可能是一种"良性克隆增殖伴低度恶性变潜能"的疾病。

【治疗】与成人FL不同，临床过程很少复发。所有报道中仅仅有少数病例治疗失败。PTFL的治疗方案包括：①手术完全切除；②含或不含利妥昔单抗的多药化疗，如CHOP方案等。研究表明，对于完全切除的Ⅰ期儿童，可以采用不进行化疗的观察等待方法。

【预后】PTFL的预后良好，无事件生存率（EFS）超过95%。PTFL具有较高的组织学分级却有极佳的预后，与成人FL形成了鲜明的对比。但对于*bcl-2*基因重排肿瘤患儿，应给予与成人FL患者相似的治疗。病理表现为高级别患儿即使接受低强度和中强度化疗也有较好的预后，有研究提示平均随访2年，EFS为94%，OS为100%。

诊治要点

- PTFL因为与成人FL在遗传学和临床上都存在差异，被WHO列为与成人FL独立的实体疾病。PTFL为一个明确病种。
- PTFL最常累及头颈部淋巴结，进展缓慢，发病时多为Ⅰ期，男性多于女性。
- 其组织学特征表现为病变呈高级别，通常增殖率很高，但预后很好。
- 遗传学或分子学进一步检查无*BCL-2*基因重排，但可有若干BCL2蛋白表达。*BCL-6*和*MYC*重排也是阴性。*IG*基因重排阳性。
- 通常很多患儿仅通过手术完全切除受累淋巴结或应用含或不含利妥昔单抗的多药化疗就可以达到持续完全缓解。

二、边缘区淋巴瘤（包括黏膜相关淋巴组织淋巴瘤）

边缘区淋巴瘤（marginal zone lymphoma，MZL）是起源于淋巴结后生发中心B细胞的惰性淋巴瘤，占成人非霍奇金淋巴瘤的5%~7%。但对于儿童来说,MZL是一种小儿非常罕见的惰性淋巴瘤。MZL可表现为结内或结外两种,绝大多数表现为早期(Ⅰ期或Ⅱ期)疾病。儿童大多数结外MZL表现为黏膜相关淋巴组织(mucosal-associated lymphoid tissue,MALT)淋巴瘤,可能与幽门螺杆菌(胃肠道)或鹦鹉热衣原体有关。

【病因与发病机制】儿童型结内边缘区淋巴瘤(pediatric nodal marginal zone lymphoma,PNMZL)具有独特形态学特征。组织学上与成人型结内边缘区淋巴瘤(NMZL)相似,但常有较大的滤泡,外膜区B细胞向生发中心延伸,类似于逐渐转化的生发中心。其免疫表型亦与成人型NMZL相似,通常$CD20^+$ B细胞共同表达CD43,使滤泡间区扩大。免疫组化或流式细胞检测可证实轻链限制。IgD染色可以显现出不规则和扩张的套细胞区。BCL2在半数病例中呈阳性,而CD10通常是阴性。CD279/PD1染色可以显示在生发中心反应性地存在大量阳性细胞,而如果这些细胞阳性率很低,而且被推到了生发中心的外围,就需要考虑与PTFL鉴别诊断。几乎所有的病例都可检测到克隆性重排IGHV。约1/5的病例可能出现18-三体,偶尔也会出现3-三体。对于单一免疫球蛋白表达的非典型边缘区增生的鉴别诊断比较困难,因为这种情况下大细胞也表达CD43;尽管已报道这种类型的增生多在结外部位,但因为类似的过程也可能发生在淋巴结。因此,强烈建议对儿童边缘区淋巴瘤进行遗传学研究以协助诊断。

【临床表现】NMZL临床相对少见。发生于PNMZL在临床表现和形态学特征上均与成人型NMZL存在明显差异,它主要出现在无症状和局限性疾病(90%的病例为Ⅰ期)的男性(PNMZL患儿多为男孩,男女比例为20∶1)。2008年WHO最新分类标准特别将PNMZL单独列为一种独立疾病。NMZL临床表现多以头颈部无症状的孤立淋巴结肿大起病,局限性颈部单个淋巴结肿大最为常见,病情进展缓慢。NMZL患儿就诊时临床分期较早,多为Ⅰ期。

【诊断】诊断NMZL:①组织病理学诊断:小-中等大小NMZL肿瘤细胞弥漫分布于滤泡间区,边缘带区显著扩大,滤泡边缘不规则;②免疫表型诊断:肿瘤细胞表达成熟B淋巴细胞表型$CD19^+$、$CD20^+$、$CD79a^+$,部分共同表达$CD43^+$,SIgM强阳性;③分子生物学诊断:多数NMZL可发现*IGH*基因重排,较少病例可见*IGL*基因重排。

【治疗】大多数儿童MZL只需要局部治疗,MZL(包括MALT淋巴瘤)的治疗方案包括:①手术;②放射治疗;③利妥昔单抗联合或不联合化疗;④针对MALT淋巴瘤幽门螺杆菌感染的抗生素治疗。因NMZL病例数量有限,目前对其无统一推荐的化疗方案,对于部分Ⅰ期NMZL患儿,局部肿块的完整切除或术后予以适当局部放疗可获得良好预后,不推荐过度治疗。由于儿童病例很少,因此研究不多。

【预后】儿童NMZL预后良好,复发率极低。Ronceray等回顾了66例18岁及以下的边缘区淋巴瘤患儿,5年总体EFS为70%,OS为98%。其中32%为NMZL:几乎所有患者均为男性,表现为头部和颈部有局限性的原发性肿瘤。所有患者均行手术切除(完整或不完整)后观察,EFS为94%,OS为100%。67%为结外:57%的患者为男性,27%的患者有先前存在的疾病,大多数患者存在免疫损害。其中治疗方案包括化疗、放疗、利妥昔单抗、切除和观察,EFS为64%,OS为97%。仅有2例死亡是由于干细胞移植治疗相关并发症;2名患者都有潜在的免疫缺陷。值得注意的是,12例经切除治疗的结外边缘区淋巴瘤患者中有9例首次持续完全缓解,没有进一步治疗;另外3例复发患者挽救治疗成功。

诊治要点

- PNMZL与成人相比具有独特的临床和形态学特征。PNMZL为一个明确病种。
- NMZL多表现为头颈部局限性无症状的淋巴结肿大,进展缓慢。PNMZL预后良好,复发率极低。
- 儿童大多数结外MZL表现为MALT淋巴瘤,可能与幽门螺杆菌(胃肠道)或鹦鹉热衣原体有关。

三、儿童原发性中枢神经系统淋巴瘤

原发性中枢神经系统淋巴瘤(primary central nervous system lymphoma,PCNSL)是一种罕见的结外侵袭性非霍奇金淋巴瘤,其发病率占中枢神经系统肿瘤的2.2%,发病年龄一般为53~57岁,而免疫功能低下者的发病年龄为31~35岁,男性多于女性。而PCNSL在儿童期是一种极其罕见的儿童脑肿瘤。发病率因为病例数太少而无法统计。日本脑肿瘤协作组曾报道了在1969—1990年间登记的596例PCNSL中只有9例儿童病例(1.5%)。美国报道了世界范围内1978—2008年间登记的包括7家国际PCNSL协作组和3家儿童肿瘤中心的10家单位<21岁的儿童及青少年病例，30年中也仅有29例。Attarbaschi最近报道了欧洲及北美1999—2019年共有75例儿童及青少年病例。

【病因与发病机制】PCNSL的发病机制尚不明确，既往的研究认为中枢神经系统可能缺乏淋巴系统，主要存在以下几种学说：①EB病毒感染可使免疫缺陷患者的B细胞逃离T细胞监视而过度增殖，进入神经系统导致PCNSL；②淋巴结和淋巴结外的B细胞被激活发生间变而演变成为肿瘤细胞，通过血液迁移到中枢神经系统形成淋巴瘤；③脑血管内部分未分化的多潜能干细胞最终分化为肿瘤细胞，导致PCNSL的发生；④PCNSL的发生可能与凋亡基因的表达程度有关。*Bcl-2*基因在淋巴瘤患者中常呈高表达，抑制细胞的凋亡。而*Bax*和*Bcl-x*基因呈低表达，延长淋巴细胞的生存。

【临床表现】儿童及青少年病例报道罕见，Oussama等报道的多中心30年的29例儿童PCNSL中，男性21例(73%)，女性8例(27%)。诊断的中位年龄为14岁。其中3例伴有免疫缺陷：一例为先天联合免疫缺陷；1例为肾移植术后4个月的获得性免疫缺陷；还有1例红斑狼疮患者应用免疫抑制剂霉酚酸盐治疗一年后发生PCNSL。其临床表现多与肿瘤位置有关。所有患者的病情都局限于脑(n=26)或脑膜(n=3)，无全身弥漫性淋巴瘤受累的证据。

临床主要为神经系统表现，表现为局灶性神经功能受损，如认知能力下降、偏瘫、共济失调以及脑神经麻痹等；或神经精神症状，如冷漠、抑郁、癫痫等；或颅内压增高症状。部分患者可出现眼部受累，表现为视物模糊、视力下降、眼痛、畏光、飞蚊症等非特异性症状。PCNSL可累及脊髓，其临床特点类似于其他髓内肿瘤。

Oussama多中心报道29例青少年PCNSL最常见的症状是头痛、恶心、呕吐等颅内压增高表现，其次是小脑症状，如共济失调、构音障碍。癫痫发作和偏瘫也很常见。部分患者伴有视力模糊、畏光、眼球震颤、复视和眼球突出。其中一名患者表现为多发性脑神经炎，另一名患者诊断为松果体PCNSL，表现为Parinaud综合征。29例患者病初均无B症状。

【辅助检查】CT和MRI是PCNSL最常用的检查方式。而MRI是诊断PCNSL的主要影像学方式，其特征表现为：①多为单发病灶，好发于大脑半球、胼胝体及基底节、丘脑、脑室等；②MRI信号多表现为T_1WI等、低信号，T_2WI等、稍低信号，DWI高信号；③信号多数较均等，瘤内出血和坏死少见；④增强扫描后，肿瘤部位强化明显，可出现多种特殊的强化形态，如“缺口征”“握拳征”“脐凹征”“蝴蝶征”等；⑤轻、中度水肿，重度水肿少见。

Oussama报道的29例中，所有患者在开始治疗前均行CT和/或MRI扫描、增强造影，其中11例(38%)患者诊断为多发性病变，12例(41%)累及深部脑结构(基底节、小脑或大脑)，14例大脑半球受累，3例孤立的脑膜受累。

【诊断】PCNSL的确诊依赖病理检查。立体定向活检以其创口小、并发症少、术后恢复期短、死亡率低等优点成为诊断PCNSL的主要方法。再根据病理及免疫表型可进一步分为生发中心来源和非生发中心来源，前者表达CD10和BCL-6，对化疗敏感，预后较好；后者表达MUM-1，对化疗不敏感，预后较差。大多数PCNSL来源于非生发中心。90%的PCNSL为弥漫大B细胞淋巴瘤，其表达LCA、CD19、CD20、CD22、CD79a、Ki-67、p53、MUM-1等标志物。

可供参考的儿童及青少年的大宗病例报道结果提示，29例患者中59%(17例)经立体定向脑活检确诊，31%(9例)经过手术切除(4例全组，5例次全组)，10%(3例)通过脑脊液行细胞及免疫表型分析确诊。其中共有20例(69%)为DLBCL，5例(17%)为ALCL，2例(7%)为LBL(1例为前B母细胞，1例未明确)，2例(7%)诊断为伯基特样淋巴瘤。所有患者均通过免疫表型分析确诊为PCNSL。最常见的病理亚型为DLBCL(69%)，这与既往儿童PCNSL报道一致，而在成人中，90%的PCNSL病理类型为DLBCL。

【治疗】由于PCNSL具有弥漫性浸润特点，手术不但不能延长患者生存期，甚至可能引起严重神经系统损伤。研究已经表明，儿童PCNSL患者的预后(OS为70%~80%)优于成人PCNSL患者。目前最大的儿科PCNSL病例系列提示大多数儿童可通过化疗获得长期缓解治疗方案，可以不需要全脑放疗(WBRT)。

Oussama报道的所有29例患者均有治疗数据。其中仅18例(62%)应用化疗治疗，9例(31%)患者最初的手术切除后先行化疗随后行全脑放疗。2例(7%)接受了免疫治疗及化疗联合治疗。具体用药来讲，含有高剂量静脉注射甲氨蝶呤(MTX)和阿糖胞苷治疗的方案是最成功的，29 例报道中，MTX 是最常用的药物联合其他药物（n=27）。最常见的静脉剂量从 5g/m^2 到 8g/m^2 不等。2 名患者采用非 MTX 方案。17 例患者（59%）同时进行了鞘内注射。9 例患者以颅脑放疗为主，辅以化疗，全部采用全脑放疗。化疗的患儿中 9 例应用了 FAB-LMB-89 和 LMB96 为骨架的化疗方案。

【预后】大剂量甲氨蝶呤（HD-MTX）是迄今为止 PCNSL 中最有效的单药。通过以上治疗，应用含有 HD-MTX 的化疗方案者整体预后良好，年龄 ≥ 15 岁的青少年是预后不良因素，另外肿瘤对 HD-MTX 的反应也存在一定关系（P= 0.06）。

诊治要点

- 儿童 PCNSL 在儿童期是一种极其罕见的儿童脑肿瘤。
- 儿童 PCNSL 主要为神经系统表现，男性多于女性。部分伴有原发或者继发性免疫缺陷。
- 其组织学特征表现为病变大部分为 DLBCL，但比例比成人低。
- 应用含有 HD-MTX 的化疗方案者整体预后良好，年龄 ≥ 15 岁的青少年是预后不良因素。
- 儿童 PCNSL 患者的预后优于成人 PCNSL 患者。

四、儿童原发纵隔大 B 细胞淋巴瘤

原发纵隔大 B 细胞淋巴瘤（primary mediastinal large B-cell lymphoma，PMLBL）是一种来源于胸腺髓质成熟 B 细胞的高度恶性 NHL，属于儿童 NHL 中较为少见类型，约占儿童 NHL 的 1.0%~1.9%，主要发生在青少年和年轻的成年人（AYA）。虽然以往被视为 DLBCL 的一个亚型，但是由于近年来认识到 PMLBL 在临床、组织学以及分子遗传学方面具有自己独特的生物学特性，故 WHO 在 2008 版及 2016 版造血与淋巴组织肿瘤分类中均将其列为独立的病理类型。

【病因与发病机制】从生物学的角度来看，PMBCL 发病机制与经典 HL 有许多相似之处，包括 JAK-STAT 和 NF-κB 通路的组成性激活。类似于 HL，PMBCL 会发生免疫逃避，造成 MHC Ⅰ和Ⅱ类分子的下调和程序性死亡配体的上调。

【临床表现】在儿童 PMLBL 中，瘤灶主要位于前上纵隔，且肿瘤巨大，肿块直径 >10cm 者占多数，其比例为 69.2%~78.4%，由于大肿块压迫，常见浸润到肺、胸壁胸膜、心包，可引起多种相关疾病（如胸腔、心包积液、上腔静脉综合征等）。儿童 PMLBL 在国际上多采用 Murphy 分期或 St.Jude NHL 分期系统，较少侵犯骨髓及中枢神经系统，临床分期多为Ⅲ期。

【辅助检查】胸部 X 线片或者 CT 平扫及增强提示纵隔增宽及巨大肿块提示进一步进行活检诊断，骨髓通常很少受累。

【诊断及鉴别诊断】病理光镜下 PMLBL 各个病例都会有广泛的形态 / 细胞学变化，其增长模式是分散的，肿瘤细胞通常是中 - 大等大小，胞质较多，细胞核呈圆形或卵圆形。在某些情况下，多形性淋巴瘤细胞多形性细胞核容易被认为是 RS 细胞而误诊为 HL。比较少见的是，有所谓的灰区淋巴瘤兼具 PMLBL 和经典 HL 的特征。另外，也有报道结节硬化型经典型 HL 复发后发展为 PMLBL。因为其与结节性硬化型 HL 的组织学特性有重叠，因此诊断 PMBCL 要谨慎。恶性肿瘤细胞表达 B 细胞标记（CD19、CD20、CD22、CD79a），但普遍缺乏表面免疫球蛋白表达。相对于结节硬化型 HLCD30 的强阳性表达，CD30 在 PMLBL 80% 的病例会有非常微弱的表达，同时 CD15 标记也是阴性的。而 B 细胞转录因子包括 PAX5、OCT2、BCL6、BOB1、PU1 等通常为阳性。EBV 阴性。

【治疗】由于 PMLBL 与弥漫大 B 细胞淋巴瘤同属于成熟 B 细胞 NHL，既往多将这两类肿瘤采用相同的方案进行治疗，但一项国际多中心研究显示，当采用成熟 B-NHL FAB/LMB96 方案对 42 例儿童 PMLBL 进行治疗，其 5 年无事件存活率相比于同等分期（Ⅲ期）的弥漫大 B 细胞淋巴瘤分别是 66% 和 85%，差异有统计学意义（P<0.001），5 年总体生存率为 73%，说明儿童 PMLBL 不宜采用成熟 B-NHL 方案进行化疗。得益于成人 PMLBL 的研究进展，一项来自美国和加拿大 24 个研究中心的大样本数据显示，156 例（儿童 38 例，成人 118 例）PMLBL 患者接受剂量调整的 R-EPOCH 方案（利妥昔单抗、依托泊苷、泼尼松、长春新碱、环磷酰胺和多柔比星）进行治疗，其中儿童 PMLBL 的 3 年无事件存活率为 81%，总体生存率为 90.7%，明显优于成熟 B-NHL 方案。同期来自意大利的 13 例儿童 PMLBL 采用意大利血液学和肿瘤学协会（Associazione Italiana Ematologia Oncologia Pediatrica，AIEOP）LNH-97 方案（该方案包含大剂量甲氨蝶呤、阿糖胞苷和利妥昔单抗）进行化疗，其 5 年无事件生存率为 83.9%，5 年总体生存

率为91.7%。这两项研究提示DA-R-EPOCH方案与AIEOP LNH-97方案对于儿童PMLBL均是有效的，但这两个方案孰优孰劣需要国际多中心合作研究予以查明。对于复发或难治性儿童PMLBL，目前通用的治疗方案仍是在大剂量化疗获得缓解后行自体造血干细胞移植。但由于PMLBL与经典HL具有许多相似的生物学特性，如下调JAK-STAT和NF-κB信号通路，以及过表达PD1配体等，用于复发或难治HL的治疗方法可能对儿童PMLBL同样有效，有报道针对复发/难治儿童PMLBL经PD-1抑制剂纳武利尤单抗（nivolumab）治疗后可以达到缓解。

诊治要点

- 儿童PMLBL在临床、组织学以及分子遗传学方面具有自己独特的生物学特性。
- 儿童PMBCL发病机制与经典HL有许多相似之处，临床难与纵隔灰区淋巴瘤及HL鉴别而误诊。
- 儿童PMLBL应用DA-REPOCH方案或AIEOP LNH-97方案化疗可以达到5年无事件生存率为80%以上，5年总体生存率为90%以上。

（段彦龙 张永红）

参考文献

[1] O'SUOJI C, WELCH JJ, PERKINS SL. Rare Pediatric non-Hodgkin lymphomas: A report from children's oncology group study ANHL 04B1. Pediatr Blood Cancer, 2016, 63: 794-800.

[2] SCHMIDT J, GONG S, MARAFIOTI T, et al. Genome-wide analysis of pediatric-type follicular lymphoma reveals low genetic complexity and recurrent alterations of TNFRSF14 gene. Blood, 2016, 128 (8): 1101-1111.

[3] ATTARBASCHI A, ABLA O, RONCERAY L, et al. Primary central nervous system lymphoma: initial features, outcome, and late effects in 75 children and adolescents. Blood Adv, 2019, 3 (24): 4291-4297.

[4] OSUMI T, TANAKA F, MORI T, et al. Primary mediastinal large B-cell lymphoma in Japanese children and adolescents. Int J Hematol, 2017, 105: 440-444.

[5] PILLON M, CARRARO E, MUSSOLIN L, et al. Primary mediastinal large B-cell lymphoma: outcome of a series of pediatric patients treated with high-dose methotrexate and cytarabine plus anti-CD20. Pediatr Blood Cancer, 2018, 65 (2): 1-4.

[6] LISA GR. How I treat primary mediastinal B-cell lymphoma. Blood, 2018, 132 (8): 782-790.

第十八章　组织细胞来源肿瘤

第1节　概述

组织细胞来源的肿瘤是起源于树突状细胞和单核细胞的一类罕见的血液系统肿瘤，临床表现异质性显著，占软组织和淋巴结肿瘤不到1%。随着分子时代的到来，人们逐渐对此类疾病的分类、发病机制有了新的理解，*BRAF* V600E基因突变及几乎普遍存在的ERK活化均提示一些系统性组织细胞增生性疾病是克隆性、肿瘤性疾病。此类疾病的病理特征为肿瘤性组织细胞在全身或局部组织中的浸润和聚集，同时伴随炎症反应的发生。

一、细胞起源及疾病分类

组织细胞大体可分为单核巨噬细胞和树突状细胞两大系统。从起源上来看，这组细胞源于髓源性巨噬细胞、髓源性树突状细胞或间质源性树突状细胞。髓源性巨噬细胞和髓源性树突状细胞是骨髓前体细胞分化过程中不同分化方向的细胞系列。

2008年，WHO召开会议讨论，组织细胞和树突状细胞肿瘤包括组织细胞肉瘤（histiocytic sarcoma，HS），朗格汉斯细胞组织细胞增生症（Langerhans cell histiocytosis，LCH），朗格汉斯细胞肉瘤（Langerhans cell sarcoma，LCS），不确定性树突状细胞瘤（indeterminate dendritic cell tumor，IDCT），指突状树突状细胞肉瘤（interdigitating dendritic cell sarcoma，IDCS），滤泡树突状细胞肉瘤（follicular dendritic cell sarcoma，FDCS），纤维母细胞网状细胞瘤（fibroblastic reticular cell tumor，FRCT），播散型幼年性黄色肉芽肿（disseminated juvenile xanthogranuloma，DJXG），Erdheim-Chester病（Erdheim-Chester disease，ECD）。此外，近年来有关Rosai-Dorfman病（Rosai-Dorfman disease，RDD）基因组的研究，发现1/3的患者存在相互独立的*KRAS*和*MAP2K1*突变，表明该亚组RDD是克隆性的并且涉及MAPK/ERK途径的激活。

自*BRAF* V600E突变首先在LCH中被发现后，已经有一系列的分子研究进展将多种激酶改变与组织细胞肿瘤联系起来，包括*BRAF*、*ARAF*、*MAP2K1*、*MAP3K1*、*NRAS*、*KRAS*、*HRAS*、*PIK3CA*、*PIK3CD*以及*MAPK1*基因的突变，以及涉及*BRAF*、*ALK*、*NTRK1*和*ETV3-NCOA2*的基因融合。这些发现使人类重新认识了组织细胞病的发病机制，即MAPK和PI3K-AKT信号通路激活导致的克隆性髓系肿瘤。

此类疾病临床表现多种多样，可能表现为良性的无症状孤立性病变，也可能是全身播散性疾病。治疗方面，国际组织细胞协会已经制定了治疗LCH的指南，但仍有一些病种由于病例罕见，治疗相关数据仅来自个案研究或文献综述，尚缺乏标准方案。近年来由于分子标志物的发现，人们逐渐认识到靶向治疗的重要性，但由于这类疾病属于罕(少)见病，靶向治疗的临床试验进展比较缓慢。

二、树突状细胞系统肿瘤

（一）朗格汉斯细胞组织细胞增生症

朗格汉斯细胞组织细胞增生症（LCH）是一类罕见的组织细胞疾病，以朗格汉斯细胞异常克隆增生后浸润某些组织或器官为特征。该病可见于胎儿至老年各个年龄段，但好发于儿童。

LCH的发病机制尚不明确，针对该病究竟是炎性增生还是克隆性疾病的争论一直存在，由于*BRAF* V600E突变的存在，LCH目前被认为是一种肿瘤性疾病，被称为“炎性髓系肿瘤”。

本病临床表现具高度异质性，以单发或多发溶骨性骨破坏为最常见，此外，异常的朗格汉斯细胞几乎可以浸润全身各个器官，如皮肤、淋巴结、肺、肝、脾、骨髓、甲状腺、中枢神经系统等。部分病变可自然消退，部分患者病变则会危及生命。

病理检查是确诊 LCH 最可靠的依据，尤其是免疫组化 CD1a 和 / 或 CD207 阳性是诊断本病的“金标准”，*BRAF* V600E 突变有助于 LCH 的诊断。

LCH 治疗原则是根据不同的受累部位进行分组、分层治疗；合理评估，根据评估结果制订化疗方案；注意控制和预防感染，并长期随访。目前一线治疗的主要药物仍为泼尼松联合长春碱类药物，疗程为 6 个月 ~1 年，其他药物包括 6- 巯基嘌呤、甲氨蝶呤等。部分难治及复发 LCH 患者需行二线治疗，主要药物有阿糖胞苷、克拉屈滨、氯法拉滨等。基于对 LCH 发病机制的最新认识，目前已有多项研究证明了 BRAF V600E 抑制剂治疗难治复发 LCH 的有效性。

（二）朗格汉斯细胞肉瘤

朗格汉斯细胞肉瘤（LCS），具有明确恶性细胞学特征和朗格汉斯细胞表型。根据病因不同，LCS 可为原发性，也可由 LCH 转化。该病发病率极低，各种年龄段均可发病，但多见于成年人（86.4%）。

LCS 的发病机制仍不清楚，目前认为 LCS 主要与免疫调节失控及朗格汉斯细胞异常克隆性增殖相关。癌基因突变可能参与了该病的发生，如 *BRAF* 基因突变。

LCS 的临床表现多种多样，缺乏特异性，常见的临床表现包括发热、出血性斑丘疹、肿物、淋巴结肿大以及浸润脏器的相应表现。少数患者或疾病早期会表现为单系统受累或局灶性病变。

组织病理学和特异性的免疫组化仍是重要的确诊依据。同时该病应与其他组织细胞增生症相鉴别。

对于局灶性病变，可首选手术治疗或放疗。对于多系统受累患者首选化疗和造血干细胞移植，目前尚无统一有效的化疗方案。个别文献报道使用 BRAF V600E 抑制剂治疗 *BRAF* V600E 突变阳性的 LCS 患者取得了一定的疗效。

（三）Erdheim-Chester 病

Erdheim-Chester 病（ECD）是一种由纤维性和克隆性组织细胞增生引起的进展性疾病，以泡沫状细胞为主，常见图顿巨细胞（Touton giant cell）。ECD 主要见于成年人，男性占优势，初诊年龄多为 55~60 岁，儿童病例非常罕见。

ECD 发病机制尚不明确，目前被认为是克隆性疾病，涉及 MAPK 信号通路相关基因的突变，包括 *BRAF*、*ARAF*、*N/KRAS*（<4%）、*PI3KCA*（<11%）和 *MEK* 基因突变，以及 *ALK* 和 *NTRKL* 的融合。50% 的 ECD 具有 *BRAF* V600E 突变。

ECD 临床表现异质性显著。95% 的病例有骨骼受累。ECD 可有中枢神经系统受累，而且像 LCH 一样，靶向性影响下丘脑 - 垂体轴，引起中枢性尿崩症，还可出现神经变性性小脑综合征。系统性 ECD 和中枢神经系统受累者预后往往较差。

ECD 的治疗目前没有标准方案，临床上多使用激素、长春新碱、环磷酰胺等药物，但疗效并不显著。另外，也有报道 α 干扰素、BRAF 抑制剂等治疗 ECD 有一定疗效。

（四）其他树突状细胞系统肿瘤

除以上所述，另有几种罕见的树突状细胞肿瘤，即不确定性树突状细胞瘤（IDCT）、指突状树突状细胞肉瘤（IDCS）、滤泡树突状细胞肉瘤（FDCS）、纤维母细胞网状细胞瘤（FRCT）等。其中，指突状树突状细胞及不确定性树突状细胞均起源于髓样干细胞，而滤泡树突状细胞及纤维母细胞网状细胞则起源于间质干细胞。这几类肿瘤均极为罕见，在儿童中病例更少。临床表现无特异性，以肿物或淋巴结肿大为主要表现，主要通过病变组织细胞形态学及免疫表型诊断，治疗手段包括手术切除、放疗、化疗等，部分患者需接受造血干细胞移植。

三、单核巨噬细胞系统肿瘤

（一）幼年性黄色肉芽肿

幼年性黄色肉芽肿（JXG）是真皮树突状细胞表型组织细胞良性增生性疾病，属于非朗格汉斯细胞组织细胞增生症。通常在幼年发病，可累及皮肤、黏膜和眼等部位，大多呈自限性，只有少部分严重系统性损害需要积极治疗。

JXG 确切的发病机制还不清楚，可能是感染或物理因素刺激诱发的单核巨噬细胞异常反应性增生。近年来有证据表明 JXG 是细胞的克隆性增殖，MAPK 信号通路相关基因突变在幼年性黄色肉芽肿中具有潜在作用。

JXG 通常表现为淡红色或淡黄色至棕色的丘疹、斑块或结节，病变可发生于任何部位，通常为单发性，但也可能出现多发性病变或系统性全身病变。

临床上大多根据临床表现来诊断 JXG，因其临床特征通常十分典型且疾病具有自愈性，故较少进行活检。诊断不明确时，有必要经皮肤活检行组织学和免疫染色检查，发现单核细胞、图顿巨细胞、多核巨细胞或梭形细胞浸润，结合免疫组化结果CD68、Ki-M1P、ⅩⅢa因子、肌成束蛋白和CD4阳性，S100和CD1a阴性可确诊。

JXG是自限性疾病，是否需要治疗取决于受累部位和症状。系统性JXG患者，应个体化制订治疗决策，治疗方法可能包括手术切除、放疗和/或全身化疗。系统性JXG没有标准的化疗方案，大多数方案都包含用于治疗LCH的药物。

（二）窦组织细胞增生伴巨大淋巴结病

窦组织细胞增生伴巨大淋巴结病（sinus histiocytosis with massive lymphadenopathy），又名Rosai-Dorfman病（RDD），是一种原因不明的罕见的非朗格汉斯组织细胞增殖性疾病，常见于20岁以下的儿童和年轻成年人。

RDD发病机制目前尚不完全明确，机体内环境平衡的破坏、免疫异常、感染、炎症反应及一些基因异常均参与了RDD的发生。

RDD经典的表现是发热，高球蛋白血症、红细胞沉降率升高及无痛性颈淋巴结肿大。19%的RDD还出现多系统侵犯。RDD需经组织病理检查获得确诊。

单病灶RDD可观察或通过手术获得治愈。难治复发和一些病灶广泛播散或危及生命的病例也可考虑化疗。

（三）组织细胞肉瘤

组织细胞肉瘤（HS）是一种非常罕见的非朗格汉斯细胞组织细胞恶性肿瘤性疾病，病因及发病机制不明，HS极为罕见，文献报道的仅有几百例。各年龄段均可发病，但成人最多。HS的临床表现主要是肿瘤浸润的症状。

HS诊断靠病理及免疫组织化学检查。免疫组化显示细胞通常表达CD68、溶菌酶、CD4和CD163。

目前HS还没有标准治疗方案，主要是一些临床试验。临床试验以外的治疗有手术、放疗和全身性化疗。复发或难治的患者在治疗后获得缓解，应考虑异基因造血干细胞移植。*BRAF* V600E突变阳性的HS患者在全身性治疗后效果不佳或复发，可以在临床试验中采用靶向药物治疗。

（王天有）

参考文献

[1] EMILE J, ABLA O, FRAITAG S, et al. Revised classification of histiocytosis and neoplasms of the macrophage-dendritic cell lineages. Blood, 2016, 127 (22): 2672.

[2] DIAZ DEL ARCO C, ORTEGA MEDINA L, FERNANDEZACENERO MJ. Histiocytic and dendritic cell neoplasms: Review of the literature. Rev Esp Patol, 2018, 51 (3): 160-169.

[3] DURHAM BH. Molecular characterization of the histiocytosis: Neoplasia of dendritic cells and macrophages. Seminars in Cell & Developmental Biology, 2019, 86: 62-76.

[4] GARCES S, MEDEIROS LJ, PATEL KP, et al. Mutually exclusive recurrent KRAS and MAP2K1 mutations in Rosai-Dorfman disease. Modern Pathology, 2017, 30: 1367.

[5] VARDIMAN JW. The World Health Organization (WHO) classification of tumors of the hematopoietic and lymphoid tissues: An overview with emphasis on the myeloid neoplasms. Chemico-Biological Interactions, 2010, 184 (1): 16-20.

[6] SWERDLOW SH, CAMPO E, PILERI SA, et al. The 2016 revision of the World Health Organization classification of lymphoid neoplasms. Blood, 2016, 127 (20): 2375.

第2节　朗格汉斯细胞组织细胞增生症

朗格汉斯细胞组织细胞增生症（Langerhans cell histiocytosis，LCH）是一类罕见的组织细胞疾病，以朗格汉斯细胞异常克隆增生后浸润某些组织或器官为特征。该病可见于胎儿至老年各个年龄段，但好发于儿童，已报道的15岁以下儿童LCH发病率为（2.6~8.9）/（百万·年），由于部分局灶性疾病可自发缓解，故实际患病率可能高于报道。中位诊断年龄为3岁，1岁之前的发病率最高，1岁以后发病率下降。本病临床表现具高度可变性，以单发或多发溶骨性骨破坏为最常见，此外，异常的朗格汉斯细胞几乎可以浸润全身各个器官，如皮肤、淋巴结、肺、肝、脾、骨髓、甲状腺、中枢神经系统等。疾病进程也有很强的异质性，部分病变可自然消退，部分患者则会危及生命。

【发病机制】 虽然朗格汉斯细胞（Langerhans cell，LC）与表皮LC具有共同的表面标志$CD1a^+$/$CD207^+$，但有研究认为LC更有可能来自髓系前体细胞，而非转化或激活的表皮LC。目前认为LCH是一种髓系来源的肿瘤，又同时具有炎症性疾病的特点。2010年研究首次发现，在57%的LCH患者中存在*B-Raf*原癌基因丝氨酸/苏氨酸激酶（*B-Raf* proto-oncogene，serine/threonine kinase，BRAF）基因的V600E突变，导致丝裂原活化蛋白激酶（mitogen-activated protein kinase，MAPK）信号通路的激活，是重要的致病驱动因素。在LCH中还陆续发现其他MAPK通路相关基因的突变，如*MAP2K1*、*BRAF*、*ARAF*、*ERBB3*、*MAPK3*、*MAPK7*等，均导致胞外信号调节激酶（extracellular signal-regulated kinase，ERK）的磷酸化激活，与LCH发病密切相关。另外，近年来“髓系细胞误分化模型”的提出揭示了LCH的疾病程度可能取决于体细胞MAPK通路基因（如*BRAF* V600E）突变的起源细胞。

【临床表现】LCH患者临床症状由于受累器官多少和部位的不同差异很大，几乎所有器官均可受累。疾病受累范围及严重程度与年龄有一定关联，多系统受累最常见于3岁以下幼儿，而在年龄较大的儿童和成人中，单系统受累者更常见。

1. 骨破坏　骨骼为LCH最常见受累部位，可见于70%以上的LCH患者，任何骨骼均可受累，最常见的骨骼受累部位是颅骨，其次是脊柱、四肢和骨盆（图3-18-1）。病变可由局部磕碰诱发，伴有疼痛，常伴有周围软组织受累，临床上易被误诊为外伤。如LCH仅有单部位骨骼受累时，通常预后良好，有时会在几个月至几年内自愈，但亦有可能产生严重不可逆的并发症，如眶骨受累引起视力损害或眼球突出，乳突受累引起传导性耳聋，颌骨受累引起牙齿缺失以及椎骨受累引起脊髓麻痹等。

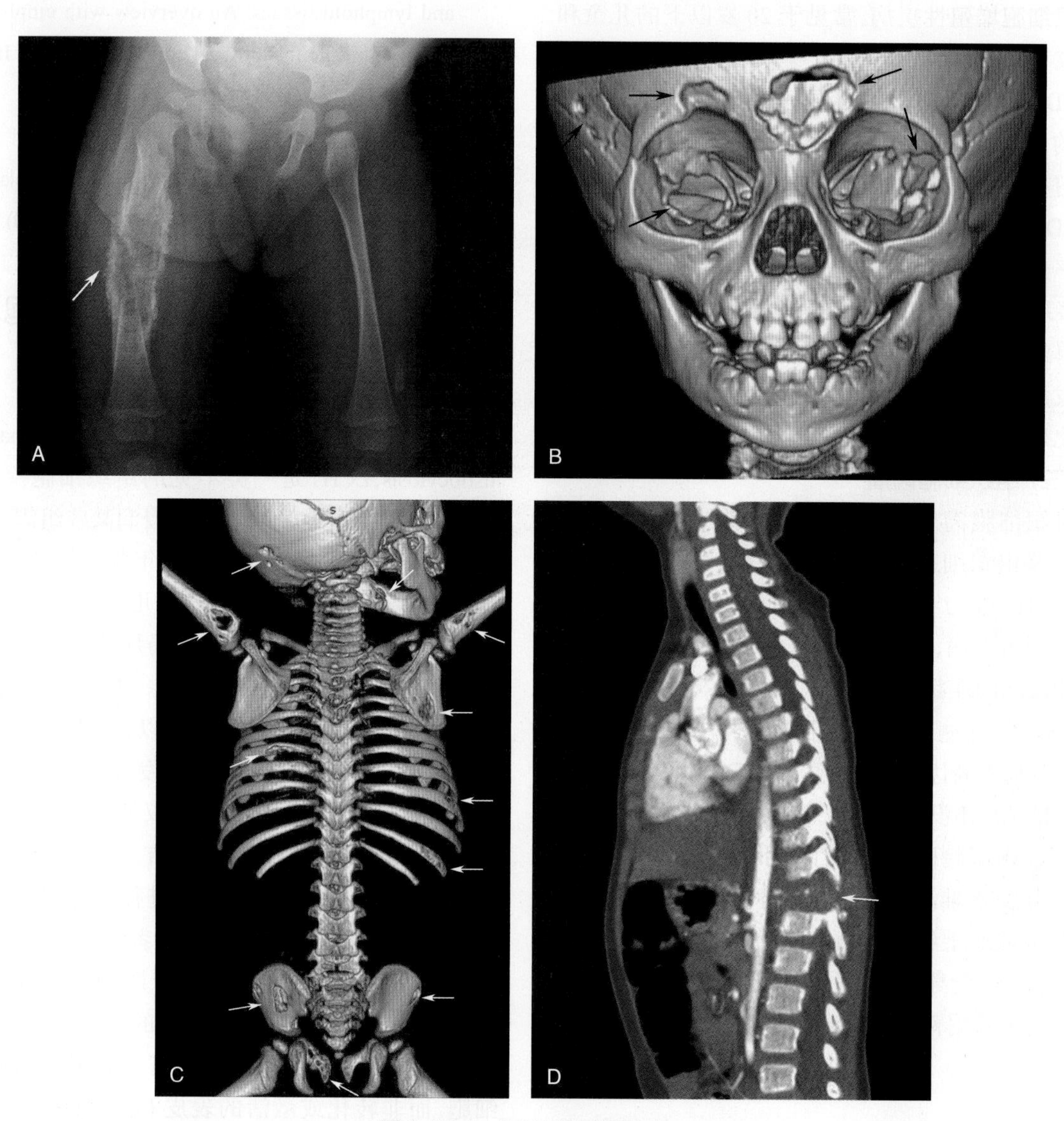

图3-18-1　LCH骨受累表现

A. 右侧股骨上段增粗，骨干骨质破坏，局部膨胀且骨质密度不均匀，周围见骨膜反应；B. 额骨、双眼眶骨破坏；C. 枕骨、左下颌骨、双肱骨近端、右肩胛骨、双侧肋骨、双侧髂骨、左耻骨多发溶骨性骨破坏；D. 胸12椎体骨破坏。

2. 皮疹　皮疹亦为常见症状，近50%的患者于起病早期出现，主要分布于躯干、头皮和耳后。皮疹在疾病不同阶段可有各种各样的表现，包括红斑、丘疹、结节、瘀点、囊泡、结痂的斑块和脂溢样病变，也可以存在生殖器或腹股沟区域中的溃疡性损伤。皮疹触摸时有棘手感，脱痂后可留有色素脱失的白斑。各期皮疹可同时存在，常成批出现，此起彼伏，激素治疗部分有效，部分患者易被误诊为湿疹(图3-18-2)。孤立的皮肤受累通常预后良好，局部治疗后有约60%的机会消退。

3. 淋巴结病变　淋巴结可以是LCH唯一受累部位，亦可作为相邻骨或皮肤病变受累的一部分，另外，也可为多系统受累其中之一。临床表现通常为无痛性淋巴结肿大，颈部、腹股沟、腋下或腹腔等部位的淋巴结受累较为常见。

4. 肝脏病变　肝脏通常作为多系统受累部位之一，而单一受累较罕见。LCH肝脏受累是一个潜在进展的过程，硬化性胆管炎是特征性表现，通常可进展为胆汁性肝硬化，因此，γ-谷氨酰转移酶(GGT)升高是一个敏感的早期标志物。由于LCH肝脏受累可仅表现为硬化性胆管炎，故肝脏活检假阴性比较多见，偶尔可于胆管基底膜内发现LC聚集。因此，如果其他部位活检已证实LCH诊断，肝受累的诊断不依赖肝活检结果。

5. 脾受累　脾亦为LCH多系统受累器官之一，以脾大为主要诊断依据，一般通过其他部位确诊LCH，而脾组织穿刺活检由于风险大很少进行。

6. 血液系统异常　血液系统受累表现为血常规

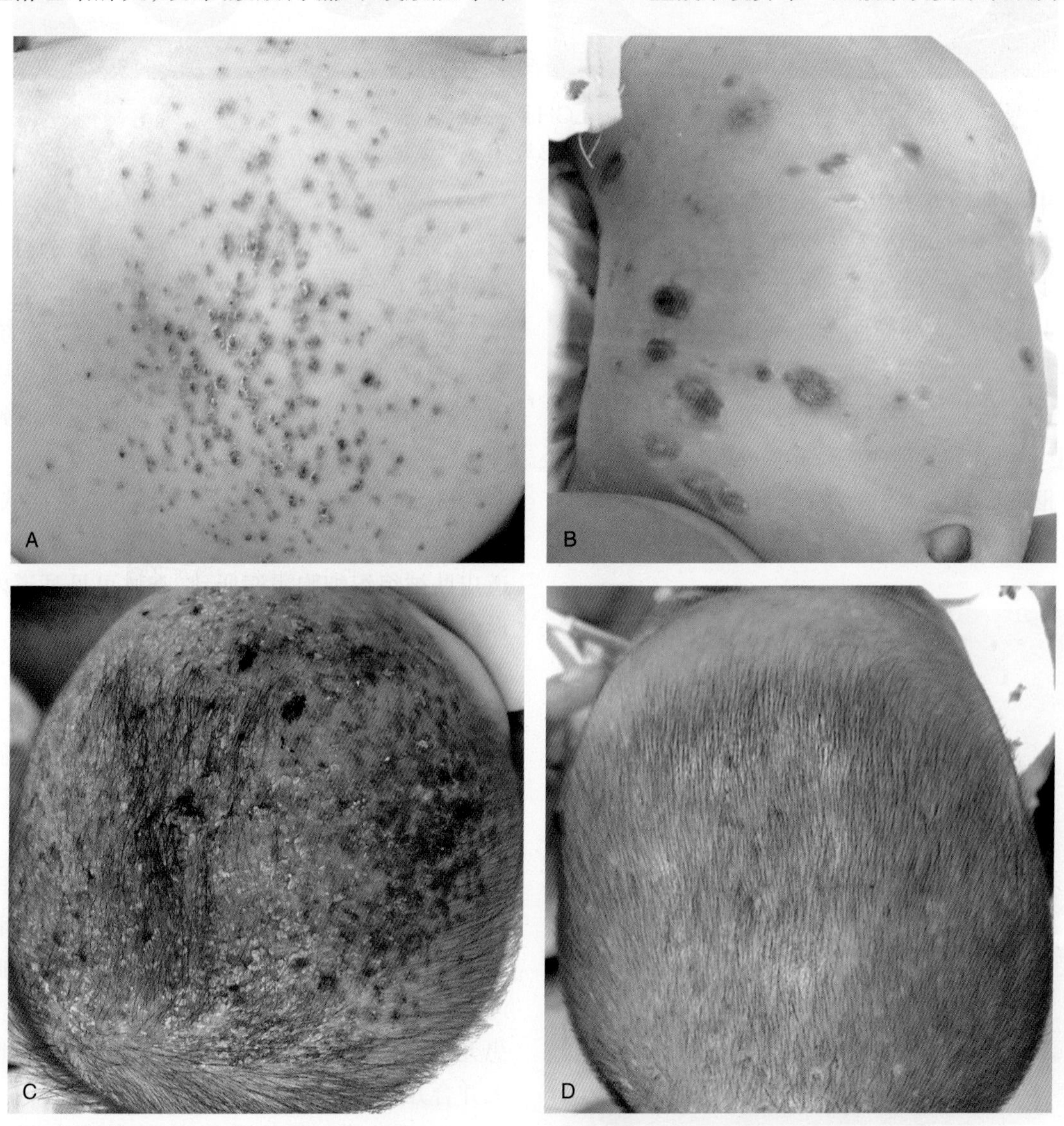

图3-18-2　LCH皮疹

A. 腹部红色丘疹，部分结痂脱屑；B. 结节状皮疹，部分溃疡结痂；C. 头皮结痂脂溢样皮疹；D. 皮疹消退后遗留色素脱失斑。

两系或两系以上减低，可有严重的贫血和血小板减少，通常见于多系统受累患者。骨髓活检仅可见到少量 CD1a$^+$ 的朗格汉斯细胞。噬血细胞综合征在多系统受累患儿中并不少见，尤其是伴有发热的患儿，是导致血细胞减少的机制之一。

7. 肺受累 儿童 LCH 肺部受累通常是多系统病变的一部分，临床表现常不典型，呼吸急促通常是第一个也是唯一的临床征兆，此外也可表现为咳嗽、呼吸困难、胸腔积液和复发性气胸。典型的影像学改变为磨玻璃样、网格样或囊泡样间质病变，病变后期可出现囊泡性病变融合，出现肺大疱甚至张力性气胸等严重病变（图 3-18-3）。在没有其他危险器官受累的情况下，肺部受累不是不良结局的预测指标，目前已不被列为危险器官。

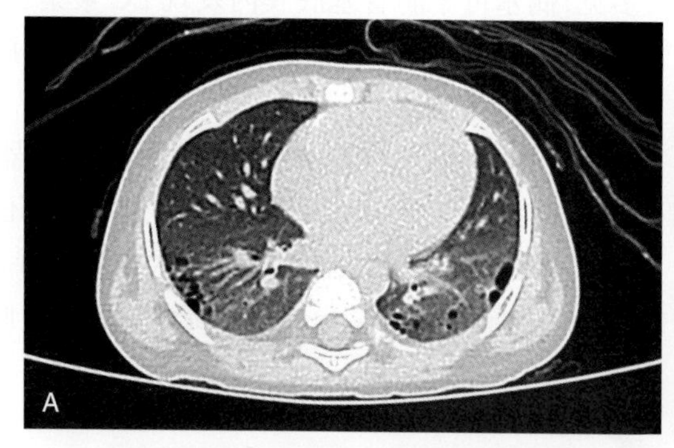

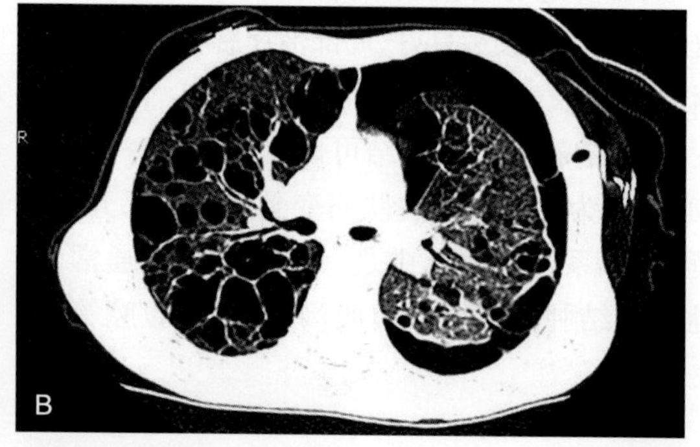

图 3-18-3 LCH 肺受累 CT 表现
A. 肺内间质病变，两背侧肺野内可见囊泡影；B 多发囊泡，部分融合破裂形成气胸。

8. 中枢神经系统病变 病变类型主要有三种：第一种为下丘脑 - 垂体受累，垂体受累最为常见（图 3-18-4），以尿崩症为主要表现；第二种为朗格汉斯细胞浸润引起的颅内肿瘤性占位病变；第三种为神经变性病，包括共济失调、震颤、构音障碍、吞咽困难、反射亢进等表现。一些颅面骨（如眶骨、颞骨、乳突、颧骨、上下颌骨和其他颅底骨等）病变以及外耳道病变与中枢神经系统受累有较高的相关性，这些特殊部位被称为“中枢神经系统危险部位”。

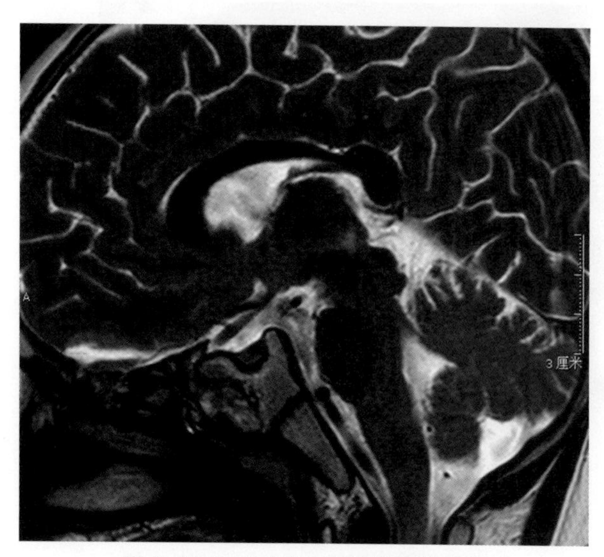

图 3-18-4 LCH 中枢神经系统受累
垂体后叶高信号消失。

9. 胸腺受累 可以为单纯胸腺受累或为全身多系统受累的一部分，通常表现为胸腺肿块，需与其他纵隔肿块（尤其是霍奇金淋巴瘤）相鉴别。

10. 甲状腺受累 甲状腺通常为多系统受累表现之一，由于朗格汉斯细胞浸润甲状腺而引起的甲状腺功能减退，需与下丘脑 - 垂体受累所致区别开来。

11. 外耳道溢脓 也是 LCH 的常见症状之一，多呈慢性反复发作，对抗生素不敏感，是由于外耳道皮肤被组织细胞浸润所致，查体可见耳道内肉芽形成。

12. 其他症状 如口腔黏膜受累可表现为溃疡或牙龈肿胀，胃肠道黏膜受累可能引起呕吐、腹痛、便秘、顽固性腹泻等，此外，胰腺、肾脏也可偶尔被累及。

【辅助检查】

1. 实验室检查

（1）血常规：无特异性改变，多器官受累者常有中度以上贫血，且通常为小细胞低色素性贫血，可能与 LCH 患儿铁失利用有关。合并血液系统受累的患儿可出现白细胞下降和血小板减少，脾脏明显增大并合并脾功能亢进者可有全血细胞减低。

（2）血生化：肝脏受累时可表现为肝功能不全［高胆红素血症，低蛋白血症，GGT、碱性磷酸酶

(ALP)及转氨酶升高等],除危重症患者外,肾功能、电解质等其他生化指标异常一般较少见。

(3)尿比重及渗透压测定:如尿比重<1.005,或尿渗透压低于200mOsm/L,则提示神经垂体受累可能。

(4)骨髓检查:部分病例有骨髓增生低下,可见组织细胞增多,罕见噬血现象。血常规表现为一系至三系血细胞减少或持续原因不明的发热伴C反应蛋白升高,需警惕骨髓受累可能,进一步需完善骨髓活检免疫组化,CD1a阳性和/或CD207(langerin)阳性提示骨髓受累。

(5)内分泌检验:如促肾上腺皮质激素(ACTH)、皮质醇、胰岛素样生长因子-1(IGF-1)、生长激素、性激素六项、甲状腺功能等检查异常提示垂体或下丘脑受累,另外甲状腺功能异常需警惕甲状腺受累可能。

(6)噬血细胞综合征相关指标:发热、脾大、血细胞两系以上减少,铁蛋白≥500μg/L,纤维蛋白原≤1.5g/L或甘油三酯≥3.0mmol/L,可溶性CD25>均数+2倍标准差(standard deviation,SD),NK细胞活性减低或缺乏,骨髓、脾脏、淋巴结等组织中可见噬血细胞,以上八条满足五条标准则考虑合并噬血细胞综合征。

2. 影像学检查

(1)X线检查:X线检查仍是明确LCH骨受累的基本检查手段,LCH骨破坏通常显示具有尖锐边缘的溶骨性"穿凿"样病变,可伴有周围软组织肿胀。扁平骨的病灶可从虫蚀样至巨大缺损,形状多不规则,脊椎多为椎体破坏,受压变窄可呈扁平椎,但一般椎间隙不狭窄。长骨病变多位于骨干,为囊状缺损,单发或互相融合。

(2)CT:X线检查对于颞部、眼眶、下颌和其他颅底骨受累诊断意义较小,如高度怀疑上述部位受累需行相应的CT检查,胸部高分辨率CT检查对肺受累诊断意义重大。CT检查在LCH诊断和疗效评估中具有重要的意义,但由于射线量的限制,应尽量减少并采用低剂量CT。

(3)MRI:在中枢受累的诊断中意义较大,其表现包括脑桥、基底节和小脑白质强化,以及肿块病变或脑膜强化,垂体受累典型表现为神经垂体高信号消失以及垂体柄的增粗、偏斜或变细。

(4)超声:腹部B超是了解有无肝、脾浸润最基本的无创检查手段,典型的肝脏浸润者B超可提示多发性硬化性胆管炎表现,可见胆囊周围病变并伴有胆管狭窄和扩张,同时可出现肝门淋巴结增大。随着疾病进展,后期可能出现肝小叶结节。脾受累则主要表现为脾脏体积增大,实质回声增强。另外,局部超声检查亦是了解有无浅表淋巴结、胸腺或甲状腺等部位受累的重要手段。

(5)骨扫描:主要用于LCH骨骼受累的判断,对活动性骨病变意义比较大。

(6)PET/CT:PET/CT可用于判断恶性肿瘤全身受累部位,以及化疗后了解是否有残留活动性病变,费用较高,射线量大,目前不作为常规检查,必要时可作为辅助检查手段。

3. 功能检查

(1)肺功能:LCH肺受累时,肺功能常提示小气道阻塞性通气功能障碍,部分患者亦可出现限制或混合性通气功能障碍。

(2)听力、视力等检查:是反映"中枢神经系统危险部位"受累重要的辅助手段。

4. 组织病理检查 最常见的活检部位为皮肤、骨、淋巴结等,典型病理为光镜下病灶部位可见大量朗格汉斯细胞浸润,同时还有嗜酸性粒细胞、巨噬细胞和淋巴细胞等不同程度的增生。病程进展后,可呈黄色瘤样或纤维化,可见局灶性坏死、出血,并可见含有含铁血黄素颗粒的巨噬细胞。免疫组织化学染色CD1a、CD207(langerin)、S-100蛋白、CD68、ATP酶、α-D-甘露糖酶、花生凝集素阳性,电镜下可找到具有Birbeck颗粒的组织细胞与CD207阳性意义相同。病理检查是确诊LCH最可靠的依据,尤其是免疫组化CD1a和/或CD207阳性是诊断本病的"金标准"。

5. 基因突变检测 近年来对LCH基因异常的研究逐渐深入,*BRAF*、*MAP2K1*等基因的突变检测已成为LCH诊断及治疗评估过程中重要的辅助检查项目,识别突变特异性致病机制可能有助于临床精准分层治疗和疗效评估,为靶向治疗提供依据。

【诊断】由于LCH可能影响身体的任何器官或系统,当皮肤、骨、肺、肝或中枢神经系统发生上述临床症状时,应考虑该病,诊断需结合临床表现、影像学和病理学检查。病理检查是确诊本病最可靠的依据,尤其是免疫组化CD1a和/或CD207阳性是诊断本病的"金标准",电镜下找到具有Birbeck颗粒的组织细胞与CD207阳性意义相同。*BRAF* V600E突变有助于LCH的诊断,MAPK通路相关基因突变有助于 LCH 的诊断。若临床和影像学高度怀疑 LCH，但病变位于特殊部位，如垂体、单个椎体及齿状突等，为明确诊断需行活检术时要权衡利弊，若未明确诊断则需要临床密切观察，随诊至少 6 个月，根据病情及时重新评估做活检的必要性以及除外其他恶性肿瘤。

【鉴别诊断】 LCH 可累及几乎全身各个脏器和系统，故根据不同的临床表现需与相应系统的疾病鉴别，鉴别点主要为活检病理。

1. 皮肤病变 LCH 患者皮肤病变表现多样，可表现为斑丘疹、水疱疹、结节样皮疹及溃疡等，需与湿疹、脂溢性皮炎、新生儿红斑、单纯疱疹病毒感染、水痘、幼年性黄色肉芽肿病等相鉴别。

2. 骨骼病变 不同部位的骨质病变需鉴别的疾病有差异，如椎骨、长骨病变需注意除外骨髓炎及某些恶性肿瘤，颞骨病变可与慢性中耳炎、乳突炎、胆脂瘤、软组织肉瘤等鉴别，眼眶病变则与眶前蜂窝织炎、神经母细胞瘤、视母细胞瘤、脂质肉芽肿病等鉴别；颅骨、长骨和椎骨等部位的病变，早期需与尤因肉瘤、骨肉瘤、神经母细胞瘤、霍奇金淋巴瘤等相鉴别，少数情况，幼儿尚需注意与肌纤维瘤病鉴别。而当病变处于晚期或恢复期，鉴别诊断则更为困难，形成瘢痕的病变部位 LC 消失，较难通过活检手段鉴别。

3. 肺部病变 需注意除外某些肺部间质疾病，如肺孢子菌肺炎、支原体肺炎、粟粒性肺结核、结节病等；与骨病变类似，当肺部病变进展为纤维化或蜂窝结构时，LC 消失，较难与其他病因所致囊性肺疾病相鉴别。

4. 肝脏病变 肝脏受累主要表现为黄疸、肝功能损害、低蛋白血症等，需要鉴别的疾病包括慢性硬化性胆管炎、代谢性疾病、肝炎、恶性肿瘤胆道阻塞、先天性胆红素代谢缺陷、新生儿血色病等。

5. 内分泌系统病变 主要为尿崩症等内分泌异常表现，需注意除外中枢神经系统生殖细胞瘤、下丘脑和垂体的其他病变等。

【治疗】 LCH 治疗原则是根据不同的受累部位进行分组、分层治疗；合理评估，根据评估结果调整化疗方案；注意控制和预防感染；长期随访，及时发现病情复发。

1. 治疗前评估

(1) 临床评估

1) 完整病史：采集病史时需重点关注发热、疼痛、肿胀、消瘦、厌食、腹泻、呼吸困难、多饮多尿、复发性中耳炎、皮疹、活动障碍、神经系统改变以及香烟烟雾暴露史等。

2) 体格检查：除生命体征外，需关注患儿的生长发育情况、全身皮肤黏膜情况、身体各部位的肿胀或肿物、耳部分泌物、牙齿、牙龈、淋巴结、气促、呼吸困难、肝脾大小、腹水以及神经系统检查（视神经乳头水肿、脑神经异常、小脑功能不良）等。

3) 严格记录出入量 3 天。

(2) 辅助检查评估

1) 常规检查：血常规、尿常规、便常规、C 反应蛋白、肝功能、肾功能、电解质、总蛋白、白蛋白、乳酸脱氢酶、红细胞沉降率、铁代谢、凝血功能、sCD25、骨髓细胞学检查、腹部超声、胸部 CT、肺功能、全身骨骼 X 线片、垂体和头颅 MRI、心电图、心脏彩超、听力检查、眼压、眼底检查、视力检查、相关基因突变检测等。

2) 必要时检查：①对于有肝和脾受累、原因不明的血细胞减少或持续原因不明发热的患者，需要实施骨髓活检，将该样本行免疫组化检查，包括抗 CD1a 和 / 或抗 CD207（langerin）染色，以检测 LC；②肺影像学异常且单纯肺受累患儿需有肺活检免疫组化结果证实；③椎骨 X 线异常并有可疑椎管内占位的患者需通过脊柱 MRI 了解局部脊髓情况；④由于放射线剂量比较大，仅在怀疑局部受累时做颞部 CT、眼眶 CT、上下颌 CT、颈椎 CT 了解骨破坏情况；⑤存在内分泌异常表现（身材矮小、生长落后、多饮、多尿等）的患者需行甲状腺功能、ACTH、皮质醇、IGF-1，生长激素、性激素六项等内分泌检查评估；⑥有不明原因的慢性腹泻及影响生长等吸收障碍表现的患者必要时行消化道内镜检查及活检。

2. 疾病分组

(1) 根据受累器官数目分组

1) 单系统 LCH（single system LCH，SS-LCH）：包括骨（单发或多发）、皮肤、淋巴结、肺、中枢神经系统、肝、脾或少见部位（如胸腺、甲状腺等）。

2) 多系统 LCH（multisystem LCH，MS-LCH）：病变累及一个以上器官 / 系统。

(2) 根据有无“危险器官”（risk organ）受累分组

1) “危险器官”定义：肝、脾或血液系统。

A. 血液系统受累：可以伴或不伴骨髓受累，符合以下 3 条中的 2 条及以上。①贫血，Hb<100g/L，婴儿 Hb<90g/L（除外缺铁性贫血）；②白细胞减

少，$<4.0 \times 10^9$/L；③血小板减少，$<100 \times 10^9$/L。

骨髓受累：骨髓涂片中组织细胞 CD1a(+)。低增生，噬血细胞增多，骨髓病态造血和/或骨髓纤维化被认为是继发的表现。

B. 脾脏受累：左锁中线肋下>2cm。

C. 肝脏受累：符合以下至少1条。①右锁中线肋下>3cm；②肝功能不良，其中包括低蛋白(<55g/L)、低白蛋白血症(<25g/L)、高 GGT/ALP、转氨酶增高、腹水、浮肿等；③组织病理诊断。

2）按有无"危险器官"受累分为高危组(RO^+组)和低危组(RO^-组)。

3. 疾病状态评定及治疗反应评估　表3-18-1、表3-18-2。

表 3-18-1　LCH 疾病状态评定

疾病无活动(non-active disease，NAD)	痊愈	所有症状、体征完全消退
疾病活动(active disease，AD)	好转	症状、体征及原有病灶好转，没有新发病灶
	混合	症状、体征及原有病灶好转，但出现新发病灶
	稳定	原有病灶无好转及加重，无新发病灶
	进展	原有症状、体征或病灶进展和/或出现新发病灶

表 3-18-2　LCH 治疗反应评估

良好(better)	痊愈	疾病无活动
	好转	疾病活动-好转
中等(intermediate)	混合	疾病活动-混合
	稳定	疾病活动-稳定
不良(worse)	进展	疾病活动-进展

4. 血浆游离 *BRAF* V600E 基因突变监测　由于 LCH 病灶部位多发，且组织取样困难，而检测外周血中特异性的基因突变，便于重复采集检测样本，有利于对疾病的发展及治疗过程进行跟踪监测。研究显示，儿童 LCH 在诊断时及治疗过程中的血浆中细胞游离(cell free，cf)*BRAF* V600E 突变水平与儿童 LCH 的治疗反应及预后密切相关，是儿童 LCH 独立预后因素之一，治疗过程中突变持续阳性或者突然由阴转阳的患儿更易出现复发。因而对治疗过程中血浆游离 *BRAF* V600E 水平进行监测，在精确判断患儿治疗反应、评估预后中具有良好的应用价值。

5. 治疗方案　对于单发骨(除外中枢神经系统危险部位)受累或单纯皮肤受累患者，可先不给予化疗，每3个月评估，根据评估情况酌情给予继续观察或开始化疗。除以上情况外，确诊后即应开始系统化疗。

(1) 一线治疗：目前一线化疗方案应用比较多的是国际组织细胞协会2009方案。

国际组织细胞协会的研究表明，在诱导治疗中加用其他药物(如依托泊苷、甲氨蝶呤)没有明显获益，尽管长春碱和依托泊苷似乎是同样有效的单药疗法，但由于人们担心在使用依托泊苷后出现继发性白血病，所以较多采用长春花碱(vinblastine，VBL)联合泼尼松(prednisone，Pred)诱导治疗。

具体方案如下。①诱导治疗1(1~6周)：VBL $6mg/m^2$，静脉注射，每周1次；Pred $40mg/(m^2 \cdot d)$，口服，足量4周后减停2周。②诱导治疗2(7~12周)：Pred 为每周口服3天，VBL 用法不变。③维持治疗：VBL 每3周1次，Pred 每3周口服5天(剂量和用法同诱导治疗)，至总疗程1年(部分单系统受累患儿总疗程6个月)，多系统受累的患儿同时给予6-巯基嘌呤(6-MP)口服至疗程结束，剂量为 $50mg/(m^2 \cdot d)$。

长春碱的副作用主要包括神经毒性、便秘、轻度血细胞减少，并在少数情况下出现脱发，应密切监测所有患者是否出现神经病变，与儿童相比，这种并发症更常见于青少年和成人。泼尼松可引起食欲过盛和体重增加(几乎所有的患者)、情绪变化，有时还引起高血压、高眼压、糖尿病、骨质疏松和肌痛，在应用期间应注意监测血压、眼压和补充钙剂。

治疗调整：①若无 VBL 可用长春新碱(VCR)或长春地辛(VDS)代替，VCR $1.5mg/m^2$，最大剂量为2mg，VDS $3mg/m^2$，最大剂量为4.5mg；②6-MP 的剂量需根据患儿具体耐受情况进行调整；③体重<10kg，剂量调整为 VBL 0.2mg/kg，VDS 0.1mg/kg。

(2) 评估及分层治疗：患儿在化疗第6周、12周、25周、52周，停药后3个月、6个月、1年、2年和3年均需行病情评估，根据评估结果酌情调整治疗方案以及了解疾病复发情况。

(3) 二线治疗及补救治疗：部分难治及复发 LCH 患者需行二线或补救治疗，目前缺乏此类患者治疗的随机对照研究数据，只有病例报告和小型病例系列研究可指导这些患者的治疗。一些复发患儿或难治性 LCH 患儿对小剂量阿糖胞苷联合长春碱和糖皮质激素的方案有治疗反应。同时,克拉屈滨联合大剂量阿糖胞苷已被用于治疗难治性高危 LCH 患者。虽然有研究结果表明强化疗缓解率很高,但不足之处是化疗后骨髓抑制时间长,容易导致严重感染、出血等并发症。另外,有研究显示氯法拉滨对难治 LCH 儿童有效且耐受性良好。

(4) 日本组织细胞协作组方案(JLSG-02 方案):该方案采用多药联合,对部分难治 LCH 患儿有效,方案包括长春新碱、泼尼松、阿糖胞苷、多柔比星、环磷酰胺、甲氨蝶呤及巯嘌呤。

(5) 造血干细胞移植:目前在研的国际组织细胞协会Ⅳ方案正在进行关于异基因造血干细胞移植(hematopoietic stem cell transplantation,HSCT)治疗难治 LCH 的多中心临床试验。病例报道及小型病例系列研究提示,HSCT 对于难治性高危 LCH 治疗有效。

(6) 靶向治疗:基于 LCH 发病机制的最新认识,目前已有多项研究证明了 BRAF V600E 抑制剂等靶向药物治疗难治复发 LCH 的有效性。但这些研究的随访时间都较短,远期预后及不良反应尚不确定,目前研究发现靶向治疗后仍难以根除肿瘤性克隆及停药后复发率高的情况。因此,目前靶向药物的应用仍存在用药时机、疗程、药物相关副作用、停药后复发、是否需联合化疗等不确定因素,需更多大样本前瞻性研究进一步深入探讨。基于目前已有研究结果,靶向治疗可考虑应用于难以耐受化疗、重症患儿的抢救性治疗或难治复发 LCH 患儿补救治疗前的过渡性治疗等,另外,分子水平突变基因的监测也是至关重要的。

(7) 支持治疗:化疗期间口服复方磺胺甲噁唑预防肺孢子菌肺炎;使用激素期间应注意补充钙剂;化疗过程中合并骨髓抑制给予粒细胞刺激因子、输注红细胞或血小板治疗;合并缺铁性贫血的患儿给予补充铁剂治疗;对继发尿崩症患者给予垂体后叶素治疗。

【预后】LCH 患儿的预后取决于病初诊断时的疾病危险度,低危患儿、无中枢神经系统危险部位、无垂体等中枢受累的患儿预后良好,死亡率低,后遗症少;而高危患者死亡率相对较高;有中枢神经系统危险部位或垂体等部位受累的患者易合并尿崩症、生长发育迟缓以及神经变性病等后遗症;多发骨受累患儿复发率相对较高。近 50% 的 LCH 患者容易出现各种后遗症,包括肌肉骨骼后遗病变、皮肤瘢痕、尿崩症、听力受损、神经精神问题(如抑郁、焦虑和智力障碍)、肺功能损害、生长迟缓、肝硬化、神经变性病等。为了提高患儿生存率、减少后遗症的发生,早期诊断、积极治疗及根据评估结果及时调整治疗方案至关重要。

【未来展望】一线治疗、二线治疗等需进一步临床试验总结经验,制订更安全有效的治疗方案。同时,靶向治疗需要更深入全面的前瞻性研究来确定最佳治疗时机、持续时间和与其他靶向或细胞毒治疗联合使用的可能性,并可尝试通过微量残留病的监测指导治疗。另外,需进一步探讨 LCH 的生物学及其与临床表现和预后的相关性,以期根据分子、临床和反应标准对 LCH 进行精准分层诊疗,进而改善患儿预后。

诊疗要点

- LCH 目前被认为是一种肿瘤性疾病,临床表现差异大,儿童患者多系统受累常见。
- LCH 可累及几乎全身各个脏器和系统,临床症状可能不典型,容易误诊漏诊。
- 病理检查是确诊本病最可靠的依据,尤其是免疫组化 CD1a 和 / 或 CD207 阳性是诊断本病的“金标准”。
- 目前化疗是一线治疗方案,靶向治疗正在临床试验中,远期疗效和安全性尚不明确。
- LCH 患儿预后取决于疾病的危险度及对治疗的反应,部分患儿可遗留永久后遗症。

(张 蕊 王天有)

参考文献

[1] ALLEN CE, MERAD M, MCCLAIN KL. Langerhans-cell histiocytosis. N Engl J Med, 2018, 379: 856-68.

[2] DURHAM BH. Molecular characterization of the histiocytoses: neoplasia of dendritic cells and macrophages. Semin Cell Dev Biol, 2019, 86: 62-76.

[3] CUI L, ZHANG L, MA HH, et al. Circulating cell-free BRAF V600E during chemotherapy is associated with prognosis of children with Langerhans cell histiocytosis. Haematologica, 2020, 105 (9): e444-447.

[4] TRAN G, HUYNH TN, PALLER AS. Langerhans cell histiocytosis: A neoplastic disorder driven by Ras-ERK pathway mutations. J Am Acad Dermatol, 2018, 78: 579-90.

[5] MCCLAIN KL, PICARSIC J, CHAKRABORTY R, et al. CNS Langerhans cell histiocytosis: Common hematopoietic origin for LCH-associated neurodegeneration and mass lesions. Cancer, 2018, 124 (12): 2607-2620.

[6] HERITIER S, HELIAS-RODZEWICZ Z, LAPILLONNE H, et al. Circulating cell-free BRAF (V600E) as a biomarker in children with Langerhans cell histiocytosis. Br J Haematol, 2017, 178: 457-67.

[7] MORIMOTO A, SHIODA Y, IMAMURA T, et al. Japan LCH Study Group. Intensification of induction therapy and prolongation of maintenance therapy did not improve the outcome of pediatric Langerhans cell histiocytosis with single-system multifocal bone lesions: results of the Japan Langerhans Cell Histiocytosis Study Group-02 Protocol Study. Int J Hematol, 2018, 108 (2): 192-198.

[8] WANG D, CUI L, LI ZG, et al. Clinical research of pulmonary Langerhans cell histiocytosis in children. Chin Med J, 2018, 131: 1793-8.

[9] HAUPT R, MINKOV M, ASTIGARRAGA I, et al. Langerhans cell histiocytosis (LCH)-guidelines for diagnosis, clinical work-up, and treatment for patients till the age of 18 years. Pediatr Blood Cancer, 2013, 60: 175-84.

[10] DIAMOND EL, SUBBIAH V, LOCKHART AC, et al. Vemurafenib for BRAF V600-mutant Erdheim-Chester disease and Langerhans cell histiocytosis: analysis of data from the histology-independent, phase 2, open-label VE-BASKET study. JAMA Oncol, 2018, 4 (3): 384-388.

[11] DIAMOND EL, DURHAM BH, ULANER GA, et al. Efficacy of MEK inhibition in patients with histiocytic neoplasms. Nature, 2019, 567 (7749): 521-524.

[12] COHEN AUBART F, EMILE JF, CARRAT F, et al. Targeted therapies in 54 patients with Erdheim-Chester disease, including follow-up after interruption (the LOVE study). Blood, 2017, 130: 1377-80.

第3节 幼年性黄色肉芽肿病

幼年性黄色肉芽肿病(juvenile xanthogranuloma, JXG),以前也称痣性黄色内皮细胞瘤(nevox xantho endothelioma)或黄色瘤复合体(xanthoma multiplex),属于非朗格汉斯细胞组织细胞增生症(non-Langerhans cell histiocytosis,NLCH),是一种良性树突状细胞增生性疾病,通常在幼年发病,可累及皮肤、黏膜和眼等部位;表现为孤立性淡红色或黄棕色丘疹或结节,大多呈自限性,只有少部分严重系统性损害需要积极治疗。

1905年,由Adamson首先报道了JXG病例。但也有学者认为Rudolf Virchow于1871年发现的"皮肤黄瘤"才是JXG的第一例报道病例。1954年,Helwig和Hackney根据病变的组织学发现,将其命名为JXG,并逐渐得到公认。JXG是最常见的NLCH,发病率尚不确定。基于一个大型肿瘤登记库35年数据的分析显示,24 600例儿科肿瘤中JXG占129例(0.5%)。但由于JXG通常是通过临床诊断,在组织学上未得到证实,有时会被误诊;而另一方面,皮肤病变经常可自发消退,因此,已报道数据可能显著低于JXG的真实发病率。JXG总体发病率低,到目前为止有关JXG的大样本病例报道很少,两个大型病例系列显示JXG的平均发病年龄为5月龄和1岁。JXG可能在出生时出现(5%~17%),40%~70%的病例在1岁内发病,也可能发生在所有年龄段的成年人中,但很少见并且往往病变更复杂。儿童JXG的男女比例约为1.4∶1,而在成人则没有性别差异。

【发病机制】 JXG属于单核吞噬细胞系统疾病,主要表现为以泡沫细胞和图顿巨细胞为特征的非朗格汉斯细胞组织细胞的增生积累。其确切的发病机制还不清楚,可能是感染或物理因素刺激诱发的单核巨噬细胞异常反应性增生,也可能涉及良性肿瘤反应的过程。2007年,Janssen等对JXG患者的外周血和皮损进行克隆分析,发现JXG皮损符合克隆的特征,说明JXG是一种克隆细胞的增殖。应用分子逆转录探针阵列对21例JXG患者进行基因组分析后发现大多数单发皮肤JXG(19例/21例)缺乏可识别的遗传变异。系统性JXG发生基因组改变的概率相对较高。在12例系统性JXG患者中,有7例MAPK通路基因发生突变,包括*ARAF*、*KRA*、*MAP2K1*和*NRAS*;这些结果表明MAPK信号转导在幼年性黄色肉芽肿中具有潜在作用。

【临床表现】 JXG病变可累及所有器官和系统,分为单纯皮肤性和系统性。最常见的临床表现为单发性皮损,但也可能出现多发性皮损、皮肤外和全身受累。皮损类型可为丘疹、结节或斑块,早期多为红色、红褐色,随之病变成熟,逐渐转变为淡黄色。典型的皮损大小直径为0.1~2cm,但也有个别病例皮损直径>2cm。皮损可发生于任何部位,好发部位依次为头颈部、躯干和四肢皮肤。单纯皮损并无自觉症状,通常具有自我修复的特性,1~5 年内可自行消退。此外,幼年性黄色肉芽肿与神经纤维瘤病有一定关联,在少数患者躯干皮肤可发现咖啡牛奶斑。

JXG 皮肤外病变比较少见,表现多样,皮下或深部软组织、眼、中枢神经系统、骨骼和骨髓、肺、心脏、肝、脾、胰腺、胃肠、肾上腺、肾脏、淋巴结等均可受累。涉及这些器官、系统时会出现对应的症状和体征。严重的系统性 JXG 病例往往发生于小婴儿。

眼部 JXG 是特殊的 JXG 皮肤外病变,发生率仅为 0.24%(7/2949),可在没有伴随皮肤受累的情况下发生,尤其是年龄<2 岁的幼儿。眼部 JXG 可累及眼睑、眼眶、虹膜、睫状体、角膜和表层巩膜,其中虹膜和睫状体最易受累,可引起自发性前房积血,虽然病变也可能自发消退,但眼部反复出血可导致继发性青光眼。

【辅助检查】

1. 病理组织学检查　组织病理检查是诊断 JXG 的金标准。细胞学穿刺检查往往能获得与组织病理检查一致的结果,有时可替代活检。根据病损所处的阶段不同,分为三种特征性组织学模式:早期 JXG、经典 JXG 和消退期 JXG,可呈现不同的病理特征。早期 JXG 仅表现为组织细胞或梭形纤维组织细胞,细胞质中仅具有少量脂质。经典 JXG 主要表现为富含脂质的泡沫细胞、图顿 Touton 巨细胞(特征为泡沫状胞质包绕的环状或花环状核)和多核巨细胞呈肉芽肿性浸润,也可观察到散在的淋巴细胞、浆细胞和少许的嗜酸性细胞,病灶无包膜,但界限清楚。消退期 JXG 表现为病损逐渐被纤维组织替代,以梭形纤维组织细胞为主。多核图顿巨细胞是 JXG 的特征性标志,但在早期和消退期 JXG,典型的图顿巨细胞缺如或少见,故图顿巨细胞并非 JXG 诊断的必要条件,需进行免疫组化检测。与 LCH 不同,JXG 病变中,单核巨噬细胞标志物如 CD68 或 Ki-M1P 多呈强阳性,ⅩⅢa 因子(间质树突状细胞标志物)、肌成束蛋白(fascin)、CD4 和 CD14 阳性,而 S-100 和 CD1a 通常为阴性的。超微结构中,Birbeck 颗粒缺如。

2. 皮肤镜检查　皮肤镜检查有助于诊断 JXG,最具特征性的皮肤镜表现为“落日征”,橙黄色中心区域,周围包绕细支状线性毛细血管扩张构成的粉红色边缘。充满脂质的组织细胞表现为白色和黄色小球。灶性纤维化则表现为色素网状结构和白色条纹。

3. 影像学检查　系统型 JXG 的影像学表现类似 LCH,通过 X 线、CT 和 MRI 的检查可显示眼、中枢神经系统、骨骼等病灶。主要表现为皮下软组织及各脏器单发或多发结节样改变,多发病变呈弥漫分布,大小不等,结合临床表现及穿刺活检对 JXG 的诊断及预后评估有重要意义。

【诊断】临床上大多根据其特征性临床表现来诊断 JXG,典型的临床表现为婴幼儿面部和颈部皮肤出现红褐色或黄色结节,眼受累者前房有自发性出血或眼眶受累表现,具有自愈性。必要时需要进行组织病理学和免疫组化检查,发现单核细胞、图顿巨细胞、多核巨细胞或梭形细胞浸润,结合免疫组化结果 CD68、Ki-M1P、ⅩⅢa 因子、肌成束蛋白、CD14 和 CD4 阳性,S-100 和 CD1a 阴性可确诊。

【鉴别诊断】JXG 的临床鉴别诊断包括 LCH、其他 NLCH、Spitz 痣、肥大细胞瘤、皮肤纤维瘤、恶性纤维组织细胞瘤、横纹肌肉瘤和其他恶性肿瘤。大多数病例,可根据组织学特征和免疫组化结果做出鉴别。

1. LCH　LCH 是最常与 JXG 混淆的疾病。通常 LCH 可累及多个器官系统,临床表现多样复杂。可通过病理学和免疫组化与 JXG 进行区分,尤其是 LCH 免疫组化染色 CD1a 和 S-100 阳性。电子显微镜识别检查发现 Birbeck 颗粒,更具有确定意义,但因为时间和费用问题,较少使用。

2. 其他 NLCH 疾病　如丘疹性黄瘤、播散性黄瘤、结节性黄瘤,在儿童均为罕见疾病,需要通过病理组织学检查、免疫组化特征结合临床特征相鉴别。

3. Spitz 痣　Spitz 痣多表现为面部或四肢单个的粉红色至红色丘疹,在临床上可能与 JXG 的早期阶段相同,但在组织病理学中常表现出多种形态的血管结构,是非典型黑素细胞损害的表现,免疫染色 S-100 阳性。

4. 肥大细胞瘤　肥大细胞瘤多表现为无症状的淡红色到金棕色的丘疹或斑块,病变真皮内含有丰富的肥大细胞聚集,摩擦后皮损出现荨麻疹样表现,可伴轻度瘙痒(Darier 征)。

5. 其他恶性肿瘤　位于深部组织中的 JXG 可能被误诊为恶性肿瘤,例如横纹肌肉瘤、纤维肉瘤或恶性纤维组织细胞瘤。病理学上缺乏核异型,多种有丝分裂和肿瘤细胞的多形性可排除恶性肿瘤。

【治疗】JXG 是自限性疾病,是否需要治疗取决于受累部位和症状。

1. 皮肤或软组织 JXG　鉴于其良性和自限性的

特点，通常不需要治疗。绝大部分病变在发病后 1~5 年内可自发消退。个别病例，为了明确诊断或美学原因会对病灶进行切除。有报道说明在活检术后，病变有出现结节扩大或出血的可能，因此建议活检时尽可能完全切除结节。

2. 眼部 JXG 眼部病变也具有自限性，但可能影响眼功能，伴有前房出血或眼压升高时，需要至眼科进行诊断并治疗控制症状。可考虑采用糖皮质激素局部或全身治疗。前房大量出血、眼压高的患者，除酌情使用降眼压药物外，适当时可前房穿刺取出血液或血块。

3. 系统性 JXG 系统性 JXG 引起严重症状时，需要治疗。包括手术切除、多种化疗和放疗方案均有报道，但目前仍无标准方案。大部分化疗方案参照 LCH 的治疗，以长春碱和糖皮质激素为主，可酌情联用甲氨蝶呤和巯嘌呤。对长春碱治疗效果不佳的儿童，可使用克拉屈滨或氯法拉滨进行化疗。

【预后】JXG 总体预后良好，皮肤和器官病变可在几年内自行消退。仅有皮肤或软组织受累的患者，通常病变在发病后 1~5 年内可自发消退。然而，少数病灶可以留下残余色素沉着或萎缩。系统性 JXG，包括腹膜后肿块，肝脏、骨髓或中枢神经系统受累的患儿通常在化疗后存活，但也有极少数婴儿治疗无效而死亡的报道。

JXG 伴发神经纤维瘤 Ⅰ 型(NF1)存在较高风险发展成幼年粒单核细胞白血病。因此患有 NF1 的 JXG 患儿应该注意追踪随访是否会进展为幼年粒单核细胞白血病。

【未来展望】JXG 的发病机制、临床特点、组织学特点及治疗经验等资料来源于为数不多的病例研究，因此进展较缓慢。近几年，JXG 的细胞遗传学特性得到越来越多的关注。*BRAF* V600E 突变是组织细胞增生症的重要分子治疗靶点。系统性 JXG 也有合并 *BRAF* V600E 突变的报道，但其与预后的关系不详，有必要扩大病例数进一步研究 JXG 病例中的 *BRAF* 状态。有学者对 14 例 NLCH 进行了全面基因组分析，发现了 *ARAF* 和 *MAP2K1* 突变，并对伴有突变的难治性患者针对性采用 MEK 抑制剂和索拉非尼治疗，取得了不错的临床反应。因此，对 NLCH 尤其是难治性病例进行全面基因组分析具有重要意义，将有助于为发病机制的研究和寻求靶向治疗的可能性提供新的依据。

诊治要点

- JXG 是一种良性树突状细胞增生性疾病，通常在幼年发病，可累及皮肤、黏膜和眼等部位；表现为孤立性淡红色或黄棕色丘疹或结节，大多呈自限性。
- 皮肤病变多无自觉症状。系统性 JXG 罕见，可能累及任何器官和系统，根据病变部位不同，可存在相应症状。
- 眼部 JXG 是特殊的 JXG 皮肤外病变，可不伴有皮肤病变。眼部 JXG 可引起虹膜或角膜病变、自发性前房积血，甚至导致继发性青光眼等，需要至眼科诊疗。
- JXG 以临床诊断为主。必要时需要进行组织病理学和免疫组化检查进行确诊。发现单核细胞、图顿巨细胞、多核巨细胞或梭形细胞浸润，结合免疫组化结果 CD68、Ki-M1P、ⅩⅢa 因子、肌成束蛋白 CD14 和 CD4 阳性，S-100 和 CD1a 阴性可确诊。
- JXG 为良性疾病，大多呈自限性，只有少部分严重系统性损害需要积极治疗。治疗方式包括手术切除、局部放疗和化疗，但目前尚无标准方案。
- JXG 的总体预后良好，皮肤和器官病变可在几年内自行消退。但在中枢神经系统受累或内脏器官大面积受累的婴儿 JXG 中也有死亡病例报道。

(邱奕宁 金润铭)

参考文献

[1] DEHNER LP. Juvenile xanthogranulomas in the first two decades of life a clinicopathologic study of 174 cases with cutaneous and extracutaneous manifestations. Am J Surg Pathol, 2003, 27 (5): 579-593.

[2] JANSSEN D, HARMS D. Juvenile xanthogranuloma in childhood and adolescence: a clinicopathologic study of 129 patients from the kiel pediatric tumor registry. Am J Surg Pathol, 2005, 29 (1): 21-28.

[3] PAJAZITI L, HAPCIU SR, PAJAZITI A. Juvenile xanthogranuloma: a case report and review of the literature. BMC Res Notes, 2014, 7: 174.

[4] PAXTON CN, O'MALLEY DP, BELLIZZI AM, et al. Genetic evaluation of juvenile xanthogranuloma: genomic abnormalities are uncommon in solitary lesions, advanced cases may show more complexity. Mod Pathol, 2017, 30 (9): 1234-1240.

[5] LADHA MA, HABER RM. Giant juvenile xanthogranuloma: Case report, literature review, and algorithm for classification. J Cutan Med Surg, 2018, 22 (5): 488-494.
[6] SAMUELOV L, KINORI M, CHAMLIN SL, et al. Risk of intraocular and other extracutaneous involvement in patients with cutaneous juvenile xanthogranuloma. Pediatr Dermatol, 2018, 35 (3): 329-335.
[7] TECHAVICHIT P, SOSOTHIKUL D, CHAICHANA T, et al. *BRAF* V600E mutation in pediatric intracranial and cranial juvenile xanthogranuloma. Hum Pathol, 2017, 69: 118-122.
[8] DIAMOND EL, DURHAM BH, HAROCHE J, et al. Diverse and targetable kinase alterations drive histiocytic neoplasms. Cancer Discov, 2016, 6 (2): 154-165.

第 4 节 窦组织细胞增生伴巨大淋巴结病

窦组织细胞增生伴巨大淋巴结病(sinus histiocytosis with massive lymphadenopathy),又名 Rosai-Dorfman 病(Rosai-Dorfman disease,RDD),是一种原因不明的罕见的非朗格汉斯组织细胞增殖性疾病。1965 年 Destombes 通过病理分析 4 例儿童和青少年的淋巴结病的临床特点首先报道。随后,1969 年由 Rosai 和 Dorfman 首次对本病的特点进行了描述。RDD 的主要临床表现为发热、白细胞增多、无痛性颈部淋巴结肿大。

【病因与发病机制】RDD 是罕见疾病,年发病率为 1/20 000,常见于儿童和年轻的成年人,中位年龄为 20.6 岁,RDD 发病机制目前尚不完全明确。既往的研究表明,RDD 为多克隆性、反应性、非恶性疾病。目前认为 RDD 是不明原因导致的炎症 / 反应性增生,但部分 RDD 患者被认为是一种低级别的组织细胞增殖性疾病。一些研究认为本病与免疫异常、病毒感染(如 EB 病毒、人类疱疹病毒、细小病毒 B19)有关。综上临床研究表明,RDD 可能的发病机制如下:感染、免疫异常导致单核细胞被聚集至炎症病灶中,并诱导分泌巨噬细胞集落刺激因子(macrophage colony-stimulating factor,M-CSF),后者促进募集的单核细胞向 RDD 细胞分化,同时通过激活 PI3K/Akt/mTORC1 和 Ras/Raf/MEK/ERK/mTORC1 途径分泌 TNF-α、IL-1β、IL-6 等多种细胞因子。*Ras*、*Raf*、*MEK* 和 *SL29A3* 等基因突变也可触发相似的信号途径激活。IL-6 可促进中性粒细胞向单核细胞转化,而 TNF-α、IL-1β 则可进一步促进单核细胞分泌 M-CSF,由此形成前反馈环路,导致了 RDD 的发生。可见 RDD 的发病机制复杂,机体内环境平衡的破坏、免疫异常、感染、炎症反应及一些基因异常均参与了 RDD 的发生,也使本病在某些时候难以与其他组织细胞疾病鉴别,如朗格汉斯组织细胞增生病和 Erdheim-Chester 病(Erdheim-Chester disease,ECD)等相鉴别。

【分类】RDD 依据病因分类如下。

1. 遗传易感性 RDD　有报道发现家族性 RDD 伴有 *SLC29A3* 种系突变。SLC29A3 疾病谱包括家族性或 Faisalabad 型组织细胞增多症、H 综合征、色素性高毛发性皮肤骨病(含硫素依赖性糖尿病),均被称为组织细胞病 - 淋巴结病 - 相关综合征。与自身免疫性淋巴增殖综合征(autoimmune lymphoproliferative syndrome,ALPS)Ⅰ型相关的 *FAS* 基因 *TNFRSF* 可能与 RDD 有关。

2. 肿瘤相关 RDD　一些霍奇金淋巴瘤和非霍奇金淋巴瘤患者淋巴结组织病理中出现 RDD 样的病理改变,也有报道在 MDS、急性白血病造血干细胞移植后出现 RDD,也有发现 RDD 与皮肤透明细胞肉瘤、其他恶性组织细胞病并存。

3. 免疫相关 RDD　10% 的 RDD 与自身免疫性疾病相关,如系统性红斑狼疮、幼年型类风湿性关节炎、自身免疫性溶血性贫血。

4. IgG4 相关 RDD　一些结外 RDD,如肝、肺、结肠 RDD,表现出异常升高的胞质免疫球蛋白 G4 阳性浆细胞。这一特殊类型 RDD 与 IgG4 疾病之间的关系尚不清楚。近年来不少组织细胞疾病共识已将 IgG4/IgG 比值下降作为 RDD 的常规评估项目。

【临床表现】RDD 常见于儿童及较年轻的成年人。

1. 经典(淋巴结)RDD　多数 RDD 患者表现为双侧颈部的无痛性、巨大淋巴结肿大,伴或不伴间断低热、盗汗和体重丢失。也可出现其他部位淋巴结肿大,如纵隔、腋下、腹股沟等部位。后腹膜淋巴结肿大极为罕见。

2. 结外 RDD　约 43% 的 RDD 可发生淋巴结外侵犯。19% 的 RDD 还出现多系统侵犯。但结外 RDD 中 10% 为皮肤 RDD,典型的病变为生长缓慢、无痛、非瘙痒性结节、斑块或丘疹,颜色从黄色、红色到棕色不等,但单一皮肤损害的少见。中枢神经系统受累病例占 RDD 的 5%,其中 3/4 为颅内受累,1/4

为脊柱受累。神经系统受累的症状包括头痛、癫痫、步态困难、运动或感觉异常以及脑神经缺损，通常会在数周或数月后出现。11% 的 RDD 患者有眼部表现，表现为眼眶软组织肿块、眼睑、泪腺、结膜或角膜、葡萄膜炎或眼压性视神经病变。11% 的 RDD 累及鼻腔和鼻旁窦，鼻窦 RDD 的症状包括鼻塞、鼻出血、鼻背畸形、面部不对称和耳胀。口腔受累可表现为软硬腭结节、牙龈和口腔黏膜及舌肿胀、口咽黏膜增厚、扁桃体肿大或反复扁桃体炎。仅 2% 的 RDD 患者有胸腔侵犯表现，表现为间质性肺疾病，症状包括慢性干咳、进行性呼吸困难或急性呼吸衰竭。其他的少见侵犯还包括泌尿系统侵犯，表现为血尿、腹痛、腹胀、肾衰竭、高钙血症或由淀粉样变性或肾静脉血栓形成引起的肾病综合征；睾丸和附睾侵犯，表现为睾丸或附睾弥漫性肿大伴或不伴疼痛；胃肠道侵犯，可表现为便血、便秘，腹痛，腹部肿块，肠梗阻等。骨侵犯的患者可表现为骨痛，典型的骨病损发生在干骺端或骨干端，呈溶骨性或混合性溶解 / 硬化。局部软组织可发生肿胀。

【辅助检查】

1. 实验室检查　虽然 RDD 骨髓侵犯非常罕见，但是仍然有不少 RDD 患者出现血液学改变，约 67% 的患者出现正细胞正色素性贫血，60% 的患者伴有白细胞降低（主要是中性粒细胞），也可出现血小板减少、嗜酸性粒细胞减少。部分患者出现高 γ- 球蛋白血症和血沉增快。

2. 影像学检查　RDD 影像学表现无特异性，PET/CT 可用于评估 RDD 侵犯范围。

3. 组织病理学　RDD 受侵犯淋巴结可见肿大淋巴结被增厚的包膜分隔；显微镜下，正常的淋巴结结构被巨大的组织细胞、淋巴细胞和浆细胞浸润，RDD 组织细胞镜下含有丰富的灰白色“水样透明”的胞质，细胞核浅染并可见到核仁，胞质内可见淋巴细胞和浆细胞，称为淋巴细胞伸入（emperipolesis）现象。淋巴结 RDD 常伴有髓索及小静脉周围大量浆细胞，IgG4/IgG 浆细胞比例不一。结外 RDD 往往纤维化更明显，RDD 组织细胞及组化染色 CD68（KP-1）、CD163、CD14、S-100 阳性，通常 CD1a、CD207 阴性。

【诊断】RDD 经组织病理检查获得确诊。

1. 病史采集　一般症状如发热、盗汗、疲倦等，以及有无自身免疫性疾病、ALPS、肿瘤、LCH 或其他组织细胞病病史。

2. 临床表现　各系统、器官受累表现：如淋巴结肿大，皮肤受累所致皮疹、瘙痒，肾脏受累所致血尿，骨受累所致骨痛，呼吸系统受累所致呼吸困难、咳嗽，神经系统受累所致头疼、抽搐、步态改变、感觉异常等。

3. 病理学检查　正常的淋巴结结构被巨大的组织细胞、淋巴细胞和浆细胞浸润，RDD 组织细胞镜下含有丰富的灰白色“水样透明”的胞质，细胞核浅染并可见到核仁，胞质内可见淋巴细胞和浆细胞，称为淋巴细胞伸入现象。

4. 其他实验室检查　血常规、免疫球蛋白、肝肾功能、凝血功能检查，怀疑免疫相关 RDD 者行 ALPS 组套、抗核抗体（ANA）、类风湿因子（RF）、HLA-B27 检测，贫血者行 Coombs 试验、网织红细胞计数，全血细胞减少者行骨髓穿刺或活检，中枢病灶无法活检可行脑脊液细胞学检查，严重及难治 RDD 行 RAF-RAS-MEK-ERK 信号通路相关基因检测，怀疑家族性 RDD 行 *SLC29A3* 种系突变检测，病灶组织行 *PEGFRα/β*、*c-kit* 基因检测。根据病灶部位选用 B 超、CT 或 MRI 行影像学评估，可进行 PET/CT 评估 RDD 浸润范围。

【鉴别诊断】RDD 需与以下疾病相鉴别。

1. 朗格汉斯细胞组织细胞增生症　RDD 的组化染色表现为 CD68（KP-1）、CD163、CD14、S-100 阳性，而通常没有 LCH 特异性的抗原 CD1a、CD207（朗格汉斯素阴性），无 LCH 特有的 *BRAF* V600E 基因突变，也没有朗格汉斯细胞组织细胞增生症广泛转移、多系统损害的特点。

2. 脂质肉芽肿病　本病中位发病年龄 50 岁，儿童少见、罕见，可以累及骨骼、心脏，中枢神经系统可见泡沫单核样细胞浸润，表达 $CD68^+$、$CD163^+$、F ⅩⅢa^+、$CD1a^-$，有中性粒细胞、反应性淋巴细胞及浆细胞的纤维化。

3. 恶性淋巴瘤　恶性疾病，疾病会进展，预后差，表现为全身淋巴结增大，组化表现为 TDT、CD20、CD22 阳性，需要进行全身系统治疗。

【治疗】由于 20%~50% 的淋巴结 / 皮肤 RDD 会自行缓解，所以对非多发淋巴结肿大或无症状的皮肤 RDD，确诊后可进行观察。其他的 RDD 患者根据病变情况不同可以选择不同的治疗。

1. 手术　手术通常为活检所需。但单病灶 RDD 可能通过手术获得治愈。气道梗阻、脊髓压迫或巨大病灶导致器官压迫者可施行减瘤手术。对鼻窦 RDD 实施内镜切除有利于解除梗阻、恢复功能。

2. 糖皮质激素 糖皮质激素有助于淋巴结缩小和减轻症状。常用的糖皮质激素为泼尼松或地塞米松。由于RDD患者对激素治疗的反应差异较大，目前尚无理想的剂量及疗程，眼球、CNS、骨RDD对泼尼松治疗可能获得部分或完全反应。但普遍认为，泼尼松用量较免疫性疾病多0.5mg/(kg·d)。有报道，中枢神经系统RDD和肺门淋巴结肿大者对地塞米松治疗有效。

3. 西罗莫司 mTOR途径活化是细胞增殖和免疫细胞分泌细胞因子的重要调节途径，在RDD患者也表现mTOR途径调节异常。1例儿童难治性RDD合并免疫性全血细胞患者应用西罗莫司有效。但西罗莫司在ALPS或自身免疫相关的RDD中的有效性还有待进一步研究证实。

4. 化疗 化疗对RDD的作用尚有争议。一般仅难治复发RDD患者考虑使用化疗，但对一些病灶广泛播散或危及生命的病例也可考虑化疗。蒽环类抗生素和烷化剂对RDD效果不佳。RDD对长春碱类治疗反应不一。当前有报道认为低剂量MTX、6-MP方案有效，此外VCR/MTX/6-MP和6-硫鸟嘌呤(6-TG)方案、VCR/泼尼松/MTX/6-MP及长春瑞滨/MTX方案均有报道。这些方案可考虑用于激素耐药、激素停药短期复发及激素禁忌使用的患者中。部分患者对核苷类似物克拉屈滨和氯法拉滨有效，但它们仅用于复发难治患者的挽救治疗，使用时应慎重权衡其治疗作用与骨髓抑制作用。

5. 免疫调节治疗 以TNF-α、IL-6水平升高在RDD发病中的作用为基础，TNF-α抑制剂沙利度胺、来那度胺被证实对RDD治疗有效。但两者的最佳剂量和疗程尚无定论。利妥昔单抗对自身免疫相关RDD有效，但同时也表现出一定的复发率。

6. 靶向治疗 伊马替尼有部分作用，但部分复发病例可能对伊马替尼耐药，ECD及RDD与LCH不同，由于没有*BRAF* V600E突变，因此不建议使用BRAF V600E抑制剂，如索拉非尼。MEK抑制剂对于*BRAF*野生型及成人*KRAS*突变阳性RDD有效，因此有必要对RDD进行测序和靶向治疗关联性进行研究。

7. 放疗 对于软组织受累复发、视神经受累非常有效，或手术后局部复发，不能再次手术完全切除或系统治疗的患者可以选用放疗，目前尚无标准治疗方案，通常剂量在30~50Gy。

【预后】RDD总体预后良好，尤其是病灶较为局限的淋巴结和皮肤RDD。全身系统治疗病例的疗程目前尚无定论，在接受治疗后4个月内进行评估，获得缓解后定期随访时间至少6~12个月。RDD患者可获得长达数年的持续缓解。多灶病变和结外RDD，尤其是肝脏、肾脏、下呼吸道等部位病变相对预后较差。

【未来展望】RDD是一种罕见的以淋巴结肿大为特点的疾病，发表机制目前尚未完全清楚，目前认为与免疫紊乱有关，目前研究发现*ARAF*、*NRAS*、*KNAS*和*MAP2K1*可能与发病有关，因此针对性的靶向治疗药物，如西罗莫司已经得到了应用，因此对免疫紊乱发病机制的研究，对治疗的选择(是否化疗)、新的药物的应用有着重要意义。临床上绝大多数结内患者可手术完全切除，而无需化疗。少数结外型会出现全身浸润表现，且部分患者预后很差，需要化疗。由于发表率低的缘故，难治复发的病例并无固定的化疗方案，目前应用较多的是高剂量沙利度胺，甲氨蝶呤，长春地辛。因此开展多中心的临床研究，有可能为全身转移或预后差的患者找到一种标准化的治疗方案，包括药物的使用及疗程。二代测序的临床应用为复发或广泛转移的患者提供了新的治疗靶点。

诊治要点

- RDD是罕见疾病，年发病率为1/20 000，常见于儿童和年轻的成年人。
- 多数RDD患者表现为双侧颈部的无痛性、巨大淋巴结肿大，伴或不伴间断低热、盗汗和体重丢失，少数结外型会出现多系统损害，表现为皮肤、中枢神经系统、眼部、鼻部、胸腔、胃肠道和泌尿生殖系统。
- 确诊主要依靠淋巴结肿大，病理学诊断：正常的淋巴结结构被巨大的组织细胞、淋巴细胞和浆细胞浸润，RDD组织细胞镜下含有丰富的灰白色"水样透明"的胞质，细胞核浅染并可见到核仁，胞质内可见淋巴细胞和浆细胞，称为淋巴细胞伸入(emperipolesis)现象。可以做RAF-RAS-MEK-ERK信号通路相关基因检测，怀疑家族性RDD行*SLC29A3*种系突变检测，病灶组织行*PEGFRα/β*、*c-kit*基因检测。
- RDD总体预后良好，侵袭性不强，对非多发淋巴结肿大或无症状的皮肤RDD，确诊后可进行观察，单纯切除即可，多灶病变和结外RDD，尤其是肝脏、肾脏、下呼吸道等部位病变相对预后较差。

糖皮质激素、西罗莫斯、免疫调节、药物靶向治疗均已经用于临床。

（方拥军）

参考文献

[1] DESTOMBES P. Adenitis with lipid excess, in children or young adults, seen in the Antilles and in Mali.(4 cases). Bull Soc Pathol Exot Filiales, 1965, 58 (6): 1169-1175.

[2] ROSAI J, DORFMAN RF. Sinus histiocytosis with massive lymphadenopathy. A newly recognized benign clinicopathological entity. Arch Pathol, 1969, 87 (1): 63-70.

[3] PAULLI M, BERGAMASCHI G, TONON L, et al. Evidence for a polyclonal nature of the cell infiltrate in sinus histiocytosis with massive lymphadenopathy (Rosai-Dorfman disease). Br J Haematol, 1995, 91 (2): 415-418.

[4] CAI Y, SHI Z, BAI Y. Review of Rosai-Dorfman disease: New insights into the pathogenesis of this rare disorder. Acta Haematol, 2017, 138 (1): 14-23.

[5] ABLA O, JACOBSEN E, PICARSIC J, et al. Consensus recommendations for the diagnosis and clinical management of Rosai-Dorfman-Destombes disease. Blood, 2018, 131 (26): 2877-2890.

[6] DIAMOND EL, DAGNA L, HYMAN DM, et al. Consensus guidelines for the diagnosis and clinical management of Erdheim-Chester disease. Blood, 2014, 124 (4): 483-492.

[7] COOPER SL, ARCECI RJ, GAMPER CJ, et al. Successful treatment of recurrent autoimmune cytopenias in the context of sinus histiocytosis with massive lymphadenopathy using sirolimus. Pediatr Blood Cancer, 2016, 63 (2): 358-360.

[8] JACOBSEN E, SHANMUGAM V, JAGANNATHAN J. Rosai-Dorfman disease with activating KRAS mutation-response to cobimetinib. N Engl J Med, 2017, 377 (24): 2398-2399.

第5节　朗格汉斯细胞肉瘤

朗格汉斯细胞肉瘤（Langerhans cell sarcoma, LCS）是具有明确恶性细胞学特征的朗格汉斯细胞的肿瘤性增生。2000年WHO分类中才有其命名，并将其与朗格汉斯细胞组织细胞增生症（Langerhans cell histiocytosis，LCH）一同归为组织细胞肿瘤。2016年国际组织细胞协会将LCS划分至恶性组织细胞病（malignant histiocytosis，MH）中。

1984年，Wood等人首次对LCS的特点进行了描述，该病为一种极罕见的侵袭性恶性肿瘤。根据病因不同，LCS可为原发性，也可继发于LCH、滤泡性淋巴瘤、急慢性淋巴细胞白血病等淋巴系统增殖性疾病。本病具有典型的恶性肿瘤的特点：生长迅速、局部侵袭、复发及转移。LCS发病率极低，各年龄段均可发病，但多见于成年人（86.4%），中位发病年龄为50岁（10~72岁），男女比例为1.3∶1。LCS恶性程度高，进展快，目前尚无特别有效的治疗方案，预后极差。

【病因与发病机制】LCS的发病机制仍不清楚，目前认为主要与免疫调节失控及朗格汉斯细胞异常增殖相关。研究发现该病的发生与使用免疫抑制剂的时间和剂量成正相关，如使用钙调神经磷酸酶抑制剂等，可以显著增加该病的发病率，此外器官移植后的患者发病率也较高。研究发现部分LCS患者体内*BRAF* V600E基因突变阳性，该突变可促进朗格汉斯细胞的克隆性增生，提示癌基因突变可能参与了该病的发生。此外，Murakami等人对7例LCS患者进行检测，发现7例患者体内均可检出Merkel细胞多瘤病毒，提出该病可能与病毒感染相关，但目前尚未被证实。研究发现继发于白血病的LCS与原有白血病克隆的*IGH*基因重排或染色体核型相同，但两种疾病之间的克隆转换机制仍不清楚。

【临床表现】该病可累及淋巴结、皮肤、肝、脾、肺、骨等全身多个脏器和组织，也可浸润骨髓引起血液系统病变，最终导致多系统、多灶性损害。少数患者仅单部位受累，单病灶受累好发于淋巴结、皮肤、皮下软组织或骨骼。多系统受累的患者病情重，进展快，死亡率高。

LCS的临床表现多种多样，缺乏特异性，常见的临床表现包括发热、出血性斑丘疹、肿物、淋巴结肿大以及浸润脏器的相应表现。该病最常累及淋巴结（74.2%），其次为皮肤（48.5%）和肺（28.8%）。累及淋巴结时，可表现为颈部、腹股沟，甚至全身淋巴结肿大，累及血液系统时会出现血红蛋白及血小板水平减低，累及骨骼系统时表现为溶骨性改变，严重时可出现病理性骨折，累及呼吸系统时肺内出现弥漫性病变，表现为咳嗽、肺气肿、呼吸困难等症状；累及消化系统时出现恶心、腹泻、黄疸等症状，此外该病还可累及鼻咽、梨状窝和扁桃体。

【辅助检查】

1. 病理 ①光镜下：肿瘤组织内可见大片坏死，瘤细胞排列密集；②高倍镜下：具有明显恶性特征的朗格汉斯细胞大量增生，胞体大，细胞核扭曲明显，核质比不定，核仁清晰，染色质呈粗块状，核分裂象>50个/HPF，嗜酸性粒细胞罕见，部分细胞可见纵行核沟；③免疫组化：S-100^{+}、CD207（langerin）$^{+}$、CD1a^{+}，部分肿瘤细胞还可以表现为CD68^{+}、CD45^{+}和溶菌酶阳性等；④电镜下：可见Birbeck颗粒，呈杆状，中等电子密度，其一端或中间部可有透明的膨大。该颗粒为朗格汉斯细胞的标志，并非LCS特异性，但在标本的制作过程中经常受损或受langerin突变所致，阳性率并不高（图3-18-5）。

2. 血常规 LCS患者累及血液系统时会出现血红蛋白及血小板水平减低，侵犯骨髓时可出现白血病样改变。脾大引起脾功能亢进时，也会出现一系或两系血细胞减低。

3. 血生化 肝脏受累时可出现转氨酶水平升高、胆红素升高等。

4. 影像学检查 累及呼吸系统时可引起肺部改变，胸部CT可出现弥漫分布的小结节及囊泡状影，严重时可出现蜂窝状肺（图3-18-6）。累及骨骼时，X线可出现溶骨样改变，严重者可出现病理性骨折。

【诊断】组织病理学和特异性的免疫组化仍是重要的确诊依据。

【鉴别诊断】该病应与其他组织细胞增生症相鉴别。

1. 朗格汉斯细胞组织细胞增生症 该病多见于儿童，常累及骨，也可累及皮肤、肺、淋巴结等部位。两者的区分主要从临床表现和病理学上进行鉴别。LCS临床侵袭性更强，治疗愈后差，LCS细胞显微镜

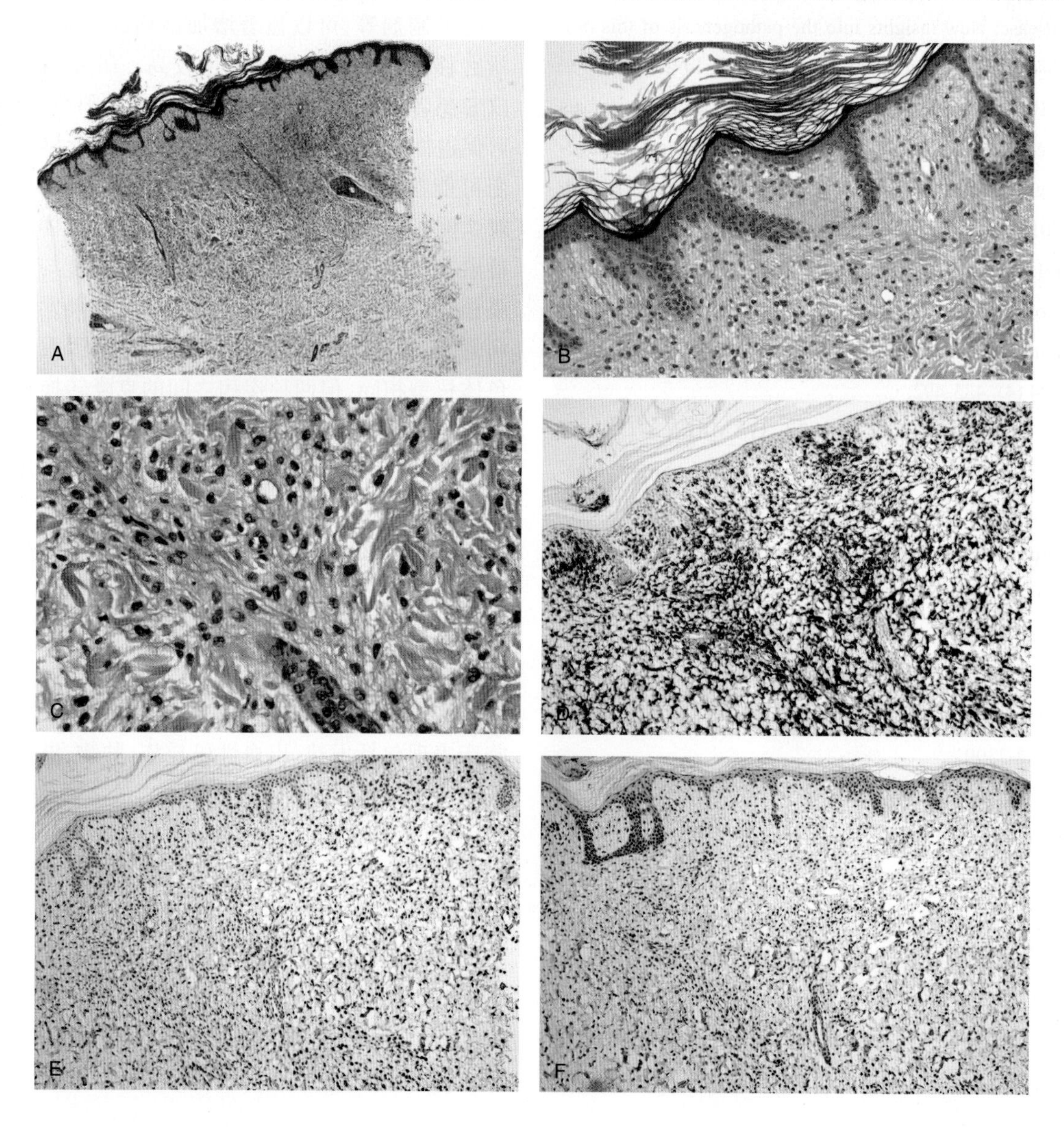

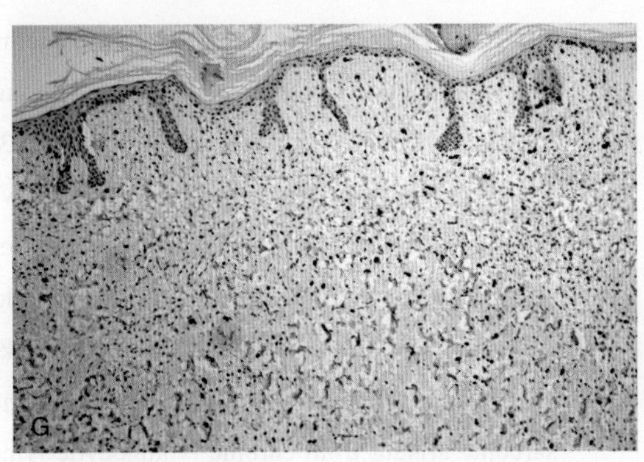

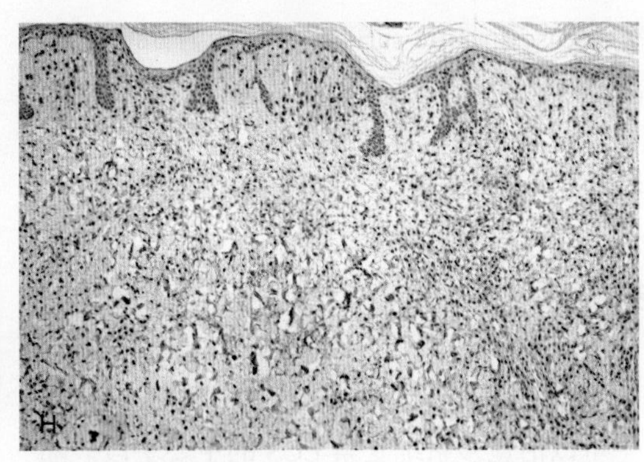

图 3-18-5　LCS 组织病理及免疫组化染色

A. HE 染色（×40）；B. HE 染色（×200）；C. HE 染色（×400）；D. CD1a 染色；E. CD207(langerin) 染色；F. CD68 染色；G. Ki-67 染色；H. S-100 蛋白染色。

下异型性更明显，增殖活性更高，核分裂象更多见，Ki-67 通常比较高。

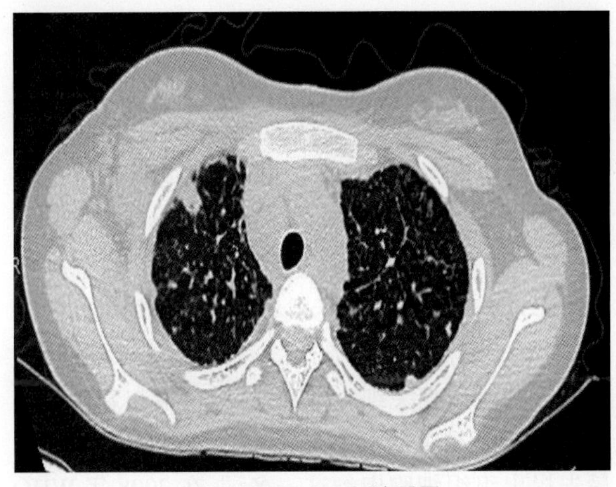

图 3-18-6　LCS 肺受累

2. 间变性大细胞淋巴瘤（anaplastic large cell lymphoma，ALCL）　是 T 细胞来源的恶性淋巴瘤，好发于儿童。多表现为发热、淋巴结肿大。但淋巴瘤患者淋巴结肿大多无疼痛，而 LCS 患者则常伴疼痛；并且间变性大细胞淋巴瘤光镜下瘤细胞体积大，圆形或者椭圆形。胞质丰富，嗜双色性或偏淡，可见核旁空晕；免疫表型为 CD30、EMA、ALK 及 T 淋巴细胞标记阳性，S-100、CD1a 均阴性。

3. 滤泡树突状细胞肉瘤（follicular dendritic cell sarcoma，FDCS）　是一类来源于间充质干细胞的肿瘤性增殖性疾病。病因不明，多见于成人，表现为缓慢生长的无痛性肿块。形态学上 FDCS 细胞为梭形或卵圆形，卷窝状排列明显，电镜下最突出的特征为许多细长的胞质绒毛状突起及少量发育成熟的桥粒，无 Birbeck 颗粒，缺乏溶酶体，免疫组化表达 CD21，不表达 CD1a、CD35 和 CD23。

【治疗】由于本病发病率低，治疗经验仅限于个例报道，尚缺乏公认的最优治疗方案。目前报道的治疗方案如下。

1. 手术治疗　对于局灶性病变，可首选手术治疗。单纯手术治疗可以有效控制局部病灶并最终达到完全缓解。病灶区域需行广泛切除，以确保切缘阴性。切缘阳性的患者，术后需行辅助放化疗。

2. 放疗　放疗对 LCS 有效，但单纯放疗仅用于单部位的病变，或患者的姑息治疗。放疗可以与手术和 / 或化疗结合使用。

3. 化疗　对于多系统、多器官受累或同时有三处及以上病灶的单系统受累的患者，首选化疗，尤其是继发于血液系统恶性肿瘤的患者。目前尚无统一有效的化疗方案，文献报道的化疗方案主要有 CHOP 方案（环磷酰胺、多柔比星、长春新碱、甲泼尼龙）、EPIG 方案（依托泊苷、顺铂、异环磷酰胺和吉西他滨）和 ESHAP 方案（依托泊苷、卡铂、阿糖胞苷、甲泼尼龙）。此外，还有个例报道使用 EPOCH 方案（依托泊苷、泼尼松、长春新碱、环磷酰胺、多柔比星）治疗 LCS。

4. 异基因造血干细胞移植　目前是治疗多系统 LCS 最可靠、有效的方案。

5. 靶向治疗　部分 LCS 患者病变组织 *BRAF* V600E 基因突变阳性，目前仅有个别文献报道使用 BRAF V600E 抑制剂治疗 *BRAF* V600E 突变阳性的 LCS 患者取得一定的疗效。此外 langerin 是朗格汉斯细胞的特异性标志物，目前已有针对 langerin 的抗体，其结合朗格汉斯细胞后，可以被迅速内吞，但该药物目前尚未进入临床试验。

【预后】该病为一种恶性程度高、侵袭性强、易复发、死亡率高的恶性肿瘤性疾病。1 年疾病特异性生存率(disease specific survival,DSS)为58%,3年为37%,5年为28%;5年无病生存率仅为25%。该病的预后主要与受累器官的部位和数量有关。多系统、多脏器受累的患者预后差,使用免疫抑制剂及继发于血液系统疾病的患者预后更差。

【未来展望】LCS发病率极低,在儿童中更为罕见。由于对该病认识的不足,限制了对该病的治疗研究。传统化疗方案有一定的疗效,骨髓移植仍是目前唯一可以治愈多系统受累LCS的主要手段。随着对LCS发病机制研究的深入及靶向药物的应用,LCS的治愈率可能会得到进一步提高。

诊治要点

- LCS在儿童时期发病率极低。
- 本病为恶性肿瘤性疾病,患者可有发热、出血性斑丘疹、全身淋巴结肿大,可伴有结外侵犯。该病最常累及淋巴结,其次为皮肤和肺。
- 病理诊断为本病的确诊依据。肿瘤细胞体积大,细胞核扭曲明显,免疫组化:S-100$^+$、CD207(langerin)$^+$、CD1a$^+$,Ki-67增殖活性较高;电镜下可见Birbeck颗粒。
- 对于局灶性病变,可首选手术治疗或放疗。对于多系统受累患者首选化疗和造血干细胞移植。

(张　蕊　王天有)

参考文献

[1] HOWARD JE, DWIVEDI RC, MASTERSON L, et al. Langerhans cell sarcoma: a systematic review. Cancer Treat Rev, 2015, 41 (4): 320-331.

[2] ZWERDLING T, WON E, SHANE L, et al. Langerhans cell sarcoma: case report and review of world literature. Pediatr Hematol Oncol, 2014, 36 (6): 419-425.

[3] SWERDLOW SH, CAMPO E, PILERI SA, et al. The 2016 revision of the World Health Organization classification of lymphoid neoplasms. Blood, 2016, 127: 2375-2390.

[4] MATSUKAWA T, SUTO K, MIYOSHI H, et al. Successful treatment of an elderly Langerhans cell sarcoma patient by EPOCH (etoposide, prednisone, vincristine, cyclophosphamide, and doxorubicin) chemotherapy. Clin Exp Hematop, 2018, 58 (4): 184-187.

[5] LEE JY, JUNG KE, KIM HS, et al. Langerhans cell sarcoma: a case report and review of the literature. Int J Dermatol, 2014, 53: 84-87.

[6] HUANG HJ, CHEN XY, ZHENG ZY. Langerhans cell sarcoma: a clinicopathologic analysis of four cases. Zhonghua Bing Li Xue Za Zhi, 2018, 47 (3): 163-167.

[7] MOURAH S, LORILLON G, MEIGNIN V, et al. Dramatic transient improvement of metastatic BRAF (V600E)-mutated Langerhans cell sarcoma under treatment with dabrafenib. Blood, 2015, 126 (24): 2649-2652.

[8] CHEN W, JAFFE R, ZHANG L, et al. Langerhans cell sarcoma arising from chronic lymphocytic lymphoma/small lymphocytic leukemia: Lineage analysis and *BRAF* V600E mutation study. N Am J Med Sci, 2013, 5 (6): 386-391.

第6节　组织细胞肉瘤

组织细胞肉瘤(histiocytic sarcoma,HS)是一种瘤细胞形态接近转化淋巴细胞和未定型细胞,但已具有组织细胞酶化学、免疫学和超微结构特征的单核吞噬细胞系统恶性肿瘤。根据肿瘤生长方式可划分为局限性及播散性两种形式。

HS是组织细胞的恶性增殖性疾病,瘤细胞在形态学及免疫表型上显示成熟组织内组织细胞的特征,不表达朗格汉斯细胞肉瘤、滤泡树突状细胞瘤/肉瘤等肿瘤的相关细胞标志,且不包括与急性单核细胞白血病相关的肿瘤性增殖。1970年,Mathe等最先提出组织细胞肉瘤这一名词,在2008年WHO淋巴与造血组织肿瘤分类中,HS作为一个独立的罕见病,隶属于组织细胞和树突状细胞肿瘤。

HS是一种罕见肿瘤,占血液和淋巴系统肿瘤性疾病不到1%,文献中仅有少量真正的组织细胞肉瘤的个案报道,尚无大样本报道。患者的年龄跨度很大,从婴儿到老人均可发生,但多见于成人,发病年龄最小7个月,最大89岁,中位年龄为52岁,男女发病率大致相等。部分病例之前或同时伴有B或T淋巴母细胞淋巴瘤/白血病,或成熟B细胞肿瘤如滤泡性淋巴瘤、慢性淋巴细胞性白血病、套细胞淋巴瘤及弥漫大B细胞淋巴瘤等。与淋巴母细胞淋巴瘤/白血病有关的病例见于儿童及青壮年(4~27岁,平均年龄为13岁)。

【病因与发病机制】HS的病因未明。由于部分患者同时伴有纵隔生殖细胞肿瘤,如恶性畸胎瘤(伴或不伴卵黄囊瘤),而体外实验提示畸胎瘤恶性细胞可能分化于造血组织,因此组织细胞肉瘤可能起源于多潜能干细胞。

【临床表现】患者常表现为孤立性肿块，淋巴结受累是最常见的表现，也可累及消化道、脾脏、软组织和皮肤。其他部位包括头颈部、唾液腺、肺、纵隔、肝脏、胰腺、肾脏、中枢神经系统、骨骼和骨髓等。常伴有全身表现如发热、乏力、盗汗、体重减轻等。皮肤病变可变现为躯干或肢端貌似良性的皮疹或孤立性结节，也可表现为多发性肿物。发生于肠道的肿瘤常导致肠道梗阻。可伴有肝脾大及全血细胞减少。骨骼受累常表现为溶骨性病变。脾 HS 表现为脾大、严重的低蛋白血症和血小板减少症。

【辅助检查】

1. 病理检查

(1) 病理特点：肿瘤由弥漫增生的非黏附性生长的大细胞构成（>20μm），但在淋巴结、肝脏和脾脏，瘤细胞常分布在窦内。瘤细胞可一致，多数情况下表现为多形性。瘤细胞大，圆或卵圆形，排列松散，可有局灶性肉瘤样梭形细胞区域。胞质丰富，嗜酸性，常伴有微空泡，有时可见嗜血细胞现象。细胞核大，圆形、卵圆形或不规则折叠状，常偏位，核仁明显，可见大的多叶核，核分裂多见；染色质常呈泡沫状（图 3-18-7A）。瘤细胞间可夹杂数量不等的反应性细胞，包括小淋巴细胞、浆细胞、良性组织细胞和嗜酸性粒细胞。有时肿瘤细胞可被大量炎细胞掩盖而被误认为是炎性病变，这种特征在累及中枢神经系统的组织细胞肉瘤中尤为常见。

(2) 免疫表型：肿瘤细胞表达一种或多种组织细胞标志物（图 3-18-7B~D），包括 CD68（KP1 及 PGM1）、CD163 及溶菌酶（lysozyme）。CD45、CD4、CD45RO 及 HLA-DR 常有阳性表达。S-100 蛋白可灶性表达。不表达朗格汉斯细胞标记（CD1α、langerin）、滤泡树突状细胞标记（CD21、CD35）及髓细胞标记（CD33、CD34、CD13 及 MPO），CD30、ALK、HMB45 及 EMA 常为阴性。同时 T 细胞标志物、B 细胞标志物及 NK 细胞标志物（CD3、CD5、CD8、CD20、CD43、CD45RA、CD45RO、CD56、CD57、CD79a、PAX-5）表达阴性。

(3) 分子遗传学特征：HS 可表现为克隆性 *IG* 基因重排，特别是当 HS 与低级别的 B 细胞淋巴瘤相关时。少数继发于纵隔生殖细胞肿瘤的病例可表现为与生殖细胞肿瘤相同的遗传学改变，出现 12p 等臂染色体。与 t(14;18) 阳性的滤泡性淋巴瘤相关的 HS 可检测到染色体 *BCL2* 位点的断裂。一些病例发

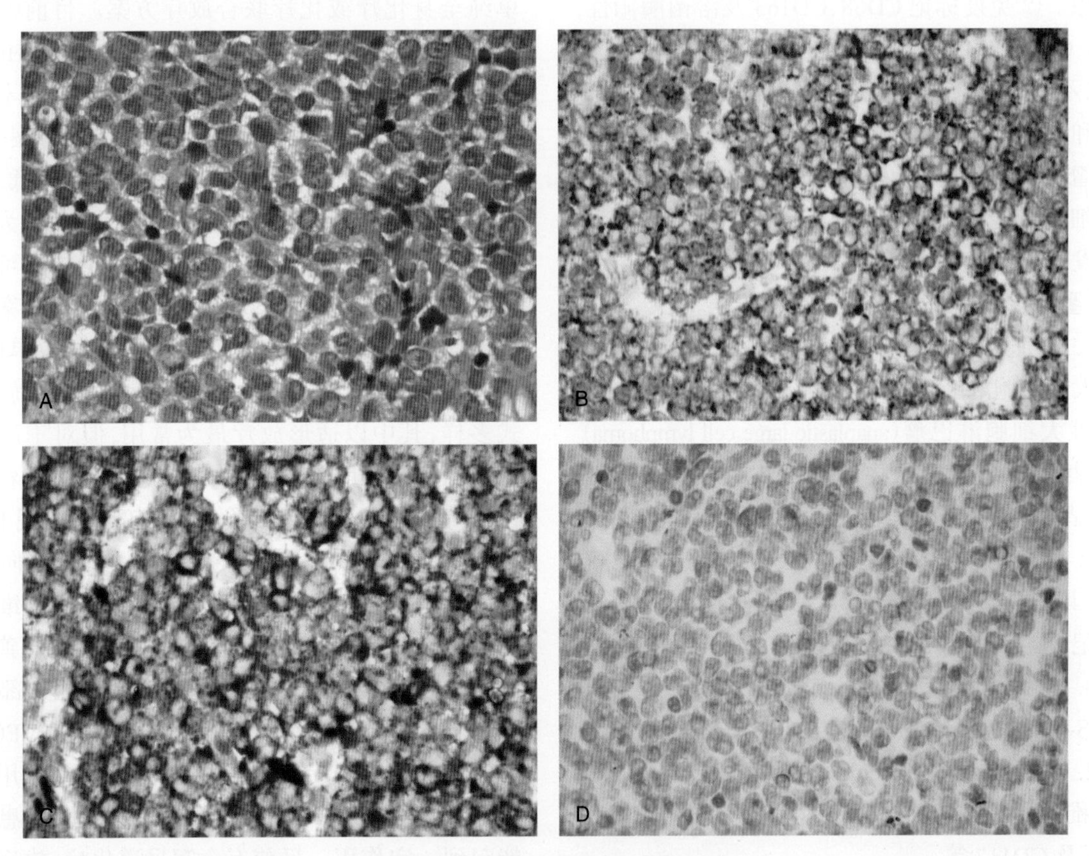

图 3-18-7　HS 病理及免疫组化染色

A. HE 染色（×40）；B. CD68 染色（×40）；C. Lysozyme 染色（×40）；D. MPO 染色（×40）。

现存在 *BRAF* V600E 突变。

2. 血常规　部分病例可出现血小板减少，全血细胞减少，低蛋白血症，C 反应蛋白升高等改变。

3. 骨髓检查　肿瘤细胞累及骨髓后，骨髓检测可发现不典型、母细胞样的肿瘤细胞。

4. 流式细胞检查　肿瘤累及骨髓后，骨髓样本流式细胞检测可发现 CD68、CD11c、CD14、HLA-DR、CD123、CD45 阳性的异常肿瘤细胞。

5. 影像学检查　HS 的 CT、MRI、PET/CT 等影像学检查无特异性表现，但 PET/CT 在对组织细胞肉瘤患者判断良恶性、肿瘤分期及指导治疗等方面有一定作用。

【诊断】目前对 HS 的诊断主要是依据临床表现、细胞形态学、免疫表型特征、流式细胞仪检测及分子遗传学特征等。HS 的诊断需要识别肿瘤细胞非典型的组织细胞形态，同时表达组织细胞相关的标志物，并采用多种免疫组化组合进行鉴别诊断。

诊断标准：①肿瘤细胞形态学表现为弥漫性非聚集性增生的细胞破坏了正常结构，肿瘤细胞体积较大，胞质丰富，可呈嗜酸性；细胞核普遍较大，染色质可为空泡状，核仁明显，核分裂多见；可伴有嗜血现象。②免疫标记 CD68、CD163 及溶菌酶阳性，CD45、CD4、CD45RO、HLA-DR 及 S-100 可见阳性表达，不表达树突状细胞标志物、髓系标志物，对 B 细胞和 T 细胞无特异性标志反应。③分子遗传学检测肿瘤表现出克隆性免疫球蛋白重链基因重排和克隆性细胞遗传学异常，如 t(14;18)，荧光原位杂交分析可发现 *IgH-BCL2* 融合基因。

【鉴别诊断】HS 需与多种肿瘤鉴别。

1. 大细胞淋巴瘤(large cell lymphoma)　主要是弥漫性大 B 细胞淋巴瘤(diffuse large B-cell lymphoma)和间变性大细胞淋巴瘤(anaplastic large cell lymphoma)。前者表达 B 细胞标志物，如 CD20、CD79a 及 PAX-5 等；后者表达 T 细胞标志物、CD30 及 ALK。

2. 低分化癌或大细胞未分化癌　发生于结外的 HS 尤其需要与该类肿瘤鉴别，该类肿瘤均表达上皮性标记。

3. 恶性黑色素瘤(malignant melanoma)　该瘤表达 S-100、HMB45、Melan A 及 PNL2。

4. 髓系肉瘤(myeloid sarcoma)　主要由原始或幼稚的髓系细胞组成，表达 MPO、CD99、CD68、CD43 及 CD117 等。

5. 树突状细胞肉瘤(dendritic cell sarcoma)　包括滤泡性树突状细胞肉瘤和指突状树突状细胞肉瘤，其中前者免疫组化表达 CD21、CD23 及 CD35，而后者也可表达 S-100 及 CD68。

【临床分期】HS 的分期标准仍然推荐采用淋巴瘤的分期标准。Ⅰ期：单一淋巴结区；局限单一结外器官或部位。Ⅱ期：横膈同侧的两个或多个的淋巴结区；单一结外器官或部位的局限受侵伴有区域淋巴结受侵，伴或不伴横膈同侧其他淋巴结区受侵。Ⅲ期：横膈上下均有淋巴结病变(Ⅲ)，可伴局限性结外侵犯(ⅢE)，脾累及(ⅢS)，或脾与局限性结外器官受累(ⅢS+E)。Ⅳ期：播散性(多灶性)的结外淋巴器官受侵，伴或不伴相关淋巴结受侵，和非区域淋巴结侵犯。每期再分为 A 和 B，A：无体重减轻、发热、盗汗；B：有体重减轻、发热、盗汗。

【治疗】HS 在治疗上尚无统一的诊疗指南，多种治疗方案疗效尚未确切，目前多依据淋巴瘤治疗方案。对于局限性肿瘤，在患者病情允许的情况下，手术切除是最可靠的治疗手段。但单纯手术治疗效果并不理想。术后辅助性化疗或放疗有助于降低肿瘤复发，延长患者生存期。播散性 HS 在明确诊断时已失去手术根治机会，这类病例通常采用单纯全身化疗或化疗联合放疗方案。目前临床已报道多种 HS 化疗方案，最常用的方案是 CHOP 方案(环磷酰胺 + 多柔比星 + 长春新碱 + 泼尼松)，该方案亦是非霍奇金淋巴瘤最可靠的治疗方案，与其他化疗方案相比，费用少，疗效相似且毒性低，但仅有少数患者短期内有效，长期随访复发率高，为防止肿瘤耐药性、延长肿瘤复发时间，CHOP 方案可加用依托泊苷(EPOCH 方案)或采用联合化疗方案。目前放疗尚未成为 HS 的主要治疗手段，极少单用，多用于多发性 HS 或肿瘤切除术后辅助治疗，放疗方式多样，其中以适形放疗最为常用，但对于放疗剂量及周期亦无明确的统一方案。近年来，随着基因检测等分子诊断技术的发展，已有研究发现 HS 中存在 *BRAF* V600E 基因的突变，这为 HS 靶向治疗提供了新的靶标，针对这一位点的靶向药物维莫非尼(vemurafenib)可使患者病情短期内明显改善。有研究表明，HS 患者免疫组织化学检测证实部分病例可不同程度表达血管增生相关因子，如 VEGFR、VEGFC 及 PDGFR 等，根据免疫表型不同，应用相应的血管生长因子抑制剂，并配合化疗，对 HS 患者可能起到一定作用。目前有个案报道化疗、放疗结合自体干细胞移植可延长患者的生存期。

【预后】HS恶性度高，侵袭性强，就诊时多进入晚期，对治疗的反应差，患者多在确诊后2年内死亡。大部分患者死于疾病的快速进展。最重要的预后因素是肿瘤的部位和分期，临床呈局限性病灶及肿瘤体积小的病例预后相对较好。

【未来展望】HS的病因尚不清楚，近年的研究证实与淋巴瘤和白血病相关的HS普遍有克隆性*IG*±*TCR*基因重排，另外克隆性*IGH*(±*IGK*)基因重排在散发的HS中被检测到的频率也很高，提示相当一部分散发的HS有B细胞的基因型遗传特征，这些研究表明B细胞淋巴瘤的基因型与HS有密切关系，但控制淋巴母细胞淋巴瘤/白血病或成熟B细胞淋巴瘤向HS转变的机制有待于阐明。有必要对HS进行深入的研究以全面了解这种罕见肿瘤的临床病理和基因特征。

诊治要点

- HS任何年龄均可发病，男女比例大致相等。
- 淋巴结受累是最常见的临床表现，消化道、脾脏、软组织和皮肤等部位均可受累。
- 病理诊断为本病确诊依据，形态学及免疫表型显示为大瘤细胞、圆或卵圆形多晶细胞弥散浸润，表达一种或多种组织细胞标志物如CD68、CD163及溶菌酶。不表达T或B细胞相关的标记、树突状细胞标记、上皮样细胞及髓细胞标记。
- 目前缺乏统一的治疗指南。
- HS就诊时常常已进入晚期，对化疗反应差。

(文飞球)

参考文献

[1] SERDLOW S, World Health Organization, International Agency for Research on Cancer. WHO classification of tumors of haematopoietic and lymphoid tissues. 4th ed. Lyon: International Agency for Research on cancer, 2017.

[2] ANSARI J, NAQASH AR, MUNKER R, et al. Histiocytic sarcoma as a secondary malignancy: pathobiology, diagnosis, and treatment. Eur J Haematol, 2016, 97 (1): 9-16.

[3] JAIN P, SURREY LF, STRKA J, et al. BRAF fusions in pediatric histiocytic neoplasms define distinct therapeutic responsiveness to RAF paradox breakers. Pediatr Blood Cancer, 2021, 68 (6): e28933.

[4] HARWOOD M, CRAIG FE, YANG M. Rare Multisystem Histiocytic Sarcoma on 18F-FDG PET/CT. J Nucl Med Technol, 2021, 49 (4): 358-359.

[5] KOMMALAPATI A, TELLA SH, GO RS, et al. Predictors of survival, treatment patterns, and outcomes in histiocytic sarcoma. Leuk Lymphoma, 2019, 60 (2): 553-555.

[6] DIAMOND EL, DURHAM BH, ULANER GA, et al. Efficacy of MEK inhibition in patients with histiocytic neoplasms. Nature, 2019, 567 (7749): 521-524.

[7] MAY JM, WADDLE MR, MILLER DH, et al. Primary histiocytic sarcoma of the central nervous system: a case report with platelet derived growth factor receptor mutation and PD-L1/PD-L2 expression and literature review. Radiat Oncol, 2018, 13 (1): 167.

第十九章　中枢神经系统肿瘤

第1节　概述

一、肿瘤相关的遗传综合征

中枢神经系统肿瘤相关的遗传综合征称为遗传性神经肿瘤综合征，这是一组以伴发神经系统肿瘤为特征，可累及多胚层、多器官、多系统且组织病理学类型复杂多样的家族遗传性疾病。主要包括神经纤维瘤病、结节性硬化复合症、von Hippel-Lindau 病、Li-Franmeni 综合征、Cowden 病、Turcot 综合征以及 Gorlin 综合征等。认识各种遗传性神经肿瘤综合征的神经系统及神经系统以外的表现，可以为临床医师询问病史及家族史、有针对性地进行体格检查，并恰当地选择辅助检查手段、治疗手段提供线索。

1. 神经纤维瘤病Ⅰ型（NF1）　1882 年，由 von Recklinghausen 首先描述，因此亦称为 von Recklinghausen 病。此型约占神经纤维瘤病的 90%，为常染色体显性遗传病，是由于染色体 17q11.2 缺失所致。发病年龄广泛，新生儿至老年人均可发病。临床上以皮肤咖啡牛奶斑、周围神经丛状神经纤维瘤、中枢神经系统肿瘤或发育异常并伴有中胚层发育不良为特征的临床综合征。中枢神经系统病变主要包括视神经胶质瘤、脑内胶质瘤、脑内错构瘤等，其脑内肿瘤的发生率是正常人群的 4 倍，且以多发为特征。

满足以下诊断标准的两项或两项以上即可诊断神经纤维瘤病Ⅰ型：① ≥ 6 个皮肤咖啡牛奶斑，青春期前最大径 > 5mm 或青春期后最大径 > 15mm；② ≥ 2 个任何类型的神经纤维瘤或者 ≥ 1 个丛状神经纤维瘤；③腋窝或腹股沟雀斑；④视神经胶质瘤；⑤ ≥ 2 个虹膜错构瘤（Lisch 结节）；⑥特异性骨性改变，如蝶骨发育不良、骨皮质变薄并伴或不伴假关节；⑦一级亲属（父母、同胞兄妹、子女）中患有符合上述标准的神经纤维瘤病Ⅰ型。

由于本病为基因遗传病，无法治愈，仅能通过手术对引起患者症状的病灶进行切除，故患者可能需要接受多次手术治疗。

2. 神经纤维瘤病Ⅱ型（NF2）　神经纤维瘤病Ⅱ型又名中枢神经纤维瘤病或双侧听神经瘤性神经纤维瘤病。此病较神经纤维瘤病Ⅰ型少见，同样为常染色体显性遗传病，是由于染色体 22q12.2 缺失所致。发病年龄以 20~40 岁为主。与Ⅰ型相比，Ⅱ型患者较少表现为皮肤病变，多数以神经系统受累表现为主。很多患者以双侧听神经瘤所致的耳鸣及听力丧失就诊，也可并发其他中枢神经系统肿瘤，如多发脑膜瘤、神经鞘瘤等。

满足下列任意一项即可诊断神经纤维瘤病Ⅱ型。

（1）双侧前庭神经施万细胞瘤。

（2）一位一级亲属罹患神经纤维瘤病Ⅱ型，同时合并下面任意一项：①单侧前庭神经施万细胞瘤；②脑膜瘤、施万细胞瘤、晶状体后囊混浊或脑钙化中任意 2 种病变。

（3）或有下述任意两项：①单侧前庭神经施万细胞瘤；②多发脑膜瘤；③下述任意一种病变：施万细胞瘤、胶质瘤、神经纤维瘤、晶状体后囊混浊或脑钙化。

3. 结节性硬化复合症　结节性硬化复合症（tuberous sclerosis complex，TSC）又名结节性硬化症（tuberous sclerosis，TS）、Bourneville 病 或 Bourneville-Pringle 病，是源于外胚层的器官发育异常所致，病变累及神经系统、皮肤和眼，也可累及中胚层、内胚层器官，如心、肺、骨、肾和胃肠等。临床以面部皮脂腺瘤、癫痫发作及智能减退为特征。为常染色体显性遗传病，其致病基因有两个：① *TSC1* 基因定位于染色体 9q34；② *TSC2* 基因定位于染色体 16p13.3。由于本病累及多个脏器及组织，且任何器官或组织几乎均可受累，故临床表现因病变部位的不同而复杂多样。典型症状为癫痫发作、面部皮脂腺瘤和智力障碍三联症，但同时出现该三联症者只占很少一部分人。其他相关症状包括甲周纤维瘤、鲨鱼皮样斑、色素减退斑、皮肤纤维瘤、咖啡牛奶斑等。

美国国立 TSC 专业咨询委员会制定的诊断标准如下（# 表示该指标不需要组织学证实）。

（1）一级指标

1）面部血管纤维瘤#。

2）多发性指/趾甲下纤维瘤#。

3）脑皮质结节#。

4）室管膜下结节或巨细胞星形细胞瘤（组织学证实）。

5）多发的室管膜下钙化结节伸向脑室（放射学证实）。

6）多发视网膜星形细胞瘤#。

（2）二级指标

1）一级亲属发病。

2）心脏横纹肌瘤（组织学或放射学证实）。

3）其他视网膜错构瘤或无色性斑块#。

4）脑结节。

5）非钙化性室管膜下结节（放射学证实）。

6）鲨鱼皮样斑#。

7）前额斑块#。

8）肺淋巴血管肌瘤（组织学证实）。

9）肾血管肌脂瘤（放射学或组织学证实）。

10）结节性硬化症多囊肾（组织学证实）。

（3）三级指标

1）色素脱失斑#。

2）皮肤"纸屑样"色素脱失斑#。

3）骨囊样变（放射学证实）。

4）乳牙或恒牙不规则的牙釉质破坏凹陷。

5）直肠息肉错构瘤（组织学证实）。

6）肾囊性变（放射学证实）。

7）肺淋巴血管肌瘤（放射学证实）。

8）脑白质"移行痕迹"或灰质异位（放射学证实）。

9）牙龈纤维瘤#。

10）肾外器官血管肌脂瘤（组织学证实）。

11）婴儿痉挛症。

确诊本病需要有 1 条一级指标；或 2 条二级指标；或 1 条二级指标加上 2 条三级指标。

由于 TSC1 和 TSC2 蛋白参与调节哺乳动物雷帕霉素靶蛋白（mTOR）激酶活性，因此考虑应用西罗莫司治疗 TSC。西罗莫司属于大环内酯类抗生素，因抑制 mTOR 活性、参与调节细胞生长用于抗真菌治疗，在器官移植术后也作为免疫调节药物应用。部分癫痫患者可服用药物治疗，但多数治疗效果不佳，需手术切除病变，去除癫痫灶。其他对症治疗包括脱水降颅内压，脑脊液循环受阻可行手术治疗，面部皮脂腺瘤可整容治疗。

4. von Hippel-Lindau 病　von Hippel-Lindau 病简称 VHL 病，又称希佩尔-林道综合征、林岛综合征，是 *VHL* 抑癌基因突变引起的一种常染色体显性遗传病（OMIM 193300）。患者表现为多器官肿瘤综合征，包括中枢神经系统血管母细胞瘤、视网膜血管母细胞瘤、肾癌或肾囊肿、胰腺肿瘤或囊肿、肾上腺嗜铬细胞瘤、内耳淋巴囊肿瘤和生殖系统囊肿等病变。

VHL 病临床诊断要点包括：血管母细胞瘤（中枢神经系统或视网膜）、肾癌、嗜铬细胞瘤、胰腺多发囊肿或神经内分泌瘤以及内淋巴囊肿瘤。当疑似患者符合以下条件时可临床诊断为 VHL 病：①有明确家族史，存在以上 7 种肿瘤之一即可诊断；②无家族史，患者出现至少 2 个血管母细胞瘤或者 1 个血管母细胞瘤加上上述 7 种肿瘤之一即可诊断。

由于临床诊断标准具有滞后性，部分患者在疾病早期并不符合临床标准，易导致漏诊发生。因此，当患者符合以下条件之一时，考虑疑似 VHL 病，应进行基因检测：单发的视网膜或中枢神经系统血管母细胞瘤，家族性或双侧嗜铬细胞瘤，家族性或多发或早发的肾癌以及内淋巴囊肿瘤。

由于 VHL 病是遗传病，无法治愈，在此仅讨论合并中枢神经系统血管母细胞瘤的治疗。对于有症状的肿瘤或无症状但进展较快的肿瘤，其治疗方式以手术为主，其目的是切除实体性肿瘤。放射治疗目前存在争议，立体定向放射或脑脊髓放疗仅适用于不耐受手术的患者。同时，也不建议无症状患者接受预防性放射治疗。

5. Li-Fraumeni 综合征　Li-Fraumeni 综合征（LFS）是遗传性肿瘤综合征，又称家族性癌症综合征，是常染色体显性遗传，主要是 *TP53* 基因突变所致，有 70%~80% 的 Li-Fraumeni 综合征家系可以检测到 *TP53* 基因种系致病性突变。临床表现以乳腺癌（女性绝经前乳腺癌）、骨与软组织肉瘤、中枢神经系统肿瘤和肾上腺皮质肿瘤等高肿瘤发病风险为特征。

Li-Fraumeni 综合征可以分为两种类型，即经典的 Li-Fraumeni 综合征和 Li-Fraumeni 样综合征。

(1) 经典的 Li-Fraumeni 综合征的诊断标准：同时符合，①先证者在 45 岁以前罹患肉瘤；②一级亲属在 45 岁以前罹患任何癌症；③一级或二级亲属在 45 岁以前患癌症，或任何年龄患肉瘤。

(2) Li-Fraumeni 样综合征的诊断标准：同时符合，①先证者在儿童期患癌症或肉瘤、脑肿瘤，或 45 岁以前患肾上腺皮质肿瘤；②一级或二级亲属在任何年龄发生典型的 Li-Fraumeni 综合征相关肿瘤（肉瘤、乳腺癌、脑肿瘤、肾上腺皮质肿瘤或白血病）；③一级或二级亲属在 60 岁以前患癌症。

6. Cowden 病　Cowden 病又称 Cowden 综合征，是由 *PTEN*（phosphatase and tensin homology deleted on chromosome ten）基因种系突变所引起的显性遗传病，定位于染色体 10q23。Cowden 病可以引起各种错构瘤以及皮肤、胃肠道、甲状腺、乳腺等多器官良、恶性肿瘤，目前全世界仅报道 200 余例。

Cowden 病的主要诊断标准：乳腺癌；甲状腺癌，尤其是滤泡性甲状腺癌；巨颅症（发生率>97%）；Lhermitte-Duclos 病。次要诊断标准：其他甲状腺疾病（如甲状腺腺瘤、多结节性甲状腺肿）；精神发育迟缓（智商<75）；胃肠道错构瘤；乳腺纤维囊性疾病；脂肪瘤；纤维瘤；泌尿生殖系统肿瘤（如子宫平滑肌瘤）或畸形。个人发病符合下列条件者亦可明确诊断。

(1) 出现皮肤黏膜病灶，并符合：①存在 ≥6 个面部丘疹病灶，其中 ≥3 个须是毛根鞘瘤；②出现面部皮肤丘疹和口腔黏膜多发乳头瘤（组织学特点为良性纤维瘤）；③出现口腔黏膜多发乳头瘤和肢体远端皮肤角化病灶；④手掌及足跖面出现 ≥6 个角化病灶。

(2) 符合两项主要诊断条件，而且其中 1 项必须是巨颅症或 Lhermitte-Duclos 病。

(3) 符合一项主要诊断标准以及 3 项次要诊断标准。

(4) 符合 4 项次要诊断标准。家族发病符合下列条件者可明确诊断：①家族中已有诊断明确的病例，并符合 1 项主要诊断标准伴或不伴次要诊断标准；②家族中已有诊断明确的病例，同时符合 2 项次要诊断标准。

7. Turcot 综合征　以并发原发性恶性脑肿瘤和家族性腺瘤性息肉病（FAP）或遗传性非息肉病性结肠癌（HNPCC）为特征。家族性腺瘤性息肉病的责任基因为 *APC*，其定位于染色体 5q21~q22。遗传性非息肉病性结肠癌是错配修复基因发生突变所致。Turcot 综合征伴发的中枢神经系统肿瘤 95% 为髓母细胞瘤、胶质母细胞瘤、间变性星形细胞瘤，也有伴发其他中枢神经系统肿瘤的报道。其诊断标准依赖于家族性腺瘤性息肉病和遗传性非息肉病性结肠癌的诊断。

8. Gorlin 综合征　即家族性基底细胞痣（癌）综合征，为临床极少见的常染色体显性遗传性疾病，因 *PTCH* 基因突变所致。主要表现为皮肤、骨骼、神经系统等多器官的发育异常，同时也易发生良性及恶性肿瘤，如基底细胞癌和中枢神经系统髓母细胞瘤等。

当患者临床表现符合 2 项主要诊断标准，或 1 项主要标准及 2 项次要标准时可明确诊断为 Gorlin 综合征。①主要诊断标准：20 岁以前出现 ≥2 个皮肤基底细胞癌；腭部出现牙源性角化囊肿；≥3 个掌跖面的皮肤凹损；大脑镰有双片钙化；肋骨分叉、融合或呈“八”字型肋骨；一级亲属中有诊断明确的 Gorlin 综合征患者。②次要诊断标准：巨颅畸形，先天畸形（唇裂、腭裂、额隆起、粗糙面容、五官距离过远），先天性翼状肩胛骨畸形，胸骨畸形，并指 / 趾畸形等骨骼的其他异常；影像学异常如蝶鞍桥接、椎骨等异常（半脊椎或椎体融合扩大、手足形状缺陷或手足出现火焰形透光），卵巢纤维瘤，髓母细胞瘤。

二、肿瘤相关的其他因素

1. 遗传因素　目前只发现少数几种神经系统肿瘤与遗传有关，这种在一个家族内几代人出现脑肿瘤的现象是遗传综合征导致的。常见的脑肿瘤相关的遗传综合征包括神经纤维瘤病、结节性硬化复合症、von Hippel-Lindau 病、Li-Franmeni 综合征、Cowden 病、Turcot 综合征以及 Gorlin 综合征等，在上一章已经有所阐述。

另一方面，有些肿瘤如颅咽管瘤、脊索瘤、皮样囊肿、表皮样囊肿及畸胎瘤等，是由于胚胎原始细胞在颅内残留和异位生长导致的，比如颅咽管瘤来源于胚胎颅咽管的残余上皮细胞，脊索瘤来源于脊索组织，上皮样囊肿和皮样囊肿来自皮肤组织，畸胎瘤来自多种胚胎组织等。

2. 物理因素

(1) 微波与电磁波：有报道职业暴露微波（电磁波）与脑肿瘤关系密切。暴露于微波（射频）、电磁波辐射的工作人员，发生脑肿瘤的危险性显著增加，电子工程师、电子技师、电工、发电厂工作人员、电报电话接线员的脑肿瘤死亡率显著高于一般人群。另外，由于以上人员在工作中还容易接触到含有铅、锡、镉、锌等重金属，甲醛、乙醛、三氯乙烯、四氯乙烯、酮类等有机物，同样易导致癌变发生。

电磁场能提高致突变剂的致突变性，但它与儿童脑瘤的关系尚有许多争议，尚没有其直接致突变性的证据。

(2) 放射线：大量实验表明放射线可诱发脑肿瘤。最为明显的实例是很多在年轻时期患胶质瘤的患者，在术后行头部放射治疗后，远期出现了脑膜瘤及其他脑肿瘤的情况。大剂量放射引起肿瘤可能是由于放射线引起细胞水平的突变所致。在同一照射视野内反复多次照射，或在初期接受大剂量照射均可引发细胞的突变。推测可能是放射治疗后在局部组织产生非特异性炎症的基础上，发生组织错生而形成肿瘤；也有人认为是组织对放射线敏感或免疫机制障碍所致。

3. 化学因素

(1) 多环芳香烃类化合物：甲基胆蒽、二苯蒽和二苯芘都能诱发脑肿瘤。多环芳香烃类化合物不为人体所吸收，只能种植到靶组织内，引起缓慢的炎症，诱发肿瘤形成。将这种化合物种植到不同部位，诱发的肿瘤也不尽相同。如种植到脑室可诱发室管膜瘤，种植到小脑可诱发髓母细胞瘤，种植到顶叶皮质下，可诱发胶质母细胞瘤等。

(2) 亚硝胺类化合物：亚硝胺类化合物是很强的致癌物质，几乎能引发各种脏器与组织的肿瘤，如N-亚硝基化合物可诱发神经系统肿瘤。有调查发现母亲孕前配偶的职业与其后代患脑瘤有关，父亲从事直接或间接接触含有N-亚硝基化合物杀虫剂的职业，其后代发生脑瘤的风险明显升高。亚硝胺类化合物能通过胎盘对子代起作用，动物实验中，在雌性动物怀孕后半期单次给药，即可使后代发生神经系统肿瘤。此外，有研究发现长期服用腌制的鱼类或其他经过加工后可长期保存的食品可能引发脑瘤，这与其含有大量硝酸铵类、亚硝酸类物质有关，这些物质同多环芳香烃类和异环胺类具有相同的作用。

4. 致瘤病毒　致瘤病毒分为DNA致瘤病毒和RNA致瘤病毒。DNA病毒中有50多种可引起动物肿瘤。对它们的研究，尤其是对多瘤病毒的研究，提示了DNA病毒致癌的机制。DNA病毒感染细胞后出现两种后果：①如果病毒DNA未能被整合到宿主的基因组中，病毒的复制不会受到干扰，大量的病毒复制最终使细胞死亡；②要引起细胞的转化，病毒基因必须整合到宿主的DNA中并且作为细胞的基因加以表达。多瘤病毒的*T*基因编码的蛋白质T抗原具有酪氨酸激酶活性，能像生长因子受体那样刺激细胞DNA合成，并使细胞持续增生，而后形成肿瘤。与人类肿瘤发生密切有关的DNA病毒有以下三种。

(1) 人乳头瘤病毒(human papilloma virus，HPV)：主要与人类上皮性肿瘤、子宫颈和肛门生殖器区域的鳞状细胞癌有关。

(2) Epstein-Barr病毒(Epstein-Barr virus，EBV)：主要与伯基特淋巴瘤和鼻咽癌有关。

(3) 乙型肝炎病毒(hepatitis B virus，HBV)：主要与肝癌有关。

RNA致瘤病毒则是通过转导或插入突变这两种机制将其遗传物质整合到宿主细胞DNA中，并使宿主细胞分生转化，成为肿瘤细胞。常见的RNA致瘤病毒有劳斯肉瘤病毒(RSV)、禽类成红细胞增多症病毒(AEV)、人类T细胞白血病病毒(HTLV)、人免疫缺陷病毒(HIV)等。

虽然早在1976年人类就从人脑肿瘤中分离出完整的病毒和病毒颗粒，且在动物实验中发现了许多DNA和RNA致瘤病毒，但到目前为止，尚未发现一种能诱发人类脑肿瘤的病毒。

三、肿瘤的病理分类

1. 概述　在过去，中枢神经系统肿瘤的分类在很大程度上基于肿瘤组织学发生的概念，肿瘤根据微观中的相似和不同之处来假定其细胞起源和分化水平。这些组织学的特征主要依赖于光学显微镜下HE染色、免疫组织化学染色显示相关蛋白质和部分超微结构特征。

随着对常见或罕见肿瘤发生的遗传学基础逐步阐明，主要以形态学概念作为定义标准的WHO 2007分类已经受到严峻挑战。2014年，在荷兰哈勒姆举行的国际神经病理联合会议建立了将分子病理结果加入脑肿瘤诊断的指南，并通过了2007版中枢神经系统肿瘤分类修订的流程。2016年，WHO在20个国家117名研究者的工作基础上，采纳了多名神经病理和神经肿瘤专家的意见，在2007版的基础上首次对大多数脑肿瘤增加了分子分型，制定了新的中枢神经系统肿瘤分类表(表3-19-1)。2016年WHO

中枢神经系统肿瘤分类还增加了部分新认识的肿瘤，删除了部分肿瘤类型或诊断术语，对某些肿瘤的诊断、分级及分型进行了修订。

2. 中枢神经系统肿瘤的命名规则 2016版分类标准采取血液/淋巴病理学界的惯例，将分子生物学结合到诊断当中。中枢神经系统肿瘤完整的诊断应包括组织病理学名称和基因特征，在逗号后以遗传特性作为形容词，如弥漫性星形细胞瘤，*IDH*突变型；髓母细胞瘤，WNT激活型。一个以上的遗传决定因子的实体的名称中要包括多个必要分子特征，如少突胶质细胞瘤，*IDH*突变并1p/19缺失。没有基因突变的肿瘤使用"野生型"，如胶质母细胞瘤，*IDH*野生型。但多数情况下，正式的野生型诊断不常用，缺乏具有诊断意义突变的肿瘤被归入非特指型（not otherwise specified，NOS），即尚未对肿瘤进行足够的相关基因测试或部分已测试但未能查到诊断性基因改变，有待将来改进其他研究后，才能够进行具体分类。无论是否存在特定遗传变异，若存在特定的分子学特征，则可用"阳性"表示，如室管膜瘤，*RELA*融合阳性。具体分类情况见表3-19-1。

表3-19-1 2016年WHO中枢神经系统肿瘤分类

分类	IDH-10编码
弥漫性星形细胞和少突胶质细胞肿瘤	
弥漫性星形细胞瘤，*IDH*突变型	9400/3
肥胖型星形细胞瘤，*IDH*突变型	9411/3
弥漫性星形细胞瘤，*IDH*野生型	9400/3#
弥漫性星形细胞瘤，NOS	9400/3
间变性星形细胞瘤，*IDH*突变型	9401/3
间变性星形细胞瘤，*IDH*野生型	9401/3#
间变性星形细胞瘤，NOS	9401/3
胶质母细胞瘤，*IDH*野生型	9440/3
巨细胞型胶质母细胞瘤	9441/3
胶质肉瘤	9442/3
上皮样胶质母细胞瘤	9443/3#
胶质母细胞瘤，*IDH*突变型	9445/3
胶质母细胞瘤，NOS	9440/3
弥漫性中线胶质瘤，*H3* K27M突变型	9385/3*
少突胶质细胞瘤，*IDH*突变型和1p/19q联合缺失	9450/3
少突胶质细胞瘤，NOS	9450/3
间变性少突胶质细胞瘤，*IDH*突变型和1p/19q联合缺失	9451/3
间变性少突胶质细胞瘤，NOS	9451/3#
少突星形细胞瘤，NOS	9382/3#
间变性少突星形细胞瘤，NOS	9382/3#
其他星形细胞肿瘤	
毛细胞型星形细胞瘤	9421/1
毛黏液样星形细胞瘤	9425/3
室管膜下巨细胞星形细胞瘤	9384/1
多形性黄色星形细胞瘤	9424/3
间变性多形性黄色星形细胞瘤	9424/3
室管膜肿瘤	
室管膜下室管膜瘤	9383/1
黏液乳头型室管膜瘤	9394/1
室管膜瘤	9391/3
乳头型室管膜瘤	9393/3
透明细胞型室管膜瘤	9391/3
脑室膜细胞（伸长细胞）型室管膜瘤	9391/3
室管膜瘤，*RELA*融合阳性	9396/3*
间变性室管膜瘤	9392/3
其他胶质瘤	
第三脑室脊索样胶质瘤	
血管中心性胶质瘤	
星形母细胞瘤	
脉络丛肿瘤	
脉络丛乳头状瘤	
不典型脉络丛乳头状瘤	9390/1
脉络丛癌	9390/3
神经元及混合神经元神经胶质肿瘤	
胚胎发育不良性神经上皮肿瘤	9413/0
节细胞瘤	9492/0
节细胞胶质瘤	9505/1
间变性神经节细胞胶质瘤	9505/3
小脑发育不良性节细胞胶质瘤（Lhermitte-Duclos病）	9493/0
促纤维增生性婴儿星形细胞瘤/节细胞胶质瘤	9412/1

续表

分类	IDH-10 编码
乳头状胶质神经元肿瘤	9509/1
菊形团形成性胶质神经元肿瘤	9509/1
弥漫性软脑膜胶质神经元肿瘤	#
中枢神经细胞瘤	9506/1
脑室外神经细胞瘤	9506/1
小脑脂肪神经细胞瘤	9506/1
副神经节细胞瘤	8693/1
松果体区肿瘤	
松果体细胞瘤	9361/1
中分化松果体实质细胞瘤	9362/3
松果体母细胞瘤	9362/3
松果体区乳突样瘤	9395/3
胚胎性肿瘤	
髓母细胞瘤，基因学定义	
髓母细胞瘤，WNT 激活型	9475/3*
髓母细胞瘤，SHH 激活型和 *TP53* 突变型	9476/3*
髓母细胞瘤，SHH 激活型和 *TP53* 野生型	9471/3
髓母细胞瘤，WNT 非激活型 /SHH 非激活型	9477/3*
髓母细胞瘤，3 组	#
髓母细胞瘤，4 组	#
髓母细胞瘤，组织学定义	
经典型髓母细胞瘤	9470/3
多纤维性 / 结节增生型髓母细胞瘤	9471/3
广泛小结节性髓母细胞瘤	9471/3
大细胞性 / 间变性髓母细胞瘤	9474/3
髓母细胞瘤，NOS	9470/3
有多层菊形团的胚胎性肿瘤，*C19MC* 变异	9478/3*
有多层菊形团的胚胎性肿瘤，NOS	9478/3#
髓上皮瘤	9501/3
中枢神经系统神经母细胞瘤	9500/3
中枢神经系统胚胎样肿瘤，NOS	9473/3
非典型畸胎样 / 横纹肌样瘤	9508/3
横纹肌样中枢神经系统胚胎性肿瘤	9508/3#

续表

分类	IDH-10 编码
脑神经及椎旁神经肿瘤	
施万细胞瘤	9560/0
细胞型施万细胞瘤	9560/0
丛状型施万细胞瘤	9560/0
黑色素性施万细胞瘤	9560/1
神经纤维瘤	9540/0
非典型神经纤维瘤	9540/0
丛状神经纤维瘤	9550/0
神经束膜瘤	9571/0
混合神经鞘瘤	
恶性周围神经鞘瘤	9540/3
上皮样恶性周围神经鞘瘤	9540/3
伴神经束膜分化的恶性周围神经鞘瘤	9540/3
脑膜肿瘤	
脑膜瘤	9530/0
脑膜上皮型脑膜瘤	9531/0
纤维型脑膜瘤	9532/0
移行型脑膜瘤	9537/0
沙砾样脑膜瘤	9533/0
血管瘤样脑膜瘤	9534/0
微囊型脑膜瘤	9530/0
分泌型脑膜瘤	9530/0
富淋巴浆细胞型脑膜瘤	9530/0
化生型脑膜瘤	9530/0
脊索样脑膜瘤	9538/1
透明细胞性脑膜瘤	9538/1
非典型脑膜瘤	9539/1
乳头型脑膜瘤	9538/3
横纹肌样脑膜瘤	9538/3
间变性脑膜瘤	9530/3
间质性，非脑膜上皮样肿瘤	
孤立性纤维性肿瘤 / 血管外皮细胞瘤 **	
1 级	8815/0
2 级	8815/1
3 级	8815/3
血管母细胞瘤	9161/1
血管瘤	9120/0

续表

分类	IDH-10 编码
上皮样血管内皮瘤	9133/3
血管肉瘤	9120/3
卡波西肉瘤	9140/3
尤因肉瘤 / 原始神经外胚层肿瘤	9364/3
脂肪瘤	8850/0
血管脂肪瘤	8861/0
蛰伏脂肪瘤	8880/0
脂肪肉瘤	8850/3
硬纤维型纤维瘤病	8821/1
肌纤维母细胞瘤	8825/0
炎性肌纤维母细胞瘤	8825/1
良性纤维组织细胞瘤	8830/0
纤维肉瘤	8810/3
未分化多形性肉瘤 / 恶性纤维组织细胞瘤	8802/3
平滑肌瘤	8890/0
平滑肌肉瘤	8890/3
横纹肌瘤	8900/0
横纹肌肉瘤	8900/3
软骨瘤	9220/0
软骨肉瘤	9220/3
骨瘤	9180/0
骨软骨瘤	9210/0
骨肉瘤	9180/3
黑色素细胞肿瘤	
脑膜黑色素细胞增生	8728/0
脑膜黑色素细胞瘤	8728/1
脑膜黑色素瘤	8720/3
脑膜黑色素瘤病	8728/3
淋巴瘤	
中枢神经系统弥漫大 B 细胞淋巴瘤	9680/3
免疫缺陷相关中枢神经系统淋巴瘤	
AIDS 相关弥漫大 B 细胞淋巴瘤	
EBV 阳性弥漫大 B 细胞淋巴瘤，NOS	
淋巴瘤样肉芽肿病	9766/1
血管内大 B 细胞淋巴瘤	9712/3
中枢神经系统低级别 B 细胞淋巴瘤	

续表

分类	IDH-10 编码
中枢神经系统 T 细胞和 NK/T 细胞淋巴瘤	
间变性大细胞淋巴瘤，ALK 阳性	9714/3
间变性大细胞淋巴瘤，ALK 阴性	9702/3
硬脑膜黏膜相关淋巴组织淋巴瘤	9699/3
组织细胞肿瘤	
朗格汉斯细胞组织细胞增生症	9751/3
Erdheim-Chester 病	9750/1
Rosai-Dorfman 病	
青年黄色肉芽肿	
组织细胞肉瘤	9755/3
生殖细胞肿瘤	
生殖细胞瘤	9064/3
胚胎性癌	9070/3
卵黄囊瘤	9071/3
绒毛膜癌	9100/3
畸胎瘤	9080/1
成熟畸胎瘤	9080/0
未成熟畸胎瘤	9080/3
畸胎瘤伴恶性转化	9084/3
混合型生殖细胞肿瘤	9085/3
鞍区肿瘤	
颅咽管瘤	9350/1
造釉细胞型颅咽管瘤	9351/1
乳头型颅咽管瘤	9352/1
鞍区颗粒细胞肿瘤	9582/0
垂体细胞瘤	9432/1
纺锤细胞嗜酸细胞瘤	8290/0
转移瘤	

注：形态学编码依据肿瘤性疾病的国际分类（ICD-O），/0 表示良性肿瘤；/1 表示非特定性、交界性或行为不确定的病变；/2 表示原位癌和Ⅲ级上皮内瘤变；/3 表示恶性肿瘤。* 表示新增的疾病 ICD-O 编码；# 表示暂定的肿瘤类型；** 分级依据为 2013 年 WHO 骨与软组织肿瘤分类标准。

3. 儿童常见的中枢神经系统肿瘤　儿童颅内肿瘤的组织学类型与成人明显不同，成人脑膜瘤占全部中枢神经系统肿瘤发病率的 20%，而儿童则占 1% 左右；垂体瘤在成人占 10%~15%，在儿童则仅占

0.8%；神经鞘瘤在成人占8%，在儿童占0.4%~0.6%。胶质瘤占全年龄组的40%~45%，在儿童组则占70%以上；髓母细胞瘤在成人中发病率仅为2%，而儿童组发病率则达到20%。除髓母细胞瘤外，儿童常见的中枢神经系统肿瘤还包括颅咽管瘤、室管膜瘤、生殖细胞瘤等。在胶质瘤中，恶性胶质瘤仅占儿童全部颅内肿瘤10%以下，明显低于成人组；而同样预后较差的弥漫性脑干胶质瘤，则主要发生在儿童组，成人少见。

4. 病理学分类的临床应用与展望 首先要说明的是，不是所有患儿均需完善病理检查后才能行进一步治疗。颅内生殖细胞瘤可通过病史（首发症状为尿崩，可有头痛、呕吐、视神经乳头水肿、性早熟等表现），影像学（头颅MRI或CT提示鞍上或松果体区占位）、肿瘤标志物（甲胎蛋白正常，人绒毛膜促性腺激素正常或轻度升高）诊断，无须行活检或手术治疗，可先行诊断性化疗或诊断性放疗，多数患者肿瘤缩小>80%。而脑干弥漫性星形细胞瘤可通过特征性的影像血表现（MRI的T_1加权像上为低信号，脑桥弥漫性增大、边缘模糊；在T_2加权像为高信号）完成诊断，并进行后续放射治疗，行活检或手术明确病理性质对患儿治疗方案无明确影响。

然而对于中枢神经系统肿瘤患儿来说，大多数情况下需明确的病理学检查后，才能决定进一步的治疗计划，因为不同类型的肿瘤预后完全不同，术后所需的治疗方式也不尽相同。即便是同一类肿瘤，如髓母细胞瘤，不同亚型之间预后及治疗方式不尽相同，这就要求在术后明确组织学分型后，还需完善基因亚型的检测。鉴于肿瘤基因组、转录组和蛋白组的全面分析工作正在如火如荼地开展，越来越多的肿瘤靶向药物逐步面世，一些肿瘤经靶向药物治疗后效果较好。因此，在未来，基于手术或活检后行组织学病理分型+基因组学检测，制订个体化治疗方案，将成为中枢神经系统肿瘤治疗的大势所趋。

四、神经影像学

颅内肿瘤来源丰富，包括颅骨、脑膜、血管、垂体、脑神经、脑实质和残留的胚胎组织的肿瘤，还包括转移性肿瘤和淋巴瘤。临床上要求能确定肿瘤的位置、大小、范围、数目和性质。颅骨X线检查诊断价值有限，对少数伴钙化及出现颅骨改变的肿瘤能起到定位的作用。脑血管造影可作出定位诊断，有时对于血管丰富的肿瘤可作出定性诊断。CT和MRI对肿瘤的诊断优于传统的X线检查。CT定位与定量诊断灵敏度可达98%。CT特征结合临床资料，定性诊断正确率可达60%以上。MRI对肿瘤定位及定性诊断更准确，但由于信号变化特征复杂，诊断准确性的提高有赖于对MRI不同成像序列信号的变化特征有清楚的了解。肿瘤引起的症状常无特异性且多于晚期出现。因此，神经放射学检查是脑肿瘤诊断的重要工具。

1. CT检查 CT检查依赖于X线投射成像在组织间形成对比度，不同组织X线衰减幅度不同，成像信号也不同。与MRI相比，其优点在于成本低，应用范围广，检查时间短，更易对危重患者进行检查，以及更大的患者运动耐受性，对于骨性病变的显影优于MRI。其缺点是暴露于电离辐射之下和软组织之间的对比度较小。

2. CT常用技术

（1）脑肿瘤动态CT扫描（DCT）：可以观察靶区的生理及病理改变、了解局部血流动力学变化的一项新技术。它的广泛应用，扩大了CT的检查范围和研究领域。

（2）CT血管造影（CTA）：目前有四种技术优于螺旋CTA，即覆盖表面显示法、最大密度投影法、曲面重建法与容积显示法。三维重建是图像后处理技术的一大飞跃，它给人以三维立体印象，能显示复杂结构的完整形态，对图像有了更全面、整体化的观察。

（3）CT灌注增强（CIP）：可显示肿瘤血管的分布及其密度情况。对术前分级和评估手术切除情况价值很大。

3. MRI检查 利用外加磁场改变水质子周围电子的自旋方向，再通过这个原理产生的质子成像。影响磁共振影像因素包括：①质子的密度；②弛豫时间长短；③血液和脑脊液的流动；④顺磁性物质；⑤蛋白质。磁共振影像的灰阶特点是磁共振信号愈强，则亮度愈大；磁共振的信号弱，则亮度也小，从白色、灰色到黑色。各种组织磁共振影像灰阶特点如下：脂肪组织、松质骨呈白色；脑脊髓、骨髓呈白灰色；内脏、肌肉呈灰白色；液体，正常速度流血液呈黑色；骨皮质、气体、含气肺呈黑色。MRI的另一特点是流动液体不产生信号称为流动效应或流动空白效应。因此，血管是灰白色管状结构，而血液为无信号的黑色。这样使血管很容易与软组织分开。正常脊髓周围有脑脊液包围，脑脊液为黑色的，并有白色的硬膜为脂肪所衬托，使脊髓显示为白色的强信号结构。与CT相比，MRI的优势在于组织间的对比度更高；可以获得不同组织间的对比度；在常规成像中增加各种先进的成像技术，如光谱、灌注、扩散张量和皮质功能映射；没有电离辐射。其缺点则是检查时间较长，此外对于骨骼的成像没有CT敏感。

4. MRI常用技术

(1) 弥散加权成像(diffusion weighted imaging，DWI)：DWI是目前唯一能够检测活体组织内水分子扩散运动的无创方法。

原理为射频脉冲使体素内质子的相位一致，射频脉冲关闭后，由于组织的T_2弛豫和主磁场不均匀造成质子逐渐失相位，从而造成宏观横向磁化矢量的衰减。除了上述两种因素以外，我们在某个方向上施加一个扩散梯度场，人为地在该方向上制造磁场不均匀，造成体素内质子群失相位，然后再施加一个强度与持续时间完全相同的反向扩散梯度场，则会出现两种情况：在该方向上没有位移的质子不会受两次梯度场强的影响而失相位，而移动的质子因两次梯度场引起的相位变化不能相互抵消，而失相位信号衰减。体素中水分子都存在一定程度的扩散运动，其方向是随机的，而在扩散梯度场方向上的扩散运动将造成体素信号的衰减，如果水分子在敏感梯度场方向上扩散越自由，则在扩散梯度场施加期间扩散距离越大，经历的磁场变化也越大，组织信号衰减越明显。DWI通过测量施加扩散敏感梯度场前后组织发生的信号强度变化，来检测组织中水分子扩散状态(自由度及方向)，后者可间接反映组织微观结构特点及其变化。

DWI在临床上主要用于超早期脑缺血诊断的应用：急性脑缺血缺氧造成的主要是细胞毒性水肿，在DWI上表现为高信号，与常规SE序列相比，能更早地发现梗死区的信号异常。除此之外，还能鉴别蛛网膜囊肿与胆脂瘤、脑脓肿与囊性肿瘤、后颅窝髓母细胞瘤与其他肿瘤，并识别髓母细胞瘤蛛网膜下腔播散灶。

(2) 灌注成像：灌注过程是指血流从动脉向毛细血管网灌注然后汇入到静脉的过程。一般仅指涉及细胞外液的液体交换的灌注过程，而不涉及细胞内液的液体交换。为了测定这个过程，必须有一种媒体来代替血液，并通过外部的仪器设备来跟踪媒体的流动过程。在MRI灌注成像时常用Gd-DTPA造影剂作为媒体。当造影剂在短时间内高浓度通过某一区域的毛细血管网时，我们认为它基本上可代表血流通过的情况。由于顺磁性造影剂Gd-DTPA的磁化率效应，不但大大缩短T_1时间，也缩短了T_2时间。用对磁化率效应敏感的梯度回波成像序列进行检测时，不难发现组织内Gd-DTPA的分布和浓聚情况，可获得时间-浓度变化线性相关的曲线。定量观察到正常脑白质内的血容量(CBV)、平均通过时间(MTT)和相对局部血容量(rCBV)。临床主要用于脑血管性病变的早期发现、早期诊断和肿瘤的定性诊断等。

(3) 磁共振血管造影(MRA)：成像方法有时间飞跃法(TOF)和相位对比法(PC)。两者均可行二维(2D)和三维(3D)采集以及多层重叠薄块采集(MOTSA)技术。其强大的图像后处理技术在于提高血管重叠或扭曲处的信号强度，对血管结构进行仔细观察，并能显示出血管性病变与邻近脑实质的关系。

(4) 磁共振波谱(MRS)：MRS主要检测组织内的一些化合物和代谢物的含量以及它们的浓度，由于各组织中的原子核质子是以一定的化合物的形式存在，在一定的化学环境下这些化合物或代谢物有一定的化学位移，并在MRS中的峰值都会有微小变化，它们的峰值和化学浓度的微小变化经磁共振扫描仪采集，使其转化为数值波谱。这些化学信息代表组织或体液中相应代谢物的浓度，反映组织细胞的代谢状况，即MRS是从组织细胞代谢方面来表达其病理改变的。

脑部MRS研究较多的有脑梗死、脑肿瘤、脑白质和脑灰质疾病、癫痫和代谢性疾病等，尤其是颅脑肿瘤研究较多，对脑肿瘤与非肿瘤性病变鉴别、脑肿瘤良恶性鉴别、恶性肿瘤分级、肿瘤术后复发与坏死的鉴别、原发与转移瘤的鉴别等均有很大的临床应用价值，此外，还能鉴别颅咽管瘤与垂体瘤，脑内肿瘤与脑外肿瘤，确定脑室内的中枢神经细胞瘤等。

MRS常检测的几种物质为：*N*-乙酰天冬氨酸(*N*-acetyl aspartate，NAA)、胆碱(choline，CHO)、肌酸(creatinine，Cr)、乳酸(lactic acid，Lac)。

NAA在正常脑组织及脑肿瘤中的意义：其波谱峰位于2.02mg/kg，是公认的神经元的标志物。NAA与年龄有关，随脑组织发育成熟而逐渐升高，反映神经元的发育情况及功能状态，因此成为一个观察人脑基本功能结构的窗口。在恶性脑肿瘤中，几乎均有NAA浓度及峰值的降低，提示正常神经元受侵，功能受损。进展期恶性肿瘤NAA明显降低甚至消失。良性脑肿瘤NAA一般是降低的，但也可以正常。放射性坏死和瘢痕组织中，NAA几乎测不到。起源于脑外的肿瘤如脑膜瘤、垂体瘤、神经鞘瘤及转移瘤等，由于不含神经元，测不到NAA；反之，若测到NAA，可以除外以上肿瘤。

胆碱在正常脑组织及脑肿瘤中的意义：胆碱是磷脂代谢的中间产物。其波峰位于3.22mg/kg，是髓鞘形成、细胞代谢和胶质增生的指标，并反映细胞的密集度。在评价脑肿瘤细胞代谢的化合物中，胆碱起首要的作用。恶性脑肿瘤中胆碱常明显升高，反映了细胞膜转换的增强，亦可由于神经元受侵，胆碱从包膜中释出所致。在高度恶性脑肿瘤中，由于肿瘤坏死、囊变可出现胆碱浓度下降。在肿瘤的进展期及手术区域残留肿瘤时，胆碱常明显升高，若经有效治疗，其峰值及浓度逐渐降低。在放射性坏死及瘢痕组织，常无胆碱信号。

肌酸在正常脑组织及脑肿瘤中的意义：定位于3.02mg/kg的波峰为肌酸峰，主要由肌酸和磷酸肌酸(PCr)构成，参与人体基本代谢过程——肌酸激酶反应。在恶性脑肿瘤，总肌酸几乎总是下降的，并随恶性程度的增加而逐渐降低，由于能量代谢通路不能正常进行，作为缓冲剂的磷酸肌酸浓度下降，从而最终引起总肌酸的降低。来源于神经外胚层的肿瘤肌酸浓度高于非神经外胚层的肿瘤。放射性坏死中肌酸峰消失，同样由能量代谢通路破坏所致。

乳酸在正常脑组织及脑肿瘤中的意义：乳酸以其特有的双峰波谱出现于1.33mg/kg的位置。双峰间距为0.2ppm。乳酸峰出现常提示正常细胞的有氧代谢不能正常进行，并提示周围组织缺血、缺氧甚至占位性病变。在恶性脑肿瘤及放射性坏死组织中，乳酸峰常升高。但乳酸作为恶性度的标志仍有争议，因为在良性占位如蛛网膜囊肿中亦可升高。

肌醇(MI)在正常脑组织及脑肿瘤中的意义：波峰位于3.6ppm。肌醇是细胞内跨膜信号转导通路的前身物质。肌醇被认为是神经元退化的标志物。恶性脑肿瘤中，由于神经元的破坏，胞质释放出肌醇跨膜信号转导通路加强，肌醇常升高。放射性坏死中肌醇峰降低甚至消失。

(5)磁共振脑功能成像(fMRI)：fMRI是一种新兴的神经影像学方式，其原理是利用磁振造影来测量神经元活动引发的血流动力学改变。由于fMRI的非侵入性、没有辐射暴露问题与其较为广泛的应用，fMRI在儿童脑肿瘤的应用主要是可以在切除脑肿瘤术前无创地进行脑皮质功能区定位，为神经外科医生制订最优化的手术方案提供准确的信息，指导临床选择手术路径，缩小手术野，从而最大限度地切除病灶，最大程度地减少对邻近重要功能皮质的损伤，进而避免正常功能的丧失，并对手术的风险进行准确的评估。

(6)弥散张量成像(DTI)：如果说MRI是追踪水分子中的氢原子，那么弥散张量成像便是依据水分子移动方向制图。DTI(呈现方式与以前的图像不同)可以揭示脑瘤如何影响神经细胞连接，引导医疗人员进行大脑手术。DTI在脑肿瘤手术中最重要的应用价值就是追踪纤维束，显示白质纤维和肿瘤的相互关系，另外还可以定量分析肿瘤组织特点以鉴别肿瘤级别，鉴别正常的白质纤维、水肿及肿瘤区域。

5. 超声检查 超声的应用主要是在术中实时寻找肿瘤灶，其优点在于实时、简便、价格低廉，但是受颅骨影响，开颅前超声无法显示病灶，而且术中超声成像视野有限，骨瓣的位置、大小直接影响术中超声探测范围和颅内肿瘤的显示。故近来多采用融合成像技术将术前MRI与术中超声两种影像模态融合，优势互补，兼具MRI成像高分辨率及超声成像实时、经济、简便的优点。有利于克服传统导航技术的脑漂移，更准确定位病灶，即时评估切除范围。但应该指出的是，超声融合术前MRI仍有其局限性，当肿瘤特别巨大或深在时，实时超声图像与术前MRI融合误差较大，评估价值有限。

6. 脑肿瘤影像学的重要性 影像学方法的恰当应用以及将影像学技术与其他新技术的融合，对神经系统肿瘤的诊断、鉴别诊断、治疗方案的选择和疗效的评价具有重要意义。①术前可以详细地分析肿瘤的血供是否丰富、血供的来源为何处、肿瘤供血动脉与正常脑组织供血动脉的关系、肿瘤的质地、肿瘤是否具有包膜、是否具有蛛网膜间隙、瘤周水肿是否严重、肿瘤周边的神经组织是否具有重要功能、有无重要的脑神经与肿瘤关系密切、肿瘤有无基底、累及的范围、采用何种手术入路最为合理、手术入路中可能累及的正常解剖结构和血管神经、术后可能出现的神经功能障碍等，此外还应分析判断手术最为困难的可能部位，一些可能出现的意外是否有预防措施以及一旦出现意外情况应如何对应等；②术中可以结合各种导航及超声系统指导手术，实时显示目前手术的位置、肿瘤的位置情况、肿瘤的残余情况等；③术后可以在短期内判断手术是否存在术后血肿、远期判断肿瘤是否复发及患者的无进展生存期等。

五、神经外科诊断和治疗

1. 儿童中枢神经系统肿瘤的诊断 儿童中枢神经系统肿瘤诊断较成人困难，其主要原因包括：①儿童不能或不会正确表达其症状，常靠家属回忆及推测来描述，造成病史不准确，影响医生对疾病的判断。②儿童神经系统查体常不能配合，由于患儿哭闹或反抗导致阳性体征不易发觉。③1岁以下患儿囟门未闭，颅内肿瘤带来的占位效应或脑积水带来的高颅压常被头颅增大所代偿，症状出现较延迟，导致就诊时病情往往较重。④一些症状常被家长误认为是其他系统疾病导致的，如高颅压引起的呕吐、视路胶质瘤引起的消瘦，常被认为是消化系统疾病所致；颅咽管瘤引起的发育迟缓、生殖细胞瘤引起的性早熟，常被认为是内分泌疾病所致等。

对临床上怀疑是中枢神经系统肿瘤的患儿，应进一步行辅助性检查。第一步检查往往是CT，如果发现问题，则需完善MRI，绝大多数情况下，完善这两项影像学检查就可以明确诊断是否为肿瘤。而对于一些特殊的肿瘤，还应完善其他相关检查，如怀疑生殖细胞肿瘤应完善血甲胎蛋白（alpha-fetoprotein，AFP）、人绒毛膜促性腺激素（human chorionic gonadotropin，hCG）；怀疑鞍区肿瘤应完善各类血电解质及激素化验；椎管内肿瘤完善尿动力检查观察排尿功能；对于难以界定是炎症还是弥漫肿瘤的病变可行MRS进行鉴别等。

当然，对于肿瘤性疾病，病理诊断仍然是金标准。特别是对于儿童中枢神经系统肿瘤来说，病理性质千差万别，不同病理性质的肿瘤预后及后续应接受的辅助治疗方式不尽相同。故所有接受肿瘤切除手术的病例，术后均应完善病理检查。且随着肿瘤分子生物学研究的进展，治疗方式也在发生改变。如髓母细胞瘤现已提出了12个分子分型，不同分子分型的预后及所需治疗方式也不尽相同，故目前对于髓母细胞瘤的后续治疗，往往是结合患儿年龄、手术切除程度、术前肿瘤是否有播散、病例分型及分子分型综合考虑，决定进一步治疗方案。这也是为什么越来越多的神经外科医生选择在肿瘤切除术后，除完善基本的病理检查外，还建议行基因或外显子检测，以确定是否存在一些常见的致癌基因，以期在未来能找到相关的靶向治疗药物。

2. 儿童中枢神经系统肿瘤的外科相关治疗 儿童脑肿瘤的治疗与成人不尽相同，但总的来说，仍以手术、化疗、放疗为主。对于神经外科来说最主要的治疗方式就是手术治疗。手术治疗有3个目的：①尽可能切除肿瘤，解决占位效应引起的颅内压增高；②明确病理诊断；③解除脑脊液循环梗阻。针对此目的，常开展的手术包括以切除肿瘤、打通脑脊液循环、完善病理检查为目的的肿瘤切除手术；以明确病理性质为目的的肿瘤穿刺活检术；以解决脑脊液循环障碍、缓解高颅压为目的的脑室腹腔分流术、第三脑室底造瘘术和脑室穿刺外引流术。

（1）肿瘤切除手术：手术应以切除肿瘤、打通脑脊液循环、完善病理检查为目的，以尽可能全地切除病变，同时尽量减少正常组织的损伤为原则，尽量减少重要的功能区、血管及纤维束的损伤。对于大多数肿瘤来说，如果起不到减压作用，手术就没有达到目的，也就是没有意义的，从另一方面来说，对于那些体积较小，无内分泌功能，又不造成脑压迫症状的良性肿瘤，过分积极的手术不一定会带来良好的效果，很多患者可以终生带瘤生存，甚至在尸检后才发现肿瘤。

（2）肿瘤活检手术：一些体积较小或位置较深在、邻近重要的组织结构如脑干、垂体等，若强行行肿瘤切除手术难度较大，风险较高。甚至一些弥漫性病变或患儿身体一般情况较差，无法进行肿瘤切除手术时，应考虑行肿瘤活检手术。肿瘤活检可以在立体定向下进行，也可以通过导航设备进行。术前应该制订详尽的手术计划，设计穿刺入路时应避开大血管、重要的神经核团及脑室。对于弥漫性病变应考虑尽可能在同一穿刺通道内不同位置钳取病变，以提高活检的准确性。

（3）处理脑积水的手术：包括脑室穿刺术、脑室腹腔分流术（V-P分流术）、第三脑室底造瘘术等。脑室穿刺术适用于急诊患者已经出现脑疝，或没有条件进行V-P分流术或者第三脑室造瘘术，或已经拟定计划在1~2天内实施肿瘤切除手术的患者。其优点在于操作简单，甚至可以在床旁进行，其缺点在于感染风险较高，且只是临时解决脑积水高颅压的问题，患者在术后仍可能继续出现脑积水。V-P分流术适用于肿瘤位于脑脊液循环流出通道（如导水管）位置或脑室扩张严重，不具备短期内行肿瘤切除手术的急诊患者或恶性肿瘤姑息性手术的患者及肿瘤切除术手术后出现梗阻性脑积水的患者。其优点在于可以长期解决脑积水的问题；且目前多数中心均采用可调压分流管，可以控制颅内压力；缓解术前高颅压，减轻手术难度。其缺点在于并发症较多，如感染、分流管梗阻、分流管依赖、过度引流等，且患儿需终身带管，对其生活质量会造成一定影响。第三脑室造瘘术也可以达到缓解脑积水的目的，但对于1岁以下的低龄儿童，或者脑室较大、同时伴有蛛网膜颗粒吸收障碍或者脉络丛分泌过多的患儿，其效果有时并不确切，可能需后期再行V-P分流术。同时，行第三脑室造瘘术后患儿恢复时间较长，也不适用于急诊病情较危重的患儿。

(4)手术并发症：术后血肿是术后短期内最危险的并发症之一，但随着手术技术的不断提高及止血材料的不断升级，术后血肿的发生率已不足1%。为避免术后血肿的发生，应在显微镜下采取双极电凝精确止血，止血纱布压迫渗血的瘤床区域，止血完毕后，应请麻醉师为患儿憋气30~40秒同时增加气道压力，以提高颅内静脉压，观察有无新的渗血。手术结束后的6~8小时内，应及时复查头CT，若出现血肿应及时处理。

另一个常见的并发症是颅内感染，表现为术后头痛、脑脊液白细胞明显升高，血象白细胞升高及核左移，脑脊液糖减少、蛋白升高。出现这种情况除使用抗生素外，还应增加腰椎穿刺频率，尽量多地放出炎性脑脊液，同时行培养及药敏试验，必要时行腰大池外引流术。

位于导水管位置的肿瘤，若手术后导水管重新粘连，如脉络丛乳头状瘤患者脑脊液吸收能力差，脑室内肿瘤术后炎症物质或术后出现颅内血肿及感染导致蛛网膜颗粒堵塞，脑脊液吸收障碍，均会造成术后脑积水，此时最好的办法就是及时行V-P分流术，尽早解决颅内压升高的问题。

除此之外，术后急性期还可能出现脑水肿、颅内积气、无菌性脑膜炎等；鞍区占位术后常会出现明显的电解质及激素紊乱、尿崩等；脑干占位者术后可能出现脑神经麻痹、后组神经症状；后颅窝肿瘤患者术后可能出现小脑缄默综合征等。

六、放疗

1. 概述　放射治疗是治疗恶性脑肿瘤和特定类型良性脑肿瘤的主要治疗手段之一。其治疗机制是在组织中产生高度反应性自由基，这些自由基破坏核DNA，导致细胞在分裂时发生细胞增殖期死亡或因损伤核DNA导致细胞凋亡。放射性损伤通常分为三类：①致死性损伤，不可逆转并导致细胞死亡；②亚致死性损伤，细胞不继续受到额外的亚致死性损伤仍能修复；③潜在致死性损伤，这种损伤受环境条件影响，如所受辐射的吸收剂量、辐射类型、细胞的敏感性等。吸收剂量是指单位质量组织中能量的沉积，单位是J/kg(1J/kg=1Gy)。射线类型包括常见的光子束(X射线或γ射线)、带电粒子束(如质子射线)、离子射线(如碳或氦离子射线)等。

2. 放疗的一般原则　进行放射治疗前需要放射肿瘤学专家对患者进行完整的评估，包括病史和体检，特别是神经系统的症状和体征，并结合外科手术、病理报告和影像学诊断等内容。这些都决定了辐射技术和剂量的选择。特别是病理诊断的明确至关重要，在一般情况下，至少需要通过活检以最小的创伤获得组织病理的诊断，从而使误诊的风险最小化。

为了尽量精确地定位放疗部位，目前主要采用立体定向的定位治疗，即在治疗室中，通过固定的三维(3D)坐标系统，将某一点进行精确定位，对于大多数接受常规分割放射治疗的患者，治疗室内的3D坐标系统，由固定的轴向、冠状和矢状激光器室限定立体定向坐标空间，以及一个用于对准使用的，安装在自定义的热塑性固定壳上的基准标记组成。其精度可以达到5mm甚至更小。

成功的治疗计划是在成像、患者固定、放射治疗计划的定位和输送上的改善的融合。高适形放疗输送，采用立体定向适形放疗技术，旨在减少辐射，同时最大限度地控制肿瘤引起的发病率。使用先进的成像和复杂的光束传输技术勾画肿瘤体积，在中枢神经系统的放射治疗上可以使患者的预后有持续改善。

3. 放疗的并发症　在治疗的早期，射线影响血管的通透性导致肿瘤周围水肿，从而导致头疼、恶心、呕吐等高颅压症状，因此在放疗期间往往需要类固醇治疗来降低辐射引起的水肿。除此之外，个别患者也会出现疲劳、脱发、辐射性皮炎等症状。这些症状通常在放疗后的4~6周内消退。在放射治疗结束后的12~16周，部分少突胶质细胞可出现短暂的脱髓鞘改变，为了与肿瘤复发鉴别，可以在放射治疗后的4~6周给予少量的类固醇药物，并且行代谢影像检查(SPTCT、PET、MSR)对治疗效果进行评价。

放疗的远期并发症包括中枢神经系统实质坏死、弥漫性脑白质病、认知功能障碍、发育障碍、生育问题等。中枢神经系统实质坏死是从组织水肿到破坏再到局灶性缺损的症状，其发生率高达5%~10%，其确切的发生机制仍不清楚，可能是血管、神经胶质、神经炎性反应之间相互作用的结果。只能通过类固醇、高压氧和外科减压进行对症治疗，另外应用贝伐珠单抗也是一个可行的选择。

由于儿童对放疗的耐受更差，特别是高剂量的放疗对患儿的生长发育造成严重的影响。24Gy以上照射可使智商下降，3岁以下小儿放疗后的智能损伤会影响未来生存质量；下丘脑-垂体总剂量25~50Gy，即可发生发育障碍；乳汁异常分泌等垂体功能不全，一般在放疗后2~9年发病。对生长发育期儿童椎体照射量达20Gy以上时，可出现明显的椎体发育障碍，由此而造成受照射椎体的形状、大小的异常。如患儿接受全脊柱照射，日后即可出现上身短、下身长的体型及由此而发生的胸廓畸形，甚至引起身高低于正常标准。同理如进行一侧脊柱照射，可造成脊柱侧弯畸形，尤其是放疗颈部时，更易造成歪颈。在进行脊柱照射及胸腹部肿瘤放疗（包括脊柱）时，脊髓通常不同程度地受到照射，如超剂量照射可能出现一过性放射性脊髓病，其典型临床表现为低头时向足跟部放射的麻木感。这一症状可不治自愈，也可能继之出现肢体麻木无力、运动障碍，即为慢性放射性脊髓病的临床表现。因此，儿童放疗时注意限制总剂量，增加分割次数，尽量不合并化疗或尽量限制化疗药物的剂量，尽可能减少放疗的损伤。

4. 可选择的放射治疗方法　放射治疗具有抗肿瘤的功效，同时常规放疗也具有较明确的并发症，因此可以尝试采取不同的放射治疗方法来改善治疗的效果，如非常规分割放疗、粒子治疗、放疗增敏剂、光动力疗法（photodynamic therapy，PDT）、硼中子俘获治疗（Boron neutron capture therapy，BNCT）、近距离放射疗法、热疗和脊柱肿瘤的立体定向放射治疗（stereotactic radiotherapy，SBRT）。

可选择的放射治疗的分割方案包括：①超分割。在总的同样的治疗时间里，与常规使用的辐射相比，超分割包含更大数目的较小尺寸的分割来达到一个更高的剂量。正常的胶质细胞和血管细胞限制了照射可施用的总剂量。这些细胞分裂速度非常慢，并且与肿瘤细胞相比能够更好地修复亚致死性损伤。因此使用多个更小尺寸的分割来达到一个更高的总剂量有可能是一个优点，较小尺寸的分割可以促进亚致死性损伤的修复，而肿瘤细胞是相对快速分裂的细胞，每日分割次数的增加将增加在它们的细胞周期的一个更敏感的时相里照射他们的机会。然而对目前所公布的随机对照研究进行系统回顾和汇总分析，结果证明这种方法没有好处。②加速分割。通过每天提供2个或者3个正常尺寸的分割来实现，其目的是减少总的治疗时间，以努力减少治疗期间肿瘤再增殖的可能性。目前的研究显示，加速分割同其他照射方式相比并不能显著提高患者的生存率，但其有更高的毒性比。

粒子治疗是指使用亚原子粒子作为治疗的一种形式，这些粒子包括中子、质子、氦离子和较重的核（碳离子）、负π介子等。同普通放疗应用的光子相比，使用这些粒子束存在两种优势，其一是更好的物理剂量定位到肿瘤体积；其二是有更大的生物效应。质子治疗在肿瘤控制率方面与光子治疗相比没有明显的优劣势，但在降低认知激素缺乏症、脑血管事件和致癌性相关的放疗长期并发症方面具有优势。因此原发性中枢神经系统肿瘤儿童患者可能是使用质子治疗受益最大的患者群体。

硼中子俘获治疗是一种高度复杂的治疗形式，目前的研究正在胶母细胞瘤患者中进行，而这种化合物治疗在实验环境之外可用之前，还需要进一步的工作。光动力疗法仍然是一个实验性方法，需要与肿瘤细胞有强亲和力的药剂和对脑的穿透性很强的光源。立体定向放射治疗也在研究用于脊柱原发性硬膜内、髓内和髓外肿瘤，然而目前只有非常有限的随访病例报道，其适应证仍待进一步阐明。手术和常规分割放疗仍是其主要的治疗标准。

5. 放疗在儿童中枢神经系统肿瘤治疗中的地位　对于儿童中枢神经系统肿瘤，特别是一些恶性肿瘤来说，放射治疗具有核心地位。例如儿童常见的髓母细胞瘤对放疗十分敏感，且有沿着脑脊液播散的特性，因而其治疗对于放疗的依赖极大。然而，由于放疗对儿童患者造成的远期并发症具有不可逆的影响，故我国目前仍把放疗的适应年龄定在3岁以上。对于3岁以下患儿，首先应用化疗药物延迟肿瘤的复发及生长，必要时可采取再次手术切除的方法，尽量延迟放疗的时间，以减少放疗并发症对患儿生长发育的影响。同时尽量应用立体定向放射治疗，以提高患儿的生活质量、记忆保留和整体的认知功能。

国内尚无大宗的儿童脑肿瘤质子治疗的报道。在国外的报道中，质子治疗虽然不能提高患儿的生存率，但是其在减少认知激素缺乏症、脑血管事件和致癌性相关的放疗长期并发症方面具有优势，可以更好地提高患儿的生存质量，减轻对脑肿瘤患儿的长期影响。因此，也期待国内逐渐开展儿童脑肿瘤质子治疗研究，并尽早地建立起我国的儿童质子治疗随机对照队列。

七、化疗

1. 化疗在儿童中枢神经系统肿瘤治疗中的地位　儿童中枢神经系统肿瘤的综合治疗包括外科手术、放射治疗及化疗。对于多数患者，常用的化疗方式包括单独使用化疗，或化疗合并放疗，或放疗前的辅助性化疗，或以上几种方法同时进行，特别是对于<3 岁的低龄患儿来说，由于放疗并发症的存在，化疗可能是唯一的辅助治疗方式。

2. 中枢神经系统肿瘤化疗的特殊性　化疗药物进入机体一般是通过肠内途径或静脉途径，或是直接放入肿瘤腔中，以及通过简单传递至肿瘤中。而对于药物在全身系统传递的主要限制便是血 - 脑屏障，它阻止了大分子和水溶性物质进入脑组织。

血 - 脑屏障由内皮细胞的紧密连接所组成，分子量>40kDa，脂溶性低以及与蛋白紧密结合的物质均难以通过血 - 脑屏障。即使一些胶质瘤在生长过程中破坏了部分血 - 脑屏障，使得部分药物可以通过，但是到达肿瘤所在区域的药物浓度仍可能会不足，导致不能有效杀灭肿瘤细胞。因此只有少数几种药物可以被用于治疗脑肿瘤患者，包括烷基化和甲基化药物、抗代谢药、拓扑异构酶抑制剂及紫杉烷类。

3. 化疗药物效果的评价　一般来讲，评价治疗后肿瘤是否缓解，通常是根据肿瘤缩小的体积来判定，体积缩小 50% 或以上被认为是治疗有效。但由于影像学存在特异性不足，灵敏度不够的问题，客观的评价肿瘤是否缓解是不易的，因为无论是新发肿瘤还是治疗中的患者，肿瘤的实际范围在 MRI 中的成像有时并不是很清楚，特别是经过高剂量放化疗的患者更为明显，有时化疗药物的作用是抑制肿瘤活性，肿瘤在影像学上仅有极细微的差别。一些恶性胶质瘤的边界不清晰，即使应用了一些特定软件计算了肿瘤体积，对于治疗是否有效仍具有一定的主观性。因此，在评价治疗的效果时，也应加入一些其他的评价方式，如患者的表现、临床上疾病的稳定性、总体生存率等。

4. 其他化疗方式　除了传统的全身化疗，近年来越来越多的新的化疗方式也在进一步发展，包括使用阻滞或改变细胞生长、增殖、凋亡、血管生成或侵袭性等特性。这些药物通过单克隆抗体或小分子酪氨酸激酶抑制剂作用于特定的靶点上，如细胞膜上的调节生长因子、血管生成素、转录因子、促凋亡通路及免疫系统调控元件。另一个重要的研究方向是改变细胞信号通路如磷脂酰肌醇 3 激酶通路（P13K）与 Akt 通路、丝裂原活化蛋白激酶通路、法尼基转移酶通路等，从而起到抑制或杀灭肿瘤细胞的作用。除靶向治疗外，原位化疗，即肿瘤内化疗，也在大量应用于临床。原位化疗的主旨在于，在肿瘤周围或肿瘤内持续提供具有杀灭肿瘤细胞剂量的化疗药物，同时避免全身毒性。目前应用于临床的内化疗方式主要有直接注射、增强对流输注和植入药物膜片于肿瘤中三种。

5. 常见的全身化疗药物

（1）亚硝基脲类：亚硝基脲类（nitrosoureas）药物具有氯乙基亚硝基脲结构，具有广谱的抗肿瘤活性。

氯乙基具有较强的亲脂性，使这类药物易通过血 - 脑屏障，用于治疗脑肿瘤和某些中枢神经系统肿瘤。最常用的亚硝基脲类为口服的洛莫斯汀（CCNU）及静脉给药的卡莫斯汀（ANCU）。除此之外，尼莫斯汀（ANCU）多用于欧洲及日本，此药物具有水溶性，可用于静脉注射及脑室内给药。

亚硝基脲类的副作用包括骨髓抑制、胃肠道反应，可能造成肺纤维化，故所有的亚硝基脲类药物均有剂量限制，此种药物一般单一应用于化疗，或与长春新碱、丙卡巴肼、铂类等共同使用。亚硝基脲类对于多形性胶质母细胞瘤、间变性胶质瘤、髓母细胞瘤、原始神经外胚层肿瘤及多种低级别胶质瘤均有疗效，但对于室管膜瘤疗效不佳。

（2）甲基化药物：常见的甲基化药物有替莫唑胺、丙卡巴肼，同时也被认为是烷化剂。替莫唑胺为咪唑并四嗪类具有抗肿瘤活性的烷化剂，在体循环生理 pH 值状态下，迅速转化为活性产物 3- 甲基 -（三嗪 -1-）咪唑 -4- 甲酰胺（MTIC）。MTIC 的细胞毒作用主要表现为 DNA 分子上鸟嘌呤第 6 位氧原子上的烷基化以及第 7 位氮原子的烷基化。通过甲基化加成物的错配修复，发挥细胞毒作用。替莫唑胺在多个国家核准用作复发间变性胶质瘤的首选口服化疗药，同时，FDA也核准了替莫唑胺用于新发胶质母细胞瘤的患者，替莫唑胺还被联合应用多种化疗药物，如卡莫斯汀、伊利替康、沙利度胺、厄洛替尼、伊马替尼、吉非替尼、顺式维A酸及其他药物。替莫唑胺的副作用有轻微的骨髓抑制、胃肠道反应、疲劳等。

丙卡巴肼为甲基肼的衍生物，本身无抗癌作用，其体内代谢物具有烷化作用，属非典型烷化剂，经肝微粒体酶的氧化作用放出甲基正离子（CN_3^+）与DNA结合使之解聚，并使DNA前体物胸腺苷酸及鸟嘌呤甲基化，进而抑制RNA及蛋白质合成，干扰肿瘤细胞增殖，在细胞周期中阻碍S期细胞进入G_2期。丙卡巴肼可作为单一化疗药物，但多数情况下还是联合应用于卡莫斯汀、洛莫斯汀以及长春新碱（PCV方案），对于大多数中枢神经系统肿瘤，包括多形性胶质母细胞瘤、间变性胶质母细胞瘤、髓母细胞瘤、原始神经外胚层肿瘤、原发性中枢神经淋巴瘤以及一些低级别胶质瘤均有治疗效果。丙卡巴肼的主要副作用为骨髓抑制、恶心、虚弱及皮疹，同时与含有酪胺的药物或食物相互作用时，会产生高血压或神经毒性现象。

(3)铂化合物：常用的铂化合物为卡铂及顺铂，两者均为水溶性烷化剂，经静脉或动脉途径给药。顺铂通常与其他化疗药物联合应用，如卡莫斯汀或其他烷化剂，特别是用于儿童肿瘤，其主要限制药物剂量的毒性反应为肾衰竭，并且可以造成听力丧失或周围神经病变。由于此药物罕见骨髓抑制，常与具有骨髓抑制的化疗药物联合应用。卡铂则可以单独用药或联合使用，其药物毒性在于骨髓抑制及胃肠道反应。卡铂和顺铂均可见过敏反应，可用于胶质母细胞瘤、间变性胶质瘤、髓母细胞瘤、原始神经外胚层肿瘤及室管膜瘤等。

卡铂的药代动力学和顺铂有三点不同：一是血清蛋白结合率，卡铂仅为24%，而顺铂在90%以上；二是可超滤的非结合型铂半衰期，卡铂为6小时，而顺铂很短，血中浓度迅速降低；三是尿排泄量，一日中尿排泄量，卡铂为6.5%，而顺铂为16%~35%，因此两者的肝脏毒性有明显差异。

(4)长春碱类：常用于儿童中枢神经系统肿瘤化疗的长春碱类为长春新碱。长春新碱具有使细胞分裂（有丝分裂）在中期停止的作用，这与秋水仙素相似，但其作用比秋水仙素更强。与秋水仙素一样可以与微管蛋白结合而抑制其生物活性，但结合部位不同。另外，它与秋水仙素不同的是对微管蛋白以外的蛋白质如肌动蛋白及10nm细丝蛋白等也起作用。其剂量限制性毒性是神经系统毒性，主要引起外周神经症状，如手指、神经毒性等，与累积量有关。足趾麻木、腱反射迟钝或消失，外周神经炎。腹痛、便秘、麻痹性肠梗阻偶见。运动神经、感觉神经和脑神经也可受到破坏，并产生相应症状，也有骨髓抑制及消化道反应等。由于其毒性较高，长春新碱主要与其他化疗药物联合治疗，如儿童髓母细胞瘤、原始神经外胚层肿瘤及低级别胶质瘤等。

(5)鬼臼毒素类：鬼臼毒素类如依托泊苷作用于细胞周期的晚S期或G_2期，其作用位点是拓扑异构酶Ⅱ，形成一种药物-酶-DNA三者之间稳定的可裂性复合物，干扰DNA拓扑异构酶Ⅱ（DNA topoisomerase Ⅱ），致使受损的DNA不能修复。拓扑异构酶Ⅱ插入DNA中，产生一般细胞功能所需的断裂反应；依托泊苷似乎可通过稳定脱氧核糖核酸断裂复合物，引起DNA和拓扑异构酶Ⅱ的双线断裂。依托泊苷可通过静脉或口服给药，其药物毒性主要是与剂量相关的骨髓抑制及胃肠道反应，常与顺铂、卡铂、环磷酰胺和长春新碱合用，治疗儿童恶性胶质瘤、髓母细胞瘤、原始神经外胚层肿瘤及低级别胶质瘤等。

(6)氮芥类衍生物：环磷酰胺（cyclophosphamide，CTX）进入人体内被肝脏或肿瘤内存在的过量的磷酰胺酶或磷酸酶水解，变为活化作用型的磷酰胺氮芥而起作用的氮芥类衍生物。抗瘤谱广，是第一个所谓"潜伏化"广谱抗肿瘤药，对白血病和实体瘤都有效。

6. 其他药物　除了先前提到的几种化疗药物外，紫杉烷类、拓扑异构酶Ⅰ阻滞剂如伊利替康等药物均在中枢神经系统肿瘤的化疗中有所应用，有些药物尚待进一步临床试验来证明其疗效。

专家点评

- 遗传性神经肿瘤综合征的治疗仍以手术、放射治疗、化学治疗等常规治疗为主。新的治疗尝试包括抑制肿瘤血管形成、降低肿瘤微侵袭、促进细胞分化以及针对特殊细胞信号转导通路的治疗。最终的治疗希望可能还有待于基因遗传学和生物技术的发展，能够在基因水平上彻底纠正发生突变的责任基因。
- 绝大多数的儿童中枢神经系统胶质瘤无明确的病因，多为偶发。神经纤维瘤病、血管网状细胞瘤和视网膜母细胞瘤等有明显的家庭发生倾向。孕期接触放射线或致癌药物也可以导致儿童颅内肿瘤。

- 儿童颅内肿瘤常发生于中线位置：位于蝶鞍区，常见颅咽管瘤、视路胶质瘤、生殖细胞肿瘤、下丘脑错构瘤；位于第三脑室后部，常见松果体肿瘤、生殖细胞肿瘤；位于脑干的弥漫性脑干胶质瘤；位于第四脑室及小脑蚓部，常见髓母细胞瘤、室管膜瘤及星形细胞瘤等。成人常见的脑膜瘤等则很少在儿童发生。大多数情况下，需明确的病理学检查后，才能决定进一步的治疗计划。因此，手术切除肿瘤后明确病理性质，对于儿童中枢神经系统肿瘤的治疗有举足轻重的意义。
- 影像学在中枢神经系统肿瘤患者全部治疗周期都具有重要意义，应该说，如果没有影像学的资料，脑肿瘤的治疗基本无法开展，而新的治疗方法的进步往往也是随着影像学发展而逐渐产生的。
- 对于绝大多数中枢神经系统肿瘤来说，治疗的核心都是手术切除肿瘤。只有手术切除肿瘤，或至少活检明确病理性质后，才能决定进一步治疗计划。但对于恶性程度较高的肿瘤来说，仅仅手术切除是达不到治疗目的的，必须结合术后的放疗、化疗才能达到延长生存期的目的。
- 由于放疗的远期并发症对儿童具有不可逆的影响。目前多数中心对于低级别胶质瘤均不首选放疗的治疗方式，而是以化疗为主，只有肿瘤进展时，才进行放疗。而对于恶性胶质瘤，也多以化疗辅助放疗的方式进行。由于国内很少有具备全麻放疗的单位，故目前仍把放疗的适应年龄定在3岁以上。虽然近年来已有部分中心开展质子治疗，但国内尚无大宗的开展儿童脑肿瘤质子治疗的报道。
- 由于血-脑屏障的存在，只有少数几种药物可以被用于治疗脑肿瘤患者，包括烷基化和甲基化药物、抗代谢药、拓扑异构酶抑制剂及紫杉烷类。由于放疗的远期并发症，化疗在儿童中枢神经系统肿瘤的治疗中有着举足轻重的地位。

（葛 明）

参考文献

[1] 罗世祺, 张玉琪. 儿童神经系统肿瘤. 北京: 北京大学医学出版社, 2006.

[2] 马克·伯恩斯坦, 米切尔·S·伯杰. 神经肿瘤学原理与实践. 吴安华, 景治涛, 译. 天津: 天津科技翻译出版有限公司, 2017.

[3] OSTROM QT, GITTLEMAN H, FULOP J, et a1. CBTRUS statistical report: Primary brain and central nervous system tumors diagnosed in the United States in 2008-2012. Neuro Oncol, 2015, 17 (4): iv1-iv62.

[4] LOUIS DN, PERRY A, REIFENBERGER G, et al. The 2016 World Health Organization classification of tumors of the central nervous system: a summary. Acta Neuropathol, 2016, 131 (6): 803-820.

[5] 杨学军, 江涛, 杨树源. 遗传性神经肿瘤综合征的临床表现及诊断标准. 中国现代神经疾病杂志, 2007, 7 (4): 314-322.

[6] FANOUS AA, PRASAD D, MATHIEU D, et al. Intracranial stereotactic radiosurgery. J Neurosurg Sci, 2019, 63 (1): 61-82.

[7] HUNSBERGER S, RUBINSTEIN LV, DANCEY J, et al. Dose escalation trail designs based on a molecularly target endpoint. Stat Med, 2005, 24 (14): 2171-2181.

[8] 邬冬芳, 何文, 林松, 等. 超声融合导航技术在脑肿瘤切除术中的初步应用. 中华超声影像学杂志, 2018, 27 (12): 1036-1041.

[9] 张学斌, 阎晓玲, 金树, 等. Li-Fraumeni 综合征. 中国现代神经疾病杂志, 2018, 18 (8): 608-613.

[10] 苏昌亮, 李丽, 陈小伟, 等. 2016 年 WHO 中枢神经系统肿瘤分类总结. 放射学实践, 2016, 31 (7): 570-579.

第2节 室管膜肿瘤、胶质瘤和其他中枢神经系统的非胚胎肿瘤

一、室管膜肿瘤

室管膜肿瘤（ependymal tumor）起源于脑室壁或椎管壁的放射状胶质样干细胞或其前体，故室管膜肿瘤可以沿着整个神经轴发生。室管膜肿瘤及其变异体占成人原发性脑肿瘤的5%~9%，儿童占6%~12%，婴儿占30%，是儿童最常见的第三大中枢神经系统肿瘤。男性多于女性，男性和女性之比为1.9∶1。

【病因与发病机制】肿瘤干细胞理论认为，室管膜肿瘤起源于脑室壁或椎管壁的多能神经干细胞即放射状胶质细胞或其前体。放射状胶质细胞可以分化为不同形态的室管膜细胞，包括伸长细胞、胚胎性室管膜细胞、成熟室管膜上皮、特殊分化的室周器上皮和脉络膜上皮等。室管膜肿瘤的组织分化谱系相当于衍生出此种干细胞的不同分化阶段。近年来，

随着分子遗传学的逐步发展，对于室管膜肿瘤的分子分型也有了很大进展，目前将室管膜瘤分为9种分子亚型（表3-19-2），其中唯一被2016年WHO中枢神经系统肿瘤分类列为独立分型的分子亚型是*RELA*基因融合阳性的室管膜瘤，该亚型的主要分子特征是染色体11q13.1碎裂重排形成*C11orf95-RELA*融合基因。其余分子亚型尚不足以被分为独立亚型，故室管膜肿瘤的发病机制尚待进一步研究。

【临床表现】由于室管膜肿瘤生长部位的不同，患儿临床表现也有很大区别，恶心、呕吐及头痛等高颅压表现在幕上及幕下占位都是最常见的临床表现，最常见的体征则为视神经乳头水肿。<2岁的患儿因其颅缝未完全闭合，可以表现出易激惹、嗜睡、脑神经症状及呕吐。幕下室管膜瘤较其他肿瘤更易延伸至颈部蛛网膜下腔，因此患儿更易表现出颈部僵硬、颈痛、斜颈和斜头。肿瘤侵犯脑干时，也可见呃逆、注视麻痹、面部感觉障碍、听力减退等脑神经损害症状，侵犯小脑时则可表现出走路不稳、眼球震颤、共济失调和肌力减退。幕上室管膜瘤除引起高颅压症状外，因肿瘤侵袭位置不同，可有偏瘫、癫痫等症状。

【辅助检查】

1. 影像学检查

（1）CT检查：在CT影像上室管膜瘤多具有异质性，可表现为等密度、高密度或者混合密度，囊变常见，约半数室管膜瘤可伴有钙化。幕上室管膜瘤可因占据脑室堵塞室间孔导致脑室扩大。后颅窝室管膜瘤多位于中线，并压迫堵塞第四脑室，常可见脑积水。幕上及幕下室管膜瘤均可呈明显强化。

（2）MRI检查：室管膜瘤在T_1加权像上呈低或等信号，在T_2加权像上呈明显高信号，如有较大囊变区，则可形成更低的T_1加权像信号及更高的T_2加权像信号。幕下室管膜瘤可通过第四脑室侧隐窝或第四脑室外侧孔从第四脑室扩展至桥小脑角，也可沿Magendie孔延伸进入到上颈段蛛网膜下隙，压迫颈髓段，为室管膜瘤特征性的“从孔冒出”表现。（图3-19-1）

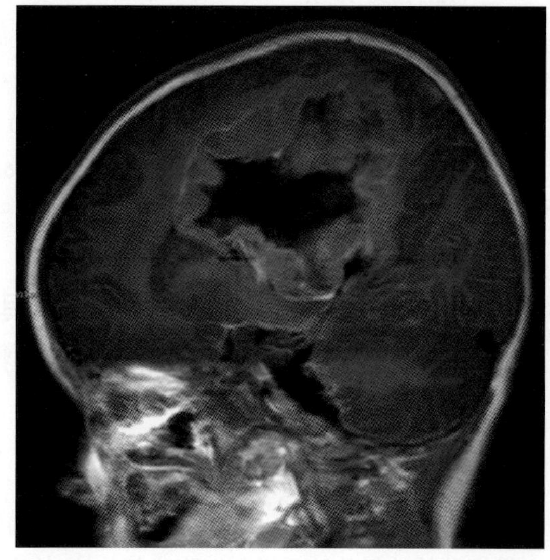

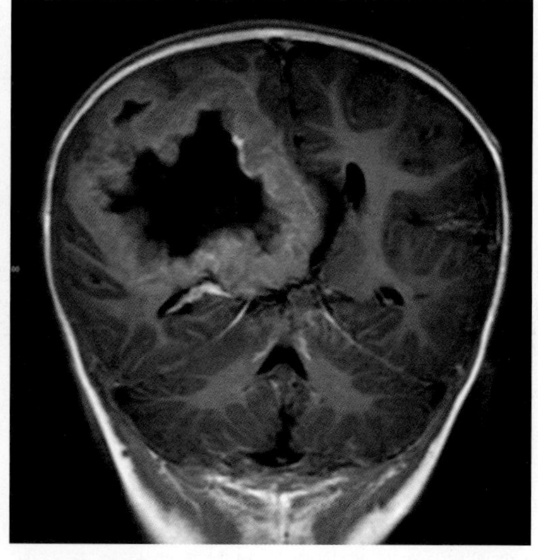

图3-19-1 室管膜瘤MRI图像

右顶叶不规则占位信号，累及右侧脑室及丘脑，实质部分为短T_1信号，瘤内坏死囊变，注药后呈不规则增强。

2. 病理

（1）病理特点和分型：室管膜瘤是神经胶质肿瘤，组织学上类似于脑室的衬里细胞。肉眼观，肿瘤为实体、局限、灰色、质软，偶尔出现钙化斑。三种典型的组织学表现为单一形态的圆形或椭圆形、布满染色质的核，室管膜形成的真性菊形团和血管周的假性菊形团。2016年WHO将室管膜肿瘤分为如下分型。

1）室管膜下室管膜瘤（subependymoma，SE）。

2）黏液乳头状型室管膜瘤（myxopapillary ependymoma，MPE）对应于WHO Ⅲ级。

3）室管膜瘤（ependymoma，EPN）：分为乳头型室管膜瘤（papillary ependymoma）、透明细胞型室管膜瘤（clear cell ependymoma）、脑室膜细胞（伸长细胞）型室管膜瘤（tanycytic ependymoma）。

4）室管膜瘤，*RELA*融合阳性（ependymoma，*RELA* fusion-positive）。

5）间变性室管膜瘤（anaplastic ependymoma）。

（2）分子亚型：近年来，室管膜肿瘤分子遗传学研究取得了较大进展，结合解剖部位和肿瘤 DNA 甲基化谱系特征，可以将室管膜肿瘤分为 9 种分子亚型（表 3-19-2）。除外 WHO Ⅰ级肿瘤，结合肿瘤发生部位将幕上室管膜瘤分为 *RELA* 融合基因及 *YAP1* 融合基因两种分子亚组；后颅窝室管膜瘤分为 A、B 两组；脊髓室管膜瘤为 *NF2* 基因突变型，其中幕上 *RELA* 融合阳性室管膜瘤及后颅窝室管膜瘤 A 组预后最差。与 2016 年 WHO 对室管膜瘤的分类相比，分子分型对室管膜瘤生物学行为的评价更为精确，临床价值更高。

表 3-19-2　室管膜肿瘤的分子亚型

分组	基因特点	组织分型学	发病年龄	预后
幕上室管膜瘤，*RELA* 融合阳性	*RELA* 基因融合阳性	室管膜瘤 / 间变性室管膜瘤	任何年龄	差
幕上室管膜瘤，*YAP1* 融合阳性	*YAP1* 基因融合阳性	室管膜瘤 / 间变性室管膜瘤	婴儿 / 青少年	良好
幕上室管膜下室管膜瘤	无	室管膜下室管膜瘤	成人	良好
颅后窝室管膜瘤 A 组	无	室管膜瘤 / 间变性室管膜瘤	婴儿	差
颅后窝室管膜瘤 B 组	染色体不稳定	室管膜瘤 / 间变性室管膜瘤	青少年 / 成人	良好
颅后窝室管膜下室管膜瘤	无	室管膜下室管膜瘤	成人	良好
脊髓室管膜瘤	*NF2* 基因突变	室管膜瘤 / 间变性室管膜瘤	青少年 / 成人	良好
脊髓黏液乳头状型室管膜瘤	染色体不稳定	黏液乳头状型室管膜瘤	成人	良好
脊髓室管膜下室管膜瘤	染色体 6q 缺失	室管膜下室管膜瘤	成人	良好

【诊断】幕上室管膜瘤诊断较为困难，尤其是在脑实质内者，易与其他脑胶质瘤相混淆，而后颅窝室管膜瘤 MRI 特点相对较突出，如肿瘤呈结节状，常经枕大孔伸入上颈髓等，后颅窝其他肿瘤如星形细胞瘤及髓母细胞瘤很少有如此表现。

【鉴别诊断】

1. 后颅窝室管膜瘤的鉴别

(1) 髓母细胞瘤：男孩多见，发病高峰为 6~9 岁，肿瘤多发生自蚓部，向四脑室生长，肿瘤与脑干间常有一脑脊液间隙，很少长到枕骨大孔下。

(2) 星形细胞瘤：可在小脑半球或蚓部，影像学检查多有囊，可囊在瘤内或瘤在囊内，CT 多为低密度影。

2. 侧脑室室管膜瘤的鉴别

(1) 脉络丛乳头状瘤：多好发于婴幼儿，侧脑室三角区及顶骨枕角多见，首发症状多为头围增大、恶心、呕吐。CT 及 MRI 表现为表面粗糙，注药后明显强化。

(2) 室管膜下巨细胞型星形细胞瘤：多为结节性硬化患儿，肿物多在室间孔上下，有时可见脑室壁上多发钙化结节。

3. 幕上脑实质内室管膜瘤的鉴别

(1) 低级别星形细胞瘤：成人多见，CT 平扫为低密度，与脑室可相距较远，注药无强化或轻度强化。

(2) 胶质母细胞瘤：成人多见，病程短，可累及多个脑室，CT 及 MRI 显示肿瘤密度或信号不均，可有出血灶，瘤周水肿明显。

【治疗】

1. 手术治疗　无论是幕上还是幕下室管膜瘤，手术全切对于患儿的益处已经非常明确，如果可能，全部切除肿瘤是首选治疗方案。当术后 MRI 影像提示肿瘤有残余，且全切是可实现的目标时，再次手术是合理的。

2. 放疗　室管膜瘤是对放疗中度敏感的肿瘤之一，多数学者认为术后放疗有助于改善患者的预后。国内目前对于放射治疗的年龄界限设定在 3 岁，一般推荐局部照射，剂量为 45~54Gy。2017 年欧洲神经肿瘤协会（EANO）则把放疗年龄调低至 12 个月以下，并认为>18 个月的患儿最高可接受 59.4Gy 的局部放疗。对于肿瘤播散患儿，应行全脑全脊髓放疗。

3. 化疗　化学治疗可作为手术和放疗的辅助手段，尤其是 12 个月 ~3 岁没有条件进行术后放疗的患儿，不应该放弃术后化疗，同时，对于术后有明确残留灶而未再次手术，或者是肿瘤播散的患儿，应进行放疗。常用的化疗方案为长春新碱 + 依托泊苷 + 环磷酰胺 ± 顺铂，当肿瘤有残余时，可根据情况加用甲氨蝶呤。

【预后】 影响室管膜瘤患儿预后的因素主要包括年龄、肿瘤是否全切、是否播散、肿瘤病理性质及分子分型。全切肿瘤是影响室管膜瘤患儿预后最重要的因素，有报道称接受了全切除和术后适当的放疗，患儿5年生存率可达80%，而当肿瘤全切除没有实现，患儿5年生存率下降幅度可达20%~30%。另外，年龄小，间变性室管膜瘤及肿瘤播散均可导致患儿5年生存率下降。分子遗传学研究则提示幕上*RELA*基因融合阳性及幕下A组的患儿预后较差。

【未来展望】 室管膜瘤作为儿童常见的可发生在幕上及幕下的神经胶质肿瘤，其发病机制尚不明确。虽然近年来随着分子遗传学的发展，对其精确分类有了一定帮助，但目前仍处于起步阶段，组织分化谱系与分子遗传学之间的关系尚不明确，尚需进一步深入研究，以期在未来研制出对应的靶向治疗药物或基因治疗。另外，随着国内质子治疗的逐渐开展普及，未来在选择放疗手段时，质子治疗也不失为一种选择。

诊治要点

- 室管膜瘤可发生于幕上、幕下及椎管内。
- 临床表现取决于病变位置及肿瘤大小。
- 病理组织学检查可以明确诊断。
- 影响室管膜瘤患儿预后的因素主要包括年龄、肿瘤是否全切、是否复发、肿瘤病理性质及分子分型。

二、视路胶质瘤

视路胶质瘤（optic pathway glioma，OPG）是起源于视觉通路或下丘脑的低度恶性胶质瘤，以毛细胞型星形细胞瘤、毛细胞黏液样星形细胞瘤等多见，高级别肿瘤罕见。好发于儿童（<18岁），约10%的患者≥19岁，女性占60%~75%。好发部位与年龄无明显相关，但可能影响预后，累及视神经的总病死率约为5%，而累及下丘脑的病死率约50%，散发的OPG患儿多累及视交叉及视交叉后部视束，部分有囊变，导致视路变形，肿瘤较大时可继发梗阻性脑积水。OPG多散在发生，但也存在神经纤维瘤病Ⅰ型（neurofibromatosis type 1，NF1）相关OPG。NF1为常染色体遗传病，多数NF1相关的OPG患者可在6岁前发病，8岁后出现症状者少见。约1/4的OPG仅累及视神经，并且此种情况多见于NF1相关OPG。在OPG总人群中，NF1相关OPG所占比例约为30%~58%，多局限于视神经部位。

【临床表现】 OPG病程一般较长，进展缓慢，并且部分患儿存在自限性。多以视力下降或无痛性眼球突出为主要表现，可合并视盘苍白、水肿、视野缺损、瞳孔对光反射障碍、视神经萎缩。肿瘤巨大，压迫或堵塞脑脊液循环通路者引起脑积水，出现头痛、恶心、呕吐、视神经乳头水肿等症状。肿瘤累及下丘脑或垂体时，则可导致内分泌改变，患儿可出现尿崩、性早熟、生长发育迟缓等，部分患儿可出现特征性的极度消瘦。

【辅助检查】

1. 影像学检查

（1）CT检查：OPG在CT影像上多为低密度或等密度影，可有囊性变，极少有钙化，增强后可见不规则强化。

（2）MRI检查：OPG在MRI影像上多为T_1等信号或低信号，T_2为稍高信号，注药后可见明显均匀或不均匀强化，囊变少见。

（3）DTI成像：随着影像学技术的发展，DTI逐渐被广泛应用，对于OPG患者，行MRI检查时加做DTI，可以展现视神经的走行，从而在术前明确视神经与肿瘤的相对位置，可为术者制订手术计划提供很大帮助。

2. 病理　多数OPG病理为毛细胞型星形细胞瘤（WHO Ⅰ级），其典型表现是*BRAF*基因改变，最常见*BRAF*和*KIAA*之间的染色体易位或激活突变，如*BRAF* V600E，通过丝裂原活化蛋白激酶（MAPK）通路导致信号失调。部分患儿病理提示为毛黏液样星形细胞瘤（PMA），这类肿瘤比毛细胞型星形细胞瘤更具侵袭性，更容易发生局部复发和随脑脊液播散，其WHO分级为Ⅱ级，更好发于低龄儿。在组织学上，单晶形双极细胞在黏液样基质中围绕血管呈辐射状分布，通常没有Rosenthal纤维和嗜酸性颗粒。

【诊断】 本病儿童多见，国外报道合并NF1在20%~50%，国内报道仅占3.7%，体检可见多发性皮肤咖啡牛奶斑。因首发症状多样，故首诊科室常常不是神经外科。患儿可因眼震、眼球突出前往眼科就诊；可因恶心、呕吐前往消化科就诊；也可因消瘦、发育落后前往内分泌科就诊。特别是不明原因消瘦者，常在内分泌、消化内科治疗数月，直至患儿出现视力下降、头痛、呕吐等其他症状，才转而前往神经外科就诊。

【鉴别诊断】

1. 颅咽管瘤　多面色晦暗、生长发育迟缓，外生殖器发育落后,CT 多为囊性或囊实性,常有特征性“蛋壳样”钙化,是与 OPG 的主要区别。

2. 鞍上生殖细胞肿瘤 女性多于男性,多为 10~14 岁,首发症状多为尿崩,肿瘤体积多较小,鲜有钙化。

【治疗】

1. 保守观察 因 NF1 相关 OPG 可有自限性或自行退化的可能,故对于无突眼症状或无视力、视野改变(甚至是尚未失明)的患儿,多数学者倾向于首选保守观察,定期进行眼科学及影像学检查,有脑积水者行脑室腹腔分流术,并通过内科治疗调整内分泌。

2. 放疗 OPG 对放疗较敏感,一般剂量为 45~55Gy,每日剂量为 1.8Gy。但儿童放疗副作用大,可引起神经发育迟缓、垂体功能受损及迟发的血管效应等。故目前一般原则为尽量延缓放疗的应用,并尽量应用精确的放疗技术如立体定向多分割放疗、质子治疗等。但对于肿瘤进展或视力恶化的 OPG 患儿来说,放疗是最有效的治疗方式,年龄较大的 OPG 患儿,疗效及预后较幼儿好。

3. 化疗 国际上治疗 OPG 的首选方法为化疗,但目前尚未出现精确的靶向治疗药物,国外文献报道使用传统化疗药物(卡铂、长春新碱)5 年生存率为 95%,10 年生存率为 91.6%,15 年生存率为 80.7%。另有文献报道采用卡铂和长春新碱对患儿进行化疗,2 年的无进展生存率为 75%,3 年为 68%,尤其是对于<5 岁的患儿效果更好。故在缺少针对性的靶向治疗药物的情况下,单纯化疗对于 OPG 的治疗效果并不稳定,目前国内仍主张将化疗作为手术治疗的补充和延缓放疗的手段。

4. 手术治疗 OPG 的手术指征目前尚未统一。对于单侧视神经损害致严重突眼和 / 或单侧视力丧失,进展较快的外生性或含囊性成分的 OPG 可行手术或活检。若散发 OPG 患儿有肿瘤播散或出现间脑综合征,仅观察意义不大,应考虑手术治疗。手术一般可作为疾病晚期的治疗方式,特别是有颅内压增高、伴有脑积水的患儿,需要手术切除部分肿瘤,打通脑脊液循环通路,缓解脑积水。手术切除范围与肿瘤再进展时间无相关性,故肿瘤根治术弊大于利。而对于合并 NF1 的 OPG 患儿,因其肿瘤往往较大,且更具备侵袭性,术后仅部分切除后较非 NF1 的患儿,更具有复发的倾向,故不建议对合并 NF1 的 OPG 患儿实施手术。近年来,随着术中导航及 DTI 等技术的发展,术前行 DTI 重建视觉纤维,明确肿瘤与视觉通路的关系,术中辅以实时导航,指导手术实施,可最大限度地减轻手术对视觉纤维、下丘脑等重要结构的损伤,从而减少并发症的发生。

【预后】若能接受最佳治疗方案,本病的预后较好,5 年生存率多在 70% 以上。影响患儿生存质量的因素主要为神经损害、内分泌改变及视力障碍。对于伴发 NF1 的 OPG 患儿,由于对治疗的反应仍存在不确定性,目前大多数专家认为首选保守观察,且多数患者肿瘤长期无变化甚至自行缩小。

【未来展望】随着分子生物学的发展和靶向药物的研制,未来精准化学治疗将成为 OPG 的主要治疗手段。对于肿瘤巨大或引起脑积水不得不手术的患者,应用术前 DTI、术中导航,甚至在符合手术间内行术中 MRI,以尽量减少对视神经及下丘脑的损害必将成为大趋势。同时尽量延迟放疗或选用副作用更小的质子治疗,也在逐步成为共识。

诊治要点

- 儿童视路胶质瘤的主要病理性质是毛细胞型星形细胞瘤及毛黏液样星形细胞瘤。
- 视路胶质瘤最突出的临床表现是视力下降,即使手术,术后视力恢复也可能不理想,同时还常伴有电解质及激素改变等下丘脑症状。
- 由于视路胶质瘤起源于视神经,手术目的应以减压为主,追求全切肿瘤极可能造成患儿失明,难以恢复。
- 室管膜瘤患儿预后较好,5 年生存率多在 70% 以上。影响患儿生存质量的因素主要为神经损害、内分泌改变及视力障碍。

三、低级别胶质瘤

低级别胶质瘤(low-grade glioma,LGG)是指 WHO 分级Ⅱ级或以下的肿瘤,包括星形细胞瘤、少突神经胶质瘤及少突星形细胞瘤。低级别胶质瘤几乎可以发生在颅内任何部位,包括幕上、幕下、脑干等。如前面一节提到的视路胶质瘤,就是低级别胶质瘤的一种。过去传统文献认为低级别胶质瘤属于“稳定性”或“良性”肿瘤,因此,多年来“随访观察”一直是其常用的治疗措施。然而现在已经清楚认识到这种侵袭性肿瘤会连续生长,沿着白质纤维束进行迁徙,最终不可避免地进展为高级别恶性胶质瘤。因此近年来治疗方式已经从“随访观察”转为基于神经功能导航的最大程度切除肿瘤的治疗方式。

儿童低级别胶质瘤(pediatric low-grade glioma，PLGG)是儿童最常见的脑肿瘤类型，约占儿童各种颅内肿瘤的25%。PLGG的组织病理类型多样，包括最常见的毛细胞型星形细胞瘤(pilocytic astrocytoma，PA，WHO Ⅰ级)、多形性黄色细胞瘤型星形细胞瘤(pleomorphic xanthoastrocytoma，PXA，WHO Ⅱ级)、弥漫性星形细胞瘤(diffuse astrocytoma，DA，WHO Ⅱ级)、节细胞胶质瘤(ganglioglioma，GG，WHO Ⅰ级)、胚胎发育不良性神经上皮肿瘤(dysembryoplastic neuroepithelial tumor，DNET，WHO Ⅰ级)、血管中心型胶质瘤(angiocentric glioma，AG，WHO Ⅰ级)、少突胶质细胞(oligodendroglioma，OG，WHO Ⅱ级)，以及很少见的并发于结节性硬化症(tuberous sclerosis，TS)的室管膜下巨细胞型星形细胞瘤(subependymal giant cell astrocytoma，SEGA，WHO Ⅰ级)等。

【病因与发病机制】不同于LGG常见分子病理学改变(IDH、1p19qLOH、TP53、Tert、ATRX)，PLGG的分子病理多累及MAPK信号通路上的关键基因。而成人LGG最常见的IDH1或2突变，罕见于儿童，即使见于青少年患者，也多为成人肿瘤的早期病变。作为成人LGG预后分层的1p19q *LOH*、*TP53*、*Tert*、*ATRX*等主要基因改变，均不适用PLGG。常见于PLGG的基因改变分述如下。

1. *BRAF* V600E点突变 *BRAF*(V-raf murine sarcoma viral oncogene homolog B1)是RAF信号家族中的癌基因之一，位于7号染色体长臂，编码1种含有766个氨基酸残基的蛋白质——一种丝/苏氨酸蛋白激酶，是RAs/RAF/MEK/ERK信号通路中重要的传导因子。多数PLGG中有*BRAF*基因的异常突变，包括点突变、融合突变。*BRAF* V600E点突变可出现于大部分PLGG的病理学亚型，发生率约17%，是PLGG中最常见的点突变基因，可见于部分肿瘤亚型，如60%~80%的PXA，13%~60%的GG，而PA中约5%~10%；此突变还好发于不同的肿瘤部位，如约25%的大脑半球PLGG中有V600E突变，中线肿瘤却很少见；幕上PA中突变率明显高于小脑；此外，*BRAF* V600E突变更常见于较小年龄患儿。BRAF蛋白在被RAS激酶磷酸化后，随之激活下游的MEK蛋白、ERK蛋白等多种蛋白，启动下游各种基因的转录，从而实现对细胞增殖、分裂与凋亡等生理活动的调控。其V600E点突变是由于BRAF的第600个氨基酸残基由缬氨酸突变为谷氨酸，使其不经由上游RAS激酶磷酸化即可自我持续激活下游MEK-ERK信号通路，导致细胞的持续生长和增殖，也多见于黑色素瘤、结肠癌、白血病等。研究发现，在PLGG中，*BRAF* V600E突变与预后密切相关：*BRAF* V600E突变的患儿中，完全切除者与未全切除者5年的无进展生存分别为67.8%、38.8%，而*BRAF*野生型患者这一比率分别为95.9%、53.3%，提示*BRAF* V600E突变是PLGG预后不良的标志；PLGG很少向高级别胶质瘤(high-grade glioma，HGG)进展，这点与成人不同(成人50%~60%以上最终进展为HGG)，但具有*BRAF* V600E突变的PLGG转化风险明显高于野生型患儿，且对术后化疗的反应较差。综上所述，在PLGG中，*BRAF* V600E突变可能作为重要的分层指标，代表一种独立类型的PLGG，提示预后相对较差。

2. *BRAF*融合突变 *BRAF*的另一种常见突变类型是*BRAF*融合突变，最常见的是7q34串联重复而形成*KIAA1549-BRAF*融合，*BRAF*融合突变是PLGG中最常见的拷贝数改变，在PA中最常见(70%)，其次是GG(40%)。就*KIAA1549-BRAF*融合的发生部位而言最常见于小脑肿瘤，而在幕上相对较少。*KIAA1549-BRAF*融合的断点发生于*KIAA1549*的16号外显子和*BRAF*的9号外显子(49%)，其次是*KIAA1549*的15号外显子和*BRAF*的9号外显子(35%)。除了*KIAA1549*外，*BRAF*还可能与以下位点发生融合突变：SRGAP3、FAM131B、MACF1、RNF130、CLCN6、MKRN1及GNAI1，不同类型的融合突变共同表现为染色体5′N-末端BRAF激酶功能区域被替换成了KIAA1549，这提示不同类型的融合突变其实有着相同的功能，使得BRAF融合蛋白持续激活，并顺次激活MAPK通路的下游产物。*KIAA1549-BRAF*融合是儿童PA的特异性突变，相对于V600E突变更常见于Ⅱ级星形细胞瘤。具有*KIAA1549-BRAF*融合可能提示较好预后、几乎不会发生向高级别胶质瘤的转化，但其预后和靶向治疗意义尚不如*BRAF* V600E突变明确，有待进一步的数据积累。

3. 成纤维细胞生长因子受体1(FGFR1) *FGFR1*的点突变是除了*BRAF* V600E外，PLGG中第二常见点突变基因，常见于DNET及部分PA。PLGG中FGFR的改变主要为酪氨酸激酶结构域内的点突变(N546K、K656E)及重复。这些改变引起FGFR1的自身磷酸化及磷酸化ERK的增加，通过激活下游的 FGFR 基质 2（FRS2）及磷脂酶 Cγ（PLCγ）同时激活 MAPK 及磷脂酰肌醇 3- 激酶（phosphatidylinositol 3-kinase，PI3K）通路。除此之外，研究发现，其他通路也可被 FGFR 激活，比如信号转导及转录激活蛋白（signal transducer and activator of transcription，STAT）依赖性信号通路。FGFR1 是一种跨膜蛋白，属于受体酪氨酸激酶。当配体分子 FGF 与 FGFR1 结合后，受体细胞内酪氨酸激酶活性区会发生自身磷酸化，接着受体靶蛋白发生反式磷酸化，通过蛋白的级联反应将配体信号传递给细胞核，表现为促进损伤修复、胚胎发育、骨骼形成、血管新生及神经再生等功能。研究发现，PA 中较多见 FGF2（FGFR1 的配体）的过表达；儿童胶质瘤中 FGF2 随着恶性程度增加而表达增加；除此之外，在部分 DNET 中除了有体细胞 *FGFR* 突变，也有遗传背景的 *FGFR* 胚系突变。提示 FGF/FGFR 通路的改变在 PLGG 的瘤形成及侵袭过程中可能有着重要作用。有学者认为 FGF2/FGFR1 可作为诊断和判断胶质瘤预后的参考，但这一突变的诊断和治疗意义仍不十分明确。NF1 相关的颅内肿瘤最常见于视觉通路而不仅限于视通路，最常见的病理学亚型是 PA，其中大部分的患者肿瘤生长缓慢，不需要立即治疗，部分肿瘤在特定时间窗（约 5~6 岁）后，有可能会自发性停止生长甚至缩小消失，只有约 15%~30% 的患者需要治疗。对于需要治疗的患者，由于其处于视通路、位置特殊可能损害视力且不易全切，手术不作为首选治疗方案；放疗因为放射性脑损伤、神经内分泌功能障碍，也很少应用，大部分患者首选化疗。

4. MAPK 通路中的其他分子　在 PLGG 患儿中，还有些相对少见的分子改变出现在 MAPK 通路中，对患者的治疗及预后也有一定的参考价值，如神经营养性酪氨酸激酶 2 型（neurotrophic tyrosine kinase type 2，NTRK2）及间变性淋巴瘤激酶 1 型（anaplastic lymphoma kinase type 1，ALK1）。关于 NTRK 尚知之甚少，Jones 等在 3 例 PA 中检测到 *QKI-NTRK2* 及 *NACC2-NTRK2* 两种融合改变，且都位于 *NTRK* 编码激酶结构域的区域，这些融合突变可以激活下游的 MAPK/P13K/STAT 通路。*ALK1* 的融合突变在 PLGG 中少见，有报道在大脑半球 PLGG 中出现 *ALK1* 突变。在人体其他肿瘤中，ALK1 作为肿瘤发生和进展的标志物有重要意义，并且成为神经母细胞瘤的治疗靶点。*NTRK2* 和 *ALK1* 突变均有成熟的靶向治疗药物，在 PLGG 中均为潜在治疗靶点，但其治疗及预后意义还有待进一步研究。

5. PLGG 中 MAPK 通路外的分子改变　①细胞周期蛋白依赖性蛋白激酶 2A（cyclin-dependent protein kinase inhibitor 2A，CDKN2A）：*CDKN2A* 是一种抑癌基因，位于 9P21，编码肿瘤抑制蛋白 P16 及 P14arf，在细胞周期的调控中起重要作用。其体细胞突变普遍存在于包括 PLGG 的多种人类肿瘤，多为 *BRAF* V600E 突变的基础上，通过二次打击方式使肿瘤细胞逃避周期调控。在 *BRAF* 突变的 PLGG 中，*CDKN2A* 突变可能在肿瘤细胞逃避癌基因诱导细胞衰老（oncogene-induced senescence）中起到关键作用，从而导致肿瘤细胞激活、增殖和进展。*BRAF* V600E 与 *CDKN2A* 缺失共存形成了 PLGG 中的特殊群体，难以根治、易于复发，并且可能向高级别胶质瘤转化，预后较差。在未全切的 PLGG 患儿，*BRAF* 野生型、*CDKN2A* 未缺失者 5 年 PFS 为 95.9%，而 *BRAF* V600E 突变合并 *CDKN2A* 缺失者仅为 24%。② *MYB* 癌基因：位于 8 号染色体长臂，其改变可在急性淋巴细胞白血病、乳腺癌、胰腺癌等多种肿瘤中发现。在 *PLGG*、*MYB*/*MYBL1* 癌基因的改变在非 PA 的低级别神经上皮肿瘤中多见，比如在 DA 中 *MYB* 的扩增、AG 中 *MYB* 基因的局灶性缺失等。其突变最常见的是重排，导致 3′C- 末端编码负性调节因子的区域部分缺失，并反式激活 N- 末端。*MYB-QKI* 融合基因是 *MYB* 最普遍的重排类型，*QKI* 编码一种有抑癌和抗炎双重功能的 RNA 结合蛋白，在重排后融合基因异常高表达 MYB，却丢失了 QKI 的部分功能。据研究发现，这种功能的改变可能是因为 *MYB*“劫持”了 *QKI* 的增强子，在促进融合基因表达的同时丢失了 *QKI* 抑制肿瘤生长的功能，从而进一步促进了肿瘤的形成和生长。

【临床表现】由于低级别胶质瘤在颅内位置多发，在不同位置可能导致不同的临床症状出现。发生于幕上的低级别胶质瘤最常见的症状是癫痫发作，包括癫痫部分性发作和全面性发作。大约 80%~90% 的患儿都会出现癫痫发作，且约 50% 为难治性癫痫，特别是占位发生于颞叶、岛叶时。由于低级别胶质瘤生长缓慢，其占位效应导致的高颅压症状也一般出现较晚，故对于儿童患者来说，癫痫发作常为其首发症状。而对于视路胶质瘤患儿，则一般以视力下降、眼球震颤或无痛性眼球突出为主要表现，肿瘤累及下丘脑或垂体时，则可导致内分泌改变，患儿可出现尿崩、性早熟、生长发育迟缓等，部分患儿可出现特征性的极度消瘦。发生于幕下的低级别胶质瘤，少见癫痫发作，多数以头痛及呕吐为首发症状，且多数为从间歇性进展为持续性，这是因为肿瘤缓慢增大后，逐渐压迫、堵塞第四脑室或导水管引起脑积水导致高颅压症状发生。发生于小脑半球者，在未引起脑积水之前，常可引发患侧肢体的共济运动障碍，上肢重于下肢，表现为上肢动作笨拙、持物不稳等，位于小脑蚓部者可表现为步态蹒跚，闭目难立征。

【辅助检查】

1. CT检查　低级别胶质瘤在CT影像上多为低密度或等密度影，可有囊性变，极少有钙化，增强后可见不规则强化。

2. MRI检查　低级别胶质瘤在MRI影像上多为均一的T_1等信号或低信号，在T_2加权液体抑制反转恢复（fluid attenuated inversion recovery，FLAIR）序列上为高信号，注药后可见明显均匀或不均匀强化，囊变少见。

由于常规MRI并不能反映疾病的全貌，且有些时候不具备特异性，难以与一些炎症性病变鉴别，肿瘤生物代谢成像应运而生。磁共振波谱（MRS）主要检测肿瘤组织中的代谢。低级别胶质瘤的常规（非特异）波谱出现胆碱波升高，这是由于低级别胶质瘤膜周转升高和*N*-乙酰天冬氨酸减少。

3. DTI　DTI有助于识别主要纤维束的纤维跟踪成像，这有助于视路胶质瘤术前判断视神经与肿瘤的解剖位置。对于其他低级别胶质，使用DTI也可以辅助医生减少神经纤维的损伤。但是，比较不同的纤维束跟踪软件工具可以发现彼此存在不同的成像结果，特别是DTI尚不能有效地描绘出患者的语言传导束。故在应用DTI时，神经外科医生更需谨慎。

4. 病理　传统病理常见的低级别胶质瘤包括：①星形胶质瘤；②少突胶质细胞瘤；③室管膜瘤；④混合性胶质瘤；⑤神经元起源的肿瘤；⑥混合性神经元-胶质肿瘤。

目前，对于低级别胶质瘤的分子病理分型已经有不少进展。2018年6月，香港中文大学威尔士亲王医院解剖和细胞病理学科的Rui Ryan Yang等在*Acta Neuropathologica*上，发表了香港中文大学吴浩强教授、复旦大学附属华山医院神经外科周良辅院士和郑州大学刘献志教授等团队共同完成的不同分子病理分型预测PLGG预后的研究结果。

该研究纳入289例18岁以下的低级别胶质瘤患者，分别对肿瘤标本进行*TERT*启动子、*H3F3A*、*BRAF* V600E突变、*MYB*扩增、*KIAA1549-BRAF*融合、*CDKN2A*缺失和*ATRX*丢失的检测，并进行单因素和多因素生存分析。研究发现，有*TERT*启动子突变、*H3F3A*突变和*ATRX*丢失的患儿预后最差。相反，有*BRAF*融合和*MYB*扩增的患儿预后明显较好。

研究者对有完整的分子病理学数据的263例患儿进行综合分级，分为低危组（*n*=114）、Ⅰ度中危组（*n*=35）、Ⅱ度中危组（*n*=78）和高危组（*n*=36）。低危组包含*BRAF*融合、*MYB*扩增；Ⅰ度中危组包含*BRAF* V600E或*CDKN2A*缺失；Ⅱ度中危组不包括上述分子病理学改变；高危组包括*TERT*启动子突变或*H3F3A*突变或*ATRX*丢失。通过单因素生存分析发现，不同风险等级组患儿预后有明显差异；通过多因素生存分析确认，该分子病理学分型系统是PLGG的一个独立预后因素。

【诊断与鉴别诊断】由于低级别胶质瘤位置多变，病理类型多样，临床表现无明显特异性，故其诊断较为困难，应根据具体的病例进行诊断及鉴别诊断。

位于幕上的低级别胶质瘤与炎症鉴别较为困难，特别是对于儿童患者来说，两者的病史、查体可能极为类似，常规CT及MRI没有特异性，常需要通过MRS进行鉴别。

同幕上高级别胶质瘤相比，低级别胶质瘤可能发病更为缓慢，但这并不具备特异性，两者病史同样可以极为接近，均以癫痫为首发症状。影像学上高级别胶质瘤由于生长较快，常可在MRI见瘤周水肿，并可见出血、坏死等表现。但仍有一些病例在术前无法准确判断，只能通过活检或手术切除后的病理加以诊断。

幕下低级别胶质瘤在儿童多数为毛细胞型星形细胞瘤，同其他常见的幕下肿瘤如髓母细胞瘤、室管膜瘤相比，发病缓慢，在影像上更易出现囊变及钙化，少有出血坏死，且CT多表现为低密度影，较易鉴别诊断。

【治疗】儿童低级别胶质瘤的治疗应考虑其复杂的生物学过程和患者的个体化特点，结合神经外科、化疗科、放射科、影像科等多科室协作诊断治疗。

1. 手术　手术仍是治疗低级别胶质瘤最主要的手段之一，目前提倡尽早进行根治性切除手术，尽量在肿瘤体积较小时，全切或次全切除肿瘤。对于儿童患者来说，除了尽量全切肿瘤之外，还应尽可能地减少永久性的神经功能缺损的发生，这并不意味着如果肿瘤发生在如 Broca 区、岛叶、Wernicke 区、左侧优势顶下小叶甚至旁中央区等功能区时，要缩小切除范围，相反，即使肿瘤发生在这些功能区，仍要尽量全切除肿瘤，但在术前应完善 DTI、fMRI 等检查以明确肿瘤与纤维束及功能区的关系，在术中则应在可能的条件下行直接电刺激（DES），从皮质水平上识别关键结构、白质传导束和灰质核团，从而在术中监测解剖与功能的相关性。由于大脑具有相当的可塑性，在术中 DES 的监测下，功能区低级别胶质瘤在最大切除后，仍能得到无功能障碍发生的结果。

2. 化疗　丙卡巴肼、洛莫司汀、长春新碱及替莫唑胺均对低级别胶质瘤有相似的治疗作用，超过 90% 的患者均能出现肿瘤直径缩小，因此化疗在防治肿瘤进展方面具有重要的临床意义。对于不能耐受手术，或者是<4 岁，手术不能完全切除肿瘤的患儿来说，因放疗存在严重的远期并发症，化疗可能是他们在此阶段唯一能接受的治疗方式。一些患儿在化疗后，肿瘤体积缩小，再行手术可以保证更广泛的切除病变。视路胶质瘤因其发生部位的特殊性，不能全切除肿瘤，术后行化疗可以有效控制肿瘤进展，部分患儿甚至能达到肿瘤消失，从而免去后期放疗的风险。

3. 放疗　过去认为肿瘤切除手术之后应尽早放疗，但近期研究表明较早的放疗对患者的总生存率无明显影响，而接受放疗的时间越早，对患儿认知、生长发育及生育能力的影响越大。有研究表明，接受放疗后的患者较未接受放疗的患者，其注意力、执行能力和获取信息的能力明显变差。因此目前对于低级别胶质瘤患者来说，放疗主要是应用于不能手术切除（或不能二次手术切除）肿瘤及化疗后肿瘤快速进展的患者。同时，放疗联合 PCV 方案化疗的收益要明显高于单纯放疗。

【预后与展望】儿童低级别胶质瘤的总体预后良好，5 年和 10 年总生存率超过 90% 和 70%。因此目前国际上流行的观点认为，治疗低级别胶质瘤的最终目的不是治愈肿瘤，而是尽可能地通过推迟癌变进程改善并维持患者的生活质量。正因为儿童低级别胶质瘤相较于成人低级别胶质瘤预后更好，儿童对于生活质量的要求应该更高，这不仅仅体现在儿童身体的生长发育，还应体现在智力、心理层面，甚至还应包括可以进行生育的远期计划。这就要求我们能够建立起长期的多学科综合治疗、随访体系，以便随着患儿生长评估新的治疗策略，以便更好地改善患儿预后，提高患儿生存质量。

诊治要点

- 低级别胶质瘤可以发生在中枢神经系统的任何位置。
- 临床表现多样，多数以癫痫发作起病。
- 病理组织学检查可以明确诊断，进一步行分子病理学检查可以提供预后分析。
- 低级别胶质瘤总体预后良好，治疗低级别胶质瘤的最终目的不是治愈肿瘤，而是尽可能地通过推迟癌变进程，改善并维持患者的生活质量。

四、幕上的高级别胶质瘤

根据 2016 年 WHO 的中枢神经系统肿瘤分类，把星形细胞瘤分为四级。Ⅰ级为毛细胞型星形细胞瘤；Ⅱ级为弥漫性低级别星形细胞瘤；Ⅲ级为间变性星形细胞瘤（anaplastic astrocytoma，AA）；Ⅳ级为胶质母细胞瘤（glioblastoma，GBM）。一般认为Ⅲ级和Ⅳ级共同构成儿童的恶性或高级别胶质瘤（high-grade glioma，HGG），这些肿瘤占儿童中枢神经系统肿瘤的 7%~11%。除原发于脑干的肿瘤外，大多数恶性或高级别胶质瘤发生在大脑半球，约 25% 发生在幕上大脑中线结构。诊断时的中位年龄为 9~10 岁，男女比例接近 1∶1。

【病因与发病机制】随着肿瘤分子标志物研究发展，人们对于高级别胶质瘤的发生、发展、诊断及治疗的认识逐步加深。常见恶性或高级别胶质瘤的基因改变分述如下。

1. 1p/19q 染色体联合性缺失　常见于具有少突胶质细胞成分的肿瘤中，主要是由于着丝粒不平衡易位 t（1;19）（q10;p10）所致，约 80%~90% 的少突胶质瘤患者、60% 的间变性少突神经胶质瘤患者、30%~50% 的少突星形细胞瘤患者均可检测出，多见于成人。在弥漫性星形细胞瘤中发生率为 15%，而在胶质母细胞瘤中发生率仅为 5%。

2. 表皮生长因子受体（EGFR）扩增　EGFR 是一个巨大的跨膜糖蛋白，分子量约为 180kDa，具有配体诱导的酪氨酸蛋白激酶活性，它是 ErbB 这个保守的受体家族的一个成员，这个家族的其他成员包括 HER2/Neu/ErbB2、HER3/ErbB3 和 HER4/ErbB4。ErbB 受体的共同特征是：包含一个胞外（EC）配体结合区，是由两个重复的富含半胱氨酸的区域组成的单一跨膜区，以及含有酪氨酸蛋白激酶和自身磷酸化位点的胞内序列。当与配体结合后，受体二聚化，这对于改变配体和受体间的高亲和力状态以及受体在分子间传递磷酸化信号都至关重要。至于形成同二聚体，还是异二聚体，则取决于这四种受体的相对水平以及活化的配体。约40%~60%的原发性胶质母细胞瘤均存在*EGFR*扩增，是原发性胶母细胞瘤最频繁和过表达的基因之一，尤其见于年轻患者。这条通路活动增高提示肿瘤具有较高的侵袭性的恶性程度。

3. 异柠檬酸脱氢酶（*IDH*突变） 异柠檬酸脱氢酶（isocitrate dehydrogenase，IDH）是三羧酸循环中的关键限速酶，能够催化异柠檬酸脱羧生成α-酮戊二酸（α-KG），为细胞代谢提供能量。人类机体中共发现了3种IDH同工酶：IDH1、IDH2与IDH3。其中前两者均为二聚体，属于尼克酰腺嘌呤二核苷酸磷酸（NADP）依赖型；IDH3为四聚体，属于尼克酰腺嘌呤二核苷酸（NAD）依赖型。IDH1存在于胞质和过氧化物酶体中，参与还原反应和脂质合成，而IDH2和IDH3均位于线粒体中，参与三羧酸循环产生能量。IDH催化异柠檬酸生成α-KG，α-KG由NADPH提供氢，还原生成的2-羟戊二酸（2-HG）和α-KG均在多种细胞通路中发挥重要作用。*IDH*突变在胶质瘤中普遍存在，研究结果显示，*IDH1*和*IDH2*在低级别弥散性星形胶质细胞瘤中突变率达75%，在间变性星形胶质细胞瘤中突变率为66%、在继发性胶质母细胞瘤中的突变率可达76%，在原发性胶质母细胞瘤中发生率为5%。此外，*IDH*突变后再发生lp19q缺失，肿瘤往往向少突胶质细胞瘤方向发展；相反，IDH突变后发生*p53*和*ATRX*基因突变，肿瘤向弥漫型星形细胞瘤方向发展。研究结果显示，*IDH*突变的弥漫性胶质瘤患者具有更长的总生存期和无进展生存期。*IDH*突变体中α-KG生成减少，导致转录因子低氧诱导因子1α（HIF-1α）的表达增加，进而促进靶基因血管内皮生长因子（VEGF）等的表达，诱导肿瘤的生长、浸润及转移。

4. O-6-甲基鸟嘌呤-DNA-甲基转移酶（MGMT）的甲基化 MGMT是一种普遍存在的DNA修复酶，可保护染色体免受烷化剂损害，造成化疗药物失效。MGMT的表达与肿瘤的耐药性有关，MGMT启动子甲基化可以导致基因沉默，并抑制MGMT蛋白合成，影响患者的化疗效果与预后。MGMT是唯一能将O-6-鸟嘌呤复合物从DNA移除的蛋白，在突变前中和烷化剂的损伤，与烷化剂结合后失活且不可逆。MGMT的含量影响其对烷化基因的修复，影响烷化剂的疗效。MGMT启动子甲基化调控MGMT蛋白的表达，是*MGMT*基因最常见的异常，多发生于cpG岛，导致基因停止转录，MGMT蛋白表达减少。高级别胶质瘤MGMT蛋白的表达高于低级别胶质瘤，MGMT表达阳性的肿瘤细胞比表达阴性的肿瘤细胞对烷化剂抗癌药耐药性更强。

【临床表现】患者的临床表现主要取决于肿瘤大小、部位及相对占位效应。首发症状通常有癫痫发作、头痛、恶心、呕吐、局部神经功能缺损及一些神经心理学改变。这些症状通常与低级别胶质瘤无明显特异性，但由于肿瘤进展更快、侵袭性更强，其发病往往更快、症状更为严重。除了区域性侵袭以外，还可见向外扩散到肺、淋巴结、肝脏和骨骼，成人比儿童更常见。儿童低级别胶质瘤比成人低级别胶质瘤转化为高级别胶质瘤的可能性要小得多。

【辅助检查】

1. CT检查 在CT上AA可表现为边界不清楚的低密度或混杂影，可引起占位效应和水肿，并可以有不同程度的增强；GBM主要表现为更不均匀的密度影，并可以有出血、坏死、囊肿。

2. MRI检查 MRI较CT可以更好地评估高级别胶质瘤的大小和范围，其中GBM由于中心坏死，在注射造影剂后常表现为环形强化，也有的沿着胼胝体、前联合、后联合等白质传导束扩散，跨过中线，呈“蝴蝶样”表现。

磁共振波谱（MRS）主要检测肿瘤组织中的代谢，这有助于区别坏死和良性病变。高级别胶质瘤的典型表现为胆碱（CHO）的相对升高和N-乙酰天冬氨酸（NAA）的相对降低。

3. 病理 病理提示的高级别胶质瘤包括胶质母细胞瘤、间变性星形细胞瘤、间变少突胶质细胞瘤、间变性多形性黄色瘤型星形细胞瘤等。近年来，随着分子病理分型的进展，在做病理检查时，还需要进行以下检测：①*IDH1/2*是否出现突变；②MGMT启动子是否甲基化；③1p/19q是否杂合性缺失；④*TERT*基因是否出现突变；⑤*BRAF*基因是否出现突变。

（1）*IDH*突变：IDH家族包括IDH1、IDH2和IDH3这3种异构酶。超过90%的IDH基因突变为*IDH1*

(R132 位点)突变,其余的为 *IDH2* 突变(R172)。研究表明,*IDH* 突变是早期遗传学改变,随后根据星形细胞或少突胶质细胞的谱系分化不同可以分别伴随其他基因变异。针对 *IDH* 突变的免疫组化(R132H,克隆号:H09)已经成为分子诊断的常规检测。

(2) 染色体 1p/19q 联合性缺失:染色体 1p/19q 联合性缺失是少突的诊断性分子标志物。1p/19q 联合缺失的胶质瘤患者总生存期和无进展生存期较长。

(3) MGMT 启动子甲基化:MGMT 可作为高级别胶质瘤治疗反应性的指标。具有 MGMT 启动子甲基化的胶质瘤患者对化疗、放疗敏感,生存期较长。目前,临床推荐使用 MGMT 免疫组化结合 MGMT 启动子区甲基化的检测方法,结果更为可靠。

(4) 其他分子检测指标:*ATRX* 突变或缺失是星形细胞的诊断性分子标志物。该基因的突变或缺失会导致基因组不稳定。研究表明,*ATRX* 突变的星形细胞胶质瘤患者预后较好。*ATRX* 突变联合 *IDH* 突变及 1p/19q 状态,有助于高级别胶质瘤的预后评估。*TERT* 突变,常见位点为 C228T 和 C250T,主要集中于原发性胶质母细胞瘤和少突胶质细胞瘤,联合 IDH、1p/19q 等其他分子病理标志物可用于胶质瘤分子分型及预后的判断。胶质母细胞瘤中 *EGFR* 扩增常见,最常见的 *EGFR* 突变为外显子 2~7 框内缺失,称为 EGFRv Ⅲ,见于 25% 的原发性胶质母细胞瘤。携带 EGFRv Ⅲ突变的患者预后较差。EGFRv Ⅲ特异表达于组织,可作为临床治疗的靶点。*TP53* 突变的频率在年龄较大的儿童和成人的高级别胶质瘤中相似,但在婴儿中较低。Ki-67 在多种恶性胶质瘤中异常表达,与肿瘤的过度增殖和恶性程度密切相关。研究表明,Ki-67 免疫组化表达水平是判断预后的重要参考指标之一。

【诊断与鉴别诊断】高级别胶质瘤主要应与低级别胶质瘤鉴别,通常情况下两者首发症状相似,如癫痫发作、头痛、恶心、呕吐、局部神经功能缺损及一些神经心理学改变。但恶性胶质瘤进展更快、侵袭性更强,其病情进展更快、症状更为严重。在影像学上高级别胶质瘤可以出现坏死、出血等表现,同时瘤周水肿更为严重,这在低级别胶质瘤中少见。即便如此,有些恶性胶质瘤在术前仍难以诊断,需要手术后行病理检查明确诊断。

【治疗】

1. 手术治疗　手术仍是主要的治疗措施,手术的切除程度与患儿术后的生存期密切相关,全切肿瘤可以最大程度地提高患儿的生存期,但手术治疗不能根治恶性肿瘤,绝大多数患者生存期仍在 24 个月以内。因此手术在力求全切肿瘤的同时,还应尽量改善患者的生存质量,为辅助治疗提供更长的时间,尽量延长患者的生存期,推迟新症状的发生。

2. 放疗　放射治疗是儿童恶性胶质瘤术后治疗的标准组成部分,无论患儿是否接受手术及手术切除程度如何,放疗均可增加其生存期。但放疗只适用于年龄>3 岁且身体功能状态能够接受放疗的患儿。目前常规的放疗方式还是三维适形外放射治疗,其他如立体定向外科治疗、内放疗、质子治疗等,儿童病例报道较少。

3. 化疗　化疗为重要的辅助治疗方式,尤其是对于<3 岁或身体功能状态较差的患儿。目前最主要的治疗方式还是放疗联合替莫唑胺(TMZ)化疗,这可以有效提高患儿的生存期。TMZ 联合治疗的标准剂量是 75mg/(m^2·d),放疗期间每日给药,随后每 28 天服用 5 天,剂量为 150~200mg/(m^2·d),连续治疗 6 个疗程。而对于 0~3 岁无法口服替莫唑胺的婴幼儿,予以尼莫司汀化疗。根据不同的分子病理学分型,治疗方法也有所不同。

(1) 根据 MGMT 表达不同指导恶性胶质瘤个体化化疗

1) MGMT 强阳性(++)和阳性(+)表达患者的化疗方案:这类患者由于存在由 MGMT 介导的耐药因素,不宜用亚硝脲类药物单药或 TMZ 五天方案化疗。可选用不含亚硝脲和 TMZ 的化疗方案,如替尼泊苷(VM-26)+顺铂(DDP);亚硝脲类药物或 TMZ 联合其他药物化疗,DDP 在亚硝脲类药物或 TMZ 给药前 24 小时给予,可降低 MGMT 转录;由于 TMZ 有自身耗竭 MGMT 的作用,可选用 TMZ 较长时间持续用药方案。

2) MGMT 可疑阳性(±)和阴性(-)表达患者的化疗方案:这类患者选择化疗药物的范围相对比较广,可结合年龄、卡氏评分、病理级别、肿瘤组织中其他分子指标如 PCNA、PTEN、TOPOII、GST 等的表达,选用亚硝脲类或 TMZ 单药或与其他药物联合用药方案,也可选用不含亚硝脲类或 TMZ 方案。

(2) 杂合性缺失与少突胶质瘤的治疗方案选择:染色体 1p/19q 杂合性缺失的少突胶质瘤患者对化疗敏感,预后好,生存期长,手术后先行 PCV 方案或 TMZ 组成的方案化疗,放疗可推迟,作为复发时的挽救治疗。单 1p 杂合性丢失（LOH）的少突胶质瘤患者也对化疗敏感，但化疗疗效持续时间及生存期相对短，需放化疗结合治疗，手术后可先行化疗，化疗结束后尽快行放疗。1p/19q 均无 LOH，尤其伴有 *PTEN* 突变、10q LOH、*EGFR* 扩增、*CDKN2A* 缺失和环状强化的患者预后非常差，建议 6 周同期放化疗，然后序贯周期化疗。

(3) 分子靶向药物治疗：用于胶质瘤化疗临床研究的分子靶向药物较多。常用的有靶向血小板源性生长因子受体（platelet-derived growth factor receptor，PDGFR）的小分子酪氨酸激酶抑制剂伊马替尼（imatinib）、靶向表皮生长因子受体（epidermal growth factor receptor，EGFR）的小分子酪氨酸激酶抑制剂吉非替尼（gefitinib）、靶向血管内皮生长因子（vascular endothelial growth factor，VEGF）的重组人单克隆 IgG1 抗体贝伐珠单抗（bevacizumab）等。

由于信号转导通路的复杂性以及不同通路之间的交互作用，单一靶向药物治疗恶性胶质瘤作用有限。针对多个靶点的药物，或有互补作用的不同靶向药物的联合，靶向药物和细胞毒类药物如 TMZ，以及放疗的联合治疗将是提高疗效的关键。

【预后】即使经过了手术、术后 TMZ 联合放射治疗以及多药辅助化疗等，大多数的高级别胶质瘤儿童预后不佳，5 年生存率很低。其原因包括肿瘤浸润生长、病情进展极快、手术无法全切肿瘤、化疗难以穿透血 - 脑屏障、缺乏特异性的靶向治疗药物等。

【未来展望】尽管近年来对于恶性胶质瘤的分子生物学研究逐渐深入，越来越多的基因靶点及信号通路被发现，这些发现为许多新的治疗方式提供了希望。但是，由于儿童患者在高级别胶质瘤人群中实属少数，因此在治疗上缺乏足够的关注。无论是欧洲神经肿瘤学协会（European Association for Neuro-Oncology，EANO）的高级别胶质瘤指南还是美国 NCCN 历年发布的指南，都鲜有对儿童胶质母细胞瘤治疗的专题描述。这也要求我们尽早建立多中心、多学科合作的联合治疗队列，建立起良好的随访队伍，同时积极参与临床治疗试验，参与新的治疗方式的研发。

诊治要点

- 幕上高级别胶质瘤病理类型主要包括胶质母细胞瘤、间变性星形细胞瘤、间变少突胶质细胞瘤、间变性多形性黄色瘤型星形细胞瘤等。
- 临床表现多样，多数以癫痫发作起病。
- 病理组织学检查可以明确诊断，进一步行分子病理学检查可以提供预后分析。
- 手术切除的范围，是儿童高级别胶质瘤最重要的临床预后因素，放疗是治疗的标准组成部分。
- 高级别胶质瘤总体预后差，新的靶向药物的治疗是未来研究的重点。

五、脑干胶质瘤

脑干胶质瘤（brainstem glioma，BSG）好发于儿童，平均发病年龄在 7~9 岁，约占儿童颅内肿瘤的 10%~15%，是成人发病率的 5~10 倍。与性别、种族和居住地无关。多数（75%）为弥散生长，起源于脑桥，称为弥散性脑桥内神经胶质瘤（diffuse intrinsic pontine glioma，DIPG），部分（25%）局限生长，可出现在脑干的任何部位。

【病因与发病机制】弥漫性脑干肿瘤与儿童高级别胶质瘤有相似的遗传学改变，在基因组测序发现组蛋白 H3 突变、*H3K27M* 突变、*IDH* 突变、*ACVR1* 突变、*PPM1D* 突变、PET 蛋白等信号通路活化，高达 80% 的 DIPGS 有 *H3K27M* 突变。H3K27me3 水平受 H3K27 甲基化调节酶 EZH2 和脱甲基酶 JMJD3/KDM6B 调节。EZH2 在多种实体肿瘤，包括结肠癌、前列腺癌症和血液学恶性肿瘤中表达，EZH2 表达越多，患者中位生存期越短，表明 EZH2 是一个潜在的治疗目标。当在体内对 EZH2 进行抑制时，可以观察到 DIPG 动物模型中肿瘤生长受到抑制及试验动物生存期延长，而当 EZH2 抑制剂用于体外治疗 DIPG 细胞时，它们要么需要长时间的接触才能显示出对肿瘤的抗性，要么干脆对这些细胞没有影响，这与体内观察到的情况并不相同，仍需要进一步的研究。为减少 DIPG 细胞 H3K27M 二和三甲基化（H3K27me2 和 H3K27me3）在转录上的活跃程度，另一种潜在的策略集中在抑制负责 H3K27 的去甲基化酶 JMJD3。体外实验表明，DIPG 患者胶质瘤细胞中的关键酶 JMJD3 去甲基化酶抑制剂 GSK-J4，可导致其完全的生长抑制。*p53* 突变（与继发性胶质母细胞瘤相关）和表皮生长因子受体的扩增（与原发性胶质母细胞瘤相关）同样被发现在弥漫性脑干胶质瘤中，故而弥漫性脑干胶质瘤与胶质母细胞瘤具有十分相似的生物学特性，特别是侵袭性。

【临床表现】DIPG 患者通常表现出典型的三联症：小脑功能不全（87%）、长束征（53%）和脑神经功能障碍(77%)。小脑功能不全多表现为步态不稳,长束征损害则多表现为轻瘫,第Ⅴ、Ⅵ、Ⅶ、Ⅸ和Ⅹ对脑神经受累最为频繁,脑神经症通常是双侧的。第Ⅵ和Ⅶ脑神经是受累最明显的,大多数受影响的儿童有复视症状,由于进展迅速,故患儿从出现症状到明确诊断多在1个月内,通常三联症的出现提示预后不良。顶盖胶质瘤被认为是局灶性脑胶质瘤的一个亚组,仅占脑干胶质瘤不到5%。由于其靠近中脑导水管并且生长缓慢,所以最常见的表现为伴有梗阻性脑积水。症状通常由颅内压升高引起,可能包括头痛、视神经乳头水肿、恶心和呕吐。局灶性肿瘤可以导致视力障碍、声音嘶哑、恶心或呕吐等。压迫颈髓的肿瘤常有下组脑神经表现,如窒息、吞咽困难、上呼吸道感染和肺炎。呼吸中枢受压可导致中枢性呼吸暂停。

【辅助检查】

1. CT检查　头颅CT是诊断这些脑干胶质瘤或脑积水的有效检查工具,但不能准确判断脑干肿瘤的确切位置和范围。DIPG患者通常表现为脑桥弥漫性增大和第四脑室后部移位,但很少伴有脑积水,病变多为低密度。而顶盖星形细胞瘤则大多数引起梗阻性脑积水。

2. MRI检查　头颅MRI为评估脑干肿瘤的首选形式。DIPG在T_1加权像上为低信号,脑桥弥漫性增大、边缘模糊;在T_2加权像为高信号。顶盖肿瘤的轮廓不清楚,浸润性生长,很少强化,在T_1WI上通常是低信号,T_2WI上是高信号。脑干胶质瘤患者的磁共振波谱(MRS)显示N-乙酰天冬氨酸水平低于正常对照组,这可能有助于区分NF1或急性脱髓鞘性脑脊髓炎引起的脑桥良性弥漫性隆起与脑干胶质瘤。

3. 弥散张量成像(DTI)　术前行DTI可显示肿瘤和脑干内白质纤维束的相关位置关系,配合术中导航可以在手术过程中最大程度避免神经损伤。

4. 活检及病理　弥漫性脑干肿瘤可以仅根据MRI上显著的特征性脑桥肥大作出诊断,不必进行活检即可诊断,但由于国内进行放疗前,需要有病理报告,故目前多数神经外科中心采用导航或立体定向下活检,钳取部分肿瘤组织进行病理检查。

目前,脑干胶质瘤的组织病理分类采用的是2007版WHO中枢神经系统肿瘤病理分类中胶质瘤的分类标准。脑干胶质瘤常见的组织病理类型包括毛细胞型星形细胞瘤、星形细胞瘤、少突星形细胞瘤、间变性星形细胞瘤、间变性少突星形细胞瘤和胶质母细胞瘤。肿瘤的病理类型和病理级别对指导后续治疗具有重要的参考价值。

2016版WHO中枢神经系统肿瘤病理分类中提出了"伴有*H3* K27M突变的弥散型中线胶质瘤",该类肿瘤主要见于儿童,病理以高级别胶质瘤为主。此外,本共识综合脑干胶质瘤的发病年龄和预后特点及目前分子遗传学方面的研究结果,建议将脑干胶质瘤分为4种分子亚型。

(1)*H3F3A* K27M(编码组蛋白H3.3)突变型:*H3F3A* K27M为目前脑干胶质瘤中发现的最高频突变,该类型脑干胶质瘤对放疗不敏感,易转移复发,预后较差。

(2)*HIST1H3B/C* K27M(编码组蛋白H3.1)突变型:常见于年龄<5岁的DIPG患者,相比于*H3F3A* K27M突变型预后较好,常伴有*ACVR1*突变。

(3)*IDH1*突变型:仅见于成人,主要为非DIPG,中位诊断年龄为43岁,预后较好。

(4)其他类型:少部分患者并无*IDH1/2*、*H3.3/3.1*突变,为双阴型。对于该类患者的发病机制尚需进一步研究。

有条件的单位建议常规检测*BRAF* V600E、*BRAF-KIAA1549*融合突变和*IDH1/2*、*H3* K27M、*PPM1D*、*TP53*、*ACVR1*突变及MGMT启动子甲基化。以上分子病理结果可以判断预后。

【诊断】儿童若出现眼球内斜视、复视、周围性面瘫、言语不清、呛咳、走路不稳或查体出现一侧脑神经麻痹和对策或双侧锥体束征时应想到脑干肿瘤的可能性,此时应完善颅脑CT及MRI检查,可明确脑干胶质瘤诊断。

【鉴别诊断】不同部位的脑干胶质瘤可能出现不同症状,如中脑肿瘤可能压迫或堵塞导水管,导致梗阻性脑积水的发生,另外还有可能出现动眼神经麻痹。脑桥肿瘤主要表现为面瘫、听力下降、长束征。延髓肿瘤主要表现为后组神经症状,如饮水呛咳、吞咽困难等,累及延髓下部及颈髓段还可出现睡眠呼吸暂停或颈部疼痛、肢体无力等症状。

【治疗】

1. 手术治疗　目前公认最常见的弥漫性脑干胶质瘤不适合手术,也不必为明确组织学类型而行活检术,因为其治疗方案和临床过程不会因组织学而改变。活检仅适用于不伴有局灶性强化或C-MET PET/CT成像显示不伴有局灶性高代谢的DIPG。

局灶性、背侧外生型的脑干肿瘤可以考虑手术治疗，但术前应制订详细的手术计划，术前应完善MRI、DTI等检查，术中应用导航及电生理监测系统，尽量减少术后并发症的发生。

顶盖星形细胞瘤几乎不进展，但会造成梗阻性脑积水，可根据患儿的病情行第三脑室底造瘘术或脑室腹腔分流术。

2. 放射治疗　放射治疗是弥漫性脑干胶质瘤最主要的治疗手段，主要采取分次放疗的方式。超分割放疗通过更频繁地使用更低剂量的放疗来达到更高的总体剂量，但目前研究表明高剂量的放射治疗对患儿的生存期无显著提高。接受放疗的患儿临床反应率为70%左右，中位生存时间<1年，平均进展时间约6个月。放疗无法延长多数患者的总生存期，只能在短时间内缓解症状，症状缓解期因病理级别而异。

(1) 靶区的制订：强烈推荐具备条件的单位采用CT和/或MRI模拟定位，并行CT、MRI、PET/CT图像融合，以便准确地勾画靶区，确定靶区时应参照术前、术后和最近的MRI资料及PET/CT结果。

(2) 治疗计划：以95%的靶体积定义处方剂量，依据照射体积大小不同，推荐使用54~60Gy的剂量并分割为每次1.8~2.0Gy。多数研究表明，常规放疗总剂量>60Gy并未带来临床的益处。推荐采用三维适形放疗(3D-conformal radiation therapy，3D-CRT)或调强放疗(intensity modulated radiation therapy，IMRT)技术。精确放疗可较好地保护正常脑组织，减少放射性损伤。①高级别脑干胶质瘤：放疗应在诊断明确后尽快开始，常规分割剂量为1.8~2.0Gy/次，5次/周，标准剂量为54~60Gy/(30~33)次。推荐肿瘤局部照射，临床靶体积(clinical target volume，CTV)为FLAIR/T_2WI上的异常区域实体瘤体积(gross target volume，GTV)，加外放1.5~2.0cm。CTV外放0.3~0.5cm的边界为计划靶体积(planning organ risk volume，PTV)。②低级别脑干胶质瘤：根据术前和术后MRI确定肿瘤体积，通常采用FLAIR像或T_2WI上异常信号为GTV，CTV为GTV外放1~2cm间距，低级别胶质瘤接受总剂量为45~54Gy/(25~30)次，1.8Gy/次。

(3) 放疗反应：放疗的不良反应依据发生的时间和临床表现划分为3种不同类型：急性(放疗后6周内发生)、亚急性(放疗后6周~6个月发生)和晚期(放疗后数月至数年发生)。急性和亚急性放射损伤可能为血管扩张、血-脑屏障受损和水肿所致。脑干放疗的急性反应表现为既往神经功能障碍症状加重或出现新的脑神经功能障碍；MRI表现为脑干变粗、弥漫性水肿，应用糖皮质激素可缓解症状。延髓肿瘤放疗后常出现呼吸、心率和心律的变化，放疗死亡风险显著增加。放疗期间或之后难以控制的脑水肿可用靶向抗血管生成药物治疗以减轻症状。假性进展(pseudoprogression)多发生于替莫唑胺同步放化疗后2~3个月内，属于亚急性放射反应，病理学改变是早期放射性坏死，多数可自愈。晚期放射反应常常是进行性和不可逆的放射性坏死，表现为神经功能障碍的持续恶化，应尽可能避免。

3. 化学治疗　到目前为止，尚无一项随机对照研究显示单独化疗或联合放疗应用化疗药物作为辅助治疗方式可以提高弥漫性脑干胶质瘤患儿的总体生存率。活检获得明确病理后可能对化疗药物的选择有所帮助，但总的来说，化学治疗对弥漫性脑干胶质瘤治疗的帮助有限。

(1) 脑干低级别胶质瘤的化疗：15%~20%的儿童脑干胶质瘤是低级别星形细胞瘤，具有低级别胶质瘤的特征，呈现慢性发展过程，化疗对部分病例有效，低龄儿童(通常<10岁)可以推迟或避免放疗。

1) 适应证：临床诊断、活体组织检查或手术未全切除的脑干低级别胶质瘤；复发的脑干低级别胶质瘤。

2) 化疗方案：①细胞毒药物化疗：卡铂联合长春新碱方案或硫鸟嘌呤、丙卡巴肼、洛莫司汀、长春新碱联合方案。②分子靶向药物化疗：对有BRAF-MEK-ERK通路及PI3K-AKT-mTOR通路相关分子改变的脑干低级别胶质瘤，可行相应分子靶向药物治疗，如索拉菲尼、威罗菲尼、依维莫司等。③贝伐珠单抗化疗：以贝伐珠单抗为基础的化疗方案对缓解儿童幕上低级别胶质瘤神经功能衰退有利，但停药后几乎所有肿瘤再次进展，需注意蛋白尿、关节炎、嗜睡等3级以上不良反应及警惕远期毒性。该方案对儿童脑干低级别胶质瘤需要进一步研究，可不作为一线化疗方案，需谨慎用药。④化疗方案的优化：化疗过程中肿瘤进展者，需根据此前化疗药物的特点、进展时肿瘤的影像学特点、患者状况、肿瘤的分子病理学检测结果等对化疗方案进行优化，个体化的化疗方案仍可能对肿瘤进展者有效。

(2) DIPG的化疗：目前尚无有效的化疗药物，放疗是其标准治疗。迄今为止，无论是传统细胞毒药物，还是替莫唑胺、贝伐珠单抗等多种化疗方案均未能改善 DIPG 的预后。

(3) 儿童脑干非 DIPG 高级别胶质瘤的化疗：儿童脑干非 DIPG 高级别胶质瘤发病率较低，目前对这类疾病的分子特征知之甚少，预后较差，尚无统一的化疗方案。

【预后】脑干胶质瘤的预后与病理性质、部位、大小、手术方式和术后放化疗有关，但总体来说，无论应用何种治疗方式，弥散性脑干胶质瘤患儿多在明确诊断后 2 年内死亡。然而其他类型的脑干肿瘤预后良好，平均生存期可达 10 年以上。

【未来展望】未来可能需要投入更多的研究精力放在弥漫性脑干胶质瘤的分子生物学研究和靶向治疗药物的研发上，毕竟手术和放疗已被证明起到的治疗作用有限。

诊治要点

- 脑干胶质瘤以综合治疗为主，包括手术、放疗、化疗、基因靶向治疗以及免疫治疗等新疗法。
- 放疗是 DIPG 的标准治疗方案，但是只能短暂地改善症状，无法延长其总生存期。
- 化疗对部分复发或术后残余的 PA 有效，但各种化疗方案均未能显著改善 DIPG 的预后。手术可以显著改善外生型及局灶型低级别肿瘤的预后。

六、颅咽管瘤

颅咽管瘤(craniopharyngioma)是起源于颅咽管(Rathke 囊)胚胎鳞状上皮的良性上皮源性肿瘤。因其与下丘脑、垂体关系密切，并可延伸至第三脑室等部位，故手术全切除有较大困难，而部分切除者复发率较高。颅咽管瘤成人及儿童都可发病，一般认为 50% 以上发生于儿童，约占儿童颅内肿瘤的 6%~16%。

【病因与发病机制】在胚胎发育过程中，Rathke 囊逐渐闭合并最终形成腺垂体。而关于颅咽管瘤的起因，则有两种学说。①残余细胞学说：一部分人认为胚胎发育至 7~8 周颅咽管即逐渐消失，在发育过程中常有上皮细胞小巢遗留，包含鳞状上皮和腺垂体细胞，即成为颅咽管瘤的组织来源。因此颅咽管瘤可发生于咽部、蝶窦、鞍内、鞍上及第三脑室，有的可侵入颅后窝。②鳞状上皮化生学说：有学者认为鳞状上皮细胞巢是垂体细胞化生的产物，而不是胚胎残留。另外，还有人观察到垂体腺细胞和鳞状上皮细胞的混合，并且见到两者之间有过渡，这一发现也支持化生学说。

【临床表现】颅咽管瘤的临床表现取决于其所在部位及所压迫的周围组织结构。主要表现为三大综合征，即高颅压、内分泌功能低下和视觉损害。

1. 高颅压症状　主要表现为头痛、呕吐及视神经乳头水肿。原因是肿瘤引起的占位效应及部分肿瘤向后生长进入第三脑室，堵塞室间孔。头痛为最常见的症状，至少有 50% 以上的患儿因此就诊，1 岁以下幼儿可因头围增大就诊。

2. 视觉症状　相较于成年人，儿童对视觉障碍不敏感，有些患儿直至接近失明才由家长发现。视觉障碍可表现为视力下降、双颞侧偏盲、视物模糊、复视等。

3. 内分泌异常　儿童最常见的内分泌异常表现为身材矮小和延迟性生长，青春期患儿出现第二性征发育迟缓。除此之外，患儿可出现面色晦暗，约有 10%~20% 的患儿出现尿崩。

4. 精神改变　一些较大的颅咽管瘤常常影响到穹窿，从而引起患儿记忆障碍；一些手术选择经胼胝体穹窿间入路，同样会导致术后记忆力下降。

【辅助检查】

1. 影像学检查

(1) CT 检查："蛋壳样"钙化为儿童颅咽管瘤的特征性 CT 表现，超过 90% 的患儿 CT 表现为囊性变，肿瘤周边薄层高密度钙化，中间为低密度囊液，囊液内可有沙砾样钙化。

(2) MRI 检查：MRI 扫描见鞍区实性或囊性肿物，垂体正常或仅受压而无异常信号者应更多考虑颅咽管瘤，MRI 钙化显示率低，但对于肿瘤与视交叉、视神经、垂体、基底动脉等周围重要解剖结构的显示优于 CT。

2. 病理　2016 年 WHO 将颅咽管瘤分为两类：造釉细胞型颅咽管瘤和鳞状乳头型颅咽管瘤，前者主要发生于儿童，多为伴随小点状钙化成分的完全囊性肿瘤，囊内有"机油样"的内含胆固醇及坏死成分的囊液，镜下可见角化鳞状上皮伴随散在的脱落细胞簇，呈现角蛋白结节的外观；后者几乎只见于成人，存在明显的侵袭第三脑室的倾向，较少出现囊变，镜下可见分化良好的角化的复层鳞状上皮，形成乳头状结构，很少有钙化。

3. 内分泌检查　即使患儿就诊时无明显内分泌症状，也应行内分泌检查，从而早期发现患儿潜在的内分泌功能紊乱。主要包括血清皮质醇激素、甲状腺功能、生长激素、黄体生成素和促卵泡生成素的检查。如患儿存在尿崩症，则应检查血液中电解质情况，如有电解质紊乱应及时纠正。

4. 视力视野检查　所有患儿均应在术前和术后行视力、视野检查，从而明确视神经功能在术前及术后的变化。

5. 神经心理学测试　除记忆力下降外，有些患儿会出现其他精神症状，有些患儿因甲状腺素水平降低导致精神萎靡不振，故术前、术后精神心理学测试也是必要的。

【诊断】儿童颅咽管瘤的诊断并不困难，主要应注意以下几点：①颅内压增高较多见；②下丘脑-垂体功能受损较常见，如面色晦暗、多饮多尿、发育迟缓等；③CT多见钙化灶，可有特征性“蛋壳样”钙化；④视力障碍较视野缺损常见。

【鉴别诊断】

1. 视路胶质瘤　一般无钙化，视力、视野受损明显，可有眼球震颤，内分泌功能受损常表现为极度消瘦和性早熟，MRI强化明显。

2. 生殖细胞瘤　鞍上生殖细胞瘤较颅咽管瘤发病率低，首发症状多为多饮多尿，女性多于男性，钙化少见。

3. 垂体腺瘤　儿童垂体腺瘤少见，临床表现多为腺垂体分泌过多的激素引起的症状，CT及MRI见蝶鞍扩大则应首先考虑垂体腺瘤。

【治疗】

1. 手术　手术治疗是颅咽管瘤的主要治疗方式，原则是在减少垂体及下丘脑损伤的同时，尽量全切肿瘤。对于术前有脑积水的患儿，手术应尽量打通脑脊液循环通路，若术后仍出现持续性脑积水，则应考虑行脑室腹腔分流术。有观点认为术前脑积水者可在术中行脑室外引流术，术后逐渐关闭引流，但应注意避免感染。

2. 放疗　虽然放疗可以显著提高长期生存率，但由于放疗可引起包括生长和智力发育迟缓、放射性坏死、视神经炎、老年痴呆、血管病变、下丘脑垂体功能减退等一系列并发症，故目前推荐起始放疗年龄>3岁，甚至>5岁，并且尽量采用分割放疗的方式，减少单次放疗剂量。目前认为最佳放疗剂量为50~65Gy。

对于单纯囊性颅咽管瘤，目前多采用立体定向下将放射性核素磷(^{32}P)胶液注入瘤腔内进行放疗，由于^{32}P的放射半径约0.8cm，与肿瘤囊壁厚度相当，故对正常脑组织造成的放射性损害较小。

也有部分学者采用立体定向下抽取囊液后，行伽马刀照射治疗，但鳞状上皮细胞型和混合型肿瘤对放射线相对敏感，适合进行伽马刀治疗；成釉细胞型对放射线不敏感，难以达到控制肿瘤的目的，同时由于儿童对放射线耐受差，容易出现智力障碍和下丘脑功能损害，故对于儿童颅咽管瘤采用伽马刀治疗应严格把控适应证，最好保守用于<3cm的固体颅咽管瘤或残余肿瘤，最好距离视交叉>5cm。

3. 化疗　目前化疗在颅咽管瘤治疗中的作用还不清楚，多数为囊性颅咽管瘤囊内注射博来霉素，但有报道，因博来霉素从囊内漏出对正常脑组织产生毒性作用。近来也有人用干扰素(IFN-α)和聚乙二醇干扰素取代博来霉素，均取得了一定的治疗效果，且神经毒性作用较小，但仍缺乏长期随访。

4. 围手术期水电解质紊乱的处理　颅咽管瘤术后发生尿崩比例较高，同时满足以下两个条件即可诊断尿崩：①血浆渗透压>300mOsm/L，同时尿渗透压<300mOsm/L，或者尿渗透压/血浆渗透压<1；②连续2小时尿量>4~5ml/(kg·h)。典型过程分为3个阶段：术后尿崩期(术后1~3天)，低血钠期(术后3~9天)，长期尿崩期(术后7~9天)。应该在严密监测出入量和电解质的前提下，及时调整输入量以及输入液体的电解质比例，保持患者在手术后急性期内基本的水电解质平衡状态。轻、中度尿崩症，建议垂体后叶肌内注射或口服去氨加压素治疗；重度尿崩症，建议使用去氨加压素或垂体后叶持续微量泵注入，并监测中心静脉压。

对于高钠血症，限制钠盐和含钠液体输入；动态监测血钠水平，如果血钠水平继续上升，可以胃管定期注入常温饮用水，并注意糖皮质激素的补充，必要时血液滤过；注意如果开始限尿治疗，谨慎使用降血钠治疗，防止血钠水平迅速下降导致严重后果。同时应监测血糖水平，若存在血糖升高，加重患者高渗状态，可以泵入胰岛素降糖。对于严重低钠血症，第1小时3%氯化钠注射液150ml静脉滴注20分钟，20分钟后复测血钠，目标为1小时血钠上升5mmol/L。1小时后症状无改善：继续静脉滴注3%氯化钠注射液，使血钠上升1mmol/(L·h)，直到血钠达到130~135mmol/h和症状改善。如1小时后症状改善，根据尿量和尿钠的排出情况，继续静脉滴注3%氯化钠注射液。原则上第1个24小时内限制血钠上升在10mmol/L，随后每日血钠上升<8mmol/L，达到目标血钠130~135mmol/L。但对于急性重度低钠血症，应尽快达到目标血钠。需要注意的是，过快纠正低钠血症可引起渗透性脱髓鞘综合征（ODS），建议补钠液浓度不超过3%。

5. 围手术期内分泌替代治疗　颅咽管瘤围手术期应该重点关注糖皮质激素的应用，术前应该根据皮质醇检测结果决定是否进行替代治疗。手术当天可给予持续静脉输注氢化可的松，剂量为200~300mg。术后1~3天：监测尿量和电解质水平，如血钠偏高，在补液同时，可给予小剂量（0.025~0.05mg）去氨加压素对症治疗，儿童应注意根据其千克体重进行剂量的调整。术后第3~5天：根据患者的一般状态、食欲、血压、血钠，决定补充糖皮质激素剂量。静脉输注氢化可的松50~100mg，2次/d；继续监测电解质和尿量，开始规律服用去氨加压素（根据尿量及体重调整剂量）。术后第5~7天：逐渐减少糖皮质激素剂量到氢化可的松20mg，3次/d，或泼尼松5mg，3次/d，根据患者病情，开始甲状腺激素补充治疗。

【预后】颅咽管瘤是造成儿童下丘脑-垂体功能障碍的主要原因，行肿瘤全切除者术后电解质、激素分泌异常较部分切除者发生率更高，但部分切除者肿瘤更易复发。多数患儿在术后需要长期服用激素补充治疗，并导致激素性肥胖，影响生活质量。不同中心报道的5年及10年生存率各不相同，在全切组为58%~100%和24%~100%，部分切除组为69%~95%和62%~84%，其差异与是否接受术后放疗有关。

【未来展望】颅咽管瘤是神经肿瘤中较为复杂的一种，并且缺乏统一的治疗标准，即使对于同一个病例，不同神经外科医生也会采取多种不同手术方式，产生全切、次全切等不同的结局。从手术方式来讲，近来随着神经内镜的发展，很多医生逐步采用了经鼻蝶入路内镜扩大切除的方法，取得了一些进展。对于肿瘤残存或复发的患者，辅助性放疗仍是必要的，随着立体定向放疗和质子治疗的发展，减少放疗副作用，提高患者生存质量也将成为放疗科医生所必须考虑的问题。

诊治要点

- 儿童颅咽管瘤的主要病理形式是造釉细胞型颅咽管瘤。
- 颅咽管瘤的治疗以手术为主，手术目的应该是全切除肿瘤。
- 颅咽管瘤围手术期常伴有水电解质紊乱及激素分泌异常，应予以监测并及时处理。

七、脉络丛肿瘤

脉络丛肿瘤是指起源于脉络丛上皮的肿瘤，多见于儿童，约占儿童颅内肿瘤的1.5%~4.0%，包括脉络丛乳头状瘤（choroid plexus papilloma，CPP）、不典型脉络丛乳头状瘤（atypical choroid plexus papilloma，ACPP）和脉络丛癌（choroid plexus carcinoma，CPC）。其中脉络丛乳头状瘤为良性肿瘤，最常见，约占脉络丛肿瘤的80%；不典型脉络丛乳头状瘤也为良性肿瘤，但较脉络丛乳头状瘤的复发率更高，约占脉络丛肿瘤的15%；脉络丛癌最少见，为恶性肿瘤，可侵及脑实质，并随脑脊液播散种植。

【临床表现】

1. 脑积水与颅内压增高　绝大多数患儿出现脑积水及颅内压增高表现，主要包括头痛、呕吐、视神经乳头水肿等，低龄患儿可出现头围增大、精神淡漠、嗜睡等。脑积水产生的原因包括：①脑脊液生成增多；②脑脊液吸收障碍；③肿瘤位于脑室致使脑脊液循环通路梗阻。

2. 局限性神经损害　主要与肿瘤位置有关，肿瘤生长在侧脑室者可有对侧轻度锥体束征；位于第三脑室后部者表现为双眼上视困难；发生于后颅窝者表现为走路不稳、眼球震颤及共济运动障碍等。

【辅助检查】

1. 影像学检查

（1）CT检查：脉络丛肿瘤在CT上多为等密度或稍高密度影，形态呈类圆形、浅分叶状或颗粒状，且多数伴有严重脑积水，其中CPP可见肿瘤血管，出血、囊变少见；ACPP病灶内可见囊变坏死区，可有轻度瘤周水肿及囊变坏死区；CPC表现为较大囊实性肿块，其内可见出血、坏死、囊变，肿瘤侵犯邻近脑实质周围可见大量水肿带。

（2）MRI检查：CPP的MRI表现为肿瘤实性部分在T_1WI上呈等或稍低信号，T_2WI上呈等或稍高信号；可见肿瘤血管，出血、囊变少见；ACPP表现为肿瘤实性部分在T_1WI上呈等或稍低信号，T_2WI上呈等或稍高信号，病灶内可见囊变坏死区，有轻度瘤周水肿，增强扫描显示肿瘤实性部分及囊壁呈明显强化；CPC表现为较大囊实性肿块，其内可见出血、坏死、囊变，肿瘤侵犯邻近脑实质。T_1WI 上肿瘤实性部分呈稍低信号，囊性部分呈低信号；T_2WI 上肿瘤实性部分呈稍高信号，囊性部分呈高信号，周围可见大量水肿带，增强扫描显示肿瘤实性部分及囊壁有明显强化，可有肿瘤沿脑脊液播散改变。

2. 病理 CPP 瘤体呈乳头状，类似于正常脉络丛，由单层或假复层柱状肿瘤上皮细胞围绕纤维血管轴心而形成，细胞核为圆形或卵圆形，位于上皮基底部，核分裂象罕见；ACPP 内细胞密度增加，核分裂象（≥2 个 /10HP）及核异型性增多；CPC 内瘤细胞呈巢状分布，浸润性生长，细胞核大、深染，极向紊乱，核分裂象多见。

【诊断】根据脑积水及颅内压增高表现，CT 上多为等密度或稍高密度影，呈类圆形、浅分叶状或颗粒状，且伴有脑积水，MRI 为实性或囊实性，增强扫描肿瘤部分或完全强化，多数情况下可明确诊断。

【鉴别诊断】脑积水不严重者可与室管膜瘤、突入脑室内的胶质瘤等鉴别诊断。

【治疗】

1. 手术 手术应尽量全切除肿瘤，由于脉络丛肿瘤多数位于脑室内，肿瘤血供丰富，手术难度较大，应充分做好术前准备。术前脑积水严重者术后多会出现严重的硬膜下积液，脑积水也常不能缓解，故多数患儿远期可能需行脑室腹腔分流手术缓解脑积水。

2. 放疗及化疗 对于良性的脉络丛乳头状瘤，如手术全切，术后可定期复查，无需放化疗。在回顾性研究当中，对于恶性脉络丛肿瘤，附加放疗似乎有些益处，但多数患儿发病年龄<3 岁，不能耐受放疗，此时多数采用联合化疗缩小肿瘤体积，为二次手术提供机会。

【预后】良性的脉络丛乳头状瘤预后较好，随着近年来手术技术的提高，5 年生存率在 90% 以上，恶性的脉络丛癌预后较差，其 5 年生存率也可达 50% 上下。术后最严重的并发症为硬膜下积液和脑积水，而儿童患者术后脑积水持续不缓解率在 50% 以上，对于严重患儿，需行脑室腹腔分流术，患儿需终生带管，影响生活质量。对于脉络丛癌患儿，由于目前尚无针对性的靶向化疗药物，多数患儿病情进展迅速，预后较差。

诊治要点

- 脉络丛肿瘤主要发生于低龄儿童。
- 绝大多数脉络丛肿瘤患儿术前合并脑积水，与肿瘤分泌脑脊液过多及脑脊液吸收障碍有关，术后多数患儿脑积水不缓解，需进一步处理。
- 脉络丛乳头状瘤总体预后较好，恶性脉络丛肿瘤预后较差。

八、脊髓髓内肿瘤

儿童脊髓肿瘤发病率较成年人低，年发病率约为百万分之一，脊髓髓内肿瘤更罕见；在无年龄差别组脊髓髓内肿瘤平均发病年龄为 40 岁左右，成年人脊髓髓内肿瘤的发病率相对于同样组织学类型的颅内肿瘤约为 1∶5，而在儿童组约为 1∶8~1∶20。儿童髓内肿瘤多数为良性，其主要的病理类型包括星形细胞瘤、室管膜瘤、神经节神经胶质瘤、神经节神经细胞瘤、混合性星形和少突胶质细胞瘤、皮样囊肿、表皮样囊肿、肠源性囊肿、畸胎瘤、脂肪瘤和血管母细胞瘤。成人髓内肿瘤主要发生在颈胸段，约占 60% 以上，儿童则在胸腰段，这主要是因为好发于胸腰段的胚胎残余组织肿瘤少见于成人。

【临床表现】

1. 神经功能障碍 神经功能障碍主要由肿瘤压迫脊髓导致，其主要表现为肢体力弱、针刺感和麻木、肢体肌肉萎缩、自主神经功能障碍、括约肌功能障碍和局部疼痛等。其中运动系统损害在儿童最常见，可表现为运动发育倒退、步态变化等。自主神经及括约肌功能障碍可导致患儿出现排尿、排便困难，尿频、排便次数增多等。

2. 斜颈和脊柱畸形 与成年人不同的是，由于儿童，特别是幼儿的脊柱仍处于生长发育期，肿瘤的占位效应同样可影响脊柱形态，导致脊柱变形的发生。幼儿因无法主观表达自己的感受，故可以以斜颈、脊柱侧弯或后凸为首发症状。

【辅助检查】

1. 影像学检查 CT 检查可明确脊柱形态有无畸形、脊髓有无空洞，但对于病变具体范围有时显示不清。MRI 平扫及增强检查可明确病变具体范围、脊髓血运情况及脊髓是否有空洞。不同类型的占位影像学表现也不尽相同：星形细胞瘤 T_1WI 示受累脊髓广泛增粗，可以有高信号（出血）或低信号（囊变）混杂；T_2WI 常为高信号。增强后可见肿瘤强化，并可见到与水肿带的分界。部分星形细胞瘤无强化，生长越缓慢的肿瘤强化越不明显。室管膜瘤常在肿瘤上端及尾端合并囊变，但肿瘤内囊变少见，MRI 为较均匀强化或混杂信号，部分病例肿瘤可突出至脊髓表面甚至达蛛网膜下腔。血管网织细胞瘤常合并脊髓空洞及囊变，囊性病变壁上可有结节，T_1WI 为边界清楚的低信号，T_2WI 为高信号，增强可见肿瘤结节明显强化。

2. 实验室检查

(1) 脑脊液细胞数：一般都在正常范围内，肿瘤伴随出血者，脑脊液内可发现红细胞，有的髓内肿瘤表现脑脊液内淋巴细胞增多，有时可见游离的瘤细胞，转移癌可查到癌细胞，但阳性率并不高。有时可发现脑脊液内蛋白质异常增高，有的高达数千毫克，其原因一般认为与肿瘤压迫造成脑脊液在椎管内循环梗阻有关，梗阻部位越低，蛋白含量越高，故马尾部肿瘤常使蛋白含量很高。蛋白高脑脊液颜色呈黄色但细胞数正常称为蛋白细胞分离。

(2) Queckenstedt 试验：脊髓肿瘤位于腰椎穿刺的上方造成脊髓蛛网膜下腔不全梗阻。压颈试验表现为上升和下降都很慢，特别是下降明显。如果蛛网膜下腔完全梗阻则压颈试验不升，如果肿瘤位于腰椎穿刺部位以下，如腰骶部肿瘤，压颈试验可完全通畅。高位肿瘤压腹试验压力上升，低位肿瘤压腹试验多无改变。

3. 病理　绝大多数脊髓髓内肿瘤分为以下三种。①室管膜瘤(ependymoma)：起源于脊髓中央管表面的室管膜细胞或室管膜残留物，因此肿瘤多为位于脊髓中央，呈中心膨胀性生长为主，边界清晰；②星形细胞瘤(astrocytoma)：由脊髓星形胶质细胞分化异常引起，以浸润性、偏心性生长为主，与正常脊髓分界不清；③血管母细胞瘤(hemangioblastoma)：起源于血管内皮细胞，肿瘤生长缓慢，病程长，导致脊髓空洞的发生率极高，约占 60% 以上。血供丰富，常可见流空血管。

【诊断与鉴别诊断】可根据患者的病史、查体阳性体征及影像学检查明确髓内肿瘤诊断。明确具体的诊断则需术后完善病理学检查。出血性占位应注意与外伤性出血鉴别，注意仔细询问患儿是否有外伤史，另外行 MRS 检查也可分辨胶质瘤与血肿。

【治疗】

1. 手术治疗　儿童脊髓内肿瘤采用显微手术仍是目前最有效的治疗方法。髓内肿瘤最令人担心的并发症为肢体瘫痪。术后恶化儿童均存在术前明显神经功能缺失，由于手术切除的结果与术前神经功能状态密切相关，故在儿童脊髓内肿瘤发展为严重的神经功能丧失前，早期诊断、尽早手术是必要的。且大多数髓内肿瘤组织学上为低级别星形细胞瘤(WHO Ⅰ、Ⅱ级)、室管膜瘤和胚胎残余组织肿瘤，积极手术切除能获得满意疗效。由于髓内脂肪瘤与正常脊髓组织粘连紧密，且多数血供丰富，故全切除几乎是不可能的，贸然追求全切可能造成严重的术后并发症，故行部分切除以达到减压的目的是手术的首要原则。血管网状细胞瘤应予以全切，先结扎供血动脉，后阻断引流静脉，仔细剥离肿瘤与正常脊髓的分界，以减少出血，全切后几乎不会复发。

对于髓内胶质瘤患者，除及早发现、及早治疗外，术中行电生理监测和超声波定位也十分有必要。术中电生理监测的优点在于：①可以指导手术进程和肿瘤切除的范围，最大程度地减少脊髓损伤；②判断手术后脊髓功能。由于脊髓感觉和运动传导通道各自独立，手术可以使感觉和运动功能单独受损，所以体感诱发电位和运动诱发电位应该同时监测，但儿童尤其是低龄幼儿脊髓发育不够完善，体感诱发电位灵敏度差，有时整个手术中体感诱发电位都正常，但手术后还是出现了比较严重的神经功能障碍，这种情况在成年人也可见到。运动诱发电位灵敏度则较高，其中最重要的监测指标是 D 波，它能比较准确地反映皮质脊髓束的功能，一般当运动诱发电位的 D 波波幅保持在 50% 以上时，手术是安全的。术中超声波定位的优点在于可以准确定位，减少对椎板和硬膜的切开。

2. 放疗及化疗　对于儿童来说，放疗对患儿脊柱及脊髓发育影响显著，特别是对于幼儿来说，大剂量的放疗可显著提升患儿远期脊柱侧弯的发生率。良性的星形细胞瘤若全切，术后可不行放化疗，定期复查即可。对于良性的星形细胞瘤患儿，若手术全切除肿瘤，术后可不行放化疗，定期复查即可；若肿瘤部分切除，原则上先行化疗，尽量缩小肿瘤体积或延迟肿瘤复发时间。对于室管膜瘤特别是间变性室管膜瘤患儿，由于化疗效果较差，目前欧洲指南已经放宽了放疗的年龄，甚至对 1 岁以下进行适形放疗，但由于国内全麻下放疗的条件尚不成熟，故目前仍把 3 岁作为放疗的必需条件。

【预后】对于髓内星形细胞瘤患儿来说，全切除似乎不是影响预后的主要因素，与预后最相关的是肿瘤的恶性程度。恶性程度较高者病情进展迅速，患者可在几个月甚至更短时间内出现完全性瘫痪，多数情况下术中可见肿瘤与脊髓组织边界不清，故不应追求全切而应以大部切除、充分减压为手术目的，术后予以放化疗等辅助治疗以延缓病情进展速度，使患儿获得较高的生存质量。对于边界较清的良性星形细胞瘤，应尽量予以全切，这部分患儿预后较好，术后可不行放化疗，定期复查即可。

对于髓内室管膜瘤患儿，肿瘤全切除是影响预后的主要因素，全切除者术后极少复发，故不需常规行放化疗；而对于部分切除患儿，复发几乎是不可避免的，故需在术后行常规放疗。对于<3 岁患儿，应先给予化疗延缓肿瘤进展，待到 3 岁以后再行放疗，但即便如此，这部分患儿的预后仍较差。

由于髓内肿瘤手术会影响患儿肢体活动、排便功能，导致脊柱侧弯等，这些因素都与患儿远期的生活质量密切相关。故在治疗过程中，不应盲目追求全切而过多破坏脊髓及椎板的正常结构，避免严重并发症的发生。能行化疗延迟肿瘤进展、推迟放疗时间者，也应尽量先行化疗，尽量减少放疗后并发症的发生。

【未来展望】由于解剖复杂、并发症发生率高，髓内肿瘤一直是临床医师治疗的一大难题，特别是对于一些恶性肿瘤来说，手术、放化疗的效果都不肯定。但随着基因靶向治疗药物的研发，未来对于这部分患者的治疗手段可有较大改善。另外，由于手术破坏椎板的稳定性，且儿童椎板较薄，无法应用螺钉固定，椎板切除后有时不能复位，故术后脊柱侧弯的发生率较高，期待未来可有更多的生物材料替代传统螺钉，用以帮助复位椎板，减少脊柱侧弯的发生。

诊治要点

- 脊髓髓内肿瘤主要分为室管膜瘤、星形细胞瘤及血管母细胞瘤。
- 全切除似乎不是影响脊髓星形细胞瘤预后的主要因素，与预后最相关的是肿瘤的恶性程度。
- 髓内室管膜瘤患儿，肿瘤全切除是影响预后的主要因素，全切除者术后极少复发。

（葛 明）

参考文献

[1] 罗世祺，张玉琪. 儿童神经系统肿瘤. 北京：北京大学医学出版社，2006.

[2] 马克·伯恩斯坦，米切尔·S·伯杰. 神经肿瘤学原理与实践. 吴安华，景治涛，译. 天津：天津科技翻译出版有限公司，2017.

[3] OSTROM QT, GITTLEMAN H, FULOP J, et a1. CBTRUS statistical report: Primary brain and central nervous system tumors diagnosed in the United States in 2008-2012. Neuro Oncol, 2015, 17 (4): iv1-iv62.

[4] LOUIS DN, PERRY A, REIFENBERGER G, et al. The 2016 World Health Organization classification of tumors of the central nervous system: a summary. Acta Neuropathol. 2016, 131 (6): 803-820.

[5] 中华医学会神经外科学分会肿瘤学组，《脑干胶质瘤综合诊疗中国专家共识》编写委员会. 脑干胶质瘤综合诊疗中国专家共识. 中华医学杂志，2017, 97 (13): 964-975.

第 3 节 胚胎性肿瘤和松果体区肿瘤

中枢神经系统肿瘤是儿童常见的恶性肿瘤，发生率仅次于白血病，位于儿童癌症第二位。其中胚胎性肿瘤占儿童原发中枢神经系统肿瘤的 25%。年龄 1~9 岁的儿童中枢神经系统胚胎性肿瘤的发生率是成人胚胎性肿瘤发生率的 9~10 倍。约 1/5 的患者是 3 岁前起病，导致诊断和治疗更为困难。中枢神经系统胚胎性肿瘤是一组未分化或分化差的神经上皮起源的恶性肿瘤，高度恶性、侵袭性强，具有通过脑脊液（cerebrospinal fluid，CSF）通路在整个神经系统传播的共同特点。这些肿瘤分子生物学特点不同，存在着很大的异质性。2016 年 WHO 中枢神经系统肿瘤分类中，采用组织学分型与基因分型相结合的分类系统，将中枢神经系统胚胎性肿瘤分为以下几种亚型：髓母细胞瘤（基因型）；髓母细胞瘤（组织型）；髓母细胞瘤，非特指（not otherwise specified，NOS）；有多层菊形团的胚胎性肿瘤（embryonal tumor with multilayered rosettes，ETMR），*C19MC* 变异；ETMR，NOS；髓上皮瘤；中枢神经系统神经母细胞瘤；中枢神经系统节细胞神经母细胞瘤；中枢神经系统胚胎性肿瘤，NOS；非典型畸胎样 / 横纹肌样肿瘤和具有横纹肌样特征的中枢胚胎性肿瘤。

既往 WHO 中枢神经系统肿瘤分类中胚胎性肿瘤包含幕上原始神经外胚层肿瘤（central nervous system-primitive neuroectodermal tumor，CNS-PNET），鉴于近年来的基因组学的研究显示 CNS-PNET 不是单一疾病实体，它涵盖了生物学特点不同的多种肿瘤类型，因此，2016 年 WHO 中枢神经系统肿瘤分类中去除了 CNS-PNET 这一术语和亚型。将原先作为 CNS-PNET 亚型的髓上皮瘤（*C19MC* 正常者）、中枢神经系统神经母细胞瘤和中枢神经系统神经节细胞神经母细胞瘤单独列为中枢神经系统胚胎性肿瘤的亚型。将不具备以上特征的 PNET 重新命名为“中枢神经系统胚胎性肿瘤，NOS”。本节主要介绍中枢胚胎性肿瘤和松果体区肿瘤。

一、髓母细胞瘤

髓母细胞瘤（medulloblastoma，MB）是儿童时期中枢神经系统最常见的胚胎性恶性肿瘤，5~10 岁的儿童较常见，占所有儿童中枢神经系统肿瘤的 20%。目前标准治疗策略是根据危险因素进行分层治疗。MB 确切的危险因素包括手术切除的程度、有无远处转移、临床分期、诊断时的年龄等。某些预后较好的病理类型以及与预后密切相关的基因型近年来也成为制订治疗策略的重要参考因素。髓母细胞瘤主要治疗方法是手术联合全脑全脊髓放疗和辅助化疗等规范的综合治疗。目前标危型 MB 5 年总生存率>80%，而高危型 MB 5 年总生存率约 60%。但是，MB 治疗所致的远期副作用值得关注。近年来的研究重点是探讨个体化精准治疗，将 MB 患者的临床特点与病理类型和基因分型相结合，筛选出低危型 MB，在原有放疗和化疗基础上，进一步降低放疗的剂量和化疗强度，以期望进一步降低治疗所致的远期副作用。同时筛选出高危 MB 加强治疗和探讨新的治疗方法。

【发病机制】髓母细胞瘤的发生是一个多因素、多步骤的复杂过程，众多危险因素不同程度地发挥作用。癌症遗传易感综合征患者可发生 MB。一项大宗研究显示大约 5% 的 MB 存在胚系突变，并发现在 *APC*、*BRCA2*、*PALB2*、*PTCH1*、*SUFU* 和 *TP53* 基因上发生突变。这些遗传易感综合征包括：Turcot 综合征与 *APC* 胚系基因突变相关；Rubinstein-Taybi 综合征与 *CREBBP* 胚系基因突变相关；Gorlin 综合征与 *PTCH1* 和 SUFU 胚系基因突变相关，伴有 *SUFU* 突变的戈林综合征更容易发生髓母细胞瘤，而且大部分在 3 岁前起病；Li-Fraumeni 综合征与 TP53 胚系基因突变相关；范科尼贫血也可发生髓母细胞瘤。

近年来，细胞遗传学和基因组学研究显示髓母细胞瘤存在与预后相关的 4 种主要的分子亚型（WNT 型、SHH 型、Group 3 型和 Group 4 型），这些分子亚型存在信号通路激活。WNT 型涉及 WNT 信号通路，伴有 *CTNNB1* 基因突变和 *MYC* 基因阳性。SHH 型涉及 Shh、PI3K 通路，存在 *SMO*/*PTCH*/*SUFU* 基因突变和 *MYCN* 基因阳性。Group 3 型涉及 TGF-β、photoreceptor/GABAergic 信号通路，*MYC* 基因扩增和 MYC 表达强阳性。Group 4 型涉及 Neuronal/glutamatergic 信号通路，*CDK6*、*MYCN* 基因扩增。WNT 信号通路在调节小脑的神经干细胞和前体细胞增殖中发挥重要作用。PI3K 信号通路在 WNT、SHH、Group 3 亚型中被激活。Group 3 型和 Group 4 型存在染色体异常等。WNT、SHH、IGF-Ⅰ/Ⅱ、Notch 和 PI3/Akt 等主要信号通路之间存在重要交叉效应，这些信号通路促进了小脑的发育，然而，这些信号通路的异常、不适当的激活和 / 或这些途径的失调是导致髓母细胞瘤的主要原因。随着分子生物学进展，髓母细胞瘤致癌的驱动基因研究和相关靶向药物的研发，将有助于进一步了解髓母细胞瘤的发病机制。

【临床表现】髓母细胞瘤多发生于后颅窝小脑部位。常见首发症状为头痛、呕吐、步态不稳，随后可出现复视、共济失调、视力减退、强迫头位、头颅增大、呛咳，严重时可有蛛网膜下腔出血和小脑危象。小脑蚓部损害导致的躯干性共济失调表现为步态蹒跚，甚至站坐不稳及站立摇晃。肿瘤侵犯小脑上蚓部时患者向前倾倒，侵犯小脑下蚓部则多向后倾倒。由于肿瘤常侵犯下蚓部，故向后倾倒较常见，导致患侧肢体共济运动障碍。原发于小脑半球者可表现小脑性语言、眼肌共济失调。肿瘤压迫延髓可有吞咽困难和锥体束征，表现为肌张力及腱反射低下。小脑蚓部的肿瘤不断增长使第四脑室和 / 或中脑导水管受压，导致梗阻性脑积水形成颅内压增高，表现为头痛、呕吐和视神经乳头水肿等。侵及脑干者常有复视及脑神经障碍，出现小脑扁桃体疝时常有颈强直、斜颈表现。肿瘤可沿着脑脊液循环通路向软脑膜扩散，沿蛛网膜下腔发生播散，脊髓种植，马尾神经、前颅凹底是常见受累部位，少数转移至大脑各部位，极少数因血行播散发生远处转移（图 3-19-2）。

【辅助检查】

1. 颅脑和脊髓 MRI 或 CT　颅脑和脊髓 MRI 和 / 或 CT 是髓母细胞瘤必须做的检查。髓母细胞瘤位于后颅窝小脑部位，可占据第四脑室区，同时第四脑室上部及导水管扩张；横断面扫描可见第四脑室受压变扁，呈弧形包绕在肿瘤前方和侧面，边界清楚，较均质，少见出血、钙化及囊变或坏死，水肿程度轻。MRI

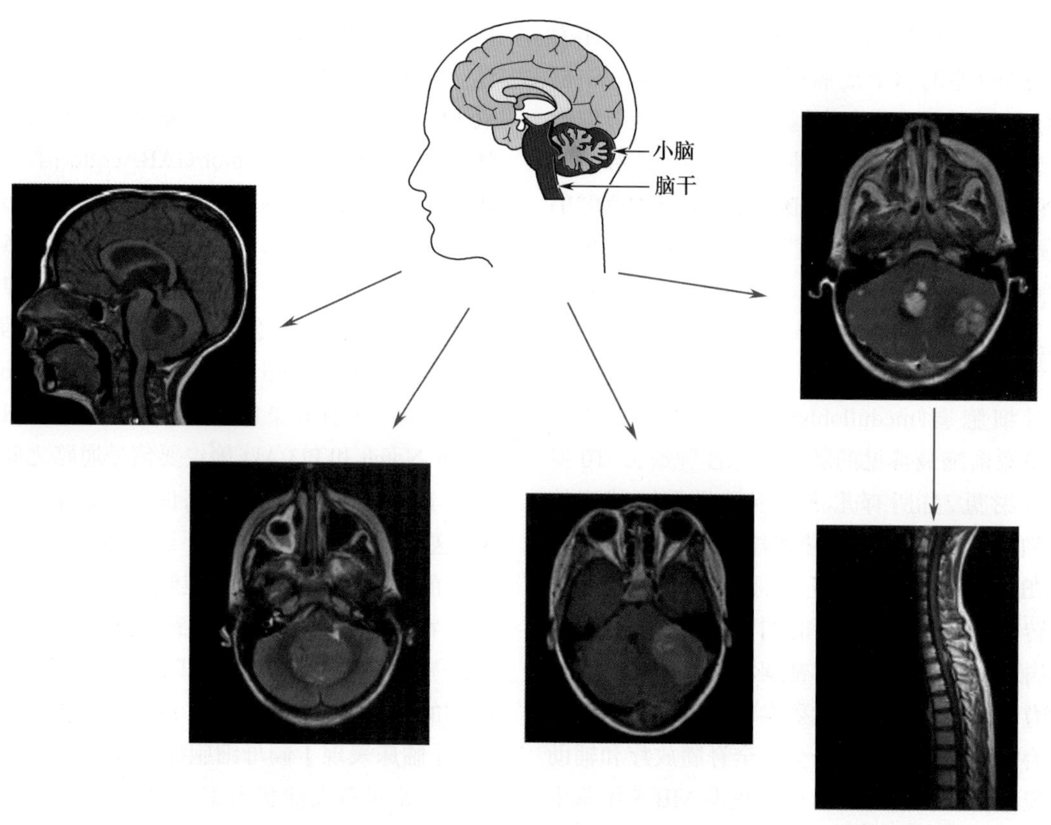

图 3-19-2　小脑髓母细胞瘤发生部位和转移部位

平扫 T_1WI 肿瘤实质呈等或稍低信号，T_2WI 呈稍高信号，增强扫描明显均匀强化，边界较清楚。CT 平扫为均匀一致的高或等密度病灶，边界较清楚，增强扫描明显均匀强化。肿瘤可沿脑脊液通路发生蛛网膜下腔种植转移。全脊髓 MRI 是必需的检查手段，有助于评估颅内肿瘤是否转移至脊髓和临床分期。

2. 脑脊液检查　腰椎穿刺脑脊液检查（常规、生化和肿瘤细胞检测）也是必要的检测手段，以评估肿瘤是否扩散、种植转移。

3. 脑室造影　显示第三脑室以上对称性扩大，导水管下段及第四脑室向前移位，第四脑室可有充盈缺损甚至不充盈。

4. 病理检查和分型　髓母细胞瘤需要依靠病理诊断进行确诊。准确详尽的病理诊断和组织学分型对髓母细胞瘤分层治疗非常重要。近年来，随着分子生物学进展，对髓母细胞瘤基因分型已达成共识。2016 年 WHO 中枢神经系统肿瘤分类中，将髓母细胞瘤分为组织型和基因型两大类型。最近一些研究显示髓母细胞瘤现有 4 种基因亚型中，除外 WNT 型，每一种亚型都可再细分为低危和高危。也有研究显示髓母细胞瘤可以分为 12 种分子亚型，这些结果目前尚在研究中。

髓母细胞瘤主要有以下 4 种组织学分型。

（1）经典型（classic）：肿瘤细胞小，低分化，排列成纤维性菊形团样结构较多见，部分肿瘤细胞向神经元或神经胶质细胞分化，间质及瘤细胞间常无网状纤维及结缔组织分布。

（2）促纤维增生 / 结节型（desmoplastic/nodular，DN）：多位于小脑半球，肿瘤细胞呈小圆形，串列于纤维束间，银染显示多数网状纤维分布，部分瘤组织出现结节状或漩涡状。预后较好。

（3）广泛结节型（medulloblastoma with extensive nodularity，MBEN）：多位于小脑半球，广泛结节样结构，肿瘤细胞体积较小，核圆形，类似于中枢神经细胞样细胞。预后较好。

（4）大细胞 / 间变型（large cell/anaplastic，LC/A）：细胞核呈多形性增大，核仁突出。细胞多形性明显，有丝分裂增多，凋亡体增多。预后较差。

5. 分子生物学检查和基因分型　采用现代分子生物学二代测序、染色体检查和 DNA 甲基化芯片等方法，进行髓母细胞瘤的基因分型。髓母细胞瘤主要分为以下 4 种基因型。

（1）髓母细胞瘤，WNT 活化型。

（2）髓母细胞瘤，SHH 活化，*TP53* 突变型；髓母细胞瘤，SHH 活化，*TP53* 野生型。

(3) 髓母细胞瘤，Group 3 型。

(4) 髓母细胞瘤，Group 4 型。

这四种基因亚型特点如下。

WNT 型髓母细胞瘤最少见，仅占髓母细胞瘤的 10%，男：女约为 1∶1，中位年龄约 10~12 岁，4 岁以下罕见。病理多为经典型，偶为大细胞 / 间变型，常有 *CTNNB1* 基因的突变。WNT 型髓母细胞瘤生存率最高，总生存率达 90% 以上。

SHH 型髓母细胞瘤约占 30%，男：女为 1.5∶1，发病率呈双向型，4 岁以下和 16 岁以上多见。促增生型髓母细胞瘤几乎均属 SHH 型，但 SHH 型也可见于经典型和大细胞 / 间变型髓母细胞瘤。可有 *PTCH1*、*SMO*、*SUFU*、*TP53* 等基因突变，*MYCN* 扩增和表达阳性。预后仅次于 WNT 型，标危患者 5 年生存率为 75%~90%，中危患者 5 年生存率约 75%，但 SHH 型伴有 *TP53* 突变的极高危患者预后很差，5 年生存率低于 50%。

Group 3 型髓母细胞瘤约占 25%，男：女为 2∶1，常见婴儿和年幼儿童。预后最差，常有远处转移，病理类型多为经典型和大细胞 / 间变型，*MYC* 扩增多见，并与预后不良相关，26% 的患者有 17q 染色体异常。标危患者（无转移和无 *MYC* 扩增）5 年生存率为 75%~90%。极高危患者（转移）生存率低于 50%，

Group 4 型髓母细胞瘤约占 35%，男：女为 3∶1。好发儿童，中位年龄为 9 岁。各个年龄均可发病。约 2/3 的患者有 17q 染色体异常（i17q），部分患者有 17p 突变，此型有 *CDK6* 和 *MCYN* 扩增，但 *MYC* 高表达少见。容易转移，与 Group 3 型相比 Group 4 型预后相对较好。标危患者（无转移，无染色体 11 丢失）5 年总生存率约为 75%，而高危患者为 50%。

髓母细胞瘤基因分型和组织分型与临床的关系见表 3-19-3。根据髓母细胞瘤基因分型，结合组织分型和临床特点进行危险分层和精准治疗是未来的研究方向。

表 3-19-3　最常见的髓母细胞瘤综合性诊断和临床关系总结

基因分型	组织学分型	预后
髓母细胞瘤，WNT 活化型	经典型 大细胞 / 间变型（极罕见）	低危肿瘤 肿瘤临床病理意义不清楚
髓母细胞瘤，SHH 活化，*TP53* 突变型	经典型 大细胞 / 间变型 促纤维增生 / 结节型（极罕见）	高危肿瘤，不常见 高危肿瘤，常见于 7~17 岁儿童，临床病理意义不清楚
髓母细胞瘤，SHH 活化，*TP53* 野生型	经典型 大细胞 / 间变型 促纤维增生 / 结节型 广泛结节型	标危肿瘤 肿瘤临床病理意义不清楚 婴儿低危肿瘤，常见于婴儿和成人 婴儿低危肿瘤
髓母细胞瘤，Group 3 型	经典型 大细胞 / 间变型	标危肿瘤 高危肿瘤
髓母细胞瘤，Group 4 型	经典型 大细胞 / 间变型（罕见）	标危肿瘤 肿瘤临床病理意义不清楚

【诊断】髓母细胞瘤主要结合以下几点进行诊断。

1. 临床表现　头痛、呕吐、步态不稳等颅内高压和共济失调等症状和体征。

2. 影像学特点　肿瘤位于小脑部位或小脑蚓部，可伴第四脑室扩张。

3. 病理诊断　4 种组织学亚型：经典型、促纤维增生 / 结节型、广泛结节型和大细胞 / 间变型。

4. 基因分型　4 种分子亚型：WNT 型、SHH 型、Group 3 型和 Group 4 型。

【鉴别诊断】髓母细胞瘤需要与其他小脑肿瘤相鉴别，如星形细胞瘤、室管膜瘤和转移瘤等。

1. 小脑星形细胞瘤　分化程度高，缓慢生长，60%~86% 的肿瘤发生囊性变。肿瘤可累及中线、第四脑室，阻塞脑脊液通路，引起脑积水，表现共济失调及脑神经麻痹和头痛等。而髓母细胞瘤恶性度高，病情进展迅速，肿瘤很少囊性变。CT 和 MRI 可以帮助鉴别诊断。病理组织学诊断可确诊。

2. 室管膜瘤　发生于第四脑室，颅内压增高出

现早，小脑损害出现晚且轻，多有强迫头位。CT平扫钙化的发生率在半数以上，瘤内可见囊性变的低密度区；增强扫描多呈不均匀强化；肿瘤位于中央。周围环绕低密度水肿带。组织病理诊断可确诊。

3. 非典型畸胎样/横纹肌样肿瘤（AT/RT） 头痛、呕吐、嗜睡、脑神经病变、共济失调等。通过病理形态学、免疫组化和基因检查也可以区别。

4. 小脑转移瘤 外周神经母细胞瘤患者，治疗中或者治疗后可以出现小脑转移瘤。此时需要与髓母细胞瘤相鉴别。需要提供外周神经母细胞瘤病史为病理科医生提供诊断参考。

5. 小脑结核瘤 多有结核接触史，肺部可有结核病灶，有消瘦、低热等一般结核病表现，脑脊液检查可见白细胞增多及糖、氯化物降低等变化。组织病理诊断可确诊。

【临床分期】

1. 分期评估 肿瘤侵犯范围评估对于临床分期、危险度分层和后续治疗方案选择非常重要，需要对患者进行术前、术中和术后评估。根据评估结果，进行临床分期，将患者分为局限期和转移期。具体评估内容如下。

（1）术前评估：术前行全脑和脊髓MRI和脑脊液检查判断有无转移。如术前未做MRI检查，术后2周以后再做以减少术后反应性改变。

（2）术中评估：术中所见肿瘤有无颅内扩散；手术能否完全切除肿瘤。

（3）术后评估：术后影像学检查判断肿瘤有无残留或转移。

2. 临床分期 主要参照Chang分期系统。分为局限期和转移期。

局限期：M_0，肿瘤局限，无转移证据。

转移期：M_1，仅是脑脊液肿瘤细胞阳性。

M_2，小脑蛛网膜下腔和/或侧脑室或第三脑室肉眼结节状种植。

M_3，脊髓蛛网膜下腔肉眼结节状种植。

M_4，颅外转移。

【危险分层】目前仍然根据年龄、手术切除程度、有无转移、病理类型对髓母细胞瘤进行危险分层。在此危险分层基础上结合基因分型进一步分出低危或高危患者，目前仍处于临床研究阶段。

1. 年龄≥3岁儿童髓母细胞瘤

（1）标危：肿瘤完全切除或近完全切除（残留病灶≤$1.5cm^2$），无扩散转移（M_0）。

（2）高危：手术次全切除（残留病灶>$1.5cm^2$）；伴有转移疾病，包括神经影像学播散性疾病，手术14天后腰椎穿刺或脑室脑脊液肿瘤细胞阳性证据或颅外转移；病理组织学为弥漫间变型。

2. 年龄<3岁儿童髓母细胞瘤

（1）标危：同时符合下述标准，肿瘤完全切除或近完全切除（残留病灶≤$1.5cm^2$），无扩散转移（M_0）和病理亚型为促纤维增生/结节型和广泛结节型。

（2）高危：除标危外全部定为高危。

【治疗】髓母细胞瘤的治疗最早是采用单纯手术切除，尽管外科技术改进，肿瘤获得完整切除，术中死亡率从90%下降至10%，但是，术后所有患者均复发。从1919年起，引进了放疗技术，手术切除肿瘤后进行全脑全脊髓放疗，髓母细胞瘤生存率获得改善；1953年髓母细胞瘤3年和5年总生存率分别为50%和40%，髓母细胞瘤不再是一种致死性疾病。20世纪60~70年代，M_0期髓母细胞瘤5年生存率达50%~60%。但是，由于全脑全脊髓高剂量放疗，几乎所有存活的髓母细胞瘤患者均伴随有认知功能下降、智力下降、生长发育迟缓、内分泌功能紊乱、不孕不育和继发第二肿瘤等严重远期副作用。20世纪70~80年代，SIOP和COG将化疗引入了髓母细胞瘤的治疗中，手术+放疗+辅助化疗，明显改善了髓母细胞瘤的生存率，生存率达80%。同时开展各种临床研究不断完善治疗方案，根据危险因素，将髓母细胞瘤分为标危和高危，采用不同强度治疗。标危患者全脑全脊髓放疗剂量降低至23.4Gy，5年EFS达85%，同时降低了远期副作用。近年来的研究显示，年龄在4岁以下、病理类型为促纤维增生/结节型和广泛结节型的M_0期髓母细胞瘤患者单纯手术联合化疗可获得极好的生存率，对这种病理类型的患者可以加强化疗避免放疗。在原有危险分层基础上结合基因分型，筛选出低危患者，进一步降低放疗剂量，而高危患者增加治疗强度，目前正在进行临床研究。根据髓母细胞瘤分子亚型进行危险分层和精准治疗是未来的研究方向。

1. 治疗方法

（1）手术：手术是髓母细胞瘤的主要治疗手段。安全地全切除或近全切除是最佳的选择，这与预后明显相关。术后患者可能因术前肿瘤相关的脑损伤、脑积水或手术相关的脑损伤而出现明显的神经功能缺损。部分髓母细胞瘤患者将发展为小脑缄默综合征，这是一种术后以语言功能障碍、运动功能障碍、情感功能障碍和认知障碍为特征的复杂临床综合征。症状包括迟发性言语、球上性麻痹、共济失调、情绪不稳定。

(2)放疗：是髓母细胞瘤重要的治疗手段，包括原发灶和全脑全脊髓照射(craniospinal irradiation，CSI)。原发灶放疗剂量范围为54.0~55.8Gy。年龄≥3岁患者CSI剂量取决于危险分层，标危患者CSI放疗剂量为23.4Gy，高危患者CSI放疗剂量为36.0Gy。年龄<3岁患者，考虑放疗对此年龄段严重的不良影响，取消或者延迟放疗。

(3)化疗：是髓母细胞瘤不可缺少的重要治疗手段。化疗常在放疗期间和放疗后进行。尽管髓母细胞瘤对化疗敏感，但是，研究显示术后先化疗，随后再放疗，生存率低于术后先放疗随后化疗的患者。所以，目前标准治疗是术后先放疗随后再行辅助性化疗。大约20%~40%年龄<3岁无转移的髓母细胞瘤患儿的化疗可以取代放疗，但是，病理类型必须为促结缔组织增生/结节型和广泛结节型。

2. 治疗策略和方案

(1)初诊年龄≥3岁儿童髓母细胞瘤的治疗

1)手术：治疗的首选方法。手术的主要原则为尽可能全切肿瘤，打通脑脊液循环通路。术中行后颅窝骨瓣开颅，经小脑延髓裂入路，避免小脑蚓部及小脑半球的手术损伤，减少术后小脑缄默综合征等并发症发生。术后72小时内评价有无肿瘤残留以及肿瘤残留体积，评估脑积水缓解情况。如仍存在梗阻性脑积水，则在脑脊液化验正常后，行脑室腹腔分流手术。肿瘤切除术后4周内，根据具体情况进行术后治疗。

2)放疗：手术后4~6周开始放疗。放疗前评估肿瘤情况。根据手术切除情况、影像学和脑脊液检查等结果和术后病理类型，评估患者危险度。根据不同危险度，采用不同的放疗剂量。放疗期间建议给予长春新碱(VCR)1.5mg/m^2，每周1次静脉注射，共6~8次。放疗剂量、范围：标危患者行后颅窝或局部瘤床54~55Gy放疗，全脑全脊髓23.4Gy放疗。高危患者行后颅窝或局部瘤床54~55Gy放疗，全脑全脊髓36Gy放疗。

3)化疗：放疗结束后4周开始辅助化疗。根据不同危险分层采用不同强度的化疗方案。

标危患者：化疗方案为CCNU+DDP+VCR方案，每6周重复，共8个疗程(表3-19-4)。或者CTX+DDP+VCR方案，每3周重复，共6个疗程(表3-19-5)。顺铂应用须遵循大剂量顺铂化疗常规，进行水化、利尿，监测尿量和尿常规等，预防顺铂的肾毒性。CCNU口服前需要口服止呕药。

表3-19-4 CCNU+DDP+VCR方案(每6周重复，共8个疗程)

药物	剂量	给药途径	给药时间	给药间隔
洛莫司汀(CCNU)	75.0mg/m^2	口服	第1天，睡前	每6周
顺铂(DDP)	75.0mg/m^2	静脉滴注	第1天	
长春新碱(VCR)	1.5mg/m^2	静脉注射	第1、8、15天	

注：司莫司汀(Me-CCNU)可以取代洛莫司汀，Me-CCNU用法为75mg/m^2，口服，每晚1次，第一天给药。

表3-19-5 CTX+DDP+VCR方案(每3~4周重复，共6个疗程)

药物	剂量	给药途径	给药时间	给药间隔
环磷酰胺(CTX)	750.0mg/m^2	静脉滴注	第2~3天	每3~4周
顺铂(DDP)	75.0mg/m^2	静脉滴注	第1天	
长春新碱(VCR)	1.5mg/m^2	静脉注射	第1、8天	

高危患者：化疗方案用法和剂量同标危。采用CCNU+DDP+VCR方案化疗，每6周重复，共8个疗程。或者CTX+DDP+VCR方案，每3周重复，共8个疗程。如条件许可，可行自体造血干细胞支持下超大剂量化疗。

(2)初诊年龄<3岁髓母细胞瘤的治疗

1)手术：治疗的首选方法。手术主要原则同3岁以上患儿，但更需避免术中出血，在术中备好血，根据出血情况随时输血。肿瘤切除术后4周内，根据具体情况进行术后治疗。

2)放疗：标危患者不放疗。高危患者延迟至3岁后放疗或化疗后根据病情酌情放疗或者姑息放疗。

3)化疗：治疗年龄<3岁的髓母细胞瘤患儿，原则上手术切除后先化疗，延迟放疗或不放疗。对年龄<3岁的标危髓母细胞瘤，可不做放疗，但需同时加强全身系统化疗。强化化疗方案包括CTX、大

剂量甲氨蝶呤(HD-MTX)、依托泊苷(VP-16)、卡铂(CBP)和VCR等药物。化疗同期可行ommaya囊脑室MTX化疗或腰椎穿刺鞘内MTX化疗。德国HIT-2000研究证实,年幼儿童髓母细胞瘤术后单纯采用上述多药化疗联合ommaya囊脑室内MTX化疗,促纤维增生型/广泛结节型和/或SHH型的局限期髓母细胞瘤,不做放疗,5年EFS为90%。然而,其他亚型生存率仍然差,经典型和间变型髓母细胞瘤5年EFS分别为30%和33%。美国COG研究也已证实手术完全切除肿瘤且无残留和转移(R_0M_0),病理类型为促纤维增生型和广泛结节型的患儿,单纯化疗生存率达80%以上。但是,如果为其他病理类型,存活率则约为30%。

Ⅰ.标危患者:手术后2~4周开始辅助化疗。给予HIT-2000方案系统性多药化疗联合脑室内MTX化疗或常规鞘内MTX化疗。用法为HIT-2000方案3个周期,共12个疗程。每个周期4个疗程,每疗程间隔2周,每周期间隔3周。年龄小于6个月者化疗剂量是标准剂量的66%,年龄7~12个月者化疗剂量是标准剂量的80%(表3-19-6)。

表3-19-6 HIT-2000方案

第一周期:第1、3、5、7周(第1、2、3、4疗程)			
时间	药物剂量和用法		
第1周	CTX,800mg/m^2,静脉滴注,d1~3	VCR,1.5mg/m^2,静脉注射,d1	[b]MTX,2mg/d,d1~4,脑室注射或[c]鞘内注射(按年龄),d1
第3周	[a]HD-MTX,5g/m^2,持续静脉泵注24小时,d1	VCR,1.5mg/m^2,静脉注射,d1	[b]MTX,2mg/d,d1~4,脑室注射或[c]鞘内注射(按年龄),d1
第5周	[a]HD-MTX 5g/m^2,续静脉泵注24小时,d1	VCR,1.5mg/m^2,静脉注射,d1	[b]MTX,2mg/d,d1~4,脑室注射或[c]鞘内注射(按年龄),d1
第7周	CBP,200mg/m^2,静脉滴注,d1~3	VP-16,150mg/m^2,静脉滴注,d1~3	[b]MTX,2mg/d,d1~4,脑室注射或[c]鞘内注射(按年龄),d1
第二周期:从第10周开始,第10、12、14、16周(第5、6、7、8疗程),重复第1周期方案			
第三周期:从第19周开始,第19、21、23、25周(第9、10、11、12疗程),重复第1周期方案			

注:CBP.卡铂;CTX.环磷酰胺;HD-MTX.大剂量甲氨蝶呤;VP-16.依托泊苷;VCR.长春新碱。[a]HD-MTX按标准水化、碱化和亚叶酸钙(CF)救援。HD-MTX 5g/m^2,总剂量的10%在0.5小时中滴注,其余90%在23.5小时中滴注,36小时CF 15mg/m^2解救,q.6h.×6次,根据MTX血药浓度调整CF剂量和次数。[b]脑室ommaya囊内注射MTX 2mg/d。[c]鞘内注射MTX剂量,<1岁为6mg,1~3岁为9mg,3~9岁为12mg,>9岁为15mg。

Ⅱ.高危患者:手术后2~4周开始化疗,化疗方案用法和剂量同标危。有条件可行自体造血干细胞支持下超大剂量化疗。

(3)自体造血干细胞支持下超大剂量化疗:高危髓母细胞瘤目前综合治疗结果仍较差,特别是3岁以下不能做放疗的患儿。大剂量化疗联合自体造血干细胞移植是高危髓母细胞瘤治疗选择之一。预处理方案(TCE)如下。

噻替派(thiotepa),300mg/(m^2/d)×3天

卡铂(carboplatin),500mg/(m^2/d)×3天

依托泊苷(etoposide),250mg/(m^2/d)×3天

【预后】髓母细胞瘤预后与术后是否残留、年龄、是否转移、临床分期、组织学分型和基因分型相关。采用目前标准综合治疗,儿童髓母细胞生存率获得明显改善。标危患者生存率>80%。高危患者生存率约为50%~60%。

【未来展望】髓母细胞瘤采用目前的标准综合治疗生存率获得明显改善,但是治疗给年幼患儿带来的远期副作用以及转移复发难治患者生存率低是我们面临的挑战。随着分子生物学进展,精准医学的进步和基因分型的完善,髓母细胞瘤精准治疗将成为可能。结合基因分型(WNT型、SHH型、Group 3型和Group 4型)、临床特点、病理分型和基因扩增状态等因素对髓母细胞瘤进行精准的危险分层,从而对不同危险度的患者采用不同强度的精准治疗。对于转移难治复发患者探索分子靶向治疗,将有助于进一步降低髓母细胞瘤患者远期副作用,提高生存率。

诊治要点

■ 髓母细胞瘤是儿童最常见的颅内恶性肿瘤,位于

后颅窝小脑部位，可伴有颅内和脊髓转移。

- 临床表现可有头痛、呕吐、步态不稳等颅内高压和共济失调等症状和体征。
- 髓母细胞瘤分为 4 种病理亚型和 4 种基因亚型。
- 根据年龄、手术切除程度、临床分期、病理类型分为标危髓母细胞瘤和高危髓母细胞瘤。
- 年龄 ≥3 岁标危髓母细胞瘤采用手术 + 放疗（全脑全脊髓 23.4Gy，后颅窝或局部瘤床 54~55Gy）+ 辅助化疗。高危髓母细胞瘤采用手术 + 放疗（全脑全脊髓 36Gy，后颅窝或局部瘤床 54~55Gy）+ 辅助化疗和 / 或 ASCT。
- 年龄 <3 岁标危髓母细胞瘤采用手术 + 化疗。高危髓母细胞瘤采用手术 + 化疗和 / 或 ASCT+ 延迟放疗或者局部放疗或姑息放疗。
- 利用基因分型结合临床危险分层对髓母细胞瘤患者进行精准分层治疗将有助于进一步改善髓母细胞瘤生存。

二、有多层菊形团的胚胎性肿瘤，*C19MC* 变异

有多层菊形团的胚胎性肿瘤，*C19MC* 变异（embryonal tumor with multilayered rosettes，C19MC-altered，ETMR，*C19MC* 变异）是近年来发现的一种新的、独特的胚胎性肿瘤类型。2016 年 WHO 中枢神经系统肿瘤分类将其定为中枢神经系统胚胎性肿瘤的独立亚型。ETMR，*C19MC* 变异是中枢神经系统恶性肿瘤之一，由多层菊型团和广泛的神经纤维网组成。伴有 19 号染色体（19q13.42）上 *C19MC* 区域扩增。这些肿瘤非常罕见，可发生在大脑、脑干和小脑。好发于幼儿（诊断时的平均年龄为 2~3 岁），表现出高侵袭性的临床过程，尽管积极治疗，生存率仍然低，5 年总生存率（OS）约 0~30%。

【发病机制】迄今为止，对 ETMR，*C19MC* 变异的外显子组测序研究尚未发现其他重复性改变，提示 *C19MC* 是该疾病的主要致癌驱动因素。ETMR，*C19MC* 变异的转录信号富含早期神经和多能基因，包括 *LIN28/LIN28B*，这表明这些肿瘤本质上是高度原始的。ETMR，*C19MC* 变异的特点，一个致癌 miRNA 簇在 19 号染色体（19q13.42）上重复扩增和 C19MC 与 *TTYH1*（Tweety family member 1）基因融合的遗传特征，该融合基因将 *C19MC* 的表达置于 *TTYH1* 启动子的控制下，导致簇内 microRNA 的高水平异常表达。ETMR，*C19MC* 变异是近年来发现的新的胚胎性肿瘤类型，有关发病机制目前仍在进行研究探索。

【临床表现】ETMR，*C19MC* 变异好发幼儿，常见年龄 <4 岁（中位年龄为 2.9 岁），女性多见。大约 70% 发生在大脑半球。随着 *C19MC* 变异诊断标志物的发现，它也被发现在小脑、脑干、骶前间隙和松果体等部位。研究资料显示大约 65% 的肿瘤在诊断时是局限期。临床表现根据肿瘤所在部位不同有所不同，包括颅内高压或者局灶性神经功能缺损，如头痛、呕吐、肢体感觉麻木或偏瘫等相应的症状和体征。然而，无论是局限期还是转移期，这是一种侵袭性强、进展快、难治性的肿瘤，治愈率低。

【辅助检查】

1. 颅脑和全脊髓 MRI 检查　颅脑和脊髓 MRI 和 / 或 CT 是必要的检查。ETMR，*C19MC* 变异大部分发生于幕上，以额、顶叶皮质多见；也可发生于幕下和脊髓。MRI 影像检查常表现为较大肿块，边界清楚，T_1WI 呈低信号，T_2WI 呈高信号，可伴有囊变和 / 或点状钙化；实性部分扩散受限并呈轻度不均匀强化，并可累及邻近脑膜。尽管肿瘤分级较高，但无周围浸润和瘤周水肿的征象，且增强扫描呈轻度不均匀强化，甚至不强化，需要与低级别胶质瘤和其他良性肿瘤相鉴别，最终需要病理和分子生物学检查确诊。

2. 脑脊液检查　腰椎穿刺脑脊液检查（常规、生化和肿瘤细胞检测）也是必要的检测手段，以评估肿瘤是否有脑脊液扩散转移。

3. 病理检查　ETMR，*C19MC* 变异最常见的病理特征是具有多层和伪层状菊型团结构，由多层菊型团和广泛的神经纤维网组成。表现为低分化或未分化的细胞簇，核质比高。利用 LIN28 抗体进行免疫组织化学染色是临床上诊断 ETMR 较为有效的手段。最终仍然需要采用分子生物学方法 FISH 或 RNA 测序来检测 *C19MC* 扩增。

4. 分子生物学检查　ETMR，*C19MC* 变异型分子生物学特点是在 19 号染色体（19q13.42）上具有 *C19MC* 扩增和 *TTYH1* 与 *C19MC* 基因融合的遗传特征。FISH 证实了这一点。ETMR 是根据 microRNA 簇在 *C19MC* 高水平扩增和 *TTYH1* 与 *C19MC* 基因融合而在分子水平上进行定义。鉴于本病的罕见性和细胞异质性，容易导致诊断不准确，采用统一的诊断方法至关重要，其中应包括 FISH 或 RNA 测序来检测 *C19MC*。如果肿瘤形态学上是一致的，但未进行基因

检测或分子检测该基因无异常，则诊断为有多层菊形团的胚胎性肿瘤，NOS。WHO 将无 *C19MC* 变异，但在组织学上相似的肿瘤归类为 ETMR。

【诊断】主要结合临床表现、影像学诊断、肿瘤病理组织形态学和分子生物学诊断。肿瘤组织的病理诊断和分子生物学诊断是重要的确诊的依据。免疫组化染色 LIN28A 阳性和 19 号染色体（19q13.42）扩增是重要的诊断标准。

【鉴别诊断】ETMR，*C19MC* 变异需要与其他中枢神经系统肿瘤相鉴别。包括髓母细胞瘤、室管膜瘤、AT/RT 和髓上皮瘤等。最终需要组织病理学和分子诊断确诊。

【临床分期和危险分层】ETMR，*C19MC* 变异临床分期与髓母细胞瘤相似。可参考上述髓母细胞瘤分期系统。然而，与髓母细胞瘤不同之处是不需要为了治疗目的，将患者分为标危组和高危组。所有 ETMR，*C19MC* 变异的患者均为高危组。

【治疗】ETMR，*C19MC* 变异是最近才分类为一个独特的实体肿瘤，有关治疗和预后的资料有限。研究显示术后接受化疗和放疗的 ETMR，*C19MC* 变异患者的生存期明显优于不做治疗的患者（中位生存期分别为 13 个月和 0.06 个月）。完全切除、放疗和自体造血干细胞支持下大剂量化疗生存率与较高的生存率相关。然而，尽管采用了积极的综合治疗，年幼患者 5 年总生存率（OS）仍低于 10%。5- 氮杂胞苷联合伏立诺他与胰岛素 -PI3K-mTOR 抑制剂西罗莫司对 ETMR 原代细胞系生长具有协同作用。组蛋白去乙酰化酶抑制剂、吉西他滨和拓扑替康等化疗药物也可作为治疗的选择。

1. 年龄≥3 岁 ETMR，*C19MC* 变异的治疗　治疗策略是手术、化疗和放疗。所有患者术后都需要接受放疗和化疗。

（1）手术：积极手术切除肿瘤是治疗的第一步。完全切除肿瘤有助于改善生存率。大约 50%~60% 肿瘤可获得完全或近完全切除。

（2）放疗：患者需要接受相似高危髓母细胞瘤的全脑全脊髓放疗，但是，ETMR，*C19MC* 变异如发生在大脑皮质，由于不同的肿瘤体积，局部瘤床增量放疗的剂量是需要考虑的问题。

（3）化疗：放疗期间和放疗后的化疗方案相似于高危髓母细胞瘤。

2. 年龄<3 岁 ETMR，C19MC 变异的治疗　目前无标准治疗，临床上采用的治疗策略和方案与年龄≤3 岁的高危髓母细胞瘤相似。

【预后】肿瘤侵犯范围、肿瘤手术切除程度（是否完全切除或近完全切除）、患者年龄和有无行术后放疗和化疗等与预后相关。总体而言，ETMR，*C19MC* 变异的患者预后差，5 年总生存率低于 10%。

【未来展望】此病罕见，恶性程度高、预后差，生存率低。目前缺乏有效的治疗方法。需要积极进行临床前研究，探索发病机制和开发靶向肿瘤的治疗药物和新的化疗药物。探索新的治疗方法。

诊治要点

- 有多层菊形团的胚胎性肿瘤，*C19MC* 变异是一种新的、独特的、高度恶性的中枢神经系统胚胎性肿瘤。
- 好发于幼儿。大部分发生于幕上，以额、顶叶皮质多见；也可发生于幕下和脊髓。
- 病理特征是具有多层和伪层状菊型团结构，免疫组化 LIN28A 阳性和 19 号染色体（19q13.42）扩增（*C19MC* 变异）是重要的诊断标准。
- 治疗采用类似高危髓母细胞瘤的治疗策略和方案。
- 预后差，需要探讨新的治疗方法。

三、髓上皮瘤

髓上皮瘤（medulloepithelioma）是一种罕见的高度恶性肿瘤，起源于原始的髓板和神经管。在儿童脑瘤中所占比例不到 1%。好发于年幼儿童。通常在 6 岁之前诊断，平均诊断年龄为 3~4 岁。男女发病率相等。2016 年 WHO 中枢神经系统分类中将髓上皮瘤归类为中枢胚胎性肿瘤中组织学独立的肿瘤。髓上皮瘤在组织学与胚胎神经管相似，分子生物学检测缺乏 *C19MC* 变异。肿瘤可发生于幕上和幕下区，好发在大脑半球，特别是在脑室周围。在马尾部，甚至沿神经根延伸至神经外，马尾部和坐骨神经也可发生髓上皮瘤。髓上皮瘤恶性程度高，预后差。

【发病机制】髓上皮瘤的发病率较低，其生物学基础知识非常有限。在对 50 例胚胎性脑肿瘤进行 *hTERT* 基因拷贝数和表达水平评估后发现，其中 2 例为髓上皮瘤，拷贝数增加且 *hTERT* 过表达。髓上皮瘤与 ETMR，*C19MC* 变异相似，也表达 LIN28A，但是缺乏 19 号染色体（19q13.42）上 *C19MC* 区域扩增。有关髓上皮瘤分子生物学，特别是重要的特点，有待进一步研究。

【临床表现】髓上皮瘤是高度侵袭性的脑瘤。临床上表现取决于肿瘤发生的部位。鉴于髓上皮瘤可发生在颅内大脑半球和脑室，甚至马尾神经根等部位，临床表现可多种多样。可表现为颅内压增高或局灶性神经功能缺损，如头痛、呕吐、肢体感觉麻木或偏瘫等相应的症状和体征。

【辅助检查】

1. 颅脑和脊髓MRI检查　颅脑和脊髓MRI检查是必做检测。髓上皮瘤的病灶在MRI T_1加权图像上表现为轻度不均一性低信号，在T_2加权图像上表现为高信号，弥散信号受限。增强是可变的。它们的大小一般为中等-较大，边缘和分叶界限相对较好。出血是罕见的表现，但在进展性的肿瘤中可观察到。部分有囊性病变。CT病变表现为等密度或低密度，大多数无强化。

2. 腰椎穿刺脑脊液检查　腰椎穿刺脑脊液检查（常规、生化和肿瘤细胞检测）是必要的检测手段，以评估脑脊液是否有肿瘤扩散、种植转移。

3. 病理检查　髓上皮瘤肿瘤组织病理学上类似胚胎神经管，其特征是乳头状或管状的肿瘤神经上皮具有外界膜。这种上皮细胞排列是该病的标志，并与其他高度细胞化、未分化的区域混合。有丝分裂象多，在一些区域有丝分裂活性>50%。此外，可能有更成熟的神经元和星形胶质细胞的区域。在神经上皮区域，免疫组化研究显示nestin和vimentin均有染色；其他区域可能显示神经丝蛋白、细胞角蛋白和上皮膜抗原的表达。在分化程度较高的区域，可以看到神经元和神经胶质标志物。组织病理学上，髓上皮瘤与ETMR，*C19MC*变异有共同特点，免疫组化LIN28A也会阳性。因此，单纯靠常规HE染色和免疫组化很难鉴别。然而，如果FISH检测不存在*C19MC* microRNA簇在19q14.32位点扩增，则可以与之鉴别。

4. 分子生物学检查　髓上皮瘤的发病率较低，其生物学基础知识非常有限。尽管髓上皮瘤也表达LIN28A，但是缺乏*C19MC*变异，这一特点可以与ETMR，*C19MC*变异相鉴别。有关髓上皮瘤分子生物学研究，特别是对其诊断和鉴别诊断有重要意义的分子生物学标志物仍有待进一步开发和研究。

【诊断】髓上皮瘤的诊断主要结合临床表现、影像学诊断、肿瘤病理组织形态学和分子生物学检测结果，综合上述所有特点和检查结果获得最终诊断。

【鉴别诊断】需要与其他中枢神经系统肿瘤相鉴别，包括髓母细胞瘤、室管膜瘤、ETMR，*C19MC*变异和AT/RT等颅内恶性胚胎性肿瘤。仅凭临床病史或影像学评价不能可靠地将髓上皮瘤与其他恶性脑肿瘤区分开来。必须通过手术获得组织学诊断，同时进行排除性基因检测，即检测ETMR、*C19MC*变异和AT/RT相关的基因，进行排除性诊断。

【临床分期】目前对髓上皮瘤无明确定义的分期系统。髓上皮瘤常向神经轴扩散。可采用髓母细胞瘤分期系统。然而，与髓母细胞瘤不同之处是，不需要为了治疗目的将患者分为标危组和高危组。髓上皮瘤全部定为高危。

【治疗】目前对髓上皮瘤尚无已明确的标准治疗。鉴于此病高侵袭性，需要采用积极的多学科综合治疗。需要行积极的手术、放疗和化疗。目前临床上治疗与高危髓母细胞瘤相同（见一、髓母细胞瘤的治疗）。

【预后】髓上皮瘤少见，恶性程度高、预后差，生存率低。5年总生存率为0~30%。手术完全或近全切除+放疗+大剂量化疗有助于改善生存率。目前缺乏有效的治疗方法。需要积极进行临床前研究，探索发病机制、开发靶向肿瘤的治疗药物和新的化疗药物，探索新的治疗方法。

诊治要点

- 髓上皮瘤是一种罕见的中枢神经系统高度恶性肿瘤。
- 好发于儿童，可发生在大脑半球和脑室，甚至马尾神经根。
- 组织病理学上，髓上皮瘤与ETMR，*C19MC*变异有共同特点，但是，不存在19号染色体（19q14.32）扩增（无*C19MC*变异），可以与之鉴别。
- 临床治疗采用类似高危髓母细胞瘤治疗的策略和方案。
- 预后差，生存率低，需要探讨新的治疗方法。

四、中枢神经系统神经母细胞瘤

原发中枢神经系统神经母细胞瘤（primary central neural system neuroblastoma，CNS-NB）是罕见颅内肿瘤。既往归类于中枢神经系统原始神经外胚叶肿瘤。近年分子生物学研究显示中枢神经系统神经母细胞瘤或中枢神经节神经母细胞瘤存在特征性肿瘤叉头盒R2（forkhead box R2，FOXR2）活化和表达，定义为FOXR2中枢神经系统神经母细胞瘤(CNS NB-FOXR2)。2016年WHO中枢神经系统肿瘤分类将其归类为中枢胚胎性肿瘤的独立的亚型。CNS-NB主要发生在年幼儿童,平均年龄5岁。肿瘤通常位于幕上区,多见额叶和顶叶区域。组织学是典型的CNS-NB或中枢神经系统节细胞神经母细胞瘤。临床上,癫痫发作和局灶性神经功能缺损是最常见的症状。肿瘤完全切除、结合术后放疗和化疗等综合治疗,预后比其他PNET肿瘤好。

【发病机制】中枢神经母细胞瘤特点是基因组改变导致转录因子FOXR2表达增加。全基因组测序显示,FOXR2上存在复杂的染色体间和染色体内重新排列,这导致*FOXR2*基因在CNS NB-FOXR2肿瘤中的表达水平高于其他中枢神经系统肿瘤。由于FOXR2在其他中枢神经系统肿瘤类型或正常脑组织中不表达,提示FOXR2的激活是由活性基因启动子促进的,从而激发了致癌活性。

【临床表现】CNS-NB由于肿块不同的位置以及病变的大小的不同,可表现出不同的症状和体征,如局灶性肿块引起的局灶性体征和症状(局灶性神经功能缺损),癫痫发作,神经认知障碍,颅内压升高所致的头痛、呕吐、头围异常等。另一方面,婴儿由于大脑结构的代偿和适应机制,即使肿瘤体积巨大,也可能没有明显的迹象或症状。CNS-NB可以通过脑脊液播散转移,而出现相应的症状和体征。

【辅助检查】

1. 颅脑和脊髓MRI检查 CNS-NB并无特征性的MRI显像。肿瘤表现为异质性,肿瘤体积多较大,常伴坏死、囊变或出血。肿瘤实体成分和囊性成分共存。在T_1WI实体肿瘤部分通常是等信号或稍低信号,T_2WI呈等信号或高信号。坏死囊变区通常表现为T_1低信号,T_2高信号。与周围正常组织界限较清。光谱学显示胆碱峰值的增加和CHO/NAA率的反转,表明是一种侵袭性脑瘤,但这也不是CNS-NB的唯一特征。

2. 脑脊液检查 腰椎穿刺脑脊液检查(常规、生化和肿瘤细胞检测)是必要的检测手段,以评估脑脊液是否有肿瘤扩散、种植转移。

3. 全身其他部位检查 外周神经母细胞瘤可以发生在中枢神经系统以外任何部位,常见肾上腺、腹膜后和交感神经干旁等部位,可以转移到中枢神经系统。因此,需要进行全身其他部位检查,胸腹盆CT检查以排除外周神经母细胞瘤中枢转移。

4. 病理诊断 CNS-NB是一种胚胎性肿瘤,其特征是分化不良的神经上皮细胞、神经细胞群和多种富含神经的基质。核浓染,胞质稀少,部分瘤细胞呈不典型菊形团排列,瘤细胞团之间可见小血管明显增生。细胞数量多,细胞形态相对单一,细胞核圆形,不规则或肿大。细胞质不丰富,PAS阴性,通常存在大量有丝分裂。免疫组化波形蛋白、GFAP、S-100、EMA阴性,MAP2、突触球蛋白、Olig2、neun阳性。可有神经节分化。肿瘤通常为LIN28A阴性并表达INI1。明显神经分化区域称为CNS-NB,如果存在神经节细胞,则称为节细胞神经母细胞瘤。

5. 分子生物学诊断 可以采用分子生物学方法,全基因测序等检测*FOXR2*基因和表达水平,有助于明确诊断。

【诊断】诊断主要结合临床表现、影像学诊断、肿瘤病理组织学和/或分子生物学检测*FOXR2*基因和表达水平,同时需要排除外周神经母细胞瘤中枢转移。综合上述所有特点和检查结果获得最终诊断。

【鉴别诊断】需要与其他中枢神经系统肿瘤相鉴别,包括髓母细胞瘤、室管膜瘤、ETMR,*C19MC*变异、髓上皮瘤和AT/RT等。也需要与外周神经母细胞瘤中枢转移相鉴别。仅凭临床病史或影像学特点不能将CNS-NB与其他恶性脑肿瘤区分开来。必须通过手术获得组织学病理诊断,同时通过分子生物学检测*FOXR2*基因和表达水平与其他中枢神经系统胚胎性肿瘤相鉴别。

【临床分期】临床分期与髓母细胞瘤相似,可参考上述髓母细胞瘤分期系统。然而,与髓母细胞瘤不同之处是不需要为了治疗目的,将患者分为标危组和高危组。所有CNS-NB的患者均为高危。

【治疗】采用标准综合治疗,包括手术、放疗和化疗。术后需要接受相似于高危髓母细胞瘤的辅助治疗。

1. 年龄≥3岁

(1)手术:积极手术切除肿瘤是第一选择,完全切除肿瘤有助于改善预后。

(2)放疗:常规术后所有患者需要接受相似于高危髓母细胞瘤的全脑全脊髓放疗。然而,如果肿瘤位于大脑皮质,由于不同的肿瘤体积,局部瘤床增量放疗的剂量是需要考虑的问题。行术后放射治疗的患者生存率高于不放疗的患者。

(3)化疗:术后放疗后行辅助化疗,方案与高危髓母细胞瘤相似。无转移的患者可采用VCR、CCNU、DDP和VP-16；转移患者采用大剂量序贯化疗，DDP、HD-MTX、替莫唑胺、VP-16等。5年OS大约25%~50%。

2. 年龄<3岁　目前无标准治疗，临床上采用治疗策略和方案与年龄<3岁的高危髓母细胞瘤相似。鉴于年龄小，不做放疗，生存率明显差于放疗的患者。

【预后】CNS-NB罕见。主要的预后因素包括手术完全切除、放疗和化疗等综合治疗手术。3岁以下患者大部分不做放疗，生存率明显低于3岁以上患者。

诊治要点

- 原发中枢神经系统神经母细胞瘤是罕见的儿童中枢神经系统胚胎性恶性肿瘤。
- 存在特征性FOXR2活化和表达。
- 好发于年幼儿童。肿瘤通常位于幕上区，多见额叶和顶叶区域。
- 临床表现为癫痫发作、局灶性神经功能缺损和颅内高压等症状。
- 采用类似高危髓母细胞瘤治疗策略和方案。

五、非典型畸胎样/横纹肌样肿瘤

中枢神经系统非典型畸胎样/横纹肌样肿瘤(atypical teratoid/rhabdoid tumor，AT/RT)是临床上少见的侵袭性肿瘤。1987年，Rorke及其同事首次将AT/RT明确描述为一种独特的实体。1996年正式命名为非典型畸胎样/横纹肌样肿瘤(AT/RT)。2016年WHO分类将存在*SMARCB1*或*SMARCA4*基因改变的肿瘤定义为AT/RT。而将具有AT/RT组织学特征，而缺乏*SMARCB1*或*SMARCA4*基因组改变的肿瘤称为具有横纹肌样特征的中枢神经系统胚胎性肿瘤。

AT/RT多见于年龄3岁以下儿童，男女比例为2∶1。研究显示AT/RT在所有儿童脑瘤中所占比例不足2%，在3岁以上患者中所占比例不足1%。约50%的AT/RT发生在后颅窝。在诊断时，20%~25%的患者存在软脑膜播散。根据目前的生物学研究，AT/RT是一个较大的横纹肌样肿瘤家族的一部分。横纹肌样肿瘤同时反映中枢神经系统和非中枢神经系统肿瘤。AT/RT仅指中枢神经系统肿瘤。由于AT/RT组织学和免疫组化的特点，好发于婴儿期，分子遗传学的独特性及其侵袭性，引起了广泛的关注。目前针对AT/RT患儿的标准治疗方法仍在研究中。

【发病机制】AT/RT与*SMARCB1*和较少见的*SMARCA4*的体细胞和胚系突变有关，这两种突变都是肿瘤抑制基因。AT/RT是首个发现抑癌基因*SMARCB1*(以前称为*INI1*和*hSNF5*)的原发性小儿脑瘤。通过对AT/RT肿瘤的DNA甲基化阵列和基因表达阵列，已鉴定出以下三个不同的AT/RT亚群：AT/RT TYR，AT/RT SHH和AT/RT MYC。

研究发现，除了体细胞突变外，AT/RT患者也存在*SMARCB1*的胚系突变。而且*SMARCB1*中胚系突变患儿更早发病，更有可能出现同步多灶性肿瘤，如发生肾脏或软组织的横纹肌样瘤。在22例表现为胚系突变的病例中，其中7例父母携带*SMARCB1*胚系异常，4例父母携带者不受*SMARCB1*相关癌症的影响，提示AT/RT为常染色体显性遗传，外显率不完全。在一些家庭中，多个兄弟姐妹受到AT/RT的影响，并且有相同的*SMARCB1*改变，但是双亲都缺乏*SMARCB1*突变/缺失。筛查诊断为AT/RT的儿童的胚系*SMARCB1*突变可能为了解AT/RT儿童的遗传影响提供有用的信息。

【临床表现】AT/RT是一种侵袭性恶性肿瘤，好发于3岁以下儿童。大约1/2的AT/RT发生在后颅窝，可发生在小脑桥角或中线以上，也可以发生在中枢神经系统的任何地方，脑神经可受累。AT/RT恶性度高，进展快，病史相对较短，体征和症状取决于肿瘤的位置。后颅窝肿瘤的幼儿通常表现出与脑积水相关的症状，包括清晨头痛、呕吐、乏力、头围增加，也可出现共济失调或运动技能退化。大约20%的患者存在播散性疾病。沿着软脊膜种植到脊髓和大脑的其他区域。高达35%的患者可能出现胚系突变，并易于同时发生多灶性肿瘤。同时发生肾横纹肌样肿瘤和中枢神经系统AT/RT中也有罕见的报道。

【辅助检查】

1. 颅脑和脊髓MRI检查　所有患者治疗前需要行颅脑和全脊髓MRI检查。明确肿瘤侵犯部位。AT/RT的影像学特征是异质性的，50%发生在小脑，常出现囊性和坏死、钙化和出血。AT/RT的CT表现相对特征性而非诊断性；肿瘤通常密度高，强化明显。在MRI上，T_1加权图像通常表现为病灶内的高强度病灶，这是由于出血成分所致。在T_2加权图像上，病变往往是不均匀的，实性成分为等密度到低密度、出血和坏死灶。

2. 腰椎穿刺脑脊液检查 约20%的患者起病时有软脑膜扩散、种植转移。腰椎穿刺脑脊液检查(常规、生化和肿瘤细胞检测)也是必要的检测手段,以评估肿瘤是否有脑脊液扩散转移。

3. 腹部超声 鉴于中枢神经系统AT/RT有可能同时患有肾脏横纹肌样瘤,所以需要检查腹部彩超或CT,明确是否患有肾脏同步肿瘤。

4. 病理检查 组织学上,AT/RT表现为形态学上的异质性,典型表现为具有大量嗜酸性细胞质的大上皮样细胞和散在分布的横纹肌样细胞,常伴有原始神经外胚层细胞(小圆形蓝色细胞)、间充质细胞和/或胶质细胞。SMARCB1蛋白的免疫组化可用于AT/RT的诊断。在肿瘤细胞中,SMARCB1(*INI1*)染色缺失,但在非肿瘤细胞(如血管内皮细胞)中,染色保留。AT/RT是一种生长迅速的肿瘤,其MIB-1标记指数可达50%~100%。AT/RT的最终诊断是基于组织学和细胞遗传学特征的结合。

5. 分子生物学检查 2016年WHO分类将存在*SMARCB1*或*SMARCA4*基因改变的肿瘤定义为AT/RT。通过对AT/RT肿瘤的DNA甲基化阵列和基因表达阵列,可鉴定出以下3个不同的AT/RT亚群。① AT/RT TYR:该亚群约占病例的1/3,其特征是黑素体标志物如*TYR*(编码酪氨酸酶的基因)表达升高。本组病例以幕下为主,多见于0~1岁儿童,染色体22q缺失。一项研究显示临床异质性的一组AT/RT TYR患者,平均总生存期(OS)为37个月。② AT/RT SHH:该亚群约占病例的40%,其特征是SHH通路(如*GLI2*和*MYCN*)基因表达升高。这个亚群的病例幕上和幕下的发病相似。虽然大多数病例出现在2岁之前,但大约1/3的病例出现在2~5岁。对于AT/RT SHH患者,平均OS为16个月。③ AT/RT MYC:这一亚组约占病例的1/4,其特征是*MYC*表达升高。AT/RT MYC多发生在幕上。虽然大多数AT/RT MYC病例发生在5岁之前,但AT/RT MYC确诊的最常见人群是在6岁及以上。*SMARCB1*的局部缺失是该亚组中最常见的*SMARCB1*丢失机制。对于AT/RT MYC患者,平均OS为13个月。

【诊断】主要结合临床表现、影像学、肿瘤病理组织形态学和分子生物学诊断。肿瘤组织的病理诊断和分子生物学诊断是重要的确诊的依据。根据病理形态学特点和SMARCB1染色缺失结合分子生物学*SMARCB1*或*SMARCA4*基因改变可以确诊AT/RT。

【鉴别诊断】需要与其他中枢神经系统肿瘤相鉴别,包括髓母细胞瘤、室管膜瘤、ETMR、*C19MC*变异、髓上皮瘤等。仅凭临床病史或影像学评价不能可靠地将AT/RT与其他恶性脑肿瘤区分开来。必须通过手术获得组织学诊断,同时检测SMARCB1蛋白和/或*SMARCB1*基因,最终明确诊断。

【临床分期】目前对中枢神经系统AT/RT无明确定义的分期系统。可以将AT/RT患者分为初诊或复发,局限或转移。

【治疗】目前对中枢神经系统AT/RT尚无已明确的标准治疗。鉴于此病高侵袭性,需要采用积极的多学科综合治疗。

1. 手术 手术完全切除肿瘤非常重要。肿瘤完全切除的AT/RT患者有较长的中位生存期。

2. 放疗 放疗是AT/RT的重要治疗手段。研究证实放疗对AT/RT有效。术后全脑全脊髓放疗可以改善AT/RT生存率。放疗剂量用法与高危髓母细胞瘤相似。有研究证实采用手术+放疗+化疗,治疗年龄3岁以上、手术肉眼切除的局限期AT/RT,2年PFS为53%,OS为70%。但是,鉴于AT/RT患者大部分年龄<3岁,基本不做放疗,明显影响对肿瘤的控制。

3. 化疗 化疗是AT/RT治疗的重要组成部分,特别是年龄<3岁的患儿,常需要术后化疗,延迟放疗。但是,术后单纯化疗生存率低,美国COG报道3岁以下AT/RT患者,术后单纯常规化疗2年EFS仅14%。美国报道3岁以下年幼儿童AT/RT,术后行诱导化疗+自体造血干细胞移植支持下的大剂量化疗,3年EFS为21%,OS为26%。AT/RT的标准辅助化疗方案目前尚无共识,可以参考婴儿胚胎性肿瘤,如髓母细胞瘤的化疗方案。给予包括铂类和/或烷化剂的辅助化疗,或者给予横纹肌肉瘤的多药化疗方案及鞘内注射,也取得了一定效果。

【预后】AT/RT少见,恶性程度高、预后差,生存率低。与不良预后有关的因素包括胚系突变、年龄<2岁、初诊转移和肿瘤不全切除。目前缺乏有效的治疗方法,需要积极进行临床前研究,探索发病机制、开发靶向肿瘤的治疗药物和新的化疗药物,探索新的治疗方法。

诊治要点

- AT/RT是一种中枢神经系统侵袭性高度恶性肿瘤。
- 好发于3岁以下儿童。50%发生在后颅窝。
- 临床表现为颅内高压、共济失调和脊髓播散等相应的症状。

- 病理形态学特点和SMARCB1表达缺失结合 *SMARCB1* 或 *SMARCA4* 基因改变可以确诊AT/RT。
- 手术完全切除 + 全脑全脊髓放疗 + 化疗 + 自体造血干细胞移植可改善生存率。
- 预后差,需要探讨新的治疗方案。

六、松果体母细胞瘤

松果体母细胞瘤(pineoblastoma,PB)是侵袭性的中枢神经系统胚胎性恶性肿瘤,约占松果体实质肿瘤的35%~40%,占儿童脑瘤病例不超过1%。可发生在儿童所有年龄段,中位年龄为4.3岁,男女比例为(0.4~0.7):1。WHO将松果体母细胞瘤归类为松果体实质肿瘤。但是,鉴于松果体母细胞瘤相似于胚胎性肿瘤的组织学特点和易于在中枢神经系统中播散,其治疗方法与胚胎性肿瘤相似。松果体母细胞瘤总体的治疗结果仍然很差,长期生存率在50%~60%,年龄<5岁患者生存率15%~40%。

【发病机制】松果体母细胞瘤与 *RB1* 基因和 *DICER1* 基因的生殖系突变有关。松果体母细胞瘤与视网膜母细胞瘤基因(*RB1*)的胚系突变有关。在家族性双侧视网膜母细胞瘤的背景下发现松果体母细胞瘤的遗传易感性,这种现象称为三边视网膜母细胞瘤综合征。此综合征指眼视网膜母细胞瘤合并组织学相似,通常发生在松果体或其他中线结构的脑瘤。松果体母细胞瘤患者也存在胚系 *DICER1* 突变。研究显示在18例松果体母细胞瘤患者中,发现了3例 *DICER1* 胚系突变患者,另外3例已知为胚系 *DICER1* 突变携带者的患者发生了松果体母细胞瘤。松果体母细胞瘤患者的 *DICER1* 突变是功能缺失突变。

松果体母细胞瘤的细胞遗传学表现为11qc、等臂染色体17qd、der(10)+(10;17)、der(16)+(1:16)缺失。松果体母细胞瘤最常见的DNA拷贝数变化是12q、4q、5p、5q获得,22、9q、16q的丢失。这些基因改变是导致肿瘤发生的原因还是对预后有重要意义,仍有待研究。

【临床表现】松果体母细胞瘤的体征和症状可能是非特异性的,尤其是在幼儿中。松果体母细胞瘤通常会压迫第三脑室,导致脑积水、呕吐、头痛和嗜睡。随着肿瘤的增大,它也可能压迫或浸润中脑顶盖,导致向上凝视性麻痹、收缩或会聚性眼球震颤、瞳孔对调节的反应优于对光反射,以及眼睑收缩(帕里诺综合征)。松果体母细胞瘤也可能浸润丘脑区域,在疾病早期导致偏瘫或感觉异常。

【辅助检查】

1. 颅脑和脊髓MRI检查 颅脑和脊髓MRI检查是必需检查项目。松果体母细胞瘤是一种大的、多分叶异质性肿瘤。在CT上通常是高密度的;约1/3的病例可见钙化。MRI上肿瘤常在T_1加权像上呈等信号;在T_2加权图像上,由于钙化、囊肿(20%)和坏死的存在,病变是多样性的;实体成分倾向于低信号,增强特性是混合的。25%~41%的患者诊断时已有脑和脊髓播散。

2. 脑脊液检查 腰椎穿刺脑脊液检查(常规、生化和肿瘤细胞检测)也是必要的检测手段,以评估肿瘤是否有脑脊液扩散转移。鉴于中枢神经系统生殖细胞肿瘤也好发于松果体等部位,脑脊液肿瘤标志物AFP和hCG也需要同时检查,作为鉴别诊断所需。

3. 病理检查 松果体母细胞瘤在组织学上与髓母细胞瘤相似,并与胚胎性肿瘤具有相同的组织学特征。一种小而圆的蓝色细胞肿瘤,由密集排列的小圆形细胞核和丰富的染色质组成,细胞核深染,核质比高。高有丝分裂指数和坏死是常见的。肿瘤可表现为星形胶质细胞、神经元甚至神经节细胞的分化。常为出血型,可伴有坏死灶。免疫表型包括神经元、神经胶质和光感受器标记。突触素的各种表达和神经丝蛋白的胞质表达是常见的。重要的是,松果体母细胞瘤保留了 *SMARCB1/INI1* 的表达,而缺乏 *LIN28* 的表达,使其能够将ETMR,*C19MC* 变异和AT/RT区分出来。

4. 分子生物学检查 松果体母细胞瘤罕见,分子生物学研究有限。松果体母细胞瘤的细胞遗传学表现为11qc、等臂染色体17qd、der(10)+(10;17)、der(16)+(1:16)缺失。松果体母细胞瘤最常见DNA拷贝数变化是12q、4q、5p、5q获得,22、9q、16q的丢失。也存在肿瘤增殖相关基因 *PRAME*、*CD24*、*POU4F2*、*HOXD13* 过表达。松果体母细胞瘤患者中也有胚系 *DICER1* 突变。这些基因改变的临床意义,仍有待研究。

【诊断】结合临床表现、肿瘤位于松果体部位、影像学和肿瘤组织病理学特点获得最终诊断。

【鉴别诊断】需要与松果体区实质性肿瘤、松果体区胶质瘤、AT/RT和中枢神经系统生殖细胞肿瘤相鉴别。单靠临床和影像学难以明确诊断,最终需要活检组织学检查进行鉴别诊断。

【临床分期】10%~30% 的松果体母细胞瘤患者初诊时已出现肿瘤种植转移。松果体母细胞瘤临床分期与髓母细胞瘤相似。然而，松果体母细胞瘤位置特殊，难以手术完全切除，大部分患者均是活检或者部分切除。与髓母细胞瘤不同之处，松果体母细胞瘤不需要分标危和高危组，所有患者均为高危。

【治疗】松果体母细胞瘤需要采用综合治疗方案，包括手术、放疗和化疗。

1. 年龄≥3 岁

(1) 手术：手术通常是初始的治疗方法。由于肿瘤位置特殊，松果体母细胞瘤全切除和近全切除并不常见，切除程度对预后的影响尚不清楚。美国 COG 研究显示局限期松果体母细胞瘤获得肉眼切除与不能切除患者的 5 年 PFS 分别为 87.5% 和 41.7%。一般最初的紧急手术通常是通过内镜下第三脑室造口术，以缓解梗阻性脑积水和行组织活检明确诊断。

(2) 放疗：放疗是松果体母细胞瘤重要的辅助治疗手段，术后开始行放疗，瘤床剂量为 54~55Gy，全脑全脊髓剂量为 36Gy。

(3) 化疗：化疗是松果体母细胞瘤重要的辅助治疗。放疗后开始化疗。采用高危髓母细胞瘤化疗方案。

2. 年龄<3 岁

(1) 手术：初诊需要行活检明确诊断。手术难以完全切除肿瘤。

(2) 化疗：术后行化疗，采用高危髓母细胞瘤化疗方案。

(3) 放疗：年龄<3 岁尽量延迟放疗或者不做放疗。化疗有效患者，随后放疗的时机和放疗剂量不清楚。造血干细胞移植支持下大剂量化疗也有成功报道。

【预后】松果体母细胞瘤目前生存率仍然较差，年龄≥3 岁局限期患者综合治疗后生存率>50%，而广泛转移患者生存率差。年龄<3 岁不做放疗患者复发率高、生存率差，需要探讨新的治疗方法。

诊治要点

- 松果体母细胞瘤是侵袭性的中枢神经系统胚胎性恶性肿瘤。
- 好发儿童，肿瘤位于松果体区。
- 临床表现取决于肿瘤大小，可伴有颅内压升高和内分泌改变。
- 病理组织学检查可以明确诊断。
- 采用类似高危髓母细胞瘤治疗策略和方案。
- 生存率仍差，需要探讨新的治疗方法。

七、松果体区肿瘤

松果体区肿瘤约占儿童颅内肿瘤的 4%~9%，分为三大类别：生殖细胞肿瘤、来源于松果体实质的肿瘤和松果体邻近组织的肿瘤。本节仅阐述松果体区实质性肿瘤。2016 年 WHO 中枢神经系统肿瘤分类中，松果体区实质性肿瘤主要包括以下四种亚型：松果体细胞瘤(pineocytoma，PC)、中等分化松果体实质肿瘤(pineal parenchymal tumor of intermediate differentiation，PPTID)、松果体区乳头状瘤(papillary tumour of the pineal region，PTPR)和松果体母细胞瘤(pineoblastoma，PB)。PC 是一种罕见且生长缓慢的肿瘤，多见于 40 岁以上成人，WHO Ⅰ级，预后极好。PB 是恶性肿瘤，WHO Ⅳ级，多见于儿童，预后差。而 PPTID 和 PTPR 属于 WHO Ⅱ/Ⅲ级肿瘤，多见于成人，其预后介于 PB 和 PC 之间。本节主要阐述 PC、PPTID 和 PTPR。而 PB 详见本节六、松果体母细胞瘤。

【发病机制】松果体实质性肿瘤起源于松果体细胞，是罕见肿瘤，相关研究极少。有研究发现 PPTID 存在染色体 2、3、4、8、10、11、17 和 20 的缺失，导致 *PTEN* 和 *TP53* 的单拷贝缺失。PTPR 研究发现染色体 3、10 和 22q 丢失、染色体 8p 和 12 获得很常见。而且过表达的基因为 *SPDEF*，SPDEF 蛋白表达显著。PTPR 表现出典型的染色体改变以及不同的 DNA 甲基化和表达谱，可作为有用的诊断工具。松果体实质性肿瘤发病机制有待进一步探索。

【临床表现】松果体实质性肿瘤临床表现与肿瘤大小相关。可伴有颅内压增高症状，如肿瘤压迫第三脑室，导致脑积水、呕吐、头痛和嗜睡。邻近器官受压症状，如肿瘤压迫四叠体上丘可引起眼球向上下运动障碍、瞳孔散大或不等大等；压迫四叠体下丘及内侧膝状体而出现双侧耳鸣和听力减退，肿瘤向后下发展可压迫小脑上脚和上蚓部，故出现躯干性共济失调及眼球震颤；下丘脑损害表现为尿崩溃、嗜睡和肥胖；内分泌混乱表现为性早熟等。

【辅助检查】

1. 颅脑和脊髓 MRI 检查　颅脑和脊髓 MRI 检查是必需检查项目。松果体缺乏血 - 脑屏障，造影剂增强会出现强化。

(1) 松果体细胞瘤：边界清楚，肿块均匀强化。实体为主，然而，囊性病变也可能发生。松果体细胞瘤的直径很少超过3cm。脑脊液播散罕见。

(2) 中等分化松果体实质肿瘤：是分叶状的松果体区肿块，可延伸至邻近的结构，如脑室或丘脑。比松果体细胞瘤更具局部侵袭性和异质性。脑脊液播散也可能发生。由于细胞密度高，在CT扫描上PPTID通常是高密度的，可以显示周围的暴发性钙化。在MRI上，PPTID在T_1加权上呈不同程度的低信号，T_2加权图像不同程度高信号。肿瘤内部也可见囊性区域。

(3) 松果体区乳头状瘤：是一种局限的病灶，相对较大，边界清楚，肿瘤与PC难以区分。MR上显示轻度增强T_1高信号病变，可能含有囊性成分，造影增强后强化。

实际上难以通过影像学对PC、PPTID和PTPR进行鉴别。最终需要病理确诊。

2. 脑脊液检查　腰椎穿刺脑脊液检查(常规、生化和肿瘤细胞检测)也是必要的检测手段，以评估肿瘤是否有脑脊液扩散转移。鉴于中枢神经系统生殖细胞肿瘤也好发于松果体等部位，脑脊液肿瘤标志物AFP和hCG也需要同时检查，作为鉴别诊断所需。

3. 病理检查

(1) 松果体细胞瘤：PC组织学上表现为中等细胞，分化良好的低级别圆核，中等数量的细胞质，无或罕见有丝分裂。松果体细胞瘤样菊型团是PC的一个重要形态学特征，神经特异性烯醇化酶(NSE)、神经丝和突触素免疫化学检测阳性，Ki-67低。

(2) 中等分化松果体实质肿瘤：PPTID组织学表现为小而均匀的细胞弥漫性片状，具有中-高细胞性、中-轻核异型性和中-低有丝分裂活性。有丝分裂在Ⅲ级肿瘤中比Ⅱ级肿瘤更常见。免疫组化染色显示，肿瘤突触球蛋白、神经特异性烯醇化酶呈强阳性，神经丝蛋白、嗜铬粒蛋白A、视网膜S抗原、S-100蛋白和B-微管蛋白不同程度的阳性。

(3) 松果体区乳头状瘤：PTPR是一种罕见的儿童和成人神经上皮实体。组织学的特点是上皮样松散的乳头状生长模式。细胞角蛋白的表达较为典型，而上皮膜抗原(EMA)和胶质纤维酸性蛋白(GFAP)的表达较为少见。

4. 分子生物学诊断　用于诊断松果体区实质性肿瘤的分子生物学标志物有待进一步研究。

【诊断】综合患者的临床表现、肿瘤位于松果体部位、影像学诊断和肿瘤组织病理学特点获得最终诊断。

【鉴别诊断】需要与松果体母细胞瘤和中枢生殖细胞肿瘤相鉴别。

1. 松果体母细胞瘤　好发儿童，高度恶性，侵袭性强，临床进展快。而PC、PPTID和PTPR则好发成人，儿童罕见。临床行为低-中度恶性。最终确诊需要手术或活检获取肿瘤组织学诊断。

2. 中枢生殖细胞肿瘤　好发于青少年、高度恶性(除外畸胎瘤)，可伴有肿瘤标志物升高，影像学常伴有钙化灶。通过检测外周血和/或者脑脊液AFP和hCG或者肿瘤组织活检可与松果体实质细胞肿瘤进行鉴别。

【治疗】手术切除是主要的治疗方法。鉴于松果体部位手术完全切除难度较大，一般建议至少取活检明确诊断。在梗阻性脑积水的情况下，通常行内镜下第三脑室造口术、脑脊液检查以及松果体肿块活检。

1. 松果体细胞瘤　PC是良性肿瘤，单纯手术即可治愈。

2. 中等分化松果体实质肿瘤　PPTID的主要治疗手段是手术切除。术后治疗取决于组织学分级。PPTID组织学分级Ⅱ级，恶性程度低，建议尽可能手术全切除。组织学分级Ⅲ级恶性度高，更易复发，倾向于术后行全脑全脊髓放疗和化疗等类似于松果体母细胞瘤的治疗。特别对于不能放疗的儿童患者，建议术后行类似松果体母细胞瘤的化疗。

3. 松果体区乳头状瘤　PTPR治疗同样是尽可能手术切除。不可切除的肿瘤需要行放疗。

【预后】松果体细胞瘤预后好，5年生存率为80%~100%。中度分化松果体实质性肿瘤预后取决于组织学分级，Ⅱ级5年生存率约74%，Ⅲ级约39%。松果体区乳突状瘤预后较好。

诊治要点

- 松果体实质性肿瘤主要包括松果体细胞瘤、松果体母细胞瘤、中等分化松果体实质肿瘤和松果体区乳突状瘤4种类型。
- 临床表现取决于肿瘤大小，可伴有颅内压升高和内分泌改变。
- 病理组织学检查可以明确诊断。
- 松果体细胞瘤是良性肿瘤，单纯手术切除可治愈。

松果体母细胞瘤是高度恶性肿瘤，采用类似高危髓母细胞瘤的治疗。中度分化松果体实质瘤和松果体区乳突状瘤属于低-中度恶性肿瘤，治疗手段是手术 ± 放疗。

（孙晓非）

参考文献

［1］LOUIS DN, PERRY A, REIFENBERGER G, et al. The 2016 World Health organization classification of tumors of the central nervous system: a summary. Acta Neuropathol, 2016, 131 (6): 803-820.

［2］WASZAK SM, NORTHCOTT PA, BUCHHALTER I, et al. Spectrum and prevalence of genetic predisposition in medulloblastoma: a retrospective genetic study and prospective validation in a clinical trial cohort. Lancet Oncol, 2018, 19 (6): 785-798.

［3］NORTHCOTT PA, ROBINSON GW, KRATZ CP, et al. Medulloblastoma. Nature Reviews Disease Primers, 2019, 5 (1): 1-20.

［4］RAMASWAMY V, REMKE M, BOUFFET, E, et al. Risk stratification of childhood medulloblastoma in the molecular era: the current consensus. Acta Neuropathol, 2016, 131 (6): 821-831.

［5］MYNAREK M, VON HOFF K, PIETSCH T, et al. Nonmetastatic medulloblastoma of early childhood: results from the prospective clinical trial HIT-2000 and an extended validation cohort. J Clin Oncol, 2020, 38 (18): 2028-2040.

［6］HORWITZ M, DUFOUR C, LEBLOND P, et al. Embryonal tumors with multilayered rosettes in children: the SFCE experience. Childs Nerv Syst, 2016, 32 (2): 299-305.

［7］STURM D, ORR BA, TOPRAK UH, et al. New brain tumor entities emerge from molecular classification of CNS-PNETs. Cell, 2016, 164 (5): 1060-1072.

［8］LIU APY, GUDENAS B, LIN T, et al. Risk-adapted therapy and biological heterogeneity in pineoblastoma: integrated clinico-pathological analysis from the prospective, multi-center JMB03 and SJYC07 trials. Acta Neuropathol, 2020, 139 (2): 259-271.

［9］FISCHER-VALUCK BW, CHEN I, SRIVASTAVA AJ, et al. Assessment of the treatment approach and survival outcomes in a modern cohort of patients with atypical teratoid rhabdoid tumors using the National Cancer Database. Cancer, 2017, 123 (4): 682-687.

［10］CHINTAGUMPALA MM, PAULINO A, PANIGRAHY A, et al. Embryonal and pineal region tumors//PIZZO PA, POPLACK DG. Principles and practice of pediatric oncology. 7th ed. Philadelphia: Lippincott Williams and Wilkins, 2015: 671-699.

第4节 神经鞘瘤

神经鞘瘤是一种良性的病变，可沿着周围神经或脑神经的任何神经鞘发生。颅内神经鞘瘤（intra cranial schwannoma）在成人中为常见肿瘤，约占颅内肿瘤的8%~10%，很少在没有脑神经受累的情况下被报道，儿童颅内神经鞘瘤发病率较成人更低。大约90%的脑神经神经鞘瘤源自前庭神经（第Ⅷ对脑神经），其次是三叉神经（第Ⅴ对脑神经）和面神经（第Ⅶ对脑神经），接下来是舌咽神经（第Ⅸ对脑神经）、迷走神经（第Ⅹ对脑神经）、副神经（第Ⅺ对脑神经）和舌下神经（第Ⅻ对脑神经）。这些肿瘤大多数是零星发生的，但患有神经纤维瘤病2型的个体更容易患上这些肿瘤。

一、听神经鞘瘤

听神经鞘瘤（acoustic neuroma）又称听神经瘤，它并非起源于听神经，而是起源于第Ⅷ对脑神经的前庭神经上支的施万细胞。听神经瘤多见于成年人，儿童散发听神经瘤或非神经纤维瘤病Ⅱ型（NF2）听神经瘤十分罕见。

【病因与发病机制】散发的单侧听神经瘤目前其发病原因尚不清楚。而双侧听神经瘤大多数为神经纤维瘤病Ⅱ型（NF2）所引起。NF2的致病基因为*NF2*基因，定位于染色体22q12.2，基因全长120kb，包括17个外显子。*NF2*基因在多数正常人类组织中表达，包括脑组织。NF2伴发施万细胞瘤者年龄更小，许多患者在20余岁即出现特征性双侧前庭神经施万细胞瘤，常将周围数根脑神经纤维包裹入肿瘤。

【临床表现】病程3个月~3年不等，成人首发症状多为耳鸣、耳聋和平衡障碍三联症，这在儿童听神经瘤中少见。儿童多以颅内压增高或脑干受压导致的症状就诊。尽管早期患儿可能有听力下降，但患儿常常忽略，或常以为是中耳炎等疾病，当肿瘤生长至较大，压迫脑干或造成脑积水时，导致头痛呕吐、共济障碍等症状时，才到神经外科就诊。虽然面、听神经并行，但面瘫一般较晚出现，这是因为面神经是运动神经，其对压迫的抵抗力较强。

【辅助检查】

1. CT检查　CT平扫表现为桥小脑角（CPA）处稍低密度或低等混合密度占位，可有囊变，注药后边界清楚，不均匀强化。骨窗像可观察有无内听道扩大、乳突气房范围等，对手术磨除内听道口的范围有重要意义。

2. MRI检查　灵敏度接近98%，为首选检查。特征性表现为以内耳道为中心的圆形或卵圆形占位性病变，部分病变可为分叶状，可有囊变，肿瘤有明显鼠尾征，脑干可受压变形。T_1像为稍低信号。T_2像为稍高信号，注药后肿瘤明显均匀强化。

3. 基因检测　当影像学发现患儿双侧听神经瘤时，应考虑NF2可能性，必要时行基因检测可明确诊断，为诊断及预后判断提供帮助。

【诊断】儿童听神经瘤多数临床表现不如成人典型，成人听神经瘤典型的表现如耳鸣、耳聋和平衡障碍三联症，在儿童听神经瘤中少见。尽管早期患儿有听力下降，但患儿常常忽略，或以为是常见的中耳炎等疾病；只有当肿瘤已经生长得很大，产生脑积水、压迫脑干或小脑，才开始就诊。因此，当儿童出现单侧听力丧失及语言识别障碍时，应高度怀疑听神经瘤。当影像学发现患儿双侧听神经瘤时，应高度考虑NF2可能性。

【鉴别诊断】儿童CPA区还可出现脑膜瘤、胆脂瘤等，但均不多见。部分胶质瘤可生长至CPA区，但多数无内听道增大。另外，一些三叉神经鞘瘤、面神经鞘瘤、舌下神经鞘瘤、颈静脉孔鞘瘤也可能误诊为听神经瘤。三叉神经鞘瘤可伴有岩尖骨质吸收，颈静脉孔鞘瘤可伴有颈静脉孔扩大，面神经鞘瘤多数伴有术前面瘫。

【治疗】

1. 手术治疗　由于儿童听神经瘤发现时一般较大，且儿童难以配合，故多数不采用伽马刀治疗，而采取手术治疗。多数儿童听神经瘤与成人听神经瘤一样，质地韧脆，血供中等，但儿童听神经瘤亦有部分肿瘤血供极为丰富，术中全切肿瘤并保留面、听神经十分困难。因此手术应尽量在神经电生理监测下完成。

2. 伽马刀治疗　伽马刀治疗主要用于NF2病例中，在手术切除一侧较大听神经瘤后，对于对侧较小听神经瘤采取伽马刀治疗。另外，如果单侧听神经瘤体积较小（直径<3cm），患儿年龄较大，可以配合，也可以尝试伽马刀治疗。

【预后】儿童听神经瘤在诊断时往往肿瘤已经很大，并且部分肿瘤血供丰富，因此术后面听神经损伤的可能性明显高于成人。儿童乳突气房、岩骨尖气房尚未发育完，故术后脑脊液漏的发生率较成人低。听神经瘤手术完全切除后复发的概率非常低，预后一般较好。但对于NF2而言，患者发病年龄越小，预后越差。

【未来展望】鉴于听神经瘤术后患儿听力保留十分困难，如何重建患儿的听力成为了最主要的攻坚方向。国外目前采用多通道听脑干植入手术，在听神经瘤切除术中，将多个电极放置在第四脑室侧隐窝内耳蜗神经核表面，术后患者听力可有不同程度的提高。目前国内尚无对儿童使用此项技术的报告。

诊治要点

- 神经鞘瘤是一种良性的病变，可沿着周围神经或脑神经的任何神经鞘发生。
- 儿童颅内神经鞘瘤发病率较成人低。
- 儿童听神经鞘瘤与神经纤维瘤病Ⅱ型（NF2）相关，基因检测可明确诊断，为诊断及预后判断提供帮助。散发或非NF2的听神经鞘瘤罕见。
- 儿童听神经鞘瘤多以颅内压增高或脑干受压症状为主要表现，较少出现典型的耳鸣、耳聋和平衡障碍三联症。
- 儿童听神经瘤以手术切除为主，伽马刀治疗主要用于NF2病例。
- 听神经瘤手术完全切除后复发率低，术后主要问题是面听神经的损伤、听力保留困难，重建患儿听力是未来的主要攻坚方向。

二、其他神经鞘瘤

（一）三叉神经鞘瘤

三叉神经鞘瘤（trigeminal nerve schwannoma）仅次于听神经瘤，是第二位的颅内神经鞘瘤，占全部颅内肿瘤的0.07%~0.36%，占脑神经鞘瘤的0.8%~8.0%。患者一般中年起病，高峰年龄为40~50岁，最高发病年龄为38~40岁；女性略多于男性。

根据三叉神经鞘瘤所在位置可将其分为三型：Ⅰ型约50%，位于颅中窝；Ⅱ型约30%，位于颅后窝；Ⅲ型约20%，为哑铃型，同时累及颅中、后窝。

三叉神经鞘瘤最常见的症状为同侧面部感觉障碍，通常为麻木，也可有疼痛（累及三叉神经节者较累及三叉神经根者更常见）或感觉异常，但三支均为完全性感觉缺失者常提示半月神经节受到恶性侵犯。

其他症状包括头痛、单侧面肌痉挛、听觉障碍、局灶性癫痫、偏瘫、步态异常、颅内压增高、耳咽管阻塞、耳痛、突眼，第Ⅲ、Ⅳ、Ⅵ对脑神经麻痹及小脑症状。

累及海绵窦者有复视，累及眶尖者有突眼和视野缺损，Meckel隐窝的三叉神经鞘瘤可有鞍旁或三叉神经旁综合征。主要位于后颅窝者常有桥小脑角综合征，包括听力丧失、头晕和步态异常等。

90%的三叉神经鞘瘤有三叉神经一支或两支分布区的感觉减退伴角膜反射减弱或消失，30%~40%有咀嚼肌轻度无力，颅中窝肿瘤可破坏耳咽管致传导性耳聋，可累及面神经管致面部麻木，大的后颅窝肿瘤可有听力受损、面肌无力、共济失调、强直状态、饮水呛咳、声音嘶哑和上腭反射消失。

儿童三叉神经鞘瘤的临床表现与成人不全相同，发病多在10岁以后，主要表现为高颅压、小脑症状，而三叉神经感觉异常少见，多数诊断时肿瘤巨大，为哑铃型。

三叉神经鞘瘤的首选治疗方式为手术治疗，手术全切者预后较好。

（二）面神经鞘瘤

面神经鞘瘤（facial nerve schwannoma）较听神经瘤罕见，临床表现以面神经麻痹、听力下降和前庭症状为主。肿瘤较大者可出现小脑及后组神经症状。面神经鞘瘤与听神经瘤有时在术前较难鉴别，影像学可见面神经走行处有分成小叶的软组织块；面神经骨性管道扩大、光滑或可见面神经乳突段。首选治疗方式同样为手术治疗，手术全切者预后较好。

（三）脑实质内神经鞘瘤

目前国内尚无儿童脑实质内神经鞘瘤报道，国际上全年龄段报道仅不足100例，主要见于儿童及青少年，无性别差异。幕上、幕下均可发生。绝大多数采用手术治疗，全切后可治愈。

诊治要点

- 三叉神经鞘瘤是第二位的颅内神经鞘瘤，儿童三叉神经鞘瘤主要表现为高颅压、小脑症状。手术切除预后好。
- 面神经鞘瘤以面神经麻痹、听力下降和前庭症状为主，首选治疗方式为手术，全切者预后好。

（葛 明）

参考文献

[1] 罗世祺，张玉琪. 儿童神经系统肿瘤. 北京：北京大学医学出版社，2006.
[2] 李春德，罗世祺，马振宇，等. 儿童听神经瘤. 中华神经外科杂志，2009，25(12)：1094-1096.
[3] SKOLNIK AD, LOEVNER LA, SAMPATHU DM, et al. Cranial nerve schwannomas: Diagnostic imaging approach. Radiographics, 2016, 36 (5): 1463-1477.
[4] 塞娜，韩维举，王萌萌，等. 面神经鞘瘤110例临床诊断及外科治疗分析. 中华耳鼻咽喉头颈外科杂志，2019，54(2)：101-109.
[5] AGARWAL A. Intracranial trigeminal schwannoma. Neuroradiol J, 2015, 28 (1): 36-41.
[6] BINDAL S, EL AHMADIEH TY, PLITT A, et al. Hypoglossal schwannomas: A systematic review of the literature. J Clin Neurosci, 2019, 62: 162-173.
[7] RAMASWAMY AT, GOLUB JS. Management of vestibular schwannomas for the radiologist. Neuroimaging Clin N Am, 2019, 29 (1): 173-182.

第5节 生殖细胞肿瘤

原发中枢神经系统生殖细胞肿瘤（germ cell tumor，GCT）是脑肿瘤的一个亚群。中枢神经系统是第二个最常见的性腺外生殖细胞肿瘤的部位，仅次于纵隔。在WHO分类系统中，颅内GCT分为生殖细胞瘤（germinoma）和非生殖细胞瘤性生殖细胞肿瘤（non-germinomatous germ cell tumor，NGGCT）。NGGCT包括从成熟畸胎瘤到各种高度侵袭性GCT（胚胎性癌、卵黄囊瘤、绒毛膜上皮癌、畸胎瘤、混合性生殖细胞肿瘤）（表3-19-7）。生殖细胞瘤占全部儿童颅内GCT的60%~65%，大约25%的NGGCT是混合性的，包含一个以上的组织学成分。

表3-19-7 原发性中枢神经系统生殖细胞肿瘤WHO分类

分类
生殖细胞瘤（germinoma）
胚胎性癌（embryonal carcinoma）
卵黄囊瘤（yolk sac tumor），又称内胚窦瘤（endodermal sinus tumor）
绒毛膜上皮癌（choriocarcinoma）
畸胎瘤（teratoma） 未成熟畸胎瘤（immature teratoma） 成熟畸胎瘤（mature teratoma） 畸胎瘤伴恶性转化（teratoma with malignant transformation）
混合性生殖细胞肿瘤（mixed germ cell tumor）

原发中枢神经系统GCT通常发生在脑中轴线附近，最常见松果体区(45%)、鞍上区(20%~30%)，为单发或多发病灶。其他部位发生率较低，见于基底神经节、脑室、丘脑、大脑半球和小脑。生殖细胞瘤最常见于鞍上区，NGGCT更容易发生在基底神经节、丘脑区、松果体区等部位。大约5%~25%的患者同时出现鞍上区和松果体区肿瘤，多见于生殖细胞瘤患者。

原发颅内GCT是一种异质性肿瘤，存在明显的地理差异。在北美和欧洲等西方国家，GCT占儿童原发颅内肿瘤的2%~3%；而在日本、韩国、中国台湾省等亚洲国家和地区，GCT约占儿童中枢神经系统肿瘤的8%~15%。即使在美国，有亚太血统的人患颅内GCT的风险也比白人高2~3倍，表明遗传因素在颅内GCT病因学上可能比环境因素更为重要。

原发中枢神经系统GCT多发于儿童和青少年，约90%的病例发生在20岁以前，中位诊断年龄为10~12岁，但畸胎瘤多在出生早期被诊断。多数研究显示，男性比女性更容易发生颅内GCT，男女比例(2~3)∶1。相比之下，男性更常见松果体区肿瘤，男女比例为15∶1。

【发病机制】目前对原发中枢神经系统GCT的生物学认知是极其有限的，这些肿瘤的病因或发病机制尚未完全清楚。生殖细胞理论认为，颅内GCT起源于原始生殖细胞的异常迁移和恶性转化。胚胎细胞理论认为GCT起源于多能胚胎细胞，这种多能胚胎细胞逃逸了正常发育信号而发育成GCT。

颅内GCT的细胞遗传学和分子学数据很少，目前只有少数分析报告。在各种染色体异常中，染色体获得比丢失更常见。最常见的染色体失衡是12p、8q和1q的获得，以及13q、18q、9q和11q的缺失。无论组织学亚型如何，几乎所有颅内GCT都有活性X染色体的低甲基化获得。颅内GCT的基因组改变与性腺或其他性腺外的生殖细胞肿瘤没有区别，生殖细胞瘤和NGGCT的遗传学图谱也没有见到明显差异。

颅内GCT在KIT/RAS或AKT/mTOR信号通路涉及的基因中存在体细胞突变。一项对62例颅内GCT的测序显示，50%的病例存在KIT/RAS信号通路以及19%的病例存在AKT/MTOR通路的频繁突变。*KIT*和*RAS*突变在60%的生殖细胞瘤、20%~50%的NGGCT亚型中被观察到。研究人员发现*KIT*或*RAS*的突变、染色体不稳定和KIT信使RNA的表达之间存在关联，这表明部分生殖细胞瘤的发展是通过KIT驱动的丝裂原活化蛋白激酶MAPK信号通路的异常介导的。在12%的颅内GCT中观察到PI3K通路突变，其中最常见的是*mTOR*突变。

【临床表现】原发中枢神经系统GCT患者的症状取决于肿瘤的位置，在诊断前症状可能会持续数月甚至数年。颅内压升高或视觉变化的迹象往往可以得到早期诊断，但尿崩、遗尿、厌食、精神运动发育迟缓等非特异性症状常导致诊断的延迟。一般来说，松果体区GCT患者病史通常短于鞍上区或基底神经节区肿瘤患者。由于诊断延迟常见，导致播散高发。除成熟畸胎瘤以外，颅内GCT均易通过脑脊液播散至脑室、蛛网膜下腔和脑膜。

1. 松果体区肿瘤　松果体区GCT压迫中脑导水管导致阻塞性脑积水，较早引起颅内压增高症状，表现为头痛、呕吐、视乳头水肿、嗜睡等，婴儿还伴有头围异常增大、癫痫发作等。其他症状还包括共济失调、记忆力障碍、行为改变和学习成绩下降。瘤体较大的患儿还可出现耳鸣、复视、听力障碍、眼球水平震颤等小脑压迫体征。个别因瘤体卒中而出现意识障碍。

帕里诺综合征(Parinaud syndrome)是松果体区肿瘤相关的经典神经系统综合征，高达50%松果体区GCT出现，表现为垂直凝视障碍、会聚性眼球震颤、瞳孔光-近反射分离。

虽然松果体区GCT很少表现内分泌疾病相关症状，但性早熟在松果体区GCT患儿中已有报道(多见于男孩的松果体区生殖细胞瘤)，其原因并不十分清楚，可能是由人绒毛膜促性腺激素异常分泌引起的，但它并不能解释所有的性早熟病例，尤其是女孩。

2. 鞍上区肿瘤　发生在鞍上区的GCT患者通常表现为激素缺乏症状，可能会经历长达数月至数年的前驱期，高达35%的鞍上区GCT患者病史超过6个月。患者最常表现为下丘脑/垂体功能障碍，包括尿崩症、青春期发育迟缓或性早熟、孤立性生长激素缺乏、垂体前叶功能低下、生长发育落后、性征发育障碍或退化等；还可引起眼部异常，如视力下降、视野缺损。由抗利尿激素缺乏引起的尿崩症发生在70%~90%的患者，是最常见的前驱症状。而颅内压增高症状不明显或滞后。

3. 基底节区肿瘤　基底节区GCT患者多表现为进行性偏侧肢体无力，可先从上肢或下肢开始。

肿瘤进展相对缓慢，多在1年以上。本病晚期才出现头痛、呕吐等颅内压升高症状。

【辅助检查】

1. 病理 在WHO分类系统中，颅内GCT分为生殖细胞瘤和NGGCT。

生殖细胞瘤相当于性腺睾丸精原细胞瘤或卵巢无性细胞瘤，组织学上由形态一致的肿瘤细胞聚集成巢，肿瘤细胞边界清楚，核圆形，核仁明显，细胞质丰富，间质有淋巴细胞浸润，结缔组织条带分隔（图3-19-3）。

NGGCT的组织学改变和免疫表型随具体细胞类型而异，与起源于性腺的生殖细胞肿瘤相似，包括胚胎性癌、内胚窦瘤（又称卵黄囊瘤）、绒毛膜上皮癌、畸胎瘤（成熟性畸胎瘤、未成熟畸胎瘤、畸胎瘤伴恶性转化）、混合性生殖细胞肿瘤。混合性生殖细胞肿瘤是由两种或两种以上的不同生殖细胞肿瘤成分构成（图3-19-4）。

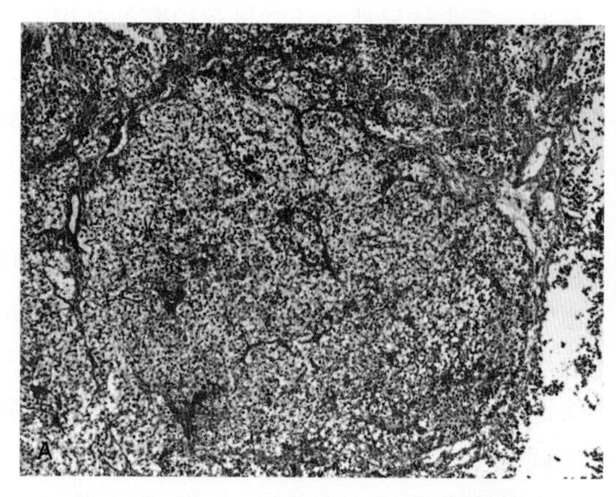

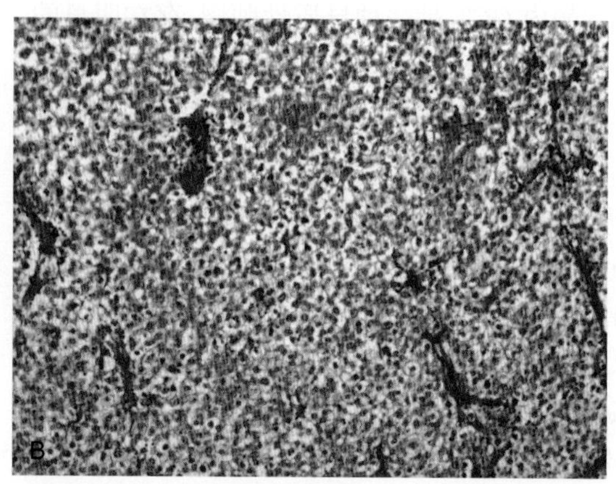

图3-19-3 （第三脑室后部）生殖细胞瘤，形态符合精原细胞瘤
A. HE染色，×50；B. HE染色，×100。

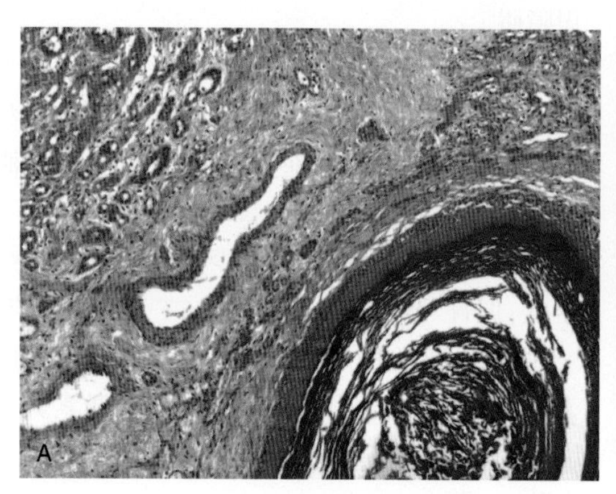

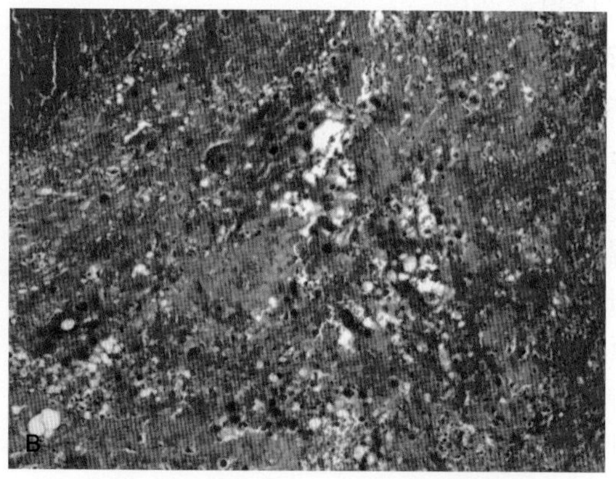

图3-19-4 （松果体区）恶性混合性生殖细胞瘤，肿瘤由50%成熟畸胎瘤+50%绒毛膜癌组成
A. 畸胎瘤成分，HE染色，×100；B. 绒毛膜癌成分，HE染色，×100。

卵黄囊瘤组织学改变多样，常以星芒、多角、扁平、立方或柱状胚胎性异形细胞形成黏液样疏松网状或微囊，排列呈实性、网状、囊泡状和小腺管状、假乳头状，部分形成血管套样或肾小球样结构，细胞内外可见PAS阳性透明小体。

胚胎性癌是由大而原始的AFP和CD30阳性细胞排列呈腺样、管状、乳头状或实性生长的上皮样细胞构成的肿瘤。肿瘤细胞大如上皮细胞样，多形性显著，胞质丰富、核大深染、核型不规则、异型性明显，核分裂象易见。

绒毛膜上皮癌由细胞滋养叶细胞、合体滋养叶细胞、绒毛膜外滋养叶细胞混合构成，常为窗孔样或丛状、假乳头状排列的细胞滋养叶细胞和绒毛外的滋养叶细胞与较多合体滋养叶细胞混合。肿瘤细胞聚集成团或索状，血管浸润常见。

在中枢神经系统，未成熟畸胎瘤远比成熟畸胎瘤多见。未成熟畸胎瘤的诊断有两种主要形态学表现，除了在性腺中最常见的原始神经外胚叶成分外，未成熟组织学改变还有成纤维细胞样的胚胎性间叶组织和未成熟腺体，间叶组织细胞密集，核质比增大，核分裂象增加，凋亡活跃。

2. 肿瘤标志物　血清和/或脑脊液中甲胎蛋白（alpha fetoprotein，AFP）和β-人绒毛膜促性腺激素（β-human chorionic gonadotropin，β-hCG）是颅内GCT的肿瘤标志物，已成为颅内GCT患者重要的诊断、疗效评价和随访指标。AFP是一种卵黄细胞标志物，β-hCG是由胎盘的正常滋养细胞产生的。目前，肿瘤标志物的升高和影像学表现已经作为部分颅内GCT的替代诊断指标，使部分患者免除组织学诊断的必要。

在无临床禁忌的情况下，血清和脑脊液的AFP和β-hCG均应获得，但脑脊液比血清更敏感；在肿瘤标志物水平和细胞学上，腰椎穿刺获得的脑脊液比脑室穿刺获得的脑脊液更准确。即使脊柱MRI没有显示肿瘤累及的证据，脑脊液细胞学阳性的患者仍被认为有转移。

生殖细胞瘤和畸胎瘤患者通常与AFP和β-hCG水平缺失有关，表现为肿瘤标志物阴性，但在部分组织学证实的生殖细胞瘤患者中β-hCG可轻度升高（<50mU/ml），提示有合体滋养细胞存在。单纯内皮窦瘤AFP显著升高，单纯绒毛膜上皮癌β-hCG显著升高，而未成熟畸胎瘤AFP和/或β-hCG轻中度升高。在大约20%的生殖细胞瘤中，血清胎盘碱性磷酸酶升高，这一标志物在诊断颅内GCT的具体类型和治疗中的相关性尚不清楚。另外，在生殖细胞发育过程中起关键作用的跨膜酪氨酸激酶受体c-kit，在生殖细胞瘤中明显升高，且其脑脊液浓度与临床病程呈正相关，在蛛网膜下腔播散患者中升高更显著，有可能成为生殖细胞瘤一种新的肿瘤标志物（表3-19-8）。

表3-19-8　中枢神经系统GCT的肿瘤标志物水平

肿瘤类型	β-hCG	AFP	PLAP	c-kit
生殖细胞瘤	–	–	+/–	+
生殖细胞瘤（含合体滋养细胞）	+	–	+/–	+
内胚窦瘤	–	+	+/–	–
绒毛膜上皮癌	+	–	+/–	–
胚胎癌	+/–	+/–	+	–
混合性生殖细胞肿瘤	+/–	+/–	+/–	+/–
成熟畸胎瘤	–	–	–	–
未成熟畸胎瘤	+/–	+/–	–	+/–

注：β-hCG.β-人绒毛膜促性腺激素；AFP.甲胎蛋白；PLAP.胎盘碱性磷酸酶；c-kit.跨膜酪氨酸激酶受体。

3. 影像学检查　磁共振成像（magnetic resonance imaging，MRI）能清楚显示颅内GCT的病灶位置、与邻近结构关系、脑脊液循环通畅情况以及播散病灶，是诊断和分期的首选影像学技术。全脊柱MRI对于了解有无转移是必要的。

影像学不能可靠地区分生殖细胞瘤和NGGCT，需要组织确认或肿瘤标志物诊断。颅内GCT的MRI在T_1序列上表现为等强度或低强度，在T_2序列上表现为高强度，增强表现为均质强化，如果囊肿存在则表现为非均质强化。生殖细胞瘤在T_1加权图像上为低信号或等信号，而在T_2加权图像上大多数为等信号或低信号，在增强MRI上可见均匀强化（图3-19-5）。NGGCT较生殖细胞瘤侵袭性更强，成分更混杂，囊肿与出血常见，在T_2图像上的外观是混杂的（图3-19-6）。畸胎瘤呈多相性，信号不均，病灶内可见囊变和钙化，呈多腔混合囊性和固态成分混合，肿瘤内含脂肪成分（T_1和T_2序列上的信号与脂肪相同，CT上呈低/脂肪衰减）。绒毛膜上皮癌和胚胎癌血管丰富，肿瘤内出血常见，MRI信号强度可多变或呈混杂信号。

【诊断】原发中枢神经系统GCT的诊断依赖于特异性症状、体征、影像学、病理（如果可以得到）、血清或脑脊液的肿瘤标志物测定。

2018年中国抗癌协会小儿肿瘤专业委员会发布了原发中枢神经系统GCT诊断标准：影像学已证实原发肿瘤位于中枢神经系统，结合以下标准进行诊断。

1. 生殖细胞瘤

（1）病理诊断：肿瘤组织活检或手术切除标本组织学确诊为生殖细胞瘤。

（2）临床诊断（肿瘤组织手术切除或者活检风险大的情况下可采用临床诊断）：①典型临床表现，松果体区或鞍上区原发性肿瘤影像学特点，血清和/或脑脊液AFP正常，β-hCG 3~50mU/ml；②双病灶（松果体+鞍上区）或鞍上区肿瘤影像学特点，临床伴有尿崩症，血清和/或脑脊液AFP正常，β-hCG正常至50mU/ml。

2. 非生殖细胞瘤性生殖细胞肿瘤（NGGCT）

（1）病理诊断：肿瘤组织活检或手术切除标本含有下述任何一种成分，内胚窦瘤、胚胎癌、绒毛膜上皮癌，未成熟畸胎瘤或混合性生殖细胞肿瘤。

（2）临床诊断（肿瘤组织手术切除或者活检风险大的情况下可采用临床诊断）：典型临床表现、肿瘤

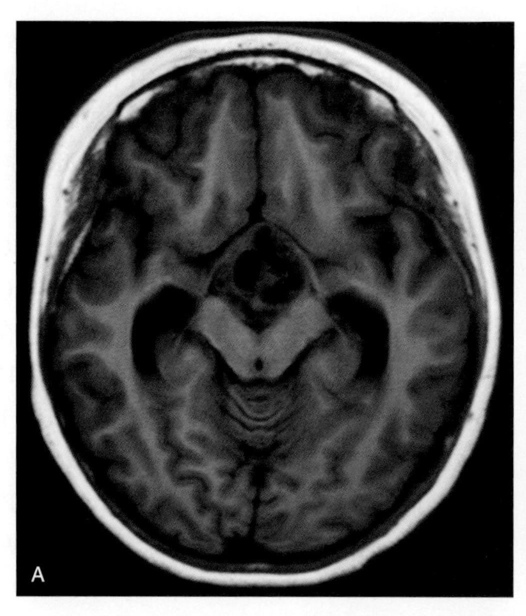

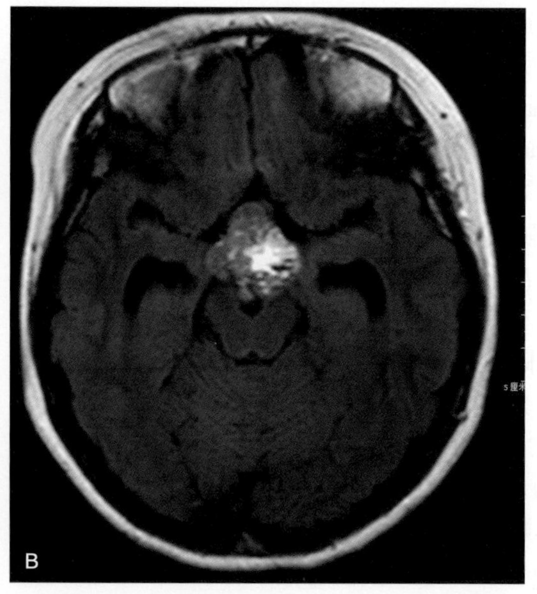

图 3-19-5 (鞍上区)生殖细胞瘤 MRI 影像

A. 鞍区及鞍上池不规则混杂信号肿块影,多发线条状等信号及大小不等类圆形长 T_1、长 T_2 信号,其内可见液平面;B. 增强后瘤灶肿物壁及分隔明显强化。

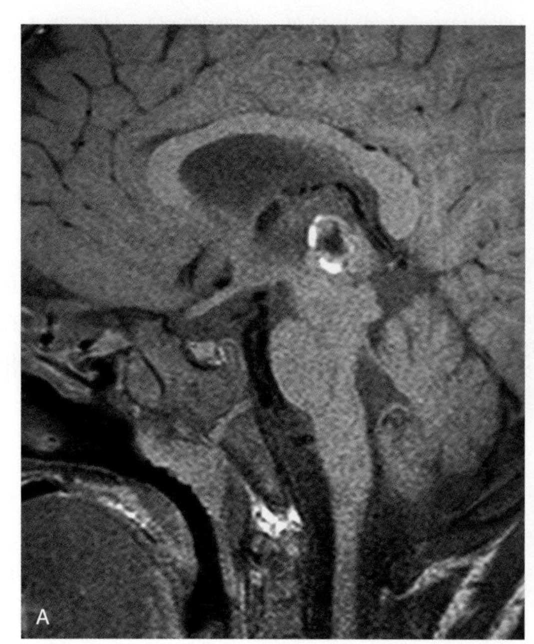

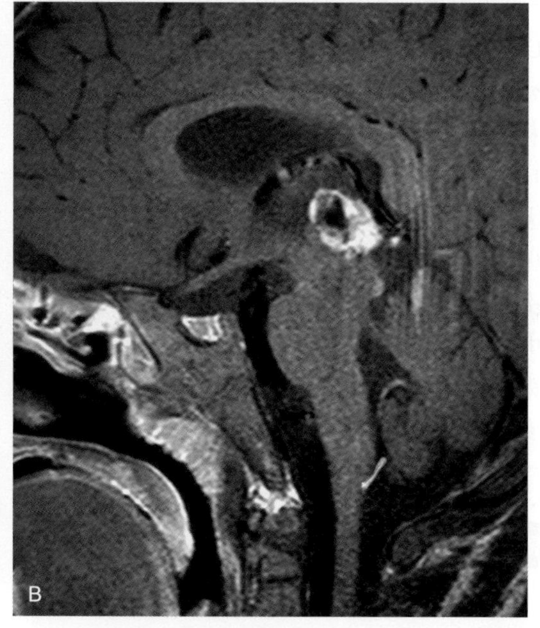

图 3-19-6 (松果体区)混合性生殖细胞肿瘤 MRI 影像

A. 松果体区见不规则混杂信号影,实性部分呈明显强化;B. 其内可见大小不等囊状不强化区。

影像学特点,血清和/或脑脊液 AFP>正常值和/或血清和脑脊液 β-hCG>50mU/ml。

部分学者认为,对于脑脊液和血清 AFP、β-hCG 正常的患者,手术获得组织学诊断是必要的。因为生殖细胞瘤或成熟畸胎瘤须与其他良性或恶性颅内病变相鉴别,包括原始神经外胚叶肿瘤、松果体区室管膜瘤、颅咽管瘤、鞍上区朗格汉斯细胞组织细胞增生症、低级别胶质瘤、错构瘤或颅外肿瘤转移到颅内。脑脊液或血清 AFP 升高可以将肿瘤划分为 NGGCT,但组织学亚型需要病理才能明确。β-hCG 升高(>50U/L)但 AFP 正常的患者应尽可能进行手术,以区分 β-hCG 分泌性生殖细胞瘤或绒毛膜上皮癌,后者需要更积极的治疗。

3. 中枢神经系统 GCT 分期　10%~30% 的颅内 GCT 患者可出现肿瘤的播散,往往沿着神经轴播散,少见转移到颅外、全身。适宜的分期对于治疗策略的制订很重要，转移的患者需要接受更高强度的治疗。目前中枢神经系统 GCT 的临床分期往往采用改良的 Chang 分期系统。

分期评价包括：① MRI，全脑 MRI、全脊髓 MRI；②脑脊液，在允许的情况下，进行腰椎穿刺获得脑脊液，检测肿瘤标志物（AFP 和 β-hCG）水平、细胞学检查。

改良 Chang 分期系统如下。

（1）M_0（无转移）：局部肿瘤病灶及脑脊液细胞学阴性。

（2）M_+（转移）：脑脊液细胞学阳性，或影像学提示脊髓或蛛网膜下腔转移、颅外转移。

注：如果全脊髓 MRI 和脑脊液细胞学阴性，将双灶肿瘤视为局限性肿瘤，分期为 M_0。

【鉴别诊断】中枢神经系统 GCT 必须与其他颅内良、恶性病变相鉴别。

1. 松果体区 GCT　需与室管膜瘤、松果体细胞瘤、神经胶质瘤鉴别。

2. 鞍上区 GCT　需与颅咽管瘤、垂体瘤、朗格汉斯细胞组织细胞增生症、淋巴细胞性漏斗神经垂体炎、下丘脑和视神经胶质瘤鉴别。

3. 基底节区 GCT　需与星形细胞瘤和胶质母细胞瘤鉴别。

【治疗】

1. 外科手术　中枢神经系统 GCT 好发于鞍上区和松果体区，位于脑的中央，手术切除难度大。多年来颅内 GCT 手术方式选择及其治疗作用一直存有争议。随着现代显微神经外科技术的成熟和手术入路的日趋完善，手术变得更为安全有效。

虽然根据血清和脑脊液肿瘤标志物水平、典型影像学和临床表现，可以临床诊断部分中枢神经系统 GCT；但是，如果脑脊液和血清肿瘤标志物水平不典型，细胞学结果阴性，或者影像学不典型的疑似病例，则必须获得组织以确定组织学诊断。

由于许多中枢神经系统 GCT 肿瘤内多种细胞成分混杂，穿刺活检只能获得少量样本，单靠活检所得病理组织有时难以作出准确的病理诊断。当组织诊断与脑脊液和／或血清标志物不一致时，应根据与最恶性组织学和最坏预后相关的结果进行治疗。由于手术切除能获得较大肿瘤标本以对病灶性质全面了解；并能最大限度缩小肿瘤体积，利于术后其他辅助治疗；并且开颅手术较活检容易控制术中出血，因此目前多数学者主张直接行肿瘤切除术，除非是生殖细胞瘤或患者不能耐受切除手术或者已有远处播散。

由于生殖细胞瘤对放化疗高度敏感，对于局灶性生殖细胞瘤，部分甚至全切手术与诊断性活检术相比并没有更多获益，一般不建议对局灶性生殖细胞瘤进行全切除手术。追求肿瘤“全切率”而增加患者的手术风险是不可取的。颅内局灶性 NGGCT 完全切除的疗效尚未确定，目前没有数据表明 NGGCT 在诊断时的全切除术可以改善患者的无进展生存率（progressive-free survival，PFS）或总生存率（overall survival，OS）。在化疗和／或放疗减积肿瘤后进行二次手术切除残余肿瘤更为安全。化疗和／或放疗后残留肿块的存在与疾病复发有关，如果二次手术发现残留肿块为成熟畸胎瘤或纤维化，一般认为患者已经达到了完全缓解（complete remission，CR）；如果仍残留 NGGCT 成分，那么通常需要考虑进一步治疗。

对组织学证实且肿瘤标志物水平正常的成熟畸胎瘤患者，在诊断时行肿瘤全切除术，即可达到治愈，无须其他治疗进一步干预。为保留下丘脑和／或垂体功能而进行的下丘脑和／或垂体区域成熟畸胎瘤的部分切除或活检手术，术后需要辅助治疗。但成熟畸胎瘤对化疗和／或放疗有抵抗力，并有可能在辅助治疗期间再次生长。

2. 放疗　中枢神经系统 GCT 为高度恶性肿瘤，呈浸润性生长，可沿脑脊液及血液循环播散种植或转移至颅内其他部位、脊髓以及颅外。中枢神经系统 GCT（除成熟畸胎瘤外）对放疗敏感，放疗是其重要的治疗手段，尤其对于 3 岁以上的儿童。对于年龄<3 岁的颅内 GCT 患者，应先行新辅助化疗和／或手术治疗，放疗延迟至 3 岁以后。

（1）生殖细胞瘤放疗：颅内生殖细胞瘤具有高度放射敏感性，单纯放射治疗局灶性生殖细胞瘤通常能达到 90% 以上的疾病控制。既往，颅内局限性生殖细胞瘤采用 24~36Gy 的全脑全脊髓照射（craniospinal irradiation，CSI）以及总计 40~50Gy 的原发瘤灶区域的推量照射。由于放疗的近远期影响，使用新辅助化疗可以减少生殖细胞瘤放疗剂量和靶区体积，从而减少放疗对患者的影响。研究表明，在局限性生殖细胞瘤患者中，用全脑或全脑室照射代替 CSI，脊髓衰竭率、复发率均有所下降。日本对 123 例生殖细胞瘤的研究结果显示，化疗加局部放疗的复发率高于化疗加全脑室放疗的复发率（28%

vs. 6%)。国际儿科肿瘤学学会(International Society of Paediatric Oncology,SIOP)的研究显示,125 例局灶性生殖细胞瘤患者仅接受 24Gy CSI+16Gy 肿瘤局部推量照射,4 例发生了原发瘤灶部位的复发;65 例接受化疗 +40Gy 的局部瘤灶放疗,7 例复发病例中 6 例为原发灶放疗野以外的脑室复发。在这些结果的基础上,目前对局灶性生殖细胞瘤推荐的放疗策略为 21~24Gy 的全脑室照射以及总计 40~45Gy 的原发肿瘤部位的推量照射。这一策略在保障肿瘤治疗效果的基础上,有望将放疗的近远期毒性降到最低。10%~30% 的颅内生殖细胞瘤患者在诊断时存在软脑膜转移,CSI 仍被建议用于播散性生殖细胞瘤,给予 30~36Gy 的 CSI 以及原发瘤灶部位或明显浸润区域的 40~45Gy 推量照射。

(2)NGGCT 放疗:NGGCT 对于放疗虽然没有生殖细胞瘤敏感,但放疗仍是颅内 NGGCT 治疗策略的重要组成部分。SIOP 对颅内 NGGCT 研究显示,116 例局灶性 NGGCT 患者接受新辅助化疗后仅给予肿瘤局部 54Gy 放疗,5 年 PFS 是 72%,27 例(23%)复发,51% 的病例为局部瘤灶复发,7 例照射野外远处复发;转移 NGGCT 患者接受 30Gy 的 CSI 和 24Gy 的原发灶及肉眼可见转移灶的推量照射,5 年 PFS 为 68%,27% 复发。SIOP 的研究显示,在颅内局限性 NGGCT 患者中,化疗加肿瘤局部的 54Gy 放疗是充足的;而对于转移性病例,推荐新辅助化疗、CSI 及原发灶和转移灶的推量放疗。COG 对新诊断 NGGCT 的研究显示,局灶性患者新辅助化疗加 36Gy 的 CSI 及原发肿瘤部位共 54Gy 的放射剂量,播散性患者转移部位还需接受 45Gy 的加强放疗,5 年无事件生存率(event free survival,EFS)为 84%,OS 为 93%。在北美的研究中,CSI 联合新辅助化疗已经成为 NGGCT 的标准治疗策略。目前的数据表明,对于中枢神经系统 NGGCT,推荐的放疗剂量包括 30~36Gy 的 CSI 以及总计 54~60Gy 的原发瘤灶推量照射。

放疗所造成的远期神经认知和内分泌并发症的发生率很高。因此,在不影响肿瘤治疗效果的前提下,联合化疗以减少放疗剂量和靶区体积,从而减少放疗所造成的近远期并发症的治疗策略得到越来越多专家的认可,特别是在青春期前的儿童。然而,关于儿童 / 青少年中枢神经系统 GCT 合适的放疗参数,目前仍缺乏共识。

3. 化疗 中枢神经系统 GCT 和身体其他部位的生殖细胞肿瘤一样,对化疗都很敏感。目前多与放疗联合应用来减少放疗的剂量和照射范围,以减少放疗对儿童的远期影响。常用的化疗药物包括环磷酰胺、异环磷酰胺、依托泊苷、顺铂、卡铂以及博来霉素,对中枢神经系统 GCT 均具有高度活性。由于环磷酰胺、异环磷酰胺和顺铂等药物应用的同时需接受高剂量水化,而原发鞍上区 GCT 患者多存在尿崩症和水电解质紊乱,因此管理上往往面临更大挑战。顺铂在中枢神经系统 GCT 化疗中被证明是有效的,但由于其耳毒性、肾毒性和电解质紊乱而被认为不太理想。

(1)生殖细胞瘤的新辅助化疗:尽管生殖细胞瘤对化疗也很敏感,但仅给予化疗,48%~58% 的患者会出现复发,多数复发是局部的,或者局部及脑室的,或者脑室和 / 或伴有软脑膜播散。因此,除化疗外,还需要给予放射治疗。SIOP 研究显示,局灶性颅内生殖细胞瘤患者接受卡铂 + 依托泊苷和依托泊苷 + 异环磷酰胺交替 4 个疗程化疗,然后进行 40Gy 的局部瘤灶放疗,5 年 EFS 为 88%,OS 为 96%;转移患者先接受上述方案化疗,然后接受 CSI 加原发病灶和转移灶的推量照射,5 年 EFS 可达到 98%。虽然多种方案已被证实对生殖细胞瘤有效,但许多学者提倡使用卡铂 + 依托泊苷,因为与含有异环磷酰胺和顺铂的方案相比,疗效相似但尿崩症患者并发症发生率下降。中国抗癌协会小儿肿瘤专业委员会推荐的生殖细胞瘤化疗方案为卡铂(或顺铂)+ 依托泊苷,4 个疗程后根据疗效决定后续放疗剂量和范围。

对于组织学证实为生殖细胞瘤伴血清和脑脊液 β-hCG 水平升高的病例,被认为与分泌 β-hCG 的合体滋养细胞的存在有关,目前尚缺乏最佳治疗策略的共识。韩国学者对 10 例颅内生殖细胞瘤伴血清 β-hCG>50U/L 的患者进行了治疗观察,采用卡铂 + 依托泊苷 + 博来霉素与环磷酰胺 + 依托泊苷 + 博来霉素交替化疗,继续给予 CSI 及原发瘤灶推量照射,中位随访时间为 58 个月,没有复发病例。

(2)NGGCT 的新辅助化疗:多项研究表明,仅接受放疗而没有化疗的颅内 NGGCT 患者 5 年 OS 仅为 20%~40%,而放疗前给予新辅助化疗,可使 60%~70% 的患者长期生存。放疗联合新辅助化疗是目前颅内 NGGCT 标准治疗策略。对于颅内 NGGCT,铂类药物为基础的化疗方案应用最为广泛,常与长春新碱、依托泊苷、博来霉素、环磷酰胺或异环磷酰胺等药物联合使用。多数在二次手术前进行4~6个疗程的化疗，然后接受CSI加原发瘤灶放疗。SIOP报道了116例局灶性NGGCT患者，给予4个疗程顺铂+依托泊苷+异环磷酰胺化疗，继续给予局部放疗，5年PFS为72%，OS为82%；对33例转移性NGGCT患者化疗后联合CSI和原发瘤灶和肉眼转移灶的推量放疗，5年PFS为68%。COG评估了儿童局灶性NGGCT，给予卡铂+依托泊苷与异环磷酰胺+依托泊苷6个疗程交替化疗，继续给予CSI和局部瘤灶放疗，87%病例取得完全缓解（CR）或部分缓解（partial remission，PR），5年EFS为84%，OS为93%；诱导化疗后或二次手术中未见到恶性肿瘤成分的CR或PR患者的3年EFS为92%，OS为98%。中国抗癌协会小儿肿瘤专业委员会推荐颅内NGGCT常用化疗方案为卡铂（或顺铂）+依托泊苷与异环磷酰胺+依托泊苷交替应用6个疗程，根据疗效决定后续放疗剂量和范围。NGGCT对化疗和放疗的敏感性均低于生殖细胞瘤，4~6个疗程铂类药为基础的新辅助化疗后给予CSI+原发瘤灶的推量照射，是目前儿童颅内NGGCT推荐的治疗策略。

4. 复发性中枢神经系统GCT　复发性中枢神经系统GCT多数在5年之内出现，常见原位复发，30%的病例同时伴有播散转移（脑室和/或椎管内种植转移），预后差。复发性患者的挽救性治疗包括手术、局部或脑脊髓放疗、二线化疗或自体干细胞移植。

大多数复发的生殖细胞瘤对化疗和放疗依然敏感。最初仅接受化疗或化疗+低剂量放疗的生殖细胞瘤复发患者，大多数可以通过放疗联合或不联合化疗得到挽救。对于接受小靶区放疗的患者，CSI可作为标准治疗选择。既往接受了放疗的生殖细胞瘤复发患者，如果能够耐受，可给予标准化疗后再放疗，对于不能承受CSI的复发患者，给予清髓、大剂量化疗联合自体干细胞回输，仍有可能挽救。复发性颅内NGGCT患者预后很差，多数复发发生在18个月以内。完整的手术切除肿瘤似乎仍是必要的。给予清髓、大剂量化疗联合自体干细胞回输对复发性NGGCT患者具有治疗潜力。移植方案包括卡铂+噻替派+依托泊苷或环磷酰胺+美法仑。

【预后】原发中枢神经系统GCT是化疗和放疗敏感肿瘤，目前主要采用化疗联合放疗、手术等综合治疗手段。生殖细胞瘤单纯放疗治愈率达90%以上，仅给予单纯化疗的生殖细胞瘤复发率达50%。NGGCT对化疗和放疗的敏感性均低于生殖细胞瘤，预后较生殖细胞瘤差，但这种差异随着多种治疗策略的出现，而在逐渐缩小。仅接受放疗的NGGCT患者5年生存率为20%~40%；采用以铂类药物为基础的新辅助化疗联合放疗和/或手术等综合治疗，5年生存率可达70%~80%。

中枢神经系统GCT新辅助化疗后（放疗前）残留病灶的存在与预后相关。COG研究发现，放疗前没有残留病灶患者5年PFS和OS均为100%，而有残留病灶患者分别为81%和92%。SIOP的研究显示，新辅助化疗后没有残留肿瘤患者的PFS为85%，有残留病灶者为48%。因此，虽然中枢神经系统GCT在诊断时可能不需要进行完全手术切除，但对于那些在新辅助化疗后（放疗前）仍有残留肿块的患者，二次手术切除可能会显著改善其长期预后。另外，病初血清和/或脑脊液中AFP水平与复发风险相关，AFP>1 000ng/ml与较差预后显著相关，应按照高危患者接受更强的治疗。

日本儿童脑肿瘤研究组根据不同组织学变异的预后，将中枢神经系统GCT分为“预后良好”“预后中等”“预后不良”三组。生殖细胞瘤和成熟畸胎瘤属于预后良好组，OS超过90%；绒毛膜上皮癌、卵黄囊瘤、胚胎癌或者存在这三种组织学亚型的混合性生殖细胞肿瘤属于预后不良组，OS约为40%；其余病理亚型均纳入预后中等组，OS约为70%（表3-19-9）。

表3-19-9　中枢神经系统GCT的预后分组（日本儿童脑肿瘤研究组）

分组	肿瘤类型
预后良好	生殖细胞瘤 成熟畸胎瘤
预后中等	生殖细胞瘤伴有合体滋养层巨细胞 未成熟畸胎瘤 畸胎瘤伴恶性转化 混合性生殖细胞肿瘤（主要包含生殖细胞瘤或畸胎瘤成分）
预后不良	绒毛膜上皮癌 胚胎癌 卵黄囊瘤 混合性生殖细胞肿瘤（包含绒毛膜上皮癌、卵黄囊瘤、胚胎癌成分）

相当比例的中枢神经系统GCT患者存在内分泌疾病，包括尿崩症和垂体功能减退等。多数情况下，尽管肿瘤得到了控制，但这些内分泌疾病是永久

性的，患者需要接受持续的激素补充治疗。研究显示，原发灶位于基底节的GCT患者经治疗后智力、言语理解、知觉推理、交流、功能性学习能力、心理-社会健康等方面差于松果体区或鞍上区患者。放疗是中枢神经系统GCT综合治疗的重要组成部分，但放疗对于儿童患者近远期影响值得关注，尤其在年龄较小的儿童。长期生存的患者可有智力下降、生长发育迟缓、内分泌功能紊乱、视野障碍、眼外运动障碍、不孕不育、第二肿瘤和神经认知功能障碍等后遗症。接受全脑放疗患者的全量表智商测量低于全脑室放疗组。

【未来发展】随着治疗手段的发展，虽然中枢神经系统GCT患者的总生存率近年有了显著的提高，但根据原发肿瘤的位置（如合并的各种内分泌问题）及其各种治疗方法（如化疗药物、放疗的毒副作用），患者仍面临明显的远期影响。未来的临床研究和治疗方法应侧重于如何在不影响良好生存结果的情况下尽量减少患者的远期后遗症。

中枢神经系统GCT在KIT/RAS或AKT/mTOR信号通路中存在频繁突变，提示上述通路参与颅内GCT的发病机制。这一新兴的基因组信息为靶向KIT/RAS或AKT/mTOR通路的治疗提供了希望，证明其对新诊断或难治性颅内GCT是有用的。目前靶向KIT的多种酪氨酸激酶抑制剂正在开发或已经在其他恶性肿瘤中使用。体外应用mTOR抑制剂治疗存在AKT/mTOR通路突变的肿瘤，可抑制肿瘤生长。上述发现以及研究，支持分子途径对肿瘤发生的贡献，突出了针对这个途径的治疗可能性。

【其他类型】

1. 生长性畸胎瘤综合征　GCT化疗或放疗期间或之后肿瘤体积增大，伴有AFP和β-hCG水平正常或显著降低，以及组织病理学检查提示仅有成熟畸胎瘤成分而无恶性特征的现象，称为生长性畸胎瘤综合征（growing teratoma syndrome，GTS）。Logothetis在1982年对这种现象进行了首次描述并命名。既往报道显示，GTS更多发生在颅外NGGCT患者，发生率为1.9%~7.6%，通常发生在性腺、腹膜后或纵隔位置，其中以睾丸或卵巢报道最多。颅内生长性畸胎瘤综合征（intracranial growing teratoma syndrome，iGTS）报道较少，在对170例颅内GCT分析显示，iGTS发生率为6.5%，其中在NGGCT中发生率为21%（11/52），在未成熟畸胎瘤中达到40%（4/10）。

容易形成GTS的GCT亚型尚不知。文献报道大多数病例来自NGGCT、未成熟畸胎瘤或混合性GCT。GTS较典型的原发性成熟畸胎瘤生长更为迅速，发病机制尚未完全阐明，目前有几种假说来解释。一种认为经典的成熟畸胎瘤和GTS具有不同的生物学行为，导致两者生长模式不同。另外一种认为，可能是NGGCT中的恶性成分对放疗/化疗敏感，辅助治疗选择性地破坏了成熟畸胎瘤以外的恶性成分，导致成熟畸胎瘤成分无竞争性生长，导致GTS快速增长。GTS时肿瘤大小会迅速增大，但其增殖潜力却很小。GTS在MRI表现为典型的多囊蜂窝状生长。因此，我们似乎有理由怀疑，这种矛盾的肿瘤生长机制是由于成熟的畸胎瘤成分因化疗或放疗引起多个囊肿的形成和扩张，而不是肿瘤真正的增殖。

iGTS的首选治疗方法是完全手术切除，可达到完全缓解，目前尚不清楚是否应该对iGTS进行二次手术后继续完成化疗或放疗，以及iGTS的发展是否会影响颅内GCT的长期预后。由于病例数少，iGTS最佳治疗策略尚未确定。

在颅内GCT辅助治疗期间或之后残留肿块增大的情况，需要鉴别iGTS和GCT肿瘤的复发。iGTS在MRI的典型特征是多囊蜂窝状，iGTS的诊断需要对整个标本进行细致检查，以了解有无细微恶性成分的可能。颅内GCT在治疗期间或之后，需要定期进行影像学随访，早期识别iGTS并及时手术切除。

2. 双灶性颅内GCT　尽管大多数颅内GCT表现为松果体区或鞍上区的孤立肿块，但5%~25%患者会同时出现鞍上区和松果体区两个部位的病灶，两者之间没有连续性，这些患者被描述为双灶性颅内生殖细胞肿瘤（bifocal intracranial germ cell tumor）。双灶性颅内GCT可表现为松果体区占位性病变的症状，如脑积水，但更多病例首先出现鞍上区病变症状，即下丘脑/垂体功能障碍或由于视觉通路受压而出现视觉症状。

目前对双灶性颅内GCT的发病机制存在争议，多数学者认为双灶性肿瘤是独立的同步原发肿瘤，分期应为M_0，而不是将其作为转移性疾病。然而，韩国学者Phi报道了23例双灶性颅内GCT患者，47.8%可见肿瘤种植，而158例单灶性GCT患者中仅11.4%有肿瘤种植，肿瘤种植与双灶性肿瘤显著相关，并且双灶性生殖细胞瘤患者的EFS和OS显著低于鞍上区或松果体区单灶性生殖细胞瘤。表明双灶性颅内 GCT 可能是由于鞍上或松果体区 GCT 的扩散转移所致，而不是同步原发肿瘤，应进行更积极的治疗。目前尚不清楚这是一个真正同步存在的肿瘤还是转移性疾病。

双灶性颅内 GCT 在历史上一直被认为是生殖细胞瘤的特异性表现，因此多数学者建议，影像学表现为典型双灶性肿瘤、肿瘤标志物阴性和尿崩症的患者，不需要活检即可确定双灶性颅内生殖细胞瘤（bifocal intracranial germinoma）诊断。然而也有学者发现，小部分鞍上区和松果体区双灶性肿块经组织病理学证实为 NGGCT。考虑到生殖细胞瘤和 NGGCT 在管理上的不同，随着外科技术的日益发展，因此部分学者建议应对双灶性肿块和正常或轻度肿瘤标志物水平升高的患者进行病理活检以明确诊断。

双灶性颅内生殖细胞瘤具有高度放射敏感性，但其放疗区域的选择一直存在争议。认为双灶性颅内生殖细胞瘤是局灶性疾病的学者主张更有限的放疗区域，认为双灶性颅内生殖细胞瘤是转移性疾病的学者主张 CSI 治疗。在已发表的病例报道中，双灶性颅内生殖细胞瘤最常见的治疗方式是 CSI 治疗，CSI 与双灶性颅内生殖细胞瘤患者良好的 PFS 密切相关。Weksberg 等人提出对于无播散的双灶性颅内生殖细胞瘤患者，在使用新辅助化疗的情况下不给予脊髓照射似乎是可以选择的一种方法；对于未接受化疗的非播散性双灶性颅内生殖细胞瘤患者，或者合并脑室和/或脑脊液阳性的播散性双灶性颅内生殖细胞瘤患者，最好采用 CSI 治疗。由于 CSI 的远期影响，联合化疗以减低放疗剂量的治疗策略可以减少这些潜在副作用。在北美 COG 和欧洲 SIOP 的研究中，局限性双灶性颅内生殖细胞瘤患者的治疗方法与局部、非转移性颅内生殖细胞瘤患者相同，通过新辅助化疗联合脑室放射（± 推量照射）来治疗，除非有额外的扩散证据（如影像或脑脊液细胞学阳性）。

诊治要点

- 原发中枢神经系统 GCT 包括生殖细胞瘤和非生殖细胞瘤性生殖细胞肿瘤，最常见于松果体区、鞍上区。多发于儿童和青少年，男性发病率高，亚洲国家较欧美国家发病率高。
- 松果体区 GCT 主要表现为颅内压增高、帕里诺综合征症状；鞍上区 GCT 最常见下丘脑/垂体功能障碍。松果体区 GCT 患者病史通常短于鞍上区或基底神经节区患者。
- 中枢神经系统 GCT 的诊断依赖于组织病理，部分病例应用肿瘤标志物，结合影像学检查、特异性症状、体征，可以临床诊断。
- 目前对局灶性生殖细胞瘤推荐放疗为 21~24Gy 的全脑室照射以及总计 40~45Gy 的原发肿瘤推量照射；局灶性 NGGCT 推荐放疗为 30~36Gy 的 CSI 以及总计 54~60Gy 的原发瘤灶推量照射。
- 中枢神经系统 GCT 常用的化疗药物包括环磷酰胺、异环磷酰胺、依托泊苷、顺铂、卡铂以及博来霉素。推荐以铂类药为基础的新辅助化疗 4~6 个疗程后，给予放疗。

（苏 雁 马晓莉）

参考文献

[1] WANG L, YAMAGUCHI S, BURSTEIN MD, et al. Novel somatic and germline mutations in intracranial germ cell tumours. Nature, 2014, 511 (7508): 241-245.

[2] FUKUSHIMA S, OTSUKA A, SUZUKI T, et al. Mutually exclusive mutations of KIT and RAS are associated with KIT mRNA expression and chromosomal instability in primary intracranial pure germinomas. Acta Neuropathol, 2014, 127 (6): 911-925.

[3] PHI JH, KIM S, LEE J, et al. The enigma of bifocal germ cell tumors in the suprasellar and pineal regions: synchronous lesions or metastasis ? J Neurosurg Pediatr, 2013, 11 (2): 107-114.

[4] CALAMINUS G, FRAPPAZ D, KORTMANN RD, et al. Outcome of patients with intracranial non-germinomatous germ cell tumors-lessons from the SIOP-CNS-GCT-96 trial. Neuro Oncol, 2017, 19 (12): 1661-1672.

[5] GOLDMAN S, BOUFFET E, FISHER PG, et al. Phase Ⅱ Trial assessing the ability of neoadjuvant chemotherapy withwith or without second-look surgery to eliminate measurable disease for nongerminomatous germ cell tumors: A Children's Oncology Group Study. J Clin Oncol, 2015, 33 (22): 2464-2471.

[6] PIZZO PA, POPLACK DG. Principles and practice of pediatric oncology. 7th ed. Philadelphia: Lippincott Williams and Wilkins, 2015.

[7] LOUIS DN, OHGAKI H, WIESTLER OD. WHO classification of tumours of the central nervous system. 4th ed. Lyon: IARC Press, 2016.

[8] 中国抗癌协会小儿肿瘤专业委员会. 儿童原发中枢神经系统生殖细胞肿瘤多学科诊疗专家共识. 中国小儿血液与肿瘤杂志, 2018, 23 (6): 281-286.
[9] OYA S, SAITO A, OKANO A, et al. The pathogenesis of intracranial growing teratoma syndrome: proliferation of tumor cells or formation of multiple expanding cysts？ Two case reports and review of the literature. Childs Nerv Syst, 2014, 30 (8): 1455-1461.

第6节 现状和未来方向

一、儿童中枢神经系统肿瘤流行病学

中枢神经系统肿瘤是最常见的儿童实体肿瘤，其年发病率稳固占据儿童恶性肿瘤第二位，仅次于儿童白血病。2001—2010年世界人口学研究数据中儿童中枢神经系统肿瘤年龄标准化年发病率（ASR）为28.2/百万，占儿童恶性肿瘤17.2%~26.3%。最新人口学统计结果提示北京地区儿童中枢神经系统ASR为19.3/100万，上海市为24.0/100万、辽宁省（庄河）10.3/100万、哈尔滨市6.0/100万、河北省11.1/100万、天津市15.6/100万~21.4/100万、山西省10.1/100万。从以上地区统计的结果看，我国城市地区或经济发展地区的儿童中枢神经系统肿瘤ASR可能高于农村地区或经济不发达地区。但由于我国地域辽阔，不同地区经济发展尚不均衡，流行病学统计数据尚无大规模开展，且人口流动性大，故人口学研究的地区差异结果可能存在一定的偏差。

二、儿童中枢神经系统肿瘤诊断及治疗现状

随着改革开放的逐步加深，我国各地区经济建设逐步发展，对于中枢神经系统肿瘤的诊断及治疗方式也在飞速发展，并逐渐向发达国家看齐。诊断方式从早期的结合病史、体征及头颅X线检查、脑室造影，到现在我国各大儿童医院均已配备了CT及MRI检查设备，可以说在硬件方面，进步十分迅速。但由于患儿主诉不清，体征不典型，其初诊误诊率仍然达20%甚至更高，其部分原因是基层医生对于儿童中枢神经系统肿瘤不熟悉，从而可能延误了最佳治疗时机。但总体上，随着越来越多的交流与学习，逐步明确了一些共识，比如对怀疑中枢神经系统肿瘤的患儿首先完善增强检查和磁共振波谱分析，而CT用于和出血性病变、特殊类型肿瘤（含有钙化、瘤卒中等）相鉴别时的补充。针对特殊的肿瘤类型进行相应检查，如生殖细胞瘤时查验血、脑脊液AFP等。病理学诊断是判断儿童中枢神经系统肿瘤类型的金标准，随着2016年WHO中枢神经系统肿瘤分类标准引入分子分型，越来越多的医生选择在术后对标本进行全外显子检测，以明确其分子分型，指导预后。

手术治疗是多数儿童中枢神经系统肿瘤的首选治疗方法，并在恶性肿瘤中手术辅以术后放疗和化疗，甚至是靶向治疗，已经成为儿童中枢神经系统肿瘤治疗的规范。而对于低级别胶质瘤，由于放疗对儿童产生的副作用不可忽视，越来越多的医生选择在术后先行化疗以控制肿瘤进展及复发，尽量延迟放疗时间，甚至避免放疗。但不可忽视的是，我国在规范化治疗儿童中枢神经系统肿瘤方面还有待提高：由于多数医院没有完整的手术-化疗-放疗综合治疗中心，不少患儿由于家庭或经济因素在术后未接受及时的化疗或放疗，导致最终预后较差；对于儿童弥漫内生型脑桥胶质瘤，国际上主张非手术放化疗或活检后放化疗，但仍有不少医院以实施手术切除为主要目标；对于视路胶质瘤，国际上主张以观察为主，出现症状后化疗和放疗，视力严重下降或出现脑积水后进行手术干预，合并NF1的患儿应尽量延后手术和其他治疗，而我国仍有很多医院对首诊患儿直接以手术减压和获取病理为主，甚至主张全切除。

三、儿童中枢神经系统肿瘤的预后

在所有儿童恶性肿瘤中，中枢神经系统肿瘤的预后近10年在欧美国家没有明显改善，欧洲的5年生存率维持在56.7%~58.2%，美国在63%，日本约60%。我国由于人口流动性大，随访工作困难，少有单中心报道儿童中枢神经系统肿瘤5年生存率统计。而我国基于地方的流行病学报道统计的中枢神经系统肿瘤5年生存率高达69.8%，超过了欧美、日本等发达国家，显然存在一定的误差。

由于不同肿瘤的预后不尽相同，我国报道的常见的儿童中枢神经系统肿瘤5年生存率：室管膜瘤为60%~80%，星形细胞瘤为60%~95%，髓母细胞瘤为45%~60%。但由于我国小儿中枢神经系统肿瘤的多中心、单病种预后分析数据存在缺失，这些统计结果具有一定的片面性。2019年起由首都医科大学附属北京天坛医院牵头建立了国家脑肿瘤登记平

台，旨在完善我国的脑肿瘤流行病学统计，希望在未来能出现我国的大型多中心中枢神经系统肿瘤的流行病学数据。

四、儿童中枢神经系统肿瘤诊疗的未来方向

随着中枢神经系统肿瘤分类的细化，国际上对于患儿的治疗原则也有了相应的发展，MDT、手术-放疗-化疗综合治疗，辅以靶向治疗的个体化治疗模式已经成为主流的治疗方式。但除了单中心多学科合作，随着5G时代的到来，越来越多的中心开始加强对外交流合作，如与全球医生组织合作，开展远程会诊，为有条件的患者提供国外会诊、就诊的机会。在国内成立了如中国小儿神经外科专家委员会等专家协作组织，定期举办全国小儿神经外科学术会议，邀请国内外知名专家交流学习；甚至利用微信的普及，建立了“全国小儿神经外科微信交流群”等。

在科研方面，随着肿瘤分子生物学研究的进展，治疗方式也在发生改变。如髓母细胞瘤从早期根据组织学进行的四种分类，再到2016年WHO首次提出四种分子亚型分型，再到近来根据最新基础研究的结果已将其分类为12个分子亚型，并且在原先亚型对预后分析的基础上，进一步细化了对预后的影响，从而为靶向治疗药的研发和应用创造条件。国内多家中心也与不同的基因检测公司进行合作，完善髓母细胞瘤的分子分型，从而对患者进行个体化指导治疗。又如对成人胶质母细胞瘤各个分子机制的研究，揭示出儿童胶质瘤的分子机制与成人不尽相同，衍生出了大量的靶向药物治疗实验，Clinical trail上注册进行中的靶向治疗临床试验尚无国内医院参与。这也要求我们加强自主科研的能力，在未来应该把中心集中在肿瘤的分子生物学机制和新药的研发上。

（葛　明）

参考文献

[1] 罗世祺, 张玉琪. 儿童神经系统肿瘤. 北京: 北京大学医学出版社, 2006.

[2] 马克·伯恩斯坦, 米切尔·S·伯杰. 神经肿瘤学原理与实践. 吴安华, 景治涛, 译. 天津: 天津科技翻译出版有限公司, 2017.

[3] 马杰. 我国儿童中枢神经系统肿瘤诊治现状. 中华神经外科疾病研究杂志, 2018, 17 (3): 193-197.

第二十章　头颈部肿瘤

第1节　视网膜母细胞瘤

视网膜母细胞瘤（retinoblastoma，Rb）是小儿眼部最常见的恶性肿瘤，其发病率在所有年龄段眼部恶性肿瘤中排第三位，仅次于恶性黑色素瘤和转移癌，约占所有儿科恶性肿瘤的3%。视网膜母细胞瘤是低龄人群癌症，约2/3患者的诊断年龄低于2岁，95%患者低于5岁。因此，在治疗方法选择时，不仅需要考虑治愈疾病，还需尽可能保存患儿的视力，减少治疗所带来的各种副作用。

视网膜母细胞瘤主要包含两种不同的临床表型：①双侧或多灶遗传型（占所有病例的25%），其特征在于存在*RB1*基因种系突变，多灶视网膜母细胞瘤的基因突变可以来源于父辈先证者（占25%），也可来源于新的种系突变（75%）；②单侧或单灶型（占所有病例的75%），其中90%为非遗传性，约10%的单侧型病例携带种系突变。因此，对于不存在阳性家族史，且未经基因检测的单侧型患儿，无法确定其是否能够遗传给下一代。

视网膜母细胞瘤的治疗非常棘手，需要综合考虑多种因素，包括眼内期及眼外期，双侧或单侧以及患儿视力情况。眼部挽救治疗包括全身或眼局部动脉内化疗，局部治疗（光凝、热疗、冷冻疗法和近距离放射治疗）和外照射放射治疗。患有双侧疾病的儿童患二次恶性肿瘤的风险很高，因此需要密切关注，尽可能避免放射治疗。

【流行病学与发病机制】全球视网膜母细胞瘤的发病率分布不均。非洲、印度和北美本土后裔小儿群体的患病率偏高（每百万儿童6~10例）。在美国和欧洲视网膜母细胞瘤的发病率为每百万5岁以下的儿童有11例新发视网膜母细胞瘤，人群发病率为1/（15 000~20 000）。世界范围内每年有9 000例新发患儿。地域差异是由种族还是社会经济因素造成的，目前尚未明确。墨西哥和巴西的研究证实，视网膜母细胞瘤的发病率与社会经济指数之间存在负相关，而在工业化程度较高的国家，视网膜母细胞瘤的发病率增加也与贫困和低水平的母亲教育有关，说明环境对发病有一定影响。虽然基于收入的视网膜母细胞瘤的发病率仍然存在争议，但低收入地区通常会在较晚确诊视网膜母细胞瘤，这预示着预后较差。例如，最近的一项研究评估了阿根廷的一个国家儿科癌症登记处，并报道了与高收入国家相当的视网膜母细胞瘤发病率。他们还发现，来自阿根廷低收入省份的患者发现晚期，并且3年生存率比高收入省份患者低16%。

视网膜母细胞瘤是一种婴儿和幼儿疾病，95%的病例发生在5岁之前。75%的视网膜母细胞瘤患者会出现单侧疾病，中位年龄峰值为2~3岁。除了非常小的患者，患有单侧神经母细胞瘤的儿童几乎不会在另一只眼睛中继续发病。在诊断为单侧视网膜母细胞瘤后30天内，对侧眼中出现新的视网膜母细胞瘤病变，称为异时性视网膜母细胞瘤，仅发生在单侧视网膜母细胞瘤病例的1.5%~3%。当患者出现双侧疾病时，他们往往年龄较小。双侧病例的平均发病年龄比单侧病例早9个月。

在一个可能相关的说明中，母亲怀孕期间蔬菜和水果的摄入量减少，导致叶酸和类胡萝卜素等的摄入减少，这是DNA合成和甲基化以及视网膜形成所必需的物质，可能增加单侧散发性视网膜母细胞瘤的风险。在一项病例对照研究中，发生视网膜母细胞瘤的风险与二氢叶酸还原酶（DHFR19bpdel）的母体多态性有关，特别是在产前服用合成叶酸补充剂的女性中。散发性遗传性视网膜母细胞瘤的大多数种系突变是父系衍生的，研究表明父亲的年龄和职业与散发性遗传性视网膜母细胞瘤的发生有关。报道还提出了视网膜母细胞瘤与日光照射增加，汽油和柴油燃烧引起的空气毒性或体外受精有关。在散发性视网膜母细胞瘤的病例对照研究中，导致性腺散射辐射暴露的腹部放射学研究与后续儿童双侧视网膜母细胞瘤的风险增加有关。

1971年，经过对双侧（遗传性）和单侧（主要为非遗传）视网膜母细胞瘤患者出现症状的年龄进行统计分析，Knudson提出了“二次打击假说”，即在视网膜细胞发育过程中发生两次突变事件，最终导致视网膜母细胞瘤的发生。随后该假说得到进一步延伸，对两个事件具体描述，即这两个事件分别为*RB1*基因两个等位基因的突变。*RB1*基因位于13q14，1986年该基因被确定并克隆，其产物pRb是G_1细胞周期蛋白依赖性激酶（cyclin-dependent kinase，CDK）复合物的关键底物，CDK复合物可促使细胞周期转变所需的靶基因产物发生磷酸化。活化的Rb蛋白作为一种肿瘤抑制物，是控制生长调节的关键蛋白。缺乏Rb蛋白或Rb蛋白灭活使细胞周期调控缺乏约束，造成细胞增殖失控。*RB1*两个等位基因的缺失导致肿瘤发生；对于双眼患儿，*RB1*等位基因缺失包含一个种系突变和一个体细胞突变，在单眼患者中，是肿瘤细胞发生了两次体细胞突变。当然，肿瘤的进展还涉及其他过程。约2/3的肿瘤存在*MDM4/MDM2*扩增，致p53途径失活，还可同时涉及其他基因和途径；比较基因组杂交研究显示，还存在16p和1q位点的基因扩增以及16q1位点缺失。此外，少数肿瘤出现正常*RB1*的上下游序列扩增；也可见*N-MYC*基因扩增。

近年研究表明，人乳头瘤病毒（human papilloma virus，HPV）可能在视网膜母细胞瘤的发病机制中发挥作用。高风险HPV型的病毒癌蛋白E7可以和*RB1*基因产物（pRB）结合并使该基因产物失活。因此，HPV感染在功能上等同于*RB1*等位基因缺失。28%~36%的肿瘤中均检测到高风险HPV序列。

【遗传与遗传咨询】该疾病存在遗传型视网膜母细胞瘤和非遗传型视网膜母细胞瘤两种。35%~45%的病例属于遗传型，为常染色体显性遗传；另外55%~65%的非遗传型为基因突变。有家族遗传史及双眼发病患者，比散发或单眼发病的患者发生得要早，成年人发病罕见。视网膜母细胞瘤是一种与体细胞突变或种系突变相关的恶性肿瘤。*RB1*基因是一种抑癌基因，*RB1*基因位于13号染色体的长臂（13q）1区4带，全长200kb，含有27个外显子、26个内含子，是第一个分离出的人类抗癌基因。*RB1*基因具有抗癌性，它的抗癌性主要与细胞周期在G_1期停滞有关。*RB1*基因两次突变而失活被认为是Rb发生的重要机制。

视网膜母细胞瘤是一种独特的肿瘤，基因型可影响疾病的易感性，倾向于常染色体显性遗传，外显率极高（85%~95%）。多数患儿自身发生第一次突变，多数为新的种系突变，其中，仅15%~25%的患儿有阳性家族史。遗传咨询至关重要，有助于父母一代理解视网膜母细胞瘤的遗传方式，评估亲属风险。无论何种临床表现，建议所有患者进行基因检测。过去10年以来，随着突变分析方法和技术的显著改善，目前检出率已提高至90%以上。

【临床表现】视网膜母细胞瘤是一种婴幼儿肿瘤，患者出现临床表现的年龄与单眼或双眼发病相关。双侧视网膜母细胞瘤患者（常为1岁发病）比单侧患者（常出现于2岁或3岁）的年龄更小。按照Rb的临床过程将其分为眼内期、青光眼期、眼外期和全身转移期四期。每个病例因其瘤细胞分化程度不同，发展的速度及临床表现不尽相同。由于绝大多数是婴幼儿患者，早期不被家长注意，往往肿瘤发展到眼底后极部，经瞳孔可见黄白色反光，如猫眼样的标志性白瞳征，才被家长发现；或患者因肿瘤位于后极部，视力低下，发生失用性斜视（图3-20-1），甚至直到继发青光眼，因高眼压疼痛，患儿哭闹才被发现就医。该疾病须与其他可表现出白瞳征的疾病鉴别，如永存原始玻璃体增生症、晶状体后纤维发育不良、Coat病、先天性白内障、弓蛔虫病和弓形虫病等。往往因严重的一侧眼有上述症状，就医时对对侧眼进行散瞳眼底筛查时才发现双眼发病。眼底表现，早期为眼底单个或多个灰白色实性隆起的病灶，可向玻璃体隆起，亦有时沿脉络膜扁平生长。有时可见肿瘤表面的视网膜血管扩张、出血，渗出性视网膜脱离，有时肿瘤组织穿破视网膜进入玻璃体，如大量雪球状漂浮，甚至积沉于前房下方形成假性前房积脓或积血。肿瘤可以侵及球外、眶内，以致眼球被挤压前突，亦可沿视神经向颅内蔓延或转移，还可经淋巴管向附近淋巴结及通过血液循环向其他脏器转移，最终导致患儿死亡。

一小部分（5%~6%）双侧患者存在13q14片段缺失，如果缺失足够大的话，核型分析可以检测出此缺失。这部分患者的视网膜母细胞瘤往往是合并其他遗传物质缺失所致的复杂综合征表现的一部分。13q综合征患者表现为典型面部畸形特征、细微骨骼异常及不同程度的智力低下和运动障碍；还可表现

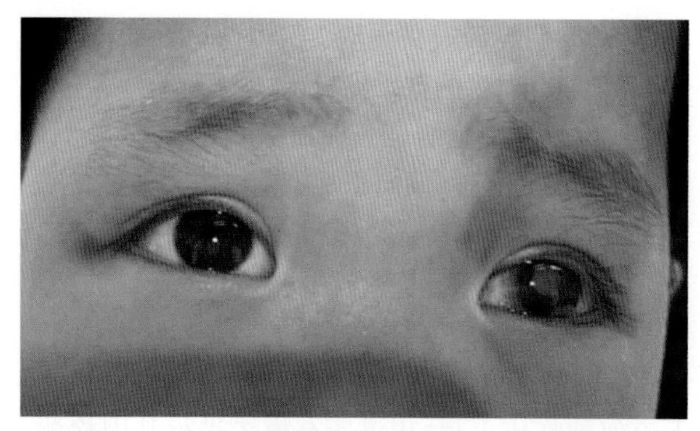

图 3-20-1　患儿左眼视网膜母细胞瘤，可见右眼注视，左眼外斜视，左眼白瞳

其他畸形特征，如耳垂前倾且较厚、前额高宽阔、人中突出和鼻子较短等。另有部分患者出现叠指 / 趾、小头畸形和骨骼成熟延迟。

三侧视网膜母细胞瘤是指同时存在双眼视网膜母细胞瘤和不同期颅内肿瘤的联合疾病，占所有双眼视网膜母细胞瘤的 10% 以下。包含三侧视网膜母细胞瘤在内的原始神经外胚层肿瘤（primitive neuroectodermal tumor，PNET），表现出不同程度的神经元或光感受器分化，提示其起源于原始细胞生发层。大多数颅内肿瘤为松果体区 PNET（松果体母细胞瘤），其中，有 20%~25% 的肿瘤位于蝶鞍上或蝶鞍旁。三侧视网膜母细胞瘤的诊断中位年龄为 23~48 个月，而双侧视网膜母细胞瘤诊断和脑瘤诊断之间的间隔时间一般为 20 个月以上。约 5% 的双侧患者可发生松果体囊肿，该现象可能是三侧视网膜母细胞瘤的不完全型。

视网膜母细胞瘤患者的第二恶性肿瘤的发生率明显增高。携带 *RB1* 基因种系突变患者发生第二肿瘤的累积发病率随放射治疗的使用时间和剂量的增大而上升。据报道，该发病率随着年龄的增大而稳定上升，近期研究显示，30~50 岁患者的发病率高达 40%~60%。非遗传视网膜母细胞瘤患者的发病风险则无明显增加。所有视网膜母细胞瘤出现第二肿瘤的幸存者中，约 60%~70% 的第二肿瘤发生在头部和颈部区域。最常见的第二肿瘤是在内、外照射区域发生的骨肉瘤，约占所有第二恶性肿瘤的 1/3，其次是软组织肉瘤和黑色素瘤，约占 20%~25%。近几年发现，遗传性视网膜母细胞瘤患者在成年后发生上皮癌的风险较高；其中，肺癌最常见。

【诊断】通常无须病理确认即可诊断眼内视网膜母细胞瘤。在全身麻醉、巩膜压迫器下的散瞳眼底检查可以检查全部视网膜。内生型肿瘤指向玻璃体腔内生长的肿瘤，因其具有一定脆性，故内生型视网膜母细胞瘤可在整个玻璃体腔范围内形成种植。外生型视网膜母细胞瘤可长入视网膜下腔，从而引起进展性视网膜脱离及视网膜下种植。病例中必须详细记录肿瘤的数量、位置和大小，是否存在进行性视网膜脱离及视网膜下液体，是否存在玻璃体和视网膜下种植。实时广角视网膜影像学检查系统可进行 130° 视网膜检查和数字记录，有利于对疾病进行诊断和监测。

B 超检查对于临床诊断有重要意义。显示玻璃体内弱回声或中强回声光团，与眼底光带相连。60%~80% 有强光斑状回声（钙化斑）。彩色多普勒超声成像（color doppler imaging，CDI）检查可见瘤体内出现红、蓝相伴的血流信号，与视网膜中央动脉、静脉相延续。CT、MRI 均可显示肿瘤的位置、形状、大小及眼外蔓延情况。CT 可用于观察肿瘤钙化情况。对一些患者群体，还应考虑是否存在肿瘤转移。约 10%~15% 的患者可以发生肿瘤转移，其眼内常出现典型组织学特征，如侵入深脉络膜和巩膜、虹膜受累、睫状体受累或视神经受累越过筛板。须对这类患者行检查和再分级，检查手段包括骨扫描、骨髓穿刺活检及腰椎穿刺。

【分期】Reese-Ellsworth（R-E）分期是最早应用于眼内肿瘤的分期标准。这一分期系统可以预测体外放射治疗的结局。该系统根据病变的大小、位置和数目以及是否出现玻璃体种植将疾病分为五期（表 3-20-1）。但是，随着眼内视网膜母细胞瘤保守治疗的不断发展，R-E 分类系统难以预测保眼治疗的结局，而且对于治疗的指导意义也不强。在当前已有治疗手段的基础上，已制定出更适合和更简便易行的新分期系统（眼内视网膜母细胞瘤国际分类）。新分期系统的依据是玻璃体腔及视网膜下肿瘤种植的程度，而非肿瘤的大小和位置，新分期系统对治疗成功率的预测效果更佳（表 3-20-2）。

对接受眼球摘除术的患者，还应采用进一步病理分期。病理分期是综合了其他已知的、能够对治疗和预后产生影响的多种因素，如脉络膜和巩膜受累、视神经受侵和提示肿瘤转移的其他特征等。眼科医生和儿科肿瘤学家组成的国际团体提出了一种新的分期系统，其纳入了老分期系统中最重要的几个元素（表 3-20-3）。生长和侵袭是肿瘤逐步进展的不同时期，仅当眼内肿瘤生长到一定大小时，才会发生视网膜外浸润；作为此过程的一部分，视网膜母细胞瘤延伸进入眼球外层（如脉络膜和巩膜）、视神经和

眼前部。这种进展的下一步是眼外转移；直接通过巩膜延伸进入眼眶内和耳前淋巴结发生局部扩散，眶外转移主要为颅内播散转移和血行转移。

表 3-20-1　视网膜母细胞瘤放射治疗适合性 R-E 分期

Ⅰ类：预后好	
Ⅰa	单个独立肿瘤，<4dd，位于赤道或赤道后
Ⅰb	多个肿瘤，<4dd，均位于赤道或赤道后
Ⅱ类：预后良好	
Ⅱa	4~10dd 的单个独立肿瘤
Ⅱb	4~10dd 的多个肿瘤
Ⅲ类：预后不确定	
Ⅲa	发生在眼赤道之前的任何病变
Ⅲb	单个独立的肿瘤，位于赤道后，但是>10dd
Ⅳ类：预后差	
Ⅳa	多个肿瘤，部分肿瘤>10dd
Ⅳb	任何向前侧侵及视网膜锯齿缘的病变
Ⅴ类：预后极差	
Ⅴa	大量肿瘤，累及视网膜 1/2 以上
Ⅴb	玻璃体种植

注：dd. 视盘直径（正常人的视盘直径是 1.5mm）。

表 3-20-2　眼内期视网膜母细胞瘤国际分类

分类
A 类：小肿瘤，离视盘小凹和视盘距离较远
肿瘤最大尺寸 ≤ 3mm，局限于视网膜，距离小凹至少 3mm，距离视盘至少 1.5mm
B 类：局限于视网膜的所有其他肿瘤
局限于视网膜但是不属于 A 类的所有其他肿瘤
视网膜下积液和肿瘤基底的距离 ≤ 3mm（无视网膜下种植）
C 类：视网膜下局部积液或种植
单视网膜下局部积液>3mm 且 ≤ 6mm
玻璃体种植或视网膜下种植 ≤ 3mm
D 类：弥散性视网膜下积液或种植
单视网膜下积液>6mm
玻璃体种植或视网膜下种植>3mm
E 类：出现任何或更多下述预后不良特征
肿瘤体积占据眼球 2/3 以上
眼前节肿瘤
睫状体内或上肿瘤
虹膜新血管形成
新生血管性青光眼
出血致屈光介质混浊
肿瘤坏死，伴无菌性眼眶蜂窝织炎
眼球痨

表 3-20-3　视网膜母细胞瘤国际分期系统

分期	标准
0 期	保守治疗的患者
Ⅰ期	眼球摘除，肿瘤完全切除
Ⅱ期	眼球摘除，显微镜判断残存肿瘤
Ⅲ期	局部浸润
	a. 眼眶疾病
	b. 耳前或颈部淋巴结转移
Ⅳ期	远处转移疾病
	a. 血行转移（未累及中枢神经系统）
	1. 单个病变
	2. 多个病变
	b. 累及中枢神经系统（伴或不伴其他局部或转移疾病）
	1. 视交叉前病变
	2. 中枢神经系统肿物
	3. 脑膜和脑脊液疾病

2016 年美国癌症联合委员会（AJCC）提出了第 8 版 TNM 分期，提出了临床分期和病理分期。还根据肿瘤的发病特点和基因检测结果，引入 H 分期，即遗传特性分期，用以记录 *RB1* 基因的体细胞突变情况和 Rb 家族史等因素。临床分期和病理分期，对分期和治疗有指导意义，目前临床应用较多（表 3-20-4~表 3-20-9）。

1. 临床分期（cTNM）

表 3-20-4　原发肿瘤的临床分期（cT）

cT 分期	cT 标准
cT_X	未知的眼内肿瘤的证据
cT_0	没有眼内肿瘤的证据
cT_1	视网膜下肿瘤或视网膜下液 ≤ 5mm
cT_{1a}	肿瘤直径 ≤ 3mm 且距视盘和黄斑中心凹>1.5mm
cT_{1b}	肿瘤直径>3mm 或距离视盘或黄斑中心凹<1.5mm
cT_2	眼内肿瘤伴视网膜脱离、玻璃体腔种植或视网膜下种植
cT_{2a}	视网膜下液直径>5mm
cT_{2b}	玻璃体腔种植或视网膜下种植
cT_3	晚期眼内肿瘤
cT_{3a}	眼球萎缩

续表

cT 分期	cT 标准
cT_{3b}	肿瘤侵犯巩膜、睫状体、晶状体、虹膜或进入前房
cT_{3c}	新生血管性青光眼或牛眼
cT_{3d}	前房积脓或玻璃体积血
cT_{3e}	无菌性眼眶蜂窝组织炎
cT_4	肿瘤侵犯眼眶及视神经
cT_{4a}	眼球后神经受累、视神经增厚或眼眶组织受累的放射影像学证据
cT_{4b}	眼球突出或眼眶占位

表 3-20-5 淋巴结转移的临床分期(cN)

cN 分期	cN 标准
cN_X	区域性淋巴结无法评估
cN_0	无区域淋巴结受累
cN_1	耳前、下颌下和颈部淋巴结受累的证据

表 3-20-6 远处转移的临床分期(cM)

cM 分期	cM 标准
cM_0	没有征象显示颅内或远处转移
cM_1	远处转移无显微镜确认
cM_{1a}	临床发现或影像检查提示的远处肿瘤(骨骼、肝脏等)
cM_{1b}	影像检查提示中枢神经系统累及(不包括三侧视网膜母细胞瘤)

2. 病理分期(pTNM)

表 3-20-7 原发肿瘤的病理分期(pT)

pT 分期	pT 标准
pT_X	未知的眼内肿瘤的证据
pT_0	没有眼内肿瘤的证据
pT_1	眼内肿瘤没有任何局部侵犯:局灶性脉络膜侵犯,或视神经乳头的前或内层受累
pT_2	眼内肿瘤伴局部浸润
pT_{2a}	伴随局灶性脉络膜侵犯,或视神经乳头的前或筛板间受累
pT_{2b}	肿瘤侵犯虹膜、小梁网和巩膜静脉窦
pT_3	眼内肿瘤伴有明显的局部侵袭
pT_{3a}	脉络膜侵犯(直径>3mm,或多发脉络膜浸润总直径>3mm,或全层脉络膜浸润)
pT_{3b}	视神经乳头浸润,未累及视神经横切端
pT_{3c}	任何累及巩膜的部位超过其内层 2/3
pT_{3d}	侵犯巩膜外层 1/3
pT_4	有球外肿瘤的证据:位于视神经断端,视神经周围脑膜腔内,侵犯全层巩膜,侵犯相邻的脂肪组织、眼外肌、骨骼、结膜或眼睑

表 3-20-8 淋巴结转移的病理分期(pN)

pN 分期	pN 标准
pN_X	区域性淋巴结无法评估
pN_0	无淋巴结浸润
pN_1	区域淋巴结浸润

表 3-20-9 远处转移的病理分期(pM)

pM 分期	pM 标准
pM_1	显微镜下证实的远处转移
pM_{1a}	病理证实的肿瘤远处转移(如骨骼、肝脏等)
pM_{1b}	病理证实的脑脊液或中枢神经系统的肿瘤转移

【病理】肉眼检查,视网膜母细胞瘤较软、易碎,肿瘤生长速度过快,常见坏死和钙化。因其质地较脆,视网膜母细胞瘤常以较小的灰白结节的形式种植在玻璃体和视网膜内。显微镜下观察,视网膜母细胞瘤存在不同的分化程度,未分化的视网膜母细胞瘤由密集的小圆细胞构成,细胞核染色较深,胞质少。肿瘤细胞向光感受器分化程度不同而出现具有特征性的排列,包括 Homer-Wright 菊形团和 Flexner-Wintersteiner 菊形团,Homer-Wright 菊形团由肿瘤细胞围绕无腔的纤维团形成的不规则花环状结构,其在视网膜母细胞瘤中不常见,而多见于其他小圆细胞母细胞肿瘤,如神经母细胞瘤和髓母细胞瘤。视网膜母细胞瘤中典型的菊形团是 Flexner-Wintersteiner 菊形团,即由单层柱状肿瘤细胞围绕中心空腔构成,腔周为与正常视网膜外层相似的嗜酸性膜。约 70% 的视网膜母细胞瘤可见这种 Flexner-Wintersteiner 菊形团,提示存在光感受器分化。花纹结构存在于分化好的肿瘤内,其由富含丰富嗜酸性胞质的肿瘤细胞排列成鸢尾花形状。有的肿瘤几乎

均由花纹样排列肿瘤细胞构成，这种肿瘤又名视网膜细胞瘤。视网膜母细胞瘤超微结构显示，肿瘤细胞呈光感受器样分化，即出现双9-0微管结构，胞质内见丰富的微管和神经内分泌颗粒。

【治疗】治疗视网膜母细胞瘤的目的是挽救生命和保存视力，因此需要个体化对症治疗。需考虑的因素包括单侧或双侧疾病、保留视力的可能性及眼内和眼外分期情况。

1. 局部治疗　局部治疗包括巩膜外冷冻、视网膜激光光凝和经瞳孔温热疗法。局部疗法适用于小肿瘤(<3mm)，多用于双侧疾病患者，常需要同时配合全身化疗。常使用氩激光光凝疗法治疗眼赤道部及其后部肿瘤，也可用于治疗放疗造成的视网膜新血管形成。该技术仅限于基底不大于4.5mm、厚度不大于2.5mm的肿瘤。激光可直接阻断肿瘤的血供。此外，还常使用冷冻疗法治疗赤道及其附近大小不超过3.5mm、厚度不大于2mm的肿瘤。一般情况下，连续治疗1~2个月，每月或每2个月实施一次3个循环的冷冻治疗即可获得较好的肿瘤控制率。经瞳孔温热疗法也是一种重要的局部疗法，该方法通过二极管激光器将热量集中在次光凝水平。局部疗法与化疗方法可相互协同。这种综合治疗的局部控制率可达70%~80%。局部疗法的并发症包括一过性浆液性视网膜脱离、视网膜牵拉及局部纤维化等。

2. 化疗　化疗用于治疗眼内及眼外视网膜母细胞瘤，其给药可以是系统性、结膜下、动脉内或玻璃体内。全身化疗治疗视网膜母细胞瘤可以避免放疗并发症及其所致的第二肿瘤的发生。

(1)眼内期视网膜母细胞瘤的化疗：系统化疗采用化学减容也叫辅助化疗。可以用于眼内期和低转移风险的疾病。可以预防松果体母细胞瘤和第二肿瘤。①化学减容：眼内期视网膜母细胞瘤采用化学减容治疗的目的是缩小肿瘤便于应用局部治疗。仅10%的患者单用化学减容治疗有效，90%的患者仍需联合局部治疗。单双眼患者均可以使用化学减容治疗。2个疗程后肿瘤缩小明显。地底径线平均缩35%，肿瘤厚度平均缩小50%。标准的化疗方案包括长春新碱、依托泊苷和卡铂(VEC方案)(表3-20-10)具有良好的眼内通透性。化疗间隔28天，至少6个疗程。2个疗程后肿瘤缩小，网膜下积液减轻，可以联合局部治疗。Shields等人通过减容治疗联合局部治疗，使患者避免外放疗或眼球摘除。A组保眼率为100%，B组为93%，C组为90%，D组为47%。化学减容的最主要问题是肿瘤无反应和肿瘤进展。对于D和E组的患者，存在网膜下或玻璃体内种植，肿瘤基底宽和瘤体厚，以及化疗联合局部治疗的次数是保眼失败的危险因素。②辅助系统化疗：眼球摘除后患者伴有病理高危因素需给予辅助化疗。病理高危因素包括肿瘤侵及前房、视神经和脉络膜(表3-20-11)。Kaliki等人发现在D组和E组直接摘除眼球的患者中，存在病理高危因素的分别占17%和24%，这部分患者仍应给予VEC方案治疗，而不伴有病理高危因素的患者，不给予化疗，并没有转移发生。予以辅助化疗可以使伴病理高危因素的患者转移率自24%降至4%。

表3-20-10　标准VEC方案

时间	长春新碱(0.05mg/kg)	依托泊苷(5mg/kg)	卡铂(18.6mg/kg)
第1天	+	+	+
第2天	−	+	−

表3-20-11　病理转移高危因素

肿瘤浸润前房
脉络膜浸润最大直径(厚度或宽度)≥3mm
筛板后视神经受累
脉络膜浸润<3mm伴筛板前视神经浸润

系统化疗的副作用包括骨髓抑制、脱发、听力和肾毒性。并有应用大剂量依托泊苷发生急性非淋巴细胞白血病的报道。

(2)眼外期视网膜母细胞瘤的化疗：在发达国家，通过早诊、早治，眼内期视网膜母细胞瘤的生存率可以达到95%，而在世界范围这一比例仅有50%。视网膜母细胞瘤主要的死亡原因是眼外播散，包括眼眶浸润、淋巴结转移、远处转移和中枢神经系统受累。通过目前的化疗可以很好地控制眼眶浸润的视网膜母细胞瘤，不再需要进行眶内容摘除术。重要的是治疗开始前进行远处转移和中枢神经系统转移灶的排查。先进行3~6个疗程新辅助化疗减少眶内瘤灶的体积，再进行眼球摘除术，在术后2周内进行平均9个疗程的辅助化疗。此外，在眼球摘除后2个月内进行眼眶40Gy的放疗。除眶内转移外，中枢神经系统转移和远处转移可以用大剂量VEC方案(表3-20-12)。

表 3-20-12 大剂量 VEC 方案

时间	长春新碱（0.05mg/kg）	依托泊苷（5mg/kg）	卡铂（25mg/kg）
第 1 天	+	+	+
第 2 天	-	+	-

视网膜母细胞瘤转移通常发生在诊断的第一年。伴远处转移但不伴中枢神经系统受累的Ⅳa 期，通常可以累及骨和骨髓。尽管大剂量化疗可以使得患者获益，但没有标准的化疗方案。比较有效的方案（长春新碱、环磷酰胺、顺铂、依托泊苷）后给予自体造血干细胞采集，继而给予大剂量化疗（卡铂、塞替派、依托泊苷、托泊替康），并应用受累部位放疗。Dunkel 等报道远处转移的患者 5 年存活率为 67%。

视网膜母细胞瘤伴中枢神经系统转移，是视网膜母细胞瘤复发的常见部位，治疗困难，病死率高，接近 100%。中枢神经系统侵犯通常是通过视神经，但血循播散也是有可能的。大剂量化疗结合自体造血干细胞移植对于中枢神经系统视网膜母细胞瘤可能有效。同时可以结合化疗药物的鞘内注射和全脑全脊髓方案。作为治疗方案的一部分，可以通过血 - 脑屏障的塞替派是方案中的重要环节。COG 的 ARET0321 方案，旨在建立标准化的眼外期视网膜母细胞瘤治疗方案。临床试验（NCT00445965）尝试采用单克隆抗体治疗中枢神经系统和软脑膜的视网膜母细胞瘤。

3. 放射治疗　放射治疗有两种形式——短距离放射治疗和体外放射治疗。针对小肿瘤使用短距离放射治疗，常和其他疗法合并使用；在该过程中，放射性植入物置入巩膜表面一段时间，针对肿瘤局部提供高剂量照射并保护正常结构不受放射线影响。目前，放射性植入物多是碘 -125（^{125}I）。也可使用其他试剂，如金、钴、钯及钌等。外放射技术适用于整个眼球受累的患者及保留眼球或治疗眼眶外、中枢神经系统及其他部位转移性病变。常使用的是光子技术。但是，对于双侧患者，质子治疗在降低第二肿瘤发生的潜在风险方面具有显著优势。放射治疗的应用过程中，应注意最大程度减少患者的累积放射剂量，避免治疗并发症，如迟发正常组织损伤和第二肿瘤。即使不使用放射治疗，该患者群体的第二肿瘤发病率也十分高。

4. 玻璃体内和动脉内灌注化疗　日本研究者率先经玻璃体和动脉注射美法仑，治疗晚期或复发眼内视网膜母细胞瘤。过去由于眼动脉插管比较困难，直接将药物输送到眼动脉系统存困难。Mohri 用气囊导管给药，实现眼动脉的选择性药物注射。随着时代发展，另一项改良技术，利用微导管对眼动脉直接插管注射，实现了操作的可行性；使用这种方法，经动脉内注射 3~5mg 美法仑后即可实现较高的眼部保存率。

为了达到玻璃体内接近肿瘤细胞的最大化疗浓度，玻璃体内化疗已成为一种流行的选择。传统的治疗方法对于玻璃体腔内种植的患者治疗效果不好。为了更好地控制玻璃体腔内种植的视网膜母细胞瘤，玻璃体腔内注射美法仑是一项不错的选择。在麻醉下，通过从前房抽取少量液体或通过按摩来降低眼压。将美法仑（或与托泊替康组合）通过结膜、巩膜和睫状体扁平部用小针头注射到晶状体后面的玻璃体中。注射后拔针时，将注射部位密封并用冷冻疗法灭菌，轻轻摇动眼睛以将药物分布在整个玻璃体内。超声生物显微镜用于评估虹膜后隐藏于睫状体区域的肿瘤，以确认注射部位无肿瘤存在。但是玻璃体腔内化疗药物注射存在眼内毒性，临床医生还应该意识到反复玻璃体内注射，会增加肿瘤细胞眼外扩散的风险。

5. 手术治疗

（1）眼球摘除术：眼球摘除术的指征为肿瘤较大，充满整个玻璃体；或肿瘤侵及前房或者出现新生血管性青光眼，视力保存的可能性极小。此手术应由经验丰富的眼科医生实施；眼球须完好无损取出，避免眼球穿孔，确保眼眶不发生恶性肿瘤种植。为了更好分期，摘除眼球时应同时剪除一段视神经（10~15mm）。手术过程中常置入眼眶植入物并将眼外肌附着在植入物上；再在眼眶植入物上安装陶瓷义眼。眼眶内容摘除术指征少见。对于存在眶内转移的患儿，应合理选择化疗、手术（摘除术）和放射治疗以达到控制肿瘤，避免行眼眶内容摘除术的目的。

（2）玻璃体切除术：视网膜母细胞瘤的玻璃体种植，对治疗反应极差，反复玻璃体腔内注药，是治疗玻璃体种植的理想方法。但是，反复玻璃体内注射增加了眼外肿瘤细胞扩散的风险。因此需要一种直接和明确的疗法来挽救玻璃体腔内肿瘤种植的眼睛。Shimoda 等报道了应用玻璃体切除术（PPV）联合美法仑灌注法在兔子的研究中，发现玻璃体切除术联合美法仑灌注对视网膜无毒性作用，因此认为这种治疗方式可能是玻璃体种植视网膜母细胞瘤的潜在治疗方法。Ohshima 等采用玻璃体切除术联合美法仑治疗 1 例保守治疗失败的视网膜母细胞瘤患者，术中眼内灌注美法仑，术毕在穿刺口处的结膜下注射美法仑。术后4个月由于眼内肿瘤复发行眼球摘除术，术后进行辅助化学治疗，随访1年未见肿瘤复发转移。Ji 等采用玻璃体切除术治疗1例单眼伴局部玻璃体种植的视网膜母细胞瘤患者（双眼视网膜母细胞瘤，对侧眼已摘除），术后随访26个月，视网膜原发肿瘤灶保持稳定，玻璃体腔内未见肿瘤复发。笔者在2018年发表的研究中，采用玻璃体切除术（联合美法仑灌注）治疗21例保守治疗失败后的单眼视网膜母细胞瘤患者，术后随访1.6~4.3年，18例（86%）患者保眼成功，其中11例术后进行了辅助化学治疗（玻璃体腔注药或全身化学治疗），1例由于肿瘤复发再次进行了玻璃体切除术。2例由于肿瘤复发摘除眼球，1例在3次玻璃体切除术后肿瘤复发，随后失访。因此，玻璃体切除术是一个相对安全有效的治疗方法，为眼球保存提供了新的希望。

【未来展望】视网膜母细胞瘤是小儿眼部最常见的恶性肿瘤，如不及时治疗，将严重危及患儿视力和生命。因此尽早发现、及时治疗是目前努力的方向。近些年将玻璃体切除术应用于玻璃体腔内肿瘤种植、常规治疗效果不好的患儿，取得了较好的治疗效果，挽救了部分患儿的眼球及视力。基因治疗是新的研究方向，希望未来能将基因治疗应用于视网膜母细胞瘤患儿中。

诊治要点

- 视网膜母细胞瘤是小儿眼部最常见的恶性肿瘤，其发病率在所有年龄段眼部恶性肿瘤中排第三位。
- 视网膜母细胞瘤主要包含为两种不同临床表型：①双侧或多灶遗传型；②单侧或单灶型。
- 该疾病存在遗传性视网膜母细胞瘤和非遗传性视网膜母细胞瘤两种。35%~45% 的病例属于遗传性，为常染色体显性遗传。
- *RB1* 基因是一种抑癌基因，*RB1* 基因两次突变而失活被认为是视网膜母细胞瘤发生的重要机制。
- 针对不同阶段的视网膜母细胞瘤有不同的治疗方式，多数时间需要多种方式联合治疗，来控制肿瘤进展。玻璃体腔肿瘤细胞种植，一直是视网膜母细胞瘤治疗失败的原因。玻璃体切除联合玻璃体腔注药术，为此类患儿提供了挽救视力和保存眼球的机会。

（赵军阳 金 眉）

参考文献

[1] DIMARAS H, KIMANI K, DIMBA EA, et al. Retinoblastoma. Lancet, 2012, 379: 1436-1446.

[2] MORENO F, SINAKI B, FANDINO A, et al. A population-based study of retinoblastoma incidence and survival in Argentine children. Pediatr Blood Cancer, 2014, 61: 1610-1615.

[3] ORJUELA MA, CABRERA-MUÑ OZL, PAUL L, et al. Risk of retinoblastoma is associated with a maternal polymorphism in dihydrofolatereductase (DHFR) and prenatal folic acid intake. Cancer, 2012, 118: 5912-5919.

[4] HECK JE, PARK AS, QIU J, et al. Retinoblastoma and ambient exposure to air toxics in the perinatal period. J Expo Sci Environ Epidemiol, 2015, 25 (2): 182-186.

[5] MAREES T, DOMMERING CJ, IMHOF SM, et al. Incidence of retinoblastoma in Dutch children conceived by IVF: an expanded study. Hum Reprod, 2009, 24: 3220-3224.

[6] RUSHLOW DE, MOL BM, KENNETT JY, et al. Characterisation of retinoblastomas without *RB1* mutations: genomic, gene expression, and clinical studies. Lancet Oncol, 2013, 14: 327-334.

[7] MCEVOY J, NAGAHAWATTE P, FINKELSTEIN D, et al. RB1 inactivation by chromothripsis in human retinoblastoma. Oncotarget, 2014, 5 (2): 438-450.

[8] MUNIER FL, GAILLARD M-C, BALMER A, et al. Intravitreal chemotherapy for vitreous disease in retinoblastoma revisited: from prohibition to conditional indications. Br J Ophthalmol, 2012, 96: 1078-1083.

[9] FRANCIS JH, ABRAMSON DH, GAILLARD MC, et al. The classification of vitreous seeds in retinoblastoma and response to intravitrealmelphalan. Ophthalmology, 2015, 122: 1173-1179.

[10] ZHAO J, LI Q, WU S, et al. Pars plana vitrectomy and endoresection of refractory intraocular retinoblastoma. Ophthalmology, 2018, 125 (2): 320-322.

第2节 甲状腺癌

儿童和青少年甲状腺癌（thyroid carcinoma）是一种罕见的恶性肿瘤，年发病率约为0.54/10万，占所有儿童期肿瘤0.7%，10岁以下儿童甲状腺癌的发病率更低，甚至不足 1/100 万。甲状腺癌可发生于儿童的任何年龄段，包括新生儿，在青春期发病率增加。美国流行病学资料显示，<20 岁的甲状腺癌占所有甲状腺恶性肿瘤的 1.8%，从年龄来说，15~19 岁的青少年发生率最高；从性别来说，青春期前男、女患病比例相似，青春期后男、女患病比例为 1∶4。几乎所有儿童和青少年甲状腺癌都是分化型甲状腺癌（differentiated thyroid cancer，DTC），DTC 细胞在行为和外观上与正常甲状腺细胞相似，分化肿瘤比未分化或分化较差的肿瘤生长速度慢，侵袭性差。且大多数（>90%）的儿童和青少年甲状腺癌为甲状腺乳头状癌（papillary thyroid cancer，PTC）。滤泡状甲状腺癌（follicular thyroid cancer，FTC），也是一种 DTC，较少见（<10%），甲状腺髓样癌（medullary thyroid cancer，MTC）和未分化甲状腺癌在儿童人群中较为罕见。然而，在国内尚无儿童和青少年甲状腺癌的发病率报道。

【病因与发病机制】

1. 接触放射性物质　儿童和青少年甲状腺癌的发病原因不明。目前比较公认的危险因素为放射线接触。在对日本原子弹和切尔诺贝利核事故的幸存者进行随访时发现，放射线接触和甲状腺癌的发生有直接关系。接触放射性尘埃后甲状腺癌的发病率将增加 30 倍。同样，治疗性的放射线接触也会增加甲状腺癌的发病率。在接受放射治疗的儿童淋巴瘤患者中，甲状腺癌是最常见的继发性肿瘤。

2. 遗传因素　遗传性因素同样是甲状腺癌的危险因素。*BRAF* 和 *RAS* 基因的改变以及 *RET/PTC* 和 *PAX8/PPARγ* 的重排导致蛋白发生变化，从而使细胞增殖、分化和存活的调控发生改变。在儿童和青少年甲状腺乳头状癌中最常见的是 *RET/PTC* 的重排。特别是 *RET/PTC3*，其在放射性相关的甲状腺乳头状癌中更常见，有较高的侵袭性及复发率，而在成年人甲状腺癌中，*BRAF* 突变较为常见，*BRAF* 突变与肿瘤预后较差相关，但其在儿童和青少年分化型甲状腺癌中并不常见，这可能与儿童及青少年甲状腺癌尽管发现时分期较晚，但预后仍然较好有关。有多发内分泌腺瘤综合征家族史的儿童及青少年有罹患甲状腺髓样癌的倾向。

3. 甲状腺疾病　先天性甲状腺功能减退的儿童及青少年（异位、发育不全或酶缺乏者）可以出现甲状腺结节，表现为滤泡状腺瘤、多发性结节，且会发展为甲状腺滤泡状癌。自身免疫性甲状腺炎有发生甲状腺癌的倾向。

【病理】儿童及青少年甲状腺癌的病理诊断标准与成年人一致，均采用 WHO 确定的组织学分型标准。儿童及青少年甲状腺癌中最常见的病理类型 PTC，是分化较好的甲状腺癌，起源于甲状腺滤泡细胞，其独特的形态学特征是存在沙砾体（钙化结构被认为起源于肿瘤细胞坏死）、肿瘤上皮细胞核内呈磨玻璃状、核内有凹槽和假包涵体的核增大、核重叠。在儿童和青少年中，PTC 通常是多灶性的，大多数患者在诊断时出现局部淋巴结转移。与成人相比，儿童和青少年 PTC 更容易发生肺转移（高达 25%）。在 PTC 中有组织学的变异，主要包括经典型、滤泡型、弥漫性硬化型及实体型。FTC 也是一种 DTC，它在儿童中发生率远低于 PTC，FTC 的组织学变异主要包括 Hurthle 细胞和透明细胞等变异。一般而言，小儿 FTC 的侵袭性较 PTC 低，疾病进展较慢，远处转移较少，复发率较低。而且儿童和青少年 FTC 通常是多灶性肿瘤，没有向区域淋巴结扩散的倾向。虽然 FTC 容易发生血源性转移，但小儿 FTC 往往侵袭性较低，复发和转移的风险较低。

【临床表现】绝大部分的分化型甲状腺癌患儿无特异性临床症状，最常见的首发症状为甲状腺结节和无痛性的颈部肿块。也有小部分患儿以远处转移为唯一的首发症状。如果出现肿块快速生长、声嘶、吞咽困难或肿块固定则应怀疑恶性病变。初诊时 45%~75% 的患儿可触及颈淋巴结转移，以前接受过放疗的患儿比例更高，15% 有肺转移，骨转移的发生率<5%。源于多发性内分泌瘤病的髓样癌患儿还有嗜铬细胞瘤和甲状腺功能亢进的表现。

【辅助检查与诊断】

1. 实验室检查　实验室检查甲状腺激素水平，包括甲状腺激素 T_3、T_4 和促甲状腺激素（thyroid-stimulating hormone，TSH），其水平可反映甲状腺功能，但不能用于鉴别甲状腺结节的良恶性，在儿童和青少年甲状腺癌患者中接近正常。虽然甲状腺癌通常不会影响甲状腺功能，但在受自身免疫淋巴细胞浸润影响的腺体中，甲状腺结节形成和癌症发生的风险可能增加。抗甲状腺抗体和抗微粒体抗体滴度升高提示甲状腺炎，但不能排除恶性病变。髓样癌患者的降钙素水平经常升高，降钙素>100μg/L 提示甲状腺髓样癌的可能，对于疑似甲状腺癌患者应行常规血清降钙素检查以排除髓样癌。

2. 影像学检查

（1）X 线检查：对甲状腺局部病变诊断价值有限，

但对无症状的肺转移和骨转移方面有重要作用。

(2)核医学成像:对于功能亢进结节的评估应进行核医学成像,如碘-123(iodine-123,^{123}I)甲状腺扫描。在没有甲状腺功能亢进的情况下,不推荐核医学甲状腺扫描,建议甲状腺超声检查。

(3)超声检查:超声检查是诊断儿童甲状腺癌的重要辅助检查手段。超声表现为边界不清,内部回声不均匀,结节内部血流增加,并且存在微钙化的表现,均提示可能有恶性肿瘤的存在。虽然囊性病变通常是良性的,但多达50%的恶性病变都含有囊性成分,并且高达8%的囊性病变为恶性,需加以鉴别。儿童和青少年PTC可表现为弥漫性浸润导致弥漫性甲状腺肿大,病变中伴有散在钙化。

(4)颈部CT、MRI:对了解颈深部组织,如上纵隔(Ⅶ区)、咽后、咽旁和锁骨下区域的转移情况,超声检查不太灵敏,需行CT或MRI评估,了解肿瘤局部侵犯的情况,如是否有气管、食管侵犯。还可评价因巨大甲状腺肿块造成的气管移位和受压情况(图3-20-2、图3-20-3)。

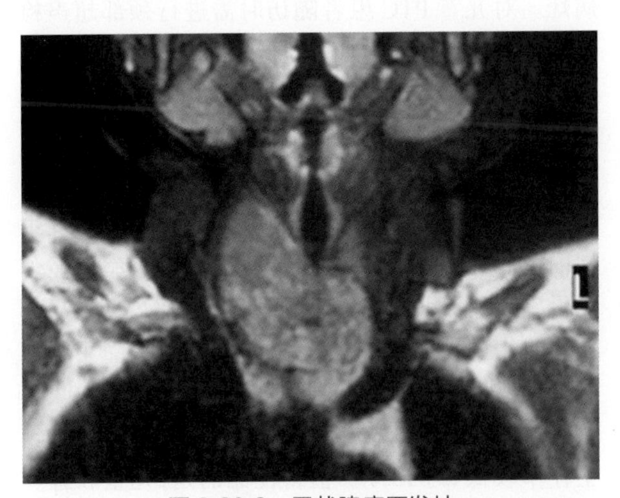

图3-20-2 甲状腺癌原发灶

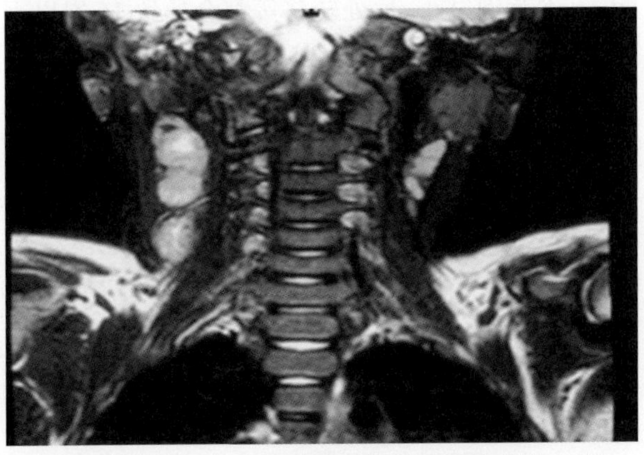

图3-20-3 甲状腺癌颈部淋巴结转移灶

3. 病理学检查 细针抽吸活检(fine needle aspiration biopsy,FNAB)是术前诊断儿童甲状腺癌的金标准。2015年美国甲状腺协会(American Thyroid Association,ATA)指南表明,所有儿童进行FNAB时均需在超声引导下完成。FNAB的细胞病理学表现通常使用Bethesda系统进行分类,鉴别良恶性病变的灵敏度和特异度分别为94%和81%。由于儿童甲状腺结节恶性概率高,有的专家建议可行甲状腺腺叶切除以明确病理诊断。判断儿童甲状腺肿块良恶性最精确的方法是甲状腺腺叶切除后行术中冷冻切片检查。若在冷冻切片上明确诊断亦较困难(如滤泡腺瘤和高分化滤泡性腺癌的鉴别),则只允许行腺叶切除,并等待最终的切片结果决定治疗方式。

【治疗】儿童甲状腺癌的治疗目标是彻底消灭肿瘤组织,同时要更加重视减少治疗并发症的发生。目前的治疗方式主要包括手术治疗、碘-131(iodine-131,^{131}I)治疗以及内分泌的贯序治疗。

1. 手术治疗 对于大多数儿童患者,手术切除仍然是治疗的首选方案。FNAB明确提示恶性肿瘤,应考虑行甲状腺全切除;FNAB可疑恶性肿瘤者,可以先行腺叶及峡部切除术,术中病理明确恶性后再行甲状腺全切除。由于儿童甲状腺癌的双侧病变及多中心病变的发生率高,对大多数患儿推荐行甲状腺全切除术。甲状腺全切除术后,可在术后成像和治疗中使用放射性碘治疗。此外,甲状腺全切除还能降低复发的风险。髓样癌或有多发性内分泌腺瘤病Ⅱ型家族史者,建议行*RET*基因突变检测,无基因突变的单侧癌患者可行单侧腺叶切除;基因突变的髓样癌由于发病率显著增高,建议行预防性甲状腺全切,切除的年龄视MTC发病风险的高低(根据*RET*基因突变位点评估)而定。术前有中央区和/或颈侧区淋巴结转移证据的患儿,应进行治疗性中央区颈淋巴结清扫术(central neck dissection,CND),对于较大的肿瘤常规行预防性CND,也可根据术中情况决定是否行预防性CND。为了降低复发的风险,淋巴结清扫应分区进行彻底清扫,而不是单个"摘除"。细胞学提示有颈侧区转移的患者,应进行颈侧区淋巴结清扫,但不常规行颈侧区淋巴结清扫。如果颈侧区转移的细胞学证据不明确,可考虑行FNAB洗脱液甲状腺球蛋白检测。甲状腺全切除术的术后并发症主要包括出血、甲状旁腺功能减退症和喉返神经损伤等,可表现为术后短期出现甲状腺出血、甲状旁腺功能减退伴低钙血症、呼吸困难、声音变化(如嘶哑和音调问题)和吞咽困难等。与成人相比,儿童甲状腺肿瘤发病率较低,儿童甲状腺手术应该在儿科专科健全的医院中,由做过大量手术且经验丰富的甲状腺外科医生进行。

2. ^{131}I 治疗　对于局部残余甲状腺组织和转移病灶的 DTC 可采用放射性 ^{131}I 治疗。^{131}I 治疗对于儿童甲状腺癌的治疗主要包含两个层次:一是采用 ^{131}I 清除 DTC 术后残留的甲状腺组织,简称 ^{131}I- 清甲;二是采用 ^{131}I 清除手术不能切除的 DTC 转移灶,简称 ^{131}I- 清灶。放射性 ^{131}I 的剂量取决于术后残余甲状腺的大小。2015 年 ATA 指南推荐,低风险患者(癌症局限于甲状腺,无中央区颈淋巴结转移或仅有少量该区淋巴结存在显微镜下转移,并且血清甲状腺球蛋白水平<2ng/ml)不需要 ^{131}I 治疗。具有乳头状癌细胞核特征的非浸润性 FTC 也不适合 ^{131}I 治疗,因为该肿瘤极少复发。行甲状腺切除术后,中等或高风险 DTC 患儿要接受放射性 ^{131}I 治疗,以消融残余甲状腺组织或持续性疾病。放射性碘治疗可以降低局部区域复发率,对于远处转移以及手术残留病灶,术后行放射性 ^{131}I 治疗有助于杀灭病灶,减少术后复发率,增加患儿生存率。^{131}I 治疗在儿童中的最小适用年龄及远期副作用目前仍然存在争议。

3. 内分泌治疗　对于甲状腺癌术后患者,内分泌治疗(甲状腺素补充治疗)应该作为重要的长期治疗方式。TSH 有促进高分化甲状腺癌生长的作用,术后均给予甲状腺素治疗可维持甲状腺正常功能并最大化地抑制 TSH 分泌,降低甲状腺癌的复发率,显著提高患者的无病生存率和总生存率。内分泌治疗对于 DTC 患儿,尤其是高危风险组的 DTC 患儿有重要作用。美国甲状腺学会的儿童甲状腺癌指南推荐,儿童 TSH 抑制的目标应基于儿童 PTC 的风险等级,低、中和高风险患者 TSH 目标分别为 0.5~1.0mU/L、0.1~0.5mU/L 和<0.1mU/L。

4. 分子靶向治疗　随着分子生物学研究的进展,对甲状腺癌靶向治疗的研究成为目前晚期甲状腺癌研究的主导。分子靶向治疗与传统化疗比较,具有特异性强、疗效明确、损伤小等优点。索拉非尼是一种口服的多靶点酪氨酸激酶抑制剂,针对表皮生长因子受体 1~3、血小板衍生生长因子受体、干细胞生长因子受体、*BRAF* 和 *RET* 基因发挥作用。这一药物应用于儿童甲状腺癌的临床研究比较少见。对于多次复发或不断进展的儿童甲状腺癌已无法从手术、放射性 ^{131}I 等传统治疗手段中获益,可尝试应用该类药物治疗。

【监测与复发】患儿术后监测、TSH 目标和随访策略根据风险等级高低而有所不同,DTC 的术后监测主要是采用甲状腺球蛋白(thyroglobulin,Tg)和甲状腺球蛋白抗体(thyroglobulin antibody,TgAb)、颈部超声、诊断性全身扫描(diagnostic whole-body scan,DxWBS)及其他影像学检查。Tg 由甲状腺滤泡细胞合成并和甲状腺激素一起释放入血清,也从 DTC 细胞中产生和分泌;因此,在没有任何正常甲状腺组织的情况下(即全甲状腺切除术后),Tg 水平可以作为残余和 / 或甲状腺疾病复发的标志。但针对儿童的研究较少,故尚无儿童患者随访后 Tg 的参考值,部分研究提示可能高于成人。随访中,如 TSH 刺激后的 Tg 为阴性(TgAb 亦阴性),提示该患儿疾病已缓解,可适当放宽 TSH 抑制水平及随访频率。对已接受手术和 ^{131}I 治疗的患儿,如 TSH 刺激后 Tg 水平显著增高(>10ng/ml),应寻找病灶或转移灶,并考虑是否需要手术和 ^{131}I 治疗。另外,TgAb 阳性时,应观察其水平的变化,一旦显著增高时,亦需评估是否存在病灶。对儿童 PTC 患者随访时需进行颈部超声检查。在初次手术 6 个月后须行颈部超声检查。低风险 PTC 儿童患者,此后可每年复查颈部超声,如是中高风险患者则每 6~12 个月复查。随访 5 年后可根据复发风险适当调整复查周期。

【预后】儿童和青少年甲状腺癌虽然更易发生周围浸润,局部淋巴结转移率和远处转移率也显著高于成人,但经过规范诊治,即使处于进展期并且有转移的儿童甲状腺癌预后也非常好。对儿童甲状腺癌患者长期观察发现,DTC 的长期生存率超过 90%;MTC 的 5 年和 15 年生存率均超过 85%,但 30 年生存率较低(约 15%)。值得注意的是,儿童和青少年的甲状腺癌的复发率很高。肿瘤向甲状腺周围浸润、手术范围过小、远处转移等都会导致 15 岁以下儿童复发风险升高。有报道显示有甲状腺癌患儿初始治疗随访 40 年后复发,因此甲状腺癌患儿应终身随访。

诊治要点

- 儿童和青少年甲状腺癌发病率低,可发生于儿童的任何年龄段,放射线接触是目前比较公认的危险因素。
- 90% 以上的病理类型为甲状腺乳头状癌,其侵袭性强,容易发生淋巴结转移及远处转移。最常见的症状为甲状腺结节和无痛性的颈部肿块，超声检查是诊断儿童甲状腺癌的重要辅助检查手段，超声引导下细针抽吸活检是术前诊断儿童甲状腺癌的金标准。

■ 主要治疗方式包括手术切除、碘-131治疗及内分泌治疗，手术切除是首选治疗方案。儿童和青少年甲状腺癌容易复发，但经过规范诊治预后较好。

（倪　鑫）

参考文献

[1] HOWLADER N, NOONE AM, KRAPCHO M, et al. SEER cancer statistics review, 1975-2010, National Cancer Institute. Bethesda, MD, 2013.

[2] HOGAN AR, ZHUGE Y, PEREZ EA, et al. Pediatric thyroid carcinoma: incidence and outcomes in 1 753 patients. J Surg Res, 2009, 156 (1): 167-172.

[3] LAFRANCHI, STEPHEN H. Inaugural management guidelines for children with thyroid nodules and differentiated thyroid cancer: children are not small adults. Thyroid, 2015, 25 (7): 713-715.

[4] ZANELLA AB, SCHEFFEL RS, NAVA CF, et al. Dynamic risk stratification in the follow-up of children and adolescents with differentiated thyroid cancer. Thyroid, 2018, 28 (10): 1285-1292.

[5] SUGINO K, NAGAHAMA M, KITAGAWA W, et al. Papillary thyroid carcinoma in children and adolescents: long-term follow-up and clinical characteristics. World J Surg, 2015, 39 (9): 2259-2265.

[6] HADDAD RI, NASR C, BISCHOFF L, et al. NCCN guidelines insights: thyroid carcinoma, Version 2. 2018. J Natl Compr Canc Netw, 2018, 16 (12): 1429-1440.

[7] TRACY ET, ROMAN SA. Current management of pediatric thyroid disease and differentiated thyroid cancer. Current Opinion in Oncology, 2016, 28 (1): 37.

[8] BAUER AJ, FRANCIS GL. Evaluation and management of thyroid nodules in children. Current opinion in pediatrics, 2016, 28 (4): 536-544.

[9] FRANCIS GL, WAGUESPACK SG, BAUER AJ, et al. Management guidelines for children with thyroid nodules and differentiated thyroid cancer: The American Thyroid Association Guidelines Task Force on Pediatric Thyroid Cancer. Thyroid Official Journal of the American Thyroid Association, 2015, 25 (7): 716.

[10] CHAN CM, YOUNG J, PRAGER J, et al. Pediatric thyroid cancer. Adv Pediatr, 2017, 64 (1): 171-190.

第3节　甲状旁腺癌

甲状旁腺癌（parathyroid carcinoma）是一种非常少见的内分泌恶性肿瘤，其发生率仅占所有癌症发生率的0.005%，甲状旁腺癌通常发病年龄在45~59岁，男女发病率无明显差异。儿童甲状旁腺癌发病十分罕见，其主要的临床表现为甲状旁腺激素水平升高而导致的高血钙症状。甲状旁腺激素水平增高多继发于原发性甲状旁腺功能亢进（primary hyperparathyroidism，PHPT），而甲状旁腺癌在PHPT患者中所占的比例不足0.5%，为PHPT患者发病的罕见病因。

甲状旁腺癌于1904年由瑞士外科医师Fritz De Quervain首次对其特点进行了阐述。然而，由于其发病率较低，至今在全世界的文献报道中仅有不到1 000例病例。该病的病因尚未明确，亦没有确切的危险因素及影响预后的措施。外科手术切除肿瘤为该病的主要治疗手段，当肿物已发生远处转移无法切除时，治疗方案为对症处理高钙血症，放化疗对该病作用效果有限。

【病因与发病机制】甲状旁腺癌的病因尚未明确，但有证据显示某些因素与甲状旁腺癌的发生有较大的关系。部分患者既往有头颈部射线暴露史，甲状旁腺癌亦可由甲状旁腺腺瘤发展而来或继发于甲状旁腺功能亢进。除此之外，甲状旁腺癌还可发生于家族遗传性甲状旁腺功能亢进者，如甲状旁腺功能亢进-颌骨肿瘤综合征的患者中甲状旁腺癌的发生率可达15%，这也成为儿童甲状旁腺癌的主要发病因素。

甲状旁腺癌的发生可能与某些癌基因和抑癌基因的表达有关，如*MEN1*、*MEN2A*、*Cyclin D1*（*PRAD1*）基因、*BRCA2*基因、*p53*基因等。伴随着现代分子生物学的发展，对于甲状旁腺癌的发病机制有了更深的了解。*HRPT2*（*CDC73*）是抑癌基因，此基因的突变被认为是甲状旁腺癌的主要发病机制。该基因位于1号染色体上，其主要作用为编码parafibromin蛋白，此蛋白对维持正常基因的表达，抑制异常细胞增殖的作用明显。当*HRPT2*基因种系突变时则会引起常染色体显性遗传性家族性甲状旁腺功能亢进，从而增加了甲状旁腺癌的发病率。

【病理】甲状旁腺癌常附着或浸润癌旁正常组织，且肿物体积较大，直径通常可达3.0~3.5cm。颈部肿物探查时若探及此大小的肿块应高度怀疑甲状旁腺癌可能。癌肿质地坚硬，其切面呈灰白色，生长方式表现为片状扩散、巢团状扩散或小梁样生长。甲状旁腺癌典型的病理学特征可观察到肿物小梁结构、有丝分裂象、纤维带增厚及包膜和血管浸润等，并常伴有周围组织结构局部浸润或淋巴结及远处转移，其中肉眼可见的包膜外浸润伴包膜外血管浸润似乎与癌症的发生关系最为密切。然而，并非所有的甲状旁腺癌均表现有典型的病理学特征，部分仅表现为某些恶性肿瘤的病理学特点，如可疑的包膜侵犯、有丝分裂增加和/或与周围组织的粘连等。这类肿瘤被称为不典型甲状旁腺癌。

【临床表现】甲状旁腺癌的临床表现主要为甲状旁腺功能亢进所导致的严重高钙血症。平均血钙浓度可达14.6~15.9mg/dl。患者可有口渴多饮、多尿、肌痛或关节痛、肾结石、虚弱、疲劳、紧张、肾功能不全、胰腺炎或消化性溃疡等症状。骨骼系统疾病也常发生，表现为骨痛、骨质疏松、骨纤维化等症状，严重者可发生病理性骨折。泌尿系统异常表现为高钙血症降低了肾小管的浓缩功能，导致烦渴、多饮、多尿及泌尿系结石的发生，出现肾绞痛或输尿管痉挛的症状。患者早期无特异性临床表现，此病进展缓慢，多在体检时偶然发现血清钙离子浓度增高，后逐渐出现临床症状，往往不能准确提供发病时间。少数情况下，表现为以脱水和昏迷为特征的急性发病，此病多由严重的高钙血症所致的甲状旁腺危象导致。除此之外，部分患者无任何临床表现，多是在颈部查体时发现肿块或体检时发现。然而，约90%的患者有临床表现，仅有2%~7%的患者为无症状型甲状旁腺癌。

【辅助检查】

1. 实验室检查

(1)血钙浓度：65%~75%的甲状旁腺癌患者中出现血清钙增高明显，平均为14.5~16.8g/L。

(2)血磷下降：正常成年人血磷浓度为0.97~1.45mmol/L，儿童为1.29~2.10mmol/L。而PTH有降低血磷的作用，故甲状旁腺癌患者血磷可降低。尿中钙、磷排出增加。

(3)PTH增高：甲状旁腺癌患者中PTH可达正常上限的2~15倍。

(4)其他：碱性磷酸酶、尿环磷酸腺苷(CAMP)、α及β亚单位的人绒毛膜促性腺激素增高。

(5)无症状型甲状旁腺癌患者血清钙、PTH、碱性磷酸酶等值位于正常范围内。

2. 影像学检查

(1)颈部超声：超声检查是临床评估甲状旁腺癌最基本的方法，有准确率高、无创性及检查费用低等特点。虽然超声检查无法准确辨别腺瘤和甲状旁腺癌，但若超声显示肿物成分叶状、低回声或甲状旁腺边界不清，常提示可能有恶性肿瘤的发生。

(2)颈部和纵隔CT检查：此检查对于上纵隔肿瘤的诊断符合率为67%，可检出直径>1cm的病变。颈部CT扫描有时有助于发现是否有肿瘤的局部浸润。

(3)放射性核素显像：^{99m}Tc放射性示踪剂从甲状腺中的清除比甲状旁腺中快，故一段时间后甲状旁腺与甲状腺摄取比值增加，甲状旁腺病灶可显示。其准确性及灵敏度较超声检查高，但观察病灶与周围组织器官的确切关系不如CT明显。

(4)其他：胸腹部CT或MRI检查对于明确是否发生远处转移和术后复发有重要价值。

【诊断】术前甲状旁腺癌的诊断较困难，因其主要临床症状、实验室检查及影像学表现与良性肿瘤相似。故诊断主要是结合术中、术后冷冻和病理结果确定。当患者出现反复高钙血症，肿物周围组织浸润或远处转移时要高度怀疑甲状旁腺癌的可能。

【鉴别诊断】甲状旁腺癌主要是与甲状旁腺腺瘤相鉴别。腺瘤病程较长，肿瘤多为单发，有些为2个，其余的甲状旁腺则是萎缩的。但早期症状与甲状旁腺癌相似，鉴别较困难，主要是结合术中、术后冷冻和病理结果确定诊断。其余的鉴别诊断主要是与引起高钙血症的疾病相鉴别，如恶性肿瘤骨转移，肾癌、肺癌、胃癌等均有报道，但原发灶不是甲状旁腺，易于鉴别。

【治疗】手术切除是甲状旁腺癌最主要的治疗手段，放疗与化疗对此病无效。肿瘤应完整切除，包括完整的包膜和累及的组织。相邻的甲状腺叶也可同时切除，但尚无报道显示此法可提高生存率。甲状旁腺癌首次切除术后有很高的复发率，约为49%~60%。对于肿瘤复发者，手术仍然是首选的治疗方法，其可有效改善PTH所导致的代谢紊乱。对于已经发生远处转移不能手术的甲状旁腺癌患者，其治疗的主要目的是控制高PTH所导致的高钙血症。

【预后】甲状旁腺癌的预后较其他实体肿瘤好，NCDB和SEER数据库显示其5年及10年生存率可达 85.5% 和 49.1%。由于甲状旁腺癌对放化疗不敏感，故完整的手术切除是临床转归和预后的关键因素。但甲状旁腺癌术后复发率可高达 50% 左右。血清钙及 PTH 水平增高常提示肿瘤复发。一般于初次手术后 2.5~4.8 年复发，也有文献报道肿瘤复发潜伏期可长达术后 23 年，因此对行甲状旁腺切除术的患者，坚持随访至关重要。若肿瘤在术后短时间内复发，则提示恶性程度高。且超过 25% 的复发肿瘤会发生远处转移，常见的远处转移部位是肺、骨和肝脏。甲状旁腺癌的预后个体差异较大，其常见的致死因素是难治性的高钙血症导致的器官功能代谢紊乱而并非肿瘤本身。儿童甲状旁腺癌患者行甲状旁腺切除术后的并发症较成人严重，常见的为暂时性或永久性的低钙血症。

【未来展望】甲状旁腺癌是非常少见的内分泌性肿瘤。且癌肿生长缓慢，病程较长，长期的高钙血症对于器官功能损害严重，是致死的主要因素，故术前早期的诊断尤为重要，应加强生物基因诊断，如观察 parafibromin 蛋白，*Rb* 基因、*Bcl-2a* 基因、*APC* 基因、*p53* 基因、*galectin-3* 及 *MIB-1*/*Ki67* 基因的增殖指数，有助于早期作出诊断，早期进行治疗。甲状旁腺癌治疗手段单一，手术治疗是原发性及复发性甲状旁腺癌治疗的唯一有效手段，其对放化疗敏感性很差，缺乏有效的辅助治疗措施。不过在最新的分子病理学中研究显示，cyclin D1、Wnt/β-catenin 通路有望成为新的治疗靶点。然而，罕见临床恶性肿瘤的多中心研究仍需不断进行，并不断探索更为有效的治疗方法及预后因素，从而降低患者的死亡率。

诊治要点

- 甲状旁腺癌是原发性甲状旁腺功能亢进（PHPT）的罕见病因，PHPT 通常是由甲状旁腺腺瘤引起，偶尔由原发性甲状旁腺增生导致。
- 相比甲状旁腺腺瘤患者，甲状旁腺癌患者更可能存在颈部肿块、骨病和肾脏病、严重高钙血症和极高的血清甲状旁腺激素（PTH）浓度等症状。其初始治疗和局部复发或转移的治疗都是以手术为主。当甲状旁腺癌发生广泛播散且无法手术切除时，患者预后一般很差。并发症和死亡率较高主要是由重度高钙血症导致，充分控制高钙血症可延长生存期。

（倪　鑫）

参考文献

[1] ASARE EA, STURGEON C, WINCHESTER DJ, et al. Parathyroid carcinoma: an update on treatment outcomes and prognostic factors from the National Cancer Data Base (NCDB). Annals of Surgical Oncology, 2015, 22 (12): 1-6.

[2] HUNDAHL SA, FLEMING ID, FREMGEN AM, et al. Two hundred eighty-six cases of parathyroid carcinoma treated in the U. S. between 1985-1995: a National Cancer Data Base Report. The American College of Surgeons Commission on Cancer and the American Cancer Society. Cancer, 2015, 86 (3): 538-544.

[3] WANG P, XUE S, WANG S, et al. Clinical characteristics and treatment outcomes of parathyroid carcinoma: A retrospective review of 234 cases. Oncology Letters, 2017, 14 (6): 7276-7282.

[4] GOFFREDO P, ROBINSON TJ, YOUNGWIRTH LM, et al. Intensity-modulated radiation therapy use for the localized treatment of thyroid cancer: Nationwide practice patterns and outcomes. Endocrine, 2016, 53 (3): 761-773.

[5] TONG CV, HUSSEIN Z, NOOR NM, et al. Use of denosumab in parathyroid carcinoma with refractory hypercalcemia. QJM, 2015, 108 (1): 49-50.

[6] CETANI F, PARDI E, MARCOCCI C. Parathyroid carcinoma: a clinical and genetic perspective. Minerva Endocrinologica, 2017, 43 (2): 144-155.

[7] CETANIF, PARDI E, MARCOCCI C. Update on parathyroid carcinoma. Journal of Endocrinological Investigation, 2016, 39 (6): 595-606.

[8] WU CE, WANG CW, HUANG WK, et al. Cytoplasmic and nuclear parathyroid hormone-related proteins are opposing prognostic factors in patients with non-small-cell lung cancer who have undergone curative resection. Japanese Journal of Clinical Oncology, 2015, 45 (3): 267-273.

[9] GIVI B, SHAH JP. Parathyroid carcinoma. Clinical Oncology, 2010, 22 (6): 498-507.

[10] LAUTER K, ARNOLD A. Molecular pathogenesis of primary hyperparathyroidism//KHAN AA, CLARK OH. Handbook of Parathyroid Diseases. Berlin: Springer US, 2012: 35-39.

第二十一章 肝脏肿瘤

第1节 概述

肝脏肿瘤包括良性肿瘤和恶性肿瘤,良性肿瘤包括血管瘤、淋巴管瘤、血管内皮细胞瘤、间叶错构瘤、局灶性结节增生(focal nodular hyperplasia,FNH)等;原发性肝脏恶性肿瘤占小儿肿瘤的1.2%~5%,其中最常见的是肝母细胞瘤(hepatoblastoma,HB)、肝细胞癌(hepatocellular carcinoma,HCC)和未分化胚胎性肉瘤(undifferentiated embryonal sarcoma,UES)。肝母细胞瘤较肝细胞癌多见,通常发生于3岁前;4岁前发生的肝脏恶性肿瘤90%是肝母细胞瘤。肝脏肿瘤在男孩中较女孩多见,尤其是肝细胞癌的男女比例约为2∶1。发生肝细胞癌的高峰年龄是10~14岁。与肾母细胞瘤相似,先天性畸形如半侧肢体肥大与广泛血管瘤等可并发肝恶性肿瘤,肝脏肿瘤与肾母细胞瘤可发生于同一患者。曾有报告,肝母细胞瘤和肝细胞癌发生于孪生儿中。

肝母细胞瘤几乎都发生于正常肝脏,而小儿肝细胞癌常并发于肝硬化或原有的肝实质病变,如继发于胆道闭锁及巨细胞肝炎的肝硬化发生肝恶性瘤的病例增多。此外,先天性再生障碍性贫血(Fanconi anemia)应用雄激素治疗者有发生肝肿瘤的报道。如有慢性遗传性酪氨酸血症的小儿存活至2岁左右,发生肝细胞癌的危险可达40%。出生体重在1 000g以下的小儿,发生肝母细胞瘤的危险是正常出生体重者的15倍。

一、临床表现

小儿多以不规则局限性肝大为最初症状,肿块位于右腹或右上腹部。部分肿瘤生长迅速,有的可达脐下或超越中线,表面光滑,边缘清楚,硬度中等,略能左右移动,无压痛。早期除有轻度贫血外,一般情况多良好。晚期则出现黄疸、腹水、发热、贫血、体重下降,腹壁可见静脉怒张,并可因腹内巨大肿块造成呼吸困难。约20%的肝母细胞瘤病例有骨质疏松,严重者可导致多发骨折。偶可见合并性早熟表现,性激素明显升高。

很多患者就诊时有贫血和血小板增多,尤多见于肝母细胞瘤患儿。肝母细胞瘤患儿的肝功能通常处于正常范围,但肝细胞癌病例因并发于肝炎或肝硬化,血清胆红素、碱性磷酸酶和转氨酶可能增高。60%~90%的肝细胞癌病例和90%以上的肝母细胞瘤病例的甲胎蛋白升高。肝母细胞瘤患儿尿内胱硫醚(cystathionine)排泄增多。

二、鉴别诊断

首先要区别肝大的原因,是否有代谢性疾病、良性肝肿瘤如肝海绵状血管瘤以及肝的转移瘤如神经母细胞瘤。经甲胎蛋白测定、超声检查和CT或磁共振可协助诊断,可与腹膜后肿瘤如肾母细胞瘤、神经母细胞瘤、畸胎瘤相鉴别。肝动脉造影可了解病变的血运情况以判断手术的可能性及指征。PET/CT可以帮助鉴别良恶性,并能发现远方转移。经皮肝穿刺活检可以明确病理。

三、实验室检查

测定血清甲胎蛋白水平对肝母细胞瘤的诊断有十分重要的意义。90%以上的肝母细胞瘤血清甲胎蛋白升高,多为数十倍、数百倍升高,且很少有假阳性。测定血清甲胎蛋白是肝母细胞瘤的常规检查,用于手术前诊断和手术后随访和疗效评价。40%的肝细胞癌患儿血清甲胎蛋白也会升高。对于肝大、腹痛、腹胀不适,需要排除恶性肿瘤的婴幼儿筛查应测定甲胎蛋白水平,可能较早发现肿瘤从而早期诊治。血清甲胎蛋白的数值与肿瘤病情有关,完全切除肿瘤后,甲胎蛋白水平可逐渐下降至正常;复发或转移患者甲胎蛋白又再次升高。因此血清甲胎蛋白水平测定，也可作为判断肿瘤是否彻底切除以及完整切除后肿瘤有无复发和转移的可靠依据。值得注意的是，对小婴儿甲胎蛋白的判读要慎重。正常情况下，出生时甲胎蛋白的水平是增高的，一个月后逐渐降低，但降低到正常范围以内的时间（月龄）并不一致，有早有晚。但规律就是逐步降低，所以有时需要动态观察。

恶性肿瘤患者贫血常见，血小板增多（>1 000×10^9/L）常见于肝母细胞瘤。多数病例各项肝功能检查正常，15% 的肝母细胞瘤患儿胆红素水平升高，约 25% 的肝细胞癌患儿胆红素水平升高。血清铁蛋白在肝母细胞瘤患儿中多见升高。

四、影像学检查

1. B 超检查 超声诊断由于无创伤、无痛苦、简便易行，切面图像层次清楚，对活动界面能实时显示，且能反映血流动力学的变化，已成为肝病诊断不可缺少的重要检查。对肝脏形态轮廓、实质回声、门静脉系统改变、脾脏形态、侧支循环情况、胆囊状况、有无腹水、肝脓肿、占位性病变及肝血管疾病有较好的诊断参考价值。介入超声的研究为超声与临床、组织病理学检查的密切结合提供了可能。但由于超声图像缺乏特异性，其结果必须结合临床和其他检查综合分析，才能避免漏诊、误诊。

2. CT 与 MRI 检查 CT 是小儿腹部疾病诊断的重要手段，主要用于肝脏、胰腺病变，腹部占位性病变，腹腔脓肿等。对年幼儿及不合作者，可应用镇静剂，在熟睡时检查。5 岁以上患儿应尽量争取其合作。应注意镇静剂和对比剂产生的不良反应。MRI 主要用于血管瘤、囊性病变等肝脏占位性病变的诊断和鉴别诊断，其对血管的显示清晰度优于 CT。

（王焕民）

参考文献

[1] SPECTOR LG, BIRCH J. The epidemiology of hepatoblastoma. Pediatr Blood Cancer, 2012, 59: 776-779.

[2] CZAUDERNA P, LOPEZ-TERRADA D, HIYAMA E, et al. Hepatoblastoma state of the art: pathology, genetics, risk stratifi cation, and chemotherapy. Curr Opin Pediatr, 2014, 26: 19-28.

[3] PERILONGO G, MALOGOLOWKIN M, FEUSNER J. Hepatoblastoma clinical research: lessons learned and future challenges. Pediatr Blood Cancer, 2012, 59: 818-821.

[4] VON SCHWEINITZ D. Hepatoblastoma: recent developments in research and treatment. Semin Pediatr Surg, 2012, 21: 21-30.

[5] 儿童肝母细胞瘤诊疗规范 (2019 年版) 编写审定专家组. 儿童肝母细胞瘤诊疗规范 (2019 年版). 临床肝胆病杂志, 2019, 35 (11): 2431-2434.

第 2 节 肝母细胞瘤

肝母细胞瘤（hepatoblastoma，HB）是小儿最常见的原发于肝脏的恶性肝肿瘤，主要发生在出生后 2 年内。肝母细胞瘤是一种罕见的肿瘤，约占所有儿童肿瘤的 1%。在北美和欧洲，发病率正在缓慢增加，其中男性患儿所占比例略高于女性患儿。肝母细胞瘤诊断时间大多在夏季。临床表现以腹胀、疼痛或肿块、呕吐为主。组织病理学类型分为上皮型和混合型两大类。在过去的 30 年里，新辅助化疗的治疗已经取得了进展，现在已成为大多数病例的标准治疗方法。新辅助化疗和手术切除的治愈率约为 70%，大大提高了 20 世纪 70 年代 30% 的治愈率。肝母细胞瘤的预后取决于许多因素，包括血清甲胎蛋白水平、诊断时的年龄、肿瘤切除的完整性和疾病的临床阶段。

【生物学与遗传学】 大多数肝母细胞瘤是散发性的，但 1/3 的病例可能与 11p 部分三体综合征、家族性腺瘤性息肉病（familial adenomatous polyposis，FAP）、Edward 综合征（18- 三体）、肾母细胞瘤和唐氏综合征有关；低出生体重儿有较高的肝母细胞瘤发生风险，有证据表明与先兆子痫、父母孕前和孕期吸烟有关。其他被认为在发病机制中起作用的因素包括氧疗法、某些药物（呋塞米）、辐射、塑料制品和全肠外营养。

最常见的基因突变涉及 Wnt 信号通路中 β-catenin 的累积；这些突变在散发病例中的比例更高。通过免疫组化，β-catenin 通常在分化程度更高的胎儿型中显示膜染色模式，在较低分化的组织学类型中显示核染色模式。在侵袭性病例中已经显示了人类端粒酶反转录酶（human telomerase reverse transcriptase，TERT）和 MYC 信号的激活。

【病理】 组织病理学是确诊肝母细胞瘤的金标准。肝母细胞瘤起源于原始的肝脏干细胞，这些干细胞产生肝脏的上皮成分。传统上将这些肿瘤分为两大类：上皮型和上皮与间叶混合型。对这一起源分类系统的修订达成了儿科肝母细胞瘤分类系统的病理共识，如上文所述，该系统将肝母细胞瘤的组织学类型细分为上皮型和混合型两大类。上皮型可分为胎儿型、胚胎型、巨小梁型、小细胞未分化型和胆管母细胞变异型；而混合型可分为含基质衍生物混合型和伴畸胎瘤变异型混合型（伴畸胎瘤样特征的混合型、不伴畸胎瘤样特征的混合型）（表 3-21-1）。

表 3-21-1 肝母细胞瘤病理分型及亚型

病理分型	具体亚型
上皮型	胎儿型
	胚胎型
	巨小梁型
	小细胞未分化型
	胆管母细胞变异型
混合型	含基质衍生物混合型
	伴畸胎瘤变异混合型

胎儿型进一步分为 4 类：分化良好型；拥挤或有丝分裂活跃型；多形型；分化差型和间变型。分化良好型的特征是低倍视野下由于细胞质糖原含量的变化，显示光区和暗区交替的表现；高倍镜下的评估显示在 2~3 个细胞厚度的小梁中排列着均匀的肝细胞群。髓外造血是典型的表现，并且有丝分裂率低。

胚胎型是最常见的上皮亚型，由细胞质稀少和有丝分裂率增加的嗜碱性细胞组成，这些细胞排列成巢、小梁、腺泡、假玫瑰花结或薄片状。

巨小梁型排列在超过 10 个细胞厚度的小梁中。

小细胞未分化型由有丝分裂活性强的无黏聚力的均一圆形细胞组成，呈片状排列；一些小细胞未分化型病例伴有 *IN1* 基因丢失，提示可能与肝脏原发性横纹肌样瘤有关。

胆管母细胞变异型具有胆管，通常位于上皮层的边缘。

上皮与间叶混合型是包含上皮和间充质成分的不同组合。混合型中最常见上皮成分是胎儿或胚胎成分，而间充质成分是骨质；基质衍生物包括梭形细胞、类骨细胞、骨骼肌和软骨。畸胎瘤样特征包括原始内胚层、神经衍生物、黑色素、鳞片状和腺体的成分。

【临床表现】肝母细胞瘤通常表现为单一的轻度疼痛及迅速扩大的腹部肿块，因此临床表现主要以腹胀、腹痛或腹部肿块为主，部分患儿有呕吐的表现。在 55%~60% 的病例中，肿瘤发生在肝脏的右叶。这些迅速扩大的肿瘤很少导致肿瘤破裂和出血，肿瘤最大可达 25cm；但肿瘤一旦破裂出血则是致命的，而且增加后期腹腔及盆腔种植转移的风险。大多数肿瘤是孤立的，而高达 15% 的肝母细胞瘤是多灶性。其他临床表现还有体重下降、营养不良或厌食等非特异性症状。贫血在诊断时最常见，但黄疸不多见。较罕见表现包括肿瘤破溃、腹腔内出血、发热，或者妊娠晚期超声探查到胎儿肝脏肿块。

【辅助检查】

1. 影像学检查　影像学检查对于明确肝母细胞瘤的分期及危险分层有重要价值。腹部超声（US）、计算机断层扫描（CT）或磁共振成像（MRI）是用来确定肝脏肿瘤累及的程度和协助术前计划的成像方式。肺是肝母细胞瘤最常见的转移部位。高达 20% 的肝母细胞瘤病例为转移病例，因此胸部 CT 有助于检测肺转移，且为常规辅助检查。正电子发射计算机断层显像（positron emission tomography，PET）/CT 能发现肿瘤的远处转移病灶，并为临床提供疾病的生物代谢信息，是当今生命科学、医学影像技术发展的新里程碑，已应用于儿童肿瘤的检查。

2. 实验室检查　90% 肝母细胞瘤患儿出现明显的甲胎蛋白（alpha fetoprotein，AFP）升高，故 AFP 为肝母细胞瘤特异性的肿瘤标志物。但其很少出现副肿瘤综合征。约 1/3 患儿存在血小板增多症（thrombocytosis）（$>1\,000\times10^9/L$），少数患儿血清人绒毛膜促性腺激素（human chorionic gonadotropin，hCG）水平明显增高。也有报道除血小板生成素（thrombopoietin）、AFP、hCG 以外，肿瘤可以产生促红细胞生成素（erythropoietin，EPO）、胆固醇（cholesterol）、胱硫醚（cystathionine）和肾素（renin）。部分患儿可伴有贫血，但在无合并感染的情况下白细胞多为正常，肝功能大部分均正常。其他实验室检查包括肝炎病毒、肾功能及心肌酶等。

【治疗】肝母细胞瘤的治疗策略是以手术、化疗为主的综合治疗模式。儿童肝肿瘤国际合作组织构建了一个肝母细胞瘤的分期和危险度分层系统，旨在规范全球范围内对该肿瘤的评估。这一新的分期系统被称为“儿童肝肿瘤国际合作 - 肝母细胞瘤分层”，它将以前的危险分层系统中确定的影响预后的因素与新的附加因素结合起来，将患儿分为 4 个危险组，分别为极低危组、低危组、中危组和高危组。

研究发现最具预测性的因素是血清 AFP 水

平、患儿发病年龄、疾病治疗前的程度(pretreatment extent of disease, PRE-TEXT) 分组(Ⅰ期、Ⅱ期、Ⅲ期或Ⅳ期)、有无转移以及 PRE-TEXT 的注释因子。PRE-TEXT 分组是根据肝内肿瘤的侵犯程度进行预测的。PRE-TEXT 仅指治疗前肿瘤累及肝脏的范围,主要用于评估初诊手术完整切除肿瘤的可行性;疾病治疗后的程度(post-treatment extent of disease, POST-TEXT) 则是指新辅助化疗后肝脏肿块的累及范围,主要用于评估延期手术完整切除肿瘤的可行性(图 3-21-1)。各期定义如下:① PRE-TEXT/POST-TEXT Ⅰ期:肿瘤局限在 1 个肝区,相邻的另外 3 个肝区无肿瘤侵犯;② PRE-TEXT/POST-TEXT Ⅱ期:肿瘤累及 1 个或 2 个肝区,相邻的另外 2 个肝区无肿瘤侵犯;③ PRE-TEXT/P06T-TEXT Ⅲ期:2 个或 3 个肝区受累,另 1 个相邻的肝区未受累;④ PRE-TEXT/POST-TEXT Ⅳ期:肿瘤累及所有 4 个肝区。

如果存在以下 5 个因素中的至少一个就可判断为 PRE-TEXT 注释因子阳性:①腔静脉或所有 3 个肝静脉受累,或两者都受累(V);②门静脉分叉受累或左、右门静脉受累,或两者都受累(P);③肝外邻近组织的肿瘤侵犯(E);④多灶性肝肿瘤(F);⑤诊断时肿瘤破裂(R)。性别、低出生体重、早产和 11p 部分三体综合征对预后的影响均无统计学意义。值得注意的是,组织学类型并不包括在这一危险分层系统中,但可能在未来会被纳入,这些危险分层正在验证中。

1. 手术治疗 手术结合全身化疗是肝母细胞瘤的主要治疗方法。外科手术的目的是完整切除肿瘤,切口选择右侧肋缘下弧形切口或过中线的大横切口,术中 B 超可用于探查肿瘤大小、位置及瘤灶与肝内血管及胆道的位置关系。标准技术可用电刀、超声刀、微波刀等手术器械进行肿瘤切除同时,对血管进行凝固,创面纤维固化。当选择节段性解剖肝脏切除类型时,必须充分了解血管与胆管的解剖变化,确保完整切除肿瘤的前提下,留下至少 30% 的健康部分,维持必须的肝脏功能。

主要术中危险是出血、空气栓塞、肿瘤栓塞、肿瘤溶解后高钾血症、原始或继发性胆管损伤。在广泛肝脏组织切除后一定要留置腹腔引流。肿瘤切除术后 2~3 天给予白蛋白支持,维生素 K、葡萄糖、凝血因子等治疗也十分需要。术后合并症包括出血、胆漏、膈下脓肿、肺部合并症、粘连性肠梗阻和伤口感染等。在切除肝叶后可有肝功能异常。一般情况

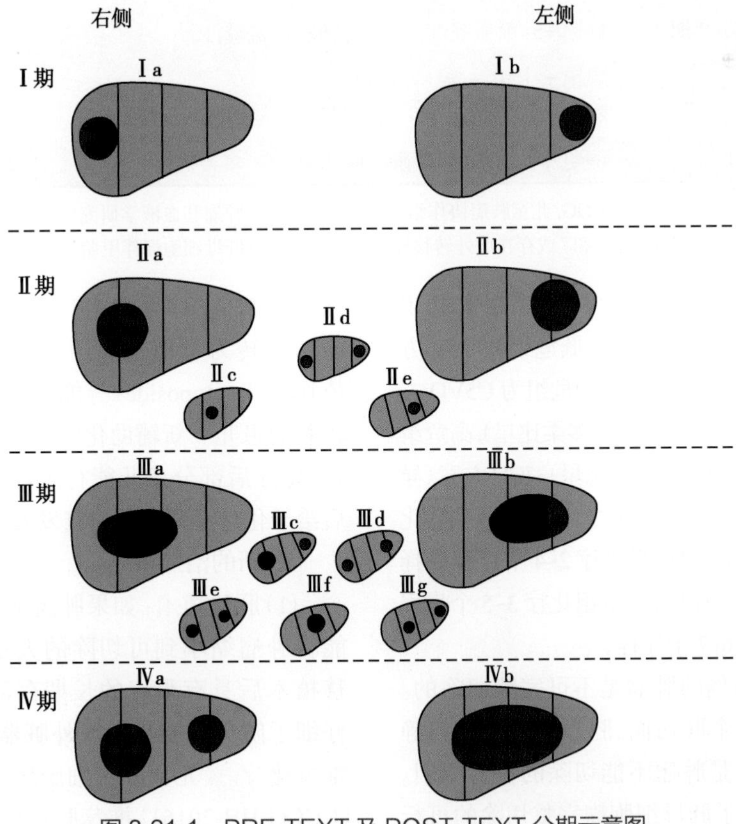

图 3-21-1 PRE-TEXT 及 POST-TEXT 分期示意图

下，凝血酶原时间在术后第4天恢复到正常，转氨酶和胆红素在术后第10天恢复到正常，白蛋白在术后6周后恢复到正常。除非行围手术期化疗，否则肝脏增生迅速。大多数患儿在90天内肝容量修复，保留部分随着持续生长几乎达到正常。

外科手术后，患儿应常规做腹部超声、腹部CT、胸部CT、血清AFP测定等检查。AFP水平监测有助于跟踪手术成功率和发现肿瘤是否有转移。因此AFP测定是较早提供复发或转移的可靠指标。局部复发、远处转移或复发灶也可成功进行化疗和/或外科治疗。

2. 化学治疗 手术完整切除肿瘤的重要性，决定了新辅助化疗或辅助化疗的必要性。新辅助化疗使得大部分肿瘤缩小，并且较好地与周边肝组织分隔开，大多数肿瘤可完整手术切除。表3-21-2列出不同机构推荐的各种不同化疗方案，包括美国COG最初的探查确定外科手术切除的可能性及术后化疗方案［如顺铂（cisplatin）、长春新碱（vincristine）和5-氟尿嘧啶（5-fluorouracil，5-FU）］，而对不能切除者加用其他辅助治疗。SIOPL研究集中在术前化疗，在SIOPEL-1研究中，除了有小周围肿瘤外的所有患儿在治疗上均行术前化疗，应用顺铂＋多柔比星（doxorubicin），即PLADO方案。化疗可以导致肿瘤坏死和缩小、起皱。多柔比星是一种心脏毒性药物且有累积剂量，而顺铂既有肾毒性又有耳毒性，因此化疗需监测相关毒性。放射影像学和血清AFP水平可以用作化疗反应的监测指标。大多数患儿总疗程为6个周期PLADO方案，3周为1个化疗周期，在4~6个周期后行外科手术。

表3-21-2 推荐的肝母细胞瘤的不同化疗方案

方案	特点
SIOPEL-1（1990—1994年）	原始化疗，可用性研究，顺铂＋多柔比星
SIOPEL-3（1998年—至今）	原始化疗
	*标危肝母细胞瘤：顺铂＋多柔比星或单用顺铂
	#高危肝母细胞瘤：卡铂＋多柔比星＋顺铂
COG（通行）	一期外科治疗
Ⅰ期	纯胎儿型仅用外科手术治疗
Ⅰ期（非纯胎儿型）/Ⅱ期	顺铂+5-氟尿嘧啶＋长春新碱 ± 氨磷汀
Ⅲ期或Ⅳ期	顺铂＋卡铂 ± 氨磷汀，或 顺铂＋长春新碱+5-氟尿嘧啶 ± 氨磷汀（二次手术）
GPOH（1988—1993年）	一期外科治疗、异环磷酰胺＋顺铂＋多柔比星

注：SIOPEL. 国际儿童肝脏肿瘤协会；COG. 儿童肿瘤协作组；GPOH. 德国儿童肿瘤和血液学研究组；*标危.PRE-TEXT Ⅰ期、Ⅱ期和无肝外转移的Ⅲ期；#高危.PRE-TEXT Ⅳ期和/或存在肝外转移性疾病或在诊断时肝母细胞瘤伴甲胎蛋白轻度增高（<100ng/ml）。

我国《儿童肝母细胞瘤多学科诊疗专家共识（CCCG-HB-2016）》推荐的化疗方案，低危组为C5V方案（顺铂+5-氟尿嘧啶＋长春新碱），中危组为C5VD方案（顺铂+5-氟尿嘧啶＋长春新碱＋多柔比星），高危组为C-CD方案（顺铂＋顺铂＋多柔比星）+ICE方案（异环磷酰胺＋卡铂＋依托泊苷）。低危组Ⅰ期手术后化疗总疗程为4~6个疗程；中危组化疗2~4个疗程后择期手术，总疗程为6~8个疗程；高危组化疗3~5个疗程后择期手术，总疗程为6~7个疗程。

目前大约60%病例的肿瘤是不可完整切除的。多灶性肿瘤、侵犯>3个肝切面、腔静脉或主要门静脉受累或远处转移均是肿瘤不能切除的主要原因。由于化疗的应用增加了肝母细胞瘤完整切除的可行性。在PLADO方案治疗后70%~85%的患儿由不能切除转为可切除病例。卡铂（carboplatin）和/或依托泊苷（etoposide）等能用于复发或之前化疗反应较差的患儿。新辅助化疗对于肺部转移病例同样获益，化疗后部分患儿能行肺部肿瘤的完整切除。术后给予化疗可预防肿瘤复发及远处转移。

3. 新的治疗策略

（1）肝移植术：如果肿瘤不可切除或者化疗仍不能将肿瘤缩小到可切除的大小，可以进行肝移植，移植术后具有很好的长期存活率。在肝移植前需仔细了解血管受累及肝外脏器受累的情况，并持续维持化疗。《儿童肝母细胞瘤多学科诊疗专家共识（CCCG-HB-2016）》推荐肝移植的指征为：①新辅助化疗后评估为POST-TEXT Ⅳ期,或POST-TEXT Ⅲ期伴有肝静脉或下腔静脉等重要血管受累,手术会影响残存肝脏血供的病例;②手术切除或化疗后不存在肝外病灶和远处转移病灶;③诊断时存在肝外病变的患儿,如果病灶被完全清除,也可行肝移植术。国外肝母细胞瘤患儿的肝移植病例成倍增长,一项大样本研究报道肝移植术后肝母细胞瘤患儿的10年生存率达到77.6%。

(2)经导管肝动脉化疗栓塞治疗:部分肝母细胞瘤患儿经全身静脉给药的新辅助化疗后,因身体情况欠佳无法耐受治疗而延迟手术时机,或者少数患儿对全身化疗敏感性差,因此,需要其他的治疗方法使肿瘤缩小。经导管肝动脉灌注及栓塞技术引入我国,最先开始应用于成人肝癌的治疗,取得显著疗效后迅速得到推广。儿童肝母细胞瘤与成人肝癌一样,肿瘤的血供70%~95%来自肝动脉,这就决定了经导管动脉化疗栓塞治疗技术同样可用于儿童肝母细胞瘤。部分临床实践应用结果表明,由于小儿肝母细胞瘤通常不伴有肝硬化的特点,介入化疗栓塞治疗能彻底栓塞肝动脉及其侧支,不但不会导致肝脏组织的缺血坏死,相反,能大面积杀死肿瘤细胞,使肿瘤体积明显缩小,血供减少,包膜增厚,肿瘤与周边组织边界更加清楚,血清AFP值下降明显,为获得根治性手术的机会创造了条件。

(3)射频消融:超声引导下经皮消融治疗技术已越来越多地应用于成人肝癌、甲状腺结节、肾脏肿瘤、子宫肌瘤等各个脏器的治疗,取得了很好的疗效。但应用于小儿肿瘤的经验较少。目前国内外文献均为小样本报道,且多为复发肝母细胞瘤的治疗。消融技术主要包括射频消融(radiofrequency ablation,RFA)、微波消融、酒精注射等,其中射频消融是首选。因此,超声引导下经皮消融治疗复发性肝母细胞瘤是一种安全、有效的治疗方式。

(4)放射治疗:在肝母细胞瘤的治疗中放疗作用尚不明确,术后放疗仅用于由于局部较小残留的疾病,偶尔用于肺转移病例。

4. 新药的应用

伊立替康(irinotecan)是二线抗肿瘤药,目前文献报道,伊立替康单药化疗或者联合长春新碱治疗复发或高危组肝母细胞瘤疗效确定。紫杉醇是乳腺癌、肺癌及前列腺癌的常用化疗药物,对于复发或者常规化疗方案疗效不明确者和部分肝母细胞瘤患儿有一定临床疗效。

肝母细胞瘤治疗的新药中最重要的部分是靶向药物。目前临床应用于肝母细胞瘤治疗的靶向药物主要为血管内皮生长因子抑制剂(如贝伐珠单抗)和酪氨酸激酶抑制剂(如索拉菲尼),两种药物联用对肺部复发的肝母细胞瘤有一定的疗效,但仍需大样本量的研究数据支持其有效性及安全性。

5. 复发患儿的治疗 肝母细胞瘤的复发部位主要是肝脏和肺,其他复发部位有骨骼、纵隔及脑等。由于肝母细胞瘤极低的发病率,对复发肝母细胞瘤的治疗无标准方案。但复发肝母细胞瘤的治疗仍以手术及化疗为主要治疗手段。肝脏复发主要采用更换化疗方案或者给予介入治疗、射频消融等手段,使肿瘤缩小或者消失,仍残留病灶者可给予再次肝脏肿瘤切除术或者肝移植术等。肺部复发病例,结合转移病灶的位置及数量,常规给予全身静脉化疗,使肿瘤缩小或者消失,部分行肺部肿瘤切除手术可达到完全缓解。对于化疗或手术疗效不佳者,可考虑给予靶向药物治疗。

诊治要点

- 肝母细胞瘤是儿童时期发病率最高的肝脏恶性肿瘤,多于2岁内发病,男性发病率稍高于女性。
- 本病病因:部分散发病例与基因突变导致Wnt信号通路异常有关,还与低出生体重、先兆子痫、父母孕前和孕期吸烟等因素有关。
- 本病多为隐匿性发病,临床表现以腹胀、腹痛或腹部肿块为主,20%病例在初次诊断时即可伴有肺部转移。
- 病理诊断为本病的确诊依据。90%的患者血清肿瘤标志物甲胎蛋白明显升高,少部分患者可伴有血小板的明显升高及激素水平的异常。
- 本病发病时的血清甲胎蛋白水平、发病年龄、术前PRE-TEXT分期、手术是否完整切除肿瘤、术后病理类型及有无远处转移等为影响预后的因素。
- 本病的治疗是以手术和化疗为主的综合治疗模式,新辅助化疗明显提高了手术完整切除肿瘤的概率和总体生存率,但部分难治性及复发病例可应用新药伊立替康或贝伐珠单抗等靶向药物治疗,少数有条件者可考虑肝移植手术治疗。

(黄东生)

参考文献

[1] ZHONG S, ZHAO Y, FAN C. Hepatoblastoma with pure fetal epithelial differentiation in a 10-year-old boy:

A rare case report and review of the literature. Medicine (Baltimore), 2018, 97 (2): e9647.

[2] CZAUDERNA P, LOPEZ-TERRADA D, HIYAMA E, et al. Hepatoblastoma state of the art: pathology, genetics, risk stratification, and chemotherapy. Curr Opin Pediatr, 2014, 26 (1): 19-28.

[3] HECK JE, MEYERS TJ, LOMBARDI C, et al. Case-control study of birth characteristics and the risk of hepatoblastoma. Cancer Epidemiol, 2013, 37 (4): 390-395.

[4] 中国抗癌协会小儿肿瘤专业委员会, 中华医学会小儿外科分会肿瘤专业组. 儿童肝母细胞瘤多学科诊疗专家共识 (CCCG-HB-2016). 中华小儿外科杂志, 2017, 38 (10): 733-739.

[5] MEYERS RL, MAIBACH R, HIYAMA E, et al. Risk-stratified staging in paediatric hepatoblastoma: a unified analysis from the Children's Hepatic tumors International Collaboration. Lancet Oncol, 2017, 18 (1): 122-131.

[6] HISHIKI T, WATANABE K, IDA K, et al. The role of pulmonary metastasectomy for hepatoblastoma in children with metastasis at diagnosis: Results from the JPLT-2 study. J Pediatr Surg, 2017, 52 (12): 2051-2055.

[7] KATZENSTEIN HM, FURMAN WL, MALOGOLOWKIN MH, et al. Upfront window vincristine/irinotecan treatment of high-risk hepatoblastoma: A report from the Children's Oncology Group AHEP0731 study committee. Cancer, 2017, 123 (12): 2360-2367.

[8] MEYERS RL, TIAO G, DE VILLE DE GOYET J, et al. Hepatoblastoma state of the art: pre-treatment extent of disease, surgical resection guidelines and the role of liver transplantation. Curr Opin Pediatr, 2014, 26 (1): 29-36.

[9] UCHIDA H, SAKAMOTO S, SASAKI K, et al. Surgical treatment strategy for advanced hepatoblastoma: Resection versus transplantation. Pediatr Blood Cancer, 2018, 65 (12): e27383.

[10] SHARMA D, SUBBARAO G, SAXENA R. Hepatoblastoma. Semin Diagn Pathol, 2017, 34 (2): 192-200.

第3节　肝细胞癌

肝细胞癌（hepatocellular carcinoma，HCC）是一种罕见的儿童恶性肿瘤，主要影响青少年，男孩居多，总体生存率较低。肝母细胞瘤和 HCC 在儿童所有恶性肿瘤中约占 0.5%~1.5%，在儿童所有肝移植中约占 4%。肝母细胞瘤约占全世界儿童肝脏恶性肿瘤的 67%~80%，其余 20%~33% 为 HCC。HCC 在儿童肝脏恶性肿瘤中所占比例会受到地理位置和乙肝病毒（HBV）感染的流行情况的影响。在儿童中存在两种不同的 HCC 亚型——第一种亚型为肝硬化或潜在的代谢性、感染性或血管性肝病，第二种亚型为无既往肝病的散发型 HCC。酪氨酸血症和围产儿获得性 HBV 感染是儿童肝细胞癌的两大危险因素。26%~62% 的儿童 HCC 中没有肝硬化。肝细胞癌纤维板层状变的发生率约为 24%，预后相对较好。

一、生物学及遗传学

首例儿童肝细胞癌患儿的全外显子测序显示：*NFE2L2* 的突变率（53 个突变位点）更高，且存在 *CTNNB1* 与 *NFE2L2* 的双重突变。

纤维板层肝细胞癌是一种罕见的肝细胞癌亚型，多见于年长儿童，19 号染色体上存在 400kb 的缺失，由此产生的嵌合 RNA，可编码出 DNAJB1（分子伴侣 DNAJ 同源体）的氨基末端区域，能与蛋白激酶 A 的催化区域 PRKACA 相结合。

过渡型肝细胞肿瘤是一种罕见的、侵袭性更高的儿童肝癌，常发生在年长儿童中，具有肝母细胞瘤及肝细胞癌的临床与组织学特征。4 例过渡型肝细胞肿瘤患儿中，2 例检测出了 *TERT* 阳性突变，该突变在成人肝细胞癌中也较为常见。

二、病理

在组织学分类的基础上，美国儿童肿瘤协会肝癌组将儿童肝癌分为：肝母细胞瘤、肝细胞癌、肝未分化型胚胎性肉瘤和婴儿肝绒毛膜癌。儿童肝细胞癌的肿瘤增殖模式主要包括：梁索型、腺泡型、透明细胞型和结节型。根据组织病理学分型，非纤维板层状肝细胞癌约占儿童肝癌的 73%，纤维板层状肝细胞癌约占 25%，透明细胞癌约占 2%。在免疫组化方面，儿童肝细胞癌通常高表达表皮黏附因子（EpCAM），细胞角蛋白 -19（CK-19）和磷脂酰肌醇蛋白聚糖 -3（Glypican-3）。与肝母细胞瘤相比，儿童肝细胞癌高表达 P53 蛋白而低表达 β-catenin。

三、纤维板层肝细胞癌

纤维板层肝细胞癌（fibrolamellar hepatocellular-carcinoma，FLHCC）也称纤维板层型肝癌，是一种罕见的特殊类型的肝癌，一般无特殊肝病史，常见于年轻人，发病年龄为5~25岁，FLHCC约占原发性肝癌的0.5%~9.0%，FLHCC在亚洲和非洲少见，而在北美和欧洲国家则相对多见。25岁为发病高峰，约85%的FLHCC患者发病年龄≤35岁，其病因至今仍尚未明确。

【临床表现】FLHCC病程缓慢，疾病早期无特殊症状，少数存在右腹部胀痛等表现，多于体检时发现，出现症状的时间平均为11个月左右。腹痛、右上腹不适及体重减轻是常见主诉，2/3的患儿可扪及腹部包块，腹水少见，通常无肝硬化。

【辅助检查】

1. 实验室检查 对FLHCC的诊断意义不大，ALT、AST、血胆红素常正常或轻中度升高，血浆蛋白正常。仅约10%的FLHCC患儿，AFP轻度升高，故缺乏诊断价值。近年来发现了一些有价值诊断的肿瘤标志物，包括铜蓝蛋白、神经降压素（neurotensin，NT）和血清维生素B_{12}结合蛋白等。血清铜蓝蛋白和神经降压素的升高对FLHCC的诊断具有重要意义。

2. 影像学检查 超声多表现为肝内单发的巨大实性肿块，肿块内部多呈混杂回声。彩色多普勒超声常提示丰富的血流信号，肿瘤内血管形态相对完整，有较高的诊断价值。X线可见瘤内钙化灶。CT多表现为边界清楚的低密度区，常可见到条索状结构和坏死区，瘤内钙化也是其显著特点。血管造影大部分显示为血管丰富的病灶，偶有动静瘘脉，无特异性，故结果参考仅供。FLHCC对^{99m}Tc-2、6-二甲基乙酰替苯胺亚氨二醋酸（^{99m}Tc-HIDA）有特殊的摄取能力，可以用于局灶性结节增生（focal nodular hyperplasia，FNH）和FLHCC的鉴别诊断。

【病理特征】FLHCC的大体病理常呈现为黄色或浅棕色，质地韧或偏硬，75%的病例可见中央瘢痕。镜下FLHCC又称被为多角细胞型肝细胞癌伴纤维基质、嗜酸细胞性肝细胞肿瘤。癌细胞较大，单个FLHCC细胞的尺寸是正常肝细胞的3倍，是普通HCC细胞的1.6倍，多角形，界限清楚，具有颗粒状嗜伊红细胞质。胞核呈囊泡状，染色质集中在核周围，核仁明显，核分裂象少，可见局灶的核多形性。约1/3病例的病理中，癌细胞胞质内有嗜酸性毛玻璃球，为PAS阳性的致密颗粒。运用特殊的染色方法，Masson染色和网状纤维染色可清楚显示板层状纤维组织将肿瘤细胞分隔成条索样或巢团状。组织化学法染色可显示肿瘤组织中铜、铜结合蛋白、纤维蛋白、脂肪和胞质内胆汁，含量较高而肿瘤周围组织中铜含量正常。癌细胞中琥珀酸脱氢酶升高，提示线粒体增多，少数细胞内有银染颗粒和黏液样小滴。免疫组化染色显示：癌细胞内α_1抗胰蛋白酶常呈阳性反应，纤维蛋白原、白蛋白和C反应蛋白等也多有表达，甲胎蛋白仅偶尔局灶性表达。FLHCC的癌细胞内可显示神经元特异性烯醇化酶（NSE）、神经降压素、肠血管活性肠肽和5-羟色胺等。FLHCC在镜下应注意与以下肿瘤进行鉴别：FNH和肝细胞腺癌（hepatocyte adenocarcinoma，HCA）。FNH和HCA在大体形态和组织病理上与FLHCC相似，但FLHCC的间变远较FNH和HCA明显，FLHCC的结缔组织分布不均，而FNH和HCA分布均匀。

【诊断】本病的诊断有赖于病理检查。病理诊断的标准为：①在癌细胞巢间有大量平行排列的板层状纤维基质；②强嗜酸性颗粒状的癌细胞浆。

【治疗】手术切除和肝移植是主要的治疗方法。FLHCC与肝细胞癌相比，发展慢，转移少，更具手术切除的可能，切除率可达58%，即使癌灶体积较大，或跨越肝左右叶，以及术后肿瘤复发仍具备手术切除的可能。对于无手术切除可能的患儿可行肝移植手术。对于无法耐受一期手术的患儿，可先行化疗或介入治疗，如化疗栓塞、注射无水乙醇、肝动脉栓塞等，待肿瘤缩小后行二期手术切除。

【预后】肿瘤分期是影响预后的因素之一，晚期的FLHCC预后差，故早期诊断和治疗是关键，FLHCC患儿的平均生存时间为32个月。但FLHCC诊断较为困难，明确诊断时一般已属晚期，切除后肿瘤复发也较为普遍，故术后早期的影像学追踪检查很必要，可以延长患儿的生存期。

四、肝细胞癌风险分层

目前有两种风险分层系统用于判断肝母细胞瘤和肝细胞癌的肿瘤浸润范围：PRE-TEXT分期系统用于治疗前评估，POST-TEXE系统用于治疗后评估。PRE-TEXT分期具体内容详见第2节肝母细胞瘤。

五、治疗策略

1. 手术 对于非转移性HCC，最好的选择是手术完全切除或行肝移植治疗。手术完整切除提供了良好的治愈率，但只有27%（范围10%~67%）的肿瘤是可切除的。在过去的40年里，儿童HCC的5年生存率从4%~10%大幅提高到56%~80%，这一变化主要与加强监测和改进手术技术有关，尤其是肝移植手术。全身新辅助化疗可用于等待肝移植的儿童，在为肝移植作准备的同时也达到预防疾病进展的目的。经动脉局部化疗的介入放射学技术可用于年龄较大的不能完整切除的肿瘤患儿，以控制肿瘤负荷，为肝移植和完整切除作准备。随着外科技术水平的提高，我国HCC患儿的可切除率已提高至40%，中位生存期超过30个月。

2. 化疗　SIOPEL和POG/CCG已经进行了儿童HCC相关的临床试验，SIOPEL-1研究分析了37名接受1~6个PLADO疗程（顺铂＋多柔比星）术前化疗的HCC患儿的预后，其中有49%的患儿出现部分反应，其他则无反应或肿瘤出现进展。后续36%的患儿肿瘤切除成功，51%的患儿仍无法手术切除。

SIOPEL和POG/CCG等组织的临床试验结果表明，儿童HCC对于常见的肝母细胞瘤的化疗方案敏感性不高，患儿的预后和总体生存率主要取决于肿瘤能否手术切除。不可切除的HCC患儿即使接受新辅助化疗，其无事件生存率和总体生存率仍较低，分别为12%和20%。

3. 放疗　由于肝脏无法耐受高剂量的放射性物质，因此放疗在HCC治疗中的价值仍存在争议。

六、新药及治疗模式

1. 索拉非尼　索拉非尼是一种新型的多种酶抑制剂，能够作用于Raf激酶和血管上皮生长因子，能够有效地对抗肿瘤增殖和血管生成。一项多中心随机对照的Ⅲ期临床研究表明，在成人晚期肝癌中应用索拉非尼可以改善肿瘤进展时间。在德国GPOH的一项研究中，应用索拉非尼联合PLADO方案治疗HCC患儿，7例不可切除肿瘤中有4例出现肿瘤消退，在4名甲胎蛋白水平很高的儿童中，甲胎蛋白水平均有所下降。

2. 靶向治疗　有研究基于肝癌的发病机制和细胞增殖的各种靶向治疗方法正在对成年人HCC进行试验。靶细胞的常见生物学通路有VEGFR（索拉非尼、贝伐珠单抗、布里瓦尼、舒尼替尼），表皮生长因子（埃罗替尼），雷帕霉素靶细胞（埃罗替尼），肝细胞生长因子受体（c-Met）酪氨酸激酶（索凡替尼），VEGF与cMET结合（卡赞替尼），程序性细胞死亡受体（anti-PD-1、纳武利尤单抗）等。

3. 肝移植　从肿瘤学的角度来看，肝移植为治疗肝硬化性肝细胞癌的最佳方法，它允许尽可能广泛并确保完全地切除有发生肝细胞癌变风险的肝脏。

诊治要点

- 肝细胞癌在儿童和青少年中较为罕见，仅占儿童肝脏恶性肿瘤的20%~33%，近些年发病率略有下降，男性稍高于女性，多发生于青少年，这点与肝母细胞瘤明显不同。
- 儿童肝细胞癌病因与成人不尽相同，小儿肝细胞癌在肝硬化或非肝硬化情况下均可发生，与高酪氨酸血症或突变的乙肝病毒感染等可能相关，成人则主要发生于因酒精或肝炎病毒感染所导致的慢性肝炎人群。
- 儿童肝细胞癌的常见症状是腹部肿块和疼痛。进展期常伴有恶病质和黄疸，失代偿期会伴有肝硬化、门静脉高压。多达1/3的儿童肝细胞癌是在影像学上偶然发现的，起病较为隐匿。
- 病理诊断为本病的确诊依据，90%的肝细胞癌患儿的血清肿瘤标志物甲胎蛋白会明显升高，需与肝母细胞瘤进行鉴别，少部分患者可伴有血小板的明显升高和激素水平的异常。
- 肝癌的主要治疗手段是外科手术切除。主要通过PRE-TEXT分期判断手术切除的安全性及技术可行性。与肝母细胞瘤不同的是，肝细胞癌对于常规的化疗反应不佳，有相关的临床实验表明使用索拉非尼可以改善肿瘤进展时间，但仍无有效证据。有部分文献指出，肝细胞癌患儿原位肝移植术后的生存率可达70%~80%，且移植后辅助化疗可降低肿瘤复发率。

（王焕民）

参考文献

[1] HADZIC N, FINEGOLD MJ. Liver neoplasia in children. Clin Liver Dis, 2011, 15: 443-462.

[2] KELLY D, SHARIF K, BROWN RM, et al. Hepatocellular carcinoma in children. Clin Liver Dis, 2015, 19: 433-447.

[3] LEE CL, KO YC. Survival and distribution pattern of childhood liver cancer in Taiwan. Eur J Cancer, 1998, 34: 2064-2067.

[4] MOORE SW, MILLAR AJ, HADLEY GP, et al. Hepatocellular carcinoma and liver tumors in South African

children: a case for increased prevalence. Cancer, 2004, 101: 642-649.

[5] ALLAN BJ, WANG B, DAVIS JS, et al. A review of 218 pediatric cases of hepatocellular carcinoma. J Pediatr Surg, 2014, 49: 166-171.

[6] ZEN Y, VARA R, PORTMANN B, et al. Childhood hepatocellular carcinoma: a clinicopathological study of 12 cases with special reference to EpCAM. Histopathology, 2014, 64: 671-682.

[7] WANG J, MAO Y, LIU Y, et al. Hepatocellular carcinoma in children and adolescents: clinical characteristics and treatment. J Gastrointest Surg, 2017, 21: 1128-1135.

[8] LLOVET JM, RICCI S, MAZZAFERRO V, et al. SHARP investigators study group. Sorafenib in advanced hepatocellular carcinoma. N Engl J Med, 2008, 359: 378-390.

[9] SCHMID I, HÄBERLE B, ALBERT MH, et al. Sorafenib and cisplatin/doxorubicin (PLADO) in pediatric hepatocellular carcinoma. Pediatr Blood Cancer, 2012, 58: 539-544.

[10] OMATA M, CHENG AL, KOKUDO N, et al. Asia-Pacific clinical practice guidelines on the management of hepatocellular carcinoma: a 2017 update. Hepatol Int, 2017, 11: 317-370.

第4节 其他肝脏肿瘤

一、肝肉瘤

肝肉瘤又称肝恶性间叶组织肿瘤，是源于肝脏间叶组织的罕见恶性肿瘤，主要包括肝血管肉瘤和其他来自间叶组织的原发性肝肉瘤，如肝纤维肉瘤、肝横纹肌肉瘤、肝脂肪肉瘤等，其中以肝血管肉瘤最常见。本病好发于男性，多见于儿童和老人。

【病因】目前病因及机制尚不清楚，但有报道称主要与长期接触化学物质（如二氧化钍、氯乙烯、砷等）、内源性射线照射以及血红蛋白沉着症有关。

【临床表现】早期多无特殊症状和体征，主要临床表现为上腹部肿物及腹痛，部分患者因病情进展而出现恶心、呕吐、乏力、食欲减退、体重减轻等全身中毒症状，晚期患儿可出现黄疸、腹水及恶病质，约有17%~27%的患者因巨大肿瘤破裂出血危及生命。肿瘤可经血行播散至肝外，最常见的转移部位为肺、胰、脾、肾和肾上腺等，以肺转移最为常见。

【辅助检查】

1. 实验室检查　血清AFP多增高≥400μg/L。白细胞总数增多或减少，血小板减少。多数患儿有肝功能异常。磺溴酞钠试验可呈阳性，碱性磷酸酶升高，凝血酶原时间延长，血胆红素、谷丙转氨酶升高。

2. 影像学检查

(1) 超声检查：可显示肿瘤的大小、形态、所在部位，肝静脉或门静脉内可见癌栓，其诊断符合率可达90%。

(2) CT、MRI检查：CT具有较高的分辨率，可检出直径1.0cm左右的微小癌灶。①肝血管肉瘤常为多发，呈低密度，密度与大血管一致，增强扫描动脉期病灶边缘或中央点状明显强化，随时间延长强化向周围扩散，直至变为等密度；②肝脂肪肉瘤可见脂肪密度组织的特征性征象；③肝纤维肉瘤、肝横纹肌肉瘤多表现为肝内巨大低密度肿块，伴不规则坏死或出血，增强扫描实质部分有中度强化，可见较粗大的肿瘤血管。MRI检查在鉴别肿瘤大小、良恶性与CT相似，但与血管瘤的鉴别优于CT。

(3) 选择性腹腔动脉或肝动脉造影检查：对血管丰富的癌肿具有积极的诊断意义，其分辨率低限约1cm。属创伤性检查，必要时才考虑采用。

3. 组织病理学检查

(1) 肝血管肉瘤：来源于恶变的肝血窦内皮细胞，形态各异，多为界限不清的蜂窝状出血结节，质地较软。光镜下肿瘤细胞沿肝血窦浸润性生长，可呈窦状隙样、海绵状、结节乳头状和实心梭形细胞团。上皮样血管内皮瘤是一种生长缓慢的低度恶性肿瘤，肿瘤组织以肥大的上皮样细胞和细长形细胞、硬化的致密纤维组织及黏液样基质为特征（见本节三、肝血管肉瘤）。

(2) 肝平滑肌肉瘤：生长缓慢，细胞丰富，镜下表现为大小一致的梭形细胞，细胞核两端钝，Masson染色胞质红染，可见多少不等的核分裂象，某些区域可见瘤巨细胞。

(3) 肝纤维肉瘤：是成纤维细胞来源的恶性肿瘤，形态表现差异较大，镜下见梭形瘤细胞呈束状排列，并有大量的胶原纤维沉着。

(4) 肝淋巴瘤：局限于肝内，无淋巴结和肝外扩散，具淋巴细胞标志的恶性肿瘤。镜下最常见类型为大细胞性淋巴瘤。

(5)肝骨肉瘤：镜下以肿瘤内广泛骨样组织形成，周围包绕肉瘤样间质伴多核瘤巨细胞为特征。

(6)肝横纹肌肉瘤：常为大的葡萄样肿块伴大胆管内息肉样肿块，镜下可见横纹肌母细胞。

(7)肝神经肉瘤：肿块常继发出血和坏死，切面呈多彩状，出血坏死区呈紫色或绛紫色，凝胶样肿瘤区域呈灰白色，镜下可见散在的梭形细胞。

【诊断】组织病理学检查对本病诊断具有决定性意义。当发现肝占位性病变，且生长迅速，影像学检查怀疑肝血管瘤且血清AFP明显增高应考虑本病。

【鉴别诊断】本病应与肝血管瘤、肝母细胞瘤、肝横纹肌样瘤进行鉴别。

【治疗】以手术切除为主，但根治性切除率低，放疗或化疗的疗效均不理想，介入治疗与肝动脉结扎有时可使病情得到控制。肝上皮样血管内皮瘤、肝卡波西肉瘤以放化疗为主。

【预后】本病进展迅速，恶性程度高、预后较差，发现时多为晚期，手术切除率低，总体预后差。未治疗的患儿，大多于6~12个月内死亡，死因一般为肝衰竭或腹腔内出血。

二、胆管横纹肌肉瘤

胆管横纹肌肉瘤(rhabdomyosarcoma of bile duct，RMS/BT)虽然是儿童最常见的胆管肿瘤，但仅占所有横纹肌肉瘤的1%左右，发病较为罕见。胆管是RMS/BT常见的发病部位，但也可发生于胆道系统的任何部位，约25%的患儿在诊断时即发生淋巴结及远处组织、器官转移，肝、肺、腹膜及骨也是常见的转移部位。多见于婴幼儿，男孩发病多于女孩。Wilk早在1875年报道了世界第一例RMS/BT，到1969年由Davis等复习文献18例。1972年美国成立了横纹肌肉瘤研究协作组(IRS)，研究儿童和青少年的横纹肌肉瘤。肝和胆管的横纹肌肉瘤来源于将要分化为横纹肌的未成熟的间叶细胞。这些间叶细胞属于骨骼肌谱系，但也可起源于一些原本没有横纹肌的组织或器官，例如膀胱、子宫及胆道等。发生于肝外或肝内胆道系统的恶性肿瘤非常少见，在这些极其少见的肿瘤中，则以胚胎性横纹肌肉瘤最常见。

【病理】肝胆横纹肌肉瘤起源于肝内外胆管，大多为胚胎型和葡萄状肉瘤亚型。肿瘤发生部位可以从肝胰壶腹直至肝内小胆管。肿瘤位于肝内或胆管内，肝内外胆管肿瘤发病数为1∶4~1∶5。部分发生于较大胆管的肿瘤可以看到葡萄状肉瘤的特点。肿瘤可以堵塞管腔，引起胆总管的扩张和出现梗阻性黄疸。发生在肝内小胆管的肿瘤则形成肝内肿块，常常找不到胆管发生的特点。

位于胆管内的肿瘤可以看到多数表面发亮的黏液样息肉，突出管腔，常见出血、坏死和管腔内化脓性改变。镜下：肿瘤有黏膜覆盖，紧贴黏膜可见染色很深的小椭圆形至梭形细胞形成的密集层，这就是所谓的新生层(cambium layer)，但不是所有的胚胎性横纹肌肉瘤都能找到这种典型改变，较深层的组织活检才能得出正确诊断。在深部组织内可见疏松的黏液基质，其中散在横纹肌母细胞，很难找到胞质内横纹。电镜下：胞质内可见粗的或细的微丝。免疫组化染色：结蛋白和肌红蛋白可以呈阳性反应。肿瘤内常可见被包围的小胆管增生，周围可见密集的肿瘤细胞。

【临床表现】RMS/BT是起源于胆管壁的胚胎性肉瘤，多见于2~6岁儿童，平均发病年龄3岁，男女比例是1.5∶1。发生于胆道的横纹肌肉瘤多为向腔内膨胀性或呈息肉状生长。早期临床表现为黄疸和周身瘙痒，可伴有腹痛、恶心、呕吐和发热等症状。

【影像学检查】超声检查有胆总管扩张和腔内低回声肿块为RMS/BT典型表现，肿块通常沿管腔生长，可遍及胆总管全程，直至左、右肝管。当肿瘤较大时表现为肝门部及下方类圆形低回声肿块，其内常见液化坏死区，肿瘤可压迫门静脉使其移位，但无瘤栓形成，肝内胆管通常有不同程度扩张及胆囊增大。CT检查肿块表现为低密度，较大时由于液化坏死密度不均，RMS/BT的增强形式多样，可表现为不均匀强化。MRI表现为长T_1、T_2信号，信号多不均匀，增强扫描呈明显不均匀强化。

【诊断】根据临床表现结合影像学检查不难诊断，组织病理学诊断是确定诊断的重要依据，表现为MyoD1、myogenin表达阳性。

【鉴别诊断】注意与以下疾病鉴别：①肝脏肿瘤，包括间质错构瘤、肝母细胞瘤、未分化胚胎性肉瘤及肝细胞癌等；②胰腺肿瘤，如胰母细胞瘤和乳头状囊腺瘤；③其他，包括神经母细胞瘤、肾胚瘤及淋巴瘤等所致的肝转移。

【治疗】Ⅰ期行根治性手术是治疗的最快、最确实的方法。肝胆横纹肌肉瘤应力争行根治性手术切除，术后用化疗和放疗，有些患儿可得到长期缓解甚至治愈。一旦出现浸润和远处组织、器官转移则手术切除困难，且预后较差，多在6个月~1年内死亡。近年来，根据不同分期、病理组织分型、危险度分度开展化疗、放疗等治疗有效提高了临床疗效。化疗药物可联合长春新碱（V）、放线菌素D（A）、多柔比星（D）及环磷酰胺（C）等，挽救用药可联合依立替康（I）、异环磷酰胺（Ifo）、依托泊苷（E）等。常用的化疗方案包括VAC、VDC、IE、IACV等。

三、肝血管肉瘤

原发性肝血管肉瘤又称血管内皮细胞肉瘤或恶性血管内皮瘤，是发生于成人及婴幼儿罕见的肝脏原发性恶性肿瘤，术前几乎均误诊为原发性肝癌、肝海绵状血管瘤或肝内其他肿瘤。

【病因与流行病学】本病发病机制尚无定论。肝血管肉瘤是由肝窦细胞异形增生所形成的原发性恶性肿瘤，是血管源性恶性肿瘤最常见的一种，但与其他肝脏肿瘤相比，仍然是少见的。在国外，肝血管肉瘤为最常见的原发性肝脏肉瘤，是一种间质性肿瘤，恶性程度很高。截至2010年5月，全世界约有400例报道。在我国仅偶有发现，多为个案报道。综合国内外文献，原发性肝血管肉瘤占同期肝脏恶性肿瘤检出率的0.69%。男性发病多见，儿童少见，多见于成人。

【临床表现】主要表现为不明原因的肝大，伴有消化道症状。病情进展较快，晚期可有黄疸、腹腔积液。本病常有肝外转移，多为血行播散，肺是最常见的转移部位。部分外伤或血小板降低的患儿可有慢性出血、失血性贫血、休克等症状。

【辅助检查】

1. 影像学检查　可行超声、CT、MRI检查。CT常表现为多发、低密度，密度与大血管一致，增强扫描动脉期病灶边缘或中央点状明显强化，随时间延长强化向周围扩散，直至变为等密度。

2. 组织病理学检查　肿瘤由纺锤状或不规则形状的恶性内皮细胞构成，边界不清。细胞质嗜酸性、核深染，形态狭长或不规则，胞核核仁大小不一，呈嗜酸性。亦可见大而异形的细胞核及多核细胞，核分裂象常见。免疫组化检查可见瘤细胞中存在Ⅷ因子相关抗原，$CD34^+$，$CD31^+$，$Vimentin^+$，Factor $Ⅷ^+$，$AE1/AE3^+$ 对诊断有意义。

【诊断】组织病理学是主要诊断依据，结合临床表现、影像学检查不难诊断。

【鉴别诊断】肝血管肉瘤患者血清AFP、CEA不升高或升高不明显，是与肝癌、肝转移癌的主要鉴别点。另外，需与其他肝脏肉瘤、肝血管瘤等进行鉴别。

【治疗与预后】本病对放、化疗均不敏感，手术治疗是唯一可治愈的方法。本病实际上可获得手术完整切除者较少，因此预后较差。对于不能切除的肿瘤，可应用氟尿嘧啶、长春新碱、环磷酰胺、多柔比星、表柔比星和/或放疗治疗。部分患儿行放化疗后生存期延长。

四、肝恶性横纹肌样瘤

恶性横纹肌样瘤（malignant rhabdoid tumor，MRT）是一种主要发生于儿童的高度侵袭性肿瘤。该病临床较为少见，偶见成年人及青少年的病例报道。儿童恶性横纹肌样瘤以肾脏原发最为常见，曾一度被认为是肾母细胞瘤的特殊亚型之一。根据该肿瘤发生的不同解剖学部位，可将其大致分为肾恶性横纹肌样瘤（malignant rhabdoid tumor of the kidney，MRTK）、中枢神经系统非典型畸胎样/横纹肌样肿瘤（atypical teratoid/rhabdoid tumor，AT/RT）、非中枢神经系统肾外横纹肌样瘤（extra renal rhabdoid tumor）3种类型，原发性肝恶性横纹肌样瘤极为罕见，目前国内、外尚无基于大样本量的发病率调查结果。临床通常表现为腹胀和肝大，预后较差。

【临床表现】大多数（89%）患儿年龄低于2岁，没有性别差异。通常无症状，直到病变变大。症状是非特异性的，包括腹胀、腹痛、发热、嗜睡或不适、厌食、呕吐、体重减轻等以及肿瘤破裂的全身征象。

【辅助检查】实验室异常包括贫血，血小板增多，肝功能检查示转氨酶升高和乳酸脱氢酶升高。在大多数情况下，甲胎蛋白是正常的。

CT和MRI表现为实心、分叶、异质增强肿块。在MRI上，肿瘤通常在T_1加权图像上呈低信号，在T_2加权图像上呈高信号（图3-21-2、图3-21-3）。T_2加权序列偶尔会出现囊性成分或液-液平面，这些病变很少有内部钙化。

【病理改变】组织学上，肝横纹肌样瘤由非黏性的单细胞簇或片组成，具有嗜酸性细胞质，偏心核和突出的核仁。其中一个最显著的特征是可用BAF47免疫组织化学染色证明INI-1缺乏。*INI-1*基因编码在整个发育过程中、在所有正常细胞中表达的ATP依赖性染色质重塑复合物。细胞学研究表明，经典的横纹肌样瘤包含特征性染色体（涉及22号染色体）的异常，导致*Hsnf5/INI-1*基因突变，位于染色体22q11.2上，免疫组化显示INI-1蛋白缺乏。

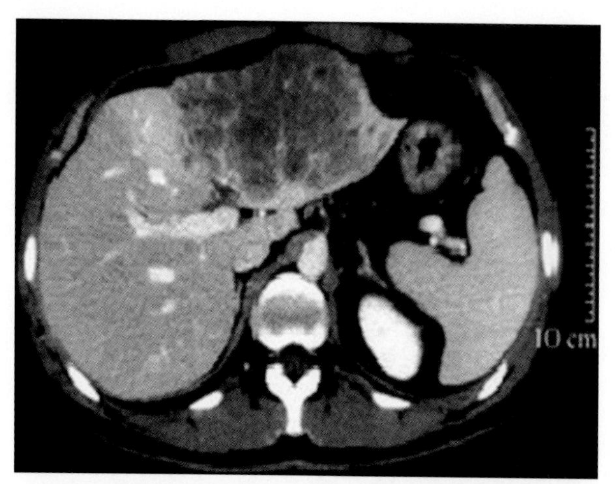

图 3-21-2　CT 扫描显示左侧肝脏肿瘤

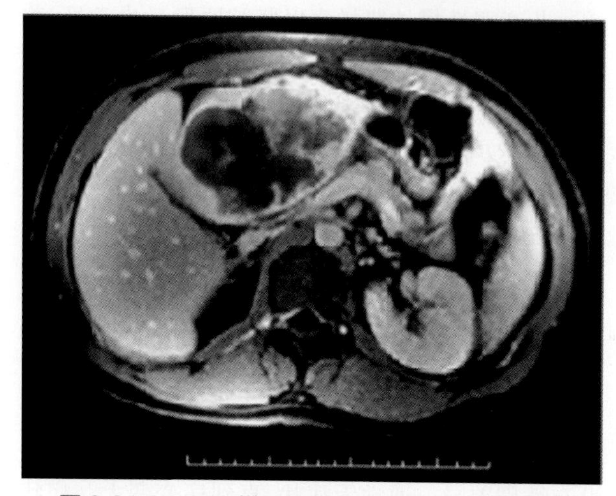

图 3-21-3　MRI 增强扫描显示左侧肝脏肿瘤强化

【鉴别诊断】肝恶性横纹肌样瘤的鉴别诊断主要包括肝母细胞瘤、肝细胞癌和未分化的胚胎性肉瘤。肝母细胞瘤发生在年轻患儿中，70% 的病例发生在 2 岁以下的儿童中。在成像时，肝母细胞瘤通常表现为异质增强的固体块。超过 90% 的病例甲胎蛋白升高；超过 50% 的肝母细胞瘤中存在钙化，而恶性横纹肌样瘤较少见。肝细胞癌通常见于年龄较大的儿童(5~15 岁)；这些患儿中有 1/2 发生甲胎蛋白升高。未分化的胚胎性肉瘤(也称为恶性间质瘤)最常见于年龄较大的儿童，与甲胎蛋白升高无关。

【治疗与预后】由于肝横纹肌样瘤临床非常少见，目前没有统一的治疗方案。扩大手术切除是获得长期生存的重要因素之一，联合化疗药物所起的作用同样也缺乏随机对照试验的验证结果。常用化疗药物包括：异环磷酰胺、卡铂、依托泊苷、长春新碱、多柔比星、环磷酰胺和放线菌素 D。由于横纹肌样瘤具有高度侵袭性，术后肿瘤可很快复发或远处转移。尽管放疗似乎可以改善患儿的预后，但对于肝横纹肌样瘤患儿，放疗的作用并不明确，因为放疗对缩小肿瘤体积或减少远处转移并无显著作用。该病预后极差，5 年总生存率约为 20%。

五、肝未分化肉瘤

肝未分化胚胎性肉瘤(hepatic undifferentiated embryonal sarcoma，HUES)是原发于肝脏原始间叶组织的恶性肿瘤，并由 Donovan 和 Santulli 于 1946 年报道首例，命名为肝脏间叶瘤(mesenchymoma of the liver)。1978 年，Stocker 和 Ishak 正式将该病定名为肝未分化胚胎性肉瘤。HUES 多发生于儿童，尤其是 5~10 岁，成人亦可见。迄今为止，HUES 约占儿童肝脏原发恶性肿瘤的 6%，继肝母细胞瘤和原发性肝癌后，居于儿童原发性肝脏恶性肿瘤第 3 位。HUES 的病因不明，组织起源也不确定，没有公认的基因异常。

【临床表现】HUES 患儿的临床表现多样且无特异性，早期可无症状。常见的临床表现为腹部肿块和腹痛，腹痛多由于肿瘤增大或破裂引起，其他症状包括发热(肿瘤出血、坏死或合并感染引起)、食欲减退、体重下降等。其发生与肝炎无关，故一般不合并肝硬化，肝脏功能多正常，血清 AFP 不高。可转移至肺、胸膜及腹膜。

【辅助检查】

1. 实验室检查　实验室检查无特异性，AFP、CA19-9、CEA 等肿瘤标志物多为阴性，肝功能正常或轻度异常。因此 AFP 正常的肝脏巨大占位的鉴别诊断要考虑 HUES 的可能。

2. 影像学检查　CT 显示肝脏巨大占位，肿瘤多为单发，与正常肝组织界限较为清晰；瘤体较大，多超过 10cm，可大至 30cm，多位于肝右叶(59%)，也可位于肝左叶(22%)或左右两叶都侵犯(20%)。病灶常为单房或多房的囊性表现，单房者肿瘤呈单一的囊腔，内含有不规则的软组织密度影，多位于肿瘤边缘，瘤内可见有出血；多房者肿瘤内可见粗细不均的软组织密度的分隔，囊腔大小不一，有时分隔周围亦可见不定形的软组织密度影。还有些病例表现为实性为主的病灶内可见若干小囊(图 3-21-4)；增强扫描，可见肿瘤有一强化边，软组织密度影轻度增强，囊性密度区无明显增强。

超声检查表现为混合回声包块，以实性为主，内可有大小不等的小囊腔和不规则无回声区，实性区呈高、低回声混杂，少数表现为囊性为主，并可有厚薄不均的分隔，但前者多见(图 3-21-5)；超声实性为主的表现与病理一致，但与 CT 的囊性表现不一致。超声和 CT 在表现上的不一致在诊断该病过程中有特征性意义。

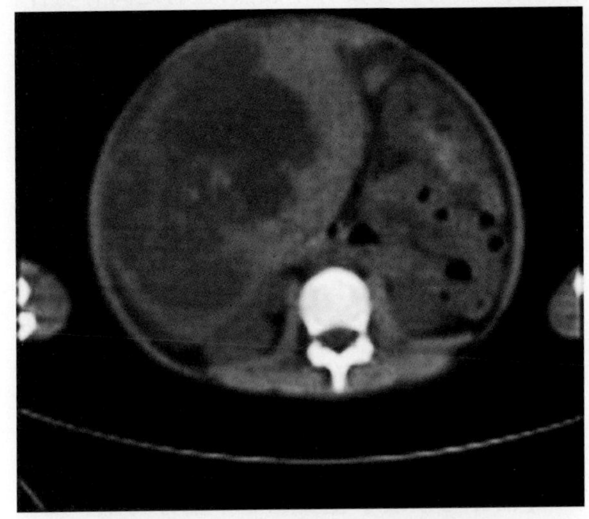

图 3-21-4 CT 扫描显示右侧肝脏肿瘤

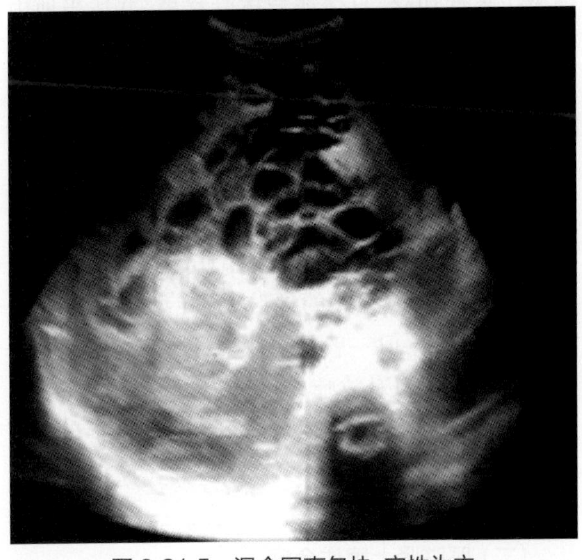

图 3-21-5 混合回声包块，实性为主

【病理】至今还没有发现用于诊断 HUES 的特异性免疫组化。镜下可见梭形、卵圆形或星形肿瘤细胞，胞质少，缺乏核仁，瘤细胞排列疏密不一，部分区域为疏松黏液间质区，细胞稀少；部分区域细胞致密，可见多核瘤巨细胞，核畸形、深染，染色质丰富，核分裂象多见，胞质内外常见大小不一嗜酸性、PAS 染色阳性的玻璃样小体，有良性增生的胆管。免疫组化结果呈多样性，波形蛋白(vimentin)、a_1-AT 阳性，结蛋白(desmin)、平滑肌细胞抗体(SMA)阳性，CK8/18 灶性阳性，而 AFP、S-100、CEA 和 CA19-9 阴性。

【诊断】

本病的诊断依赖病理检查。

【鉴别诊断】

1. 肝母细胞瘤 主要发生于 3 岁以下的婴幼儿。多表现为实性巨大肿块，常伴有坏死、出血，多数病例可见瘤内不规则钙化，AFP 常呈阳性。大部分肿瘤由不成熟的肝细胞和原始的间叶成分构成，细胞异型性小，核分裂象较少，血窦较多，可见毛细血管，可有黄疸，有的可见髓外造血灶，无嗜酸性球形小体。

2. 胚胎性横纹肌肉瘤 主要发生于 6 岁以下的婴幼儿。一般从胆管壁的间叶组织发生，延伸到肝脏，梗阻性黄疸常见，肿瘤主要由不同阶段的横纹肌母细胞及原始间叶细胞构成，分化好者可见横纹肌结构。

另外，需与肝母细胞瘤、间叶性错构瘤等鉴别，确诊依赖于组织病理学和免疫组化。

【治疗与预后】目前还没有公认的 HUES 的标准治疗方案，手术、术前或术后辅以化疗是现行的主要治疗方案。HUES 化疗方案各异，但主要以治疗肉瘤为基础，多为 3 种以上化疗药物联合应用，长春新碱、异环磷酰胺、多柔比星、顺铂、依托泊苷是常用的化疗药物。手术切除仍是主要治疗方法，单独化疗或化疗结合放疗并不能治愈肿瘤；手术完全切除是 HUES 患儿获得长期无病生存的关键。若肿瘤未完整切除，即使术后接受化疗预后仍不佳。无肝外转移，肝内多发病灶，或肿瘤沿肝内重要血管边缘生长无法手术切除的患儿可以考虑活体肝移植。

六、转移性肝脏肿瘤

肝脏血流丰富，是各种恶性肿瘤易发生转移的脏器，为转移癌的好发部位之一。肿瘤均可经血行或淋巴途径转移至肝脏，常见的肝转移肿瘤多来自消化道、胰腺、肺、乳腺、肾脏、卵巢等部位。一般先有原发癌症状，晚期才出现转移癌症状。

【病理】转移癌的大小、数量和形态多变，以多个结节灶较普遍，也有形成巨块的。其组织学特征与原发癌相似。转移灶可发生坏死、囊性变、病灶内出血以及钙化等。

【临床表现】临床兼有原发癌及转移癌本身引起的症状，一般先有原发癌症状，晚期才出现转移癌症状。早期有非特异性症状，如乏力、消瘦、肝区痛，继而为肝大、黄疸、腹水、发热等。此外，CEA 高值有一定意义。

【辅助检查】

1. 超声 肝内单发或多发结节,可为低回声、强回声或不均匀回声,呈“牛眼状”改变。

2. CT ①平扫:肝内单发或多发圆形或分叶状肿块,大多表现为低密度,多在低密度病变内存在更低密度区域,以同心圆状或等高线状双重轮廓为特征。边界多模糊不清。②增强:肿瘤强化,境界清楚,中央密度多低于周围部,肿瘤边缘可显示环形不规则强化,部分可见“牛眼征”,表现为病灶中心为低密度,边缘为高密度强化,最外层密度又低于肝实质。③少数如宫颈癌、食管癌等肝转移性肿瘤内部几乎全部坏死、液化,表现为囊性密度,壁较厚或有不规则强化。此外,如大肠癌、卵巢癌等的肝转移性肿瘤也可合并有钙化,表现为点状、斑块状、羽毛状的高密度灶。

3. MRI 对较小的转移癌也比较敏感,T_2 加权像多表现为高信号。

【鉴别诊断】单发肝转移癌需与原发肝细胞癌、肝脓肿鉴别。

【治疗】以治疗原发病为主,可行手术切除。

七、其他肝脏恶性肿瘤

(一) 血管内皮细胞瘤

血管内皮细胞瘤是起源于血管内皮细胞的恶性肿瘤。一般根据其肿瘤组织形态细胞分化程度分为两型:一型是中间型(低度恶性),细胞分化较好,多无转移;二型是血管肉瘤,分化差,高度恶性,转移率高,死亡率高。两者均可以有单发和多发的表现。WHO 统计显示,中间型的血管内皮细胞瘤占原发骨肿瘤的 0.28%,血管肉瘤占 0.23%。

【临床表现】各年龄组均有发病的报道,但主要见于中青年。男女比例基本为 1:1。该肿瘤可发生于全身各处骨骼,以长管状骨多见。多发的病例中下肢长骨更为多见,且右侧尤甚。临床上,患儿常诉患肢肿胀、疼痛,乃至关节活动受限。脊柱部位的肿瘤,还可以引起神经症状。血管肉瘤一旦出现症状,病情多发展较快,晚期有局部蔓延,血路转移。

【辅助检查】X 线检查,中间型血管内皮细胞瘤显示长骨干骺端片状或不规则的溶骨性膨胀性骨破坏,边界清楚,松质骨、皮质骨均可累及。骨破坏区内可见残余骨小梁,骨膜反应不多见。血管肉瘤其骨破坏为斑片状、泡沫状或大片状,边界不清,骨皮质部分或全部消失,邻近区有放射状骨针,并有骨膜反应,有时还有软组织包块。血管造影可清晰显示肿瘤骨内界限及软组织边界。肿瘤内有大量迂曲的不规则瘤血管动静脉瘘。新生紊乱的血管丛在血管肉瘤更为常见。

【病理】肉眼可见肿瘤质软,无包膜,充满血凝块或海绵样胶状血块。镜下见肿瘤由增生的毛细血管组成。血管腔多发育不成熟,血管之间有吻合。中间型的肿瘤血管内皮细胞分化尚可,呈圆形或椭圆形,核大、略深染,无或有轻度的异型性,分裂象不多见。血管肉瘤镜下见大量新生毛细血管,内皮细胞呈多层、成堆排列,细胞分化差,核大、深染,分裂象多见,胞质清亮或有细颗粒状物质。细胞向间质浸润,骨小梁很难见到。

【诊断】

本病的诊断需要结合临床表现、影像学检查及病理检查,需要病理来确诊。

【鉴别诊断】应与溶骨性骨肉瘤、骨巨细胞瘤、软骨肉瘤、网状细胞肉瘤及转移性肿瘤相鉴别。

【治疗与预后】主要以手术治疗为主。发生于肢体的中间型血管内皮细胞瘤,可采用广泛的肿瘤边界性切除,自体或异体骨移植,并适当地内固定。综合看来,手术彻底切除瘤体,肿瘤为Ⅰ级的患者,5 年生存率为 95%~100%,Ⅱ级也能达 60%~70%。多发性肿瘤可根据情况拟定治疗方案,必要时采用截肢术。如遇复发,可再次手术,一般不发生转移。血管肉瘤,恶性程度高,生长迅速多累及软组织,发现时许多患儿已有转移。早期病例可采用各种有效的保肢术,晚期则采用截肢或关节离断术,但一般预后很差,五年生存率低于 20%。该类肿瘤对放疗较敏感,可以作为术前、术后的辅助治疗。发生于椎体或骨盆的放疗意义更大,有报道用放疗 - 手术 - 放疗的方式提高了治愈率,改善了生存质量。

(二) 肝脏肾上腺残余瘤

由于肾上腺残余瘤多见于脊柱旁、睾丸及阔韧带等与肾上腺胚胎发育有关的部位,所以肾上腺残余瘤也最常见见于腹腔和盆腔。多数患儿临床上无症状,少数患儿可有库欣(Cushing)综合征或女性患儿男性化等内分泌紊乱的表现。部分患儿血清中及尿内类固醇激素升高。肾上腺残余瘤一般为良性,瘤细胞无明显的异型性,恶性的肾上腺残余瘤则比良性肾上腺残余瘤更为罕见。恶性肾上腺残余瘤显微镜下瘤细胞有明显的异型性,核分裂象多见,可见病理性核分裂象,肿瘤内可见出血和坏死,并可见瘤细胞浸润血管和包膜等现象。免疫组化染色瘤细胞表达 inhabin α 阳性，而不表达 hepatocyte、CD10、CEA、Melan A 和 PAS；肿瘤内血管表达 CD34 阳性；肿瘤周围的肝细胞表达 hepatocyte、CD10 和 PAS 阳性，而不表达 inhabin α；肝组织间血管 CD34 阴性。诊断肝脏肾上腺残余瘤时应注意与肝细胞癌、转移性肾细胞癌、转移性肾上腺皮质腺癌及转移性黑色素瘤相鉴别。

（三）肝内胆管细胞癌

肝内胆管细胞癌（intrahepatic cholangiocarcinoma，ICC）是指起源于二级胆管及其分支上皮的腺癌。ICC 约占肝脏原发恶性肿瘤的 10%~15%。ICC 是发病率仅次于肝细胞肝癌的肝脏原发恶性肿瘤，近年来发病率呈上升趋势。ICC 早期无明显临床症状，多数患儿发现时已失去手术时机，因此对 ICC 的早期诊断和及时治疗提出了更高的要求。ICC 的发病高峰是 55~75 岁，不到 10% 的病例发生在 45 岁之前。与肝细胞肝癌男性高发不同，ICC 男女发病比例约为 2∶3。

【病因】ICC 的确切病因仍不明确。熟知的 ICC 发病危险因素包括先天性胆总管囊肿、慢性胆管炎、慢性炎症性肠病、原发性硬化性胆管炎、寄生虫感染、化学致癌物（二氧化钍和亚硝胺等）、遗传因素、胆源性肝硬化、胆石症、酒精性肝病和非特异性肝硬化等。最近，研究发现肝炎病毒与 ICC 密切相关。需要指出有些 ICC 患儿并不存在上述因素暴露史，因此 ICC 的发病机制仍需深入研究。

【病理】大体类型：ICC 的大体形态分为肿块型、管周浸润型和管内生长型三种。最为常见的为肿块型，占 ICC 的 60%~80%；管周浸润型占 15%~35%，可沿胆管系统和门静脉系统弥漫性浸润，从而导致胆管狭窄和周围胆管扩张；管内生长型占 8%~29%，多表现为乳头状、息肉状或颗粒状生长，沿胆管表浅蔓延。

组织学类型：ICC 的组织病理类型包括腺癌、腺鳞癌、鳞癌、黏液癌、印戒细胞癌等多种。ICC 大多数为不同分化程度的腺癌，可分为高、中、低分化。发生于较大胆管者，可形成乳头状结构。肿瘤常有丰富的间质反应，甚至出现局部钙化。多数肿瘤可见多少不等的黏液。癌细胞常侵及汇管区、汇管区血管或神经，可循淋巴引流途径形成肝内转移或转移至局部淋巴结。

免疫组化：肿瘤阳性表达 CK7/CK19、黏蛋白，部分表达膜上皮抗原、CEA、CK20，而 CDX-2、TTF-1、ER、PR、BRST-2、PSA 等均呈阴性。

【临床表现】ICC 早期无明显症状，经常在肝功能异常时行影像学检查偶然发现肝脏肿块。即使肿瘤大小已达 5~7cm，仍约有 1/3 患者无任何临床症状。症状出现时有腹部不适、呕吐、夜间盗汗、乏力等全身症状。仅有约 10%~15% 的患儿因瘤栓阻塞胆管或淋巴结转移、肿瘤自身压迫胆道引起黄疸，极少见发热、白细胞升高，偶可触及右上腹肿块。

【辅助检查】

1. B 超　典型肝内胆管细胞癌的超声声像图表现为形态不规则、边界不清的低回声不均质肿块，病灶内多可见高阻动脉血流。ICC 在彩色多普勒超声下多显示为乏血供型。ICC 的超声表现具有多样性，灰阶超声表现虽具有一定的特征性，但其诊断准确率较低，术前明确诊断仍较困难。多种影像学诊断方法结合有助于该病的诊断。

2. CT　CT 平扫一般表现为无包膜的低密度肝内肿块，边缘不清，密度不均。动脉增强期肿块有轻度不均匀的薄环形边缘增强，门脉期增强肿块呈厚环状或不完整的厚环状增强，但仍呈相对低密度表现。该期肿瘤边界较动脉期显示更为清楚，利于病变范围的观察。增强后延迟期肿块呈不定形轻度增强或完全增强，此期病变检出灵敏度最高。

3. MRI　与正常肝脏组织相比，T_1 加权像时肿瘤组织表现为低信号病灶；T_2 加权像时肿瘤组织表现为外周高信号、中央低信号的异质性团块。中央的低密度可能与组织纤维化相关。动态增强扫描时病灶增强程度依局部的血供、坏死及囊变、纤维化程度的不同而异。由于肝内胆管细胞癌常为少血供、富含纤维组织的肿瘤，以早期增强不明显或部分边缘轻度增强，延迟期向心性增强为最常见的征象。病灶周围肝内胆管轻度扩张，局部肝被膜回缩明显。

4. 磁共振胆胰管成像（MRCP）　作为一种无创性胰胆管显影技术，MRCP 能完整且直观地显示肝内外胆管树图像。对于浸润型及管内型肝门部胆管细胞癌，MRCP 可直观显示胆管的狭窄及管内的充盈缺损，远较断层图像清晰明了，对肿瘤定位、定性、分型及合并结石的显示与手术计划的制订是必要的。它能显示肿瘤与胆管的关系及胆管受累范围，显示肿瘤的来源。

5. PET/CT　与 CT 相比，PET/CT 对 ICC 和局

部淋巴结转移的诊断并无优越性。但其存在远处转移的诊断优势，PET/CT 在诊断中的额外发现可能会改变一部分患者的治疗策略。当怀疑有远处转移时，行 PET/CT 检查是必要的。

6. 肝活检 当肝脏肿瘤穿刺病理提示为腺癌时，应该着重排除其他原发性肿瘤的可能性，如肺、胰腺、胃、泌尿系统或妇科肿瘤。这一过程包括胸、腹、盆腔 CT 以及肠镜和上消化道内镜排除其他原发病灶。女性也应该常规行乳腺和妇科检查。但肝活检不常规推荐，也不是必要的。

【诊断】ICC 早期一般无症状，只有在进展期才会表现出持续的梗阻性黄疸或胆管炎性症状。现阶段肿瘤标志物对 ICC 的诊断灵敏度和特异度尚且不足。CA19-9 对肿瘤的诊断，评估肿瘤的切除性、预后具有一定意义，而 CEA、AFP 和 CA12-5 对 ICC 的诊断意义不大。其明确诊断依赖于结合影像学和病理检查。

【肿瘤分期】ICC 的分期系统包括 AJCC 癌症分期（表 3-21-3）和 LCSGJ 分期（表 3-21-4）等。需要说明的是，均有文献支持或质疑上述分期，甚至建立自己的分期模型。

表 3-21-3 第 7 版 AJCC 癌症分期中 ICC 分期

原发肿瘤（T）
T_1 单发肿瘤无血管侵犯（包括门静脉或肝静脉等主要血管或微血管）
T_{2a} 单发肿瘤伴血管侵犯
T_{2b} 多发肿瘤伴或不伴血管侵犯
T_3 肿瘤穿破脏腹膜或直接侵犯肝外组织
T_4 肿瘤伴管周浸润
区域淋巴结（N）
N_0 无区域淋巴结转移
N_1 存在区域淋巴结转移
远处转移（M）
M_0 无远处转移
M_1 存在远处转移（存在腹腔动脉、腹主动脉和腔静脉周围淋巴结转移即为 M_1）
TNM 分期
Ⅰ期：$T_1N_0M_0$
Ⅱ期：$T_2N_0M_0$
Ⅲ期：$T_3N_0M_0$
ⅣA 期：$T_4N_0M_0$
ⅣB 期：任何 T、N_1、M_0，任何 T、任何 N、M_1

表 3-21-4 LCSGJ 分期

Ⅰ期：$T_1N_0M_0$
Ⅱ期：$T_2N_0M_0$
Ⅲ期：$T_3N_0M_0$
ⅣA 期：$T_4N_0M_0$
ⅣB 期：任何 T、N_1、M_0，任何 T、任何 N、M_1

注：①肿瘤直径 ≤2cm；②单个结节；③没有血管或严重的包膜侵犯。T_1 为符合以上 3 项标准；T_2 为符合 3 项中的 2 项；T_3 为符合 3 项中的 1 项；T_4 为没有一项符合。N_0 为无淋巴结转移；N_1 为有淋巴结转移。M_0 为无远处转移；M_1 为有远处转移。

【鉴别诊断】

1. 肝细胞肝癌 原发性肝细胞肝癌远较 ICC 常见，绝大多数的肝细胞肝癌病例有乙肝 / 丙型肝炎的证据（90% 左右），以及有肝硬化表现（80% 左右），多数有 AFP 升高。CT 平扫绝大多数病灶为低密度，边界较清，病灶内出现钙化极为少见；增强扫描，特别是螺旋 CT 双期扫描具有特征性，在动脉期表现为高密度，而在门脉期则为低密度，增强曲线为“快进快出”。另外，较大的肝细胞肝癌多有门静脉癌栓形成，累及分支及主干，而 ICC 多无肝炎病史和肝硬化表现，AFP 阴性，病灶多位于肝左叶，常较大，边界欠清，部分病灶内出现不规则钙化。

2. 肝脏转移性肿瘤 转移瘤患儿常有原发肿瘤病史，特别是消化道肿瘤，常为多发。CT 表现为轮廓光滑完整的低密度肿块，中央常见更低密度坏死区域，增强后周边强化表现出“牛眼征”。少数肝转移癌病灶内可出现钙化，其特点为钙化密度较低、范围大，位于病灶中央部分，周围有低密度肿瘤组织与正常肝组织相隔，同时在多个病灶内出现，与 ICC 的多发点状高密度钙化形成明显对比。

3. 肝脓肿 临床上常有感染症状和体征，CT 可表现出“簇征”或“靶征”，但有时两者鉴别需依赖 B 超或 CT 引导下穿刺诊断。

4. 肝血管瘤 CT 平扫呈边界清楚的低密度病灶，增强曲线为“早出晚归”型，早期病灶周边呈典型条片状、斑点状明显增强，其增强处密度与腹主动脉大致相同，延迟后呈等密度充填。而 ICC 平扫边缘不清，增强早期为边缘环形增强，延迟后病灶往往大部分未被填充。MRI 鉴别血管瘤与 ICC 较 CT 容易，因在 T_2 加权上，血管瘤病灶的信号极高，可出现“亮灯征”，为血管瘤的典型表现。一般不需增强即可明确诊断，而 ICC 极少出现此影像表现。

5. 原发性硬化性胆管炎 肝内管壁浸润型 ICC

中表现为管壁增厚者需与原发性硬化性胆管炎相鉴别,后者影像学上表现为胆管串珠样扩张与狭窄相间,而且常合并ICC。在动脉期和门脉期扩张的胆管可能也表现为周边环样强化,延迟扫描可以鉴别扩张的胆管和ICC,后者表现为延迟强化。

6. 癌栓 管内生长型ICC有时需要和肝细胞肝癌脱落到胆管内并以癌栓形式生长相鉴别,后者常有肝内动脉期强化,门脉期呈低密度肿块,以及其他肝细胞癌的临床和实验室检查特征。

【治疗】

1. 常规外科手术治疗 外科手术是延长ICC患儿生存期的首选治疗方式。根治性手术切除范围取决于癌肿的部位与大小,方式包括左、右半肝切除,左、右肝大部切除,肝叶楔形切除,肝段切除等。根治性手术切除术可明显延长患儿生存期。而行姑息性外科切除、保守治疗及未治疗者均无5年生存者。ICC具有淋巴侵袭性,较易发生淋巴结转移。研究表明患儿的1年、3年、5年生存率与手术当时肿瘤的分期、淋巴结转移、血管侵犯、肿瘤的数量有关。ICC术后复发率较高。血管侵犯、淋巴结转移提示术后复发的可能性较大,而肿瘤>5cm、肿瘤数量多、血管以及周围神经侵犯则提示容易早期复发。因肿瘤体积较大或位置不适合手术的患儿,可先行药物化疗,使肿瘤降期后再行相关手术治疗。影响ICC的治疗效果和复发的因素争议较多,且ICC患儿发现时多已失去手术时机,且术后复发率高。因此临床医生应选择合适的辅助治疗方式以达到治愈或减少复发的目的。

2. 化学药物治疗 单纯化学药物治疗应用于ICC的效果并不佳。因为ICC是乏血供的肿瘤,癌灶很难达到有效的药物浓度,术后辅以化疗要比单纯手术效果更好。患者术后化疗并无明确标准,R0切除或未发现明确转移者可不化疗,存在淋巴结转移和/或血管侵犯时则需行化学药物治疗。单纯化学药物治疗主要应用于有肝外转移、失去其他治疗措施可能的患儿,因为此时化学药物治疗成为延长患儿生存期的可能途径。

3. 肝移植 肝胆外科医生治疗终末期肝病的有利武器,理论上肝移植可以切除病变的肝脏,并且可以把残留的癌灶清除干净使ICC得以完全治愈。然而很遗憾,临床医生得出的结论却是ICC并不是肝移植的适应证。肝移植患儿的1年、3年、5年生存率与传统手术无明显差异,术后复发率无明显降低。

【预后】本病恶性度高,预后不佳,少有长期生存者。未行手术治疗者,ICC预后极差,几乎没有生存期超过3年者。手术治疗后患儿的3年生存率也仅为40%~50%。与其他肝脏恶性肿瘤相比,ICC意味着生存期短、切除率和治愈率低。此外,ICC的大体分型与肿瘤预后相关,管周浸润型预后最差,肿块型次之,管内生长型最好。

(四)肝转移癌

原发癌通过直接蔓延、血行转移、淋巴转移、种植等方式转移到身体其他部位,则称转移癌。原发癌转移到肝脏而形成的肝脏恶性肿瘤称为肝转移癌。转移癌必须符合两个条件,一是发生部位必须是原发癌的远隔部位;二是癌症的性质必须和原发癌相同。只有恶性肿瘤才可发生转移,转移促使恶性肿瘤的扩散,对机体造成更大、更广泛的危害,同时也给癌症治疗带来很大困难。癌症的广泛转移,往往就是晚期癌症不能手术根治的主要原因。由于癌症容易发生转移,所以有时转移癌先被发现,而后才找出原发癌,如颈部淋巴结肿大有时是鼻咽癌患者首先发现的临床症状,经进一步检查才发现是鼻咽癌。

【病因】

1. 门静脉转移 凡血流汇入门静脉系统的脏器,如食管下端、胃、小肠、结直肠、胰腺、胆囊及脾等的恶性肿瘤均可循门静脉转移至肝脏,这是原发癌播散至肝脏的重要途径。有报道门静脉血流存在分流现象,即脾静脉和肠系膜下静脉的血流主要进入左肝,而肠系膜上静脉的血流主要汇入右肝,这些门静脉所属脏器的肿瘤会因不同的血流方向转移至相应部位的肝脏。但临床上这种肿瘤转移的分流情况并不明显,而以全肝散在性转移多见。其他如子宫、卵巢、前列腺、膀胱和腹膜后组织等部位的癌肿,亦可通过体静脉或门静脉的吻合支转移至肝;也可因这些部位的肿瘤增长侵犯门静脉系统的脏器,转移至肝脏;或先由体静脉至肺,然后再由肺到全身循环而至肝脏。

2. 肝动脉转移 任何血行播散的癌肿均可循肝动脉转移到肝脏,如肺、肾、乳腺、肾上腺、甲状腺、睾丸、卵巢、鼻咽、皮肤及眼等部位的恶性肿瘤均可经肝动脉而播散至肝脏。

3. 淋巴路转移 盆腔或腹膜后的癌肿可经淋巴管至主动脉旁和腹膜后淋巴结,然后倒流至肝脏。消化道癌肿也可经肝门淋巴结循淋巴管逆行转移到肝脏。乳腺癌或肺癌也可通过纵隔淋巴结而逆行转移到肝脏,但此转移方式较少见。临床上更多见的是胆囊癌沿着胆囊窝的淋巴管转移到肝脏。

4. 直接浸润 肝脏邻近器官的癌肿,如胃癌、横结肠癌、胆囊癌和胰腺癌等,均可因癌肿与肝脏粘连由癌细胞直接浸润而蔓延至肝脏,右侧肾脏和肾上腺癌肿也可以直接侵犯肝脏。

【辅助检查】

1. 血清学检查

(1)肝脏酶谱:肝脏小转移灶的生化指标可以完全正常。多数肝转移癌患者肝功能检查多属于正常,晚期患者或者部分患者血清胆红素、碱性磷酸酶、乳酸脱氢酶、γ- 谷氨酰转肽酶等可以有升高。凝血异常和白蛋白降低提示广泛性肝转移。当血清胆红素不高或者排除骨转移时,碱性磷酸酶升高对诊断肝转移癌具有参考价值。

(2)CEA:消化道肿瘤,尤其是结直肠癌患儿,血清 CEA 的检测对于监测术后肝转移十分重要,灵敏度可以达到 84%~93%。

2. 影像学检查

(1)超声检查:B 超是目前普查、随访和筛选肝转移癌的首选方法,可以检查出直径约 1~2cm 的病灶。肝转移癌的 B 超可以表现为低回声、无回声、高回声、“牛眼征”以及“靶征”。术中超声能够降低干扰,显著提高诊断的准确性和分辨率。

(2)CT:是目前诊断肝转移灶较为精确的方法。CT 的优点是扫描切面固定,在病灶观察中可以动态对比,较为客观,灵敏度高于超声。CT 的缺点是特异度较差,对于小结节、弥漫性、微小癌灶等灵敏度欠佳,可能漏诊部分病例。

(3)MRI:诊断转移性肝癌的灵敏度为 64%~100%,能分辨<1cm 的病灶,且对明确肿瘤和相邻血管的结构更佳,优点是软组织对比度高,没有放射线照射和不需要造影剂;缺点是费用较高,对于起搏器置入和某些金属置入患儿不适合。

3. 其他方法 包括核医学检查(PET、PET/CT 等)、腹腔镜探查、术中手法检查。

【治疗】肝转移癌的治疗与原发性肝癌是有不同的。虽然肿瘤都是长在肝上,但肝转移癌的生物学活性与原发部位的肿瘤是相同的,而与原发性肝癌是截然不同的。因此首先要明确原发癌的器官或组织来源(取到病理),然后多采用全身治疗(按照原发癌的病理来选择方案)联合肝局部的消融治疗。

【临床分期】肝转移癌临床分期的主要目的是协助制订外科治疗方案以及对预后的评估,国外有 Forterner 分级以及 Gennari 分期方法。我国有学者提出利用肝转移癌临床分期来制订外科治疗方案和评估预后,该分期方法把肝转移癌大致分为三期,①临床一期:通过半肝范围内的肝切除能够获得彻底切除的肝单发性或者<3 个多发性转移性癌结节,该期可以行根治性肝切除术,有较大的治愈机会;②临床二期:可以通过两处以上非同一肝叶内的不规则肝切除而能够获得完全切除的、有限的多发性散在的肝转移和>3 个多发性肝转移而能通过半肝切除完成转移癌切除者,该期术后 5 年生存率可以达到 20% 左右;③临床三期(相当于原发癌晚期):无论单发、多发还是伴肝外转移者等,均难以通过手术切除肝的肝转移癌,该期中位生存期约 6 个月。

八、肝脏良性肿瘤

肝肿瘤(hepatic tumor,tumor of liver)是指发生在肝脏部位的肿瘤病变。肝脏是肿瘤的好发部位之一,良性肿瘤较少见,来源于上皮的有肝细胞腺瘤、腺瘤样增生、胆管腺瘤、胆管囊腺瘤、微错构瘤;来自中胚层的有脂肪瘤、纤维瘤、海绵状血管瘤、幼儿血管内皮细胞瘤;混合瘤有畸胎瘤等。先天性肝囊肿也属良性肿瘤。

【临床表现】肿瘤多较小且有包膜,不引起临床症状,常因其他原因做肝检查时偶然发现。肿瘤较大或出血可造成肝区胀痛。X 线检查可能发现肝轮廓改变,如膈隆凸和升高。

【辅助检查】

1. 血清甲胎蛋白(AFP)测定 本法对诊断肝细胞癌有相对的专一性,放射免疫建立法测定持续血清 AFP≥400μg/L,并能排除妊娠活动性肝病、生殖腺胚胎源性肿瘤等即可考虑肝癌的诊断。但临床上约 30% 的肝癌患者 AFP 为阴性,同时应用小扁豆凝集素亲和交叉免疫电泳自显影法检测 AFP 异质体可使肝癌的阳性率明显提高。

2. 血液酶学及其他肿瘤标志物检查 肝癌患者血清中 γ- 谷氨酰转肽酶及其同工酶异常,凝血酶原、α_1 抗胰蛋白酶、α-L- 岩藻糖苷酶、酸性同工铁蛋白、碱性磷酸酶 - 核苷酸磷酸二酯酶同工酶 V 和乳酸脱氢酶同工酶等可高于正常,但由于缺乏特异性,多作为辅助诊断,用于与 AFP、AFP 异质体等联合检测,结合 AFP 分析有助于提高肝癌的确诊率。

3. 影像学检查

(1)超声:采用分辨率高的B超显像仪可显示肿瘤的大小、形态、所在部位以及肝静脉或门静脉内有无癌栓等,其诊断符合率可达90%,能发现多例直径1cm或更小的病变,是目前有较好定位价值的非侵入性检查方法,并可用作高发人群的普查工具。另外,B超显像的同时能提取超声多普勒血流频谱信号的双功仪以及彩色多普勒血流成像与双功仪综合参与组成的三功仪检查,可提高肝癌的确诊率,并有助于与转移性肝癌、肝血管瘤等的鉴别。

(2)CT:CT具有较高的分辨率,对肝癌的诊断符合率可达90%以上,可检出直径约1.0cm的早期肝癌;应用自然动态增强扫描可提高分辨率,有助于鉴别血管瘤。应用CT动态扫描与动脉造影相结合的CT血管造影(CTA)可提高小肝癌的检出率。

(3)选择性多次腹腔动脉或肝动脉造影:对血管丰富的癌肿其分辨率低限约1cm,对<2.0cm的小肝癌,其阳性率可达90%。目前对小肝癌的定位诊断检查方法中,此法为最优者。

(4)MRI:诊断价值与CT相仿,但可获得长期横断面、冠状面和矢状面图像;对良恶性肝内占位病变,特别与血管瘤的鉴别优于CT;且无须增强即可显示肝静脉和门静脉的分支。

(5)放射性核素肝扫描:应用金-198、锝-99m、碘-131、铟-113m等进行肝扫描,对肝癌诊断的阳性符合率为85%,但直径<1cm的肿瘤不易在扫描图上表现出来,采用放射性核素发射型计算机断层成像(emission computerized tomography,ECT)则可提高诊断符合率,能分辨1cm病变。

(6)X线检查:腹部透视或X线检查可见肝阴影扩大,肝右叶的癌肿常可见右侧膈肌升高、活动受限或呈局限性凸起,位于肝左叶或巨大的肿物,X线钡餐检查可见胃和横结肠被推压现象,肝穿刺行针吸细胞学检查有确定诊断意义。目前多采用B超导引下行细针穿刺有助于提高阳性率,对经过各种检查仍不能确定诊断,但又高度怀疑或已定性诊断为肝癌的患者,必要时应作剖腹探查。

【诊断】

肝脏良性肿瘤的诊断需要结合临床表现、影响检查,需要病理确诊。

【鉴别诊断】肝脏良性肿瘤主要应与肝硬化继发性肝癌、肝良性肿瘤、肝脓肿、肝包虫病以及与肝毗邻器官如右肾结肠、结肠右曲、胃胰腺等处的肿瘤相鉴别。

【治疗】可手术切除,对于广泛的良性肝肿瘤不能手术切除的,可做肝动脉结扎、肝动脉插管栓塞、局部放疗、口服类固醇类药物及肌内注射α_2干扰素等。对于小的无症状的海绵状血管瘤不需治疗,可定期随访。

九、展望

肝脏占位是严重影响患儿预后的重要原因之一。但由于发病率低,多为罕见病种,致使对罕见肝脏恶性肿瘤认识不足,治疗方法有限。之前主要集中在手术治疗及辅助放化疗,但效果不理想。随着诊疗技术水平的提高,新药的研制成功以及干细胞移植、靶向药物的研制应用,罕见的肝脏恶性肿瘤采用多学科治疗有望提高临床疗效及预后。

诊治要点

- 肝脏除肝母细胞瘤外的恶性肿瘤发病率较低,临床表现不典型,发病特点没有特异性,诊断多需要通过病理诊断明确。
- 肝脏占位诊断首先应根据临床表现、肝内占位影像学特点结合血清AFP、hCG水平以及是否伴有肝外血管侵犯、远处组织器官转移等初步判定是否为恶性。
- 肝脏占位多为隐匿性发病,临床表现以腹胀、腹痛或腹部肿块为主,恶性占位多可侵及肝外血管,肺部是最常见的转移部位,因此发现肝脏占位后同时应行肺部CT检查。
- 肝脏恶性肿瘤由于发病率低,肿瘤来源不易出现误诊,因此,应在不能明确肿瘤性质时首先通过组织活检或手术切除肿瘤获得明确病理诊断。
- 儿童肝脏恶性肿瘤多对化疗敏感,规律化疗及手术切除是主要治疗手段。应根据肝脏肿瘤来源确定治疗方案。
- 部分肝脏恶性占位可能与基因突变或遗传因素有关,应根据患儿发病年龄特点、肿瘤性质行相关基因表型检测。
- 由于肝脏也是其他肿瘤最常见的转移部位。因此,应注意全身检查及时发现原发病灶以避免出现误诊。

(黄东生)

参考文献

[1] MARTINS-FILHO SN, PUTRA J, Hepatic mesenchymal hamartoma and undifferentiated embryonal sarcoma of the liver: a pathologic review, 2020, 7 (2): HEP19

[2] FAZLOLLAHI L, HSIAO SJ, KOCHHAR M, et al. Malignant rhabdoid tumor, an aggressive tumor often misclassified as small cell variant of hepatoblastoma. Cancers (Basel), 2019, 11 (12): 1992.

[3] YASUI N, YOSHIDA A, KOBAYASHI E, et al. Successful treatment of extra-renal noncerebral rhabdoid tumors with VIDE. Pediatr Blood Cancer, 2016, 63 (2): 352-354.

[4] FRÜHWALD MC, NEMES K, BOZTUG H, et al. Current recommendations for clinical surveillance and genetic testing in rhabdoid tumor predisposition: a report from the SIOPE Host Genome Working Group. Fam Cancer, 2021, 20 (4): 305-316.

[5] BERTACCO A, CESARI M, MESCOLI C, et al. Extraordinary disease-free survival in a rare malignant extrarenal rhabdoid tumor: a case report and review of the literature. J Med Case Rep, 2018, 12 (1): 39.

[6] ENTEZARI P, RIAZ A. Intrahepatic cholangiocarcinoma. Semin Intervent Radiol, 2020, 37 (5): 475-483.

[7] CILLO U, FONDEVILA C, DONADON M, et al. Surgery for cholangiocarcinoma. Liver Int, 2019, 39 Suppl 1 (Suppl Suppl 1): 143-155.

[8] ENTEZARI P, RIAZ A. Intrahepatic cholangiocarcinoma. Semin Intervent Radiol, 2020, 37 (5): 475-483.

[9] PANAYOTOVA G, GUERRA J, GUARRERA JV, et al. The Role of surgical resection and liver transplantation for the treatment of intrahepatic cholangiocarcinoma. J Clin Med, 2021, 10 (11): 2428.

第二十二章　肾 脏 肿 瘤

第 1 节　概述

儿童期肾脏肿瘤占所有儿童癌症的 6%~7%，其中肾母细胞瘤（Wilms tumor，WT）占 90%。其他类型包括肾透明细胞肉瘤（clear cell sarcoma of the kidney，CCSK）、肾脏恶性横纹肌样瘤（malignant rhabdoid tumor of the kidney，MRTK）和肾细胞癌（renal cell carcinoma，RCC），而肾细胞癌大多发生在青春期。中国香港相关数据报道，WT 约占肾脏肿瘤的 71%，CCSK 占 12%，MRTK 占 4%，原始神经外胚层肿瘤占 4%，RCC 占 1%（表 3-22-1）。非 WT 的治疗预后较 WT 差。良性的肾脏肿瘤，如先天性中胚层肾瘤，主要在新生儿或胎儿时期诊断，经手术常可治愈。

表 3-22-1　中国香港地区肾脏肿瘤类型

肾脏肿瘤类型	例数	%
肾母细胞瘤	54	71
肾透明细胞肉瘤	9	12
原始神经外胚层肿瘤	3	4
肾脏恶性横纹肌样瘤	1	1
乳头状肾细胞癌	1	1
其他*	8	11
总数	76	100

注：*包括中胚层肾瘤、炎性肌纤维瘤、中胚层纤维瘤、多囊肾病。

西方国家每百万名 15 岁以下儿童中大约有 8~10 人患 WT，其中 80% 为 5 岁以下儿童，中位诊断年龄为 3.5 年；亚洲国家的发病率较低，中国香港年发病率为每百万儿童约有 2.29 人，平均年龄为 3.2 岁；而非洲儿童发病率最高，以上表明 WT 可能与遗传因素有关。以香港发病率作估计，中国每年新诊断 WT 患儿人数约为 500 人（依据中国香港华人的发病率）（表 3-22-2）。中国香港患儿经过手术和术后化疗后，10 年无事件生存率和总生存率分别为 85.2% 和 92.6%。

表 3-22-2　不同国家肾母细胞瘤的发病情况

肾母细胞瘤	每年新发病例数
美国	500
德国	100
英国	80
中国（以 2.20 亿<15 岁的儿童计）	
以中国香港年发病率估算（2.29/100 万）	500
以西方国家年发病率估算（10/100 万）	2 200

WT 通常发病于单侧肾脏，双侧或多灶性肿瘤患儿约占 5%。先天性综合征多发于小年龄者，WT 可能是遗传易感综合征的一部分。常见的表型包括 11p 缺失综合征（WT，虹膜缺如，泌尿生殖系统畸形和智力低下、精神发育迟滞），Denys-Drash 综合征，Beckwith-Wiedemann 综合征，不对称过度生长或 WT 家族史。对这些患者进行筛查有助于早期诊断 WT。

一、临床表现

绝大多数 WT 在医生检查或父母无意中发现无症状的腹部肿块而被发现。另有约 20%~30% 的患儿出现症状和体征，包括腹痛、全身乏力、镜下或肉眼血尿。25% 的患儿可能出现相关性高血压。肾切除术后高血压通常得到缓解，若患儿术后仍有严重高血压，持续且严重的高血压患儿患有潜在的遗传性疾病，如 Denys-Drash 综合征。低于 10% 的病例由于周围器官受压，或肾静脉及下腔静脉血管浸润、栓塞，出现不典型表现。血管内瘤栓的症状包括腹水、充血性心力衰竭、肝大。少数情况下，患儿可能因肿瘤破裂出现急腹症(腹部肿块迅速增大、贫血、高血压、疼痛发热)。副肿瘤综合征可引起高钙血症、红细胞增多和获得性血管性血友病。

二、辅助检查

腹部超声检查是最有用的初步检查,以明确原发性肾内肿物存在,评估肿瘤转移,对侧肾脏、肾静脉、下腔静脉或更远部位的受累,并检查是否有肝转移。此外,超声成像将有助于识别相关的泌尿生殖系统畸形,并确认对侧肾的功能。腹部和骨盆CT或MRI可用于评估可疑的肾肿瘤。使用MRI可减少辐射照射。

在诊断时,肺是10%~20%儿童WT最常见的转移部位。胸部X线平片和胸部CT有助于判断是否有肺转移。

如果有血栓延伸至下腔静脉,应考虑采用超声心动图评估是否有罕见的心脏内肿瘤浸润。

三、病理

WT是一种由胚芽、上皮和间叶组成的组织异质性胚胎肿瘤。在国际儿科肿瘤学会(SIOP)肾脏研究分类中,WT患儿接受术前化疗,化疗后评估组织学。组织学评估不同风险组基于化疗诱导变化的量化、不同WT成分的构成(上皮、胚芽和间叶)以及间变性的存在与否。治疗分组依赖于整体和局部阶段,也依赖于组织学分类,即低、中、高风险的WT。

1. 胚芽型　在预处理的WT中,最重要的识别成分是胚芽,其是分化最差的肿瘤成分,由非特定模式排列的原始未分化细胞组成。胚芽型WT(其中66%以上的肿瘤组织胚芽成分>33%)的预后更差,因此根据SIOP研究将其归类为高风险肿瘤。

美国儿童肿瘤协作组(COG)的分类基于肿瘤未接受过化疗-幼稚肿瘤的组织学评估,没有考虑到危险分类的主要细胞类型。在SIOP和COG的两种方案中,形态学弥漫性间变性是高风险的。

2. 间变型　间变型预后差,多年来被认为是WT的高危特征之一。WT的任何组成部分均可发生局灶性或弥漫性的间变。诊断间变型需同时满足以下3个标准:大型的不典型的三极和/或多极有丝分裂;有明显的核增大,核直径至少是邻近细胞的3倍;以及深染的肿瘤细胞核。

(成明光)

参考文献

[1] CHING CC, KA FT, HUI LY, et al. A 20-year prospective study of Wilms tumor and other kidney tumors: a report from Hong Kong Pediatric Hematology and Oncology Study Group. J Pediatr Hematol Oncol, 2014, 36: 445-450.

[2] BROK J, TREGER TD, SASKIA L,. et al. Biology and treatment of renal tumours in childhood. European Journal of Cancer, 2016, 68: 179-195.

第2节　肾脏恶性肿瘤

一、基因和分子生物学

(一) 肾母细胞瘤相关基因

WT代表遗传异质组,显示出已知躯体改变的低发病率和高度的肿瘤内异质性。第一个WT相关基因是*WT1*,一种锌指DNA结合转录因子,在成熟肾的肾发生和肾小球功能中起重要作用。在11p缺失综合征和Denys-Drash综合征中,生殖细胞*WT1*突变导致一系列泌尿生殖系统畸形,并成为肿瘤发展的基础。大约5%~20%的散发性肿瘤也表现出体细胞*WT1*丢失。

β-catenin被含有WTX(AMER1)蛋白的“破坏复合物”靶向降解,其本身在18%的WT失活。体细胞*WTX*突变在肿瘤发展中的作用尚不清楚,在硬化性骨骼发育不良中发现的生殖细胞突变不会增加WT的风险。*WTX*与抑癌蛋白p53相互作用,增强其在细胞周期阻滞和细胞凋亡中的作用。

*WT1*负调控WNT通路。*CTNNB1*基因突变,编码关键蛋白β-catenin,常与*WT1*缺失同时发生。近年来,在4%的WT中发现了*MLLT1*基因的体细胞突变,常伴有*CTNNB1*突变和WNT通路激活。

(二) 肾母细胞瘤基因型和表型的关系

间变性组织学可能是WT最有力的不良预后因素。有证据表明,间变型WT起源于良好组织学肿瘤中的*TP53*突变。具有*TP53*突变和/或17p缺失(*TP53*位点)的肿瘤患者与无*TP53*突变的肿瘤患者相比,其复发和死亡风险增加。最近的研究还确定了*MYCN*扩增与间变性组织学之间的显著关联,其中约30%的间变性肿瘤具有*MYCN*扩增。此外,*MYCN*扩增与低EFS和OS有关,与组织学无关。

（三）染色体16q，1p，1q和*TP53*基因变异

1p或16q杂合性缺失（LOH）的WT有复发或死亡风险增加的趋势，但这两个位点的联合LOH效应最大，约有5%的组织学表现为WT。SIOP在德国的研究试验中，LOH分析也证实了几个位点（16q、11q和22q）的不良预后影响，但这些变化与高风险的组织学特征有关，不是独立的不良预后因素。因此，SIOP没有使用分子生物学标志物进行风险分层，而是利用每个儿童肿瘤在体内的组织学反应来识别胚芽型WT，根据定义，这类肿瘤具有耐化疗性和高风险性。

染色体1q的增加是WT更常见的细胞遗传学异常之一，发生在约30%的肿瘤样本中。英国的回顾性研究表明1q增加与肿瘤复发之间存在关联。有趣的是，1q获得与染色体1p、16q丢失之间存在的关联表明，1p和16q LOH的预后可能与1q获得有关。英国儿童癌症和白血病团队和NWTS（National Wilms Tumor Study）-4研究都证实，1q获得与EFS和OS低有关。COG将1q获得纳入WT组织学的风险分层模式。其作为独立预后因素以及化疗组织学反应的价值正在评估中，并将在新的SIOP Umbrella研究中进行测试。

*TP53*体细胞突变仅见于大约70%的罕见高风险间变性病例中。*TP53*突变是WT预后不良的独立指标。

（四）非肾母细胞瘤生物学

1. CCSK　CCSK与遗传易感性综合征无关，且家族性CCSK病例未见报道。约12%的肿瘤有t（10；17）（q22；p13）易位，但这种易位似乎与肿瘤特征或预后无关。

2. MRTK　95%以上的横纹肌样肿瘤具有*SMARCB1*双等位基因失活突变。另一个不利的预后指标是高达35%的患者在*SMARCB1*的一个等位基因中具有种系突变。*SMARCA4*突变已在小部分密切相关的脑内非典型畸胎样/横纹肌样肿瘤患者中被发现。建议对所有年龄组的横纹肌样肿瘤患者进行种系分析，并可在已知*SMARCB1*改变的家系中进行产前诊断。目前已经制定出针对体系突变患者的监测指南。

3. RCC　易位RCC是儿童RCC最常见的亚型，其特点是Xp11染色体上的转录因子E3基因（*TFE3*）易位。另一个不常见的易位是t（6；11）（p21；q12），其与α（11q12）和转录因子EB（TEFB）（6p21）融合，导致TFEB过度表达。几种遗传综合征与RCC易感性有关。最好的描述是由von Hippel-Lindau（*VHL*）基因突变或缺失引起的von Hippel-Lindau病。*VHL*是一种抑癌基因，与其相关的个体主要易受透明细胞型RCC的影响。肿瘤通常在成年期发展，很少发生在儿童时期，建议每年进行一次检查。结节性硬化症（tuberous sclerosis，TS）是另一种罕见的遗传综合征，伴有透明细胞型RCC和血管平滑肌脂肪瘤的风险增加。该综合征是由*TSC1*和*TSC2*基因突变引起的，上述两种基因编码mTOR通路的关键调节因子。

二、病理

（一）大体观及侵犯方式

儿童肾脏恶性肿瘤以肾母细胞瘤最为多见，其他的恶性肿瘤，如肾透明细胞肉瘤、肾细胞癌、肾恶性横纹肌样瘤、胎儿横纹肌样瘤等，肿瘤大体外观均与肾母细胞瘤相似，肉眼难以鉴别。多为边界清晰、有包膜的实体瘤，可发生于肾的任何部位。肿瘤剖面呈鱼肉样，灰白色，可伴有黄色及棕色的出血及坏死灶，亦可有囊腔形成（图3-22-1）。部分病例可合并钙化，多位于既往坏死区，与神经母细胞瘤之分散的点状钙化不同。囊性部分分化性肾母细胞瘤（cystic partially differentiated nephroblastoma）是肾母细胞瘤的一种少见的亚型，肿块大体标本由纤维假被膜环绕，瘤体全部由囊及间隔构成，间隔内无膨胀性实性结节。

儿童肾脏良性肿瘤以多房性囊性肾瘤（multilocular cystic nephroma）多见，肿瘤大体标本切面边界清晰、包膜完整、由大小不等的囊腔组成，直径数毫米至数厘米。肾实质受压如同其他肾肿瘤。间隔内是否含胚芽、间叶及上皮成分是与囊性部分分化性肾母细胞瘤区别的要点。

恶性肿瘤突破包膜后，可广泛浸润周围组织及器官。肿瘤可突破肾盂延伸至输尿管内。肿瘤经淋巴转移可至肾门及主动脉旁淋巴结，也可形成瘤栓沿肾静脉延伸入下腔静脉，甚至右心房。血行转移可至全身各部位，以肺转移最常见，其次为肝转移。

（二）组织学

1. 间变肾母细胞瘤　美国NWTS-1提出肾母细胞瘤以上皮、间叶、胚芽三种基本组织成分及细胞未分化或间变程度为基础的组织学分类方案。肿瘤组织中三种基本组织成分之一占65%以上则分别定为上皮型、间叶型和胚芽型；如三种成分均未达65%则定为混合型。

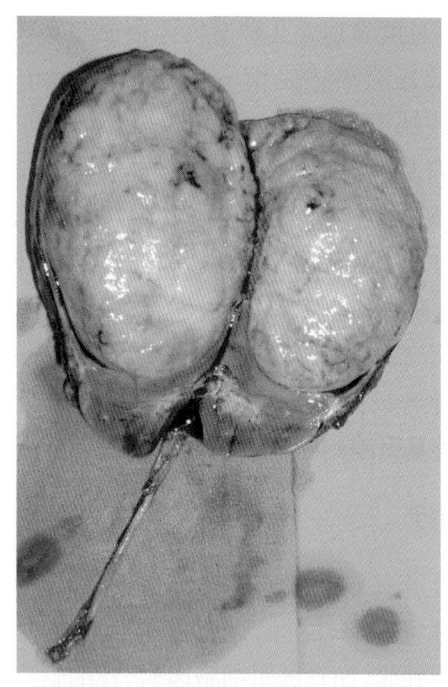

图 3-22-1　肾母细胞瘤标本剖面图

间变型诊断须具备下述三条标准：①间变肿瘤细胞核的直径至少大于相邻同类肿瘤细胞核的 3 倍；②细胞核染色质明显增多；③有多极核分裂象。从以上各型中检出肿瘤具有间变者归入间变型或称未分化型（anaplasia）（图 3-22-2）。间变型约占肾母细胞瘤 5%，在 2 岁以下小儿很少见，但 5 岁以上间变型占肾母细胞瘤 13%。间变型诊断应慎重，要求取材广泛，有作者认为应按肿瘤长轴每 1cm 取材一块。

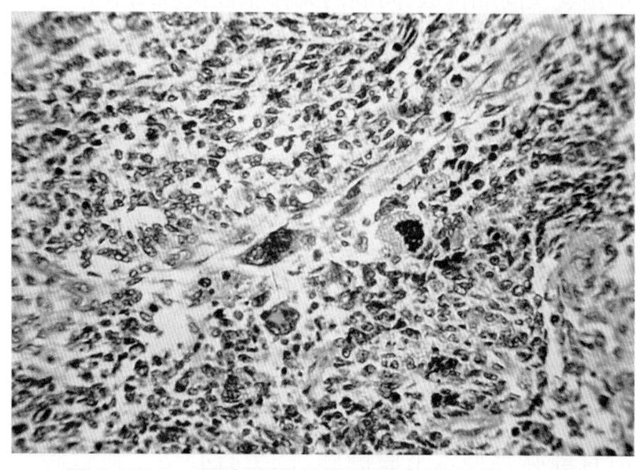

图 3-22-2　间变型肾母细胞瘤（HE 染色，×20）

2. 肾源性剩余　肾母细胞瘤被认为是起始于肾源性剩余。根据在肾叶的分布位置，肾源性剩余被分为两类：叶内型和叶周型。叶内型肾源性剩余多以胚芽为主，与 *WT1* 基因和 *CTNNB1* 基因突变相关，在虹膜缺失、11p 缺失综合征、Denys-Drash 综合征及 *WT1* 基因突变的患者中多见。叶周型肾源性剩余具有以间叶为主的典型组织学特征，多与 11p15 和 IGF2 杂合子缺失相关，在 Beckwith-Wiedemann 综合征患者中多见。

多发的肾源性剩余被称为肾母细胞瘤病。弥散增生的叶周型肾源性剩余形成一个厚厚的外壳挤压正常的肾组织。这类患者容易发展成肾母细胞瘤，且多为双侧病变，化疗后以间变型为主。

肾母细胞瘤多有由受压萎缩的肾组织组成的假包膜，而肾源性剩余则缺乏这种假包膜，与周围正常肾组织无明显界限，两者可以鉴别。

3. 肾透明细胞肉瘤　显微镜下可见肿瘤向周围肾组织浸润。肿瘤细胞呈巢状分布，细胞核圆形或椭圆，核仁不明显，细胞质呈透明或淡嗜酸性，细胞核及细胞质均为透明空泡样。肿瘤细胞巢由细薄的网状纤维组织分割，其内含有较多的毛细血管（图 3-22-3）。

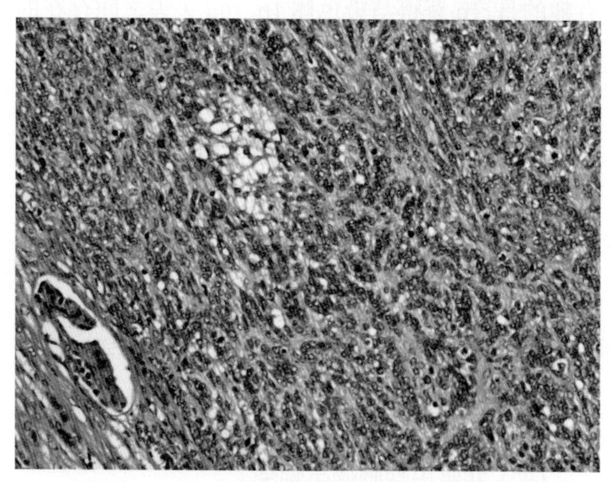

图 3-22-3　肾透明细胞肉瘤（HE 染色，×20）

4. 肾横纹肌样瘤　肿瘤切面与肾母细胞瘤相似，向周围组织浸润和出血、坏死更为多见。镜下见肿瘤细胞形态较一致，圆形或卵圆形，细胞核偏心位，核呈泡状，核仁大而突出，胞质嗜酸性，部分肿瘤细胞靠近细胞核旁的胞质内可见嗜酸性玻璃样包涵体。电镜观察瘤细胞的包涵体是由紧密的轮状的中间丝构成，没有交替排列的细丝结构和 Z 带。

5. 先天性中胚叶肾瘤　多数肿瘤包膜完整，切面苍白质韧或质软如鱼肉样。呈螺旋状排列如平滑肌瘤或纤维瘤。组织结构分为 2 型：平滑肌瘤型和细胞型。平滑肌瘤型主要是交错排列成束状或编织状的梭形细胞，形态类似成纤维细胞或平滑肌细胞，胞质丰富，淡嗜酸性，细胞核为长杆状或长梭形，核分裂象不多，核仁不明显。细胞型是在平滑肌瘤型基础上，细胞成分增多，排列无明显极向，细胞呈短梭形、多边形或星型。细胞核为短梭形或椭圆形，核分裂象增多，核仁明显。两型之间有重叠过渡。

6. 肾细胞癌 肾细胞癌细胞来源于近曲小管上皮细胞。透明细胞型特点为肿瘤细胞体积较大，呈多边形，胞质透明，有疏松小空泡，核圆形、深染，位于细胞中央。颗粒细胞型特点为细胞体积较透明细胞小，呈圆形或不规则形，胞质中等，内有嗜酸颗粒，核呈圆形或卵圆形，染色深。癌细胞常为混合型，以某一型为优势称为透明细胞癌或颗粒细胞癌，透明细胞癌占多数(图 3-22-4)。

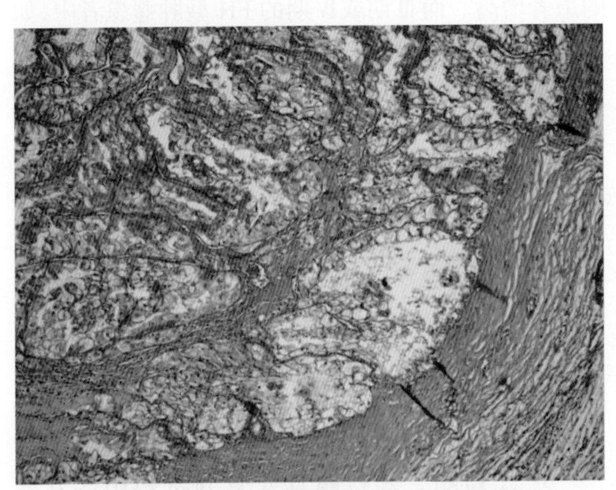

图 3-22-4 肾细胞癌(HE 染色，×20)

三、临床表现和诊断性检查

(一) 临床表现

1. 症状

(1) 腹部包块：为最常见症状。多在患儿洗澡或更衣时偶然表现。肿瘤较小时不影响患儿营养发育及健康状态，多不伴其他症状。少数巨大肿瘤可引起腹胀、慢性肠梗阻，还可伴有气促、食欲减退、消瘦，甚至贫血及恶病质。

(2) 血尿：部分患儿可有血尿，其中 10%~15% 为肉眼血尿。血尿出现与肿瘤侵入肾盂有关，与临床分期及预后并无直接关系。

(3) 发热、腹痛：偶有低热及腹痛，但多不严重，高热罕见。

(4) 其他：个别肿瘤自发破溃可有剧烈腹痛及休克症状，以急腹症就诊。下腔静脉有瘤栓梗阻时可有腹壁静脉曲张及腹腔积液，但绝大多数病例并无栓塞表现。脑转移可出现颅内压增高症状，如头痛、喷射状呕吐等，偶有以此为首发症状就诊者。骨转移可有局部隆起及疼痛。

2. 体征

(1) 腹部可触及肿块，多位于上腹季肋部一侧，表面光滑，中等硬度，无压痛，早期肿块可有一定活动性。少数巨大肿瘤可越过中线，活动度消失，引起慢性肠梗阻时可有相应体征。

(2) 部分患儿可有高血压，可能与肾血管受压缺血，肾素分泌增加或肿瘤细胞分泌肾素有关，切除肿瘤后血压可恢复正常。

(3) 肿瘤自发破溃、瘤栓栓塞、肿瘤转移时有相应体征。

(二) 实验室检查

1. 血常规 多数患者血常规无明显异常，少数恶病质患者及肿瘤破溃患者有贫血表现。

2. 尿常规 部分患者可伴有血尿。

3. 血生化 大多数患者生化指标正常。少数恶病质、肿瘤自发破溃、瘤栓栓塞、肿瘤转移患者可有肝、肾功能及其他生化指标异常。

4. 尿香草扁桃酸检查 有助于与神经母细胞瘤鉴别。

5. 骨髓涂片 有助于除外间变型肾母细胞瘤、肾透明细胞肉瘤和神经母细胞瘤等骨髓转移。

6. 染色体检查 肾母细胞瘤合并先天畸形时可行染色体检查。

(三) 影像学检查

1. 腹部超声 超声检查可分辨肿块为囊性还是实性、肿块大小，了解有无腹膜后肿大淋巴结，还可检出肾静脉、下腔静脉瘤栓及确定瘤栓范围。

2. 腹部 CT 可进一步确定肿瘤浸润范围、肿瘤与周围脏器的关系，有无肝转移及腔静脉瘤栓。平扫与增强扫描的 CT 值变化有助于区别肾错构瘤。

3. 胸部 X 线或 CT 平扫 肺为肾母细胞瘤最常见的转移部位，胸部 X 线片或 CT 应为常规检查。

4. 骨 X 线或骨扫描 疑有骨转移时可行相应检查，必要时局部穿刺活体组织检查。

5. 头部 CT 或 MRI 有助于除外间变型肾母细胞瘤及肾透明细胞肉瘤等脑转移。

6. 泌尿系 X 线检查 可见患侧肾区软组织密度影，偶可见钙化。

7. 静脉尿路造影 约 2/3 患儿的静脉尿路造影显示肾盂肾盏受压、被拉长、移位、变形。约 1/3 的患儿因肾被严重压迫，肾盂被肿瘤充满或肾血管闭塞而不显影，如静脉尿路造影不显影，必要时可经膀胱逆行插管造影。

四、分期

目前COG采用的肾肿瘤分期是以外科手术及组织病理为基础(表3-22-3)。

表3-22-3 COG肾母细胞瘤分期系统

分期	标准
Ⅰ期	肿瘤限于肾内,肾包膜完整,完整切除;切除前无活检或破溃;肿瘤未涉及脉管及肾窦,切除边缘无肿瘤残存;区域淋巴结阴性
Ⅱ期	肿瘤完整切除,切除边缘无肿瘤残存;区域淋巴结阴性。具有以下一项或更多:肾被膜受侵或针刺穿入;脉管系统受侵,扩散至肾实质外
Ⅲ期	肿瘤残存,限于腹部,伴有以下一项或多项:1个或多个区域淋巴结阳性;肿瘤侵及腹膜或已突破腹膜;肉眼或镜下切除边缘有肿瘤残存;术前或术中肿瘤溢出,包括活体组织检查;肿瘤分为2块及以上取出
Ⅳ期	肿瘤有血行转移,如肺、肝、骨、脑;或腹腔、盆腔以外的远处淋巴结转移,如胸腔
Ⅴ期	双侧肾肿瘤

欧洲ISOP则是在术前化疗后对肿瘤进行分期(表3-22-4)。

表3-22-4 ISOP肾母细胞瘤分期系统

分期	标准
Ⅰ期	肿瘤限于肾内;如果肿瘤范围超过了肾轮廓,肿瘤有假包膜包绕;完整切除;不涉及肾窦脉管
Ⅱ期	肿瘤扩展超出肾脏达肾周脂肪囊、肾窦、邻近器官或是下腔静脉,完整切除,切缘无肿瘤残存
Ⅲ期	肿瘤不完整切除;腹腔、盆腔淋巴结阳性,肿瘤突破腹膜;脉管切除边缘可见肿瘤血栓
Ⅳ期	血行转移;腹腔、盆腔外淋巴结转移
Ⅴ期	双侧肾母细胞瘤

五、预后因素

(一)组织病理学特征

间变型肾母细胞瘤预后差,其中局灶间变型较弥散型预后好。肾脏透明细胞肉瘤、恶性横纹肌样瘤等恶性肿瘤预后较肾母细胞瘤更差。

(二)分期

分期越高、预后越差。对于巨大肿瘤,手术切除困难者,术前化疗1~3个月,可降低分期,减少术中破溃,可增加完整切除机会、改善预后。

(三)年龄

肾母细胞瘤诊断时年龄<2岁及肿瘤重量低于550g者预后好。

(四)分子标记

1. 染色体异常 NWTS-5的研究已证实染色体1p和16q杂合子缺失可帮助判断患者的复发和死亡危险度。染色体1p和16q有杂合子缺失的预后良好型组织学(favorable histology,FH)型Ⅰ期和Ⅱ期患者中,其复发和死亡相对危险度较无杂合子缺失的患者增高。而Ⅲ期或Ⅳ期的FH型肿瘤患者中,如染色体1p和16q均出现杂合子缺失,其复发和死亡危险度才升高。这些结果表明,染色体出现杂合子缺失的患者需要强化治疗。

另外,目前COG正在进行的一项研究发现1q染色体获得可能将成为FH型肾母细胞瘤新的风险判断因子。对NWTS-4中226例肿瘤标本的检测表明,1q染色体获得在FH型肾母细胞瘤中发生频率很高,约25%,与复发高度相关。如果1q染色体获得的诊断特异性能够被确认,那么它将成为FH型肾母细胞瘤新的风险判断因子。

2. 端粒酶 端粒酶是在复制过程中能补偿DNA丢失以维持染色体末端完整性的一种反转录酶。在多种肿瘤中已证实,高端粒酶活性是一种不良的预后特征。这个在细胞永生化中起重要作用的酶,最少包含有一个催化亚基(TERT)和一个RNA亚基(TERC/hTR),它能为核酸的复制提供模板。在78例FH型肾母细胞瘤患者的队列研究中,TERT的mRNA水平与肿瘤的发生率相关,即使在肿瘤分期作了调整后,仍有相关关系。

3. 细胞因子 实体肿瘤的生长客观上依赖于由血管源性细胞因子所诱导的新生血管。血管内皮生长因子(vascular endothelial growth factor,VEGF)是一种血管源性细胞因子,它在肾恶性肿瘤样本的临床和实验中都有数量和频率的增高。在动物模型中发现VEGF阳性的肿瘤可发生肺转移。抗VEGF疗法能够抑制老鼠肿瘤细胞的生长,并预防肿瘤的转移。肾切除后血清VEGF水平下降。VEGF水平升高是预后不良的因素。

4. 肿瘤细胞DNA含量 肿瘤细胞的增殖率可以通过测量DNA含量来估计。有研究报道,肿瘤DNA含量高的患者存活率低,DNA指数>1.5与不良预后密切相关。NWTS-5 有一组报道称，83 例预后好的肾母细胞瘤患者中只有 3 例 DNA 指数>1.5，而 11 例预后差的肾母细胞瘤患者中 10 例 DNA 指数>1.5。

六、手术治疗

外科手术在治疗 WT 中起着重要的作用。

(一) 肾脏切除的技术考虑

经腹根治性肾切除术是治疗单侧 WT 的首选术式，可确保腹腔彻底探查。

单侧瘤肾切除手术步骤如下。

(1) 患侧上腹横切口，必要时可过中线。

(2) 切开后腹膜，游离瘤肾。

(3) 如有可能先结扎肾蒂血管。

(4) 肿瘤可使解剖关系改变，注意勿伤腹主动脉、下腔静脉、对侧肾血管和肠系膜血管。

(5) 肿瘤内坏死区域较软，易于破溃，要求操作轻柔。同时注意保护周围组织，避免全腹腔污染。若术中肿瘤破溃将使术后腹腔种植或局部复发的机会增加 6 倍。

(6) 如肿瘤巨大或浸润重要脏器，如十二指肠、头、肠系膜根部，不能完全切除肿瘤时，不可强行手术。放置银夹标记肿瘤范围，经化疗、放疗 3~6 个月后肿瘤缩小再行二次手术切除。

(7) 输尿管分离至尽可能低的部位予以切除。肿瘤床边缘以及可能残留的肿瘤需要钛夹标记。

若术前 CT 或 MRI 显示肝脏和对侧肾正常，鉴于目前成像方式的高准确性，不再需要对这些器官进行术中检查。目前有学者对单侧肾脏肿瘤患者实行单侧部分肾切除术或是腹腔镜肾切除术，特别是在对患者实施术前化疗的欧洲，此类病例数目较多，但这些手术方式是否适当尚不确定，目前尚未被 COG 所推荐。

(二) 淋巴结记录

术中需注意肾蒂、腹主动脉旁及对侧肾门周围淋巴结有无肿瘤转移，肿大的淋巴结以及可疑淋巴结均需切除并行病理检查。切除转移淋巴结并不能改善预后，但有助于判定肿瘤临床分期，决定术后化疗及放疗方案。各种术前影像学检查对于腹膜后淋巴结转移诊断的假阳性和假阴性率分别达 18% 和 31%，充分显示了术中取淋巴结活检的重要性。但不需进行淋巴结清扫，因其具有相当大的副作用，且无证据表明其可以提高生存率。此外，任何有组织学证据提示淋巴结受累的病例，都应对整个主动脉旁淋巴结区进行放射治疗。无淋巴结取样活检可能导致肿瘤分期不足和治疗不足，可能增加局部复发的相对风险。

(三) 邻近脏器

若术前影像学检查未提示肝脏及对侧肾脏病变，则肝脏及对侧肾脏探查不是必需的，疑有肿瘤时需探查并取活检。如果同侧肾上腺与肿瘤相连紧密，则可予以一并切除。术中如发现肿瘤与邻近器官(包括肝、十二指肠、胰腺、脾脏、结肠等)粘连紧密，术者经评估，如能够通过少许切除邻近器官而达到完整切除肿瘤的目的，则可以进行，反之则仅行活检，待明确诊断后先化疗，之后再行二次手术根治性切除。

(四) 不能切除的肿瘤

对于巨大肿瘤、超越中线或术前检查发现已侵及周围重要脏器，或下腔静脉内长段瘤栓，预计手术困难或危险较大者，需有计划地进行术前化疗，时间为 2~3 个月，如效果不显著可加术前放疗。经术前化疗肿瘤缩小后手术，可减少手术危险，减少术中破溃，提高完整切除率。

(五) 瘤栓

有文献报道，肾母细胞瘤伴瘤栓的发生率约占所有单侧肾母细胞瘤总数的 10%，瘤栓进入心脏的发生率约为 1%。一般来说，绝大多数肾肿瘤伴瘤栓的患儿缺乏特殊临床表现，即使在瘤栓已经进入右心房、右心室的情况下也是如此。临床上多数患儿在行影像学检查时才发现瘤栓存在。常用检查方法有多普勒超声、CT、MRI 和心脏彩超等。

如肾外肾静脉或下腔静脉内肝静脉水平以下有瘤栓，则术中需游离下腔静脉，远近端分别阻断，切开下腔静脉，取出瘤栓，缝合下腔静脉。一般瘤栓与腔静脉壁无粘连，较易取出。如果瘤栓与腔静脉壁有粘连，经腔静脉切口向近心端插入气囊导管使气囊超越瘤栓上极，适当充盈气囊，向下轻柔牵引有助于取出瘤栓。如瘤栓延伸至肝静脉水平以上则需术前化疗，使肿瘤和瘤栓缩小，方有可能取出瘤栓。

外科治疗肾脏肿瘤伴瘤栓是一项极具挑战性的工作。基本手术原则是：充分暴露和控制瘤栓上下血管；完整切除肿瘤和瘤栓；防止手术中瘤栓脱落导致急性肺动脉栓塞；减少出血；维持血流动力学稳定；防止重要器官缺血；按照瘤栓情况采用不同的取栓手术和辅助技术。取瘤栓的术式有多种，包括球囊扩张血管取栓、切开右心房取栓、下腔静脉切除等。心房内的瘤栓常较脆、易碎裂，术中操作务必轻柔，应先控制好肺动脉以防栓塞发生，这是手术的关键点。因手术复杂，往往需多学科协作完成(图3-22-5)。

(六) 肿瘤溢出和破裂

肿瘤裂口较小、少量溢出、出血量少时，患儿可表现为腹部疼痛，伴有恶心、呕吐、食欲减退等症状，多可自行缓解；肿瘤裂口较大、出血量较多时，患儿多起病急骤，可出现突发剧烈腹痛，伴呕吐、面色苍白、口唇发绀、呼吸急促、脉速、腹胀、全腹压痛明显和肌紧张等临床表现。

腹部超声、增强CT扫描等影像学检查有助于了解肿瘤位置、大小、破裂部位、对于周围大血管或重要器官的浸润情况以及是否存在远处转移。腹部穿刺抽出不凝血性腹水有助于明确诊断。当患儿全身情况不佳或处于休克状态时，不强求进行影像学检查，有条件时可进行床旁超声检查，协助诊断。

实验室检查可发现血红蛋白降低，但需注意与患儿以往结果对比，因恶性肿瘤患儿由于自身消耗、骨髓转移和接受化疗等因素，血红蛋白原本就可能低于正常水平。

对于肿瘤破裂的治疗应以挽救生命作为首要治疗目标。对于诊断较明确的肿瘤破裂并伴有休克患儿，应给予抗休克治疗，包括积极扩容、止血、纠正水电解质平衡及酸中毒、成分输血等措施，改善全身状况。待其一般状况稳定后，可视情况进行穿刺活检，明确肿瘤病理性质。视患儿情况可先给予一线药物抢救性化疗，之后再进行全面评估，决定是否行肿瘤的手术切除。急诊手术探查主要用于保守治疗后病情仍不稳定的患儿。条件允许的情况下可尝试完整

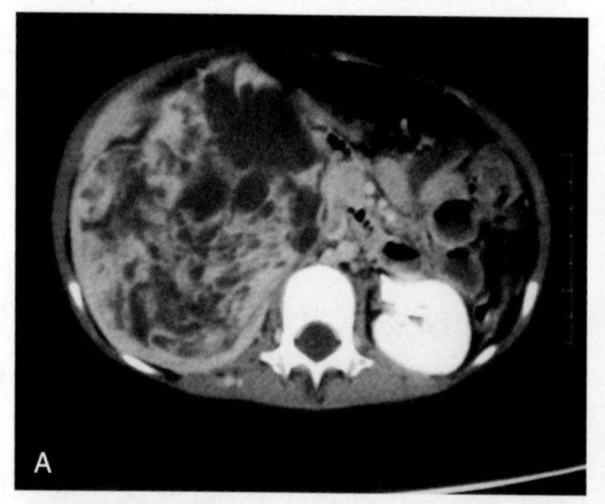

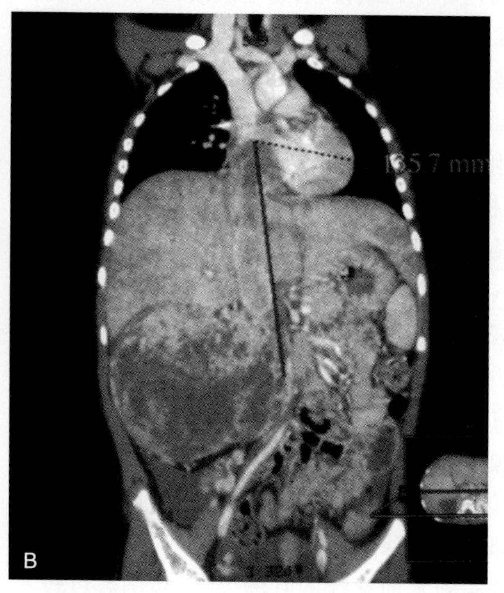

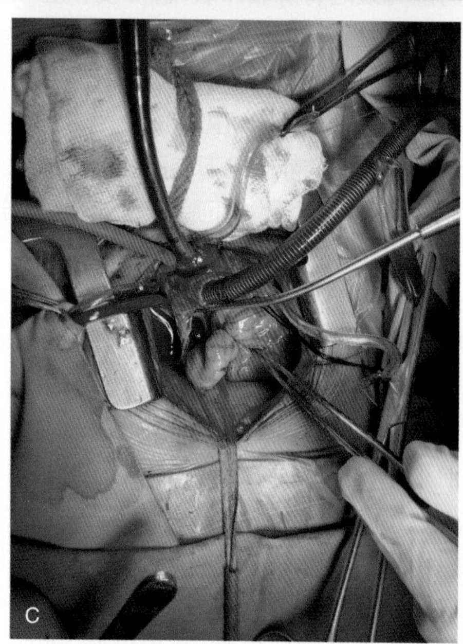

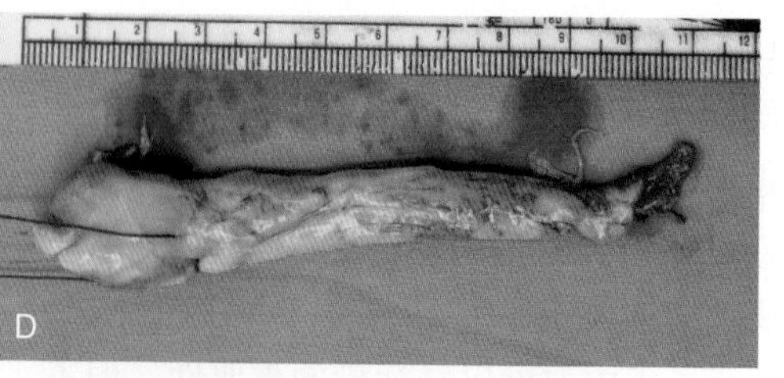

图3-22-5 5岁女孩，肾母细胞瘤患者，体外循环下打开右心房取瘤栓

A. 5岁女童腹部肿物，增强CT扫描显示右肾巨大肿瘤；B. 腔静脉瘤栓长入右心房瘤栓；C. 体外循环下打开右心房取瘤栓；D：术中所取瘤栓。

切除瘤肾。若肿瘤浸润范围广泛，与大血管关系密切或与周围重要器官粘连较重时，则应根据实际情况仅进行止血处理。

（七）肺转移

肾母细胞瘤最好发的远处转移部位是肺。接近12%的肾母细胞瘤患者在确诊时已有血行转移，其中80%是肺转移。据NWTS-1结果分析，经治疗15个月以后才发生转移的患儿再经综合治疗，约90%可获存活，而治疗后6个月以内发生转移者仅28%有望存活。Ⅳ期组织学预后好的肿瘤患者仍然有较好的预后，但间变型肿瘤患者及伴有转移的复发瘤患者预后不佳。伴有肺转移的患者需化、放疗联合治疗。因转移灶对化疗敏感，所以多不需行肺切除术。

（八）双侧肾母细胞瘤

根据NWTS-1、2资料，1 547例肾母细胞瘤中同时发生双侧肾母细胞瘤74例（4.8%）。双侧肾母细胞瘤平均发病年龄约15月龄，较单侧病变年龄小，合并其他先天性畸形的机会较单侧病变多10倍。文献报道，CT和MRI诊断双侧病变优于超声。尽管如此，根据NWTS-4资料仍有7%双侧肾母细胞瘤术前影像学检查漏诊。由于双侧病变发病率较高，术前影像学检查有假阴性可能，对于一侧肾脏发现肾肿瘤者应仔细评估对侧。

双侧肾母细胞瘤患者治疗后15年肾衰竭的发生率接近15%，所以手术原则是尽可能保留肾组织。建议术前化疗，使肿瘤缩小，便于分清肿瘤与正常肾组织的界限。目前COG提出的针对双侧肾母细胞瘤患者的治疗方案，推荐术前进行6周长春新碱、放线菌素D、多柔比星化疗，6周后可行CT或MRI了解肿瘤对化疗的反应。若化疗反应不佳，可行活检术确定肿瘤性质，根据活检结果决定是否继续化疗。

首先选取肿瘤负荷低的一侧肾脏进行手术。在该侧肾脏肿瘤完整切除且残肾功能良好的情况下，如对侧肿瘤侵犯肾脏的范围较为广泛，方可行对侧肾切除术。如果肿瘤能够被完整切除且保证切缘干净，可仅行肾脏部分切除术。即便术前化疗后双侧仍有巨大肿瘤残留，多数患者仍然能够成功接受保留肾单位手术（nephron sparing surgery）。双侧肾切除及肾移植罕有需要，如拟行肾移植，宜待2年后无肿瘤复发时进行。双侧肾母细胞瘤患者预后较单侧病变者差。

七、放疗

（一）腹部照射

放疗是肾母细胞瘤综合治疗的一部分。部分肾母细胞瘤需按治疗方案给予放疗。北美NWTS/COG与欧洲SIOP对肾母细胞瘤的放疗方案有所不同（表3-22-5、表3-22-6）。

在北美NWTS/COG的放疗方案中，Ⅰ、Ⅱ期FH型均不需放疗，间变型Ⅰ~Ⅳ期均需放疗。放疗剂量与范围根据分期、组织学类型及是否合并1p和16q染色体杂合性缺失等具体而定。一般情况下，如存在肾门淋巴结侵犯、术后有肉眼或镜下残留、腹主动脉旁淋巴结侵犯：放疗范围为患侧腹部，过中线包括双侧腹主动脉旁淋巴结；如存在广泛的腹膜种植、腹部肿块残留、术前术中肿瘤破溃污染等情况，则需全腹放疗。除Ⅲ、Ⅳ期弥漫间变型需加大放疗剂量外，其他各期腹部放疗剂量均为10.8Gy。

表3-22-5 NWTS/COG肾母细胞瘤放疗方案

分期	组织学及临床高危因子*	放疗剂量
Ⅰ期	局灶或弥漫间变型	10.8Gy
Ⅱ期	局灶间变型	10.8Gy
	弥漫间变型	10.8Gy
Ⅲ期	组织学预后好、预后判断因子阴性	10.8Gy，腹部；10.8Gy，瘤床
	组织学预后好、预后判断因子阳性	10.8Gy，腹部；10.8Gy，瘤床
	局灶间变型	10.8Gy，腹部；10.8Gy，瘤床
	弥漫间变型	20Gy，腹部；10.8Gy，瘤床
Ⅳ期#	组织学预后好，预后判断因子阴性，肺部结节化疗6周内完全消失	肺不放疗
	组织学预后好，预后判断因子阳性，肺部结节化疗6周内不完全消失	12Gy，肺
	局灶间变型	12Gy，肺
	弥漫间变型	12Gy，肺

注：*根据NWTS/COG治疗方案，高危因子指1p和16q染色体杂合性缺失。#对肺以外的转移灶也进行照射；放疗剂量根据转移灶的不同而不同。

表 3-22-6 SIOP 肾母细胞瘤放疗方案

分期	组织学（初始化疗后评估）*	放疗
Ⅰ期	低危	不放疗
	中危	不放疗
	高危	不放疗
Ⅱ期	低危和中危	不放疗
	高危	25.2Gy；10.8Gy，瘤床和淋巴结
Ⅲ期	低危	不放疗
	中危	14.4Gy；10.8Gy，瘤床和淋巴结
	高危	25.2Gy；10.8Gy，瘤床和淋巴结
Ⅳ期#	低危和中危†；初始化疗后肺部结节完全消失	肺不放疗
	低危和中危；初始化疗后肺部结节不完全消失	15Gy，肺
	高危	15Gy，肺

注：*SIOP 方案，根据组织学将肾母细胞瘤分为低危（完全坏死）；中危（退化型、混合型、上皮型、间质型和局灶间变型）；高危（胚芽型和弥漫间变型）。# 对肺以外的转移灶也进行照射；放疗剂量根据转移灶的不同而不同。† 对于初次化疗后有完全反应（如肺结节消退等）的芽生型组织学患者，不需要进行肺野放疗。

SIOP 与 COG 分期系统不同，根据组织学将肾母细胞瘤分为低危、中危、高危，并以此制订了相应的治疗方案。Ⅰ期患者，Ⅱ期低危、中危患者，以及Ⅲ期低危患者均不需放疗。Ⅲ期中危患者需接受患侧腹部 14.4Gy 放疗，如合并淋巴结转移、腹部残留，则需 10.8Gy 照射双侧腹主动脉旁淋巴结及残存病灶。Ⅱ~Ⅳ期高危患者需接受患侧腹部 25.2Gy 放疗，如合并淋巴结转移、腹部残留，则需 10.8Gy 照射双侧腹主动脉旁淋巴结及残存病灶。

（二）肺部放疗

对于肾母细胞瘤肺转移患者，目前尚未确定最佳的治疗方法。NWTS/COG 和 SIOP 都试图根据初始化疗后肺转移反应的完整性来制定治疗标准。

在 NWTS/COG 近期进行的临床试验中，孤立肺转移的 FH 患者，如在化疗 6 周后肺转移完全消失，则继续采用相同的化疗方案（长春新碱 + 放线菌素 D+ 多柔比星），不进行肺照射。化疗 6 周后肺转移未完全消失或合并 1p、16q 染色体缺失的患者需接受全肺放疗，并加用环磷酰胺和依托泊苷（M 方案）。在 292 名参与临床研究的患者中，有 46% 的患者在治疗 6 周后重新评估了肺转移，54% 的患者对最初的化疗有完全的反应。对于完全缓解的患者，4 年 EFS 和 OS 估计分别为 79.5% 和 96.1%。对于不完全缓解的患者，4 年 EFS 和 OS 估计值分别为 88.5% 和 95.4%。整个队列的 4 年 EFS 和 OS 估计值与之前 NWTS 的研究相比有显著升高。这些结果表明，根据患者对初始化疗的反应来调整治疗策略，可以在降低治疗相关发病率的同时，维持儿童肺转移瘤的良好预后。

在 SIOP 93-01 试验中，如条件允许，肾切除术前化疗（长春新碱、放线菌素 D 和多柔比星 / 表柔比星）6 周后，如患者肺结节未完全消失，可视情况接受肺结节切除手术。瘤肾切除术前化疗 6 周后肺转移完全消失的患者和手术切除肺结节成功的患者在术后化疗（长春新碱、放线菌素 D 和多柔比星 / 表柔比星，疗程为 27 周）时无须行肺部放疗。对于未完全切除的肺结节，多发性肺结节不能手术，转移和 / 或原发性肿瘤为高危组织学的患者，采用更强化的术后化疗方案（多柔比星 / 表柔比星、环磷酰胺、卡铂和依托泊苷，疗程为 34 周）。如患者在 9 周后获得完全反应，即肺结节完全消失，则不给予肺照射。对于有残留肺结节和 / 或高危组织学的儿童，需给予双侧肺野放疗。在临床试验中，只有 14% 的受试者在一线治疗期间需要进行肺部照射。这批患者的 5 年 EFS 为 73%，OS 为 82%。5 年 OS 在肾切除术前化疗 6 周后完全缓解的患者和转移瘤切除的患者中优于不完全缓解的患者（分别为 88%、92% 和 48%）。

（三）治疗建议

放射治疗是治疗小儿肿瘤的成功方法之一，自 20 世纪 60 年代开始，圣裘德儿童医院最早尝试在儿童肿瘤患者中应用放疗。在随后的 10 年里，美国 NWTS 发起了一系列临床研究，并逐步明确了放疗在部分肾母细胞肿瘤中的应用。但是放疗因其副作用的存在，在儿童患者中的应用仍然充满了挑战。对接受放疗的儿童患者来说，最常见的副作用之一是生长发育障碍，其他晚期影响包括胃肠功能障碍、肺和心脏异常、神经认知缺陷、不孕和继发肿瘤等。随着越来越多有效的化疗药物以及新的外科技术的出现，放疗在临床上的应用随着时间的推移而变化。目前，为了保持良好的治疗率，人们更加注意在可行的情况下，通过减少放疗的剂量和体积来优化效益。近年来，涌现了许多新的放疗技术，如调强放疗（intensity modulated radiation therapy，IMRT）等，亦有在肾母细胞瘤瘤床的应用报道，该技术可以减少正常组织的放射剂量，但低剂量照射区较常规设野范围大，且儿童脊柱不均匀照射可能发生脊柱侧弯；在女性患儿中应注意保护卵巢功能。

八、化疗

（一）肾母细胞瘤

1. MDT和专科中心 WT管理需要与儿童肿瘤学家、专业的外科医生、病理学家和放射肿瘤学家合作的多学科联合诊疗。疑为肾脏肿瘤的儿童应在专科中心接受治疗。

2. COG与SIOP的方法和目标 COG和SIOP对WT有两种不同的诊断和治疗方案。COG和SIOP都进行了随机临床试验，以建立对这些儿童最有效的治疗方案。主要目标是最大限度地提高治疗效果，同时将毒性降至最低。COG倾向于先进行手术（肾切除），以便在化疗前对肿瘤范围（分期）和组织学进行精确评估。他们认为COG方案提供了更准确的分期信息，以适应手术后的治疗计划。相反，SIOP WT学组倾向于术前化疗，以减少手术并发症和肿瘤溢出，减少手术时间，减轻治疗负担。两种方案的利弊都存在着长期的争议。两者报道的生存率均为90%左右。

（1）SIOP术前化疗：SIOP临床方案建议对6个月以下的婴儿立即行肾切除术。良性肿瘤在这一年龄组中更常见，如中胚层肾瘤和高危MRTK，使用不同且相对无效的化疗。年龄≥6个月的儿童术前接受经验性化疗，在延迟行肾切除术时进行组织学检查。术前化疗后对肿瘤的病理评估呈现治疗反应的体内测试，其与SIOP研究者使用的组织学风险分层方案结合，其中大量抗性胚芽的持续存在定义了新的高风险类别。这一方案可能让非WT（如CCSK）引起一些关注，其与局灶性WT使用相同的化疗。然而，对“高风险”的术后化疗，这种方案不会影响无事件生存（event-free survival，EFS）。

（2）COG即时手术：COG方案主张立即手术，随后化疗和放疗。化疗开始前根据肿瘤扩散的程度和手术切除的成功程度，详细定义肿瘤的病理分期。然而，这种方案不能对化疗的组织学反应进行评估，也不能将肿瘤对化疗的反应纳入风险分层方案。目前COG方案推荐对Ⅴ期肿瘤进行术前化疗，Ⅳ期肿瘤的全肺放射治疗根据转移性肿瘤的反应来决定。

虽然COG和SIOP的原理不同，但这两种方案的EFS和OS并没有明显差别。这两种方案都得出了局灶性WT长期OS约90%和转移性WT OS高于70%的结果。

3. 无法实施手术的肿瘤 尽管如此，两个组织一致认为，特定的患者更适合于术前化疗，即肿瘤分散且无法手术，双侧肾脏同时发病的儿童，以及下腔静脉或右心房扩张的患者。

4. 活检 活检的作用仍然存在争议。COG认为，任何活检都会促使肿瘤进入Ⅲ期，并需要局部放射治疗。术前活检和化疗是目前英国的标准方案。尽管通过活检播散的发病率较低，但由于未解决该隐患，术前化疗前的诊断活检虽然被允许，但根据现行的SIOP WT方案，诊断活检并不被作为标准方法。

5. 预后因素与风险分类 仅以组织学和分期为基础的风险分层系统并不能准确地评估所有患者的复发风险。新的临床和遗传风险因素已被证实，并已纳入到目前COG WT临床试验的指定治疗中。这些因素包括患者年龄、肿瘤重量、治疗后组织学反应以及切除的肿瘤1p和16q染色体等位状态。因此，上述因素已被纳入一种新的风险分层系统，该系统目前用于对WT患者采用特定的基于方案的疗法。

6. 化疗方案与进展 在过去数十年里，COG和SIOP都进行了随机临床研究。有必要将生物标志物和影像学研究纳入标准化的诊断和治疗方案。重要目的之一是为新的治疗方法寻找分子靶点，特别是为高危人群。随着越来越多的国家和中心参与，集中的放射学和病理学评估是必要的。为生物学研究收集足够的生物材料和临床病理资料非常重要。中国香港学组将加入即将推出的SIOP RTSG Umbrella方案的研究，广东和上海的几个大型医疗中心亦正在考虑加入这一研究。随着国际和多中心的合作，新治疗方法将逐步被开发，以改善临床结果和尽量减少对儿童肾脏肿瘤的毒性。表3-22-7~表3-22-10为SIOP和COG关于肾脏肿瘤的总结。

表 3-22-7 SIOP 方案肾母细胞瘤治疗方法总结

分组	治疗方案
术前治疗	
局部肿瘤	VCR + Act D（4 周）
转移性肿瘤	VCR + Act D + DOX（6 周）
肾切除术后治疗	
Ⅰ期	
低危	无
中危	Act D，VCR（4 周）
高危	Act D，VCR，DOX（27 周）
Ⅱ期	
低危	Act D，VCR（27 周）
中危	Act D，VCR，DOX*（27 周）
高危	CTX，DOX，VP-16，CARBO（34 周）+RT（仅限间变型肾母细胞瘤）
Ⅲ期	
低危	Act D，VCR（27 周）
中危	Act D，VCR，DOX*+RT（8~27 周）
高危	CTX，DOX，VP-16，CARBO+RT（34 周）
Ⅳ期	
低危，中危，良好转移反应	无全肺 RT 的患者给予 Act D，VCR，DOX（27 周），提供肺转移对化疗 ± 手术的完全反应
高危或不良转移反应（任何组织学）	CTX，DOX，VP16，CARBO + RT#（34 周）
Ⅴ期	
中低危	Act D，VCR ± DOX ± RT#（持续时间取决于反应）

注：Act D. 放线菌素 D；VCR. 长春新碱；DOX. 多柔比星；CTX. 环磷酰胺；VP-16. 依托泊苷；CARBO. 卡铂；RT. 放射治疗；*SIOP 随机试验的课题是术后化疗中避免使用 DOX；#全肺放射治疗适用于转移瘤对术前化疗和/或手术切除的反应不佳。

表 3-22-8 SIOP 初始治疗方案中儿童肾脏肿瘤的组织学分型和风险分组

风险分组	术前化疗的组织学亚型
低危	中胚层性肾瘤*
	囊性部分分化性肾母细胞瘤
	完全坏死的肾母细胞瘤
中危	肾母细胞瘤
	混合型
	退化型
	上皮型
	间叶型
	局灶性间变型
高危	弥漫性间变型肾母细胞瘤
	胚芽型肾母细胞瘤
	肾透明细胞肉瘤*
	肾脏恶性横纹肌样瘤*

注：*非肾母细胞瘤。

表 3-22-9 COG 方案肾母细胞瘤治疗方法总结

分期	治疗方案
术前治疗	
局部肿瘤	无
转移性肿瘤	VCR + Act D + DOX × 6 周*
肾切除术后治疗	
Ⅰ期	
良性	观察[a]或 Act D，VCR（18 周）或 Act D，VCR，DOX（24 周）[b]
不良	Act D，VCR，DOX+RT（25 周）
Ⅱ期	
良性	Act D，VCR（18 周）或 Act D，VCR，DOX（24 周）[b]
不良	Act D，VCR，DOX+RT（24 周）或 VCR，DOX，CTX，VP-16 + RT（24 周）或 CTX，CARBO，VP-16，VCR，DOX（30 周）[c]
Ⅲ期	
良性	Act D，VCR，DOX+RT（24 周）或 Act D，VCR，DOX，CTX，VP-16（24 周）[b]
不良	Act D，VCR，DOX+RT（24 周）或 VCR，DOX，CTX，VP-16+RT（24 周）或 CTX，CARBO，VP-16，VCR，DOXO+RT（30 周）[c]
Ⅳ期	
良性	Act D，VCR，DOX+RT（24 周）或 Act D，VCR，DOX，CTX，VP16 + RT（24 周）[b]

续表

分期	治疗方案
不良	Act D, VCR, DOX+RT(24 周) 或 VCR, DOX, CTX, VP-16+RT(24 周) 或 CTX, CARBO, VP-16, VCR, DOX+RT(30 周)[d] 或 VCR, IRI(12 周)[d] ± CTX+RT(30 周)[d]
Ⅴ期	
良性	Act D, VCR(18 周) 或 Act D, VCR, DOX ± RT(24 周)
不良	VCR, DOX, CTX, VP-16 ± RT(24 周)

注:Act D. 放线菌素 D;VCR. 长春新碱;DOX. 多柔比星;CTX. 环磷酰胺;VP-16. 依托泊苷;CARBO. 卡铂;IRI. 伊立替康;RT. 放射治疗;* 在对转移瘤的治疗作出决定之前;[a]2 岁以下且体重<550g 的肾母细胞瘤患儿可仅接受手术治疗不化疗(COG 目前的试验);[b]1p 和 16q 杂合性缺失(LOH)的患者被分配到高危组,并接受更强烈的化疗(COG 目前的试验);[c] 弥漫性间变型患儿接受更强烈的化疗(COG 目前的试验);[d] 根据对治疗的反应,患者接受更强烈的化疗(COG 目前的试验)。

表 3-22-10 COG 初始治疗方案中儿童肾脏肿瘤的组织学分型和风险分组

风险分组	术前化疗的组织学亚型
良性	良性肾母细胞瘤组织学(无任何间变性的证据)
不良	弥漫性和局灶性间变型

(二) 肾透明细胞肉瘤

同 WT 一样,在 SIOP-2001 研究中登记的患者均接受了术前化疗。术后对局部Ⅰ期患者采用 Act D/VCR/DOX 治疗,Ⅱ~Ⅳ期患者采用异环磷酰胺(ifosfamide, IFO)/依托泊苷(etoposide, ETO)/卡铂(carboplatin, CARBO)/DOX 治疗,Ⅱ、Ⅲ期患者采用单侧照射。SIOP-93-01/2001 的 5 年总 EFS 为 79%,OS 为 86%。Ⅳ期和年龄小是 EFS 的重要不良预后因素。

(三) 恶性横纹肌样瘤

在 SIOP 93-01/2001 研究中,多数 MRTK 患者术前接受 Act D/VCR 治疗,术后采用 ETO/CARBO/IFO/DOX 的化疗和放射治疗,但 OS 仍然很低(25%~30%)。年龄小是一个重要的不良预后指标,婴儿的 OS 仅为 9%。总之,30% 的患者在初始治疗期间发生进展。MRTK 患者将根据欧洲横纹肌登记(European Rhabdoid Registry, EU-RHAB)方案,采用 DOX/IFO/CARBO/ETO 和 VCR/CTX/Act D 进行治疗。18 个月以下的儿童将接受额外的 CARBO/塞替派和干细胞治疗。早期完全切除对 MRTK 治疗具有重要意义。迫切需要新的治疗方法来改善 MRTK 患者的预后。

(四) 肾细胞癌

无论何种亚型,RCC 的治疗主要是切除。许多局部的、完全切除的 RCC,在没有辅助治疗的情况下可被治愈。在 RCC 易位中,形态(富尔曼分级)和远处转移与生存率低有关。患儿即使没有接受辅助治疗,局部淋巴结似乎也与不良结局无关。根治性淋巴结清扫术仍有争议。有报道儿童 RCC 患者Ⅰ、Ⅱ期生存率在 90% 以上,Ⅲ期和Ⅳ期生存率分别为 60% 和 30% 左右。

(五) 复发肾母细胞瘤

肾母细胞瘤患者肿瘤复发的比率不高。部分复发瘤有较乐观的预后(即低危复发),包括组织学预后好、原发瘤Ⅰ期或Ⅱ期,最早仅接受长春新碱和放线菌素 D 化疗,复发前未接受放疗,确诊 12 个月之后复发者。组织学预后好的肿瘤患者若复发时不能严格全部达到上述标准,也将被列为"高危复发"。间变型、多处复发或是放疗野出现复发灶的肿瘤患者被认为是"极高危复发",预后差。根据以上的定义,NWTS 采用了以危险度为基础的肾母细胞瘤复发瘤治疗方案。在 NWTS-5R(NWTS-5 relapse study)中,58 名低危复发患者接受了长春新碱、多柔比星、环磷酰胺和依托泊苷化疗,为期 24 周。4 年无复发生存率为 71%,总存活率为 82%。复发灶可行手术切除或放疗。全部符合低危复发标准的患者可接受标准化疗方案。对高危复发患者,NWTS-5R 采用了 CCE 方案,即环磷酰胺加依托泊苷、卡铂加依托泊苷交替化疗 90 周。60 例患者无瘤存活率为 42%,总存活率为 48%。异环磷酰胺、卡铂和依托泊苷在单药或双药化疗时各有不同的反应率,但在一项小样本试验中,异环磷酰胺、卡铂和依托泊苷(ICE 方案)联合化疗可以达到 100% 的反应率或是 70%~82% 的部分反应率。CCE 和 ICE 方案可用于肾母细胞瘤高危复发瘤患者,但最适当的化疗周期现在仍未得到确认。对高危复发但组织学预后好型肿瘤患者,以及极高危复发瘤患者,可使用高剂量化疗加自体干细胞移植治疗。一些小样本试验(患者数量 1~28 名)报道,无瘤存活率可达到 36%~61%。

目前在 COG 联合 SIOP 开展的 AREN0631 临床试验中,对组织学预后好的高危复发瘤患者使用 ICE 方案与托泊替康交替化疗 2 周。随后患者被随机分组，一组继续接受ICE方案和托泊替康化疗，另外一组接受高剂量化疗加自体干细胞移植。有研究报道，组织学预后好型肾母细胞瘤复发患者对托泊替康的反应率可达48%。对于间变型肾母细胞瘤复发瘤患者，常规化疗仅能提供极小的希望。新的治疗药物及方法有待进一步的研究。

九、远期毒性反应和监测

在过去数十年里，尽管多数人的治疗逐渐减少，但WT的存活率不断仍有提高，而治疗趋势是减少化疗和放疗。根据肿瘤的复发风险给予适当的治疗，以减少WT长期幸存者需面临治疗相关的发病率和死亡率增加的风险。

（一）心脏毒性

最常见的并发症是心脏毒性（4.4%）、肌肉骨骼异常（3%）和继发性恶性肿瘤（1%）。使用蒽环类药物（如多柔比星）治疗的患者，可在多年后出现充血性心力衰竭。心功能不全最重要的危险因素是多柔比星的总累积剂量、女性和左侧放疗，但任何剂量的蒽环类药物都可能导致心肌损伤。

（二）肺的放疗性损伤

放射治疗对肺有潜在的长期危害，即肺纤维化。WT的长期生存者患继发性恶性肿瘤的风险增加（诊断后40年有6.7%发病）。此外，放射治疗对组织的生长发育有一定的影响。早期NWTSG试验报道了放疗患儿严重的肌肉骨骼异常。以上副作用与总辐射剂量、治疗时的年龄、分次照射和区域有关。目前推荐的剂量不造成严重的后遗症。

（三）肾脏毒性

肾切除术后肾功能不全是一个值得关注的问题，其发生较晚。单侧WT治疗后肾衰竭的长期风险较低（0.25%），常伴有先天性疾病如Denys-Drash综合征和11p缺失综合征。然而，长期随访的目的之一是监测肾功能。

（四）生殖系统毒性

肾母细胞瘤患者一般没有不孕问题。然而，接受高剂量腹部辐射的女性有更高的不孕、妊娠并发症、围产儿死亡率和低出生体重儿的风险。

（五）第二肿瘤

继发性恶性肿瘤包括骨和软组织肉瘤、乳腺癌、淋巴瘤、白血病、黑色素瘤。因此，接受放射治疗或接受可能导致严重器官功能障碍的化疗患儿需要更多的咨询和监测。

（六）治疗结束后的监测

对长期生存者的持续护理具有挑战性，因为WT生存者往往对他们的诊断、治疗和晚期反应风险缺乏认知。因此，生存者必须接受适当和个性化的知识普及和筛查，以便在最早和最可治疗的阶段就能认识到晚期的影响。晚期效应风险的增加与高危WT的侵袭性直接相关。目前的治疗方案主要集中在降低侵袭性的同时降低发病率，尤其对于低危WT。

十、展望

肾恶性肿瘤是最常见的儿童肿瘤之一。最常见的是组织学预后良好型肾母细胞瘤，其5年总生存率目前已超过90%。其他儿童肾恶性肿瘤，包括间变型肾母细胞瘤、肾透明细胞肉瘤、恶性横纹肌样瘤和肾细胞癌等，预后较差。

寻找新的预后判断因子更好地对患者进行分层，以便进行更加针对性的治疗，是目前国内外学者工作的重点。最近的临床试验已经确定1p、16q染色体缺失及1q染色体获得是组织学预后良好型肾母细胞瘤的预后标志。根据这些新的生物标志物对患者进行评估并调整治疗是以后工作的方向。对于高危肾肿瘤，生物疗法等新的治疗方案将是研究方向。

（成明光　孙 宁　王冠男）

参考文献

[1] 黄澄如，孙宁，张潍平. 实用小儿泌尿外科学. 北京：人民卫生出版社，2006.

[2] WEIN AJ, KAVOUSSI LR. Campbell-walsh urology. 12th ed. Holand: Elsevier, 2020.

[3] 中国抗癌协会小儿肿瘤专业委员会. 儿童肾母细胞瘤诊断治疗建议 (CCCG-WT-2016). 中华儿科杂志，2015, 55 (2): 90-94.

[4] 杨文萍，武海燕，张文，等. 儿童肾母细胞瘤病理诊断共识. 中华病理学杂志，2017, 46 (3): 149-154.

[5] 中国抗癌协会儿科专业委员会，中华医学会儿科学分会血液学组. 儿童肾肿瘤多中心协作方案诊治随访报告. 中华儿科杂志，2016, 54 (11): 808-813.

[6] ALDRINK JH, HESTON TE, DASGUPTA R, et al. American Pediatric Surgical Association Cancer Committee. Update on Wilms tumor. J Pediatr Surg, 2019, 54 (3): 390-397.

[7] CALDWELL BT, WILCOX DT, COST NG. Current

management for pediatric urologic oncology. Adv Pediatr, 2017, 64 (1): 191-223.

[8] 刘超, 宋宏程, 张潍平, 等. 保留肾单位手术治疗儿童肾细胞癌. 中华小儿外科杂志, 2017, 38 (10): 740-743.

[9] 张娜, 屈彦超, 曾骐. 七例儿童早期肾母细胞瘤术后单纯肺转移的诊疗. 中华小儿外科杂志, 2018, 39 (1): 53-56.

[10] CHARLTON J, IRTAN S, BERGERON C, et al. Bilateral Wilms tumour: a review of clinical and molecular features. Expert Rev Mol Med, 2017, 19: e8.

[11] FERNANDEZ CV, MULLEN EA, CHI YY, et al. Outcome and prognostic factors in stage III favorable-histology Wilms tumor: a report from the Children's Oncology Group Study AREN0532. J Clin Oncol, 2018, 36 (3): 254-261.

[12] DIX DB, SEIBEL NL, CHI YY, et al. Treatment of stage Ⅳ favorable histology Wilms tumor with lung metastases: A report from the Children's Oncology Group AREN0533 Study. J Clin Oncol, 2018, 36: 1564.

[13] VUJANIĆ GM, D'HOOGHE E, POPOV SD, et al. The effect of preoperative chemotherapy on histological subtyping and staging of Wilms tumors: The United Kingdom Children's Cancer Study Group (UKCCSG) Wilms tumor trial 3 (UKW3) experience. Pediatr Blood Cancer, 2019, 66 (3): e27549.

第3节 肾脏良性肿瘤

一、多房性囊性肾瘤

多房性囊性肾瘤(multilocular cystic nephroma)是一种少见的肾脏良性肿瘤,由多个液体囊腔构成,50% 发生在 5 岁以下,男性占 60%~70%,均为单侧。多以腹部肿物就诊,也可影像学检查偶然发现。肿瘤大体标本切面边界清晰、包膜完整、由大小不等的囊腔组成,直径数毫米至数厘米。肾实质受压如同其他肾肿瘤。因属良性病变,单纯肾切除治疗即可。如欲做肾部分切除,需有术中病理证实无肿瘤残留和除外囊性部分分化性肾母细胞瘤,否则可能局部复发。

二、婴儿骨化性肾瘤

婴儿骨化性肾瘤(ossifying renal tumor of infancy)是小儿肾脏肿瘤中的罕见病理类型,为良性病变,多见于婴幼儿,临床表现多以腹部包块就诊,也可以无痛性间断或持续肉眼血尿为主要症状。B 超可以确定肾脏一极肿物向肾盂或肾盏生长,实性,有钙化。静脉肾盂造影(intravenous pyelography,IVP)可见肾内团块状高密度影。CT 检查见肾盂、肾盏部位肿瘤内骨样钙化如鹿角状结石,且伴肾盂、肾盏扩张,CT 增强提示境界清楚的肿块,强化不明显,中央见骨化灶。病理学检查可见肿瘤呈结节状或不规则形,灰粉、灰白间散在淡褐色。切面肿物常位于肾盂、肾盏内,与肾乳头粘连,并从肾乳头尖端伸入肾盏内,局部质软或囊性变,可见出血,无坏死。肿瘤主要由骨样基质、成骨样细胞和梭形细胞组成。

在以往报道的病例中,患儿均预后良好,无复发或转移,存活时间从 7 个月到 23 年不等。因此,术中尽可能保留肾脏是该病的治疗原则。手术方法宜根据肿瘤部位采取部分肾切除或肾盂切开肿瘤切除术。

三、后肾腺瘤

后肾腺瘤(metanephric adenoma,MA)是一种罕见的肾脏上皮源性肿瘤。目前文献报道不足 200 例,其中儿童占 20%,且多为个案报道。可发病于任何年龄,目前文献报道最小发病年龄 5 个月,最大 83 岁,但以中年人 50~60 岁为主,尤其好发于中年女性,男女比例为 1∶2。多以腹痛、血尿、腹部包块等表现就诊。B 超多表现为单发、类圆形、边界清楚的低回声、等回声或高回声实质性肿块影,小者多见于肾皮质边缘靠近肾包膜,可明显凸向包膜外,大者占据局部皮髓质并挤压肾盂、肾盏变形,肿瘤有血供或少血供。CT 平扫表现为实质性肿块,边界清晰,无或有假包膜,肿块内部欠均匀,少数患儿肿块内部还可见出血、坏死液化区,CT 增强后大部分肿瘤实质部分不均匀强化,但强化程度弱于周围肾实质。后肾腺瘤可发生于肾脏的任何部位,但均与周围组织界限清楚;切面实性,灰白黄不同,质软硬不同,约 20% 的肿瘤内有钙化,10% 的肿瘤内有小囊腔,可有出血、坏死。光镜下细胞小,无异型性,无或罕见核分裂象,可见沙砾体,瘤细胞密集排列呈腺泡和小管样,可形成乳头状结构、微囊结构、肾小球样及花蕾样结构,后两者形态是本病所具有的独特结构,具有诊断和鉴别诊断的价值。关于后肾腺瘤的生物学行为,目前国内外绝大多数学者专家认为后肾腺瘤是良性肿瘤,根据肿瘤大小、位置及对侧肾脏功能可选择肾脏切除或保留肾单位的肿瘤切除术。

诊治要点

- 儿童最常见的肾脏恶性肿瘤为肾母细胞瘤，其他包括肾透明细胞肉瘤、肾脏恶性横纹肌样瘤和肾细胞癌等。常见的良性肿瘤包括囊性肾瘤、婴儿骨化性肾瘤、后肾腺瘤等。
- 常见的临床症状包括腹部包块、血尿、发热、腹痛等。常用的检查手段包括腹部超声及CT，胸部X线或CT，骨X线或骨扫描，头部CT或MRI，泌尿系X线检查及静脉尿路造影等。
- 病理诊断为确诊依据。
- 目前国际上，对于常见的肾母细胞瘤等大部分恶性肿瘤，均采用手术+化疗+放疗的综合治疗。北美与欧洲采用的临床分期及相应的治疗方案有区别，但患者的总体治疗效果接近。对于肾脏良性肿瘤，治疗手段以单纯手术切除为主。
- 儿童肾脏良性肿瘤预后好。恶性肿瘤的预后与临床分期、组织学分型、发病年龄、分子学标记等密切相关。
- 对于肾恶性肿瘤，寻找新的预后判断因子更好地对患者分层、进行更加针对性的治疗，是目前国内外学者工作的重点。

（王冠男）

参考文献

[1] 黄澄如, 孙宁, 张潍平. 实用小儿泌尿外科学. 北京: 人民卫生出版社, 2006.

[2] WEIN AJ, KAVOUSSI LR. Campbell-walsh urology. 12th ed. Holand: Elsevier, 2020.

[3] BENSON M, LEE S, BHATTACHARYA R, et al. metanephric adenoma in the pediatric population: diagnostic challenges and follow-up. Urology, 2018, 120: 211-215.

第二十三章　神经母细胞瘤

第 1 节　基因与分子生物学

神经母细胞瘤是儿童早期相对常见的实体瘤，儿童(<18 岁)发病率为 4~9/100 万。在进行疾病筛查的国家中发现了更高的发病率，但所确定的额外病例大多是无症状的局部神经母细胞瘤，几乎没有临床意义。神经母细胞瘤的异质性经常导致治疗和预后咨询的混乱。虽然许多人认为神经母细胞瘤预后不良，但必须指明指的是哪种特定类型的神经母细胞瘤。一般而言，在婴儿(<18 个月)中发现的局部神经母细胞瘤，没有高风险遗传畸变，使用最小的治疗也可以获得非常好的结果。婴儿的一些转移的神经母细胞瘤(INSS 4S 期)即使不进行治疗也可以自发消退，但这些婴儿的转移部位必须局限于皮肤、肝脏和骨髓(<10% 的异常细胞)。必须仔细区分好和坏的神经母细胞瘤风险，避免不必要的治疗。

神经母细胞瘤起源于神经嵴的嗜铬细胞，发病是沿着这些细胞在胚胎发育过程中迁移的路径。由于嗜铬细胞沿着椎旁或主动脉旁路径(也称为主动脉旁体的交感神经干——Zuckerkandl 链)移动，然后扩散到肾上腺的髓质，所以肿瘤主要来自颈部、后纵隔、腹膜后或肾上腺。大多数神经母细胞瘤是由于在器官早期发育过程中发生基因的偶发性变化，只有极少数患者(1%~2%)是由于种系遗传发展成神经母细胞瘤，被称为家族性神经母细胞瘤，并且通常以具有不完全外显率的常染色体显性模式遗传。这组患者通常早期发展为肿瘤；有神经母细胞瘤的阳性家族史；有多个主要部位如双侧肾上腺受累；并且有趣的是，在同一家族中，有肿瘤形式(良性和恶性)的多样性和异质性，他们中的一些人对针对性治疗反应极好。

（一）家族性神经母细胞瘤

发现的第一个家族性神经母细胞瘤基因是染色体 4p13 上的配对状同源框 2B(paired-like homeobox 2b，*PHOX2B*)基因。*PHOX2B* 基因是自主神经系统的主要发育调节因子，这种遗传性异常占家族性神经母细胞瘤病例的 6%~10%。种系 *PHOX2B* 基因突变的患者可能有其他神经嵴相关疾病，包括先天性中枢性低通气综合征(congenital central hypoventilation syndrome，CCHS)和先天性巨结肠症。大多数 CCHS 患者具有 PHOX2B 的聚丙氨酸重复突变。

最常见的家族性神经母细胞瘤相关基因是染色体 2p23.2 上的间变性淋巴瘤激酶(anaplastic lymphoma kinase，ALK)。正常的 *ALK* 基因通过协调特定的神经嵴功能来控制神经发育。*ALK* 的异常激活可以通过形成异常融合基因、突变或扩增引起。但在家族性神经母细胞瘤中，它主要由种系错义突变引起。*ALK* 基因的酪氨酸激酶结构域中的三个不相关的错义突变即 G1128A、R1192P 和 R1275Q，分别占家族性神经母细胞瘤的大多数病例。*ALK* 突变和扩增也可以在扩散性神经母细胞瘤中发生，并且约占病例的 10%~14%。

染色体 1p36 上的驱动蛋白家族蛋白 1B(recombinant kinesin family 1Bβ，KIF1Bβ)基因是肿瘤抑制基因，其通常对于介导神经嵴细胞凋亡，神经元的发育、活动和功能是必需的。种系突变与神经嵴肿瘤的发展相关，例如神经母细胞瘤、节细胞神经瘤、嗜铬细胞瘤，甚至是非神经嵴相关肿瘤，如平滑肌肉瘤和肺腺癌。

（二）遗传性遗传疾病中神经母细胞瘤的遗传易感性

其他来自家族性神经母细胞瘤的遗传性综合征会增加患神经母细胞瘤的机会。最常见的是与大鼠肉瘤(rat sarcoma，*RAS*)基因信号转导途径及其下游丝裂原活化蛋白(mitogen-activated protein，MAP)激酶途径相关的基因。RAS 蛋白是神经嵴细胞生长、分化、成熟和存活的重要调节因子。遗传性 *RAS* 基因突变与克斯提洛氏弹性蛋白缺陷症(Costello syndrome)、努南综合征(Noonan syndrome)、花豹综合征(leopard syndrome)和神经纤维瘤病1型相关。*RAS* 突变也是高危神经母细胞瘤的预测因子。

其他重要的癌症易感基因包括 *TP53* 突变,也称为利 - 弗劳梅尼综合征(Li-Fraumeni syndrome)。*TP53* 是一种主要的肿瘤抑制基因,其功能丧失将导致多种癌症类型的发展,包括同一个人和他 / 她的家庭中的神经母细胞瘤。如上所述,先天性中枢性低通气综合征(congenital central hypoventilation syndrome,CCHS)和 ROHHAD 综合征(快速发作的肥胖,下丘脑功能障碍、低通气和自主神经功能障碍)是 *PHOX2b* 基因突变的罕见疾病,其中约 20% 可能发展成神经母细胞瘤、节细胞神经母细胞瘤瘤或节细胞神经瘤。贝 - 维综合征(Beckwith-Wiedemann syndrome,BWS)是一种与半身肥大性巨大儿、巨舌症和腹部中线缺陷相关的身体过度生长疾病。它是一种表观遗传性疾病,影响染色体 11p15.5 上印迹基因的甲基化模式,导致单亲二体性,最终结果是破坏肿瘤抑制基因 *CKDN1C* 的功能,导致不受控制的细胞增殖。BWS 儿童易患肾母细胞瘤、肝母细胞瘤和神经母细胞瘤。另外,家族性的副神经节瘤或嗜铬细胞瘤儿童也可能易患神经母细胞瘤,这些患者在 *EZH2* 或 *SDHB* 基因中发现突变。最后,范科尼贫血(Fanconi anemia,FA)是一种罕见的染色体不稳定性疾病,它涉及负责 DNA 修复功能的各种补体蛋白基因,当细胞暴露于有丝分裂原时易于产生染色体断裂。其中,最常见的致癌突变基因是 *BRIP1*、*BRCA2* 和 *PALB2A*。它通常表现为再生障碍性贫血,但也增加神经母细胞瘤和其他肿瘤发生的机会。

(三) 散发性神经母细胞瘤的遗传易感性

通过使用大量单核苷酸多态性(single nucleotide polymorphism,SNP)对具有健康对照的神经母细胞瘤患者样本进行全基因组关联分析(genome wide association study,GWAS)的国际合作,现已发现许多可能导致散发性神经母细胞瘤发展的遗传变体。染色体 6p22 上的 CASC-15 和 NBAT-1 是一对有义 / 反义长链非编码 RNA(long non-coding RNA,lncRNA),其作为肿瘤抑制因子并且与高风险 *MYCN* 扩增的 4 期神经母细胞瘤相关。*KIF15*(内含子区域中的变体 rs80059929)与具有 *MYCN* 扩增的高风险神经母细胞瘤显著相关。染色体 2q35 中的 *BARD1* 基因与 *AURKA* 相互作用以稳定 MYCN 蛋白是另一种与高风险神经母细胞瘤相关的候选基因变体。染色体 11p15.4 上的 *LMO1* 基因与白血病发生有关。其功能变异等位基因(rs110419)的获得在发展神经母细胞瘤中的风险比正常对照高 10%,但变体(rs2168101)在健康对照中更普遍。*LMO1* 仅与 *MYCN* 非扩增、高风险神经母细胞瘤相关。*NEFL* 和 *CDKN1B* 也使儿童易患高危神经母细胞瘤。*HACE1* 和 *LIN28B* 是与癌症发展相关的常见基因,并且已经显示其在高风险神经母细胞瘤中过表达。*HACE1* 是肿瘤抑制基因,LIN28B 通过抑制 miRNA let-7 和增加 AURKA 表达来增加 MYCN 表达。染色体 1q21.1 上的 *NBPF23* 是神经母细胞瘤的另一种诱发因素。相反,*DUSP12*、*HSD17B12*、*DDX4* 和 *IL31RA* 的遗传变异与低风险神经母细胞瘤相关。此外,许多其他基因变体如 *CHEK2*、*PINK1*、*PALB2*、*APC*、*BRCA2* 和 *SMARCA4* 都被发现与神经母细胞瘤发展有关。可惜这些 GWAS 数据主要来源于由白种人患者组成的数据库,这些变异对其他种族群体的意义仍有待验证。

(陈志峰)

参考文献

[1] NAKATA K, ITO Y, MAGADI W, et al. Childhood cancer incidence and survival in Japan and England: A population-based study (1993-2010). Cancer Sci, 2018, 109 (2): 422-434.

[2] BERTHOLD F, SPIX C, KAATSCH P, et al. Incidence, survival, and treatment of localized and metastatic neuroblastoma in Germany 1979-2015. Paediatr Drugs, 2017, 19 (6): 577-593.

[3] IEHARA T, HIYAMA E, TAJIRI T, et al. Is the prognosis of stage 4s neuroblastoma in patients 12 months of age and older really excellent？ Eur J Cancer, 2012, 48 (11): 1707-1712.

[4] BRODEUR GM. Spontaneous regression of neuroblastoma. Cell Tissue Res, 2018, 372 (2): 277-286.

[5] ZHANG D, IGHANIYAN S, STATHOPOULOS L, et al. The neural crest: a versatile organ system. Birth Defects Res C Embryo Today, 2014, 102 (3): 275-298.

[6] BARR EK, APPLEBAUM MA. Genetic predisposition to neuroblastoma. Children (Basel), 2018, 5 (9): 119.

[7] TOLBERT VP, COGGINS GE, MARIS JM. Genetic susceptibility to neuroblastoma. Curr Opin Genet Dev, 2017, 42: 81-90.

[8] TROCHET D, BOURDEAUT F, JANOUEIX-LEROSEY I, et al. Germline mutations of the paired-like homeobox 2B (*PHOX2B*) gene in neuroblastoma. Am J Hum Genet, 2004, 74 (4): 761-764.
[9] MOSSE YP, LAUDENSLAGER M, LONGO L, et al. Identification of ALK as a major familial neuroblastoma predisposition gene. Nature, 2008, 455 (7215): 930-935.
[10] PHILPOTT C, TOVELL H, FRAYLING IM, et al. The NF1 somatic mutational landscape in sporadic human cancers. Hum Genomics, 2017, 11 (1): 13.
[11] KAMIHARA J, BOURDEAUT F, FOULKES WD, et al. Retinoblastoma and Neuroblastoma Predisposition and Surveillance. Clin Cancer Res, 2017, 23 (13): e98-e106.
[12] DURINCK K, SPELEMAN F. Epigenetic regulation of neuroblastoma development. Cell Tissue Res, 2018, 372 (2): 309-324.
[13] WANG K, DISKIN SJ, ZHANG H, et al. Integrative genomics identifies LMO1 as a neuroblastoma oncogene. Nature, 2011, 469 (7329): 216-220.
[14] CAPASSO M, DISKIN S, CIMMINO F, et al. Common genetic variants in NEFL influence gene expression and neuroblastoma risk. Cancer Res, 2014, 74 (23): 6913-6924.

第2节 病理分型与临床特点

一、病理分型

1. 基本组织学类型 包括神经母细胞瘤(neuroblastoma,NB)、节细胞神经母细胞瘤(ganglioneuroblastoma,GNB)、节细胞神经瘤(ganglioneuroma,GN)三个基本组织学类型。

2. Shimada分类 新修订的神经母细胞瘤病理学国际分类方案中,将神经母细胞瘤分为4个组织病理类型,即NB型(雪旺基质贫乏型)、GNB混杂型(雪旺基质丰富型)、GN(雪旺基质为主型)成熟型、GNB结节型(包括雪旺基质贫乏型和雪旺基质丰富型)。前三型代表了神经母细胞瘤的成熟过程,最后一型为多克隆型。

3. 预后分级 ①预后良好组(FH):年龄<1.5岁,弱分化或分化中的NB型,核碎裂指数(MKI)低或中;年龄1.5~5岁,分化中的NB型,MKI低;GNB混杂型;GN型。②预后不良组(UFH):NB型,MKI高;NB型,MKI中,年龄1.5~5岁;未分化或分化差的NB型,年龄1.5~5岁;所有>5岁NB型;GNB结节型。③核分裂MKI:低,<100/5 000瘤细胞;中等,100~200/5 000瘤细胞;高,>200/5 000瘤细胞。

二、临床表现与诊断

(一)临床表现

神经母细胞瘤的症状和体征与潜在的疾病状态有关。局部神经母细胞瘤可能相对无症状,当患有其他伴随的疾病时可偶然检测到肿瘤。如果肿瘤来自上胸部区域,一些患者可能出现顽固性咳嗽,脊柱侧弯或神经受压的迹象,如霍纳综合征(Horner syndrome)。然而,霍纳综合征通常很难被发现,并且通常是手术切除肿瘤后的结果。一些椎旁神经母细胞瘤可能导致运动神经麻痹、感觉神经缺损、肠道和泌尿控制丧失。

转移性神经母细胞瘤通常具有明显的体征和症状,如发热、腹痛或由于骨转移引起的骨痛。骨痛可能被误诊为生长性疼痛或反应性滑膜炎,并且可能非常严重,因此受影响的儿童拒绝步行或跛行。偶尔,眶周转移伴有眼部和面部静脉阻塞,会导致瘀斑和突眼似的"浣熊眼"。尽管骨髓浸润是一种相对常见的发现,但全血细胞减少症并不常见,并且经常检测到的异常是贫血。一小部分患者可能出现高血压,这是由于肾上腺肿瘤导致肾动脉拉伸或压迫导致肾素-血管紧张素系统激活。与嗜铬细胞瘤不同,神经母细胞瘤中儿茶酚胺的释放增加本身很少引起高血压。由于真正的肝脏转移或图像伪影导致肝脏受累的错误印象,一些患者可能被误认为患有原发性肝肿瘤。

副肿瘤病如斜视性眼阵挛-肌阵挛综合征(opsoclonus-myoclonus syndrome)仅发生在约1%~2%的神经母细胞瘤患者中,神经母细胞瘤通常是局部的。它们有各种异常的运动和认知特征,有或没有跳舞运动。这组患者通常具有与神经母细胞瘤相关的非常好的预后,但具有相对较差的神经性后遗症。神经学后果是由于身体产生针对包括神经母细胞瘤在内的神经组织的自身抗体。这是有些患者的神经母细胞瘤在诊断时已经消失或分化的方式。治理方向应旨在通过使用免疫抑制剂来遏制神经损伤。皮质类固醇可能有所帮助,但有些患者可能需要抗CD20来控制神经功能恶化。

另一种副肿瘤病是由神经母细胞瘤分泌的血管活性肠肽(vasoactive intestinal peptide,VIP)引起的持续性腹泻。患者可能在起病时甚至在治疗期间患有难治性水样腹泻，必须与其他胃肠道疾病相区别，如中性粒细胞减少性结肠炎（炎症）或细菌/病毒性胃肠。

（二）诊断

传统上，神经母细胞瘤的诊断基于组织学和影像学特征。组织学标本可以通过原发性肿瘤或涉及淋巴结的活组织检查获得。而在骨髓转移患者中，通过环钻活检进行骨髓穿刺也可达到目的。环钻活检的骨髓穿刺必须在两个不同的部位进行，以充分评估骨髓状态。在组织学上，低分化的神经母细胞瘤表现为小的蓝色圆形细胞，可能难以与其他肿瘤类型区分。另外的形态特征是存在被称为纤维状基质的假花环（或荷马-赖特玫瑰花结）的细胞簇。有助于确诊的免疫组织化学染色标志物包括神经元特异性烯醇化酶（neuron specific enolase，NSE）、S-100和嗜铬粒蛋白。Shimada标准过去曾被用于预后，它基于施万细胞（Schwann cell）基质的量、结节性、成神经细胞分化、有丝分裂-核碎裂指数和钙化的存在与否。目前已逐渐被遗传预后标志物取代。

除组织学发现外，尿液中香草扁桃酸（vanillylmandelic acid，VMA）和高香草酸（homovanillic acid，HVA）形式的儿茶酚胺降解产物的检测也是可靠的诊断测试，也可以用作监测标记。但必须要注意的是，大约10%~15%的神经母细胞瘤患者具有正常的尿VMA和HVA水平。NSE的血清水平在中国被用作监测标志物而不是尿液VMA和HVA，NSE的缺点是它不是特异性标志物，因此假阳性率相对较高。

基于婴儿的尿VMA和HVA作为指标，尝试对神经母细胞瘤进行人群筛查。参与本研究的国家中神经母细胞瘤的发病率增加。然而，它未能识别患有低或高风险疾病的儿童，高风险患者的发病率保持不变。筛查主要是挑选了患有局部疾病的儿童，这些疾病可以自发消退。因此，大多数中心都放弃了这种筛选做法。

胸部和腹部X射线可显示胸部或腹部的中线与钙化的质量交叉。超声检查通常是筛查工具，尤其适用于腹部肿块患者。肿块通常具有钙化的固体异质团块的外观。为了获得更确定的图像，可以进行CT或MRI检查。CT扫描的操作时间短得多，对于年龄较小的儿童来说更容易，并且能更好地检测钙化。MRI不具有电离辐射，并且对于软组织具有更好的分辨率，因此对于评估神经和血管受累是有优势的。然而，在非合作的幼儿中，可能需要深度镇静，因为MRI需更长的手术时间，否则时刻伪影可能会影响图像质量，并且可能产生难以解释的图像。

CT和MRI都是检测结构异常的方法，但无法判断病变是否有活性。功能成像如锝-99m（^{99m}Tc）骨闪烁扫描是评估活跃骨转移的良好工具。但对于新发现的或发炎的骨性病变，骨扫描会产生假阳性结果。含有或不伴有CT扫描的^{18}F-FDG PET可以检测软组织和骨中的活动性肿瘤。但它是非特异性的，活跃的炎症组织可以产生假阳性结果。

间碘苄胍显像（metaiodobenzylguanidine scintigraphy，MIBG显像）利用放射性^{123}I或^{131}I作为示踪剂，并且对神经内分泌肿瘤具有特异性，包括神经母细胞瘤、副神经节细胞瘤和嗜铬细胞瘤。MIBG是去甲肾上腺素的类似物，可以被其转运蛋白摄取，并且在>90%的神经母细胞瘤中呈阳性。从理论上讲，^{123}I-MIBG更敏感，但半衰期更短，因此，许多中心仍然使用^{131}I-MIBG，因为保质期更长，成本更低。MIBG显像可有效区分活动性病变与瘢痕或分化病变。改良的居里评分和国际儿科肿瘤学欧洲神经母细胞瘤（SIOPEN）评分是最常用的两种半定量评估，基于不同身体部位的MIBG亲和力分布制定。两项评分在预测结果方面显示出相似的预后价值，特别是对于高风险神经母细胞瘤的化疗后反应。

^{68}Ga-DOTATOC是生长抑素类似物的一种形式，可以检测生长抑素受体阳性的神经内分泌肿瘤。^{68}Ga-DOTATATE比^{123}I-MIBG更敏感，适合单日检查。

（陈志峰　马晓莉）

参考文献

[1] SHIMADA H, UMEHARA S, MONOBE Y, et al. International neuroblastoma pathology classification for prognostic evaluation of patients with peripheral neuroblastic tumors: a report from the Children's Cancer Group. Cancer, 2001, 92 (9): 2451-2461.

[2] PEUCHMAUR M, D'AMORE ES, JOSHI VV, et al. Revision of the International Neuroblastoma Pathology Classification: confirmation of favorable and unfavorable prognostic subsets in ganglioneuroblastoma, nodular. Cancer, 2003, 98 (10): 2274-2281.

[3] TESHIBA R, KAWANO S, WANG LL, et al. Age-dependent prognostic effect by Mitosis-Karyorrhexis Index in neuroblastoma: a report from the Children's Oncology Group. Pediatr Dev Pathol, 2014, 17 (6): 441-449.

[4] GORMAN MP. Update on diagnosis, treatment, and prognosis in opsoclonus-myoclonus-ataxia syndrome. Curr Opin Pediatr, 2010, 22 (6): 745-750.

[5] BEINFELD MC, BRICK PL, HOWLETT AC, et al. The regulation of vasoactive intestinal peptide synthesis in neuroblastoma and chromaffin cells. Ann N Y Acad Sci, 1988, 527: 68-76.

[6] CHEUNG NK, HELLER G, KUSHNER BH, et al. Detection of metastatic neuroblastoma in bone marrow: when is routine marrow histology insensitive？ J Clin Oncol, 1997, 15 (8): 2807-2817.

[7] SHIMADA H, CHATTEN J, NEWTON WA, et al. Histopathologic prognostic factors in neuroblastic tumors: definition of subtypes of ganglioneuroblastoma and an age-linked classification of neuroblastomas. J Natl Cancer Inst, 1984, 73 (2): 405-416.

[8] TUCHMAN M, MORRIS CL, RAMNARAINE ML, et al. Value of random urinary homovanillic acid and vanillylmandelic acid levels in the diagnosis and management of patients with neuroblastoma: comparison with 24-hour urine collections. Pediatrics, 1985, 75 (2): 324-328.

[9] PLANCHE V, BROCHET C, BAKKOUCH A, et al. Importance of hemolysis on neuron-specific enolase measurement. Ann Biol Clin (Paris), 2010, 68 (2): 239-242.

[10] SIMON T, HERO B, HUNNEMAN DH, et al. Tumour markers are poor predictors for relapse or progression in neuroblastoma. Eur J Cancer, 2003, 39 (13): 1899-1903.

[11] SHINAGAWA T, KITAMURA T, KATANODA K, et al. The incidence and mortality rates of neuroblastoma cases before and after the cessation of the mass screening program in Japan: A descriptive study. Int J Cancer, 2017, 140 (3): 618-625.

[12] KIM YY, SHIN HJ, KIM MJ, et al. Comparison of effective radiation doses from X-ray, CT, and PET/CT in pediatric patients with neuroblastoma using a dose monitoring program. Diagn Interv Radiol, 2016, 22 (4): 390-394.

[13] DHULL VS, SHARMA P, PATEL C, et al. Diagnostic value of ^{18}F-FDG PET/CT in paediatric neuroblastoma: comparison with 131I-MIBG scintigraphy. Nucl Med Commun, 2015, 36 (10): 1007-1013.

[14] International Society of Pediatric Oncology, Italian Society of Radiology and Nuclear Medicine, Italian Society of Biology and Nuclear Medicine, et al. Ⅳ th International Workshop in Pediatric Oncology: "The role of MIBG in therapy, diagnosis, and monitoring of neuroblastoma". Rome, Italy, September 22 and 23, 1986. Proceedings. Med Pediatr Oncol, 1987, 15 (4): 157-228.

[15] LOPCI E, PICCARDO A, NANNI C, et al. ^{18}F-DOPA PET/CT in neuroblastoma: comparison of conventional imaging with CT/MR. Clin Nucl Med, 2012, 37 (4): e73-78.

第 3 节　分期、治疗反应和预后因素

(一) 分期

最初有 4 个神经母细胞瘤分期系统，随后由儿童癌症研究组（CCSG）的 Audrey Evans 开发的分期系统得到更广泛的应用。Evans 的分期主要在区分局部肿瘤的风险组方面具有优势。18 个月以上儿童的转移性疾病，预后都很差。一小部分患有广泛淋巴结转移（即颈、腋窝、胸、腹、骨盆）而不影响其他远处部位的患者可以比其他 4 期患者预后好得多。有些人将这类仅有淋巴结转移的儿童归为 4N 期。随后，国际神经母细胞瘤研究组分期（INSS）根据是否涉及同侧或对侧区域淋巴结的参与，进一步将 2 期细分到 2a 期和 2b 期来改进 Evans 的分期。它通过使用阿拉伯数字而不是罗马数字来区分 Evans 的分类。因此，人们必须注意他们引用的数字系统，它代表不同的分期系统。另一个常见错误是，对于阶段 3，中线交叉通常是指对侧的椎体外边缘。然而，Evans 和 INSS 分期系统主要基于手术预先确定的状态，并且可能受到外科医生的能力和态度的影响。鉴于此，开发了国际神经母细胞瘤风险组（INRG）分期系统。它使用图像定义风险因子（image definition risk factor，IDRF）作为定义局部神经母细胞瘤而非手术可切除性的关键。IDRF 主要是指肿瘤包裹主要血管或神经；在一个难以接近手术的区域；或侵入重要结构，如神经孔。INRG 分期可能有助于在不同的国际研究组中更好地比较患者的结果。

近年来，已经鉴定了另一种称为“4N 期”的神经母细胞瘤的独特临床亚组。这些儿童的远处转移仅限于淋巴结，通常是具有更好生物学标记的年轻患者，如没有 *MYCN* 扩增。他们的预后比其他 4 期骨和骨髓转移患者好得多。

(二) 治疗反应及预后因素

神经母细胞瘤以其表型异质性而闻名。尽管使

用了所有现有的治疗策略，结果可以从没有治疗的自发消退，到经过强烈治疗后的复发，从100%存活，到最差的存活。大约65%的神经母细胞瘤患儿患有高危转移性疾病，其长期存活率从20%到50%不等，具体取决于可用的治疗方案。另一方面，即使在低强度治疗下，具有局部疾病而没有不良遗传畸变的患者也可以实现接近100%的总体存活率。因此，治疗结果的任何比较都应将各种风险组分开，以反映实际情况。

体细胞突变在神经母细胞瘤中不常见，相对更常见的突变是间变性淋巴瘤激酶(ALK)，蛋白酪氨酸磷酸酶非受体11型(protein tyrosine phosphatase non receptor type-11，PTPN11)，α-地中海贫血X连锁智力障碍(alpha thalassemia X-linked intellectual disability syndrome，ATRX)，NRAS和MYCN。除4期疾病外，*MYCN*扩增仍是大多数阶段神经母细胞瘤最重要的遗传标记。因此，在诊断时检查MYCN状态至关重要。优选的方法是通过荧光原位杂交(fluorescent in situ hybridization，FISH)，将>10拷贝定义为扩增的截止值。3~5个拷贝的患者可以改变超二倍体。与急性淋巴细胞白血病相似，DNA倍体在神经母细胞瘤中也具有预后意义。超二倍体改变与良好的神经母细胞瘤风险相关；二倍体或亚二倍体变化和节段染色体畸变与较差的预后相关。节段染色体畸变意味着染色体缺失、增加或易位。相对更常见的节段染色体畸变是1p缺失、11q缺失和17q重复。

众所周知，一些高风险神经母细胞瘤的幸存者可能会发展成第二原发肿瘤或肿瘤，最初认为与强化化疗有关。最新证据表明，实际上神经母细胞瘤患者在发展第二原发肿瘤方面比健康对照的发病率高得多，无论他们是否患有高风险或低风险疾病。这表明除了常规细胞毒性治疗外，某种形式的遗传易感性可能导致这种事件。最近，发现两种DNA修复基因变体*XRCC3*(rs861539)和*MSH2*(rs17036651)与神经母细胞瘤患儿中第二原发肿瘤的发生相关，但需要使用较大样本的数据集进行进一步验证。

(陈志峰 赵 强)

参考文献

[1] MORGENSTERN DA, LONDON WB, STEPHENS D, et al. Metastatic neuroblastoma confined to distant lymph nodes (stage 4N) predicts outcome in patients with stage 4 disease: A study from the International Neuroblastoma Risk Group Database. J Clin Oncol, 2014, 32 (12): 1228-1235.

[2] PINTO NR, APPLEBAUM MA, VOLCHENBOUM SL, et al. Advances in risk classification and treatment strategies for neuroblastoma. J Clin Oncol, 2015, 33: 3008-3017.

[3] COHN SL, PEARSON ADJ, LONDON WB, et al. The International Neuroblastoma Risk Group (INRG) classification system: an INRG Task Force report. J Clin Oncol, 2009, 27: 289-297.

[4] PARK JR, BAGATELL R, COHN SL, et al. Revisions to the international neuroblastoma response criteria: a consensus statement from the National Cancer Institute Clinical Trials Planning Meeting. J Clin Oncol, 2017, 35: 2580-2587.

[5] APPLEBAUM MA, HENDERSON TO, LEE SM, et al. Second malignancies in patients with neuroblastoma: the effects of risk-based therapy. Pediatrc Blood Cancer, 2015, 62: 128-133.

第4节 治疗原则

(一) 外科管理

1. 手术原则 如果存在先天性神经母细胞瘤，观察可能是最合适的治疗方法。

对于其他低风险肿瘤，手术是治疗的主要手段，局限性病灶的患儿大部分可被手术治愈。

对于高风险神经母细胞瘤患儿，首选外科手术时，INRG术前分期系统排除了外科医师水平等对疾病评估的影响，如果存在IDRF中的一项或多项表征应推迟手术，通过化疗降低手术并发症的危险性后再手术治疗。化疗的应用，提高了高风险神经母细胞瘤患儿手术切除率及治愈率。

2. 手术方式 在神经母细胞瘤外科治疗中，各风险组手术均应以肿瘤完整切除为目标，即使手术可能无法改善总体生存率的患者，也会影响局部复发率(表3-23-1)。

(1)切检：若初诊患者无法明确病理诊断，或者穿刺活检获得的组织无法满足基因分子生物学分析，可考虑对原发灶或转移灶进行手术切检。

(2)部分切除：在保证安全的前提下切除原发灶及区域内转移淋巴结，如果术中判断手术带来的并发症不可以接受，则应争取>90%的部分切除，残留

表 3-23-1　目前推荐的不同危险组治疗方案中的外科原则

分组		治疗
低危组		单纯手术，定期复查
		单纯化疗或化疗 + 手术（有症状、术后进展不可再次手术者）
		不需活检的观察（围产期发现肾上腺小肿物为 NB 型）
中危组		伴或不伴手术的化疗
		手术并定期复查（婴儿 NB 型）
		放疗（只限于紧急治疗）
高危组		强诱导化疗 + 手术 + 干细胞移植支持的超大剂量化疗 + 放疗 + 联合 IL-2/GM-CSF 的抗 GD2 抗体（ch14.18）治疗 + 口服异维 A 酸维持治疗
	4S 期	给予支持治疗的临床观察（生物学预后良好的无症状患儿）
		化疗（有症状患儿、极小的婴儿、生物学预后不好的患儿）
复发	低危组局限性复发	手术 + 术后观察或术后化疗
		化疗，化疗后能手术者手术
	低危组转移性复发	定期复查（适用于婴幼儿中转移灶为 4s 期表现的特征）
		化疗
	中危组局限性复发	手术（完全切除）
		手术加术后化疗（非完全切除者）
	中危组转移性复发	强诱导化疗 + 手术 + 干细胞移植支持的超大剂量化疗 + 放疗 + 联合 IL-2/GM-CSF 的抗 GD2 抗体（ch14.18）治疗 + 口服异维 A 酸维持治疗
	高危组复发	化疗
		单行 ^{131}I-MIBG 放疗或结合其他治疗手段或在其后行干细胞移植
		在挽救性化疗后行第二次自体干细胞移植
	中枢神经系统复发	手术 + 局部放疗
		新的治疗方法

部分术中标记，术后通过放、化疗继续治疗。与手术相关的并发症可能是严重且持久的，包括肠梗阻、粘连带引起的肠梗阻、乳糜胸或乳糜腹、霍纳综合征等。肾损伤或者肾切除术后化疗引起的肾损伤可能导致需要透析的慢性肾衰竭。

(3) 转移灶切除：如果通过化疗使转移灶局限，可行手术切除转移灶，如肝或肺的孤立病灶，颈部转移灶可行广泛淋巴结清扫术。转移淋巴结如无法根治性清除，术后放、化疗同样有效。

3. 手术要点

(1) 麻醉选择：一般为气管插管，静脉复合麻醉。少数病例分离肿瘤时可产生一过性高血压，麻醉医师应予以高度重视并行相应处理。

(2) 切口：后纵隔肿瘤多取后外侧途径经肋间进胸。肾上腺及椎旁肿瘤可行上腹肋缘下横弧形切口。

儿童胸内神经母细胞瘤发病率约占全部儿童神经母细胞瘤的 14%~20%，常起源于椎旁交感神经节链，病变发生在后纵隔的椎旁，也可通过椎间孔向椎管内扩展，该部位的神经母细胞瘤常侵犯邻近组织，如胸椎和肋骨，但极少侵犯肺脏。肿瘤的分离过程应由浅至深，解剖平面应紧贴肿瘤进行，逐步扩大游离平面，“掏洞”式的解剖游离易损伤迷走神经。

右肾上腺神经母细胞瘤的瘤体较大时常向上侵及肝下，亦可侵及肝门，而游离肿瘤的上界常需要仔细将之分离，任何操作不当均有可能撕破肾上腺上静脉，因该静脉极短又直接汇入下腔静脉，可造成难以控制的出血。右侧肾上腺神经母细胞瘤常常挤压下腔静脉，分离时锐性分离较钝性分离更为安全。侵及肾门的肿瘤可向下腔静脉后方和肾血管后方生长,可自下腔静脉分离,有时需将肾上腺肿瘤和肾脏一并翻向对侧,从背侧分离。一般不主张同时切除肾脏,但也应注意防止术中操作损伤肾动脉或其分支,术后导致肾性高血压。

左肾上腺神经母细胞瘤可先自肿瘤的外侧分离,较大的肿瘤往往挤压脾脏并可能有粘连,分离时勿损伤脾脏和脾门血管。位置较高的或较大的肿瘤往往自腹膜后将胰腺尾部推向前方,并伸到左膈脚,分离时注意勿损伤胰尾和脾血管,来自膈下动脉的血管也可自肿瘤的上极进入瘤体,分离该处组织时应边结扎边切。

腹部神经母细胞瘤(包括神经节神经母细胞瘤和神经节细胞瘤)除来源于肾上腺外,有约20%来源于椎旁交感神经节,部分还可经过椎间孔侵入椎管内,形成“哑铃状”,这类患儿除了腹部肿瘤的症状外,还可有神经症状出现,根据椎管内肿瘤大小和侵及脊髓的位置产生相应的症状,严重者会发生瘫痪。

椎旁肿瘤手术游离到椎旁后,要探查肿瘤基底部的范围,因为肿瘤可能累及数个交感神经节,亦可能通过数个椎间孔侵入椎管内,此刻操作要轻柔避免过度牵拉肿瘤,以免伤及脊髓。切除时可自上极或下极开始逐步切断肿瘤和交感神经的起始部,对于基底部广泛者,肿瘤和骶棘肌的粘连可用电凝切断,但是应注意椎管外静脉丛必须妥善止血。

椎管内外哑铃状生长的肿瘤,可先行椎板减压并一期切除椎管内肿瘤,缓解神经压迫症状后再行胸或腹腔肿瘤切除。如已出现脊髓压迫症状,应按亚急症手术处理,切除椎管内肿瘤。当然,如果患儿条件允许,医生的操作又较为熟练,亦可两个手术同时进行。

(3)椎管内肿瘤切除:用脑膜剥离器轻轻地沿肿瘤边缘分离,肿瘤的交通血管必须用双极电凝器电凝后切断,特别需要注意椎间静脉的电凝止血。如果肿瘤质地脆弱、血运丰富,可用神经外科的吸引管边吸引边止血,分块切除肿瘤。部分病例肿瘤可侵入硬膜下间隙,需要剪开硬脊膜,暴露肿瘤和累及的脊神经根,同样以上述方法切除肿瘤。操作前,应请麻醉科医师将患儿取头低位,避免分离肿瘤时蛛网膜破裂脑脊液过多流失,以及因脊髓腔压力下降、相对颅内压高可能发生的脑疝。

(4)椎管内神经母细胞瘤切除术术后并发症:主要为术后的脑脊液渗漏和切口感染,一般由硬脊膜缝合不严密或术后颅内压高引起。脑脊液漏一旦发生,须防止继发椎管内和颅内感染。所以,术中必须严密缝合硬脊膜。

(5)腹膜后淋巴结清除术:原发肿瘤为左侧者需将脾和膈之间的粘连分离,将脾和胰尾一并向内侧翻转,暴露膈肌脚;肿瘤为右侧者,应将十二指肠和胰头一并向内侧游离牵拉,然后廓清自膈下至腹主动脉分叉部的腹主动脉和下腔静脉周围的淋巴结。

转移的淋巴结常常为多发且伴有局部融合,形成原发灶周围局部侵犯转移,完全清除比较困难时,有报道术中可按淋巴结分布的部位分别切取几个淋巴结,用以做组织学检查,并行转移范围标记术后给予放疗,也可取得与手术相近的局部效果。

(二)化疗

对于低危及中危组的患儿,预计短期非强化化疗生存率可以>90%。在某些情况下,可能只需要术后观察而不需要化疗。然而,对于高风险患者,尽管提供了大多数可用的强化治疗,但长期存活率仍然很低。对于低风险患者(INSS 1期或INRG L1,没有差的遗传标记),单独完成手术切除是有疗效的。对于<6个月的小肿瘤(<16ml)无症状婴儿,即使单独观察而不进行手术或活组织检查也是安全的。大多数这些肿瘤会自发消退,然而,必须密切监测进展(即每12周一次),如果肿瘤进展并且患者出现症状,则应给予干预,可以给予以卡铂、长春新碱和依托泊苷为主的低强度化疗。根据可切除性,可以在化疗之前或之后尝试手术。即使是4S期或MS期患者的肿瘤也可以自发消退,但其中60%随着症状进展而迅速发展的患者可能需要某种形式的治疗。风险标记较差的是*MYCN*,11q畸变,二倍体或节段性染色体异常。骨性受累或*MYCN*扩增的患者应被视为高风险。

中间患者由2个亚组组成,一个是没有*MYCN*扩增的局部肿瘤(INSS分期2a、2b或3期,INRG L2)。但它们通常具有未分化的组织学或11q畸变。另一种是<18个月婴儿的转移性疾病(INSS 4期或4S期,INRG期M或MS,组织学不良)。目前的策略是使用非强化疗法进行2~8个周期。建议行肿瘤完全切除,但是当不可能时,留下如椎管内的部分肿瘤是可接受的。如果患者在切除不完全的情况下,且年龄>18个月,则复发的风险很高,因此建议采用放射治疗进行局部控制。

高风险患者为INSS 4期或INRG期M,诊断时年龄>18个月。具有*MYCN*扩增的任何年龄或阶段的患者也属于该类别。一些包括 INSS 3 期或 INRG L2 患者，年龄> 18 个月，病理类型为预后不良型，也曾经被认为是高危组，但现在认为它是不合适的。治疗包括诱导化疗，然后进行手术。诱导化疗可以缩小肿瘤并降低血管分布，也是治疗反应良好的指标。手术后是否需要化疗取决于所采用的治疗方案。对于 SIOPEN-Rapid COJEC 方案，所有化疗都是预先给予的，除非有不完全的反应。但对于 MSKCC N7 和 COG HR 方案，术后可再给予 2~4 个疗程的化疗，然后患者进行自体干细胞移植抢救 1~2 个疗程的清髓治疗，随后可以给予原发肿瘤床和分离的残留骨部位的局部照射。建议通过异维 A 酸诱导细胞分化和抗 GD2 单克隆抗体免疫治疗作为维持治疗。如果采用这种方法，大约 50% 的患者可以治愈。

如果患者无法达到完全反应，额外的化疗可能会提高部分缓解率，但对改善生存率没有影响。化疗的选择取决于前期方案中采用的药物。伊立替康 + 替莫唑胺 ± 长春新碱是常用的救援方案。用 ^{131}I-MIBG 或 ^{177}Lu-DOTATATE 进行免疫治疗或放射性药物治疗等额外治疗可用于在干细胞移植前实现完全反应。

(三) 焦点放射治疗

局部放射治疗可以帮助局部肿瘤控制，如果肿瘤部位不是太多(如 2~3 个部位)也可以根除骨转移。适用于中度风险的较年长儿童，无论是否完全切除，或有局部残留和高风险的患者。

(四) 全身放射治疗

用 ^{131}I 标记的 MIBG 可用于诊断和治疗。其副作用耐受性良好，因此对于化疗难治性疾病患者来说，它是一种很好的选择。根据潜在的疾病状况，反应率从 30% 到 66% 不等。潜在副作用包括血细胞减少和甲状腺疾病，因此必须给予碘化钾以保护甲状腺。最近，发现 ^{177}Lu-DOTATATE 在检测残留活性病变方面比 MIBG 更敏感，并且还可以用于治疗。它可能在未来取代 MIBG。

(五) 造血干细胞移植

通过大剂量化学疗法进行清髓性治疗，然后进行自体造血干细胞移植抢救已被证明可以改善预后。外周干细胞采集也取决于方案，可以在化疗的第 2 疗程(COG)或第 4 疗程(N7)之后。后期收获可能会降低肿瘤细胞污染的风险，影响干细胞的产量。清除干细胞不再被认为是有用的做法。虽然有多种预处理方案，但美法仑被认为是关键成分之一。使用白消安和美法仑调理的单次移植或使用塞替派(thiotepa)和环磷酰胺的串联移植，随后 6 周后使用卡铂、依托泊苷和美法仑均被发现优于单独使用美法仑调节的单次移植。

(六) 促进分化治疗

在自体造血干细胞移植后，患者用异维 A 酸和抗 GD2 抗体免疫疗法的组合进行治疗。异维 A 酸是顺式维 A 酸的一种形式，应该与全反式维 A 酸区分，尽管在神经母细胞瘤中没有测试过这些药物的直接比较。在自体造血干细胞移植后，它可以增强高风险患者的肿瘤细胞分化和改善无事件生存。

(七) 单克隆抗体免疫疗法

超过 99% 的神经母细胞瘤细胞在其表面上表达称为 GD2 的二唾液酸神经节苷脂抗原。这也在传入神经和部分骨髓干细胞中表达。有三种形式的抗 GD2 单克隆抗体已在临床上应用，它们被称为 ch14.18(达妥昔单抗)、ch14.18/cho(达妥昔单抗 β)和 hu3F8。它们可与细胞因子如白细胞介素 -2(interleukin-2，IL-2)或粒细胞 - 巨噬细胞集落刺激因子(granulocyte-macrophage colony-stimulating factor，GM-CSF)一起给予。与 IL-2 和 GM-CSF 一起，ch14.18 在 COG 随机试验中显著改善无事件生存和总体存活。随后的 SIOPEN 研究也证实了 Ch14.18 的优点，但添加 IL-2 似乎没有提高疗效，反而具有更显著的毒性。抗 GD2 单克隆抗体的副作用相对温和，包括发热、过敏反应和导致呼吸窘迫、低血压的毛细血管渗漏综合征。疼痛是最常见的表现，预防性使用肠外阿片类药物加上长时间输注似乎可以最大限度地减少疼痛。即使在先前暴露于抗 GD2 的复发患者中，抗 GD2 免疫疗法仍然有效诱导反应。

(八) 其他形式的免疫疗法

近年来，使用嵌合抗原受体 T 细胞(chimeric antigen receptor T cell，CAR-T 细胞)、单倍体相同的同种异体造血干细胞和同种异体自然杀伤细胞都已经产生过相互矛盾的结果。到目前为止，没有令人信服的证据表明现有的细胞疗法对于体积大的残留或难治性疾病的患者是有效的。对于有骨髓或骨残留疾病的患者，这些方法可能有用，但必须在严格的临床试验环境下进行。

抗击神经母细胞瘤的另一个新兴武器是免疫检查点抑制剂。目前，存在几种形式的这些药剂，包括

PD-1、PDL-1 和 CTLA-4 抑制剂。据推测，如果将其用作其他形式的免疫疗法或细胞疗法的辅助手段，它们可能会有所帮助。目前有几项试验正在验证这一观点。免疫检查点抑制剂与化学疗法的组合必须谨慎使用，化疗可以抑制 T 细胞并使该治疗无效。

(九) 靶向治疗

随着遗传学和分子生物学的进步，近年来神经母细胞瘤的基因组谱更加明确。因此，已经发现了越来越多的神经母细胞瘤治疗靶标。作为一般原则，由于新的替代途径的进化，只有非常少的散发性神经母细胞瘤患者可以通过单一靶向药物具有持久的反应，因此将来可能需要各种靶向药剂的组合混合物。

(十) 针对特定基因和表观遗传事件的靶向治疗涉及神经母细胞瘤

间变性淋巴瘤激酶(*ALK*)基因是在染色体 2p23.1 处发现的，编码胰岛素受体超家族的受体酪氨酸激酶。它最初在间变性 Ki-1 淋巴瘤中被鉴定出来。对于具有 *ALK* 基因突变或扩增的神经母细胞瘤(约 11%~14% 的新诊断病例)，尝试用第 1 代 ALK 抑制剂克唑替尼治疗并不令人满意，尤其是那些具有 F1174L 突变的患者。目前正在评估新一代的 ALK 抑制剂，例如 ceritinib、lorlatinib、ensartinib 和 alecitinib。

MYCN 是一种重要的预后标志物，已被证明能够通过小鼠模型驱动神经母细胞瘤的发展。然而，它没有可靶向的 DNA 结合域。已探索药物间接抑制 MYCN 过表达。这包括 aurora A 或 B 激酶抑制剂。两种 aurora 抑制剂都是细胞周期的细胞周期调节剂。Aurora A 主要调节有丝分裂纺锤体组装和稳定性，并负责中心体和动粒形成。Aurora A 还可以通过防止蛋白酶体降解来延长 MYCN 蛋白的半衰期。另一方面，Aurora B 是 MYCN 的直接转录靶标。含有伊立替康和替莫唑胺的 Aurora A 抑制剂(alisertib)对复发或难治性神经母细胞瘤患儿的反应率为 30%。Pan-aurora 抑制剂 tozasertib 目前可用，但还没有关于神经母细胞瘤的临床数据。另一种方法是通过阻止 MYCN/Max 相互作用来靶向 MYCN 功能。

一些化合物可以在体外抑制分化和凋亡，并在临床前环境中抑制体内肿瘤生长。已经提出了间接靶向 MYCN 的其他潜在方法，它们包括：①抑制溴结构域和末端结构域(BET)蛋白家族，它们是 MYCN 的表观遗传转录调节因子；② MYCN 介导 MDM2 抑制神经母细胞瘤中 p53 活性的 MDM2 表达增加；③抑制多胺途径，它们在支持 MYC 活性中起阳离子伴侣的作用；④抑制由 MYCN 激活的共同下游增殖途径 PI3K/AKT/mTOR。这些方法中的一些已在临床上尝试过，例如使用 DFMO 抑制多胺途径和 mTOR 抑制剂以抑制增殖。两者都取得了有限的成功，需要其他药剂的组合来提高疗效。

神经营养因子受体 TRK 家族包含 TrkA 和 TrkB，存在于不同类型的神经母细胞瘤中。TrKA 风险较低，但 TrKB 存在于高危神经母细胞瘤中。Entrectinib 抑制 ALK 和 TrkB，目前正在进行复发性或难治性神经母细胞瘤患儿的 Ⅰ 期临床试验。

靶向抗凋亡蛋白如 BCL2 抑制剂已经在体外、体内动物研究和临床试验中进行了测试。已经发现这种方法在 *MYCN* 扩增的高风险神经母细胞瘤患者中可能更有效，并且可以用其他靶向药物如 aurora A 激酶抑制剂增强治疗效果。

尽管 RAS-MAPK 途径在原发性神经母细胞瘤中并不常见，但它通常涉及复发患者。近年来已经开发了许多用于临床应用的小分子抑制剂，它们包括 MEK 抑制剂和 CDK4/6 抑制剂。将这两种抑制剂的组合用于具有 RAS-MAPK 或 CDK4/6 途径突变的神经母细胞瘤患者的研究正在进行临床试验。

神经嵴细胞在早期发育阶段的迁移依赖于 Rho 家族 GTP 酶的调节功能，并且接近 40% 的高风险神经母细胞瘤具有失调的 Rho/Rac 信号转导。它是靶向治疗的潜在途径，但尚无关于在神经母细胞瘤中使用 Rho 相关激酶抑制剂的临床数据。

其他来自遗传靶标，调节基因表达的紊乱机制或表观遗传控制已被发现与癌症发展密切相关。其中，已经研究了组蛋白脱乙酰酶抑制剂(例如伏立诺他)，似乎必须与其他形式的治疗如视黄酸、放射疗法或化学疗法组合以获得足够的反应。

(十一) 其他形式的针对性治疗

在每条染色体的末端，存在被称为端粒的重复核苷酸序列。随着每个细胞分裂，体细胞的端粒变短，当它达到临界长度时，细胞感知死亡信号并经历细胞凋亡。因此，它被称为细胞的时钟。然而，大多数癌细胞可以通过激活端粒酶或替代延长(ALT)途径来维持其端粒长度。端粒酶是一种反转录酶，它具有称为端粒酶反转录酶(telomerase reverse transcriptase，TERT)的催化亚基。据估计，大部分的高风险神经母细胞瘤具有 TERT 功能重排的功能。ALT 是通过同源重组复制端粒 DNA 来维持端粒长度的另一种独立机制。它在 10%~20% 的神经母细胞瘤中发现，并且与 *p53* 和 *ATRX* 基因突变的丧失有关。TERT 和 ALT 都是神经母细胞瘤的独立预后不良指标。目前有可用于 TERT 和 ALT 的抑制剂，但尚无针对神经母细胞瘤的临床数据。

最近的研究发现癌症可以通过激活细胞的细胞内稳态控制系统自噬来产生耐药性。通过将现有的靶向治疗与已知的自噬抑制剂如氯喹或 spautin-1 相结合，它可以在体外增加 ALK 抑制剂或受体酪氨酸激酶抑制剂的功效。但是这种方法在体内是否可行仍有待于未来验证。

（十二）展望

神经母细胞瘤是一种具有不同临床行为的异质性疾病。如果没有不良的生物学特征，局部肿瘤患者通常具有良好的预后。但是对于患有转移性疾病的幼儿，尽管近年来癌症治疗取得了很大进展，但结果仍然不能令人满意。除了我们的传统方法，新的策略，如免疫疗法，同种异体移植和靶向治疗都在研究中。遗传学和基因组学的进步也有助于我们更好地了解发病机制、疾病进展和治疗反应。希望能够在高风险神经母细胞瘤的治疗方面取得突破，并且可以从疾病中拯救更多的儿童。

诊治要点

- 神经母细胞瘤是儿童最常见的颅外实体肿瘤。
- 本病临床表现多样性，异质性强，原发部位以腹膜后肾上腺及交感神经链区常见。
- 具有典型的临床表现和影像学表现，确诊神经母细胞瘤需满足以下条件之一：常规 HE 切片，光镜下观察能够明确诊断神经母细胞瘤的病例加上或不加上免疫组织化学染色、电镜检查或骨髓涂片或活检显示特征性神经母细胞，同时发现患儿有儿茶酚胺或其代谢物水平同步明显升高。
- 基本组织学类型包括神经母细胞瘤、节细胞性神经母细胞瘤、节细胞神经瘤三种。
- 神经母细胞瘤对化疗、放疗敏感，需要多学科联合，依据危险度分组进行分层治疗。
- 预后与年龄、临床分期、病理类型和肿瘤的遗传学密切相关。

（陈志峰　赵 强）

参考文献

[1] YU AL, GILMAN AL, OZKAYNAK MF, et al. Children's Oncology Group. Anti-GD2 Antibody With GM-CSF, interleukin-2, and Isotretinoin for Neuroblastoma. N Engl J Med, 2010, 363: 1324-1334.

[2] LADENSTEIN R, PÖTSCHGER U, VALTEAU-Couanet D, et al. Interleukin 2 With anti-GD2 Antibody ch14. 18/CHO (Dinutuximab Beta) in Patients with High-Risk Neuroblastoma (HR-NBL1/SIOPEN): A Multicentre, Randomised, Phase 3 Trial. Lancet Oncol, 2018, 19: 1617-1629.

[3] SIMON T, HERO B, HUNNEMAN DH, et al. Tumour markers are poor predictors for relapse or progression in neuroblastoma. Eur J Cancer, 2003, 39 (13): 1899-1903.

[4] MORGENSTERN DA, LONDON WB, STEPHENS D, et al. Metastatic neuroblastoma confined to distant lymph nodes (stage 4N) predicts outcome in patients with stage 4 disease: A study from the International Neuroblastoma Risk Group Database. J Clin Oncol, 2014, 32 (12): 1228-1235.

[5] SIMON T, HÄBERLE B, HERO B, et al. Role of surgery in the treatment of patients with stage 4 neuroblastoma age 18 months or older at diagnosis. J Clin Oncol, 2013, 31 (6): 752-758.

[6] ENGLUM BR, RIALON KL, SPEICHER PJ, et al. Value of surgical resection in children with high-risk neuroblastoma. Pediatr Blood Cancer, 2015, 62 (9): 1529-1535.

[7] VON ALLMEN D, DAVIDOFF AM, LONDON WB, et al. Impact of extent of resection on local control and survival in patients from the COG A3973 Study With High-Risk Neuroblastoma. J Clin Oncol, 2017, 35 (2): 208-216.

[8] MULLASSERY D, FARRELLY P, LOSTY PD. Does aggressive surgical resection improve survival in advanced stage 3 and 4 neuroblastoma？ A systematic review and meta-analysis. Pediatr Hematol Oncol, 2014, 31 (8): 703-716.

[9] IRTAN S, BRISSE HJ, MINARD-COLIN V, et al. Image-defined risk factor assessment of neurogenic tumors after neoadjuvant chemotherapy is useful for predicting intra-operative risk factors and the completeness of resection. Pediatr Blood Cancer, 2015, 62 (9): 1543-1549.

[10] WOLDEN SL, GOLLAMUDI SV, KUSHNER BH, et al. Local control with multimodality therapy for stage 4 neuroblastoma. Int J Radiat Oncol Biol Phys, 2000, 46 (4): 969-974.

第二十四章　软组织肉瘤

第 1 节　横纹肌肉瘤

横纹肌肉瘤（rhabdomyosarcoma，RMS）是小儿最常见的软组织肿瘤。来源于原始间叶细胞，由多种不同分化程度的横纹肌母细胞组成。占儿童恶性肿瘤的 4.5%~8%，占小儿软组织肉瘤的 55%~60%，发病高峰期为 2~5 岁及青春期，文献报道白色人种发病率高于亚洲人及黑人，男女发病率为 1.5∶1。RMS 可发生于人体各部位，也可发生在无横纹肌的部位。原发部位以头颈部多见，其次为泌尿生殖系统、躯干及四肢等任何部位。因此，临床表现多样性，异质性强。

RMS 病因未完全明确，遗传因素在发病机制中的作用比环境因素更为重要，有研究指出，在产前保健不足或由辅助生殖技术孕育的儿童中，患 RMS 的风险率更高大。患有泌尿生殖、中枢、消化及心血管系统等先天畸形者，患病可能性增高。与 RMS 相关的肿瘤易感基因综合征包括：Li-Fraumeni 综合征（伴有种系 *TP53* 突变），胸膜肺母细胞瘤（伴有 *DICER1* 突变），神经纤维瘤病 Ⅰ 型，Costello 综合征（伴有种系 *HRAS* 突变），Beckwith-Wiedemann 综合征以及 Noonan 综合征。以上基因检测对于诊治、同胞及家庭成员意义重大。研究推荐病理有间变者、年幼儿或有家族肿瘤史的 RMS 患者，可做肿瘤易感基因综合征相关基因检测。另外，出生体重大和胎龄大也可能增加胚胎性 RMS 的发病风险。

RMS 对化疗、放疗敏感，但单一治疗效果差，需要肿瘤内科、外科、放疗等多学科联合的综合治疗。在世界范围内，美国横纹肌肉瘤协作组（Intergroup RMS Study Group，IRSG）以及欧洲儿童软组织肉瘤研究组（European Pediatric Soft Tissue Sarcoma Study Group，EpSSG）等较大的儿童肿瘤研究组经过 40 余年的临床研究，形成了较为完善的体系，使得 RMS 的预后较前有很大的改善和提高。并根据年龄、肿瘤大小、病理、临床分期，将 RMS 分为低、中和高危 3 组，进行分层和综合治疗。IRS-V 最新的研究结果，RMS 的 3 年无事件生存率（event free survival，EFS）在低、中及高危组分别为 88%、55%~76% 和 30%。

与发达国家相比，虽然我国 RMS 多学科联合诊治起步相对较晚，全国范围内的多中心临床研究仍处于起步阶段，但是前辈们通过不断的努力，也积累了比较丰富的诊疗经验。中国小儿肿瘤专业委员会（Chinese Children Cancer Group，CCCG）儿童及青少年横纹肌肉瘤协作组于 2015 年回顾性分析了 5 家较大儿童医院系统治疗并随访的 RMS 患儿，总结显示，RMS 患儿 10 年 EFS 为 53.4%。低、中危患儿 5 年 EFS 分别为 81.5%、58.3%，高危患儿 3 年 EFS 为 26%。根据以上研究结果，结合 IRSG 和 EpSSG 研究成果制定了《中国儿童及青少年横纹肌肉瘤诊疗建议（CCCG-RMS-2016）》，为深入开展 RMS 多中心临床研究，构建完善的研究体系，为提高我国 RMS 诊治的整体水平提供了依据。

RMS 属于小蓝色圆形细胞肿瘤，由不同分化程度的横纹肌母细胞组成。其发病机制尚不清楚，最新的 RMS 研究中，最重要的进展是发现了由染色体易位产生的融合蛋白。胚胎性 RMS 和腺泡型 RMS 的分子遗传学研究提示两者在遗传学方面也存在不同，胚胎性 RMS 可能存在 11p15.5 基因区域的杂合缺失。而腺泡型 RMS 存在 2 号染色体和 13 号染色体或 1 号染色体和 13 号染色体之间的异位，导致位于 2q35、1p30 和 13q14 的特定基因被破坏。这些片段的重组，产生的融合基因为 *PAX3-FKHR* 和 *PAX7-FKHR*，它们编码的蛋白质与腺泡型 RMS 的发病机制有关，具有这两种融合基因的腺泡型 RMS 侵袭性更强。

儿童肿瘤协作组软组织肉瘤学组（COG-STS）研究报告中强调了这些与临床表现相关的分子遗传学

特性与预后的关系。结果显示，腺泡型 RMS 的 5 年 EFS 和 OS 比胚胎性 RMS 低。*PAX3/PAX7-FKHR* 融合基因阳性患者与融合基因阴性的腺泡型 RMS 和胚胎性 RMS 患者相比，EFS 要更低。此外，*Pax3* 基因融合的患者比 *PAX7* 基因融合患者 OS 更低。这些发现表明，20% 基因融合阴性的腺泡型 RMS 患者与胚胎性 RMS 患者的预后是一致的。COG 在未来的研究中，可能使用基因融合状态将患者进一步进行危险度分组，以分层精准诊疗。

【病理】目前 WHO 第 4 版软组织和骨肿瘤分类将 RMS 细分为 4 个亚型：胚胎性、腺泡型、梭形细胞 / 硬化性和多形性。每个亚型具有不同的组织学、遗传学和临床特征。RMS 的组织学诊断是通过标准免疫组化和电镜检查确定的。常使用肌源性蛋白标志物，如肌间线蛋白、肌特异性肌动蛋白、肌球蛋白和肌红蛋白。

胚胎性 RMS（embryonal rhabdomyosarcoma，ERMS）：最常见的类型，临床上患儿年龄主要在 10 岁以内，大多数 ERMS 病例位于头颈部、泌尿生殖系统、胆道、腹部、骨盆及腹膜后。ERMS 组织学特点类似于孕 7~10 周胎儿期的横纹肌。该种肿瘤细胞为胞质极小的圆形或梭形细胞，与具有丰富的嗜酸性细胞质的大细胞或小而暗的卵形细胞有关，一些细胞可能排列成特征性的交叉条纹状，周围散布松散的黏液样基质。葡萄状肉瘤和梭形细胞 RMS 都是 ERMS，这两种 ERMS 在幼儿中最为常见。葡萄状肉瘤又包括息肉状肿瘤，常表现为“葡萄串”样。它们常见于空腔脏器内。梭形细胞 RMS 常见于睾旁组织。

腺泡型 RMS：第二常见的 RMS 组织学类型。常见于青少年和青年人，以四肢、头颈部、胸部、生殖器官、腹部和肛门区域多发。其组织学表现与孕 10~21 周的横纹肌发育异常有关。为交织纤维隔膜内的原始圆形细胞，小而圆的肿瘤细胞演变成不规则的瘤巢状，进而变成腺泡状。腺泡型 RMS 表达了生肌调节因子，这是一种胎儿生肌调节因子基因，它可以作为腺泡型 RMS 的一种重要的免疫组化标记。在 ERMS 中，生肌调节因子染色体缺失或者表达减弱。与 ERMS 相比，腺泡型 RMS 更常发生转移，预后更差。

梭形细胞 / 硬化性 RMS（spindle cell/sclerosing rhabdomyosarcoma，SRMS）：新亚型，目前不确定生物学行为更类似 ERMS、成人类型还是多形性 RMS。近期研究报告指出，与儿童相比，成人预后更差，脑脊膜旁区域预后差，伴有 *MYOD1* 突变预后差，而婴儿 SRMS 和 *NCOA2* 或 *VGLL2* 易位预后较好。针对 SRMS 精准分层治疗有待于进一步临床。

多形性 RMS（pleomorphic rhabdomyosarcoma）：多见于中老年，儿童较为少见，常发生于四肢、胸部和腹部，组织学特点为大的间变性细胞，具有扩大的、深染色的核。儿童诊断需要慎重，建议较大的软组织肉瘤中心病理会诊。

【临床表现】RMS 临床缺乏特征性表现，主要与发生部位相关。常表现为无痛性局部肿块。当肿块位于体表或邻近体表时，通常表现为局部出现迅速增大、形状不规则肿物。如头颈部、四肢、腋窝、腹股沟等均可扪及肿块（图 3-24-1）。当位于内脏或深部解剖位置时则可出现不同程度的局部阻塞或压迫症状，如当肿物位于膀胱、前列腺等泌尿生殖系统时可出现排尿困难、尿潴留、尿急、尿频和尿失禁等症状，肿瘤浸润突破黏膜层时，会出现肉眼或镜下血尿（图 3-24-2）；当肿物位于纵隔内可出现各种呼吸道症状；当肿块位于鼻咽部时可出现呼吸道压迫症状或者吞咽困难，肿瘤较大时也可扪及。RMS 患者较少出现全身性疾病的体征。可以局部区域淋巴结转移或肺转移。

阴道及子宫 RMS 多见于 6~18 个月的婴儿，常发生于近子宫颈的阴道前壁，也可发生于阴道远段及阴唇。主要表现为阴道口有肿物脱出，阴道分泌物增多，或无痛性阴道出血（图 3-24-3）。

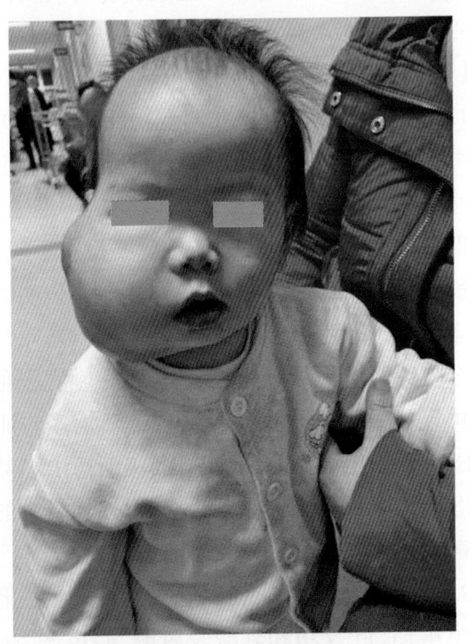

图 3-24-1 头颈部横纹肌肉瘤

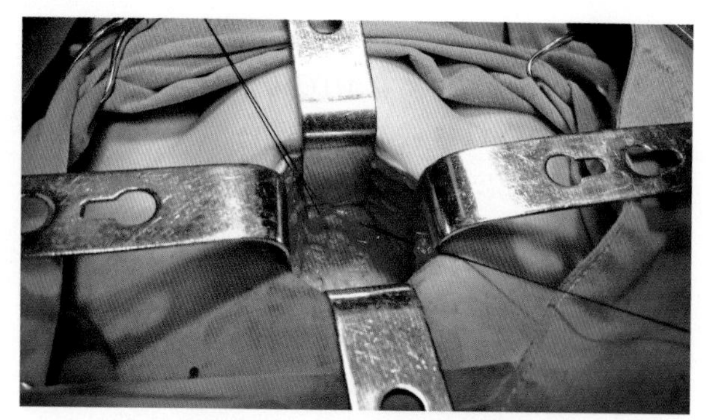
图 3-24-2 膀胱横纹肌肉瘤

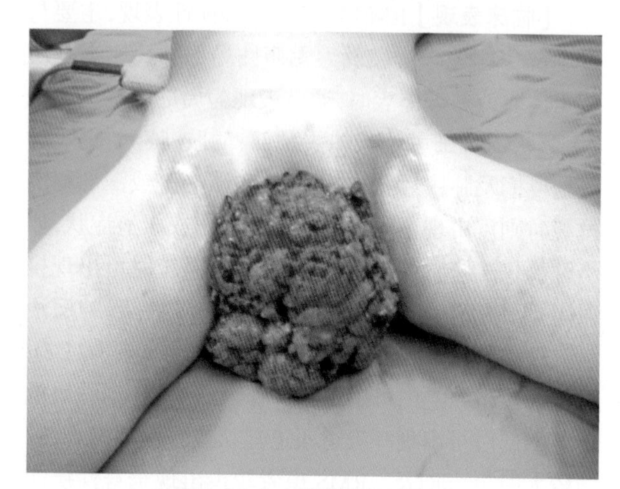
图 3-24-3 阴道横纹肌肉瘤

睾丸旁 RMS 占泌尿生殖系 RMS 的 7%~10%，发病高峰为 1~5 岁。睾丸旁 RMS 起源于精索远端，可侵入睾丸或周围组织，较其他泌尿生殖系 RMS 更易早期发现。临床表现为单侧阴囊无痛性肿块，或肿块位于睾丸之上。超声可检出阴囊内实质性肿块（图 3-24-4、图 3-24-5）。

【辅助检查】

1. 影像学检查 当患儿出现局部症状时，原发瘤灶超声通常是首选的检查，高水平超声检查可以明确肿物大小、边界、位置、淋巴结情况（图 3-24-6、图 3-24-7）。对于四肢或头颈部 RMS，MRI 是重要检查手段，尤其是头颈部 RMS 的首选检查方法。CT 则可以明确有无肺转移和局部骨骼侵犯程度，鼻咽部增强 CT 重建可了解脑脊膜旁区域头颈部 RMS 是否存在颅底侵犯。骨扫描可以明确有无全身骨转移。越来越多的证据表明，PET/CT 在 RMS 临床分期中有一定作用，尤其是区域淋巴结转移率的诊断灵敏度高，因此，比传统的影像学检查能更准确地描述肿瘤 TNM 分期。

2. 脏器功能检查 血、尿、便常规，血生化检查包括电解质、肝肾功和乳酸脱氢酶，心电图，超声心动图，听力检查（应用铂类化疗前）。

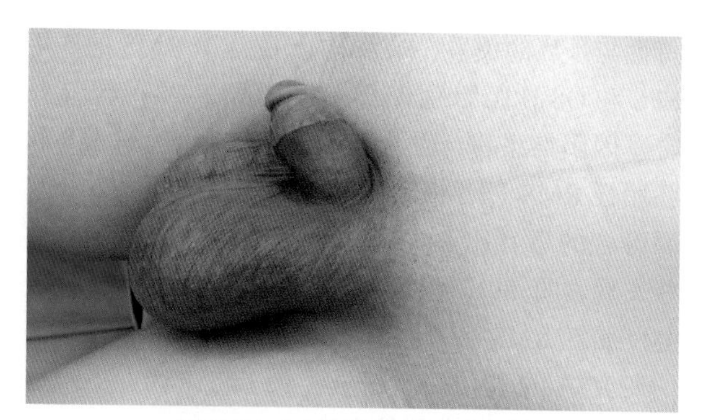
图 3-24-4 睾丸旁横纹肌肉瘤

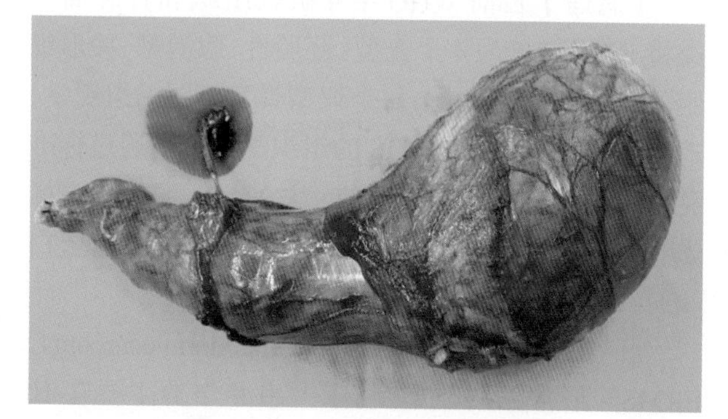
图 3-24-5 睾丸旁横纹肌肉瘤

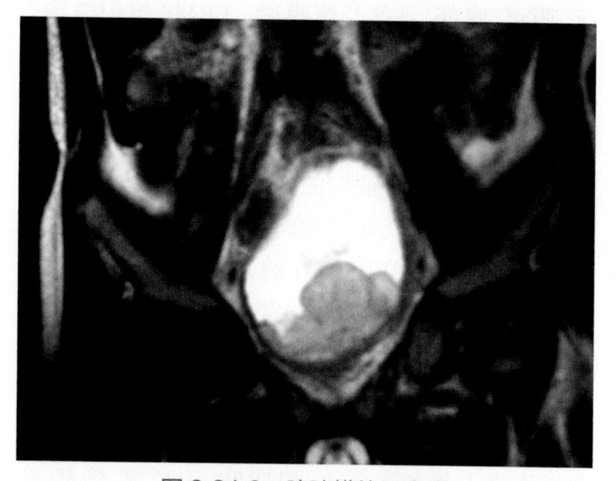
图 3-24-6 膀胱横纹肌肉瘤

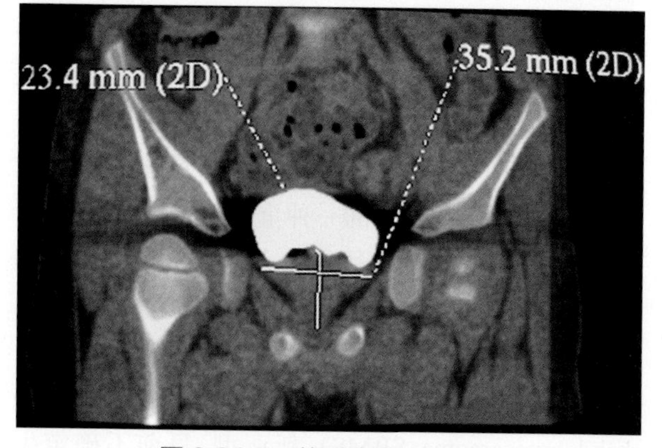

图 3-24-7 前列腺横纹肌肉瘤

3. 其他检查 骨髓活检可进一步明确骨髓有无受累，若肿瘤原发或转移至眼眶、中耳、鼻腔、鼻窦、鼻咽、颞下窝、翼腭、咽旁区等脑脊膜旁区，应做脑脊液检查。

4. 病理活检 病理组织活检和大体组织病理检查是诊断RMS的金标准。病理检查包括形态学检查、免疫组织化学检查，用以协助确定基本的组织学类型；分子遗传学检查是明确病理亚型的重要手段。如果病理诊断有疑问时，建议在有经验的儿童专科医院进行病理会诊。

【临床分期】目前RMS临床分期多采用治疗前TNM分期和术后-病理分期相结合（表3-24-1、表3-24-2）。治疗前先采用TNM分期系统，将患者的原发病灶部位分为良好部位和不良部位。肿瘤的原发病灶肿瘤大小、组织学特点、淋巴结是否转移、转移部位也包含在TNM分期系统内；术后或穿刺活检后进行手术-病理分组，主要依据是手术切除程度、瘤灶残留、淋巴结侵犯和远处转移。最后基于TNM分期和手术-病理分组进行危险度分组，将患者分成低危组、中危组、高危组（表3-24-3）。

【治疗】RMS的治疗是一个长期的综合治疗过程，依据不同危险度分组的分层治疗，同时需做好治疗衔接和过程管理。根据影像学检查结果，估计肿瘤能基本完全切除者先手术；完全切除困难者仅活检，明确诊断后先化疗再手术。第1次化疗时注意病理会诊结果，如果为腺泡型MS建议检测融合基因*PAX3-FKHR*和*PAX7-FKHR*。

表3-24-1 美国儿童RMS协作组治疗前TNM临床分期

分期	原发部位	肿瘤浸润	肿瘤最大径	淋巴结	远处转移
1期	预后良好位置[a]	T_1或T_2	≤5cm或>5cm	N_0、N_1、N_x	M_0
2期	预后不良位置[b]	T_1或T_2	≤5cm	N_0、N_x	M_0
3期	预后不良位置[b]	T_1或T_2	≤5cm或>5cm	N_0、N_1、N_x	M_0
4期	预后良好位置和预后不良位置	T_1或T_2	≤5cm或>5cm	N_0、N_1	M_1

注：[a]预后良好位置是指眼眶、头颈（除外脑膜旁区）、胆道、非肾区、膀胱和前列腺区泌尿生殖道；[b]预后不良位置是指膀胱、前列腺、肢体、脑膜、背部、腹膜后、盆腔、会阴部、肛周、胃肠道和肝脏；T_1.肿瘤局限于原发解剖部位；T_2.肿瘤超出原发解剖部位，侵犯邻近器官或组织；N_0.无区域淋巴结转移；N_1.有区域淋巴结转移；N_x.区域淋巴结转移不详；M_0.无远处转移；M_1.有远处转移。

表3-24-2 美国横纹肌肉瘤研究组的术后-病理分期系统（IRS分期）

分期	临床特征
Ⅰ期	局限病变，肿瘤完全切除，且病理证实已经完全切除，无区域淋巴结转移（除头颈部病灶外，需淋巴结活检或切除以证实无区域性淋巴结受累）
Ⅱ期	肉眼所见肿瘤已完全切除，肿瘤已有局部浸润或区域淋巴结转移
Ⅲ期	肿瘤未完全切除或仅取活检，肉眼有残留病灶
Ⅳ期	有远处转移，肺、骨、骨髓、脑、远处肌肉或淋巴结转移（脑脊液细胞学检查阳性，胸腔积液或腹腔积液以及胸膜或腹膜有肿瘤种植）

表3-24-3 横纹肌肉瘤危险度分组

危险组	病理亚型	TNM分期	IRS分期
低危组	胚胎性	1	Ⅰ~Ⅲ
低危组	胚胎性、多形性	2~3	Ⅰ~Ⅱ
中危组	胚胎性、多形性	2~3	Ⅲ
中危组	腺泡型、多形性	1~3	Ⅰ~Ⅲ
高危组	胚胎性、多形性、腺泡型	4	Ⅳ

1. 化疗 各期均有必要化疗。根据危险度分组，采用不同强度的化疗。当前关于RMS化疗策略的研究，主要集中在以下几个方面：环磷酰胺与异环磷酰胺治疗疗效的比较；强化多药方案对比新药应用的临床价值；蒽环类药物的治疗效果；治疗持续时间；大剂量化疗的临床价值等（图3-24-8）。

低危RMS应用VAC方案（长春新碱+放线菌素D+环磷酰胺）或VA方案，共8~10疗程。中危RMS应用VAC方案和Ⅵ方案（长春新碱+伊立替康+环磷酰胺）交替，共12~14个疗程。伊立替康有严重粒细胞减少和腹泻等不良反应，有条件者在化疗前可做*UGT1* A1基因检测。高危组RMS主要采取VAC、Ⅵ以及VDC（长春新碱+多柔比星+环磷酰胺）/IE（异环磷酰胺+依托泊苷）方案交替化疗，共14~16个疗程。化疗前后均需注意检测心、肝、肾功能。常规口服复方磺胺甲噁唑预防卡式肺囊虫肺炎，直至化疗结束后3个月。

2. 放疗 放疗是重要的局部控制措施。除了IRS术后病理分组为Ⅰ组ERMS不需要放疗外，余均需要放疗。腺泡型易有局部复发，故Ⅰ期也做放

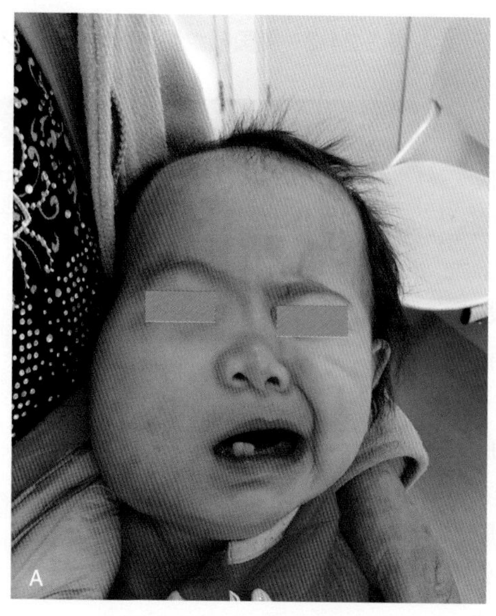

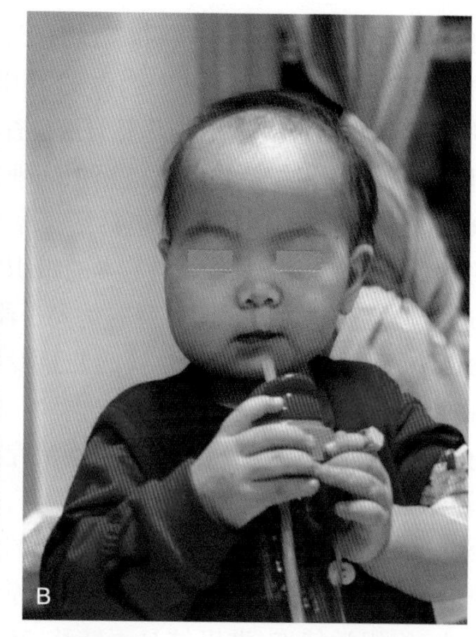

图 3-24-8　头颈部横纹肌肉瘤

A. 化疗前；B. 化疗 6 周之后。

疗。手术已经完全切除瘤灶者，建议术后 1 周内放疗。伴颅底侵犯的患儿，有明显压迫症状，需要紧急放疗。肿瘤大无法手术，建议放疗时间于化疗第 13 周，转移瘤灶可延迟到化疗第 25 周。

常规分割放疗与超分割放疗无区别。为避免如 50.4Gy 或更大量，拟用分次、较长期小剂量治疗，以减少早期及晚期放射线损伤，单次剂量不超过 180cGy。除了传统的外放疗，质子治疗及近距离放疗已经越来越多地应用于儿童 RMS 患者的局部控制，质子放疗具有能更好保护靶区周围正常组织和器官等优势，有条件者可选用。

3. 手术原则　手术治疗在考虑手术操作可行性的同时，也要充分考虑功能的保留甚至美观需求。最好能做肿瘤完全切除，或仅有镜下残留，为了保存器官及其功能可先用化疗或加放疗，使肿瘤缩小，再进行手术。如第一次手术仅做肿瘤部分切除，可经化疗或 / 和放疗 3~6 个月后再次手术。脑膜旁区 RMS 通常手术切除难度大。发生在前列腺、膀胱的 RMS，通常先予放、化疗，若仍有残留病灶，则再行手术切除。发生在四肢的 RMS 腺泡型居多，易发生淋巴结及血行转移，建议先给予化疗及放疗，手术尽量注意患肢功能的保留。

【疗效评估与随访】

1. 疗效评估标准

(1) 完全有效（CR）：所有病灶完全消失 >4 周，骨髓转移者细胞免疫检查阴性。

(2) 部分有效（PR）：原发肿瘤缩小至少 64%，转移瘤灶至少缩小 30%，没有新的病灶。

(3) 疾病进展（PD）：原发肿瘤较初诊时增大至少 40%，转移瘤灶增大至少 20%，或出现新病灶。

(4) 疾病稳定（SD）：肿瘤体积介于 PD 和 PR 之间。

2. 评估及随访时间　分别于化疗前和停止治疗前需进行全身检查，在治疗过程中化疗每间隔 2 个疗程需进行原发瘤灶及转移瘤灶大小的评估。化疗结束后第 1 年每 3 个月进行原发瘤灶、转移瘤灶及胸部 X 线检查，第 2~3 年间隔 4~6 个月进行复查，第 4 年间隔 6 个月复查，第 5~10 年每年进行复查。

长期随访的必要性：手术、化疗或放疗可能会导致不同程度的脏器功能损害，手术切除的完整性不仅影响预后效果，部分重要脏器的切除也会严重影响患儿的生活质量，如颌面部手术可能会导致患儿容貌改变，泌尿生殖系统的切除也可能会导致局部功能残缺、功能受损。化疗会严重破坏患儿的造血系统，治疗期间监测规范，可能会导致严重的感染或出血。而放射性治疗可能会导致二次恶性肿瘤的风险增加。因此，建议 RMS 患者应该在专门的机构进行长期随诊。

3. 随访内容　生长发育指标的测量：治疗期间根据疗效评估时间，进行身高、体重等基本测量。脏器功能检查：心脏、肝脏、肾脏以及免疫功能检查，生存质量和第二肿瘤。肿瘤稳定性的评估：原发瘤灶增强 MRI，头颅 MRI、肺 CT 等。

随访时间点：治疗期间根据疗效评估时间，治疗结束后第1年间隔每2~3个月，第2年间隔3~4个月，第3~5年间隔6个月，进行脏器功能检查、免疫功能检查。

【预后】一般认为，预后取决于肿瘤的病理分型、原发部位、病变范围及转移情况，也就是患儿的临床分期及危险度分组。北京儿童医院单中心213例RMS患儿中位诊断年龄为48.0个月。原发瘤灶以头颈部最常见(30.0%)，其次为泌尿生殖系统(26.8%)。病理亚型中胚胎型71.4%，腺泡型26.8%，多形型或间变型1.9%。IRS分期Ⅲ和Ⅳ期患儿为85.0%。生存分析显示患儿5年OS为64%±4%，5年EFS为48%±4%，低危组、中危组和高危组5年OS分别为100%、74%±5%、48%±8%($\chi 2=33.52$，$P<0.01$)。生存因素分析提示患儿的OS与年龄、肿瘤TNM分期、IRS术后分期以及危险度分组有相关性。随访>5年患儿均无复发，提示早发现、早治疗预后好。

【未来展望】IRSG和EpSSG近期研究中关于RMS的共识：高危2种以上危险因素者预后极差，自体干细胞移植不能改善预后，维持治疗有希望；低中危患儿近期疗效好，有远期毒性、高危患儿预后不佳，需寻求更有效治疗。

目前多学科联合治疗模式应用下RMS的长期生存率已经有了明显的改善。但RMS的具体发病机制尚不完全清楚，随着高通量测序和全基因组测序技术的发展，为影响RMS的分子生物学机制和潜在的靶向分子治疗提供了线索，可以使用基因组和蛋白质组学信息分析肿瘤组织。随着对RMS生物学特性研究的不断深入，分子靶向治疗将越来越多地应用于RMS的治疗，为患儿提供更加有效、更加个体化的精准的治疗策略。

诊治要点

- RMS是儿童及青少年最常见的软组织肉瘤，男性发病率相对较高。
- 本病临床表现多样性，异质性强，可发生于人体各部位。原发部位以头颈部多发，其次为泌尿生殖系统、躯干及四肢。
- 病理诊断为本病的确诊依据。RMS属于小蓝色圆形细胞肿瘤，由不同分化程度的横纹肌母细胞组成。基本组织学分为4个亚型：胚胎性、腺泡型、梭形细胞/硬化性和多形性。每个亚型具有不同的组织学、遗传学和临床特征。
- 多数腺泡型RMS存在染色体13的FKHR转录因子基因与*PAX3*(染色体2)或*PAX7*(染色体1)转录因子基因的易位。
- RMS对化疗、放疗敏感，但单一治疗效果差，需要多学科联合综合治疗。
- 预后与原发瘤灶部位、肿瘤大小、肿瘤分期、病理亚型密切相关。

(马晓莉　张潍平　宋宏程)

参考文献

[1] SHERN JF, YOHE ME, KHAN J. Pediatric rhabdomyosarcoma. Critical reviews in oncogenesis, 2015, 20 (3/4): 227-243.

[2] MA X, HUANG D, ZHAO W, et al. Clinical characteristics and prognosis of childhood rhabdomyosarcoma: A ten-year retrospective multicenter study. International Journal of Clinical and Experimental Medicine, 2015, 8 (10): 17196-17205.

[3] STOBBE GD, DARGEON HW. Embryonal rhabdomyosarcoma of the head and neck in children and adolescents. Cancer, 1950, 3 (5): 826-836.

[4] RANEY RB, MAURER HM, ANDERSON JR, et al. The Intergroup Rhabdomyosarcoma Study Group (IRSG): Major lessons from the IRS-I through IRS-IV Studies as background for the current IRS-V treatment protocols. Sarcoma, 2001, 5 (1): 9-15.

[5] RUDZINSKI ER, ANDERSON JR, CHI YY, et al. Histology, fusion status, and outcome in metastatic rhabdomyosarcoma: A report from the Children's Oncology Group. Pediatric Blood & Cancer, 2017: e26645.

[6] KASHI VP, HATLEY ME, GALINDO RL. Probing for a deeper understanding of rhabdomyosarcoma: insights from complementary model systems. Nature Reviews Cancer, 2015, 15 (7): 426-439.

[7] YU PY, GUTTRIDGE DC. Dysregulated myogenesis in rhabdomyosarcoma. Current Topics in Developmental Biology, 2018, 126: 285-297.

[8] 中国抗癌协会小儿肿瘤专业委员会, 中华医学会儿科学分会血液学组, 中华医学会小儿外科学分会肿瘤组. 中国儿童及青少年横纹肌肉瘤诊疗建议 (CCCG-RMS-2016). 中华儿科杂志, 2017, 55 (10): 724-728.

[9] 徐娜, 段超, 金眉, 等. 单中心多学科联合诊治儿童横纹肌肉瘤的临床及预后分析. 中华儿科杂志, 2019, 57 (10): 767-773.

第 2 节 非横纹肌肉瘤软组织肉瘤

尽管软组织肉瘤仅占总人口的 1% 以下，但 20 岁以下的儿童和青少年好发，约占恶性肿瘤的 7%；软组织肉瘤种类繁多，分型也较复杂，生物学行为各异；儿童软组织肉瘤中近半数为横纹肌肉瘤，排在第二位的为外周原始神经外胚层瘤 / 尤因肉瘤，余下的肉瘤统称为非横纹肌肉瘤软组织肉瘤（non-rhabdomyosarcoma soft tissue sarcoma，NRSTS）如腺泡状软组织肉瘤、纤维肉瘤和平滑肌肉瘤等，近年来随着分子生物学技术的应用，发现了一些尤因样小细胞肿瘤如伴有 *CIC-DUX4* 易位的未分化圆形细胞肉瘤（undifferentiated round cell sarcoma with *CIC-DUX4* translocation）、伴有 *BCOR-CCNB3* 异位的圆形细胞肉瘤等。本节重点介绍儿童非横纹肌肉瘤的软组织肉瘤。

据美国的统计材料显示软组织肉瘤年发病数为 1 万余例，20 岁以下青少年及儿童约占 10%，5 岁以下的横纹肌肉瘤占儿童软组织肉瘤的 60%，而 15~19 岁青少年横纹肌肉瘤仅占 23%，该年龄段 75% 以上的患者为软组织非横纹肌肉瘤；软组织非横纹肌肉瘤中，婴儿多见纤维肉瘤，年龄大的儿童及青少年中，隆突性皮肤纤维肉瘤、恶性外周神经鞘瘤、滑膜肉瘤等多见；男孩稍多；少数软组织非横纹肌肉瘤患儿具有遗传易感性：由于 *p53* 突变，Li-Fraumeni 综合征患儿患软组织肉瘤的危险性增加；伴 *RB* 突变的家族性神经母细胞瘤患儿，患平滑肌肉瘤的危险性明显增高；神经纤维瘤病 I 型患儿中，有 6%~13% 的患者转化为恶性外周神经鞘瘤；AIDS 及 EB 病毒感染的患者，易患平滑肌肉瘤；28% 的家族性腺瘤性息肉病伴有韧带样纤维瘤病。

肿瘤患儿，经放疗后，其发生骨和软组织肉瘤等继发肿瘤的危险性为正常人群中 9 倍以上；多因素分析，原发肉瘤、其他继发肿瘤病史、放射治疗、大剂量蒽环类药物或烷化剂治疗均与继发肿瘤危险性增高相关。

【病理】病理医师在儿童非横纹肌肉瘤诊疗过程中起着十分重要的作用，如明确肿瘤诊断、判断肿瘤预后、肿瘤切缘是否切净以及肿瘤分级等方面。目前，除组织病理学外，还需有其他生物学方面的信息，理想的肿瘤诊断应包括有组织形态、免疫组织化学、超微结构、细胞遗传学、分子生物学以及影响肿瘤治疗和存活率的生物化学因素等。

软组织肿瘤标本来源有粗、细针穿刺活检，切取活检和切除或根治术活检等。临床医师可根据患儿不同病情选择不同的活检方式。一般来说，穿刺活检具有组织损伤小、经济、快速等优点，但因获取组织不充分及瘤组织出血坏死等原因，有时可能难以确诊，深部肿瘤穿刺，有可能有针道转移的风险；病理检查的方法有冷冻切片、印片、石蜡包埋 HE 染色、免疫组织化学染色、FISH、RT-PCR、电镜检查、DNA 倍体检测、组织芯片、基因重排及一、二代测序等分子遗传学检查等（表 3-24-4~ 表 3-24-7）。

表 3-24-4 成纤维细胞和黏液成纤维细胞性肿瘤分子遗传学特点

肿瘤	遗传学特点
结节性筋膜炎	1. t(7;22)(p13;q13) *MYH9-USP6* 2. *USP6* 重排伙伴基因不明 3. *PPP6R3-USP6* 重排
Gardner 纤维瘤	胚系 *APC* 突变
心脏纤维瘤	(9)(q22)缺失，*PTCH1* 丢失
幼年性鼻咽血管纤维瘤	*APC* 或 β-catenin（*CTNNB1*）突变
韧带样纤维瘤	1. β-catenin（*CTNNB1*）突变 2. 胚系 *APC* 突变 3. 染色体 8、20、6、5 异常
表浅(掌、跖)纤维瘤病	染色体显性遗传
玻璃样变性纤维瘤病	*CMP2* 突变
婴儿肌纤维瘤(病)	染色体显性遗传 染色体隐性遗传 (6)(q12q15)缺失
炎性肌成纤维细胞瘤	1. *ALK* 重排(2p23) 2. *ROS1*、*PDGFRB* 重排 3. *ETV6-NTRK3* 重排
婴儿型纤维肉瘤	t(12;15)(p13;q25) *ETV6-NTRK3* 8、11、17、20 染色体获得
低度恶性纤维黏液样肉瘤	1. t(7;16)(q34;p11) *FUS-CREB3L2* 2. t(11;16)(p11;p11) *FUS-CREB3L1* 3. *EWSR1-CREB3L1*
巨细胞成纤维细胞瘤	t(17;22)(q22;q13) *COL1A1-PDGFB*
血管瘤样纤维组织细胞瘤	1. t(2;22)(q33;q12) *EWSR1-CREB1* 2. t(12;22)(q13;q12) *EWSR1-ATF1* 3. t(12;16)(q13;p11) *FUS-ATF1*

表 3-24-5　儿童良性和恶性肿瘤分子遗传学异常

肿瘤	异常	受累基因或融合产物
腺泡状软组织肉瘤	t(2;22)(q33;q12) t(12;22)(q13;q22) t(12;16)(q13;p11)	*EWSR1-CREB1* *EWSR1-ATF1* *FUS-ATF1*
先天性(婴儿型)纤维肉瘤和中胚叶肾瘤	t(12;15)(p13;q25) 8、11、17、20-三体	*ETV6-NTRK3*
隆突性皮肤纤维肉瘤和巨细胞成纤维细胞瘤	t(17;22)(q22;q13)	*COL1A1-PDGFB*
促纤维组织增生性小圆细胞瘤	t(11;22)(p13;q12)	*EWS-WT1*
尤因样 EWSR1 原始小圆细胞肿瘤	t(4;19)(q35;q13.1)	*CIC-DUX4* *BCOR-CCNB3* *BCOR-MAML3* *BCOR-ZC3H7B*
平滑肌肉瘤	重排 12q t(12;14)(q14-15;q23-24) 1p 丢失,3p21-23,6q,8p21-pter,11p,13q12-13,13q32-pter,22	未知
黏液和圆形细胞脂肪肉瘤	t(12;16)(q13;p11) t(12;22)(q13;q12) t(12;22;20)(q13;q12;q11)	*FUS*(*TLS*)*-DDIT3*(*CHOP*) *EWS-DDIT3* *EWS-DDIT3*
恶性外周神经鞘瘤	17q11.2 缺失或重排 10p,11q,17q,22q	*NF1*
血管周上皮样细胞肿瘤	9q34 杂合性缺失	*TSC1*
滑膜肉瘤	t(X;18)(p11.23;q11) t(X;18)(p11.21;q11) t(X;20)(p11.2;q13.3) t(5;18)(q11;q11)	*SS18-SSX1*,*SS18-SSX4* *SS18-SSX2* *SS18L-SSX1* *SS18-*未知
软组织透明细胞肉瘤	t(12;22)(q13;q12) t(2;22)(q13;q12)	*EWSR-ATF1* *EWSR-CREB1*
孤立性纤维性肿瘤	t(12;19)(q13;q13) t(13;22)(q22;q13.3)	未知
肝脏未分化肉瘤	t(11;19)(q13;q13.4) 1q、5p、6q、8p、12q 获得 9p、11p、14 丢失	*MALAT1-MHLB1* 12q 获得:*MDM2*,*CDK4*

表 3-24-6　儿童软组织非横纹肌肉瘤超微结构特点

肿瘤	超微结构特点
血管周上皮样细胞肿瘤	上皮样细胞可见黑色素小体
恶性外周神经鞘瘤	分枝状胞质突起、微管、神经纤维丝、基板和胶原
黏液性脂肪肉瘤	含有脂滴的脂肪母细胞
炎性肌成纤维细胞瘤	发育不佳的高尔基复合体、粗面内质网、胶原、细肌丝和致密体
平滑肌肉瘤	含有致密斑的肌动蛋白微丝、附着斑和吞饮囊泡、基板、细胞连接
促纤维组织增生性小圆细胞瘤	神经内分泌致密颗粒,漩涡状中间丝,小糖原湖,细胞连接
腺泡状软组织肉瘤	棒状或菱形高密度结晶体
隆突性皮肤纤维肉瘤 巨细胞成纤维细胞瘤	细胞突起桥粒基板
先天性(婴儿型)纤维肉瘤	中间丝,扩张的粗面内质网,基底膜样物
孤立性纤维性肿瘤	粗面内质网原始连接
滑膜肉瘤	中间丝,张力丝,微绒毛或绒毛样伪足

表 3-24-7 儿童软组织非横纹肌肉瘤免疫组织化学染色

肿瘤	标志物
腺泡状软组织肉瘤	TFE3 desmin 阳性；SMA、myogenin、CK、S-100、HMB45、vimentin 阴性
血管瘤样纤维组织细胞瘤	desmin、EMA、CD68、CD99、Calponin 阳性；myogenin、CD31、S-100 阴性
先天性（婴儿型）纤维肉瘤	SMA、CD34 阳性；CK、S-100、desmin、myogenin 阴性
隆突性皮肤纤维肉瘤和巨细胞成纤维细胞瘤	CD34 阳性；SMA、desmin、S-100、CK 阴性
韧带样纤维瘤病	SAM、desmin、β-catenin 阳性；CD34、S-100、CD117 阴性
促纤维组织增生性小圆细胞瘤	CK、desmin、EMA、NSE、vimentin 阳性；SYN、CD56、myogenin 阴性
炎性肌成纤维细胞瘤	ALK、CD68、SMA、desmin、CK 阳性；S-100、CD117、myogenin、EMA 阴性
平滑肌肉瘤	SMA 阳性，CK，EMA 灶状阳性，某些病例 EBER 阳性；CD117、ALK、CD34、S-100、p63 阴性
脂肪肉瘤	S-100 阳性；CK、desmin、SMA 阴性
恶性外周神经鞘瘤	S-100、CD34、GFAP 阳性；CK、SMA、desmin、HMB45 阴性
滑膜肉瘤	CK、EMA、TLE1、CD99、CD56、calretinin 阳性；CD34、SMA、desmin、SYN 阴性
上皮样肉瘤	CK、EMA、vimentin、CD34、ERG 阳性；INI-1、CD31、S-100、desmin 阴性

【病理分级】病理组织学分级用于判断肿瘤预后，美国国家癌症研究所（NCI）根据肿瘤坏死、细胞密度、多形性和核分裂活跃程度等不同将肿瘤分为三级，美国儿童肿瘤研究协作组（COG）根据组织学亚型、肿瘤组织坏死范围、核分裂数和肿瘤多形性将肿瘤分为三级（表 3-24-8）。

表 3-24-8 儿童非横纹肌肉瘤软组织肉瘤组织学分级

病理分级	肿瘤
1 级（低度恶性）	黏液性和高分化脂肪肉瘤 ≤4 岁的婴儿型纤维肉瘤 ≤4 岁的婴儿型血管周细胞瘤 血管瘤样恶性纤维组织细胞瘤 位置较深的隆突性皮肤纤维肉瘤 黏液软骨肉瘤
2 级（中度恶性）	肿瘤符合以下特点： <15% 的肿瘤表面区域坏死 核分裂 ≤ 5/10HPF 核异型不明显 肿瘤细胞密度不高
3 级（高度恶性）	肿瘤符合以下特点： 多形性或圆形脂肪肉瘤 间叶软骨肉瘤 恶性蝾螈瘤 腺泡状软组织肉瘤 任何不属于 1 级的肉瘤、>15% 的肿瘤表面区域坏死或核分裂 ≥ 5/10HPF

【临床表现】非横纹肌肉瘤软组织肉瘤由于组织来源、发生部位和类型不同，故其临床表现，包括症状、体积、形状、质地均各不相同。通常绝大部分患者主诉有一生长缓慢的肿块，约 1/3 的患者有疼痛或者撞击后疼痛，罕见全身症状，如发热、盗汗和体重减轻等。低血糖是一种罕见的副肿瘤现象，可见于胃肠道间质瘤（gastrointestinal stromal tumor，GIST）和纤维肉瘤等非横纹肌肉瘤软组织肉瘤。一项回顾性研究表明，虽然肿块有界限，但位于深部的肿块触诊很困难，因此患者确诊时间比症状出现时间晚 9.5 周，故疾病因延迟诊断可导致病情进一步的进展。除了上皮样肉瘤和透明细胞肉瘤外，非横纹肌肉瘤软组织肉瘤很少有区域淋巴结浸润，偶见转移，常见的转移部位为肺、骨、脑，骨髓受累极为罕见。

【分期】

1. 四肢和躯干软组织肉瘤分期 2017 年第 8 版肿瘤 AJCC 分期（表 3-24-9）如下。

（1）T（原发肿瘤）

T_X 原发肿瘤无法评估。

T_0 无原发肿瘤证据。

T_1 肿瘤最大径 ≤ 5cm。

T_2 5cm<肿瘤最大径 ≤ 10cm。

T_3 10cm<肿瘤最大径 ≤ 15cm。

T_4 肿瘤最大径>15cm。

(2) N(区域淋巴结)

N_0　无区域淋巴结转移。

N_1　区域淋巴结转移。

(3) M(远处转移)

M_0　无远处转移。

M_1　有远处转移。

(4) 肿瘤分级

G_X　无法评估。

G_1　2~3 分。

G_2　4~5 分。

G_3　6~8 分。

(5) 肿瘤分化

1 分　肿瘤接近正常成熟的间质组织。

2 分　组织学分型确定的肉瘤。

3 分　未分化胚胎性肉瘤，滑膜肉瘤，软组织骨肉瘤，尤因肉瘤 / 原始神经外胚层肿瘤。

(6) 核分裂

1 分　0~9/10HPF。

2 分　10~19/10HPF。

3 分　≥20/10HPF。

(7) 坏死

1 分　无坏死。

2 分　<50% 坏死。

3 分　≥50% 坏死。

表 3-24-9　软组织肿瘤的分期

分期	T	N	M	G
ⅠA	T_1	N_0	M_0	G_1、G_X
ⅠB	T_2、T_3、T_4	N_0	M_0	G_1、G_X
Ⅱ	T_1	N_0	M_0	G_2、G_3
ⅢA	T_2	N_0	M_0	G_2、G_3
ⅢB	T_3、T_4	N_0	M_0	G_2、G_3
Ⅳ	任何 T	N_1	M_0	任何 G
Ⅳ	任何 T	任何 N	M_1	任何 G

2. 腹部和胸腔内脏器官软组织肉瘤分期　适用于腹腔和胸腔器官软组织肉瘤。

(1) T(原发肿瘤)

T_X　原发肿瘤无法评估。

T_0　无原发肿瘤证据。

T_1　肿瘤局限于器官。

T_2　肿瘤累及器官外组织。

T_{2a}　肿瘤侵及浆膜 / 脏腹膜。

T_{2b}　肿瘤侵及浆膜外(肠系膜外)。

T_3　肿瘤侵及其他器官。

T_4　多部位受累。

T_{4a}　2 个部位受累。

T_{4b}　3~5 个部位受累。

T_{4c}　>5 个部位受累。

(2) N(区域淋巴结)

N_0　无区域淋巴结转移或未知的淋巴结状态。

N_1　区域淋巴结转移。

(3) M(远处转移)

M_0　无远处转移。

M_1　有远处转移。

(4) 肿瘤分级

G_X　无法评估。

G_1　2~3 分。

G_2　4~5 分。

G_3　6~8 分。

(5) 肿瘤分化

1 分　肿瘤接近正常成熟的间质组织。

2 分　组织学分型确定的肉瘤。

3 分　未分化胚胎性肉瘤，滑膜肉瘤，软组织骨肉瘤，尤因肉瘤 / 原始神经外胚层肿瘤。

(6) 核分裂

1 分　0~9/10HPF。

2 分　10~19/10HPF。

3 分　≥/10HPF。

(7) 坏死

1 分　无坏死。

2 分　<50% 坏死。

3 分　≥50% 坏死。

3. 腹膜后软组织肉瘤分期　表 3-24-10。

(1) T(原发肿瘤)

T_X　原发肿瘤无法评价。

T_0　无原发肿瘤证据。

T_1　肿瘤最大径≤5cm。

T_2　5cm<肿瘤最大径≤10cn。

T_3　10cm<肿瘤最大径≤15cm。

T_4　肿瘤最大径>15cm。

(2) N(区域淋巴结)

N_0　无区域淋巴结转移或未知的淋巴结状态。

N_1　区域淋巴结转移。

(3) M(远处转移)

M_0　无远处转移。

M_1　有远处转移。

(4)肿瘤分级

G_X　无法评估。

G_1　2~3分。

G_2　4~5分。

G_3　6~8分。

(5)肿瘤分化

1分　肿瘤接近正常成熟的间质组织。

2分　组织学分型确定的肉瘤。

3分　未分化胚胎性肉瘤,滑膜肉瘤,软组织骨肉瘤,尤因肉瘤/原始神经外胚层肿瘤。

(6)核分裂

1分　0~9/10HPF。

2分　10~19/10HPF。

3分　≥20/10HPF。

(7)坏死

1分　无坏死。

2分　<50%坏死。

3分　≥50%坏死。

表3-24-10　腹膜后软组织肉瘤的分期

分期	T	N	M	G
ⅠA	T_1	N_0	M_0	G_1、G_X
ⅠB	T_2、T_3、T_4	N_0	M_0	G_1、G_X
Ⅱ	T_1	N_0	M_0	G_2、G_3
ⅢA	T_2	N_0	M_0	G_2、G_3
ⅢB	T_3、T_4	N_0	M_0	G_2、G_3
ⅢB	任何T	N_1	M_0	任何G
Ⅳ	任何T	任何N	M_1	任何G

【预后因素】软组织肉瘤种类繁多,其生物行为完全各异。影响NRSTS预后的因素有:①疾病程度(非转移性 *vs.* 转移性);②组织学分级(高低);③原发肿瘤大小(肿瘤直径是否>5cm);④手术切除范围(切除与未切除)。

根据以上4个因素,可以将患者分为高、中、低危人群。高危人群是指有转移性病灶的人群。这些患者的存活率最多只有15%。中危人群包括无转移但不可切除的肿瘤患者和高级别且最大直径>5cm的无转移性肿瘤患者。这些患者群体的存活率约为50%。低危人群包括无转移可切除的肿瘤、高级别且最大直径<5cm的肿瘤、低级别(任何大小)的肿瘤。这些患者的长期存活率估计约为90%。

组织学分级为低级别的肿瘤有黏液样和分化良好的脂肪肉瘤、分化良好或婴儿(年龄≤4岁)纤维肉瘤、分化良好或婴儿(年龄≤4岁)血管外皮瘤、分化良好的恶性周围神经鞘肿瘤、血管瘤样恶性纤维组织细胞瘤、黏液性软骨肉瘤等。组织学分级为中级别的肿瘤为具有以下特征之一的软组织肉瘤:表面积坏死<15%,核分裂计数≤5/10HPF(40倍),细胞核无明显异型性。组织学分级为高级别的肿瘤有多形性或圆形细胞脂肪肉瘤、间叶性软骨肉瘤、骨外骨肉瘤、腺泡状肉瘤;或具有以下特征之一的软组织肉瘤:表面积坏死>15%,核分裂≥5/10HPF(40倍)或显著的核异型或细胞质成分不定。

NRSTS的外科病理分期即手术切除的范围或肿瘤残留的程度是影响生存率的临床因素。手术能否切除肿瘤对治疗至关重要。目前可参考传统外科病理IRS分组:Ⅰ组为肿瘤局限、镜下切缘阴性;Ⅱ组为镜下切缘阳性或有区域淋巴结转移但可获得完整切除;Ⅲ组为肿瘤局限无法完整切除或仅做活检;Ⅳ组为有远处转移的肿瘤。IRS分期越高,生存率越低。美国St.Jude儿童研究院的研究证实:可以完整切除的患者5年生存率可达89%,未完整切除的患者5年生存率达56%,而有转移的患者5年生存率仅为15%。

【治疗】目前,尽管NRSTS缺乏统一的治疗方案,但较为理想的治疗应是包括小儿外科或相关外科专家如肿瘤外科、肿瘤放疗和小儿肿瘤内科专家在内的多学科团队参与的综合治疗。主要的治疗服务应包含病理、影像、康复、营养和心理等专家参与的关键支持服务。

基于与成人相同肿瘤的治疗方案的差异,主要治疗原则应包含手术切除原发肿瘤、减少或控制肿瘤复发,辅以化疗和/或放疗,避免或减少并发症,以期达到长期存活的目的。

1. 手术　应作为首选方案。手术能否切除肿瘤对治疗至关重要,手术切除的范围或肿瘤残留的程度是影响生存率的临床因素。手术切除的同时,尽可能保留器官和肢体。早期局限性恶性肿瘤手术应视为紧急手术。对于体积小、生长慢、不造成任何症状的低度恶性肿瘤,可以定期检查,不必急于手术。对于巨大、侵犯周围组织、器官或大血管而不能一次性手术切除干净的肿瘤,暂不手术,给予2~3个月术前化疗。肿瘤较小(≤5cm)的患者,全切后切缘无残留,无须后续治疗。

2. 放疗　儿童NRSTS放疗没有统一的方案。

通常，儿童 NRSTS 放疗强度较大，但敏感性低于化疗，且受肿瘤是否切净、病理分级、肿瘤大小、原发部位、肿瘤分期等诸多因素影响。无法行手术切除的患者应先接受化疗，也可术前同时放化疗。原发肿瘤 4 500cGy 放疗。如术后存在残余肿瘤，应对原发病灶放疗，肉眼残留者 1 980cGy；镜下残留者 1 080cGy。肿瘤较小（≤ 5cm）的患者，全切后切缘无残留，无须后续治疗。对于有微小残留病灶的患者，应行辅助放疗（包括质子放疗，5 580cGy）。切除肿瘤较大（>5cm）的患者，因存在局部和全身复发的风险，应考虑辅助放疗（5 580cGy）和化疗。

3. 化疗　虽然儿科 NRSTS 的手术和放疗指南已经相当完善，但是软组织肉瘤化学药物治疗方案尚未完全达到共识。转移根据 IRS 分组及危险分层等预后评估，多采用手术、放疗和化疗综合治疗。低危人群仅需根治性切除，仅高级别或切缘不足而无法再手术者，需要辅助放疗。中危人群，无论是否完整切除，均需要加辅助放疗及化疗。高危人群，以放疗及化疗为基本治疗，但伴淋巴结转移者应争取手术切除病灶，低级别肿瘤伴转移灶，仅需彻底切除全部病灶。对于体积较大、恶性度高、肿瘤分期较晚的软组织肿瘤，宜于手术前或放疗前化疗。近年来多提倡用新辅助化疗或称诱导化疗，即手术前给予 3 个疗程辅助化疗，其作用机制不同于术后 6~12 个疗程的辅助化疗。优点是有望使瘤体缩小，提高切除率；同时可避免体内潜伏灶生长；可防止远处转移；早期化疗早期消灭肿瘤，可避免耐药性。但若肿瘤对药物不敏感，也难以奏效。

热化疗是近年来治疗儿童肿瘤的一种新方法。体温增高到 40~44℃可增加蒽环衍生物、细胞毒性抗生素和铂类等化疗药活性，从而控制局部肿瘤，提高手术切除率。

例如滑膜肉瘤对化疗敏感，使用化疗可使生存期延长，在中高危组常规行（新）辅助化疗。腺泡状肉瘤、透明细胞肉瘤等均属于高度危险，但对化疗高度不敏感，化疗作用尚存在争议。多西紫杉醇和吉西他滨单药或联合化疗对一部分 NRSTS 有效。

4. 远期疗效　儿童的 NRSTS 治疗仍有许多重要问题亟待解决，进行靶向治疗、制订更为有效的化疗方案来防止患儿疾病复发。对成人有效的药物应在儿童中进一步检测，酌情进行第一和第二阶段药物试验。如本章所述，对 NRSTS 应该进一步提高诊断的准确性，进行风险评估，制订适合患儿的治疗方案。在前瞻性临床试验中，确定影响局部或远处复发的因素非常重要，这是 NRSTS 治疗能够取得进展的重要途径。但 NRSTS 患儿人数十分稀缺，我们可以在全世界范围内收集更多病例进行临床研究。

【未来展望】 由于 NRSTS 少见，开展多中心及多国间合作研究尤为重要。研究的重点应是寻找更为有效的化疗药物和开展靶向治疗，目的是提高疗效、减少或预防复发和对进展期患者的治疗，一些已证明对成人有效的治疗方法和药物也应该在儿童患者中加以验证，精准诊断得以广泛普及、实施，应寻找更为有效的判断局部复发或远处转移的方法或因素，个性化治疗得以开展，最终使患者受益。

诊治要点

- NRSTS 是除横纹肌肉瘤外所有软组织肉瘤的统称，种类繁多，生物行为完全各异。
- 最常见于青少年和 1 岁以下的婴儿。
- 起源于肌肉、肌腱、脂肪、淋巴管、血管、滑膜及纤维组织等。最常见于四肢，其他包括头颈部、胸壁、内脏等全身任何解剖部位。
- 病理诊断为本病的确诊依据。
- NRSTS 以手术治疗为主，强调综合治疗。
- NRSTS 的预后因素有疾病程度（非转移性 *vs.* 转移性）；组织学分级（高低）；原发肿瘤大小（肿瘤直径是否>5cm）；手术切除范围（切除与未切除）。

（何乐健　袁晓军　秦　红）

参考文献

［1］李璋琳, 张广超, 阎杰. 儿童非横纹肌软组织肉瘤临床预后因素及治疗对策. 临床儿科杂志, 2008, 26 (11): 926-930.

［2］樊征夫, 李舒, 方志伟, 等. 儿童非横纹肌软组织肉瘤的美国儿童肿瘤协作组危险度评估与综合治疗单中心研究. 中华实用儿科临床杂志, 2016, 31 (7): 535-539.

［3］徐敏, 顾松, 潘慈, 等. 儿童内脏非横纹肌肉瘤软组织肉瘤的治疗探讨. 临床小儿外科杂志, 2013, 12 (4): 314-316.

［4］何建. 上皮样肉瘤研究进展. 武警医学, 2017, 28 (12): 1286-1288.

［5］FERRARI A, DE SALVO GL, BRENNAN B, et al. Synovial sarcoma in children and adolescents: the European Pediatric Soft Tissue Sarcoma Study Group prospective trial (EpSSG NRSTS 2005). Annals of Oncology, 2015, 26 (3): 567-572.

［6］BRENNAN B, ZANETTI I, ORBACH D, et al. Alveolar

soft part sarcoma in children and adolescents: The European Paediatric Soft Tissue Sarcoma study group prospective trial (EpSSG NRSTS 2005). Pediatr Blood Cancer, 2018, 65 (4).

[7] CHISHOLM JC, MERKS JHM, CASANOVA M, et al. Open-label, multicentre, randomised, phase Ⅱ study of the EpSSG and the ITCC evaluating the addition of bevacizumab to chemotherapy in childhood and adolescent patients with metastatic soft tissue sarcoma (the BERNIE study). Eur J Cancer, 2017, 83: 177-184.

[8] FAWZY M, SEDKY M, ELZOMOR H. Low-grade nonrhabdomyosarcoma soft tissue sarcoma: what is peculiar for childhood. J Pediatr Hematol Oncol, 2016, 38 (8): 615-621.

[9] PEINEMANN F, ENK H, SMITH LA. Autologous hematopoietic stem cell transplantation following high-dose chemotherapy for nonrhabdomyosarcoma soft tissue sarcomas. Cochrane Database Syst Rev, 2017, 13 (4): CD008216.

[10] PHILIP A PIZZO, DAVID G POPLACK. Principles and practice of pediatric oncology. 7th ed. Philadelphia: Lippincott, Williams & Wilkins, 2015: 1957-1993.

第3节 特殊非横纹肌肉瘤软组织肉瘤

一、腺泡状软组织肉瘤

腺泡状软组织肉瘤(alveolar soft part sarcoma, ASPS)是软组织恶性肿瘤,其形态特点是大、多角形瘤细胞形成假腺泡样结构,并具有特征性分子遗传学改变t(X;17)(p11.2;q25)易位,形成*APSL-TFE3*基因。

【临床表现】少见,好发儿童和青少年;女孩多见。多表现为无痛性、肌肉内缓慢生长的包块。好发于下肢、头颈部,成人ASPS好发于大腿及臀部等深部软组织,也有报道发生于膀胱、乳腺、脑膜等少见部位。儿童和婴幼儿,好发于头颈部,以舌部和眼眶最多见,部分病例出现转移灶时,才发现原发肿瘤。最常见的转移部位是肺,其次是脑、骨和淋巴结。在儿童中也有肝转移的报道。

【辅助检查】X线片可显示肿瘤有钙化或侵蚀邻近骨质,CT及MRI表现呈非特异性,多为软组织界限清楚的包块(图3-24-9)。

【病理】四肢肿瘤,直径3~10cm,头颈部通常较小,1~3cm。镜下观察:瘤细胞呈多角形,胞质嗜酸、颗粒状,中心或偏位核,核仁明显(图3-24-10);瘤组织被纤维血管分割成巢状和分叶状;假腺泡样结构,或实性片状结构;核分裂少见,坏死罕见。免疫组织化学染色:TFE3(图3-24-11)、desmin阳性,vinentin、myogenin、MYOD1、CK、S-100、HMB45、SMA等阴性。超微结构特点:瘤细胞间见发育不良的细胞连接,胞质内见大小不等的棒状或菱形结晶体。分子遗传学特点:t(X;17)(p11.2;q25)易位,形成*APSL-TFE3*基因(图3-24-12)。

【治疗】手术切除为主,若有转移灶亦应该切除。手术后应该放疗,可选用长春新碱、环磷酰胺、放线菌素D等联合化疗,但化疗效果不明显,由于MET是ASPL-TFE3融合蛋白的直接转录靶点,靶向MET通路的药物可能提供一种有效的治疗策略,但目前仍未使用于临床。

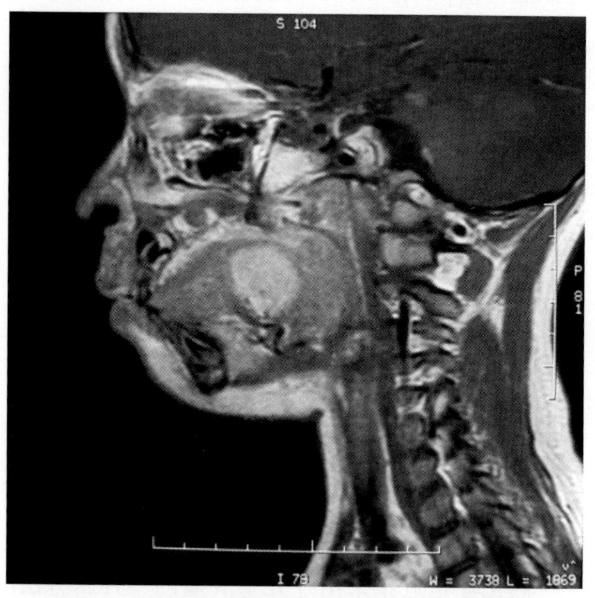

图3-24-9 腺泡状软组织肉瘤,CT示舌根部肿物

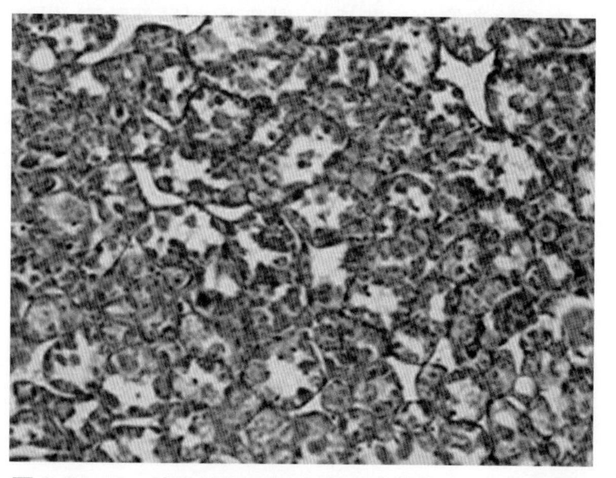

图3-24-10 腺泡状软组织肉瘤,HE染色(×20)示器官样结构及瘤细胞丰富嗜酸性胞质

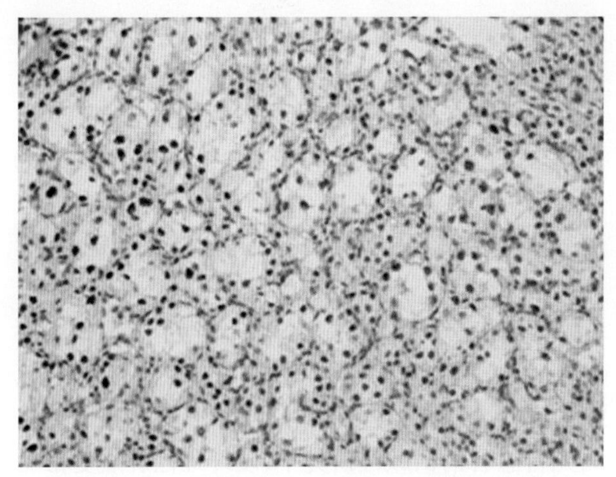

图 3-24-11 腺泡状软组织肉瘤，免疫组织化学染色（×10）示 TFE3 阳性

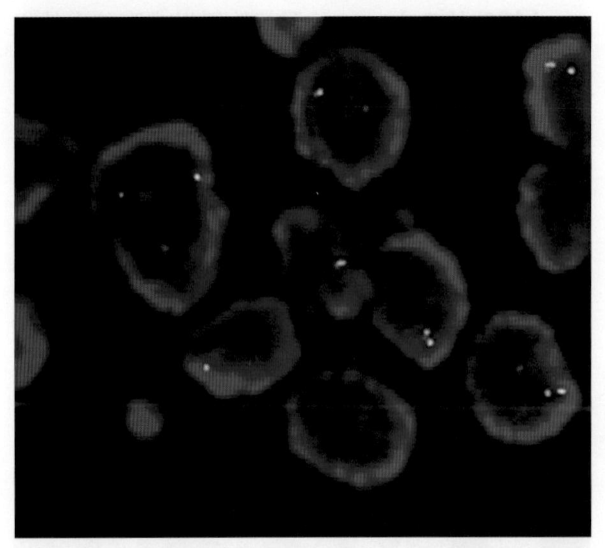

图 3-24-12 腺泡状软组织肉瘤，FISH 检查 TFE3 示红绿信号分离

【预后】起始进展较慢，总体预后较差，多数患者起病时，临床分期高，远期复发、肺脑转移常见；中位生存率为 40 个月，5 年总生存率为 20%，无转移肿瘤局限的患者预后相对良好，5 年总体生存率为 71%。肿物<5cm、诊断时未见转移、诊断年龄<10 岁为预后好的因素，有转移的患者预后较差。

二、透明细胞肉瘤

透明细胞肉瘤（clear cell sarcoma，CCS）是一种软组织发生的伴有黑色素细胞分化的恶性肿瘤，也叫软组织黑色素瘤。

【临床表现】罕见，10~40 岁多见，也可见于儿童。好发部位为四肢、足部等，表现为缓慢生长的肿物，可伴有疼痛。CCS 是一种高度恶性软组织肿瘤，在成人中，几乎所有患者都涉及肌腱和腱膜。但肿瘤一般生长缓慢，临床表现缺乏特征性，多表现为疼痛及局部压痛。足、踝部肿瘤占全部病例的 40%。CCS 是 NRSTS 中唯一具有区域淋巴结扩散倾向的肿瘤。在 1 597 名成人患者的研究中，17% 的透明细胞肉瘤病例涉及淋巴结。在意大利和德国软组织肉瘤协作组最近报道的儿童病例中，28 例患者中有 20 例（71%）出现肢体初发，5 例有淋巴结、2 例有远处转移。

【辅助检查】CT 可见软组织肿物，界限欠清（图 3-24-13）。

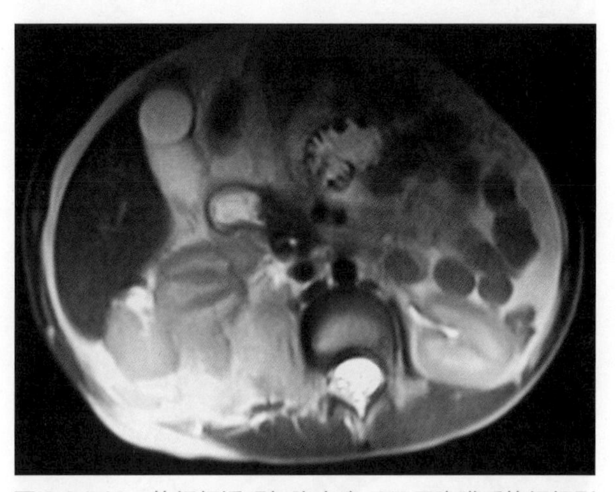

图 3-24-13 软组织透明细胞肉瘤，CT 示腹膜后软组织影

【病理】肿物平均直径 2~5cm，灰白色、分叶状，与腱鞘或腱膜关系密切；偶尔可见棕黑色黑色素沉着。镜下观察：圆形、卵圆形、梭形细胞排列呈巢状、束状，其间见胶原交织分割，瘤细胞胞质透明、浅染、嗜酸，核仁明显，位于中央，约半数局部可见黑色素颗粒，还可见花环状巨细胞，核分裂各异（图 3-24-14）。免疫组织化学染色：HMB45（图 3-24-15）、melan-A、S-100 阳性，还可局灶性表达的抗体有 SYN、CD56、NSE、CD34 等。超微结构特点：瘤细胞胞质内可见黑色素小体。分子遗传学特点：90% 肿瘤有染色体 t(12;22)(q13;q12) 易位，FISH 检测有 *EWSR-ATF1* 融合基因；6% 的肿瘤有染色体 t(2;22)(q13;q12) 易位，FISH 检测有 *EWSR-CREB1* 融合基因。

【治疗】CCS 的治疗多采取手术为主的综合治疗。由于这种肿瘤有淋巴结转移的倾向，故可行前哨淋巴结活检。手术的最终目标应该是广泛切除，若无法将肿瘤完全切除，则辅以放疗。由于 CCS 对传统化疗和放疗具有高度抵抗性，因此化疗和放疗疗效较为有限。随着近年在CCS发病机制等方面的研究，靶向治疗如安罗替尼(anlotinib)、培唑帕尼(pazopanib)在CCS的治疗中发挥着重要作用，免疫治疗作为一种新的治疗方法也有个案报道。

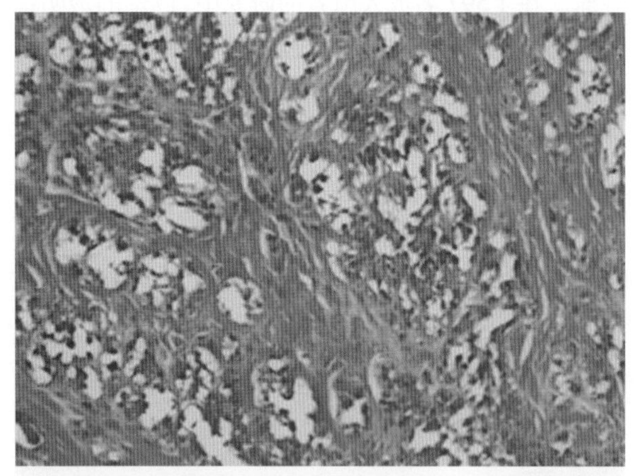

图3-24-14 透明细胞肉瘤，HE染色(×20)显示瘤细胞大的核仁和粗大胶原纤维

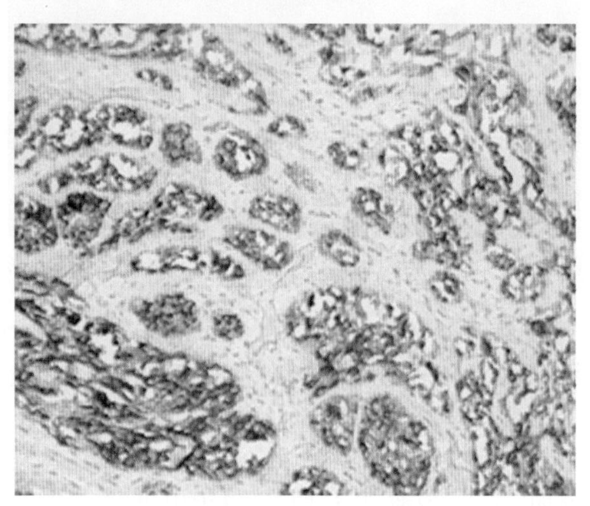

图3-24-15 透明细胞肉瘤，免疫组织化学染色(×10)示瘤细胞HMB45阳性

【预后】CCS预后较差，患者5年、10年和20年生存率分别为67%、33%和不足10%，较易出现局部复发、淋巴结转移及远处转移(常见转移部位为肺、骨骼和肝脏)。

三、硬纤维性肿瘤

硬纤维性肿瘤(desmoid tumor)也称侵袭性纤维瘤病，为交界性肿瘤，好发于40岁左右的成年人，5%的患者为<10岁的儿童，婴儿也可发病，儿童年发病率约为(2~4)/100万。男孩稍多，好发部位腹部外多为肩部、胸壁、背部、臀部和头颈部等；腹部部位多见于腹壁；腹腔内多为骨盆、肠系膜。10%的家族性腺瘤性息肉病(familial adenomatous polyposis，FAP)患者可伴有韧带样纤维瘤病。

分子遗传学特点：显示正常核型或见8、20染色体三体，21%的成人患者可见*APC*基因(5q21)突变，约74%深部组织韧带样纤维瘤病患者可见*β-catenin*基因突变，而伴有Gardner相关的纤维瘤病患者，100%可见该基因突变。

【临床表现】临床表现缺乏特异性，多表现为可触及的无痛性肿块，成人约1/3的硬纤维性肿瘤起源于四肢，1/3起源于内脏，10%起源于头颈部。在63名儿科患者的回顾性研究中，硬纤维性肿瘤更常见于四肢(61%)、头颈部(18%)和躯干(13%)，约有8%的儿童肿瘤呈多器官累及。

【辅助检查】MRI示深部软组织或腹腔内软组织肿物(图3-24-16)。

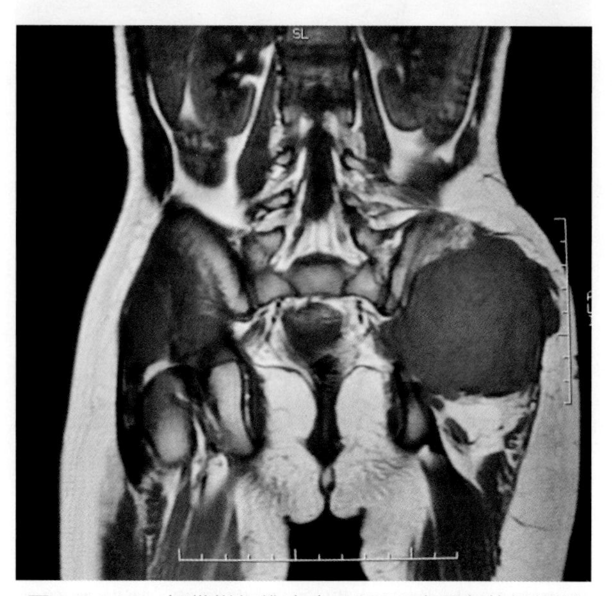

图3-24-16 韧带样纤维瘤病，MRI示左臀部软组织影

【病理】多数肿瘤直径5~10cm，切面灰白、实性、质硬(图3-24-17)。组织学特点：肿物界限不清，常常浸润至肿物肌肉组织，瘤细胞常为长梭形成纤维细胞、大小较一致，呈束状排列，与胶原相互交织在一起(图3-24-18)；瘤细胞也可呈星状，也可见黏液变区域，肿瘤血管丰富，核分裂罕见，瘤细胞缺乏异型。免疫组化：瘤细胞核β-catenin染色阳性(图3-24-19)，表达vimentin、SMA等；电镜观察瘤细胞可见丰富的粗面内质网、细胞外成熟的胶原纤维等成纤维细胞特点。

【治疗】手术切除是主要治疗方法，只要肿瘤边缘呈阴性，无论是否进行辅助放疗，局部复发率都为15%~30%；若肿瘤浸润，无法达到切缘阴性，即使接受辅助放疗，局部复发的风险同样会增高，达22%~68%。成人患者，放疗效果尚可，使用剂量高于50Gy的放疗后，有77%的患者能够抑制其局部肿瘤的生长，若使用剂量≤50Gy的放疗，仅有40%的患者能够抑制其局部肿瘤的生长。因此，放疗剂量与疗效有关。儿童患者，放疗的治疗效果不佳。有研究表明，长春碱和甲氨蝶呤的联合应用在所有30名患者中均可抑制或延缓肿瘤的进展。酪氨酸激酶抑制剂伊马替尼对部分硬纤维性肿瘤的生长有抑制作用，日本的一项研究显示，对7名伴有FAP的硬纤维性肿瘤患者使用美洛昔康、多柔比星和达卡巴嗪联合治疗后肿瘤有明显缩小。

【预后】儿童患者复发率为50%，腹壁肿瘤较腹壁外肿瘤复发率低。

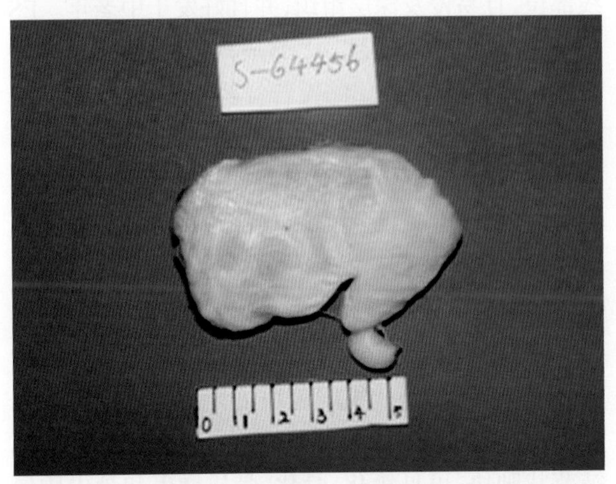

图3-24-17　韧带样纤维瘤病，大体照片示肿物灰黄、质韧、编织状

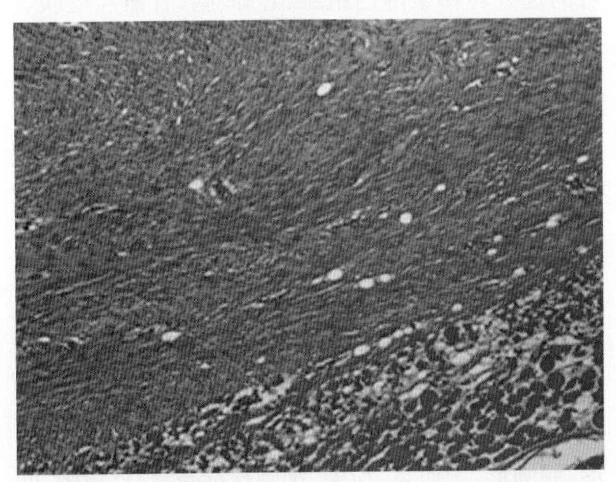

图3-24-18　韧带样纤维瘤病，HE染色（×4）示增生的梭形瘤细胞沿着肌肉浸润性生长，见残留肌纤维

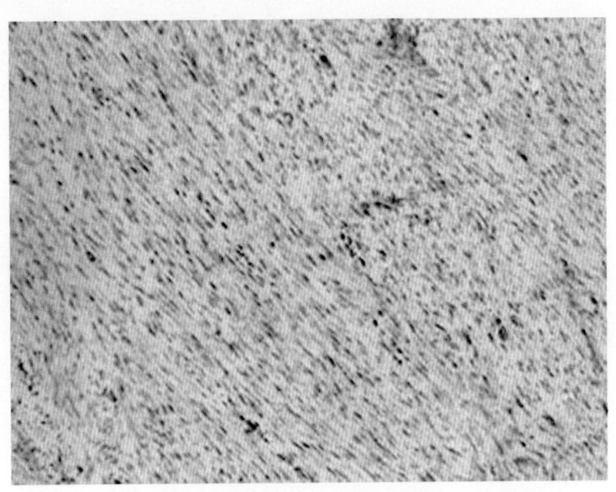

图3-24-19　韧带样纤维瘤病，免疫组织化学染色（×10）示瘤细胞核β-cateinin染色阳性

四、小圆细胞肿瘤

促结缔组织增生性小圆细胞肿瘤（desmoplastic small round cell tumor，DSRCT）是一种细胞谱系不确定的高度恶性小圆细胞肿瘤，具有明显的间质纤维组织增生，多表型，具有特异性的染色体易位t(11;22)(p13;q12)，导致*EWSR1*和*WT1*基因融合等特点。

【临床表现】该肿瘤罕见。通常表现为腹部或盆腔的巨大肿块。其他部位发生罕见，如有发生，以阴囊部位最常见。儿科患者，主要发生在青少年的男性。DSRCT的症状和体征通常与它们发生的腹部位置相关联，包括腹部疼痛、体重减轻、腹水和肝脾大。

【辅助检查】大多数DSRCT起源于网膜或肠系膜。影像特征包括在腹膜中体积巨大、不均质的包块，常伴有中心坏死。MRI特征包括异质性T_1低信号和异质性T_2高信号。经过钆给药后，异质性对比增强。

【病理】肉眼观察：腹腔内形成质硬的大肿块，伴有多个卫星结节，通常直径达10cm或更大，并常附着于肠系膜或网膜。

镜下观察肿瘤由未分化的原始小圆或椭圆形细胞组成。瘤细胞被周围密集的胶原基质包围形成界限清楚的大小不一细胞巢（图3-24-20）。小圆形肿瘤细胞常常显示显著的核分裂和核碎裂，在大的细胞巢中具有明显的中心坏死和囊性变。肿瘤细胞呈未分化特点：细胞核深染，核仁不明显和核浆比例高。

偶尔，肿瘤细胞可具有上皮样、印戒细胞样或横纹肌样细胞改变。

免疫组化染色肿瘤具有不同的多表型特征。通常会出现上皮（CK、EMA）、神经（NSE、S-100）和间叶（desmin、vimentin）标记的共同表达，但一些病变可缺乏 CK 表达。典型 desmin 染色模式是球形或核周点状阳性（图 3-24-21）。WT1 免疫染色也是一个很有用的检测方法，但是应当注意的是选用针对 WT1 蛋白质的 C 末端部分的抗体，因为在这个融合物中只有 C 末端部分的蛋白质有表达，而非 N 末端部分。

超微结构特点：瘤细胞可见核旁中间丝团和致密核心颗粒。

分子遗传学特点：DSRCT 包含 *EWSR1-WT1* 基因融合，因此 *EWSR1* 基因分离探针的 FISH、*EWSR1-WT1* 融合基因 FISH 或 RT-PCR 测试可用于诊断。

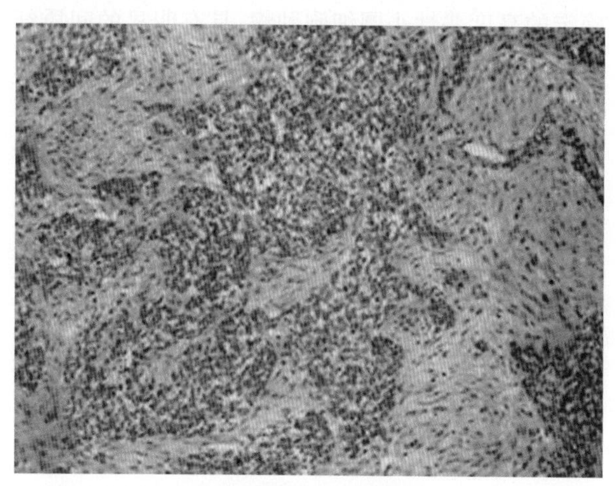

图 3-24-20 促纤维组织增生性小圆细胞瘤，HE 染色（×4）示纤维组织包绕瘤细胞呈巢状

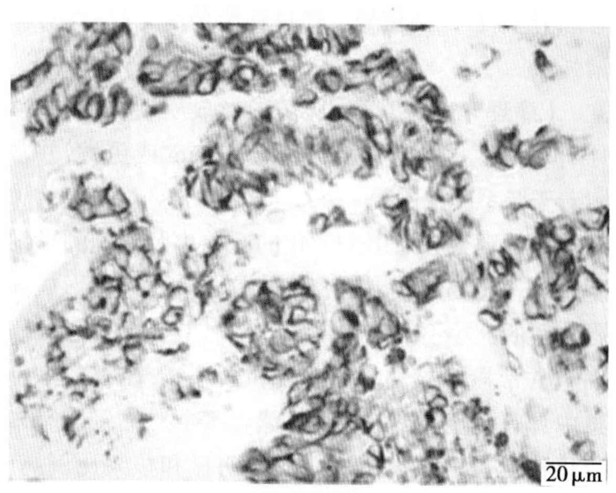

图 3-24-21 促纤维组织增生性小圆细胞瘤，HE 染色（×10）示瘤细胞 desmin 染色阳性

【治疗】该肿瘤没有标准治疗方案。由于预后极差，多应用联合治疗，包括大剂量化疗、维持性化疗、肿物减灭手术或细胞减少手术和放射治疗。

【预后】本瘤属高度恶性的肿瘤，其 5 年生存率仅达到 30%。最近的报道表明通过联合治疗可能会提高患者的存活率。

五、上皮样肉瘤

上皮样肉瘤（epithelioid sarcoma，ES）是具有上皮样形态和免疫表型的少见的软组织恶性肿瘤，于 1971 年正式命名，根据发病部位，分为经典型和近端型。

【临床表现】ES 可分为“远端型”和“近端型”。“远端型”即经典的 ES，多发生在四肢末端，好发于青少年。“近端型”多发生在头颈、躯干、外阴等近中线部位，且易侵及深层组织，并且好发于中老年。ES 可发生于皮下或深层组织，常表现为肿块，常可以累积肌腱、腱鞘或筋膜组织；若侵及皮肤，往往伴溃疡形成；ES 在局部生长缓慢，但容易发生淋巴结和远处转移，特别是近端型，并且早期切除后仍容易复发转移。ES 最常见的远处转移部位为肺，ES 肺转移可表现为气胸、胸腔积液等，故较容易误诊为其他疾病。肿瘤也可破溃形成溃疡。

【辅助检查】邻近骨骼的肿物可引起骨膜反应或骨质破坏，局部软组织包块可显示与周围组织分界不清，提示其可能的侵袭性。X 线上可见软组织结节状肿块，可见钙化、骨化、骨质增生和骨皮质侵蚀，MRI 为非特异性，可显示边缘液平或强化。肿瘤可向远处转移至淋巴组织、心肺、脑、骨骼和皮肤等器官。

【病理】

1. 肉眼观察　多为实性肿物，可覆包膜，呈单结节或多结节状，部分与周围软组织分界不清，剖面呈实性，灰白均质，部分肿瘤切面因出血可呈灰黄或灰褐色，质韧。

2. 镜下观察　镜下见肉芽肿样结节，结节中央可见坏死及退变（图 3-24-22），可呈地图样改变伴瘤组织出血及囊性变，瘤组织由两种形态细胞构成，可同时具有上皮样和间叶分化，其中上皮样细胞呈圆形、卵圆形，胞质宽、粉染，细胞核透亮，核仁清晰，间叶性细胞多呈梭形，似成纤维细胞样，排列紧密，细胞核深染，两种细胞可互相移行，若其中一种细胞所占比例较大，则易引起诊断困难，瘤周或肿瘤组织可被增生或硬化的胶原纤维分割，或出现胶原纤维的沉积，瘤细胞间散在慢性炎细胞浸润（图 3-24-23），部分区域可见上皮样血管肉瘤及横纹肌样瘤的形态，尤其是近端型，单纯从病理形态上，几乎与恶性横纹肌样瘤难以区分，核分裂象少见，部分病例中出现营养不良性钙化和骨化伴少量黏液间质。

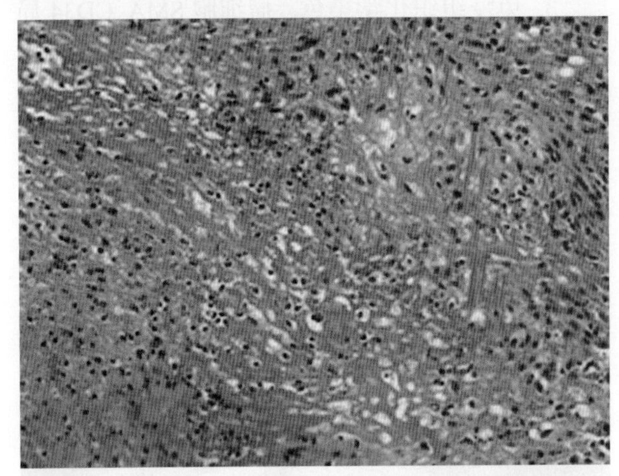

图 3-24-22 上皮样肉瘤，HE 染色（×4）示肿瘤坏死及上皮样细胞

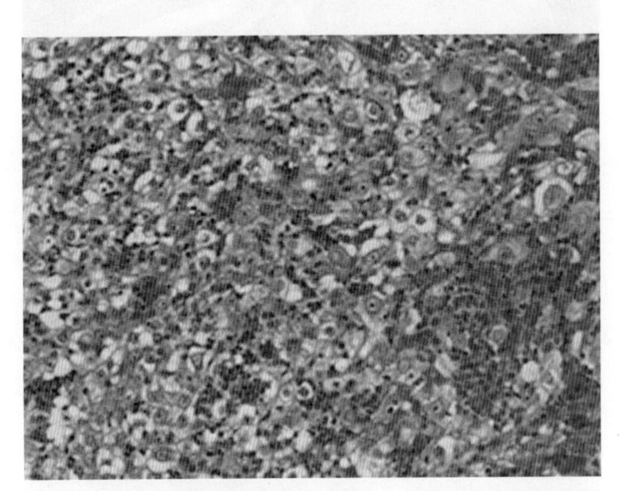

图 3-24-23 上皮样肉瘤，HE 染色（×20）示上皮样细胞及炎细胞

3. 免疫组织化学染色 肿瘤具有间叶性和上皮样的双向分化，肿瘤细胞可同时表达 vimentin、CK（图 3-24-24）、EMA，且上皮样和梭形细胞 vimentin 表达几乎都为阳性，上皮标志物则局灶或部分阳性，近 50% 的病例中 CD34 阳性，此外 CD99、desmin、SMA、CK5/6、CK14、CK20、CK19、ERG 均可有不同程度的表达，较为特异性的是近 90% 的 ES 病例中出现 INI-1 表达缺失（图 3-24-25）。

【治疗】手术切除肿瘤是 ES 的首选治疗方法。由于 ES 具有多发、复发和移行转移的特点，因此多采用前哨淋巴结清扫和截肢等方法，但仍难以避免复发或远处转移。当 ES 发生转移后，可采用化疗，但由于 ES 发病率低，到目前为止，尚没有研究评价全身化疗的疗效。组蛋白去乙酰化酶抑制剂可抑制肿瘤细胞增殖、诱导凋亡。目前已有 SAHA 和 FK228 得到 FDA 批准主要用于淋巴瘤的治疗，对其他一些肿瘤的治疗还处于临床研究阶段。血管内皮生长因子受体抑制剂培唑帕尼（pazopanib）是一种血管内皮生长因子受体（VEGFR）抑制剂，可特异性抑制 VEGFR-1/2/3、PDGFR-α/β、M-CSF 受体 /fms 和 CSFR/c-kit，已经用于肾癌、软组织肉瘤等肿瘤的治疗，该药并未大量在临床中得到应用。

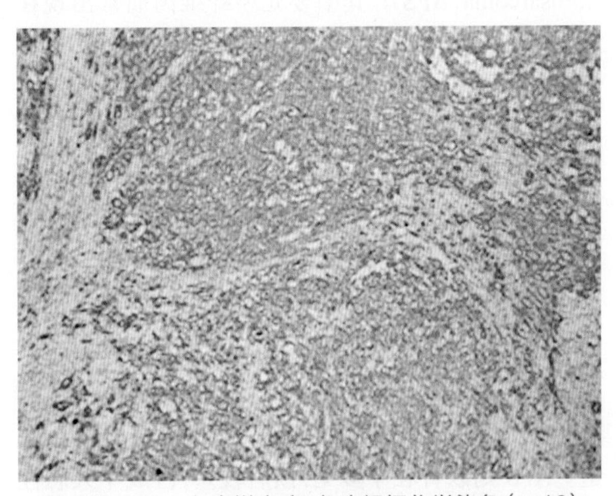

图 3-24-24 上皮样肉瘤，免疫组织化学染色（×10）示瘤细胞 CK 染色阳性

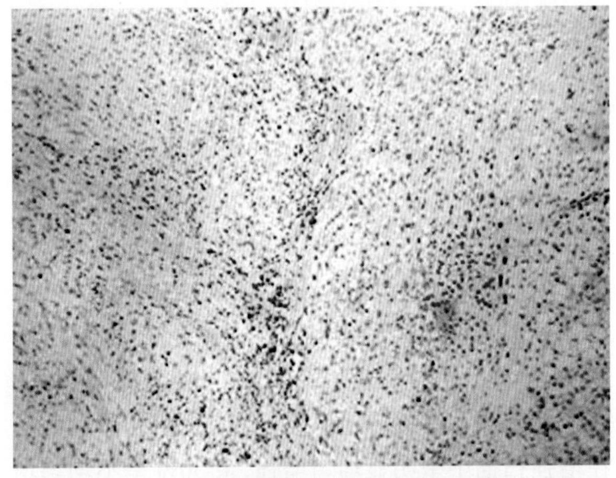

图 3-24-25 上皮样肉瘤，免疫组织化学染色（×10）示瘤细胞 INI1 表达缺失

分子遗传学特点：染色体 22q11.2 上的 SMARCB1 位点的 *INI-1* 基因表达缺失但仍有部分病例 INI-1 阳性表达，提示 ES 的发病还与其他信号通路或信号机制相

互作用，从而引起 CyclinD1 的过表达，最终促进 ES 的发生发展。

【预后】5 年存活率可达 50%~80%，近端型较经典型预后差，202 例 ES 回顾性资料显示，患者复发率达 77%，转移率达 45%，多数认为儿童病例：年龄<16 岁、无淋巴结转移及病变完整切除的预后较好，而老年、男性、肿瘤直径>5cm，淋巴结转移及广泛坏死等提示预后较差。

六、婴儿型纤维肉瘤和成人型纤维肉瘤

纤维肉瘤是起源于纤维组织中成纤维细胞的恶性肿瘤。通常有两种不同类型：婴儿型纤维肉瘤(infantile fibrosarcoma，IFS)、成人型纤维肉瘤(adult fibrosarcoma，AFS)。其中婴儿型纤维肉瘤常出现在 5 岁以内的婴儿，出生时即可存在，远处转移率较低，常可手术切除。成人型纤维肉瘤常出现在 10 岁以后的儿童，预后较差。

IFS 是指婴儿发生的具有侵袭性行为但较少转移的并伴有 *ETV6-NTRK3* 融合基因的成纤维细胞性肉瘤。

【临床表现】IFS 是一种低度恶性梭形细胞肿瘤，约 1/3 患儿出生时即被发现，约 1/2 患儿于生后 3 个月内获得诊断。本病 44%~70% 发生于四肢，约 30% 发生于躯干，9%~10% 发生于头颈部，亦可发生于肠道。AFS 则以青壮年多见，预后较差，占成年人恶性软组织肿瘤的 1%~3%。该病 70% 以上患者发生于四肢，婴儿型和成人型均多以无痛性进行性增大的单发体表包块为主要临床表现，包块生长迅速，最大径可达 9~15cm，肿瘤表面皮肤可发红、肿胀、溃烂，或伴浅表静脉曲张。病灶质硬或为囊实性，活动度差；局部浸润多见，远处转移及肢体活动障碍少见。若婴儿或年长儿童肢体出现软组织肿块，均应考虑此诊断。

【辅助检查】AFS 病灶的主体在 T_1WI 上显示低等信号，T_2WI 上显示脑回状高低混杂信号，以 T_2WI 信号更具特征性。而 IFS 约 69% 肿瘤边界清楚，约 50% 的 IFS 肿瘤实质表现为 T_1WI 等或稍高信号、T_2WI 高信号，脂肪抑制序列呈高信号，约 50% 病灶在增强扫描中呈明显均匀增强，余 50% 呈不均匀增强(图 3-24-26)。

【病理】

1. 肉眼观察　肿物界限欠清，分叶状，切面灰白、实性、鱼肉状，可见出血坏死区(图 3-25-27)。

2. 镜下观察　梭形、圆形、肥胖多角形瘤细胞排列呈实性片状、带状、相互交织的束状，人字形排列，可见灶状出血坏死、钙化等，还可见血管周细胞样排列区、圆形细胞为主、黏液变性、髓外造血、片状炎细胞浸润、广泛坏死、囊性变等改变。还可见肿瘤几乎由小圆、多角形等瘤细胞组成，而梭形细胞少见(图 3-24-28)。

3. 免疫组织化学染色　瘤细胞 SMA、CD34 局灶阳性，vimentin、CD68 可阳性，desmin、myogenin、CK、S-100 阴性。

超微结构特点：显示成纤维细胞特点。

分子遗传学特点：t(12;15)(p13;q25)易位，产生融合基因 *ETV6-NTRK3*，该融合基因也可见于细胞型中胚叶肾瘤(图 3-24-29)。

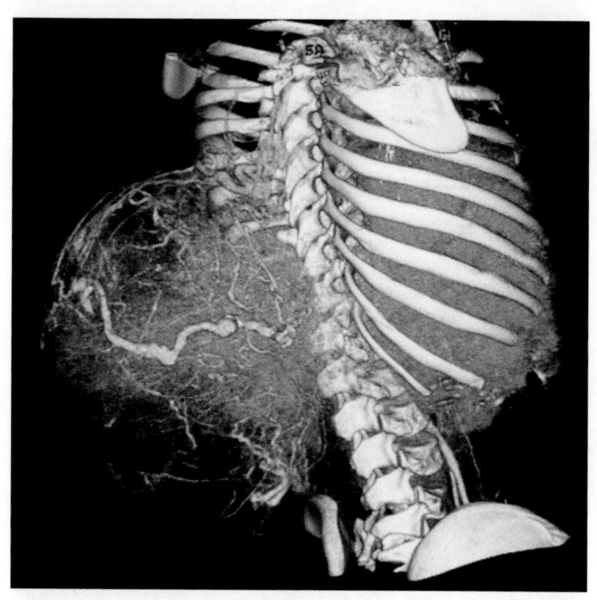

图 3-24-26　婴儿型纤维肉瘤，CT 检查显示有胸背部巨大软组织影

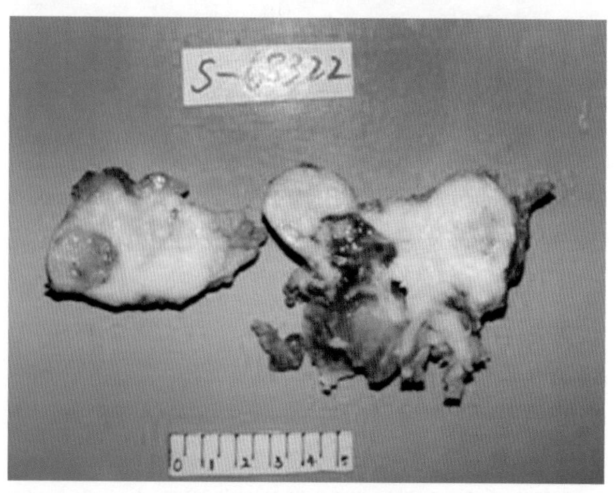

图 3-24-27　婴儿型纤维肉瘤，大体照片示肿瘤切面灰粉鱼肉状，有出血、坏死

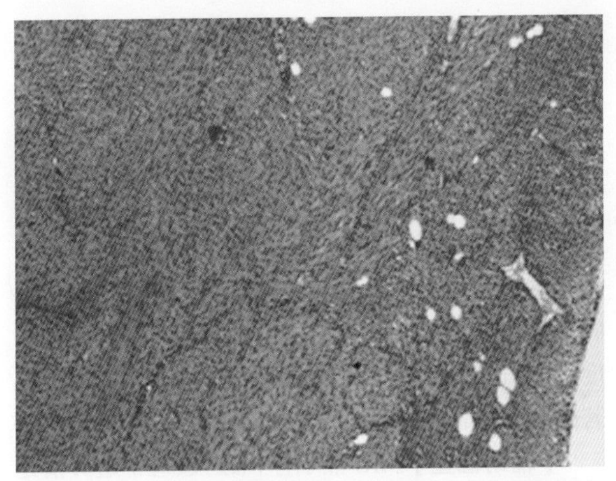

图 3-24-28 婴儿型纤维肉瘤，HE 染色（×10）示梭形瘤细胞呈“人字形”排列并浸润脂肪组织

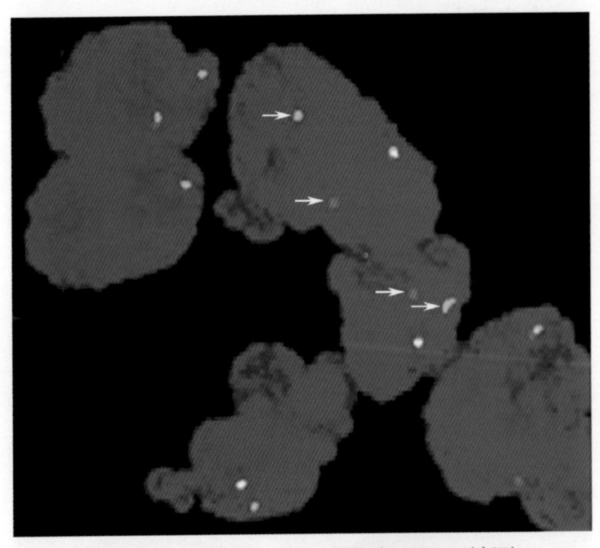

图 3-24-29 婴儿型纤维肉瘤，FISH 检测 *ETV6* 基因状况（双色分离探针）
图中箭头示 *ETV6* 基因断裂阳性细胞中存在分离的红绿信号点。

【治疗】广泛彻底的手术切除肿瘤为首选方法，范围应包括周围 3cm 的组织。术后病理检查如切除边缘或基底有浸润者应及时再次手术，局部有复发也需再次手术。多次反复复发或局部广泛浸润方可考虑截肢。肿瘤对放疗不敏感，仅用于姑息性治疗，且须大剂量（50~70Gy）才可能有效果，但可发生放疗后遗症。化疗可参照横纹肌肉瘤方案。

【预后】婴儿型纤维肉瘤的预后较好，尤其位于肢体及躯干部，5 年的生存率可达 80%~90%。但切除不彻底，术后复发率高，2 年内可达 35%~70%，平均复发期为 8 个月。转移罕见，如肿瘤累及重要器官可致死（<5%）。

七、平滑肌肉瘤

儿童平滑肌肉瘤少见，仅占平滑肌肉瘤的 2%，由于发现了胃肠道间质瘤（GIST），过去文献报道或诊断的儿童平滑肌肉瘤大多为 GIST，AIDS 患儿、免疫功能抑制、器官移植后的患儿易患平滑肌肉瘤。平滑肌肉瘤还可发生于恶性肿瘤患儿治疗后再发第二肿瘤，特别是视网膜母细胞瘤治疗后，有报道 78% 的遗传性视网膜母细胞瘤患儿治疗后 30 年，在远离放疗部位，再发平滑肌肉瘤。

【临床表现】平滑肌肉瘤按发生部位可出现 3 种不同表现。腹膜后和腹腔内肿瘤可表现为腹部肿块、腹痛或肠梗阻，常伴有其他消化道症状。皮肤和皮下组织肿瘤表浅，表面皮肤可有色泽改变、凹陷或溃疡。而脉管源性肿瘤受累皮肤可有肿胀、疼痛。如发生在内脏（如肝）则可出现腹痛、肝脾大、腹水等症状。

【病理】肿瘤细胞主要由梭形平滑肌细胞和原始圆形平滑肌细胞组成，分化较好，呈束状、编织状排列，嗜酸性，常伴有淋巴细胞浸润（图 3-24-30）。核分裂可见（1~4/HPF），但无病理性核分裂。缺乏明显异型性，无坏死和黏液样变，偶尔可见高度恶性肉瘤的特点。肿瘤细胞存在 EBV 感染是诊断的主要依据。

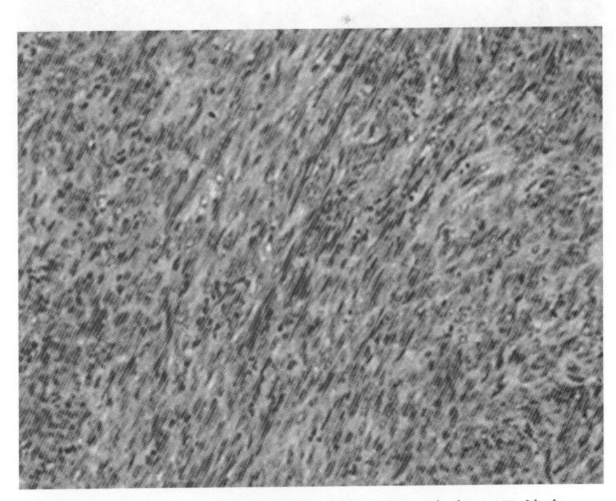

图 3-24-30 EB 病毒相关性平滑肌肿瘤，HE 染色（×10）示梭形瘤细胞及灶状淋巴细胞

平滑肌肿瘤细胞免疫组化染色 SMA（图 3-24-31）、desmin 和高分子钙调素结合蛋白（H-caldesmon）阳性。移植后平滑肌肿瘤、与先天性免疫缺陷相关的平滑肌肿瘤、HIV 引起的平滑肌肿瘤原位杂交 EBER 阳性（图 3-24-32）。

分子遗传学特点：有报道染色体 t(12;14) 易位的病例，也可显示低倍体、假二倍体或异源性核型。

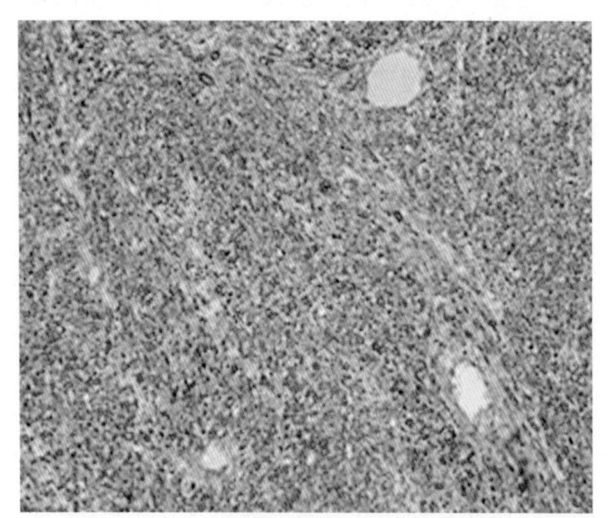

图 3-24-31 EBV 相关性平滑肌肿瘤，免疫组织化学染色（×10）示瘤细胞 SMA 染色阳性

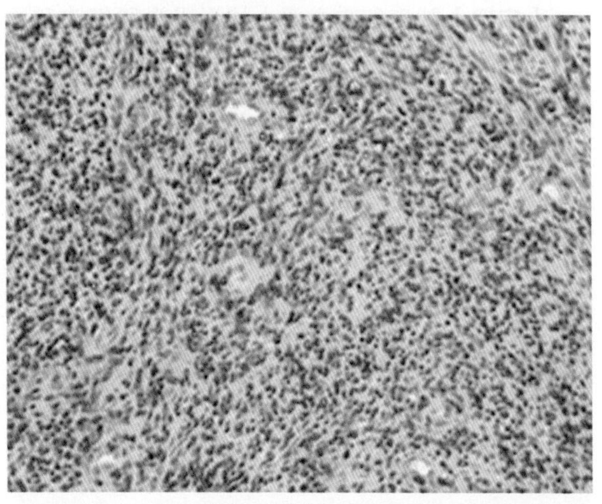

图 3-24-32 EB 病毒相关性平滑肌肿瘤，原位杂交示瘤细胞 EBER 染色阳性

【治疗】治疗原则均以外科手术切除为主，放疗效果不佳，化疗可能取得较长期的缓解。曲贝替定（trabectedin）是一种新型抗肿瘤药物，既有细胞毒作用，同时还有靶向作用，可用于治疗晚期平滑肌肉瘤。

八、脂肪肉瘤

黏液性脂肪肉瘤（myxoid liposarcoma，MLS）是一种恶性肿瘤，由恶性脂肪母细胞、丰富的黏液性间质、明显的弓形“鸡笼网线样（chicken wire）”血管构成。以前所谓的“圆细胞脂肪肉瘤”也属于此类，其含有密集的未分化细胞。

【临床表现】黏液性脂肪肉瘤是成人最常见的肉瘤之一。黏液样脂肪肉瘤在儿童中较少见，但它是儿童中最常见的“成人”型肉瘤。肿瘤可发生在全身任何有脂肪组织的部位。约 1/3 病例发生在股部、臀部，其次为背部、腹膜后。肿瘤初起无症状，常生长到相当体积时才发现，边界不清，质地较脂肪瘤坚韧，较固定。远处转移少见，常以局部复发为主。按肿瘤中脂肪细胞分化程度及纤维组织或黏液组织混合含量不同，可以呈现不同 X 线表现，一般恶性度高的病变密度高，分化较好的可以出现钙化或骨化。CT 和 MRI 若能显示肿瘤内的脂肪密度或信号有助于确立诊断。

【辅助检查】MRI 显示体积较大、通常边界清楚的分叶肿块。病变通常缺乏脂肪信号，并且水分含量增加。MRI 不能鉴别脂肪肉瘤与脂肪母细胞瘤。

【病理】

1. 肉眼观察 黏液样脂肪肉瘤一般 >10cm。肿块呈分叶状，有部分包膜，切面呈黄白色，黏液状（图 3-24-33）。

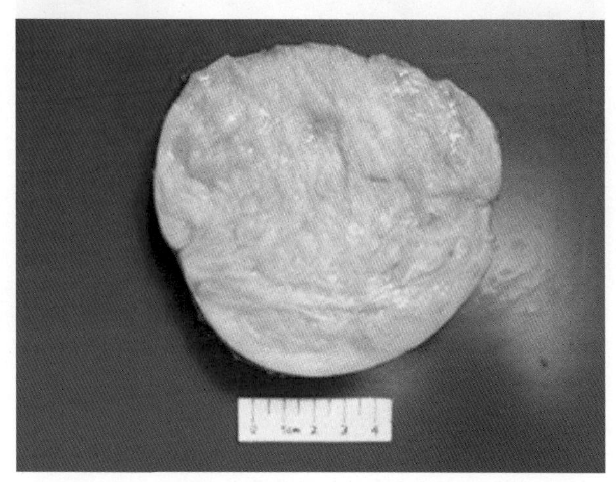

图 3-24-33 高分化脂肪肉瘤，大体照片切面显示肿物灰黄、略呈鱼肉状

2. 镜下观察 黏液性脂肪肉瘤由低细胞密度的原始星状或小梭形状细胞及印戒样和多空泡脂肪母细胞组成，背景常呈黏液样改变（图 3-24-34），有时伴有囊性变产生肺水肿样外观（图 3-24-35）。此肿瘤常富含薄壁弓形分支状血管，这些血管常被称为“鸡笼网线样”血管，是典型的黏液性脂肪肉瘤组织学的一个特征，有诊断意义（图 3-24-36）。黏液性脂肪肉瘤一般没有明显的区域性成熟现象；如果有，则为比较不成熟脂肪细胞位于肿瘤中心而较成熟的脂肪细胞位于周边区域。典型的黏液性脂肪肉瘤是一种低级别的肿瘤，通常缺乏明显的细胞异型和核分裂活性。圆细胞黏液性脂肪肉瘤则显示高细胞密度，高核分裂活

性，以及减少的“鸡笼网线样”血管，阳性标志物减少的免疫组织化学染色：瘤细胞 S-100 阳性（图 3-24-37），CD34、SMA、desmin、MDM2、CKD4 阴性。

3. 分子遗传学特点　典型和圆细胞黏液性脂肪肉瘤均含有由 t(12;16) 或 t(12;22) 易位，产生的 *FUS-DDIT3*（CHOP）或 *EWSR1-DDIT3*（CHOP）基因融合（图 3-24-38）。可以通过 *DDIT3* 基因分离探针的 FISH 来明确诊断（图 3-24-39）。

【治疗】手术是脂肪肉瘤最主要的治疗手段。普通低级别黏液性脂肪肉瘤切除后，EFS 和 OS 约为 90%。局部复发可以通过再次手术治疗。圆细胞脂肪肉瘤属于高度恶性的肿瘤，除手术外，还需要辅助化疗或放射治疗。单纯放疗效果不确切，术后加放疗可减少复发。一般不选用化疗，仅作为手术或放疗无效时的姑息治疗，所用药物与横纹肌肉瘤相似。新型抗肿瘤药物对晚期脂肪肉瘤也有一定效果。

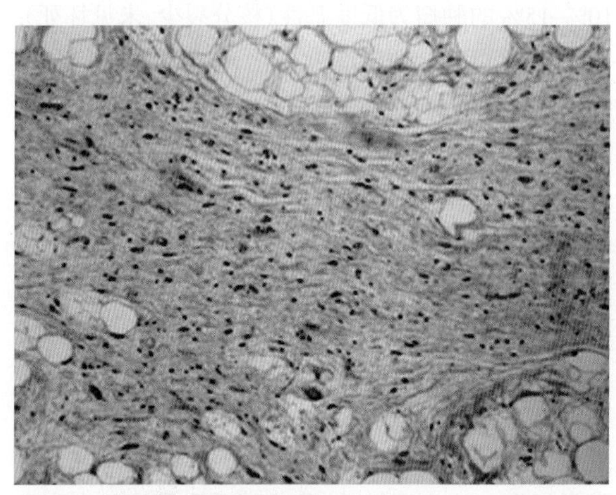

图 3-24-34　高分化脂肪肉瘤，HE 染色（×10）显示核深染、非典型细胞

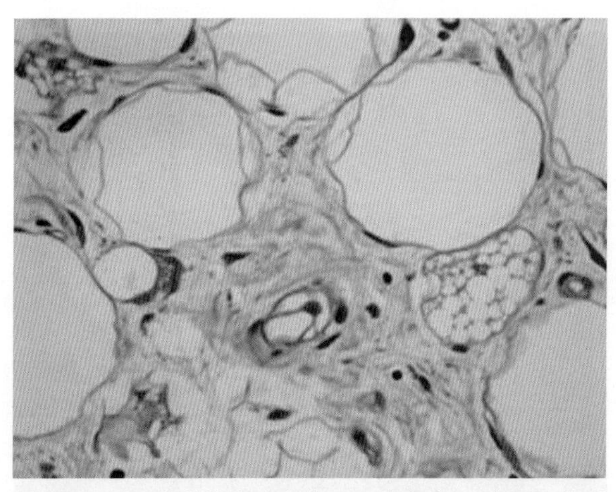

图 3-24-35　高分化脂肪肉瘤，HE 染色（×40）显示胞质多泡状的脂肪母细胞

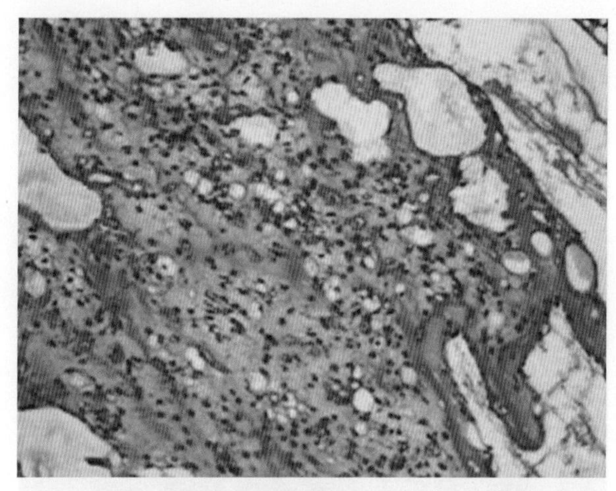

图 3-24-36　黏液性脂肪肉瘤，HE 染色（×10）显示丰富血管、异型性明显的脂肪母细胞

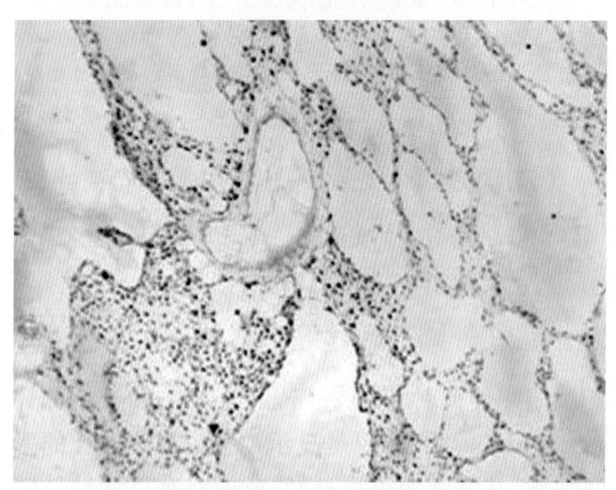

图 3-24-37　黏液性脂肪肉瘤，免疫组织化学染色（×10）显示瘤细胞 S-100 染色阳性

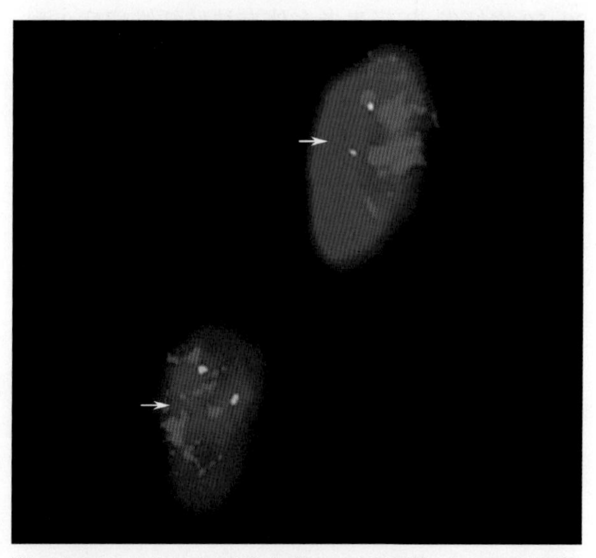

图 3-24-38　高分化脂肪肉瘤，FISH 检测 *MDM2* 基因扩增状况

红点代表 *MDM2* 基因，绿点为参考基因 *CSP 12*。箭头所示细胞 *MDM2* 基因高倍扩增，点簇状分布。

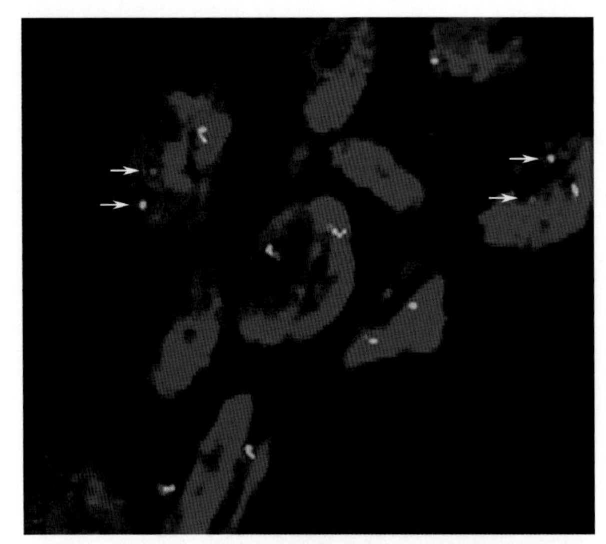

图 3-24-39 黏液性脂肪肉瘤,FISH 检测 *DDIT3*（CHOP）基因状况（双色分离探针）

图中箭头示黏液性脂肪肉瘤中 *DDIT3* 基因断裂阳性细胞中存在分离的红绿信号点。

【预后】如果缺乏圆细胞脂肪肉瘤的特征,预后很好。圆细胞黏液样脂肪肉瘤是高度恶性的侵袭性肿瘤,预后差于普通黏液样脂肪肉瘤。

九、恶性外周神经鞘瘤

恶性外周神经鞘瘤（malignant peripheral nerve sheath tumor,MPNST）是显示神经鞘细胞分化的恶性肿瘤,常常起源外周神经,或先前有良性神经鞘瘤,或伴有神经纤维瘤病 1 型。

【临床表现】少见,约占软组织肉瘤的 5%,20~50 岁好发,年轻患者多伴有神经纤维瘤病 1 型;躯干、四肢、头颈部多见,多为深部软组织,多数起源于主要神经干,以坐骨神经多见。临床多表现为无痛或疼痛性肿物,如已有神经鞘瘤的患者,肿物快速增大,要考虑恶性转化的可能。

【辅助检查】CT 可见深部软组织肿物（图 3-24-40）。

【病理】肉眼观察:肿物较大,常为梭形,切面灰白、实性,胶样、鱼肉状,常见出血、坏死（图 3-24-41）。

镜下观察:梭形细胞排列呈束状或轮辐状（图 3-24-42）,胞质弱嗜酸,界限欠清,长形核、深染、染色质分散、粗糙,一些细胞呈波浪形、锥形,核多型性常见,局部可见上皮样细胞,偶见原始细胞;细胞密集与稀疏区可相互交替出现,密集区可呈人字形、栅栏状、轮辐状排列,血管周围密度增加;富于血管,可见比例不等的黏液、胶原基质;核分裂易见,常见

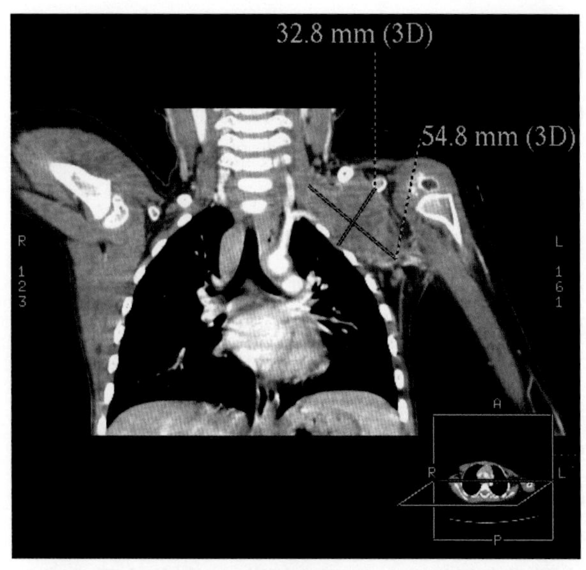

图 3-24-40 恶性外周神经鞘瘤,CT 显示左锁骨下软组织肿物

围绕血管的地图样坏死,多为高度恶性肿瘤,而仅 10%~15% 的肿瘤为低度恶性（核分裂少,未见坏死）;10%~15% 可见异源性间叶分化,包括肌母细胞分化的恶性蝾螈瘤（malignant triton tumor）、骨肉瘤、软骨肉瘤、血管肉瘤、脂肪肉瘤等。上皮成分如腺体等多见于伴有神经纤维瘤病 1 型患者。免疫组织化学染色:50% 的肿瘤 S-100 染色阳性（图 3-24-43）,不同程度的 CD34、GFAP 阳性,CK、EMA、SMA、desmin、HMB45 阴性;有肌源性分化时,desmin 等表达阳性。

【治疗】外科手术切除为主,但由于肿瘤与主要神经干不可分割,故常需要做截肢术。肿瘤恶性程度高,侵袭性强,且常沿着神经鞘扩展,故局部切除常常复发。放疗不敏感,化疗可采取横纹肌肉瘤方案,但效果不肯定。

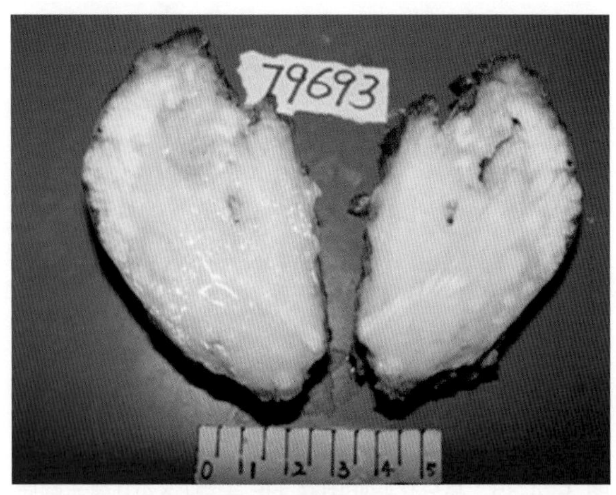

图 3-24-41 恶性外周神经鞘瘤,大体照片显示肿物呈灰白色、灶状坏死

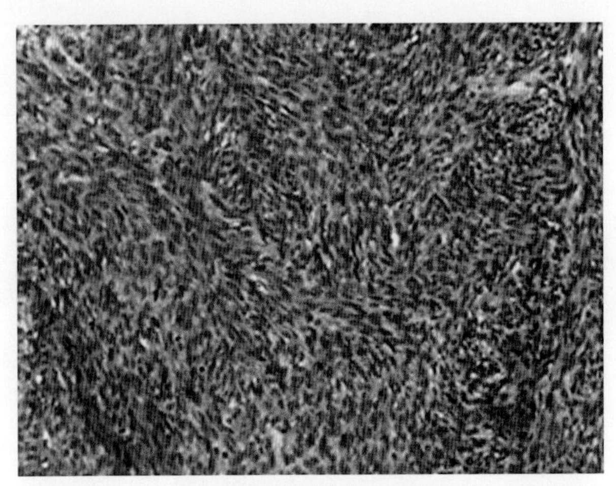

图 3-24-42 恶性外周神经鞘瘤，HE 染色（×10）显示梭形瘤细胞，排列紧密

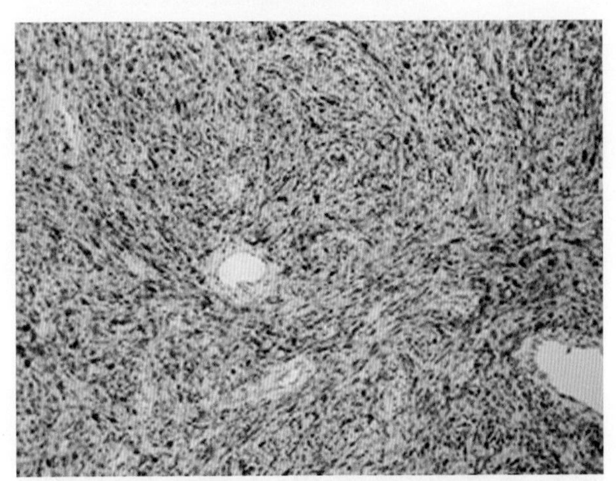

图 3-24-43 恶性外周神经鞘瘤，免疫组织化学染色（×10）显示瘤细胞 S-100 染色阳性

【预后】较差，40% 局部复发，30%~60% 转移。Ki-67 增殖指数是软组织 MPNST 预后的独立因素，当 Ki-67 增殖指数>20% 时，提示预后差。此外，MPNST 侵袭力极强，常有肺、脊柱的转移，所以病理医师对于这些部位软组织肿瘤的诊断需排除转移性 MPNST。

十、滑膜肉瘤

滑膜肉瘤（synovial sarcoma，SS）是细胞谱系来源不明的恶性梭形细胞肿瘤，具有包括腺体形成的多样性上皮分化和特异性染色体易位 t（X；18）（p11；q11）。

【临床表现】儿童和青少年中常见的软组织恶性肿瘤之一，占所有软组织肉瘤的 5%~10%。滑膜肉瘤主要发生在青少年，中位年龄为 13~14 岁。但其发病年龄范围广，甚至可在新生儿中发生。肿瘤好发于大关节附近，以膝、髋关节居多，四肢其他关节、躯干、头颈部等处均可见。症状与病程长短、肿瘤大小有关。生长缓慢者症状轻微，肿块无痛、轻度疼痛或压痛；生长迅速者，肿块体积增大伴有剧痛，并可出现运动功能障碍。肿瘤可经血运转移到肺、脑、肝，也可经淋巴系统转移到区域淋巴结。

【辅助检查】MRI 结果通常是非特异性的。病变多表现为非常明确的肿块，在 T_1 加权图像上的信号与肌肉等强度，在 T_2 加权图像上呈高强度信号（图 3-24-44）（通常具有异质信号强度）。由于它们具有倾向于排挤而不是浸润相邻结构的生长模式，滑膜肉瘤是目前报道中最常见的被误诊为良性病变的恶性软组织肉瘤。

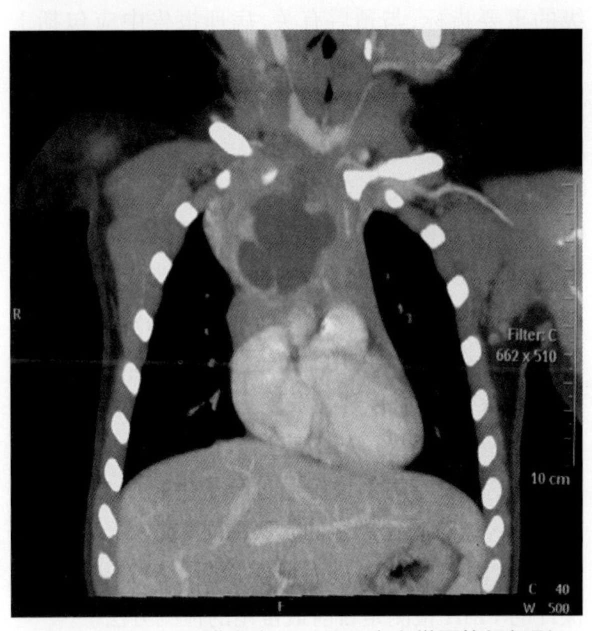

图 3-24-44 滑膜肉瘤，CT 显示右上纵隔软组织影

【病理】

1. 肉眼观察 滑膜肉瘤通常位于大关节周围深部软组织，有时附着于肌腱样组织（图 3-25-45）。尽管被称为滑膜肉瘤，但是真正的滑膜内肿瘤是很罕见的。大多数肿瘤直径>5cm，但有些<1cm。

2. 镜下观察 根据组成肿瘤的细胞形态，滑膜肉瘤可以分为 4 个亚型：单相梭形细胞型，单相上皮细胞型，由梭形细胞和上皮细胞组成的双相型，以及未分化型。双相型是最常见的组织学亚型，其中梭形细胞和上皮细胞的比例在不同的病例中也各不相同。这两种成分可呈界限清楚的区域性分布或相互交错合并存在，上皮细胞的特征性改变为在密集排列的梭形肿瘤细胞背景下，有数量不等的上皮细胞形成的腺体和条索状结构。梭形肿瘤细胞一般胞体较大，含有丰满的梭形细胞核（图3-24-46）。这些梭形细胞常呈束状排列，但有时也可环绕血管分布形成血管外皮瘤样改变。单相梭形细胞型或单相上皮细胞型都很少见，但最为少见的是未分化型。未分化型由原始小圆形或短梭形细胞组成，形态学上与尤因肉瘤家族肿瘤或促结缔组织增生性小圆细胞肿瘤类似，可能在诊断上是有挑战性的，特别是对于小活检标本，需要借助免疫组化和分子生物学方法作出鉴别。罕见病例可含有横纹肌样细胞。滑膜肉瘤常含有局灶性钙化（图3-24-47），往往提示肿瘤恶性度相对较低。另外，滑膜肉瘤常含有数量不等的细胞核分裂和地图样坏死，是肿瘤分级的重要指标，与预后有关，病理报告中应包括上述内容。

3. 免疫组织化学染色　大多数滑膜肉瘤显示局灶性上皮膜抗原（EMA）和/或细胞角蛋白（cytokeratin）阳性染色（图3-24-48）。通常Bcl-2和CD99也呈阳性染色，但非特异性。偶尔S-100染色也可呈阳性，也为非特异性，而且会引起与恶性外周神经鞘瘤的混淆，所以解读时应注意。曾经有报道指出一种新的标志物TLE1呈阳性染色，对滑膜肉瘤的诊断有帮助，但现在发现它的特异度也不够高。未分化型显示明显*INI-1*表达减低或缺失。分子生物学检查：疑难病例最好通过分子生物学方法检测有无t（X；18）易位产生的*SSX1-SYT*或*SSX2-SYT*基因融合（图3-24-49），进而证实诊断。*SYT*基因分离探针的FISH检测是目前最常用的检测方法。

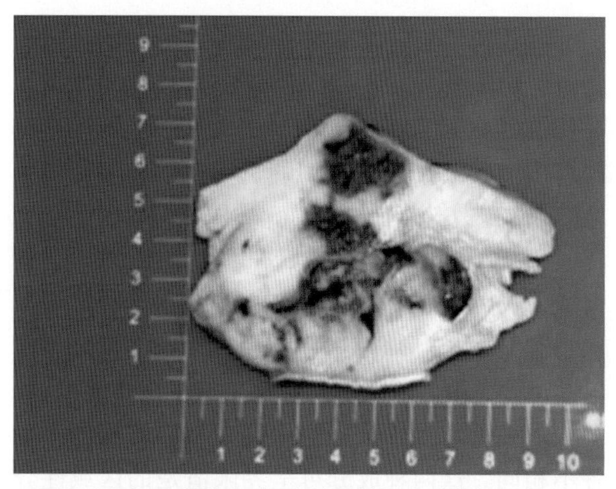

图3-24-45　滑膜肉瘤，大体照片显示肿物切面灰粉、鱼肉状，有大片状出血坏死

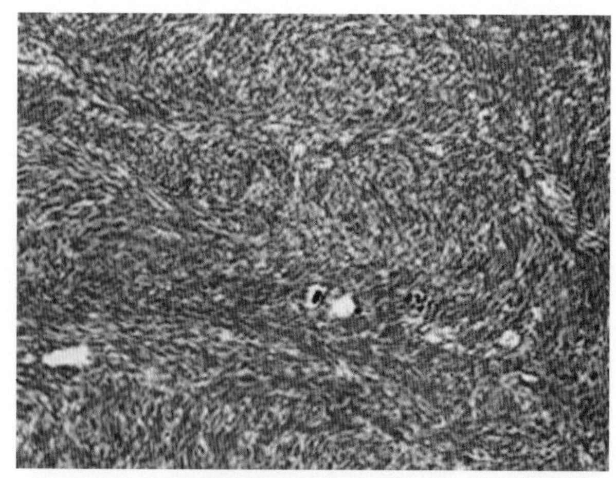
图3-24-46　单相型滑膜肉瘤，HE染色（×10）显示梭形瘤细胞密集排列

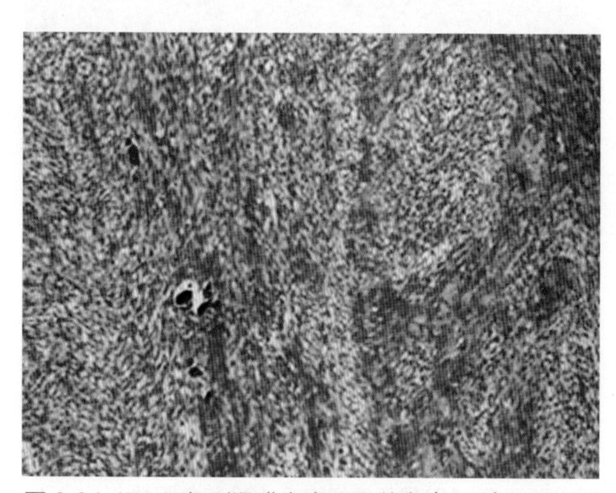
图3-24-47　双相型滑膜肉瘤，HE染色（×10）显示梭形及上皮样瘤细、局灶钙化

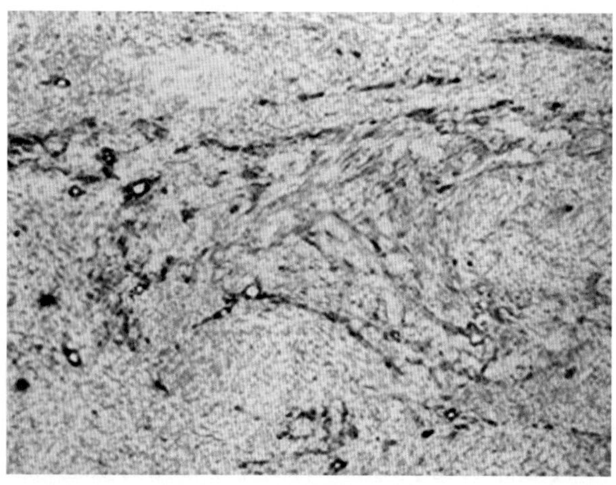
图3-24-48　滑膜肉瘤，免疫组织化学染色（×10）显示瘤细胞CK染色阳性

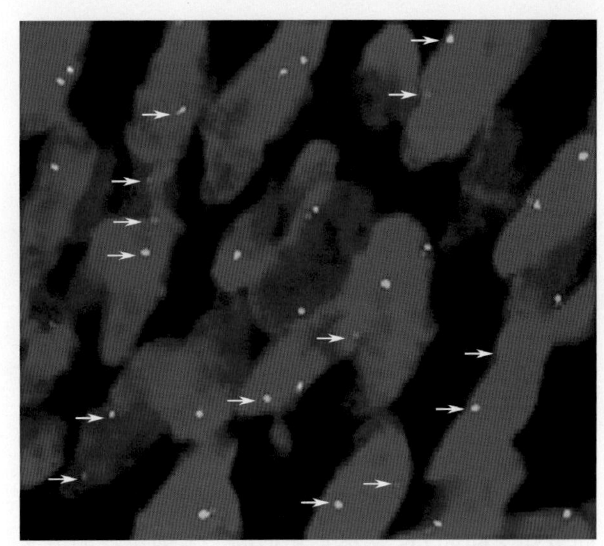

图 3-24-49 滑膜肉瘤,FISH 检测 *SS18* 基因状况（双色分离探针）

图中箭头示 *SS18* 基因断裂阳性细胞中存在分离的红绿信号点。

【治疗】滑膜肉瘤恶性程度高,单纯局部肿瘤切除不能控制局部复发和远处转移。一般主张做扩大手术,切除肿瘤附近肌群和截肢术,同时行区域淋巴结清扫术,对转移病灶用以异环磷酰胺/多柔比星为主的化疗,可以延长患者生存时间,但针对转移灶的放疗,不能改善预后。

【预后】滑膜肉瘤属高级别浸润性肉瘤,5 年和 10 年的生存率分别是约 60% 和 50%,后期易局部复发和转移。肿瘤>5cm、组织学级别高、肿瘤位于躯干位置、肾出现坏死,初诊时已有转移和第 1 次手术时未能广泛切除,都是预后不良的因素。

诊治要点

- NRSTS 种类繁多,生物行为各异。
- 常见组织学分级较高的 NRSTS 包括上皮样肉瘤、恶性外周神经鞘瘤、婴儿型纤维肉瘤、纤维肉瘤、隆突性皮肤纤维肉瘤、腺泡状软组织肉瘤、韧带样纤维瘤病和促纤维组织增生性小圆细胞瘤和滑膜肉瘤等。
- 病理形态、免疫组化结合相关的基因检测为这类肿瘤的确诊依据。
- NRSTS 以手术治疗为主,放疗和化疗效果不确定。
- NRSTS 预后因素:疾病程度(非转移性 *vs.* 转移性);组织学分级(高低);原发肿瘤大小(肿瘤直径是否>5cm);手术切除范围(切除与未切除)。

(袁晓军 何乐健 秦 红)

参考文献

[1] SAMBRI A, BIANCHI G, CUCURNIA I. Pediatric soft tissue sarcoma of the limbs: clinical outcome of 97 patients. Eur J Orthop Surg Traumatol, 2018, 28 (1): 1-7.

[2] FERRARI A, MAGNI C, BERGAMASCHI L, et al. Pediatric nonrhabdomyosarcoma soft tissue sarcomas arising at visceral sites. Pediatr Blood Cancer, 2017, 64 (9).

附:膀胱泌尿生殖系统横纹肌肉瘤的治疗

1. 治疗方案的演变 自美国横纹肌肉瘤协作组(IRSG)Ⅰ期研究以来,膀胱/前列腺 RMS 患者的治疗方案发生了巨大的变化。在 IRS Ⅰ初期,膀胱/前列腺 RMS 的治疗方案为根治性手术治疗。而先手术后辅以化疗,这一治疗方案将总体生存率(OS)提升至 78%,与根治性手术治疗方案相比,有统计学意义。以往经盆腔的器官全切术逐渐被保留器官的手术方案所取代。在 IRS Ⅳ中,88 名膀胱 RMS 患者的膀胱保留率约为 62%,这一数据较 IRS Ⅰ的 23% 有显著提高。但是这种方法缺乏对保留膀胱功能的详细评价,其有效性也因此存在不确定性。

手术治疗与放疗在控制局部病灶转移中的作用仍是一个争论焦点。患者还可能需要解决下尿路或上尿路梗阻的问题。早期、有效的系统性治疗,能够有效地解决梗阻,最大限度减少患儿肾功能的损害。通常对于膀胱出口梗阻的患者,优先选择在耻骨上方行膀胱造瘘,留置造瘘管。而解决输尿管梗阻的最佳措施是在输尿管内留置双 J 管。如果患者不能经尿道逆行留置双 J 管,可以考虑采用经皮肾造瘘留置造瘘管。

自 IRS Ⅰ之后,保留器官的手术方案成为了北美和欧洲肿瘤协作组的主要关注点。IRS Ⅱ和 SIOP RMS 75 首次使用化疗和放疗作为新的辅助疗法。在 10% 的患者中,仅使用化疗就能实现肿瘤无复发生存,OS 为 80%,但有功能的膀胱(functional bladder)保留率仅为 25%。在 IRS Ⅲ中,使用多柔比星、顺铂和依托泊苷配合放射治疗,膀胱/前列腺 RMS 的 OS 提升至 83%,膀胱保留率增加到 60%。

在 IRS Ⅳ中,采用了治疗前 TNM 分期和使用长春新碱、放线菌素 D 和环磷酰胺的治疗方案。由于放疗范围有限,导致肿瘤局部复发率增加。Arndt 等在 IRS Ⅳ上报道了膀胱/前列腺 RMS 患者的预后情况。对 88 名膀胱/前列腺 RMS 患者随访 6.1 年后发现，EFS 为 77%，OS 为 82%，只有 40% 具备“正常”的膀胱功能。这项研究增加了人们对真正的膀胱功能预后的兴趣。

最初 RMS 的有效治疗是根治性手术切除，对盆腔泌尿生殖系统来说，意味着全盆腔清扫。后来研究发现 RMS 对放疗是敏感的，但须大剂量的放疗量以控制局部肿瘤。至 20 世纪 60 年代，试图完全切除肿瘤后联合化疗及放疗。此后发现术后常规用化疗，可显著提高存活率，于是不断总结、提高如何应用综合治疗，以求达到最好的效果。目前对晚期病例如Ⅲ期患儿用强力化疗，而选择合适的病例减少化疗。

2. 目前的多种不同观点　美国儿童肿瘤协作组（COG）：大多数膀胱 / 前列腺肿瘤患者表现为无法完整切除的肿瘤，通常行活检术诊断，且不建议早期行损害器官功能的根治性切除手术。如果初始治疗即行肿瘤切除手术（如膀胱顶部病变）或患者病程中的二次手术（罕见），外科医生应使用钛夹对膀胱腔外任何可疑的区域进行标记，因为肿瘤标本边缘的冷冻切片可能是不可靠的。患者结节病变部位应进行适当的影像学检查。如果患者出现可疑点，首选膀胱切开并做盆腔和主动脉旁淋巴结活检。

COG 提出非手术治疗（化疗 / 放疗）可能起效缓慢，应该避免激进的根治手术。残留的包块并非都是有活性的肿瘤，肿瘤细胞可能退化为无活性的基质成分，也可能变为成熟的横纹肌细胞而并不需要根治切除。此外，残存的肿块和预后无关。IRS Ⅲ强调了这一事实，对放疗无反应患者中有 36% 的患者术后病理证实肿瘤细胞消失。在目前的治疗情况下，医生很少进行二次探查或手术切除，一旦手术，医生需要仔细记录理由并尽可能与 COG 成员讨论，以确保患儿仍处于治疗范畴内。

欧洲肿瘤协作组（SIOP）：SIOP 对膀胱 / 前列腺 RMS 的观点不同于 IRSG 和后期的 COG。与 COG 类似，SIOP 建议第一步进行肿瘤活检，在化疗后评估患者的治疗反应。通过影像学和内镜评估疗效，对化疗无反应者考虑手术治疗（肿瘤切除术，部分膀胱切除术或前列腺切除术）。放疗仅用于无法实施化疗和手术的患者。如有必要，可考虑进行根治性手术而不是放射治疗以避免放疗的晚期并发症。

依据以上规则，SIOP 报告了 MMT 84、MMT 89 和 MMT 95 的综合结果。共有 175 名患者被纳入分析。葡萄状肉瘤和胚胎性肿瘤是最常见的，腺泡型肿瘤仅占 6%。总体 EFS 和 OS 分别为 63% 和 77%。虽然 5 年 OS 与其他机构结果相似，但 EFS 低于 COG。试验中较低的 EFS 可能与减少放疗有关。相似的 OS 可能反映出能使这些患者保留功能的二线疗法。

CWS 研究（CWS-96）在 2011 年报道了其结果。患者接受了活检并随后进行三种药物的辅助化疗。9 周后进行影像学检查，并根据结果制订局部治疗方案。化疗反应良好的患者没有接受放疗。不鼓励首次手术即行肿瘤根治切除术，除非不影响膀胱功能。仅对放疗后仍有肿瘤残存的患者实施二次手术。

所有的协作组都致力于保留膀胱功能。两种不同方法之间的 OS 结果是相似的。不做放疗的方案似乎降低了 EFS，但与 OS 相比，失败的病例可以用强化疗弥补。实际上膀胱 / 前列腺 RMS 的存活率在 20 年内并没有大的改变。只有出现新疗法或基于基因分析的危险度分组，治疗效果才可能会有进一步的改善。

3. 小年龄患儿的治疗　婴儿膀胱 / 前列腺 RMS 的治疗出现治疗相关并发症的概率更高，这也是年龄<1 岁患儿预后不良的因素之一。各种研究机构均表明，婴儿的无瘤生存率较低。由于没有明确的证据认为 RMS 的生物学特性在幼儿中是不同的，放疗剂量的减少被认为是造成低生存率的原因。目前的 COG 协议允许治疗机构偏离协议规定的放射治疗以适用于 24 个月以下的儿童。减少这些幼儿的化疗剂量也可能是导致治疗效果较差的原因。适当治疗的问题对于年幼患儿来说仍然是一个困境。

4. 重建手术的时机　虽然膀胱保留率有所增加，但有些病例仍然需要外科手术切除膀胱。在这些情况下，重建的时机是一个关键问题。一些学者建议在切除膀胱或前列腺的同时行重建手术。Lander 等报道了 3 例膀胱 RMS 患者，在切除膀胱的同时行重建手术。重建手术本身是成功的，冷冻病理结果显示切缘无肿瘤细胞侵犯。然而，正式切缘病理切片上发现了肿瘤细胞，只能对已经重建的盆腔行进一步的放化疗。Hensle 和 Cheng 观察到，尽管早期重建是可行的，但必须认真考虑，一旦需要对局部进一步的治疗，应该避免Ⅰ期重建。Castagnetti 等分享了他们Ⅰ期重建的经验，他们使用“VIP”技术原位重建膀胱。其中 9 名患者尿道得以保存，2 名冷冻及正式病理报告均为阴性的患者仍旧发生了局部肿瘤复发。Mainz 研究组报道了相反的治疗结局。

该组研究者选择在切除膀胱的同时进行重建。25 例患者中，11 例行姑息性皮肤分流术，2 例行肠代膀胱术，报道中所有患者均无局部复发。

因为无法预测肿瘤局部复发，复发后需要对重建的泌尿生殖道进行放疗等，大部分医生提倡延迟重建手术。术中切缘冷冻结果的不准确性增加了肿瘤残留的可能性、局部肿瘤复发以及重建后局部治疗的概率。

5. 复发患者的治疗 40% 的复发是局部的，大多数患者在诊断后 18 个月复发，MMT 84、89 和 95 研究中的 474 名复发患者，如果诊断后 3 年内没有发生任何事件则不太可能复发，首次复发时与不良预后相关的因素包括：放疗前治疗、复发时间以及病初时原发性疾病部位，诊断时累及淋巴结，组织病理学以及复发前的治疗。复发后再治疗策略的制订基于活检 - 再次确认组织学，排除第二肿瘤再分期。长春新碱 / 放线菌素 D/ 异环磷酰胺 / 多柔比星（IVADo 方案）和长春新碱 / 伊立替康 / 替莫唑胺（VIT 方案）以及新的靶向药物可以用于复发 RMS 的治疗。

6. 远期效果 任何盆腔部 RMS 的治疗均存在短期和长期并发症。对于生育和性功能的影响，Raney 等分析了来自国际组织的 164 名膀胱 / 前列腺 RMS 患者治疗后的泌尿系统并发症，仅有 35 例(21%) 患者数据可用。膀胱 / 前列腺 RMS 治疗后，25 名男性性功能正常，2 例功能丧失；16 例可完成射精，4 人无法完成射精。其中 7 位女性中，有 2 名出现月经异常。Mansky 等使用问卷调查和血液分析，评估患者远期的生育能力。在 13 名女性参与者中，7 人(47%) 怀孕，6 例仍保持月经来潮，而 7 例更年期提前。关于男性的生育能力，17 名男性中仅有 4 例(24%) 有子女。在没有子女的男性中，9 人同意进行精液分析。6 人患无精子症，2 人为少精症，1 人正常；基于病史及精液分析，只有 29% 的患者具有生育能力。3 名接受骨盆放疗的男性均不育。Spunt 等回顾了盆腔 RMS 中女性幸存者 20 年的远期影响。26 名患者中有 24 名出现远期并发症。总体结果，77% 有内分泌 / 卵巢功能障碍，58% 出现妇科功能障碍，包括没有子宫、卵巢，阴道狭窄。虽然缺乏大样本详细的研究，但很显然，目前的治疗方法会影响生殖能力和性功能。

手术、化疗或放疗可能会导致膀胱功能受损。Arndt 等在 2004 年对 IRS Ⅳ患者分析得到的结果表明，尽管实施了膀胱保留策略，仍有超过 60% 的患者出现不同程度的膀胱功能障碍。

放疗和化疗与二次恶性肿瘤的风险增加相关。有关盆腔 RMS 幸存者的研究表明，他们发生继发性恶性肿瘤疾病的概率是正常人的 6 倍。Mansky 等报道了接受盆腔肉瘤治疗的患者有 9% 发生二次恶性肿瘤，包括骨肉瘤、尤因肉瘤和 T 细胞淋巴瘤。另一项对 26 名幸存者的分析显示，二次恶性肿瘤包括骨肉瘤、结肠腺癌和宫颈鳞状细胞癌等。国际肿瘤协作组已经验证了这些发现。膀胱 / 前列腺 RMS 患者应该在专门的机构进行长期随诊。

（张潍平）

参考文献

[1] PENG X, CHUNXIAO C, BINSHEN C. Long-term follow-up of detaenial sigmoid neobladder reconstruction for paediatirc patients with bladder and prostate rhabdomyosarcoma: technique and results from a single high volume center. European Urology, 2022, 82 (5): 543-550.

第二十五章　骨及骨组织肿瘤

第1节　尤因肉瘤

尤因肉瘤（Ewing sarcoma，ES），是一种好发于长骨、骨盆和肋骨，以小圆细胞为主要结构，不伴有骨样组织形成，血管丰富的恶性肿瘤，它占所有原发性骨肿瘤的6%~8%，是儿童和青少年常见的恶性原发性骨肿瘤。疼痛和肿胀是最常见的早期症状，其次是神经根及脊髓等神经功能损伤，部分患者伴低热，属于尤因肉瘤家族肿瘤（Ewing sarcoma family of tumors，ESFT）。

ESFT包括骨的尤因肉瘤和骨外尤因肉瘤（extraskeletal Ewing sarcoma，EES）、原始神经外胚层肿瘤（primitive neuroectodermal tumor，PNET）、骨的PNET和胸壁的小细胞恶性肿瘤（Askin瘤）。其中骨的ES居原发性恶性骨肿瘤第二位，仅次于骨肉瘤。不同于骨肉瘤的是该肿瘤对放射线敏感，可早期发生转移，但很少出现脊柱、手和足受累，骨的ES最常发生于骨盆、中轴骨和股骨，而EES发生部位主要在躯干和中轴部位。患者通常表现为局部疼痛和肿胀。尽管大约25%的患者在确诊时存在显性转移性病变，但由于在仅局部治疗的患者中复发率高达80%~90%，推测几乎所有患者都存在亚临床转移性病变。因此，全身性化疗已成为治疗的重要组成部分。PNET是一组具有多向分化潜能的罕见小圆细胞肿瘤，可发生于中枢神经系统上皮细胞（cPNET）及外周间叶组织（pPNET）。一般来说，PNET更多发生于软组织，而尤因肉瘤更多发生于骨组织。

【发病机制】所有肿瘤为单细胞起源，ESFT的组织起源已经争论多年，目前认为是神经外胚层起源，由于其与典型的神经母细胞瘤相似，所以认为神经嵴可能是其起源。

本病发病机制不明。ESFT主要累及白种人，在黑人和亚洲人少见，提示遗传因素在本病发病中发挥作用。目前的研究发现*ESFT*基因的某些等位基因存在种族差异，导致了ESFT发病率的地理/种族差异。虽然发现ESFT患者中存在过多的先天性间充质缺陷，ESFT患者的家庭成员中神经外胚叶肿瘤和胃癌的发病率增加，但尚未发现ESFT与任何家族性或先天性综合征一致相关。

85%~90%的ESFT病例发生染色体易位t（11；22）（q24；q12），即22号染色体上*EWSR1*基因的5′端与11号染色体上Friend白血病整合位点-1（Friend leukemia integration locus-1，FLI1）基因的3′端融合。正常情况下，*EWSR1*基因编码一种广泛表达的蛋白质（EWS蛋白），其氨基末端结构域与真核RNA聚合酶Ⅱ有一定的同源性，而羧基末端结构域（被肿瘤特异性易位所取代）含有RNA识别基序。EWS蛋白是高度保守的RNA结合蛋白家族的一员，现认为该蛋白家族介导与RNA或单链DNA的相互作用。EFT中也发现其他染色体数量和结构畸变，包括1q、2、8和12号染色体获得，9p和16q缺失，以及非相互易位t（1；16）（q12；q11.2）。此外，有报道18%~30%的病例存在*CDKN2A*基因纯合性缺失，5%~20%的病例存在*TP53*突变，还发现超过15%的病例中*STAG2*基因发生了功能缺失性突变。

尚未发现特定的环境暴露为ES的危险因素。尽管ES有极少数时候发生在儿童期原发性癌症治疗后，但这些病例与放疗无关。ES可能更常见于有疝的儿童中，一项共357例ES患者和745例对照者的meta分析显示，ES患儿更可能在儿童期已有疝（*OR* 3.2，95% *CI* 1.9~5.7），这种关联在脐疝中最明显。疝与ES之间可能的关联机制尚不清楚。

【临床表现】

1. 一般表现　10%~20%的患者就诊时存在全身症状或体征，如发热、乏力、体重减轻或贫血。

2. 原发部位表现　大约80%的患者表现为局部病变，ES最常出现于四肢长骨（主要是股骨，但也可以是胫骨、腓骨及肱骨）和骨盆骨，脊柱、手和足受累相当少见，表现为持续数周或数月的局部疼痛或肿胀，有时因外伤引起重视，少数ES发生于软组织。疼痛开始时可能较轻，但迅速加重，运动可能加剧疼痛，夜晚加剧。有时有明显的软组织肿块，伴肿块表面红斑，触诊时有中等到明显的压痛。如果病变邻近关节可能影响关节活动，累及肋骨的病变可直接扩散至胸膜并形成大的骨外肿块。若病变累及脊柱或骶骨引起神经根刺激或受压可导致背痛、神经根病或脊髓压迫的症状。

3. 转移部位表现 肺和骨、骨髓为常见转移部位，肺为70%~80%转移病例的首发转移部位，肺转移是ES患者的主要死亡原因。脊柱是最常见的骨转移部位，淋巴结、肝脏和脑转移较少见。

【辅助检查】

1. 影像学检查

（1）原发部位

1）X线平片：累及骨的ES通常表现为边界不清的破坏性病变，后来逐渐融合。病变部位的皮质常膨胀，且骨膜下的肿瘤使骨膜移位，造成骨膜三角的临床征象。特征性的骨膜反应产生了数层反应骨，积累成为“洋葱皮”外观。10%~15%的病例在诊断时有病理性骨折。

2）CT：更好地显示皮质破坏和软组织病变的范围，同时了解有无肿瘤出血及炎症改变。

3）MRI：更好地分辨肿瘤的大小、局部骨内和骨外病变的范围，以及筋膜面、血管、神经、器官与肿瘤的关系。

4）超声：可了解原发及转移部位肿瘤大小、性质、肿瘤范围、供血情况及与周围组织的关系等。为最无创的检查，且方便易行。

（2）转移病变：胸部CT评估胸部是否有转移；头颅MRI检查有无颅内转移；PET或联合PET/CT对疾病进行疾病分期的评估；若患儿全身肢体疼痛明显，可行放射性核素骨扫描以评估全身骨骼是否存在多发性病变。

2. 病理

（1）形态学：典型的ES在苏木精-伊红染色的组织切片上可见多层细胞形态单一的小圆形蓝色细胞，核深染，胞质少而透明。通常有广泛的坏死，不存在核异型、栅栏样以及菊形团或假菊形团的形成。可见血管侵犯，但该类肿瘤并不具有特征性的丰富血管。核分裂象罕见。约1/2外周PNET患儿存在神经免疫表型，或有超微检查或光镜检查显示的神经分化证据（即Flexner型菊形团或Homer-Wright型假菊形团）。然而，不存在成熟的神经成分（即神经节细胞、神经束或神经毡背景）。肿瘤细胞通常排列为器官样、腺泡状或小叶状。

（2）免疫组织化学：CD99几乎在所有的肿瘤均出现特征性的膜表达，大部分肿瘤表达vimentin，NSE等神经标志物的表达也很常见。

3. 分子生物学 特异性易位是ESFT的重要诊断特征，目前认为融合基因的蛋白产物在肿瘤发生和生物学中发挥重要作用。

（1）ESFT中*EWSR1*易位：大部分病例通过相互易位涉及集中在染色体22q12上单基因位点（即*EWRS1*基因）内的断裂点。85%~90%的ESFT病例中，通过荧光原位杂交检出频发性染色体易位t(11;22)(q24;q12)使22号染色体上*EWSR1*基因的5′端与11号染色体上*FLI1*基因的3′端融合。

（2）ESFT中其他基因易位：在缺乏*EWSR1-FLI1*易位的ESFT中，类似易位使*EWSR1*基因与其他与*FLI1*结构同源的ETS家族基因（即*ERG*、*ETV1*、*ETV4*或*FEV*）融合，分别形成t(21;22)(q22;q12)、t(7;22)(p22;q12)、t(17;22)(q12;q12)或t(2;22)(q35;q12)易位。*EWSR1-ERG*易位t(21;22)(q22;q12)见于5%~10%的ESFT病例。

（3）其他类型的尤因样肉瘤：随着分子病理学的发展，有些尤因样肉瘤的亚型也需要进一步明确，如*BCOR-CCNB3*，*CIC-DUX4*等。

4. 其他

（1）乳酸脱氢酶、尿酸：肿瘤负荷大的患儿可出现血尿酸及乳酸脱氢酶含量增高。

（2）骨髓常规检查及染色体核型分析：患儿出现血细胞改变，和/或影像学检查提示骨髓侵犯时，建议行骨髓常规及染色体核型分析检查，必要时行骨髓活检协助诊断。

（3）脑脊液：对于肿瘤长于眼眶、鼻腔、鼻窦、鼻咽、颞下窝等脑脊膜区域或颅内侵犯的患儿，脑脊液压力高，如果腰椎穿刺无损伤，脑脊液中可见蛋白及白细胞增多，且可见肿瘤细胞，提示为肿瘤中枢神经系统侵犯。

【诊断】根据患儿的发病年龄、临床表现、影像学特点、临床考虑ES，肿瘤穿刺或者肿瘤切除的大体标本进行病理检查。可行*EWSR-1*基因检查，若*EWRS1*基因断裂点易位阳性，可明确诊断。

【鉴别诊断】需要与多种良、恶性疾病鉴别。最常见的良性病变为亚急性骨髓炎，此情况下穿刺抽吸可能会得到脓样物质；其他包括嗜酸性肉芽肿和巨细胞瘤，可表现为肢体肿物，需通过病理检查确定。恶性疾病包括骨肉瘤、骨原发性淋巴瘤、骨未分化高级别多形性肉瘤（以前被称为骨恶性纤维组织细胞瘤或梭形细胞肉瘤）、急性白血病以及其他非骨肿瘤的转移瘤（尤其是神经母细胞瘤）等，病理为鉴别的金标准。

【治疗】目前的治疗方案为化疗、手术、放疗等多学科综合治疗策略，以进一步控制原发灶及清除转移灶。现代治疗方案采用初始化疗，然后局部治疗＋后续化疗。

1. 化疗 目前治疗ES的标准化治疗方案为VDC与IE方案两者交替。

VDC方案即长春新碱（vincristine，VCR）＋多柔比星（doxorubicin，DOX）＋环磷酰胺（cyclophosphamide，CTX）；IE方案即异环磷酰胺（ifosfamide，IFO）＋依托泊苷（etoposide，VP-16）。化疗间隔2~3周（病初未给予手术切除的患儿，若骨髓抑制恢复，无明显化疗禁忌证，可适当缩减化疗间隔时间），总疗程48周。通常，在无疾病进展的情况下，先给予4~6周期的化疗，然后进行局部治疗，并再给予相同的化疗方案。具体方案如下。

(1) 按照体表面积计算

1）VDC方案：VCR 1.5mg/m^2（最大剂量2mg），静脉推注，d1、8、15；DOX 30~37.5mg/m^2，静脉滴注>6小时，每日1次，d1~2；CTX 1.2g/m^2，静脉滴注>1小时，一次，d1；美司钠（mesna）360mg/（m^2·次），静脉推注，于CTX用药的第0小时、3小时、6小时、9小时给予。化疗期间充分水化、碱化至少3天。当DOX累积剂量>360mg/m^2时，可将DOX替换为拓扑替康（topotecan，TOPO）1.5~2mg/m^2，静脉滴注>3小时，每日1次，d1~2；VCR及CTX同前。也可采用VAC方案即放线菌素D（actinomycin D，AMD）0.045mg/kg，静脉滴注，>5分钟，一次，d1；VCR及CTX同前。

2）IE方案：IFO 1.8g/m^2，静脉滴注>1小时，每日1次，d1~5；美司钠360mg/（m^2·次），静脉推注，于IFO 0、3、6、9小时给予；VP-16 100mg/m^2，静脉滴注>4小时，每日1次，d1~5；化疗期间充分水化、碱化至少6天。

(2) 按照体重计算（<3岁或≥3岁但体表面积<0.6m^2）：

1）VDC方案：VCR 0.5mg/kg，静脉推注，d1、8、15；DOX 1mg/kg，静脉滴注>6小时，每日1次，d1~2；CTX 40mg/kg，静脉滴注>1小时，一次，d1；美司钠360mg/（m^2·次），静脉推注，于CTX0、3、6、9小时给予。化疗期间充分水化、碱化至少3天。

2）IE方案：IFO 6.6mg/kg，静脉滴注>1小时，每日1次，d1~5；美司钠360mg/（m^2·次），静脉推注，于IFO 0、3、6、9小时给予；VP-16 3.3mg/kg，静脉滴注>4小时，每日1次，d1~5。化疗期间充分水化、碱化至少6天。

2. 手术治疗 通过手术将病变骨和组织切除是ES综合治疗中的重要组成部分。在肿瘤局部处理中，比较单纯局部放疗，手术切除病灶可减少局部复发和二次肿瘤。随着手术技术和新辅助化疗技术的进步，是常规肿瘤切除前先行新辅助化疗还是先行肿瘤切除仍有争议，新辅助化疗后手术更可能使一些关键结构得以保存并使功能得到保护，但也可能导致局部肿瘤复发风险提高。随着外科技术的进步，尤其是骨和软组织重建技术的进步，一些原来需要截肢或术后功能有障碍的患者得以肢体保留或功能保留。如果通过手术能获得阴性切缘，即使导致一些可接受的功能障碍，仍可考虑先做肿瘤切除后给予新辅助化疗。

对于ES手术的要求是达到切缘阴性的患者，如果需要截肢才能达到切缘阴性的话则应考虑截肢。在术前评估中，应充分考虑并设计好肿瘤切除后的骨和软组织的重建。根据目前的技术，重建手术包括假体骨植入、关节置换、自体骨移植和复合材料假体骨移植。通常，幼儿患者首选生物学重建，青少年和成人推荐人工假体重建。有研究显示针对ES的保肢手术和截肢手术的总体疗效相近。对于骨骼发育已成熟的患者，骨或关节置换已成为一种标准的重建技术，术后相对稳定，并不需考虑骨的生长问题。但相对容易造成感染、假体周围容易骨折、松动、关节磨损等。对于生长发育中的儿童要考虑到骨和关节的继续生长发育及假体的寿命问题。假体重建的寿命与解剖位置有一定关系。假体组件磨损问题在年轻好动的患者中尤其突出。

骨移植重建方案需要考虑到肿瘤的具体部位、完整的治疗计划和患者具体情况。可以选择自体或同种异体骨移植、同种异体骨间或骨软骨移植。若选择自体组织移植要考虑可能导致的供体部位问题。自体骨移植更有利于愈合，带血管的游离腓骨移植重建肉瘤切除后的干骺端缺损，已证明有良好的功能效果。

术后常见的并发症有骨折、骨不连、感染等，通常需要再次手术给予纠治。围术期化疗并不增加骨不连或骨折的风险。长骨干生长部位能否保留取决于肿瘤的位置，联合应用带血管的腓骨自体移植和同种异体骨移植是膝关节周围肿瘤切除术后的一种重建方法，是一种具有功能的有效方法。

相邻关节融合术是另一种可供选择的传统重建手术。随着假体设计和手术技术的改进，这一手术日益减少。但其优点是经久耐用，但需以牺牲受影响关节的运动作为代价。骨盆尤其是髋臼采取何种重建方式尚不确定。采用同种异体骨移植、假体重建或同种异体骨 - 人工材料复合物重建，术后严重并发症的发生率增加。

3. 放射治疗

(1) 新诊断无远处转移的 ES：术后有大体残留或镜下残留、术中溢出、淋巴结或胸膜转移时给予局部放射治疗；也可用于有可能完全切除肿物时的术前放疗；术前放疗时机在第 13 周开始、第 6 疗程结束，术后在第 15 周与疗程 7 同时开始，疗程 7 或 8 的化疗方案可以与局部放疗同时进行。剂量一般为 45Gy，起源于骨外软组织、无骨骼受累的 ES 为 50.4Gy，根据患者情况分次进行。

(2) 新诊断有远处转移的 ES 的放疗时机：美国 COG 方案与疗程 5 同时开始，考虑到国内现状，可在疗程 5 结束后开始放疗，后续化疗适当推迟。

(3) 放疗剂量：骨及软组织残留病变 55.8Gy，分 31 次；镜下残留 50.4Gy，分 28 次；椎骨受累 45Gy，分 25 次；淋巴结转移切除后 50.4Gy，分 28 次，未切除 55.8Gy。

【新治疗策略】

1. 靶向治疗

(1) *EWS-FLI1* 为靶点的治疗：以 *EWS-FLI1* 为治疗靶点的临床前研究，用 RNA 干扰下调 *EWS-FLI1* 表达水平 85%~92% 后，在小鼠种植瘤模型，其用药后 28 天生存率较对照组高 20%，显示有一定疗效。

(2) RTK 为靶点的治疗：受体酪氨酸蛋白激酶（receptor tyrosine kinase，RTK）是细胞信号转导进行的关键信号酶，在生长因子调控细胞生长、发育与功能的过程中起着重要的生理作用。大量研究证实了 TKI 对 ES 细胞的作用，用 TKI 下调血管内皮因子受体 3（VEGFR3）可抑制 ES 的生长。RTK 介导的胰岛素样生长因子 -1 受体（IGF-1R）与 ES 复发转移有明确关系，单用 IGF-1R 单克隆抗体 ganitumab 的Ⅱ期临床试验证实大约 1/4 患者获益，10% 患者出现客观反应，耐受性好。COG 目前在进行 ganitumab 联合化疗治疗有远处转移的 ES 的Ⅲ期临床研究。

2. 免疫治疗　程序性死亡受体 1（programmed death-1，PD-1）及其配体（PD-L1）是一种重要的免疫抑制分子，为免疫球蛋白超家族，以 PD-1 为靶点的免疫调节对抗肿瘤、抗感染、抗自身免疫性疾病及器官移植存活等均有重要的意义。其配体 PD-L1 也可作为靶点，相应的抗体也可以起到相同的作用。PD-1 和 PD-L1 结合启动 T 细胞的程序性死亡，使肿瘤细胞获得免疫逃逸。帕博利珠单抗（pembrolizumab）为已经上市的一种 PD-1 抑制剂。PD-1 在 ES 治疗中发挥作用，尤其对复发没有其他选择的病例。有文献报道一例 19 岁男性患者，诊断 ES 后 5 年复发，PET/CT 显示肺部多发转移灶，T_{12}、L_1、L_2、L_4 和 L_5 转移，标准摄取值（standard uptake value，SUV）为 14。患者接受帕博利珠单抗 2mg/kg，静脉滴注，每 3 周一次，3 个疗程后反应良好，肺部结节由 28mm 缩减到 14mm，T_{12} SUV 从 14 降低至 6.1，继续用至第 9 疗程，所有病变明显减少，随诊至第 9 疗程后 6 个月，病情稳定。相信随着临床研究的深入，PD-1 抑制剂在 ES 的适应证会继续扩大。

3. 造血干细胞移植　Barker 等报道用白消安 / 美法仑 / 塞替派做预处理，对 55 例有远处转移的患儿（中位年龄为 13.5 岁）进行自体外周血干细胞移植（peripheral blood stem cell transplantation，PBSCT），27 例取得 CR/PR，5 年 EFS 为 61%；日本学者报道用 5/8 HLA 相合造血干细胞移植治疗广泛转移的 ES 取得 3 年 10 个月的 EFS。

【预后】无转移 ES 患者的 5 年生存率大约为 70%，而诊断时有转移的患者 5 年生存率平均为 33%。诊断时是否存在转移、原发瘤的位置和大小、年龄、对治疗的反应及是否存在某些染色体易位均影响预后。头颈部 ES 的 10 年生存率优于其他部位，NCI 一项研究表明，儿童头颈部 ES 常以Ⅱ期多见，1 年、5 年和 10 年生存率分别为 91.1%、72.9% 和 68.2%。年龄<10 岁的患儿较>10 岁的患儿 5 年无复发生存率高（86% *vs.* 55%）。中轴骨原发肿瘤患者比四肢原发病变的患者预后更差。发热、贫血和血清乳酸脱氢酶升高都与肿瘤体积更大、预后更差相关。来自 3 项 COG 研究的数据表明，年龄>18 岁、骨盆部肿瘤、肿瘤>8cm，以及无依托泊苷 / 异环磷酰胺的化疗都预示预后不良。但出现在皮肤或皮下部位的 ES 预后良好。

【未来展望】儿童恶性肿瘤的治疗效果在过去几十年取得了长足进步，ES 也不例外，随着分子生物学、免疫学、临床医学的进步，ES 治疗的疗效将不断提高。未来的治疗将很可能针对导致这些恶性肿瘤的独特遗传学改变的分子靶点来进行，二代测序将对复发患者的分子特征进一步分析并获取信息，为个体化治疗提供可能。

诊治要点

- 尤因肉瘤是一种少见的小圆细胞恶性肿瘤，可发生于几乎所有的骨和软组织中。骨的尤因肉瘤和骨外尤因肉瘤、原始神经外胚层肿瘤、骨的原始神经外胚层肿瘤和胸壁的 Askin 瘤统称为尤因肉瘤家族肿瘤。
- 骨的尤因肉瘤是一种好发于长骨、骨盆和肋骨，除骨肉瘤外最常见的恶性骨肿瘤。骨的尤因肉瘤最常发生于骨盆、中轴骨和股骨，骨外的尤因肉瘤主要发生在躯干和中轴部位。
- 最常见的表现为四肢长骨、骨盆骨的局部包块，最常见转移部位为肺和骨 / 骨髓。
- 特征性实验室检查是染色体易位 t(11;22)(q24;12)，并因此形成 *EWS-FLI1*。确诊有依赖于病理诊断。
- 治疗包括全身化疗及局部手术与放疗。
- 该肿瘤对放射线敏感，而骨肉瘤不敏感。
- 无转移尤因肉瘤患者的 5 年生存率大约为 70%，而诊断时有转移的患者 5 年生存率平均为 33%。

（唐锁勤　吴晔明）

参考文献

[1] GURNEY GJ SA, BULTERYS M. Malignant bone tumours. Bethesda: National Cancer Institute, 1999.

[2] JIANG S, WANG G, CHEN J, et al. Comparison of clinical features and outcomes in patients with extraskeletal vs skeletal Ewing sarcoma: an SEER database analysis of 3, 178 cases. Cancer Manag Res, 2018, 10: 6227-6236.

[3] VAN Mater D, WAGNER L. Management of recurrent Ewing sarcoma: challenges and approaches. Onco Targets Ther, 2019, 12: 2279-2288.

[4] BASHIRI S, HEIDAR H, PARVIN M. extraskeletal ewing sarcoma: report of an extremely rare case in temporal region. J Dent (Tehran), 2018, 15 (6): 393-395.

[5] MCCAUGHAN GJ, FULHAM MJ, MAHAR A, et al. Programmed cell death-1 blockade in recurrent disseminated Ewing sarcoma. J Hematol Oncol, 2016, 9 (1): 48.

[6] YOSHIHARA H, KUMAMOTO T, Ono R, et al. Haploidentical hematopoietic cell transplantation for disseminated Ewing sarcoma. J Pediatr Hematol Oncol, 2015, 37 (7): 536-542.

[7] MARTIN E, RADOMSKI S, HARLEY EH. Pediatric Ewing sarcoma of the head and neck: A retrospective survival analysis. Int J Pediatr Otorhinolaryngol, 2019, 117: 138-142.

第 2 节　骨肉瘤

骨肉瘤（osteosarcoma，OS）是儿童最常见的原发恶性骨肿瘤，其定义为直接产生骨样基质或成骨的肿瘤，年发病率大约为（2~3）/100 万，占人类恶性肿瘤的 0.2%，占原发骨肿瘤的 11.7%。骨肉瘤的病理亚型有多种（表 3-25-1），其中最常见的是经典型骨肉瘤，一般骨肉瘤指的是经典型骨肉瘤。经典型骨肉瘤好发于青少年，大约 75% 的患者发病年龄在 10~20 岁，中位发病年龄为 20 岁，<6 岁或者>60 岁者发病相对罕见。本病男性多于女性，比例约为 1.4∶1，这种差异在 20 岁前尤其明显。大约 80%~90% 的经典型骨肉瘤发生在长管状骨，最常见的发病部位是股骨远端和胫骨近端，其次是肱骨近端，这三个部位大约占到所有肢体骨肉瘤的 85%，但也可能发生于扁平骨如骨盆、颅骨、肩胛骨、肋骨和脊柱。

表 3-25-1　骨肉瘤的病理分型（WHO 2013 版）

骨肉瘤的病理分型
低级别中心型骨肉瘤
经典型骨肉瘤
成骨型（包括硬化型） 　成纤维型 　成软骨型 　富巨细胞型 　骨母细胞瘤样型 　上皮样型 　透明细胞型 　软骨母细胞瘤样型
毛细血管扩张型骨肉瘤
小细胞骨肉瘤
继发性骨肉瘤
骨旁骨肉瘤
骨膜骨肉瘤
高级别表面骨肉瘤

【病因学与生物学】骨肉瘤的病因和发病机制仍不明确。尽管骨肉瘤患者可有创伤史，但创伤事件和骨肉瘤的发生之间是否存在因果关系还不确定；病毒是可能的致病因素，动物实验研究证明，病毒可诱发骨肉瘤；放射治疗是继发骨肉瘤的较公认的危险因素；某些病例的发病可能与遗传性视网膜母细胞瘤或 Li-Fraumeni 综合征有关。

RB 基因是一个抑癌基因，位于 13 号染色体的长臂上（13q14），与很多人类肿瘤的病理生理过程有关。13q14（即 *RB* 基因）的缺失被认为是导致视网膜母细胞瘤（retinoblastoma，Rb）发病的原因。具有种系 *RB* 基因突变的患者在 10~20 岁时比正常人群患骨肉瘤的概率高 2 000 倍，有报道指出在双侧 Rb 患者当中，有 12% 发生了骨肉瘤。一些研究者发现，骨肉瘤患者 *RB* 基因突变的情况基本上与 Rb 患者是相同的，而这种 *RB* 基因突变在骨肉瘤发生过程当中起到了非常重要的作用，骨肉瘤组织或细胞株中 *RB* 基因缺失或突变，不能产生 RB 蛋白，被认为是骨肉瘤形成的重要原因之一。

在众多散发的病例中，常存在另一种抑癌基因 *p53* 的突变，它位于 17 号染色体的短臂上。在具有 *p53* 基因突变的 Li-Fraumeni 综合征的家族中，骨肉瘤的发生率也明显增高。

【病理】

1. 病理学诊断特点　经典型骨肉瘤是骨内高级别恶性肿瘤，肿瘤细胞直接产生瘤骨或肿瘤性骨样基质是其根本特点。经典型骨肉瘤组织学形态多样，HE 诊断要点如下。

浸润性生长方式，肿瘤替代髓腔组织，包围并浸润宿主骨小梁生长，破坏骨单位。

肿瘤细胞异型性及多形性常明显，可以呈上皮样、浆细胞样、纺锤型、小细胞型、梭形细胞型等，但有时由于骨样基质围绕，肿瘤细胞小而看似正常，这些细胞可部分混合存在。胞质常嗜酸或透亮，坏死及病理学核分裂象易见。

肿瘤性成骨可多可少，形态多样，可呈编织状、花边状、细网状、斑片状、Paget 骨病样等，“脚手架”现象及同时合并存在肿瘤性软骨并不少见。

2. 组织学亚型　经典型骨肉瘤分为多个组织学亚型，常见的亚型依次为成骨型（76%~80%）、成软骨型（10%~13%）和成纤维型（10%），其他类型较少见（表 3-25-1）。经典型骨肉瘤是高级别恶性肿瘤，无须进行组织学分级。

3. 分子病理学　经典型骨肉瘤具有广泛的免疫组化表达谱，意义有限，常表达 osteocalcin、osteonectin、S-100、actin、SMA、NSE、CD99、SATB2，但均缺乏特异性。部分骨肉瘤亦可表达 keratin 和 EMA。经典型骨肉瘤中存在复杂的染色数目和结构异常以及非整倍体核型。这种染色体高度不稳定性导致很难用一种或几种机制来解释骨肉瘤的发生发展，目前没有有效手段可以检测经典型骨肉瘤特异的分子异常，不常规应用于临床。

4. 活检　外科治疗前一定要对可疑病灶进行组织学活检。一般来说，没有遵循适当的活检程序可能导致不良的治疗效果。活检位置的选择，对以后的保肢手术非常重要，穿刺点必须位于最终手术的切口线部位，以便最终手术时能够切除穿刺道，因此建议在拟行外科治疗的医院、由最终手术医生或其助手进行活检术。

当可疑病灶的临床和影像学表现都提示为典型的骨肉瘤时，常用穿刺活检确诊。切开活检可获得更多的标本，利于诊断。骨肉瘤为成骨性肿瘤，不适宜制作冷冻切片，质软的肿瘤部分即使能制作冷冻切片，因为形态多样、诊断准确性差，因此不推荐进行术中冷冻。如果病变位于腓骨近端、尺骨远端及桡骨近端，影像学表现为典型的骨肉瘤，手术可完整切除病灶且切除后不会造成重大功能障碍，如行穿刺活检会造成相对于原病灶更大的污染，当满足这些条件时可做切除活检。

活检应尽量获得足够肿瘤组织，以便病理科进行常规的病理检查，还可对新鲜标本进行分子生物学分析。

【临床表现】骨肉瘤并无特异性的临床表现，通常表现为关节周围的疼痛和包块。病史中通常有创伤性事件，但并非创伤“导致”了肿瘤，而是创伤引起了患者对于肿瘤的注意。初期这些症状常常被忽视，因为引起关节疼痛的其他原因更为多见。在发现肿瘤之前 6 个月已出现症状并不罕见。

1. 疼痛　肿瘤部位发生不同程度的疼痛是骨肉瘤非常常见和明显的症状，由膨胀的肿瘤组织破坏骨皮质，刺激骨膜神经末梢引起。疼痛可由早期的间歇性发展为数周后的持续性，疼痛的程度可有所增强。

2. 肿块　随着病情发展，局部可出现肿胀，在肢体疼痛部位触及肿块，伴明显的压痛。肿块增长迅速者，可以从外观上发现肿块。肿块表面皮温增高和浅表静脉曲张，肿块表面和附近软组织可有不同程度的压痛。因骨化程度的不同，肿块的硬度各异。肿块增大，可造成关节活动受限和肌肉萎缩。

3. 跛行　由肢体疼痛引发的跛行，随着病情的进展而加重。

4. 全身状况　大多数患者全身状况尚可，但一些推迟就诊的患者也可出现发热、体重下降、贫血甚至器官功能衰竭。个别病例肿瘤增长很快，早期就发生肺部转移，致全身状况恶化。与肿瘤相关的病理骨折可出现疼痛、肿胀、畸形及异常活动。

【辅助检查】

1. 原发灶的影像学诊断

(1) X线：包括病灶部位的正侧位平片，一般可表现为骨质破坏、不规则新生骨，在长管状骨，多于干骺端发病。

(2) 增强CT：包括病灶部位骨窗、软组织窗和软组织增强窗，可显示骨破坏状况、显示肿瘤内部矿化程度、强化后可显示肿瘤的血运状况、肿瘤与血管的关系、在骨与软组织中的范围。

(3) MRI：MRI对软组织显示清楚，便于术前制订计划、显示肿瘤在软组织内侵及范围、清晰显示骨髓腔内侵及范围、发现跳跃病灶、提供计划截骨长度的依据。

增强CT和MRI确定的肿瘤范围的精确性已被手术切除标本所证实，因此增强CT和MRI是骨肉瘤影像学检查的必要手段。增强CT可以较好地显示皮质破坏的界限以及三维的解剖情况。与CT相比，MRI在显示肿瘤的软组织侵犯方面更具优势，能精确显示肿瘤的反应区范围，与邻近肌肉、皮下脂肪、关节以及主要神经血管束的关系。另外，MRI可以很好地显示病变远近端的髓腔情况以及发现有无跳跃转移灶。

虽然骨肉瘤的区域淋巴结转移很少见，但淋巴结也可受到骨肉瘤的侵犯，因此区域淋巴结B超和MRI检查是诊断区域淋巴结转移的可选策略。

2. 全身分期检查　全身骨扫描可以显示全身其他部位骨骼的病灶，有助于诊断多中心骨肉瘤或跳跃转移病灶，有条件者可行PET/CT检查。骨扫描(^{99m}Tc-ECT)和18F-FDG PET/CT作为功能成像检查，可反映肿瘤部位的代谢活跃程度，对于判断化疗效果也有指导意义，如骨扫描可以显示肿瘤部位的浓聚程度变化，PET/CT可以显示肿瘤部位的SUV_{max}变化。骨扫描和PET/CT均可为化疗后评估提供基线值。

肺转移是骨肉瘤最常见的转移部位，也是影响患者预后的重要因素，因此胸部CT是必需的影像学检查。

3. 实验室检查　骨肉瘤有特殊诊断意义的实验室检查主要包括碱性磷酸酶(alkaline phosphatase, ALP)和乳酸脱氢酶(lactic dehydrogenase, LDH)。碱性磷酸酶、乳酸脱氢酶与骨肉瘤诊断与预后相关，大约40%~80%的骨肉瘤患者碱性磷酸酶水平有升高，伴有转移或多中心骨肉瘤患者的碱性磷酸酶和乳酸脱氢酶水平可有更为显著的升高。需要注意的是，碱性磷酸酶和乳酸脱氢酶的升高可能缺乏特异性，不仅见于骨肿瘤。

【类型与分期】不同分期的骨肉瘤的预后和治疗原则有很大差别，因此，准确而完整的分期是制订和实施有效治疗的重要基础。分期还可提示肿瘤的恶性程度、局部受累、区域和远处转移情况，这些与患者的肿瘤学预后密切相关。骨肉瘤通常使用SSS外科分期系统和AJCC分期系统，两种分期系统具有不同的特点。

1. SSS外科分期　Enneking提出的SSS外科分期系统是目前临床上使用最为广泛的分期系统，此分期系统(表3-25-2)与肿瘤的预后有很好的相关性，不同分期肿瘤5年生存率有显著差异。此分期系统被美国骨骼肌肉系统肿瘤协会(Musculoskeletal Tumor Society, MSTS)及国际保肢协会(International Society of Limb Salvage, ISOLS)采纳，又称MSTS外科分期。此系统根据肿瘤的组织学级别、局部累及范围和有无远处转移对恶性骨肿瘤进行分期。骨肉瘤完全位于骨内的称为间室内(A)肿瘤，而穿透骨皮质的称为间室外(B)肿瘤；通过影像学分期，没有转移证据的患者被归于M_0，有转移者为M_1。

表3-25-2　骨及软组织肿瘤外科分期系统(SSS分期)

分期	分级	部位	转移
ⅠA期	G_1	T_1	M_0
ⅠB期	G_1	T_2	M_0
ⅡA期	G_2	T_1	M_0
ⅡB期	G_2	T_2	M_0
Ⅲ期	$G_{1\sim2}$	$T_{1\sim2}$	M_1

SSS分期的主要特点如下：肿瘤位于间室内或间室外能体现骨肉瘤特有的生物学行为特征，对于

治疗方案的选择和肿瘤切除范围的计划有指导意义；转移灶通常位于肺、淋巴结或髓内的“跳跃”病灶，预示着预后不良。

2. AJCC 分期系统 美国癌症联合委员会(American Joint Committee on Cancer，AJCC)分期系统是目前国际上最为通用的肿瘤分期系统，临床上更为肿瘤内科医生所熟悉，但在骨肿瘤中不常用。该系统按照肿瘤大小(T)、累及区域(N)和/或远处转移(M)进行分类(表 3-25-3)。与 SSS 分期系统的主要不同点是 AJCC 分期包括原发肿瘤的大小，采用最大径是否>8cm 来分界，而不是像 SSS 分期中表达骨骼肌肉系统中间室的概念，而肿瘤大小对于提示骨肉瘤预后的显著性并不明显。

表 3-25-3 美国癌症联合委员会骨肿瘤分期系统(第 8 版)(不包括淋巴瘤和骨髓瘤)

分期	标准			
ⅠA 期	T_1	N_0	M_0	G_1，G_X
ⅠB 期	T_2/T_3	N_0	M_0	G_1，G_X
ⅡA 期	T_1	N_0	M_0	G_2，G_3
ⅡB 期	T_2	N_0	M_0	G_2，G_3
Ⅲ期	T_3	N_0	M_0	G_2，G_3
ⅣA 期	任何 T	N_0	M_{1a}	任何 G
ⅣB 期	任何 T	N_1	任何 M	任何 G
	任何 T	任何 N	M_{1b}	任何 G

【治疗】在 20 世纪 70 年代以前骨肉瘤的治疗通常采用截肢术。尽管 20 世纪 60 年代前就有学者对骨肉瘤进行试验性化疗，但直到 20 世纪 60 年代，有学者将一些细胞毒性药物联合用于骨肉瘤的术后治疗，骨肉瘤的术后化疗才真正拉开了序幕。此后，众多数据均显示了术后辅助化疗能够显著提高患者生存率。随着化疗的发展，从 20 世纪 80 年代开始，保肢治疗逐渐普及。保肢手术能够大范围开展的一个重要原因是术前化疗的应用。目前骨肉瘤治疗通常采用术前化疗 - 外科手术 - 术后化疗即化疗加手术的综合治疗模式，治疗也强调多学科协作。

1. 术前化疗 20 世纪 70 年代，随着辅助化疗的疗效被进一步肯定，骨肉瘤的外科技术也有了快速的发展，使得一部分患者可以接受人工假体置换而避免截肢。但人工假体的个体化设计和生产在当时大约需要 2~3 个月的时间，Rosen 等为了避免患者在等待手术这段时间无治疗，设计了一个术前化疗方案 T5，即给予甲氨蝶呤(200mg/kg)、长春新碱($1.5mg/m^2$)和多柔比星($45mg/m^2$)化疗，每种药物循环一次后手术，这就是最早的新辅助化疗方案。后续美国儿童肿瘤协作组(COG)也设计了一项随机对照研究，一组为诊断后立即手术，另一组患者术前接受新辅助化疗，结果显示两组患者的生存率没有差别。同样，德奥肉瘤协作组(The Cooperative Osteosarcoma Study Group，COSS)和 Sloan Kettering 纪念肿瘤中心的回顾性分析均证实是否进行新辅助化疗并不影响生存率。另外，同样基于该研究结果，对于不能保肢的患者，则可以直接进行广泛外科边界以上的截肢手术，治疗后行术后化疗，患者总体生存率不会因为没有行术前化疗而受到影响。目前观点认为，新辅助化疗并不能在辅助化疗的基础上提高生存率，但至少有以下优点：化疗期间有足够的时间进行保肢手术设计；诱导肿瘤细胞凋亡，促使肿瘤边界清晰化，使得外科手术更易于进行；有效的新辅助化疗可以降低术后复发率，使得保肢手术可以更安全地进行。

骨肉瘤术前化疗推荐药物为大剂量甲氨蝶呤(high-dose methotrexate，HD-MTX)、异环磷酰胺(ifosfamide，IFO)、多柔比星(doxorubicin，DOX)、顺铂(cisplatin，DDP)，给药方式可考虑序贯用药或联合用药，每个患者要选用两种以上药物，动脉或静脉给药(HD-MTX、IFO 不适合动脉给药)，国内推荐剂量的范围为：甲氨蝶呤 8~12g/(m^2·2 周)，异环磷酰胺 15g/(m^2·3 周)，多柔比星 90mg/(m^2·3 周)，顺铂 120~140mg/(m^2·2 周)，(联合化疗时剂量需有所调整)，用药时间达 4~6 个周期(2~3 个月)。广泛切除术术后病理证实疗效好的，术后应继续术前化疗方案；广泛切除术术后病理证实疗效不好的，术后应调整化疗方案或增加剂量强度。

2. 评估 骨肉瘤术前化疗疗效评估包括以下几点。

(1)症状与体征：肢体疼痛有无改善、皮温(与健侧对比)、肢体肿胀及浅静脉怒张(与化疗前比较)、关节活动度(与化疗前比较)、患肢周径变化。

(2)实验室检查：碱性磷酸酶、乳酸脱氢酶的变化趋势。

(3)影像学：X 线、CT、MRI、ECT。

(4)肿瘤坏死率的评估：在手术前，可对前三者进行评估，有时候会出现三者不一致的情况，需要具体分析判断。肿瘤坏死率的评估只能在术后进行，目前可作为术前化疗疗效评估的金标准。研究人员以术后标本中肿瘤细胞的构成和坏死情况为基础，制订了多种病理评分标准，但是存在主观性过强和受取材部位影响的问题，因此要求多点、足量取材。关于肿瘤坏死率评估的具体技术方法和标准，各个中心的文献报道不尽相同，其中Huvos评级系统（表3-25-4）是至今应用最为广泛的方法。肿瘤坏死率Ⅲ～Ⅳ级者为化疗反应好，推荐术后化疗采用与术前相同的化疗方案；肿瘤坏死率Ⅰ～Ⅱ级者为化疗反应差，提示远期预后差，术后应提高剂量强度或调整化疗方案（包括增加新药），但由于目前除四大一线治疗药物外的其他有效药物较少，因此在增加新药上受到很多限制。

由于肿瘤坏死率检查切片困难，工作量巨大，费用高，目前在国内难以在大多数医院推广，故作为可选策略。如条件允许，可作为基本检测项目。

表3-25-4 Huvos评级系统

评级	具体标准
Ⅰ级	几乎未见化疗所致的肿瘤坏死
Ⅱ级	化疗轻度有效，肿瘤组织坏死率>50%，尚存有活的肿瘤组织
Ⅲ级	化疗部分有效，肿瘤组织坏死率>90%，部分组织切片上可见残留的存活的肿瘤组织
Ⅳ级	所有组织切片未见活的肿瘤组织

一部分观点认为新辅助化疗的组织学反应好对应着更好的预后。Picci等（博洛尼亚，335例患者）、Kempf-Bielack等（骨肉瘤协作组，504例患者）以及Delépine等（巴黎，112例患者）的报道都显示了对于新辅助化疗更好的组织学反应是独立的预后影响因素。Meyers等报道了术前化疗时间和组织学反应之间的关系。在单因素分析中，术前化疗时间与无复发生存无关，术前化疗时间越长，越多的患者能获得良好的组织学反应，但这种反应和临床结果之间的相关性并不高。Bramwell认为，这是因为随着术前化疗时间的延长，化疗反应良好可能会失去其对预后影响的显著性。Provisor等发表的CCG-782研究纳入了268例无转移肢体骨肉瘤患者，使用切除后肿瘤对新辅助化疗的组织学反应来决定术后化疗的方案。在206例患者当中，对于是否存在残余肿瘤进行了形态学上的评估，其中28%显示了良好的（<5%的残余肿瘤）组织学反应，其余的患者被认为是较差的（超过5%的残余肿瘤）组织学反应，组织学反应良好的患者术后8年的EFS和OS均为81%；组织学反应差的患者术后8年的EFS和OS仅仅为46%和52%。他们总结出，EFS和OS与新辅助化疗的组织学反应直接相关。

也有学者提出了不同的看法，一项研究对比了标准化疗与提高强度的化疗，常规化疗包括6个为期3周的疗程，使用顺铂（100mg/m^{2}通过24小时持续输注）和多柔比星（每天25mg/m^{2}通过4小时持续输注，共3天）；增强方案为相同总剂量的顺铂和多柔比星，进行6个为期2周的疗程，并以粒细胞集落刺激因子作为支持。在这项研究中，评价了497例患者，标准方案中有36%观察到了良好的组织学反应（>90%肿瘤坏死），而增强方案为50%。然而，这两种方案的OS却没有差别。也预示着，提高剂量强度的化疗可以提高坏死率，但无法提高无进展生存率和OS。无独有偶，另一项研究观察了196例骨肉瘤患者使用相同药物增加化疗剂量的结果，也没有发现在坏死率、5年EFS以及OS上的差别，提示化疗反应与使用的特定药物有关，但提高剂量强度没有明显获益。

目前，暂时没有强有力的证据显示对于组织学反应差的患者改换药物能够改善预后。Benjamin等进行的一项回顾性研究比较了3个连续的患者队列的结果，这些患者都处于1980—1992年，接受了动脉给药顺铂和静脉给药多柔比星的化疗。在队列1当中（37例），术后化疗是相同的。在队列2当中（59例），化疗反应差的患者术后化疗包括大剂量甲氨蝶呤、博来霉素、环磷酰胺和放线菌素（在多柔比星和达卡巴嗪之间替换）。在队列3当中（28例，1988—1992年），化疗反应差的患者采用3种可替换的方案，包括大剂量甲氨蝶呤、异环磷酰胺以及多柔比星和达卡巴嗪之间替换。这3组中化疗反应差的患者5年EFS分别为13%、34%和67%，有显著差异。尽管结果有显著差异，但这种差异也可以解释为样本量小、剂量强度增加、总剂量增加以及术前化疗时间延长的结果。

3. 手术治疗　骨肉瘤治疗采用以手术为主的综合治疗手段。手术切除方式是根据肿瘤切除边缘与肿瘤假包膜之间的关系来进行分类的。肢体骨肉瘤的外科治疗方式通常分为截肢和保肢。对骨肉瘤患者进行保肢和截肢手术都需要在安全的外科边界下进行，术后的生存率和局部复发率没有显著差异，然而保肢手术能获得更好的功能。

广泛外科边界的截肢仍然是肿瘤局部控制的最好方法，尤其是未行化疗的患者。外科边界包括囊内、边缘、广泛以及根治性切除，不管保肢还是截肢，囊内切除必须避免发生。

(1) 截肢：在 20 世纪 70 年代以前，由于局部复发率高且瘤段截除后缺乏有效的重建方法，临床上常采用截肢术，直到现在，截肢仍然是治疗骨肉瘤的重要手段之一，包括经骨截肢和关节离断术。其优点在于能最大限度地切除原发病灶，手术操作简单，无需特别的技术及设备，而且费用低廉，术后并发症少，术后即可尽快施行化疗以及其他辅助治疗控制和杀灭原发病灶以外的转移。截肢的适应证包括预计手术难以达到安全的外科边界、患者要求截肢、化疗无效的ⅡB 期肿瘤、重要血管神经束受累、缺乏保肢后骨或软组织重建条件、预计义肢功能优于保肢。

(2) 保肢：目前约有 60%~90% 的无转移肢体骨肉瘤患者行保肢手术，和以往较高的截肢率形成了鲜明的对比。化疗、影像学技术、假体材料和设计以及骨肿瘤科专业的细化是这种改变的原因。但保肢手术并没有改善无病生存率。研究表明经过新辅助化疗后切除和截肢之间，局部复发率近似（0.8% *vs.* 7%）。

保肢适应证：预计手术可以达到安全的外科边界、ⅡA 期肿瘤、化疗有效的ⅡB 期肿瘤、重要血管神经束未受累、软组织覆盖完好、预计保留肢体功能优于义肢。远处转移不是保肢的禁忌证，因此对于Ⅲ期肿瘤，也可以进行保肢治疗，甚至可以行姑息性保肢治疗。但是需要引起重视的是，化疗反应好仍然是保肢治疗的前提；化疗反应不好，进行保肢治疗的复发风险会增高。

保肢相关的问题包括更高的早期并发症发生率。

保肢手术包括肿瘤切除和功能重建两个步骤，对应骨肿瘤学所涵盖的肿瘤学和骨科学。在对骨肉瘤的治疗上首先要满足肿瘤学的要求，完整、彻底切除肿瘤（细胞学意义上的去除肿瘤），其次才是骨科学重建因切除肿瘤所造成的骨骼肌肉系统功能缺损（骨及软组织的重建）。保肢手术的重建方法包括骨重建与软组织重建。骨重建即重建支撑及关节功能，软组织重建则修复动力、提供良好覆盖。按照重建的特点又可以分为生物重建和非生物重建。有很多重建方式可供选择，而选择的依据包括患者的年龄、工作情况、肿瘤的部位与大小以及所选择的手术方式是否能够提供安全的外科边界。最重要的是明确患者的需求并商讨其可行性。另外，外科医生的经验和专业程度也会对手术方式的选择产生影响。

目前临床上可供选择的重建方法有：①人工假体，可以提供足够的稳定性和强度，允许患者早期负重行走，目前组配式假体功能良好，易于操作，但人工假体最主要的问题仍然是松动、感染和机械性损坏。②异体骨关节移植，在既往的骨肉瘤治疗中曾经起过重要的作用，即使是现在，如果掌握好适应证，仍然是比较好的重建方法。其最大的优点是可以提供关节表面、韧带和肌腱附着点，但缺点是并发症的发生率高，有报道包括感染、骨折等在内的并发症发生率高达 40%~50%。③人工假体 - 异体骨复合体（artificial prosthesis-allogenic bone complex，APC），一般认为可以结合人工假体和异体骨两者的特点，肢体功能恢复快，但同样也结合两种重建方式的缺点。④游离的带血管蒂腓骨或髂骨移植。⑤瘤段灭活再植术，该重建方式在历史上曾经广泛应用，在特定的历史时期发挥了很大的作用，但由于肿瘤灭活不确切、复发率高、无法进行术后化疗评估，并且死骨引起的并发症高，目前已较少应用。⑥可延长式人工假体，适用于儿童患者，须定期实行延长手术。⑦旋转成型术：适用于儿童患者，但年龄较大的患者容易存在心理接受方面的问题。

患者的年龄对于选择重建方式有很重要的影响。在年龄较小（女孩<10 岁，男孩<12 岁）的下肢肿瘤患者当中，肢体不等长成为了主要的问题。在上肢病变当中，这个问题的影响相对较小。对于膝关节周围肿瘤的小儿患者，截肢可能是最佳的手术方式。年轻的截肢患者采用现代假肢，其功能非常好，而且这种假肢使得患儿可以只接受一次手术就恢复到正常的活动范围。其并发症的发生率和种类远远少于保肢手术。替代方案包括旋转成形术、可延长假体以及骨关节异体骨置换。一些中心已在尝试新的技术，如牵张成骨、保留骨骺重建以及有生长中心的带血管蒂腓骨和异体骨混合重建等。无论是截肢还是保肢，术后都应积极进行康复训练。

病理骨折不是保肢的禁忌证，对于ⅡA 期经典骨肉瘤病理性骨折，由于间室破坏，建议行术前化疗后再评估保肢治疗。对于ⅡB 期骨肉瘤合并病理性骨折，部分研究显示病理性骨折截肢率更高，复发率增加且病理性骨折的生存率较低，但是在术前化疗有效的前提下，多个研究表明病理骨折保肢治疗复发率并不增加。

骨盆骨肉瘤为少见病变，临床有效证据少。由于其复杂的解剖结构，毗邻重要脏器、血管、神经等结构使得难以获得肢体骨肉瘤的外科边界。化疗作为重要的辅助手段来获得全身和局部控制，如化疗无效均不建议保肢治疗。有研究表明肿瘤大小、边界、早期发生转移、是否累及骶骨是影响骨盆骨肉瘤预后的因素。外科治疗仍是主要手段，对于外科治疗失败和难以达到足够外科边界的骨盆骨肉瘤，局部放疗和全身化疗则非常必要，较非放疗患者生存率改善。

骶骨骨肉瘤亦为少见病变，临床有效证据少。骶骨骨肉瘤由于解剖结构深在，涉及重要盆腔脏器和骶神经，以及血运丰富，外科治疗并发症和风险较高。对于化疗有效的骶骨骨肉瘤，有研究表明安全的外科边界切除有利于减少局部复发和提高无疾病生存。肿瘤大小、对化疗的反应、远处转移直接影响预后，由于骶神经受损，患者的生活质量下降，但是仍不推荐牺牲边界而保留功能。因此对于化疗无效的骶骨骨肉瘤，放疗是局部控制的重要手段。

脊柱骨肉瘤也为少见病变，临床有效证据亦少，其外科治疗选择需要根据术前化疗反应、病灶部位、是否存在脊髓、神经根压迫等因素来考虑。同样，化疗有效对于脊柱肿瘤外科治疗意义重大，随着外科技术的提高，报道显示全椎体整块切除术对局部复发控制明显优于分块切除。总体而言，脊柱肿瘤由于本身解剖结构的限制，其局部复发率高及远隔转移，尤其是化疗无效时，其生存率很低。对于不可切除或难以整块切除的病例，辅助放疗和化疗仍然是重要的治疗手段。

4. 术后化疗　骨肉瘤的辅助化疗是从 20 世纪 70 年代开始的，现在是治疗骨肉瘤的基本组成部分。许多学者进行了前瞻性的随机对照临床研究证实辅助化疗的确切疗效：辅助化疗组和单纯手术组的 2 年生存率分别为 63% 和 12%（$P<0.01$）。此后，众多数据均显示了术后辅助化疗能够显著提高患者生存率，其主要原因在于化疗能够杀灭肺微小转移灶或者延迟肺转移灶的出现时间。目前文献报道无转移骨肉瘤患者的 5 年存活率通常在 50%~80%。

需要详细评估患者的体力状态，评估术前新辅助化疗的毒性和效果，综合制订术后化疗方案。术前化疗的疗效影响着术后化疗方案的选择。目前观点认为，术前化疗疗效好的，术后可维持术前化疗药物的种类和剂量强度；术前化疗疗效不好的则需调整方案，未达足够剂量强度者可考虑加大剂量强度。术前未进行化疗的，术后进行一线常规化疗。

骨肉瘤辅助化疗推荐药物亦为大剂量甲氨蝶呤、异环磷酰胺、多柔比星、顺铂，给药方式可考虑序贯用药或联合用药。建议骨肉瘤患者术后化疗维持总的药物剂量强度，用药时间为 8~12 个月。在现实中关于骨肉瘤的化疗方案众多，国际上包括多个版本的 T 方案、不同历史时期的 COSS 方案和 Rizzoli 方案等，尽管不同的治疗中心采用的具体方案各异，但由于使用的药物种类和剂量强度相似，其疗效是相似的。中国地大物博，人口众多，研究中心遍布全国各地，更难实行统一的化疗方案，因此并不强烈推荐某一具体化疗方案，但强调药物的种类和剂量强度，药物推荐同术前化疗。

对于儿童骨肉瘤患者，目前北京儿童医院经验为：参考 COG 骨肉瘤化疗方案，对高级别骨肉瘤患者，术前给予 10 周化疗，病灶评估后进行手术治疗，术后根据原发肿瘤的组织学反应良好或不良类型分组。术前诱导化疗包括 2 个疗程 MAP 方案（HD-MTX，DOX，DDP），共持续 10 周。如果 11 周时无法手术，患者可继续接受 2 个疗程 HD-MTX（手术前最多 6 次 MTX）。如果患者发展为严重黏膜炎或转氨酶升高无法继续 MTX 治疗，则手术前可以只接受 2 个疗程 HD-MTX。原发肿瘤的组织学反应评估必须在手术后 35 天内完成。所有的瘤灶（原发、转移）都必须在诱导化疗后是可切除的，或者是预计可切除的。术前诱导治疗后组织学反应良好类型（good response，<10% 活性肿瘤）的患者，将接受 MAP 治疗（总 29 周）。诱导治疗后组织学反应不良类型（poor response，≥10% 活性肿瘤）的患者，将接受 MAP-IE 方案治疗（总疗程 40 周）。组织学反应判断不明确或无法得到，或未得到充足化疗进入治疗的患者，建议手术后继续给予 MAP 方案化疗。手术前出现肿瘤进展的患者，建议手术后给予 MAP-IE 方案化疗。如果患者无法完成手术完全切除进入治疗，则建议接受放疗和 / 或其他试验性治疗。

5. 晚期骨肉瘤的治疗　肺是骨肉瘤患者最常见的转移部位。对化疗有效的可切除的肺转移病灶，手术切除肺转移病灶是目前推荐的措施。已有多个研究证实该方案可改善骨肉瘤肺转移患者的预后，提高总体生存率；对化疗过程中出现的肺转移或化疗结束一年内出现的肺转移，可选择二线药物治疗。但二线药物治疗方案循证医学证据力度较弱，目前应用较多的为吉西他滨联合多西他赛、依托泊苷联合异环磷酰胺、索拉非尼几个方案，推荐参加临床试验；对于结束治疗 1 年以后出现的肺转移，推荐基于术前化疗方案的一线化疗药物治疗。

晚期骨肉瘤的治疗新进展，在一定程度上显现在抗血管生成治疗中，第一个药物为索拉非尼。索拉非尼是口服的多激酶抑制药，是一种多靶点药物，它可以通过抑制 RAF/MEK/ERK 信号通路而直接抑制肿瘤细胞增殖；索拉非尼还可以通过拮抗血管内皮生长因子（VEGF）和血小板衍生生长因子受体来阻断肿瘤的新生血管生成，从而间接抑制肿瘤细胞的生长。在二线治疗复发和不可切除的高级别骨肉瘤患者中，索拉非尼表现出良好的抗肿瘤效果。近期另一项临床研究，在索拉非尼的基础上联合使用 mTOR 抑制剂依维莫司治疗不能切除或复发的高级别骨肉瘤患者，研究结果表明索拉非尼 + 依维莫司方案在二线治疗中有一定潜力。

其他分子靶向治疗，大剂量化疗 / 干细胞移植、免疫治疗在局部进展、转移及复发骨肉瘤患者的治疗也在尝试中。

6. 局部复发的治疗　来自意大利 3 个中心的 Ferrari 等回顾了 1986 年 10 月至 1995 年 6 月之间无转移的肢体骨肉瘤患者的情况，发现术后 18~24 个月内局部复发对于长期生存具有重大的影响，影响复发或转移后生存预后的主要因素包括无复发或转移时间间隔、转移部位以及肺结节的数量。治疗策略的关键是完整切除复发病灶，当患者的无复发或转移时间间隔长于 24 个月，而且仅有 1 或 2 个肺结节，其复发或转移后生存概率为 72%。若患者的无复发或转移时间间隔较短，且有 3 个或以上肺结节，则其复发或转移后生存概率为 5%。

一项来自 St.Jude 研究院的研究分析了 1970 年至 2000 年之间 26 例局部复发的骨肉瘤患者影响预后的因素，整组患者截肢 20 例（76.9%），保肢 6 例（23.1%），其中 11 例（42.3%）仅发生了局部复发，15 例（57.7%）发生了复发及转移。这 26 例患者 5 年的复发后生存率（PRS）为 19.2%。影响复发后生存的因素如下：①诊断后 2 年或以上发生复发者 5 年 PRS 为 50.0% ± 20.4%，早期复发者 5 年 PRS 为 10.0% ± 5.5%（P=0.037）；②初次手术为阴性边界的患者生存情况更好（5 年 PRS 为 33.3% ± 13.6%），阳性边界者较差（7.1% ± 4.9%）（P=0.015）；③复发时进行完整手术切除的患者生存情况更好（5 年 PRS 为 41.7% ± 14.2%），没有手术的患者较差（0 ± 0）（P<0.001）。

这表明骨肉瘤局部复发后患者的预后较差，但仍应努力治疗。复发时完整切除对于生存非常关键。

【未来展望】当前我国骨肉瘤治疗首先需要解决的是规范化问题；其次，热点是如何在现有基础上进一步提高生存率，提高患者生活质量。目前，治疗肺癌、乳腺癌、肾癌的新药层出不穷，无论是化疗药物还是靶向药物，均使患者有不同程度的受益，也极大地鼓舞了医生的士气。这些研究成果，很多是得益于全球多中心合作及随机对照临床试验的开展。为了进一步提高我国骨肉瘤的诊治水平，开发新药、进行骨肉瘤多中心协作随机对照临床试验迫在眉睫。

为改善有转移性骨肉瘤患者的生存，已经尝试使用多种新药，尚未发现证据级别较高的、能显著提高生存率的药物，在有限的证据内某些药物的使用可能提高骨肉瘤的生存率。

1. 米伐木肽（mifamurtide，L-MTP-PE）　米伐木肽通过刺激巨噬细胞等某些白细胞来杀灭肿瘤细胞。该药制成球形脂质体，囊泡内是胞壁酰三肽；此脂质触发巨噬细胞去消耗米伐木肽，一旦消耗完，MTP 就刺激巨噬细胞寻找肿瘤并杀灭之。COG 进行研究评价了米伐木肽与 3~4 种化疗药（顺铂、多柔比星、甲氨蝶呤，有或无异环磷酰胺）联合治疗无转移骨肉瘤患者，死亡率降低约 30%，78% 经治疗的患者存活长达 6 年以上。

2. 重组人血管内皮抑制素（recombinant human endostatin，Rh-Endostatin）　抗血管生成治疗是目前恶性肿瘤治疗的一个热点，为骨肉瘤的治疗提供了新的思路。Rh-Endostatin 是唯一被国家药品监督管理局批准的抗血管生成治疗药物，Rh-Endostatin 在体外能够显著抑制内皮细胞增殖、迁移和管状结构形成，在体内能够抑制肿瘤的生长，Ⅲ期临床研究结果显示 Rh-Endostatin 与 NP 方案联合能明显提高晚期非小细胞肺癌的反应率及中位疾病无进展时间，且安全性较好。动物实验的体内和体外的实验结果，Rh-Endostatin 单药对骨肉瘤具有抑瘤作用，与多柔比星联合用药具有协同作用，联合治疗的协同作用支持重组人血管内皮抑制素促使“肿瘤血管正常化”的理论。化疗联合抗血管生成治疗骨肉瘤具有潜在的临床应用价值，值得进一步临床试验评估其疗效。部分研究结果显示，尝试围手术期给予重组人血管内皮抑制素治疗骨肉瘤能够明显地提高无远处转移生存率和疾病无进展生存率，安全性好，值得临床开展进一步深入的临床试验。

3. 分子靶向药物 具有一定前景但尚不成熟。近年来对于骨肉瘤的新型分子靶向药物也有了一定程度的发展，集中在多靶点抗血管生成小分子靶向药物。索拉非尼是首个应用在骨肉瘤中的此类小分子靶向药物，索拉非尼具有双重抗肿瘤效应。意大利肉瘤协作组的一项Ⅱ期临床研究显示，索拉非尼治疗一线失败的复发及不可切除的骨肉瘤患者，中位无进展生存时间为 4 个月，临床获益率为 29%，17% 的患者临床获益时间超过 6 个月，首次透出了小分子靶向治疗药物在骨肉瘤肺转移二线治疗中的希望曙光。亦有小样本研究尝试将类似作用机制的培唑帕尼、阿帕替尼、瑞格非尼、mTOR 抑制剂依维莫司用于一线失败的晚期骨肉瘤，显示出了一定疗效，但均为小样本、单臂研究，且主要集中在成人中，儿童小分子靶向药物循证医学证据更为欠缺。

4. 免疫治疗 骨肉瘤免疫治疗尚在起步阶段。近年来随着免疫检查点 PD-1/PD-L1 是肿瘤免疫治疗的热点，在恶性黑色素瘤和肺癌中显示出继小分子靶向药物治疗之后的新的里程碑反应，而 PD-1/PD-L1 在骨肉瘤中的研究少，在 Lussier 等的研究中发现在骨肉瘤肺转移裸鼠模型中 PD-1/PD-L1 的阻滞可诱导其免疫逃逸机制的发生，一项多中心、Ⅱ期临床研究（SARC028）将帕博利珠单抗（pembrolizumab）应用于 52 岁以上的骨及软组织肉瘤患者，观察到了一定程度的客观有效率：未分化多形性肉瘤为 40%（4 例 / 10 例），骨肉瘤为 5%（1 例 /22 例），软骨肉瘤为 5%（1 例 /20 例）。由此可见，PD-1/PD-L1 也有可能成为骨肉瘤免疫检查点阻滞的一个重要方向，目前 NCCN 提示所有具有高频微卫星不稳定性（high frequency microsatellite instability，MSI-H）或者错配修复缺陷（deficient mismatch repair，dMMR）的软骨肉瘤、尤因肉瘤和骨肉瘤的患者可考虑 PD-1/PD-L1 治疗，但此类型治疗在骨肉瘤中的应用尚在起步阶段，需要更多的临床依据。

诊治要点

- 骨肉瘤是青少年最常见的骨原发恶性肿瘤。
- 检查内容包括体格检查、原发灶影像学检查、全身分期检查、实验室检查、病理学检查。
- 规范的治疗模式是：术前化疗 - 外科手术 - 术后化疗。骨肉瘤的诊断与治疗强调多学科协作。对怀疑骨肉瘤的患者应转诊至骨肿瘤专科医生就诊，患者需要接受规范化的新辅助化疗，对于外科手术，应该进行术前计划，术中需严格实施，术后应进行外科边界和化疗效果的评估。术后继续辅助化疗。
- 骨肉瘤化疗四大基石：大剂量甲氨蝶呤、异环磷酰胺、顺铂、多柔比星，推荐多药联合化疗，强调足够的剂量强度和足够的疗程。
- 一线化疗失败的骨肉瘤患者，尚无循证医学证据充足的二线治疗药物，推荐参加临床试验，分子靶向治疗具有一定前景，但尚待证实。

（牛晓辉 张大伟）

参考文献

[1] MEYERS PA, SCHWARTZ CL, KRAILO MD, et al. Osteosarcoma: the addition of muramyl tripeptide to chemotherapy improves overall survival--a report from the Children's Oncology Group. J Clin Oncol, 2008, 26: 633-638.

[2] HAIRONG Xu, ZHEN Huang, YUAN Li, et al. Perioperative rh-endostatin with chemotherapy improves the survival of conventional osteosarcoma patients: a prospective non-randomized controlled study. Cancer Biol Med, 2019: 2095-3941.

[3] XING P, ZHANG J, YAN Z, et al. Recombined humanized endostatin (Endostar) combined with chemotherapy for advanced bone and soft tissue sarcomas in stage Ⅳ. Oncotarget, 2017, 8 (22): 36716-36727.

[4] GRIGNANI G, PALMERINI E, DILEO P, et al. A phase Ⅱ trial of sorafenib in relapsed and unresectable high-grade osteosarcoma after failure of standard multimodal therapy: an Italian Sarcoma Group study. Ann Oncol, 2012, 23 (2): 508-501.

[5] GRIGNANI G, PALMERINI E, FERRARESI V, et al. Sorafenib and everolimus for patients with unresectable high-grade osteosarcoma progressing after standard treatment: a non-randomised phase 2 clinical trial.

Lancet Oncol, 2015, 16: 98-107.

[6] UMEDA K, KATO I, SAIDA S, et al. Pazopanib for second recurrence of osteosarcoma in pediatric patients. Pediatrics International, 2017, 0: 1-2.

[7] WAGNER LM, FOULADI M, AHMED A, et al. Phase Ⅱ study of cixutumumab in combination with temsirolimus in pediatric patients and young adults with recurrent or refractory sarcoma: A report from the Children's Oncology Group. Pediatr. Blood Cancer, 2015, 62: 440-444.

[8] XIE L, XU J, SUN X, et al. Patinib for Advanced osteosarcoma after failure of standard multimodal therapy: an open label phase Ⅱ clinical trial. The Oncologist, 2018, 23 : 1-9.

[9] LUSSIER DM, JOHNSON JL, HINGORANI P, et al. Combination immunotherapy with α-CTLA-4 and α-PD-L1 antibody blockade prevents immune escape and leads to complete control of metastatic osteosarcoma. J Immunother Cancer, 2015, 3 : 21.

[10] TAWBI HA, BURGESS M, BOLEJACK V, et al. Pembrolizumab in advanced soft-tissue sarcoma and bone sarcoma (SARC028): a multicentre, two-cohort, single-arm, open-label, phase 2 trial. Lancet Oncol, 2017, 18 : 1493-1501.

第二十六章　生殖细胞肿瘤

第 1 节　概述

一、概述

生殖细胞肿瘤(germ cell tumor,GCT)是指来源于原始生殖腺的一组肿瘤,可发生于性腺(卵巢或睾丸),也可发生在性腺外部位如颅内、脊髓、头颈部、纵隔、腹膜后、骶尾部等。性腺外 GCT 被认为是由原始生殖细胞迁移形成的。临床上常将其分类为:①生殖细胞瘤(包括精原细胞癌和无性细胞瘤);②非生殖细胞瘤性 GCT(包括内胚窦瘤、胚胎性癌、绒毛膜癌和混合性生殖细胞肿瘤);③畸胎瘤(包括成熟和不成熟畸胎瘤)。

GCT 从出生至青少年期均可发病,但以婴幼儿、学龄前期发病较多见,约占儿童恶性肿瘤的 1%,发病部位以性腺(卵巢和睾丸)内多于性腺外。不同年龄、不同性别、不同部位发生的肿瘤有一定的异质性。0~14 岁期间有 1/2 患儿的肿瘤是发生在性腺外的,而 15 岁以上人群的大部分患者都是发生在性腺的肿瘤。男性发病率高峰一个是在婴儿期,另一个是在 15~19 岁期间。内胚窦瘤(也称卵黄囊瘤)和畸胎瘤主要是发生在婴儿期,生殖细胞瘤在 15 岁以上至成人期更常见。有研究提示 GCT 的发生可能还有一定的家族聚集性。

二、性腺肿瘤的胚胎发生和组织发生

正常情况下,虽然胚胎的遗传性性别在受精时已由精子的核型决定,但至胚胎发育的第 4 周,在卵黄囊区始出现未分化、无性别差异的胚胎性生殖腺,此后原始的生殖腺从卵黄囊移行到后腹膜的生殖脊,才受性染色体信息指令调控发育、成熟为卵巢或睾丸,并逐渐下降至盆腔或阴囊。原始生殖腺的移行是沿着躯体中轴进行的,因此 GCT 除原发于卵巢或睾丸外,多数发生在躯体中线部位,如异位移行至松果体、纵隔、后腹膜、骶尾部等部位。

GCT 中不同类型肿瘤的起源不同。生殖细胞瘤起源于未分化的原始生殖细胞,胚胎性癌起源于原始生殖细胞分化后成分,胚外组织分化出现绒毛膜癌或内胚窦瘤等,生殖细胞发生胚胎分化则多形成畸胎瘤。

目前,各种组学的研究结果提示恶性 GCT 不是源于患者体细胞的突变,而与其他肿瘤发生的机制类似,可能是患儿携带某些基因突变引起的易感性与环境因素共同作用的结果。

三、病理

GCT 中既有良性成分又有恶性成分,恶性成分决定其生物学行为,其某些特征与预后相关。不同部位的 GCT 大体形态相似,但组织学类型及其生物学特性因年龄和肿瘤起源位置不同而有差异。

GCT 病理学上常表现有以下的共同特征。

(1)同一类型的 GCT 在生殖腺内和生殖腺外不同部位,病理形态学表现一致。

(2)不同类型的 GCT 有各自好发的原发部位和年龄。

(3)肿瘤可同时包含良性和恶性成分,其恶性成分决定其临床特征,尤其是是否转移、复发等。

(4)肿瘤的不同部位可能有不同的细胞成分,因此需要做多部位、多层次病理切片以免误诊。

不同类型 GCT 的具体病理表现详见各节描述。

四、肿瘤标志物

生殖细胞肿瘤有较为特征性的肿瘤标志物,可协助肿瘤的辅助诊断、疗效判断及其随访。其中,甲胎蛋白是最重要的肿瘤标志物,其次是 β- 绒毛膜促性腺激素。近年来还有一些新的分子作为 GCT 的标志物正在研究中。

1. 甲胎蛋白（AFP）　正常情况下，胚胎早期AFP在卵黄囊内产生，之后在肝细胞和消化道产生。AFP的半衰期为5~7天，出生时水平较成年人水平明显增高，至6个月左右降至正常成年人参考水平。AFP在GCT诊治中具有非常重要的意义。特征性部位（非肝脏）的肿块伴明显增高的AFP提示为恶性GCT；肿块病理组织化学染色AFP阳性提示肿块内有恶性生殖细胞瘤成分；治疗过程中AFP水平的变化可反映肿瘤负荷的变化；内胚窦瘤手术切除后大约5个半衰期，血清AFP水平应降至正常范围；治疗中以及结束随访过程中AFP水平的再次持续和/或明显增高常常提示GCT复发的可能。

但需注意，其他肿瘤性疾病如肝母细胞瘤、胰腺及消化道恶性肿瘤、肺癌及肝转移性癌等AFP也可以有不同程度的升高。

2. β-绒毛膜促性腺激素（β-hCG）　正常情况下，β-hCG在孕期由胎盘滋养层合胞体细胞合成，其半衰期为24~36小时。在生殖细胞肿瘤患者中，如β-hCG升高则表明肿瘤中存在滋养层合胞体细胞克隆成分，常见于绒毛膜癌、精原细胞瘤或无性细胞瘤，胚胎性癌偶见。

多发性骨髓瘤和肝脏、胃肠道、胰腺、乳腺、肺脏、膀胱的恶性肿瘤亦伴有β-hCG的升高，但上述肿瘤大多不发生在儿童或在儿童期非常罕见。

3. 其他　CA12-5是一种由单克隆抗体确定的抗原，与胚胎发育过程中体腔上皮表达的一种高分子糖蛋白有关。其在成人卵巢上皮癌中明显升高，在儿童内胚窦瘤及胚胎癌中也发现有血清CA12-5的升高，意义未明，但检测其血清中水平亦有可能用于疾病监测。近年来，通过基因组学、蛋白组学等研究发现，某些DNA甲基化、染色体拷贝数变化以及外周血中miRNA等可作为分子标志物用于GCT的辅助诊断，帮助鉴别GCT的不同组织类型，在长期随访中预测疾病的早期复发，以及作为抗肿瘤治疗策略中的分子靶向目标。

（赵卫红）

参考文献

[1] VAN LEEUWEN MT, GURNEY H, TURNER JJ, et al. Patterns and trends in the incidence of paediatric and adult germ cell tumours in Australia, 1982-2011. Cancer Epidemiol, 2016, 43 (8): 15-21.

[2] POYNTER JN, RICHARDSON M, ROESLER M, et al. Family history of cancer in children and adolescents with germ cell tumours: a report from the Children's Oncology Group. Br J Cancer, 2018, 118 (1): 121-126.

[3] LOBO J, GILLIS AJM, JERONIMO C, et al. Human germ cell tumors are developmental cancers: impact of epigenetics on pathobiology and clinic. Int J Mol Sci, 2019, 20 (2): E258.

[4] CHIEFFI P. An up-date on novel molecular targets in testicular germ cell tumors subtypes. Intractable Rare Dis Res, 2019, 8 (2): 161-164.

[5] GAROLLA A, VITAGLIANO A, MUSCIANISI F, et al. Role of viral infections in testicular cancer etiology: evidence from a systematic review and meta-analysis. Front Endocrinol (Lausanne), 2019, 10: 355.

[6] CHIEFFI P. Recent advances in new discovered molecular targets in testicular germ cell tumors. Curr Med Chem, 2018, 25 (5): 575-583.

[7] WAGNER T, TOFT BG, ENGVAD B, et al. Prognostic factors for relapse in patients with clinical stage I testicular cancer: protocol for a Danish nationwide cohort study. BMJ Open, 2019, 9 (10): e033713.

[8] LOBO J, GILLIS AJM, JERONIMO C, et al. Human germ cell tumors are developmental cancers: impact of epigenetics on pathobiology and clinic. Int J Mol Sci, 2019, 20 (2): E258.

[9] CHIEFFI P. Recent advances in new discovered molecular targets in testicular germ cell tumors. Curr Med Chem, 2018, 25 (5): 575-583.

[10] LEÃO R, VAN AGTHOVEN T, FIGUEIREDO A, et al. Serum miRNA predicts viable disease after chemotherapy in patients with testicular nonseminoma germ cell tumor. J Urol, 2018, 200 (1): 126-135.

第2节　卵巢肿瘤

一、畸胎瘤

17世纪法国的一位产科医生首次描述了畸胎瘤（teratoma），他被邀请协助接生时发现新生儿骶尾部巨大肿块。1869年，病理学家Virchow因发现骶尾部畸胎瘤含有不同的组成成分，借用意思为怪物（monster）的希腊语“teraton”而命名为畸胎瘤。畸胎瘤是儿童最常见的生殖细胞肿瘤，来源于具有全能干细胞特性的原始生殖细胞，多数含有3个胚层组织（内胚层、中胚层、外胚层）来源的胚胎性肿瘤，常含有与所在解剖部位不同的组织，但无成形的器官。畸胎瘤是婴幼儿时期常见的实体肿瘤，可发生于性腺或性腺外。性腺外几乎包含身体的所有部位和所有器官，但好发部位为身体的中线及其两旁，最常见的发生部位是骶尾部（占45%~65%），此外可发生于中纵隔、腹膜后、颈部、颅内、肝脏、肾脏、阴道、胃等处。畸胎瘤组织病理学分为成熟性、未成熟性和恶性三类，肉眼观察大体标本可表现为以囊性为主，囊、实混合性或实性。

小儿卵巢肿瘤（ovarian tumor）主要包括上皮肿瘤、生殖细胞肿瘤及性腺间质肿瘤，比较罕见，仅占儿童恶性肿瘤的1%，发病率8岁后逐渐升高，到19岁达高峰，15岁以下儿童则最常见于10~14岁。性腺卵巢组织中含三种细胞（生殖细胞、性腺间质细胞、被覆卵巢体腔上皮细胞），有向肿瘤方向分化的潜能，其中的生殖细胞可分化为生殖细胞肿瘤（包括畸胎瘤）。卵巢生殖细胞肿瘤与特纳综合征（Turner syndrome）及XY单纯性腺发育不全（XY pure gonadal dysgenesis）等关系密切。

卵巢畸胎瘤（ovarian teratoma）属于生殖细胞肿瘤，好发于学龄期女孩，5岁前少见，但随着影像学的发展，婴幼儿甚至新生儿期发现的病例数有不断增加的趋势。卵巢畸胎瘤绝大多数为单侧病例，左右侧发生概率相等，约10%为双侧病例。

卵巢成熟畸胎瘤（ovarian mature teratoma）绝大部分（约80%）为囊性畸胎瘤，好发于学龄期儿童，其包膜完整，可为多囊性或实质性，瘤体内几乎可见任何组织类型，最常见的是皮肤及其附属器官、脂肪组织、成熟脑组织、肠道上皮、内衬各种上皮（鳞状、立方、扁平上皮）的囊状结构。

卵巢未成熟畸胎瘤（ovarian immature teratoma）多见于青春期前后女孩卵巢，3岁内并不常见。一项儿童组内研究显示，卵巢未成熟畸胎瘤完整切除的中位年龄为10岁，因此，可能超过1/2病例发病于月经初潮前。约75%~95%病例有腹痛症状，约44%~88%病例可触及腹部包块。剖腹探查发现，绝大多数为单侧卵巢病变，但肿瘤突破卵巢包膜、出现转移者，文献报道从31%到50%不等，转移部位包括淋巴结、肝脏、腹膜表面，罕见于肺。肿瘤外观与卵巢成熟畸胎瘤无异，亦含有代表生殖细胞3个胚层的组织，不同之处是卵巢未成熟畸胎瘤含有3个胚层的各种未成熟组织，其中最常见的是神经上皮组织（neuroepithelium tissue），其次是脑组织、肠道组织等。当瘤体内含有灶性恶性生殖细胞成分（通常是卵黄囊瘤）和存在特定的临床特征（通常是较高分级）时，儿童未成熟畸胎瘤具有恶性生物学行为。

【发病机制】畸胎瘤的确切病因尚不清楚。有学者曾用不同理论解释，目前被广泛接受的理论是原始生殖细胞（primordial germ cell）学说。在正常胚胎发育过程中，具有全能发展潜能的原始生殖细胞，由c-kit受体及配体、干细胞因子（stem-cell factor）及青灰因子（steel factor）所介导，可发展或分化成各个胚层的成熟细胞，如果这些原始生殖细胞逃逸机体的调节和监控，出现分化异常，可在性腺（卵巢或睾丸组织）内或性腺外发生各种类型畸胎瘤。

卵巢畸胎瘤的确切病因亦不清楚。部分证据显示，原始生殖细胞起源于胎龄5周的卵黄囊，到胎龄6周时原始生殖细胞从生殖腺嵴表面迁移到其下方的间充质内，并掺入初级性索中，在初级性索中分化为原始卵泡。如果原始生殖细胞出现分化障碍或异常分化，则形成卵巢内生殖细胞肿瘤。

临床发现卵巢生殖细胞肿瘤发生率与女性激素释放平行，推测卵巢畸胎瘤的发病机制与性激素释放密切相关。

【临床表现】

1. 偶然发现　无任何症状及体征，因产前检查或其他病因进行腹部影像学检查，偶然发现盆腔占位性病变。

2. 腹痛

（1）慢性腹痛：超过80%患儿有腹痛症状，但绝大部分表现为慢性、隐匿性腹痛，不易被患儿觉察或引起家属注意，直到数周至数月后，腹围增大、腹胀显著时，才发现肿瘤。

（2）急性腹痛：约1/3病例表现为急性腹痛，因有急腹症表现临床诊断为急性阑尾炎等进行剖腹探查，术中大多证实为卵巢肿瘤合并卵巢蒂部扭转、破裂或出血。

3. 其他症状　包括厌食、恶心、呕吐、发热、便秘、月经不调、阴道出血，偶尔出现尿频、尿急或无尿。

4. 腹部包块　超过60%的患儿可触及腹部包块。排尿或导尿后，下腹部与直肠间进行双合诊，可帮助体检出较小卵巢肿块。包块通常比较活动，且易超出盆腔边缘，触压痛可有可无。

5. 急腹症

(1) 蒂扭转:约1%~3%囊性、成熟性卵巢畸胎瘤可出现肿瘤连同同侧卵巢及输卵管一起扭转,部分病例可导致同侧卵巢及输卵管坏死,此时中下腹部或盆腔大多有腹膜刺激征体征。

(2) 破裂:约1%~3%成熟性卵巢畸胎瘤可出现肿瘤或卵巢破裂,可能危及生命,破裂后可能出现两种临床表现。一种因急性出血表现为急性腹膜炎或失血性休克,另一种因肿瘤组织慢性漏出逐渐形成肉芽肿性腹膜炎,表现为广泛腹膜肿瘤种植或出现脏器间粘连。

6. 腹膜神经胶质瘤病(gliomatosis peritonei, GP) 有相当数量的卵巢畸胎瘤病例,临床发现结节状的神经胶质组织广泛种植于腹膜及腹腔淋巴结。头颈部畸胎瘤亦有报道成熟神经胶质结节种植于颈部淋巴结。如果种植物成分仅仅为成熟的神经胶质,则称为腹膜神经胶质瘤病(GP)。GP既不影响肿瘤分级,亦不影响肿瘤预后。如果腹膜或腹腔淋巴结种植未成熟的神经组织或其他成熟或未成熟非神经组织等组成的结节,预后是否良好,存在争议,多数认为预后不良。如缺乏肿瘤恶性临床表现,GP极少被发现。也有证据显示神经胶质组织是反应性而非肿瘤性增生,克隆来源并不与所患畸胎瘤相同。

【辅助检查】

1. 影像学检查

(1) 超声检查:最常用于早期评估腹腔或盆腔是否存在肿块,能区分肿块为囊性还是实质性,是否含有钙化成分,以及肿瘤血供情况。尽管实质性卵巢肿块怀疑恶性可能性增大,但绝大多数仍为良性畸胎瘤。

(2) CT检查:腹腔和盆腔CT检查可帮助鉴别肿瘤位置、起源及大小,是否含有钙化物、脂肪组织或转移性病灶。一项有关儿童卵巢肿瘤CT检查价值的研究表明,仅55%儿童卵巢畸胎瘤CT影像显示含脂肪组织成分,而成人则高达94%。

(3) MRI检查:尤其适合盆腔病变影像学检查,在判断肿瘤破裂出血、源于卵巢还是子宫、肿瘤是上皮性肿瘤还是子宫腺肌病等方面具有优势。

2. 生化学检查

(1) 血清甲胎蛋白(alpha fetal protein, AFP):AFP水平常作为判断卵巢畸胎瘤成熟性、良恶性的重要指标。

(2) 血清β-人绒毛膜促性腺激素(β-human chorionic gonadotropin, β-hCG):可用于判断卵巢肿瘤是否为含有绒毛癌成分的混合性恶性生殖细胞肿瘤。

3. 肿瘤组织学检查

(1) 病理学检查:当卵巢肿瘤巨大,影像学、生化学检查等均不能明确肿瘤性质、起源时,需行肿瘤穿刺或切取肿瘤组织,行肿瘤病理学检查帮助明确诊断及制订治疗方案。

(2) 肿瘤细胞遗传学检查:包括肿瘤细胞染色体分析(了解是否为二倍体);肿瘤细胞染色体变异的频率高低分析;肿瘤细胞的细胞分裂周期分析(是否为有丝分裂期、减数分裂期或减数分裂后期)。

【诊断】

1. 产前检查 孕妇超声检查偶尔可发现胎儿腹腔或盆腔内囊性病变,但是否为卵巢畸胎瘤,需分娩后进一步影像学检查,与其他腹腔、盆腔囊性疾病(如肠重复畸形、肾盂积水、十二指肠闭锁、胆总管囊肿、脐尿管囊肿等)鉴别后,方能明确诊断。

2. 症状及体征 部分患儿可有慢性腹痛,腹部体检触及腹部肿块,肿块位于中下腹或盆腔一侧,多数情况下肿块以活动、光滑、囊性为主,触、压痛不明显;少数下腹部不易触及、直径较小的囊性为主的肿块,排尿或导尿后通过患儿下腹部与直肠间进行双合诊,亦可触及。少部分患儿出现急性腹痛,常伴有呕吐、发热,盆腔一侧可触及边界不清、触压痛明显的肿块,肿块处腹部可有压痛、肌紧张及反跳痛等腹膜刺激征。

3. 辅助检查

(1) 肿瘤标志物:成熟畸胎瘤血清AFP水平基本正常,部分未成熟畸胎瘤可有轻度升高,恶性畸胎瘤通常显著升高。β-hCG水平在绒毛膜上皮癌通常升高。

(2) 影像学:膀胱充盈后腹部B超检查可发现盆腔实质性、囊性或囊、实混合性肿块。超声诊断困难时,可行腹部CT或MRI检查。典型卵巢成熟畸胎瘤CT特征为充满液体的囊肿周围部分囊壁内,含脂肪及钙化物等实质成分。当卵巢及肿瘤扭转合并出血或梗死时,MRI可发现肿块周围T_1加权像的高信号边缘。

(3) 病理学:卵巢成熟畸胎瘤由已分化良好的成熟组织构成,囊性多于实性,肿瘤细胞组织学分级为0级。未成熟卵巢畸胎瘤肿瘤组织中含有未成熟胚胎组织,多为神经上皮组织,肿瘤细胞组织学分级

(表 3-26-1)为Ⅰ、Ⅱ、Ⅲ级,AFP 染色可能阳性。一般来说,细胞分化越不成熟,肿瘤越具有侵袭性。

(4)细胞遗传学:约 95% 卵巢成熟畸胎瘤为核型平衡的同源二倍体,仅 5% 显示有单条染色体增益;分子位点分析,绝大多数卵巢成熟畸胎瘤已经进入减数分裂后期。卵巢未成熟畸胎瘤中肿瘤细胞染色体变异的频率较高,肿瘤细胞多为二倍体且不含 i(12p),其早期减数分裂停滞,一部分肿瘤细胞停留于减数分裂期,另一部分肿瘤细胞停留于有丝分裂期。伴随遗传物质的改变,卵巢未成熟畸胎瘤组织学上有向恶性转变的可能。

表 3-26-1 肿瘤细胞组织学分级

分级	组织成熟度
0 级	均为成熟组织,不含未成熟的神经上皮组织
Ⅰ级	少量未成熟组织,未成熟神经上皮少于 1 个 / 低倍镜视野
Ⅱ级	中等量未成熟组织,未成熟神经上皮 1~3 个 / 低倍镜视野
Ⅲ级	大量未成熟组织,未成熟神经上皮 ≥4 个 / 低倍镜视野 畸胎瘤中含恶性生殖细胞成分,或畸胎瘤中含恶性体细胞成分(鳞癌、恶性胶质瘤、周围神经外胚叶瘤等)

【鉴别诊断】

1. 骶尾部畸胎瘤(sacrococcygeal teratoma,SCT)(Ⅳ型) 肿瘤位于骶骨前、直肠后方,骶尾部无包块,偶尔在盆腔出口处触及固定、不活动的包块,但双合诊检查不易触及肿块,直肠指检发现直肠有受压变窄表现,于直肠后方可扪及明显包块。X 线检查多数有钙化、骨骼影;超声检查发现肿块与骶骨紧贴,双侧卵巢大小及形态正常。

2. 肠系膜囊肿(mesenteric cyst)或大网膜囊肿(omental cyst) 一般位于腹部,较活动,其活动范围较卵巢囊性畸胎瘤略小;X 线检查无钙化、骨骼影;超声检查发现与肠道关系密切。病理检查囊肿壁较薄,内衬扁平上皮,而囊性畸胎瘤则囊壁有局限性增厚,增厚的囊壁内可找到不同的组织成分。

3. 急性阑尾炎(acute appendicitis)或阑尾周围脓肿(periappendiceal abscess) 有持续性右下腹疼痛、发热、呕吐等病史,体检有右下腹固定压痛体征,部分病例伴有右下腹或盆腔压痛、肌紧张、反跳痛等腹膜刺激征表现,病程超过 3 天者右下腹可触及边界不清、触压痛明显包块,B 超可发现右下腹或盆腔炎性病变,同时双侧卵巢可清楚显示。

4. 卵巢扭转(ovarian torsion) 病初可有剧烈腹痛及呕吐,不伴随发热,数小时后腹痛可以减轻,下腹部及盆腔不易触及包块,但一侧盆腔压痛、肌紧张及反跳痛明显,超声检查可发现一侧卵巢蒂部有漩涡征及该侧卵巢内无明显血供。

【治疗】

1. 治疗原则

(1)卵巢成熟畸胎瘤或无恶性因素的未成熟畸胎瘤标准治疗方案是单纯手术切除肿瘤,同时尽可能多地保留卵巢组织,尽可能地减轻对患儿生育及激素分泌功能的影响。

(2)一旦卵巢畸胎瘤诊断成立,术前肿瘤标志物、性激素、影像学等检查完善后,应尽早手术切除肿瘤,以免发生卵巢扭转、破裂及出血、肿瘤恶变等并发症。诊断时有急腹症或有并发症者,抽取肿瘤标志物及性激素血清样本后,不管检查结果是否出来,应立即行急诊手术,术中可根据冷冻切片检查确定手术方式。

(3)探查肿瘤前,如果发现腹腔或盆腔积液,应首先收集部分积液行肿瘤细胞学检查。术前肿瘤标志物或影像学检查,或术中探查怀疑卵巢肿瘤为恶性者,术中行肿瘤组织冷冻切片检查。

(4)部分病例探查腹腔时可发现腹膜、肠壁、网膜甚至肝脏包膜上出现胶质结节,需切除结节行病理学检查除外恶性可能,同时可防止结节进一步增大引起内脏器官压迫症状及肠粘连等并发症。

2. 手术治疗

(1)非急诊手术:术式以肿瘤剥除术为主,完整剥除肿瘤及其包膜,尽可能留下卵巢皮质并取皮质切缘组织冷冻切片,检查无肿瘤残留后重塑卵巢。部分剥除困难者,划定保留卵巢皮质范围后,预先从该处肿瘤囊壁外与卵巢皮质间用小针头注入生理盐水后,再进行分离,易于完整分离肿瘤、减少肿瘤残留及出血。巨大卵巢囊性畸胎瘤,可先放出部分瘤体内液体,以便于卵巢上皮组织的辨认和保留、肿瘤组织的剥除及减少手术切口长度,但同时应用纱布围住肿瘤液体引流口周围,避免瘤体内液体进入腹腔,引起肿瘤腹腔种植或肠粘连发生。

(2)急诊手术:因急腹症或有并发症进行急诊手术者,发现一侧卵巢及输卵管沿肿瘤蒂部扭转,如果颜色正常或扭转复位后颜色基本恢复正常、具有组织活力,冷冻切片证实为良性肿瘤,仍进行肿瘤剔除术;如果复位后扭转组织仍颜色发黑而且不能恢复组织活力,则需行同侧、输卵管及肿瘤切除术。如果探查发现一侧卵巢畸胎瘤有破裂出血,易于辨认正常卵巢组织且能完整剔除肿瘤者,冷冻切片证实为良性肿瘤,仍选择肿瘤剔除术;不易于辨认正常卵巢组织且不能完整剔除肿瘤者,则选择卵巢及肿瘤切除术,保留并重新塑形输卵管。

(3)腹腔镜的应用:腹腔镜微创手术具有损伤小、恢复快等优点,是目前治疗卵巢良性肿瘤的手术方式之一。腹腔镜检查在协助诊断和分期方面具有作用,腹腔镜微创手术对探查卵巢肿瘤及全腹膜腔有无转移病灶有意义。

3. 综合治疗 中国抗癌协会小儿肿瘤专业委员会(Chinese Children's Cancer Group,CCCG)儿童颅外生殖细胞肿瘤诊断治疗建议专家共识(CCCG-GCT)推荐如下。

(1)保留输卵管及部分卵巢组织的未成熟畸胎瘤,如果术前肿瘤无破裂、出血,无腹腔积液或腹腔积液中未找到肿瘤细胞,无大网膜下移包裹,术中发现肿瘤包膜完整并完整剔除肿瘤,切缘阴性,术后肿瘤标志物在半衰期后降至正常,则无须二次手术切除患侧剩余卵巢组织及输卵管,仅需术后定期随访观察肿瘤标志物。如果病理检查有Ki-67升高,AFP阳性,肿瘤标志物术后未下降到正常或正常后又增高,需要进一步检查和必要时进行同侧输卵管及剩余卵巢二次手术切除、化疗等综合治疗。

(2)已经切除输卵管及卵巢的未成熟畸胎瘤,如果术前肿瘤有破裂、出血,在腹腔积液或生理盐水冲洗液中找到肿瘤细胞,术中肿瘤包膜不完整且有大网膜下移包裹肿瘤,术后需行化疗等综合治疗。

(3)Ⅲ级卵巢未成熟畸胎瘤,行同侧输卵管及卵巢切除,术后需辅以化疗的综合治疗。

【预后】卵巢成熟畸胎瘤总体预后极佳。无任何症状及体征、因产前检查或其他病因腹部影像学检查偶然发现而诊断者,则治疗更加及时,肿瘤完整切除率极高,术后几乎无复发表现,能长期存活。因急腹症或发现下腹及盆腔巨大肿块就诊者,术前或术中肿瘤有破裂可能,术后有肿瘤残余可能,术后少数病例有复发可能,复发病例中极少数有恶变风险,这部分病例需定期随访,一旦发现复发征象需及时检查及挽救治疗。

卵巢未成熟畸胎瘤总体预后良好。术后是否复发,与未成熟组织成熟度分级的高低关系小,但与手术是否完整切除肿瘤密切相关,肿瘤完整切除者,术后很少有复发表现,绝大多数病例能长期存活。

卵巢未成熟畸胎瘤中未成熟组织成熟度分级的高低虽无显著预后指导意义,但成簇状或串珠状的卵黄囊瘤,因体积细小,通常AFP染色阴性,与未成熟的神经上皮组织关系紧密而混杂,病理检查很容易被忽略,如果肿瘤未完整切除而存在残留,则局部复发风险较高,甚至部分病例可出现转移病灶。

儿童卵巢未成熟畸胎瘤中含有灶性恶性生殖细胞成分(通常是卵黄囊瘤)和存在特定临床特征(通常是较高分级),其生物学行为具有恶性倾向,如果手术未能完整切除肿瘤且有残留,所含灶性卵黄囊瘤成分则明显影响预后。

因此,所有未成熟卵巢畸胎瘤病例均需定期随访,一旦发现复发征象需及时检查及治疗。

诊治要点

- 卵巢成熟畸胎瘤多数为囊性畸胎瘤,好发于学龄期儿童,其包膜完整,瘤体内几乎可见所有组织类型;卵巢未成熟畸胎瘤多见于青春期前后女孩,含有3个胚层的各种未成熟组织,其中最常见的是神经上皮组织,其次是脑组织、肠道组织等。
- 多数无任何症状及体征,因腹部影像学检查偶然发现。部分病例有慢性腹痛,当卵巢肿瘤合并卵巢蒂部扭转、破裂或出血时出现急性腹痛;超过60%的患儿可触及腹部包块;腹膜神经胶质瘤病既不影响肿瘤分级,亦不影响肿瘤预后。
- 孕妇超声检查偶尔可发现胎儿腹腔或盆腔内囊性病变;肿瘤标志物血清AFP水平,成熟畸胎瘤基本正常,部分未成熟畸胎瘤可有轻度升高;下腹部X线平片,近70%患儿可见下腹部或盆腔钙化影,或骨骼、牙齿影;膀胱充盈后腹部B超检查可发现盆腔实质性、囊性或囊、实混合性肿块;典型CT特征为充满液体的囊肿周围部分囊壁内含脂肪及钙化物等实质成分;卵巢未成熟畸胎瘤中肿瘤细胞染色体变异的频率较高,肿瘤细胞多为二倍体且不含i(12p)。
- 卵巢成熟畸胎瘤或无恶性因素的未成熟畸胎瘤标准治疗方案是单纯手术切除肿瘤,同时尽可能多地保留卵巢组织,尽可能地减轻对患儿生育及激素分泌功能的影响;术前肿瘤标志物或影像学检查,或术中探查肿瘤怀疑卵巢肿瘤为恶性者,术中行肿瘤组织冷冻切片检查；腹腔镜微创手术是目前治疗卵巢良性肿瘤的手术方式之一。

- 如果病理检查有 Ki-67 升高，AFP 阳性，肿瘤标志物术后未下降到正常或正常后又增高，需要进一步检查和必要时进行同侧输卵管及剩余卵巢二次手术切除、化疗等综合治疗；Ⅲ级卵巢未成熟畸胎瘤，行同侧输卵管及卵巢切除，术后需辅以化疗的综合治疗。

二、卵黄囊瘤

卵巢卵黄囊瘤（ovarian yolk sac tumor），亦称卵巢内胚窦瘤（ovarian endodermal sinus tumor），是最常见的卵巢生殖细胞高度恶性肿瘤，大多数病例 AFP 明显升高，多见于年长儿及青少年。卵巢卵黄囊瘤多数生长迅速，多为实质性，很快突破肿瘤包膜，浸润至周围组织，并迅速转移到淋巴系统及腹腔脏器，开始引起腹痛、腹胀及腹水等急性症状及腹部包块体征，约 80% 的病例出现腹痛，75% 的病例可发现腹部肿块。该肿瘤可转移至肾门淋巴结，亦可经腹水至盆腔及腹腔扩散，最常见的远处转移部位是肝脏、肺、纵隔淋巴结，骨转移罕见。甲胎蛋白（AFP）为卵巢卵黄囊瘤的肿瘤标志物，AFP 增高为主要的诊断依据，并作为该肿瘤存在残留或复发的标志。复发多数在肿瘤原发部位。卵巢卵黄囊瘤对化疗极其敏感，故肿瘤巨大或因肿瘤自发破溃后腹腔内有种植转移者，应明确诊断后首先进行新辅助化疗（neoadjuvant chemotherapy）。

【发病机制】卵巢卵黄囊瘤的确切病因尚不清楚。部分证据显示，原始生殖细胞起源于胎龄 5 周的卵黄囊，到胎龄 6 周时原始生殖细胞从生殖腺嵴表面迁移到其下方的间充质内，并掺入初级性索中，并在初级性索中分化为原始卵泡。如果原始生殖细胞出现分化障碍或异常分化，则形成卵巢内生殖细胞肿瘤。

生殖细胞原发肿瘤的起始因素可能和遗传有关，在卵巢肿瘤中可发现特异的染色体畸变。生殖细胞肿瘤中最确切的细胞遗传学异常是 12 号染色体短臂的某个区域异常扩增，这一发现被称为等臂染色体 i(12p)。增加的等臂染色体 i(12p) 拷贝数可能和肿瘤侵袭相关。

【临床表现】婴幼儿和部分青春前期患儿，可无任何症状及体征，亦可伴有不易觉察的慢性腹痛，因体检触及腹部无痛性肿块，或进行腹部影像学检查偶然发现卵巢肿瘤，术后病理检查证实为卵巢卵黄囊瘤。

部分青春期前后患儿，因急性腹痛、呕吐等急腹症就诊，多数无发热，体格检查提示一侧盆腔或下腹部有压痛、肌紧张及反跳痛等腹膜刺激征，可触及边界不太清楚、活动度欠佳的包块。肿瘤多数存在破裂可能，术中探查多数卵巢蒂部出现扭转，部分病例有大网膜下移粘连或包裹部分肿瘤表面、存在腹水，部分病例的腹膜、肠壁、网膜甚至肝脏包膜上可出现胶质结节。

年长儿及青少年患者，可伴发发热，短期内出现食欲缺乏、衰弱、恶病质等全身症状，部分病例出现腹胀、下腹部及盆腔巨大肿块，肿块常常迅速增大。体检及影像学检查发现肿瘤源于卵巢，外形常不规则，多为实质性，活动度差，往往存在大量腹水，部分病例存在肝脏、肺部等远处转移灶。

【辅助检查】

1. 影像学检查

(1) 超声检查：肿块位于下腹部或盆腔一侧，多为实质性，血供丰富，肿块回声较均质，其内无明显钙化物成分。

(2) CT 或 MRI 检查：提示肿块无钙化或脂肪成分，较均质，血供丰富。

2. 实验室检查

(1) 血清 AFP：卵巢卵黄囊瘤有分泌 AFP 的生物学特性，90% 以上卵巢卵黄囊瘤患儿的血清 AFP 明显升高，因此 AFP 是该肿瘤的瘤标。

(2) 血清 β-hCG：在卵巢卵黄囊瘤中往往为阴性。

3. 组织病理学检查

(1) 病理学检查：当卵巢肿瘤巨大，影像学、实验室检查等均不能明确肿瘤性质、起源时，需行肿瘤穿刺或切取肿瘤组织，行肿瘤活组织病理检查帮助明确诊断及制订治疗方案。

(2) 肿瘤细胞遗传学检查：卵巢恶性生殖细胞肿瘤与睾丸恶性生殖细胞肿瘤类似，肿瘤细胞内含非整倍体 DNA 和 i(12p)，含 i(12p) 的病例约为 75%。

【诊断】

1. 症状及体征　患儿可无症状或有慢性腹痛，可有腹胀，体检触及下腹部肿块。腹部肿块常常迅速增大，外形常不规则，多为实质性，活动度差，可伴有腹水。短期内可出现发热、食欲缺乏、衰弱、贫血、恶病质等全身症状。

2. 辅助检查

(1) 肿瘤标志物：血清 AFP 水平明显升高，有助于卵巢卵黄囊瘤诊断。当血清 β-hCG 水平亦升高时，应警惕卵巢卵黄囊瘤内混合绒毛膜上皮癌成分的可能。

(2) 影像学：超声或 CT、MRI 检查，提示肿块为实质性，较均质，血供丰富，无明显钙化物或脂肪组织成分，应警惕卵巢卵黄囊瘤可能。

(3) 病理学：当卵巢肿瘤巨大，影像学、实验室检查等均不能明确肿瘤性质、起源时，需行肿瘤穿刺或切取肿瘤组织，进行病理学检查，可明确诊断及帮助制订治疗方案。

(4) 细胞遗传学：卵巢肿瘤细胞内含非整倍体 DNA 和 i(12p)，可帮助卵巢卵黄囊瘤诊断。

【鉴别诊断】

1. 膀胱横纹肌肉瘤(bladder rhabdomyosarcoma, BMRS)　是原发于膀胱的恶性肿瘤，4 岁以下儿童多见，胚胎型为主。临床表现以膀胱出口部位阻塞致尿路感染、急性尿潴留为主，部分病例合并血尿，女孩肿块可自尿道口脱出。体检时下腹部可触及活动度差、无触压痛、质地偏硬、实质性肿块。肿瘤标志物血清 AFP 阴性。确诊需肿瘤病理学检查。

2. 骨盆尤因肉瘤/原始神经外胚层肿瘤(Ewing sarcoma/primitive neuroectodermal tumor, EWS/PNET)　EWS/PNET 为源于外周原始神经上皮组织的高度恶性肿瘤。位于一侧骨盆的 EWS/PNET 与卵巢卵黄囊瘤在临床上极为相似，均为患侧下腹部质地中等偏硬的实质性、不易活动、触压痛不明显的肿块。EWS/PNET 血清 AFP 正常，而卵巢卵黄囊瘤则大多异常升高。确诊需组织病理学检查。

【治疗】根据 COG 卵巢生殖细胞肿瘤分期(表 3-26-2)及 CCCG-GCT 小儿卵巢卵黄囊瘤的危险度分组与治疗方案(表 3-26-3)，卵巢卵黄囊瘤的治疗包括手术治疗及以化疗为主的综合治疗。

1. 手术治疗

(1) 原则：完整切除肿瘤浸润的卵巢及输卵管；收集腹水或腹腔冲洗液；对腹膜及可疑结节组织进行活检；对肾门等处坚硬和增大的淋巴结进行活检；检查网膜，解除粘连，并取网膜组织活检；检查对侧卵巢。

(2) 无任何症状及体征、因腹部影像学检查偶然发现、术中快速冷冻切片检查明确诊断者，大多数为Ⅰ期患者，应选择完整切除肿瘤及患侧卵巢及附件的术式，术中避免肿瘤破溃，术毕用灭菌注射用水及生理盐水冲洗盆腔、更换术者手套及使用未被肿瘤污染的器械等无瘤操作技术，以避免脱落的肿瘤细胞播散及转移。

(3) 急腹症术中快速冷冻切片检查诊断为卵巢卵黄囊瘤者，术前肿瘤多数存在卵巢蒂部扭转及肿瘤破裂的可能，部分病例有大网膜下移粘连或包裹部分肿瘤表面、存在含肿瘤细胞腹水可能，部分病例的腹膜、肠壁、网膜甚至肝脏包膜上可出现胶质结节，因此，手术包括收集腹水后吸尽腹水、尽量完整切除肿瘤及患侧卵巢及附件，切除探查发现的胶质结节，先用灭菌注射用水、后用化疗药物(卡铂)与生理盐水混合液(浓度 0.2mg/ml)冲洗盆腔、更换术者手套及使用未被肿瘤污染的器械等无瘤技术操作。

(4) 短期内出现发热、衰弱、恶病质等全身症状并发现下腹部及盆腔巨大肿块者，往往存在大量腹水，部分病例存在同侧肾门淋巴结、肝脏、肺部等远处转移灶，则无一期手术完整切除指征，先给予术前化疗后，手术切除肿瘤及同侧卵巢及附件，再进行术后化疗。

(5) 经术前化疗无法消除的较大孤立转移病灶及明确的复发病灶，需手术切除后进行化疗、必要时放疗等综合治疗。

(6) 腹腔镜的应用：虽然腹腔镜微创手术治疗卵巢良性肿瘤具有一定优势，但应该谨慎地应用于切除小儿恶性卵巢肿瘤，建议儿童卵巢的任何疑似恶性肿瘤的病例均采取开放式方法，以确保切除充分并减少破裂和腹膜污染的机会。

2. 化疗　以铂类为主的化疗方案，使各期儿童卵巢卵黄囊瘤存活率达 80% 以上。美国儿童组内研究，手术相对保守而不行淋巴结活检，各期所有儿童均行 PEB 方案(顺铂+依托泊苷+博来霉素)化疗，而欧洲则Ⅰ期病例均进行观察随访，有异常时行挽救化疗，其余各期亦按 PEB 方案化疗。中国抗癌协会小儿肿瘤专业委员会儿童颅外生殖细胞肿瘤诊断治疗建议专家共识主要采用为铂类+依托泊苷+博来霉素方案(表 3-26-3)。

(1) 新辅助化疗：亦称术前化疗，是儿童恶性实体瘤多模式综合治疗的重要组成部分，优点为使中晚期原发肿瘤缩小、边界清楚，有利于延期对原发肿瘤的根治性、完整切除，保留器官功能和减少并发症，并尽早消除隐匿的微小转移灶，减少复发和转移可能。新辅助化疗的缺点包括模糊病理分期、潜在的药物毒性反应等。

对一期不能完整切除的卵巢卵黄囊瘤患儿，需新辅助化疗后手术切除肿瘤及同侧卵巢及附件，再进行术后化疗。化疗前行听力检查，尤其是婴幼儿对铂类药物相当敏感，易导致耳毒性。

(2)辅助化疗：为实体肿瘤术后进行的化疗，可以进一步杀灭远处残存的转移灶内肿瘤细胞、术中残留及脱落种植的肿瘤细胞以及循环中的肿瘤细胞，减少肿瘤转移及复发，提高长期存活率。

表 3-26-2 COG 卵巢生殖细胞肿瘤分期

分期	疾病程度
Ⅰ期	肿瘤局限于一侧或双侧卵巢，包膜完整 腹腔冲洗液中无恶性肿瘤细胞 无临床的、影像学及组织学的证据显示肿瘤突破一侧或双侧卵巢 术后肿瘤标志物在半衰期后降至正常
Ⅱ期	镜下残留或淋巴结阳性(病理医生测量≤2cm) 腹腔冲洗液中无恶性肿瘤细胞 肿瘤标志物阳性或者阴性 存在腹膜神经胶质瘤病[a]不升高疾病分级
Ⅲ期	淋巴结内有恶性肿瘤转移结节(病理医生测量>2cm) 有肉眼残留或仅做活检，邻近脏器受侵(网膜、肠壁、胆囊) 腹腔冲洗液中有恶性肿瘤细胞 肿瘤标志物阳性或者阴性
Ⅳ期	远处转移，包括肝脏

注：[a]腹腔结节仅含有成熟神经胶质组织且无恶性肿瘤成分。

表 3-26-3 CCCG-GCT 小儿卵巢卵黄囊瘤的危险度分组与治疗方案

分组	分组依据及治疗方案
低危组	Ⅰ期卵巢卵黄囊瘤及未成熟畸胎瘤，单纯手术/和化疗
中危组	Ⅱ~Ⅲ期卵巢卵黄囊瘤，手术与化疗或术前化疗、手术、术后化疗
高危组	Ⅳ期卵巢卵黄囊瘤，术前化疗、手术、术后化疗

【**预后**】卵巢卵黄囊瘤预后较佳。无任何症状及体征，因其他病因腹部影像学检查偶然发现而诊断者，大多数为Ⅰ期患者，肿瘤手术完整切除率极高，术后予以密切观察、随访，几乎能长期存活。

因急腹症术中发现卵巢卵黄囊瘤者，术前或术中肿瘤容易破裂，易于腹腔内种植，术中若按肿瘤切除的无瘤技术规范进行，完整切除肿瘤及同侧卵巢及附件，术后予以铂类等药物辅助化疗，则长期存活率可达90%以上。因短期内出现发热、衰弱、恶病质等全身症状就诊，发现下腹部及盆腔巨大肿块者，往往存在大量腹水，腹腔内转移率高，部分病例存在同侧肾门淋巴结、肝脏、肺部等远处转移灶，如果明确诊断后，先进行2~3个疗程的术前新辅助化疗，再手术切除肿瘤及同侧卵巢及附件，后进行术后辅助化疗，长期存活率可达80%左右。

所有卵巢卵黄囊病例均需定期随访，一旦发现AFP降至正常后再次出现持续升高，则应警惕肿瘤复发可能，需及时检查寻找病灶，制订相应诊治措施。

诊治要点

- 卵巢卵黄囊瘤是最常见的卵巢生殖细胞高度恶性肿瘤，多数病例AFP明显升高，多见于年长儿及青少年。
- 卵巢卵黄囊瘤多数生长迅速，多为实质性，很快突破肿瘤包膜，浸润至周围组织，并迅速转移到淋巴系统及腹腔脏器，开始引起腹痛、腹胀及腹水等急性症状及腹部包块体征。
- 肿瘤可转移至肾门淋巴结，亦可经腹水进行盆腔及腹腔扩散，最常见的远处转移部位是肝脏、肺、纵隔淋巴结，骨转移罕见。
- 甲胎蛋白(AFP)为卵巢卵黄囊瘤的肿瘤标志物，AFP增高为主要的诊断依据，并作为该肿瘤存在残留或复发的标志。复发多数在肿瘤原发部位。
- 腹腔镜微创手术应谨慎地应用于切除小儿恶性卵巢肿瘤，建议儿童卵巢的所有疑似恶性肿瘤的病例均采取开放式方法，以确保切除充分并减少破裂和腹膜污染的机会。
- 卵巢卵黄囊瘤对化疗极其敏感，故肿瘤巨大或因肿瘤自发破溃后腹腔内有种植转移者，应明确诊断后，首先以铂类为主的化疗方案进行术前新辅助化疗，后手术切除肿瘤及同侧卵巢及附件，再进行术后辅助化疗。

三、其他

1. 无性细胞瘤(dysgerminoma) 位于卵巢的生殖细胞瘤(germinoma)称无性细胞瘤，是儿童卵巢内最常见的组成成分单一的恶性生殖细胞肿瘤。肿瘤外观具有包膜，实质性，灰红色，质地柔韧，瘤体内偶尔含有灶性出血及坏死组织。镜下观察，肿瘤细胞被含不同数量淋巴细胞的纤维条带组织分隔成巢状，肿瘤细胞大、胞质透亮、胞膜清楚、含1~2个核仁的大圆细胞核。巨细胞肉芽肿常常存在，也可能含有合体滋养层细胞，但仅当灶性绒毛膜癌组织含有合体滋养层细胞时，会影响该肿瘤的预后。免疫组化检查，生殖细胞瘤细胞染色胎盘碱性磷酸酶（placental alkaline phosphatase，PLAP）和c-kit染色强阳性，合体滋养层细胞染色β-hCG阳性。另外，干细胞标志物OCT-4在生殖细胞瘤及胚胎性癌中均阳性，有助于鉴别生殖细胞瘤病变。

尽管可发生于儿童任何年龄，但多见于青春期，19岁达高峰。约20%为双侧卵巢病例。临床症状及体征类似于其他卵巢肿瘤，多为Ⅰ期病例，但肿瘤可通过淋巴系统转移到肾脏及腹主动脉旁区域，甚至肝脏、肺、膈上淋巴结。

与其他卵巢生殖细胞肿瘤不同，有效的化疗方案未出现前，单靠手术及放疗，卵巢无性细胞瘤存活率可达86%~94%。尽管放疗能显著增加治愈率，但迟发性后遗症，如影响身高、潜在不育风险，亦相当突出，因此，术后首选化疗而不是放疗。有研究显示，Ⅰ期术后观察，20%~25%的病例有复发风险，主要复发部位在腹主动脉旁淋巴结，复发病例需要以铂类为主的方案行4个疗程化疗。为减少复发风险，有学者主张所有Ⅰ期病例均进行化疗。Ⅱ~Ⅳ期病例则需以铂类为主方案行4~6个疗程化疗以期达到治愈目的。随访经过上述手术及化疗的病例，90%可完全缓解甚至长期存活，70%的患儿月经正常。

2. 胚胎性癌（embryonal carcinoma） 与成人肿瘤相比，胚胎性癌单独构成卵巢生殖细胞肿瘤相当罕见。胚胎性癌在儿童生殖细胞肿瘤中很少单独存在，通常为混合性恶性生殖细胞瘤的组成成分之一。中位诊断年龄为14岁，最常见的临床表现是腹腔包块（约80%），其次是腹部疼痛（约53%）。因肿瘤含多核巨细胞，与能产生β-hCG的合体滋养层细胞相似，患者可合并性早熟、闭经、多毛症。

光镜下，肿瘤细胞体积大，细胞核大而圆，核仁大而交叠。以上皮型为主，肿瘤细胞呈较大巢状排列，中心出现不同程度坏死。假导管型及乳突型常易与睾丸卵黄囊瘤混淆，但AFP阴性，缺乏嗜酸性透明小体（eosinophilic hyaline globule），OCT-4阳性，与其他生殖细胞肿瘤不同，CD30阳性。

大约1/2的Ⅰ期卵巢胚胎性癌病例，仅行同侧卵巢及输卵管切除术。但是，肿瘤可能已经扩散至腹膜或远处转移至淋巴结、肺、肝脏。单纯手术切除，存活率仅50%，提示存在微小转移病灶。因此，各期卵巢胚胎性癌均建议行以铂类为主的方案进行化疗。

3. 绒毛膜癌（choriocarcinoma） 与胚胎性癌一样，卵巢绒毛膜癌很少单独以青春期混合性恶性生殖细胞瘤以外的其他形式存在。偶有成分单纯的婴儿绒毛膜癌病例，其肿瘤几乎均为母体胎盘原发滋养层肿瘤转移所致。该肿瘤通常分泌β-hCG，导致妊娠试验结果假阳性，青春期前女孩性早熟。绒毛膜癌可发生于妊娠期及非妊娠期，青春期前儿童容易确诊，但是诊断育龄期妇女非妊娠期绒毛膜癌则相当困难。绒毛膜癌是具有高度侵袭性的生殖细胞肿瘤亚型，易早期转移到肺、肝脏及颅内。

肿瘤质地脆且易出血，镜下确诊必须含细胞滋养层细胞和合体滋养层细胞这两种细胞。细胞滋养层细胞光镜下表现为细胞紧密巢状排列、边界清楚、中等大小、大小均匀、胞质透亮、泡状核，合体滋养层细胞则为多核、合胞体滋养层细胞。合体滋养层细胞免疫组化染色β-hCG阳性，与该类病例血清β-hCG阳性对应。

妊娠绒毛膜癌对甲氨蝶呤相当敏感，即使广泛转移的病例，治愈率亦相当高。相反，非妊娠绒毛膜癌则预后较差，治疗方法与其他卵巢恶性生殖细胞肿瘤相似。

4. 性腺母细胞瘤（gonadoblastoma） 性腺母细胞瘤是多发于青少年的一种生殖细胞与基质细胞（通常是支持细胞或颗粒细胞，含或不含间质细胞）相混合的肿瘤，多发生于XY性腺发育不良者，少数发生于45，XO/46，XY嵌合型患者。大多数性腺母细胞瘤体积从小到中等大小，除非某种恶性生殖细胞成分过度增生，其生物学行为均为良性表现。多发于单侧卵巢，36%以上为双侧卵巢病变。多因无月经就诊，经染色体分析、影像学及病理学检查确诊。患者可能为类无睾体型，促性腺激素水平升高，性腺呈条痕状，通常缺乏第二性征。

肿瘤直径约1~3cm，质地可软可硬，浅灰色到棕色，少许分叶状。因含有多处灶性钙化成分，故肿瘤切面存在沙砾感。因为性腺发育不良患者大多数直到青春期才出现临床表现，故性腺母细胞瘤患者应评估是否存在性腺发育不良。

因30%发育不良的性腺有恶变可能，治疗应包括预防性切除条痕状发育不良的性腺（如果存在）。

如果合并其他生殖细胞恶性肿瘤，应术后同时予以化疗。尽管性腺母细胞瘤生物学上为良性病变，但患儿表型为女性而核型为男性，因此，不仅面临不育，更要面临性别认同问题，激素补充治疗及远期心理支持尤其应予以重视。

5. 混合性恶性生殖细胞瘤(mixed malignant germ cell tumor) 混合性恶性生殖细胞瘤组织成分由畸胎瘤与无性细胞瘤、未成熟畸胎瘤、卵黄囊瘤、胚胎性癌、绒毛膜癌等混合而成，其组成超过一种恶性生殖细胞肿瘤亚型成分，不同报道显示10%~40%卵巢恶性生殖细胞肿瘤为混合性恶性生殖细胞瘤。青春期前发病约占40%，中位诊断年龄为16岁。多数病例临床表现为腹痛或腹部包块，或两者兼而有之。大约30%的病例有性早熟表现。

诊断时，肿瘤标志物测定相当重要，便于诊断及治疗后随访。治疗方案为手术及以铂类为主的化疗。

6. 卵巢颗粒细胞瘤(ovarian granulosa cell tumor) 成人卵巢颗粒细胞瘤好发于围绝经期或绝经后期，约5%发生于青春期前女孩或30岁前女性，该肿瘤有远期复发倾向，约5%表现为双侧病变，约10%肿瘤突破卵巢被膜。临床表现为腹围增大及触及腹部肿块。另外，超过80%的青春期前患者有与雌激素分泌相关的性早熟。

卵巢性索间质肿瘤(ovarian sex cord stromal tumor，SCST)是一组异质性肿瘤，源于卵巢性腺非生殖性成分，幼年性颗粒细胞瘤是儿童最常见的亚型。SCST特定亚型如含环状小管的SCST可具有癌症特性综合征如Peutz-Jeghers综合征。

免疫组化波形蛋白(vimentin)及细胞角蛋白(cytokeratin)表达，尤其重要的是抑制素阳性，有助于将幼年性颗粒细胞瘤，从罕见的小细胞卵巢癌高钙血症亚型中鉴别开来。因幼年性颗粒细胞瘤与卵巢小细胞癌高钙血症亚型(ovarian small cell carcinoma of the hypercalcemic type)在细胞形态学上极其相似，均由片状、分化极差、具有高增殖活性及穿插有假滤泡结构的非典型细胞组成，鉴别两者相当困难，如果抑制素染色阳性，为幼年性颗粒细胞瘤，阴性则为卵巢小细胞癌高钙血症亚型，同时高钙血症的临床表现亦有助于鉴别诊断。

约90%卵巢幼年性颗粒细胞瘤临床表现为局部病变，FIGO分期为Ⅰ期，容易完整切除。但是，因肿瘤术前破裂、腹水中含肿瘤细胞、术中肿瘤破裂等，1/2的Ⅰ期病例可能有镜下肿瘤扩散(Ⅰc期)，对Ⅰc期病例均需进行辅助化疗。因此，对所有卵巢肿瘤病例，均应对腹水或腹腔冲洗液进行细胞学检查，以便准确分期及治疗。Ⅱ、Ⅲ期术后复发率相当高，推荐以铂类为主的方案化疗。

(王 珊 李长春)

参考文献

[1] VAN HEERDEN J, TJALMA WA. The multidisciplinary approach to ovarian tumours in children and adolescents. Eur. J Obstet Gynecol Reprod Biol, 2019, 243: 103-110.

[2] CHRISTISON-LAGAY ER, THOMAS D. Minimally invasive approaches to pediatric solid tumors. Surg Oncol Clin N Am, 2019, 28 (1): 129-146.

[3] GOUDIE C, WITKOWSKI L, VAIRY S, et al. Paediatric ovarian tumours and their associated cancer susceptibility syndromes. J Med Genet, 2018, 55 (1): 1-10.

[4] YANY C, TAN J, WANG S, et al. Childhood malignant ovarian germ cell tumors: a single institution experience. Eur J Gynaecol Oncol, 2017, 38 (5): 700-703.

[5] GONZALEZ DO, MINNECI PC, DEANS KJ. Management of benign ovarian lesions in girls: a trend toward fewer oophorectomies. Curr Opin Obstet Gynecol, 2017, 29 (5): 289-294.

[6] FAURE-CONTER C, PASHANKAR F. Immature ovarian teratoma: when to give adjuvant therapy ? J Pediatr Hematol Oncol, 2017, 39 (7): 487-489.

[7] 姚祥, 王珊, 何小庆, 等. 399例儿童畸胎瘤的单中心临床回顾性分析. 临床小儿外科, 2016, 15 (3): 241-245.

[8] WANG D, JIA CW, FENG RE, et al. Gliomatosis peritonei: a series of eight cases and review of the literature. J Ovarian Res, 2016, 9 (1): 45.

[9] LI J, WU X. Current strategy for the treatment of ovarian germ cell tumors: role of extensive surgery. Curr Treat Options Oncol, 2016, 17 (8): 44.

[10] VAN NIEUWENHUYSEN E, BUSSCHAERT P, NEVEN P, et al. The genetic landscape of 87 ovarian germ cell tumors. Gynecol. Oncol, 2018, 151 (1): 61-68.

第3节 睾丸肿瘤

儿童睾丸肿瘤(testicular neoplasm)多见于婴幼儿，发病率低，儿童中为(0.5~2)/10万，约占男孩恶性实体肿瘤的2%，儿童肿瘤的1%，约60%~75%为源于生殖细胞的肿瘤，其中2/3为卵黄囊瘤，少部分为畸胎瘤。罕见者如性腺发育不全、表型为女性而核型为男性、肿瘤由生殖细胞与间质细胞混合而成的性腺母细胞瘤（gonadoblastoma）。根据肿瘤来源分为原发性及继发性两类，睾丸原发性肿瘤来自睾丸组织成分（生殖细胞、内分泌细胞和支持细胞），继发性肿瘤多见于白血病或恶性淋巴瘤转移等。

儿童睾丸肿瘤病因不清，可能与多因素共同作用相关，有报道显示隐睾、睾丸下降不全与睾丸生殖细胞肿瘤间存在一定联系，但该组病例极少发现于青春期前。儿童混合性性腺发育不全者有25%的概率发展为性腺母细胞瘤。绝大多数睾丸肿瘤因缺乏相关症状及体征，生殖细胞肿瘤确诊年龄大多推迟至6个月、非生殖细胞肿瘤推迟至24个月。约20%病例诊断时有反应性鞘膜积液，Li和Fraumeni报道约21%睾丸肿瘤合并腹股沟疝，睾丸恶性肿瘤常见的转移部位是腹膜后及胸部的淋巴结。

一、畸胎瘤

睾丸畸胎瘤（testicular teratoma）约占儿童睾丸肿瘤的10%，居儿童睾丸生殖细胞肿瘤第二位，多见于4岁前，发病的高峰年龄是2岁前的新生儿及婴幼儿。睾丸成熟畸胎瘤（testicular mature teratoma）约占睾丸畸胎瘤的85%，由分化良好的包含内、中、外三种胚层组织的成熟组织构成，青春期前者均为良性病变，青春期后者即使病理组织检查未发现未成熟成分或恶性成分，其生物学行为也并不全为良性。睾丸未成熟畸胎瘤（testicular immature teratoma）占睾丸畸胎瘤的15%，亦含有内、中、外三种胚层组织，但存在分化差的组织成分及未成熟神经上皮组织成分。青春期前睾丸未成熟畸胎瘤并不代表预后不良，尤其是经腹股沟高位根治性睾丸切除术者，只有当睾丸未成熟畸胎瘤内含有灶性卵黄囊瘤等成分和较高肿瘤细胞组织学分级时，才具有恶性生物学行为表现。

【发病机制】睾丸畸胎瘤的病因尚不清楚。一般认为，原始生殖细胞起源于胎龄5周的卵黄囊，到胎龄6周时原始生殖细胞从生殖腺嵴表面迁移到其下方的间充质内，并掺入初级性索中分化为精原细胞。如果原始生殖细胞出现分化障碍或异常分化，则形成睾丸内生殖细胞肿瘤。

生殖细胞原发肿瘤的起始因素可能和遗传有关，在睾丸中可发现特异的染色体畸变。生殖细胞肿瘤中最确切的细胞遗传学异常是12号染色体短臂的某个区域异常扩增，这一发现被称为等臂染色体i(12p)。80%以上青春期后生殖细胞肿瘤细胞中含i(12p)，其拷贝数扩增可能和肿瘤侵袭相关。

【临床表现】睾丸畸胎瘤最常见的临床表现是阴囊内无痛性肿块，较大儿童可有阴囊沉重下坠感。偶尔可出现隐睾合并肿瘤伴发扭转，此时可出现腹部疼痛。婴幼儿的睾丸畸胎瘤常在家长为患儿洗澡、换尿布及衣物时，偶然发现双侧阴囊不对称，一侧阴囊明显肿大。因早期几乎无任何症状，容易被家长忽视，出现阴囊内肿块到被家长或医生发现，往往有较长时间。

体检发现阴囊内肿块绝大多数无触、压痛，多为实质性，部分为囊、实混合性，触诊时软硬程度不均匀，在阴囊内有较好的活动度，用手托起患侧阴囊时有沉甸甸的感觉，患侧阴囊透光试验阴性或仅部分阳性。

早期睾丸肿瘤较小而不易触及，当检查阴囊内容物时，拇指及示指需放置于睾丸前后而不是在附睾或精索结构前后，滑动手指可触及睾丸，同时可触及与附睾和精索分离的睾丸肿瘤。临床诊断腹股沟疝鞘膜积液时需同时评估睾丸以除外肿瘤。

睾丸成熟畸胎瘤或未成熟畸胎瘤可合并睾丸扭转甚至坏死，此时表现为短时间内出现阴囊内剧烈疼痛和阴囊皮肤发红、阴囊肿胀及明显触压痛。

【辅助检查】

1. 影像学检查

（1）超声检查：当怀疑睾丸存在肿块而体检困难时，彩色多普勒超声检查非常有益。彩色多普勒超声检查亦可发现体检不能触及的细小病变，并能根据囊肿内容物鉴别睾丸肿块为畸胎瘤还是皮样囊肿。

（2）MRI检查：彩色多普勒超声检查不能发现的非常细小的功能性睾丸间质细胞肿瘤，则需MRI检查帮助诊断。

2. 实验室检查

（1）血清AFP：其水平常作为判断睾丸畸胎瘤成熟性、良恶性的重要指标。

（2）血清β-hCG：可作为判断睾丸肿瘤是否为含有胚胎性癌等成分的混合性恶性生殖细胞肿瘤。

3. 遗传学检查　青春期睾丸肿瘤起源于胚胎性腺内被清除基因组印迹的减数分裂前期生殖细胞，尽管组织学上异质性明显，但青春期及成人睾丸肿瘤细胞遗传物质基本相同，含非整倍体 DNA 和 i(12p)。含 i(12p) 细胞遗传学证据的青春期后的睾丸畸胎瘤，亦可能有类似恶性肿瘤远处播散转移的临床表现。

【诊断】 家属或医务人员偶然发现患儿患侧阴囊内存在无痛性肿块，体检发现阴囊内肿块边界清楚、软硬程度不均匀、囊实感明显、有较好的活动度、无触压痛，用手托起患侧阴囊时有沉重感，患侧阴囊透光试验阴性或仅部分阳性，超声检查发现肿块回声不均匀，血清 AFP 检查正常或轻度升高，则睾丸成熟畸胎瘤或睾丸未成熟畸胎瘤可能性大。

部分患儿阴囊空虚，在同侧腹股沟区有质地较硬肿块，应考虑发生隐睾合并肿瘤的可能，需进一步检查睾丸位置及肿瘤病理学以明确诊断。

术前评估肿瘤标志物（AFP、β-hCG）便于肿瘤分期及术后监测。超声检查有助于发现阴囊局部肿块及鉴别单纯鞘膜积液和睾丸肿瘤所致的反应性鞘膜积液。腹腔及盆腔 CT 检查评估腹膜后淋巴结有无转移，胸部 CT 检查了解有无胸部淋巴结及肺转移，骨扫描了解有无骨骼转移。

【鉴别诊断】

1. 睾丸扭转（testicular torsion） 指睾丸（精索）沿其纵轴扭转，使睾丸血液供应受阻而导致睾丸的缺血性病变。在所有的急性阴囊疼痛及肿胀中，睾丸扭转约占 40%。病初可有剧烈阴囊疼痛及呕吐，不伴随发热，数小时后疼痛可以减轻，体检一侧阴囊肿胀及触、压痛明显，超声检查可发现一侧睾丸血供减少或无明显血供。

2. 附睾囊肿（epididymal cyst） 儿童罕见，位于睾丸外，主要发生于附睾的顶端，为囊性包块，无触压痛，超声检查可明确诊断。

3. 睾丸鞘膜积液（testicular hydrocele） 由部分腹腔液体经未闭合的鞘状突管进入睾丸鞘膜腔内，并逐渐积聚而成。体检阴囊内囊性肿块，无触压痛，肿块附近可触及正常睾丸，透光试验阳性。部分睾丸肿瘤可形成反应性睾丸鞘膜积液，所有睾丸鞘膜积液均需超声检查除外合并睾丸肿瘤的可能。

4. 腹股沟疝（inguinal hernia） 为腹股沟区可复性包块，部分包块可逐渐突入阴囊内，站立及哭闹时包块明显，但平卧后包块内容物可自行回纳入腹腔，双侧睾丸均位于阴囊底部。而睾丸肿瘤则不能回纳入腹腔。如果一侧阴囊空虚，其内无睾丸，该侧腹股沟区出现可复性包块，应警惕隐睾合并腹股沟疝可能，需超声检查明确诊断。

【治疗】

1. 青春期前睾丸畸胎瘤的治疗

(1) 如果青春期前男孩术前临床诊断为睾丸畸胎瘤，可选择保留睾丸正常组织的肿瘤剔除术。

(2) 较大的睾丸囊、实混合性且考虑良性的畸胎瘤，可选一侧阴囊皮肤横纹切口，逐层进入睾丸鞘膜腔，找到睾丸及与之相贴的肿瘤，沿肿瘤包膜完整剔除肿瘤，后逐层缝合手术切口。

(3) 有恶性可能的睾丸畸胎瘤尤其是实质性畸胎瘤，首选腹股沟入路切口，游离精索，切断睾丸引带后，自阴囊内顶出睾丸，仔细辨认肿瘤，沿包膜完整剔除肿瘤，术中冷冻切片检查除外恶性病变，再将睾丸放回阴囊底部后关闭手术切口。

(4) 病理诊断为睾丸成熟畸胎瘤，术后仍需密切观察及随访。如果术后病理诊断为睾丸未成熟畸胎瘤Ⅲ级，需二次手术经腹股沟入路切口，行同侧精索及睾丸组织切除，术后需辅以铂类为主的方案化疗。

2. 青春期后睾丸畸胎瘤的治疗 青春期后睾丸成熟及未成熟畸胎瘤的治疗方式均是经腹股沟入路切口的睾丸切除术（orchiectomy）。Mann 等报道青春期前睾丸成熟畸胎瘤或未成熟畸胎瘤 5 年长期存活率为 100%，青春期后者因肿瘤内可能存在未查明的镜下恶性微小病灶，则腹膜后转移性复发时有发生。青春期后睾丸未成熟畸胎瘤，尤其是肿瘤细胞基因检测 i(12p) 阳性者，需进行 PEB 或 JEB 等方案化疗。

【预后】 青春期前儿童睾丸成熟畸胎瘤预后极佳。无任何症状及体征、因偶然发现而诊断者，治疗及时，肿瘤完整切除率极高，术后几乎无复发表现，均能长期存活。因阴囊急症或一侧隐睾伴肿瘤扭转就诊者，术前或术中肿瘤有破裂可能，术后有肿瘤残余可能，术后少数病例有复发可能。复发病例中极少数有恶变可能，这部分病例需定期随访，一旦发现复发征象需及时检查及治疗。

儿童睾丸未成熟畸胎瘤总体预后良好。术后是否复发，与手术是否完整切除肿瘤密切相关，肿瘤完整切除者，术后很少有复发表现，绝大多数病例能长期存活。睾丸未成熟畸胎瘤Ⅲ级，类似恶性肿瘤，二次手术、化疗等综合治疗后，需密切观察、随访血清 AFP 情况。

青春期后睾丸成熟或未成熟畸胎瘤预后相对较差。因肿瘤内可能存在未查明的镜下恶性微小病灶,腹膜后转移性复发时有发生,绝大部分病例需进行化疗。化疗后如果腹膜后仍存在可疑淋巴结残余,则必须予以切除,以提高长期存活率。

因此,所有睾丸畸胎瘤病例均需定期随访,尤其是青春期后男孩,一旦发现AFP降至正常后再次出现持续升高,则应警惕肿瘤复发可能,需及时检查寻找病灶,制订相应诊治措施。

诊治要点

- 睾丸畸胎瘤约占儿童睾丸肿瘤的10%,位居儿童睾丸生殖细胞肿瘤第二位,多见于4岁前,发病的高峰年龄是2岁前的新生儿及婴幼儿。睾丸成熟畸胎瘤由分化良好的包含内、中、外三种胚层组织的成熟组织构成,青春期前者均为良性病变;睾丸未成熟畸胎瘤存在分化差的组织成分及未成熟神经上皮组织成分。
- 最常见的临床表现是阴囊内无痛性肿块,较大儿童可有阴囊沉重下坠感。当出现睾丸扭转时,短时间内出现阴囊内剧烈疼痛和阴囊皮肤发红、阴囊肿胀及明显触、压痛。偶尔可出现隐睾合并肿瘤伴发扭转,此时可出现腹部疼痛。
- 诊断依据包括患侧阴囊内存在无痛性肿块,患侧阴囊透光试验阴性或仅部分阳性,超声检查发现肿块回声不均匀,血清AFP检查正常或轻度升高。
- 青春期前男孩术前临床诊断为睾丸畸胎瘤,可选择保留睾丸正常组织的肿瘤剔除术;如果术后病理诊断为睾丸未成熟畸胎瘤Ⅲ级,需二次手术,经腹股沟入路切口行同侧精索及睾丸组织切除,术后需辅以铂类为主的方案化疗。
- 青春期后睾丸成熟及未成熟畸胎瘤的治疗方式均是经腹股沟入路切口的睾丸切除术。青春期后睾丸未成熟畸胎瘤,尤其是肿瘤细胞基因检测i(12p)阳性者,需进行PEB或JEB等方案化疗。

二、卵黄囊瘤

睾丸恶性肿瘤包括睾丸卵黄囊瘤(testicular yolk sac tumor),又称睾丸内胚窦瘤(testicular endodermal sinus tumor)、睾丸婴儿型胚胎性癌(testicular infantile embryonal carcinoma)、睾丸母细胞瘤(orchioblastoma)、睾丸透明细胞腺瘤(testicular clear-cell adenoma)等。睾丸卵黄囊瘤是最常见的儿童睾丸恶性肿瘤,约占青春期前睾丸恶性肿瘤的60%。睾丸卵黄囊瘤发病的两个高峰期分别为婴幼儿期及10岁以后的青少年期,绝大多数发病年龄<3岁,主要见于2岁以下儿童,少部分发生于青少年。儿童睾丸卵黄囊瘤局部病变(Ⅰ期)病例多达85%,约90%患儿血清AFP明显升高。肺部是最常见的远处转移部位,约5%患儿伴有腹膜后淋巴结转移。儿童睾丸卵黄囊瘤病史特点及组织病理学表现,与成人相比有较大不相同。儿童睾丸卵黄囊瘤成分单一,很少混合畸胎瘤成分,而成人睾丸卵黄囊瘤绝大多数为混合恶性成分。

【发病机制】 睾丸卵黄囊瘤病因尚不清楚,可能与多因素相关,其中先天因素有隐睾或睾丸未降、家族遗传因素、Klinefelter综合征、睾丸女性化综合征以及雌激素分泌过量等;后天因素可能与环境因素以及母亲孕期用外源性雌激素过多等有关。目前一般认为,睾丸卵黄囊瘤发病机制与睾丸畸胎瘤基本相同。

【临床表现】 睾丸卵黄囊瘤早期临床表现与睾丸畸胎瘤相同,亦表现为阴囊无痛性肿块,年长儿有阴囊沉重下坠感。到中晚期,肿瘤生长较快,肿瘤多为实质性肿块,质地较硬,查体时不能触及正常的睾丸及附睾组织。部分病例因肿瘤突破睾丸被膜,逐渐浸润阴囊皮肤及栓塞部分血管,致使阴囊皮肤变为紫红,阴囊皮肤表面血管充盈怒张,进一步进展可致阴囊及邻近会阴部皮肤感染坏死。

【辅助检查】

1. 影像学检查

(1)超声检查:可发现睾丸内实质性、回声较均质、血供丰富的占位性病变。同时,超声检查有助于鉴别单纯鞘膜积液和睾丸肿瘤所致的反应性鞘膜积液。

(2)MRI检查:彩色多普勒超声检查不能发现的非常细小的睾丸卵黄囊瘤或混合性生殖细胞恶性肿瘤,则需MRI检查帮助诊断。

(3)CT检查:当确诊睾丸恶性肿瘤后,胸腹部CT可帮助发现腹膜后淋巴结有无累及,肿瘤有无肺部转移。

(4)骨扫描:了解有无骨骼转移。

2. 生化学检查

(1)血清AFP:90%左右睾丸卵黄囊瘤患儿血清AFP明显升高。

(2)血清β-hCG:在睾丸卵黄囊瘤中,β-hCG往往阴性,仅当肿瘤内混合有绒毛膜癌成分时β-hCG

可出现阳性。

3. 遗传学检查 4岁以下儿童生殖细胞肿瘤，无论是性腺内还是性腺外，组织学、遗传学及临床上极为类似，绝大多数畸胎瘤肿瘤细胞为二倍体、核型正常，生物学行为多为良性。该年龄段恶性生殖细胞肿瘤多为卵黄囊瘤，多为二倍体或四倍体，发生变异的染色体包括1号、3号、6号及其他染色体，但12p很少发生变异。原位杂交及杂合性丢失研究显示，源于睾丸及性腺外的婴幼儿恶性生殖细胞肿瘤，80%~100%的病例有1p36丢失。

【诊断】

1. 影像学检查

(1) 超声检查：彩色多普勒超声检查有助于睾丸肿瘤的定性。

(2) CT及MRI检查：判断有无转移及腹膜后淋巴结肿大可以起到关键作用。

2. 实验室检查 术前评估血清AFP、β-hCG等情况，便于帮助肿瘤的定性诊断，以及术后对肿瘤是否复发或转移进行监测。

3. 肿瘤组织学检查

(1) 病理学检查：当睾丸肿瘤浸润周围组织，影像学、实验室检查等均不能明确肿瘤性质、起源时，需行肿瘤穿刺或切取肿瘤组织，行病理学检查帮助明确诊断及制订治疗方案。

(2) 肿瘤细胞遗传学检查：婴幼儿睾丸卵黄囊瘤肿瘤细胞多为二倍体或四倍体，发生变异的染色体包括1号、3号、6号及其他染色体，但12p很少发生变异。婴幼儿睾丸卵黄囊瘤，80%~100%的病例有1p36丢失。

【鉴别诊断】

1. 睾丸旁横纹肌肉瘤(paratesticular rhabdomyosarcoma) 临床表现为睾丸无痛性肿块，实质性，无触压痛，与睾丸卵黄囊瘤极其相似，通常需病理学检查才能确诊，因横纹肌肉瘤血清AFP阴性可帮助鉴别。

2. 睾丸炎(orchitis) 当睾丸卵黄囊瘤浸润阴囊皮肤时，需与睾丸炎相鉴别。睾丸炎病变仅局限于睾丸及阴囊皮肤，可出现阴囊皮肤水肿及发红，但皮肤完整、无糜烂表现，睾丸触、压痛明显。睾丸肿瘤可导致阴囊和周围皮肤紫红及糜烂，睾丸触、压痛一般不明显。超声及血清AFP检查可帮助诊断睾丸卵黄囊瘤，血清淀粉酶可帮助诊断流行性腮腺炎导致的睾丸炎。

【治疗】 根据儿童睾丸肿瘤COG分期(表3-26-4)及CCCG-GCT小儿睾丸卵黄囊瘤的危险度分组与治疗方案(表3-26-5)，小儿睾丸卵黄囊瘤的治疗包括手术及以铂类化疗为主的综合治疗。

表3-26-4 儿童睾丸肿瘤COG分期

分期	疾病程度
Ⅰ期	肿瘤局限于睾丸，包膜完整 手术经腹股沟或阴囊路径将睾丸完全切除，无肿瘤破溃溢出 临床、影像学或组织学检查无睾丸外病变 术后肿瘤标志物在相应半衰期内降至正常
Ⅱ期	经阴囊睾丸切除术，肉眼发现有肿瘤细胞溢出 阴囊或精索高位(距离肿瘤近端>5cm)有镜下残留 腹膜后淋巴结有累及(<2cm) 肿瘤标志物在术后相应半衰期内升高
Ⅲ期	有肉眼残留，腹膜后淋巴结受侵犯(>2cm) 无内脏及腹腔外受侵犯
Ⅳ期	远处转移，包括肝脏

表3-26-5 CCCG-GCT小儿睾丸卵黄囊瘤危险度分组与治疗方案

分组	分组依据及治疗方案
低危组	Ⅰ期睾丸卵黄囊瘤，单纯手术
中危组	Ⅱ~Ⅲ期睾丸卵黄囊瘤，手术与化疗或术前化疗、手术、术后化疗
高危组	Ⅳ期睾丸卵黄囊瘤，术前化疗、手术、术后化疗

1. 治疗原则

(1) 睾丸卵黄囊瘤多数易早期发生转移，应尽早施行睾丸肿瘤切除术。对睾丸恶性肿瘤的切除，必须强调经腹股沟切口，不可经阴囊切口切除睾丸恶性肿瘤，以便高位结扎及切除精索，避免肿瘤残留导致复发。

(2) 术前评估一期手术不能完整切除肿瘤和/或有远处转移者，应先进行术前新辅助化疗，后行手术切除。

(3) 术后予以铂类为主的方案进行辅助化疗等综合治疗。化疗前、化疗后均应行听力方面的检查，尤其是婴幼儿，以了解铂类药物是否导致耳毒性。

2. 手术治疗

(1) 手术要点：选择患侧腹股沟区切口并显露精索，先于内环口处高位结扎阻断精索血管，预防术中肿瘤受挤压时可能导致的血行播散，再行睾丸、肿瘤及精索切除。如果部分阴囊皮肤有肿瘤浸润则需一并切除病变侧阴囊。

(2) 各期睾丸卵黄囊瘤一般不需行腹膜后淋巴结清扫术(retroperitoneal lymph node dissection, RPLND),其主要依据为:该肿瘤主要转移方式为血行转移,清扫的淋巴结肿瘤阳性率低,清扫对预后并无改善;腹膜后淋巴结清扫术创伤大,部分可致阳痿、逆行射精等影响生活质量的射精功能障碍并发症;术后辅助化疗日益规范,疗效确切明显;术后AFP等肿瘤标志物的动态监测以及B超、CT等影像学对腹膜后淋巴结情况的定期检查,可为二次挽救性腹膜后淋巴结清扫提供及时而明确的依据。

(3) 腹膜后淋巴结清扫术的指征:术后化疗4周后AFP仍然高于正常,同时腹部CT检查证实腹膜后淋巴结明显肿大,需行腹膜后淋巴结清扫以提高生存率。

(4) 腹膜后淋巴结清扫术清扫范围:同侧腹膜后残余精索组织;同侧肾周筋膜内全部脂肪组织;同侧肾蒂上2cm水平以下的腹主动脉及下腔静脉的前、侧壁外1cm,至同侧髂总动脉上1/3、对侧髂血管分叉处的淋巴结及脂肪组织。

3. 化疗为主的综合治疗 睾丸切除术后,Ⅰ期病例复发约69%以腹膜后淋巴结为主。监测血清AFP,定期影像学评估腹部及胸部,如果出现复发则予以挽救化疗。

经阴囊睾丸切除术、经阴囊肿瘤活检术、Ⅰ期术后复发者等Ⅱ期病例,化疗后,总体预后良好。

青春期前Ⅲ、Ⅳ期睾丸卵黄囊瘤,需术后辅助化疗,方案为铂类+依托泊苷+博来霉素。辅助化疗后腹膜后淋巴结仍持续存在,需行腹膜后淋巴结切除术。治疗青春期睾丸卵黄囊瘤的一般化疗方案为顺铂+依托泊苷+博来霉素。

【预后】睾丸卵黄囊瘤预后多数良好。无任何症状及体征,因其他病因偶然发现而诊断者,大多数为Ⅰ期患者,肿瘤手术完整切除率极高,术后予以密切观察、随访,如果出现复发则予以挽救化疗。Ⅰ期睾丸卵黄囊瘤,总体生存率接近100%。

因阴囊急症或一侧隐睾伴肿瘤扭转就诊者,术前或术中肿瘤有破裂可能,术后有肿瘤残余可能,术后予以铂类等药物辅助化疗,则长期存活率可达90%以上。

肿瘤生长迅速及部分肿瘤细胞浸润阴囊皮肤及栓塞部分血管,致阴囊及邻近会阴部皮肤坏死者,术前新辅助化疗后再手术切除肿瘤及同侧精索及睾丸,再进行辅助化疗,长期存活率亦可达80%左右。

因此,所有睾丸卵黄囊病例均需定期随访,一旦发现AFP降至正常后再次出现持续升高,则应警惕肿瘤复发可能,需及时检查寻找病灶,制订相应诊治措施。

诊治要点

- 睾丸卵黄囊瘤占睾丸生殖细胞肿瘤的第一位,是最常见的儿童睾丸恶性肿瘤,约占青春期前睾丸恶性肿瘤的60%。睾丸卵黄囊瘤发病的两个高峰期分别为婴幼儿期及10岁以后的青少年期,绝大多数发病年龄<3岁,主要见于2岁以下儿童,少部分发生于青少年。
- 睾丸卵黄囊瘤早期临床表现与睾丸畸胎瘤相同,亦表现为阴囊无痛性肿块,年长儿有阴囊沉重下坠感。到中晚期,肿瘤生长较快,肿瘤多为实质性肿块,质地较硬,查体时不能触及正常的睾丸及附睾组织。
- 儿童睾丸卵黄囊瘤局部病变(Ⅰ期)病例多达85%,约90%患儿血清AFP明显升高。肺部是最常见的远处转移部位,约5%的患儿伴腹膜后淋巴结转移。儿童睾丸卵黄囊瘤成分单一,很少混合畸胎瘤成分。
- 当睾丸肿瘤浸润周围组织,影像学、实验室检查等均不能明确肿瘤性质、起源时,需行肿瘤穿刺或切取肿瘤组织,行病理学检查帮助明确诊断及制订治疗方案。
- 婴幼儿睾丸卵黄囊瘤肿瘤细胞多为二倍体或四倍体,发生变异的染色体包括1号、3号、6号及其他染色体,但12p很少发生变异。婴幼儿睾丸卵黄囊瘤,80%~100%的病例有1p36丢失。
- 睾丸卵黄囊瘤应尽早施行睾丸肿瘤切除术。对睾丸恶性肿瘤的切除,必须强调经腹股沟切口,不可经阴囊切口切除睾丸恶性肿瘤,以便高位结扎及切除精索,避免肿瘤残留导致复发;术前评估一期手术不能完整切除肿瘤和/或有远处转移者,应先进行术前新辅助化疗,后行手术切除;术后给予以铂类为主的化疗方案进行辅助化疗等综合治疗。化疗前、化疗后均应行听力方面的检查,尤其是婴幼儿,以了解铂类药物是否导致耳毒性。

三、其他

1. 精原细胞瘤(seminoma) 位于睾丸的生殖细

胞瘤称精原细胞瘤，约占睾丸肿瘤的60%，是20岁后男性最常见的睾丸生殖细胞恶性肿瘤，罕见于20岁内的男孩，但如果合并性染色体异常或隐睾者，出现该肿瘤的年龄则大大提前。精原细胞瘤分3个亚型：①典型精原细胞瘤，约占80%；②未分化精原细胞瘤，约占10%；③精母细胞性精原细胞瘤，约占10%，肿瘤外观具有包膜，实质性，局部侵犯力较低，典型的精原细胞瘤有瘤细胞形态结构单一和间质内有淋巴细胞浸润两个特征。85%的患者睾丸明显肿大，病情发展较慢，容易转移至腹股沟淋巴结、腹膜后淋巴结，晚期也可发生广泛血行转移。

目前研究显示，形成儿童睾丸恶性肿瘤的主要危险因素为隐睾。临床发现约10%睾丸癌合并隐睾，结合流行病学调查发现隐睾发生率为0.23%，由此推测隐睾患者发生睾丸癌的危险度是正常男性的10~50倍。尽管隐睾患者极少（<1%）睾丸真正发育不全，但约85%隐睾组织中生殖细胞、生精小管、间质细胞组织学检查有异常。手术将隐睾固定于阴囊后，则睾丸组织学检查发现异常的比例明显减少，因此推测隐睾发生恶性变的因素中，阴囊外因素比睾丸本身病理改变更重要。隐睾位于特定部位确实影响发生恶变的可能性：8%~22%位于腹腔的隐睾中约45%出现恶变。与隐睾相关的恶性肿瘤主要有精原细胞瘤及胚胎性癌。

治疗以手术切除、化疗及必要时放疗的综合措施为主，精原细胞瘤对放射治疗高度敏感。

2. 胚胎性癌（embryonal carcinoma） 成人型睾丸胚胎性癌罕见于年幼者，通常见于青春期后或年轻成年人中。睾丸胚胎性癌极其罕见，POG及德国儿童肿瘤登记处报道的42例儿童睾丸恶性生殖细胞肿瘤，其中7%为胚胎性癌；英国儿童癌症研究组报道的61例睾丸恶性肿瘤中无一例睾丸胚胎性癌。临床症状包括增大的阴囊肿块、腹腔或纵隔转移病灶、局部周围淋巴结肿大。术前需进行肿瘤标志物检测，血清AFP或/和β-hCG可能升高。

治疗首选经腹股沟根治性睾丸切除术。根据分期不同，应结合腹膜后淋巴结切除、以铂类为主的方案化疗及必要时放疗等进行综合治疗。

3. 混合性恶性生殖细胞瘤（mixed malignant germ cell tumor） 混合性恶性生殖细胞瘤多见于青春期睾丸生殖细胞肿瘤。胚胎性癌在生殖细胞瘤中很少单独存在，通常为混合性恶性生殖细胞瘤的组成成分之一。光镜下，肿瘤细胞体积大，细胞核大而圆，核仁大而交叠。以上皮型为主，肿瘤细胞呈较大巢状排列，中心出现不同程度坏死。假导管型及乳突型常易与睾丸卵黄囊瘤混淆，但AFP阴性，缺乏嗜酸性透明小体（eosinophilic hyaline globule），OCT-4阳性，与其他生殖细胞肿瘤不同，CD30阳性。

儿童睾丸恶性肿瘤15岁前以成分单一的卵黄囊瘤为主，15岁以后则以混合性恶性生殖细胞肿瘤为主。治疗除了经腹股沟根治性睾丸切除术外，根据组成成分不同，应进行腹膜后淋巴结切除及以铂类为主的化疗方案等综合治疗。

4. 性索间质肿瘤（sex cord stromal tumor） 睾丸性索间质肿瘤相当罕见，通常发生于青春期前，间质肿瘤占青春期前睾丸肿瘤的10%~30%，除极少数青春期支持细胞肿瘤外，其余睾丸性索间质肿瘤，生物学行为多为良性，通常诊断时为Ⅰ期肿瘤，淋巴及血行转移极为罕见。睾丸性索间质肿瘤最常见的临床症状是无痛性睾丸肿块，可伴随内分泌异常表现如性早熟或男性乳腺肥大。

部分正常睾丸组织、肿瘤组织病理检查良性、肿瘤标志物阴性的病例，可选择保留睾丸的肿瘤剔除术。多数病例，则需经腹股沟首先高位结扎精索血管，再切除睾丸及精索组织。对极少数转移病例，治疗采取个体化方法。总体来说，与卵巢性索间质肿瘤治疗相似，建议腹股沟高位睾丸切除术后参照生殖细胞恶性肿瘤方案进行化疗。

（王 珊 李长春）

参考文献

[1] BATOOL A, KARIMI N, WU XN, et al. Testicular germ cell tumor: a comprehensive review. Cell Mol Life Sci, 2019, 76 (9): 1713-1727.

[2] SUN H, KIM P, JIA P, et al. Distinct telomere length and molecular signatures in seminoma and non-seminoma of testicular germ cell tumor. Brief Bioinformatics, 2019, 20 (4): 1502-1512.

[3] VERRILL C, YILMAZ A, SRIGLEY JR, et al. Reporting and staging of testicular germ cell tumors: The International Society of Urological Pathology (ISUP) Testicular Cancer Consultation Conference Recommendations. Am J Surg Pathol, 2017, 41 (6): e22-e32.

[4] CHOVANEC M, HANNA N, CARY KC, et al. Management of stage I testicular germ cell tumours. Nat Rev Urol, 2016, 13 (11): 663-673.

[5] LITCHFIELD K, LEVY M, HUDDART RA, et al. The genomic landscape of testicular germ cell tumours: from susceptibility to treatment. Nat Rev Urol, 2016, 13 (7): 409-419.

[6] MANIVEL JC. Testicular germ cell tumors (TGCTs) in neonates and infants. Semin Diagn Pathol, 2016, 33 (6): 410-418.

[7] RAJPERT-DE ME, MCGLYNN KA, OKAMOTO K, et al. Testicular germ cell tumours. Lancet, 2016, 387 (10029): 1762-1774.

[8] MURRAY MJ, NICHOLSON JC, COLEMAN N. Biology of childhood germ cell tumours. focussing on the significance of microRNAs. Andrology, 2015, 3 (1): 129-139.

[9] WOO LL, ROSS JH. The role of testis-sparing surgery in children and adolescents with testicular tumors. Urol Oncol, 2016, 34 (2): 76-83.

[10] 吕炳建, 程亮. 睾丸性索-间质肿瘤的诊断与分类进展. 中华病理学杂志, 2018, 47 (2): 139-142.

第4节　性腺外的肿瘤

一、骶尾部畸胎瘤和卵黄囊瘤

骶尾部畸胎瘤（sacrococcygeal teratoma，SCT）是以尾骨为中心并向骶骨前、后方生长的畸胎瘤，发生于1∶35 000活产儿，约80%为外生性、位于尾骨后方，是最常见的性腺外生殖细胞肿瘤，亦是最常见的胎儿及新生儿肿瘤。女性患儿明显多见，男女之比约为1∶4。大多数发现于新生儿期及婴幼儿期，部分产前检查发现于宫内胎儿，且多数肿瘤向骶骨后方生长。SCT约占全部畸胎瘤的40%，性腺外生殖细胞瘤的78%；60%以上为良性畸胎瘤，近20%为恶性畸胎瘤，20%为未成熟畸胎瘤。

绝大多数新生儿及婴幼儿SCT为外生性，体表检查即可发现，约80%病例出生后1个月内可得到诊断。这些外生性畸胎瘤很少含恶性成分，但免疫组化染色可能镜下发现卵黄囊瘤微小病灶。如果肿瘤被完整切除，这些微小病灶可以不影响预后。约17%的SCT可逐渐转变为恶性肿瘤，恶性转化的发生与Altman分型（Ⅳ型38%、Ⅰ型8%）、诊断年龄、性别有关，与肿瘤体积大小无关。超过18%的SCT患儿合并先天畸形，最常见的先天畸形是肌肉骨骼畸形（约24%）及中枢神经系统缺陷（约26%）。骶前畸胎瘤、骶骨缺陷、肛门狭窄同时并存，称Currarino三联症。

SCT病理学分为良性畸胎瘤、未成熟性畸胎瘤及恶性生殖细胞肿瘤。婴幼儿病理类型主要为畸胎瘤及卵黄囊瘤，年龄较大的青春期前儿童，病理组织类型多样，包括畸胎瘤、未成熟畸胎瘤、卵黄囊瘤及其他恶性生殖细胞肿瘤，或其中部分混合而成。骶尾部未成熟畸胎瘤（sacrococcygeal immature teratoma）中含有未成熟组织成分，如果骶尾部未成熟畸胎瘤内含有灶性卵黄囊瘤成分和具有较高肿瘤细胞组织学分级，则该肿瘤有恶性生物学行为表现。如果肿瘤未能完整切除而有残留，则骶尾部局部复发风险较高。

发生于婴幼儿骶尾部区域、组成成分单一的生殖细胞恶性肿瘤病理类型通常是骶尾部卵黄囊瘤（sacrococcygeal yolk sac tumor），以6~12个月婴儿最常见；较大儿童骶尾部卵黄囊瘤则是卵黄囊瘤与畸胎瘤成分混合而成。临床观察发现，部分骶尾部卵黄囊瘤发生于新生儿SCT切除术后，回顾性免疫组化分析，SCT内存在卵黄囊瘤微小病灶，提示SCT与骶尾部卵黄囊瘤之间存在生物学联系。部分骶尾部卵黄囊瘤患儿以及婴幼儿期或学龄前期因肿瘤恶变向骶骨前方生长的骶尾部畸胎瘤患儿，首诊时可出现大小便排出困难的症状。

【发病机制】SCT的病因尚不清楚。目前有部分证据显示并被广泛接受的机制是原始生殖细胞向性腺迁移的过程中出现异常迁移或迁移不全，或逃逸机体的调节和监控并发生异位，异位的原始生殖细胞凋亡被抑制，并停留至骶尾部，最终形成骶尾部生殖细胞肿瘤。另一可能的机制是，在胚胎早期由原条（primitive streak）残留及胚胎发育的晚期集中于尾骨前方的Henson结（原结）的多潜能细胞（totipotential cell）发生分化异常，迁徙到骶尾部，形成畸胎瘤。另外，在SCT患儿的家系中，双胞胎的发生率明显增高，因此部分学者认为SCT可能来源于异常发育的双胞胎。

【临床表现】

1. SCT分型　根据肿瘤与骶骨及尾骨的关系，SCT按Altman分类法（表3-26-6）可分为四型。Altman分型（图3-26-1）能为手术方案的制订提供有益信息。

2. 根据病变范围，COG的性腺外恶性生殖细胞肿瘤（extragonadal germ cell tumor，EGGCT）分期见表3-26-7。

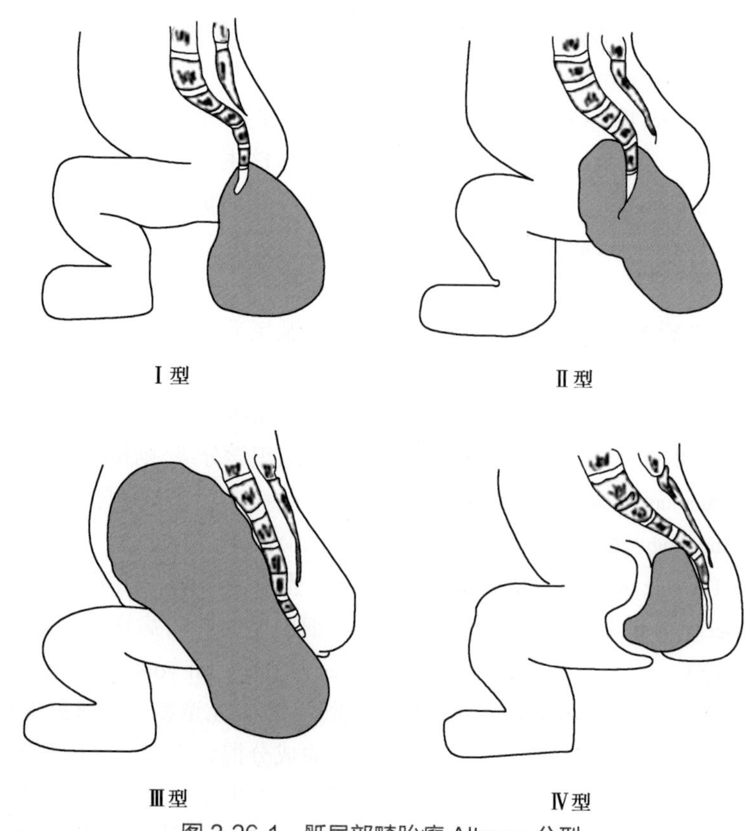

图 3-26-1 骶尾部畸胎瘤 Altman 分型

表 3-26-6 骶尾部畸胎瘤 Altman 分型

分型	分型标准及占比
Ⅰ型	肿瘤显著突出于骶尾部，几乎无肿瘤位于骶骨前方；约占 47%
Ⅱ型	瘤体骑跨于骶骨前后方，主要部分位于骶骨后，骶骨前部分未进入腹腔；约占 34%
Ⅲ型	瘤体骑跨于骶骨前后，以骶骨前瘤体为主，并可由盆腔延伸至腹腔；约占 9%
Ⅳ型	骶骨前方盆腔内肿块，而骶骨后方无肿块，体表外观未见肿瘤；约占 10%

表 3-26-7 COG 性腺外恶性生殖细胞肿瘤分期

分期	疾病程度
Ⅰ期	局部病变，肿瘤切除完全，切缘或区域淋巴结均无镜下残留 术后肿瘤标志物在半衰期以后恢复正常 骶尾部畸胎瘤者尾骨完全切除
Ⅱ期	镜下有残留病灶，包膜受侵和 / 或镜下淋巴结受侵 术后肿瘤标志物不降至正常或反而升高
Ⅲ期	肉眼可见残留病灶，肉眼见淋巴结受侵（>2cm）
Ⅳ期	远处转移，包括肝脏

3. 症状与体征

(1) 骶尾部肿块：为最常见临床症状，出现于Ⅰ、Ⅱ、Ⅲ型肿瘤中。肿块为圆形或椭圆形，体积较小肿块仅在骶尾部有一突起，多为无痛性，常不被注意；巨大肿块如婴儿头部大小（图 3-26-2A），可致难产。部分肿块明显偏向一侧臀部，使两侧臀部外观不对称（图 3-26-2B），甚至肿瘤可向前下方推移肛门，使肛管外翻，部分直肠黏膜显露。肿瘤表面可呈不对称状，皮肤张力高，因瘤体内所含组织成分不同，肿瘤触诊可为囊性、实性甚至骨性触感。Ⅱ、Ⅲ、Ⅳ型 SCT 肛门直肠指检可触及骶前肿块。

(2) 排便、排尿困难：Ⅱ、Ⅲ、Ⅳ型 SCT 常因骶骨前方肿块压迫直肠导致粪便变形、排便困难。骶骨前方肿块压迫膀胱颈可致小便排出困难、尿液滴状或尿潴留。在Ⅲ、Ⅳ型 SCT 中，便秘及排尿困难可为首发症状而就诊。

(3) 肿瘤合并感染：如瘤体合并感染则可出现局部皮肤红肿，并可溃破和坏死，引起出血，部分新生儿可同时出现败血症表现。Ⅲ、Ⅳ型 SCT 感染后可向会阴部、直肠内破溃。

(4) 贫血：如肿瘤巨大，大量血液进入瘤体，患儿可出现贫血及高输出性心力衰竭。如发生瘤体内出血，患儿可出现相关的急性失血症状。

(5)伴发畸形：约20%的SCT伴发先天性畸形，畸形多为肌肉骨骼异常，亦可为肾脏发育异常及中枢神经系统、心脏和消化道畸形，少数伴发Currarino三联症。

(6)骶尾部卵黄囊瘤的相关症状：肿瘤可向周围组织浸润生长，若骶神经丛受浸润可产生大小便失禁，骶骨受浸润并被破坏后可发生骶尾部剧烈、持续疼痛，向邻近椎管内浸润可压迫脊髓导致截瘫。临床表现为双侧下肢肌力及肌张力减退、大小便失禁。骶尾部卵黄囊瘤可随淋巴、血液系统向腹膜后淋巴结、肺、骨骼等远处转移。晚期，患儿可出现消瘦、贫血、肿瘤性发热等发展迅速的恶病质症状。

(7)体检：包括骶尾部肿块检查、肛门直肠指检及腹盆腔触诊。注意面色及甲床是否苍白，以了解有无贫血。注意骶尾部肿块是否有浸润，是否破坏周围组织，骶尾部是否存在压痛，以了解有无肿瘤恶变表现。注意观察肿瘤局部是否红肿、溃破、坏死甚至形成窦道，以了解有无肿瘤急性或慢性感染。肛门直肠指检，可防止Ⅳ型SCT漏检，并可估计其他几型肿瘤在骶骨前方的大小和肿瘤向盆腔延伸的程度。腹、盆腔触诊可帮助Ⅲ、Ⅳ型SCT的诊断及鉴别诊断。

【辅助检查】

1. 肿瘤标志物检查　血清AFP水平高低常作为判断畸胎瘤良恶性的重要指标之一。但正常新生儿出生时AFP可高达5×10^4ng/ml，因此，<6个月婴儿的AFP参考值需与同月龄儿对照。用植物凝集素检测AFP异质体，可区别肝源性和卵黄囊来源的AFP，从而判断瘤体内是否存在卵黄囊成分和胚胎癌成分。

血清β-hCG的异常升高可用于判断肿瘤内是否有绒毛膜癌成分，以及有这种成分的恶性生殖细胞肿瘤是否术后复发。

2. 影像学检查　骨盆正侧位X线检查，可见到骶骨前后的软组织块影，并常在肿块内见到点状或密集的钙化灶。通常在恶性畸胎瘤中钙化病灶相对较少；骶骨的缺损提示肿瘤浸润椎管，但需与先天性脊柱裂相鉴别。

超声、CT和MRI检查能确定肿瘤在腹盆腔的伸展情况和肿瘤邻近组织的解剖关系，帮助鉴别其他骶尾部肿块，如脊膜膨出、脂肪瘤、潜毛囊肿、淋巴管瘤、局部脓肿等。与脊髓栓系综合征相鉴别，则首选MRI检查。

3. 肿瘤组织学检查　就诊较晚的婴幼儿及学龄前期儿童，骶尾部肿块浸润、破坏周围组织，骶尾部压痛明显，检测血清AFP和/或β-hCG异常升高，临床评估肿瘤有恶性变可能，影像学评估不能一期手术完整切除肿瘤，需行肿瘤穿刺或切取肿瘤进行病理学检查，以明确诊断是否为恶性肿瘤。

【诊断】约25%的妊娠中后期SCT，通过孕期超声检查可在产前予以确诊。除明确存在肿瘤外，常能发现羊水过多、巨大肿瘤导致的胎儿水肿及巨

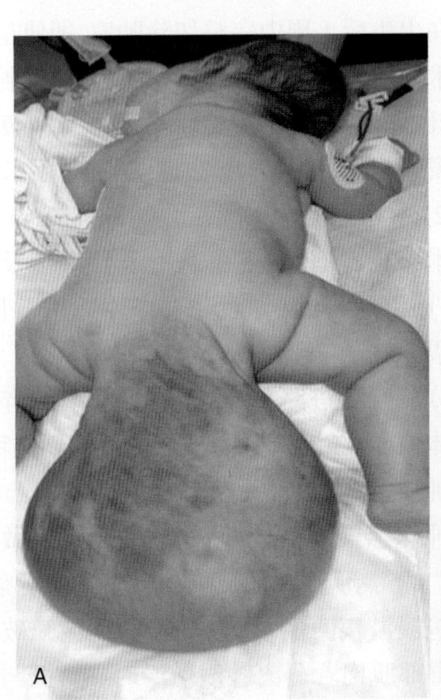

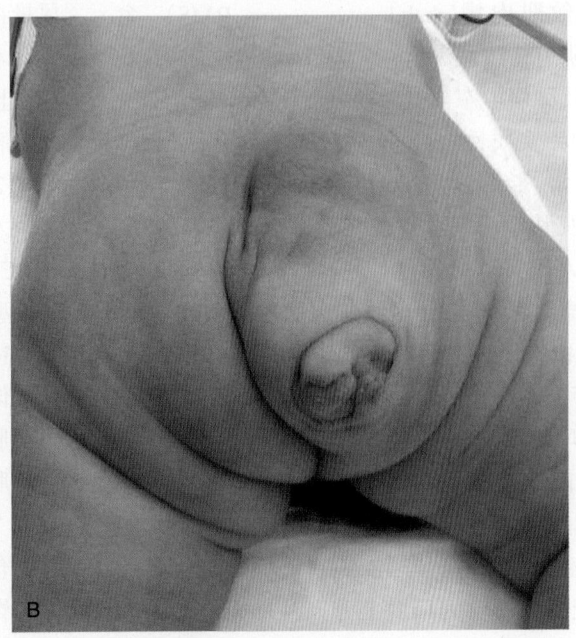

图3-26-2　骶尾部畸胎瘤

大胎盘等胎儿及孕妇的变化。

Ⅰ、Ⅱ型 SCT 出生时骶尾部肿块明显，很容易被确诊。部分Ⅲ型及Ⅳ型 SCT 患儿，新生儿期常无任何症状，婴幼儿期因排便、排尿困难等就诊，体检及影像学检查亦能诊断 SCT。

就诊较晚的婴幼儿及学龄前期儿童，需结合体格检查、影像学检查、肿瘤标志物检查、病理学检查明确诊断是否为 SCT，以及是否发生恶性变及肿瘤远处转移。

【鉴别诊断】

1. 脊髓栓系综合征（tethered cord syndrome，TCD） 是指各种原因导致脊髓末端受到牵拉引起的各种脊髓圆锥神经功能障碍。小儿脊髓栓系多与各种先天性脊髓畸形如终丝变性和牵拉、脂肪瘤、骶裂、脊膜（脊髓）膨出、皮毛窦瘘、皮样囊肿等密切相关。当骶尾部的脂肪瘤、皮样囊肿及脊膜（脊髓）膨出等病变存在时，临床表现与骶尾部畸胎瘤极其相似，但可以通过骶尾部 MRI 检查鉴别，骶尾部畸胎瘤一般情况下脊髓圆锥位置正常，肿瘤不包绕终丝及马尾神经，而脊髓栓系综合征则必须具备脊髓圆锥位置下移、终丝及马尾神经增粗及牵拉的表现。

2. 骶尾部脓肿（sacrococcygeal abscess） 当新生儿出现骶尾部红肿、波动感、触压痛、明显包块时，除了考虑骶尾部软组织感染导致的脓肿形成，同时应警惕骶尾部畸胎瘤合并感染可能。影像学检查畸胎瘤多为囊、实混合性包块，含骨骼或脂肪组织，而脓肿仅为软组织坏死、液化组织。

3. 横纹肌肉瘤（rhabdomyosarcoma，RMS） 盆壁及子宫阴道横纹肌肉瘤，多为胚胎性横纹肌肉瘤，发生部位及肿瘤形态与骶骨前方骶尾部卵黄囊瘤极其相似，均为实质性包块，包块较固定，均可引起排便、排尿异常，影像学检查难以鉴别。需通过血清肿瘤标志物及肿瘤病理学检查明确诊断，骶尾部卵黄囊瘤血清 AFP 一般会明显升高，病理学检查示肿瘤由卵黄囊瘤组织组成，而横纹肌肉瘤血清 AFP 处于正常水平，由梭形细胞小圆蓝细胞组成。

【治疗】

1. 治疗原则

（1）产前诊断的Ⅰ、Ⅱ型 SCT，有明确剖宫产适应证。

（2）新生儿畸胎瘤几乎均为良性，但随着年龄的增长，恶变发生率会大幅度上升。及早完整切除肿瘤，不但避免了瘤体感染、瘤内出血、肿瘤恶变等风险，而且尽可能降低患儿死亡率并提高治愈率。

（3）一旦确诊，应尽早、尽量完整切除肿瘤，同时鉴于 SCT 可能源于尾骨，手术方案中必须包含切除整个尾骨，以减少肿瘤恶变及术后肿瘤的复发机会。

（4）彻底切除良性肿瘤不应以牺牲重要器官为代价。巨大的 SCT 病例，肿瘤血管丰富，术中易发生大出血，部分病例可先处理骶中动静脉以减少术中出血。SCT 特别是Ⅲ、Ⅳ型病例，可压迫直肠和尿道，而且随着肿瘤增长，任何类型都可严重地压迫与排便、排尿有关的肌群，术中应尽力保护这些肌群。

（5）小儿骶尾部卵黄囊瘤，根据性腺外恶性生殖细胞肿瘤 COG 分期（表 3-26-7），CCCG-GCT 小儿骶尾部卵黄囊瘤的危险度分组及治疗方案（表 3-26-8）进行综合治疗。一期手术不能完整切除的恶性骶尾部肿瘤，通过肿瘤穿刺等明确诊断后最好先行术前新辅助化疗，使肿瘤缩小，以减少直肠、膀胱、输尿管损伤等手术并发症的发生可能。

表 3-26-8　CCCG-GCT 小儿骶尾部卵黄囊瘤的危险度分组与治疗方案

分组	分组依据及治疗方案
低危组	骶尾部未成熟畸胎瘤，单纯手术 / 和化疗
中危组	Ⅰ、Ⅱ期骶尾部卵黄囊瘤，手术与化疗
高危组	Ⅲ、Ⅳ期骶尾部卵黄囊瘤，术前化疗、手术、术后化疗

2. 手术治疗

（1）手术时机：产前检查或出生时发现肿瘤者，应尽量在出生后 1 周内完整切除肿瘤，即使是早产儿亦无手术禁忌。SCT 一经确诊，除临床评估肿瘤有恶变存在且不能一期手术完整切除、需要术前新辅助化疗的肿瘤患儿外，其余患儿均应尽早施行手术切除。

（2）手术路径及步骤：肿瘤的 Altman 分型决定了手术路径，骶骨后进路适用于Ⅰ、Ⅱ型及低位的Ⅳ型 SCT，下腹部、骶骨后联合进路适用于Ⅲ型、高位的Ⅳ型 SCT。

1）骶骨后进路肿瘤切除术：全身麻醉下取俯卧蛙式体位，直肠内放置一根扩肛器并固定稳妥，在骶尾部肿瘤表面，以骶尾关节为顶点，尽量远离肛门，避开肿瘤感染破溃处，两侧达肿瘤边缘做一横弧形或倒“V”字形切口，切开皮肤，皮下达肿瘤包膜，沿肿瘤包膜游离直肠后方肿瘤，避免包膜破裂及注意保护臀部肌肉。分离肿瘤前缘时在直肠与肿瘤间仔细分离出间隙后再将肿瘤与直肠完全分离，避免损伤直肠。切除尾骨、游离骶骨前肿瘤、取出肿瘤并缝合结扎骶中动脉，以避免术后复发及术中失血。严密止血，用灭菌注射用水及生理盐水冲洗切口并更换手套及使用未被肿瘤污染的器械以减少脱离的肿瘤细胞种植，骶前瘤床内放置引流管后经一侧臀肌作外引流。将肛提肌和臀部肌肉与骶骨缝合或向中间靠拢复位缝合，恢复盆底组织解剖关系后，裁剪多余皮肤并进行整形缝合（图 3-26-3）。

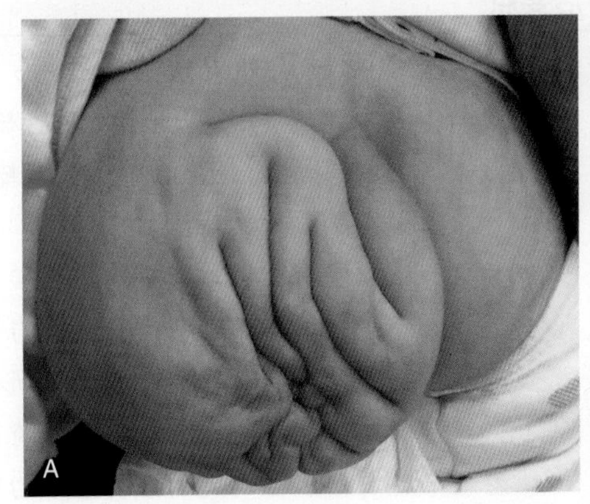
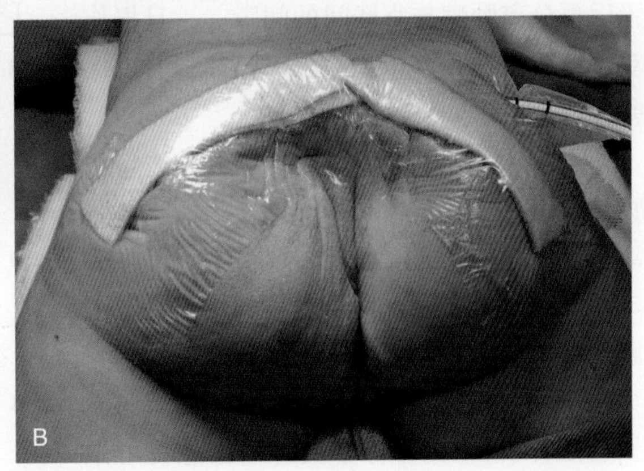

图 3-26-3　骶尾部畸胎瘤手术

A. 骶尾部畸胎瘤术前；B. 骶尾部畸胎瘤术后。

2）经下腹部、骶骨后联合进路肿瘤切除术：全身麻醉下取平卧位，行下腹部横形切口进腹探查，先找到两侧输尿管并加以保护，后于肿瘤前方将直肠、乙状结肠左侧腹膜打开，将结肠向对侧推开，显露肿瘤并沿包膜游离肿瘤，同时边游离肿瘤边严密结扎肿瘤滋养血管。盆底肿瘤游离完成，如果评估肿瘤不能从骶骨后方完整拖出，则从肿瘤最狭窄处应用无瘤技术离断肿瘤，残端荷包缝合并预留一段缝线做标志后，用灭菌注射用水及生理盐水冲洗盆腔并更换手套、使用未被肿瘤污染的器械以减少脱落的肿瘤细胞种植，关闭盆底后腹膜及腹部切口。将患儿转换为俯卧蛙式体位，重新消毒、铺巾，按骶骨后进路切口肿瘤切除术的所有操作步骤进行（必须切除尾骨），注意检查盆腔残端荷包缝合所预留的一段缝线以避免肿瘤残留。

3. 特殊病例手术治疗

（1）需臀部整形的 SCT：通过缩减多余皮瓣、恢复正常臀部形状、避免瘢痕超过臀下皮纹等方式，使巨大 SCT 术后臀部美观达到理想效果。SCT 术后巨大瘢痕或皮肤较大溃疡及各种原因导致 SCT 术中或术后局部皮肤较大面积缺损者，可运用腰臀肌感觉皮瓣（lumbo-gluteal sensory flap），重建骶尾部区域皮肤。

（2）有合并症的 SCT：视肿瘤感染、破溃、坏死、溃疡或肿瘤内出血等不同合并症采取不同处理措施，一般应先采取保守治疗，待局部状况好转后再施行根治性手术切除。如感染严重或已经化脓则需急诊切开引流；合并感染的肿瘤，与周围组织粘连重，剥离困难，渗血多，有时需行囊内切除，残留囊壁可涂抹碘酊，或加引流。急性肿瘤内出血，如果通过抗休克、补充血容量及应用止血剂仍不能止血，则需行急诊肿瘤切除或必要时剖腹结扎骶中动脉止血。

（3）家族性遗传性骶前畸胎瘤（Currarino 三联症）：切除肿瘤，矫正肛门、直肠和泌尿系畸形，切除膨出脊膜，修补骶骨缺损，修补已经损伤的硬脊膜，切除部分直肠壁以保证肿瘤完整切除。

（4）胎儿巨大的 SCT：在子宫内会引起羊水过多，胎儿高排出量心力衰竭和胎儿水肿。如果产前诊断明确，需定期超声检查肿瘤生长的速率。如果出现宫内肿瘤进展威胁胎儿生命，根据个体情况可提早剖宫产娩出胎儿，有条件时亦可予以宫内肿瘤减积，推迟到足月娩出后进行根治性手术。

4. 术后并发症的预防及处理

（1）手术切口感染：对肿瘤术前已并发感染者，应尽量控制感染后再手术；术前作好肠道准备，减少术中污染机会；术中紧贴肿瘤包膜分离肿瘤，尽量多地保留肌肉组织；术中止血彻底，瘤床内尽量减少空腔并放置引流；切口缝合后用医用胶水涂抹并用半透明敷料覆盖切口，减少大小便污染切口，并便于观察切口。

（2）排便功能不良：因肿瘤压迫、扩张，使肛提肌、外括约肌等松弛和萎缩，肿瘤切除后虽解除挤压，并使之复位和得到修复，但可能在术后相当长的一段时间内发生排便功能不良。如条件允许，术前应进行排便功能及直肠测压检查，术中操作要仔细，使用肌电仪等，以便最大限度地保留盆底的肌群。

(3) 损伤直肠致切口感染、直肠瘘：手术操作前直肠内放置扩肛器等标志物并稳妥固定，判断清楚直肠位置后再分离肿瘤与直肠间的间隙。一旦损伤直肠应双重缝线修补肠壁，术后延长禁食时间，以保证直肠愈合。

(4) 小便失禁及性功能障碍：尽量靠近肿瘤包膜分离盆底肿瘤，防止损伤阴部神经；即使为骶尾部卵黄囊瘤，亦不常规进行腹膜后淋巴结清扫术。

5. 非手术治疗　骶尾部卵黄囊瘤的治疗受限于邻近的解剖关系，包括椎管、骶丛、狭窄的骨盆。因此，对于诊断时不能完整切除的肿瘤，尤其肿瘤向骶骨前方显著延伸者，根据影像学及肿瘤标志物可做出临床诊断后进行术前新辅助化疗，但理想的诊断应在新辅助化疗前取肿瘤组织进行病理检查，以利于明确病理诊断及进一步生物学研究。是否完整切除肿瘤是最重要的预后因素。即使是转移病例，原发灶局部处理也相当重要。根据最初的 MRI 检查，一期手术不能完整切除的较大骶尾部卵黄囊瘤，行肿瘤穿刺或切取肿瘤获取标本病理检查明确诊断，可先行以铂类为主的术前新辅助化疗，延期行肿瘤完整切除，术后再进行卡铂 + 依托泊苷 + 博来霉素或者顺铂 + 依托泊苷 + 博来霉素的辅助化疗，是最佳选择（表 3-26-8）。

肿瘤切除后，病理学检查证实肿瘤细胞组织学分级为 3 级的未成熟畸胎瘤，亦需进行辅助化疗。

所有应用含铂类药物进行化疗的病例，化疗前、后均应行听力检查，尤其是婴幼儿，以了解铂类药物是否导致耳毒性。有报道显示，当使用大剂量的顺铂进行化疗时，可同时使用氨磷汀（amifostine）降低其部分耳毒性反应。

【预后】大多数良性畸胎瘤术后可获得治愈，新生儿肿瘤切除后长期生存率可达 95%。未成熟畸胎瘤绝大多数预后良好，约 23% 术后复发。卵黄囊瘤预后与肿瘤分期、分级、肿瘤部位、肿瘤对治疗的敏感性、是否接受规范治疗密切相关，通过正规治疗总的生存率可超过 80%。

与肿瘤预后不良的相关因素包括年龄>1 岁、病变范围大、肿瘤不能完全切除、混合性生殖细胞肿瘤，是否完整切除肿瘤是最重要的预后因素。

术后随访周期为每 3 个月 1 次，共 3~5 年。随访内容包括血清 AFP 检测、肛门直肠指检、盆腔骶尾部超声检查、听力检查、肾脏功能检查。文献报道的远期并发症包括神经性膀胱或肠道异常、听力异常、肾功能异常等。

诊治要点

- SCT 是最常见的性腺外生殖细胞肿瘤，亦是最常见的胎儿及新生儿肿瘤。女性患儿明显多见，60% 以上为良性畸胎瘤，近 20% 为恶性畸胎瘤，20% 为未成熟畸胎瘤。
- 部分 SCT 可逐渐转变为恶性肿瘤，恶性转化的发生与 Altman 分型、诊断年龄、性别有关，与肿瘤体积大小无关。部分 SCT 患儿合并先天畸形。
- SCT 病理学分为良性畸胎瘤、未成熟性畸胎瘤及恶性生殖细胞肿瘤。婴幼儿病理类型多为畸胎瘤及卵黄囊瘤，年龄较大的青春期前儿童，病理组织类型多样，包括畸胎瘤、未成熟畸胎瘤、卵黄囊瘤及其他恶性生殖细胞肿瘤，或其部分混合而成。
- 部分骶尾部卵黄囊瘤患儿，以及婴幼儿期或学龄前期因肿瘤恶变向骶骨前方生长的骶尾部畸胎瘤患儿，可出现大小便排出困难。
- 约 25% 妊娠中后期 SCT，通过孕期超声检查可予以确诊。Ⅰ、Ⅱ型 SCT 出生时骶尾部肿块明显，很容易被确诊。部分Ⅲ型及Ⅳ型 SCT 患儿，新生儿期常无任何症状，婴幼儿期因排便、排尿困难等就诊，体检及影像学检查亦能诊断 SCT。
- 产前诊断的Ⅰ、Ⅱ型 SCT，有明确剖宫产适应证，新生儿 SCT 需及早完整切除肿瘤，手术方案中必须包含切除整个尾骨，以减少肿瘤恶变及术后肿瘤复发机会。
- 一期手术不能完整切除的较大骶尾部卵黄囊瘤，行肿瘤穿刺或切取肿瘤获取组织标本病理检查明确诊断，可先进行术前新辅助化疗，延期行肿瘤完整切除，术后再进行辅助化疗，是最佳选择。
- 肿瘤切除后，病理学检查证实肿瘤细胞组织学分级为 3 级的未成熟畸胎瘤，亦需进行辅助化疗。

二、腹膜后畸胎瘤和卵黄囊瘤

腹膜后畸胎瘤（retroperitoneal teratoma）位于膈肌下方的腹膜后间隙上部，多数位于脊柱旁一侧，以左侧多见，部分病例可逐渐从脊柱旁一侧蔓延生长而跨越脊柱，延伸到对侧，少数病例可直接位于脊柱前方中线上。腹膜后畸胎瘤位居性腺外畸胎瘤第三位，占所有畸胎瘤的 10%，婴幼儿期多见，包块缓慢生长，半数病例发现于1岁内，75%的病例发现于5岁内。女孩多见，男女之比为1∶2。肿瘤常为实性或者囊、实混合性，囊性少见；多数为成熟畸胎瘤，组织成分多为分化较好的3个胚层组织，约30%的病例可发生恶变；少数为未成熟畸胎瘤，其组织成分仍为3个胚层组织，但分化稍差且含有未成熟组织。

约20%的腹膜后畸胎瘤为腹膜后生殖细胞恶性肿瘤，该肿瘤常见于5岁前。发生于5岁内的腹膜后生殖细胞恶性肿瘤的肿瘤组织成分几乎均为卵黄囊瘤，大多数肿瘤为进展期，浸润邻近组织及器官，与周围组织广泛粘连，富含血管，以致无法剥离，在诊断时局部已经不能切除。腹膜后卵黄囊瘤的转移部位以肺部转移为主。偶尔，肾外肾母细胞瘤可来源于腹膜后畸胎瘤。

【发病机制】具体病因仍然不清楚。一种解释是原始生殖细胞异常迁徙或不全迁徙，即原始生殖细胞向性腺迁移的过程中发生异位于腹膜后，异位的原始生殖细胞的凋亡被抑制，形成腹膜后生殖细胞肿瘤；另一种假说是部分胚胎多潜能干细胞逃脱胚胎组织向正常组织分化的控制，从而形成肿瘤。后一种提法被一系列观察报道所支持：异位生殖细胞仅极少量被报道存在于人类胚胎中，绝大多数在胎龄18周消失；尽管从动物模型资料预测肿瘤源于减数分裂后期，另一些研究显示性腺外生殖细胞肿瘤在较大儿童中源于有丝分裂后期。

【临床表现】

1. 消化道或泌尿道症状　肿瘤早期可无任何症状，很少被发现，多数因腹围逐渐增加、洗澡时或体检时偶然发现腹部肿块而就诊。当肿瘤增大到一定体积，压迫或推移邻近相应内脏器官，引起消化系统或泌尿系统的相应症状。

(1) 消化系统症状：压迫或推移肠道及胰腺可引起消化道症状，如食欲缺乏、呕吐、消化障碍，甚至出现营养不良，生长发育停滞。压迫或推移肝门部胆管或胰头，可引起黄疸或茶色小便及白陶土样大便。

(2) 泌尿系统改变：压迫或推移肾脏或输尿管可引起尿路形态异常，如肾脏位置发生变化，肾脏外形变扁或呈横位，肾盂积水，输尿管扩张等。

2. 腹部肿块

(1) 触诊腹部肿块，表现为肿块较固定、不易活动，无明显压痛及叩痛，囊性和/或实性，边界清楚。肿块多为球形且表面光滑、无结节，部分肿块呈分叶状致表面不规则。

(2) 屈膝平卧时可明显触及肿块，进行起卧试验或膝胸位试验检查肿块时，则包块不容易触及。位于脊柱旁一侧的肿块，多数情况下体检时该侧肋脊角的角度有所增大，且肋脊角处较对侧明显饱满。

(3) 包块在数小时内突然增大，同时伴有血红蛋白的同步降低，则预示瘤体内可能出血。

3. 恶性肿瘤表现　腹膜后卵黄囊瘤可伴乏力、贫血、发热、消瘦等肿瘤恶病质表现。当肿块短期内迅速增大则需警惕肿瘤恶变的可能。

【辅助检查】

1. 腹部X线平片　多数可见肿块内有骨骼、牙齿影，或粗大、片状钙化阴影或斑块，部分病例可见肠道被推向一侧。

2. CT、MRI检查　CT可显示瘤体内不规则的骨骼影或钙化灶，瘤体呈囊性和实质性混合存在，部分肿瘤中含脂肪组织。CTA检查可显示肿瘤血供及与周围血管和脏器的关系，肾脏被推移后移位及肾脏外形变化，少数病例因输尿管受压出现肾盂或部分输尿管扩张，提供与其他腹膜后肿瘤如肾母细胞瘤、神经母细胞瘤等进行鉴别的资料。MRI可精确显示肿块范围、组织结构，以及肿瘤与周边组织、血管及脏器如肾脏、胰腺、消化道等的关系。

3. 肿瘤标志物　腹膜后成熟畸胎瘤的血清AFP大多正常，部分腹膜后未成熟畸胎瘤血清AFP有一定程度增高，腹膜后卵黄囊瘤血清AFP大多明显升高。

【诊断】根据腹部脏器受压推移出现食欲减退、呕吐、消化障碍等消化道症状；体检发现腹部肿块位置深、较固定、不易活动，无明显压痛及叩痛，肿块多呈球形或分叶状，不规则，囊性和/或实性，边界清楚，表面光滑、无结节，肋脊角饱满；影像学检查提示肿块为囊、实混合性，含脂肪或钙化物，同侧肾脏推移及移位情况；结合部分病例肿瘤标志物AFP轻度升高或正常，临床可以初步诊断为腹膜后畸胎瘤。

当出现腹部肿块短时间内迅速增大，同时伴乏力、贫血、发热、消瘦等肿瘤恶病质表现，影像学检查显示肿块以实质为主、比较均质，含极少部分脂肪或钙化物，肿瘤标志物AFP明显升高者，腹膜后恶性畸胎瘤或卵黄囊瘤可能性大。

【鉴别诊断】

1. 肾母细胞瘤(Wilms tumor，NT)　多发生于1~3岁，生长快，大小与临床症状不成比例；包块实质性，中等硬度，光滑，圆形/椭圆形，多转移至肺；尿香草扁桃酸阴性；X线检查无钙化；CTA或者IVP

提示肾盂肾盏推移变形、破坏或不显影。肾外肾母细胞瘤偶尔可来源于腹膜后畸胎瘤。

2. 神经母细胞瘤(neuroblastoma,NB) 多发生于2岁内,包块生长迅速,易转移,多见贫血、消瘦、发热;包块实质性坚硬固定,不规则,表面有大小不等的结节,多转移到骨髓、骨、肝脏、肾脏等;尿香草扁桃酸阳性;X线检查提示泥沙样钙化,CTA提示肾受压推移或不显影。

3. 胰母细胞瘤(pancreatoblastoma) 为儿童最常见的胰腺恶性肿瘤,亦为胚胎性肿瘤,多见于4岁内幼儿。肿瘤与胰腺关系密切,可位于胰腺任何部位,既可侵占整个胰腺,亦可位于胰腺一侧,包块为实质性,欠活动。多数无临床症状及体征,约15%的病例合并黄疸,约40%的病例存在上腹部疼痛,部分病例可有食欲减退、呕吐、腹泻及消瘦。超过1/3的病例血清AFP升高。影像学检查无钙化及脂肪组织,多数不含液性成分,血供丰富。病理学检查可帮助确诊。

4. 寄生胎(parasitic fetus) 可能源于一个已经终止发育的孪生胎,其血供主要源于宿主的肠系膜上动脉,少部分源于肠系膜下动脉。特点:肿块具有脊柱结构,可见到排列顺序适当的其他成形的器官或骨骼。

【治疗】

1. 治疗原则

(1)一旦发现为腹膜后畸胎瘤,应尽早、及时手术切除,术中注意保护邻近脏器及血管,运用无瘤技术,尽量完整切除肿瘤,以减少恶变及术后复发机会。

(2)腹膜后畸胎瘤尤其瘤体巨大的病例,多与肾脏、肾上腺、胰腺、下腔静脉与腹主动脉等重要脏器和血管粘连,与腹膜后大血管及其分支关系密切。因肿瘤膨胀性生长,易使血管拉长、变细、移位,在剥离肿瘤的过程中,应仔细辨认并保护这些血管。

(3)根据CCCG-GCT小儿腹膜后卵黄囊瘤的危险度分组及治疗方案(表3-28-9),对小儿腹膜后卵黄囊瘤进行综合治疗。术前评估一期手术不能完整切除肿瘤或有远处转移的腹膜后卵黄囊瘤,可通过肿瘤穿刺等明确诊断后,先行术前新辅助化疗,使肿瘤缩小,延期行手术切除,以减少包括肾脏、肾上腺、胰腺、下腔静脉及其属支、腹主动脉及其属支、输尿管损伤等手术并发症的发生。

2. 手术治疗

(1)手术切口:取偏向肿瘤所在一侧、多超过中线的上腹部横切口,如果肿瘤位于第一肝门附近,亦可选经剑突下方"人"字行切口,以便充分显露肿瘤。

(2)手术要点

1)因肿瘤来自腹膜后,应首先从升、降结肠的外侧切开腹膜壁层,游离升、降结肠并推向对侧,从肿瘤包膜外辨认并结扎肿瘤的供血血管,再剥离肿瘤与脏器或血管间粘连。

2)腹膜后畸胎瘤大多骑跨于腹主动脉表面,将胰腺、十二指肠、胃和结肠推向前方,肾脏被挤向下方,并与之粘连明显。剥离肿瘤过程中,应随时辨认从腹主动脉或下腔静脉发出的各重要属支。为保护腹腔重要器官,有时需将肿瘤分块切除。

3)因下腔静脉及其属支、腹主动脉及其属支,可穿行于瘤体内或嵌入分叶状的肿瘤表面凹槽内,加上肿瘤膨胀性生长过程将血管拉长,致使血管变细、移位,在剥离肿瘤的过程中,即使是小血管进入肿瘤内,也可能是未认清的重要血管,术中应仔细辨认并保护这些血管。

4)腹膜后巨大囊性畸胎瘤常占满大部分腹腔间隙,可先用无瘤技术放液,减小体积以利于操作。为使患儿逐渐适应腹腔内压力改变,常用套管针插入囊内,缓慢放出部分囊肿内容物,再钳夹穿刺处。

5)经术前新辅助化疗的腹膜后卵黄囊瘤,经常与其他器官粘连紧密,剥离粘连的操作应更细致,必要时行锐性剥离,将血管从瘤体上分离,尤其应谨防肠系膜根部血管、门静脉等损伤。同时运用无瘤操作技术,避免肿瘤播散及转移。

3. 综合治疗 Ⅰ、Ⅱ期的腹膜后卵黄囊瘤,手术精确分离及切除肿瘤后,予以辅助化疗;Ⅲ、Ⅳ期腹膜后卵黄囊瘤,需先术前新辅助化疗后行切除手术,再进行术后卡铂+依托泊苷+博来霉素或者顺铂+依托泊苷+博来霉素的辅助化疗,难治者必要时加免疫治疗、放疗等综合治疗(表3-26-9)。

表3-26-9 CCCG-GCT小儿腹膜后卵黄囊瘤的危险度分组与治疗方案

分组	分组依据及治疗方案
低危组	腹膜后未成熟畸胎瘤,单纯手术 ± 化疗
中危组	Ⅰ、Ⅱ期腹膜后卵黄囊瘤,手术与化疗
高危组	Ⅲ、Ⅳ期腹膜后卵黄囊瘤,术前化疗、手术、术后化疗

【预后】腹膜后良性畸胎瘤及未成熟性畸胎瘤，如果手术能完整切除肿瘤，则预后非常好。但多数病例由于瘤体较大，常与重要血管关系密切，少部分肿瘤术前或术中破溃不易完整切除，可能出现术后微小残留。因此，5年内需定期影像学及肿瘤标志物AFP检查，警惕肿瘤复发及部分复发肿瘤出现恶变。

腹膜后卵黄囊瘤的预后与肿瘤分期、分级、肿瘤对治疗的敏感性及是否接受正规治疗密切相关。腹膜后卵黄囊瘤常见于5岁前，大多数肿瘤为进展期，POG/COG研究中应用顺铂+依托泊苷+博来霉素化疗，6年无瘤生存率可达83%。

诊治要点

- 腹膜后畸胎瘤位居性腺外畸胎瘤第三位，婴幼儿期多见，女孩多见，包块缓慢生长，半数病例发现于1岁内，多数为成熟畸胎瘤。
- 约20%腹膜后畸胎瘤为腹膜后生殖细胞恶性肿瘤，该肿瘤常见于5岁前，肿瘤组织成分几乎均为卵黄囊瘤；腹膜后卵黄囊瘤的转移部位以肺部转移为主。偶尔，肾外肾母细胞瘤可来源于腹膜后畸胎瘤。
- 肿瘤早期可无任何症状，当肿瘤增大到一定体积，压迫或推移邻近相应内脏器官，可引起消化系统或泌尿系统的相应症状；触诊腹部肿块，表现为肿块较固定、不易活动，无明显压痛及叩痛，囊性和/或实性，边界清楚；包块在数小时内突然增大，同时伴有血红蛋白的同步降低，则预示瘤体内出血可能；当肿块短期内迅速增大则需警惕肿瘤恶变可能。
- 根据腹部脏器受压推移出现食欲减退、呕吐、消化障碍等消化道症状，体检发现腹部肿块，影像学检查提示肿块为囊、实混合性，含脂肪或钙化物，CTA或者IVP检查显示同侧肾脏推移及移位情况，结合部分病例肿瘤标志物AFP轻度升高或正常，临床可以初步诊断为腹膜后畸胎瘤。
- 应尽早、及时手术切除，术中注意保护邻近脏器及血管，运用无瘤技术，尽量完整切除肿瘤，以减少恶变及术后复发机会；术前评估一期手术不能完整切除肿瘤或有远处转移的腹膜后卵黄囊瘤，可通过肿瘤穿刺等明确诊断后，先行术前新辅助化疗，使肿瘤缩小，延期行手术切除。
- Ⅰ、Ⅱ期的腹膜后卵黄囊瘤，手术精确分离及切除肿瘤后，予以辅助化疗；Ⅲ、Ⅳ期腹膜后卵黄囊瘤，需先术前新辅助化疗后延期行切除手术，术后继续辅助化疗，难治性者必要时行免疫治疗、放疗等综合治疗。

三、纵隔及其他部位肿瘤

纵隔是性腺外生殖细胞瘤(GCT)常见的好发部位，仅次于骶尾部区，占6%~10%。纵隔GCT起源于胚胎迁移过程中被滞留在纵隔内(主要是胸腺区)的原始生殖细胞，以畸胎瘤最为常见，少见内胚窦瘤、绒毛膜癌等其他类型。畸胎瘤分为成熟畸胎瘤、成熟囊性畸胎瘤(皮样囊肿)、未成熟畸胎瘤和恶性畸胎瘤，以成熟畸胎瘤最常见，恶性畸胎瘤除了未成熟组织外，还包含恶性组织，预后不良。纵隔GCT常与47,XXY综合征(Klinefelter综合征)相关。

【临床表现】纵隔GCT常发生于前纵隔和上纵隔，也有可能在所有部位发生。肿瘤若体积较小则可无临床症状，若瘤体长到一定程度产生压迫时，可出现被压迫器官的相关症状，如压迫气管或肺则表现为呼吸困难、咳嗽、咯血、胸痛等。婴幼儿早期可出现咯血等呼吸道症状，男女均可患病；年长儿症状出现相对较晚，但年长儿更容易为恶性，且几乎均见于男性。

【辅助检查】

1. 影像学　胸部X线检查可以发现肿瘤，多数位于前纵隔，呈圆形、椭圆形或大分叶状，一般向一侧突出，右侧多见。瘤体大小不一，边界清楚，多数为软组织密度影，可伴有钙化或骨性成分。发现成堆牙齿或骨骼影则具有诊断价值。胸部CT可以反映肿瘤异质性的特征，分辨出脂肪组织与钙化(高亮点)，可辅助成熟畸胎瘤的诊断。未成熟畸胎瘤为实性肿块，很少有钙化和脂肪成分，增强扫描强化不均匀。当肿瘤在心包内时血管造影有助于显示补充出其血管解剖。

2. 肿瘤标志物　肿瘤卵黄囊成分可以分泌AFP，发生恶性转化，绒毛膜成分可以分泌β-hCG。因此，可以测定血浆中AFP、β-hCG、CEA和CA12-5等肿瘤标志物，帮助诊断，并在治疗及随访过程中进行监测。

3. 病理　与发生在性腺内的GCT的病理形态学表现一致。

4. 骨髓穿刺及染色体检查　可帮助诊断是否发生急性髓系白血病(AML)和/或47,XXY综合征，尤其是年长儿和男性患儿。

5. 基因检测 有研究提示<8 岁的纵隔恶性 GCT 与发生在骶尾部者有同样的基因获得或丢失，>8 岁的纵隔 GCT 与发生在性腺者的基因表达谱类似。

【治疗】纵隔 GCT 需要手术切除，手术通路依赖于肿瘤的大小和位置。肿瘤通常有完整的囊腔，容易被切除。但如果仅手术切除而不行化疗，复发率非常高，预后很差。目前，在多学科综合诊治模式（MDT）下，一般先给予新辅助化疗，化疗方案可参考性腺内 GCT 的方案，然后再手术切除，术后继续化疗，长期无病生存率在 55%~70%。

1. 纵隔 GCT 与 47，XXY 综合征 47，XXY 综合征（Klinefelter 综合征）又称克氏综合征、先天性睾丸发育不全或原发小睾丸症、先天性生精小管发育不全，患者性染色体为 XXY，即比正常男性多了一条 X 染色体。携带 47，XXY 的男性容易发生 GCT，尤其是纵隔 GCT。在患 GCT 的男性中有约 3% 是 47，XXY 综合征患者，在男性纵隔 GCT 患者中有约 1/3 患 47，XXY 综合征。47，XXY 综合征患者发生 GCT 的风险为 0.00 025，即 1/4 000 男性，风险值高达 18.8（95% 置信区间为 11.7~30.0），其发生纵隔 GCT 的风险较非 47，XXY 综合征患者高约 19 倍。因此，诊断纵隔 GCT 的男性都应该检查是否为 47，XXY 综合征患者。在年龄分布上，青春期男性患者有约 1/2 为 47，XXY 综合征患者。

2. 纵隔 GCT 与急性髓系白血病（AML） 纵隔 GCT 较为独特的临床表现与 AML 相关，部分纵隔 GCT 是在 AML 诊断之前发生的，部分是与 AML 同期诊断的。这些患儿都是男性，多发生在青春期或青年阶段，纵隔肿物为非精原细胞瘤，骨髓检查提示为 AML，以 M_1、M_0 或 M_7 多见，染色体分析以复杂核型和超二倍体多见。有纵隔 GCT 病史是发展成 AML 的高危因素之一，所有男性纵隔 GCT 患者都需要长期随诊关注，总体预后不佳。

其他部位的 GCT 罕见，临床表现多样，诊断主要靠病理确诊，辅以肿瘤标志物和影像学改变，治疗可参考同样病理类型的性腺内 GCT。

诊治要点

- 纵隔是性腺外 GCT 常见的好发部位，多发生于前纵隔和上纵隔。
- 肿瘤体积较小时可无临床症状，增大后可压迫气道或肺，表现为呼吸困难、咳嗽、咯血、胸痛等。
- 胸部影像学及肿瘤标志物检查同其他部位 GCT。
- 因男性尤其是青春期男性患儿，罹患纵隔 GCT 时易与 47，XXY 综合征相关，且是发展成 AML 的高危因素，故对此类患儿需要增加染色体及骨髓穿刺检查。
- 纵隔 GCT 需要手术切除，术前、术后给予化疗，方案基本同其他部位 GCT。
- 治疗结束后需要长期随访，尤其是需要注意有无 AML 的发生。

（王 珊 李长春 赵卫红）

参考文献

[1] SWAMY R, EMBLETON N, HALE J. Sacrococcygeal teratoma over two decades: birth prevalence, prenatal diagnosis and clinical outcomes. Prenat Diagn, 2008, 28 (11): 1048-1051.

[2] SCHNEIDER DT, CALAMINUS G, KOCH S, et al. Epidemiologic analysis of 1, 442 children and adolescents registered in the German germ cell tumor protocols. Pediatr Blood Cancer, 2004, 42 (2): 169-175.

[3] PALMER RD, BARBOSA-MORAIS NL, GOODING EL, et al. Pediatric malignant germ cell tumors show characteristic transcriptome profiles. Cancer Res, 2008, 68 (11): 4239-4247.

[4] MANN JR, GRAY ES, THORNTON C, et al. Mature and immature extracranial teratomas in children: the UK Children's Cancer Study Group Experience. J Clin Oncol, 2008, 26 (21): 3590-3597.

[5] DE BACKER A, MADERN GC, PIETERS R, et al. Influence of tumor site and histology on long-term survival in 193 children with extracranial germ cell tumors. Eur J Pediatr Surg, 2008, 18 (1): 1-6.

[6] COZZI F, SCHIAVETTI A, ZANI A, et al. The functional sequelae of sacrococcygeal teratoma: a longitudinal and cross-sectional follow-up study. J Pediatr Surg, 2008, 43 (4): 658-661.

第 5 节 挽救治疗的策略

对于儿童 GCT，除成熟畸胎瘤外，单纯局部切除有约 90% 的患儿可能会复发。以顺铂为基础的联合化疗加入儿童 GCT 的综合治疗后疗效明显提高，但诊断时已有远处转移的晚期患儿仍有 30% 左右对铂类耐药，进而导致复发，需要进行挽救治疗。

在挽救治疗前需要先做如下评估：肿瘤的生物学特性（病理类型是否有误、是否存在 *P53* 基因突变等），病初是否接受了规范的多学科综合治疗尤其是规范的化疗，对治疗的初始反应如何，已知的预后不良因素，复发时间、部位及肿瘤大小等。然后，与患儿及家长就挽救治疗的疗效、毒副作用、药物的可及性及花费等进行深入沟通，最后选择合适的挽救治疗方案。

常用的挽救治疗方案为紫杉醇、异环磷酰胺和顺铂组成的 TIP 方案。有研究对 14 例复发睾丸 GCT 患者应用了上述挽救治疗方案，其中 10 例是顺铂应用后复发的，没有一例预期对常规剂量的挽救方案效果良好，结果显示有 5 例仅用 TIP 方案化疗就显示了良好反应（1 例完全缓解、4 例部分缓解），1 例在 TIP 方案之后接受了手术切除，2 例完全缓解存活 81.3 个月和 25.4 个月，另外 2 例病情稳定分别存活 69.3 个月和 27.4 个月。中位随访时间为 41 个月（11.1~137.6 个月），中位生存时间为 21.2 个月（5.0~112.6 个月）。提示即使是有预后不良因素的难治或复发 GCT 患者，此方案仍有较好的疗效。

高剂量化疗联合自体造血干细胞移植也是治疗复发 GCT 的一个选择。方案以卡铂、依托泊苷为基本药物，第三个药物可选用环磷酰胺或异环磷酰胺，也有选择紫杉醇或吉西他滨的报道，在应用 2~3 个疗程后进行自体造血干细胞移植。应用此挽救治疗后达到第二次完全缓解（CR2）的概率约为 30%~63%。第一次自体造血干细胞移植后达到 CR2 者预后较好。有研究观察了以 3 个疗程的大剂量卡铂和依托泊苷联合自体造血干细胞移植治疗 96 例复发 GCT，结果显示有 19 例（19.8%）患者在一个疗程后即达到 CR2，中位无疾病进展生存时间和中位总生存时间分别为 9.6 个月和 34.8 个月。进一步分析达到早期 CR2 的患者也都是在一线博来霉素、依托泊苷和顺铂治疗后达到 CR1 的患者。提示对一线治疗有效、晚复发和某些病理类型者应用高剂量化疗联合自体造血干细胞移植的方案有效。

近年来，有研究认为在 GCT 中带有 IGF1R 高表达或相关信号通路活跃者可能会对顺铂产生获得性耐药，针对 IGF1R 的靶向药物可能改善顺铂耐药 GCT 患者的疗效。随着对免疫治疗的研究进展，也有应用西罗莫司或免疫检查点抑制剂 PD-1 等治疗复发患者的报道，但均在临床试验阶段或者仅为个例报道。

（赵卫红）

参考文献

[1] LORCH A, BEYER J. High-dose chemotherapy as salvage treatment in germ-cell cancer: when, in whom and how. World J Urol, 2017, 35 (8): 1177-1184.

[2] PARK S, LEE S, LEE J, et al. Salvage chemotherapy with paclitaxel, ifosfamide, and cisplatin (TIP) in relapsed or cisplatin-refractory germ cell tumors. Onkologie, 2011, 34 (8-9): 416-420.

[3] NARAYAN V, GUNNARSSON O, HWANG WT, et al. Risk-stratified initial salvage therapy for relapsed or refractory metastatic germ cell tumors. Clin Genitourin Cancer, 2016, 14 (6): 524-529.

[4] GOSSI F, SPAHN M, SAMARAS P, et al. Response to first-line treatment and histology are associated with achieving complete remission after the first salvage high-dose chemotherapy in relapsing germ cell tumor patients. Bone Marrow Transplant, 2018, 53 (7): 820-825.

[5] SELFE J, GODDARD NC, MCINTYRE A, et al. IGF1R signalling in testicular germ cell tumour cells impacts on cell survival and acquired cisplatin resistance. J Pathol, 2018, 244 (2): 242-253.

第 6 节　毒副作用和远期疗效

在 20 世纪，儿童实体瘤包括 GCT 的临床及研究重点是如何提高近期疗效。进入 21 世纪以来，多种化疗药物的研发、支持治疗的进展，尤其是 MDT 的应用使 GCT 的疗效大幅度提高。在保证近期疗效的基础上，越来越多的研究转移到如何降低患者治疗的毒副作用和进一步提高远期疗效方面。

目前，多数 GCT 患儿都要接受化疗（PEB/JEB 方案为主的化疗）和手术，化疗期间毒副作用的发生同其他肿瘤患儿，长期遗留且较为特殊的毒副作用有以下方面。①对生长的影响：此类患儿年龄较小，在治疗期间生长速率下降是普遍存在的，治疗结束后多数患儿可出现生长加速现象，但少数患儿的最终身高可能仍达不到正常水平。②听力损伤：顺铂是 GCT 常规化疗方案中的主要药物，其可以导致患儿听力尤其是高频听力损伤，发生率大约为 10%，需要在治疗前后给予监测。③肺纤维化：博来霉素也是此类患儿常规化疗方案中的重要药物，其可能导致肺纤维化，需要尽量减少此类患儿的肺部感染，以减少此并发症的发生。④第二肿瘤：与同龄儿童相比，长期生存的肿瘤患儿发生第二肿瘤的概率是正常儿童的10~20倍。生殖细胞肿瘤患儿的化疗时间较短，烷化剂应用很少或没有，多数也没有接受放疗，因此发生第二肿瘤的概率远远低于霍奇金淋巴瘤、视网膜母细胞瘤、白血病及其他接受大剂量放疗的肿瘤患儿，且最近基因测序的研究表明第二肿瘤的发生似乎与化疗强度无明显相关，可能与某些药物代谢酶活性或患儿自身遗传易感性关系更大。⑤性腺器官或功能受损：发生于性腺内的生殖细胞肿瘤手术时需要切除同侧的卵巢或睾丸，发生在盆腔或骶尾部的肿瘤晚期可能会侵犯子宫、阴道、直肠等周围脏器。如果肿瘤对化疗不敏感、治疗不规范或复发患儿再次手术则可能会损伤这些周围脏器。

GCT对放、化疗均较敏感。目前，在合理治疗尤其是多学科综合诊疗模式下，规范治疗其总体预后良好，总体5年无事件生存率可达75%~90%，Ⅰ、Ⅱ期性腺内生殖细胞瘤的长期无事件生存率接近100%，Ⅲ、Ⅳ期约95%；性腺外Ⅰ、Ⅱ期生殖细胞瘤的长期无病生存率也约为90%，Ⅲ、Ⅳ期约75%。原发肿瘤所在部位、有无内脏转移、手术是否完全切除、是否接受规范化疗等是影响预后的主要因素。

虽然儿童GCT多数对化疗敏感，目前开展的强调化疗作用的MDT能最大程度地使肿瘤缩小，减少手术创伤，但要想长期无病生存不复发，仍然需要手术切除。发生在性腺内者在手术切除时须切除同侧的性腺，发生在骶尾部的肿瘤晚期或复发患儿在保留子宫、阴道上也存在一定的难度。未来如果能研制出针对此肿瘤的靶向药物，配合化疗，有可能在部分患儿手术中仅仅切除肿物，性腺、子宫和阴道能被完整保留，将大大提高这些患儿以后的生活质量。另外，儿科肿瘤专家、泌尿外科、妇科及成人肿瘤专家等之间通力合作，也有助于更好地治疗GCT患者。

目前，在儿童GCT相关的基因研究方面，仍没有明确的结果可应用到临床的诊断、分型及预后判断等，随着高通量基因分析方法及各种组学研究的进一步开展与经验积累，相信未来在GCT患儿的基因及基因异常方面会有突破，临床上能真正实施个体化的精准治疗，从而保证绝大多数患儿都能得到最恰当的治疗，进一步提高长期无病生存率。

（赵卫红）

参考文献

[1] ALSDORF W, SEIDEL C, BOKEMEYER C, et al. Current pharmacotherapy for testicular germ cell cancer. Expert Opin Pharmacother, 2019, 20 (7): 837-850.

[2] OLSON TA, MURRAY MJ, RODRIGUEZ-GALINDO C, et al. Pediatric and adolescent extracranial germ cell tumors: The road to collaboration. J Clin Oncol, 2015, 33 (27): 3018-3028.

[3] CHIEFFI P. An up-date on novel molecular targets in testicular germ cell tumors subtypes. Intractable Rare Dis Res, 2019, 8 (2): 161-164.

[4] POYNTER JN, RICHARDDSON M, ROESLER M, et al. Family history of cancer in children and adolescents with germ cell tumours: a report from the Children's Oncology Group. Br J Cancer, 2018, 118 (1): 121-126.

[5] EVERS M, RECHNITZER C, GRAEM N, et al. Epidemiological study of paediatric germ cell tumours revealed the incidence and distribution that was expected, but a low mortality rate. Acta Paediatr, 2017, 106 (5): 779-785.

[6] GOSSI F, SPAHN M, SAMARAS P, et al. Response to first-line treatment and histology are associated with achieving complete remission after the first salvage high-dose chemotherapy in relapsing germ cell tumor patients. Bone Marrow Transplant, 2018, 53 (7): 820-825.

第二十七章　罕见恶性肿瘤

第1节　概述

据2016年中国癌症统计数据，癌症已成为我国疾病死因之首。与此同时，儿童恶性肿瘤日益引起全世界更为广泛的关注，美国癌症协会（American Cancer Society，ACS）于2015年发布的《全球癌症事实与数据（第3版）》中显示，仅2012年全球有16.33万儿童确诊为肿瘤，0~14岁儿童发病率约为14.6/10万，其中84%的肿瘤患儿在发展中国家。儿童恶性肿瘤病死率居高不下，每年约8万例儿童因肿瘤死亡，在15岁以下儿童当中，成为仅次于意外事故的第二位儿童常见死因。然而，随着临床诊疗水平的不断进步以及人类对于疾病发生发展机制的不断探索，儿童恶性肿瘤的5年生存率逐渐增高，这意味着儿童罹患恶性肿瘤不再意味着被宣判死刑，而有越来越大的可能性得到长期缓解，甚至有望治愈。

儿童罕见的恶性肿瘤包括发生于儿童期的成人常见恶性肿瘤、与年龄不相关的罕见恶性肿瘤，具有罕见的组织病理学类型、临床表现形态或罕见发生部位的儿童常见恶性肿瘤。与成人不同的特点是，儿童恶性肿瘤多来源于中胚层组织而非上皮组织，从形态上观察与胚胎期的幼稚组织相似。尽管化疗对于大多数罕见恶性肿瘤效果明显，但具体的治疗效果及预后主要决定于肿瘤的诊断和分期，需根据不同的儿童肿瘤分型、分期、组织类型、亚型以及生物学特性采取不同的综合治疗方案。本章将对儿童各系统罕见恶性肿瘤进行阐述。

（倪　鑫）

参考文献

[1] TANABE Y, ICHIKAWA H, KOHNO T, et al. Comprehensive screening of target molecules by next-generation sequencing in patients with malignant solid tumors: guiding entry into phase I clinical trials. Molecular Cancer, 2016, 15 (1): 73.

[2] MYLONAS KS, NASIOUDIS D, TSILIMIGRAS DI, et al. A population-based analysis of a rare oncologic entity, malignant pancreatic tumors in children. Journal of Pediatric Surgery, 2018, 53 (4): 647-652.

[3] MIRZA FN, TUGGLE CT, ZOGG CK, et al. Epidemiology of malignant cutaneous granular cell tumors: A United States Population-Based Cohort Analysis using the Surveillance, Epidemiology, and End Results (SEER) Database. Journal of the American Academy of Dermatology, 2018, 78 (3): 490-497.

[4] NASSER HM, BEKELE WA, MEKONEN G, et al. Epidemiology of measles in the metropolitan setting, Addis Ababa, Ethiopia, 2005-2014: a retrospective descriptive surveillance data analysis. BMC Infectious Diseases, 2018, 18 (1): 400.

[5] RIECHARDT AI, CORDINI D, REHAK M, et al. Trabeculectomy in patients with uveal melanoma after proton beam therapy. Graefes Arch Clin Exp Ophthalmol, 2016, 254 (7): 1379-1385.

第2节　嗅神经母细胞瘤

嗅神经母细胞瘤（olfactory neuroblastoma，ONB）是一种罕见的起源于嗅觉神经上皮内基底细胞的神经外胚层肿瘤，生长较缓慢，血供丰富，约占鼻腔、鼻窦恶性肿瘤的3%，其病因尚不明确。其发生部位与嗅黏膜分布区一致，包括上鼻甲、鼻中隔上部、鼻根部和筛孔等鼻腔顶部和近中鼻甲外侧壁，亦可延伸至颅底及颅内；肿瘤好发于鼻腔顶部，其发病率呈双峰分布，高峰分别是11~20岁和50~60岁。与大多数鼻腔、鼻窦恶性肿瘤不同的是，该病在女性中更为常见。

嗅神经母细胞瘤最早由Berger等人于1924年

描述，由于肿瘤确切的组织学来源尚不清楚，既往文献中常用不同的名称描述，但在最近的文献中常用的术语是感觉神经母细胞瘤（esthesioneuroblastoma，ENB）和嗅神经母细胞瘤。

【临床表现】嗅神经母细胞瘤具有不同的生物学行为，可表现为缓慢无痛性生长的肿瘤至具有高度侵袭性的肿瘤，甚至伴有远处转移。嗅神经母细胞瘤是一种局部侵袭性肿瘤，有向颈部淋巴结扩散的趋势。其早期临床症状不明显，最常见的表现为单侧进行性鼻塞、鼻出血、鼻窦炎，后期出现头痛、嗅觉减退或丧失等。其他伴随症状与病变累及的部位有关：鼻腔内肿物的增大可致外鼻形态的改变；眼眶受累可出现眼眶区疼痛、突眼、复视；额窦受累可出现额前区疼痛；累及颅内可出现头痛、呕吐等高颅压症状；累及视神经或视神经管可出现视力障碍。少数患者出现异位分泌血管升压素或促肾上腺皮质激素的副肿瘤综合征。因肿瘤早期无明显症状，故就诊时多数属于中晚期。

肿瘤分期是预后和治疗的重要指导，嗅神经母细胞瘤有其特异性的分期系统。最常用为Kadish分期系统（表3-27-1）以及Dulgerov分期系统（表3-27-2）。

表3-27-1　Kadish分期系统

分期	临床特征
A	病变局限于鼻腔内
B	病变累及鼻腔及鼻窦
C	病变超越鼻腔及鼻窦
D	颈部淋巴结转移及远处转移

表3-27-2　Dulgerov分期系统

分期	标准
T_1	肿瘤累及鼻腔或鼻旁窦（不包括蝶窦）
T_2	肿瘤累及鼻腔或鼻旁窦（包括蝶窦），延伸或侵蚀筛板
T_3	肿瘤延伸入眼眶或突入颅前窝，无硬脑膜侵犯
T_4	肿瘤累及脑组织
N_0	无颈部淋巴结转移
N_1	任何形式的颈部淋巴结转移
M_0	无远处转移
M_1	任何远处转移

【辅助检查】

1. 内镜检查　对患有鼻腔、鼻窦恶性肿瘤的患者，鼻腔内镜检查是必不可少的。软质及硬质内镜均可在肿瘤的早期阶段进行诊断。有些患者鼻腔内新生物呈典型的溃疡性生长，有些并不显著。肿瘤组织在周围黏膜中激发息肉样反应并不罕见。

2. 影像学检查　CT与MRI均可清楚显示肿瘤侵犯范围（图3-27-1、图3-27-2），MRI在对颅内、脑实质、眼眶的浸润显示方面优于CT，尤其对小范围病灶或肿瘤复发有重要价值。但CT在显示病灶内钙化及骨质破坏方面比MRI敏感。嗅神经母细胞瘤属于低度恶性肿瘤，多达80%的患者都会出现不同程度的骨质受侵，很多文献认为肿瘤周围骨质改变是诊断嗅神经母细胞瘤（olfactory neuroblastoma，ONB）的重要依据之一。对于鼻腔、鼻窦恶性肿瘤患者而言，需要完善CT与MRI检查对病灶进行评估，仅靠CT检查不足以准确评估疾病的分期。

胸部X线、腹部超声及腹部CT检查有助于发现全身转移。

3. 病理活检　是诊断嗅神经母细胞瘤的金标准，病理结果提示具有特征性组织病理学特点，并符合相应免疫组化结果即可确诊为嗅神经母细胞瘤。

病理表现：嗅神经母细胞瘤肿瘤组织大体呈灰红色，富含血管，呈息肉状，质地较软、脆，触之易出血。镜下细胞形态多样，可兼具神经上皮瘤和神经母细胞瘤的特征，混合存在且彼此可呈移行分布。肿瘤细胞小至中等大小，呈小圆形或小梭形，胞质稀少，染色质深，核膜不清，增生的血管纤维筛网状环绕间质将肿瘤分隔成片状、巢状、条索状或分叶状；分化好的可见Homer-Wright型假菊形团或Flexner-Wintersteiner型真菊形团。免疫组织化学标记中NSE、S-100蛋白表达阳性，虽然NSE的特异度较低，但灵敏度最高，因此免疫组化在嗅神经母细胞瘤诊断中起重要作用。

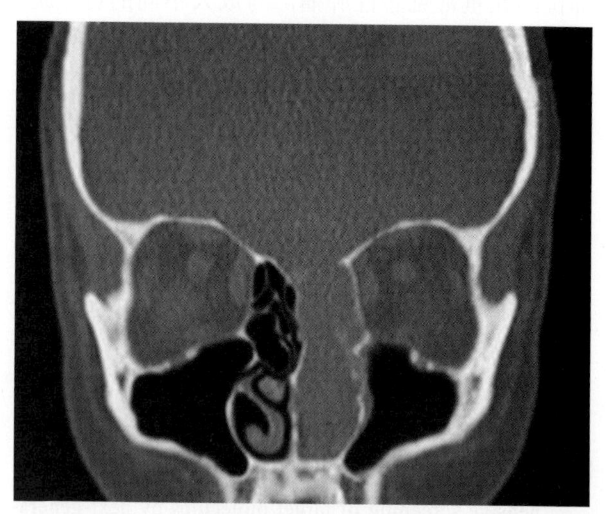

图3-27-1　嗅神经母细胞瘤患者的CT表现

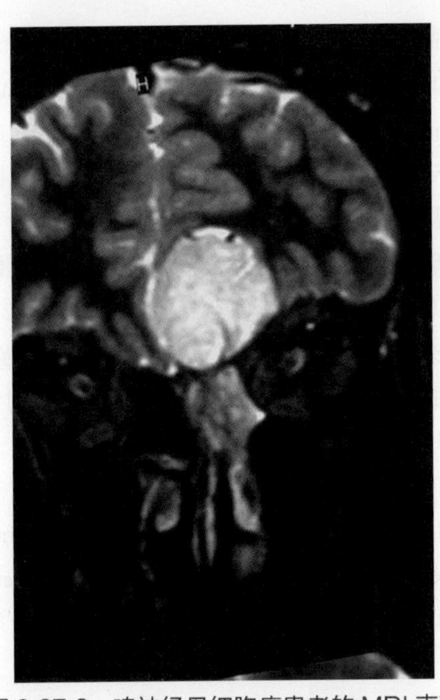

图 3-27-2 嗅神经母细胞瘤患者的 MRI 表现

【诊断】嗅神经母细胞瘤的诊断主要依靠病理学，结合临床症状、影像学结果进行分析。其起病隐匿，好发部位及病变中心多位于鼻腔顶部，早期症状多不典型，随肿瘤增大，主要临床表现为单侧鼻塞、鼻出血、嗅觉减退甚至丧失、头痛。鼻腔检查多能在鼻腔顶部和中鼻道见到淡红色或灰红色息肉样肿物，触之易出血。确诊主要依靠病理组织检查，CT和MRI检查对诊断及确定病变范围具有非常重要的意义，有助于早期诊断和治疗。

【鉴别诊断】

1. 鼻息肉（nasal polyp） 是一种赘生于鼻腔或鼻窦黏膜上突出于鼻腔黏膜表面的增生组织团。以鼻阻塞或鼻分泌物增多为常见表现，伴面部疼痛或肿胀感，嗅觉减退或丧失，为鼻部常见病，需与嗅神经母细胞瘤相鉴别；此病好发于成年人，儿童极少发生；常位于鼻道内，双侧多见，CT检查一般无骨质破坏；MRI平扫及增强亦可鉴别。

2. 内翻性乳头状瘤（inverted papilloma，NIP） 是鼻科最常见的良性肿瘤之一，好发于鼻腔侧壁，常侵入上颌窦、筛窦，呈膨胀性生长，窦壁有压迫性骨质吸收，常表现为鼻塞及鼻内肿块，可伴有流涕，涕中带血，也可有头面部疼痛和嗅觉异常等；MRI增强具有特征性强化方式，即呈卷曲脑回、相间条或柱状强化，这一强化方式可以与嗅神经母细胞瘤相鉴别。

3. 鼻腔（窦）癌（sinus cancer） 多见于老年患者，CT检查可见骨质破坏明显，破坏的骨质边缘毛糙，常先侵犯眼眶，再侵犯鼻腔顶部；腺样囊性癌病变在MRI增强后明显不均匀强化，呈“筛样”改变；病变常累及周围邻近结构，不少研究发现肿瘤沿神经跳跃性浸润是其特征性改变，可通过MRI与嗅神经母细胞瘤相鉴别。

4. 恶性黑色素瘤（malignant melanoma，MM） 是起源于皮肤和其他器官黑色素细胞的肿瘤，早期临床症状不明显，发现时多为晚期，致死率高，预后极差，该病多发生于成人，易发生转移，亦可侵犯鼻咽部，可通过鼻腔及鼻窦恶性黑色素瘤MRI动态增强扫描曲线相鉴别。

5. 淋巴瘤（lymphoma） 是原发于淋巴结或淋巴组织的恶性肿瘤，临床以无痛性，进行性淋巴结肿大为主要表现；本病可发生于任何年龄，但发病年龄高峰在31~40岁，几乎可以侵犯到全身所有组织和器官。鼻腔病理类型以NK/T细胞淋巴瘤和弥漫大B细胞淋巴瘤为主，常发生于鼻腔前部，易向前浸润鼻前庭、鼻翼、鼻背及邻近面部皮肤，骨质破坏轻微；鼻窦以弥漫大B细胞多见，表现为不成形肿块，骨质破坏明显；T_1WI呈等信号，T_2WI呈等信号，信号较均匀，坏死囊变少见，增强后轻度强化。近年来不少研究认为淋巴瘤DWI呈明显高信号。

【治疗】小儿嗅神经母细胞瘤的最佳治疗方案尚不清楚，治疗包括手术、放疗和/或化疗，临床上嗅神经母细胞瘤合适的治疗方案的选择主要根据嗅神经母细胞瘤所处的时期。A期和B期以手术为主，术后行或不行放射治疗，C期在术前行放射治疗，并在肿瘤切除术后行或不行放射治疗，单纯放疗多为D期发生远处转移且不能手术的患者。

1. 手术治疗 嗅神经母细胞瘤首选手术治疗，目前公认的做法是开放或内镜下颅面联合入路切除，与非颅面入路相比，颅面切除术降低了20%的局部复发率，提高了5年生存率；近年来，鼻内镜技术逐渐用于嗅神经母细胞瘤手术治疗，鼻内镜手术能够安全切除A期和B期肿瘤，切除范围不亚于颅面联合手术，其短期效果与传统手术相当，因其具有创伤小、可避免面部遗留瘢痕、保证患者良好生活质量的优势，因而临床应用迅速增多，并已用于C期的手术治疗。

2. 放疗 目前嗅神经母细胞瘤放射治疗主要用于手术后的综合治疗，由于鼻腔、鼻窦肿瘤具有复杂的解剖结构，判断术后切缘是否干净具有一定难度，术后放疗可减少肿瘤局部复发和提高局部控制率；

对于放射治疗的靶区范围、照射剂量、分割方式、颈淋巴结预防性照射与否等，当前尚无统一定论；目前认为术后放射剂量一般为50~70Gy；B期和C期通常需要辅助放疗，A期则可单独手术治疗；放疗也用于局部晚期远处转移肿瘤的治疗。

3. 化疗　嗅神经母细胞瘤是儿童化疗敏感肿瘤，在早期肿瘤的辅助治疗中，化疗的作用不是很明确，但在局部晚期和转移性肿瘤中，化疗有明确的作用。化疗可减少肿瘤的大小，减少压迫性症状，有助于进一步彻底清除肿瘤；可与放疗联合使用，以获得更好的效果。常用药物有顺铂、依托泊苷、多柔比星、长春新碱和环磷酰胺等；以顺铂为基础的方案成为嗅神经母细胞瘤首选的化疗方案，目前首选化疗方案为顺铂[33mg/(m^2·d)]和依托泊苷[100mg/(m^2·d)]，但应权衡可能的耳毒性和肾毒性。

【预后】因嗅神经母细胞瘤发病率低，要进行大样本量的病例研究或前瞻性研究相当困难，因此目前尚未对其标准治疗和预后指标达成统一意见。通过有效、合理的治疗，嗅神经母细胞瘤患者5年生存率可达50%。目前认为其预后与临床分期、治疗方式、淋巴结转移及复发部位有关；嗅神经母细胞瘤易复发，有文献报道晚期患者复发率为42%，远处转移患者预后差，并且发生远处转移的患者通常在短时间内死亡。

诊治要点

- 嗅神经母细胞瘤属于儿童罕见恶性肿瘤，易侵及邻近组织，并发生血行和淋巴结转移，其最终确诊主要依靠病理组织学，并结合其临床症状、影像学结果等。
- 早期症状多不典型，随着肿瘤的增大，最常见的表现为单侧进行性鼻塞、鼻出血、鼻窦炎、头痛、嗅觉降低或丧失等。
- CT和MRI检查对诊断及确定病变范围具有非常重要的意义，内镜检查有助于肿瘤的早期诊断和治疗。
- 儿童嗅神经母细胞瘤的最佳治疗方案尚不明确，主要根据肿瘤分期进行选择，A期与B期患者以手术为主，C期患者术前即行放射治疗，D期患者多为单纯放疗。
- 通过有效、合理的治疗，嗅神经母细胞瘤患者5年生存率可达50%，但该病易复发，其伴有远处转移的患者预后差，死亡率高。

（倪　鑫）

参考文献

[1] LELL M, MANLSOPOULOS K, UDER M. Imaging of head and neck legion. Radiologe, 2016, 56 (2): 181-201.
[2] 罗宁, 郭汝元. 嗅神经母细胞瘤23例临床分析. 中国药物与临床, 2018, 18 (3): 417-419.
[3] 陈瑞楠, 郑汉朋, 许崇永, 等. 鼻腔鼻窦腺样囊性癌CT和MRI诊断. 医学影像学杂志, 2016, 26 (2): 214-217.
[4] 许庆刚, 尹红霞, 鲜军舫, 等. MRI及动态增强扫描对鼻腔及鼻窦恶性黑色素瘤的诊断价值. 放射学实践, 2016, 31 (2): 155-158.
[5] THOMAS SB, BALASUBRAMANIAM D, HIRAN KR, et al. Esthesioneuroblastoma with intracranial extension: A non-surgical approach. Asian J Neurosurg, 2016, 11: 313.

第3节　鼻咽癌

鼻咽癌（nasopharyngeal carcinoma，NPC）是一种发生于鼻咽腔顶部和侧壁的恶性肿瘤，为我国最为常见的头颈部恶性肿瘤。好发于广东、广西、福建、湖南等地。鼻咽癌在各个年龄阶段均可发生，但在儿童期鼻咽癌较为少见，发病率约为14.6/10万，约占儿童恶性肿瘤的1%，占儿童鼻咽部恶性肿瘤的40%~50%。儿童鼻咽癌的中位发病年龄为13岁，男童患病率高于女童（男女比为1.8∶1），且黑种人相对高发。

鼻咽癌有多种病理学分类标准，按WHO标准分为三类：Ⅰ型，又称角化鳞状细胞癌，该亚型和其他头颈部癌症相似；Ⅱ型，又称非角化鳞状细胞癌；Ⅲ型，又称未分化癌（或淋巴上皮样癌），是鼻咽癌最常见的亚型。在西方国家，鼻咽癌属散发，多为Ⅰ型，主要与患者暴露于酒精、烟草等典型头颈部癌症危险因素有关。东南亚、地中海盆地和阿拉斯加的爱斯基摩人的家族聚集性鼻咽癌通常为组织学Ⅱ型或Ⅲ型。

小儿鼻咽癌和成人鼻咽癌较相似，几乎所有Ⅲ型鼻咽癌患者EB病毒均呈阳性。美国小儿鼻咽癌研究表明，非裔美国人和亚裔儿童发病率较高。

【病因与发病机制】儿童鼻咽癌的病因尚不明确，多种因素与鼻咽癌的发生发展有关，包括EB病毒、基因易感性、环境因素等。EB病毒在鼻咽癌的发病机制中发挥关键作用。作为疱疹病毒家族的成员之一，EB病毒可感染宿主并在宿主体内形成持续感染。多数人类EB病毒的感染源于口咽部。EB病毒基因之间由核内蛋白[EB病毒核抗原(Epstein-Barr virus nuclear antigen,EBNA)]参与复制,潜伏膜蛋白(latent membrane protein,LMP)刺激细胞生长。鼻咽癌患者体内常可见抗EB病毒免疫球蛋白G(IgG)和免疫球蛋白A(IgA)水平升高,未分化型鼻咽癌患者体内该现象尤其显著。在高发地区,可利用抗EB病毒血清型进行鼻咽癌筛查和早期诊断。除血清学指标外,还可利用分子学指标协助诊断,如鼻咽癌肿瘤细胞中可见EB病毒DNA,患者血清可检出EB病毒DNA,其检出水平与治疗反应和疾病复发相关。此外,EB病毒DNA可能通过克隆增殖,表明癌变细胞内即存在EB病毒,提示EB病毒在癌变过程的作用。总体而言,相关研究数据表明鼻咽癌可能存在多重致病因素。在EB病毒持续感染的条件下,EB病毒的*LMP*和*NA*基因表达刺激鼻咽癌细胞的生长。随后,患者与致癌环境因素接触,如挥发性亚硝胺等因素,可诱导抑癌基因丢失,最终导致细胞不可控增殖和癌变。

研究发现,原位癌内发现EB病毒,癌旁上皮内未发现EB病毒,表明EB病毒感染发生在癌变细胞克隆增殖前,但EB病毒感染可能不是鼻咽癌发病机制中的第一步。EB病毒感染的癌细胞内,病毒基因组表达和受限潜伏期的感染一致。原位杂交研究可检测出EB病毒编码的小RNA(Epstein-Barr virus encoded small RNA,EBER)。从蛋白质水平,还可检出EBNA-1和LMP-1。几乎所有非角化鼻咽癌(无论其地理来源)中均可检出EB病毒,由此可见,EB病毒可能是肿瘤发病机制中的限速步骤。相比之下,EB病毒和鳞状鼻咽癌的相关性存在较大争议,仅极少数病例检出EB病毒DNA。

儿童鼻咽癌以局部晚期鼻咽癌为主,提示儿童鼻咽癌的发病机制与成人有明显差异。

【临床表现】儿童期鼻咽癌常在11~20岁(中位年龄为13~15岁)出现临床症状,男性患儿较多。

1. 涕血　当用力回吸鼻腔或鼻咽分泌物时,肿瘤表面毛细血管破裂及表面糜烂均可导致出血,尤其以晨起回吸时痰中带血最有诊断意义;当肿瘤体积过大伴有破溃坏死时可出现鼻咽大出血。

2. 鼻塞　当肿瘤直接侵犯后鼻孔和鼻腔时,可因机械性堵塞鼻腔而产生鼻塞。根据肿瘤的位置不同,患儿可出现单侧或者双侧鼻塞,严重者可致张口呼吸。

3. 头痛　多表现为单侧的持续性钝痛,常在颞、顶和枕后部,少数可有颈项部痛,程度不一。

4. 脑神经损害　肿瘤可侵犯第Ⅲ、Ⅳ、Ⅵ对脑神经引起一系列临床表现,包括面部感觉异常、复视等。

5. 耳鸣与听力减退　肿瘤压迫咽鼓管使鼓室形成负压而出现耳鸣。随着鼻咽侧壁肿瘤的增大,患儿出现耳鸣的同时伴有耳内闷塞感和不同程度的听力下降,常易误诊为中耳炎。

6. 淋巴结肿大及远处转移　当肿瘤转移至淋巴结,可压迫颈内静脉、颈静脉窦、脑神经及交感神经节等,出现一系列临床症状。鼻咽癌常见的转移部位依次是骨转移、肝转移和肺转移,引起相应脏器的临床症状。

鼻咽部血管供应和淋巴引流系统丰富,根据鼻咽部这一特征,可确定肿瘤转移途径、症状和治疗方法。临床上,鼻咽癌早期症状较少,如鼻出血、充血、中耳炎或牙关紧闭症。鼻咽癌可由局部向口咽周围转移,可侵入颅底,也可致脑神经麻痹。淋巴引流系统经颈内静脉、颈后静脉和咽后淋巴丛,可早期侵入淋巴结,常累及双侧淋巴结,导致淋巴结肿大。高达80%的患者诊断时已发生淋巴结受累,多数患者肿瘤较大,具有浸润性。和成人相比,儿童鼻咽癌多为晚期,原发肿瘤更大,淋巴结分期更高(表3-27-3)。

表3-27-3　美国癌症联合委员会(AJCC)鼻咽癌分期

分期	定义
T_1	肿瘤局限于鼻咽部,或肿瘤浸润鼻咽部和/或鼻腔但未累及咽旁
T_2	肿瘤累及咽旁
T_3	肿瘤侵袭颅底骨性结构和/或鼻旁窦
T_4	肿瘤侵袭颅内和/或累及脑神经、下咽部、眼眶,或侵袭颞下窝/咀嚼肌间隙
N_0	无局部淋巴结转移
N_1	单侧颈部淋巴结转移,最大直径≤6cm,位于锁骨上窝以上,和/或单侧或双侧咽喉淋巴结转移,最大直径≤6cm
N_2	双侧颈部淋巴结转移,最大直径≤6cm,位于锁骨上窝以上
N_3	任一淋巴结转移,直径>6cm和/或转移累及锁骨上窝
N_{3a}	直径>6cm
N_{3b}	转移累及锁骨上窝

续表

分期	定义		
M_0	无远处转移		
M_1	有远处转移		
Ⅰ期	T_1	N_0	M_0
ⅡA期	T_{2a}	N_0	M_0
ⅡB期	T_1	N_1	M_0
	T_2	N_0	M_0
	T_2	N_1	M_0
Ⅲ期	T_1	N_2	M_0
	T_2	N_2	M_0
	T_3	$N_{0\sim2}$	M_0
ⅣA期	T_4	$N_{0\sim2}$	M_0
ⅣB期	任意T	N_3	M_0
ⅣC期	任意T	任意N	M_1

【辅助检查】儿童鼻咽癌早期诊断率低，误诊率高。有效、及时的检查手段在儿童鼻咽癌的诊治过程中具有重要意义。

1. 纤维鼻咽镜检查或鼻内镜检查 视野清晰直观，有利于早期发现微小病变。可以在鼻内镜下对鼻咽部组织进行活检以明确病理性质。

2. EB病毒血清学检查 可作为鼻咽癌的辅助检查手段，多个指标联合检测更能提高鼻咽癌的早期诊断率。

3. 影像学检查 CT和MRI对确定肿瘤侵犯范围十分关键，有助于提高早诊率。CT扫描可以很好地显示早期颅底破坏和骨质破坏；MRI对于肿块与肌肉的信号可以进行良好的区分，对于咽后淋巴结的显示优于CT。

4. 病理学检查 儿童鼻咽癌患者经病理活检以确诊鼻咽癌。角化鳞状细胞癌癌巢内细胞分层明显，中央可有角化珠形成。非角化性癌病理学形态呈实性片状、不规则岛状、无黏着性的片状或梁状，癌巢和不同数量的淋巴细胞、浆细胞混在一起。

【诊断】儿童鼻咽癌较易误诊漏诊，其关键是早期诊断，主要结合临床表现、鼻咽部检查及辅助检查作出综合判断。

【鉴别诊断】需注意与以下疾病鉴别（表3-27-4）。

表3-27-4 儿童期鼻咽癌鉴别诊断

良性	传染性单核细胞增多症
	非典型分枝杆菌感染及其他淋巴腺炎
	青少年血管纤维瘤
恶性	伴有睾丸核蛋白（*NUT*）基因重排的中线癌
	鼻窦癌
	脑膜外横纹肌肉瘤
	嗅神经母细胞瘤
	淋巴瘤
	颈神经母细胞瘤
	非横纹肌肉瘤软组织肉瘤

1. 鼻咽纤维血管瘤（nasopharyngeal fibroangioma） 本病好发于10~25岁的男性青年，临床表现为反复大量鼻出血。鼻咽肿瘤临床检查为红色或淡红色分叶状，表面光滑，一般无坏死或溃疡，无颈部淋巴结转移。可通过动脉造影、鼻咽活检鉴别。鼻咽活检需慎重，需做好止血准备，谨防大出血。

2. 恶性淋巴瘤（malignant lymphoma） 发生于鼻咽部的恶性淋巴瘤好发于20~50岁，肿瘤巨大，可侵及口咽，与鼻咽癌肿瘤形态相似。肉眼无法鉴别，需靠病理检查才可以明确。

3. 鼻咽囊肿（pharyngeal bursitis） 本病好发于鼻咽顶部，鼻腔后部有脓性分泌物下流入口咽部，患者自觉呼吸时有臭味，用力吸咳时可咳出脓性物或脓痂。鼻咽镜下可见鼻咽顶部正中有表面光滑的息肉样肿物，如半粒黄豆隆起。

4. 鼻咽腺样体（pharyngeal tonsil） 在儿童时期，当腺样体受到感染炎症等刺激时增生肥大，分泌亢进，需与鼻咽癌鉴别。值得一提的是，临床上会出现鼻咽癌发生于腺样体条脊之间的夹缝中，需依靠病理活检进行鉴别。

【治疗】由于解剖位置复杂，通常认为鼻咽癌不可手术切除。鼻咽癌对放射治疗敏感，因此放射治疗是其主要治疗方法。为了达成较好局部区域控制效果，通常需行高剂量（>65Gy）放射治疗。照射区域包括头颈部区域的全部分区淋巴结，放射治疗过程中还应照射鼻咽部及颈部周围结构。鼻咽癌的放疗控制率取决于肿瘤分期，Ⅱ期患者的存活率为65%~85%，而Ⅳ期患者的存活率则<50%。局部复发率及远处复发率均和原发肿瘤的大小及淋巴结分期相关。未分化型肿瘤对放射治疗的敏感程度更高，

因此，该型肿瘤预后较好。

虽然在放射治疗和支持疗法方面取得了一定进展，但是还有相当一部分局部晚期肿瘤患者的治疗不成功，长期存活率也不理想。和其他头颈部癌症不同，鼻咽癌对化疗极其敏感，因此，化疗对晚期患者的治疗十分有利。经测试，效果最好的单剂化疗药物包括甲氨蝶呤、博来霉素、5-氟尿嘧啶(5-fluorouracil，5-FU)、顺铂(cisplatin)和卡铂。联合治疗的有效率为38%~91%，且含顺铂方案明显优于无顺铂方案。鼻咽癌化疗的数据主要来自成人鼻咽癌的研究。目前化疗方式包括新辅助化疗、同步放化疗和辅助化疗。鉴于鼻咽癌的化疗敏感性高，新辅助化疗在诱导即时治疗反应和缓解症状的同时，还可延长放疗时间。顺铂抑制损伤修复、复氧及增殖细胞募集，可增加放疗辐射毒性。因此，大量论据证明可在放射治疗(放化疗联合治疗)期间使用顺铂；而一项随机研究显示，和单纯放疗相比，联合顺铂能够显著提高生存率。一项探索鼻咽癌新辅助化疗、同步放化疗和辅助化疗作用的随机临床试验的meta分析显示，同步放化疗的存活率最高，存活率可提高20%。新辅助化疗和存活率提高相关，同时新辅助化疗还可降低远端及局部复发率。

对于儿童患者，新辅助化疗和显著初始治疗缓解相关，多数研究选择同步放化疗后新辅助化疗的方式。德国、意大利和北美协作团队先采用顺铂和5-氟尿嘧啶的新辅助化疗，再采用顺铂单药同步放化疗；通过这种方法，患者存活率可达80%~90%。观察近期研究发现，诱导化疗的缓解率较高，可在不损害局部控制率的情况下降低放疗剂量(达55~60Gy)。

鉴于EB病毒在儿童期鼻咽癌的发病机制中发挥关键作用，德国团队选择治疗结束后继续给予6个月的β干扰素治疗，强化抗病毒和抗肿瘤效果。目前为止，德国团队的NPC-2003-GPOH研究获得的结果最佳，30个月的总存活率高达97%。

病情反复发作患者的预后极差。根据紫杉烷类药物和吉西他滨的有效率记录，多数含紫杉烷类和吉西他滨的治疗方案常合并使用卡铂或奥沙利铂。经证明，细胞毒性T淋巴细胞(cytotoxic T lymphocyte，CTL)抗EB病毒治疗可诱导长期有效的治疗缓解，因此，针对EB病毒阳性的复发鼻咽癌患者，应考虑使用合并紫杉烷类药物的治疗方案。

【预后】目前，通过结合新辅助化疗和同步放化疗，儿童鼻咽癌的存活率已达到80%~85%。据报道，儿童鼻咽癌的预后优于成人鼻咽癌。但是，高剂量放疗和铂剂的密集使用可导致严重的远期并发症，如神经内分泌系统、牙齿和眼部并发症及继发性恶性肿瘤等。影像引导下放射治疗可降低放射性并发症的发病率，如适形和强调适形型放射疗法及质子治疗。多学科团队共同识别、预防和治疗各种治疗导致的远期效应，才能够达成小儿鼻咽癌的长期存活(表3-27-5)。

表3-27-5 小儿鼻咽癌治疗后远期效应

类型	远期疾病
口腔	口腔干燥症
	牙关紧闭症
	骨质坏死
	龋齿
内分泌	甲状腺功能减退
	全垂体功能减退
听觉	感觉神经性耳聋
	慢性中耳炎
消化系统	食管狭窄
	吞咽功能障碍
眼睛	眼球干燥症
	白内障
	失明
肾脏	顺铂致肾小管病
其他	慢性鼻窦炎
	脑神经麻痹
继发肿瘤	皮肤癌
	唾液腺癌
	骨肉瘤

诊治要点

- 儿童鼻咽癌属于罕见的恶性肿瘤，它的发生发展与多种因素有关。儿童鼻咽癌临床症状不典型，误诊率高。诊治的关键在于结合临床表现、鼻咽部检查及辅助检查作出早期诊断，以利于早期治疗。
- 纤维鼻咽镜检查、EB病毒血清学检查及CT、MRI等影像学检查对儿童鼻咽癌的早期诊断具有重要意义。病理学检查为确诊儿童鼻咽癌提供了有效的手段。

■ 放射治疗是儿童鼻咽癌的主要治疗方式,放射治疗的敏感性取决于肿瘤分期,局部复发率及远处复发率均与原发肿瘤的大小及淋巴结分期相关。化疗有利于晚期鼻咽癌患者的治疗,包括新辅助化疗、同步放化疗和辅助化疗。

■ 对于儿童鼻咽癌患者,选择在治疗结束后继续给予β干扰素治疗,有研究报道其可提高存活率。对于EB病毒阳性的复发鼻咽癌患者,应考虑使用合并紫杉烷类药物的治疗方案。

■ 儿童鼻咽癌的预后优于成人鼻咽癌,然而可出现严重的远期并发症,需多学科团队共同识别、预防和治疗。

(郜 隽 倪 鑫)

参考文献

[1] 李家祥, 何柱光, 梁煜, 等. 儿童与青少年鼻咽癌的临床特点及早期诊断研究. 现代诊断与治疗, 2016, 27 (13): 2374-2376.

[2] 秦继勇. 鼻咽癌临床放射治疗决策. 北京: 科学出版社, 2017: 37-38.

[3] 王琳, 罗东华, 李阳, 等. 儿童鼻咽癌的治疗进展. 中国癌症防治杂志, 2017, 9 (4): 266-271.

[4] 朱丽丽, 林少俊. 儿童鼻咽癌的治疗进展. 中国肿瘤临床, 2018, 45 (13): 657-661.

[5] KIM KY, LE QT, YOM SS, et al. Clinical utility of Epstein-Barr virus DNA testing in the treatment of nasopharyngeal carcinoma patients. Int J Radiat Oncol Biol Phys, 2017, 98 (5): 996-1001.

[6] CHAN SC, YEH CH, YEN TC, et al. Clinical utility of simultaneous whole-body (18) F-FDG PET/MRI as a single-step imaging modality in the staging of primary nasopharyngeal carcinoma. Eur J Nucl Med Mol Imaging, 2018, 45 (8): 1297-1308.

[7] CHAK, WP, LUNG RE, TONG JH, et al. Downregulation of long non-coding RNA MEG3 in nasopharyngeal carcinoma. Mol Carcinog, 2017, 56 (3): 1041-1054.

第4节 唾液腺肿瘤

儿童唾液腺肿瘤(salivary gland tumor,SGT)较罕见,仅占头颈部肿瘤的6%~8%;在美国每年大约有2 000~2 500例患儿发病,多发于较大儿童或青春期少年。SGT有良性和恶性之分,约85%出现在腮腺,其次来源于下颌下腺、舌下腺及遍布于口腔、上呼吸道/消化道黏膜下层的小唾液腺。与成人一致,多形性腺瘤是最常见的良性SGT,不同唾液腺中恶性肿瘤比例不同,腮腺肿瘤中恶性肿瘤占25%,下颌下腺肿瘤中恶性肿瘤占40%~45%,舌下腺肿瘤中占70%~90%,小唾液腺肿瘤中占50%~75%。

【病因】目前关于唾液腺肿瘤的发病机制尚不明确,但一些因素被视为潜在的原因。

1. 辐射暴露 与良性和恶性唾液腺肿瘤的发生均相关。这种关联最初是基于日本原子弹爆炸幸存者的研究数据,日本辐射效应研究基金会对广岛和长崎幸存者的数据研究显示,电离辐射对唾液腺肿瘤,尤其是黏液表皮样癌及Warthin瘤的发生起了重要作用。接受头颈部放疗的患儿数据研究亦显示辐射暴露增加唾液腺肿瘤发生的风险,且风险高低与暴露剂量密切相关。

2. 吸烟 与其他唾液腺肿瘤相比,Warthin瘤与吸烟有很强的相关性。

3. 病毒感染 一些流行病学研究已报道,感染人类免疫缺陷病毒(human immunodeficiency virus,HIV)的个体唾液腺癌发病率更高。唾液腺淋巴上皮癌是一种未分化癌,在唾液腺肿瘤中的比例<1%;在EB病毒(Epstein-Barr virus,EBV)流行地区,淋巴上皮癌与EBV有很强的相关性。

4. 环境及职业因素 据报道,从事橡胶生产、接触镍化合物工业的人员,以及发型师、美容院工作人员的唾液腺肿瘤发生率明显提高。

【临床表现】唾液腺肿瘤的临床表现取决于具体的原发部位和邻近器官的累及程度。

1. 大唾液腺肿瘤 患者常表现为腮腺、下颌下腺或舌下腺的无痛性肿块或肿胀。出现腮腺肿块合并面神经受累(如面神经麻痹)的症状或体征时,通常提示为恶性肿瘤。

2. 起自口腔内的小唾液腺肿瘤 可能表现为腭、唇或颊黏膜内的无痛性黏膜下肿块或者黏膜溃疡,外观类似于唾液腺化生(唾液腺的鳞状上皮化生)或者鳞状细胞癌。更为晚期的小唾液腺肿瘤引起的症状与肿瘤所在部位有关,发生在鼻腔或上颌窦时可出现鼻塞、出血、视力改变或牙关紧闭等症状。累及鼻咽的小唾液腺肿瘤常处于晚期,常见表现为颅底侵犯、颅内延伸或脑神经受累。

【辅助检查】

1. 一般检查 应对颈侧或颌下、口腔和咽部进行彻底检查，包括对黏膜的视诊，以及对口底、舌、颈部、颌下的双手触诊。

2. 影像学检查　辅助检查常规包括颈部超声、CT、MRI。B超可了解肿瘤与周围组织的关系、局部淋巴结转移情况；CT能提供病变区域解剖位置、肿块密度、局部侵袭或播散范围等重要信息；MRI通过多向平面成像的功能更好地区分腺体组织与肿瘤组织，同时具有无辐射优势。对个别病例可采用PET以提供精确的解剖结构及功能、代谢改变等信息，同时帮助评估患儿全身情况。

【诊断】

1. 诊断性穿刺检查　明确唾液腺肿瘤最终诊断和治疗方案需行病理穿刺活检，包括超声引导下细针抽吸活检（fine-needle aspiration biopsy，FNAB）或针穿活检（core needle biopsy，CNB），这两种技术安全、简单，可帮助明确病变性质，确定病理类型、分化程度，指导后续评估和/或治疗，同时对术中操作也有一定指导作用。

病理类型：唾液腺肿瘤腔内和腔外细胞的占比多变，再加上腔外细胞产生的基质，可出现多种多样的组织学表现，这些肿瘤可被分为腔内型（腺泡型和导管型）和腔外型（肌上皮型和基底型），与正常唾液腺的组成结构相似。

（1）良性唾液腺瘤：最常见的唾液腺肿瘤是多形性腺瘤（混合瘤）。多形性腺瘤含有成群的上皮和肌上皮细胞，这些细胞的排列状态多种多样，以肌上皮为基底层的成熟腺体可能与无腔的混合细胞群共同存在。肌上皮细胞常与上皮细胞巢分离，形成软骨黏液样或透明样间质，使肌上皮细胞看似从上皮细胞巢脱落，因此，上皮细胞巢与间质细胞之间的界限可能不明显。

（2）恶性唾液腺肿瘤：大唾液腺和小唾液腺的恶性肿瘤发病率和比例不同，肿瘤的组织学类型阵列也不同。此外，在不同地理区域的相对发病率也有很大差异。总的来说，黏液表皮样癌和腺样囊性癌是最常见的组织学类型，分别占33%和24%。判断所有唾液腺肿瘤的恶性潜能的关键特征包括对邻近组织的侵犯、神经周或淋巴管/血管侵犯、核分裂活跃性增加以及细胞学异型性。这里将讨论最常见的3种唾液腺恶性肿瘤。

1）黏液表皮样癌：是成人和儿童最常见的唾液腺恶性肿瘤，由产黏蛋白的柱状细胞、表皮样（鳞状）细胞和多边形中间细胞混合形成。

2）腺样囊性癌：该肿瘤具有局部侵袭性、易复发。常见的基本生长方式有3种，即管状、筛状及实性生长，这些生长方式常混合存在。实体肿瘤区域细胞的核通常较大、多形性更明显，核分裂活性增加，且常有坏死灶。常伴有骨和神经周浸润。

3）多形性低级别腺癌：是一种浸润性肿瘤，通常发生于小唾液腺、腭部，由相对正常的圆形细胞组成，同一肿瘤内可呈现多种生长方式。这类肿瘤类似于腺样囊性癌，两者容易混淆，因为两者都易出现神经周浸润，但多形性低级别腺癌很少侵犯骨骼。

2. 分期　儿童唾液腺肿瘤没有确定的分期标准，对腮腺、下颌下腺和舌下腺癌，常应用美国癌症联合委员会（American Joint Committee on Cancer，AJCC）和国际抗癌联盟（International Union for Cancer Control，UICC）统一的成人唾液腺肿瘤淋巴结转移TNM（tumor node metastasis）分期标准，目前分期标准更新到第7版（表3-27-6）。起自小唾液腺的恶性肿瘤常应用鳞状细胞癌分期或根据肿瘤的部位（口腔/口咽/鼻腔/鼻咽部）进行分期。

表3-27-6　AJCC唾液腺恶性肿瘤分期

M	**远处转移**
M_x	远处转移不能评估
M_0	无远处转移
M_1	有远处转移
T	**原发肿瘤**
T_x	原发肿瘤不能评估
T_0	无原发肿瘤证据
T_1	肿瘤最大径≤2cm，无肿瘤腺体实质外侵犯*
T_2	2cm<肿瘤最大径≤4cm，无肿瘤腺体实质外侵犯*
T_3	肿瘤最大径>4cm和/或有肿瘤腺体实质外侵犯*
T_{4a}	中等晚期局部疾病 肿瘤侵犯皮肤、下颌骨、外耳道和/或面神经
T_{4b}	非常晚期局部疾病 肿瘤侵犯颅底和/或翼板和/或包绕颈动脉
N	**区域淋巴结**
N_x	区域淋巴结不能评估
N_0	无区域淋巴结转移
N_1	同侧单个淋巴结转移，直径≤3cm

续表

N_2	同侧单个淋巴结转移，3cm<直径≤6cm 同侧多个淋巴结转移，直径≤6cm 双侧或对侧淋巴结转移，直径≤6cm		
N_{2a}	同侧单个淋巴结转移，3cm<直径≤6cm		
N_{2b}	同侧多个淋巴结转移，直径≤6cm		
N_{2c}	双侧或对侧淋巴结转移，直径≤6cm		
N_3	转移淋巴结最大直径>6cm		
	分期组合		
Ⅰ期	T_1	N_0	M_0
Ⅱ期	T_2	N_0	M_0
Ⅲ期	T_3	N_0	M_0
	T_1，T_2，T_3	N_1	M_0
ⅣA期	T_{4a}，T_{4b}	N_0，N_1	M_0
	T_1，T_2，T_3，T_{4a}	N_2	M_0
ⅣB期	T_{4b}	N_2	M_0
	任何T	N_3	M_0
ⅣC期	任何T	任何N	M_1

注：* 肿瘤腺体实质外侵犯指临床或肉眼判断软组织或神经受到侵犯，但除外 T_{4a} 和 T_{4b} 的情况。肉眼所见不能单独作为肿瘤腺体实质外侵犯的证据。

3. 分级　由于具有多种病理类型和生物学多样性，唾液腺肿瘤没有统一的分级系统，一部分腺癌、基底细胞癌和腺泡细胞癌为低级别，其他部分腺癌、鳞状细胞癌、未分化癌为高级别。此外，恶性唾液腺肿瘤还分为低危和高危，低危肿瘤只需手术切除，高危肿瘤则需要其他治疗。需要说明的是，高级别肿瘤可能包括本质上的低级别肿瘤，而低级别肿瘤也有潜在恶变为高级别肿瘤的风险。

【鉴别诊断】许多病因，如炎症感染、外伤、先天畸形、占位（结石、源于其他部位的转移癌）等可导致唾液腺肿大，除唾液腺良性和恶性肿瘤，还需与以下几种特殊疾病相鉴别，但鉴别这些疾病最终依靠病理学诊断。

1. 干燥综合征　又称 Sjögren 综合征，是主要累及外分泌腺体的慢性炎症性自身免疫病，又名自身免疫性外分泌腺体上皮细胞炎或自身免疫性外分泌病。临床除有唾液腺和泪腺受损、功能下降而出现口干、眼干外，少数患者表现为下颌下腺肿大，尚有其他外分泌腺及腺体外其他器官的受累而出现多系统损害的症状。本病分为原发性和继发性两类。发病年龄多在40~50岁，也见于儿童。其血清中有多种自身抗体和高免疫球蛋白血症，以此可明确诊断。

2. 慢性硬化性唾液腺炎　又称 Küttner 肿瘤，1896年由 Küttner 首次报道。本病国内报道较少，病因尚不完全清楚，推测其发病因素可能与腺体分泌障碍、涎石阻塞导管系统导致慢性炎症性淋巴细胞浸润及导管系统的免疫反应有关。本病属 IgG4 相关硬化性疾病，是一种累及多器官、以血清 IgG4 升高、组织 IgG4 阳性浆细胞浸润为特点的淋巴浆细胞病，主要表现为自身免疫性胰腺炎、硬化性胆管炎、硬化性唾液腺炎、腹膜后纤维化和淋巴结病。由于触诊时包块较硬，临床易误诊为下颌下腺肿瘤，临床上可通过血清检测明确诊断。

3. Bell 麻痹　即贝尔麻痹，又称急性特发性周围性面神经麻痹。由于为病因不明的急性单侧面部的轻瘫（麻痹）或瘫痪，故又称为特发性面神经麻痹，为临床发生面瘫的最常见原因。唾液腺肿瘤患儿累及面神经者需与此疾病相鉴别。

【治疗】应以充分切除肿瘤并保留面神经为原则。除非面神经被恶性肿瘤直接侵犯，否则，应尽量保护面神经并保存其功能。

儿童唾液腺肿瘤的主要治疗方式是手术切除，对于良性肿瘤和低级别肿瘤，通常单纯行外科手术治疗（如单纯的唾液腺切除术）；而对于高级别肿瘤患者及手术切缘阳性或具有其他高风险特征的患者（如高级别肿瘤、T_3 和 T_4 期肿瘤、面神经瘫痪/无力），通常行外科手术联合放疗（radiation therapy，RT）。对于那些肿瘤无法切除的患者，可单纯行放疗或放疗联合化疗，但放、化疗的疗效并未得到明确证实。

对于满足以下条件的患者，建议在外科手术切除后进行辅助放疗：T_2 或以上的高级别肿瘤；局部晚期的 T_3 和 T_4 肿瘤或区域淋巴结阳性；大多数高级别肿瘤或部分低级别肿瘤的手术切缘阳性（而非再次进行探查）；神经、血管或淋巴管受侵犯，以及包膜外扩散。

若患儿在诊断时即存在部分性或完全性面瘫，则提示预后差。对表现为面神经功能障碍或是可疑肿瘤浸润的患者，需行腮腺全叶切除术同时切除面神经受累部分，并尽可能行同期神经移植修复，或采用静态修复术来减轻面部下垂。

儿童唾液腺肿瘤是否行颈部淋巴结清扫仍存在争议。对于大多数临床或影像学检查显示有明显淋巴结转移者，推荐行改良根治性颈淋巴结清扫术清扫Ⅱ~Ⅲ区，必要时也可对Ⅰ、Ⅳ和Ⅴ区进行清扫、术后辅以放疗以降低肿瘤扩散率。对于存在高风险特征的患者建议行Ⅱ区和Ⅲ区的选择性颈部淋巴结清扫术，对所有的舌下腺肿瘤及鼻咽部的小唾液腺恶性肿瘤推荐行选择性颈部淋巴结清扫术。

【预后】儿童唾液腺肿瘤，尤其是恶性肿瘤的预后主要取决于肿瘤的病理类型。低度恶性肿瘤患者，如Ⅰ级、Ⅱ级黏液表皮样癌、高分化腺癌和腺泡细胞癌预后较好；高度恶性肿瘤患者，如Ⅲ级黏液表皮样癌、低分化腺癌和未分化癌则预后差，黏液表皮样癌和腺泡细胞癌预后要好于舌下腺肿瘤和小唾液腺恶性肿瘤，在儿童和青少年中唾液腺肿瘤预后较好。目前，大多数研究显示，5 年和 10 年的存活率分别在 81.1%~100%、66.7%~94%。

【未来展望】目前有关儿童唾液腺肿瘤的病因学研究尚不明确，需要临床工作人员在不断发现、积累病例的基础上，探讨该病的发生机制，并更好地优化治疗方案，为广大儿童身心健康以及儿科事业的发展贡献力量。

诊治要点

- 唾液腺肿瘤罕见，自然病程有差异。组织学可为良性，也可为恶性。大多数唾液腺肿瘤为良性，好发于腮腺，多形性腺瘤是最常见的良性病变。相对于腮腺肿瘤，下颌下腺、舌下腺和小唾液腺肿瘤更可能是恶性的。最常见的远处转移部位是肺、肝和骨。
- 大多数唾液腺肿瘤表现为无痛性肿块或肿胀。但是唾液腺肿块的鉴别诊断包括多种囊性和炎性疾病，也包括良性和恶性肿瘤。如果神经系统症状或体征提示面神经受累，比如面神经麻痹，则高度怀疑为恶性肿瘤。
- 确立唾液腺肿瘤最终诊断和计划治疗方案需行组织学诊断。如果解剖条件允许，可行术前细针抽吸活检或超声引导下针芯穿刺活检，明确病理的同时指导进一步治疗方案。
- 根据美国癌症联合会（AJCC）和国际抗癌联盟（UICC）的 TNM 系统，对腮腺、下颌下腺和舌下腺恶性肿瘤进行分期。对于起自小唾液腺的肿瘤，则根据原发病灶的解剖部位进行分期。应用 CT、MRI 和 PET（对于某些病例）进行影像学检查可初步评估局部侵犯或播散程度。
- 对于某些小范围的局部区域复发患者，笔者建议采用积极治疗，即挽救手术及放疗。若症状明显者，推荐初始治疗联合化疗，如环磷酰胺＋多柔比星＋顺铂（CAP 方案）；转移性病变且转移性唾液腺肿瘤患者常呈惰性、无症状，可暂时保守观察，全身性治疗应仅用于有症状或疾病迅速进展者；若累及面神经等周围重要的组织或结构，则提示预后差，应尽可能完整切除肿瘤的同时安全分离肿物与神经或同期行神经移植修复，尽可能保留神经功能。

（郜　隽　倪　鑫）

参考文献

[1] LEVI S, ZINI A, FISCHMAN S, et al. Epidemiology of oral, salivary gland and pharyngeal cancer in children and adolescents between 1970 and 2011. Oral Oncology, 2017, 67: 89-94.

[2] SULTAN I, RODRIGUEZ-GALINDO C, AL-SHARABATI S, et al. Clinical characteristics and outcomes of major salivary gland malignancies in children. The Laryngoscope, 2018, 128 (5): 1126-1132.

[3] TAO L, ZHANG D, ZHANG M, et al. Clinical behaviours and prognoses of high-and low-risk parotid malignancies based on histology. European Archives of Oto-Rhino-Laryngology, 2019, 276 (2): 497-503.

[4] THIAGARAJAN S, FATHEHI K, NAIR D, et al. Surgical morbidities and outcomes of major salivary gland neoplasms treated at a tertiary cancer center. Indian J Cancer, 2018, 55 (1): 33-36.

[5] SONKODI I, BODA K, DECSI G, et al. A clinicopathological retrospective epidemiological analysis of benign tumors and tumor-like lesions in the oral and maxillofacial region, diagnosed at the University of Szeged, Department of Oral Medicine (1960-2014). Orv Hetil, 2018, 159 (37): 1516-1524.

[6] DA SILVA LP, SERPA MS, VIVEIROS SK, et al. Salivary gland tumors in a Brazilian population: A 20-year retrospective and multicentric study of 2292 cases. J Craniomaxillofac Surg, 2018, 46 (12): 2227-2233.

第 5 节　垂体腺瘤

垂体腺瘤（pituitary adenoma）是起源于垂体前叶（腺垂体）的良性颅内内分泌肿瘤，是常见的神经内分泌肿瘤之一，成人组约占中枢神经系统肿瘤的10%~15%，仅次于胶质瘤和脑膜瘤。尽管鞍区肿瘤在儿童脑肿瘤发病率为第二位，但儿童垂体腺瘤少见，且多数为青春期后发病，约占儿童颅内肿瘤的3%~5%。与颅内大多数肿瘤一样，目前垂体腺瘤的具体发病原因尚不清楚。

【临床表现】

1. 激素分泌过多

(1)催乳素瘤(催乳素分泌型)：女性多见，典型表现为闭经、溢乳、不育。男性则表现为性欲减退、阳痿、乳腺发育、不育等。

(2)生长激素瘤(生长激素分泌型)：未成年患者可发生生长过速、巨人症。成人以后为肢端肥大的表现。

(3)促肾上腺皮质激素瘤(皮质醇分泌型)：临床表现为向心性肥胖、满月脸、水牛背、多血质、皮肤紫纹、毳毛增多等。重者闭经、性欲减退、全身乏力，有的患者并有高血压、糖尿病、血钾减低、骨质疏松、骨折等。

(4)促甲状腺激素瘤：少见，由于垂体促甲状腺激素分泌过盛，引起甲状腺功能亢进症状。

(5)卵泡刺激素/黄体生成素瘤：非常少见，有性功能减退、闭经、不育、精子数量减少等。

2. 激素分泌减少　某种激素分泌过多干扰了其他激素的分泌，或肿瘤压迫正常垂体组织而使激素分泌减少，表现为继发性性腺功能减退(最为常见)、甲状腺功能减退(次之)、肾上腺皮质功能减退。

3. 垂体周围组织压迫症状

(1)头痛：是儿童垂体腺瘤的常见症状，因为肿瘤造成鞍内压增高，垂体硬膜囊及鞍膈受压，多数患者出现头痛，主要位于前额、眶后和双颞部，程度轻重不同，间歇性发作。

(2)视力减退、视野缺损：肿瘤向前上方发展压迫视交叉，多数为颞侧偏盲或双颞侧上方偏盲。

(3)海绵窦综合征：肿瘤向侧方发展，压迫第Ⅲ、Ⅳ、Ⅵ对脑神经，引起上睑下垂、眼外肌麻痹和复视。

(4)下丘脑综合征：肿瘤向上方发展，影响下丘脑可导致尿崩症、睡眠异常、体温调节障碍、饮食异常、性格改变。

(5)如肿瘤破坏鞍底可导致脑脊液鼻漏。

(6)垂体卒中：瘤体内出血、坏死导致。起病急骤，剧烈头痛，并迅速出现不同程度的视力减退，严重者可在数小时内双目失明，常伴眼外肌麻痹，可出现神志模糊、定向力障碍、颈项强直，甚至突然昏迷。

【辅助检查】

1. 影像学检查

(1)CT检查：垂体瘤在CT平扫上常表现为等密度或稍低密度。对于体积较小的微腺瘤，必须行薄层冠状扫描、增强扫描以提高检出率，增加多排螺旋计算机体层摄影(MDCT)价值。骨窗扫描在确定病灶内钙化、周围骨质结构及鞍区骨质破坏等方面优于MRI，因此CT在某种程度上具有MRI不可替代的作用，与MRI具有互补作用。

(2)MRI检查：垂体MRI被认为是垂体瘤诊断的首选影像学工具，因其具有较高的软组织对比度，较高的空间分辨率，多平面成像，能更好地显示肿瘤与视交叉、视神经、颅内动脉、海绵窦、脑实质等的关系。垂体腺瘤在MRI平扫T_1像上大多数呈低信号，在T_2相上常呈高信号。间接征象包括垂体高度改变，垂体柄偏移，压迫视神经、视交叉、颅内动脉，鞍底下陷等。对于向鞍上发展突破鞍膈的肿瘤，MRI呈特异性的"束腰征"表现。

2. 内分泌检查　垂体腺瘤的重要特点是激素分泌异常，对于怀疑垂体瘤的患者需常规进行内分泌检查。内分泌检查结果对于疾病的诊断(特别是垂体微腺瘤的早期诊断)、肿瘤类型的分型、治疗手段的选择和判断预后具有十分重要的意义，术后或治疗后的内分泌检查结果则有利于判断治疗手段的有效性和肿瘤复发与否。

需常规测定的项目包括：血清催乳素(prolactin，PRL)、卵泡刺激素(follicle-stimulating hormone，FSH)、黄体生成素(luteinizing hormone，LH)、雌二醇(estradiol，E_2)、睾酮(testosterone，T)、血清总三碘甲状腺原氨酸(total triiodothyronine，TT_3)、血清总甲状腺素(total thyroxine，TT_4)、游离三碘甲状腺原氨酸(free triiodothyronine，FT_3)、游离甲状腺素(free thyroxine，FT_4)、促甲状腺激素(thyroid-stimulating hormone，TSH)、生长激素(growth hormone，GH)、促肾上腺皮质激素(adrenocorticotropic hormone，ACTH)和皮质醇(cortisol，CoR)等。

【诊断与鉴别诊断】儿童垂体腺瘤发病率较低，肿瘤诊断需结合临床表现、影像学及内分泌检查与其他类型肿瘤鉴别，术后结合病理及免疫组化检查明确为哪种类型腺瘤。

1. 正常青春期垂体生理性肥大　正常青春期垂体腺会增大，可有头痛或月经初潮延迟等表现，影像学可见鞍内容物饱满、鞍膈膨隆，没有明确的肿瘤占位。应通过详细的内分泌检查及动态 MRI 检查与垂体腺瘤区分。

2. 颅咽管瘤（craniopharyngioma）　儿童颅咽管瘤发病率高，除视力和视野障碍外，还有发育停止，性器官不发育，肥胖和尿崩等垂体功能减退，下丘脑受累的临床表现，肿瘤影响脑脊液循环引起脑积水出现颅内压增高症状明显多于垂体腺瘤。影像学可见多数肿瘤有囊变，蛋壳样或沙砾样钙化。肿瘤多位于鞍上，垂体组织在鞍内底部。

3. 生殖细胞瘤（germinoma）　在儿童中发病率高于垂体瘤，临床表现为多饮、多尿，性早熟，消瘦。临床影像学病理变化多位于鞍上，信号混杂、边界不清、无包膜、钙化少见。

4. 视路胶质瘤（optic pathway glioma，OPG）　儿童多见，多以眼球震颤、视力障碍起病，可有严重消瘦、脑积水表现，内分泌改变少，影像学少见钙化及囊变，CT 上多为均匀的低密度或等密度影，MRI 可见肿瘤增强。

【治疗】

1. 手术治疗　一般主张对大腺瘤行手术治疗，手术目的包括：①肿瘤全切；②解除视神经压迫；③肿瘤细胞减灭；④保留或恢复神经功能；⑤组织学诊断。手术方式主要有：经额部开颅手术、经额颞部（翼点）开颅手术和经蝶入路手术。经颅手术指征包括：①肿瘤向鞍上生长呈哑铃状；②肿瘤长入第三脑室，伴有脑积水及颅内压增高；③肿瘤向鞍外生长至前、中、后颅窝者；④不适合经蝶手术者。经蝶手术指征包括：①微腺瘤患者；②向鞍上扩展但不呈哑铃型，未向鞍旁侵袭，影像提示肿瘤质地松软者；③向蝶窦内生长者；④视交叉前置型垂体瘤患者；⑤伴有脑脊液漏者。

过去认为儿童蝶鞍小，蝶窦发育不良或未发育者，凿开蝶窦时骨损害致渗血多，止血困难，且易损伤颈内动脉和海绵窦，经蝶手术难度大，但近年来随着手术水平的提高、手术器械的改进和手术例数的增加，认为青少年患者面部结构已经发育成型，可以耐受经蝶手术。

2. 药物治疗　对于垂体催乳素分泌型肿瘤，90% 以上的患者（无论是微腺瘤还是大腺瘤）都可以用多巴胺激动剂（短效制剂溴隐亭，长效制剂卡麦角林）控制催乳素水平，使肿瘤的体积缩小。只有对该类药物过敏或不耐受、肿瘤压迫导致急性症状需要急诊手术解压或不愿意接受手术治疗的催乳素瘤患者，才选择药物治疗。在服用溴隐亭治疗期间，应该逐渐增加溴隐亭的剂量，直到血清催乳素水平降至正常以后，调整剂量长期维持治疗。

生长激素分泌型肿瘤的患者不论接受何种治疗，都应该达到以下几个治疗目标：消除肿瘤，减少肿瘤的复发，生长激素达标，缓解临床症状，尽量保全垂体功能，提高患者的生活质量，延长患者的寿命。

对于生长激素分泌型垂体瘤，近 20 年的主要进展是生长抑素类似物的应用。该药物的临床应用，使得生长激素分泌型肿瘤的治愈率明显提高。近几年生长抑素类似物长效制剂如长效奥曲肽、醋酸兰瑞肽等用于临床，使得患者的依从性大为提高。术前应用该类药物可以迅速降低患者的血清生长激素水平，减轻患者的症状、缩小肿瘤的体积，为手术彻底切除肿瘤创造良好的术前条件。生长抑素类似物用于生长激素分泌型肿瘤的其他适应证包括：术后残余、放疗后生长激素尚未降低至正常者的过渡治疗。生长激素类似物的应用为伴有心力衰竭、呼吸睡眠暂停、控制不良的高血糖、高血压的患者，以及不能耐受麻醉的患者，提供了术前准备治疗的机会。生长抑素类似物用于促甲状腺激素分泌型肿瘤也取得了满意的治疗效果。

3. 放射治疗　由于放疗可能会影响正常的垂体功能，导致延迟性的垂体功能低下，故放疗不应作为儿童垂体腺瘤的常规首选治疗，而是作为手术或药物治疗的辅助疗法。

对于手术未能全切或微腺瘤患者，术后也可以采取伽马刀治疗的方法，但应注意肿瘤残余边界应尽量远离视神经。总之，无论何种方式的放射治疗，包括伽马刀治疗，都可能引起视路损害和垂体功能低下，故对于放射治疗应严格把控适应证。

【预后】总体来说，垂体瘤预后较好，但即使在全切的情况下，儿童垂体腺瘤似乎仍较成人更容易复发，因此，对于未能全切的患儿，术后给予立体定向放射治疗非常有必要。即使术后 MRI 和激素均达到治愈的标准，也应该定期复查，做到一旦复发，尽早发现，以便及时再次手术或接受立体定向放射治疗和 / 或药物治疗。

【未来展望】传统开颅手术对于患儿的损伤较大，因此，随着手术技术的进步和手术器械的更新，未来更多的患儿将会采用损伤更小的经蝶入路。

诊治要点

- 垂体腺肿瘤是起源于垂体前叶(腺垂体)的良性颅内内分泌肿瘤。儿童少见,且多数为青春期后发病。
- 临床表现主要为激素分泌异常的综合征,以及头痛、视力减退、视野缺损、海绵窦综合征和下丘脑综合征等垂体周围组织压迫症状。因此,怀疑垂体瘤的患者需常规进行内分泌检查。
- 垂体 MRI 是诊断的首选影像学工具,在 MRI 平扫 T_1 像上大多数呈低信号,在 T_2 像上常呈高信号。间接征象包括垂体高度改变,垂体柄偏移,压迫视神经、视交叉、颅内动脉,鞍底下陷等。向鞍上发展突破鞍膈的肿瘤 MRI 呈特异性的“束腰征”表现。
- 确立垂体腺最终诊断和计划治疗方案需行组织学诊断。术后结合病理及免疫组化检查明确为哪种类型腺瘤。
- 手术为主要的治疗方法。总体来说,垂体瘤预后较好,但即使在全切的情况下,儿童垂体腺瘤似乎仍较成人更容易复发,因此,对于未能全切的患儿,术后给予立体定向放射治疗。对于垂体催乳素分泌型肿瘤,90% 以上的患者都可以用多巴胺激动剂,使肿瘤的体积缩小。只有对该类药物过敏或不耐受、肿瘤压迫导致急性症状需要急诊手术解压或不愿意接受手术治疗的催乳素瘤患者,才选择药物治疗。

(葛 明)

参考文献

[1] 马克·伯恩斯坦, 米切尔·S·伯杰. 神经肿瘤学原理与实践. 吴安华, 景治涛, 译. 天津: 天津科技翻译出版有限公司, 2017.

第 6 节 胸膜肺母细胞瘤

胸膜肺母细胞瘤(pleuropulmonary blastoma, PPB)首次被 Manivel 等人以一种在异常胚胎学和疾病分类学上等同于神经母细胞瘤及其他基于器官的恶性实体肿瘤的儿童早期的独特肿瘤类型报道于 1988 年。国际胸膜肺母细胞瘤中心(International Pleuropulmonary Blastoma Registry, IPPBR)同年成立,用以收集及评估 PPB 病例。与成人肺母细胞瘤不同,儿童 PPB 缺乏恶性上皮细胞成分,只有间叶成分是肿瘤性的。

PPB 是一种罕见的、具有侵略性的儿童原发性恶性胸腔内肿瘤,可发生于肺、胸膜,或者两者兼有。

【病理分型】 1995 年 Dehner 等人将 PPB 分为 3 种病理类型: Ⅰ型(囊性)、Ⅱ型(囊实性)和Ⅲ型(实性)。纯囊性 PPB(Ⅰ型和Ⅰr 型)的预后较Ⅱ型和Ⅲ型好,但是存在向Ⅱ型或Ⅲ型 PPB 进展的可能。

Ⅰ型: 囊性,单囊或者多囊,多位于肺周围,很少有胸壁侵犯,囊壁很薄,没有明显的实性部分; 镜下可见囊内衬立方或柱状纤毛上皮,上皮下可见原始细胞层聚集,散在少量横纹肌肉瘤样细胞,原始细胞稀疏、局灶分布以至于需要全面查看囊肿壁来找到它们,另外,找到不成熟的软骨结节应高度怀疑 PPB。

Ⅰr 型: 囊性,囊壁包含少量梭形细胞及营养不良性钙化灶,可见囊壁组织坏死、玻璃样变性和含铁血红素细胞形成,但是没有上皮下恶性细胞聚集; 它可能表现为退化型的Ⅰ型肿瘤,只有 8% 进展为Ⅱ型或Ⅲ型。

Ⅱ型: 囊实性,分为囊性为主型和实性为主型,有原始胚芽或梭形恶性细胞在囊壁上斑片状或结节状增生,上皮下有或者没有横纹肌肉瘤样细胞。

Ⅲ型: 实性,充满胸腔的边界清楚的巨大肿物,伴或不伴胸壁及纵隔膜侵犯,肿瘤因出血、坏死而易碎; 镜下由细胞质稀疏的原始胚芽灶组成,细胞核内有颗粒状染色质,核仁不明显,可见频繁的有丝分裂; 基质不致密、呈纤维状并混合着肉瘤成分; 肉瘤成分由梭形细胞增生聚集呈束状,细胞核过度增生、形态异常、染色过深,可见散在多形变异的巨细胞,这种未分化的变异细胞是Ⅲ型和一些Ⅱ型 PPB 的特征,在Ⅰ型中没有发现; 可见散在的多边形或长方形横纹肌肉瘤样细胞(部分有细胞质横纹)单个或成群、成片的存在,也可见成熟或不成熟的透明软骨; 局部梗死和坏死而不是上皮细胞排列影响着软骨细胞、原始细胞和肉瘤细胞成分形成假性囊肿; 同样的,也有黏液样变性病灶。

横纹肌肉瘤样成分是Ⅱ型和Ⅲ型 PPB 的突出特征,并且是Ⅰ型 PPB 中独有的恶性元素。其他有横纹肌肉瘤成分的发育不良的实性肿瘤包括畸胎瘤、肾母细胞瘤和髓母细胞瘤。提示这些不同类型肿瘤有相同细胞遗传学过程的可能。

【临床表现】 临床表现缺乏特异性,多表现为发热、咳嗽等呼吸道感染症状，肿物压迫气道时可出现呼吸困难，也有胸痛、饮水呛咳等。Ⅰ型PPB在影像学上难以与先天性肺囊性病区分，易误诊。

【辅助检查】

1. 影像学检查 PPB的影像学特点不典型，Ⅰ型PPB表现为充满气体的局限性囊肿，Ⅱ型及Ⅲ型PPB表现为囊实性混合或完全实性的肿物。对于经正规抗炎治疗无效的肺炎应考虑本病可能，定期复查影像学检查，必要时行病理检查明确诊断。

2. 相关基因检查 2009年Ashley Hill等人通过研究发现PPB与*DICER1*基因突变有关，*DICER1*基因是高度保守的细胞通路的关键组成部分，负责产生小的RNA（miRNA和siRNA），miRNA负调控基因表达，在干细胞维持、器官形成、细胞周期进程和肿瘤发生中起关键作用。2016年Alice Faure等人提出：PPB常常与其他肿瘤相关，是DICER1胸膜肺母细胞瘤家族性肿瘤易感综合征的标志，这些肿瘤包括囊性肾瘤、生殖细胞肿瘤、脑肿瘤、淋巴瘤、白血病、肉瘤、组织细胞增生、甲状腺肿瘤、神经母细胞瘤和支持-间质细胞肿瘤。*p53*缺失可能是这些患者预后的一个有价值的预测因子。*DICER1*突变外显率低，大多数突变携带者不发展为肿瘤，健康的突变阳性个体需要接受肿瘤相关症状的教育。

【诊断】对于出现难治性气胸、多发部位肺囊性病变、有肺囊肿家族史和PPB家族史、DICER1家族性综合征的胸腔占位性病变者应警惕本病可能。本病无特异性的实验室检查及影像学检查手段，病理检查是唯一的诊断金标准。

【鉴别诊断】Ⅰ型PPB易与先天性肺囊性病相混淆，如先天性肺气道畸形、气管囊肿、肺囊性腺瘤样畸形、隔离肺、肺囊肿，另外需要与胎儿肺间质肿瘤（fetal lung interstitial tumor，FLIT）相鉴别。Ⅱ型和Ⅲ型PPB的鉴别诊断包括原发或继发的横纹肌肉瘤、畸胎瘤、滑膜肉瘤、其他的梭形细胞/未分化细胞肉瘤以及肺母细胞瘤。

【治疗】完整手术切除对于PPB的预后至关重要，对于肿瘤巨大无法完整切除的患儿，可先行穿刺活检或手术活检，明确病理后经4~8个疗程化疗使肿瘤体积缩小，再进行根治性手术。术中需要保护好肿瘤周围重要组织、血管及神经，注意周围肺、胸膜、膈肌处是否有转移瘤组织。手术的方式目前仍然有一定的争议，常见的手术方式根据病变范围有囊性病灶切除、肺段切除、肺叶切除或全肺切除等。目前没有这些手术方式与疾病预后的相关研究。因Ⅰ型PPB易与先天性肺囊性病相混淆，所以有些PPB术前容易误诊，手术过程中一般不会选择肿瘤的扩大手术切除，但目前没有术前误诊的PPB，待病理回归后需做二次根治性手术的报道。根据文献报道，对于Ⅰ型病变，切缘阴性可能是足够的，但化疗可降低复发风险并改善Ⅰ型病变儿童的预后。因此，推荐所有PPB儿童采用手术联合化疗。PPB的化疗方案多种多样，笔者医院多根据患儿的临床分期及病理类型选择化疗方案：Ⅰ型PPB以手术为主，如果化疗，建议方案为长春新碱、放线菌素D、环磷酰胺（VAC方案）。Ⅱ和Ⅲ型PPB术后需要化疗，国际胸膜肺母细胞瘤中心推荐的化疗方案为异环磷酰胺、长春新碱、放线菌素D和多柔比星（IVADo方案），必要时需要二次或三次手术探查。放疗的作用是有争议的，用于复发或术后有残留的患者。

【预后】儿童PPB临床表现缺乏特异性，误诊率高，预后较差；相关危险因素包括气胸、多发部位肺囊性病变、肺囊肿家族史、PPB家族史、DICER1家族性综合征；有文献报道，Ⅰ型、Ⅱ型、Ⅲ型PPB的5年生存率和无事件生存率分别为91%和82%，71%和59%，53%和37%，PPB存在由Ⅰ型向预后更差的Ⅱ型、Ⅲ型逐渐进展的可能；推荐所有PPB儿童均采用手术联合化疗，诊断PPB后应该积极治疗，不要早期放弃。

【未来展望】PPB新的治疗方案正在研究当中，如恢复PPB细胞稳态的方法是什么？是否可以提高替换体外研究中预测的缺失的miRNA来阻止细胞增殖？是否应该使用基因技术修复*TP53*或*DICER1*突变？能否解决PPB肿瘤细胞的特异性转移问题？

诊治要点

- PPB是一种儿童原发性恶性胸腔内肿瘤，可发生于肺、胸膜，或者两者兼有。与成人肺母细胞瘤不同，PPB缺乏恶性上皮细胞成分，只有间叶成分是肿瘤性的。
- PPB分为3种病理类型：Ⅰ型（囊性）、Ⅱ型（囊实性）和Ⅲ型（实性）。Ⅰr型为Ⅰ型肿瘤的一种特殊类型，没有上皮下恶性细胞聚集。PPB存在由Ⅰ型向预后更差的Ⅱ型、Ⅲ型逐渐进展的可能。
- 临床表现缺乏特异性，多表现为呼吸道感染症状，易误诊。

- 与 *DICER1* 基因突变有关，是 DICER1 胸膜肺母细胞瘤家族性肿瘤易感综合征的标志。
- Ⅰ型 PPB 以手术为主，化疗可以降低复发风险；Ⅱ型和Ⅲ型 PPB 术后需要化疗。

（张 娜 曾 骐）

参考文献

[1] MANIVEL JC, PRIEST JR, WATTERSON J, et al. Pleuropulmonary blastoma. The So-called pulmonary blastoma of childhood. Cancer, 1988, 62: 1516-1526.

[2] FEINBERG A, HALL NJ, WILLIAMS GM, et al. Can congenital pulmonary airwaymal formation be distinguished from type I pleuropulmonary blastoma based on clinical and radiologicalfeatures？ J Pediatr Surg, 2016, 51 (1): 33-37.

[3] HILL DA, JARZEMBOWSKI JA, PRIEST JR, et al. Type I pleuropulmonary blastoma: Pathology and biology study of 51 cases from the International Pleuropulmonary Blastoma Registry. Am J Surg Pathol, 2008, 32 (2): 282-295.

[4] KHAN AA, EL-BORAI AK, ALNOAIJI M. Pleuropulmonary blastoma: a case report and review of the literature. Case Reports in Pathology, 2014: 1-6.

[5] MESSINGER YH, STEWART DR, PRIEST JR, et al. Pleuropulmonary blastoma: a report on 350 central pathology-confirmed pleuropulmonary blastoma cases by the International Pleuropulmonary Blastoma Registry. Cancer, 2014: 1-10.

[6] HILL DA, IVANOVICH J, PRIEST JR, et al. Germline *DICER1* mutations in familial pleuropulmonary blastoma. Science, 2009, 325 (5943): 965.

[7] FAURE A, ATKINSON J, BOUTY A, et al. DICER1 pleuropulmonary blastoma familial tumour predisposition syndrome: What the paediatric urologist needs to know. Journal of Pediatric Urology, 2016, 12: 5-10.

[8] CAI S, WANG X, ZHAO W, et al. DICER1 mutations in twelve chinese patients with pleuropulmonary blastoma. Sci China Life Sci, 2017: 1-7.

[9] 中华医学会儿科分会肿瘤学组, 中国医师协会儿童血液肿瘤专业委员会, 中国抗癌协会小儿肿瘤专业委员会. 中国儿童胸膜肺母细胞瘤诊疗建议 (2018). 中国小儿血液与肿瘤杂志, 2018, 23 (5): 225-228.

[10] DEHNER LP, SCHULTZ KA, HILL DA. Pleuropulmonary blastoma: more than a lung neoplasm of childhood. Science of Medicine, 2019: 206-210.

第 7 节 胸腺瘤

胸腺起源于胚胎时期第三、四对咽囊，由起源于咽囊的上皮及间质细胞和起源于中胚层的淋巴前体细胞组成。位于胸腔前上纵隔，下缘紧附于心包。胸腺是骨髓前体细胞分化为 T 细胞的场所，具有重要的免疫功能。胸腺具有明显的年龄变化，新生儿期重 15~20g，青春期可达 30~40g，青春期后逐渐萎缩被脂肪组织代替。

胸腺瘤（thymoma）是前纵隔常见的原发性肿瘤，起源于胸腺上皮细胞。小儿胸腺瘤以良性多见。根据文献报道，人群年发病率仅为（0.13~0.17）/10 万，男女无性别差异。首都医科大学附属北京儿童医院胸外科统计了 1998—2018 年 1 000 例胸腔镜纵隔肿瘤手术病例，其中胸腺瘤 7 例，胸腺瘤按组织学特点可分为上皮细胞型、淋巴细胞型和混合型。临床统计中的重要预后相关因素是其是否具有侵袭性，因此可根据其组织学和生物学特点分为非侵袭性和侵袭性胸腺瘤，65% 的胸腺瘤是包膜完整、非侵袭性的，两者的主要区别在于大体及镜下有无包膜浸润和周围结构侵犯。

胸腺瘤和重症肌无力存在明显相关性，约 50% 的胸腺瘤病例合并有重症肌无力。胸腺瘤一般呈分叶或结节状生长，可向邻近组织伸展，恶性胸腺瘤具有侵袭性且预后差，可出现淋巴结、肺、骨等转移，术后亦易复发。

【发病机制】 胸腺瘤多伴有染色体异常和基因突变，常见如 6p21.3（MHC 位点）和 6p25.2~25.3（杂合性缺失），*P53*、*RB*、*FHIT* 和 *APC* 突变。另外，胸腺瘤可能会过度表达 *c-kit* 基因、*HER2* 基因等。有研究表明 EB 病毒与胸腺瘤发病有一定关系。但胸腺瘤的发病机制尚未明确。

【临床表现】 患儿多无症状，偶在常规胸部 X 线检查时发现。胸腺瘤合并重症肌无力者约占 50%，而重症肌无力患者约有 80% 合并有胸腺瘤。

胸腺瘤的自然病程通常较长，约有 1/3 的患者因为压迫或侵犯相邻的纵隔结构而出现症状。当胸腺瘤压迫气管或支气管时可引起喘鸣和呼吸困难，当气管受压显著时，可有胸骨后疼痛、缺氧及发绀，严重病例可有恶性胸腔积液或上腔静脉综合征，并可伴有心包积液，表现为咳嗽、喘憋、发绀及面颈部水肿等症状；压迫迷走神经时可有阵发性咳嗽及气管痉挛；压迫喉返神经时可有声音嘶哑。

有文献报道，40%的胸腺瘤患者会伴有与胸腺相关的自身免疫性疾病，如多发性肌炎、系统性红斑狼疮、干燥综合征、溃疡性结肠炎、硬皮病等，临床中需要鉴别。

【辅助检查】

1. 影像学检查

（1）胸部CT：可较好显示肿瘤病变范围、囊实性、周围组织浸润及胸腔内转移灶，评估肿瘤切除可能性，确定穿刺活检的最佳路径。

（2）MRI检查在显示血管受侵、肿瘤包膜及边界、肿瘤内部低信号分隔具有优势，亦能较好鉴别肿瘤复发与放疗后纤维化。可用于胸腺瘤诊断、分期、疗效评价和预后评估。

2. 肿瘤穿刺细胞学检测　可在超声或CT引导下进行，但有可能破坏肿瘤包膜的完整性。

3. 血液学检查　包括全血细胞计数、血清抗乙酰胆碱受体抗体（anti-acetylcholine receptor antibody，ACHR-Ab）检测，评估是否伴有纯红再生障碍性贫血和重症肌无力等副肿瘤综合征。另外，应行血清AFP、β-hCG、LDH、血清T_3和T_4、VMA、NSE检测进行鉴别。

4. PET/CT　诊断肿瘤良恶性及侵袭性、纵隔淋巴结转移的灵敏度和特异度优于CT。有研究表明侵袭性胸腺瘤标准摄取值（standard uptake value，SUV）显著高于非侵袭性胸腺瘤，可作为选择。

【诊断】在临床症状的基础上，结合影像学、病理学等方法可确定原发肿瘤的部位、临床分期及病理学类型。

胸腺瘤形态多不规则，分叶状居多，其中以前上纵隔多见，可偏向一侧或突向双侧胸腔，最易受侵犯的部位为心包、纵隔胸膜、肺及邻近大血管。增强CT可显示肿瘤对周围组织尤其是大血管的外侵情况，表现为肿瘤与周围纵隔解剖结构的脂肪间隙消失。

胸腺瘤的治疗关键是能否获得完整手术切除，因此肿瘤包膜的完整性有着非常重要的意义。目前没有数据明确证实术前活检（细针穿刺/切开活检）可以引起播散种植，且有研究发现术前活检的患者存在生存优势，因此针对前纵隔巨大占位并怀疑胸腺瘤者可以把穿刺活检作为术前常规。主要方法包括经皮细针抽吸活检（fine-needle aspiration biopsy，FNAB）或胸腔镜纵隔肿瘤切开活检。文献报道FNAB明确诊断的成功率为70%，而切开活检可达90%，两者均具有较高的灵敏度及特异度。

【病理分期与分级】1981年发表、1994年修订的Masaoka分期具有较强的实用性（表3-27-7）。1999年WHO病理组织分型将胸腺瘤分为A型胸腺瘤：髓质型或梭形细胞胸腺瘤；B1型胸腺瘤：富含淋巴细胞胸腺瘤；B2型胸腺瘤：皮质型胸腺瘤；B3型胸腺瘤：上皮型、非典型或分化好的胸腺癌；AB型胸腺瘤：混合型胸腺瘤；C型胸腺瘤：胸腺癌。2004年WHO取消C型胸腺瘤分类，并将胸腺神经内分泌肿瘤列入胸腺癌。胸腺瘤的TNM分期（表3-27-8）有一定价值，但临床应用较少。

表3-27-7　胸腺瘤的Masaoka分期（1994年）

分期	标准
Ⅰ	大体和镜下肿瘤包膜完整
Ⅱ	
Ⅱa	镜下浸润包膜
Ⅱb	肉眼可见周围脂肪组织受侵，或与纵隔胸膜、心包严重粘连但尚未穿透
Ⅲ	肉眼及镜下可见邻近器官组织（如心包、大血管、肺）受侵
Ⅳ	
Ⅳa	肿瘤浸润心包或胸膜
Ⅳb	肿瘤出现淋巴或血行转移

表3-27-8　胸腺瘤的TNM分期（2014年）

分期	标准
T	**原发肿瘤**
T_x	原发肿瘤无法评估
T_0	无原发肿瘤证据
T_1	包膜完整
T_2	肿瘤侵及包膜外结缔组织
T_3	肿瘤浸润邻近组织、器官，如心包、纵隔胸膜、胸壁、大血管及肺
T_4	肿瘤广泛侵犯胸膜或心包
N	**区域淋巴结**
N_x	淋巴结转移情况无法评估
N_0	无区域淋巴结转移
N_1	前纵隔淋巴结转移
N_2	除前纵隔以外的其他胸腔内淋巴结转移
N_3	前斜角肌或锁骨上淋巴结转移
M	**远处转移**
M_0	无远处转移
M_1	有远处转移

续表

分期	T	N	M
Ⅰ	T_1	N_0	M_0
Ⅱ	T_2	N_0	M_0
Ⅲ	T_1	N_1	M_0
	T_2	N_1	M_0
	T_3	N_0,N_1	M_0
Ⅳ	T_4	任何 N	M_0
	任何 T	N_2,N_3	M_0
	任何 T	任何 N	M_1

【鉴别诊断】胸腺瘤通常生长缓慢,诊断时转移并不常见,胸膜是最常见的转移部位。虽然几乎所有都是侵袭性的,但远处器官或区域淋巴结的转移很少见。据报道,所涉及的器官包括骨、肝、肾、脑、脾、肾上腺、甲状腺和结肠。对疑似胸腺瘤或疑似其他纵隔肿瘤患者的适当评估包括胸部的放射照相和CT检查。MRI可以区分血管结构与肿瘤,但无明显优于CT的优势。其他前纵隔肿块的鉴别诊断包括霍奇金淋巴瘤和非霍奇金淋巴瘤、胸腺脂肪瘤、类癌、生殖细胞肿瘤(如原发性生殖细胞瘤、非精原细胞瘤和混合生殖细胞肿瘤)和胸腺癌。

【治疗】

1. 手术　完整手术切除是治疗胸腺瘤的关键。有研究显示,即使是Ⅲ~Ⅳ期肿瘤如能获得完整手术切除,生存期与Ⅰ期相近。常见手术入路包括颈部横切口、侧开胸、胸骨正中切开。近几年胸腔镜手术得到更多的应用,疗效与传统手术相似。

2. 化疗　胸腺瘤对化疗敏感,对于潜在可切除病变、不可切除病变,以及范围较广或复发的病变,新辅助治疗中纳入化疗可能有一定作用。根据具体临床情况,可采用放化疗或单用化疗。一线方案为顺铂或卡铂联合化疗,可获得72%~100%的缓解率。可以作为辅助治疗,使肿瘤缩小、降期,提高完整切除率及治愈率。

3. 放疗　胸腺瘤对放疗敏感,可显著降低复发率,尤其对于Ⅲ~Ⅳ期肿瘤术后辅助放疗可提高生存率。但放疗仅作为综合治疗方案的一部分使用,不推荐单纯放疗。

【预后】胸腺瘤预后受多种因素的影响,其中肿瘤的浸润性是影响预后的重要因素。多数研究证实,Masaoka分期、WHO分型和是否完整切除是胸腺瘤患者预后的独立危险因素。非浸润型胸腺瘤可完整切除者,5年生存率为85%~100%,而浸润型胸腺瘤可完整切除者,5年生存率为33%~55%。肿瘤的生存率与分期明显相关,Ⅰ期、Ⅱ期、Ⅲ期、Ⅳ期的5年生存率分别是71%、70%、46%、10%,10年生存率分别是90%、75%、55%、35%,因此Ⅲ期以上者预后差。

Nomori研究发现,胸腺瘤组织中上皮细胞核面积越大,越易出现临床进展,易复发,预后差。其次,表皮生长因子受体是其预后因素之一,在恶性胸腺瘤中的阳性表达率为88.9%,显著高于良性胸腺瘤(54.5%);提示表皮生长因子受体与复发、转移、预后不良有关。

鉴于手术是否完整切除是影响预后的重要因素,术中应尽量多地切除肿瘤,如果残留病变在1~3cm^2,术后根治性放疗效果仍较好。鉴于浸润型胸腺瘤潜在的恶性生物学行为,是否施行化疗亦是影响预后的因素之一。

对于复发胸腺瘤患者,手术仍然是最重要的治疗手段,完整切除的患者5年生存率最高可达72%;而完整切除后的再次复发率为16%~25%。

【未来展望】随着外科手术水平及多学科联合治疗手段的提升,胸腺瘤的治疗日臻成熟。多项临床试验也致力于胸腺瘤的发病机制研究,发现新的有效治疗靶点,从而为胸腺瘤患者提供更为系统、个体化的治疗。

诊治要点

- 胸腺瘤是起自前纵隔的罕见肿瘤。可于胸部影像学检查时偶然发现,患者也可能因胸部肿块挤压或副肿瘤综合征如重症肌无力而出现临床症状。
- 胸腺瘤或胸腺癌患者的预后取决于疾病的分期、肿瘤能否完全切除及组织学类型。
- 对于术前评估提示肿瘤可完全切除的所有患者,如没有手术禁忌证,初始治疗推荐采用完全手术切除。如肿瘤侵及大血管或一侧/双侧膈神经,推荐术前新辅助化疗,如果化疗后有机会手术且患者的总体情况允许,建议手术切除后进行辅助放疗。对于复发的胸腺瘤患者,手术治疗仍然是推荐的治疗方案。如患者存在无法手术的复发性疾病或存在播散性转移,推荐以顺铂为基础的方案进行全身化疗。
- 初次治疗后胸腺瘤仍有可能远期复发,需要每年定期复查胸部影像学检查,监测复发。推荐胸腺瘤患者每年1次CT扫描，连续10年，侵袭性胸腺瘤或胸腺癌患者前2年每6个月1次CT扫描，此后5年每年CT扫描1次。

（陈诚豪　曾骐）

参考文献

[1] MARX A, CHAN JK, COINDRE JM, et al. The 2015 World Health Organization classification of tumors of the thymus: continuity and changes. J Thorac Oncol, 2015, 10: 1383-1395.

[2] TRAVIS WD, BRAMBILLA E, BURKE AP, et al. WHO classification of tumours of the lung, pleura, thymus and heart. 4th ed. Geneva: World Health Organization, 2015.

[3] ZHAO Y, SHI J, FAN L, et al. Surgical treatment of thymoma: an 11-year experience with 761 patients. Eur J Cardiothorac Surg, 2016, 49: 1144-1149.

[4] ARTER BW, BENVENISTE MF, MADAN R, et al. ITMIG classification of mediastinal compartments and multidisciplinary approach to mediastinal masses. Radiographics, 2017, 37: 413-436.

[5] BASSE C, THUREAU S, BOTA S, et al. Multidisciplinary tumor board decision making for postoperative radiotherapy in thymic epithelial tumors: insights from the RYTHMIC prospective cohort. J Thorac Oncol, 2017, 12: 1715-1722.

[6] XIE A, TJAHJONO R, PHAN K, YAN TD. Video-assisted thoracoscopic surgery versus open thymectomy for thymoma: a systematic review. Ann Cardiothorac Surg, 2015, 4: 495-508.

[7] AGATSUMA H, YOSHIDA K, YOSHINO I, et al. Video-assisted thoracic surgery thymectomy versus sternotomy thymectomy in patients with thymoma. Ann Thorac Surg, 2017, 104: 1047-1053.

[8] MEURGEY A, GIRARD N, MERVEILLEUX DU VIGNAUX C, et al. Assessment of the ITMIG statement on the WHO histological classification and of the eighth TNM staging of thymic epithelial tumors of a series of 188 thymic epithelial tumors. J Thorac Oncol, 2017, 12: 1571-1581.

[9] BERNARD C, FRIH H, PASQUET F, et al. Thymoma associated with autoimmune diseases: 85 cases and literature review. Autoimmun Rev, 2016, 15: 82-92.

[10] GIACCONE G, KIM C, THOMPSON J, et al. Pembrolizumab in patients with thymic carcinoma: a single-arm, single-centre, phase 2 study. Lancet Oncol, 2018, 19 (3): 347-355.

第8节　支气管腺瘤

支气管腺瘤(bronchial adenoma)是1930年由Kramer首先阐述其恶性倾向，Wessler将其从支气管癌中分出，属于一组生物学行为类似，而又不同于原发性支气管癌的肿瘤。只生长于气管或气管黏膜腺体，常向支气管腔和肺组织生长，女性较男性多发，总体发病率低，在儿童中则更为罕见，目前认为其属于低度恶性肿瘤，常发生局部浸润或偶见远处转移，生长较缓慢，病理类型包含支气管类癌、黏液表皮样癌、腺样囊性癌，以支气管类癌多见，类癌型腺瘤常有局部侵犯，可累及支气管壁并向外生长，形成肺门肿块，可远处转移，腺样囊性癌较类癌生长迅速，浸润性也较明显。约3/4的支气管腺瘤发生于大支气管为中央型，中央型腺瘤常向支气管腔内生长呈息肉样，引起支气管腔的狭窄、阻塞、闭塞，产生阻塞性肺炎、肺不张等继发病变。

【病理分型】主要分为三种类型。

1. 支气管类癌　又称类癌型腺瘤，是低度恶性的原发性肺支气管肿瘤，支气管类癌起源于支气管黏膜上皮及腺体的嗜银细胞，大多数为中央型，少数发生在周围支气管，为支气管黏膜下生长，可形成肿块阻塞管腔，引起阻塞性肺气肿、肺不张、肺炎或肺脓肿，常有完整的包膜。显微镜下瘤细胞小，呈立方或多边形，大小一致，成群聚集，呈索条状排列或腺管样排列。嗜银细胞胞质丰富，嗜酸性，浆内含有深黑色嗜银颗粒，内有神经分泌颗粒，能合成、贮存、分泌多肽类激素和神经胺，少数类癌伴有内分泌代谢综合征；核呈圆形或卵圆形，核膜清楚，核分裂象罕见。瘤组织的间质含有丰富的毛细血管，癌细胞大小不一，排列不规则；核多形性，分裂象增多，常见坏死。免疫组化标记cgA、syn、CD57、CD56呈典型的强阳性，CD199也在许多类癌中表达，Ki-67是鉴别类癌不同亚组最有价值的标志物，通常典型类癌Ki-67<5%，不典型类癌Ki-67>5%。

2. 支气管腺样囊性癌　又称圆柱瘤，多发生于气管及主支气管。沿管壁浸润生长，可侵犯周围的组织和器官，起源于气管黏液腺上皮，镜检细胞质稀少，细胞核色深而规则，体积小的基底细胞样上皮细胞呈实质性或分叶状细胞巢及细胞索，在细胞索内及周围有透明基质沉积，内含 PAS 染色阳性的上皮细胞黏液。核分裂象较类癌多见。其恶性程度是腺瘤中最高的。

3. 黏液表皮样癌　源于大支气管的黏液腺，较为罕见，一般呈无蒂的支气管内肿块生长，可阻塞管腔并侵犯局部。显微镜下可见角化细胞，分泌黏蛋白细胞及中间型或过渡型细胞组成瘤。

【发病机制】支气管腺瘤发病机制尚不明确。支气管腺瘤的发生可能是疾病、基因改变及环境因素共同导致的结果。支气管类癌是最为常见的类型，起源于支气管壁黏液分泌腺的嗜银细胞，电镜检查显示类癌细胞含有神经分泌颗粒，镜下可见瘤细胞形成腺腔，细胞分化成熟，无异型。支气管囊性腺样癌起源于腺管或黏膜分泌腺，多发生在较大的支气管腔内，恶性程度较高，肿瘤有明显外侵表现，不容易达到根治目的。黏液表皮样癌最为少见，起源于肺叶支气管或主支气管黏膜分泌腺，恶性程度高低不一，恶性程度较高者，可有肺门和纵隔淋巴结转移。

【临床表现】支气管腺瘤的临床症状和体征与肿瘤的位置相关，包括中央型和周围型。周围型支气管腺瘤常无明显临床症状，多在胸部 X 线检查时发现孤立的肺部结节影，位于支气管腔内的较大的中央型腺瘤部分或全部阻塞支气管时，可出现咳嗽、咳痰症状，严重时可出现胸闷、胸痛、憋气、气短及咯血等表现，部分患者可有阵发性的皮肤潮红、心悸、腹痛、腹泻、水肿、皮肤瘙痒等表现，考虑为类癌综合征。类癌组织有丰富的毛细血管，早期症状可表现为咯血。

【辅助检查】

1. 影像学检查

(1) 胸部 X 线：由于支气管前后的纵隔组织、软组织及骨骼影存在重叠，支气管腺瘤病变通常不容易被常规的胸部 X 线发现，如为中央型支气管腺瘤，可有阻塞性肺气肿、肺不张、肺炎表现。

(2) 支气管碘油造影：可显示支气管内肿物的大小和形态，显示支气管呈杯口状阻断。

(3) 胸部 CT：支气管腺瘤的 CT 表现可分为中央型、周围型。中央型支气管腺瘤 CT 上有一定特征，病变表现为支气管腔内息肉样肿瘤，支气管腔内阻塞、中断，断端常呈杯口状，远端可有阻塞性肺炎，也可引起肺不张；当肿瘤侵犯支气管壁向壁外发展形成肺门肿块时，可有肺门淋巴结转移。周围型支气管腺瘤，病变位于肺野外周或胸膜下，形状不规则呈球形，边缘光滑、清晰，密度均匀，可有钙化，CT 表现接近良性肿瘤，有些腺瘤可有分叶征象，并可伴有细小毛刺征。类癌另一特点是出现特征性钙化，钙化呈弥散性或偏心性，形态不一，可呈沙砾状、结节状或爆米花状，肿瘤钙化原因可能与类癌产生某种成骨因子或激素诱导有关，肺类癌可出现不规则钙化，以周围型多见，并认为此钙化特点是肺类癌较独特的影像表现。

2. 气管镜检查　中央型支气管腺瘤可通过支气管镜检查查见，气管腔内可见新生物，呈息肉样表现或肉芽肿，部分或完全堵塞支气管，如为支气管类癌，毛细血管极为丰富，活检的出血风险较高，易引起大咯血，需注意。

【诊断】在临床症状的基础上，结合影像学、病理学等方法可确定支气管腺瘤的部位、临床分期及病理学类型，中央型支气管腺瘤需要应用支气管镜检查及活检病理予以明确诊断。由于支气管腺瘤的临床症状和 X 线表现与原发性支气管肺癌很难区别，且其发病率较低，痰细胞学检查阴性率又很高，因而术前确诊有一定困难。

【鉴别诊断】

1. 肺癌(lung cancer)　中央型肺癌多发生于中老年人，发病年龄较晚，肿瘤常沿支气管壁浸润生长，支气管壁僵硬，不规则狭窄、闭塞，肿瘤突破支气管腔时常见有分叶、毛刺及偏心空洞，常有纵隔肺门淋巴结肿大或远处转移；而典型中央型类癌边缘常较光滑，有“冰山征”，坏死囊变、空洞及转移少见，增强扫描肿瘤可呈中度以上强化；周围型肺癌常见分叶、毛刺、胸膜凹陷征、空泡征及血管集束征等恶性征象，缺少周围型类癌的特征性钙化，纵隔肺门淋巴结及远处转移也较周围型类癌更常见。

2. 肺淋巴瘤(lung lymphoma)　是一种少见的淋巴结外淋巴瘤，多为单发结节，边缘毛糙或呈磨玻璃影，内见支气管充气征或支气管扩张影，多数无钙化，病灶内血管走行正常。

3. 硬化性血管瘤(sclerosing angioma)　是肺部少见的良性肿瘤，常见于中青年女性，肿瘤也可见边缘较光滑、钙化和中度以上强化等特点，但硬化性血管瘤增强扫描可见血管贴边征、空气新月征等征象，有助于与周围型类癌鉴别。

【治疗】鉴于支气管腺瘤具有病程较长、生长缓慢、局部浸润、淋巴结转移率低的特点,治疗应以手术治疗为主,根据淋巴结转移情况,术后辅以放疗和/或化疗。可以经内镜行手术切除,也可以行开胸手术治疗,但更建议开胸手术治疗,因前者肿瘤易在局部复发,治愈率较低。手术切除范围不可偏保守,应根据肿瘤的部位、大小、是否有淋巴结转移选择手术方式。术中需行支气管边缘组织的冷冻切片检查,以保证支气管切缘无瘤组织残留。建议行纵隔淋巴结清扫术。由于支气管腺瘤对放疗不敏感,对能手术切除肿瘤的患者,不应将放疗列为初期治疗方法。

【预后】支气管腺瘤实际上是一类恶性程度差别很大的肿瘤,文献报道的5年生存率为50%~90%。远处转移发生率为5%~20%,转移部位以肝、骨骼、肾上腺多见。一般认为黏液表皮样癌预后最佳,其次是囊性腺样癌、类癌。经外科手术治疗后应进行长期随访,常规进行胸部影像学检查和纤维支气管镜检查,观察有无复发转移存在。

【未来展望】有关支气管腺瘤的病因学研究尚不明确,临床病例少见,易误诊,需要在临床工作中不断积累,探讨该病的发生机制,更好地选择治疗方案。

诊治要点

- 支气管腺瘤生长于气管或气管黏膜腺体,常向支气管腔和肺组织生长。
- 支气管腺瘤总体发病率低,女性较男性多发,在儿童中更为罕见。
- 目前认为其属于低度恶性肿瘤,常发生局部浸润或偶见远处转移,生长较缓慢。
- 病理类型包含支气管类癌、黏液表皮样癌、腺样囊性癌,以支气管类癌多见。
- 支气管腺瘤的临床症状和体征与肿瘤的位置相关。周围型常无明显临床症状,多在胸部X线检查时发现孤立的肺部结节影。中央型可因部分或全部阻塞支气管而可出现呼吸道症状。
- 胸部CT等影像学检查以及支气管镜检查是重要的辅助检查手段。
- 支气管腺瘤的治疗以手术治疗为主。术中需行支气管边缘组织的冷冻切片检查,以保证支气管切缘无瘤组织残留。
- 由于支气管腺瘤对放疗不敏感,对能手术切除肿瘤的患者,不应将放疗列为初期治疗方法。

（陈诚豪 曾 骐）

参考文献

[1] LAROIA AT, THOMPSON BH, LAROIA ST, et al. Modern imaging of the tracheo-bronchial tree. World J Radiol, 2010, 2 (7): 237-248.

[2] LUO M, DUAN C, QIU J, et al. Diagnostic value of multidetector CT and its multiplanar reformation, volume rendering and virtual bronchoscopy. Postprocessing techniques for primary trachea and main bronchus tumors. PLOS ONE, 2015, 10 (9): e0137329.

[3] WANG LT, WILKINS EW, BODE HH. Bronchial carcinoid tumors in pediatric patients. Chest 1993, 103 (5): 1426-1428.

[4] KARAM BM, ZAHIRIFARD S, TAHBAZ MO, et al. Bronchial carcinoid tumors: Clinical and radiological findings in 21 patients. Iran J Radiol, 2005, 2: 111-116.

[5] BUENO PALOMINO A, ZURERA TENDERO L, ESPEJO HERRERO JJ, et al. Multidetector computed tomography assessment of the degree of differentiation of bronchial carcinoid tumors. Radiologia, 2013, 55 (4): 323-330.

[6] HUO Z, MENG Y, WU H. Adenoid cystic ca of trachea. Int J Clin Exp Pathol, 2014, 7: 7527-7535.

[7] CORTÉS-TÉLLES A, MENDOZA-POSADA D. Primary adenoid cystic carcinoma of the tracheobronchial tree: A decadelong experience at a health centre in Mexico. Lung India, 2012, 29 (4): 325-328.

[8] SAYEG Y, SAYEG M, BAUM RP, et al. Pulmonary neuroendocrine neoplasms. Pneumologic, 2014, 68 (7): 456-477.

[9] NICOLINI EM, MONTESSI J, VIEIRA JP, et al. Adenoid cystic carcinoma of the trachea: a case report. Am J Case Rep, 2019, 20: 1373-1377.

[10] WANG H, ZHANG J, ZHANG N, et al. Bronchoscopie intervention as a main treatment for tracheobronchial adenoid cystic carcinoma. Minim Invasive Ther Allied Technol, 2015, 24 (3): 167-174.

第9节 间皮瘤

间皮瘤(mesothelioma)是发生于胸膜、腹膜、心包、睾丸鞘膜间皮组织的肿瘤,恶性间皮瘤主要为恶性胸膜间皮瘤(malignant pleural mesothelioma,MPM)。

1767年Joseph Lieutaud首先谈到此病；1870年Wagner报道了一例病例，并认为此肿瘤来源于胸膜；1942年Stout和Murray应用Maxinow的组织培养技术，证实间皮瘤来源于间皮细胞。恶性胸膜间皮瘤好发于曾有石棉暴露史的老年男性，儿童罕见。

【发病机制】成人恶性间皮瘤主要与石棉暴露相关，但儿童患者暴露时间不足，因此石棉暴露可能不是儿童恶性胸膜间皮瘤的病因，猿猴病毒40感染也是导致恶性胸膜间皮瘤的病因，也有报道认为与电离辐射有关。BRCA1相关蛋白1（*BAP1*）基因种系突变也在恶性胸膜间皮瘤发病中发挥作用。

【病理分型】本病大体上可分为局限型和弥漫型，弥漫型常见，病理分型分为上皮样型、肉瘤样型和双相（混合）型。

上皮样型：最多见，肿瘤细胞为多边形、圆形或立方细胞。

肉瘤样型：肿瘤由成纤维细胞样梭形细胞构成。

双相型：是含上皮样和肉瘤样成分的混合亚型，且每种成分均>10%，如果任一成分<10%，则诊断为肉瘤样为主或上皮样为主。

恶性胸膜间皮瘤的组织学亚型和类型：①上皮样型恶性间皮瘤：管状乳头样、微乳头样、腺泡样、腺瘤样、实体样、透明细胞样、蜕膜样、腺样囊性、印戒细胞样、小细胞样、横纹肌样、多形性；②肉瘤样型恶性间皮瘤：传统的梭形细胞样、促结缔组织增生样、异源性分化（骨肉瘤样、软骨肉瘤样等）、淋巴组织细胞样（也可能归为上皮样）；③双相型/混合型恶性间皮瘤。

【临床表现】临床通常因顽固性单侧胸腔积液或胸膜增厚，而考虑恶性胸膜间皮瘤。

早期通常无症状或仅表现为发热、运动后气促。随病情进展可出现咳嗽、胸闷、胸痛等症状。晚期可出现呼吸困难、胸廓畸形、胸壁肿物等，肿瘤侵及腹部，可出现腹痛等腹部症状。

【辅助检查】

1. 影像学检查

（1）胸部CT：可见胸腔积液、弥漫性胸膜增厚，增厚的胸膜表现为结节状，可强化。

（2）超声：可协助鉴别胸膜异常，可测定胸膜厚度和胸腔积液量，并辅助胸腔积液穿刺定位。

（3）MRI和PET/CT：可用于恶性胸膜间皮瘤的诊断、分期、疗效评价和预后评估。

2. 胸腔积液穿刺细胞学检测　可在治疗患者胸腔积液的同时，起到一定的诊断作用，但通常诊断结果为阴性。

3. 免疫组化　抗钙网膜蛋白、抗肾母细胞瘤抗原1抗体、抗上皮膜抗体（EMA）、抗细胞角蛋白抗体5/6、抗D2-40、抗间皮素抗体等是对恶性胸膜间皮瘤有诊断意义的免疫组化标志物。

4. 胸腔镜胸膜/肺活检　为确诊的首选方法。

【诊断】在临床症状的基础上，结合影像学、病理学等方法可确定原发肿瘤的部位、临床分期及病理学类型。

恶性胸膜间皮瘤确定诊断依靠病理学检查，疾病的TNM分期（表3-27-9）是疾病治疗的重要指导，同时也决定了本病的预后（表3-27-10）。

表3-27-9　恶性胸膜间皮瘤的TNM分期

TNM分期	
T	**原发肿瘤**
T_x	原发肿瘤无法评估
T_0	无原发肿瘤证据
T_1	肿瘤局限于同侧的壁层胸膜，伴或不伴下列结构侵犯（脏胸膜、纵隔胸膜、膈胸膜）
T_2	肿瘤侵及同侧胸膜表面的每一个部位（壁胸膜、纵隔胸膜、膈胸膜、脏胸膜），并具备至少一种以下特征：侵及膈肌；侵及脏层胸膜下的肺实质
T_3	局部晚期但有潜在切除可能的肿瘤。肿瘤侵及同侧胸膜表面的所有部位（壁胸膜、纵隔胸膜、膈胸膜、脏胸膜），并具备至少一种以下特征：侵及胸内筋膜；侵及纵隔脂肪；肿瘤侵及胸壁软组织所形成的孤立性、可完整切除的病灶；非透壁性心包浸润
T_4	局部晚期无法切除的肿瘤。肿瘤侵及同侧胸膜表面的所有部位（壁胸膜、纵隔胸膜、膈胸膜、脏胸膜），并具备至少一种以下特征：胸壁的肿瘤弥漫性浸润或多个病灶，伴或不伴肋骨破坏；肿瘤直接经膈肌侵入腹腔；肿瘤直接侵及纵隔器官；肿瘤直接侵及脊柱；肿瘤穿透并侵入心包内表面，伴或不伴心包积液，或侵犯心肌
N	**区域淋巴结**
N_x	淋巴结转移情况无法评估
N_0	无区域淋巴结转移
N_1	转移至同侧支气管肺、肺门，或同侧纵隔（包括同侧的内乳、膈旁、心包、肋间）淋巴结
N_2	转移至对侧纵隔淋巴结、同侧或对侧锁骨上淋巴结
M	**远处转移**
M_0	无远处转移
M_1	有远处转移

表 3-27-10 恶性胸膜间皮瘤的预后分组

		T	M
ⅠA 期	T_1	N_0	M_0
ⅠB 期	T_2~T_3	N_0	M_0
Ⅱ期	T_1~T_2	N_1	M_0
ⅢA 期	T_3	N_1	M_0
ⅢB 期	T_1~T_3	N_2	M_0
	T_4	任何 N	M_0
Ⅳ期	任何 T	任何 N	M_1

【鉴别诊断】

1. 胸膜转移瘤(pleural metastatic tumor) 可表现为胸膜孤立性或多发性肿块,胸膜不规则增厚,增强扫描肿块强化,常合并胸腔积液、肋骨破坏、肺内转移灶。与恶性胸膜间皮瘤的区别在于:后者发病率低,单侧多见,患侧胸廓体积缩小伴纵隔固定,可见石棉肺改变,较少出现肺内转移及肋骨破坏。

2. 结核性胸膜炎(tuberculous pleurisy) 可不合并肺内结核,典型的结核性胸膜炎可表现为胸膜弥漫性增厚和局部增厚形成肿块,可见钙化及干酪样坏死,增强扫描呈环形强化,常合并胸腔积液。

【治疗】

1. 手术 临床Ⅰ~Ⅲ期上皮型恶性胸膜间皮瘤患者,可选择手术切除。包括胸膜剥脱术和胸膜外全肺切除术。

2. 化疗 所有患者均应化疗。单纯化疗用于无法手术的患者、病理类型为肉瘤样型或混合型者。一线方案为培美曲塞与顺铂或卡铂联合化疗。

3. 放疗 放疗可降低局部复发率,可作为综合治疗方案的一部分使用,不推荐单纯放疗。也可用作姑息治疗,以缓解胸痛或支气管、食管梗阻。

【预后】病理分型为肉瘤样型和双相(混合)型为预后不良因素,恶性胸膜间皮瘤预后较差,5 年生存率约为 10%,但对于采用三联治疗(手术结合放化疗)的Ⅰ期患者,5 年生存率有望提高至 50%。

【未来展望】恶性间皮瘤的新的化疗、生物治疗、靶向治疗方案正在研究当中,并取得了一定进展。如培美曲唑是一种多靶点的抗叶酸药物,能阻断多种在叶酸代谢中起重要作用的酶的活性,已证实在一些恶性肿瘤患者的治疗中有效。随着肿瘤生物学研究的快速发展,新的分子靶位及其相应的分子靶向治疗必然会推动恶性间皮瘤治疗的进展。

诊治要点

- 恶性间皮瘤是发生于间皮组织的肿瘤,主要为恶性胸膜间皮瘤。
- 本病分为局限型和弥漫型,病理分型包括上皮样型、肉瘤样型、双相型。
- 起病隐匿、临床表现无明显特异性,诊断依靠病理活检。
- 治疗上需要手术结合放化疗,预后较差。

(于 洁 曾 骐)

参考文献

[1] TRAVIS WD, BRAMBILLA E, BURKE AP, et al. WHO classification of tumours of the lung, pleura, thymus and heart. 4th ed. Lyon: IARC Press, 2015.

[2] ETTINGER DS, WOOD DE, AKERLEY W, et al. NCCN clinical practice guidelines in oncology: malignant pleural mesothelioma (Version 2. 2018). J Natl Compr Canc Netw, 2018.

[3] AMIN MB, EDGE SB, GREENE FL, et al, eds. AJCC cancer staging manual. 8th ed. New York: Springer; 2017.

第 10 节 心脏肿瘤

心脏肿瘤(cardiac tumor)包括原发性和转移性肿瘤。原发性心脏肿瘤在儿童心脏疾病中较少见,发病率约 17/10 万~19/10 万。随着心脏彩超以及胎儿超声技术的不断进步,近年来儿童原发性心脏肿瘤的检出率明显提高。有调查显示,90% 以上的儿童原发性心脏肿瘤为良性;据已有数据统计,原发性心脏肿瘤中占首位的是心脏横纹肌瘤,其次是纤维瘤、畸胎瘤、黏液瘤。儿童恶性心脏肿瘤罕见,多数是肉瘤,包括血管肉瘤、横纹肌肉瘤和纤维肉瘤等;其中大约 5% 的恶性心脏肿瘤是淋巴瘤。而心脏转移性肿瘤包括神经母细胞瘤、白血病、淋巴瘤和黑色素瘤等。

【发病机制】原发性心脏肿瘤的发病原因目前多不明确。当面对儿科患者的原发性心脏肿瘤时,临床肿瘤科医生应该意识到其与某些遗传综合征的关系,特别是结节性硬化症和卡尼综合征(Carney complex,以内分泌病为特征的常染色体显性疾病,有心脏黏液瘤,斑点皮肤色素沉着和 *PRKAR1 A* 基因的种系突变)。估计有 60%~80% 的心脏横纹肌瘤患者患有结节性硬化症，高达 7% 的心脏病患者黏液瘤可能发生在卡尼综合征内。

【临床表现】 心脏肿瘤临床表现多种多样，缺乏特异性。但由于肿瘤生长于心脏，即使是良性肿瘤也可因阻塞心腔而导致心力衰竭，或因肿瘤和血栓栓子脱落发生肺与体循环栓塞，乃至猝死等严重并发症。其中以胸闷、胸痛等血流阻塞症状最常见，其他症状包括心悸，头晕，器官栓塞（脑、心脏、肺、脾脏、肾脏梗死），全身症状（发热、消瘦），呼吸道症状（咳嗽、咳痰、咯血）等。其中，心脏横纹肌瘤常为结节性硬化症的临床表现之一。

【辅助检查】 心脏超声是儿童心脏肿瘤首选的检查方式，可显示肿瘤的位置、形态、大小等特征，还可对是否导致梗阻、瓣膜功能情况及心功能情况做出评估。MRI 和心脏增强 CT 则能更为精确地评估肿瘤的大小及与周围组织的关系。心电图及胸部 X 线对于心脏肿瘤的诊断无特异性。心血管造影在合并心脏畸形时对心脏畸形和肿瘤间的关系能够提供有用的细节，但由于为有创性检查和可能导致肿瘤栓子脱落等原因在临床中应用不多。

【诊断】 心脏肿瘤的诊断可以根据经胸或经食管超声心动图、胸部 MRI 和 CT 等检查基本明确，病理检查结果进一步证实诊断。

【治疗】 原发性心脏肿瘤原则上应尽可能完整手术切除。手术切除肿瘤时，应以恢复正常血流动力学状态为目的，尽可能完整切除肿瘤。若肿瘤侵及室间隔、心室肌和邻近重要的组织结构时应行部分切除，同时手术操作应尽量减轻对心功能的损害，避免损伤瓣膜及传导系统。如术前检查肿瘤影响邻近瓣膜功能，导致中度以上反流存在，需同期行瓣膜整形术。横纹肌肿瘤如果体积较小且没有对循环血流造成影响，部分可自然消退，可能无需手术治疗；若肿瘤体积较大，出现不同程度的血流动力学梗阻及其他心律异常情况则需手术治疗。黏液瘤瘤体活动度较大，通常可对房室瓣膜孔造成堵塞，引起类似于二尖瓣或三尖瓣狭窄的症状，严重时可引起心力衰竭或心搏骤停，一旦确诊则需立即手术治疗。血管瘤易合并出现心律失常或血流梗阻，存在明显症状者需手术治疗，对于无明显症状的患儿可随访观察。部分患儿可能需要心脏移植治疗，恶性心脏肿瘤往往需要联合化疗、放疗等。

【预后】 患者预后与心脏肿瘤的病理类型、肿瘤位置和大小对血流动力学的影响程度等相关。如果为良性肿瘤，手术能完整切除而且手术后心功能良好则大多预后良好。恶性肿瘤或手术中不能完整切除肿瘤，术后辅助化学及对症治疗可提高患儿生存率。

【未来展望】 随着影像诊断技术、肿瘤标志物和相关染色体基因检测技术的提升，心脏肿瘤的早期诊断和治疗成为可能。早期手术，介入微创手术和相应综合治疗均可改善小儿心脏肿瘤治疗效果。

诊治要点

- 儿童原发性心脏肿瘤少见，症状不典型，心脏彩超是首选检查方法，部分需行心脏 MRI 等检查。
- 手术治疗以恢复正常血流动力学状态为目的，可根据病变位置及大小选择行完整切除或部分切除。

（李晓峰　童 峰）

参考文献

[1] SHAPIRA OM, KORACH A, IZHAR U, et al. Radical multidisciplinary approach to primary cardiac sarcomas. Eur J Cardiothorac Surg, 2013, 44 (2): 330-335.

[2] EICHLER T, PAUL T, SCHNEIDER HE. Hemangioma as a rare cause of a neonatal cardiac tumor resulting in inflow obstruction of the tricuspid valve. Clin Res Cardiol, 2011, 100 (5): 469-470.

[3] GEORGE KM, PRZYGODZKI RM, JONAS RA, et al. Resection of an obstructive neonatal cardiac myxoma of the infundibulum. Pediatric Cardiology, 2006, 27 (3): 369-371.

[4] DURSUN M, CEKREZI B, AKYOL Y, et al. Cardiac MRI findings of intramyocardial myxoma in a child. European Journal of Radiology Extra, 2008, 66 (2): e39-e41.

[5] 杨漪，翁艳，李向利，等. 儿童原发性心脏肿瘤 7 例的临床病理分析. 首都医科大学学报, 2016, 37 (1): 93-96.

[6] 任璐，李洪波，吴春，等. 16 例儿童原发性心脏肿瘤的疗效分析. 临床小儿外科杂志, 2018, 17 (6): 448-452.

第 11 节　食管恶性肿瘤

食管恶性肿瘤（malignant tumor of esophagus）是全球癌症死亡的第六大原因，高峰期在 35~64 岁。其中食管癌一直是威胁我国居民健康的主要恶性肿瘤，我国食管癌粗发病率为 20.35/10 万，粗死亡率为 15.17/10

万,发病率及死亡率分别列全部恶性肿瘤的第六和第四位。我国食管癌流行的特点是男性发病率高于女性,农村高于城市。在组织学类型上,我国食管癌以鳞状细胞癌为主,占90%以上;而美国和欧洲以腺癌为主,占70%左右。在成人中,吸烟和重度饮酒是引起食管鳞癌的重要因素,而食管腺癌主要的危险因素包括胃食管反流和巴雷特食管(Barrett esophagus)。在全世界范围内,儿童及青少年中食管癌病例报道极其罕见,1973—2008年,美国SEER研究在20岁以下的患者中只发现了9例恶性食管肿瘤,巴雷特食管仍然是儿童食管腺癌的高危因素。其他罕见的儿童食管恶性肿瘤还包括未分化间叶性肿瘤。

儿童及青少年食管癌通常表现为吞咽困难、显著的体重下降,可伴有呕吐、吐血、反酸、咳嗽、咯血及转移引起的骨痛等。食管癌诊断的主要手段为食管镜和活检,食管镜检查加病理检查为食管癌诊断的“金标准”。其他手段(钡餐造影、胸部CT/MRI、PET/CT)均为辅助手段,主要为了解肿瘤部位、大小、分期和制订手术方式提供必要的信息。成人食管癌治疗是包括外科手术、放疗、化疗等的“个体化综合治疗”。对于儿童食管癌,目前尚无针对性治疗方案,尽管进行了手术等综合治疗,但仍有90%的患者会死于本病。

诊治要点

- 儿童食管恶性肿瘤极其罕见,包括食管癌、未分化间叶性肿瘤等。
- 巴雷特食管是儿童食管腺癌的高危因素。
- 临床症状以吞咽困难、显著体重下降为主。
- 食管镜检查加病理检查为食管癌诊断的“金标准”。
- 儿童食管癌的诊断分期及治疗方案参照成人。
- 儿童食管癌预后明显差于成人。

(王焕民)

参考文献

[1] CHEN W, ZHENG R, BAADE PD, et al. Cancer statistics in China, 2015. CA Cancer J Clin, 2016, 66 (2): 115-132.

[2] ISSAIVANAN M, REDNER A, WEINSTEIN T, et al. Esophageal carcinoma in children and adolescents. Journal of Pediatric Hematology/Oncology, 2012, 34 (1): 63-67.

[3] THEILEN TM, CHOU AJ, KLIMSTRA DS, et al. Esophageal adenocarcinoma and squamous cell carcinoma in children and adolescents: Report of 3 cases and comprehensive literature review. Journal of pediatric surgery case reports, 2016, 5: 23-29.

第12节 胃恶性肿瘤

儿童原发性恶性胃肿瘤病例数极少,但病理类型多样,恶性程度不一,包括胃癌(gastric carcinoma)、恶性生殖细胞肿瘤(malignant germ cell tumor)、胃平滑肌肉瘤(gastric leiomyosarcoma)等。

【流行病学】确切发病率少有报道,数据暂缺。

【病理】胃恶性肿瘤的病理类型较多且缺乏独立的病理学分类标准,故一般参照相应的成人病理学分类。其中胃恶性生殖细胞瘤(如胃恶性畸胎瘤)、胃平滑肌肉瘤的病理学均在本书其余章节有所描述。因此本节仅介绍小儿胃癌与成人胃癌病理学不同的部分。

小儿胃癌的病理学分类一般参照成人胃癌分类标准。按照组织学分类可分为腺癌、腺鳞癌、髓样癌、肝样腺癌、鳞状细胞癌及未分化癌。目前有较多的文献支持小儿胃腺癌与幽门螺杆菌感染有相关性。最新的美国国家癌症数据库(National Cancer Database,NCDB)的129 024例胃癌患者中,仅有0.1%(129例)为儿童,其中80%为低分化类型(成人组为65%),45%为印戒细胞瘤(成人组为20%)。故小儿胃癌与成人胃癌相比出现低分化肿瘤的比例明显较高,但似乎对于预后并没有明显影响。

【临床表现】小儿胃恶性肿瘤早期多无明显症状,可出现一些类似胃炎或胃溃疡的非特异性症状,容易忽视而延误诊治。胃癌患儿可有幽门螺杆菌感染病史,也可表现为食欲缺乏或大量腹水。肿瘤发展中可能导致腹痛、呕血等不适。有时可发生上消化道出血或梗阻症状,肿瘤增大到一定程度也可触及包块。

【辅助检查】

1. 血、便常规检查 可提示患儿血红蛋白情况及是否存在消化道出血。

2. 血清肿瘤标志物检查 胃癌中可见CEA或CA19-9升高,胃恶性生殖细胞瘤可见hCG或AFP升高。

3. 超声检查 无创,操作方便,可作为常规检查了解肿物基本位置和毗邻关系。

4. 消化道造影 灵敏度高,有助于发现病灶,但胃底部及黏膜下外生性肿瘤容易被忽略。

5. 胃镜 作为有上消化道症状患儿的首要检

查,可明确胃壁肿块的准确位置,并取肿块进行病理活检以判断病变性质,同时应注意多点取材且避免取到坏死组织。

6. 腹部CT 灵敏度和特异度均最高,肿块定位准确,可判断是否侵及邻近器官、有无腹腔内或淋巴结转移,进一步增强后能判定肿块成分、性质及与周围血管的关系,可与腹部X线检查共同发现肿瘤中的钙化等病变。

【鉴别诊断】胃恶性肿瘤一般为胃局部占位,而以下情况应与其相鉴别。

1. 胃淋巴瘤(gastric lymphoma,PGL) 尽管胃并不是一个常见的淋巴瘤发生部位,但是仍有少数文献报道过这种罕见的情况。相比于小儿胃癌,淋巴瘤无疑具有更高的发病率。由于两者在治疗方案的选择上完全不同,因此通过PET等全身检查鉴别是必要的。

2. 胃间质瘤(gastric gastrointestinal stromal tumor) 同为胃部占位,小儿的胃间质瘤跟胃癌十分相似。推荐采用胃镜活检的方式鉴别。由于胃间质瘤一般不推荐术后化疗,因此病理诊断对其后续治疗具有较为重要的指导价值。

3. 胃神经内分泌肿瘤(gastric neuroendocrine tumor,GNET) 本病可表现为胃占位,具体可参见本章第16节胃肠胰神经内分泌肿瘤。

4. 胃转移瘤(gastric metastase) 本病出现于其他实体瘤发生转移后,一般均存在明确的原发病灶。其鉴别需要通过全面的全身检查如CT、MRI等,必要时可用PET明确原发灶。

【治疗】

1. 手术 恶性肿瘤采用胃大部切除+消化道重建的术式。考虑对儿童生长发育的影响,一般不行全胃切除,以免影响消化道吸收功能。

2. 术后化疗 经验较少,一般参照成人化疗方案进行调整。有研究对儿童胃癌使用氟尿嘧啶、伊立替康等药物。亦有报道采取铂类为基础的化疗方案治疗。

3. 营养支持治疗 由于术后患儿消化功能不能及时恢复,需要辅以营养支持。

【预后】患者预后与胃恶性肿瘤类型、侵袭性以及肿瘤分期等相关,大多预后不佳,术后辅助化学及对症治疗可提高患儿生存率。

【未来展望】 胃恶性肿瘤作为极其罕见的实体瘤目前的研究数据仍十分欠缺。目前胃恶性肿瘤仅是一个笼统的该类疾病的总称。因此,可以预见到在未来一定会出现更为细致的胃恶性肿瘤分类方式。

诊治要点

- 儿童原发性胃恶性肿瘤十分罕见,其种类多样,恶性程度不一。
- 参考成人胃肿瘤的病理学分类,可划分为胃癌、恶性生殖细胞肿瘤、胃平滑肌肉瘤等。
- 小儿胃恶性肿瘤早期多无明显症状,可出现一些类似胃炎或胃溃疡的非特异性症状,容易忽视而延误诊治。
- 胃镜和增强CT是最重要的辅助检查,有助于准确发现病灶位置并获取病理。
- 手术切除+化疗目前是胃恶性肿瘤的主流治疗方案,但考虑到未来儿童的生长发育需求,应在确保肿瘤完整切除的情况下尽可能地选择胃部分切除术,同时辅以营养支持治疗。
- 预后与患儿的具体肿瘤分类、侵袭度及分期相关,总体预后不佳。

(王焕民)

参考文献

[1] SUBBIAH V, VARADHACHARY G, HERZOG CE, et al. Gastric adenocarcinoma in children and adolescents. Pediatric Blood&Cancer, 2011, 57 (3): 524-527.

[2] LIN CH, LIN WC, LAI IH, et al. Pediatric gastric cancer presenting with massive ascites. World J Gastroenterol, 2015, 21 (11): 3409-3413.

[3] OKUDA M, NOMURA K, KATO M, et al. Gastric cancer in children and adolescents in Japan. Pediatr Int, 2019, 61 (1): 80-86.

[4] PARVIN S, SENGUPTA M, MISHRA PK, et al. Gastric teratoma: A series of 7 cases. J Pediatr Surg, 2016, 51 (7): 1072-1077.

[5] VIRGONE C, DECKER E, MITTON SG, et al. Gastric leiomyoma in a child with Gorlin-Goltz syndrome: First pediatric case. Pediatr Int, 2016, 58 (4): 298-300.

第13节 胰腺恶性肿瘤

小儿胰腺肿瘤较为罕见,仅占所有儿童肿瘤的0.6%~0.8%,发病率低于胰管畸形引起的胰腺疾病和胰腺外伤,居小儿胰腺疾病的第三位。多见于学龄前期和青春前期儿童,男女之比为1∶1.2。较常见的儿童胰腺肿瘤为胰腺实性假乳头状瘤、胰母细胞瘤；另外还可见胰腺神经内分泌肿瘤以及原始神经外胚层肿瘤、横纹肌肉瘤、神经母细胞瘤等其他转移性肿瘤。

一、胰母细胞瘤

胰母细胞瘤（pancreatoblastoma，PB）为小年龄儿童最常见的胰腺恶性肿瘤。1957 年首先由 Becker 描述了其鳞状结构，1977 年 Horie 依据其组织学与胚胎期胰腺相似命名为胰母细胞瘤。

【流行病学】胰母细胞瘤好发于小儿（平均发病年龄为 4 岁），男、女之比约为 2∶1。因缺乏大样本统计，胰母细胞瘤的发病率难以估算，但几乎半数的病例报道来自亚洲儿童。

【病因和病理】胰母细胞瘤可能起源于原始多潜能干细胞，其来源尚不十分清楚，具有向成人胰腺癌的腺泡、导管、内分泌三种类型细胞分化的能力。胰母细胞瘤可发生在胰腺的任何部位；肿瘤一般较大，大多数肿块直径 5~20cm，质软，可呈分叶状，切面呈黄色、浅褐色，似鱼肉样，可伴有片状坏死、囊变及沙样钙化。胰母细胞瘤具有恶性肿瘤的典型临床特征，即局部浸润、转移及复发。局部浸润相对多见，主要表现为对血管、神经等周围的侵犯，包括血管内瘤栓形成；转移较少发生，最常发生转移的部位是肝、区域淋巴结、脾、肺。

肿瘤由上皮和间叶两种成分构成。上皮成分为比较一致的多角形细胞，形成巢状、条索状、管状或腺泡状结构，常可见其特征性结构——鳞状小体；间叶成分包括疏松排列的梭状细胞、透明纤维血管间质或软骨等。

【临床表现】临床表现无特异性，主要表现为腹部肿物，部分患儿还有腹痛、体重下降、食欲减少、呕吐和腹泻、黄疸等。大部分患儿可伴有血清 AFP 升高，AFP 增高并非胰母细胞瘤的特异性指标，但仍然可以作为鉴别诊断、疗效观察和随访的重要参考指标。

【诊断】依据临床表现、实验室检查及影像学等临床特征可作出胰母细胞瘤的初步诊断，但确诊需要病理检查。

1. 超声 肿瘤较小时可探及来源于胰腺或胰腺区的与正常胰腺组织有区分的形态不规则的中等偏强回声肿物，内部回声不均，有时可见无回声区及颗粒状钙化声影；肿瘤较大时其来源难以判断，仔细观察肿物对周围血管的压迫及侵犯情况，若肿瘤位于脾静脉的前方且无正常胰腺形态需考虑胰母细胞瘤的可能。

2. CT 扫描 常为一界限清楚、实性分叶的肿瘤，肿瘤呈低密度灶，多房腔，并可见增强的分隔是胰母细胞瘤的一大特点，同时可见中心区坏死和细小钙化影。增强 CT 能明确肿瘤的部位和范围，与邻近组织器官的关系。

3. MRI 胰母细胞瘤与其他胰腺肿瘤的 MRI 比较，其在 T_2 加权像中为高信号影，在 T_1 加权像中肿瘤信号低于肝脏。

【鉴别诊断】胰母细胞瘤常以腹部包块为首发症状，应与腹膜后神经母细胞瘤、畸胎瘤及恶性淋巴瘤等鉴别。

【治疗】由于胰母细胞瘤属于罕见儿童恶性肿瘤，根据《儿童胰母细胞瘤诊疗中国专家共识（CCCG-PB-2021）》，其治疗主要为基于手术、化疗及放疗等多学科综合性治疗模式。

1. 手术治疗 手术完全切除肿瘤在胰母细胞瘤的治疗中起至关重要作用，应争取完整彻底切除。依据肿瘤部位、大小、局部浸润及远处转移的情况，可行胰十二指肠切除术、胰体尾切除术、单纯肿瘤切除术等。

2. 化疗 目前，国际上胰母细胞瘤缺乏统一的化疗方案，既往研究认为，胰母细胞瘤与肝母细胞瘤在肿瘤发生上具有同源性，因此常参考、应用肝母细胞瘤化疗方案。常用的化疗方案包括 DDP-DOX（顺铂、多柔比星），IVA（异环磷酰胺、长春新碱、放线菌素 D），PVB（顺铂、长春新碱、博来霉素），VAC（长春新碱、放线菌素 D、环磷酰胺），VCAD（长春新碱、环磷酰胺、多柔比星），OPEC（长春新碱、环磷酰胺、顺铂、长春新碱）等多种药物组合。部分伴有远处转移及不能一期切除的胰母细胞瘤，新辅助化疗对于控制转移灶、缩小肿瘤原发灶、降低肿瘤负荷具有重要作用。

3. 放疗 部分肿瘤无法完全手术切除和 / 或对化疗不敏感，以及治疗后肿瘤复发，可选用放疗。由于临床应用病例较少，疗效尚不明确。

【预后】胰母细胞瘤发病较缓慢，转移较晚，多数肿瘤能完整切除，结合应用辅助化疗及新辅助化疗，预后相对较好，总体生存率 70%~80%。肿瘤无法完全切除、远处转移性疾病及大年龄患儿是影响胰母细胞瘤预后的不良因素。

二、胰腺实性假乳头状瘤

1959 年 Frantz 描述的 3 例呈乳头状结构的罕

见胰腺肿瘤被认为是此病的最初报道。发展迄今，基于病理学特征此肿瘤具有不同命名，如乳头状上皮瘤、乳头状囊性瘤、乳头状实性瘤、乳头状囊性上皮瘤、低分化乳头状瘤以及Frantz瘤等。1996年WHO命名为胰腺实性假乳头状瘤（pancreatic solid pseudopapillary neoplasm，SPN），被公认为低度恶性实体肿瘤。

【流行病学】胰腺实性假乳头状瘤尚无准确的发病率，目前在儿童胰腺实体瘤中的发病率高于胰母细胞瘤。文献报道，胰腺实性假乳头状瘤在小儿及成人中均有发生，在儿童中平均发病年龄约11岁，其中女孩明显多于男孩，约3∶1。

【病理】胰腺实性假乳头状瘤组织起源尚有争议，肿瘤细胞来源有胰腺导管细胞、胰腺腺泡细胞、胰腺多潜能干细胞、内分泌细胞起源等学说。肿瘤发生部位以胰头部最常见，体、尾部分布大致相等。瘤体呈卵圆形或球形，突出于胰腺表面，常覆有完整的纤维包膜，与正常胰腺组织界限清楚。瘤体剖面可见明显的出血、坏死。大的坏死灶可形成假囊腔，囊内可见血性或胶冻样物，形成囊实混合性结构；散在的小坏死灶构成海绵状结构。20%~30%的肿瘤伴有不同程度的钙化。少数肿瘤无完整包膜，可以有瘤细胞局部浸润，可浸透包膜，向胰腺组织和周围相邻组织器官浸润，可形成脾静脉甚至门静脉瘤栓，并可在腹腔形成转移结节，但远处转移极少发生。

胰腺实性假乳头状瘤同时具有实性和假乳头两种组织学特点，光镜下可见有嗜酸性胞质、均匀一致的肿瘤细胞围绕纤维血管蒂，呈复层排列成假乳头状突起的特征性结构。瘤细胞核小，核分裂象偶见。多数肿瘤免疫组织化学显示α_1抗胰蛋白酶、神经元特异性烯醇化酶、波形蛋白呈阳性反应，Ki-67可以作为反映肿瘤恶性度的指标。

【临床表现】临床上常表现为上腹部肿物、腹部不适、上腹部及腰背部疼痛，少数患者可出现恶心、呕吐、体重下降等症状。有些患者无明显症状，于体检或因其他疾病检查时偶然发现。尽管瘤体较大，却很少引起胆道梗阻而发生黄疸。偶有肿瘤或转移灶破裂、出血引发急性腹膜炎的症状。目前未见有内分泌或外分泌紊乱症状。

【诊断】大年龄女孩、全身一般情况良好、肿瘤标志物水平正常结合典型影像学特征的胰腺肿瘤可考虑胰腺实性假乳头状瘤的诊断，确诊需要病理学检查。

超声显示肿瘤呈包膜完整多房性肿块，呈囊实性表现，有分隔；CT平扫及增强显示肿瘤边界清楚，内部有囊实相间的结构，囊性部分无强化，实性部分在动脉期轻微强化，静脉期显示明显强化，有时见钙化灶，此为肿瘤的影像学特征；CT三维成像可显示胰管、血管与肿瘤的关系。MRI检查可显示某些特征，如出血、囊性化、肿瘤包膜完整清晰等。

【鉴别诊断】常缺乏特异性的实验室检查指标。多数患儿血清甲胎蛋白水平不升高，可作为与胰母细胞瘤鉴别诊断的重要依据之一。另外还需与胰腺神经内分泌肿瘤、假性胰腺囊肿等相鉴别。

【治疗】手术切除是主要的治疗手段。根据肿瘤部位可行局部肿瘤切除术、胰头十二指肠切除术或胰体尾切除术，儿童需尽量选择保留脏器功能的切除术式。一般情况下，胰腺实性假乳头状瘤肿块位于胰腺实质边缘，包膜完整，粘连松散者行局部肿瘤切除概率较大；对于大部分不侵犯十二指肠的胰头肿瘤，可选择保留十二指肠和胆道的胰头肿瘤切除术；胰颈体部肿瘤可行中段胰切除+胰肠吻合术；不侵犯脾脏的胰尾部肿瘤可选择保留脾脏的胰体尾肿瘤切除术。但胰腺术后有出现内分泌及外分泌并发症的可能性，需要长期随访。多数文献报道不主张术后化疗及放疗。

【预后】绝大多数胰腺实性假乳头状瘤患儿自然病程较长，虽然肿瘤局部浸润的发生率较高，但远处转移罕见。治疗方式以手术切除为主，预后很好；极少数病例发生局部复发，复发者再次手术后远期治疗效果也好。

【未来展望】胰腺恶性肿瘤在儿童和青少年中极为罕见，预后明显好于成人胰腺癌，2019年北京儿童医院总结了10年104例儿童胰腺肿瘤手术经验，这是目前国际上单中心报道的儿童胰腺实性假乳头状瘤最多病例数。但是针对儿童胰腺肿瘤的临床和基础研究还十分匮乏，目前国际及国内尚无儿童胰腺肿瘤治疗指南，未来的工作方向应该是多中心、前瞻性收集病例，统一规范化治疗。

诊治要点

- 胰母细胞瘤好发于小儿，男孩多于女孩，组织来源尚不清楚。
- 胰母细胞瘤无特异性临床表现，常见以腹部包块就诊。依据临床表现、实验室检查及影像学等临床特征可作初步诊断，但确诊需要病理检查。

- 胰母细胞瘤属于罕见儿童恶性肿瘤，目前国际上尚无诊疗规范，但其治疗主要为基于手术、化疗及放疗等多学科综合性治疗模式。
- 胰母细胞瘤发病较缓慢，转移较晚，多数肿瘤能完整切除，结合应用辅助化疗及新辅助化疗，预后相对较好，总体生存率为 70%~80%。
- 胰腺假乳头状瘤为低度恶性实体肿瘤，较胰母细胞瘤发病率高，多发生于年长儿，女孩多于男孩。
- 胰腺实性假乳头状瘤组织起源尚有争议，肿瘤发生部位以胰头部最常见，体、尾部分布大致相等。
- 临床上常表现为上腹部肿物、腹部不适、上腹部及腰背部疼痛，少数患者可出现恶心、呕吐、体重下降等症状。
- 胰腺实性假乳头状瘤根据患儿发病年龄并结合典型影像学特征可考虑相应诊断，确诊仍需病理学检查。其常缺乏特异性的实验室检查指标，需与胰母细胞瘤等相鉴别。
- 手术切除是主要的治疗手段。根据肿瘤部位可行不同术式，预后很好；极少数病例发生局部复发，复发者再次手术后远期治疗效果也好。

（王焕民）

参考文献

[1] IBUKA S, UEHARA S, UENO T, et al. Complete resection of pancreatoblastoma with portal vein obstruction after high-dose chemotherapy: A case report. J Pediatr Hematol Oncol, 2017, 39 (5): e275-e278.

[2] GLICK RD, PASHANKAR FD, PAPPO A, et al. Management of pancreatoblastoma in children and young adults. J Pediatr Hematol Oncol, 2012, 34 (Suppl 2): S47-50.

[3] YOU L, YANG F, FU DL. Prediction of malignancy and adverse outcome of solid pseudopapillary tumor of the pancreas. World J Gastrointest Oncol, 2018, 10 (7): 184-193.

[4] ANTONIOU EA, DAMASKOS C, GARMPIS N, et al. Solid pseudopapillary tumor of the pancreas: a single-center experience and review of the literature. In Vivo, 2017, 31 (4): 501-510.

[5] LINDHOLM EB, ALKATTAN AK, ABRAMSON SJ, et al. Pancreaticoduodenectomy for pediatric and adolescent pancreatic malignancy: A single-center retrospective analysis. J Pediatr Surg, 2017, 52 (2): 299-303.

[6] BESSELINK MG, VAN RIJSSEN LB, BASSI C, et al. Definition and classification of chyle leak after pancreatic operation: A consensus statement by the International Study Group on Pancreatic Surgery. Surgery, 2017, 161 (2): 365-372.

[7] CHENG H, YANG S, REN Q, et al. Pancreatectomies for pediatric pancreatic tumors: a single institute experience from 2007 to 2018. Journal of Pediatric Surgery, 2020, 55 (9): 1722-1726.

第 14 节　胃肠道间质瘤

胃肠道间质瘤（gastrointestinal stromal tumor，GIST）是胃肠道最常见的间叶来源肿瘤，但儿童期发病者罕见。成人 GIST 起病主要与 *KIT* 及 *PDGFRA* 这两种酪氨酸激酶受体的基因突变和异常激活有关。但儿童 GIST 患者的 *KIT* 和 *PDGFRA* 基因突变率<10%，这类缺乏 *KIT/PDGFRA* 基因突变的 GIST 也被称为儿童型 / 野生型胃肠间质瘤（pediatric/ “wild-type” gastrointestinal stromal tumor，P/WT GIST）。该病较多发病于胃，少见于小肠，罕见于结直肠。起病隐匿，临床表现缺乏特异性。手术完整切除者预后良好，亦有复发转移可能。

1983 年 GIST 由 Mazur 等首次提出，至 2000 年从 WHO 消化系统肿瘤独立出来，定义为起源于消化道间质干细胞，由梭形细胞和 / 或上皮样细胞组成，免疫组织化学 CD117、CD34 和 vimentin 阳性的间叶源性肿瘤。

【流行病学】该病在儿童期罕见，<20 岁的患者人数仅占总患病人群的 0.4%。成人患者男女比例无显著差异，目前儿童 GIST 中女性偏多，在<14 岁人群中，GIST 发病率约为 0.4/100 万。

【发病机制】GIST 起源于消化道卡哈尔间质细胞，镜下所见以梭形、上皮样或混合型为主。在成人患者中，*KIT* 及 *PDGFRA* 这两种酪氨酸激酶受体基因的突变、激活是 GIST 的主要病因。但大多数儿童患者中不存在以上突变。P/WT GIST 不依赖于胞膜上酪氨酸激酶受体的异常磷酸化即可发生。目前有研究认为琥珀酸脱氢酶（succinate dehydrogenase，SDH）基因突变导致的线粒体内膜上酶复合体功能缺失，被认为是 P/WT GIST 发病的主要机制，其可由琥珀酸的积累经 PHD 和 TET 两条通路产生致癌作用。

【病理】目前 GIST 的危险度分级可参考以下表格（表 3-27-11）。

表 3-27-11 2008 年 NIH 共识 GIST 危险度分级

危险度分级	肿瘤大小 /cm	核分裂(/50HPF)	肿瘤原发部位
极低	<2.0	≤5	任何部位
低	2.1~5.0	≤5	任何部位
中	2.1~5.0	>5	胃
	<5.0	6~10	任何部位
	5.1~10.0	≤5	胃
高	任何大小	任意	肿瘤破裂
	>10.0	任意	任何部位
	任何大小	>10	任何部位
	>5.0	>5	任何部位
	2.1~5.0	>5	非胃来源
	5.1~10.0	≤5	非胃来源

【临床表现】临床上可表现为腹痛、呕吐、体重下降、消化道出血等不适，亦可无症状而经检查发现。部分患者可表现为 Carney 三联症（患有 GIST、肺软骨瘤、副神经节瘤，部分合并肾上腺瘤或食管平滑肌瘤）或 Carney-Stratakis 综合征（患有 GIST、副神经节瘤）。约 20% 的患者初诊时出现转移，常见转移部位为腹膜、肝，少见于腹膜后、肺等处。

【辅助检查】主要通过以下方式与其他原发性胃肿瘤相鉴别，最终鉴别需病理检查。

1. 超声检查 作为腹部病变的初诊检查，具有无创、经济等优势，可定位病灶所在胃部层次，对于腔外生长型较胃镜更有优势。

2. 消化道内镜检查 对于常发病与黏膜下层的 GIST 瘤灶，内镜下常表现为黏膜下肿胀，伴或不伴有溃疡或出血。内镜检查有助于对肿瘤整体进行评估，超声内镜的应用更利于测量体积，确定边界，了解对周围组织的侵犯情况。内镜下可直接取得瘤灶病理，有助于确定危险度，制订相应治疗计划。

3. CT 或 MRI 确定肿瘤位置、大小、范围、毗邻关系，可用于评价术前靶向治疗疗效。

4. PET/CT 有助于了解肿瘤转移情况。

【鉴别诊断】本病的鉴别诊断思路可参考本章第 12 节胃恶性肿瘤，胃镜活检病理是其最为简单的鉴别方式。

【治疗】

1. 手术 根治性手术切除是目前公认的首选方法，主要原则是完整切除肿瘤并保证切缘阴性。目前可选择的手术方式有开放式手术治疗，胃镜下瘤灶圈套或切除术，腹腔镜联合胃镜切除术等。

2. 靶向治疗 对于术前肿瘤体积巨大（直径>10cm），术中易破裂出血，术后易复发转移的成人患者可在术前进行酪氨酸激酶抑制剂伊马替尼靶向治疗，以减积、降低复发。但对于儿童，应首先监测是否存在 *KIT*/*PDGFRA* 两组受体基因的突变，对于其中难以直接手术的患儿可予以伊马替尼靶向治疗。发病机制的不同限制了伊马替尼在 P/WT GIST 中的应用。有文献报道，其类似药物舒尼替尼在 P/WT GIST 中具有潜在的抗癌作用。此外，另一种细胞表面的胰岛素样生长因子 1 受体（insulin-like growth factor 1 receptor，IGF1R）在 P/WT GIST 中存在上调，体外实验证实了 IGF1R 抑制剂能通过 AKT/MAPK 通路诱导肿瘤细胞凋亡，IGF1R 可能会成为治疗 P/WT GIST 的药物新靶点。

3. 观察治疗 对于存在于胃部，有丝分裂指数<5/50HPF 的小体积（<2cm）局部 GIST 可予以定期观察，但部分学者认为术前病理难以获取，且肿瘤仍存在转移进展风险，主张胃镜下切除。

【预后】目前儿童 GIST 较成人总体进展缓慢，预后更好，临床生物学行为以惰性为主，即使出现复发转移仍有较长生存期。

【未来展望】成人 GIST 领域目前研究存在较为统一的治疗指南，但目前针对儿童 GIST 的治疗指南仍未达成统一意见，学者们仍在试图解释为什么两者预后存在差异。目前面临的最大的问题可能是儿童 GIST 的样本数较少，因此仍有待进一步研究。

诊治要点

- 胃肠道间质瘤（GIST）是一种成人常见的消化道间叶细胞来源的肿瘤，儿童十分罕见。
- 与成人的 GIST 不同，儿童的 GIST 缺乏 *KIT*/*PDGFRA* 基因突变，好发于胃，少见于小肠，罕见于结肠。
- GIST 目前的危险度分级应根据其肿瘤大小、核分裂及位置分为极低危、低危、中危和高危。
- 常见的症状包括腹痛、呕吐、体重下降、消化道出血等，部分也可无不适症状。部分患儿可出现 Carney 三联症或 Carney-Stratakis 综合征。20% 的患儿可在初诊时出现转移。
- 消化道内镜检查是最重要的辅助检查手段，在了解瘤体情况的同时获得病理组织并评估危险度。

- 手术切除是目前公认的首选治疗方案。靶向治疗对于部分患儿将有助于降低手术切除难度并减少复发。儿童 GIST 总体预后较成人好。

（王焕民）

参考文献

[1] JANEWAY KA. Pediatric gastrointestinal stromal tumor. Seminars in Pediatric Surgery. Semin Pediatr Surg, 2012, 21 (1): 31-43.

[2] MULLASSERY D, WELDON CB. Pediatric/ "Wild type" gastrointestinal stromal tumors. Semin Pediatr Surg, 2016, 25 (5): 305.

[3] BOIKOS S, STRATAKIS C. The genetic landscape of gastrointestinal stromal tumor lacking KIT and PDGFRA mutations. Endocrine, 2014, 47 (2): 401-408.

[4] HERZBERG M, BEER M, ANUPINDI S, et al. Imaging pediatric gastrointestinal stromal tumor (GIST). J Pediatr Surg, 2018, 53 (9): 1862-1870.

[5] QUIROZ HJ, WILLOBEE BA, SUSSMAN MS, et al. Pediatric gastrointestinal stromal tumors-a review of diagnostic modalities. Transl Gastroenterol Hepatol, 2018, 3: 54.

[6] WILLOBEE BA, QUIROZ HJ, SUSSMAN MS, et al. Current treatment strategies in pediatric gastrointestinal stromal cell tumor. Transl Gastroenterol Hepatol, 2018, 3: 53.

第 15 节　结直肠癌

结直肠癌（colorectal cancer，CRC）是成人第三大恶性肿瘤，是导致成人死亡的主要恶性肿瘤之一，但在儿童及青少年中非常罕见，仅占儿童恶性肿瘤的1%。由于发病率低，临床表现不典型，儿科医生及成人医生均缺乏相应的诊疗经验，故早期诊断非常困难，常导致误诊及延迟诊断。儿童结直肠癌的研究受到发病率的限制，目前尚无前瞻性研究来指导治疗，其治疗方案仍参照成人治疗指南。

【流行病学】结直肠癌的发病率和死亡率在世界各地差异明显，在中国每年新发患者数约为 37.63 万人，死亡病例约为 19.1 万。儿童和青少年的结直肠癌的发病率约为成人的 0.1%~1%；占儿童恶性肿瘤的 1%。>90% 的患儿就诊时年龄在 10 岁以上，这些肿瘤可能发生在结直肠的任何部位，通常与家族史无关。

【临床表现】结直肠癌是一种生长较慢的肿瘤，早期无明显临床症状，肿瘤生长到一定程度可因部位不同而产生不同的症状。累及右半结肠的肿瘤，主要表现为腹痛、贫血、腹部肿块；累及左半结肠的肿瘤，主要表现为便血、黏液血便、腹痛、腹部肿块；累及直肠的肿瘤主要表现为直肠刺激症状、大便变细、便血、黏液血便甚至脓血便。在儿童及青少年中，因其临床表现可不典型，多数患儿以腹痛就诊。

【辅助检查】

1. 实验室检查　粪便潜血试验可表现为阳性。部分患儿可表现为贫血，可能与失血或营养不良有关。肝转移患者可有转氨酶升高。肿瘤标志物方面，与成人结、直肠癌患者血清 CEA、CA19-9 升高不同，儿童及青少年患者 CEA、CA19-9 水平多正常。

2. 影像学检查　任何怀疑结直肠癌的患者都应该接受全结肠镜检查，同时行内镜下活检明确病变性质。钡剂灌肠亦有助于诊断。胸部、腹部、盆腔的增强 CT/MRI 可用于判断肿瘤的分期，当上述影像学检查怀疑转移但无法定性时可行 PET/CT 检查。

【诊断及鉴别诊断】在儿童及青少年中，其临床表现可不典型，多数患儿以腹痛就诊，需要与其他导致急、慢性腹痛的疾病相鉴别。然而因其在儿童及青少年中的低发病率而常常导致忽略此诊断。直肠指检是发现及鉴别低位结直肠癌最简便而重要的方法，在急腹症的患儿中，应重视直肠指检及指套血染的表现。当指检触及肿块时应注意肿块的位置、与肛门的距离、质地、活动度，与前列腺、阴道、子宫及骶骨的关系。

结直肠癌的诊断包括两个方面：一是组织病理学分类；二是临床病理分期。

1. 组织病理学分类

（1）腺癌：癌细胞主要是柱状细胞、黏液分泌细胞和未分化细胞。根据形态可分为管状腺癌、乳头状腺癌、黏液腺癌、印戒细胞癌。成人结直肠癌多为中分化或高分化腺癌；而儿童结直肠癌以预后不良的低分化黏液腺癌和印戒细胞癌为主。

（2）腺鳞癌：肿瘤由腺癌细胞和鳞癌细胞构成。其分化多为中分化至低分化，即使在成人中，腺鳞癌也较少见。

（3）未分化癌：癌细胞排列无序，不形成腺管状结构，癌细胞较小，形态较一致。

2. 临床病理分期　分期的目的在于评估肿瘤的发展情况，指导针对性的治疗方案和评估预后，国际抗癌联盟（UICC）结直肠癌 2017 年第 8 版 TNM

分期（表 3-27-12）适用于原发于结肠和直肠的病理类型为腺癌、鳞状细胞癌、高级别神经内分泌癌的肿瘤，不适用阑尾癌。

T、N、M 的定义如下。

T 代表原发肿瘤；T_x 为原发肿瘤无法评价；T_0 为无原发肿瘤证据；T_{is} 为原位癌，黏膜内癌（肿瘤侵犯黏膜固有层但未突破黏膜肌层）；T_1 为肿瘤侵犯黏膜下层（肿瘤突破黏膜肌层但未累及固有肌层）；T_2 为肿瘤侵犯固有肌层；T_3 为肿瘤穿透固有肌层到达结直肠旁组织；T_{4a} 为肿瘤穿透脏腹膜（包括肉眼可见的肿瘤部位肠穿孔，以及肿瘤透过炎症区域持续浸润到达脏腹膜表面）；T_{4b} 肿瘤直接侵犯或附着于邻近器官或结构。

N 代表区域淋巴结；N_x 为区域淋巴结无法评价；N_0 为无区域淋巴结转移；N_1 为有 1~3 枚区域淋巴结转移（淋巴结中的肿瘤直径 ≥ 0.2mm），或无区域淋巴结转移，但存在任意数量的肿瘤结节（tumor deposit，TD）；N_2 为有 4 枚以上区域淋巴结转移。

M 代表远处转移；M_x 为远处转移无法评价；M_0 为影像学检查无远处转移，即远隔部位和器官无转移肿瘤存在的证据；M_1 为存在一个或多个远隔部位、器官或腹膜的转移。

表 3-27-12 国际抗癌联盟（UICC）2017 年第 8 版结直肠癌 TNM 分期

T	N	M	分期
T_{is}	N_0	M_0	0
T_1，T_2	N_0	M_0	Ⅰ
T_3	N_0	M_0	ⅡA
T_{4a}	N_0	M_0	ⅡB
T_{4b}	N_0	M_0	ⅡC
T_1~T_2	N_1	M_0	ⅢA
T_1	N_{2a}	M_0	ⅢA
T_3~T_{4a}	N_1	M_0	ⅢB
T_2~T_3	N_{2a}	M_0	ⅢB
T_1~T_2	N_{2b}	M_0	ⅢB
T_{4a}	N_{2a}	M_0	ⅢC
T_3~T_{4a}	N_{2b}	M_0	ⅢC
T_{4b}	N_1~N_2	M_0	ⅢC
任何	任何	M_{1a}	ⅣA
任何	任何	M_{1b}	ⅣB
任何	任何	M_{1c}	ⅣC

【治疗】儿童及青少年结直肠癌的治疗仍参照成人治疗指南。主要治疗方式包括手术治疗、辅助化疗、辅助放疗、靶向治疗，多学科综合治疗原则应该贯穿每一位患者的治疗全程。

1. 手术治疗　外科手术仍然是结直肠癌的主要根治方法，对于Ⅰ期及 $T_3N_0M_0$ 伴低危因素的结肠癌患者可仅行根治性手术 + 观察，而无需辅助治疗。结肠癌手术切除范围应该包括肿瘤两端足够肠段（一般要求 10cm）、切除区域的全部系膜及清扫主动脉旁淋巴结。直肠癌切除的范围包括肿瘤两端足够肠段、全部肠系膜或至少包括肿瘤下缘 5cm 的直肠系膜、周围淋巴结及受侵犯的组织。近年来融入一些新的手术观念，包括保留盆腔自主神经、全直肠系膜切除术、全结肠系膜切除术，有效降低了局部复发率，提高生存率和术后生活质量。

2. 辅助治疗　辅助治疗方式包括新辅助化疗、新辅助放疗、新辅助放化疗及术后化疗、术后放疗、靶向治疗等。对于初始不可切除的结肠癌及肿瘤下极距肛缘<10cm 的中低位直肠癌，可以术前给予以氟尿嘧啶为主的化疗和放疗相结合的治疗。对于Ⅲ期结肠癌，术后给予辅助联合化疗方案。化疗方案有多种，常用的化疗药物包括氟尿嘧啶、奥沙利铂、亚叶酸钙等。成人中利妥昔单抗联合化疗已经成为晚期大肠癌 *KRAS* 基因野生型患者的一线治疗方案，贝伐珠单抗联合化疗作为晚期大肠癌 *KRAS* 基因突变型的一线治疗方案。

【预后】目前关于儿童及青少年结直肠癌的研究发现，影响患者预后的主要因素包括临床分期、病理类型、原发灶分布、性别及种族等。其 5 年及 10 年生存率大约为 10%~50% 和 7%~31%。

【未来展望】儿童 CRC 较成人更具侵袭性，预后更差，这种结果似乎是由于较差的肿瘤生物学行为和分期导致的，而不是治疗差异。对儿童 CRC 肿瘤生物学的研究可能确定使这些肿瘤更具侵袭性的原因，进而应用在成人中以识别高侵袭性的肿瘤，并帮助指导新的靶向治疗的开发，这可以改善所有年龄段 CRC 患者的预后。

诊治要点

- 儿童 CRC 罕见，主要发生在 10 岁以上大龄儿童。
- 肿瘤可能发生在结直肠的任何部位，通常与家族史无关。
- 临床表现不典型，多数患儿以腹痛就诊。

- 因患儿多以腹痛就诊，故须与其他导致急、慢性腹痛的疾病相鉴别。直肠指检是发现及鉴别低位结直肠癌最简便且重要的方法。
- 病理组织学分类包括腺癌、腺鳞癌及未分化癌，儿童 CRC 以预后不良的低分化黏液腺癌和印戒细胞癌为主。
- 临床病理分期依据 TNM 分期。
- 治疗包括手术治疗、辅助化疗、辅助放疗、靶向治疗等多学科综合治疗，参照成人治疗方案。
- 儿童 CRC 较成人更具侵袭性，预后更差。

（王焕民）

参考文献

[1] CHEN W, ZHENG R, BAADE PD, et al. Cancer statistics in China, 2015. CA: A Cancer Journal for Clinicians, 2016, 66 (2): 115-132.

[2] POLES GC, VASUDEVAN SA, BEIERLE EA, et al. Colorectal carcinoma in pediatric patients: a comparison with adult tumors, treatment, and outcomes from the National Cancer Data Base. J Am Coll Surgeons, 2016, 51 (7): 1061-1066.

[3] KOH KJ, LIN LH, HUANG SH, et al. CARE-pediatric colon adenocarcinoma: a case report and literature review comparing differences in clinical features between children and adult patients. Medicine, 2015, 94 (6): e503.

[4] HILL DA, FURMAN WL, BILLUPS CA, et al. Colorectal carcinoma in childhood and adolescence: a clinicopathologic review. J Clin Oncol, 2007, 25 (36): 5808-5814.

[5] YANG R, CHEUNG MC, ZHUGE Y, et al. Primary solid tumors of the colon and rectum in the pediatric patient: a review of 270 cases. J Surg Res, 2010, 161 (2): 0-216.

[6] RD BA, VENOOK AP, CEDERQUIST L, et al. Colon Cancer, Version 1. 2017, NCCN Clinical Practice Guidelines in Oncology. JNCCN, 2017, 15 (3): 370.

[7] 国家卫生计生委医政医管局, 中华医学会肿瘤学分会. 中国结直肠癌诊疗规范(2017 年版). 中华胃肠外科杂志, 2018, 21 (1): 92-106.

第 16 节　胃肠胰神经内分泌肿瘤

神经内分泌肿瘤（neuroendocrine neoplasm，NEN）是一种以神经内分泌分化为主的上皮性肿瘤。在2010 年之前，通常被称为神经内分泌瘤（neuroendocrine tumor），但在 2010 年 WHO 将其概念进行了一定的泛化，从而产生了 NEN 的概念，其包括了神经内分泌瘤（neuroendocrine tumor，NET）、神经内分泌癌（neuroendocrine carcinoma，NEC）和混合性腺神经内分泌癌（mixed adenoneuroendocrine carcinoma，MANEC）。2017 版的 WHO 分类则将 MANEC 的概念扩展为混合性神经内分泌 - 非神经内分泌肿瘤（neuroendocrine-nonneuroendocrine neoplasm，MiNEN），目前其治疗基本同 NEC。该类肿瘤的分类及命名复杂且混乱，原因可归咎于其起源部位的不同及组织学分级、分期标准缺乏统一性。因此，目前尚未存在一种命名、分级或分期系统能适用于所有的 NEN。

胃肠胰神经内分泌肿瘤（gastroenteropancreatic neuroendocrine neoplasm，GEP-NEN）是一种罕见的神经内分泌细胞肿瘤。2010 年 WHO 制定的分类方案参考了 2006 年和 2007 年欧洲神经内分泌肿瘤协会（European Neuroendocrine Tumor Society，ENETS）的分期方案，将消化道 NEN 根据其增殖率，即核分裂计数及 Ki-67 指数，划分为三级。

低级别（1 级）：核分裂<2/10HPF 和 / 或 Ki-67 指数 ≤ 2%。

中级别（2 级）：核分裂 2~20/10HPF 和 / 或 Ki-67 指数 3%~20%。

高级别（3 级）：核分裂>20/10HPF 和 / 或 Ki-67 指数 ≥ 20%。

根据分级规则，如核分裂与 Ki-67 指数不一致时，应采用两个指数中更高的一个来界定分级。

通常可将低级别和中级别 NEN 划分为高分化神经内分泌瘤（NET），而高级别则可划分为低分化神经内分泌癌（NEC）。

而根据 TNM 分级系统，可进一步对 GEP-NEN 进行分期。一些研究表明，对于 GEN-NEN，TNM 分期和增长率都有预后价值。

特别指出，有一部分 NEN 是无法明确原发灶的，特别是高级别 NEN，常表现为肝转移，其大多为 GEP-NEN。在这种特殊情况下，TNM 分期均划分为Ⅳ期。此时组织学分级是唯一的预后标准。

【流行病学】 正如前文所提及的一样，GEP-NEN 是一种罕见的肿瘤，目前尚未有较为准确的儿童发病率，但有数据显示，在美国，该类疾病的发病率为 3.5 人 /（10 万·年）。有研究指出该类疾病的发病率会随着时间逐渐增加，这可能是由于医生对于该类疾病认识的提高，同时也可能是源于更加灵敏的影像学技术和对于NEN相关综合征更加积极的检测。

【病理】高分化神经内分泌瘤(NET)中可以分为胃肠NET和胰腺NET两类。胃肠高分化NET通常是边界清晰的圆形病变，位于黏膜下层或侵入肌层，而胰腺高分化NET可能边界清晰，也可能呈多结节性或浸润性。该类肿瘤内含丰富的微血管系统，并富含脂类。从形态学上，高分化NET肿瘤细胞相对均匀，细胞核为圆形或椭圆形，胞质呈颗粒状，细胞排列呈“器官样”。这类细胞能产生大量的神经分泌颗粒，即免疫组化可显示为弥漫分布的高表达神经内分泌物质，如嗜铬粒蛋白。同时这些肿瘤会分泌特定的肽类激素或生物胺，如胰岛素、胰高血糖素、生长抑素、胃泌素等，可导致相应的临床激素综合征。

低分化NEC形态学上通常呈片状或弥散状结构，细胞异型性大，胞质颗粒度较低，免疫组化所显示的神经内分泌标志物表达范围和强度相对较低。

有研究显示，NET好发于青春期，在儿童中发病存在性别差异(女性好发)，但在成人中发病无显著性差异，其成因仍待进一步研究。此外，胰岛素瘤是最常见的儿童NEN，且有10%的胰岛素瘤患者是在20岁以下时被确诊的。

【临床表现】GEP-NEN的症状和体征与肠易激综合征十分相似，尽管两者并无直接相关性，其表现取决于特定激素的分泌和肿瘤发生的位置及大小。由于该类肿瘤存在较多的亚型，故不同亚型的表现可参考本节鉴别诊断中的描述。

【辅助检查】

1. 生化学检测 有数种神经内分泌标志物的升高在相应的肿瘤随访过程中尤为重要，如嗜铬粒蛋白A(chromogranin A，CgA)、胰多肽(pancreatic polypeptide，PP)和神经元特异性烯醇化酶(NSE)。CgA是所有标志物中最为敏感的一种，有研究显示其灵敏度在70%~100%。假阳性结果多发生于患有肾功能不全、肝衰竭、萎缩性胃炎及炎症性肠病的患儿或使用质子泵抑制剂(PPI)的患儿。PP主要由胰腺产生，其对于各种胰腺NEN的灵敏度为50%~60%，特异度为65%~80%。而NSE多产生于中枢和外周神经元及神经内分泌细胞中，其高表达常提示低分化NEC的存在。

2. 影像学检测 由于大多数GEP-NEN体积较小且生长缓慢，其定位通常十分困难，因此多需要使用多种影像学技术，包括CT、MRI、生长抑素受体闪烁成像(Octreoscan)、超声内镜、PET等。有研究指出，^{18}F-FDG PET对于低分化NEC的诊断意义不大，但是采用放射性核素标记的激素类似物已被证明有助于诊断，如^{68}Ga标记的生长抑素(somatostatin，STT)衍生物。

【鉴别诊断】对于GEP-NEN而言，除常见的消化道转移瘤及淋巴瘤外，其需要与其多种亚型相鉴别。由于每种亚型均存在较为明显的差异，因此正确地鉴别各种亚型有助于降低患儿家庭的经济负担及制订合适的治疗计划。

1. 胃泌素瘤(gastrinoma) 胃泌素瘤通常是恶性的，会引起胃酸分泌过多和佐林格-埃利森综合征(Zollinger-Ellison syndrome，ZES)。其典型表现包括消化性溃疡及其并发症，如腹痛、出血、穿孔和狭窄。有些患者由于大量胃酸进入十二指肠而出现腹泻。75%~80%的患者在确诊时存在淋巴结和肝脏转移，约12%的患者存在骨转移。大多数胃泌素瘤原发灶位于十二指肠近端。十二指肠胃泌素瘤在早期即可转移至淋巴结；而常伴有肝转移的更具侵袭性的胃泌素瘤多原发于胰腺。仅通过手术通常无法治愈转移性胃泌素瘤。因此治疗的主要方法是使用PPI和H_2受体拮抗剂，有研究显示这些药物的使用能够降低胃泌素瘤引起的溃疡病及其并发症的发病率和死亡率，并能避免胃切除手术。

通常高胃泌素血症合并胃酸分泌过多(胃pH值<2.5)即可诊断为胃泌素瘤，此外胃泌素刺激试验可用于确诊。假阳性结果多见于PPI或抗酸剂的使用、自身免疫性萎缩性胃炎引起的胃酸缺乏症及慢性肾功能不全。

2. 胰岛素瘤(insulinoma) 大多数胰岛素瘤是良性的。患者多表现为急性和亚急性低血糖症。亚急性低血糖症，主要是在体力活动或禁食时反复出现的中枢神经系统功能障碍以及自主神经系统反应。急性低血糖发作多以神志不清、健忘症、复视或视力模糊等神经低血糖症状为早期表现，随后会伴随出现出汗、虚弱、饥饿、震颤和心悸等儿茶酚胺反应。部分患儿可出现癫痫发作和意识丧失。此外，由于胰岛素在脂肪代谢中的作用(促进脂肪合成并抑制脂肪分解)，患者常常会出现肥胖。Whipple三联症(Whipple triad)是诊断病理性低血糖所必需的，包括：①低血糖症状；②血糖< 55mg/dl；③给予葡萄

糖后症状完全缓解。

内源性胰岛素分泌过多的诊断应当基于低血糖症状伴胰岛素水平 ≥ 3.0μU/ml，C 肽 ≥ 0.6ng/ml，胰岛素原 ≥ 5.0pmol/L。静脉注射胰高血糖素后的低酮体水平（β- 羟基丁酸 ≤ 2.7mmol/L）和血糖增加 ≥ 25mg/dl 是支持胰岛素介导的低血糖的证据。

确诊试验需要 72 小时禁食。还应测量胰岛素抗体水平和筛选口服降糖药。除了前面提到的诊断方式外，通过测量肝静脉胰岛素水平及选择性胰动脉钙注射也可应用于胰岛素瘤的诊断。

低血糖症状应通过经常摄入碳水化合物来控制。对于转移性或非局限性胰岛素瘤患者可用药物进行控制，包括重氮氧化钠、SST 类似物、胰高血糖素及糖皮质激素。

3. 胰高血糖素瘤（glucagonoma）　胰高血糖素瘤是一种典型的 NEN，且具有很高的恶性率。糖尿病、体重减轻、口炎和贫血是胰高血糖素瘤的特征。

4. 血管活性肠肽瘤（vasoactive intestinal peptide tumor）　血管活性肠肽瘤是一种罕见功能性 NEN，主要表现为血管活性肠肽（vasoactive intestinal peptide，VIP）的过多分泌，常见临床症状为水样腹泻、低钾血症和胃酸缺乏症，故以三主症的首字母命名，称 WDHA 综合征，旧称弗纳 - 莫里森综合征（Verner-Morrison syndrome）。较不常见的症状包括糖耐量异常、甲状旁腺激素（PTH）水平正常的高钙血症和皮肤潮红。本病多是孤立发生的，但有 5% 的患者为多发性内分泌肿瘤Ⅰ型（MEN1），与甲状旁腺瘤、垂体瘤、胃泌素瘤及其他 NEN 并存。儿童患者多于 2~4 岁被确诊，而成人则好发于 30~50 岁。有症状的肿瘤常单个出现，好发于胰尾（75%），直径超过 3cm，且大部分（60%~80%）患者在诊断时已发生转移。

5. 生长抑素瘤（somatostatinoma，SS）　生长抑素瘤是一种罕见的 D 细胞源性的 NEN，临床表现为高血糖、胆石症、腹泻和吸收不良。55% 的生长抑素瘤发生在胰腺，其中 2/3 发生在胰头，其余的原发于十二指肠壶腹部及壶腹周围区域，偶见发生在空肠。大部分（75%）的生长抑素瘤为恶性，且绝大部分都会出现转移（70%~92%）。

45% 的生长抑素瘤与 MEN1 有关，尽管其是 MEN1 中最少见的 NEN 之一。另外高达 10% 的神经纤维瘤病 1 型患者会出现生长抑素瘤，该类生长抑素瘤为十二指肠特发（亦有称十二指肠生长抑素瘤）且无激素相关的临床症状，但因位于壶腹区而常伴有梗阻性黄疸、肠梗阻或消化道出血。

6. 无功能性胰腺内分泌肿瘤（non-functioning pancreatic neuroendocrine neoplasm，NF-pNEN）　本病多被确诊于常规筛查易感遗传综合征或因肿物的占位效应及转移而出现症状时。有少数病例报道中也有以腹泻和胃十二指肠溃疡与 PP 水平升高为主诉。大多数无功能的 NEN 是恶性的（或有恶性倾向），且复发率高。

7. 类癌（carcinoid）　类癌可分泌多种激素，包括血清素、组胺、速激肽、促肾上腺皮质激素、胃泌素、生长激素释放激素、人绒毛膜促性腺激素和前列腺素。它们可发生于整个胃肠道甚至肠外器官，如胸腺、支气管或卵巢。在儿童中，阑尾是最常见的发生位置，多在急性阑尾炎手术后被发现。类癌综合征发生在少于 10% 的患者中，只有消化道类癌发生肝转移时才会出现。这可能是因为肝转移后肿瘤产生的活性物质不会在进入门静脉循环时被肝脏破坏，从而能直接进入体循环。典型的症状包括脸红、腹泻、心率增快且下降、喘息、呼吸困难和糙皮病。对类癌综合征的诊断是通过测量 24 小时尿中 5- 羟吲哚乙酸（5- 羟吲哚乙酸是血清素的代谢物）的排泄情况得出的。

【治疗】手术切除是治疗 GEP-NEN 的最佳方案，根据肿瘤的大小、位置及类型决定手术范围。有研究显示，即使存在肝转移，手术切除 NET 原发灶亦能显著减轻症状。由于很多 NET 生长缓慢，因此也有学者认为对于这类患儿在决定手术前可先等待观察。对于 MEN1 的患儿，手术的时机和范围存在争议。

对于 GEP-NEN 肝转移瘤，如果病灶局限且切除转移瘤有助于减轻症状，则应将手术切除转移灶作为治疗手段。除手术切除之外，亦有学者提出使用动脉栓塞、激光热消融及肝脏移植等治疗方案。

对于 GEP-NEN 的系统性治疗应该分为支持治疗和针对肿瘤细胞的治疗。支持治疗主要是长效 SST 类似物、奥曲肽等的使用。有学者也提出采用放射性核素标记 SST 类似物以治疗 GEP-NEC。干扰素 α 可作为单独药物或与其他药物联合用于治疗本病。传统的细胞毒类药物可用于低分化 NEN，但总体来说化疗反应并不理想。因此近些年学者更多着眼于生物制剂的靶向治疗。

特别说明，根据 2010 版 WHO 胃肠道神经内分泌肿瘤分类及分级,“类癌”这一名称并不推荐使用,因为其会导致患者对于肿瘤恶性程度的低估,从远期随访看仍有部分肿瘤会复发及转移。

诊治要点

- 胃肠道神经内分泌肿瘤是一类罕见的以神经内分泌分化为主的上皮性肿瘤,根据其核分裂计数及Ki-67指数可以划分为低、中、高三种级别。病理可根据来源划分为多种亚型,其预后不尽相同。
- 其症状和体征与肠易激综合征十分相似,具体表现取决于特定激素的分泌和肿瘤发生的位置及大小。
- 生化检测各种神经内分泌标志物对于肿瘤的诊断和随访是必要的,但由于该类肿瘤亚型较多,故需根据具体的分型进行检测。影像学的定位十分困难,故需结合多种不同的检查手段。
- 手术切除是目前治疗的最佳方案。

(王焕民)

参考文献

[1] RINDI G, ARNOID R, BOSMAN FT, et al. Nomenclature and classification of neuroendocrine neoplasms of the digestive system//BOSMAN TF, CARNEIRO F, HRUBAN RH, et al. WHO classification tumors of the digestive system. 4th ed. Lyon: International Agency for Research on Cancer, 2010: 13.
[2] PANZUTO F, BONINSEGNA L, FAZIO N, et al. Merastatic and locally advanced endocrine carcinomas: analysis of factors associated with disease progression. J Clin Oncol, 2011, 29: 237.
[3] DASARI A, SHEN C, HALPERIN D, et al. Trend in the incidence, prevalence, and survival outcomes in patients with neuroendocrine tumors in the United States. JAMA Oncol, 2017, 3: 1335.
[4] NICOLAS GP, SCHREITER N, KAUL F, et al. Sensitivity comparison of 68Ga-OPS202 and 68Ga-DOTATOC PET/CT in patients with gastroenteropancreatic neuroendocrine tumors: a prospective phase Ⅱ imaging study. J Nucl Med, 2018, 59 (6): 915-921.
[5] WU H, CHINTAGUMPALA M, HICKS J, et al. Neuroendocrine tumor of the appendix in children. J Pediatr Hematol Oncol, 2017, 39 (2): 97-102.
[6] DIAS AR, AZEVEDO BC, ALBAN LBV, et al. Gastric neuroendocrine tumor: review and update. Arq Bras Cir Dig, 2017, 30 (2): 150-154.

第17节 肾上腺肿瘤

一、肾上腺皮质肿瘤

在儿童中,肾上腺皮质产生的肿瘤通常均可被划分在肾上腺皮质肿瘤(adrenal cortical tumor,ACT)的范畴内,因为病理分类的良恶性并不总是与临床行为相关。在美国,每年确诊的ACT新病例少于25例[(0.1~0.4)/(100万·年)],恶性ACT[亦称肾上腺皮质癌(adrenocortical carcinoma,ACC)]约占20岁以前诊断的所有恶性肿瘤的1%。ACT好发于5岁以下的儿童(中位年龄为3~4岁),并可能出现在从胎儿期起的任何一个时间段。女性好发已被大量研究所证明,男女比例大约为1.6∶1~3∶1。

【流行病学】 儿童ACT可以散发形式出现,但其较早的发病年龄、生物活性明显且与多种肿瘤综合征相关,都表明基因突变对于发病确实存在影响,并强调了对此类患者进行遗传咨询和检测的重要性。目前已知的能够增加儿童ACT发病率的肿瘤综合征包括Li-Fraumeni综合征(LFS)、11p部分三体综合征、卡尼综合征(CNC)、McCune Albright综合征(MAS)和多发性内分泌瘤1型(MEN1)。有研究显示*TP53*肿瘤抑制基因的突变是儿童ACT最常见的基因突变,且能导致本病发病率增高。

【病理】 ACT与其他实体内分泌肿瘤相似,通常表现为轮廓清晰的肿块,颜色从棕色、橙色到黄色不等。良性和恶性肿瘤均能诱导纤维包膜的形成。膨胀性肿块被纤维囊包裹的情况类似于甲状腺滤泡癌。ACC区别于肾上腺皮脂腺瘤(adrenocortical adenoma,ACA)的关键特征是侵袭性,而非转移性。侵袭可采取多种形式:直接侵袭肿瘤包膜、对肾上腺外软组织的侵袭、对包膜内及包膜周围淋巴管的直接侵袭、对周围血管(多是静脉)的直接侵袭。在一些病例中,静脉侵犯可进展到肿瘤侵犯腔静脉并延伸至心脏右侧。

肾上腺皮质肿瘤的病理研究在过去的40年里有了很大的进展,但对于具体的肿瘤分型的划分仍存在争议。由于至今这一领域仍未有出现一个明确针对儿童的病理分型标准,因此仅在此介绍目前最为通用的Weiss系统,它将肿瘤的危险因素概况为以下几点:①肿瘤是否突破包膜或侵犯血管;②肿瘤是否存在生长模式的改变；③肿瘤是否存在坏死；④核分裂比率的增加；⑤存在非典型的核分裂象。如存在超过3个或以上的危险因素，则通常肿瘤表现为恶性（即ACC），如仅存在0~2个危险因素且未发生转移，则可划分为ACA。

【临床表现】与成年人相似，ACT通常难以及时发现，因为有时其症状可能仅表现为腹部肿块或疼痛。大多数（80%~90%）儿童会继发激素过量，出现女性男性化伴/不伴皮质醇增多症（hypercortisolism）。相对的，患儿出现皮质醇增多症不伴女性男性化、原发性醛固酮增多症、女性化及无内分泌系统过度活跃证据的情况则较为少见。

【诊断】肾上腺皮质肿瘤的诊断应当包括影像学及生化检查这两方面，但术前穿刺活检并不推荐使用。

对疑似ACT的患者，激素评估应该是全面的，并应检测肿瘤标志物以帮助诊断。由于大多数ACT患儿的硫酸脱氢表雄酮（dehydroepiandrosterone sulfate，DHEA-s）水平都存在异常，因此其水平升高也能提示ACT存在的可能。

【辅助检查】

1. 实验室检测　如前文所述，除常规的生化检查外，全面的激素评估是其中的重要部分。有文献指出，尿类固醇检测是一种敏感的检测手段。在近年的研究中，有学者指出11-脱氧可的松的代谢物四氢11-脱氧可的松在鉴别ACC与ACA中有重要的作用。

2. 影像学检测　随着小儿影像学技术的发展，偶发性肾上腺皮质肿瘤（绝大多数为良性）的发病率在逐步增加。而对于怀疑ACT的患儿，一般首选的影像学检查是MRI或CT。

肿瘤的大小及CT值有助于分辨ACT的良恶性。如ACC的典型影像学特征通常是一个较大的不均匀强化肿块，内部可包含出血、坏死和钙化区域，边缘不规则，有周边浸润生长表现及淋巴结肿大。若造影剂强化前CT值>20且10分钟造影剂清除率<50%，则应考虑恶性可能。

^{18}F-FDG PET/CT将有助于区分ACC与ACA，但在其不能区别转移瘤、淋巴瘤、嗜铬细胞瘤等局部高代谢肿瘤。此外有研究支持，其肿瘤FDG的摄取强度与ACC的预后相关，最大SUV>10的患者多预后不佳。

对于考虑存在ACT转移风险的患儿，影像学评估还必须包括腹部、胸部和骨骼这些常见的转移部位，及下腔静脉和右心房等常见的血管受侵犯区域和血栓好发区域。

【鉴别诊断】ACT常见的表现一般包括肾上腺肿物及激素的异常分泌，因此鉴别诊断的思路也应该围绕上述两点进行。

对于肾上腺实性肿物而言，原发灶<4cm的占位一般均首先考虑为ACA。据密歇根大学的数据统计，<1%的该类肿瘤最终被确诊为ACC。对于原发灶>4cm的肾上腺占位，主要鉴别诊断应为大ACA、脊髓脂肪瘤、其他肿瘤的肾上腺转移、嗜铬细胞瘤、肾上腺囊肿、神经母细胞瘤或其他罕见的肾上腺肿瘤，如肉瘤或淋巴瘤。其中骨髓脂肪瘤具有非常典型的影像学表现，通常很容易鉴别；嗜铬细胞瘤通常可以通过检测血液及尿液中的儿茶酚胺来鉴别。一般不推荐采用活检的方式鉴别上述情况。

而对于囊性的占位而言，鉴别诊断包括囊性ACC、囊性嗜铬细胞瘤和良性囊肿。

值得一提的是，淋巴瘤一般不作为肾上腺占位的首要鉴别对象，但如果存在双侧原发的肾上腺肿物，应当考虑原发性肾上腺淋巴瘤的可能。由于其治疗应采用全身化疗而非手术切除，故应行CT及MRI以鉴别。

【治疗】手术切除是儿科手术治疗的主要方法。细针抽吸活检（FNAB）不能鉴别ACT的良恶性，仅能鉴别ACT与转移瘤，故FNAB仅在考虑肾上腺外肿瘤或对已知肿瘤行分期评估时使用。

对于ACC而言，术中应当尽可能完整切除肿瘤（对预后影响巨大），并避免术中肿瘤的破裂，故建议行经腹手术。所有术前存在皮质醇增多症表现的患者均应推定其术后为肾上腺功能不全，并给予糖皮质激素补充治疗。

长期随访应包括影像学检查及血清激素测定。对于已被证实存在*TP53*基因突变的患儿，还需要对其他相关恶性肿瘤进行常规临床监测，并建议进行遗传咨询。

【预后】与成人恶性ACT不同，儿童恶性ACT的无事件存活率和无病生存率相对更高。此外有研究表明，其影响预后的危险因素包括肿瘤大小、大血管是否受侵犯、切除的完整性、手术中肿瘤是否破裂、组织学特征及是否存在远处转移等。

儿童恶性ACT（ACC）的分期较成人相对简单，仅将肿瘤分为3个预后组：①可完全切除的小肿瘤

(≤200g),预后极佳,5 年无事件生存率 91%;②可完全切除的大肿瘤(>200g),预后中等,5 年无事件生存率 52%;③肿瘤残余或远处转移,预后不良。

二、嗜铬细胞瘤和副神经节瘤

嗜铬细胞瘤(pheochromocytoma,PHEO 或 PCC)和副神经节瘤(paraganglioma,PGL)是罕见的分泌儿茶酚胺类物质的神经内分泌肿瘤。其是儿科罕见的继发性高血压的病因,且这些患者的高血压表现具有特征性,治疗方法明确。诊断的金标准是血浆游离肾上腺素,并通过影像学检查定位原发病灶和识别转移灶。手术切除是最常规的治疗方案。术前使用 α- 受体阻断剂和酪氨酸羟化酶抑制剂进行治疗,有助于降低手术风险。

【流行病学】1.7% 的高血压患儿存在 PHEO 和 PGL,发生率为 0.3 人 /(100 万人·年)或更低。大约 10%~20% 的病例是在儿童时期确诊的,这些患儿被确诊的平均年龄为 11 岁,好发于 10 岁以下的男孩。

PHEO 多是散发的,但也能在部分幼年发病的患儿中见到 PHEO 作为遗传性综合征的一部分,包括 VHL 综合征、MEN2A、MEN2B、NF1 等,其中 VHL 综合征(常染色体显性遗传病的一种)最为常见。

大约 12% 的小儿肾上腺髓质肿瘤是恶性的,而基于英国肿瘤登记处的统计,儿童恶性 PHEO 的发病率是 0.02 人 /(100 万人·年)。其恶性一般定义为出现非典型副神经节组织部位(如淋巴结、肝脏和 / 或骨骼)的远处转移。其中恶性程度最高的 *SBHB* 基因相关的交感神经来源的 PGL(超过 50% 为恶性)。

【病理】直至目前,尚未存在一个完善的病理学分级系统,目前推荐采用临床 - 生化 - 影像相结合的方式。因此本文仅介绍其肿瘤的来源。

嗜铬细胞瘤从其来源上可分为源于肾上腺髓质的"嗜铬细胞瘤(PHEO)"和源于交感神经节嗜铬细胞的"副神经节瘤(PGL)"(亦称肾上腺外嗜铬细胞瘤),由于其两者的临床症状及治疗手段类似,故常统称为嗜铬细胞瘤。但两者在潜在恶性风险和基因检测等均存在差异,故应当鉴别。

儿茶酚胺分泌肿瘤起源于神经嵴来源的内分泌细胞或器官(亦称为副神经节),并可发生在所有存在嗜铬细胞组织的部位。PHEO 特指由肾上腺髓质产生的肿瘤,而 PGL 则指肾上腺以外的肿瘤。由于嗜铬细胞组织分布广泛,因此 PGL 可发生于从颅底到骨盆的任何位置。PGL 好发于头颈部和腹部邻近肾血管的位置及含嗜铬体的器官。

PHEO 占这类肿瘤的绝大部分,它们能合成和分泌儿茶酚胺(包括多巴胺、去甲肾上腺素和肾上腺素)及其代谢物(包括高香草酸、去甲肾上腺素和变肾上腺素)。而 PGL 则可根据其来源,分为分泌性(交感神经)或非分泌性(副交感神经)。绝大多数头颈部的 PGL 是无功能性的,而大多数腹腔内 PHEO 是有功能性的。

【临床表现】交感神经来源的 PHEO 的症状可随儿茶酚胺的分泌而出现,也可由影像学检查意外发现。其主要症状包括持续性高血压和阵发性头痛、心悸及多汗(后三者亦被称为嗜铬细胞瘤三联症),部分患儿可出现苍白、直立性低血压、晕厥、震颤和焦虑等症状。甚至一些患儿会以一些非特异性的主诉就诊,如视力模糊、腹痛和腹泻等胃肠道症状、体重下降、高血糖、多尿、多饮、低热、学习成绩下降等。值得注意的是,儿茶酚胺过量的并发症包括高血压危象、心肌病、脑卒中、癫痫发作,甚至多器官衰竭和死亡,因此及时识别由于儿茶酚胺过量导致的并发症将有助于诊断。

副交感神经来源的 PGL 的临床表现则包括听力丧失、耳鸣和其他占位效应引起的症状(如声音嘶哑、咽喉肿胀、吞咽困难、咳嗽和疼痛等)。

【诊断】诊断基于儿茶酚胺类代谢物检测(如肾上腺素检测)和影像学检查,两者都是同等重要的。由于部分肿瘤患儿的激素水平仅为稍高于正常水平,故除影像学提示肾上腺占位外,激素水平高于正常均应考虑本类疾病。

【辅助检查】

1. 生化学检查　根据最新的回顾性研究,血浆或尿液中的儿茶酚胺代谢物检测是一种高灵敏度的检测手段,同时也是诊断的金标准。对于有阵发性症状的患者,在症状发生后立即进行生化筛查将有助于提高确诊率。一般情况下,除服用抗抑郁药外,超过正常肾上腺素水平 3~4 倍的患者假阳性可能较小。

2. 影像学检测　一旦生化检查提示可能存在该类肿瘤风险,就应进行放射学检查以确定肿瘤的位置,腹部和骨盆的 CT 或 MRI 应作为首选检查。如果没有发现肿瘤,检查范围应扩大到颈部和胸部。如果当地条件允许,腹部超声检查也可作为检查手段。间碘苄胍(MIBG)扫描是特异度最高的检查,其能够发现 CT 或 MRI 未能显示的病灶。

【鉴别诊断】鉴别诊断思路应该围绕肾上腺占位及激素水平异常,具体请参考本章第 17 节一、肾上腺皮质肿瘤。

【治疗】手术是治疗嗜铬细胞瘤的主要方法，经腹腔镜肾上腺切除术是首选术式。对于双侧PHEO的患儿，则应考虑行保留肾上腺皮质的手术，PGL的手术入路取决于肿瘤的位置。手术前应进行药物治疗，以尽量减少麻醉诱导和肿瘤手术操作过程中儿茶酚胺急性激增可能引起的并发症。手术前几天，建议口服补液盐以增加血容量，并尽量防止术后严重低血压，一些医疗中心也采用在手术前为患儿输液的方式达到同样的目的。

无法切除的恶性肿瘤或转移患者可以通过使用药物较好地缓解其症状。放疗或射频消融术可以帮助去除有症状的转移灶。目前可用的系统性治疗本质上只是姑息性的，包括 ^{131}I-MIBG、SST类似物和化疗。

【预后】恶性PHEO或PGL的临床分期尚不明确。完全切除的典型嗜铬细胞瘤预后非常好。恶性PHEO或PGL的预期寿命是由转移性灶的位置决定的，肝和肺转移患者的生存时间<5年，骨转移患儿的生存时间则相对更长。有数据显示，该类恶性肿瘤患儿5年生存率为78%，10年生存率为31%，平均生存时间为(157±32)个月。

【未来展望】由于儿童PHEO和PGL可能具有不可预测性，因此需要长期随访，进行生化筛查和影像学检查。由于复发率可能高达16%，对于双侧肾上腺病变行保留腺体手术的儿童，必须进行积极的随访。基因检测同样是目前研究的热点，有研究显示儿童中PHEO和PGL的基因突变比例远高于成人，目前的研究多集中于*MEN-Ⅱ*、*NF1*、*VHL*及*SDHx*等基因。

诊治要点

- 恶性肾上腺皮质肿瘤是一种罕见的肿瘤，好发于5岁以下儿童，目前尚无国际统一的分类标准。
- 与成人不同，儿童恶性肾上腺皮质肿瘤多存在继发的激素异常分泌症状，如皮质增多症等。
- 除常规的生化检查外，全面的激素评估将有助于肿瘤的诊断。首选的影像学检查为CT和MRI。
- 手术切除是目前最为公认的治疗手段。
- 从整体上看儿童恶性肾上腺皮质肿瘤的EFS和OS较成人高，但存在术后肿瘤残余或远处转移的患儿预后不佳。
- 嗜铬细胞瘤和副神经节瘤是罕见的分泌儿茶酚胺类物质的神经内分泌肿瘤。目前尚未存在国际公认的病理学分级系统，因此目前多采用临床-生化-影像相结合的方式进行分类。
- 嗜铬细胞瘤的常见症状是持续性高血压和阵发性头痛、心悸及多汗；而副神经节瘤常见的症状则包括听力丧失、耳鸣和其他占位效应引起的症状。
- 诊断的金标准是血浆游离肾上腺素，并通过影像学检查定位原发病灶和识别转移灶。
- 手术切除是最常规的治疗方案。术前使用α-受体阻断剂和酪氨酸羟化酶抑制剂进行治疗，有助于降低手术风险。
- 完全切除的典型嗜铬细胞瘤预后非常好。恶性PHEO或PGL的预后则由转移性灶的位置决定。

（王焕民）

参考文献

[1] ELSE T, KIM AC, SABOLCH A, et al. Adrenocortical carcinoma. Endocr Rev, 2014, 35 (2): 282-326.

[2] BAUDIN E, Endocrine Tumor Board of Gustave Roussy. Adrenocortical carcinoma. Endocrinol Metab Clin North Am, 2015, 44 (2): 411-434.

[3] LODISH M. Genetics of adrenocortical development and tumors. Endocrinol Metab Clin North Am, 2017, 46 (2): 419-433.

[4] MANSMANN G, LAU J, BALK E, et al. The clinically inapparent adrenal mass: update in diagnosis and management. Endocr Rev, 2004, 25: 309-325.

[5] BHOLAH R, BUNCHMAN TE. Review of pediatric pheochromocytoma and paraganglioma. Front Pediatr, 2017, 5: 155.

[6] LENDERS JW, PACAK K, WALTHER MM, et al. Biochemical diagnosis of pheochromocytoma: which test is best？ JAMA, 2002, 287 (11): 1427-1434.

[7] BHOLAH R, BUNCHMAN TE. Review of pediatric pheochromocytoma and paraganglioma. Endocr Rev, 2017, 38 (6): 489-515.

[8] HAVEKES B, ROMIJN JA, EISENHOFER G, et al. Update on pediatric pheochromocytoma. Pediatr Nephrol, 2009, 24 (5): 943-950.

第18节 膀胱癌

一、移行细胞癌

儿童和青少年的膀胱移行细胞癌(transitional cell

carcinoma，TCC）并不常见。Javadpour 和 Mostofi 报道在 10 000 例膀胱上皮细胞肿瘤患者中年龄<20 岁的 TCC 仅有 38 例。最新的报道显示，年龄<20 岁的患者大约有 125 例，其中<10 岁的患者仅 20 例。男女比例为（3~9）∶1。文献报道成人膀胱移行细胞癌的病因与环境暴露和吸烟有关，但在儿童中病因尚不清楚。尚无证据表明家族史或遗传基因与儿童 TCC 发病相关。

肉眼血尿是最常见的临床症状之一，其次为膀胱刺激症状和尿路感染。在儿童中病程相对不典型，诊断常常会延误，通常是在超声检查时才发现。目前认为 B 超对于膀胱 TCC 诊断的灵敏度接近 100%，是该病检查及监测的首选方法。排尿期膀胱尿道造影（voiding cystourethrography，VCUG）灵敏度较低，因为肿瘤病灶的充盈缺损现象不清楚。该病最终需通过膀胱镜检查和活检确诊。75% 的病变发生在膀胱三角区，常为单发，也有多灶性病变的报道。大多数（80%）病变为浅表性的低恶度病变。高级别膀胱 TCC 在儿童中相对少见。儿童膀胱 TCC 应行经尿道切除，术后膀胱内灌注治疗的疗效尚不明确。

由于小儿膀胱 TCC 很少侵犯上尿路，因此并没有必要常规监测上尿路，其预后相对较好，即使术后病理回报为高级别肿瘤，复发也相对少见。因为超声的灵敏度非常高，建议定期超声检查，可以避免反复的膀胱镜检查。

二、发生于扩大膀胱中的肿瘤

进行过尿流改道并行扩大膀胱术的患儿有发生癌症的风险，需要进行长期随访。对于行膀胱扩大重建手术的患者，在术后的 5~10 年内每年进行一次膀胱镜检查。目前关于膀胱扩大术后肿瘤发生的报道多有以下两个特点：①大多数膀胱扩大术后恶变的病例都具有感染相关因素，而在非感染患者中发生恶变的比例很少；②因膀胱外翻或脊膜膨出而行膀胱扩大的患儿发生恶变的比例相对较高。Husmann 和 Rathbun 的研究入组了符合以下标准的行膀胱扩大术的患儿：①随访至少超过 10 年；②排除做过尿粪合流型尿流改道的患者；③在生后 2 周内即行膀胱关闭术的膀胱外翻 / 尿道上裂患者；④因神经源性膀胱、膀胱外翻及后尿道瓣膜而行膀胱扩大术的患儿。共入组患儿 153 人，其中有 7 例（4.5%）发生恶变；肿瘤恶变的中位时间为 32 年。菌尿与肿瘤的发生无关。在使用回肠或结肠扩大膀胱的患儿中，恶变的发生率没有明显差异。2 例接受了膀胱扩大的神经源性膀胱患者，在原膀胱处发生了多灶性 TCC，但 2 例患者均有长期吸烟史。在接受了膀胱扩大的后尿道瓣膜患者中，12% 发生膀胱腺癌。所有发生恶变的患儿都患有终末期肾病，并接受了移植手术和免疫抑制治疗，因此 Husmann 和 Rathbun 等认为，在扩大膀胱的患者中，长期吸烟史或终末期肾病行肾移植并接受免疫抑制治疗是其发生恶变的危险因素。

Higuchi 等比较了 153 例接受结肠 / 回肠扩大膀胱的患者，并对年龄及行膀胱扩大的病因进行匹配，以确定增加恶变概率的危险因素。其结论是接受过膀胱扩大的病例与未接受过膀胱扩大的患者癌症发生率并无统计学差异（4.6% *vs.* 2.6%），但在神经源性膀胱的患儿中发生膀胱肿瘤的概率增加。此外，膀胱外翻 / 尿道上裂的患者相应的恶变风险也会增加。出现过机会致病菌感染的免疫缺陷患者，恶变风险会增加。

Higuchi 等研究了每年进行尿细胞学和膀胱镜检查的随访方式对于疾病检出的意义，其发现由于假阳性率过高，尿细胞学检查对于筛查并没有帮助。每年 250 例行膀胱镜检查的患儿中仅发现 4 例可疑病变并行活检，但病理显示该 4 例患儿均为非癌变，因此常规每年对于扩大膀胱的患儿行膀胱镜检查意义不大。对行膀胱扩大术的患儿进行膀胱镜检查，应满足以下标准：①每年发生 4 次或以上的症状性尿路感染；②肉眼血尿病史和 / 或尿液分析每高倍镜下持续超过 50 个红细胞；③慢性会阴、盆腔或膀胱疼痛；④影像学检查发现异常；⑤ 50 岁以上患者。

目前研究显示，膀胱扩大术后发生恶变的概率可能被高估。对于行扩大膀胱术的患者，移植后应用免疫抑制及有烟草使用史会增加恶变的概率，但每年行膀胱镜检查和尿细胞学检查的意义不大。

三、脐尿管癌

儿童脐尿管癌极为罕见。美国梅奥诊所回顾性分析了 1951—2005 年的医疗记录，在所有脐尿管残留的儿童中并未发现恶性肿瘤。近期 Gupta 等报道了一例儿童脐尿管黏液癌，对病变进行了完整手术切除。

四、膀胱腺癌和鳞状细胞癌

一般认为，膀胱外翻的患者发生腺癌的风险增加。在一篇对膀胱扩大术后患者的回顾性研究中，38 例患儿中有 3 例（8%）发生膀胱或肠段的腺癌。

肿瘤原发部位无法确认，所有患者预后均不佳。因此研究认为膀胱外翻患者发生腺癌、鳞状细胞癌或混合细胞型肿瘤的风险增加。既往观点认为早期缝合外翻的膀胱可能会降低恶性肿瘤的发生率，但近期的研究并不支持此结论。已报道有膀胱外翻的患者会发生鳞状细胞癌。最常见的情况似乎是肿瘤发生于膀胱暴露的患者。

五、膀胱良性肿瘤

1. 炎性肌成纤维细胞瘤（inflammatory myofibroblastic tumor，IMT）　一种局部浸润性肿瘤，与儿童和青年的横纹肌肉瘤（RMS）类似。该病可通过膀胱镜下取病理活检明确诊断；然而，根据笔者的经验，通常需要切开活检来除外 RMS。肿瘤通常包括梭形细胞和分化的肌成纤维细胞成分，伴炎症细胞浸润。在病因方面，磷酸激酶（*ALK*）基因异常突变和结合蛋白（RANBP2）异常已有报道。IMT 伴有这些信号通路的改变被称为 IMT-RA，并具有较高的局部复发和转移风险。

2. 儿童膀胱血管瘤（hemangioma of bladder）或脉管畸形（vessel malformation）　其典型临床表现为肉眼血尿，常难与恶性病变区分。目前文献报道了 2 例膀胱血管瘤与变形杆菌综合征相关。这些病变可以使用膀胱部分切除术或激光消融术来治疗。

3. 肾源性腺瘤（nephrogenic adenoma）　是一种良性乳头状病变，与反复尿路感染、放疗、膀胱手术包括膀胱扩大和其他膀胱损伤有关。肾源性腺瘤也与肾移植有关。组织学上，肿瘤由多层立方形细胞组成多倍体或乳头状，它们通常形成管状结构。常见的临床表现包括血尿、排尿困难、尿频、反复尿路感染及逼尿肌不稳定等。诊断需要依靠膀胱镜检查活检。治疗包括尽量减少或消除炎症刺激（抗生素预防并改善排尿功能），经尿道电切切除原发肿瘤。此病很少发生恶变。

膀胱癌多发于成人，儿童常见的膀胱恶性肿瘤为横纹肌肉瘤。对于大年龄儿童的膀胱占位病变，要考虑到与膀胱癌鉴别。因先天性泌尿系统畸形如膀胱外翻等进行过尿流改道并行膀胱扩大术的患儿罹患膀胱癌的风险增加，需对该群体进行长期随访监测。

诊疗特点

- 儿童膀胱癌并不常见，肉眼血尿是最常见的临床症状之一，B 超检查灵敏度高，为该病检查及监测的首选方法，最终需通过膀胱镜检查和活检确诊。
- 儿童膀胱移行细胞癌应行经尿道切除，其预后相对较好，即使术后病理回报为高级别肿瘤，复发也相对少见。因为超声的灵敏度非常高，建议定期超声检查，可以避免反复的膀胱镜检查。

（张潍平）

参考文献

[1] ALAN J WEIN, LOUIS R KAVOUSSI, ALAN W. PARTIN, et al. Campbell-walsh urology. 11th ed. Amsterdam: Elsevier, 2016.

[2] HUSMANN DA, RATHBUN SR. Long-term follow up of enteric bladder augmentations: the risk for malignancy. J Pediatr Urol, 2008, 4 (5): 381-385.

[3] HIGUCHI TT, GRANBERG CF, FOX JA, et al. Augmentation cystoplasty and risk of neoplasia: fact, fiction and controversy. J Urol, 2010, 184 (6): 2492-2496.

[4] GUPTA S, BHAIJEE F, HARMON EP. Mucinous neoplasm arising in a urachal cyst: a first in the pediatric population. Urology, 2014, 83 (2): 455-456.

[5] 黄澄如, 孙宁, 张潍平. 实用小儿泌尿外科学. 北京: 人民卫生出版社, 2006.

第 19 节　子宫、阴道、外阴部肿瘤

小儿女性外阴、阴道和子宫的肿瘤种类单一，主要是横纹肌肉瘤。由于症状出现早，病理分型多为胚胎型，只要采用适当的联合治疗，预后良好。

一、外阴部横纹肌肉瘤

外阴横纹肌肉瘤（rhabdomyosarcoma，RMS）极其罕见，美国 IRS Ⅰ～Ⅳ统计的外阴肉瘤患者总数仅 20 例。其中 10 岁以下患者 12 例，10~20 岁 8 例。多为腺泡型，虽然初步治疗效果好，但复发率高，包括局部、区域性及远距离转移。由于这些肿瘤通常局限于外阴前庭，所以，患者预后相对较好。该病最常见的症状是阴唇 / 外阴肿块。临床医生应该意识到肿瘤也可以表现为阴蒂或阴蒂前方肿块。治疗可能包括前期切除或活检，并根据 COG 方案进行化疗和局部治疗；近距离放射治疗外阴病变也有报道。

二、阴道横纹肌肉瘤

阴道是女性生殖系统横纹肌肉瘤最常累及的

部位。阴道横纹肌肉瘤(葡萄状肉瘤)位于阴道前、后壁及处女膜,呈粉色润湿、水肿息肉样,可有浅表溃疡及出血。最初可有有或无臭味的阴道黏液、血性分泌物,随肿瘤生长可充满阴道并脱出至阴道口外(图 3-24-3)。由于感染、溃烂,常并发出血及坏死。肿瘤多为局部扩展,并侵及盆底,充满盆腔,累及膀胱或直肠,可致排尿、排便困难。发生于子宫的肿瘤也有类似表现。

除活体检查外,应作胸部及盆腔 CT 检查,了解局部情况及有无转移灶。

经肿瘤活体检查确诊后,多数病例用 VAC 方案化疗取得满意效果,8~12 周后再次做肿瘤活检,不需要做盆腔淋巴结清扫,只有在完成全程化疗后仍有肿瘤时,才做阴道和/或子宫切除。肿瘤复发或持续存在时才做放疗。活检如果是横纹肌母细胞瘤,说明是化疗的效果,应继续选用化疗。

当肿瘤局限于阴道上皮下组织时,应做局部肿瘤切除;如肿瘤已扩散,应做阴道及子宫切除。

从 IRS Ⅰ到 IRS Ⅳ共报道 151 例女性生殖系统横纹肌肉瘤病例(部位包括外阴、阴道、宫颈和子宫),其中 84 例(54%)来源于阴道。大部分(86%)为Ⅲ期肿瘤,95% 的病理类型为胚胎性横纹肌肉瘤。从 IRS Ⅰ以来,阴道横纹肌肉瘤的治疗策略有较大变化。手术切除的地位在逐渐减低(IRS Ⅰ,100%;IRS Ⅱ,70%;IRS Ⅲ,30%;IRS Ⅳ,13%),但是仍能获得理想的无病生存率。IRS Ⅲ报道该病的总生存率大约为 83%(20/24)。目前大部分患者先行肿瘤活检术明确病理,随后进行化疗,根据化疗效果对病灶进行进一步局部治疗。1997—2008 年,COG 进行了 2 项关于低危组横纹肌肉瘤的研究(D9602,1997—2004 年;ARST0331,2004—2008 年),在此 2 项研究中均限制和避免了放疗在阴道横纹肌肉瘤中的应用,其结果导致肿瘤的局部复发率远大于预期,因此目前认为放疗在阴道横纹肌肉瘤治疗中的地位是不可忽略的,可有效控制局部复发。此外,尽管在这 2 项研究中患者发生了局部复发,但是总生存率仍令人满意,提示肿瘤对补救性治疗的反应良好。欧洲的研究提示短距离放疗(阴道腔内放疗)可获得高达 91% 的生存率。

三、宫颈/子宫横纹肌肉瘤

宫颈或子宫是女性生殖系横纹肌肉瘤第二好发的部位。典型的临床表现为阴道出血或者下腹部包块(子宫肿瘤多表现为下腹部包块)。与阴道横纹肌肉瘤相似,根治性的手术在逐渐减少,取而代之的是保留器官的治疗方案。Corpron 和其团队发表了 IRS Ⅲ和 IRS Ⅳ的诊疗经验,包括 14 例 4 月龄 ~17 岁(平均 5.5 岁)的患者,其中 13 例为胚胎型,1 例为腺泡型。8 例Ⅲ期患者,5 例死亡,其中 4 例死于脓毒血症和化疗相关性并发症。所有Ⅰ期患者和伴有远处转移的患者均存活。一项 SIOP 研究对 11 例宫颈/子宫横纹肌肉瘤患者行保留器官的手术治疗,其中 10 例存活。保留器官的手术(如子宫颈切除术)已经在宫颈横纹肌肉瘤患者中有选择地应用。

四、小结

横纹肌肉瘤是小儿软组织最常见的恶性肿瘤,大约 15%~20% 的横纹肌肉瘤来源于泌尿生殖系统,常发生于前列腺、膀胱和睾丸旁,少部分发生在阴道和子宫。其为儿童子宫、阴道、外阴部常见的恶性肿瘤。有两个发病高峰期:2~4 岁及青春期。

横纹肌肉瘤占小儿恶性实体瘤的第七位,即次于中枢神经系肿瘤、淋巴瘤、神经母细胞瘤、肾母细胞瘤、组织细胞增生症及卵黄囊瘤。在 20 世纪 60 年代前,横纹肌肉瘤 2 年存活率低于 20%,目前经手术、放疗、化疗的综合治疗,无转移瘤的存活率已达 70%。泌尿生殖系横纹肌肉瘤的预后也与部位有关,阴道横纹肌肉瘤的预后,较膀胱、前列腺者好。

IRS 是美国各专业组按统一方案对横纹肌肉瘤进行研究的联合组织。从 1972 年开始,约 4~6 年做一次总结报道。通过该组织科学系统的深入研究,临床提升子宫、阴道横纹肌肉瘤的存活率可以期待。

诊疗特点

- 阴道是女性生殖系统横纹肌肉瘤最常累及的部位。主要表现为阴道口有肿物脱出,阴道分泌物增多,或无痛性阴道出血。肿瘤如果及膀胱或直肠,可致排尿、排便困难。发生于子宫的肿瘤也有类似表现。术前应做胸部及盆腔 CT 检查,了解局部情况及有无转移灶。
- 经肿瘤活体检查确诊后,多数病例用 VAC 方案化疗取得满意效果,8~12 周后再次做肿瘤活检,不需要做盆腔淋巴结清扫,只有在完成全程化疗后仍有肿瘤时,才做阴道和/或子宫切除。肿瘤复发或持续存在时才做放疗。活检如果是横纹肌母细胞瘤，说明是化疗的效果，应继续选用化疗。

- 当肿瘤局限于阴道上皮下组织时，应做局部肿瘤切除；如肿瘤已扩散，应做阴道及子宫切除。

（张潍平）

参考文献

[1] ASTAGNETTI M, ANGELINI L, ALAGGIO R, et al. Oncologic outcome and urinary function after radical cystectomy for rhabdomyosarcoma in children: role of the orthotopic ileal neobladder based on 15 year experience at a single center. J urol, 2014, 191 (6): 1850-1855.

[2] HAREL M, FERRER FA, SHAPIRO LH, et al. Future directions in risk stratification and therapy for advanced pediatric genitourinary rhabdomyosarcoma. Uroloncol, 2016, 34 (2): 103-115.

[3] YASUI N, YOSHIDA A, KAWAMOTO H, et al. Clinicopathologic analysis of spindle cell/sclerosing rhabdomyosarcoma. Pediatr Blood Cancer, 2015, 62 (6): 1011-1016.

[4] SHAPIRO DD, HAREL M, FERRER F, et al. Focusing on organ preservation and function: paradigm shifts in the treatment of pediatric genitourinary rhabdomyosarcoma. Int Urol Neprol, 2016, 48 (7): 1009-1013.

[5] ALAN J WEIN, LOUIS R KAVOUSSI, ALAN W. PARTIN, et al. Campbell-walsh urology. 11th ed. Amsterdam: Elsevier, 2016.

[6] 黄澄如, 孙宁, 张潍平. 实用小儿泌尿外科学. 北京: 人民卫生出版社, 2006.

第20节　乳腺癌

儿童及青少年的乳腺肿瘤通常为良性肿瘤，乳腺癌非常罕见，病因不明。儿童乳腺癌（breast carcinoma in children）一般指发生于20岁以下患者的乳腺癌。在全部乳腺癌患者中的占比<0.1%，在全部儿童恶性肿瘤中的占比<1%。美国最大人群数据库——国家癌症研究所流行病学监测数据库（surveillance，epidemiology and end results，SEER）的一项回顾性数据显示，1973—2004年在该数据库注册的患者中只有75例乳腺癌病例发生在19岁及以下的女性中，年龄相关发生率为0.08/10万。

【病因与发病机制】乳腺肿块可发生于男孩或女孩的正常或异常的乳房发育过程。肿块发生的原因包括感染、创伤及囊肿形成。青春期开始后，乳腺肿块大多为女孩的良性纤维瘤和男性乳房发育症。横纹肌肉瘤、神经母细胞瘤、白血病或淋巴瘤也可起源于乳腺。继发性肿瘤包括癌也会累及乳腺。这些肿瘤多发生于淋巴瘤治疗过程中的胸部放疗后（通常是霍奇金淋巴瘤）；霍奇金淋巴瘤的幸存者患乳腺癌的风险比同年龄种族的对照组高出20倍。儿童乳腺癌的发生比大龄青少年更罕见，且过程可能相对缓和。乳腺癌发展的最重要危险因素是乳腺癌家族史。本书在第二章讨论了Li-Fraumeni综合征家系乳腺癌聚集性的流行病学研究。这些遗传病例多数可见乳腺癌相关基因*BRCA1*和*BRCA2*的突变。

【临床表现】乳腺肿瘤虽罕见于小儿，但乳腺发育不对称并不少见，患儿一侧乳腺发育较对侧迟缓，常引起家长的不安。有些女孩可早在2岁时出现此种现象，但更常见于7~9岁。先出现的乳芽呈圆饼状，恰位于乳头之下，直径2~3cm，厚1~2cm，常有轻压痛，一般约在1年内对侧也开始发育。根据肿块的大小、形状、对称性，与深部组织无粘连以及一旦被发现后有无明显增大的特点，可与乳腺癌鉴别，作出诊断，一般不必做活体组织检查。

男孩青春期后也常见上述双侧乳腺发育，一般经1~2年即自行消退。偶见双侧乳腺继续发育，呈男性乳腺发育，此时应注意排除乳腺癌的可能。

【辅助检查】常用的辅助检查包括钼靶及超声等，由于儿童患者的腺体密度较高，因此钼钯检查存在一定的局限性。而超声检查不受腺体密度影响且无潜在放射性污染，因而特别适用于儿童乳腺癌患者的辅助检查。在超声下病灶一般表现为边界清楚、均质的低回声或等回声结节，偶伴有钙化。由于可能损伤正常腺体、影响乳房发育且获取的细胞和组织量较少，因此目前不推荐在术前进行细针穿刺细胞学检查或空心针穿刺活检。术后可通过常规病理及免疫组化进行组织学分型，以及融合基因检测。常用的检测基因包括*ER*、*PR*、*HER-2*、*Ki-67*、*S100*等。

【病理类型】只有15%的病例是原位恶性肿瘤，其他为侵袭性乳腺癌。癌占55%（多数为导管癌），其他为肉瘤。大多数肉瘤（85%）为叶状瘤，其他为纤维肉瘤、平滑肌肉瘤、横纹肌肉瘤及血管肉瘤。26%的癌类病例发生局部进展，7%有远处转移。相反，所有的肉瘤均为局部的。另一种罕见的乳腺肿瘤是叶状囊肉瘤，和巨大的纤维腺瘤相似。叶状肿瘤罕见且恶性度高，其被认为起源于间质和上皮，即使手术切除后也容易复发。目前这种肉瘤的外科治疗不包括局部淋巴结的采样，因为它很少扩散到淋巴结。据报道，这种肿瘤在9%的成年人中有转移；其他的治疗通常是针对青春期之后的多处复发肿瘤或巨大肿瘤、巨大的纤维腺瘤。这些肿瘤可能会导致毁容或皮肤压力坏死，必须切除以排除恶性可能并保留乳房结构。

【诊断及鉴别诊断】虽然儿童乳腺癌极为罕见，但乳腺专科医师在接诊以"乳房包块"等为主诉的患儿时，仍须将该病纳入诊断的考虑范围，以避免造成漏诊和误诊。病理活检依然是诊断的金标准。

【治疗】很难对儿童及青少年乳腺癌提出关于手术、放疗和化疗的标准化建议。手术切除作为主要的治疗手段，需根据患儿肿瘤的部位、大小及淋巴结状况、年龄等因素进行综合评估来确定切除范围。然而，年轻女性的浸润性乳腺癌比其他患者更具侵袭性，预后更差，而且保乳手术后局部复发的风险高于其他患者。因此，无论是否伴有淋巴结转移，均强烈建议行扩大性手术及包括多柔比星和多西紫杉醇的辅助化学治疗。

【预后】儿童乳腺癌多数预后良好，主要预后因素包括病理类型、累及范围及淋巴结转移情况。其中，肉瘤类5年生存率为89%，癌类5年生存率为63%。

【未来展望】因儿童乳腺癌非常罕见，受病例数影响，相关研究还相对缺乏，目前治疗仍参照成人乳腺癌疗法，但患儿正处于生长发育期，在决定乳房手术切除范围时更应综合考虑多方面因素，而腋窝区处理，建议针对所有临床未检出腋窝淋巴结转移的患者均先行前哨淋巴结活检。同时，考虑到辅助治疗潜在的不良反应，应极力避免过度治疗及其对患儿生理健康可能带来的不利影响。

诊疗特点

- 儿童及青少年的乳腺肿瘤通常为良性肿瘤，乳腺癌非常罕见，病因不明。
- 专科医师在接诊以"乳房包块"等为主诉的患儿时，仍须将乳腺癌纳入诊断的考虑范围，以避免造成漏诊和误诊。根据肿块的大小、形状、对称性，与深部组织无粘连以及发现后有无明显增大的特点进行鉴别。
- 超声检查为常用的辅助检查，病灶一般表现为边界清楚、均质的低回声或等回声结节，偶伴有钙化。
- 病理活检依然是诊断的金标准。不推荐在术前进行细针穿刺细胞学检查或空心针穿刺活检。术后可通过常规病理及免疫组化进行组织学分型以及融合基因检测。常用的检测基因包括*ER*、*PR*、*HER-2*、*Ki-67*、*S100*等。
- 手术切除作为主要的治疗手段，需根据患儿肿瘤的部位、大小及淋巴结状况、年龄等因素进行综合评估来确定切除范围。无论是否伴有淋巴结转移，均建议行扩大性手术及包括多柔比星和多西紫杉醇的辅助化学治疗。主要预后因素包括病理类型、累及范围及淋巴结转移情况。

（刘秋玲　于梦洋）

参考文献

[1] GEWEFEL H, SALHIA B. Breast cancer in adolescent and young adult women. Clinical Breast Cancer, 2014, 14 (6): 390-395.

[2] 齐晓伟, 杨新华, 范林军, 等. 男童分泌性乳腺癌. 中华乳腺病杂志 (电子版), 2012, 6 (4): 32-35.

[3] 王天有, 申昆玲, 沈颖. 诸福棠实用儿科学. 9版. 北京: 人民卫生出版社, 2022.

[4] PIZZO PA. Principles and practice of pediatric oncology. Philadelphia: Lippincott, 1997.

[5] RICHARDS MK, GOLDIN AB, JAVID S, et al. Breast cancer in children and adolescents: a National Cancer Data Base review. Journal of the American College of Surgeons, 2014, 219 (4): e27.

[6] HENDERSON TO, AMSTERDAM A, BHATIA S, et al. Systematic Review: Surveillance for breast cancer in women treated with chest radiation for childhood, adolescent, or young adult cancer. Annals of internal medicine, 2010, 152 (7): 444-455.

[7] KEEGAN TH, DEROUEN MC, PRESS DJ, et al. Occurrence of breast cancer subtypes in adolescent and young adult women. Breast Cancer Research Bcr, 2012, 14 (2): R55.

第21节　不明原发部位肿瘤

约1/3的肿瘤患者伴有远处转移，大多数可获得明确诊断并确定原发病灶位置。但有些患儿在临床评估过程中无法找到原发病灶，这类肿瘤称为不明原发部位肿瘤（cancer of unknown primary site，CUP）。因缺乏标准化的诊疗方案且难以入组形成随机临床研究，该类疾病在临床上诊断困难。每年美国及欧洲的此类新发病例约 150 000 例，呈逐年上升趋势。

【临床表现】此类病例往往病史较短，转移灶呈不规律分布，可同时转移至关联性弱的不同器官。

【病理类型】最常见的 CUP 是腺癌（50%）、未分化或低分化癌（30%）、鳞状细胞癌（15%）和未分化肿瘤（5%）。未分化肿瘤近年逐渐增加，包括神经内分泌肿瘤、淋巴瘤、生殖细胞肿瘤、肉瘤和胚胎恶性肿瘤。在儿童中，最常见的恶性 CUP 是黑色素瘤和胚胎性恶性肿瘤，如横纹肌肉瘤、神经母细胞瘤和尤因肉瘤。

【辅助检查与诊断】CT 是最有效和最具成本效益的检查方法，用于确定肿瘤范围和指导活检部位。MRI 不作为常规检查，可帮助鉴别变化的局灶性改变，并指导骨髓活检。PET/CT 可用于识别头颈部隐匿性原发肿瘤，但关于其使用成本和效益仍存在争议。放射性核素骨扫描主要用于显示骨转移。血清学检测如甲胎蛋白、人绒毛膜促性腺激素、神经元烯醇化酶等可有助于鉴别 CUP 与常见儿童实体肿瘤。免疫细胞化学、电镜等也有助于诊断。这些诊断方法，主要用于死亡前识别。还有超过 75% 的病例在尸检后明确原发灶，一项 120 例尸检研究中 87% 的病例通过分子诊断明确了肿瘤类型，被认为是当前最可靠的诊断方法。

【治疗】治疗基于病理诊断。对于不能及时获得最终诊断的患儿，建议包括环磷酰胺或异环磷酰胺、卡铂、依托泊苷的联合化疗，多柔比星在个别报道中也显示了相对好的疗效。缺乏标准化治疗方案。

【预后】75%~80% 的成人病例预后不良且生存时间不足 6 个月，儿童病例生存期相对长，但也因接受非选择性的经验治疗方案而不能获得良好的预后。

【未来展望】与其他恶性肿瘤相比，CUP 的主要挑战依然是诊断和治疗的局限性。通过少量随机临床试验中经验化疗和个性化化疗后的总体存活率和无进展存活率对比，有助于确定相关标准。在过去的 10 年里，新的免疫组化染色技术及分子检测等的发展，为诊断提供了帮助，但该类疾病的诊断需要进一步探索。目前，治疗也只能起到延长生存时间的作用，极少数患者被治愈。

诊疗特点

- 儿童期恶性 CUP 主要为黑色素瘤和胚胎性恶性肿瘤，如横纹肌肉瘤、神经母细胞瘤和尤因肉瘤等。
- CT 或 PET/CT 是有效的检查方法，用于确定肿瘤范围和指导活检部位。血清肿瘤标志物的监测检测如甲胎蛋白、人绒毛膜促性腺激素、神经元烯醇化酶等有助于与常见儿童实体肿瘤鉴别。诊断依据为常规病理检查和分子病理学检查。

（刘秋玲　于梦洋）

参考文献

[1] LOFFLER H, PFARR N, KRIEGSMANN M, et al. Molecular driver alterations and their clinical relevance in cancer of unknown primary site. Oncotarget, 2016, 7 (28): 44322-44329.

[2] GRECO FA, HAINSWORTH JD. Cancer of unknown primary site. Seminars in Oncology, 2010, 37 (2): 71-79.

[3] GRECO FA. Cancer of unknown primary site: still an entity, a biological mystery and a metastatic model. Nature reviews Cancer, 2014, 14 (1): 3-4.

[4] ARO K, BACK L, MAKITIE A, et al. An evaluation of the diagnostic methods in head and neck cancer of unknown primary site. Acta Oto-laryngologica, 2018: 1-7.

[5] TOMULEASA C, ZAHARIE F, MURESAN MS, et al. How to diagnose and treat a cancer of unknown primary site. Journal of Gastrointestinal and Liver Diseases, 2017, 26 (1): 69-79.

[6] GRECO FA. Cancer of unknown primary site: improved patient management with molecular and immunohistochemical diagnosis. American Society of Clinical Oncology Educational Book, 2013: 175-181.

[7] KUTTESCH JF, PARHAM DM, KASTE SC, et al. Embryonal malignancies of unknown primary origin in children. Cancer, 2015, 75 (1): 115-121.

[8] VARADHACHARY GR, RABER MN. Cancer of unknown primary site. N Engl J Med, 2014, 371 (8): 757-765.

第 22 节　皮肤恶性肿瘤

皮肤肿瘤通常由表皮或黏膜细胞分化而来，亦可由黑色素细胞、皮肤附属器、真皮或皮下组织分化而来。皮肤肿瘤分为良性和恶性，其中绝大多数为良性肿瘤，恶性皮肤肿瘤在儿童中较为罕见。本节重点介绍发生在皮肤的几种罕见的儿童恶性肿瘤。

一、恶性黑色素瘤

恶性黑色素瘤（malignant melanoma，MM），又称恶性黑素瘤、黑素瘤，是来源于黑色素细胞的恶性肿瘤，也是恶性程度最高的皮肤肿瘤。本病多发于皮肤，亦可见于皮肤-黏膜交界处、眼脉络膜和软脑膜等处。黑色素瘤在我国虽然是少见的恶性肿瘤，但病死率高，预后差，发病率亦逐年上升。本病常见于成人，随年龄增长发病率逐渐升高。儿童黑色素瘤非常罕见，年发病率大约为6/1 000 000，仅占所有黑色素瘤的1%~4%。

【发病机制】本病发病机制可能与遗传、创伤与刺激、病毒感染及日光照射有关。研究表明，某些黑色素瘤的发生与*BRAF*基因、*RAS*基因家族（最常见的是*NRAS*）的激活突变，以及*NF1*基因（RAS途径的负调节因子）、抑癌基因*p16*（又称*CDKN2A*）的失活突变或缺失相关。此外，由于黑色素瘤中致癌基因*TERT*的异常表达，导致端粒酶再激活，亦可引起肿瘤发生。

与成人相似，儿童恶性黑色素瘤的发生常与一些危险因素相关，包括遗传因素，如恶性黑色素瘤家族史、先天性巨大黑痣、家族性发育不良痣综合征、着色性干皮病、多发色素痣以及遗传性DNA修复缺陷；环境因素，如过度日光暴露、晒伤史；以及医源性或获得性免疫抑制，如长期免疫抑制治疗。

【临床表现】恶性黑色素瘤根据其临床和组织学特征可分为四种经典类型。

1. 浅表扩散性黑色素瘤 最常见的黑色素瘤亚型，约占所有黑色素瘤的70%。可发生在人体任何部位，好发于背部以及女性下肢。皮疹通常表现为边界不规则的斑疹、斑片或扁平斑块，直径从数毫米至数厘米不等，但很少超过2.5cm，颜色可呈黑色、棕黄色、褐色，亦可呈红色、蓝色及灰色。皮疹首先在水平方向浅表扩散，后期可向垂直方向侵袭性生长，出现局部浸润、结节、渗出或出血提示预后不良。

2. 结节性黑色素瘤 是第二常见的黑色素瘤亚型，好发于头颈、躯干、足底、外阴、下肢。初发皮损为蓝黑色或暗褐色斑块或隆起性结节，颜色均一、边界对称且直径相对较小，可迅速增大成乳头瘤样或蕈样，可形成溃疡，易出血。

3. 恶性雀斑痣样黑色素瘤 常见于年长者皮肤长期曝光部位，常由恶性雀斑样痣发展而来。初始表现为棕褐色或淡褐色斑疹或斑片，边缘不规则，病变逐年增长，可能出现颜色变深、不对称的着色病变、颜色斑驳和隆起。此类型生长较慢，转移较晚。

4. 肢端雀斑样黑色素瘤 为我国常见类型，多由肢端雀斑样痣发展而来，好发于掌跖、甲及甲周区。皮损初始表现为深褐色至黑色、着色不均的斑疹或斑片，若见隆起、溃疡、出血和/或直径较大，则常提示真皮层浸润较深。若肿瘤位于甲母质，可表现为指/趾甲板或甲床纵向分布的黑色或褐色带状条纹，亦可出现甲板下方肿块（伴或不伴色素沉着），伴有溃疡和甲板破坏。此型进展较快，常在短期内增大并转移。

然而，儿童恶性黑色素瘤有其自身特点，通常不能完全与以上类型对应。青春期前与青春期后的儿童黑色素瘤有显著差异，后者与成人黑色素瘤有许多共同的生物学特性。而青春期前的儿童中，大多数黑色素瘤病例是斯皮茨痣样黑色素瘤（Spitzoid melanoma）。此种类型通常表现为边缘规则或不规则的对称性淡红色、粉色、黑色、棕褐色或无色素性丘疹或结节，皮损可以颜色均匀并<6mm。这一类型通常是低度/临界恶性肿瘤，很少引起远处转移。此外，一部分青春期前的儿童恶性黑色素瘤与先天性巨痣（色素痣直径>20cm）有关，通常表现为先天性巨痣表面出现红色或黑褐色结节、溃疡。此种类型通常恶性程度较高。

黑色素瘤进一步发展可出现卫星灶、溃疡、反复不愈、区域淋巴结转移和移行转移。晚期黑色素瘤根据不同的转移部位症状不一，容易转移的部位为肺、肝、骨、脑。眼和直肠来源的黑色素瘤容易发生肝转移。

【辅助检查】

1. 皮肤镜 黑色素瘤在皮肤镜下的特点主要表现为皮损的结构不对称及颜色不对称，皮损可呈现出不典型色素网、蓝白色幕、不典型点或小球、不规则斑点、晶状结构、周边棕色无结构区及不典型血管。由于儿童黑色素瘤往往是无色素的，所以血管结构的检查较其他典型表现具有更重要的意义。皮肤镜可以弥补肉眼观察的不足，同时可以检测和对比可疑黑色素瘤的变化，其应用可显著提高黑色素瘤早期诊断的准确度，但无法代替组织病理学的诊断价值。

2. 组织病理 组织病理学是黑色素瘤确诊的最主要手段，免疫组织化学染色是鉴别黑色素瘤的主要辅助手段。病理示瘤体边界不清楚，表皮和真皮可见单个或成巢的不典型黑色素细胞沿水平和垂直方向扩展，达真皮或皮下。黑色素细胞具有明显细胞学不典型性，即细胞大小、形状不一致，有的细胞大，具有丰富胞质，与佩吉特细胞相似，有的细胞成梭形。核呈显著异型性，有丝状分裂象。真皮可见淋巴细胞为主的炎症浸润，可见噬黑色素细胞。有时在真皮可见日光弹力变性。

免疫组织化学染色有助于诊断恶性黑色素瘤。常用的黑色素细胞特征性标志物包括 S-100、Sox-10、Melan-A、HMB45、Tyrosinase、MITF 等。其中 S-100 灵敏度最高，是黑色素瘤的过筛指标；但其特异度较差，一般不能用作黑色素瘤的确定指标。Melan-A、HMB45 和 Tyrosinase 等特异度较高，但灵敏度不一。

3. 影像学检查　包括区域淋巴结（颈部、腋窝、腹股沟、腘窝等）超声，胸部 CT，腹盆部超声、CT 或 MRI，全身骨扫描及头颅检查（CT 或 MRI）。条件许可或原发灶不明的患者可行全身 PET/CT 检查。影像学检查主要用于诊断有无淋巴结及远处转移，协助评估肿瘤分期，为临床治疗方法的选择及手术方案的制订提供重要信息。

4. 新型分子学技术　可辅助诊断黑色素瘤，包括比较基因组杂交、荧光原位杂交、肿瘤基因表达谱分析和黏附贴片基因组分析等。

【诊断】黑色素瘤主要靠临床症状和病理诊断，结合全身影像学检查得到完整分期，对于一些不典型或诊断难度大的黑色素细胞瘤亦需要借助新型分子学技术协助诊断。

临床早期识别黑色素瘤意义重大，常规的“ABCDE”标准有助于评估可疑皮损。A：不对称（asymmetry），即如果将皮损一分为二，两半各不相同；B：边界不规则（border irregularity）；C：颜色不均匀（color variegation），即单个皮损呈现多种颜色，如红色、蓝色、黑色、灰色或白色；D：直径>6mm（diameter>6mm）；E：进展性病变（evolving lesion），即皮损的大小、形状或颜色逐渐改变，或者出现新发皮损。但对于儿童黑色素瘤，常常缺乏常规的“ABCD”特点，且“E（进展性病变）”标准对诊断帮助不大，因为该年龄段新发色素痣或者原有色素痣发生进展是普遍现象。因此，改进后的儿童标准（儿童“ABCD”和 CUP 标准）可与常规的“ABCDE”原则结合使用：A：无色素性（amelanotic）；B：出血，隆起（bleeding，bump）；C：颜色均匀（color uniformity）；D：新发，任何直径（de novo，any diameter）；C 红色或粉红色，变化（color pink/red，changing）；U：溃疡，向上增厚（ulceration，upward thickening）；P：化脓性肉芽肿样损害，突发新的皮损（pyogenic granuloma-like lesions，pop-up of new lesions）。

以上评判标准提高了诊断黑色素瘤的灵敏度，但对黑色素瘤不具有特异性，黑色素瘤的诊断最终需要依靠组织病理。皮肤黑色素瘤原发灶的病理报告应包括与患者治疗和预后相关的内容，包括肿瘤部位、肿瘤大小或范围、组织学类型、活检边缘状况、Breslow 厚度、浸润深度（Clark 水平分级）、分裂活性，以及有无溃疡、卫星转移灶、脉管内瘤栓、神经侵犯等。

黑色素瘤的浸润深度：定量用 Breslow 厚度，以毫米作为单位；定性用 Clark 水平分级，描述所浸润到的皮肤层级。Breslow 厚度指皮肤黑色素瘤的肿瘤厚度，可为肿瘤分期及判断预后提供重要依据。非溃疡病变指表皮颗粒层至肿瘤浸润最深处的垂直距离，溃疡性病变指溃疡基底部至肿瘤浸润最深处的垂直距离。Breslow 厚度和溃疡是决定 T 期的重要因素，目前判断 T 期的肿瘤厚度分解值分别为 1mm、2mm 和 4mm。

Clark 水平分级：描述肿瘤所浸润到的皮肤层级，分为 5 级。对判断预后及选择治疗方案具有重要意义。1 级：肿瘤局限于表皮层（原位黑色素瘤）；2 级：肿瘤浸润真皮乳头层，但尚未充满真皮乳头层；3 级：肿瘤细胞充满真皮乳头层到达乳头层和网状层交界处；4 级：肿瘤浸润真皮网状层；5 级：肿瘤浸润皮下组织。

此外，相关免疫组化、荧光原位杂交和靶向治疗相关分子检测结果亦对肿瘤的诊断具有辅助意义。

【鉴别诊断】儿童黑色素瘤的鉴别诊断包括多种皮肤病变。

1. 黑色素细胞痣（melanocytic nevus）　色素痣几乎见于所有儿童患者，良性，其大小和数量在 30 岁前均会增加，高峰期在儿童期和青春期。皮疹主要表现为黑色、棕色或褐色丘疹或斑疹，通常呈圆形且对称，少数具有不典型特征，即不对称、边缘不规则、颜色不均匀或直径较大。组织病理可见表皮、真皮或两部位同时存在的痣细胞的聚集。真皮、表皮交界处的痣细胞可呈圆形、椭圆形或梭形，并聚集成巢。真皮浅层痣细胞一般呈上皮样外观，胞质包含颗粒状黑色素。真皮深层的痣细胞胞质减少，似淋巴细胞，常呈线状排列。

2. Spitz 痣（Spitz nevus） 又称幼年良性黑色素瘤，常见于儿童或青年人，儿童常见于颊部和耳部，成人多发于躯干和四肢。皮损表现为粉红色到红色、光滑、圆顶状的坚实丘疹，部分可呈棕褐色或棕黑色，多数直径<1cm。组织病理示上皮样、梭形细胞或两者混合排列成界限清楚的巢状或条索状。细胞核大，核仁较明显，胞质丰富，呈长椭圆形，长轴与皮肤表面垂直，常从表皮延伸至真皮网状层。

3. 蓝痣（blue nevus） 本病皮疹表现通常为蓝色至蓝黑色坚实丘疹及结节，常出现于儿童期或青春期，病理表现为真皮内聚集的树突状黑色素细胞，内充满黑色素颗粒。

4. 化脓性肉芽肿（pyogenic granuloma） 又称小叶性毛细血管瘤，是一种良性血管肿瘤，表现为不断生长的粉色或红色丘疹，可发生出血，类似无色素性黑色素瘤。组织学显示有明显的血管增生。

5. 疣（wart） 由病毒感染引起，特征性表现为角化性坚实丘疹，部分皮损肉眼可见毛细血管破裂后形成的点状黑痂。组织病理学可确诊。

【治疗】恶性黑色素瘤的治疗方法包括手术切除、化疗、放射治疗及分子靶向药物治疗等。明确恶性黑色素瘤诊断后，应根据病理类型、分级及临床转移情况等综合选择治疗方案。对于早期黑色素瘤，及早局部手术切除是治愈的最好方法，无法切除或病灶转移者应采取综合治疗方案，以提高生活质量，延长生存时间。

【预后】与成人黑色素瘤相似，儿童黑色素瘤的预后判断因素主要基于 TNM 分期系统，即根据原发肿瘤（T：包括肿瘤的厚度及有无溃疡形成）、区域淋巴结情况（N）及远处转移情况（M）将肿瘤分为Ⅰ、Ⅱ、Ⅲ、Ⅳ四期，分期越晚，预后越差。青春期前的儿童恶性黑色素瘤发病率极低，主要表现为斯皮茨痣样黑色素瘤或继发于先天性巨痣。前者通常恶性度低，很少引起远处转移，预后良好，但后者恶性程度可以很高，影响预后。此外，成人黑色素瘤的预后亦与年龄、性别、肿瘤发生部位及肿瘤的有丝分裂率有关，但儿童黑色素瘤发病率低，目前尚缺乏相关研究。

二、恶性蓝痣

蓝痣（blue nevus）是真皮黑色素细胞局限性增生所形成的良性肿瘤，有两种常见类型：普通蓝痣及细胞蓝痣。普通蓝痣通常儿童期起病，或出生时即有，少数在成人期出现。多发于手背、足部、四肢，腰臀部亦可出现。其一般生长缓慢，不易恶变，多表现为单发的直径 5mm 以内的蓝色、灰蓝色或铁青色圆顶丘疹，表面孤立光滑。细胞蓝痣好发于臀部和骶尾部，皮疹通常表现为一个大而坚实的蓝色或蓝黑色斑块或结节，直径 1~3cm 或更大，表面光滑或高低不平而成分叶状，界限清楚。本类型可发生恶变，形成恶性蓝痣。

恶性蓝痣（malignant blue nevus）：恶性蓝痣可由原有蓝痣恶变而来，也可在正常皮肤上发生。细胞性蓝痣通常更容易发生恶变而形成恶性蓝痣，表现为原有蓝痣病变突然迅速增大，表面可发生破溃。本病可发生局部淋巴结或全身广泛转移。组织病理可见真皮大量不典型长梭形或椭圆形黑色素细胞聚集成簇状或岛状，内含黑色素颗粒，瘤体界限不清。细胞核大小不等，具有多形性、核有丝分裂象。肿瘤细胞侵犯真皮深部及皮下组织，但看不到交界活跃现象，与恶性黑色素瘤不同。本病治疗原则与恶性黑色素瘤相同。恶性蓝痣在儿童期发病率极低，早期手术完整切除预后较好，若出现淋巴结或远处转移，预后不佳。

三、鳞状细胞癌

鳞状细胞癌（squamous cell carcinoma，SCC）简称鳞癌，又称棘细胞癌，是一种起源于表皮或附属器角质形成细胞的恶性肿瘤，具有局部浸润性及转移至身体其他器官的可能性。本病发病率逐渐升高，浅肤色人种较深肤色人种发病率高。本病常见于老年人，儿童罕见。

【病因与发病机制】鳞癌常发生于某些皮肤病的基础上，或由各种癌前期疾病演变而来，原发性鳞癌仅为少数。本病病因尚不清楚，一般认为与遗传、环境及免疫抑制等因素有关。研究显示，鳞癌的发生可能与多种基因突变有关，如 *p53*、*CDKN2A*、*KNSTRN* 等基因。基因改变可能使角质形成细胞抵御细胞凋亡，导致克隆扩增、选择性生长优势并产生侵袭或转移能力；亦可能干扰角质形成细胞的有丝分裂过程，驱使细胞转变为非整倍体并促成肿瘤发生。

鳞癌常继发于某些皮肤疾病或由某些刺激因素引起，与之相关的常见危险因素如下。

1. 紫外线、放射线或热辐射损伤 浅肤色人群中，累积日光暴露是最重要的危险因素之一。紫外线照射导致细胞 DNA 损伤，如果损伤未修复，则易发生恶变。

2. 化学致癌物　如砷、多环芳香族碳氢化合物、煤焦油、木馏油、石蜡、蒽、烟草焦油、铬酸盐等。

3. 免疫抑制　长期免疫抑制（如继发于实体器官移植、HIV 感染或长期使用糖皮质激素）会增加皮肤鳞癌的发病率。

4. 慢性炎症　瘢痕、烧伤、慢性溃疡、窦道、慢性伤口或炎症性皮肤病（如硬化性萎缩性苔藓）患者发生皮肤鳞癌的风险增加。

5. 遗传性疾病　儿童皮肤鳞状细胞癌常与此危险因素相关，可继发鳞状细胞癌的遗传性皮肤病如下。

(1) 着色性干皮病：一种罕见遗传病，其修复紫外线诱导的细胞 DNA 损伤的能力受损。患者具有严重的日光敏感性，导致患者在儿童早期就开始出现皮肤和眼的变性，并继发包括鳞癌在内的多种皮肤恶性肿瘤。

(2) 大疱性表皮松解症：部分隐性营养不良型大疱性表皮松解症患者，从青春期开始发生鳞癌的风险增加。

(3) 白化病：白化病患者由于黑色素细胞功能异常，导致皮肤、眼和毛发色素普遍减少，从而使其早年发生皮肤鳞癌的风险增加。

(4) 疣状表皮发育不良：本病是一种罕见疾病，患者对皮肤人乳头瘤病毒易感以及发生皮肤鳞癌的风险增高。

其他一些罕见遗传病与鳞状细胞癌发病率增加及发病年轻化有关，包括先天性角化不良、Rothmund-Thomson 综合征、Bloom 综合征和 Werner 综合征等。

6. 癌前期皮肤病　如日光性角化病、黏膜白斑、砷角化等。

7. 病毒感染　人乳头瘤病毒感染可增加遗传易感性个体（如免疫低下患者）发生皮肤鳞癌的概率。

8. 药物　如伏立康唑、其他光敏药物（噻嗪类利尿剂）等。

9. 家族史　有鳞癌家族史的个体发生该病的风险可能增加。

【临床表现】本病多发生于老年人，40 岁以下人群较少见，儿童发病罕见。好发部位为颜面、耳郭、下唇和手背等曝光部位皮肤，少数为非暴露部位。病变多继发于原有皮肤病变的基础上，很少发生于正常皮肤。早期皮损常呈小而硬的红色斑块、结节，部分呈角化性，边界不清，可伴有毛细血管扩张；易演变为疣状或迅速增大呈乳头瘤状，中央可形成溃疡；溃疡表面呈颗粒状，易坏死、出血，边缘较宽，高起呈菜花状，质坚硬，可伴恶臭；基底部有浸润，边界不清，触之有坚实感。肿瘤可进行性扩大，进一步侵犯其下方组织，包括肌肉和骨骼，晚期可发生淋巴结转移或远处转移。

【组织病理】本病的确诊检查方法。表现为正常的鳞状细胞和非典型的鳞状细胞组成团块状或束条状癌巢，向下生长，突破基底膜并侵入真皮达网状层或更深。鳞状细胞的特点是细胞大小和形状不一，核增生，染色深，出现核分裂，细胞间桥消失，个别细胞出现角化不良或形成角珠。角珠即瘤细胞呈同心圆状排列，自中心逐渐向周围不完全或完全角化。

根据肿瘤细胞分化的不同比率和细胞非典型性的程度，按 Broders 法，一般将鳞状细胞癌分为 4 级。Ⅰ级：非典型鳞状细胞<25%，瘤团侵入真皮，但不超过汗腺水平，角珠数量多，绝大部分完全角化，真皮炎症反应明显；Ⅱ级：非典型鳞状细胞约 25%~50%，瘤团侵入真皮深层，有少数角珠，不完全角化；Ⅲ级：非典型鳞状细胞约 50%~75%，大多数肿瘤细胞胞核呈非典型性，核分裂象明显，少见角珠，绝大部分角化现象消失；Ⅳ级：非典型鳞状细胞>75%，角化现象几乎完全缺乏，瘤细胞核分裂象更明显。

【诊断和鉴别诊断】结合临床典型皮损和组织病理学表现，可诊断本病。应用抗前角蛋白和抗角蛋白单抗进行免疫过氧化物酶染色，或在电镜下观察到张力细丝也可协助诊断。本病应与角化棘皮瘤、光滑性角化病、基底细胞癌及其他恶性皮肤肿瘤鉴别，儿童极少见。

【治疗】早期皮肤鳞癌经常规治疗可治愈，但晚期鳞癌进展快，可引起局部组织破坏或转移，从而导致严重的并发症或死亡。可根据肿瘤大小、组织分化程度、复发或远处转移的风险，结合患者年龄和身体状态等选择治疗方法。治疗方法包括手术治疗、电外科及冷冻治疗、放射治疗、光动力治疗、局部外用药治疗和全身化疗。

【预后】皮肤鳞癌的预后与肿瘤大小、厚度、区域淋巴结转移及是否远处转移有关。区域淋巴结转移和远处转移提示预后不佳。原发性皮肤鳞癌患者总体预后较好,但继发性皮肤鳞癌预后较差。儿童皮肤鳞癌通常继发于一些遗传性疾病,如继发于着色性干皮病或隐性营养不良型大疱性表皮松解症,大多预后不佳。

四、基底细胞癌

基底细胞癌(basal cell carcinoma,BCC)又称基底细胞上皮瘤、基底细胞瘤,是一种起源于表皮基底层及其附属器的常见皮肤肿瘤。基底细胞癌生长缓慢,具有局部侵袭性,但极少转移。本病多发于老年人,儿童罕见。

【病因】本病病因尚不明确。遗传易感性及环境因素是主要病因。暴露于日光中的紫外线辐射对本病的发生最为重要。其他危险因素与本病的发生、发展亦可能有关,包括大剂量放射线照射、长期砷暴露、电离辐射、烧伤、瘢痕、应用光敏药物、长期免疫抑制(如实体器官移植和HIV感染)、某些遗传性皮肤疾病或癌前病变等。基因变异在基底细胞癌易感性中可能具有一定作用。目前证明*ras*和*p53*基因突变与本病的发生密切相关。

儿童基底细胞癌罕见,儿童期发生的基底细胞癌多继发于一些先天性或遗传性皮肤病,如皮脂腺痣、大疱性表皮松解症及痣样基底细胞癌综合征等。

【临床表现】本病多见于老年人。好发于曝光部位,特别是颜面部,非曝光部位少见。皮损常单发,但亦可多发。临床上常分为以下几型。

1. 结节溃疡型　此型较常见,好发于面部,特别是颊部、鼻旁沟、前额等处。初起为单个黄豆大小灰白色、浅褐色或有蜡样光泽的小结节,质硬,表面可见少数扩张的毛细血管。结节缓慢增大,中央可有凹陷,形成糜烂或溃疡,绕以珍珠状向内卷曲的隆起边缘。若出现匍行性、穿凿性、侵蚀性损害,称侵蚀性溃疡,少数皮损扩大或向深部生长,破坏眼、鼻,甚至穿通颅骨并侵及硬脑膜,可导致患者死亡。

2. 色素型　与结节溃疡型基底细胞癌相似,但皮损呈褐色或深黑色,颜色不均匀,边缘部分颜色较深,中央呈点状或网状,易误诊为黑色素瘤。

3. 表浅型　此型少见,多见于青年男性,常发生于躯干部,特别是背部和胸部。皮疹表现为一个或数个轻度浸润性红斑,表面可有鳞屑,通常边界清楚;皮疹向周围缓慢扩大,常绕以细线状珍珠状边缘,表面可见小面积浅表性溃疡和结痂。愈后可留有光滑萎缩性瘢痕。

4. 硬皮病样型或硬化型　此类型罕见,多见于青年人,常单发,好发于头面部。皮疹表现为扁平或轻度凹陷的黄白色蜡样硬化性斑块,部分表面光滑发亮,边缘常不清楚,缺乏卷边,触之较为深在,类似局限性硬皮病。皮损进展缓慢,少有破溃、结痂。

5. 其他类型　如纤维上皮瘤型,此型好发于背部、腰骶、大腿。为一个或数个高起的结节,略带蒂,中等硬度,表面光滑,轻度发红,临床上类似纤维瘤。此外还有瘢痕型基底细胞瘤,较少见。

【组织病理】不同临床类型的基底细胞癌具有一些共同的病理特点:真皮内见基底样细胞组成的肿瘤团块,有时与表皮相连;瘤细胞大小不等,呈卵圆形或长形,细胞质相对少,染色嗜碱性。细胞核大、深染,细胞核的非典型性及分裂象少见。细胞间无细胞间桥,肿瘤周边的细胞呈栅状排列,境界清楚。肿瘤周围结缔组织增生,围绕瘤团排列成平行束,其中有许多幼稚成纤维细胞,并可见黏蛋白变性。黏蛋白在标本制作过程中发生收缩,因而瘤团周围常见收缩间隙。

根据组织学的不同,基底细胞癌可分为不同病理类型,其在基底细胞癌共同病理表现的基础上有各自不同的特点。其中,实体型具有前文所述的典型病理表现:色素型,瘤体内有较多色素;角化型,瘤细胞团块中可见角化囊肿;腺样型,瘤细胞排列成细长索条,互相交织呈腺体样或花边样;硬皮病样型,结缔组织明显增生,可见成熟的成纤维细胞及胶原纤维,瘤细胞被挤压呈束条状排列;囊肿型,瘤团中央大片坏死出现大囊腔。

【诊断】本病可根据临床及病理表现诊断。

【鉴别诊断】本病的鉴别诊断根据临床类型不同而不同。结节溃疡型早期可与色素痣、表皮囊肿、毛发上皮瘤、皮脂腺增生或无色素性黑色素瘤鉴别。伴中央溃疡的较大病变可与皮肤鳞状细胞癌、角化棘皮瘤鉴别。表浅型需与皮肤炎性疾病(如湿疹或银屑病)、日光性角化病、脂溢性角化病及Bowen病鉴别。硬皮病样型需与局限性硬皮病或瘢痕鉴别。

【治疗】本病应根据年龄、皮损大小和部位选择治疗方法,首选手术切除治疗。手术治疗应注意切除范围与深度,特别是硬皮病样型。需要广泛外科切除,可采用Mohs外科切除术。不能手术的患者或者浅表型基底细胞癌,可采用光动力治疗,即应用光敏剂后照射一定波长的激光,以破坏肿瘤细胞和组织。对瘤体较小或表浅型基底细胞癌,可采用激光、电烧灼及冷冻等治疗。放射治疗适用于老年人不愿手术者,可分次小剂量照射,持续数周。而硬皮病样型及复发患者通常对放射线不敏感,因此不宜采用放疗。

【预后】基底细胞癌一般生长缓慢,很少发生转移,因此大多预后良好。但肿瘤仍具有侵袭性,部分面积较大或浸润较深的肿瘤可能破坏局部皮肤、软骨、骨骼,甚至导致毁容。肿瘤的转移也通常与面积大、浸润深有关,若出现淋巴结或远处转移,预后不佳。

诊治要点

- 皮肤恶性肿瘤在儿童中发病罕见,其发病较成人有自身特点。
- 儿童恶性黑色素瘤更多与先天性巨痣有关,或表现为斯皮茨痣样黑色素瘤。
- 儿童期发病的皮肤鳞状细胞瘤及基底细胞癌绝大多数都发生在先天性或遗传性疾病基础上,如着色性干皮病、大疱性表皮松解症、皮脂腺痣、痣样基底细胞癌综合征等。
- 儿童恶性黑色素瘤、恶性蓝痣、皮肤鳞状细胞癌、基底细胞癌需早期病理确诊,及时治疗,首选手术切除治疗。

(徐子刚)

参考文献

[1] 赵辨. 中国临床皮肤病学. 南京: 江苏科学技术出版社, 2009.

[2] 张学军. 皮肤性病学. 8版. 北京: 人民卫生出版社, 2013.

[3] 马琳. 儿童皮肤病学. 北京: 人民卫生出版社, 2014.

[4] 朱学骏, 涂平, 陈喜雪, 等. 皮肤病的组织病理学诊断. 北京: 北京大学医学出版社, 2016.

[5] CSCO黑色素瘤专家委员会. 中国黑色素瘤诊治指南(2015版). 北京: 人民卫生出版社, 2015.

[6] 张建中. 中外皮肤病诊疗指南: 专家解读. 北京: 中华医学电子影像出版社, 2014.

[7] BAHRAMI A, BARNHILL RL. Pathology and genomics of pediatric melanoma: A critical reexamination and new insights. Pediatr Blood Cancer, 2018, 65 (2): 1-9.

[8] CORDORO KM, GUPTA D, FRIEDEN IJ, et al. Pediatric melanoma: results of a large cohort study and proposal for modified ABCD detection criteria for children. J Am Acad Dermatol, 2013, 68: 913.

[9] KIM JYS, KOZLOW JH, MITTAL B, et al. Guidelines of care for the management of cutaneous squamous cell carcinoma. J Am Acad Dermatol, 2018, 78 (3): 560-578.

[10] KIM JYS, KOZLOW JH, MITTAL B, et al. Guidelines of care for the management of basal cell carcinoma. J Am Acad Dermatol, 2018, 78 (3): 540-559.

第23节 展望

儿童是家庭的未来和祖国的希望,儿童健康事关家庭幸福、社会发展。而儿童恶性肿瘤对于一个家庭的打击、儿童心灵的创伤都是巨大的。在过去的50年中,随着治疗手段的进步,儿童癌症的生存情况获得了巨大改善,治疗的焦点也转换为降低死亡率、提高治愈率。儿童恶性肿瘤综合性的治疗策略,不仅提高了患儿的生存率和生活质量,更有效地降低了复发率、减少了并发症,为儿童肿瘤疾病诊疗规范的形成奠定了基础。

儿童恶性肿瘤重在防控,通过减少各种环境致癌风险因素、预防肿瘤发病相关的感染因素以及针对高危人群或者癌前病变采用一定的医疗干预手段等科学措施,可以有效降低肿瘤的发病风险。“综合”“规范”和“个体化”始终是儿童肿瘤疾病诊治的重要命题,如何兼顾和融合,从而更好地为肿瘤疾病患儿服务,儿科同道需要不断探索和创新,且任重而道远的。

(倪 鑫)

参考文献

[1] BALMANT NV, DE SOUZA REIS R, DE OLIVEIRA SANTOS M, et al. Rare cancers in childhood and adolescence in Brazil: First report of data from 19 population-based cancer registries. Cancer, 2019, 125 (15): 2638-2646.

[2] GRIGOLETTO V, TAGARELLI A, SPARBER-SAUER M, et al. Inequalities in diagnosis and registration of pediatric very rare tumors: a European study on pleuropulmonary blastoma. Eur J Pediatr, 2020, 179 (5): 749-756.

[3] FAIR D, POTTER SL, VENKATRAMANI R. Challenges and solutions to the study of rare childhood tumors. Curr Opin Pediatr, 2020, 32 (1): 7-12.

[4] MATHOULIN-PÉLISSIER S, PRITCHARD-JONES K. Evidence-based data and rare cancers: The need for a new methodological approach in research and investigation. Eur J Surg Oncol, 2019, 45 (1): 22-30.

第四篇

造血干细胞移植

第二十八章 概　　论

造血干细胞移植（hematopoietic stem cell transplantation，HSCT）是指患者经化疗和/或放疗后，在造血或免疫功能极度低下的情况下，将供者的造血干细胞输注给受者，从而达到重建造血、免疫功能和/或治疗恶性肿瘤的一种新的治疗技术。造血干细胞可取自骨髓、外周血、脐血。自体造血干细胞移植（autologous hematopoietic stem cell transplantation，auto-HSCT）包括收集患者自己的干细胞，冷冻保存并在实施大剂量骨髓抑制或免疫抑制治疗后输注造血干细胞。同种异基因造血干细胞移植（allogeneic hematopoietic stem cell transplantation，allo-HSCT）需要输注来自亲属或无关捐赠者的干细胞。HSCT的两大原则是：①对化疗敏感和/或辐射敏感的恶性肿瘤进行大剂量治疗，尽可能清除病灶；②移植后可以恢复正常的免疫、造血功能。

人类首次造血干细胞移植是1959年，E.Donnall Thomas等报道了一名终末期白血病患者，在全身照射后输注了同卵双胞胎的骨髓，获得了3个月的缓解。随着人们对主要组织相容性复合体（major histocompatibility complex，MHC）和人类白细胞抗原（human leukocyte antigen，HLA）的认识的深入，allo-HSCT得到了深入发展。除了治疗白血病和其他恶性肿瘤外，HSCT还可以提供临床上重要的酶替代物，以及治疗血红蛋白病和免疫缺陷病。

第1节　造血干细胞移植的适应证和供者选择

（一）造血干细胞移植的适应证

随着造血干细胞来源的多样化以及预处理方案和移植物抗宿主病方案的完善，HSCT治疗的适应证得到逐步扩大，目前可适用于血液肿瘤疾病、先天代谢异常、免疫缺陷病、自身免疫系统病等多种疾病。

1. 血液、肿瘤疾病

（1）造血系统恶性疾病：急性淋巴细胞白血病、急性髓系白血病、慢性粒细胞性白血病、骨髓增生异常综合征、幼年型粒-单核细胞白血病。

（2）造血系统非恶性疾病：获得性再生障碍性贫血、先天性骨髓衰竭性疾病、血红蛋白病、阵发性睡眠性血红蛋白尿症、重症自身免疫性溶血性贫血、难治性血小板减少性紫癜、朗格汉斯组织细胞增生症、噬血细胞综合征。

（3）实体瘤：非霍奇金淋巴瘤、霍奇金淋巴瘤、视网膜母细胞瘤、神经母细胞瘤、横纹肌肉瘤、肝母细胞瘤、髓母细胞瘤、生殖细胞瘤、星形细胞瘤等。

2. 先天代谢异常　肾上腺脑白质营养不良、球形脑白质营养不良、异染性脑白质营养不良、神经元蜡样脂褐质沉积症、骨硬化症、戈谢病、部分黏多糖病、尼曼-皮克病等。

3. 免疫缺陷病　重症联合免疫缺陷病、X连锁淋巴组织增殖性疾病、湿疹-血小板减少性免疫缺陷综合征、原发性噬血细胞综合征、慢性肉芽肿、先天性粒细胞缺乏症、高IgM综合征、腺苷脱氨酶缺乏症、JAK3激酶缺乏症、ZAP70缺乏症、嘌呤核苷磷酸化酶缺乏症、Shwachman-Diamond综合征、Chédiak-Higashi综合症、白细胞黏附缺乏症Ⅰ型等。

4. 自身免疫性疾病　系统性红斑狼疮、类风湿性关节炎、系统性硬化症、多发性硬化症等。

5. 其他疾病　慢性活动性EB病毒感染、急性放射病等。

（二）供者选择

供者的选择取决于移植的紧迫性、患者的疾病阶段和既往治疗、供者可获得性、移植相关因素、医疗中心经验和医生偏好等各种因素。主要包括自体、异体两种。对于先天或者后天的造血干细胞缺陷，只有采用allo-HSCT，用正常的造血干细胞取代有缺陷的造血干细胞才有治愈的可能。而对于一些自身免疫性疾病,行 auto-HSCT 也可以取得良好的效果。对于恶性疾病,如急性淋巴细胞白血病、急性髓系白血病、慢性髓系白血病、骨髓异常增生综合征、霍奇金淋巴瘤、非霍奇金淋巴瘤、神经母细胞瘤、多发性骨髓瘤和其他实体肿瘤等,可采用 allo-HSCT,也可以采用 auto-HSCT。

对于 allo-HSCT 供者的选择,主要是依据 HLA 表型进行。移植物排斥反应和移植物抗宿主病(graft versus host disease,GVHD)的发生率和严重程度随着供者和受者之间遗传差异的增大而增加,尤其是在 HLA 不匹配的情况下。目前发现 HLA 有 3 种,包括Ⅰ类抗原(HLA-A、HLA-B、HLA-C);Ⅱ类抗原(HLA-D、HLA-DR、HLA-DP、HLA-DQ);Ⅲ类抗原没有Ⅰ类和Ⅱ类样的基因,但包含一些与免疫相关的基因。对于同胞供者,Ⅰ类血清学分型,Ⅱ类低分辨率分型配型即可;而对于非同胞供者 HLA 配型,HLA Ⅰ类中分辨率分型,Ⅱ类高分辨率分型是必要的,全相合成功率高。在家庭的同代同胞中,首先寻找同卵孪生,其次为兄弟姐妹。但有近 2/3 的患者不能找到 HLA 相合的同胞,对于这些患者,可考虑非亲缘供者。目前匹配的非亲缘供者移植的结果与匹配的同胞供者移植的结果没有显著差异。

对于无法找到全相合供者的患者,可以选择亲缘单倍型供者。父母和兄弟姐妹都可以作为单倍型相合的捐献者,对大多数患者来说这是可行且容易获得的。单倍型供者的选择要综合以下几个方面进行。

1. 供者年龄 美国国家骨髓库(National Marrow Donors Program,NMDP)的资料显示,重度的急性移植物抗宿主病(acute graft versus host disease,aGVHD)的发生率随着供者年龄的增加而增加,供者年龄每增加 10 岁,相对危险度增加 1.08(P=0.002)。年龄对异基因移植(包括单倍型)预后影响也被国际骨髓移植登记处(International Bone Marrow Transplant Registry,IBMTR)(包括 PTCY 模式)、欧洲血液和骨髓移植学会(The European Society for Blood and Marrow Transplantation,EBMT)及韩国学者证实。

2. 供者性别 研究显示,供受者性别不同会增加 aGVHD 的发生率,尤其是女性供男性时更为突出。在非体外去 T 的单倍型模式中,国内外多个团队的资料均显示女性供男性增加移植后Ⅱ~Ⅳ度 aGVHD 的发生风险。鉴于潜在生存获益的优点,应该优先选择男性供者。

3. ABO 血型 ABO 血型对移植终点的评估存在争议,没有统一结论。国际血液和骨髓移植研究中心(Center for International Blood and Marrow Transplant Research,CIBMTR)的数据显示,双向 ABO 不合移植的重度 aGVHD 发生率明显增加;EBMT 数据显示供者和受者 ABO 血型次要不合("小不合",即供者有受者不具备的血型抗体)aGVHD 发生率高,而供者和受者 ABO 血型主要不合("大不合",即供者有受者不具备的血型抗原)的总体生存率(overall survival,OS)降低,但其他中心未能复制出此结果。

4. 以供受者年龄、性别、血型相合为核心的供者选择积分体系 国内前瞻性多中心临床研究发现,供受者年龄偏大,女性供男性,供受者 ABO 血型不合为移植 / 治疗相关死亡(transplant/treatment related mortality,TRM)的 3 个危险因素,危险积分高的全合同胞供者移植疗效差于危险积分低的单倍型供者。

5. 供受者亲属关系 基于北京大学血液病研究所的数据得出的单倍型移植供者"优化选择法则",其供受者关系选择先后顺序是子女、同胞、父亲、母亲或旁系亲属。

6. 供者特异性 HLA 抗体(donor-specific HLA antibody,DSA) 在非体外去 T 的单倍型移植模式下,无论是北京方案还是 PTCY 方案,多项研究都证实,DSA 阳性与移植排斥密切相关。在北京方案中,常英军等发现 DSA 平均荧光强度(mean fluorescence intensity,MFI)≥10 000 与移植排斥密切相关,DSA MFI≥2 000 与植入不良密切相关。

7. 非遗传性母系抗原(non-inherited maternal antigen,NIMA)和非遗传性父系抗原(non-inherited paternal antigen,NIPA) 在单倍型移植中,多个研究证实 NIMA 不合的供者移植后Ⅱ~Ⅳ度 aGVHD 的发生率显著低于 NIPA 不合的供者,因此,应该优先选择 NIMA 不合的同胞供者。

8. 杀伤免疫球蛋白样受体(killer immunoglobulin-like receptor,KIR)不合 大量研究发现供受者之间的 KIR 不合可提高单倍型移植的效果,供者来源的同种反应性 NK 细胞由于供受者之间的 KIR 不合而被活化。活化的 NK 细胞发挥三种作用:①通过杀伤预处理残留的白血病细胞发挥移植物抗白血病(graft versus leukemia,GVL)作用;②通过杀伤受者骨髓中的 T 和 / 或 NK 细胞,促进植入;③通过杀伤受者体内的抗原呈递细胞降低移植后 GVHD 发生率。但在目前北京方案中,KIR 不合反而会导致 GVHD 发生率增加,复发增加,预后差。

此外,脐带血移植(umbilical cord blood transplantation,UCBT)对于需要 allo-HSCT 的儿童是一个可行的选择,主要通过收集婴儿分娩后留在脐带和胎盘中的血液而获得造血干细胞。与骨髓或外周血造血干细胞相比,脐带血中 T 细胞产生 GVHD 的可能性较小,因此 HLA-A、HLA-B 和 HLA-DRB1 6 个抗原中只要有 4~5 个位点相合即可,但国外大部分移植中心越来越倾向将 HLA-Cw 也作为脐血的选择,研究发现仅有 C 位点不合的脐血比 8 个位点全合的脐血移植,TRM 明显升高。我国目前脐带血干细胞库共 7 家,脐血干细胞移植都采用患儿出生时保留的脐带血,2020 年以后入库的脐血多可以查询到包括 HLA-A、HLA-B、HLA-DRB1、HLA-C、HLA-DQB1 的 10 个抗原数据,更利于临床医生的配型选择。脐带血中造血干细胞数量相对较少,对于体重较大的患儿,会导致造血和免疫功能恢复的速度较慢,移植失败的风险较高。由于一个脐带血单位通常含有 1×10^9~1.8×10^9 个干细胞,因此体重>40kg 的青少年不建议使用。目前已经探索了通过选择数量高的脐带血或在同一受体中输注 2 份脐带血(即双 UCBT)以及体外扩增脐带血干细胞的方法来改善 UCBT 的结果。根据 2016 年《儿童恶性血液病脐带血移植专家共识》对脐带血选择的建议如下。

1. 脐带血 HLA 配型

(1)推荐尽量开展高分辨供受体 HLA 配型,供体 HLA 配型 6/6 位点完全相合首选,5/6、4/6 位点相合可以依次选择。

(2)建议进行 HLA-C 抗原检测,首选 HLA-C 相合供者。

(3)移植前建议进行供者特异性抗 HLA 抗体(DSA)筛查,若 DSA 阳性,建议另选其他合适供者。

2. 脐带血细胞数量

(1)单份脐带血移植:脐带血所含的单个核细胞数(TNC)及 $CD34^+$ 细胞直接影响脐带血植入,原则上细胞数量越多越利于植入,为减少原发性植入失败的发生,建议按细胞数选择脐带血。原则上冷冻前脐带血 $CD34^+$ 细胞数>1.7×10^5/kg(受者体重),移植前脐带血小管复苏回收率≥85%;当供受者 HLA 配型 6/6 位点相合时,冷冻前 TNC>3.0×10^7/kg(受者体重),供受者 HLA 配型 5/6 位点相合时,冷冻前 TNC>4.0×10^7/kg(受者体重);供受者 HLA 配型 4/6 位点相合时,冷冻前 TNC>5.0×10^7/kg(受者体重)。

(2)双份脐带血移植:对于体重比较大的年长儿,单份脐带血细胞数量不能满足以上的标准时,可以选择双份脐带血,否则不建议选择双份脐带血移植。选择双份脐带血参考标准为:①每份脐带血冻融前的 TNC≥1.5×10^7/kg;②双份脐带血冻融前 TNC 总数至少达到单份脐带血移植标准;③脐带血与受者的 HLA 配型至少为 4 个位点相合。一项大型研究表明,接受双份脐带血移植的儿童和青少年生存情况没有得到改善。且脐带血中缺乏病原体特异性记忆 T 细胞,移植后感染的概率较高。此外,脐带血造血干细胞的另一个缺点是,在使用脐带血移植后,如果移植失败或需要供者淋巴细胞输注时,就不可能获得额外的细胞(表 4-28-1)。

表 4-28-1 不同类型异基因造血干细胞比较

	相关	无关	脐血	单倍型
配型概率	25%	50%	90%	>95%
HLA 配型要求	严格,HLA(9~10)/10	严格,HLA(9~10)/10	比较严格,HLA(8~10)/10	比较严格,HLA 5/10
寻找配型时间	15~30 天	3~4 个月	15~30 天	15~30 天
捐献类型	骨髓 / 外周血	骨髓 / 外周血	低温保存脐带血	骨髓 / 外周血
干细胞数量	多	多	少	多
移植物处理	TCD	TCD	无	TCD
预处理	清髓 / 减低预处理	清髓 / 减低预处理	清髓 / 减低预处理	清髓 / 减低预处理
移植物植入	早	早	晚	晚
GVHD 发生率	一般	较高	低	高
免疫重建时间	早	早	晚	晚

注:HLA. 人类白细胞抗原;TCD.T 细胞去除;GVHD. 移植物抗宿主病。

(秦茂权)

参考文献

[1] ANNIE IM, STEVEN Z. PAVLETIC. Abeloff's Clinical Oncology. 6th ed. Philadelphia: Elsevier, 2020.
[2] STEPHEN J. FORMAN. THOMAS 造血干细胞移植. 吴得沛, 黄晓军, 译. 北京: 中国科学技术出版社, 2020.
[3] 黄晓军. 实用造血干细胞移植. 2 版. 北京: 人民卫生出版社, 2019.
[4] 中华医学会儿科学分会血液学组. 儿童恶性血液病脐带血移植专家共识. 中华儿科杂志, 2016, 54(11): 804-807.

第 2 节 自体造血干细胞移植和异基因造血干细胞移植

一、自体造血干细胞移植

自体造血干细胞移植(autologous hematopoietic stem cell transplantation, auto-HSCT)使用的是来自患者本人的干细胞,这一过程主要用于治疗恶性肿瘤。是因为这些恶性肿瘤对化疗和放疗的剂量极为敏感,在大剂量放疗、化疗以及预处理后,再输注自体造血干细胞以恢复造血和免疫力。目前发现,auto-HSCT 适用于复发的淋巴瘤、Ⅳ期或复发的神经母细胞瘤、高危复发/难治的神经母细胞瘤、Ⅳ期尤因肉瘤等,同时发现 auto-HSCT 也可用于治疗某些自身免疫性疾病。接受 auto-HSCT 的恶性肿瘤患者的一个主要问题是移植物中包含的肿瘤祖细胞可导致恶性肿瘤性疾病的复发。

1. 自体骨髓移植(autologous bone marrow transplantation, auto-BMT) 在造血干细胞早期临床实践中,基本上所有的 HSCT 均采用骨髓干细胞。自体骨髓移植多用于白血病、淋巴瘤和其他肿瘤患者,在缓解时采集自身骨髓后贮存,经过不同的预处理后,再将自身的骨髓回输体内,已达到治疗的目的。此外,也有用于包括地中海贫血等先天性疾病异基因造血干细胞移植失败后,应用提前采集的自体骨髓回输进行挽救性治疗。近些年,绝大多数计划接受自体造血干细胞移植的患者多改采用自体外周血造血干细胞移植。

2. 自体外周血干细胞移植(autologous peripheral blood stem cell transplantation, auto-PBSCT) 经化疗和动员剂(粒细胞集落刺激因子 ± 粒细胞-巨噬细胞集落刺激因子)动员后,外周血中干细胞数量可以明显增加,经用血细胞分离机从外周血中采集足够量的单个核细胞,经冷冻贮存或置于体外培养系统,在患者预处理后回输体内。auto-PBSCT 存在以下几个优势:①患者痛苦小,无须采集骨髓,无须麻醉,避免麻醉意外;②植入概率高,造血重建快;③对于骨盆接受放疗或肿瘤侵犯骨髓的患者提供了干细胞来源;④对于某些肿瘤,外周血干细胞受侵犯概率小。

二、异基因造血干细胞移植

异基因造血干细胞移植(allogeneic hematopoietic stem cell transplantation, allo-HSCT)是指从健康的亲属或非亲属捐赠者身上获得造血干细胞并移植给受者的过程,要求供者和受者的 HLA 相同或相匹配。包括相合的同胞供体(matched sibling donor, MSD)、相合的非亲缘供体(matched unrelated donor, MUD)、非相合的亲缘供体(mismatched related donor, MMRD)和非相合的非亲缘供体(mismatched unrelated donor, MMUD)。allo-HSCT 与 auto-HSCT 相比存在以下几个方面优点:①供者造血干细胞未受到恶性细胞侵犯;②为先天或者后天的造血干细胞缺陷患者提供正常的造血干细胞;③移植物含有的 T 细胞可以介导抗肿瘤效应,即移植物抗肿瘤(graft versus tumor, GVT)或移植物抗白血病(graft versus leukemia, GVL)作用。这种和 GVHD 相关的 GVT/GVL 有一定的抗肿瘤或抗白血病效应,可以协助根除疾病,降低复发风险。其可能的机制:①表达同种抗原的肿瘤细胞可能作为 GVHD 效应细胞的直接靶细胞;② GVHD 中活化的 NK 细胞、淋巴因子活化的杀伤细胞等效应细胞发挥抗白血病作用;③ GVHD 发生过程中的某些细胞因子,如 TNF-α,可能起到 GVL 效应。但慢性 GVHD 发生率高,程度较重,条件致病菌感染率较高,导致治疗相关死亡的风险大。allo-HSCT 的一般过程包括基于疾病指征的患者选择、基于 HLA 相容性和其他因素的供体选择、干细胞收集、防止移植排斥和消除恶性细胞的预处理方案(清髓或减低强度)、干细胞输注、移植和并发症预防(如 GVHD 和感染的预防),治疗流程见图 4-28-1。

当没有合适的志愿者或更迫切需要捐献者时,单倍体造血干细胞移植(haploidentical hematopoietic stem cell transplantation, haplo-HSCT)成为最佳选择。单倍型相合造血干细胞很容易获得,但移植排斥和 GVHD 的风险也会增加。移植物的有效 T 细胞耗竭已被证明可以预防急性和慢性 GVHD,这可以在体外

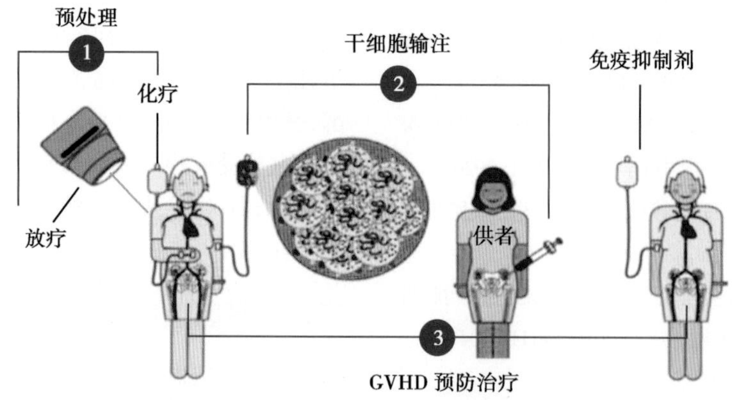

图 4-28-1 异基因造血干细胞移植

或体内进行，目前常用方案就是在细胞输注之前和之后使用化疗剂。目前T细胞耗竭方案包括体外去T、体内去T两种，体内去T主要包括后置环磷酰胺方案（post-transplant cyclophosphamide，PTCY）和北京方案（抗人胸腺球蛋白方案）。T细胞耗竭的可行性首次在严重联合免疫缺陷儿童的移植中得到了证实，使用单倍体相合供体对重症联合免疫缺陷病患者进行移植，长期部分或完全免疫重建率很高。从移植物中清除成熟的T细胞是在免疫遗传差异很大的情况下预防GVHD所必需的，这导致受体不能从供体记忆T淋巴细胞的转移中受益。这些记忆T淋巴细胞是移植后最初几个月内保护受体免受感染的主要因素。移植后，HSCT受体的严重免疫缺陷状态至少持续4~6个月，在此期间需密切注意威胁生命的病原体感染（如EB病毒、人巨细胞病毒和腺病毒等）。

（秦茂权）

参考文献

［1］FARIDI RM, KEMP TJ, DHARMANI-KHAN P, et al. Donor-recipient matching for KIR genotypes reduces chronic GVHD and missing inhibitory KIR ligands protect against relapse after myeloablative, HLA matched hematopoietic cell transplantation. PLoS ONE, 2016, 11 (6): e0158242.

［2］MICHAEL R BISHOP, ARMAND KEATING. Goldman-Cecil. Medicine. 26th ed. Philadelphia: Elsevier, 2020.

第3节 预处理方案的选择

预处理是指在造血干细胞移植前对患者进行超大剂量的化疗和/或全身放疗（total body irradiation，TBI）。预处理目的有三：①清除体内残存的恶性细胞或骨髓中的异常细胞群；②抑制或摧毁体内免疫系统，使输入的造血干细胞不易排斥；③为造血干细胞植入形成必要的“空间”。根据预处理强度不同分为清髓性预处理（myeloablative conditioning，MAC）、非清髓性预处理（non-myeloablative conditioning，NMAC）和减低强度预处理（reduced-intensity conditioning，RIC），具体的预处理方案选择应视原发病类型及移植患者的一般情况而定。

1. 清髓性预处理（MAC） 经典的MAC剂量是界于正常脏器最大耐受量和最大程度杀伤肿瘤细胞之间的“治疗窗口”。常见的清髓性预处理方案可分为含TBI方案和不含TBI方案两大类，TBI作用强度取决于总剂量、剂量率和是否分次，经典含TBI方案为环磷酰胺（cyclophosphamide，CTX）+TBI，CTX 60mg/（kg·d）共2天（-5，-4天或-4，-3天），TBI单次8Gy或分次12Gy，分次照射可减轻远期肺、肝和眼的毒副作用。TBI可穿透中枢神经系统和睾丸等化疗药物不易到达的部位，起到较好的抗肿瘤效果，目前多数学者认为对急性淋巴细胞白血病（acute lymphoblastic leukemia，ALL）患者，TBI/CTX有更好的抗肿瘤作用，对于急性髓系白血病（AML）患者两者疗效基本等同。经典不含TBI方案为BuCy方案：白消安（busulfan，Bu）1mg/kg，每6小时1次，共4天（-9~-6天），CTX 50mg/（kg·d），共4天（-5~-2天）。其他不含TBI方案基本以BuCy方案为基础进行调整，如加用阿糖胞苷（cytarabine，Ara-C）、依托泊苷（etoposide，VP-16）加强抗肿瘤作用，或以氟达拉滨（fludarabine，Flu）取代CTX，或加用美法仑（melphalan，MEL）降低白消安剂量。

2. 非清髓性预处理（NMAC） 与MAC不同，NMAC不强调对肿瘤细胞的直接杀伤作用，主要依靠免疫抑制诱导受者对供者的免疫耐受,使供者细胞能顺利植入,形成稳定嵌合体,继而通过移植物中的或由供者造血干细胞增殖分化而来的免疫活性细胞,以及供者淋巴细胞回输(donor lymphocyte infusion,DLI)发挥 GVL 作用。常用的 NMAC 方案为 2Gy TBI ± Flu 和全淋巴结照射(total lymphoid irradiation,TLI)+ 抗人胸腺细胞球蛋白(anti-human thymocyte globulin,ATG)。国内学者艾辉胜报道 CTX+Ara-C+ATG 或 CD3 单克隆抗体方案,取得了较好疗效。20 余年临床研究表明,尽管 NMAC 方案对肿瘤细胞的直接杀伤作用轻微,但与同期非移植患者相比,多数研究显示患者预后得以改善,尤其是部分进展期患者。目前认为 NMAC 移植主要适用于肿瘤负荷小,疾病进展慢,对 GVL 敏感,且不适合常规移植的患者。NMAC 仍面临很多问题,如移植时机、何时开始 DLI,DLI 的剂量和疗程,以及如何预防 DLI 后的 GVHD。

3. 减低强度预处理(RIC) RIC 方案强度介于 MAC 和 NMAC 之间,通常认为符合下述标准:单次 TBI ≤ 5Gy 或分次 TBI 总量 ≤ 8Gy;Bu 总剂量或 MEL 总剂量低于 MAC 用量。RIC 方案繁多,通常含有 90~180mg/m^2 的 Flu 作为基本的免疫抑制手段,在此基础上联合减量 TBI 或烷化剂(如 Bu、MEL)以发挥抗肿瘤作用,部分方案还包括 ATG 或阿仑单抗,以降低 GVHD 的发生率和严重程度。RIC 方案的骨髓抑制虽非不能自行恢复,但通常需要供者造血干细胞支持。与 NMAC 一样,RIC 较好地提高了患者的预处理耐受性,同时 RIC 的强度又大于 NMAC,有利于降低复发率。RIC-HSCT 在非恶性疾病患者中的研究最为广泛,但是 RIC-HSCT 后嵌合状态(mixed chimerism,MC)和移植排斥发生率明显增高。对小鼠的研究以及相关临床观察表明,只需 10%~20% 的供体细胞的稳定嵌合体就足以纠正各种非恶性疾病的潜在发病,因此 RIC 方案的目标是预防移植排斥,建立足以治愈潜在疾病的稳定的供者来源性的造血功能。

在过去的几十年里,HSCT 这一领域取得了巨大的成功,适用疾病不断扩大,移植更加安全,患者的生存率得到显著提高。单倍型移植的开展和减低强度预处理方案的使用,为许多患者提供了采用 HSCT 治愈各种恶性和非恶性疾病的希望。

(秦茂权)

参考文献

[1] LAUGHLIN MJ, EAPEN M, RUBINSTEIN P, et al. Outcomes after transplantation of cord blood or bone marrow from unrelated donors in adults with leukemia. N Engl J Med, 2004, 351 (22): 2265-2275.

[2] LIN Y, KONG F, LI H, et al. Comparison of target volume and clinical effects of four radiotherapy plans for acute lymphoblastic leukemia prior to hematopoietic stem cell transplantation. Mol Med Rep, 2018, 18 (3): 2762-2770.

[3] 黄晓军. 实用造血干细胞移植. 2 版. 北京: 人民卫生出版社, 2019.

第二十九章　恶性疾病的造血干细胞移植

第 1 节　急性白血病

一、造血干细胞移植治疗急性淋巴细胞白血病

急性淋巴细胞白血病(acute lymphoblastic leukemia，ALL)是一组来源于B系或T系淋巴祖细胞的血液系统恶性肿瘤，发病率约为34/100万，约占儿童期白血病的80%。分为急性B淋巴母细胞白血病(B-acute lymphoblastic leukemia，B-ALL)和急性T淋巴母细胞白血病(T-acute lymphoblastic leukemia，T-ALL)。近年来，随着序贯标准化联合化疗、分子靶向药物治疗、细胞免疫治疗等技术的发展，ALL的5年总体生存率在85%以上，低危患者可达93%以上，因此大多数儿童ALL在缓解后不主张立即进行造血干细胞移植(HSCT)治疗。但是对于部分高危难治、诱导失败和复发的患者，异基因造血干细胞移植(allo-HSCT)可降低复发率、提高长期生存期。其作用的原理是通过最大耐受剂量、无重叠毒性的多种化疗药物，同时联合或不联合放疗，根除恶性的造血干细胞，发挥移植物抗肿瘤(graft versus tumor，GVT)作用。但是移植后复发和非复发死亡(如移植物抗宿主病、感染、出血和移植后免疫缺陷)仍然是影响预后的主要原因。HLA单倍体造血干细胞移植(haploidentical hematopoietic stem cell transplantation，haplo-HSCT)的疗效已获得长足的长进，正在扩展应用和进行长期随访评估。

1. 移植时机的选择　目前儿童ALL选择allo-HSCT的时机尚无统一标准。大多数移植中心根据下列预后因素进行，尽量选择在MRD阴性时进行移植。

(1)诱导缓解治疗失败行移植治疗。

(2)早期强化治疗后MRD ≥ 1%。

(3)伴有t(9;11)/*BCR-ABL1*、*MLL*重排、EPT-ALL、iAMP21高危组患儿，巩固治疗前(第12周)MRD ≥ 0.01%。

(4)高危组患儿在HR-1′方案治疗后、HR-2′方案治疗前MRD ≥ 0.01%。

(5)B-ALL早期骨髓复发(停药6个月内或诊断36个月内)或是诊断18个月内的单独髓外复发。T-ALL任何时间点的骨髓内和/或髓外复发。

(6)第三次完全缓解(CR3)。

在TKI时代，儿童费城染色体阳性ALL患者是否可以通过allo-HSCT获得更好的治疗效果仍存在争议。北京大学人民医院的研究表明，如果初次诱导治疗结束、巩固治疗前费城染色体仍阳性，可在CR1后选择haplo-HSCT，haplo-HSCT后5年EFS可达61%，OS达70%。全相合HSCT和haplo-HSCT移植疗效相当，haplo-HSCT复发率更低。来自日本较大样本量的研究表明，移植后使用TKI能预防复发及达到更好的OS。

2. 移植类型的选择　根据供者来源移植可分为如下四类。

(1)auto-HSCT：由于移植物中残留的白细胞有被再次输入患者体内的风险，同时缺少移植物抗白细胞效应，容易复发。因此auto-HSCT在儿童ALL中的应用较少。有研究表明，儿童ALL auto-HSCT后序贯输注异体细胞因子诱导的杀伤细胞，可以使一些无法找到合适供者的高危难治的儿童ALL患者达到长期生存的目的。

(2)allo-HSCT：传统意义上，HLA全相合的同胞供者(MSD)更有利于植入，但是理论上只有1/4的患者能找到HLA相合的家属。2002年后，随着HLA配型和移植技术的发展，从无血缘关系的人群中选择合适的无关供者(UD)成为可能。虽然在多项前瞻性和回顾性的临床研究中发现UD的移植相关死亡率稍高，但是无白血病生存率高于MSD。总

体说来，UD 移植效果和 MSD 相近。

(3) haplo-HSCT：haplo-HSCT 中采取在体外或体内进行移植物的有效 T 细胞耗竭来达到预防急性和慢性 GVHD 的目的，体内去 T 主要包括后置环磷酰胺(post-transplant cyclophosphamide，PT-Cy)方案和北京方案(抗人胸腺球蛋白方案)。在非体外去 T 的单倍型移植模式下，无论是 PT-Cy 方案还是北京方案，haplo-HSCT 都可取得与同胞全合和非血缘移植相同的疗效。使用 PT-Cy 方案或移植物 T 细胞去除(TCD)的方法可以降低 GVHD 的发生，但两者在改善白血病生存率方面无差别。休斯顿儿童医院的单中心临床经验表明，儿童 ALL 移植应用 PT-Cy 方案的 haplo-HSCT、MSD 和 UMD 三组患儿中，移植 / 治疗相关死亡(TRM)差别无统计学意义，但应用 PT-Cy 方案的 haplo-HSCT 复发率高，使 3 年无病生存率低于 MSD 和 UMD，差别具有统计学意义。北京大学血液病研究所应用北京方案治疗难治 / 复发急性白血病的单中心回顾数据显示，haplo-HSCT 获得比 MSD 更好的抗白血病作用，降低了复发率，提高了生存率。这提示 haplo-HSCT 在疗效方面与 UMD 相近，同时安全性也较好，对于一些需紧急移植治疗却无同胞供者的患者，haplo-HSCT 也可作为治疗选择之一。

(4) 脐带血移植(UCBT)：脐血有来源丰富、容易获得和 GVHD 发生率低等优点，但其有核细胞数量少，移植失败的风险增加，因此在小年龄儿童移植中应用较多。有回顾性研究表明，接受 UCBT 的 ALL 患儿与骨髓移植(BMT)或外周血干细胞移植(PBSC)相比，存活率相当或更高。但是 Lou 等对单份 UCBT 和无关供者干细胞来源的 HSCT 治疗白血病的病例进行 meta 分析发现，两者的复发率(OR=1.030；95% CI：0.767~1.383；P=0.847)、总体生存率(OR=1.417；95% CI：0.936~2.146；P=0.100)和无进展生存期(OR=1.165；95% CI：0.996~1.362；P=0.056)相似。UCBT 后中性粒细胞和血小板恢复的时间明显比其他干细胞来源的移植长。

3. 预处理方案的选择 预处理方案是 HSCT 的一个关键组成部分，是关系 allo-HSCT 预后的重要因素，目前儿童 ALL 的预处理方案没有标准的选择，不同的国家和机构间的临床实践存在差异。常用的预处理方案以白消安(BU)+ 环磷酰胺(CTX 或 Cy)为基础，加或不加 TBI。

(1) 含有 TBI 的方案：TBI 能够穿透肿瘤庇护所如中枢神经系统和睾丸，对于化疗耐药的患者具有广谱的抗肿瘤活性，因而在过去 30 年里得到广泛的应用。TBI 根据放射方式可以分为单次 TBI 和分次 TBI(FTBI)。研究表明患儿对于 FTBI 的耐受性明显高于单次 TBI。而且 FTBI 抗肿瘤效应并不亚于单次 TBI。临床上对于含有 TBI 的方案是否优于不含 TBI 的方案仍存在争议。伊朗的一项回顾性临床研究表明，移植前有无中枢神经系统白血病的 ALL 患儿使用两种方案的 5 年复发率、无病生存率和总体生存率的差别并没有统计学意义。但是 EBMT 的一项多中心的回顾性研究却认为，在儿童 ALL 的 allo-HSCT 中，含 FTBI 方案在总体生存率、无白血病生存率、复发率和非复发死亡率方面较单纯化疗的预处理方案更有优势。目前多数学者认为对 ALL 患者，TBI/CTX 有更好的抗肿瘤作用，对于 AML 患者两者疗效基本等同。但是 TBI 对设备和技术的要求，以及产生的肺毒性、二次肿瘤和对远期生长发育的影响，限制了其进一步的临床应用。

(2) 不含有 TBI 的方案：不含 TBI 的最常用的预处理方案为 BuCy 方案。不含 TBI 的预处理方案的疗效显著，特别适用于儿童，目前并没有充分的临床数据证明不含有 TBI 的方案可以完全取代含有 TBI 的预处理方案。

二、造血干细胞移植治疗儿童急性髓系白血病

急性髓系白血病(acute myeloid leukemia，AML)，又称为急性非淋巴细胞白血病(acute non-lymphocytic leukemia，ANLL)，是髓系原始细胞病理性克隆性增殖导致的一组疾病，表现为骨髓或外周血中肿瘤性髓系原始细胞超过 20%，其分化能力较弱，而正常红细胞、血小板和成熟粒细胞的生成则出现不同程度的减少。按照髓系原始细胞起源，AML 分为急性粒细胞白血病、急性单核细胞白血病、急性红细胞白血病、急性巨核细胞白血病等。

AML 是儿童时期常见的恶性血液系统肿瘤，约占儿童白血病的 30%。其发病率因年龄而异，成年期发病率逐年升高，在我国年发病率约为 11/100 万。在儿童恶性肿瘤所致的死亡率中，AML 仅次于急性淋巴细胞白血病，居第二位。与急性淋巴细胞白血病不同的是，儿童 AML 的分子生物学行为和对治疗

的反应与成人较为接近。

随着序贯标准化联合化疗、分子靶向药物治疗、细胞免疫治疗、支持治疗等技术的发展，儿童AML预后有了明显改善。目前，其5年总体生存率为65%~75%；总体诱导缓解率为85%~95%；自诊断之日起EFS为50%~65%。AML低危组、中危组、高危组CR1后的复发率分别为35%、50%、85%；而难治性AML长期存活率为0，复发者CR2维持1年者仅占10%。对于高危难治、诱导失败和复发的患儿，allo-HSCT可降低复发率、提高长期生存期，约有8%~30%的诱导治疗无效的患者可以通过早期HSCT进行挽救性治疗。但是移植后复发和非复发死亡（如移植物抗宿主病、感染、出血和移植后免疫缺陷）仍然是影响预后的主要原因。

1. 造血干细胞移植时机的选择　AML患儿，特别是伴有某些细胞遗传学异常或突变，在接受联合化疗后预后得到改善，因此造血干细胞移植仅限于CR1后的中、高危患儿以及CR2患儿。由于不断发现AML的分子特征，对MRD的评估，AML低危、中危、高危的定义不断发展，因此目前儿童AML选择allo-HSCT的时机尚无统一标准。大多数移植中心根据下列预后因素进行。

（1）第一次完全缓解（CR1）

1）中危组：① t(9;11)/*KMT2A-MLLT3*；② t(8;21)或inv(16)或t(14;16)，伴*C-KIT*突变。

2）高危组：①伴有del(7)、7q-、del(5)、5q-；②除t(9;11)外的*MLL*重排；③伴有t(16;21)/*TLS-ERG*或*FUS-ERG*，伴有t(6;9)/*DEK-NUP214*或*DEK-CAN*，伴有t(9;22)/*BCR-ABL1*；④伴有*FLT3*-ITD、*TP53*、*c-kit*、*RUNX1*突变；⑤复杂核型。

3）转化型AML。

4）诱导缓解治疗失败：建议CR1且MRD阴性时移植治疗。

（2）第二次完全缓解（CR2）：复发者CR2后尽快移植。

（3）混合嵌合状态：嵌合状态率下降者。

2. 干细胞来源的选择

（1）auto-HSCT：auto-HSCT的移植相关死亡率较低。但auto-HSCT存在2个缺点，一是用于AML移植时缺乏移植物抗肿瘤效应；二是移植物中残留的白血病细胞可导致疾病复发。此外，auto-HSCT的治愈潜力来自大剂量化疗作为移植条件，以增强对肿瘤细胞的杀伤力并克服耐药性。有研究提示，auto-HSCT后的获益并不优于提高化疗强度带来的获益。

来源于骨髓或外周血的auto-HSCT可用于没有合适的干细胞供体的AML患儿的挽救治疗。随着高分辨率HLA匹配的无关供体、脐带血和单倍体供体的可用性提高，用于AML的auto-HSCT数量已减少。

（2）allo-HSCT：在欧洲和美国，allo-HSCT用于AML的治疗数量逐年增加。是否进行allo-HSCT应因人而异，其可行性取决于，①是否有合适的供体；②受者的年龄和健康状况；③ AML是否处于缓解状态。

同胞全相合供体是AML患儿进行allo-HSCT的首选。在CR1时进行全相合同胞allo-HSCT的AML患儿，约有1/2可获得4年的无病生存。

非亲缘全相合供体是仅次于同胞全相合供体的干细胞来源。随着HLA配型和移植技术的发展，从无血缘关系人群中选择合适的无关供者（unrelated donor，UD）成为可能。分子匹配的HLA-Ⅰ、Ⅱ类等位基因的加入增加了非亲缘全相合供体移植的成功率。研究表明，使用此类分型，与匹配的相关供体相比，使用匹配的非相关供体在AML中的生存时间相似。

（3）haplo-HSCT：改良的预处理方案和预防GVHD的方法，如ATG的使用、后置环磷酰胺等使haplo-HSCT成为可能。国外研究证实，在没有HLA全相合同胞供体的情况下，haplo-HSCT供体可能是难治性和复发的AML患者急需同种HSCT时有效且迅速的替代选择。国内有报道58例使用HLA半相合相关供体进行骨髓移植的案例，2年存活率为63%~78%（与疾病病情相关，与HLA错配程度无关）。因此，对于高危组AML患儿，使用HLA半相合相关供体进行haplo-HSCT是一项值得考虑的选择。

（4）UCBT：国内的回顾性研究表明，接受UCBT的AML患儿与骨髓干细胞移植相比，5年总体生存率和无病生存率无统计学差异，但有更低的急性GVHD发生率。因此，对于难治性或复发的AML患儿，尤其是在紧急情况下，脐带血是HSCT的可行来源。

脐带血中的造血干细胞及有核细胞数量少，移植失败的风险增加，因此在低体重和小年龄儿童移植中应用较多。

3. 预处理方案　预处理是指移植前给予患儿

化疗和/或放疗的处理措施。对于AML患儿，在制订allo-HSCT时需考虑以下原则：①对高危、复发、难治性白血病患者用含全身放疗（TBI）的预处理方案，最大限度消灭肿瘤细胞残留；②对预后相对良好或生长发育阶段的患儿，尽量选用不含TBI的联合化疗方案；③对于HLA半相合以及无关供者，选用标准预处理方案同时加用非细胞毒性的免疫抑制剂，以防止重度GVHD；④对耐受能力差、器官功能不全的患儿，可选用非清髓性预处理方案，但需注意调整GVHD的预防方案或进行供者淋巴细胞输注（DLI），以促进造血重建，增强移植物抗肿瘤（GVL）作用。

（1）清髓性预处理方案

1）含TBI的预处理方案：TBI效果肯定，但副作用明显，如白内障、性腺受损、继发肿瘤、生长发育迟缓等。移植年龄越小，上述副作用越明显，严重影响生活质量。目前含TBI的预处理方案仅用于年龄>2岁、复发/难治性白血病患儿。

2）不含TBI的预处理方案：以细胞周期非特异性药物为主，常用的预处理方案有，① Bu+CTX（白消安+环磷酰胺），Bu 3.2~4.8mg/（kg·d）×4天，CTX 60mg/（kg·d）×2天或50mg/（kg·d）×4天；② Bu+CTX+ATG（白消安+环磷酰胺+兔抗人胸腺淋巴细胞球蛋白），Bu 12.8~19.2mg/kg，分4天用，CTX 50mg/（kg·d）×4天，ATG 7.5~10mg/（kg）分4天。上述方案可根据实际情况酌情调整。有研究表明，Bu+CTX与CTX+FTBI相比，生存率及复发率无差异，但前者耐受性较好。

（2）非清髓性预处理方案：非清髓性造血干细胞移植（non-myeloablative HSCT，NST）又称减低强度预处理（RIC），采用较小剂量的预处理方案，加入免疫抑制作用强的药物，抑制受者免疫功能，使移植物不被排斥，在移植后行DLI，使混合嵌合体逐渐变成完全嵌合体，从而发挥GVL或稳定嵌合作用。相对于清髓性预处理方案，NST具有毒副作用较少、造血恢复快、移植相关死亡率低等优点。

目前非清髓性预处理方案大致分为三类：①以氟达拉滨（fludarabin）和/或ATG为主，结合CTX、Ara-C等化疗药组成预处理方案，如FLU+CTX+ATG、FLU+Ara-C+IDA等；②以低剂量TBI（≤2Gy）结合Bu、MEL、FLU等化疗药物组成预处理方案等，如FLU/TBI；③其他方案。

NST的缺点：①植入不稳定，植入失败率高达10%~20%；②易发生排斥反应，致白血病复发率高；③强烈的免疫抑制剂导致细菌和病毒感染率高。因此，NST用于儿童AML的报道不多，且多以身体耐受性较差的患儿为主。

（王 彬）

参考文献

[1] BALDUZZI A, DALLE JH, WACHOWIAK J, et al. Transplantation in children and adolescents with acute lymphoblastic leukemia from a matched donor versus an HLA-identical sibling: is the outcome comparable ? Results from the International BFM ALL SCT 2007 Study. Biology of Blood and Marrow Transplantation, 2019, 25 (11): 2197-2210.

[2] XUE YJ, CHENG YF, LU AD, et al. Allogeneic hematopoietic stem cell transplantation, especially haploidentical, may improve long-term survival for high-risk pediatric patients with Philadelphia chromosome–positive acute lymphoblastic leukemia in the tyrosine kinase inhibitor era. Biology of Blood and Marrow Transplantation, 2019, 25 (8): 1611-1620.

[3] CHANG J, DOUER D, ALDOSS I, et al. Combination chemotherapy plus dasatinib leads to comparable overall survival and relapse-free survival rates as allogeneic hematopoietic stem cell transplantation in Philadelphia positive acute lymphoblastic leukemia. Cancer Medicine, 2019, 8 (6): 2832-2839.

[4] YAMAMOTO S, TOMIZAWA D, KUDO K, et al. Hematopoietic stem cell transplantation for pediatric acute promyelocytic leukemia in Japan. Pediatr Blood & Cancer, 2020, 67 (5): e28181.

[5] MERLI P, ALGERI M, DEL BUFALO F, et al. Hematopoietic stem cell transplantation in pediatric acute lymphoblastic leukemia. Current Hematologic Malignancy Reports, 2019, 14 (2): 94-105.

[6] YANIR AD, MARTINEZ CA, SASA G, et al. Current allogeneic HSCT for pediatric ALL: success, failure and future perspectives-a single center experience 2008-2016. Biology of Blood and Marrow Transplantation, 2018, 24 (7): 1424-1431.

[7] KUHLEN M, WILLASCH AM, DALLE JH, et al. Outcome of relapse after allogeneic HSCT in children with ALL enrolled in the ALL-SCT 2003/2007 trial. British Journal of Haematology, 2018, 180 (1): 82-89.

[8] LOU X, ZHAO C, CHEN H, et al. Unrelated donor umbilical cord blood transplant versus unrelated hema-

topoietic stem cell transplant in patients with acute leukemia: A meta analysis and systematic review. Blood Reviews, 2018, 32 (3): 192-202.

[9] WILHELMSSON M, GLOSLI H, IFVERSEN M, et al. Long-term health outcomes in survivors of childhood AML treated with allogeneic HSCT: a NOPHO–AML Study. Bone Marrow Transplantation, 2019, 54 (5): 726-736.

第2节 恶性淋巴瘤

一、造血干细胞移植治疗霍奇金淋巴瘤

霍奇金淋巴瘤(Hodgkin lymphoma,HL)约占儿童时期恶性肿瘤的4.8%,是来源于B淋巴细胞的淋巴瘤。本病两个好发年龄高峰在15~30岁及>55岁,我国15岁以下儿童HL年发病率为0.6/100万,明显低于北美洲5.5/100万的年发病率。儿童HL预后较好,5年生存率达96%±0.4%。按照2008年WHO分类标准,根据病变组织中有无镜影细胞,可将HL分为经典型HL(classical Hodgkin lymphoma,CHL)和结节样淋巴细胞为主型HL(nodular lymphocyte-predominant Hodgkin lymphoma,NLPHL)两大类。根据Ann Arbor标准分期系统,即受累淋巴结区域及结外组织的分布数量、临床症状、淋巴结外组织受累情况及有无巨大肿块,儿童HL可分为Ⅰ~Ⅳ期。而HL的危险度分组主要包括:低危组(R1)——Ⅰ期、Ⅱ期(≤2个淋巴结区受累,无巨大肿块,无肺门浸润);中危组(R2)——其他Ⅰ期、Ⅱ期及Ⅲ期;高危组(R3)——Ⅲ期和Ⅳ期。儿童HL是目前远期生存率较高的儿童肿瘤性疾病之一,基于危险度分组的全身化疗加上受累部位的低剂量放疗是目前国际上最常采用的治疗方案。Ⅰ~Ⅱ期的HL患者可以通过单纯放疗获得缓解,复发率约20%~25%;以化疗进行诱导治疗后,Ⅰ~Ⅱ期患者复发率为10%~15%,Ⅲ~Ⅳ期患者复发率为30%~40%。达到部分缓解的患者,约有10%~15%可以出现疾病进展。Ⅰ~Ⅱ期患者复发后约60%以上可以通过挽救性化疗获得持久的治疗反应,而Ⅲ~Ⅳ期患者一旦复发,预后欠佳,预后良好的因素包括局部复发和首次完全缓解期超过12个月。原发耐药的HL是指不能通过化疗或放疗获得完全缓解(complete remission,CR)或部分缓解(partial remission,PR)的疾病。HSCT主要用于复发和原发耐药的HL患者。

1. 移植适应证 大剂量化疗加自体造血干细胞移植(high dose chemotherapy/auto-hematopoietic stem cell transplantation,HDC/auto-HSCT)治疗可以挽救性治疗40%~70%的复发或耐药的患者,使其获得持续缓解。两项前瞻性随机对照试验结果支持HDC/auto-HSCT作为复发/难治(relapse/refractory,RR)HL的标准治疗方案。The British National Lymphoma Investigation(BNLI)试验纳入40例对一线化疗反应不佳的患者,随机接受传统化疗mini-BEAM或HDC/auto-HSCT;The Joint German Hodgkin Study Group(GHSG)/European Group for Blood and Marrow Transplantation(EBMT) HD-R1试验纳入161例复发患者,随机接受HDC/auto-HSCT(88例)或传统化疗(73例)。两项研究均显示出HDC/auto-HSCT组在EFS及无治疗失败生存率(freedom from treatment failure,FFTF)上的优势。BNLI试验中,中位随访时间为34个月,HDC/auto-HSCT组3年EFS为53%,而传统化疗mini-BEAM组3年EFS为10%,*P*值=0.005;HD-R1试验中,中位随访时间83个月的HDC/auto-HSCT组3年FFTF为55%,而传统化疗组为34%,*P*值=0.019,HDC/auto-SCT组的无进展生存率(progression-free survival,PFS)均较传统化疗组有显著提高。但两项研究均显示HDC/auto-HSCT组虽然总体生存率(OS)上存在优势,但与传统化疗比较,无统计学差异。一些大规模临床实验结果显示:第一次复发的患者在auto-HSCT后5年EFS可达35%~60%;原发难治性HL患者预后极差,但目前普遍的共识是即使经一线或二线治疗失败的患者,仍有20%~30%可通过auto-HSCT获得治愈。一些回顾性的研究报道,对于首次诱导治疗失败的HL患者,auto-HSCT能够使PFS达到40%~45%,OS达到30%~70%,但因多为回顾性研究,此适应证仍有争议。此外,考虑到auto-HSCT仍有5%的治疗相关死亡率(treatment-related mortality,TRM),并且晚期可以发生二次肿瘤如AML或MDS,因此,auto-HSCT仅推荐用于以下HL患者,包括:①早期复发(治疗后≤12个月)或诱导失败;②挽救性化疗后第二次复发;③系统性复发,即使发生在治疗12个月以后。

对于经首次化疗后能够获得CR或PR的高危或进展性HL患者,auto-HSCT不推荐作为一线治疗。一项纳入163例患者的长期随访研究显示,诱

导治疗获得 CR 的高危 HL 患者接受 auto-HSCT 组 10 年 OS 与接受传统化疗组比较无明显差异(10 年 OS 为 85% *vs.* 84%)。

allo-HSCT 由于增加移植相关死亡率，通常不作为一线推荐，主要用于 auto-HSCT 后复发的 HL 患者。

2. 移植前的挽救性化疗　许多研究表明移植前 HL 患者的肿瘤负荷是预测远期生存及至治疗失败时间的预后因素。移植前获得 CR，即 ^{18}F-FDG PET 功能影像学检测未发现病灶，能够提高 EFS。理想的挽救性化疗方案要求能够在达到更高缓解率的同时尽可能减少毒副作用，并且不影响干细胞动员。一般在接受预处理方案前可能需要行 2 个或 2 个以上疗程的挽救性治疗。

欧洲曾采用 mini-BEAM 或 Dexa-BEAM(卡莫司汀、依托泊苷、阿糖胞苷和美法仑)方案作为移植前的挽救性化疗，但这些方案由于较高的治疗相关血液学毒性，包括 5% 的 TRM 以及对干细胞的毒性致不充分的干细胞动员而逐渐被替代。美国则倾向采用 ICE(异环磷酰胺 9g/m^2+ 卡铂 635mg/m^2+ 依托泊苷 300mg/m^2)、ESHAP(依托泊苷 160mg/m^2+ 甲泼尼龙 2g/m^2+ 阿糖胞苷 2g/m^2+ 顺铂 100mg/m^2)或 DHAP(地塞米松 160mg+ 阿糖胞苷 4g/m^2+ 顺铂 100mg/m^2)方案。GHSG 的一项回顾性分析显示，DHAP 方案的给药剂量密度对复发 HL 的 PFS 和 OS 是独立的预后因素，因此建议在尽可能的情况下，挽救性化疗以提高剂量密度的方式给药，即在每个周期化疗药物剂量不变的情况下，缩短化疗周期时间间隔。此外，一些非铂类药物联合的方案也逐渐在采用中，报道显示其具有相似的疗效而毒性作用更小，尤其是以吉西他滨为联合的方案，如 GVD 方案(吉西他滨 2g/m^2+ 长春瑞滨 40mg/m^2+ 脂质体多柔比星 30mg/m^2)、IGEV 方案(异环磷酰胺 8g/m^2+ 泼尼松龙 400mg+ 吉西他滨 1.6g/m^2+ 长春瑞滨 20mg/m^2)等均有不同的研究报道。目前所用的这些挽救性方案获得的 CR 率约为 19%~60%，这取决于不同的化疗方案，但尚无对各方案的有效性进行随机对照试验的报道。

2016 年在美国血液学年会(ASH)上，有报道在目前有限的Ⅱ期临床试验中采用抗 CD30 单抗维布妥昔单抗(brentuximab vedotin，BV)单药或联合其他化疗方案作为挽救性治疗方案显示出较好的治疗反应率，但存在更高的治疗毒性。因此，BV 联合化疗或其他药物的治疗方案其剂量、疗效及安全性仍有待进一步的研究。

3. 移植预处理方案　HL 的自体移植预处理方案包含一些抗淋巴瘤作用的药物和 / 或放疗的联合。通常用于预处理方案的药物包括环磷酰胺、白消安、依托泊苷、美法仑、阿糖胞苷等，其中最常用的预处理方案是 CBV(环磷酰胺 + 卡莫司汀 + 依托泊苷)、BEAM 方案(卡莫司汀 + 依托泊苷 + 阿糖胞苷 + 美法仑)、BEAC(卡莫司汀 + 依托泊苷 + 阿糖胞苷 + 环磷酰胺)方案(表 4-29-1)。其他报道的预处理方案包括 CBVM(环磷酰胺 + 卡莫司汀 + 依托泊苷 + 米托蒽醌)、TAM(全身放疗 + 阿糖胞苷 + 美法仑)、BAM(白消安 + 阿糖胞苷 + 美法仑)等。据报道，移植 100 天内的治疗相关死亡(TMD)约为 3%~7%。

表 4-29-1　霍奇金淋巴瘤最常用的预处理方案

方案	药物	总剂量	使用时间
BEAM	卡莫司汀	300mg/m^2	–6 天
	依托泊苷	800mg/^{2}	–5~–2 天
	阿糖胞苷	1 600mg/m^2	–5~–2 天
	美法仑	140mg/m^2	–1 天
CBV	环磷酰胺	4 500~7 200mg/m^2	–7~–4 天
	依托泊苷	1 200~2 000mg/m^2	–7~–4 天
	卡莫司汀	450~600mg/m^2	–7~–4 天
BEAC	卡莫司汀	300mg/m^2	–6 天
	依托泊苷	800mg/m^2	–5~–2 天
	阿糖胞苷	800mg/m^2	–5~–2 天
	环磷酰胺	140mg/kg	–5~–2 天

对于 HL 患者而言，移植后期是否发生治疗相关并发症至关重要，因 HL 患者诊断时相对年龄较小，且发生第二肿瘤的累积风险更高。对于行 allo-HSCT 的患者而言，清髓性预处理方案显示出更低的复发率，但随之带来的治疗相关毒性显著增高，因此也限制了该措施的使用。EBMT-LWP 与 GEL/TAMO 共同开展的多中心Ⅱ期前瞻性临床试验纳入 92 例复发 HL 患者，采用减低强度预处理方案 FM 方案(氟达拉滨 150mg/m^2，–8~–4 天；美法仑 140mg/m^2，–3~–2 天；其中无关供体联合马血清来源的 ATG 45mg/kg，–4~–2 天)，结果显示 100 天内及 1 年内的无复发死亡率(non-relapse mortality，NRM)分别为 8% 和 15%，1 年及 4 年的 PFS、OS 分别为 47%、71% 和 24%、43%，移植前接受挽救性化疗能够达到

CR 的患者尤其受益,导致治疗失败的主要原因仍是复发。

4. 移植供源选择 自体外周血干细胞(peripheral blood stem cell,PBSC)与自体骨髓干细胞相比具有更快的血液学恢复情况。一项多中心随机临床试验显示 58 例晚期或高度恶性的非 HL 患者接受 PBSC 或自体骨髓移植,PBSC 组患者中性粒细胞恢复时间短(11 天 *vs.* 14 天)、血小板恢复快(16 天 *vs.* 23 天),早期移植后并发症及 1 年的 OS 在两组是相似的。针对淋巴瘤患者的一项随机试验比较了上述两种干细胞来源的治疗效果的差异,唯一区别是接受 PBSC 的患者血小板恢复时间略缩短(14 天 *vs.* 16 天)。来自欧洲血液和骨髓移植登记组的 256 例 HL 患者,自体骨髓移植的 OS 和 PFS 优于自体 PBSC 者(65% *vs.* 35%,*P*=0.02);但是一项单中心的报道则显示:应用同样预处理方案治疗的 70 例患者,并没有重复出现上述结果,甚至自体骨髓移植倾向于较低的 OS(69% *vs.* 79%,*P*=0.08)。

5. 移植后的巩固治疗 尚无大规模的研究证据表明对于复发 / 难治 HL(RR-HL)串联 HDC/auto-HSCT 与其他报道的移植效果有明显差异。LYSA/SFGM-TC 研究组开展的前瞻性 H96 试验,对于不同危险度的患者给予单次或双次 HDC/auto-HSCT 治疗,结果显示:150 个高危组患者,其中原发难治 73 人,首次复发时具有 2 个及以上高危因素的患者 77 人,接受双次 HDC/auto-HSCT 治疗,中位随访时间为 10.3 年,10 年的无二次复发生存率(relapse-free survival,PFS)及 OS 分别为 41% 和 47%。SWOG 0410 Ⅱ期试验对 82 例 RR-HL 患者给予双次 HDC//auto-HSCT 治疗,2 年 PFS 为 63%,较历史对照组提高了 15%。对于复发后存在高危因素的患者,可考虑双次 HDC/auto-HSCT,但随着新的靶向药物等治疗措施的出现,双次 HDC/auto-SCT 仍需慎重选择。

在 2016 年的美国血液学年会(ASH)上,Moskowitz 建议对于存在以下至少 2 项及以上危险因素的 HL 患者,采用 BV 作为 HDC/auto-HSCT 后的巩固治疗,其中这 5 项危险因素包括:①首次缓解距复发时间<12 个月或一线治疗失败的难治性 HL 患者;②最近一次的挽救性化疗的治疗反应未达 CR;③挽救性化疗前存在结外受累;④挽救性化疗前存在 B 症状;⑤至少 2 种以上挽救性化疗治疗后才达到化疗敏感。

AETHERA 是一项随机、双盲、安慰剂对照的Ⅲ期临床试验。该研究纳入 329 例接受 HDC/auto-HSCT 后存在高危因素的 HL 患者,随机分组给予安慰剂或 BV 作为移植后巩固治疗,即在移植结束后 30~45 天开始随机接受每 3 周一次的 BV 1.8mg/kg 或安慰剂治疗,最多进行 16 个周期。结果显示 BV 组 5 年 PFS 为 59%(95% *CI*:51%~66%),安慰剂组是 41%(95% *CI*:33%~49%)(*HR*:0.521;95% *CI*:0.379~0.717)。BV 组中风险因素≥2 或≥3 项的患者比安慰剂组患者在 PFS 上的获益更加显著。到第 5 年,BV 组和安慰剂组分别有 36% 和 46% 的患者接受了≥2 个方案的后续治疗或已经死亡,死亡病例数分别为 40 例及 37 例。该研究显示复发 / 进展高风险经典 HL 患者在 HDC/auto-HSCT 移植后用 BV 进行巩固治疗可以有持续 PFS 获益,安全性良好并且容易耐受。首次 HDC/auto-HSCT 后用 BV 巩固可以减少后续治疗的需要。

6. 移植并发症

(1)移植后二次肿瘤:继发性的恶性肿瘤是获得长期生存的 HL 患者的主要并发症之一,尤其是儿童。在所有儿童癌症存活者中,HL 患儿继发性肿瘤的风险最高,发生率占 4%~17%,包括肉瘤、乳腺癌、甲状腺癌、胃肠道及肺部肿瘤等,其中继发性的白血病最多见,可高达继发性肿瘤的 37%,而其中 70%~90% 为 MDS 和 AML。通常于中位随访的 4~6 年内发生,甚至发生于 20~30 年后。接受大剂量化疗及移植的患者发生继发性白血病的风险进一步升高,auto-HSCT 后 5~7 年 MDS 或 AML 的预计发生率约 9%~18%,大多发生在移植后 2~4 年,allo-HSCT 后发生率较低。移植前没有克隆性细胞遗传学异常者,MDS 的发生可能直接与既往的化疗及移植预处理方案所使用的药物有关;移植前具有克隆性遗传学异常者,移植后出现 MDS 及白血病的风险特别高。继发性白血病的预后极差,自诊断起中位生存时间为 2.5~4.5 个月,几乎 100% 死亡。

(2)移植后复发:尽管 auto-HSCT 较 allo-HSCT 具有更低的治疗相关毒性及死亡率,但复发仍是 auto-HSCT 的首要问题。

1)移植后复发的危险因素:auto-HSCT 后 40%~50% 的患者可以发生复发,复发和 / 或降低生存的危险因素包括:① CR 持续时间<12 个月;②化疗耐药的疾病;③化疗失败的次数增加;④移植时存在更高的肿瘤负荷或微量残留病;⑤移植时有大包块;⑥复发时有 B 症状;⑦复发时为结外病变;⑧行为状态

评分差；⑨既往放疗区域内出现复发；⑩移植后淋巴细胞的绝对值恢复缓慢；⑪国际预后因素项目评分高；⑫挽救治疗后、预处理开始前，PET扫描残留病灶越多者越危险。

2）移植后复发的治疗选择：HSCT后复发的治疗多采用个体化的治疗方案，大宗的研究报道有限，因此疾病结局不一，从几个月到获得长期生存。治疗选择包括：①姑息治疗；②再次接受单纯化疗，但药物选择上尚无共识；③局部放疗；④二次auto-HSCT；⑤allo-HSCT；⑥allo-HSCT后供体淋巴细胞输注（donor lymphocyte infusion，DLI）；⑦靶向药物如BV及抗程序性死亡蛋白1（programmed death-1，PD-1）抗体如纳武利尤单抗及帕博利珠单抗。

auto-HSCT后复发患儿由于骨髓储备有限，只有少数患者能够耐受二次自体移植。一项回顾性研究显示71例RR-HL患者接受auto-HSCT后再次出现疾病进展，疾病进展分别给予以下治疗：以吉西他滨为主的化疗、MOPP方案、放疗及二次HSCT。与接受其他治疗者相比，二次HSCT（自体或异体）可以显著提高中位生存时间（40个月 *vs.* 19个月）。

当前，BV已被美国FDA获批用于HDC/auto-HSCT治疗后失败的患者，疗效已在多个研究中显现。一项纳入102例复发/难治HL患者接受HDC/auto-AST治疗失败的Ⅱ期临床试验显示，BV作为复发后治疗能够达到34%的CR率及75%的治疗反应率，估计的5年OS为41%、PFS为22%，其中再次获得CR者尤为获益。PD-1抑制剂在BV治疗失败后显示出了令人鼓舞的疗效，纳武利尤单抗及帕博利珠单抗的治疗反应率分别为87%和65%，其中前者已被美国FDA批准用于HDC/auto-HSCT后疾病复发及进展且BV治疗失败者，后者尚未批准进入临床。

7. 移植预后　国际骨髓移植研究中心（CIBMTR）报道了一项多中心的回顾性分析，该研究包含606例儿童、青少年及年轻成人（CAYA，<30岁）复发/难治HL且接受过auto-HSCT的患者。分析显示1年、5年及10年的PFS分别为66%（95% *CI*：62%~70%）、52%（95% *CI*：48%~57%）及47%（95% *CI*：42%~51%）；多因素分析表明移植前Karnofsky/Lansky行为评分（KPS/LPS）≥90分、无结节外受累以及化疗敏感者PFS显著提高。该模型根据4项指标建立预后评分系统，分别为KPS/LPS<90%（1分）、确诊至首次复发时间<1年（1分）、移植前结外受累（1分）和移植前化疗耐药（1分）。根据这一评分系统3年PFS低危组（0分）、中危组（1~2分）、高危组（3~4分）分别为75%、56%和29%，5年PFS分别为72%、53%和23%。但该研究系回顾性分析，时间跨度较大，且评估中未引入^{18}F-FDG PET检查，因此具有一定的局限性。目前在成人HL患者的研究中，^{18}F-FDG PET检查是预测肿瘤治疗反应及PFS的重要手段。Moskowitz等的研究显示，移植前PET影像学检查阴性者EFS>80%而PET阳性者EFS仅26%，提示移植前PET检查的重要作用；Sirohi等的报道同样发现接受HDC/auto-HSCT前PET影像学检查CR者5年PFS及OS均明显高于PR者（5年PFS：69% *vs.* 44%，5年OS：79% *vs.* 59%）。Deauville评分标准根据受累部位FDG的摄取程度进行评估，1~4分代表原受累部位，5分代表原受累部位和/或新的受累部位。1~2分被认为PET检查阴性，3~5分则为阳性，参照这一标准进行PET指导的中期治疗反应评估及基于危险度的治疗调整。

8. 展望　儿童HL占儿童期所有肿瘤的6%，尽管儿童HL预后较好，5年总体生存已达90%以上，但仍有10%左右的患者存在难治/复发问题。当前，基于Ann Arbor分级系统及预后评估指标的危险度分层，儿童HL患者能够得到有效的治疗而尽可能地减少治疗相关的毒副作用。随着科学技术的发展进步，^{18}F-PDG PET/CT在疾病评估中显示出重要价值。有研究显示接受二线治疗达到CR并且移植前^{18}F-PDG-PET/CT阴性者进行auto-HSCT，75%的患者获得了长期缓解。但由于假阳性导致患者增加不必要的治疗和放疗的风险，是否需要在治疗完成后应用^{18}F-PDG PET/CT作为疾病的常规监测仍存在争议，需多中心的合作研究进一步明确。此外，儿童HL作为预后最好的肿瘤之一，使得绝大部分患儿能够获得长期生存，由此，如何减少HL治疗所带来的远期毒性及二次肿瘤的发生显得至关重要。随着生物信息技术的发展，越来越多疾病相关的分子遗传学机制及生物标志物被发现和研究，不仅有助于进一步细化危险度指导治疗选择，同时给予了靶向治疗希望，从而减少药物联合化疗、放疗及HSCT等所带来的诸多远期毒性和治疗风险。当前BV显示出确切的疗效，但长期毒副作用仍有待更长的随访调查且亟需更多儿童中大样本多中心的随机前瞻性研究。

二、造血干细胞移植治疗非霍奇金淋巴瘤

非霍奇金淋巴瘤(non-Hodgkin lymphoma,NHL)是一组来源于淋巴组织,具有高度异质性的恶性肿瘤,占全部淋巴瘤的约90%,儿童NHL发病率仅次于儿童白血病和脑瘤,位于儿童恶性肿瘤的第3位。近年来,随着联合化疗、单克隆抗体靶向治疗、造血干细胞移植等技术的发展,NHL的疗效显著提高,长期无事件生存率可以达到60%~90%,由于组织类型的显著差异,仍有部分患者转变为复发难治性,因此高剂量化疗后序贯自体造血干细胞移植(auto-HSCT)和异基因造血干细胞移植(allo-HSCT)的治疗方案近年来一直在探索中。auto-HSCT可改善复发难治性NHL患者的总体生存时间(OS),但移植后复发率高,究其原因是在自体造血干细胞采集过程中,混合一定比例的肿瘤细胞所致。因此,很多临床试验在尝试应用单克隆抗体技术(如利妥昔单抗或者放射免疫共轭方法)去除污染的肿瘤细胞,通过纯化造血干细胞降低自体移植后的复发率。但是auto-HSCT前由于TBI或者烷化剂或者拓扑异构酶Ⅱ类抑制剂的使用,移植后发生骨髓增生异常综合征(MDS)或者急性髓系白血病(AML)也是患者面临的又一风险。因此,儿童NHL接受auto-HSCT需要密切监测移植后NHL复发和并发症。异基因造血干细胞移植通常用于前期大剂量化疗疗效不佳的年轻患者或auto-HSCT治疗失败的患者,其作用依赖于移植物抗肿瘤(GVT)作用。但是移植后复发和非复发死亡(如GVHD和移植后免疫缺陷)是影响异基因造血干细胞移植预后的主要原因,因此,相应的预处理方案是关系异基因造血干细胞移植预后的重要因素,其最优方案和强度的选择目前尚无充分的临床证据报道。本章节就HSCT在治疗不同类型NHL患者中的应用价值、预处理方案的选择及可能优化的策略的国内外进展进行综合,以便大家借鉴应用。

1. 移植类型及预处理方案的选择　来自成人的回顾性研究显示,患者年龄、疾病危险等级、前期化疗周期、预处理方案及GVHD预防等是影响HSCT预后的重要因素。此外,随着移植技术的逐步提高,auto-HSCT和allo-HSCT治疗NHL的疗效均不断改善,两者疗效的差异也可能发生变化。目前报道的对比研究,随访时间都较短,缺乏长期生存的比较,因此auto-HSCT和allo-HSCT治疗NHL的疗效尚无定论。auto-HSCT后NHL最常见的死因是复发,而allo-HSCT产生的移植物抗淋巴瘤(GVL)效应可清除残存病灶,降低移植后复发率;但清髓性预处理(MAC)的allo-HSCT毒性大,增加了非复发性死亡(NRM)风险。近年来,随着移植技术的不断改进及新药的开发应用,减低强度预处理(RIC)或非清髓性预处理(NMAC)方案越来越多地用于NHL的临床试验研究。较MAC方案而言,RIC/NMAC的allo-HSCT能明显降低NRM的风险。虽然尚缺乏大样本量的数据报道,但RIC/NMAC的allo-HSCT正被越来越多的研究者和患者所接受,有望成为最优方案。

复发难治NHL的治疗是目前亟待解决的难题。惰性NHL或首次化疗后缓解期长的NHL患者复发后,无论年龄大小,经2~3个疗程挽救性化疗后易获得再次缓解,大剂量预处理的auto-HSCT即可使疾病长期控制,这部分患者应避免allo-HSCT。侵袭性NHL和对前期化疗反应差的年轻患者,若Kamofsky体能状态>80%,移植置信区间(confidence interval,*CI*)低且有HLA全相合供者,则复发后应首先考虑MAC的allo-HSCT。

Auto-HSCT后出现疾病进展的患者预后不良,其中allo-HSCT指征不明确者仅适合RIC allo-HSCT;其余患者则可尝试MAC allo-HSCT。欧洲一项研究中,101例auto-HSCT后复发的弥漫大B细胞淋巴瘤成人患者中37例接受MAC allo-HSCT,64例接受RIC allo-HSCT。结果显示3年的NRM率为28%,复发率为30%,PFS为41%,OS为53%。其中,接受MAC allo-HSCT患者的3年NRM较RIC allo-HSCT患者高(41% *vs.* 20%,$P<0.05$),而两者的3年复发率、PFS、OS未见差异。另一项研究包含47例auto-HSCT后复发的淋巴瘤成人患者,allo-HSCT前行全身淋巴组织放疗加抗胸腺细胞球蛋白做预处理。结果显示3年OS、PFS和NRM率分别为81%、44%、7%。移植后,半数以上(n=25)患者在1年内复发,其中44%的复发患者经DLI或同步放化疗后获得长期缓解。因此,若auto-HSCT后复发患者有allo-HSCT指征,经allo-HSCT治疗后部分患者的病情可得到长期控制,体能状态好及auto-HSCT后缓解时间长的患者预后更佳。同时,建议对患者行移植前身体状况的全面评估,以预测移植后复发和NRM的风险,从而制订更合理的危险分层来选择合适行allo-HSCT的患者,并进行allo-HSCT前的预处

理强度的选择，从而降低移植后 NRM，并最大限度地发挥 allo-HSCT 在治疗 NHL 中的 GVL 效应。此外，移植后复发和 NRM 高危的 NHL 患者也可考虑参与新药临床试验。

2. auto-HSCT 序贯 RIC/NMAC allo-HSCT　auto-HSCT 能有效延长 OS，但移植后易复发。而 RIC/NMAC allo-HSCT 可通过 GVL 效应减少移植后复发，又避免了 MAC allo-HSCT 的高 NRM 风险。因此，auto-HSCT 序贯 RIC/NMAC allo-HSCT 治疗的目的是同时利用 auto-HSCT 和 allo-HSCT 的优势来改善难治复发 NHL 患者的预后。一项以 auto-HSCT 序贯 NMAC allo-HSCT 治疗成人复发套细胞淋巴瘤（*n*=27）的研究显示，3 年 NRM 率仅 4%，而 PFS 和 OS 均高达 96%。另一项关于成人高危复发淋巴瘤（*n*=42）的研究中，29 例经 auto-HSCT 序贯 RIC allo-HSCT 治疗，患者的 2 年 NRM 率、PFS 和 OS 分别为 11%、72% 和 89%；与单纯接受 auto-HSCT 者比较，获得了相对更长的无进展生存期和总生存期。然而，由于经 auto-HSCT 后疾病进展的患者未能纳入序贯 allo-HSCT 的研究而造成选择偏倚，一定程度上影响了最终结果的可信度，有待大规模前瞻性临床试验进一步评估其疗效。

3. haplo-HSCT 和 UCBT　尽管随着骨髓库的健全和扩大，非亲缘供者逐渐增多，然而，寻找全相合供者仍是移植中的一大难题。haplo-HSCT 和 UCBT 使绝大部分有移植指征的患者能尽早接受 allo-HSCT，获益更显著。此外，尽早 allo-HSCT 还可降低化疗相关毒性，减少 NRM 的发生率。研究表明，haplo-HSCT 联合后置环磷酰胺与全相合无关供者移植的疗效相当。而 UCBT 也是一种有望治愈恶性 NHL 的方法，但移植后植入延迟和感染风险仍是目前面临的难题。有研究认为 haplo-HSCT 的疗效优于 UCBT 而血液和骨髓移植临床试验网（BMT CTN）的 1101 试验也在比较这两种方案疗效上的差异，目前还未报道结果。

4. 移植时机的选择　移植时机是影响预后的重要因素之一。研究显示接受 HSCT 前经多次化疗或大剂量预处理的高危难治性患者由于累积毒性的损害使体能储备下降，与之相比，化疗敏感和接受 HSCT 时处于缓解状态的患者预后更好。一项关于套细胞淋巴瘤的研究结果证实，早期进行 RIC allo-HSCT 治疗的患者 5 年 OS 优于晚期（62% *vs.* 31%，*P*=0.005）。因此，难治复发性 NHL 患者越早进行 HSCT 预后越好。对于侵袭性较高的套细胞淋巴瘤和外周 T 细胞淋巴瘤患者建议首次缓解后立即序贯 HSCT 治疗。综上，NHL 患者移植最佳时机应在疾病早期，有移植指征的患者，特别是侵袭性高的 B 细胞 NHL 和外周 T 细胞淋巴瘤患者，尽早移植，以免延误移植的最佳时机。

5. 去除 T 细胞和供者淋巴细胞输注　T 细胞去除在 GVL 效应、植入成活率、免疫重建中起重要作用，且与 GVHD 的发生密切相关。而 GVHD 可导致 NRM，降低移植患者的生活质量。研究表明利用阿仑单抗或抗胸腺细胞球蛋白去除 T 细胞的方法使感染和复发风险增加，影响了免疫重建和 GVL 效应。因而，该方法增加了 RIC allo-HSCT 后急、慢性 GVHD 的发生率，但不降低 NRM 率，也未能改善 OS。一项关于复发套细胞淋巴瘤的研究，比较了阿仑单抗去除 T 细胞 allo-HSCT 和 auto-HSCT 的疗效，结果表明与 auto-HSCT 相比，T 细胞移除 allo-HSCT 的 1 年 NRM 率较高（20% *vs.* 2%，*P*=0.001），3 年复发率较低（20% *vs.* 43%，*P*=0.01），而 PFS（58% *vs.* 56%，*P*=0.90）和 OS（69% *vs.* 67%，*P*=0.99）两者相近。因此，在尚无有效控制移植后感染和复发策略的情况下，去除 T 细胞 allo-HSCT 的作用十分有限。且去除 T 细胞 allo-HSCT 不适用于移植时有活动性疾病和侵袭性 NHL 的患者。而对前期移植失败，或移植后复发欲行二次 allo-HSCT 的患者，去除 T 细胞可能有重要价值。

供者淋巴细胞输注（DLI）在患者体内形成混合嵌合体，可显著降低移植后复发率，但由于在移植后数周才发挥 GVL 效应，因此，DLI 不适合于侵袭性 NHL 和 allo-HSCT 后短期内出现疾病进展的患者。应用 DLI 的潜在风险包括 GVHD 的发生和骨髓再生不良。此外，GVHD 风险禁止 DLI 用于急性 GVHD 患者，但不妨碍其用于曾有 GVHD 病史的患者。

6. 移植后监控　Allo-HSCT 的应用改善了 NHL 患者的 OS，并降低了感染相关死亡风险。然而，移植后复发及 NRM 率仍很高，是 allo-HSCT 后患者死亡的重要原因。因此，对接受 allo-HSCT 的 NHL 患者进行复发和远期并发症的监控十分必要。移植后的常规检测包括症状和体征、血常规、血生化（包括血清乳酸脱氢酶）等检查。大多数 NHL 患者移植后复发是由于仅依靠症状和体格检查而未做全面评估。Allo-HSCT 后 NHL 患者的疾病状态和潜在复发风险可通过监测移植后3个月时的复发倾向、供者细胞嵌合情况、微量残留病(MRD)、细胞遗传学和分子标志物来综合评估。越来越多的研究探索降低临床复发风险的方法,如移植后维持治疗、MRD的监测和提早干预等。如许多医院在慢性髓系白血病和Ph染色体阳性的急性淋巴细胞白血病的移植后维持治疗中常规应用酪氨酸激酶抑制剂,也有研究报道在急性髓系白血病allo-HSCT后维持治疗中应用索拉菲尼可获得长期缓解,但这些方面的研究均不够深入,且缺乏在NHL移植后维持治疗中的尝试。而一项Ⅱ期临床试验报道在复发难治性NHL患者allo-HSCT后维持治疗中应用利妥昔单抗,未能改善移植后OS和GVHD的发生率,因此,尚没有依据表明利妥昔单抗是移植后维持治疗的最佳选择。而对allo-HSCT后存活数年的NHL患者而言,NRM是比复发更多见的死因。

Allo-HSCT后的NHL患者将面临诸如急、慢性GVHD,机会性感染,发生第二实体瘤,心、肺、内分泌、肾脏受前期治疗的长期毒性影响等生存威胁。此外,性功能障碍、经济负担重、精神心理等问题也给许多移植后的NHL患者造成了困扰。因而,需要组建专门的多学科团队来制订全面的个体化的生存方案,促进移植后患者和初级保健机构的协调配合,从而优化移植后患者的综合监控,提高移植患者的生活质量。

7. HSCT是治疗儿童及青少年(CAYA)难治复发NHL的有效手段 2019年日本学者对本国1990—2013年为期23年间注册的79例诊断为难治性复发B-NHL的CAYA(≤18岁)进行统计,了解造血干细胞移植的效果,发现48例接受allo-HSCT的患者,5年的OS为32%,而接受auto-HSCT的31例患者,5年OS为55%,两者之间存在统计学差异($P = 0.036$)。多因素分析发现移植物的供体类型、是否是伯基特淋巴瘤(BL)、对化疗反应差都是影响生存的独立指标。治疗相关死亡(TRM)累计率在allo-HSCT组明显高于auto-HSCT组($P = 0.017$)。BL组的患者若在疾病诊断1年内进行HSCT,其生存率低于1年以后进行HSCT者($P = 0.039$)。

CAYA成熟T/NK淋巴瘤又称外周T细胞淋巴瘤(PTCL),分结内和结外两种形式,结外PTCL又进一步分为鼻咽型(ENKL)和侵袭性NK细胞白血病(ANKL),日本对诊断为ENKL的CAYA患者进行5年总生存期分析,发现1999年以前(包括1999年)5年OS为29%,2000—2004年为42%,2005—2009年为53%,2010年以后达到56%($P = 0.002$)。纳入上述研究的ENKL患者表现为疾病进展期者,将接受3~6个疗程的SMILE(地塞米松、甲氨蝶呤、异环磷酰胺、左旋门冬酰胺酶、依托泊苷)方案后序贯auto-HSCT或者allo-HSCT。现在有一项减低强度预处理(RIC)方案接allo-HSCT治疗PTCL的临床试验(NCT03719105)正在进行,入组的患者是进展期的ENKL或者ANKL,且接受改良SMILE方案4个疗程达到CR后的患者。未达到CR者,接受2个疗程的PD-1抑制剂(帕博利珠单抗)获得CR后也可以入组。而其他PTCL则给予联合化疗[普拉曲沙(pralatrexate)、维布妥昔单抗(brentuximab vedotin)、环磷酰胺(cyclophosphamide)、多柔比星(doxorubicin)、泼尼松(prednisone)]后给予allo-HSCT巩固治疗。因为临床试验尚未完成,因此目前尚无相关结论。

CAYA难治复发成熟B-NHL和T淋巴母细胞淋巴瘤(LBL)预后差,预计OS≤30%。Woessmann等研究发现:难治复发NHL患者的预后取决于肿瘤细胞的组织来源、复发距离初诊的时间、初始治疗的强度和效果、HSCT前患者肿瘤细胞对再诱导方案的反应,移植何种类型的供体(自体或者异基因移植)等因素。Gardenswartz等2018年发表的文章中显示:13例CAYA难治复发成熟B-NHL(8例BL,3例DLBCL,2例原发纵隔BL)再诱导治疗后,给予CBV清髓性预处理(CTX、卡莫司汀(BCNU)和VP-16)进行auto-HSCT,放射免疫治疗后,序贯减低强度的预处理方案,再进行allo-HSCT,其5年EFS达到91%(治疗流程见图4-29-1)。

由于auto-HSCT易复发,而allo-HSCT患儿TRM的发生率相对较高,制约了其治疗效果,为了提高auto-HSCT和allo-HSCT的治疗效果,优化预处理的治疗方案一直是研究热点。目前儿童难治复发NHL的报道缺乏大数据,需要更多前瞻性的临床试验以评价复发或难治的NHL患儿的最佳预处理方案和HSCT方法。

8. 展望 尽管过去数十年在NHL治疗上的进步显著改善了患者的OS,但复发和难治性NHL患者的预后依然很差,且由于接受allo-HSCT治疗的NHL患者存在明显的异质性,如疾病的分型和分期、缓解状态、既往接受治疗的手段等各不相同,限制了我们对最优治疗方案和最佳移植时机的认识。而移植后

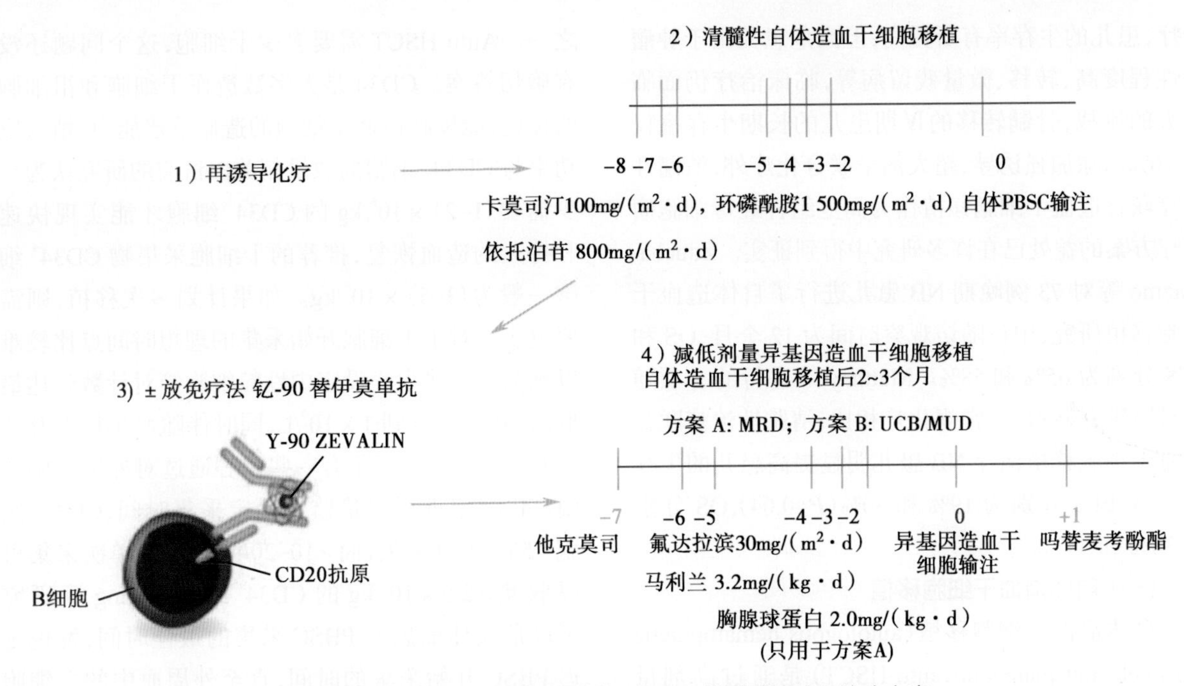

图 4-29-1 CAYA 难治复发成熟 B-NHL 的试验设计和治疗方案

复发，急、慢性 GVHD，感染及第二肿瘤等仍是影响 allo-HSCT 后 NHL 患者长期生存的重要问题。在改善复发难治性 NHL 患者的预后上，新药的应用，最优预处理方案的选择，移植后维持治疗方案及病情监控手段是目前正在研究中的很有潜力的领域。此外，发展专门的多学科团队来管理移植后患者的并发症，促进移植后疾病监控，有望改善移植患者的整体生存。

（胡绍燕）

参考文献

［1］高怡瑾，汤静燕，唐锁勤，等. 儿童霍奇金淋巴瘤的诊疗建议. 中华儿科杂志，2014, 8 (52): 586-589.

［2］KAUSHANSKY K, LICHATMANMA, PRCHAL JT, et al. Williams hematology. 9th ed. New York: McGraw Hill, 2016.

［3］NAGPAL P, AKL MR, AYOUB NM, et al. Pediatric Hodgkin lymphoma-biomarkers, drugs, and clinical trials for translational science and medicine. Oncotarget, 2016, 7 (41): 67551-67573.

［4］SIBON D, MORSCHHAUSER F, RESCHE-RIGON M, et al. Single or tandem autologous stem-cell transplantation for first-relapsed or refractory Hodgkin lymphoma: 10-year follow-up of the prospective H96 trial by the LYSA/SFGM-TC study group. Haematologica, 2016, 101 (4): 474-481.

［5］HOPPE RT, ADVANI RH, AI WZ, et al. Hodgkin lymphoma, version 2. 2015: clinical practice guidelines in oncology. J Natl Compr Canc Netw, 2015, 13 (5): 554-586.

［6］SAAD AKHTAR. High dose chemotherapy and autologous stem cell transplantation in relapsed or refractory Hodgkin lymphoma: Emerging questions, newer agents, and changing paradigm. Hematol Oncol Stem Cell Ther, 2017, 10: 272-276.

［7］SATWANI P, AHN KW, CARRERAS J, et al. A prognostic model predicting autologous transplantation outcomes in children, adolescents and young adults with Hodgkin lymphoma. Bone Marrow Transplant, 2015, 50 (11): 1416-1423.

［8］VON TRESCKOW B, MOSKOWITZ C. Treatment of relapsed and refractory Hodgkin Lymphoma. Semin Hematol, 2016, 53 (3): 180-185.

［9］黄晓军，吴德沛，刘代红，等. 实用造血干细胞移植. 北京：人民卫生出版社，2014.

第 3 节 实体肿瘤

一、造血干细胞移植在神经母细胞瘤中的应用

神经母细胞瘤（neuroblastoma，NB）是儿童时期最常见的颅外实体肿瘤，其中高危组 NB 约占 1/2。尽管通过积极的外科手术、强烈化疗及放疗等联合

治疗，患儿的生存率有所提高，但高危患儿由于肿瘤恶性程度高、转移、微量残留病等，临床治疗仍面临很大的挑战，骨髓转移的Ⅳ期患儿的长期生存率仅为16%。除加强诱导、超大剂量联合化疗外，清髓性治疗联合造血干细胞移植作为高危组神经母细胞瘤治疗方案的益处已在许多研究中得到证实。Zaucha-Prazmo等对73例晚期NB患儿进行了自体造血干细胞移植研究，中位随访观察时间为12个月，OS和EFS分别为65%和58%。Matthay等进行的一项随机对照研究显示：与常规化疗相比，清髓性治疗联合造血干细胞移植治疗NB患儿明显提高患儿的生存率，5年EFS分别为19%和30%(P=0.04)，OS分别为30%和39%。

（一）自体造血干细胞移植

自体造血干细胞移植(autologous hematopoietic stern cell transplantation，auto-HSCT)是通过高剂量的移植前预处理最大限度地杀灭肿瘤细胞后，以预先采集和储存患者自身干细胞再输注给患者以重建造血和免疫功能来治疗疾病的方法。

1. 移植治疗的适应证　通常认为高危组有auto-HSCT的指征，只要患儿对诱导化疗敏感，心、肝、肺、肾等主要器官功能正常，可耐受超大剂量化疗，都可以进行auto-HSCT。Ⅱ、Ⅲ期病例常规综合治疗疗效相对较好，中危组是否是行auto-HSCT治疗的绝对指征尚存在争议。

2. 干细胞的采集及体外净化　外周血干细胞(PBSC)容易采集、肿瘤细胞污染率低、植入时间和免疫重建所需时间短，已成为auto-HSCT干细胞的首选来源。Auto-HSCT需要尽可能保证植入的造血干细胞的洁净度，化疗时间越长，骨髓的缓解程度越高，但同时干细胞的增殖能力可能受到影响，因此，何时采干细胞，既要考虑骨髓缓解程度，又要考虑干细胞的再生能力。

PBSC采集时间通常在2~3个化疗周期后，研究显示该时间点没有显著的肿瘤污染，并且能收集到较多的干细胞。为使干细胞免受放射损伤，干细胞采集一般安排在放射治疗之前。一般的PBSC动员方案有两种：①单独应用重组人粒细胞刺激因子；②化疗联合重组人粒细胞刺激因子。目前儿童神经母细胞瘤主要采用化疗联合重组人粒细胞刺激因子的方案，即在化疗后骨髓恢复阶段给予重组人粒细胞刺激因子。

采集足够的自体PBSC是移植成功的关键因素之一。Auto-HSCT需要多少干细胞，这个问题还没有确切答案。CD34是大多数造血干细胞和祖细胞的标记，能反映造血干细胞的造血重建能力，植入成功率与$CD34^+$细胞的数量相关。目前的研究认为至少需要$(1\text{~}2)\times10^6$/kg的$CD34^+$细胞才能实现快速和持久的造血恢复，推荐的干细胞采集物$CD34^+$细胞一般为$(3\text{~}5)\times10^6$/kg。如果计划多次移植，则需要更多。对于干细胞开始采集的理想时间点比较难以预测。一些中心设定中性粒细胞绝对计数到达最低点，开始恢复到1×10^9/L，同时伴随血小板上升的1~3天开始采集。还有一些中心通过对外周血中的$CD34^+$细胞进行定量监测确定采集时间，$CD34^+$细胞<5/μl不宜采集，而>10~20/μl预示着单次采集可以收集>2.5×10^6/kg的$CD34^+$细胞。Sung等研究了高危实体瘤患儿PBSC采集的最佳时间，发现延迟PBSC开始采集的时间，直至外周血中的白细胞计数超过4×10^9/L，可以采集到更多的$CD34^+$细胞，移植后的造血恢复时间更短。

体内未彻底清除的肿瘤病灶和采集物肿瘤细胞污染可能是导致移植后复发的根源，采集物是否有肿瘤细胞污染可能直接影响移植效果。CD34为干细胞表面标记，而神经母细胞瘤细胞不表达该标记，因此，可以通过免疫磁珠分选获取纯净造血干细胞，达到净化目的。也有一些中心使用肿瘤单克隆抗体对采集物进行分选净化。尽管有证据表明清除骨髓可能很重要，但外周干细胞不容易被肿瘤细胞污染，目前尚没有研究表明净化PBSC会改善预后。这在一项随机Ⅲ期临床试验(COG A3973)中得到了证实：PBSC净化组与未净化组的5年OS分别为50%和51%(P= 0.81)，5年EFS分别为40%和36%(P= 0.77)，无显著差异。因此，未净化的PBSC可以用于高危组神经母细胞瘤移植治疗，而提高预后的关键还是清除体内残存的肿瘤病灶。

3. 移植前预处理方案　Auto-HSCT的实质是超强剂量的化疗，采用先前未使用过的化疗药物可解决肿瘤对多种传统化疗药物的耐药性，改善预后。移植前清髓性预处理可以杀灭残存肿瘤细胞，并清除骨髓空间、抑制免疫功能，有利于干细胞植入。预处理的强度与预后有关。神经母细胞瘤移植前的最佳预处理方案仍在研究中，目前的预处理方案主要基于卡铂、依托泊苷、美法仑、白消安、塞替派及全身照射(TBI)。全身照射与超强度的化疗方案相比没有明显的益处，且存在远期副作用，会对儿童造成许多不良反应，因此在神经母细胞瘤预处理中不再常规使用。由卡铂、依托泊苷、美法仑组成的CEM方案为较经典的预处理方案，另一研究较多的方案是由白消安、美法仑组成的BuMel方案。一项单中心进行的215例患儿30年的随访结果显示：BuMel方案治疗高危组神经母细胞瘤的5年EFS和OS分别为35.1%和40%。关于CEM和BuMel两种预处理方案治疗神经母细胞瘤，一项已完成的国际开放性随机Ⅲ期临床试验（NCT01704716，EudraCT编号为2006-001489-17）报道：入组的598名患者被随机分配到BuMel组（296名）和CEM组（302名），3年EFS分别为50%和38%（$P = 0.0005$）；发生严重危及生命的毒性事件分别为4%和10%。该研究作者认为BuMel方案可提高高危神经母细胞瘤患儿的无事件生存率，引起的严重不良事件少于CEM方案，BuMel方案应被视为标准的高剂量化疗。欧洲骨髓移植协作组回顾性分析了4 098例神经母细胞瘤干细胞移植患儿，BuMel方案首次缓解的OS为48%，而其他治疗方案只有35%（$P < 0.001$）。副作用方面，BuMel方案发生肝静脉闭塞性疾病及间质性肺炎、使用机械通气的概率更高，原发于胸部的肿瘤患者可能需要涉及肺野的放射治疗，应考虑到BuMel方案相关的潜在肺部毒性副作用；CEM方案的肾毒性相对较大，患者移植后需要使用镇痛药、抗生素和抗高血压药物的时间更长。因此，在选用预处理方案前需对患儿的疾病状态、脏器功能等全面评估，以进行合理选择。

我国《儿童神经母细胞瘤专家共识》推荐的序贯干细胞预处理方案：第一次auto-HSCT预处理：卡铂600mg/m^2（第-8、-7、-6天）+依托泊苷500mg/m^2（第-8、-7、-6天）+环磷酰胺1 800mg/m^2（第-5、-4天）；第二次auto-HSCT处理：白消安1mg/（kg·次），每6小时1次（第-8、-7、-6、-5天）+美法仑140mg/m^2（第-3天）。

4. 移植后的维持治疗　虽然许多患者在完成诱导化疗、手术切除、清髓性HSCT治疗后达到临床完全缓解，但肿瘤复发仍然很常见，这与神经母细胞微小残留有很大关系，临床可通过RT-PCR、流式细胞术等检测微量残留病。多年来已经研究了多种维持治疗方案，以试图根除残留病灶并进一步提高无事件生存率。13-顺式维A酸、放疗已是常规治疗。13-顺式维A酸已被证实，可降低神经母细胞瘤细胞的增殖并诱导其分化，化疗或干细胞移植后接受维A酸治疗的患者5年无事件生存率明显提高。Matthay等报道：移植后接受/不接受维A酸治疗的5年OS分别为59%和41%。

（二）异基因造血干细胞移植

异基因造血干细胞移植（allogeneic hematopoietic stem cell transplantation，allo-HSCT）虽然易出现移植物抗宿主病，但移植物具有无肿瘤细胞污染的优点。作为auto-HSCT的替代方案，一些研究小组已经开始试图利用免疫治疗作用研究同种allo-HSCT治疗神经母细胞瘤的效果。目前尚未有研究表明神经母细胞瘤allo-HSCT优于auto-HSCT。欧洲骨髓移植协作组回顾分析了51例晚期神经母细胞瘤患儿，其中allo-HSCT组17例，auto-HSCT组34例，2年无进展生存率分别为35%和41%，无显著差异。欧洲另一项4 000余例神经母细胞瘤患儿的高剂量化疗和干细胞移植研究分析报告示：allo-HSCT和auto-HSCT的5年无事件生存率分别为24%和32%（$P=0.005$）。

（三）展望

虽然干细胞移植技术在不断进步，但如何选取合适的治疗方案、提高疗效、减轻治疗相关的毒副作用等移植相关的问题仍需进一步解决，将极大地推动干细胞移植治疗神经母细胞瘤的发展。

二、造血干细胞移植治疗生殖细胞瘤

（一）概述

生殖细胞瘤（germ cell tumor，GCT）来源于原始生殖细胞，可发生于任何一个原始生殖腺正常或异常的移行部位。儿童颅外生殖细胞瘤主要可分为性腺和性腺外生殖细胞瘤。原始生殖腺的移行沿着躯干中轴进行，因此大多数儿童性腺外生殖细胞瘤出现在中线部位（如头颈部、骶尾部、纵隔和腹膜后）。

儿童颅外生殖细胞瘤大致分为以下几类。

1. 畸胎瘤

（1）成熟畸胎瘤。

（2）未成熟畸胎瘤。

2. 恶性生殖细胞瘤

（1）生殖细胞性生殖细胞瘤

1）精原细胞瘤（睾丸）。

2）无性细胞瘤（卵巢）。

（2）非生殖细胞性生殖细胞瘤

1）卵黄囊肿瘤（内胚窦瘤）。

2）绒毛膜癌。

3)胚胎癌。

4)生殖腺母细胞瘤。

5)恶性畸胎瘤。

3. 混合性生殖细胞瘤(包含上述至少2种病理类型) 生殖细胞瘤在15岁以下的儿童中发病少见,占该年龄组肿瘤发病率的3%。在胎儿及新生儿中,最常见的生殖细胞瘤是在中线位置发生的良性畸胎瘤。青春期开始颅外生殖细胞瘤的发生率增加,约占15~19岁青少年的14%。

生殖细胞瘤为一组在年龄、病理组织学类型、原发部位差异较大的疾病,其治疗手段与病理类型、分期及原发部位相关。手术及化疗为生殖细胞瘤治疗的基本手段,放疗在颅外生殖细胞瘤的作用尚未明确。对手术可完全切除的早期肿瘤(如Ⅰ期),可于手术后密切监测肿瘤标志物及影像学检查,无需额外治疗。对于手术不能完全切除的肿瘤,在病理活检明确诊断后,先化疗使肿瘤缩小、转移灶消失,估计肿瘤可完全切除时再手术切除,术后继续化疗。

在进行有效的化疗前,颅外恶性生殖细胞瘤的患儿生存率为15%~20%。而以顺铂为基础的化疗显著改善了大多数儿童和青少年颅外生殖细胞瘤的疗效。1977年后,使用顺铂、长春新碱和博来霉素方案,获得了100%的应答率,5年生存率目前接近85%~95%。20世纪80年代引入依托泊苷,随后一项随机试验的结果显示,博来霉素、依托泊苷和顺铂方案优于顺铂、长春新碱和博来霉素。20世纪90年代,国际生殖细胞癌症协作组(International Germ Cell Cancer Cooperative Group,IGCCCG)制定了一个转移性生殖细胞瘤的危险度分层体系,根据原发部位、转移部位、血清肿瘤标志物(AFP、hCG及乳酸脱氢酶)水平,将生殖细胞瘤分为预后良好、预后中等和预后不良组。之后的随机试验中,研究者试图在预后良好组成人患者中通过各种策略减少BEP方案[依托泊苷120mg/(m^2·d),d1~d3;博来霉素30U/(m^2·d),d2;顺铂100mg/m^2]的远期不良反应,同时获得更好的治疗效果。最终研究结果显示,BEP方案获得了更好的疗效,仍然是成人生殖细胞瘤的标准治疗方案。为了减少肺毒性,北美儿科肿瘤组(the North American Paediatric Oncology Group)和儿童肿瘤组(the Children's Cancer Group)改良了成人BEP方案,减少了博来霉素使用频率,在患有恶性非精原细胞性生殖细胞瘤的儿童中使用了包括顺铂、依托泊苷和博来霉素的标准化疗PEB方案[博来霉素15U/(m^2·d),d1;依托泊苷100mg/(m^2·d),d1~d5;顺铂20mg/(m^2·d),d1~d5]。尽管在既往对成人的研究中,卡铂的治疗效果低于顺铂,英国16岁以下年龄组患儿联合卡铂、依托泊苷和博来霉素的JEB方案[依托泊苷120mg/(m^2·d),d1~d3;卡铂600mg/(m^2·d),d2;博来霉素15mg/(m^2·d),d3]获得了与PEB相似的无事件生存率。而与PEB方案相比,使用JEB方案肾、耳毒性作用较低,提示在儿童中卡铂可以作为顺铂的替代药物。尽管如此,仍有20%~30%的患者在一线化疗后复发并需要进行挽救治疗。大约40%~60%的复发患者接受顺铂加异环磷酰胺及长春碱或紫杉醇的常规剂量化疗(conventional-dose chemotherapy,CDCT),或高剂量化疗序贯自体干细胞移植(high-dose chemotherapy and autologous stem cell transplant,HDC-ASCT)后再次达到持续的缓解。

(二)常规剂量化疗

顺铂加上异环磷酰胺是CDCT治疗方案的主要药物,不同的试验尝试加入第三种药物到这个组合。19世纪80年代,标准的一线治疗方案是顺铂、长春碱和博来霉素的组合(PVB方案),而最普遍的二线挽救化疗方案是依托泊苷、异环磷酰胺和顺铂(VIP方案),因为有两种化疗药物并未在一线方案中使用。而当依托泊苷和顺铂(EP方案)以及博来霉素加上EP方案(BEP方案)成为主流的一线方案后,长春碱、异环磷酰胺和顺铂(VeIP方案)成为了最常用的二线方案,并出现了大量关于挽救治疗VIP方案或VeIP方案用于不同患者的研究报道。一项应用VeIP方案[长春碱0.11mg/(kg·d),d1~d2;异环磷酰胺1.2g/(m^2·d),d1~d5;顺铂20mg/(m^2·d),d1~d5;21天一个循环,共四个循环]的研究纳入了135例经一线顺铂-依托泊苷化疗后进展、转移复发的患者,最短随访期为6年,67例(49.6%)患者获得了完全缓解(complete remission,CR),32例(23.7%)患者长期无病生存。10例患者治疗后复发,再行大剂量化疗及auto-HSCT或手术治疗后再次缓解。随后在斯隆-凯特琳纪念癌症中心(Memorial Sloan-Kettering Cancer Center,MSKCC)进行了Ⅰ/Ⅱ期临床研究纳入了46名患者,评估了将紫杉醇加入顺铂和异环磷酰胺(TIP方案:紫杉醇250mg/m^2,维持24小时,d1;异环磷酰胺1 500mg/m^2,d2~d5;顺铂25mg/m^2,d2~d5)作为二线方案治疗难治复发患者的作用,中位随访时间为69.3个月,32例(70%)患者治疗后达到完全缓解，两年无进展生存(progression-free survival，PFS)为65%，与最初的VeIP方案相比，结果的改善可能与入组患者的选择有关。由于吉西他滨被认为对生殖细胞瘤有效且与顺铂有协同作用，一个新的Ⅱ期临床研究将吉西他滨加入挽救方案中(GIT方案：吉西他滨1 000mg/m^2，d1~d5；异环磷酰胺1 200mg/m^2，d1~d5；顺铂20mg/m^2，d1~d5)，中位随访时间为53个月，37例患者中，20例(54%)完全缓解，2年总生存率为73%，无进展生存率为51%。

由于缺乏Ⅲ期临床试验，目前尚不能明确哪一种常规剂量化疗方案疗效更好，但是因为TIP方案更高的持久缓解率，其更为常用。而在一些预后不良的患者中，尤其是50岁以上或诊断时肺功能受损的患者中，为避免使用博来霉素，用VIP方案取代BEP方案作为一线化疗药物使用后，挽救治疗方案选择较为困难。这种情况下，通常采用大剂量化疗序贯自体干细胞移植(HDC-ASCT)。

(三)大剂量化疗序贯自体移植

早期针对难治复发(relapse/refractory，RR)的生殖细胞瘤患者的Ⅰ/Ⅱ期临床研究使用2个疗程大剂量卡铂及依托泊苷，并给予自体骨髓细胞支持。每个疗程患者接受依托泊苷的总剂量为1 200mg/m^2，卡铂的剂量范围从900mg/m^{2}至2 000mg/m^2。8例患者获得完全缓解，提示HDC-ASCT对复发难治的生殖细胞瘤患者有潜在的治疗能力。然而这一治疗方案显示出明显的毒性反应，包括神经毒性、肾毒性及听力损伤，治疗相关死亡率(treatment-related mortality，TRM)为21%。每个疗程后骨髓抑制都很明显，中性粒细胞植入的中位时间为骨髓移植后24天，血小板植入时间为移植后26天。随后的研究进行了改进，并加强支持治疗，显著降低了TRM，并为挽救性HDC-ASCT的临床获益提供了有力证据。印第安纳大学医学院(Indiana University School of Medicine)的一项研究对接受含顺铂化疗后进展的转移性睾丸肿瘤的患者给予连续2个疗程的高剂量化疗，化疗前采集患者自体外周干细胞，回输前给予卡铂700mg/m^2，依托泊苷750mg/m^2，d5~d3；d0给予自体外周干细胞回输，CD34$^+$细胞最低要求为1×10^7/kg。184例患者中，116例在随访中位时间46个月(14~118个月)内完全缓解，没有复发。HDC-ASCT作为二线治疗的135例患者中，94例在随访期间无复发；HDC-ASCT作为三线治疗的49例患者中，22例在随访期间没有复发。提示难治复发的睾丸肿瘤可通过HDC-ASCT达到长期缓解，甚至HDC-ASCT可作为三线治疗或更晚期的挽救治疗。此外，对364例连续接受顺铂联合化疗并随后接受HDC和PBSCT治疗的患者进行了回顾性分析。364例患者接受了2个连续的HDC-PBSCT治疗(卡铂700mg/m^2，依托泊苷750mg/m^2，d5~d3；d0给予自体外周干细胞回输)，部分患者HDC后继续口服依托泊苷50mg/(m^2·d)，连续21天，28天为一个循环，共3个循环。中位随访时间为3.3年，2年PFS为60%，2年OS为66%。MSKCC的研究纳入了107例使用CDCT治疗后预后不良的复发/难治患者，所有患者给予2个循环紫杉醇(T)+异环磷酰胺(I)后行干细胞动员，再给予3个循环大剂量卡铂(C)+依托泊苷(E)，每次CE循环后给予自体干细胞输注。54例患者(50%)达到完全缓解，随访中位时间为61个月，至随访终点，仍有57例存活；5年OS为52%，5年无病生存率为48%。

(四)未来研究方向

目前在一线化疗后进展期和复发转移的恶性生殖细胞瘤患者中，CDCT和HDC-ASCT是两种主要的挽救治疗策略，都具有治疗潜力。然而，由于缺乏确凿的随机试验，目前两种挽救治疗策略仍存在争议。

欧洲11个国家43个机构的一项多中心临床试验(IT-94)，将280名患者被随机分配到4个疗程VIP方案或者VeIP方案(A组)，及3个疗程上述化疗后进行一个疗程大剂量卡铂、依托泊苷和环磷酰胺序贯ASCT(B组)，从而比较两组疗效。结果发现，两组间完成全部4个疗程的患者3年EFS(35% *vs.* 42%)及OS没有显著差异，而达到CR的患者中，3年EFS有显著差异(55% *vs.* 75%)。而B组的死亡率高于预期(7%，A组3%)。虽然作者认为单次HDC-ASCT并没有更良好的临床效应，但是由于试验中27%的B组患者没有能进行第4轮大剂量化疗，这有可能对结果造成了影响。此外，初治时反应不良的患者被排除在试验之外，此类患者可能会更多地从HDC-ASCT方案中受益。因此，CDCT与HDC-ASCT在难治复发生殖细胞瘤患者挽救治疗中的选择有待进一步商榷。

目前一项北美、欧洲、澳大利亚多中心合作的临床试验(TIGER)正在展开，将接受过不少于3个疗程，不多于6个疗程以顺铂为基础的化疗后，疾病仍然进展的患者，按1∶1比例随机分入CDCT组(TIP方案)及HDC组(TI-CE方案)。主要观察重点为

OS，次要观察终点包括 PFS、良好反应率、毒性、生活质量等，旨在确定晚期生殖细胞瘤患者最佳的初始挽救治疗方法。

三、造血干细胞移植治疗中枢神经系统肿瘤

儿童中枢神经系统肿瘤发病率高，仅次于白血病，为儿童期肿瘤的第二位。中枢神经系统肿瘤类型复杂，不同的部位、好发年龄、病理分型其预后差异显著。2016 版 WHO 神经系统肿瘤分类与诊断标准结合了组织形态学与分子遗传学对其进行分类，主要包括髓母细胞瘤、星形细胞瘤、胶质细胞瘤、室管膜瘤、神经元 - 胶质肿瘤、脉络丛肿瘤以及肿瘤脑转移等。各类型中枢神经系统肿瘤的治疗方案各有侧重，主要是手术、放疗、化疗（包括鞘内注射），造血干细胞移植在中枢神经系统肿瘤的应用仍处于摸索阶段，缺乏大样本多中心的 meta 分析。在此以髓母细胞瘤为例，参考国内外文献，对造血干细胞移植的治疗方法进行探讨。

1. 流行病学和临床表现　髓母细胞瘤（medulloblastoma，MB）是儿童时期中枢神经系统最常见的胚胎性恶性肿瘤，占所有儿童颅内肿瘤的 25%，好发年龄为 5~10 岁，多发于颅后窝中线部位，早期生长隐蔽，缺乏特异性症状，常侵犯小脑半球、第四脑室、脑干及脊髓。临床多表现为头疼、呕吐、视神经乳头水肿、共济失调、神经定位及截瘫等。

2. 诊断及分层　髓母细胞瘤的诊断分级需结合病理诊断、分子诊断、临床分期、危险度分层进行综合评估。WHO 2016 分类定义病理诊断分为经典型（classic）、促结缔组织增生 / 结节型（DN）、广泛结节型（MBEN）、大细胞型 / 间变型（LC/A）四个病理亚型；通过免疫组化法和分子生物学方法进行分子亚型分类，分为 WNT- 活化型、SHH- 活化型和 *TP53* 突变型、SHH- 活化型和 *TP53* 野生型、Group 3 型、Group 4 型；评估手术前后情况进行临床分期，分为局限期（M_0）、转移期（M_1：仅脑脊液肿瘤细胞阳性；M_2：小脑蛛网膜下腔和 / 或侧脑室、第三脑室肉眼结节状转移；M_3：脊髓蛛网膜下腔肉眼结节状转移；M_4：颅外转移）；根据年龄、手术情况、有无转移及病理做出危险度分层——高危和标危。

3. 治疗

（1）常规治疗：对于标危髓母细胞瘤患儿，如初诊年龄>3 岁，首先给予手术，在术后 4 周给予局部或全脑全脊柱放疗，后给予洛莫司汀 / 环磷酰胺 + 顺铂 + 长春新碱化疗 8 个疗程；如初诊年龄<3 岁，因放疗后遗症较大，故手术后 2~4 周直接给予化疗，或先进行化疗，待>3 岁后再进行局部延迟放疗后局部姑息放疗，化疗方案选择环磷酰胺 + 长春新碱、大剂量甲氨蝶呤、卡铂 + 依托泊苷疗程交替共进行 12 个，后随访观察。对于高危髓母细胞瘤患儿，化疗后可选择进行造血干细胞移植。

（2）复发难治髓母细胞瘤的治疗：髓母细胞瘤生长迅速，手术彻底切除困难，且易于通过脑脊液循环通路种植转移，复发率较高。据国内报道，经手术、放疗和化疗等规范化综合治疗后，目前标危髓母细胞瘤 5 年无复发生存率为 70%~80%，高危为 60%。对于复发患儿进行挽救性化疗，方案可选异环磷酰胺 + 依托泊苷 / 卡铂 + 依托泊苷 / 异环磷酰胺 + 依托泊苷 + 顺铂 / 伊立替康 + 替莫坐胺 + 长春新碱，挽救性化疗的药物选择原则为尽量避免使用复发前的类似药物，避免重叠化疗药物产生的毒性。化疗后再次手术、放疗或进行造血干细胞移植。

（3）造血干细胞移植治疗髓母细胞瘤：造血干细胞移植，在儿童白血病、骨髓衰竭性疾病、免疫缺陷病、遗传代谢病中已得到广泛运用，而恶性实体瘤，如神经母细胞瘤，也将自体造血干细胞移植作为重要的治疗手段。髓母细胞瘤同样也可通过造血干细胞移植改善预后，挽救生命，因病例数较少，目前仍处于摸索完善阶段，现结合有限的文献资料，对移植情况总结如下。

1）移植受体及时机的选择：髓母细胞瘤虽然对化疗药物敏感，但因肿瘤位置手术难度大和易转移的特性，故预后并不令人满意，尤其是高危及<3 岁的患儿，复发率较高，>3 岁高危患儿在完成 8 个疗程中的 6 个后即可推荐进行移植，<3 岁高危患儿在 12 个疗程过半后即可准备移植。对于复发患儿，尽可能完成手术及放疗，在给予 4 个疗程的挽救性化疗以降低肿瘤负荷后即可进行移植。

2）移植方式的选择：首选进行自体造血干细胞移植，采集方便、移植后造血功能恢复快、并发症少。也有单位尝试进行了 haplo-HSCT，但暂未有长期生存的报道。

3）干细胞的采集：在化疗后，外周血中性粒细胞数量达 0.5×10^6/L 时，开始给予粒细胞刺激因子 10μg/kg 促进白细胞生成，当白细胞数达 1.0×10^6/L 时进行外周血干细胞采集。关于采集量的要求报道各不相同，$CD34^+$ 细胞至少需达 2.0×10^6/kg，5.0×10^6/kg 以上最佳，甚至有国外报道 $CD34^+$ 细胞

可达 100×10^6/kg。

4）移植前化疗：推荐移植前给予强力化疗方案进行预处理，可选 TCE 方案［卡铂 500mg/($m^2 \cdot d$)，第 -8、-7、-6 天；塞替派 300($mg/m^2 \cdot d$)，第 -5、-4、-3 天；依托泊苷 250mg/($m^2 \cdot d$)，第 -5、-4、-3 天］，或 CM 方案［环磷酰胺 1 500mg/($m^2 \cdot d$)，第 -8、-7、-6、-5 天；美法仑 60mg/($m^2 \cdot d$)，第 -4、-3、-2 天］，也有中心使用尼莫司汀、替莫唑胺、托泊替康、阿糖胞苷的预处理方案。

5）移植后随访：移植后第一年每 3 个月进行一次 MRI 检查，第二年每 4 个月一次，以后每 6 个月一次，评估肿瘤情况。

6）二次移植：自体造血干细胞移植可单次进行，也可重复进行。移植后随访评估病情，原发病灶完全消失且无新发病灶为完全缓解；两个最大垂直肿瘤直径的乘积减少 50% 以上认为是部分缓解；如直径乘积缩小 <50% 为疾病持续；直径乘积增大 >25% 或出现新发病灶认为是疾病进展。对于完全缓解的患儿，二次移植可选择；而对于部分缓解或疾病持续者，推荐进行二次移植，可明显减低复发风险。两次移植间隔时间推荐控制在 12 周左右。

4. 方案选择　髓母细胞瘤目前采用的标准综合治疗方案已使标危患儿的生存率明显改善，但对于高危、复发、转移的髓母细胞瘤患儿至今没有统一的最佳治疗方案，而全脑全脊髓的放疗虽可控制疾病，但远期副作用大，易致患儿内分泌紊乱、神经系统发育障碍、生长发育迟缓、耳毒性、继发肿瘤、心肺毒性、生殖毒性等，影响生活质量。大剂量化疗结合自体造血干细胞移植能提高生存率，改善预后，对此类患儿可推荐选择。

5. 研究进展　近年来随着分子生物学、免疫生物学、肿瘤免疫学和医学生物工程的发展，免疫治疗逐渐成为继手术、放疗、化疗、移植之后的第 4 种治疗模式。CAR-T 细胞疗法、细胞因子疗法，如 c-Met 抑制因子（SGX523）；抗肿瘤免疫效应细胞的细胞免疫疗法，如树突细胞接种；非特异性和特异性主动免疫，如姜黄素、苯丙哌林；抗肿瘤血管形成的细胞休止疗法、诱导分化、基因治疗等，这些新疗法还处于实验研究和临床试验阶段，目前还不能作为常规治疗手段。

（胡绍燕）

参考文献

[1] KREISSMAN SG, SEEGER RC, MATTHAY KK, et al. Purged versus non-purged peripheral blood stem-cell transplantation for high-risk neuroblastoma (COG A3973): a randomised phase 3 trial. The Lancet. Oncology, 2013, 14 (10): 999-1008.

[2] SUNG KW, CHUEH HW, LEE NH, et al. Optimal time to start peripheral blood stem cell collection in children with high-risk solid tumors. Journal of Korean medical science, 2014, 29 (1): 110-116.

[3] GRUPP SA, ASGHARZADEH S, YANIK GA. Neuroblastoma: issues in transplantation. Biology of Blood and Marrow Transplantation, 2012, 18 (1 Suppl): S92-100.

[4] DESAI AV, SEIF AE, LI Y, et al. Resource utilization and toxicities after carboplatin/etoposide/melphalan and busulfan/melphalan for autologous stem cell rescue in high-risk neuroblastoma using a National Administrative Database. Pediatric blood & cancer, 2016, 63 (5): 901-907.

[5] DESAI AV, HENEGHAN MB, LI Y, et al. Toxicities of busulfan/melphalan versus carboplatin/etoposide/melphalan for high-dose chemotherapy with stem cell rescue for high-risk neuroblastoma. Bone marrow transplantation, 2016, 51 (9): 1204-1210.

[6] SAARINEN-PIHKALA UM, HOVI L, KOIVUSALO A, et al. Thiotepa and melphalan based single, tandem, and triple high dose therapy and autologous stem cell transplantation for high risk neuroblastoma. Pediatric blood & cancer, 2012, 59 (7): 1190-1197.

[7] 中国抗癌协会小儿肿瘤专业委员会和中华医学会小儿外科学分会肿瘤外科学组. 儿童神经母细胞瘤诊疗专家共识. 中华小儿外科杂志, 2015, 36 (1): 3-7.

[8] LADENSTEIN R, POTSCHGER U, PEARSON ADJ, et al. Busulfan and melphalan versus carboplatin, etoposide, and melphalan as high-dose chemotherapy for high-risk neuroblastoma (HR-NBL1/SIOPEN): an international, randomised, multi-arm, open-label, phase 3 trial. The Lancet Oncology, 2017, 18 (4): 500-514.

[9] ATACA ATILLA P, BAKANAY OZTURK SM, DEMIRER T. How to manage poor mobilizers for high dose chemotherapy and autologous stem cell transplantation ? Transfusion and Apheresis Science, 2017, 56 (2): 190-198.

第三十章　非恶性疾病的造血干细胞移植

第1节　骨髓衰竭性疾病

一、先天性骨髓衰竭性疾病

先天性骨髓衰竭性疾病（congenital bone marrow failure disorder，CBMD）是一组以一系或多系造血细胞生成不足为表现的疾病（表4-30-1）。这类疾病患儿存在基因突变，因此，同时存在先天性的血液系统外的异常表现。此类患儿易患骨髓增生异常综合征、白血病以及实体瘤等肿瘤性疾病。对于此类患儿，造血干细胞移植（hematopoietic stem cell transplantation，HSCT）是行之有效的治疗手段。HSCT对于已经形成的髓外表现治疗作用有限，但可纠正骨髓衰竭。

（一）范科尼贫血

1. 移植适应证　HSCT是范科尼贫血（Fanconi anemia，FA）的唯一治愈手段。HSCT能够稳定地纠正骨髓衰竭。然而，仍有40%的移植对象在15~20年后发生恶性肿瘤。虽然非移植的方法对FA的治疗有一定疗效，但其对于骨髓衰竭的疗效远不如HSCT，且接受此类治疗的患儿后续恶性肿瘤的发生率不详。移植适应证包括血红蛋白<80g/L，输血依赖者；血小板<30×10^9/L；中性粒细胞绝对值<0.5×10^9/L以及骨髓中幼稚细胞比例≥20%者。

2. 供者选择及预处理方案　近20年来，HSCT在FA的应用取得了长足进展，这归因于减低强度预处理方案的广泛应用，从而大大降低了烷化剂及放疗毒性。同时氟达拉滨的应用显著改善了患儿的预后。HSCT宜选择骨髓来源的造血干细胞，因为外周血干细胞（peripheral blood stem cell，PBSC）相比于骨髓来源的造血干细胞，移植后患儿生存率低，且移植物抗宿主病（graft-versus-host disease，GVHD）的发生率较高。

相合的同胞供者（matched sibling donor，MSD）是FA患儿的最佳选择。资料显示MSD患者3年总体生存率（overall survival，OS）可达80%。预处理方案为以氟达拉滨为基础，加用抗胸腺细胞球蛋白，同时去除放疗。近期一项研究利用氟达拉滨加低剂量环磷酰胺为基础的预处理方案也取得了非常不错的OS，移植相关死亡率约为5%，Ⅲ~Ⅳ度急性GVHD的发生率为15%，广泛性慢性GVHD的发生率为10%。

相合的非亲缘供体（matched unrelated donor，MUD）：相当一部分此类患儿无法找到适合的MSD，因此，MUD亦成为此类患儿的一个重要选择。20世纪，FA的MUD-HSCT治疗效果非常不理想，3年

表4-30-1　部分先天性骨髓衰竭性疾病及其病理特征

病种	血液系统表现	病理特征
范科尼贫血	全血细胞减少	DNA修复异常
先天性角化不良	全血细胞减少	端粒异常
Diamond-Blackfan贫血	纯红细胞贫血	核糖体异常
血小板减少伴桡骨缺如综合征	血小板减少	mRNA加工与转运异常
重型先天性中性粒细胞减少症	中性粒细胞减少	蛋白折叠转运异常
Shwachman-Diamond综合征	全血细胞减少	核糖体成熟障碍
先天性巨核细胞增生不良性血小板减少症	血小板减少	生长因子受体信号通路异常

OS仅为33%。随着HLA配型技术的进步以及以氟达拉滨为基础的预处理方案的广泛应用使MUD-HSCT得以广泛应用。有研究显示应用以氟达拉滨为基础的预处理方案患者可获得更好的OS,影响预后的不良因素包括年龄>10岁,CMV感染以及移植前输血量>20个单位。在FA患儿MUD的预处理方案中同样不推荐应用放疗,以氟达拉滨、环磷酰胺以及抗胸腺细胞球蛋白为基础的预处理方案其OS不亚于MSD。GVHD仍然是MUD移植中一个需要解决的重要问题,EBMT的研究显示,急性Ⅱ~Ⅳ度GVHD的发生率为36%,而慢性GVHD的发生率为16%。GVHD的发生为独立的预后不良因素。应用以氟达拉滨为基础的预处理方案可显著减少GVHD的发生。CIBMTR研究显示体外或体内去除移植物中的T细胞可显著降低GVHD的发生率。因此,对于MUD-HSCT推荐应用以氟达拉滨为基础的预处理方案,同时应用体内或体外去除T细胞以提高总体生存率并减少GVHD的发生。

单倍型相合供者(haplo-identical donor,HID):HID于21世纪初开始应用,采用以氟达拉滨为基础的预处理方案并进行T细胞去除。体内去除T细胞的另一项进展为后置低剂量环磷酰胺的应用。2017年Bonfim等人对30名接受HID的FA患者在移植+3及+4天应用25mg/kg的环磷酰胺,随访21个月后81%的患者存活,2名患者发生急性Ⅲ~Ⅳ度GVHD,7名患者发生慢性GVHD,这项研究使HID成为无适宜供者的另一个选择。

3. **移植相关并发症** 与获得性再生障碍性贫血相比,FA患儿急性GVHD的发生率较高,因而增加了移植相关死亡率,且急性GVHD的患儿更易罹患慢性GVHD及第二肿瘤。对于此类患儿宜应用更强力的GVHD预防手段。

(二)先天性角化不良

1. **造血干细胞移植治疗** HSCT是治愈先天性角化不良(dyskeratosis congenita,DKC)患儿骨髓衰竭和免疫缺陷的唯一方法。早在20世纪80年代初即有文献提示HSCT可以治疗DKC患者的骨髓衰竭。然而,传统的移植方案应用于此类患者,其移植相关死亡率较高,死亡原因多为移植后感染、植入失败以及GVHD,5年OS仅为45%。2000年后,随着FA移植技术的发展,其临床经验也应用到了DKC的移植,即减低强度预处理方案的应用。摒弃了烷化剂,且预处理方案中加用了氟达拉滨及免疫抑制剂。因此,2000—2009年DKC患者移植后的5年OS提高到65%。

DKC的支持治疗包括同FA类似的血制品的输注,但过多血制品的输注会增加植入失败的风险,促红细胞生成素及粒细胞刺激因子在DKC患者中不推荐应用。

2. **预后** DKC的预后因素包括诊断至移植的时间、供者类型以及预处理方案的应用。

3. **展望** 基于骨髓衰竭性疾病造血干细胞端粒缩短,因此在端粒正常的移植物植入过程中处于劣势,从而导致移植物在植入过程中更易植入的理论。美国波士顿儿童医院启动了一项基于氟达拉滨联合阿仑单抗为预处理方案的研究(NCT01659606),摒弃了烷化剂及放疗,如成功将成为里程碑式的进步。

(三)先天性纯红细胞再生障碍性贫血

基于EBMT的推荐,先天性纯红细胞再生障碍性贫血(Diamond-Blackfan anemia,DBA)的HSCT适应证包括激素抵抗、慢性输血依赖以及不能耐受激素毒性的患儿。激素抵抗定义为应用1mg/(kg·d)泼尼松治疗2个疗程,网织红细胞数量无明显增加。移植供者选择:MSD为首选,但需对供者进行基因检测,避免携带DBA基因突变者作为供者。如无合适的同胞供者,宜选择10位点相合的无关供者。干细胞来源:推荐应用骨髓及外周血来源的移植物,脐血移植不被推荐。预处理方案:有研究组应用减低强度预处理方案,但由于目前对于DBA的临床试验多为小样本研究,故尚无明确推荐。

(四)Shwachman-Diamond综合征

HSCT适用于输血依赖及转化为骨髓增生异常综合征或急性白血病的施-戴综合征(Shwachman-Diamond syndrome,SDS)患儿。对于此类患儿需尽量减少移植带来的重要器官的毒性。有报道显示HSCT的OS为65%,应用减低强度预处理方案可提高患儿OS。对于胰腺外分泌功能不全的治疗可采用口服胰酶,剂量应以胰腺功能和营养状况的常规评估结果为依据。

二、获得性骨髓衰竭性疾病

获得性骨髓衰竭综合征以获得性再生障碍性贫血(aplastic anemia,AA)最常见,应在除外先天性骨髓衰竭性疾病后方可确诊。因此,对所有年龄段的疑似获得性AA的患者均应进行进一步的检查,对于选择恰当的治疗方式十分重要。HSCT是治疗

AA 的有效方法，具有起效快、疗效彻底、远期复发和克隆性疾病转化风险小等特点。应根据患儿的疾病严重程度、供体来源、供受者 HLA 匹配程度等综合分析后确定适宜的治疗选择。

1. HSCT 适应证　重型/极重型再生障碍性贫血（SAA/vSAA）或免疫抑制治疗（immunosuppression treatment，IST）无效的输血依赖患儿。SAA/vSAA 患儿如有同胞相合供者，应尽快进行 HSCT，预计在短期内能找到（9~10）/10 相合的无关供者可在接受不包括抗胸腺/淋巴细胞球蛋白（antithymocyte/lymphocyte globulin，ATG/ALG）的 IST 治疗后直接进行 HSCT；其余患儿则在接受了包括 ATG 在内的 IST 治疗 3~6 个月无效后再接受 IST，应尽可能选择相合度高的非血缘或亲缘相关供者。

2. 干细胞来源及供者选择　骨髓是最理想的造血干细胞来源，外周血干细胞次之，脐血移植治疗 AA 失败率较高，应慎重选择。

同胞全合供者（matched sibling donor，MSD）来源的干细胞移植为 SAA/vSAA 的一线治疗选择，患儿长期 OS 可达 90%，日本造血干细胞移植协会的数据显示，MSD 与 IST 相比，两者 OS 无明显差异，但 MSD 组 FFS 明显优于 IST 组。EBMT 的数据显示 12 岁以下 MSD 相较于 IST 3 年 OS 无明显差异，而 3 年 FFS 亦明显优于 IST 组。因此，MSD 为 SAA/vSAA 的首选治疗方案，对于无适宜供者的儿童可选择 IST。

近年来随着移植技术的不断进展，相合的非亲缘供体（matched unrelated donor，MUD）的治疗效果逐年提高，EBMT 比较了 116 例接受 allo-HSCT 的年龄<20 岁的 SAA/vSAA 患者，87 例接受 MSD，29 例接受 MUD，结果显示 2 年 FFS 无明显差异，分别为 92% 与 87%，均明显高于 IST（40%）。

单倍型相合供者（haploidentical donor，HID）技术在 21 世纪得到了长足进展，北京儿童医院血液中心移植专业组回顾性分析了 62 例 AA 患儿的移植效果，研究显示，HID 组与 MSD/MUD 组相比，白细胞及血小板植入时间无明显差异，两组慢性 GVHD 的发生无明显差异，但是 HID 组 OS 及 FFS 低于 MSD/MUD 组，提示 MSD/MUD 仍为 AA 的首选方案，但如无适宜供者，HID 亦可作为替代。

3. 预处理方案　20 世纪 90 年代早期，大剂量环磷酰胺联合 ATG 成为 MSD 的标准预处理方案。长期随访资料显示环磷酰胺联合 ATG 的预处理方案无论在 GVHD 的发生率还是总体生存率方面均优于含有 TBI 的方案。目前，该方案的植入率约为 96%，儿童总体生存率可达 91%。一项随机对照研究比较了单用环磷酰胺及环磷酰胺联合 ATG 的预处理方案，研究显示两组在植入失败、GVHD 的发生以及总体生存率上无明显差异，提示 ATG 可能并非 MRD 预处理方案中所必需的。此外，一些研究报道了氟达拉滨（180mg/m^2）联合减低剂量环磷酰胺（120mg/kg）的预处理方案，取得了良好的植入率和总体生存率。

目前，对于 MUD 及 HID 的预处理方案仍存在争议。与单用大剂量环磷酰胺相比，联合应用高剂量的 TBI 可以降低植入失败率，而联合应用 T 细胞去除的方案可以改善患儿的总体生存率。然而，由于高剂量 TBI 所引起的高移植相关死亡率，目前推荐低剂量 TBI（200cGy）联合大剂量环磷酰胺的治疗策略以降低移植相关死亡率。一些研究显示在预处理方案中联合应用氟达拉滨、环磷酰胺及 ATG 无须应用 TBI，其总体生存率可达 84%，植入失败率为 5%。

4. 移植相关并发症及预后　所有接受移植的患儿移植后至少需随访一年，定期接受血常规及骨髓穿刺检查。其间，由于免疫系统尚未重建，所有发热的患儿均应进行血培养及抗生素治疗，直至排除全身性的感染。移植后一年内需接受卡氏肺孢菌病的预防。所有疫苗接种应在移植 1 年后或免疫重建后进行。患儿后续随访中还需进行生长发育、内分泌功能、肺功能以及第二肿瘤的监测。总体而言，采用同胞全合移植联合环磷酰胺预处理方案的患儿其生长发育及内分泌功能均可达正常水平，预后良好。尽管移植后可出现暂时的卵巢功能异常，接受非 TBI 的女性可具有正常的生殖功能。男性患儿如接受含有大剂量环磷酰胺的预处理方案，即使未应用 TBI 仍可出现无精症或生殖功能异常表现。接受 TBI 为预处理方案的患儿更易发生白内障、腺体功能异常及生殖功能异常。

与接受免疫抑制治疗的患儿不同，接受移植的患儿移植后极少发生白血病及骨髓增生异常综合征。然而，如随访期>15 年，少数患儿可发生实体肿瘤，其危险因素包括预处理方案中包含 TBI 及慢性 GVHD 的发生。一项大宗报道显示 MSD 及 MUD 患儿 5 年累计慢性 GVHD 的发生率分别为 22% 及 37%。慢性 GVHD 的发生除了增加实体瘤的风险，与腺体功能障碍及肺功能异常亦相关。

（李斯丹　秦茂权）

参考文献

[1] PIERRI F, FARACI M, GIARDINO S, et al. Hematopoietic stem cell transplantation for classical inherited bone marrow failure syndromes: an update. Expert Rev Hematol, 2021, 14 (10): 911-925.

[2] EBENS CL, MACMILLAN ML, WAGNER JE. Hematopoietic cell transplantation in Fanconi anemia: current evidence, challenges and recommendations. Expert Rev Hematol, 2017, 10 (1): 81-97.

[3] BENAJIBA L, SALVADO C, DALLE JH, et al. HLA-matched related-donor HSCT in Fanconi anemia patients conditioned with cyclophosphamide and fludarabine. Blood, 2015, 125: 417-418.

[4] BONFIM C, RIBEIRO L, NICHELE S, et al. Haploidentical bone marrow transplantation with post-transplant cyclophosphamide for children and adolescents with Fanconi anemia. Biol Blood Marrow Transplant, 2017, 23 (2): 310-317.

[5] MALRIC A, DEFACHELLES AS, LEBLANC T, et al. Fanconi anemia and solid malignancies in childhood: a national retrospective study. Pediatr Blood Cancer, 2015, 62 (3): 463-70.

[6] FIOREDDA F, IACOBELLI S, KORTHOF ET, et al. Outcome of haematopoietic stem cell transplantation in dyskeratosis congenita. Br J Haematol, 2018, 183 (1): 110-118.

[7] BHOOPALAN SV, WLODARSKI M, REISS U, et al. Reduced-intensity conditioning-based hematopoietic cell transplantation for dyskeratosis congenita: Single-center experience and literature review. Pediatr Blood Cancer, 2021, 68 (10): e29177.

[8] PEFFAULT DE LATOUR R, PETERS C, GIBSON B, et al. Recommendations on hematopoietic stem cell transplantation for inherited bone marrow failure syndromes. Bone Marrow Transplant, 2015, 50 (9): 1168-72.

[9] STRAHM B, LOEWECKE F, NIEMEYER CM, et al. Favorable outcomes of hematopoietic stem cell transplantation in children and adolescents with Diamond-Blackfan anemia. Blood Adv, 2020, 4 (8): 1760-1769.

[10] SUN Y, LIU Z, XIAO J, et al. Autologous cord blood transplantation in children with acquired severe aplastic anemia. Pediatr Transplant, 2019, 23 (1): e13325.

第 2 节　免疫缺陷病

一、原发性免疫缺陷病

(一) 概述

1968 年，造血干细胞移植(hematopoietic stem cell transplantation，HSCT)第一次用于原发性免疫缺陷病(primary immunodeficiency disease，PID)的治疗，应用同胞骨髓移植，成功治愈一例重症联合免疫缺陷(severe combined immunodeficiency，SCID)和一例湿疹 - 血小板减少 - 免疫缺陷综合征(Wiskott-Aldrich syndrome，WAS)患儿。自此，PID 中 HSCT 开始快速发展。到 2010 年已有近 1 500 名欧洲儿童因 PID 接受 allo-HSCT 治疗，而 2008 年北美也有超过 1 000 名 PID 患儿进行了 HSCT 治疗。我国 PID 的 HSCT 开始于 2007 年，过去 10 年各移植中心均取得了快速的发展。

对于有亲缘相合供者的 SCID 婴儿，HSCT 治疗后的总体存活率已经提高到 90%，而对于那些有相合无关供者的患儿，总体存活率近 70%。对于非 SCID 的 PID，亲缘相合供者和无关供者存活率都在 70%~80%。这些结果得益于精细的 HLA 分型、可选择的供体的增加、新的干细胞来源如脐带血、减低强度预处理方案和移植物抗宿主病的防治等各个方面。既往研究表明，在器官损伤出现之前进行 HSCT 将更有利于患儿的恢复，而更多儿科医生对 PID 认识的提高，使得很多 PID 得到早期诊断和早期治疗，也极大地提高了 PID 的移植成功率。

(二) PID 造血干细胞移植适应证

随着分子免疫学的进展，截至 2022 年，国际免疫学会联合会(International Union of Immunology Societies，IUIS)已分类及定义了 485 个 PID，使得 HSCT 的适应证不断增加；同时，由于移植治疗技术的发展进步，HSCT 适应证也在不断调整变化。SCID 是非常严重的 PID 类型，目前认为其自然生存年龄大多不超过 1 岁，因此一旦确诊应尽早移植。WAS 分为经典型、X 连锁血小板减少症(X-linked thrombocytopenia，XLT)、间歇性 X 连锁血小板减少症(intermittent X-linked thrombocytopenia，IXLT)、X 连锁粒细胞减少症(X-linked neutrapenia，XLN)等几种不同临床种类型，经典型 WAS 预后不好，多数患者预期生存不超过20岁，因此WAS积分在3分及以上或WASP表达缺乏者有强烈指征进行HSCT；XLT患者如果血小板很低且出血倾向明显，严重影响生活质量，有相合供者，需要沟通讨论，权衡利弊。慢性肉芽肿病（chronic granulomatous disease，CGD）适应证的研究随着医疗技术发展而发生着相应的变化。早期研究显示在非移植治疗下只有50%的患者可活过30岁，而且其生活质量受到很大影响；有研究证实，常染色体隐性遗传CGD和有剩余活性氧的患儿生存率较X连锁遗传CGD及无剩余活性氧者更高，因此提示有相合供者的CGD患儿若无剩余活性氧或有严重并发症者应进行移植；随着HSCT治疗CGD疗效的提高，有观点认为无论性别、基因突变类型、临床表现，所有CGD患者都应考虑进行HSCT治疗；也有机构提出了具体参考的指征，具备以下任一条件者应进行HSCT：①缺乏PID专家的医疗照护；②预防用药依从性差；③发生过≥1次威胁生命的感染；④合并进展性器官功能障碍；⑤激素依赖；⑥复发难治性的现症感染；⑦基因治疗后出现骨髓增生异常综合征或癌前病变的。对于CD40配体缺陷（CD40 ligand deficiency）者，近年全球多中心数据显示HSCT治疗的生存率达到80%，低年龄、移植前无器官损害和活动性感染者预后好，需要更多样本比较移植和非移植的治疗结果以得到更明确的指征。表4-30-2列出了目前已纳入HSCT的PID病种。

（三）移植时机选择

1. 重症联合免疫缺陷 SCID因其早期死亡的风险，应该被视为紧急情况，一旦确诊应尽早移植。英国的数据显示，那些在出生时或者出生前就得到诊断的患儿，移植后存活率为91.5%，而那些诊断中位年龄为143天的患儿移植存活率仅为61%，还有部分患儿死于移植前的感染。美国多中心研究显示，年龄<3.5个月的SCID患儿进行移植，无论选择何种移植物或者是否合并感染，其移植后的长期存活率都可以达到94%。移植前是否合并感染，对移植结果有明显的影响。近期，美国一项多中心研究结果显示，100例SCID患儿移植后2年的总体生存率为90%，其中移植前没有感染的患儿可达到95%，而移植前有活动性感染的患儿为81%。目前北美和欧洲进行的新生儿SCID筛查项目，可以在出生后早期确诊SCID，早期进行移植，可以极大地提高患者的预后。

2. 其他原发性免疫缺陷 对于其他非SCID的PID，移植最佳年龄尚有争议或不明确，总体认为，早期移植有利于T细胞免疫缺陷病；如果患者在较小年龄，且没有器官损伤时移植，则移植效果更好。既往WAS移植数据显示移植年龄<5岁的患儿其生存率显著高于5岁后移植的患儿；部分血小板很低、出血倾向重、伴随自身免疫表现的WAS患儿，移植前死亡风险大，需要尽快移植。近年国际多中心研究分析CD40配体缺陷移植结果也显示，10岁前移植者的生存率显著优于10岁以后移植者；移植前有器官损害者（慢性肺部疾病和/或肝脏功能损害）的2年OS（61.5%）显著低于无器官损害者（92.6%）。因此能够在低年龄时期、临床表型不严重、疾病的潜在并发症或器官损害发生前进行移植，预后更好。

对于非T细胞免疫缺陷，移植时机尚存争议。虽然随着抗真菌、抗炎症药物的应用，CGD患儿感染及结肠炎等并发症的情况得到改善，短期和中期生存率提高，然而基因缺陷得不到修正，患者需要长期用药控制症状。而且，由于经常住院导致生活质量下降，同时生长缓慢。HSCT可以治愈CGD，解决感染和结肠炎，在未发生严重真菌感染或炎症后遗症的患者中，移植预后更好。对于X连锁淋巴组织增殖性疾病的患者来说，在没有发生噬血细胞淋巴组织细胞增生症前进行移植，存活率明显更好，因此建议在诊断后尽快寻找合适的供者，尽快进行移植。

随着移植技术的进步和存活率的提高，早期移植对于其他需要长期抗生素和免疫抑制来控制症状的原发性免疫缺陷患者来说是一个更有吸引力的选择。

（四）供体选择及干细胞来源

1. 供体选择 HSCT 治疗血液系统恶性肿瘤患者时伴随GVHD，移植物抗白血病（GVL）的效果是需要的，而与之不同的是这对于PID患者没有任何益处，所以最好的HLA匹配供者是同胞全相合供者，因此PID患者的兄弟姐妹都应进行HLA鉴定。需要注意的是致病基因携带者，在有其他供者选择的情况下予以避免。近年来HSCT治疗PID的研究数据显示，MSD和MUD移植的效果已非常接近。随着半相合移植技术的发展，当同胞和骨髓库均无合适供者时，对于某些PID患儿，父母半相合移植也可以作为选择。当HLA配型显示有多于1个供者时，年龄、性别、胎次、血型和巨细胞病毒状态等其他因素也应作为考虑的因素。

表 4-30-2　造血干细胞移植治疗原发性免疫缺陷病的适应证

疾病		缺陷
重症联合免疫缺陷	细胞因子信号缺陷	IL2 受体缺陷（*CγC* 基因突变）
		JAK3
		IL7Rα
	核苷酸生物合成补救途径缺陷通过	ADA 缺陷
	T 细胞抗原受体影响信号传导缺陷	CD45
		CD3δ
		CD3ε
		CD3ξ
	VDJ 重组缺陷	RAG1&2
		DCLRE1C 缺陷
		NHEJ1 缺陷
		DNA Ligase 4
		DNA PK
	其他	AK2 缺陷（RD）
		ORAI1
		STIM1
T 细胞免疫缺陷	CD4 淋巴细胞减少	MHC Ⅱ类分子缺陷
		PNP 缺陷
		Omenn 综合征
		CD40 配体缺陷
		湿疹 - 血小板减少 - 免疫缺陷综合征
		免疫缺陷合并骨骼发育不良
		头发软骨发育不全
		重症 Di George 综合征（22q11 del）*
		CHARGE 联合征
吞噬细胞障碍		干扰素 γ 受体缺陷
		Kostmann 综合征 **
		Shwachman-Diamond 综合征 **
		白细胞黏附缺陷
		XL 和 AR 慢性肉芽肿病
严重免疫失调		家族性噬血细胞综合征
		X 连锁淋巴增殖性疾病
		Griscelli 病
		Chediak-Higashi 综合征（白细胞异常分化综合征）
		部分白化病伴免疫缺陷
		自身免疫性淋巴增生综合征 **
		IPEX 综合征

注：CγC.Common γ chain，普通 γ 链；XL. X linked，X 连锁；AR. autosomal recessive，常染色体隐性遗传；JAK3. Janus associated kinase 3，Janus 联合激酶 3；ADA. adenosine deaminase，腺苷脱氨酶；RAG. recombinant activating gene，重组激活基因；MHC. major histocompatibility complex，主要组织相容性复合体；PNP. purine nucleoside phosphorylase，嘌呤核苷磷酸化酶；IPEX. immunodeficiency polyendocrinopathy enteropathy X linked，X 连锁多内分泌腺病肠病伴免疫缺陷综合征；CHARGE. coloboma，heart anomalies，choanal atresia，retardation of growth and development，and genital and ear anomalies due to *CHD7* gene mutation，由于 *CHD7* 基因突变导致的心脏异常、后鼻孔闭锁、生长发育迟缓、生殖器和耳朵异常。* 胸腺移植推荐优于造血干细胞移植；** 并非所有患者都需要造血干细胞移植。

2. 干细胞来源　相合供者的骨髓一直是造血干细胞的传统来源，但是骨髓采集需要在全身麻醉下获得。目前，越来越多的成人捐献者选择捐献外周血干细胞（PBSC），然而，PBSC 采集需要捐献者在开始第一次采集前接受短期的粒细胞集落刺激因子（G-CSF）注射动员造血干细胞，在有的国家和地区这一处理措施未许可应用于儿童供者，因此儿童的同胞捐献者仍然以捐献骨髓为主。

对于儿童来说，脐带血是另外一个重要的干细胞来源。与来自成人捐献者的干细胞相比，脐带血干细胞具有更强大的自我更新能力和寿命。研究证实，单份脐带血就可以重建造血和免疫，而且具有较低的GVHD的风险和对HLA配型的要求。NMDP研究显示，对于儿童患者来说几乎所有患者都可以找到≥4/6相合且TNC≥2.5×10^7/kg（受者体重）的脐带血。脐带血作为移植细胞来源与骨髓及外周血比较具有以下特点：①对HLA相合程度要求稍低，发生GVHD的概率和严重程度较小；②采集对供者的风险小，发生血源性病毒感染的风险较小，且不存在相关伦理问题争议；③单份脐血含造血干细胞剂量较低，造血植入和免疫重建较慢，可能增加感染的风险等。

（五）预处理方案及T细胞去除

预处理的目的是清除免疫缺陷细胞，在受者的骨髓微环境中创造空间，使供体的干细胞更容易植入。关于PID移植，过去50多年的临床研究积累了丰富的经验和成果，涌现出针对不同疾病、不同状态的一系列预处理方案，包括清髓方案、减强度方案（免疫抑制）、无预处理方案（表4-30-3）。

多年来，白消安（Bu）和环磷酰胺（CTX）构成的清髓方案是PID造血干细胞移植的核心骨架方案。然而，Bu与包括肝静脉闭塞病（hepatic venous occlusive disease，HVOD）在内的毒性有关；血液中CTX代谢物的水平与HVOD之间也有很强的相关性，这是由于肝脏中谷胱甘肽的消耗导致的；环磷酰胺联合小剂量Bu也可能导致严重的肝毒性和HVOD。因此进一步的减毒预处理方案，氟达拉滨与全剂量Bu联合治疗已逐渐取代Bu-CTX联合治疗方案，其中Bu血药浓度监测和根据浓度调整剂量非常重要。

含氟达拉滨和美法仑等药物的减低强度预处理方案在某些PID患者中减少了治疗相关毒性，但是美法仑的心脏毒性对于儿童来说仍然是一个问题。氟达拉滨联合低剂量CTX方案可以进一步降低毒性，但可能导致嵌合不良或增加GVHD的发生率。因此，针对PID的预处理方案需要疾病特异性和个体特异性的考虑及调整，目的是保证足够清髓但低毒性，尤其是对于一岁以下的婴儿。苏消安（treosulfan）是1-环氧丁烷的前药，是一种水溶性双功能烷基化剂，具有清除骨髓和免疫抑制的特性，和Bu相比，它在保证造血干细胞移植预处理有效的同时，毒性更小，HVOD发生率更低。含苏消安的方案研究中，没有发现类似美法仑相关的心脏毒性，也没有Bu相关的肺纤维化发生。苏消安与氟达拉滨联合预处理，如果是PBSCT，嵌合更好，如果是脐带血移植联合血清学治疗的患者则有更多混合嵌合现象。比较苏消安联合氟达拉滨与Bu联合氟达拉滨，前者移植相关毒性降低，存活良好，但是还需要进一步前瞻性研究验证。

淋巴细胞去除是从造血干细胞移植物中移除同

表4-30-3 HSCT治疗PID的常见MAC方案（M）和RIC方案（R）

	化学药物治疗	免疫制剂	移植物抗宿主病预防
M1	Bu，i.v.，3.2mg/kg×4 CTX 120mg/kg	无	CsA+MMF
M2	Flu 160mg/m^2 Bu，i.v.，3.2mg/kg×4 CTX 100mg/kg	无	CsA+MMF
M3	Bu，i.v.，(90±5)mg/(h·L)* Flu 160mg/m^2	ATG（TD 10mg/kg）	CsA+MMF
R1	Bu，i.v.，3.2 mg/kg×4 CTX 100mg/kg	无	CsA+MMF
R2	Bu，i.v.，(60±5)mg/(h·L)* Flu 180mg/m^2	ATG（TD 7.5~10mg/kg）	CsA+MMF

注：ATG. 抗人胸腺细胞免疫球蛋白；Bu. 白消安；CsA. 环孢素A；CTX. 环磷酰胺；Flu. 氟达拉滨；MMF. 吗替麦考酚酯；TD. total dose，总剂量；*欧洲移植协作组关于移植治疗PID的临床指南推荐方案中Bu的剂量需要根据血药浓度-时间曲线下面积（AUC）进行个体化调整[MAC方案要求Bu浓度达(90±5)mg/(h·L)，RIC方案要求Bu浓度达(60±5)mg/(h·L)]。

种异体反应的淋巴细胞,使移植能够跨越HLA屏障。T淋巴细胞去除是单倍体移植避免严重GVHD的核心概念,而B细胞去除则可以降低发生EB病毒相关淋巴增殖性疾病的风险。从移植物中去除有活性T淋巴细胞的常用方法为Miltenyiclinii-macs系统,分离纯化$CD34^+$造血干细胞,将纯化的$CD34^+$造血干细胞注入患者体内,该方法可以实现4个对数(log)的T淋巴细胞数量的减少。为了在GVHD、植入不良和免疫重建延迟的竞争风险之间达到最佳平衡,新的方法通过靶向T细胞和B细胞,特别是CD3/CD19去除的移植物,不仅保留$CD34^+$干细胞,还保留CD34阴性祖细胞、自然杀伤细胞、树突状细胞和促进移植物生长的促移植物细胞。更新的研究聚焦于$TCR\alpha\beta^+$ T细胞的去除,可以防止HLA不相合同种异体干细胞移植后的GVHD,与$CD3^+$细胞去除相比,可以保留有价值的$TCR\gamma\delta^+$ T细胞,能使免疫重建更快。

(六)移植相关并发症及处理

PID的移植后并发症与恶性肿瘤患者相似。其中感染是比较突出的风险,由于PID本病的原因,机体无法有效地清除感染,患者可能携带预先定植的感染(特别是病毒感染)进入移植过程,尤其是在造血重建之前感染是一个主要危险因素。重庆医科大学附属儿童医院的临床研究发现移植前CMV感染状态与移植后病毒活化密切相关,移植前需要对所发现的阳性病毒进行清除治疗,移植后动态监测早期发现和干预治疗;慢性肉芽肿患者移植前感染的控制与否也将影响其移植后并发症的发生,包括真菌感染、卡介苗病等。因此,移植前需要对已经存在的感染进行检查评估,以便能发现问题,在患者开始移植前进行干预或优化治疗方案以降低发生感染并发症的风险。

急性和慢性GVHD是PID患者移植后的重要并发症。与恶性肿瘤患者不同,对于PID患者来说不需要移植物抗白血病效应。因此,更高的HLA匹配、适当的T细胞去除和选择合适的预防GVHD的药物极为重要。移植物抗宿主病的分期和治疗与其他移植一样,甲泼尼龙是标准的一线治疗,如果患者对此没有良好的反应,可以尝试多种其他药物,包括单克隆抗体、抗胸腺细胞球蛋白、间充质干细胞等,但没有一种药物能够都有效。

自身免疫性疾病在PID移植后不少见,包括自身免疫性溶血性贫血、免疫性血小板减少症等,严重者威胁患儿的生存;治疗首选糖皮质激素,治疗反应不好者,可选择CD20单抗、其他免疫抑制剂甚至脾脏切除。PID患者移植后可能发生中枢神经系统并发症,以惊厥或癫痫样发作起病常见,病因包括可逆性后部白质脑病、高血压脑病、病毒性脑炎、免疫相关性脑炎等,治疗措施包括抗惊厥治疗、降颅内压、调整或替换免疫抑制剂、控制高血压等。肝脏疾病和功能衰竭曾经是影响CD40配体缺陷的移植后生存的重要并发症,主要和移植前隐孢子虫感染导致的硬化性胆管炎有关;HVOD也是一种肝脏严重的移植后并发症,尤其是对于已存在的肝脏疾病或接受白消安或环磷酰胺治疗的患者,除了采取低毒预处理方案预防外,目前认为去纤苷治疗HVOD是有效的。出血性膀胱炎是一种不少见的移植后并发症,与预处理药物尤其是环磷酰胺、腺病毒或BK病毒感染、T细胞耗竭或长期免疫抑制有关,预防治疗是最佳措施,尤其是对于环磷酰胺所导致的出血性膀胱炎。

(七)结果

对于PID患者,成功的HSCT治疗是通过植入正常的免疫系统,重建和治愈潜在的缺陷,从而使患者获得正常的免疫功能和生存。成功的可能性取决于原发病的诊断、供受者HLA匹配程度以及移植前患者机体已经存在的器官损害等。

1. 重症联合免疫缺陷 总体上SCID患者的预后优于其他PID患者,并且随着时间的推移,移植成功率不断提高。对于有相合供者的SCID患者,HSCT的治愈率可以高达90%以上;即使是没有HLA相合供者的患者,应用去除T细胞的单倍体移植,存活率也可接近60%。既往采用的无化疗预处理方案的移植,虽然可以避免预处理相关的毒副作用,但是植入可能会受到影响;预处理可能增加短期风险,但是长期免疫功能的恢复更好。最好的移植结果见于那些早期诊断、没有感染和终末器官损害的患者。移植前存在感染的患者,采用新的T细胞去除和病毒特异性细胞毒性T细胞输注等方法,可以使病毒清除和免疫重建更加迅速。

2. 其他原发性免疫缺陷病 其他PID的移植结果既往不如SCID患者好,但随着时间的推移也有不断改善。在诸多的影响因素中,最重要的是把HSCT作为这类疾病的公认选择疗法。重庆医科大学附属儿童医院单中心总结显示WAS移植的5年总体生存率为80%(54例),而近期一个国际单中心报道显示其WAS移植成功率达到100%。关于CD40配体缺陷，近期一项国际多中心研究汇集分析了1993——2015年130例患者的移植结果，5年的OS、EFS、DFS分别是78.2%、58.1%、72.3%，移植时<10岁、2000年以后的移植、清髓性预处理方案都与更好的预后相关。2014年Gungor等报道了48例儿童CGD移植，其中相合的亲缘供者（matched related donor，MRD）与MUD移植2年总体生存率分别为94.1%（16/17）和93.5%（29/31）；重庆医科大学附属儿童医院单中心完成的CGD移植结果显示2年生存率为86%（22例）。

国际的最新数据表明，14岁以下儿童PID患者的移植生存率已接近90%，而且，10/10匹配的无关供者的移植结果与匹配的同胞供者相当。实现PID治愈所需的供者嵌合量因疾病而不同，CD40配体缺陷患者仅需要良好的T细胞供体嵌合，就可以使免疫球蛋白类型转换完成，而WAS供体嵌合不完全的患者更容易发生自身免疫性疾病。

（八）移植后免疫重建

移植后完全免疫重建需要2年左右的时间。大多数患者在移植后6个月，仍需使用免疫球蛋白替代治疗。免疫球蛋白的产生可以通过检测IgG的产生来评估，但是，持续的免疫抑制治疗或移植物抗宿主病将延迟抗体的产生。T细胞重建可以通过TRECS或CD27或CD31等来检测，T细胞重建通常发生在移植后120天左右，但是移植物抗宿主病可能影响或延迟这一过程。

一旦免疫球蛋白的产生建立，免疫球蛋白的替代治疗就应停止。3个月后，可以开始接种非活抗原的初级疫苗，以此来评估基线特异性抗体水平；一旦初步接种计划完成，就可以评估疫苗抗原的反应。只有在T细胞增殖恢复正常，并确认了对最初接种疫苗的抗体反应后，才可考虑接种活疫苗，而对多糖荚膜微生物的预防应在移植后至少2年。

（九）未来展望

对于原发性免疫缺陷病来说，移植是一种成功的治疗方法，能够治愈疾病，改善生活质量。未来需要继续解决的问题包括移植的最佳时机、优化预处理方案、单倍体移植预后、病毒感染的防治等，另外还有类固醇耐药的移植物抗宿主病的治疗，进一步探索调节性T细胞和间充质干细胞等的作用。

二、噬血细胞性淋巴组织细胞增生症

（一）概述

噬血细胞性淋巴组织细胞增生症（hemophagocytic lymphohistiocytosis，HLH），又称噬血细胞综合征，是一种可以危及生命的临床综合征，其主要特征为多种诱因与潜在的原发性或继发性免疫缺陷共同作用下，导致淋巴细胞及单核巨噬细胞系统失控性激活、增生并释放大量细胞因子，使机体处于过度炎症反应状态。由于该病主要是过度免疫导致大量免疫细胞活化，分泌的细胞因子对机体造成进行性的免疫损伤，因此会导致机体持续发热、血象下降、肝脾大、凝血异常、多脏器功能衰竭等严重问题，起病急，病情发展迅速，病死率极高（具体发病机制、临床表现、诊断等详见第七章单核巨噬细胞相关良性疾病）。HLH过去是一种致命性疾病，1年生存率仅5%，但自1986年Fischer首次报道为HLH病例成功进行allo-HSCT，近20年来，化疗联合HSCT使HLH患者的总体生存率提高到60%以上。即使有家族史，也不是所有的HLH都能找到潜在的基因异常。无恶性疾病或结缔组织疾病基础下仍反复复发的HLH均需考虑移植。目前，allo-HSCT仍然是治疗原发性以及化疗后难治及复发性HLH的唯一治疗选择。近几十年来随着移植技术的发展，其疗效越来越得到肯定，移植后无病生存率（disease-free survival，DFS）从早期的50%逐年提高，近年个别中心5年DFS可达到80%以上。但移植相关并发症仍然是目前HSCT失败的主要原因，与移植前HLH的状态、移植时机、供者的选择、移植预处理方案的选择、移植后嵌合状态等的关系均存有争议，需要进一步探讨。

（二）治疗

HLH的治疗策略包括去除诱发因素、抑制过度炎症反应、清除受感染细胞以及通过allo-HSCT为基因缺陷的患者更换有缺陷的免疫系统。HLH-94方案研究结果提示，5年生存率为54%（48%~60%），HLH-2004方案则为61%（56%~67%）。与HLH-94方案相比，HLH-2004中HSCT前死亡率从27%降至19%，但与之相关的是从治疗开始到HSCT的时间较HLH-94明显缩短。目前HSCT仍是原发性HLH和难治/复发性HLH的唯一治疗选择。在过去的几十年中，虽然HLH患者的HSCT预后稳步提高，但治疗相关死亡率仍是移植后100天内的主要死亡原因。因此，与之相关的供者选择、预处理方案、移植前疾病的活动状态、机体存在的临床或亚临床的脏器衰竭、移植时过度的免疫抑制状态以及移植后的嵌合状态等因素都可能影响预后。

1. HSCT在HLH中的治疗发展史 1986年Fischer等报道在HLH病例中首次成功进行allo-HSCT,其后组织细胞协作组将VP-16和HSCT引入到HLH-94方案中。这两个改变被认为是将该方案总生存率提高至66%±8%的主要原因。对于FHL患者,化疗仅能暂时控制病情,如果不进行HSCT,仍为致命性预后。因此,在HLH-94方案中,HSCT被推荐用于FHL、持续性或复发性HLH的患者。资料显示,HSCT治疗时尚未缓解的HLH患者的总生存率明显低于缓解状态的患者,从而揭示了HSCT治疗前疾病控制到最佳状态的重要性。自2005年以来,大量HLH行HSCT的相关临床数据发表,结论显示应用传统清髓性预处理(myeloablative conditioning,MAC)患者5年总生存率为50%~70%,减低强度预处理(reduced intensity conditioning,RIC)患者5年总生存率为75%~92%。虽然allo-HSCT治疗HLH已取得长足进展,但移植相关并发症仍然是目前HSCT失败的主要原因,早期移植相关死亡率(transplant related mortality,TRM)的主要原因包括感染、肝静脉闭塞病(hepatic venous occlusive disease,HVOD)、肺部合并症、血栓性微血管病(thrombotic microangiopathy,TMA)、移植排斥和移植物抗宿主病(graft versus host disease,GVHD)。随着HLH患者移植相关数据的积累,HSCT的适应证、供者选择、HSCT时机、最佳预处理方案、HSCT后混合性嵌合体(MC)的处理等方面均需要进一步探讨。

2. HLH患者移植指征

(1)原发性HLH(表4-30-4)。

(2)HLH-94/2004治疗8周后持续或复发的非家族性疾病。

(3)中枢神经系统受累的HLH。

(4)NK细胞活性持续低下。

表4-30-4 原发性HLH分类

HLH类型	异常染色体位点	基因缺陷	功能缺陷	流式快速诊断
家族性HLH(FLH)				
FLH-1	9q21.3~22	未知	未知	
FLH-2	10q21~22	*PRF1*	孔隙形成	穿孔蛋白表达减低或缺失
FLH-3	17q25	*UNC13D*	囊泡启动	CD107a表达减低
FLH-4	6q24	*STX11*	囊泡转运和融合	CD107a表达减低
FLH-5	19p13.3~2	*STXBP2*	囊泡转运和融合	CD107a表达减低
免疫缺陷综合征				
Griscelli综合征2型	15q21	*RAB27A*	囊泡对接/颗粒运动	CD107a表达减低
Chediak-Higashi综合征	1q42.1~2	*LYST*	囊泡转运	CD107a表达减低
Hermansky-Pudlak综合征Ⅱ型	5q14.1	*AP3B1*	囊泡转运	CD107a表达减低
EBV启动免疫缺陷病				
X连锁淋巴组织增殖性疾病(XLP)1型	Xq25	*SH2D1A*	淋巴细胞的信号转导和活化	SAP表达缺失或降低
XLP-2/XIAP	Xq25	*BIRC4*	多种信号通路,抑制细胞凋亡	XIAP表达缺失或降低
ITK缺陷	5q33.3	*ITK*	淋巴细胞的信号转导和活化	ITK表达缺失或降低
CD27缺陷	12p13.31	*CD27*	淋巴细胞的信号转导和活化	CD27表达缺失或降低
MAGT1缺陷	Xq21.1	*MAGT1*	淋巴细胞的信号转导和活化	MAGT1表达缺失或降低
CD70缺陷	19p13.3	*CD70*	淋巴细胞的信号转导和活化	CD70表达缺失或降低
CTPS1缺陷	1p34.2	*CTPS1*	抑制淋巴细胞的增殖	CTPS1活性下降
RASGRP缺陷	15q14	*RASGRP*	抑制细胞信号转导	RASGRP表达缺失或降低
NLRC4缺陷	2p22.3	*NLRC4*	参与炎症反应	NLRC4表达缺失或降低
CDC42缺陷	1p36.12	*CDC42*	多种信号通路	CDC42表达缺失或降低

3. 供者选择

(1)同胞全合供者：由于存在迟发性原发性 HLH 的病例，因此在选择同胞供者时需谨慎，应考虑其兄弟姐妹携带该疾病的可能性，并对所有家庭成员进行原发 HLH 基因筛查。由于不知是否存在潜在的目前不知的基因突变，选一个可能受影响的同胞供者时，需要考虑供者年龄，并通过基因检测和/或 NK 细胞活性测试进一步筛查。HLA 匹配的杂合子携带者兄弟姐妹可以作为同胞全合 HSCT 供体，通常这种携带不引起发病。

(2)无关全合供者：目前报道的数据提示在 HLH 患者中进行无关供者外周血干细胞移植(peripheral blood stem cell transplantation，PBSCT)/骨髓移植(bone marrow transplantation，BMT)的预后类似全相合的同胞供者。但 HLH 应用脐带血干细胞移植(umbilical cord blood transplantation，UCBT)的数据则存在冲突。日本研究小组曾报道了无关供者 UCBT 治疗 FHL 的预后与无关供者 PBSCT/BMT 相同甚至更好；但韩国研究组则报道 UCBT 治疗 FHL 的预后较差，UCBT 的一个明显缺点就是，在受者出现混合性嵌合体(mixed chimerism，MC)时 UCBT 缺乏供者淋巴细胞输注(donor lymphocyte infusion，DLI)的来源。因此，是否选择无关供者 UCBT，需要移植科医生根据本机构在 UCBT 方面的经验决定。

(3)单倍体供者：对于没有匹配供体的 HLH 患者，单倍体造血干细胞移植(haplo-HSCT)也可行。单倍体供者选择时也需对家族成员进行基因检测和/或 NK 细胞活性测试进一步筛查，杂合子单倍体也可作为供者，通常这种携带不引起发病。此外，对于化疗无效、病情进展迅速又无同胞全合供者的患者，haplo-HSCT 可作为紧急移植的供者选择。是否选择单倍体供者也需要移植科医生考虑本机构在单倍型移植方面的经验。首都医科大学附属北京儿童医院自 2012 起陆续对于原发性 HLH、难治复发性 HLH 以及易合并 HLH 的慢性活动性 EB 病毒感染(chronic active Epstein-Barr virus infection CAEBV)/EB 病毒相关淋巴增殖性疾病病例进行 HSCT 治疗。对于继发 HLH，尤其是继发于 EB 病毒相关淋巴增殖性疾病，并有肿瘤倾向性的患者，倾向于在应用 2~3 个疗程强化疗方案后，选择单倍体或无关供者进行移植，通过调整免疫抑制剂减停时间及 DLI 提高移植物抗肿瘤(graft versus tumor，GVT)作用，目前取得了不错的临床效果，北京儿童医院干细胞移植科应用 haplo-HSCT 治疗 CAEBV 的 3 年 EFS 达到 87.4% ± 6.8%。

4. 移植时机 当确诊 HLH 后，需尽早进行 FHL 及免疫缺陷基因的快速识别，一旦确诊原发性 HLH，需尽快进行供体查询。从目前 HLH-94/2004 方案报道的临床数据来看，只有 50%~75% 的患者化疗后能达到完全缓解，而 8 周化疗治疗后是否能达到完全缓解是与生存率唯一相关的独立因素。HSCT 时是否处于 HLH 活动期与预后密切相关，目前发表的临床数据表明，在 HSCT 时处于 HLH 活动状态的患者预后通常较差，因为活动期患者在移植时更易出现移植相关并发症，导致脏器功能衰竭、移植排斥等降低总生存率。因此，在 HSCT 治疗前进行有效的疾病控制至关重要。对于 HLH-94/2004 方案不能有效控制 HLH 活动状态时，可考虑应用更强烈的二线方案控制病情(具体见第七章单核和巨噬细胞相关良性疾病)，并在疾病控制后尽早移植。不建议 HSCT 前应用过多疗程的强化疗方案，由于移植时过度的免疫抑制状态，会造成移植期间发生重症感染，脏器功能衰竭的风险增高，增加移植相关死亡率。

可溶性 CD25 监测是目前移植前最有用的疾病活动的临床标志之一，它可以为 HSCT 的最佳时机提供有用的信息。对于 HSCT 前出现 HLH 再活化的患者或化疗后仍存在中枢神经系统残留病灶的患者，最佳治疗方案至今尚未确定，通常是在 HSCT 前再强化治疗来达到缓解后尽早移植的目的，这类患者仍可获得较好的预后，同时 HSCT 后中枢神经系统疾病可能会得到永久控制。

5. 预处理方案 随着大量临床统计数据报道，由于多种因素的原因，HLH 应用 MAC 的早期死亡风险高。一些研究报道 MAC 早期 TRM 为 25%~35%，50% 的死亡率发生在移植后 100 天内，几乎所有的 TRM 均发生于移植后 6 个月内。感染、间质性肺炎或其他肺部原因、急性 GVHD、出血、HVOD 以及现在逐渐被认知的 TMA 是 MAC 中最常见的移植相关并发症。由于 MAC-HSCT 后高 TRM 促使移植专家不断尝试在 HLH 患者中应用毒性较小的 RIC-HSCT。RIC-HSCT 在非恶性疾病患者中的研究最为广泛，目前已有足够的数据支持在 HLH 的常规使用，文献报道中移植相关并发症的发生率也明显低于 MAC(表 4-30-5)。但是 RIC-HSCT 后 MC 和移植排斥明显增高，因此 RIC 方案的目标是预防移植排斥，建立足以治愈潜在疾病的稳定的供者来源性造血。

表 4-30-5　清髓性预处理 / 减低强度预处理方案移植并发症的对比结果

	清髓性预处理 /%	减低强度预处理 /%
100 天移植相关死亡率	25~35	0~16
感染率	15~72	10~50
肝静脉闭塞病	18~41	0~5
肺部合并症	9~41	0~12
急性移植物抗宿主病	14~40	4~33
移植排斥	9~22	0~23

传统的 MAC-HSCT 方案多采用白消安、环磷酰胺、依托泊苷加或不加 ATG。而以氟达拉滨为基础的包括美法仑、阿仑单抗或 ATG 以及这种组合的各种修改是目前广泛应用于 HLH 患者的 RIC 方案。临床数据表明阿仑单抗、氟达拉滨和美法仑组成的 RIC 方案在 HLH-HCT 中显示出更好的效果。阿仑单抗是一种针对淋巴细胞 CD52 的人源化重组单克隆抗体，其靶向为活化的 T 细胞和巨噬细胞。由于药物半衰期较长，输注后能在淋巴细胞中维持 1~2 个月的药物浓度，对受体和移植物都有影响。在远于干细胞回输注日期(大约从 –21 天开始)输注阿仑单抗主要对受者产生影响，可以降低移植排斥风险，但对预防 GVHD 的作用较小。在离回输日期较近的时间(如 –9 天)应用阿仑单抗会导致回输后体内药物水平较高，利于体内移植物 T 细胞的清除，降低 GVHD 发生率，但移植物衰竭及免疫重建受损的风险增加，辛辛那提研究组报道在干细胞回输前的中间时间点(–13 天)回输阿仑单抗，则可以平衡利弊，既可以降低 MC 的发生率，又可以降低急性 GVHD 的发生率，同时降低了 HSCT 后对额外造血细胞的需求。此外，美法仑联合苏消安为基础的减低预处理方案也多有报道。据报道，在 FHL 单倍体供体移植中应用氟达拉滨、苏消安、阿仑单抗和塞替派作为预处理方案，不仅毒性低，而且移植后免疫功能能够充分恢复，同时减少 TRM 和长期后遗症。日本研究小组曾做无关供者 UCBT 应用美法仑 + 氟达拉滨 + ALG 或 ATG 为基础的 RIC 方案治疗 FHL 的可行性研究；当 UCBT 是唯一的选择时，应仔细考虑预处理方案的选择，因为缺乏 DLI 来源是 RIC-HSCT 后 MC 发生率高的一个重要原因。

6. 移植并发症　传统的白消安 + 环磷酰胺 + 依托泊苷 ± ATG 的 MAC-HSCT 一直是 HLH 患者的标准治疗方法。然而，MAC-HSCT 与高 TRM (30%~50%)相关，早期 TRM 的主要原因包括感染、HVOD、移植相关血栓性微血管病、肺部合并症、移植排斥和 GVHD。

由于 HSCT 前仍处于活动状态的 HLH 在 HSCT 早期出现 TRM 的风险较高，因此必须尽一切可能控制 HLH 活动状态。但并不是所有病例均可以有效控制，对于常规一线、二线化疗方案仍无法控制的病例，北京儿童医院血液中心干细胞移植科研究数据显示，应用 1~2 组前置方案，或通过在预处理早期足量激素联合 VP-16、ATG 的紧急移植(具体方案见表 4-30-6)，也取得了较好的预后，但此类病例在移植后出现各种并发症较多，需要积极及密切的监测及支持治疗。对于疾病活动虽然控制，但 HSCT 前存在隐匿性肝损伤或肺损伤的病例在以白消安为基础的 MAC 治疗时，更易患 HVOD 或肺部合并症。50% 的死亡率发生在移植后 100 天内，几乎所有的 TRM 均发生于移植后 6 个月内。如果移植患者稳定植入存活 100 天通常会长期无病生存。大多数死亡发生在移植后的第一年，第二年后复发的可能性较小。超过 1 年的存活病例常见的移植后并发症主要为慢性 GVHD。

7. 混合性嵌合体状态　由于 RIC-HSCT 越来越多的应用，大约有 1/2 接受 RIC 治疗的 HLH 患者出现 MC，如果 MC 发生在移植早期可能是不稳定的，会引起后续的 HLH 复发和移植排斥。因此快速免疫抑制剂减停、DLI 或者回输干细胞经常被用于预防 MC 进展。然而，需要更多的临床研究以确定这些干预措施的最佳剂量、时间和有效性。

小鼠的研究以及临床观察表明，10%~20% 的供体细胞的稳定嵌合体足以纠正各种非恶性疾病的潜在发病，当造血细胞或 T 细胞嵌合体高于最低阈值足以恢复穿孔素缺乏小鼠的穿孔素相关免疫调节功能，因此推断出 20% 以上的供体细胞稳定嵌合即可以对 HLH 起到有效控制，只有当供体嵌合下降到 10% 以下时才会发现 HLH 复发。因此需要经常监测嵌合状态，以保证供体嵌合维持稳定，如有需要，尽早停止 GVHD 预防或给予 DLI/ 供体干细胞回输。

是否应用 DLI 或供者干细胞回输，需要移植科医生根据患者嵌合体的下降趋势、是否有合适的 DLI 或供者干细胞、是否有活动性感染、GVHD 病史和其他因素决定。在移植后的前 6 个月内，供者嵌合体比例迅速或持续性下降到 40%~60% 的患者，为避免进一步降低到20%以下而引起HLH复发和移植排斥，通常推荐使用DLI或供者干细胞输注。

8. 中枢神经系统受累的HLH的HSCT 研究表明，NK细胞活性持续不足和/或存在明显的中枢神经系统受累的低年龄组HLH死亡率高，需要通过HSCT来逆转中枢神经系统疾病，并实现完全治愈。经HSCT后存活的HLH合并中枢神经系统受累的患者，大多数表现出神经及认知功能的改善，随着时间的推移，大部分能实现正常或近似正常的生活质量。虽然部分移植前即存在中枢神经系统损伤的病例，HSCT后数月至数年后仍可出现神经认知缺陷，但应用MRI却仍可检测到的中枢神经系统病变的缩小和脑代谢产物的正常化。这些临床结果有力地证实了HSCT可以治疗HLH中的中枢神经系统受累。

9. 造血干细胞移植后HLH（HSCT-HLH） 由于HLA不匹配的HSCT移植病例不断增加，HSCT-HLH的发生频率比以前发生率更高。曾经有对171例患者进行的一项前瞻性HSCT后HLH观察研究表明，allo-HSCT治疗后发生HLH的概率相对较高（8.8%）。由于HSCT后30天内免疫功能低下的阶段很难使用免疫抑制剂或细胞毒性药物，因此HSCT-HLH早期发病的诊断标准必须严格。在移植后早期出现持续发热且无明显病因感染的患者，应将HSCT-HLH纳入鉴别诊断。如出现血清铁蛋白、可溶性IL-2受体升高及噬血细胞时需考虑HLH。早期低剂量VP-16治疗似乎是治疗HSCT-HLH的一种成功方法。

（三）预后

自化疗联合HSCT广泛应用于原发性HLH及复发难治性HLH后，大量临床数据结论显示应用MAC-HSCT的HLH患者5年总生存率为50%~70%，RIC-HSCT的HLH患者5年总生存率为75%~92%。目前公认可以提高HLH的HSCT疗效的因素主要有以下3个。①移植前的疾病状态：缓解期患儿移植效果明显好于非缓解期患儿；②移植前自然病程：移植前发病时间短、治疗周期短的患儿移植疗效明显好于病程长的患儿；③移植方案：RIC-HSCT明显降低TRM，增加患儿长期生存。

首都医科大学附属北京儿童医院血液中心干细胞移植科自2012年成功完成1例复发难治EBV相关HLH同胞全合HSCT后，相关移植病例逐年增多，研究数据提示原发性HLH的2年无病生存率>90%。2017年前，干细胞科多按国际上提倡的RIC方案，但应用后MC发生率超过50%，移植后及DLI后GVHD增加了住院时间、临床费用及死亡率，此后结合中国国情以及国内多选择单倍体供体的特点，除了部分有脏器功能异常的病例，多以改良MAC方案治疗，同时根据患者的治疗反应不断调整药物，并在部分难治及有肿瘤倾向的病例移植前增加前置方案，目前看来可以提高生存率，并有效减少MC及移植后GVHD的发生（具体方案见表4-30-6）。当然该方案需要更多病例资料验证，同时也需对此类患儿的生殖内分泌发育长期监测，以了解该改良MAC对其今后生活质量的影响。

表4-30-6 北京儿童医院HLH/CAEBV/EBV相关淋巴增殖性疾病移植方案（2018）

前置方案*	如病情处于稳定期，一般状况良好，病初无肿瘤倾向，移植前无须应用前置方案
适应证	1. HLH（原发/EBV病毒相关）活动期 2. CAEBV活动期 3. EBV相关淋巴增殖性疾病活动期
方案1	小剂量VP-16+Ara-C持续静脉滴注，疗程3~14天
目的	根据患儿体温、细胞因子变化、铁蛋白及仓位情况决定疗程，目的是缓慢清除活化NK细胞、T细胞，减少细胞因子风暴所致一系列相关并发症
适用范围	1. 血常规正常/轻度异常，脏器功能轻度异常 2. 干扰素和/或IL-6和/或IL-10和/或TNF升高≤正常值10倍，铁蛋白≤5 000μg/L，SCD25≤正常值3倍 3. 一线及二线化疗方案不能完全控制病情，计划紧急移植
具体方案	1. VP-16 30mg/(m^2·d)+Ara-C 20mg/(m^2·d)持续24小时静脉滴注，± 甲泼尼龙1~2mg/kg 2. 疗程根据患者临床表现及实验室监测决定，3~14天后接紧急移植 注意：方案1不能控制病情，考虑及时应用前置方案2或靶向药物

续表

方案 2	VP-16+ATG+ 甲泼尼龙
目的	控制疾病活动状态及高细胞因子血症，清除活化 T 细胞
适用范围	1. 前置方案 1 不能控制病情 2. 干扰素和 / 或 IL-10 和或 IL6 和 / 或 TNF 升高 > 正常值 10 倍，铁蛋白 > 5 000μg/L，SCD25 > 正常值 3 倍
具体方案	1. VP-16 100~300mg/(m^2·d) × 3 天，每日应用或隔日应用 2. ATG 5~10mg/kg，分 3~4 天，每日应用或隔日应用 3. 甲泼尼龙 5~10mg/kg （根据患儿细胞因子和铁蛋白水平以及耐受 ATG 情况决定每日应用或隔日应用应用） 注意：①若患者临床条件允许，可考虑前置方案期间进行血浆置换清除细胞因子。②若患者不能耐受前置方案，则需要及时停药，必要时考虑应用靶向药物
方案 3	ESCAP
目的	控制原发病进展，清除可能的残留病灶
适用范围	1. 病初病理高度怀疑肿瘤倾向 EBV+T/NK-LPD（肿瘤期）疾病活动，或活动时有病灶增大、增多趋势 2. 病初病理高度怀疑肿瘤倾向 EBV+T/NK-LPD（肿瘤期）存在可疑残留病灶 3. 血常规中性粒细胞计数 > 1.0 × 10^9/L，血小板 > 50 × 10^9/L；脏器功能正常或轻度异常
具体方案	VP-16 150mg/m^2，d1 大剂量 Ara-C 1.5g/m^2 × 8 次，d1 20 时起始，d1~d5 左旋门冬酰胺酶 6 000U/m^2 隔日 1 次 × 5 次，d5、d7、d9、d11、d13 甲泼尼龙 2.5mg/kg，d1 × 8 次；d1 20 时起始，d1~d5 甲泼尼龙 2.0mg/(kg·d)，d6~d12 甲泼尼龙 1.0mg/(kg·d)，d13~d15 甲泼尼龙 0.5mg/(kg·d)，d16~d18 甲泼尼龙 0.25mg/(kg·d)，d19~d21
说明	前置方案应用需根据患儿临床情况，治疗反应随时调整，并可根据情况随时终止进入移植方案
移植方案	Flu × 5 天 +Bu × 3 天 +CTX ± ATG ± VP-16 Flu 30mg/(m^2·d)，每日 1 次（-13~-9 天） VP-16 100~300mg/m^2，每日 1 次（-13 天或 -13~-11 天） Bu 0.8~1.2mg/(kg·次)，每 6 小时 1 次（-8~-6 天） CTX 60mg/(kg·d)（-5~-4 天）或 30mg/(kg·d)（-5~-2 天），ATG 2.5mg/(kg·d)（-5~-2 天）或 2mg/(kg·/d)（-6~-2 天），伴甲泼尼龙 4~6mg/(kg·/d)
出血性膀胱炎的预防	1. 补液 3 000ml/m^2，糖盐比例 1∶1，-5~-4 天 2. 美司钠总量为 CTX 的 1.6~2.0 倍；1/4 量应用 CTX 时应用，-5~-2 天；3/4 量持续静脉滴注 23.5 小时，静脉滴注 -5~-1 天 3. 碱化尿液，碳酸氢钠应用时间为 -5~-1 天；利尿
白消安中枢神经系统毒副作用的预防	1. 苯妥英钠 7.5mg/(kg·d)，口服（白消安前 2~4 天） 2. 苯妥英钠 10mg/(kg·d)，口服，于白消安前 30 分钟服用（白消安应用期间） 3. 苯妥英钠 7.5mg/(kg·d)，（白消安用第一天始）口服减量 3 天；每 12 小时 1 次，减量 1 周；每日 1 次，3 天减停
急性移植物抗宿主病的预防	1. CsA 2.5mg/(kg·d)，持续静脉滴注 24 小时，-1~+30 天，+30 天胃肠道功能正常，改为口服。根据血药浓度调整剂量。维持血药浓度 100~200ng/ml 2. MMF 600mg/(m^2·d)，分 2 次，口服，0 天始 3. MTX 15mg/m^2，静脉滴注，+1 天 MTX 10mg/m^2，静脉滴注，+3 天，+6 天，+11 天 亚叶酸钙 15mg/m^2，静脉滴注，+2 天，+4 天，+7 天，+12 天

续表

病毒的治疗及预防	1. 明确巨细胞病毒 / 血浆或全血 EB 病毒阳性，更昔洛韦 5mg/kg，静脉滴注，每 12 小时 1 次，-10~-2 天，阿昔洛韦 10mg/kg，静脉滴注，每 8 小时 1 次，0 天始 2. 移植前无巨细胞病毒阳性，全血及血浆 EB 病毒均为阴性，阿昔洛韦 5mg/kg，静脉滴注，每 12 小时 1 次，0 天始
干细胞动员及采集	干细胞动员：供者接受 G-CSF 5~10μg/(kg·d) 最大量 300μg/ 次，每日 2 次，皮下注射，共 5 天；采集骨髓 + 外周血干细胞供者，动员自 -3 天始；采集外周血干细胞供者，动员自 -4 天始 干细胞采集：①单倍体供者，第 4 天采集供者骨髓，第 5 天采集外周血干细胞；②无关及同胞供者，第 5 天、第 6 天开始采集外周血干细胞 采集要求：单个核细胞（MNC）(6~8) × 10^8/kg，$CD34^+$ 细胞 >4 × 10^6/kg 促进植入：G-CSF 3~5μg/(kg·d)，+5 天起；TPO 300U/(kg·d)，+4 天起
CLS/VOD/TMA 的预防	熊去氧胆酸 5~7mg/(kg·d)，分 1~3 次 低分子量肝素 100U/(kg·d)，皮下注射 PGE_1 5~10μg，-14~+35 天 如有怀疑出现 CLS/VOD/TMA，及时加用去纤苷 * 对于移植前疾病未能有效控制，或存在 EB 病毒相关动脉瘤等心血管异常，或有补体调控基因缺陷的患者，更易出现血管内皮损伤相关并发症，需密切监测相关指标，及时清除诱发因素，若条件允许，可考虑在 +1 天开始足量预防性进行去纤苷治疗
备注	1. 体重较重 / 心脏功能轻度异常者，CTX 可调整为 30mg/(kg·d)（-5~-2 天） 2. 对于原发性 HLH 同时不合并 EB 病毒相关 HLH，如移植前疾病状态稳定，脏器功能良好，移植方案中可不加用 VP-16 或仅用总量 100mg/m^2。若疾病不稳定，或原发性 HLH 考虑由 EB 病毒激活或存在持续 EB 病毒血症可考虑增加到总量 300mg/m^2，1 日或分 3 日应用 3. 对于 CAEBV 和 EB 病毒相关 HLH，如移植前疾病状态稳定，脏器功能良好，移植方案中 VP-16 总量应用 600mg/m^2，若疾病不稳定，或全血 EBV-DNA 拷贝数超过 10^4/ 拷贝，考虑增加到总量 900mg/m^2，分 3 日应用 4. 如需要缩短预处理时间，可将 Flu 与 Bu 适当叠加 5. 如患儿临床状态欠佳，移植期间，可考虑将改良的清髓性预处理调整至减低强度预处理，即 Bu 由 3 天减至 2 天 6. 同胞全合供者，若疾病状态稳定，可不加用 ATG；若疾病状态不稳定或全血 EBV-DNA 拷贝数超过 10^4/ 拷贝，可加用总剂量 5mg/kg，可提前至 -6~-5 天用完；若疾病进展可将 ATG 总剂量提至 10mg/kg 7. 若前置方案已应用 ATG ≥ 10mg/kg，移植方案不加用，但若移植期间 HLH 仍有活动，ATG 可少量加用，前置 + 移植 ATG 总量不超过 20mg/kg，但会明显增加移植后感染的风险；若移植期间 HLH 仍有活动，VP-16 可少量加用，VP-16 总量不超过 900mg/kg（包含前置方案中的用量） 8. 应用 ATG 期间出现 ATG 相关明显不良反应的，可考虑暂停预处理，同时甲泼尼龙加量到 6~8mg/(kg·d)，待症状控制再应用，或更换至 ALG，按 1∶15 或 1∶20 比例应用，若患者 ALG 仍不能耐受，可根据已回输的 ATG/ALG 总量［>5mg/kg 可考虑在 0，+4d 应用巴利昔单抗；<5mg/kg，停用 -2d 的 CTX，改 PTCY，即在回输后 +3d、+4d 应用 50mg/(kg·d)］ 9. 回输细胞后考虑低剂量甲泼尼龙 0.5mg/(kg·d)，每周对半减量至逐步减停，若出现急性移植物抗宿主病，根据情况调整

注：HLH. 噬血细胞性淋巴组织细胞增生症；CAEBV. 慢性活动性 EB 病毒感染；EBV. EB 病毒；VP-16. 依托泊苷；Ara-C. 阿糖胞苷；TNF. 肿瘤坏死因子；ATG. 抗人胸腺细胞免疫球蛋白；Flu. 氟达拉滨；MMF. 吗替麦考酚酯；CsA. 环孢素 A；MTX. 甲氨蝶呤；G-CSF. 粒细胞集落刺激因子；TPO. 血小板生成素；CLS. 毛细血管渗漏综合征；VOD. 静脉闭塞病；TMA. 血栓性微血管病；PEG_1. 前列腺素 E_1；Bu. 白消安；* 前置方案 1 及 3 依据于 Sawada A 的日本方案变化而来；前置方案 2 依据 Mahlaoui N 的法国方案变化而来。

（四）未来研究方向

由于 HSCT 前 HLH 的治疗效果明显改善 HSCT 的预后，鉴于 HLH-2004 中仍有 20% 的病例于移植前死亡，目前研究的重点则是如何通过挽救方案和二线治疗为难治复发性 HLH 创造移植可能。一些靶向药物的应用，如辛辛那提研究组就在开展 IFN-γ 抗体相关临床研究，对移植前仍处于疾病活动状态并合并感染，而常规化疗无效或不能耐受的病例也显现出不错的疗效，为下一步移植创造机会。此外，随着全基因组测序方法的广泛应用，人们期望能发现更多的原发性HLH病例的遗传和分子生物基础，进而缩短移植前的自然病程，提高移植预后。此外，尚有一些新的治疗方式研究，如基因修复以纠正穿孔素缺陷。一项前瞻性研究初步数据显示，在穿孔素缺乏小鼠模型中通过慢病毒转录基因修复异常造血干细胞，能改善免疫功能异常，但是否能进入临床应用，还需进一步临床研究。

诊治要点

■ 积极控制HSCT前HLH的活动状态，尽早完善基因相关监测，如有基因异常或出现难治复发，尽早配型，缩短移植前自然病程。

（于　洁　杨　骏）

参考文献

[1] HEIMALL J, LOGAN BR, COWAN MJ, et al. Immune reconstitution and survival of 100 SCID patients post-hematopoietic cell transplant: a PIDTC natural history study. Blood, 2017, 130 (25): 2718-2727.

[2] ELFEKY RA, FURTADO-SILVA JM, CHIESA R, et al. One hundred percent survival after transplantation of 34 patients with Wiskott-Aldrich syndrome over 20 years. The Journal of Allergy and Clinical Immunology, 2018, 142: 1654-1656.

[3] ALLEWELT H, MARTIN PL, SZABOLCS P, et al. Hematopoietic stem cell transplantation for CD40 ligand deficiency: single institution experience. Pediatr Blood Cancer, 2015, 62 (12): 2216-2222.

[4] ARNOLD DE, HEIMALL JR. A review of chronic granulomatous disease. Adv Ther, 2017, 34 (12): 2543-2557.

[5] FERRUA F, GALIMBERTI S, COURTEILLE V, et al. Hematopoietic stem cell transplantation for CD40 ligand deficiency: Results from an EBMT/ESID-IEWP-SCETIDE-PIDTC study. J Allergy Clin Immunol, 2019, 143 (6): 2238-2253.

[6] ESTEBAN YM, DE JONG JLO, TESHERMS, et al. An Overview of Hemophagocytic Lymphohistiocytosis. Pediatr Ann, 2017, 46 (8): 309-313.

[7] BERGSTEN E, ANNACARIN H, MAURIZIO A, et al. Confirmed efficacy of etoposide and dexamethasone in HLH treatment: long-term results of the cooperative HLH-2004 study. Blood, 2017, 130 (25): 2728-2738.

[8] SAWADA A, INOUE M, KAWA K. How we treat chronic active Epstein-Barr virus infection. Int J Hematol, 2017, 105 (4): 406-418.

[9] YAN-HUI L, JUN Y, ANG W. Haploidentical hematopoietic stem cell transplantation for pediatric patients with chronic active Epstein-Barr virus infection: a retrospective analysis of a single center. WJP, 2021, 17 (6): 626-636..

[10] MAHLAOUI N, OUACHÉE-CHARDIN M, DE SAINT BASILE G, et al. Immunotherapy of familial hemophagocytic lymphohistiocytosis with antithymocyte globulins: a single-center retrospective report of 38 patients. Pediatrics, 2007, 120 (3): e622-628.

第3节　代谢性疾病

一、黏多糖贮积症

（一）概述

黏多糖贮积症（mucopolysaccharidosis，MPS）是由于患者溶酶体中降解黏多糖的水解酶活性缺乏或降低，导致糖胺聚糖（glycosaminoglycan，GAG）贮积在机体各组织内形成的多系统受累的一组疾病（表4-30-7）。MPS共分为七型，除Ⅱ型为X连锁遗传外其余均为常染色体隐性遗传。MPS以骨骼改变为主要特征，可累及中枢神经系统、心血管系统、呼吸系统、耳鼻喉、眼、牙齿、肝、脾、关节、肌腱、皮肤等多系统和脏器，并呈慢性进行性加重病程。重型患儿常常于早年因心肺衰竭死亡，轻型患者可存活至成年，但常伴有矮小、智力低下、瘫痪或活动障碍、呼吸困难、心功能不全、视听障碍等功能障碍。

目前MPS的主要治疗方法为酶替代治疗（enzyme replacement therapy，ERT）和异基因造血干细胞移植（allogeneic hematopoietic stem cell transplantation，allo-HSCT）。ERT能够有效改善MPS患者的部分临床症状，同时降低治疗相关并发症，但是，由于人工合成的溶酶体酶是大分子物质，因此无法透过血-脑屏障，不能改善中枢神经系统症状；另外，ERT费用十分昂贵，需要终生维持给药，使其应用受限。Allo-HSCT治疗MPS的原理是，当成功植入供者造血干细胞后，在骨髓、外周血液及肝脾等组织器官中，源自供者的巨噬细胞可持续分泌患者所缺乏的溶酶体酶，这样就使患者获得了永久的产酶能力。同时源于健康供者造血干细胞分化而成的巨噬细胞还可透过患儿的血-脑屏障，并转化为小胶质细胞，部分纠正MPS患者中枢神

表 4-30-7 MPS 各型缺陷酶、贮积的糖胺聚糖类型及致病基因

分型	缺陷酶	尿糖胺聚糖	致病基因
MPS Ⅰ	α-L- 艾杜糖苷酶	DS、HS	*IDUA*
MPS Ⅱ	艾杜糖醛酸硫酸酯酶	DS、HS	*IDS*
MPS Ⅲ	A 型：硫酸肝素酰胺酶	HS	*SGSH*
	B 型：α-N- 乙酰葡萄糖苷酶		*NAGLU*
	C 型：乙酰辅酶 A-α- 葡萄糖胺 -*N*- 乙酰转移酶		*HGSNAT*
	D 型：乙酰葡萄糖胺硫酸酯酶		*GNS*
MPS Ⅳ	A 型：半乳糖胺 -6- 硫酸酯酶	KS、CS	*GALNS*
	B 型：β- 半乳糖苷酶	KS	*GLB1*
MPS Ⅵ	芳基硫酸酯酶 B	DS、CS	*ARSB*
MPS Ⅶ	β- 葡萄糖醛酸酶	DS、HS、CS	*GUSB*
MPS Ⅸ	透明质酸葡糖胺酶	HA	*HYAL1*

注：MPS. 黏多糖贮积症；DS. 硫酸皮肤素；HS. 硫酸肝素；CS. 软骨素；KS. 角质素；HA. 透明质酸。

经系统的产酶能力，达到部分改善中枢神经系统症状的作用，因而具有不可替代的优势；随着 HSCT 技术的进步，其风险显著降低，费用也为多数患者可承受的。HSCT 已被证明对 MPS Ⅰ、Ⅱ、Ⅳ、Ⅵ和Ⅶ型患者有效，其可改善的临床表现包括关节活动度、视力、听力、心肺功能、粗糙的面部特征、上呼吸道阻塞、呼吸功能受损和肝脾大等，然而，对已存的骨骼畸形、角膜疾病、心脏瓣膜异常、认知和智力影响的改善相对有限。治疗有效的程度取决于患者移植时的年龄、MPS 的类型、疾病阶段、供者类型和预处理方案及移植并发症等。我国近 10 年的临床应用和随访提示 allo-HSCT 治疗 MPS 明显改善了这些患者的预后。

（二）移植指征

1. 绝对移植指征　年龄<2.5 岁的 MPS Ⅰ型重型（MPS ⅠH）患者首选 allo-HSCT。

MPS Ⅰ型患者从重型（Hunters 综合征）到非重型（Attenuated 型），呈现不同轻重程度的多样临床表现，为了便于移植医生进行临床决策，将 MPS ⅠH 进行以下界定。

（1）2.5 岁前出现明显临床症状。

（2）症状虽然不明显，但是根据其家族史预测其可能为重型。

在偶然的机会中，Di Ferrante 等发现输注了健康人的血浆后，MPS ⅠH 患者体内的 GAG 发生了降解，推测正常人的血浆成分中存在 MPS ⅠH 患者所缺乏的物质。后续的研究证实 MPS ⅠH 患者缺乏 α-L- 艾杜糖醛酸苷酶，而健康人体白细胞可以分泌这种酶。1980 年，Hobbs JR 等进行了首例 MPS ⅠH 患者的 allo-HSCT，1 年后检测患者 α-L- 艾杜糖醛酸苷酶为正常水平，其肝脾大、角膜薄翳均得以纠正。20 年后，这位患者的智力水平位于正常低值，并且能够自力更生和操作计算机。自此，HSCT 开始正式应用于 MPS ⅠH 患者。

早期一项对北美 13 个中心的 MPS ⅠH 患者 HSCT 后神经发育功能的长期随访（随访中位时间为 8.7 年）显示年龄<2 岁进行 HSCT 的患儿远期智力水平明显优于移植时年龄>2 岁的患儿（*P*=0.01）。之后，国际上均沿用<2 岁作为 MPS ⅠH 的移植指征，>2 岁的患儿则认为 HSCT 和酶替代治疗（ERT）作用相似，应当首选 ERT。随后，欧洲 MPS 专家协作组考虑到 MPS 临床表现的多样性，建议将这一年龄放宽到 2.5 岁。中华医学会儿科学分会血液学组《异基因造血干细胞移植治疗黏多糖贮积症儿科专家共识》（后简称“中国专家共识”）亦建议将移植指征的年龄暂定于 2.5 岁。

此外，早期将发育商（developmental quotient，DQ）也作为考量决定是否需要移植的指标之一，认为 DQ 或智商（intelligence quotient，IQ）<70 患者即便接受 HSCT，也无助于智力改善和保护。后来的研究显示，部分 DQ/IQ<70 的患者 HSCT 后仍可在将来获得良好的智力水平。考虑原因可能为 MPS 患者早期的神经发育评估相当复杂（存在听力、视力和运动障碍等干扰因素），因此不可过度依赖 DQ，并建议不再将 DQ 作为移植指征中的一项。值得注意的是，确有大部分 DQ<70 的患者移植后无法保留智力；另外，一位有经验的神经发育学专家对患儿进行

准确评估的价值也需要得到重视。

2. 相对移植指征　以下情况建议在仔细评估临床状态、充分权衡利弊并有合适供者后，部分患者考虑从HSCT中获益明显高于治疗相关风险时方可谨慎选择HSCT。

(1)年龄>2.5岁的MPS ⅠH型患者。

(2)MPS Ⅰ型非重型，MPS Ⅱ、Ⅳ、Ⅵ、Ⅶ型。

HSCT对Ⅱ型患者在神经系统上的影响仍存争议，相较于正常儿童，Ⅱ型重型患者的语言功能、行走能力均显著低下并伴有高发的癫痫，2009年Nathalie等报告，对8例MPS Ⅱ型患者进行了allo-HSCT，研究中排除了智力严重受损(DQ/IQ<70)的患者，经过7~17年的随访，移植后患者智力水平仍然表现出了持续进展的趋势，因此认为移植对MPS Ⅱ型患者帮助不大。然而，之后来自日本的全国多中心研究对比了未经HSCT的Ⅱ型患者的自然病程，发现HSCT可以减缓患者神经系统进展的进程，因而认为仍具有积极的影响。2010年的一份报告指出，经过尸检，研究者在MPS Ⅱ患者HSCT移植后10个月的脑中找到供者小胶质细胞。HSCT已被证明在改善躯体表现和减缓整体疾病进展方面较ERT成功，因而在日本和中国，HSCT成为MPS Ⅱ患者的治疗选项。

MPS Ⅲ型患者是MPS中神经系统受累最严重的类型，表现为易激惹、攻击性行为、注意力缺陷、进行性的神经认知功能发育迟缓以及语言发育迟缓等。非常遗憾，与未进行HSCT的患者相比，HSCT似乎对MPS Ⅲ型患者神经系统症状没有明显的改善和保护作用，因此，目前对Ⅲ型患者基本未将HSCT作为治疗选项。

MPS Ⅳ型患者是MPS中骨骼受累最严重的类型，表现为严重的多发性骨发育障碍、侏儒、寰椎不稳定、鸡胸、脊柱后突或侧弯、膝外翻、过度松弛的韧带和过度伸展的关节，但通常智力不受影响。既往认为与未治疗的MPS Ⅳ型患者相比，HSCT并没有改善其骨关节症状，然而近期的MPS Ⅳ型移植后长期随访显示HSCT联合手术治疗可使患者恢复独立行走功能，呼吸功能、骨质疏松等均有改善，因而认为HSCT对患者仍有积极影响。

总体来说，HSCT可能的获益如下，供参考。

(1)呼吸系统：上呼吸道梗阻大多在移植后数月改善；肺功能大都改善。

(2)心血管系统：心力衰竭大都在1年内纠正；心肌功能、冠状动脉大都在10余年后好转；瓣膜病变可能持续进展数年，之后呈稳定趋势。

(3)神经系统：交通性脑积水大都可好转；惊厥、大年龄患儿或DQ/IQ<70的患者神经认知发育障碍改善不明显，甚至持续进展；对于Ⅲ型患者似乎没有受益，对于Ⅱ型患者可能受益。

(4)耳鼻喉系统：大部分患者的反复鼻炎、反复中耳炎、睡眠呼吸暂停综合征可改善；30%~40%的患者听力可改善，深传导和感觉神经听觉异常改善不明显。

(5)眼：部分患者角膜薄翳减轻，部分患者仍进展甚至影响视力，需要角膜移植；眼压大都可好转；视神经损害和视网膜变性改善不明显。

(6)骨关节系统：面容、关节僵硬/关节松弛大都可好转，运动能力大都有改善，大部分患者腕管综合征可改善，齿状突发育不良可部分好转，已有的髋关节发育不良、膝外翻、脊柱和胸廓等骨畸形改善不明显，但可手术矫形和控制骨骼畸形进行性加重。

(7)身高：HSCT后可改善身高，然而移植后患者仍普遍矮小，10岁以后偏离同龄儿平均身高尤其显著。

(三)供者和移植物选择

欧洲移植协作组(European Society for Blood and Marrow Transplantation，EBMT)和美国国际移植协作组(Center for International Blood & Marrow Transplant Research，CIBMTR)的数据显示脐带血移植物获得完全植入率(full donor chimerism)和正常酶活性(activity of enzyme)的比例优于其他移植物(完全植入率92% *vs.* 98%，酶活性69% *vs.* 59%，*P*值分别为0.039、0.007)。人类白细胞抗原(human leucocyte antigen，HLA)全相合同胞供者和HLA 6/6相合脐带血移植的5年无事件生存率(event free survival，EFS)最高，均为81%，其次为5/6相合脐血和10/10相合无关供者，分别为68%和66%。国际多中心研究结果显示疾病携带者供者移植后酶活性水平和远期预后均存在一定缺陷。因此，目前国际较推荐的供者和移植物选择优先顺序如下。

(1)非携带者同胞全相合供者。

(2)非血缘全相合脐带血。

(3)非血缘全相合外周血造血干细胞。

(4)在没有全相合非血缘供者的情况下，可选择同胞全相合携带者供者或部分相合的非血缘脐带血/外周血造血干细胞。

虽然脐带血干细胞(umbilical cord blood stem

cell,UCBSC）在 MPS 移植中显示出明显的优势，然而，值得注意的是，由于脐血移植本身的特点，相较于骨髓（bone marrow,BM）和外周血造血干细胞（peripheral blood stem cell,PBSC），其移植物排斥（graft rejection）风险增加。在 2017 年的一项多中心研究中，Lum 等人报道近年来 MPS 移植失败的总体风险降低（37.2% *vs.* 10.1%），但移植失败的模式从先前的受体可自体重建（49 例移植失败中 48 例可自体重建）变为现在的骨髓衰竭性移植失败（11 例患者只有 4 例可自体重建，其余 7 例需要 2 次移植），并且全部 11 例移植物失败均为脐血受者。前者反映了清髓不足，而后者在 UCBSC 受体中更常见，被认为代表不充分的受体免疫抑制，因此建议增加预处理方案中的免疫抑制和尽可能多的输注脐血干细胞。总体而言，与植入 BM 或 PBSC 的患者相比，植入 UCBSC 的患者则会表现出更稳定的完全植入率和酶活性。

（四）预处理方案及移植物抗宿主病预防

既往，移植物排斥是 MPS 患者移植中的主要挑战，EBMT 的研究显示移植物去 T 细胞处理和非清髓性预处理方案是移植物排斥的高危因素，而含有白消安的清髓性预处理方案则减少移植物排斥。Aldenhoven 等的研究则显示以完全植入为目标的预处理方案可以获得最好的远期预后，因而也推荐采用包含白消安（busulfan,Bu）的清髓性预处理。中国专家共识推荐的预处理方案为 BU16CY200ATG7.5。

（1）Bu：白消安 4mg/（kg·d）×4 天，静脉滴注，移植前第 9 天开始。

（2）Cy：环磷酰胺 50mg/（kg·d）×4 天，移植前第 5 天开始。

（3）ATG：抗人胸腺细胞免疫球蛋白总量 7.5mg/kg，分 2~3 天使用，移植前第 9 天（脐带血供者）或移植前第 4 天（其他供者）开始。

不建议使用全身放疗（total body irradiation,TBI）作为预处理方案，因其相关并发症，如矮小、白内障、智力发育迟滞与 MPS 表现重叠，且增加肿瘤发生概率、明显影响长期生活质量。移植物去 T 处理增加移植物排斥风险，一般也不建议。值得注意的是，在 Bartelink 的研究中建议应用氟达拉滨（总量 160mg/m^2）和白消安［（目标浓度 90mg/（h·L）］的组合作为预处理方案，研究中显示急性肺损伤（acute lung injury,ALI）、肝静脉闭塞病（hepatic venous occlusive disease,HVOD）、慢性移植物抗宿主病（chronic graft versus host disease,cGVHD）和病毒感染等发生率均明显低于环磷酰胺和白消安的组合，因而认为其毒性更低，并且在患者中可获得相同的植入率。如果氟达拉滨和白消安的组合得到更多证据支持，是值得考虑的方案。

GVHD 与其他良性疾病的造血干细胞移植没有明显区别，因而在中国专家共识中，GVHD 预防仍然推荐了常用的方案，即环孢素（CsA）8~10mg/（kg·d），口服，移植前 1 天开始；甲氨蝶呤（MTX）移植后第 1、3、6 天，第 1 天 15mg/（m^2·d），以后 10mg/（m^2·d）。脐带血移植应用 CsA+ 吗替麦考酚酯（MMF），MMF 15~30mg/（kg·d），口服，移植前 1 天开始。

（五）其他注意事项

1. 移植生存率影响因素　MPS 患儿常合并心脏瓣膜病、肺动脉高压、气道狭窄、胸廓畸形固定等，HSCT 时需警惕心、肺并发症风险，个体化评估、监测与防治。Rodgers 等在评估 MPS ⅠH 型患者移植后长达 25 年的死亡原因时，肺部相关原因占死亡人数的 27%，是单一器官死亡的最高原因；感染相关原因占死亡人数的 11.6%；心脏相关原因占死亡人数的 8.3%。值得注意的是，虽然 GVHD 未被确定为死亡的主要原因，但它可能是导致这些单一器官死亡的原因。除了 HSCT 的一般风险和不良反应外，超过 1 次 HSCT 可能会增加风险。在 2017 年对 MPS ⅠH 患者的研究中，Lum 等发现 2 次及以上的 HSCT 与心功能不全的严重程度之间存在相关性。此外，在 HSCT 之前患有严重下呼吸道疾病或肺炎的 MPS ⅠH 型患者死亡风险增加。

2. 早期移植　早期移植对于移植的总体良好结果非常重要。Mitchell R 等的研究显示，导致 MPS ⅠH 患者 HSCT 总体结果和长期影响的最关键因素是移植前的基线状态、移植时的年龄和移植后的酶水平。

3. 麻醉　MPS 患儿多伴有短颈、舌肥厚、会厌前置、颞下颌关节僵硬及大量分泌物，导致插管困难；枢椎齿状突发育不良，插管时若颈部过伸，可能引起颈椎半脱位致脊髓压迫综合征；上呼吸道阻塞、心脏病变及肺高压更加重了麻醉风险，并且风险随年龄增长而增加。因此，需尽量减少全身麻醉，如必须全麻，则必须由有经验的麻醉医师操作，另外术后常常发生气道梗阻，故术后需常规心电监护 24 小时。

4. 多学科团队合作的疾病评估、治疗与随访　MPS 累及全身多系统多脏器，并且移植后仍有较多疾病残留症状，因此建议尽量在医疗机构中设置多学科团队合作诊治这一复杂疾病。以遗传代谢和小儿移植专业医生为核心，联合神经科、矫形外科（骨科）、耳鼻喉科、眼科、心内科、呼吸科和麻醉科等专家，移植前和移植后对 MPS 患者各脏器功能进行评估和随访。中国专家共识列出了推荐的随访指标与建议的随访间隔时间，可作为参考。医生可根据每个患者的具体病情、患儿配合程度及检查可及性做适当调整。

（六）造血干细胞移植与酶替代联合治疗

ERT 和 HSCT 联合治疗是一种更新、更有效的方法，可以最大限度地减少 MPS 的临床表现，以及在移植前改善患者的临床表现，进一步增加移植的安全性与有效性，且 ERT 不影响 HSCT 的整体植入。在澳大利亚，现有指南建议 MPS Ⅰ型患者应在 HSCT 前 12 周和 HSCT 后 15~17 周内接受 ERT。移植前使用 ERT 使患者有时间寻找供体而不必担心疾病恶化。中国已于 2019 年 3 月启动引入 MPS Ⅰ型和 MPS Ⅱ型两种 MPS 酶替代药物。

（七）小结与展望

HSCT 已被证明是各种类型 MPS 的有效治疗选择。先前对移植安全性的担忧使得 HSCT 不能更广泛地用于不同类型 MPS 患者。然而，医疗技术的改进和对疾病的更多了解使 MPS 患者的 HSCT 后存活率显著提高。考虑到 HSCT 与单独使用 ERT 相比可以更好地改善临床表现，且 HSCT 的一次性治疗使其成为更具成本效益的选择，病情较重的患儿若能尽早进行移植是其受益的 MPS 人群。由于疾病的异质性、累及器官系统的多样性以及移植后疾病改善的不彻底性，移植前需要和家长充分沟通，让其充分了解移植的利弊。选择合适的移植病例，早期诊断、早期治疗、加强遗传代谢，血液科、骨科甚至心血管科、呼吸科、麻醉科、ICU 等医生的通力合作，加强移植后的随访、治疗，对于改善病患的最终预后至关重要。

无论如何，HSCT 和 ERT 都尚未达到令人满意的治疗结果，我们期待可以有更有效、更安全的治疗方法。开展新生儿筛查有助于早期发现、尽早干预，使疗效最大化。基因治疗也已经在尝试中，可能在获得疗效的同时更好地改善长期生存质量。

二、恶性婴儿型石骨症

（一）概述

石骨症（osteopetrosis）又称大理石骨病、原发性脆性骨硬化、硬化性增生性骨病和粉笔样骨，是一种少见的骨发育障碍性疾病。由于破骨细胞不能发挥骨质吸收作用，引起广泛的骨质硬化，甚至骨髓腔封闭，而出现贫血及血小板减少。本病最先由德国放射学家 Albers-Schönberg 于 1904 年首次报道，当时命名为“大理石骨病”。常染色体显性遗传为主，但绝大多数重症病例为隐性遗传，其中最严重的类型为恶性婴儿型石骨症（malignant infantile osteopetrosis，MIOP）。患儿在生后 1 年内发病，以贫血、肝脾大为主要表现，早期即出现视觉障碍、听力损害并有智力发育落后；因骨发育异常而致生长缓慢，骨骼畸形，易发骨折。严重感染及出血可威胁患儿生命。大约 70% 未经治疗的患儿死于生后 6 年内。

MIOP 是一类罕见的常染色体隐性遗传病。研究发现 MIOP 为破骨细胞功能异常或数量不足导致。破骨细胞的功能主要是骨的吸收和塑型。破骨细胞来源于造血干细胞，在成骨细胞的骨保护素和 RANK 配体作用下成熟。破骨细胞吸附在骨表面后，在细胞与骨面形成一个密闭空间，分泌 H^+ 及 Cl^- 形成盐酸，酸性环境下分泌基质金属蛋白酶和蛋白水解酶等将钙质和骨基质破坏，再由成骨细胞重塑。发生功能障碍多由基因异常致使 H^+ 或 Cl^- 分泌障碍，不能形成酸性环境造成。

近年来研究发现多种基因缺陷与本病相关。最常见的基因异常是 T 细胞免疫调节因子 1（*TCIRG1*）缺陷，大约 50% 的患者与此基因相关；其次是氯离子通道蛋白 7（*CLCN7*）基因缺陷，致 Cl^- 释放通道失活；骨硬化关联跨膜蛋白 1（OSTM1）可能与 Cl^- 在细胞内转运相关。OSTM1 缺陷患者常常合并神经发育退行性变，预后不良。尚有少数患者在骨髓活检中没有发现破骨细胞，提示可能与破骨细胞发育不良有关。此类患者可能与核因子 κB（NF-κB）的受体激活剂 / 配体（*RANK/RANKL*）基因异常有关。*RANK/RANKL* 异常导致破骨细胞成熟障碍。还有罕见的基因类型如 *SNX10*、*FERMT3/KINDLIN-3* 等。

1. *TCIRG1* 相关石骨症　是常染色体隐性遗传石骨症（ARO）中最常见的突变基因类型，*TCIRG1* 突变约占所有病例的 50%。基因缺陷造成 H^+-ATP 酶失活，H^+ 释放障碍。患者的破骨细胞无法发挥骨骼吸收作用。哥斯达黎加发病率高于其他地区，可能与西班牙殖民者携带的基因缺陷在当地人群遗传所致。所有经典石骨症的临床表现：骨密度增高合并骨髓腔缩小、易骨折、全血细胞减少与髓外造血引起肝脾大。由于脑神经的压迫和脑积水，失明和耳聋也常常可观察到。

2. *CLCN7* 相关石骨症　与 *CLCN7* 相关的石骨症分为三种类型：常染色体隐性遗传型石骨症（ARO）、中间型石骨症（IAO）及常染色体显性遗传型石骨症（ADO-Ⅱ）。其中以 ARO 最严重，表现为婴儿期起病，进展快，早期即可出现视力、听力损害，预后差。中间型既可以是常染色体隐性遗传，也可以是常染色体显性遗传，表现相对较轻。一般是儿童期发病，轻微外伤后发现可能有骨折，继发性视神经受压时偶然发现特征性骨骼 X 线改变，轻度贫血和偶尔的视力障碍。ADO-Ⅱ的发病通常都在大龄儿童或青春期，表现为骨折、脊柱侧弯、髋关节骨性关节炎、下颌骨骨髓炎或感染性纤维性骨关节炎等，脑神经受压罕见。*CLCN7* 基因缺陷类型包括了片段缺失、错义、重复，部分、连续或全基因的缺失。需要注意的是，如果血钙浓度正常的患儿发生抽搐，并有发育迟缓，还要考虑存在神经系统退行性变。神经元表型类似于神经元蜡样 - 脂褐质样变，会出现原发性视网膜变性和中枢神经系统退行性变。值得注意的是，非常频繁的多灶性尖峰和尖波的特征模式脑电图病理变化通常早于临床症状和神经退行性疾病。*CLCN7* 突变比 *TCIRG1* 突变更易出现神经系统退行性变，并且症状更重。

3. *OSTM1* 基因突变　本型预后差。越来越多的迹象表明，*TCIRG1* 异常患儿的神经系统受累（脑积水及脑神经缺陷）是因为头骨畸形导致脑组织的压迫，骨结构异常造成的血液系统缺陷可以通过 allo-HSCT 治愈。而 *CLCN7* 突变的部分患者会有严重的神经缺损，使这类病患即使经过造血干细胞移植仍然最终死亡。而对 *OSTM1* 基因的功能了解得更少，该基因已被确定在命名为灰色致命的小鼠中发现，这显示了基因缺陷可以导致严重的结果。

4. *RANK/RANKL* 基因突变　这种罕见的石骨症的特点是破骨细胞的数量减少，进程较慢，比经典的石骨症患儿症状轻。肿瘤坏死因子受体超家族成员 11A（*TNFRSF11A*）基因编码 RANK，RANK 蛋白缺陷导致破骨细胞无法成熟。肿瘤坏死因子细胞因子家族成员 11（*TNFSF11*）编码的 RANKL 是由基质细胞在骨髓中产生的破骨细胞的促细胞因子之一。实验提示患者 RANKL 缺陷可以通过重组 RANKL 和 M-CSF 存在的情况下，在体外行外周血单个核细胞培养出破骨细胞而好转。表明这些患者可能从重组 RANKL 的体内治疗中获益。

（二）诊断

MIOP 诊断主要依靠临床表现及 X 线改变。X 线特征主要包括全身性的骨质硬化，骨密度增高，髓腔闭塞；长骨塑形障碍显示棒球杆征，骨膜新骨形成。基本 X 线表现为广泛均匀，骨密度增高硬化，骨小梁变粗、模糊，皮质增厚，髓腔狭窄，甚至消失。“骨中骨”表现为边界比较明显的致密骨岛。“夹心椎”又名夹心蛋糕征，表现为椎体上下高密度而中间低密度，形如三明治样。髂骨翼年轮样改变、颅骨穹窿、颅底硬化皆可见。

腹部影像常常提示肝脾大，头颅的 CT 或 MRI 可以见到出颅骨孔道狭窄、视神经纤细等表现。

实验室检测血清磷酸激酶脑型同工酶（CK-BB）、抗酒石酸酸性磷酸酶（tartrate resistant acid phosphatase，TRAP）升高，及血清护骨因子（osteoprotegeri，OPG）/ 护骨因子配体（sRANKL）比值升高亦有协助诊断价值。

对于有条件的患者，基因学检测是推荐的。可以区分成骨细胞功能亢进引起的骨密度增高的疾病，并对下一步的治疗方法提供依据。

（三）治疗

1. 一般治疗　石骨症无特效疗法，一般采取对症治疗。减少钙摄入无明显效果。对于有面神经麻痹者，可行面神经减压术。有视神经萎缩或视力下降者采取视神经减压术来挽救视力。曾有报道采用视神经减压术治疗 6 例石骨症患者，结果 5 例术后视力明显改善，1 例改善，无并发症。

对轻型患者，一般给予对症治疗，如控制感染、输血、加强护理、防止外伤性骨折，给予低钙和磷酸纤维素食物，可延缓骨硬化过程。

已知的对于 MIOP 有效的治疗途径仅有 HSCT。MIOP 与破骨细胞功能异常相关，而破骨细胞来源于造血干细胞，allo-HSCT 能够提供分化成有功能的破骨细胞，是目前治疗 MIOP 唯一明确有效的方法。

2. 异基因造血干细胞移植　1980 年首例 MIOP 患儿接受同胞全合 HSCT，植入 13 周后骨活检即提示结构恢复正常。虽移植后 18 个月被排斥，仍获得长期存活。我国最早于 2007 年由北京儿童医院秦茂权等报道 1 例无关全相合移植成功病例。已报道的应用移植治疗石骨症的临床研究见表 4-30-8。

（1）供者选择：因骨髓造血微环境不良、脾功能亢进及 HLA 配型不合，文献报道非同胞全合移植植

表 4-30-8 移植治疗石骨症的临床研究

文献来源	供者来源(例数)	移植预处理方案(例数)	移植物(例数)	生存率
GJA Driessen (2003)	同胞全相合供者(40);全相合无关供者(20);亲缘单倍体供者(41) 0到1个点不合21	Bu 16mg/kg/Cy 200mg/kg(79) Bu 20mg/kg/Cy 200mg/kg(37) 增加 VP-16(17) Thio(17) Flu(4)	未处理骨髓(48);T细胞去除(数据不详)	无病生存率为 46%
Paul J.Orchard (2016)	同胞全相合供者(65);其他选择供者(128)	清髓性预处理: Bu/Cy(139) Bu/Flu(9) Bu/Mel(9) Flu/Mel(3) TBI+Bu/Cy(16) TBI+Cy(7) 减低强度预处理: Flu+Bu(4) Mel/Flu(2) TBI+ 化疗药(不详)(3) TLI+Cy(1)	骨髓;脐带血	总生存率:同胞全合供者为 62%;其他供者为 39%
Chiesa R(2016)	无关脐带血供者(51)	Bu/Cy(27) Bu/Cy+Thio(9) Flu/Bu+Thio(4) Flu/Bu/Cy(3) 其他(8)	脐带血	总生存率为 46%
Cornelis J.H.Pronk (2016)	亲缘单倍体供者(2)	Flu(2)/Bu[AUC(90 ± 5)mg/(h·L)]/Thio(2)	TCRαβ 去除的外周血干细胞	2 例全部植入成功
Bella Shadur(2017)	同胞全相合供者(13),其他亲缘供者(2),10/10 无关供者(11),9/10 相合无关供者(4),9/10 相合亲缘供者(1)	Flu(150mg/m^2)/Thio(10mg/kg)/Treo(12g/m^2 或 16g/m^2)/ATG(10mg/kg 或 Ale 30mg)	骨髓(26);外周血(5)	总生存率为 100%(中位生存时间 363 天)

注:Bu. 白消安;Cy. 环磷酰胺;Flu. 氟达拉滨;VP-16. 依托泊苷;Thio. 塞替派;Mel. 美法仑;TBI. 全身放疗;TLI. 全淋巴结放疗;Treo. 苏消安;ATG. 抗胸腺球蛋白;Ale. 阿仑珠单抗。

入率仅为 63%。2003 年来自 EBMT 的报道,122 例患儿行 allo-HSCT,总植入率为 77%。其中非同胞全合(无关供者及半相合)植入率分别为 79% 和 61%。同胞 HLA 全相合供者 HSCT 5 年无病生存率达 73%,无关 HLA 全相合 HSCT EFS 仅为 40%,亲缘半相合移植 EFS 为 24%。提示无关供者或亲缘半相合移植预后较差。1 份来自多中心的移植报道提示同胞全相合移植 5 年总生存率达 62%,而其他供者则只有 42%。脐带血造血干细胞移植综合了 51 例患儿,移植植入失败 33%,混合性嵌合体 19%,而 6 年 OS 仅有 46%。

北京儿童医院总结了 2010 年 1 月至 2018 年 5 月间确诊并完成亲缘单倍体移植患儿 27 例,全部采用以白消安、环磷酰胺(BuCy 方案)为主的清髓方案(表 4-30-9)。中位观察时间为 55.2 个月(0.3~126.2 个月)。随访结束时,20 名患者存活,7 名患者死亡。5 年总生存率为 73.9%。20 例患者观察到Ⅰ~Ⅱ期急性 GVHD,1 例患者观察到Ⅲ期 GVHD,无患者出现Ⅳ期 GVHD。在 11 名(40.7%)患者中观察到慢性 GVHD,并通过抗 GVHD 治疗得到控制。提示单倍体供者移植也是无同胞相合供者时的可行选择。

基于以上结果,同胞 HLA 配型全相合的兄弟姐

表 4-30-9 北京儿童医院恶性婴儿型石骨症移植方案(2018)

适应证	1. 临床确定诊断为恶性婴儿型石骨症 2. 禁忌:应除外 $RANKL^+$(骨髓活检提示破骨细胞缺乏类型);有中枢神经退行性变的 *OSTM1* 异常;有中枢神经退行性变的 *CLCN7* 异常 3. 仔细检查感染、肺高压、失明或失聪的患儿,应权衡利弊并与家属详细沟通移植的风险,及视力和听力损害可能是不可逆转的 4. 供者没有发病的同胞 HLA 相合的兄弟姐妹(如受者为 *CLCN7* 杂合异常,应排除同样带有 *CLCN7* 异常的同胞)>无关 HLA 相合供者>同胞单倍体亲缘供者
移植方案	Flu×5 天 +Bu×4 天 +CTX×4 天 ±ATG Flu 30mg/m^2,每日 1 次(−13~−9 天) Bu 0.8~1.2mg/(kg·次),每 6 小时 1 次(−9~−6 天) CTX 30mg/(kg·d),(−5~−2 天) ATG 2.5mg/(kg·d),(−5~−2 天)
备注	1. 为减轻 CTX 的心脏毒性,总量 120mg/kg 分为单次 30mg/(kg·d)在 4 天内给予 2. 如有条件,强烈推荐监测 Bu 的 AUC,建议 AUC 范围 900~1350μmol/(L·min) 3. 警惕肺高压,控制液体入量,严格出入量平衡 4. 同胞全相合供者,不用 ATG
常治疗原则	**CLS/VOD/TMA 的预防** 熊去氧胆酸 5~7mg/(kg·d),分 1~3 次 低分子量肝素 100U/kg,皮下注射 PGE_1 5~10μg/kg(−14~+35 天) 如有怀疑出现 VOD/TMA,推荐加用去纤苷 **出血性膀胱炎的预防** 1. 补液 3 000ml/m^2,糖盐比例 1 ∶ 1,−5~−4 天 2. 美司钠总量为 CTX 的 1.6~2.0 倍,1/4 量在应用 CTX 时使用,−5~−2 天;3/4 量持续静脉滴注 23.5 小时,−5~−1 天 3. 碱化尿液,碳酸氢钠应用时间为 −5~−1 天;利尿 **白消安中枢神经系统毒副作用的预防** 苯妥英钠 7.5mg/(kg·d),口服,每 6 小时 1 次(−10 天) 苯妥英钠 10mg/(kg·d),口服,每 6 小时 1 次 ×4 天(−9~−6 天),于白消安前 30 分钟服用 苯妥英钠,口服,每 12 小时 1 次,减量 1 周;每日 1 次,3 天减停 **急性移植物抗宿主病的预防** 1. CsA 5mg/(kg·d),静脉滴注,每 12 小时 1 次(−1~+30 天),+30 天胃肠道功能正常,改为口服。根据血药浓度调整剂量。维持血药浓度在 100~250ng/ml 2. MMF 600mg/m^2,分 2 次口服,0 天开始,60 天内减停 3. MTX 15mg/m^2,静脉滴注,+1 天 MTX 10mg/m^2,静脉滴注,+3 天,+6 天,+11 天 亚叶酸钙 10mg/m^2,+2 天,+4 天,+7 天,+12 天 **病毒的治疗及预防** 干细胞回输后推荐每周查巨细胞病毒 /EB 病毒 DNA 明确巨细胞病毒 / 血浆 EB 病毒阳性,更昔洛韦 5mg/kg,每 12 小时 1 次,−10~−2 天 移植前无巨细胞病毒阳性、全血及血浆 EB 病毒均为阴性,阿昔洛韦 5mg/kg,每 12 小时 1 次 移植前无巨细胞病毒阳性、全血 EB 病毒阳性,血浆 EBV 阴性,阿昔洛韦 10mg/kg,每 8 小时 1 次
干细胞动员及采集	干细胞动员:供者接受 G-CSF 5~10μg/(kg·d),皮下注射,共 5 天 干细胞采集:第 4 天采集供者骨髓,第 5 天采集外周血干细胞 采集要求:单个核细胞(MNC)(6~8)×10^8/kg,$CD34^+$ 细胞(4~10)×10^6/kg(EBMT 移植方案推荐 $CD34^+$ 细胞回输达到 10×10^6/kg)
促进植入	G-CSF 3~5μg/(kg·d),+5 天起;TPO 300U/(kg·d),+4 天起

注:ATG. 抗人胸腺细胞免疫球蛋白;Bu. 白消安;Flu. 氟达拉滨;MMF. 吗替麦考酚酯;CsA. 环孢素 A;MTX. 甲氨蝶呤;G-CSF. 粒细胞集落刺激因子;TPO. 血小板生成素;CLS. 毛细血管渗漏综合征;VOD. 静脉闭塞病;TMA. 血栓性微血管病;PGE_1. 前列腺素 E_1;AUC. 曲线下面积。

妹仍是供者的首选；其次是无关HLA相合的供者；近年来随着HLA单倍体相合移植在良性病中取得了更好的结果，也作为推荐。脐带血移植在本病中优势不明显，在EBMT移植手册（2019年版）中已不作为供者的推荐。

(2) 移植方案的选择：由于移植排斥率较高，大量文献报道还是采用清髓性方案。以白消安、环磷酰胺为主的方案仍是首选。白消安建议使用4天16剂，因易引起肝静脉闭塞病（HVOD），建议检测药-时曲线下面积[AUC，首剂900~1 350μmol/(min·L)]以调整用药方案。苏消安（treosulphan）由于其安全性好于白消安，未来有替代白消安的可能。由于大剂量环磷酰胺增加心肺合并症的发生危险，逐渐被氟达拉滨和塞替派所替代。

后置环磷酰胺（PT-CY）为主的预处理方案治疗石骨症亦有报道。Bahr TL等报道3例患儿采用PT-CY方案，1例成功，2例失败而行二次移植，最终死亡。

抗人胸腺球蛋白（ATG）在CVHD预防中仍是首选，体外去除TCRαβ可以减轻GVHD的发生，并因免疫重建更加迅速而有更好的前景。

(3) 移植后合并症的处理：HSCT后死亡的常见原因为感染，血流感染和肺炎更为常见。HVOD和造血恢复不良后出血亦是死亡的常见原因。在一项193例移植总结中，植入失败是最常见的死亡原因，占据了同胞全合患儿死亡率的50%和其他供者死亡率的43%。

低钙血症及佝偻病表现在移植前患者比较常见。低钙血症也是患儿发生惊厥的主要原因。与移植前情况相反，移植后患儿因骨骼脱钙更易出现高钙血症。随着移植时年龄增大，骨骼钙质沉积越多，越容易发生危及生命的高钙血症。

移植后骨密度逐渐降低，X线表现从移植后3个月开始，1年以后骨密度接近正常人。EBMT总结移植后原有视力损害的患者中，视力有恢复者仅占7%，却有25%的患者仍有进展。提示在准备移植前评估视力、听力及做好家属的解释工作非常必要。移植后长期随访，关注患儿视力恢复情况亦应得到重视。

(4) 面临的问题：虽然HSCT能够挽救MIOP患儿生命，但早期即可出现的神经系统损害，亦应引起重视。对于部分*CLCN7*及*OSTM1*突变患者，中枢神经系统损害明显，在移植后病变仍会进展，导致不良预后，需要慎重移植。*RANKL*患者行allo-HSCT亦效果有限。使用重组RANKL，间充质干细胞治疗可能成为未来治疗方向。基因治疗仍处于探索阶段，没有很好的临床数据证明其有效。

总之，石骨症为破骨细胞功能或数量异常而导致的骨硬化症。其中MIOP为罕见但可致命的常染色体隐性遗传类型。婴儿期即可出现视力听力损害，可致失明，多数患儿死于生后6年。及早诊断，在6个月内甚至3个月内行allo-HSCT可获得较好愈后。基因检测对患儿是否能够通过HSCT而治愈有指导性的意义。

三、肾上腺脑白质营养不良

（一）概述

肾上腺脑白质营养不良（adrenoleukodystrophy，ALD）是一种遗传性过氧化物酶体（peroxisome）病。ALD的主要生化改变是继发于过氧化物酶体功能异常的极长链脂肪酸（very long chain fatty acid，VLCFA）蓄积，尤其是C24、C26长链脂肪酸会异常堆积在大脑的白质和肾上腺的皮质内，侵蚀脑神经系统的髓鞘，造成髓鞘脱失，摧毁神经细胞，进而妨碍神经传导，同时肾上腺功能受损。发病源于X染色体长臂2区8带位置上的*ABCD1*基因上的缺损，*ABCD1*基因编码ABCD1蛋白，又称为肾上腺脑白质营养不良蛋白（adrenoleukodystrophy protein，ALDP），它是ATP结合盒转运蛋白家族的成员，具有ABC半转运蛋白的结构，将VLCFA从细胞质转运到溶酶体内，并在那里通过β-氧化降解。*ABCD1*基因的突变使其表达的ALDP减少，导致VLCFA在细胞里堆积，特别是C26和C24在细胞内蓄积，不能被转运到溶酶体内被氧化降解，影响细胞膜的结构、稳定性和功能，造成直接或间接细胞的损伤。随着越来越多的细胞损伤累积，患者开始出现症状。但症状的严重程度因人而异，不是由基因决定的。即使是同卵双胞胎，其症状的发作和严重程度也会不同。截至2019年4月，共发现有2 707多个*ABCD1*突变，突变类型包括无义突变、错义突变、编码框偏移突变及外显子启动区的突变等，ALD的临床表型和致病基因的基因型及血浆的VLCFA水平无相关性，同一家系有相同突变，可以有不同的临床表现。ALD遗传方式为X连锁隐性遗传，男性多见，女性杂合子也可以出现症状。男性发病率为1/21 000；

估计整体（包括女性杂合子基因型）出生发病率约为1/14 700。

（二）临床表现

携带ALD基因的大多数男性和女性都有缓慢进展的肾上腺脊髓神经病（adrenomyeloneuropathy，AMN），男性通常从30多岁开始，女性从绝经后开始，过去认为女性"携带者"只有一小部分会产生症状，但是现在认为女性症状多较轻，但80%的女性最终会产生症状，在60岁时会出现脊髓病相关的症状和体征。约35%~40%的ALD男性可生后早期迅速出现中枢神经系统症状，并在3~10岁时达到高峰，此外，ALD男性患者的肾上腺通常受到影响，终生肾上腺功能不全的风险约为80%。ALD临床表现见表4-30-10。

（三）辅助检查及诊断

早期ALD的诊断是在患者出现包括注意力缺陷和多动症、学习困难、语言理解困难、行为障碍和书写能力下降等早期症状后通过神经影像学来确定的。20世纪80年代后，VLCFA测定在生化指标上进一步协助ALD诊断，尤其是C26 :0/C22 :0、C26 :0/C24 :0的比值。由于患者体内无法代谢VLCFA，所有男性患者血浆内VLCFA都会升高，85%女性基因携带者血浆内VLCFA也升高。一般典型临床症状加VLCFA升高可以作出临床诊断，但由于VLCFA存在20%假阴性率，*ABCD1*基因分析有利于家族中ALD女性患者的诊断，同时基因诊断对女性基因携带者在怀孕初期作产前诊断尤其重要。此外，全血点液相色谱-串联质谱（LC-MS/MS）测定C26 :0-溶血磷脂酰胆碱（C26 :0-LPC）用于诊断新生儿ALD。阿姆斯特丹的医学中心表明，该检测方法的灵敏度可高达100%。其他辅助诊断的检查包括肾上腺皮质激素、促肾上腺皮质激素，以及周围神经传导速度、脑电图、头部MRI。

所有ALD/AMN患者必须在诊断时做头部MRI，脑干皮质脊髓束受累是ALD的特征性改变，可以作为ALD与其他脑白质病变相鉴别的依据。有临床

表4-30-10 肾上腺脑白质营养不良临床表现

表型	临床表现和病理改变	累积发病率；发病年龄
男性表型		
儿童脑型（CCALD）	进行性行为、认知障碍和神经功能恶化；通常在确诊后4年内出现完全瘫痪/死亡。病理特征是脑炎性脱髓鞘病变	31%~35%；3~11岁发病
青少年脑型	临床表现和病理改变同CCALD，11~21岁发病，进展稍慢于CCALD	4%~7%；11~21岁发病
肾上腺脊髓神经病（AMN）	以无力、痉挛和疼痛为特征，伴膀胱、肠道功能障碍和行动障碍，经常需要使用辅助设备或轮椅；病理特征伴有脊髓萎缩的慢性进行性远端轴索和周围神经病变	大多数成年男性会进展为AMN；通常30~40岁发病
成人脑型	痴呆症、行为障碍和局灶性神经缺陷；症状进展可能与CCALD相似；进展率不同，罕见的自限性脑脱髓鞘被称为"停滞性脑病"	20%
单纯Addison型	原发性肾上腺受累，无明显神经受累；大多数人将进展为AMN	2岁~成人期
无症状型	生化和基因检查异常，但没有明显的肾上腺或神经缺陷；通常在成年后详细的检查时发现肾上腺功能减退或AMN的细微体征	在儿童时期很常见；50%的无症状患者在10年内进展为AMN
女性表型		
无症状型	没有证据表明肾上腺或神经受累	
肾上腺脊髓神经病（轻、中、重）	症状与男性AMN相似，只是发病较晚，进展速度较慢	随着年龄的增长而增加；预计50%>40岁，到65岁约65%
脑部受累型	罕见，在确诊和疑似X染色体失活的病例中报道过	很少有病例报道
Addison病	罕见于女性，但不像男性那样可先于AMN出现	1%

表现的男性患者其MRI都会有明显的脑白质髓鞘脱失，AMN的颅脑MRI典型表现为枕叶、双侧侧脑室后角周围的白质内“蝶翼状”对称性长T_1、长T_2信号。病灶增强早期呈花边样强化，而晚期不强化。约60%的AMN颅脑MRI仅表现为脑干或内囊中皮质脊髓束的沃勒变性，而无脑白质异常信号；脊髓MRI常表现为非特异性脊髓萎缩及皮质脊髓束的沃勒变性。脑电图显示慢波增多，以顶枕部为著。一些儿童脑型患者可能是在家族史筛查中被发现的，尚没有临床症状，MRI正常，这类患者应该每6~12个月复查MRI，追踪病变，通常MRI转变比临床症状更早，这利于帮助早期诊断及治疗，如造血干细胞移植，建议在没有出现神经系统症状时进行预后最好。

如何判断一个早期发现MRI异常患者是否会急剧转变导致严重脑受损甚或死亡，单靠临床检查并不容易，现在大多以头颅MRI评分预测，如果头颅MRI评分（Loes score）在10分或以上，患者脑部病变转差机会甚高，应尽早行造血干细胞移植，对预后有重要指示。

（四）鉴别诊断

儿童脑型ALD早期发病症状可以是学习困难及行为问题，与一些学习异常疾病类似，如自闭症。但若出现神经症状或癫痫，MRI与VLCFA可作肯定诊断。其他脑白质退化症如球形细胞脑白质营养不良、急性播散性脑脊髓膜炎等，通过基因检查可以分辨。

（五）治疗和预后

现今没有药物能有效阻止神经系统损害，以往有报道服用罗伦佐油（Lorenzo oil）可以推迟该病的发展并阻止脑部进展，但没有明显医学实证支持其疗效。造血干细胞移植是唯一有效的治疗早期儿童脑型ALD的方法。晚期儿童脑型患者在移植后并无获益，一般移植后很快进展并死亡。至今已有超过460例移植报道，移植对AMN及肾上腺功能低下也没有帮助。干细胞移植如何改善脑部受损，机制仍不清楚，有人提出移植后产生解毒作用，降低炎症或免疫反应，与干细胞提供替代治疗没有直接关系，移植后脑功能保持正常者其VLCFA可以仍然升高。以往临床经验显示，早期进行移植，较多患者在移植后能够保持脑部正常功能，但长远脑部发展的报道并不多，中短期报道主要是集中在生存率及移植后并发症如GVHD。

从20世纪80年代初已开始以造血干细胞移植作治疗。一个多中心回顾性研究报道，1982—1999年，94名儿童脑型ALD患者接受造血干细胞移植，5年整体存活率为56%，主要死亡原因为移植后大脑损伤持续进展，少数为GVHD。但其中25名早期患者，即无或仅有轻微神经系统表现，MRI分数少于9，此组患者5年存活率为92%。有研究比较30名不进行移植及19名进行移植的早期患者（两组有类似MRI分数），不做移植组5年存活率明显较低（54% *vs.* 95%）。一个较近期研究，60名儿童在2000—2009年进行移植，5年存活率为75%，若已出现较严重MRI显像转变，或已有临床神经系统异常，存活率只有60%~66%，但并无上述症状者生存率达90%。移植后神经系统是否会进展主要在于移植前MRI影响的严重程度。

所有考虑进行造血干细胞移植的ALD患者都应该接受彻底的神经学评估。Moser等人开发了神经功能评分（NFS）（表4-30-11），根据临床症状对疾病严重程度进行分类，如果评分为≥2，提示为晚期疾病。神经成像是诊断评估的关键组成部分。Loes等人开发了一种疾病特异性MRI严重程度评分（Loes评分，表4-30-12），该评分评估T_1和T_2加权图像上的萎缩程度和白质病变的程度/位置。Loes评分<10分的患者，接受造血干细胞移植后获得的神经功能预后更佳。此外，钆对比剂增强是疾病进展的一个非常强的预测指标。一般认为，Loes评分<10分以及神经功能评分<2的脑型ALD患者具有造血干细胞移植指征。

表4-30-11　肾上腺脑白质营养不良神经功能评分

项目	评分
听觉障碍	1
失语/失用	1
视力障碍/视野缺损	1
皮质盲	2
吞咽困难	2
鼻饲喂养	2
跑步困难/反射亢进	1
行走困难/痉挛/痉挛步态（无需帮助）	1
痉挛步态（需要帮助）	2
需坐轮椅	2
无主动活动	3
发作性尿失禁或大便失禁	1
持续性尿失禁或大便失禁	2
非热性惊厥	1
总分	

表 4-30-12 肾上腺脑白质营养不良 MRI 评分

受累部位	正常	轻微高信号	致密高信号
1. 额叶白质			
(1)脑室旁	0	1	2
(2)中央	0	1	2
(3)U 型纤维	0	1	2
2. 顶枕叶白质			
(1)脑室旁	0	1	2
(2)中央	0	1	2
(3)U 型纤维	0	1	2
3. 颞叶白质			
(1)脑室旁	0	1	2
(2)中央	0	1	2
(3)U 型纤维	0	1	2
4. 胼胝体			
(1)膝部	0	1	2
(2)压部	0	1	2
5. 投射纤维			
(1)内囊后肢	0	1	2
(2)内囊前肢	0	1	2
(3)中线	0	1	2
6. 脑萎缩	0	1	2
7. 丘脑	0	1	
8. 基底节	0	1	
9. 小脑			
(1)白质	0	1	
(2)萎缩	0	1	
总分			

移植供者的选择与其他遗传性疾病类似，家族中未携带致病基因的同胞 HLA 相合供者，可考虑作为首选供者。非血缘干细胞供者可以是无关供者或脐带血，当然 HLA 位点相合越高移植效果越佳。如上述研究显示，早期移植有优势，在诊断后应尽早安排移植，避免在找供者过程中出现大脑功能进展，会严重影响预后。非血缘脐带血库可以较快找到合适供者移植，大多数患者为 10 岁以下，一般细胞数足够，不够时也可以做双份脐带血移植。

预处理方案一般采用清髓预处理，常用方案为白消安及环磷酰胺，有些采用美法仑或大剂量阿糖胞苷，是否采用 ATG 也有争议。有些研究建议在移植前给予一段时间罗伦佐油以减轻移植期间并发症，但证据并不确实。最近，在一项针对成人 AMN 患者的小型开放性试验证明，多种高剂量抗氧化剂的组合可使氧化损伤和炎症的生物标志物正常化。几个中心将 *N*- 乙酰半胱氨酸（NAC）用于 allo-HSCT 的辅助治疗，研究显示，NAC 可以提高 MRI 较高评分患者在 HSCT 后的生存率，但并未显示出残余神经功能缺损的改善。此外，移植并不能改善肾上腺功能，所以移植后大多要激素补充治疗，但不少患者移植前已经有肾上腺功能低下，在移植预处理过程中应给较大剂量激素作保护。

移植后评估应包括脑功能追踪，全面智力、语言、听力、视力评估，最重要的是 MRI Loes 分数，早期进行移植在上述功能和影像测试多能保持正常或稳定，但也有些患者在移植后出现进展。一项多中心研究报道 27 名脐带血移植长期康复者，20% 出现视力转差，18% 出现癫痫。

（六）未来研究方向

基因治疗正在积极进行，对未能找到供者的患者提供希望。一项包括 17 例早期 ALD 进行自体移植的研究报道，CD34 细胞经 Lenti-D 转染 *ABCD1* DNA，15 例移植后生存，没有移植物排斥或 GVHD，随访 24 个月未出现明显功能障碍。初期效果明显，但长远效果仍需更长时间追踪，包括是否有其他并发症。也有些地区开始做新生儿筛查，希望能在没有临床症状前诊断，可以较早紧密追踪和安排治疗。

四、戈谢病

（一）概述

戈谢病（Gaucher disease，GD）是较常见的溶酶体贮积病（lysosomal storage disease，LSD），其为常染色体隐性遗传。1882 年法国皮肤科医生 Phillipe Gaucher 首先报道了该病，1934 年法国化学家 A.Aghion 发现 GD 是由于肝、脾、骨髓和中枢神经系统的巨噬细胞内蓄积葡糖脑苷脂（glucocerebroside，GC）所致。临床表现为多脏器受累并呈进行性加重，严重影响患者的生活质量，甚至危及生命。1964 年，Brady 等发现 GC 的蓄积是由葡糖脑苷脂酶（glucocerebrosidase，GBA）缺乏所致，为 GD 的诊断和治疗提供了理论依据。20 世纪 80 年代，科学家们研究发现 GD 是由于编码 GBA 的基因突变而引起的常染色体隐性遗传病。1983 年，Barnevel 等报道了 GBA 的基因位于 1 号染色体，Beutler 和 Gelbart 在 1996 年发现了在不同类型的患者中很多基因的不同突变。到目前，已有近 300 种不同的 GBA 基因突变被发现，种族差异存在于同样的 GBA 基因突变型，并与临床表型相关。GD 在不同种族间发病率有较大差异。普通人群中,GD 发病率约为 1/10 万 ~1/7.5 万;在 Ashkenazi 犹太人群中,GD 的发病率可以高达 1/450。

GD 的病理生理是由于脂质巨噬细胞的积累,造血干细胞移植可以提供健康的骨髓源性巨噬细胞和其他细胞,因此造血干细胞移植被认为是治疗该病的合理方法。Rappeport 等人于 1984 年尝试用 HSCT 治疗晚期 3 型 GD,但没有成功。1984 年,瑞典卡罗林斯卡研究所的 Ringden 及其同事首次成功通过 HSCT 治疗了 1 型 GD 患儿。然而,HSCT 的重要局限性是移植相关的并发症,甚至有死亡风险;另外,难以获得 HLA 完全匹配的供体也是限制其应用的瓶颈。酶替代疗法的应用减少了 HSCT 治疗的数量。但近年,移植技术的进步、干细胞供体来源的扩展,降低了与手术相关的风险,尤其是移植后酶活性水平"一劳永逸"的稳定保持更显示了一定的治疗优势。因此,多篇文献提及需重新评估 HSCT 治疗 GD 患者的风险和益处。

(二) 移植治疗

1. 适应症　① Ⅰ 型和 Ⅲ 型 GD 患者可以从 HSCT 中获益,前提是在不可逆的神经功能缺损发生之前进行移植。②无法行酶替代法(enzyme replacement therapy,ERT)和底物清除疗法(substrate reduction therapy,SRT)的 GD 患者。

2. 移植时机　GBA 的缺乏将使疾病随着时间的推迟而越来越重,与所有遗传代谢缺陷一样,只要符合移植适应症,一旦决定移植,越早移植风险越小,移植疗效也越好。

3. 供体选择　供者选择依次是 HLA 全相合同胞供者、10/10 相合非亲缘供者。针对无上述供者的 GD 患者,有经验的移植中心可谨慎开展单倍体移植临床研究。由于 GD 是常染色体隐形遗传,全相合亲缘供者即使为携带 GBA 的基因突变的杂合子,依旧可以作为供者的选择。

4. 移植前准备　鉴于脾脏完整患者在 allo-HSCT 后出现全血细胞减少的时间会更长,而脾脏切除患者的植入速度很快,Hobbs 等人建议在 HSCT 之前对巨脾患者进行脾切除术,但需进行预防接种,做好脾脏切除后的感染预防。

5. 预处理方案　在任何情况下,MAC 预处理方案可能都是确保最佳治疗效果的关键。从目前文献报道,BU/CY 或 TBI/CY 依旧是 GD 患者预处理方案的常规选择,由于 BU 具有很好的清髓特性,所以是 GD 患者进行 allo-HSCT 首选的预处理药物。虽然 GD 患者在应用 MAC 预处理方案后,血细胞的植入时间较长,但应用 BU 后,可以减少大脑中的巨噬细胞数量,并在某种程度上破坏血脑屏障,从而增强中枢植入能力。使用 BU 的方案比 TBI 更安全、耐受性更好,目前虽没有相关文献报道,但对具有相似病因的黏多糖贮积病 I 型的长期预后研究表明,采用 TBI 方案的患儿神经认知能力下降通常更为严重。

6. 移植相关并发症　由于 GD 在移植后易出现长时间的全血细胞减少,移植后需要警惕植入不良及早期移植排斥。有文献报道 GD 患者移植后出现持续性的肺部病变,可能与戈谢细胞本身的肺损伤有关。此外还有文献报道,GD 患者移植后可能会出现 EB 病毒血症和大叶性肺炎、纯红细胞再生障碍性贫血、心包积液合并心包填塞等。迄今,GD 移植的数量较少,缺乏较大样本的资料,更无随机对照的临床研究。

7. 预后　目前,HSCT 是一种可以为 GD 患者提供永久酶来源的治疗方法,与更常用的 ERT 干预相比,这是一种花费相对少的治疗方法。一项非随机研究表明,在目前使用的剂量水平下,HSCT 可能比 ERT 更能有效地减少 GC 的体内总储存量(表 4-30-13)。此外,大量的病例报道表明,HSCT 可以带来良好的临床结果,如生长加速,器官肿大逆转,骨骼变化逐渐好转,可能能够阻止 3 型 GD 患儿的进一步神经功能退化。但有研究发现,GD 特有的肌肉骨骼并发症、脊柱后凸和脊柱侧凸则改善并不理想或出现进一步进展。一组 50 名接受 HSCT 治疗的 GD 患者的较大样本量研究显示,无病生存率达到了 85%,但更需关注远期骨骼、神经功能、生长发育及生活质量等,对 GD 疗效进行系统评价。

表 4-30-13　HSCT 与 ERT 优缺点的比较

项目	HSCT	ERT
治疗频率	一次性干预	多次终身用药
费用	总费用低	总费用高
对中枢的作用	能部分进入中枢,对神经系统有潜在的好处	不能透过血脑屏障,对神经受累无效
酶活性	酶活性持续稳定	酶活性波动
推荐情况	非常规推荐	常规推荐
并发症	多	少
死亡风险	有	有

注:HSCT. 造血干细胞移植;ERT. 酶替代治疗。

(陈　静　朱光华　李志光)

参考文献

[1] ABOOBACKER FN, KULKARNIUL UP, KORULA A, et al. Hematopoietic stem cell transplantation is a cost-effective alternative to enzyme replacement therapy in Gaucher disease. Blood Cell Ther, 2022, 5 (3): 69-74.

[2] DONALD A, BJORKVALL CK, VELLODI A, et al. Thirty-year clinical outcomes after haematopoietic stem cell transplantation in neuronopathic Gaucher disease. Orphanet J Rare Dis, 2022, 17 (1): 234.

[3] BARNEY AM, DANDA S, ABRAHAM A, et al. Clinicogenetic profile, treatment modalities, and mortality predictors of Gaucher disease: A 15-year retrospective study. Public Health Genomics, 2021, 24 (3/4): 139-148.

[4] KONG W, LU C, DING Y, et al. Update of treatment for Gaucher disease. Eur J Pharmacol, 2022, 926: 175023.

[5] STIRNEMANN J, BELMATOUG N, CAMOU F, et al. A review of Gaucher disease pathophysiology, clinical presentation and treatments. Int J Mol Sci, 2017, 18 (2): 441.

[6] ÖZDEMIR GN, GUNDUZ E. Gaucher disease for hematologists. Turk J Haematol, 2022, 39 (2): 136-139.

第4节 地中海贫血

一、概述

造血干细胞移植(hematopoietic stem cell transplantation,HSCT)是目前被时间证明的临床治愈重型β-地中海贫血(β-thalassemia major,TM,简称重型β-地贫)的治疗方法,已被医学界普遍接受,TM绝大多数属于输血依赖型。通过HSCT治疗的重型地贫患者的生活质量明显高于传统输血和去铁治疗的患者。

在HSCT中,造血干细胞可来自骨髓(bone marrow,BM)、外周血造血干细胞(peripheral blood stem cell,PBSC)和脐带血(umbilical cord blood,UCB);HSCT供者根据与患者的血缘关系分为同胞供者(sibling donor,SD)、非亲缘者移植(unrelated donor,UD)和单倍体相合供者(haploidentical donor,HD)。又根据供受者人类白细胞抗原(human leukocyte antigen,HLA)相合程度分为HLA相合(HLA-A、B、C、DRB1和DQB1位点相合,10/10 matched)与不相合(mismatched);一个正确完整的移植命名应该包括这3个方面,如HLA相合非亲缘供者骨髓移植(matched unrelated donor bone marrow transplantation,MUD-BMT)。

自1982年Thomas等成功运用HLA全相合的同胞骨髓移植治疗重型地贫以来,各种异基因造血干细胞移植(allo-HSCT)开始被运用于治愈地贫。自体造血干细胞移植(auto-HSCT)治疗地贫无效。

二、移植治疗

(一)移植适应证

明确诊断TM并输血依赖。对依赖输血的其他类型地贫如血红蛋白E(HbE)病、血红蛋白H(HbH)病、β-地贫复合HbE等,已可根据实际情况开展。

(二)移植前危险因素

国内外多家移植研究中心,都曾致力于地贫危险因素分度,旨在更好地治疗患者,通过降低移植相关的死亡率(transplant related mortality,TRM)和移植失败率(graft failure,GF)来提高总生存率(overall survival,OS)和无地贫生存率(thalassemia-free survival,TFS)。目前研究显示下列因素会影响最终移植结果:移植前患者状态(肝大、肝纤维化、非规律性去铁),移植时的年龄,干细胞来源(外周血、骨髓、脐带血),移植配型(亲缘全相合供者、非亲缘全相合供者、非全相合供者、单倍体供者),预处理方案。

移植前状态是一个关键因素。分层治疗是现代医疗的一大进展。既往国际通行的地贫移植前危险因素评分是Pesaro标准,对移植前受者进行危险度评分。按分计算(肝大>2cm计1分,活检证明存在肝纤维化计1分,不规则铁螯合剂史计1分)分为3个危险度:0分为Ⅰ度,1~2分为Ⅱ度,3分为Ⅲ度。规定去铁胺应用标准为:第一次输血后18个月开始,每周至少5天。肝纤维化是重要危险因素。根据Pesaro评分标准,我国TM患者绝大多数属于Ⅱ度及以上,因为大多数都有不规则铁螯合剂应用史。如要确定是否是Ⅲ度就必须行肝活检,肝活检属于损伤性操作,许多家长拒绝且医生也担心肝活检导致的术后出血,临床上肝活检常常难以执行。因此,南方医科大学南方医院儿科制定了一个地贫移植“NF-08-TM”方案,其中包含一个无须肝活检的危险度分型标准(表4-30-14)和移植给药方案。

表 4-30-14　NF-08-TM 移植方案疾病分层分级

分级	铁蛋白 /($\mu g \cdot L^{-1}$)	肝大	年龄 / 岁
Ⅰ	<3 000	<肋下 2.5cm	<4
Ⅱ	3 000~5 000	肋下 2.5~4.0cm	4~8
Ⅲ	>5 000	>肋下 4.0cm	>8

年龄是另一个关键指标，它反映了铁过载和慢性贫血对患儿的总体影响。移植年龄大小与病程长短、输血量、铁负荷、器官损伤程度有关。来自 EBMT 的 1 061 例地贫 HLA 相合测序分型（sequencing based typing，SBT）分析显示：14 岁以上比 14 以下结果更差（OS，96% *vs.* 82%；TFS，86% *vs.* 74%）。国际骨髓移植研究中心（CIBMTR）的分析显示 7 岁以上患儿移植效果差。印度学者把≥7 岁、NF-08-TM 方案把>8 岁定为高危指标。这些研究说明，年龄越大铁过载概率越大，缺氧导致的机体损害概率越大，移植效果自然就差。目前认为，2~6 岁是接受 HSCT 较佳的年龄。我们并不建议 2 岁之前按现行的移植方案行 HSCT，除非为 UCBT。因为 2 岁前，特别是 1 岁内，是儿童生长发育最快的时期，移植中使用的大剂量细胞毒药物可能会导致患者生命后期的不良影响。

铁过载程度直接关联移植结果。多个危险度分型都涉及铁过载，马来西亚中心把血浆铁蛋白作为移植预后指标。有研究总结了 61 例 HLA 不相合地贫移植，移植前铁蛋白高于 2 500ng/ml 者效果差。目前南方医科大学南方医院造血干细胞移植中心要求 6 岁以上 TM 患者需行肝铁和心铁的 MRI（MRI T_2^*）测量，重度肝铁过载或心铁过载，以及血清铁蛋白高于 5 000μg/ml 均属于高危范畴，需纳入排除标准中。

巨脾是否切除是地贫移植常常要讨论的问题。Mathews 等的研究证明，移植前脾切除加快了粒细胞和血小板植入，减少了 100 天红细胞输注量。尽管该研究认为移植前脾切除增加了围移植期感染和伴有较差的 TFS，但考虑到脾切除患者年龄较大和肝脏较大，TFS 较差就不难理解。南方医科大学南方医院造血干细胞移植中心经验，巨脾（超过脐水平线），如果年龄>5 岁和即将接受同胞脐带血造血干细胞移植（SCBT）可考虑切除；如果年龄超过 10 岁，所有巨脾地贫患者均建议脾切除。只要做好脾切除后的相关管理，脾切除后的风险是可控的。

（三）移植供体选择

供者选择依次是 HLA 全相合同胞供者、9/10 HLA 相合亲缘供者、10/10 相合非亲缘供者。针对无上述供者的 TM 患者，有经验的移植中心可谨慎开展单倍体移植临床研究。作为干细胞源，骨髓为第一选择，因为移植物抗宿主病（GVHD）较少。但随着 GVHD 预防和控制手段越来越完善，许多中心选用外周血干细胞移植，因为原发性 GF 少。

1. HLA 全相合同胞供者（MSD）和非亲缘供者（MUD）　随着 HLA 高分辨检测和移植技术的进步，HLA 全相合的非亲缘供者与同胞供者 HSCT 疗效相当。来自欧洲 2000 年之后的 1 493 例地贫移植病例分析显示，1 061 例 MSD-HSCT 的 OS 和 TFS 分别是 91% 和 83%，210 例 MUD-HSCT 的 OS 和 TFS 同为 77%。南方多中心（南方医科大学南方医院、深圳市儿童医院、广州市妇女儿童医疗中心和四川大学华西第二医院）研究显示，在共同使用 NF-08-TM 方案的情况下，224 例 MSD-HCT 的 OS、TFS、GF 和 TRM 分别是 95.5%、95.5%、1.4% 和 4.1%。214 例 MUD-HCT 的 OS、TFS、GF 和 TRM 分别是 93.4%、88.9%、6.1% 和 6.6%。

2. 脐带血干细胞移植（UCBT）　UCBT 分为 HLA 相合同胞 UCBT（SCBT）和非亲缘 UCBT。自 1955 年 Issaragisil 等首次应用 SCBT 治疗重型 β-地贫复合 HbE 获得成功，脐带血被认为是重型地贫 HSCT 很好的来源。脐带血中含有大量造血干 / 祖细胞，且具有更高的增殖潜能，脐带血中 $CD34^+$ 细胞比例约占有核细胞的比例与骨髓相似。而且脐血具有来源广泛、采集方便，对产妇和新生儿无影响，不涉及伦理，GVHD 发生率较低，能够克服 HLA 不相合障碍及污染率较低等优点。但同时由于脐带血中有核细胞数量有限，UCBT 用于治疗重型 β-TM 的主要障碍有植入率低和造血及免疫重建延迟等。单份脐血中造血干细胞数量有限，每单位脐带血含有单核细胞数为骨髓的 1/10，而 TM 患者骨髓增生活跃，且长期输血可引起异基因抗原免疫反应，为了植入，移植时要求总有核细胞（total nucleated cell，TNC）数量大。为克服脐带血移植后植入困难，目前所采用的措施有脐带血的体外扩增、双份脐带血输注、联合输注（骨髓 + 脐带血，间充质干细胞 + 脐带血等）方式。南方多个移植中心共同采用 NF-14-TM 方案，其中 47 例地贫患儿接受 SCBT，OS、TFS、GF 和 TRM 分别是 97.7%、95.4%、2.6% 和 2.1%。在此方案中，SCBT 中加入新生儿的外周血以弥补脐带血有核细胞数量不足，从而使输入有核细胞总量均超过

5.0×10^7/kg(受者体重)。而且,必要时会在移植后第7~10天内给予供者淋巴细胞输注(donor lymphocyte infusion,DLI)。这些措施或许保证了SCBT高植入率。与SCBT相比,非亲缘UCBT治疗地贫疗效不理想,不主张使用。

3. 单倍体供者 近几年,随着移植技术的进步,单倍体移植取得重大进展。单倍体造血干细胞移植(haplo-HSCT)治疗地贫在国内主要有两种方案,一种是以ATG体内去T细胞为骨架的北京方案,一种是以环磷酰胺后置反应性T细胞清除为骨架的美国方案。前者有较多的GVHD,后者有较多的移植失败率。李春富治疗团队设计的地贫互补性移植NF-14-TM方案,即以美国方案为骨架,使用一份单倍体干细胞和一份非亲缘脐带血在CTX前后输入,适者生存,最终一份移植物植入,起到双保险作用。采用NF-14-TM方案治疗77例TM患者,4年OS为98.7%、TFS为97.4%和TRM为1.3%。泰国一项多中心研究报道了31例TM haplo-HSCT,其中1例死亡,2例植入失败,9例Ⅱ度急性GVHD,5例轻度慢性GVHD,2年EFS为93.5%。

4. 混合移植 为解决造血干细胞数量有限的问题,目前已有联合脐血、外周造血干细胞及骨髓等进行混合移植的尝试。广西医科大学第一附属医院比较脐带血联合骨髓移植和外周造血干细胞联合骨髓移植的疗效,两组的植入失败率均为1.0%,但2年OS(86.5% *vs.* 98.0%)、TFS(86.5% *vs.* 97.0%)和Ⅱ~Ⅳ度急性GVHD发生率差异明显(1.0% *vs.* 15.5%)。

(四) 移植前准备

1. 受者移植前准备

(1) 移植前检查:完善地贫患儿HLA配型、地贫基因、血红蛋白电泳、血常规、血型、出凝血时间、血生化(肝肾功、心肌酶谱、电解质)、传染性病毒学检测、性激素检测、供者特异性抗体(DSA)、胸部CT、心电图、超声检查(包括心脏及腹部)、鼻窦X线检查;肝脏及心脏MRI(铁代谢检测);口腔科会诊、眼科会诊、耳鼻喉会诊、肛肠科会诊。

(2) 高频输血:根据地贫患儿的具体情况,移植前45天(40~60天)开始对患儿进行适量高频度的输血,约每隔2~3周输注浓缩红细胞10~15ml/kg,使患儿血红蛋白于下次输红细胞前维持在120~140g/L。选择血液制品的原则包括:推荐使用去除白细胞的浓缩红细胞制品;对有严重过敏反应者应选择洗涤红细胞;避免应用亲属的血液。通过高频输血,维持外周血高血红蛋白血症,反馈性抑制骨髓的高增殖状态,同时也可改善地贫患儿因贫血造成的心脏增大、肝脾大以及脾功能亢进等状况。但因为血液供应紧张,许多患者移植前没有做到高频输血。

(3) 骨髓与免疫抑制:地贫患儿移植前45天(40~60天)开始口服羟基脲[30mg/(kg·d)]和硫唑嘌呤[3mg/(kg·d)],其目的是抑制和减轻患儿骨髓的高增殖状态,减轻预处理的负担,增加植入的机会和减少移植后排斥。

(4) 签署造血干细胞移植同意书及进行锁骨下静脉穿刺置管。

2. 供者移植前准备 完善供者HLA配型、地贫基因检测、血型、血常规、出凝血时间、血生化(肝肾功、心肌酶谱、电解质)、传染性病毒学检测、胸部X线、心电图检查。

(五) 移植方法

1. 干细胞采集

(1) 骨髓造血干细胞采集、外周血造血干细胞采集

1) 采集前准备:供者行移植前检查,于采集前4天开始给予粒细胞集落刺激因子(G-CSF)10μg/(kg·d);采集前一天准备与供者血型相同的红细胞悬液,准备量基本等于拟采集干细胞量;若年龄偏小或血管置管欠佳的患儿,需行股静脉置管。

2) 外周干细胞采集:通过干细胞分选仪,进行外周血干细胞采集。

(2) 脐血造血干细胞采集:地贫患者母亲再次妊娠,经产前检查明确为非TM(非纯合子或双重杂合子)且HLA配型相合后,安排行SCBT,通常将预产期前7~10天定为移植日。新生儿出生后,尽快消毒穿刺脐静脉,当采集至无脐血流出时,夹紧脐带,在前方再次消毒、穿刺、采集,如此反复直到脐带根部为止,采集脐血进行各类细菌、病毒等病原学检测及有核细胞测定、流式细胞仪行$CD34^+$细胞含量测定。收集的同胞脐带血不做任何分离、纯化或扩增处理,新鲜全血尽快输入患者体内。如果胎儿提前出生,根据不同的提前时间分别处理:如果提前不足48小时,将脐带血放4℃保存,定时摇晃,到原计划移植时间即用;如果提前超过48小时,加入冷冻保护剂,经程序降温仪处理后,放入液氮中保存,到原计划移植时间复苏后使用。

2. 造血干细胞移植过程

(1) 移植预处理方案(conditioning regimen):患儿

在接受HSCT前须接受一个疗程的超常规剂量化疗，称为预处理。预处理的主要目的是尽可能地清除患儿骨髓内的异常造血细胞；抑制或摧毁患儿体内免疫系统，使输入的干细胞不受排斥；腾空造血干细胞龛，以利于异体造血干细胞植入。移植预处理方案应根据各移植中心经验和具体病情确定。常用的预处理药物包括：环磷酰胺（cyclophosphamide，CTX）；白消安（busulfan，Bu）；苏消安（treosulfan，Treo）；氟达拉滨（fludarabine，Flu）；美法仑（melphalan，Mel）；塞替哌（thiotepa，TT）；兔抗人胸腺细胞免疫球蛋白（rabbit anti-human thymocyte immunoglobulin，R-ATG）等。常用的预处理方案有Bu+CTX、Bu+CTX+Flu、Treo+CTX+Flu、Bu/Mel+Fu+TT和Bu+CTX+Flu+TT，后者即为NF-08-TM方案。

除了增加了TT的应用，Ⅰ度及Ⅱ度儿童地贫患者的移植方案近几年没有多大的变化，但是TT的应用，可以减少4岁以下患儿的高移植排斥的发生。来自IBMTR的一项多中心、回顾性研究显示，共1 110例TM患者接受HSCT治疗，包含TT的CTX/Bu/TT/Flu方案显著优于不含TT的Bu/CTX/Flu、Bu/CTX等方案；其中中国南方多家移植中心采用NF-08-TM方案，共完成596例移植（占53.7%），OS、TFS分别为94.%和91.6%，结果优于美国及印度的移植中心。

希腊及法国报道，在不同Pesaro分度的患者中，联合使用ATG、Bu和CTX的预处理方案，均可以降低GVHD的发生率，减少GR和TRM。泰国方案采用移植前免疫抑制，桥接含ATG的减低强度预处理方案。该方案对于Ⅲ度高危TM患者，毒性低，耐受性好。

目前，单倍体移植在TM治疗领域仍处于探索性治疗阶段。国内多中心采用NF-14-TM互补性移植方案。具体方案包括：-10~-8天ATG 1.5mg/(kg·d)、-7天CTX 50mg/(kg·d)、-6~-4天Bu 3.2~4.0mg/(kg·d)、-3天TT 10mg/kg、-6~-2天Flu 40mg/(m^2·d)、+3~+4天CTX 50 m g/(kg·d)；d0/1输注外周血造血干细胞，单个核细胞数>20×10^8/kg；+6天输注非亲缘脐带血；+6天起给予他克莫司联合MMF预防GVHD。该NF-14-TM方案的结果令人鼓舞，尽管病例数和随访时间都有待扩展，但国内多个中心采用NF-14-TM方案亦获得相似的结果。

（2）造血干细胞输注：在预处理完成后，次日行造血干细胞移植物输注，输注造血干细胞当天称为0天。移植当天将供者造血干细胞直接从中心静脉尽快输入。

（六）移植相关并发症

移植排斥、GVHD、HVOD、出血性膀胱炎、植入功能不良、环孢素脑病、各种感染等是TM移植的常见并发症，应注意防治。

（七）移植后嵌合状态监测

移植后监测供者基因嵌合率对预测移植排斥及移植失败有重要的临床意义，检查频率可为细胞植入后，前3个月每周监测一次，以后每月一次或每3个月一次进行监测，直到移植后2年。TM移植后混合性嵌合体（mixed chimerism，MC）很常见。研究证实，移植后2个月残留的宿主造血细胞（RHC）水平是预测MC转归的重要指标。RHC升高会增加GF的风险，移植后2个月时受者细胞超过25%时，96%的TM患者出现GF。对于早期有高排斥风险的患者，采用供体淋巴细胞输注（DLI）和减停免疫抑制剂可逆转排斥。如1年RHC比例无增减，认为达稳定MC，一般稳定MC状态>2年，则很少发生继发性GF。

（八）移植后长期管理

TM移植术后感染依然是严重威胁患儿生存的主要问题，应加强对患儿及其家属的健康宣教，出现感染后应尽快到有经验的医疗机构接受诊治。TM移植成功后，仍有很多并发症需要处理，主要包括铁过载、慢性肝炎和肝纤维化、内分泌功能障碍（性腺功能不全、生长发育延迟、甲状腺功能减退、糖尿病等）及继发肿瘤等。

1. 铁过载　铁过载会损伤脏器及加重药物的毒性作用，有铁过载的TM移植患者均具有去铁治疗指征，包括放血疗法和应用铁螯合剂。

（1）放血疗法：适用于能耐受该治疗且血红蛋白≥100g/L的患者，每2周放血6ml/kg，当血红蛋白<95g/L或收缩压低于基础值时，应停止治疗；每次放血前应进行全血细胞计数，每3个月检验肝肾功能，每2个月检测血清铁蛋白（SF）水平；当至少2次SF<1 000μg/L，可停止去铁治疗，这个过程需要数月至数年。

（2）铁螯合剂：当患儿不能耐受放血疗法或难以建立静脉通路时，可选择铁螯合剂。每日皮下注射去铁胺可有效降低铁负荷；口服铁螯合剂包括去铁铜和地拉罗司，由于使用去铁铜可能出现中性粒细胞减少，故应谨慎使用；药物剂量、监测和并发症管理同非移植患者。

2. 内分泌功能障碍 内分泌功能障碍与铁过载、预处理药物毒性、病毒感染以及慢性GVHD有关。糖耐量受损和糖尿病的发生率在0~9%,危险因素包括铁过载和糖皮质激素。性腺功能减退影响多达50%的患者,是地贫患者最常见的内分泌失调,铁过载损伤性腺功能,大剂量白消安的性腺毒性也是主要因素。7岁以后接受HSCT的患者性腺功能减退症发生率显著增加,已有多项研究表明早期行HSCT的地贫患者可成功受孕。替代治疗和去铁治疗有助于改善或纠正内分泌功能障碍。

3. 继发肿瘤 TM在HSCT后10~25年有继发肿瘤的风险,主要是口腔癌和甲状腺癌,移植后实体瘤发生的中位时间是18年,慢性GVHD是实体瘤发生的独立危险因素。常规甲状腺超声检查、治疗HCV感染以及去铁治疗可能降低实体瘤的发生率。

总之,TM移植疗效受多方面因素影响,与患者的身体状况、供者选择、预处理方案、移植并发症的早期识别与处理等密切相关,移植术后长期规律随访将有助于改善患者生存质量。尽管不同移植种类风险有差异,但总体地贫HSCT是安全有效的,在移植领域,临床研究还在继续,旨在惠及更多的TM患者。

(李春富)

参考文献

[1] 广东省地中海贫血防治协会,《中国实用儿科杂志》编辑委员会. 造血干细胞移植治疗重型β地中海贫血儿科专家共识. 中国实用儿科杂志, 2018, 33 (12): 935.

[2] BARONCIANI D, ANGELUCCI E, POTSCHGER U, et al. Hemopoietic stem cell transplantation in thalassemia: a report from the European Society for Blood and Bone Marrow Transplantation Hemoglobinopathy Registry, 2000-2010. Bone Marrow Transplant, 2016, 51 (4): 536.

[3] LI C, HE Y, WU X, et al. Complementary transplantation with haploidentical stem cells and unrelated cord blood in thalassemia major. Blood, 2016, 128 (22): 848.

[4] ANURATHAPAN U, HONGENG S, PAKAKASAMA S, et al. Hematopoietic stem cell transplantation for homozygous beta-thalassemia and beta-thalassemia/hemoglobin E patients from haploidentical donors. Bone Marrow Transplantation, 2016, 51 (6): 813.

[5] KROPSHOFER G, SOPPER S, STEURER M, et al. Successful management of mixed chimerism after bone marrow transplant in betathalassemia major. Am J Hematol, 2016, 91 (9): 357.

[6] SHENOY S, WALTERS MC, NGWUBE A, et al. Unrelated donor transplantation in children with thalassemia using reduced-intensity conditioning: the URTH trial. Biol Blood Marrow Transplant, 2018, 24 (6): 1216.

[7] INATI A, KAHALE M, SBEITI N, et al. One-year results from a prospective randomized trial comparing phlebotomy with deferasirox for the treatment of iron overload in pediatric patients with thalassemia major following curative stem cell transplantation. Pediatr Blood Cancer, 2017, 64 (1): 188.

[8] SEO A, BEN-HAROSH M, SIRIN M, et al. Bone marrow failure unresponsive to bone marrow transplant is caused by mutations inthrombopoietin. Blood, 2017, 130 (7): 875.

[9] CAOCCI G, OROFINO MG, VACCA A, et al. Long-term survival of beta thalassemia major patients treated with hematopoietic stem cell transplantation compared with survival with conventional treatment. Am J Hematol, 2017, 92 (12): 1303.

[10] SANTARONE S, PEPE A, MELONI A, et al. Secondary solid cancer following hematopoietic cell transplantation in patients with thalassemia major. Bone Marrow Transplantation, 2018, 53 (1): 39.

第5节 极早发型炎症性肠病

炎症性肠病(inflammatory bowel disease,IBD)是一组慢性非特异性胃肠道炎症性疾病,包括溃疡性结肠炎(ulcerative colitis,UC)、克罗恩病(Crohn disease,CD)和未定型结肠炎(indeterminate colitis,IC),不同类型的病变受累部位和病理表现不同。研究发现IBD的病变部位、进展程度和对治疗的反应具有明显的年龄特征,因此近年来国际消化学界依据不同的发病年龄对IBD进行了新的分类和命名。2005年蒙特利尔分类将发病年龄<17岁的IBD患者定义为儿童IBD(pediatric-onset IBD),2011年巴黎分类又进一步将儿童IBD细分为10岁以下的早发型IBD、6岁以下的极早发型IBD,其中VEO-IBD还分出婴幼儿IBD(infantile and toddler-onset IBD)和新生儿IBD(neonatal IBD)。

极早发型炎症性肠病(very early onset inflammatory bowel disease,VEO-IBD)是儿童IBD中的一种特殊亚

型,2012年由Muise等定义,指发病年龄<6岁的儿童IBD。流行病学数据显示VEO-IBD的年发病率约(2~3)/100 000,并呈逐年增高趋势。VEO-IBD发病早,起病时病情重,临床表现为慢性难治性腹泻,伴营养不良、生长发育落后、合并肛周疾病,患者常伴免疫缺陷而易发生严重感染。IBD的常规治疗手段,如免疫抑制剂、生物制剂、抗感染、营养支持和外科干预等,对VEO-IBD患者常疗效不佳,患者易发生早期死亡。研究发现,VEO-IBD多为先天性单基因缺陷所导致,部分VEO-IBD患者可以通过HSCT治疗获得治愈。

一、极早发型炎症性肠病的致病基因

IBD是一组复杂的胃肠道慢性炎症性疾病,研究认为IBD是在特定的遗传易感人群中发生的,与免疫反应异常、微生态失调及环境因素等多种因素有关的慢性炎症。VEO-IBD与其他年龄段起病的IBD不同,遗传性单基因缺陷是其发病的主要原因。新的致病基因不断被发现及验证是近年来VEO-IBD研究的热点,其中很大一部分是原发性免疫缺陷病(PID)相关的基因。目前VEO-IBD的致病基因主要分为6类:①免疫失调性疾病;②T细胞和/或B细胞缺陷;③吞噬细胞缺陷;④自身炎症性疾病;⑤上皮屏障功能障碍;⑥其他。白介素10受体(IL-10R)基因缺陷导致的VEO-IBD在2009年由Glocker等首先报道,相关文献20余篇共报道60余例。2017年复旦大学附属儿科医院报道了42例IL-10R缺陷的VEO-IBD中国患儿,包括41例IL-10RA(32例复合杂合突变和9例纯合突变)和1例IL-10RB(复合杂合突变),发现了10个新的突变。部分已知与VEO-IBD发生相关的致病基因见表(表4-30-15)。

表4-30-15　VEO-IBD的致病基因

基因	遗传	基因位置	OMIM	相关疾病
MVK	AR	12q24	#260920	甲羟戊酸激酶缺乏症
MEFV	AR	16p13	#134610	家族性地中海热
PLCG2	AD	16q23	#614878	自身炎症/抗体缺乏/免疫失调综合征
NLRP12	AD	19q13	#611762	家族性自身炎症综合征2型
NLRC4	AD	2p22	#616050	自身炎症性婴儿小肠结肠炎
XIAP	XL	Xq25	#300635	X连锁淋巴细胞增殖综合征2型
STXBP2	AR	19p13	#613101	家族性噬血细胞淋巴组织细胞增生症5
HPS1	AR	10q23	#203300	Hermansky Pudlak综合征
HPS4	AR	22q12	#614073	
HPS6	AR	10q24	#614075	
FOXP3	XL	Xp11	#304790	IPEX综合征
AIRE	AR/AD	21q22	#240300	自身免疫性多内分泌念珠菌病外胚层发育不良
IL10	AR	1q32	#124092	IL-10及IL-10R缺陷相关炎症性肠病
IL10RA	AR	11q23	#613148	
IL10RB	AR	21q22	#612567	
SLC37A4	AR	11q23	#232220	糖原贮积病1b
G6PC3	AR	17q21	#612541	严重粒细胞缺乏症4
ITGB2	AR	21q22	#116920	白细胞黏附分子缺陷1
NCF1	AR	7q11	#233700	慢性肉芽肿病
NCF2	AR	1q25	#233710	
NCF4	AR	22q12	#613960	
CYBA	AR	16q24	#233690	
CYBB	XL	Xp21	#306400	

续表

基因	遗传	基因位置	OMIM	相关疾病
WAS	XL	Xp11	#301000	Wiskott-Aldrich 综合征
DCLRE1C	AR	10p13	#603554	Omenn 综合征 重症联合免疫缺陷病
RAG1	AR	11p12	#603554	
RAG2	AR	11p12	#603554	
LIG4	AR	13q33	#606593	LIG4 综合征
ADA	AR	20q13	#102700	腺苷脱氨酶缺乏症
IL2RG	XL	Xq13	#300400	重症联合免疫缺陷病
CD3G	AR	11q23	#615607	免疫缺陷病 17
ZAP70	AR	2q11	#269840	选择性 T 细胞缺陷
LCK	AR	1p35	#615758	免疫缺陷病 22
LRBA	AR	4q31	#614700	普通变异型免疫缺陷病
ICOS	AR	2q33	#607594	
IL21	AR	4q27	#615767	IL-21 缺陷
CTLA-4	AD	2q33	#616100	自身免疫性淋巴细胞增殖综合征Ⅴ
TNFRSF13B	AR/AD	17p11	#240500	TACI 缺陷
COG6	AR	13q14	#614576	先天性糖基化异常Ⅲ型
BTK	XL	Xq22	#300755	Bruton 综合征
PIK3R1	AR	5q13	#615214	无丙种球蛋白血症 7
CD40LG	XL	Xq26	#308230	高 IgM 免疫缺陷病
AICDA	AR	12p13	#605258	
CASP8	AR	2q33	#607271	Caspase 8 缺陷
ITCH	AR	20q11	#613385	自身免疫病伴面部多发畸形
MASP2	AR	1p36	#613791	MASP2 缺陷
TTC7A	AR	2p21	#243150	多发性肠闭锁
TTC37	AR	5q15	#222470	毛发肝肠综合征
SKIV2L	AR	6p21	#614602	
NEMO/IKBKG	XL	Xq28	#300248	X 连锁外胚层发育不良伴免疫缺陷
GUVY2C	AD	12p13	#614616	家族性腹泻
COL7A1	AR	3p21	#226600	大疱表皮松解症
ADAM17	AR	2p25	#614328	新生儿炎症性皮肤和肠道病
EGFR	AR	7p11	#616069	
FERMT1/KIND1	AR	20p12	#173650	Kindley 综合征
TGFBR1	AD	9q22	#609192	Loeys-Dietz 综合征
TGFBR2	AD	3p24	#610168	

注：AD. 常染色体显性遗传；AR. 常染色体隐性遗传；XL. X 连锁遗传。

二、极早发型炎症性肠病的临床表现和诊断

IBD患者临床表现多样，包括胃肠道症状和肠外表现。胃肠道症状包括腹痛、腹泻、黏液血便、呕吐及肛周疾病。肠外表现包括间断发热、营养不良、生长迟缓、贫血、肝脾大、关节炎、虹膜睫状体炎、皮肤疾病等。临床怀疑IBD时需行相关辅助检查评估，包括粪便病原学检测、粪钙卫蛋白和乳铁蛋白、血常规、C反应蛋白、血沉、血浆蛋白、自身抗体、肝肾功能、结核相关检查、钡剂灌肠、胃肠镜检查等。IBD的诊断需综合临床表现、影像学、内镜表现及病理结果，并排除肠结核等感染性疾病及肠道恶性肿瘤等。

<6岁发病的IBD即VEO-IBD要考虑做基因检测，包括靶向基因测序、二代测序、全外显子或全基因组测序等明确可能的致病基因。明确基因诊断后，部分单基因缺陷还需做相关功能验证，如慢性肉芽肿病做呼吸暴发试验、IL-10R缺陷做相关信号通路功能试验等，最终明确VEO-IBD单基因缺陷病因。

三、造血干细胞移植治疗

部分单基因缺陷导致的VEO-IBD可以应用HSCT治疗。明确致病基因的VEO-IBD患者，如经过相应的功能验证或动物实验等证实致病缺陷存在于造血干细胞来源的血细胞或免疫细胞，HSCT就是一种有效的根治性手段。已有HSCT成功治疗IL-10和IL-10R缺陷、XIAP、IPEX等单基因缺陷VEO-IBD的报道。Glocker等于2009年首次报道了一例采用MSD骨髓移植治疗IL-10RB缺陷VEO-IBD患儿，患儿获得持续缓解，肛周病变愈合，体重增长。目前不同国家的移植团队已报道近20例接受移植治疗的IL-10R缺陷VEO-IBD患儿，供者以MSD和MUD为主，也有单倍体和脐带血供者的个例报道，均采用清髓性预处理方案。上述报道证实部分VEO-IBD可以考虑采用HSCT治疗。

复旦大学附属儿科医院2015年起应用减低强度预处理（RIC）方案非亲缘脐带血干细胞移植（UCBT）治疗VEO-IBD，目前完成70余例IL-10R缺陷VEO-IBD患者，中位年龄11个月（3~46个月），中位体重8kg（3.2~12kg）。脐带血干细胞选择标准：HLA高分≥7/10相合，TNC≥5×10^7/kg。预处理方案包括氟达拉滨（150mg/m^2）、白消安（8~12mg/kg）和环磷酰胺（100mg/kg），采用他克莫司或环孢素单药预防GVHD。中位随访时间为36个月（1~60个月），约70%患儿获无病生存，生存患儿移植后约3个月腹泻症状均显著好转，肛周病变逐渐愈合，体重增加，移植后9~12个月复查肠镜可见肠道病变愈合。

VEO-IBD属于罕见病，目前尚缺乏移植治疗此类患儿的大样本临床数据，UCBT治疗的报道更少，因此还有较多的移植相关问题有待于进一步研究，包括HSCT适应证、移植时机、移植前药物治疗、移植中肠道保护、移植后并发症防治和移植后药物治疗等。笔者的经验总结如下。①明确诊断：移植前须经严格的诊断、基因检测及功能验证明确VEO-IBD病因为单基因缺陷。②供者：供者首选同胞相合健康供者（MSD）。在没有MSD供者的情况下，由于配型获取简单快速且患儿年龄小、体重低，脐带血干细胞是VEO-IBD患者合适的供者。对于药物及手术等常规治疗能有效控制病情稳定的患者，可以考虑非亲缘供者。③移植前充分准备：包括药物及手术控制肠道病变和肛周疾病、改善营养状况，部分患儿需接受外科造瘘手术，提高移植生存率。④移植中应加强肠道保护和感染预防：需警惕肠道和腹腔感染的发生。

四、极早发型炎症性肠病的多学科团队管理

IBD的常规治疗手段包括免疫抑制剂、生物制剂、营养支持和外科手术等。上述治疗方法对单基因缺陷导致的VEO-IBD效果不佳。因此，VEO-IBD的诊断和治疗具有挑战性，尤其是婴幼儿起病、存在单基因缺陷伴原发性免疫缺陷病的患者，因此VEO-IBD患者应该由一组相关专家组成的多学科团队（MDT）来共同管理。VEO-IBD的MDT应该包括消化科、免疫科、遗传学、血液科（干细胞移植组）、外科、营养科、儿童保健科、心理科等各学科专家，共同努力对VEO-IBD患者实施诊断及遗传咨询、药物治疗、手术治疗、干细胞移植、营养支持、疫苗接种指导、生长发育评估、心理及康复等全方位的整体健康管理。

（翟晓文）

参考文献

[1] SILVERBERG MS, SATSANGI J, AHMAD T, et al. Toward an integrated clinical, molecular and serological classification of inflammatory bowel disease: report of a

Working Party of the 2005 Montreal World Congress of Gastroenterology. Can J Gastroenterol, 2005, 19 (Suppl A): 5A-36A.

[2] LEVINE A, GRIFFITHS A, MARKOWITZ J, et al. Pediatric modification of the Montreal classification for inflammatory bowel disease: the Paris classification. Inflamm Bowel Dis, 2011, 17 (6): 1314-1321.

[3] MUISE AM, SNAPPER SB, KUGATHASAN S. The age of gene discovery in very early onset inflammatory bowel disease. Gastroenterology, 2012, 143 (2): 285-288.

[4] BENCHIMOL EI, MACK DR, NGUYEN GC, et al. Incidence, outcomes, and health services burden of very early onset inflammatory bowel disease. Gastroenterology, 2014, 147 (4): 803-813.

[5] GLOCKER EO, KOTLARZ D, BOZTUG K, et al. Inflammatory bowel disease and mutations affecting the interleukin-10 receptor. N Engl J Med, 2009, 361 (21): 2033-2045.

[6] UHLIG HH, SCHWERD T, KOLETZKO S, et al. The diagnostic approach to monogenic very early onset inflammatory bowel disease. Gastroenterology, 2014, 147 (5): 990-1007. e3.

[7] KELSEN JR, DAWANY N, MORAN CJ, et al. Exome sequencing analysis reveals variants in primary immunodeficiency genes in patients with very early onset inflammatory bowel disease. Gastroenterology, 2015, 149 (6): 1415-1424.

[8] HUANG Z, PENG K, LI X, et al. Mutations in interleukin-10 receptor and clinical phenotypes in patients with very early onset inflammatory bowel disease: A Chinese VEO-IBD Collaboration Group Survey. Inflamm Bowel Dis, 2017, 23 (4): 578-590.

[9] BIANCO AM, GIRARDELLI M, TOMMASINI A. Genetics of inflammatory bowel disease from multifactorial to monogenic forms. World J Gastroenterol, 2015, 21 (43): 12296-12310.

[10] PENG K, QIAN X, HUANG Z, et al. Umbilical cord blood transplantation corrects very early-onset inflammatory bowel disease in Chinese patients with IL10RA-associated immune deficiency. Inflamm Bowel Dis, 2018, 24 (7): 1416-1427.

第三十一章　干细胞移植后的并发症

第 1 节　移植早期并发症

一、毛细血管渗漏综合征

毛细血管渗漏综合征（capillary leak syndrome，CLS）由 Clarkson 于 1960 年首次提出，指各种原因造成的毛细血管内皮损伤，导致毛细血管渗透性增高，血浆迅速从血管渗透到组织间隙所引起的一组临床综合征。其主要表现为进行性全身性水肿、低蛋白血症、低血压、中心静脉压降低、低血容量性休克、体重增加、血液浓缩等，严重时可发生多器官功能衰竭。

【发病机制】研究显示，CLS 患者血浆中 200~900kDa 的分子渗漏到组织间隙中，并且在毛细血管渗漏期的前 12 小时血管内白蛋白（白蛋白的分子量为 66.5kDa）损失约 30%~50%。内皮细胞在血管与组织间隙之间的屏障作用取决于相邻内皮细胞之间结合的完整性，内皮细胞通过两种类型的细胞连接与邻近的细胞结合——粘连连接和紧密连接。除了脑部，粘连连接几乎是内皮细胞相互结合的最重要方式。血管内皮钙黏蛋白是粘连连接的主要组成成分，应用血管内皮钙黏蛋白抗体阻断其表达，可增加心脏和肺血管通透性。

研究已经证实，细胞因子通过破坏粘连连接，导致血管渗透性增加。轻度炎症刺激引起血管内皮钙黏蛋白内化，削弱粘连连接，增加通透性，但内皮结构的完整性仍能保持。严重的炎症刺激导致内皮细胞分离，内皮细胞间隙扩大和渗透性显著增加。有研究者将正常人微血管内皮细胞与 CLS 患者急性发作期的血清共孵育后，发现粘连连接处的血管内皮钙黏蛋白下降，血管内皮的完整性破坏，微血管通透性增加。然而，将正常人微血管内皮细胞与 CLS 患者静止期的血清共孵育后，并不影响钙黏蛋白，其可能的原因是在急性期某种可溶性细胞因子增加了血管的通透性导致渗出增加。

造血干细胞移植（HSCT）所引起的内皮损伤是弥漫性毛细血管内皮损伤，严重损伤时，内皮细胞发生凋亡或死亡的比例增加，这也是毛细血管结构和完整性受到损害的重要原因之一。有学者提出：在 HSCT 预处理过程中大剂量放化疗，各种细胞因子（IL-1、IL-6、TNF-α 和血小板活化因子等），炎症介质（组胺、5-羟色胺、缓激肽、P 物质和白三烯等），血管内皮细胞生长因子（VEGF），钙调神经磷酸酶抑制剂（CsA、他克莫司）以及供者干细胞植入过程等均可激活内皮细胞，以上因素持续存在会导致内皮细胞损伤。早期内皮损伤综合征更易出现在 allo-HSCT 尤其是非血缘供者和单倍体供者的移植中，同种异体反应性也容易导致内皮细胞受损而出现相关并发症，所以 allo-HSCT 中内皮损伤综合征的发生率要远高于 auto-HSCT。此外，急性移植物抗宿主病（GVHD）也是内皮损伤的危险因素，而慢性 GVHD 出现微血管改变，导致异源细胞毒 T 细胞渗出。然而，到目前为止 CLS 具体的发病机制并没有明确定论。

【临床表现】CLS 一般发生在 HSCT 术后的 15 天之内，也可以发生在 HSCT 的晚期。其临床表现主要累及循环系统、呼吸系统和泌尿系统，临床特征为体重迅速增加（24 小时内 >3%），全身皮肤和黏膜进行性水肿，多浆膜腔积液（腹腔积液、心包积液、胸腔积液），并且对利尿剂反应不佳。

临床上 CLS 可分为毛细血管渗漏期和恢复期。毛细血管渗漏期常持续 1~4 天，可致血管内液体及大分子急剧渗出血管外，导致严重低血压、弥漫性全身水肿、腹腔积液、胸腔积液、心包积液和心、脑、肾等重要脏器血液灌注严重不足。毛细血管恢复期又称为血管再充盈期，毛细血管通透性增高现象逐步纠正，血浆内大分子物质重新回到血管内，血容量恢复；此时若继续大量补液，常可致急性肺间质水肿、肺泡萎缩、气体弥散障碍、动静脉血分流增加引起血氧含量下降、低氧血症和组织缺氧，并形成恶性循环，甚至导致患儿死亡。早期识别、停用细胞生长因子和全身性皮质激素的应用是合理管理CLS的必要步骤，以防发生多器官功能衰竭。

1. 循环系统 从血管内丢失大量富含蛋白质的液体会导致血容量显著减少，引起肾素、血管紧张素和醛固酮系统的活化，促使抗利尿激素的释放，由此产生的水钠潴留会导致全身水肿和浆膜腔积液。当CLS起病突然且严重时，可发生显著的血液浓缩，而发病慢或轻度的CLS则不会表现出明显的血液浓缩，因此血液浓缩的严重程度可作为判断CLS病情的指标之一。在最严重的病例中，所有引起毛细血管渗漏综合征的原因都可能导致低血容量休克。

2. 呼吸系统 CLS最常见的呼吸异常是呼吸困难和轻度缺氧，主要是胸腔积液以及由于大量腹水限制膈肌下降，导致呼吸做工增加以及肺容积降低。CLS的本质是液体渗出。当毛细血管通透性正常时，组织间隙中积累的液体会被重新吸收回血管内，严重的毛细血管渗漏综合征可出现非心源性肺水肿。复苏期间如果接受大量静脉输液，一旦血压稳定，患者会出现危及生命的肺水肿。

3. 泌尿系统 急性肾损伤是CLS在泌尿系统的常见表现，其病因是血容量减少所致的肾前性肾损伤。对动物模型的研究显示除血容量减少之外，细胞因子是导致肾小管损伤的主要原因之一，后者会导致毛细血管渗漏患者急性肾小管坏死的发生和进展。在一些全身性CLS病例中，横纹肌溶解症的发生和由此产生的肌红蛋白尿也会导致急性肾小管坏死。

【辅助检查】CLS缺乏特异性的有诊断价值的实验室检查。对于创伤后继发的创伤性毛细血管渗漏综合征（TICS）输入白蛋白后，测定细胞外液菊粉分布容量和进行生物电阻抗分析，观察胶体渗透浓度的改变是诊断TICS的金标准，此方法安全、无创，但因价格昂贵，不适用于临床。其余相关的实验室检查包括血浆白蛋白降低（<25g/L），血液浓缩或血细胞比容升高，微量蛋白尿阳性，低氧血症，以及X线示肺间质呈渗出性改变。

【诊断】目前移植后CLS无统一的诊断标准，其诊断主要依靠临床表现和实验室检查。如果移植术后早期出现全身性水肿、血压及中心静脉压均降低、少尿、体重增加、低蛋白血症、补充小分子晶体物质后水肿加重，可以临床诊断CLS。有学者将移植后24小时内体重增加>3%（至少0.5kg），并且对利尿剂反应不佳作为诊断标准。Spitzer认为HSCT并发植入综合征（engraftment syndrome，ES）的诊断标准实际是涵盖了CLS。ES主要诊断标准为：①体温>38.3℃，无确定感染源；②非药物所致的红斑性皮疹，累及全身25%以上；③表现为弥漫性非心源性肺水肿及缺氧症状。次要诊断标准为：①肝功能异常，总胆红素（TB）>34μmol/L或转氨酶水平≥基线2倍；②肾功能不全，肌酐≥基线2倍；③体重增加≥基础体重的2.5%；④不能由其他原因解释的一过性脑病。确诊需要三条主要标准或两条主要标准加一条次要标准。Maiolino也提出了类似的诊断标准包括以下一条主要标准加一条次要标准，主要诊断标准：非感染性发热；次要诊断标准：皮疹、肺水肿和腹泻。

【鉴别诊断】

1. 严重脓毒症或脓毒性休克 脓毒症是一种临床综合征，以感染导致的全身性炎症为特征，血清白蛋白水平正常可有助于将脓毒症与CLS相鉴别。

2. 全身性过敏反应 全身性过敏反应是一种急性综合征，由肥大细胞和嗜碱性粒细胞来源的介质突然释放入循环所致，释放原因通常是针对食物、药物和昆虫蜇伤产生的免疫反应。如果怀疑全身性过敏反应，则应采用肾上腺素和液体复苏治疗，并尽快测定血清类胰蛋白酶水平。类胰蛋白酶几乎仅见于肥大细胞和嗜碱性粒细胞，这些细胞被激活后将其释放入血清。尽管血清类胰蛋白酶水平正常并不能排除全身性过敏反应的可能性，但是该酶任何程度的升高均提示全身性过敏反应。

3. 药物反应 据报道，某些药物能诱发系统性毛细血管渗漏，不过准确机制尚不清楚。这些药物包括重组IL-2、G-CSF、GM-CSF等。

【治疗】由于HSCT过程中将不可避免使用放化疗、钙调神经磷酸酶抑制剂等药物，且CLS发生发展迅速且几乎无前驱症状，因此HSCT相关CLS的预防非常困难。在移植期间积极预防并有效控制感染，能在一定程度上防治CLS的发生。目前，对于CLS的治疗暂无特效的治疗措施，其治疗原则包括积极去除诱因治疗原发病，积极应用糖皮质激素和对症支持治疗。具体措施如下。

1. 去除诱因 去除潜在的病因（如感染）并停

用细胞生长因子如 G-CSF 或 GM-CSF 等刺激因子。部分移植后 CMV 感染经抗病毒治疗转阴,CLS 症状可改善甚至消失,预后良好。

2. 改善毛细血管通透性 糖皮质激素是改善毛细血管通透性效果确切的药物之一。推荐早期应用糖皮质激素,但糖皮质激素的剂量尚存在争议。有移植中心建议大剂量短疗程使用糖皮质激素,即病情控制后以可耐受的最快速度逐渐减量;亦有学者认为使用相当于生理剂量的糖皮质激素可改善毛细血管通透性,抑制炎症反应,并可在一定程度上避免由激素诱发的高血糖和相关免疫抑制。深圳市儿童医院移植中心的经验是短疗程常规治疗剂量的糖皮质激素早期应用效果明显,甲泼尼龙的应用剂量参照 1~2mg/(kg·d),既可以保证疗效,又可以预防激素长期大量应用所带来的众多副作用。另一种使用较广的药物是乌司他丁,它的作用包括稳定溶酶体膜,抑制溶酶体酶的释放,抑制过量超氧化物的产生,清除氧自由基,抑制炎症介质释放,从而减少内皮细胞损伤,改善通透性减少渗漏等。

3. 液体疗法 液体治疗的重点主要为早期、适量补充人工胶体,在保证循环的前提下,限制水的入量,减轻组织间隙的水肿。建议常规颈内静脉置管监测中心静脉压,根据中心静脉压控制补液速度及补液量。

目前临床上常用的晶体液是氯化钠溶液,但理论上 0.9% 氯化钠溶液输入后仅有 25% 留在血管内,渗漏期 CLS 患儿毛细血管通透性明显增加,晶体液更容易渗漏到组织间隙,血容量难以维持,因此晶体液一般不作为首选。胶体液包括天然胶体和人工胶体。①天然胶体:通常指全血、白蛋白、红细胞悬液、血浆等。这些胶体分子量较小,会再渗漏到组织间隙中去,引起组织间隙中的胶体渗透压进一步提高,使得血管内水进一步渗漏到组织间隙中去,形成恶性循环导致病情恶化,所以不应常规使用。②人工胶体:在 CLS 治疗中主要是应用 6% 羟乙基淀粉 130/0.4。多项研究证实,羟乙基淀粉 130/0.4 的分子量大(平均为 130kDa ± 20kDa),不会渗漏到组织间隙,具有独特的堵塞和防止毛细血管渗漏作用,且扩容效果好,维持时间长达 4~6 小时,已成为 CLS 补液治疗的首选。口服液体量限制在 500~1 000ml/d,随着临床症状的改善,口服液体摄入量可随之增加。

利尿剂的使用存在争议,因为缺血再灌注不足和急性肾衰竭可能会导致 CLS 患儿对利尿剂无反应。如果发生急性肾衰竭,必要时行血液透析。

4. 呼吸支持 如有呼吸窘迫或者呼吸衰竭,可使用机械通气。在毛细血管发生渗漏时,大量体液渗漏至肺间质,使肺顺应性降低,换气率降低,可能造成严重的低氧血症,致使机体多器官功能损害,此时应采用肺保护性通气措施。选择适合患者的最佳机械通气,增加呼气末正压及最低氧浓度,维持有效的通气与换气功能,改善氧合,同时也要避免氧中毒及过度通气。

5. 其他治疗 由于 CLS 期间能量消耗增加,因此需要提供高热量营养支持,如肠内营养或全肠外营养。必要时应用血管活性药物改善低血压。预防性应用抗生素可能促进微生物的生长,因此不推荐使用。

【预后】目前尚缺乏 HSCT 患者 CLS 预后的大宗数据的报道。有单中心的数据显示,15 例 HSCT 的儿童 CLS 患者中,10 例死亡病例分别是脓毒症所致多器官衰竭 5 例、GVHD 2 例、巨噬细胞活化综合征 2 例、原发病复发 1 例。这组患者从 HSCT 到死亡的平均时间为 59.5 天,从 CLS 开始到死亡平均时间为 33 天。发现 CLS 后,应及时减少或停用可能导致内皮损伤的药物,监测各项临床指标,积极以胶体液和大分子液体为主进行补液,在内皮细胞修复后 CLS 可纠正;若 CLS 发现晚,已导致内皮细胞持续受损、难以修复,则 CLS 预后差。因此,早诊断、早治疗是决定 CLS 预后的关键。

【未来展望】未来的研究需要更好地描述移植相关 CLS 的危险因素,制定一个切实可行的分级系统,寻找预测 CLS 发生的生物标志物,确定特异性白细胞群(如髓系、NK 细胞、Treg 细胞、$CD4^+$ T 细胞、$CD8^+$ T 细胞)对 CLS 早期和晚期的影响等,以便更好地管理 CLS 患者及做相应治疗决策。

二、肝窦阻塞综合征

肝窦阻塞综合征(hepatic sinusoidal obstruction syndrome,HSOS),又称肝小静脉闭塞病(hepatic veno occlusive disease,HVOD),是 HSCT 后早期严重的肝脏并发症。HSOS 主要临床表现为肝大、右上腹痛、黄疸和腹水等。文献报道 HSOS 的发生率约 5%~60%,这种差异不仅与 HSCT 预处理方案的强度、移植类型及其他危险因素有关,还与 HSOS 的诊断标准有关。

【危险因素】HSOS 的危险因素有干细胞来源、预处理方案和移植物抗宿主病(graft versus host disease, GVHD)预防、基础疾病以及各种导致肝脏功能异常的原因等(表 4-31-1)。与 auto-HSCT 相比,非血缘供者移植、HLA 不匹配供者及非去 T 细胞的 allo-HSCT 发生 HSOS 的机会明显升高。预处理方案的强度及药物选择亦影响 HSOS 的发生:传统清髓性预处理(MAC)移植的 HSOS 发生率明显高于减低强度预处理(RIC)移植;大剂量全身照射(TBI>12Gy),白消安,尤其是白消安联合环磷酰胺应用会增加 HSOS 发生的风险。

表 4-31-1 常见肝窦阻塞综合征的危险因素

移植相关因素	肝脏相关高危因素
异基因移植>自体移植	转氨酶升高 2.5 倍以上
无关供者移植	胆红素升高 1.5 倍以上
HLA 不全相合供者移植	肝硬化
清髓性预处理方案移植	肝纤维化
基于白消安的预处理方案移植	活动性病毒性肝炎
基于全身照射的预处理方案移植	肝脏放射治疗
非去 T 细胞的移植	肝毒性药物的应用
二次移植	铁过载
患者与基础疾病相关因素	**儿童相关危险因素**
老年患者>年轻患者(成人患者)	HLH,ALD
抗凝血酶Ⅲ,组织型纤溶酶原激活物缺乏或蛋白 C 活化受阻	小年龄(<2 岁)
基础疾病复发或进展	低体重
代谢综合征	神经母细胞瘤自体移植
地中海贫血	JMML,石骨症

注:HLH. 噬血细胞性淋巴组织细胞增生症;ALD. 肾上腺脑白质营养不良;JMML. 幼年型粒 - 单核细胞白血病。

【发病机制】通常认为 HSOS 的发生开始于肝脏小静脉内皮细胞损伤,已存在的肝脏疾病会导致 HSOS 发生风险增加,肝窦内皮细胞和第三区肝细胞的损伤是 HSOS 发生的关键步骤。

HSOS 的早期病理改变包括纤维蛋白原和凝血因子Ⅷ在微静脉壁及肝窦内沉积,继而肝窦扩张、淤血,出现微静脉闭塞并最终导致广泛的带状肝脏破坏和小叶中心性出血性坏死。后期病理改变包括肝窦内胶原沉积、微静脉壁硬化、微静脉管腔纤维化、终末肝微静脉和小叶下静脉闭塞。临床表现的严重程度与这些组织学改变的数量和严重程度成比例,而不是仅由小的肝微静脉闭塞导致。

HSOS 中也可观察到一种促凝血状态,这一状态的特征为血浆抗凝血酶Ⅲ(antithrombin Ⅲ, AT-Ⅲ)和蛋白 C 水平降低、凝血因子Ⅶ消耗,以及组织型纤溶酶原激活物抑制因子 -1 水平升高。此外,随着凝血系统的激活和内皮细胞损伤,血管性血友病因子(von Willebrand factor, vWF)多聚体的水平会增加。

【临床表现】HSOS 通常出现在移植后 3 周内,但也有较晚出现的报道。HSOS 最早的临床特征是移植后 3~6 天内体重突然增加 5% 以上和肝大或肝区压痛,这两项分别见于 98% 和 92% 的患者;腹痛局限于中上腹或右上腹部;周围性水肿见于半数以上的患者,而腹水可见于约 20% 的患者。并非所有临床特征都会出现,症状和体征的严重程度也可变化,出现门静脉高压、肾功能异常、呼吸衰竭及顽固性血小板降低时应高度怀疑 HSOS。

实验室检查会有不同程度的肝功能异常,主要是血清氨基转移酶升高和高胆红素血症(主要为直接胆红素);在重症情况下,可能会出现凝血酶原时间延长及其他反映肝脏合成功能的指标异常;高胆红素血症往往在体重增加和肝大后出现,血清胆红素升至 2mg/dl 以上的平均时间为第 6 日,峰值可达 12~18mg/dl。当患者体重及胆红素快速上升、血清谷丙转氨酶超过750U/L、门静脉压力>20mmHg、出现门静脉血栓以及因多器官功能不全需要透析或机械通气者往往提示预后不佳。

【诊断】

1. 多普勒超声及MRI　当HSOS发生时，多普勒超声可以发现腹水、异常门静脉波形、胆囊壁显著增厚及肝动脉阻力指数>0.75等异常，但是超声检查对于HSOS不具备诊断意义。门静脉反流已被用于诊断HSOS，但其灵敏度较低。MRI可以观察肝脏和胆囊的大小、质地。

2. 肝活检及门-肝静脉压力梯度（HVPGS）　肝活检及HVPGS测定是最精确的有诊断意义的检查，但由于是创伤性检查，在儿童患者中较少实施。肝活检时可发现肝窦因红细胞而扩张、淤血，中央静脉和微小静脉的非血栓性纤维性阻塞，伴或不伴有广泛的带状肝脏破坏和小叶中心性出血性坏死，后期病理改变包括肝窦内胶原沉积、微静脉壁硬化、微静脉管腔纤维化、终末肝微静脉和小叶下静脉闭塞，在电镜下可能观察到肝窦内皮细胞与窦周隙脱离。如果要进行肝活组织检查，应通过经颈静脉方法进行而非经皮穿刺活检。经颈静脉肝活组织检查时，可同时测定门-肝静脉压力梯度。在一项研究中，肝静脉压力梯度>10mmHg可发生HSOS，其特异度91%，灵敏度86%。

3. 评估　任何接受HSCT尤其是应用清髓性预处理的患者，在出现肝功能异常时，均应考虑HSOS诊断，并需及时进行一系列的检查评估。

（1）凝血酶原时间/国际标准化比值。

（2）血清生化指标（钠、钾、氯、碳酸氢根、血尿素氮、肌酐、血糖、钙、镁、磷酸根、乳酸脱氢酶）。

（3）肝功能检查（ALT、AST、碱性磷酸酶、γ-谷氨酰转肽酶、总胆红素和直接胆红素、白蛋白）。

（4）全血细胞计数。

（5）嗜肝病毒病原学检测，包括乙型肝炎病毒表面抗原、抗乙型肝炎病毒核心抗原IgM抗体、乙型肝炎病毒DNA、抗HCV抗体、HCV RNA、抗单纯疱疹病毒抗体、巨细胞病毒特异性IgM抗体等。

（6）淀粉酶和脂肪酶。

（7）多普勒超声检查对于HSOS虽不具有诊断意义，但可用于排除肝外胆道梗阻。

（8）肝组织活检可诊断HSOS，但不作为常规检查手段，且对于局灶性病变，样本组织较小可能导致漏诊。

4. 诊断标准　HSOS以临床诊断为主。改良的西雅图标准将HSOS定义为HSCT后20日内出现以下三项中至少两项，并且这些事件无法通过其他原因解释：血清总胆红素浓度>2mg/dl，肝大或右上腹痛，液体积聚引起的体重突然增加（>基线体重的2%）。巴尔的摩标准将HSOS定义为HSCT后21日内胆红素>2mg/dl并伴有以下至少两项：肝大，腹水，体重较HSCT前增加5%以上。

EBMT对于儿童HSOS的诊断标准做了新的描述。首先不限定HSCT后HSOS发生的时间，这有别于上述标准；另需满足以下至少两项：不能解释的血小板的进行性消耗或难治性血小板减少，不能解释的体重连续3日进行性增加或体重增加超过基线的5%，肝大，腹水，血清总胆红素连续3日进行性上升或72小时内>2mg/dl。

HSOS按照严重程度划分为轻度（有临床表现，无需治疗，可完全恢复），中度（需要利尿、止痛等治疗，可完全恢复）以及重度（需要治疗，但移植后100天内不能恢复或治疗无效导致死亡）。HSOS的严重程度可根据以下因素进行评估。

（1）血清总胆红素：轻度（<5mg/dl）、中度（5.1~8mg/dl）、重度（>8mg/dl）。

（2）血清AST：轻度（<3倍正常值）、中度（3~8倍正常值）、重度（>8倍正常值）。

（3）体重超过基线：轻度（<2%）、中度（2%~5%）、重度（>5%）。

（4）血清肌酐：轻度（正常）、中度（<2倍正常值）、重度（≥2倍正常值）。

（5）疾病进展速度：缓慢（在数天中逐渐进展）、中等、急进（临床数值在24小时内即增加至2倍或3倍）。

患者具有以上1个或多个达到重度，则应考虑重度HSOS；患者多个因素达到中度也可按重度SOS治疗。

【鉴别诊断】HSOS是一个临床诊断，应与其他可引起肝功能异常的疾病相鉴别。需要注意的是几种肝脏疾病可以同时存在，明确诊断有时相当困难。

1. 急性GVHD　急性GVHD和HSOS均可表现为腹痛和血清胆红素上升，但GVHD通常会同时存在皮肤和胃肠道受累，活检是鉴别肝GVHD和HSOS的方法。由于出血的风险，儿童患者极少进行肝组织活检。

2. 肝脏感染　常见的肝脏感染有肝炎病毒、巨细胞病毒、水痘-带状疱疹病毒、EB病毒、人类疱疹病毒6、腺病毒等病毒感染和慢性假丝酵母菌病（也称为肝脾念珠菌病）。

3. 药物性肝损伤 这是移植最常见的并发症之一，可导致胆汁淤积的药物主要包括钙调磷酸酶抑制剂（环孢素、他克莫司），西罗莫司，甲氨蝶呤，唑类抗真菌药物，复方磺胺甲噁唑和白消安等。

4. 布-加综合征 HSOS的临床表现无法与急性布-加综合征相鉴别。HSOS中的肝静脉流出道梗阻是由终末肝微静脉和肝窦闭塞导致的，但布-加综合征是由肝静脉或下腔静脉的梗阻导致。通过多普勒超声检查、CT或磁共振血管成像（即MRI血管造影）等无创检查，一旦证实肝静脉和/或肝内或肝上的下腔静脉血栓形成，即可确诊布-加综合征。

【预防】患者在HSCT前应进行详细的评估，筛选HSOS的危险因素并应注意：①避免使用肝毒性药物，或尽量降低肝毒性物质的暴露；②HSCT前存在肝脏铁过载的患者，可使用铁螯合剂进行去铁治疗；③相较于清髓性预处理，减低强度预处理发生HSOS的风险更低；④如果HSOS高风险患者必须使用含有白消安的预处理方案，则应考虑检测白消安血药浓度；⑤GVHD预防方面，他克莫司、西罗莫司和甲氨蝶呤的联合用药比应用他克莫司和甲氨蝶呤的HSOS发生率更高。

预防HSOS的药物有熊去氧胆酸、肝素、去纤苷等。对于清髓性预处理allo-HSCT患者，建议从预处理前1日开始至移植后3个月使用熊去氧胆酸[12mg/(kg·d)，分2次给药]，具有很好的耐受性并可以有效降低HSOS发生率。肝素预防HSOS的效果尚有争议，有研究表明预处理前即给予肝素[100U/(kg·d)]，可能为安全且有效的预防方法。去纤苷是从动物组织中提取的单链多聚脱氧核苷酸，这种化合物具有抗血栓、抗缺血及溶栓特性，而不改变凝血参数。已证实去纤苷能有效预防高危儿童HSOS的发生，但其最佳剂量及持续时间尚需更深入的研究。英国血液与骨髓移植协会（BSBMT）建议对具有以下1个或多个危险因素并接受清髓性预处理allo-HSCT的患者进行去纤苷预防治疗：已存在的肝脏疾病（血清AST升高），二次清髓性移植，2次以上复发的白血病患者的allo-HSCT，使用含白消安的预处理方案移植，诊断为HLH、ALD或石骨症的患者的移植。

【治疗】迄今为止，尚无一种公认的疗效确切且安全的治疗方案，其治疗关键是早期发现、及时治疗。

支持治疗是HSOS最重要的治疗措施，包括合理的液体限制和利尿，使体重维持在基线值的-2%~+5%；最大程度降低肝毒性药物的暴露；合理镇痛；对于有大量腹腔积液的患者进行腹腔穿刺放液，但应限制每次抽液量以保证肾脏灌注。

目前，重度HSOS首选的治疗方法是去纤苷联合支持治疗。去纤苷使用剂量为6.25mg/kg，每6小时1次静脉给药，至少持续使用21日；如果第21日HSOS的体征和症状未消退，则继续治疗直至症状消失，最长治疗60日。去纤苷最常见的毒性反应为低血压、腹泻、恶心、呕吐；出血虽不常见但可危及生命，临床上有显著出血的患者应禁忌使用；对于有严重或危及生命的超敏反应的患者，则应永久停用去纤苷。

其他治疗：组织纤溶酶原激活物（阿替普酶）因其有出血相关风险并未获推荐用于重度HSOS的治疗。对于重度HSOS进行经颈静脉肝内门体分流术（TIPS）或肝移植术，尽管手术技术上成功，但长期生存并不理想。

【预后】有研究表明，轻、中度HSOS患者经积极治疗后病情多可缓解，恢复的患者没有发生门静脉高压或食管静脉曲张等肝功能衰竭后遗症。而重度HSOS患者则预后极差，可发生急性暴发性肝衰竭、肝性脑病、肝肾综合征和多器官功能衰竭，约1/2的病例会出现肾功能不全（肝肾综合征），1/4的患者需要血液透析，小部分患者将发展为多器官衰竭、肝性脑病甚至死亡。

【未来展望】在未来的HSOS的防治研究中，我们应更准确地识别其高危因素，制定适用的诊断及分级标准，积极寻找潜在的生物学标记，并深入研究去纤苷在HSOS防治中的作用，以提高HSCT患者的长期生存。

三、移植物抗宿主病

移植物抗宿主病（graft versus host disease，GVHD）是HSCT术后常见的并发症，allo-HSCT术后GVHD的发病率达40%~60%，死亡率约15%，是此类患者非复发相关的首位死因。GVHD是由于供体移植物中的免疫活性细胞对宿主组织产生不相容性免疫攻击所致的一种累及多器官免疫性疾病，常见受累器官包括皮肤、肝脏、胃肠道、肺、淋巴组织等，其中皮肤不仅是GVHD中最常见的受累器官，皮肤表现也是在病程最早期即可出现，甚至是唯一的临床表现，因此其在GVHD的早期诊治中起着关键作用。

【发病机制】 GVHD的发生必须具备以下条件：①移植物必须具有免疫活性的淋巴细胞；②宿主必须含有移植物中所没有的"异己"抗原；③宿主必须无力对移植物发动有效的免疫攻势。急性GVHD主要在移植物注入后，由其中成熟的供者T细胞直接介导的细胞毒作用损伤具有同种异体抗原的宿主细胞所致，组织损伤以细胞的凋亡和坏死为主。而慢性GVHD则以组织炎性浸润及进行性纤维化为主要表现。

急性GVHD主要由供者Th1细胞介导，以促炎因子如肿瘤坏死因子α（tumor necrosis factor-α，TNF-α）和γ干扰素（interferon-γ，IFN-γ）升高的"细胞因子风暴（cytokine storm）"为特征，导致具有同种异体抗原的宿主细胞凋亡和坏死为主的靶器官损伤。发病过程分为三期，①组织损伤期：预处理阶段大量细胞毒性化疗药物导致上皮细胞损伤，如胃肠道黏膜完整性被破坏，导致细菌脂多糖渗漏至体循环并触发炎症；大量组织损伤释放的危险信号导致炎症细胞因子TNF-α、IL-1、IL-6过度生成，激活抗原提呈细胞（APC）。②供者T细胞启动期：呈递同种异体抗原的APC与供者T细胞相互作用导致供者Th1细胞优势增殖、扩增并分泌IL-2和IFN-γ，同时IL-2进一步促进供者Th1细胞增殖和Th1型细胞因子的生成。③效应阶段：由细胞毒性T细胞、NK细胞通过穿孔素、颗粒酶和Fas通路，以及炎症细胞因子如TNF-α、IL-1，共同介导宿主细胞凋亡坏死。

慢性GVHD的发病机制同时涉及同种免疫和自身免疫，有证据表明Th1/Th17细胞通路在慢性GVHD发病尤其是苔藓样皮肤GVHD中发挥重要作用。增加的Th1型细胞因子（IFN-γ，IL-12/IL-23p40）和Th17型细胞因子（IL-17，IL-23p19），以及生成IL-17和IFN-γ的$CD8^+$T细胞（Tc17）数量增多均可支持。胸腺上皮细胞损伤造成的$FOXP3^+CD4^+CD25^+$调节性T细胞（regulatory T cell，Treg细胞）生成减少也在慢性GVHD发生中发挥一定作用，可以导致Th1/Th17细胞因子效应扩增，以及随后的自身免疫性损伤。此外，B淋巴细胞活性增加并分泌大量自身抗体、同种抗体，这些抗体与组织巨噬细胞相互作用导致转化生长因子β（transforming growth factor-β，TGF-β）产生、成肌纤维细胞活化和组织纤维化，参与慢性GVHD发病。

GVHD最重要的预测因素是供受者间HLA的组织相容性，其中危险因素排列为：①同种异体基因移植>同基因（同卵孪生）移植；②单倍体供者>相合的非亲缘供者>同胞全合供者；③单倍体相合>10/10 HLA抗原匹配；④外周血造血干细胞移植>骨髓干细胞移植>脐带血干细胞移植；⑤清髓性预处理>减低强度预处理>非清髓性预处理。其他如未修饰（如富含T细胞）的移植物、年老供者或受者、供者为女性而受者为男性、既往出现过急性GVHD等也增加了发生慢性GVHD的风险。

【临床表现】

1. 分类　以往根据移植术后发生GVHD的时间将其分为急性GVHD（acute GVHD，aGVHD）（100天以内）和慢性GVHD（chronic GVHD，cGVHD）（100天以后）。但随着移植方法的改进和经验的积累，发现减低强度预处理方案、供者淋巴细胞输注（donor lymphocyte infusion，DLI）、二次异基因移植术以及系统免疫抑制剂的减量或停药均可影响急慢性GVHD发生的时间和表现，急性GVHD可发生在移植术后100天后，而慢性GVHD也可发生在移植术后100天内。而且急慢性GVHD在治疗方法和预后方面均有差异，因此2005年美国国立研究院（National Institutes of Health，NIH）推荐根据发病时间、临床表现和病理特点综合判断GVHD的分类（表4-31-2）。

表4-31-2　2005年美国国立卫生研究院推荐急慢性GVHD分类标准

分类	HSCT/DLI后GVHD症状出现时间	急性GVHD表现[1]	慢性GVHD表现[2]
急性GVHD			
经典型	≤100天	有	否
持续型、复发型、晚发型	>100天	有	否
慢性GVHD			
经典型	无时间限制	否	有
重叠综合征	无时间限制	有	有

注：DLI.供者淋巴细胞输注；GVHD.移植物抗宿主病；HSCT.造血干细胞移植；[1]见表4-31-3；[2]见表4-31-4。

2. 急性移植物抗宿主病的临床表现

(1) 经典型 aGVHD：大约 40%~60% 的异基因造血干细胞移植术后的患者会发生 aGVHD，皮肤、消化道和肝脏是 aGVHD 最常累及的三大器官，因此，经典 aGVHD 三联症为皮疹、腹泻和高胆红素血症。其中皮疹往往是最早发生，有时可以是唯一表现。经典型 aGVHD 的皮肤损害发生于供者造血干细胞植入成功尤其是中性粒细胞出现后，多为移植术后 2~4 周，30 天是发病高峰期，如果采用的是减低强度预处理方案，aGVHD 可在移植后 2~3 个月发生。皮疹为红色斑疹、斑丘疹，首发时局限于掌跖、耳郭和面部等肢端部位，可见到标志性的毛囊中心性红色丘疹。之后迅速增多、对称性扩散至躯干上部和颈侧，甚至融合并延及全身皮肤，表现为麻疹样发疹、猩红热样发疹或苔藓样丘疹，严重者呈红皮病样改变伴有鳞屑脱屑，2% 的重症患者出现表皮松解坏死所致的水疱、大疱，类似中毒性表皮坏死松解症（toxic epidermal necrolysis，TEN）的表现。aGVHD 特征性的皮肤表现见表 4-31-3。根据皮肤受累面积及形成水疱、大疱的情况可把皮肤表现严重程度分为 4 级（表 4-31-5）。患者通常自觉瘙痒或感觉异常，但也有部分患者无明显自觉症状。一些不典型 aGVHD 的皮肤表现如毛发红糠疹、获得性鱼鳞病、寻常型银屑病和特应性皮炎样皮疹亦有报道。

口腔黏膜受累在 aGVHD 并不常见，但如果出现则预示疾病较重，Ion 等报道对 15 年内共 2 578 例异基因造血干细胞移植术后患者的研究发现，82% 的口腔黏膜受累者均为Ⅲ或Ⅳ级 aGVHD。口腔黏膜损害以红斑、溃疡为特征，类似于化疗引起的口腔炎或复发性单纯疱疹，但化疗引起的口腔炎很少累及硬腭，因此移植术后 3 周以上、口腔损害持续存在甚至加重并伴有硬腭受累时支持 aGVHD 诊断。其他如眼部、生殖器、鼻部黏膜等均可受累，也多表现为黏膜炎和溃疡等，如结膜炎、外阴溃疡等。胃肠道是 aGVHD 第二大靶器官，可以累及食管到肠道各个部分，但主要累及远端小肠或结肠。aGVHD 消化道受累可分为上消化道表现如恶心、呕吐、厌食和体重减轻，和下消化道表现如腹泻伴或不伴腹痛和便血，或者同时受累。其中下消化道受累更为严重，患者持续性腹泻，每日可达几千毫升，伴有腹痛和出血。aGVHD 特征性的消化道表现见表 4-31-3。aGVHD 时腹泻为上皮损伤所致的分泌性腹泻，通常昼夜不停。内镜检查和组织活检有助于诊断。根据腹泻量将下消化道表现的严重程度分为 4 级（表 4-31-6）。肝脏是 aGVHD 最少见的受累脏器，发生率不足 20%，虽然胆汁淤积是最常见的表现，总胆红素和碱性磷酸酶升高，但伴随或孤立的转氨酶升高也并不少见。肝脏活检是确诊手段，最常见的病理改变是胆管损伤和减少导致的胆汁淤积。aGVHD 特征性的肝脏表现见表 4-31-3。肝脏 GVHD 相对罕见，只见于严重的多系统受累的 aGVHD。根据胆红素升高水平把肝脏受累的严重程度分为 4 级（表 4-31-6）。

表 4-31-3 aGVHD 特征性表现

器官	特征性表现
皮肤	掌跖红斑、耳郭红斑 毛囊周围红斑 泛发性发疹 大疱 / 坏死
肝脏	胆管内皮炎 胆管周围炎 胆汁淤积（总胆红 ≥ 2mg/dl） 门脉系统淋巴细胞浸润
胃肠道	上消化道：黏膜炎，呕吐，腹痛，厌食 下消化道：分泌性腹泻（≥ 500ml）

(2) 特殊类型 aGVHD：个别发生于移植术后 2 周内的 aGVHD 被称为超急性 GVHD（hyperacute GVHD），是一种相对罕见和严重型的 aGVHD，可能与 HLA 不匹配或未使用免疫抑制剂有关。临床表现为散在或弥漫性的红斑、斑丘疹，常伴有发热、肝炎、肠道损害、液体潴留、休克等。Saliba 等在一项前瞻性临床研究中发现，265 例Ⅱ~Ⅳ级 aGVHD 患者中，超急性 GVHD 与经典型 aGVHD 相比，皮肤受累更为常见（88% *vs.* 44%），皮肤受累范围更为广泛，严重程度Ⅲ级及以上者占比更多（88% *vs.* 66%）。此外，超急性 GVHD 患者对于一线治疗的有效率更低、死亡率更高。由于使用减低强度预处理方案或供者淋巴细胞输注等措施使得 aGVHD 发生时间点不仅限于移植术后 100 天内，因此相对于经典型 aGVHD，可出现一些特殊类型的 aGVHD，如异基因造血干细胞移植术后 100 天之后发生的 aGVHD 称为晚发型；移植术后 100 天后再次发生的 aGVHD 称为复发型；aGVHD 持续存在超过移植术后 100 天的称为持续型。

3. 慢性移植物抗宿主病的临床表现　异基因造血干细胞移植术后约有 30%~70% 的患者会发生

cGVHD，中位发病时间是移植术后 4~6 个月，移植后 3 年内均可出现症状。经典型是指具有 cGVHD 表现、与移植术后出现症状的时间无关且不合并 aGVHD 的 cGVHD；重叠综合征则是指合并有 aGVHD 的 cGVHD。cGVHD 可由 aGVHD 发展而来或 aGVHD 缓解 2 周内发生 cGVHD 表现（progressive，进展型）或在 aGVHD 缓解≥2 周后发生 cGVHD 表现（quiescent，静止型），也可无 aGVHD 病史而直接首发的 cGVHD（de novo，新发型）。cGVHD 是决定移植术后患者远期生活质量的主要决定因素，虽然 cGVHD 的出现往往提示更有效的移植物抗肿瘤（graft versus tumor，GVT）作用和更低的移植后复发率，但其对移植相关死亡率的负面影响远超出其抑制原病复发的益处。cGVHD 预后不良的因素有：一线治疗效果不佳、外周血干细胞移植、晚发和复发的 aGVHD、重叠综合征、病毒再活化以及多系统受累。

与 aGVHD 主要累及皮肤、胃肠道和肝脏三大器官不同，cGVHD 可以累及任意器官系统，皮肤是 cGVHD 中最常受累的靶器官，90% 以上患者均有皮肤受累，其次为口腔（51%~63%）、肝脏（29%~51%）以及眼部、胃肠道、肺部、泌尿生殖器、关节等，50% 的患者可出现 3 个或更多器官受累。皮肤损害表现多样且具有显著差异，一般分为非硬化型和硬化型两大类，前者发生在 cGVHD 早期，典型皮损为扁平苔藓样、皮肤异色病样，其他还可见到丘疹鳞屑样、自身免疫病样、色素异常样、皮肤附属器异常及其他少见类型等；硬化型是 cGVHD 的晚期表现，根据累及皮肤深度可分为硬化性苔藓样、硬斑病样、硬皮病样、脂膜炎样和筋膜炎样等。

两大类型的皮肤表现、组织病理学特点、对治疗的反应和预后均不一样，研究显示，硬化型与预后不良无关，而非硬化型中的扁平苔藓样表现提示预后不良。除皮肤表现外，还可见到皮肤附属器受累、黏膜异常表现以及其他脏器受累表现，2005 年美国 NIH 将 cGVHD 的临床表现分为确诊表现、特异表现、其他表现和共同表现（表 4-31-4）。

表 4-31-4　cGVHD 的临床表现

组织 / 器官	确诊表现[1]	特异表现[2]	其他表现[3]	共同表现[4]
皮肤	皮肤异色症 扁平苔藓样表现 硬化表现 硬斑病样表现 硬化性苔藓样表现	色素脱失	排汗障碍 鱼鳞病 毛周角化症 色素减退 色素沉着	红斑 斑丘疹 瘙痒症
指 / 趾甲		甲营养不良 纵嵴，开裂，易脆 甲剥离 甲翼状胬肉 甲脱失（多对称；手指甲最易受累）		
毛发		新发的瘢痕或非瘢痕性脱发（放化疗后头发再生后） 鳞屑，丘疹鳞屑疹	头发稀疏，斑片状生长，粗糙，暗淡（内分泌或其他原因不能解释） 不成熟的灰发	
口腔	扁平苔藓样变 过度角化斑片 硬化导致张口受限	口腔干燥 黏液囊肿 黏膜萎缩 假膜 溃疡		牙龈炎 黏膜炎 红斑 疼痛
眼睛		新出现的眼干、沙眼及疼痛 瘢痕性结膜炎 干燥性角结膜炎 融合点状角膜病	畏光 眶周色素沉着 眼睑炎（眼睑红斑水肿）	

续表

组织/器官	确诊表现[1]	特异表现[2]	其他表现[3]	共同表现[4]
生殖器	扁平苔藓样变 阴道瘢痕或狭窄	糜烂 皲裂 溃疡		
消化道	食管蹼 食管中上 1/3 段狭窄		胰腺外分泌不足	厌食 恶心 呕吐 腹泻 体重减轻;生长发育迟缓(婴幼儿及儿童)
肝脏				总胆红素及碱性磷酸酶大于 2 倍正常上限 谷丙转氨酶/谷草转氨酶大于 2 倍正常上限
肺	活检证实的闭塞性细支气管炎(BO)	肺功能检查及放射诊断的 BO		闭塞性细支气管炎伴机化性肺炎(BOOP)
肌肉、筋膜、关节	筋膜炎 继发于硬化的关节僵硬或挛缩	肌炎或多发性肌炎	水肿 肌肉痉挛 关节痛或关节炎	
血液及免疫系统			血小板减少 嗜酸性粒细胞增多症 淋巴细胞减少 低或高丙种球蛋白血症 自身免疫性溶血性贫血(AIHA)自身抗体 免疫性血小板减少性紫癜(ITP)自身抗体	
其他			心包或胸腔积液 腹腔积液 周围神经病 肾病综合征 重症肌无力 心脏传导异常或心肌病	

注:[1] 可以用于确诊 cGVHD;[2] 可见于 cGVHD 的特异性表现,但不能单独确诊;[3] 如果已经确诊 cGVHD,可作为 cGVHD 的表现之一;[4] 可见于 aGVHD 和 cGVHD 的共同表现。

【诊断】

1. 急性移植物抗宿主病 aGVHD 的皮肤表现不具有特异性,当缺乏伴发的皮肤外表现时,aGVHD 的确诊比较困难。皮肤活检应作为常规检查,虽然皮损严重程度与组织病理分级不平行,但是临床表现与组织病理的相关性对于确诊至关重要。皮肤组织学变化分为 4 级,详见表 4-31-5。aGVHD 的诊断首先应明确病史如 HSCT 术后、DLI 后或者免疫抑制剂减量后,其次结合皮肤、肝脏及胃肠道等其他脏器的临床评估和组织病理特点,最后除外化疗反应、药疹、病毒疹等相关皮肤病后,综合评估作出最终判断。一旦 aGVHD 的诊断确立,需要根据皮疹类型及范围、胆红素水平、腹泻量来整体判定 aGVHD 的严重程度、总体分级,反映疾病对患者生活能力的影响,对预后有重要提示作用。其中,Ⅰ度为轻度病变,生活能力正常;Ⅱ度为中度病变,生活能力轻度降低;Ⅲ度为重度病变,生活能力明显降低;Ⅳ度可危及生命,生活能力极度降低(表 4-31-6)。

表 4-31-5 急性移植物抗宿主病皮肤受累分级

分级	临床表现	组织病理学表现
1 级	斑丘疹,受累面积≤25% 体表面积	基底细胞局灶性或弥漫性空泡变性
2 级	斑丘疹,受累面积为 26%~50% 体表面积	基底细胞空泡变性;海绵水肿;坏死角质形成细胞
3 级	受累面积>50% 体表面积或全身红皮病	融合的基底层空泡变性和角质形成细胞坏死导致表皮下裂隙或微水疱形成伴有海绵水肿
4 级	泛发红皮病伴大疱形成(中毒性表皮坏死松解症样表现)	表皮全层坏死致真表皮完全分离、表皮脱失

表 4-31-6 急性移植物抗宿主病国际联盟(MAGIC)分级标准

分级	皮肤(仅限活动性红斑)	肝脏(胆红素水平)	上消化道	下消化道(腹泻量)
0	无活动性移植物抗宿主病红斑	<2.0mg/dl	无或间断恶心、呕吐或厌食	成人<500ml/d 或<3 次 /d 儿童<10ml/(kg·d)或<4 次 /d
1	斑丘疹,<25% BSA	2.0~3.0mg/dl	持续恶心、呕吐或厌食	成人 500~999ml/d 或 3~4 次 /d 儿童 10.0~19.9ml/(kg·d)或 4~6 次 /d
2	斑丘疹,25%~50% BSA	3.1~6.0mg/dl		成人 1 000~1 500ml/d 或 5~7 次 /d 儿童 20~30ml/(kg·d)或 7~10 次 /d
3	广泛斑丘疹,>50% BSA	6.1~15.0mg/dl		成人>1 500ml/d 或>7 次 /d 儿童>30ml/(kg·d)或>10 次 /d
4	红皮病(>50%BSA)伴大疱及皮肤剥脱(>5% BSA)	>15.0mg/dl		有严重腹痛伴或不伴肠梗阻,或严重血便(无论腹泻量多少)
分度				
0	无任何器官发生 1~4 级损害			
Ⅰ	1~2 级的皮肤损害而无肝脏、上消化道或下消化道受累			
Ⅱ	3 级的皮肤损害和 / 或 1 级肝脏受累和 / 或 1 级上消化道受累和 / 或 1 级下消化道受累			
Ⅲ	2~3 级肝脏受累和 / 或 2~3 级下消化道受累,伴 0~3 级皮肤损害和 / 或 0~1 级上消化道受累			
Ⅳ	4 级皮肤、肝脏或下消化道受累,伴 0~1 级上消化道受累			

注:BSA. body surface area,体表面积。

2. 慢性移植物抗宿主病 cGVHD 起病隐匿,可以发生在造血干细胞移植术后任何时间,起初可仅表现为皮肤干燥、毛周角化、鱼鳞病、丘疹鳞屑等非特异性表现,随着病情进展出现典型临床表现如经典的苔藓样型、硬化型或皮肤异色病型等。对于具有典型皮肤特征的患者,结合胃肠道受累、血清碱性磷酸酶及胆红素水平升高,不难做出 cGVHD 的诊断。由于 cGVHD 临床诊断为排除性诊断,所以常需组织病理学检查以证实临床疑诊的 cGVHD。根据 2005 年 NIH 的诊断标准,将 cGVHD 的临床表现分为确诊表现、特异表现、其他表现和共同表现,提出 cGVHD 的最终诊断必须有至少一项确诊表现,或者至少一项特异表现且必须由相同器官或另一器官的相应组织病理学检查、实验室检查、放射学检查等证实。一经确诊,应根据 NIH 标准进行 cGVHD 器官受损临床分级和 cGVHD 全球分级。器官受损临床分级包括皮肤、口腔、眼睛、胃肠道、肝、肺、关节和韧带、阴道,每一个器官或部位依次按 0~3 分级,0 指没有受损,1~3 反映受损程度(表 4-31-7、表 4-31-8)。cGVHD 全球分级进一步根据器官或部位受损分级将 cGVHD 严重程度分为轻、中和重度(表 4-31-9)。cGVHD 全球分级评分越高,存活率越低,Arai 等对 298 例 cGVHD 患者定期随访,发现入组时 10% 为轻度,59% 为中度,31% 为重度,2 年后存活率分别为轻度组 97%,中度组 86%,重度组 62%。

表 4-31-7 慢性移植物抗宿主病（cGVHD）的器官评分（NIH-2014）

项目	0分	1分	2分	3分
活动评分	□无症状、活动完全不受限（ECOG 0，KPS或LPS 100%）	□有症状，体力活动时轻度受限（ECOG 1，KPS或LPS 80%~90%）	□有症状，可自理，卧床时间<50%（ECOG 2，KPS或LPS 60%~70%）	□有症状，生活自理受限，卧床时间>50%（ECOG 3~4，KPS或LPS<60%）
皮肤[†] **评分%**（GVHD症状依据BSA评分） **勾选所有符合项：** □斑丘疹/红斑 □扁平苔藓样特征 □硬化征象 □丘疹鳞状病变或鱼鳞病 □毛发角化病样GVHD	□无BSA受累	□ 1%~18% BSA	□ 19%~50% BSA	□>50% BSA
皮肤特征 **得分**	□无硬化特征		□有浅层硬化，无紧绷（可捏起）	**勾选所有符合项：** □深层硬化特征 □不能捏起 □活动受限 □溃疡
其他皮肤特征（不通过BSA评分） **勾选所有符合项：** □色素沉着 □色素减退 □异色皮病 □严重或全身瘙痒 □毛发受累 □指/趾甲受累 □出现异常，但不能由非GVHD疾病完全解释（具体说明）：				
口腔 扁平苔藓样特征 □是 □否 出现异常，但不能由非GVHD疾病完全解释（具体说明）：	□无症状	□轻度，进食不受限	□中度，进食部分受限	□重度，进食严重受限
眼 确诊干燥性角结膜炎 □是 □否 □未检查 □出现异常，但不能由非GVHD疾病完全解释（具体说明）：	□无症状	□轻度眼干燥症（需要滴眼<3次/d或无症状性干燥性角结膜炎	□中度眼干燥症（滴眼次数≥3次/d），不伴有视力受损	□严重眼干燥症并导致视力受损 因眼部症状无法工作
消化道 **勾选所有符合项：** □食管蹼/近端狭窄或环状 □吞咽困难 □厌食 □恶心 □呕吐 □腹泻 □体重下降≥5%* □生长缓慢 □出现异常，但不能由非GVHD疾病完全解释（具体说明）：	□无症状	□有症状，体重下降<5%*	□与轻度-中度体重减轻（5%~15%）*相关的症状或中度腹泻，对日常生活没有明显影响	□与体重显著下降>15%*有关的症状，需要营养补充以满足大部分热量需求，或食管扩张或严重腹泻，严重影响日常生活

续表

项目	0分	1分	2分	3分
肝脏	□ TBIL 正常，ALT 或 ALP <3×ULN	□ TBIL 正常，ALT ≥3~5×ULN 或 ALP ≥3×ULN	□ TBIL<3mg/dl，或 ALT>5×ULN	□ TBIL>3mg/dl
□出现异常，但不能由非 GVHD 疾病完全解释（具体说明）：				
肺[**] **症状得分**	□无症状	□轻度症状（上楼梯呼吸气促）	□中度症状（走平地呼吸急促）	□重度症状（静息呼吸困难，需要吸氧）
肺得分 %FEV_1 肺功能测试 □未测	□ FEV_1 ≥80%	□ FEV_1 60%~79%	□ FEV_1 40%~59%	□ FEV_1 ≤39%
□出现异常，但不能由非 GVHD 疾病完全解释（具体说明）：				
关节和韧带 被动关节活动度评分 肩膀（1~7）： 肘（1~7）： 手腕 / 手指（1~7）： 踝关节（1~4）：	□无症状	□手脚关节轻度僵硬，活动正常或轻度受限及日常生活不受影响	□手脚关节僵硬，关节挛缩伴中度活动受限及轻 - 中度影响日常生活	□关节挛缩，伴重度活动受限及日常生活不能自理
□出现异常，但不能由非 GVHD 疾病完全解释（具体说明）：				
生殖道 □未检查 目前性生活活跃 □是 □否	□无症状	□轻微症状[‡]，查体时无或轻微不适	□中度症状[‡]，检查时有不适	□严重症状[‡]，伴或不伴严重的体征
□出现异常，但不能由非 GVHD 疾病完全解释（具体说明）：				
与慢性 GVHD 相关的其他指标、临床症状或并发症［勾选所有符合项，并根据相关的功能影响严重程度（0~3）进行评分，适用的情况为无 -0、轻度 -1、中度 -2、重度 -3］				
□腹腔积液（浆膜炎）	□重症肌无力			
□心包积液	□周围神经病		□嗜酸性粒细胞数>500/μl	
□胸腔积液	□多肌炎		□血小板<100 000/μl	
□肾病综合征	□体重下降>5%[*]不伴有消化道症状		□其他（指明）：	
GVHD 总体严重程度 （评价者的意见）	□无 GVHD	□轻度	□中度	□重度

续表

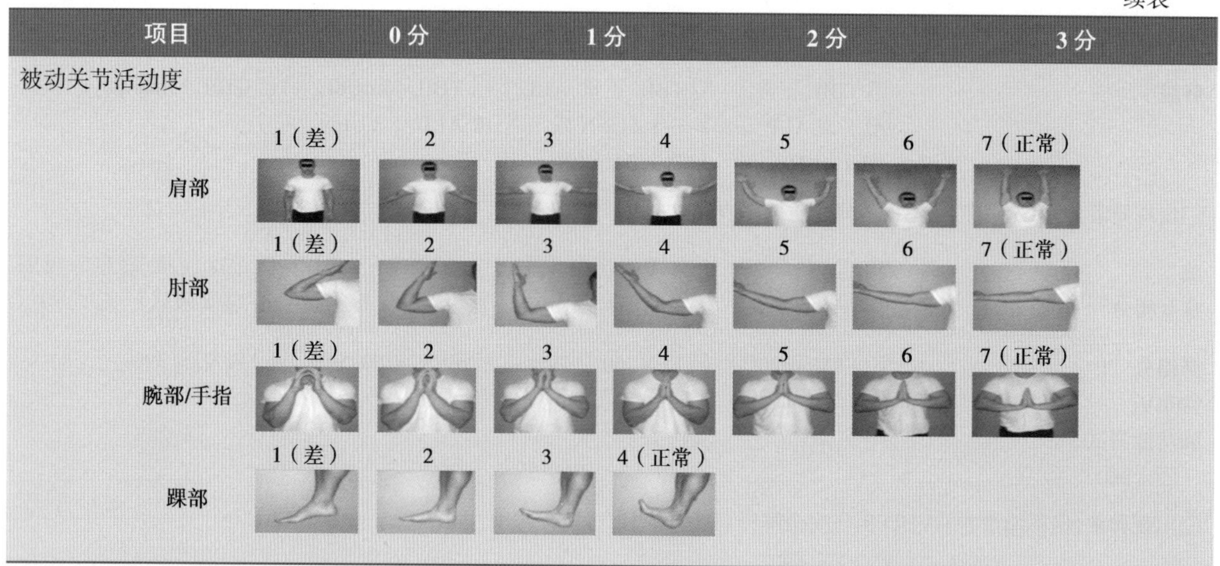

注：ECOG. 美国东部肿瘤协作组；KPS. 卡氏功能状态评分；LPS. 兰斯基功能状态评分；BSA. 体表面积；TBIL. 总胆红素；ALT. 谷丙转氨酶；ALP. 碱性磷酸酶；ULN. 正常值上限；FEV_1. 第 1 秒用力呼气量。[†] 皮肤评分应同时使用疾病体征涉及的 BSA 百分比和皮肤特征评分。当 BSA 评分与皮肤特征评分之间存在差异时，或者存在表面硬化特征（评分 2），但存在活动能力受损或溃疡（评分 3），则最终皮肤评分应使用较高的分数。[*]3 个月内体重下降。[**] 肺部评分应尽可能同时使用症状和 FEV_1 评分。当症状和 FEV_1 评分有差异时，肺评分选择 FEV_1 评分。[‡] 由专科或训练有素的医疗提供者填写（表 4-31-8）。

表 4-31-8 慢性移植物抗宿主病（cGVHD）的器官评分（NIH-2014）

姓名　　　　出生日期　　　　评估日期

	0分	1分	2分	3分
生殖道 检查： □男 □女	□无症状	□轻微的体征，女性可能有症状[*]伴有检测中的不适	□中度体征，可能有症状[*]伴有检测不适	□重度体征，伴或不伴症状[*]
频繁性活动 □是 □否 **选择相关符合症状** □扁平苔藓样特征 □苔藓硬化样特征 □阴道瘢痕（女性） □阴蒂 / 唇部黏连（女性） □阴唇融合（女性）		□糜烂 □分裂 □溃疡 □包茎（男性） □尿道口瘢痕 / 狭窄（男性）		
□存在但不被认为是 GVHD 相关的异常（说明原因）： □被认为代表 GVHD 以及其他原因相关的异常（说明原因）：				
如果找不到妇科医生可以进行外生殖器检查，以确定“检查时的不适”，可进行如下操作。 （1）展开大阴唇，检查外阴是否有上述体征。用棉签轻轻触摸前庭腺口（尿道旁腺和前庭大腺）、小阴唇和大阴唇。由棉签的轻柔触摸引起的外阴疼痛被归类为检查时的不适。用一个手指触诊阴道壁，以检测带子、变短、变窄或其他阴道瘢痕的迹象 （2）如果女性性生活活跃，确定棉签触诊或轻微触诊伤痕脊部是否会引起类似于女性性交时的疼痛				

续表

0分	1分	2分	3分
女性生殖器 严重的体征 (1)轻度(以下任何一种):外阴黏膜表面红斑、外阴扁平苔藓或外阴苔藓硬化 (2)中度(以下任一项):外阴黏膜糜烂性炎性改变,外阴皱襞裂隙 (3)重度(以下任一项):阴唇融合,阴蒂头粘连,纤维素性阴道粘连,环状纤维阴道束带,阴道缩短,粘连,致密硬化性改变,完全阴道狭窄 **男性生殖器:**诊断特征包括扁平苔藓样或硬化性苔藓样特征以及尿道隆起、尿道瘢痕或狭窄 严重的体征 1)轻度:扁平苔藓样特征 2)中度:硬化性苔藓样特征或中度红斑 3)重度:包茎或尿道瘢痕形成			
活检组织获得:□是　□否　活检部位:		**GVHD 通过组织学确诊:**□是　□否	
与上一次评估相比有所改变:□既往或当前无 GVHD　□进展　□稳定　□更坏　□ N/A(基线)			

注:* 生殖器症状并非 cGVHD 特有,可能代表性腺早衰或生殖道感染。

表 4-31-9　cGVHD 全球分级

严重程度	定义
轻度	累及 1~2 个器官或部位(肺除外)且无明显临床功能受损(所有器官或部位总分<1 分)
中度	累及至少 1 个器官或部位且临床上有明显但无主要功能障碍(所有器官或部位总分<2 分);或累及 3 个或以上器官或部位但无明显临床功能受损(所有器官或部位总分 ≤ 1 分)或是肺部评分为 1 分
重度	由于 cGVHD 导致器官主要功能受损(任一器官或部位总分 3 分或肺部评分 ≥ 2 分)

【鉴别诊断】

1. GVHD 皮损的鉴别诊断

(1)aGVHD 皮损的鉴别诊断:aGVHD 的皮肤表现最常见于移植术后 2~4 周,皮疹急性期主要表现为麻疹样发疹,无论在临床表现、组织病理还是实验室检查方面均无特异性,难以与药疹和病毒疹相鉴别。其他多种皮损,如移植术相关的植入综合征、淋巴细胞回归疹等,治疗相关的光毒性反应、化疗反应、放射性皮炎等,以及多形红斑、中毒性表皮坏死松解症等,也需要与 aGVHD 区别开来。因此需要皮肤科医师发挥关键作用,从用药史、发病时间、皮损分布、皮损形态、伴随症状及组织病理检查等方面对 aGVHD 进行早期识别和鉴别,对于患者预后至关重要。

1)药疹(drug eruption):药疹是 aGVHD 最常见和最需要进行鉴别诊断的疾病,前者应尽快停用可疑药物,而后者则应加强免疫抑制治疗力度。aGVHD 常见于移植术后 2~4 周,表现为突然发生的对称性斑丘疹,最初皮疹分布于面部、耳郭、颈侧、上背部及掌跖等远心端,之后向近心端发展;发疹型药疹可发生于移植术前,潜伏期与所用药物及免疫抑制状态有关,皮疹通常起始于躯干部和四肢近端,呈向心性对称分布,之后向外周播散。Byun 等进行的一项回顾性研究提出了临床上 aGVHD 与药疹的几条鉴别要点。首先在皮肤表现上,aGVHD 皮疹发生早于药疹,面部、耳郭受累和掌跖受累更常见于 aGVHD(59% *vs.* 24% 和 73% *vs.* 57%),且面部和掌跖同时受累仅见于 aGVHD(36% *vs.* 0%);其次,在皮外表现上,aGVHD 较药疹更易发生腹泻(73% *vs.* 12%),腹泻和高胆红素血症同时出现仅见于 aGVHD(9% *vs.* 0%);最后,皮疹持续 2~3 天后,仍无腹泻和高胆红素血症表现,提示药疹可能性大。发疹型药疹的组织病理学上可有界面皮炎改变,但很少见到毛囊及汗腺周围淋巴细胞浸润,是区别于 aGVHD 的重要特征。以往认为皮肤组织病理学表现上,嗜酸性粒细胞的出现提示药疹可能,但有学者提出,仅有嗜酸性粒细胞的出现并不足以排除 aGVHD 的诊断,而需要达到每高倍镜视野下 16 个以上的嗜酸性粒细胞浸润才能明确除外 aGVHD。抗生素是在移植术后引起药疹的最常见原因，尤其是磺胺类和 β- 内酰胺类，继发于伏立康唑等抗真菌药物、磺胺药和其他光敏性药物的光毒性药疹也需要与 aGVHD 鉴别，此类药疹潜伏期长，可达数月，皮疹主要分布于曝光部位，表现为紫外线暴露后 24 小时内即可出现水肿性红斑伴严重烧灼感。

2）病毒疹（viral exanthem）：造血干细胞移植患者由于预处理后发生骨髓抑制和移植后免疫重建迟缓，容易继发感染，最早可于移植后 2 周内发病，其中严重的病毒感染如单纯疱疹、带状疱疹、巨细胞病毒、EB 病毒、HHV-6、HHV-7、肠道病毒、腺病毒和细小病毒 B19 等可使受者发生水疱、斑丘疹或麻疹样发疹等病毒疹，需要与 aGVHD 相鉴别。麻疹样发疹的病毒疹通常具有从头到尾的发疹顺序，且臀部、手足和面部均易受累。不同于药疹的暗红色和浸润感，病毒疹以鲜红色斑疹为主，可见斑丘疹，如伴有瘀点、紫癜或合并黏膜疹均提示病毒疹可能性大。组织病理学通常显示血管周围少量淋巴细胞浸润，无明显空泡型界面皮炎改变和坏死角质形成细胞，但表皮海绵水肿明显等可以与 aGVHD 区别，无明显嗜酸性粒细胞浸润可以排除药疹，如发现核内包涵体则高度提示巨细胞病毒感染。其他特异性病原体的实验室检查也有助于疾病的鉴别诊断。

3）淋巴细胞回归疹（eruption of lymphocyte recovery，ELR）：淋巴细胞回归是指在清髓性化疗导致白细胞降至最低点后，最早恢复的淋巴细胞返回至外周循环及回巢至皮肤的现象，一般发生于化疗开始后的 3 周内。淋巴细胞回归疹见于化疗患者的淋巴细胞计数恢复后，表现为红色斑丘疹伴有一过性发热，且无明确感染源，一般经数日或数周可自行缓解。与 aGVHD 不同，此类皮疹可以发生在移植术前的化疗后，且不会出现胃肠道和肝脏异常。已经观察到淋巴细胞回归疹的组织病理学表现与 1 级或 2 级急性 GVHD 相似，结合临床表现也高度重叠，现在普遍认为淋巴细胞回归疹和 aGVHD 可能代表同一疾病的不同过程。

4）化疗性毒性红斑（toxic erythema of chemotherapy，TEC）：是一种化疗并发症，可见于多种化疗药如脂质体多柔比星、氟尿嘧啶、多西他赛、索拉菲尼、顺铂、博来霉素、阿糖胞苷和甲氨蝶呤等。TEC 包括多种临床表型，如肢端红斑、掌跖感觉丧失性红斑（手足综合征）、外泌汗腺汗管鳞状化生和化疗相关中性粒细胞性汗腺炎。TEC 通常发生于化疗开始的 2 天 ~3 周内，典型表现为掌跖、间擦部位、肘膝和耳部的对称性痛性水肿性红斑，红斑表面呈暗灰色，可伴瘀点，严重病例可有水疱、溃疡形成。通常皮疹经 2~3 周后自行消退，留有脱屑和炎症后色素沉着。与 aGVHD 不同，此类皮疹可以发生在移植术前的化疗后，组织病理出现外泌汗腺汗管鳞状化生、表皮棘层松解及毛囊角化过度可与 aGVHD 相鉴别。

5）植入综合征（engraftment syndrome，ES）：是造血干细胞移植后中性粒细胞恢复过程中发生的一种以发热、皮疹和非心源性肺水肿为主要表现的临床综合征，进而可发展为肺实质浸润及水钠潴留，甚至多脏器功能衰竭。随着粒细胞恢复，其皮疹可以表现为典型皮肤 aGVHD。

6）多形红斑（erythema multiforme）：多形红斑是一种免疫介导性疾病，最常发生在单纯疱疹病毒感染的情况下。与 aGVHD 一样，多形红斑的组织病理学发现包括角质形成细胞坏死、表皮下裂隙以及基底部角质形成细胞空泡化。临床上特征性同心圆状靶形红斑可提示多形红斑的诊断。

7）中毒性表皮坏死松解症（toxic epidermal necrolysis）：中毒性表皮坏死松解症是一种通常由治疗用药引起的严重皮肤反应，严重的 aGVHD 病例与其有相同的临床和组织病理学特征。中毒性表皮坏死松解症起始时通常出现暗红色斑疹或非典型靶形红斑，然后迅速发展为广泛的水疱和表皮剥脱。组织病理学检查可见表皮下大疱及表皮全层坏死。有时不可能将严重 GVHD 与中毒性表皮坏死松解症相区分。

8）急性放射性皮炎：急性放射性皮炎表现为皮肤红斑、脱屑、水疱或皮肤坏死。其组织病理学特征类似于 aGVHD，表现为基底层空泡化、角质形成细胞凋亡、卫星细胞坏死和浅表血管周围淋巴细胞浸润。

（2）cGVHD 皮损的鉴别诊断

1）扁平苔藓样 GVHD：临床表现和组织病理学特征与扁平苔藓或苔藓样药疹非常类似，其中扁平苔藓的典型发病部位是手腕及四肢屈侧，且组织病理学无角化不全或嗜酸性粒细胞；而扁平苔藓样 GVHD 好发于手足背、前臂和躯干，可伴有毛囊中心性丘疹，呈毛周角化症样外观，组织病理学可见角化不全或嗜酸性粒细胞，结合 HSCT 病史可以鉴别。苔藓样药疹又称药物性扁平苔藓，以对称性紫罗兰色平顶丘疹为特征，常成群出现并融合，与扁平苔藓极为相似，但是苔藓样药疹单个皮损的形态不一致，可具有湿疹样或银屑病样外观并伴有显著脱屑，通常无扁平苔藓特征性的 Wickham 纹，且皮损对称性分布于四肢伸侧及手背侧，曝光部位明显且日晒后加重，通常不累及指甲。

2）硬化样 GVHD：需要与硬化性苔藓、硬斑病、系统性硬化症和嗜酸性筋膜炎进行鉴别。cGVHD 与硬斑病（局限性硬皮病）较难鉴别，但前者通常无斑状硬斑病特征性的“丁香花环”征，即进展期皮损呈中央白色硬化斑块周边的淡紫色环；cGVHD 呈泛发性硬斑病样表现时，皮肤硬化可为首发症状，且累及更深层的胶原束甚至真皮全层和皮下脂肪，引起患处毛囊、汗腺等皮肤附属器缺失，表面皮肤干燥、瘙痒甚至溃疡形成，色素沉着或色素减退均可出现。Kaffenberger 等报道了一种在 cGVHD 硬化皮损范围内出现血管增殖类似卡波西肉瘤的现象，并命名为“GVHD 相关血管瘤病”，是硬化样 GVHD 的特征性表现。此外，黏膜受累和 HSCT 病史更支持 cGVHD 的诊断。与系统性硬化症不同的是，cGVHD 主要累及躯干和四肢，无系统性硬化症四肢皮肤硬化从远端向近端进展的特征，且皮损分布不均，常见于系统性硬化症的雷诺现象和肢端硬化在 cGVHD 罕见。累及筋膜层时，cGVHD 应与嗜酸性筋膜炎相鉴别，后者呈急性病程，发病前常有过度劳累史或外伤史，皮损开始表现为弥漫性疼痛性肿胀，继而硬化与下部组织紧贴，凹凸不平呈橘皮样外观，在大静脉或肌腱部位可呈明显条沟状凹陷，呈沟槽状，多对称分布，好发于四肢，偶累及躯干，外周血嗜酸性粒细胞显著增高及组织病理检查可见特征性的嗜酸性粒细胞浸润有助鉴别。

3）皮肤异色症样 GVHD：皮肤异色症可发生于多种疾病，最常见位于浅肤色个体的颈部外侧，被称为 Civatte 皮肤异色症（一种被认为与长期日光曝露有关的疾病）。其他可能表现为皮肤异色症状的疾病包括皮肌炎、系统性红斑狼疮、先天性皮肤异色症（Rothmund-Thompson 综合征）、Bloom 综合征，以及在副银屑病或皮肤 T 细胞淋巴瘤情况下的血管萎缩性皮肤异色病。cGVHD 的皮肤异色样改变主要为杂色色素沉着斑和毛细血管扩张斑，通常见于面部、颈部两侧以及躯干，结合 HSCT 病史，是诊断 cGVHD 的金标准。

2. 胃肠道 GVHD 的鉴别诊断

（1）预处理毒性的黏膜炎：无论放疗还是化疗，均可导致腹泻出现，多在放化疗后，在移植回输后早期（10 天内）发生，其机制是放化疗药物导致胃肠黏膜层破坏和肠上皮脱落，杯状细胞和隐窝细胞不成比例增加和非典型增生，破坏微绒毛细胞的重吸收功能，导致肠腔液体增加，最终导致小肠内吸收和分泌功能失去平衡。一般通过发生的时间及对症治疗的反应可鉴别。

（2）肠道感染：如细菌性肠炎，病毒性肠炎（如巨细胞肠炎、疱疹病毒性肠炎），真菌性肠炎等均可出现腹泻等表现，但肠道感染可为肠道 GVHD 的触发因素，因此可伴随胃肠道 GVHD 出现，相应的病原学诊断，甚至进一步的病理检查利于鉴别诊断。

（3）血栓性微血管病：当腹痛、腹泻及便血存在时，也需要鉴别是否存在血栓性微血管病，但 GVHD 本身也是 TMA 的诱发因素，因此鉴别也存在一定困难。

3. 肝脏 GVHD 的鉴别诊断　肝脏 GVHD 的临床表现主要为黄疸，肝功能检查以总胆红素、直接胆红素、碱性磷酸酶升高为主，供者淋巴细胞对胆管上皮的攻击是引起 aGVHD 肝脏损伤的主要发病机制。在病理上主要表现为胆管壁及胆管周围淋巴细胞浸润，导致胆管上皮细胞的胞质肿胀、空泡变性，细胞核多型性或核丢失，节段性胆管破坏或缺失，同时也可伴有门脉的改变。肝脏存在广泛的胆管破坏但肝细胞炎症改变较轻微是肝脏 aGVHD 的特征性表现，若合并门静脉或中央静脉的血管内皮炎，则对 aGVHD 的诊断更有提示意义。

（1）肝窦阻塞综合征（HSOS）：多在移植后 10~20 天内发生，多以高胆红素血症为首发表现，伴有肝脏增大、右上方压痛、腹水、体重增加等，门静脉高压多在胆红素升高后 4~10 天内出现，其病理改变发生在肝静脉窦血管内皮细胞，其后导致肝静脉窦堵塞。肝脏 GVHD 多伴随多器官的 GVHD 表现，但对于孤立表现的肝脏 GVHD，与 HSOS 鉴别较困难，必要时可通过活检鉴别。

（2）药物性肝损害：许多药物均可引起肝损害，对于移植患者来说，钙调磷酸酶抑制剂（环孢素或他克莫司）是常见药物之一。其肝功能异常的主要表现为胆红素升高，或转氨酶及碱性磷酸酶的升高，此外抗真菌药物及部分抗生素也可引起肝功能异常。大部分患者在停药后肝功能可逐步好转，但也有肝细胞坏死出现暴发性肝衰竭的报道。

（3）感染相关性肝损害：有报道嗜肝病毒及其他

病毒、肝脏真菌感染等均可引起肝功能异常,可通过病原学相关检查以协助鉴别诊断。

(4)其他:包括长期输血,特别是再生障碍性贫血、地中海贫血患者移植后所致铁过载导致肝损伤,长期全胃肠外营养所致的肝脏多种疾病,及在呼吸衰竭及休克后的缺氧性肝损伤。

【预防】GVHD本质上是一种T细胞介导的疾病,预防的核心是供者T细胞的免疫抑制,可通过药物或T细胞清除来实现,但标准方案尚未达成共识。对于aGVHD一般采用如下预防方案:①对于接受清髓性预处理方案的allo-HSCT患者,应用甲氨蝶呤联合钙调磷酸酶抑制剂(环孢素或他克莫司);②对于接受减低强度预处理方案的allo-HSCT患者,应用吗替麦考酚酸酯联合钙调磷酸酶抑制剂;③对于具有非亲缘供者或半相合供者接受清髓性或减低强度预处理方案的患者,可在预防方案中加用人抗胸腺细胞球蛋白(ATG)。对于cGVHD的预防最有效的方法是有效地预防aGVHD,尽量减少aGVHD的发生及减低aGVHD的发病程度。此外,目前认为有两种方法可能有效预防cGVHD,即在移植前的预处理方案中使用ATG,以及在移植后使用利妥昔单抗。

【治疗】

1. aGVHD的治疗 初始治疗选择取决于受累器官、疾病严重程度、所用预防方案,同时注意兼顾抑制供者T细胞所致GVHD的获益与降低移植物抗肿瘤(GVT)作用的潜在危害之间的平衡。

(1)一线治疗

1)首选皮质激素治疗。皮肤局限性GVHD病变患者起始用低剂量泼尼松1mg/(kg·d)治疗。大剂量糖皮质激素用于全身性GVHD或严重皮肤GVHD患者,多采用甲泼尼龙1~2mg/(kg·d),起效后逐渐减量。

2)如果应用CsA预防aGVHD,有医生将CsA改为他克莫司,但对于耐CsA的aGVHD这种转换的有效率并不高,而不能耐受进行切换的患者有效率较高。

3)糖皮质激素治疗失败:《Thomas造血干细胞移植(第5版)》将一线治疗第3天评估为疾病进展(progressive disease,PD)、第7天评估为未缓解(no-remission,NR)或14天未达完全缓解(complete response,CR)的情况定义为糖皮质激素耐药。在2018年欧洲骨髓移植学会-美国国立研究院-国际骨髓移植研究中心(EBMT-NIH-CIBMTR)的标准命名中则分为糖皮质激素耐药及依赖。

A. 糖皮质激素耐药:aGVHD疗效评估时,将一线糖皮质激素开始治疗后3~5天内疗效评估为PD或治疗5~7天内疗效评估为NR或包括糖皮质激素在内的免疫抑制剂治疗28天未达CR定义为糖皮质激素耐药。

B. 糖皮质激素依赖:一线治疗糖皮质激素不能减量或在减量过程中aGVHD再激活为糖皮质激素依赖。

若判断为糖皮质激素耐药,需加用二线药物,并减停糖皮质激素;若判断为糖皮质激素依赖,二线药物起效后减停糖皮质激素。

(2)二线治疗:对于糖皮质激素治疗失败的aGVHD,死亡率高,可选用二线治疗。原则上应在维持环孢素有效浓度基础上加用二线药物,并及时评估疗效,当一种二线药物无效后再换用另一种二线药物,国际上尚无统一的二线药物选择流程,一般遵循各自中心的用药原则。二线治疗的常用药物:他克莫司;西罗莫司;甲氨蝶呤;霉酚酸类药物;JAK抑制剂芦可替尼;抗胸腺/淋巴细胞球蛋白(antithymocyte/lymphocyte globulin,ATG/ALG);抗白细胞介素2受体抗体(IL-2RA)单抗,如巴利昔单抗/达利珠单抗等;细胞因子调节剂,如托珠单抗;肿瘤坏死因子(TNF-α)受体抑制剂,如英夫利昔单抗;重组人Ⅱ型肿瘤坏死因子受体-抗体融合蛋白;OKT3(CD3单抗)等。此外还有间充质干细胞(MSC)、体外光化学疗法等。

2. cGVHD的治疗

(1)针对皮肤的治疗:轻度cGVHD累及2个或少于2个器官/部位,并且不存在有临床意义的功能障碍,可仅针对特定受累器官或部位进行辅助治疗。皮肤外用糖皮质激素制剂是各型cGVHD的主要局部治疗方法,自颈部以下根据皮损严重程度选用中效、强效或超强效外用糖皮质激素药物,每日2次用于全部苔藓样或硬化样皮损区,面部、腋下、腹股沟等皱褶部位可以选择弱效糖皮质激素或钙调磷酸酶抑制剂外用。对于破损部位注意预防感染,同时常规保湿防晒。对于皮损范围广泛或者激素难治性cGVHD患者,可以单用或联合光疗如补骨脂素光化学疗法(PUVA疗法)或窄波紫外线B(UVB)。

(2)系统治疗:中重度cGVHD相关并发症和死亡风险高,如果出现,①≥3个器官受累;②任一器官受累评分>2分;③持续性血小板减少,计数

<100 000/μl；④由 aGVHD 转变而来的 cGVHD 中 1 个或多个特征，需要系统治疗。

1）一线治疗：糖皮质激素是中度 - 重度慢性 GVHD 患者的首选初始全身性治疗。患者可能需要延长疗程（2~3 年）的糖皮质激素治疗，在某些病例中需要终身使用最低可接受剂量。其目的是应用最小剂量的糖皮质激素来控制症状。泼尼松起始剂量通常为 1mg/（kg·d）。如果 2 周后症状稳定或改善，泼尼松可逐渐减量，每次减量 25%，经 6~8 周直至达目标剂量，即隔日 1mg/kg。一旦症状完全缓解，泼尼松可进一步逐渐减量，根据临床症状选择每月减量 10%~20% 或维持 2~3 个月不变。如果在治疗 2 周时症状恶化或在 4~6 周时改善不明显，则将治疗升级，加用钙调磷酸酶抑制剂（如环孢素或他克莫司），如泼尼松（隔日给予 1mg/kg）联合环孢素（6mg/kg，一日 2 次，隔日使用，与泼尼松交替给药），或泼尼松起始剂量 1mg/（kg·d）联合环孢素（隔日给予 12mg/kg）。至今没有统一的药物减停方案。在联合应用其他免疫抑制剂时，建议首先减糖皮质激素，其他免疫抑制剂每 2~4 周减量 1 次，3~9 个月减停 1 种。免疫治疗的中位时间为 2~3 年。

2）二线治疗：对于即使应用泼尼松联合钙调磷酸酶抑制剂（环孢素或他克莫司）疾病仍发生进展或持续存在的患者，主要治疗选择为非药物治疗如体外光分离置换疗法（ECP）和 PUVA，以及使用其他免疫抑制药物如麦考酚酸酯、西罗莫司、JAK1/2 抑制剂芦可替尼、BTK 抑制剂伊布替尼、抗 CD20 单克隆抗体利妥昔单抗及 IL-2 等。

【未来展望】未来研究方向聚焦于识别可能预测 GVHD 发生或确定更高风险患者群体的生物标志物。基于蛋白质组学的方法已经对包括 IL-2RA、TNFR1、IL-8 和 HGF 在内的生物标志物进行鉴定，这些标志物对 aGVHD 具有很高的诊断价值。在一项对儿童患者的研究中，发现包括可溶性 IL-2RA、可溶性 CD13、可溶性 B 细胞活化因子（sBAFF）和抗 dsDNA 在内的生物标志物对 cGVHD 具有很高的诊断价值。针对皮肤 GVHD 的特异性生物标志物是 sBAFF，发现其在苔藓类 GVHD 患者中明显升高。一项大规模的蛋白质组学分析还发现，GVHD 皮肤活检中，角蛋白细胞产生的丝氨酸蛋白酶抑制剂 elafin 过表达。发现较高的 elafin 水平与皮肤 GVHD 的不良临床预后相关，包括提示糖皮质激素治疗的疗效不佳和总生存率下降。Hartwell 等人报道了一种 HSCT 术后 7 天 2 种生物标志物（ST2 和 REG3A）浓度的算法，能预测致命性 GVHD 和无复发死亡率的高风险患者。此外，Pidala 等人证明，结合临床变量的 3 RNA 标记板（IRS2、Plekhf1 和 IL1R2）能够以较高的准确度区分 cGVHD 病例和非 GVHD 对照。目前尚无临床上确认、对人类患者具有预后预测意义的生物标志物，未来需要进一步研究来确定 GVHD 生物标志物的预后和诊断价值。

诊治要点

- 移植物抗宿主病（GVHD）是造血干细胞移植的常见并发症，发病率约为 40%~60%，死亡率约 15%，是移植术后非复发相关的首位死因。
- GVHD 是由于供体移植物中的免疫活性细胞对宿主组织产生不相容性免疫攻击所致的一种累及多器官的免疫性疾病，急性和慢性 GVHD 通常都有皮肤表现，且多为首发表现。
- 急性 GVHD 典型三联症为皮疹、腹泻和高胆红素血症，皮损多发生于移植术后 2~4 周，为红色斑丘疹，首发于掌跖、耳郭和面部等肢端部位，毛囊中心性红色丘疹为标志性特征。严重者可泛发全身呈红皮病样或中毒性表皮坏死松解症样。特征性组织病理学改变为空泡型界面皮炎、基底层坏死角质形成细胞和淋巴细胞外排进入基底层三联症。
- 慢性 GVHD 可累及全身各个系统，临床表现多种。慢性 GVHD 诊断要求至少一个诊断性征象，或至少一个高度提示慢性 GVHD 的区分性征象再联合同一器官或其他器官活检或辅助检查以确认。
- GVHD 的治疗选择取决于受累器官、疾病严重程度、所用预防方案，同时注意兼顾在抑制供者 T 细胞所致 GVHD 的获益与降低 GVT 的潜在危害之间的平衡。首选系统应用糖皮质激素治疗，难治性患者需联合其他免疫抑制剂、生物制剂、体外光分离置换疗法、间充质基质细胞等疗法。

（刘四喜　马　琳　秦茂权）

参考文献

[1] MARTA P, MARIBEL DR, ENRIC C. Endothelial dysfunction in hematopoietic cell transplantation. Clinical hematology international, 2019, 1 (1): 45-51.

[2] ERIC S, MINESH K, JAI R, et al. Capillary leak

syndrome: etiologies, pathophysiology, and management. Kidney Int, 2017, 92 (1): 37-46.

[3] FRANCESCA B, FRANCESCO B, FEDERICO R. Diagnosis and treatment of VOD/SOS after allogeneic hematopoietic stem cell transplantation. Front Immun, 2020, 11: 489.

[4] GERHARD CH, NELSON C. Endothelial cell function and endothelial-related disorders following haematopoietic cell transplantation. Brit J Haemato, 2020, 190 (4): 508-519.

[5] FORMAN SJ, NEGIRN RS, ANTIN JH, 等. THOMAS 造血干细胞移植. 吴得沛, 黄晓军, 译. 北京: 中国科学技术出版社, 2020.

[6] CARRERAS E. Early complications after stem cell transplantation. The 2012 Revised Edition of the EBMT-ESH Handbook on Haematopoietic Stem Cell Transplantation. European School of Hematology, 2012: 176-195.

[7] 黄晓军. 实用造血干细胞移植. 2 版. 北京: 人民卫生出版社, 2019.

[8] SCHOEMANS HM, LEE SJ, FERRARA JL, et al. EBMT-NIH-CIBMTR Task Force position statement on standardized terminology & guidance for graft-versus-host disease assessment. Bone Marrow Transplant, 2018, 53 (11): 1401-1415.

[9] JAGASIA MH, GREINIX HT, ARORA M, et al. National Institutes of Health Consensus Development Project on criteria for clinical trials in chronic graft-versus-host disease: I. The 2014 Diagnosis and Staging Working Group report. Biol Blood Marrow Transplant, 2015, 21 (3): 389-401.

第 2 节 移植晚期并发症

一、闭塞性细支气管炎综合征

闭塞性细支气管炎综合征(bronchiolitis obliterans syndrome，BOS)是异基因造血干细胞移植术后最常见的迟发性非感染性肺部并发症，是 cGVHD 在肺部的表现形式。临床上表现为阻塞性肺疾病，肺功能检查提示存在气流持续受阻。经组织病理学证实存在细小支气管周围炎性纤维化并引起小气道腔狭窄或闭塞的 BOS 即诊为闭塞性细支气管炎(bronchiolitis obliterans，BO)。BOS 的临床表现缺乏特异性，主要表现为活动后呼吸困难、咳嗽、喘息、胸闷。疾病早期可无任何临床症状。肺功能检查及高分辨率 CT 有助于 BOS 的早期检出。异体造血干细胞移植后 BO 最早在 20 世纪 80 年代被描述。其发生率约为 2%~26%，多发生于移植后 6 个月 ~2 年，并持续多年。BOS 预后差，死亡率为 14%~100%。

【发病机制】BO/BOS 的病因仍未完全明了。有证据表明 BO 是慢性同种异体免疫反应和以气道为中心的排斥反应的表现，而该反应与活化的异体反应性 T 细胞相关。接受去 T 细胞的同种异体移植物的患者不会发生 GVHD 或 BOS，这一观察也支持了同种异体免疫假说。骨髓移植后移植物抗宿主病的肺部组织学表现和临床表现与肺移植受者 BO 的组织病理学和临床表现均十分相似，进一步支持了同种异体免疫机制。先天和体液免疫机制也可能发挥作用。在清髓性预处理异基因骨髓移植后的小鼠 cGVHD 模型中，上调的滤泡 T 辅助细胞、供者 B 细胞抗体分布、生发中心形成对于 BO 的发展都是必需的。BOS 患者被发现有更高循环水平的 B 细胞激活因子，导致 B 细胞增殖活化，最终促进 cGVHD。因此，BOS 的发生是多因素的。

【危险因素】回顾研究提示 BO 的各种临床危险因素包括：高龄捐赠和接受移植、HLA 重度不匹配、女性供者移植到男性受者、基于白消安的预处理方案、移植前环磷酰胺剂量过大、使用甲氨蝶呤预防好治疗 GVHD、外周造血干细胞作为移植干细胞来源、存在 aGVHD、存在胃食管反流、肺部基础病变等。相反，以抗胸腺细胞球蛋白使 T 细胞耗竭和以脐带血为干细胞来源被认为是对抗 BOS 的保护因子。

【临床表现】BOS 通常发生于移植后 2 年内。BOS 的临床症状无特异性，包括劳力性呼吸困难、干咳、胸闷、喘息。但也有患者无临床症状，只表现为肺功能异常。除了肺部体征外，大部分患者同时伴有胸外 cGVHD 表现。BOS 逐渐进展，因气道严重堵塞，会引起静息性呼吸困难，不经治疗的患者最终死于呼吸衰竭。

【辅助检查】

1. 肺功能检查(pulmonary function test，PFT) 气流受限是 BOS 的关键特征。肺功能检查反映气流受限，表现为第 1 秒用力呼气量(forced expiratory volume in in one second，FEV_1)及 FEV_1 与用力肺活

量（forced vital capacity，FVC）的比值下降。为监测新发的气流受限，在移植术后应确定气流的“基线值”，方法是取2次FEV_1最高值计算平均值，两次测量至少要间隔3周，且测量前不吸入支气管扩张剂。也有研究显示，与FEV_1下降相比，呼气中段流速（FEF 25%~75%）似乎是更早且更敏感的气流受阻指标。

2. 影像学检查 胸部X线片在发现BO方面的灵敏度有限，BOS早期胸部X线片可表现正常，在疾病晚期可表现为双肺过度充气、支气管充气相、支气管壁增厚等。胸部高分辨率计算机断层扫描（high resolution computed tomography，HRCT）对诊断BOS有意义。HRCT表现为呼吸相马赛克样、磨玻璃样不透光区，提示空气滞留。支气管壁增厚、支气管扩张和小叶中央小结节也与BOS的诊断有关。

3. 支气管镜检查及经支气管肺活检 对于肺功能检查结果提示BOS的患者，支气管肺泡灌洗可用来排除感染或恶性肿瘤引起的肺功能下降。尽管病理学检测是区分不同类型HSCT后肺部晚期并发症的金标准，但是因其对肺组织的损伤，越来越少的人采用活检。经病理学检测存在细支气管周围纤维化、管腔内不同程度的纤维充塞以及终端小气道狭窄的BOS，即可诊为BO。

【诊断】2005年以前，BOS的诊断标准在不同研究中是不同的，这也解释了不同研究之间BOS发生率、预后等方面的差异。在2005年国际健康组织（NIH）建立了cGVHD的统一标准。BOS的诊断需要其他组织中cGVHD的表现以及排除呼吸道感染。BOS的功能诊断标准为：$FEV_1/FVC<0.7$和$FEV_1<$预计值的75%以及残气量（residual volume，RV）>预计值的120%。这些标准的公布使纳入临床试验的患者得到了协调，但很快就发现这些标准在临床实践中并不令人满意。2014年NIH又对此标准进行了优化，以增强其灵敏度。2014年NIH诊断BOS的共识指南如下。

1. $FEV_1/FVC<0.7$或低于预测值5%位数。

（1）FEV_1为第1秒用力呼气量。

（2）VC为肺活量，包括用力肺活量（FVC）和缓慢肺活量（SVC）。

（3）预测值第5百分位数位数为90%置信区间的下限。

2. FEV_1低于预测值75%及2年内下降10%。使用沙丁胺醇，FEV_1不应校正到预测的75%以上。

3. 排除呼吸道感染

4. BOS的2个支持证据

（1）呼气相CT提示气流受限或者HRCT证实小气道增厚或者支气管扩张。

（2）肺功能检查支持气流受限：残气量超过120%预测值，或残气量/总肺容量比值>90%可信区间。

备注1：如果患者有其他器官受累已诊断为cGVHD，只需要符合1~3条标准。

备注2：如果BOS是cGVHD的唯一表现，则需要进行肺活检进行证实。

尽管这些标准在不断发展，但FEV_1/FVC比值的下降可能已经反映了疾病的晚期，包括大量细支气管的累及以及向更近端支气管的延伸。当然，研究仍在进行，以改进现有的诊断标准，以便尽早诊断。

【鉴别诊断】BO/BOS主要表现为气道阻塞，因此导致呼吸困难的疾病都在鉴别范围内，如肺部感染、特发性肺炎综合征、气胸、胸腔积液等，但根据典型临床表现、发病时间、影像学以及实验室检查易区分。最容易混淆的疾病为机化性肺炎（organizing pneumonia，OP）。OP之前称为闭塞性细支气管炎伴机化性肺炎（bronchiolitis obliterans organizing pneumonia，BOOP），也是HSCT术后的一种晚期肺部并发症，发生率低于BO，是一种涉及细支气管、肺泡导管和肺泡的疾病。其病理学改变为肺泡腔充满由成纤维细胞和肌成纤维细胞混合疏松结缔组织组成的肉芽组织，而BO/BOS为管外瘢痕引起缩窄。因此，组织病理学检查是鉴别BOS与OP的主要手段。OP的临床表现与特发性BOOP相似（又称COP），发热、干咳和呼吸困难都是典型的症状。体格检查方面，湿啰音是常见的，但一般没有喘息。肺功能检查方面，与BOS相比气道阻塞不明显，可表现为限制性通气障碍，FEV_1/FVC多正常。OP患者血清C反应蛋白水平升高，白细胞和中性粒细胞中度增多。肺CT扫描异常包括磨砂玻璃样混浊和/或支气管血管周围强化。最后，OP对类固醇激素治疗反应较好。

【治疗】迄今为止尚无BOS治疗的公认准则。目前BOS的治疗目的是防止肺功能进一步下降，没有任何疗法能够有效地逆转BOS患者严重的气流下降。早期发现和治疗可部分恢复FEV_1，降低慢性通气障碍的发病率。预防和及时治疗感染对于维持肺功能也很重要。BOS患儿需长期随访，定期复查胸部 CT 及肺功能，依据病情变化调整用药方案。

基于诸多研究数据，新发 BOS 的一线疗法至少包括吸入型糖皮质激素 / 吸入型长效 β 受体激动剂（long-acting beta-agonist，LABA）联用。早期全身应用糖皮质激素仍有争议。对于应用吸入型糖皮质激素 /LABA 后 FEV_1 下降和症状仍持续存在的患者，建议使用 FAM 方案治疗，即吸入型氟替卡松、阿奇霉素和孟鲁司特。此方案结合吸入类固醇的局部抗炎特性、大环内酯的抑制 IL-8 产生和中性粒细胞增多、孟鲁司特的抑制白三烯活性于一体，阻止细胞归巢和活化，可能阻断成纤维细胞增殖和胶原沉积。另外，由于其副作用低，FAM 方案已被一些人推荐为初发 BOS 的标准方案。在一项多中心前瞻性单臂试验中，FAM 方案治疗新发 BOS 在 3 个月时达到了 FEV_1 稳定性终点，该终点在 6 个月时维持。

如果 FEV_1 在没有感染的情况下继续下降，则需要考虑将治疗升级到包括全身糖皮质激素或其他 cGVHD 治疗。肺功能改善后全身性糖皮质激素要逐渐减量。全身性糖皮质激素的剂量及疗程存在争议，并且增加肺部机会性感染的易感性。此时 FAM 方案可继续应用，有研究显示，FAM 方案的一个优点是能够显著降低全身皮质类固醇的剂量。

对于仍进行性进展者，体外光分离置换疗法（ECP）使 60% 的 HSCT 后 BOS 患者病情稳定，与肺移植 BOS 患者数据相似。数据表明 ECP 促进移植耐受环境，减少效应淋巴细胞数量，富集调节淋巴细胞和抑制抗原呈递细胞。一项研究显示，依那西普对 BOS 患者有好处。依那西普能抑制肿瘤坏死因子受体，减少随后的炎症反应。虽然有令人兴奋的转化医学数据显示 B 细胞在 BOS 中的作用，但到目前为止，数据并没有显示利妥昔单抗的治疗优势。

对于持续进展并导致呼吸衰竭的难治性 BOS 患者，没有其他活动性 GVHD，免疫抑制很少或没有，没有其他终末器官损伤，HSCT 后 1 年无复发，可以考虑肺移植。

【预后】在历史上，HSCT 后的 BOS 具有较高的死亡率，从 14% 到 100% 不等（平均 61%），尤其是在 HSCT 后 1 年内发病和 FEV_1 迅速下降的患者中。大多数病例中，死因是进行性呼吸衰竭和机会性肺部感染。最近的几项研究显示 BOS 的 2 年生存率在 70%~80%，这可能归因于认识的提高以及护理水平的改善。

【未来展望】随着 HSCT 在多种疾病中的广泛应用，BOS 的发生率逐年增加，为 BOS 的诊断和治疗方面带来越来越多的挑战。首先，现有的 BOS 诊断主要依赖于肺功能检测，根据 2014 年 NIH cGVHD 标准，诊断要点在于 FEV_1/FVC 比值的下降，但是这可能代表肺通气阻塞的晚期阶段。有研究者建议关注移植后 FEV_1 的下降，而不是单一的 FEV_1 值，他们发现 FEV_1 每年下降 5% 以上，可以更准确地预测出发生气流阻塞的患者。另外，最为棘手的是无 BOS 统一治疗标准，全世界各地工作组采取不同的治疗方案。BOS 的治疗重点在于预防和治疗感染，阻止肺功能进行性下降。BOS 现有的治疗方案包括 FAM 联合方案，依那西普单抗，体外光分离置换法，肺移植和及时预防和治疗感染，但是这些方案对 BOS 患者的疗效仍需进一步扩大验证。考虑到 BOS 的发生与免疫因素相关，因此选择既能抑制免疫性肺损伤又能恢复患者肺功能的治疗方法对于 BOS 的治疗将具有很大帮助。而最近研究显示，脐带来源的间充质干细胞（MSC）多次输注可以作为治疗 BOS 的手段之一，其原因基于以下几点。

1. MSC 具有免疫调节能力　能抑制树突状细胞（DC）的抗原呈递能力；抑制 NK 细胞毒活性；促进巨噬细胞 M_1（促炎）向 M_2（保护性）转化；减轻中性粒细胞的呼吸暴发；抑制抗原特异性 T 细胞增殖、CTL 细胞毒性、促进调控性 T 细胞生存的方式、调节免疫反应的强度；能将 B 细胞停滞在细胞周期的 G_0/G_1 期，抑制由抗原免疫球蛋白、IL-2、IL-4 等不同刺激引起的 B 细胞增殖，然而 MSC 并不会诱导 B 细胞凋亡，反而会更好地维持 B 细胞的存活。

2. MSC 可能再生 / 更换损伤的细胞　MSC 可成功分化成各样的细胞类型的细胞，包括内皮细胞、神经胶质细胞和费细胞等；但是否能在损伤部位取代受伤细胞仍存在争议，可以肯定的是其主要通过旁分泌因子影响组织损伤和修复，而不是再生和替代。

3. MSC 可以改善局部微循环　MSC 可以分化为内皮细胞，MSC 中的内皮祖细胞（endothelial progenitor cell，EPC）可向受损区归巢，并且可直接参与受损局部血管的形成和损伤修复过程。

4. MSC 具有强大的促血管再生能力

5. MSC 具有氧化应激调节能力　通过减轻氧化应激以保护细胞的完整性，减轻损伤程度。

6. 免疫豁免　不同供体来源的 MSC 可以重复多次输注给同一个患者。

7. 肺部浓度最高　基于以上优势，MSC 输注作为一种可以感受损伤部位的微环境的旁分泌因子工厂，根据局部微环境分泌各种不同的旁分泌因子促进诊治修复，包括抗凋亡、抗炎、抗氧化、抗纤维化和/或抗细菌作用促进受损细胞的再生。因此，MSC 多次输注可以作为 BOS 综合治疗中的一个重要环节。

未来的研究方向主要是优化并统一诊疗方案，以提高 BOS 患者的生存率及生存质量。

二、血栓性微血管病

血栓性微血管病（thrombotic microangiopathy，TMA）是内皮细胞损伤及凝血异常引起的以微血管性溶血、血小板减少、微血管血栓形成和多器官功能衰竭为主要表现的临床综合征。造血干细胞移植相关TMA（hematopoietic stem cell transplantation-associated thrombotic microangiopathy，TA-TMA）是 HSCT 后严重并发症之一，通常发生在移植后 150 天内，其起病隐匿，进展迅速，患者常有脏器功能损害，病死率极高，早期诊断困难且治疗手段有限。目前，由于诊断标准的不统一，报道的 TA-TMA 发生率从 0.5%~76%。而大中心的回顾性研究表明 TA-TMA 的发生率可能是在 10%~25%。据报道，女性发病率高于男性，黑人发病率较高。TA-TMA 在异基因造血干细胞移植后更为常见，同时也是自体移植的重要并发症。TA-TMA 主要包括血栓性血小板减少性紫癜（thrombotic thrombocytopenic purpura，TTP）、溶血尿毒综合征（hemolytic uremic syndrome，HUS）、微血管性溶血性贫血（microangiopathic haemolytic anaemia，MARA）、药物诱导的血栓性微血管病（drug-induced thrombotic microangiopathy，DITMA）等。

【发病机制】TA-TMA 是 HSCT 后的严重并发症，是一系列临床异常的血管损伤与血栓形成，病理特点是全身多器官微血管内皮损伤，其内皮损伤涉及多种机制的参与。

1. HSCT 预处理方案　骨髓清除和降低肿瘤负荷的预处理方案都是 TA-TMA 的高危因素，尤其是白消安、氟达拉滨、铂类化疗药物和全身照射。然而，由于受研究对象选择不同的限制，未能得到降低骨髓清除和肿瘤负荷的预处理后 TA-TMA 的流行病学是否具有统计学差异。

2. 感染　多种病原体感染与 TA-TMA 发生相关，特别是曲霉菌、巨细胞病毒和腺病毒。腺病毒可表达一种可溶的 fms 样酪氨酸激酶，与血管内皮生长因子（vascular endothelial growth factor，VEGF）结合，导致 TMA。此外，溶栓调节素、纤溶酶原激活物抑制剂（plasminogen activator inhibitor，PAI）和炎症细胞因子在病毒血症患者中也有升高。其他潜在的感染原因包括细小病毒 B19、人疱疹病毒 6 以及最近的 BK 病毒。BK 病毒不仅会损害肾小管细胞，在高水平的病毒血症中也与影响肾小球的 TA-TMA 有关。然而，目前尚不清楚这种关联是否表明 BK 病毒也可能损伤内皮细胞。

3. 钙调磷酸酶抑制剂和哺乳动物雷帕霉素靶蛋白（mTOR）抑制剂　钙调磷酸酶抑制剂环孢素和他克莫司与 HSCT 和实体器官移植后 TA-TMA 相关。内皮损伤与细胞毒性直接损伤、血小板聚集、vWF 和溶栓调节蛋白升高、补体调节蛋白改变、前列环素和一氧化氮的产生有关。研究表明在肾移植受者中，钙调磷酸酶抑制剂诱导的 TMA 与移植时组织缺血引起的内皮损伤有关。同样的，在 HSCT 的背景下，类似的机制可能参与 TA-TMA，而内皮损伤可引起继发感染、高剂量化疗或细胞因子的释放。在Ⅱ期临床研究中，被用于预防 GVHD 的他克莫司和西罗莫司能够增加 TA-TMA 的风险，特别是在接受白消安和环磷酰胺治疗的患者中。西罗莫司可能是通过阻止受损内皮的修复和减少局部 VEGF 的产生而导致 TA-TMA。然而，接受西罗莫司的患者比只接受钙调磷酸酶抑制剂的患者有更好的肾功能和生存期。因此，钙调神经磷酸酶抑制剂与西罗莫司联合使用需要密切监测 TA-TMA。

4. GVHD 和细胞因子　急性 GVHD 患者发生 TA-TMA 的概率是没有 GVHD 患者的 4 倍，这可能与循环细胞因子、Ⅲ~Ⅳ级 GVHD 患者中低 VEGF 水平、凝血通路激活或细胞毒性供体 T 细胞直接内皮损伤有关。细胞因子也可能在 TA-TMA 的病理生理学中发挥作用。供体 T 细胞产生的细胞因子使内皮细胞更容易受穿孔蛋白、颗粒酶 B 或 TNF 介导的凋亡或细胞裂解的影响。在 TA-TMA 过程中，一些较小的研究发现循环细胞因子，包括 IL-8、IL-12 和血栓调节素水平升高。同时，内皮细胞抗原性的改变还可以解释为什么某些患者比其他患者更耐受细胞因子引起的血管损伤。

5. 凝血级联和内皮标志物　凝血级联由内皮细胞调控，能够参与 TA-TMA 的发生。在其他内皮功能障碍的疾病如 TTP、肝静脉阻塞病和脓毒症中，PAI-1 增加。同样，有研究发现在最终发展为 TA-

TMA 的患者中，肝素辅助因子Ⅱ在 HSCT 发生前增加，推测这种增加是对 HSCT 前化疗引起的内皮损伤的抗血栓代偿性反应。此外，循环中功能异常的内皮细胞不仅能够反映 TA-TMA 发生的机制，同时能够反映 TA-TMA 的疾病状态及治疗效果。

6. 补体 研究表明 TA-TMA 患者中能够检测到补体因子 H（complement factor H，CFH），特别是在血浆置换和利妥昔单抗治疗有效的患者中。而且还有学者发现由抗体介导的组织损伤引起的 TA-TMA 继发于肾小球毛细血管中的弥漫性 C4d 沉积。C4d 检测是抗体沉积和补体激活的可靠标志，能够与肾小球内皮细胞共价结合，而其他抗体和补体成分则快速代谢，这可能解释了为什么之前用于 TA-TMA 肾活检研究的常规免疫荧光板未能显示补体染色。对 TA-TMA 患者的肾活检进行 C4d 染色，可以确定哪些人将受益于补充导向或抗体耗尽疗法。目前关于 TA-TMA 中补体的相关研究甚少，有很多的科研空间，在 TA-TMA 治疗指导中具有重要意义。

【临床表现】TA-TMA 的典型临床表现是贫血和血小板减少的相对急性发作，同时伴有外周血碎裂红细胞。在大多数患者中，血清乳酸脱氢酶（lactic dehydrogenase，LDH）增加，同时伴有急性肾功能障碍，而且肾脏是 TA-TMA 最常累及的器官，常提示预后不良。神经系统功能障碍可发生于 50% 左右的 TA-TMA 患者中，主要表现为意识障碍和痉挛，但不仅限于此。其次，TA-TMA 患者也可表现为肠道、肺和心脏功能的受累。TA-TMA 的临床表现很广，可能是危及生命的神经或肾脏并发症，也可能只是无症状性贫血，伴有血小板减少轻度肾功能障碍，因此，为早期诊断和治疗 TA-TMA 造成了困难。

TA-TMA 通常发生在干细胞输注后的 100 天内。在欧洲血液和骨髓移植组的一系列报道中，中位发病时间为 HSCT 后 44 天，范围为 13~319 天。临床出血、GVHD 和感染是该人群常见的死亡原因。在 HSCT 患者中，严重的 TA-TMA 与晚期受体年龄、女性性别、不相关或人类白细胞抗原（human leukocyte antigen，HLA）不匹配的供体移植物、GVHD、病毒或真菌感染以及钙调磷酸酶抑制剂（如环孢素）的使用有关。

TA-TMA 可表现为单一系统受累或多系统受累，且常与 HSCT 后其他并发症同时存在，故临床表现具有多样性、缺乏特异性的特点。这也是临床难以早期发现和诊断的原因。

【辅助检查】

1. 实验室检查 血常规可发生血红蛋白（低于正常值下限）、血小板（$<50\times10^9$/L 或降低 ≥ 50%）降低，但需与疾病本身、化疗抑制、失血等导致的血细胞降低相鉴别。生化检测可发现胆红素升高、乳酸脱氢酶升高。尿液分析可见尿蛋白，蛋白尿比血肌酐更能反映肾功能，在大量水化或毛细血管渗漏的情况下，可采用尿蛋白 - 肌酐比值（≥ 2mg/mg）反映肾功能。细胞涂片可见碎裂红细胞，需注意严重 TA-TMA 患者由于血管渗透性增加，红细胞渗漏入组织内，使血管内见不到大量碎裂红细胞。Coombs 试验为阴性。凝血功能一般是正常的。70% 的 TA-TMA 患者中活化末端补体复合物 sC5b-9（244ng/dl）增加。非特异性炎症指标触珠蛋白升高，能够反映疾病的炎症状态。TA-TMA 患者通常不伴有 *ADAMTS13* 基因或酶的缺陷。患者可出现高血压，其中血清乳酸脱氢酶升高、蛋白尿、高血压是 TA-TMA 早期表现。

2. 组织病理学检查 病理活检发现血管内皮损伤是诊断 TA-TMA 的金标准。根据组织活检（或尸检）中独特的组织病理学特征以及在 HSCT 背景下相关的典型临床和实验室发现可明确 TA-TMA 的诊断。肾活检是诊断微血管病变的首选部位，但 HSCT 患者多难以耐受肾活检，而且 TA-TMA 患者可选择性地累及不同器官，因此能够获得的组织都应该进行检测，以明确血管损伤。

TA-TMA 可发生典型的肾脏微血管变化，但难以与经典的 HUS 或 TTP 相鉴别，通常表现为肾小球毛细血管内膜增厚，闭塞的中小血管腔，红细胞碎片被滞留在系膜基质中，肾小动脉和肾小球毛细血管与血管壁的内皮细胞层分离。

肠道活检也可以提供有价值的血管炎症损伤证据。与肾活检相比，肠道活检安全性更高，同时可用于 GVHD 患者的检测。El-Bietar 等提出了肠道 TA-TMA 的 8 个组织学诊断标准：黏膜出血、腺体丢失、管腔内裂细胞、管腔内纤维蛋白、管腔内微血栓、内皮肿胀、内皮剥离和所有黏膜的侵蚀。此外，组织样本应检查含铁血黄素的沉积物，表明长期黏膜出血，以与操作相关的黏膜损伤进行鉴别诊断。TA-TMA 与 GVHD 常同时存在，故活检表现可重叠。

TA-TMA 的肺组织除了微血管病变外，其组织学改变与肺动脉高压患者相似。血管损伤的不同阶段和严重性通常可出现在同一患者肺组织中，可表现为从有内皮细胞漂浮在血管腔和红细胞碎片进入周围组织使血管壁增厚的急性微血管损伤，到血管腔完全闭塞的肺动脉高压。长时间存在的 TA-TMA 常伴有局灶性动脉内纤维蛋白微血栓，提示慢性进展性内皮损伤。肺 TA-TMA 患者通常有明显的肺间质出血，可解释急性血红蛋白下降，但未见移植后弥漫性肺泡出血的气道出血。在与微血管病无关的肺血栓栓塞事件中，动脉内皮完整，未见间质出血，大动脉未发现血栓，小动脉未见系统性损伤。

3. 超声心动图检查　超声心动图显示的心包积液与 TA-TMA 密切相关，可急性进展为心脏压塞，需密切监测。有心包积液和血液系统恶性肿瘤但无 TA-TMA 表现的患者，应将局部恶性肿瘤复发纳入鉴别诊断。多浆膜炎（心包、胸腔积液和腹腔积液）患者，特别是没有皮肤或胃肠道 GVHD 表现的患者，应进行 TA-TMA 的评估。

超声心动图显示的肺压力升高也与 TA-TMA 密切相关。Dandoy 等的研究表明出现 TA-TMA 血液学或组织证据的患者，在 HSCT 后的第 7 天肺部血管阻力就会增加，这表明在 HSCT 后血管损伤发生得非常早。然而，目前可用的实验室检查早期疾病的诊断还不够灵敏。HSCT 患者在第 7 天和第 30 天进行常规超声心动图筛查，对早期病理诊断非常有用，如无症状患者肺压升高和心包积液，可以指导更有针对性的监测和干预。低氧血症是 TA-TMA 患者与肺压升高相关的最显著的临床症状。

【诊断】目前，国际公认的 TA-TMA 诊断标准主要包括血液骨髓移植临床实验网络毒性委员会（表 4-31-10）、欧洲血液骨髓移植国际工作小组（表 4-31-11）和“Probable-TMA”（表 4-31-12）标准。

表 4-31-10　血液骨髓移植临床实验网络毒性委员会 TA-TMA 诊断标准

临床指标	诊断标准
裂细胞	外周血裂细胞 ≥ 2 个 /HPF
乳酸脱氢酶	大于正常值上限
肾功能	血肌酐较移植前上升 2 倍或血肌酐清除率降低 50%
血小板	—
红细胞	—
中枢神经系统	无法解释的神经系统功能异常
Coombs 试验	直接和间接 Coombs 试验均阴性
触珠蛋白	—
其他	—

表 4-31-11　欧洲血液骨髓移植国际工作小组 TA-TMA 诊断标准

临床指标	诊断标准
裂细胞	外周血裂细胞 >4%
乳酸脱氢酶	突然和持续性升高
肾功能	—
血小板	血小板 $<50 \times 10^9$/L，或下降 ≥ 50%
红细胞	血红蛋白降低或输血需求增加
中枢神经系统	无法解释的神经系统功能异常
Coombs 试验	直接和间接 Coombs 试验均阴性
触珠蛋白	降低
其他	—

表 4-31-12 “Probable-TMA”标准

临床指标	诊断标准
裂细胞	外周血裂细胞≥2 个 /HPF
乳酸脱氢酶	升高
肾功能	—
血小板	血小板<50×10^9/L，或下降≥50%
红细胞	血红蛋白降低
中枢神经系统	—
Coombs 试验	阴性
触珠蛋白	降低
其他	无凝血功能障碍

近期 Jodele 等的临床分析研究发现高血压、蛋白尿及补体指标激活作为微血栓累及肾脏损害的早期标志，将其纳入并推出新的 TA-TMA 的诊断标准(表 4-31-13)。

表 4-31-13 TA-TMA 诊断标准

TA-MTA 的诊断可通过以下指标判断	
A. 组织病理活检的微血管病变 或 B. TA-TMA 相关的实验室和临床指标	
实验室或临床指标	诊断标准
1. 乳酸脱氢酶	超过相应年龄的上限
2. 蛋白尿	随机尿蛋白 - 肌酐清除率≥2mg/mg
3. 高血压	<18 岁：血压在相应年龄、性别、体重的第 95 百分位数 ≥18 岁：血压≥140/90mmHg
4. 血小板降低	血小板<50×10^9/L，或下降≥50%
5. 贫血	血红蛋白低于相应年龄的下限，或需要持续输血支持的贫血
6. 微血管病变的证据	外周血中出现裂细胞或微血管病变的组织学证据
7. 末端补体激活	血 sC5b-9 超过实验室正常值

注：1，2，3 中 TA-TMA 的诊断指标需密切监测；2+7 是提示 TA-TMA 预后不良的指标。

目前，关于 TA-TMA 的诊断标准仍需要更多的研究进一步明确和统一。

【鉴别诊断】

1. 阵发性睡眠性血红蛋白尿(paroxysmal nocturnal hemoglobinuria，PNH)和葡糖 -6- 磷酸脱氢酶缺乏症(glucose-6-phosphate dehydrogenase deficiency，G6PD)等溶血性疾病 该类患者可发生溶血现象，严重患者可伴有肾功能损伤。HSCT 患儿若伴有上述原发疾病，需与 TA-TMA 相鉴别。根据患儿既往史及 HSCT 前即可发生溶血，较容易鉴别。但需警惕晚期发病者，可能会误导 TA-TMA 的临床诊断。

2. 免疫性血小板减少症(immune thrombocytopenia，ITP) ITP 是抗血小板抗原的自身抗体所致，该抗体引起了血小板破坏和血小板减少。但 ITP 通常不伴有溶血性贫血(除非是一种有多种自身抗体的自身免疫性疾病的一部分)，ITP 不会引起肾脏或神经系统异常(除非由出血引起，这是很罕见的)。一般较易与 TA-TMA 相鉴别。

3. 弥散性血管内凝血(disseminated intravascular coagulation，DIC) DIC 可出现血小板降低、微血管内血栓形成及出血等症状，进展迅速，早期即可发生肾脏、肺部、脑部等多器官功能障碍。相比 TA-TMA，DIC 患者中溶血不多见，且凝血功能异常，较易鉴别。但 DIC 可与 TA-TMA 合并存在，需警惕和鉴别。

4. HSCT 后肾功能障碍 HSCT 后单纯累及肾功能的发生率很高，且进展较快，后期可能会合并 TA-TMA。早期时多需与 TA-TMA 相鉴别，以指导正确治疗。单纯肾功能受累的 HSCT 者多不伴有红细胞、血小板降低及裂细胞，一般较易鉴别。需警惕后期进展为 TA-TMA。

5. 噬血细胞性淋巴组织细胞增生症(hemophagocytic lymphohistiocytosis，HLH) HLH 是一种免疫调节异常疾病，会导致巨噬细胞活性过高，常引起危及生命的后果。原因包括感染、恶性肿瘤(尤其是血液系统恶性肿瘤)、风湿性疾病以及巨噬细胞激活的基因缺陷。儿童更常受累，但所有年龄组都可能发生。HLH 可伴有重度贫血、血小板减少和神经系统症状。与 TA-TMA 不同，HLH 患者通常存在骨髓异常、血清铁蛋白极高以及脑影像学检查显示存在病变。一般容易鉴别。

6. 巨幼红细胞贫血(megaloblastic anemia，MA) 骨髓中的前体细胞成熟被破坏时就会发生 MA，患者可出现 Coombs 试验阴性溶血性贫血、乳酸脱氢酶显著升高和血小板减少，且自动计数器可能将形状异常的红细胞记为裂体细胞。与 TA-TMA 相同，MA 也可导致很多神经系统症状，尤其是缺乏维生素 B_{12} 时。与 TA-TMA 不同，MA 也可能导致白细胞减少。MA 患者的外周血涂片显示大卵形红细胞而非裂体细胞。一般能够找到病因，可鉴别。

TA-TMA 临床表现的不一致性及多样性，不仅导致其诊断困难，同时需要注意与多种疾病的鉴别，还需警惕同时合并其他 HSCT 后并发症。

【治疗】治疗原则：早期治疗，综合治疗，个体化治疗。

1. 支持治疗　营养支持、补液、输血、积极抗感染等对症处理。

2. 血浆置换（therapeutic plasma exchange，TPE）TPE 在 TA-TMA 治疗中的有效性尚不确定，因为关于其治疗效果评价和确切治疗机制的研究并不完善。2005 年 TA-TMA 共识指南中指出接受 TPE 治疗的患者其中位不良反应率为 36.5%（0%~ 80%），相关死亡率为 80%（44%~100%）。而且，TPE 是一种需要通过中心静脉输注血液制品的手术操作，必然具有一定的风险。由于 TA-TMA 治疗手段的复杂性，TPE 确切的治疗效果并不明确。笔者总结了最新的文献，TPE 的治疗反应率在 27%~80%，而成功的 TPE 可能受到临床干预的时机、是否伴随急性 GVHD 的存在及循环中内皮细胞丢失情况的影响。唯一的治疗效益前瞻性研究指出，64% 的 TA-TMA 患者在确诊后立即停用环孢素，并启动 TPE，取得了良好的治疗效果。此外，鉴于补体在 TA-TMA 发生中的重要作用，在适当选择的患者中早期启动 TPE 可能通过替换有缺陷的补体蛋白或消除抑制性的抗 CFH 抗体或炎症细胞因子来改善预后。可见，虽然 TPE 在 TA-TMA 治疗中的确切机制及治疗效果尚不确定，但具有很大的应用前景。

3. 积极预防 GVHD　TA-TMA 与 GVHD 的临床相关性很强，改变免疫抑制疗法具有一定的风险。而且，降低钙调神经磷酸酶抑制剂的使用剂量对 TA-TMA 预后的影响存在争议。曾有人指出环孢素水平与 TA-TMA 之间没有相关性，而且 TA-TMA 诊断时他克莫司超治疗水平的患者与治疗药物水平的患者预后相似。与减少剂量相比，用其他免疫抑制剂代替钙调神经磷酸酶抑制剂可能更有益。预防或治疗 GVHD 的替代药物包括吗替麦考酚酯和皮质类固醇。达克利珠单抗（daclizumab）是一种 IL-2 受体拮抗剂，现在被巴利昔单抗（basiliximab）取代，也显示对 TA-TMA 患者有好处。

4. 利妥昔单抗（rituximab）　抗 CD20 单克隆抗体利妥昔单抗已成功应用于含有抗 ADAMTS13 自身抗体的 TTP 患者中，并用于含有抗 CFH 自体抗体的肾移植患者 HUS 复发的预防。一些研究表明利妥昔单抗单一治疗或与 TPE 或去纤维蛋白多核苷酸联合治疗 TA-TMA 取得了很好的疗效。并且，在治疗含 C4d 沉积或 CFH 自体抗体的 TA-TMA 患者中也取得了很好的效果，这可能与影响免疫调节、抗体生成或补体激活相关。然而，目前关于利妥昔单抗治疗 TA-TMA 的确切作用机制尚不清楚。

5. 新的治疗手段　针对 TA-TMA 诱导的内皮损伤的潜在治疗方法包括他汀类药物、波生坦、别嘌醇、抗 TNF 药物、重组凝血调节素、*N*- 乙酰半胱氨酸（NAC）和一氧化氮（NO）供体药物。考虑到补体和抗体诱导的损伤在 HUS 等类似疾病中的潜在作用，包括依库珠单抗（eculizumab）等正在开发的补体抑制剂也可能成为 TA-TMA 未来的有效药物。

6. 肾脏疾病的预防和治疗　TA-TMA 累及肾脏后，患者预后极差。血管紧张素转换酶抑制剂（angiotensin-converting enzyme inhibitor，ACEI）可以控制蛋白尿和高血压，最重要的是，它可以减缓慢性肾脏病（chronic kidney disease，CKD）的进展，降低原发性肾脏疾病患者的心血管风险。这些药物还有其他有价值的特性，包括减少炎症和抑制纤维化的能力。动物研究表明，乙酰胆碱酯酶在全身辐照后的溶血尿毒综合征模型中具有肾保护作用，可能是通过减少 PAI-1 发挥作用。虽然 ACEI 疗法尚未应用于 TA-TMA 患者，但推测 HSCT 后持续性蛋白尿患者可能会受益，需要前瞻性研究来解决这一问题。TA-TMA 患者中可出现红细胞生成素水平较低，可通过使用重组促红细胞生成素来降低输血要求并增加患者的血红蛋白。研究发现，使用促红细胞生成素的 TA-TMA 患者均无严重肾损伤，可能与促红细胞生成素促进内皮细胞修复有关。值得注意的是，在恶性肿瘤患者中应谨慎使用促红细胞生成素，因为其死亡风险会增加。

【预后】TA-TMA 病情进展迅速，尽管采取治疗，其病死率仍较高，归因于其导致的多器官功能损伤。此外，TA-TMA 患者易同时合并 GVHD、感染等并发症，部分患者即使经早期干预治疗后好转，但微血栓导致的慢性肾脏等器官损害也严重影响患者生活质量。TA-TMA 不同疾病阶段的死亡率在 0~100%，总体死亡率为 61%，其中 82% 的患者在 3 个月内死亡。

【未来展望】目前，诊断和治疗的不确定性是因为我们不了解血管内皮细胞损伤的具体机制，致使现在的治疗以经验性治疗为主，未来的改善取决于对 TA-TMA 病理生理学的更深入的了解。在细胞因子、GVHD 和内皮损伤特异性标志物领域的科学进展可能会产生更好的临床治疗方案。新的标志物应足够特异性，以区分 TA-TMA 与其他 HSCT 并发症，这样的标志物还可以对治疗反应进行更客观的评价。补体激活作为损伤的主要方式或最终的内皮损伤共同途径的继发性损伤，在 TA-TMA 的诊断和治疗方面具有很好的研究前景。沿着这些思路，鉴别出 CFH 抗体可以指导靶向的抗体消耗性治疗，允许在永久性血管损伤发生前进行早期干预。虽然 TA-TMA 可能与其他重要的移植并发症如 GVHD 同时发生，但危重 TA-TMA 患者的体征不应被忽视或归因于其他临床诊断，因为靶向 TA-TMA 治疗可终止多器官损伤过程并改善长期预后。随着新的诊断、预后和治疗策略的出现，在精心设计的、前瞻性的、多中心的临床试验中测试它们的有效性将变得非常重要。

诊治要点

- TA-TMA 的发生率可能是在 10%~25%，疾病累及多个器官、系统，胃肠道及肾脏表现最常见，死亡率可高达 61%。
- 内皮损伤是其重要的发病机制，多种原因导致的内皮损伤，如 NO、补体级联反应激活、预处理毒性、免疫抑制剂、感染、移植物抗宿主病、炎症细胞因子等引起血管内皮细胞损伤，从而引发 TA-TMA。
- 早期预防，早期发现，早期诊断，早期治疗及个体化治疗。

（江 华）

参考文献

[1] KIRSTEN MW. How I treat bronchiolitis obliterans syndrome after hematopoietic stem cell transplantation. Blood, 2017, 129 (4): 448-455.

[2] BERGERON A, CHENG GS. Bronchiolitis obliterans syndrome and other late pulmonary complications after allogeneic hematopoietic stem cell transplantation. Clin Chest Med, 2017, 38 (4): 607-621.

[3] LOUISE B, ANNE B. Managing pulmonary complications in allogeneic hematopoietic stem cell transplantation. Expert Rev Resp Med, 2019, 13 (1): 105-119.

[4] JAGASIA MH, GREINIX HT, ARORA M, et al. National Institutes of Health Consensus Development Project on criteria for clinical trials in chronic graft-versus-host disease: I. The 2014 Diagnosis and Staging Working Group report. Biol Blood Marrow Transplant, 2015, 21 (3): 389-401 e1.

[5] WILLIAMS KM, CHENG GS, PUSIC I, et al. Fluticasone, azithromycin, and montelukast treatment for new-onset bronchiolitis obliterans syndrome after hematopoietic cell transplantation. Biol Blood Marrow Transplant, 2016, 22 (4): 710-716.

[6] FLOWERS ME, MARTIN PJ. How we treat chronic graft-versus-host disease. Blood, 2015, 125 (4): 606-615.

[7] ANNE B. Late-onset noninfectious pulmonary complications after allogeneic hematopoietic stem cell transplantation. Clin Chest Med, 2017, 38 (2): 249-262.

[8] HAKIM A, COOKE KR, PAVLETIC SZ, et al. Diagnosis and treatment of bronchiolitis obliterans syndrome accessible universally. Bone Marrow Transplant, 2019, 54 (3): 383-392.

[9] GAO F, CHEN J, WEI D, et al. Lung transplantation for bronchiolitis obliterans syndrome after allogenic hematopoietic stem cell transplantation. Frontiers of medicine, 2018, 12 (2): 224-228.

[10] BERGERON A, CHEVRET S, GRANATA A, et al. Effect of azithromycin on airflow decline-free survival after allogeneic hematopoietic stem cell transplant: The ALLOZITHRO randomized clinical trial. JAMA, 2017, 318 (6): 557-566.

第三十二章　移植失败的治疗

第1节　移植后复发

急性白血病是最为常见的血液恶性肿瘤，是威胁人类健康的十大高发恶性肿瘤之一，死亡率高达50%~60%。其中急性髓系白血病（acute myeloid leukemia，AML）占绝大多数，其包含M_0~M_7八个亚型，除急性早幼粒细胞白血病（acute promyelocytic leukemia，APL）患者全反式维A酸和/或亚砷酸的根治性治疗取得突破性进展外，其余AML亚型白血病经化学治疗后，仍有1/2以上患者最终死于复发，总体预后较差。目前为止，复发仍是导致患者死亡的重要因素。造血干细胞移植（hematopoietic stem cell transplantation，HSCT）是目前治愈白血病的唯一有效手段，主要是通过大剂量放化疗预处理，去除受者体内的肿瘤或异常细胞，并将自体或异体造血干细胞移植给受者，使机体重建正常造血及免疫系统。目前广泛应用于恶性血液病、非恶性难治性血液病、遗传性疾病和某些实体瘤治疗，获得了较好的疗效，可大大减少复发率，延长无病生存。然而各型移植都无法避免白血病复发，总体复发率为20%~60%，其中骨髓复发较为常见；此外，髓外复发常见于中枢神经系统白血病（central nervous system leukemia，CNSL）。

移植后复发从分层上可分为形态学、分子和/或细胞遗传学复发；从来源上可分为供者型复发和受者型复发，以后者多见；从部位上可分为骨髓复发和髓外复发。

1. 形态学复发　完全缓解患者外周血中又出现白血病细胞；国外标准为骨髓中幼稚细胞≥5%或出现新的病态造血，国内标准为>5%而≤20%，经过有效地抗白血病治疗一个疗程仍未达到骨髓象完全缓解标准或>20%；骨髓外白血病细胞浸润。髓外复发可见于中枢神经系统、睾丸、乳腺、纵隔、肺、肠道、皮肤及皮下组织等部位。

2. 分子和/或细胞遗传学复发　已达细胞遗传学或分子水平完全缓解的患者又出现细胞遗传学或分子遗传学异常。

3. 供者型复发和受者型复发　在异基因造血干细胞移植后，复发源自受者体内经预处理及移植物抗白血病（GVL）作用未能完全清除的残留白血病细胞，称为受者型复发，绝大多数白血病移植后复发属于受者型复发；极少数源自于供者细胞的恶变，称为供者型复发。

目前，临床上治疗移植后复发的手段十分有限，尤其是发生血液学复发的AL，由于肿瘤负荷较大，疾病进展迅速，且肿瘤细胞存在多药耐受和免疫逃逸机制等多方面原因，国内外至今仍缺乏有效的治疗方法，绝大部分患者最终死于复发。2010年国际骨髓移植登记组（CIBMTR）的统计结果也表明，移植后复发在接受无关供者和同胞HLA配型相合移植后患者的死因中分别占33%和42%。表明移植后复发已经超越移植后感染、脏器毒性及移植物抗宿主病（GVHD），成为导致移植失败的首要原因，是造血干细胞移植领域急需解决的一大难题。探索治疗移植后复发的治疗新策略，成为目前移植领域的研究难点和热点。

【发病机制】近几十年来，随着白血病发病基因的深入研究，针对癌基因的生物靶向治疗越来越受到临床学家的青睐。然而生物治疗虽然延长复发及减少复发率，仍有部分患者最终疾病复发。因此，急性白血病的发生、发展及复发越来越受到人们的重视，对急性白血病的研究也越来越深入。

成人AML髓外复发的总体发生率目前未见相关文献报道，仅见零星病例报道，多提示一旦髓外复发，再次完全缓解困难。此前回顾性分析显示儿童AML单独髓外复发占7.44%（16/215），主要发生于M_4及M_5（P=0.000 1），一旦出现髓外浸润，预后极差。这种髓外复发特别容易发生于造血干细胞移植后，比例高达20%~50%。研究显示AML异基因造血干细胞移植后出现髓外复发后的1年生存率只有30%，2年生存率只有12%，考虑慢性移植物抗宿主病对髓外白血病无杀伤作用，可能与细胞毒性T细胞无法达到髓外部位而杀伤白血病细胞有关。然而机制目前仍不明确，目前认为经过移植前大剂量预处理化疗后，髓外白血病仍无法彻底清除，这可能是导致移植后易于发生髓外复发的重要机制。

临床发现移植后复发的发生率与多种危险因素相关。①疾病诊断：移植后急性淋巴细胞白血病(ALL)患者复发率最高，AML次之，慢性髓系白血病(CML)最低。②移植前疾病状态：移植前处于复发/难治状态，移植后复发率高于移植前处于缓解状态。移植前处于急性白血病第一次完全缓解期(CR1)和CML慢性期的异基因移植后复发率为10%~30%，难治性或晚期白血病则高达50%~80%。美国西雅图最大移植中心回顾其126例高危AML患者，移植前如处于第二次完全缓解期(CR2)或早期复发状态则移植后3年复发率高达57%，长期无病生存率(DFS)仅23%。③供者来源：自体移植后复发率较异体移植高，同基因移植后复发率较异基因移植高，非血缘关系移植或配型不合的亲属移植较配型相同的同胞移植复发率可能更低。④移植方式和预处理方案的选择：一般清髓性预处理移植后复发率较非清髓性预处理移植低，非体外去除T细胞或选择性去除T细胞移植后复发率较去T细胞移植低。⑤GVHD的发生：移植后GVHD的发生尤其是慢性GVHD的发生有助于降低移植后复发率。

完全缓解后复发一直是白血病治疗过程中的一大难题，其主要原因是临床和血液学缓解后白血病细胞可高达10^6~10^{10}，体内仍存在微量残留病，最终导致临床复发。常规形态学检查因其灵敏度限制无法对微量残留病进行跟踪监测，而监测白血病患者的微量残留病对于评价预后及预测复发具有重要指导意义。

【临床表现】移植后复发的临床诊断标准为获得完全缓解(complete remission，CR)的患者在身体任何部位出现可检测出的白血病细胞，多在患者获得CR后的2年内发生。表现为：骨髓中幼稚细胞>5%而≤20%或出现新的病态造血，经过有效的抗白血病治疗仍未达到骨髓象CR标准，常伴髓外白血病细胞浸润。髓外复发最常见于中枢神经系统，轻者表现为头痛、头晕，重者可出现呕吐、颈项强直，甚至抽搐、昏迷。此外，睾丸、纵隔、肺、肠道、皮肤及皮下组织也是常见的浸润部位。

【辅助检查】

1. 微量残留病(minimal residual disease，MRD)水平检测　MRD指的是化疗后常规形态学(骨髓涂片)无法发现的残存白血病细胞，其水平检测是发现早期复发的重要方法，主要检测手段为基于白血病免疫表型的流式细胞仪和基于白血病分子生物学改变的PCR法及荧光原位杂交法。白血病细胞免疫表型主要为正常的髓系抗原。一些AML诊断时即可检测到不同于正常髓细胞的抗原表达谱，即所谓的“白血病相关抗原”(leukemia associated phenotype，LAP)，因为LAP在正常髓细胞不存在，因此具有很高的特异度和灵敏度，可达10^3~10^5，即1 000~100 000个白细胞发现一个具有LAP的白血病细胞即为阳性。目前临床主要使用多参数流式细胞术检测白血病相关异常免疫表型或实时定量PCR方法检测白血病相关基因(如*Runx1*、*FLT3*、*BCR-ABL*等)作为检测MRD的主要手段，研究表明定期检测MRD是预防复发的重要因素。

2. 细胞遗传学检测　细胞遗传学方法作为诊断血液疾病预后的独立分层因素，能有效预测完全缓解率、复发率和总体生存率。主要包含染色体数目及结构异常，如高二倍体或低二倍体，局部的扩增或者缺失，结构改变(平衡易位、倒位及Ph染色体)；其中最常见的是易位，其次为缺失、插入及某些特殊细胞遗传学异常，如t(8；21)、t(15；17)、inv(16)/t(16；16)、11q23等都是AML的独立亚型，无论骨髓原始细胞百分比是否>20%，出现上述遗传学异常均应诊断为AML。

3. 分子遗传学检测　多数血液疾病含有基因突变或融合基因的出现，如t(15；17)染色体异常可以产生*PML-RARα*融合基因，t(9；22)染色体异常可以产生*BCR-ABL*融合基因，t(8；21)异常可以产生*RUNX1-RUNX1T1*融合基因，免疫球蛋白(Ig)基因和T细胞受体(TCR)基因可重排形成克隆特异性片段。此外，文献报道融合基因*AML1-ETO*是用于监控t(8；21)(q22；q22)易位AML MRD的分子标记。

【诊断】移植后复发可分为分子生物学复发及细胞遗传学复发、受者型复发和供者型复发，以前者多见。分子和/或细胞遗传学复发是指已达分子水平或细胞遗传学完全缓解的患者又出现细胞遗传学或分子遗传学异常，即 MRD>0.1%。而受者型复发通常指在异基因造血干细胞移植后，复发源自受者体内经预处理及移植物抗白血病(graft versus leukemia，GVL)作用未能完全清除的残留白血病细胞，绝大多数白血病移植后复发属于受者型复发；其中极少数源自于供者细胞的恶变，称为供者型复发。目前为止，MRD 检测是判定移植后复发的主要监测标准，白血病细胞或肿瘤细胞特异存在的染色体易位和融合基因，是检测 MRD 的标准技术。如在化疗缓解后或造血干细胞移植后，AML-M_2 中检测 t(8；21)形成的 *AML1-ETO*，APL 中检测染色体 t(15；17)形成的 *PML-RARα* 以及 CML 中检测 *BCR-ABL* 等融合基因，检测结果阳性即表明患者体内残留有白血病细胞。

【鉴别诊断】移植后复发常须与原发肿瘤未缓解及继发性肿瘤相鉴别。

1. 骨髓增生异常综合征，RAEB 与 RAEB-t 型除病态造血外，外周血中存在原始和幼稚细胞，同时伴全血细胞减少及染色体异常，但骨髓中原始细胞常不超过 20%。

2. 某些感染引起的白细胞异常，鉴别可根据细胞形态的差别，如传染性单核细胞增多症，血象中可出现异形淋巴细胞，病程短，可自愈。

3. 巨幼细胞贫血有时可与急性白血病混淆，但巨幼细胞贫血骨髓中原始细胞不增多，幼红细胞大小一致，染色质细致均匀，细胞核发育落后于胞质。PAS 反应常为阴性。

4. 再生障碍性贫血及特发性血小板减少性紫癜，骨髓象检查可鉴别。

5. 急性粒细胞缺乏症恢复期多有明确病因，血小板正常，早幼粒细胞中无 Auer 小体。

【治疗】

1. 一线治疗　对于移植后出现血液学复发患者，治疗选择会依据患者的疾病种类、是否具有治疗靶点、既往治疗方案、复发类型、复发时间及全身状况等更加个体化。传统的治疗方法包括以下几个方面。

2. 停用免疫抑制剂　异基因移植患者复发时，若不伴 GVHD，首要治疗策略是即刻停用免疫抑制剂，研究发现，复发后首先停用环孢素可增加 GVL 作用，对部分 CML、AML 或 ALL 的患者而言，减低免疫抑制剂有助于降低复发率。但对于大多数患者来说仅减低免疫抑制剂并不足以控制疾病进展，尤其不适合增殖速度过快的血液系统恶性克隆性疾病。研究发现移植后早期停用免疫抑制剂可促进 GVHD 的发生，增加并发症的出现。

3. 挽救性化疗或放疗　化疗对早期复发尤其是移植后 100 天内复发者再次缓解率低(约 7%)，而移植 1 年后复发的 AML 患者缓解率可达 65%，然而若单独应用化疗，再次出现复发的可能性较高，长期随访显示患者的总体预后较差，长期生存率仅 2% 左右。因此，化疗仅用于减轻肿瘤负荷，应联合应用其他有确切疗效的治疗方案对移植后复发进行治疗。常规放疗对于中枢神经系统复发、睾丸复发或其他局限的孤立的髓外复发有一定的疗效，对于复发后肿瘤负荷大或睾丸、中枢神经系统复发患者则需要联合化疗，以预防髓内复发。

4. 二次移植　二次移植的疗效通常取决于疾病状态、复发距离第 1 次移植的时间、既往化疗强度以及患者一般情况能否耐受。近来研究表明，二次移植更换同胞全相合的供者与不更换供者相比较并不能降低复发率。近年来采用非清髓性预处理方案进行二次移植可显著降低其 TRM。Pawson 等报道应用含氟达拉滨(Flu)+ 阿糖胞苷 + 粒细胞集落刺激因子(FLAG)方案为主的减低强度预处理移植治疗 14 例 allo-HSCT 后复发的急性白血病患者，中位随访 12 个月后的 OS 为 60%，但 10 例患者复发，实际的无病生存率仅有 26%。提示对于移植后复发的患者仅仅依靠移植物植入后的 GVL 作用并不足以克服复发，必须要保留一定的预处理强度以杀灭肿瘤。

5. 靶向治疗　约 30% 的 AML 患者伴有 *FLT3-ITD* 突变，伴有该突变的 AML 患者通常预后恶劣，是移植后复发的高危患者。索拉非尼是一种 FLT3 激酶抑制剂，可抑制树突状细胞的迁移和功能，降低细胞因子的分泌及 CD1a 和共刺激分子的表达。索拉非尼也可恢复在血管内皮生长因子存在的情况下成熟树突状细胞的 HLA-DR 和 CD86 的高表达。此外，甲磺酸伊马替尼近年来用于 Ph^+ 患者移植后复发的预防。

6. 免疫调节剂　来那度胺通过发挥其免疫调节作用来抗白血病，主要可能包括以下几方面：①来那度胺上调人体 IL-2、IFN-γ、IL-5、IL-10 的表达；②增加外周血 NK 细胞水平；③调节受体表达，增加 NK 细胞的细胞毒作用；④提高抗白血病效应和调节抗原呈递细胞能力。然而，来那度胺也可能导致骨髓抑制等不良反应。

7. 新药的应用　如去甲基化药物，常用药物包括阿扎胞苷和地西他滨。有报道应用去甲基化药物治疗 allo-HSCT 术后复发，能够再次获得缓解并达到完全供体细胞嵌合状态。其作用机制可能包括以下几方面：①去甲基化药物发挥免疫调节作用，可增强肿瘤相关抗原表达，提高机体对肿瘤的免疫监视能力；②低剂量地西他滨激活沉默基因表达，并促进细胞分化；③高剂量地西他滨则具有细胞毒作用。移植后复发的患者对去甲基化药物耐受性好，无明显髓外毒性且不增加感染的风险。此外有病例报道表明去甲基化药物可用于移植后髓外复发的治疗。

8. 供者淋巴细胞输注（donor lymphocyte infusion，DLI）　近年来随着 DLI 技术的不断改进，其安全性和疗效得到进一步提高，DLI 已成为移植后复发患者的首选治疗方式。DLI 是一种过继免疫疗法，主要用于造血干细胞移植后防止或治疗白血病的复发。目前异基因造血干细胞移植是根治白血病的重要手段，但移植后复发是评价移植成功的主要障碍。移植后的复发率可高达 20%~80%，预后较差。二次移植虽可使部分患者获得再次缓解，但二次移植后相关合并症的发生率为 25%~50%。且二次移植后复发率亦高达 40%~65%，极大地限制其应用。采用取自原移植供体具有免疫活性的淋巴细胞进行输注，可使异基因造血干细胞移植后白血病复发患者再次缓解，并且疗效好、毒性小，提示这种供者淋巴细胞输注可能成为新的预防异基因造血干细胞移植后白血病复发的策略。供者（与移植时为同一人）无须细胞因子动员，用血细胞分离机采集外周血淋巴细胞，用密度梯度离心法分离出单核细胞（MNC）。为减少 DLI 后 GVHD 的发生和程度，可在体外采用抗 CD8 单抗和兔补体去除 $CD8^+$ 细胞，使 $CD8^+$ 细胞<1%。用于异基因骨髓移植后白血病复发的患者，在停用干扰素、免疫抑制剂、化疗药物后输注。鉴于 DLI 的解救治疗作用，干细胞移植不再以患者免疫系统全部摧毁的沉重代价换取大剂量放化疗所致的肿瘤细胞直接杀伤。只要宿主产生嵌合体，对供者细胞产生免疫耐受，就可进一步以 DLI 清除残留病灶。

【预后】移植后复发的 AML 患者，特别是肿瘤负荷高的患者，通常预后恶劣。对首次移植 6 个月以后复发的年轻患者，可以选择二次移植。以细胞为基础的过继免疫治疗逐渐成为治疗移植后复发的新宠，主要缺点仍然是有限的疗效和严重的且常常是致命的 GVHD。因此，移植后患者进行连续、定期监测 MRD 对于预防复发具有重要意义。目前对难治 / 复发患者除进行常规的 MRD 检测之外，还包括甲基化药物的及早应用。de Lima M 等对难治 / 复发 AML/ 骨髓增生异常综合征（MDS）患者移植后早期开始应用低剂量阿扎胞苷（AZA）预防复发，患者耐受性良好，45 例患者（2/3 未缓解状态移植）1 年 LFS 和 OS 分别为 58% 和 77%。此外，研究发现对高危急性白血病患者，诱导完全缓解（CR）并巩固治疗 CR1 状态下尽快行 allo-HSCT；对于标危 ALL 患者而言，及时巩固化疗后检测 MRD 仍处于高水平，选择 HLA 全相合 allo-HSCT，其生存率明显优于 CR2 期移植和强化化疗的患者；而对于原发性耐药患者，早期移植明显优于晚期移植。

【未来展望】迄今为止，移植后复发仍旧是恶性血液病移植后的主要致死因素，如何在有效预防 GVHD 的基础上增强 GVL 的效应，是骨髓移植高成功率及低复发率的有效保证。恶性造血系统疾病在移植过程中涉及多个环节，如何选择移植前供受体、评估疾病类型、危险分层及疾病缓解状态等因素，从而选择合适的移植时机对预防复发至关重要。因此，是否可针对不同类型血液疾病移植供受体制订恰当的入组标准，也是未来亟需探讨并解决的问题。同时恰当的预处理方案是移植成功率的重要保证，如何使预处理方案毒性与 GVL 效应达到有效平衡是选择合理预处理方案的关键。而移植后常见 GVHD 预防策略的改进也是提升成功植入率及降低移植后复发率的重要策略。当前预防 GVHD 的药物主要是环孢素、甲氨蝶呤、他克莫司及吗替麦考酚酯，这些药物在发挥预防 GVHD 效应的同时，也抑制了 GVL，为更好地预防 GVHD，并加强 GVL 效应，当下及未来的研究更多地聚焦于新型免疫抑制剂和免疫调节细胞，期待达到 GVHD 与 GVL 分离的效应。因此，未来细胞免疫治疗的方向是作用持续时间长、高度靶向性、安全有效、临床可操作性强的“完美”治疗。同时，基于当前 MRD 检测技术的更新及全基因组测序的实现，未来可能实现从个体而非群体水平有效识别高危患者，从而使及早的预防干预成为可能，同时根据患者移植前所处的不同状态（缓解或难治 / 复发）采取不同的治疗策略，如移植后早期进行预防性 DLI 或化放疗结合治疗性改良 DLI（抗原特异性 T 细胞、NK 细胞、CIK 细胞）。总之，以患者移植前的疾病种类和缓解状态以及移植后 MRD 的监测为指导，进行危险度分层体系指导下的复发防治策略，实现个性化与统一相结合的治疗理念，最大限度地减少风险，提高疗效。

目前肿瘤相关疫苗已在多种血液病（如 CML、AML 及 MDS）中应用，且临床效果显著。因此，研制针对特定抗原的疫苗或具有广泛抗白血病效应的疫苗也是未来研究的重点。持续追踪疫苗对复发及长期生存的影响仍尤为重要。研究发现二代核苷类似物，如氯法拉滨、组蛋白乙酰化酶抑制剂、HSP90 抑制剂、NK-κB 抑制剂等，均有一定的抗白血病效应，但应用于移植后复发的患者还需要更多的临床证据支持。

目前 HSCT 后白血病的防治体系，旨在提高 HSCT 后的治愈率，降低其复发率。通过在现有复发检测技术及治疗策略的基础上进行改良和完善，使之形成完整系统的复发预测防治体系。同时，应用最新 MICM 检测技术及基因组测序技术，从之前依据 MRD 监测复发进行对应治疗逐渐过渡到依据高危因素进行的群体预防及个体化干预，不断摸索从而制订出规范、有效的防治体系，以降低恶性血液系统疾病移植后复发率，达到提高移植后的总体生存率及改善患者治愈率的目的。

（翟晓文）

参考文献

[1] GUNES G, GOKER H, DEMIROGLU H, et al. Extramedullary relapses of acute leukemias after allogeneic hematopoietic stem cell transplantation: clinical features, cumulative incidence, and risk factors. Bone Marrow Transplant, 2019, 54 (4): 595-600.

[2] MO XD, LV M, HUANG XJ. Preventing relapse after haematopoietic stem cell transplantation for acute leukaemia: the role of post-transplantation minimal residual disease (MRD) monitoring and MRD-directed intervention. Br J Haematol, 2017, 179: 184-197.

[3] KAYSER S, LEVIS MJ. Clinical implications of molecular markers in acute myeloid leukemia. Eur J Haematol, 2019, 2 (1): 20-35.

[4] SELIM AG, MOORE AS. Molecular minimal residual disease monitoring in acute myeloid leukemia: Challenges and future directions. The Journal of molecular diagnostics, 2018, 20: 389-397.

[5] APPELBAUM FR. Hematopoietic cell transplantation as treatment of patients with acute myeloid leukemia with measurable residual disease after consolidation therapy. Best practice & research Clinical Haematology, 2018, 31: 405-409.

[6] LEE CJ, SAVANI BN, MOHTY M, et al. Post-remission strategies for the prevention of relapse following allogeneic hematopoietic cell transplantation for high-risk acute myeloid leukemia: expert review from the Acute Leukemia Working Party of the European Society for Blood and Marrow Transplantation. Bone Marrow Transplant, 2019, 54 (4): 519-530.

[7] XUAN L, LIU Q. Maintenance therapy in acute myeloid leukemia after allogeneic hematopoietic stem cell transplantation. J Hematol Oncol, 2021, 14 (1): 4.

[8] DE LIMA M, ORAN B, CHAMPLIN RE, et al. CC-486 maintenance after stem cell transplantation in patients with acute myeloid leukemia or myelodysplastic syndromes. Biol Blood Marrow Transplant, 2018, 24: 2017-2024.

[9] MA Y, QU C, DAI H, et al. Maintenance therapy with decitabine after allogeneic hematopoietic stem cell transplantation to prevent relapse of high-risk acute myeloid leukemia. Bone Marrow Transplant, 2020, 55 (6): 1206-1208.

[10] YANIV I, KRAUSS AC, BEOHOU E, et al. Second hematopoietic stem cell transplantation for post-transplantation relapsed acute leukemia in children: A retrospective EBMT-PDWP Study. Biol Blood Marrow Transplant, 2018, 24 (8): 1629-1642.

第 2 节 移植失败的防治

（一）概述

移植失败（graft failure，GF）是 HSCT 的严重并发症，GF 的发生会导致原发疾病的进展或复发，感染和出血等并发症的发生风险显著增加，危及移植患者的生命，故应尽可能地避免或减少 GF 发生的危险因素的影响，如移植前充分评估患者原发疾病和脏器功能状态、采用合理的预处理化疗和免疫抑制方案，尽量选择 HLA 匹配度高的细胞数量足够的干细胞等。抗 HLA 抗体监测及干预能有效预防供者特异性抗体（DSA）介导的 GF。

（二）植入失败的预防

如上节所述，GF 的危险因素包括原发疾病及移植时脏器的功能状态、干细胞的来源数量、HLA 匹配程度、预处理方案、ABO 血型不合、女性供者男性受体移植等。移植前充分评估及准备，尽可能地避免或减少 GF 危险因素的影响，如依据患者疾病和脏器功能状态采用合理的预处理化疗和免疫抑制方案，尽量选择 HLA 匹配度高、细胞数量足够的干细胞等，规避 GF 的发生风险。

标准的预处理化疗和免疫抑制方案不能清除受者移植 0 天前后围手术期的抗 HLA 抗体。移植前检测受者体内抗 HLA 抗体水平，采取措施降低抗 HLA 抗体负荷能有效减少 DSA 的不良影响，预防 GF 发生，提高植入率。针对 DSA 的治疗策略包括血浆置换、静脉注射丙种免疫球蛋白（IVIg）和利妥昔单抗。研究发现移植前对存在 DSA 的患者实施血浆置换、利妥昔单抗和 IVIg 联合治疗策略，可有效清除 DSA，帮助患者成功移植。

（三）植入失败的治疗

移植后 3 周外周血象仍未恢复的患者，应考虑 GF 可能，停用所有对造血干细胞有潜在抑制和毒性的非必需药物，如利奈唑胺、阿昔洛韦、更昔洛韦等。移植后 28 天仍未植入的患者，应评估感染、原发疾病、药物及并发症情况，行骨髓穿刺及嵌合检测等明确 GF 诊断。未常规应用粒细胞集落刺激因子（G-CSF）的患者，可以应用 G-CSF 支持治疗。GF 诊断确立后，要考虑的后续治疗方案包括输注预先冻存的自体干细胞、供者细胞输注、寻找替代供者考虑二次移植、评估参与临床试验。

二次移植是治疗 GF 患者可行的方法之一。单倍体移植和脐带血干细胞移植（UCBT）可以作为 GF 患者的挽救性治疗选择。Ferra 等人报道了 89 例移植失败患者中 80 例接受二次移植的结果，首次移植发生 GF 的患者中位生存期为 12 个月，5 年生存率为 31%，二次移植患者中位生存期为 23 个月，5 年总生存率为 28%，二次移植中性粒细胞计数恢复良好，但非复发死亡率（NRM）高。包括氟拉达滨、抗胸腺球蛋白和环磷酰胺的预处理方案是二次移植最常用的治疗方案。非清髓性预处理方案和 $CD34^+$ 数量足够的造血干细胞输注，患者可耐受并获得较好的植入。Schriber 等人报道了 122 例二次移植患者，98 例采用同一供者、24 例采用不同供者，30 天和 100 天死亡率分别为 39% 和 75%，第二次移植后一年总生存率为 11%。

（四）植入功能不良的治疗

植入功能不良（PGF）可能与 GVHD、静脉闭塞性疾病、病毒感染、骨髓抑制药物等有关。诊断 PGF 需要充分评估患者移植后并发症及脏器损害情况，并给予相应的处理。PGF 治疗的目的是解决移植后白细胞、血小板和红细胞生成不足的问题，以预防危及生命的并发症。

一项前瞻性随机对照研究显示，重组人血小板生成素（TPO）可促进血小板植入，改善单倍体造血干细胞移植后血小板恢复延迟。有报道称，在异基因造血干细胞移植的第一个月开始时，重组人促红细胞生成素（rhEPO）每周应用，可改善血红蛋白水平，减少输血需求。口服血小板生成素受体激动剂艾曲波帕对造血细胞移植后血小板继发性植入失败的患者有效率为 71%，骨髓巨核细胞的数量与艾曲波帕的治疗反应有关。

（翟晓文）

参考文献

[1] XIE Y, PAREKH J, TANG Z, et al. Donor-specific antibodies and primary graft failure in allogeneic hematopoietic stem cell transplantation: A systematic review and meta-analysis. Transplant Cell Ther, 2021, 27 (8): 687. e1-687. e7.

[2] CIUREA SO, CAO K, FERNANDEZ-VINA M, et al. The European Society for Blood and Marrow Transplantation (EBMT) consensus guidelines for the detection and treatment of donor-specific anti-HLA antibodies (DSA) in haploidentical hematopoietic cell transplantation. Bone Marrow Transplant, 2018, 53 (5): 521-534.

[3] FERRÀ C, SANZ J, DÍAZ-PÉREZ MD, et al. Outcome of graft failure after allogeneic stem cell transplant: study of 89 patients. Leuk Lymph, 2015, 56 (3): 656-662.

[4] SCHRIBER J, AGOVI MA, HO V, et al. Second unrelated donor hematopoietic cell transplantation for primary graft failure. Biol Blood Marrow Transpl, 2010, 16 (8): 1099-1106.

[5] TANG B, HUANG L, LIU H, et al. Recombinant human thrombopoietin promotes platelet engraftment after umbilical cord blood transplantation. Blood Adv, 2020, 4 (16): 3829-3839.

[6] JASPERS A, BARON F, WILLEMS E, et al. Erythropoietin therapy after allogeneic hematopoietic cell transplantation: a prospective, randomized trial. Blood, 2014, 124 (1): 33-41.

[7] MAHAT U, ROTZ SJ, HANNA R. Use of thrombopoietin receptor agonists in prolonged thrombocytopenia after hematopoietic stem cell transplantation. Biol Blood Marrow Transplant, 2020, 26 (3): e65-e73.

第五篇
儿童肿瘤患者的支持治疗

第三十三章　肿瘤相关急重症

血液系统疾病，尤其是血液系统恶性肿瘤患儿，因其疾病本身的特点，如巨大肿瘤压迫、骨髓造血功能异常、凝血功能异常等；以及治疗的特殊性，如需长期应用免疫抑制剂、强化疗后严重骨髓抑制等，较其他疾病的患儿更容易发生急重症。这些病症可能是疾病的首发症状，是诊治过程中的并发症，亦可为疾病的终末状态的表现，还有一些是肿瘤进展或复发时的表现。因此在诊疗过程中需兼顾原发疾病治疗以及危重症治疗两方面的因素。有文献报道，出现急重症的血液病患儿病死率更高。因此，如何早期识别危重症、尽早诊断和恰当治疗可明显提高血液患儿的生存率及生活质量。尤其是对于预后良好的血液系统疾病患儿，早期发现并正确地处理急重症，使其度过急性期，可挽救患儿的生命及改善预后。

本章基于笔者自身经验及临床需要，结合国内外相关最新的诊疗现状和进展，介绍了血液肿瘤疾病患儿容易出现的严重并发症的诊断和治疗，包括肿瘤溶解综合征、分化综合征、上腔静脉压迫综合征、感染性休克、电解质和酸碱平衡紊乱、呼吸窘迫综合征、消化系统以及中枢神经系统等急重症。

（姜　锦　钱素云）

第 1 节　肿瘤溶解综合征

肿瘤溶解综合征（tumor lysis syndrome，TLS）于 1929 年在接受放疗的慢性白血病成人患者中被首次描述，1980 年被 Cohen 等人正式命名提出。TLS 是由于肿瘤细胞大量溶解破坏，细胞内钾、磷和核酸等代谢产物快速大量释放入血液，这种细胞内向细胞外的转移超出了机体的自我平衡能力而出现的代谢急症。临床主要表现为急性高尿酸血症、高钾血症、高磷血症和低钙血症，还可以出现严重的肾功能损害、心律失常、惊厥和死亡。TLS 多在首次抗肿瘤治疗 1~3 天内发生，也可在治疗前自发发生，如自发肿瘤溶解综合征（spontaneous tumor lysis syndrome，STLS），多见于快速增殖和大肿块的恶性肿瘤。TLS 主要见于血液肿瘤，特别是急性白血病和非霍奇金淋巴瘤，发生率约为 4%~42%。其中急性白血病约为 3%~7%，淋巴瘤为 4%~11%，最易发生 TLS 的是急性淋巴细胞白血病和伯基特淋巴瘤，发生率高达 25%。TLS 的治疗对于临床医师来说还是具有挑战性的，该病死亡率约为 21%，对于合并急性肾损伤的患者，死亡率更高达 66%。

【发病机制】 肿瘤细胞溶解释放的代谢产物有阴离子、阳离子、蛋白质和核酸代谢产物，其富含钾离子、血磷及含嘌呤的核苷酸，后者在体内的最终代谢产物为尿酸。以上代谢产物因肿瘤细胞的快速溶解释放入血，超过机体的代谢能力，从而引起了以高尿酸血症及电解质紊乱为特征的临床表现。

肿瘤细胞溶解后，嘌呤代谢为黄嘌呤及次黄嘌呤，在黄嘌呤氧化酶的作用下生成尿酸。黄嘌呤在酸性环境下可从肾脏排泄，而碱性环境下易堵塞肾小管。尿酸排出量也与尿 pH 值直接相关，而碱性环境下尿酸易溶于尿液排出，酸性环境下尿酸易结晶并沉积在肾脏管道系统，阻塞肾小管，降低肾小球滤过率，引起急性肾损伤（acute kidney injury，AKI），除了这个经典原因，高尿酸血症还有一些非梗阻机制引起 AKI。此外，肿瘤细胞溶解释放的细胞因子可以直接损伤肾脏；某些恶性肿瘤易浸润肾脏引起急性间质性肾病；部分抗肿瘤药物有直接肾毒性作用；脓毒血症或者某些病毒感染也可损伤肾脏等，由此可见，多种因素均可导致 AKI 发生，AKI 又可加重 TLS 时各种代谢紊乱，形成恶性循环，最终发生肾衰竭，出现少尿、无尿、氮质血症、循环衰竭等。

高钾血症是 TLS 致命的危险因素，化疗后细胞迅速溶解，大量钾进入血液，导致高钾血症，加之肿瘤患者多存在代谢性酸中毒，钾离子从细胞内转移至细胞外，进一步加重高钾血症，同时肾衰竭亦加重高血钾，高血钾可以引起骨骼肌和心肌的功能异常。

恶性细胞比正常细胞有更高的磷含量(约为正常细胞的4倍)，细胞迅速崩解至大量无机盐释放引起高磷血症，增高的磷酸根离子与血液中的游离钙结合，形成磷酸钙排出体外，引起继发性低血钙，可以引起神经肌肉兴奋性增高，另外磷酸钙沉积于肾小管还会加重肾损伤。

【临床表现】TLS多数发生在化疗后12~72小时。主要临床表现为三高一低：高钾血症、高磷血症、高尿酸血症和低钙血症，并伴有肾功能不全、代谢性酸中毒等其他症状。①高钾血症：主要表现为乏力、疲劳、心电图异常，包括T波高尖、PR间期延长、QRS波延长和正弦波图形，最终可以导致室性快速型心律失常，甚至心脏停搏；②高磷及低钙血症：高磷通常伴有低钙，表现为恶心、呕吐、肌肉痉挛、手足搐搦、惊厥、QT间期延长、心律失常以及意识改变等；③高尿酸血症：高尿酸可导致急性肾损伤，表现为尿少、无尿、血清肌酐升高，液体潴留、肺水肿、低氧血症、心功能不全等。临床医生应当正确区分TLS与其他原因导致的肾损伤，如败血症、药物毒性、使用造影剂所致的横纹肌溶解、血管炎、原发性肾小球疾病等。

【诊断】1993年，Hande和Garrow首次提出将TLS诊断分为实验室肿瘤溶解综合征(laboratory tumor lysis syndrome，LTLS)和临床肿瘤溶解综合征(clinical tumor lysis syndrome，CTLS)，但该系统只观察治疗开始后4天内出现的实验室指标变化，不够全面。2004年，Cairo等对该诊断系统进行了重新修订，在细胞毒治疗前3天内或7天后，24小时内同时有≥2项下列指标异常即可诊断LTLS：①尿酸≥476μmol/L或较基础值升高25%；②血钾≥6.0mmol/L或较基础值升高25%；③儿童血磷≥2.1mmol/L、成人≥1.45mmol/L或较基础值增加25%；④血钙≤1.75mmol/L或较基础值降低25%。CTLS则定义为LTLS合并以下一项或一项以上：①肾功能不全，血清肌酐≥1.5倍年龄校正后的正常上限水平；②心律失常或猝死；③癫痫。此标准目前应用最广泛，与此同时，Cairo等人还制订了TLS的分级标准，但由于临床应用价值不大，未广泛使用。

2011年，为了更方便使用，Howard等基于以上标准又做了修订，规定在初治治疗的前3天和治疗后7天内有下列≥2项实验室指标异常者即可诊断为LTLS：①尿酸>8.0mg/dl(475.8μmol/L)或高于同龄儿正常上限；②血钾>6.0mmol/L；③血磷>4.5mg/dl(1.5mmol/L)或>6.5mg/dl(2.1mmol/L)(儿童)；④校正后血钙<7.0mg/dl(1.75mmol/L)或离子钙<1.12mg/dl(0.3mmol/L)。有症状的低钙血症或LTLS伴有以下一项或一项以上异常可诊断CTLS：①血肌酐增高；②抽搐；③心律失常；④突然死亡。

【危险因素】TLS主要发生于生长旺盛的肿瘤细胞，血液系统恶性肿瘤发生率高于实体瘤。在儿童中以淋巴系统恶性肿瘤多见，其中又以T细胞急性淋巴细胞白血病和伯基特淋巴瘤多见。除了肿瘤类型，发病时具有高白细胞计数(WBC>25×10^9/L)、巨大肿块(>10cm)、肿瘤广泛转移(骨髓或多器官受累)者也是TLS的高危人群。治疗前LDH增高可作为反映肿瘤负荷的一项重要预测因子，>2倍正常上限多提示高危。低血压、脱水、酸性尿、少尿等因素均易引起TLS的发生，肾脏的肿瘤浸润及既往肾脏毒性药物应用所致的肾衰竭可促使TLS发生并引起严重后果。TLS的发生与否取决于肿瘤对药物的敏感性，具有强大杀伤功能的药物(皮质类固醇、环磷酰胺、顺铂、甲氨蝶呤、依托泊苷)及某些靶向药物均可引起TLS。同时噻嗪类利尿剂、阿司匹林、顺铂、乙醇、肾上腺素、茶碱等药物因能增加尿酸水平而增加TLS的风险。

危险度评估是TLS治疗的基础，特别是在目前防治策略高度有效的情况下。虽然目前一般的TLS危险因素已经众所周知，但是如何根据危险因素对患者进行危险度分层仍然十分复杂。Cairo等建立了一些危险评估模型，根据肿瘤的类型、化疗方案、肾功能状态、疾病分期和其他危险因素来估计危险度，目前应用较为广泛(表5-33-1)。

表5-33-1 肿瘤溶解综合征危险度分层

低危	中危	高危
实体瘤(除外大肿块)	大肿块且对化疗敏感的实体瘤(如神经母细胞瘤、生殖细胞肿瘤、小细胞肺癌)	

续表

低危	中危	高危
骨髓瘤		
慢性髓系白血病		
慢性淋巴细胞白血病烷化剂治疗	慢性淋巴细胞白血病靶向治疗和/或生物治疗	
急性髓系白血病，WBC<25×10^9/L且LDH<2×ULN	急性髓系白血病，WBC<25×10^9/L且LDH≥2×ULN，或25×10^9/L≤WBC<100×10^9/L	急性髓系白血病，WBC≥100×10^9/L
	急性淋巴细胞白血病，WBC<100×10^9/L且LDH<2×ULN	急性淋巴细胞白血病，WBC<100×10^9/L且LDH ≥2×ULN或WBC≥100×10^9/L
	伯基特淋巴瘤/淋巴母细胞淋巴瘤早期且LDH<2×ULN	伯基特淋巴瘤/淋巴母细胞淋巴瘤早期且LDH≥2×ULN或者晚期
霍奇金淋巴瘤		
惰性非霍奇金淋巴瘤		
间变性大细胞淋巴瘤的儿童早期	间变性大细胞淋巴瘤的儿童晚期	
弥漫大B细胞淋巴瘤/成人T细胞淋巴瘤/外周T细胞淋巴瘤/转化型淋巴瘤/套细胞淋巴瘤(母细胞变异型)的儿童早期	弥漫大B细胞淋巴瘤/成人T细胞淋巴瘤/外周T细胞淋巴瘤/转化型淋巴瘤/套细胞淋巴瘤(母细胞变异型)的儿童晚期且LDH<2×ULN 低危的淋巴瘤/白血病肾功异常和/或肾脏受累	弥漫大B细胞淋巴瘤/成人T细胞淋巴瘤/外周T细胞淋巴瘤/转化型淋巴瘤/套细胞淋巴瘤(母细胞变异型)的儿童晚期且LDH≥2×ULN 中危的淋巴瘤/白血病肾功异常和/或肾脏受累 中危的淋巴瘤/白血病肾功正常但是尿酸或血钾或血磷升高

注：WBC.白细胞计数；LDH.乳酸脱氢酶；ULN.健康人群高限。

【预防与治疗】TLS最好的治疗是预防，对于新诊断的准备接受化疗的初治患儿，TLS的防治关键是水化、防治高尿酸血症和密切监测实验室指标。推荐在化疗前评估TLS风险，采取相应级别预防措施。具体防治措施如下。

1. 水化和利尿剂　防治TLS的关键是液体管理，不管何种TLS危险类型，水化增加尿量和提高肾小球滤过率都是最重要的。一般如果没有扩容禁忌证，儿童水化量建议3L/(m^2·d)，体重<10kg的200ml/(kg·d)，液体过载时可加用利尿剂，维持尿量>100ml/(m^2·h)，最少2ml/(kg·h)，婴儿>4ml/(kg·h)。水化液尽量避免添加钙和钾，一些心、肺、肾功能不全的患儿水化时需要密切监测，并降低加用利尿剂的阈值以维持出入量平衡，利尿剂还有助于降低血钾，对TLS治疗有益，但利尿剂在血容量不足和尿路梗阻时不推荐使用。另外，尽量避免使用收缩肾血管的药物，比如非甾体抗炎药和造影剂等。

既往认为碱化尿液使尿pH值>6.5有利于尿酸的排出，是传统防治TLS的重要手段，目前认为虽然碱化尿液能增加尿酸的排出，但黄嘌呤及次黄嘌呤的溶解度反而下降，加上别嘌醇的应用，黄嘌呤及次黄嘌呤等代谢产物水平增加，碱性化尿液可能导致黄嘌呤结晶在肾小管沉积，加上碱性环境下，磷酸钙在肾脏沉积增加，进一步加重肾脏损害，而且碱化尿液时白蛋白结合钙增加，游离钙下降，神经肌肉和心脏的毒性也增加。所以目前碱化尿液不推荐常规应用。

2. 防治高尿酸血症　高尿酸血症是导致肾功能损害的主要原因，且尿酸水平与TLS的发生有更高相关性。目前主要有两种药物防治高尿酸血症：黄嘌呤氧化酶抑制剂和尿酸氧化酶。

黄嘌呤氧化酶抑制剂通过阻断黄嘌呤氧化酶

作用而减少尿酸生成。目前临床上常用的是别嘌醇(allopurinol),儿童剂量为150~300mg/(m^2·d)或10mg/(kg·d),分3次,最大量<800mg/d,化疗前2~3天使用,连用3~7天或直到尿酸水平降至正常。由于别嘌醇经肾脏排泄,需根据肾脏功能调节用量。别嘌醇不能降低已经存在的尿酸,故不适合用于已经发生TLS的患儿,除非患儿有葡萄糖-6-磷酸脱氢酶缺乏症或者拉布立海过敏。需注意别嘌醇起效时间慢,主要经肾脏排泄,易致黄嘌呤和次黄嘌呤蓄积于肾脏损伤肾脏,且该药为嘌呤类似物,对其他嘌呤及嘧啶代谢酶有影响,与相应药物如巯基嘌呤、硫唑嘌呤、环磷酰胺、甲氨蝶呤等联用时,需注意毒副作用及减量应用问题。此药还可发生超敏反应综合征危及生命。超敏反应综合征的发生原因尚不清楚,但与别嘌醇的剂量无关。总之,虽然别嘌醇不是防治高尿酸血症最完美的药物,但却是最重要的。

非布司他(febuxostat)是一种新型的黄嘌呤氧化酶抑制剂,为非嘌呤类似物,起效快,对肾功能影响较小,甚至能改善肾功能。非布司他对中危成人患者TLS的预防具有可靠的作用,有研究结果显示,非布司他40mg/d与别嘌醇300mg/d的疗效相当,非布司他80mg/d的效果最为显著,且非布司他的不良反应比别嘌醇少。但目前尚未有用于儿童TLS治疗的报道。

尿酸氧化酶可促进难溶性尿酸向可溶性尿囊素转化,后者溶解度是尿酸的5~10倍,较易通过尿液排出,从而达到降低血浆及尿路尿酸水平。主要存在于非灵长类动物体内,二十世纪七八十年代曾有科学家将非重组尿酸氧化酶用于临床TLS的防治中,发现可以显著降低尿酸水平,并明显降低透析率,但是由于过敏反应发生率高限制了其应用。2002年美国FDA批准基因重组尿酸氧化酶拉布立海(rasburicase)用于TLS防治,该药起效迅速、有效率高、耐受性好,过敏发生率1%,不需要根据肾功能调整剂量,也不影响细胞色素P450活性。由于拉布立海价格昂贵,目前主要用于高危TLS、尿酸>446mmol/L以及别嘌醇过敏的患者,一般剂量是0.15~0.2mg/(kg·d),推荐化疗前4小时到治疗后5天使用。近来研究认为单一剂量拉布立海与基于体重的剂量相比降尿酸同样有效,即使减半剂量应用,也优于别嘌醇片。另有研究认为拉布立海单剂6mg和3mg分别降低血尿酸水平10mg/dl和5mg/dl,因此认为可以根据TLS危险度选择不同的使用剂量。这些研究使得拉布立海临床使用更加经济有效。拉布立海可导致葡萄糖-6-磷酸脱氢酶缺乏症患者发生严重溶血和高铁血红蛋白血症,应避免使用。由于拉布立海可在体外继续发生反应,所以抽血检测尿酸时应在抽血后立即将标本冰浴,尽快送检,否则所测尿酸值会低于实际值。

3. 纠正电解质紊乱　由于低钙血症通常是无症状的,因此快速纠正高磷血症和高钾血症是十分重要的。高磷血症很难纠正,除了水化和透析治疗,口服磷结合剂,如氢氧化铝15ml,每6小时1次,或50~150mg/(kg·d)分4次,可以使血磷有所下降,但由于起效慢、耐受性差而很少应用,除非患者不能透析或者作为不能立即透析的过渡治疗。

血钾≥6.0mmol/L或者较基线升高2.5倍提示情况危急,需要持续心电监护。促进钾从细胞外向细胞内转移的药物可以使血钾可以很快下降。无症状高钾血症可以口服或灌肠阳离子交换树脂,剂量每次1g/kg,每6小时1次,有肠梗阻的患儿不能选择灌肠;有症状的高钾血症需要立即静脉给予10U胰岛素,血糖<250mg/dl的患儿同时加用50ml的50%葡萄糖溶液,血糖>250mg/dl的患儿可以不加葡萄糖。另外$β_2$受体激动剂沙丁胺醇10~20mg加4ml生理盐水雾化吸入也可以促进钾向细胞内转移。碳酸氢钠和葡萄糖酸钙虽然也可以治疗高钾血症,但在TLS治疗时要慎用,必要时可血液透析治疗。

无症状的低钙血症无需治疗,即使在持续心电监护中。如果有心律失常、惊厥或手足搐搦,可以静脉给予葡萄糖酸钙50~100mg/kg。这种治疗可以短暂改善症状,但是会进一步加重磷酸钙在肾小管的沉积,加重肾脏损害。控制不了的高磷血症和有症状的低钙血症可以考虑透析治疗。

4. 血液透析治疗　即使给予合适的治疗策略,仍然会有一些患者出现急性肾衰竭、不可控制的电解质紊乱和液体潴留。尽管有了拉布立海的临床应用,但仍有1.5%的儿童和5%的成人需要血液透析治疗。TLS透析指征是难治性潴留、少尿或无尿、药物治疗无效的持续性高钾血症或高尿酸血症、症状性低钙血症和钙磷乘积>70mg^2/dl。血液透析优于腹膜透析,持续性血液滤过最有效。

【预后】TLS是肿瘤急症,即使在最近的文献报道中,死亡率仍高达21%,需要透析治疗的比率也较高。因此早期识别LTLS、积极预防对改善预后十分重要。注意密切监护患儿液体出入量、体重、血压、血钾、血钙、血磷酸盐、血尿酸和肾功能等，高危患儿甚至需要每6小时化验评估一次，LTLS合并心肾功能异常以及CTLS的患儿建议转入ICU治疗。总之，注意水化，积极降尿酸治疗，并避免使用损伤肾脏的药物，预防AKI，预防CTLS可以改善预后。对于高危患儿适当延缓化疗或降低化疗强度也是十分必要的。TLS的预防通常在连续2次TLS实验室指标正常时停止，停止后再监测24小时。

【未来展望】TLS病死率较高，因此预防TLS发生尤为重要。虽然一些文献给出了TLS危险度分层，但是目前并没有临床试验证实针对不同危险类型的患者采取何种预防策略最适合。因此建立关于TLS早期识别、基于危险度分层的治疗以及早期多种干预措施合理应用的标准治疗策略十分必要。

诊治要点

- TLS是肿瘤细胞大量溶解破坏，代谢产物快速大量释放入血，超出机体的自我平衡能力而出现的代谢急症。
- 最易发生TLS的是急性淋巴细胞白血病和伯基特淋巴瘤，发生率高达25%。
- TLS的死亡率约21%，对于合并急性肾损伤的患者，死亡率更高达66%。
- TLS的主要临床表现为三高一低：高钾血症，高磷血症，高尿酸血症和低钙血症。
- TLS诊断分为实验室TLS和临床TLS。TLS的危险度评估是治疗的基础，如何根据危险因素对患者进行危险度分层仍然十分复杂。
- TLS最好的治疗是预防，防治关键是水化、防治高尿酸血症和密切监测实验室指标。
- TLS透析指征是难治性尿潴留、少尿或无尿、药物治疗无效的高钾血症或高尿酸血症、症状性低钙血症和钙磷乘积>70mg^2/dl。血液透析优于腹膜透析，持续性血液滤过最有效。

（张乐萍　贾月萍）

参考文献

[1] CRISCUOLO M, FIANCHI L, DRAGONETTI G, et al. Tumor lysis syndrome: review of pathogenesis, risk factors and management of a medical emergency. Expert Rev Hematol, 2016, 9 (2): 197-208.

[2] WILSON FP, BERNS JS. Tumor lysis syndrome: new challenges and recent advances. Adv Chronic Kidney Dis, 2014, 21 (1): 18-26.

[3] LAM AQ, HUMPHREYS BD. Onco-nephrology: AKI in the cancer patient. Clin J Am Soc Nephrol, 2012, 7 (10): 1692-1700.

[4] 蒋理, 郑胡镛. 儿童肿瘤溶解综合征的诊治进展. 中国小儿血液与肿瘤杂志, 2018, 23 (6): 323-328.

[5] 冯顺乔. 肿瘤溶解综合征的诊治. 中国社区医师, 2015, 31 (23): 5-6.

[6] CAIRO MS, COIFFIER B, REITER A, et al. Recommendations for the evaluation of risk and prophylaxis of tumour lysis syndrome (TLS) in adults and children with malignant diseases: an expert TLS panel consensus. Br J Haematol, 2010, 149 (4): 578-586.

[7] 凌亚, 刘梦颖, 韩菲. 非布司他预防肿瘤溶解综合征的研究进展. 中国医院用药评价与分析, 2018, 18 (8): 1148-1150.

[8] WILLIAMS SM, KILLEEN AA. Tumor lysis syndome. Arch Pathol Lab Med, 2019, 143 (3): 386-393.

第2节　分化综合征

分化综合征（differentiation syndrome，DS）[以前称为维甲酸综合征（retinoic acid syndrome）]是急性早幼粒细胞白血病（acute promyelocytic leukemia，APL）患者接受分化剂全反式维A酸（all-trans retinoic acid，ATRA）和三氧化二砷（arsenic trioxide，ATO）治疗时发生的危及生命的并发症。其特征是不明原因发热、体重增加、呼吸窘迫、肺间质浸润、低氧血症、低血压、肾功能障碍以及浆膜炎（胸腔积液和心包积液）。分化综合征是一种细胞因子释放综合征，亦称为“细胞因子风暴”，其临床表现提示IL-1b、IL-6、IL-8、TNF-α等细胞因子发挥作用，其病理生理结果是由恶性早幼粒细胞释放炎症细胞因子所致。早期识别和积极治疗至关重要。

【流行病学】约25%使用ATAR或ATO诱导治疗的APL患者发生分化综合征；也可发生在未治疗的患者或应用其他细胞毒性药物治疗之后。发生分化综合征的风险与诱导治疗的药物剂量无关系；也不与白细胞数量成比例关系，认识到分化综合征可以发生在白细胞计数未升高的患者中是非常重要的。分化综合征的发生依赖于恶性早幼粒细胞的出现。据报道，使用标准剂量ATRA治疗的患者中分化综合征的发生率为2%~27%，而使用ATO治疗的患者发生率是 30%。当 ATRA 联合诱导化疗或预防性应用糖皮质激素治疗时，分化综合征发生率会降低。

【发病机制】分化综合征的病因尚未完全明确，有报道与细胞因子释放有关，包括 TNF-α、IL-1b、IL-6 和 IL-8，细胞因子释放导致全身炎症反应综合征（systemic inflammatory response syndrome，SIRS），表现为毛细血管渗漏、发热、水肿、皮疹和低血压；也与 ATRA 或 ATO 诱导早幼粒细胞成熟，成熟的细胞随后浸润到组织中有关。ATRA 和 ATO 被证明可以刺激肺泡趋化因子 CXCL8 和 CCL2 的产生，从而增加分化的 APL 细胞在肺内的浸润，分化的 APL 细胞对肺泡上皮细胞有进一步的刺激和黏附作用，这些细胞因子产生和黏附的变化也发生在其他器官，包括肝脏、脾脏和心脏。

APL 的特征是存在异常的 *PML-RARα* 融合基因，该 PML/RARα 蛋白与维 A 酸 X 受体（retinoid X receptor，RXR）形成异二聚体；产生的 PML/RARα-RXR 复合物结合到靶基因的维 A 酸反应元件上。其相互作用阻断了髓系分化，使其处于早幼粒细胞阶段。ATRA 和 ATO 可使 PML/RARα-RXR 复合物从靶基因上脱离，诱导恶性髓系克隆细胞分化，导致中性粒细胞突然增加，这被认为是分化综合征的发病机制之一。此外，ATRA 和 ATO 还可诱导细胞因子从分化中的髓系细胞内释放，引起毛细血管渗漏综合征；可提高成熟白细胞的迁移力，浸润器官引起呼吸功能障碍或肾脏功能障碍；可诱导白细胞的整合素（细胞黏附分子）表达上调，使毛细血管内皮黏附的白细胞增多，最终导致内皮细胞损伤，引起毛细血管炎。这些机制并不是独立的，而是共同作用，促进分化综合征的发生。

全身炎症状态与血管通透性增加和内皮损伤的结合导致低血压和器官低灌注，最终可导致多器官衰竭。

【临床表现】分化综合征发病通常在治疗开始后 10~12 天（2~46 天），发生时间有两个高峰，46% 的患者在使用 ATRA 或 ATO 治疗一周内出现临床症状，38% 患者第 3~4 周出现临床症状。分化综合征的典型症状和体征包括不明原因发热（53%~74%）、低血压（12%~39%）、呼吸困难（59%~95%）、水肿、体重增加超过 5kg（53%~81%）和肌肉骨骼疼痛。更严重的表现包括毛细血管渗漏综合征、需要机械通气的严重呼吸窘迫和多器官衰竭。

分化综合征的一个比较微妙的症状是体重增加。建议在 APL 诱导治疗期间对患者的体重进行严格的每日评估，并认为比基线体重增加>5kg 是发生 APL 分化综合征（differentiation syndrome，DS）的危险信号。

【辅助检查】分化综合征患者可以出现多种血液学异常，包括白细胞增多（$>10\times10^9/L$），贫血，血小板减少和凝血功能异常（部分凝血活酶时间延长、凝血酶原时间延长、纤维蛋白原减少）。这些实验室检查异常与基础病以及应用化疗有关。在 ATRA+ATO 治疗的患者中，约有 1/2 的患者会出现白细胞增多，而对于 ATRA+ 化疗，约有 25% 的患者会出现白细胞增多，ATRA+ATO 与 ATRA+ 化疗治疗方案相比，白细胞增多的发生率更高。

1. 每日监测全血细胞计数。虽然白细胞数量增加可能是分化综合征的危险因素，但并没有明确的白细胞数值可用来预测或诊断分化综合征。患者白细胞计数（WBC）第一天超过 $5\times10^9/L$，第 5 天超过 $6\times10^9/L$，第 10 天超过 $10\times10^9/L$，第 15 天超过 $15\times10^9/L$，发生分化综合征的风险增加。

2. 在更严重的 APL DS 病例中，可以通过肌酐和血尿素氮水平升高以及肝功能检查转氨酶升高来显示器官功能障碍。

3. 影像学检查　如果怀疑分化综合征，建议使用胸部 X 线片或 CT 进行检查。胸部影像学的表现取决于分化综合征的严重程度。

（1）胸部 X 线片：对于 APL 诱导分化治疗后发生发热和 / 或呼吸困难的患者，应评估血氧饱和度和胸部 X 线片。使用胸部 X 线片来评估呼吸困难、咳嗽或发热。胸部 X 线片主要表现为心胸比例增加（87%）、小叶间隔线和支气管袖套征（87%）、磨玻璃样不透光区（60%）、肺实质实变（47%）、结节影（47%）、支气管充气征（33%）和胸腔积液（73%）。放射影像学阴影通常与肺水肿或者中性粒细胞减少伴发热患者的感染性肺炎的表现相似；磨玻璃样不透光区往往是弥漫性的，累及大部分或全肺。

（2）CT：分化综合征的 CT 结果是非特异性的，包括弥漫性磨玻璃样不透光区、胸膜下结节影、小叶间隔增厚、胸腔积液和心包积液，以及片状实变影。有文献报道，在肺出血患者中，可出现边界不清的小叶中心结节、实变区和弥漫性磨玻璃样不透光区。

（3）支气管镜检查和支气管肺泡灌洗：很少需要做支气管镜检查和支气管肺泡灌洗（bronchoalveolar

lavage，BAL），但在疑似分化综合征的情况下可用于评估肺出血和肺部感染，而不是用作分化综合征的诊断。

（4）肺活检：由于患者存在凝血异常，且大多数患者应用糖皮质激素治疗可立即改善症状，因此很少应用肺活检。分化综合征患者主要的病理表现为成熟髓系细胞的间质性浸润。致死性分化综合征的患者的病理表现为小叶间隔水肿、弥漫性肺泡损伤、肺泡内出血和毛细血管炎。尸检结果显示，髓系细胞在其他器官广泛浸润，包括淋巴结、脾脏、肝脏和心包。

（5）眼底检查：可发现由于脑水肿所致的视神经乳头水肿；一旦发现视神经乳头水肿，需紧急处理。

【诊断】分化综合征是基于一系列症状群的临床诊断，其诊断背景是APL的诱导缓解治疗，最常见的治疗药物是ATRA或ATO。当排除其他病因，有3种或以上下列体征，可诊断为分化综合征。

1. 发热。
2. 体重增加>5kg（由于毛细血管渗漏和软组织水肿）。
3. 呼吸窘迫。
4. 放射影像学阴影。
5. 胸腔积液或心包积液。
6. 低血压。
7. 肾衰竭（常常是由于低血压，但弥散性血管内凝血也可能存在）。

大多数患者同时存在呼吸困难、发热和放射影像学阴影。肺出血是分化综合征的罕见并发症。早期分化综合征定义为ATRA开始治疗7天内发生，晚期分化综合征定义为ATRA开始治疗7天以上发生。早期严重DS的特点是肺部浸润和体重增加的频率较高，这可能与白细胞增多和体液超载的初始升高有关。相比之下，低血压、不明原因发热、心包积液和肾衰竭在晚期重症DS中更为常见。早期严重DS患者与晚期严重DS患者相比，死亡率更高，更需要机械通气治疗。

有上述4种或4种以上症状或体征的患者被归为重度DS，2种或3种以上症状或体征的患者被归为中度DS。对于临床并发症有其他解释的患者，如肺出血、感染性休克、肺炎或心力衰竭，不能诊断为分化综合征。

应用糖皮质激素治疗后迅速改善患者的呼吸情况，支持分化综合征的诊断，侵袭性检查并不是诊断分化综合征所必需的，除非患者病情没有改善同时非侵袭性检查不能明确诊断时才考虑侵袭性检查。

【鉴别诊断】分化综合征的鉴别诊断包括肺部感染、脓毒症、血栓栓塞和心力衰竭。

1. 肺部感染　免疫抑制的患者出现发热和白细胞增多时需要除外感染性因素，如院内感染和机会性致病菌所致肺炎。评估手段包括外周血培养、痰涂片和培养，以及支气管镜检查和BAL。

2. 血栓栓塞　虽然APL患者发生分化综合征的概率较发生血栓的概率高，但APL患者发生血栓（包括肺血栓栓塞症）的风险增加。有外周血栓形成证据的患者和与放射影像学阴影范围不成比例的低氧血症患者，应怀疑肺栓塞。

3. 心力衰竭　脑钠肽（brain natriuretic peptide，BNP）测定和超声心动图有助于评估左心室功能。如果存在心包积液，超声心动图也可以对其进行识别。

【治疗】

1. 支持治疗　包括经验性抗生素治疗、利尿剂的使用、呼吸支持等治疗。

（1）大多数患者在免疫抑制情况下出现发热，需要及时给予广谱抗生素治疗，并严格评估有无感染灶。

（2）在血流动力学稳定和肾脏功能允许的情况下，可尝试利尿，利尿可使一部分患者症状迅速改善。低血压引起肾脏功能障碍的患者，可给予红细胞输注和/或血管活性药来维持肾脏血流灌注。

（3）呼吸支持：许多患者需要氧气吸入，部分患者需要无创正压通气支持。严重呼吸衰竭的患者需要气管插管和呼吸机辅助通气。

2. 药物治疗

（1）糖皮质激素：糖皮质激素是主要的治疗手段。应用ATRA或ATO治疗APL，发生分化综合征的患者，如未给予糖皮质激素，死亡率可高达30%，死亡的主要原因是低氧性呼吸衰竭或脑水肿；如给予糖皮质激素治疗，大多数患者在12小时内症状改善，24小时内症状完全消退，死亡率约为5%。

（2）诱导分化药物：虽然ATRA和ATO与分化综合征的发病机制明显相关，但它们是治疗APL的必要药物。与单用化疗的APL患者相比，同时接受ATRA和化疗的APL患者的完全缓解率和无疾病生存率明显更高。因此，对于分化综合征的治疗策略取决于患者症状的严重程度。

1）对于所有疑似分化综合征的患者，推荐尽早使用糖皮质激素治疗。通常给予地塞米松 10mg 静脉注射，一天 2 次，至少持续 3 天，直到症状完全消失才开始逐渐减量。停用糖皮质激素后，分化综合征的症状可能复发，但这种情况并不常见。

2）对于大多数分化综合征患者，建议继续给予先前使用的诱导分化药物（ATRA 或 ATO），而不是停药。

3）对于重度分化综合征的患者（如出现进行性肾衰竭、呼吸窘迫，需要高流量给氧或机械通气），建议停止使用分化药物（ATRA 或 ATO）。一旦分化综合征症状完全消除，可重新开始使用分化药物。一旦患者获得完全缓解，ATRA 可用于巩固治疗和维持治疗方案中，而不引起分化综合征复发。

4）细胞毒性化疗（阿糖胞苷和蒽环类药物）通常在开始 ATRA 治疗 1~3 天后才开始应用；但是，对于白细胞增多的患者［$(30\text{~}50)\times10^9/L$］建议同时给予 ATRA 和细胞毒性药物治疗。

3. 其他治疗 虽然白细胞去除术可以减少维 A 酸所致的白细胞增多，但并不推荐这一方法，因为其可加重 APL 患者的凝血病，并导致导管相关血栓形成。

【预防】预防性使用糖皮质激素是否能改善生存尚不清楚，因此建议对疑似分化综合征患者出现症状时才开始使用糖皮质激素，而不是预防性使用糖皮质激素。

诊治要点

- 早期识别分化综合征是十分重要的，在 APL 诱导治疗期间对患者的体重进行严格的每日评估，并认为比基线体重增加>5kg 是发生 APL DS 的危险信号。
- 如果 APL 患者在 ATRA 和 / 或 ATO 治疗期间出现发热、白细胞增多、呼吸困难，应高度怀疑分化综合征，及时评估血氧饱和度和胸部 X 线片，早期诊断、及时治疗。
- 在临床首次怀疑时立即使用糖皮质激素治疗，严重病例或治疗无反应时应停止 ATRA/ATO。

（姜 锦）

参考文献

［1］LO-COCO F, AVVISATI G, VIGNETTI M, et al. Retinoic acid and arsenic trioxide for acute promyelocytic leukemia. N Engl J Med, 2013, 369: 111.

［2］SANZ MA, MONTESINOS P. How we prevent and treat differentiation syndrome in patients with acute promyelocytic leukemia. Blood, 2014, 123: 2777.

［3］TARIQ Z, PHINNEY RC, MOHAMED I. A case of life-threatening retinoic acid syndrome and review of literature. American Journal of Therapeutics, 2014, 21: e28.

［4］MONTESINOS P, BERGUA JM, VELLENGA E, et al. Differentiation syndrome in patients with acute promyelocytic leukemia treated with all-trans retinoic acid and anthracycline chemotherapy: characteristics, outcome, and prognosticfactors. Blood, 2009, 113: 775.

［5］NEWMANA AR, LEUNGB B, RICHARDSA A, et al. Two cases of differentiation syndrome with ocular manifestations inpatients with acute promyelocytic leukaemia treated with all-trans retinoic acid and arsenic trioxide. American Journal of Ophthalmology Case Reports, 2018, 9: 106-111.

［6］CARDINALE L, ASTEGGIANO F, MORETTI F, et al. Pathophysiology, clinical features and radiological findings of differentiation syndrome/all-trans-retinoic acid syndrome. World J Radiol, 2014, 6 (8): 583-588.

［7］ELEMAM O, ABDELMOETY D. Acute promyelocytic leukemia, study of predictive factors for differentiation syndrome, single center experience. Journal of the Egyptian National Cancer Institute, 2013, 25: 13-19.

［8］National Comprehensive Cancer Network (NCCN). NCCN Clinical practice guidelines in oncology. 2018.

［9］STAHL M, TALLMAN MS. Differentiation syndrome in acute promyelocytic leukaemia. Br J Haematol, 2019, 187 (2): 157-162.

［10］CABRAL R, CABALLERO JC, ALONSO S, et al. Late differentiation syndrome in acute promyelocytic leukemia: a challenging diagnosis Hematology Reports, 2014, 6 (4): 75-77.

第 3 节 上腔静脉综合征

上腔静脉综合征（superior vena cava syndrome，SVCS）是上腔静脉或其周围的病变引起上腔静脉完全或不完全性阻塞，导致经上腔静脉回流到右心房的血液部分或全部受阻，从而表现为面颈部、躯干上部和上肢水肿，以及上半身浅表静脉曲张的一组临床综合征。严重者可出现呼吸困难甚至可产生致命的脑水肿，危及生命，属于肿瘤急症。在儿科多发生于胸腔、纵隔的各种肿瘤，如恶性淋巴瘤、神经母细胞瘤等。如同时压迫气管，又称上纵隔综合征。

【病因与发病机制】上腔静脉为血液自头、颈、上肢及上胸部回流到右心的主要静脉通道。位于上纵隔右前方，其管壁薄且柔软，内部血流压力低，其周围被胸腺、主气管、右支气管、主动脉、头臂动脉、肺门及气管旁淋巴结等较硬的器官组织包绕，这些结构的任何一部分膨胀均可压迫上腔静脉，引起管腔变窄而血流受阻。

胸腔、纵隔或右侧颈部肿瘤压迫是引起 SVCS 的最常见原因，占 SVCS 病例的 60%~90%。在儿科中恶性淋巴瘤占 70%~80%，以 T 淋巴母细胞淋巴瘤、原发纵隔大 B 细胞淋巴瘤、霍奇金淋巴瘤、间变大细胞淋巴瘤等纵隔或颈部淋巴结侵犯所致多见，其他位于纵隔的肿瘤如神经母细胞瘤、恶性畸胎瘤、胸腺瘤等也可发生，而成人中以肺癌所致占绝大多数。非恶性疾病如胸骨后甲状腺瘤、支气管囊肿、主动脉瘤、纵隔淋巴结结核等也可引起 SVCS。

【临床表现】由于上半身静脉回流受阻，致静脉压升高，出现一系列特殊症状和体征。常见症状包括面部、颈部、躯干上部和双上肢水肿；颈静脉充盈，胸部和上腹部浅表侧支静脉曲张、皮肤发绀；喉部、气管与支气管水肿引起咳嗽、呼吸困难，可呈端坐位、声嘶和喘鸣，平卧加剧；咽部水肿引起吞咽困难；眶周水肿，结膜充血，可伴有眼球突出；严重者出现脑水肿与颅内高压而致头痛、眩晕、惊厥、视觉与意识障碍；周围静脉压升高，双上肢静脉压高于下肢，肘前静脉压常升至 30~50cmH_2O。

【辅助检查】必须积极寻找原发病。通过胸部 X 线片、增强 CT、MRI 或 PET/CT 等影像学检查可明确纵隔肿瘤位置、大小及与周围组织关系。通过淋巴结活检、纵隔肿物活检、骨髓活检及痰细胞学检查、胸腔积液脱落细胞检查等可明确病理学及组织细胞学诊断。

【诊断】胸部影像学检查发现胸腔、纵隔占位，患儿出现典型的上腔静脉回流受阻的临床表现，即可诊断为 SVCS；通过肿物活检病理确诊原发病。

【鉴别诊断】对引起 SVCS 的纵隔占位如恶性淋巴瘤、神经源性肿瘤、胸腺瘤、畸胎瘤、纵隔淋巴结结核等需行鉴别。胸部影像学检查和肿物活检病理有助于确诊鉴别。

【治疗】需采取综合治疗的措施。

1. 特异性治疗　根据引起 SVCS 的原发病给予积极治疗。尽快解除对上腔静脉的压迫，缓解症状。儿童引起 SVCS 的大多为对化学敏感的肿瘤，如淋巴瘤、神经母细胞瘤等，可根据具体病理类型选择一线化疗方案。化疗和放疗都不敏感的肿瘤，如胸腺瘤和生殖细胞肿瘤患者，可尽快行手术切除。必要时可化疗、放疗和手术切除结合治疗。

2. 非特异性治疗

（1）卧床，抬高床头 30°~45°，有利于上腔静脉回流，减少心排血量和静脉压力。

（2）持续吸氧，雾化吸痰，保持呼吸道通畅。严密监测血压、脉搏、呼吸、血氧等生命体征，测血压以左上肢为准。

（3）适当限制患者液体及食盐的摄入，以减少因钠盐摄入导致的血容量增高。适当使用利尿剂可以减少液体潴留和消除水肿。

（4）输液血管的选择：通过下肢静脉输液，避免使用上肢静脉，不能使用右侧上肢，因为上腔静脉受压后压力增高，血流速度明显减缓，药物在局部浓度明显增加，易造成血栓形成和静脉炎。静脉液速以 30~40 滴 /min 为宜。取下肢坐位输液。

（5）对有呼吸道感染的患者联合应用抗生素积极抗感染治疗。

【预后】本病预后取决于引起 SVCS 的原发病的预后，在儿童中合并 SVCS 并不影响原发病的治愈率。

诊治要点

- 肿瘤压迫所致的上腔静脉综合征属于肿瘤急症。
- 胸腔、纵隔或右侧颈部肿瘤压迫是引起上腔静脉综合征的最常见原因，需要通过胸部影像学检查了解肿瘤位置、大小及与周围组织关系，通过肿瘤组织活检尽快明确病理学诊断。
- 为尽快解除对上腔静脉的压迫，要根据具体病理类型尽早治疗，必要时可化疗、放疗和手术切除结合治疗。
- 注意尽可能避免上肢静脉输液，尤其不能使用右上肢输液。

（金　玲　张永红）

参考文献

[1] WILSON LD, DETTERBECK FC, YAHALOM J.

Superior vena cava syndrome with malignant causes. N Engl J Med, 2007, 356: 1862-1869.

[2] 张洁, 公保才旦, 王伟, 等. 肿瘤急症. 中国急救医学, 2018, 38 (3): 263-268.

[3] ZIMMERMAN S, DAVIS M. Rapid fire: superior vena cava syndrome. Emerg Med Clin North Am, 2018, 36 (3): 577-584.

第4节　肿瘤性心脏压塞

正常的心包是一个包含围绕心脏的薄层液体的纤维弹性囊。当发生白血病浸润、心包炎症或感染、既往放疗导致收缩细胞纤维化、心肌或心内膜肿瘤占位等情况时，心包就会产生大量的心包积液，导致心脏血流动力学异常不能维持输出，即出现心脏压塞（cardiac tamponade）这一危急重症，其死亡率极高。

【病因与发病机制】尽管儿童肿瘤患者心脏压塞有肿瘤浸润因素，但大部分病例并不是由肿瘤直接参与引起的。在肿瘤治疗过程中，传统化疗药物如氟达拉滨、阿糖胞苷、多柔比星、环磷酰胺的应用与心脏压塞的发生有一定的关系；靶向治疗融合基因 *BCR-ABL* 的酪氨酸激酶抑制剂达沙替尼的使用也能增加心包积液的发生率；胸部放射治疗存在急性心包炎、心包积液以及缩窄性心包炎等长期副作用；感染性心包炎或心肌炎则可能是免疫功能低下儿童肿瘤患者心脏压塞的最常见原因。另外诸如赘生物或凝块之类的心内肿块也可引起心脏压塞。尽管白血病可能在诊断初期就发现心包积液，但心脏压塞很少是未确诊的恶性肿瘤症状。

心脏压塞主要的病理生理异常是由于心包压力增加导致的心脏所有腔室的压迫。在心包达到弹性极限后，心脏腔室就必须与心包内液体竞争心包内的固定容积。随着心脏压塞的进展，心腔变小，心腔舒张顺应性进一步降低，进而心脏充盈受限。一旦心包内压明显高于心室舒张压，则会发生心排血量和血压下降。

【临床表现】心脏压塞患者的临床表现很大程度上取决于心包积液累积的时间长短及累积总量：心包内液体逐渐地缓慢积聚可以使心包能够容纳近2 000ml的大量液体，但是200ml液体的快速积聚则可能会导致突然的失代偿。心脏压塞的症状类似于充血性心力衰竭（congestive heart failure，CHF）：咳嗽、胸痛、呼吸困难、打嗝、腹痛、烦躁、淡漠、面色苍白、冒冷汗、意识模糊或丧失等，甚至发生阿-斯综合征。

心包压塞的临床体征在1935年首次由美国心胸外科医生Calude Beck博士描述，称为贝克三联征，包括低血压、颈静脉怒张及心音遥远。其他体征还有心律先快后慢、发绀、奇脉，甚至心跳、呼吸骤停，最终甚至出现心电机械分离现象。另外，缩窄性心包炎可伴随Kussmaul征，摩擦音，舒张期杂音和房性心律失常。

【辅助检查】怀疑患有心脏压塞的患者应进行心电图、胸部X线片和超声心动图评估检查。如果有条件行超声心动图，则行超声心动图。而其他成像技术，如CT和心血管磁共振（CMR），通常不适于诊断心包积液。

1. X线　X线透视显示心影搏动消失；在前/后视图上显示典型的“水囊”心影，在侧视图上显示心包脂肪和心包之间的异常空间，呈半环状透光带。同时合并胸膜积液也可能在X线检查时被发现。

2. 超声　2015年欧洲心脏病学会（ESC）指南建议首选超声心动图作为评估心包积液的血流动力学的成像技术和明智的临床评估手段，同时超声心动图检查也可以指导后续的心包穿刺操作。对于初次评估时未发现心脏压塞但高度怀疑的患者，在临床随访期间需重复超声心动图检查。心脏超声表现为心包积液、右侧房室舒张受限和/或下腔静脉扩张。后壁超声心动图则显示两个回声，一个来自心肌，另一个来自心包。

3. 心电图　最常见的表现是窦性心动过速，QRS波低电压，T波平坦或倒置。有研究者提出，心包积液患者的QRS电压低实际上是心脏压塞的特定表现，而不是源于积液，但经心包穿刺或抗肿瘤、抗炎治疗后，低电压在1周内恢复。

【诊断与鉴别诊断】根据临床表现及辅助检查确诊，同时需要与充血性心力衰竭、感染性心包炎或心肌炎鉴别诊断。

1. 充血性心力衰竭　是指在静脉回流正常的情况下，由于原发性心脏损害而引起的心排血量减少和心室充盈压升高，临床上以组织血液灌注不足以及肺循环和/或体循环淤血为主要特征的一种综合征。

2. 感染性心肌心包炎　感染因素引起的心肌或心包炎症，以病毒感染为较常见发病原因。临床表现取决于感染阶段和心肌心包受累情况。

【治疗】去除心包液是治疗心脏压塞的最有效手段。虽然通过连续体检和超声心动图可以观察到很多患儿无血流动力学改变及临床表现，但大多数心包压塞患者需要早期引流心包积液。使用液体复苏和/或正性肌力药物治疗可能暂时获益，但不替代积液引流。具有明显血流动力学改变的心脏压塞需要紧急切除心包及引流，这会使心脏和全身血流动力学快速、显著改善。心包液应送检蛋白质、细胞计数、革兰氏染色、培养、细胞遗传学和细胞学等检查指导后续治疗。

经皮引流（即心包穿刺）和心包积液的外科手术引流在去除液体和缓解与血流动力学损害相关的症状方面非常有效。导管心包穿刺术是大多数患者的首选治疗方法。留置引流管通常摆放在心包腔内，直至液体引流量<25ml/d后可以拔除；在肿瘤性积液中可能需延长引流时间。

手术引流的优点是可以进行诊断性心包活检，并在必要时进行心包切除术，对药物治疗无反应的持续性积液和缩窄性心包炎所致心脏压塞作为首选。然而，手术引流需要全身麻醉，如果不首先进行穿刺引流以降低心脏压塞的严重程度，则可能会使血流动力学损害进一步恶化。

对肿瘤性心包积液和收缩性心包炎的支持性护理包括补液、氧气吸入和卧床休息，以最大限度地增加心排血量。低血容量时禁用利尿剂。

诊治要点

- 心脏压塞患者的临床表现很大程度上取决于心包积液累积的时间长短和累计总量。
- 超声心动图是评估心包积液的血流动力学影响的首选成像技术和明智的临床评估手段，超声心动图检查也可方便后续指导心包穿刺治疗。
- 去除心包液是治疗心脏压塞的最有效手段。

（崔颖慧 许 峰）

参考文献

[1] ARYA LS, NARAIN S, THAVARAJ V, et al. Leukemic pericardial effusion causing cardiac tamponade. Med Pediatr Oncol, 2002, 38: 282-284.

[2] CHANG HM, OKWUOSA TM, SCARABELLI T, et al. Cardiovascular complications of cancer therapy: Best practices in diagnosis, prevention, and management: Part 2. J Am Coll Cardiol, 2017, 70: 2552.

[3] ESKAZAN AE, SOYSAL T, ONGOREN S, et al. Pleural and pericardial effusions in chronic myeloid leukemia patients receiving low-dose dasatinib therapy. Haematologica, 2011, 96: e15.

[4] MULROONEY DA, YEAZEL MW, KAWASHIMA T, et al. Cardiac outcomes in a cohort of adult survivors of childhood and adolescent cancer: retrospective analysis of the Childhood Cancer Survivor Study cohort. BMJ, 2009, 339: b4606.

[5] CHEITLIN MD, ARMSTRONG WF, AURIGEMMA GP, et al. ACC/AHA/ASE 2003 guideline update for the clinical application of echocardiography--summary article: a report of the American College of Cardiology/American Heart Association Task Force on Practice Guidelines (ACC/AHA/ASE Committee to Update the 1997 Guidelines for the Clinical Application of Echocardiography). J Am Coll Cardiol, 2003, 42 (5): 954-970.

[6] BRUCH C, SCHMERMUND A, DAGRES N, et al. Changes in QRS voltage in cardiac tamponade and pericardial effusion: reversibility after pericardiocentesis and after anti-inflammatory drug treatment. J Am Coll Cardiol, 2001, 38: 219.

[7] 纪承寅, 胡国友, 雷著斌. 心包疾病和心脏压塞. 北京: 军事医学科学出版社, 2006.

第5节 高黏滞综合征

高黏滞综合征（hyperviscosity syndrome）是由于血液黏滞性增高而引起的一组临床征群，主要由于血液中各种有形成分及其他高分子物质增多引起，如红细胞增多症、多发性骨髓瘤、白血病、巨球蛋白血症、糖尿病等。在儿童肿瘤中，以高白细胞血症引起白细胞淤滞多见，本节主要讨论白细胞淤滞。高黏滞综合征可导致颅内出血或血栓形成，伴随肿瘤溶解等代谢紊乱，而导致死亡。

白细胞增多症患儿多见于ALL、AML、CML急变期、伴有纵隔肿块的T-ALL以及伴有11q23易位的白血病。ALL患儿发病率为8%~13%，AML患儿为5%~25%，几乎100% CML患儿均出现高白细胞增多症。高白细胞增多症被定义为外周白细胞计数超过$100 \times 10^9/L$，但临床上显著的白细胞增多发生在AML中白细胞计数超过$200 \times 10^9/L$，在ALL和

CML 中超过 300×10^9/L。

【病因与发病机制】病理生理学尚不清楚。传统认知上，高白细胞血症通过增加白细胞比容直接增加血液黏度，并通过形成白血病细胞和血小板聚集体间接增加血液黏度。髓系白血病高白细胞血症的发生率几乎是淋巴细胞白血病的 2 倍，并且被认为其血液是“黏性的”。但越来越多的证据表明高白细胞血症的血液黏度没有增加，而是受损的内皮细胞与白血病细胞之间的黏附作用导致白细胞淤滞。另外，白血病细胞对受损内皮释放的细胞因子和毒素有反应，这解释了白细胞淤滞症状偶尔发生在白细胞计数低于 100×10^9/L 的患儿中的原因。脑出血和肺出血也可能加重白细胞淤滞的症状。

【临床表现】尽管在白细胞计数极高的患儿中，大多数器官中都可以发现白细胞淤滞的病理学证据，但其主要临床症状和早期死亡的原因通常与中枢神经系统的受累有关(约 40%)。

神经系统体征和症状包括视力改变、头痛、头晕、耳鸣、步态不稳、精神错乱、嗜睡，偶尔还有昏迷。此外，患有高白细胞增多症的患者颅内出血的风险增加。由于中枢神经系统症状可能存在其他结构性原因，因此神经系统异常患者需要进行 CT 或 MRI 脑成像检查。临床医生必须谨慎使用静脉注射造影剂，因为此时肾功能可能因白细胞淤滞或肿瘤溶解综合征以及脱水而受损。

肺部体征和症状包括呼吸困难和缺氧，伴有或不伴有弥漫性间质或肺泡浸润的影像学表现。有时由于肺部受累的白血病细胞溶解，部分高黏滞综合征患者在化疗开始后会出现呼吸困难和低氧血症恶化。

约 80% 的白血病患者会出现发热，除白细胞淤滞的因素外，也有可能是正常的粒细胞减少并发感染所致。

多达 40% 的患者发生弥散性血管内凝血(DIC)，出现自发性出血、血栓形成，甚至休克和溶血。

白细胞淤滞需警惕存在自发性肿瘤溶解综合征，出现少尿、肾功能不全以及全身炎症反应综合征。

另外，在白细胞淤滞患者中也可有心电图异常(心肌缺血或右心室超负荷)，阴茎异常勃起，阴蒂充血、急性肢体缺血或肠梗阻等临床表型和体征。

【辅助检查】由于循环中大量幼稚细胞常导致实验室检查结果异常。

由于白血病细胞的代谢活动增强，动脉 PO_2 可能会被错误地显示为降低。脉搏血氧仪可以更准确地评估 PaO_2。

自动血细胞计数器可能会高估血小板计数，原因在于血涂片上的胚细胞碎片可能被错误地计为血小板。在这种情况下，需要人工血小板计数和外周血涂片协助评估。

血清钾在体外凝血过程中由于白血病细胞释放而呈虚假升高。从肝素化血浆样品检测而不是从血清样品测量的钾水平可以避免这种影响。

DIC 呈现不同程度的凝血酶产生和纤维蛋白溶解增加。肿瘤溶解综合征的实验室证据包括尿酸、钾和磷酸盐血清浓度升高，常伴有低钙血症。

【诊断】当患有白血病和白细胞计数超过 100×10^9/L(100 000/μl)的患者出现组织缺氧症状时，经验性诊断为白细胞淤滞。病理学上，当涉及组织的活组织检查显示微脉管系统中有白细胞栓时，诊断为白细胞淤滞。由于活组织检查相关的风险，很少可以获得白细胞淤滞的病理诊断。

【治疗】白细胞淤滞是儿童肿瘤危重症。应努力快速稳定患儿内环境并降低白细胞计数。由于临床恶化有时会迅速发生，大多数临床医生也主张在无症状的白细胞增多症患者中迅速开始细胞减灭治疗。细胞减少可以通过使用化学疗法(羟基脲或诱导缓解化学疗法)或白细胞分离术来实现。虽然两种方式都可以迅速降低循环白细胞计数，但化疗同时会破坏骨髓中的白血病细胞，并且是唯一可以提高生存率的治疗方法。尚没有前瞻性试验或大型观察性研究比较这两种治疗高白细胞增多症和白细胞淤滞方案的优劣。

在大多数情况下，诱导化疗应该与预防肿瘤溶解综合征一起施用。充分的补液以防止脱水，补液量为 2 000~3 000ml/(m^2·d)，尽量避免静脉补充钾离子，并确保尿量充足，维持出入量及电解质平衡。

不能立即开始诱导化疗的患者，包括静脉通路不良、肾功能不全或其他严重代谢紊乱的患者，以及开始预防肿瘤溶解综合征治疗的患者。如果必须延迟诱导化疗，可以每天使用羟基脲 200~300mg/m^2 或拉布立海 0.2mg/kg 减少尿酸生成。若白细胞淤滞症状明显，需联合使用白细胞分离术。

因为血小板不会显著增加血液黏度，所以血小板计数低于 20×10^9/L 的患者应接受血小板输注以防止脑出血。如果患者血流动力学稳定，在开始治疗高白细胞增多症之前应避免输血。

换血疗法和白细胞去除术只是临时性的。一旦出现诸如上腔静脉综合征（SVCS）、上纵隔综合征（SMS）和肾功能受损等问题，就必须立即开始全身抗白血病治疗。

发热患者由于不能轻易排除感染性原因，常根据经验对所有此类患者抗感染治疗。

【预后】患儿预后取决于白血病的类型和合并症。几乎没有证据表明单独降低白细胞计数会降低早期死亡率。此外，即使在白细胞计数显著降低之后，也可能发生临床恶化。

诊治要点

- 患儿到达三级医疗中心之前会显示出明显升高的白细胞，应评估白细胞计数>100 000/μl 的儿童的白细胞增多症的体征和症状。
- 脉搏血氧仪可以更准确地评估 PaO_2。
- 该病治疗的关键是努力快速稳定患儿内环境并降低白细胞计数。

（崔颖慧　许　峰）

参考文献

[1] LOWE EJ, PUI CH, HANCOCK ML, et al. Early complications in children with acute lymphoblastic leukemia presenting with hyperleukocytosis. Pediatr Blood Cancer, 2005, 45 (1): 10-15.

[2] DAVER N, KANTARJIAN H, MARCUCCI G, et al. Clinical characteristics and outcomes in patients with acute promyelocytic leukaemia and hyperleucocytosis. Br J Haematol, 2015, 168: 646.

[3] GILES FJ, SHEN Y, KANTARJIAN HM, et al. Leukapheresis reduces early mortality in patients with acute myeloid leukemia with high white cell counts but does not improve long-term survival. Leuk Lymphoma, 2001, 42: 67.

[4] THIÉBAUT A, THOMAS X, BELHABRI A, et al. Impact of pre-induction therapy leukapheresis on treatment outcome in adult acute myelogenous leukemia presenting with hyperleukocytosis. Ann Hematol, 2000, 79: 501.

[5] HE R, VISWANATHA DS. Leukemic phase of ALK-positive anaplastic large cell lymphoma. Blood, 2013, 121 (11): 1934.

第6节　脓毒症

脓毒症（sepsis）是由感染诱发的一种临床综合征，其病理生理特征包括全身炎症反应综合征（systemic inflammatory response syndrome，SIRS）、免疫失调、微循环紊乱和终末器官功能障碍等，远离原发灶的组织可出现血管舒张、微血管通透性增高和白细胞蓄积等征象。脓毒症严重威胁全球儿童健康，即使在发达国家也不容小觑，有报道美国三级医院儿童重症监护病房（pediatric intensive care unit，PICU）中，1/3 的死亡患儿系严重脓毒症所致。脓毒症引起的多器官衰竭和不良预后是失调的宿主反应所致，而非最初的感染性微生物导致的，其严重程度取决于病原体及宿主的反应，宿主反应又受年龄、性别、基因等影响，除了炎症反应，还可以引起抗炎反应综合征，并导致一系列心血管、凝血、神经内分泌、代谢等异常，影响宿主预后。

早期识别并及早正确干预脓毒症对改善预后十分重要。本节将从脓毒症的流行病学、诊断标准、评估和治疗几个方面进行介绍。

【流行病学】从脓毒症发展到感染性休克的过程中，疾病的严重程度逐渐增加。虽然报道的脓毒症病死率范围变化较大且与纳入研究的群体相关，但基本在 10% 以上，而感染性休克的病死率可超过 40%。美国每年收治的脓毒症病例超过 97 万例，且该数字逐年上升。一项为期 2 年的研究发现，美国住院患者的脓毒症发生率每年增加 8.7%，因脓毒症死亡的病例占医院死亡病例的 50% 以上，且病死率随疾病严重程度的增加而显著增加：脓毒症 10%~20%，严重脓毒症 20%~40%，感染性休克达 40%~80%。平均住院时间也随脓毒症严重程度的增加而显著延长，2013 年美国报道脓毒症平均住院时间 4.5 天，严重脓毒症 6.5 天，感染性休克 16.5 天；与其他大多数疾病相比，脓毒症患者的平均住院时间延长约 75%。一项对北京某街道 21 191 例成人住院患者的调查发现，脓毒症的总住院病死率为 20.6%，标准化病死率为 79 人 /（10 万人口·年）。

在儿童方面，美国报道儿童严重脓毒症病死率为 10.3%（既往健康儿童和有基础病患儿的病死率分别为 7.8% 和 12.8%），脓毒症 / 严重脓毒症在 PICU 的发病率分别为 17% 和 6%。2005 年美国有 75 255 名儿童因严重脓毒症住院；1995—2005 年 10

年间，儿童严重脓毒症病例增加了 81%，2000—2005 年增加了 45%，即儿童患病率从 0.56/1 000 增加至 0.89/1 000；1995—2005 年，新生儿严重脓毒症患病率增加了 1 倍多，由 4.5/1 000 增至 9.7/1 000；青少年严重脓毒症患病率增加了 30%；1995—2005 年，儿童严重脓毒症病死率由 10.3% 降至 8.9%（下降 13.6%），与金黄色葡萄球菌相关的病死率上升，而与肺炎链球菌相关的病死率下降了 75%。北京儿童医院 PICU 报道的脓毒症和严重脓毒症的现患率分别为 26.2% 和 19.1%，严重脓毒症的病死率达 30.8%。一项纳入 26 个国家、128 家医院的前瞻性横断面流行病学研究结果显示，2013—2014 年 18 岁以下儿童严重脓毒症的平均点患病率为 8.2%，北美、欧洲和澳大利亚 / 新西兰的点患病率分别为 7.7%、6.2% 和 6.8%，亚洲 15.3%，南美 16.3%，非洲 23.1%，各地区的点患病率有统计学差异（$P<0.001$）；中位数年龄 3 岁，最常见感染部位为呼吸道（40%）和血流感染（19%），革兰氏阳性（26.5%）和革兰氏阴性（27.9%）细菌感染率基本一致，金黄色葡萄球菌是最常见细菌，真菌主要为念珠菌；PICU 和医院病死率分别为 24% 和 25%，不随年龄变化；不同地区 PICU 的病死率各不相同：北美 21%，欧洲 29%，澳大利亚 / 新西兰 32%，亚洲 40%，南美 11%，非洲 40%；实体器官或干细胞移植、恶性肿瘤、肾脏病、血液 / 免疫性基础病患儿的病死率明显升高。

年龄是影响脓毒症流行病学的主要因素之一。美国约 1/2 的严重脓毒症患儿为小婴儿，其中约 50% 为极低或低出生体重儿；感染部位也与年龄相关，小婴儿多见于原发败血症，年长儿则呼吸道感染更多；10 岁以下男孩发生严重脓毒症的概率显著高于女孩，尤其是小婴儿更明显。北京儿童医院报道脓毒症 / 严重脓毒症患儿的原发病依次为支气管肺炎（47%）、中枢神经系统感染（11.7%）、感染性腹泻病（9.3%）等，两种或两种以上原发病并存者占 14.2%；而严重脓毒症患儿的受累脏器依次为呼吸系统（73.1%）、神经系统（44.2%）和心血管系统（35.6%）。基础疾病也对脓毒症的流行病学造成了一定影响。有报道，49% 伴基础病的患儿会发生严重脓毒症，如慢性肺疾病和先天性心脏病是小婴儿最常见基础病，1~9 岁儿童以神经肌肉病多见，恶性病是青少年的常见基础病。脓毒症和严重脓毒症的发病率、病死率可能还与季节相关；冬季的发病率和病死率显著高于秋季，尤其是来自呼吸系统疾病的脓毒症更突出；不同地理环境可能也会对这一季节性变化产生影响。

【**诊断**】1991 年，美国胸科医师学会（ACCP）和美国危重病医学会（SCCM）召开联席会议，首次提出了全身炎症反应综合征（systemic inflammatory response syndrome，SIRS）和脓毒症的定义及诊断标准。这次会议将脓毒症定义为感染引起的 SIRS（脓毒症 1.0 版本）；当脓毒症患者出现器官功能障碍时为严重脓毒症（severe sepsis）；感染性休克是严重感染引起的循环衰竭，经充分液体复苏后仍不能纠正的低血压和组织低灌注。脓毒症 1.0 版本的诊断标准是在感染基础上符合 SIRS 诊断标准中的 2 条或以上者。脓毒症概念提出之前，临床医生普遍缺乏对脓毒症的认识，该定义提高了临床医生对脓毒症的认知，使很多脓毒症患者受益，并降低了脓毒症病死率。但临床实践发现，脓毒症 1.0 版本标准宽泛、灵敏度高、特异度偏低，且 SIRS 中的 4 个项目并未真正体现病情的严重程度，受很多因素影响，一部分存在免疫功能缺陷的脓毒症患者可能被漏诊。于是新的诊断标准呼之欲出。2001 年 SCCM/ACCP/ 欧洲危重病医学会（ESICM）等举办的华盛顿联席会议在脓毒症 1.0 版本的基础上发布了脓毒症 2.0 版本，该版本细化了脓毒症的诊断标准，提出了包括感染或可疑感染、炎症反应、器官功能障碍、血流动力学或组织灌注指标等共 21 项具体指标，但过于烦琐，即便有所改动，其诊断核心仍是感染引起的 SIRS，因此很多临床工作者继续沿用脓毒症 1.0 版本。

但对脓毒症标准诊断效能的研究仍在继续。其中最著名的是 Kaukonen 等的研究，该研究共搜集了 2000—2013 年澳大利亚和新西兰的 172 家 ICU 的数据，将那些存在感染和器官功能障碍的患者分为符合 2 项或 2 项以上 SIRS 标准组（SIRS 阳性严重脓毒症组）和少于 2 项 SIRS 标准组（SIRS 阴性严重脓毒症组），并对两组患者的特点和预后进行比较，同时评估 2 项 SIRS 标准作为阈值能否体现死亡风险的增加。结果显示共 109 663 名患者存在感染和器官衰竭，其中 87.9% 为 SIRS 阳性组；研究期间，两组病死率的特点和变化一致（SIRS 阳性组病死率从 36.1% 降至 18.3%，$P<0.001$；SIRS 阴性组病死率从 27.7% 降至 9.3%，$P<0.001$），校正基线值后结果仍一致；但 SIRS 标准会使 8 个严重脓毒症患者中有 1 个被漏诊；SIRS 阴性严重脓毒症患者的病死率虽稍低于 SIRS 阳性组，但仍有较多患者死亡，且随时间推

移，其病死率接近于 SIRS 阳性组；随着 SIRS 标准从 0 项增至 4 项，病死率呈线性增加，但以 2 项 SIRS 标准作为阈值时，死亡风险并无任何突然增加。故研究者认为，2 个或 2 个以上 SIRS 标准作为严重脓毒症的诊断会使 ICU 中相当数量的感染和器官功能障碍患者被排除在外；2 项 SIRS 标准作为脓毒症死亡风险阈值节点的特异度不佳。该研究结果的出现，在一定程度上促使 SIRS 从脓毒症的最新诊断标准中退出历史舞台。

2016 年 2 月，SCCM/ESICM 在第 45 届危重病医学年会上联合发布了脓毒症 3.0 版本定义及诊断标准。脓毒症 3.0 版本将脓毒症定义为机体对感染的反应失调，从而导致危及生命的器官功能障碍，感染性休克则指脓毒症患者尽管已使用充分的液体复苏，仍存在持续低血压，需要用升压药物将平均动脉压（mean arterial pressure，MAP）维持在 65mmHg（1mmHg=0.133kPa）以上，且血乳酸>2mmol/L。新的脓毒症诊断标准为了突出器官功能障碍的重要性，用序贯（脓毒症相关）器官衰竭评分[sequential（sepsis-related）organ failure assessment，SOFA]（表 5-33-2）取代了 SIRS，SOFA 评分是反映重症患者器官功能状态重要而可靠的评分系统。新标准不再使用"严重脓毒症"定义，脓毒症 = 感染 + 器官功能障碍（感染 +SOFA ≥ 2 分），基线 SOFA 评分一般设定为 0，除非患者在感染前已知有（急性或慢性）器官功能障碍。新标准还对 ICU 内和 ICU 外（包括院外、急诊室、普通病房）患者区别对待，ICU 感染或疑似感染患者采用 SOFA 评分，而 ICU 外的感染或疑似感染患者则采用快速 SOFA（qSOFA）评分，qSOFA 包括意识改变、收缩压 ≤ 100mmHg、呼吸频率 ≥ 22 次 /min，qSOFA ≥ 2 分为疑似脓毒症。无论是 SOFA 还是 qSOFA，都在一定程度上从病理生理和疾病的严重程度上对脓毒症进行了定义。脓毒症 3.0 版本带来了认知理念方面的改变，从炎症一个方面向关注全身性、多系统综合征转变。脓毒症和感染性休克的诊断流程见图 5-33-1。研究显示，SOFA 对 ICU 感染或疑似感染患者的预测效度显著高于 SIRS 标准和 qSOFA，而对 ICU 外的感染或疑似感染患者，qSOFA 的住院病死率预测效度显著高于 SOFA 和 SIRS 标准。

表 5-33-2 序贯（脓毒症相关）器官衰竭评分

		0 分	1 分	2 分	3 分	4 分
呼吸系统	氧合指数*/mmHg	≥ 400	<400	<300	<200，呼吸支持	<100，呼吸支持
凝血系统	血小板计数 /（$\times 10^9 \cdot L^{-1}$）	≥ 150	<150	<100	<50	<20
肝脏系统	胆红素 /（$\mu mol \cdot L^{-1}$）	<20	20~<33	33~<102	102~<204	≥ 204
心血管系统		平均动脉压 ≥ 70mmHg	平均动脉压 <70mmHg	多巴胺<5.0μg/（kg·min）或多巴酚丁胺（任何剂量）#	多巴胺 5.0~15.0μg/（kg·min）或肾上腺素 ≤ 0.1μg/（kg·min）或去甲肾上腺素 ≤ 0.1μg/（kg·min）#	多巴胺>15μg/（kg·min）或肾上腺素>0.1μg/（kg·min）或去甲肾上腺素>0.1μg/（kg·min）#
中枢神经系统	Glasgow 评分	15	13~<15	10~<13	6~<10	<6
肾脏	肌酐 /（$\mu mol \cdot L^{-1}$）	<110	110~<171	171~<300	300~<440	≥ 440
	尿量 /（$ml \cdot d^{-1}$）				<500	<200

注：* 氧合指数 = 动脉血氧分压 / 吸入氧浓度（PaO_2/FiO_2）；# 儿茶酚胺类药物至少 1 小时；1mmHg=0.133kPa。

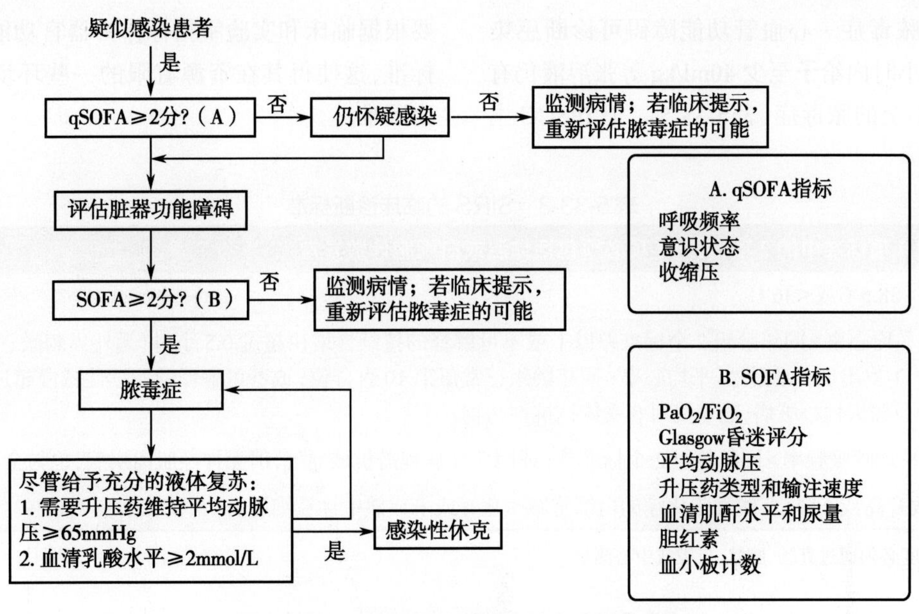

图 5-33-1　脓毒症及感染性休克诊断流程图

脓毒症 3.0 版本给人们提供了全新的视角，但并未得到全部认可。美国医疗照顾保险与美国医疗补助计划服务中心（Center for Medicare and Medicaid Services，CMS）仍使用 SIRS、脓毒症和严重脓毒症的定义；美国感染病学会（Infectious Diseases Society of America，IDSA）也因为诸多原因表示不赞同 2016 年的脓毒症指南。有学者认为新标准的广泛应用可能增加患者的死亡风险，脓毒症、严重脓毒症和感染性休克的初始定义虽不够严谨，但为临床提供了较为实用的理论框架，且随着拯救脓毒症运动的深入开展，明确降低了病死率，故不建议现在完全改变脓毒症的诊断标准，尤其是在脓毒症的病理生理特征尚未充分阐明的时候。脓毒症 3.0 版本以怀疑感染为诊断前提，以器官功能障碍为定义，以预测死亡为目的，而临床医生常以发热、寒战、咳嗽、有痰、腹泻、皮肤感染、呼吸增快等指标作为怀疑感染的基础，这些恰好是 SIRS 的内容，所以 SIRS 可能仍是脓毒症诊断的重要条件，而且仍不失为筛查脓毒症的重要工具。拯救脓毒症运动的关键在于早识别、早诊断、早治疗，而 SIRS 标准的一大特点就是高度敏感，客观上提高了临床医生的重视程度及脓毒症的检出率。就筛查工具而言，SIRS 具有优势。SOFA 评分是良好的死亡风险预测指标，但并不提示与感染之间的关系。因此关于脓毒症 3.0 版本的争议还在继续。

就儿童而言，脓毒症 3.0 版本定义的更新来自大量电子病例数据分析，但这些数据主要取自发达国家的成人，尤其是美国的数据，是否适用于儿童，尤其是发展中国家和地区的儿童，尚需验证。qSOFA 评分将收缩压降低作为感染性休克诊断的重要指标之一，而儿童感染性休克以低排高阻型为主，早期血压多正常或升高，故不利于儿童感染性休克的早期识别。

到目前为止，关于儿童脓毒症的诊断标准主要采用国际儿童脓毒症共识会议（International Pediatric Sepsis Consensus Conference，IPSCC）于 2005 年发表的国际儿童脓毒症共识，该共识在世界范围内得到广泛应用，并成为儿童脓毒症指南共识的里程碑。该共识对儿童感染、SIRS、脓毒症、严重脓毒症和感染性休克做出了定义和诊断标准。感染的定义为由任何病原体或与感染高度相关的临床综合征所引起的疑似或证实的炎症反应（通过阳性培养、组织染色或聚合酶链式反应试验等）；感染的证据涵盖临床检查、影像学或实验室检查的阳性结果（如正常无菌体液中出现白细胞、内脏穿孔、与肺炎一致的胸部 X 线检查结果、瘀点或紫癜，或暴发性紫癜）。儿童脓毒症的定义为感染（怀疑或已被证实）所导致的 SIRS，如果疑似或确诊感染的患儿符合 2 项或 2 项以上 SIRS 标准（其中 1 项必须是体温或白细胞计数基础）可诊断为脓毒症。儿童 SIRS 的诊断标准见表 5-33-3、表 5-33-4。严重脓毒症是脓毒症导致的器官功能障碍，如果出现脓毒症 + 以下一种情况即可诊断严重脓毒症：心血管功能障碍、急性呼吸窘迫综合征或 2 个或以上其他器官功能障碍

（表 5-33-5）。脓毒症 + 心血管功能障碍可诊断感染性休克，即 1 小时内给予至少 40ml/kg 等张溶液仍有心血管功能不全的脓毒症（表 5-33-5）。但 IPSCC 主要根据临床和实验室指标作为器官功能障碍的诊断标准，这使得其在资源有限的一些环境中的应用较为困难。

表 5-33-3 SIRS 的临床诊断标准

至少出现下列 4 项标准中的 2 项，其中 1 项必须包括体温或白细胞计数异常
1. 核心温度*>38.5℃或<36℃
2. 心动过速，平均心率>同年龄组 2 个标准差以上或不可解释的持续性增快超过 0.5 小时（无外界刺激、疼痛刺激或长期使用药物）；<1 岁出现心动过缓，平均心率<同年龄组正常值第 10 百分位；或不可解释的持续性减慢超过 0.5 小时（无外界迷走神经及先天性心脏病，也未使用 β 受体拮抗剂药物）
3. 呼吸增快，平均呼吸频率>同年龄组 2 个标准差；或因急性病程需机械通气，但无神经肌肉疾病，也与全身麻醉无关
4. 白细胞计数升高或下降（非继发于化疗的白细胞减少症）；或未成熟中性粒细胞（杆状核粒细胞）>10%

注：*核心温度必须通过直肠、膀胱、口腔或中心测量。

表 5-33-4 SIRS 生命体征的诊断标准

年龄	呼吸频率 /（次·min^{-1}）	心率 /（次·min^{-1}）	白细胞 /（$\times 10^9 \cdot L^{-1}$）	收缩压 /mmHg
<1 周	>50	>180 或<100	>34.0	<65
1~4 周	>40	>180 或<100	>19.5 或<5.0	<75
1~24 个月	>34	>180 或<90	>17.5 或<5.0	<100
2~6 岁	>22	>140	>15.5 或<6.0	<94
6~13 岁	>18	>130	>13.5 或<4.5	<105
≤18 岁	>14	>110	>11.0 或<4.5	<117

注：心率、白细胞计数、血压、呼吸频率的上下限分别是第 5 和第 95 百分位数。

表 5-33-5 器官功能障碍标准

心血管系统功能障碍

1 小时内静脉输入等张液体 ≥ 40ml/kg 后仍有：

- 血压下降且<该年龄组正常值第 5 百分位数或收缩压<该年龄组正常值 2 个标准差，或
- 需用血管活性药物才能维持血压在正常范围［多巴胺>5μg/（kg·min）或任何剂量的多巴酚丁胺、肾上腺素、去甲肾上腺素］
- 或具备下列中的 2 项：

  不可解释的代谢性酸中毒：碱缺失>5mmol/L

  动脉血乳酸升高：为正常上限的 2 倍及以上

  无尿：尿量<0.5ml/（kg·h）

  毛细血管再充盈时间延长：>5 秒

  核心与外周温度差>3℃

呼吸系统功能障碍

- PaO_2/FiO_2<300mmHg，无青紫型心脏病，病前无肺部疾病
- 或 $PaCO_2$>65mmHg 或超过基线水平 20mmHg 以上
- 或需要 FiO_2 ≥ 0.5 才能维持血氧饱和度 ≥ 92%
- 或需紧急有创或无创机械通气

续表

神经系统功能障碍
■ Glasgow 昏迷评分≤11 分
■ 或意识状态急性改变伴 Glasgow 昏迷评分较基线下降≥3 分
血液系统功能障碍
■ 血小板计数<80 000/mm^3 或在过去 3 天内从最高值下降 50%(适用于慢性血液病或肿瘤患儿)
■ 国际标准化比值>2
肾脏功能障碍
■ 血清肌酐为各同年龄组正常高限的 2 倍及以上,或较基础值增加 2 倍
肝脏功能障碍
■ 总胆红素≥4mg/dl(不适于新生儿)
■ 或谷丙转氨酶为同年龄正常值上限 2 倍及以上

2015 年,我国也发布了《儿童脓毒性休克(感染性休克)诊治专家共识》(以下简称共识)。共识中关于脓毒症、严重脓毒症、感染性休克的定义和诊断标准基本沿用 2005 年指南。共识指出,感染性休克主要为分布异常性休克,在儿童常同时伴低血容量休克,早期可表现为血压正常,休克晚期呈难治性低血压。该共识更为详细地阐述了感染性休克的诊断标准,且关于乳酸的诊断标准与脓毒症 3.0 版本不谋而合。共识明确指出,感染性休克是脓毒症患儿出现组织灌注不足和心血管功能障碍,表现为①低血压:血压<该年龄组第 5 百分位数,或收缩压<该年龄组正常值 2 个标准差。②需用血管活性药物才能维持血压在正常范围[多巴胺>5μg/(kg·min)]或任何剂量的多巴酚丁胺、去甲肾上腺素、肾上腺素。③具备下列组织低灌注表现中的 3 条:A. 心率、脉搏变化:外周动脉搏动细弱,心率、脉搏增快;B. 皮肤改变:面色苍白或苍灰,湿冷,大理石样花纹,如系暖休克可表现为四肢温暖、皮肤干燥;C. 毛细血管再充盈时间延长,≥3 秒(需除外环境温度影响),暖休克时毛细血管再充盈时间(capillary refilling time,CRT)可正常;D. 意识改变:早期烦躁不安或萎靡,表情淡漠,晚期意识模糊,甚至昏迷、惊厥;E. 液体复苏后尿量仍<0.5ml/(kg·h),持续至少 2 小时;F. 乳酸性酸中毒(除外其他缺血缺氧及代谢因素等),动脉血乳酸>2mmol/L。根据血压正常与否,共识将感染性休克分为代偿性休克和失代偿性休克,不同年龄低血压标准见表 5-33-6。还可以根据心排血量和外周血管阻力的改变将感染性休克分为冷休克(低排高阻型或低排低阻型)、暖休克(高排低阻型/高动力型/血管扩张型),两者的简单区别方法见表 5-33-7。

表 5-33-6 不同年龄低血压标准

年龄	收缩压/mmHg
≤1 个月	<60
>1 个月~1 岁	<70
>1~9 岁	<[70+2×年龄(岁)]
≥10 岁	<90

表 5-33-7 冷休克与暖休克的简单体征鉴别

临床特点	冷休克	暖休克
毛细血管再充盈时间/秒	≥3	<1
外周动脉搏动	减弱	有力/洪脉
皮肤	发花、凉	面部以外的皮肤可发红

【评估】从脓毒症到严重脓毒症、感染性休克是逐渐加重的连续变化的过程,临床上可能无法准确判断从脓毒症到严重脓毒症和感染性休克的转变节点,需要临床医护人员对高危患儿进行密切监护。一旦怀疑脓毒症,临床医生应针对血流动力学不稳定、器官功能障碍等迅速采取措施,并积极予以抗感染治疗以期改善预后。快速诊治儿童感染性休克的早期目标是迅速识别因感染导致严重脓毒症及可能迅速进展为感染性休克的患儿,以及已经发生感染性休克的患儿。早期识别的重要性在于是否及时发现严重脓毒症和感染性休克将严重影响患儿的预后。有文献报道,感染性休克持续时间每增加 1 小时,患儿的死亡风险将增加 2 倍以上(*OR*=2.29),早期识别、及时抗感染治疗和积极液体复苏将显著改善患儿预后。美国儿科学会为此还设计了早期识别

感染性休克的工具。

脓毒症系感染诱发，因此早期识别感染并寻找感染灶是诊断脓毒症的基础，最常见的感染包括肺炎、血行感染、皮肤感染、尿路感染和脑膜炎。与感染相关的临床表现包括发热，寒战，咳嗽、咳痰，精神弱甚至意识改变，皮疹（如紫癜、红斑、瘀斑、瘀点等），抽搐，脑膜刺激征，局部感染灶（皮肤蜂窝织炎、皮肤化脓性感染灶或深部脓肿、淋巴结炎、骨髓炎、化脓性关节炎、腹腔脓肿、细菌性心内膜炎），腹胀/腹痛，腹泻，胸痛等。此外，一些临床征象提示患儿可能发生严重脓毒症或感染性休克，如发热（≥3月龄患儿>38.5℃、<3月龄婴儿>38℃），低体温（核心温度<36℃），心动过速，呼吸明显增快，脉搏减弱/无力/洪脉，毛细血管再充盈时间>2秒或<1秒，低血压，少尿/无尿，意识改变（激惹、哭闹、嗜睡、昏迷），紫癜或瘀斑、瘀点等。值得注意的是，低血压是儿童心血管功能不全和休克的晚期体征，而非诊断感染性休克所必需的。脓毒症患儿可通过增加心率、全身血管阻力和静脉张力以维持血压，但其每搏输出量的增加有限，故婴儿和儿童感染性休克以冷休克居多，而成人则以暖休克为主。发生感染性休克的危险因素包括：年龄<1岁，严重创伤，影响活动能力的慢性基础病（如脑瘫等神经系统基础病、先天性心脏病等），免疫缺陷或受抑制（如先天性免疫缺陷病、恶性肿瘤、使用免疫抑制剂、重度营养不良等），大手术，侵入性操作（如深静脉置管、气管插管、其他留置导管等）等。

一些辅助检查可能有助于脓毒症和感染性休克的早期识别，如血/尿/便常规，凝血功能，血生化（电解质、肝肾功能），病原学检查（血/尿/便/脑脊液/骨髓/其他组织或标本的微生物培养、特异性血清学检查），C反应蛋白，降钙素原，细胞炎症因子等，还可根据病情完成影像学检查（胸部X线片、CT、MRI、腹部超声等），超声心电图，腰椎穿刺检查脑脊液等。

【治疗】感染性休克患儿应立即开始集束化治疗方案。2017年美国危重病医学会推荐了儿童和新生儿脓毒症的血流动力学支持的集束化治疗方案，本节的血流动力学支持方面内容也主要依据该方案。严格执行集束化方案可能有助于缩短液体复苏开始时间及抗生素使用时间，医护人员依从性的提高可能有利于改善感染性休克患儿的预后。严重脓毒症和感染性休克的目标导向治疗是通过积极、系统的复苏方案在前6小时尽量改善灌注和重要脏器功能的生理指标。

1. 一般治疗　严密监测、开放气道、建立静脉通路、纠正低氧血症是治疗脓毒症和感染性休克的首要措施。

生命体征监测包括连续监测心率、呼吸、经皮血氧饱和度（SpO_2），同时应频繁测血压以早期识别相关患者。此外还应监测患儿的尿量、意识水平、终末器官关注情况等。开放气道后应给予适当氧疗，一般感染性休克患者早期可给予100%氧以提高血氧含量、保证组织供氧。一旦恢复组织灌注，应滴定氧浓度等使SpO_2不高于97%，以免高氧和氧自由基带来的不良反应。如必要，应积极给予呼吸支持（无创/有创）以保证氧合。感染性休克患儿可积极气管插管以保证氧供、保护气道、减少呼吸做功、改善器官灌注。在气管插管和机械通气过程中应给予适当的镇静、镇痛。

尽快建立静脉通路，含静脉或骨髓腔通路/骨内（intraosseous，IO），应尽量在5分钟内建立好血管通路，最好是2个静脉通路。血管应尽量选择粗大的血管，如无法建立外周静脉通路，可建立IO通路。初始复苏时外周静脉即可，不要因为中心静脉导管置入而耽误液体复苏和抗生素的使用。

2. 初始复苏治疗　初始复苏治疗是指最初的1小时，其基础是快速恢复组织灌注和早期给予适宜抗生素，主要目标是通过快速液体复苏恢复组织灌注，对组织灌注的评估主要基于临床治疗终点（如脉搏、毛细血管再充盈时间、精神状态、尿量等）。及早开始液体复苏和使用抗生素可降低病死率。具体流程见图5-33-2。

（1）液体复苏：应在30分钟内开始适当的液体复苏。感染性休克为分布性休克，常存在相对血管内低血容量（因血管舒张和毛细血管渗漏所致），而后者程度可能较重。快速液体复苏初始给予20ml/kg生理盐水或乳酸林格液，5分钟输注完毕；然后快速评估患儿是否仍存在终末器官灌注不足的体征，以决定是否需继续快速补液，同时需了解患儿是否存在液体超负荷的体征（如肺部啰音、奔马律、肝脏增大等）。感染性休克患儿第1小时的补液量多高达60ml/kg甚至更多。每批次补液后都须评估患儿的血流灌注和有无容量超负荷。液体复苏应直至组织灌注、氧供充分或出现液体超负荷征象。同时应纠正低血糖和低钙血症。如患儿存在心力衰竭，应调

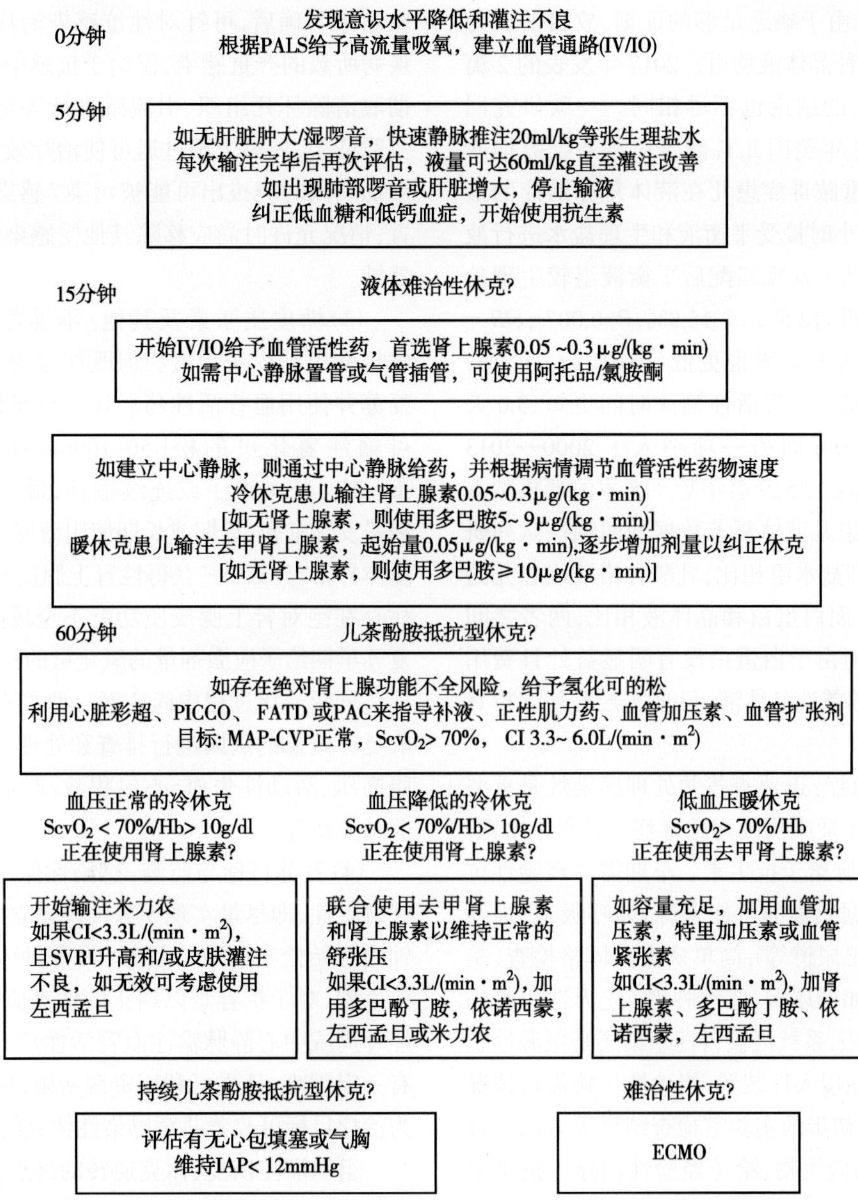

0分钟　发现意识水平降低和灌注不良

根据PALS给予高流量吸氧，建立血管通路(IV/IO)

5分钟

如无肝脏肿大/湿啰音，快速静脉推注20ml/kg等张生理盐水
每次输注完毕后再次评估，液量可达60ml/kg直至灌注改善
如出现肺部啰音或肝脏增大，停止输液
纠正低血糖和低钙血症，开始使用抗生素

15分钟　液体难治性休克?

开始IV/IO给予血管活性药，首选肾上腺素0.05 ~0.3μg/(kg・min)
如需中心静脉置管或气管插管，可使用阿托品/氯胺酮

如建立中心静脉，则通过中心静脉给药，并根据病情调节血管活性药物速度
冷休克患儿输注肾上腺素0.05~0.3μg/(kg・min)
[如无肾上腺素，则使用多巴胺5~ 9μg/(kg・min)]
暖休克患儿输注去甲肾上腺素，起始量0.05μg/(kg・min),逐步增加剂量以纠正休克
[如无肾上腺素，则使用多巴胺≥10μg/(kg・min)]

60分钟　儿茶酚胺抵抗型休克?

如存在绝对肾上腺功能不全风险，给予氢化可的松
利用心脏彩超、PICCO、FATD或PAC来指导补液、正性肌力药、血管加压素、血管扩张剂
目标: MAP-CVP正常，$ScvO_2$> 70%，CI 3.3~ 6.0L/(min・m^2)

血压正常的冷休克
$ScvO_2$ < 70%/Hb> 10g/dl
正在使用肾上腺素?

开始输注米力农
如果CI<3.3L/(min・m^2)，
且SVRI升高和/或皮肤灌注不良，如无效可考虑使用左西孟旦

血压降低的冷休克
$ScvO_2$ < 70%/Hb> 10g/dl
正在使用肾上腺素?

联合使用去甲肾上腺素和肾上腺素以维持正常的舒张压
如果CI<3.3L/(min・m^2)，加用多巴酚丁胺，依诺西蒙，左西孟旦或米力农

低血压暖休克
$ScvO_2$> 70%/Hb
正在使用去甲肾上腺素?

如容量充足，加用血管加压素，特里加压素或血管紧张素
如CI<3.3L/(min・m^2)，加肾上腺素、多巴酚丁胺、依诺西蒙，左西孟旦

持续儿茶酚胺抵抗型休克?

评估有无心包填塞或气胸
维持IAP< 12mmHg

难治性休克?

ECMO

图 5-33-2　美国重症症协会关于复苏和稳定期间婴幼儿血流动力学支持的时限规定及目标导向的逐级管理流程

如果休克持续存在，继续下一步。①第 1 小时目标：恢复并维持心率阈值，毛细血管再充盈≤ 2 秒，第 1 小时 / 在急诊室达到正常血压；②在重症监护室的目标：如休克未能纠正，继续恢复并维持年龄别的正常灌注压(平均动脉压 - 中心静脉压)，右心房 / 腔静脉交界水平的中心静脉血氧饱和度($ScvO_2$)>70%(先天性心脏病患者混合病变除外，这些患者的 $ScvO_2$ 过高)，3.3< 心脏指数 <6.0L/(min·m^2)。CI. 心脏指数；ECMO. 体外膜氧合；FATD. 股动脉热稀释导管；Hb. 血红蛋白；IV. 经静脉；IO. 骨内；MAP-CVP. 平均动脉压 - 中心静脉压；PAC. 肺动脉导管；PALS. 儿科高级生命支持；PICCO. 脉搏指数连续心输出量；$ScvO_2$. 中心静脉血氧饱和度；SVRI. 全身血管阻力指数；IAP. 腹内压。

整初始输液量和输液速度，如 10ml/kg 液体于 15~20 分钟输注完毕。

如果患儿存在扩容难以纠正的休克(即充分液体复苏后循环无改善甚至灌注不良加重)，则应给予血管活性药物。血管活性药的选择应以可获取的药物资源、血压以及患儿是冷休克还是暖休克为依据。建议首先使用低剂量肾上腺素，然后根据感染性休克的类型进一步调整药物和剂量。一般冷休克首选肾上腺素[常用剂量 0.05~0.3μg/(kg·min)，最多可达 1.5μg/(kg·min)]；而暖休克则以去甲肾上腺素[从 0.05μg/(kg·min)开始，直至暖休克纠正]为一线药物。如果两者不能获取，可使用多巴胺[常用剂量为冷休克 5~9μg/(kg·min)，暖休克 ≥ 10μg/(kg·min)]。血管活性药使用期间必须密切监测心率、血压等指导速度滴定。

关于复苏液体选择生理盐水还是平衡晶体液

(如乳酸林格液),由于缺乏足够的证据,故目前认为使用其中任何一种晶体液均可。2017年发表的2篇回顾性研究得出的结论也不尽相同。一项研究回顾了2004—2012年美国儿科健康信息系统数据库数据,对比了严重脓毒症患儿在液体复苏治疗的最初24小时和72小时接受平衡液和生理盐水进行液体复苏的结局,结果发现匹配后平衡液组较生理盐水组病死率更低(12.5% *vs.* 15.9%;P=0.007;OR = 0.76)、急性肾损伤发生率也更低(16.0% *vs.* 19.2%;P=0.028;OR=0.82)、血管活性输注时间更短(3.0天 *vs.* 3.3天;P<0.001);而另一项纳入了2000—2013年美国382家医院12 529名年龄<18岁的严重脓毒症/感染性休克患儿液体复苏数据的回顾性队列研究则发现,与生理盐水组相比,乳酸林格液组患儿的结局并无改善。而白蛋白和晶体液相比,两者之间并无确切差异,但由于白蛋白没有明显益处且费用高昂,故初始复苏首选晶体液;已证实羟乙基淀粉具有潜在危害。

(2)抗感染治疗:迅速查找并处理感染灶是重要治疗措施,一旦怀疑或明确为脓毒症/感染性休克,应在1小时内静脉给予抗生素。早期需要经验性抗感染治疗,可根据感染的可能来源(如呼吸道、神经系统、腹腔内或泌尿道等),简单病史及体格检查,是否有基础疾病(如糖尿病、恶性肿瘤/先天性心脏病等),有无免疫缺陷,系社区获得性感染还是医源性感染,体内是否存在侵入性装置,当地微生物流行情况和耐药情况以及初步的实验室检查结果等方面综合分析可能的致病微生物,给予经验性治疗。抗生素使用延迟(远远超出1小时)、用量不足、药物选择不当等均可预后不良。初始应经验性给予足量、对革兰氏阴性和阳性细菌有杀菌能力的1种或1种以上的广谱抗生素抗感染治疗,以期覆盖所有可能的病原菌。对容易发生真菌和病毒感染的患儿,初始方案中应包含抗真菌和抗病毒药物。使用抗生素前应尽量留取病原学标本。值得注意的是,足量使用抗生素十分重要。如无特殊情况,应对脓毒症和感染性休克患者使用最大药量,也就是使用“上限”的负荷剂量。这是由于脓毒症患者可因补液而出现分布容积增加,且抗生素峰浓度更高的患者其临床缓解率也更高。

治疗过程应密切监测感染指标,警惕医院内感染的发生。待血、尿、便、脑脊液、胸腔积液或腹腔积液等体液或其他感染灶的病原学培养结果及药敏试验结果明确后,可针对性抗感染治疗。如果是外科疾病所致的严重感染,仅给予抗感染治疗远远不够,彻底清除坏死组织、引流感染灶等至关重要。临床实践证实,外科干预过迟可使治疗效果变差,病死率增加。同时应拔出可能被污染/感染的血管通路装置,情况允许时尚应移除其他受感染的植入式设备/器械。

(3)糖皮质激素及其他:不推荐对脓毒症患者常规使用糖皮质激素。但既往健康、给予充分液体复苏并使用血管活性药后休克仍难以逆转的患儿,可输注氢化可的松[50~100mg/(m^2·d)或2~4mg/(kg·d)],分次给予或连续输注,最大剂量200mg/d。因暴发性紫癜、近期或长期使用糖皮质激素、下丘脑/垂体异常、先天性/获得性肾上腺皮质功能减退等疾病存在绝对肾上腺皮质功能不全风险的患儿,可在复苏早期给予应激剂量的氢化可的松。

早期治疗过程中尚应对一些严重威胁生命及影响复苏效果的病因进行排查和处理,如张力性气胸、腹高压、活动性失血、心包积液、严重电解质紊乱及酸碱失衡等。

(4)复苏目标与监测:感染性休克复苏治疗应重视时限性,即尽量实现5分钟内建立血管通路、30分钟内开始恰当的液体复苏、60分钟内开始使用广谱抗生素,对于扩容难以纠正的休克应60分钟内开始经外周或中心静脉输注血管活性药。虽然临床操作有一定困难,且受可利用资源所限,但将上述时限作为治疗目标可改善儿童感染性休克的预后。

组织灌注恢复、休克逆转的终点指标如下:中央和外周动脉搏动正常且一致,皮肤温暖、毛细血管再充盈时间<2秒,意识水平正常,尿量≥1ml/(kg·h),收缩压至少达到年龄别第5百分位(表5-33-6),血清乳酸正常(<2mmol/L),如有条件可检查中心静脉血氧饱和度(central venous oxygen saturation,$ScvO_2$)并使其值≥70%。应注意,血压并非评估液体复苏是否充分的可靠指标,$ScvO_2$≥70%也不适用于部分混合性病变的先天性心脏病患儿。即便$ScvO_2$≥70%,终末器官灌注也并不一定正常。

除了心率、呼吸、血压、SpO_2以外,还可根据具体情况监测血流动力学,如心排血量、每搏输出量、外周血管阻力、心脏指数以及有创血压监测等。

3. 继续治疗 反复评估应贯穿于感染性休克的整个治疗过程中,初始复苏1小时后有反应的低血压纠正患儿应继续给予持续监测、抗感染治疗和恰当的呼吸支持。对于扩容难以纠正的低血压，积极的液体复苏应以治疗目标为终点。

(1) 控制感染：迅速识别并处理感染源是成功治疗感染性休克的关键，也是逆转感染性休克的关键措施。应正确管理抗生素的使用，包括抗生素降阶梯治疗和适宜的疗程。一旦获取病原学、药敏结果，应结合患儿临床情况，有针对性地选择最佳抗感染治疗，缩窄抗生素的覆盖范围，同时保证感染灶得到有效控制。脓毒症可因细菌、病毒、真菌等引起，因此注意相关病原体的查找。但是，近 50% 的患者无法明确病原体，故仍需结合临床判断经验性降阶梯治疗。可根据临床症状和体征的改善情况、实验室和影像学检查结果等综合判断，一般情况下，广谱抗生素可使用 3~5 天，多数患儿的抗生素疗程为 7~10 天。抗感染疗程与治疗效果、感染部位、病原体种类、患儿基础病（如有无免疫缺陷）等有关。如免疫缺陷或中心粒细胞减少、骨髓炎、心内膜炎、感染灶引流不彻底、真菌感染、巨大脓肿、耐药菌感染等可能需要疗程较长。临床可通过动态监测降钙素原、C 反应蛋白、血常规及白细胞分类等指导抗生素的使用。

(2) 呼吸支持：脏器灌注和血压恢复的患儿，应将 SpO_2 滴定在 97% 左右。对于有创呼吸支持的患儿应采用小潮气量肺保护性通气策略，尽量维持平台压 ≤ 30cmH$_2$O，动脉血 pH 值为 7.30~7.45。如吸入氧浓度（FiO_2）≥ 50%，应调节呼吸机条件使 PaO_2 维持在 60~80mmHg 或 SpO_2 在 92%~97% 即可。血流动力学不稳定患儿的血红蛋白应 ≥ 10g/dl（血细胞比容 30%）；而休克纠正且病情稳定者，血红蛋白低于 7g/dl 才是输血的指征。

(3) 继续补液：第 1 小时初始复苏后一般仍需继续快速补液以保证组织灌注。如果持续灌注不良或持续低血压，应快速补液至血流动力学改善或出现心功能不全（如肺部啰音、心脏增大、肝脏增大）为止。此时仍需反复频繁评估容量负荷、心功能等，超声心动图和血流动力学监测有助于提高评估的准确性。感染性休克患儿常发生液体超负荷、毛细血管渗漏综合征和急性肾损伤，均可影响患儿预后。可根据病情采用肾脏替代治疗及利尿治疗。

(4) 维持内环境稳定：儿童糖原储备有限，应激时可能发生严重低血糖，故从初始治疗开始就应动态监测患儿的血糖水平并及时处理。组织灌注恢复且休克纠正后，应当输注含糖液，一般可将输注速度维持在新生儿 6~8mg/（kg·min）、儿童 4~6mg/（kg·min）、青少年 2mg/（kg·min）。高血糖在感染性休克患儿中也不少见，应避免长时间血糖水平 > 180mg/dl，必要时可使用胰岛素，但使用期间必须密切监测血糖，尤其是新生儿和小婴儿。

继续治疗阶段注意维持电解质平衡，及时纠正低钙血症、低钾血症等（详见本章第 7 节电解质和酸碱平衡紊乱）。

(5) 难治性感染性休克的治疗：难治性感染性休克指儿茶酚胺抵抗型休克，即给予 40~60ml/kg 液体复苏并增加肾上腺素、去甲肾上腺素或多巴胺剂量后仍有心血管功能不全。其治疗原则包括纠正可逆性病因，加强抗感染治疗及清除感染灶，对明确或疑似绝对或相对肾上腺功能不全的患者给予应激剂量的糖皮质激素，联合使用血管活性药使 $ScvO_2$ ≥ 70%，降低血清乳酸浓度。同时可加强血流动力学监测，并将心脏指数维持于 3.3~6.0L/（min·m^2）。

加强抗感染治疗及清除感染灶，彻底引流或清创。积极处理可逆性病因，如张力性气胸、心脏压塞、腹高压、活动性失血、严重内环境紊乱等。

绝对 / 相对肾上腺皮质功能不全儿茶酚胺抵抗型感染性休克的常见临床情况可给予应激剂量的糖皮质激素（氢化可的松剂量同前）。血流动力学稳定且无须使用血管活性药物时，应停用糖皮质激素。成人指南建议逐渐减停，儿童证据不足，如果糖皮质激素的使用造成了肾上腺抑制，应逐渐减停。糖皮质激素不常规用于扩容、血管活性药和抗感染治疗有效的感染性休克患儿。

肾上腺素是儿童难治性感染性休克的一线血管活性药。建议将肾上腺素作为冷休克患儿的首选血管活性药；如最初使用的是多巴胺，且增加多巴胺剂量后无效，应加用肾上腺素；如加大肾上腺素剂量后 $ScvO_2$ 仍低于 70%，可加用多巴酚丁胺或米力农，以加强正性肌力作用并减轻后负荷；如仍持续休克，心脏指数低［ <3.3L/（min·m^2）］、全身血管阻力增高，可使用血管扩张剂如硝普钠减轻后负荷，但必须谨慎调节剂量，密切关注血流动力学改变，如低血压加重，及时停用。液体复苏未能纠正的暖休克建议首选去甲肾上腺素；血容量正常且输注去甲肾上腺素后无缓解的暖休克患儿，如确诊或疑似心肌功能不全，可给予正性肌力药支持，如肾上腺素或多巴胺；充分液体复苏后血管舒张仍持续存在，可考虑使用加压素或特利加压素。

如有条件，体外膜氧合（extracorporeal membrane oxygenation，ECMO）可用于持续儿茶酚胺抵抗的患儿，需满足下列条件：补液、输注血管活性药、激素治疗后仍未达标、无可迅速逆转的病因（如心脏压塞、张力性气胸）、死亡风险高。

有研究认为血浆置换可能可以改善部分感染性休克患儿的结局。静脉用丙种球蛋白的证据仍不确切，可能对中毒性休克综合征的患儿有益。

【预后】宿主相关因素、感染部位和微生物学可能会影响脓毒症的进程和预后。如低/极低出生体重儿、性别、年龄、致病微生物、感染部位、有无潜在疾病、有无器官功能障碍等均可影响严重脓毒症的预后。罹患严重脓毒症的患儿中，1岁以下的婴儿病死率最高；感染性心内膜炎、中枢神经系统感染和原发性菌血症患儿病死率较高，而泌尿生殖系统感染者病死率最低；肺炎链球菌、真菌、耐药菌等所致脓毒症病死率增加；发生功能不全或衰竭的器官数量越多，病死率越高；治疗中血管活性药使用越多，预后越差。

【未来展望】脓毒症仍是全球性的公共卫生问题，也始终是急诊和ICU医生严阵以待的高病死率的临床综合征，早识别、早诊断、早期正确治疗对改善脓毒症患儿的预后十分重要。无论是哪一版的脓毒症定义，其最终目的都是改善脓毒症预后。如何同时提高脓毒症诊断的灵敏度和特异度，以及脓毒症3.0版本对重症领域的影响等值得进一步研究。对儿科而言，脓毒症3.0版本并不完全适合儿童，还需要进一步制订适合儿童、可操作性强、灵敏度和特异度高的识别和诊断标准。在治疗方面也有很多领域需要我们继续研究明确，如激素的治疗时机、指征、剂量和疗程，个体化液体治疗方案的评估和制订等。尽管近年来人们在细胞和分子水平上对脓毒症的发生机制进行了深入认识，但炎症反应是个庞大而复杂的网络，目前我们所了解的可能只是冰山一角，还需进一步研究。基于脓毒症发病机制基础研究的显著进展，很多药物应运而生，但由于患者病理机制的多样性、对治疗反应的差异性等，使得很多药物还停留在实验室研究阶段，或未能在临床实践中取得同样的效果，因此需要针对发病机制做更多的探讨和研究，并深入开展临床研究验证药物疗效和安全性。总之，不管是脓毒症的识别、诊断还是治疗，都需要个体化的方案，实现精准治疗。

诊治要点

- 儿童脓毒症指感染（怀疑或已被证实）所导致的SIRS，必须符合2项或2项以上SIRS标准（其中1项必须是体温或白细胞计数基础）。
- 严重脓毒症是脓毒症导致的器官功能障碍，诊断标准为脓毒症+以下一种情况：心血管功能障碍或急性呼吸窘迫综合征或2个或以上其他器官功能障碍。
- 脓毒症+心血管功能障碍可诊断感染性休克，即1小时内给予至少40ml/kg等张盐水仍有心血管功能不全。
- 严重脓毒症或感染性休克的治疗关键在于早期识别、尽早开始复苏治疗方案，包括5分钟内建立血管通路（静脉/IO）、30分钟内开始充分液体复苏、60分钟内开始使用广谱抗生素、液体复苏难以纠正的休克患儿应在60分钟内开始输注血管活性药。
- 难治性感染性休克指儿茶酚胺抵抗型休克，即给予40~60ml/kg液体复苏并增加肾上腺素、去甲肾上腺素或多巴胺剂量后仍有心血管功能不全，其治疗原则包括：纠正可逆性病因，加强抗感染治疗及清除感染灶，对明确或疑似绝对或相对肾上腺功能不全的患者给予应激剂量的糖皮质激素，联合使用血管活性药使 $ScvO_2 \geqslant 70\%$，降低血清乳酸浓度。
- 肾上腺素是儿童难治性感染性休克的一线血管活性药，建议将肾上腺素作为冷休克患儿的首选血管活性药，而液体复苏未能纠正的暖休克建议首选去甲肾上腺素。

（王荃 钱素云）

参考文献

[1] ZHOU J, TIAN H, DU X, et al. Population-based epidemiology of sepsis in a subdistrict of Beijing. Crit Care Med, 2017, 45 (7): 1168-1176.

[2] WEISS SL, FITZGERALD JC, PAPPACHAN J, et al. Global epidemiology of pediatric severe sepsis: the sepsis prevalence, outcomes, and therapies study. Am J Respir Crit Care Med, 2015, 191 (10): 1147-1157.

[3] American College of Chest Physicians, Society of Critical Care Medicine. American College of Chest Physicians/Society of Critical Care Medicine Consensus Conference: definitions for sepsis and organ failure and

guidelines for the use of innovative therapies in sepsis. Crit Care Med, 1992, 20 (6): 864-874.

[4] LEVY MM, FINK MP, MARSHALL JC, et al. 2001 SCCM/ESICM/ACCP/ATS/SIS International Sepsis Definitions Conference. Intensive Care Med, 2003, 29 (4): 530-538.

[5] KAUKONEN KM, BAILEY M, PILCHER D, et al. Systemic inflammatory response syndrome criteria in defining severe sepsis. N Engl J Med, 2015, 372 (17): 1629-1638.

[6] SINGER M, DEUTSCHMAN CS, SEYMOUR CW, et al. The Third International Consensus definitions for sepsis and septic shock (Sepsis-3). JAMA, 2016, 315 (8): 801-810.

[7] GOLDSTEIN B, GIROIR B, RANDOLPH A, et al. International pediatric sepsis consensus conference: definitions for sepsis and organ dysfunction in pediatrics. Pediatr Crit Care Med, 2005, 6 (1): 2-8.

[8] DE SOUZA DC, MACHADO FR. Epidemiology of pediatric septic shock. J Pediatr Intensive Care, 2019, 8 (1): 3-10.

[9] 中华医学会儿科学分会急救学组, 中华医学会急诊医学分会儿科学组, 中国医师协会儿童重症医师分会. 儿童脓毒性休克 (感染性休克) 诊治专家共识 (2015 版). 中华儿科杂志, 2015, 53 (8): 576-580.

[10] DAVIS AL, CARCILLO JA, ANEJA RK, et al. American College of Critical Care Medicine clinical practice parameters for hemodynamic support of pediatric and neonatal septic shock. Crit Care Med, 2017, 45 (6): 1061-1093.

第 7 节 电解质和酸碱平衡紊乱

一、钠平衡紊乱(高钠血症 / 低钠血症)

钠是细胞外液的主要阳离子,正常血钠浓度范围为 135~150mmol/L。钠对于维持细胞外液晶体渗透压、神经肌肉应激性、细胞膜通透性等十分重要。体内钠和水的改变可引起血钠浓度异常。血钠浓度可影响细胞体积,低钠血症使血浆渗透压降低发生细胞水肿,高钠血症产生的高渗透压则可使细胞脱水。

【钠平衡的病理生理机制】正常情况下,钠离子主要在细胞外(约占细胞外液离子的 92%)。成人体内钠含量约 45~50mmol/kg,其中 45% 分布于细胞外,45% 在骨骼,10% 于细胞内。细胞膜上的“钠泵”(钠钾 ATP 酶)通过主动转运完成细胞内外的钠钾交换,即细胞内钠离子到细胞外,细胞外钾离子进入细胞内。食物摄入的钠全部经胃肠道吸收入血,细胞内、外的钠仅需 1 小时即可达到平衡,但骨钠与血钠的平衡则需 1 周左右。

钠离子主要经肾脏排出,粪便和汗液也可排出少量钠。肾脏是调节钠和细胞外液容量平衡的重要脏器,具有强大的保钠功能,肾小管滤过的钠 95% 被重吸收,重吸收主要部位在近端肾小管(65%)和髓袢(25%),余下 10% 左右在远端肾小管和集合管吸收。肾素 - 血管紧张素 - 醛固酮系统可调节肾脏排钠,血钠增高时,肾素、血管紧张素、醛固酮分泌增加,钠重吸收减少,排出增多;反之钠重吸收增加,排出减少。肾小球 - 肾小管平衡机制、肾上腺皮质激素、心房钠尿肽等也可影响血钠。机体在无钠摄入的情况下仍会排钠,故长期低盐 / 无盐饮食可导致低钠血症。

(一) 高钠血症

高钠血症指血清或血浆钠高于 150mmol/L。儿童高钠血症并不多见,但严重高钠血症可损害神经系统,尤其是血清钠在短时间内发生迅速变化时。血清钠>160mmol/L 为重症高钠血症,血清钠>190mmol/L 系致命性高钠血症,病死率高,预后差。

【病因】高钠血症常见原因包括,①体内水分缺失:水分摄入过少,水分 / 低渗液体丢失过多(如腹泻、尿崩症、高热等);②钠摄入过多:如补液不当等医源性因素、喂养不当等;③少数患者系钠潴留所致。儿童最多见于胃肠道液体丢失,由于失水>失钠,血浆钠浓度升高,细胞外液渗透压升高,为维持细胞内外的渗透压,水从细胞内到达细胞外,导致细胞脱水。脑细胞容易受累而引起严重并发症,严重高钠血症可引起脑萎缩,脑血管撕裂,最终发生脑出血、癫痫和脑病等。由于神经发育受损的患儿可能无法产生正常渴感、插管患者需依赖旁人补充水分,因此其发生高钠血症的风险更高。婴儿的生理特征决定其容易发生脱水,与成人相比,其体表面积与身高或体重的比值更大,故水分丧失更多。易出现高钠血症的高危人群包括禁食接受补液、昏迷、新生儿及婴儿、尿崩症、输注碱性液体、腹泻、发热、肾脏疾病、中暑等患者。

根据机体血容量的状态，可将高钠血症分三类：低血容量性、正常血容量性、高血容量性。表 5-33-8 为三类高钠血症的常见病因。

表 5-33-8　高钠血症按血容量状态的病因分类

低血容量性	正常血容量性	高血容量性
肾脏损失（慢性肾病和非少尿急性肾损伤）	低血压（少见）	盐中毒
胃肠道损失（呕吐或腹泻）	尿崩症（水摄入减少）	▪ 医源性因素
烧伤	▪ 中枢性（神经源性）尿崩症	▪ 摄入海水 / 盐水过多
渗透性利尿	▪ 先天性肾病	静脉输注高渗盐水
▪ 糖尿病	▪ 先天性肾源性尿崩症	静脉输注碳酸氢钠
▪ 糖尿病酮酸中毒	▪ 获得性肾源性尿崩症	原发性醛固酮增多症
▪ 高渗性非酮症综合征	发热	肾上腺皮质增生症
▪ 甘露醇注射液	药物（两性霉素、苯妥英钠、氨基糖苷类等）	奶粉配方不当
▪ 梗阻后利尿	脑外伤	
	颅内肿瘤（如颅咽管瘤、松果体肿瘤等）	

【临床表现】高钠血症的临床表现以中枢神经系统症状为主。临床症状的严重程度与高钠血症的进展速度及升高程度相关。急性的高钠血症症状明显且严重；如果高钠血症进展缓慢，大脑有时间适应高渗状态，临床症状可能较少或无症状。

急性高钠血症因血钠急剧上升，细胞外液渗透压迅速升高，导致脑细胞脱水。早期的非特异性表现包括易激惹、烦渴、无力、呕吐、发热，婴儿可出现哭声尖和呼吸增快。由于钠离子可增加神经肌肉的应激性，故高钠血症的患儿可表现为肌张力增高、腱反射亢进，甚至角弓反张。当血钠浓度超过 160mmol/L 时，可出现精神状态改变、嗜睡甚至昏迷、颈强直、肌肉震颤、癫痫发作、横纹肌溶解。如病情进一步加重，脑容积迅速减少，可出现脑血管撕裂伴脑出血及蛛网膜下腔出血、脱髓鞘、不可逆性神经系统损伤等。由于儿童高钠血症的最常见原因为体液丢失过多，故患儿可同时伴有低血容量的表现，如心动过速、周围动脉搏动减弱、精神萎靡、伴或不伴血压降低、黏膜干燥、肢端凉、皮肤发花、毛细血管再充盈时间延长等。

慢性高钠血症（即血钠 ≥ 150mmol/L 超过 24 小时）由于脑组织的适应，临床多无症状。此时水分从脑脊液进入脑组织，脑容积得以恢复；另外，同时可生成和摄取细胞内溶质（渗透调节物质），促进水分进入脑细胞，故即使血钠浓度很高，也可无明显症状。

【治疗】治疗原则为治疗原发病，纠正并预防失水，纠正高钠血症。高钠血症的患儿多同时需要纠正水和电解质紊乱，如果有血容量不足，应及时纠正；对于中重度低血容量患儿，应优先输注等渗溶液补充血容量，而非纠正低钠血症。如果患儿仅有高钠血症，则主要任务为纠正高钠。对高钠血症的患儿而言，应对其病因、容量状态、脱水程度、高钠血症的持续时间、有无持续性液体丢失等进行综合评估。应对患儿进行密切监测和动态评估，尤其是至少每 4 小时监测血清钠浓度以避免高钠血症纠正过快，每日监测体重以调整治疗。

1. 评估机体自由水缺水量　机体自由水的缺水量计算公式可将血浆钠的目标设定为 145mmol/L 或 140mmol/L。儿童的总体水（total body water，TBW）占瘦体重的 60%，即 TBW=0.6 × 体重；婴儿的 TBW 可达体重的 80%。可采用以下公式计算机体自由水的缺失量：

自由水缺失量（L）=［实际血钠水平（mmol/L）- 145（mmol/L）］× 0.6 × 体重（kg）

由于 4ml/kg 的自由水可使血钠下降约 1mmol/L，因此也可用下述公式计算：

自由水缺失量（ml）=4ml/kg × 体重（kg）× 期望的血浆钠改变量（mmol/L）

例如，8kg 患儿，如血钠高于期望值 20mmol/L，则自由水缺水量为 4ml/kg × 8kg × 20mmol/L=640ml。

2. 补液处方　上述公式计算的是在就诊时发生的自由水缺失量，即血浆钠浓度恢复正常所需的不含钠的补液量。对血浆钠浓度正常的患者来说，生理盐水是等渗液，但对高钠血症患儿而言却是低渗液，可作为高钠血症性低血容量患者的初始补液液体。肠内补充液（包括口服补液治疗）通常也是低渗液。对于单纯失水导致高钠血症的患儿，轻症可口服白开水补液，重症可静脉输注 1/8~1/4 张含钠、钾液，氯化钾可促进水分进入细胞内。

如有休克，无论血钠多少，均先给予 20ml/kg 生理盐水纠正休克，然后逐步降低输注液体张力（如 0.2%~0.45% 氯化钠溶液）使血钠下降；在 48~72 小时内纠正脱水。可在最初 24 小时内补充 2/3 的自由水缺失量，然后在接下来的 12 小时或更长时间补充剩余量。后续治疗还包括维持日常钠和液体需求，补充液体和电解质的任何继续损失等。另口服补液也可用于补充自由水缺失量并提供所需的维持量。

维持液和电解质需求：第一个 10kg 体重为 4ml/(kg·h)，第二个 10kg 体重为 2ml/(kg·h)，以后每增加 1kg 体重按 1ml/(kg·h) 增加；电解质可按照钠离子 3~4mmol/100ml，钾离子 2~3mmol/100ml。

3. 血钠纠正速度　血钠的纠正速度关键取决于高钠血症的持续时间。对慢性高钠血症或急性严重高钠血症（血钠>160mmol/L）的患儿而言，应避免血钠纠正过快，因为血清钠快速下降可引起脑水肿。建议血钠的下降速度不超过 0.5mmol/(L·h) 或 24 小时内下降 10~12mmol/L。

4. 盐中毒的治疗　对于盐中毒患儿，应停止摄入过多的钠。盐过多引起高钠血症，血容量可增多，如果输入过多液体，可增加心肺负荷，甚至导致心力衰竭、肺水肿。可应用利尿剂，如小剂量呋塞米促进钠排出；肾衰竭者可给予血液净化治疗。

5. 病因治疗及其他　高钠血症的治疗必须结合病因治疗，防止其反复发生。如出现高血糖，不建议使用胰岛素治疗，因为葡萄糖急性降低可使血浆渗透压下降，导致脑水肿。治疗过程中，如出现其他电解质异常如低钙血症等，可适当补充。如血清钠>180mmol/L，可考虑腹膜透析或血液净化治疗。

（二）低钠血症

低钠血症一般指血钠浓度<130mmol/L，但也有文献认为血钠浓度<135mmol/L 即可考虑低钠血症，这是儿童最常见的电解质紊乱之一。低钠血症是由机体对水的处理失衡引起的，使得有效血浆渗透压相对于体内水分总量降低。血钠下降可引起神经系统表现，重者可发生严重并发症甚至致死，尤其是血钠短时间内急速降低者。

【病因】低钠血症的主要病因包括机体失钠多于失水、水潴留多于盐分的潴留、盐分摄入不足等。可根据机体容量状态对低钠血症的病因进行分类，即低血容量、血容量正常和高血容量性低钠血症（表 5-33-9）。

表 5-33-9　低钠血症常见原因

低血容量	血容量正常	高血容量
胃肠道丢失	抗利尿激素分泌失调综合征（SIADH）	急性或慢性肾衰竭
利尿剂	输注低渗液体	肾病综合征
失盐性肾病	甲状腺功能减退	充血性心力衰竭
脑盐消耗综合征	糖皮质激素缺乏	肝硬化
肾上腺皮质功能减退	渗透压调定点重置（B 型 SIADH）	误服入或注射过多水分（水中毒）
休克、第三间隙液体丢失	精神性烦渴症	
经皮肤失钠过多	药物	

【临床表现】低钠血症的临床表现取决于低钠血症发生的速度、持续时间和严重程度，轻度低钠血症（血浆钠>125mmol/L）或低钠血症发生缓慢（低血钠发生持续 1 天以上或低血钠于数日内逐渐发生）者多无明显症状。血钠急性降至 125mmol/L 以下时，患儿可出现乏力、头痛、恶心、呕吐、食欲减退等，血钠继续降至 120mmol/L 以下时，出现意识障碍、行为改变、呼吸功能不全、癫痫发作、心动过速、血压改变、昏迷、肌张力降低 / 肌肉痉挛、腱反射消失等。神经系统功能障碍是急性低钠血症的常见表现。较低钠血症的程度而言，低钠血症发生的速度对机体的影响更为明显。血钠降低后，水从细胞外间隙进入细胞内，机体的调节机制可在一定程度上降低这种容量转移，使细胞容量转移最小化，最大程度减少脑水肿发生。低钠血症发生速度越快、程度越重，机体的调节时间越短，调节效率越低，脑容量可显著增加，发生急性脑水肿甚至脑疝。如果血钠浓度缓慢改变，则症状轻微。此外，临床表现也与血容量状态

有关,如脱水、休克、充血性心力衰竭等。

【治疗】低钠血症的治疗可因病因不同而异,因此找出低钠血症的危险因素,减轻或避免并发症,评估患儿的有效血容量和血流动力学、心功能、血钠降低的速度及持续时间、有无与低钠血症相关的神经系统症状及其严重程度等十分重要。在治疗过程中应反复评估血钠水平、容量状态等。低钠血症发生的24小时内,大脑即开始适应性调节,虽然该适应发生较慢,但可保护大脑免受低渗透压的影响。任何持续24~48小时以上的低钠血症均应当作慢性低血钠处理。就慢性低血钠而言,如果低钠血症纠正过快可导致渗透性脱髓鞘综合征(osmotic demyelination syndrome,ODS)。

1. 液体选择 对低血容量低钠血症者,应首先输注生理盐水纠正低血容量,一旦患者血流动力学稳定,开始纠正低钠血症。存在严重中枢神经系统症状的患儿可使用3%的高渗盐水,如伴有癫痫发作或神志改变,应及时纠正低钠血症,初始治疗可输注3%氯化钠溶液3~5ml/kg。如给予高张盐水治疗,应每小时监测血钠、生命体征、出入量和血糖等,若仍反复癫痫发作,则重复输注。

血容量正常的低钠血症患者,如抗利尿激素分泌失调综合征(syndrome of inappropriate secretion of antidiuretic hormone,SIADH)的治疗包括限制等张液体摄入和输注含钠液,可能需要同时输注3%氯化钠溶液和呋塞米。对于轻度低钠血症(125~130mmol/L)者,可给予2/3张液体,有症状的、伴惊厥或昏迷的严重低钠血症者可给予高张盐水直至血清钠升至120~125mmol/L。SIADH的低钠血症应缓慢纠正,一般需48~72小时。

高血容量性低钠血症的治疗则包括限液、给予3%氯化钠溶液以缓解症状、治疗原发病。

无症状低钠血症的处理如下:低血容量性低钠血症的主要处理原则是避免低渗液体并缓慢纠正血钠水平;血容量正常的低钠血症则需将液体限制在维持所需容量的2/3或更少;难治性正常血容量性低钠血症者,可考虑使用药物诱发治疗性肾性尿崩症,排出过量水分。

值得注意的是,因为存在抗利尿激素(antidiuretic hormone,ADH)释放的患者会持续"保水",故后续的液体调整治疗十分重要。临床常用的低张液体可能会加重低钠血症,必须同时治疗原发病。有研究认为将低张液作为住院患儿的维持液后,发生低钠血症的风险增加,主要考虑系ADH分泌使远端肾小管对自由水的重吸收增加,抵消了限液对低钠血症的纠正作用。但不推荐常规使用加压素受体拮抗剂来治疗SIADH引起的儿童低钠血症。

2. 血钠纠正速度 3%氯化钠溶液1.2ml/kg可将血清钠离子浓度提高1mmol/L,即3%氯化钠溶液6ml/kg可将血清钠离子浓度提高5mmol/L。输液速度一般控制在2~3ml/(kg·h)。例如,10kg患儿血钠为115mmol/L,欲将血钠水平提高至120mmol/L,则所需3%氯化钠溶液为6×10=60ml。输液速度一般控制在2~3ml/(kg·h)以内。应尽快将有症状的低钠血症患儿的血钠升至120~125mmol/L,初始目标为最初数小时内升高血清钠5mmol/L,血清钠升高速率不超过每小时2mmol/L。一旦急性中枢神经系统症状缓解,则需调整液体输注,将每天总钠纠正(包括高渗盐水快速输注)控制在12mmol/L以内,或48小时不超过18mmol/L。对24小时内发生急性低钠血症且无基础性疾病的患者而言,快速纠正血钠一般不会导致不良的中枢神经系统改变,但研究发现比目标速度更快的纠正速度对多数患者并无益处。

不同浓度氯化钠溶液中的钠浓度:5%氯化钠溶液为855mmol/L;3%氯化钠溶液为513mmol/L;0.9%氯化钠溶液为154mmol/L;乳酸林格液为130mmol/L;0.45%氯化钠溶液为77mmol/L;0.2%氯化钠溶液为34mmol/L。

诊治要点

- 高钠血症在儿童中并不常见,而低钠血症是儿童最常见的电解质紊乱之一,其病理生理学和病因学可以根据患者的容量状态来进行分类。
- 钠失衡的临床表现及严重程度与血钠改变速度、程度有关,重者可出现严重神经系统症状,应积极防治。
- 儿童慢性高钠血症或严重的急性高钠血症(血钠高于160mmol/L),推荐血钠纠正速度每小时下降不超过0.5mmol/L(即每日10~12mmol/L),如纠正过快,脑水肿风险升高。
- 有症状的低钠血症患儿血钠应尽快升至120~125mmol/L,初始目标为最初数小时内升高5mmol/L,血清钠升高速率一般不超过2mmol/(L·h),每天总钠纠正(包括高渗盐水快速输注)不超过12mmol/L,或48小时不超过18mmol/L。纠正过快可引起渗透性脱髓鞘综合征以及严重的不可逆性神经系统症状。

二、钾平衡紊乱(高钾血症/低钾血症)

钾是体内含量第2位的离子,对维持细胞内、外的电荷差很重要,具有重要生理功能。体内引起钾离子失衡的原因很多,无论高钾还是低钾,都可引起严重病变甚至致死。

【钾平衡的病理生理机制】正常情况下,机体摄入的钾与排出的钾相等。机体主要通过饮食从胃肠道摄入钾。儿童钾摄入量与年龄相关,一般认为钾的需求量与热量的比值为2mmol/100kcal。成人每日钾需求量为50~150mmol。约98%的钾在细胞内,尤其是骨骼肌内的钾浓度可高达140~150mmol,细胞外钾只占2%。钾的平衡主要靠细胞膜的钠钾ATP酶(钠泵)调控,该酶可将2个钾离子泵入细胞内,将3个钠离子泵到细胞外,从而使细胞膜产生电化学梯度。很多因素可影响该泵的活性,如胰岛素、胰高血糖素、儿茶酚胺、醛固酮、酸碱平衡状态、血浆渗透压、细胞内钾离子浓度等。

钾大部分在胃肠道吸收,吸收速度慢于钠的吸收。正常情况下,80%的钾通过肾脏排泄,而至少90%的钾又经肾小管重吸收,经汗液或大便排泄的钾约20%。钾在肾脏重吸收的部位主要在近曲小管和髓袢,通过远曲小管和集合管主动排泌,其排泌的量与钾的摄入量、远曲小管和集合管细胞中氢离子浓度、钠离子的重吸收等有关。

钾具有重要生理功能:参与细胞代谢,每合成1g糖原约需0.15mmol钾,合成1g蛋白质需0.45mmol钾;钾对保持神经、肌肉的应激性也很重要,细胞膜内外钾离子浓度决定了神经肌肉细胞的静息电位;由于血清钾浓度很低,细胞内仅1%的钾进入细胞外液,尤其是心肌细胞,即可发生传导异常甚至出现致死性心律失常;参与维持体液晶体渗透压和酸碱平衡。

钾平衡紊乱所引起的临床症状的轻重和危急程度与钾失衡的速度和程度有关,尤其是钾失衡产生的速度。

(一)高钾血症

高钾血症(hyperkalemia)指血清钾浓度超过正常范围的上限。由于高钾血症可引起致死性心律失常,因此属于严重电解质紊乱范畴。成人的血清钾浓度为3.5~5.5mmol/L。儿童和婴儿的血清钾正常范围与年龄呈一定相关性,小婴儿和早产儿的血清钾浓度上限可高达6.5mmol/L,但目前仍将儿童高钾血症定义为血清钾超过5.5mmol/L,6.0~7.0mmol/L为中度高钾血症,>7.0mmol/L为严重高钾血症。

【病因】高钾血症的原因很多(表5-33-10),明确高钾血症的病因有助于正确治疗。高血钾可继发于钾的摄入和排泄失衡,或钾在细胞内外分布异常。一般情况下,如果肾功能正常,需要摄入大量的钾才能使血清钾升高,但如果静脉补钾过快,可导致高血钾。若肾功能受损,尤其是肾小球滤过率(glomerular filtration rate,GFR)<15ml/(min·1.73m^2)时,钾轻度摄入增加即可导致严重高钾血症。肿瘤溶解综合征时,肿瘤细胞溶解使得钾离子大量释放到细胞外,可引起严重的高钾血症。心力衰竭时,可因肾功能不全及药物等因素影响肾脏对钾的排泄导致高钾血症。糖尿病时胰岛素水平降低,钾离子可在细胞外蓄积。药物也可引起高钾血症(表5-33-11)。

表5-33-10　高钾血症与低钾血症的常见病因

高钾血症	低钾血症
外源性钾摄入过多	钾摄入减少
静脉或口服补钾	厌食或禁食、酗酒
输血(随血细胞贮存时间延长其风险增加)	医源性补充减少
钾排出减少	钾丢失增加
急慢性肾功能不全:肾小球滤过率下降[尤其是<15ml/(min·1.73m^2)时]	呕吐、腹泻、肠造瘘术后引流增加、胃肠减压、胰瘘/胆瘘
原发性(如Addison病)或继发性低醛固酮症(如慢性肾衰竭)	利尿剂、肾小管酸中毒、Bartter综合征、糖尿病酮症酸中毒、库欣综合征、醛固酮增多症
肾素分泌减少	大量出汗
先天性肾上腺皮质增生症	低镁血症

续表

高钾血症	低钾血症
假性低醛固酮症	肾脏替代治疗
充血性心力衰竭	原发性盐皮质激素增多症
Ⅳ型肾小管性酸中毒	钾离子从细胞外进入细胞内
钾从细胞内到细胞外增多	碱中毒
酸中毒引起钾离子再分布	β受体激动剂
高钾性家族性周期性瘫痪	甲状腺功能亢进
糖尿病	钡剂中毒、棉酚中毒
急性组织细胞破坏(烧烫伤、中暑、创伤、挤压伤、横纹肌溶解、肿瘤溶解综合征、溶血、大量输血、溶血尿毒综合征、组织坏死等)	治疗高血糖过程中使用胰岛素
假性高钾血症	周期性瘫痪
采血时使用止血带或取血困难致标本溶血	药物因素(表5-33-5)
样本被污染	
血细胞增多(白细胞计数>50 000/mm^{3}或血小板>1 000 000/mm^3,主要影响血清钾,而非血浆钾浓度)	

表5-33-11 药物因素所致的高钾血症/低钾血症

高钾血症	低钾血症
钾摄入增加	丢失增加
氯化钾	利尿剂(袢利尿剂、噻嗪类利尿剂)
青霉素钾	两性霉素B、氨基糖苷类、顺铂
钾排出减少	甘露醇(渗透性利尿)
保钾利尿剂(如螺内酯、氨苯蝶啶、阿米洛利)	糖皮质激素
环孢素	
血管紧张素转换酶抑制剂	
非甾体抗炎药物	
肝素	
他克莫司	
甲氧苄啶	
地高辛、β受体拮抗剂、钙通道阻滞剂	
甘露醇	

【临床表现】高钾血症的症状较少,在血钾浓度显著升高之前,常无临床症状。部分患儿可有乏力、淡漠、心悸、恶心、呕吐、腹痛、肌肉疼痛或抽搐、感觉异常等。中重度高钾血症患儿可出现致死性心律失常。血钾升高的早期,心电可见T波高尖,继之可出现R波波幅减低、QRS波增宽、PR间期延长,然后可出现传导阻滞、P波消失;如不能有效降低血钾浓度,可出现心室颤动或心脏停搏。不同血钾水平情况下,心电图改变有所不同(表5-33-12),存在个体差异。高血钾对心肌的影响与钙、钠等其他

阳离子水平相关,如果高血钾不伴低血钠、低血钙,血清钾在7.0mmol/L时也可能对心肌影响不大;反之,血清钾在6.0mmol/L时即可导致严重后果。血钾>6.5mmol/L时,必须监测心电图。

表5-33-12 不同血钾水平的心电图改变

高钾血症	心电图改变	低钾血症	心电图改变
5.5~6.5mmol/L	T波高尖,PR间期可缩短	<3.5mmol/L	P波波幅增加
6.5~7.5mmol/L	QRS波变宽,PR间期延长		T波低平,发生U波,T、U融合或T波倒置,ST段下移,QT延长
7.0~8.0mmol/L	P波低平,QRS波明显增宽,ST段抬高或降低		
>8.0mmol/L	P波消失,出现正弦曲线,极易发生心室颤动或心脏停搏		

【治疗】处理高钾血症时,应结合患儿血钾升高的程度和病因。如血钾升高速度快、程度重并伴相应表现(如心电图改变),必须即刻进行有效治疗。治疗目标是拮抗钾离子对心肌的作用、改善症状、使血清钾浓度降至正常(促进钾离子进入细胞内并促进其排出),还需进行病因治疗。此外应严密监测血钾水平,治疗开始后可以1~2小时监测1次,并根据病情调整监测频率。

1. 拮抗钾对心肌的作用 钙离子可使心肌细胞阈电位上移,使静息电位与阈电位间的差距增大,是拮抗高钾血症对心肌作用的最有效阳离子。钙剂主要用于有症状或心电图有改变的患儿,可选氯化钙或葡萄糖酸钙(表5-33-13)。一般静脉注射钙剂后5分钟可见效,药效可持续30~60分钟。若无效,可5~10分钟重复使用,仍无效则不再重复。应持续监测心电图。使用洋地黄的患儿在使用钙剂时应监测血钾水平。钙离子仅能起到拮抗作用,并不能使血清钾水平降低。

2. 促使钾进入细胞内 胰岛素加葡萄糖:胰岛素可刺激细胞摄取葡萄糖并伴随钾离子进入细胞内,以降低血清钾水平。如果患者存在高血糖,可只注射胰岛素。采用比例为0.2U胰岛素:1g葡萄糖,20~30分钟见效,30~60分钟达高峰,作用可持续6小时(表5-33-13)。治疗期间应监测血糖水平避免低血糖的发生,且至少监测至胰岛素使用后6小时。

碳酸氢钠:碳酸氢钠可使血液pH值呈碱性,使钾离子进入细胞内以降低血清钾水平,增高的钠离子浓度又可促进远曲小管对钾的排泌(表5-33-13)。碳酸氢钠对降低酸中毒患儿的血钾有效,但作用有限。输注碳酸氢钠可能引起少尿患儿发生矫枉过正的碱中毒。应注意的是,虽然碳酸氢钠起效很快,但该药仅临时使细胞外钾进入细胞内,总钾含量并未改变。故给予碳酸氢钠的同时,需排钾治疗。如果存在呼吸衰竭,应慎用碳酸氢钠,以免加重呼吸性酸中毒;另合并心力衰竭或肾衰竭的患儿应注意该药对液体负荷的影响。

β受体激动剂:β受体激动剂如沙丁胺醇,可通过刺激钠钾ATP酶的活性使钾离子进入细胞内。吸入β_2受体激动剂可快速起效,可与胰岛素和碳酸氢钠同时使用。沙丁胺醇可静脉注射或吸入治疗(表5-33-13),但我国尚无静脉注射制剂。研究发现治疗高血钾时,沙丁胺醇的有效剂量需达到治疗支气管扩张时的4倍,一般30分钟起效,持续至少2小时。有报道吸入10mg沙丁胺醇可使血清钾降低0.6mmol/L。皮下注射特布他林也可能有效。因未使用β受体拮抗剂的患者中,近40%对沙丁胺醇的作用无反应,故该药不能单独作为肾衰竭患者急性高钾血症的治疗手段。

3. 促使钾排出体外

(1)利尿剂:使用排钾利尿剂,如呋塞米,该药5分钟即可起效,剂量为1mg/(kg·次),最大不超过40mg(表5-33-13)。利尿剂的剂量与钾的排出量并不呈正相关,利尿剂只作为排钾的辅助治疗。

(2)阳离子交换树脂:将聚磺苯乙烯钠散或降钾树脂混合在山梨醇中形成一种阳离子交换树脂,可结合胃肠道内的钾离子并将其清除于体外。每克树脂可结合1mmol钾,并释放2~3mmol钠(表5-33-13)。因可诱发高钠血症和坏死性小肠结肠炎,故在新生儿主要用于难治型高钾血症;另外,充血性心力衰竭、高血压及严重肝病患者应慎用。

(3)肾脏替代治疗:肾脏替代治疗是降低血钾最

有效方法，严重危及生命的高钾血症可使用该疗法。可使用透析或持续静脉-静脉血液滤过，尤其适用于组织细胞大量破坏、肾衰竭患者的高钾血症。肾脏替代治疗的模式取决于患者的病情，尤其是血流动力学是否稳定。一般情况下，伴有血流动力学不稳定的ICU患者可选择持续静脉血液滤过方式。

4. 治疗原发病，避免使用加重高钾血症的药物或食物 寻找病因并去除病因是控制高钾血症、防止复发的根本措施。此外，还应避免使用增加血钾浓度的药物或食物，尤其是肾衰竭患者应控制钾的摄入量。

表5-33-13 高钾血症的药物治疗

药物	剂量	给药途径	给药时间	注意事项	副作用
10%葡萄糖酸钙溶液	0.5~1ml/(kg·次)，单次最大剂量2g	i.v.，IO（中心静脉更佳）	5~10分钟	必要时5分钟可重复	渗液后局部坏死
10%氯化钙溶液	20mg/kg，单次最大剂量1g	i.v.，IO（中心静脉更佳）	5~10分钟	必要时5分钟可重复	渗液后局部坏死
胰岛素+葡萄糖溶液	20%葡萄糖溶液2.5~5ml/(kg·h)［或葡萄糖0.5~1g/(kg·h)］+胰岛素0.2U/g（按葡萄糖计算）	i.v.，IO（12.5%以上的葡萄糖溶液使用深静脉）	持续输液泵输注	密切监测血糖	低血糖、低渗透压、容量负荷增加
碳酸氢钠	1~2mmol/(kg·次)或根据碱剩余计算	i.v.，IO	30~60分钟	—	高钠血症、代谢性碱中毒
沙丁胺醇	<25kg，2.5mg；≥25kg，5mg	雾化	10分钟		心动过速
呋塞米	1~2mg/kg（单次最大量40mg）	i.v.	1分钟	呋塞米的剂量与排钾量不相关	容量丢失
阳离子交换树脂	1g/kg（单次最大量不超过60g）	口服或灌肠		起效慢	恶心、呕吐

注：i.v.. 静脉注射；IO. 骨髓腔注射。

（二）低钾血症

低钾血症指血清钾<3.5mmol/L，血清钾<2.0mmol/L时可危及生命。血清钾只表示细胞外液中钾的浓度，其降低并不一定表示体内缺钾；全身缺钾时，血清钾不一定降低。

【病因】低钾血症的病因较多（表5-33-10），钾摄入不足可致低钾血症，但失钾过多或细胞外液中的钾离子大量进入细胞内是低钾血症更常见的原因。儿童低钾血症的常见病因是胃肠道丢失过多，如腹泻、呕吐等。ICU患者的一些治疗措施也可能增加钾的消耗，如袢利尿剂可抑制髓袢对钠的重吸收，使集合管内钠离子浓度升高，当钠离子重吸收增多时，钾排泄增多；两性霉素B、氨基糖苷类、糖皮质激素等药物也可增加钾的消耗。低钾血症可因缺镁而恶化，只有在镁缺乏被纠正时，低钾血症才能被纠正，可能是因为细胞内镁离子过低会抑制肾脏外髓质部钾通道的功能，使钾排泄和消耗增多。钾离子从细胞外进入细胞内也是低钾血症的重要原因，胰岛素、β受体激动剂、儿茶酚胺等药物以及代谢性碱中毒都可使钾离子进入细胞内。值得注意的是，血清钾水平并不反映机体总钾水平。

【临床表现】低钾血症的临床表现取决于低血钾发生的速度、细胞内外钾浓度差、持续时间及病因。血钾降低速度越快、丢失量越大，病情越重，临床表现越明显。低钾血症的症状多与肌肉收缩力下降有关，轻度低血钾（3.0~3.5mmol/L）多无症状，部分可肌肉抽筋、呕吐；中度低血钾（2.5~3.0mmol/L）可出现肌无力、肌痛、肌肉痉挛（骨骼肌细胞功能紊乱所致），腹胀、便秘、尿潴留；血钾进一步降低时，可出现迟缓性瘫痪、腱反射减弱、呼吸抑制、心律失常及心搏骤停。血钾低于2.5mmol/L为危急状态，须紧急处理。血清钾低于2.0mmol/L时，可引起横纹肌溶解。缺钾可导致心肌坏死，形成瘢痕，引起心力衰竭。血钾水平开始降低时，心电图就会出现异常（表5-33-12）。

【治疗】治疗原则是纠正低钾血症、去除病因、缓解症状、积极防止低钾血症的发生。低钾血症的治疗重点是纠正引起低钾血症的原因，同时应结合患儿的钾离子水平和基础疾病状态。一旦出现低钾的症状，应通过药物治疗，食物补充难以快速缓解。

1. 口服补钾 非紧急状态下，可考虑口服补钾、静脉补钾或通过肠外营养补钾。口服补钾制剂较多，临床最常用氯化钾，单次口服剂量为1~1.5mmol/kg（最大不超过40mmol/次），每日可根据病情口服3~6次。也可用10%氯化钾溶液2~3ml/(kg·d)补充。

2. 静脉补钾 当患儿出现肌无力、呼吸抑制或心律失常时，需静脉补钾，同时做好监护及钾浓度的监测。对严重低钾血症患者，不推荐经肠外营养补钾纠正。静脉补钾量、浓度和速度均取决于机体缺钾和症状的严重程度。一旦血清钾水平恢复后，即可改为口服补钾。常用的静脉补钾制剂为15%氯化钾溶液、10%氯化钾溶液，根据临床情况也可选用磷酸钾或醋酸钾。

无尿不宜补钾。对肾衰竭患儿补钾时应慎重，如果必须补充，可先给予半量。静脉补钾速度过快可发生一过性高钾血症，静脉补钾至少需15小时细胞内外钾才能实现平衡。除非发生严重心律失常，否则补钾不能操之过急，即使补充较多的钾，细胞内缺钾的情况也需数天后才能缓解，一般需4~6天，严重者需10~20天才能补足细胞内钾。由于葡萄糖可引起胰岛素释放，使细胞外钾进入细胞内，导致血清钾更低，故补钾时应尽可能避免输注含糖液。儿童静脉补钾的剂量为0.3~1.0mmol/kg，单次最大剂量不超过40mmol，补钾浓度一般不超过0.3%，每天总量的输注时间在6~8小时以上。

补钾公式为：10%氯化钾的量(ml)=［期望血清钾值(mmol/L)－实测血清钾值(mmol/L)］×体重(kg)×0.3/1.34。

钾的换算：氯化钾1g=13.4mmol，即20mmol氯化钾=10%氯化钾溶液15ml。

严重、危及生命的低钾血症可加快补钾速度、增加补钾浓度，一般补钾速度不超过0.5mmol/(kg·h)，浓度不超过1%（浓度超过0.3%时应使用深静脉注射），尚需监测心电图，每1~2小时测血清钾浓度。

注意糖尿病酮症酸中毒时常出现血清钾升高的情况，但机体因尿钾增多而实际处于缺钾状态。故纠正酸中毒后，尤其是使用胰岛素加葡萄糖时，因钾进入细胞内，可发生严重低钾血症甚至危及生命。

3. 补镁 低钾血症常伴低镁，应注意补镁。静脉补镁的剂量为50mg/(kg·次)［即25%硫酸镁溶液稀释为2.5%硫酸镁溶液，2ml/(kg·次)，最大剂量不超过2g/次］，输注时间>2小时。可根据病情重复使用。

诊治要点

- 多种因素可导致钾平衡紊乱，无论高钾还是低钾，都可引起严重病变甚至致死。
- 钾平衡紊乱所引起的临床症状的轻重和危急程度与钾失衡的速度和程度有关，尤其是钾失衡产生的速度。
- 高钾血症可导致致死性心律失常，治疗包括拮抗钾离子对心肌的作用、改善症状、使血清钾浓度降至正常（促进钾离子进入细胞内并促进其排出）。
- 低钾血症主要导致肌肉收缩力下降，治疗包括纠正低钾血症、去除病因、缓解症状；低钾血症常伴低镁，应注意补镁。

三、钙平衡紊乱（高钙血症/低钙血症）

人体内的钙99%存在于骨骼中（主要是羟基磷灰石晶体，少量以非晶体形式储存在骨骼中），其余1%的钙大部分存在于细胞内，小部分在细胞外液，但这小部分钙具有重要的生理功能。细胞外液钙和骨钙保持动态平衡，正常儿童血浆钙浓度为2.25~2.75mmol/L。

【钙平衡的病理生理机制】血钙以3种方式存在。①蛋白结合钙：约占40%，主要与白蛋白结合，不能透过毛细血管，也不能进入细胞内；②复合钙：约占14%，主要与阴离子酸根结合成磷酸盐、枸橼酸盐和乳酸盐，可透过毛细血管壁进入组织间液，但不能进入细胞内；③游离钙：约占46%，既可通过毛细血管壁，也能进入细胞内。以离子形式存在的钙才具有生物活性，参与骨骼形成、凝血过程、细胞成长分裂、酶的功能等，还可影响肌肉的应激和收缩、心肌自律性、细胞膜电位、神经传导等。体内总钙平衡取决于从肠道吸收和从肾脏排出的钙之间的关系；钙在骨骼和细胞外液中的分布则取决于内分泌调节包括维生素D的作用。血清游离钙水平通过甲状旁腺分泌的甲状旁腺激素和甲状腺C细胞分泌的降钙素之间的平衡来调节；维生素D可增加胃肠道吸收钙。血清白蛋白浓度每降低1g/dl，总钙浓度降低大约0.8mg/dl(0.2mmol/L)，离子钙浓度不受影响。

（一）高钙血症

高钙血症指血钙>2.63mmol/L，或游离钙>1.25mmol/L。高钙血症在儿科并不常见。血浆蛋白增高的患儿可因蛋白与钙结合后使血钙升高，但游离钙正常，并非真正的高钙血症。

【病因】高钙血症常见病因包括：①原发性/继发性甲状旁腺功能亢进；②恶性肿瘤，如部分可破坏骨质的恶性肿瘤，可发生骨转移的恶性肿瘤，部分未发生骨转移但生成甲状旁腺相关蛋白等刺激破骨细胞物质的肿瘤，以及淋巴瘤等可使维生素D活化导致高钙血症；③维生素D过多；④长期限制活动；⑤噻嗪类利尿剂的长期使用；⑥胃肠外钙摄入过多；⑦一些遗传性疾病，如Williams综合征、家族性低尿钙性高钙血症等；⑧其他，如低磷酸酯酶血症、维生素A中毒等。

【临床表现】高钙血症的临床表现包括原发病表现。轻症高钙血症一般无症状，严重高钙血症可出现胃肠道症状，如恶性、腹痛、呕吐、厌食、喂养困难等；神经肌肉症状，如乏力、肌张力降低、精神行为改变、意识障碍等；多尿、口渴、多饮，肾结石；高血压，心律失常如心动过缓、房室传导阻滞、QT间期缩短等，静脉快速注射钙剂可导致心脏停搏。血钙急剧升高的患者应警惕高钙危象，患儿可出现脱水、发热、急性肾衰竭等，严重者可致死。

【治疗】高钙血症治疗的根本是治疗原发病。严重的高钙血症（>3.5mmol/L）需要紧急治疗。轻中度高钙除停止钙和维生素D的摄入外，一般不需要特殊处理。相当一部分无症状的轻度高钙血症是由原发性甲状旁腺功能亢进引起的，可接受保守治疗。静脉补充生理盐水是严重高钙血症的主要治疗方法，还可给予袢利尿剂呋塞米促进尿钙排出，但不宜使用噻嗪类利尿剂。对严重或持续性病例可抑制破骨细胞活性，减少骨钙吸收，如使用双膦酸盐、降钙素、肾上腺皮质激素等。

（二）低钙血症

低钙血症指血钙<2.1mmol/L（8.5mg/dl）。当血钙<1.75mmol/L时，可引起惊厥发作或手足搐搦。

【病因】低钙血症的常见病因包括：①骨化三醇（活性维生素D）缺乏，如营养不良、光照不足、肝衰竭、肾衰竭等；②原发性或继发性甲状旁腺激素缺乏，如暂时性甲状旁腺激素分泌低下、先天性甲状旁腺功能减退、先天性甲状旁腺发育不全（DiGeorge综合征、染色体异常等）、自身免疫性疾病、甲状腺手术、感染、烧伤等；③甲状旁腺激素抵抗，如受体缺陷、低镁血症等；④肾性丢失，如肾小管功能不全、袢利尿剂、氨基糖苷类药物、肾小管酸中毒；⑤其他，如枸橼酸盐（如大量输入库存血后，枸橼酸盐与钙结合形成螯合物），肿瘤溶解综合征（肿瘤溶解导致大量无机盐释放引起高血磷，继发低钙血症，磷酸钙可在肾小管沉积），碱中毒（与血清蛋白结合的钙增多，游离钙降低）。

【临床表现】血清离子钙浓度高低决定了低钙血症患者症状和体征的严重程度。钙离子可降低神经、肌肉细胞膜的静息电位，从而使其兴奋性降低，故低钙血症时，神经、肌肉兴奋性增加、易激惹。非特异性症状包括乏力、易激惹、焦虑等。急性低钙血症的标志性表现是手足搐搦，轻者表现为口周、手足麻木、感觉异常等；重者可出现手足搐搦，婴儿可出现喉痉挛，还可伴局灶性或全面性癫痫发作，严重者可窒息死亡。但也有部分存在严重低钙血症的患者并无神经肌肉症状。部分患者可出现陶瑟征或面神经征。低钙血症可使心肌收缩力降低、低血压、心动过缓、心电图呈特征性QT间期延长，严重者可心脏停搏；另外，低钙血症还可触发尖端扭转型室性心动过速。儿童低钙血症还可出现支气管痉挛、呼吸无力等严重表现。

【治疗】治疗低钙血症应在纠正低血钙的同时，积极治疗原发病。急性低钙血症如出现神经兴奋、心电图异常或心律失常、血流动力学改变等症状时，首选静脉注射葡萄糖酸钙，慢性低钙血症主要是口服钙和维生素D制剂。不同钙盐在治疗效果上没有明显区别，但静脉注射钙剂可发生严重的皮肤硬化或组织坏死，故必须认真护理，最好采用中心静脉（紧急时最好选取大血管）注射。一旦外渗，葡萄糖酸钙可能比氯化钙更少引起组织坏死。静脉补钙时应密切心电监护，缓慢静脉注射。

常用剂量为10%葡萄糖酸钙100mg/kg或氯化钙10~20mg/kg缓慢静脉注射。静脉补钙应持续到患者可接受有效的口服钙剂和维生素D方案时。难治性低钙血症可能补镁有效[使用方法见二、钾平衡紊乱（高钾血症/低钾血症）]。此外，纠正严重高磷血症可以抑制转移性钙化。

诊治要点

- 人体内的钙99%存在于骨骼中，小部分在细胞外液，但这小部分钙具有重要生理功能，细胞外液钙和骨钙保持动态平衡。
- 高钙血症指血钙>2.63mmol/L，或游离钙>1.25mmol/L，在儿科并不常见。
- 高钙血症治疗的根本是去除原发病，严重的高钙血症（>3.5mmol/L）需要紧急治疗，如静脉补充生理盐水是严重高钙血症的主要治疗方法，还可使用袢利尿剂，抑制破骨细胞活性等。

- 低钙血症指血钙<2.1mmol/L（8.5mg/dl）。当血钙<1.75mmol/L 时，可引起惊厥发作或手足搐搦，血清离子钙浓度是低钙血症患者症状和体征的主要决定因素。
- 在纠正低血钙的同时应积极治疗原发病，急性低钙血症有症状时，首选静脉注射葡萄糖酸钙，输注时应做好心电监护，缓慢静脉注射，常用剂量为 10% 葡萄糖酸钙溶液 100mg/kg 或氯化钙 10~20mg/kg。

四、酸碱平衡紊乱

正常人体可保持体液的酸碱平衡，即 pH 值始终保持在一定的水平（7.35~7.45），变动范围很小。血液酸碱度的相对恒定是机体进行正常生理活动的基本条件之一。酸碱平衡紊乱是临床常见的内环境紊乱，各种疾病均可能引起，可影响全身各组织器官的正常功能，严重者可致死亡，应重视酸碱平衡紊乱。

当体液中的酸过多 / 碱过少，或碱过多 / 酸减少，会使动脉血 pH 值超出正常范围，即发生酸中毒 / 碱中毒（表 5-33-14）。简单地说，HCO_3^- 浓度主要受代谢因素影响时，称代谢性酸中毒或碱中毒；H_2CO_3 浓度受呼吸性因素影响后出现原发性增高或降低，称呼吸性酸中毒或碱中毒。单纯性酸中毒或者碱中毒时，体内的［HCO_3^-］（mmol/L）/［H_2CO_3］（mmol/L）值（正常为 20/1）发生变化，机体代偿调节作用使 pH 值仍在正常范围之内时，为代偿性酸中毒或碱中毒；如果 pH 值异常，则为失代偿性酸中毒或碱中毒。酸碱平衡紊乱一般可分为五型：代谢性酸中毒、呼吸性酸中毒、代谢性碱中毒、呼吸性碱中毒、混合型酸碱平衡紊乱。

表 5-33-14 酸碱平衡的原发紊乱

参数	血气分析正常值	原发紊乱
pH 值	7.35~7.45	碱血症、酸血症
二氧化碳分压（PCO_2）/mmHg	35~45	呼吸性酸中毒、呼吸性碱中毒
［HCO_3^-］/mmol/L	21~27	代谢性酸中毒、代谢性碱中毒

（一）代谢性酸中毒

代谢性酸中毒是临床最常见的酸碱失衡，指动脉血 pH 值低于正常范围（<7.35），可因体液内源性或外源性固定酸增加或 HCO_3^- 减少引起。正常情况下，儿童每天生成 2~3mmol/kg 非挥发性酸，这些氢离子由细胞外 HCO_3^- 缓冲及经尿液排泄以维持酸碱平衡。代谢性酸中毒可以是某种基础疾病状态的表现，影响细胞的病理生理，改变多种生理过程，对多种器官功能产生不良影响。酸中毒时可能发生的改变包括氧解离曲线右移、血红蛋白对氧的亲和力降低、心肌收缩力和心排血量下降、钾从细胞内到达细胞外引起高钾血症、对儿茶酚胺的反应受损、精神状态改变、免疫功能障碍、对胰岛素的反应受损等。

可根据阴离子间隙（anion gap，AG）对代谢性酸中毒的病因进行分类，AG（mmol/L）=［Na^+］-（［Cl^-］+［HCO_3^-］）。AG 的正常范围为 7~13mmol/L，该范围反映了计算 AG 所用的血清电解质浓度的正常变异性。

【病因】代谢性酸中毒可根据 AG 分为高 AG 代谢性酸中毒和正常 AG 代谢性酸中毒，各自病因不同。

1. 高 AG 代谢性酸中毒 高 AG 代谢性酸中毒系未测定阴离子增加，氢离子在血液中蓄积。儿童 AG>14~16mmol/L、新生儿 AG>16mmol/L 时，为 AG 升高。儿童高 AG 代谢性酸中毒的病因包括，①乳酸酸中毒：乳酸酸中毒是代谢性酸中毒的常见原因。乳酸酸中毒可因组织灌注不足或急性缺氧引起，如脓毒症、心力衰竭、围产期缺氧新生儿、一氧化碳中毒、剧烈运动、癫痫持续状态、休克等；也可见于线粒体疾病、肝硬化等。②糖尿病酮症酸中毒（diabetic ketoacidosis，DKA）：乙酰乙酸和 β- 羟丁酸蓄积。③晚期慢性肾衰竭：氢离子和未测定阴离子（如硫酸根、磷酸根和尿酸根）潴留。④药物或毒物所致：水杨酸，醇类有机化合物，如甲醇、乙醇、乙二醇等。⑤某些先天性遗传性代谢病，包括氨基酸、碳水化合物或脂肪酸代谢异常。

2. 正常 AG 代谢性酸中毒 系 HCO_3^- 丢失，或无肾衰竭的情况下肾排 H^+ 减少所致。无论是 HCO_3^- 丢失还是肾脏排 H^+ 减少，最终均导致 HCO_3^- 减少，而机体为维持电中性，肾脏将增加氯离子潴留以代

偿 HCO_3^- 丢失，故高氯血症是正常 AG 代谢性酸中毒的标志，即正常 AG 高氯性代谢性酸中毒。常见病因包括，①胃肠道丢失：腹泻是 HCO_3^- 丢失最常见病因，另外也可见于胃肠引流、肠梗阻、肠瘘等；②肾小管酸中毒：可致 HCO_3^- 重吸收减少和 HCO_3^- 经尿液丢失，还可导致肾脏排 H^+ 减少。

【临床表现】除了引起代谢性酸中毒的原发病症状外，其本身的临床特征并无鉴别意义。急性代谢性酸中毒的主要临床表现由呼吸代偿引起，年长儿可出现呼吸增快、呼吸动度增大(如 Kussmaul 呼吸)，但年幼儿童和婴儿的 Kussmaul 呼吸可能并不明显，仅表现为呼吸增快。非特异性症状包括精神萎靡、嗜睡，部分患儿可频繁呕吐，严重者可惊厥甚至昏迷、低血压、心力衰竭，严重酸中毒可导致恶性心律失常如心室颤动甚至停搏。儿童慢性代谢性酸中毒则主要表现为体重和身高不增或增长缓慢甚至停滞，可伴厌食、肌张力低下和骨质疏松。

【诊断】代谢性酸中毒的诊断除了需要相应的病史、原发病、症状和体征外，确诊还需根据电解质和血气分析(pH 值、$PaCO_2$、[HCO_3^-]等)判断。一般酸碱失衡的诊断判定步骤为：测定血气和电解质(计算 AG 值，有助于识别代谢性酸中毒的基础病因)；对血气结果进行核对，排除误差；根据病史、临床表现、pH 值与 PCO_2、[HCO_3^-]的改变，判定原发性酸碱失衡的类型；计算酸碱失衡的代偿预计值。根据血气变化可对酸碱失衡进行简单判定(表 5-33-15)。

表 5-33-15 根据血气测定值的变化判定酸碱失衡

[HCO_3^-]	PCO_2	pH 值	诊断
↓	↓	↓	代谢性酸中毒
↑	↑	↑	代谢性碱中毒
↓	↓	↑	呼吸性碱中毒
↑	↑	↓	呼吸性酸中毒
↓	↓	→	代谢性酸中毒+呼吸性碱中毒
↑	↑	→	代谢性碱中毒+呼吸性酸中毒
↓	↑	↓↓↓	代谢性酸中毒+呼吸性酸中毒
↑	↓	↑↑↑	代谢性碱中毒+呼吸性碱中毒
→	↑	↓↓	急性呼吸性酸中毒未代偿，呼吸性酸中毒+代谢性酸中毒
→	↓	↑↑	急性呼吸性碱中毒未代偿，呼吸性碱中毒+代谢性碱中毒
↑	→	↑↑	代谢性碱中毒未代偿
↓	→	↓↓	代谢性酸中毒+呼吸性酸中毒

【治疗】代谢性酸中毒的最有效的治疗措施是治疗原发病，如纠正灌注不足，糖尿病酮症酸中毒患儿给予胰岛素和补液等，可较大程度纠正代谢性酸中毒。急性代谢性酸中毒的治疗尚未达成共识，尤其是在静脉补充碱性液体方面。一般情况下，临床根据酸中毒的严重程度和 HCO_3^- 是否存在丢失来决定碳酸氢盐的使用。如腹泻、近端肾小管酸中毒等存在 HCO_3^- 的丢失，因此碳酸氢盐的补充多有益且无严重不良反应。而糖尿病酮症酸中毒、乳酸酸中毒等可能存在潜在 HCO_3^- 潴留，此时除非存在危及生命的严重酸中毒，一般应避免补充碳酸氢盐，因为随着基础病的好转，HCO_3^- 可能恢复。因此，在儿童重症监护病房，一般 pH 值<7.15 时才使用碳酸氢盐，而糖尿病酮症酸中毒一般不推荐使用碳酸氢盐，但也需要结合患者的具体情况决定。

临床常用的碳酸氢盐为碳酸氢钠，可用以下公式计算：碳酸氢钠(mmol)=[24–实际 HCO_3^- 浓度(mmol/L)]×体重(kg)×0.3；或按照 1.4% 碳酸氢钠溶液 6~12ml/kg 提高[HCO_3^-]3~6mmol/L 计算，将 pH 值提高到 7.2 以上即可。可根据病情需要重复使用。输注碳酸氢钠时应关注一些问题：有无容量负荷增加，因为液体快速输注可导致心力衰竭；有无高钠血症；是否存在高碳酸血症，因为通气不足的患儿可出现 $PaCO_2$ 升高，加重酸中毒，心排血量和肺血流量严重降低的患儿经肺排出的 CO_2 可进一步受限，故需要呼吸支持保证通气后再考虑使用碱性液；代谢性酸中毒纠正过快，同时未注意补充钾盐时，可发生低钾血症；糖尿病酮症酸中毒患儿可引起或加重脑水肿的发生；肾衰竭患儿可出现低钙血症。

（二）代谢性碱中毒

代谢性碱中毒指体内氢离子丢失过多或摄入 HCO_3^- 过多，使得血清中的碳酸氢盐浓度升高，pH 值>7.45。枸橼酸盐、乳酸盐等可在体内被代谢为 HCO_3^-，过多摄入可导致碱中毒。代谢性碱中毒的特点为细胞外液中 HCO_3^- 原发性升高，机体启动代偿机制，肺部减少通气代偿，使 H_2CO_3 或 PCO_2 升高，[HCO_3^-]（mmol/L）/ [H_2CO_3]（mmol/L）仍保持 20/1 左右，尽量保持 pH 值在正常范围。如果碱中毒过重，肺通气减少到一定程度会导致缺氧的发生。另外，胃肠道和肾脏的氢离子丢失常伴氯和钾的丢失，故代谢性酸中毒常伴低钾血症和低氯血症。

【病因】儿童代谢性碱中毒常见病因如下。①经胃肠道丢失 H^+：胃内有高浓度的 HCl 和少量 KCl、NaCl。长期呕吐或胃肠减压患儿的 HCl 丢失，HCO_3^- 进入循环，导致低氯性代谢性碱中毒；少数情况下，某些绒毛状腺瘤和滥用轻泻药的患者也可发生代谢性碱中毒。②经肾脏排 H^+ 过多：如盐皮质激素过多（原发性醛固酮增多症、肾动脉狭窄等），可伴高血压和低钾血症；长期反复使用袢利尿剂或噻嗪类利尿剂，可增加远端钠离子输送和醛固酮的分泌，尿液中泌氢和泌钾增多，发生代谢性碱中毒和低钾血症；Bartter 综合征和 Gitelman 综合征。③氢离子向细胞内转移：多见于严重缺钾和低钾血症患儿，钾离子从细胞内转移到细胞外，为维持电中性，细胞外的氢离子进入细胞内；低钾血症还可增加肾脏产氨和分泌铵盐，引起并维持代谢性碱中毒。④外源性补充碱性液过多：静脉输注或口服，如肾功能正常，多可经尿液排出。⑤细胞外液氯离子丢失过多：如囊性纤维化患者汗液丢失、先天性失氯性腹泻等。⑥呼吸性酸中毒被迅速纠正，血 HCO_3^- 代偿性升高，如果通气迅速改善后使 PCO_2 短时间内降至正常，而 HCO_3^- 尚未下降，可导致代谢性碱中毒。

【临床表现】代谢性碱中毒患儿可无症状，或主要表现为代谢性碱中毒基础病以及伴随电解质异常相关的症状。与代谢性碱中毒直接相关的临床表现很少见。部分患者可出现感觉异常、头晕等，另外 PCO_2 的突然变化可能导致癫痫发作、昏迷。严重代谢性碱中毒可手足搐搦、肌肉痉挛，可能与钙、镁浓度下降有关。重者还可出现心律失常，可能与钾离子浓度下降有关。

【诊断】代谢性碱中毒的诊断必须结合病史及体征，如长时间呕吐、长期反复使用利尿剂、高血压伴低钾血症等均应考虑代谢性碱中毒的可能。如果无法通过病史和体格检查明确代谢性碱中毒的病因，可检测尿氯、尿钠和尿 pH 值协助诊治。代谢性碱中毒的血气特点为 pH 值、[HCO_3^-]升高，伴有 PCO_2 升高 / 正常 / 降低，患儿同时可伴有低钾血症和低氯血症。机体很难通过增高 PCO_2 来代偿代谢性碱中毒，因为一般[HCO_3^-]每升高 1mmol/L，PCO_2 仅能代偿性升高 0.6mmHg，且机体很难将 PCO_2 升高至 55mmHg 以上。呼吸性碱中毒的血气分析简单判定见表 5-37-15。

【治疗】代谢性碱中毒的治疗必须进行病因治疗，治疗呕吐以停止或减少胃液的丢失、降低胃肠道分泌物的酸含量，根据病情酌情停用袢利尿剂或噻嗪类利尿剂，尽可能停止所有外源性碱性液的摄入、纠正低钾血症、治疗肾功能不全等。但是单纯治疗原发病很难纠正代谢性碱中毒，仍需给予其他治疗。

静脉注射氯化钠溶液可纠正血容量不足，并纠正氯缺乏，增加肾脏排泄 HCO_3^-。可给予生理盐水或 1/2~2/3 张氯化钠溶液静脉输注。生理盐水敏感性代谢性碱中毒多可被纠正。因为输入的生理盐水可补充细胞外液和血容量，又可补充氯离子，近端和远端肾小管对 HCO_3^- 重吸收减少，增加尿 HCO_3^- 排泄，同时还可在一定程度上稀释 HCO_3^-。因利尿剂所致代谢性碱中毒者，可给予氯化钾并使用保钾利尿药，但心力衰竭、肝硬化等患者必须严密监测，以免发生危及生命的高钾血症。

补钾对治疗代谢性碱中毒也很重要。代谢性碱中毒患者首选氯化钾，可静脉或口服补钾。病情严重或伴随肾衰竭、心力衰竭等的患者也可酌情使用血液净化治疗。

（三）呼吸性酸中毒

呼吸性酸中毒指呼吸功能不全时，CO_2 不能被及时、充分地排出体外，导致原发性 CO_2 潴留，动脉血 $PaCO_2$ 升高，pH 值降低，机体代偿后 pH 值可恢复至正常。$PaCO_2$>45mmHg，为高碳酸血症。可将高碳酸血症性呼吸衰竭分为急性和慢性：急性高碳酸血症总是伴有与高碳酸血症程度相对应的呼吸性酸中毒(pH 值<7.35),而慢性高碳酸血症时,pH 值为正常低值或接近正常值;一些慢性基础上急性加重的患者,其相应参数则介于两者之间。

【病因】凡可导致肺通气和/或换气功能障碍的疾病,均可引起 CO_2 潴留,发生呼吸性酸中毒,如气道梗阻,肺部疾病,呼吸泵功能障碍(呼吸肌麻痹、胸廓畸形/外伤),中枢性呼吸衰竭等。

【临床表现】呼吸性酸中毒的临床表现包括原发病的表现、呼吸改变、CO_2 潴留和/或低氧血症的相关表现。呼吸改变包括呼吸频率、呼吸节律、呼吸做功的改变。CO_2 潴留可表现为多汗、皮肤潮红、唇红、眼结膜充血及水肿等毛细血管扩张情况,患儿还可出现头疼、淡漠或烦躁、谵语、肌震颤,严重者可出现昏迷、抽搐、颅内高压,甚至脑疝、心室颤动等。

【诊断】综合分析病史、症状、体征以及动脉血气,可诊断呼吸性酸中毒。血气分析释义可见表5-37-15。呼吸性酸中毒时,机体通过肾脏代偿增加氢离子排出、重吸收 HCO_3^-、排 NH_4 等,一般需数天完成。机体代偿后 HCO_3^- 升高,一般急性呼吸性酸中毒时 PCO_2 每升高 10mmHg,血清[HCO_3^-]仅增加约 1mmol/L,故 pH 值下降较为明显。如 PCO_2 持续偏高,血[HCO_3^-]也会继续增加,3~5 天后即可发展为慢性呼吸性酸中毒。有研究发现,慢性呼吸性酸中毒住院患者的 PCO_2 每升高 10mmHg,pH 值可降低 0.014,[HCO_3^-]可增加 5.1mmol/L,因此其 pH 值降低程度较小。

【治疗】急性呼吸性酸中毒的根本在于治疗原发病、去除病因,改善通气,伴有低氧血症的患儿应同时适当氧疗,甚至机械通气(详见本章第 8 节急性呼吸窘迫综合征)。

对于慢性呼吸性酸中毒而言,虽然 $PaCO_2$ 可能很高,甚至>100mmHg,但由于机体的代偿,pH 值很少低于 7.25,且患儿耐受好,但如果在慢性基础上急剧恶化,则患儿可能有生命危险,应积极治疗。使用人工通气降低 $PaCO_2$ 时,不宜让其下降过快,尤其是不要矫枉过正引起代谢性碱中毒,因为可能加重缺氧,甚至致死。慢性呼吸性酸中毒时,由于 PCO_2 持续处于较高水平,呼吸中枢对 CO_2 刺激的敏感性降低,此时低氧对主动脉弓和颈动脉窦化学感受器的呼吸兴奋刺激十分重要;如果突然给予此类患儿较高浓度的氧气,使氧合急剧上升,可能使上述化学感受器的兴奋性消失而发生呼吸衰竭,故氧疗时浓度和流量都应予以控制。

(四)呼吸性碱中毒

各种原因导致过度通气,即每分通气量异常增加后,体内 CO_2 排出过多,可引起呼吸性碱中毒。血气分析为 PCO_2 原发性降低,pH 值升高,肾脏代偿后,机体 HCO_3^- 继发性降低。

【病因】过度通气的常见原因包括:①呼吸中枢受刺激,如颅内病变、疼痛、高热、缺氧、药物中毒等;②肺部病变,如肺炎、哮喘发作等;③精神因素,如癔症发作导致过度换气、伤心过度或其他因素导致长时间哭喊、过度紧张等;④医源性因素,如呼吸机设置引起过度通气。

【临床表现】呼吸性碱中毒的临床表现包括原发病的表现,以及各种与通气增加相关的躯体和非躯体症状。如呼吸深快、四肢发麻、手足痉挛、腱反射亢进,重者可手足搐搦甚至惊厥发作,主要系碱中毒后血浆游离钙水平下降所致;另外,患儿还可因低碳酸血症导致脑血管痉挛,出现头晕目眩、头痛、幻觉、激惹甚至晕厥等。此外,由于碱中毒时,氧解离曲线左移,氧和血红蛋白结合紧密,不易释放氧,可引起组织缺氧;部分患儿还可出现胸痛、心悸、出汗等症状。部分精神因素诱发的患者还可表现为焦虑、恐慌等。

【诊断】根据病史、临床表现、体格检查和动脉血气综合分析,可诊断呼吸性碱中毒。血气分析可见 $PaCO_2$ 降低,[HCO_3^-]继发性降低,pH 值升高(见表 5-33-15)。患儿的血氧饱和度多正常。急性呼吸性碱中毒时,机体通过代偿使 PCO_2 每降低 10mmHg,血清[HCO_3^-]降低 2mmol/L。如果低 PCO_2 持续超过 3~5 天,即为慢性,此时 PCO_2 每降低 10mmHg,血清[HCO_3^-]降低约 4~5mmol/L。呼吸性碱中毒还可导致低钙血症、低磷血症等。

【治疗】呼吸性碱中毒的治疗根本是治疗原发病。机械通气患儿的过度通气可通过调节呼吸机参数改善。因精神因素导致急性过度通气的患者,可尽量安抚,努力让其冷静,去除刺激因素;同时可在患儿的口鼻处套上纸袋,使其重新吸入呼出的 CO_2,但该做法有导致严重低氧血症的可能,因此急性缺氧和有心脏基础病的患儿慎用,必要时给予苯二氮䓬类药物镇静。纠正低钙血症等电解质紊乱。

(五)混合型酸碱失衡

一个患儿同时发生两种或两种以上的酸碱失衡时,称为混合型酸碱失衡,该类型在儿科患者并不少见。混合型异常包括代谢性异常混合型,如严重频繁呕吐导致代谢性碱中毒，同时导致低血容量灌注不足后引起乳酸酸中毒；代谢性和呼吸性酸碱失衡的混合异常，如水杨酸盐中毒导致同时发生代谢性酸中毒和呼吸性碱中毒。如果机体同时存在两种酸中毒或碱中毒（即呼吸性酸中毒合并代谢性酸中毒或呼吸性碱中毒合并代谢性碱中毒），由于 PCO_2 和 HCO_3^- 无法相互进行代偿，使得 pH 值降低 / 升高均显著高于单纯一种酸碱失衡时 pH 值的改变；但如果系酸中毒和碱中毒同时存在（即代谢性酸中毒合并代谢性碱中毒、呼吸性酸中毒合并代谢性碱中毒、呼吸性碱中毒合并代谢性酸中毒）时，pH 值可无明显变化或保持正常。

【诊断】诊断应结合病史、血气分析、电解质结果。根据患者病史、低于或高于预期的呼吸或肾脏代偿反应，电解质和阴离子间隙，可疑诊混合型酸碱平衡紊乱。对混合酸碱失衡患者的评估首先应识别主要的酸碱紊乱，然后确定机体代偿程度是否合适，根据血气特征及预期代偿范围（表 5-33-16）计算。如果代偿不足或超过预期值，提示存在 1 种以上酸碱平衡紊乱，即混合型酸碱平衡紊乱。例如，如果患儿的代谢性酸中毒是主要紊乱，但动脉血 PCO_2 升高超出了预期的代偿范围，提示该患儿存在代谢性酸中毒和呼吸性酸中毒的混合失衡；反之，如果其动脉血 PCO_2 明显降低，则提示同时存在代谢性酸中毒和呼吸性碱中毒的混合失衡，临床可见于部分有机酸代谢异常患儿发生严重代谢性酸中毒后，机体通过呼吸代偿过度 / 不足时。如果呼吸性酸中毒是主要酸碱失衡，HCO_3^- 应代偿性升高，但若 HCO_3^- 并未达到预期值，即存在代谢性酸中毒，pH 值可明显降低；反之，若机体代偿后使 HCO_3^- 高于预期值，即发生代谢性碱中毒，此时呼吸性酸中毒合并代谢性碱中毒，pH 值可正常。

临床上也可通过经验而不用计算公式判定混合型酸碱失衡。首先看 pH 值，一般以 7.40 为界，往哪边偏移，提示哪边是原发紊乱；然后计算 AG，如 AG ≥ 20mmol/L，无论 pH 值和 [HCO_3^-] 的具体值是多少，都一定存在原发性代谢性酸中毒；接着计算 ΔAG，再加上 [HCO_3^-] 实测值（ΔAG+ [HCO_3^-] 实测值），如 > [HCO_3^-] 正常值上限（>30mmol/L），考虑同时存在代谢性碱中毒；如 < [HCO_3^-] 正常值下限（<23mmol/L），考虑同时存在高氯性代谢性酸中毒。计算并解读高 AG 代谢性酸中毒患者的 ΔAG 和 Δ [HCO_3^-]，有助于诊断混合型代谢性酸中毒和代谢性碱中毒。

表 5-33-16 单纯酸碱失衡的血气特点及预期代偿范围

原发紊乱	原发化学变化	代偿反应	预期代偿范围
代谢性酸中毒	HCO_3^- ↓	PCO_2 ↓	$PaCO_2$=1.5 × [HCO_3]+8 ± 2 Δ$PaCO_2$=1–1.3 ×（ΔHCO_3） HCO_3^- 每↓ 10mmol/L，$PaCO_2$ ↓ 6mmHg
代谢性碱中毒	HCO_3^- ↑	PCO_2 ↑	$PaCO_2$：升高难以预测 Δ$PaCO_2$=0.9 × Δ [HCO_3] ± 5 HCO_3^- 每↑ 10mmol/L，$PaCO_2$ ↑ 6mmHg
呼吸性酸中毒	$PaCO_2$ ↑	HCO_3^- ↑	急性 ΔHCO_3^-=0.07 × Δ$PaCO_2$ ± 1.5 慢性 ΔHCO_3^-=0.4 × Δ$PaCO_2$ ± 3 急性 $PaCO_2$ ↑ 10mmHg，HCO_3^- ↑ 1~1.5mmol/L 慢性 $PaCO_2$ ↑ 10mmHg，HCO_3^- ↑ 3.5~5mmol/L
呼吸性碱中毒	$PaCO_2$ ↓	HCO_3^- ↓	急性 ΔHCO_3^-=0.2 × Δ$PaCO_2$ ± 2.5 慢性 ΔHCO_3^-=0.49 × Δ$PaCO_2$ ± 1.72 急性 $PaCO_2$ ↓ 10mmHg，HCO_3^- ↓ 2~2.5mmol/L 慢性 $PaCO_2$ ↓ 10mmHg，HCO_3^- ↓ 5~5.5mmol/L

诊治要点

- 酸碱失衡是儿童常见的内环境紊乱，尤其是代谢性酸中毒十分常见。
- 代谢性酸中毒是体内氢离子净增加（酸生成增加或肾排酸减少引起）或 HCO_3^- 净丢失（经胃肠或肾脏丢失）所致，机体通过呼吸代偿和肾脏代偿以使 pH 值恢复正常。

- 阴离子间隙(AG)可用于区分儿童代谢性酸中毒的病因,其治疗应以病因治疗为基础,根据酸中毒的严重程度和 HCO_3^- 是否存在丢失来决定碳酸氢盐的使用。
- 代谢性碱中毒指体内氢离子丢失过多或摄入 HCO_3^- 过多,导致血清中的碳酸氢盐浓度升高,pH 值>7.45;可伴有低钙、低镁、低氯和低钾,治疗以病因治疗为主,部分患者对输注生理盐水敏感。
- 呼吸性酸中毒指呼吸功能不全时,CO_2 不能被及时、充分地排出体外,导致原发性 CO_2 潴留,动脉血 $PaCO_2$ 升高;$PaCO_2$>45mmHg,为高碳酸血症。急性高碳酸血症总是伴有与高碳酸血症程度相对应的呼吸性酸中毒(pH 值<7.35),而慢性高碳酸血症时 pH 值为正常低值或接近正常值。急性呼吸性酸中毒的根本治疗是治疗原发病,去除病因,改善通气。
- 各种原因导致过度通气,即每分通气量异常增加后,体内 CO_2 排出过多,即可发生呼吸性碱中毒,其根本治疗是治疗原发病。
- 对混合酸碱失衡患者的评估首先应识别主要的酸碱紊乱,然后确定机体代偿程度是否合适,根据血气特征及预期代偿范围计算。

(王 荃 钱素云)

参考文献

[1] RODRÍGUEZ MJ, ALCARAZ A, SOLANA MJ, et al. Neurological symptoms in hospitalised patients: do we assess hyponatraemia with sufficient care? Acta Paediatr, 2014, 103 (1): e7-e10.

[2] WANG J, XU E, XIAO Y. Isotonic versus hypotonic maintenance IV fluids in hospitalized children: a meta-analysis. Pediatrics, 2014, 133 (1): 105-113.

[3] DALY K, FARRINGTON E. Hypokalemia and hyperkalemia in infants and children: pathophysiology and treatment. J Pediatr Health Care, 2013, 27 (6): 486-496.

[4] MASILAMANI K, VAN DER VOORT J. The management of acute hyperkalaemia in neonates and children. Arch Dis Child, 2012, 97 (4): 376-380.

[5] TURNER JJO. Hypercalcaemia-presentation and management. Clin Med, 2017, 17 (3): 270-273.

[6] PARKER MJ, PARSHURAM CS. Sodium bicarbonate use in shock and cardiac arrest: attitudes of pediatric acute care physicians. Crit Care Med, 2013, 41 (9): 2188-2195.

[7] ADROGUÉ HJ, MADIAS NE. Secondary responses to altered acid-base status: the rules of engagement. J Am Soc Nephrol, 2010, 21 (6): 920-923.

[8] SIMMA B, KIRPALANI H. Sodium bicarbonate-the swings and roundabouts will not stop without randomized evidence. Crit Care Med, 2013, 41 (9): 2242-2243.

[9] 胡亚美, 江载芳, 申昆玲, 等. 诸福堂实用儿科学. 8 版. 北京: 人民卫生出版社, 2015: 391-411.

第 8 节 急性呼吸窘迫综合征

急性呼吸窘迫综合征(acute respiratory distress syndrome,ARDS)是指在严重感染、休克、创伤及烧伤等非心源性疾病过程中,肺毛细血管内皮细胞和肺泡上皮细胞损伤造成弥漫性肺间质和肺泡水肿,导致的急性低氧性呼吸功能不全或衰竭。

1967 年,Ashbaugh 等根据 12 例危重患者在原发病治疗过程中出现的临床表现、病理结果和治疗反应,首先应提出了 ARDS 概念。为准确诊断该综合征,许多学者分别制定了不同的 ARDS 诊断标准。由于不同国家和地区所用诊断标准不一致,导致不同研究所得出的发病率和治疗效果等差异很大,并且缺乏可比性。1994 年欧美联席会议制定的 ARDS 标准曾被广泛应用,不但为 ARDS 流行病学调查提供了统一标准,也利于不同临床研究结果进行比较,并且使多中心协作研究得以实行。但在使用过程中发现该标准仍有一些缺点,根据其诊断的 ARDS 患者之间存在较大的不一致性,这对部分研究结果产生了不利影响。2012 年由欧洲危重病学会联合美国胸科学会和美国危重病学会,对其修订并制定出 ARDS 柏林标准。

上述这些标准均主要针对成人患者,未考虑儿童特殊性,用于儿科存在一系列不足。2012 年儿科急性肺损伤委员会联合多个国家的重症医学会针对儿童 ARDS 的危险因素、病因及病理生理等特点,制定了儿童 ARDS 诊断标准(表 5-33-17),对儿童 ARDS 的治疗方法进行推荐。

表 5-33-17　儿童急性呼吸窘迫综合征诊断标准

年龄	排除围产期相关肺疾病			
时间	7 天内明确的临床损害过程			
水肿原因	不能完全用心力衰竭或液量超载来解释的呼吸衰竭			
胸部影像	胸部影像显示肺部有新浸润的急性实质性病变			
肺部氧合	无创机械通气	有创机械通气		
	儿童呼吸窘迫综合征（无危重程度分级）	轻度	中度	重度
	面罩双水平正压通气或持续气道正压 $\geqslant 5cmH_2O^2$ $PaO_2/FiO_2 \leqslant 300$ $SpO_2/FiO_2 \leqslant 264$	$4 \leqslant OI < 8$ $5.0 \leqslant OSI < 7.5$	$8 \leqslant OI < 16$ $7.5 \leqslant OSI < 12.3$	$OI \geqslant 16$ $OSI \geqslant 12.3$
特殊人群				
紫绀型心脏病	符合上述年龄、时间、水肿原因和胸部影像标准，出现不能用原有心脏疾病解释的肺部氧合急剧恶化			
慢性肺疾病	符合上述年龄、时间、水肿原因标准，胸部影像出现新的浸润病灶，肺部氧合从基础状态急剧恶化并符合上述标准			
左心功能不全	符合上述年龄、时间、水肿原因标准，胸部影像出现新的浸润病灶，肺部氧合急剧恶化符合上述标准并不能用左心功能不全解释			

注：OSI. 氧饱和度指数，OSI=［$FiO_2 \times Paw \times 100$］/$SpO_2$，Paw 为平均气道压；OI. 氧合指数，OI=［$FiO_2 \times Paw \times 100$］/$PaO_2$。

【流行病学】美国、欧洲、澳大利亚和新西兰的流行病学调查显示成人 ARDS 的人群发病率为（17.9~81.0）/100 000 人，儿童 ARDS 的人群发病率在（2.0~12.8）/100 000 人。成人 ARDS 病死率为 27%~45%，儿童 ARDS 病死率稍低，约为 18%~27%。有研究显示儿童 ARDS 的发病率和病死率较低，且随着年龄增加而增加。最近一项国际多中心研究显示 PICU 内 ARDS 发生率为 3.2%，病死率为 17%。我国缺乏小儿 ARDS 以人群为基数的流行病学研究。我国 PICU 内 ARDS 的发病率为 1.42%，病死率为 62.9%，其中重症肺炎所致 ARDS 病死率为 64.2%，脓毒症所致 ARDS 病死率为 77.3%。

虽然急性呼吸衰竭是血液肿瘤患者转入 ICU 的主要原因，但关于儿童血液肿瘤患儿的 ARDS 流行病学资料较少。Rowan 等报道 211 例儿童造血干细胞移植后发生 ARDS 的病例，总体存活率为 39.3%，轻度、中度和重度 ARDS 的存活率分别为 63.6%、52.8% 和 24.6%。一项成人研究显示，2 365 例患者造血干细胞移植后 1 年内有 133 例发生 ARDS，发生率为 5.0%。同种异体干细胞移植后 ARDS 发生率（15%）较自体干细胞移植后的发生率（2.7%）高。ARDS 的 28 天病死率为 46.6%。发生过 ARDS 的患者于造血干细胞移植 1 年随访时有 66.9% 死亡，而未发生 ARDS 的只有 11.8% 死亡。一旦发生即多为重度 ARDS，且住 ICU 时间更长，病死率更高。ARDS 是造血干细胞移植的常见并发症，严重影响患者预后。肺炎、休克和脓毒症是发生 ARDS 的危险因素。一组 68 例血液肿瘤合并 ARDS 的患者中，77% 的患者在 ICU 内死亡。

疾病发病率与所用诊断标准有很大关系。由于 ARDS 的基本病理生理变化是肺泡 - 毛细血管通透性增加所致肺水肿，导致氧合障碍。但是床旁测定通透性增加非常困难，因此 ARDS 诊断需结合临床、氧合、血流动力学和放射学标准几个方面综合考虑。对 ARDS 标准的理解和具体应用会影响其诊断。

【病因】多种原因均可导致 ARDS，根据肺损伤机制将 ARDS 病因分为直接肺损伤因素和间接肺损伤因素（表 5-33-18）。前者直接损伤肺部，所导致的 ARDS 称为肺源性 ARDS；后者指肺外疾病或损伤通过激活全身炎症反应产生肺损伤，所导致的 ARDS 称为肺外源性 ARDS。

表 5-33-18 急性呼吸窘迫综合征的病因

直接因素	间接因素
肺炎（细菌、病毒、支原体、真菌等）	脓毒症及感染性休克
胃食管反流误吸	严重非肺部创伤
溺水	心肺分流术后
吸入性损伤（烟雾、氧气）	大量输血
肺部创伤、肺挫伤	药物过量
肺血管炎	药物副作用
肺脂肪栓塞	急性重型胰腺炎
机械通气	大面积烧伤
	弥散性血管内凝血

对于血液肿瘤患者，有几种原因需特别注意。感染是血液肿瘤患者合并 ARDS 最常见原因。由于使用各种化疗药物及免疫抑制药物，血液肿瘤患者多存在获得性免疫缺陷，易发生各种感染，如肺部细菌、病毒、真菌和肺孢子菌等感染。侵袭性真菌病是血液病肿瘤患者发生 ARDS 的主要死因之一。严重脓毒症和感染性休克也是血液肿瘤患者发生 ARDS 的重要原因。

已证实多种化疗药物可导致肺损伤，如环磷酰胺、甲氨蝶呤、博来霉素、阿糖胞苷、依托泊苷和紫杉醇等。经典化疗药物所致肺部病变发生率较低，约为 3%；但联合化疗可能增加肺毒性发生率，以前存在的肺部疾病如特发性肺间质纤维化、放疗和肿瘤广泛肺转移性与药物肺毒性增加有关。一些新型抗肿瘤药物所致肺损伤越来越多。利妥昔单抗（rituximab，RTX）近年被广泛应用于治疗 B 细胞非霍奇金淋巴瘤、慢性淋巴细胞性白血病等疾病，其所致的超急性肺部病变主要为 ARDS。

造血干细胞移植（hematopoietic stem cell transplantation，HSCT）是多种恶性血液病的重要治疗措施，也是儿童发生 ARDS 的高危因素。HSCT 后多种因素会导致患儿肺损伤，如原发病、化疗药物、放疗、感染和异常免疫反应。移植物所致炎症反应、移植后移植物抗宿主病和血栓性微血管病会进一步损伤肺脏。另外，HSCT 后的植入综合征，即在中性粒细胞恢复早期出现的发热、皮疹、非心源性肺水肿、多器官功能衰竭等症状，也是 ARDS 的促发因素。

中性粒细胞缺乏时机体抵抗力下降，易出现各种感染。多数患儿中性粒细胞缓慢增加，病情稳定。少数患儿在中性粒细胞数量恢复过程中会出现呼吸状态迅速恶化，多发生在中性粒细胞计数恢复至 500/mm^3 的前后 2~3 天，或中性粒细胞计数恢复至 1 000/mm^3 时。另外，临床观察和动物实验中均观察到中性粒细胞缺乏患者使用粒细胞集落刺激因子后肺部病变迅速恶化，并发现中性粒细胞减少时，存在肺部浸润病变是中性粒细胞恢复过程中发生 ARDS 的危险因素。因此，对合并有肺部浸润的中性粒细胞缺乏患者应慎用粒细胞集落刺激因子。

输血是血液肿瘤患者常用治疗措施，也是导致 ARDS 的重要原因之一。输血相关性肺损伤（transfusion-related acute lung injury，TRALI）是指在输血后 6 小时内发生的非左房压增高所致双肺水肿和严重低氧血症。最近更新的 TRALI 共识将输血前不存在 ARDS 危险因素的称为 TRALI Ⅰ型，存在 ARDS 相关危险因素的称为 TRALI Ⅱ型。发生 TRALI 的危险因素包括脓毒症、大量输血、血浆 IL-8 升高、机械通气峰压 >30cmH_2O、液体正平衡、终末期肝病、血栓性微血管病和血液恶性疾病等。TRALI 应与输血相关循环容量超负荷所致肺水肿相鉴别。

【发病机制】 ARDS 发病机制尚未完全阐明。尽管有些致病因素可对肺泡膜造成直接损伤，但 ARDS 本质是多种炎症细胞及其释放的炎症介质和细胞因子间接介导的肺脏炎症反应。ARDS 是系统性炎症反应的肺部表现，是机体自身失控的炎症瀑布反应结果。

炎症细胞和炎症介质在 ARDS 发生发展中起关键作用。多种炎症细胞如中性粒细胞、巨噬细胞和血管内皮细胞均参与炎症反应过程。炎症细胞产生多种炎症介质和细胞因子，最重要的是 TNF-α、IL-1 和 IL-6，导致大量中性粒细胞在肺内聚集、激活，并通过“呼吸暴发”释放氧自由基、蛋白酶和炎症介质，引起靶细胞损害，表现为肺毛细血管内皮细胞和肺泡上皮细胞损伤，肺微血管通透性增高和微血栓形成。大量富含蛋白质和纤维蛋白的液体渗出至肺间质和肺泡，导致非心源性肺水肿和透明膜形成。随着巨噬细胞和成纤维细胞等在肺泡间隔持续积累，使细胞外基质纤维连接蛋白及胶原纤维过度沉积，最终导致肺间质和肺泡内纤维化。

ARDS病理生理特征是肺泡-毛细血管膜通透性增高，形成间质及肺泡水肿，肺表面活性物质减少，导致小气道陷闭和肺泡萎陷不张，进而导致肺容积减小、功能残气量降低、肺顺应性降低、通气血流比例失调，引起肺部氧合障碍，出现顽固性低氧血症和呼吸窘迫。由于呼吸代偿，$PaCO_2$最初可以正常或降低，严重者由于呼吸肌疲劳导致肺通气量减少，发生高碳酸血症。

【临床表现】由于ARDS病因复杂，有时临床表现隐匿或不典型，必须提高警惕。

1. 呼吸窘迫　呼吸频率增快及呼吸窘迫是ARDS的主要表现之一。通常在ARDS起病1~2天内出现呼吸增快，鼻翼扇动，进行性加重，出现呼吸困难，严重时表现为点头呼吸，不能平卧。吸气时锁骨上窝及胸骨上窝凹陷。

2. 缺氧表现　由于缺氧逐渐加重，患者可表现为烦躁不安、焦虑、拒奶、心率增快、唇及指甲发绀。缺氧症状用鼻导管或面罩吸氧等常规氧疗方法无法缓解。

3. 其他症状　合并肺部感染时可出现咳嗽、咳痰、发热和畏寒等。

4. 体格检查　有的患者两肺可闻及干湿性啰音、哮鸣音。肺部实变时呼吸音减低。

【辅助检查】尽早诊断和快速明确病因对治疗非常重要。由于ARDS肺部症状体征非特异，因此系统而合理的辅助检查对明确诊断及鉴别诊断非常必要。但注意诊断检查不应延误治疗。

1. 胸部X线片　临床不同时期的X线表现如下：病程早期胸部X线片正常或仅见两肺纹理增多、模糊，可伴有小斑片影；继而出现两肺透光度减低呈磨玻璃样改变，显示弥漫性肺间质水肿；随着病变继续进展，两肺出现大片密度不均匀的融合病灶，其中可见支气管充气征，肺间质水肿也加重，甚至呈白肺。恢复期上述阴影逐渐消失，部分患者出现肺纤维化改变。

2. 胸部CT　与胸部X线片相比，CT扫描能更准确地反映肺病变区域大小，对早期诊断有帮助。在病变早期胸部X线片改变不明显时，胸部CT可见肺间质有渗出阴影。典型ARDS肺部CT表现为肺内病变不均一，呈现重力依赖现象，上部肺组织正常或相对正常，中部呈磨玻璃样改变，下垂部位呈实变影。肺部高分辨率CT检查对区分是否有曲霉菌感染有帮助。伴或不伴晕轮征结节病灶、结节或实变病灶中出现新月征和空洞形成提示侵袭性真菌感染；实变提示细菌感染；毛玻璃样改变提示病毒或肺孢子菌感染。但需注意CT影像不是病理检查，需要结合临床情况进行解释。

3. 血气分析　是评估肺部通气换气功能的重要方法。ARDS早期多为不同程度的低氧血症和呼吸性碱中毒，肺泡-动脉氧分压差升高。随着病情加重，PaO_2/FiO_2进行性下降。由于ARDS晚期无效腔通气增加，出现二氧化碳潴留，表现为呼吸性酸中毒。

4. 超声检查　超声心动图可除外心源性肺水肿。肺部超声对判断肺部水肿和实变有帮助，尤其是在不能行肺部高分辨率CT检查时。

5. 微生物学检查　血和痰培养；血肺炎支原体和肺炎军团菌抗体；血液PCR查单纯疱疹病毒、巨细胞病毒和EB病毒；鼻咽分泌物行呼吸道合胞病毒和流感病毒检查；血清和支气管肺泡灌洗液检测半乳甘露聚糖（GM试验）和（1,3）-β-D-葡聚糖（G试验）；支气管肺泡灌洗液或痰液中查找肺孢子菌包囊、滋养体或囊内小体；尿肺炎球菌和肺炎军团菌抗原检测。

辅助检查的选择应根据血液肿瘤是否缓解、治疗的疗程、机体的免疫水平、抗肿瘤药物应用和抗生素使用情况，结合实际情况综合确定。但无论临床情况如何，应尽量完成胸部CT检查，根据可能病因及患儿病情可选择纤维支气管镜检查，取支气管肺泡灌洗液进行培养、涂片和其他检查。

【诊断】ARDS的早期诊断、及时干预对改善预后非常重要。由于ARDS早期症状不典型，易忽略。因此对一些存在危险因素的患者应严密监测呼吸情况；对有呼吸困难的患者及时行肺部影像学检查，以了解肺部病变情况；通过监测经皮血氧饱和度和血气分析评估肺部氧合情况；结合超声心动图或液体平衡情况排除心力衰竭或液量超载所致的呼吸衰竭，参照儿童ARDS诊断标准尽早明确诊断。一旦作出诊断，应仔细分析病情，并选择合适的辅助检查尽快查找原因。这需要血液肿瘤科和重症医学科密切协作。

【鉴别诊断】ARDS的诊断标准是非特异性的，

需与多种疾病相鉴别。

1. 心源性肺水肿 ARDS 与心源性肺水肿的临床表现有很多相似之处，但临床治疗措施相差甚远，如不能及时鉴别，往往会延误病情，导致严重后果。ARDS 与心源性肺水肿的鉴别诊断见表 5-33-19。超声心动图对鉴别有帮助。部分 ARDS 患者本身就可合并心功能不全，应结合病史和症状、体征综合分析。

表 5-33-19 ARDS 与心源性肺水肿的鉴别诊断

	ARDS	心源性肺水肿
发病机制	肺实质细胞损伤、肺毛细血管通透性增加	肺毛细血管静水压增加
起病	较缓	急
病史	感染、创伤、休克、误吸等	心血管疾病
痰的性质	非泡沫状稀血样痰	粉红色泡沫痰
体位	能平躺	端坐呼吸
胸部听诊	早期可无啰音，后期湿啰音广泛分布，不局限于下肺	湿啰音主要分布于双肺下部
X 线检查		
心脏大小	正常	常增大
血流分布	正常或对称分布	逆向分布
叶间裂	少见	多见
支气管血管袖	少见	多见
胸膜渗出	少见	多见
支气管像	多见	少见
水肿液分布	斑片状，周边区多见	肺门周围多见
治疗反应		
强心、利尿	无效	有效
提高吸入氧浓度	难以纠正低氧血症	低氧血症可改善

2. 弥漫性肺泡出血 是一种严重的 HSCT 并发症，常发生在 HSCT 早期，也可以发生在晚期。其发病机制不甚清楚，可能与急性移植物抗宿主病及免疫重建相关。常见症状为咯血，伴不同程度的呼吸困难，咯血量可有很大差异，但发生广泛肺内出血。胸部影像见弥漫性、两肺或单侧肺、肺泡充填性、融合性实变阴影。通过支气管肺泡灌洗可确诊。应用大剂量激素冲击治疗有一定疗效。

3. 肿瘤肺部转移浸润 如淋巴瘤肺浸润、癌性淋巴管炎和肿瘤肺部转移等。

【治疗】对于 ARDS 目前尚无特效的治疗方法，目前主要根据其病理生理改变和临床表现，在 ICU 内采取综合性治疗措施，主要包括积极治疗原发病，呼吸和循环功能支持，防治并发症。

1. 尽早转入 ICU 研究显示对血液肿瘤患者合并急性呼吸衰竭时早期 ICU 干预可提高存活率。因此早期识别呼吸衰竭并转入 ICU 治疗对改善预后非常关键。若不存在转入 ICU 禁忌证，且 ICU 治疗可能逆转患者病情时应及时转入 ICU。最好由血液肿瘤科医师和重症医学科医师一起建立转科标准，一旦患儿病情加重达到转科指征，能按预定程序顺利转入，减少科室之间冲突。对于原发病预后差、临终患者或拒绝进行重症监护治疗的患儿则不宜转入 ICU。

2. 病因治疗 全身感染、休克、创伤和急性胰腺炎是导致 ARDS 的常见原因，而造血干细胞移植和中性粒细胞减少等病因，在血液肿瘤患者 ARDS 的发生发展中起重要作用。控制原发病、遏止其诱导的全身失控的炎症反应，是预防和治疗 ARDS 的必要措施。由于很多血液肿瘤患者是在进行各种治疗过程中病情加重发生 ARDS 的，涉及特殊的抗肿瘤药物的应用，一些新型靶向治疗药物也有很多副作用。因此，处理该类患者需要 ICU 医师、肿瘤科医师和感染科医师密切协作。

感染可导致 ARDS，而 ARDS 又易并发感染，因此对所有 ARDS 患者均应怀疑感染可能，除非有明确的其他导致 ARDS 的原因存在，治疗上均宜选择广谱抗生素。对于抗病毒、抗细菌治疗后无效的血液肿瘤患者可以经验性抗真菌治疗，尤其是高度怀疑侵袭性真菌感染时。对化疗药物所致者，停用可疑药物，应用激素和支持性措施等。TRALI 以对症支持治疗为主，包括停止输血、呼吸支持和密切监护。

3. 呼吸支持　呼吸支持是治疗 ARDS 的重要方法，可以改善通气氧合，但也可以加重甚至诱发肺损伤。

(1) 氧疗：氧疗的目的是改善低氧血症，可采用鼻导管、面罩等氧疗方式。ARDS 患儿常低氧血症严重，常规氧疗难以奏效，需要机械通气以提高氧疗效果。

(2) 无创正压通气：无创正压通气（non-invasive positive pressure ventilation，NPPV）不经人工气道（气管插管或气管切开）进行呼吸支持，可有效降低有创通气的合并症。理论上，NPPV 通过提供压力支持利于维持气道通畅，改善肺部顺应性，增加通气量，有效降低呼吸功和改善氧合，缓解呼吸肌疲劳。但是关于应用无创通气治疗 ARDS 的研究资料很少。有研究显示 NPPV 可改善肺部氧合、增加潮气量、降低神经肌肉驱动力和呼吸做功，缓解呼吸窘迫，并且可降低有创通气并发症如呼吸机相关性肺炎的发生率。但是 NPPV 对 ARDS 的治疗作用尚存在很多争议。有研究显示 ARDS 是 NPPV 治疗急性低氧性呼吸衰竭失败的独立影响因素，因此使用时应特别小心。临床实践中应注意患者选择，尽量在 ARDS 早期没有严重缺氧体征时使用，没有重要脏器功能衰竭如肾衰竭需要透析；血流动力学稳定；没有心律失常；意识清楚，能维持气道通畅。

对血液肿瘤患者合并呼吸衰竭时，由于该类患者处于免疫抑制状态，抵抗力低下，容易合并各种感染。呼吸机相关性肺炎是该类患者进行气管插管机械通气时最常见的院内获得性感染，对预后影响明显。研究显示免疫功能受损合并 ARDS 患者，早期试用 NPPV，可以减少气管插管率和降低病死率。Pancera 等报道了 8 年使用 NPPV 治疗肿瘤患者的经验，NPPV 的总体成功率为 74.2%，提示 NPPV 可作为免疫抑制状态患儿合并呼吸衰竭时的一线治疗方式，避免气管插管。心血管功能不全、实体瘤和疾病严重度评分是 NPPV 治疗失败的危险因素。Piastra 等报道用 NPPV 治疗 23 例合并 ARDS 的免疫功能不全的患儿，82% 的患者使用后氧合改善，其中 13 例 NPPV 治疗成功并转出 PICU，另外 10 例治疗失败需气管插管，只有 2 例存活转出 PICU。

儿科常用的 NPPV 通气模式为持续气道正压通气（continuous positive airway pressure，CPAP）和双水平气道正压通气（bilevel positive airway pressure，BiPAP）。儿童一般采用经面罩或鼻罩 BiPAP 模式，小婴儿可采用经鼻塞 CPAP 模式，尽量减少鼻塞及面罩周围漏气。使用 BiPAP 模式时还应注意人机同步情况，对难以达到人机同步的患者可采用 CPAP 模式。一般需要在医护人员经验丰富及监护条件较好的 ICU 内实施，以便严密监测识别病情变化并及时处理。虽然镇静治疗可提高患者对无创通气的耐受性，但也抑制患者自主呼吸和降低意识水平，有时甚至导致治疗失败。故无创通气时使用镇静剂应小心，一定要严密监测患者情况。

病情危重程度是决定无创通气治疗能否成功的主要因素。经 NPPV 治疗 1~2 小时后患者病情无改善或有恶化趋势如呼吸频率增快、呼吸功增加、气体交换变差和意识水平降低，应及时气管插管行有创通气。还应密切监测无创通气相关副作用如鼻翼损伤、感染、面部皮肤损伤和胃肠道胀气等，并及时处理。

(3) 有创机械通气：ARDS 机械通气指征尚无统一标准，但经高浓度吸氧不能改善低氧血症时，应尽早进行机械通气。轻度 ARDS 可试用 NPPV，无效或病情加重时及时气管插管行有创机械通气。有研究显示造血干细胞移植后因呼吸衰竭转入 PICU 的患儿，转入后越早气管插管行机械通气预后越好，提示该类患者应尽早转入 PICU 进行积极治疗干预。机械通气的目的是维持有效的通气氧合，支持脏器功能。由于 ARDS 的肺部病变为非均一性，部分肺泡病变严重，出现水肿和不张，顺应性下降，不能参与气体交换，只有肺泡病变较轻或无明显病变的肺泡才可以进行气体交换，有效肺容积明显下降，因而称 ARDS 患者的肺为“婴儿肺”（baby lung），实际上是“小肺”（small lung）。进行机械通气时既要充分利用但又要很好地保护尚能气体交换的肺组织。当采用传统的大潮气量通气时，气体容易进入顺应性较好、位于非重力依赖区的肺泡，使这些肺泡过度扩张，从而加重肺损伤；而萎陷的肺泡在通气过程中仍处于萎陷状态，在局部扩张肺泡和萎陷肺泡之间产生剪切力，也可引起肺损伤。因此ARDS机械通气时既要使萎陷的肺泡复张并维持开放，以增加肺容积，改善氧合；又要限制肺泡过度扩张和反复关闭所造成的损伤。这就是目前所主张采用的肺保护性通气策略，主要包括小潮气量以限制平台压、肺复张和合适水平的呼气末正压通气（positive end expiratory pressure，PEEP）。

1）小潮气量：ARDS网络小组通过随机对照研究发现，与传统机械通气（潮气量12ml/kg）相比，小潮气量（6ml/kg）通气使ARDS患者病死率降低，而且在不同病因的ARDS患者中，小潮气量通气疗效没有明显差异。正常人生理潮气量为6~8ml/kg，因此控制通气时，潮气量应在生理性潮气量范围之内即5~8ml/kg。成人及儿科临床研究均显示机械通气所用潮气量的大小不仅与患者体重有关，而且与患者尚存留多少可使用的肺容量有关。因此，潮气量应根据患者肺部病理生理变化及呼吸系统顺应性调节。对于呼吸系统顺应性较差的患者，潮气量甚至应在3~6ml/kg。机械通气时气道压力与使用的潮气量和呼吸系统顺应性有关，应用小潮气量有利于限制吸气平台压，减少压力伤。为避免呼吸机相关肺损伤，吸气平台压应限制在28cmH_2O，如同时伴有胸廓顺应性降低，吸气平台压可限制在29~32cmH_2O。

为保证小潮气量和限制吸气平台压，允许一定程度的CO_2潴留和呼吸性酸中毒，即允许性高碳酸血症。虽然$PaCO_2$的合理范围不清楚，但只要pH值>7.20对人体影响不明显。如果CO_2潴留是逐渐发生的，机体可通过肾脏保留碳酸氢盐来部分代偿，pH值降低不明显，患者能很好地耐受。另外，高碳酸血症本身可通过减轻肺部炎症等作用来减少肺损伤。由于高$PaCO_2$对心肌收缩力有直接抑制作用和脑血管扩展作用，因此，允许性高碳酸血症策略禁用于心功能严重受损、血流动力学不稳定、颅内高压和严重肺动脉高压患者。

2）肺复张：使用小潮气量通气限制吸气平台压不利于ARDS萎陷肺泡的复张，甚至会出现进行性肺泡萎陷，导致肺不张；而PEEP维持肺泡开放的功能依赖于吸气期肺泡膨胀的程度。吸气期肺泡膨胀越充分，PEEP维持肺泡张开的可能性越高。肺复张是在可接受的气道峰压范围内，间歇性给予高的复张压，使萎陷的肺泡重新打开，并用较高PEEP维持其持续开放状态，达到提高氧合的目的。

采用何种肺复张方法更好一直存在争论。临床应用比较成熟的是控制性肺膨胀法（sustained inflation，SI）和缓慢PEEP递增法。SI是将气道压升至30~40cmH_2O并持续30~40秒，使萎陷肺泡迅速复张，增加肺容量，改善氧合及肺顺应性。成人研究显示SI效果与肺部病变类型和肺顺应性有关，对肺部病变主要表现为肺泡萎陷和肺泡炎性水肿的患者效果较好。由于很难预计每个患者对肺复张的反应，并且缺乏儿科相关研究资料，目前不推荐持SI用于儿童ARDS。研究显示通过缓慢PEEP递增法进行肺复张，对改善儿童ARDS肺部氧合有效并且安全。缓慢PEEP递增法的实施是将通气模式调整为压力控制通气，设定气道压上限，一般为35~40cmH_2O，然后将PEEP每2分钟递增5cmH_2O，直至PEEP达25cmH_2O，随后每2分钟递减5cmH_2O，直至复张前水平。因为增加PEEP时，气道峰压也随之增加，当超过气道压上限时应降低有效通气压。

施行肺复张的主要并发症为血流动力学波动和气压伤等。因此对血流动力学不稳定的患者实施肺复张时应格外谨慎，应首先保证血容量充足。实施过程中出现血压下降、经皮血氧饱和度降低和心律失常时，应及时停止肺复张。

3）呼气末正压通气：设置PEEP的目的是防止肺泡在呼气时萎陷而在吸气时又开放。ARDS肺复张后，只有应用适当的PEEP才能维持肺泡开放，防止复张的肺泡再次塌陷。PEEP过低，不足以维持肺泡的开放状态，使肺泡再塌陷；PEEP过高，使部分正常通气的肺组织过度膨胀，加重肺损伤，并且PEEP增加胸内压，减少回心血量，对血流动力学有影响。目前认为，最佳PEEP应是既能维持复张肺泡的开放，同时又能防止非依赖区肺泡的过度膨胀。

ARDS最佳PEEP的选择仍存在争议。理论上最佳PEEP应根据肺静态压力-容量曲线低位拐点压力（P_{flex}）确定。研究显示将PEEP设定在P_{flex}+2cmH_2O可有效减轻肺损伤。但由于测定危重患者的肺静态压力-容量曲线非常困难，因此临床使用很少。此外还有最大顺应性法、FiO_2-PEEP法和氧输送法等。目前尚无足够证据支持何种方法选择最佳PEEP更为合适，还需要依赖于临床医师的经验。

最佳PEEP的设置应遵循个体化原则，综合考虑患者呼吸力学、肺部氧合及血流动力学等情况。对于重度ARDS需要设定在10~15cmH_2O，甚至更高。

(4) 高频振荡通气:高频振荡通气(high frequency oscillation ventilation,HFOV)用于临床已有30余年历史,但对其疗效存在很大争议。HFOV时采用肺复张策略使萎陷的肺泡重新张开,用合适的平均气道压保持肺泡张开,使振荡通气在最佳肺容量状态下进行。由于产生潮气量较小,肺内压力变化小,减少肺泡因闭合张开产生的剪切力。理论上,该通气方法比较符合ARDS的肺保护性通气策略,但临床研究结果很不一致。有些研究显示可以改善肺部氧合,降低病死率,但有些研究得出相反的结果。

Rowan等回顾性分析了多中心儿童造血干细胞移植后发生严重ARDS的数据,发现使用HFOV的85例ARDS患儿中只有20例(23.5%)从ICU中存活转出;转出ICU后180天只有14例患儿仍存活;早期(机械通气2天内)应用HFOV较后期应用HFOV的生存率高,可能与更早施行充分肺复张有关;存活患儿在使用HFOV时的氧合指数更低;存活患儿在使用HFOV后肺部氧合持续改善,提示肺部病变持续好转,而死亡患儿使用HFOV后氧合稍有改善,随后处于平台状态,未见持续改善,说明肺部病变无好转。机械通气7天后才使用HFOV的患儿全部死亡。提示该类患儿越早使用HFOV疗效越好,机械通气7天后再更换为HFOV尤其需谨慎。

目前对于常频通气时平台压超过28cmH_2O的中-重度ARDS推荐使用HFOV。由常频通气转换HFOV时,预设平均气道压一般较常频通气时高2~6cmH_2O,然后根据经皮血氧饱和度情况,逐步调节平均气道压,维持合适的肺容量以保证肺部氧合,同时监测右心功能和血流动力学状态。振荡压力及振荡频率应根据胸壁振动幅度进行调节。

(5) 俯卧位通气:ARDS患者肺部表现为弥漫性肺间质水肿,但是肺内的病变并不是均匀一致的。以重力依赖区(在仰卧位时靠近背部的肺区)最重,通气功能极差,而在非重力依赖区(仰卧位时靠近胸部的肺区)的肺泡通气功能基本正常,介于两者之间的部分通气相对正常。基于以上病理特点,俯卧位通气改善氧合的可能机制主要为:①背侧通气改善,肺内通气重分布,通气血流比例(ventilation perfusion ratio,V/Q)更加匹配;②血流及水肿的重分布;③功能残气量增加;④减少心脏的压迫。另外,俯卧位时局部膈肌运动改变及俯卧位更利于肺内分泌物的引流,可能也是改善氧合的原因之一。

尽管有很多研究显示严重低氧血症患者采用俯卧位显著改善了氧合功能,但前瞻性对照研究显示俯卧位通气并没有提高ARDS患者的存活率,也没有缩短机械通气天数和肺部恢复时间。Meta分析也显示俯卧位通气可改善低氧性呼吸衰竭患者的肺部氧合,甚至降低呼吸机相关性肺炎发生率,但对病死率无影响。进一步分析发现,俯卧位通气能降低$PaO_2/FiO_2<100$mmHg的严重低氧型呼吸衰竭患者的病死率,但对$PaO_2/FiO_2>100$mmHg的低氧型呼吸衰竭患者的病死率无影响。因此不推荐俯卧位通气常规用于所有ARDS治疗,但可用于严重低氧的重度ARDS患者。

严重低血压、休克、室性或室上性心律失常、颜面部创伤、近期有过腹部手术、有未处理的不稳定骨折和脊柱损伤等为俯卧位通气的相对禁忌证。另外,体位改变过程中可能发生气管导管、中心静脉导管和各种引流管意外脱落,应注意预防。

(6) 一氧化氮吸入:吸入一氧化氮(nitric oxide,NO)治疗ARDS的机制与NO特性及ARDS病理生理特点有关。NO吸入后,进入肺内通气良好的区域,弥散入肺循环,产生扩张气道和肺循环的作用,从而降低肺血管阻力和肺动脉压,增加该肺区血流,改善通气较好的肺泡的通气血流比例,同时减轻右心后负荷,改善右心功能。而通气较差的肺泡几乎无NO进入,因而无血流量增加,其结果是重新分配经肺部的血流量。原通气较差的肺泡的血流量被窃血至通气较好的肺泡周围,整个肺部的通气血流比例趋于合理,氧合效率提高,从而降低所需吸入氧浓度,提高动脉血氧分压,逆转低氧血症,达到治疗ARDS的目的。吸入NO由肺泡弥散进入体循环后,立即与红细胞内血红蛋白结合,形成亚硝酸基血红蛋白而失活。亚硝酸基血红蛋白在有氧条件下,被氧化成高铁血红蛋白,后者最终转化为硝酸盐排出体外。因此,NO无全身血管扩张作用,是一种选择性肺血管扩张剂。

多个临床研究评价了吸入不同浓度NO对肺部氧合和肺动脉压的影响,均发现吸入NO数分钟后PaO_2/FiO_2明显升高,而肺动脉阻力和平均肺动脉压明显降低。并且有研究发现,NO浓度为1~20ppm时肺部氧合改善,而高于20ppm时肺部氧合反而下降。随后进行了多个前瞻性对照研究以观察NO吸入对ARDS预后的影响,结果均令人失望,多个meta分析显示NO吸入并没有降低ARDS的28天病死率和总病死率,也没有缩短机械通气时间。NO吸入改善氧合的维持时间很短，通常在使用后的24小时内，并且NO吸入增加肾衰竭的风险。

NO吸入能够改善ARDS的肺部氧合，但为什么没能降低ARDS的病死率呢？原因可能是多方面的，一个基本的原因是ARDS真正死于低氧血症的很少，多器官功能不全是ARDS死亡的最常见原因。短时间改善氧合对患者存活无明显影响。吸入NO后肺部对其敏感性会增高，但多数对照研究没有使用剂量-效应曲线来修正每天最佳治疗浓度，而是使用相同浓度的NO。这可能使患者吸入相对过高浓度的NO，从而产生一系列的副作用。

目前并不推荐常规使用NO吸入治疗ARDS，但是对于伴有明确肺动脉高压或严重右心功能不全的患儿可考虑使用。也可用于重度ARDS的抢救性治疗或作为体外膜氧合治疗的过渡。一旦使用应密切评估其疗效，并密切监测其副作用。

（7）肺表面活性物质：ARDS发病过程中内源性肺表面活性物质（pulmonary surfactant，PS）系统发生变化，包括合成不足、成分改变及活性降低。PS含量降低和成分改变是导致难以纠正的低氧血症的重要原因之一。外源性表面活性剂替代治疗对新生儿呼吸窘迫综合征有效已经得到肯定，人们尝试着将PS应用于儿童和成人ARDS患者。

多个临床观察研究显示PS可迅速改善ARDS的肺部氧合，改善肺功能，缩短机械通气时间和ICU住院时间。但随后多个前瞻性随机对照研究结果非常不一致，有的显示PS可改善肺部氧合，降低病死率，但并不能缩短机械通气时间；有的显示PS可改善肺部氧合，但并不能降低病死率；有的显示PS并不能改善肺部氧合，更不能降低病死率。外源性PS的治疗效果不同可能与研究对象的肺损伤程度、治疗时机、使用PS种类、给药剂量、给药方式及PS是否均匀分布于肺内等因素有关。鉴于研究结果的不一致，目前不推荐将PS作为ARDS的常规治疗方法。但由于多数研究显示PS可以改善肺部氧合，有一些研究也显示可改善预后，因此有必要对PS的适合患者、给药剂量和给药方法等问题进行进一步研究。

（8）体外膜氧合：体外膜氧合（extracorporeal membrane oxygenation，ECMO）也称为体外生命支持（extracorporeal life support，ECLS），是将静脉血从体内引流到体外，经膜式氧合器（膜肺）氧合后再用驱动泵将血液灌入体内，进行长时间心肺支持的技术。ECMO最早用于对常规治疗无效的新生儿严重呼吸衰竭，并取得良好效果。以后逐渐用于治疗新生儿、儿童和成人的呼吸、心脏及多器官功能衰竭。在新生儿和成人均有高质量的临床研究支持ECMO用于治疗严重呼吸衰竭，但儿童尚缺乏类似研究资料。尽管缺乏明确有力证据，但是ECMO仍然在全世界广泛用于治疗儿童ARDS。

ECMO适用于治疗肺部病变可逆的重度ARDS或者是准备行肺移植的患者，一般在常规保护性通气策略不能维持有效气体交换时可考虑使用。体外循环生命支持组织（Extracorporeal Life Support Organization，ELSO）推荐的ECMO指征：①动脉血氧分压/吸入氧浓度（PaO_2/FiO_2）<60~80mmHg；②氧合指数（OI）>40［OI=平均气道压（cmH_2O）×FiO_2（%）×100÷PaO_2（mmHg）］；③高平均气道压，常频通气>20~25cmH_2O，高频振荡通气>30cmH_2O；④有医源性压力肺损伤证据；⑤持续性呼吸性酸中毒（pH值<7.1）。尽量在机械通气后7天内实行。ECMO仅仅是一种非常复杂的支持治疗措施，并可伴有很多额外风险，这就需要结合患儿病史、病情变化趋势、其他脏器功能、可能生存质量、经济能力及家庭状况等情况进行动态系统评估，以确定施行ECMO的必要性。合并不可控制的出血或禁用抗凝剂的活动性出血、慢性病终末期和中枢神经系统严重损伤的患者不适合施行ECMO。

恶性血液病患者需行ECMO治疗时效果差。Gow等报道107例因合并呼吸衰竭或心力衰竭而行ECMO的儿童血液肿瘤患者，62例在ECMO支持期间死亡，45例成功撤离ECMO，但只有37例存活出院。同时发现死亡的病例，ECMO前血氧分压更低、氧合指数更高和需要更高呼气末正压。Nardo等报道29例接受造血干细胞移植后需要行ECMO治疗的儿童患者，23例在ECMO支持期间死亡，6例撤离ECMO，但只有3例存活出院。死亡原因主要为多器官功能衰竭和严重出血。

应根据患者心功能状况选择ECMO类型，如患儿心功能良好，可选择静脉-静脉ECMO，仅替代肺脏气体交换功能，是治疗ARDS的常用模式。如同时合并心功能不全，应选择静脉-动脉ECMO，可同时支持替代心脏泵血和肺脏气体交换功能。ECMO的建立、管理及并发症的处理是复杂的工作，需要医生、护士和其他相关人员的密切配合。ECMO运行后应注意评估治疗效果，包括PaO_2、$PaCO_2$、动脉血压、末梢循环、尿量、超声心动图等。

一旦患者心肺功能好转，血流动力学平稳，肺顺应性增加，胸部X线片示肺部病变好转，可逐渐降低ECMO流量并逐渐降低膜肺氧浓度。当流量降至正常血流量的10%~25%后，仍能维持血流动力学稳定，血气指标满意，可考虑停机。出现下列情况应终止ECMO：①不可逆的严重脑损伤；②其他重要器官严重衰竭；③顽固性出血；④肺部出现不可逆损伤。

4. 液体管理　ARDS的特征性表现是肺毛细血管通透性增高所引发的肺水肿，血管外肺水增多，引起肺部氧合障碍。血管外肺水增加与预后不良直接相关。ARDS患者的液体管理目标是必须保证液体入量以维持足够血容量、器官组织灌注和氧输送，同时减少血管外肺水和减轻肺水肿。多个临床研究观察到，急性肺损伤患者的液体正平衡导致机械通气时间延长、氧合下降、ICU住院时间延长及病死率增加。液体正平衡是ARDS患者预后的独立影响因素；通过限制性液体管理策略减少液体输入以及呋塞米利尿，使液体平衡或负平衡，有助于减轻肺水肿严重程度、缩短机械通气时间和降低病死率。但是大部分ARDS患者由全身性感染引起，在早期均存在低血容量状态，为减轻肺水肿而减少液量输入可能进一步降低血管内血容量。研究已经证实，对于此类患者早期进行积极的液体复苏能够改善患者的预后，而不恰当限制液体输入会恶化血流动力学指标，导致器官功能障碍，增加病死率。因此，对于存在血流动力学不稳定的ARDS患者，早期应行积极液体复苏；当血流动力学稳定后，应评估监测患者的液体平衡状况，实行目标指导的限制性液体策略，保持液体平衡或负平衡，防止体内液体过多。

ARDS患者采用晶体液还是胶体液进行液体复苏一直存在争论。研究显示与血浆白蛋白正常者相比，低蛋白血症者更易发生ARDS，并且一旦发生，其病死率也明显增加。理论上，提高胶体渗透压有利于减轻肺水肿。但由于ARDS时肺毛细血管通透性增加，输注白蛋白提高血浆胶体渗透压的同时，白蛋白可通过破损的内皮细胞渗出到间质，从而增加间质胶体渗透压，加重肺水肿的形成。临床研究也得出不一致的结果。有研究显示白蛋白进行容量治疗和通过盐水治疗并没有明显的差异；但也有研究显示，对于存在低蛋白血症的ARDS患者，在补充白蛋白等胶体溶液的同时联合应用呋塞米，有助于实现液体负平衡，并改善氧合。

连续性肾脏替代治疗（continuous renal replacement therapy，CRRT）已被证实为治疗ARDS的有效措施，它可以去除血液循环中的炎症介质，实现液体负平衡，降低肺血管压，减轻肺水肿及改善氧合。但使用时机尚存在争论。有研究显示，施行CRRT时液体超载越严重，病死率越高。因此对存在液体超载的ARDS患者可考虑尽早实施。

5. 镇静和肌松　为使ARDS患者更好地耐受机械通气治疗，降低呼吸功，减少氧耗，应使用适当的镇静治疗。适宜的镇静、镇痛可减少患儿的痛苦和躁动，有利于改善人机同步性，改善氧合，减少氧耗，减轻应激反应，减少呼吸机相关性肺损伤的发生，从而改善患儿预后。

机械通气患者的镇静目标是维持患者安静但对疼痛刺激有反应，但在PICU内常常存在镇静过度的情况。如果镇静不充分可能导致气管导管及血管内导管意外脱出的危险，但长时间镇静过度可导致撤机延迟、医源性戒断综合征。为达到比较合适的镇静、镇痛效果，需应用符合儿科特点的量表评估患者疼痛和躁动的状态。儿科常用的镇静评估量表包括Ramsay评分和Comfort评分。疼痛评估方法包括自我评估、面部表情评估和行为学（包括生理学）评估。使用量表时要根据患者临床情况及所施行的诊疗操作，鉴别临床症状变化（如血压升高、呼吸频率和心率增快等）是由于情绪紧张和疼痛所致，还是因为疾病本身病理生理改变所引起。

应根据患儿病情制订个体化治疗方案，镇静治疗过程中应间断停用镇静剂，施行每日唤醒计划。有研究显示，与持续镇静相比，施行每日唤醒计划可缩短机械通气时间，ICU住院时间和总住院时间均明显缩短，减少镇静剂使用总剂量和降低治疗费用。当生理指标逐渐稳定时，应逐渐将镇静剂减量，唤醒患儿评估其自主呼吸能力。

有些ARDS患者即使在深度镇静时仍然存在明显的人机不同步，使用肌松剂可提高人机同步性，降低呼吸肌氧耗，减少呼吸机相关性肺损伤。但应注意，使用肌松剂后有可能延长机械通气时间，导致肺泡萎陷和增加呼吸机相关肺炎的发生。使用肌松剂时应监测肌松水平以调整用药剂量，并应每日停用一段时间，以评估患者镇静深度和运动情况。

6. 糖皮质激素　糖皮质激素具有抗炎、抗纤维化、提高机体应激能力等作用。在ARDS治疗中应用由来已久，但对其应用时机、剂量、疗程及效果一直存在争议。大剂量糖皮质激素不能起到预防ARDS发生和发展的作用,反而增加感染的并发症。成人研究显示小剂量糖皮质激素治疗早期ARDS可改善氧合、缩短机械通气时间并降低病死率,提示早期使用小剂量糖皮质激素对ARDS患者可能有利,但仍需要随机对照研究进一步证实。持续的过度炎症反应和肺纤维化是导致ARDS晚期病情恶化和治疗困难的重要原因,有学者提出应用糖皮质激素防治晚期ARDS患者肺纤维化。但研究发现ARDS发病>14天的患者应用小剂量糖皮质激素后病死率显著增加,提示晚期ARDS不宜应用糖皮质激素治疗。两篇对成人应用激素治疗ARDS的研究资料所作的meta分析也得出相互矛盾的结果。一篇分析认为激素治疗ARDS无效,另一篇认为小剂量长疗程使用可以降低病死率和缩短机械通气时间。

至今为止,尚缺少评估激素治疗小儿呼吸窘迫综合征疗效的随机对照研究,有限的资料均来自病例观察研究。因此2015年发表的共识中激素未被推荐为儿童ARDS的常规治疗方法。但是在实际临床工作中又确实存在经常使用激素治疗儿童ARDS的情况,因此需要对其有效性、剂量及疗程进一步研究。

7. 营养支持 尽早开始营养支持,提供充足的营养物质,满足机体代谢需要,以促进疾病恢复。应根据患者的胃肠功能情况,决定营养途径。如果胃肠能耐受,首选肠内营养,不但可提供比较全面的营养,而且利于维持肠黏膜的完整性和功能。如果肠内营养不能在72小时内满足机体需要,应考虑进行肠外营养。

【预后】急性呼吸衰竭是血液肿瘤患者常见严重并发症,也是入住ICU的主要原因。虽然随着血液肿瘤疾病治疗方法的改进和ICU治疗技术的进步,血液肿瘤患者并发ARDS的预后得到明显改善,但总体预后仍较差,病死率高达70%。多种因素影响ARDS预后。首要因素是该类患者的免疫功能受抑制,抵抗力差,容易并发感染且耐药菌感染或真菌感染比例相对较高,治疗难度大;合并多器官功能不全是影响预后的另一重要因素。诊断ARDS时肺部病变程度越重,预后越差。及时转入ICU并积极进行干预可改善预后。

【未来展望】研究显示血液肿瘤患者并发ARDS时,尽早转入ICU并进行积极治疗可以改善预后。这需要血液肿瘤科和重症医学科密切协作,共同制订明确的转科标准和程序,以减少患者转科延误。血液肿瘤科医师和重症医学科医师联合查房有助于早期发现病情变化,协调相关诊疗过程。

诊治要点

- 血液肿瘤患者并发ARDS时病情变化迅速。应关注血液肿瘤患者是否存在并发ARDS的高危因素,注意评估脏器功能。
- 尽早识别呼吸困难表现,行胸部X线片或CT检查了解肺部病变情况,查血气分析了解肺部通气氧合情况,及时诊断ARDS。
- 一旦确诊ARDS,尽早转入ICU进行综合治疗。
- 根据患者病情轻重采用合适的呼吸支持方法,如无创正压通气、有创机械通气和高频振荡通气,甚至ECMO,并严密观察效果,预防并发症。
- 全面分析查找ARDS原因并进行病因治疗,怀疑合并感染时应立即使用抗生素。
- 对症支持治疗,维持液体平衡,合理营养支持。

(曾健生)

参考文献

[1] Pediatric Acute Lung Injury Consensus Conference Group. Pediatric acute respiratory distress syndrome: consensus recommendations from the Pediatric Acute Lung Injury Consensus Conference. Pediatr Crit Care Med, 2015, 16 (5): 428-439.

[2] ARDS Definition Task Force, RANIERI VM, RUBENFELD GD, et al. Acute respiratory distress syndrome: the Berlin Definition. JAMA, 2012, 307 (23): 2526-2533.

[3] KHEMANI RG, SMITH LS, ZIMMERMAN JJ, et al. Pediatric acute respiratory distress syndrome: definition, incidence, and epidemiology: proceedings from the Pediatric Acute Lung Injury Consensus Conference. Pediatr Crit Care Med, 2015, 16 (5 Suppl 1): S23-40.

[4] RIMENSBERGER PC, CHEIFETZ IM, Pediatric Acute Lung Injury Consensus Conference Group. Ventilatory support in children with pediatric acute respiratory distress syndrome: proceedings from the Pediatric Acute Lung Injury Consensus Conference. PediatrCrit Care Med, 2015, 16 (5 Suppl 1): S51-60.

[5] 中华医学会儿科学分会急救学组, 中华医学会急诊医学分会儿科学组, 中国医师协会儿童重症医师分会.

儿童双水平气道正压通气临床应用专家共识. 中华儿科杂志, 2017, 55 (5): 324-328.

[6] JENKS CL, RAMAN L, DALTON HJ. Pediatric extracorporeal membrane oxygenation. Crit Care Clin, 2017, 33 (4): 825-841.

[7] ROWAN CM, SMITH LS, LOOMIS A, et al. Pediatric acute respiratory distress syndrome in pediatric allogeneic hematopoietic stem cell transplants: a multicenter study. Pediatr Crit Care Med, 2017, 18 (4): 304-309.

[8] KIEHL MG, BEUTEL G, BÖLL B, et al. Consensus statement for cancer patients requiring intensive care support. Ann Hematol, 2018, 97 (7): 1271-1282.

[9] ROWAN CM, LOOMIS A, MCARTHUR J, et al. High-frequency oscillatory ventilation use and severe pediatric ARDS in the pediatric hematopoietic cell transplant recipient. Respir Care, 2018, 63 (4): 404-411.

[10] GOW KW, HEISS KF, WULKAN ML, et al. Extracorporeal life support for support of children with malignancy and respiratory or cardiac failure. The extracorporeal life support experience. Crit Care Med, 2009, 37 (4): 1308-1316.

第 9 节　消化系统急重症

一、消化道出血

消化道出血（gastrointestinal bleeding，GIB）在血液肿瘤患儿并不少见，特别是接受高强度化疗的恶性血液病及造血干细胞移植患儿。出血可能由肿瘤侵袭、治疗反应（如放化疗）、继发感染、血管损伤或肿瘤伴发的病理过程（如弥散性血管内凝血）等因素所致。胃肠道出血是消化道肿瘤临床常见的紧急情况，可显著增加病死率，预后取决于出血量、患者合并症和临床干预速度。有无肿瘤，胃肠道出血的初始管理都是类似的。但是肿瘤患者必须考虑到原发恶性肿瘤及其治疗所引起的血液学、代谢及结构异常等因素。胃肠道出血的治疗需要多学科的干预，包括消化科、介入放射科和外科等。

【分类】根据出血的部位分为上消化道出血和下消化道出血。上消化道出血（upper gastrointestinal bleeding，UGIB）是指十二指肠悬韧带以上的食管、胃、十二指肠和肝胆胰等病变引起的出血，胃 - 空肠吻合术后的空肠上端病变所致出血也属此范畴；十二指肠悬韧带以下的病变出血称下消化道出血（lower gastrointestinal bleeding，LGIB）。根据胃肠道出血量的多少、速度快慢、在肠腔内停滞时间的长短以及临床表现的不同，又分为：①慢性隐匿性出血，肉眼不能观察到便血又无明显临床症状，仅能用化验方法证实便潜血阳性；②慢性显性出血，肉眼能观察到鲜红咖啡色呕吐物或黑色的粪便，临床上无循环障碍；③急性大量出血，肉眼观察到呕血、黑便或暗红色血便，伴循环障碍和重度贫血，可出现低血压或休克症状，需紧急处理。

【病因与发病机制】消化道原发性肿瘤（如胃肠道间质瘤、腺癌等），或是从不同原发瘤灶转移到胃、近十二指肠或区域淋巴结，然后侵蚀到胃肠腔，导致消化道出血。某些肿瘤具有侵蚀和出血的倾向，尤其是胃黏膜相关的淋巴瘤，被认为是上消化道出血的重要原因。临床上大部分消化道出血是由肿瘤治疗反应或肿瘤伴随的病理过程所导致。

化疗引起的黏膜炎可导致胃肠道出血。化疗引起的恶心和呕吐很常见，可能引起食管贲门黏膜撕裂综合征（esophageal and cardiac mucosa laceration syndrome，Mallory-Weiss syndrome）。此外，服用控制癌症相关疼痛的非甾体抗炎药物亦可导致消化道溃疡的风险增加。重症监护病房相关的应激性溃疡也是癌症患者的常见并发症。接受放射治疗的胸部肿瘤患者存在辐射诱导黏膜损伤导致出血的风险，辐射效应和直接肿瘤浸润亦可导致瘘管形成并影响到主动脉和其他血管而导致消化道大出血。肝脏肿瘤浸润可导致门静脉高压，进而引起静脉曲张出血。化疗所使用细胞毒性药物可引起胃肠黏膜损伤、严重的中性粒细胞减少，加之宿主防御受损，导致中性粒细胞减少性小肠结肠炎，多种细菌和真菌的侵袭性感染引起肠壁坏死，主要累及盲肠、结肠和回肠，并出现血便。严重的移植物抗宿主反应可累及肠道导致消化道大出血。由社区获得性病原体（大肠埃希菌 O157、沙门菌、志贺菌和弯曲杆菌属）或机会性致病微生物（如巨细胞病毒）引起的感染性腹泻、消化道出血在癌症患者也很常见。急性放射性直肠炎发生在外照射治疗后 6 周内，导致黏膜脆性增加及毛细血管扩张而出血，慢性放射性直肠炎发生在放射治疗后 9~15 个月，伴有里急后重和血便。注射用贝伐珠单抗（bevacizumab），一种用于治疗各种癌症的抗血管内皮生长因子的单克隆抗体，有报道可致胃肠穿孔、瘘管形成和消化道出血。

【临床表现】临床症状与出血病变的性质、部位、失血速度、患者年龄及身体状况有关。

1. 呕血、黑便、便血 呕血提示出血灶位于十二指肠悬韧带近端的消化道，无论呕吐红色血液还是咖啡渣样物质。明确的血性呕吐物提示可能存在持续性的中 - 重度出血，而咖啡渣样呕吐物则提示出血较为局限，速度较慢，因为该表现是胃酸对血液的影响所致，抑酸治疗可改变这种影响。黑便（黑色柏油便）是血红蛋白中的铁经过肠内硫化氢作用形成硫化铁所致，大多源自十二指肠悬韧带近端的消化道出血（90%），但也可源于口咽或鼻咽、小肠或右半结肠。不同程度的出血均可造成黑便，即使出血量低至 50ml。便血（大便中见红色或褐红色血液）通常是下消化道出血所致，但也可见于上消化道大出血，后者常伴有直立性低血压。下消化道出血患者常伴有便血。左半结肠出血往往为鲜红色，而右半结肠出血常为深色或褐红色并可能混有大便。极少数时候，右半结肠出血患者可见黑便。

2. 失血性周围循环衰竭 急性大量上消化道出血，因失血量大、失血速度快可出现急性周围循环衰竭，出现头晕、乏力、心悸、恶心、口渴、出冷汗等休克表现。重者可因肾脏灌注不足而出现急性肾小管坏死、肾衰竭。

3. 发热或感染 大量失血后患者多在 24 小时内出现低热，体温多在 38.5℃以下，可持续数天至 1 周。发热的原因与血容量减少、贫血、血红蛋白分解吸收、体内蛋白质破坏、周围循环衰竭等因素导致体温调节中枢功能障碍有关。

【辅助检查】

1. 实验室检查 实验室评估取决于临床情况和失血程度。大多数情况下，应包括全血细胞计数、凝血功能、肝功能、血尿素氮和血肌酐测定。对于上腹部疼痛的患者，还应筛查淀粉酶和脂肪酶来排除胰腺炎。慢性消化道出血可能仅因在常规检查时发现原因不明的缺铁性贫血，常为消化道肿瘤的首发症状。较严重的慢性消化道出血可有贫血相关症状。急性大出血早期，因为有周围血管收缩和红细胞重新分布等生理调节，血红蛋白、血细胞比容可无变化，但随后因大量组织液渗入血管内补充丢失的血容量，导致血液稀释而降低。失血会刺激骨髓造血系统，使网织红细胞增多。肠源性氮质血症是大量消化道出血后，血红蛋白分解产物在肠道吸收，致血中氮质升高。如果失血性循环衰竭造成肾血流减少，肾灌注不足，可以导致肾性氮质血症。

2. 影像学检查 腹部超声、CT 检查，尤其是彩色超声普及程度高、快捷方便、相对准确可靠，所以仍是消化道出血首选检查方式。彩色超声、CT 检查对肝胆出血、门静脉高压及肠套叠等诊断快速准确。CT 血管成像，可检出 0.3ml/min 的出血，灵敏度为 82%，特异度为 50%，此技术可为后续血管造影治疗提供帮助。

3. 内镜检查

(1) 胃镜：可以到达十二指肠远端，甚至可以到空肠近端，对胃、十二指肠出血的部位、病因及严重程度的判断准确度均较高。胃镜在上消化道出血患儿中的阳性检出率为 88.7%，在出血 12~48 小时内进行检查，准确率更高。临床上有呕血或黑便病史的患儿常规胃镜检查是上消化道出血定性、定位诊断的首选方法。

(2) 结肠镜：对小儿下消化道出血性疾病的病因诊断率达 80% 以上；如果出血病变在结肠，结肠镜的阳性结果可达 91.3%。结肠镜是很好的检查及治疗工具，它可以检查发现结肠炎、息肉、直肠静脉曲张和痔疮等，甚至可以发现回肠末端的病变。推进式双气囊电子小肠镜联合肛门进镜几乎可以观察整个小肠肠腔内的黏膜改变，但小儿消化道出血与成人的原发疾病不同，小儿肠腔内黏膜改变的疾病非常少见，虽然有经验的医生可以通过小肠镜诊断 Meckel 憩室，但明显不如腹腔镜可以在发现病变的同时进行外科手术。

4. 选择性动脉造影 可显示出血速度>0.5ml/min 的出血源，特异度接近 100%，但如果正好处于出血暂停期则会出现假阴性，灵敏度在 30%~47%。动脉造影通过注射硬化剂或栓塞可以立即控制出血，对于部分溃疡性出血及食管静脉曲张破裂出血有效，对于不能用栓塞方法止血的小肠疾病易再出血。

5. ^{99}Tc 扫描 可显示出血速度>0.1ml/min 的出血部位，是 Meckel 憩室和肠重复畸形出血最有价值的诊断方法之一。在胃、肠镜排除胃十二指肠及结肠病变导致出血后，对反复出血、出血量较大或怀疑 Meckel 憩室或肠道畸形者建议行该检查，出血期间检查阳性率更高，仍然要关注出血间歇期的假阴性结果。这种成像方式比血管造影更灵敏，但特异度不如血管造影。^{99}Tc 扫描对小儿消化道出血诊断价值较高，可减少开腹探查的盲目性，提高手术阳性率。但核医学检查只能在有资质的医院开展，无法广泛推广，所以在大出血的紧急救治中运用价值受到较大限制。

【诊断与鉴别诊断】出现消化道出血的肿瘤患者应及时接受评估。相关科室的干预时间取决于患者生命体征的稳定性和初始病史中评估的出血量。

1. 消化道出血的识别　应询问患者或家属是否有严重失血引起的贫血或低血压症状，如头晕、气促或嗜睡；还要询问与胃 - 十二指肠出血相关的危险因素，是否服用非甾体抗炎药、阿司匹林、类固醇等。如果患者正在使用抗凝血剂华法林，为了止血，可能需要纠正凝血酶原时间。若患者出现呕血、黑便、便血症状，及头晕、面色苍白、心率增快、血压下降等周围循环衰竭征象，急性消化道出血诊断基本成立。

需要与下列情况鉴别，首先应与鼻出血、拔牙或扁桃体切除术后咽下血液所致临床表现鉴别；也需与肺结核、支气管扩张、二尖瓣狭窄等致的咯血鉴别；此外，进食铋剂和某些中药也可引起粪便发黑，应注意鉴别。少数消化道大出血患者在临床上尚未出现呕血、黑便之前，首先出现周围循环衰竭表现，因此凡有急性周围循环衰竭，除鉴别中毒性休克、过敏性休克、心源性休克、急性坏死性胰腺炎等，还要考虑消化道大出血的可能。

2. 出血严重程度的估计和周围循环状态的判断　临床对出血的精确估计比较困难。轻度：少量呕血或黑便，出血量<10%，血压正常，血红蛋白≥100g/L，无临床症状；中度：呕血和 / 或黑便，量较多，出血量10%~20%，脉搏增快，血红蛋白 60~90g/L，有头晕、软弱无力、口干等症状，突然起立可产生晕厥；重度：出血量≥20%~25%，即刻出现休克表现，血红蛋白<60g/L。

3. 活动性出血的判断　判断有无活动性出血，对决定治疗措施极有帮助。如果患者症状好转，脉搏及血压稳定，尿量足，提示出血停止。下述症状与化验提示有活动性出血。

(1) 呕血或黑便次数增多，呕吐物呈鲜红色或排出暗红色血便。

(2) 经快速输液输血，周围循环衰竭的表现未见明显改善，或虽暂时好转而又恶化，中心静脉压仍有波动，稍稳定又再下降。

(3) 红细胞计数、血红蛋白测定与血细胞比容继续下降，网织红细胞计数持续增高。

(4) 补液与尿量足够的情况下，血尿素氮持续或再次升高。

(5) 胃管抽出物有较多新鲜血液。

(6) 内镜、核素扫描、血管造影等检查提示有活动性出血。

【治疗】消化道出血的治疗原则包括 4 个步骤：评估并稳定生命体征；恢复和维持血容量及机体正常氧供；确定出血的来源和部位；终止消化道出血。

1. 紧急评估及稳定生命体征　对于有典型的呕血、黑便或血便等表现的患者，容易作出急性消化道出血的诊断。而对于有头晕、乏力、晕厥等不典型症状的患者，应保持高度警惕，特别是伴有血流动力学状态不稳定、面色苍白伴无法解释的急性血红蛋白降低的患者，应积极明确或排除消化道出血的可能性。对意识丧失、呼吸停止及大动脉搏动不能触及的患者应立即开始心肺复苏。评估内容包括：意识状态、气道、呼吸及血流动力学状态。生命体征不稳定者应被收入 ICU。意识不清或活动性上消化道出血患儿为防止误吸可考虑气管插管，也有助于内镜止血。评估气道是否通畅，如存在任何原因的气道梗阻时，应当采取必要措施开放气道。给予所有患儿吸氧，增加氧供，密切观察患儿的呼吸形式和呼吸做功情况，必要时给予机械通气呼吸支持。对于循环不稳定甚至休克者应立即液体复苏，建立双静脉通道 / 骨髓通道，方法参照休克复苏，同时监测心肺功能及尿量。

2. 液体复苏　常用的复苏液体包括生理盐水、平衡液、人工胶体和血液制品。无论是否可以立即得到血液制品或胶体液，通常主张先输入胶体液。合并感染的患者禁用或慎用人工胶体。在没有控制消化道出血的情况下，应早期使用血液制品。病情危重时，输液、输血应当相继或同时进行。输血适用于循环不稳定的患儿和血红蛋白≤8g/dl 者，根据年龄和体重确定输血量和速度。对有活动性消化道出血和凝血病的患儿应考虑输注新鲜冰冻血浆，尤其适用于凝血功能检查提示国际标准化比值（INR）>1.5 或凝血酶原时间（PT）延长者，新鲜冰冻血浆初始输注剂量为 10ml/kg。有血小板减少的活动性出血者也应考虑输注血小板，特别是血小板计数<30×10^9/L 时。对于血细胞比容>24% 且血流动力学稳定的患儿不需要输血。治疗时应严格把握输血指征，避免过度输血造成容积过度扩张。对于下消化道出血，如果临床病情恶化但未见明显失血，应考虑是肠腔中的隐匿性出血，在血流动力学不稳定的情况下也需输血。

血乳酸水平与严重休克患者的预后及病死率密

切相关，不仅可判断休克严重程度，还可用于观察复苏的效果，血乳酸恢复正常通常是良好的复苏终点指标。在积极补液的前提下，如果患者的血压仍然不能提到正常水平，为了保证重要的血液灌注，可以适当地选用血管活性药物，以改善重要脏器的血液灌注。

3. 去除诱因　停用任何能诱发出血的药物，如非甾体抗炎药、阿司匹林、皮质类固醇、华法林及肝素。由感染性结肠炎引起的下消化道出血，应静脉给予抗生素。

4. 胃灌洗注药止血　临床上可通过胃灌洗液的性状（血性或咖啡样）来评估不明原因的上消化道出血。目前采用的局部止血方法主要是经胃管注药止血，去甲肾上腺素 2~8mg 加 20~30ml 生理盐水经胃管注入并保留 30 分钟后抽出，每 4~6 小时 1 次；或用凝血酶 250~500U 加 10~20ml 生理盐水注入胃内保留，每 6~8 小时 1 次，或经胃管注入云南白药止血；所有注入胃内溶液的温度不宜超过 37℃。以前使用冰盐水洗胃止血的方法现已不推荐使用，尤其对新生儿及小婴儿冰盐水灌胃可能导致低体温，且已有研究证实 32℃及以下的溶液灌胃可能干扰局部凝血机制。

5. 药物治疗　是消化道出血的一线疗法，应针对不同病因选用不同药物。

(1) 抑酸剂：黏膜出血是儿童上消化道出血最常见的原因，也可导致部分下消化道出血。凝血因子在胃液 pH 值>6 时发挥作用，若胃液 pH 值<5，形成的凝血块可被溶解。因此，所有上消化道出血及部分下消化道出血患儿使用抑酸剂都是合理的。

1) 质子泵抑制剂：①奥美拉唑 1mg/(kg·d)，每日 1 次，静脉注射，有效剂量范围为 0.2~3.5mg/(kg·d)。②泮托拉唑，儿童<40kg 用 0.5~1.0mg/(kg·d)，每日 1 次，静脉注射；>40kg 用 20~40mg/d，每日 1 次（最大剂量 40mg/d）。

2) H_2 受体拮抗剂：雷尼替丁，持续输注，首剂 0.15~0.5mg/kg，后持续 0.08~0.2mg/(kg·h)[2~5mg/(kg·d)]；间断输注，2~6mg/(kg·d)，每 6~8 小时 1 次（每天最大剂量 300mg）。

(2) 生长抑素及其类似物：此类药物可抑制消化腺分泌，降低门静脉压力。国内使用生长抑素治疗儿童消化道出血的报道多见，负荷剂量为 250μg，静脉注射 3~5 分钟后，以 3.5μg/(kg·h) 连续输注至出血停止后 48~72 小时，防止再出血。国外文献报道常用奥曲肽，与垂体后叶素相比，其效果更佳且血流动力学不良反应更少，是静脉曲张出血的首选药物。儿科研究表明，奥曲肽可控制高达 70% 的儿童上消化道出血。起始剂量为 1μg/kg，静脉输注负荷量（最大量 50μg）后以 1μg/(kg·h) 持续泵入，8 小时内每小时可增加 1μg/(kg·h) 直至 4μg/(kg·h)（最高总剂量为 250μg/8h），出血控制后每 12 小时减慢 50% 输注速率，当降至初始剂量的 25% 时可停止使用，防止复发，总疗程大约需持续到出血停止后 24~48 小时。

(3) 垂体后叶素：用于黏膜和食管静脉曲张破裂出血，剂量为 0.002~0.005U/(kg·min)，持续 12 小时泵入，然后在 24~48 小时内减停[最大剂量 0.2U/(kg·min)]。垂体后叶素可引起外周血管强烈收缩，可能诱发肾衰竭。临床上常联合使用同样具有降低门静脉压力作用的硝酸甘油，剂量 0.5~10.0μg/(kg·min)，可减少不良反应。近年来，垂体后叶素已被更长效、更安全且不需要持续泵入的特利加压素替代，效果在成人中也得到证实，但儿童用药经验有限。

6. 止凝血治疗　对血友病患者，首先输注凝血因子，同时应用质子泵抑制剂。对凝血功能障碍患者，目前的治疗观点是：①输注新鲜冰冻血浆；②给予氨甲环酸抑制纤维蛋白溶解；③血栓弹力图监测下指导成分输血。

7. 球囊压迫止血　适用于不能控制的上消化道出血，通过放置三腔二囊管机械压迫食管和胃的曲张静脉止血，但放置过程中可能导致致死性并发症，如误吸、移位、食管坏死或穿孔。儿科使用经验有限，在儿童使用时气囊持续充气不能超过 12 小时。

8. 内镜治疗　在应用了所有必要的标准治疗后，紧急内镜检查适用于已知食管静脉曲张患者（入院后<12 小时）、需持续循环支持或出现大量呕血或黑便的急性上消化道出血患者（入院后≤12 小时）；除上述情况外，血红蛋白<8g/dl 需要输血的上消化道出血者、血红蛋白急性下降>2g/dl 者，以及病情稳定但出血评分已超出需要内镜干预评分阈值者等，应在入院后 24 小时内完成内镜检查；除严重危及循环稳定的出血外，紧急（入院 24 小时内）治疗性回肠镜检查对下消化道出血并非必需，但在保证安全的前提下仍有必要进行诊断性回肠镜检查。主要的内镜治疗方法包括局部注射治疗、热凝治疗、激光冷凝治疗及止血夹和内镜结扎术治疗等。鉴于儿童大多数消化道出血可以自行停止甚至不再发生，是否每个患者都需要接受内镜干预以及何时进行干预尚存在争议，国外学者针对这一问题提出了多种评分系统、目前尚未达成共识。最近一项研究提示的 Sheddield 评分系统在判定是否有必要进行内镜干预的问题上可达到 88.7% 的灵敏度和 91.2% 的特异度。

9. 血管造影栓塞止血　通过血管造影栓塞止血可控制 70% 出血，但也有栓塞后再出血的可能。一般选择股动脉穿刺，对于腹腔干周围的出血选择垂体加压素联合明胶海绵栓塞，效果较好；小肠内的出血栓塞容易导致肠坏死，一般只采用垂体加压素进行治疗，临床效果也比较显著。其副作用主要有感染（甚至发生败血症）、脓肿形成、门静脉栓塞、器官坏死等。

10. 手术治疗　适用于经内科积极治疗仍继续出血者或反复再出血者，内镜手术失败者，紧急情况下大出血不能控制者，以及外科急腹症如空气灌肠失败的肠套叠、Meckel 憩室、坏死性肠炎等。手术对反复内科治疗无效的出血，经胃十二指肠镜、电子结肠镜及 ECT 检查均不能明确原因的消化道出血，或者紧急情况下的不能控制的大出血有着无可替代的优势。术中内镜有助于明确诊断不明原因的消化道出血，尤其是小肠出血的可靠检查方法；并可在术中对小肠逐段进行观察，对确定息肉、肿瘤具有极大价值。

【预后】血液肿瘤患儿消化道出血起病往往比较隐匿，但病情进展迅速，病情变化快，病死率相对较高。预后取决于原发肿瘤类型及消化道出血的原因。一项针对 3 200 例成人急性非静脉曲张性上消化道出血患者的大型前瞻性研究表明，与出血的非肿瘤患者相比，肿瘤患者的死亡风险为 2.5 倍。Soylu 等对 32 例血液肿瘤患儿的报道中，消化道出血发生率为 7.1%，病死率 21.9%。国内陈泽楷等报道 2 568 例血液肿瘤患儿，消化道出血发生率为 1.79%，死亡率 30.4%。因此，血液肿瘤患儿一旦出现消化道出血，应结合原发病特点，积极采取对因及对症治疗。随着诊疗技术的日趋成熟，势必会增加此类患儿的存活率并改善生活质量。

诊治要点

- 消化道出血在血液肿瘤患儿中并不少见，特别是接受高强度化疗的恶性血液病及造血干细胞移植患儿。
- 恶性肿瘤可以是原发性的，或是从不同原发病灶转移到消化道导致出血。大部分消化道出血是由肿瘤的治疗反应或肿瘤伴随的病理过程所导致的。
- 临床症状与出血病变的性质、部位、失血速度、患者年龄及全身一般状况有关。需要早期识别有无消化道出血，评估出血程度及周围循环状态，有无活动性出血。
- 根据病情酌情选用实验室评估、腹部超声或 CT、内镜、选择性动脉造影及 ^{99}Tc 扫描等辅助检查诊断消化道出血。
- 消化道出血的治疗原则：评估并稳定生命体征；恢复和维持血容量及机体正常氧供；确定出血的来源和部位；选用药物、内镜、手术等方法终止消化道出血。

二、急性胰腺炎

儿童急性胰腺炎（acute pancreatitis，AP）发病率逐年升高，最新研究估计为 1/10 000，接近成人。儿童 AP 大多具有良性过程，但合并局部或系统并发症如胰周积液、单个或多器官功能衰竭时病情可加重。导致儿童 AP 的病因复杂，以创伤、全身性疾病、感染等因素为主，约 30% 患儿病因不明。儿童肿瘤相关性胰腺炎相对少见，可见于原发或转移性胰腺肿瘤引起的胰腺导管阻塞（如淋巴瘤），继发于感染（EBV、CMV、真菌等），药物（左旋门冬酰胺酶、甲氨蝶呤、阿糖胞苷等）等。儿童肿瘤相关性胰腺炎除了原发肿瘤的治疗外（如淋巴瘤侵犯则需积极化疗），多沿袭常规胰腺炎的综合治疗理念。

【发病机制】AP 的发病机制尚无统一定论，胰腺腺泡细胞坏死及局部组织损伤仍被认为是胰腺炎发病的主要环节。胰蛋白酶原的活化被认为是导致细胞损伤的主要因素，胰蛋白酶原活化产生大量血管活性物质，如组胺、缓激肽等，以上炎症介质的释放导致血容量减少，从而产生休克。此外，溢出的活化胰酶可导致细胞介质再次释放，引起全身炎症反应综合征（systemic inflammatory response syndrome，SIRS）。SIRS 进一步引起巨噬细胞及中性粒细胞的超活化，并释放组织损伤介质，引起休克、循环衰竭、急性呼吸窘迫综合征等多器官功能障碍综合征（multiple organ disfunction syndrome，MODS）。与此同时，机体产生代偿性抗炎症反应综合征（compensatory anti-inflammatory response syndrome，

CARS),以阻止 SIRS 的进展。CARS 减少了新的细胞因子的产生,同时也增加了重要脏器感染的风险。感染后内毒素的释放导致外周器官中性粒细胞聚集,释放阻止损伤介质加重外周器官功能衰竭。

【临床表现】急性发作的上腹痛是儿童 AP 较常见、重要的早期临床表现,国外报道腹痛发生率高达 82%。腹痛呈持续性,常向背部放射,多伴有恶心、呕吐、腹泻等胃肠道症状。年龄较小的儿童,呕吐为较常见的临床表现。婴幼儿因无法准确口述腹痛的症状,此时呕吐、易激惹、昏睡可为本病的常见症状。急性炎症、坏死胰腺组织继发感染或继发真菌感染时可出现发热。AP 可伴有全身并发症,如急性呼吸衰竭、肾衰竭、消化道出血、胸腔积液、休克、胰性脑病等。

体征上,轻者仅为上腹部轻压痛,重者可出现腹膜刺激征、脐周皮下瘀斑征(Cullen 征)和腰肋部皮下瘀斑征(Grey-Turner 征)。合并全身性并发症时则出现各自相应的体征。

【辅助检查】

1. 常规实验室检查　可出现白细胞数量增多及核左移;暂时性低钙血症及低血糖在儿童 AP 中常见,持续性空腹血糖升高提示预后不良。此外,由于轻重不等的脱水、呕吐,可产生酸碱失衡及离子紊乱。

2. 血清酶学　血清淀粉酶多在发病后 6~12 小时开始升高,48 小时开始下降,一般持续 3~5 天。但其特异度较低,腮腺炎、肾衰竭等亦可导致血淀粉酶升高。相比之下,血清脂肪酶常在起病后持续 7~10 天,且仅于胰腺腺泡中合成,其灵敏度及特异度较血清淀粉酶高。但这两种酶学指标与疾病严重程度的相关性较差。

3. C 反应蛋白(CRP)与降钙素原(procalcitonin,PCT)　CRP 作为预测 AP 严重程度的生化指标,灵敏度和特异度分别为 80%、76%,在出现 AP 症状后 48 小时内,CRP>200mg/L 高度提示胰腺坏死。CRP 作为一种急性时相蛋白,受多种炎症因子调控,在感染、组织损伤、恶性肿瘤等情况下也可升高,因此需要联合其他血清学指标对病情进行综合评估。PCT 与 AP 病情严重程度和进展情况密切相关,受非感染因素干扰较小。AP 合并感染时血清 PCT 在 2~3 小时内可迅速升高,PCT>2ng/ml 提示 AP 合并感染甚至胰腺坏死可能。但以上指标来自成人研究,对于儿童的适用性有待进一步验证。

4. 其他新的实验室诊断指标　血浆多形核白细胞 - 弹力蛋白酶是新的可靠的早期炎症反应标志物,对胰腺炎病情严重程度的判别正确率为 85%~90%。胰蛋白酶原激活所致的胰蛋白酶激活肽(trypsinogen activation peptide,TAP)的形成和羟肽酶活性肽(carboxypeptidase activation peptide,CAPAP)是 AP 发病机制中的关键部分。TAP 和 CAPAP 具有更高的灵敏度和特异度。尿中 TAP 浓度增高程度能区分病情的严重度。血浆 TAP 以 2.8nmol/L 作为临界浓度,比尿 TAP 测定更准确,且在轻型和重症 AP 有明显差异。尿胰蛋白酶原 -2 也是一种新的实验室诊断指标,可用于急性胰腺炎的早期诊断。

5. 影像学检查　多数情况下,通过典型的临床症状及实验室检查可确诊 AP。但如果没有影像学检查,仍会有高达 5% 的漏诊率。

(1)腹部 CT:胰腺炎的影像诊断标准是增强 CT 和评分系统。尽管增强 CT 作为影像学诊断标准,但在儿童 AP 的诊断和治疗中并非必要的检查。在 AP 诊断不明确的病例中,如临床表现出现较晚,且血清标志物水平低时,需要做增强 CT 确诊。早期的影像学表现可能会低估病变的严重程度。建议急诊患者就诊后 12 小时内完成 CT 平扫,可以评估胰腺炎症的渗出范围,同时鉴别其他急腹症。发病 72 小时后完成增强 CT 检查,可有效区分胰周液体积聚和胰腺坏死范围。

(2)腹部超声:发病初期 24~48 小时行 B 超检查,可以初步判断胰腺组织形态学变化,同时有助于判断有无胆道疾病,还可以区分液体包裹的边缘和实质,可以辅助进行积液引流。然而,超声检查易受肠腔积气影响而显示不清,易导致漏诊。与增强 CT 相比,在胰腺的可视化方面灵敏度相对较低。

(3)MRI:MRI 检查有助于评估后期并发症,但通常不作为初期 AP 患者首选的影像学检查,可作为需要静脉对比剂但伴有肾损伤或对碘造影剂过敏患儿的替代方法。MRI 在评估坏死组织上比增强 CT 更敏感。磁共振胰胆管造影(MRCP)在 AP 中多用于检测胆总管远端胆结石或诊断 AP 的胆道病因。

【诊断与分类】

1. 诊断标准　儿童胰腺炎国际研究小组制定的诊断标准为:①患者呈现与 AP 相符的腹痛症状;②血清淀粉酶或脂肪酶升高 3 倍以上;③与 AP 匹配的影像学表现。以上 3 点中符合 2 点即可临床诊断本病。目前对儿童 AP 的诊断并没有循证医学方面的确切证据，基本是根据临床表现、查体后，进一步辅助检查确诊或排除。

2. AP的分类　按照最新的AP分类标准，可将AP分为轻症AP（mild acute pancreatitis，MAP）、中度重症AP（moderately severe acute pancreatitis，MSAP）和重症AP（severe acute pancreatitis，SAP）三类。标准如下。

（1）MAP：无局部或全身并发症，无器官功能衰竭，通常在1~2周恢复。MAP占AP的60%~80%，病死率极低。

（2）MSAP：伴有局部或全身并发症，可伴有一过性的器官功能衰竭（48小时内可恢复）。MSAP占AP的10%~30%，病死率<5%。

（3）SAP：伴有持续的器官功能衰竭（持续48小时以上），可累及一个或多个脏器。SAP占AP的5%~10%，病死率高达30%~50%。

3. AP分期　国内指南将AP病程分为三期：早期（急性期）、中期（演进期）和后期（感染期）。

（1）早期：发病至2周，SIRS引发全身毛细血管渗漏综合征，继而可发生多系统器官功能不全或衰竭，构成了第一个死亡高峰，治疗重点是加强重症监护、稳定内环境及器官功能保护。

（2）中期：发病2~4周。早期过后，患者出现一段时间的平稳期，即中期（演进期）。以胰周液体积聚或坏死性液体积聚为主要表现。此期治疗以进一步稳定内环境、防治感染、营养支持为重点，对于胰腺和胰周坏死的演变和转归非常重要。

（3）后期：发病4周以后则为后期（感染期），由于肠道菌群易位等原因，坏死病灶有发生感染的风险。坏死合并感染可导致病情迅速恶化，继发脓毒症（sepsis）、MODS或多器官功能衰竭（multiple organ failure，MOF）、腹腔出血、消化道瘘等相关并发症可危及生命，由此构成了第二个死亡高峰，原则上应积极控制感染和及时的外科干预。

4. AP严重度的评估　快速、精确的病情评估对指导儿童AP的治疗和评估预后有益。成人AP判断有较成熟的评分系统。儿科缺少公认的病情评估标准。2002年，DeBanto等参考Ranson和Glasgow评分系统（成人胰腺炎评分系统），提出儿童胰腺炎严重度评分。该评分系统包括8个参数，每个参数代表1分，包含4个入院时参数和入院48小时后参数，评分≥3分预示病情严重，具体如下：①年龄<7岁；②体重<23kg；③入院时WBC>18.5×10^9/L；④入院时乳酸脱氢酶>2 000U/L；⑤入院48小时[Ca^{2+}]<8.3mg/dl；⑥入院48小时血白蛋白<26g/L；⑦48小时液体超载>75ml/kg；⑧48小时血液尿素氮（BUN）升高>5mg/dl等。以上指标对儿童SAP判断存在较多不足，特别不适合于亚洲和中国儿童胰腺炎的评估。2014年日本提出改良的儿童胰腺炎严重程度评估（简称儿童JPN评分），指标包括：①剩余碱≤-3mmol/L或合并休克；②PaO_2≤60mmHg或合并呼吸衰竭；③尿素氮（BUN）≥40mg/dl或肌酐（Cr）≥2.0mg/dl，或无尿<0.5ml/（kg·h）；④乳酸脱氢酶升高≥正常上限2倍；⑤血小板≤1×10^5/mm^3；⑥血[Ca^{2+}]≤7.5mg/dl；⑦CRP≥15mg/dl；⑧儿童SIRS评分≥3分；⑨年龄<7岁或/和体重<23kg。评分≥3分预示病情严重。此评分标准无论灵敏度还是特异度都高于既往上述评分系统。

【治疗】儿童肿瘤相关性胰腺炎除了原发肿瘤的治疗外（如淋巴瘤侵犯则需积极化疗），多沿袭常规胰腺炎的综合治疗理念。

1. 液体疗法　由于炎症反应，血管通透性增加及血浆胶体渗透压降低，大量细胞外液渗入周围组织间隙，加之大多数患儿有呕吐、腹泻、食欲缺乏，导致有效循环血量减少，重症患者早期即可出现休克。积极补液、维持有效循环血量、酸碱平衡及电解质稳定尤为重要。初始液体复苏推荐晶体液。在急性期可以用乳酸林格液或生理盐水。根据脱水情况、脏器功能情况或血流动力学指标等决定输液量及输液速度。

2. 监测和并发症的处理　对AP患儿的监测可警示并发症的发生，包括SIRS和器官功能不全或衰竭，其起病后48小时内要严密监测心脏、呼吸和肾脏功能情况。急性呼吸窘迫综合征是AP的严重并发症，处理包括机械通气和大剂量、短疗程糖皮质激素的应用，如甲泼尼龙，必要时行气管镜下肺泡灌洗术。急性肾衰竭主要是支持治疗，稳定血流动力学参数，必要时透析。

3. 营养管理　禁食作为AP的常规治疗方法之一，可减轻对胰腺的刺激，减少胰液分泌，使胰腺得到休息，加速疾病转归。然而AP患者处于高代谢状态，儿童基础代谢率较高，与成人有不同的能量需求。长期禁食会导致营养不良，影响儿童生长发育。因此，营养支持是直接影响儿童AP转归及预后的主要方法。儿童营养支持主要分为肠外营养和肠内营养，其中经鼻空肠喂养管的肠内营养可促使胰腺休息、维持肠道菌群稳定，同时还能满足患儿营养需求，为目前儿童营养支持首选。

长期静脉营养会导致肠道黏膜萎缩、肠道细菌过度增殖、肠道菌群异位等，此外长期禁食使肠黏膜通透性增高，静脉营养导管植入等增加并发感染的概率。国际共识指出，对于AP的治疗，营养不良或5~7天内仍不能经口进食的AP患者，需要进行营养支持；肠内营养优于静脉营养，应当优先选择。静脉营养作为肠内营养不耐受、存在肠内营养禁忌证时的备用方案。

肠内营养的适应证：5~7天内无法经口进食的轻-中度AP患儿；重度AP患儿；营养不良；胰腺瘘管形成、伴发腹水、胰腺假性囊肿。禁忌证：严重呕吐、腹泻、肠梗阻、腹膜炎、胃肠道活动性出血、休克等。

肠内营养的置管方式分为2种。

(1)无创性：包括鼻胃置管、鼻空肠置管。鼻空肠置管为肠内营养的首选。近期研究发现，鼻胃置管与鼻空肠置管相比，AP患者的耐受性、预后、并发症等发生率无明显差异。

(2)有创性：①经皮胃造口置管术、经皮空肠造口置管术，因鼻胃置管或鼻空肠置管最长可放置4~6周，经皮置管术适用于需长期营养支持的患儿，两者常联合使用，利于胃肠减压；②手术空肠置管术，适用于需要手术治疗的患儿。

4. 药物疗法

(1)镇痛药：一般而言，麻醉类镇痛药是儿童AP腹痛时的首选，如吗啡等。虽然麻醉镇痛药有可能导致Oddi括约肌痉挛及加重病情，但尚无临床报道。此外，镇痛药需在明确诊断后使用，以免掩盖病情。

(2)抗生素：对于AP患儿，不建议预防性应用抗生素，然而当病情加重或合并感染(如感染性胆管炎)时需联合抗生素治疗。对于重型出血坏死性胰腺炎，应联合抗生素治疗，可减少感染并发症的发生率及改善预后。感染性坏死性胰腺炎的治疗应使用能穿透坏死组织的抗生素，如碳青霉烯类、喹诺酮类和甲硝唑。

(3)蛋白酶抑制剂、生长抑素类似物：蛋白酶抑制剂如乌司他丁可抑制多种胰酶的分泌，稳定溶酶体膜，抑制溶酶体酶的释放，清除氧自由基及抑制炎症介质释放。对于重型胰腺炎，蛋白酶抑制剂可降低病死率，但无相关临床证据。目前不建议运用于儿童轻型胰腺炎。生长抑素类似物奥曲肽有优于生长抑素的作用，其半衰期较天然生长抑素长30倍，生理作用与内源性生长抑素相似，可强烈抑制胰腺的外分泌作用及收缩胆囊素的产生，已有研究显示，奥曲肽对于门冬酰胺相关性胰腺炎治疗有效。

5. 内镜及手术治疗　儿童AP出现以下几种情况时考虑内镜或手术治疗。

(1)胰腺解剖学异常，儿童常见。对于胆胰管壶腹部异常或胰腺分裂所致的胆汁流出道梗阻可进行内镜下括约肌切开术。

(2)感染坏死性胰腺炎经抗感染治疗无效后，需行胰腺坏死组织清除术。鉴于早期进行坏死组织切除存在较高病死率，建议在血流动力学及一般情况稳定时施行。目前经皮坏死组织切除术、经胃内镜坏死组织切除术、腹腔镜坏死组织切除术均为较成熟的微创手术。胰腺脓肿需要经皮、内镜或手术引流。

(3)胰腺假性囊肿通常发生于胰腺炎4周之后，保守治疗有效。假性囊肿形成6周后无消退，或伴发腹痛、感染、出血、囊肿破裂时，建议行外科干预。

6. 其他　持续性血液净化(continuous blood purification，CBP)是近些年来的新疗法，主要通过弥散、吸附、对流机制，有效清除体内的炎症介质及细胞因子，维持内环境稳定，从而阻断SIRS及MODS的发生，是治疗重型AP的有效方法。主要优点是稳定血流动力学，有效维持水、电解质、酸碱平衡。对于重型AP的治疗，多建议于发病48小时内行CBP，以及时阻止SIRS向MODS发展，从而改善预后。

【预后】与成人相比，儿童AP的总体预后更好。早期开始肠内营养和液体复苏可缩短住院时间，降低ICU入住率、重症AP发生率。儿童AP高死亡率与全身性疾病有关，但总体病死率偏低，多数报道<5%。假性囊肿形成率从8%到41%不等。约15%~35%的儿童AP会复发，急性复发性胰腺炎与胰胆管异常、自身免疫性胰腺炎、代谢性疾病等相关。肿瘤相关性胰腺炎取决于原发病及全身一般状况。

诊治要点

- 儿童肿瘤相关性胰腺炎相对少见，可见于原发或转移性胰腺肿瘤引起的胰腺导管阻塞，继发于感染、药物因素等。

- 急性发作的上腹痛是儿童 AP 较常见、重要的早期临床表现，伴有全身并发症时，可出现相应的症状及体征。
- 多数情况下通过典型的临床症状及实验室检查可确诊 AP。但仍有部分患者需 B 超、CT 及 MRI 等影像学检查确诊。
- 在 AP 的诊断基础上需要进行分类、分期及严重程度的评估，以达到干预及治疗的目的。
- 儿童肿瘤相关性胰腺炎除原发肿瘤的治疗外，多沿袭常规胰腺炎的综合治疗理念。

（贾鑫磊）

参考文献

[1] HUANG H, ZHENG Y, ZHU J, et al. An updated meta-analysis of fatal adverse events caused by bevacizumab therapy in cancer patients. PloS one, 2014, 9 (3): e89960.

[2] OWENSBY S, TAYLOR K, WILKINS T. Diagnosis and management of upper gastrointestinal bleeding in children. The Journal of the American Board of Family Medicine, 2015, 28 (1): 134-145.

[3] 中国医师协会急诊医师分会. 急性上消化道出血急诊诊治流程专家共识. 中国急救医学, 2015, 35 (10): 865-873.

[4] TRINGALI A, THOMSON M, DUMONCEAU JM, et al. Pediatric gastrointestinal endoscopy: European society of gastrointestinal endoscopy (ESGE) and European society for paediatric gastroenterology hepatology and nutrition (ESPGHAN) guideline executive summary. Endoscopy, 2017, 49 (01): 83-91.

[5] THOMSON MA, LETON N, BELSHA D. Acute upper gastrointestinal bleeding in childhood: development of the Sheffield scoring system to predict need for endoscopic therapy. Journal of pediatric gastroenterology and nutrition, 2015, 60 (5): 632-636.

[6] MORINVILLE VD, LOWE ME, AHUJA M, et al. Design and implementation of insppire (International Study Group of Pediatric Pancreatitis: in Search for a Cure). Journal of pediatric gastroenterology and nutrition, 2014, 59 (3): 360-364.

[7] 中华医学会外科学分会胰腺外科学组. 急性胰腺炎诊治指南 (2014 版). 中华肝脏外科手术学电子杂志, 2015 (3): 195-196.

[8] BANKS PA, BOLLEN TL, DERVENIS C, et al. Classification of acute pancreatitis—2012: revision of the Atlanta classification and definitions by international consensus. Gut, 2013, 62 (1): 102-111.

[9] SUZUKI M, SAITO N, NARITAKA N, et al. Scoring system for the prediction of severe acute pancreatitis in children. Pediatrics International, 2015, 57 (1): 113-118.

[10] ABU-EI-HAIJA M, KUMAR S, QUIROS JA, et al. Management of Acute Pancreatitis in the Pediatric Population: A Clinical Report From the North American Society for Pediatric Gastroenterology, Hepatology and Nutrition Pancreas Committee. Journal of pediatric gastroenterology and nutrition, 2018, 66 (1): 159-176.

第 10 节 中枢神经系统急重症

血液系统恶性肿瘤或实体恶性瘤可通过直接侵犯、肿瘤转移、合并感染等多种途径侵犯中枢神经系统，导致发生惊厥、颅内高压、定位神经系统损害等。其中癫痫持续状态和颅内高压是常见的神经系统急重症，需尽快予以治疗，否则会危及患儿生命或致残。

一、癫痫持续状态

癫痫持续状态（status epilepticus，SE）指持续频繁的癫痫发作形成了一个固定的癫痫状态，是最常见的神经系统急重症之一。若未及时控制，可能危及生命或致残。早期诊断、早期正确处理是抢救成功的关键。

各种类型的癫痫只要频繁持续发作，均可形成 SE。依发作类型不同，SE 可分为惊厥性癫痫持续状态（convulsive status epilepticus，CSE）（全面性及部分性）、非惊厥性癫痫持续状态（non-convulsive status epilepticus，NCSE）（失神性及精神运动性）和癫痫性电持续状态（electrical status epilepticus）。临床以 CSE 最常见，是最严重的一种癫痫持续状态。本节仅讨论 CSE。

CSE 的传统定义指一次癫痫发作持续 30 分钟以上，或连续发作且发作间歇期意识不能完全恢复者。目前研究表明如果惊厥发作持续超过 5 分钟，没有适当的止惊治疗很难自行终止发作。基于此，国际抗癫痫联盟（International League Against Epilepsy，ILAE）2015 年更新的 SE 定义指出，全身性发作持续超过5分钟、限局性发作持续超过10分钟、失神性发作持续超过10~15分钟即应考虑为SE。目的就是强调早期治疗的重要性。

【病因与发病机制】SE的发病机制是大脑皮质持续异常放电引起惊厥持续发作。由于持续异常放电，神经细胞处于高代谢状态，对氧和代谢底物的需求大幅增加，同时由于持续抽搐抑制呼吸，导致缺氧，使神经元能量供应不足，发生选择性的神经元不可逆损伤，引起中枢神经系统的永久性损害。癫痫持续状态可以是特发的，也可以由任何一种原发或继发的癫痫所引起。

SE常见的病因包括热性惊厥、各种全身系统感染和中枢神经系统感染、各种水电解质紊乱（血钙、钠、糖异常等）、癫痫、长期服用抗癫痫药突然停药、缺氧性疾病、脑血管病和头部外伤、脑肿瘤、先天性脑发育缺陷、代谢异常及各种中毒。

【临床表现】CSE又称全身强直-痉挛状态，表现为惊厥连续反复发作，间歇期意识不能恢复，昏迷程度加深。出现发热、大汗、脱水，呼吸加快或不整，口腔及呼吸道分泌物增多，双肺可有痰鸣音，口唇发绀，心动过速或心律失常，血压先升高后下降，病理反射阳性，肌肉长时间收缩产生横纹肌溶解现象，进而肾功能或呼吸循环功能衰竭。同时有原发病的临床表现。

【辅助检查】CSE的辅助检查应包括以下内容。

1. **血生化、血气、血糖、肝肾功能** 患儿可出现低血糖、严重电解质紊乱和酸碱平衡紊乱、器官功能障碍等需紧急处理的严重情况，这些可能是导致CSE的原因，也可能是CSE发作的结果。

2. **血常规** 有助于发现感染等原发病的线索。

3. **血清抗癫痫药物浓度** 对长期服用抗癫痫药物者，应立刻测定抗癫痫药物血药浓度，以尽快确定是否有药物剂量不足或停药导致的药物浓度过低，因这是CSE的常见原因之一。

4. **脑电图** 对于不能确定是否为SE的患者，应紧急行脑电图检查，以与类似情况进行鉴别。经初始治疗不缓解者，应行持续脑电图监测，以协助判断治疗效果，指导临床用药。

5. **头颅影像学检查** 包括CT、MRI等，有助CSE的病因诊断。

6. **针对病因的其他辅助检查** 应在抢救治疗的过程中，分析可能的病因，采取适当的辅助检查，以尽快明确病因，采取针对性治疗。

【诊断】凡全身性惊厥发作持续超过5分钟者，即应考虑为CSE；若经初始治疗后CSE仍持续30~60分钟，则为难治性CSE；若麻醉剂不能终止发作或发作持续>24小时，则为超难治性或恶性CSE。

【鉴别诊断】需与SE鉴别的情况主要是各种心因性因素导致的癔症性抽搐发作。癔症性抽搐发作前常有各种负面心理刺激因素，发作形式多样，可通过暗示等方法诱发或终止发作。

【治疗】CSE的治疗原则是稳定呼吸和循环，尽快控制惊厥发作，终止持续状态，治疗原发病，预防惊厥和CSE复发。

1. **稳定呼吸和循环** 患者全身运动性癫痫频繁发作或发作间期意识显著受损；或者临床状态不稳定，则需要立刻进行评估和治疗。快速体格检查应该包括评估呼吸和循环系统状态，并开始持续监测生命体征。呼吸系统受损时应立即建立通畅的气道，并且根据需要开始吸氧、机械通气等支持性治疗。尽快建立血管通路，以便采取血样和给药，若周围静脉通路建立困难，则应立刻建立骨髓通路。随后进行快速神经系统检查，以对SE类型进行初步分类。同时从家长或看护人处获得的病史可能有助于确定癫痫发作的原因。

2. **尽快控制惊厥发作** 是治疗CSE的关键，应根据发作情况选择适当药物，力争在最短时间内控制惊厥发作。

（1）抗惊厥药物的选择：控制惊厥发作的一线药物首选苯二氮䓬类药物，包括劳拉西泮、地西泮和咪哒唑仑。其中劳拉西泮或地西泮是首选药物。劳拉西泮的有效作用持续时间长达4~6小时，明显长于地西泮和咪哒唑仑，可减少反复用药。常用剂量为：劳拉西泮0.1mg/kg，最大4mg；地西泮0.2~0.5mg/kg，最大10mg；咪哒唑仑0.2mg/kg，最大5mg。首选静脉给药，应缓慢静脉注射以避免呼吸抑制。若5分钟后癫痫发作继续，可重复给予，但超过2剂会增加呼吸抑制的风险。若尚未建立静脉通路，可通过直肠给予劳拉西泮或地西泮，或咪哒唑仑肌内注射。需要注意的是，由于地西泮肌内注射吸收缓慢，因此用于抢救CSE时不能采用肌内注射给药。

若一线药物未能控制惊厥发作，应尽快给予二线药物治疗。常用的二线药物包括：①苯妥英或磷苯妥英，负荷量20mg/kg，静脉注射；维持量为5~7mg/(kg·d)，分3次口服或静脉注射。②丙戊酸，负荷量20~40mg/kg，静脉注射；维持量为1~2mg/(kg·h)，持续静脉输入。③苯巴比妥，负荷量

10~20mg/kg，静脉注射；12小时后给予维持量5mg/(kg·d)。④左乙拉西坦，负荷量60mg/(kg·d)，分2次，每12小时1次，静脉输入。

若二线药物仍未控制惊厥发作，尽快给予三线药物控制惊厥发作。常用的三线药物包括：①咪哒唑仑，初始给予0.2mg/kg静脉注射，随后以0.1~2.9mg/(kg·h)持续静脉输入；②丙泊酚，初始予2mg/kg静脉注射，随后以2~15mg/(kg·h)持续静脉输入，若>48小时，最大5mg/(kg·h)；③戊巴比妥，初始予5~15mg/kg静脉输注，随后1~10mg/(kg·h)持续静脉输入；④氯胺酮，初始予1.5mg/kg静脉注射，随后以1.2~7.5mg/(kg·h)持续静脉输入。三线药物多属于麻醉剂，往往会对呼吸、循环有显著影响，应将患儿收入ICU，在严密监护和支持治疗下使用。若上述药物仍不能控制惊厥发作，则可试用其他药物和治疗方法，药物包括利多卡因、硫酸镁等，若考虑癫痫发作与免疫相关，也可试用激素和静脉注射丙种球蛋白。非药物方法包括生酮疗法、电击疗法等。

在选择抗癫痫药物时，除考虑控制惊厥的效果外，还必须考虑患儿基础疾病是什么、有无重要器官功能障碍、药物的毒副作用、药物相互作用等因素，综合分析后选择惊厥控制率高、毒副作用小的药物。若原发病需多种其他药物治疗时，则必须考虑药物的相互作用，尽量避免因药物相互作用导致惊厥难以控制或大幅增加药物的毒副作用。

(2)CSE治疗流程：CSE治疗的关键是尽快控制惊厥发作，因此，除选择药物外，必须保证按时完成各个环节，以争取时间，按时完成各种治疗。每个单位应根据自身情况，制订适合自身需求的治疗流程。具体应包括下列内容：①在5分钟内给予稳定患儿呼吸、循环的必要措施，建立血管通路。②在5~10分钟内给予一线抗惊厥药物治疗。③若一线药物未能控制发作，在10~30分钟内开始二线药物治疗。④若二线药物未能控制发作，在30~60分钟内开始三线药物治疗。三线药物治疗的目标是控制惊厥发作，脑电图呈爆发-抑制状态。达到上述目标后应使脑电图的爆发-抑制状态持续24~48小时后，逐渐减停静脉抗惊厥药物，转为口服抗惊厥药物维持。⑤若上述方法均不能控制惊厥发作，应考虑其他药物或方法。

3. 原发病及并发症的治疗　在控制CSE的同时，应尽快明确病因及有无并发症和并发症的严重程度，积极治疗原发病和并发症。CSE控制后，应仔细调整抗惊厥治疗药物，监测抗惊厥治疗药物血药浓度，避免再次发生CSE。

【未来展望】随着对CSE认识的深入，近年更加强调CSE的早期诊断和早期治疗。研究表明，一线药物治疗开始延迟会导致控制率降低，增加难治性CSE的发病率，并发症增加，预后恶化。因此及早给予一线抗惊厥治疗药物是控制CSE的关键。但对于难治性CSE，目前的治疗推荐意见尚缺乏足够的循证医学证据，仍需开展高质量的研究，探索最佳的治疗方案，这将是今后一段时间内的研究重点，随着研究的深入和证据的增加，可能出现更加有效的控制CSE的方法。CSE由多种病因引起，不同疾病的发病机制和病理生理可能有所不同，随着对不同疾病时CSE的发病机制和病理生理的研究深入，可能会发现针对不同发病机制和病理生理机制的新的治疗药物和治疗方法。

诊治要点

- 及早识别和诊断CSE。
- 5分钟内给予稳定患儿呼吸、循环的必要措施，建立血管通路。
- 在5~10分钟内给予一线抗惊厥药物治疗，首选苯二氮䓬类药物。
- 若一线药物未能控制发作，在10~30分钟内开始二线药物治疗，药物选择包括苯妥英、丙戊酸、苯巴比妥和左乙拉西坦。
- 若二线药物未能控制发作，在30~60分钟内开始三线药物治疗，可选择咪达唑仑、丙泊酚、戊巴比妥、氯胺酮等。
- 三线药物治疗的目标是：控制惊厥发作，脑电图呈爆发-抑制状态。达到上述目标后应使脑电图的爆发-抑制状态持续24~48小时后，逐渐减停静脉抗惊厥药物，转为口服抗惊厥药物维持。
- 若上述方法均不能控制惊厥发作，应考虑其他药物或方法。
- 尽快明确病因、有无并发症和并发症的严重程度，积极治疗原发病和并发症。

二、颅内高压症

颅内高压症(intracranial hypertension)，又称高颅压、颅内高压，指颅腔内容物体积增加引起压力增高所致的一系列临床表现，严重颅内高压可导致脑疝形成，威胁患儿生命。早期诊断和及时治疗颅内高压，是预防脑疝形成、降低病死率和致残率的重要措施之一。

【病因与发病机制】任何引起颅内容物体积增加的因素均可导致颅内高压，包括颅内感染、脑水肿、脑积水、颅内占位性病变等。引起小儿急性颅内高压的病因主要是脑水肿，尤以感染所致脑水肿常见，急性感染(包括颅内或颅外感染)后24小时即可发生脑水肿。各种原因造成的缺氧、颅内出血、水电解质平衡紊乱等均可导致脑水肿而引起颅内高压。脑积水、颅内肿瘤等可导致慢性颅内高压。特发性颅内高压是指患者有颅内高压，经各种辅助检查均未发现导致颅内高压的病因，是儿童颅内高压的少见情况。

【临床表现】急性颅内高压的临床表现与引起颅内高压的原发病性质、部位、发生发展速度及合并症等诸多因素密切相关。早期临床表现多样且缺乏特异性，晚期常合并生命体征改变。主要表现如下。

1. 头痛　开始时为阵发性，以后发展为持续性。婴幼儿常不能自述头痛，多表现为烦躁不安，尖声哭叫，甚至拍打头部。婴儿因前囟未闭和颅骨缝裂开，可部分缓解高颅压，故头痛多不如成人严重。

2. 喷射性呕吐　特征为喷射性呕吐，很少恶心，与饮食无关，清晨较重。

3. 头部体征　前囟膨隆紧张，骨缝裂开，头围增大，头面部浅表静脉怒张，破壶音阳性等体征为亚急性或慢性代偿机制。此种代偿机制常使早期症状不典型。

4. 意识障碍　可有程度不等的意识障碍、躁动或狂躁。如不能及时控制脑水肿，意识障碍迅速加深而进入昏迷状态。

5. 血压升高　颅内高压时，延髓的血管运动中枢代偿性加压反应使血压增高，收缩压可上升20mmHg以上，且脉压增宽，血压音调增强。

6. 肌张力改变及惊厥　可表现为去大脑强直、去皮质强直、肌张力增高或降低等。脑缺氧或炎症刺激大脑皮质时，可致抽搐甚至癫痫样发作。

7. 呼吸障碍　脑干受压或轴性移位，可引起呼吸节律不齐、暂停、潮式呼吸、下颌运动等，多为脑疝的前驱症状。

8. 循环障碍　颅内高压影响神经组织压力感受器，使周围血管收缩，表现为皮肤及面色苍白、发凉及指/趾发绀。脑干移位时的缺氧可致缓脉，但在小儿少见。

9. 体温调节障碍　因下丘脑体温调节中枢(其前部为降温中枢，后部为升温中枢)受压，出现体温调节障碍，可表现为体温急剧升高，呈持续性、难以控制的高热或超高热。

10. 眼部表现　眼部改变多提示中脑受压。可表现为眼球突出、复视、视野变化等，眼底检查可见视神经乳头水肿，常为慢性颅内高压的主要症状，急性脑水肿时很少见，在婴幼儿更为罕见。严重的视神经乳头水肿可致继发性视神经萎缩。

11. 脑疝的临床表现　严重颅内高压可导致脑疝形成，以小脑幕切迹疝和枕骨大孔疝最为常见。意识障碍、瞳孔扩大及血压增高伴缓脉称Cushing三联症，为颅内高压危象，常为脑疝的先兆。

(1)小脑幕切迹疝：表现为瞳孔忽小忽大，两侧大小不等，对光反射减弱或消失，一侧或两侧眼睑下垂、斜视或凝视，出现双吸气、叹息样或抽泣样呼吸、下颌运动及呼吸暂停等中枢性呼吸节律紊乱。小脑幕裂隙处硬脑膜受牵扯，能引起显著的颈强直。中脑及大脑脚锥体束受压时则出现单侧(脑疝对侧)或双侧的锥体束征和/或肢体瘫痪。

(2)枕骨大孔疝：为后颅窝的小脑扁桃体疝入枕骨大孔所致。患儿昏迷迅速加深，双侧瞳孔散大，对光反应消失，眼球固定，常因中枢性呼吸衰竭而呼吸骤停。幕上占位性病变所致枕骨大孔疝多发生在小脑幕切迹疝之后，但幕下占位性病变易直接造成枕骨大孔疝而不并发小脑幕切迹疝。

【辅助检查】

1. 颅内压测定　直接测量颅腔内压力是诊断颅内高压较准确的方法。注意测定颅内压力时必须令小儿处于安静状态，放松颈、胸与腹部，使之均不受压，而后记录读数方比较可靠。健康成人的颅内压正常值为7~15mmHg，婴儿和儿童的颅内压正常值可能在5~10mmHg。常用的测量颅内压的方法包括腰椎穿刺测脑脊液压力、侧脑室穿刺引流测压、直接颅内压监测法等，可根据临床情况选择应用。

2. 影像学检查　CT扫描、MRI等能够发现颅内高压，有助病因诊断，并能确定是否存在脑疝。非增强脑部CT是检测急性颅内高压的首选初始方法，也是创伤性脑损害初步评估的最佳方法，目的是确定有无需要立即外科手术治疗的病因。需要特别注意的是，在脑水肿所致急性颅内高压，其CT扫描的影像学表现通常在24小时后才出现。因此，必须谨慎解读头颅CT结果。对于头颅CT扫描没有颅内高压表现，但基于头痛、呕吐、视觉改变、神志改变或脑疝征象等临床表现而怀疑有颅内高压的患儿，仍应进行治疗，并选择其他方法确定是否存在颅内高压。

3. 经颅多普勒超声(transcranial doppler，TCD)　可了解脑血流动力学改变，间接判断脑血流灌注情况。

动态监测 TCD 可协助临床判断颅内高压程度、治疗效果和预后。

4. 其他辅助检查 应根据病史、体征等提示的可能病因进行相应的辅助检查,以协助确定诊断。

【诊断】颅内高压的诊断主要根据临床表现,测定颅内压有助确定诊断。临床诊断颅内高压后,重要的是尽快确定有无颅内高压危象或脑疝表现。临床诊断的依据如下。

1. 病史中存在导致脑水肿或颅内压增高的原因。

2. 颅内高压相关症状与体征 成人颅内高压的三大特征为头痛、呕吐与视神经乳头水肿。小儿颅内高压时常常缺乏主诉,婴儿在颅内压增高时可通过前囟膨隆、骨缝裂开进行代偿。临床症状不典型,而视神经乳头水肿亦少见于急性脑水肿,因此,作出诊断必须全面分析病情及综合判断。虞佩兰提出小儿急性脑水肿临床诊断的主要指标和次要指标各五项,具备一项主要指标及两项次要指标时,即可诊断。主要指标为:①呼吸不规则;②瞳孔不等大或扩大;③视神经乳头水肿;④前囟隆起或紧张;⑤无其他原因的高血压[血压(mmHg)>年龄(岁)×0.027+13.3kPa]。次要指标:①昏睡或昏迷;②惊厥或/和四肢肌张力明显增高;③呕吐;④头痛;⑤给予甘露醇 1g/kg 静脉注射 4 小时后,血压明显下降,症状、体征随之好转。

3. 颅内高压合并脑疝的临床诊断 提示即将出现脑疝的临床表现包括:疼痛刺激引起的运动反应不对称;对疼痛刺激呈去皮质或去大脑反应;脑神经受损,特别是双侧或单侧瞳孔对光反射消失;出现 Cushing 三联症(呼吸不规则、血压增高、心率减慢);其他生命体征异常(血压增高或降低、心率增快或减慢)。脑疝的表现则为:①小脑幕切迹疝:颅内高压基础上出现双侧瞳孔大小不等,和/或呼吸节律不整的一系列中枢性呼吸衰竭的表现;②枕骨大孔疝:颅内高压基础上瞳孔先缩小后散大,眼球固定,中枢性呼吸衰竭发展迅速,短期内呼吸骤停,之前可有小脑幕切迹疝的表现。

4. 颅内高压的病因诊断 诊断颅内高压后,确定病因最为重要,应结合病史、体征和影像学检查、脑脊液检查等辅助检查结果确定导致颅内高压的病因。颅内高压但脑脊液正常,神经影像学或其他评估未发现明确颅内高压原因者,应考虑特发性颅内高压。

【治疗】颅内高压的治疗原则:尽快降低颅内压,缓解颅内高压危象或脑疝,使用脱水剂和利尿剂减轻脑水肿,控制液量,控制造成颅内高压的因素,积极治疗原发病。

1. 尽快降低颅内压、缓解颅内高压危象或脑疝 降低颅内压治疗首选渗透性利尿剂,对于渗透性利尿剂无效,或已发生颅内高压危象或脑疝的患者,应首先采取下列措施尽快降低颅内压。

(1)控制性过度通气:是紧急降低颅内压治疗的主要方式。具体方法是,立刻气管插管,行控制性过度通气治疗,使 PaO_2 及 $PaCO_2$ 分别维持于 150mmHg 左右及 30~35mmHg。由于脑血管对 $PaCO_2$ 反应性随时间延长而产生耐受现象,超过 12 小时,脑血流自行逐渐恢复至原水平,其效力最长约维持 48 小时。

(2)尽快减少颅内容物体积:包括侧脑室穿刺放液或控制性脑脊液引流,大量硬膜下积液或硬膜外、硬膜下血肿可穿刺放液或抽出积血。

(3)有适应证者实施去骨瓣减压术。

(4)药物治疗:以高渗性脱水剂和利尿剂最为常用。常用药物包括:① 20% 甘露醇,每次 0.5~1g/kg,每 4~6 小时 1 次。脑疝时可加至 2g/kg。可使颅内压降低 40%~60%,15~30 分钟起效,维持 1~6 小时,血-脑屏障受损时作用减弱。② 10% 甘油果糖,每次 5~10ml/kg,静脉注射,每日 1~2 次。降颅内压作用起效较缓,持续时间也较长。③ 3% 高渗盐水,被推荐用于重型创伤性脑损伤急性期诊治,有效剂量为 6.5~10ml/kg,持续输入的有效剂量为 0.1~1.0ml/(kg·h),应使用能维持颅内压<20mmHg(小年龄儿童应考虑<15mmHg)的最低剂量。④白蛋白,用于低蛋白血症伴脑水肿时。常用 20% 白蛋白,剂量为每次 0.4g/kg,每日 1~2 次。其脱水与降颅内压作用缓慢而持久。⑤呋塞米,每次 0.5~1.0mg/kg(用 20ml 的液体稀释),15~25 分钟后开始利尿,2 小时作用最强,持续 6~8 小时。与甘露醇联用可增强降颅内压效果,应先给予甘露醇,再用呋塞米。⑥醋氮酰胺,可减少 50% 的脑脊液生成,并有利尿作用,但用药后 24~48 小时才开始生效。⑦肾上腺皮质激素,已不作为降低颅内压的一线药物。常用地塞米松 0.5mg/(kg·d),降颅内压作用缓慢,抢救脑疝或即将发生脑疝的颅内高压危象不宜选用。⑧巴比妥类药物,可减少脑血流,降低脑代谢率。常用速效巴比妥如戊巴比妥钠和硫喷妥钠。对部分甘露醇治疗无效的颅内高压患者有效,与过度通气有叠加效应。硫喷妥钠首剂为 15mg/kg,之后以 4~6mg/(kg·h)的速度静脉滴注,血药浓度不宜超过 5mg/L。戊巴比妥钠首剂为

3~6mg/kg,以后2~3.5mg/(kg·h)静脉滴注维持,血药浓度不宜超过4mg/L,最好维持72小时以上。

2. 液体管理 在使用脱水剂的同时,强调补充足够液体,纠正水、电解质、酸碱紊乱,根据患儿具体情况,不断评估、调整补液措施,使患者始终维持在轻度脱水状态为宜。应根据不同病情调整液体疗法的量和速度:对颅内高压伴有休克或严重脱水者,应“快补慢脱”;合并脑疝或呼吸衰竭者,应“快脱慢补”;同时合并休克、重度脱水和脑疝者,“快补快脱”;脑水肿和心肾功能障碍者,先用利尿剂,随后“慢脱慢补”;轻度或恢复期脑水肿者,“少脱少补”。

3. 控制和避免引起颅内高压的因素 ①镇静、镇痛:躁动可使颅内压增高,因此应予以充分镇痛、镇静。②控制惊厥发作。③纠正酸碱平衡和电解质紊乱,特别是低钠血症等。④及早气管插管、机械通气,避免缺氧和二氧化碳潴留。⑤控制体温,避免体温过度增高。⑥维持血压正常,高血压引起的脑水肿应尽快降低血压,血压降低或有休克表现者应尽快恢复正常血压。需要特别注意的是,若血压增高为颅内高压导致,则不可使用降压药物降低血压,这样会导致脑灌注压降低,加重脑损害。⑦避免按压腹部和肝脏、猛力转头等可使颅内压增高的操作或动作。

4. 积极治疗原发病 颅内高压是原发病导致的结果,因此在控制颅内高压的同时,必须尽快明确原发病并给予治疗。

【未来展望】颅内高压是继发于颅内容物体积增加的综合征,除降低颅内压外,病因的诊断和治疗更加重要。目前治疗颅内高压的方法对部分患者往往效果欠佳,或短时间难以控制原发病。今后的研究应继续探讨病因的快速诊断和降低颅内压的内科和外科治疗方法,如低温治疗、减轻脑水肿的药物及减少颅内容物容积的外科治疗手段及其适应证等,以改善颅内高压患者的预后。

诊治要点

- 及早准确识别颅内高压的表现,并确定颅内高压的诊断和严重程度。
- 颅内高压的表现包括头痛、呕吐、神志改变、视神经乳头水肿、高血压伴心动过缓或心动过速等。
- 颅内高压危象主要表现为疼痛刺激引起的运动反应不对称,对疼痛刺激呈去皮质或去大脑反应,脑神经受损表现,双侧或单侧瞳孔对光反射消失,出现Cushing三联症(呼吸不规则、血压增高、心率减慢)及其他生命体征异常(血压增高或降低、心率增快或减慢)。
- 小脑幕切迹疝表现为在颅内高压基础上出现双侧瞳孔大小不等,和/或呼吸节律不整的一系列中枢性呼吸衰竭的表现。
- 枕骨大孔疝表现为颅内高压基础上瞳孔先缩小后散大,眼球固定,中枢性呼吸衰竭发展迅速,短期内呼吸骤停,之前可有小脑幕切迹疝的表现。
- 内科治疗脑疝或持续性颅内高压时,首先使用高渗疗法;仅针对高渗疗法无效、即将发生脑疝或出现急性脑疝的患儿,暂时使用治疗性过度通气,若有适应证可给予脑室或硬膜下穿刺减压或颅骨去骨瓣减压。

(高恒妙)

参考文献

[1] TRINKA E, COCK H, HESDORFFER D, et al. A definition and classification of status epilepticus--Report of the ILAE Task Force on Classification of Status Epilepticus. Epilepsia, 2015, 56 (10): 1515-1523.

[2] CAPOVILLA G, BECCARIA F, BEGHI E, et al. Treatment of convulsive status epilepticus in childhood: recommendations of the Italian League Against Epilepsy. Epilepsia, 2013, 54 (Suppl 7): 23-34.

[3] GLAUSER T, SHINNAR S, GLOSS D, et al. Evidence-based guideline: treatment of convulsive status epilepticus in children and adults: Report of the Guideline Committee of the American Epilepsy Society. Epilepsy Curr, 2016, 16 (1): 48-61.

[4] JORDAN CO, AYLWARD SC. Intracranial hypertension: a current review. Curr Opin Pediatr, 2018, 30 (6): 764-774.

[5] AYLWARD SC, REEM RE. Pediatric intracranial hypertension. Pediatr Neurol, 2017, 66: 32-43.

[6] STEVENS RD, SHOYKHET M, CADENA R. Emergency neurological life support: intracranial hypertension and herniation. Neurocrit Care, 2015, 23 (Suppl 2): S76-582.

[7] GRANT GA, KISSOON N, REUTER-RICE KE, et al. Management of pediatric severe traumatic brain injury: 2019 Consensus and Guidelines-Based Algorithm for First and Second Tier Therapies. Pediatr Crit Care Med, 2019, 20 (3): 269-279.

[8] Ropper AH. Hyperosmolar therapy for raised intracranial pressure. N Engl J Med, 2012, 367 (8): 746-752.

第三十四章 输血医学

第1节 输血医学发展简史

输血是临床工作中治疗和抢救患者的重要措施之一。经过百余年的发展进步，目前它已形成涉及人类遗传学、生物学、免疫学、病理学、微生物学、血液学等多学科交叉融合的医学科学中一门独立的二级学科——输血医学(transfusion medicine)。输血医学是典型的临床医学与基础医学及工程技术科学的结合，是临床医学的重要组成部分，主要研究与血液和输血相关的基础理论、血液免疫机制与临床治疗、技术应用与扩展、献血服务与血液质量、成分输血与血液制品应用、经血传播疾病的预防和治疗、信息化管理等，推广输血新技术，从而达到输血的科学性、安全性、有效性和可及性。

人类输血史上第一个里程碑是发现ABO血型。输血的历史在一些资料中已有记载。经历了动物与动物之间输血、动物与人体之间输血的异常曲折、艰辛、危险的历史阶段。直到1818年，英国生理学家和产科医生James Blundell在临床工作中，因为经常目睹产妇大量失血而死亡，他反复思考，如果给患者输血可能会挽救其生命。因此，他通过动物实验，发现动脉放血致死的动物能够经过静脉或动脉输血而逆转，明确提出“只有人血才能输给人体”的科学观点。他采集助手的血液直接输给患者，病情有所好转，开创了人与人之间输血的历史先河。此后他又给9例患者输注他人的血液。由于当时没有血型方面的知识，把输血后死亡归结于患者发生输血后血液凝固，而不理解可能是由于输入不相容的血液引起致命性溶血反应。直到1900年，奥地利维也纳大学助教Karl Landsteiner首先报告人类ABO血型系统，这是人类输血史上划时代的重大发现，为安全输血提供了重要保障，从而开创了安全输血的纪元。他因此而获得1930年诺贝尔生理学或医学奖，被誉为“血型之父”。2001年，在国际无偿献血大会上，WHO等四家国际卫生行业组织机构共同建议，以Landsteiner的生日6月14日定为世界献血日。

人类输血史上另一个里程碑是成分输血(blood components transfusion)。经过几十年的临床输血，早年多为全血输注。不少研究者发现，全血输注浪费血液资源(一些患者只需要所输血液的某些成分，而不需要其他成分)，发生不良发应较多等问题。1959年，学者Gibson提出成分输血的新概念，经过不断探索和发展，在20世纪70年代，从全血输注进入了成分输血的新时代。20世纪80年代初期，发达国家和地区成分输血比例达到90%~100%，成为临床输血的主流。我国成分输血起步较晚，在1990年代初，国内部分医学院校的附属医院成分输血比例为30%~50%。廖清奎等在1979年率先在国内儿科应用静脉免疫球蛋白治疗感染性疾病28例。此后我们继续学习和实践、宣传和倡导成分输血。1989年华西医科大学儿科统计和分析了1988—1989两年间住院输血患者469例，共输血1 155人次。其中全血输注60.9%，不良反应发生率37%；成分输血39.1%，不良反应发生率21.2%。时至今日，经过广大临床工作者和输血工作者的共同努力，尤其是在2000年国家卫生部颁发《临床输血技术规范》后，我国成分输血进入了科学发展的时代，科学合理用血已成为广大医学工作者的共识。国内外学者普遍认为，成分输血占全部临床输血的比例，是衡量一个国家输血技术先进与落后的重要标志，甚至是衡量临床医师医学水平的标志之一，因而成分输血已是当今世界输血医学发展的必然趋势。

成分输血是将全血中的某些成分通过物理或化学的方法单独分离出来，根据患者的病情需要而输给相应的血液成分进行治疗。全血中的有形成分(如红细胞、白细胞、血小板)可分别制成红细胞、粒细胞、血小板等血液制剂；全血中的无形成分(如血浆)可分别制成静脉注射免疫球蛋白(intravenous immunoglobulin,IVIG)、白蛋白、凝血因子等血液制品。成分输血的核心是:①“缺什么补什么”。即患者机体缺少什么血液成分,临床上就给患者补充什么血液成分,如地中海贫血,因为珠蛋白肽链合成异常而发生红细胞溶血导致患者贫血,则给患者输注红细胞制剂进行治疗是最恰当的措施,而输给其他血液成分如白细胞、血小板则是不需要的,甚至可能是有害的。同理,血友病 A 患者由于Ⅷ因子水平低下而发生出血,则给患者输注Ⅷ因子制品即能达到止血效果。②“一血多用,多血一用”。即供血者采集的一次全血,可将其中各种血液成分分离出来制备成为多种成分血,分别输给相应的患者,发挥多种治疗作用。由于一个供血者所捐献的全血,其中每种成分血的数量有限,如单用一个献血者所采集的血浆中分离出来的Ⅷ因子输给血友病 A 患者,由于所含Ⅷ因子数量较少,则可能达不到治疗作用,如果将多个献血者所采集的血浆中分离出来的Ⅷ因子制备成为浓缩的Ⅷ因子制品,输给血友病 A 患者则会发挥较好的治疗效果。

自体输血(autotransfusion)与成分输血一样,已成为当今科学合理用血的重要手段之一。它是指采用健康人或患者的自身血液或血液成分以满足本人手术或急救治疗时所需的一种输血治疗策略。在我国虽然已开展公民无偿献血 20 多年,但由于目前相当一部分人仍对献血心存疑虑,因此在面临血源紧张的情况下,自体输血可起到一定缓解作用,而且还可减少异体输血导致的疾病传播、免疫抑制等问题。自体输血的先驱者是 John Duncan,他在 1886 年给一名濒临死亡的患者进行截肢手术时,收集患者流出的血液回输给患者,挽救了生命,恢复了健康。经过逐步发展,目前自体输血主要包括贮存式自体输血、回收式自体输血和稀释性自体输血。贮存式自体输血是受血者预先将自身的血液或血液成分采集出来,预先贮存,以备将来需要时将贮存的血液输给自己的一种输血方式;回收式自体输血是术中或术后采用严格的无菌技术由血液回收机将患者术野中流出的血液或体腔内的血液回收,经过一系列处理后制备成红细胞悬液回输给患者;稀释性自体输血是术前采集患者一定量的血液短暂贮存 6 小时,同时输注等量液体,在急性等容血液稀释状态下手术,术中或术后将自体血液回输给患者,或者不采集患者血液直接用血浆代用品扩容而达到稀释血液目的,在急性高容量血液稀释状态下结合控制性低血压实施手术,血液稀释的目的是使血管中血细胞成分减少,从而达到节约用血的方法。上述各种自体输血方式还可互相组合进行。

治疗性血浆置换(therapeutic plasma exchange)是输血治疗的重要手段之一。它是通过分离和去除患者循环血液中的病理性成分,并输给一定的溶液和/或正常人血浆以达到治疗疾病的目的(详见本章第 6 节血浆置换)。

血液代用品是对临床输血的重要补充。目前临床输血的血源主要来自人体,而临床输血需要量增大,年增长率约为 10% 以上,但是我国献血人数约为 1/100,在部分地区临床用血仍然紧张;而且输血可能存在风险(如传播疾病、溶血性反应等);况且人体血源难以适应战争和灾害救援之需要。因此,开发研究安全、有效、能适应临床日益增长的输血需求的血液代用品,始终是输血医学的一项重要课题。尽管血液代用品和替代技术已经取得了不少进展,但还有许多问题尚待解决。

血液代用品,一般而言,包括三种血细胞(红细胞、白细胞、血小板)和血浆代用品。关于三种血细胞代用品,其中白细胞功能和抗原性非常复杂,临床上对于粒细胞缺乏伴感染的患者,目前可采用强有力的抗生素、粒细胞集落刺激因子、IVIG、层流病房等有效措施使患者度过感染的危险关,因此几乎不进行粒细胞输注,故白细胞代用品很少研究。红细胞的生理功能主要是通过血液循环给机体组织、器官提供氧气和运送二氧化碳经肺组织排出体外;参与免疫反应的调控,即“红细胞免疫”,而近几十年研究的红细胞代用品主要为血红蛋白类制品,它只能替代红细胞供给氧气,故国际上称之为血红蛋白类携氧载体。虽然红细胞代用品在 19 世纪末即已开始研究,是目前研究最多、进展相对较快、最接近临床应用的血液代用品,但迄今为止,只有第一代的部分产品进入或即将进入临床试验。令人振奋的是,最近有学者研究发现,血红蛋白类携氧剂向缺氧的肿瘤组织进行靶向供氧,可增加肿瘤对治疗的敏感性和减少转移。血小板是血细胞中非常重要的一种成分,它在多种生理、病理过程中发挥重要作用,主要生理功能是参与正常的止血作用。临床上输注血小板主要是用于血小板数量减少或功能障碍引起的出血,如儿童再障、白血病、原发性免疫性血小板减少症等疾病发生严重出血而进行的血小板输注(治疗性输注),或者是患者血小板数量<10×10^9/L有潜在严重出血风险而进行的血小板输注(预防性输注)。相对而言,血小板输注在临床输血中比例较小,但由于临床上血小板输注往往时间紧迫,血液中心不一定具备所需血型的血小板,而且血小板制剂需要在(22±2)℃振荡条件下保存,周期短(5~7天),大量反复输注易发生血小板输注无效,也存在传播血源性疾病可能,因此血小板代用品是临床非常需要的,其保存期可达6个月,储存方便,输注前不需要配型,对于战伤、灾害救援等紧急情况下,满足大量需要,对于血源性血小板输注无效者也能发挥止血作用。但是,目前血小板代用品的研究主要是血小板的黏附和聚集功能,缺乏完整的血小板功能,因此,尚处于临床实验室研究阶段,未见有临床应用的报道。

血浆代用品能代替血浆中的某些成分或者一定程度上代替血浆的功能,故国际上又称之为血浆扩容剂。按分子量大小分为晶体液和胶体液。晶体液是指溶质颗粒直径<1nm的小分子溶液,临床上常用生理盐水、乳酸林格液,相对而言,醋酸钠林格液较前两者具有较多优势。胶体液是溶质颗粒直径在1~100nm的大分子溶液,包括天然胶体主要是人血白蛋白,人工胶体主要包括明胶、右旋糖酐、羟乙基淀粉等。临床上液体治疗无处不在,但晶体液和胶体液的选择及应用时机,至今仍存不少分歧,本节不讨论相关问题。

由于本书读者对象主要是临床医务人员,因此关于输血医学发展史中实验技术、工业发展、输血医学教育、献血及献血员管理、血库建设等相关进展不予赘述。

(贾苍松 陆晓茜)

参考文献

[1] 杨成名,刘进,赵桐梦.中华输血学.北京:人民卫生出版社,2017.

[2] 廖清奎,潘恩潭,罗春华.丙种球蛋白静脉注射剂在儿科临床应用28例.输血及血液学,1979,1:15-18.

[3] 罗春华,贾苍松.成分输血在儿科的应用.华西医学,1991,6(3):280-281.

[4] 吴敏媛.儿科血液系统疾病诊疗规范.北京:人民卫生出版社,2014.

[5] Chang TM. Red blood cell replacement, or nanobiotherapeutics with enhanced red blood cell functions? Artis Cells Nanomed Biotechnol, 2015, 43 (3) 145-147.

[6] LUO ZY, ZHENG MB, ZHAO PF, et al. Self-monitoring artificial red cells with sufficient oxygen supply for enhanced photodynamic therapy. Scientific Reports, 2016, 6: 23393.

第2节 红细胞血型抗原和抗体

一、红细胞血型抗原

(一)定义

依据国际输血协会(The International Society of Blood Transfusion,ISBT)定义,红细胞血型是指使用人类同种抗体检测到的红细胞表面抗原,是基因决定的一种遗传性状。因此,红细胞膜上的任何结构,除非可以找到相对应的抗体,否则不能称为血型抗原。血型抗原的结构可分为:糖缀合物(glycoconjugate),即糖脂类(glycolipid)、糖蛋白类(glycoprotein)和蛋白类(protein),这些构造上的所有变化、变异,形成了不同的血型。现在的分子生物学研究在基因序列上可以找到很多的变异,但这些DNA的变异要找到相应的抗体,才能称为血型。

ISBT将血型分为四大类。①血型系统:指被单独1个位点或2个及以上紧密连锁位点上的基因所编码的抗原;②血型集合:由若干个在血清学、生化学或遗传学上有关的血型抗原组成,尚未达到可以定义为"系统"的抗原,目前有编号为205、207、208、209、210和213等;③低频率血型抗原:700系列,人群中抗原频率<1%;④高频率血型抗原:901系列,人群中抗原频率>99%。

至2023年3月,ISBT认可的红细胞血型相关抗原总数为384个,其中354个分属于自ABO血型系统的001系列到ER血型系统的044系列的44个血型系统,11个归属于4个血型集合,16个归属于低频700系列,3个归属于高频901系列。

(二)命名

红细胞血型抗原的命名,最初通常由发现者自行命名,直到1982年由ISBT给予统一的数字命名。该命名体系最大的特点是数字化,且数字不重复,一旦血型集合中的某抗原被赋予新的数字命名,则原有的数字自动放弃。ISBT的命名规则如下。

1. 红细胞血型抗原的表达方式有两种,一种是所有的血型抗原可以用6个数字来表示,前三位数字(001~036)代表血型系统,后三位数字(×××~×××)代表抗原特性,如AB型为001003,其中001是标识ABO血型系统的号码,003是AB型,是ABO血型系统的第3个血型抗原。另一种表达方式是字母加数字,血型系统用2~4个大写字母表示,抗原特性用数字表示,所以AB血型的表达方式为AB003。

2. 红细胞血型表现型的命名在该血型系统符号后加一个冒号,再一一列出标识抗原特性的数字,每个数字间用逗号隔开,如果某一抗原缺失,就在表示该抗原的数字前加一个减号,如传统的Rh(DCe)表型使用ISBT的表示方法可以写为Rh:1,2,-3,-4,5。

3. 红细胞血型等位基因和基因型的命名,每个基因在染色体上占据着的特定位置称为基因座,每个基因座上可能被一系列等位基因中的1个等位基因占据。红细胞血型等位基因和基因型的命名方式是用斜体的大写字母和数字表示,大写字母表示血型系统,数字表示基因所编码的抗原,字母与数字间留一空格或将空格改为星号,两个等位基因之间加一斜杠,如Lu^a基因可写成*LU*1或*LU**1,Lu^a/Lu^b,无效等位基因或无效基因用0表示。当用大写字母表示的基因或等位基因后面跟着名称时则不用斜体,例如,RHD基因或A等位基因。

4. 红细胞血型集合的命名与红细胞血型系统相同,红细胞血型集合系列尚未用大写字母表示。

(三) 影响红细胞抗原的因素

红细胞血型基因产物有糖基转移酶和糖蛋白,除了Lewis和Chido/Rodgers抗原是红细胞从血浆中吸附获得外,其余33个血型系统的抗原都是红细胞表面特有的,由红细胞合成的。红细胞血型抗原决定簇的化学成分可以分为2大类,ABO、PIPK、Lewis、H、I和GLOB血型抗原的特异性取决于多糖链的结构,其他血型系统的抗原特异性与抗原蛋白质的结构有关,即取决于蛋白质的氨基酸序列。红细胞抗原的影响因素如下。

1. 抗原位点　由于抗原种类及遗传因素,红细胞膜上抗原位点数不一样,而抗原位点数会影响红细胞对应抗原抗体的反应强度,抗原位点数多的抗原性强,这一点在医学上尤其重要。ABO血型系统的A、B抗原位点数远高于其他系统血型抗原的位点数,因此在输血医学上占据非常重要的位置。

2. 剂量效应　由于等位基因数量不同所致的抗原表达上的差异称为剂量效应(dosage effect):控制血型抗原的基因为纯合子时,相应红细胞上的该抗原为"双剂量",为杂合子时相应红细胞上的该抗原为单剂量。纯合子的红细胞抗原与相应抗体的反应强、效价高,杂合子的红细胞抗原与相应抗体的反应弱、效价低。剂量效应在共显性基因的情况下发生,尤其在MNS血型系统和Rh血型系统中剂量效应尤为明显。

3. 位置效应　几个基因在成对染色体上互相影响,称为位置效应。这种影响如果发生在同一条染色体的基因间,则产生顺式效应,如果发生在同源基因之间,则产生反式效应。位置效应主要发生在Rh血型系统,反式效应是弱D形成的主要原因。如果当基因型为CDe/cde和Cde/cDe时,两者表型相同,但后者产生的D抗原比前者弱,因为后者一条染色体上的C基因对另一条染色体上的D基因的影响为反式效应,而cDE基因复合物产生的E抗原量比cdE基因复合物产生的E抗原数量少,是同一条染色体上D基因的影响,为顺式效应。

4. 复合抗原　有些基因复合物控制的相关表面结构称为复合抗原,能引起免疫应答,产生复合抗体。如基因cDE的产物有c、D、E三种抗原活性,同时也有Ec抗原活性。复合抗原只与复合抗体反应。

(四) 红细胞与输血相关的免疫反应

1. 抗体产生　抗体是因为抗原刺激而产生,新生儿在出生时,几乎所有的抗体都来自母亲,天然抗体(natural antibody)并不是没有抗原刺激就产生的抗体,而是无明显的免疫性诱因(如输血、妊娠、注射等),由自然界与血型抗原有类似抗原性质的微生物等刺激而产生的抗体。抗体的产生有以下三种因素:①异种抗原刺激,即其他种类的抗原,如细菌等刺激而产生;②同种异体抗原,由其他人的血型抗原(自己并不含有)刺激而产生;③自体抗原,自身红细胞抗原因药物或病毒、细菌因素导致的微小改变,被机体自身的免疫系统识别为异体抗原所引起。

2. 免疫耐受　免疫耐受个体对抗原的刺激不引起抗体的产生称为免疫耐受。原因之一是个体是无反应者。如部分RhD阴性的女性虽然经过数次怀孕生产RhD阳性孩子的刺激,仍然不产生抗体。

(五) 红细胞血型抗原的临床意义

临床输血实践中,由于红细胞血型不合导致重度溶血性输血反应,患者可发生溶血、贫血、休克、肾衰竭甚至死亡。临床上,将能引起输血不良反应的红细胞血型称为具有临床意义的红细胞血型。临床意义指对疾病诊断的判断和价值,来自临床观察、回顾性统计分析。现有文献报道，具有临床意义的血型抗原有ABO、Rh、Duffy、Kidd、MNS、P、Lewis、Kell等血型系统，在这些血型系统中都发现有导致输血反应的相应抗体。

人类红细胞血型抗原的分布与地域、人种等有关。比如，Kell血型系统，高加索人中约9%为K抗原阳性，阿拉伯人约25%为K抗原阳性，黑种人只有2%为K抗原阳性，中国人群的K抗原阳性率为0.07%，因此对中国人群，K抗原的重要性远不如阿拉伯、高加索人种。红细胞血型的临床意义，有显著和不显著之分，需从多方面进行分析，比如一个特定区域、特定人群、特定红细胞血型的频率、产生相应抗体的频率以及由相应抗体引起的临床症状的严重程度等。

部分具有临床意义的血型在特定区域人口中所占比例非常低，比如孟买型，其临床意义远没有常见的ABO、Rh血型重要，但也会引起严重的输血不良反应。有条件的血液中心、实验室应该开展稀有血型的检测，建立稀有血型献血者档案，保障特殊患者的用血需求。

二、红细胞血型抗体

(一) 红细胞血型抗体的概念

抗体(antibody, Ab)是B淋巴细胞接受抗原刺激后增殖分化为浆细胞所产生的免疫球蛋白，是介导体液免疫的重要效应分子，通过与相应抗原特异性结合发挥体液免疫的功能。红细胞血型抗体是指机体免疫系统在红细胞血型抗原的刺激下，由B淋巴细胞或记忆B淋巴细胞增殖分化的浆细胞所产生的可与相应红细胞抗原发生特异性结合的免疫球蛋白。抗体是体液免疫的重要产物，主要分布于血清及其他体液或分泌液中。

(二) 免疫球蛋白

具有抗体活性或者免疫功能，化学结构与抗体类似的球蛋白统称免疫球蛋白(immunoglobulin, Ig)，而抗体是生物学功能的概念，所有抗体都是Ig，但Ig并不都具有抗体活性。与输血相关的免疫球蛋白有IgG、IgM、IgA，但最主要、重要的免疫球蛋白是IgM和IgG，其特性见表5-34-1、表5-34-2。

表5-34-1 人类免疫球蛋白特性

免疫球蛋白种类	IgM	IgG	IgA	IgD	IgE
出现抗体时间	早期	晚期			
体内半衰期/天	10	21	6	3	2
浓度/($mg \cdot ml^{-1}$)	0.5~2.0	8.0~16.0	1.4~4.0	0~0.4	微量
占全部免疫球蛋白量/%	6	80	13	1	
血管外存在处		组织液	分泌液	分泌液	
是否通过胎盘	−	+	−	−	−
导致红细胞凝集	++++	+	++	−	−
传统途径激活补体	+++	+	−	−	−

表5-34-2 IgG亚型的特性

IgG亚型	IgG1	IgG2	IgG3	IgG4
重链	γ1	γ2	γ3	γ4
体内半衰期/天	21	21	7	21
是否通过胎盘	+	+	+	+
固定补体	++	+	+++	−
附着于大吞噬细胞	++	−	+++	−

(三) 红细胞血型抗体的分类

1. 按起源分类　分为天然抗体(natural antibody)和免疫抗体(immunity antibody)。天然抗体指机体没有经历非常明显的免疫因素，如输血、怀孕、注射而自然免疫产生的抗体，虽说是天然抗体，但也是由免疫刺激因素引起的，只是免疫因素不明显，通常是

IgM 性质的，也有部分 IgG 性质的，最适反应温度为 0~25℃；如 ABO 血型系统的抗 A、抗 B 抗体，MNS、PI、Lewis 血型系统的抗体。免疫抗体是经明确的免疫刺激因素所产生的抗体，输血、怀孕、注射是三种主要方式，通常是 IgG 性质的，也有部分是 IgM 性质的，最适反应温度为 37℃。

2. 按抗体产生的规律分类 可分为规则抗体（regular antibody）和意外抗体（unexpected antibody），意外抗体也称为不规则抗体、ABO 外血型抗体、同种抗体、额外抗体。规则抗体是 ABO 血型系统的抗体，它的产生符合 Landsteiner 规则，如果红细胞上不具有相应的血型抗原，就会产生相应的血型抗体，抗体的产生有规律可循（通常在 1 岁以后），知道血型抗原即可知道相应的血型抗体。意外抗体的产生却没有规律可循，了解患者的血型抗原、相应的免疫史，但血浆中是否存在相应的血型抗体，必须通过实验室的抗体筛查来确定。产生了相应血型抗体的个体一定没有相应的血型抗原，如患者检出血型抗 D 抗体，患者红细胞一定没有 D 抗原。ABO 血型系统的亚型产生的抗体，也属于意外抗体。

3. 按在盐水中与红细胞血型抗原的凝集表现分类 可将红细胞血型抗体分为完全抗体（complete antibody）和不完全抗体（incomplete antibody）。完全抗体指在盐水介质中能与含有相应抗原的红细胞反应，形成肉眼可见的凝集，主要是 IgM 类抗体。不完全抗体是指在盐水介质中能与含有相应抗原的红细胞结合，致敏红细胞，但不能形成肉眼可见的凝集，主要是 IgG 类抗体。

（四）红细胞血型抗体的功能

抗体的功能与结构密切相关，其具有特异性识别抗原并引起相应生物学效应的功能。抗体的 Fab 段具有识别抗原的功能，Fc 段具有引起生物学效应的功能。

（五）红细胞血型抗体产生的规律

1. 抗原种类与免疫应答 异体红细胞进入体内会刺激免疫系统产生免疫反应，根据异体抗原与自身抗原是否一致，能够表现出免疫应答和免疫耐受等不同的免疫反应。当异体红细胞抗原与自身红细胞抗原一致时免疫系统会认为这是机体自身组织成分而不产生特异性免疫效应细胞及特异性抗体，表现出免疫耐受。

2. 抗原性与免疫应答 红细胞血型的抗原性也与免疫应答密切相关。红细胞血型抗原性与分子量、红细胞膜外结构、抗原性质、抗原数量等因素相关。通常情况下，糖类抗原的分子量较大，在红细胞膜外形成的结构区域也比较大，其抗原性比蛋白类抗原性更强。ABO 血型系统的 ABH 抗原虽然在红细胞表面的抗原种类不多，但是分子量大且分支较多，其抗原性是红细胞血型抗原中最强的，具有最重要的临床意义。

（六）红细胞血型抗体的临床意义

1. 导致溶血性输血反应 如果患者输入与其红细胞抗体相应的红细胞抗原，发生抗原抗体结合，通过激活补体，导致血管内或血管外的溶血，将会引起严重的溶血性输血反应。

2. 导致胎儿、新生儿溶血病 如果母亲孕育的胎儿从父亲那里继承了母亲没有的血型抗原，胎母血液交流的时候刺激母亲产生相应的血型抗体，IgG 性质的抗体通过胎盘屏障进入胎儿血液中，将会导致胎儿、新生儿溶血病（hemolytic disease of the fetals and newborn，HDFN）的发生。

3. 红细胞血型抗体存在封闭现象 如果红细胞抗原被大量 IgG 抗体致敏，因为红细胞上的抗原位点全部被 IgG 抗体封闭，再加入 IgM 抗体就不会发生凝集反应，导致 RhD 阳性的红细胞在检测中出现假阴性的反应结果。

4. 导致机体免疫反应 当少量血型不合红细胞进入受者体内时，可输注相应抗体以防止红细胞血型抗原引起的初次免疫反应，如 RhD 阴性孕妇需注射抗 D 免疫球蛋白预防孕母产生抗 D 抗体。

（七）单克隆抗体

单克隆抗体（monoclonal antibody，McAb，mAb）简称单抗，是识别一种抗原决定簇（表位）的高纯度抗体，来自单个 B 淋巴细胞的克隆或一个杂交瘤细胞的克隆。现已广泛应用于医学诊断、蛋白质提纯、肿瘤的导向治疗以及放射免疫显像等领域。

在临床输血领域，单克隆抗体主要用于血型鉴定。常规检测中所用的单克隆抗体可以覆盖绝大多数典型的红细胞抗原位点，但由于单克隆抗体来源于单一克隆株，存在漏检的可能。在实际工作中，可以考虑选用不同克隆来源的单克隆抗体避免单一单克隆抗体的检测盲区问题。人源的多克隆抗体纯度、效价、亲和力均不及单克隆抗体，但能够覆盖更多的抗原决定簇，对于鉴定弱表达的部分抗原具有非常重要的临床意义。

三、补体

(一) 补体在免疫性溶血中的作用

补体是存在于正常人和动物组织液中一组不耐热的经活化后具有酶活性、可介导免疫应答和炎症反应的蛋白质,包括固有成分、控调蛋白和受体等30多种可溶性蛋白和膜结合蛋白,也称为补体系统。

通常情况下,这些蛋白大部分和补体的活化相关,补体的活化与不活化呈动态平衡。血型的抗原抗体反应常引起补体的活化,所以输血工作中常借助测定补体来判断是否有血型抗原抗体结合的反应。补体的激活通常通过三种途径:经典激活途径(抗原抗体复合物为主要刺激物,使补体固有成分以C1、C4、C2、C3、C5~C9顺序发生酶促连锁反应,产生一系列生物学效应和最终发生细胞溶解作用的补体活化途径),旁路激活途径(活化不需要有免疫球蛋白,所以在输血检测中并不重要),凝集素激活途径。输血相关的补体活化通常是经过经典激活途径。

1. 经典激活途径 经典的补体活化途径,IgM在免疫球蛋白中具有最强的活化补体能力,只要1个分子就可以活化补体,IgG需要2个分子才能活化补体,且需要近距离,红细胞上如果有80万个位点时,需要1 000个IgG分子附上去才能活化补体,IgG不同亚型激活补体的能力不一样,IgG3比IgG1更能活化补体。

在经典激活途径中最先被活化的C1需要有钙离子才能活化,常用的抗凝剂中的EDTA、枸橼酸能与血浆中的钙离子结合,除去了血浆中的钙离子,去除了C1的反应,终止了补体的反应。所以,如果要消除试管中补体的反应,血液中可以加入EDTA、枸橼酸。图5-34-1中补体活化的传统途径中,C4b2b

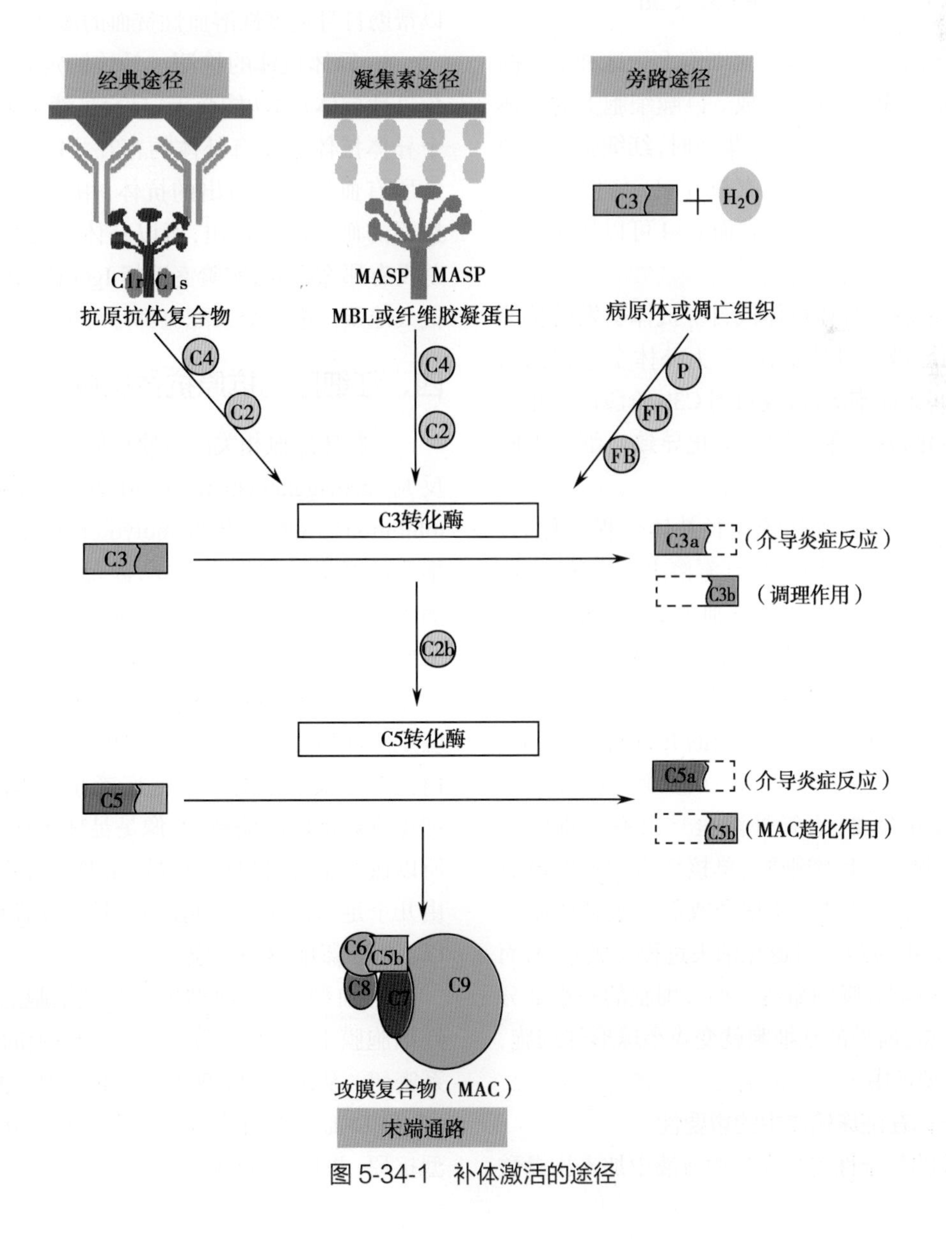

图5-34-1 补体激活的途径

又称 C3 转换剂，可将许多 C3 分子转换成 C3a 及 C3b，C3a 是过敏毒素 Ⅰ(anaphylatoxin Ⅰ)，C3b 是一种酵素，可附在血细胞膜上，可将 C5 分裂成 C5b 及 C5a（C5a 为液态过敏毒素 Ⅱ，anaphylatoxin Ⅱ），C5b 和 C6、C7 连接成 C5b67 附在红细胞膜上，C8 再连接上去，在红细胞膜上形成一个洞，多个 C9 分子（可达 10~16 个分子），然后再连上 C5、C6、C7、C8，进而形成红细胞膜中的管道，让水或可溶物进出红细胞膜，引发红细胞的溶解和血红蛋白的渗出。

2. 旁路激活途径　旁路途径的活化不需要免疫球蛋白，所以在输血检测中并不重要。

3. 凝集素激活途径　血型的抗原抗体反应经传统途径活化补体后，到 C3b 形成活化的过程就中断，这时 C3b 在红细胞上的退化消失过程如下。

$$C3b \xrightarrow{\text{I 及 H 因子}} C3c+C3d$$

C3c 散入血液，C3d 留在血细胞上。这种消失的过程中，50% 于 30 分钟内完成。巨噬细胞上的受体对 C3d 的亲和力很小（在冷凝集病时，红细胞上即使有 20 000 个 C3d 分子，也没有被吞噬），所以红细胞可以逃过被吞噬破坏的命运，而 C3d 可以用抗 C3d 找到踪迹。

体内红细胞与异体抗体或自身抗体引发的抗原抗体反应所导致的补体活化，分为补体全过程的活化到 C9 引起血细胞溶解，或只到 C3b 阶段即停止反应的补体活化，这两种不同的活化导致血细胞不同程度的破坏。

(1) 血管内溶血：经传统途径补体全程活化后，红细胞在血管内发生溶血，血红素溶出到血浆中，这在 ABO 血型不合，即输入错误血型的红细胞制剂，抗原抗体结合以后激活补体形成免疫复合物，通过经典激活途径引起的输血反应中常见。在抗 Mi 导致的输血反应中可以见到。其他的 IgM 抗体和部分 IgG 抗体（可以固定补体），也可以引发血管内溶血。

(2) 血管外溶血：血管外溶血是由吞噬细胞吞噬红细胞引起的。巨噬细胞、单核细胞的颗粒球有 C3b 和 C4b 受体，可以吞噬整个或部分被补体附着的红细胞。C3b 可以经过退化消失过程变成 C3d，而使红细胞逃避被吞噬的命运。如红细胞的一小部分细胞膜被吞噬，扁平的红细胞就变成小球形红细胞，出现在血液循环中。

（二）补体在临床输血中的重要性

1. 补体的稳定性差　采集的血液中加入枸橼酸盐、EDTA，或者 56℃加热 30 分钟都会破坏补体，久置也会变性，在 37℃放置一天会失去 50% 的活性，室温放置 2 天，或置于 4℃环境 3 周，都会失去活性。在 −20℃环境中 4 周及 −55℃ 12 周，尚可保有 90% 的活性，所以检验必须抽取新鲜血液。

2. 溶血检测　溶血性输血反应，如抗 A、抗 B 或者 Donath-Landsteiner（IgG 性质的抗 P，在 4℃固定补体，然后在 37℃破坏红细胞）均需检测是否有补体的存在。

3. 自身抗体的检出　补体在自身抗体的检出中非常重要，有一部分自身抗体只能利用抗补体的免疫球蛋白检出，也有只用抗 IgG 免疫球蛋白或抗 IgG 和抗补体的免疫球蛋白均可检出的自身抗体。直接抗人球蛋白试验（direct antiglobulin test，DAT）可作为检测自身抗体的一个试验，使用抗 C3d 的 DAT 可以帮助自身免疫性溶血性贫血的诊断。

4. 异体抗体的检测　补体测定异体抗体（同种免疫性抗体）的功能尚无定论，虽然文献中有报道几个异体抗体需要有补体的存在才能检出，但目前知道所有血清中能检出的抗体，用枸橼酸盐或 EDTA 抗凝的血液均能检出，所以补体在交叉配血试验中并没有那么重要，实验室选择 IgG 或 IgG+C3 性质的抗人球蛋白进行交叉配血都是可以的。

四、红细胞的抗原抗体反应

与临床输血相关的抗原抗体反应，有红细胞凝集反应（hemagglutination）、血凝抑制（hemagglutination inhibition）、溶血反应（hemolytic reaction）。其中以红细胞的凝集反应最为重要，涉及临床输血的所有检测项目均与凝集反应相关：血型检测、抗体筛查、交叉配血试验。

1. 影响红细胞凝集反应的因素　红细胞凝集反应是临床输血工作中最重要的反应，是靠免疫球蛋白把两个及以上的红细胞连接在一起，但是红细胞和免疫球蛋白的关系，就像是足球场和足球的关系，所以血细胞的凝集反应好比是两个或几个足球场经由几个足球连接在一起，并不是一件容易的事，还有以下因素影响凝集反应。

(1) 血型抗原：血型抗原在红细胞上的结构和在红细胞膜上的位置、数量都与红细胞的凝集反应关系密切。从 ABO 血型及 Rh 血型的抗原抗体反应看出，ABO 血型在每个红细胞上有近 100 万分子的血型抗原，并且 ABO 血型抗原位于红细胞膜外，红细胞很容易被ABO血型抗体凝集，Rh血型抗原分子在每个红细胞上的数量相对较少，约3万分子的血型抗原，并且血型抗原穿过红细胞膜很多次，没有直接在红细胞膜外部，红细胞不那么容易被Rh抗体所凝集。

(2)Ig分子直径：每个红细胞之间的间距为250Å，IgM抗体的分子为五聚体，直径为350Å，是分子量最大的免疫球蛋白，能够直接凝集红细胞，而IgG为单聚体，分子直径为140Å，通常不能直接凝集红细胞，需要加上抗球蛋白抗体（AHG）作为介质，才能凝集红细胞。高浓度的球蛋白及纤维蛋白可能引起红细胞呈缗线状，加入生理盐水可以散开，不属于凝集反应。

(3)红细胞上的负电荷：每个红细胞上大约有3万分子的血型糖蛋白A（glycophorin A，GPA）及2万分子的血型糖蛋白B（glycophorin B，GPB），每分子的GPA及GPB各有30与22分子的唾液酸，每个唾液酸带负电荷，使红细胞膜带负电荷。在血浆和盐水中，每个红细胞被带正电荷的阳离子云包围和覆盖，使得每个红细胞互相排斥，至少保持25nm的距离，如果用酶处理红细胞，除去唾液酸，就可以减少排斥现象，可将红细胞的距离缩小，增强抗原和抗体的反应。

(4)介质：使用低离子介质溶液（LISS液）将阳离子云去除，可以加速抗体（带正电）和红细胞抗原的反应，低离子介质溶液使抗原抗体的反应灵敏度增加，现已广泛使用。

(5)物理条件：温度、离心力、离心时间都对红细胞的凝集反应有影响。

2. 红细胞凝集反应的原理 将红细胞的距离变小或者在两个红细胞之间搭上桥梁（如抗人球蛋白IgG）。前者是利用酶（木瓜酶、菠萝酶等）将红细胞表面的唾液酸去除从而去除红细胞表面的负电荷，将红细胞间的距离变小。处理过的红细胞很容易和抗体发生凝集反应，唾液酸是M和N抗原的决定物质，所以用酶处理过的红细胞上M和N抗原已经被破坏不能用于MNS血型系统的检测。后者是利用抗人球蛋白的方法在红细胞抗体之间搭上桥梁，使红细胞发生凝集反应。常见的红细胞凝集反应检测技术如下。

(1)凝聚胺法：凝聚胺含大量的阳离子，可以中和红细胞的负电荷，使红细胞发生非免疫性的聚集，这样分子直径较短的IgG抗体能够连接红细胞形成凝集反应，随后加入带负电荷的枸橼酸以中和凝聚胺的作用，非特异性凝集的红细胞就会分开，而免疫性凝聚的红细胞则不会分开，用这个方法既可以检测抗原，也可以检测抗体。

(2)离心法：离心是利用外力把红细胞挤在一起，使凝集反应更容易发生。

(3)聚乙二醇增强法：聚乙二醇（polyethylene glycol，PEG）为高分子的聚合物，可以增强抗原抗体的凝集反应，对临床有意义的抗体，如Rh及Kidd血型系统的抗体，有实验室的结果显示，使用PEG的检测方法优于使用抗人球蛋白试验的检测方法。

(4)其他：固相凝集技术（solid-phase red cell adherence，SPRCA）、柱凝集技术（column agglutination technique）、微柱凝胶法（microcolumn gel test）都是在20世纪90年代后发展起来的新技术，能够增加反应的灵敏度，节约试剂并且能够实现检测的标准化、全自动化，对于有问题的结果也可以留存供有经验的人判断，可节约人力成本并且可以避免人为的操作误差，检测结果可以用图片的形式长期保存，近年来在国内的实验室已经开始广泛使用。

3. 溶血 体外的试管中，有的抗体能引起溶血，渗出的血红蛋白能够使溶液变成红色。导致溶血的抗体有抗A、抗B、抗A,B、抗PIPPK、抗JKa、抗Leb、抗Lea、抗Vel、抗P等。如果发生溶血可以排除是由Rh血型系统的抗体引起的，因为Rh系统抗体不引起体外溶血反应。

（陈 剑 凤 婧）

参考文献

[1] DANIELS GL, FLETCHER A. Blood group terminology 2004: from the cell surface antigens. Vox sang, 2004, 87 (4): 304-316.

[2] COOLING L, DOWNS T. Immunohematology immunology//MCPHERSON RA, PINCUS MR. Henry's clinical diagnosis and management by laboratory methods. Amsterdam: Elsevier, 2017: 680-734.

[3] 杨成民, 刘进, 赵桐茂, 等. 中华输血学. 北京: 人民卫生出版社, 2017.

[4] 桂嵘, 张志升, 王勇军, 等. 输血相容性检测及疑难病例分析. 北京: 人民卫生出版社, 2018.

[5] 林玛利, 王昌玲, 朱正中. 输血医学. 台湾: 五南图书出版股份有限公司, 2018.

[6] 李勇, 马学严. 实用血液免疫学血型理论和实验技术.

北京: 科学出版社, 2006.
[7] HILLYER CD, SILBERSTEIN LE, NESS PM, et al. Blood banking and transfusion medicine. 2nd ed. Philadelphia: Churchill Livingstone, 2007.
[8] 张印则, 徐华, 周华友. 红细胞血型原理与检测策略. 北京: 人民卫生出版社, 2013.
[9] MARK K FUNG. Technical manual. 19th ed. Arlington: American Association of Blood Banks, 2017.

第3节 输血前相容性试验

输血前相容性试验包括ABO+RhD血型检测、抗体筛查试验、交叉配血试验。输血前相容性试验的目的是在患者输血前,将患者和供者的血液在体外做配合性试验,观察是否有抗原抗体导致的凝集、溶血反应,以确定输入的红细胞是否能在患者体内存活,输入的血液是否会导致患者自身红细胞的破坏,以避免发生溶血性输血反应。

在现有免疫血液学检测条件下,输血通常是安全有效的临床措施,但也有例外,因为不是所有的红细胞意外抗体(unexpected antibody)都可以检测出来。偶尔会看到输入的红细胞甚至患者的红细胞有加速破坏的溶血现象,即溶血性输血反应,绝大多数都是因输血前患者身份识别错误或患者的标本采集、标识错误,最终输入ABO血型错误的血液所导致,有时也会因患者的意外抗体用常规方法漏检所致,所以输血始终是存在一定风险的,可输可不输的血以不输为妥。

输血前的交叉配血试验,应该能做到输入的血液确保和患者ABO和RhD血型相匹配,体外配合性试验相合,能够检出绝大部分的意外抗体,并且选择相应抗原阴性的红细胞与患者血液配合。

一、合血标本的采集和送检

(一) 合血标本的采集

依据2012年《医疗机构临床用血管理办法》,申请输注<800ml的血液,由中级及以上资格的医师申请合血,上级医师审核;申请800~1 600ml的血液需增加科室主任审批;申请超过1 600ml的血液需科室主任和医务部审批。医护人员持标识好患者科室、床号、姓名、性别及唯一识别号的采血管,在床旁核对患者信息后采集合血标本:需询问患者姓名、性别(注意是请患者述说自己基本信息而非医护人员询问“你是否是某人”,不能说话的患者除外),并核对患者手腕带信息。合血标本采用紫头管,标本量根据患者申请红细胞数量约需4~8ml,需注意血型标本和合血标本不能同时采集,避免因患者身份识别错误、标本采集错误等导致输血差错事故,即患者在第一次输血前需要有两次不同时间采集的标本验证ABO+RhD血型,这一点非常重要,血型错误是常见引发血管内溶血性输血反应的重要原因,需强制执行。

(二) 合血标本的送检

由医护人员或经培训后的指定人员将合血申请单和标本一起送到输血科,与输血科工作人员核对:申请单与标本信息是否是同一人、标本量是否合格、是否有溶血(溶血反应的患者标本除外,否则溶血标本不可用)及签字是否完善,然后签字或电子系统进行交接。

(三) 合血标本的核对

输血科在收到合血标本后,需查询患者的相关历史记录:血型、抗体筛查结果,以达到核对患者血型避免发生错误、了解患者是否有因妊娠或输血产生的血型抗体的目的,如果既往抗体筛查出有临床意义的抗体,即使本次抗体筛查结果是阴性也需要给患者输注相应抗原阴性的红细胞,以避免发生溶血性输血反应。

二、输血前相容性试验

(一) ABO+RhD血型鉴定

1. 检测的临床意义 ABO血型是人类历史上发现的第一个血型系统,也是医学上最重要的一个血型系统。依据2000年《临床输血技术规范》的要求,输血前需检测患者、供者的ABO+RhD血型抗原。在300多种血型抗体中,只有ABO血型系统的抗体是规则血型抗体,即只要知道血型抗原,就可以知道相应的血型抗体,如A血型人有抗B抗体,B血型人有抗A抗体,O血型人有抗A抗体和抗B抗体,而AB血型既无抗A抗体也无抗B抗体,所以根据ABO血型抗原即可找到ABO血型相匹配的血液。除了ABO血型系统,其他血型系统抗体的产生无规律可循,称为意外抗体。且在我国汉族人群中RhD抗原的阴性频率为1‰~3‰,其中抗D导致的溶血性输血反应和胎儿、新生儿溶血病最为严重,而产生抗D的患者,很难找到RhD阴性、相匹配的血液,因此我国及很多国家和地区都将RhD血型列为输血前检测的必查项。

2. ABO血型

(1)ABO血型系统抗原：共有四种血型抗原，即A、B、AB、A_1抗原。根据人红细胞表面所含血型抗原的不同，人类ABO血型分为A型、B型、AB型、O型四种血型。A型、B型红细胞上分别有A和B抗原，AB型红细胞上有A、B两种抗原，O型人不含A、B抗原，但有A、B抗原的前体物质——H抗原。ABH抗原的表达与人体的发育周期有关，新生儿ABH抗原含量相当于成人的25%~50%，出生18个月后ABH抗原性才完全表达，成年后开始下降，因此少数老年人可能出现血型定型困难。

(2)ABO血型系统抗体：分为天然抗体和免疫抗体两类，天然抗体为IgM，主要为自然界中与A、B抗原类似的细菌等物质刺激免疫而产生。而免疫抗体主要为母婴血型不合的妊娠及血型不合的输血导致，以IgG抗体为主。人类出生前一般未产生抗A、抗B抗体，出生3~6个月后才开始形成抗A、抗B抗体，因此，依据美国血库协会(American Association of Blood Bank，AABB)技术手册，对4个月以内的婴幼儿，因ABO血型抗体产生不完全，血型鉴定只需做正定型。

(3)ABO血型的检测包含正定型和反定型两部分。正定型(forward type)：患者的红细胞与标准抗A和抗B血清反应。反定型(reverse type)：患者的血浆与标准A、B红细胞反应。患者的初次血型检测，需正、反定型同时进行检测。

(4)ABO血型结果的判读：患者正定型结果凝集强度(++++)，反定型结果不低于(++)，且反定型与A、B细胞的反应强度差别不大于(++)，正反定型结果一致，才能出具正常血型结果，否则，在排除患者自身年龄、疾病、是否进行骨髓移植等因素的影响外，需要选择不同的试验及方法，如盐水试管法、洗涤红细胞、加做抗H、抗AB、抗A1、O细胞、吸收放散、多次离心、酶处理、唾液试验、不同温度等进行确认，必要时采用基因检测后再出具相应血型报告，如果在患者输血前没能解决这个问题，在挽救患者生命情况下，建议患者输注O型洗涤红细胞或者采用相容性输血。(表5-34-3、表5-34-4)。

表5-34-3 血型检测中导致红细胞和血浆出现假阴性或假阳性的情况

假阴性反应	1. 漏加抗血清、患者血浆等
	2. 没鉴定出溶血反应为阳性反应
	3. 红细胞、血浆比例不合适
	4. 不正确的离心方式
	5. 反应的温度过高，>25℃
	6. 试剂失去活性
	7. 测试结果判断错误
假阳性反应	1. 过度离心
	2. 抗血清、试剂红细胞或生理盐水污染
	3. 试验器具污染
	4. 测试结果判读错误

表5-34-4 常见导致ABO血型正反不一致的原因

不一致	原因
正定型抗原减弱或消失	1. ABO亚型
	2. 白血病或造血系统恶性肿瘤
	3. 异型输血
	4. 急性大出血
	5. 年龄(婴幼儿、老年)
	6. 造血干细胞移植

续表

不一致	原因
正定型有额外的反应	1. 自身凝集素 2. 红细胞上黏附大量蛋白 3. 造血干细胞移植 4. 获得性B抗原 5. B(A)或A(B) 6. 异型输血
混合凝集	1. 异型输血 2. 造血干细胞移植 3. 双精子受精或同卵受精(嵌合体)
反定型减弱或无反应	1. 年龄(婴幼儿、老年) 2. ABO亚型 3. 低丙种球蛋白血症 4. 造血干细胞移植 5. 大量扩容 6. 先天性ABO抗体缺失
反定型有额外的反应	1. 冷自身抗体 2. 同种抗体 3. 高蛋白血症等其他异常 4. 输异型血浆 5. 造血干细胞移植 6. 输(含某种抗体的)免疫球蛋白 7. 血浆含对试剂成分反应的物质

(5)ABO亚型：是由ABO基因变异形成，其抗原分子结构与ABO血型抗原存在一定差异。A型常见亚型有A2、A3、Am、Ax、Ael等，B型常见亚型有B3、Bx、Bm、Bel、B(A)等，与A、B亚型相对应，AB亚型有AxB、cisAB、AelB、AmB、A2B3等。对ABO亚型患者的输血治疗，在没有产生相应血型抗体之前，可以选择同型红细胞悬液或O型洗涤红细胞，但如果产生了相应的血型抗体，则选择O型洗涤红细胞。

(6)ABO血型与胎儿、新生儿溶血病(HDFN)：母婴血型不合可引起HDFN，HDFN按照血型系统，可分为ABO血型不合导致的HDFN及ABO外血型不合导致的HDFN。ABO血型不合导致的HDFN多见于母亲为O型，而父亲、新生儿非O型的情况。发生的机制为胎儿从父亲那里继承的血型抗原是母亲没有的，当胎、母发生血液交流时胎儿红细胞抗原刺激母亲产生相应的血型抗体，IgG性质的血型抗体可以通过胎盘屏障到达胎儿血液循环，使胎儿的红细胞被致敏、破坏，导致HDFN的发生。

3. RhD血型

(1)RhD血型的分类：分为RhD阳性、RhD阴性、RhD变异。RhD变异包括弱D(D抗原减弱)、部分D(D抗原部分缺失)、Del(吸收放散型)。对于供血者，为避免RhD变异刺激患者产生抗D，均需作为RhD阳性供血者来管理；对于受血者，为避免输注RhD阳性血液后产生抗D抗体，同时因RhD变异患者也可能发生HDFN，故建议作为RhD阴性患者来管理。

(2)RhD血型的检测：当患者红细胞与试剂抗D血清反应，凝集强度为强阳性(++++)时判断为RhD阳性，凝集强度为阴性(–)时需做RhD阴性确认试验或依据医院实验室的具体规定，直接报告为RhD

阴性，凝集强度为弱凝集（w-3+）时，需进行 RhD 阴性确认试验或者依据实验室规定作为 RhD 阴性患者来管理。依据美国 AABB《美国血库学会技术手册》，供者和母亲注射过抗 D 免疫球蛋白的新生儿需做 RhD 阴性验证试验。

（二）意外抗体筛查试验

1. 意外抗体筛查试验的临床意义　随着临床输血实践的深入，人们发现，最初使用的盐水法交叉配血试验，即使交叉配血相合，输血后部分患者仍然会发生输血无效、溶血性输血反应。随着输血技术的发展，发现了抗人球蛋白试验的方法，在选择 ABO 与 RhD 同型的血液进行交叉配血时，发现仍然有不相合的现象出现，即除了抗 A、抗 B、抗 AB 的抗体以外，还有其他血型系统抗体的存在，而这些血型系统抗体的存在与否没有规律可循，所以筛查与鉴定血液中可能存在的意外抗体，规避由这些抗体导致的溶血性输血反应和胎儿、新生儿溶血病（HDFN），是临床输血的关键问题点。

因不同血型抗原刺激产生的血型抗体称为同种免疫性血型抗体，这种血型抗体具有特异性，只针对相应的抗原产生免疫性反应，当患者血清中存在同种抗体，输入相对应抗原阳性的红细胞时，会导致红细胞被抗体致敏，在血管内或血管外被破坏，发生溶血性输血反应。当孕妇血清中存在针对红细胞的免疫性 IgG 性质抗体时，IgG 抗体可通过胎盘屏障进入胎儿血液，导致胎儿、新生儿溶血病的发生。当患者血清中存在血小板抗体（human platelet antibody，HPA）、白细胞抗体（human leukocyte antibody，HLA）时，可导致血小板输注无效或者产生发热反应。

2. 意外抗体筛查的目的

（1）辅助临床诊断某些疾病：如胎儿、新生儿溶血病，意外抗体是导致重度胎儿、新生儿溶血病的主要原因。

（2）确保临床安全输血：意外抗体是导致临床溶血性输血反应的主要原因之一，临床输血需避开和相应抗体对应的红细胞抗原才能保障输血的安全性。

（3）确定血浆中是否存在有临床意义的意外抗体：如果抗体筛查阳性，需要进一步做抗体鉴定，来了解有临床意义的抗体的特异性，最终选择相应抗原阴性的红细胞进行交叉配血，确保输血安全。由于抗原抗体反应有剂量效应，即和纯合子的反应强度远远大于与杂合子的反应强度，而抗体筛查细胞多为纯合子细胞，所以抗体筛查提供了比交叉配血更为可靠和灵敏的检测抗体的方法。有输血史和妊娠史的患者，在输血前应该增加抗体筛查的检测。

2000 年《临床输血技术规范》指出，凡遇以下情况均需做抗体筛查试验：交叉配血不合、有输血史、妊娠史或者短期内需要多次输血。交叉配血的标本 3 天内有效，所以在我国，抗体筛查的有效期是 3 天。AABB《美国国库协会技术手册》指出：不做抗体筛查直接交叉配血存在风险，无论何时，当有潜在临床意义抗体而需要输血时，必须选择经过检测不含有相应抗原的红细胞，即使不再检测到这种抗体，所有输注给这位患者的红细胞均应不含有相应抗原，以免引起再次免疫应答。

3. 意外抗体筛查试验　选取已知红细胞抗原的 3 组 O 型红细胞，采用盐水介质、凝聚胺、抗人球蛋白试验、酶试验、低离子强度介质、白蛋白介质等方法来检测人的血浆中是否存在 ABO 以外的红细胞血型抗体，这些红细胞需要包含中国人出现的大部分抗原（即抗体筛查细胞上带有中国人红细胞抗原出现频率 3% 以上的血型抗原），以尽可能地测出临床上有意义，可能导致溶血性输血反应、输入红细胞存活时间短和胎儿、新生儿溶血病的抗体。抗体筛查细胞至少应包含以下常见抗原：D、c、C、E、e、M、N、s、S、P1、le^{a}、le^{b}、K、k、Fy^{b}、Fy^{a}、Jk^{a}、Jk^{b}、Mi^{a}、DI^{a} 且各细胞抗原互补。

4. 意外抗体筛查的影响因素

（1）抗体筛查细胞：试验的质量取决于抗体筛查细胞抗原的完善性以及实验方法的设计是否能筛查出有临床意义的抗体，由于 Rh、MN、Kidd、Duffy、Digeo 等血型系统的多数抗体如抗 E、抗 C、抗 M、抗 S 等均有剂量效应，因此试剂细胞上的红细胞抗原应该选择纯合子。不同民族、不同地区的血型抗原存在差异，选择抗体筛查细胞和抗体鉴定谱细胞的时候，应该符合本地区意外抗体的分布特点，阳性频率>3% 的抗原均应出现，中国的抗体筛查细胞抗原谱最好含 Mur、Di^{a} 抗原。

（2）影响抗原抗体反应的因素：温度、pH 值、红细胞表面的电荷、抗原与抗体的比例、反应时间以及反应的介质。

（3）人种的差异：中国人常见的红细胞抗体与外国人不尽相同，抗筛细胞的抗原组合应该涵盖中国人常见的血型抗原系统，如 Rh、Duffy、Kidd、MNSs（包含 Mia）、P1、Lewis 及 Diego。国外常见造成溶血性输血反应的 Kell 系统，中国人 K 抗原频率几乎为

0(0.07%),即便漏掉相应抗体,交叉配血随机合血,也不会找不到相应抗原阴性的红细胞。因此不需要特别的关注。但目前国内使用的抗体筛查谱细胞,无论是进口还是国产的,都常常没有Mia、Dl[a]抗原,容易造成抗体筛查漏检,有待进一步改进。

(三) 意外抗体鉴定试验

1. 抗体鉴定的意义 输血工作者可以根据鉴定出的抗体性质,预知筛选到相应红细胞抗原阴性的频率,对于抗高频抗原的抗体,输血科可能需要更多的时间甚至求助血液中心协助寻找血源,并选择相应抗原阴性红细胞给患者交叉配血。如患者同时有抗C(抗原阳性频率88%)、抗e(抗原阳性频率92%)抗体,找到一袋C、e抗原同时阴性的血液的概率为0.96%。抗体鉴定结果应记录在患者病历中,并建议给患者准备抗体鉴定告知卡(或者医院间联网共享患者抗体鉴定的结果),告知在什么时间、哪家医院检测出何种血型抗体,在任何需要输血的时候,将该卡片出示给医师,即便该血型抗体浓度已经低到实验室的常规方法检测不出来,也应该选择相应抗原阴性的红细胞给患者配血。抗体鉴定后再输血比盲配输血的方法更安全。

2. 抗体鉴定谱细胞的组成 通常由10~16人份的O型红细胞组成,该组细胞含有不同的红细胞抗原成分,通常情况下,依据患者血浆和鉴定谱细胞的反应格局,能够鉴定出常见抗体的特异性,在多种抗体存在或者患者同时有血型抗体又有自身抗体的情况下,需要改变反应条件(不同试验温度、不同介质)、增加Coombs试验、吸收、放散实验等协助诊断,以确定IgM和IgG抗体的特异性。

3. 意外抗体筛查和鉴定试验阳性

(1) 直接抗人球蛋白试验

1) 直接抗人球蛋白试验阴性:可以判定有意外抗体。

2) 直接抗人球蛋白试验阳性:不能排除血浆中的自身抗体所致,需将红细胞放散至直抗阴性后做自身吸收,如果吸收后红细胞直抗阴性,排除自身抗体导致的抗筛阳性,可以判读有意外抗体。如果第一次吸收后直抗阳性,则需反复吸收放散直至自身抗体被吸尽,标志是吸收后直抗阴性,自身抗体被吸收干净后再做第二次抗体筛查,如果第二次抗体筛查阴性,判定没有意外抗体;第二次抗体筛查阳性,判定有意外抗体。

(2) 排除抗体筛查细胞的非特异性凝集

1) 血浆蛋白紊乱:会导致抗体筛查细胞非特异性凝集。解决方案为加生理盐水使凝集散开。

2) 冷凝集素:解决方案是在25℃进行操作。

3) 针对试剂红细胞介质的抗体:洗涤抗体筛查细胞或者更换抗体筛查细胞。

4. 意外抗体筛查与鉴定试验阴性 抗体筛查和抗体鉴定试验阴性并不意味着血浆中一定没有血型抗体,可能是试验条件和所选用的谱细胞不佳而造成一些低频率抗体或者有剂量效应抗体的漏检。需要选用更灵敏的方法、抗原性更完全、特异性更强的谱细胞做试验,同时结合临床病史资料和实验室其他检测线索,扩大筛查的范围。

如意外抗体筛查和鉴定试验阴性,未检出意外抗体,输血后发生溶血性输血反应。

(1) 低频率抗体和有剂量效应的抗体漏检。

(2) 交叉配血假阴性:交叉配血方法的选用非常重要,应加做抗人球蛋白试验方法。

(3) 试剂的保存不当:抗人球蛋白试剂冷冻保存会失去反应活性,过度加热或反复冻融也会使活性降低。

(四) 交叉配血试验

交叉配血试验为输注含红细胞制剂的必做试验,主要包含主侧配血、次侧配血和自身对照。交叉配血可进一步检测患者与供者的ABO和RhD血型是否一致,患者是否存在抗体筛查谱以外的血型抗体,抗体筛查是否漏检。在国外部分地区有电子交叉配血,即患者和供者均做抗体筛查试验,如果都是阴性,且患者既往无抗体筛查阳性记录,由计算机匹配ABO同型的血液进行输注,不再进行交叉配血试验。电子交叉配血的先决条件是,电脑系统必须经过验证,患者和供者的血型也需要进行验证,即至少有两次的检测记录。

1. 交叉配血的内容

(1) 主侧交叉配血:和抗体筛查一样,检测患者血浆中是否存在有临床意义的血型抗体,不同的是用供者红细胞代替抗体筛查细胞,即患者血浆与供者红细胞反应,检测患者血浆中是否含有针对输入的供者红细胞的血型抗体,为交叉配血的主要内容。

(2) 次侧交叉配血:患者的红细胞与供者的血浆反应,检测供者的血浆中是否含有针对患者红细胞的血型抗体。依据2000年《临床输血技术规范》,输入血浆类血液制品只要ABO血型相容即可,不要求做交叉配血试验,故在输注红细胞类血液制剂时,次侧交叉配血的主要目的是检测ABO的相容性。

(3) 自身对照：患者自身红细胞与自身血浆反应，以排除自身抗体、自身红细胞凝集、自身红细胞直接抗人球蛋白试验阳性对交叉配血结果的干扰。

2. 血清学交叉配血的方法 对输血有临床意义的抗体主要为 IgM 和 IgG 性质抗体，盐水法仅能检测出 IgM 型的血型抗体而不能检测出 IgG 性质的血型抗体，所以交叉配血不能仅仅使用盐水法。目前常用的方法均为以抗人球蛋白方法为基础的方法，即 Coombs 试验，是检测 IgG 抗体的经典方法，主要用于检测 ABO 外的血型抗体及补体。

(1) 抗人球蛋白(antiglobulin)法：为检测 IgG 型血型抗体的经典方法。对试验技术要求高，试验时间长，不适用于急诊检测。

(2) 凝聚胺法(manual polybrene method)：凝聚胺是一种高价阳离子季胺盐多聚物，溶解产生的正电荷能中和红细胞膜表面带有负电荷的唾液酸，使红细胞的 Zeta 电位降低，红细胞之间距离缩短，红细胞发生非免疫性的可逆聚合。当再次加入主要成分为枸橼酸钠的悬浮液后，枸橼酸钠的负电荷能与凝聚胺上的正电荷中和，使非免疫性的可逆聚合现象消失。优点：灵敏度高，快速、准确；缺点：不能检测出 Kell 血型系统的抗体，手工操作，检测结果以肉眼判断，存在人为疏忽，主观判断结果无一致性等问题，判读结果也不能以影像的形式进行保存，在判读结果发生争议时，无法还原当时的结果。

(3) 酶介质法(enzymes)：是一种非常规使用的实验方法。利用蛋白水解酶破坏红细胞表面带负电荷的唾液酸，使红细胞失去负电荷，导致红细胞 Zeta 电位减小、距离缩短，促进抗原抗体的结合，同时酶介质法可以改变红细胞表面的部分结构，让一些隐藏的抗原位点暴露出来，使 IgG 抗体能与经酶处理过的红细胞在盐水介质中发生反应。缺点：不能检出 MNS 和 Duffy 血型系统的某些抗体，导致假阴性结果，通常需和其他配血方法联合使用。

(4) 微柱凝胶法/柱凝集技术：有凝胶及玻璃珠两种材质，利用沉降梯度(sedimentation gradient)的原理，经过特定的离心力，可将凝集和未凝集的红细胞加以区别，即只允许单个红细胞通过，当红细胞上抗原和抗体作用形成复合物，就会被挡在凝胶/玻璃珠的上方，呈阳性表现。操作简单，结果容易判读，进行抗人球蛋白试验不需要洗涤，可以影像保存，可重复性高，能够实现全自动检测，避免人为加样出现的误差，达到标准化的要求。

3. 交叉配血不合的原因及处理方案

(1) 主侧交叉配血不合的原因及处理方案：需排除以下人为因素，标本污染、标本错误或加样错误；试剂污染或加错；操作不规范，未按照试剂说明书操作；离心力，离心时间未按标准要求(表 5-34-5)。

(2) 次侧交叉配血不合的原因及处理方案：表 5-34-6。

表 5-34-5 主侧配血不相合的原因和对策

抗体筛查	DAT	自身对照	原因	对策
+	−	−	同种抗体	抗体鉴定
+	+	+	自身抗体(同种抗体？)	排除同种抗体
−	+	+	1. 自身抗体 2. 胎儿、新生儿溶血病 IgG 抗 A/B 3. 过客淋巴综合征(IgG 抗 A/B) 4. 抗筛漏检	1. 主侧阴性无干扰 2. 胎儿、新生儿溶血病检测 3. 直抗、游离、放散试验 4. 增强法或更换筛查细胞
−	−	−	1. 剂量效应抗体、低频抗体 2. ABO 亚型产生的抗体 3. 供者红细胞的原因	1. 抗体鉴定 2. 亚型鉴定，选择 O 型洗涤红细胞 3. 更换供者
+	−	+	1. 血浆蛋白紊乱 2. 冷凝集素 3. 针对试剂介质的抗体	1. 多加盐水散开 2. >25℃配血 3. 洗涤抗筛细胞
+	+	−	结果错误?	重复实验
−	+	−	结果错误?	重复实验
−	−	+	1. 结果错误? 2. 胎儿、新生儿溶血病 IgG 抗 A/B 3. 过客淋巴综合征(IgG 抗 A/B)	1. 重复实验 2. 胎儿、新生儿溶血病试验 3. 直抗、游离、放散试验

表 5-34-6 次侧交叉配血不合的原因和对策

原因	解决方案
1. 供者血浆的原因	与血液中心联系，更换供者
有针对患者红细胞的同种抗体	
供者存在自身抗体	
冷凝集素	
血浆蛋白紊乱	
2. 患者红细胞的原因	
直接抗人球蛋白试验阳性	排除迟发性溶血性输血反应，不影响输注
标本污染	重抽合血标本
黏附免疫球蛋白或抗体	洗涤患者红细胞

4. 交叉配血相合，输血后血红蛋白不升或下降的原因　抗体筛查阴性，交叉配血阴性，但输血后血红蛋白不升甚至下降，患者无出血及溶血反应，主要考虑以下因素。

(1) 迟发性溶血性输血反应（delayed hemolytic transfusion reaction，DHTR）：由于输入的红细胞上有患者没有的血型抗原，输血后刺激机体产生初次免疫反应抗体或者回忆性抗体，这种抗体会与输入的红细胞上的抗原结合，造成血管外溶血，以至于血红蛋白不升高。这种 DHTR 通常在输血前的相容性检测中无法查到同种抗体，输血前的抗体筛查、交叉配血都是阴性。DHTR 发生后，由于刺激产生的抗体致敏在红细胞上，从而消耗了抗体，也可能在输血后某些时段的检测中抗体筛查呈阴性，直接抗人球蛋白试验阳性或呈现出混合视野（部分红细胞呈阳性反应，部分红细胞呈阴性反应），通常用输血后直接抗人球蛋白试验阳性的细胞做放散实验，再用放散液做抗体筛查和抗体鉴定试验，如果放散液抗体检测结果全阴，则可能是药物诱导抗体的问题，如果阳性，则是同种抗体所致。

(2) 药物诱导溶血性贫血（drug-induced hemolytic anemia，DHA）：DHA 在输血相容性检测中抗体筛查阴性，交叉配血主侧相合（次侧可能不合），输血后因药物诱导抗体导致的溶血使血红蛋白不升高甚至下降。

5. 疾病对交叉配血的影响

(1) 自身免疫性溶血性贫血患者的交叉配血方案：自身免疫性溶血性贫血（autoimmune hemolytic anemia，AIHA）患者由于体内免疫功能紊乱，产生抗自身红细胞的自身抗体，不仅与自身红细胞发生凝集反应，同时也会和所有供者的红细胞发生凝集反应，使患者红细胞被破坏，导致血红蛋白下降。

自身抗体分为 3 种：依据自身抗体与红细胞结合所需的最适温度分为温抗体型、冷抗体型［包括冷凝集素综合征（cold agglutinin syndrome，CAS）及阵发性冷性血红蛋白尿症（paroxysmal cold hemoglobinuria，PCH）］和混合型。通常情况下，由温抗体导致的 AIHA 最为严重。

AIHA 的检测结果：①直接抗人球蛋白试验（direct antiglobulin test，DAT）检测红细胞上致敏的自身抗体。②间接抗人球蛋白试验（indirect antiglobulin test，IAT）检测血清中的游离温抗体。③冷凝集素试验检测血浆中的冷凝集素，冷凝集素是 IgM 型冷抗体，与红细胞最佳结合温度为 0~5℃。冷凝集素效价>1∶32 时即可以诊断 CAS。CAS 的 DAT 为补体 C3 阳性。④冷热溶血试验检测冷热双相溶血素（D-L 抗体），D-L 抗体是 IgG 型冷热溶血素，在 0~4℃时与红细胞结合，并吸附补体，但并不溶血；在 30~37℃发生溶血。PCH 的冷热溶血试验阳性，DAT 为补体 C3 阳性。

2017 年《自身免疫性溶血性贫血诊断与治疗中国专家共识》指出 AIHA 患者的输血原则：①应尽量避免或减少输血。AIHA 由于存在自身抗体，增加了交叉配血难度，增大了同种抗体致溶血性输血反应的危险。②输血时机应根据贫血程度、有无明显症状、发生快慢而定。对于急性溶血性贫血患者，出现严重症状时能排除同种抗体者须立刻输注红细胞。对于慢性贫血患者，血红蛋白（Hb）在 70g/L 以上可不必输血；Hb 在 50~70g/L 时如有不能耐受的症状时可适当输血；Hb 在 50g/L 以下时应输血。③检测自身抗体抗ABO、Rh血型特异性，对供者进行选择及交叉配血试验。交叉配血不完全相合时，选用多份标本交叉配血中反应最弱的输注。缓慢滴注，密切观察有无输血反应。④不强调应用洗涤红细胞。⑤常规治疗效果欠佳可行血浆置换术或者免疫抑制剂治疗。⑥输血前加用糖皮质激素可减少和减轻输血反应的发生。当自身抗体为冷抗体时，输血输液均需要保温输注。

AIHA患者配血困难的主要问题在于，患者血浆中的自身抗体会和自身及所有供者红细胞发生反应，同时DAT为阳性，抗体筛查3个谱细胞和交叉配血主次侧均阳性，在这种情况下，排除患者在有自身抗体的同时是否还有同种抗体非常困难，但也是非常重要的检测。3个谱细胞均阳性时，实验室会分两步处理：①先去除标本中的自身抗体（采用自身红细胞吸收法），或者患者ABO、Rh、MNS及其他可能同血型的红细胞吸收自身抗体；②吸收后做第二次抗体筛查和同种抗体的鉴定。

根据第二次抗体筛查的检测结果：①抗体筛查细胞全部无凝集，判断只有自身抗体而无同种抗体；选择多份与患者ABO、RhD/C/c/E/e同型的供者与患者交叉配血，同时带自身对照，选择凝集强度最弱且不大于自身凝集强度的供者，评估为输血风险相对较小。②第二次抗体筛查，3个抗体筛查细胞有凝集也有不凝集，判断既有自身抗体又有同种抗体；需做抗体鉴定确定抗体的特异性，选择多份与患者ABO、RhD/C/c/E/e同型且缺乏相应同种抗体相对应抗原的供者与患者交叉配血，同时带自身对照，选择凝集强度最弱且不大于自身凝集强度的供者，评估为输血风险相对较大。③第二次抗体筛查，3个抗体筛查细胞全部凝集，判断既有自身抗体又有针对3个谱细胞共同抗原的同种抗体；需做抗体鉴定确定抗体的特异性，选择多份与患者ABO、RhD/C/c/E/e同型且缺乏相应同种抗体相对应抗原的供者与患者交叉配血，同时带自身对照，选择凝集强度最弱且不大于自身凝集强度的供者，评估为输血风险很大。

(2)白血病患者交叉配血不合的配血方案

1)白血病常见ABO血型抗原减弱，主要原因：①9号染色体异常频率高，决定ABO血型的基因在9号染色体上，血液患者该染色体的异常可干扰ABO血型的基因位点；②血型基因对形成血型抗原性不可缺少的一些关键酶，基因突变可能致酶的活性下降，使H抗原转变为A和B抗原的能力受阻断，导致A或B抗原减弱；③部分白血病红系增生相对受到抑制，红细胞代谢受到干扰，由于红细胞血型物质随红细胞的成熟不断增强，如果红细胞受到抑制，会造成A、B、H抗原物质减弱；④体内唾液黏蛋白产生过多，覆盖红细胞表面部分位点导致血型抗原强度变化。

2)抗原减弱的处理对策：①了解患者病史和既往血型记录；②利用吸收放散实验检测弱的抗原；③如果血浆中可溶性血型物质过多，也会中和血型抗体，导致正定型凝集减弱或者不出现凝集，洗涤红细胞后重复实验；④酶处理患者红细胞；⑤明确血型后选择ABO和RhD同型输注。

3)当白血病合并低丙种球蛋白血症：可导致患者交叉配血不合，紧急情况下可以输注O型洗涤红细胞。

4)抗体减弱或缺失的处理方案：①了解患者病史和既往血型记录；②酶处理红细胞；③明确血型后选择ABO和RhD同型输注。

(3)药物对交叉配血的影响：①肝素。因为肝素带有高价负离子，能够中和凝聚胺，增强红细胞表面的负电荷位，削弱红细胞之间的非特异性凝集，在使用凝聚胺交叉配血时，加入凝聚胺试剂后，会发生主侧管不凝集，实验无效，干扰实验的顺利进行。解决方案：在主侧管加入凝聚胺试剂时多加入3~4滴，离心后红细胞呈现凝集，实验有效，交叉配血结果可信。②甘露醇和右旋糖苷。既是常见的临床药物，也是血液成分中常见的添加剂，两种药物都能引起红细胞的非特异性凝集，如果临床大量使用这两种药物同时要做交叉配血，要注意由这两种药物导致的非特异性凝集，采用凝聚胺法交叉合血可以排除非特异性凝集的干扰，保证输血安全。③静脉注射免疫球蛋白（interavenous immunoglobulin，IVIG）。IVIG是由正常成年人血浆分离得到的抗体谱非常广的安全有效的免疫球蛋白制品。能在短时间内使血液循环中的IgG水平高达健康人水平的3~6倍，人体内半衰期为21~25天。因IVIG中的血型抗体可能会干扰血型检测，导致血型正反定型不符，交叉配血不相合。如果临床有输血指征，可以考虑输注交叉配血相合的O型洗涤红细胞，检测不到相应血型抗A、抗B后再输注同型血液。使用IVIG的过程中，临床应检测患者的血红蛋白、胆红素、乳酸脱氢酶等相关指标，发现有溶血的证据，应该停止用药。

(4)试验条件、操作不当等对交叉配血的影响：

①红细胞稀释液中的某些离子干扰，造成不正确的结果；②反应体系中孵育温度、离心力、离心时间等不准确导致不正确的结果；③红细胞配制的浓度不正确、加样量不正确等导致的假阳性、假阴性结果。

（陈 剑 凤 婧）

参考文献

[1] MARK K FUNG. Technical manual. 19th ed. Arlington: American Association of Blood Banks, 2017.

[2] COOLING L, DOWNS T. Immunohematology immunology//MCPHERSON RA, PINCUS MR. Henry's clinical diagnosis and management by laboratory methods. Amsterdam: Elsevier, 2017: 680-734.

[3] 杨成民, 刘进, 赵桐茂, 等. 中华输血学. 北京: 人民卫生出版社, 2017.

[4] 桂嵘, 张志升, 王勇军, 等. 输血相容性检测及疑难病例分析. 北京: 人民卫生出版社, 2018.

[5] 林玛利, 王昌玲, 朱正中. 输血医学. 台湾: 五南图书出版股份有限公司, 2018.

[6] 李勇, 马学严. 实用血液免疫学: 血型理论和实验技术. 北京: 科学出版社, 2006.

[7] 兰炯采, 贠中桥, 陈静娴. 输血免疫学实验技术. 北京: 人民卫生出版社, 2011.

[8] 兰炯采, 陈静娴, 武平英, 等. 推荐疑难配血三步分析法. 中国输血杂志, 2010, 23 (4): 243-244.

[9] 张印则, 徐华, 周华友. 红细胞血型原理与检测策略. 北京: 人民卫生出版社, 2013.

[10] CLARE MILKINS. The minimum requirements for red cell serological testing. ISBT Science, 2011, 6: 189-192.

第 4 节 常用血液制剂和血液制品

输血是给予患者输注正常人体所拥有的血液或血液相关成分。随着输血医学的发展，输血已远不止是传统意义上的输注全血，血细胞成分（红细胞、粒细胞、血小板），血浆衍生物（白蛋白、免疫球蛋白、凝血因子等），也包括现代基因工程技术生产的重组人红细胞生成素、粒细胞集落刺激因子、凝血因子Ⅷ以及血液代用品等，而且还可根据病情需要，将血液在体外进行加工处理，如造血干细胞移植术后患者输注的红细胞需进行射线照射即辐照红细胞，或将特定功能的 T 淋巴细胞进行体外培养、增殖和激活后，再输给恶性肿瘤患者，即血液免疫细胞治疗。因此输血是一种重要的特殊的临床治疗手段。

一、输血治疗原理

（一）替补机制

血液是维持机体生命活动所必需的内环境。它有复杂的组成部分，分为细胞成分（红细胞、白细胞、血小板）和非细胞成分（血浆）。各种成分具有独特的生理功能，红细胞运输氧气和二氧化碳，粒细胞和免疫球蛋白具有免疫功能，血小板和各种凝血因子具有止血功能，白蛋白具有维持血浆胶体渗透压功能，各司其职不可替代。因此，患者缺少什么血液成分就补充什么血液成分，这就是成分输血的核心所在，“缺什么补什么”。如地中海贫血患者因为珠蛋白肽链合成异常造成溶血而发生贫血，仅需输注红细胞制剂纠正贫血即可；血友病 A 患者因为Ⅷ因子水平低下而发生出血，仅需输注Ⅷ因子制品即可。这些输血治疗就是典型的替补性输血机制。

（二）非替补机制

临床上一些疾病的输血治疗用替补机制不能解释。如原发性免疫性血小板减少症患者，因为机体受到感染等因素产生了抗血小板抗体使血小板被破坏而数量减少，易发生出血，重者可能发生颅内出血而危及生命，静脉注射免疫球蛋白（IVIG）可提升患者外周血血小板数量达到治疗效果；川崎病是一种以全身中、小动脉炎性病变为主要病理改变的急性热性出疹性疾病，最严重的损害是冠状动脉损伤形成冠状动脉瘤。临床上给患者输注 IVIG，可迅速退热，预防或减轻冠状动脉瘤的形成。上述这两种疾病使用 IVIG 治疗，并非是这两种疾病患者体内缺少免疫球蛋白，而是通过免疫调节等非替补性输血机制发挥治疗作用。如果同样是输注 IVIG 治疗原发性免疫缺陷病（约 80% 的患者伴有 IgG 或其他抗体缺乏）患者则属于替补机制。

（三）去除机制

把替补性输血视为是补充人体所缺少或功能异常的血液或血液成分的这种治疗原则，延伸到把人体血液中多余的或发生病理变化的血细胞或其他血液成分进行去除的治疗方法是顺理成章之事。从治疗机制看，前者是替补，后者是去除。近年来，临床上利用去除机制开展治疗性血细胞单采术和治疗性血浆置换术。如高细胞性白血病，外周血白细胞数量很多，通过血细胞单采机分离出白细胞弃之，对于减少白血病细胞对血管的浸润，减少血液黏滞度、降低肿瘤细胞裂解综合征的发生都有一定作用。血栓性血小板减少性紫癜，是微循环中形成了血小板血栓，血小板数量因大量消耗而减少所形成的紫癜，由于小动脉与微血管的栓塞，导致器官缺血性功能障碍乃至梗死，采用血浆置换术是目前首选的治疗方法，同理，治疗毒蕈中毒也是采用这种去除机制去掉大分子物质的体外血液净化措施。

(四) 免疫(抑制)机制

20 世纪 70 年代，国外多个器官移植中心通过回顾性调查，发现器官移植患者术前输血尤其是全血，移植成功率较高，此后不少学者对此进行了研究，提出“输血导致免疫抑制”学说。四川大学华西第二医院儿童血液科于 1999 年对 128 例儿童白血病进行了分析，发现输血次数多、每千克体重输血量多的儿童白血病易复发。国内外大量文献表明，输血后受血者细胞免疫和体液免疫有所改变，导致肿瘤复发、转移，术后感染增加。输血引起免疫抑制可能为多种机制共同作用的结果。研究表明，输血后患者单核巨噬细胞分泌前列腺素 E_2(PGE_2) 增加，Th 细胞(主要为 Th1) 分泌 IL-2 减少。PGE_2 和 IL-2 是一对重要的调节免疫的细胞因子。PGE_2 提供免疫抑制信号(下调免疫反应)，削弱巨噬细胞Ⅱ类抗原的表达和呈递功能，同时抑制 T 细胞分泌 IL-2，降低靶细胞对 IL-2 的反应。IL-2 主导细胞免疫(上调免疫反应)，促进 T 细胞生长，如细胞毒性 T 细胞，刺激 NK 细胞增殖，增强 NK 细胞杀伤功能或诱导新型杀伤细胞，如产生淋巴因子活化的杀伤细胞，由于 NK 细胞活性高度依赖 IL-2 水平的维持，IL-2 合成水平的降低将影响 NK 细胞的活性，同时 IL-2 对 B 细胞的激活和增殖也是必需的，IL-2 分泌减少，可使抗体减少，患者抗感染能力降低。因此，输血包括成分血和全血均可导致细胞免疫，尤其是 NK 细胞和巨噬细胞功能受损，对异体抗原产生免疫耐受或免疫无反应性，从而有利于肿瘤细胞生长、复发和转移。此外，B 细胞增殖活性受抑，免疫球蛋白合成受阻，致使受血者增加感染的风险性。尽管目前仍存分歧，但多数学者认同输血免疫抑制学说。

二、血液制剂和血液制品

(一) 红细胞制剂

红细胞输血是临床输血的主流。儿科应用较多的是悬浮红细胞、去白红细胞等制剂。国内目前规定以 200ml 全血制备的红细胞定义为 1U 红细胞，通常在血袋上标示为“1U”，国外大多数以 450ml 全血分离制备的红细胞为 1U。

1. 悬浮红细胞(suspended red blood cell) 又称红细胞悬液、添加剂红细胞，是国内应用最广泛的红细胞制剂。是全血经离心去除大部分血浆，加入红细胞保存液制备而成，含全血中全部红细胞，也有少量白细胞、血小板、血浆等。保存条件为(4 ± 2) ℃，保存期限根据保养液不同而异，可 21~35 天。

2. 浓缩红细胞(packed red blood cell) 又称压积红细胞，是采集全血在多联袋内制备而成。保存条件同悬浮红细胞。如单袋制备或加入生理盐水后应尽快输注，保存时间不超过 24 小时。

3. 去白细胞悬浮红细胞(leukocyte-reduced suspended red blood cell) 是在悬浮红细胞基础上去除绝大部分白细胞制备而成。可以降低由白细胞而引起的免疫性输血反应和白细胞携带病毒相关的疾病传播。适用于需进行造血干细胞或器官移植的患者，需反复多次输血的患者(如地中海贫血、再生障碍性贫血、白血病等)。

4. 洗涤红细胞(washed red blood cell) 是全血经离心分离血浆后，加入生理盐水洗涤 3~4 次，再加生理盐水或红细胞保存液制备而成。在开放环境制备的洗涤红细胞，一般要求在 24 小时内输注。由于洗涤过程中红细胞有损耗，输注剂量要求比红细胞悬液增加 30% 左右。

5. 辐照红细胞(irradiated red blood cell) 对分离制备而成的红细胞制剂通常以 ^{60}Co 为辐照源，以 25~30Gy 为辐照剂量，以 1~6 分钟为辐照时间进行加工处理。辐照机制是因为淋巴细胞较其他血液成分对电离辐射较敏感，从而灭活具有免疫活性的淋巴细胞，使之不能复制和分化，防止它们在受血者体内存活或增殖。适用于需要输血且有免疫缺陷或免疫抑制的患者(如造血干细胞移植后的患者)；发生输血相关 GVHD 的患者。由于照射过程中红细胞也受到部分损伤，因此存活期明显缩短。辐照红细胞应尽快输注，不宜保存。

6. 冷冻红细胞(frozen red blood cell) 由于红细胞的代谢速度取决于保存温度。如果将血液保存在很低的温度下，可使红细胞的代谢活动降低或停止，红细胞耗能最小，从而可最大限度地减少代谢产物的积累，达到延长红细胞保存期的目的。最常用的方法是添加甘油作为冷冻剂，可以保存稀有血型的红细胞供稀有血型者输用;可以保存自身血液,以备今后输用。

(二) 血小板制剂

血小板输血在临床上也经常应用。血小板比重约为1.040,由于血细胞之间的比重差,用离心法可从全血中分离制备较纯的血小板制剂。目前一般分为手工分离制备的浓缩血小板和血细胞单采机分离制备的单采血小板。

1. 手工分离浓缩血小板 我国规定由200ml全血分离制备的浓缩血小板制剂为1U,含血小板数量为0.2×10^{10}/袋,容积为20~25ml,也可从献血员采集400ml全血分离制备2U浓缩血小板制剂,含血小板数量为0.4×10^{10}/袋,容积为40~50ml。保存条件为(22±2)℃,轻振荡,普通袋保存24小时,专用袋5天。

2. 单采血小板 又称机采血小板,是用血细胞分离机单采技术,从单个献血员全血中采集制备而成。我国规定单采血小板1U的血小板含量至少应有2.5×10^{11},容积为150~250ml,保存条件同浓缩血小板制剂。

(三) 血液制品

血液制品是国内的习惯用语,是指从人血浆中分离制备的有明确临床应用意义的血浆蛋白制品的总称。国外称之为血浆衍生物(plasma derivatives)。

1. 静脉注射免疫球蛋白(IVIG) 是从数千健康成人血浆分离制备的抗体谱很广、安全有效的免疫球蛋白浓缩制品。体内半存活期21~28天。IVIG制品中IgG含量约为95%以上,具有较好抗感染及免疫调节作用。可用于治疗儿童原发性免疫缺陷病、ITP、川崎病等多种疾病。

2. 白蛋白 冰冻血浆在低温下融化,去除冷沉淀物质,然后进行低温乙醇分离制备而成。白蛋白半存活期约为20天。人血白蛋白不宜与氨基酸混合输注,可引起蛋白沉淀,20%~25%人血白蛋白是高渗溶液,也不宜与红细胞混合输注。

3. 凝血因子

(1)新鲜冰冻血浆:抗凝全血采集后6小时内分离制备。含有全部凝血因子。血浆蛋白为60g~80g/L,纤维蛋白原2g~4g/L,-20℃以下保存。

(2)冷沉淀:是将新鲜冰冻血浆在(4±2)℃封闭状态下融化后,分离出沉淀在血浆中的冷不溶解物质,并且在1小时内冻结而制备的成分血。目前国内1U冷沉淀大多由200ml新鲜冰冻血浆制备而成。主要含Ⅷ因子80~100U,纤维蛋白原200~250mg,-20℃以下保存。解冻后1~6℃保存,24小时内尽早输注。

(3)凝血因子Ⅷ、凝血酶原复合物:血源性凝血因子Ⅷ浓缩制品是由多人份混合的新鲜冰冻血浆制备而成。以新鲜冰冻血浆得到的冷沉淀作为起始原料、采用不同方法进一步加工生产,最后经冰冻干燥而成,半存活期6~14小时。目前国内临床使用的血源性凝血因子Ⅷ均经过国家病毒灭活认证,保证了凝血因子制品的安全性和有效性。2007年开始国内已有基因重组技术生产的Ⅷ因子浓缩剂在临床应用。血友病B可用由血浆制备的凝血酶原复合物(含有凝血因子Ⅱ、Ⅶ、Ⅸ、Ⅹ)进行治疗。一般而言,凝血酶原复合物每毫升含Ⅸ因子20~25U。目前重组Ⅸ因子浓缩剂已经应用于临床,极大地提高了治疗安全性和有效性。

4. 纤维蛋白原 血源性纤维蛋白原是从人混合血浆分离纯化制备。半存活期为4~6天,输注时不需匹配血型。

(贾苍松 陆晓茜)

参考文献

[1] 杨成名,刘进,赵桐梦. 中华输血学. 北京:人民卫生出版社,2017.

[2] 陈森敏,贾苍松. 输血与免疫抑制的研究进展. 国际输血及血液学杂志,2006,29(1):51-53.

[3] 陈森敏,贾苍松,李丰益. 异体输血对儿童急性淋巴细胞白血病IL-2、SIL-2及PEG_2血清水平的影响. 中国输血杂志,2009,22(4):308-308.

[4] 贾苍松,罗春华,汪志凌. 128例急性白血病患儿输血治疗与复发的关系. 中华儿科杂志,1999,37(11):700-701.

[5] TOPALIAN SL, WOLCHOK JD, CHAN TA, et al. Immunotherapy: The path to win the war on cancer? Cell, 2015, 161(2): 185-186.

第5节 成分输血

一、儿童常见贫血性疾病的输血治疗

(一) 再生障碍性贫血

再生障碍性贫血(aplastic anemia,AA)是一组以骨髓有核细胞增生减低和外周全血细胞减少为特征

的骨髓衰竭性疾病。AA 分为先天性和获得性两大类。先天性 AA 主要包括 Fanconi 贫血、先天性角化不良、Shwachman-Diamond 综合征、Diamond-Blackfan 贫血和先天性无巨核细胞性血小板减少症等。获得性 AA 如病因明确(药物、放射损伤、病毒感染等)称为继发性获得性 AA;无明确致病因素的获得性 AA 称为特发性获得性 AA。无论哪种类型的 AA,当出现严重贫血及血小板减少时,均要涉及血液输注,本节主要阐述 AA 患儿治疗中输血相关问题。

由于 AA 是一组骨髓衰竭性疾病,儿童患者一定要做好相关的实验室检查,注意鉴别先天性及获得性 AA,两者后续治疗方法及进行造血干细胞移植的预处理方案均有不同。

1. 获得性 AA 的诊断标准

(1)临床表现:主要为贫血、出血、感染等血细胞减少的相应临床症状。一般无肝、脾、淋巴结大。

(2)实验室检查

1)血常规检查:红细胞、粒细胞和血小板减少,校正后的网织红细胞<1%。至少符合以下 3 项中的 2 项。①血红蛋白<100g/L;②血小板<100×10^9/L;③中性粒细胞绝对值<1.5×10^9/L(如为两系减少则必须包含血小板减少)。

2)骨髓穿刺检查:骨髓有核细胞增生程度活跃或减低,骨髓小粒造血细胞减少,非造血细胞(淋巴细胞、网状细胞、浆细胞、肥大细胞等)比例增高;巨核细胞明显减少或缺如,红系、粒系可明显减少。由于儿童不同部位造血程度存在较大差异,骨髓穿刺部位推荐首选髂骨或胫骨(年龄<1 岁者)。

3)骨髓活检:骨髓有核细胞增生减低,巨核细胞减少或缺如,造血组织减少,脂肪和/或非造血细胞增多,无纤维组织增生,网状纤维染色阴性,无异常细胞浸润。如骨髓活检困难可行骨髓凝块病理检查。

(3)除外可致血细胞减少的其他疾病。

2. 先天性 AA 参见第四章第 8 节骨髓衰竭性疾病。

3. AA 的治疗建议 儿童 AA 的治疗原则包括:①对症支持治疗,避免剧烈活动,防止外伤及出血,注意饮食和口腔卫生,成分输血及规律去铁治疗;②免疫抑制剂治疗;③造血干细胞移植等。本节讨论 AA 患儿成分输血问题。

(1)红细胞输注建议:英国血液学标准委员会(British Committee for Standards in Haematology, BCSH)2017 年儿童输血指南提出,在病情稳定、无发绀的患儿中,输血阈值为 Hb 70g/L,即低于 70g/L 才联系输血;在病情不稳定或者具有贫血症状的患儿中,可能需要考虑采用更高的输血阈值。

PICU 输血需求研究项目(Transfusion Requirements in the Pediatric Intensive Care Unit, TRIPICU)对病情稳定的 PICU 重症儿童比较了红细胞限制性输注(Hb 70g/L)和宽松性输注(Hb 95g/L)的效果,与宽松性输血组(平均 Hb 108g/L)比较,限制性输血组(平均 Hb 87g/L)的血液使用量减少,不良结局没有明显增加;因此根据现有研究证据,将 PICU 中病情稳定、无发绀患儿的红细胞输注阈值确定为 Hb 70g/L 是合理的。

美国血库协会(American Association of Blood Bank, AABB)2016 年指南建议对于红细胞限制性输血的阈值为 Hb 70g/L 是安全的,宽松性输注更易导致成人患者肺部感染经久不愈。就输血相关的风险而言,Hb>90g/L 应该避免输注红细胞。

国内目前无儿童输血指南。根据 2000 年国家卫生部发布的《临床输血技术规范》(内科输血指南),Hb 低于 60g/L 可考虑输注红细胞,笔者建议儿童输血可参照执行。

(2)血小板输注建议:输注血小板有两个目的——治疗出血与预防出血。2017 年《中华输血学》书中建议,如患儿有严重的血小板减少(如血小板计数<10×10^9/L)并发明显出血,为控制严重出血而输注血小板,可视为治疗性输注;如患儿只有血小板减少(如血小板计数<10×10^9/L)而并无出血倾向或明显出血,为防止严重出血而输注血小板,可视为预防性输注。但是,目前预防性输注和治疗性输注的界定尚存分歧。

预防性血小板输注剂量的临床试验(prophylactic platelet dose trial, PLADO)对 1 272 例患者进行随机对照研究,输注血小板低剂量($1.1\times10^{11}/m^2$)与高剂量($4.4\times10^{11}/m^2$)相比,两组在预防出血上没有区别,低剂量输注虽可减少血小板的输注但增加红细胞输注。对 198 例儿童患者和 1 044 例成人患者进行不同年龄段划分,以血小板计数<10×10^9/L 为输注血小板阈值,结果显示:①在任何年龄段,血小板减少均不预测出血风险;②儿童比成人表现出更明显的出血风险(WHO 定义 2 级或以上的出血);③儿童患者在血小板较大的变动范围内均存在出血高风险。

由于存在血小板消耗危险因素,如感染、出血、使用抗生素或抗胸腺/淋巴细胞球蛋白(ATG/ALG)等，重型AA预防性血小板输注指征为血小板计数<20×10^9/L,病情稳定者为血小板计数<10×10^9/L。发生严重出血者则不受上述标准限制，应积极输注单采浓缩血小板制剂。因产生抗血小板抗体而导致无效输注者，有条件时可输注HLA配型相合的血小板。对严重出血者还应积极给予红细胞输注，使Hb提高至80g/L。如免疫抑制剂用药期间因ATG/ALG具有抗血小板活性的作用，要维持血小板计数>10×10^9/L，血小板输注需要量可能会增加。对于拟行异基因造血干细胞移植者应输注辐照后的红细胞和血小板制剂，以免移植过程中出现输血相关免疫损伤。

根据小儿的体重或体表面积决定血小板输注剂量。手工分离的血小板，体重<15kg，按10~20ml/kg输注；体重>15kg，按1U输注。如果按体表面积计算，1m^{2}体表面积的患儿输注1U机采血小板制剂，外周血可提高血小板计数(12.5~25)×10^9/L。10U手工分离的血小板相当于1U机采血小板制剂。1个治疗剂量的血小板输注时间应控制在30~60分钟，开始输注的前15分钟应严密观察有无皮疹、发热、过敏反应的体征。轻微的不良反应采取减慢输注速度或停止输注并给予盐酸苯海拉明(抗组胺药)治疗；出现严重反应(如低血压、心动过速、呼吸急促或窒息)应停止输注并给予支持治疗，剩余血小板送血库进一步分析。

对于AA患者而言，诊断及诊断后分型非常重要。成分输血是治疗手段之一，通常要配合其他综合治疗方法，才能得到更好的疗效。

(二)地中海贫血

地中海贫血(简称地贫)是一组以珠蛋白肽链合成障碍为特征的遗传性异质性疾病，因基因型变异种类繁多，临床表现呈明显多样性。分为轻型(轻微、临床无症状的小细胞性贫血)，重型(婴儿期后，必须进行输血支持治疗)，中间型(中等程度贫血，有时需要输血支持)。根据临床严重程度和是否需要定期输血将地贫分为输血依赖型地中海贫血(transfusion-dependent thalassemia，TDT)和非输血依赖型地中海贫血(non-transfusion-dependent thalassemia，NTDT)，后者发病率远高于前者。2013年国际地贫联合会(thalassaemia international federation，TIF)发布了TDT和NTDT管理指南，为地中海贫血患儿提供了诊断、治疗和管理方面的指导。

1. 重型β-地贫(thalassemia major，TM)

(1)重型β-地贫的诊断

1)临床表现：典型的临床特征，详见第四章第9节溶血性贫血。

2)血液学改变：①外周血Hb<60g/L，呈小细胞低色素性贫血，平均红细胞体积(MCV)<80fl、平均红细胞血红蛋白含量(MCH)<28pg、平均红细胞血红蛋白浓度(MCHC)<32%。红细胞形态不一，大小不等，中央淡染区扩大，出现靶形红细胞和红细胞碎片，网织红细胞增高。部分患儿由于骨髓造血代偿可致血小板增高。脾功能亢进时，白细胞和血小板减少。②骨髓象呈红细胞系统增生明显活跃，以中、晚幼红细胞占多数，成熟红细胞改变与外周血相同。③红细胞渗透脆性明显降低。

3)血红蛋白电泳：首诊时血红蛋白电泳显示胎儿血红蛋白(HbF)显著增高，一般达30%~90%，是诊断重型β-地贫的重要依据。部分患儿血红蛋白A2(HbA2)含量升高。HbF不增高应排除近期输血的影响，可在输血后3个月左右复查。

4)区域及家系调查：区域调查显示患儿来自地贫高发区域。患儿父母亲外周血常规呈小细胞低色素性贫血，血红蛋白电泳示HbA2含量升高(3.5%~6.0%)，HbF多正常；基因检测证实为β-地贫基因携带者。

5)基因诊断：可采用等位基因特异性寡核苷酸探针点杂交(PCR-ASO)、反向点杂交(RDB)和DNA测序等方法检测β-地贫基因缺陷的类型。目前世界范围内已发现200多种β-珠蛋白基因突变类型，中国人群中已发现50多种，因此β-地贫的遗传缺陷具有高度异质性。

6)诊断依据：根据临床表现、小细胞低色素性贫血、HbF含量增高及家系调查等可作出重型β-地贫的临床诊断。有条件者均应进行基因诊断，基因型为纯合子或复合杂合子为确诊本病的指标。

(2)重型β-地贫的治疗：规范性终生输血和去铁治疗是治疗重型β-地贫的主要方法，造血干细胞移植是目前临床根治此病的唯一途径，而脾切除术或部分脾动脉栓塞术为姑息的治疗手段。本节主要讨论重型地贫的输血治疗。

输血治疗的目的在于维持患儿Hb浓度接近正常水平，保障机体携氧能力，抑制患儿自身骨髓中缺陷红细胞的产生。

1)输血计划：研究表明维持Hb>90g/L才能

基本保证患儿生长发育和日常活动，抑制骨髓及髓外造血，并将铁负荷控制在最低限度。已经确诊为重型β-地贫患儿，推荐：① Hb<90g/L 时启动输血计划。②每 2~5 周输血 1 次，每次输红细胞 0.5~1.0U/10kg（国内将 200ml 全血中分离制备的红细胞定义为 1U）。输血时间因输血的反应和心功能状态有所不同，宜 4 小时内输完，但可依据实际情况适当延长。③输血后 Hb 维持在 90~140g/L。④极重度贫血患儿，开始输注红细胞量宜少，速度宜慢，以防输注速度过快、输血剂量过大而发生循环负荷过重。

2）红细胞制剂的选择：①选择 ABO 及 RhD 血型相同的红细胞制剂，有条件时还可选择与抗原 C、E 及 Kell 相匹配的红细胞制剂；②推荐使用去白细胞悬浮红细胞；③对有严重过敏反应者应选择洗涤红细胞；④避免应用血缘相关亲属的血液；⑤如准备行异基因造血干细胞移植的患儿，建议输注辐照红细胞悬液。

对于重型β-地贫，目前提倡足量输血，使 Hb 维持在 90~105g/L 的水平，才能保证患儿正常生长发育，同时也可降低胃肠道对铁的吸收以减少继发性含铁血黄素沉着症的发生，减轻骨质脱钙及防止或减缓脾大。对于重型β-地贫的输血指南，目前主要来自地中海贫血国际联合会（the Thalassaemia International Federation，TIF）、美国、加拿大、英国、印度以及澳大利亚等（表 5-34-7），分为起始治疗及目标治疗。

为了延缓铁负荷过重导致的致死性心脏病变，输血同时应适时开始去铁治疗。指南推荐当血清铁蛋白≥1 000μg/L，可开始行去铁治疗。重型β-地贫患儿如有 HLA 相合供者应考虑尽早行造血干细胞移植。

表 5-34-7 重型地中海贫血的输血治疗建议

	地中海贫血国际联合会	美国	加拿大	英国
起始	生命体征平稳时 Hb<7g/dl（>2 周） 同时伴有以下任意一条： 1. 面容改变 2. 生长发育迟缓 3. 骨折 4. 髓外造血	生命体征平稳时 Hb<7g/dl（>2 周） 同时伴有以下任意一条： 1. 发育迟缓 2. 标志性骨改变 3. 巨脾 4. 髓外造血 5. 心脏疾病 6. 肺动脉高压 7. 生活质量不佳	严重贫血伴随以下任意一条： 1. 生长受限 2. 发育迟缓 3. 骨骼畸形	生命体征平稳时 Hb<7g/dl（>2 周） 同时伴有以下任意一条： 1. 生长受限 2. 骨骼畸形 3. 易疲劳 4. 营养不良 5. 发育迟缓 6. 生长波动 7. 心力衰竭 8. 脾大 9. 面部骨骼变形
进展	输血维持时间<2 周，去白红细胞的 ABO 及 RhD 匹配血，RhC、c、E、e 及 Kell 匹配血	输血维持时间<2 周，去白红细胞 ABO 及 RhD、C、c、E、e 和 Kell 匹配血	去白红细胞 ABO 及 RhD、C、c、E、e 和 Kell 匹配血	输血维持时间<2 周，去白红细胞 ABO 及 RhD、C、E 和 Kell 匹配血
目标	输血前 Hb 9~10.5g/dl（心脏病患者 11~12g/dl） 输血后 Hb≤14~15g/dl，每 2~5 周输血一次	输血前 Hb 9~10g/dl（心脏病患者 10~12g/dl） 输血后 Hb≤14g/dl，每 3~4 周输血一次（年龄较大患者每 2 周）	输血前 Hb 9~10g/dl	输血前 Hb 9~10.5g/dl，每 2~4 周输血一次

2. 非输血依赖型地贫（NTDT） 相对于重型β-地贫，NTDT 是指一组不需要终生依赖输血维持生命，而仅在特殊情况或特定临床状况下（感染、手术或妊娠等）需要偶尔或间断输注红细胞的地贫。主要包括中间型β-地贫（thalassemia intermedia，TI）、中间型α-地贫（hemoglobin H disease，HbH 病）、β-地贫复合 HbE（HbE/β-地贫）3 种。表 5-34-8 可见重型β-地贫（TM）和中间型β-地贫（TI）的区别。针对 HbE/β-地贫，TIF 推荐按病情严重程度进行积分分度，其积分系统见表 5-34-9。积分<4 分者为轻度，4~7 分者为中度，>7 分者为重度，轻度和中度患者属于 NTDT，重度属于 TDT。需要注意的是，NTDT 的定义主要依据临床是否对输血依赖，而非基因型。研究表明，受遗传修饰因素影响，同种基因型的临床

表现严重性可以差异很大，因此不能仅凭基因型预测临床表型。

(1)NTDT 的诊断依据：①临床表现；②地贫家系调查；③外周血象，呈小细胞低色素性贫血；④血红蛋白分析，采用毛细管电泳法，可提高 HbH 带的检出率；⑤地贫基因检测，应包括我国常见的 17 种 β- 地贫突变基因型、3 种缺失型(-SEA、-α 3.7、-α 4.2)和 3 种非缺失型(α CS α、α QS α、α WS α)α- 地贫基因型。NTDT 还需与缺铁性贫血、铁粒幼红细胞性贫血、阵发性睡眠性血红蛋白尿、先天性红细胞生成异常性贫血相鉴别。

(2)NTDT 的治疗

1)输血治疗：尽管 NTDT 在早期不需要输血，但在一些特定情况下仍然需要，如感染、手术等。临床证据显示输血治疗不仅能降低栓塞、髓外造血、肺动脉高压、胆结石、腿部溃疡等并发症的发生率，还能减少肠道对铁的吸收，从而降低肝脏疾病的风险。因此，适当的输血治疗能让 NTDT 患者获益。但需要把握恰当的输血治疗时机及策略。由于部分 HbE/β- 地贫患者能很好地耐受低 Hb 水平，在不输血情况下也能维持较好的生理功能，因此 NTDT 不同于 TDT 那样以 Hb 水平为输血的指标，而是参考生长发育及并发症等情况。

2)2013 年 TIF NTDT 指南推荐的输血指征包括：①可能出现 Hb 迅速下降的特定情况，如手术、感染，需偶尔输血。②当出现下列情况时需要频繁输血，包括脾脏迅速增大(每年脾脏增大超过 3cm)伴 Hb 下降；生长发育迟缓(参照中国儿童生长指标，2~12 岁身高增长<5~7cm/ 年，体重增长<2kg/ 年，贫血对身高的影响大于体重)；与骨龄一致的继发性第二性征发育障碍；骨骼改变；频繁的溶血危象；肺动脉高压；存在栓塞的风险；腿部溃疡；心血管疾病；生活质量差等。TIF 指南还提出 Hb 低于 50g/L 时需要频繁输血，但由于 TI 患者无效造血较 HbH 病和 HbE/β- 地贫患者更为严重，并发症也更多，多数学者主张输血指征应适度放宽，维持 Hb 不低于 70g/L，以促进青少年期生长发育、避免不可逆的骨骼变形，待进入成人期后再调整输血方案。

3)输血治疗时应关注的问题：①输血治疗带来的铁负荷可升高内分泌并发症发生率，因此开始输血后需监测血清铁蛋白(serum ferritin，SF)水平，在恰当时机开始有效去铁治疗；② NTDT 与 TM 需要高量输血不同，NTDT 的输血更需要个体化调整输血量及输血间隔时间。

表 5-34-8 TM 与 TI 的临床与血液学特征

项目	临床倾向于 TM	倾向于 TI
起病年龄 / 岁	<2	≥2
Hb/(g·L^{-1})	<70	≥70
肝脾大	严重	中度 - 严重
HbF/%	>50	10~50
HbA2/%	<4	≥4

注：TM. 重型 β- 地贫；TI. 中间型 β- 地贫。

表 5-34-9 β- 地贫复合 HbE 积分系统

项目	0 分	0.5 分	1 分	2 分
稳态血红蛋白 /(g·L^{-1})	>70	60~70	<60	
发病年龄 / 岁	>10	2~10	<2	
首次输血年龄 / 岁	>10		4~10	<4
输血频率	很少		偶尔	规律
脾脏大小 /cm	<4		4~10	>10 或已切除
生长发育延迟	无		有	

(三) 自身免疫性溶血性贫血

自身免疫性溶血性贫血(AIHA)是一组B淋巴细胞功能异常亢进,产生抗自身红细胞抗体、使红细胞破坏增加而引起的贫血。通常检测Coombs试验阳性,也存在Coombs试验阴性的AIHA。当机体既产生抗自身红细胞抗体,又产生抗自身血小板抗体(甚至白细胞抗体),进而同时出现贫血和血小板减少(或全血细胞减少)时,称为Evans综合征。

引起AIHA的相关因素有很多。①肿瘤相关性:如霍奇金淋巴瘤、非霍奇金淋巴瘤,淋巴增殖性疾病等;②自身免疫性疾病:如系统性红斑狼疮等;③各种类型感染,如支原体感染、EBV感染等;④药物相关因素:如头孢曲松、哌拉西林、他唑巴坦、舒巴坦等;⑤其他,血型不合的异基因造血干细胞移植/实体器官移植、输血后慢性溶血等。

AIHA的治疗原则是应用免疫抑制剂,减轻异常活跃的自身免疫状态。本节主要讨论AIHA合并严重贫血时的输血原则。

迅速脱离接触病因,控制原发病(如感染、肿瘤),AIHA治疗才有好的效果。

1. 输血支持治疗

(1) 应尽量避免或减少输血:AIHA由于存在自身抗体,增加了交叉配血难度,增大了同种抗体致溶血性输血反应的危险。

(2) 输血时机应根据贫血程度、有无明显症状、贫血时间发生快慢而定。对于急性溶血性贫血患者,出现严重症状时能排除同种抗体者须立刻输注红细胞。对于慢性贫血患者,Hb在70g/L以上可不必输血;Hb在50~70g/L时如有不能耐受的症状时可适当输血;Hb在50g/L以下时建议输血。

(3) 检测自身抗体抗ABO、Rh血型特异性,对供者进行选择及交叉配血试验。交叉配血不完全相合时,选用多份标本交叉配血中反应最弱的红细胞输注。缓慢滴注,密切观察有无输血反应。

(4) 不强调输注洗涤红细胞。

(5) 常规治疗效果欠佳可行血浆置换术或者免疫抑制治疗。

(6) 输血前加用糖皮质激素可减少和减轻输血反应的发生。

2. 输血原则 能不输则不输,能少输则少输。AIHA患者输血遇到的主要问题是抗体筛查和交叉配血困难。游离的自身抗体有可能与任何细胞反应,导致交叉配血难以找到完全相合的红细胞制剂。

当急性溶血需要紧急输血时,一般遵循以下几个条件:① Hb<40g/L或HCT<13%,在平静时有缺氧症状;② Hb>40g/L,但伴有急性起病、发展快或心功能不全、心绞痛;③出现溶血危象。

3. 输血注意事项 ①选择ABO血型相合红细胞或洗涤红细胞;② ABO血型相合,主侧(患者血清与供体红细胞)反应最弱者优先选择;③紧急输血时,如血型鉴定困难,有条件时可选择O型洗涤红细胞,在密切观察的情况下缓慢输注;④输血量仅需达到维持氧交换和心肺功能即可;⑤输血前,须使用肾上腺糖皮质激素减轻输血不良反应。

4. 免疫抑制剂治疗 见第四章第9节溶血性贫血。

二、儿童常见出血性疾病的输血治疗

(一) 儿童原发免疫性血小板减少症

原发免疫性血小板减少症(primary immune thrombocytopenia,ITP)是儿童常见的出血性疾病之一,常见于感染或疫苗接种后数天或数周内起病,80%的病例在诊断后12个月内血小板计数(PLT)可恢复正常。鉴于儿童ITP多为自限性过程,治疗的目的主要为防止严重的出血,而不是提高PLT数量至正常值。

1. ITP的诊断 ITP为排他性诊断,诊断需根据临床表现及实验室检查,参考以下标准,且在治疗过程中,若疗效不佳,需对疾病进行重新评估。

(1) 诊断标准:①至少2次血常规检测仅PLT<100×10^9/L,血细胞形态无异常;②皮肤出血点、瘀斑和/或黏膜、脏器出血等临床表现;③一般无脾大;④须排除其他继发性血小板减少症,如低增生性白血病、以血小板减少为首发血液学异常的再生障碍性贫血、遗传性血小板减少症、继发于其他免疫性疾病,以及感染和药物因素等。

(2) 与诊断和鉴别诊断相关的实验室检查:除血小板外,目前没有任何实验室检查可作为ITP的确诊依据,以下检查主要作为鉴别诊断的参考。

1) 血常规:除确定血小板数量外,血小板形态(如大血小板或小血小板)、白细胞和红细胞的数量和形态有助于鉴别遗传性血小板减少症和继发性血小板减少症。

2) 骨髓检查:巨核细胞增多或正常,伴成熟障碍。典型ITP无需骨髓检查;骨髓检查的主要目的是排除其他造血系统疾病。

3）血小板膜抗原特异性自身抗体：单克隆抗体特异性俘获血小板抗原试验法，特异度和灵敏度较高，有助于鉴别免疫性与非免疫性血小板减少。

4）其他有助于鉴别继发性血小板减少的检查：如免疫性疾病相关的检查及病毒病原检查等。

2. ITP 的分型

（1）新诊断 ITP（newly diagnosed ITP）：病程<3个月。

（2）持续性 ITP（persistent ITP）：病程 3~12 个月。

（3）慢性 ITP（chronic ITP）：病程>12 个月。

3. ITP 的治疗　儿童 ITP 多为自限性，治疗措施更多取决于出血的症状，而非血小板数量。当 PLT ≥ 20×10^9/L，无活动性出血表现，可观察随访。在此期间，必须动态观察 PLT 的变化。当血小板减少伴有出血时，治疗措施包括静脉注射免疫球蛋白、肾上腺皮质激素等（见本书第十一章第 4 节血小板减少性疾病）。

（1）ITP 的一般治疗：①适当限制活动，避免外伤；②有或疑有细菌感染者，酌情使用抗感染治疗；③避免应用影响血小板功能的药物，如阿司匹林等；④慎重预防接种。

（2）ITP 的紧急治疗：英国血液学标准委员会（BCSH）在 2017 年指南中明确指出，不推荐免疫介导的血小板减少症患者进行预防性输注血小板；若发生危及生命的出血，应积极输注浓缩血小板制剂以达迅速止血的目的。尤其是胃肠道、泌尿生殖道、中枢神经系统或其他部位的活动性出血，或者需要急诊手术时，可考虑输注血小板。具体输注剂量与再生障碍性贫血相同。

美国血库协会（AABB）的 2014 年指南也不推荐免疫介导的血小板减少症患者进行预防性输注血小板。AABB 建议对于血小板计数 ≤ 10×10^9/L 的住院患者预防性应用血小板以减少自发出血风险。常规的阈值可能对于此类患者并不适用，输注血小板需进行个体化评估。若患者有活动性出血症状，无论血小板减少程度如何，都应积极治疗。在下列临床过程中，血小板计数的参考值分别为口腔科检查：>20×10^9/L；拔牙或补牙：>30×10^9/L；小手术：≥ 50×10^9/L；大手术：>80×10^9/L。

儿童 ITP 预后良好，80%~90% 的病例在 12 个月内 PLT 恢复正常，10%~20% 发展为慢性 ITP，约 30% 的慢性 ITP 患儿仍可在确诊后数月或数年自行恢复。尽管大多数患儿在病程中出现 PLT 明显降低，但是发生严重出血的比例很低，颅内出血的发病率约为 0.1%~0.5%。约 3% 的儿童慢性 ITP 为自身免疫性疾病的前驱症状，经数月或数年发展为系统性红斑狼疮、类风湿或 Evans 综合征等自身免疫性疾病，需要密切随访。

（二）凝血因子缺乏性疾病的输血治疗

凝血因子缺乏性疾病是因血浆中某一凝血因子缺乏造成凝血障碍并引起出血的疾病。分为两大类：遗传性凝血因子缺乏性疾病及获得性凝血因子缺乏性疾病。血友病是一种遗传性凝血因子缺乏所致的疾病，分为血友病 A 和血友病 B，是儿科常见的先天性凝血因子缺乏性疾病。其所致的反复出血和颅内出血可随时危及患儿生命和造成不可逆的关节功能障碍等后遗症。

1. 血友病急性出血时的治疗　凝血因子替代治疗仍然是目前血友病急性出血最有效的止血措施。原则是早期、足量、足疗程。替代治疗剂量和疗程应考虑出血部位和出血严重程度。

（1）血友病 A 的替代治疗

1）首选基因重组 FⅧ或者病毒灭活的血源性 FⅧ制品。输注 1U/kg（以体重计）的 FⅧ可使体内 FⅧ:C 提高 2%。因其生物半存活期为 8~12 小时，因此要使体内 FⅧ保持一定水平，需每 8~12 小时输注 1 次。根据病情需要决定输注剂量（表 5-34-10）。

表 5-34-10　血友病 A FⅧ输注剂量

损伤	预期达到 FⅧ浓度 /%	应补因子量 /（U·kg^{-1}）
轻度自发出血	15~20	8~14
严重出血（颅内出血等）	20~40	10~25
大手术	80	35~50

若 FⅧ制品缺乏时，也可输注冷沉淀或新鲜冰冻血浆（FFP）。

2）新鲜冰冻血浆和冷沉淀：FFP 系采血后 6 小时内分离制备，-20℃以下保存一年内的血浆（此后可视为普通冰冻血浆，-20℃保存 5 年）。FFP 包含了全部凝血因子和血浆蛋白。输注剂量为每次 10~15ml/kg。

冷沉淀含凝血因子Ⅷ 80~100U，纤维蛋白原 200~300mg。vW 因子 40%~70%，ⅩⅢ因子 30%，<20℃保存 1 年。儿科多用于缺乏Ⅷ因子制品时的

血友病 A 以及纤维蛋白原缺乏症。冷沉淀 1U 体积约 20ml，输注剂量为每 10kg 体重 2~3U。生物半生存期约为 10 小时。

(2) 血友病 B 的替代治疗

1) 首选基因重组 FⅨ或者病毒灭活的血源性凝血酶原复合物，输注 1U/kg(以体重计) 的 FⅨ，可使体内 FⅨ:C 提高 1%，FⅨ在体内的生物半存活期为 18~24 小时。因此，要使体内 FⅨ保持在一定水平，需每 24 小时输注 1 次。严重出血或手术时，可每 12 小时输注 1 次。

基因重组 FⅨ目前已经运用于临床，价格昂贵，血友病 B 主要采用凝血酶原复合物输注。

2) 凝血酶原复合物：凝血酶原复合物含Ⅱ、Ⅶ、Ⅸ、Ⅹ因子等。一般而言，凝血酶原复合物每毫升含Ⅸ因子 20~25U，Ⅸ因子生物半存期为 18~24 小时，故可 24 小时输注一次，根据病情需要决定维持输注时间。

因肝脏功能异常所致的多种凝血因子减少在儿科并不多见，其治疗主要是去除病因外，可用维生素 K 促进凝血因子的合成，若患者肝功能损害不很严重，一般于注射 6~12 小时后凝血因子可恢复至正常水平；必要时也可输入凝血因子制品。

长期反复输注凝血因子的患儿，随输注次数增加，血中凝血因子抗体滴度也增加，故输入量也应相应增多方可达预期效果。伴随抑制物的患者，可根据血友病类型选用凝血酶原复合物或重组活化的 FⅦ(rh FⅦa) 制剂。目前国内外已将预防治疗推荐为重型血友病的标准治疗方法。

2. 血友病的辅助治疗及预防治疗　详见第十一章第 7 节遗传性凝血因子障碍性疾病。

三、儿童肿瘤性疾病输血治疗

儿童急性白血病、恶性淋巴瘤以及其他实体肿瘤的治疗方法，原则上是以化疗为主，结合放疗、手术、免疫治疗、造血干细胞移植等综合治疗，近年来儿童肿瘤性疾病的长期生存率得到了明显提高。化疗在急性白血病治疗上起关键性作用。化疗在杀灭白血病细胞的同时也损伤了大量正常造血细胞，导致贫血、出血及感染，严重者危及生命。为了有效地预防这些并发症，应进行必要的支持治疗。其中包括红细胞输注、血小板输注、凝血因子输注、细胞因子及静脉注射免疫球蛋白的应用。

对于儿童的成分血输注的剂量可见表 5-34-11。一般情况下，输注剂量以去白红细胞悬液 10~15ml/(kg·次)，输注速度为 0.5~1.5ml/min，必要时 24 小时后可重复输入；对严重营养不良和伴有心肺功能不全者，应减至 5~10ml/(kg·次) 并减慢速度至 0.25~0.75ml/min，间隔约 24 小时待循环调节稳定后，可再次输血。儿童每千克体重输注红细胞制剂 4ml，可提高 Hb 10g/L，对严重急性溶血或大量失血，应迅速足量输入，必要时可插管至中心静脉加压推注血液，其量可达大量输血(24 小时内输血量超过患者自身血容量)，方可挽救生命。

表 5-34-11　儿童成分输血量

输血成分	输注剂量
红细胞悬液	每次 10~15ml/kg
血小板	儿童体重<15kg，10~20ml/kg(手工分离或机器单采浓缩血小板) 儿童体重>15kg，1U(机器单采浓缩血小板 1U)
新鲜冰冻血浆	10~20ml/kg
冷沉淀	5~10ml/kg(最大为 10U，约 300ml)

(一) 红细胞输注

恶性肿瘤患儿的贫血通常是继发于化疗和/或恶性细胞浸润引起的骨髓增生不良。在对患儿进行输血支持治疗时，应注意各年龄段儿童 Hb、HCT 的正常值。对于 Hb<70g/L 的大部分患儿进行红细胞输注是合理的。对于高白细胞白血病患者，考虑到高黏滞综合征风险，输血的指征可放宽为 Hb<60g/L。已在动物实验和小儿恶性肿瘤患者中证实，输注红细胞可加快粒细胞和血小板的恢复，从而改善患儿对化疗的耐受性。

2012 年 AABB 提出针对成人及儿童的 Hb 输注阈值：①病情平稳的入院患者，Hb 7~8g/dl(强推荐)；②严格限制性输血(对既往存在心血管疾病) 的患者，Hb ≤ 8g/dl(弱推荐)；③对于血流动力学平稳的急性冠脉综合征住院患者，并不推荐(不确定推荐)；④输血决策受患者的症状及 Hb 含量的双重影响(弱推荐)。

而针对限制性输血(Hb<7g/dl) 与非限制性输血(Hb<10g/dl) 的多中心随机对照的红细胞输注临床试验表明：①限制性输血对于急性心肌梗死及心绞痛患者的治疗效果与非限制性输血相当；②限制性输血减少输血次数，同时并未增加不良事件；③非限制性

输血不能减少死亡率及改善预计未来60天的行动能力；④限制性输血提示与良好的治疗反应相关。

说明限制性输血具有较好的临床治疗反应及较少的输血不良反应，在血液制品供应紧张的大环境下，提倡限制性输血显得尤为重要。

参考AABB输血指南，肿瘤患儿化疗后输注红细胞制剂应注意以下几个方面。

(1)适应证：Hb低于60~80g/L，伴有明显贫血症状者。

(2)方法：每次5~15ml/kg，速度不宜太快，每小时2~3ml/kg，对心功能不全的患儿不宜超过每小时1ml/kg，以避免循环系统负荷过重，急性失血而发生贫血者可加快输注，一般输注4ml/kg红细胞，可使Hb升高10g/L，HCT升高3%，具体量根据当时患儿的Hb和HCT而定。输注开始的10~20分钟应严密观察患者基本生命体征。

(二) 血小板输注

英国血液学标准委员会(BCSH)于2017年2月发布的《血小板输注指南》，旨在为临床血小板输注提供建议和参考，帮助临床医师科学地选择并开展血小板输注，减少血小板的不合理应用。

指南中治疗性和预防性血小板输注的分类是依据修订的WHO出血分级标准(表5-34-12)，其推荐未出血或出血等级为1级的患者进行预防性血小板输注，而对出血等级为2级或更高的患者进行治疗性血小板输注。

表5-34-12 修订的WHO出血分级标准

等级	出血类型
1级	瘀点、瘀斑，稀疏、分散分布
	口咽、鼻出血持续<30分钟
2级	消化道、呼吸道、肌肉骨骼或软组织出血，未引起血流动力学紊乱，在24小时内不需要输注红细胞
	鼻或口咽出血持续>30分钟
	有症状的口腔黏膜血疱
	弥散分布的瘀点或瘀斑
	血尿
	侵入性或手术部位异常渗血
	非月经期的阴道出血
	浆膜腔出血
	视网膜出血
3级	需要红细胞输注的出血(尤其是发生在24小时内)，但未出现血流动力学紊乱
	严重的浆膜腔出血
	CT发现的无症状性颅内出血
4级	视网膜出血和视野缺损
	有症状性非致命性脑出血
	有血流动力学紊乱(低血压，收缩压或舒张压降低>30mmHg)的出血
	任何原因引起的致命性出血

Wandt等对391例AML和自体造血干细胞移植患者进行预防性输注和治疗性输注的随机对照研究，以PLT<10×10⁹/L为预防性输注阈值，结果显示治疗性输血明显减少了33.5%的输血次数，并未增加自体造血干细胞患儿的出血风险，但是增加了AML患儿发生4级出血的风险。Stanworth SJ等对600例接受造血干细胞移植及化疗的患者进行预防性和非预防性血小板输注的随机对照研究，仍以PLT<10×10⁹/L为输注点，结果提示预防性输注对减少出血风险存在优势。Zbigniew M对美国Dartmouth-Hitchcock医学中心所遵循的血小板输注标准作了总结(表5-34-13)，对临床实际操作具有指导作用。

表 5-34-13　血小板输注临床指南

血小板计数	适应证
$<5\times10^9/L$	临床症状平稳的所有患者
$<10\times10^9/L$	发热
$<20\times10^9/L$	接受肝素治疗的门诊及出院患者
$<50\times10^9/L$	活动性出血、在未来4小时内接受侵入性操作
$<100\times10^9/L$	颅脑手术、血小板功能异常疾病相关

(1)适应证：血小板低于$20\times10^9/L$，伴有危及生命的严重出血，经一般止血治疗无效。

(2)输注方法：同再生障碍性贫血的血小板输注。

(3)血小板无效性输注：一般认为，血小板无效性输注是指连续2次输注(至少在48小时内有1次输注的是新鲜血小板)后没有达到合适的校正血小板增高指数(corrected platelet count index，CCI)值。验证血小板输注有效性的经典方法是CCI，计算公式为：

$$CCI=\frac{[\text{输注后PLT}(\times10^9/L)-\text{输注前PLT}(\times10^9/L)]\times\text{体表面积}(m^2)}{\text{输入的血小板数}(\times10^{11})}$$

有许多因素导致输注后血小板数升高不理想，包括受血者因素，如脓毒症、肝脾大、弥散性血管内凝血、移植物抗宿主病、同种抗体/自身抗体、大量失血、血栓性血小板减少性紫癜、溶血尿毒综合征、发热和某些药物(两性霉素B、万古霉素、脂肪乳等)。目前已有一些措施能够改善血小板输注的疗效：①选用HLA配型相合的血小板；②选用交叉配型相合的血小板。反复输注血小板的患者能产生HLA抗体和血小板特异性抗原的抗体，它们能导致输入的血小板迅速破坏，导致输注无效。

(4)ABO血型不相同血小板输注：由于血小板资源匮乏、供应量有限、临床紧急输注的不确定性以及血小板保存期短、寻找与患者的HLA和HPA相配及ABO相合的献血者相当困难等原因，在一些紧急或特殊情况下，要保证血小板ABO同型输注常遇到难以克服的困难。而国际上发达国家发布的血小板输注指南中则基本包含了血小板的相容性输注规则，允许当ABO血型相合血小板供不应求时，可以输注ABO血型不同的血小板。

为减少人工分离制备的浓缩血小板中红细胞的输入，建议在输注ABO血型不合血小板时使用单采血小板。儿童输注ABO血型不同单采血小板的选择原则见表5-34-14。

1)ABO同型血小板供应短缺、临床紧急需要血小板输注。

2)患者血型难以判断。

3)HLA配型相合而ABO血型不相合时，HLA配型为首选。

表 5-34-14　儿童输注ABO血型不合单采血小板的选择原则

受血者血型	选择原则	较大患儿(≥6岁)	较小患儿(<6岁)和婴儿
O型	首选	O型	O型
	次选	A型	A或B或AB型
A型	首选	A型	A型
	次选	O型	AB型
B型	首选	B型	B型
	次选	A或O型	AB型
AB型	首选	AB型	AB型
	次选	A型	A型

ABO血型不相同单采血小板输注，具有一定医疗风险，必须充分告知患者或法定监护人，并且在医疗机构内部按规定请示汇报。

(陆晓茜　贾苍松)

参考文献

[1] SAMARASINGHE S, VEYS P, VORA A, et al, Paediatric amendment to adult BSH Guidelines for aplastic anaemia. Br J Haematol, 2018, 180 (2): 201-205.

[2] NEW HV, BERRYMAN J, BOLTON-MAGGS PH, et al. On behalf of the British Committee for Standards in Haematology Guidelines on transfusion for fetuses, neonates and older children. Br J Haematol, 2016, 175 (5): 784-828.

[3] TOBIAN AA, HEDDLE NM, WIEGMANN TL, et al. Red blood cell transfusion: 2016 clinical practice guidelines from AABB. Transfusion, 2016, 56 (10): 2627-2630.

[4] CAPPELLINI MD, COHEN A, PORTER J, et al. Guidelines for the management of transfusion dependent thalassaemia (TDT). 3rd ed. Nicosia: Thalassaemia International Federation, 2014.

[5] TAHER AT, VICHINSKY E, MUSALLAM K, et al. Guidelines for the management of non transfusion dependent thalassaemia. Nicosia: Thalassaemia Int Federation, 2013.

[6] 中华医学会儿科学分会血液学组. 儿童原发性免疫性血小板减少症诊疗建议 (2013 年版). 中华儿科杂志, 2013, 51 (5): 382-384.

[7] ESTCOURT L, BIRCHALL J, ALLARD S, et al. Guidelines for the use of platelet transfusions. Br J Haematol, 2017, 176 (3): 365-394.

[8] 中华医学会儿科学分会血液学组, 中华医学会血液学分会止血血栓组, 中国血友病协作组儿童组, 等. 中国儿童血友病专家指导意见 (2017 年). 中国实用儿科杂志, 2017, 32 (1): 1-5.

[9] SZCZEPIORKOWSKI ZM, DUNBAR NM. Transfusion guidelines: when to transfuse. Hematology Am Soc Hematol Educ Program, 2013, 2013: 638-644.

[10] 上海市医学会输血专科分会. 紧急抢救时 ABO 血型不相同血小板输注专家共识. 中国输血杂志, 2017, 30 (7): 666-667.

第 6 节 血浆置换

血浆置换(plasma exchange)是一种用来清除血液中大分子物质的血液净化技术。其基本过程是将血液经血泵引出,经过血浆分离器,分离血浆和细胞成分,去除致病血浆或选择性去除血浆中的某些致病因子,然后将细胞成分、净化后的血浆及所需补充的置换液输回体内。

血浆置换包括单重血浆置换和双重血浆置换。单重血浆置换是利用离心或膜分离技术分离并丢弃体内含有高浓度致病因子的血浆,同时补充等体积的新鲜冰冻血浆或新鲜冰冻血浆加少量白蛋白溶液。双重血浆置换是使血浆分离器分离出来的血浆再通过膜孔径更小的血浆成分分离器,将血浆中相对分子量远远大于白蛋白的致病因子丢弃,将含有大量白蛋白的血浆成分回输到体内。它可以利用不同孔径的血浆成分分离器来控制血浆蛋白的去除范围。

血浆置换治疗的主要机制是快速去除疾病特异性的循环因子,包括抗体、单克隆蛋白、循环免疫复合物、同种异体抗体和毒性因子。血浆置换允许输注正常血浆,替换有缺陷的血浆成分。这也是血浆置换治疗血栓性微血管病的主要机制之一。此外,血浆置换还能改善网状内皮系统功能、去除炎症介质、改变个体基因型 / 抗个体基因型抗体的平衡、改变抗原 / 抗体比例并形成更易溶解的免疫复合物、刺激淋巴细胞克隆和增强细胞毒性治疗。

血浆置换不属于病因治疗。因此,不可忽视针对病因的处理。大多数采用血浆置换治疗的疾病存在免疫学异常。在血浆置换治疗中,几乎都同时需要使用糖皮质激素、免疫抑制剂和生物制剂以减少病理性抗体的再合成速度和调节细胞免疫。对于血浆置换治疗有反应的疾病,最好在疾病早期就开始治疗,以终止导致疾病进展的炎症反应。

一、血浆置换处方

(一) 血浆分离器

从患者循环血液中清除致病物质取决于该物质的分子量大小和在体内分布情况以及所采用的分离方法。通过血细胞分离器离心或者通过膜式血浆分离器都可以进行血浆置换。

膜式血浆分离法是目前最常用的血浆分离方法。膜材料采用高分子聚合物制成中空心纤维,其性质稳定、生物相容性好和渗透性高。血浆分离器所采用的膜孔径 0.2~0.6μm。该孔径可阻挡分子量 300 万 Da 以上的物质,允许免疫复合物(分子量约 100 万 Da)通过,血细胞成分不能滤过。此方法简单易行,费用相对低。目前国内均采用膜式血浆分离器。

临床要根据患儿体表面积选择不同容量的血浆分离器。膜式血浆分离速度主要与滤过膜面积、滤过膜特性、血流速度、跨膜压等有关。血浆中溶质分子大小、立体结构、电荷性质与电荷量、血细胞比容、血液黏滞度等均会影响分离速度。膜式血浆分离器能快速有效分离血浆，去除物质取决于膜的筛选系数（从血液中滤过的浓度比率）。膜式血浆分离必须在低跨膜压（<6.7kPa）时才能进行。超过限度的红细胞沉积在膜表面，引起溶血。采用中空纤维血浆分离器时，血液流速应超过 50ml/min，以免凝血。理想的血流速度通常是 100~150ml/min。当血流速度为 100ml/min 时，血浆去除率可达到 30~50ml/min。因此，血浆置换通常所需的时间平均<2 小时。

（二）置换液种类

置换液的选择应考虑等量置换、维持正常血容量、维持正常血浆胶体渗透压和维持水电解质平衡等多种因素。临床最常用的置换液是人白蛋白和新鲜冰冻血浆（fresh frozen plasma，FFP）。

人白蛋白溶液常用浓度是 5%。在大多数情况下，5% 白蛋白是首选的置换液。白蛋白具有无肝炎的危险、可室温储存、罕见过敏反应、无 ABO 血型的影响、可排除炎症因子等优点。但是，它存在价格昂贵、无凝血因子和免疫球蛋白等缺点，可以导致消耗性凝血病以及免疫球蛋白丢失。由于白蛋白缺少凝血因子和免疫球蛋白，可在每次血浆置换后输注新鲜血浆，2~3 次血浆置换后交替使用一次新鲜血浆。人白蛋白溶液中的钾、钙、镁浓度都低，应注意调整，以免引起低钾血症和 / 或低钙血症。尤其是枸橼酸钠抗凝者，更应注意避免低钙血症。

FFP 含有大部分的凝血因子、免疫球蛋白、“有益”的因子和补体。对于有凝血障碍的患儿，推荐置换液全部采用 FFP。但是，FFP 也存在传染肝炎和 HIV 的风险、过敏反应、溶血反应、用前必须解冻、ABO 血型必须相符和含枸橼酸等缺点。通常 FFP 的并发症包括输血相关性急性肺损伤、感染性疾病传播、枸橼酸盐诱导的感觉异常、肌肉痉挛、荨麻疹以及严重的过敏反应。FFP 含有枸橼酸盐，一般每 100ml 血浆需要给 10% 葡萄糖酸钙溶液 0.5~1.0ml。

（三）置换量及置换频率

为了达到合适的血浆置换，需要评估患儿血浆容量。单份血浆容量置换可以将血浆中大分子物质降低 60%，而 1 次等于 1.4 倍血浆容量置换将会使血浆中大分子物质降低 75%。单次置换剂量通常以 1~1.5 倍血浆容量为宜，不超过 2 倍。

估计的血浆容量（estimated plasma volume，EPV）= 0.065 × 体重（kg）×［1- 血细胞比容（HCT）］。如 HCT=0.4，患儿体重为 10kg，血浆容量约 390ml。儿童血浆置换量为 40~60ml/（kg·次）。对于体重>40kg 的儿童，血浆置换量最多为 2 000ml。

免疫球蛋白的半衰期相对较长。IgG 可达 21 天，IgM 为 5 天。免疫球蛋白在血管外大量分布，其血管内和血管外分布的程度决定了在单次血浆置换过程中它们被去除的有效性。大约 75% 的 IgM 存在于血管内，通常仅需 1 或 2 次血浆置换即可快速降低 IgM。相比之下，45% 的 IgG 存在于血管内，在血浆置换 48 小时内，血浆 IgG 生成即可恢复到单采前水平的 40%。IgG 生成以“反弹”现象为特征，在几次血浆置换之后停止血浆置换，可使 IgG 水平达到治疗前甚至更高水平，尤其是患儿未接受免疫抑制治疗时。为了显著降低 IgG 水平，需要一个包括若干次血浆置换以及免疫抑制剂治疗。假定新免疫球蛋白的产生率可忽略不计，且血管外与血管内的平衡速率在每小时 1%~2%，那么要去除人体初始免疫球蛋白总量的 90%，则需要进行持续 7~10 天 5 次血浆置换。如果有新抗体产生，则可能需要额外治疗。

置换频率应个体化，取决于原发病、病情的严重性、治疗效果、所清除致病物质的分子量和血浆浓度。一般血浆置换的频率是间隔 1~2 天，根据病情决定置换次数。高频小容量的血浆置换优于低频大容量的血浆置换。通常每 2~3 天置换 1 次，共 3 次左右，再对病情进行综合评估分析是否需继续行血浆置换治疗。

（四）血管通路

多为临时血管通路。对于初学置管者、医疗条件有限或患儿需要立即进行血液净化者，尤其是紧急透析治疗，预计留置时间较短者，可首选股静脉置管。为保证充足血流量及减少并发症，在熟练掌握穿刺技术或有血管超声引导下，可首选颈内静脉置管。尽量避免锁骨下静脉置管。

（五）管路预冲

配制含 4mg/dl 的肝素生理盐水（生理盐水 500ml 加肝素 20mg，共 3 瓶），对血液管路、滤器、置换液管路进行预冲，保留灌注 20 分钟后，再给予生理盐水 500ml 冲洗，有助于降低凝血及气体栓塞风险。若外循环血量>患儿血容量的 10%,则容易出现低血压,应采用白蛋白或血浆预充。

（六）血流速度和分离血浆速度

血浆置换治疗要充分考虑患儿的生理特点,各器官发育不成熟、血流动力学不稳定以及血浆分离器和管路容量等因素。在治疗过程中,尽量减少体外循环血容量,与患儿连接管路前可用生理盐水或血浆预充。小年龄患儿在治疗开始时同时经过静脉补充生理盐水或胶体液。血泵速度应从低速开始逐渐增加,一般血流量为 3~5ml/(kg·min)。分离血浆速度为 25~30ml/min,置换时间 2~3h/ 次。设置各种报警参数,主要是跨膜压。一般膜性血浆分离器所能承受的最大压力为 60mmHg(8kPa),超过此值,则容易发生破膜。

（七）抗凝

在抗凝治疗前,评估凝血状态非常重要。普通肝素用量大约为常规血液透析的 2 倍,一般首剂量 0.5~1.0mg/kg,追加剂量 10~20mg/h,间歇性静脉注射或持续性静脉输注(常用);预期结束前 30 分钟停止追加。由于肝素的个体差异很大,剂量应根据患儿凝血状态进行个性化调整,也可以参考滤器内有无凝血以及治疗结束时穿刺部位是否长时间出血不止来调整肝素剂量。低分子量肝素一般剂量为 60~80U/kg,在治疗前 20~30 分钟静脉注射,无须追加剂量。对于出血风险高的患儿,在监测活化部分凝血活酶时间下,可以采用枸橼酸盐抗凝。

二、血浆置换并发症

血浆置换是一种比较安全的治疗方法,主要并发症分为以下几类:①与血管通路有关,包括血肿、血栓、气胸、腹膜后出血、局部或全身感染;②与血浆置换操作有关,包括因血液在体外回流通路和血管内胶体渗透压降低引起的低血压、血浆凝血因子减少引起的出血、血管内胶体渗透压降低引起的水肿、丢失血细胞成分、过敏反应;③与凝血功能有关,包括出血、低血钙、心律失常、低血压、肢体麻木和刺痛感、因使用枸橼酸而导致代谢性碱中毒;④与置换液相关的低血压。

血浆置换并发症的发生率为 4%~25%,平均 10%。轻度并发症的发生率大约为 5%,表现为荨麻疹、感觉异常、恶心、眩晕和肢体痉挛。中度并发症(5%~10%)包括低血压、胸痛和心律失常。这些通常都短暂且无后遗症。严重并发症的发生率<3%,主要是 FFP 引起的过敏反应。与血浆置换相关的死亡率约为(3~6)/10 000 次操作,包括 FFP 置换相关的过敏反应、肺栓塞和血管穿孔。

（一）过敏和变态反应

大量输入异体血浆可出现过敏和变态反应,表现为皮肤瘙痒、皮疹、发热、畏寒、突然干咳、气促,严重者可出现过敏性休克。在血浆输入前,可给予地塞米松 5~10mg 预防过敏和变态反应。出现上述症状时,应暂停或减慢血浆泵速,停止输入可疑血浆或血浆成分,给予糖皮质激素、抗组胺类药物抗过敏、吸氧,待稳定后继续血浆置换。出现过敏性休克者,立即停止血浆置换和抗休克治疗。

（二）低钙血症

采用 FFP 或枸橼酸抗凝容易发生低钙血症,表现为口周和四肢感觉异常、恶心,继之出现呕吐等症状,严重者还可导致心律失常。在治疗前和治疗时,可口服或静脉输注钙剂以预防低钙血症。需要严格控制血流速度,避免因枸橼酸盐输入过快而致血清游离钙急剧下降。

（三）出血

白蛋白置换液消耗凝血因子。在置换 1 个血浆容量时,凝血时间延长 30%,部分凝血时间延长 1 倍。这些改变通常在置换后 4 小时恢复正常。对于有高危出血倾向、短期内多次大量血浆置换,往往加重凝血机制的减退,必须补充适量新鲜血浆。此外,血小板破坏、抗凝药物过量和大量使用白蛋白均可导致出血。

（四）低血压

血浆置换滤出过快、置换液补充过缓、体外循环血量增多、使用低胶体液作置换、过敏反应、清除血管活性药物、血管迷走神经兴奋、心律失常和心血管崩溃均可导致低血压。应根据患儿体表面积选择不同容量的血浆分离器,控制血流速度。如体外循环血量超过患儿血容量的 10%,可以采用血浆或白蛋白预充管路。尽量避免使用晶体置换液,以防止胶体渗透压下降。

（五）钾离子紊乱

血浆含有大量钾,可引起高钾血症。在血浆置换后,可给予排钾利尿剂,推注或者口服呋塞米。当置换液是白蛋白生理盐水时,白蛋白不含钾,每置换一个血浆量,血钾浓度可降低 25%,易导致心律失常,尤其对于低钾血症患儿。每 1 000ml 白蛋白中应加入 4mmol 钾离子,以减少低钾血症风险。

（六）感染

血浆或白蛋白作为置换液可导致免疫球蛋白和补体成分的丢失。多次血浆置换时,低免疫球蛋白血症总是存在,而且会持续几周。有些患儿可能还同时应用免疫抑制剂,出现白细胞降低,导致感染机会明显增加。每 2~3 次白蛋白置换后可输注免疫球蛋白可能有利于感染的控制。

（七）药物清除

血浆置换理论上能够降低血药浓度,可清除与血浆蛋白相结合的药物。蛋白结合率越高、分布容积越小,清除率越高。研究表明,在血浆置换之后,泼尼松、地高辛、环孢霉素、头孢曲松、头孢他啶、丙戊酸和苯巴比妥不必补充。而对于水杨酸盐、硫唑嘌呤和妥布霉素等药物,则应予以补充。

（八）血浆分离器或管路凝血

多因治疗开始时肝素用量不足及血流量不足、引流不畅所致。尽量保持动脉端血流量和血流速度。对于高凝状态如 DIC 和高脂血症,需要适当加大肝素剂量。如已出现分离器或管路凝血,应更换分离器及管路。

（九）其他

在血浆置换时,患者服用血管紧张素转换酶抑制剂(ACEI)可出现过敏或非典型的过敏反应。这些反应与膜或滤过器的阴性电荷有关。存在于人类白蛋白中的前激肽释放酶 - 激活因子片段导致内源性缓激肽释放。建议短效 ACEI 在血浆置换前 24 小时而长效 ACEI 应在 48 小时前给予。此外,输注大量的枸橼酸可导致代谢性碱中毒。

三、血浆置换在血液系统疾病中的应用

血浆置换的诊疗范围目前大约有 200 多种疾病。2016 年美国血浆置换学会通过对文献进行系统性的审查分析,提出了基于充分证据上的临床适应证。

这些支持性证据是分等级的。Ⅰ类包括将血浆置换作为一线治疗的疾病。Ⅱ类包括将血浆置换作为二线治疗的疾病(通常经过一线治疗后效果不理想)。Ⅲ类包括血浆置换仍没有被证实有效者,在这些患者中需要个体化治疗而进行血浆置换。Ⅳ类包括那些已被证实血浆置换是无效的或者可能带来危害的疾病。

血浆置换治疗的推荐也是分等级的。1A 级推荐:强力推荐,高质量证据;1B 级推荐:强力推荐,中等级别证据;1C 级推荐:强力推荐,低质量或非常低质量证据。2A 级推荐:弱的推荐,高质量证据;2B 级推荐:弱的推荐,中等级别证据;2C 级推荐:弱的推荐,低质量或非常低质量证据。表 5-34-15 为 2016 年美国血浆置换学会有关血浆置换治疗血液系统疾病的推荐。

（一）溶血尿毒综合征

1. 产志贺毒素大肠埃希菌相关性溶血尿毒综合征(hemolytic uremic syndrome,HUS) 从理论上讲,血浆置换能降低循环中各种细胞因子和志贺毒素,减少内皮细胞损伤,抑制补体旁路过度激活。但是,一项 meta 分析评估 4 项观察性研究发现,产志贺毒素大肠埃希菌相关性 HUS 应以支持和对症治疗为主,血浆置换并无益处。

2011 年德国暴发大肠埃希菌 O104 :H4 菌株感染期间,在产志贺毒素大肠埃希菌相关性 HUS 患儿血液中,并没有检测到游离志贺毒素,而单用血浆置换或血浆置换联合糖皮质激素的益处也无法得到证实。但是,在同一暴发期间,丹麦南部 5 例成人和患儿在发病后早期使用每天血浆置换,结果所有患儿均获得较好的结局并且神经系统状态正常。根据血浆置换对严重神经功能障碍的成人血栓性血小板减少性紫癜有益的报道,血浆置换可考虑用于治疗伴严重中枢神经系统受累(如脑卒中)的产志贺毒素大肠埃希菌相关性 HUS。

2018 年中国《儿童血浆置换临床应用专家共识》推荐:对于有严重感染、脓毒症、严重肾损害、伴有严重神经系统症状的产志贺毒素大肠埃希菌相关性 HUS,可采用血浆置换,但是需要个体化。置换量为 40~60ml/kg,一般选择 FFP 作为置换液。

2. 补体旁路途径活化相关的 HUS 多数补体旁路途径活化相关的 HUS 患儿是由于补体调节基因(*CFH*、*CFI* 或 *CD46*)功能丧失性突变或效应基因(*CFB* 或 *C3*)的功能获得性突变所致;6%~10% 的患者涉及补体蛋白抗体;部分患儿可能同时存在基因突变和补体蛋白抗体。在引入抗 C5 单克隆抗体(依库珠单抗)之前,血浆置换曾作为非典型溶血尿毒综合征(atypical hemolytic uremic syndrome,aHUS)急性发作期的一线治疗。它可以清除自身抗体和有缺陷的补体调节因子,补充缺乏的补体调节因子。置换液首选 FFP。

2016 年国际 aHUS 专家共识认为,治疗 aHUS

应首选依库珠单抗。在无依库珠单抗时，一旦临床怀疑本病，也应首先经验性开展血浆置换，待志贺毒素、血管性血友病因子裂解酶（ADAMTS13）、抗H因子抗体及基因检测等结果回报后，酌情调整治疗方案。对于抗H因子抗体阳性患儿，血浆置换需要联合利妥昔单抗等免疫抑制剂。对于血浆置换治疗无反应的患儿，推荐改为依库珠单抗治疗。

2018年中国《儿童血浆置换临床应用专家共识》推荐：在无依库珠单抗时，临床诊断aHUS以后，建议24小时内开始血浆输注或血浆置换。建议每天1次，连续5天；之后每周3~5次，连续3~4周。争取达到血清学缓解，至少2周血小板>150×10^9/L，溶血停止（外周血涂片无破碎红细胞、乳酸脱氢酶水平正常），再考虑停止血浆置换。

（二）血栓性血小板减少性紫癜

血栓性血小板减少性紫癜（thrombotic thrombocytopenic purpura，TTP）的主要治疗是血浆置换。置换液首选FFP，白蛋白作为置换液是无效的。采用这种治疗后，从TTP中康复的患儿超过80%。血浆置换能补充ADAMTS13、去除抑制ADAMTS13活性的自身抗体以及任何残留的超大vWF多聚体。纠正ADAMTS13缺乏，继而恢复超大vWF多聚体正常裂解，可防止微血栓形成并逆转器官损伤症状。

先天性TTP的特征是ADAMTS13活性组成型缺乏，可输注10~15ml/kg血浆（含有ADAMTS13）或血浆来源的vWF浓缩物。对于无明显潜在病因而推定诊断为TTP且PLASMIC评分处于中-高风险范围（5~7分）的患儿，推荐立即血浆置换，而不是只用血浆输注和/或免疫抑制。血浆输注的治疗反应率和生存率明显低于血浆置换，只能作为无条件做血浆置换的临时措施。

推荐血浆量为1~1.5倍血浆容量，每天1次。对于存在神经精神症状和心脏症状的重症患儿，可以增加到每天2次。血浆置换治疗直至症状好转、血小板>150×10^9/L持续2天、溶血停止。停止血浆置换后，需要观察几日，此后再移除中心静脉导管，逐渐减停糖皮质激素。通常血浆置换治疗2~3天后，血小板计数开始增加；7~10天后，血小板计数恢复正常。

对于难治性/复发性TTP，如果血浆置换已结束，建议重新血浆置换。对于仍在进行血浆置换的患儿，不建议增加置换频率或置换量。在血浆置换的同时，可给予甲泼尼龙冲击治疗或利妥昔单抗连续4周。在血浆置换、大剂量激素冲击治疗和利妥昔单抗等无反应时，可采用环孢素A或环磷酰胺等免疫抑制剂。

（三）自身免疫性溶血性贫血

自身免疫性溶血性贫血包括温抗体型（warm active antibody autoimmune hemolytic anemia，WAIHA）、冷抗体型、混合型3类。WAIHA占儿童AIHA的80%~90%，自身抗体通常为IgG类，一线治疗为糖皮质激素，二线治疗包括利妥昔单抗和脾切除。冷抗体型自身免疫性溶血性贫血包括冷凝集素病（cold agglutinin disease，CAD）及阵发性冷性血红蛋白尿。CAD占儿童自身免疫性溶血性贫血的10%~20%，一线治疗以利妥昔单抗为主，脾切除及糖皮质激素疗效差。

当自身免疫性溶血性贫血出现激素和/或利妥昔单抗等免疫抑制剂治疗失败，或者免疫抑制剂起效前患儿病情危重，血浆置换可作为姑息治疗。它可以在短时间内清除自身抗体、补体，稀释血浆中所含抗体及免疫复合物浓度。对于危急患儿，血浆置换有可能延缓及阻止病情进展。但是，血浆置换治疗自身免疫性溶血性贫血容易反弹，需要每天血浆置换治疗WAIHA。血浆置换对于CAD的效果优于WAIHA。

2016年美国血浆置换协会推荐：血浆置换治疗自身免疫性溶血性贫血的置换液为白蛋白而不是新鲜血浆。后者作为置换液可输入大量补体而引起溶血反应。

2018年中国《儿童血浆置换临床应用专家共识》推荐自身免疫性溶血性贫血符合以下3条中任何1条可行血浆置换：①免疫抑制剂起效前病情危重；②为提高有缺氧表现的贫血患儿红细胞的输注效果；③糖皮质激素和/或利妥昔单抗等免疫抑制剂治疗失败的病情危重患儿。用白蛋白、新鲜血浆、代血浆及晶体液每天或隔天置换1次，WAIHA 3~5次，CAD 2~3次，直至溶血减少、无需输血或者药物治疗有效。在血浆置换后，自身免疫性溶血性贫血最终缓解取决于自身抗体的性质及产生速度、原发病缓解。血浆置换治疗自身免疫性溶血性贫血必须联合免疫抑制剂及治疗原发病。

（四）噬血细胞综合征

噬血细胞综合征又称噬血细胞性淋巴组织细胞增生症（hemophagocytic lymphohistiocytosis，HLH），主要治疗是糖皮质激素、环孢素A、依托泊苷、静脉用免疫球蛋白等，以抑制过度激活的单核巨噬细胞与T淋巴细胞。血浆置换的主要作用是改善肝衰竭和凝血功能障碍，抑制细胞因子风暴。

2016年美国血浆置换学会首次将HLH纳入指南中。血浆置换可用于器官功能衰竭（尤其是肝衰竭）或过度炎症反应的HLH患儿，但是没有明确的持续和停止时间，应根据潜在并发症和发病率使用血浆置换（表5-34-15）。

2018年中国《儿童血浆置换临床应用专家共识》认为：血浆置换治疗HLH目前尚无统一的推荐方案，需要根据患儿器官功能障碍特别是肝衰竭和多器官功能障碍综合征程度，进行个体化治疗，还需要进一步评价置换时机、置换剂量和疗程，置换与传统化疗药物、糖皮质激素和免疫球蛋白药物剂量调整与用药顺序。

（五）免疫性血小板减少症

免疫性血小板减少症（immune thrombocytopenia，ITP），原名特发性血小板减少性紫癜（idiopathic thrombocytopenic purpura，ITP）。既往报道认为，血浆置换联合其他补救疗法（如泼尼松、脾切除、免疫球蛋白和细胞毒性药物）联合治疗慢性ITP具有潜在益处。然而，其他研究认为血浆置换治疗ITP无效。对于具有危及生命的出血或禁忌脾切除术的难治性ITP，可考虑使用免疫吸附。在严重和难治性ITP患儿中，可采用血浆置换联合免疫吸附、糖皮质激素和免疫球蛋白以实现脾切除。

（六）高黏滞综合征

本病是由于产生过多异常的抗体、免疫复合物、副蛋白、冷球蛋白以及过多的血细胞疾病，如红细胞增多症、白血病或骨髓增生异常综合征。血浆置换的目的是降低血浆黏稠度，逆转神经症状，阻止出血倾向，逆转或阻止视力损害，减轻心血管负担。推荐的处方是每天交换一个血浆容量，主张增加置换液的晶体液比例，连续2天。若血清IgM水平仍高于正常，继续每天置换2个血浆容量，再连续5天。

表5-34-15 2016年美国血浆置换学会有关血浆置换治疗血液系统疾病的推荐

疾病	方法	指征	证据等级	推荐等级
再生障碍性贫血	TPE	再生障碍性贫血	Ⅲ	2C
单纯红细胞再生障碍	TPE	单纯红细胞再生障碍	Ⅲ	2C
自身免疫性溶血性贫血；WAIHA	TPE	重度WAIHA	Ⅲ	2C
冷凝集素病	TPE	重度冷凝集素病	Ⅱ	2C
凝血因子抑制剂	TPE	同种抗体	Ⅳ	2C
	TPE	自身抗体	Ⅲ	2C
	IA	同种抗体	Ⅲ	2B
	IA	自身抗体	Ⅲ	1C
冷球蛋白血症	TPE	症状性/严重	Ⅱ	2A
	IA	症状性/严重	Ⅱ	2B
皮肤T细胞淋巴瘤；蕈样肉芽肿；塞扎里综合征	ECP	红皮病性	Ⅰ	1B
	ECP	非红皮病性	Ⅲ	2C
红细胞生成性卟啉症	TPE		Ⅲ	2C
ABO不相容造血干细胞移植	TPE	ABO血型主要不合，骨髓	Ⅱ	1B
	TPE	ABO血型主要不合，单采	Ⅱ	2B
	红细胞交换	ABO血型次要不合，单采	Ⅲ	2C
造血干细胞移植，HLA脱敏	TPE		Ⅲ	2C
噬血细胞综合征	TPE		Ⅲ	2C
肝素诱导的血小板减少和血栓形成	TPE	体外循环前期	Ⅲ	2C
	TPE	血栓形成	Ⅲ	2C

续表

疾病	方法	指征	证据等级	推荐等级
白细胞增多症	白细胞吸附	症状性	Ⅱ	1B
	白细胞吸附	预防性或继发性	Ⅲ	2C
免疫性血小板减少症	TPE	难治性	Ⅲ	2C
	IA	难治性	Ⅲ	2C
真性红细胞增多症	红细胞去除术	真性红细胞增多症	Ⅰ	1B
红细胞增多症	红细胞去除术	继发性红细胞增多症	Ⅲ	1C
输血后紫癜	TPE		Ⅲ	2C
凝血介导血栓性微血管病	TPE	血栓调节蛋白基因突变	Ⅲ	2C
补体介导血栓性微血管病	TPE	补体因子基因突变	Ⅲ	2C
	TPE	自身抗体 H 因子	Ⅰ	2C
	TPE	*MCP* 突变	Ⅲ	1C
药物相关血栓性微血管病	TPE	噻氯匹定	Ⅰ	2B
	TPE	氯吡格雷	Ⅲ	2B
	TPE	钙调神经磷酸酶抑制剂	Ⅲ	2C
	TPE	吉西他滨	Ⅳ	2C
	TPE	奎宁	Ⅳ	2C
造血干细胞移植相关血栓性微血管病	TPE		Ⅲ	2C
志贺毒素介导血栓性微血管病	TPE/IA	严重的神经症状	Ⅲ	2C
	TPE	肺炎链球菌	Ⅲ	2C
	TPE	没有严重的神经症状	Ⅳ	1C
血栓性血小板减少性紫癜	TPE		Ⅰ	1A

注：ECP. 体外光分离置换术；IA. 免疫吸附；TPE. 血浆置换；WAIHA. 温抗体型自身免疫性溶血性贫血。

（陶于洪）

参考文献

[1] SCHWARTZ J, WINTERS JL, PADMANABHAN A, et al. Guidelines on the use of therapeutic apheresis in clinical practice-evidence-based approach from the Writing Committee of the American Society for Apheresis: the sixth special issue. J Clin Apher, 2013, 28 (3): 145-284.

[2] 中国医师协会儿科医师分会血液净化专业委员会. 儿童血浆置换临床应用专家共识. 中华实用儿科临床杂志, 2018, 33 (15): 1128-1135.

[3] LOIRAT C, FAKHOURI F, ARICETA G, et al. An international consensus approach to the management of atypical hemolytic uremic syndrome in children. Pediatr Nephrol, 2016, 31 (1): 15-39.

[4] 中华医学会血液学分会红细胞疾病 (贫血) 学组. 自身免疫性溶血性贫血诊断与治疗中国专家共识 (2017 年版). 中华血液学杂志, 2017, 38 (4): 265-267.

[5] RAMACHANDRAN S, ZAIDI F, AGGARWAL A, et al. Recent advances in diagnostic and therapeutic guidelines for primary and secondary hemophagocytic lymphohistiocytosis. Blood Cells Mol Dis, 2017, 64: 53-57.

[6] BODE SF, LEHMBERG K, MAUL-PAVICIC A, et al. Recent advances in the diagnosis and treatment of hemophagocytic lymphohistiocytosis. Arthritis Res Ther, 2012, 14 (3): 213.

[7] PAGE EE, KREMER HJA, TERRELL DR, et al. Thrombotic thrombocytopenic purpura: diagnostic criteria, clinical features, and long-term outcomes from 1995 through 2015. Blood Adv, 2017, 1 (10): 590-600.

[8] SIGDEL MR, SHAH DS, KAFLE MP, et al. Severe immune thrombocytopenic purpura treated with plasma exchange. Kathmandu Univ Med J, 2012, 10 (37): 85-87.

第7节 儿童输血不良反应的特点和防治

一、发热反应

发热是儿科最常见的输血反应,常发生于输注开始后15分钟到1小时内,体温可达38~41℃,同时可伴寒战、头痛、呕吐、荨麻疹等。其原因除与输入的致热原和白细胞、血小板及血浆成分有关外,在儿科更应注意的是输入血液温度过低,也可导致上述反应。出现反应时可用抗组胺药物及解热镇痛药等对症处理,反应严重时应停止输血,并静脉输注氢化可的松等药物。

二、循环负荷过量

由于小儿心脏功能尚不健全,加之贫血、营养不良、严重感染等因素均可使心脏功能下降。在输血时,可因输入量的计算不当或输入速度过快而导致充血性心力衰竭。该反应常发生于输血开始后1~24小时内,表现为频繁短促的咳嗽,镇静剂难于控制的烦躁不安,并且进行性加重,年长儿可诉背部及心前区疼痛,呼吸困难,脉搏增快,心律失常,双肺底出现中细湿啰音,咳粉红色痰等。一旦出现上述症状应立即减缓或停止输注,并用快速利尿剂、速效洋地黄等对症处理,有急性肺水肿者,按肺水肿处理。严格控制心、肺疾病患儿和严重营养不良患儿的输血量及速度并密切观察病情变化是预防的关键。

婴幼儿血容量小,其电解质平衡和酸碱度易受较大输入血量中所含电解质(K^+、Na^+、Ca^{2+}、Mg^{2+}等)和pH值的影响。输入存放过久的库血或因抗凝剂过量等,均可引起机体的电解质及pH值紊乱。尤其是小婴儿肾脏保钠排钾和维持酸碱平衡的功能并不成熟,常出现高血钾、低血钙及酸中毒。在输血患儿出现肌张力增高、震颤、手足搐搦等症状时应及时行血钾、血钙及pH值检查,或做心电图检查。如有高钾血症、低钙血症,应及时处理;大量输血者应尽量选用新鲜血液,输注血液保存液枸橼酸钠溶液(ACD)抗凝血时,可适量给予钙剂和碱性液。

三、过敏反应

这也是小儿最常见的输血反应之一。轻者出现皮肤瘙痒、荨麻疹、血管神经性水肿,经减慢输血速度、肌内注射抗组胺药物异丙嗪后,一般在数小时内消退;重者出现支气管痉挛、喉头水肿、过敏性休克,应立即停止输血、静脉输注肾上腺素、地塞米松和对症抗休克处理,喉头水肿严重者应及时气管切开。输血前应询问过敏史。对血中有抗IgA抗体的IgA缺乏症患者,应输注去IgA的洗涤红细胞。

四、溶血反应

严重急性溶血反应常因误输ABO血型不合的血所致,多于输血后数分钟至数小时出现烦躁、发热、血红蛋白尿、黄疸,重者可有休克、急性肾衰竭和DIC等。在严重疾病的患儿,特别是新生儿和未成熟儿,或用大剂量镇静剂者,或全麻手术患者,虽已发生严重急性溶血,但临床表现极不典型,可能仅有手术止血困难,或全无临床症状,仅在输血后发现贫血更重,甚至因贫血性心力衰竭而死亡。

输入Rh血型不合或因自身抗体等其他不规则抗体,或细菌污染血制品,或血中误加蒸馏水及高渗葡萄糖液等非等渗液均可发生不同程度的溶血,应提高警惕,对临床症状不明显者,应注意观察患儿面色、尿色,多次查血红蛋白、血红蛋白尿、血清游离血红蛋白和胆红素量及网织红细胞等。一旦诊断溶血性输血反应,立即停止原输血而输入正确的血或洗涤红细胞,严重者应进行半量或全量换血治疗,给予肾上腺皮质激素、碳酸氢钠、呋塞米等,对有休克、肾衰竭或DIC者,应给予细心治疗。

五、输血感染的疾病

除血液制备和使用过程中污染使受血者感染外,虽经严格筛查,仍不能完全避免献血者血中带有病原体,使受血者感染。除最有威胁性的乙型和丙型肝炎病毒(血源感染甲型肝炎病毒者少)、HIV等外,巨细胞病毒、单纯疱疹病毒和EB病毒等条件病原体也可使婴儿发生严重疾病。甲型肝炎于输血后15~40天、乙型肝炎于60~120天、疟疾于1~60天发病。

六、移植物抗宿主病

免疫缺陷的小儿,如接受化疗或造血干细胞移植的患儿,接受各种血液成分输入均可能发生输血相关GVHD。对于这类患儿,建议输注辐照去白红细胞悬液。输入直系亲属血的患儿亦有可能发生GVHD。应坚持输注非亲缘供者的血制品,以避免该情况的发生。

七、输血后紫癜和出血

输血后约5~10天可出现免疫性血小板减少，一般40天内自行恢复；溶血反应时外科手术止血困难是由于DIC所致；大量输入库存血后(含大量抗凝剂)可发生出血倾向。

八、水、盐、酸碱平衡紊乱

大量输入枸橼酸抗凝血(如新生儿换血)可发生低钙惊厥，甚至心室颤动，故应每输入100ml血给10%葡萄糖酸钙1~2ml；大量输入库存血可发生高血钾、酸中毒、高血氯等；尤其是肾调节功能很差的未成熟儿还可发生其他电解质紊乱；输入含激肽酶及其激活因子较多的白蛋白和IVIG等剂量过大或速度过快，可引起类似过敏性休克的“激肽反应”，多为一过性；输入细菌及其毒素污染的血常发生致死性严重反应，所以从采血起的各种操作必须严格执行无菌操作的有关规定。

九、体温过低

将450ml冷藏血从4℃升温至37℃需14.5kcal热量，大量输入冷血时可使体温降低3℃以上，出现明显的临床症状，甚至心脏停搏。尤其是新生儿更应注意，可用输血加热器或水浴(<38℃)加热血液至32℃后输入。

十、输血相关性急性肺损伤

一般认为，血液中白细胞、血小板和纤维蛋白可形成10~164μm大小的微聚物，其数量随保存期延长而增加。当输入较多库存血时，可发生肺微血管栓塞。随着血管活性物质释放，肺小血管和细支气管收缩，进而发生极度呼吸困难，类似于ARDS。现已明确输血相关性急性肺损伤(transfusion related acute lung injury，TRALI)是由多个复杂因素所致，而微聚体并非主要原因，可能的发病机制为：①受血者存在严重的并发症；②输入HLA抗体和/或具有生物活性的脂质等作用于受血者白细胞而发生免疫反应，导致受血者肺损伤，进一步发展为肺水肿、肺出血、透明膜形成等临床症状，类似于ARDS。治疗以吸氧、强有力的免疫抑制剂使用为主，严重时给予机械通气。该病强调早期判断并及时给予激素治疗，如已发生，病情进展迅速，死亡率高。

(陆晓茜　贾苍松)

参考文献

[1] CARSON JL, GUYATT GH, HEDDLE NM, et al. Clinical practice guidelines from the AABB: red blood cell transfusion thresholds and storage. JAMA, 2016, 316 (19): 2025-2035.

[2] HEDDLE NM, ARNOLD DM, ACKER JP, et al. Red blood cell processing methods and in-hospital mortality: a transfusion registry cohort study. Lancet Haematol, 2016, 3: e246-254.

[3] JEFFREY LC, DARRELL JT, PAUL MN, et al. Indications for and Adverse Effects of Red-Cell Transfusion. N Engl J Med, 2017, 377: 1261-1272.

[4] DIAB YA, WONG EC, LUBAN NL. Massive transfusion in children and neonates. Br J Haematol, 2013, 161: 15-26.

[5] TOBIAN AA, HEDDLE NM, WIEGMANN TL, et al. Red blood cell transfusion: 2016 clinical practice guidelines from AABB. Transfusion, 2016, 56 (10): 2627-2630.

[6] CARSON JL, GROSSMAN BJ, KLEINMAN S, et al. Red blood cell transfusion: a clinical practice guideline from the AABB. Ann Intern Med, 2012, 157 (1): 49-58.

[7] VILLANUEVA C, COLOMO A, BOSCH A, et al. Transfusion strategies for acute upper gastrointestinal bleeding. N Engl J Med, 2013, 368 (1): 11-21.

[8] JOSEPHSON CD, GRANGER S, ASSMANN SF, et al. Bleeding risks are higher in children versus adults given prophylactic platelet transfusions for treatment-induced hypoproliferative thrombocytopenia. Blood, 2012, 120 (4): 748-760.

第三十五章 儿童癌症患者的支持治疗

第1节 贫血治疗

儿童肿瘤相关性贫血（cancer related anemia，CRA）十分常见。有报道，儿童白血病合并贫血的发病率达97%，初诊实体瘤和淋巴瘤患儿贫血发生率达51%~74%，接受肿瘤化疗的患儿>80%合并有贫血。儿童急性淋巴细胞白血病、肾母细胞瘤、骨肉瘤等50%以上患儿需要输血治疗。因此，须加强对CRA给患儿带来负面影响的认识，采取积极的抗贫血治疗，以提高恶性肿瘤的治疗效果和儿童的生活质量。输血仍然是儿童恶性肿瘤相关性贫血最重要的治疗措施之一。循证医学资料证明，红细胞生成素类药物（erythropoiesis-stimulating agent，ESA）是治疗肿瘤相关性贫血有效的手段。促红细胞生成素（erythropoietin，EPO）为目前临床上最常用的ESA类制剂。EPO治疗可以明显改善患儿的生活质量、减少输血的需求量。

（一）病因与发病机制

儿童CRA是指患儿在其肿瘤发生、发展以及治疗过程中出现的贫血。其原因是多方面的，包括肿瘤本身所致的贫血和患儿接受长期多种治疗引起的贫血（治疗相关性贫血）。同时，处在生长发育期的患儿常伴有营养缺乏和吸收障碍所导致的贫血。主要有以下两个方面——红细胞产生不足、红细胞丢失或破坏过多，或两者兼之。

1. 红细胞产生不足　恶性肿瘤细胞的浸润、化疗的细胞毒作用和放疗的细胞生物学效应等，均可抑制骨髓造血干细胞、红系造血细胞的增殖与分化；严重脓毒症、真菌感染、巨细胞病毒、EB病毒等感染，除直接抑制造血干细胞/祖细胞导致红系集落形成减少，同时还间接地导致造血基质细胞的破坏，引起造血微环境的改变，从而导致红细胞生成不足。人类细小病毒B19（human parvovirus B19）感染可引起儿童骨髓移植后长期严重贫血。肿瘤细胞的浸润和感染亦可导致红细胞寿命缩短和内源性促红细胞生成素减少，引起慢性贫血。许多抗肿瘤药物都可以通过干扰叶酸及维生素B_{12}代谢导致巨幼细胞贫血。生长发育中的小儿铁的需要量增加、铁的贮存不足以及潜在的感染导致铁的吸收、利用障碍，因此儿童恶性肿瘤更易发生营养性缺铁性贫血。近年来，许多研究者对肿瘤本身所致的肿瘤相关性炎症做了较深入的研究。肿瘤相关性炎症可加大炎症细胞因子的释放，如肿瘤坏死因子（TNF）、γ干扰素（IFN-γ）和白介素-1（IL-1）。这些细胞因子能够抑制储存铁的释放和红系祖细胞的增殖，并导致铁调素（hepcidin）的升高。铁调素水平升高可以抑制铁的生物利用度，包括红细胞的生成及其他铁依赖性生化反应。其结果导致造血系统对贫血反应迟钝。某些遗传性血液病，如地中海贫血、遗传性球形红细胞增多症和镰状细胞病等发生恶性肿瘤时，贫血会更为严重。

2. 红细胞丢失或破坏过多　反复血液取样可导致婴幼儿患者贫血。外科手术切除肿瘤可导致血液丢失。血小板减少导致患儿出血的概率增多。研究证明，恶性肿瘤可产生许多细胞因子和炎症介质，可导致红细胞形态和红细胞膜发生变化，进而使红细胞破坏增加。造血系统恶性肿瘤（如白血病、MDS等）可出现无效造血现象，即在骨髓内红细胞分裂成熟的过程中，由于某种原因使其在成熟和进入外周循环之前就被破坏，称之为无效造血（ineffective hematopoiesis），也称之为原位溶血（hemolysis in situ）。患恶性肿瘤时单核巨噬细胞系统功能亢进，红细胞流经肝、脾等部位时被单核巨噬细胞吞噬，导致红细胞过早破坏。巨大海绵窦状血管瘤（Kasabach-Merritt综合征）除导致血小板减少外，还可以导致微血管病性溶血性贫血（红细胞破坏）。胸腺瘤患儿常合并纯红细胞再生障碍（pure red cell aplasia，PRCA），患儿血清中存在抗红细胞抗体和红细胞生成抑制因子(属 IgG),部分患儿同时伴有重症肌无力。

(二) 肿瘤相关性贫血的分级与分类

1. 按贫血严重程度分级 目前国际上贫血的诊断分级标准主要采用美国国立癌症研究所(NCI)和世界卫生组织(WHO)的分级标准。两者的主要区别在于对轻、中度贫血的分级略有不同。国内多采用根据临床实践和治疗方法制定的贫血分级标准,如表 5-35-1 所示。Ⅰ级和Ⅱ级贫血在各类 CRA 发生率比例最大,约占 50%~60%。

表 5-35-1 肿瘤相关性贫血分级

单位:g/L

	血红蛋白①	血红蛋白②	血红蛋白③
0 级(正常)	正常值	≥110	正常值
Ⅰ级(轻度)	100~<正常值	95~<110	90~<正常值
Ⅱ级(中度)	80~<100	80~95	60~<90
Ⅲ级(重度)	65~<80	65~<80	30~<60
Ⅳ级(极重度)	<65	<65	<30

注:①NCI 标准;②WHO 标准;③中国标准。正常值,成人男性 ≥120g/L,成人女性 ≥110g/L;6 个月 ~6 岁儿童 ≥110g/L,>6~14 岁儿童 ≥120g/L。

2. 按贫血的病因分类 ①非化疗相关 CRA:肿瘤相关性出血、骨髓浸润、肿瘤相关性营养不良、铁代谢异常、肾功能损伤以及诸多细胞因子对造血功能的影响导致的 CRA。这种贫血多为低增生性、正常红细胞性、正色素性,血清铁和转铁蛋白饱和度降低,而血清铁蛋白(SF)正常或升高。②化疗相关 CRA:骨髓抑制是肿瘤化疗和放疗的常见不良反应。细胞毒药物(如铂类)是导致 CRA 的重要因素。联合化疗能促进红细胞的凋亡,同时也导致肾脏损害、损伤肾小管细胞引起内源性 EPO 生成减少进而发生贫血。

(三) 临床表现

CRA 患儿发生贫血有其自身病理生理学特点:①与儿童常见的营养性缺铁性贫血不同,CRA 患儿内源性 EPO 相对不足或绝对不足;②患儿 Hb 下降与 EPO 之间负反馈调节机制失衡,这种调节机制紊乱在化疗相关性 CRA 过程中更为明显;③ CRA 患儿在相对较高水平 Hb 时就会出现贫血的症状,对相关器官的影响会更为明显。

患儿的临床表现与其贫血的程度及肿瘤发生的速度有关。由于 Hb 缓慢减少、红细胞携带氧的能力下降,婴幼儿可表现为苍白、食欲缺乏、腹胀、易激惹等;年长儿则可述头痛、头晕、耳鸣、呼吸困难、易疲劳、晕厥等;学龄儿童可表现为注意力不集中、行为改变、学习成绩下降等。体检时可发现,患儿呼吸急促、心动过速或心律失常、心脏杂音和心脏扩大以及体位性低血压等。部分患儿则可发生急、慢性充血性心力衰竭。这些症状可在输血治疗后迅速缓解。婴幼儿慢性贫血可能会影响生长发育。年长儿和青少年由于贫血、心动过速、心排血量减少,可发生体位性低血压。

CRA 患者发生疲劳的问题是目前学者们集中关注的问题。最主要的原因还是贫血引起的缺氧而导致的体能不足。婴幼儿表现为嗜睡、拒食和倦怠等。年长儿和青少年则表现头晕、慢性持续性的劳累感,其与活动的程度不成比例,睡眠后也不能得到缓解。患儿的学习能力、社会交往能力和生活质量(quality of life,QOL)明显下降。研究表明,部分临床医生对 CRA 患儿发生疲劳症状缺乏足够正确的认识,也不知道该如何正确的治疗。将血红蛋白提升到正常水平可以明显改善患儿的疲劳感,生活质量可以明显得到改善。因此研究者建议,将 CRA 患儿的 Hb 维持在较高的水平(90~110g/L),对提升患儿健康相关性生活质量(health-related quality of life),特别是青少年的认识功能有着积极的作用。

CRA 患儿乏氧与抗肿瘤治疗的关系问题,日益受到专家的高度关注。CRA 会加剧患儿体内肿瘤的乏氧,其可导致影响肿瘤转移的蛋白组学发生改变,使恶性肿瘤播散;同时乏氧也可以影响多种抗肿瘤的治疗效果,从而影响 CRA 患儿的预后。乏氧诱导蛋白组和基因组的改变,这一过程通过增加热休克蛋白的水平,进而降低肿瘤细胞的凋亡能力或增加具有增殖潜力的肿瘤细胞数量而实现。乏氧导致组织酸中毒并伴随糖酵解率增加,使应激蛋白和细胞凋亡潜力下降、药物细胞毒性减低,或导致对化疗药物产生耐药。乏氧也引起肿瘤细胞对放疗的敏感性明显下降。

(四) CRA 治疗

1. 红细胞输注 化疗导致的贫血,传统的治疗方法是输血治疗。其方法简单、快速、有效且相对安全。输血前要对患儿临床状态综合评估,包括营养状态、心肺功能、有无出血倾向、择期手术等。为改善或维持患儿的整体健康状态,确保择期手术的安全，对肿瘤患儿预防性输血是必要的（表 5-35-2）。一般认为，Hb<60~70g/L 时，患儿会出现不同程度的乏氧症状，如疲倦、不适、活动减少或易怒等症状，往往需要输血支持治疗。当 Hb>70g/L 时，是否需要输血治疗，应根据临床实际情况确定。处在生长发育期的青少年和年长儿，对贫血导致缺氧的耐受性比较差，应维持 Hb>80g/L。先天性心脏病伴有严重缺氧的婴幼儿，应保证较高的 Hb 水平（110~130g/L）才能维持其心肺功能。合并有心动过速、呼吸困难和喂养困难的婴幼儿，应维持 Hb>70/L。伴有严重血小板减少症患儿且有出血倾向时，应将 Hb 维持在 80~100g/L。如准备做侵入性手术或外科手术的患儿，建议围术期维持 Hb 80~100g/L 水平，有助于提高手术的安全性。有专家认为，血清学 CMV 阴性母亲所生的早产儿或足月儿，应输注血清学 CMV 阴性的血液制品（儿童输血具体方法和注意事项参见第三十四章输血医学）。

表 5-35-2 青少年和儿童肿瘤患儿预防性红细胞输注指征

临床表现		输血指征 /（$g \cdot L^{-1}$）
病情基本稳定	无明显症状，但血红蛋白和血小板需提升	<70
生命体征有变化	心动过速、呼吸急促、低血压	<80
供氧不足	心肺合并症	<80~100
血小板减少	既往有出血或浓缩红细胞输注史	<80~100
手术	预期失血	<80~100
疲劳	导致生活质量下降	<80~100
慢性贫血	影响体格发育	<80~100
婴儿	影响生长发育	<80~100
放射治疗		<80~100

2. 去除白细胞 输入含有白细胞的成分输血，是导致输血不良反应的主要原因，其中包括非溶血性发热反应、输血相关性肺损伤、血小板输注无效、输血相关性移植物抗宿主病（TA-GVHD）和传播病毒（如 CMV 等）。有研究报道，其也是肿瘤术后复发的重要因素。另一方面，同种异体输血可导致受血者抗原特异性免疫机制和非抗原特异性免疫机制发生改变。这种现象被称为“输血相关性免疫调节”（transfusion-related immunomodulation，TRIM），其重要原因与白细胞具有 HLA 多态性抗原引起免疫调节发生改变有关。因此，去除白细胞输血是减少输血相关性不良反应、降低肿瘤复发率的重要措施。目前欧美国家多采用了贮血前去除白细胞。现代白细胞过滤技术可以去除血液中 99.9% 的白细胞，残留白细胞<5×10^6，并保证过滤后血液制品的质量不受影响。有学者认为，去除白细胞的成分输血，可以大大减少患儿 CMV 感染的概率。受感染的单个核细胞可能成为易感宿主发生输血相关性 CMV 感染的载体。无论是原发性 CMV 感染，还是体内潜伏性 CMV 感染的被激活，是导致免疫功能低下肿瘤患儿死亡的原因之一。去白细胞成分输血和输注 CMV 血清学检测阴性的血液制品，是预防血液 / 肿瘤患儿 CMV 感染的两条主要的途径。

3. 血液制品辐照 儿童血液 / 肿瘤患儿是发生 TA-GVHD 高风险人群，因输入含免疫活性淋巴细胞血液制品后发生的致命性输血并发症。该病发生率是 0.01%~0.1%，病死率则高达 85%~90%。临床表现缺乏特异性，极易漏诊或误诊。究其原因，患儿多为病情较重、发生 TA-GVHD 症状往往被原发病所掩盖，再加上患儿病情重、进展快，未能作出诊断患儿已经死亡；再之，临床医生对本症的诊断认识不足。发生 TA-GVHD 与下列因素有关：①患儿体内免疫状态严重缺陷或受损，缺乏识别和清除供体 T 细胞的能力，导致供体 T 细胞的植活、增殖，攻击受体的组织和器官。②与供体 HLA 抗原有关，多发生在一级亲属间输血。受血者是杂合子，供血者是 HLA 纯合子，并与患儿一个单倍型相同，不能识别异体 T 细胞，导致供体 T 细胞存活、增殖并攻击受体组织和器官。③发生 TA-GVHD 与输入具有免疫活性 T 细胞数量有关，输入愈多，发生本症的概率就愈大。有报道，引起 TA-GVHD 的输注淋巴细胞的数量应>10^7/kg（患儿的体重）；如输注淋巴细胞<10^5/kg，则发生本症的概率极小。给患儿输注 γ 射线辐照过的血液制品，是预防本症唯一有效的方法。

4. 高白细胞白血病输血问题 外周血白细胞计数>100×10^9/L，称为高白细胞血症（hyperleukocytosis），多见于儿童急性淋巴细胞白血病（ALL）、急性髓系白血病（AML）和慢性粒细胞白血病。由于白血病细胞大量增殖导致血液黏滞度增加和肿瘤细胞溶解综合征（tumor lysis syndrome）；同时，由于肺部和中枢神经微血管白细胞瘀滞（leukostasis）导致肺功能损害和中枢神经系统病变；大量白血病细胞的增殖、溶解并释放大量的促凝物质，导致广泛的微血栓形成和出血。由于白血病细胞变形能力差且本身耗氧量增加，血液流速缓慢，组织氧供应减少。治疗的关键是如何降低体内白血病细胞负荷（如白细胞单采术）。在此之前，不能输注大量红细胞，否则可能因血液黏滞度增加导致严重的后果。当外周血白血病细胞$>0.1\times10^9$/L、Hb>100g/L，最好不要给患儿输血。这类患者在低Hb状态下血流动力学相对稳定，不需要输血。一般认为，血小板输注不影响血液黏滞度，相对安全性较高。

5. 促红细胞生成素（EPO） EPO治疗成人CRA有较多的临床研究和观察，证明其有效性和安全性，国内并为此制定了EPO治疗肿瘤相关性贫血中国专家共识。国外报道证明，EPO治疗儿童CRA可以明显减少患儿输血的次数和延长输血间隔的时间。对于轻、中度儿童CRA，使用EPO可以提高Hb水平，从而改善贫血症状，明显提高患儿的生活质量。美国儿童肿瘤EPO应用指南强调：① EPO可以提升CRA患儿Hb水平；② EPO可以减少输血的需求；③没有发现EPO明显的毒副作用；④未能发现EPO能显著改善肿瘤患儿的生活质量；⑤对儿童肿瘤患儿总体生存率没有显著性影响。许多儿童血液学家十分关注EPO的安全性问题，有多项研究证明，许多种类的儿童肿瘤细胞都存在EPO受体。在某些人类癌症中，EPO介导的信号转导途径激活丝裂原活化蛋白激酶和某些肿瘤的转录激活因子，进而促进肿瘤的生长和扩散。EPO用法用量参见本章第3节造血细胞集落刺激因子。

6. 输血相关性铁过载 恶性肿瘤患儿因长期反复输血导致铁过载（transfusion-related iron overload）日益受到关注。因输血而引起的体内总铁量过多，广泛沉积于人体一些器官和组织内，导致组织细胞损伤和器官功能障碍。常见于儿童AML、实体瘤等长期生存和接受造血干细胞移植的患儿。我国参照欧美标准，血清铁蛋白（SF）>1 000μg/L作为铁过载的诊断标准，并要除外活动性炎症、肝病和溶血等疾病。有条件可做肝活检检测肝铁浓度（LIC）、MRI测定心脏T_2和肝脏R_2值，这些对精准判断心脏和肝脏的铁负荷有较高的诊断价值。去铁治疗是输血相关性铁过载首选方法，临床主要有3种铁螯合剂：去铁胺（deferoxamine，DFO），去铁酮（deferiprone，DFP）和地拉罗司（deferasirox，DFX）。铁螯合剂能选择性地结合多余的铁并促进铁排泄、减低患儿的铁负荷。去铁治疗前以及治疗过程中，要定期做血常规、尿常规、肝肾功能、血糖、甲状腺功能等检测，同时还应做心脏二维超声检查、听力和眼科相关检查等。

专家点评

- CRA是儿童恶性肿瘤最常见的伴随疾病之一。美国国家综合癌症网络（NCCN）自2012年发布了相关的诊疗指南并年年更新，说明该领域的新知识、新技术和新观点进展非常迅速。中国肿瘤临床学会（CSCO）肿瘤相关性贫血专家委员会参照欧美国家的诊疗指南发布了《肿瘤相关性贫血临床实践指南（2015—2016版）》，可作为国内儿科血液/肿瘤学工作者重要的参考依据。
- 关于CRA临床分级方法国际上不尽相同，该指南主张沿用我国传统的分级标准。按贫血的病因可分为非化疗CRA和化疗导致CRA。CRA发病机制与非肿瘤患者也有明显的差异性。恶性肿瘤患儿的营养性缺铁和铁的利用障碍并存，反复输血又极易导致铁的过载。《指南》强调CRA与乏力是导致患者生活质量下降的重要因素。CRA的治疗原则：在患者的Hb水平明显下降至70~80g/L之前，原则上不应考虑输血治疗。当Hb<60g/L、临床急需纠正缺氧状态或经rh-EPO治疗无效的严重贫血患者可考虑输血治疗。EPO为治疗CRA的主要措施之一，国外许多循证医学资料提示，EPO治疗CRA使输血需求量下降，可提高患儿的生活质量和改善恶性肿瘤患儿的预后。
- 必须强调，国内缺乏有关儿童CRA临床多中心的研究资料，临床上许多儿科医生对CRA的认识不足、重视不够，从而使相当一部分CRA患儿未能得到及时的治疗。今后应加强该领域内多中心的合作与研究，并在此基础上建立起具有我国特色的儿童CRA输血和rh-EPO等治疗利弊和风险评估机制，为提高我国儿童恶性肿瘤综合诊疗水平作出贡献。

（盛光耀）

参考文献

[1] PIZZO PA, POPLACK DG. Principles and practice of pediatric oncology. 7th ed. Netherlands: Wolters Kluwer Health, 2016.

[2] RODGERS GM, GILREATH JA, ACHEBE MM, et

al. NCCN Guidelines Version 2. 2018. Cancer-and Chemotherapy-induced Anemia. Philadelphia: National Comprehensive Cancer Network, 2018.
[3] FEUSNER J. Guidelines for Epo use in children with cancer. Pediatr Blood Cancer, 2009, 53 (3): 308-309.
[4] KLIEGMAN RM, STANTON BF, ST GEME Ⅲ GW, et al. Nelson textbook of pediatrics. 20th ed. Philadelphia: Elsevier, 2016.
[5] 中国临床肿瘤学会肿瘤相关性贫血专家委员会. 肿瘤相关性贫血临床实践指南 (2015-2016 版). 中国实用内科杂志, 2015, 35 (11): 921-930.

第 2 节　止血治疗

出血是血液肿瘤性疾病患儿最常见的并发症之一,可以发生在诊疗过程中的任何阶段,患儿多有不同程度的、广泛的皮肤和黏膜出血,表现为皮肤出血点、紫癜和瘀斑,甚至发生皮下血肿、齿龈出血、鼻出血、口腔黏膜渗血,严重者可出现眼底视网膜出血,导致视力减退、颅内压增高。耳内出血导致眩晕、耳鸣和听力减退,有时会有呼吸道、消化道和尿路出血,临床表现为咯血、呕血和血尿。颅内出血时表现为头痛、呕吐、抽搐和昏迷等,是儿童血液肿瘤性疾病致死的主要原因之一。血小板质和量的异常是血液肿瘤疾病患儿出血的最主要病因,凝血因子缺乏、弥散性血管内凝血的发生、血液肿瘤细胞对血管壁浸润破坏等也是患儿出血的重要原因。

(一) 血小板减少

血液肿瘤性疾病患儿血小板减少的原因:骨髓中肿瘤细胞恶性增殖抑制巨核细胞的增殖分化,血小板生成减少;化疗药物对巨核系细胞的抑制作用所导致的血小板生成不足和血小板过度破坏,是临床常见的血液学毒性反应。血小板减少可能造成患儿的化疗药物剂量降低、化疗时间延迟,甚至终止化疗,还可能增加患者的出血风险,从而危及患者生命健康,并影响治疗效果、增加医疗费用。当血小板计数$<50\times10^9/L$时,可引起皮肤或黏膜出血,同时患者在承受手术和侵袭性创伤性检查中存在一定风险;当血小板计数$<20\times10^9/L$时,有自发性出血的高危险性;当血小板计数$<10\times10^9/L$时,则有自发性出血的极高危险性。

1. 血小板输注的适应证　输注血小板适用于防止和治疗血小板减少症或血小板功能障碍患者的出血。但不是任何原因引起的血小板减少症都适用,因此当决定是否输注血小板前应查明血小板减少症的病因,并应权衡利弊再作决定。血小板输注的相关风险包括同种异体免疫反应、输血感染、过敏反应、输血相关的急性肺损伤;可能的益处包括减少微血管出血的发病率和大量出血的发病率 / 死亡率。一般而言,血小板$<20\times10^9/L$是输注血小板的指征。

2. 血小板输注　对于血液肿瘤性疾病或接受化疗者,若其血小板数$<20\times10^9/L$,并有较广泛皮肤、黏膜或内出血者,应输注血小板悬液,每 24~72 小时一次,直到出血停止;若血小板$\leqslant10\times10^9/L$时,则无论有无明显的出血均需预防性输注血小板,防止致死性颅内出血和内脏出血;对于进行损伤性操作如活检术、腰椎穿刺或骨髓穿刺,有局部出血的危险时即使仅有中度的血小板减少$[(20\sim50)\times10^9/L]$亦考虑输注血小板;对于初诊急性早幼粒细胞白血病的患儿,为及早发现及治疗弥散性血管内凝血,血小板$<40\times10^9/L$就应该进行血小板输注;此外,患儿出血倾向明显,疑有血小板功能异常者亦应输注血小板。血小板来源可从多个随机供体中分离出,或通过细胞分离器,从单个供体中获得,后者由于接触供体较少,故同种异体免疫反应或血源性感染的机会可明显减少。目前临床输注的血小板多为从单个供体中分离的 1 个治疗量血小板,相当于 12U 血小板,平均每平方米体表面积输注 4U 血小板可提升外周血血小板$10\times10^9/L$。

3. 促血小板生长因子(rhTPO)的应用　对于出血风险高的患者,促血小板生长因子可以减轻患者接受化疗后血小板计数下降的程度和缩短血小板减少的持续时间,减少血小板输注次数,有利于下一步治疗计划的顺利完成。血小板$<50\times10^9/L$时应用,推荐剂量为 25~50μg/kg,皮下注射,每天一次,连用 7~10 天,至化疗抑制作用消失或血小板计数$\geqslant100\times10^9/L$或至血小板较用药前升高$50\times10^9/L$以上时停药。

4. 咖啡酸片　咖啡酸片的主要成分为咖啡酸,属于酚酸类化合物,广泛存在于植物中,是天然、安全的自由基淬灭剂。咖啡酸片的主要作用为通过刺激巨核细胞成熟,增加巨核细胞总数,可有效预防和治疗药物对血小板减少的不良反应,具有抗氧化和抗细胞凋亡的作用,从而升高血小板计数。咖啡酸片可有效预防并减轻化疗过程中的骨髓抑制,有利于白细胞和血小板恢复正常。

（二）凝血因子减少

白血病患者的凝血异常可能与并发感染、肿瘤细胞表达促凝因子、纤溶物质及某些炎症因子（IL-1、IL-8、TNF-α等）相关，白血病患者常因免疫力低下并发感染，此时体内的内毒素及炎症因子等可通过各种方式促进血管内皮细胞和单核巨噬细胞系统表达组织因子，从而通过外源性凝血途径激活凝血系统，导致体内处于高凝状态。白血病细胞转移并浸润组织器官，引起组织破坏及内皮细胞的损伤，当内皮细胞受损后其表面的组织因子可大量释放至血液，从而激活体内的内源性和外源性凝血系统引起凝血系统的紊乱。另外，从骨髓或者外周血中分离出的白血病细胞中也发现了组织因子及癌症促凝素（CP）等促凝物质，癌性促凝物质是一种可直接激活凝血因子X的半胱氨酸蛋白酶，其不依赖于凝血因子Ⅰ的存在，从而使体内存在大量白血病细胞的初诊白血病患儿更容易大量消耗凝血因子，产生血栓及出血症状。这种表现在急性早幼粒细胞白血病患儿中更明显，可能与急性早幼细胞中癌症促凝素的含量较其他白血病细胞高10~80倍有关。肝脏及脾脏是产生凝血因子的主要场所，当肿瘤细胞浸润肝脏或应用门冬酰胺酶后，使主要产生于肝脏的凝血因子及纤维蛋白原的合成减少、活性降低，脾脏受累可使血小板的破坏增加，这些因素均可导致凝血因子的缺乏加重出血倾向。

1. 纤维蛋白原减少　纤维蛋白原是一种由肝脏合成的具有凝血功能的蛋白质，纤维蛋白是在凝血过程中，凝血酶切除血纤维蛋白原中的血纤肽A和B而生成的单体蛋白质，纤维蛋白单体在纤维蛋白稳定因子作用下，相互交联形成坚实纤维蛋白而使血液凝固，发挥止血作用。血液肿瘤性疾病患儿纤维蛋白原消耗增多而合成减少，临床易引起出血。血浆中纤维蛋白原浓度正常范围2~4g/L，低于1.5g/L且有明显出血倾向时可输注人纤维蛋白原0.5g~2.0g/次，可连续2~3天。

2. 凝血酶原减少　凝血酶原是由肝脏合成的维生素K依赖因子之一，凝血酶原在凝血机制中起着中心的作用，在激活的因子V和由血小板或其他细胞提供的磷脂表面存在的条件下，被激活的因子X激活形成凝血酶。凝血酶是一种蛋白水解酶，对多种凝血因子具有水解作用，凝血酶使纤维蛋白原转变成纤维蛋白，因此凝血酶原减少是导致血液肿瘤疾病患儿出血的主要原因之一。凝血酶原复合物（thrombogen）由健康人新鲜血浆分离提取，为含凝血因子Ⅱ、Ⅶ、Ⅸ、Ⅹ及少量其他血浆蛋白的混合制剂，本品200U所含凝血因子相当于200ml血浆中所含的量，每次静脉滴注10~20U/kg，Ⅶ因子缺乏者每6~8小时1次，Ⅸ因子缺乏者每24小时1次，Ⅱ、Ⅹ因子缺乏者每24~48小时1次，剂量可适当增减。

3. 血凝酶　我国临床上使用的蛇毒血凝酶主要有3种：瑞士公司生产的血凝酶，国内利用巴西矛头蝮蛇毒生产的血凝酶和利用白眉蝮蛇毒生产的血凝酶。蛇毒血凝酶由类凝血酶和类凝血激酶组成，可将纤维蛋白原降解为纤维蛋白肽A及纤维蛋白Ⅰ单体，并促使纤维蛋白肽Ⅰ单体在血管破损处聚合成纤维蛋白Ⅰ多聚体，起到初步止血的作用，在此基础上，在血小板因子Ⅲ、因子X、因子V、Ca^{2+}等共同参与下，形成难溶纤维蛋白丝封闭创口，达到止血目的。需要指出的是，弥散性血管内凝血及血液肿瘤所致的出血不宜单独使用血凝酶，应与其他止血措施配合使用。

4. 血浆制品的应用　由于血浆中含有大量凝血因子，故血浆制品可用于出血的治疗。血液肿瘤患儿应用血浆制品的指征有凝血酶原时间和部分凝血酶原时间延长，弥散性血管内凝血，肝功能衰竭所致的出血。通常输新鲜冰冻血浆的剂量为10~15ml/kg，在1~2小时内给予，每12~24小时输注一次直到出血停止。血液肿瘤患儿通常不需要输含Ⅷ因子或凝血酶原复合物（Ⅱ、Ⅶ、Ⅸ、Ⅹ）专门提纯的血浆浓集物，对弥散性血管内凝血及某些出血性疾病所并发的低纤维蛋白原血症，可推广应用含Ⅷ因子及纤维蛋白原的冷沉淀物。

（三）继发性纤溶亢进

体内纤溶系统的主要功能是清除沉积于血管壁的纤维蛋白、溶解血凝块，维持血流通畅。纤溶系统主要由纤溶酶原（plasminogen）、纤溶酶原激活物（plasminogen activator，PA）和纤溶酶原激活物抑制物（plasminogen activator inhibitor，PAI）、纤溶酶（plasmin）以及纤溶酶抑制剂组成，凝血过程可继发性激活纤溶系统。血液肿瘤患者由于多种因素共同作用导致凝血系统容易被激活，形成微血栓，同时消耗大量的凝血因子，血液凝固性迅速降低，凝血过程逐渐减弱，活化的Ⅻ因子直接激活纤溶酶原前激活物，后者转变为纤溶酶原激活物，激活纤溶酶，溶解纤维蛋白原和纤维蛋白降解生成纤维蛋白降解产物，从而产生很强的纤溶和抗凝作用，纤溶系统活性逐渐增强，发生继发性纤溶亢进，导致出血进一步加重。当发生继发性纤溶亢进时，在综合治疗的基础上可以选用抗纤溶药物进行止血治疗。

1. 氨甲环酸 氨甲环酸能与纤溶酶和纤溶酶原上的纤维蛋白亲和部位的赖氨酸结合部位（LBS）强烈吸附，阻抑了纤溶酶、纤溶酶原与纤维蛋白结合，从而强烈地抑制了由纤溶酶所致纤维蛋白分解而起到止血作用。在血清中 α_2- 巨球蛋白等抗纤溶酶的存在下，氨甲环酸抗纤溶作用更加明显，止血作用更加显著，是临床较为常用的抗纤溶药。儿童用量：20~30mg/（kg·d），静脉滴注，根据年龄和症状可适当增减剂量。6- 氨基己酸、氨甲苯酸的作用机制与氨甲环酸相同，在作用强度方面氨甲环酸是 6- 氨基己酸的 10 倍，是氨甲苯酸的 2 倍，目前 6- 氨基己酸和氨甲苯酸因作用强度弱、维持时间短、副作用较多，现已少用。

2. 二乙酰胺乙酸乙二胺 可抑制纤溶酶原激活物，使纤溶酶原不能激活为纤溶酶，从而抑制纤维蛋白的溶解，还可同时促进血小板释放活性物质，增强血小板的聚集性和黏附性，缩短凝血时间，产生止血作用，儿童用量：20~30mg/（kg·d），静脉滴注。

（四）血管因素引起的出血

血液肿瘤疾病患儿常因血小板数量减少、毛细血管脆性增高而容易出血，同时肿瘤细胞异常增殖产生对血管或组织的浸润，直接破坏其组织结构，造成血管的破坏或组织器官的破损而导致广泛大量的出血。出血部位可遍及全身，以皮肤、齿龈、口腔及鼻黏膜出血最常见，其次为胃肠道、泌尿道、子宫和呼吸道出血。对于口腔及胃肠道出血，可口服凝血酶冻干粉、云南白药促进止血；对于鼻黏膜出血，可应用肾上腺素棉球、吸收性明胶海绵或可溶性止血纱布填塞止血；对于膀胱出血，可应用含去甲肾上腺素的冰冻盐水进行膀胱冲洗促进血管收缩进行止血治疗。对于血管因素引起的出血在应用以上措施的同时可以选用降低毛细血管通透性的药物进行止血治疗。

1. 酚磺乙胺 能增强毛细血管抵抗力，降低毛细血管通透性，并能增强血小板聚集性和黏附性，促进血小板释放凝血活性物质，缩短凝血时间，达到止血效果，儿童用量：15~20mg/（kg·d），静脉滴注。

2. 卡络磺钠 能降低毛细血管的通透性，增强毛细血管弹性，增进毛细血管断裂端的回缩作用，稳定毛细血管及周围组织的酸性黏多糖，常用于毛细血管通透性增加而产生的多种出血，儿童用量：2~4mg/（kg·d），静脉滴注。

综上所述，儿童血液肿瘤性疾病的出血是以血小板减少为主、多因素共同作用的结果，临床上选择止血治疗措施应考虑凝血因子缺乏、纤溶亢进、血管通透性及脆性增高等因素进行多措施并举综合止血治疗，以期达到快速止血或减慢出血的目的，为进一步治疗提供保障。止血治疗对于降低血液肿瘤患儿早期死亡率及化疗相关出血风险，提高救治成功率和长期无病生存率均具有重要的意义。

专家点评

- 出血是儿童血液肿瘤性疾病的常见并发症，通过实验室检查明确出血的原因，快速止血治疗，对于降低儿童血液肿瘤治疗相关死亡率、改善预后具有重要意义。
- 人体正常止血机制包括血管、血小板、凝血系统和抗凝血系统以及纤溶系统的参与和协调，止血机制的任何环节出现异常均可引起出血。
- 血液肿瘤性疾病由于肿瘤细胞的恶性增殖及化疗药物的影响，常会出现血小板减少、凝血因子减少、继发性纤溶亢进、血管浸润破坏及血管脆性增高等因素导致出血，因此治疗前及治疗过程中无论有无出血均要注意监测血小板计数、凝血酶原时间、部分凝血活酶时间、纤维蛋白原、纤维蛋白原降解产物、D- 二聚体等各项反映出血及凝血功能的指标，针对引起出血的不同因素分别给予血小板输注、补充凝血因子、纤维蛋白原、凝血酶原、新鲜冰冻血浆、抗纤溶药物及稳定血管活性、降低毛细血管通透性药物等措施进行综合治疗。

（王颖超 盛光耀）

参考文献

[1] ESTCOURT LJ, PINCHON D, SYMINGTON E, et al. Does bleeding affect patient-reported outcome measures in patients with myelodysplasia or hematologic malignancies: a systematic review. Transfusion, 2014, 54 (4): 1166-1179.

[2] KUTER DJ. Managing thrombocytopenia associated with cancer chemotherapy. Oncology, 2015, 29 (4): 282-294.

[3] 沈志祥，马军. 咖啡酸片治疗肿瘤化疗所致血小板减少症的临床观察. 中国肿瘤临床，2017, 44 (17):

876-879.
[4] LYMAN GH, BOHLKE K, KHORANA AA, et al. Venous thromboembolism prophylaxis and treatment in patients with cancer: American society of clinical oncology clinical practice guideline update 2014. J Clin Oncol, 2015, 33 (6): 654-656.
[5] GOUW SC, VAN DER BOM JG, LJUNG R, et a1. Factor Ⅷ products and inhibitor development in severe hemophilia A. N Engl J Med, 2013, 368 (3): 231-239.
[6] TOH CH, HOOTS WK. The scoring system of the Scientific and Standardisation Committee on Disseminated Intravascular Coagulation of the International Society on Thrombosis and Haemostasis: a 5-year overview. J Thromb Haemost, 2007, 5 (3): 604-606.
[7] MAJEED A, HWANG HG, EIKELBOOM JW, et al. Effectiveness and outcome of management strategies for dabigatran- or warfarin-related major bleeding even. Thromb Res, 2016, 140 (4): 81-88.

第3节 造血细胞集落刺激因子

目前在儿科临床广泛应用的造血生长因子(hematopoietic growth factor,HGF)包括：促红细胞生成素(erythropoietin,EPO)、粒细胞集落刺激因子(granulocyte colony-stimulating factor,G-CSF)、粒细胞-巨噬细胞集落刺激因子(granulocyte-macrophage colony-stimulating factor,GM-CSF)、促血小板生成素(thrombopoietin,TPO)以及白细胞介素-11(interleukin-11,IL-11)等,对肿瘤相关性贫血(CRA)、粒细胞减少症和血小板减少症等支持治疗发挥了重要的作用,已成为临床血液/肿瘤综合治疗的重要的组成部分。根据其作用机制和适应证,可将HGF分为干细胞造血刺激因子、红系造血刺激因子、髓系造血刺激因子和巨核系造血刺激因子。它们分别具有提升血红蛋白水平、减少红细胞输注量、保证化疗的强度和频度、降低化疗相关性感染率、增加血小板数量和降低对血小板输注的依赖的作用。同样,HGF可以促进化疗和造血干细胞移植后造血功能的恢复、移植前造血干细胞的动员作用等。

(一)促红细胞生成素

红细胞系造血刺激剂(erythropoietin-stimulating agent,ESA)已有多种商品化制剂。1989年6月,上市了全球首个重组人红细胞生成素(rh-EPO)——阿法依泊汀(EPO alfa);2001年9月,又推出高糖基化的长效重组红细胞生成素——阿法达贝泊汀(darbepoetin alfa)。2007年11月,长效EPO——聚乙二醇化倍他依泊汀,一个月只需注射1次。目前国内基因重组EPO相关产品以较好的药品品质和价格优势而成为进口制剂的替代品。

1. 作用机制 EPO是一种唾液酸糖蛋白,分子量为14~39kDa,其基因定位于7号染色体上。出生前EPO主要由胚胎肝细胞产生,生后主要由肾脏的皮质区产生。约15%的EPO来自肾外,主要合成部位是肝脏中央静脉周围肝细胞及肝Kupffer细胞。另外研究发现,骨髓中的巨噬细胞和中枢神经系统的星形胶质细胞可能以旁分泌方式合成EPO。其产生与缺氧有密切关系。当组织氧分压降低时,经缺氧诱导因子介导的氧感知信号转导通路诱导EPO的产生。EPO受体存在于红系集落形成单位(erythroid colony-forming unit)、原红细胞和幼红细胞表面,主要作用是诱导红系祖细胞的增殖和终末分化,促进红系造血和抑制细胞凋亡。另外,EPO还有多种非造血功能,如器官保护功能、调节神经元部分功能、调节细胞内钙浓度及免疫调节作用。

2. 适应证 目前国内外对成人肿瘤患者都相应制定了EPO临床应用的循证指南和专家共识。尽管还没有针对儿童肿瘤患儿制订相应的循证建议,但美国血液学会(ASH)和美国临床肿瘤学会(ASCO)分别在2007年和2010年修订版临床循证指南中增加了阿法达贝泊汀临床应用和安全性的建议,其基本原则也适合于儿童肿瘤患者。

rh-EPO临床适应证:①肿瘤/化疗相关性贫血;②MDS相关性贫血;③慢性肾脏疾病相关性贫血;④慢性病贫血(包括慢性病毒感染,如艾滋病等);⑤早产儿贫血;⑥部分择期手术患者术前准备;⑦支持自体献血(autologous blood donation)。

成人肿瘤患者经EPO治疗后,有显著提升血红蛋白水平、减少输注红细胞的依赖等作用,并显著改善生活质量(QOL),可明显缓解由于贫血引起的疲劳症状。最近有关儿童肿瘤应用EPO的研究报道显示:不同肿瘤(如儿童实体瘤、淋巴瘤和急性淋巴细胞白血病等),不同剂量(150U/kg,每周3次;或200U/kg,每天1次;或450~900U/kg,每周1次)和不同途径(皮下注射或静脉注射),结果显示应用EPO的患儿,血红蛋白升高,输血量和血小板的输注量均明显减少,对年长儿和青少年患儿有显著改善

QOL 的作用。另有研究报道，使用 EPO 治疗晚期乳腺癌和头颈部肿瘤的两组病例，结果显示死亡率和复发率显著高于对照组。国外有不少关于成人肿瘤患者使用 EPO 治疗增加静脉血栓风险的报道。由于许多肿瘤细胞都存在 EPO 受体，外源性 EPO 可直接刺激肿瘤细胞的增殖、抑制肿瘤细胞的凋亡、刺激瘤体内血管增生，并弱化放射治疗的效果。体外实验结果显示，外源性 EPO 可增加抗凋亡基因的表达，增加血管生长因子的产生和分泌。法国国家癌症研究所 2007 年首次发表儿童 CRA 患儿使用 EPO 治疗的标准、选择和建议，指出：①对于儿童 CRA，不主张常规使用 EPO；②有红细胞输血禁忌证的儿童患者，可以根据具体情况来考虑使用 ESA；③静脉注射 EPO 是儿童患者首选的给药方法。

3. 用法用量 美国血液学会、美国临床肿瘤学会和欧洲内科肿瘤学会均推荐 FDA 制定的 EPO 用法和用量（表 5-35-3）。国内同类产品说明书的用法与用量均参照于此。2018 年美国国家综合癌症网络最近推出《癌症与化疗诱导的贫血》（2018 年第 2 版）对阿法依泊汀和阿法达贝泊汀的用药剂量做了适当的调整。考虑到其还没有得到国内专家的认可，本节没有列出。

表 5-35-3 成人重组人红细胞生成素临床应用剂量（2010 年修订版）

	重组人红细胞生成素		阿法达贝泊汀	
起始剂量和使用方法	150U/kg，每周 3 次，皮下注射	40 000U，每周 1 次，皮下注射	2.25μg/kg，每周 1 次，皮下注射	500μg/ 次，每 3 周 1 次，皮下注射
增加剂量	如未能降低输血需求量，或使用 4 周血红蛋白未提高至避免红细胞输注的最低水平，增加剂量至 300U/kg，每周 3 次	未输血的情况下使用 4 周血红蛋白升高 ≤ 10g/L，未达或维持避免红细胞输注的最低 Hb 水平，增加剂量至 60 000U，每周 1 次	使用 6 周血红蛋白升高 ≤ 10g/L，增加剂量至 4.5μg/ 次，每周 1 次，皮下注射	
降低剂量	血红蛋白上升至避免红细胞输注水平或使用 2 周血红蛋白上升 > 10g/L，剂量降低 25%		血红蛋白上升至避免红细胞输注水平或使用 2 周血红蛋白上升 > 10g/L，剂量降低 40%	
维持剂量	血红蛋白达到无需输血的水平可以停药；如 Hb 降低接近需要输血水平，按原剂量 75% 重新开始治疗		血红蛋白达到无需输血的水平可以停药；如血红蛋白降低接近需要输血水平，按原剂量 60% 重新开始治疗	
停药	化疗结束或连续治疗 8 周无效（血红蛋白不升高或仍需输血治疗）		化疗结束或连续治疗 8 周无效（血红蛋白不升高或仍需输血治疗）	

4. 不良反应

(1) 常见副作用：EPO 最常见的副作用相对轻微，包括头痛、咳嗽、关节和肌肉疼痛和 / 或痉挛、注射部位肿痛 / 发红、胃部不适、呕吐、睡眠障碍和体重减轻等。这些症状大多无需处理，患儿症状比较明显时，可对症处理。

(2) 严重副作用：随机临床试验和系统评价结果显示，ESA 可能具有增加静脉血栓形成的风险；应注意识别是否存在长期卧床、留置导管、感染或手术等高风险因素。血栓形成的机制：① ESA 可使因子Ⅷ、vWF、纤维蛋白原及血小板聚集增加，同时使组织血浆酶原激活物、血浆酶原激活抑制剂、抗凝血酶Ⅲ等活性降低，易于发生血栓。②造血系统的影响。由 EPO 引起的获得性纯红细胞再生障碍性贫血（PRCA）报道越来越多。皮下注射比静脉注射更易诱发 PRCA，皮下注射更易促使抗 EPO 的抗体产生，血清中可以检测到抗 EPO 抗体，EPO 常规剂量或加大剂量贫血仍进行性加重。骨髓涂片和骨髓活检可以帮助诊断。也有 EPO 可引起中性粒细胞减少的文献报道。③有许多关于 EPO 临床应用可以导致成人肺癌、乳腺癌和卵巢癌等复发、生存率下降、死亡率增加的报道，多认为与肿瘤细胞膜上 EPO 的受体表达有关。也有儿童肿瘤与 EPO 使用的临床研究报道，未发现外源性 EPO 可以导致肿瘤复发和死亡率增加的关系。④高血压是较常见的临床副作用，EPO 可以通过影响肾素 - 血管紧张素 - 醛固酮系统，导致血压增高、血容量增加。一旦发生，应给予相应的处理。⑤过敏反应，如荨麻疹、嘴唇、舌头或喉咙肿胀、呼吸困难、喘息发作、胸闷或胸痛等。

5. 注意事项 ① ESA 制剂使用前应详尽地询

问病史、体格检查和相关的实验室检查，除明确儿童肿瘤和化疗导致的贫血外，还应除外引起贫血的其他原因，如铁缺乏症、失血、感染以及肾功能不全等。②对于肿瘤化疗相关性贫血，一般推荐：开始使用ESA时的Hb水平应<100g/L，同时贫血的严重程度和临床具体情况决定是否输注红细胞制剂。③使用ESA的目标Hb水平应达到不需要红细胞输注的最低水平（一般100~120g/L）。如Hb≥120g/L，应酌情减量，尽量维持上述目标水平，同时要进行发生血栓风险的评估，防治相应的不良事件的发生。④一般需要1~2周时间EPO方显现疗效。如2周内上升Hb≥10g/L或Hb≥110g/L，原则上应减量。另一方面，如连续使用8周无效（升高Hb<10~20g/L，或仍需输血治疗），不推荐继续使用。应仔细查找是否存在肿瘤进展、缺铁等原因。⑤ESA用药前或用药过程中，应定期检查铁代谢指标，明确贫血和EPO治疗无效的可能原因。如合并缺铁，应补充铁剂，但一般不推荐静脉补铁。⑥对淋巴瘤和淋巴细胞白血病患儿，主张先化疗并观察疗效，如化疗后出现贫血，可考虑给予EPO治疗。另外，除低危组MDS外，高危组和中危组MDS肿瘤相关性贫血患者化疗期间原则上不主张使用EPO治疗。

（二）粒细胞集落刺激因子

提高儿童白血病和实体瘤长期生存率，主要依赖于规范的、高强度的化疗和放射治疗。然而高强度的化疗导致中性粒细胞减少、继发严重感染，又是引起患儿死亡的主要因素之一。既往是通过减少化疗强度、延长化疗间期以及预防性抗菌药物使用等方法减缓由于严重的中性粒细胞减少症所致的严重感染。其结果是缓解率低、耐药菌的产生，患儿的长期生存率低、预后更差。近30年来，由于中性粒细胞集落刺激因子（CSF）（如G-CSF、GM-CSF、PEG-GCSF）等应用，上述现象已有显著的改观。

1. 作用机制 CSF是应对外周血液中粒细胞减少起重要调节作用的蛋白质。一般认为，IL-3、IL-6、IL-11、干细胞因子和Flt3配体等主要作用于早期造血祖细胞；而G-CSF、GM-CSF和EPO主要作用于造血后期过程的单一系列细胞。正常情况下，血清CSF含量很低，其对感染和终末分化细胞（如成熟中性粒细胞）减少十分敏感。同时中性粒细胞增加又可加速CSF的清除。正常血清CSF约25pg/ml，当>1 000pg/ml时，提示体内存在严重感染。非格司亭（filgrastim）由207个氨基酸组成，分子量18~22kDa，其基因位于染色体17q11~22上，与造血干细胞/祖细胞、髓系前体细胞表面CSF受体结合以后，刺激粒细胞集落形成、促进髓系细胞分化、成熟以及向外周血中性粒细胞的释放，增加外周血中性粒细胞数量和吞噬功能，提高机体抗感染能力。聚乙二醇化G-CSF（培非格司亭，pegfilgrastim）是一种“长效”的CSF，可以明显延长患者的用药时间，已被FDA批准作为非髓性恶性肿瘤化疗、促进骨髓造血的细胞因子。GM-CSF由127个氨基酸组成的糖化蛋白，分子量14~35kDa，其基因位于染色体5q21~32上。其同时作用于红系、粒-单核细胞系和巨核细胞集落形成单位，促进髓系造血祖细胞的增殖、分化和成熟，增加外周血细胞数量和功能。它是FDA第一个批准的、用于骨髓移植后促进骨髓造血的细胞因子。

2. 适应证 美国临床肿瘤学会（ASCO）2006年公布的白细胞生长因子循证临床应用指南对成人肿瘤患者使用CSF做了十分详尽的规定，其基本使用原则也适用于儿科患者。2015年ASCO对该指南做了部分修订。修订指南强调：根据患者的实际病情以及制订的化疗方案，其发生发热性中性粒细胞减少症（febrile neutropenia，FN）风险达到≥20%的高危人群，强调使用CSF一级预防的重要性；对1个周期化疗后出现中性粒细胞减少症（未接受一级预防）的患者，如减少剂量或延迟治疗可能影响患者的预后，强调使用CSF二级预防重要性。

（1）一级预防（primary prophylaxis）：肿瘤患者第1疗程化疗后尚未发生FN前预防性使用CSF的治疗策略。先前有些研究报道对儿童肿瘤使用CSF作为一级预防措施有不同的意见，但最近的几组儿童病例的meta分析结果均显示该措施有重要的临床价值。应综合考虑肿瘤患儿的病情和全身营养状况、淋巴造血肿瘤及进展期实体肿瘤（如骨髓浸润等）、强烈清髓性联合化疗、存在有活动性感染或开放性创口以及合并有重要脏器的功能障碍等。ASCO修订的指南（2015）指出，CSF用在发生FN可能性高的小儿患者作为一级预防是合适的。对于高强度化疗方案确实能给某些类型肿瘤（如尤因肉瘤）患儿带来生存受益的，应使用CSF。

（2）二级预防（secondary prophylaxis）：患者既往化疗期间未使用CSF而发生了FN，为避免后续化疗相关性FN和感染性并发症而预防性使用CSF的策略。二级预防性使用CSF的主要目的是保证对肿瘤患者的化疗强度和避免延误化疗，以期获得最佳的治疗效果。然而，对于接受姑息性化疗的患者，则更多地强调降低化疗的强度或延迟化疗。

许多研究结果显示，儿童 ALL 患者强化疗后应用 G-CSF，中性粒细胞计数（ANC）减少的时间明显缩短，感染发生率明显下降，抗菌药物使用减少，住院时间缩短。重要的是，ALL 患者用 CSF 后不会促进白血病细胞的增殖。对于髓系白血病，如粒细胞白血病、粒 - 单核细胞白血病，应用 CSF 后在刺激正常粒 - 单核细胞的同时，由于白血病细胞表面亦有 CSF 受体，所以白血病细胞也有部分增殖，可谓是利弊同在。研究证实，髓系白血病联合化疗的同时加用 CSF 可以使残留的白血病细胞更多地进入细胞增殖周期（S 期细胞比率增多），以提高联合化疗的疗效。目前的共识为 AML 诱导化疗结束使用 G-CSF 和 GM-CSF 能减少 ANC 减少持续的时间和严重感染发生率；缓解期 AML 患儿巩固化疗后推荐使用 CSF，可减低感染率，缩短住院时间。

（3）FN 的治疗：目前的专家共识是，如果肿瘤患儿因化疗引起 FN 并具有感染相关性并发症的高危风险，推荐使用 CSF。如证实有假单胞菌或真菌感染、肺炎、难以控制的脓毒症、低血压、多器官功能障碍、严重的 ANC 减少（ANC<0.1×10^9/L）、长期 ANC 减少（>28 天）以及患儿年龄<12 个月。国际上几个单中心的研究结果显示，给予 FN 患儿 CSF 治疗，患儿发热的天数和住院的时间均有明显的缩短，其生活的质量亦有明显的改善。多因素分析结果显示，急性白血病化疗过程中如能合理应用 CSF，可以有效地降低 ANC 减少的程度、持续的时间以及感染并发症所导致的死亡。与其他实体瘤相比较，急性白血病本身为一独立的死亡危险因素。因此，CSF 临床合理用药对于儿童白血病的治疗具有重要的价值。

以下两种情况不推荐常规使用：①仅有粒细胞减少而无发热的肿瘤患儿；② FN 肿瘤患儿抗菌药物治疗期间。

（4）CSF 提高肿瘤患儿的化疗强度：大量的研究证明，肿瘤治疗的效果与化疗的剂量强度有关。G-CSF 和 GM-CSF 早期的Ⅰ期和Ⅱ期临床试验结果显示，两者均可缩短化疗的间期。许多有关儿童肿瘤临床研究报道证明，CSF 对保障儿童患者化疗的强度和频度（dose-intense and dose-dense chemotherapy）起到了重要的作用。国外一组儿童高危 ALL 治疗结果显示，使用 CSF 患儿的化疗强度、发热的天数、静脉注射抗菌药物的天数和平均住院天数均明显优于对照组。另一方面，强化疗剂量对增加 AML 的治疗效果和提高患儿的无病生存率有显著的效果，但 CSF 在其治疗过程中的作用非常有限。目前相关诊疗指南均推荐首选 FN 风险更小但强度相当的化疗方案。如化疗相关 FN 风险>20%，而且证实 CSF 能降低风险，则应预防性使用 CSF。对非霍奇金淋巴瘤和霍奇金淋巴瘤的 meta 分析结果显示，目前尚没有充分的证据显示 CSF 能显著降低感染相关死亡率、提高完全缓解率和总体生存率。难治性和复发性白血病，以及 MDS 患儿使用 CSF 应慎重，因其可能存在刺激白血病细胞增殖的风险。联合放化疗的患儿不推荐使用。单纯放疗期间，如因粒细胞严重减少而延误治疗时可考虑使用 CSF。

（5）G-CSF 和 GM-CSF 的比较：G-CSF 在体内主要源于单核细胞、内皮细胞和成纤维细胞。GM-CSF 在体内源于 T 细胞、巨噬细胞、内皮细胞和成纤维细胞。两者共同的作用为：①骨髓粒系造血细胞数增加。②粒系细胞中，早期粒细胞和晚期粒细胞比例增加，随着细胞的分化成熟，早期粒细胞不复存在。③骨髓细胞分类中粒 / 红比例增加，这是由于粒细胞增多所致。④晚期粒细胞可见形态改变，颗粒增多、空泡形成或可见 Dohle 小体。G-CSF 及 GM-CSF 刺激粒系细胞增殖过程中，不会导致粒系早期细胞的耗竭，也不引起其他造血细胞和非髓性恶性细胞的增殖。⑤ GM-CSF 尚有促进单核 - 巨噬细胞增殖的作用。研究表明，GM-CSF 可作为肿瘤疫苗的免疫佐剂提高肿瘤疫苗的免疫原性、增强免疫的调节作用，而且其毒性很低。此外，GM-CSF 可促进单核细胞向树突状细胞（DC）分化、提高细胞表面 MHC Ⅱ类分子的表达、增强 DC 细胞抗原呈递能力。

国外一组研究结果显示，儿童恶性肿瘤化疗联合 CSF 治疗，GM-CSF 对 ANC 恢复的时间明显慢于 G-CSF；而发热的时间、抗菌药物使用的天数、平均住院天数和住院费用两者没有明显的区别。同时也发现，GM-CSF 引起的发热反应和局部反应高于 G-CSF；少部分患儿发生骨痛或瘙痒，但均比较轻微。

3. 用法和用量

（1）rhG-CSF

1）皮下注射：①实体肿瘤化疗引起的中性粒细胞减少症，每次 2~3μg/kg，每天 1 次；②白血病及造血干细胞移植，每天 2.5~5μg/kg，待白细胞升至>2×10^9/L 即停药；③再生障碍性贫血、骨髓增生异常综合征或其他骨髓衰竭性疾病，每天剂量一般应超过肿瘤性疾病的剂量，且疗程宜长；④用于外周血造血干细胞移植前的干细胞动员，于化疗后白细胞降至最低点（一般为停化疗后约 2 周）时开始用药，剂量为每天 5~10μg/kg，至白细胞升至≥5.0×10^9/L 时开始采集周围血干细胞，采集期间继续用药。

2）静脉注射：①肿瘤化疗引起的中性粒细胞减少症（白细胞数减至 2.0×10^9/L 以下时），每天 5μg/kg；②造血干细胞移植，在移植后的次日或第 5 天起，每天 1 次，给药 5μg/kg。

（2）rhGM-CSF

1）皮下注射：①肿瘤化疗，5~10μg/kg，在化疗停止后 24~48 小时开始使用本药，持续 7~10 日。停药后至少间隔 48 小时，方可进入下一疗程。②白血病化疗，推荐剂量 1 天 5μg/kg，待白细胞计数升至 10×10^9/L 以上即停药。③外周造血干细胞动员，化疗后白细胞降至最低点（一般为停化疗后 2 周左右）时开始用药，1 天 5μg/kg，至白细胞计数升至 5×10^9/L 以上时开始采集干细胞，采集期间继续用药。④再生障碍性贫血、骨髓增生异常综合征，每天 5μg/kg，皮下注射，根据白细胞计数调整用量。

2）静脉注射：造血干细胞移植，在移植后 24 小时即可给药，1 天 250μg/㎡，约 2 小时滴完，连续 21 日；或 1 天 5~10μg/kg，在 4~6 小时内滴完。

（3）聚乙二醇化重组人粒细胞刺激因子（PEG-rhG-CSF）：《聚乙二醇化重组人粒细胞刺激因子（PEG-rhG-CSF）临床应用中国专家共识》（2016 年）建议儿童用药，每个化疗周期给药 1 次，每次 100μg/kg，皮下注射。一般化疗结束后 24~48 小时给药 1 次。该长效制剂特别适合于 2 周或 3 周化疗方案，如 4 周化疗方案可以给药 2 次。PEG-rhG-CSF 用于外周造血干细胞动员时，<45kg 的儿科患者可给予 100~200μg/ 次，进行个体化治疗。

4. 注意事项及不良反应　无论 rhG-CSF、rhGM-CSF，还是 PEG-rhG-CSF，均不推荐在化疗期间使用。经 CSF 刺激激活后，骨髓造血功能更易受到化疗药物的损伤，非但达不到升高 ANC 的治疗作用，反而造血功能会进一步恶化。使用 CSF 过程中应注意监测血象的变化，建议使用后 5~7 天检测 1 次。主要不良反应：肌肉或骨骼疼痛、短暂发热、头痛、恶心、呕吐、腹泻、皮疹和高尿酸血症等。GM-CSF 用后发热发生率较高。一般仅需对症处理，如注射部位局部热敷、小剂量非甾体抗炎药等。偶有报道严重过敏反应、毛细血管渗漏综合征和弥漫性肺泡出血等，应立即停止使用，并给予相应的处理。

（三）血小板生长因子

已知多种生长因子对体外血小板产生具有刺激作用，包括促血小板生成素（thrombopoietin，TPO），干细胞因子（stem cell factor，SCF），基质细胞衍生因子 -1（stromal cell-derived factor-1，SDF-1），成纤维细胞生长因子（fibroblast growth factor），IL-1，IL-3，IL-6，IL-11，GM-CSF，白血病抑制因子（leukemia inhibitory factor，LIF）和 EPO。目前国内临床应用的刺激血小板生长的细胞因子主要有 TPO 和 IL-11。

1. 促血小板生成素　rh-TPO 是我国食品药品监督管理局批准的、应用于肿瘤化疗诱导的血小板减少症（chemotherapy induced thrombocytopenia，CIT）的制剂。重组人血小板生成素（rh-TPO）对巨核细胞生成各个阶段均有刺激作用，包括前体细胞的增殖和多倍体巨核细胞的发育与成熟，调控血小板生成的各个阶段。人内源性 TPO 主要由肝细胞产生，基因定位于 3q27.1，由 332 个氨基酸残基组成，分子量为 95kDa。rh-TPO 与内源性促血小板生成素具有相似的提升血小板的作用。既往 TPO 临床主要用于化疗相关性血小板减少症、造血干细胞移植后血小板减少、MDS 和再生障碍性贫血等继发性血小板减少。国内一组有关 rh-TPO 治疗 CIT 的 meta 分析，结果显示：rh-TPO 可改善血小板最低值、提高血小板最高值、缩短血小板≤50×10^9/L 的持续时间、缩短血小板恢复至≥75×10^9/L 及≥100×10^9/L 的时间，且血小板输注比例及不良反应发生比例更低。该证据表明，rh-TPO 应用于国内患者临床疗效优于 IL-11、不良反应更少。

国外临床试验报道发现，骨髓衰竭性疾病（如再生障碍性贫血等）患者血清 TPO 水平往往是升高的，rh-TPO 体内试验结果显示作用也是有限的。目前除我国等少数国家仍在临床使用 rh-TPO 外，欧美国家已不再推荐使用该制剂。这是因为一项和 rh-TPO 相关的实验中，部分健康志愿者和肿瘤患者出现了与内源性 TPO 交叉反应抗体，导致较长时间的血小板减少。这一不良事件导致欧美国家从 2001 年起，停止了和 rh-TPO 相关的一切临床试验。

rh-TPO 用法和用量：恶性实体瘤化疗结束后

6~24 小时给药，皮下注射。剂量为一天 300U/kg，每天 1 次，可连续用 10~14 天。用药过程中待血小板计数恢复至 100×10^9/L 以上，或血小板计数绝对值升高 $\geq50\times10^9$/L 时应立即停止使用。该制剂使用过程中应定期检查血小板计数，一般应隔日检查 1 次。当化疗中伴白细胞严重减少或出现贫血时，可分别与 rhG-CSF 或 rh-EPO 合并使用。不良反应：偶有发热、寒战、肌肉酸痛、膝关节痛、头晕、头痛、血压升高，一般不需要处理，多可自行恢复。

2. 血小板生成素受体激动剂（thrombopoietin receptor agonist，TPO-RA） TPO 受体（Mpl）是治疗血小板减少症、提升血小板数量理想的药物靶点，近年许多无免疫原性的第二代 TPO 相关分子——TPO-RA 相继问世。其大多还处在临床试验阶段。它们均为基因工程产物，以不同方式结合并激动 TPO 受体从而发生生物学效应。主要分为 3 类：TPO 肽类模拟物、TPO 非肽类模拟物和 TPO 激动剂抗体。美国 FDA 于 2008 年 11 月批准罗米司亭（romiplostim）和艾曲波帕（eltrombopag）上市用于治疗慢性免疫性血小板减少症（CITP）。罗米司亭为 TPO 肽类模拟物，能与 TPO 受体的胞外结构域结合并诱导 JAK-STAT、MAPK 和 PI3K-AKT 信号途径激活，刺激巨核细胞的增殖和成熟，并同时抑制巨核细胞凋亡，从而增加血小板数。艾曲波帕为 TPO 非肽类模拟物，是小分子化合物，可以口服为其优点。其同样能与 TPO 受体的胞外结构域结合，激活途径与 TPO 相同。

北美 ITP 联盟（ICON）最近报道了一组多中心关于 TPO-RA 治疗儿童（0~18 岁）ITP 的回顾性资料。79 名儿童患者共接受了 87 次 TPO-RA 治疗，其中单用艾曲波帕治疗的 28 例，单用罗米司亭治疗的 43 例，另有 8 例先后接受了该两种制剂治疗。79 例儿科病例中，大多数为原发性 ITP，占 82%，继发性血小板减少症占 18%（如 Even 综合征等）。大多数 ITP 患者为慢性 ITP（60.8%，其中脾切除患者 3 例），持续性为 22%，新诊断的为 18%。首次 3 个月过程中，外周血小板计数 $\geq50\times10^9$/L 占 89%，其中罗米司亭为 86%，艾曲波帕为 81%。平均反应时间：罗米司亭为 6.4 周，艾曲波帕为 7 周。随着时间的推移，只有 40% 的患者血小板计数能保持稳定的数值。在剂量保持不变的情况下，15% 的患者血小板计数表现为间歇性变化，而完全没有反应的占 13%。重要不良反应事件发生轻微，其中 2 例表现为血栓形成，1 例血清中出现中和抗体。文章认为 TPO-RA 可用于不同病程和不同病情的儿科 ITP 患者，其治疗效果和早期临床试验结果基本一致，只是药物治疗持续的时间有差别。

近年来，有关 TPO-RA 治疗儿童慢性 ITP 的 meta 分析文献越来越多。Joyce TM 等纳入 5 项随机对照试验方法，通过对 261 名 1~17 岁儿童慢性 TIP 用 TPO-RA（罗米司亭和艾曲波帕）治疗的效果和安全性分析表明，TPO-RA 组优于安慰剂组，且 TPO-RA 与安慰剂组的不良事件发生率亦无差异。艾曲波帕疗效和安全性与罗米司亭无显著差异。两种药物对慢性 ITP 患儿均有效。Jianchun Guo 等对 345 例儿童慢性 ITP 治疗（其中 TPO-RA 治疗组 238 例，对照组 107 例）meta 分析的结论表明：TPO-RA 是治疗小儿慢性 ITP 有效、安全的药物。

研究资料显示，罗米司亭或艾曲波帕用于治疗肿瘤 / 化疗相关性血小板减少是安全、有效的。MDS 患者发生血小板减少的比例大约占 50% 左右，为避免出血并发症和出血性死亡，常需要输注血小板。TPO-RA 用于治疗 MDS 患者血小板减少同样是安全、有效的，其能明显减少患者输注血小板的次数和缩短血小板减少持续的时间。

用法与用量：①罗米司亭，初始剂量 1μg/kg，每周 1 次皮下注射。最大剂量不要超过 10μg/kg，如血小板计数 $>400\times10^9$/L，暂停给药；最大剂量 4 周后，血小板计数不增加，停止给药。②艾曲波帕（片剂）：起始剂量 12.5~50.0mg，每天一次，空腹给药（餐前 1 小时或 2 小时）。最大剂量不要超过 75.0mg。最大剂量 4 周后血小板计数不增加，停止给药。用药过程中，出现肝功能异常或血小板反应过度也应停止给药。

不良反应：①血小板增多和血栓形成。关于第二代 TPO 相关分子既往临床研究报告中都有血小板增多和血栓形成的不良事件发生，有关儿童慢性 ITP 的 TPO-RA 发生血栓的概率并不高。Cindy Neunert 等报道，79 例患者有 2 例发生肺栓塞，有 1 例患儿使用罗米司亭血清中出现中和抗体。②增加骨髓网硬蛋白的沉积。罗米司亭和艾曲波帕均可以引起骨髓网硬蛋白的沉积，这是由于巨核细胞增加、诱导 TGF-β 增加所致，这种现象多认为是可逆的。有报道，骨髓活检 53 例儿童 ITP 患者（接受 TPO-RA 治疗），发现有 9 例骨髓网硬蛋白增加。③罗米司亭易发生关节痛、头痛、四肢肌肉、失眠和感觉异常等；艾曲波帕可以引起血清转氨酶和胆红素水平增高。

专家点评

- 近年来，已有许多造血刺激因子用于儿童恶性肿瘤的支持治疗，其逐渐作为儿童恶性肿瘤综合治疗的重要组成部分。大量的研究结果表明，预防性应用骨髓生长因子（MGF：rhG-CSF/rhGM-CSF）能够减低肿瘤/化疗相关性中性粒细胞减少的严重程度和持续的时间，从而使发生FN的风险降低。同时也可以用于FN的治疗、造血干细胞移植的动员及重建以及重度慢性粒细胞减少的主要治疗手段等。
- 重组人促红细胞生成素（rh-EPO）用于治疗肿瘤/化疗相关性贫血疗效是肯定的，患者对输血的需求明显减少，明显改善乏力给患者带来的诸多负面影响，提高患者的生活质量（QOL）。
- 重组人促血小板生成素（rh-TPO）和血小板生成素受体激动剂（TPO-RA）除用于自身免疫性血小板减少症外，同时对肿瘤/化疗相关性血小板减少、骨髓内源性异常合并血小板减少等也有良好的治疗效果。据近年文献报道，TPO-RA作为儿童持续性和慢性ITP的二线治疗药物，有效率在50%~90%，同时显示出较好的安全性和耐受性，从而使患儿接受脾切除的概率大幅降低，并逐渐扩大应用范围和适应证。然而，仍需进一步研究和临床实践来全面了解其疗效和长期的安全性。

（盛光耀）

参考文献

[1] PIZZO PA, POPLACK GD. Principles and practice of pediatric oncology. 7th ed. Netherlands: Wolters Kluwer Health, 2016.

[2] National Comprehensive Cancer Network. NCCN Guidelines Version 2. 2018. Myeloid growth factors. Philadelphia: National Comprehensive Cancer Network, 2018.

[3] SIEGAL D, CROWTHER M, CUKER A. Thrombopoietin receptor agonists in primary ITP. Semin Hematol, 2013, 50 (0 1): S18-S21.

[4] CINDY NEUNERT, JENNY DESPOTOVIC, KRISTINA HALEY, et al. Thrombopoietin receptor agonist use in children: data from the pediatric ITP Consortium of North America ICON2 Study, Pediatric Blood Cancer, 2016, 63: 1407-1413.

[5] GUO JC, ZHENG Y, CHEN HT, et al. Efficacy and safety of thrombopoietin receptor agonists in children with chronic immune thrombocytopenia: a meta-analysis. Oncotarget, 2018, 9: 7112-7125.

[6] MASCHAN AA, BALASHOV DN, KURNIKOVA EE. Efficacy of plerixafor in children with malignant tumors failing to mobilize a sufficient number of hematopoietic progenitors with G-CSF. Bone Marrow Transplantation, 2015, 50: 1089-1091.

[7] 中华医学会儿科学分会. 儿科血液系统疾病诊疗规范. 北京: 人民卫生出版社, 2014.

第4节 止吐药

化疗是目前治疗儿童血液肿瘤的重要手段之一，几乎所有的化疗患儿都会出现不同程度的恶心/呕吐。反复的呕吐不仅会影响患儿的生活质量、降低患儿对治疗的依从性，严重呕吐者还可致水电解质失衡、营养缺乏，延迟患儿的后续治疗，从而影响血液肿瘤性疾病的预后。积极、合理地应用止吐药物预防和处理化疗相关的恶心/呕吐，将为治疗的顺利进行提供保障，是血液肿瘤患儿支持治疗的重要内容。

（一）化疗相关性呕吐的发生机制

目前认为化疗主要通过以下途径引起呕吐：化疗药物进入血管后刺激胃肠道，在小肠上部尤其是十二指肠部的肠嗜铬细胞释放神经递质，神经递质与相应受体结合，由迷走神经和交感神经传入呕吐中枢而导致呕吐；化疗药物及其代谢产物直接刺激化学感受区，进而传递至呕吐中枢引发呕吐；感觉、精神因素直接刺激大脑皮质通路导致呕吐。导致呕吐的神经递质主要有多巴胺、组胺、5-羟色胺（5-HT）、P物质等，其中多巴胺、5-羟色胺和P物质是与化疗引起的呕吐最为相关的三种神经递质，分别与相应的多巴胺受体2、5-羟色胺3（5-HT3）受体和神经激肽-1（NK-1）受体结合，刺激化学感受区和呕吐中枢，诱发呕吐反应。

（二）化疗相关性呕吐的类型

按照发生时间，化疗所致恶心呕吐通常可以分为急性、延迟性、预期性、暴发性及难治性5种类型。

1. 急性恶心呕吐　一般发生在给药数分钟至数小时，并在给药后5~6小时达高峰，但多在24小时内缓解。

2. 延迟性恶心呕吐 多在化疗24小时之后发生，常见于顺铂、卡铂、环磷酰胺和多柔比星化疗时，可持续数天。

3. 预期性恶心呕吐 在前一次化疗时经历了难以控制的呕吐之后，在下一次化疗开始之前即发生的恶心呕吐，是一种条件反射，主要由于精神、心理因素等引起。预期性恶心呕吐往往伴随焦虑、抑郁，与以往呕吐控制不良有关，恶心比呕吐常见。由于儿童患者往往接受更强烈的化疗，并且控制呕吐的能力较差，容易发生预期性恶心呕吐。

4. 暴发性呕吐 是指尽管已对患儿进行了预防处理但仍出现严重的呕吐，并需要进行解救性止吐治疗。

5. 难治性呕吐 在以往的化疗周期中使用预防性和/或解救性止吐治疗失败，而在接下来的化疗周期中仍然出现呕吐。

(三) 化疗相关性呕吐的治疗原则

1. 预防为主 在化疗开始前，应充分评估呕吐发生风险，制订个体化的呕吐防治方案。如在化疗前给予预防性的止吐治疗，在末剂化疗后，接受高度和中度催吐风险药物进行化疗的患者，恶心、呕吐风险可能至少持续2~3天，因此在整个风险期，均需对呕吐予以防护。

2. 止吐药的选择 主要应基于抗肿瘤治疗药物的催吐风险、既往使用止吐药的经历以及患儿本身因素综合进行选择。

3. 对于多药方案，应基于催吐风险最高的药物来选择止吐药，联合应用若干种止吐药能够更好地控制恶心和呕吐，特别是采用高度催吐药物进行化疗时。

4. 在预防和治疗呕吐的同时，还应该注意避免止吐药物的不良反应。

5. 良好的生活方式也能缓解恶心、呕吐，例如少食多餐，选择健康有益的食物，控制食量，不吃冰冷或过热的食物等。

6. 应注意及时排除可能导致或者加重患儿恶心、呕吐的其他影响因素，如部分或者完全性肠梗阻、前庭功能障碍、电解质紊乱、心理因素等。

(四) 临床常用止吐药物

1. 5-羟色胺受体拮抗剂 化疗可使5-羟色胺(5-HT)从消化道的嗜铬细胞中释放出来，与消化道黏膜的迷走神经末梢的5-HT3受体结合，进而刺激呕吐中枢引起呕吐。5-HT3受体拮抗剂通过与消化道黏膜的5-HT3受体相结合而发挥止吐作用。各种司琼类药物具有类似的止吐作用和安全性，可以互换，口服和静脉用药的疗效和安全性相似，儿童每千克体重所需的5-HT3受体拮抗剂剂量大于成人。常见的不良反应包括轻度的头痛、短暂无症状的转氨酶升高和便秘，值得注意的是增加5-HT3受体拮抗剂用药剂量不会增加疗效，但可能增加不良反应，甚至发生严重的不良反应如QT间期延长。第一代5-HT3受体拮抗剂代表药物有昂丹司琼、格拉司琼和托烷司琼，第二代5-HT3受体拮抗剂代表药物有帕洛诺司琼。

(1)昂丹司琼(ondansetron)：昂丹司琼为一种高度选择性的5-HT3受体拮抗剂，能抑制由化疗和放疗引起的恶心、呕吐。一般认为，化疗和放疗可引起小肠的嗜铬细胞释放5-HT3，并通过5-HT3受体引起迷走传入神经兴奋从而导致呕吐反射，而昂丹司琼可阻断这一反射发生，与地塞米松合用可显著增强止吐效果。昂丹司琼主要在肝脏代谢，半衰期约为3小时，口服后血药浓度达峰时间为1.5小时。12岁以下儿童昂丹司琼的剂量为每次5mg/m^2(最大8mg)，2~3次/d；12岁以上患儿，每次8mg，2~3次/d。

(2)格拉司琼(granisetron)：格拉司琼为一种强效高选择性外周和中枢神经系统5-HT3受体拮抗剂，可有效抑制抗肿瘤药物和放疗引起的恶心和呕吐。临床试验中比较了本品与昂丹司琼的止吐疗效，认为对中等致吐的抗肿瘤化疗，两者的疗效相同，而对顺铂引起的高度呕吐，本品则较昂丹司琼更为有效。化疗前30分钟静脉输注，3mg/次，以20~50ml生理盐水或5%葡萄糖注射液稀释，输注时间需超过5分钟，1~3次/d，可连续使用5天。

(3)托烷司琼(tropisetron)：托烷司琼为外周神经元和中枢神经系统内5-HT3受体的高选择性抑制剂。抗癌药物或放疗可激发小肠黏膜的嗜铬细胞释放5-HT3，诱导呕吐反射，造成恶心和呕吐。本药选择性抑制这一反射中外周神经系统的突触前5-HT3受体的兴奋，并可能对中枢神经系统5-HT3受体传递的迷走神经传入后区有直接影响，这种双重作用阻断了呕吐反射过程中神经介质的化学传递，从而对化疗及放疗引起的呕吐有治疗作用。儿童静脉给药，在化疗前将本品5mg溶于100ml生理盐水、林格液或5%葡萄糖注射液中静脉滴注或缓慢静脉推注，每日4mg/m^2；口服给药时，每日1次，每次1粒胶囊

(5mg),于进食前至少 1 小时服用或于早上起床后立即用水送服,疗程 2~6 天,轻症者可适当缩短疗程。

(4) 帕洛诺司琼(palonosetron):帕洛诺司琼是一种新型的 5-HT3 受体拮抗剂,与第一代 5-HT3 受体拮抗剂相比,具有更强的亲和力和更长的半衰期。最近的受体结合研究提示帕洛诺司琼进一步有别于其他的 5-HT3 拮抗剂,还在于它与 5-HT3 受体有正性的变构协同作用,其作用部位不同于昂丹司琼和格拉司琼的结合部位,能提供更好的保护作用来预防化疗后诱发的恶心、呕吐。儿童化疗前约 30 分钟静脉注射 0.15~0.25mg,第 1 天应用,最常见的不良反应与第一代 5-HT3 受体拮抗剂类似。

2. 多巴胺受体阻滞药

(1) 甲氧氯普胺:系多巴胺受体拮抗药,通过抑制中枢催吐化学感受区的多巴胺受体而提高中枢催吐化学感受区的阈值,使传入内脏神经的冲动减少,抑制胃平滑肌松弛,从而促使胃肠平滑肌对胆碱能的反应增加,发挥较强的中枢性止吐作用。起效时间口服 0.5~1 小时,静脉注射 1~3 分钟,作用持续时间 1~2 小时,半衰期 4~6 小时。在预防低度催吐化疗药物所致呕吐和解救性治疗中,可在化疗第 1 天单独使用该类药物。甲氧氯普胺的推荐剂量是 0.3~0.5mg/(kg·次),口服或静脉用,或必要时每 8~12 小时 1 次,多天化疗的患儿不宜选用本药止吐。不良反应可有双手震颤等锥体外系症状,罕见张力障碍,可有静坐不宁腿综合征。

(2) 多潘立酮:本品是外周性多巴胺受体拮抗剂,可促进上胃肠道的蠕动和张力恢复正常,促进胃排空,增加胃窦和十二指肠运动,协调幽门的收缩,同时也能增强食管蠕动和食管下端括约肌的张力。由于它对血 - 脑屏障的渗透力差,对脑内多巴胺受体几乎无拮抗作用,因此可排除精神和中枢神经的副作用。口服后迅速吸收,15~30 分钟血药浓度达高峰,口服剂量为 5~10mg/ 次,3 次 /d。

3. 糖皮质激素 地塞米松是长效糖皮质激素,生物半衰期 190 分钟,组织半衰期 3 日,65% 的药物在 24 小时内由肾脏排出。临床研究证明,地塞米松是预防急性呕吐的有效药物,更是预防延迟性呕吐的基本用药,预防高度致吐性化疗的急性呕吐,地塞米松与 5-HT3 受体拮抗剂、NK-1 受体拮抗剂三药联合,于化疗用药当天预防用药;预防延迟性呕吐,地塞米松与 NK-1 受体拮抗剂两药联合,连续用药 3 天。预防中度致吐性化疗的急性呕吐,地塞米松与 5-HT3 受体拮抗剂两药联合,于化疗当天预防用药;预防低度致吐性化疗的呕吐,地塞米松于化疗当天用药。如果化疗方案或化疗预处理方案已包含皮质类固醇,地塞米松的用量需要调整或不额外加用。

4. NK-1 受体拮抗剂 阿瑞匹坦(aprepitant)为 NK-1 受体拮抗剂,与大脑中的 NK-1 受体高选择性地结合,拮抗 P 物质。P 物质为一种位于中枢和外周神经系统神经元中的神经激肽,通过 NK-1 受体介导发挥作用,与呕吐、抑郁、疼痛和哮喘等多种炎症免疫反应相关。阿瑞匹坦可有效预防迟发性呕吐,仅用于预防,对已发生的呕吐无效。研究证明,在应用顺铂后的 5 天内,联合应用阿瑞匹坦、昂丹司琼和地塞米松比应用昂丹司琼和地塞米松降低 20% 的呕吐发生率。阿瑞匹坦口服后 4 小时即可达血药峰浓度,可通过血 - 脑屏障,主要在肝内代谢,可能与细胞色素 CYP3A4 和 CYP1A2 有关,半衰期为 9~13 小时,在多天化疗或患者恶心呕吐控制不佳等情况下可重复给药。

经过临床研究和实践检验的积累,对于儿童血液肿瘤性疾病化疗相关性呕吐的治疗方案和药物品种已相对成熟,同时对患儿耐受性与生活质量的重视度不断提高,止吐药物应用中更多地倾向于 5-HT3 受体拮抗剂的使用,其他类型的止吐药物由于止吐效果差或副作用较多临床已较少应用。5-HT3 受体拮抗剂的广泛应用提高了急性化疗相关呕吐的控制率,新一代的 5-HT3 受体拮抗剂帕洛诺司琼由于半衰期长,与受体的亲和力增强,在预防中度致吐化疗所致的呕吐中,其疗效优于昂丹司琼和多拉司琼,而阿瑞吡坦的问世,更是为化疗止吐提供了新靶点,作为目前唯一用于临床的 NK-1 受体拮抗剂,使急性化疗相关呕吐控制率进一步提高,而且对化疗后迟发性呕吐具有很好的疗效,相信随着对现有儿童血液肿瘤标准治疗方案的改善与支持治疗的加强,儿童化疗相关的呕吐将得到有效控制,期待在不久的将来呕吐将不再成为困扰患儿接受化疗的绊脚石。

专家点评

- 呕吐是儿童血液肿瘤性疾病化疗过程中常见的不良反应,严重的呕吐可导致脱水、电解质紊乱和营养不良。目前认为呕吐中枢和化学感受器触发区可能是产生恶心和呕吐的中枢机制,5- 羟色胺、多巴胺和 P 物质是与化疗所致呕吐最为相关的三种神经递质，分别与相应的多巴胺受体2、5-羟色胺3（5-HT3）受体和神经激肽-1（NK-1）受体结合，刺激化学感受区和呕吐中枢，诱发呕吐反应。

- 临床上可以选用5-羟色胺受体拮抗剂、多巴胺受体阻滞药、糖皮质激素和NK-1受体拮抗剂进行止吐治疗。不同的神经递质在不同的呕吐类型中的作用和重要性存在差别，如顺铂化疗后8~12小时的呕吐主要由5-羟色胺起介导作用，延迟性呕吐则以P物质起主导作用，化疗导致的细胞损伤以及炎症因子的释放，在延迟性呕吐中也起到重要的作用，故临床上常利用糖皮质激素的强大抗炎效应来防治延迟性呕吐。
- 值得指出的是，经过近几十年的研究，对于化疗所致呕吐的治疗，虽然已经取得了很大进步，但仍没有能够完全做到止吐，这提示除了目前所知的5-HT、多巴胺和P物质等神经递质外，可能还有其他神经递质的参与，呕吐和止吐机制是一个庞大的神经递质调控网络，一条途径被抑制了，另外的途径可能会相应地代偿性增强导致呕吐，所以，虽然目前的止吐治疗已经有了很大进步，但还有很多的未知领域需要我们进一步探索。

（王颖超 盛光耀）

参考文献

[1] HESKETH PJ, KRIS MG, BASCH E, et al. Antiemetics: American Society of Clinical Oncology Clinical Practice Guideline Update. J Clin Oncol, 2017, 35 (28): 3240-3261.

[2] DUPUIS LL, BOODHAN S, HOLDSWORTH M, et al. Guideline for the prevention of acute nausea and vomiting due to antineoplastic medication in pediatric cancer patients. Pediatr Blood Cancer, 2013, 60 (7): 1073-1082.

[3] JORDAN K, CHAN A, GRALLA RJ, et al. 2016 Updated MASCC/ESMO consensus recommendations: emetic risk classification and evaluation of the emetogenicity of antineoplastic agents. Support Care Cancer, 2017, 25 (1): 271-275.

[4] FLANK J, SPARAVALO J, VOL H, et al. The burden of chemotherapy-induced nausea and vomiting in children receiving hematopoietic stem cell transplantation conditioning: a prospective study. Bone Marrow Transplant, 2017, 52 (9): 1294-1299.

[5] 许晶, 李洁, 张美静, 等. 化疗相关性恶心呕吐的回顾性研究. 临床肿瘤学杂志, 2018, 23 (5): 440-443.

[6] DRANITSARIS G, MOLASSIOTIS A, CLEMONS M, et al. The development of a prediction tool to identify cancer patients at high risk for chemotherapy-induced nausea and vomiting. Ann Oncol, 2017, 28 (6): 1260-1267.

第三十六章 感染相关并发症防治

第1节 发热性中性粒细胞减少患儿的治疗

发热性中性粒细胞减少(febrile neutropenia,FN)是血液病患者化疗或造血干细胞移植(hematopoietic stem cell transplantation,HSCT)后常见的并发症。由于中性粒细胞数量低,炎症的临床表现常不典型,也很难明确感染部位和病原菌,发热可能是唯一的临床征象。国外文献报道,接受1个疗程化疗的造血系统恶性肿瘤患者粒细胞缺乏症伴发热的发生率>80%,可导致住院时间延长、化疗延迟、化疗减量、住院费用增加。严重感染如未及时处理,会快速进展至感染性休克和多器官功能衰竭,相关死亡率高达10%左右。因此尽早发现和诊断、有效合理的治疗对挽救患者生命至关重要。

中性粒细胞减少定义为患者外周血中性粒细胞绝对值(absolute neutrophil count,ANC)低于正常值,即新生儿生后2周~1岁时ANC<1.0×10^9/L,>1岁及成人<1.5×10^9/L。中性粒细胞缺乏定义为ANC<0.5×10^9/L或预计48小时后ANC<0.5×10^9/L。严重粒细胞缺乏指ANC<0.1×10^9/L。

感染的相对风险与中性粒细胞减少的程度和持续时间均有关。当ANC<1.0×10^9/L时,风险明显增加;当ANC<0.5×10^9/L时,风险更大程度增加;当ANC<0.1×10^9/L时,风险增加程度最大。中性粒细胞减少预计会持续7日以上的患者,感染风险也高于持续时间较短的患者。此外,即使ANC正常,如果疾病本身损害了机体对病原体的吞噬作用和杀伤作用,患儿发生感染的风险也增加(功能性中性粒细胞减少)。其他使肿瘤患儿易于发生感染的因素包括皮肤和黏膜屏障破坏(如黏膜炎),以及体液和细胞免疫改变等。

发热是指口腔温度单次测定超过38.3℃(腋下温度≥38.0℃)或≥38.0℃(腋下温度≥37.7℃)持续超过1小时,或者12小时内两次测得体温≥38℃。

优先选择测定口腔温度,若患者不能使用口腔温度计,也可测定腋下温度。一般情况下,腋下温度与口腔温度之间不进行转换。但更保守的指南建议,可能需要对测得的腋下温度读数增加0.3℃。电子温度计目前具有口腔、腋下和直肠模式,可以根据测量位置进行自动校正,因此不需要对显示的温度进行校正。虽然直肠测量最准确地反映了核心体温,但推荐口腔或腋下温度测量,以防止黏膜创伤使定植于肠道的微生物进入周围黏膜和软组织,增加菌血症的风险。

在中性粒细胞减少患者中,发热常常是隐匿性感染的唯一征象。然而,某些感染患者可能没有发热,而可能出现低体温、低血压、精神差或意识模糊,因此,如果中性粒细胞减少的患儿出现任何临床恶化征象,无论记录的体温如何,都必须考虑感染并给予经验性治疗。同样地,正在使用糖皮质激素的感染儿童可能表现为较低程度和/或间断性的体温升高,或者可能无发热,因此对此类患者需要医生仔细甄别。

【病因】中性粒细胞减少最常见的原因是药物治疗,特别是化疗药物,药物直接作用在骨髓可影响核酸代谢,其毒性和用量成正比,常见的有甲氨蝶呤、6-巯基嘌呤,此类药物治疗时,若剂量偏大,用药7天后可出现粒细胞减少,烷化剂如环磷酰胺,多在用药后10~14天出现粒细胞减少。其他原因包括感染性、风湿病、骨髓增生异常、先天性等(表5-36-1)。

表 5-36-1　中性粒细胞减少的常见原因

病因	
药物	化疗药物 精神药物：氯氮平、奥氮平 抗惊厥药：苯妥英、丙戊酸 H_2 受体拮抗剂：西咪替丁、雷尼替丁 抗生素：氯霉素、复方磺胺甲噁唑 利尿剂：乙酰唑胺、氢氯噻嗪 硫酰胺：丙基硫脲嘧啶、甲氧咪唑 风湿病药物：利妥昔单抗、磺胺嘧啶 其他：非甾体抗炎药、别嘌醇
感染	病毒：HIV、流行性感冒病毒、乙型肝炎病毒、呼吸道合胞病毒、巨细胞病毒 细菌：肺结核、志贺菌
自身免疫疾病	系统性红斑狼疮、风湿性关节炎、硬皮病、干燥综合征、乳糜泻病、克罗恩病
骨髓增生异常	再生障碍性贫血、骨髓增生异常综合征、白血病、淋巴瘤
营养不良	维生素 B_{12} 缺乏、叶酸缺乏、铜缺乏
免疫因素	慢性良性中性粒细胞减少症、新生儿同族免疫性中性粒细胞减少症
先天性疾病	Cohen 综合征、循环性中性粒细胞减少症、Kostmann 综合征等

FN 患者的临床表现不典型，感染部位不明显或难以发现，病原菌培养阳性率低。近期完成的中国血液病粒细胞缺乏伴发热患者的流行病学调查显示：①中心静脉导管（central venous catheter，CVC）、消化道黏膜炎、既往 90 天内暴露于广谱抗菌药物和中性粒细胞缺乏>7 天是 FN 的危险因素；②在我国 FN 患者中，能够明确感染部位者占 54.7%，最常见的感染部位是肺，其后依次为上呼吸道、肛周、血行感染等；③能够明确感染微生物的比例为 13.0%，病菌以革兰氏阴性菌为主，占全部细菌总数的 54.0%；④目前我国中性粒细胞缺乏患者感染的常见革兰氏阴性菌包括大肠埃希菌、肺炎克雷伯菌、铜绿假单胞菌、嗜麦芽窄食单胞菌、鲍曼不动杆菌；常见革兰氏阳性菌包括表皮葡萄球菌、肠球菌（包括耐万古霉素肠球菌）、链球菌属、金黄色葡萄球菌[包括耐甲氧西林金黄色葡萄球菌（methicillin-resistant *Staphylococcus aureus*，MRSA）]、凝固酶阴性葡萄球菌；⑤不同感染部位的致病菌谱有明显差异，如血行感染以大肠埃希菌、肺炎克雷伯菌、表皮葡萄球菌、铜绿假单胞菌和白念珠菌为主，肺感染则以铜绿假单胞菌、嗜麦芽窄食单菌、黄曲霉和鲍曼不动杆菌为主。

从 FN 患儿的血液中分离出革兰氏阳性和革兰氏阴性微生物均较常见。致病微生物的发生频率在不同机构之间存在差异，总体而言，由于预防性抗微生物药物和静脉留置导管的广泛使用，以革兰氏阳性微生物为主的感染成为全球性的变化趋势。

真菌[通常是假丝酵母菌（*Candida*）属]也可能是主要病原体，在长期使用广谱抗生素后更易培养获得。其他可能的真菌包括曲霉菌（*Aspergillus*）属、接合菌（*Zygomycetes*）和隐球菌（*Cryptococcus*）属。随着预防性抗真菌药物越来越多的使用，真菌病原菌的分布也从假丝酵母菌属向霉菌转变，在造血干细胞移植受者中尤其如此。

单纯疱疹病毒和水痘 - 带状疱疹病毒是主要的病毒性病原，呼吸道病毒也经常在鼻咽抽吸物中被检测到。

尽管有相当一部分的 FN 患者最终无法明确致病原，但考虑到这类患者的病情严重及死亡率较高，同时研究证实，尽早开始抗菌药物治疗可显著改善 FN 患者的预后，所以强烈推荐这些患者尽早经验性应用抗菌药物治疗。

【临床表现】起病急骤、高热、寒战、头痛、极度衰弱、全身不适。口腔、咽部、呼吸道、皮肤软组织、肠道、肛门均可出现炎症，并可导致败血症。肺部的严重感染引起咳嗽、呼吸困难、发绀。发生败血症时易伴发感染性休克，出现微循环障碍，严重者发展为多脏器功能衰竭。

【诊断】

1. 进行详细的病史询问和体格检查，以发现感染的高危部位和隐匿部位。但有相当一部分患者无法明确感染部位。

FN 患儿病史的重要方面包括新的部位特异性症状、预防性使用抗微生物药物、感染暴露、经证实感染或定植的病史、同时存在发热的非感染性病因，如接受血液制品、基础疾病，如糖尿病或近期手术、既往化疗、使用的药物和所处的治疗阶段(用于预计中性粒细胞减少发作的时长)、血管内导管或其他装置。一项多中心历史队列研究显示，相比于使用隧道式外导管和经外周静脉置入中心静脉导管的患者，使用完全植入式导管的患者发生严重细菌感染的风险降低。完全植入式导管还与住院时间、抗生素使用时间、重症治疗需求和重症治疗持续时间的减少相关。

应进行仔细的体格检查，特别注意最常见的感染部位，包括异常生命体征，尤其是心动过速(即使不伴有低血压)；皮肤，尤其是皱褶处、甲床周围区域、中心静脉导管出口部位和皮下隧道、骨髓穿刺部位和腰椎穿刺部位；鼻窦；口咽，注意牙龈；肺；腹部；会阴，尤其是肛周及阴唇区域。FN 患者的炎症征象可能很轻微，所以不应忽视轻度红斑或压痛，必要时反复多次体格检查。只有当中性粒细胞计数恢复时，炎症的直观征象可能才变得明显。

2. 实验室检查和影像学检查　实验室评估应至少包括全血细胞计数、电解质、肌酐和血尿素氮、肝转氨酶和总胆红素、血培养。根据临床需要，针对其他疑似感染部位进行培养、分子诊断检测和/或影像学检查。至少每 3 天复查一次全血细胞计数、肝肾功能和电解质。建议进行降钙素原、C 反应蛋白等感染相关指标的检查。

血培养标本应及时获取，不应延迟。至少同时行 2 套血培养检查。当有 CVC 可用于获取血培养样本时，则应从 CVC 的每个管腔获取血培养样本。同时从外周和中心部位获取血培养的依据是为了区分导管相关感染与其他原因导致的菌血症，以及指导做出保留还是移除导管的决定。如果通过导管接头获取的血培养样本中微生物菌落计数是外周血培养样本的至少 3 倍，或通过导管接头获取的血培养比外周血培养早至少 2 小时变成阳性，则可以诊断导管相关血行感染。中心导管相关感染和其他原因所致菌血症的治疗推荐是相似的。无 CVC 者，应采集不同部位静脉的两套血标本进行培养。如果经验性抗菌药物治疗后患者仍持续发热，可以每隔 2~3 天进行 1 次重复培养。如果初始经经验性抗生素治疗退热后再次发热，也应重复血培养。对于发热且中性粒细胞减少的女孩或可能不能诉泌尿道症状的幼儿，除血培养外，尿培养可能也有帮助。

其他检查应该仅在有临床需要时才进行。例如，①如果存在上呼吸道症状和体征，可取鼻咽拭子或鼻咽冲洗液进行呼吸道病毒分子分析或培养。②对有呼吸道症状和体征的患儿，进行胸部影像学检查。若胸部 X 线片未见浸润影，应对其谨慎解读，因为浸润可能延迟出现或中性粒细胞计数恢复时才出现。③对于有腹部症状和体征，尤其是腹痛的患儿，进行腹部影像学(X 线或 CT)和/或超声检查。④对于神志改变或存在脑膜刺激征的患儿，进行腰椎穿刺。⑤对于腹泻的患儿，应进行艰难梭菌毒素检测。尽管粪便细菌培养、粪便病毒培养以及针对病毒颗粒、虫卵和寄生虫的粪便检测通常价值有限，但如果临床表现提示存在感染，还是应该考虑进行。⑥对任何引流部位的引流物进行培养。⑦对于有皮肤和软组织病变的患儿，应进行穿刺和/或活检，并将标本送检进行微生物染色、培养、组织学检查和细胞学检查。⑧血清学检测：急性期血清学 IgM 抗体阳性对诊断有指导价值，恢复期 IgG 抗体滴度呈 4 倍或 4 倍以上变化或 IgM 抗体由阴转阳具有回顾性确诊的价值。血清 β-D- 葡聚糖试验(G 试验)、血清或分泌物半乳甘露聚糖抗原试验(GM 试验)阳性对侵袭性真菌病诊断有辅助价值。⑨聚合酶链式反应(PCR)和宏基因组二代测序(mNGS)：PCR 和 mNGS 等分子生物学技术检测出病原微生物，可作为病原学诊断的参考，但需结合流行病学和临床特征综合评估是否为致病菌。PCR 对某些病毒性疾病如疱疹病毒感染的诊断具有确诊价值。mNGS 通过分析临床标本中微生物的 DNA/RNA 含量与丰度来判断致病菌，对罕见病原菌感染的诊断具有优势。但该技术临床应用尚需解决许多问题，如标本中人类基因组的干扰、检验质量良莠不齐、结果解释缺乏规范、结论易失信等，目前尚不作为常规临床检测方法推荐。

FN 的诊断流程见图 5-36-1。

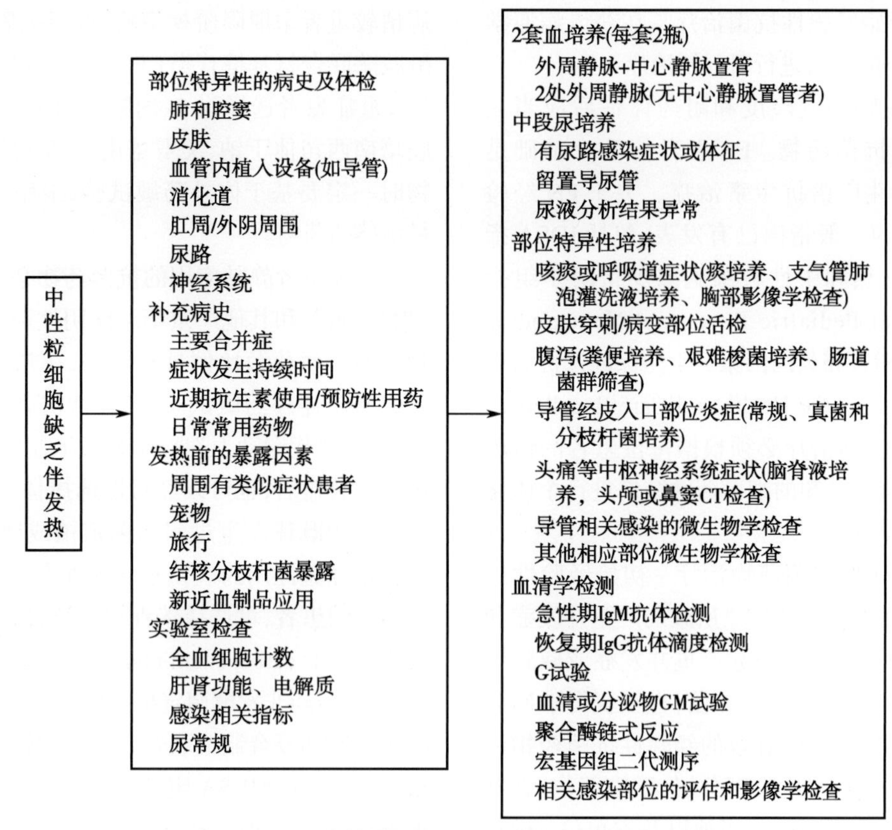

图 5-36-1 中性粒细胞缺乏伴发热患者的诊断流程

【风险评估】危险度分层是 FN 患者治疗开始前必要的工作,对于后续经验性选择抗菌药物至关重要。高危和低危的定义参照 IDSA 指南标准(表 5-36-2)。高危患者应首选住院接受经验性静脉抗菌药物治疗,不符合低危标准的患者在临床上均应参照高危患者指南进行治疗。

表 5-36-2 FN 患者的危险度分层

危险度	定义
高危	符合以下任何一项者: ▪ 严重中性粒细胞缺乏($<0.1\times10^9$/L)或预计中性粒细胞缺乏持续>7 天 ▪ 有以下任何一种临床合并症(包括但不限于):①血流动力学不稳定;②口腔或胃肠道黏膜炎(吞咽困难);③胃肠道症状(腹痛、恶心、呕吐、腹泻);④新发的神经系统病变或精神症状;⑤血管内导管感染(尤其是导管腔道感染);⑥新发的肺部浸润或低氧血症或有潜在的慢性肺部疾病 ▪ 肝功能不全(转氨酶水平>5 倍正常上限值)或肾功能不全(肌酐清除率<30ml/min) ▪ 合并免疫功能缺陷疾病 ▪ 接受分子靶向药物或免疫调节药物治疗
低危	预计中性粒细胞缺乏在 7 天内消失,无活动性合并症,同时肝肾功能正常或损害较轻且稳定

随着日益突出的抗生素耐药问题,患者在经验性治疗前还应进行耐药评估。患者之前有耐药病原体定植或感染,尤其是:①产超广谱 β- 内酰胺酶(extended spectrum β lactamase,ESBL)或产碳青霉烯酶的肠杆菌;②耐药非发酵菌,如铜绿假单胞菌、鲍曼不动杆菌、嗜麦芽窄食单胞菌;③ MRSA;④耐万古霉素肠球菌(vancomycin resistant *Enterococcus*, VRE)等,应重视出现耐药细菌感染的风险。此外,之前接触过广谱抗菌药物(尤其是第三代头孢菌素类、喹诺酮类药物)、重症疾病(晚期肿瘤、脓毒血症、肺炎)、院内感染、长期反复住院、使用导尿管、老年、重症监护室患者等都是耐药细菌感染的高发人群。对上述患者可根据其个体情况、病情严重程度、抗菌药物使用史等具体分析,并结合当地细菌耐药性监

测数据，及时开始经验性抗菌治疗。在获得病原学结果后，调整给药方案，进行目标性治疗。

【治疗】 在感染危险度和耐药评估后应当立即经验性使用抗菌药物。FN患者的治疗基础是尽快开始经验性广谱抗生素治疗。关于FN经验性抗生素使用的一般指南已有发表，包括IDSA指南、国际儿科发热和中性粒细胞减少指南小组指南（International Pediatric Fever and Neutropenia Guidelines，IPFNG）和英国国家卫生与保健评价研究院（National Institute for Health and Care Excellence，NICE）指南，但实际治疗必须根据每位患者的情况和患者所在机构中已知的细菌药敏结果进行个体化治疗。

1. 初始经验性抗菌药物治疗　初始经验性抗菌药物治疗旨在降低细菌感染所致的严重并发症和病死率，其原则是覆盖可引起严重并发症或威胁生命的最常见和毒力较强的病原菌，直至获得准确的病原学培养结果。因此，有效的经验性抗菌药物治疗需要综合评估患者（危险度分层、感染部位、脏器功能、耐药危险因素），细菌（当地以及本单位/科室的流行病学和耐药监测数据）以及抗菌药物本身（广谱、药物代谢动力学/药物效应动力学、不良反应等）等多方面因素，选择具有杀菌活性、抗假单胞菌活性且安全性良好的广谱抗菌药物，并需注意与治疗原发病药物（如造血系统肿瘤的化疗药物、免疫抑制剂等）之间是否存在不良反应的叠加。

对于低危患者，其初始治疗可以在门诊或住院接受口服或静脉注射经验性抗菌药物治疗。在门诊接受治疗的低危患者，应得到密切的临床观察和恰当的医疗处理，如病情加重最好能在1小时内到达医院。不能耐受口服抗菌药物治疗或不能保证在病情变化时及时到达医院的患者应住院治疗。反复发热或出现新的感染征象而必须再次住院的患者，按静脉广谱抗菌药物经验性用药常规进行治疗。

高危患者必须立即住院治疗，根据危险度分层、耐药危险因素、本地及本单位致病菌流行病学调查数据等对患者进行个体化治疗，抗菌药物需覆盖铜绿假单胞菌和其他革兰氏阴性菌。对病情较轻者（无复杂表现、不确定有无耐药菌定植、此前无耐药菌感染、耐药菌感染不是本中心粒细胞缺乏伴发热的常见原因）采取升阶梯策略，选择抗假单胞菌类头孢菌素（头孢吡肟、头孢他啶），β-内酰胺酶抑制剂复合制剂（哌拉西林他唑巴坦、头孢哌酮舒巴坦）等。对病情较重者采取降阶梯策略，选择抗假单胞菌β-内酰胺酶联合氨基糖苷类（学龄前儿童禁用，年长儿慎用），重症患者选择耐β-内酰胺酶的碳青霉烯类（亚胺培南西司他丁钠、美罗培南）。在初始选择抗菌药物时一定要基于体外药敏试验，采用对已知病原体最敏感的药物。

高危患者静脉应用的抗菌药物必须是能覆盖铜绿假单胞菌和其他严重革兰氏阴性菌的广谱抗菌药物。鉴于耐药菌比例日益增加，在初始选择药物时还应基于体外药敏试验、已知特定病原体的最敏感药物、药物代谢动力学/药物效应动力学资料。在权衡风险获益后，也可以经验性选择替加环素、磷霉素等。对于既往发生过耐药菌定植或感染的患者，选择初始经验性用药应慎重。既往有ESBL菌定植或感染史的患者，可选择碳青霉烯类；既往有耐碳青霉烯肠杆菌（carbapenem-resistant *Enterobacteriaceae*，CRE）或耐药非发酵菌定植或感染史者，建议β-内酰胺酶抑制剂复合制剂联合磷霉素、替加环素、多黏菌素等；既往有MRSA定植或感染史者，尽早加用万古霉素、利奈唑胺或达托霉素；VRE者尽早加用利奈唑胺或达托霉素。

如果使用碳青霉烯类药物，首选美罗培南，因为使用亚胺培南西司他丁有癫痫发作的风险。根据临床表现、疑似抗微生物药物耐药或为了治疗并发症，可在初始治疗方案的基础上加用其他抗微生物药物。例如，当存在腹部症状，尤其是腹痛或便血时，如果初始联合治疗没有充分覆盖厌氧性微生物，则应加用甲硝唑。

氨基糖苷类抗生素不推荐用于FN患者的初始治疗。然而，当存在并发症（如低血压和肺炎）或怀疑存在抗微生物药物耐药时，可将这类药物加入初始治疗方案。一旦患者病情稳定且已明确病原体的药敏性，则可以停用氨基糖苷类药物。由于会很快形成耐药，氨基糖苷类单药治疗不应该用作经验性覆盖或治疗。氨基糖苷类抗生素会引起耳毒性和肾毒性，应该严格监测药物浓度和肾功能。

初始经验性治疗一般不常规使用抗革兰氏阳性菌药物，但在以下特定情形，初始经验性用药应选择联合用药方案，即覆盖铜绿假单胞菌和其他严重革兰氏阴性菌的广谱抗菌药物，同时联合抗革兰氏阳性菌药物：①血流动力学不稳定或有其他严重血行感染证据；②X线影像学确诊的肺炎；③在最终鉴定结果及药敏试验结果报告前，血培养为革兰氏阳性菌；④临床疑有导管相关严重感染（如经导管输液时出现寒战以及导管穿刺部位蜂窝织炎、导管血培养阳性结果出现时间早于同时外周血标本)；⑤任何部位的皮肤或软组织感染；⑥ MRSA、VRE 或耐青霉素肺炎链球菌定植；⑦预防性应用氟喹诺酮类药物或经验性应用头孢他啶时出现严重黏膜炎。

选择抗菌药物时还应注意不同药物的抗菌特性，根据感染部位及抗菌需求恰当选择，如利奈唑胺在肺、皮肤软组织等的组织穿透性高且肾脏安全性好。替加环素抗菌谱广，但在铜绿假单胞菌感染时，需与 β- 内酰胺酶抑制剂复合制剂联合使用。

2. 抗生素的调整　在接受经验性抗菌药物治疗后，应根据危险分层、确诊的病原菌和患者对初始治疗的反应等综合判断，决定后续如何调整抗菌治疗。正在接受经验性口服或静脉治疗的低危门诊患者，如果其发热和临床症状在 48 小时内无好转，应住院重新评估并开始静脉应用广谱抗菌药物治疗。对于明确病原菌的患者，可根据药敏试验结果采用窄谱抗生素治疗；检出细菌如为耐药菌，可参照表 5-36-3 选择药物；对于未能明确病原菌的患者，可参照图 5-36-2 调整后续流程。抗菌药物治疗无效时，应考虑真菌和其他病原菌感染的可能性，尽早开始抗真菌或抗其他病原菌治疗。

表 5-36-3　多药耐药菌感染的药物选择

耐药菌	治疗药物
耐碳青霉烯类肠杆菌	替加环素，氨基糖苷类抗生素，磷霉素
耐 β- 内酰胺类铜绿假单胞菌	磷霉素
耐 β- 内酰胺类不动杆菌	替加环素
嗜麦芽窄食单胞菌	复方磺胺甲噁唑，氟喹诺酮类，替卡西林克拉维酸；重症或中性粒细胞减少者考虑联合用药
糖肽类抗生素不敏感革兰氏阳性菌(耐万古霉素类肠球菌、屎肠球菌、金黄色葡萄球菌)	利奈唑胺，达托霉素，替加环素

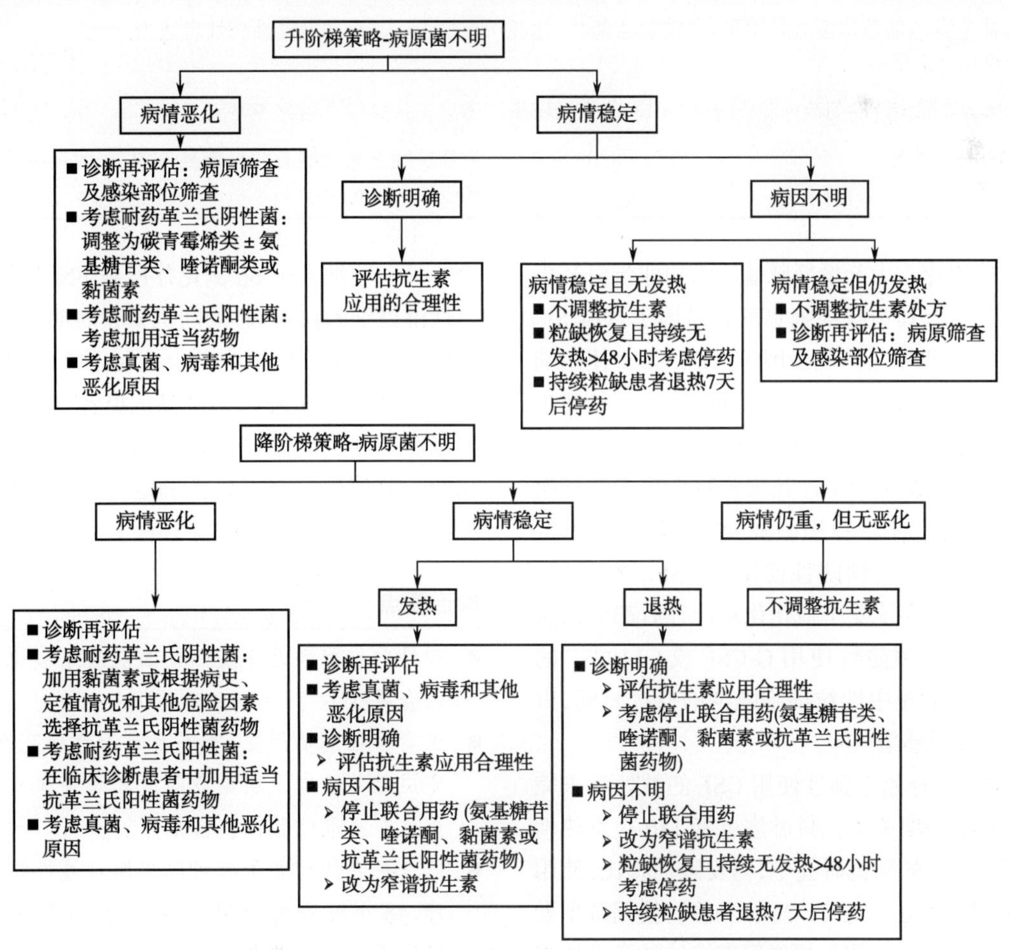

图 5-36-2　经验性抗菌药物治疗 2 天后的治疗方案调整策略

高危患者经广谱抗生素治疗4~7天无效仍持续发热者，应考虑经验性抗真菌治疗，并进行有关侵袭性真菌感染的检查，如胸部和鼻窦CT、血清学G试验/GM试验等。如患者CT检查结果显示肺部大结节，尤其是出现晕轮征者，侵袭性曲霉菌感染可能性较大；患者出现G试验/GM试验阳性者，亦可考虑诊断驱动治疗。经验性抗真菌治疗可根据本病区或本医院侵袭性真菌感染的流行病学特点，选择敏感的抗真菌药物，如伏立康唑、卡泊芬净、两性霉素B等。

3. 停药时机 经验性抗生素治疗的持续时间取决于患者个体的临床情况。传统治疗终点为血培养阴性至少48小时、退热至少24小时且中性粒细胞减少恢复至ANC ≥ 0.5×10^9/L。不同的感染部位疗程或停药标准见表5-36-4。适当的疗程已结束、感染的所有症状和体征消失但仍然存在中性粒细胞缺乏的患者，可以采用预防性用药方案治疗直至血细胞恢复。

一项回顾性研究纳入了一个机构的33例长期中性粒细胞减少患儿，结果显示，如果患儿一般状况良好、无发热至少24小时、血培养阴性、所有局部感染均得到控制且显示出骨髓恢复的证据，则在中性粒细胞减少恢复正常前出院也是安全的。

表5-36-4 中性粒细胞缺乏患者不同类型感染的抗菌疗程或停药标准

感染类型	疗程
肺感染	10~21天
腹部复杂感染	感染证据完全消失，ANC ≥ 0.5×10^9/L
深部组织感染、心内膜炎、化脓性血栓性静脉炎或接受适当抗菌药物治疗并拔除导管后仍有持续性血行感染>72小时	>4周或病灶愈合、症状消失
金黄色葡萄球菌、铜绿假单胞菌或分枝杆菌所致导管相关性血行感染	首次血培养阴性后至少14天
耐甲氧西林金黄色葡萄球菌血行感染（以糖肽类药物、达托霉素等治疗）	至少14天，合并迁徙性病灶者适当延长
耐甲氧西林凝固酶阴性的葡萄球菌或肠球菌引起的血行感染	体温正常后持续治疗5~7天
无法解释的发热患者	治疗持续至血细胞有明显恢复迹象，一般在ANC ≥ 0.5×10^9/L时停药

4. 支持治疗 大剂量静脉输注丙种球蛋白及集落刺激因子等。其中粒细胞集落刺激因子（G-CSF）和粒细胞-巨噬细胞集落刺激因子（GM-CSF）使用剂量为每日5~10μg/kg，皮下注射。静脉输注丙种球蛋白使用剂量为每日200mg/kg，酌情连续2~5天应用。

2010年IDSA关于中性粒细胞减少患者的指南表明，对于发热并中性粒细胞减少的预期风险不低于20%的患者，需要预防性使用G-CSF。在美国，大多数肿瘤患儿在接受了强化化疗疗程后都会预防性使用G-CSF。预防性使用G-CSF或GM-CSF的潜在益处包括缩短中性粒细胞减少的持续时间，以及在理论上降低感染风险。

在FN期间开始干预性使用CSF的益处尚未完全明确。但在一项关于儿科肿瘤患者186次发热性中性粒细胞减少的随机研究中，与安慰剂相比，使用G-CSF时住院时间（5天 *vs.* 7天）和静脉使用抗生素的天数（5天 *vs.* 6天）均小幅度但有统计学意义地减少。另一项纳入了66例化疗所致FN患者（59例有急性淋巴细胞白血病）的随机试验表明，接受G-CSF治疗的患者中性粒细胞减少恢复正常前的中位时间更短（4天 *vs.* 13天）。虽然高危患者和/或预期中性粒细胞减少的时间延长（>7天）的患者是否可能从G-CSF的使用中获益仍不确定，但对于发热性中性粒细胞缺乏的患儿，仍需干预性G-CSF治疗。

诊治要点

- 中性粒细胞缺乏伴发热是血液病患者化疗后常见的合并症。
- 患者往往病情严重，若不及时治疗病死率极高，在完成相关检查及感染危险度和耐药风险评估后应当立即采取经验性抗菌治疗。
- 低危患者的初始治疗可以口服经验性抗菌药物治疗，48小时内无好转，应住院重新评估并开始静脉应用广谱抗菌药物治疗。

- 高危患者抗菌药物选择需覆盖铜绿假单胞菌和其他革兰氏阴性菌，必要时联合使用抗革兰氏阳性菌药物。
- 对于明确病原菌的患者，可根据药敏试验结果采用窄谱抗生素治疗。
- 高危患者经广谱抗生素治疗 1 周后无效仍持续发热者，应考虑经验性抗真菌治疗。

（鞠秀丽）

参考文献

[1] 闫晨华, 徐婷, 郑晓云, 等. 中国血液病患者中性粒细胞缺乏伴发热的多中心、前瞻性流行病学研究. 中华血液学杂志, 2016, 37 (3): 177-182.

[2] 中华医学会血液学分会, 中国医师协会血液科医师分会. 中国中性粒细胞缺乏伴发热患者抗菌药物临床应用指南 (2016 年版). 中华血液学杂志, 2016, 37 (5): 353-359.

[3] AVERBUCH D, ORASCH C, CORDONNIER C, et al. European guidelines for empirical antibacterial therapy for febrile neutropenic patients in the era of growing resistance: summary of the 2011 4th European Conference on Infections in Leukemia. Haematologica, 2013, 98 (12): 1826-1835.

[4] FREIFELD AG, BOW EJ, SEPKOWITZ KA, et al. Clinical practice guideline for the use of antimicrobial agents in neutropenic patients with cancer: 2010 update by the infectious diseases society of america. Clin Infect Dis, 2011, 52 (4): e56-93.

[5] KEBUDI R, KIZILOCAK H. Febrile neutropenia in children with cancer: Approach to diagnosis and treatment. Curr Pediatr Rev, 2018, 14 (3): 204-209.

[6] WHITE L, YBARRA M. Neutropenic fever. Hematol Oncol Clin North Am, 2017, 31 (6): 981-993.

[7] AVERBUCH D, CORDONNIER C, LIVERMORE DM, et al. Targeted therapy against multi-resistant bacteria in leukemic and hematopoietic stem cell transplant recipients: guidelines of the 4th European Conference on Infections in Leukemia (ECIL-4, 2011). Haematologica, 2013, 98 (12): 1836-1847.

[8] LEHRNBECHER T, ROBINSON P, FISHER B, et al. Guideline for the management of fever and neutropenia in children with cancer and hematopoietic stem-cell transplantation recipients: 2017 update. J Clin Oncol, 2017, 35 (18): 2082-2094.

[9] 中国侵袭性真菌感染工作组. 血液病/恶性肿瘤患者侵袭性真菌病的诊断标准与治疗原则 (第五次修订版). 中华内科杂志, 2017, 56 (6): 453-459.

[10] 张纯. 中性粒细胞缺乏伴发热的治疗. 临床内科杂志, 2018, 35 (9): 590-592.

[11] 申昆玲, 沈颖. 北京儿童医院诊疗常规·内科诊疗常规. 2 版. 北京: 人民卫生出版社, 2016.

[12] 中华医学会血液学分会, 中国医师协会血液科医师分会. 中国中性粒细胞缺乏伴发热患者抗菌药物临床应用指南 (2020 年版). 中华血液学杂志, 2020, 41 (12): 969-978.

第 2 节 抗真菌药物

侵袭性真菌感染严重威胁生命。五十多年前，两性霉素曾是治疗中唯一可用的多烯类化合物，而目前全身使用的抗真菌化合物已经扩展到嘧啶类、棘白菌素类、烯丙胺类、氮唑类等。

（一）多烯类抗真菌药物

1. 两性霉素 B　两性霉素 B 是一种多烯类抗真菌剂，具有广谱抗酵母样和丝状真菌的作用。尽管新药的改进提供了具有相似或更高功效，同时更加安全的替代品，然而脱氧胆酸盐两性霉素 B（D-AmB）在过去 50 多年中，一直是大多数患有严重侵袭性真菌感染患儿治疗的基石。与其他多烯抗真菌剂一样，两性霉素 B 的主要作用机制是与麦角甾醇的结合。麦角甾醇存在于真菌细胞膜中，但不存在于哺乳动物细胞膜中。两性霉素 B 与麦角甾醇的结合可在真菌细胞膜上形成孔状离子通道，导致膜渗透性改变以及来自真菌细胞的一价和二价阳离子的泄漏。两性霉素 B 的另一种作用机制是诱导真菌细胞膜的脂质过氧化。另外，两性霉素 B 也通过细胞因子和氧化依赖性增强巨噬细胞、单个核细胞和多个核细胞的效应功能，调节宿主反应。

用法用量：静脉给药，初始剂量每天 1 次 0.02~0.1mg/kg，以后根据患者耐受情况每日或隔日增至 1 次，0.6~0.7mg/kg 时即可暂停增加剂量，此为一般治疗量。通常以 0.25mg/kg 为增量，直至达到所需的每日剂量[最大日剂量为 1.5mg/(kg·d)]；在重症患者中，可能需要更快的增加剂量（如每日剂量增加 ≥ 0.5mg/kg）。维持剂量：每日 1 次 0.25~1mg/kg，疾病进展迅速时可能需要短期使用高剂量 1.5mg/

(kg·d)。一旦确定治疗，疗程1~3个月，也可长至6个月，视病情及疾病种类而定。两性霉素B用5%葡萄糖注射液稀释，滴注液的药物浓度不超过10mg/100ml，避光、缓慢静脉滴注，每次滴注时间需6小时以上。

两性霉素B的副作用包括发热、畏寒、寒战、恶心、呕吐和头痛。肾毒性(肾小球或肾小管)是D-AmB最显著的剂量限制性毒副作用。肾小球毒性的临床和实验室表现包括肾小球滤过率和肾血流量的减少，如氮质血症的出现。肾小管毒性表现为尿液铸型、低钾血症、低镁血症、肾小管酸中毒和肾钙质沉着症。尽管大多数儿科患者的氮质血症通常是可逆的，但之前接受过多次或长期服用多烯类药物的患儿即使停用D-AmB后，肾功能也可能无法恢复到正常水平。

在药物相互作用中最需警惕的是氨基糖苷类、环孢素和膦甲酸引起的肾毒性，在可能的情况下，D-AmB不应与这些肾毒性药物联合使用。

2. 两性霉素B脂质体　因为毒性是两性霉素B主要的剂量限制性因素，已经开发了脂质制剂以降低毒性并允许更大剂量使用。两性霉素B脂质体、两性霉素B脂质复合物和两性霉素B胶体分散体的小单层囊泡制剂的引入，已经提高了两性霉素B的治疗效果。

儿童脂质制剂的药代动力学与成人相似。用法用量：静脉注射，起始剂量一日0.1mg/kg，逐日增加至一日3mg/kg，严重感染时可至5mg/(kg·d)。疗程使用1~2周或至临床症改善。后续治疗可根据感染类型调整口服抗真菌剂治疗及制订疗程。

两性霉素B脂质体的典型不良反应是发热、寒战和畏寒。肾毒性低于D-AmB。但在使用两性霉素B的脂质制剂治疗期间，仍需密切监测血清肌酐和电解质，包括镁和钾。每日血清钾应保持在3mmol/L以上。如果血清酸酐升高或电解质持续紊乱，可能需要换药。

(二) 氟胞嘧啶

氟胞嘧啶类化合物属于抑菌剂。因为抗菌谱窄，且快速出现了耐药株系，除了治疗隐球菌脑膜炎外，5-氟胞嘧啶(5-fluorocytosine，5-FC)很少使用，并且只用于联合用药。最常见的就是与两性霉素B组合。5-FC因为可以协助两性霉素B增加真菌细胞膜的渗透性，所以被用来作为两性霉素B的辅助用药治疗中枢神经系统(CNS)隐球菌病。5-FC剂量为25mg/(kg·d)，分4次口服，疗程4~6周，或使用至脑脊液培养阴性后2周。

剂量依赖性的骨髓抑制是5-FC最严重的毒副作用。胃肠道反应常见腹泻、恶心等。另外大约5%的患者使用5-FC后会有肝功转氨酶的升高。

(三) 抗真菌咪唑类和三唑类

抗真菌唑类包括咪唑类(克霉唑、咪康唑和酮康唑)和三唑类(伊曲康唑、氟康唑和伏立康唑)。克霉唑和咪康唑可用于局部应用。在儿科肿瘤治疗中，酮康唑通常被伊曲康唑和氟康唑取代。因此，本节仅讨论氟康唑、伊曲康唑、伏立康唑和泊沙康唑的全身使用。

抗真菌唑类药物主要通过抑制真菌细胞色素P450酶羊毛甾醇14α-去甲基化酶发挥作用，该酶参与麦角甾醇的合成。此外，其毒性比D-AmB低，口服方式灵活，对某些真菌感染具有相当或优越的疗效。

1. 氟康唑　氟康唑分子量相对较小，具有吸收快、生物利用度高等特点，已被证明在肿瘤性疾病、HIV感染和其他免疫受损状态患儿出现念珠菌属、新生隐球菌或其他真菌感染时有效。

氟康唑可口服及静脉给药。口服：初始每日1次6~12mg/kg，维持剂量每日1次3~12mg/kg；持续时间和剂量取决于感染的严重程度。侵袭性念珠菌病在肿瘤患者最大剂量为400mg/剂，疗程在症状缓解后2周，具体持续时间取决于移植和化疗的类型。

氟康唑能很好地渗透到脑脊液中，并具有很好的耐受性，几乎没有剂量限制性副作用。恶心等胃肠道症状和肝转氨酶升高很少发生，而且通常肝转氨酶升高是可逆的。

2. 伊曲康唑　伊曲康唑虽然结构上与酮康唑相似，但具有广谱的抗真菌活性、较低的毒性、较长的血浆半衰期和能够穿透血-脑屏障的优点。伊曲康唑的抗菌谱包括念珠菌属、毛孢子菌属、曲霉属、暗色霉菌属、组织包浆菌属皮炎芽生菌、免疫球孢子菌和巴西副球孢子菌等。尽管具有广泛抗菌谱和更高的安全性，但伊曲康唑的生物利用度有限。伊曲康唑只能在低pH值下溶解，如在正常的胃环境中。抗酸剂、H_2受体拮抗剂(如雷尼替丁)和质子泵抑制剂可显著降低伊曲康唑的血药浓度。这种不稳定的生物利用度损害了伊曲康唑在中性粒细胞减少患者中的作用，特别是那些化疗或放疗导致黏膜受损的患者。

伊曲康唑胶囊和口服溶液制剂不是生物等效的(口服溶液具有更高的生物利用度),因此不可互换。溶液口服剂量为 5mg/(kg·d),分 2 次口服,最大剂量不超过 200mg/d。念珠菌病平均疗程 3 周 ~7 个月;曲霉菌病 2~5 个月;隐球菌病 2 个月 ~1 年;组织胞浆菌病 8 个月;芽生菌病、着色真菌病和副球孢子菌病平均疗程 6 个月。具体使用疗程依据患儿临床症状改善及感染部位种类而定。

伊曲康唑长期使用具有良好的耐受性,并且肝毒性的发生率相对较低。大多数报道的不良反应是短暂的,包括胃肠道紊乱、头晕和头痛,同时对类固醇生成没有不良影响。

3. 伏立康唑　伏立康唑是通过用氟嘧啶环取代氟康唑中一个唑基以增强光谱而开发的,并添加 α- 甲基以提高对曲霉菌和其他丝状真菌的杀真菌活性。对大多数酵母菌(念珠菌属、新型酵母菌、毛孢子菌属和地方性二相型真菌)以及曲霉属、镰刀菌属、梭孢菌属和其他丝状真菌有临床抗真菌活性,被认为是侵袭性曲霉菌病的主要治疗药物。然而,伏立康唑对接合菌(接合菌病或毛霉菌病的病原体)没有活性。

伏立康唑分为口服和静脉给药。口服伏立康唑在禁食状态下迅速且几乎完全吸收。伏立康唑能很好地渗透到包括中枢神经系统在内的多种组织中。伏立康唑的代谢和清除主要是通过肝细胞色素 P450 酶。

伏立康唑给药方案依据年龄及体重而定。12~14 岁的青少年且体重 ≥ 50kg 者,静脉注射:每 12 小时 6mg/kg 静脉注射 2 次,随后每 12 小时 4mg/kg 静脉注射 1 次。口服根据体重再调整,≥ 40kg 者负荷量每次 400mg,每 12 小时 1 次;维持量每次 200mg,每日 2 次;<40kg 者负荷量每次 200mg,每 12 小时 1 次;维持量每次 100mg,每日 2 次。

2~12 岁的儿童和 12~14 岁的轻体重青少年且体重<50kg 者,每 12 小时 9mg/kg 静脉注射 2 次,随后每 12 小时 8mg/kg 静脉注射 1 次。口服不需负荷剂量,维持每次 9mg/kg(最大单剂量 350mg),每日 2 次。

疗程视患者用药后的临床疗效及微生物学检测而定,静脉用药不宜超过 6 个月。

尽管伏立康唑通常耐受性良好,但其使用的安全性应注意:肝毒性、视觉不良事件、皮肤反应和视觉幻觉。转氨酶异常(谷丙转氨酶和谷草转氨酶升高)是伏立康唑的剂量限制性不良事件。口服或静脉给药后,可能会出现短暂的对光感觉改变或畏光;这些视觉效应往往在治疗过程中的早期出现并在数天内消失。在接受伏立康唑治疗的患者中,15%~20% 的患者可能会出现红斑性黄斑和剥脱性皮疹,其中大多数是轻微的。严重的皮肤反应包括 Stevens-Jonnson 综合征、中毒性表皮坏死松解症和强烈的光敏性。

4. 泊沙康唑　2006 年,FDA 批准使用泊沙康唑预防 13 岁及以上免疫功能低下患者侵袭性曲霉菌和念珠菌感染。泊沙康唑结构与伊曲康唑相似,对大多数酵母和丝状真菌具有广泛的体外、体内和临床疗效。这种三唑类药物在挽救接合菌感染方面有着独特的用途。该药只能口服,需要经常给药。预防用药:初始每次 300mg,每天 2 次,持续 1 天;维持剂量:从第 2 天开始每日 1 次 300mg;持续时间基于中性粒细胞减少或免疫抑制恢复的情况。治疗用药:初始每次 400mg,每天 2 次,持续 1 天;维持每日 400mg,持续时间基于基础疾病和临床治疗反应。

（四）棘白菌素

棘白菌素是半合成的环状六肽抗真菌化合物,通过非竞争性抑制 1,3-β-D- 葡聚糖合成酶来中断真菌细胞生物合成。聚合物 1,3-β-D- 葡聚糖是念珠菌属真菌细胞壁的关键组分,棘白菌素具有 *N*- 酰基脂肪族或芳基侧链,可扩展抗真菌谱至念珠菌属、曲霉菌和卡氏肺孢菌。临床使用的棘白菌素包括卡泊芬净、米卡芬净和阿尼芬净。这三种棘白菌素目前仅有肠胃外制剂,通常具有良好的耐受性,并且药物相互作用很少。

1. 卡泊芬净　卡泊芬净主要用于念珠菌病和曲霉菌病的治疗。卡泊芬净治疗侵袭性念珠菌病的疗效与 D-AmB 相似。但是,对于治疗近平滑念珠菌引起的念珠菌菌血症需要谨慎。肿瘤患儿对于这种棘白菌素具有良好的耐受性,在中性粒细胞减少合并发热患儿中通常用于经验性治疗。

卡泊芬净在儿童的血液药代动力学与成人不同。为达到有效的血药浓度,建议 2~17 岁的儿科患者使用 50mg/(m^2·d)。治疗念珠菌病的用法用量:静脉注射,婴儿<3 个月,每天 1 次 25mg/m^2;婴儿 ≥ 3 个月,儿童和青少年<18 岁,第 1 天初始 70mg/m^2,然后每天 1 次 50mg/m^2,如果临床效果不佳,可每日 1 次增加至 70mg/m^2,最大剂量每天 70mg。对于念珠菌菌血症,治疗疗程应至最后一次血培养

阴性后 2 周。

卡泊芬净不建议常规用于侵袭性曲霉病的初级治疗。对于难治性、其他药物无效或不能耐受的侵袭性曲霉菌患儿可选用卡泊芬净。治疗剂量同上，治疗疗程视患儿临床症状改善和病原学检查调整。

卡泊芬净经过肝脏代谢，并且不会通过血液透析去除。对于肾功能不全或血液透析治疗期间的患儿，不建议调整用量。

2. 米卡芬净和阿尼芬净　这两种棘白菌素主要针对念珠菌属和曲霉菌属。米卡芬净可有效预防造血干细胞移植后中性粒细胞减少继发侵袭性真菌感染。米卡芬净对于念珠菌菌血症和侵袭性念珠菌病的治疗，初始剂量为 2~3mg/(kg·d)(每天最多 150mg)。对于体重<40kg 的儿童或对较低剂量没有足够临床反应的儿童，可能需要增加剂量(每天最多 4mg/kg)。阿尼芬净未经美国 FDA 批准用于儿童。在无法替代的情况下，剂量可为 1.5mg/(kg·d)。疗程根据基础疾病和临床治疗反应而变化。

(五) 联合抗真菌治疗

并非所有抗真菌药物组合都是有益的；实际上，一些组合可能是拮抗性的，并且可能对患者最终结果有害。除 D-AmB 联合 5-FC 用于隐球菌脑膜脑炎外，联合抗真菌治疗在临床上尚未证实且价格昂贵，抗真菌药物组合使用在前瞻性随机临床试验中并未优于标准单一疗法。

(崔颖慧　许　峰)

参考文献

[1] PETRAITIS V, PETRAITIENE R, HOPE WW, et al. Combination therapy in treatment of experimental pulmonary aspergillosis: in vitro and in vivo correlations of the concentration- and dose-dependent interactions between anidulafungin and voriconazole by Bliss independence drug interaction analysis. Antimicrob Agents Chemother, 2009, 53: 2382-2391.

[2] LEVINE MT, CHANDRASEKAR PH. Adverse effects of voriconazole: Over a decade of use. Clin Transplant, 2016, 30 (11): 1377-1386.

[3] PATTERSON TF, THOMPSON GR 3RD, DENNING DW, et al. Practice guidelines for the diagnosis and management of aspergillosis: 2016 update by the Infectious Diseases Society of America. Clin Infect Dis, 2016, 63: e1.

第 3 节　抗病毒药物

免疫功能低下的儿科肿瘤患者有多种病毒感染风险：疱疹病毒组[HSV、CMV、水痘 - 带状疱疹病毒(VZV)、人类疱疹病毒 6(HHV-6)和 EBV]，社区获得性呼吸道病毒[流行性感冒病毒、副流行性感冒病毒和呼吸道合胞病毒(RSV)]，腺病毒和多瘤病毒[JC 病毒和 BK 病毒(BKV)]。疱疹病毒组的成员可引起急性感染，并且随后维持在潜伏状态。免疫抑制作为癌症化学疗法或恶性肿瘤本身潜在的结果，能诱导疱疹病毒从潜伏期再激活。免疫功能低下的儿科肿瘤患者中疱疹病毒组的常见疾病是 HSV 相关性口腔炎和食管炎，局限性或播散性带状疱疹，CMV 相关性间质性肺炎和胃肠道出血，HHV-6 相关脑炎和 EBV 相关淋巴组织增生性疾病。流行性感冒病毒、副流行性感冒病毒和 RSV 可引起致死性肺炎。除了引起呼吸道感染外，腺病毒还可能导致免疫功能低下儿童腹泻和肝炎。JC 病毒和 BKV 分别是进行性多灶性白质脑病和出血性膀胱炎的病原体，特别是在 HSCT 受者中常见。目前已经开发出如下抗病毒剂用于这些病毒感染。

(一) 阿昔洛韦

阿昔洛韦是第一种广泛使用的抗 HSV 和 VZV 的抗病毒药物，并已成为儿童癌症支持治疗的重要组成部分。阿昔洛韦是鸟嘌呤核苷类似物，当三磷酸化时，被病毒 DNA 聚合酶选择性地识别为核苷酸，然后阿昔洛韦三磷酸盐充当疱疹病毒 DNA 聚合酶的抑制剂阻止病毒 DNA 合成，因此阿昔洛韦和其他类似化合物的选择性抗病毒作用是由病毒编码的胸苷激酶(TK)优先磷酸化药物引起的竞争性抑制作用。

阿昔洛韦可有效预防和治疗免疫功能低下患者的 HSV-1 型和 HSV-2 型原发感染和再激活，可预防性地用于正在接受强化治疗或骨髓移植的血清病毒学阳性患者。虽然阿昔洛韦本身对 CMV 疾病没有治疗作用，但它可以预防接受 HSCT 患者 CMV 的再激活。在同种异体 HSCT 的随机研究中，将伐昔洛韦(具有高口服生物利用度的阿昔洛韦的缬氨酸酯化类似物)与阿昔洛韦作为预防进行比较，伐昔洛韦比阿昔洛韦更有效地预防 CMV 再激活(分别为 40% 和 28%)。

在患有水痘的免疫功能正常的儿童中，口服阿昔洛韦可以减少症状的持续时间，而静脉注射阿昔洛韦仍然是免疫功能低下水痘患者的标准治疗方法。因为VZV对阿昔洛韦相对不敏感，所以治疗VZV疾病的静脉注射剂量(每8小时500mg/m^{2}或每8小时10mg/kg)是用于HSV治疗的2倍(每8小时250mg/m^{2}或每8小时5mg/kg)。阿昔洛韦副作用较少。然而，应给予高剂量静脉治疗时需充分水化以避免肾毒性，特别是肾小管病，同时需警惕癫痫发作和共济失调的发生。

(二) 更昔洛韦

更昔洛韦是一种2-脱氧鸟嘌呤核苷酸类似物，对HSV、VZV和CMV具有抗病毒活性，抗CMV也比阿昔洛韦更有效。但是更昔洛韦因有显著的骨髓抑制作用阻碍其常规用于治疗HSV或VZV。它几乎专门用于治疗和预防CMV引起的疾病。对于侵袭性CMV疾病(即病毒性结肠炎、肺炎、肝炎及视网膜炎等)，更昔洛韦初始诱导治疗5mg/kg，静脉给药，每12小时1次，持续2~4周，之后通常需要延长维持治疗时间，直至体征、症状消退。

由于其对骨髓的抑制作用是剂量依赖性的，不推荐在异基因HSCT受者中常规使用更昔洛韦预防。相反，使用抗原或PCR检测引导的抢先治疗可以在骨髓抑制和治疗之间提供更加平衡的方法。缬更昔洛韦的口服制剂提供了一种更有效的方法，可用于门诊患者的维持治疗。

(三) 膦甲酸钠

膦甲酸钠直接抑制疱疹病毒的DNA多聚酶和逆转录酶。与阿昔洛韦和更昔洛韦不同，膦甲酸钠不需要胸腺嘧啶激酶或其他激酶激活来激活(磷酸化)，因此对耐阿昔洛韦的HSV株或耐更昔洛韦的CMV株可能会对膦甲酸钠敏感。膦甲酸钠的独特功能使其特别适用于治疗由HSV、VZV和CMV引起的感染。

用法用量：静脉用药，移植后<100天，初始剂量为60mg/kg，每12小时1次，持续7~14天；如果CMV仍然可检测到并且下降，则继续维持治疗。移植后>100天为60mg/kg，每12小时1次，持续14天；后续遵循维持治疗。维持治疗：90mg/kg，每日1次；持续时间取决于移植后时间，移植后<100天时，最短持续时间至少为7天，每天持续直至CMV指标测试为阴性；移植后>100天时，继续7~14天或直至CMV指标测试为阴性。预防性治疗：移植后<100天为60mg/kg，每12小时1次，连续7天，然后每天1次，每次90~120mg/kg，直至HSCT后第100天。

对于许多需要静脉注射治疗的同种异体HSCT受者，接受伴随肾毒性药物(包括环孢素、两性霉素B和氨基糖苷类)的CMV患者，膦甲酸相关肾毒性的风险可能增加。膦甲酸钠骨髓抑制毒性小，可能是骨髓储备有限和既往存在中性粒细胞减少或血小板减少症的患者首选。

(四) 伐昔洛韦和泛昔洛韦

治疗免疫功能缺陷的单纯疱疹患者，伐昔洛韦和泛昔洛韦药代动力学特点允许较少频率的口服给药。与每日5次口服阿昔洛韦剂量相比，每日2次给予泛昔洛韦和每日3次给予伐昔洛韦为患者提供了明显的便利。

对于≥2岁肾功能正常的患者，建议给予伐昔洛韦每剂20mg/kg(最大剂量1 000mg)，每日3次，共5天。泛昔洛韦仅用于青少年：500mg，每日口服2次，持续5~10天，如果治疗10天后未完全治愈，可以延长治疗时间。

(五) 西多福韦

西多福韦是脱氧胞苷单磷酸的无环核苷酸类似物，对所有人疱疹病毒和其他DNA病毒(包括腺病毒)具有明显的活性。西多福韦长达60小时的细胞内半衰期(血浆半衰期约2.5小时)允许每周1次给药5mg/kg，静脉输注。对于诱导治疗，剂量为每周1次5mg/kg，维持剂量为5mg/kg，每2周1次。西多福韦通过肾小球滤过和肾小管分泌清除。西多福韦诱导的肾毒性的特征在于氮质血症、蛋白尿、近端肾小管毒性、尿糖升高和代谢性酸中毒。通常使用水化和丙磺舒(其减少肾小管分泌，增加血浆浓度和减少肾毒性)来减少西多福韦的肾毒性作用。

(六) 利巴韦林

利巴韦林是一种合成的核苷类抗病毒药物，在体外具有各种RNA和DNA病毒的抗病毒特性。利巴韦林的毒副作用有恶心、头痛和生殖毒性。利巴韦林不推荐常规用于RSV感染的患儿，在免疫功能受损的患儿中权衡利弊后使用。在需要呼吸机辅助呼吸的患者中使用利巴韦林只能由熟悉雾化给药方式的医护人员和支持人员以及使用的特定气溶胶发生器进行。气溶胶吸入：与Viratek小颗粒气溶胶发生器(SPAG-2)一起使用。实际输送给患者的剂量取决于患者的每分通气量。连续雾化：6g，每天12~18小时，持续3~7天。间歇性雾化：在非机械通气患者中每天 2g，分 3 次，每次 2 小时，持续 3~7 天。

（七）帕利珠单抗和呼吸道合胞病毒免疫球蛋白

帕利珠单抗是针对 RSV 的 F 糖蛋白（RSV 分离株中高度保守的表面蛋白）的单克隆抗体，并且在 1998 年由 FDA 批准用于预防早产儿和慢性肺病患者的 RSV 感染。RSV 是肿瘤患者的一种严重病原体，尤其是急性白血病和骨髓移植患者。虽然帕利珠单抗似乎在癌症患者中具有良好的耐受性，但是没有数据证实这种药物在这些患者群体中用于预防治疗的效果。

RSV 免疫球蛋白（RSV-IG）是一种于 1996 年获得 FDA 许可的血液制品，由选择高滴度 RSV 中和抗体的供体制备，用于预防早产儿和慢性肺病患者的 RSV 肺炎，RSV-IG 每月静脉注射 1 次，剂量为 750mg/kg。然而，没有数据评估该药在肿瘤患者中的预防效果。

由于帕利珠单抗和 RSV-IG 昂贵且难以获得，免疫功能低下的儿科肿瘤患者更实用的方法可能是及早发现 RSV 感染并及时静脉注射免疫球蛋白（其中抗 RSV 滴度接近 RSV-IG）和雾化利巴韦林。

（八）金刚烷胺和金刚乙胺

流行性感冒是可能危及免疫功能低下患者生命的感染。金刚烷胺和金刚乙胺是第一类可用于治疗流行性感冒的药物。它们抑制宿主细胞内病毒 RNA 的脱壳，最终阻止病毒复制。两种化合物都具有抗甲型流行性感冒但不抗乙型流行性感冒的活性，口服吸收良好，通常耐受性良好，没有严重的器官毒性。金刚烷胺和金刚乙胺最常见的副作用是轻度胃肠道不适，包括厌食和恶心。然而，金刚烷胺与中枢神经系统的副作用有关，例如紧张、头晕、注意力不集中和失眠等；金刚乙胺对中枢神经系统影响较少。

两种药物已被证明对免疫功能正常的患者预防和治疗甲型流行性感冒病毒有效，并且据报道，金刚烷胺能有效治疗免疫功能低下患者的甲型流行性感冒病毒感染。预防或治疗甲型流行性感冒用法用量：口服，年幼儿童（1~10 岁）使用金刚烷胺剂量为 2.2~4.4mg/kg，每天 2 次（最大剂量 150mg/d），年龄较大的儿童每次 100mg，每日 2 次，在症状出现后 24~48 小时内开始用药至症状消退后持续 24~48 小时（治疗时间一般为 3~5 天）。金刚乙胺用于 1~9 岁儿童：口服 6.6mg/（kg·d），分 2 次服用；最大日剂量 150mg/d；≥10 岁儿童和青少年：口服 5mg/（mg·d），分 1~2 次；最大日剂量 200mg/d，分 2 次，治疗时间 5~7 天。然而，基本上金刚烷胺、金刚乙胺已经被神经氨酸酶抑制剂取代用于预防和治疗流行性感冒。

（九）奥司他韦和扎那米韦

奥司他韦和扎那米韦是治疗甲型流行性感冒和乙型流行性感冒的有效和特异性神经氨酸酶抑制剂。奥司他韦是口服给药，而扎那米韦是鼻内给药。在甲型流行性感冒或乙型流行性感冒感染的早期给药时，这两种药物已被证明可以减少疾病的持续时间和感染症状的严重程度。

奥司他韦用法用量：对于<1 岁的足月婴儿，奥司他韦剂量取决于婴儿的体重。年龄<3 个月不推荐，但危急情况除外；年龄 3~8 个月，每日 1 次 3mg/kg；年龄 9~11 个月，每日 1 次 3.5mg/kg。1 岁以上且 ≤15kg，一次 30mg，每日 2 次；16~23kg，一次 45mg，每日 2 次；24~40kg，一次 60mg，每日 2 次；>40kg，一次 75mg，每日 2 次。治疗疗程均为 5 天。预防用药则每日 1 次，持续 10 天。

扎那米韦的剂量为每天 10mg（分 2 次吸入），总持续时间为 5 天。

神经氨酸酶抑制剂副作用较少。

（崔颖慧　许　峰）

参考文献

[1] American Academy of Pediatrics Subcommittee on Diagnosis and Management of Bronchiolitis. Diagnosis and management of bronchiolitis. Pediatrics, 2006, 118: 1774-1793.

[2] CHAVEZ-BUENO S, MEJIAS A, MERRYMAN RA, et al. Intravenous palivizumab and ribavirin combination for respiratory syncytial virus disease in high-risk pediatric patients. Pediatr Infect Dis J, 2007, 26: 1089-1093.

[3] National Comprehensive Cancer Network. NCCN Clinical Practice Guidelines in Oncology. Prevention and treatment of cancer-related infections. Philadelphia: National Comprehensive Cancer Network, 2018.

第 4 节　抗肺孢子菌肺炎药物

通常用于预防和治疗由于卡氏肺孢菌（原卡氏肺孢子虫）引起的肺孢子菌肺炎（Pneumocystis carinii pneumonia，PCP）的许多药剂疗效数据来自艾滋病患者，但在肿瘤患者和 HSCT 受者中也有大量使用。

(一) 复方磺胺甲噁唑

Hughes 等在 1977 年证实,复方磺胺甲噁唑[甲氧苄啶(TMP)- 磺胺甲噁唑(SMX)]在高危儿科肿瘤患者中预防 PCP 非常有效。PCP 预防用药已成为儿童白血病管理的常规部分。推荐的预防方案是 TMP-SMX,每周连续 3 天口服 150mg/(m^2·d)TMP 和 750mg/(m^2·d)SMX,每天 2 次。大多数肿瘤患者能够耐受 TMP-SMX。然而,仍有骨髓抑制和皮疹在内的不良事件发生。同时需警惕葡萄糖 -6- 磷酸脱氢酶缺乏症患儿使用 TMP-SMX 有诱发溶血的风险。TMP-SMX 也用于已证实的 PCP 患者中,按 TMP 计算 15~20mg/kg,分 3~4 次口服给药。

复方磺胺甲噁唑为预防及治疗 PCP 的一线用药,目前有研究表明,每周服用 2 天与每周 3 天用药效果一致,从而可以减少副作用的发生及降低费用。给药剂量也可参考体表面积 $<0.5m^2$,每次 24mg/kg; $0.50\sim0.75m^2$,每次 240mg; $0.76\sim1.00m^2$,每次 360mg; $>1.00m^2$,每次 480mg,均为每天 2 次,每周 2 天服药。

(二) 氨苯砜

氨苯砜是一种合成砜,可有效治疗和预防 PCP,并通过抑制易感生物体内的叶酸合成起作用。对于预防,它以 2mg/(kg·d)的剂量口服给药。不良反应包括皮疹、贫血、高铁血红蛋白血症、粒细胞缺乏症和肝功能障碍。

(三) 喷他脒

喷他脒是另一种已在儿童和成人中广泛研究的药物,在 HIV 感染者中作为 PCP 的预防药物。每月通过吸入器以 300mg 的剂量给药,已被证明是有效的方案。在婴幼儿中,由于吸入疗法受限,通常认为难以给予该药物。喷他脒仅作为预防方案进行了有限的评估,其药物不良反应包括胰腺炎、低血糖、糖尿病和肾功能损害。

(四) 阿托伐醌

阿托伐醌具有广泛的抗原虫活性,并且已被证实可有效对抗 PCP。与氨苯砜一样有效,用于不能耐受复方磺胺甲噁唑的艾滋病患者预防 PCP。该药混悬时生物利用度最高,故多为悬浮剂给药。儿童的药代动力学研究表明可以每日 1 次给药。预防剂量:1~3 月龄,30mg/(kg·d);3~24 月龄,45mg/(kg·d);>24 月龄,30mg/(kg·d)(每日最大剂量 1 500mg/d);青少年每日 1 500mg。治疗剂量可增加用药频次,治疗时间约 21 天。最常见的不良反应是轻度上消化道症状和腹泻。阿托伐醌的成本远高于用于 PCP 预防的其他口服药剂,在选择药剂时需要慎重考虑。

(崔颖慧　许　峰)

参考文献

[1] MAERTENS J, CESARO S, MASCHMEYER G, et al. ECIL guidelines for preventing Pneumocystis jirovecii pneumonia in patients with haematological malignancies and stem cell transplant recipients. J Antimicrob chemother, 2016, 71 (9): 2397-2404.

[2] National Comprehensive Cancer Network. NCCN Clinical Practice Guidelines in Oncology. Prevention and treatment of cancer-related infections. Philadelphia: National Comprehensive Cancer Network, 2018.

第 5 节　中性粒细胞减少患儿感染的预防

原因不明的粒细胞减少症,病程多为良性,如良性粒细胞减少症、慢性特发性粒细胞减少症、周期性粒细胞减少症等,预后一般相对较好。循环池内白细胞减少者对机体影响也较小。继发性粒细胞减少症若及时发现,除去病因或有效控制原发疾病,采用适当治疗措施,一般多能恢复。一些药物,如氯霉素、保泰松等可引起持久的粒细胞减少症,长达数月甚至达 20 年以上,但一般预后良好。但若是由于再生障碍性贫血、白血病、肿瘤化疗或放疗等原因导致的骨髓造血功能受抑者,出现中性粒细胞减少甚至中性粒细胞缺乏,全身免疫功能极度低下,极易发生继发性感染而加重病情,死亡风险大。因此,采取积极有效的措施预防粒细胞减少患儿继发感染尤为重要,可降低感染风险及死亡率。尤其对接受放化疗的患儿,这关系到下一步治疗能否按时序惯进行,以便最终提高患儿的治愈率和生存率。

一、保护性隔离

(一) 环境消毒与隔离

加强医院感染管理,严格执行消毒隔离制度。严格保护性隔离如层流室护理下的患者败血症的发生率降低,但对多数免疫力低下的患者来说该设备费用高,也无必要。一些简单措施即可减少患者对病原体的暴露,减少粒细胞缺乏症患者感染的危险性。免疫力低下患者应安置在相对无菌的病区内,根据病房条件，尽量将其置于单人病室。病室门入口处设有一次性医用口罩、鞋套、口罩供应盒、消毒水盆等。患者置于病房墙角的一侧，给予无菌食物和饮水，使房间尽可能少微生物。尽可能减少灰尘飞扬，室内不用窗帘，而是用内夹百叶窗的双层玻璃窗。病区的空调不宜与其他病区相通，用窗式空调则更可避免交叉感染。病房最好阳光充足，空气清新。病室内应设置紫外线或其他消毒空气的装置，定期开启（病房每日紫外线照射30分钟，或用空气清洁气雾剂以达到空气消毒）。墙壁地板每日用1:200氯己定或用来苏液擦洗，用TD消毒液擦床头柜及湿性扫床。蒸汽压力消毒棉麻物品以消除孢子。

对严重粒细胞缺乏症、骨髓移植（bone marrow transplantation，BMT）患者应置于更严格消毒与隔离的病室，并严格控制病房探视。如：①超洁净单人房间，一般设双重门，中间为过渡带，设有专用的洗手池。医护人员进入病区前需脱去外衣并洗手，更换拖鞋和隔离衣，戴口罩进入隔离带。其优点有进出、操作方便，成本较低；缺点是空气中细菌含量较多，适用于粒细胞缺乏或处于BMT恢复阶段的患者。②带塑料罩的密闭式隔离床，优点为耗资少，医务人员无须穿无菌隔离衣。③层流室是指病室空气经过高效分子空气（high efficiency particulate air，HEPA）滤过，可以显著减少空气环境里细菌及曲霉菌的数量。有条件时，对于持续时间长的严重中性粒细胞减少的患者最好放在层流病室。

此外，有呼吸道感染及最近接触过水痘患者的工作人员不能接触患者。

（二）无菌护理

无菌护理的重点是患者与外界相通的皮肤黏膜的护理，如口腔、鼻腔、外耳道、会阴部、皮肤穿刺部位等。常规头发、指甲要剪短。加强口腔护理、黏膜保护，每日3次用1:2 000氯己定溶液漱口，也可减少口咽部链球菌数量；注意饮食卫生，给予高热量、高蛋白、高维生素等低盐易消化饮食，避免吃生、冷、硬及刺激性食物，食物需连同器皿一起加热高压或用微波炉加热消毒后食用，水果食用前必须用氯己定溶液浸泡并去皮。可同时服鱼肝油、B族维生素以保护口腔黏膜。每日2次用高锰酸钾溶液坐浴，并保持大便通畅，对防止胃肠道感染可以起到积极的预防作用。免疫功能低下的患者有时会发生急性结膜炎，甚至引起眼睑附近的蜂窝组织炎。因此，宜用氯霉素及利福平滴眼液交替滴眼并滴鼻。

患者在进入超洁净单人病房前需进行药浴消毒：先修短头发、指甲，并用肥皂洗发、洗澡，然后，在1:2 000氯己定溶液中浸泡20分钟，同时擦洗头部与头发。尤其要注意耳后、指甲下、腋下、肚脐、会阴和腹股沟等处的清洗。洗浴完后用消毒毛巾将患者擦干，随后置患者于用无菌床单覆盖的推车上，推入超洁净单人病房。患者大小便皆需用消毒便盆，大便时需在盆内垫已消毒塑料纸。大便后，将塑料纸扎起再处理。大便完毕时，需用氯己定溶液洗手及肛门附近。因为肛门附近的微小破损常可引起肛周感染或脓肿，此时可予以1:5 000高锰酸钾溶液坐盆护理，每日2次，每次15分钟。

医务人员需具备一定的临床经验并具有严格的无菌观念，注意对患者的保护性隔离。检查患者前应洗手；尽量减少各种创伤性操作，如需进行，严格遵守无菌操作规程，进行静脉穿刺时，除需按常规消毒外，为了保证局部有充分的消毒时间，宜用浸过乙醇的无菌纱布覆盖局部皮肤5分钟再行穿刺。加强对各种留置导管的护理；注意定期对输氧器的监测、消毒；注意口腔护理，治疗前可做洁齿，清除牙结石。

此外，对患儿及其家属进行卫生宣教、心理护理也是至关重要的，告知采取防护措施，注意室内通风，保持空气新鲜，尽量不去人群聚集的公共场所，外出时应当佩戴口罩；保持口腔卫生及皮肤清洁，避免皮肤破损。对于白细胞水平过低的患者，需要预防性隔离，每日对房间进行空气消毒。化疗期间，患者应每周复查1~2次血常规，检测白细胞与中性粒细胞水平；应告知患者在化疗后7~14天自行测量体温进行监测，如发现发热性中性粒细胞减少（febrile neutropenia，FN）症状需在当地门诊或入院进行治疗。

二、抗微生物药物的预防性用药

近年来，随着肿瘤患者大剂量化疗的广泛开展，免疫抑制剂如氟达拉滨、抗胸腺球蛋白、皮质激素等药物的广泛应用，中心静脉置管与肠胃外营养临床的推广以及造血干细胞移植治疗恶性血液病及实体瘤患者，器官移植病例数逐年增多，导致肿瘤患者细菌、真菌、病毒等病原微生物感染呈现逐年增加的趋势。其中中性粒细胞减少程度与持续时间是感染发生的十分重要的因素。

患者危险度分层是FN患者治疗开始前必要的

工作，对于后续经验性选择抗菌药物至关重要。高危和低危的定义参照 IDSA 发热和中性粒细胞缺乏患者治疗指南标准。

1. 高危组　符合以下任何一项者。

(1) 严重中性粒细胞缺乏（$<0.1\times10^9$/L）或预计中性粒细胞缺乏持续 >7 天。

(2) 有以下任何一种临床合并症（包括但不限于）：①血流动力学不稳定；②口腔或胃肠道黏膜炎（吞咽困难）；③胃肠道症状（腹痛、恶心、呕吐、腹泻）；④新发的神经系统病变或精神症状；⑤血管内导管感染（尤其是导管腔道感染）；⑥新发的肺部浸润或低氧血症或有潜在的慢性肺部疾病。

(3) 肝功能不全（转氨酶水平 >5 倍正常上限值）或肾功能不全（肌酐清除率 <30ml/min）。

(4) 合并免疫功能缺陷。

(5) 接受分子靶向药物或免疫调节药物治疗。

2. 低危组　预计中性粒细胞缺乏在 7 天内消失，无活动性合并症，同时肝肾功能正常或损害较轻且稳定。

（一）细菌感染的预防

对于中性粒细胞缺乏患者，最大的危险致病因子来自自身的寄生菌感染，尤其当长期使用广谱抗微生物药物治疗预防时，正常的寄生菌群情况发生改变，真菌及耐药菌株过度增殖容易继发二重感染。凝固酶阴性葡萄球菌、金黄色葡萄球菌、肠球菌、念珠菌、大肠埃希菌等是肿瘤化疗后中性粒细胞减少或缺乏期发生菌血症常见的病原菌，死亡率达20%~40%。

粒细胞减少和缺乏期间的严重感染主要是由需氧的革兰氏阴性菌所致，革兰氏阴性杆菌败血症、肺炎是引起肿瘤患者预后不良的独立危险因素。由于感染的细菌多来源于胃肠道菌群，因此有必要抑制肠道微生物的生长，其中主要有两种方法：在无菌层流病房进行的消化道消毒与在开放病房预防性使用抗生素。口服抗生素多为部分临床医生采用。常用药物有：①采用口服不吸收抗生素结合隔离措施可减少发热天数，降低感染率和感染死亡率。如 FRACON（新霉素 B+ 黏霉素 + 制霉菌素）减少肠道菌群的数量，但因存在筛选出耐氨基糖苷类细菌的可能，如典型的克雷伯菌属的某些菌属而未被广泛采用。②复方磺胺甲噁唑可以选择性去除肠道需氧菌而不影响体内厌氧菌的存在（体内厌氧菌能抑制外源性病菌），可减少粒细胞减少患者合并感染，尤其是肺孢子菌肺炎的发生率。但该药主要缺点是它并不延长患者生存期，并可加重骨髓受抑，延长粒细胞减少的时间，易产生耐药，并增加真菌感染的机会，现在主张加用多黏菌素来预防。且有过敏反应、皮疹，不能防止铜绿假单胞菌败血症等问题。因此，目前不作为细菌感染的预防用药。③第四代氟喹诺酮类抗菌药物，常用环丙沙星，此外诺氟沙星、氧氟沙星、左氧氟沙星均属此类，氧氟沙星和环丙沙星比诺氟沙星药效更高，更易吸收。该类药物是目前常用的口服肠道消毒剂，常联合对抗真菌的药物。有较好的抗需氧革兰氏阴性杆菌（包括铜绿假单胞菌）的作用，较复方磺胺甲噁唑和肠道不吸收的抗生素可更好地预防肠道菌群繁殖，降低革兰氏阴性菌感染及败血症的发生率。但下列危险性增加：革兰氏阳性菌感染、梭状芽胞杆菌、耐药革兰氏阴性菌增殖（如黄杆菌、铜绿假单胞菌）。对高危成人肿瘤患者中性粒细胞减少或缺乏期，通常采用氟喹诺酮抗生素预防细菌感染，但慎用于儿童。

有人认为这些药物应从化疗开始应用，覆盖整个骨髓受抑或粒细胞减少期。但值得注意的是，粒细胞减少期预防性静脉注射广谱抗生素，不但不能减少患者的感染，反而极大地增加了耐药菌感染及真菌感染的危险。因此，对于低危患者，不推荐预防性应用抗菌药物。而对于高危患者推荐预防性用药，具体参考《中国中性粒细胞缺乏伴发热患者抗菌药物临床应用指南》，可选择氟喹诺酮类药物、复方磺胺甲噁唑，不建议预防性应用第三代头孢菌素。最佳的开始给药时间和给药持续时间尚无定论，推荐从中性粒细胞缺乏开始应用至 ANC$>0.5\times10^9$/L 或出现明显的血细胞恢复证据。

（二）真菌感染的预防

对深部真菌感染的处理方案可根据干扰措施的时机与目的分为 4 种。①真菌感染的预防：患者开始化疗时同时即给予抗菌药物；②超前干预：仍属于预防措施的一种，当患者处于粒细胞缺乏时进行真菌的预防；③真菌感染的经验性治疗：针对粒细胞缺乏患者存在持续发热、广谱抗生素治疗无效等真菌感染的抗真菌治疗；④针对性治疗：对已确诊真菌感染患者的治疗应经验性治疗与针对性治疗相结合。

预防策略：最常用的抗真菌预防策略是基于深部真菌感染两种常见机制，即吸入由空气传播的孢子导致毛霉菌感染和定殖于黏膜表面的机会性致病的酵母菌导致的感染。处于层流病房过滤保护性环境中的患者获得丝状真菌如曲霉菌感染的危险降低，口服吸收或不吸收抗真菌药物抑制真菌定殖可能会起到预防作用。常用药物有：①氟康唑：为抗菌谱广而毒性小、口服吸收好的抗真菌药物，可有效地预防全身性白念珠菌感染，但对曲霉菌、毛霉菌及部分念珠菌无效；②两性霉素B喷雾剂：鼻咽部曲霉菌孢子的定殖可能与曲霉菌感染有关，因此减少口腔真菌定殖可能预防曲霉菌感染，而无显著的肾毒性；③静脉注射两性霉素B：能减少侵袭性曲霉菌感染率，但其输注副作用及肾脏毒性等使得它的应用受到一定程度的限制；④其他抗真菌药：粒细胞缺乏伴发热患者抗真菌经验性治疗也宜选用广谱抗真菌药物如卡泊芬净、伏立康唑、伊曲康唑、米卡芬净，均有良好效果。

除积极预防高危患者外，经验性治疗作用仍然十分突出。对高危患者发热，广谱抗生素治疗4~7天无好转，除积极查找病原菌与感染部位外，应及时加用抗真菌药物进行经验性治疗。如果患者在造血干细胞移植骨髓抑制期，住百级层流病房，此阶段感染以念珠菌感染为主，而患者发生移植物抗宿主病，采用皮质激素治疗时以曲霉菌感染为主。侵袭性曲霉菌病最常见部位为肺，鼻窦感染也较常见。早期开展经验性抗真菌治疗能明显降低患者的死亡率，提高疗效。尽管近年出现了不少新的抗真菌药物，但侵袭性真菌感染治疗效果仍不理想。联合抗真菌治疗成为目前研究的热点，作用于真菌细胞壁的棘白素抗真菌药物与作用于真菌细胞膜的三唑类或多烯类抗真菌药物联合应用初步显示出明显效果。大蒜素有较强的抗真菌功能，而副作用小，可用于真菌感染的预防治疗。

经验性抗真菌治疗也存在一定的缺点，部分非真菌感染的患者可能接受了抗真菌治疗，除增加患者经济负担外，药物的副作用也是不容忽视的问题。因此，寻找侵袭性真菌感染的早期诊断标志物，采用抢先治疗策略日益受到学者的重视。高分辨率CT检查肺部出现晕轮征、新月征对于诊断侵袭性曲霉菌病具有较高价值，尤其是出现晕轮征高度提示曲霉菌感染。检测血清半乳甘露聚糖对于早期诊断曲霉菌病、1,3-β-D-葡聚糖对早期诊断侵袭性真菌感染具有一定的意义。但要注意假阳性与假阴性的问题。诊断为曲霉菌病首选伏立康唑、两性霉素B、伊曲康唑治疗，诊断为白念珠菌病、热带念珠菌病首选氟康唑治疗，而光滑念珠菌、克柔念珠菌则首选卡泊芬净等棘白素抗真菌药物治疗。此外，真菌感染的预防应充分考虑不同医院、不同病区真菌感染的流行病学特点。

（三）病毒感染的预防

中性粒细胞减少患者合并病毒感染主要是单纯疱疹病毒、水痘-带状疱疹病毒（varicella-zoster virus，VZV）和巨细胞病毒（cytomegalovirus，CMV）感染。常用药物：①更昔洛韦：用药一直持续到患者免疫重建或病毒不可检测。可以预防单纯疱疹病毒和VZV感染，使化疗相关的黏膜炎明显减轻。②阿昔洛韦：对降低VZV播散性感染与缩短疾病持续时间期是有效的。伐昔洛韦与泛昔洛韦的生物利用度更好，也可用于临床。③有人认为输血制品时使用白细胞过滤器有助于减少受者CMV的感染。④膦甲酸：可用于不能耐受更昔洛韦的患者。此外，大蒜素对某些病毒感染和间质性肺炎亦有防治作用。同时注意监测病毒载量，防止病毒再活化。

三、加速免疫恢复

1. 细胞因子　促进中性粒细胞减少患者免疫恢复也是预防感染的重要措施。重组人类粒细胞-巨噬细胞集落刺激因子（recombinant human granulocyte-macrophage colony-stimulating factor，rhGM-CSF）、重组人类粒细胞集落刺激因子（recombinant human granulocyte colony-stimulating factor，rhG-CSF）已广泛用于临床。GM-CSF、G-CSF用于中性粒细胞减少患者，可缩短中性粒细胞减少期，减少感染合并症的发生率、严重程度和死亡率。上述作用主要归功于其促进中性粒细胞与单核巨噬细胞数量增加。此外，体外研究尚显示G-CSF、GM-CSF能增加有关细胞的抗感染功能，如促进中性粒细胞吞噬功能、增加粒细胞杀菌活性及抗体依赖性细胞介导细胞毒作用。GM-CSF促进巨噬细胞对结核分枝杆菌与其他胞内病原体的杀灭作用。GM-CSF尚可增加抗生素在细菌胞内浓度而发挥与抗生素的协同作用。

GM-CSF和G-CSF的用法一般为：300μg/d（3~5μg/kg），皮下注射或静脉输注，连续用10天左右，用药过程中白细胞数恢复正常[ANC>(0.5~1.0)×10^9/L]，则应提前停药。具体使用情况参考《肿瘤放化疗相关中性粒细胞减少症规范化管理指南》。最新研究证实，G-CSF可缩短成人和儿童非霍奇金淋巴瘤患者的中性粒细胞减少、住院治疗、使用抗生素和FN的时间，但是对于急性髓系白血病成人患者则无临床益处。没有数据支持使用GM-CSF、艾曲泊帕和促红细胞生成素可预防或治疗血液系统疾病患者的感染性并发症。

2. 丙种球蛋白 应用静脉丙种球蛋白可减少革兰氏阴性菌败血症及巨细胞病毒感染，一般每周1次静脉注射大剂量丙种球蛋白。

3. 粒细胞输注 严重感染危及患者生命而抗感染药物作用不明显时可以考虑给予患者进行粒细胞输注。目标剂量至少为(1.5~3.0) × 10^8/kg的粒细胞输注才被认为可弥补骨髓抑制和粒细胞恢复之间的差距。

4. 支持治疗 除了保护性隔离和预防应用抗感染药物外，加强支持治疗，注意补足电解质，减轻消化道反应；及时补充多种维生素、复合氨基酸、脂肪乳，纠正贫血，维持代谢正平衡和重要脏器功能，改善营养状态，提高机体总抵抗能力，对于预防感染也具有一定的作用。

然而，上述策略主要来自成人数据，虽然目前普遍推荐抗生素预防肿瘤合并中性粒细胞减少及缺乏患儿的继发感染，但尚缺乏儿童粒细胞缺乏的感染预防指南，多借鉴成人研究成果。可喜的是多个儿童领域相关研究也证明了抗生素(如复方磺胺甲噁唑、氟喹诺酮类药物等)在预防中性粒细胞减少患儿发热方面的有效性，目前仍亟需更多的相关研究。

诊治要点

- 环境消毒与隔离。
- 无菌护理。
- 抗微生物药物的预防性用药：包括抗细菌、真菌及病毒等病原微生物感染的药物，注意动态监测患儿粒细胞数量、临床表现及相关感染的实验室指标变化。
- 加速免疫恢复：GM-CSF、G-CSF、丙种球蛋白、粒细胞输注及支持治疗等的应用。

(鞠秀丽)

参考文献

[1] FREIFELD AG, BOW EJ, SEPKOWITZ KA, et al. Clinical practice guideline for the use of antimicrobial agents in neutropenic patients with cancer: 2010 Update by the Infectious Diseases Society of America. Clin Infect Dis, 2011, 52 (4): 427-431.

[2] AVERBUCH D, ORASCH C, CORDONNIER C, et a1. European guidelines for empirical antibacterial therapy for febrile neutropenic patients in the era of growing resistance: summary of the 2011 4th European Conference on Infections in Leukemia. Haematologica, 2013, 98 (12): 1826-1835.

[3] ZHAI W, ZHANG X, WEI J, et a1. A prospective observational study of antibiotic therapy in febrile neutropenia patients with hematological malignances from multiple centers in Northeast China. Int J Infect Dis, 2015, 37: 97-103.

[4] 肖志坚, 杜冠华, 郝玉书, 等. 血液病合理用药. 2版. 北京: 人民卫生出版社, 2009: 381-384.

[5] 中华医学会血液学分会, 中国医师协会血液科医师分会. 中国中性粒细胞缺乏伴发热患者抗菌药物临床应用指南(2016年版). 中华血液学杂志, 2016, 37 (5): 353-359.

[6] 中国临床肿瘤学会指南工作委员会. 肿瘤放化疗相关中性粒细胞减少症规范化管理指南. 中华肿瘤杂志, 2017, 39 (11): 868-878.

[7] GAFTER-GVILI A, FRASER A, PAUL M, et a1. Antibiotic prophylaxis for bacterial infections in afebrile neutropenic patients following chemotherapy. Cochrane Database Syst Rev, 2012, 1: CD004386.

[8] BUSCA A, CESARO S, TEOFILI L, et al. SEIFEM 2017: from real life to an agreement on the use of granulocyte transfusions and colony-stimulating factors for prophylaxis and treatment of infectious complications in patients with hematologic malignant disorders. Expert Rev Hematol, 2018, 11 (2): 155-168.

[9] CALITRI C, E RUBERTO, E CASTAGNOLA. Antibiotic prophylaxis in neutropenic children with acute leukemia: Do the presently available data really support this practice? Eur J Haematol, 2018, 101 (6): 721-727.

[10] 中华医学会血液学分会, 中国医师协会血液科医师分会. 中国中性粒细胞缺乏伴发热患者抗菌药物临床应用指南(2020年版). 中华血液学杂志, 2020, 41 (12): 969-978.

第三十七章　肿瘤患儿的营养

第1节　概述

每种肿瘤都有其自身的特点，因此，不同的症状与不同的诊断相关。但是，患者还是会出现一些共同的特征和症状，如疼痛、感染、厌食、疲乏、营养不良等。多数肿瘤患者都会在能量、蛋白质、脂肪和碳水化合物代谢方面发生一些异常改变，表现为能量消耗增加、蛋白质分解加强、糖异生作用增强、糖利用障碍等。能量消耗增加和能量的低效利用被认为是导致荷瘤机体营养不良的原因。

恶性肿瘤细胞最基本的生物学特征是增殖失控、分化异常，并具有侵袭和转移的能力。致癌因素引起靶细胞的基因突变启动癌变程序，继而导致基因表达异常，引起细胞中蛋白质和酶谱变化。酶是物质代谢的催化剂，酶谱和酶活性的异常改变，必然导致代谢的改变，这些变化包括葡萄糖、氨基酸/蛋白质和脂质代谢，它们会对患者的营养和身体状况产生影响，进而影响到生活质量、发病率和死亡率。同时，放化疗的毒副作用也成为肿瘤治疗中的另一个挑战，它使所有细胞暴露在药物的毒副作用下，几乎影响到整个机体系统，尤其是造血细胞、胃肠道黏膜细胞等快分裂细胞的细胞结构和功能，所有这些副作用都会使患者面临更大的治疗风险，尤其与营养相关的治疗风险，引起营养不良，进一步影响生活质量、发病率和死亡率。

保持良好或适当的营养状况对正在接受抗肿瘤治疗的婴幼儿和青少年肿瘤患者很重要，营养良好者的预后明显优于营养不良者，与营养状况正常的患儿相比，营养不良的患儿出现放化疗毒性和感染的概率明显增加，对治疗的耐受性也较差。恶性肿瘤患者中营养不良的发生率相当高，达40%~80%，而婴幼儿患者中这个比率会更高一些。

对肿瘤患者的营养支持和治疗可以起到延长患者生存时间、改善患者生存质量、延缓肿瘤进展的基础辅助治疗作用。但由于肿瘤患者出现营养不良和恶病质的机制颇为复杂，既有肿瘤本身的原因，也有来自抗肿瘤治疗的因素，另外，肿瘤患者应用营养治疗还涉及是否促进肿瘤生长和与各种抗肿瘤治疗的关系，以及是否会加重肿瘤和抗肿瘤治疗本身对机体的损害等。因此，并非所有肿瘤患者都能从营养治疗中获益，所以，应针对不同个体提供合适的营养治疗方案和营养管理策略。

由于儿童肿瘤的发病通常比较急，因此在初诊和初期患儿治疗时其营养状况一般相对正常。但实体瘤患儿特别是已经存在肠道梗阻或初诊时已广泛转移者，可能会出现不同程度的营养不良。为肿瘤患儿提供营养治疗的目的是保持良好或适当的营养状况，提高患儿对放化疗的耐受性，控制感染率和复发率，尽可能提高患儿的生活质量，尽可能减少肿瘤及肿瘤治疗本身对患儿身体和心理的影响，与此同时，有效促进患儿正常的生长和发育，是肿瘤患儿营养治疗的主要目的。

（李素云　石汉平）

参考文献

[1] SOGA T. Cancer metabolism: key players in metabolic reprogramming. Cancer Sci, 2013, 104 (3): 275-281.

[2] VANDER HEIDEN MG, CANTLEY LC, THOMPSON CB. Understanding the Warburg effect: the metabolic requirements of cell proliferation. Science, 2009, 324 (5930): 1029-1033.

第2节　肿瘤患儿的营养素代谢

大多数肿瘤患者尤其是晚期肿瘤患者都会有代谢的异常改变。肿瘤的存在可改变宿主静息能量消耗（resting energy expenditure，REE），使REE增加，有报道认为恶性肿瘤患者能量代谢率比正常人高10%左右甚至更高。荷瘤状态下摄入不足和能量消耗增加与单纯饥饿状态下完全不同。单纯饥饿状态时，当肝糖原和肌糖原消耗殆尽后，机体为适应生存需要，会通过降低基础代谢率来维持机体器官和组织的能量需求，机体会首先启动脂肪代谢代替肌肉蛋白分解。来自脂肪分解产生的游离脂肪酸在肝脏被转化为酮体，酮体会抑制来自去脂体重的葡萄糖利用和蛋白质降解，从而最大限度保存肌肉蛋白。同时，游离脂肪酸也是饥饿状态下肝脏和肌肉的主要能量来源。而荷瘤状态下，因为肿瘤患者丧失了应激状态下保护机体蛋白质防止其分解的正常机制，导致蛋白质的分解增加、合成减少，大量氨基酸包括支链氨基酸（branched chain amino acid，BCAA）、谷氨酰胺等被消耗，血清氨基酸谱异常改变，同时由于多因素参与，促使营养物质在短期内向肝脏转移，以促进合成、维持急性相的应答反应，最终导致碳水化合物、脂肪和蛋白质代谢异常。

1. 机体能量代谢改变 机体能量消耗增加有两个原因：一是肿瘤本身的快速生长、肿瘤细胞的迅速分裂会消耗大量能量；二是，肿瘤生长过程中产生的一些特殊的物质也会对宿主代谢产生影响，使能量消耗增加，致使出现进行性的能量缺乏，组织消耗不断加剧。

2. 细胞因子介导 某些细胞因子能诱导、激活其他细胞因子从而影响肿瘤细胞的代谢，其中最具代表性的细胞因子之一是肿瘤坏死因子（tumor necrosis factor，TNF）。除此之外，研究较多的与肿瘤有关的细胞因子还包括IL-1、IL-6和γ干扰素等，共同参与机体荷瘤状态下的代谢调节。

这一系列细胞因子作用于中枢系统，可引起厌食；作用于脂肪组织，可导致脂肪合成减少和分解增加；作用于周围肌肉组织，可引起蛋白质合成减少及分解增加；作用于肝脏，则增加葡萄糖生成和急性相反应物质的合成。

3. 蛋白质代谢变化 蛋白质的代谢包括肌肉蛋白合成减少，肝脏蛋白合成增加，血浆氨基酸谱异常，呈现为负氮平衡。因为肌肉中含有总体氮的45%和总体钾的85%，因此内源性氮的丢失首先表现在骨骼肌，骨骼肌蛋白消耗增加是恶性肿瘤患者蛋白质代谢的特征之一，也是导致恶病质的主要原因。其后，才是内脏蛋白，如循环蛋白质的耗竭。随着疾病进展，总体蛋白质更新率增加，肌肉蛋白质的合成和分解率均增加，但以分解率增加更为明显。因此，骨骼肌及内脏蛋白质减少是肿瘤患者蛋白质代谢异常改变的一个重要表现，如果这两种情况同时出现，会引起大部分肌肉的严重萎缩，这都会对肿瘤患者的营养治疗决策产生重大影响。

4. 脂肪代谢变化 恶性肿瘤患者脂质代谢的异常改变，表现为脂质代谢增加、脂肪生成减少、脂蛋白脂肪酶（lipoprotein lipase，LPL）活性降低、血液中甘油三酯降解相关的酶活性降低。在体重减轻之前，脂肪组织中的脂肪酸就已经被动员，这意味着肿瘤或组织产生了脂质动员因子（lipid-mobilizing factor，LMF）。体内许多抗肿瘤反应的细胞因子，如TNF-α、IL-1α和IL-1β等均可增加脂肪的分解，致机体脂肪丢失。可能机制包括：摄入减少、营养不良、肾上腺髓质受到刺激致血儿茶酚胺水平升高、胰岛素抵抗以及肿瘤本身或髓样组织产生并释放脂肪分解因子。当脂肪分解和脂肪酸氧化均增加时则表现为体重丢失。研究表明，白血病患儿体内的LPL活性较低，对脂肪的利用能力受损，脂蛋白中甘油三酯分解减少，血清甘油三酯水平升高；而肿瘤细胞的快速合成对胆固醇的大量需求则导致血清总胆固醇水平下降。因此脂肪代谢紊乱是肿瘤患者脂代谢改变的一个主要特征。

5. 碳水化合物代谢异常 碳水化合物的代谢改变主要表现为胰岛素抵抗、葡萄糖耐量降低和外周组织葡萄糖利用障碍、Cori循环活性增加、葡萄糖转化增强、糖异生作用增加等。乳酸生成葡萄糖及糖异生作用增强是肿瘤患者葡萄糖转化增加的主要特征，此过程需要消耗大量能量，从而导致肿瘤患者的基础能量消耗增加。研究表明，对白血病患儿，由于胰岛被白血病细胞浸润以及糖皮质激素、左旋门冬酰胺酶等药物对胰岛结构和功能的影响，可引起胰岛功能损害及胰岛素敏感性下降，出现糖耐量受损和胰岛素抵抗等。

大部分实体肿瘤会通过糖的无氧酵解消耗葡萄糖来获得能量，同时产生大量乳酸，乳酸通过血液运送入肝脏，肝脏再将乳酸异生为葡萄糖，即Cori循环。虽然Cori循环可在短时间内提供大量能量（无氧酵解与有氧氧化产能速度之比大约是100∶1），但是此循环是一个耗能的过程，2分子乳酸异生成葡萄糖需消耗4分子ATP和2分子GTP。据报道，恶性肿瘤的Cori循环可导致高达300kcal/d的能量损失，这在营养不良的肿瘤患者中尤其值得关注。乳酸在体内的堆积也可能是肿瘤患者疲劳等症状产生的原因之一，在肿瘤患儿输注葡萄糖时会出现乳酸中毒。据报道，肝葡萄糖分解在体重减轻的肿瘤患者中可提高40%，与神经性厌食症患者的降低形成鲜明对比，这也许能部分解释许多肿瘤患儿能量消耗增加的原因。因此，肿瘤患儿碳水化合物代谢的变化可能会导致恶病质的发生。

6. 水、电解质代谢变化　晚期肿瘤患者约10%可发生水和电解质代谢失衡，如低钠血症、低钾血症、高钙血症等。高钙血症是肿瘤患者最常见的代谢异常表现之一，多发性骨髓瘤、恶性淋巴瘤患者出现高钙血症者的比例可高达20%~40%，如不采用有效的治疗可导致死亡。

7. 激素与神经递质　正常状态下，血清素、去甲肾上腺素和阿片制剂等神经递质可影响摄食和饮食的选择，当中枢神经系统的血清素活性增高时即可引起厌食。与肿瘤代谢异常有关的激素有促胃液素、血管活性肠肽、血清素、胰高血糖素、胰岛素、血管升压素、甲状旁腺素及类似物等。

8. 维生素、微量元素代谢变化

(1) 维生素：肿瘤患者血浆中抗氧化营养素如β-胡萝卜素、维生素C、维生素E等会因其代谢的变化而下降。维生素B_{12}在食管癌、胃癌患者血浆中含量降低，叶酸亦有不同程度降低。

(2) 微量元素：肿瘤患者体内存在硒、锌含量的降低，同时伴有抗氧化能力降低和细胞免疫功能的下降，胃癌患者还可检测到血钴和血锰含量下降。

（李素云　石汉平）

参考文献

[1] JIN L, ALESI GN, KANG S. Glutaminolysis as a target for cancer therapy. Oncogene, 2016, 35 (28): 3619-3625.

[2] BOROUGHS LK, DEBERARDINIS RJ. Metabolic pathways promoting cancer cell survival and growth. Nat Cell Biol, 2015, 17 (4): 351-359.

[3] SNAEBJORNSSON MT, SCHULZE A. Non-canonical functions of enzymes facilitate cross-talk between cell metabolic and regulatory pathways. Exp Mol Med, 2018, 50 (4): 34.

[4] PRIBNOW AK, ORTIZ R, BÁEZ LF, et al. Effects of malnutrition on treatment-related morbidity and survival of children with cancer in Nicaragua Allison K. Pediatr Blood Cancer, 2017, 64 (11): 1-7.

[5] KUMAR R, MARWAHA RK, BHALLA AK, et al. Protein energy malnutrition and skeletal muscle wasting in childhood acute lymphoblastic leukemia. Indian Pediatr, 2000, 37 (7): 720-726.

[6] XIONG Y, WANG L, FENG Y, et al. Flexibility in metabolism bestows tenacious viability on cancer. Life Sci, 2018, 208 (9): 20-25.

[7] 蔡威, 主编. 儿科临床营养支持. 上海: 上海交通大学出版社, 2019.

第3节　肿瘤患儿营养相关临床表现

恶性肿瘤患者在荷瘤状态及放化疗期，因疾病本身或治疗毒副作用，造成特异性代谢异常，表现为两方面：一方面为机体摄食减少，另一方面为能量消耗增加；机体蛋白质合成减少、分解加剧，瘦组织群代偿保护机制破坏，形成负氮平衡，肿瘤细胞脂质利用下降，糖依赖增强。此外，放化疗的毒副作用造成快分裂细胞，包括肠黏膜上皮细胞等高增殖组织细胞损伤，破坏肠道消化吸收与屏障功能，引发肠道微生态失衡、机体炎症反应及机体失营养状态，加剧代谢紊乱与营养不良，形成疾病循环恶化的病理过程，严重影响治疗耐受性，引发恶病质，形成以糖类、脂肪、蛋白质代谢异常为特点，快分裂细胞放化疗损伤为关键的损伤过程，具有区别于其他疾病代谢异常的特殊性。肿瘤的临床营养表现包括黏膜炎、口腔干燥、恶心和呕吐、疼痛、厌食等。

（一）黏膜炎

黏膜炎是胃肠道黏膜上皮细胞的刺激与炎症表现，从口腔到肛门的任何消化道部位都可以发生。肿瘤的放化疗会造成机体的快分裂细胞，包括消化道黏膜上皮细胞等高增殖组织细胞损伤。化疗药物会对消化道黏膜产生直接的毒性反应，引起黏膜损伤广泛发生，而放疗对消化道相应部位的黏膜上皮产生直接的破坏，依据放疗的部位不同损伤部位也不相同。临床上一般表现为黏膜的肿胀和炎症，明显的溃疡和出血。一般认为，黏膜炎与以下因素有直接和间接关系：细胞毒性作用、局部组织细胞因子增加和免疫活性改变、溃疡病变位置的细菌定植等，白血病生长因子也会引起黏膜炎。黏膜炎的其他原因包括滤过性病毒、细菌和真菌感染、辐射、干细胞移植治疗和移植抵抗。

化疗引起的黏膜炎通常发生在化疗后的5~7天，一直持续到患者免疫抑制恢复或中性粒细胞绝对计数超过500/mm^3（0.5×10^9/L）以上。黏膜炎症状会引起疼痛、咀嚼和吞咽困难，有时严重到患儿完全放弃任何食物或液体的地步，这将导致脱水的发生和急剧的体重下降。为了预防感染，口腔黏膜炎患者保持良好的口腔卫生十分重要。

（二）口腔干燥

口腔干燥，即唾液分泌减少，是头颈部放化疗的常见副作用。口腔干燥的其他原因包括脱水、消化道的慢性移植抵抗、干燥综合征（Sjögren syndrome，SS）等，用于治疗肿瘤的药物会使唾液黏稠，也会引起口腔干燥。口腔干燥的严重性与口腔不适、味觉障碍、吞咽困难和发声困难有关。如果口腔看上去或感觉不同，或者进食时的味道发生变化，极有可能发生口腔干燥。

一般情况下，当病程较短，患者能够吞咽后，口腔干燥可以很快得到缓解。口腔干燥的治疗包括使用人工唾液（唾液替代物）和/或口腔润滑剂。口腔润滑剂的形式有凝胶、含片和漱口水，无糖口香糖和酸味无糖硬糖果都可以增加口腔唾液分泌，改善口腔干燥的症状。

（三）疼痛

疼痛是肿瘤患儿最常见的症状之一，在晚期肿瘤患者中普遍存在。与黏膜炎相关的疼痛是癌症疼痛的主要来源，占到放化疗患者的40%~70%。疼痛本身可以严重影响到患儿的食欲和摄食量，疼痛的局部治疗药物如硫糖铝、制霉菌素和克霉唑，在治疗疼痛和感染的同时，可能会引起味觉改变。阿片类止痛药物的应用，则可引起胃肠道平滑肌痉挛，引起胃排空延迟、腺体分泌减少以及中枢神经系统抑制，导致胃肠道运动不足、消化功能紊乱。

（四）食欲减退和厌食

食欲减退和厌食是肿瘤患者常见的临床表现，是引起肿瘤患者营养不良的主要因素之一，是众多肿瘤患者的共同主诉，有至少33%~75%的恶性肿瘤患者有食欲减退或厌食表现，其中，进展期肿瘤患者约占80%。据估计，肿瘤患者厌食的发病率约为已诊断患者的50%，然而确切的发病率尚不明确。

与食欲减退和厌食相关的因素很多，消化系统疾病、肿瘤及肿瘤治疗相关因素和精神心理因素为主要原因。发病机制包括中枢进食调控机制紊乱、循环细胞因子作用、精神心理因素（如沮丧）、肿瘤治疗（如手术、放疗、化疗等）引起的机体强烈不适以及对消化系统功能的不良影响等。而麻醉性镇痛剂（吗啡、可待因、芬太尼）通常在治疗的开始阶段会引起急性恶心、呕吐，从而影响到食欲和摄食。

慢性厌食和摄入减少导致体重减轻，加剧癌症恶病质的发展。总的来说，大部分实质肿瘤，都会有厌食和恶病质的发生。锻炼可以帮助增加食欲、缓解疲乏、预防肌肉萎缩，营养治疗也对某些患者的厌食治疗有帮助，但是许多患者由于诸多原因不能增加锻炼，包括极度疲乏、严重的血小板减少症（血小板计数<20×10^9/L）、严重的免疫抑制等，而治疗的副作用（如恶心、呕吐或腹泻）也会影响到营养治疗的实施及实施效果。

（五）恶心、呕吐

恶心/呕吐是肿瘤治疗中最常见的副作用之一，其病因复杂，包括化疗、放疗、麻醉性镇痛药、气味（包括食物的气味和香水）以及胃排空延迟等。按其发病机制可分为中枢性和局部两种，中枢性呕吐多由颅内肿瘤、副肿瘤综合征或颅内继发性感染、肿瘤治疗、精神因素等所致；局部原因则包括消化系统及腹腔受累、膈肌受累、肿瘤及肿瘤治疗对咽部的刺激等，深入了解恶心、呕吐的原因和机制对治疗有帮助。

到目前为止，导致肿瘤患者恶心、呕吐最常见的原因是化疗，即化疗所致恶心呕吐反应（chemotherapy induced nausea and vomiting，CINV）。与化疗有关的恶心呕吐可以分为急性恶心呕吐、延迟型恶心呕吐或提前型恶心呕吐。急性恶心呕吐发生在化疗进行的24小时内，化疗药物中致吐最严重的有顺铂、甲氨蝶呤、多柔比星和环磷酰胺等。延迟型恶心呕吐常在使用顺铂、卡铂、环磷酰胺或多柔比星后出现，通常发生在化疗24小时后，可能会持续一周。提前型恶心呕吐常发生在化疗前，有时也会在化疗中或化疗后出现，这类恶心呕吐通常是由预防不足和/或首次化疗中恶心呕吐控制不佳引起的，这在儿科患者中十分常见。与放疗（radiation therapy，RT）相关的恶心呕吐取决于辐照部位。几乎100%的骨髓移植患者在接受全身辐照（total body irradiation，TBI）时都会出现呕吐，而只接受颅骨辐照的患者出现呕吐的风险较低（约10%~30%）。在中上腹部RT后的1~2小时，也会引起恶心、呕吐，并且持续数小时。

恶心、呕吐的另一个常见原因是使用麻醉性镇痛剂(吗啡、可待因、芬太尼),通常这些药物在治疗的开始阶段会引起急性恶心呕吐,长期使用后自行缓解。其他引起恶心、呕吐的药物包括抗生素、地高辛和抗胆碱药物等。评估患者过早饱腹的症状也十分重要,延迟性胃排空会导致恶心、呕吐,这种情况下,少食多餐、同时服用胃动力药物可能有助于症状的控制。

(六)腹胀、腹泻和便秘

1. 腹泻 肿瘤放化疗引起的肠黏膜上皮细胞的坏死、脱落和炎症,会破坏肠道的消化吸收与屏障功能,引发肠道微生态失衡、机体炎症反应,导致腹泻的发生。易致腹泻的化疗药物主要有伊立替康、氟尿嘧啶等。在胃肠道中,抗肿瘤药尤其是抗代谢药(如5-氟尿嘧啶),能够抑制隐窝细胞有丝分裂的快速增殖,导致不成熟隐窝细胞的数量增长不成比例。另外,抗生素相关性腹泻也是肿瘤患者腹泻的一个重要原因,抗生素可直接引起肠黏膜损伤,同时还可引起肠道菌群失调损伤肠屏障功能,导致肠功能紊乱,引起或加剧腹泻。

2. 便秘 肿瘤相关性便秘是恶性肿瘤患者较常见的症状之一,严重影响到肿瘤的治疗预期和患儿的生活质量。便秘可由腹腔、盆腔原发或转移性肿瘤导致的肠管阻塞或肠管压迫引起,也可由手术、放化疗、止疼药物等引起。化疗期间便秘的发生率可达71.6%,特别是长春新碱、紫杉醇、阿糖胞苷等具有神经毒的药物,可通过影响自主神经功能而引起便秘,为预防和治疗恶心、呕吐而使用的5-羟色胺受体拮抗剂,也是引起便秘的原因之一。

疼痛是肿瘤患儿最常见的症状之一,而阿片类止痛药物引起的便秘,可高达90%~100%。阿片类止痛药物可引起胃肠道平滑肌痉挛,导致胃排空延迟、腺体分泌减少以及中枢神经系统抑制,排便反应迟钝,粪便硬结。另外,食欲低下、进食量不足,组织、器官的蛋白质消耗、营养不良等导致的脏器功能减退、肠道运动功能减弱等,也会引起排便不足,导致便秘。

3. 腹胀 腹胀(abdominal distention)是肿瘤患者常见的消化系统症状,原因主要有胃肠道胀气、腹水、腹部肿瘤等。肿瘤相关的腹胀与多种因素有关,包括肿瘤因素、治疗因素、营养因素等。①肿瘤占位:腹腔、盆腔或肠管占位导致肠管狭窄、受压和脊髓神经受压等;②胃肠积气或积液:电解质紊乱如低钾血症等引起的胃肠道积气、吞入气体过多、胃及肠道菌群紊乱导致胃及肠道内食物异常发酵产生大量气体等;③消化系统功能下降:如放化疗所致的黏膜损伤、肠道菌群紊乱、营养不良所致的消化酶合成不足等;④胃肠道运动功能障碍:如胃肠道神经调节机制障碍、胃肠道缺血、内脏器官包括胃肠道的蛋白消耗等,导致的胃动力不足、胃壁顺应性下降、胃肠运动功能失调等;⑤胃肠激素和肽类分泌异常。

肿瘤相关腹胀是多因素综合作用的结果,可由肿瘤自身引起,也可由肿瘤治疗相关因素导致,其中消化功能降低和胃肠神经调节机制障碍导致的消化功能紊乱是肿瘤相关腹胀的主要发病机制。

(七)疲劳

癌症相关性疲劳(cancer-related fatigue,CRF)是肿瘤患者常见症状之一。据报道,60%~96%的成年肿瘤患者在治疗期间和/或治疗后有疲劳主诉,30%的无病生存者报告治疗完成后仍会有疲劳症状,但对于婴幼儿或儿童患者,受限于表达能力,疲劳的发病率并不确定,但应该并不会比成年患者更低。癌症相关性疲劳与正常人的疲劳相比,发生快、程度重、影响持久、表现多样,难以通过休息来缓解,临床上表现为非特异性的无力、虚弱、嗜睡、记忆减退、情绪低落等,在疾病确诊时或确诊前即可发生,且随疾病发展而日益普遍。

CRF的病理生理学机制目前尚没有完全明确,肌肉代谢产物在肌肉中的异常堆积、肿瘤细胞能量代谢过程中乳酸的大量增加、肿瘤细胞产生的细胞因子抑制素对机体细胞正常代谢的抑制作用以及神经肌肉功能、三磷酸腺苷(ATP)合成、5-羟色胺调节、迷走神经传入冲动等的异常改变,均可能在CRF的发生中起作用。另外,肿瘤细胞坏死产物的分解以及肿瘤细胞的快速增殖等对能量的掠夺式消耗,也是患者更易感到疲劳的原因,而由肿瘤进展及肿瘤治疗引起的饮食摄入不足和消化功能受限导致的营养利用障碍,也加重了疲劳的程度或促进了疲劳的发生。

(八)味觉障碍和吞咽困难

"肉是苦的""我的早餐味道与以前不同了",这些常见的抱怨可能与肿瘤患者的另一种典型营养问题——味觉障碍有关,甚至在肿瘤被诊断前,某些肿瘤就已经引起味觉改变。许多化疗药物,尤其是顺铂,以及头颈部放疗,都会引起味觉障碍。味觉障碍包括出现金属味(通常是因为化疗药物顺铂)、无味、偏爱某种味道(尤其是甜食)或讨厌某些过去喜欢的食物。味觉障碍会对患者摄取充分营养的能力产生深刻影响。

吞咽困难也是肿瘤患者常见的一种临床症状，10%~20% 的肿瘤患者会出现吞咽困难，几乎所有的头颈部肿瘤患者都存在吞咽困难，是间接导致死亡的主要症状之一。吞咽困难常见的病因有口咽部肿瘤、头面部放疗等。

(九) 过早饱腹

过早饱腹(early satiety，ES)的症状主要是胃排空延迟导致的。过早饱腹的肿瘤患者应该少食多餐，饮食营养丰富。饮品也应含有营养素，在两餐之间摄入而不是随餐服用，这样不会增加饱腹感。应避免新鲜蔬菜，如蔬菜沙拉，和其他高纤维素食物。促胃动力药对增加胃排空有用，如甲氧氯普胺是一种选择性刺激胃排空的药物，对治疗过早饱腹有用。甲氧氯普胺的潜在副作用是腹泻，因此，不能用于已经有腹泻风险的患者。

(十) 癌症恶病质

随着肿瘤负荷的增加，会相继出现一组以脂肪组织和瘦体组织丢失为特征的进行性营养状态恶化的综合征，称为恶病质(cachexia)。恶病质是恶性肿瘤晚期患者全身衰竭的表现，常导致患者内脏和躯体蛋白质消耗，机体组织结构和器官功能损害，机体免疫功能受损或减弱。临床表现为厌食、乏力(无力完成日常活动)、进行性体重下降、贫血、低蛋白血症、高乳酸血症、高脂血症等。癌症恶病质在老人和儿童患者中尤为常见，在进行性和转移性儿童肿瘤患者中的发生率高达 40%，占直接死亡原因的 20% 左右。

目前为止，癌症恶病质的病因尚不明确，但大多数研究倾向于癌症恶病质与厌食引起的摄入减少、营养物质的代谢异常、细胞因子的综合作用、肿瘤治疗的毒副作用等有关。这些代谢变化的部分原因包括循环 C 反应蛋白、纤维蛋白原、白细胞和促炎细胞因子(如 IL-1、IL-6、TNF-α)等水平上升。一些动物实验中，在没有厌食的情况下也会发生恶病质，这可能是由化学药物的刺激或肿瘤代谢造成的，包括胰岛素、胰岛素生长因子、生长激素、胰高血糖素、糖皮质激素、酮体、精氨酸、β 受体激动剂、前列腺素、干扰素、白介素、肿瘤坏死因子和引起蛋白质水解的糖蛋白等。

另外，味觉和嗅觉改变、心理因素、无止境的疼痛、治疗副作用、黏膜损伤导致的营养摄入和利用不足等，都会在恶病质的发展中发挥重要作用。此外，化疗、放疗和手术都会使已经异常的代谢环境进一步恶化。恶病质的营养治疗包含在厌食 - 恶病质综合征的治疗中，标准方法包括肠内和肠外营养治疗等。

(李素云　石汉平)

参考文献

[1] BARR RD. Nutritional status in children with cancer: Before, during and after therapy. Indian J Cancer, 2015, 52 (2): 173-175.

[2] HARTMAN A, WINKEL ML, BEEK RD, et al. A randomized trial investigating an exercise program to prevent reduction of bone mineral density and impairment of motor performance during treatment for childhood acute lymphoblastic leukemia. Pediatric Blood and Cancer, 2009, 53 (1): 64-71.

[3] LOUMAYE A, THISSEN JP. Biomarkers of cancer cachexia. Clin Biochem, 2017, 50 (18): 1281-1288.

[4] SMITH DE, STEVENS MC, BOOTH IW. Malnutrition at diagnosis of malignancy in childhood: common but mostly missed. Eur J Pediatr, 1991, 150: 318-322.

[5] MHAISSEN MN, RODRIGUEZ A, GU Z, et al. Epidemiology of diarrheal illness in pediatric oncology patients. J Pediatric Infect Dis Soc, 2017, 6 (3): 275-280.

第 4 节　抗肿瘤治疗对营养的影响

一、临床治疗对营养的影响

恶性肿瘤的治疗多采用综合性措施，包括手术、放射治疗、化学治疗和免疫治疗等。因肿瘤类型和部位的差别，不同的治疗方法对肿瘤周围组织、器官和营养状况造成的影响亦不同。每个患者的治疗类型取决于诸多因素，包括肿瘤位置、肿瘤大小和患者的健康状况。一般来说，大部分肿瘤细胞在治疗期间不会进行复制，但是幸存下来的癌细胞还会继续发展成肿瘤。理解肿瘤的治疗及治疗路径对机体产生的影响，对营养治疗计划的制订和落实十分关键，治疗计划的程度和类型取决于对患者营养状况的潜在不利影响，只有对每位患者按个体存在的治疗问题和营养问题区别处理，才能达到预期效果。

(一) 手术对营养的影响

一般认为，手术治疗有首要治疗、辅助治疗、联合治疗、挽救治疗或姑息治疗。首要治疗指的是手术是患者能接受的唯一治疗方式，比如手术切除小肿瘤；辅助治疗包括化疗减小(减瘤)治疗，如除了手术切除肿瘤，还接受化疗来减小肿瘤的大小/体积；联合治疗指的是手术切除之后，再接受其他的治疗方法，如放疗和化疗；挽救治疗涉及接受大范围手术来治疗局部复发；姑息手术用于减轻疾病和/或与治疗有关的症状，不能治愈肿瘤。

手术治疗前的禁食、术后的进食受限、创伤造成的应激反应、肿瘤切除导致的脏器功能障碍等一系列原因，都会不同程度地对患者的胃肠道功能及营养物质的摄取和利用造成影响。同时，已经存在的营养不良会大大增加手术风险，易发生伤口愈合延迟、感染机会增加、肠道功能恢复延迟等，这些因素都会降低肿瘤的治疗效果。故就围手术期的恶性肿瘤患者而言，术前营养治疗的目的在于改善患者的营养状况，提高对手术创伤的耐受能力，提供术中代谢保护和术后代谢恢复，减少或避免并发症，有效降低死亡率。目前认为，严重营养不良者、需要进行大手术的营养不良患者是术前营养治疗的主要适应证，术前持续 7~10 天的营养治疗，会大大改善术后患者的肠道保护和代谢恢复。

一般围手术期患者营养治疗方式是由肠内营养逐渐过渡到肠外营养，术后再由肠外营养过渡到肠内营养。相比肠外营养，肠内营养更符合机体生理状态，也更有利于肠道功能的尽快恢复，肠外营养仅限于肠内营养不能实施或不能满足机体需要的情况下应用，长期应用对肝、肾功能有损害。

(二) 化疗对营养的影响

化疗药物可以杀灭大部分正在持续复制的肿瘤细胞，对许多常见的处于分裂期的肿瘤细胞都有效。在肿瘤的化学治疗中，化疗药物很少单一应用，常同其他药物联合，以降低药物抵抗的发生率，增强药物的附加或协同效果，减少潜在的整体毒性或至少减少对某一器官的毒性损害。辅助化疗对消灭残余肿瘤细胞或转移的肿瘤细胞有理论上的优势，因此能够改善患儿的生存率。新辅助化疗可以将较大肿瘤缩小到能够切除的大小。

但是，因为化疗会使机体的所有细胞都暴露在药物的毒副作用下，因此会影响到几乎整个身体系统的正常功能，尤其对机体的快分裂细胞，包括髓细胞(红细胞、白细胞和血小板)、胃肠道黏膜上皮细胞和毛囊细胞等高增殖组织细胞造成明显的损害。最常见的毒副作用涉及中性粒细胞减少、血小板降低、贫血、腹泻、黏膜炎、脱发等。某些化疗药物还会引起心脏毒性、神经毒性和肾毒性。因此，大部分化疗药物首要影响的就是胃肠道功能，这也是大部分化疗患者出现恶心、呕吐和其他胃肠道问题的主要原因。同时，化疗过程中，许多抗肿瘤药物都可刺激化学感受器的触发区，导致中枢性的恶心、呕吐，这些结果均可导致或加剧营养物质的摄取及吸收减少。研究表明，有体重下降的化疗患者与没有体重下降的化疗患者相比，前者的生存时间明显缩短。因此，营养治疗对于多数需要化疗并伴有营养不良的肿瘤患者而言非常重要。

(三) 放疗对营养的影响

放疗对营养的影响与放疗的照射部位有关。放疗可通过对胃肠道产生损伤而影响患者的营养摄入和营养状态，而营养不良又会使患者对放疗药物的降解和排泄形成障碍。放疗的骨髓抑制作用，可使患者出现贫血、血小板减少和白细胞下降，导致患者免疫功能受损，使感染机会增加，对治疗的耐受性下降；接受头颈部、腹部等部位放疗的患者，可出现放射性口腔黏膜炎、放射性肠炎、放射性食管炎等消化道黏膜的炎症反应、溃疡形成、疼痛、味觉改变、吞咽困难等，导致患者不能顺利进食、消化吸收功能障碍和肠道菌群失调等。患者营养状况与放疗损伤的严重程度、放疗的种类及放射剂量、照射野尺寸及组织被照射量、治疗持续时间等有关。

(四) 其他治疗对营养的影响

骨髓移植患者的免疫抑制和排斥反应是患儿营养面对的最大问题和挑战。另外，骨髓移植常见的营养相关不良反应还包括机体内抗氧化物质的耗竭和正常免疫系统受到的摧毁性打击。一方面，在药物预处理期患儿接受高剂量化疗药物的冲击，使疾病得到缓解的同时，也会引起严重的过氧化反应，短期内释放大量氧自由基，引起抗氧化反应的级联放大并产生严重的过氧化损伤，导致机体抗氧化物质的耗竭和机体抗氧化体系的崩溃，成为治疗副作用产生的重要基础；另一方面，免疫抑制又使患儿处于更加危险的状态。这些问题都对患儿的营养状态况造成严重的影响，并对营养治疗构成巨大的挑战。

文献报道的营养底物包括谷氨酰胺、精氨酸与ω-3 脂肪酸等，有关这些营养底物在肿瘤治疗中的有效性目前仍有争议，但已有临床资料证明谷氨酰胺对骨髓移植患者及危重患者有效。有临床随机试验证明，骨髓移植患者术后早期给予含谷氨酰胺的肠外营养配方，能够降低患者的感染发生率，缩短住院天数。

二、营养治疗对肿瘤患儿营养状态的影响

营养基因组学和以厌食 - 恶病质为基础的生物学领域的研究发现，肿瘤治疗期间，由于许多治疗方法会显著影响患者的营养状况，因此密切关注饮食和营养十分重要，获取充足的能量、蛋白质、液体、维生素和矿物质，预防营养不良，可以改善手术和 / 或药物治疗患者的生活质量。

营养不良可能来自肿瘤本身，也可能来自医学治疗如手术、化疗和 / 或放疗等。肿瘤本身导致的代谢改变会引起严重厌食以及普通的营养干预难以纠正的恶病质等，如果没有及时治疗，很可能引起营养不良。而如前所述，肿瘤治疗的患者会出现恶心、呕吐、过早饱腹、味觉障碍、腹泻或便秘、黏膜炎症、口腔干燥、体重减轻、贫血等，所有这些副作用都会使患儿的营养摄入受限和食物的消化吸收及利用功能障碍而面临营养风险；另一方面，与消化道功能状态不相匹配的营养治疗或饮食摄入，也可能会成为这些治疗副作用的辅助因素，进一步加剧这些不良损害。事实证明，对于肿瘤患者，一旦发生营养不良，想要纠正十分困难，因此肿瘤患者营养治疗的主要目标是预防营养不良。然而，对肿瘤的慢性消耗性特质而言，在短期内达到机体各组成部分的明显恢复很难。因此，有些急需处理的问题，如维生素和矿物质的缺乏，贫血，水、电解质失衡等问题，应在短期内快速予以纠正，以降低对生命和治疗的威胁程度，而营养不良的改善和纠正则是一个相对漫长的过程。

营养治疗恰当与否主要依靠对发生营养不良的高风险患儿进行严密的营养筛查和营养评估，与营养相关的副作用的确定和治疗能够稳定或纠正 50%~88% 肿瘤患儿体重减轻或体重增长不良的状况。通过系统的方法来评估患儿的营养失衡和营养不良，可以做出早期鉴别，指出与营养相关的问题（营养诊断），并建立逻辑清晰的营养干预路径。

（一）营养治疗对改善肿瘤患者营养状况的意义

20 世纪 60 年代以来，营养治疗作为改善肿瘤患者营养不良的一种手段得到广泛应用，并作为肿瘤患者主要的监测治疗项目之一，显著提高了恶性肿瘤患者的治疗效果及生存质量。

对中、晚期恶性肿瘤患者来说，除营养不良外，还同时伴有显著的免疫功能低下，如自然杀伤细胞（natural killer cell，NK）活性降低和辅助性 T 细胞（helper T cell，Th 细胞）水平低下，而抑制性 T 细胞（Suppressor T cell，Ts 细胞）水平则高于正常人。研究证实，术后早期肠内营养治疗能够较好地维持胃肠道黏膜结构和屏障功能的完整，有助于调节肠道菌群、防止肠道细菌易位和肠源性感染。而精氨酸、ω-3 脂肪酸和核糖核酸等免疫营养素，在改善癌性恶病质、增强免疫功能、提高抗侵袭治疗效果等方面，也已在部分术后早期接受肠内营养治疗的胃肠道肿瘤患者中得到证实。

恶性肿瘤患儿继厌食后，会逐渐出现无意识的体重下降或体重增长不良，直至出现明显的营养不良和恶病质，因此对儿童肿瘤患者，无论是手术治疗，还是放、化疗等，营养治疗都非常必要。

困扰人们的有关营养治疗与肿瘤化疗间的关系涉及两个方面，一是营养治疗能否改善化学药物的毒性反应；二是营养治疗能否增强肿瘤细胞对化学药物的应答反应。因为化疗对肿瘤患者的副作用除药物因素外，更存在个体差异，化疗药物对胃肠道和造血系统的副作用在不同个体中的反应也存在轻重之别，因此要客观地评价营养治疗与化疗的关系，确有一定难度。但是，肿瘤患者在化疗时应用营养治疗的目的仍然不仅是补充或提供足够的营养底物，预防或纠正可能出现或已经存在的营养不良，使患者有耐力承受完整的化疗过程；更重要的是，希望通过合理的营养治疗，能够有效对抗化疗药物对机体的损伤，减轻化疗药物的毒性作用以及增强机体在毒性损伤基础上的修复能力。因此从这个角度来说，合适的营养制剂的选择和营养治疗方案的制订很重要，化疗早期即给予相应的营养干预也很重要。

综上所述，根据患儿营养不良程度和恶性肿瘤预后，参考综合的抗肿瘤治疗强度和疗效，确定营养治疗方案和营养治疗途径，为患儿提供适当、充足的营养，以改善营养状况，增强免疫功能，提高患儿对手术及放化疗的耐受力，对于改善肿瘤患儿的预后及生存质量有重大意义。

（二）营养评估

营养状况评估既是肿瘤患儿病情评估和治疗的重要组成部分，也是评价儿童生长发育的主要步骤。

对患者进行早期、动态的营养评估并做出客观评价，以确定营养供给标准和补给方式，保持临床医生和营养师的良好沟通，共同制订营养康复计划非常重要。完整的营养评估应该包括摄入量评估、体格检查、生化指标、身长/身高、体重、头围等及体成分构成分析。疾病发展和治疗可出现营养失衡，甚至影响到儿童的生长发育。因此，对肿瘤患儿进行营养评估是识别和诊断营养不良或营养不良风险的重要手段，对肿瘤患儿应在初诊时即开展营养评估，建立营养档案，并贯穿肿瘤治疗的全过程。

1. 婴幼儿患者的营养不良风险的评估标准 ①在过去1个月中，与患病前体重比较，幼儿及儿童患者总体重减轻≥5%，婴儿患者≥2%；②年龄别体重<第5百分位数或>第85百分位数；③年龄别身高<第10百分位数；④身高别体重<第10百分位数或>第90百分位数；⑤体重小于理想身高-体重的第90百分位数；⑥经口进食量低于评估需要量的80%；⑦无经口进食或经口进食差≥3天；⑧患侵袭性肿瘤的患儿接受大剂量化疗或联合治疗。

2. 因为影响肿瘤患儿营养状况的因素多而复杂，所以根据评估项目建立一份全面的营养评估检查数据并进行定期的随访和监测很重要，包括人体测量、生化数据、医学体检、营养体检、治疗/替代药物、食物/营养相关史。

(1) 医疗相关的病史，包括手术史、医疗化验和治疗程序，以及胃肠道相关的病史和症状，包括吸收不良、消化不良相关症状和表现等情况。

(2) 药物使用情况，包括目前使用的和曾经使用过的化疗药物、抗菌药物、镇痛药物等药物史，以及对营养状况可能的、潜在的或已经发生的影响等。

(3) 体格检查和人体学评估：对于肿瘤患儿，营养干预和治疗的目的，一方面要尽量预防或减轻治疗对身体产生的不良影响，另一方面还要尽可能保证患儿正常的生长发育，因此，营养合理的最佳体现即是患儿的生长发育适度。

生长发育评估通常采用人体测量指标。因为准确的生长发育评估有赖于精确的人体测量指标，因此在最初的营养评估中，应对身长/身高、体重、头围(≤3岁)等进行精确测量。通常采用上述指标与该指标的参考曲线和表格对比的方法来评估年龄别生长发育状况，通过对相应指标的动态监测并绘制生长曲线对生长趋势和程度进行监测，通过测量生长速率并与参考生长速率对比，评估年龄别生长速率是否正常。详细的身长/身高和体重史包括近1个月、3个月或与疾病诊断和治疗相伴随的更长一段时间的身长/身高、体重和体重变化。

体重改变可能与以下某种或多种因素有关：厌食、沮丧、手术、焦虑、恶心、呕吐、味觉改变、口腔干燥、腹泻或便秘等。如果有水肿(骶骨部水肿、足骨部水肿、腹水等)，应做好记录，评估当前体重时应予以考虑，所有的体重变化都应该考虑患儿当时的状况。

(4) 实验室检测指标：营养缺乏在出现临床症状前，往往先有生理和生化改变。因此，血液学和生化检查是发现患儿营养不良和营养储备低下，早期掌握营养储备失调的重要指征。营养评价中常用的实验室检测指标主要包括蛋白质代谢检测和免疫系统功能检测。

血浆蛋白包括白蛋白、前白蛋白、转铁蛋白和维生素A结合蛋白等的检测。血清白蛋白、前白蛋白和转铁蛋白是营养评估过程中最常用的监测项目和评估指标，可用于确定内脏蛋白营养状况。

因为血清白蛋白半衰期长(约20天)，在身体中占比较大，所以在营养的快速变化中相对敏感。血清白蛋白水平受许多因素影响，包括血容量变化(如准备化疗时静脉内注射的液体；恶心、呕吐、腹泻、黏膜炎继发的脱水等)、消化道出血、严重腹泻、肝肾功能异常改变、失血(如手术或创伤)和放化疗等。血清白蛋白可以帮助确定病情最重的患儿，并提示出现严重营养缺乏的风险。

血清前白蛋白的生物半衰期较短，约为1.9天，常用于评估短期蛋白质营养状况和营养干预的效果。白蛋白、前白蛋白或转铁蛋白水平下降的患儿，由于消化功能下降等因素的影响，很少能够摄入满足能量和营养需求的饮食量，因此，可能需要肠内或肠外营养治疗补充。

氮平衡与氮利用率则通过测定摄入氮量与排出氮量来评价人体蛋白质营养状况(1g蛋白质含氮160mg)。恶性肿瘤患者常因氮摄入不足、氮丢失增加以及肿瘤生长消耗等因素的影响而处于负氮平衡，有效的营养治疗应能够迅速改善患者负氮平衡。测定氮平衡与氮利用率可以精确了解患儿的蛋白质营养状况、蛋白质消耗状况以及蛋白质需要水平等。

其他生化指标包括总淋巴细胞计数、迟发型变态反应试验以及血糖、甘油三酯、尿素、肌酐、ALT、AST、ALP、胆红素等。另外，血清维生素A、维生素

B_1、维生素 B_2、维生素 C 等含量也需要监测。

(5) 膳食摄入评估：膳食摄入评估应包括食物和 / 或配方食品的类型和数量，喂养及饮食习惯、喂养问题和技巧，过敏和偏好 / 厌恶的食物、敏感或不耐受的食物等，以及与治疗计划有关的食物及摄取，膳食补充剂、甜味饮料及其他零食，植物性药物和 / 或补充疗法等。采用 3~5 天饮食记录法详细记录患儿的饮食摄入量或喂养量，以更好地量化评估饮食摄入量，识别营养摄入不足和营养失衡非常重要。

(三) 临床评估

在确定营养治疗计划前，有必要对患儿的临床症状与之前的治疗进行深入评估。一份完整的体检包括是否有水肿、腹水、双颞部和其他部位肌肉萎缩(尤其是四肢)等。胃肠道评估包括确认是否有厌食史、食欲改变、恶心、呕吐、腹泻、便秘、腹痛、腹胀、过早饱腹、口腔溃疡或味觉障碍。为了确定患儿的咀嚼能力，应对患儿做完整的口腔评估，包括对他们的牙齿、牙床和舌头做出评价。

根据最初的评估，回顾患儿最新的膳食摄入对以下几方面很重要：①确定患儿能够耐受何种食物；②正在接受哪种特殊的饮食，包括替代饮食、中药疗法、补充维生素或其他营养物质。许多患儿在确诊后寻求补充替代疗法，因为一些疗法营养不足，并对传统治疗造成干扰，同时对人体有害，所以获取有关替代疗法和特殊补充剂的详细信息、评估替代疗法是否会引起潜在伤害非常重要。

三、确定营养需要

充足的能量供给对维持当前体重和 / 或预防与治疗疾病有关的体重丢失十分必要。肿瘤患儿的营养需求因个体需要、疾病活动度、临床治疗方式等的不同而不同。但是到目前为止，对儿童肿瘤患者尚没有确切的能量计算公式，可以参考正常儿童能量需要量并根据个体情况、疾病和治疗因素等确定和调整。与正常对照比较，接受大强度治疗的儿童一般不活跃，需要的能量相对较少。但是，在感染或其他压力下，可能需要额外的能量补充。对肿瘤患儿的蛋白质需求量尚不十分清楚，一般认为存在显著代谢压力或蛋白质丢失增加的患儿，对蛋白质的需求可能增加。对创伤患儿，蛋白质需求量可能会翻倍，氮平衡试验可以更加精准地确定患儿确切的蛋白质需要量，但是，当患儿存在消化不良或消化功能受损时，氮平衡试验的结果并不能完全代表机体氮的平衡状态。

维生素和矿物质在物质代谢过程中扮演着重要角色。但是，因为肿瘤的直接影响、细胞因子的作用、感染、化疗、放疗或食物摄入不足等，肿瘤患者较易发生维生素和矿物质缺乏。因为，关于患儿精确的微量营养素需求的文献记录很少，所以尚没有确定的肿瘤患儿微量营养素需求标准，每天补充<150% 参考摄入量(dietary reference intakes，DRIs)的复合维生素和矿物质，对大多数正在接受化疗和 / 或放疗的患者都是有益的。如果存在经口摄入不足或呕吐、腹泻、消化不良等因素，推荐使用单一或多种维生素或维生素 - 矿物质补充剂。如果存在感染、应激或能量需求增加等情况，则应在上述标准基础上考虑补充复合维生素。但是一般认为，接受甲氨蝶呤治疗的患儿不应额外补充叶酸。与化疗相关的矿物质损耗和缺乏在儿童肿瘤患者中很常见，易受到影响的矿物质包括钙、磷、镁、钾、锌等，因此在治疗过程中，监测血清电解质情况非常必要，给予足量的液体很重要。

能量及宏量营养素确定参考标准：2002 年，美国医学研究所公布了根据双标水法测量所得的婴儿和儿童的估计能量需要量(estimated energy requirement，EER)，评估公式见表 5-37-1，其中久坐水平反映的是基础代谢率(basal metabolic rate，BMR)、食物的生热效应(the thermic effect of food，TEF)和维持最小生活活动的最小活动量，以 1.55km/h 的速度走路约 120min/d、230min/d、400min/d，分别等同于低、中、高活动水平。

表 5-37-1　估计能量需要量(EER)

年龄(性别)	能量计算公式
0~3 个月	[89× 体重(kg)−100]+175kcal
4~6 个月	[89× 体重(kg)−100]+56kcal
7~12 个月	[89× 体重(kg)−100]+22kcal
13~36 个月	[89× 体重(kg)−100]+20kcal

续表

年龄(性别)	能量计算公式
4~8岁(男)	88.5-[61.9×年龄(岁)]+PA×[26.7×体重(kg)+903×身高(m)]+20kcal
4~8岁(女)	135.3-[30.8×年龄(岁)]+PA×[10.0×体重(kg)+934×身高(m)]+20kcal
9~18岁(男)	88.5-[61.9×年龄(岁)]+PA×[26.7×体重(kg)+903×身高(m)]+25kcal
9~18岁(女)	135.3-[30.8×年龄(岁)]+PA×[10.0×体重(kg)+934×身高(m)]+25kcal

注:EER.估计能量需要量,EER=总能量消耗+能量沉积;PA.体力活动系数。3~8岁男孩,久坐不动PA=1.0,低活动水平PA=1.13,中活动水平(活跃)PA=1.26,高中活动水平(很活跃)PA=1.42;3~8岁女孩,久坐不动PA=1.0,低活动水平PA=1.16,中活动水平(活跃)PA=1.31,高中活动水平(很活跃)PA=1.56。

按照中国营养学会建议,我国正常婴幼儿和儿童青少年的能量及蛋白质需求量如下。

新生儿:能量需要量120kcal/kg,蛋白质需要量2.5g/kg,脂肪热量比45%。

3~6个月:能量需要量100kcal/kg,蛋白质需要量2.2g/kg,脂肪热量比45%。

6~9个月:能量需要量95kcal/kg,蛋白质需要量2.0g/kg,脂肪热量比30%~50%。

9~12个月:能量需要量100kcal/kg,蛋白质需要量2.5g/kg,脂肪热量比30%~50%。

1~3岁:能量需要量约1 250kcal/d,蛋白质、脂肪、碳水化合物所占热量比分别为10%~15%、30%~35%、50%~55%。蛋白质需要量1~2岁为25g/d,2~3岁为30g/d。

4~6岁:能量需要量,男童为1 300~1 600kcal/d,女童为1 250~1 450kcal/d,蛋白质、脂肪、碳水化合物所占热量比分别为10%~15%、30%~35%、50%~55%,蛋白质需要量30~35g/d、优质蛋白应占总蛋白质供给量的1/2~2/3以上。

7~10岁:能量需要量,男孩为1 700~2 100kcal/d,女孩为1 550~1 900kcal/d,蛋白质、脂肪、碳水化合物所占热量比分别为10%~15%、30%~35%、50%~55%,蛋白质需要量30~35g/d、优质蛋白应占总蛋白质供给量的1/2~2/3以上。

11~12岁:能量需要量,男孩为2 300kcal/d,女孩为2 100kcal/d,蛋白质、脂肪、碳水化合物所占热量比分别为10%~15%、30%~35%、50%~55%,蛋白质需要量30~35g/d、优质蛋白应占总蛋白质供给量的1/2~2/3以上。

对肿瘤患儿的能量及宏量营养素的需要,可在上述标准基础上,根据身体测量指标和实验室检测指标等的动态变化适当调整。

四、营养治疗原则

在肿瘤学营养领域,营养治疗的使用以及如何应用仍存争议。进行深入的营养评估、确定患者是否需要接受营养治疗十分关键。“只要胃肠有功能,就使用肠内营养”的原则也适用于肿瘤患儿。根据营养入径的不同,营养治疗方式可分为肠内营养治疗和肠外营养治疗,营养治疗有效与否往往与患儿的个体情况、治疗是否及时以及营养制剂的选择等诸多因素有关,在临床实施过程中,应把握以下原则。

1. 早期评价患儿的营养状况和免疫功能,此举可早期发现营养不良风险和营养储备减低,有利于可能出现营养不良的高危患儿。这类患儿在整个抗肿瘤治疗过程中均应接受营养治疗并对治疗效果进行动态评价。

2. 对于伴有轻度-中度厌食和/或味觉改变的患儿,在治疗过程中,应根据患儿对食物的喜好制订食谱,需要口服肠内营养治疗的患儿,可根据患儿对口味的喜好和耐受,在营养液内加入可接受的调味剂,以增加摄入量。

3. 胃肠道功能明显下降或受损以及伴白细胞减少也是营养治疗的指征。

4. 肿瘤患儿的肠内和肠外营养治疗方案基本同非肿瘤的营养不良患儿,但应考虑并兼顾到各种抗肿瘤治疗所引起的问题,包括对器官功能状态的评价。

5. 体重丢失<5%或无体重丢失但需接受较大手术的患儿,术后应常规补液和补充电解质。但除非出现严重并发症或7~10日内肠内营养不能恢复,否则不建议常规肠外营养。体重丢失达15%~20%者,继发营养不良及相关并发症的危险会显著增加,

围手术期应给予肠内或肠外营养治疗。

6. 因手术、放疗或化疗等综合治疗所引起的消化功能不全，但无肿瘤残存的患儿，通过适当的肠内或肠外营养治疗能够改善生活质量，提高临床治疗效果。

常规的肠内营养治疗不适用于大部分预后较差的肿瘤晚期患儿，肠外营养会增加代谢和感染并发症的风险。但是当患者食欲减退、食物摄入较少时，可给予适度的肠外营养支持和/或以预消化制剂为主的肠内营养治疗。

五、其他问题的营养干预

对于儿童肿瘤患者来说，需要解决的不仅仅是肿瘤的治疗，还包括一系列与治疗相关的其他问题，如恶心、呕吐、厌食和早饱、消化不良以及生理和心理状态、生活质量和社会功能等，如厌食既是众多肿瘤患者的共同问题，也是引起患儿诸多不适感觉的原因之一。因此，肿瘤治疗相关问题的营养干预也不容忽略。

（一）恶心、呕吐

评估是否有引起恶心、呕吐的潜在药物很重要。恶心、呕吐的常见原因是使用麻醉性镇痛剂，如吗啡、可待因、芬太尼等。通常这些药物在治疗的开始阶段会引起急性恶心呕吐，长期使用后会自行缓解。其他引起恶心、呕吐的药物包括抗生素、地高辛和抗胆碱药物等。评估患者过早饱腹的症状也十分重要，因为延迟性胃排空也会引起恶心、呕吐。

一般建议患儿在首次治疗的上午，只吃少量低脂肉类，在放疗或化疗前2小时内不宜进食，在治疗后的几天内避免油炸、多脂和日常喜爱的食物。食物需清淡，避免过甜或油腻，尤其避免油炸、油煎及奶油类食物的摄入，避免一次摄入大量饮料。避免同时摄入冷和热的食物，以及避免对胃肠的刺激。在治疗后的最初几天，建议坚持透明液体饮食，可以喝一些电解质饮料，如营养果汁、非酸性水果饮料（苹果、葡萄汁和花蜜）等，以提供能量和维持水合作用。对于呕吐严重的患儿，任何时候都应该避免摄入日常喜爱的食物，因为一旦对日常钟爱的食物出现呕吐，之后再摄入的可能性会大大降低。相同的原则也适用于其他营养制剂，即使告诉他们呕吐与食物无关，可能是由化疗引起，但是已经吐过营养饮品的患儿，还是会将呕吐与饮品联系起来，从而降低在今后治疗中选择营养制剂的范围。

（二）过早饱腹

过早饱腹的症状主要是胃排空延迟导致的，过早饱腹的患儿应该少食多餐，营养丰富，必要时服用胃动力药物。饮品也应含有一定量的营养素，并在两餐之间摄入而不是随餐服用，以尽可能避免因饮品的摄入而增加饱腹感。应避免生鲜蔬菜如蔬菜沙拉等和其他粗纤维含量高的食物及胃潴留时间较长的食物如高脂食物等。甲氧氯普胺是一种选择性刺激胃排空的药物，对治疗过早饱腹有用，但潜在副作用有腹泻，因此不能用于已经有腹泻风险的患儿。

（三）黏膜炎

黏膜炎是消化道黏膜上皮细胞的刺激与炎症，从口腔到肛门的任何消化道部位都可以发生。黏膜炎的一般表现为明显的肿胀、炎症、溃疡和出血。与黏膜炎相关的疼痛是肿瘤疼痛的主要来源，这折磨着40%~70%的放化疗患者，对儿童患者也不例外。

对口腔黏膜炎的患儿应该做系统的口腔评估。口腔黏膜的改变包括舌质颜色的变化、口唇和牙龈；口腔湿度改变；黏膜完整度改变，包括皲裂、溃疡、水疱和损伤等。如果出现白斑，一般提示存在真菌如念珠菌感染的可能，而口腔黏膜屏障损伤会进一步增加感染风险。对有口腔溃疡的患儿，强调少量多餐，采用液体肠内营养制剂，可口服，也可管饲，辅以少量新鲜果汁以促消化。注意肠内营养制剂的“三度”即温度、速度和浓度，以减少进食后的不耐受反应。肠内营养液温度与皮肤温度相似即可，每次口服或管饲不宜超过200ml，速度不宜过快，浓度不宜>25%，一般情况可按肠内制剂上的说明配制和使用。

为了预防感染，口腔黏膜炎患儿保持良好的口腔卫生十分重要。研究显示，经口的谷氨酰胺可以预防和治疗口腔黏膜炎；但是，尚无研究证明，谷氨酰胺对预防放化疗患儿的黏膜炎有益。黏膜炎康复之前的饮食，以质地松软、低纤维素、不酸的食物为佳，避免过热的食物，以免烫伤已经生成的脆弱黏膜。鼓励多喝水，以防脱水；避免酸果汁，花蜜可以接受。

（四）腹泻

当发生口腔黏膜炎时，黏膜炎的症状也可能出现在胃部、小肠和大肠，导致发生腹泻。另外，放化疗本身及抗生素使用也会引起肠道菌群紊乱，严重的腹泻会导致迅速脱水情况的发生。对腹泻患儿，一般建议少量多次喝水，避免摄入大量果汁，以免过多果糖摄入加重腹泻，建议摄入电解质水、透明的营养饮品和其他口服补液。增加食物中可溶性膳食纤维的数量，对治疗腹泻有帮助；肠道微生态调整，对改善腹泻、调整肠道黏膜损伤有用。

（五）味觉障碍

味觉障碍或味觉改变，会对患者摄取充分营养的能力产生深刻影响。很多肿瘤患者对甜味和酸味的感觉会减弱，对苦味则较为敏感，对咸和淡的感觉因人而异。可试用糖或柠檬以增强甜味和酸味，可以选用香菇、洋葱等味道独特的食物摸索患儿喜欢或耐受的食物，尽量不吃或少吃苦瓜、芥菜等苦味重的食物，并根据患儿对咸淡的自我感受调节食盐的用量。口腔中有金属味的患者应该避免使用金属餐具，如果摄入营养补充剂，应先将补充剂倒入玻璃或陶瓷容器中，同样禁止使用金属容器。味觉改变的患儿通常不能耐受肉类，为了保证充足蛋白质的摄入，饮食中应增加其他高蛋白质食物，包括奶制品、豆制品、蛋白粉等。口中无味的患者可以多使用调味料和有风味的食物，如卤制食物。

（六）口腔干燥

口腔干燥，即唾液分泌减少，是头颈部放化疗的常见副作用。同时，用于治疗肿瘤的药物也会使唾液黏稠，引起口腔干燥。口腔干燥的其他原因包括脱水、胃肠道的慢性移植抵抗、药物作用、干燥综合征等。口腔干燥的严重性与口腔不适、味觉障碍、吞咽困难和发声困难有关。

对口腔干燥的患儿，使用含氟的非研磨牙膏，餐前、餐后和睡前用小苏打水或小苏打盐水轻轻漱口，避免使用商场售卖的漱口水（含有酒精或其他刺激物），用凡士林、温和的润唇膏或可可油保持嘴唇湿润，小口慢饮温水，少量多餐，饮食清淡、润滑，避免辛辣刺激，避免生的蔬菜和水果以及其他坚硬、干燥或有硬壳的食物如薯条或椒盐脆饼干等，避免太咸或太甜的食物，避免酸的水果和果汁如番茄、橘子、葡萄柚或柠檬等，避免碳酸饮料、酒精和咖啡，创造舒适的用餐环境等，对改善和缓解症状可能有效。

无糖口香糖和酸味无糖硬糖果可以增加口腔唾液分泌，有研究显示，在治疗放疗引起的口腔干燥方面，咀嚼口香糖比人工唾液有效。

（七）厌食

食欲减退或厌食，对儿童肿瘤患者和临床营养师都是挑战。通常在肿瘤发病初期，一些患儿即会表现出食欲减退，导致进食量锐减，有的仅达到正常时的 1/3 甚至更少。据估计，肿瘤患者厌食的发病率约为诊断患者的 50%，然而确切的发病率尚不明确，一般来说，肿瘤患者发生厌食和食物摄入减少的情况较多。而对儿童肿瘤患者，食欲减退或厌食对营养摄入的影响会更大。

鼓励尽量进食，强调少量多餐，努力满足患儿对食物及烹调方法的要求并不断变换花样。伴有严重厌食但不再作进一步抗肿瘤治疗者若胃肠功能存在，可提供家庭肠内营养治疗，以期改善生活质量。慢性厌食和能量摄入减少会导致体重减轻，加剧癌症恶病质的发展。营养治疗对某些患者的厌食有帮助，锻炼有助于增加食欲，还可以缓解疲劳，预防肌肉萎缩，改善耐受水平，提高日常活动能力。锻炼对维持去脂体重是一个关键的影响因素，但是由于疾病状况、疲乏等，许多患儿都不能参与普通的锻炼，建议由运动治疗师为患儿制订适当的锻炼计划。

厌食的营养治疗原则：少食多餐；食欲基本恢复正常时，最大限度地摄入；限制随餐液体，避免饱腹感；保持喜爱食物的随时获取；轻度锻炼（可耐受水平）；愉悦的用餐环境；避免有害气味，用餐环境通风；尝试可接受的液体营养补充剂，并且少量多次，避免饱腹感；尝试餐前放松运动。

（八）肠道菌群紊乱

肠道微生态系统是健康机体内最庞大和最重要的微生物群落。健康成年人肠道内细菌的数量是人体细胞数量的 10 倍以上。人体的营养代谢和肠道菌群有密切关系，正常菌群在人体中发挥着重要的免疫调节功能。正常情况下肠道内的微生物群与人体内外环境保持着平衡状态，但某些情况下，如肿瘤治疗等，会使这种平衡状态被打破，引起菌群失调或紊乱，导致病情加重，并形成恶性循环，严重影响肿瘤治疗进程和肿瘤预后，对患儿的营养状况产生不利影响。

肠道菌群失调和紊乱，会导致体内出现菌群的定位转移，以及血行感染和易位病灶，导致肠黏膜屏障功能受损，肠腔内的致病菌如大肠埃希菌、肺炎球菌、链球菌等可到达肠系膜淋巴结，并进一步侵犯远处脏器。放疗、化疗、手术治疗、抗生素应用等治疗手段，都会对消化道功能和肠道微生态产生很大影响，导致出现肠道菌群失调和紊乱。因此，重建和维持肠道微生态、纠正肠道菌群紊乱，应是肿瘤患儿营养治疗中不可忽视的方面之一。

微生态调节剂是一类能够调节肠道微生态失

衡、提高机体健康水平的生理性活菌（微生物）制剂，同时也包括这些菌体的代谢产物以及促进这些生理菌群生长繁殖的其他制剂。在我国通过批准应用于人体的益生菌主要有乳杆菌属、双歧杆菌属、肠球菌属、芽孢杆菌属、梭菌属和酵母菌属，其中乳杆菌属和双歧杆菌属是肠道原籍菌。临床常用的以肠道原籍菌为主的益生菌类药物制剂主要为双歧杆菌活菌制剂、酪酸梭菌活菌制剂等，共生菌药物制剂则有地衣芽孢杆菌活菌制剂、蜡样芽孢杆菌活菌制剂、枯草杆菌活菌制剂、凝结芽孢杆菌活菌制剂等，活菌数量基本在 10^7~10^8CUF/ 包装单位。而医疗专用食品益生菌制剂的菌株选择基本以肠道原籍菌如双歧杆菌、鼠李糖乳杆菌、嗜酸乳杆菌等为主，菌株量一般可达到 10^{10}~10^{11}CUF/ 包装单位，有效弥补了药物制剂的不足和局限。

（李素云　石汉平）

参考文献

[1] MCKENZIE E, ZAKI P, RAMAN S, et al. Radiation-induced nausea and vomiting: a comparison between MASCC/ESMO, ASCO, and NCCN antiemetic guidelines. Support Care Cancer, 2019, 27 (3): 783-791.

[2] KARIMI M, COX AD, WHITE SV, et al. Fatigue, physical and functional mobility, and obesity in pediatric cancer survivors. Cancer Nurs, 2019, 43 (4): E239-E245.

[3] KLEINMAN RE. 儿童营养学. 申昆玲, 译. 北京: 人民军医出版社, 2015.

[4] PECCATORI N, ORTIZ R, ROSSI E, et al. Oral nutritional supplementation in children treated for cancer in low- and middle-income countries is feasible and effective: the experience of the Children's Hospital Manuel De Jesus Rivera "La Mascota" in Nicaragua. Mediterr J Hematol Infect Dis, 2018, 10 (1): 1-6.

[5] LOPEZ-VAQUERO D, GUTIERREZ-BAYARD L, RODRIGUEZ-RUIZ JA, et al. Double-blind randomized study of oral glutamine on the management of radio/chemotherapy-induced mucositis and dermatitis in head and neck cancer. Mol Clin Oncol, 2017, 6 (6): 931-936.

[6] CAMPAGNA S, GONELLA S, SPERLINGA R, et al. Prevalence, severity, and self-Reported characteristics of taste alterations in patients receiving chemotherapy. Oncol Nurs Forum, 2018, 45 (3): 342-353.

[7] TANG Y, HUANG Z, HUANG Z, et al. Administration of probiotic mixture DM#1 ameliorated 5-fluorouracil-induced intestinal mucositis and dysbiosis in rats. Nutrition, 2017, 33: 96-104.

[8] CAMPAGNA S, GONELLA S, SPERLINGA R, et al. Prevalence, severity, and self-reported characteristics of taste alterations in patients receiving chemotherapy. Oncol Nurs Forum, 2018, 45 (3): 342-353.

[9] GIBSON RJ, KEEFE DMK, LALLA RV, et al. Systematic review of agents for the management of gastrointestinal mucositis in cancer patients. Support Care Cancer, 2013, 21 (1): 313-326.

[10] KUDUBES AA, BEKTAS M, UGUR O. Developing a scale for the assessment of fatigue in pediatric oncology patients aged 7-12 for children and parents. Asian Pac J Cancer Prev, 2014, 15 (23): 10199-10207.

第 5 节　血液肿瘤患儿的营养筛查与评估

患儿被确诊为血液肿瘤时的营养状况与其治疗结果有关。进行合理的营养支持治疗，首先需正确评定血液肿瘤患儿的个体营养状况，以便早期发现、及时治疗。营养支持治疗的方式包括肠内营养和肠外营养，或联合使用。若患儿胃肠道功能存在并治疗许可，应首选肠内营养；若因局部病变或治疗限制而不能利用胃肠道营养，可考虑肠外营养。营养支持治疗的有效性往往与实施对象的选择、支持是否及时等诸多因素有关。

营养风险筛查、营养评估与营养干预是营养支持治疗的 3 个关键步骤。首先进行营养风险筛查，其后进行营养评估（nutritional assessment，亦称为营养评定）。前者是为了发现已发生营养不良或存在营养风险的患儿，就诊时即应完成，通常由护理人员执行；后者在任何需要的时候对营养状态评估的多项指标进行综合评定，以便发现营养不良引起的并发症、估计营养需要量、制订营养支持计划、评估营养支持疗效，通常由营养专业人员完成。血液肿瘤患儿营养评估应在疾病确诊时即开始，一直持续进行至整个治疗过程中，同时需及时调整营养治疗方案。有研究对 102 例急性淋巴细胞白血病患儿进行了为期 5 年的营养评估、干预和追踪，结果证实尽早的营养评估和干预能改善白血病患儿营养状况。

一、常见儿童营养风险筛查工具介绍

CSPEN、ASPEN 和 ESPGHAN 指南均推荐对住院患者入院 24 小时内进行营养风险筛查，因此临床需要快速、简便、准确的营养风险筛查方法和工具。

营养风险筛查方法着重强调了简便、快捷、可操作性和高灵敏度。近年来，世界范围内已逐步推广了适用于成人营养风险筛查的工具，如营养风险筛查（nutrition risk screening 2002，NRS 2002）评分系统，以及针对成人肿瘤患者的营养筛查评估方法。然而，由于儿童生长发育的特殊需要，至今仍无适用于儿童营养风险筛查的工具。2008 年欧洲制订了儿科营养不良评估筛查工具（screening tool for the assessment of malnutrition in pediatrics，STAMP），并于 2010 年进一步完善，STAMP 通过综合分析患儿疾病严重程度、营养摄入情况和身高体重变化来筛查患儿的营养风险。STAMP 由 3 个部分的评分组成：疾病风险（按影响营养状态的可能分类；0、2、3 分），营养摄入（0、2、3 分）和人体测量学指标（0、1、3 分），三项评分相加，≥4 分即为营养高风险，2~3 分为营养中低风险。上海交通大学医学院附属上海儿童医学中心自 2010 年起获得国际医院联合会（Joint Commission International，JCI）的认证，并采用 STAMP 方法开始对所有患儿入院 24 小时内进行营养风险筛查评分，并指导营养干预。2016 年实现了全院应用 STAMP 营养风险筛查、营养评估、营养治疗、营养随访的全流程信息化管理，统计数据表明，约 25% 的患儿在入院时有营养不良高风险，并且有较高的院内感染发生率和较长的住院时间。实践表明 STAMP 评分可以有效评价住院患儿营养风险。

营养状态及生长发育风险筛查工具（screening tool for risk on nutritional status and growth，STRONGkids）在一项纳入荷兰多家医院平均年龄为 3.5 岁的 424 名患儿（31 天 ~17.7 岁）的多中心研究中进行了测试。STRONGkids 筛查工具由 4 个部分组成：主观临床评估、高风险疾病、营养摄入和体重减轻或增长不佳。研究数据表明，身高别体重 Z 值与 STRONGkids 高风险评分有着显著的关系。此外，住院天数在营养低风险组和高风险组中也存在着显著的差别。

目前 STAMP 与 STRONGkids 是国际和国内最常用的两种儿科营养风险筛查工具。

二、血液肿瘤患儿营养评估特点

经过营养风险筛查后，存在营养风险的血液肿瘤患儿还需进一步进行营养评估（表 5-37-2），包括病史、体格检查、实验室检查、机体测量等多项指标综合判断。在病史指标中应做膳食调查，患儿或家属应将患儿每天的食物摄入情况做好记录，必须包括的内容有全部肠内外营养液、其他静脉补液和经口摄入食物，膳食调查能为合理的营养支持提供可靠依据。2 岁以下儿童的体格检查还应测量头围。评价肿瘤患儿营养状况的标准往往与成人不同。糖皮质激素引起的水肿可能掩盖患儿的营养不良状况，化疗带来的脱水也可能改变体重，因此不能用体重作为营养状态的精确评价指标。同时，体重不能作为衡量长期体细胞质量的标准，因为在瘦体重降低时体重不一定减轻。另外，肌肉质量减低不代表脂肪质量的降低。肌肉质量的减轻与免疫系统和肺功能下降有关，从而增加了其致残率和致死率。因此，利用生物电阻抗分析法（bioelectrical impedance analysis，BIA）测定人体体成分（body composition）变化，将更能精确检测血液肿瘤患儿营养状态。因身高别体重的百分位与皮褶厚度和中臂围有直接联系，在不能测得体重，或者体重不能代表精确营养状态的情况下，可以测量（尤其是系列测量）中上臂围和三头肌皮褶厚度，也能较简便、可靠地反映肿瘤儿童营养状况。

表 5-37-2　血液肿瘤患儿营养评估的内容

营养评估项目	具体内容
医疗史	诊断时所处阶段和诊断日期 既往病史 用药史 预期治疗方案

续表

营养评估项目	具体内容
人体测量	体重随时间的变化曲线 年龄别体重指数 年龄别身高 近来的生长趋势及生长曲线 中臂围 (肱)三头肌皮褶厚度 体成分(生物电阻抗分析法测量)
饮食摄入评估	目前摄入(量,等级,进食次数) 通常摄入量 摄食行为 限制经口进食 管饲 肠外营养 维生素 / 矿物质的补充
胃肠道症状 / 不良反应	恶心,呕吐,便秘,腹泻 口干,口味变化,口腔溃疡 吞咽困难 过早饱腹感
实验室评估	电解质 血糖 血清蛋白 中性粒细胞绝对计数 全血细胞计数 肝功能试验
生活质量	活动度 家庭支撑体系 抑郁 / 焦虑 疼痛 治疗方案 资产

血清蛋白标志物,如血清白蛋白、前白蛋白、转铁蛋白及视黄醇结合蛋白等的变化虽能反映出机体的营养状况,但因为其受肝脏合成、清除速率和循环系统漏出速率的影响,感染、肝功能受损及某些化疗药物也可改变其浓度,因此,仍需结合患儿本身情况进行营养评估。炎症急性期,肝脏加速合成铜蓝蛋白、C 反应蛋白和铁蛋白,而其他急性期蛋白(如白蛋白、前白蛋白、视黄醇结合蛋白和转铁蛋白)由于受到应激反应的影响,合成速率有所下降。另外,化疗药物、反复感染以及脓毒症会更进一步加重体内营养物质的消耗,这对于患儿生长发育是非常不利的。微量营养素的减少可能是由于进食减少、胃肠道丢失过多或机体对营养物质需求增加,这也使肿瘤患者营养不良评估变得更为复杂。全面监测及评价血液肿瘤患儿电解质及维生素、微量元素的变化,并进行相应营养补充也是至关重要的。

(洪　莉)

参考文献

[1] OWENS JL, HANSON SJ, MIKHAILOV TA, et al. The need for evidence based nutritional guidelines for pediatric acute lymphoblastic leukemia patients: acute and long-term following treatment. Nutrients, 2013, 5 (11): 4333-4346.

[2] BALLAL SA, BECHARD LJ, JAKSIC T. Nutritional supportive care//PIZZO PA, POPLACK DG. Principles

and practice of pediatric oncology. Philadelphia: Wolters Kluwer Health/Lippincott Williams & Wilkins, 2011: 1243-1255.
[3] FENG Y, PAN LY, SHEN LY, et al. Changes in body composition in children with acute graft-versus-host disease within the first 100 days after hematopoietic stem cell transplantation. Eur J Clin Nutr, 2018, 72 (8): 1167-1175.
[4] 洪莉. 住院患儿营养风险筛查工具介绍. 中国小儿急救医学, 2015, 22 (2): 77-81.
[5] MURPHY AJ, WHITE M, ELLIOTT SA, et al. Body composition of children with cancer during treatment and in survivorship. Am J Clin Nutr, 2015, 102 (4): 891-896.
[6] 中国抗癌协会. 肿瘤营养治疗通则. 肿瘤代谢与营养电子杂志, 2016, 39 (1): 28-33.
[7] THOMPSON KL, ELLIOTT L, FUCHS-TARLOVSKY V, et al. Oncology evidence-based nutrition practice guideline for adults. J Acad Nutr Diet, 2016, S2212-2672 (16): 30265-30269.
[8] 欧洲儿科胃肠肝病与营养学会, 欧洲临床营养与代谢学会, 欧洲儿科研究学会, 中华医学会肠外肠内营养学分会. 儿科肠外营养指南 (2016 版) 推荐意见节译. 中华儿科杂志, 2018, 56 (12): 885-896.
[9] RAJA RA, SCHMIEGELOW K, ALBERTSEN BK, et al. Asparaginase-associated pancreatitis in children with acute lymphoblastic leukaemia in the NOPHO ALL2008 protocol. British Journal of Haematology, 2017, 64 (1): 32.

第6节 血液肿瘤患儿的营养支持途径与营养制剂选择

一、营养治疗五阶梯

中国抗癌协会肿瘤营养与支持治疗专业委员会提出了针对营养不良患者的五阶梯治疗。由下而上首先选择口服饮食及营养教育，然后选择饮食 + 口服营养补充(oral nutritional supplementation，ONS)、完全肠内营养(enteral nutrition，EN)、部分肠内营养加肠外营养(parenteral nutrition，PN)，最后选择全肠外营养。当下一阶梯不能满足 60% 目标能量需求 3~5 天时，应选择上一阶梯营养治疗。

血液肿瘤患儿饮食的总体原则是高蛋白、高热量、优质脂肪，并辅以适当的维生素和矿物质。个体病例应根据实际情况灵活调整。对患儿而言，营养补充的最大限制是患儿的接受及耐受能力，虽然医护人员为患儿提供了各种营养物质，但往往因为各种原因患儿无法完成营养物质的摄取。表 5-37-3 是血液肿瘤患儿常见症状的饮食干预策略。当肿瘤患儿存在营养不良、经口摄食少于需求量的 80% 时，应考虑进行肠内营养支持。

表 5-37-3 血液肿瘤患儿常见症状的饮食干预策略

症状	饮食干预策略
恶心 / 呕吐	少食多餐，低纤维高碳水化合物膳食，不食用碳酸饮料、冷的食物和饮料，避免温度极端和煮的过老的食物，避免高脂肪含量的食物
食欲减退	少食多餐，食用含营养素丰富的食物和补充品、碳水化合物和蛋白质，营造一个愉快的氛围，与儿童一起进餐，改变食物的颜色 / 味道 / 质地
腹泻	食用低脂、冷的或室温下的食物，避免咖啡因，鼓励摄入足量的液体
味觉障碍	食用草药、香料和腌渍的冷的无味的食物和果味饮料，维持良好的口腔卫生，用薄荷漱口剂或柠檬味的饮料，酸口味
黏膜炎	软食，食用光滑、温和、湿润的食物，食用冰冻的雪泥 / 冰 / 冰激凌，喝热量高的液体饮料
口干燥症	食用湿润的食物，鼓励流质饮食，添加调味料 / 肉汁 / 黄油 / 肉汤，添加醋和柠檬来促进唾液分泌，维持良好的口腔卫生

造血干细胞移植后的患儿由于伴有中性粒细胞减少，大多数移植医疗中心都推荐移植后食用低细菌性饮食(无菌饮食)。中性粒细胞减少性饮食是对被认为含有大量潜在致病菌的食物进行限制，这些潜在致病菌可能会使缺乏免疫力的患者发生感染。这些食物包括未经巴氏消毒的乳制品，成熟干酪，新鲜水果和蔬菜，即食肉类和奶酪，熟食店的即食沙拉，未煮熟的肉类、家禽、鸡蛋、鱼和海鲜，用模具做

的食物，鸡蛋和发霉的奶酪做的沙拉调味汁，烘焙食品等。食源性疾病的最常见的致病菌有单核细胞增多性李斯特菌、大肠埃希菌、沙门菌、隐孢子虫和弯曲杆菌。食源性疾病的症状和体征包括胃痛、腹痛、腹泻、恶心、呕吐、头痛、发热和寒战。目前美国肠外肠内营养学会（ASPEN）关于造血干细胞移植成人患者的指导方针表示，在进一步的研究成果出现之前，对中性粒细胞减少患者都应该谨慎限制如上所述的高风险食物。此外，还要鼓励患者和看护人实行安全的食品加工和处理。

二、肠内营养及肠内营养制剂选择

肠内营养是通过经口或管饲的方法将特殊医学用途配方食品（food for special medical purpose，FSMP）注入胃、十二指肠或空肠。口服FSMP能显著改善肿瘤患者体重丢失，并减少并发症的发生，增加其营养摄入改善生活质量。口服营养补充（ONS）对继续推进儿童适当喂养的标准化和发展非常重要，因其在医学上是非常合理的，所以应尽可能多地鼓励患者进行ONS。一般而言，肠内营养主要用于经口进食不能满足能量和营养需求而又保留一定胃肠道功能的患儿。与肠外营养相比，肠内营养有众多优点，如保持胃肠道功能、花费低、易于管理和安全性高等。对于行骨髓移植的患儿，肠内营养能改善其早期预后。不同肠内营养配方的原料、营养成分、能量密度、渗透压和价格各不相同。

常用的肠内营养配方的原料有碳水化合物、麦芽糊精、水解淀粉或玉米糖浆、蛋白成分[大部分来源于牛奶（酪蛋白或乳清蛋白）或大豆]、脂类[主要是长链甘油三酯（long chain triglyceride，LCT），含或不含中链甘油三酯（medium chain triglyceride，MCT）]。与LCT相比，MCT的优势为水解速度更快，即使在胰酶和胆汁酸浓度较低时，也可被直接吸收进入外周血液循环；但其不足为能量密度较低、渗透压较高、不含人体必需脂肪酸。所以中长链甘油三酯混合的配方临床实用性广。儿童肠内营养配方根据蛋白质水解程度不同分为3种：多聚体配方提供完整蛋白质；半要素配方或低聚体配方以短肽类为主；单聚体或要素配方的蛋白质成分为氨基酸。

对于血液肿瘤患儿而言，选择肠内营养配方时应考虑以下因素：①营养素和能量的需要量，并根据患儿年龄和营养状况进行调整。②有无食物不耐受或过敏史。③胃肠道功能，尤其是在放化疗和骨髓移植之后的胃肠道功能情况。④配方给予途径和方式。短期可通过鼻饲进行，长期则推荐采用经胃或肠造口管饲，特殊情况（如胰腺炎）下采用空肠管饲；可采用间断喂养、持续喂养，或两者相结合的方式进行。⑤配方本身特点，如渗透压、黏滞度、营养密度。⑥口味偏好。⑦价格。对于大多数患儿而言，标准多聚体配方已足够，且有较好的耐受性和性价比。

接受肠内营养的患儿应定期监测生长发育、液体量、营养素摄入情况和治疗效果。肠内营养可能会出现技术层面、代谢、胃肠道、感染及心理上的并发症，因此，需跨学科的营养支持团队（nutrition support team，NST）严密监测和管理。

三、肠外营养及临床应用

对于经口进食和肠内营养不足、因放化疗致严重胃肠道并发症的肿瘤患儿应进行肠外营养，此举非常必要且有效，不仅能提高肿瘤患儿对治疗的耐受性，还能加速骨髓功能的恢复。

葡萄糖是肠外营养液中的主要功能物质之一，是最易获得且经济有效的营养物质。因肿瘤患儿常使用一些影响糖代谢的药物（如激素、他克莫司等），尤其是进行骨髓移植的患儿，因此常发生糖耐量受损和胰岛素抵抗，对其葡萄糖摄入量需做相应调整，避免过量。

脂肪乳剂作为肠外营养另一功能物质，也起到非常重要的作用。肿瘤患儿在疾病治疗前后可存在脂代谢紊乱，加上疾病本身和放、化疗致血液系统三系降低、肝功能和凝血功能受损，导致此类患儿脂肪乳剂应用受限。应在密切监测血脂、肝功能和凝血功能状况的情况下，慎用脂肪乳剂。静脉用脂肪乳剂输入之前应检测患者的空腹血甘油三酯浓度，以后在脂肪乳剂治疗持续期间每周监测。环孢素、糖皮质激素、他克莫司和西罗莫司都可能使甘油三酯浓度升高，所以，如果患者服用上述任何一种药物则应该每周监测血清甘油三酯浓度。移植后最初4周，患者有发生肝静脉阻塞综合征的风险，所以必须每周至少做3次肝功能试验。如果肝功能指标有升高，那么患者就必须更频繁地做肝功能试验。

值得庆幸的是，从最早的以大豆油为主的脂肪乳剂、中长链脂肪乳剂，到现在的结构脂肪乳剂、橄榄油脂肪乳剂、鱼油脂肪乳剂，脂肪乳剂的发展已经过了几代的革新。新型的多种油结构脂肪乳剂（SMOF）具氧化更快、不易发生高脂血症、增强氮潴留、减少炎症反应和血小板活化的特点，可防止肿瘤生长、提高免疫功能，在血液肿瘤患儿使用脂肪乳剂时增加了更多选择。

氨基酸方面，因疾病专用氨基酸配方在创伤、肝病、肾病等领域的肠外营养应用中取得了满意的临床疗效，在应用于抑制肿瘤生长方 面也逐渐被人们重视；但至今仍未见肿瘤专用氨基酸商品问世，仅个别氨基酸如谷氨酰胺（glutamine，Gln）受到重视和强调，尤其是应用在进行骨髓移植患者中。尽管目前已知 Gln 的众多有利作用，但因缺乏高质量的临床研究，在传统肿瘤治疗和骨髓移植中的应用仍需进一步细致地研究。

表 5-37-4 列出了血液肿瘤患儿营养治疗期间常规实验室营养指标监测建议。

表 5-37-4 血液肿瘤患儿营养治疗期间营养指标监测建议

实验室检查	频率
钠、钾、氯、碳酸盐、血尿素氮、肌酐、钙、镁	每天测量直至全肠外营养（TPN）稳定，以后长期 TPN 期间每周 3 次
磷	每周 3 次直至 TPN 稳定，以后每周 1 次
离子钙	低血钙时长期监测
肝功能、白蛋白、总胆红素	TPN 期间每周测 3 次直至超过 30 天，以后每周 1 次
凝血酶原时间	使用多种抗生素时每周测 1 次
维生素 D［25-(OH)D_2、1,25-(OH)$_2D_3$］	移植前需检测，以后每 3 个月测一次直至满一年
锌	怀疑丢失量增加时检测
锰、铜、硒	长期 TPN（4~6 周）时每个月测一次
甘油三酯	经静脉输入脂肪乳剂时每周测 1 次
体重	住院患儿每天测量，门诊患儿每次就诊时测量
出入量	住院患儿每天监测

（洪 莉）

参考文献

［1］OWENS JL, HANSON SJ, MIKHAILOV TA, et al. The need for evidence based nutritional guidelines for pediatric acute lymphoblastic leukemia patients: acute and long-term following treatment. Nutrients, 2013, 5 (11): 4333-4346.

［2］BALLAL SA, BECHARD LJ, JAKSIC T. Nutritional supportive care//PIZZO PA, POPLACK DG. Principles and practice of pediatric oncology. Philadelphia: Wolters Kluwer Health/Lippincott Williams & Wilkins, 2011: 1243-1255.

［3］FENG Y, PAN LY, SHEN LY, et al. Changes in body composition in children with acute graft-versus-host disease within the first 100 days after hematopoietic stem cell transplantation. Eur J Clin Nutr, 2018, 72 (8): 1167-1175.

［4］洪莉. 住院患儿营养风险筛查工具介绍. 中国小儿急救医学, 2015, 22 (2): 77-81.

［5］MURPHY AJ, WHITE M, ELLIOTT SA, et al. Body composition of children with cancer during treatment and in survivorship. Am J Clin Nutr, 2015, 102 (4): 891-896.

［6］中国抗癌协会. 肿瘤营养治疗通则. 肿瘤代谢与营养电子杂志, 2016, 39 (1): 28-33.

［7］THOMPSON KL, ELLIOTT L, FUCHS-TARLOVSKY V, et al. Oncology evidence-based nutrition practice guideline for adults. J Acad Nutr Diet, 2016, S2212-2672 (16): 30265-30269.

［8］欧洲儿科胃肠肝病与营养学会, 欧洲临床营养与代谢学会, 欧洲儿科研究学会, 中华医学会肠外肠内营养学分会. 儿科肠外营养指南 (2016 版) 推荐意见节译. 中华儿科杂志, 2018, 56 (12): 885-896.

［9］RAJA RA, SCHMIEGELOW K, ALBERTSEN BK, et al. Asparaginase-associated pancreatitis in children with acute lymphoblastic leukaemia in the NOPHO ALL2008 protocol. British Journal of Haematology, 2017, 64 (1): 32.

第7节 血液肿瘤患儿临床营养支持治疗的实施

一、造血干细胞移植营养支持治疗

造血干细胞移植（hematopoietic stem cell transplantation，HSCT）患儿发生各种并发症的风险极高，而这些并发症可对营养状况产生直接或间接的影响。应了解如下几种对营养状况影响最重的并发症及主要营养治疗原则。需要移植专业医护人员与营养专业多学科团队的共同管理。

黏膜炎，即为覆盖在口腔和消化道的黏膜的炎症和破坏，它在接受高剂量化疗的HSCT患者的发生率可达100%。其严重程度取决于多种因素，包括化疗剂量强度和有无使用放疗。重度黏膜炎常需要静脉输入麻醉剂才能减轻。轻中度黏膜炎可以加强口腔护理，改变食物质地、性状、温度等方法提高食物摄入。必要时可采用ONS或者鼻饲进行肠内喂养。存在中重度黏膜炎时，患者几乎不能经口进食，此时肠外营养（PN）是唯一的选择。

移植物抗宿主病（graft versus host disease，GVHD）是HSCT最严重的与营养相关的并发症。GVHD是由免疫反应引起的，在这一免疫反应过程中，供体衍生的T细胞识别出宿主细胞，并将它们作为异物予以攻击。通常，急性GVHD发生于移植后100天之内，而慢性GVHD常在移植100天之后逐渐出现，但是这种界定/分类目前已经被美国国立卫生研究院发布的新的分类方法取代，包括迟发型急性GVHD（100天之后）和兼有急性和慢性GVHD特征的重叠综合征。联合使用免疫抑制药物可预防GVHD，如钙调磷酸酶抑制剂、环孢素和他克莫司通常与氨甲蝶呤、麦考酚酯、类固醇或西罗莫司联合使用。治疗急性GVHD常使用大剂量类固醇。同时，类固醇也可以用于治疗慢性GVHD，伴或不伴随使用钙调磷酸酶抑制剂。

急性GVHD最常影响的器官是皮肤（81%）、消化道（54%）和肝脏（50%），皮肤也是最先受影响的器官。急性胃肠道GVHD的症状有恶心、呕吐、食欲缺乏、腹痛和腹泻，腹泻的本质是分泌增加且过多（重症患者>2L/d）。胃肠道GVHD最常影响的是下消化道，并导致与出血和痉挛样腹痛相关的严重大量腹泻，而上消化道的GVHD主要引起食欲减退、恶心和呕吐。活动性GVHD可引起黏膜变性、吸收不良和蛋白质丢失。虽然肝脏GVHD以胆汁淤积性高胆红素血症为特征，但是它很难与其他引起肝功能损害的原因相鉴别。鉴别诊断包括感染、脓毒症、药物效应、铁超负荷或PN诱导的胆汁淤积。急性GVHD可根据皮肤、肝脏和消化道的受累程度分级（表5-37-5）。Ⅲ级患者的长期生存率（5年）为25%，而Ⅳ级患者仅为5%。接受完全匹配的同胞供体移植的患者其急性GVHD的患病率为35%~45%，而接受有1种HLA抗原不匹配移植的患者其急性GVHD的患病率为60%~80%。HLA不匹配程度相同时，接受脐带血干细胞移植的患者发生急性GVHD的频率较低（为35%~65%，而接受无关供者移植物的患者为60%~80%）。

表5-37-5 急性移植物抗宿主病的分期和分级

分期	皮肤*	肝胆红素	消化道†#
+	斑丘疹<25%体表面积	2~3mg/dl	腹泻，500~1 000ml/d或持续的恶心
++	斑丘疹累及25%~50%体表面积	3~6mg/dl	腹泻，1 000~1 500ml/d
+++	泛发性红皮病	6~15mg/dl	腹泻，>1 500ml/d
++++	脱屑和大水疱	>15mg/dl	腹痛，有或无肠梗阻

注：* 使用“九分法”或烧伤图表来确定皮疹范围；† 腹泻量使用成人标准；# 持续恶心需要胃或十二指肠内镜活检有移植物抗宿主病史证据。

所有分级	皮肤	肝脏	消化道	脏器功能障碍
0(无)	0	0	0	0
Ⅰ(轻)	+~++	0	0	0
Ⅱ(中)	+~+++	+	+	+
Ⅲ(重)	+~+++	++~+++	++~+++	++
Ⅳ(威胁生命)	+~++++	++~++++	++~++++	+++

慢性GVHD可累及皮肤、消化道、肝脏、肺、眼、口腔和骨髓,诱发慢性GVHD的危险因素包括患者的年龄和急性GVHD病史。约22%~29%的GVHD患儿可发生慢性GVHD,而接受HLA匹配的同胞移植的成人患者,慢性GVHD的发生率为30%~50%。

急性GVHD期间患者需进食低纤维、低乳糖、低脂的清淡饮食,但是使用这种调整的饮食并非准则。当患者腹泻恶化时,需联合使用PN、EN以及经口摄食。在GVHD的恢复期,需根据患儿胃肠道功能恢复情况逐渐调整饮食(表5-37-6)。

表5-37-6 依据GVHD病程的营养管理的主要策略

阶段	临床症状	营养管理策略	食物不耐受的临床症状
1. 肠道休息	肠胃痛性痉挛 大量水样腹泻 血清白蛋白降低 肠道传输时间大大减少 小肠梗阻或肠鸣音消失 恶心和呕吐	经口:禁食 全肠外营养:满足能量和蛋白质应激需求	
2. 引入经口喂养	肠胃痛性痉挛极少 腹泻少于500ml/d 改善传输时间(最短1.5小时) 恶心和呕吐的次数减少	经口:低残渣的等渗低乳糖配方,开始每2~3小时60ml,持续几天 部分肠外营养:补充能量和营养素需求	大便体积增加 或腹泻、呕吐增加 腹部痛性痉挛增加
3. 引入固体食物	肠胃痛性痉挛极少或没有 大便成形	经口:允许引入固体食物,每3~4小时1次;乳糖极少、低纤维、低脂(20~40g/d)、低酸性、对胃不刺激 部分肠外营养:补充能量和营养素需求	和阶段2相同
4. 扩展食谱	肠胃痛性痉挛极少或没有 大便成形	经口:乳糖极少、低纤维、低酸度、对胃不刺激;如果大便显示脂肪吸收不良:低脂饮食* 部分肠外营养:补充能量和营养素需求	和阶段2相同
5. 正常饮食	无肠胃痛性痉挛 大便正常 肠道传输时间正常 血清蛋白正常	经口:通过每天引入1种限制食物逐步过渡到正常饮食:有肉的食物,含纤维食物,含乳糖食物。添加食物的顺序可以根据个人的耐受情况和喜好变化 不再出现脂肪泻的患者要慢慢解除脂肪限制 部分肠外营养:补充能量和营养素需求	和阶段2相同

注:*低脂饮食中脂肪能量供给不足部分由中链甘油三酯提供。

二、门冬酰胺酶相关性胰腺炎的营养治疗

左旋门冬酰胺酶(L-asparaginase,L-Asp)是一种用来治疗急性淋巴细胞白血病(acute lymphoblastic leukemia,ALL)以及其他血液系统肿瘤性疾病的重要化疗药物。L-Asp对人体的副作用有超敏反应、肝

脏毒性、胰腺炎和糖尿病等。其中,门冬酰胺酶相关性胰腺炎(asparaginase-associated pancreatitis,AAP)是最常见导致治疗中断的原因。然而,AAP的发生机制和遗传易感性目前尚不明确。目前有研究表明,高年龄组儿童(≥10岁)在L-Asp化疗后患AAP的风险高于小年龄组儿童,提示年龄可能是AAP发病的危险因素。目前可供临床使用的L-Asp有三种,分别是大肠埃希菌产L-Asp(*E.colil*-Asp)、欧文菌产L-Asp以及聚乙二醇门冬酰胺酶(polyethylene-glycol asparaginase,PEG-Asp)。目前研究表明上述三种药物在引起儿童AAP的概率方面无明显差异。AAP诊断要求满足下面3条标准中的至少2条:出现与胰腺炎类似的临床表现,淀粉酶或脂肪酶达到正常水平上限3倍以上,以及影像学符合胰腺炎改变。目前的治疗原则主要是抑制胰酶的分泌,禁食、胃肠减压,纠正水、电解质平衡,对症支持及营养支持治疗。如进展为严重出血坏死性胰腺炎,需要考虑急诊手术的必要性。其中营养支持治疗是所有治疗的基础。治疗目标是减少胰酶的异常分泌,补充必要的营养素,控制患儿体重进行性下降,促进疾病恢复。

对于已经在L-Asp化疗后患AAP的儿童,研究表明当上述儿童再次暴露于L-Asp依然存在患AAP的风险,且严重程度不一。目前有学者认为对于首次AAP在48小时内能得到诊断,症状能够快速缓解,血清淀粉酶和脂肪酶能够降至正常高值的3倍以下,且无胰腺假囊肿形成及胰腺坏死者,可以尝试再次使用L-Asp治疗。但对于AAP复发者,不应再尝试使用L-Asp进行治疗。

导致小儿急性胰腺炎(acute pancreatitis,AP)的病因多样,其中有25%的小儿AP是用药所导致的。根据北美小儿胃肠病、肝脏病和营养学会在2018年发表的小儿AP诊治管理专家共识,影响小儿AP发病的因素包括个体的解剖学结构、胆道、外伤、感染、毒素入侵、代谢紊乱、全身性疾病、遗传性代谢疾病以及遗传易感性等。传统的AP营养支持方式为禁食结合TPN支持。基于理论:现有用于EN的食物都会促进胆囊收缩素分泌,进而刺激胰酶分泌,导致蛋白水解酶活化,加速胰腺自身消化作用,使病情恶化。因此认为禁食具有使肠道以及胰腺休息的作用,能加速疾病痊愈。但目前已有的临床研究则表明禁食会增加肠道菌群过度增殖、菌群移位,最终导致感染的风险增加。另外,重症AP患者的基础代谢增加,本身就有营养不良和疾病恶化的风险。因此,营养支持不但需要,而且越早越好。目前越来越多的研究表明EN在AP早期的治疗效果优于PN。有学者提出以肠内按需喂养的方式治疗小儿重症胰腺炎效果优于PN。也有学者建议在AP的早期治疗中EN应该优先考虑,即使患者存在瘘、腹水以及胰腺假性囊肿形成。

目前推荐EN的使用时机是越早越好,以达到防止肠道菌群移位以及全身炎症反应综合征(SIRS)出现的目的。早期营养支持能够减少细胞因子应答、胃肌轻瘫以及肠梗阻的风险。已有研究表明在AP发病48小时内开始EN支持较PN能有效减少患者的死亡、感染、多脏器功能衰竭风险,而72小时后开始EN支持的患者预后与PN支持无明显差异,提示早期(不晚于72小时)的EN能够减少并发症并改善预后。因此,对早期EN应定义为AP的一种治疗干预手段,具有改善AP患者预后的作用。

然而,由于AP患者在接受EN治疗的过程中可能存在腹痛加剧以及喂养不耐受等情况。因此EN不一定能够适用于所有AP患者的早期治疗。一项研究随机使100名AP患者分别接受PN、EN以及EN+PN,结果发现使用EN两组的败血症、腹腔内感染以及住院时间均低于PN组,提示当患者早期不能完全耐受EN时,EN+PN也是一种良好的选择。

常规的EN的给予途径分为经胃和经空肠两种方式。之前的理论认为鼻空肠管较鼻胃管存在以下优点:①可避免胃轻瘫;②减少由炎症反应或胰腺假性囊肿引起的十二指肠梗阻风险;③增加小肠能量的供给,保证胰腺休息。然而,虽然存在理论优势,但目前有两项研究均表明两种喂养方式在患者预后上并无统计学差异。因此,目前认为经口、胃管及鼻空肠管对AP患者早期实施EN干预都是可选择的途径。配方上,目前认为要素配方耐受性好且能够直接被肠道吸收,比多聚配方更为适合用于胰腺炎患者。但在实际应用中,上述理论优势在防治AP并发症方面与全营养素配方并无显著差异,提示全营养素配方与要素配方在AP患儿的EN支持中均可使用。

如出现在AP早期(5~7天)无法使用EN的情况,如肠梗阻、复杂瘘、腹腔间隔室综合征等,目前仍然推荐使用PN来减少儿童的自身消耗,同时EN应尽快给予。PN能够为患者提供必要的能量以及营养素。配方上,氨基酸不会刺激胰液分泌,在目前

AP 的支持治疗中认为是安全的。有研究发现在 PN 中加入谷氨酰胺能显著缩短 AP 患者的住院时间,提示谷氨酰胺不仅安全且具有治疗效果。葡萄糖能为重症 AP 个体快速供能,除减少蛋白质降解发生的糖异生外,不会刺激胰液分泌。但是,由于胰腺的炎症反应会导致胰岛素的应答功能发生障碍,且 L-Asp 对个体的远期副作用也包括血糖异常,因此对 AAP 患儿输注葡萄糖时需更加注意定期检测血糖,以防止高血糖出现。目前认为高甘油三酯血症是 AP 发展为重症 AP 的危险因素之一。但目前尚无充足的理论推荐或不推荐脂肪乳剂在 AP 患者中使用。

根据 AAP 严重程度,建议采用以下营养支持方案。

1. 轻 - 中度 AAP 患者如果预计禁食>5~7 天,则建议营养支持。建议使用低脂、高中链甘油三酯(MCT)饮食。急性重症 AAP 患者,先考虑 EN。出现并发症如瘘、腹水、假性囊肿等,均建议行 EN 支持(空肠置管)。

2. 推荐经空肠置管给予预消化的富含 MCT 的配方。空肠置管推荐在发病后 24~72 小时内及时放置。鼻空肠管有胃镜直视下放置,或盲插法放置螺旋型空肠管先至胃内,利用胃蠕动最终下至空肠 2 种方法。空肠喂养建议通过肠内营养泵持续输注,如气温较低,建议在鼻空肠管前段给予加热器加热(37℃)营养液。

3. 进行 EN 时,应注意患者的腹痛、肠麻痹、腹部压痛等胰腺炎症状和体征是否加重,并定期复查电解质、血脂、血糖、总胆红素、血清白蛋白水平、血常规及肾功能等,以评价机体代谢状况,调整 EN 的剂量。患者无法耐受肠内营养或肠内营养摄入不足时,给予肠外营养补充。行肠外营养支持时应监测血脂、血糖、电解质、肝肾功能、出入量等。患儿症状、血清酶学、影像学等胰腺炎相关指标改善后逐步过渡至经口饮食。

专家点评

- 血液肿瘤患儿是营养高风险人群,其营养状况不仅影响化疗效果和患儿生活质量,更直接影响患儿临床预后。
- 在血液肿瘤患儿诊疗的全过程均应及时进行营养风险筛查及营养评估,对有营养风险的患儿及时选择合适的营养支持方式进行营养治疗,改善其营养状况,可改善预后,并提高生存质量。
- 但对血液肿瘤患儿个体化精准的营养评估方法,以及根据患儿不同疾病、不同病程存在不同代谢变化,如何规范临床营养支持治疗的实施,优化其临床效果,还需进一步研究完善。

(洪 莉)

参考文献

[1] OWENS JL, HANSON SJ, MIKHAILOV TA, et al. The need for evidence based nutritional guidelines for pediatric acute lymphoblastic leukemia patients: acute and long-term following treatment. Nutrients, 2013, 5 (11): 4333-4346.

[2] BALLAL SA, BECHARD LJ, JAKSIC T. Nutritional supportive care//PIZZO PA, POPLACK DG. Principles and practice of pediatric oncology. Philadelphia: Wolters Kluwer Health/Lippincott Williams & Wilkins, 2011: 1243-1255.

[3] FENG Y, PAN LY, SHEN LY, et al. Changes in body composition in children with acute graft-versus-host disease within the first 100 days after hematopoietic stem cell transplantation. Eur J Clin Nutr, 2018, 72 (8): 1167-1175.

[4] 洪莉. 住院患儿营养风险筛查工具介绍. 中国小儿急救医学, 2015, 22 (2): 77-81.

[5] MURPHY AJ, WHITE M, ELLIOTT SA, et al. Body composition of children with cancer during treatment and in survivorship. Am J Clin Nutr, 2015, 102 (4): 891-896.

[6] 中国抗癌协会. 肿瘤营养治疗通则. 肿瘤代谢与营养电子杂志, 2016, 39 (1): 28-33.

[7] THOMPSON KL, ELLIOTT L, FUCHS-TARLOVSKY V, et al. Oncology evidence-based nutrition practice guideline for adults. J Acad Nutr Diet, 2016, S2212-2672 (16): 30265-30269.

[8] 欧洲儿科胃肠肝病与营养学会, 欧洲临床营养与代谢学会, 欧洲儿科研究学会, 中华医学会肠外肠内营养学分会. 儿科肠外营养指南 (2016 版) 推荐意见节译. 中华儿科杂志, 2018, 56 (12): 885-896.

[9] RAJA RA, SCHMIEGELOW K, ALBERTSEN BK, et al. Asparaginase-associated pancreatitis in children with acute lymphoblastic leukaemia in the NOPHO ALL 2008 protocol. British Journal of Haematology, 2017, 64 (1): 32.

第 8 节　血液肿瘤患儿的家庭营养支持和膳食管理

血液肿瘤患儿在治疗期间如果能够进食营养搭配合理的食物，不仅可以增强抗病能力，还可以改善患儿的心境。营养良好的患儿对治疗的耐受性比营养不良的要好，且具有更好的生存率和更低的复发率。营养不良的儿童与治疗相关的并发症发生增加，治疗耐受性降低，免疫功能低下，感染的机会增加。患儿年龄越小，营养不良造成的危害越大。因为儿童生长发育需要更多的营养，相比于成人，儿童和青少年发生营养不良的概率更高。

因此，合理营养，才能有足够的体力，战胜病魔！

化疗是一种使用"猛药"杀死肿瘤细胞的治疗方法，大多数药物通过口服或静脉注射，但在杀灭肿瘤细胞的同时也会损害健康细胞。最容易被化疗伤害的细胞是骨髓、头发和消化道（包括口腔、食管、胃肠道）内壁的细胞。常见的化疗副作用有味觉和嗅觉改变、恶心、呕吐、食欲缺乏、腹泻、便秘、口腔溃疡、疲劳等。针对这些不适应该怎么办呢？首先，全神贯注于自己并在心里默念"我会好起来的"，可以让患儿感到自己具有更强的力量，以应对可能的变化；还可以劝导患儿将担忧告诉医护人员寻求帮助。再告知患儿家属一些不同情况下的饮食方案，帮助患儿及其家庭渡过难关。

一、口腔溃疡

1. 加强口腔护理。

2. 避免酸、咸、过热的食物，可将食物放凉同室温，减轻痛感。

3. 食用软食、半流食等含水分多的食物，如汤面、烩豆腐、蒸蛋羹、土豆泥等。

4. 可用高能量营养配方粉代餐，一日数次。

可尝试如下食物：彩色土豆泥沙拉（图 5-37-1）、南瓜豆腐羹（图 5-37-2）、营养米糊（图 5-37-3）、香蕉奶昔（图 5-37-4）。

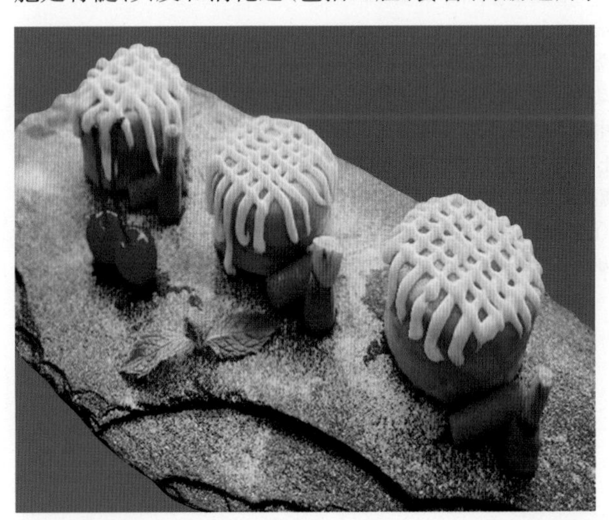

1. 食材　土豆，牛奶，芹菜，沙拉酱。

2. 做法

(1) 土豆洗净、去皮，切片，上锅蒸熟。

(2) 蒸熟的土豆压成泥，加入适量牛奶拌匀。

(3) 芹菜焯水后榨汁，取上清液，与土豆、牛奶混合拌匀，做成儿童喜欢的形状。

(4) 取 2 大勺沙拉酱，用裱花工具在土豆泥上挤出有趣的图形，即可食用。

小贴士：土豆热量高，含钾丰富，蒸熟后口感绵软，还可以根据儿童的喜好搭配不同的食物，如熟苹果泥、香蕉泥、紫薯泥、胡萝卜泥等，色彩丰富，可促进患儿食欲。

图 5-37-1　彩色土豆泥沙拉

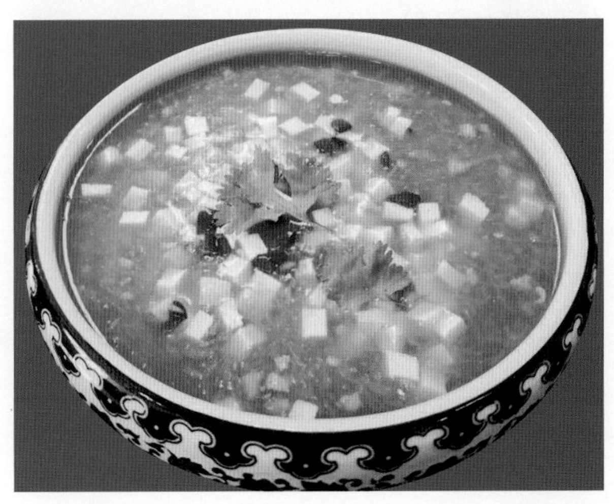

1. 食材　豆腐 300g，切丁；里脊肉末 75g；南瓜 400g，去皮、去籽、去瓤，切片，盐少许。

2. 做法

(1) 加 1 000ml 水，煮沸。入南瓜煮熟，待凉后用果汁机打成南瓜浆。

(2) 煮沸南瓜汤，加入切好的里脊肉、豆腐，煮熟。下盐调味，即可食用。

小贴士：南瓜甘甜，豆腐所含的蛋白质可与肉类媲美，质地柔软，可减轻对创面的触痛。还可以把里脊换成鱼肉、鸡肉，肉质细腻，口感更佳。

图 5-37-2　南瓜豆腐羹

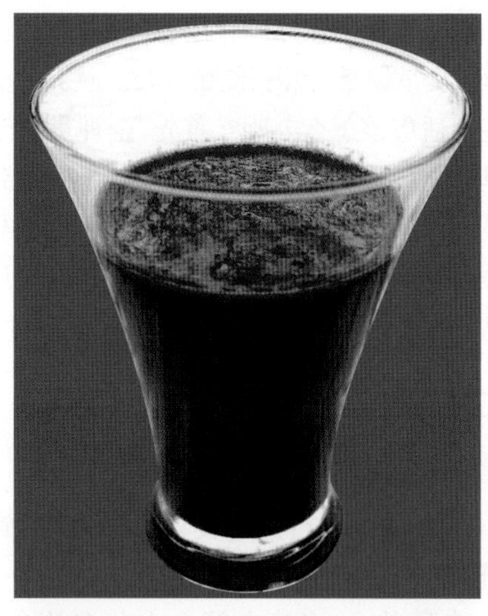

1. 食材 紫米100g,核桃3个,胡萝卜半根,去核大枣5个。

2. 做法 紫米洗净,胡萝卜、核桃仁、大枣打碎放入紫米中;全部倒入豆浆机中,加水700ml,打成米糊,打完后取出即可,晾至室温时再饮。

小贴士: 坚果富含不饱和脂肪(好脂肪)和微量元素,体积小、能量高,是健康的零食。但质地硬,不适合3岁以下或是血象低的患儿食用,打碎以后就可以放心享用。米糊中还可加入花生或黑芝麻、苹果、牛奶等孩子喜爱的食物,既可以作为婴幼儿的辅食,也适合咀嚼、吞咽困难的儿童食用。

图5-37-3 营养米糊

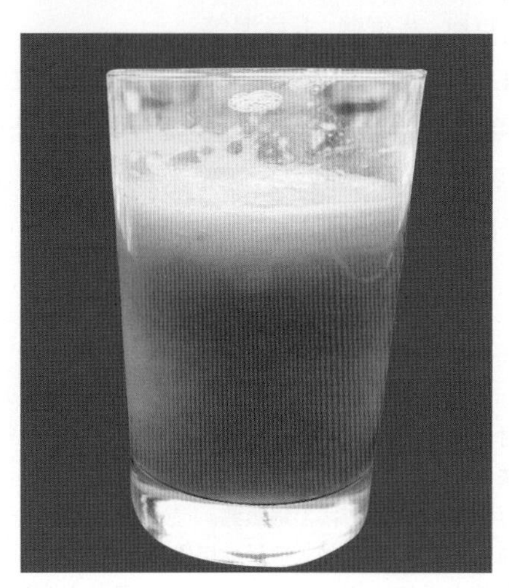

1. 食材 香蕉2个,鲜牛奶250ml。

2. 做法

(1)香蕉去皮切小段放榨汁机里,将鲜牛奶倒入榨汁机里。

(2)启动榨汁机,用点压的方式榨汁,不要连续榨汁。

(3)杯中无块状香蕉,液体变得浓稠即可倒出装杯食用。

小贴士: 制作简单,吞咽顺畅,能量高,相当于100g馒头。还可以把香蕉换成苹果、猕猴桃、哈密瓜、紫薯等。

注意: ①紫薯先去皮蒸熟,再与牛奶一起打碎;②各种水果要保证清洁,牛奶须煮沸后放凉再一同搅拌。

图5-37-4 香蕉奶昔

二、腹泻

1. 口服补液盐防止脱水,补充丢失的电解质。

2. 进食清粥、面条等易消化的食物,暂停牛奶、豆浆等易胀气的食物。母乳喂养的患儿可以继续母乳,可于喂奶前先喂乳糖酶;喝普通配方奶的患儿可换成免乳糖配方奶。

3. 腹泻时肠道黏膜屏障受损,锌元素是必需的修复肠黏膜的营养物质,可缩短腹泻病程。能进食后可补充锌元素:6个月以下10mg/d,6个月以上20mg/d,补10~14天。

胡萝卜具有一定收敛止泻的作用,可尝试小米胡萝卜粥和焦米汤(图5-37-5、图5-37-6)。

三、便秘

1. 每日定时排便,养成习惯。

2. 增加膳食纤维的摄入,多食用蔬菜及粗粮,如麦片粥、麸皮面包、老玉米、红薯等,水果中梨、猕猴桃、火龙果通便的效果要好于香蕉。

3. 保证正常的饮水量。

4. 适度运动。

可尝试如下食物:木耳炒西蓝花(图5-37-7)、松仁玉米烙(5-37-8)。

四、恶心呕吐

1. 少量多餐,减少胃部饱胀感。

2. 进食干的食物,如烤面包、饼干等,选择患儿喜爱的食物。

3. 避免接触令其恶心的气味,如油烟味等。

4. 预备一些干净的零食:如烤坚果、烘焙小点心等。

姜粥具有除烦止呕的作用,可尝试食用(图5-37-9)。

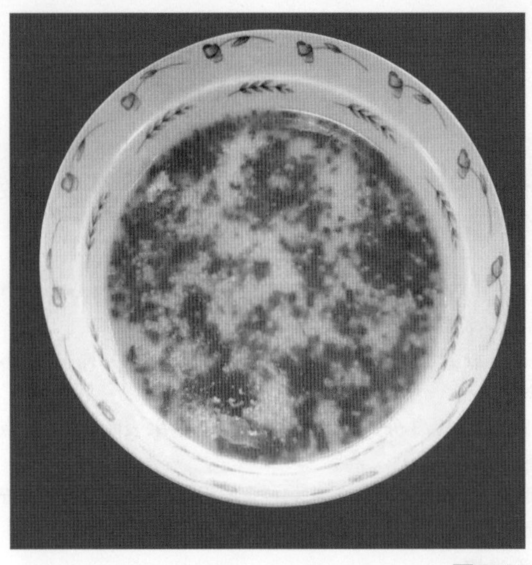

1. 食材　胡萝卜，小米。

2. 做法

(1)胡萝卜洗净、去皮、切碎。

(2)待小米粥快熟时放入同熬至黏稠。

图 5-37-5　**小米胡萝卜粥**

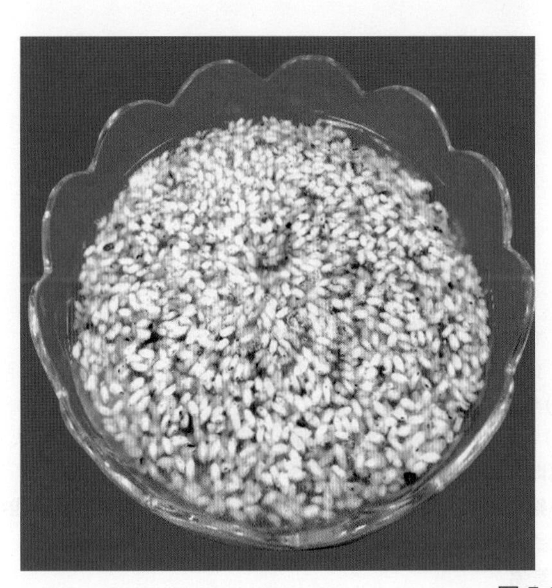

1. 食材　大米。

2. 做法

(1)把 100g 大米在锅中(不放油)炒黄。

(2)加水 1 000ml 熬至浓稠。

小贴士：喝米汤有一定收敛止泻的作用。

图 5-37-6　**焦米汤**

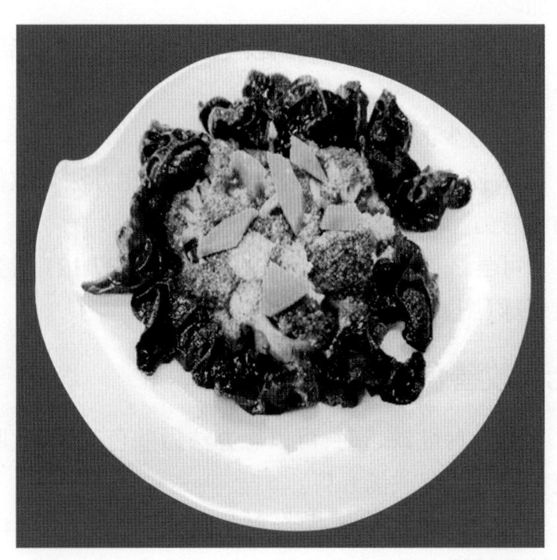

1. 食材　木耳，西蓝花，胡萝卜，油、盐、味精、淀粉适量。

2. 做法

(1)木耳泡发，西蓝花掰成小朵，两者一起焯水。可以在水中点几滴植物油煮 5~10 分钟。

(2)把盐、味精、淀粉混和后装在碗里，加水约 50ml 兑成芡汁待用。

(3)炒锅烧热后，倒入菜油 20g，烧热后入木耳、西蓝花煸炒 2~3 分钟，再点缀几片焯熟的胡萝卜，淋入芡汁，速炒起锅即成。

小贴士：西蓝花不但富含膳食纤维，所含的维生素 A 和胡萝卜素在蔬菜中也是名列前茅；维生素 A 是脂溶性维生素，有利于抗感染，加油煮可以促进其更好地吸收；多煮一会儿并不会破坏它的成分，还能保证卫生。

图 5-37-7　**木耳炒西蓝花**

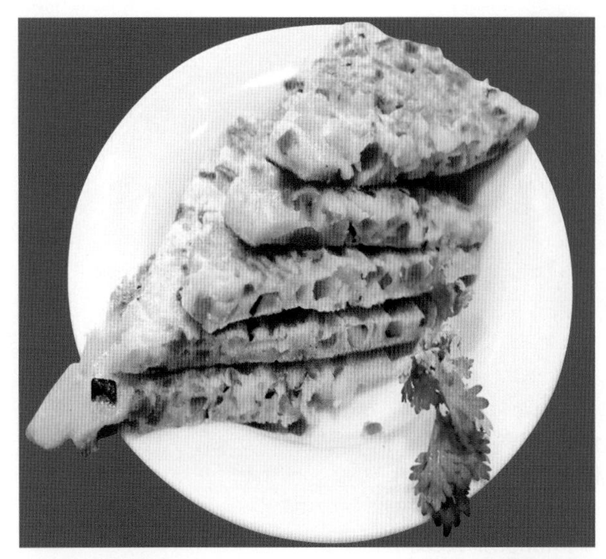

1. 食材　2个鸡蛋放碗中打散成蛋液，黄瓜和胡萝卜洗净去皮切成小粒，松仁剥出果仁。

2. 做法

(1)蛋液中加入玉米粒、黄瓜丁、胡萝卜丁和松仁，加入2小勺糖，最后加入淀粉，搅拌均匀即可。

(2)锅中放2勺油，油热后，将玉米蛋液倒入锅中，摊平，中小火加热。

(3)正反面加热3分钟，出锅后，切块即可食用，表面也可以撒点番茄酱调味。

小贴士：玉米的膳食纤维多，松仁含的不饱和脂肪酸高，两者皆有润肠通便的作用，是一道营养又美味的高膳食纤维主食。

图5-37-8　松仁玉米烙

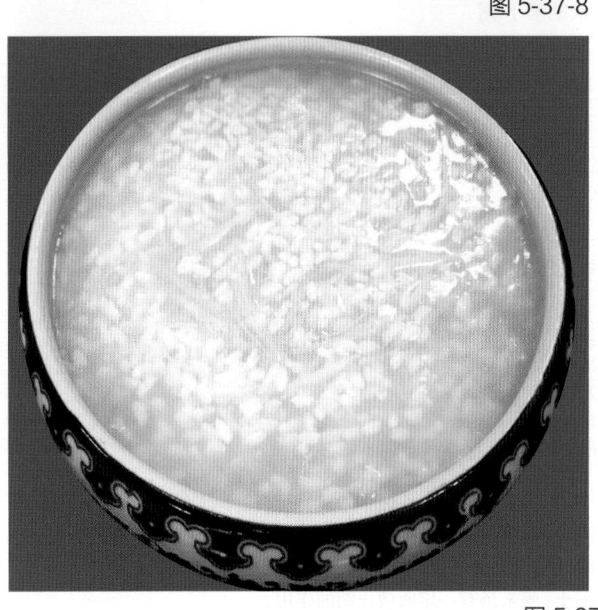

1. 食材　米100g、姜10g。

2. 做法

(1)将姜去皮，洗净，切成细丝。

(2)将米淘洗干净，放入锅中，加适量水煮开后放入姜丝，用小火煮熟即可。

小贴士：中医认为姜粥能除烦止呕，清胃和中。如果孩子不能接受姜的辛辣，可以换成一些小零食。

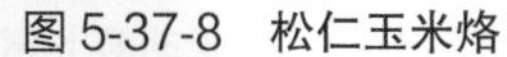

图5-37-9　姜粥

五、血象低饮食

在化疗过程中患儿会出现骨髓抑制，即血象低的情况，这时患儿自身的免疫力不能很好地保护他们，饮食稍有不洁都会引起腹痛、腹泻。因此饮食卫生特别重要，需提醒患儿在进食前用肥皂水洗手至少20秒。另外还要补充一些优质蛋白，如肉、蛋、奶，以帮助血细胞生长。

可尝试如下食物：西红柿炖牛腩（图5-37-10）、五红粥（图5-37-11）。

六、应用激素期间

患儿应用激素（如泼尼松、地塞米松）治疗期间，常常会感到饥饿并且可能会有体重增加，同时也会导致液体潴留，这些都是激素的不良反应。家长可以通过饮食调整帮助患儿减少体液潴留和体重增加。

1. 低盐饮食（避免快餐、零食、薯片、椒盐食品、冷冻速食）。

2. 减少额外能量摄入（如甜饮料和果汁）。

3. 控制饮食入量，不能即饿即吃，想办法分散他的注意力。

可尝试如下食物：冬瓜汆丸子（图5-37-12）、滑蛋嫩虾球（图5-37-13）。

七、改善食欲的菜谱

患儿食欲缺乏时，可以想办法做些色彩鲜艳、味道稍酸辣的菜或汤开胃。

可尝试如下食物：彩色虾仁杂蔬丁（图5-37-14）、什锦酸辣汤（图5-37-15）。

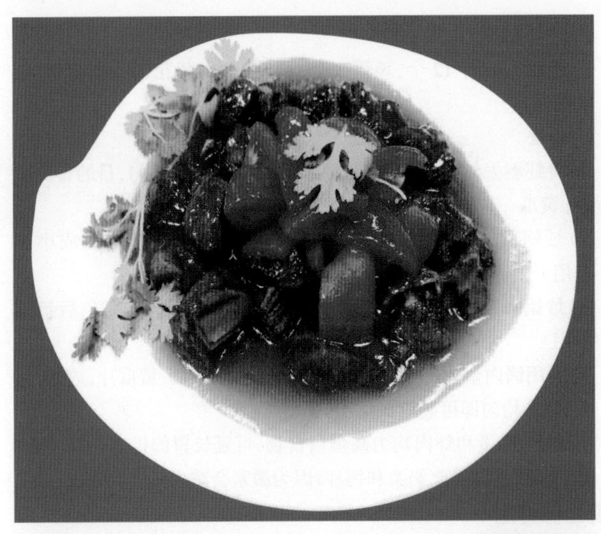

1. 食材　牛腩 800g，西红柿 3 个 400g 切块，洋葱半个切块，姜 1 块拍扁，香叶 2 片，酱油少许，盐适量，植物油少许。

2. 做法

(1) 牛腩切块，泡去血水捞出，凉水入锅，大火烧开焯水，撇去浮沫捞出。

(2) 锅内放少许植物油，放洋葱、姜炒香，倒入牛腩大火翻炒几下，放酱油提色，加和食材齐平的热水，大火烧开后关火。

(3) 连汤倒入电压力锅压至软烂。

(4) 锅内放少许植物油，放西红柿翻炒几下，牛肉连汤倒回炒锅，放盐，开锅后转中火炖，汤汁黏稠就可以关火出锅了。

小贴士：瘦肉富含蛋白质和铁，是生成红细胞的原料之一；牛肉富含优质蛋白，又需要长时间烹制，既营养又可保证饮食卫生，非常适合贫血的孩子食用。

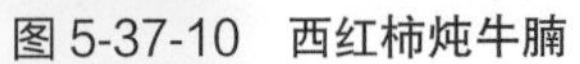

图 5-37-10　西红柿炖牛腩

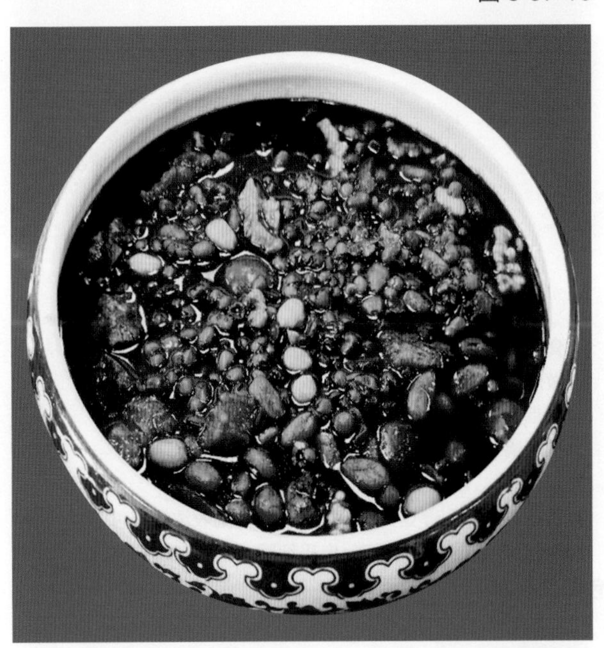

1. 食材　枸杞、去核红枣、赤小豆、红皮花生米、紫米。

2. 做法　洗净后放适量的水熬煮而成。可作为早餐或主食经常食用。

小贴士：中医认为红色花生衣可以止血，枸杞滋补肝肾，经常饮用可补气养血。

图 5-37-11　五红粥

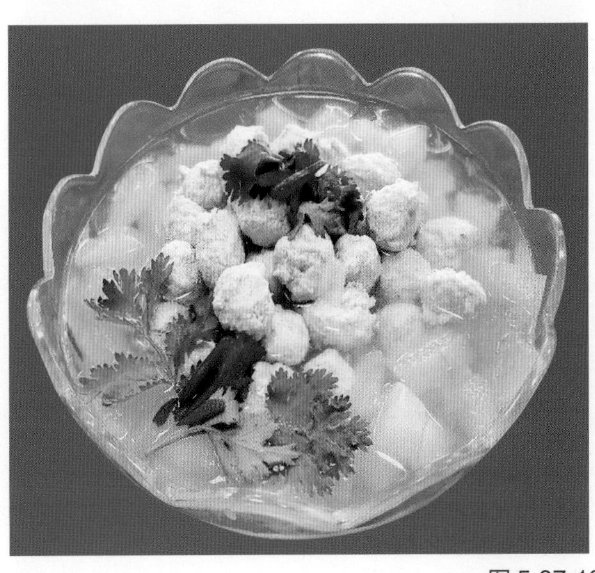

1. 食材　冬瓜、肉末、香菜、盐、酱油、香油。

2. 做法

(1) 肉末放盐、一个蛋清，水打上劲。

(2) 冬瓜切成薄片，香菜切成碎。

(3) 锅里倒入水，放入冬瓜。下入肉丸子。水开肉丸子浮起再煮 2 分钟即可。下入香菜碎、盐、香油调味。

小贴士：冬瓜利尿，可减轻水钠潴留。

图 5-37-12　冬瓜汆丸子

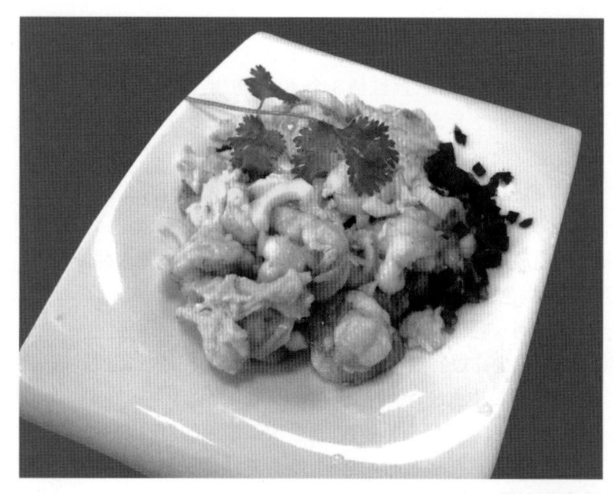

1. **食材** 青虾12个，鸡蛋3个，黄瓜100g，葱花、盐、水淀粉、植物油适量。

2. **做法**

(1)青虾剥去外壳，去掉虾线，用少许盐和水淀粉拌匀，目的是更嫩滑；黄瓜一切两半，扣去黄瓜籽后切厚片；鸡蛋打散。

(2)炒锅放油，油温2成热，倒入鸡蛋液，定型后铲出搅成小块备用。

(3)炒锅再次倒入少许油，放入虾仁，小火炒至虾仁变色后铲出备用。

(4)利用锅内余油，下葱花炒香后放入鸡蛋、虾仁、黄瓜片，放盐，勾芡、翻炒均匀即可装盘。

小贴士：鸡蛋和虾肉均为高蛋白食物，可延长胃的排空，减轻饥饿感。还要注意补充奶类和钙片，因为激素会减少钙的吸收。

图5-37-13 **滑蛋嫩虾球**

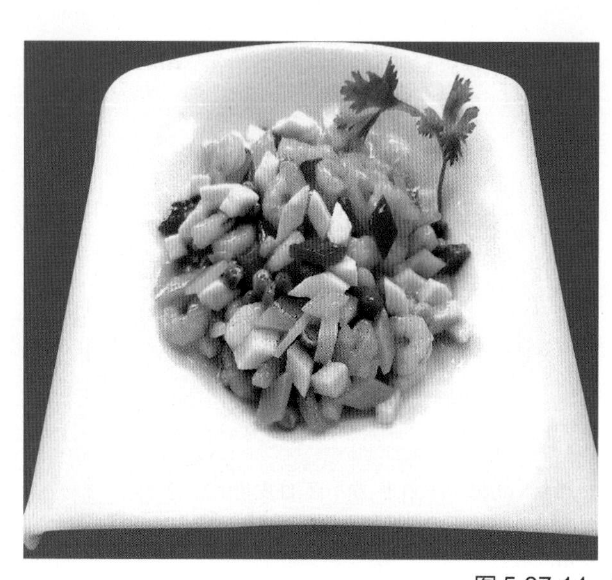

1. **食材** 黄瓜，青豆，彩椒，虾仁。

2. **做法**

(1)黄瓜和彩椒切丁备用。

(2)平底锅放入适量的油，放入姜片爆香。

(3)加入虾仁，炒至变红色，撒入一点白胡椒。

(4)再加入彩椒和青豆，倒入调料，翻炒均匀收浓汁即可。

小贴士：虾仁的蛋白含量高、肉质细腻，甜椒富含维生素C。

图5-37-14 **彩色虾仁杂蔬丁**

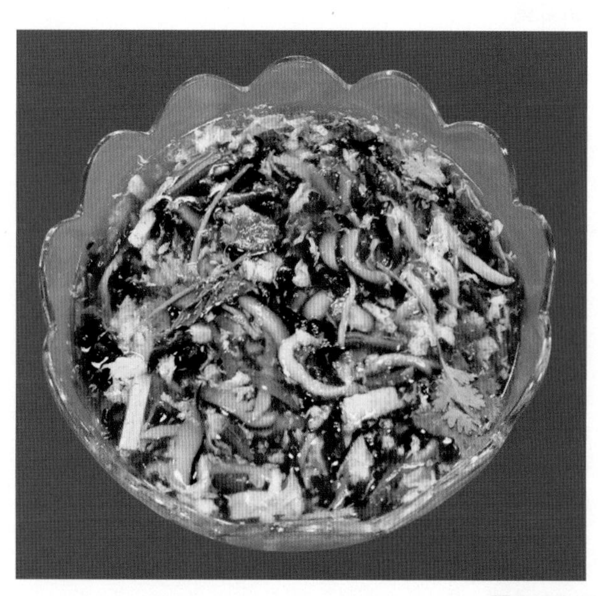

1. **食材** 香菇6个、木耳30g、火腿肠1根、豆腐半块、鸡蛋1个、香菜适量、生抽2勺、蚝油1勺、食盐适量、陈醋2大勺、白胡椒粉4匙、鸡汁1勺、水淀粉适量。

2. **做法**

(1)食材洗净改刀备用。

(2)锅中加入鸡汁，盖上盖子煮沸。

(3)将切好的食材放入，加入耗油和生抽。

(4)胡椒粉加陈醋混合搅匀，淋入锅中煮沸，水淀粉淋入，煮至黏稠。

(5)甩进蛋液，煮至凝固，最后放入食盐和香菜，即可食用。

小贴士：胡椒粉是药食同源的一种食品，可以温中下气、刺激食欲，对胃口差、消化不良的患者，特别适用。

图5-37-15 **什锦酸辣汤**

八、低脂饮食

部分患儿使用门冬酰胺酶，此药有很强的抗肿瘤作用，同时也有很多不良反应，如过敏、肝脏和胰腺功能损伤等，须低脂饮食加以预防。

1. 禁用油炸食品、肥肉、糕点、坚果、巧克力、芝麻酱等高脂食品。

2. 可选红肉中的里脊、鸡肉、鳕鱼、鲷鱼、黄花鱼、虾仁、海参、蛋清、鸡蛋（1 个 /d）、低脂奶、豆腐、豆浆等。

3. 烹调方式以蒸、煮、烩、炖为主，烹调油每人每天 20g 以内。

4. 患儿易饿，适当加餐。

可尝试如下食物：清蒸鲷鱼（图 5-37-16）、小鸡炖蘑菇（图 5-37-17）。

低脂餐一日食谱举例：

早餐：西红柿鸡蛋挂面；加餐：水果。

午餐：米饭，清蒸鳕鱼，炒时令蔬菜；加餐：蒸红薯。

晚餐：包子（里脊肉），小白菜豆腐汤；加餐：低脂奶。

九、患儿出院后，还应注意些什么？

1. 出院前可请营养师做营养评估，给予饮食建议。

2. 不可盲目地给予大补药材，如灵芝、冬虫夏草等，以食疗恢复体质更安全。

3. 保持良好的卫生习惯，不吃不洁饮食和各种

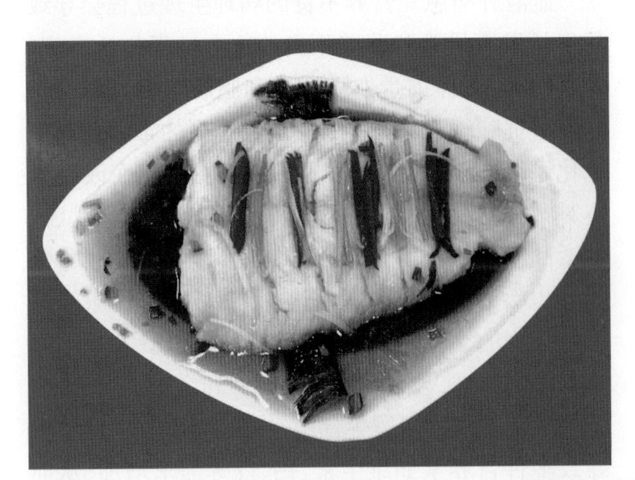

1. 食材　鲷鱼段 150g，葱、姜切丝备用，料酒 3 汤匙，白胡椒粉半小勺，盐半小勺，彩椒少许，植物油 20g。

2. 做法

(1) 鲷鱼段洗净入盘，加入 3 汤匙料酒、白胡椒粉、姜片、盐腌 10 分钟，去腥入底味，中途翻面。

(2) 蒸锅内加水，去姜和腌料汁，另取一盘子，底部铺上 1/2 的姜丝，放上鲷鱼块备用。

(3) 鲷鱼放入蒸锅，大火蒸 8 分钟。

(4) 蒸鱼时备好提味料汁：酱油 2 勺、生抽 3 勺、醋 5 勺（比例为 2∶3∶5）。

(5) 鲷鱼端出来，去姜丝和汁水，淋入提味料汁，放上葱、姜丝、彩椒圈。

(6) 锅内加入植物油，烧到冒烟，快速浇到葱、姜丝上，激出香味即可。

小贴士：鲷鱼刺少，蛋白含量高，脂肪低，适合门冬酰胺酶化疗期和日常食用。

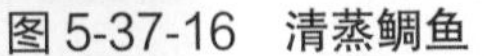

图 5-37-16　清蒸鲷鱼

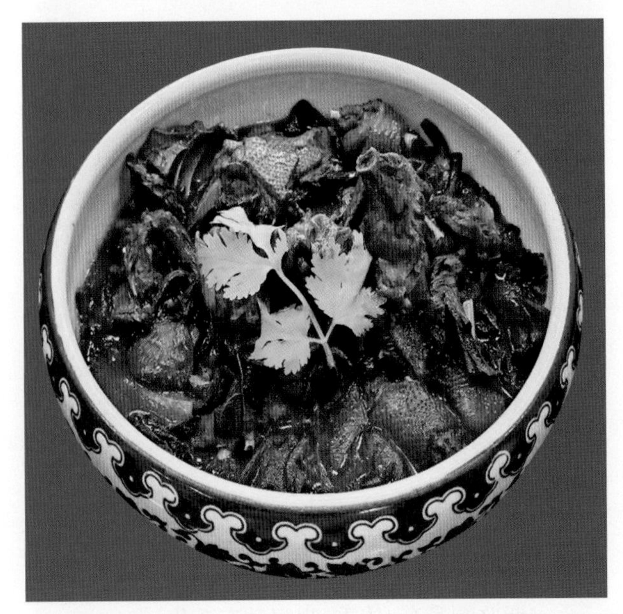

1. 食材　雏鸡 750~1 000g、蘑菇 75g，葱、姜、大料、酱油、料酒、盐、冰糖适量。

2. 做法

(1) 将雏鸡洗净，剁成小块，焯水。

(2) 将蘑菇用温水泡 30 分钟，洗净待用。

(3) 砂锅放入适量水，烧开后放入鸡块，加入葱、姜、大料、盐、酱油、糖、料酒，炖 10 分钟左右后倒入蘑菇，中火炖三四十分钟即成，食用时建议去掉鸡皮。

小贴士：鸡肉肉质细，蛋白质含量与红肉近似，脂肪含量低于红肉，食用时可以把含脂肪的鸡皮去掉；蘑菇的蛋白质和矿物质含量高，是一般蔬菜不能比的，但必须洗净后食用。

图 5-37-17　小鸡炖蘑菇

无证摊贩的小吃零食。

4. 隔夜饭菜需彻底加热，最好食用当天新鲜的食物。

5. 冷藏食物可在室温中放置一段时间再食用，避免造成腹痛、腹泻。

6. 休息与运动相结合。

十、运动

1. 在开始一项锻炼计划之前，先咨询医生：哪些活动患儿可以安全地参加，哪些是患儿应该避免的？

2. 以热身活动开始患儿的锻炼计划，以放松活动结束，比如伸展和缓慢的简单运动。

3. 运动到患儿累了，但不要疼痛。

4. 循序渐进，由一周 3 次、每次 30 分钟可以逐渐增加时间和次数。如果患儿没有体力一次性完成一项活动，就把它分成 3 段，每段 10~15 分钟。

（赵文利　闫 洁）

第 9 节　血液肿瘤患儿的膳食指导

一、概述

对于正在接受癌症治疗的患儿，维持适当的营养治疗非常重要。营养状态低下将导致对治疗的耐受性下降、出现感染并发症的危险性增加，并可能降低总体疗效。由于疾病本身及治疗药物对机体的影响，血液肿瘤患儿对营养的需求常常不同于正常儿童，总体上他们对饮食的要求表现为：需要大量水果、蔬菜及全麦高纤维食物；适量的肉和奶制品；少量添加油、添加糖、添加盐；需要摄入更多的蛋白质和能量（必要时增加牛奶和鸡蛋的量）；可能有咀嚼困难或吞咽困难的患儿，需要添加肠内营养制剂，或是高能量的半流食（必要时用低纤维的食物替代高纤维的食物）。营养师可以在营养状况评估、食物的选择等方面帮助患儿。

二、发病机制

造成肿瘤患者营养不良的原因不仅仅有营养素摄入减少，还有营养素吸收障碍、营养素代谢异常、营养需求增加、消耗增多等；既有肿瘤本身的因素，还有抗肿瘤治疗的干扰。

在发生食欲减退和经口摄入量减少之前，癌症患者的糖、蛋白质和脂质代谢改变就可引起体重减轻。这主要是因为肿瘤可引起机体多种代谢改变，包括能量代谢、糖代谢、脂肪代谢、蛋白质和氨基酸代谢等。细胞内糖的分解代谢包括有氧氧化、糖酵解和磷酸戊糖途径等，肿瘤细胞中糖代谢可从氧化磷酸化向糖酵解转变，进而产生大量乳酸，导致微环境酸化，有利于肿瘤细胞侵袭和免疫逃逸。组织中的脂肪可以被脂肪酶逐步水解，释放游离脂肪酸和甘油，通过血液循环供其他组织氧化利用；肿瘤患者由于代谢紊乱、抗肿瘤反应细胞因子（如 TNF-α、IL-1α、IL-1β 等）增加，体内脂肪可以不断被分解和释放，导致血脂升高。蛋白质代谢方面，肿瘤患者可出现整体蛋白质周转加快及支链氨基酸氧化加强，导致肝脏合成蛋白质增加和骨骼肌蛋白质降解加强，并且氨基酸异生葡萄糖增加。能量消耗增加和低效利用，被认为是荷瘤机体营养不良的原因。

血液肿瘤患儿营养不良的病理生理过程会导致其生长发育异常和营养不良。这个过程包括炎症、骨骼肌破坏、体内蛋白质丢失和脂肪氧化。高剂量的多重抗肿瘤治疗药物及其诱导产生的毒物会改变消化系统正常消化、吸收、利用的功能，从而改变机体对激素的反应和代谢需求。黏膜炎、食欲紊乱、味觉紊乱等会增加营养摄入异常的风险，人体成分的改变也会影响抗肿瘤药物的吸收、分布、代谢和清除。药物的不良反应也会影响营养素代谢，如甲氨蝶呤抑制叶酸代谢、环孢素影响钾和镁的浓度、糖皮质激素诱发水钠潴留等，进一步改变体内成分比例，导致多种营养素如维生素、钙、锌等需求增加，从而增加营养不良风险。

三、临床表现

血液肿瘤治疗的目的是杀灭癌细胞，但同时可能伤害正常细胞，引起副作用，进而造成饮食问题。常见饮食问题主要有食欲减退、恶心、口味改变、口腔溃疡、便秘、喉咙疼痛和吞咽困难、腹泻、呕吐、口干、体重增加或减少、乳糖不耐受。

另外，成年患者常出现的心理压力过大，在儿童患者中也会有，治疗可能会影响情绪，造成食欲减退或恶心的症状。这种情况下，一旦心理压力解除，症状会自行缓解。家长可以咨询专业的心理科医生，进行沟通疏导。

四、辅助检查

定期监测身高、体重，观察动态变化。

实验室检查：血红蛋白（了解贫血情况）、白蛋白（了解体内蛋白质储存情况）、前白蛋白（了解体内短期蛋白质储存量）、25-（OH）D（了解体内维生素D情况）、血微量元素（了解体内微量元素储存情况）。

五、诊断

营养筛查：了解营养状况的第一步，识别出具有营养不良风险的患儿。目前常见的营养筛查工具有STAMP（Screening Tool for the Assessment of Malnutrition in Pediatrics）、STRONGkids（Screening Tool for Risk of Impaired Nutritional Status and Growth）、PYMS（Pediatric Yorkhill Malnutrition Score）、SGNA（Pediatric Subjective Global Nutritional Assessment）。通过筛查工具判断营养不良高风险的患儿需要实施营养异常高风险预防措施。血液肿瘤患儿是营养不良高风险群体。

诊断：诊断营养不良常用的方法为中位数百分比法（表5-37-7）。

表5-37-7 营养不良分级标准（中位数百分比）

单位：%

分度	年龄别体重	年龄别身高	身高别体重
正常	90~100	>95	>90
轻度营养不良	75~89	90~94	80~90
中度营养不良	60~74	85~89	70~79
重度营养不良	<60	<85	<70

六、治疗

（一）血液肿瘤治疗前准备

治疗开始前，无法预测是否会影响饮食，会怎样影响饮食，影响是否严重。很多副作用是可控的，或是会随着治疗的结束而自动消失。

治疗开始前，尽量健康饮食并维持体重。这会降低感染的风险，更好地对抗副作用，减少治疗中断的概率。

条件允许时，在治疗开始前，寻求口腔科医生的协助，保证口腔健康。积极咨询医生、护士、营养师，了解可以缓解饮食问题的方法和药物。

（二）血液肿瘤治疗过程中的健康饮食准备

准备一些肠内营养制剂，学习做一些简单、美味、好消化的半流食。确保这些食物在患儿食欲不佳时可以帮助患儿补充能量。

（三）个体化食谱

不同患儿在不同时期有不同症状，切忌照搬别的家长的食谱。治疗期间如果不清楚吃什么，可以和医生、护士沟通。请他们介绍营养师给患儿及家属。营养师可以帮助患儿选择有针对性的食物或饮品。将想要询问营养师的所有问题列在清单上，看看最喜欢的食物或菜品在血液肿瘤治疗期间能不能食用、别的患儿有没有好的经验；也可以直接请营养师在清单上勾选合适的食物。

（四）膳食益处最大化

治疗过程中，膳食摄入可能时好时坏，如何保持健康膳食，以下有几点建议。

在能吃的时候摄入足够多的蛋白质和能量，以帮助患儿蓄积能量，有助于修复因治疗血液肿瘤而被损害的组织；挑一天中食欲最好的时间作为用餐时间；短时间轻微挑食不会造成很大的危害，在可选择的食物范围内挑选健康的食物；肠内营养制剂是全营养素，可以一次性补充多种营养素，合理利用可以有很好的效果；注意摄入足够的液体，在不能吃东西的时候，摄入足够的液体非常重要。多摄入液体帮助机体补充需要的水分。推荐白开水，若无法摄入白开水，可用真空包装的果味粉末冲调。

（五）对食物采取特殊处理来预防感染

一些血液肿瘤治疗可能会容易发生感染。尤其是在中性粒细胞缺乏的时候更容易感染。此时需要在准备食物的时候进行特殊处理。要注意以下几点。

尽量购买新鲜的食物。保证在烹调时，把所有食物彻底加热、煮熟；用刷子和清水将生的蔬菜和水果清洗干净；对于莓类等不容易刷洗的食物，将其在水中浸泡一段时间后再冲洗；对于有粗糙表面和表皮的水果和蔬菜，要用刷子和清水进行刷洗然后再切块或剥皮，如瓜类、橘子和牛油果。在准备做菜前清洗双手、刀具、桌面，这一步在制作生肉、鸡肉、鱼类等的过程中尤其重要；每一次手接触生肉之后都要清洗；切肉和切水果蔬菜的切菜板要分开；所有肉类都在冰箱里解冻，或者在微波炉里面加热解冻，不要放置在冰箱外解冻；保证果汁和牛奶是巴士消毒过的；选择带壳的，并且烤过的坚果。

（六）不建议做的事情

不要吃生的鱼或者贝壳类，如寿司和生牡蛎；不要吃生的坚果；减少在外就餐的次数；不要吃过了新鲜期的食物、调味品或者饮料；不要吃有发霉迹象的食物；不要吃在室温下放置超过 2 小时的易腐败食物（尤其是果汁、奶类等）；不要吃在冰箱里储存超过 3 天的剩饭。

（七）利用食物、维生素和其他营养补充剂来对抗血液肿瘤

目前没有明确的证据证明特殊膳食、食物、维生素、矿物质、膳食补充剂、草药或者以上物质的组合可以减缓血液肿瘤进程、治疗血液肿瘤或者防止肿瘤复发。不要盲目相信某种民间偏方。如果患儿正在使用任何的维生素、矿物质、膳食补充剂或是草药，需要提前告知医生和营养师。

（八）给家长的特殊提示

如果患儿的饮食喜好经常出现变化，请不要觉得惊奇，前几天觉得最好吃的食物可能过几天尝起来很差。可在手边准备患儿喜爱的卫生的零食，如密封小包装的饼干、坚果等。当患儿需要加餐或零食的时候，可以随时食用。可食用密封小包装的果酱、沙拉酱和花生酱，蔬菜和水果蘸酱可以获取更多的能量和蛋白质。多与患儿沟通，研究出一些改善进食问题的方法。遇到进食问题时多与医生和营养师沟通。

（九）心情可以影响食欲

在血液肿瘤治疗过程中，患儿可能觉得沮丧、生气、焦虑、无助、害怕、孤独，这些都是非常正常的。这样的感觉比较强烈时，可能会影响对食物的兴趣，疲劳可能加重这样的感觉。因此，在血液肿瘤治疗过程中需要注意调整心情。在可选的食物中，选择最喜欢吃的，以此来享受食物，忘记不愉快。不管是家长还是患儿，都可以和别人分享自己的感受。家长可以多和患儿沟通，也可以在病房内交朋友，互相分享心情和食谱，也可以向已经完成血液肿瘤治疗的人咨询学习。至少保证每天晚上 7~8 小时的睡眠。尽量保持活力也可以改善食欲，白天可简单做些安静状态下的小的活动，如散步，但不要做自己承受能力以外的活动。

七、常见进食问题

以下是血液肿瘤治疗可引起的常见的进食问题。依据化疗药的种类和剂量不同，产生的问题可能不同。

（一）食欲减退

饮食困难的时候，可以摄入肠内营养制剂补充营养。食欲尚佳时把零食放在手边；出门的时候选择好携带的、密封小包装的零食，如花生酱饼干、坚果等；可在膳食中添加额外的蛋白质和能量。合理、足量饮水，尤其是在不想吃东西的时候，可以设置提醒来保证一定频率的液体摄入；可以利用清洁的豆浆机把喜欢的食物制作成奶昔；但是从饭前 30 分钟、饭时到饭后 30 分钟不要喝过多的水。另外，适当活动或者轻松愉快的用餐氛围可以改善食欲。可以把食物做成好看的样子来吸引患儿的注意。

（二）便秘

化疗药物及血液肿瘤本身，或者其他药物都可能引起便秘。当没有摄入足够多的液体、足够多的纤维素或者活动量不够，也可能会引起便秘。

膳食调整的方法主要有喝足够多的水、摄入纤维素含量较多的食物等。含膳食纤维较多的食物主要包括杂粮（干豆类、小米、薯类、南瓜等），全麦面包和麦片，粗纤维的水果和蔬菜。如果最开始不适应吃纤维素，可以由少至多，每天加量。有些血液肿瘤或在特定的时期不能吃很多纤维素，所以增加纤维素摄入量前要与医生讨论。在血常规检测显示血小板较低时，不建议食入过多的纤维素。

嘱家长记录排便次数、性状及其他情况，协助判断患儿是否有便秘。增加活动量也可以预防或缓解便秘的症状，需医生和家属一起商讨活动的方式和种类。如果连续 2 天都没有排便，可考虑提供纤维素补充剂、通便药、大便松软剂或灌肠剂。注意叮嘱家属未经医生或护士允许，不可擅自使用这些药物。

（三）腹泻

当排便频率增加，并且伴有大便性状松软、水样便等时，就可称为腹泻。食物和液体经过胃肠道速度过快而无法吸收足够的营养、维生素、矿物质和水，可能引起脱水。引起腹泻的原因可以是治疗本身，如放疗、化疗和免疫治疗，这些治疗可能损伤小肠和大肠内壁的正常细胞，也可能由感染、治疗便秘的药物或抗生素等引起。注意乳糖不耐受也可能会引起腹泻。当机体不能消化吸收牛奶或奶制品中的乳糖时，就会发生乳糖不耐受，可引起排气、腹部绞痛和腹泻。这时需要注意购买免乳糖的牛奶或奶制品。

发生腹泻时，需要喝足量液体，来补充腹泻丢失的水分，预防脱水。建议摄入口服补液盐。腹泻期间建议少食多餐，每日可分餐 5~6 次，来代替 3 次正餐；需要多吃富含钾和钠的食物和饮品。腹泻时，体内会丢失钾和钠，补充这部分丢失非常重要。含有

钠的饮品有盐水等；含有钾的食物包括香蕉、胡萝卜泥、土豆(烤、蒸或土豆泥)等。口服补液盐是常用的、有效的纠正或预防脱水的制剂，它含有钾、钠，因为腹泻时会丢失大量的钾、钠。是否适合使用、如何使用以及使用剂量需要咨询医生。

选择一些低纤维素食物，如白米粥、面条汤等；吃室温的食物和饮品；避免可能使腹泻更严重的食物和饮品，主要包括富含纤维素的食物，如杂粮和粗纤维的蔬菜(表 5-37-8)；避免富含糖的饮品，如碳酸饮料；避免很油腻、含脂肪较多，或者油炸的食物，如薯条或汉堡；避免特别烫或者特别凉的饮料；避免容易引起排气增多的食物和饮品，包括煮熟的干豆类以及生的水果和蔬菜；限制奶制品摄入(含乳糖较低或不含乳糖的产品除外)；避免酒类或含酒精的饮料；避免口味较辣的的食物，如辣椒、辣酱等；避免含有咖啡因的食物和饮品，包括普通咖啡、茶、碳酸饮料和巧克力；限制不含糖，含有木糖醇和山梨醇的产品，如无糖口香糖和无糖硬糖。仔细阅读产品商标，了解里面是否含有甜味剂。苹果汁含有很多的山梨醇，建议不要在腹泻期间食用；重度腹泻发作之后 12~14 小时依据临床需要可以只喝清水或低渗口服补液盐。帮助患儿的胃肠道休息，来帮助补充丢失的水分；在腹泻之后擦肛门的时候，不要用卫生纸，而应使用湿巾或者直接喷水清洗。以前有痔疮的患儿，要注意有没有直肠区疼痛或出血的情况；如果持续腹泻超过 24 小时，医生需根据患儿情况考虑是否需要使用药物控制腹泻。有些患儿还需要静脉补液，如果没有咨询医生和护士，不要擅自服药。

表 5-37-8 低纤维无渣饮食食物清单

主食	肉类	蔬菜	水果
精制米、面	鸡肉、鸭肉	瓜茄类去皮、去籽	尽量控制整水果的摄入
限制粗粮的摄入	鱼肉	冬瓜、黄瓜、西红柿、茄子、(嫩)西葫芦、丝瓜等	可用清洁的榨汁机榨果汁并滤掉果渣
	虾肉		

表 5-37-9 低脂饮食食物清单

主食、蔬菜	肉类	水果	奶
主食蔬菜无限制	猪肉、牛肉、羊里脊肉	每日 1~2 个	脱脂奶
	鸡肉、鸭肉去皮		
	鱼肉、虾肉		

注：肉类的量，0~3 岁为 50g；3~5 岁为 50~100g；5~10 岁为 100~150g；10 岁以上为 150g。

(四) 口干

化疗、放疗和免疫疗法都可能会损伤分泌唾液的腺体，引起口干。唾液减少可能让说话、咀嚼和吞咽食物变困难。口干还可能改变味觉。

发生口干时，全天随时含一点水。这可以湿润口腔，帮助患儿吞咽或者说话，还可以吃一些微甜或者微酸的食物或饮料(如淡柠檬水、薄荷水等)，微酸的食物和饮料可以帮助患儿产生更多的唾液。嚼口香糖或者在嘴里含着硬糖可以帮助患儿产生唾液来湿润口腔。为防止龋齿，可以选择无糖口香糖或者无糖硬糖。如果同时还有腹泻，在食用无糖食品前要咨询营养师，一些甜味剂可能使腹泻加重。选择好咽的食物；选择熟食或者汤，如汤面或者粥。烹调时用调料、肉汁或者沙拉酱来湿润食物，以使其易于吞咽。可以用润唇膏滋润嘴唇。

每 1~2 小时用温水漱口可以缓解口干的症状。常见的方式是用 1/4 茶勺的小苏打与 1/8 茶勺的食盐混合，加入 1 杯温水中。漱口后再用温白水漱口 1 次。另外需要注意避免含酒精的饮料，刺激性食物(过辣、过咸、过硬或很硬脆的食物)，含有酒精的漱口水；不要在患儿面前吸烟，避免二手烟造成的口干。

(五) 恶心

疾病或者治疗药物常常会引起恶心。这时需要摄入对胃负荷较小、清淡的食物。试试淡柠檬水或者蒸熟的水果，还有其他微酸的食物；少食多餐，每日吃 5~6 次小餐，而不是 3 次大餐，每次吃饭的时候注意不要饮用太多的汤汁，以免胀肚。全天都要注意喝水，注意不要太快，最好使用吸管；食物、饮品需室温，避免过烫或者过凉；避免接触味道强烈的食物（主要包括正在烹饪的鱼、洋葱、醋或大蒜等），尽量在烹饪这些食物的时候让患儿远离。如果住的空间感觉不透风，注意打开窗户或者风扇。新鲜空气可以减轻恶心的感觉。不要在温度很高或者闷热的房间吃饭；如果早晨感觉恶心，可以在下床前吃无油的小点心，如吐司面包或者小饼干。当恶心、呕吐严重时，需要和营养师讨论如何在恶心的情况下摄入足够的能量。

注意用餐之后要稍微休息，最好坐直，而不是躺卧；穿一些舒适宽松的衣服。家长需要对患儿在什么时候及为什么出现恶心做详细的记录，咨询医生、营养师和护士如何改变膳食。

（六）口腔疼痛（黏膜炎、牙龈炎、口腔溃疡）

化疗及放疗常常会损伤口腔黏膜，引起溃疡、鹅口疮、牙龈炎。造成口腔疼痛，影响进食。这时需要选择方便咀嚼的、软烂的食物，可以把食物切成小块，还可以将食物切碎或切成泥状，或者延长烹饪时间直到食物足够软烂，可用肉汤湿润和软化主食；摄入液体时可以用吸管，避免接触口腔内疼痛的部位。食物的温度不要太烫或太凉。因摄入的量有限，因此尽量选择高蛋白、高能量的食物。

避免食用有刺激性的食物，包括柑橘类水果及果汁（如橘子、柠檬和柠檬汁），辣味的食物（如辣酱和辣椒），西红柿和西红柿酱，特别咸的食物，生蔬菜，尖的硬脆的食物（如麦片、小饼干、薯片、玉米片），含有酒精的饮料。注意口腔护理，每天用盐水漱口 3~4 次（1/4 茶勺的小苏打和 1/8 茶勺的盐，加入 1 杯温水中），之后用清水漱口。每天仔细检查口腔内的疼痛、白斑或者红肿部位，一旦发现这些症状，立即告知医生。不要擅自使用普通的漱口水，因为其中可能含有酒精，向口腔科医生询问是否有特殊的漱口水。

（七）味觉及嗅觉的改变

发生味觉或嗅觉改变时，食物可能会“变味”，以前吃起来很香的食物可能变得没味道、很苦，甚至有金属的味道。目前暂时没有预防这些问题发生的方法，化疗结束后可能会自行好转。这时需要选择看起来好看或者闻起来很香的食物，避免看起来就没有吸引力的食物（依个人情况而定，如牛肉闻起来很奇怪，就选择鸡肉）；还可以尝试微酸的食物和饮品，如含有橘子、柠檬或者醋的食谱，注意如果有口腔、咽喉疼痛，不要吃微酸的食物。如果食物的味道很咸、很苦或者很酸，可以适量添加糖或者果味粉末（尽量选择密封独立包装的）。需要使用塑料、瓷质或木质的餐具，金属材质的餐具可能会加重嘴中的金属味道。注意保持口腔清洁。咨询口腔医生或者主管医生，是否有特殊的漱口水护理患儿的口腔。

（八）呕吐

血液肿瘤疾病本身及治疗都可能会引起呕吐。呕吐结束前尽量不要饮食任何东西。呕吐停止后，漱口，饮少量清水。注意小口慢饮，每次只饮入少量液体。

当可以吃少量液体而不呕吐时，可以尝试浓一些的好消化的食物，如面片、粥。呕吐停止后可以逐渐恢复到固体饮食。每日分 5~6 次进食，每餐量减少，而不是 3 次正常用餐。开始进食后，每次少量食物更容易实现。如果呕吐的情况较严重，向医生询问是否可以开一些止吐药。

（九）体重增长

血液肿瘤及其治疗本身可以使机体处于疲惫状态，改变生活习惯，减少活动量，引起体重增长。另外，激素治疗期间食欲增加，也可能会引起体重增长。膳食方面注意多吃水果蔬菜，这些是高纤维低能量的食物，可以让患儿有饱腹感而不添加能量；多吃高纤维素的食物，如全麦面包、麦片及全麦面条。有一些血液肿瘤患儿不适宜食用高纤维素食物，这需要与医生及营养师沟通确认。

少吃油脂。尽量避免摄入黄油、甜品或其他高能量食物，注意选择低脂的方法烹饪，如煮、蒸、烧、烤、拌。减少盐的摄入量，防止水分储存引起的体重增加。肉类选择瘦肉，如瘦牛肉、去掉肥肉的猪肉、鱼肉或者去皮的禽肉。奶类选择低脂牛奶制品，包括低脂或者无脂酸奶、脱脂牛奶或者 1% 低脂牛奶。吃小尺寸的食物，选择小尺寸的餐具（如小碗盛饭）。

咨询营养师，帮患儿选择健康的食物，制订健康的食谱。做膳食日记。记录所吃的食物及用餐的时间。这可以帮助患儿辨认出引起体重增长的食物及不好的饮食习惯。每天做一定的活动，不仅可以燃烧能量，适当活动还可以让心情变好。

（十）体重减轻

引起体重减轻的原因可能是血液肿瘤本身、血液肿瘤治疗的副作用，如恶心、呕吐。精神压力和过度担心也可以造成体重减轻。很多血液肿瘤患儿在治疗期间都会出现体重减轻的情况。

注意按照时间表用餐，不建议等到有饥饿的感觉再用餐。血液肿瘤治疗期间，即使没有饥饿感也要进食。与正常进食相比,少食多餐更容易实现,每日分 5~6 次进食,而不是 3 次正常用餐。选择高蛋白、高能量的食物,不要用低能量的食物或饮品填饱肚子。添加蛋白质和能量为患儿的膳食“充电”。可以在食物上加一些装饰,如花生酱、橄榄油、坚果、果酱(建议使用密封独立包装的产品)。

如果不喜欢吃固体食物,可以做一些奶昔、米糊、果汁或者肉汤等。这些可以提供机体所需要的蛋白质、维生素和能量。肠内营养制剂是全营养素,是恢复体重较好的食物。可由营养师帮助患儿选择高蛋白、高能量的食物,搭配出适合的食谱。在可承受的范围内多活动,短途散步或者做轻微的活动之后食欲可能会更好。

有时单靠经口进食无法摄入足够的食物来保证健康,这时可以考虑管饲喂养。医生可与营养师讨论具体方案。

(栗　达　闫　洁)

参考文献

[1] 石汉平, 凌文华, 李薇. 肿瘤营养学. 北京: 人民卫生出版社, 2012: 273-438.

[2] GOGVADZE V, ZHIVOTOVSKY B, ORRENIUS S. The Warburg effect and mitochondrial stability in cancer cells. Mol Aspects Med, 2010, 31 (1): 60-74.

[3] WANG JB, ERICKSON JW, FUJI R, et al. Targeting mitochondrial glutaminase activity inhibits oncogenic transformation. Cancer Cell, 2010, 18 (3): 207-219.

[4] KHASAWNEH J, SCHULZ MD, WALCH A, et al. Inflammation and mitochondrial fatty acid beta-oxidation link obesity to early tumor promotion. Proc Natl Acad Sci USA, 2009, 106 (9): 3354-3359.

[5] National Cancer Institute. Eating hints: before, during, and after cancer treatment. National Cancer Institute, 2018.

[6] MCCARTHY H, MCNULTY H, DIXON M, et al. Screening for nutrition risk in children: the validation of a new tool. J Hum Nutr Diet, 2008, 21: 395-396.

[7] GERASIMIDIS K, KEANE O, MACLEOD I, et al. A four-stage evaluation of the Paediatric Yorkhill Malnutrition Score in a tertiary paediatric hospital and a district general hospital. Br J Nutr, 2010, 104 (5): 751-756.

[8] HULST JM, ZWART H, HOP WC, et al. Dutch national survey to test the STRONGkids nutritional risk screening tool in hospitalized children. Clin Nut, 2010, 29 (1): 106-111.

[9] SECKER DJ, JEEJEEBHOY KN. Subjective global nutritional assessment for children. Am J Clin Nutr, 2007, 85 (4): 1083-1089.

[10] 赵文利, 闫洁. 血液肿瘤患儿营养风险筛查. 天津: 中华医学会肠外肠内营养学分会第八届全国肠外肠内营养学术大会, 2014.

第三十八章　儿童舒缓治疗

第1节　概述

随着医学科学的发展，更多儿童恶性血液肿瘤性疾病患者可以获得长期生存，但是也有将近20%确诊的肿瘤患儿最终不能被治愈。在全部治疗过程中，患儿及其家庭会经历来自生理、心理、社会等各方面的痛苦及困难，如何让可以治愈的患者在治疗过程中生活质量更高；如何使无法治愈的患者更加平静，更有尊严，已经是现代医学模式转变以来越来越得到重视的话题，很多发达国家已经把高质量的舒缓治疗列为血液肿瘤性疾病治疗过程中的标准之一。

全世界每年有超过2 100万受到生命威胁的儿童可能获益于儿童舒缓治疗，其中有800万需要接受特别的儿童舒缓治疗。尽管舒缓治疗需求逐年增长，但即使在发达国家也存在人员及经费缺乏、没有足够多学科团队开展服务的问题。如美国儿童肿瘤协作组单位中仅有58%的中心提供儿童舒缓治疗服务；在中低收入国家，大约2/3的中心没有儿童舒缓治疗团队。在中国舒缓治疗的理念还未深入人心。医务工作者作为舒缓治疗主要措施的实施者，应该具有更深刻的理解，推动舒缓治疗，将“以病为本”转变为“以人为本”。

一、舒缓治疗的定义

舒缓治疗（palliative care）起源于1967年，英国的桑德丝女士于伦敦成立了圣·克里斯托弗临终护理院，她希望通过结合中世纪收容所照顾患者的人文关怀与现代医学的成就，减轻临终患者以及其家属所遭遇的痛苦。而随着照顾经验与知识的积累，很快发展成由专业的医疗团队为患者提供全方位的照顾模式。

舒缓治疗是从英文palliative care翻译而来的，中文翻译名称目前还不统一。最早引入我国时译为“姑息治疗”“舒缓治疗”“纾缓治疗”或者“缓和医疗”，伴随着理念的更新，儿科血液肿瘤医生多习惯使用“舒缓治疗”，而成人领域的医生较认同“缓和医疗”，虽然各家翻译不同，对此也有争论，但是明确统一深层含义才是最重要的。

世界卫生组织对舒缓治疗的定义：通过早期识别和全面评估并治疗患者的疼痛和其生理、心理层面的问题，预防并缓解痛苦，从而改善面临危及生命疾病的患者及其家属的生活质量。针对儿童舒缓治疗也有明确的解释，即对儿童躯体、思想及精神上全方位的关怀，也包括对家庭的支持；从疾病确诊时就开始进行，并持续整个病程；需要评估并缓解患儿躯体、精神及社会的痛苦和压力；有效的舒缓治疗需要多学科团队的支持，可以包括家庭和可获得的社会资源，即使资源有限仍可进行成功的舒缓治疗；三级医院、社会健康中心甚至在家中都可以提供舒缓治疗。

二、舒缓治疗的主要内容

所有被诊断为可能不被治愈或生存期受限疾病的患儿都应该接受舒缓治疗，儿童恶性血液肿瘤性疾病患者是舒缓治疗施予的重要人群。在舒缓治疗开展之初，只有当患者进入到不可治愈阶段时才有团队介入，随着大家认知的深入，WHO在2014年采纳了疾病早期开展舒缓治疗的改革。舒缓治疗应该与儿童肿瘤治疗整合在一起，在疾病确诊时即开始进行，无论疾病是否可被治愈，舒缓治疗将持续整个病程，通过定期识别健康损害程度，全面需求评估和身体、心理等痛苦的管理，以患者为中心的治疗计划来提高患者与其家属的生活质量。

（一）沟通

有效的沟通是舒缓治疗的基础，它可以改善医患关系，提高患者满意率。实际上，沟通应该被当作一种独特的手段，用于帮助建立关系，解决冲突，告知坏消息，建立对挑战、希望和目标的共同理解，对进一步的治疗计划作出决定。

（二）疼痛及症状管理

疼痛及症状管理（symptom management）是舒缓治疗的首要任务，就是通过管理可能会引起不适的症状使患者舒适，减轻痛苦。儿童恶性血液肿瘤患者在治疗过程中会出现很多不适，如果进入终末期不适症状则更加明显。一些回顾性研究显示，临终患儿会经历疼痛、乏力、食欲差、便秘、恶心、呕吐、腹泻以及呼吸困难等症状，其中疼痛是症状控制中最重要的方面，因此积极充分地镇痛及其他症状管理必不可少，以减少患者痛苦，提升生存质量。

（三）心理 - 精神 - 社会支持

患儿和其家庭成员所经历的痛苦可能不止是身体上的痛苦，还包含了精神、社会、心理和生理元素，所以解决心理精神方面的需求也是儿童舒缓治疗的重要方面。精神方面的关怀可以帮助患儿表达自己的思想，帮助父母准备如何回答孩子的问题，在临终时带来希望和舒适，多学科团队的照护可以提供表达价值、希望和恐惧的途径，引导家庭决策，舒缓悲伤。

三、舒缓治疗与临终关怀的关系

1987 年，英国正式将舒缓治疗设立为单独的医学专科，为患有不可治愈的疾病或遭受死亡威胁的患者及家属提供疗护，由此可以看出舒缓治疗并不能与临终关怀（hospice care）划等号。临终关怀在现代舒缓医疗中就是"生命末期照护"，主要针对的是预计生存期在 3~6 个月以内的患者，它是舒缓治疗的一个阶段，在这个阶段完全采取舒缓治疗的措施照顾患者和家庭，提高生命末期的生活质量，在国内为了更被大众接受，也会被称为"安宁疗护"。

四、多学科团队

舒缓治疗是以整体观对待患者，所谓"四全"照护就是对这种整体观的充分体现，即"全人、全程、全家、全队"。其中"全人"指对个人身体、心理、社会、精神全方面的关怀，而全队是指对患儿和家庭的整体照护需要由多学科团队合作完成。标准的多学科团队（multidisciplinary team）应该包括医生、护士、社会工作者、心理医生、哀伤辅导专家、药师、营养师、康复师、志愿者等，以达到全面帮助解决患儿身、心、社等问题的目标。所有工作的完成都需要团队成员之间的协调与配合，不断地沟通、评估、制订计划与实施。

提供舒缓治疗的人员应该是以下方面的专家：可以进行良好的沟通交流；可以对患儿进行症状管理；可以协调护理机构，包括临终关怀机构和社会资源；可以对患儿和家庭在心理和精神领域进行指导；可以舒缓家庭的悲伤及丧子之痛；同时关注法律及伦理问题。这里需要注意的是，不是只有完整而专业的舒缓治疗团队才可以进行舒缓治疗，医务人员在临床工作中的人文关怀也是舒缓治疗的一部分，所以即使资源有限，给予身边的每一个患者、每一个家庭多一些关爱也是十分重要的。

专家点评

- 当儿童被确诊为可能不被治愈的疾病或有生命受限疾病时就可以进行舒缓治疗。
- 舒缓治疗通过多学科团队的合作期望可以帮助患儿和家庭减轻身体、心理、社会、精神的痛苦，提高生活质量，使患者更有尊严。虽然因为资源受限，很多地区还不能开展更完善的服务，但是也有更多的医务人员开始具备舒缓治疗的理念，给予患者和家庭更多的人文关怀。

（周　翙）

参考文献

[1] World Health Organization. World Health Organization: WHO definition of palliative care. Geneva: World Health Organization, 2012.

[2] PIZZO PA, POPLACK DG. Principles and practice of pediatric oncology. 7th ed. Philadelphia: Lippincott, Williams & Wilkins, 2015.

[3] 马文敏. 医生如何促进善终的达成——谈善终与缓和医疗. 中国医学人文, 2018, 4 (6): 10-12.

[4] FRIEDRICHSDORF SJ, BRUERA E. Delivering pediatric palliative care: From Denial, Palliphobia, Pallialalia to palliactive. Childre, 2018, 5 (9): 120-132.

第 2 节　疼痛与症状管理

疼痛是一种令人不快的感觉和情绪上的感受，同时伴有实质上的或潜在的组织损伤，它是一种主观感受，而不是具体实体，因人而异。1979 年，国际疼痛研究协会(The International Association for the Study of Pain,IASP)将疼痛(pain)定义为:疼痛是一种与组织损伤或潜在组织损伤(或被描述的类似损伤)相关的不愉快的主观感觉和情感体验。此后,IASP对疼痛的新定义为:疼痛是一种与组织损伤或潜在组织损伤相关的感觉、情感、认知和社会维度的痛苦体验。2018年,Cohen等人重新定义了疼痛,认为:疼痛是一种交互认知的躯体体验,反映了一个人对自己身体的完整性受到威胁的恐惧。

疼痛受到感觉、认知、心理、行为、情感和精神等多因素的影响。儿童时期的疼痛会导致儿童的负面情绪。对疼痛控制不佳进而会导致儿童对医学治疗的恐惧和无法适应,害怕疼痛或外伤而避免、减少活动或与医生、护士对抗,随着时间的推移,更进一步会导致社会孤立。血液、肿瘤性疾病本身及治疗均可造成不同程度和不同类型的疼痛,其疼痛程度可能要超过其他系统的疾病,因此疼痛分类评估和症状管理也是血液性疾病治疗中的不可忽视的重要组成部分。

一、疼痛分类

疼痛的分类比较复杂,临床上可以根据疼痛的病理生理机制、持续时间、疼痛原因及疼痛的解剖学位置进行分类。

(一)病理生理分类

从病理生理角度,疼痛分为伤害性疼痛(nociceptive pain)和神经性疼痛(neuropathic pain)。区分两者有利于针对性地采取不同的处理和治疗方法。

1. 伤害性疼痛 组织缺氧、组织破坏及炎症时产生的化学物质释放以及高温、寒冷、振动、牵拉刺激等均可刺激疼痛感受器,产生疼痛。伤害性疼痛又由于疼痛感受器分布部位的不同分为两大类:躯体痛和内脏痛。

(1)躯体痛:可以由浅表组织(皮肤、口腔黏膜、鼻、尿道及肛门等)和深部组织(如骨、关节、肌肉、结缔组织)疼痛感受器受到激活而引起。如割伤、扭伤可导致浅表躯体痛,而由于缺氧导致的肌肉抽搐则可造成深部躯体痛。

(2)内脏痛:内脏痛是由于位于内脏(体腔内的脏器,如胸腔和腹腔内的脏器)的疼痛感受器受到刺激所致。它可由于感染、气体或液体膨胀、牵拉及肿瘤压迫引起。

2. 神经性疼痛 由于疾病导致中枢神经或外周神经纤维躯体感觉系统的破坏所导致的疼痛,总人口的7%~10%受其影响。躯体感觉传导系统兴奋抑制失衡、中枢神经系统离子通道变化以及疼痛信号传递的改变是神经性疼痛的主要发生机制。任何原因引起的神经破坏,如代谢性、创伤性、感染性、缺血性或免疫介导的病理状况均可导致神经性疼痛。神经压迫及大脑或脊髓的异常痛觉信号传递也同样会导致神经性疼痛。神经性疼痛可以是周围性的也可以是中枢性的,但两者常常难以完全区分。儿童的外周性疼痛可由于神经损伤、神经卡压、来自占位性病变以及肿瘤和脓肿等外部的神经压迫所致,也可来自HIV感染或反转录病毒治疗副作用导致的神经破坏,一些良性神经性肿瘤如神经纤维瘤、创伤及手术后的瘢痕性神经瘤,幻肢疼,肿瘤神经侵犯及肿瘤放化疗所致的神经损伤。中枢性神经痛包含了脊髓损伤所致的神经痛。此外,儿童还包括其他神经痛,如先天性退行性周围神经病、炎性神经病(如吉兰-巴雷综合征)。许多成人常见的神经性疼痛,如糖尿病性神经病、疱疹后神经痛、三叉神经痛等,在儿科少见。神经性疼痛与下表所列感觉功能障碍有关(表5-38-1)。

表5-38-1 神经性疼痛常见的感觉特征

感觉异常	定义
触摸痛	通常不会引起疼痛的刺激即可导致疼痛。如轻微触碰导致严重疼痛
痛觉过敏	普通疼痛刺激引起疼痛感的增强(触痛或热刺激,两者都很少见),寒冷刺激的痛觉过敏较热刺激多见
痛觉减退	普通疼痛刺激引起的疼痛减弱(触觉或热刺激,两者都较为常见)
感觉异常	对不会引起疼痛,只会引起麻木、针刺感等不适感的刺激的异常感觉。可以是自发的或诱发的
感觉迟钝	不适感,可以是自发的或诱发的

3. 混合性疼痛 神经性疼痛常伴随伤害性疼痛,某些疾病状态下,患者可同时存在躯体痛、内脏痛及神经性疼痛。以上的病理生理机制可共同作用导致混合性疼痛。如创伤可同时导致组织和神经损伤,肿瘤性疾病会同时有神经压迫和神经浸润。伤害性疼痛与神经性疼痛的区别见表5-38-2。

表 5-38-2　伤害性疼痛与神经性疼痛的区别

疼痛类型	刺激源	部位	特点	涉及和辐射的疼痛 / 感觉功能障碍	举例
伤害性疼痛浅表身体痛	起源于皮肤、口腔黏膜、鼻腔、尿道及肛门的疼痛感受器；有明确的疼痛刺激	定位明确	通常为明显的锐痛、烧灼痛或刺痛感觉	无	▪ 脓肿 ▪ 外科手术切口导致的术后疼痛 ▪ 表浅创伤 ▪ 表浅灼伤
伤害性疼痛浅表躯体痛	来自骨、关节、肌肉和结缔组织的疼痛感受器；有明确的疼痛刺激	常定位明确，且伴有肿胀和压痛	通常为钝痛或跳痛	部分可涉及表面皮肤，通常无感觉功能障碍	▪ 肿瘤转移所致的骨痛 ▪ 骨折 ▪ 肌肉痉挛 ▪ 镰状细胞引起的血管栓塞
伤害性疼痛内脏痛	来自内脏的疼痛感受器，如肝脏、胰腺、胸膜、腹膜	定位分散、不明确，局部叩诊可引出相应的躯体痛	疼痛通常是模糊的、迟钝的、疼痛的、抽动或紧绷的、深压痛、痉挛性、挤压痛或绞痛的；常伴恶心、尿失禁和呕吐	在某些情况下，疼痛指向与病变器官相同的感觉根的皮肤；可能会有放射性内脏疼痛，但不会直接分布在神经上；无相关感觉功能障碍	▪ 酸消化不良或便秘引起的疼痛 ▪ 肝转移引起的牵引痛，胸膜炎引起的胸膜牵引痛，如肺炎或肺结核
神经痛	产生于不同部位，且通常不依赖于刺激	定位差，在相应神经支配解剖区域的感觉功能障碍的弥漫性疼痛	疼痛难以描述，不同的人可能使用不同的词汇，如灼痛、刺痛或针刺样疼痛，锐痛或射痛；疼痛可能持续或复发	神经性疼痛可在受损神经的神经支配区域内感知。可能有异常辐射。疼痛与感觉功能障碍（感觉异常、感觉减退、感觉亢进和异常疼痛）有关	▪ 创伤或肿瘤引起的脊髓损伤导致的中枢神经痛 ▪ 周围神经痛、艾滋病、癌症或抗癌治疗引起的疼痛（如长春新碱化疗） ▪ 幻肢痛

（二）疼痛持续时间分类

1. 急性疼痛（acute pain）　急性疼痛通常是突然发作的，在受伤后立即感觉到，强度很严重，但通常持续时间短。它是由刺激疼痛感受器的组织损伤引起的，当伤口愈合时，通常会消失。

2. 慢性疼痛（chronic pain）　是指超过正常恢复时间持续存在或反复复发的疼痛。慢性疼痛可能以急性疼痛开始并持续很长时间，也可能由于持续的伤害性刺激或损伤的反复加重而复发。慢性疼痛也可能出现并持续，但缺乏可识别的病理生理疾病。慢性疼痛会对日常生活的各个方面产生负面影响，包括身体活动、上学时间、睡眠模式、家庭和社会关系，并可能导致抑郁、焦虑、失眠、疲劳或情绪变化。由于疼痛是多种因素相互作用的结果，因此在评估疼痛的临床特征时必须考虑到儿童的整体情况，需要一种整体的方法来减轻疼痛。

3. 阵发性及周期性疼痛　疼痛在很长一段时间内间歇性地发生，在两次疼痛发作之间，孩子可以不感到疼痛。随着时间的推移，疼痛发作的强度、质量和频率常常会发生波动，因此常常难以预测。这种类型的疼痛可能与复发性急性疼痛难以区分但对儿童的生理和心理、社会生活的影响更为严重。这种类型的疼痛包括偏头痛、间歇性镰状细胞病疼痛、复发性腹痛等。在此情况下，持续性疼痛和复发性疼痛可以共存，如镰状细胞性贫血。

4. 突破性疼痛（breakthrough pain）　又称暴发性疼痛，特征是疼痛的严重程度在已有的基线疼痛水平之上突然增加。例如，如果一个儿童的疼痛通过服用止痛药和稳定的镇痛方案获得了良好的控制，然后出现突发性加剧的疼痛。它通常突然发作、症状严重，持续时间短。突破性疼痛每天都可能发生数次。这是癌性疼痛的一个典型特征，但也可见于非恶性疼痛状态。突破性疼痛可以独立于任何刺激而发生，即没有先前的事件或明显的诱发因素。

5. 活动诱发性疼痛 这类疼痛都有一个明确的诱因，可由简单的运动引起，如走路，或由加重疼痛的身体运动引起，如负重、咳嗽或排尿。诊断或治疗过程也会引起疼痛。

6. 药物戒断性疼痛 是指药物的血液浓度低于最低有效镇痛水平时，在给药间隔结束时出现的疼痛。

(三) 病因学分类

分为恶性疾病相关疼痛和非恶性疾病相关疼痛。

(四) 解剖学分类

根据身体部位分类，如头痛、颈部疼痛、背部疼痛等。根据组织学类型可分为肌筋膜性疼痛、神经性疼痛、血管性疼痛、骨骼疼痛等。

(五) 特殊疾病导致的疼痛原因及分类

1. HIV 感染 /AIDS 儿童疼痛 HIV 感染 /AIDS 患儿常见的疼痛类型有头痛、口腔疼痛、腹痛、神经肌肉疼痛、胸痛、耳痛、吞咽痛、肌痛、关节痛。在较大的儿童中，疼痛类型通常是临床感染的一种表现。在早期 AIDS 中，大多数疼痛是机会性感染的结果，因此是躯体性疼痛和短暂的。在疾病的后期，躯体性疼痛仍然会发生，但也会出现神经性疼痛，如周围神经病和脊髓病引起的疼痛。世界卫生组织为感染 HIV 的儿童提供了儿科临床分期标准。根据临床症状分为 4 个临床分期，可用于指导临床决策。

Ⅰ期：无症状或持续性全身性淋巴结病。

Ⅱ期：黏膜皮肤表现，带状疱疹，反复上呼吸道感染。

Ⅲ期：不明原因的持续性腹泻、不明原因的持续性发热、口腔念珠菌、淋巴结结核、肺结核和严重细菌感染（如肺炎）。

Ⅳ期：不明原因的严重消瘦或严重营养不良、复发性严重细菌感染和肺外结核。

HIV 感染 /AIDS 患儿在整个疾病过程中都会感到疼痛。与疾病相关的疼痛可以由感染性和非感染性的原因引起，也可以是急性或慢性的。应重视机会性感染（即肺炎、脑膜炎、胃肠炎）相关的疼痛，任何治疗性操作都应进行疼痛控制和管理。此外，治疗方案的选择必须考虑到与药物相互作用有关的挑战。以下是 AIDS 患者的疼痛类型、部位相关症状特征和病因。

(1) HIV 感染 /AIDS 儿童急性疼痛的原因

1) 口腔疼痛：口腔溃疡，由念珠菌引起的口腔感染（白色斑块或红色溃疡），疱疹病毒（唇疱疹）和巨细胞病毒感染，可导致舌头、牙龈、嘴唇或腭疼痛。可能伴有腹泻和呕吐。口腔疼痛反过来会导致经口摄入不良，体重减轻，营养不良，发育不良，并发展为消瘦综合征。晚期念珠菌病，感染可能会扩展到食管引起疼痛，尤其是吞咽时。

2) 腹痛：可由肠道感染、尿路感染、胰腺炎、肝炎和结肠炎引起。腹痛通常与腹泻和呕吐有关。痉挛性或间歇性疼痛常见于肠道感染或肠梗阻（如继发炎症）。感染 HIV 的儿童还可能发展为腹腔败血症，并表现为持续性严重腹痛或因活动加剧的疼痛。

3) 头痛：可由鼻窦炎、脑膜炎或脑炎引起。携带 HIV 的儿童还可能出现非感染性头痛，如张力性头痛和偏头痛。中枢神经系统感染可引起发热、癫痫发作，或伴随疼痛的不同程度的意识障碍。

4) 神经痛和神经肌肉痛：常见于静止期和进展期脑病，尤其是在出现肌张力增高、痉挛和肌肉痉挛时。肌病和带状疱疹是神经系统或神经瘤的另一重要原因。

5) 耳痛：可由中耳（中耳炎）或耳道（外耳炎）感染引起。

6) 皮肤疼痛：由感染（病毒、细菌或真菌）引起的溃疡和皮疹导致。它可以是急性的，也可以是慢性的。水痘和单纯疱疹引起的水疱会使人疼痛和发痒。皮肤疼痛也可由急性蜂窝织炎引起。

7) 胸痛：肺炎和肺结核伴有严重的呼吸窘迫和咳嗽可引起疼痛。

8) 全身疼痛：一些感染 HIV 的儿童主诉全身疼痛，但没有任何定位部位。这种类型的疼痛通常见于病情严重的儿童。

(2) 抗反转录病毒治疗（ART）的副作用：如腹泻，可能会导致尿布皮炎等引起疼痛的并发症。药物特异性副作用包括肌肉疼痛（齐多夫定）、头痛（依非韦伦）和腹痛（司他夫定）。

(3) HIV/AIDS 儿童持续性疼痛的原因

1) 神经性疼痛：由 HIV 引起的神经损伤和 ART 的不良反应引起的周围神经病变所致（如不适感、灼烧感或麻木感）。核苷反转录酶抑制剂尤其是司他夫定和去羟肌苷与神经病有关。带状疱疹病毒感染可由于神经病变（疱疹后神经痛）引起严重的溃疡愈合后疼痛。

2) 消耗综合征：可与慢性腹泻（导致臀部溃疡和肌肉痉挛）、口腔和咽喉溃疡、疲劳、发热和虚弱（增强疼痛感受)、抑郁、肌肉骨骼疼痛、腹痛和营养不良所致的神经病等症状和疾病有关。

2. 癌症儿童的疼痛 在发达国家,大多数儿童癌症疼痛与诊断、治疗性操作及治疗有关。与肿瘤相关的疼痛通常发生在诊断时,尤其是当疾病复发和癌症耐药时。在发展中国家,大量癌症患儿处于晚期,很少有人能接受化疗或放疗,癌症疼痛通常是由于癌症本身的进展。

肿瘤肿块可通过组织牵张、压迫或浸润引起疼痛。感染、坏死或阻塞引起的炎症也会引起疼痛。由于存在各种病理生理机制和疼痛综合征,因此癌症疼痛的复杂性导致癌症疼痛的分类非常具有挑战性,需要提供有关预后和治疗结果的全面详细的信息。与疾病相关的癌性疼痛可以是急性的,也可以是慢性的。

(1)癌症儿童急性疼痛:急性癌痛可由肿瘤对解剖结构的直接侵犯引起,包括压迫、膨胀、炎症、梗阻和神经组织压迫引起的疼痛。急性疼痛也发生在诊断评估或治疗过程中,如骨髓穿刺和腰椎穿刺。由无关原因或伴随疾病引起的附加疼痛也可能发生在癌症患儿身上。转移性脊髓压迫是急性背痛的原因之一,转移性脑瘤可导致严重头痛。化疗或放疗后的黏膜炎也是儿童癌性疼痛的常见原因。

(2)癌症儿童持续性疼痛:慢性疼痛可以由肿瘤生长本身引起,也可以由各种与癌症相关的诊断和治疗性操作引起,如截肢或化疗。儿童常见的恶性肿瘤,如白血病、淋巴瘤、骨肉瘤和神经母细胞瘤,可引起弥漫性骨和关节疼痛。白血病、脑瘤和淋巴瘤会引起头痛。神经性疼痛是由于肿瘤压迫或浸润神经或脊髓造成的神经系统损伤,或由治疗(化疗、放疗)造成的损伤而导致。这种类型的疼痛通常很严重,常被患儿描述为灼痛、刺痛、锐痛或放射痛。

3. 出血性疾病儿童疼痛 疼痛是出血性疾病(主要是血友病)儿童需要面对的主要临床问题之一。一项在 3 个不同的医疗中心开展的研究表明约 20% 的出血性疾病儿童和青少年有疼痛表现,大部分为中度疼痛,其中 80% 以上为关节疼痛。疼痛会影响血友病患者的日常活动,严重的会导致失眠。最终疼痛会影响血友病患者的心理健康。疼痛对成年期血友病患者的心理影响主要来自他们儿童时期与疼痛有关的记忆,如“痛苦的生活”“持续的疼痛”“麻烦”“疼痛所带来的不适感”“不分昼夜的疼痛”等。疼痛也会影响血友病患者的社会关系,使其不得不减少社交活动,隐瞒和暴露自己的疼痛都不同程度影响血友病患者与家庭和社会的关系。出血性疾病如血友病的主要疼痛原因及分类如下。

(1)出血性疾病儿童急性疼痛:主要由于急性出血所致,血友病儿童及青少年(尤其是重型患者)可发生损伤性或自发性出血,主要出血部位为关节及肌肉。其他严重出血如颅内出血、髂腰肌出血也可导致相应部位疼痛。

(2)出血性疾病儿童及青少年慢性疼痛:主要为关节反复出血导致慢性血友病关节病引起的慢性疼痛。

(3)出血性疾病儿童及青少年围手术期疼痛:儿童及青少年由于血友病关节病而需要手术治疗的少见,血友病关节病手术围手术期疼痛主要以成人为主。需要管理和治疗出血性疾病儿童及青少年由于其他疾病手术的围手术期止血及疼痛。

(4)出血性疾病儿童及青少年静脉穿刺导致疼痛:预防治疗和临时的对症、止血治疗,频繁的静脉穿刺会导致疼痛。

二、疼痛评估

疼痛作为人类的第五大生命体征,进行定量分析是临床工作所必需的,而有效的镇痛应依据全面正确的评估,因此疼痛处理的第一步即评估。疼痛评估(pain assessment)是指在疼痛治疗前和治疗过程中定期利用一定的方法测定和评价患者的疼痛强度和性质,并且有规律地评价疼痛干预措施的有效性,及时修改治疗计划。

疼痛评估的内容包括:①详细的疼痛病史,包括疼痛的位置、性质、强度、持续时间以及疼痛对患儿的影响(睡眠、情绪、生理功能等),是疾病本身造成的原发性疼痛还是因其他原因造成的继发性疼痛等;②体格检查,应包括对所有可能有疼痛的部位的全身综合检查及应用相应工具对疼痛程度进行评估。不管采用何种评分法评估疼痛的存在和镇痛的效果,都需要有连续性、客观性及科学性,严防主观暗示或粗暴地对待患儿。

(一)疼痛评估方法

1. 自我测评 ①询问患儿本人是最快也是最精确的方法,针对 3 岁以上的儿童,口述的自我评述包括面谈、问卷、自我估计疼痛程度等。但需注意长期持续性疼痛可导致疼痛倒退,年长儿可能根据不同的原因将疼痛扩大化。②询问患儿家属(或知情医护人员):也可以在父母或医护人员帮助下完成自我测评,询问家长患儿是否有疼痛迹象(包括面部表情、动作、哭闹、活动变化、睡眠变化等),年长儿还应注意爱好、心情、烦恼及学校出勤率变化。

2. 行为评估　是对没有语言能力患儿的首要疼痛评价方法,用于婴幼儿和认知能力减弱或者有障碍儿童的疼痛测评,这些儿童不能使用自我评测来测定疼痛的程度,而且对于有语言能力的患儿也是一种辅助的评价方法,因此行为测评很重要。行为测评对包括声音(呻吟、哭闹)、面部表情、体位、身体各部位的防卫、动作等有关疼痛的姿势及性情,一般表现和对睡眠的影响程度进行评分,应该注意部分虚弱和用过药物的孩子对于疼痛的反应可能比其健康时期反应差,可以借助评估工具 FLACC 进行,主要针对 3 岁以下患儿。

3. 生物学评估　是疼痛评估的第三种方法,它包括:心率、血压、呼吸频率及脉搏增加、氧饱和度下降及大汗或无睡眠,也可引起神经内分泌的反应(如皮质类固醇、生长激素和胰高血糖素等释放增加)。

(二) 常用疼痛评估工具

以下介绍几种常用的疼痛评估工具(pain assessment tool)。

1. 语言分级评分法　语言分级评分法(verbal rating scale,VRS)适用于 4 岁以上能用词语进行描述的儿童。

0 级:无痛。

Ⅰ级:轻度;疼痛可耐受,不影响睡眠,可正常生活。

Ⅱ级:中度;疼痛明显,不能耐受,睡眠受干扰,要求服用止痛药。

Ⅲ级:重度;疼痛剧烈,不能耐受,睡眠受严重干扰,需用止痛药,可伴有自主神经功能紊乱或被动体位。

2. 数字分级评分法　数字分级评分法(numerical rating scale,NRS)适用于 6~7 岁以上年长儿,用 0~10 的数字代表不同程度的疼痛,0 为无痛,10 为最剧烈疼痛,让患者自己圈出一个最能代表其疼痛程度的数字,或由医护人员协助患者理解后选择相应数字描述,将疼痛程度分为轻度疼痛(1~3)、中度疼痛(4~6)、重度疼痛(7~10)(图 5-38-1)。

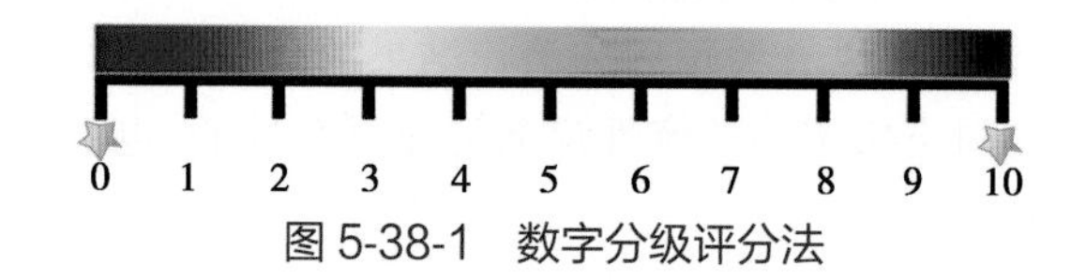

图 5-38-1　数字分级评分法

3. 面部表情评分法　面部表情评分法(face rating scale,FRC)也称为脸谱法,此法在临床上比较常用,常用的脸谱为 Wong-Baker 脸谱。适用于 3 岁以上的患儿,或由医护人员根据患者疼痛时的面部表情对照脸谱进行评估(图 5-38-2)。

4. FLACC 量表　FLACC 量表(FLACC scale)(表 5-38-3)通过观察患儿的面部(face)、腿(legs)、动作(activity)、哭泣(cry)以及可安慰性(consolability)进行评分。此法用于 3 岁以下以及不能自我描述(如意识障碍或无法表达)的患者,由父母或照料者根据患儿各项表现打分,将分数相加,得的总数为疼痛分数。

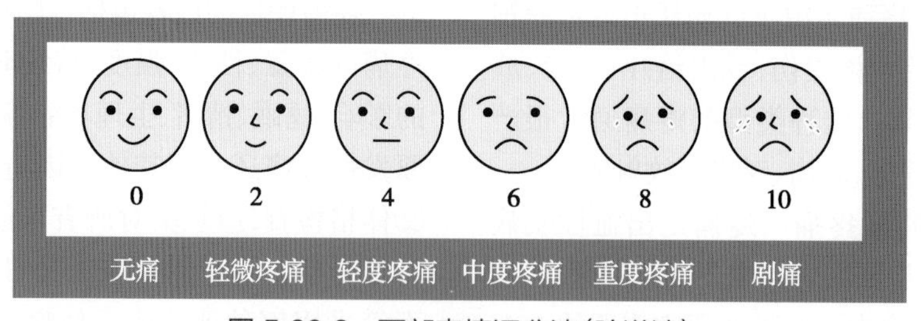

图 5-38-2　面部表情评分法(脸谱法)

表 5-38-3　FLACC 量表

项目	0 分	1 分	2 分
Face(面部)	表情自然或微笑	偶尔表情痛苦或皱眉,表情淡漠	下颌颤动,咬紧牙关
Legs(腿)	自然体位,放松	不安地,不停地动	踢腿或腿部蜷曲
Activity(动作)	体位自然,活动自如	扭动,局促不安,紧张	呈弓形,僵硬或痉挛
Cry(哭泣)	不哭(清醒或睡眠)	呻吟呜咽,偶尔抱怨	持续哭闹,经常抱怨
Consolability(可安慰性)	满意,放松	拥抱,谈话可安慰	很难被安慰

(三) 工具使用注意事项

1. 尽量在儿童未发生疼痛时介绍量表,因为疼痛会使儿童注意力不集中。

2. 告知患儿量表是用来评估其疼痛的严重程度,而不是疼痛所带来的不安或恐惧等。

3. 始终采用同一疼痛程度量表。

4. 一些行为的反应在不同患儿可有不同的主观性内容,如哭闹,既可反映疼痛,又可反映恐惧和焦虑。

5. 准备适合各种年龄组的多种疼痛量表(评估工具),对评估人员进行规范化的培训,准确掌握评估技巧,提高评估质量,教会儿童和家长熟悉了解评估工具和评估方法,以最大限度配合治疗。

6. 无论使用何种量表,都不能忽略询问病史。

三、疼痛的治疗策略

疼痛(pain)的药物控制即镇痛是肿瘤患者舒缓治疗(palliative care)中最重要的内容。对于肿瘤患者,尤其是在晚期阶段,发现和减轻肿瘤本身及其诊治措施导致的疼痛等症状,可满足患者及其家属的需求,进而提高患者的生存质量。尽管不是所有肿瘤患儿都能通过语言来表达自己的疼痛,但不能就此忽略其当时可能正在经历疼痛并且需要接受药物控制的可能。这一点在肿瘤患儿的疼痛控制中尤其重要。

(一) 疼痛的药物治疗

1. 镇痛药物的应用时机　既往药物镇痛主要作为姑息治疗的一部分应用在疾病终末期,解决不可控制的肿瘤进展造成的慢性疼痛。目前,提倡在疾病诊治的整个过程中都应该对肿瘤患儿的疼痛进行处理,包括诊断初期疾病伴随的疼痛以及诊疗操作所带来的疼痛,以缓解疾病本身、诊疗措施及并发症等给患儿及其家属带来的痛苦,提高其生活质量。对于儿童尤其是年龄较小的肿瘤患儿,疾病初期的镇痛处理更应重视。因为在诊断和治疗初期需要进行多种操作如骨髓穿刺、腰椎穿刺、外周中心静脉置管、经 CT 或 B 超引导下穿刺等,且有些操作以后需要反复进行,如果第一次操作镇痛不完善,患儿会恐惧后续的治疗相关性疼痛和痛苦,进而抵触或拒绝接受以后的治疗。对于上述操作相关性疼痛,应预测疼痛的强度及操作后疼痛的持续时间,可以提前给予镇痛药物,并制订合适的镇痛方案。

2. 镇痛药物的应用原则　早期,世界卫生组织提出根据疼痛程度不同使用不同镇痛药物的三阶梯原则。当前,对肿瘤患儿的建议是两阶梯原则,即对于轻度疼痛的患儿,首选对乙酰氨基酚(paracetamol)或布洛芬(ibuprofen)等非甾体抗炎药;对于中、重度疼痛的患儿,应考虑应用强阿片类药物。原来三阶梯中的弱阿片类药物可待因和曲马多不再应用于儿童患者。可待因(codeine)是吗啡的前体药物,在细胞色素 P450(CYP)2D6 同工酶的作用下可以转化为吗啡,但转化程度依赖于患儿的药物遗传性特征,转化活性过强可能增加不良反应的发生,转化不足则造成镇痛不充分。另外,可待因在 5 岁以下儿童体内的活性低于成人的 25%,因而其镇痛效应在婴幼儿中很弱。曲马多(tramadol)在儿童体内的有效性和安全性缺乏相关资料,说明书中也提示禁用于 12 岁以下的儿童。临床上,如果绕开第一阶梯止痛药而直接应用强阿片类药物,则需要对患儿的疼痛程度、疼痛引起的脏器功能障碍、疼痛的原因、预后、原发病以及家庭等情况进行综合评估后再决定。

3. 镇痛药物的具体应用　目前能提供给肿瘤患儿临床应用的强阿片类(opioid)镇痛药主要有吗啡(morphine)、芬太尼(fentanyl)、美沙酮(methadone)和氢吗啡酮等。吗啡口服的生物利用度为 35%,一直是控制肿瘤性疼痛的金标准,广泛应用于肿瘤患者的镇痛治疗。芬太尼亲脂性很强,不仅镇痛作用强,而且可以经皮或黏膜给药。美沙酮是一种长效镇痛药,也可应用于儿童肿瘤重度疼痛的管理,但由于其复杂的性质及明显的药代动力学个体差异,建议仅供有实际使用经验的医师使用。上述药物中,吗啡是肿瘤患儿、重度慢性疼痛的第一线强阿片类药物,但在针对慢性疼痛而采用的长期用药过程中,不同种类的阿片类药物可以互相轮替,以减少不良反应的发生和/或限制用药剂量的增长。

阿片类药物的药代动力学存在明显的个体差异,负荷剂量是安全的起点,药物剂量的维持及调整需要根据每个患儿的个体反应进行。常用镇痛药物的具体应用要点如下(药物的药理、代谢、药物相互作用、慎用指征、肝肾功能损伤后的剂量调整及药物毒副作用等具体参考每种药物说明书)。

(1)布洛芬

1)适应证:轻度持续性疼痛。

2)禁忌证:对阿司匹林或其他非甾体抗炎药过敏(包括哮喘、血管性水肿、荨麻疹、过敏性鼻炎),活动性消化性溃疡、上消化道出血，血小板严重减少，严重肝功能衰竭、肾衰竭、心力衰竭等。

3）剂量：3个月以上的婴儿或儿童5~10mg/(kg·次)，3~4次/d，随餐或餐后服用；每日最大剂量40mg/kg，分3~4次。

（2）对乙酰氨基酚

1）适应证：轻度疼痛。

2）警惕：肝损伤（与剂量相关的毒副作用）、肾损伤。

3）剂量：①口服：婴儿及儿童10~15mg/(kg·次)，最大剂量为1g，必要时4~6小时1次，24小时内最多给4次。用药48小时后回顾给药剂量，疼痛缓解考虑降低剂量。②直肠给药：每6小时直肠给药20~40mg/kg，最大剂量不超过1g。尽早用口服代替直肠给药。

4）备注：乙酰半胱氨酸是药物过量的解毒剂。

（3）吗啡

1）适应证：中度-重度持续性疼痛。

2）禁忌证：对阿片受体激动剂或任何组分过敏，急性呼吸抑制，哮喘急性发作，麻痹性肠梗阻，联合应用或应用单胺氧化酶抑制剂后14天内，通气障碍未被控制的颅内压增高和/或头颅损伤，昏迷，手术前后24小时内。

3）剂量：首次给予阿片类药物治疗的初始参考剂量。①口服（即释型）：1~2岁患儿，每4小时口服0.2~0.4mg/kg；2~12岁患儿，每4小时口服0.2~0.5mg/kg，最大口服起始剂量是5mg。②口服（缓释型）：1~12岁患儿，初始每12小时口服0.2~0.8mg/kg。③静脉注射（至少持续5分钟以上）：1~6个月患儿，每6小时可用0.1mg/kg；6个月~12岁患儿，每4小时可用0.1mg/kg，最大初始剂量是25mg。④静脉输注：1~6个月患儿，初始剂量为0.1mg/kg，静脉注射至少5分钟，随后0.01~0.03mg/(kg·h)静脉持续输注；6个月~12岁患儿，初始剂量为0.1~0.2mg/kg，静脉注射至少5分钟，随后0.02~0.03mg/(kg·h)静脉持续输注。⑤间断给药：每隔1~4小时给予0.03~0.05mg/kg。⑥停药：短期治疗（7~14天）后，原剂量可以每8小时减低10%~20%，逐渐增加时间间隔。长期治疗后，减量不超过每周10%~20%。

4）备注：①缓释型吗啡制剂不能压碎或咀嚼，儿童必须整片吞服；②对于连续静脉输注，可用5%或10%葡萄糖溶液或者0.9%氯化钠溶液稀释；③纳洛酮可作为阿片类药物过量的解毒剂。

（4）芬太尼

1）适应证：中度-重度持续性疼痛。

2）禁忌证：同吗啡。

3）剂量：未用过阿片类药物治疗的初始参考剂量。①静脉注射：婴儿，1~2μg/kg，缓慢静脉注射3~5分钟，2~4小时可重复使用；儿童，1~2μg/kg，间隔30~60分钟可重复。②静脉输注：婴儿，初始剂量为1~2μg/kg，缓慢静脉注射3~5分钟，随后0.5~1μg/(kg·h)静脉持续输注；儿童，初始剂量为1~2μg/kg，静脉缓慢注射3~5分钟，随后1μg/(kg·h)静脉持续输注（必要时可适当增加剂量）。③维持治疗：上述起始剂量之后，剂量应调整至有效水平，一般最大增加剂量为每24小时不超过50%，经验丰富的医师在对患儿密切监测下24小时可增加100%的剂量。通常静脉输注维持剂量为1~3μg/(kg·h)，有些患儿可达5μg/(kg·h)。④停药：短期治疗（7~14天）后，原剂量可以每8小时减低10%~20%，逐渐增加时间间隔。长期治疗后，减量不超过每周10%~20%。⑤芬太尼透皮贴剂（缓释剂）：2岁及以上儿童，与口服吗啡等效镇痛对应的剂量为45mg吗啡相当于12.5μg/h的芬太尼透皮贴，每72小时更换一次透皮贴。透皮贴应粘贴于清洁、干燥、没有汗毛且无破损的躯干或双上肢皮肤表面，72小时后在不同的部位替换新的贴剂。透皮贴应慎用于因吸收障碍导致恶病质的患儿。破坏速率控制膜可能导致芬太尼快速释放从而造成药物过量，因此不建议将储库型透皮贴剪开使用。

（5）氢吗啡酮

1）适应证：中度-重度持续性疼痛。

2）禁忌证：同吗啡。

3）剂量：未用过阿片类药物治疗的初始参考剂量。①口服（速释剂型）：儿童，初始剂量30~80μg/kg（最大2mg），间隔3~4小时可重复。②静脉注射：初始剂量15μg/kg，缓慢注射至少2~3分钟，间隔3~6小时可重复。③维持治疗：应用上述起始剂量后，剂量应调整至有效水平，一般最大增加剂量为每24小时不超过50%，经验丰富的医师在对患儿密切监测下24小时可增加100%的剂量。④转换：氢吗啡酮和吗啡之间可相互转换。从口服吗啡转换到氢吗啡酮时，建议比例为5∶1，即氢吗啡酮的剂量是吗啡的1/5，从口服氢吗啡酮转换到吗啡时，建议比例是1∶4，即吗啡剂量是氢吗啡酮的4倍。如果从注射用氢吗啡酮转换为口服氢吗啡酮，口服剂量的有效性通常少于注射剂量有效性的1/2,剂量可能逐渐增加至静脉给药剂量的5倍。⑤停药:短期治疗(7~14天)后,原剂量可以每8小时减低10%~20%,逐渐增加时间间隔。长期治疗后,减量不超过每周10%~20%。

4)备注:①氢吗啡酮是强力阿片类药物,口服与静脉注射给药之间存在巨大剂量差异,在从一种剂型转换为另一种剂型时应十分谨慎;②纳洛酮可作为阿片类药物过量时的解毒剂。

(6)美沙酮

1)适应证:中度-重度持续性疼痛。

2)禁忌证:同吗啡。

3)剂量:未用过阿片类药物治疗的初始参考剂量如下。①口服、静脉注射:儿童,初始剂量100~200μg/kg(最大初始剂量5mg),间隔4小时可重复,重复给予2~3剂后,延长间隔至每6~12小时给予100~200μg/kg。静脉注射需缓慢注射3~5分钟。②维持治疗:应用上述起始剂量后,剂量应调整至有效水平,一般最大增加剂量为每24小时不超过50%,经验丰富的医师在对患儿密切监测下24小时可增加100%的剂量。随后,在达到有效剂量2~3天后,剂量需要减少50%以避免美沙酮累积引起的副作用。然后,剂量的增长应该间隔一周或一周以上,并且最高只可增加50%。③停药:短期治疗(7~14天)后,原剂量可以每8小时减低10%~20%,逐渐增加时间间隔。长期治疗后,减量不超过每周10%~20%。

4)备注:①鉴于美沙酮复杂的性质及显著的药代动力学个体差异,美沙酮应仅供有实际使用经验的医师使用,且对使用数天的患儿进行密切的临床观察以调整剂量;②纳洛酮可作为药物过量时的解毒剂;③由于美沙酮有较长的半衰期,所以治疗药物过量时有可能需要输注纳洛酮。

4. 镇痛药物的剂型选择 儿童镇痛用药应当采用最简单、最有效、创伤最小的给药途径。口服剂型是最方便、经济的给药途径,当因种种原因无法口服时,其他给药途径如静脉、透皮贴、皮下、直肠给药也可在临床诊治需要及在患儿和家长意愿的基础上进行选择,肌内注射带来的痛苦较大,一般不选用,在中性粒细胞减少的患儿中也应尽量避免直肠给药。目前能提供给临床的吗啡有口服、静脉、皮下注射等剂型,口服片剂又有速效、缓释两种;芬太尼有静脉应用和透皮贴两种制剂;氢吗啡酮和美沙酮都有口服和静脉用制剂。上述可根据临床不同需要而选用。

5. 镇痛药物的副作用 阿片类药物不良反应与诸多因素有关,如个体差异、年龄、肝肾功能、药物剂量、药物相互作用等,而与阿片类药物的给药途径关系不大。主要不良反应有:①便秘;②恶心、呕吐等;③头痛、疲劳、无精打采、嗜睡等;④排尿困难、尿潴留等;⑤过度镇静、呼吸抑制等。除便秘可长期存在外,其他多发生在用药1~7天内,且大多可耐受。临床实践中,镇静是阿片类药物引起呼吸抑制的最早期表现,应常规予以监测,如果出现呼吸抑制,首选应用解救药物(如纳洛酮);对于便秘患儿,应给予积极的预防性干预措施(如应用乳果糖、麻仁润肠丸等药物预防,保持足够的饮水量,保持充足的膳食纤维摄入量及适当的运动);针对恶心、呕吐,在症状出现后可积极治疗,如应用抗组胺药异丙嗪、苯海拉明,或选择性5-羟色胺3(5-HT3)受体阻滞剂昂丹司琼、格拉司琼、托烷司琼等,或者地塞米松,不推荐预先药物干预。

儿童应用阿片类药物后发生耐药或成瘾的概率非常低,尤其是肠道外应用阿片类药物治疗急性疼痛而出现成瘾非常罕见。

6. 药物镇痛对儿童肿瘤综合治疗的意义 既往肿瘤患儿药物镇痛的目的只是在疾病终末期减轻患儿及家长的痛苦;现在,更强调把以疼痛为主的症状管理作为肿瘤综合治疗的基础,以促进对父母及患儿的心理支持,进而帮助他们参与临床诊疗的选择与决定。随着医学模式的改进,肿瘤相关的各种诊疗措施的选择与决定不仅取决于疾病本身科学性的内容,还取决于患病个体、家庭及社会的人文性特征。在疾病早期,疼痛的药物控制能够帮助患儿及其家长有信心地接受针对肿瘤的治疗;在疾病晚期,积极的疼痛控制能够帮助患儿及其家长保持一定的生活质量。将疼痛药物控制早期整合入肿瘤常规治疗中,并且贯穿疾病诊治全程中,这一理念正在逐渐地被更多的患儿、家长、临床医师和组织管理者所接受,有可能逐渐成为肿瘤患儿的标准医疗内容之一。

(二)疼痛的辅助治疗

疼痛通常是由复杂原因导致的,除了常见的伤害原因,精神、心理或者认知等很多因素都可以导致疼痛,也有一些疼痛应用常规治疗很难控制,因此除了上述介绍的药物性治疗,在儿童镇痛过程中经常会应用其他手段辅助治疗(adjuvant therapy)。

1. 社会心理治疗 癌痛患儿,特别是大年龄组的患儿,存在着一系列复杂的心理、行为和情感表现,紧张、绝望、抑郁、焦虑等与痛阈和耐痛阈有显著的相关性。因此,在癌痛治疗中引入心理学的方法,将会为药物和其他技术不能取得满意治疗效果的疼痛提供一个重要的治疗方法。目前常用的方法有通过鼓励和表扬患儿配合得很好来加强配合行为,与患儿讨论疼痛事件来帮助他们更好地理解疼痛并积极寻求减轻疼痛的办法,甚至可以引导患儿通过想象一些愉悦的场景,或给予患儿拥抱、安抚以分散注意力,以深呼吸的方式进行放松等来减轻预期的疼痛,此外针灸按摩和社会支持等对疼痛也有良好效果。

2. 神经阻滞治疗 世界卫生组织推荐的“三阶梯方案”约对80%的癌痛患者有效,“第四阶梯方案”即介入治疗癌痛技术,将神经阻滞治疗(nerve block therapy)作为“第三阶梯”的有效补充,亦可单独作为“三阶梯方案”无法治疗的顽固性或难治性癌痛的治疗方法。常用方法如下。

(1)蛛网膜下腔内注射:在蛛网膜下腔内注射神经破坏药如酚、乙醇等进行阻滞,该种方法的镇痛效果优于局部神经阻滞和神经根阻滞,而且作用持续时间长。

(2)硬膜外腔注射:镇痛药物通过硬脊膜进入蛛网膜下腔脊髓后角胶状质,与突触前膜上的阿片受体结合使得伤害性刺激在脊髓水平受阻起到镇痛作用。脂溶性较低的药物,如吗啡,弥散速率慢,在脑脊液内不易向四周扩散,且结合时间长,可以起到较长时间的镇痛作用。

(3)椎管内注射:通过植入式鞘内药物输注系统(intrathecal drug delivery system,IDD)在椎管内注射局麻药或麻醉性镇痛药,是目前在临床上效果较确切、使用较广泛的治疗癌痛的方法。此方法为有创操作,治疗费用相对偏高,但是起效快,且因为直接进行中枢镇痛,可以减少阿片类药物的使用量,从而减轻阿片类药物相关不良反应,能显著提高患儿生活质量。需要指出的是,因为IDD在体内放置时间的限制,因此对于临终的癌痛患儿选择该方法更为合适。

(4)其他神经阻滞:星状神经节阻滞,腹腔神经丛阻滞。

3. 生物细胞治疗 细胞镇痛的原理是通过将一些分泌神经活性物质的细胞植入受者的中枢神经系统,从而达到缓解疼痛或提高痛阈的目的。受限于细胞来源和疗效的个体差异、植入细胞的免疫排斥问题,该方法在临床上的应用并不广泛。

(三)无痛给药方式的镇静镇痛操作

在儿童白血病、肿瘤治疗的过程中,除了疾病本身带来的痛苦,各种有创操作带来的疼痛,都需要镇静(sedation)、镇痛(analgesia)的方法来缓解,探寻一些新的,尽可能达到无痛与完全镇静的方法,使患儿疼痛明显减少,是临床迫切的需求。国外有创操作前的镇静镇痛早已成常规,但国内医院要开展却面临诸多难题,我们借鉴国外的方法和国内的条件开展了一些项目,下面的方法各医院可根据自身实际情况进行选择。本文主要介绍4种镇痛及镇静方法:①右美托咪定(dexmedetomidine)滴鼻+局部复方利多卡因(compound lidocaine)乳膏涂敷方案,此方案为中等程度镇静镇痛,操作易实施,一般性操作如骨髓穿刺、腰椎穿刺、鞘内注射可采用,但有效率为50%~60%,对躁动、哭闹明显,疼痛较剧的检查如骨髓活检等不适用。②右美托咪定滴鼻+咪达唑仑(midazolam)口腔颊黏膜给药+局部复方利多卡因乳膏涂敷方案,此方案适用于中深度镇静镇痛,操作也易实施,一般性有创操作如骨髓穿刺、腰椎穿刺、鞘内注射可采用,对躁动、哭闹明显,疼痛较剧的检查如骨髓活检也可采用。③芬太尼(fentanyl)联合丙泊酚(propofol)的镇静止痛方案,适用于深度镇静镇痛,可使各类有创操作处于无痛状态下,如骨髓活检都能很好进行,但有呼吸抑制的可能,需操作医生具备相应的处理能力。④七氟烷(sevoflurane)联合舒芬太尼镇静镇痛及超声引导下经外周静脉穿刺的中心静脉置管(peripherally inserted central venous catheter,PICC),此方法为吸入气体麻醉联合舒芬太尼镇静镇痛,属于深度镇静镇痛,需麻醉医生配合操作,镇静效果完全,穿刺疼痛明显减轻,置管可顺利进行。

1. 右美托咪定滴鼻+局部复方利多卡因乳膏涂敷方案

(1)操作

1)目的:通过无痛给药方式达到镇静镇痛作用,再进行骨髓穿刺、腰椎穿刺、鞘内注射。

2)方法:鼻内滴入右美托咪定注射液3.0μg/kg;用1ml注射器抽取相应剂量原液[右美托咪定注射液为100mg/(2ml·支)],不稀释,去掉针头,双侧鼻孔交替滴入，30 分钟后达不到镇静效果则视为无效。

操作中如处于睡眠状态给予指脉氧仪监测氧饱和度（SpO_2）、心率（HR），血氧饱和度降低用面罩吸氧（4~5L/min），使血氧饱和度稳定在 90% 以上。

复方利多卡因乳膏涂敷，组成成分为丙胺卡因和利多卡因，每克含丙胺卡因 25mg，利多卡因 25mg。在穿刺操作部位皮肤表面涂上一层约 1 枚硬币厚度的乳膏，上盖透明膜，量要涂足，大约 1.5~2.0g/10cm^2，涂药时间至少 1 小时，2 小时达作用高峰，可持续 5 小时。

3）有效率：操作前 30 分钟右美托咪定滴鼻，起效时间为 20~30 分钟，镇静高峰为给药后 1 小时，镇静持续时间为 90 分钟，总有效率为 50%~60%；镇静后心率多有降低，但婴幼儿均未低于 70 次 /min，给予面罩吸氧即可（3~4L/min），苏醒时间多在 30 分钟以内。复方利多卡因乳膏可观察到皮层局部麻醉作用，在穿刺时疼痛反应明显减轻，进针顺利。

(2) 评价：本方法为中等程度镇静镇痛，操作易实施，一般性操作如骨髓穿刺、腰椎穿刺、鞘内注射可采用。

右美托咪定是高选择性 α_2 受体激动药，通过作用于蓝斑核 α_2 受体及激动内源性促睡眠通路而产生镇静催眠作用，使患者维持非快动眼Ⅲ期自然睡眠状态，这种镇静催眠状态的特点是患者可以被刺激或语言唤醒。右美托咪定对呼吸没有显著的影响，快速分布于周围组织并被肝脏代谢，清除半衰期大约为 3 小时；在成人 ICU 的镇静镇痛治疗中已应用较多。

复方利多卡因乳膏可用于：①针穿刺，如置入导管或取血样本；②浅层外科手术。实际应用中只要涂药量足，涂药时间至少 1 小时，可以达到穿刺止痛效果。

有部分患儿使用右美托咪定后苏醒时间较长，多发生在追加剂量者，监测时间甚至需达 60 分钟，且有 40%~50% 不成功，是这项操作的不足之处，但由于联合复方利多卡因乳膏，整体焦虑、疼痛减轻，依然可取。

(3) 注意事项：右美托咪定用药后，一般起效时间是 20~30 分钟，镇静高峰为给药后 1 小时，因此 30 分钟内不宜频繁增加滴鼻剂量，以免镇静过度。

有报道血压过低和心动过缓与右美托咪定输注有关。因为本品有可能加剧迷走神经刺激引起的心动过缓的风险，临床医生应做好干预的准备，可给予抗胆碱能药物（如阿托品、格隆溴铵）来减轻迷走神经的紧张性。如果血压过低，治疗包括减少或停止本品输注，增加静脉液体的流速，抬高下肢，以及使用升血压的药物。当给予其他血管扩张剂或减慢心率的药物时，同时给予本品可能有附加的药效影响，应该谨慎给药。

2. 右美托咪定滴鼻 + 咪达唑仑口腔颊黏膜给药 + 局部复方利多卡因乳膏涂敷方案

(1) 操作

1）目的：通过中深度镇静镇痛剂达到镇静镇痛作用，再进行骨髓穿刺、腰椎穿刺、鞘内注射。

2）方法：鼻内滴入右美托咪定注射液 3.0μg/kg，用 1ml 注射器抽取相应剂量原液［右美托咪定注射液为 100mg/（2ml·支）］，不稀释，去掉针头，双侧鼻孔交替滴入，然后，咪达唑仑颊黏膜给药（0.1mg/kg），通过颊黏膜药物吸收较快。

复方利多卡因乳膏涂敷，在穿刺操作部位皮肤表面涂上一层约 1 枚硬币厚度的乳膏，量要涂足，大约 1.5~2g/10cm^2，上盖透明膜，涂药时间至少 1 小时，2 小时达作用高峰，可持续 5 小时。

操作中如处于睡眠状态应给予 SpO_2 及 HR 监测，SpO_2 降低用面罩吸氧（4~5L/min），使血氧饱和度稳定在 90% 以上。

3）有效率：操作前 30 分钟右美托咪定滴鼻及咪达唑仑口腔颊黏膜给药，起效时间为 20~30 分钟，镇静高峰为给药后 1 小时，镇静持续时间为 120 分钟，总有效率约 70%；镇静后心率多有降低，但婴幼儿均未低于 70 次 /min，给予面罩吸氧即可（4~5L/min），苏醒时间多在 30 分钟以内；复方利多卡因乳膏可观察到皮肤局部麻醉作用，在穿刺时疼痛反应明显减轻，进针顺利。

(2) 评价：本方法为中深度镇静镇痛，操作易实施，一般性有创操作或骨髓活检都可采用。

咪达唑仑是一种苯二氮䓬类药，具有强效镇静、遗忘、抗惊厥作用，小剂量咪达唑仑对呼吸循环系统的抑制轻，常规给药途径是肌内注射、静脉注射，吸收迅速完全，目前文献报道口服也能达到相同吸收效率，生物利用度高达 90% 以上，在体内完全被代谢，半衰期为 1.5~2.5 小时。作用时间较右美托咪定长有利于联合使用，口服给药避免了注射的不良刺激，从而使操作前镇静用药效果更趋完善。咪达唑仑味苦涩，用口服制剂单糖浆配制后带有甜味，小儿乐意接受。口服给药避免注射是目前小儿操作前用药的趋势。

右美托咪定有效镇静率不足，联合咪达唑仑提高了有效率，联合复方利多卡因乳膏，整体焦虑、疼痛减轻，是这一方案可取之处。

(3) 注意事项：右美托咪定注意事项同“右美托咪定滴鼻＋局部复方利多卡因乳膏涂敷方案”。

咪达唑仑联合右美托咪定可发生呼吸抑制，低血压，急性谵妄、朦胧、镇静时间延长，医生应具备相应的病情观察、处置能力，通常情形下，孩子睡着后给予面罩吸氧即可避免上述情况发生，如呼吸抑制严重，可给予纳洛酮注射液（规格为 1ml：0.4mg），小儿静脉注射的首次剂量为每千克体重 0.01mg（灭菌注射用水稀释）。如果此剂量没有取得满意的效果，接下去则应给予每千克体重 0.1mg，如果不能静脉注射，可以分次肌内注射。

3. 芬太尼联合丙泊酚的镇静止痛

(1) 操作

1) 目的：用于抗拒强烈的患儿进行骨髓穿刺、腰椎穿刺、骨髓活检的方法。

2) 方法：各种操作前先给予芬太尼 1~2μg/kg，3~5 分钟后丙泊酚 1.0~2.0mg/kg 静脉推注，待进入睡眠状态、肌肉松弛、睫毛反射消失后开始操作，术中若患儿躁动酌情追加静脉注射丙泊酚 0.5~1.0mg/kg 至镇静满意。操作结束后立即停止静脉给药，待患儿苏醒后呼吸循环系统平稳，意识清楚后送回病房。术中全程给予面罩吸氧，4~5L/min，术中指脉氧仪监测脉搏、SpO_2，如 SpO_2<80% 时停用丙泊酚，准备复苏气囊以备呼吸明显抑制时进行呼吸气囊正压通气，药物可用纳洛酮注射液 0.01mg/(kg·次)，每 30 分钟可重复一次（纳洛酮注射液为 0.4mg/ 支）。每次操作全过程丙泊酚量不超过 10mg/kg。

3) 有效率：可达到完全无痛的操作方法，有效率几乎为 100%，患儿入睡快，能顺利完成操作，监测指标如呼吸、心率、血压稳定，术中患儿无痛苦，下次操作时患儿能主动配合。

(2) 评价：本方法为深度镇静镇痛，可使各类有创操作处于无痛状态下，但有呼吸抑制的风险，需操作医生具备相应的处理能力。

丙泊酚注射液起效快，诱导平稳，作用时间短，镇静作用强，镇痛作用甚微。静脉注射 30 秒意识消失，维持 2~6 分钟，苏醒快而完全，停药后 5~10 分钟即能清醒并作应答，无兴奋现象，不影响患者的时空定向力。但对心血管系统和呼吸系统有较为明显的作用，可引起一过性的血压降低和呼吸抑制、呼吸暂停、低氧血症，一般认为与注药剂量和速度有关，必要时托起下颌或加压给氧即可缓解。有注射疼痛，最好能从中心静脉、大静脉给药或联合芬太尼镇静镇痛。

芬太尼（枸橼酸芬太尼注射液）为强效麻醉性镇痛药，静脉注射 1 分钟即起效，4 分钟达高峰，维持 30~60 分钟。镇痛但有轻度呼吸抑制，小剂量芬太尼可减少丙泊酚的用量，从而减轻丙泊酚的呼吸循环抑制，且镇痛作用强，利于有创操作。因此，在充分做好辅助呼吸准备和严密监测的情况下，丙泊酚配伍小剂量芬太尼是一种较好的镇静镇痛方法。非麻醉专业医生也容易掌握其用法用量。

(3) 注意事项：说明书中提醒，丙泊酚注射液应该由受过训练的麻醉医师或 ICU 医生来给药，有些医院有麻醉科医生专门参与此项工作，如果没有条件应获得医务科授权后由血液科医生使用。

术中若出现呼吸抑制征象如血氧饱和度进行性下降、发绀，或者呼吸频率减慢，则给予辅助通气。疗效观察指标包括用药前及用药中、用药后患儿的麻醉深度、心率、呼吸变化，以及用药后患儿的清醒时间（呼之能应答视为清醒，从停止应用丙泊酚至患者清醒视为清醒时间），是否躁动等，操作者评估镇静镇痛满意度。

用药需签署中深度镇静同意书、镇静镇痛知情同意书。

4. 七氟烷联合舒芬太尼镇痛镇静及超声引导下经外周静脉穿刺的中心静脉置管

(1) 操作

1) 目的：七氟烷联合舒芬太尼镇痛镇静及超声引导下经外周静脉穿刺的中心静脉置管（peripherally inserted central venous catheter，PICC），提供中长期静脉输液通道、减少反复穿刺带来的痛苦，以保护患者外周血管。

2) 方法：患儿进入手术室后即监测心电图、血压、血氧饱和度及心率等。同时使用面罩封闭患儿的口鼻，予以麻醉性气体 8% 的七氟烷吸入，诱导睡眠，维持麻醉浓度为 2%~3%，进行手术时根据手术对患儿的刺激、血压、心率等变化来对七氟烷的浓度进行调节，使其浓度适宜。可联合使用复合镇痛药舒芬太尼，剂量为 0.1~0.15μg/kg。手术结束前 10 分钟降低七氟烷浓度，置管结束前 1 分钟停止吸入，同时增加氧流量，在呼唤患儿可睁眼、自主呼吸均匀、肢体动作增加以及抵抗喉罩后，拔出喉罩，结束操作。

3）有效率：七氟烷起效快，有效率约100%，联合舒芬太尼镇痛镇静作用完全，患儿在置管中无疼痛感、依从性高、一次穿刺成功率高，有效降低置管并发症发生率。PICC以及疼痛明显的骨髓活检适合应用。

(2)评价：七氟烷是一种挥发性吸入全麻药，可直接作用于心脏和血管平滑肌进而影响血流动力学，血气分配系数低，麻醉诱导迅速、平稳、对循环系统干扰小，基本不会引起呛咳、喉痉挛等并发症，术后患儿苏醒快，恢复平稳。

舒芬太尼是芬太尼的衍生物，本品主要作用于阿片受体。其亲脂性约为芬太尼的2倍，更易通过血-脑屏障，镇痛持续时间约为芬太尼的2倍，具有更强的脂溶性，全身用药、椎管内用药的效价比分别为芬太尼的10倍、4~6倍，呼吸抑制作用较弱，血液稳定性良好，恶心、呕吐、瘙痒等不良反应少，可透过血-脑脊液屏障，消除半衰期比芬太尼更短，镇痛作用时间更长。

七氟烷联合舒芬太尼可减轻单纯吸入七氟烷所致的并发症。还可显著抑制气管插管应激反应所致的心血管及脑电兴奋作用。因此，可安全地用于全麻诱导气管插管，并为临床麻醉诱导提供新的选择。

(3)注意事项：七氟烷临床上，作为全身麻醉药，需要麻醉科医师应用，不良反应有，①血压下降、心律失常、恶心及呕吐，发生率约13%。②本品可产生重症恶性高热，可能与其损伤体温调节中枢有关。如出现时必须立即停药，采用肌内注射肌松药、全身冷却及吸氧等措施。③肝胆疾病及肾功能低下者慎用。④对呼吸、循环的抑制与麻醉深度相关。

舒芬太尼的不良反应与芬太尼相似，可引起呼吸抑制、奥狄括约肌痉挛、骨骼肌强直。与七氟烷联合镇痛镇静可使作用增强，相互药量减少，副作用减轻，有效提高镇痛镇静质量。

四、癌症治疗中的症状管理

症状管理（symptom management）是指对危重患者提供照护，使其能够尽早地预防或解决生理、心理和社会问题，改善其生活质量。伴随着癌症治疗手段和技术的提高，癌症患者的生存期明显延长，大多数癌症患儿都会有恶心、呕吐、疲劳、乏力、便秘、皮肤瘙痒等症状。这些症状有些是治疗引起的，有些与疾病本身相关，有些是患者的心理因素造成。这些症状对于患者和家属都会造成很大的困扰，因此在癌症的治疗中，症状管理的主要手段包括对症性药物治疗、支持治疗等医疗措施加上护理干预、心理疗法、运动疗法、营养疗法等多元化的措施，旨在控制和预防症状的发生，提高患者的生命质量。

（一）消化系统症状

1. 恶心和呕吐 恶心（nausea）和呕吐（vomiting）是癌症治疗中最常见的症状，主要由癌症治疗药物引起，除此之外，儿童特别是婴幼儿，由于咽反射敏感，更易发生呕吐。就如疼痛一样，恶心是一种主观体验，它的强度受情绪及认知因素的影响。因此可以通过一些合理的、分步治疗方法有效缓解恶心、呕吐。向患儿和家属解释恶心、呕吐的病因，缓解焦虑情绪，并合理调整质子泵抑制剂或者 H_2 受体拮抗剂、碳酸铝等黏膜保护剂。由化疗药所致的呕吐，可使用昂丹司琼、托烷司琼等作用于5-HT3受体的中枢性止吐药，同时考虑停用不必要的致吐药或减少相关药物的剂量；存在胃肠道动力障碍者试用促胃动力药（多潘立酮）；伴有咳嗽或鼻后滴漏的患儿应积极治疗鼻窦炎和过敏；对于颅内压升高者，考虑放疗或者手术分流，或者使用中枢性止吐药，同时加用地塞米松增加疗效。

2. 便秘 在癌症治疗的患儿中，由于虚弱、不活动、进食少、脱水，或因害怕疼痛、焦虑而不愿意排便等原因可致便秘（constipation），在舒缓治疗中常用的一些药物，如阿片类药物、抗胆碱能药物、铁剂、钙剂和某些止吐药等，也有便秘的不良反应。对于便秘的治疗，首先应评估引起便秘的因素，通过调节饮食、补充水分、增加运动、调整药物等手段，同时使用乳果糖、番泻叶等软化大便、导泄药进行合理治疗。对于上述方法仍然未见好转的便秘，可使用生理盐水、甘油、磷酸盐灌肠或采用人工排便的方法移除坚硬的粪便。如便秘同时合并恶心、呕吐，伴腹部绞痛，考虑存在肠梗阻时，立即禁食、胃肠减压，考虑外科治疗，对于在生命终末期的患儿，应停止喂养，考虑静脉补液、使用解痉药。

3. 腹泻 腹泻（diarrhea）在儿童中非常常见，在腹泻期间注意口服补液盐补充水分，治疗脱水，腹泻期间和腹泻后都应坚持持续喂养。急性腹泻尽量避免服用抗腹泻药。对于大便恶臭，带脓、血，伴有发热、腹痛等细菌感染性腹泻，考虑抗生素治疗。如有肛门直肠刺激症状，应同时治疗肛周脓肿、肛瘘等，并加强局部清洗，保持清洁。

（二）疲劳

疲劳（fatigue）是癌症治疗期的孩子发生率最高的症状。引起疲劳的因素是多方面的，贫血、营养状态差、卧床过久、肿瘤疾病本身和肿瘤治疗中放疗、化疗、手术等都可引起疲劳、乏力等症状。在 Hinds 团队的研究中，儿童和青少年急性淋巴细胞白血病患者使用地塞米松可显著影响睡眠时间及质量，从而引起疲劳；但在小年龄组的患儿中，这种影响相对不明显。疲劳可使患儿出现焦虑和沮丧的情绪，这种情绪也可加重患儿的疲劳感。环境因素也是影响疲劳的重要方面，医院嘈杂、陌生的环境，各种医疗措施实施打断和影响了患儿的睡眠，从而造成疲劳感。对于长期生存的患儿来说，疲劳也是一个长期存在的问题，因此对这些患儿应做好健康教育，避免导致疲劳的诱因，比如缺乏锻炼、消极情绪、碎片化的睡眠方式，从而改善疲劳症状。同时，疲劳的治疗手段也是多方面的，输血纠正贫血，处理引起疲劳的药物副作用，加强喂养、改善营养状态，针对医院环境因素减少环境噪声，集中时段进行医护操作减少打扰，保证患者休息时间，建立作息时间表，鼓励患儿做一些适合的锻炼，鼓励家人和亲友的探视，这些综合手段的运用均有助于减轻患儿的痛苦，提高生活质量。

（三）皮肤症状

1. 瘙痒　在儿童舒缓治疗中皮肤症状非常普遍，虽然皮肤问题常常困扰患儿及家长，但也最不易被医务人员重视。通过一般的皮肤护理，大多数皮肤问题在一定程度上都能得到改善。例如养成良好的清洁皮肤的习惯，同时避免过度清洁，一天全身清洁皮肤避免超过一次，不使用肥皂或婴儿沐浴露洗澡，使用柔软的毛巾拍干而不是擦干皮肤，浴后使用保湿霜进行全身保湿并每天不少于 3 次。单纯的皮肤干燥是引起皮肤瘙痒（pruritus）的主要原因，可以通过上述方法得到很好的改善。对于引起瘙痒的特应性皮炎、接触性皮炎等，外用足量的糖皮质激素类霜剂（对于面部、皮肤皱褶处等较薄的皮肤涂抹含小剂量激素的霜剂，全身其他较厚处皮肤可以使用含有中剂量 - 大剂量激素的霜剂），同时口服抗组胺药对于夜间皮肤的瘙痒有一定的帮助。梗阻性黄疸引起的瘙痒，需要在治疗黄疸的同时，给予皮肤保湿、口服抗组胺药、外用止痒药如炉甘石洗剂。在皮肤瘙痒时注意不要挠抓而要用手指轻拍的方式止痒，并避免穿紧身、不透气的衣物，避免使用含有羊毛脂、有香味的护肤品。另外，凉爽的感觉有助于止痒，应避免室温过热。

2. 蜕皮和溃疡　放化疗后患儿皮肤脆弱，易出现蜕皮（desquamation）和皮肤溃疡（ulceration），皮肤护理时应注意动作轻柔保护皮肤，避免医护操作造成蜕皮撕脱、皮肤破溃。皮肤溃疡处可使用生理盐水冲洗，外用抗生素，干燥清洁的溃疡一般使用亲水凝胶或水凝胶保护创面，伴有大量分泌液的溃疡使用石蜡纱布覆盖。

3. 多汗　多汗（hyperhidrosis）是儿童舒缓治疗中发生率最高的症状之一，疾病如感染淋巴瘤、结核，阿片类药物和糖皮质激素类药物的副作用是引起多汗的常见因素。需要向家长和患儿解释清楚，多汗是非常常见的，它不代表着病情的恶化，以减轻他们的焦虑。口服药物治疗多汗的效果并不明显，所以如果多汗伴随着焦虑且多汗的病因明确，可以使用普萘洛尔或苯二氮䓬类药物（劳拉西泮）控制重症者的症状。给孩子穿棉质、透气、吸汗性良好的衣物，经常擦汗是处理多汗更为有效的办法。

专家点评

- 疼痛的控制应被视为从患儿诊断为癌症的那一刻起所接受治疗中不可或缺的一部分，适用于任何年龄和任何肿瘤，并贯穿于疾病诊治的全过程。
- 世界卫生组织建议对肿瘤患儿实施两阶梯镇痛原则：轻度疼痛首选对乙酰氨基酚或布洛芬等非甾体抗炎药；中、重度疼痛应考虑应用强阿片类药物。不同阿片类药物之间可以轮替使用，根据患儿不同情况可选用不同的剂型，儿童还可以应用较多辅助治疗帮助控制疼痛。
- 另外，无痛状态下进行各种有创操作也是人文关怀的重要体现。将以疼痛及症状控制为首要任务的舒缓治疗逐渐整合到儿童肿瘤综合诊疗体系中应该是今后发展的方向。

（方拥军　张为伟　赵卫红　田 新　姚艳华）

参考文献

[1] COHEN M, QUINTNER J, VAN RYSEWYK S. Reconsidering the International Association for the Study of Pain definition of pain. Pain Rep, 2018, 3 (2): e634.

[2] FERRELL BR, TEMEL JS, TEMIN S, et al. Integration of palliative care into standard oncology care: American

Society of Clinical Oncology Clinical Practice Guideline Update. J Clin Oncol, 2017, 35 (1): 96-112.

[3] ZHENG S, HE L, YANG X, et al. Evaluation of intrathecal drug delivery system for intractable pain in advanced malignancies: A prospective cohort study. Medicine (Baltimore), 2017, 96 (11): e6354.

[4] 中华医学会重症医学分会. 中国成人 ICU 镇痛和镇静治疗指南. 中华危重病急救医学, 2018, 30 (6): 497-514.

[5] 吴新民, 薛张纲, 马虹, 等. 右美托咪定临床应用专家共识 (2018). 临床麻醉学杂志, 2018, 34 (8): 820-823.

[6] LI BL, YUEN VM, ZHOU JL, et al. A randomized controlled trial of oral chloral hydrate vs intranasal dexmedetomidine plus buccal midazolam for auditory brainstem response testing in children. Pediatric Anesthesia, 2018, 28 (11): 1022-1028.

第 3 节 心理支持及精神关怀

一、与患儿及其家庭交流

孩子被诊断为癌症,对家庭的影响是巨大的。这个家庭不仅可能受到失去孩子的打击,也会从此失去了生活的安全感和掌控感。儿童肿瘤医生不仅要及时作出明确诊断、协调各学科治疗,同时也是儿童肿瘤家庭的引导者、朋友及力量源泉,需要提醒患儿及其家庭可能面对的问题及有效处理这些问题的方法和策略。所以,除了医学诊断和治疗能力,儿童肿瘤医生也需要提高个人和患儿家庭交流的责任感和能力。

(一) 诊断交流

将肿瘤诊断呈现给患者及家庭的方式,在很大程度上影响了家庭对治疗的决定和对医疗团队的信任。有经验的肿瘤医生一般采用既同情又直接的方式交代癌症诊断,并根据每个家庭的特点和需要进行方式调整,反复强调说明孩子患病并非父母的过失非常重要。对较小年龄患者(如年龄<6 岁),患儿父母才是最好的交流(communication)对象,由父母告知重要信息和建议。对孩子讲明诊断对父母来说是一项艰难的工作,需要详细地指导家长向孩子讲明疾病的性质,主要是孩子需要了解的一些内容,如他们的活动、外貌和身体状况将随着治疗发生变化,要以平静和坦诚的方式告诉孩子上述情况。青少年患者可能和父母变得疏远,交流方面具有更大挑战性。要认识到青少年的成熟性和独立性,可能需要除外家长的单独交流,但这并不意味着长时间把父母排除在外。医生在一次谈话中,能和儿童青少年患者交流的内容有限。通常需要提醒父母,青少年需要一定程度的独立性,并且需要参加决策的制订,以使他们可以掌控他们自己的生活,如进一步如何治疗,解释为什么这么做。一旦患儿能够了解和接受诊断,家庭压力就会减轻,这为家庭更加开放的交流奠定了基础。

很多患儿由于疾病的挑战所带来的责任感变得更加成熟。他们经常有更多的时间和成人在一起,常常可以看到患儿是家庭中最坚强的一员,甚至比父母都更加平静。患儿通常对他们的疾病相当了解,所以在很多情况下对一个 6 岁的孩子用对一个 10 岁的孩子说话的方式可能更合适。此外,也要了解患儿在危机中的防范措施,患儿对明显的诚恳和直率很适应,他们对那些对他们感兴趣并使他们感受到特殊关照的医护人员更加信任。医生和患儿的交流,家长往往看在眼里并可受到启发。把家属视为治疗的同盟军,患儿会更加信服医生。所有年龄的患儿都将医生视为除家庭成员外的权威人员,所以即使其他家庭成员不在场,医护人员也可以帮助父母对患儿行为进行帮助和教育。首次交流后,有一些儿童和青少年患者可能拒绝接受诊断及生活方式的改变。对情况解释清楚,给予更多包容和耐心,可以在很大程度上加强合作。

(二) 治疗交流

讲解治疗计划是一件比较困难的事情,患儿和家庭对其几乎一点也不了解,并且当了解了治疗的副作用和毒性也不想运用治疗方案。尽管很多家庭成员渴望知道统计数据,但当提供一些有利于说服家庭的数据资料时,家长又会担心他们的孩子恰恰是另一个统计数据。如果患者及其家庭不相信治疗计划是为他们制订的,将会影响对诊疗计划的贯彻执行。需要反复说明方案不是一成不变的,需要巨大的努力解释清楚方案适合于个体患儿,并当有问题产生时,可以随时更改方案。

随着治疗的开展进行,需要对患者家庭教育和文化背景做出了解,用简单的语言配合图画说明,解释有关疾病和治疗的医学术语。较高的教育背景不一定保证正确的理解。避免应用学术性的解释,确保语言表达清晰。必要的重复有助于解释清楚治疗计划，消除家属焦虑。家庭成员希望知道患儿将治疗多长时间、怎么防治副作用。治疗开始前进行书面告知，可以使家庭了解药物应用剂量和毒性，可以使他们能更好地处理预知的挑战和问题。多数情况下，医生应该和青少年患者对病情进行交流。判断如何和患儿谈话，需要对患儿的成熟度及家庭的文化背景有一定了解。要传递通过治疗有希望治愈疾病，并需要在不良预后和保持希望之间维持适当的平衡。绝大多数儿童及青少年患者相信他们是幸运儿，可以幸存下来。

对家庭来说，理解药物的毒副作用和下一步诊疗前对外周血细胞数的需求有一定困难。这些问题在首次交谈中交代可能信息量太大，家长和患儿难以消化理解。但这些要点可以在首次交谈中讲到，一旦治疗开始家长很快就理解了。在首次交谈中，医护人员一定要理解家庭在听取医生交代内容时常见的理解上的困难。

呕吐、疼痛等诊疗副作用尽管已经事先告知，但也要等经历第一次治疗才能真正体会到这些药物副作用，医生能做的另一件事就是尽量安抚患者。第一次治疗和其后并发症发生时，医生在场可以使患者感受到医者的同理心。患者看到制订具有毒副作用诊疗方案的医生在场，心里会感到踏实和支持。患儿对医生是否真正关心、在意自己非常敏感，第一次治疗像诊断时第一次谈话一样，为以后的治疗打下了基础。

(三) 重视患儿问题

医生重视患儿的问题是建立信任的基础。对重要问题坐下讨论，并集中全部的注意力关注患者及家庭的每一个问题。严肃或较长时间的讨论，不要在走廊或候诊室进行，尤其是坏消息更不能以这种方式传达。治疗的严肃性及其严重的后果使这些谈话很重要，同时这些谈话对患者及其家庭也是一种很好的疗护。和家庭成员交流时，医生在陈述一种情况的同时，对其他情况也要全面了解。直接的身体接触、握手、触肩或拥抱都可以给予患儿及家属很大安慰。触觉交流可以打破交流屏障表达同情，患者及家属理解为一种感同身受的表露。有时医生所表达的意思可能不能被家长准确理解，需要反复重复解释清楚。患儿家长处于一种震惊、焦虑状态，理解问题的能力受到影响，有助手在场同时备有书面材料，可以更好帮助家庭理解交流内容。不要对患者家属的陈述或重复不耐烦，这是家庭成员或患儿想对他们的理解进行确认。建立患儿对医生的信任，也需要医生尊重患儿家属对医学方面知识的不足。

很多患儿及家属对问题还没问完就回答的态度很失望并深受挫折。在一些情况下，问问题本身也是一种疗愈方式，尤其是难以开口的问题。对问题的表达、措辞的处理可能是患者或家属问题的首次展现，这个问题可能曾被否定或排斥。进一步探讨这个问题可能需要特殊的耐心，等待家属问题表达清晰，尤其是当父母不善于表达问题，或受情绪及压力的影响语言表达受影响时。确保患儿及其家庭能在任何时候询问问题，这在最初讨论诊断、治疗和预后时尤其重要。应该明确告知患者及其家属，最重要的信息和指导会由其他医护人员再次告知，并确保让他们知道这不是不信任他们的能力，而是一种对患儿及家属的全程宣教方式，鼓励他们遇到不明白的事情及时询问。如果对家属某一特定问题答案不了解，应如实回答。如果可能寻找到答案，也要及时告知，使家庭知道寻找答案的计划，但也不要使家庭燃起不切实际的期望。当不能寻找到答案，也要告知患者及其家属。在任何情况下，如果医生不能对问题做出恰当的说明，那么患者的信任度就会下降。当问题没有明确的答案时，如“我孩子一定会治愈对吗”，那就一定要解释清楚每一个患儿的体质和疾病表现都不一样，不能做出任何保证。每个患儿及其家庭对危机的应急反应不同，问题有时很棘手，需要进一步探索。尤其是青少年更关注他们所担心的问题，所以每一个问题都需要及时回答。通过讨论这些问题的答案，更严重的问题或恐惧可能得以呈现并得以讨论解决。在艰难谈话结束时，留出允许进一步询问的时间，可以问家长“你还有什么问题吗？”对患儿家庭成员来说，需要充足的时间鼓足勇气来问一些困难的问题，例如有关死亡或复发等这些患儿家庭比较关切但又不会轻易明确表达的问题。

信息化时代，对医生最具挑战性也是机会的是便捷的网络信息。几乎每个家庭都可以直接或间接在网上搜索信息了解想知道的一切。在这个过程中，要注意和患儿家庭的交流互动，并提醒家庭必须对信息进行批判性评估而不能全盘无分析地对信息进行照搬。网络上有关儿童癌症的信息量将继续呈指数增加，患者家庭在整个治疗过程和治疗后生存期依然会使用这些信息。与此同时，疗护人员将致力于各种不同的问题,一些是可信的而另一些则模糊不定。所以,在和患者家庭确立关系的早期,对家庭应该怎样分辨利用这些信息进行详细的指导非常必要。

(四) 帮助患儿重塑自尊

既然患儿不得不以自己的方式去克服疾病所带来的障碍,那么帮助他们重建自己的自尊就很重要,而驾驭日常生活的能力有利于重塑其内在的自豪感和自身价值感。曾有一位因肿瘤截肢的患者,他有双拐却几乎不用,因为同病房的每个人都想帮助他。当别人要帮助他做日常事务时,他因受挫折而沮丧。一天,他被允许下床并依靠拐杖走出病房,虽然很艰难但他却很自豪。之后,他艰难地克服了截肢所带来的不便,2 年后,他几乎和正常人走得一样快。青少年更喜欢挑战而不是被动地接受现实,应该用一种灵活和乐观的方式给予青少年患者克服困难的机会。只有在适合的时候帮助才是真正的帮助,有时默默观察和支持就是最适合的帮助,在某些情况下可能具有更深刻的意义。青少年患者在挑战自我的过程中,对自己的把控程度不同,需要周围人的支持,使其感觉他们在把控疾病,而不是疾病在把控他们,疾病并没有剥夺他们的潜能。

癌症患儿会经历数年疾病和医疗所致的不良后果,有时是歧视或其他不宜接受的过分关注,导致一种长期的尴尬状态。他们要告诉很多朋友,他们为什么看起来有所不同或者活动受到限制。在某种程度上,生存者被他们所认识的人贴上标签。患者欢迎医护人员的理解和支持,医护人员的赞许可以帮助他们重塑自信和自我价值观。医护人员是家庭的良好听众,并能为患者如何最大程度面对公众提供建议。医护人员的支持,既代表医护职业人员又代表个人观点,对从患者到长生存者的转变尤为关键。

(五) 就医等待

作为惯例,一般来说,患者只愿等待 15 分钟,之后他们就会变得烦躁。等 30 分钟,他们就会恼火,接近 1 小时会非常生气。如果时间再长,就会产生敌意。因为坐在候诊区既沮丧又害怕,就会随时间延长变得越来越焦躁。等待使人感到很无助,等待使人感到对生活失控,也被看作是与医护人员不同并缺乏尊重。一些父母认为等待是一种对孩子的歧视,或理解为医生弱化了孩子患癌这件事的重要性。在诊所或医院,需要对等待做出说明并道歉,以免引起误会。另一方面,孩子的时间感和成人不同,他们对时间的观念是具体的、生动的。孩子通常比家长的耐心更好一点。对孩子来说,充满朋友和活动的游戏室可能减轻对就诊的恐惧。如果预期患者要等待,最好给患儿家属打电话或留言,以使家庭可以到处活动。

在检查方面,对医生来说可能只是个例行的血常规或骨髓穿刺检查,但对于患儿及家长来说,没有任何事情是例行或常规的。家长可能一个月前就开始担心这项检查了,任何一项检查都可能带来新的坏消息。如果检查结果有意外延迟,要尽可能告知患儿和家庭。检查结果意外的延迟经常意味着不好的结果,等待时间越长患儿家属越会这样想。向家属说明特殊的延迟与坏结果无关,将帮助家长度过等待结果的时间。当检查结果出来后应该在一个适合充分交谈的环境中递交报告单。即使是一个正常的报告结果,也可能产生一系列问题。所以,要做好充分交谈的准备,而不仅仅是递交一份检查报告。

(六) 有创操作

对于有创操作,患儿都喜欢家人陪伴在身边,因为父母最了解孩子,他们经常会有好的建议。医生可以鼓励父母参与帮助操作过程,这可能是握着患儿的手或静脉输液瓶;但如果操作过程较为痛苦,为了不使他们太难受也不一定让他们参与。但无论如何都要努力消除家庭中父母应为疼痛和不适负责的错误观念。有些操作所致疼痛会使患儿及家长感到恐惧焦虑,操作不顺则需要医生更多关怀。为避免操作失误,事先找好另一位医生做帮手,在患儿及家属看来既诚恳又充满人文关怀。对操作检查安排,如遇生日、节日及学校活动等情况,尽量照顾患儿和家庭的需要。因为对患儿以及家庭来说,参与并完成这些活动具有里程碑式的重要意义,也是努力奋斗的目标,代表战胜了疾病。

近年来,在国内一些医院陆续开展了镇静睡眠后无痛骨髓穿刺、腰椎穿刺,在深睡眠中完成骨髓穿刺、腰椎穿刺及鞘内注射,使患儿免受疼痛及恐惧,安全性好、操作方便,是临床有创操作的发展趋势。

(七) 电话和文本交流

电话对沟通很有帮助,但电话交流不能看到医生的非语言信息,很难准确理解所讲述的内容,也可能使家属受到惊吓。当打电话给患儿家庭成员,如果问题不大,要立即说明,不要让家庭猜想打电话是否有重要的事情。如果需要电话通知意外的或不幸的事件,要确定在一个安静的场所,可以充分深入地交谈。启发对方提问也是比较谨慎的措施，这可以使家庭消除误会。邮件等文本交流提供了极大的便利，打破了时间和空间限制，但由于缺乏背景交代和相关信息，也可能使患儿家庭产生不切实际的恐惧和不确定的想法，破坏对肿瘤疗护的信任。

由于诊断和治疗的复杂性及每个家庭的特殊性，任何一个单独的医护人员都不可能适应患儿家庭的所有需要，然而一个协作良好的包括肿瘤内科、外科以及放疗科医生、护士、心理咨询师、志愿者等在内的多学科团队可以对患儿家庭提供贯穿整个治疗过程的全方位的支持。

二、评估和处理患儿及其家庭的需求

在儿童舒缓治疗过程中，一旦诊断确立，就应该对儿童及其家庭的每个成员进行全面的需求评估(needs assessment)，包括生理、心理、社交和文化精神上的需求。并根据需求制订计划，给予相应的干预。

评估应涵盖整个家庭的需求，包括父母亲、兄弟姐妹、祖父母和患儿特别需要的人。所收集的信息包括儿童和家庭的真实情况、家庭相关的专业人员和服务人员的详细资料、医疗信息、患儿的特殊技能、护理需求和个人生活自理需求，以及情感需求、教育需求和家庭环境。

在舒缓治疗过程中，患儿与家庭在心理方面都会出现悲伤、焦虑等心理反应(psychological reaction)，在患儿临终时，有些家庭也会有一些文化精神方面的需求，因此，要提高血液肿瘤患儿及家庭的生活质量(quality of life，QOL)，必须要做好这些方面的评估与处理。

(一) 评估

1. 悲伤　悲伤(grief)是一种负性情绪。通常指分离、丧失和失败引起的情绪反应，包含沮丧、失望、气馁、意志消沉、孤独和孤立等情绪体验。儿童和成人都可表现出来。虽然儿童的一些悲伤反应与成年人相似(如哭泣、退缩、悲伤、愤怒、睡眠障碍)，但也有一些是特殊的发育年龄儿童特有的表现(如衰退、罪恶感、抛弃感)。

悲伤评估对象包括患儿及其家庭成员(如父母、兄弟姐妹、祖父母)和一些重要的人。评估从诊断开始，贯穿整个患儿治疗护理过程，包括在患儿死亡后进行。对患儿的评估可能包括用艺术、游戏和一本适合其年龄的书来激发他们的情感和悲伤的行为表现。成年家庭成员的评估可以包括激发他们的情绪和行为表达悲伤，并确定他们是否希望与生病的孩子和兄弟姐妹交谈，无论是否有医疗保健服务提供者和其他人在场，了解儿童的一般悲痛过程，对患病儿童预期悲伤表达的看法，对兄弟姐妹悲伤表情的感知，家庭的沟通方式(如封闭的或开放的)，每个人的信仰，因为这些都是悲伤的影响因素。

2. 文化和精神需要　文化是特定群体社会获得的信仰、价值观和行为准则的系统。文化是多方面的，包括种族、居住地、儿童的角色、教育水平、性取向、宗教信仰等。文化经常发生变化，而且经常是不经科学地传播的。

评估儿童和家庭的文化和精神需要在生命结束时尤为重要。文化和精神评估的组成部分包括对患儿和家庭的信仰、关系、与他们的文化相关的愿望以及与他们的精神或生存问题相关的愿望的认同。

文化和精神评估内容如下。

(1)患儿是如何认识自己的？

(2)患儿及其家庭以及照料者(caregiver)出生地在哪里？

(3)如果是移居或者移民，他们在这个地方居住了多久？来这个地方时几岁？他们的祖父母在哪里出生？

(4)患儿和家庭的每个人的种族是什么？

(5)患儿的主要照料者(primary caregiver)和赡养者是谁，住在一起吗？

(6)患儿的治疗决策者是谁，还是共同来决策？

(7)患儿及家庭的教育水平是什么？

(8)如何与患儿进行沟通的？

(9)习俗是什么？

(10)食物的喜好与禁忌是什么？

(11)经济状况如何，收入是否足以满足患儿和家庭的需要？有哪些医疗保险？

(12)对健康和疾病的信念是什么？

(13)在疾病和死亡的转变中，有什么习俗和信仰？过去关于死亡和丧亲的经历是什么？患儿和家人想了解多少关于疾病和预后的内容？他们对希望的信念是什么？

(14)对痛苦的信念是什么？

(二) 处理与干预

1. 悲伤的处理与干预

(1)教育患儿及家庭成员了解悲伤过程。

(2)鼓励包括兄弟姐妹在内的家庭成员相互参与照顾患儿。

(3) 为儿童和家庭提供一个安全、和谐的环境，在此环境中让他们互相表达悲痛，同时以接受、耐心和尊重的方式来支持他们。

(4) 促进患儿、父母、同胞和医疗团队之间坦诚、公开、信任地交流，避免委婉语和陈词滥调。

(5) 通过使用游戏和创造性活动，如提供艺术用品、乐器、木偶、玩具等让患儿能够表达自己的悲伤。

(6) 教育家庭每个人来正确理解死亡。

(7) 回答所有问题，分享个人的悲伤感受，这表明悲伤、眼泪、愤怒、怀疑和内疚是可接受的。

(8) 提供舒适的护理措施，以增强儿童的安全感，包括分心(distraction)技术(如音乐、电子游戏、电影、书籍)和宠物。熟悉的玩具，治疗性的触摸或按摩，以及朋友和家人的来访都可以增强儿童的安全感，减轻悲伤。

2. 文化与精神需求的干预与处理

(1) 关爱、陪伴与倾听，走入患儿及家属的内心世界。当患儿及家属感到孤单恐惧时，医护人员陪伴在身边会给患儿及家属带来安慰与鼓励；在实施关爱时，可以通过一定的行为表现出来，如头面部、颈肩部、手足部位的关爱性触摸，面对患儿也可以轻握患儿的手或轻抚患儿的脸，借此来传达一种支持、依托和依靠。

(2) 进行同理心(empathy)的回应，帮助患儿表达自己的真实想法。运用一些开放式问题进行询问，也可运用一些语言和非语言的沟通技巧，如眼神交流、触摸，让干预者用自己的话来表述患儿及家属真实的内心想法。

(3) 寻找生命的意义，丰富患儿日常生活的安排，根据患儿的兴趣爱好，与患儿进行一些手工、拼图、讲故事或者完成心愿等方式，让患儿感到有成就感和快乐。

(4) 与患儿与家属一起回顾生命中最美好与感动的瞬间，可以将回忆写成日记、做成相册，一起讨论死亡，适当地进行死亡教育(death education)。

(5) 尊重儿童和家庭的文化、精神信仰及传统，按照需求给予适当关怀。

三、处理患儿的焦虑

白血病、肿瘤患儿表现出更多的恶劣心境，疾病带来的恐惧、治疗产生的疼痛与不适、离开熟悉的家庭环境和亲人、家长的担忧等，使患病儿童在患病的初期极易产生易激惹、焦虑(anxiety)、恐惧、抑郁(depression)等症状。焦虑可以分为：①操作过程的焦虑，如打针、抽血、骨髓穿刺、腰椎穿刺及鞘内注射均可使患儿焦虑不安；②治疗过程中的焦虑，如等待看病时变得焦虑不安、对去看病感到焦虑不安、对去医院感到焦虑不安；③担忧带来的焦虑，如担心治疗带来的副作用、担心治疗是否有效果、担心癌症将会反复或复发；④认知上的焦虑，如当患儿被问题困扰时不知所措、集中注意力有困难、记不住读过的内容；⑤治疗后外貌变化带来的焦虑，如治疗后脱发使患儿觉得自己不好看、不喜欢被别人看到伤疤等。

(一) 焦虑情绪的变化特点

对患儿的心理调查研究发现，白血病患儿的焦虑明显高于正常人，不同年龄阶段的儿童，焦虑的表现是不同的。

1. 幼儿(12~24 个月)阶段　婴儿和幼儿易受其家庭成员的情绪和身体状况的影响，能对周围人的情绪做出反应。行为反应可以包括哭泣、烦躁、激动、紧抓不放、咬、打、扭头、退缩、言语退化，以及引起身体的某些疾病。这些都可以是孩子焦虑或悲痛时的表现。

2. 学龄前儿童(3~5 岁)　这个年龄阶段的儿童常常因面临骨髓穿刺、腰椎穿刺等操作而产生焦虑不安；周围患病儿童的去世也会深深刺激他们，会认为死亡就像睡着了，可能因为害怕死亡而害怕入睡，产生焦虑，他们对死亡的最大恐惧是与父母分开。行为反应可能包括反复提出问题，抱怨身体症状，如胃痛、头痛，表现出烦躁不安，以及影响饮食和睡眠。甚至表现出恐惧加剧，导致情绪暴发。

3. 学龄儿童(6~11 岁)　行为反应可能包括进食和睡眠困难，出现身体症状，如胃痛、头痛等；害怕被遗弃，担心其他家庭成员的健康和安全，注意力不集中，在学校出现各种问题以及情绪暴发。有时学龄儿童对死亡的反应不那么情绪化，而更切合实际。

4. 青少年(12~18 岁)　青少年在癌症治疗过程中经历了复杂的心理、社会症状，这些症状在生命结束时以指数形式出现，包括焦虑、抑郁、苦恼、担心、悲伤、害怕独处、难以谈论感觉、丧失独立性和观点丧失等症状。这些心理、社会症状往往在疾病进展过程中增加而得不到治疗。其次，青少年在癌症治疗过程中外观变化也对心理产生影响。青少年通常难以适应与这一高度敏感问题相关的新经历，很多人感到焦虑和不安，不愿意在公共场合透露自己的外貌变化。他人的消极反应(如盯着看、戏弄和不恰当的提问）有时会导致青少年逃避社交活动，从而加剧了焦虑。再者，青少年对死亡表现出强烈的情绪反应，他们的行为反应可能包括愤怒、退缩、对死亡的强烈恐惧以及冒险行为，如鲁莽驾驶、吸毒和性活动。

（二）综合疗法缓解焦虑

在癌症经历的整个过程中，儿童和青少年可能会在各种情况下面临痛苦和焦虑。综合疗法可以单独使用，也可以作为标准镇痛药的辅助手段。儿童往往非常容易接受综合疗法，如音乐、艺术、治疗游戏、分散注意力和其他方式等。

1. 发育性游戏 游戏是儿童应对挫折、失败和痛苦的最自然的释放压力的方式。游戏除了可以促进不同年龄阶段儿童的正常心理发育外，还能矫正各年龄段儿童的行为，对焦虑以及难以应对压力性环境的儿童具有明显降低焦虑的作用，促进适应能力的积极意义。发育性游戏是一种治疗方法，游戏包括治疗游戏和学习游戏，能促进患儿应对各种医疗经历。游戏方式可根据患儿的年龄发育特征进行，包括抚触、动物朋友项目、小丑表演、艺术表演等。有研究显示，治疗性游戏的干预可以缓解患儿手心出汗、心动过速、高血压、多余肢体动作等。开展游戏活动不仅可分散患儿的注意力，更能帮助他们克服治疗所带来的精神恐惧和焦虑。

2. 心理干预 可以有效地改善白血病患儿的焦虑、抑郁情绪障碍，对年长儿尤其重要，可以明显地提高其生活质量。个体化心理治疗可使患儿能更正确地了解和认识疾病，学会放松心情，增加治疗依从性。心理干预在白血病儿童的综合治疗中是有效的、必要的，它能有效地促进白血病患儿的身心健康。在治疗疾病的同时，在患儿疾病的不同阶段对患儿进行相应的心理干预，培养其乐观应对的生活方式，以提高患儿的治疗应对能力。

3. 交流和沟通 癌症确诊后的一段时期，患儿和家庭处于不确定和焦虑情绪中，医务工作者通过清晰的预后沟通（communication）可以有效解决这种不确定性，如帮助减少患儿对未知事物的恐惧，提供准确的信息帮助家庭获得医疗服务并优化生活质量。另外，根据患儿年龄、性格、应对方式、既往经历，父母的期望，教育需求，通过进行模拟操作等方法提供适合于个体的放松技巧，保证各项操作和检查的顺利进行，缓解患儿的焦虑情绪。与患儿之间建立的信任关系，让患儿自然地表达对护理的恐惧、不满或者误解，促使医护人员采取相应的对策，从而也促进医疗服务质量的提高。

4. 鼓励父母温和地与孩子讨论死亡问题 ①通过使用一个具体的例子来开始与患儿讨论死亡，例如树木、树叶以及它们活多久，缓慢、直接、诚实地提供一些基本信息，避免使用委婉用语，如“过世”“丢失”等。②考虑参与讨论的每个患儿的发育年龄。让患儿表达自己的感受，同时接受患儿表达的所有情绪。在讨论中提供热情和支持，并以平和的声音说话。让患儿重复所讨论的内容，书籍、电影、游戏，艺术和音乐等可以促进患儿表达情感。鼓励家庭成员公开、诚实地与患儿和其他家庭成员（包括兄弟姐妹）讨论患儿即将死亡的情况，以缓解患儿的焦虑。③为儿童和家庭提供可靠的环境来表达他们的悲痛，缓解焦虑，同时表达他们的接受、耐心和尊重；促进患儿、父母、兄弟姐妹和医疗团队之间坦诚的沟通；避免委婉和陈词滥调；通过游戏和创作活动（如提供艺术用品、乐器、木偶、玩具）帮助患儿和兄弟姐妹表达出他们的感情。培养家人了解特定年龄的患儿对死亡的理解，提供舒适的照护措施，以增强患儿的安全感，包括音乐、视频游戏、电影、书籍，宠物，熟悉的玩具，治疗触摸或按摩，以及朋友和家人的探访。

5. 创造性艺术疗法 创造性艺术疗法（creative arts therapy，CAT）包括舞蹈 / 运动疗法、音乐疗法和艺术疗法，以及训练有素的治疗师与儿童的互动。Madden 等人使用 CAT 评估了 2~21 岁儿童在癌症诊断化疗期间生活质量的变化，包括疼痛和焦虑。创造性艺术疗法，可能减少与整体治疗相关的疼痛和焦虑，同时增加幸福感。Nguyen 等人研究了音乐对腰椎穿刺白血病患儿疼痛和焦虑的治疗作用。研究发现在音乐干预过程中，儿童对疼痛和焦虑的自我感觉减轻了。其他许多类型的分心技术，包括催眠、听音乐和虚拟现实，可能有助于减少疼痛和焦虑，从而减轻正在接受癌症治疗的儿童的痛苦。

抑郁和焦虑被描述为患者在整个治疗过程中或者面临生命结束时的现实状况，有儿科肿瘤学家报道，他们觉得自己没有能力管理儿童的抑郁症，进一步强调跨学科舒缓治疗团队在提供全面支持方面的重要作用。舒缓医疗应由临床医生、护士、社会工作者、心理专家、儿童生活专家、志愿服务人员、政府和慈善机构等协同参与，采取多种治疗方法减少儿童在癌症常规治疗期间的疼痛和焦虑。

四、为青少年提供舒缓治疗

世界卫生组织将舒缓治疗定义为综合关怀，通过早期识别、评估和治疗来预防和减轻身体、心理及精神方面的痛苦，改善患儿及其家庭面临危及生命的疾病时的生活质量。舒缓医疗的服务理念是“以人为本”“缓和病痛”，注重与自然、社会环境的协调统一。临床上控制疼痛、改善不适症状，关注其心理、社交及精神需要，提高生命质量，同时给病患家属提供支持与哀伤辅导。

癌症(cancer)的诊断和治疗给每个患者带来了短期和长期的挑战，这对于患有癌症的青少年和年轻人(adolescent and young adults，AYAs)来说尤其如此。患有癌症的青少年(adolescent)有不同于成人和儿童的心理、信息和医疗需求，因为他们正在经历生命周期中的关键里程碑，在成长为成年人的过程中努力获得独立、自主、自信和社会地位，而这些里程碑在诊断时被打断了。有研究发现，诊断年龄越大，癌症生存者的生理、心理问题越明显，年龄在15~17岁的白血病患儿比12~14岁的心理问题更多。青少年对疾病了解越多，担忧越多，可能会导致其生活质量的降低。对AYAs来说，更重要的包括教育的中断、更成熟、更无聊、生育能力和生活状况的变化。因此，青少年肿瘤患者心理、社会照护需求既复杂又独特，不同于成人的心理、社会照护需求。

许多描述性报道谈到了早期舒缓治疗在儿科和青少年肿瘤学领域的优点。一项大宗数据的meta分析，回顾和分析了具有里程碑意义的儿童舒缓治疗癌症论文，绘制了关于舒缓治疗和心理、社会服务在青少年癌症照护中的作用，为制定癌症青少年最佳心理、社会舒缓性照护临床实践指南作出了贡献。儿童肿瘤学舒缓治疗评估和干预措施的标准化可促进改善青少年癌症患者及其家庭成员的癌症治疗质量。

癌症青少年舒缓治疗早期整合的标准转化为“全人”、全家支持，而不考虑预期的疾病发展轨迹。舒缓治疗的早期整合不仅照顾癌症对身体上的影响，也应注意社会背景下疾病对患者心理、发育和精神健康的影响。美国儿科学会(American Academy of Pediatrics，AAP)提倡采用一种综合的、跨学科的方法来进行有效和富有同情心的照护，在这种方法中，舒缓治疗的组成部分在诊断时就提供，并在整个疾病过程中持续提供，无论最终结果是治愈还是死亡。全球舒缓治疗联盟提出将舒缓治疗纳入儿童治疗过程的重要性，即使在资源有限的卫生系统环境中也是如此。

根据患儿、家属和提供者陈述的资料，认识到几个相关且重要的问题：症状、情感影响、人生观、生活方式和治疗相关的许多问题。青少年肿瘤患者心理、社会照护重要和潜在的优先事项：①维持希望的目标；②给予和接受诚实的沟通，直接报告患者、有效沟通和共同决策；③症状评估和干预，症状控制，如减轻疼痛；④认知理解等。虽然经历的方式不同，但所有的利益相关群体都可能表达恐惧，以及将死亡视为自我失败的责任。舒缓性干预的重点是正确地影响患者而加强决策，诚实地讨论预后，或减少症状负担，不仅尊重患儿的目标，也尊重家属和工作人员的共同目标。同样，在满足家庭需要的同时，也体现了患者对家庭的关心。通过回顾AYAs肿瘤学中与自主性、共同决策、拒绝或放弃护理、临终护理、实话实说和保留生育能力相关的突出伦理问题，临床医生应该认识到，AYAs患者是按照自己的节奏发展的，临床医生有责任确定患者的兴趣、价值观、成熟度和参与决策的愿望，青少年有能力和权力参与医疗决策。本节从以下几个方面谈论青少年特定群体舒缓治疗的特点。

(一) 维持希望的目标

通过心理关怀维持希望的目标。心理关怀贯穿于整个治疗及随访过程中，这不仅是医护人员的职责，更是每位医护关爱患儿情感的自然流露。一次神情专注的倾听，一句温暖人心的鼓励或许就能让他们打开心扉，勇敢起来。身患肿瘤、白血病的青少年有较为独立的思考及探索能力，这就使得在与之交流时隐瞒病情往往会适得其反。再者，正值青春期的他们情绪波动较大，交流时言简意赅，更重要的是鼓励他们，告诉他们疾病是可以战胜的，往往会有不错的效果。除此之外，在诊疗过程中给这些白血病青少年提供游戏娱乐的环境，组织亲子文体活动等，也是促进沟通、增强心理支持的重要部分。当病情和情绪趋于稳定后，鼓励其早日复学和回归社会，一方面能够使他们的免疫功能得到修复，另一方面更能促进其身心健康。这不仅是从外在给予他们力量，更是要让他们从内心获得自信。真诚的心理关怀能使患者达到良好的治疗依从性和积极向上的心理状态。

青少年白血病专业心理治疗主要包括个别心理

治疗、小组心理治疗和家庭系统治疗。个别心理治疗是通过对患儿或家长进行观察、倾听及交谈,了解他们的心理动态及障碍,用较为专业的心理干预手段,帮助他们树立起与病魔斗争的信心,正向积极面对白血病。小组心理治疗是以患儿团体或家长团体存在的共性问题为基础,采用普及性团体治疗技术手段,利用团体的情感支持、学习经验和正性体验,分别对白血病青少年团体或其家长团体开展小组治疗。家庭系统治疗则是以患儿整个家庭为干预对象,针对其家庭在面对白血病时,心理层面上出现的波动、问题等特点,通过交流、扮演角色、建立联盟、达到认同等方式,运用家庭各成员之间的个性、行为模式相互影响的效应,促进患儿整个家庭心理的健康发展,为白血病青少年的治疗提供良好的家庭氛围。

(二) 给予和接受诚实的沟通,直接告知患儿、有效沟通和共同决策

青少年处于青春发育的特殊时期,当他们不幸罹患肿瘤后,本身青春期具有的矛盾动荡性和心理反抗性更加剧烈。虽然他们具有较强的自我认知,但认知水平又不够成熟,在诊疗过程中常表现出性格古怪、表里不一,或脾气暴躁或冷漠相对,或刻薄回答或拒绝回答,甚至拒服药物或偷偷将药物丢弃,导致诊疗过程中依从性较差,因此给予诚实、有效的沟通极为重要。

儿童肿瘤舒缓治疗的一个核心原则是使用有效的沟通来加强治疗联盟,并将医疗干预措施与患儿和家庭的护理目标结合起来。在儿科肿瘤学的背景下,最佳的沟通应该从诊断开始,并在疾病发展的轨迹中继续,以加强治疗关系,探索患儿和家庭的希望和目标,并最大限度地提高生活质量和最大限度地减少决策遗憾。经验数据发现,青少年癌症患者及其家庭成员的生活质量可以通过富有同情心和诚实的沟通得到改善。即使对那些没有治疗方法的患者来说,与可信任的卫生保健提供者(healthcare provider,HCP)进行开诚布公的交谈也能带来希望和治疗作用。

同患有癌症的青少年不妨谈谈生病的意义,特别是预后,HCP 参与到这些对话中可能对个别的儿童和家长很重要。患有癌症的青少年及其父母几乎一致地希望获得预后信息,癌症确诊后的一段时期是患者和家庭的不确定和焦虑期,通过清晰的预后沟通来解决这种不确定性,HCP 有机会帮助减少其对未知事物的恐惧,提供准确的信息可以帮助家庭获得医疗服务并优化生活质量。此外,希望被认为是癌症患者治疗过程中必不可少的一部分。一项对患有癌症的儿童父母的研究发现,接受更多预后信息的父母,即使预后差,也会有更高的与沟通有关的希望。预后的理解可以让父母们重新定义他们的希望和目标,为家庭生活提供机会。

(三) 症状评估和干预

患有癌症的青少年有明显的症状和心理社会痛苦。症状控制,减轻躯体不适对青少年肿瘤患儿尤其重要。

肿瘤患儿的主要生理症状包括多汗、食欲减退、恶心、味觉改变、疲劳、口干、咳嗽、呕吐、脱发、皮肤干、色素沉着等,难以集中注意力,感到"我不像我自己",头晕、体重减轻、嗜睡、难以入睡、口腔溃疡、气促或气短、疼痛、手和脚麻木/刺痛、胃胀气、吞咽困难、皮肤瘙痒、四肢肿胀、腹泻、便秘、排尿异常等。

1. 多汗　多汗是发生率最高的症状,这主要与疾病和治疗有关。血液系统恶性肿瘤和实体瘤疾病本身可以导致消耗、产热出汗;同时多汗也是化疗药物的不良反应之一,大量出汗可导致患儿精神紧张、失眠、体质虚弱等,造成生活质量下降,应引起医护人员的重视,给予相应的处理。

2. 胃肠道症状　肿瘤患儿在化疗阶段最常见的不良反应为恶心、呕吐、进食口味改变,导致患儿食欲减退。而家长则希望孩子能多进食以增加营养,致使恶心和食欲减退对患儿造成较大的困扰。合理的营养支持,既减轻患儿胃肠道的症状,又能给予身体所需的能量,需要营养师的参与和指导。

3. 疼痛　肿瘤患儿疼痛的发生率极高,疾病本身带来的躯体疼痛和治疗过程中并发症、化疗药物、操作等所带来的疼痛,都困扰着患儿。有研究发现,实体瘤患儿的疼痛发生率较高,此外,不同文化背景和人种的痛觉阈和对疼痛的耐受性存在差异,66.7%的患儿认为疼痛几乎持续存在,"疼痛"是困扰程度最高的躯体症状。疼痛与睡眠障碍相关,剧烈的疼痛可影响深睡眠,提高人的警觉度,从而引起其他相关症状。

4. 疲劳　无论年龄和性别,疲劳是癌症和癌症相关治疗的结果,是一种非常普遍的症状。癌症相关疲劳被描述为一种与癌症或癌症治疗相关的持续的、主观的疲劳感,这种疲劳会干扰正常功能。对患有癌症的 AYAs 患者进行检查时,发现了多种多样的

结果，并将疲劳描述为普遍的、常常是严重的和令人苦恼的症状，疲劳可由多种原因引起，从而增加了管理方面的困难。通常很难区分疲劳是癌症、癌症治疗还是其他原因造成的。当患者有重叠的问题，如疼痛、失眠、抑郁和/或呼吸困难时，就会出现症状聚类，所有这些都可能导致疲劳。其他因素也会影响疲劳状况，如疾病阶段、感染、激素问题、营养不良和当前的身体活动水平。

玛嘉烈公主癌症中心采用行为策略来管理疲劳，包括节能和放松，改变生活方式（包括饮食和锻炼），目标是教育患者并获得支持。临床干预各个方面的发展都以 NCCN 指南和埃德蒙顿疲劳框架为指导，并主要以基于压力研究和理论、积极应对策略、自我调节和社会学习的自我管理模型为基础。这些行为策略对 AYAs 患者缓解疲劳症状和了解系统治疗方法很有用。

运动对减少癌症相关疲劳、睡眠障碍和抑郁有一定的效果，视具体临床情况制订方案，可采取一般的锻炼策略。心理、社会干预是管理疲劳的另一个重要考虑因素。如认知行为疗法、咨询、支持性表达疗法和教育模式，对改善成年人的活力感觉有小到中等的效果，这与运动对疲劳的效果相当。癌症相关疲劳的药理学策略也值得关注。目前包括哌甲酯在内的精神刺激药物的研究表明，短期使用可能对成年人有益。但使用精神刺激药物治疗 AYAs 患者的癌症相关疲劳还没有被探索，但根据玛嘉烈公主癌症中心的经验，这是一个合理的考虑。

症状减轻以及优质姑息治疗服务还应包含社会心理关注。癌症青少年在癌症治疗期间经历复杂的社会、心理症状，并在即将生命结束时这些症状将加重。心理症状包括紧张、烦躁、焦虑、抑郁、痛苦、担忧、悲伤、害怕独处、难以谈论感受、失去独立性和缺乏视角。这些社会、心理症状往往会随着疾病的发展而加重，而且往往得不到治疗。据报道，疼痛是癌症儿童普遍存在的一种生命终止症状，这一症状被报道为家庭成员观察到的显著痛苦。父母焦虑和生活质量下降与青少年临终时的焦虑和疼痛水平相关，这意味着早期将舒缓治疗作为一种照护标准，有可能改善长期的家庭健康结果，通过预防和减轻青少年和家庭的痛苦来提高生活质量。

（四）认知和理解

在认知方面，青少年患儿比儿童更关心自己身体状态和变化，在面对白血病这样的重大疾病时，他们更明白自己将要面对怎样的困难和危险。也正因如此，仍不成熟的他们更容易陷入焦虑、恐慌，甚至绝望之中。在长期的临床观察中发现，大多数患白血病的青少年在就诊和治疗过程中，男性患儿常叛逆易怒、拒绝配合，女性患儿由于遭受更大的压力，常冷漠寡言，甚至自暴自弃。这对之后进一步的诊治及患儿身心预后极为不利。所以，青少年白血病从初诊就应开始进行心理疏导和干预，如心理关怀、个别心理治疗、小组治疗和家庭系统治疗。

另一方面，患儿监护人的文化程度是其普适性生活质量的影响因素，由于患儿的文化水平及认知能力不够完善，监护人对疾病的认知、应对过程中的心理状态及处理方式会对患儿产生潜移默化的影响。父母的心理反应是影响患儿行为的重要因素，而监护人的文化程度是影响其认知及应对的重要因素。白血病患儿的父母在漫长的治疗过程中承受着希望、压力、患儿的学业等多重压力，父母应对不良和情绪问题会对患儿的躯体疾病造成不良影响。因此，临床工作人员应了解不同文化程度的监护人对疾病的看法及应对方式，尤其是文化程度低或应对较低者，尽量避免监护人的负面观念及情绪对患儿产生影响，为青少年创造一个相对温馨、积极的环境氛围。

（五）生育问题

生殖障碍是部分青少年癌症患者的远期并发症。对于所有接受化疗的 AYAs 癌症幸存者，应将这个问题列为当前关注的问题。全身照射、性腺照射和含有高剂量烷化剂的化疗方案可使 AYAs 癌症患者在成功完成癌症治疗后面临低生育能力的风险。多项研究表明，癌症幸存者的卵巢储备指标比未接触过癌症治疗的相同年龄女性低。卵泡池的衰竭在临床上表现为月经周期不规律、生育能力低下和原发性卵巢功能不全。即使在治疗后恢复正常月经的人群中，不孕和原发性卵巢功能不全的风险也会增加。AYAs 癌症幸存者在生殖功能和不孕症上的比例远高于 AYAs 健康对照组，有大量的 AYAs 癌症幸存者从未了解治疗对他们的生殖功能潜在的危害、在癌症前和/或治疗期间生育保存的可能性、癌症治疗结束后生育功能丧失的概率、接受治疗前进行预防等问题。有必要进一步完善医疗保健体系，同时为 AYAs 和儿童期起病的癌症患者提供抗癌药物治疗前的信息，进行生育能力保存，提供与癌症治疗后生殖功能相关的心理和医疗保健。

(六) 运动与锻炼

从预防到生存，锻炼对癌症的各个方面都有好处。对幸存者来说，强有力的证据表明，运动可以改善身体和认知功能、社会心理健康和整体生活质量。建议 AYAs 参与适当的锻炼，为 AYAs 量身定制常规身体活动计划。在各年龄组之间推荐的适度的身体活动强度不同，建议 15~18 岁的生存者每天活动达到 60 分钟，建议 19 岁的生存者每周活动达到 150 分钟。尽管有证据表明在参与身体运动时患儿的兴趣、动机和自我感知能力有改善，但是只有 35%~50% 的 AYAs 符合身体锻炼的标准。在肿瘤学方面，身体运动面临的咨询和服务障碍是资源不足、对癌症幸存者运动方面的专门方案少和医生对运动益处的认识不足。随着癌症康复项目越来越普遍，越来越多医疗健康服务者参与为 AYAs 癌症幸存者提供身体运动服务，这对于确保该群体的运动参与度和效果至关重要。

(七) 健康素养和患儿教育

较低的健康素养与较少使用预防性卫生服务、完成医疗表格填写困难、无法理解处方药的说明、难以理解医疗提供者的指令和较差的健康状况有关。健康素养低下定义为个人获得、处理和理解基本健康信息和服务，做出适当健康决策的能力低下。许多 AYAs 的健康素养可能较低，因为健康素养技能是在青少年和年轻时期发展起来的，而在这个时期医疗保健经验少，接触和了解的健康护理系统较少，因此，AYAs 可能需要更多的信息和支持来帮助他们处理这些复杂的问题。

确保正确的信息提供是 AYAs 个体癌症护理的一部分。但由于 AYAs 信息需求的复杂性和相关的专门资源的稀缺性，因此对卫生保健系统来说是一项挑战。有条件的医疗中心可为 AYAs 制订教育战略，包括开发适合于已知和未满足 AYAs 信息需求的患者教育资源。每个资源都采用简明的语言、遵循清晰的设计原则来优化可读性。在癌症中心分发 AYAs 信息包，以确保 AYAs 获得这些信息。此外，还可以开发专门用于 AYAs 的在线资源存储库，以便访问这些信息；同时开设短期课程，教育医疗服务工作者了解 AYAs 面临的独特需求和问题。

(八) 处理晚期 / 转移性癌症

尽管癌症在治疗方面取得了进展，但 10%~40% 的 AYAs 患者最终会姑息治疗。转移性癌症往往使 AYAs 进一步丧失独立性，在身体、经济和情感上几乎完全依赖他人。生存问题变得更加紧迫，引发了与死亡有关的问题和担忧。

不同年龄段晚期癌症患者的照护目标相似：提供专家症状管理、精神评估和情感需求、包括预立医疗照护计划在内的敏感问题沟通以及家庭丧亲照护。由于 AYAs 在发展、社会心理和伦理方面的差异，因此需要一种独特的方法来处理。

AYAs 重视提供者的非评判性的、富有同情心和诚实的沟通方式，在癌症晚期，他们的自主权应该继续得到尊重。可以对儿科医师进行青少年医学、心理治疗和精神药理学方面的培训，以满足 AYAs 晚期癌症患者的需求。在全程诊疗中提供社会、心理照护，也可根据患儿的喜好，通过电话或邮件与患儿单独联系。姑息治疗是一项理想的服务，应该在诊断后不久推出，以避免在病情加重期间对转诊患儿带来潜在的悲痛。照顾患有晚期癌症的年轻人可能会面临着很大的压力和情感上的枯竭，因此时刻注意对 AYAs 的反移情是至关重要的。年龄相近的医疗服务提供者有时会将 AYAs 患者视为同龄人，年龄较大的工作人员可能会像对待自己的孩子一样对待 AYAs。如果有成熟的医疗护理姑息治疗团队参与到患有晚期癌症的年轻人的复杂病例中，就可以在患儿、家庭、姑息治疗和肿瘤保健队之间发挥重要的管道作用。当然，也要提供足够的支持帮助工作人员认识到自己和团队内部的情绪反应，以避免同情疲劳的出现。

(九) 生存质量和随访

从原发癌症治疗到后续护理的过渡使存活者面临着恢复、维持健康和生存幸福的重大挑战。癌症治疗可能会导致副作用，这些副作用可能在治疗结束后持续数年，并可能是终身的。副作用会损害身体和心理、社会功能及总体生命质量，并因并发症、遗传风险、行为和生活方式因素使情况更加复杂。无论是否由社区或学术中心提供，AYAs 治疗结束后的随访应以风险为基础，并采取以健康为中心的方法，包括监测继发性癌症和先前治疗的后期效果。对 AYAs 的后续照护目标应包括教育、自我管理支持和心理、社会支持，并处理有关的特定年龄具有的问题，如身体形象、性和生育、职业 / 教育。

尽管有人呼吁开发有效的治疗模型，以最大限度地提高治疗后照护，但现实情况是，许多 AYAs 幸存者的问题仍然被忽视和不能充分理解。传统上，AYAs 的随访照护主要由肿瘤学专家提供。然而密集的肿瘤专科随访极有可能是不可持续的,而且对许多患儿来说是不必要的。玛嘉烈公主癌症中心提供的癌症康复和存活项目建立在自我管理的原则之上,以支持并发癌症治疗后晚期和长期副作用的存活者,并在各个年龄段提供全面、持续的照护。照护由一个跨学科的团队提供,包括社会工作者、职业治疗师、物理治疗师、护理师、按摩治疗师和康复师。接受本项目治疗的患者将受到全面的评估,并根据患者的需要制订相应的治疗计划。

为了在儿童和青少年癌症环境中更早和更有效地整合舒缓治疗,需要一种标准化的方法来获得心理、社会支持。无论疾病状况如何,都应该向癌症患儿及其家属介绍舒缓治疗的概念,这对于在疾病早期做出符合治疗目标的选择至关重要。患儿应该获得纵向的心理、社会支持,并获得适当的、个性化的、灵活的舒缓治疗。

专家点评

- 心理、精神方面的支持是儿童舒缓治疗中重要的组成部分,也是最有特殊性的部分。
- 儿童与成人不同,儿童本身也因为年龄的不同而有各自的特点,因此作为儿童舒缓治疗的提供者需要了解不同阶段儿童的心理特点,也要具备一定的技巧。但是与儿童的交流更多地要有发自内心的尊重和爱,同时也必须对家庭提供支持。

(王娴静 沈闵 赵平 郑浩)

参考文献

[1] HAUKEN MA, SENNESETH M, DYREGROV A, et al. Anxiety and the quality of life of children living with parental cancer. Cancer Nurs, 2018, 41 (1): E19-E27.

[2] DESJARDINS L, BARRERA M, SCHULTE F, et al. Predicting social withdrawal, anxiety and depression symptoms in pediatric brain tumor survivors. J Psychosoc Oncol, 2019, 7: 1-15.

[3] FURUI T, TAKAI Y, KIMURA F, et al. Problems of reproductive function in survivors of childhood-and adolescent and young adult-onset cancer revealed in a part of a national survey of Japan. Reprod Med Biol, 2018, 18 (1): 105-110.

[4] SISK BA, CANAVERA K, SHARMA A, et al. Ethical issues in the care of adolescent and young adult oncology patients. Pediatr Blood Cancer, 2019, 66 (5): e27608.

[5] 林绮云, 张菀珍, 邱钰雯, 等. 临终与生死关怀. 2 版. 台湾: 华杏出版机构, 2018.

第 4 节 临终关怀

临终关怀(hospice care),可以说是舒缓治疗的精髓,现代医学应用"hospice"指对临终患者关怀照顾的场所,也指一种对临终患者的照护方式,亦指该种服务的组织机构。"End-of-life care"则常常用来指濒死的照顾,亦指自患者临终前数天或数小时直至患者离世时的照顾,但有时也会相对宽泛地指对预期可能在近期死亡的患者的照顾。本节所指的临终关怀是指患者的疾病状态根治希望极小,并很可能在 6 个月内死亡,应用舒缓治疗的理念与方法对其进行照顾的一种关怀方式。

当患儿的疾病进展或复发,医疗上治愈的可能性很小时,可能需要调整治疗目标。在这样的疾病转折点,常常需要做最好的努力,同时也做最坏的打算,重新考虑医疗决策,并制订新的治疗计划。告知坏消息是好的临终关怀的第一步,同时也是最重要的一步。

一、告知坏消息

(一) 背景

Kathleen Montgomery 等对高质量临终关怀的特征进行了系统综述,发现以下 4 个因素是最重要的影响因素:①早期转介给舒缓团队;②敏感的沟通方式;③患儿知晓自己的病情,对死亡有准备;④疾病的轨迹大致可预期。其中第 1~3 条均与病情告知(break bad news)和沟通有关,其重要性可见一斑。

然而,告知疾病预后,对于临床医师并不容易。一方面,因为疾病预后的不确定性;另一方面,担心引发患儿痛苦与丧失希望,这都使必要的病情告知被拖延。研究显示医护人员平均在死前 206 天意识到患儿的死亡无法避免,而家长平均在死前 106 天才意识到这一问题。临床医生常常避免讨论预后,等患者和家庭来问,且向家属描述的过度乐观和聚焦于如何治疗。由于没有获得真实的预后信息,家长倾向于在临终阶段采用非常激进的治疗手段,有时也会后悔在错误的期待下作出错误的决定。Jennifer W.Mack 等的研究显示,多数父母想要知道预后信息以帮助他们对未来做准备和决策。一些父母对预后信息感到非常不安,但这并不代表他们不想知道,大多数父母在得知真实病情后反而增加了平静的感觉。中国目前没有父母对病情告知偏好方面的研究,各个地区间也存在较大差异,然而,临床上父母要求医生坦率告知预后信息的也并不少见。临床医师需要意识到对患儿的预后信息保持开放与真诚的态度,会对改善患儿最后时光的生命质量具有重要意义。

预后沟通对父母也具有极大的挑战,父母们都本能地想保护自己的孩子,不想让他们听到"坏消息",然而,孩子们很容易感觉到周围人们的悲伤情绪,他们也许会产生一些不切实际的想法来解释父母的异常行为(如"妈妈和爸爸不再爱我了"),这些想法对一个年少的孩子来说可能比死亡和濒死更可怕。有时,患儿、父母和医疗人员经常处在不同的知晓状态中,或者处于"相互掩饰"中,封闭的交流会增加孩子遭受痛苦的风险(如孩子被孤立并感到焦虑)。一项关于青少年预后沟通的研究显示,与成人相似,对预后的沟通增加了患者的平静、信任,减少了抑郁、焦虑和对预后的担心。美国儿童肿瘤心理指南指出越早沟通预后信息越有助于家庭做出最合适的照护计划,适合个人的可被理解的医疗信息和敏感的沟通方式被认为是沟通成功的关键。

(二) 方法

目前主流的有效告知坏消息的具体方法有两种:SPIKES 模式和 SHARE 模式。SPIKES 模式由美国 MD Anderson 癌症中心发展出来,广泛应用在西方国家。SHARE 模式则是源自日本,在中国台湾地区应用较广泛。两者非常相似,其成功的关键很大程度上取决于医生具有共享决策的理念。共享决策(shared decision)来自医学伦理中的自主原则(autonomy),即有决定能力的患者有权对与自身相关之事作出其抉择,唯一例外的是可能对他人造成伤害。医疗人员常常会认为某种治疗方法是最好的,而忽视患者及家庭的价值观及社会、经济、文化背景。现代医学非常注重治疗选项,即提供多种治疗方法和路径,或在治疗方案上加以调整,通过主动的倾听,敏感地意识到患者和家庭的偏好,以提供符合患者期望及需要的治疗方案。共享决策有助于构建相互信任、尊重的治疗关系,提高依从性和照顾品质。事实上,无论是患者与家庭,还是医护人员,共享决策都提高了他们对医疗的满意度。

SPIKES 模式和 SHARE 模式的主要区别在于 SHARE 来源于东方,重视家庭作用,因此比 SPIKES 模式更关注家庭成员。但在主要内容上区别不大,在此以 SPIKES 模式为例介绍具体方法。

SPIKES 包含了 6 个主要步骤:设置(setting)、对疾病的认知(perception)、邀请(invitation)、告知信息(knowledge)、情绪(emotion)和总结(summary)。

1. **设置** 临床医生应找到一个私密的地方进行交谈,并确保有足够的时间和不被打扰。最好准备一盒面巾纸。应事先确定患儿/父母和希望参与讨论的其他人,包括他们的家人和朋友和医院工作人员(护士、社会工作者等)。关于是否应将儿童纳入艰难的谈话中,团队也应事先确定,询问家庭是否希望孩子参与初步对话,如果孩子是年龄较大的青少年,要询问患儿想要在多大程度上参与、了解疾病。对于年龄较大的青少年来说,纳入他们几乎总是有益的。但是,对于年龄较小的孩子,应该询问父母他们认为可接受的程度。虽然这对于促进向儿童诚实至关重要,但在坚持向儿童充分披露病情之前,温和的父母教育同样重要。另外,在正式谈话前,事先提醒(这是一个坏消息)非常有必要。

2. **对疾病的认知** 临床医生应该询问患者和家人他们对患者疾病的理解。一种最佳的对话模式被描述为"询问-告知-询问(ask-tell-ask)"。这个简单的规则提醒临床医生每段对话以患儿和家庭的话和想法开始和结束。"询问-告知-询问"除了帮助临床医生了解儿童和家庭观点外,也帮助医生积极地倾听。可以询问的问题包括,"关于您孩子的疾病目前您了解到些什么?""有没有其他医生跟您聊过您孩子目前的病情?他/她是怎么说的?"

3. **邀请** 接下来,临床医生应确定患者和家庭希望如何被告知。问题包括"您希望了解所有细节还是只要知道大概就可以?""您准备好了解您孩子的骨髓穿刺结果了吗?"对青少年或年轻人的问题可以是"你希望了解你自己的病情吗?还是你更希望我告诉你的父母?"

4. **告知信息** 在分享信息时,我们建议临床医生是关怀的但同时也是直接的,避免委婉语,如可以说:"我认为目前没有方案可以治愈孩子的肿瘤。这个消息非常令人难以接受,但我想要告诉你实情,她可能会因癌症而死。"即使是坏消息,对消息保持诚实也很重要。

5. **情绪** 临床医生常常担心自己的情绪表露。相对于总是冷静理性地处理各种问题,情绪的表露往往是不被接受的，这好像展示了自己的软弱。同时大多数临床医师也从未接受过如何应对患者 / 家属所表达的情绪的训练。因此，无论是处理自己的情绪还是患者 / 家属的情绪都是非常困难的事情。事实上，临床医生表达自己的情绪和回应家庭的情绪都是合适的。适度的情感表达有助于与患儿家庭建立伙伴的关系。尽管如此，过度的情绪反应以至于家庭必须安慰医疗团队成员是不恰当的。对于患者 / 家庭所表达出来的情绪，可以通过一个暂停来完成，可以命名这种感觉（“我看到你对这个消息感到非常不安，可以跟我说说此刻你的感受吗？”），或者用温柔适当的触碰方式来表达同理心。同理心是最常用的技术，它是指设身处地考虑他人的处境，接受他人拥有自己的观点，不加评论，识别情绪，接纳情绪（情绪没有对错好坏）。同理心可以营造被理解、联结、安全的环境以帮助家庭表达情绪。有时最困难的部分是医生面对患者 / 家属的情绪，不知如何反馈，但此时临床医生的存在本身已经比任何词语更有意义。即使是默默地坐在一起，也会发出一个强有力的信息，即孩子和家庭很重要，在这个时候，听远比说更重要。临床医生需要充分认识到处理情绪的必要性，只有情绪被抒发后，理性的决策与安排才有可能，因此因为情绪而停止谈话，或者在不注意情绪的情况下继续传递信息都是不合适的。

6. 总结　在这个部分，临床医师从前面倾听、陪伴的角色转而重新回到主导的地位。小结之前所讨论的内容，安排下次会面，并表达会继续照顾家庭。可选如下方式总结陈述：“我们已经谈到孩子的活检，这表明他 / 她的癌症已经复发了。我们有很多问题需要继续讨论和思考。我们明天开会讨论下一步方案。目前的计划是调整他 / 她的止痛药，以确保他 / 她感到舒适”。

需要注意的是，告知坏消息是一个逐步的过程，而不仅仅是一次谈话。特别是儿童，可能需要时间来建立信任关系，以便处理困难的处境。家人通常会在接下来的几天或几周内与其他医疗人员、家人和朋友一起消化讨论的信息。父母和孩子也可能需要在不同时间重新审视重要主题，特别是在危机期间，他们往往无法充分理解信息，因此，临床医生应该提供机会，不仅在危机期间，而且在孩子相对较好的时候，一次又一次地谈论重要话题。

（三）问题清单

笔者列出以下 3 个常见的可能导致告知坏消息不顺利的情境，供读者参考。

1. 当家庭说“不要讲”　重要的是要确定父母不想告知患儿的原因。解释可能的害处，比如告知家长，孩子通常可以了解隐瞒的信息，后果可能是对医疗团队和家庭的不信任，以及儿童的痛苦加剧。临床医生可能希望他们和家人一起与孩子交谈，通常跨学科团队可以有助于用适合儿童发育的方式向儿童解释疾病，甚至是死亡的可能性。此外，就像临床医生一样，父母可能不知道如何开始表达，明确地为他们提供一个句型可以缓解他们的焦虑。比如，询问孩子，“你想不想要谈一谈有关于你病情的事情？”

2. 家庭或临床医生自己有非常强烈的情绪　有时家庭的情绪太过强烈，甚至将愤怒和无力感迁移到医疗团队上；又或者触动了临床医师自己强烈的情绪，此时，建议邀请团队其他成员如社会工作者或其他有经验的医护人员参与，往往比自己直接面对更有效。

3. 家庭成员与患儿的愿望不一致　家庭会议（family meeting）会是一个不错的方法。通常家庭会议是最佳的重要医疗信息分享和决策的方式。临床医生常常认为家庭会议耗费时间，然而事实上家庭会议处理家庭成员不一致的意见，致力于达成多方均满意的治疗计划，最终反而是节约时间的。召开家庭会议的具体方法其实和 SPIKES 模式也很相似，只是需要注意，因为有较多的家庭成员和医疗团队成员参加，每一个人的想法均需要被关注并进行恰当的协调。通常通过以下几个家庭会议的步骤来达到这个目标。

（1）计划：计划中包含确保患儿、家人和医疗团队认识到家庭会议的必要性，约定合适的时间、地点和人物，人物需要包括重要的家庭成员和医疗成员，最后如果可能，帮助家庭准备一份需要讨论的问题清单。

（2）医疗团队的预先会议：预先会议确保各专业的团队成员都获得最新的信息，并对治疗计划和需要与家庭沟通的内容达成一致，确定由谁出席家庭会议，谁来主导家庭会议，以及大致的会议议程。

（3）开始：包含了相互介绍，并和家庭一起制订会议议程，常用“现在我们大家在这个房间里先讨论什么会最有帮助？”

（4）会议的主体：包含询问患儿或 / 和家人他们对于提出的议题各自的理解，提供患儿目前情况的医疗信息，目标是家庭 / 患儿和医疗团队对目前患儿的医疗情况有一致的理解，检查患儿和家人的理解，并倾听他们的需求信息，注意情绪对沟通的影响，识别患儿和家人的照顾目标，包括影响决策的重要价值观，表达治疗计划会尊重家庭。会议主持人必须注意确保每一位希望对话的成员都有机会表达。如果家庭成员之间有不同的信息需求、沟通和决策风格，主持人可以指出来，如"我注意到你们两位对信息的关注点不太一样，一位更关心副作用，而另一位则比较关心可能的疗效，这两点都非常重要，所以我非常期望对这两点都加以解释，希望我在做一方面解释的时候，另一位可以保持耐心，如果希望更多地了解自己关心的内容，也可以让我知道，我们可以在之后再做进一步沟通。"如果家人之间有一些冲突，很难坐在一起，可以说："我知道让你们在一起讨论非常困难，但是我还是尽力想让你们获得相同的信息，基于这个原因，我希望我们能坐在一起讨论，而不是分开讨论。"同样的，如果可能，尽可能寻找共同点，并促进互相理解，比如"看起来爸爸从小就是永不放弃，在很多艰难的情况下，正是这种坚持的精神让你可以走到现在，所以你相信你的儿子只要坚持下去就一定会好起来的；那妈妈觉得已经咨询了多家医院，医生们的结论也非常一致，认为小明已经没有治愈的方法了，所以妈妈不想让小明再受苦，希望小明剩下的日子可以由他自己来安排。看起来，虽然你们的想法很不一样，但都是因为爱小明的缘故。那小明，听了爸爸妈妈的想法，你有什么感受呢？"

(5) 小结：将共同商议的治疗计划写下来分发给所有参加的家庭成员及临床医生。

(6) 跟进：跟进是指在会后让孩子和家人可以个别地表达对信息的理解以及下一步希望如何进行，是家庭会议成功的关键。例如，会后护士可以陪父母一会儿进一步了解他们的感受和想法；社工可以在之后和孩子碰面时问问其感受，因为患儿和家属都可能在彼此面前掩饰自己的想法。家庭成员自己之间也可能需要一些时间来互相讨论。

需要注意的是，一致的意见通常需要时间，笔者的经验是医生所做的只是不断地促进家庭成员间，有时也包括医疗团队成员间的沟通与理解，并以此为基础，寻找出可行的方案。

二、临终时的症状处理

急重性晚期事件(acute and distressing terminal symptom)是指生命终末期出现的令人特别不愉快的症状，患儿会死于这些症状。孩子的死亡对一个家庭而言十分痛苦，而且无论做什么，这件事都会发生。处理急重性晚期事件的目的是减少患儿所遭受的痛苦，不要让患儿和家庭承受死亡过程以外的其他痛苦。

(一) 黄金守则

在处理这些棘手的症状时，遵循一些守则会让医生容易一些，Justin Amery 将这些守则称为黄金守则，它们包括不要恐慌；仔细评估；事先准备；尽可能治疗以及沟通。事先准备是指事先为患儿 / 家庭介绍可能出现的情况，医生如何评估及处理，在第一时间可以应用的非药物方法以及备用一些可能的药物。事先准备可以帮助家庭有一些掌控感。当事件真的来临，家庭处于恐慌之中，临床医师再一次的提醒可以帮助家庭快速回到一个具有功能的状态。

(二) 舒缓镇静

急重性晚期症状包括剧痛、抽搐、急性呼吸道阻塞、大出血及临终谵妄等。无论是哪种症状，仍然遵循舒缓治疗中的症状管理方法，通常包括症状评估、识别可能的原因、非药物治疗和药物治疗。这个小节将聚焦于舒缓镇静。

1. 定义　舒缓镇静(palliative sedation)是指使用镇静药物，降低患儿的意识，缓解难治性症状带来的痛苦。舒缓镇静经常被误认为是安乐死的一种方式，然而事实上，两者有很大的区别。舒缓镇静的目标是用最低的药物剂量来缓解痛苦，安乐死是在患者的要求下结束患者的生命来结束痛苦。当实施舒缓镇静时，药物剂量被缓慢上调至症状可以控制的最小剂量。现代研究证明，大多数情况下舒缓镇静不会缩短寿命，但是在某些患者有很小的概率可能会缩短寿命，需要向家长说明舒缓镇静目的是减轻痛苦，不是为了缩短寿命，确保万一发生这种情况患者家庭是可以接受的。

2. 指征　医生需要仔细评估舒缓镇静的应用指征。首先患儿确实有难治性的症状，而不是患儿家属、照料者及医务人员的焦虑，所有用于症状控制的药物及非药物方法均无效并已充分参考其他专家的意见；同时患儿患有无法治愈的疾病并且死亡即将来临；取得监护人 / 患儿的同意，并已经和家庭成员充分沟通并签署文件。值得注意的是，如果有任何其他的方法可以减轻患儿的痛苦，舒缓镇静就是不适用的。患儿及家庭的价值观也非常重要，有些家庭宁可承受痛苦，也希望意识是清晰的，医生需要尊重这样的价值取向，并尽可能用其他的方法来减轻患者的痛苦。另外，舒缓镇静通常只应用于生理症状，如顽固性的呼吸困难、顽固性的谵妄、顽固性的癫痫发作、顽固性疼痛以及顽固性的其他症状；而心理上的痛苦和精神上的痛苦在使用舒缓镇静时则存在争议，应尽量避免使用。

3. 步骤 在舒缓镇静实施前必须严格遵循以下步骤。

(1)所有指征都符合。

(2)已请舒缓专业团队来会诊病例，确保所有的干预措施都考虑过了。

(3)伦理考虑：是用于缓解症状，而非缩短生命。

(4)舒缓镇静的指征和合理性都在患者的档案中进行记录。

(5)向患儿及其家属解释舒缓镇静的意义，同时探讨营养及水分支持，即当死亡即将来临时，是否需要继续维持营养及水分的供应，以及其他方面的讨论，如是否需要留置导尿管等，继续患儿先前使用的镇痛药物，并停止一些不必要的药物等。签署知情同意书。

4. 镇静方案 以下为临床常用的镇静方案。

(1)咪达唑仑(midazolam)：目前儿童舒缓镇静尚未有统一的治疗方案，许多经验从成人而来。大多数成人的舒缓镇静指南都将咪达唑仑作为首选药物。其原因一方面是起效快速，在60秒内就可起效，并在2~5分钟内达到峰值效果；另一方面，半衰期短，能够非常快速地增加或降低剂量，因而相对安全。另外，咪达唑仑还具有遗忘的特性。通常首选皮下途径，但如果患者已经具有PICC，则可以考虑静脉内使用。舒缓治疗的推荐剂量如下。

1)负荷量2~5mg，皮下/静脉注射。

2)连续输注剂量从0.2~1mg/h开始，如果需要，每30分钟向上(或向下)滴定一次，直到达到目标。典型的输注量在1~6mg/h，一旦达到目标，处方者则制订下一步计划，使患者保持在所需的意识水平并保持舒适。

3)初始滴定可能需要快速，直到患者感到舒适为止，此时往往需要监护。部分指南的方案更加激进，建议每5分钟静脉推注负荷量(2~5mg)，直至满意(最大剂量20mg)，再给予维持剂量(通常从1mg/h开始)。指南指出低于5mg的剂量通常不会导致临床上的呼吸抑制，并且即使高风险的患者在高达0.2mg/kg的剂量，推注时间超过30秒也是安全的。如果是皮下途径，则需要注意，至少15~20分钟才能完全吸收药物，因此要在此后再次给药。

4)如果剂量达到10mg/h，建议加用或转换其他药物。

5)咪达唑仑的缺点：咪达唑仑通过与苯二氮䓬受体(BZ受体)结合发挥作用。BZ受体位于神经元突触膜上，与γ-氨基丁酸(GABA)受体相邻，偶合于共同的氯离子通道，BZ受体与GABA调控蛋白结合能阻止GABA与其受体结合，而咪达唑仑与BZ受体结合时就阻止调控蛋白发生作用，从而增强GABA与其受体的结合。由于咪达唑仑并非直接激活GABA，因此有些患儿很快出现药物耐药，需上调剂量。

6)用5%葡萄糖溶液或生理盐水稀释至浓度为1mg/ml或0.5mg/ml(可保存24小时)。如果是皮下输注，浓度可高达5mg/ml。

7)Aleksandra Korzeniewska-Eksterowicz等尝试了为临终患儿在家使用咪达唑仑进行舒缓镇静，起始剂量平均为0.05mg/(kg·h)[0.02~0.07mg/(kg·h)]，最大剂量0.07mg/(kg·h)[0.04~0.14mg/(kg·h)]，所有患儿均合并使用了吗啡，没有一例患儿发生不良事件，因而认为咪达唑仑的安全性较好，甚至可以在家中使用。

(2)丙泊酚(propofol)：在舒缓镇静中，另一个有效药物是丙泊酚。不似苯二氮䓬类药物，麻醉剂丙泊酚没有天花板效应。同时，丙泊酚具有非常快的起效时间、峰值效应和短半衰期。起效时间仅为30秒，并在90秒内达到峰值效应。

负荷剂量为0.5~1mg/kg，推注范围为10~100mg，由于推注的丙泊酚在10分钟或更短时间内会被代谢，建议在负荷剂量后立即给予维持剂量，最低1mg/(kg·h)或15μg/(kg·min)开始输注，滴定方法为每20分钟增加5~10μg/(kg·min)。如果初始推注失败，每3分钟重复原始负荷剂量的1/2，直到患者充分镇静，也是一个安全的方案。通常，使用每20分钟增加5μg/(kg·min)的滴定直至输注速率达到30μg/(kg·min)，然后以10μg/(kg·min)的增量增加。尽管在麻醉领域可以在不到1分钟的时间内施用100~200mg或更大剂量，但是对于儿童患者，借鉴其他医学环境中使用的推荐用法可能更合适，以每分钟1~2ml的速度给予50mg(5ml)1%丙泊酚(丙泊酚可以在5%葡萄糖溶液中稀释至5mg/ml使用)。因为稀释过的丙泊酚通常需要在6小时内丢弃,所以必须立即使用。

虽然用于舒缓镇静的剂量远小于全身麻醉所用的剂量,丙泊酚仍被视为是一种强效的麻醉剂,并且确实有可能导致低血压和呼吸抑制,因此在使用上应该考虑作为最后的手段,并需要对患者进行密切监护。许多研究表明,丙泊酚的低血压和呼吸抑制作用与剂量过大有关,因而认为在临终患者中小剂量使用是安全的。另外,丙泊酚相关输注综合征(propofol-related infusion syndrome,PRIS)是一种潜在并发症,其与高累积剂量(超过48小时)及较高输注速率[通常认为>5mg/(kg·h)]相关。PRIS包括代谢性酸中毒、横纹肌溶解综合征、心律失常、肾衰竭和致命性心搏骤停。它是一种罕见的综合征,有致死风险,处方者需要注意。

Doralina L.Anghelescu等报道了在儿童临终患者中使用丙泊酚作为舒缓镇静药物,起始剂量为30~60μg/(kg·h),在该剂量下患儿可获得良好的镇静作用,同时没有不良事件发生。

(3)其他:尽管苯巴比妥在舒缓镇静中也常常被使用,但是,并不是理想的镇静剂。它更适用于癫痫持续状态而非镇静。苯巴比妥的半衰期非常长(53~118小时)。这意味着在特定给药方案起效(达到稳定状态)前需要好几天的时间,并且很难滴定(向上增加剂量以达到有效剂量,或出现副作用时向下调整剂量)。

同样的,常常被用于舒缓镇静的阿片类药物也不是理想镇静剂,阿片类药物并不能产生有效持续的镇静,且随着剂量的增加,可能出现谵妄、痛觉过敏、肌阵挛等副作用。

5. 注意事项　如果镇静是短期的、间歇性的,需要密切评估镇静的程度并检测患者的生命体征,如心率、血氧饱和度、血压等;而对于一个即将死亡的患者,镇静的目标是保持舒适,唯一需要观察的就是患者的舒适度,而监测心率、血压、呼吸等都没有帮助。需要和家庭成员、所有医务人员共同公开、坦诚、反复商讨舒缓镇静,讨论包括以下内容。

(1)它的危险和可能产生的结果:可能会缩短生命。

(2)讨论其他替代治疗的选择。

(3)舒缓镇静的目标。

(4)舒缓镇静在哪里实施。

(5)具体舒缓镇静实施的计划及如何调整药物至理想目标,如需要持续镇静还是间歇性镇静,间歇性镇静容许家长与患儿告别。

一般认为舒缓镇静后患儿是能听到并感知周围环境的,所以可以鼓励家长继续宽慰、安抚患儿。

三、为患儿和家庭提供临终关怀

在上海交通大学医学院附属上海儿童医学中心临终的88位患儿家庭的反馈表中,大多数家庭均提到事先的准备对家庭很有帮助。充分的准备能减少患儿、家属以及专业人员的焦虑程度并且更加有效率地解决问题。绝大多数医生可能会排斥与患儿及其家长谈论死亡,但是需要记住:如果没有一个大家都认同的好的临终关怀计划,想要提供好的儿童舒缓治疗几乎是不可能的。

(一) 临终关怀步骤

儿童舒缓治疗中临终关怀有3个步骤:识别临终阶段;评估临终阶段的需求和愿望;制订临终关怀计划。

1. 如何识别临终阶段　制订临终关怀计划中最重要的第一步是识别患儿的临终阶段,然后将这件事告知患儿、家长、照护人员。不幸的是,确认临终阶段时可能会遭遇到以下困难。

(1)患儿有可能奇迹般地恢复活力并撑过原本预计的临终阶段,但也有可能恶化的速度太快而猝不及防地离世。这就是为什么医务人员需要在事件发生之前提前做好准备,但同时也要适当准备一些备用的计划。

(2)态度上的障碍也是导致预测临终阶段困难的原因,因为谈论孩子的死亡并不是一件容易的事。

(3)有些时候,患儿还没来得及得到救治就到达了临终阶段,这种情况下的家长更不容易接受患儿即将死亡的事实。

(4)家长和专业人员有时因为担心药物的副作用可能导致患儿死亡,而不愿意给患儿用药,而这些药物却是患者临终时必需的。

另一方面,在实践过程中结合已经了解的疾病自然病程,通过观察患儿的衰弱进程,一般能够判断患儿是否已经接近生命的终点。但是,并没有一个简单或可靠的指标能够提示患儿进入临终阶段。

2. 评估临终阶段的需求和愿望　评估患儿及其家庭的需求包括以下几方面。

(1)仔细评估死亡过程中可能引发痛苦的生理、心理、家庭、社会、精神和实践方面的问题。

(2)确定谁是主要决策者。

（3）设置会议议程：哪怕不能一下子覆盖全部的问题，也应该提前罗列出要讨论的事项，所有参与讨论的人都应该了解要讨论的问题并提前准备，这个会议不需要特别正式，但最好尽早进行见面并告知所有必要的信息。

（4）为了确保效率，所有决策者对相关事实都要知情。

（5）要协商好这些问题中哪些是由患儿作决定、哪些由家长作决定、哪些由专家作决定。

（6）讨论生活质量：解释临终阶段可能对孩子生活质量产生的不良影响，并对预备采取的措施达成一致意见。

（7）制订临终关怀计划：确保患儿家庭及相关人员都有一份该计划的复印件。

（8）考虑终止生命支持治疗以及其他没有必要的治疗：其中可能包括药物、静脉营养以及其他不再必要的治疗。

（9）实施计划：准备好所需要的一切资源。确保每个人都能获取相关药物及设备。

（10）确认每个人都已经就位并且已经作好准备，每个人都清楚地知道自己应该做什么。

（11）提前计划最坏的情况，尤其是正常工作时间外的时段：仔细想想哪里可能会出问题。是否漏了哪里？是否每个人都了解情况了？他们是否都知道从哪里可以获得必要的药物和设备？当出现问题时应该联系谁？

3. 如何制订临终关怀计划　下面是临终关怀计划（end of life care plan）的两个主要部分。

（1）患儿及其家庭对临终关怀的愿望声明［即预立医疗照护计划（advance care plan）］：愿望声明通常包括患儿及其家庭的主要想法和决定。这份声明应该传达患儿及其家庭对临终关怀的愿望，并将它作为照护计划中的一部分；就重大事件发生时或儿童病情恶化时所进行的治疗方案达成一致；讨论和记录患儿及其家庭在面对特殊选择时的共同愿望，包含关于终止生命支持治疗的决定，如不进行心肺复苏（do not resuscitate，DNR）。

（2）患儿临终时发生的医疗事件的处理计划［即症状管理计划（symptom management plan）］：每一个临近生命尽头的患儿都应该有一个临终症状管理计划。在制订计划之前，医生需要考虑患儿可能出现的症状。如果医生认为可能需要使用阿片类药物，那么接下来患儿可能就会有恶心和呕吐的症状；通常患儿都会发展到呼吸道有分泌物的阶段（“死亡之音”）；如果患儿有凝血方面的问题，肿瘤入侵血管或静脉曲张，就需要考虑如何管理出血；如果患儿有中枢神经系统疾病，那么需要考虑患儿癫痫发作的可能性。拟定症状管理计划的过程如下。

1）留出足够的时间：这不是10分钟就能完成的，它可能需要进行好几次会议后才能敲定。

2）考虑患儿死亡的可能方式，根据可能性从高到低进行排列。

3）列出患儿可能出现的所有症状。

4）为每个可能出现的症状准备不需要药物治疗的处理方案，以供患儿、家长、护理人员参考使用。

5）与团队和家人坐下来讨论该计划，回答他们提出的任何问题，并根据讨论结果调整计划，确保最终每个人都知道要做什么。

6）准备急救箱备用，里面包含计划中可能用到的药物，并把它放在家中以备不时之需。

7）草拟计划后拷贝一份给患儿的家庭，再拷贝一份放在“急救箱”里，并把该计划告知其他可能需要参与的机构或专业人士。

8）准备孩子可能需要的其他物品，包括其他设备、医用敷料、导管等。

上海交通大学医学院附属上海儿童医学中心采用《临终准备备忘录》指导患儿与家人为即将到来的生命终点做准备（表5-38-4），仅供参考。

表5-38-4　临终准备备忘录

	内容		日期时间	完成情况	签名	备注
身	濒死症状评估宣教					
	病童净身擦浴宣教					
	病童遗体护理	各种置管拔除创口处置				
		眼、口未闭处置				
		排泄物漏出处置				
		衣物更换				

续表

	内容	日期时间	完成情况	签名	备注
心	倾听和同理病童及家人的情感心理体验				
	鼓励家人与病童沟通，陪伴病童				
	增进家人之间沟通与相互支持				
	家长陪伴病童死亡过程的宣教				
	病童家人哀伤辅导				
灵	协助病童完成心愿				
	尊重病童家人按风俗 / 信仰做临终仪式				
	帮助病童家人获得内心平安				
身后事	死亡诊断书取得过程宣教				
	死亡后骨灰处理宣教				
	了解病童家人的特殊丧葬需求与风俗				
其他					

专家点评

- 临终关怀是舒缓治疗的精髓，涵盖了儿童舒缓治疗的全部内容。
- 使生命终末期患儿更有尊严，家庭的哀伤更加平稳是舒缓治疗服务者追求的目标，如何告知坏消息，尤其是如何与患儿讨论死亡，如何制订计划，都具有挑战。良好的临终关怀可以最大程度减轻患儿的痛苦，也可以缓解父母丧子之痛。

（王坚敏）

参考文献

[1] MACK JW, FASCIANO KM, BLOCK SD. Communication about prognosis with adolescent and young adult patients with cancer: information needs, prognostic awareness, and outcomes of disclosure. Journal of Clinical Oncology, 2018, 36: 1861-1867.

[2] STIEL S, NURNUS M, OSTGATHE C, et al. Palliative sedation in Germany: factors and treatment practices associated with different sedation rate estimates in palliative and hospice care services. BMC Palliat Care, 2018, 17 (1): 48.

[3] BODNAR J. A Review of agents for palliative sedation/continuous deep sedation: pharmacology and practical applications. J Pain Palliat Care Pharmacother, 2017, 31: 16-37.

[4] 蔡思雨, 郭巧红, 宁晓红, 等. 适用于青少年与年轻成人的预立医疗照护计划文件的汉化研究:《说出我的选择》. 协和医学杂志, 2022, 13 (1): 96-103.

第 5 节 哀伤辅导

一、了解哀伤

每个人都可能经历亲人离世，这种特殊的哀伤经历对丧亲者生理、心理、社会精神方面均有重要影响。作为儿童血液肿瘤医务工作者应该了解失去孩子的父母面临的压力，以及如何帮助丧子父母建立新的生活目标。

（一）哀伤的定义

哀伤（bereavement）是指个人在失去所爱或所依恋的对象（主要指亲人）时所面临的境况，包括悲伤（grief）与哀悼（mourning）两种反应。生活中很多类型的丧失（loss）都可以带来哀伤，如躯体、经济、心理或者关系的丧失，而死亡就是最大的丧失。

1. 悲伤　悲伤反应主要表现为哀伤经历者的情感反应、认知反应及生理反应。如不相信孩子已经离去，影像或者声音充满脑海中，有时会觉得孩子还在，甚至描述听到了孩子说话，看到了孩子自己玩耍。而丧亲者有时出现的胸闷、呼吸不畅、无力等反应，也都属于悲伤反应。

2. 哀悼　哀悼反应通常指丧亲者的行为反应和

社会交往。如睡眠不佳，有时梦见逝者，回避有关逝者的各种问题、独自哭泣、退出社交、珍藏遗物等，另外穿黑衣、佩戴袖带、扫墓等行为也属于哀悼反应。

（二）正常哀伤的轨迹

简单概括，哀伤的轨迹可以分为休克期、悲伤期及恢复期。当孩子去世时，父母通常表现为麻木或否认，持续数小时至数天，临床上大多家庭成员情绪比较平稳，按部就班处理后事，会被误认为家人已经接受患儿离去，但很快家庭成员会陷入极度悲伤及焦虑，多持续4~8周，有时可延续至6个月，以后症状逐渐缓解，开始适应新生活。有研究显示，父母丧子后的3~10个月是最痛苦的阶段，这时来自亲朋好友及社会的支持逐渐减少，家人要独自面对丧子之痛。

国内外很多学者对此进行研究，提出了很多哀伤的模式及过程，如Elizabeth Kubler-Ross提出的哀伤五阶段，包括否认（denial）、愤怒（anger）、讨价还价（bargaining）、沮丧（depression）和接受（acceptance）。但是每个个体经历哀伤时的表现都可能是不同的，也不一定按照提出的顺序出现，通常要经历摇摆的过程才能逐渐接受患儿离去。George Bonnano提出了现代哀伤理论，将哀伤分为四种模式：①心理弹性（resilience），指应对压力、挫折和创伤等消极生活事件，维持生理、情绪、心理等机能的相对稳定的能力；②复原（recovery），当人遭受到强烈打击时，可能会表现出一些精神病理状态，如抑郁或创伤后精神紧张性精神障碍，需要至少数月的时间恢复到事件发生前的状态；③慢性功能障碍（chronic dysfunction），延长的功能障碍或能力缺失可能会延续数年甚至更长；④延长哀伤或创伤（delayed grief or trauma），数月后抑郁症状或体征仍然增加，则提示延长哀伤或者创伤存在。

（三）延长哀伤障碍

哀伤是一个漫长过程，大多数会随时间流逝而减轻，然而部分人会出现持久、强烈、无法平复的哀伤反应，当持续时间>6个月时，这类哀伤被称为延长哀伤障碍（prolong grief disorder，PGD），也称为复杂性哀伤（complicated grief disorder，CGD）等其他名称。诊断核心为持续怀念逝者或关注死亡情景，是一系列个人情感经历（包括分离不适感、创伤后压力、丧亲应对无力）。研究发现约10%的丧子父母发展成PGD，41%的父母出现分离焦虑，17%~44%的父母出现中-高度的焦虑抑郁。PGD不仅会损害身体功能、降低生活质量、增加精神错乱和导致不良行为，还会增加自杀风险等。“分离痛苦”症状包括长期怀念、过度悲伤、专注于死者、关注死亡；其他症状还包括接受障碍、震惊/昏迷/麻木、痛苦/愤怒、自责、逃避与逝者有关的人或物、孤独/离群、难以追求兴趣和计划等。需要提醒的是，以上症状在急性丧亲阶段（亲人离世6个月内）出现均为正常现象，如果时间过长则要注意出现PGD的可能，但是丧子导致的哀伤可能需要很长时间才可以平复，而且哀伤过程也是摇摆的过程，每个人的恢复节奏也不同，所以如果在临床上遇到丧子父母在丧子后6~12个月仍出现比较强烈的悲伤反应，也不能一概而论，可以请有经验的心理咨询师或哀伤辅导师对其进行判断及辅导。

二、哀伤辅导

（一）概述

当丧亲者出现延长哀伤障碍风险时需要进行哀伤辅导，帮助其平复情绪和情感，回归正常生活显得尤为重要，这也是人文关怀的体现。哀伤辅导主要是为了促进丧亲者对失去亲人的适应并继续自己的生活，通过确定个体的哀伤风险级别给予相应的干预以组织其向非正常哀伤演变。1977年加拿大医师Balfour Mount首次提出“姑息护理”的概念，之后哀伤辅导也越来越得到关注。我国相关研究及可为丧子父母或儿童同胞提供哀伤辅导的机构较少，评估工具及具体实施方法尚未统一。

（二）三级哀伤支持模型

英国国家临床高标准研究所（the National Institute for Clinic Excellence，NICE）针对照料者和家属提出了三级哀伤支持模型。

1. 一级哀伤支持　所有丧亲家属均应接受哀伤相关信息支持，亲友即可提供，也可以有健康和社会保健专业人员参与，大约54%的丧亲者只需要一级支持。

2. 二级哀伤支持　当丧亲者经测评存在患有延长哀伤障碍风险时则需要二级哀伤支持。此时需要经过培训后的志愿者、互助团队或社区支持，有研究显示约33%的丧亲者需要二级支持。

3. 三级哀伤支持　当丧亲者出现延长哀伤障碍的相关症状时，除了一级和二级支持，还需要三级哀伤支持。约9%的丧亲者需要有专业人员提供支持。

(三) 哀伤辅导的任务

哀伤辅导的对象无年龄之分，针对不同年龄层人群可以采取不同的辅导方式，如面对面辅导、互联网教育、利用虚拟现实技术鼓励哀伤者进行社交活动，也可以以个人、家庭或团体的方式进行。现代哀伤理论中提出了持续联结（continuing bonds）的概念，哀伤过程是生者与逝者建立新的关系所必需的过程，而每个个体的哀伤过程也是不同的，生者可能会听到逝者的声音，梦见逝者，保留遗物，扫墓或烧纸等行为都是生者与逝者在躯体、精神及心理层面的联结，是哀伤的正常反应。

医护人员需要理解哀伤是正常的过程，哀伤辅导不是不让丧亲者哀伤，而是协助当事人在合理的时间内引发正常的哀伤，以顺利地完成哀伤任务（task of mourning）。J.William Worden 提出了哀伤的四项任务，清晰了哀伤辅导的目标。

1. 接受丧失　所谓接受丧失（accept the reality of the loss）就是通过举办悼念活动等方式让丧亲者接受并承认亲人已经离去的现实。

2. 渡过悲伤（work through the grief）

3. 适应没有逝者的环境（adjust to environment without the deceased）

4. 新关系的建立（emotionally relocate deceased and move on）　重新寻找生活的意义和目标。

丧子之痛是常人无法理解的痛苦，如果此时说出“节哀顺变”“不要难过”“我理解你的感受”，不仅苍白，有时还会引起丧亲者的反感，哀伤辅导时不要期望拿走丧亲者的痛苦，要尝试接纳他们的敏感与反应，有时倾听和陪伴就是最好的辅导。

专家点评

■ 哀伤辅导是儿童舒缓治疗中不可或缺的一部分，有时需要专业人员进行干预，作为儿科医务工作者了解相关知识可以帮助痛失爱子的父母、失去同胞的儿童缓解悲痛，重新找到生活的目标。

（周　翾）

参考文献

[1] NIELSEN MK, NEERGAARD MA, JENSEN AB, et al. Predictors of complicated grief and depression in bereaved caregivers: a nationwide prospective cohort study. J Pain Symptom Manag, 2017, 53 (3): 540-550.

[2] KNOWLES LM, STELZER EM, JOVEL KS, et al. A pilot study of virtual support for grief: feasibility, acceptability, and preliminary outcomes. Comput Hum Behav, 2017, 73: 650-658.

第 6 节　儿童舒缓治疗团队成员的自我照顾

儿童舒缓治疗（palliative care）是一种对儿童身体、心理和精神的整体积极治疗，并包括为家庭提供支持。该治疗需要通过一个跨学科的团队共同完成，该团队主要由以下成员组成：临床医生、护士、社会工作者、心理咨询师或心理医生、志愿者或义工等。面对患儿的身体、心理、精神需求和情绪变化，家属的心理支持和情绪处理，患儿的死亡等，特定的工作性质及个人因素增加了儿童舒缓团队成员的压力，因此，恰当的自我照顾（self care）策略将有助于团队成员进行自我调适，有助于团队成员走出困境，更好地完成患儿及家长的舒缓治疗工作。

一、成员组成及主要职责

(一) 临床医生

临床医生的主要职责是进行诊断及治疗相关工作，评估患儿的疾病状况，监测病情变化，提供治疗方案，针对疼痛、呕吐、便秘等疾病症状及治疗相关反应进行症状管理。

(二) 护士

护士主要由医院的临床护士及社区护士组成。临床护士主要负责观察患儿病情，指导药物使用及症状管理，提供疾病相关知识，增加对晚期疾病及相关照顾服务的理解和认识。社区护士将定期进行家访，提供电话热线咨询服务，协作其他健康工作者评估患儿及家属的需求，教育患儿及家属自助的知识与技巧，处理较为轻微的身体、心理、社会及精神方面的困扰。

(三) 社会工作者

社会工作者将评估患儿及其家属需要的支持，并帮助寻找获得该支持的方式；提供咨询和情感支持，如处理失落、悲观等不良情绪；协助家庭内部沟通及与其他健康工作者的联系；与家属讨论如何应对疾病及如何在情感上支持患儿；帮助没有家人支持的患儿寻找临时或永久性的照护场所；提供法律事务、膳食服务、少儿照管服务中心等信息。

(四) 心理咨询师或心理医生

心理咨询师主要提供倾听和心理咨询服务，允许患儿及家属谈论感受到的任何恐惧、担忧或冲突的情绪；帮助识别并谈论失落或悲伤的感受；提供减轻痛苦、焦虑或抑郁的策略、技巧和方法；展示并指导冥想等放松练习，以帮助缓解身体和情绪上的痛苦；为患儿家属提供丧亲关怀和支持。如果患儿家属出现严重的焦虑抑郁情绪或相关精神症状，将转诊到心理医生，为其进行诊断并提供心理及精神专科治疗，如认知行为治疗，处理中度 - 重度的身、心、社等方面的困扰。

(五) 志愿者或义工

志愿者及义工需具备良好的沟通能力，学习必要的沟通技巧，了解基本的舒缓照护知识，在进行自愿照顾活动前应给予适当的培训，如舒缓治疗理念、角色职责及自我情绪调控等。志愿者和义工均能为患儿及家属提供支持和实际帮助，如照看陪伴患儿、辅导患儿功课、帮忙处理家务等。

(六) 其他成员

其他成员有营养师、理疗师、药剂师等。

二、成员的压力状况

(一) 压力来源

1. 环境因素(工作本质)　舒缓治疗团队成员长期暴露在患儿及家属的悲伤情绪中，需要面对家属的哀伤痛苦、怨恨愤怒和责骂等。面对儿童癌症患者，临床医务工作人员需要做出高风险决策，且工作负荷大，工作时间长。医疗设备不足，缺乏心理支持，团队成员间的无效沟通均会导致压力形成。社会工作者和志愿者的自主权得不到尊重，或者机构不道德、不公平的制度也是压力形成的危险因素。

2. 个人因素　经验不足、年资低的团队成员在工作压力上的承受度不如年资高的成员。个人对工作的目标和期望过高，无法满足自我发展的需要、自我成长的期待及内在压力的增加；缺乏沟通和照顾的技巧和经验，不能正确对待与患儿及家属的关系；个人过往的丧亲体验、对死亡的恐惧等，均为压力源。不擅长抒发情感并寻求社会支持将进一步促使压力的形成。

(二) 压力的表现形式

1. 工作倦怠　工作倦怠是指舒缓治疗团队成员因工作压力过大而产生的身心疲劳与耗竭状态。当工作需求大于个人资源，成员便会进入一种疲惫不堪的状态，工作热情和活力减退，刻意与患儿及家属保持距离，并失去自我价值和工作成就感。

2. 悲悯倦怠　在照顾患儿及家属的过程中，成员会投入感情，感受到患者的无助、孤独、焦虑和抑郁，想出手相助却束手无策。当这些感受累积到一定程度，成员可能会经历一些与创伤后压力症状相似的身心反应，影响他们承载患儿及家属情绪的能力。工作倦怠源于工作需求，而悲悯倦怠则与成员的情感投入和感同身受的能力有关。

3. 替代创伤　成员在陪伴过程中见证患者的情况恶化甚至死亡，对自身价值观及信念带来冲击。这些冲击可以包括安全感、人与人之间的信任和亲密关系、对事物的控制感等。相对于悲悯倦怠，替代创伤更强调成员承受的心理冲击。

4. 道德困扰　舒缓治疗中，患儿、家属及整个团队成员都会一同经历不同的生活、护理及医疗决定，这些决定很多时候会令团队成员陷入两难：是否继续使用维持生命的治疗？是否为患者进行抢救？道德困扰可能会令团队成员质疑自己的职业操守，甚至影响其一直以来秉持的价值观和信念。

为了进一步了解压力对舒缓治疗团队成员身心健康、生活和工作的影响，研究者们开发了一系列评估工具，常用的压力测评工具有 Maslach 工作倦怠量表(Maslach burnout inventory，MBI)和悲悯倦怠自我检视量表(compassion fatigue self test，CFST)等。

三、成员的自我照顾策略

(一) 压力应对技巧

应对是指当一个人判断与环境的交互作用可能会为自己带来负担，甚至超出自己拥有的资源时，为处理(减低、最小化或忍耐)这种交互作用的内外需求而采取的认知和行为上的努力。有效的应对可以使个体在面对工作挑战及压力时，维持心理和情绪的平衡状态。有效的压力应对技巧由以下 4 个基本步骤组成：加强对问题的警觉性，寻求解决的资讯，调整与改变行为以及圆满地解决问题。

(二) 安宁四重奏

安宁四重奏是由中国台湾学者施胜烽和龙纪萱等在焦点团体访谈的基础上总结的研究成果，其强调舒缓治疗团队成员在面对压力困境下的自我修复，并从 4 个方面以调试历程的形式进行展现。

1. 自我觉察　团队成员应先行自我检视，如面对患者死亡的悲伤情绪、胜任悲伤辅导的能力与限制、面临不确定与突发状况的容忍度等，才能达成增进事前准备及减轻压力负荷的较佳调适状态。

2. 自我调整 转移注意力，离开工作场所去散心、运动等，与他人诉说、分享自己的感受，参加读书会、寻求支持团体，应用互联网等工具学习讨论临床照顾经验，参加生命教育训练。

3. 经验转换 将内隐知识即实际经验与外显知识即累积知识进行相互转换。首先，将外显知识内化为内隐知识，如团队成员可将理论知识运用到实践当中。其次，将内隐知识社会化，如临床经验和技术等，进行同化调试，在各团队间及团队各成员间进行交流。再者，将内隐知识外化为可定义、用文字表达的外显知识，如案例资料、处理流程等。最后，将现有的外显知识组合化，经过分享、分类、分析与诠释而创造新的外显知识。

4. 知识分享 参与讨论临床经验，如通过读书会进行知识分享，将有利于加强团队成员间的信任感及良性互动，并增加团队成员的自我效能感及在专业领域的自信心。

(三) 自我照顾

1. 加强自我的身、心、社等方面的修养

(1) 身体：规律作息，定时进行身体锻炼；保持均衡饮食；适当进行放松训练，参加休闲活动。

(2) 社会心理：设立合理的期望；了解自己的能力限制；平衡工作与家庭生活；参加朋辈活动；接纳正、负面情绪；尝试建立支援系统和倾诉对象。

(3) 其他修养：从舒缓照顾中寻找意义；静心思考，冥想放松，聆听音乐，写心灵札记；培养兴趣爱好，如茶道、种花、烹饪等；多接触大自然。

2. 认识压力、学习管理情绪 认识压力来源及存在的合理性，运用压力评估工具进行自评，学习简单的自我放松技巧，尝试关注并接纳自己的情绪，提升压力的自我察觉和应对能力。

3. 提升自我效能 参加医院及机构组织的培训项目、知识讲座；学习疼痛管理的专业知识、与患儿及家属进行有效沟通的技巧；积累帮助患儿及家属缓解情绪的方法和经验。

4. 建立团队文化 创造友好的工作环境，团队成员间互相支持。建立开放平台，团队成员在安全、信任的环境中分享工作经历及感受。

舒缓治疗服务的团队成员在为患儿和家庭提供服务的同时一定会存在身体、心理和精神方面的压力，当这些压力的程度超过了团队的恢复力时，团队就会开始“分裂”，及时分析团队成员的压力状况，适当的自我照顾策略是儿童舒缓治疗工作的重要环节。

专家点评

■ 作为舒缓治疗的提供者每天会遇到重病的患儿和痛苦的家庭成员，必然会对自己造成压力，此时需要了解自身也是需要照顾的，每个人都可以选择适合自己的方式舒缓压力，减少工作倦怠，这有利于更持久地开展工作。

(贺湘玲)

参考文献

[1] PAROLA V, COELHO A, CARDOSO D, et al. Burnout in palliative care settings compared with other settings. Hosp Palliat Nurs, 2017, 19 (5): 442-451.

[2] SINCLAIR S, RAFFIN BS, VENTURATO L, et al. Compassion fatigue: A meta-narrative review of the healthcare literature. Int J Nurs Stud, 2017, 69: 9-24.

[3] CHONG L, ABDULLAH A. Community palliative care nurses' challenges and coping strategies on delivering home-based pediatric palliative care. Am J Hosp Palliat Care, 2017, 34 (2): 125-131.

第三十九章　儿童肿瘤患者的护理

近年来，儿童恶性肿瘤(malignancy tumour)的发病率逐渐升高，已成为1~14岁儿童第2位致死原因，严重危害着儿童的健康。随着医学以及科技的不断进步，儿童恶性肿瘤的长期无事件生存率(long-term event-free survival)较前明显提高，治疗手段不断扩展，不仅包括手术、放疗、化疗、造血干细胞移植、生物治疗、免疫治疗等综合治疗手段的应用也日益广泛和成熟。但是患儿治疗时间漫长，专业的护理对于患者临床结局起着至关重要的作用，而新治疗手段的出现也对护理人员提出了更高的要求和挑战。因此，本章将全面介绍儿童肿瘤的常见护理，具体包括一般护理、专科护理、放化疗护理、手术护理、造血干细胞移植护理、生物治疗护理、中心静脉导管的选择和维护以及患者及家长的健康宣教，为临床医务工作者以及患儿家长提供参考。

第1节　症状护理

儿童肿瘤患者在疾病发展的不同阶段会出现多种临床症状，并且随着放疗、化疗、移植等治疗方法的不断改进，虽然肿瘤的长期无事件生存率较前明显提高，但是在疾病治疗过程中也会出现各种症状，从而增加患儿的不适和痛苦。因此，医务人员和肿瘤患儿的照料者应当重视症状发生情况，全面评估症状特点，采取恰当的护理措施，增强患儿及家长的应对能力，进而提高患儿的治疗效果和生存质量。

一、发热

发热(fever)是指在致热原的作用下，体温调定点上移而引起的调节性体温升高(超过0.5℃)。发热可以是肿瘤的临床表现，也可能是疾病治疗过程中感染的早期表现。因此，应密切监测体温变化。

(一) 评估

1. 发热的时间及伴随症状(accompanying symptom)　评估患儿开始出现发热的时间、发热前的疾病状态、采取的治疗及护理措施；评估患儿是否伴有寒战、皮疹；是否有淋巴结肿大；皮肤黏膜是否伴有出血；是否伴有咳嗽、咳痰；是否伴有腹痛、腹泻；是否伴有尿频、尿急、尿痛；是否伴有高热惊厥、抽搐。

2. 发热的程度　根据体温的高低(以腋温为准)将发热分为四度：①低热，体温37.5~38℃；②中等热度，体温波动在38.1~38.9℃；③高热，体温波动在39~40℃；④超高热，体温>41℃。

3. 脱水(dehydration)表现　评估患儿有无口渴、唇舌干燥、皮肤失去弹性、眼窝下陷、尿量减少等症状，发热期间机体处于高代谢状态，如果消耗过多而摄入不足，容易出现脱水表现。

4. 实验室检查　评估患儿血、尿、便常规以及C反应蛋白结果，查看患儿血、尿、便、痰液以及各种体液培养结果，寻找感染性疾病诊断的病原学依据，查看药敏监测结果，为临床合理使用抗生素提供依据。

5. 影像学检查　了解患儿X线、B超、CT、MRI结果，积极寻找感染源。

(二) 护理

1. 监测生命体征(vital sign)　密切监测体温变化，肿瘤患儿建议测量腋下温度，避免测量肛温，尽量减少对正常皮肤黏膜屏障的破坏。一旦出现发热或体温波动较大，及时通知医生。注意观察发热的程度及经过，以期发现发热的特点，为临床诊断提供依据。同时观察脉搏、呼吸和血压变化，患儿发热期间多表现为心率、呼吸增快、血压升高。一旦发热，患儿出现心率、呼吸减慢和/或血压下降应警惕感染性休克的可能。

2. 休息　休息可以减少能量消耗，有利于机体康复。保持病室安静，温度适宜，为患儿提供良好的休息环境。低热者避免剧烈活动，适当休息；高热者应卧床休息，减少机体能量的消耗。

3. 饮食 嘱患儿进食高热量、高蛋白、高维生素、易消化的流食或半流质饮食，少量多餐，补充能量消耗，增加抵抗力。对于心功能正常的患儿，协助并督促其多饮水，促进毒素和代谢产物的排出。有脱水表现者，遵医嘱给予口服补液盐。

4. 皮肤、黏膜 发热时患儿唾液分泌较少，口腔黏膜干燥，应加强口腔护理，保持口腔清洁。观察皮肤的弹性，及时发现脱水表现，保持床单位平整，避免压力性损伤的发生。退热出汗后及时更换汗湿的衣裤，保持床单、被套干燥清洁，避免着凉。

5. 及时准确留取标本 协助医生留取血液、咽部、尿液、粪便标本以及伤口分泌物进行细菌培养。患儿出现寒战或高热初起时，遵医嘱及时抽取双份血培养送检，如果患儿有中心静脉通路，同时抽取中心和外周静脉血培养。

6. 采取有效的降温措施 低热者给予退热贴、冰袋、化学制冷袋、温水擦浴等方法物理降温，忌用酒精擦浴，避免增加出血倾向，全身皮疹或者具有出血倾向的患儿禁忌擦浴。高热时遵医嘱给予药物降温，血小板减少的患儿避免使用含阿司匹林和布洛芬的药物。采取降温措施30分钟后再次测量体温，观察降温效果。心功能正常的患儿嘱其多饮水，发汗较多的患儿及时与医生沟通，酌情补液。降温过程中密切观察患儿的表现，避免体温骤降引起的虚脱。

7. 高热惊厥(febrile convulsion)的护理 持续高热者密切观察患儿是否有抽搐等高热惊厥发生，一旦患儿出现高热惊厥，立即将患儿平卧，头偏向一侧，清除呼吸道分泌物，遵医嘱给予氧气吸入、镇静止惊药物。

8. 遵医嘱按时给予抗生素或抗病毒、抗真菌药物 处于骨髓抑制期的患儿给予保护性隔离，降低感染的风险，遵医嘱给予促进白细胞生长的药物，如重组人粒细胞集落刺激因子注射液、注射用重组人粒细胞巨噬细胞刺激因子。

二、恶心、呕吐

恶心(nausea)、呕吐(vomit)是肿瘤患儿常见的临床症状。恶心是一种特殊的主观感觉，表现为胃部不适和胀满感；呕吐是由于食管、胃或肠道呈逆蠕动并伴有腹肌强力痉挛和收缩，迫使食管和胃内容物从口鼻涌出。频繁呕吐可影响患儿营养物质的摄入，以及患儿对抗肿瘤治疗的依从性。

(一) 评估

1. 恶心、呕吐的原因 某些疾病直接引起恶心、呕吐，例如70%~85%的中枢神经系统肿瘤有恶心、呕吐，这是颅内压增高或颅窝肿瘤直接刺激延髓呕吐中枢所致，神经母细胞瘤、肝母细胞瘤等也会引起恶心、呕吐；化疗相关的恶心、呕吐一般出现在化疗后1~2小时，持续6~12小时甚至更长时间；恶心、呕吐出现在化疗给药之前，多为过度紧张、焦虑等心理因素所致。

2. 恶心、呕吐的程度 根据WHO化疗药毒性反应分度标准，将恶心、呕吐分为5度：0度指无恶心呕吐，Ⅰ度为只有恶心，Ⅱ度为暂时性呕吐，Ⅲ度指需要治疗的呕吐，Ⅳ度指难以控制的呕吐。美国国立癌症研究所研制的通用不良事件术语标准(National Cancer Institute-Common Terminology Criteria Adverse Events，NCI-CTCAE)(5.0版)将恶心分为3级：1级食欲降低，不伴进食习惯改变；2级经口摄食减少，不伴明显的体重下降、脱水或营养不良；3级经口摄入能量和水分不足，需要鼻饲、全肠外营养或住院。呕吐分为5级：1级不需要进行干预；2级门诊静脉补液，需要进行医学干预；3级需要鼻饲、全肠外营养或住院治疗；4级危及生命；5级死亡。

3. 呕吐物的性质、次数和量 肿瘤患儿呕吐物多为胃内容物，如呕吐物呈咖啡色提示伴有消化道出血，呕吐物中带新鲜或陈旧性血丝、血块则提示出血性疾病、血小板减少或鼻出血(epistaxis)，呈黄绿色提示呕吐物中含有大量胆汁，说明有胆汁逆流入胃。

4. 呕吐的特点 喷射性呕吐一般由颅内压增高所致，提示颅内感染或颅内占位性病变。

5. 评估营养状况 评估每天呕吐的次数及呕吐量，了解患儿黏膜、皮肤弹性、精神状态，测量体重、身长以及皮下脂肪的厚度，判断是否因恶心、呕吐导致营养不良，影响生长发育。

6. 实验室指标 了解血、尿、便常规，血生化、肝功能及电解质的变化。

(二) 护理

1. 饮食 饮食宜清淡，少量多餐，避免产气、辛辣和高脂食物。当患儿出现恶心、呕吐时不要强行让其进食，休息一段时间后再进食。

2. 环境 给患儿提供安静、舒适、通风良好的休息环境，避免不良刺激。

3. 及时处理呕吐物　患儿出现恶心、呕吐时协助其取坐位，身体前倾，有利于胃内容顺利排出，严格卧床者，头偏向一侧，避免出现误吸；呕吐后及时清除呕吐物，帮助患儿用温开水或生理盐水漱口，更换脏污的衣服、床单及被罩，开窗通风，减轻呕吐物的气味。

4. 密切观察呕吐的情况　观察并记录呕吐的时间，呕吐是否为喷射性，呕吐物的颜色、性质和量，警惕出血、脱水、电解质紊乱的发生，呕吐量大者及时报告医生，给予止吐措施或者补液。

5. 药物治疗　为预防和治疗放化疗引起的恶心、呕吐，放化疗前后应遵医嘱给予昂丹司琼、托烷司琼等止吐剂。研究发现中药汤剂、针灸、艾灸、耳穴压贴法能够改善化疗后恶心、呕吐，而中药联合止吐剂能够取得更好的止吐效果。对于颅内压增高导致的恶心、呕吐，遵医嘱按时给予脱水利尿剂，及时降低颅内压，避免脑疝的发生。

6. 非药物治疗　研究发现催眠（hypnosis）、放松疗法、芳香疗法等，也可有效地减轻恶心、呕吐症状。

三、出血

出血（bleeding）多表现为出血点、瘀点、瘀斑、鼻出血、牙龈出血、消化道出血和血尿，偶有颅内出血，是引起死亡的主要原因。因此，应加强对出血患儿的护理。

（一）评估

1. 评估患儿及家庭既往病史　评估患儿既往健康情况、传染病史、手术外伤史、用药史、药物过敏史、疫苗接种史、年长女性患儿月经情况；评估患儿睡眠、排泄、精神状态；了解家庭有无遗传病史或亲属中有无类似疾病。有既往疾病史的患儿发生出血通常是获得性的，如服用抑制血小板聚集及影响凝血功能的药物（如阿司匹林、吲哚美辛、保泰松、双嘧达莫、华法林等）或者与重症感染时出现凝血因子消耗有关（如弥散性血管内溶血）。患儿本身患有骨髓造血功能障碍或治疗引起的骨髓抑制导致血小板减少也会增加出血倾向。如排除基础疾病和药物的影响就要考虑先天性出血性疾病的可能。

2. 评估患儿生命体征、发病诱因、发病缓急、既往治疗方法、疗效及不良反应。

3. 出血情况评估

（1）评估皮肤、黏膜出血情况：了解瘀点（图5-39-1A）、紫癜（purpura）、瘀斑（图5-39-1B）、血肿的位置、面积和数量，是陈旧性的还是新发的；瘀点、单发及多发小片状瘀斑，一般提示血管脆性增加或血小板减少性疾病；大片瘀斑常见于血小板重度减少或功能缺陷、严重凝血功能障碍；口腔黏膜血疱常提示重症血小板减少；牙龈出血是血小板疾病和血管性疾病的常见症状。

（2）评估肌肉出血情况：了解血肿的部位及范围，局部肿痛及肢体功能障碍的程度。轻度损伤或自发性血肿常见于凝血机制障碍，如血友病等。

（3）评估有无关节出血：评估患儿是否有关节轻微不适、酸胀等出血“先兆”症状，是否逐渐出现关节疼痛、皮温升高、肿胀及活动受限。评估反复关节出血患儿是否发生关节纤维化、畸形及严重功能障碍。关节出血常见于凝血因子缺乏性疾病，如血友病。

（4）评估有无泌尿系统出血及部位：评估患儿尿液的颜色，是否呈现洗肉水样、鲜红色肉眼血尿。根

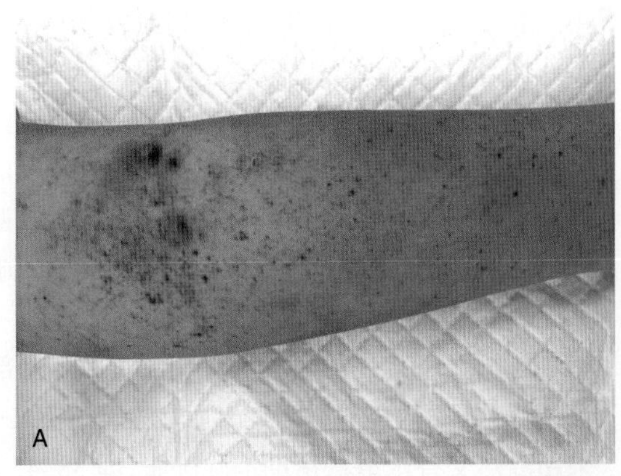

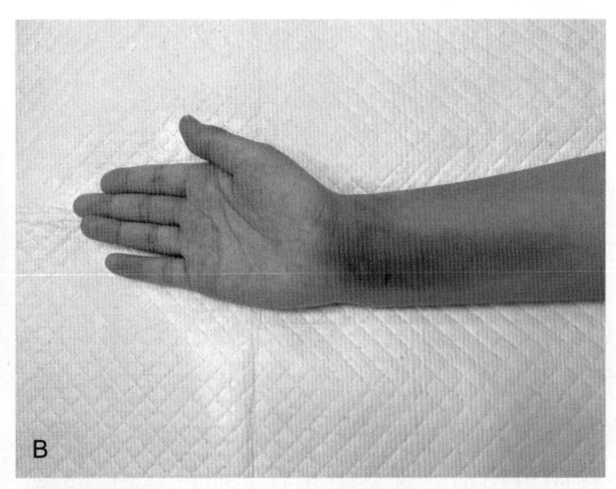

图5-39-1　皮肤出血

A. 瘀点；B. 瘀斑。

据患儿排尿过程中血尿出现的时间,判断初始血尿、终末血尿和全程血尿。初始血尿仅在排尿开始时出现,表示前尿道有出血;终末血尿是排尿结束时出现血尿,提示后尿道、膀胱颈部或膀胱三角区有出血;全程血尿指排尿全过程中都有尿血,提示病变在膀胱、输尿管或肾脏。了解患儿是否伴有腰背痛、尿痛、尿频等症状。

(5)评估有无消化道出血(hemorrhage of digestive tract):评估患儿有无呕血、便血、黑便、腹痛,评估出血量、出血速度。若出现反复呕血,呕吐物由咖啡色转为鲜红色,黑便次数增多且粪质稀薄,则提示有消化道活动性出血或再次出血。

(6)评估有无高危险部位和/或可危及生命的出血:如颅内出血、脊柱血肿、咽后出血、颈部血肿、气管出血、食管损伤或胃/十二指肠溃疡所致的呕血、食管静脉曲张破裂出血、脾破裂、肾包膜破裂、肝撕裂伤、盆腔或腹腔假肿瘤破裂出血、前房出血、玻璃体积血等。

4. 评估有无压迫症状 评估患儿有无麻木、剧痛、肌肉萎缩等周围神经压迫症状;有无口腔底部、舌、喉、扁桃体、后咽壁或颈部的严重出血造成的上呼吸道梗阻进而引起窒息;有无血肿压迫附近血管发生的周围组织坏死。

5. 评估伴随症状 评估患儿是否存在面色苍白、心率加快、血压下降等内脏出血表现;有无烦躁不安、哭闹、头痛、恶心、呕吐、嗜睡、抽搐(convulsion)、昏迷、瞳孔大小改变、脑膜刺激征阳性等颅内出血表现;是否存在头昏、口渴、面色苍白、胸闷、心慌、血压下降、出冷汗等休克症状。

6. 辅助检查评估

(1)实验室检查:血常规、凝血五项、凝血因子浓度、血小板聚集试验、血小板抗体、尿常规、便常规、骨髓象等异常检验结果。

(2)影像学检查:了解X线、心电图、B超、CT、MRI等异常检查结果。

(二)护理

1. 病情观察 密切观察生命体征、面色、神志、瞳孔以及末梢循环。观察出血的部位、范围、出血量、性状及持续时间。了解疼痛、肿胀、活动受限的程度及性质。应注意女性年长患儿有无月经过多和非月经性阴道出血。观察患儿有无面色苍白、心率加快、脉搏细弱、脉压变小、呼吸增快等失血性休克表现。有无烦躁哭闹、嗜睡(drowsiness)、头痛、喷射性呕吐、惊厥、昏迷、瞳孔不等大等颅内出血表现。观察呕吐物、尿、便的性质、颜色及量。

2. 环境 病室干净整洁,地面清洁干燥,物品摆放有序,无利器。保持环境安全,不玩尖锐玩具,加强看护,避免坠床、外伤发生。

3. 休息与活动 有内脏、颅内出血者绝对卧床,保持安静。采取措施预防出血的发生,血小板计数低于$50\times10^9/L$时应该减少活动,增加卧床休息时间;当血小板低于$20\times10^9/L$时绝对卧床休息。

4. 饮食 以清淡、易消化饮食为主,多饮水、多吃富含维生素C的蔬菜和水果,少食或忌食辛辣刺激性食品,保持大便通畅。避免食用过热食物,以免损伤牙龈或烫伤黏膜。避免食用坚硬、油炸食品,食用肉、鱼、虾制品应尽量去骨、刺、皮,以防硬物刺伤口腔黏膜,导致口腔出血。注意饮食卫生,避免因细菌感染而致使肠道黏膜充血或出血。急性消化道大出血伴恶心、呕吐者应禁饮食。少量出血无呕吐者,可进温凉、清淡、半流质饮食,少量多餐,止血后1~2天逐渐增加饮食。

5. 加强基础护理 保持出血部位清洁。剪短患儿指甲,避免搔抓皮肤。使用软毛牙刷刷牙,保持口腔清洁卫生,不使用牙签,防止造成损伤。

6. 尽量减少有创操作 尽可能避免肌内注射(intramuscular injection)或深静脉穿刺等有创操作,必要时穿刺部位按压20~30分钟或更长时间。注意观察穿刺部位有无出血或渗血。

7. 出血护理

(1)口、鼻黏膜出血:可用指压(图5-39-2)或明胶海绵局部压迫止血,无效者可请专科医生用油纱条填塞止血;填塞后给予患儿少量多次饮水,以减轻因张口呼吸引起的咽部干燥感,给予口腔护理;填塞物一般于72小时内取出;严重出血者遵医嘱给予止血药。

(2)大量出血:迅速建立两条静脉输液通道,及时抽取血样,及时补充血容量;加强巡视,及时调整输液量和速度;发生呕血时头偏向一侧,以避免误吸,保持呼吸道通畅;必要时给予吸氧,避免刺激,注意保暖。

(3)关节、肌肉出血:急性出血期,出血部位制动,置于舒适的体位休息;出血完全停止后2天,可采用冷热交替水浴法帮助消除肿胀,即38~42℃温热水5分钟、16~18℃的冷水1分钟交替浸泡,循环5~6次,共需30分钟,最后用冷水结束;交替水浴后,对出

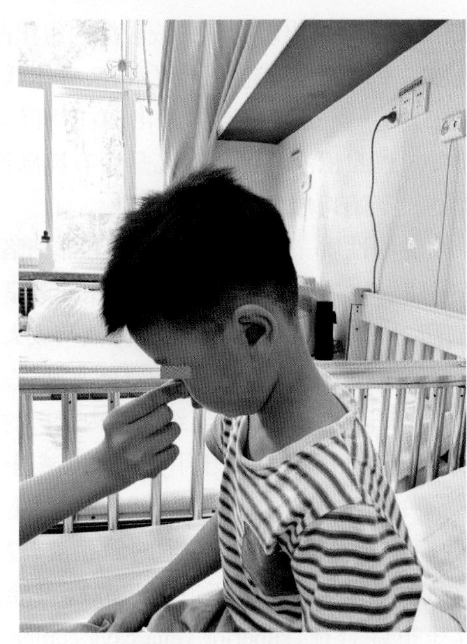

图 5-39-2 指压止血

血肌肉相邻的关节进行主动的活动，慢慢地做关节伸展运动，每个运动持续 5~10 秒，5 次运动为一组，间歇进行 3~5 组运动，最后再冷敷 5~10 分钟结束。

(4) 遵医嘱给予止血药物。

8. 输注血小板 血小板减少的患儿必要时遵医嘱给予血小板输注。血小板自血库取出应尽快予以输注，为保证血小板的质量，在患儿病情允许的情况下建议尽快输注完毕。血小板输注过程中密切观察患儿，如出现发热、过敏等不良反应，及时通知医生进行处理。

9. 心理护理 向患儿说明疾病的治疗进展情况及注意事项，耐心倾听，鼓励患儿倾诉心理感受，避免利用患儿的恐惧促使患儿服从。各种护理操作前应先向患儿进行解释，以取得合作。对于先天性疾病和慢性疾病的患儿及家长，鼓励其参加病友组织，参与社会活动。定期召开病友会，让家长之间交流护理、配合治疗的经验。

四、贫血

贫血(anemia)是小儿时期常见的一种综合征，指单位体积血液中红细胞、血红蛋白和血细胞比容低于正常值，或其中一项明显低于正常。

(一) 护理评估

1. 患儿饮食 详细询问患儿的喂养情况及饮食习惯，婴幼儿是否及时添加辅食和强化食品，年长儿饮食结构是否合理，有无偏食、挑食；饮食的烹调方法是否影响食物中营养物质的吸收。

2. 孕母情况 小婴儿还要了解其母孕产史，是否有早产、多胎、双胎，孕母的营养状况，是否患有贫血。

3. 身体情况 观察皮肤、黏膜颜色以及毛发、指甲情况；询问患儿是否有乏力、烦躁或精神萎靡、晕厥、记忆力减退，年长儿有无头晕、耳鸣(tinnitus)、眼前发黑、成绩下降；患儿有无心率增快、心脏扩大以及心力衰竭的表现；患儿有无恶心、呕吐、食欲缺乏、异食癖、口腔炎、舌炎以及生长发育异常情况；有无肝脾大；有无震颤、腱反射亢进及踝阵挛；有无黄疸、巩膜黄染、尿色改变。

4. 疾病及治疗情况 慢性肾脏病的患儿，红细胞的生成和代谢受到血浆中毒性物质干扰，导致患儿出现相应的贫血症状。反复发作的急、慢性感染，如结核病、亚急性细菌性心内膜炎、慢性骨髓炎、儿童重症肝炎等都可出现贫血的症状。骨髓造血功能低下可导致贫血，如再生障碍性贫血。Rh 或 ABO 血型系统不相容以及葡萄糖 -6- 磷酸脱氢酶缺乏症患儿食用蚕豆后可出现溶血性贫血。某些累及骨髓的肿瘤疾病本身也可以导致贫血的发生，如白血病、神经母细胞瘤等；肿瘤破裂或者肿瘤疾病治疗过程中由于大量急、慢性失血可出现失血性贫血；放化疗后骨髓抑制期多会出现贫血症状。

5. 贫血的程度 贫血可依血红蛋白和红细胞数量分为轻、中、重和极重度四度。世界卫生组织指出血红蛋白在 90~120g/L(6 岁以上)或 90~110g/L(6 岁以下)，红细胞在 $(3\sim4)\times10^{12}/L$ 为轻度；血红蛋白在 60~90g/L，红细胞在 $(2\sim3)\times10^{12}/L$ 为中度；血红蛋白在 30~60g/L，红细胞在 $(1\sim2)\times10^{12}/L$ 为重度；血红蛋白 <30g/L，红细胞低于 $1\times10^{12}/L$ 为极重度。

6. 实验室指标 监测患儿血常规，血红蛋白及红细胞计数是确定患儿有无贫血及其严重程度的基本检查项目，必要时进行骨髓细胞形态学检查。血清铁蛋白 <12μg/L，提示缺铁性贫血。血清叶酸 <3μg/L，维生素 B_{12}<100ng/L 提示为巨幼细胞贫血。

(二) 护理措施

1. 休息 休息可以减少氧的消耗，轻、中度贫血患儿，可进行一般活动，但应避免剧烈运动；重度贫血伴明显缺氧症状者应卧床休息，减少心脏负荷，必要时给予氧气吸入。

2. 饮食 根据贫血的原因合理安排饮食，婴儿提倡母乳喂养(breast-feeding)，年长儿帮助患儿及家长纠正不良的饮食习惯，注意饮食均衡，合理搭配。缺铁性贫血补充含铁丰富且易于吸收的食物，如动物血、精肉、内脏、鱼类及豆制品，早产儿及低体重儿及时补充铁剂或铁强化食品。对于营养性巨幼细胞贫血的患儿，嘱家长添加富含维生素 B_{12} 的食物，如肝脏、肾脏、肉类、蛋类等，以及绿色蔬菜、水果、谷物等富含叶酸的食物。肿瘤患儿多伴有食欲缺乏、恶心、呕吐，给予高热量、高蛋白、高维生素饮食，注意食物合理搭配，少量多餐，增加营养物质的摄入。骨髓抑制期间宜多补充动物肝脏、骨髓、瘦肉、鱼类、大枣等营养丰富的饮食。蚕豆病的患儿，一旦确诊，应避免食用所有含豆类的食物，以避免发生溶血性贫血。

3. 用药护理

(1) 铁剂：口服铁剂可导致胃肠道反应，如恶心、呕吐、腹泻（diarrhea）或便秘、厌食、胃部不适及疼痛，宜在两餐之间服用，既减少铁剂对胃肠道的刺激，又有利于吸收。为促进铁剂吸收，可适当增加维生素 C、氨基酸、果糖的摄入；牛奶、茶、咖啡及抗酸药物影响铁剂吸收，避免与铁剂同服。注射铁剂应深部肌内注射。

(2) 维生素 B_{12} 和叶酸：巨幼细胞贫血患儿及时补充维生素 B_{12} 和叶酸。

4. 输血　贫血严重者，遵医嘱输注红细胞，护士在输血过程中一定要严格执行无菌操作和查对制度；注意控制输注速度，严重贫血者输注速度宜慢，防止因心脏负荷过重而诱发心力衰竭；输血过程中密切观察患儿，出现发热反应、过敏反应、溶血反应等输血不良反应时暂时停止输血，及时通知医生进行处理。

五、水肿

水肿（edema）是指过多的液体在人体组织间隙或体腔内积聚，通常指皮肤及皮下组织液体潴留，体腔内液体增多则称积液。

（一）评估

1. 评估水肿的部位　水肿位于颜面部、四肢还是躯干；水肿首先出现的部位以及水肿的进展情况，持续时间。

2. 水肿的严重程度　根据水肿的程度可分为轻、中、重度。轻度水肿仅见于眼睑、眶下软组织、胫骨前、踝部的皮下组织，指压后可见组织轻度凹陷，体重可增加 5% 左右。中度为全身疏松组织均有可见性水肿，指压后可出现明显的或较深的组织凹陷，平复缓慢。重度为全身组织严重水肿，身体低垂部皮肤紧张发亮，甚至可有液体渗出，有时可伴有胸腔、腹腔、鞘膜腔积液。评估患儿是否有胸廓饱满、腹围增加，是否有呼吸费力、平卧受限。

3. 水肿的性质　分为凹陷性水肿和非凹陷性水肿。凹陷性水肿一般是液体在体内组织间隙呈弥漫性分布，压之凹陷，其机制是组织间隙液生成大于回收。大部分水肿为凹陷性水肿，如肾性水肿、心源性水肿等。非凹陷性水肿多是组织间隙内蛋白的沉积导致，又称黏液性水肿，多见于甲状腺功能减退症。

4. 病变部位　评估疾病诊断以及肿瘤生长的部位，肿瘤生长在纵隔内可发生胸腔积液，侵犯心包可导致心包积液，肿瘤压迫上腔静脉可导致上腔静脉压迫综合征（superior vena cava compression syndrome），出现颈、面部以及上肢水肿。评估患儿是否发生深静脉血栓，局部血栓影响血液循环，会出现栓塞部位以下的肢体水肿。

5. 出入量　询问患儿进食量以及食物类型、饮水量和补液量，患儿的尿量、尿色，是否有少尿、无尿，出入量是否平衡。

6. 疾病史　患儿既往是否有心、肝、肾疾病史，肿瘤治疗过程中是否曾发生心、肝、肾功能损害。

7. 实验室检查　了解患儿血、尿常规，血生化，心、肝、肾功能，判断患儿是否有低蛋白血症、电解质紊乱以及重要脏器受累。

（二）护理

1. 观察水肿情况　观察并记录水肿开始的时间、发生部位、发展顺序、程度以及水肿消长情况。

2. 保持出入量平衡　记录患儿饮食、饮水以及补液量，观察尿量、尿色，水肿严重者每日测量体重、腹围，准确记录 24 小时出入量。出入量不平衡时及时通知医生予以处理，必要时遵医嘱限制钠水摄入量。

3. 皮肤护理　保持皮肤清洁、干爽，及时修剪指甲，避免抓伤皮肤；穿柔软宽松的棉质衣服；移动患儿时避免拖、拉、拽等；保持床单位平整；水肿部位予以保护，阴囊水肿时可用棉垫或丁字带托起，避免水肿部位受到压迫，防止压力性损伤。

4. 遵医嘱给予利尿剂　应用利尿剂前后监测体重、尿量、水肿的变化并做好记录，静脉注射利尿剂后监测有无大量利尿、脱水和电解质紊乱。水肿严重时避免肌内注射给药。

5. 休息和体位　嘱患儿适当休息；水肿严重影响呼吸者，协助患儿取半坐卧位；适当抬高水肿部位以利于静脉回流，减轻水肿程度。

六、疲乏

疲乏（fatigue）是一种机体自身保护性反应，是对机体和精神压力的应对方式，这种疲乏经过充分的休息和睡眠后可以恢复。对于癌症患者来说，疲乏是治疗阶段及治疗停止后长期存在的主要困扰症状之一，难以通过休息和睡眠而缓解，因此称为癌因性疲乏。

（一）评估

1. 疾病发展和治疗情况　疲乏与肿瘤疾病本身及治疗因素相关，肿瘤生长以及治疗期间细胞破坏，肿瘤细胞坏死产物分解，大量消耗机体能量，使患儿感到疲乏。

2. 营养状况　患儿是否有恶心、呕吐、食欲缺乏，导致营养摄入不足。

3. 睡眠　了解患儿睡眠时间、睡眠质量以及睡眠规律，是否因为睡眠不足或睡眠质量下降导致疲乏。

4. 环境　评估患儿休息环境是否安静、整洁，有利于患儿休息。

5. 心身因素　患儿是否有发热（fever）、疼痛、腹泻、多尿等身体不适，以及紧张、焦虑、恐惧等心理问题。

（二）护理

1. 饮食　加强营养，给予高热量、高蛋白、高维生素饮食，补充因恶心、呕吐、进食减少、腹泻造成的营养缺失，不能进食者及时给予静脉营养。

2. 活动与休息　制订合适的活动与休息计划。对于肿瘤患儿，适当的活动比休息更能有效地减轻疲乏，提高生存质量。因此，可根据患儿年龄特点和疾病状况安排适当的活动，增强体力；此外也可通过听音乐、看电视、做游戏等转移注意力。

3. 避免或降低不良刺激　针对患儿的不适及时给予治疗护理措施，疼痛者根据疼痛的部位及程度给予相应的止痛措施；发热者予以物理或药物降温；腹泻者及时给予止泻剂，并加强肛周黏膜护理；多尿者适当限制入量，并根据病因采取有效的治疗措施。

4. 促进良好的睡眠　为患儿安排安静、整洁、温馨的睡眠环境，睡前给予温水泡脚，喝热牛奶，陪伴患儿，讲故事等，促进睡眠。

5. 心理支持　年龄大的患儿主动与其沟通，让患儿充分表达、宣泄自己的情感，给予鼓励、安慰，为其讲解疾病成功治疗的例子，以减轻其心理压力，树立战胜疾病的信心，年龄小的患儿多陪伴。

七、黏膜炎

黏膜炎（mucositis）是肿瘤患儿放化疗后消化道黏膜细胞复杂的炎症反应，由此导致的损伤不仅局限于口腔黏膜，还包括胃肠道黏膜。黏膜炎的发生可导致患儿疼痛不适，影响食物摄入，导致营养不良，生存质量下降，甚至影响治疗进展。因此，应重视和加强黏膜炎的护理。

（一）口腔黏膜炎

1. 护理评估

（1）黏膜完整性：观察患儿口腔黏膜情况，如发现黏膜炎，评估炎症发生的部位、大小、范围，是否伴有疼痛以及疼痛的严重程度。

（2）黏膜炎对患儿的影响：黏膜炎发生后是否影响患儿进食水，是否影响患儿张口讲话，以及是否影响患儿睡眠。

（3）口腔卫生情况：评估患儿晨起、睡前及餐后是否漱口，放化疗前后是否加强口腔护理。

2. 护理措施

（1）加强口腔护理：口腔护理对于肿瘤患儿口腔黏膜炎的预防和治疗至关重要。医护人员向患儿及家长强调口腔卫生的重要性，化疗前检查口腔及牙齿情况，修复龋齿（dental caries），去除潜在感染灶。化疗期间保持口腔清洁，嘱患儿晨起、餐后及睡前应用生理盐水或无菌用水漱口，年龄小的患儿给予口腔护理，以降低口腔内细菌数量，防止感染发生。

（2）正确选择漱口液：根据口腔 pH 值选择漱口液的种类，口腔正常 pH 值为 6.6~7.1，当 pH 值降低时选用 1%~5% 碳酸氢钠漱口，pH 值升高时可用 2%~4% 硼酸液漱口。一旦发生口腔黏膜破溃，采集局部标本进行细菌培养，根据培养结果给予含敏感抗生素的漱口液。应用大剂量甲氨蝶呤后口腔黏膜破溃，及时给予亚叶酸钙解救。此外，复方氯己定含漱液、0.05% 醋酸氯己定溶液、聚维酮碘漱口液可改善口腔内环境，清洁口腔致病菌。

（3）应用客观评估工具：应用合适的评估工具有利于医护人员客观、清晰、准确、有效地观察和描述患儿的口腔状况，及时发现口腔黏膜炎的症状，给予有效的干预措施。目前，使用较为广泛的量表为口腔评估指导（oral assessment guide，OAG）和世界卫生组织口腔黏膜炎评估量表（表 5-39-1、表 5-39-2），简单方便，且具有较好的信效度。

表 5-39-1 口腔评估指导（OAG）

评估种类	评估方法	数值评分等级		
		1	2	3
声音	与患者交流，听患者声音	正常	深沉 / 刺耳	说话困难 / 疼痛
吞咽功能	让患者做吞咽动作，观察其吞咽时的反应；用压舌板轻轻按压患者舌根部，测试吞咽反射（不能自主吞咽的患者）	正常吞咽	吞咽时轻微疼痛	不能吞咽
口唇	采用视、触的方法进行评估	粉红、湿润、光滑	干燥、有裂口	有溃疡或出血
舌	采用视、触的方法进行评估	淡红、湿润、舌乳头存在	舌苔增厚、舌乳头消失、舌面光亮、颜色发红或不变	出现水疱或破溃
唾液	将压舌板放入口腔内，轻触舌的中部或口腔底部	无色、稀薄、呈水状	厚重呈黏液状	缺少
黏膜	视觉观察黏膜表面情况	淡红、湿润	颜色变红、覆有白色物质，但未出现溃疡	出现溃疡、伴或不伴有出血
牙龈	用压舌板顶端轻轻按压牙龈组织	呈粉红色、质坚韧	水肿，伴有或不伴有发红，有白斑	压之出血或自发性出血、有白斑
牙齿	视觉观察牙齿外观	清洁无残渣	局部出现牙菌斑或齿间有残渣	大范围存在牙菌斑或残渣

注：总分为 8 分说明口腔各部分黏膜正常。

表 5-39-2 世界卫生组织口腔黏膜炎评估量表

口腔黏膜炎严重程度	评估要素与结果
0 级	无症状
Ⅰ级	口腔黏膜出现红斑，伴有疼痛，但不影响进食
Ⅱ级	口腔黏膜出现红斑、溃疡，仍能进食固体食物
Ⅲ级	口腔黏膜出现严重的红斑和溃疡，不能进食固体食物
Ⅳ级	溃疡融合成片，有坏死，不能进食

（4）预防及治疗护理措施

1）冷疗：冷疗可有效预防口腔黏膜炎，化疗期间将冰块含在口中，降低口腔黏膜温度，使经过口腔黏膜的化疗药量减少，从而减少由此引发的黏膜炎。

2）激光疗法：近年来研究发现低水平激光疗法可以预防和减少化疗后口腔黏膜炎（oral mucositis），治疗前正确评估口腔黏膜炎的分级，根据不同级别采取不同能量的激光，照射过程中随时询问患儿的主观感觉，观察有无不适，为调整照射剂量提供依据；口腔护理后在溃疡局部涂抹蜂蜜，可以促进黏膜溃疡愈合，但应选择质量好的蜂蜜，每日评估疗效；氧气超声雾化法对于口腔黏膜炎具有较好的治疗效果，注意雾化前 30 分钟嘱患儿尽量不要进食，避免雾化吸入过程中引起呕吐。但上述研究发现还需要大样本进一步证实。

3）口腔护理频次：护理人员应每日评估患儿口腔黏膜情况，根据不同的分级给予恰当的护理措施，增加口腔护理的频次。

4）加强营养：避免辛辣刺激性食物摄入，症状轻者进食高蛋白易消化的半流食或软食。

5）有效缓解疼痛：疼痛明显者进食前给予利多卡因含漱液缓解疼痛，必要时全身应用止痛剂。

6）饮食：鼓励少量多餐，进食流质饮食，必要时给予静脉营养。

7）促进黏膜修复：溃疡局部外用重组人表皮生长因子外用溶液、重组人粒细胞巨噬细胞刺激因子凝胶以及康复新液，可促进黏膜修复。

（二）胃肠道黏膜炎（gastrointestinal mucositis）

1. 护理评估

（1）消化道情况：评估患儿是否有恶心、呕吐、食欲缺乏、腹痛、腹泻等症状，上述症状是否发生于化疗之后。

（2）肛周黏膜情况：肛周黏膜是否有发红、破溃、破溃面积大小及严重程度，是否伴有疼痛。

（3）排便情况：患儿是否有大便干燥、便秘、腹泻，以及腹泻的次数。

2. 护理措施

（1）饮食饮水：嘱患儿多饮水，进食高热量、高蛋白、高维生素饮食。

（2）预防措施：化疗前后，遵医嘱按时给予止吐剂以及胃黏膜保护剂；每日以温水坐浴，保持肛周黏膜清洁。

（3）对症处理：便秘者嘱患儿多吃水果、蔬菜及富含膳食纤维的食物，保持大便通畅，防止便秘发生，必要时可给予乳果糖或开塞露协助排便。腹泻者及时给予对症处理，减少腹泻次数，腹泻后及时清洗肛周并擦干，保持局部皮肤黏膜干燥。肛周黏膜破溃者可应用聚维酮碘消毒，红外线局部理疗，鞣酸软膏、磺胺嘧啶银软膏局部涂抹可以促进伤口愈合。研究发现造口粉联合皮肤保护膜能有效治疗失禁相关性皮炎，护理措施为在常规护理的基础上将造口粉均匀喷洒在会阴部皮肤上，随后用3M皮肤保护膜喷涂皮损表面，待液体敷料完全干燥后再按照此方法重复喷涂3次。

（王春立）

参考文献

[1] WILLIAMS AM, ESTRADA C, GARY-BRYAN H, et al. The Hematology and Oncology Pediatric Patient: A Review of Fever and Neutropenia, Blood Transfusions, and Other Complex Problems. Clinical Pediatric Emergency Medicine, 2012, 13 (2): 91-98.

[2] PAIGE J. Fever and neutropenia in the pediatric oncology patient. Journal of Pediatric Health Care Official Publication of National Association of Pediatric Nurse Associates & Practitioners, 2013, 27 (1): 66-70.

[3] CHAN CW, LAM LW, LI CK, et al. Feasibility of psychoeducational interventions in managing chemotherapy-associated nausea and vomiting (CANV) in pediatric oncology patients. European Journal of Oncology Nursing, 2015, 19 (2): 182-190.

[4] 周雪贞, 卜秀青, 刘可, 等. 家长视角下急性淋巴细胞白血病患儿化疗期间癌因性疲乏状况调查. 护理学杂志, 2016, 31 (17): 32-34.

[5] 张凤玲, 刘美, 陈凤菊, 等. 放射性口腔黏膜炎患者的集束化循证护理. 护理学报, 2016, 23 (1): 56-61.

[6] KUIKEN NSS, RINGS EHHM, TISSING WJE. Risk analysis, diagnosis and management of gastrointestinal mucositis in pediatric cancer patients. Critical Reviews in Oncology/Hematology, 2015, 94 (1): 87-97.

[7] RIBEIRO PBS, MARON BE, ANDRADE CS, et al. The Children's International Mucositis Evaluation Scale (ChIMES) is valid and reliable for the assessment of mucositis among Brazilian children with cancer. Journal of Pain and Symptom Management, 2018, 56 (5): 774-780.

[8] 朱红喆, 谢玲女, 崔鸣欧, 等. 造口粉联合皮肤保护膜护理失禁相关性皮炎效果Meta分析. 护理学报, 2017, 24 (16): 1-5.

第2节 专科护理

儿童肿瘤（tumor）是指发生在儿童时期的良性和恶性肿瘤，儿童良性肿瘤大多生长缓慢，而恶性肿瘤多具有恶性度高、发病隐匿和早期转移的特点。近年来，随着医疗水平的不断进步，儿童肿瘤患者的生存率明显提高，但是治疗难度大，时间较长，需要采取化疗、手术、放疗以及造血干细胞移植，甚至生物免疫治疗等多种方法相结合的综合治疗模式，在护理方面也具有较强的专科性。

（一）环境

1. 维持室内温度在20~24℃，相对湿度在50%~60%。每日通风换气，紫外线消毒2次，每次30分钟，条件允许的情况下建议应用空气消毒机消毒，每天2次，每次2小时。

2. 肿瘤患儿应与其他病种患儿分室居住，以免交叉感染和增加患儿及家长的心理负担,创造良好的休息环境。粒细胞或免疫功能低下者应住单间,有条件者住空气层流室或单人层流床。

3. 限制探视的人数及次数,感染者禁止陪护和探视,接触患儿前要戴口罩,予以消毒液洗手。

4. 确保环境安全,避免有棱角的家具,不要给患儿锐利的玩具,以减少受伤的风险。休疗期间外出需戴口罩,不去人多拥挤的地方,避免感染。

(二) 饮食

1. 给予高蛋白、高维生素、高热量饮食。

2. 注意饮食卫生,食材新鲜,食物清洁,餐具清洗干净,定期消毒。食物现吃现做,不吃放置时间过久的食物,不吃隔夜食物,不吃路边摊贩的食物,不吃香肠、腊肉及腌制食品。水果宜新鲜,表皮完整、光滑,洗净后去皮食用;不可食用不易清洗的水果,如草莓、桑葚等。

3. 合理、多样的饮食对于疾病康复具有重要作用。放化疗期间恶心、呕吐明显,饮食宜清淡,注意食物的色、香、味,嘱患儿少量多餐,两餐间可以吃不易引起恶心的食物,如饼干、新鲜水果等;骨髓抑制期间宜多补充动物肝脏、骨髓、瘦肉、鱼类、大枣等营养丰富的饮食;门冬酰胺酶治疗期间宜低脂饮食,饮用低脂牛奶;应用激素期间患儿食欲大增,应适当限制饮食,少量多餐;有出血倾向的患儿应进软食,避免过硬、带刺以及辛辣刺激性食物;造血干细胞移植患儿应食用无菌饮食;颈部肿瘤压迫气道和食管者,进食时注意少量多餐,专人看护,避免呛咳导致误吸的发生;纵隔肿物压迫食管引起吞咽困难者,应为患儿提供半流质饮食或软食以便于吞咽,并注意有无呛咳,严重者暂禁食,给予鼻饲或静脉高营养;出现肿瘤溶解综合征(tumor lysis syndrome)的患儿给予低钾、低磷、低嘌呤、优质蛋白饮食,限制菠菜、橘子、香蕉、山楂、香菇等含钾高的食物,限制鱼类、动物内脏、坚果等含磷和嘌呤高的食物;消化道大出血的患儿应暂禁食,待出血停止、病情稳定后遵医嘱可进食温、冷流食,根据病情变化逐渐给予半流质饮食、软食、普通饮食,禁忌生、冷、硬及刺激性食物;肝功能不全的患儿需减少脂肪以及动物蛋白的摄入,以防止肝性脑病的发生;肾功能不全的患儿应限制液体的入量,给予低盐、优质蛋白饮食;食欲差、营养状况不良的患儿及时通知医生,必要时遵医嘱给予肠内外营养。

4. 术后饮食,根据手术部位有不同的要求,一般手术术后4~6小时开始饮水,逐步过渡到流食、半流食和普通饮食,但是对于颈部手术,术后4~6小时可先进食少量温、凉流质饮食,禁忌过热食物,避免诱发手术部位出血;骶尾部肿瘤,为减少术后初期大便排出量,保持伤口清洁,常将进食时间推迟至术后3~4天,禁食期间遵医嘱给予胃肠道外营养。术后病情允许的情况下多食蔬菜、水果及粗纤维食物,以促进大便通畅,防止术后便秘(constipation)。

(三) 活动

1. 根据患儿个体情况适当安排活动,但应避免剧烈运动。巨大肿瘤占位患儿禁止剧烈运动,防止碰撞造成肿瘤破裂出血;已有肿瘤破裂出血的重症患儿应严格卧床休息;骨骼受累的患儿需限制活动,严重者应卧床休息;脊柱受累的患儿起床活动需要佩戴支具(brace)。

2. 患儿卧床期间协助患儿进行主动和被动锻炼,避免肌肉萎缩,根据压疮评估结果采取有效的护理措施,避免压疮发生。

3. 血小板$<10\times10^9$/L的患儿需要绝对卧床休息;(10~20)$\times10^9$/L者可在床上活动,如深呼吸、床上伸展肢体;$>20\times10^9$/L者可在床边活动,逐渐增加活动时间和活动量,活动强度以不觉乏力、心慌气短为宜。

4. 轻中度贫血者不需要卧床休息,可进行一般活动,但应避免剧烈运动,重度贫血者应严格卧床休息。

5. 术后患儿提倡早期活动,活动量应循序渐进,保证安全。

(四) 鞘内注射

鞘内注射(intrathecal injection)是预防和治疗中枢神经系统白血病的重要方法。通过腰椎穿刺注入化疗药物,使药物在中枢神经系统达到有效浓度,杀死恶性细胞,从而达到治疗作用。近年来,采用鞘内注射治疗和预防中枢神经系统白血病(central nervous system leukemia,CNSL)取得了较好疗效。

1. 操作前医生告知患儿及家长鞘内注射的目的、方法、流程以及注意事项;签署鞘内注射知情同意书。

2. 可以采取局部麻醉的方法降低鞘内注射时的疼痛。操作前30~60分钟护士协助患儿将利多卡因乳膏涂抹在预穿刺部位,以透明敷料覆盖。医生也可通过静脉给予丙泊酚、咪达唑仑或氯胺酮等药物进行镇静麻醉。

3. 护士协助患儿术前排空大小便，自然侧卧位，双肩连线、双侧髂嵴连线与操作台垂直，大腿屈向胸部，头颈部向胸部屈曲，使脊柱达到最好的屈曲率，棘突彼此分开。

4. 通常选择第3~4或4~5腰椎棘突间隙作为穿刺点。医生穿刺成功后按要求留取脑脊液标本，注射化疗药（图5-39-3），注射过程中观察患儿面色、口唇、瞳孔等，如出现恶心、呕吐、口唇发绀、瞳孔不等大、颈项强直等，立即停止注射，并做相应处理。

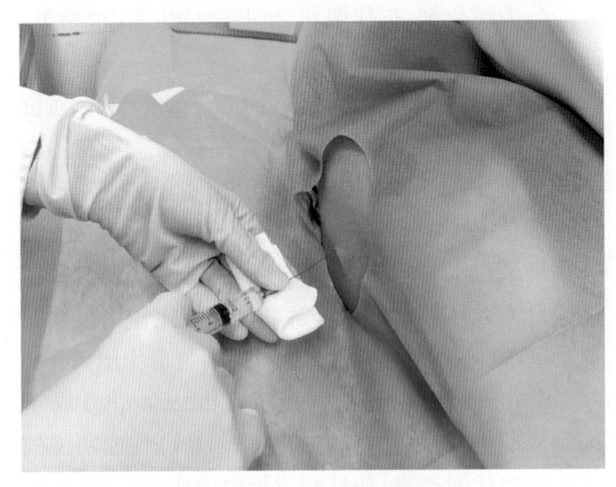

图5-39-3　鞘内注射化疗药

5. 鞘内注射后以无菌敷料覆盖穿刺点，局部按压15~20分钟，嘱患儿去枕平卧4~6小时，研究发现鞘内注射后去枕平卧2小时不增加并发症的发生率，可以提高患儿的耐受性。

6. 患儿平卧期间护士随时巡视患儿，出现不适主诉，及时通知医生。

（五）骨髓穿刺

骨髓穿刺（bone marrow aspiration）简称骨穿，是血液系统疾病为了确定诊断和评估治疗效果而进行的一种常规检查方法，用穿刺针穿入骨髓腔，抽取少量骨髓进行化验。也是造血干细胞移植患者为了获取供者骨髓所采用的一种方法。儿童可以选择胸骨、髂骨、胫骨作为穿刺部位。

1. 操作前医生向患儿及家长解释操作目的、方法及注意事项，穿刺前签署知情同意书。

2. 护士根据患儿不同年龄可以指导其采取计数、吹泡泡、讲故事、深呼吸、听音乐等方法分散注意力以减轻操作前的焦虑、恐惧；协助患儿摆放体位，给予适当约束；为了减轻疼痛，操作前30~60分钟将利多卡因乳膏涂抹在预穿刺部位，以透明敷料覆盖。对于髂骨穿刺者，医生操作时可以给予2%利多卡因局部麻醉后，再进行穿刺留取标本。

3. 操作后以无菌敷料固定（图5-39-4），局部按压15~20分钟，护士随时巡视观察患儿，如有不适及时通知医生。

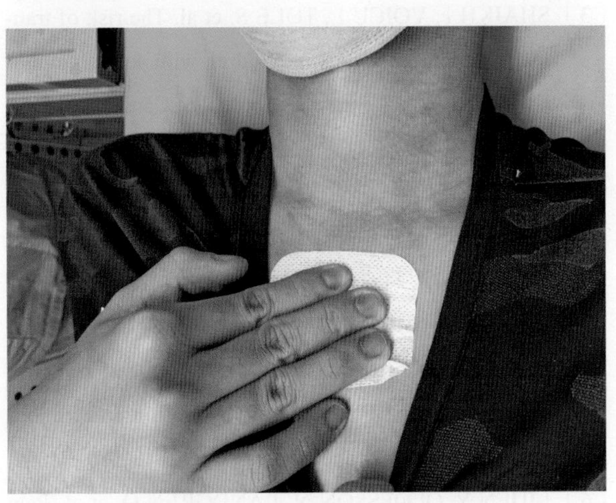

图5-39-4　骨髓穿刺后以敷料固定

（六）心理护理

肿瘤疾病预后的不确定性以及漫长的治疗时间给患儿及家庭带来了巨大的心理压力和精神创伤，根据患儿及家长对疾病的态度和接受能力进行有针对性的护理。

1. 疾病诊断初期家长往往存在否认、怀疑的心理，随着疾病的确诊继而出现恐惧、焦虑，对于治疗效果具有较高的期待，随着病情的反复波动又会出现悲观、绝望的心理。在护理过程中应同情、理解家长，根据其心理变化制订相应的护理措施，主动与其沟通，耐心倾听，给予其发泄情绪的空间，在适当的时候为其讲解疾病相关知识，治疗及预后情况，帮助其树立战胜疾病的信心。让家长认识到个人情绪对于患儿的心理的影响，从而学会在患儿面前控制情绪。

2. 年龄较小的患儿对于疾病并没有清晰的认识，但对于疾病治疗过程中的各种操作以及疾病治疗过程中的痛苦经历感到恐惧、焦虑。应努力为其营造轻松、愉快的就医环境，给予患儿更多的关心和爱护。

3. 年龄较大的患儿，主动与其沟通，建立良好的信任关系，为其讲解疾病治疗、用药以及护理的相关知识，给予安慰、鼓励，帮助其树立战胜疾病的信心和勇气。

（王春立）

参考文献

[1] MOUROUTI N, PANAGIOTAKOS DB, KOTTEAS

EA, et al. Optimizing diet and nutrition for cancer survivors: A review. Maturitas, 2017, 105: 33-36.

[2] 李聪, 刘强. 急性白血病化疗患者骨髓抑制期的循证护理. 实用临床护理学电子杂志, 2018, 3 (5): 17-19.

[3] SHAIKH F, VOICU L, TOLE S, et al. The risk of traumatic lumbar punctures in children with acute lymphoblastic leukaemia. European Journal of Cancer, 2014, 50 (8): 1482-1489.

[4] 王春立, 吴心怡, 王旭梅, 等. 白血病患儿鞘内注射后去枕平卧时间对并发症发生情况的影响研究. 中华护理杂志, 2019, 54 (1): 24-29.

[5] HSIAO HJ, CHEN SH, JAING TH, et al. Psychosocial interventions for reduction of distress in children with leukemia during bone marrow aspiration and lumbar puncture. Pediatrics and Neonatology, 2018, 7: 1-7.

[6] LIDÉN Y, OLOFSSON N, LANDGREN O, et al. Pain and anxiety during bone marrow aspiration/biopsy: Comparison of ratings among patients versus healthcare professionals. Eur J Oncol Nurs, 2012, 16 (3): 323-329.

[7] OZDEMIR Ü, TASCI S, YILDIZHAN E, et al. The effect of classical turkish music on pain severity and anxiety levels in patients undergoing bone marrow aspiration and biopsy. Pain Management Nursing, 2019, 20 (1): 82-87.

[8] TREJO-AYALAA RA, LUNA-PÉREZB M, GUTIÉRREZ-ROMEROA M, et al. Bone marrow aspiration and biopsy. Technique and considerations. Rev Med Hosp Gen Méx, 2015, 78 (4): 196-201.

第3节 化疗护理

化疗(chemotherapy)在儿童肿瘤患者的治疗中起着举足轻重的作用,不仅可以杀伤局部肿瘤,更能清除全身残留病灶,防止远端转移,提高长期生存率。但化疗药物的细胞毒性特点导致其选择性不高,因此在杀伤恶性肿瘤细胞的同时,对正常细胞、组织和人体存在着不同程度的损害。护理人员在血液肿瘤患儿诊断和治疗期间,不但要精确地按时、按量使用化疗药物以确保疗效,还要准确评估和处理化疗相关不良反应以降低并发症发生的概率,更要正确采取化疗防护措施,以免危害自身及医疗环境。

一、化疗药物及其分类

化疗药物能在肿瘤细胞生长繁殖的不同环节上发挥作用,抑制或杀死肿瘤细胞。化疗药物可根据不同维度进行分类。

(一) 根据药物对细胞增殖动力学的影响

分为细胞周期特异性药物和细胞周期非特异性药物。

(二) 根据药物来源及化学结构

分为烷化剂、抗代谢药、抗肿瘤抗生素、植物类、激素类、杂类等。

1. 烷化剂 烷化剂(alkylating agent)具有强抗肿瘤活性,属于细胞周期非特异性药物。其在体内能与细胞中的生物大分子发生共价结合,使其丧失活性或使DNA分子发生断裂,导致肿瘤细胞死亡。其中环磷酰胺或异环磷酰胺是最常见的烷化剂,在体内肝微粒体酶催化下分解释放出烷化作用很强的氯乙基磷酰胺,而对肿瘤细胞产生细胞毒作用。

2. 抗代谢药 抗代谢药(antimetabolite)属于细胞周期特异性药物。这类药物与新陈代谢所需的正常细胞代谢产物(如核酸或蛋白质代谢物)结构相似,能与体内代谢物发生特异性结合,因此能干扰或拮抗正常细胞的新陈代谢功能。常见的抗代谢药物包括叶酸类(如甲氨蝶呤)、嘌呤类(如巯嘌呤)、嘧啶类(如阿糖胞苷)等。

3. 抗肿瘤抗生素 抗肿瘤抗生素(anticancer antibiotic)是一类由微生物产生的具有抗肿瘤活性的化学物质,属于细胞周期非特异性药物。这类药物大多能直接作用于DNA并产生羟基,或者抑制拓扑异构酶Ⅱ以分解DNA结构。按照结构特征,抗肿瘤抗生素可分为多肽类(如博来霉素、放线菌素D)和蒽环类(如多柔比星、米托蒽醌)。其中蒽环类药物会选择性损伤心脏组织,具有显著心脏毒性。

4. 植物类 植物类(plant derivative)是一类从植物中提取的药物,属于细胞周期特异性药物。常见植物碱类药物包括长春碱类(如长春新碱、长春地辛)、紫杉类(如紫杉醇)等。其中长春碱类主要作用于有丝分裂期,干扰微管形成、终止有丝分裂;紫杉类可以与微管结合,抑制有丝分裂。

5. 激素类 激素类(corticosteroid)属于细胞周期非特异性药物,可被动穿透细胞膜、与细胞内特异性激素受体相结合,形成的激素受体复合物能进入细胞、结合DNA、调节转录过程。目前用于血液肿瘤患儿的激素仅限于泼尼松和地塞米松。

6. 杂类 不能被列为以上类别的化疗药物可归为杂类药物(miscellaneous agent),包括酶类(如左旋门冬酰胺酶、培门冬酶)和其他药物(如羟基脲)。

二、化疗给药

作为化疗给药的主要执行者,护理人员需要根据化疗方案及相应医嘱,准确执行,以确保治疗和用药安全、降低医疗风险。经过医院或科室统一岗前培训并获得授权的护理人员,才能实施化疗药物的使用、评估及不良反应处理。

(一) 给药前

1. 前期评估和指导 为了安全实施化疗,护理人员应在给药前完成一系列评估。

(1) 患儿病情:应知晓患儿生命体征、诊断、病史、症状和阳性体征、目前的实验室检验(如近3天的血常规)及影像检查结果等,以排除化疗禁忌证,如有化疗药品及其敷料过敏史者,重要器官(如心脏、肝脏、肾脏等)有较严重的功能障碍者,骨髓造血功能严重抑制者,全身衰竭者,恶病质(cachexia)者,营养状况差或生存期<2个月者,严重感染性疾病者等。

(2) 化疗方案:对照患儿化疗史及其化疗方案,确认正确的化疗周期及相应的化疗药物。

(3) 知情同意:尤其对于初发患儿,应查询病案资料,确认患儿化疗知情同意书已签署完毕。同时,护理人员应在化疗前向患儿和家长解释本次疗程中各项化疗药物的作用和特点,以取得配合。

2. 准备

(1) 药物准备:包括化疗药物和预防化疗不良反应的药物。

1) 化疗药物:对于静脉、肌内等有创给药途径的化疗药物,在拥有静脉药物配制中心及垂直气流生物安全柜的医院和病区,护理人员应在接收到化疗药物后,检查药物质量和完整性(无漏、无渗、无浑浊等);若无静脉药物配制中心而需要护理人员自行配药,应在垂直气流生物安全柜内、完善化疗防护装备的情况下完成药物准备。对于口服化疗药物,应检查药物质量和完整性。

2) 预防化疗不良反应的药物:一些化疗药物的特性导致其伴随严重的不良反应(adverse reaction),因此需要确认预防化疗不良反应的药物已备好或已使用。例如,使用顺铂前需使用止吐药物如昂丹司琼或格拉司琼(以防恶心、呕吐),备好钙镁电解质(以防低钙、低镁);对心功能受损患儿使用蒽环类药物前需提前使用右雷佐生(以降低心脏毒性发生率和严重程度);使用门冬酰胺酶前需进行皮试,同时准备过敏性休克相关用物。

(2) 用药途径准备:常见化疗药物的用药途径见表5-39-3。由于大部分化疗药物经静脉给药,因此静脉途径的选择和准备非常重要。根据药物对静脉的刺激和损伤,静脉化疗药物可分为无刺激性药物(如甲氨蝶呤),刺激性药物(如环磷酰胺、依托泊苷),腐蚀性药物(如植物碱类、蒽环类)。刺激性和腐蚀性药物不但会刺激血管、改变血管通透性、引起疼痛,一旦外渗还会出现皮肤红肿、水疱(blister)或脱皮,进而导致局部破溃、毛发脱落、深部筋腱反射消失,严重者需要外科手术清创,甚至影响肢体外观和功能。因此,输注刺激性和腐蚀性化疗药物之前,应确保已建立并妥善维护中心静脉导管(如经外周静脉穿刺的中心静脉导管、植入式静脉输液港等);若无条件建立中心静脉导管,应选择粗直、弹性好、无静脉弯曲或分叉、近心端无反复穿刺或外渗情况的血管(避开面部、头部和四肢关节),并选择能满足给药需求的、最小规格的外周留置针,于用药当天建立静脉通道、使用透明敷料妥善固定、生理盐水维持该通道,以备用药。建立静脉通道前可在置管处使用表面麻醉剂(置管前1小时)、冰敷(置管前10~20分钟)等方法降低操作性疼痛(pain),其中表面麻醉剂不适于刺激性、腐蚀性化疗药物给药前,以免降低机体敏感性、妨碍外渗评估。对于经口服、肌内、皮下等途径给药的药物,也要按常规做好相应途径的评估和准备,如应确认患儿的吞咽功能尚可才能给予口服药物。

表5-39-3 常见化疗药物的用药途径及不良反应

药物	用药途径	常见不良反应
门冬酰胺酶	肌内注射、静脉给药	过敏反应、高氨血症、纤维蛋白原降低、高血糖、皮疹
卡铂	静脉给药	恶心、呕吐、血小板减少、骨髓抑制、过敏反应、电解质紊乱

续表

药物	用药途径	常见不良反应
卡莫司汀	静脉给药	经周围静脉用药时有烧灼感、恶心、呕吐、骨髓抑制、脱发、迟发性肺功能不全、颜面潮红、肝功能不全、血栓性静脉炎
顺铂	静脉给药	严重恶心、呕吐、食欲缺乏、骨髓抑制、低镁、听力损失、肾毒性、电解质紊乱
克拉屈滨	静脉给药	恶心、呕吐、骨髓抑制、发热、疲乏、皮疹、咳嗽、便秘
激素	静脉给药 口服给药 鞘内注射	食欲亢进、免疫抑制、性格改变、库欣综合征、痤疮、垂体 - 肾上腺轴抑制
环磷酰胺	静脉给药 口服给药	食欲缺乏、恶心、呕吐、骨髓抑制、脱发、性腺功能障碍、出血性膀胱炎
阿糖胞苷	静脉给药 肌内注射 皮下注射 鞘内注射	食欲缺乏、恶心、呕吐、结膜炎、骨髓抑制、黏膜炎、脱发、发热、腹泻
放线菌素 D	静脉给药	恶心、呕吐、骨髓抑制、脱发、皮肤光敏感、色素沉着、腹泻、黏膜炎
柔红霉素 多柔比星	静脉给药	亚临床型心律不齐、恶心、呕吐、心脏毒性、尿液变红、骨髓抑制、脱发、肝毒性、黏膜炎
依托泊苷	静脉给药 口服给药	恶心、呕吐、骨髓抑制、脱发、腹泻
磷酸氟达拉滨	静脉给药	恶心、呕吐、发热、高尿酸血症、骨髓抑制、寒战、疲乏、腹泻、黏膜炎、神经毒性
异环磷酰胺	静脉给药	食欲缺乏、恶心、呕吐、骨髓抑制、亚临床心律不齐、心电图改变、脱发、出血性膀胱炎、心肌坏死
伊立替康	静脉给药	腹泻、恶心、呕吐、腹痛、食欲缺乏、发热、脱水、脱发、疲乏、骨髓抑制
甲氨蝶呤	静脉给药 肌内注射 口服给药 鞘内注射	肝功能异常、恶心、呕吐、腹泻、骨髓抑制、黏膜炎、光敏感、学习障碍
米托蒽醌	静脉给药	心律失常、恶心、呕吐、尿液变蓝 / 变绿、巩膜变蓝、骨髓抑制、免疫抑制、脱发、黏膜炎、肝毒性、心脏毒性
奥沙利铂	静脉给药	疲乏、发热、头痛、失眠、恶心、呕吐、便秘、骨髓抑制、肝毒性、咳嗽、呼吸困难、周围神经毒性、后背痛、吞咽困难、过敏反应
6- 硫鸟嘌呤	口服给药	骨髓抑制、食欲缺乏、恶心、呕吐、腹泻、黏膜炎
托泊替康	静脉给药 鞘内注射	骨髓抑制、脱发、恶心、呕吐、腹泻、黏膜炎、类感冒症状、头痛、皮疹、肝功能异常、疲乏
长春新碱	静脉给药	脱发、深腱反射消失、便秘、下颌痛、疲乏、周围神经毒性

(3) 环境准备：对即将化疗的患儿，病房要有良好的通气条件，尽量减少探视，适当限制陪护人员。

(4) 护士自身准备：护士除了要掌握化疗药物相关知识，还要做好自我防护准备。

1) 化疗防护准备：详见本节中三、化疗防护。

2) 知识准备：应了解化疗药物的特性、药效学药动学特点，熟悉其适应证及常见用法用量，知晓其药物不良反应及其护理注意事项。

3. 给药

(1) 核对：作为高风险药物之一，化疗药物给药需要严格执行双核对，即由两个拥有化疗给药资质的医护人员分别独立进行核对，以确保实际药物与医嘱信息的一致性，包括患儿信息及药物信息。其中患儿信息应包括两种或以上具有唯一性的身份标识，如姓名、门诊号，并使用两种方法（如开放式提问、手腕带）进行核对。药物信息应包括名称、剂量、浓度、用法、途径等，与化疗方案及医嘱一致。对于联合用药的化疗方案，应尤其关注不同药物的给药顺序、用药途径。

⑵ 掌握正确的给药途径：化疗药物可经口服、静脉、皮下、肌内等途径给药。应尽量避免同时携带同一患儿的不同途径的化疗药物到患儿床旁，如静脉输注、肌内注射，以避免给药差错。不同途径给药的注意事项如下。

1）口服给药：部分化疗药物可经口服摄入，如泼尼松、羟基脲等。口服化疗药物的剂型包括液体、药片或胶囊。由于年龄特点，部分儿童即使吞咽功能正常、能吞咽水和食物，也会出现无法吞咽药片或胶囊药物的问题。对于此类患儿，应与医生讨论，是否更换剂型；或咨询药师，可否碾碎药片或打开胶囊，加入液体制成混悬液，以帮助患儿服药。如果口服给药后 30~60 分钟，患儿发生呕吐（vomit），应仔细查看呕吐物中是否含有药物，并及时通知医生考虑是否需要重新开具医嘱。

2）静脉给药：一些化疗药物可进行直接静脉注射、间歇输注或持续输注。无论是何种静脉注射方式、选择外周静脉通路还是中心静脉导管，静脉给药均应注意以下要点。①根据药物特性选择合适的输液通路器材，如避光型、精密过滤型；②在连接静脉化疗药物之前，应先用生理盐水或电解质溶液预充输液通路，以避免排气时药液丢失、污染环境；③所有输液通路及针筒均需配备 Luer-lock 螺旋接口（图 5-39-5），以确保静脉通路安全密闭、避免输液过程中脱开或外溢；④对已建立的静脉通路，应使用生理盐水冲管、检查回血，观察有无疼痛、肿胀等异常主诉，以确认管道通畅；⑤给药前后可以将纱布和/或防水衬垫置于静脉通路连接处，以尽可能地减少化疗药物液滴污染皮肤或周围组织；⑥由于腐蚀性静脉药物的外渗可能引起严重后果（如组织坏死、瘢痕、功能丧失等），给药过程中应尤其注意，其用法见表 5-39-4。用药过程中应定期评估患儿是否有外渗症状（表 5-39-5），对于特殊患儿（不能交流、神志不清、镇静等）需加强观察和监护。一旦外渗（extravasation）应立即处理（表 5-39-6、表 5-39-7、图 5-39-6）。处理完成后，护理人员应监测与静脉外渗相关的临床转归，评估患处是否有其他并发症，包括神经损伤和骨-筋膜室综合征，并记录、上报。

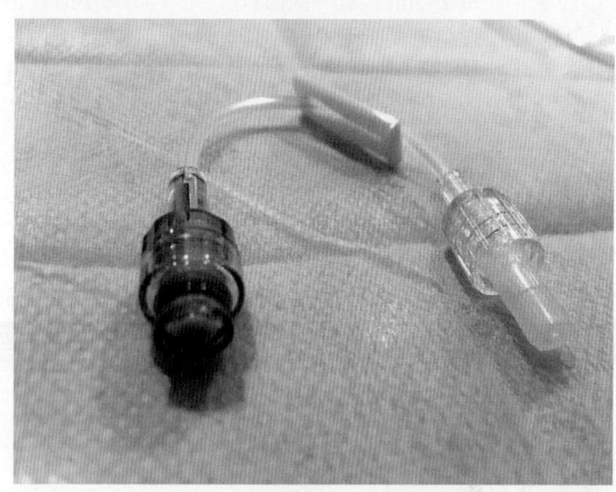

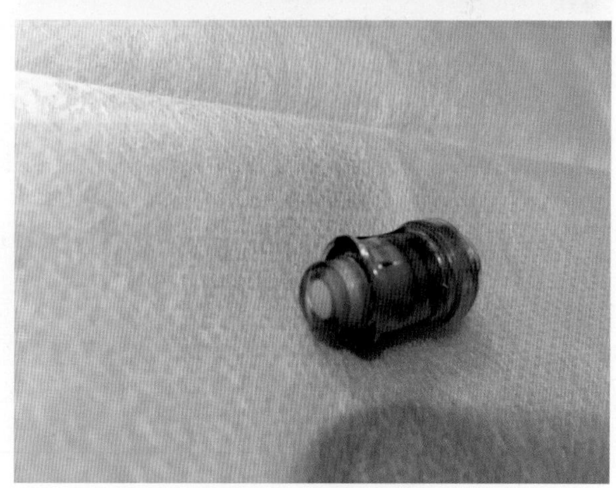

图 5-39-5　螺口连接

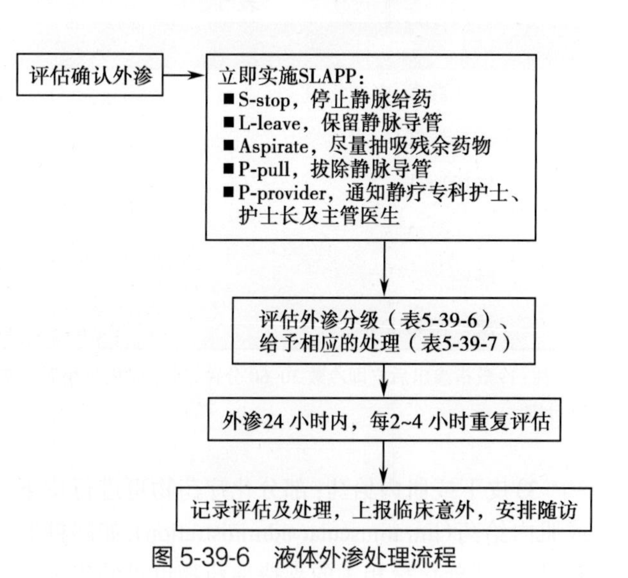

图 5-39-6　液体外渗处理流程

表 5-39-4 腐蚀性药物经静脉给药的方法

	直接注射	间歇输注	持续输注
输注时间	<5 分钟	15~90 分钟	数小时至数日
给药前	若经外周静脉给药，应建立新的静脉通路 给药前应检查回血，并用生理盐水冲洗。若冲洗通畅但无回血，不能经此通路给予腐蚀性药物		
给药中	每 2~5ml 检查一次回血 评估患儿有无静脉穿刺点疼痛	每小时评估一次静脉穿刺点 确认回血 定期评估患儿有无静脉穿刺点疼痛	每小时评估一次静脉穿刺点 确认回血 定期评估患儿有无静脉穿刺点疼痛
给药后	检查回血并记录 使用生理盐水冲洗外周或中心静脉导管，并再次评估外周或中心静脉导管周围组织，检查有无外渗症状和体征		

表 5-39-5 静脉外渗的典型症状

症状	体征
烧灼感、针刺感或其他类型疼痛	无回血
不适感	周围组织红肿、水疱、溃疡、坏死，或者变冷、发白
瘙痒	置管处渗液

表 5-39-6 静脉外渗分级标准

级别	临床标准
0	无任何临床症状
1	皮肤苍白，水肿<2.5cm，皮肤触冷，伴或不伴疼痛
2	含第一阶段，水肿在 2.5~15cm
3	含第二阶段，水肿>15cm，轻度 ~ 中度疼痛，可能伴麻木感觉；任何刺激性药物或血制品的外渗
4	含第三阶段，皮肤紧绷、渗漏、变色、瘀斑或肿胀，较深的凹陷性水肿，循环受损，中至重度疼痛；任何腐蚀性药物的外渗

表 5-39-7 常见腐蚀性 / 刺激性化疗药物的外渗处理

药物	冷 / 热敷	拮抗剂
柔红霉素、多柔比星	冷敷	二甲基亚砜
长春新碱、长春地辛	热敷	透明质酸酶
依托泊苷	热敷	透明质酸酶
异环磷酰胺	冷敷	硫代硫酸钠
顺铂	冷敷	硫代硫酸钠
放线菌素 D	冷敷	无

注：冷敷指渗出后立即冷敷 30~60 分钟，24 小时内每小时冷敷 15 分钟；热敷指渗出后立即热敷 30~60 分钟，24 小时内每小时热敷 15 分钟。

3）皮下或肌内给药：部分化疗药物可进行皮下或肌内给药（intramuscular administration），如阿糖胞苷，另外部分化疗相关的支持性药物也可经皮下给药，如集落细胞刺激因子。需谨记，刺激性或腐蚀性药物严禁经皮下或肌内给药。可根据药物剂量选择不同的注射部位（表 5-39-8）。皮下或肌内给药时，应尽量降低患儿疼痛，如涂抹表面麻醉软膏（注射前1小时）或冷敷（注射前10~20分钟）；根据患儿年龄及体重尽可能地选择最小针头；若同种药物因剂量分为2个针筒（如1剂门冬酰胺酶可能分为2支针筒），应使用同一个针头、仅更换针筒的方式给药。若患儿存在血小板减少的问题，拔针后应按压注射部位至少5分钟，以降低血肿概率。

表5-39-8 不同部位进行肌内注射的最大药物容量

部位	婴儿	儿童或青少年
三角肌	0.5ml	0.5~1.0ml
股外侧肌	0.5ml	2.0ml
臀中肌、臀小肌	0.5ml	2.0ml
臀大肌	不推荐	2.0ml

4. 给药后

（1）监控、记录和处理不良反应：儿童血液肿瘤护理人员的一项重要任务就是要识别潜在的化疗相关的不良反应，评估其严重程度，并及时采取预防和护理措施。不同化疗药物、方案引起的不良反应差异很大，常见化疗药物的不良反应见表5-39-3。一些不良反应较轻微，但还有一些不良反应，如骨髓抑制（bone marrow suppression），则可能非常严重，甚至需中断或改变化疗方案。同时，一些不良反应，如脱发，是暂时性的，但另一些不良反应，如听力损失，则对患儿产生持久影响。作为识别和记录不良反应的一线人员，护理人员需要采用标准化的不良反应评估表，如美国国立癌症研究所研制的通用不良事件术语标准（National Cancer Institute-common terminology criteria adverse events，NCI-CTCAE）（表5-39-9），以更精确地描述和记录化疗相关不良反应。对于8岁及以上患儿，护理人员还可以使用儿童自我报告版不良事件术语标准（pediatric patient-reported outcomes version of the common terminology criteria for adverse events），以鼓励患儿参与不良反应的评估、报告和管理，同时，护理人员还肩负着不良反应相关的健康教育职责，以指导患儿和家属了解、控制不良反应，知晓相应的就医指征。常见的不良反应包括以下几类。

表5-39-9 常见不良反应的NCI-CTCAE分级（4.0版）

不良反应	分级及标准
贫血	1级：血红蛋白为10.0g/dl至正常值下限
	2级：血红蛋白为8.0~10.0g/dl
	3级：血红蛋白为6.5~8.0g/dl，需要输血治疗
	4级：危及生命，需要紧急治疗
血小板减少	1级：血小板计数为$75.0\times10^9/L$至正常值下限
	2级：血小板计数为$(50.0\sim75.0)\times10^9/L$
	3级：血小板计数为$(25.0\sim50.0)\times10^9/L$
	4级：血小板计数为$<25.0\times10^9/L$
中性粒细胞减少	1级：中性粒细胞计数为$1.5\times10^9/L$至正常值下限
	2级：中性粒细胞计数为$(1.0\sim1.5)\times10^9/L$
	3级：中性粒细胞计数为$(0.5\sim1.0)\times10^9/L$
	4级：中性粒细胞计数$<0.5\times10^9/L$

续表

不良反应	分级及标准
恶心	1 级：食欲缺乏，暂未改变饮食习惯
	2 级：口服摄入减少，暂无明显的体重减轻、脱水或营养不良
	3 级：经口摄入热量及液体显著不足，需要管饲、胃肠外营养或住院治疗
呕吐	1 级：24 小时内 1~2 次呕吐（间隔 5 分钟及以上）
	2 级：24 小时内 3~5 次呕吐（间隔 5 分钟及以上）
	3 级：24 小时内 ≥ 6 次呕吐（间隔 5 分钟及以上），需要管饲、胃肠外营养或住院治疗
	4 级：病情威胁生命、需急救
	5 级：死亡
黏膜炎	1 级：无症状或轻症；无需治疗
	2 级：中度疼痛；不影响经口进食
	3 级：重度疼痛；影响经口进食
	4 级：危及生命；需要紧急治疗
	5 级：死亡
腹泻	1 级：与基线相比，大便次数增加每天 <4 次；造瘘口排出物轻度增加
	2 级：与基线相比，大便次数增加每天 4~6 次；造瘘口排出物中度增加
	3 级：与基线相比，大便次数增加每天 ≥ 7 次；大便失禁；需要住院治疗；与基线相比，造瘘口排出物重度增加；影响个人日常生活活动
	4 级：危及生命；需要紧急治疗
	5 级：死亡
便秘	1 级：偶然或间断性出现；偶尔需要使用粪便软化剂、轻泻药、饮食习惯调整或灌肠
	2 级：持续症状，需要有规律地使用轻泻药或灌肠；影响功能性日常生活活动
	3 级：需手工疏通的顽固性便秘；影响个人日常生活活动
	4 级：危及生命；需要紧急治疗
	5 级：死亡
过敏反应	（无 1 级、2 级）
	3 级：有症状的支气管痉挛伴或不伴有荨麻疹；需要肠外治疗；血管性水肿 / 过敏性水肿；低血压
	4 级：危及生命；需要紧急治疗
	5 级：死亡

1）骨髓抑制（bone marrow suppression）：即骨髓功能的抑制状态，是最常见的化疗限制性毒性，会引起贫血、血小板减少和中性粒细胞减少，相应的护理见本章第 1 节症状护理。化疗及放疗均能产生骨髓抑制，而一些药物，如细胞因子，可刺激骨髓产生特定的血细胞成分。

2）恶心、呕吐：恶心、呕吐是最常见和最痛苦的化疗不良反应之一。不同化疗药物导致恶心、呕吐的严重程度不同（常见化疗药物致吐性分类见表 5-39-10），恶心、呕吐的护理见本章第 1 节症状护理。

表 5-39-10　常见化疗药物致吐性分类

致吐性	常见药物
高(>90%)	顺铂、氮芥、链脲霉素、环磷酰胺(用量≥1 500mg/m²),卡莫司汀、达卡巴嗪、放线菌素 D
中(30%~90%)	奥沙利铂、阿糖胞苷(用量>1g/m² 时)、卡铂、异环磷酰胺、环磷酰胺(用量<1 500mg/m² 时)、多柔比星、柔红霉素、表柔比星、伊达比星、伊立替康
低(10%~30%)	紫杉醇、多西他赛、米托蒽醌、拓扑替康、依托泊苷、培美曲塞、甲氨蝶呤、丝裂霉素、吉西他滨、阿糖胞苷(用量≤1g/m² 时)、氟尿嘧啶、硼替佐米、西妥昔单抗、曲妥珠单抗、利妥昔单抗、巴利昔单抗
极低(<10%)	贝伐珠单抗、博来霉素、白消安、克拉屈滨、氟达拉滨、长春碱、长春新碱、长春瑞滨

3)黏膜炎(mucositis):是常见的化疗剂量限制性毒性,在常规化疗患儿中的发生率约 30%~40%,而在造血干细胞移植患儿中发生率高达 76%。黏膜炎症状包括口腔黏膜、牙龈及舌头红肿、破损、溃疡,伴随症状包括味觉改变、声音嘶哑、咽痛、口唇干裂、唾液稠厚、吞咽困难。黏膜炎常于化疗第 2~5 天开始,7~14 天呈现溃疡或炎症症状,其缓解常与中性粒细胞的恢复同时发生。黏膜炎的护理见本章第 1 节症状护理。

4)腹泻(diarrhea):是大便次数增多、含水量增高的异常表现。儿童腹泻可能迅速导致脱水及电解质紊乱,因此需要尽快评估和处理。腹泻症状包括频繁、松散或水样便,伴肠鸣音亢进、腹痛、腹胀。化疗相关的腹泻通常在化疗后 24 小时内开始,2~3 天内缓解,也可能持续到 2 周。腹泻的危险因素包括易导致腹泻的药物(如顺铂、阿糖胞苷、甲氨蝶呤、多柔比星、氟尿嘧啶等),导致肠道高分泌状态的疾病(如内分泌肿瘤、细菌性内毒素、移植物抗宿主病),腹部手术、腹部或盆腔放疗,其他可能引起腹泻的药物(如抗生素、抗酸剂、止吐剂等)。腹泻会导致脱水(甚至低血容量性休克),电解质紊乱(低钾、高钙、代谢性酸中毒),营养不良等。其中脱水体征包括黏膜干燥、体重减轻、皮肤弹性降低、低血压等。腹泻的处理主要在于排除感染的可能、预防脱水、避免肛周黏膜破损、改善患儿生活质量。护理人员应评估患儿排便(色、质、量)、肠鸣音、脱水症状、肛周黏膜完整性,每天测量体重,同时应维持出入量平衡,遵医嘱给予止痉药物,鼓励高热量、富含钾离子的饮食。针对肛周黏膜,除了基本的清洁外,可以指导患儿和家属温水坐浴、使用皮肤保护剂(如新霉素软膏、液体敷料)。

5)便秘(constipation):是正常排便次数减少的现象。正常人群的便秘发生率约 2%~10%,而在肿瘤患者中可高达 50%~100%。便秘症状包括排便次数减少、大便干结、排便困难。化疗相关便秘可能延续数天或数周。便秘的高危因素包括导致梗阻的原发腹腔肿瘤、T_8~L_3 脊髓压迫、特殊药物(如长春碱类、利尿剂、吗啡、5- 羟色胺受体拮抗剂)、活动减少、钙铁补充剂等。若不缓解,便秘可能引起粪便嵌塞、肠梗阻、肠穿孔、肛裂、肛周脓肿等严重并发症。缓解便秘的措施包括适当水化、活动和高纤维饮食。若能预估便秘高风险(如反复使用长春碱类药物),可以在化疗前后预防性给予粪便软化剂或缓泻药。若便秘引起梗阻症状,需要及时手术干预。护理人员应每日评估患儿排便、肠鸣音及肛周黏膜完整性,按医嘱给予粪便软化剂或缓泻药,遵医嘱经静脉补液或鼓励多饮水,指导患儿摄入高纤维饮食,养成按时排便规律,保护肛周黏膜(避免所有直肠黏膜操作,如测肛温、灌肠、直肠栓剂),如有便秘加重、梗阻征象及时通知医生。

6)过敏反应(anaphylaxis):是机体对外源化学物产生的一种病理性免疫反应。过敏反应的症状包括局部或广泛的皮肤瘙痒、荨麻疹或皮疹,喉头水肿或支气管痉挛,胸闷,呛咳,呼吸困难,心动过速,发绀;严重者短时间内就会出现过敏性休克症状(血压下降、意识丧失、抽搐等)。常见引起过敏反应的化疗药物除了门冬酰胺酶,还包括卡铂、顺铂、依托泊苷、博来霉素、奥沙利铂、紫杉醇等。另外,血液肿瘤患儿治疗过程中使用的抗生素、血制品、两性霉素 B、单克隆抗体、生物制剂(干扰素、白介素等)也会引起过敏反应。一旦发生过敏反应,应立即停止给药,实施过敏急救措施(保持气道通畅、通知医生、获取急救设备、供氧、建立静脉通道、监测生命体征),遵医嘱给予抗过敏药(肌内或皮下注射肾上腺素、肌内注射异丙嗪、静脉推注地塞米松),如有必要加用升压药物、扩容。

(2)废物处理:见本章节第 3 节三、化疗防护。

三、化疗防护

细胞毒性药物具有致癌、致畸、生殖毒性,低剂量即可导致器官损伤的药物。由于细胞毒性药物在杀灭肿瘤细胞的同时对正常细胞也具有杀伤作用，它可能造成以下一种或几种潜在的健康问题：急性症状如恶心(nausea)、头晕、头痛，以及皮肤、眼睛和咽喉刺激症状；慢性问题如致癌性、致畸性、基因毒性、生殖毒性及器官毒性。在静脉药物的制备和运送时、排气时、给药时或换药时、医疗废弃物、细胞毒性药物外溢物、患者分泌物或排泄物的处理时，细胞毒性药物可释放到环境中，可影响医护人员、患儿、家长及整个医疗环境。可能暴露于细胞毒性药物的途径包括配置或给药时经皮肤或黏膜直接吸收，或由呼吸道吸入，直接吞食或因食品或饮料污染经口摄入。其中若腐蚀性药物(如柔红霉素、长春新碱)直接喷溅至眼部黏膜或错误地注射至静脉之外的组织，将引起严重烧伤。

美国医院药师协会(American Society of Health-System Pharmacist，ASHP)及美国国家职业安全卫生研究所(National Institute of Occupational Safety and Health，NIOSH)均建议，使用细胞毒性药物的所有场所应遵从安全防护相关指南，尽量减少不必要的化疗药物的接触机会，尽量减少医院环境被化疗药物污染的可能性，以保护医护人员、患儿及家长，以及环境。

(一) 医护人员的安全防护

我国原国家卫生和计划生育委员会发布的《静脉治疗护理技术操作规范》制定了防止细胞毒性药物侵害的操作流程，包括：使用垂直层流生物安全柜配制细胞毒性药物；在配制、给药和清理过程中使用个人防护装备(包括手套、防护服、口罩、面罩或护目镜等)(图5-39-7)；提供安全用药、贮存、运输及处理细胞毒性药物的必备器材。除此之外，美国职业安全与健康管理局(Occupational Safety and Health Administration)颁布的美国职业安全与健康法案(OSHA)对细胞毒性药物安全防护相关制度有更细致的要求，包括：建立制度，包括细胞毒性药物外溢处理流程，强制训练所有相关医护人员掌握处理细胞毒性药物的方法；监控医护人员的长期职业暴露及对该工作指南的依从性；监测物体表面(如药柜、患者床旁桌)的细胞毒性药物残留；明确细胞毒性药物暴露预防的方法，如禁止在细胞毒性药物制备和给药的地方进食、饮水、储存食物或使用化妆品；对计划妊娠、正在妊娠或哺乳的医护人员采取特殊保护，如提供不照护化疗患儿或不暴露于细胞毒性药物的岗位。

医护人员在经静脉给予细胞毒性药物时尤其要注意：严禁在环境中直接排气或直接排出多余细胞毒性药物；所有静脉管道或针筒需配备Luer-lock螺旋接口；在眼部水平线以下操作，如更换输液袋时需从输液架上取下再更换；将装有细胞毒性药物的输液袋或针筒连接至患儿的静脉导管时，使用背部防水的吸水性衬垫，以吸收可能外溢的药物；将接触过细胞毒性药物的废物(包括所有输液袋、输液皮

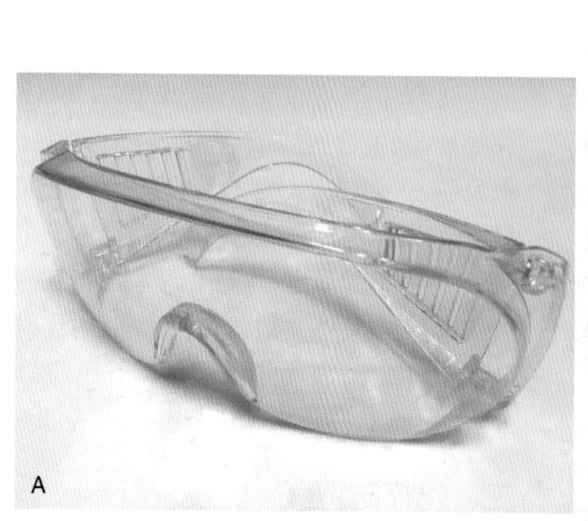

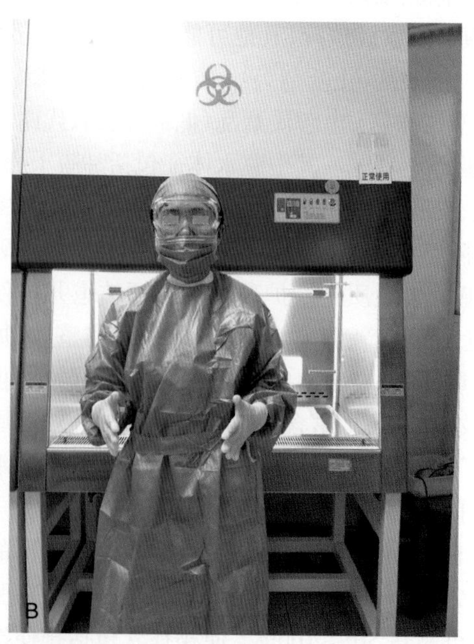

图5-39-7 化疗防护
A. 护目镜；B. 个人防护装备。

条、针筒等）丢弃于专门的细胞毒性药物废品箱内；针筒和针头应完整地丢弃于专门的防漏、防刺容器内；任何多余的细胞毒性药品（如药物泄露）需丢弃于密封袋内，再置于硬质容器内（该硬质容器应与其他细胞毒性废物一起处理）；若细胞毒性药物接触到医护人员的皮肤或衣物，应立即脱掉被污染的衣服，用皂液和水特地清洗被污染的皮肤15分钟；所有被污染的衣物应丢弃于细胞毒性药物废品箱内；若细胞毒性药物接触到医护人员的眼睛，应立即用洗眼器清洗眼睛（图5-39-8），或者使用等渗溶液洗眼，至少15分钟；若佩戴了隐形眼镜，应于清洗之前取出。

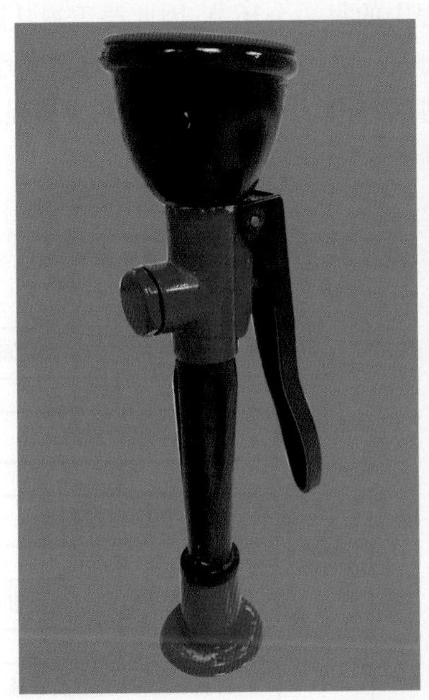

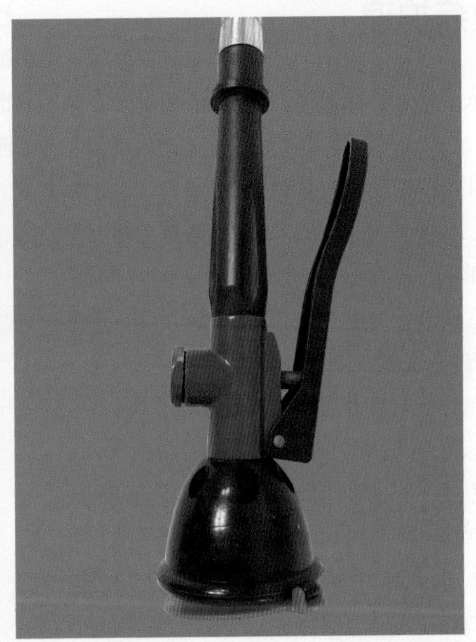

图5-39-8　洗眼器

（二）患儿和家属的安全防护

细胞毒性药物可能于化疗后的几天内，尤其是48小时内，出现在患儿的尿液、粪便、呕吐物、分泌物及其他体液中。因此应对接受细胞毒性药物静脉给药的患儿和家属进行指导：一旦观察到化疗静脉通路接口松动、脱落或渗漏，立即关上开关，并报告护士；处理纸尿裤、尿壶、便盆、痰盂或其他被任何污染的物品时戴上手套；将污染的物品放入封口袋中；将污染的布制品（如床单、枕套、衣物等）预先特殊处理后再进行常规洗涤；每天用皂液和水清洗反复利用的物品（如呕吐盆、便盆等），清洗时戴手套；使用塑料罩覆盖床垫和枕头；计划妊娠、正在妊娠或哺乳的家属应避免照顾化疗及化疗后48小时内的患儿。

（何梦雪）

参考文献

[1] CELANO P, FAUSEL CA, KENNEDY EB, et al. Safe handling of hazardous drugs: ASCO standards. Journal of Clinical Oncology, 2019, 37 (7): 598-609.

[2] EISENBERG S. USP <800>and strategies to promote hazardous drug safety. J Infus Nurs, 2018, 41 (1): 12-23.

[3] HESKETH PJ, KRIS MG, BASCH E, et al. Antiemetics: American Society of Clinical Oncology clinical practice guideline update. Journal of Clinical Oncology, 2017, 35 (28): 3240-3261.

[4] LEHRNBECHER T, PHILLIPS R, ALEXANDER S, et al. Guideline for the management of fever and neutropenia in children with cancer and/or undergoing hematopoietic stem-cell transplantation. Journal of Clinical Oncology, 2012, 30 (35): 4427-4438.

[5] REEVE BB, MCFATRICH M, PINHEIRO LC, et al. Cognitive interview-based validation of the patient-reported outcomes version of the common terminology criteria for adverse events (PRO-CTCAE) in adolescents with cancer. J Pain Symptom Manag, 2017, 53 (4): 759-766.

[6] SUNG L, ROBINSON P, TREISTER N, et al. Guideline for the prevention of oral and oropharyngeal mucositis

in children receiving treatment for cancer or undergoing haematopoietic stem cell transplantation. BMJ Support Palliat Care, 2015, 0: 1-10.

[7] WALTON AL, EISENBERG S, FRIESE CR. Hazardous drugs: legislative and regulatory efforts to improve safe handling. Clin J Oncol Nurs, 2017, 21 (2): 254-256.

第 4 节 放疗护理

儿童肿瘤大多数来源于胚胎残留细胞和中胚层组织，多数恶性程度高，浸润性生长快，转移早，单纯手术难以彻底切除，需要综合治疗。放疗(radiotherapy)在儿童肿瘤的治疗中占有重要的地位，大约 40%~50% 的儿童肿瘤需要放疗。但目前国内没有专门的儿童放疗中心，也没有系统的儿童放疗护理体系，国内外相关的文献数量有限。

近年来基于光子射线的放疗技术发展很快，三维适形放疗技术、图像引导放疗技术、调强放疗技术得到了广泛的应用，断层调强放疗技术也正在逐步地推广。肿瘤放疗专家们可以更加精准地控制射线在人体内的剂量分布，给予靶区足够剂量的同时进一步降低正常器官的剂量，从而提高肿瘤的控制率，降低毒副作用的发生率。在物理学方面，高能质子束存在特征性的 Bragg 峰，比光子照射有更明显的剂量学优势。截至目前，一些回顾性研究表明质子治疗在患者耐受力和局部控制率上有一定的优势，但缺少长期的随访数据，临床价值与重要性尚需要进一步探索与研究。

儿童肿瘤患者作为一个特殊的肿瘤患者群体，有很多特殊性。儿童患者正处于生长发育的特殊时期，相比成人对射线更加敏感，需要严格控制照射的剂量以及分割方式。年龄较小的患者心智发育不够成熟，对放疗使用的固定装置以及大型医疗设备较为恐惧，不容易配合。许多儿童患者会获得长期生存，要考虑射线对未来生长发育的影响，尤其是骨骼生长、性腺功能、智力发育和辐射致癌等问题。

放疗疗程较长，大约需要持续 4~6 周，但大多数患儿不需要长期住院治疗，因此对放疗患儿的护理工作重点为：患儿与家长放疗知识的宣教、患儿的心理护理、急性毒副作用的预防与处理和患儿家庭护理能力的培训。

一、放射治疗流程中的一般护理

(一) 放射治疗的基本流程

放射治疗的流程较为复杂，环节较多，包括患者收治、CT 定位扫描、治疗计划设计、位置校准、治疗实施和随访等。参与的工作人员有肿瘤放疗医师、物理师、治疗师和护士。放疗最终的结局取决于流程中的每一个环节，因此要重视从患儿收治开始的每一个流程的质量，以获得最大的疗效，避免和减轻毒副作用。图 5-39-9 展示的是调强放射治疗的基本流程。

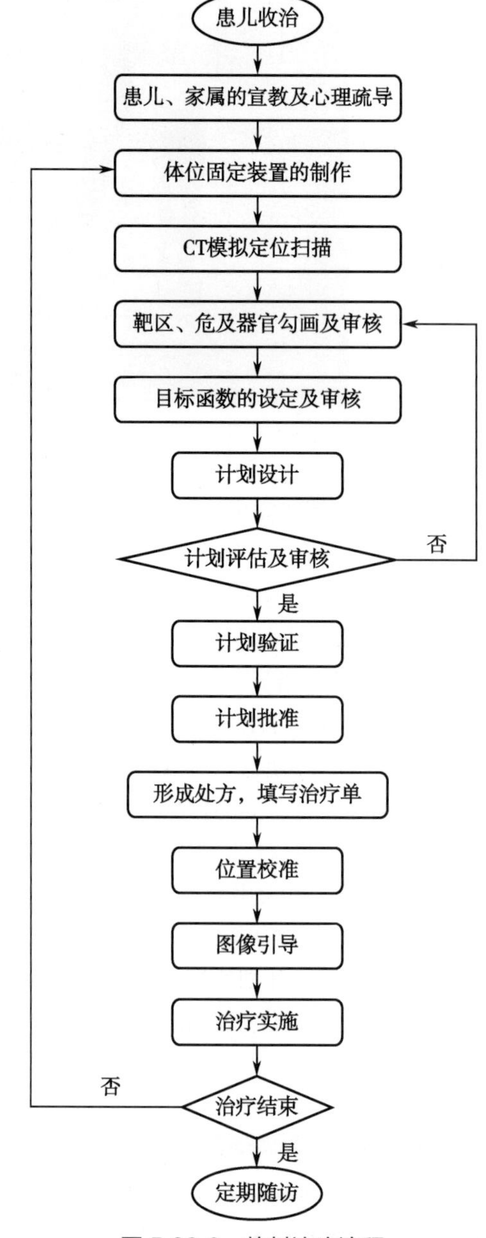

图 5-39-9 放射治疗流程

（二）患儿及家属放疗知识的宣教

放疗开始前对患儿及家属进行放疗相关知识的宣教十分重要，有助于减少患儿和家属的担心，排除恐惧，树立信心，更好地配合治疗。对于患儿的宣教不必拘泥课堂式宣教一种模式，可以多种多样，例如机房实地参观、模拟体验、画册绘本阅读等。宣教的内容一般包括以下几个方面。

1. 放射治疗的基本原理、基本流程、各种放疗设备的作用、可供选择的放疗技术。

2. 放疗科工作人员的分工以及负责的工作内容。

3. 放疗开始前和过程中，患者及家属应该做好的准备和注意事项。

4. 放疗常见的毒副作用，以及如何进行预防和处理。

5. 进行饮食指导，合理膳食，保证患儿的营养摄入。

6. 开展辐射防护知识宣教，告知辐射的危害及辐射防护的措施。

7. 进行家庭护理能力的培训，帮助家长制订家庭护理记录表，发现问题及时反馈。

8. 对放疗的费用及医保报销情况进行介绍。

9. 解答患者的疑问。

（三）放疗前的常规检查及基本情况评估

放疗开始前要对患儿进行常规检查，排除放疗禁忌证，检查的结果也可作为基数为后续放疗提供参考。通常需要进行的检查包括体重、体温、血常规、肝肾功能、血生化、心电图、影像学检查等；对患儿进行营养状况的评估，要保持患儿合理的营养摄取；对患儿进行心理状态的评估，包括患儿的认知能力、适应能力、性格及情绪特点、兴趣和爱好等。

（四）放疗环境要求

儿童患者心理和智力均处于发展阶段，对周围事物的认识感性多于理性。放疗科使用的设备体积比较庞大，有的会产生较大的噪声。因为辐射防护的要求，放疗时患儿需独自待在机房内接受治疗，这些都会给患儿带来很大压力，造成恐惧。近年来新建机房多会注重患者的心理体验，会将机房装饰成蓝天白云等较为放松的环境，但大多数是按照成人的心理设计。因此需要对科室环境进行一定的改造给患儿提供一个较为放松的治疗环境。

1. 建设专供儿童患者游戏的场地，铺设防摔地垫，提供木马、积木、绘画图板等玩具。为儿童患者的相互交流、相互鼓励创造条件，也可以作为模拟体验治疗过程的场地。

2. 提供光线较暗、温度合适、相对安静的房间，为需要在睡眠状态下进行治疗的患儿创造睡眠条件。

3. 机房内安装音响设备，播放患儿喜欢的音乐，转移注意力。安装对讲设备，工作人员和家长可以与患儿进行交流，减少孤独感。

4. 对模拟定位机、加速器等大型医疗设备和机房内饰进行卡通图案的装饰，增加亲切感。在保证设备正常运转的前提下，尽量调高室内温度。调低室内灯光的亮度，避免直射患儿的眼睛。

（五）患儿准备

1. 放疗开始前需要为患儿进行一次洗浴，放疗开始后洗浴会造成体表标记线颜色的减退，并且会加重皮肤反应。

2. 为患儿准备宽松、舒适、纯棉的贴身衣物，减少对照射区域皮肤的摩擦。每次治疗时保持相同的着装，有利于摆位的重复性。

3. 头颈部治疗的患儿，定位前需理成短发。长头发会影响体位固定的效果。头颅照射会引起脱发，造成热塑面罩与头颅吻合不良，降低摆位精度。

4. 头颈部照射的患儿需要摘除所有的饰品，如发卡、项链、眼镜等。

5. 头颈部患者定位前需要到口腔科就诊，消除口腔炎症，提前治疗龋齿，拔除残根。

6. 需要在睡眠状态下进行治疗的患儿，要提前调整睡眠习惯，让患儿的睡觉时间与治疗时间一致。科室也尽量安排患儿在午后治疗。

7. 放疗开始前组织患儿参观治疗室，熟悉治疗环境，允许患儿选择一个地方放置毛绒玩具来陪同放疗。

（六）体位固定

1. 患者体位及固定装置的选择　儿童放疗通常会选择仰卧位，仰卧位相对于其他体位更舒适，患儿更容易接受，仰卧位受呼吸的影响较小，靶区的位置更加稳定。少数患者因脊柱畸形、关节活动受限或因疼痛引起的强迫体位，可以使用膝垫、真空垫或发泡胶等器材进行辅助。根据患儿的年龄、照射部位、身体状况、对体位固定装置束缚的耐受程度，选择合适的体位固定装置进行固定。常用的体位固定装置有以下几种。

（1）真空负压垫：真空负压垫常用于患儿全身姿

势固定。优点是制作的速度快,5分钟之内完成;可以多次进行调整;制作过程不会发热,患儿无不适感觉。缺点是对身体有较大曲度的填充能力不如发泡胶;不能进行裁剪;一旦漏气需要重新制作,重新定位。适用于年龄较小、可以正常仰卧平躺和需要在睡眠状态下进行治疗的患儿(图5-39-10A)。

(2)发泡胶:发泡胶的制作过程是将两种材料混合均匀后倒入防水透气的布袋中,自动发泡,发泡胶会填充到人体与床面之间的缝隙中,常用于对患儿进行全身姿势固定。优点是可以对身体曲度进行充分的填充,尤其是不能正常仰卧平躺的患儿,可以进行很好的固定;制作完成后可以随意切割修正;切割修正后可以附加低温热塑材料进行固定;不存在漏气的问题。缺点是制作中会发热,年龄较小的患儿很难接受;冷却的时间较长,需要10~15分钟;一次性制作,对技师的技术要求较高。在头颈部、四肢关节较为灵活的部位和患儿有强迫体位的情况下,进行固定有优势(图5-39-10B)。

(3)低温热塑材料:低温热塑材料是一种记忆塑料,根据固定的部位不同,加工成不同形状与型号,常用的有面膜、头颈肩膜、颈胸膜和体膜。在70℃的热水中浸泡变得柔软可任意拉伸,覆盖在患儿身上,制作成与患儿身体轮廓相吻合的形状,冷却至常温状态时,形状固定保持不变。儿童具有好动的性格,因此清醒状态下的患儿只要可以耐受,均需要使用低温热塑材料进行体位固定,限制患儿的不自主运动(图5-39-10C)。

2. 体位固定装置制作时的注意事项 体位固定是患儿进入放疗流程的第一步,大多数患儿不容易接受固定材料的束缚,产生恐惧心理,表现出哭闹、挣扎、反抗等行为,很难配合医务人员的操作,尤其是进行头颈部固定时,表现得更为突出,在进行体位

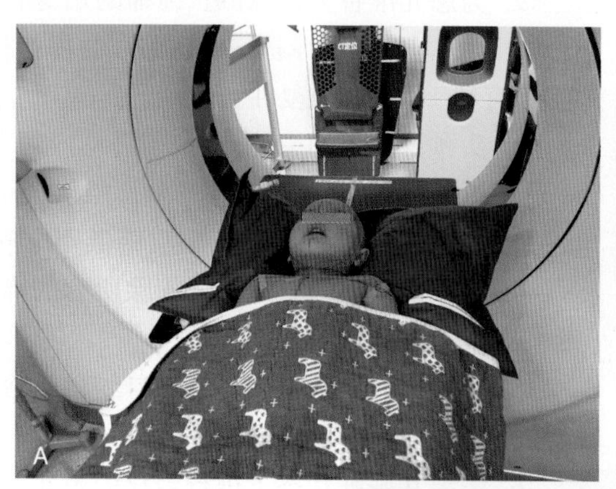

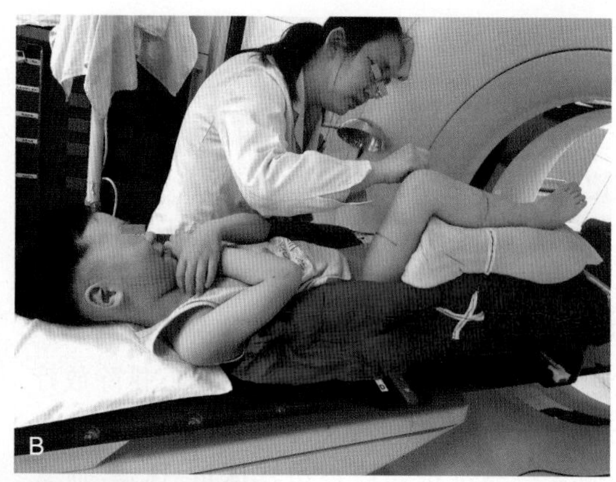

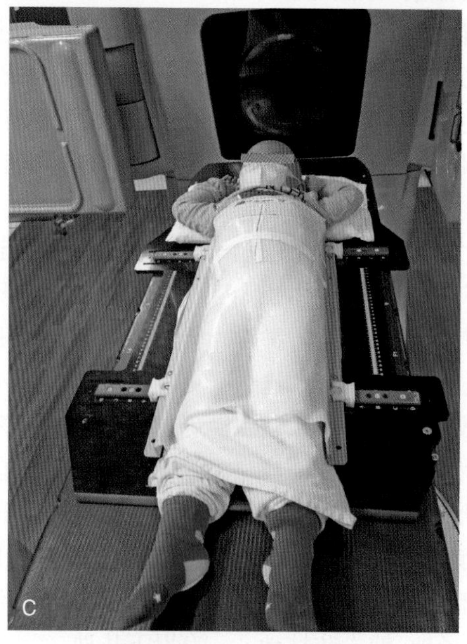

图5-39-10 体位固定
A. 真空负压垫固定;B. 发泡胶固定;C. 低温热塑材料固定。

固定装置制作时应注意以下几点。

(1)心理诱导：以往国内外对儿童患者多采用静脉全麻下开展放疗，不但会产生一些副作用，也会带来经济和心理压力。近年来有研究表明良好的心理诱导可以满足摆位的需要。国内有的医院也专门聘任心理工作者对放疗患儿进行心理诱导，减少催眠药物的使用。对年龄较小的患儿实在无法配合，不可以在哭闹状态下强制进行体位固定，可以采用水合氯醛保留灌肠的方法，减轻恶心、呕吐的症状，灌肠时肛管插入深度建议为17~22cm，到达乙状结肠位置，插入太短容易刺激直肠壁压力感受器，快速引起便意。体位固定装置制作时工作人员要有耐心，操作前要跟患儿有所沟通，让患儿有所准备，保持身体处于放松状态。固定材料制作完成后，医务人员可以同患儿一起欣赏或装饰固定装置，让患儿熟悉和接受固定装置，减轻后续治疗的恐惧。

(2)做好内脏器官的准备：盆腔放疗需要排空直肠，充盈膀胱，来减少膀胱和直肠的受照体积。肠胀气的患儿可以增加运动量，给予腹部按摩增加排气。便秘的患儿可以在放疗开始前给予开塞露通便。需要憋尿的患儿要控制患儿的饮水和憋尿时间，有条件的医院使用超声来监测尿量，可以更精确地控制膀胱的充盈程度。也有学者建议通过导尿管灌注37℃的生理盐水来控制膀胱的充盈度，保持靶区位置的稳定性，但需严格的无菌操作，防止感染。

(3)各种插管的处理：头颈部放疗需要注意患儿是否有气管切开，如果有金属插管需要提前更换成塑料插管。制作低温热塑材料前，使用单层纱布覆盖造瘘口，防止水滴流入造瘘口。将气管插管对应的低温热塑材料处挖孔，制作时要小心操作，避免碰触气管插管，引起患儿不适。患儿身上的其他插管，例如鼻饲管、引流管、造瘘口均需在体位固定前进行规划放置，并拍照记录，指导后续治疗参照摆放。

(七) CT模拟定位扫描

CT模拟定位扫描的图像用于放疗计划设计，后续每次治疗患儿的体位均要与扫描时保持一致。患儿家长可以陪同患儿一起进入扫描室，帮助患儿做好准备工作，摆好体位，佩戴体位固定装置，采取必要的安抚措施，使患儿处于相对放松的状态。因为辐射防护的要求，扫描时患儿需要独自待在扫描室中，患儿家长可以通过观察窗观察患儿，并通过对讲系统与患儿交流。如有个别患儿确实需要家长在扫描室内陪同，需要给家长穿戴铅衣、铅帽、铅围脖等辐射防护用品，并且家长要远离扫描架，通过牵绳或抚摸患儿的脚部来安抚患儿。患儿扫描时对扫描野外的射线敏感区域也要采取必要的辐射防护措施(图5-39-11)。

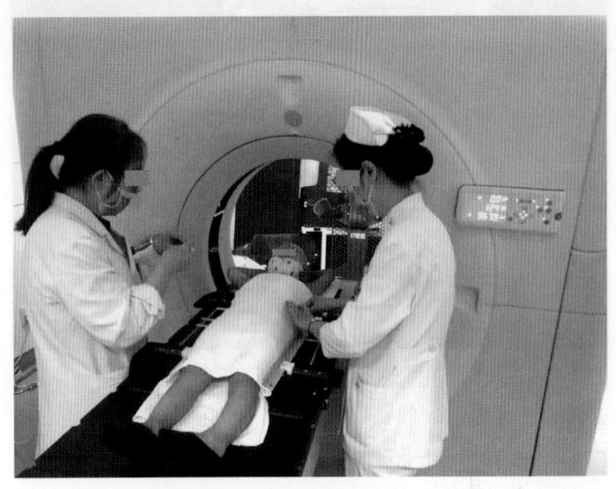

图5-39-11　CT模拟定位

(八) 放疗实施

1. 常规放疗分割方式一般为每日1次，每周5次，一般建议将患儿的治疗时间集中安排在午后。这样的安排主要考虑部分较小的患儿可以利用午后睡觉的时间进行治疗；患儿可以集中玩耍，相互交流，相互鼓励；护士可以集中组织模拟体验，增进患儿对放疗各个流程的了解，可以让患儿更快地适应体位固定装置，适应独自待在治疗室，学会通过对讲系统与工作人员交流。

2. 放疗应用的射线是医用电子直线加速器产生的高能射线(图5-39-12)，照射时治疗室内不允许有家长陪同。

3. 治疗实施过程中要对患儿进行必要的束缚，防止坠床。通过监视系统观察患儿，一旦有移动、挣扎、翻身等动作要立即停止出束，进入治疗室处理。

4. 治疗期间如果患儿的状态相比定位时有较大放松，或者短期内体重变化较大，造成体位固定装置过松或过紧，应进行机载影像系统的扫描配准，误差超出允许范围的应重新制作体位固定装置，重新定位。

5. 遵医嘱每周提醒患儿家长抽血化验血常规、肝肾功能、血生化等。查看患儿照射区域的皮肤、黏膜是否有放射反应，了解患儿家属是否正确进行毒副作用的预防和处理。询问家长患儿的大小便、饮食、体温、体重和睡眠状况，是否有恶心、呕吐、腹泻的症状。

6. 放疗结束后，嘱咐患儿及家长需继续进行放疗毒副作用的预防和处理，定期放疗科随诊。

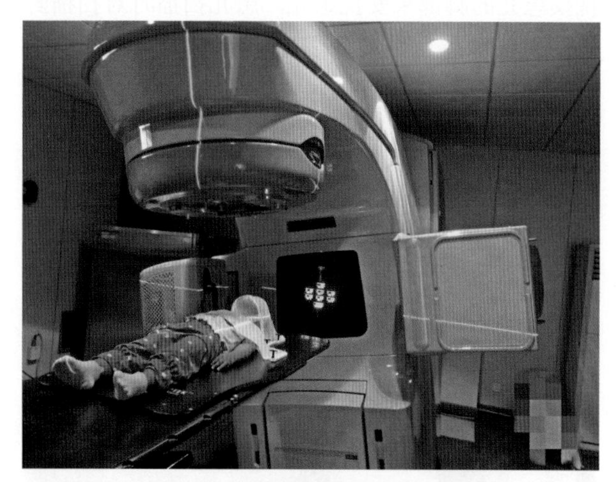

图 5-39-12 放疗实施

二、常见急性放疗毒副作用的护理

放射治疗的毒副作用的发生与照射区域内的组织类型、照射的体积和剂量相关。为了减轻急性放疗反应，避免发生严重的放疗损伤，需要在放疗决策和计划设计阶段，对正常器官进行严格的剂量限制，在放疗实施过程要精确摆位，精确治疗，尽管如此放疗反应依然是不可避免的。放疗毒副作用可分为急性毒副作用和迟发性毒副作用。儿童患者身体代谢旺盛、细胞更新快，毒副作用发生的相对较早且严重，恢复相对也较快，因此在放疗决策时应适当考虑降低儿童患者的分割剂量。目前主要参照 RTOG 急性放射损伤分级标准和 RTOG/EORTC 晚期放射损伤分级方案进行放疗毒副作用的分级评价。

(一) 全身反应的护理

肿瘤患儿放疗后的数小时或 1~2 天后，会出现一系列的全身反应，包括精神不振；食欲减退、恶心、呕吐、腹泻等消化系统症状；以白细胞、血红蛋白、血小板减少为主要表现的骨髓抑制症状；表现为皮肤瘙痒、丘疹样荨麻疹等症状的皮肤过敏反应；以及免疫功能低下。尤其在照射面积较大或腹部照射时更为明显。

1. 放疗前应避免进食，以免造成条件反射性厌食，照射完成 30 分钟后可进食。遵医嘱放疗时保持空腹或饮定量的水或牛奶，来调节胃部的充盈状态。

2. 加强患儿营养摄入，进食易消化、高蛋白、高热量、高维生素、低脂肪的食物，少食多餐。提供适合患儿口味、多样化的食品，必要时营养科就诊。

3. 保持病房安静整洁，减少探视，避免患儿到公共场所，预防感染。

4. 遵医嘱予以升白细胞的药物，每周复查一次血常规，监测白细胞计数。

5. 鼓励患儿多饮水，多排尿，有利于排出体内毒素，减轻全身反应。

6. 鼓励患儿参与各种游戏、阅读书籍、听音乐、观看影视节目等，有利于转移注意力。劳逸结合，提醒患儿注意多休息，保持充足的睡眠。

(二) 皮肤反应的预防与护理

皮肤反应是放疗常见的急性毒副作用，成人放疗患者中大约 47% 以上的患者会出现Ⅱ级以上的皮肤反应，其中湿性脱皮的发生率在 10%~15%。现代放疗设备使用高能 X 射线进行治疗，最大剂量沉积在皮下 0.5~4.0cm，表皮反应通常限于干性脱皮、色素沉着以及头皮脱发等。常规放疗总剂量 60~66Gy 可见Ⅱ级皮肤反应，颈部治疗或表浅肿瘤治疗时皮肤剂量较高可能会发生更为严重的湿性脱皮。

1. 对患儿和家属进行皮肤反应预防及护理知识的宣教。遵医嘱用药，可以使用油剂、膏剂、激素类药物、中药、重组人表皮生长因子等。不可以使用肥皂清洗照射区域。不可以私自使用化妆品或其他刺激性或含有重金属的药物涂抹。注意放疗前 4 小时不可涂抹膏剂，以防药膏没有得到充分吸收，充当剂量建成层，增加皮肤剂量，加重皮肤反应。有些学者不提倡在放疗前较短时间内应用重组人表皮生长因子，因为刺激表皮生长活跃会造成表皮对射线更加敏感。

2. 注意给患儿穿着柔软、透气的棉质衣服，避免硬质衣物对照射区域皮肤的摩擦，保持皮肤清洁干燥，避免患儿大量出汗。户外活动时，夏天注意防晒，冬天注意防冻。

3. 每周为患儿修剪一次指甲，并磨光，嘱咐患儿皮肤瘙痒时不要抓挠，年龄较小的患儿睡觉时可戴手套，防止抓挠。皮肤瘙痒时可涂抹 0.2% 的薄荷淀粉、维生素 AD 软膏或用手指轻轻拍打。

4. 头皮照射引起脱发会对患儿造成心理影响，特别是喜欢长发的女孩，可以佩戴假发。一般在治疗结束后 3~6 个月，新发大多数会重新长出。

5. 长期卧床的患儿，注意选择柔软透气的床垫，保持皮肤的清洁干燥，每 2 小时翻身一次，防止压疮。

(三) 口腔不良反应的预防与护理

头颈部放疗照射范围包含口腔时，会造成口腔黏膜反应，舌头溃疡，唾液腺功能受损，需要做好预防与护理。治疗开始前需要口腔科就诊，消除口腔炎症、拔除残根，治疗龋齿。牙床经过照射后，拔牙易出血，发生感染，严重时会导致颌骨坏死。定位扫描时可以使用口含器将不需要照射的口腔黏膜或舌体推离高剂量区，减少受照体积和剂量。常规分割模式下，照射剂量达到10~30Gy可出现口腔黏膜损伤，2~3周时最为严重，表现为口腔疼痛，口腔局部黏膜或舌体一侧糜烂出血，白膜形成。

1. 保持口腔清洁　进食前后充分含漱2~3分钟。每天使用软毛牙刷刷牙3~5次，每日使用漱口液漱口5~6次。漱口液的种类很多，可以使用1/4 000呋喃西林溶液、生理盐水漱口，也可以遵医嘱在漱口液中增加甲硝唑溶液抑制厌氧菌，碳酸氢钠改变口腔酸碱环境，利多卡因止疼和地塞米松激素类药物。

2. 减轻口干症　腮腺受照大约1周后唾液分泌量减少且黏稠，会导致口干，味觉发生改变。鼓励患儿多次小口饮水，增加漱口次数，湿润喉咙部减少不适。要嘱咐患儿经常做吞咽动作，刺激唾液腺的分泌。应对口干症常用的有人工唾液、催涎剂、中医中药、针灸及药膳等对症治疗措施。日常避免进食刺激性食物，增加流质饮食。

3. 加强鼻咽部冲洗　鼻咽癌患儿要使用鼻咽冲洗器进行鼻咽冲洗，每日2~3次，使用37℃左右的生理盐水冲洗鼻咽，减轻局部炎症。鼻腔干燥时用薄荷油滴鼻。鼻黏膜水肿时用麻黄碱液滴鼻。

4. 指导患儿进行张口、鼓腮和叩齿运动　张口至最大，坚持5秒钟，然后闭口鼓腮，坚持5秒钟，排出气体。上下牙齿轻叩10次，同时将舌前伸、后缩、左右运动。每日坚持运动5~6次，每次3~5分钟，来锻炼咬合力，并通过增加鼓室压力，减轻耳部并发症。

5. 指导患儿进行摇头耸肩运动和穴位按摩　上下、左右缓慢点头、摇头，上下点头为一个八拍，左右摇头为一个八拍，每天运动2次，每次2~4个八拍，预防颈部关节肌肉纤维化引起的颈部发紧及活动受限。轻轻按摩颊部、颞颌关节、耳郭、颈部肌肉，舒筋活络，通利关节。

（四）颅内高压症的预防与护理

1. 颅内高压症（intracranial hypertension）的主要表现　髓母细胞瘤、生殖细胞瘤、室管膜瘤、颅咽管瘤等颅内肿瘤的放疗多应用全脑或全脑全脊髓照射技术。当放射量达到10~15Gy时，脑细胞受到放射线的损伤，细胞膜的通透性发生改变，导致脑水肿，使颅内压增高。颅内高压症是全脑或全脑全脊髓照射的常见并发症，需要在医生的指导下使用激素和甘露醇等脱水药物进行预防和治疗，避免发生脑疝导致严重后果。儿童患者表达能力有限，需加强家长的知识宣教，密切观察患儿的神志、生命体征和瞳孔变化，及时向医生反馈。颅内高压症大多数发生在放疗后1~7天。主要表现为头痛、呕吐和视神经乳头水肿的颅内压增高三联症，具体表现如下。

（1）头痛：患儿出现头痛，且在咳嗽、弯腰、低头时加重。慢性颅内高压症的患儿可出现频繁的呕吐而无明显头痛。急性颅内高压症患儿，头痛剧烈，如剧烈头痛伴有频繁的呕吐和烦躁常是脑疝的前期症状。

（2）呕吐：患儿表现为突然出现的喷射性呕吐，呕吐前常无恶心感觉，与饮食无关，呕吐后头痛减轻。胃肠反应所致呕吐常伴有恶心感，与饮食有一定的关系，为非喷射性呕吐。

（3）瞳孔变化：颅内压增高早期常表现为双侧瞳孔缩小，然后进行性扩大，对光反射迟钝或消失。如一侧瞳孔缩小或散大，对光反射迟钝或消失，对侧肢体瘫痪，有去大脑强直表现，常提示脑疝形成。双侧瞳孔大小不等或忽大忽小可能是脑疝的早期症状。

（4）生命体征（vital sign）：生命体征常无太大变化。颅内高压症的早期血压升高，脉搏徐缓，呼吸变慢，可有中枢性发热；后期呼吸浅促，不规则，脉搏逐渐变弱，体温、血压下降。偏瘫患儿测血压应注意在健侧肢体测量。

（5）精神状态：急性颅内高压症的患儿可出现嗜睡，反应迟钝，逐渐昏迷。慢性颅内高压症，患儿可随病情发展，可出现表情淡漠或呆滞。

（6）头颅表现：部分颅内高压症的患儿会出现骨缝分离，导致头颅增大，有破壶音。术后的患儿，颅骨开窗部分会局部隆起。

2. 颅内高压症的日常护理　颅内肿瘤患儿情况比较复杂，除颅内高压症以外，还会出现其他症状，如肢体瘫痪、躁动、谵妄（delirium）等精神症状，还会出现记忆力减退、计算力下降、定向力与理解判断力障碍等，也会有癫痫发作，护理过程要注意病情进展，做好预防与及时处理。

（1）保持病房安静整洁，光线柔和，减少探视，保证患儿充分休息，护理动作轻柔，保持患儿心情平静，避免情绪激动。

(2) 患儿卧床时床头抬高 15°~30°，避免颈部扭曲，胸部受压，有利于颅内静脉回流和脑脊液的吸收。

(3) 遵医嘱应用地塞米松和 20% 的甘露醇，每分钟 120 滴，进行脱水治疗，根据症状的严重程度，每隔 6~8 小时可重复使用。滴注时要防止药液渗出造成皮下组织坏死。恶心、呕吐的患儿除了给予脱水治疗外，可以给予异丙嗪 12.5~25.0mg 肌内注射，可起到镇吐和镇静的作用。用药后应限制输液或饮水量，记录 24 小时出入量，防止发生水、电解质紊乱。也可以采取亚低温治疗，有研究表明表面体温每下降 1℃脑耗氧量下降 5%~6%，同时给予吸氧。

(4) 预防并积极治疗感冒，防止肺部感染，避免剧烈咳嗽，减少翻身、吸痰等常规护理的次数，以免加重颅内高压症。

(5) 给予患儿富含纤维素的食物，保持排便通畅，避免用力排便。少食多餐，限制钠盐摄入。病情严重不能进食者，应及时给予肠外营养补充，每日的补液量不宜超过 2 000ml，滴速要慢，以防加重脑水肿。

(6) 减少体力活动，患者外出、去卫生间、下床活动时需要有人陪护，防止跌倒或走失，出现焦躁不安时需要增加床栏，以防坠床。

(五) 骨髓抑制的预防与护理

年长的儿童与成年人的扁平骨、不规则骨和长骨的近端具有较为旺盛的造血功能，当受到一定剂量的照射后会出现骨髓抑制。放疗开始前要化验 1 次血常规，放疗开始后每周查 1 次，当白细胞低于 3.0×10^9/L 或中性粒细胞低于 1.5×10^9/L、血小板低于 60×10^9/L、血红蛋白低于 80g/L 时应暂停放疗，及时注射粒细胞集落刺激因子和促血小板生成素等。注意采取预防感染措施，尽量不要带患儿去人群聚集的地方，保持室内清洁，每天开窗通风 2 次，每次 30 分钟。每日监测体温 2 次，填写体温记录表。减少探视，患者、医务人员及家属要佩戴口罩，给予空气及地板消毒，警惕继发感染。观察患儿全身皮肤有无皮下出血和皮下瘀斑，有无口腔溃疡、牙龈出血(gingiva bleeding)等症状。

(六) 放射性食管炎的预防与护理

肺部及纵隔区肿瘤的放疗常会引起放射性食管炎，一般表现为咽下或胸骨后区疼痛，进食时尤为明显。一般放疗开始后 2~4 周出现，慢性阶段会出现食管狭窄。采用较为先进的调强放疗相比常规放疗可以降低食管的受照剂量，降低放射性食管炎的发生率，患儿放疗前饮用冰激凌或凉酸奶，降低食管温度，从而降低食管黏膜对放射线的敏感性，可能会减轻食管反应。食用 30~40℃半流质饮食，随症状加重的吞咽困难可改为流食，避免食用辛辣、油腻、坚硬、温度过高的食物。进食后饮用 100ml 的温水冲洗食管，可以起到减轻黏膜刺激、防止感染的作用。营养摄入不足的患儿要及时进行静脉补液。加强口腔护理，保持口腔清洁，防止细菌移行感染。遵医嘱给予抗生素、麻醉剂和黏膜保护剂。密切观察患儿的一般情况，如有胸背痛突然加剧、脉搏加快、饮食或饮水后呛咳、低热等要及时排查食管穿孔或瘘。

(七) 胃肠道反应的预防与护理

全脑全脊髓、腹部和盆腔照射时，常会有胃肠道反应，表现为上腹不适、恶心、呕吐、食欲食量下降、精神变差，甚至会有腹痛、腹胀、大便性状的改变等。每次治疗时遵医嘱充盈或排空胃和膀胱，可以减少胃肠道的受照体积，减轻胃肠道的反应。呕吐频繁时遵医嘱给予止吐药。保持病房环境清洁，空气清新，呕吐物及时清理，开窗通风，注意口腔卫生，减少引起呕吐的不良刺激。注意观察大便的性状，检查电解质和血红蛋白，防止电解质紊乱和因肠道出血引起的贫血。放疗期间少食多餐，无渣饮食可以减少晚期并发症的发生。病情严重不能进食者要及时补充营养、液体及电解质，增加机体抵抗力。要鼓励患儿看电视、听音乐，参加感兴趣的活动，分散注意力，减轻症状。

(八) 放射性膀胱炎的预防与护理

放射性膀胱炎(radiation cystitis)多发生在盆腔放疗的患儿，急性反应多出现在放疗开始后的 4~6 周，表现为尿频、尿急、尿痛或血尿。每次放疗时患儿遵医嘱憋尿，可以减少膀胱的照射体积，减轻膀胱反应。放疗期间鼓励患儿多饮水、多排尿，可以缓解膀胱刺激症状。每次排尿后，注意保持外阴及尿道口清洁，防止逆行感染。遵医嘱使用抗感染和止血药物。重度膀胱放射反应可以进行药物灌注治疗。

(九) 放射性直肠炎的预防与防护

放射性直肠炎(radiation proctitis)是盆腔照射的常见并发症，临床表现为腹痛、腹泻、便血、大便次数增多、里急后重、肛门坠胀、刺痛等。患儿易进食高热量、高维生素、无刺激性、低纤维素、低脂、易消化饮食，避免摄入产气食物，并做好肛周皮肤的保护，大便次数增多可以遵医嘱通过口服或保留性灌肠给予肠道黏膜保护剂和抑制肠蠕动的药物。

三、放疗中患儿的家庭护理

放射治疗疗程较长，需要持续数周的时间，其间患儿大多采用门诊治疗的方式，大多数时间在家休养，因此家庭护理对患儿非常重要。

（一）加强对患儿家属的指导

为患儿家属讲解基本的家庭护理知识、放疗知识、放疗期间可能会出现的毒副作用及处理方法，让家属做到心中有底。

（二）加强患儿的营养供给

患儿放疗期间会产生口腔黏膜反应或消化道的副作用。还有一部分同步放化疗的患儿会出现恶心、呕吐、乏力、食欲缺乏等全身症状。放疗期间饮食上没有严格的忌口，家长可以根据患者的口味和实际情况，制作营养全面、易咀嚼、易吞咽、易消化的食物，提倡摄入高热量、高蛋白、高维生素的食物。少食多餐，多饮水，帮助排泄代谢物质。

（三）加强对患儿的陪伴

患儿放疗期间除了要经受治疗副作用带来的痛苦之外，还会承受来自多方面的心理创伤，尤其是年龄较小的幼儿，需要家属给予更多的陪伴与关爱。家长要每天抽出时间与患儿交流和游戏，陪同患儿进行阅读、听音乐、下棋等活动。可以有效地缓解患儿的心理压力，减轻痛苦，增进信任感，有利于放疗的正常进行。

（四）预防感染

放疗会导致患儿抵抗力减弱，需要注意预防感染。安排适量的户外活动，保持充足的睡眠，劳逸结合。外出时要佩戴口罩，避免去人员密集的公共区域。流感季节减少外出，也应避免与亲人的亲密接触。室内温度保持在 18~22℃，相对湿度保持在 50%~60%。每天坚持通风 2~3 次，每次通风不少于 30 分钟。患儿的衣物、餐具、玩具、室内物体表面及时清洗消毒。定时测量患儿的体温，按要求检查血常规。若出现发热及感染症状时，要及时就医，并在医师指导下暂停放疗。

（五）严格按照医生要求用药

嘱患儿及家长按照医生要求用药，不可以自行调整药量或使用频率，不可私自购买药物使用，其他科室就诊时要告知医生目前所行的治疗和所使用的药物，必要时可以联系放疗科医生进行沟通。

（六）患儿家庭护理表的制订与使用

在护士的指导下制订患儿家庭护理记录表，表格包括如下内容。

1. 遵医嘱服药　家长要按照医生的要求制订患儿口服药物时间和剂量的计划，并记录服用情况。

2. 预防和处理放化疗毒副作用　定期观察并记录患儿有无放化疗毒副作用的症状，遵医嘱进行预防和处理。

3. 体温测量　每天为患儿测量 2 次体温和脉搏，一般在 10∶00 和 14∶00，如遇患儿发热及时就医，发热 38℃以上需要暂停放疗。

4. 饮食情况　记录患儿的饮食情况，系统性尿崩症和需要应用脱水药物降颅内压的患儿要记录每日的出入量。

5. 睡眠情况　记录患儿的睡眠情况。

6. 活动能力　记录患儿的运动量及精神状态。

7. 常规检查　按照医生的要求，定期化验血常规、肝肾功能、电解质等，并及时将化验结果报告主管医生。

8. 大小便情况　记录患儿的大小便的量、颜色及有无特殊改变。

四、放疗相关的心理支持

（一）患儿的心理护理

儿童肿瘤患者在意志力和自制力方面与成年人有很大的区别，对疾病的危害和治疗意义的理解也不够深刻。患病以来经历多次有痛的治疗与检查，如注射、抽血和吃药等，常心存恐惧，较为敏感，对医务人员缺乏信任，对父母的依赖性较大。放射治疗环节较多，治疗精度高，需要患儿的配合。因此放疗过程中医务人员要有足够的耐心，重视儿童患者的心理护理，让患儿在治疗过程保持心情愉悦。

1. 按年龄段分别开展心理护理　1~2 岁的患儿对事务的理解能力和语言的沟通能力较弱，对外界环境的感知更多来源于直接感官，因此在临床工作中的关爱很重要，工作人员注意保持温暖、有亲和力的服务态度，选择舒适的体位固定方式。操作时间要尽量安排在患儿睡觉的时间，以减少催眠药物的使用，在不影响设备运转的情况下，将室内温度调节到相对舒适的温度。3~5 岁的患儿，具备一定的理解能力和语言沟通能力，对周边事物的兴趣较强，但面对陌生环境和医疗设备存在很大的恐惧感。要求工作人员保持充足的耐心与患儿沟通交流，争取患儿的信任，通过游戏的方式帮助患儿熟悉放疗流程及装备，减少恐惧感，大多数患儿可以很好地配合治疗。少数患儿的接受速度较慢，在病情允许的情况下，给予更多的适应时间，以保证定位时患儿处于足够的放松状态。6岁以上的患儿心理发育比较成熟，可以很好地理解医务人员交代的事务，但肿瘤治疗的压力会导致患儿心理年龄的退化，对家属非常依赖，医务人员要保持友善的态度，与患儿平等沟通，耐心解释，达成协议，形成合作伙伴关系，使患儿可以很好地配合放疗。并且在治疗期间鼓励患儿读书、绘画、听音乐以及参加适量的活动，促进患者尽快恢复正常的心理状态。

2. 充分了解患儿的心理状态　患儿在进入放疗流程前，医务人员要充分地了解患儿的心理状况以及生活习惯。首先，通过与患儿家长的座谈了解患儿的一般身体状况，特殊爱好，不喜欢的事务，作息习惯，对陌生环境的探索兴趣，是否喜欢与其他小朋友一起玩耍，最近对治疗、检查的配合程度等。其次，通过与患儿本人的接触，进一步了解患儿对医务人员的接近程度，患儿的性格，是否可以允许父母暂时离开或通过对讲系统保持联系，以及对医务人员指令的遵从与配合程度等。通过对患儿及家长的了解，制订针对性的心理诱导方案，尽量符合患儿的习惯，顺从患儿的喜好与厌恶，减少患儿对家长的依赖程度，增进患儿对医务人员的信任，减轻对放疗环境及设备的恐惧。

3. 治疗前熟悉科室环境　治疗室中昏暗的灯光、嘈杂的声音、体型庞大的设备和厚重的防护门都会给患儿带来压抑与不安感，因此在治疗开始前带领患儿熟悉科室环境，减少陌生感很重要。由医务人员带领患儿参观，家属尽量不跟随，即使跟随也要尽量保持一定的距离，锻炼患儿的独立性，促进对医务人员的信任和亲近。也可以邀请其他患儿一起参观，互为榜样、相互鼓励。熟悉期间可以在医务人员的指导下触摸设备，操作设备，开关室内灯光，有利于患儿熟悉环境，缓解恐惧心理。

4. 体验治疗过程　由于放疗期间需要使用体位固定装置进行固定，有一定的束缚感，多数患儿不容易接受。尤其是头颈部固定时会遮挡面部，增加了患儿的恐惧心理。患儿会出现哭闹和挣扎的现象，如果处理不当，会给患儿留下心理阴影，短时间内不能平静，影响后续的治疗。医务人员可以在定位开始前以游戏的形式让患儿体验体位固定和摆位治疗的过程，对接下来的操作有着充分的心理准备。

(1) 机房控制室内观察其他患儿的治疗过程，互为榜样，相互鼓励。

(2) 与小朋友们一起对固定装置进行彩绘或其他装扮，将固定装置当做玩具。

(3) 与小朋友们一起为玩具熊制作体位固定装置。由于儿童会有感情移位的心理，因此医务人员对待模特玩具要保持同样的关心，让患儿感受到医务人员的爱。小朋友们在医务人员的指导下相互佩戴固定装置，缓解恐惧。

(4) 在工作人员的指导下使用温毛巾擦拭面部，感受热塑面膜制作时的温度。

(5) 使用屏风或隔帘围挡一个独立的空间，与医务人员一起玩捉迷藏的游戏，部分患儿不敢独处时，可由父母在屏风外口头计数，转移注意力，逐步训练患儿的独处能力。

5. 叙事护理　叙事护理可以有效减缓患儿的心理创伤，可以帮助患儿减缓焦虑和抑郁情绪，有利于患儿对周围环境的接受，主动地配合治疗，树立对今后生活积极乐观的态度。

(1) 建立护患关系：与患儿通过聊天、游戏、赠送小礼物建立友好融洽的医患关系。

(2) 音乐疗法(music therapy)：指导患儿听舒缓的音乐，放松心情、减少焦虑。

(3) 阅读疗法：根据患儿的年龄段推荐一些故事类的读物，通过故事传达给患儿积极、乐观的生活态度，有利于患儿树立与疾病斗争的信心和意志。

(4) 叙事护理：引导患儿讲述自己的患病经历，表达自己的痛苦、对治疗的认识，对医疗过程的不满等，可以舒缓患儿的焦虑。通过对患儿细心的倾听，适时地给予共情和鼓励，并且可以了解患儿的真实需求，及时给予满足。

(二) 患儿家长的心理护理

儿童肿瘤患者的家属心理较为复杂，尤其在患儿发病的早期阶段。目前我国大多数家庭养育1~2名子女，家长对子女的健康非常重视，一旦发现患有肿瘤，心理反应非常强烈，对疾病的预后心存恐惧，缺乏信心，担心经济承担能力不足，诱发抑郁和焦虑。应注意疏导家长的负面情绪，避免引起家长的不信任甚至是愤怒的行为。

1. 为家长分析患儿所患肿瘤的发展规律，当前的治疗现状、可选择的治疗手段及预后。

2. 消除家属对辐射的过度恐惧，耐心解释放疗毒副作用的发生原理，以及与患儿治疗的利害关系。

3. 耐心与患者家属进行沟通，建立良好的医患关系，告知家长的心态对患儿治疗的重要性，帮助家长树立治疗的信心，保持心态的平静，以平常心对待患儿的治疗以及治疗后的重返社会。

4. 积极疏导家属的焦虑与抑郁情绪，避免过度忧伤导致身心疾病的发生，必要时可以建议到心理科就诊。

5. 耐心传授家庭护理知识，耐心解答患儿治疗过程中的各种反应，给予及时的帮助。

6. 放疗后患儿心理护理。放疗对患儿可能会产生一些长期的影响，可能会导致骨骼、性腺等器官的发育不良，造成患儿成年后体貌特征与常人有差异，如视网膜细胞瘤放疗导致眼眶发育停滞，造成面部扭曲。全脑全脊髓照射后脊柱发育不全造成上身短小，还会出现语言表达能力及肢体活动功能障碍，造成自卑情绪。长期的肿瘤治疗过程，占用了大量的学习时间，也会对患儿的学业造成影响。因此，放疗后要帮助患儿树立开始新生活的信心，早期进行心理干预，树立正确的人生观、价值观。鼓励患儿重返学校。老师、家长及亲属要注意在日常生活中给予鼓励，保持乐观的情绪来学习与生活。患儿要定期复查，了解身体发育情况，监测各项指标，及时发现异常，积极对症处理，提高患儿的生活质量。同时要采用合理的康复手段进行肢体活动能力的功能锻炼。

（孙显松　张福泉）

参考文献

[1] ENGVALL G, ANGSTROM-BRANNSTROM C, MULLANEY T, et al. It is tough and tiring but it works--children's experiences of undergoing radiotherapy. PLoS One, 2016, 11 (4): 1-13.

[2] ENGVALL G, LINDH V, MULLANEY T, et al. Children's experiences and responses towards an intervention for psychological preparation for radiotherapy. Radiation Oncology, 2018, 13: 9.

[3] 李晔雄. 肿瘤放射治疗学. 5 版. 北京: 中国协和医科大学出版社, 2018: 235-362.

[4] ANGSTROM-BRANNSTROM C, ENGVALL G, MULLANEY T, et al. Children undergoing radiotherapy: Swedish parents' experiences and suggestions for improvement. PLoS One, 2015, 10 (10): e0141086.

[5] ANDRITSCH E, BEISHON M, BIELACK S, et al. ECCO essential requirements for quality cancer care: Soft tissue sarcoma in adults and bone sarcoma. A critical review. Critical Reviews in Oncology/Hematology, 2017, 110: 94-105.

[6] GRISSOM S, BOLES J, BAILEY K, et al. Play-based procedural preparetion and support intervention for cranial radiation. Support Care Cancer, 2016, 24: 2421-2427.

[7] 李书麟. 儿童肿瘤患者放化疗期间的家庭护理指导. 中国保健营养, 2014, 05 (下): 2719.

[8] 林郁清, 陈秋慧, 史定姝. 叙事护理在一例鞍区生殖细胞瘤放疗患儿创伤后成长中的应用. 中华现代护理杂志, 2017, 23 (21): 2808-2809.

第 5 节　造血干细胞移植护理

儿童造血干细胞移植（hematopoietic stem cell transplantation，HSCT）护理是指在整个 HSCT 过程中护理人员为患者提供的护理照顾，主要涉及移植前的各项准备工作，包括移植环境的建立及患者的准备；预处理方案的执行及其副作用的观察、判断、处理；造血干细胞（hematopoietic stem cell，HSC）输注及护理；并发症的评估、预防及处理。

一、移植前准备

（一）环境物品准备

HSCT 患者由于疾病及高强度治疗，机体免疫功能低下，因此移植期间需要入住层流洁净病房，使用清洁的设备及物品。

1. 层流洁净病房的建筑、设备、空气质量需经符合国家资质的第三方检测，检测结果合格才能开始使用。HSCT 患者入住的洁净度 100 级的洁净病房对悬浮粒子的要求为静态测试最大允许数：直径 ≥ 0.5μm 的粒子数不超过 3 500 个 /m^3，直径 ≥ 5μm 的粒子数为 0；层流洁净病房要求维持正压状态，即室内压力 > 室外压力，以防止微生物侵入；层流洁净病房的温度控制在 22~26℃，相对湿度控制在 50%~70%，噪声 ≤ 55dB。

2. 首次使用层流洁净病房前需彻底清洗房间内的灰尘及污垢，包括天花板、墙壁、地面及房间内的家具及物品，清洁之后使用符合国家消毒剂卫生要求的消毒剂予以消毒，然后开启层流；空气消毒应使用符合国家消毒器械规范管理要求的空气消毒产品。收治患者前需进行空气及物体表面培养，空气中的细菌菌落总数必须≤4CFU/（30min·直径9cm平皿），物体表面细菌菌落总数≤5.0CFU/cm^2。

3. 为防止外源性感染的发生，HSCT患者需要使用洁净的设备及物品。层流洁净病房应备好监护仪、吸氧装置、负压吸引器、输液泵、血压器、听诊器、手电筒、电子体重秤、电子物品秤、卷尺等医疗设备及用物。必备的生活用品必须经过消毒处理后才能带入，要求放置整齐有序。耐高温的物品（衣物、床单、被套、被褥等物品）经高压蒸汽灭菌消毒；其他物品可选择环氧乙烷消毒、化学消毒液浸泡消毒或擦拭。

（二）患者准备

1. 患者在行HSCT前需要进行各系统的体格检查及各项实验室检查，以评估患者的疾病及身体状况，确定是否适合接受HSCT治疗。此阶段护理人员应安排并协助患者做好各项检查，必要时与相关检查部门进行沟通协调。如果检查结果显示患者可以进行HSCT治疗，护理人员需要对患者及其家属进行相关的健康教育，详细解释移植过程中各项感染控制措施；除此之外，负责联系中心静脉导管组成员，为患者制订中心静脉置管计划。

2. 患者需要剃除头发、修剪指/趾甲、沐浴后再进行药浴，方可进入到层流洁净病房。可使用0.05%的氯己定溶液药浴浸泡30分钟，护理人员可协助患者，确保腋下、脐部、腹股沟、会阴部等皮肤皱褶处与消毒溶液充分接触。药浴时注意保暖，水温保持在38~40℃。

二、预处理的护理

预处理是指在HSCT前对患者进行的化学治疗及放射治疗。其目的是杀灭肿瘤细胞；抑制受体的免疫功能，以减少受体对植入HSC的排斥；清空受体骨髓，利于HSC植入。但预处理高强度的化学治疗和全身照射（total body irradiation，TBI）也将产生各种副作用，护理人员应在评估患者各种症状的基础上给予相应的护理措施，并了解患者及家长对化疗药物与TBI的理解程度及状态，告知其治疗计划与时间安排。讲解按时、按计划用药的重要性以及化疗药物与TBI可能出现的副作用，并告知观察的要点与照护的关键。

（一）预处理阶段常用药物的护理

儿童HSCT预处理期间常用的药物包括白消安、环磷酰胺、兔抗人胸腺细胞球蛋白、氟达拉滨、依托泊苷、卡铂等。护理人员应熟悉常用药物的作用、副作用、剂量、用法及配伍，使用前执行双人核对制度，确保无误。化疗药物最常见的近期副作用是骨髓抑制及胃肠道反应（如恶心、呕吐）。在骨髓抑制期间要注意给予支持性的治疗与舒适护理，必要时输注红细胞与血小板，严格执行各项无菌技术与感染控制措施。使用化疗药物之前遵医嘱使用止吐剂。除了共性的副作用之外，不同的药物存在不同的副作用。

1. 白消安　使用中注意评估惊厥（convulsions）的症状与体征，可预防性使用抗惊厥药物，给药前30分钟给予苯妥英钠口服。由于静脉制剂对外周静脉刺激性较大，建议通过中心静脉导管给药。

2. 环磷酰胺　大剂量环磷酰胺会导致抗利尿激素的持续性释放引起低钠血症、血浆渗透压下降、水潴留，使用期间要监测电解质的情况，及时补钠并严格记录出入量；环磷酰胺的代谢产物丙烯醛对膀胱有毒性作用，大剂量给药容易引起出血性膀胱炎（hemorrhagic cystitis），应同时给予美司钠，使其巯基与丙烯醛结合成无活性的化合物，从尿液中排出，同时给予水化，鼓励患者多饮水、多排尿，用药期间尿量需≥3ml/（kg·h）；环磷酰胺还具有心脏毒性，用药期间护理人员应密切关注生命体征、心电图表现及患者胸闷、胸痛的主诉。

3. 兔抗人胸腺细胞球蛋白（ATG）　主要的副作用是容易引起过敏反应，轻者表现为皮肤荨麻疹、瘙痒、发热，重者出现喉头水肿、呼吸困难、血压下降等过敏性休克的表现。用药前首先进行过敏试验，试验阴性者方可给药。给药前30分钟予以氯雷他定口服或盐酸异丙嗪肌内注射，甲泼尼龙琥珀酸钠静脉滴注并伴随ATG至结束，其间密切监测生命体征及过敏症状，如出现发热、皮疹需减慢速度，必要时遵医嘱停止输注、调高甲泼尼龙滴速，如出现喉头水肿、呼吸困难或低血压，予以肾上腺素、氢化可的松急救，并给予氧气吸入及心电监护。远期可出现血清病，遵医嘱予以激素治疗并观察疗效。

4. 氟达拉滨　高剂量的氟达拉滨与重度神经毒性作用相关，使用时要注意观察患者神经系统不良反应的症状与体征；接受氟达拉滨治疗的患者输血时建议接受照射处理过的血液，以避免发生输血相关性的移植物抗宿主病（graft versus host disease，GVHD）。

5. 依托泊苷　会引起低血压，低血压发生时需暂停药物输入，使用0.9%氯化钠扩容，低血压纠正后减慢速度再次输入药物。大剂量的依托泊苷会导致严重的黏膜炎，可使用黏膜保护剂，如蒙脱石散用于消化道黏膜的保护，注意口腔、肛周黏膜的卫生，预防黏膜炎的发生。

6. 卡铂　会有肾毒性、耳毒性与周围神经毒性。使用之前最好进行肾小球滤过率、听力检测，观察周围神经毒性并注意使用安全。

（二）预处理放射治疗的护理

根据HSCT方案部分患者将接受以直线加速器或钴-60为照射源的TBI，护理人员需要核对照射计划和照射剂量。在照射前患者需要先定位。TBI常见的并发症护理参见本章第4节放疗护理。

三、造血干细胞输注的护理

（一）冷冻保存的造血干细胞输注的护理

冷冻保存的HSC通过38~41℃水浴箱快速复温解冻后直接输注，为保持HSC的活力，减少输注时细胞丢失及不良反应，HSC输注的护理应关注以下要点。

1. 输注前4小时遵医嘱予以水化，确保尿量>3ml/(kg·h)，以预防肾衰竭(renal failure)；输注前30分钟遵医嘱予以抗过敏、利尿、止吐等预防性用药，以减少不良反应；床边备好抢救车及急救药物，如肾上腺素、氢化可的松、异丙嗪等。

2. 双人核对HSC供受体信息，确保无误。最好选择中心静脉导管输注HSC，输注时采用重力作用输入，不可使用输液泵输注。HSC在任何情况下都禁止照射。

3. 给予心电监护，监测生命体征、尿量、尿色（开始输注前检查体温、脉搏、呼吸、血压，每袋输入前测量血压和脉搏，然后每30分钟测量一次，直至输完最后一袋后的2小时）。

4. 输注速度　前4分钟内缓慢输注，之后根据患儿年龄、疾病情况调节滴速，在患儿能够耐受的情况下尽快输注完毕。

5. 注意观察副作用

(1) 血红蛋白尿：红细胞破裂出现血红蛋白尿，严重时堵塞肾小管，引起肾区疼痛，甚至影响肾功能。遵医嘱水化和使用利尿剂可以缓解症状。

(2) 二甲基亚砜(dimethylsulfoxide，DMSO)的副作用：DMSO味道将持续到输注后的24~48小时；高渗透压，需监测容量负荷，每天输注的冻存细胞应该<10ml/kg；DMSO引起组胺释放反应可导致恶心、呕吐、腹泻、支气管痉挛、呼吸困难、低血压、心脏传导异常。护理人员应识别DMSO的副作用，除了预防性给药外，还需要注意解冻后HSC要求快速输注，以免这些解冻状态下的HSC受到DMSO的破坏。

(3) 肺部微栓塞(embolism)：出现胸痛、呼吸困难、咳嗽时需要减慢输注速度或停止输入，吸氧。如为细胞碎片过多引起，可加入枸橼酸葡萄糖。

（二）新鲜造血干细胞输注的护理

1. 输注新鲜采集的HSC在预防性用药、静脉选择、HSC信息核对、输注过程中监测方面都同（一）冷冻保存的造血干细胞输注的护理。

2. 输注速度　新鲜的外周血HSC输注可参考静脉输血的标准，前15分钟缓慢输注，并密切观察，若患者无不良反应可根据患者的年龄及病情调节滴速。

3. 注意观察副作用

(1) 细胞量输入过多：儿童患者细胞输入不超过15ml/kg，以防出现循环负荷过重。

(2) 溶血反应：ABO血型不合或其他的抗原抗体反应有发生急性溶血反应的可能。

(3) 过敏反应：患者可能出现血浆蛋白或者其他成分的过敏反应，出现寒战、发热、荨麻疹。

(4) 过度抗凝：新鲜的HSC采集过程中一般使用肝素或枸橼酸钠抗凝，使用肝素时，快速输入可导致短暂的抗凝状态。

(5) 肺部微栓塞：同（一）冷冻保存的造血干细胞输注的护理。

四、常见并发症的护理

儿童HSCT的成功与否很大程度上取决于对其严重并发症的诊断与处理，包括预处理相关毒性、感染、移植物抗宿主病、移植排斥及复发等。专业的护理人员应具有常见并发症的评估及护理干预能力。

（一）感染的预防及护理

HSCT过程中众多因素影响患者的免疫状态。早期强烈的预处理，特别是清髓性治疗带来的损伤，导致患者处于较长时间的粒细胞缺乏及机械屏障缺陷；随着造血功能恢复，黏膜损伤得到修复，但细胞免疫和体液免疫恢复时间需要6个月甚至更长的时间；植入延迟、GVHD及免疫抑制剂的使用等都使患者较长时间处于免疫缺陷状态，因此感染（infection）是HSCT期间最常见的并发症。护理人员在HSCT患者保护性隔离、感染症状的评估和预防以及感染发生时的早期护理干预方面起着重要的作用。

1. 感染的预防

（1）症状的评估：HSCT期间应评估患儿生命体征，监测血象，血、尿、便、分泌物等微生物检测。应评估各系统的感染症状，如皮肤（皮肤的完整性，静脉部位，中央静脉置管处，是否有水肿、红斑），肺（咳嗽、气急），耳鼻喉（流涕、耳痛、咽喉痛、鼻旁窦触痛），口腔（口腔炎、牙龈红肿、颊黏膜溃疡、吞咽困难），胃肠道（肛周疼痛、腹泻）等。

（2）保护性隔离措施：保护性隔离主要是为了预防外源性感染，HSCT患者需要在层流室度过粒细胞低下阶段，一般认为白细胞恢复到1.0×10^9/L即可离开层流室。层流室主要通过使用高效空气过滤装置，减少空气中芽孢与霉菌的暴露，提高空气洁净度。对于患儿和家长，应预防获得性感染，教会患儿及家长正确地洗手，每天洗澡，养成良好口腔清洁习惯。推荐HSCT患者低菌饮食（low bacteria diet），指食物中不含致病菌，食物来源可靠，有品质保证且煮熟。低菌饮食需要持续到移植后100天或直到停止使用免疫抑制剂为止。

（3）合理安排预防接种：在HSCT前若发现供体乙肝表面抗原及抗体都是阴性，应鼓励供体全程接种，希望将产生的抗体转移给受体。对于HSCT后的患者，随着免疫功能的逐渐重建，需要重新预防接种以防传染病的入侵。对于灭活疫苗（如肺炎链球菌疫苗、流感嗜血杆菌B型疫苗），应于移植后1年、无慢性GVHD的情况下使用；对于减毒活疫苗（如麻腮风），应于移植后2年、无慢性GVHD的情况下使用；若有慢性GVHD，停免疫抑制剂18个月后给予接种。

2. 常见感染的处理

（1）口腔黏膜炎：预处理高剂量的放化疗容易损伤快速分裂增殖的细胞，如口腔黏膜上皮细胞，因此HSCT患者往往出现严重的口腔黏膜炎。预防及治疗口腔黏膜炎的护理策略包括口腔卫生、饮食知识的健康教育，可指导患者在大剂量化疗期间用冰水漱口等；使用口腔黏膜炎评估工具进行症状的评估，以了解进展情况；选择合适的药物控制症状加重，如黏膜保护剂、止痛剂等的使用。具体的护理措施见本章第1节症状护理。

（2）出血性膀胱炎：出血性膀胱炎是HSCT后的一种常见的并发症，发生在10%~50%的移植患者中，早期出现的出血性膀胱炎与预处理中应用大剂量环磷酰胺、白消安有关，晚期与腺病毒、BK病毒、巨细胞病毒或细菌感染有关。临床表现为膀胱刺激症状（尿频、尿急、尿痛）并伴随血尿，严重时出现血块，可以堵塞尿道。早期出血性膀胱炎会造成疼痛、失血、液体平衡失调；晚期会引起膀胱纤维化、肾积水、膀胱破裂等。护理措施应包括遵医嘱使用抗病毒药物（更昔洛韦、膦甲酸钠等），并水化；使用环磷酰胺时需同时使用美司钠进行解毒；必要时留置Foley导尿管进行膀胱灌洗，密切观察出入量，尤其是尿量、尿色的变化，关注尿液镜检与培养结果；遵医嘱使用止痛药物并监测药物的作用及副作用。

（3）肺部感染的护理：肺部感染是HSCT患者发病及死亡的重要原因，各种病原菌都会引起感染。可表现为咳嗽、咳痰、发热、低氧血症、呼吸困难等。护理人员应严密监测患者的生命体征、咳嗽、咳痰、呼吸困难、血氧饱和度等的变化；指导多更换体位，正确地拍背，可利于痰液排出；血氧饱和度下降，呼吸困难者给予半卧位，氧气吸入；遵医嘱使用抗生素治疗；必要时给予机械通气支持。

（二）肝窦阻塞综合征的护理

肝窦阻塞综合征（hepatic sinusoidal obstruction syndrome，HSOS）原称肝小静脉闭塞症，是骨髓移植后早期严重的肝脏并发症。目前认为最初的病理改变发生在肝静脉窦血管内皮细胞，随后导致肝静脉窦的阻塞。临床表现为肝区疼痛、肿大，腹腔积液，体液潴留，体重突然增加达基础值的2%以上，肝功能异常，血小板下降，凝血酶原时间、凝血时间明显延长。护理人员应观察生命体征、腹腔积液、肝区疼痛及黄疸的变化，正确记录出入量，每日测量腹围及体重，限制液体量及输液速度，腹腔积液严重影响呼吸时可以给予半卧位，注意肝肾功能、电解质、血氨等检测结果，遵医嘱给予肝素、前列地尔、去纤苷（DF）、呋塞米等药物，注意监测药物的作用及副作用，避免使用具有肝肾毒性的药物。

（三）移植物抗宿主病的护理

1. 急性移植物抗宿主病（acute graft versus host disease，aGVHD） aGVHD是allo-HSCT后常见的并发症，也是移植成功与否的主要障碍，是由供者来源的T淋巴细胞攻击受体组织而引起的。被aGVHD影响的器官通常包括皮肤、肠道、肝脏。对于aGVHD的护理重在早期评估、识别其症状及体征，给予早期护理干预。结合供受者的组织相容性结果、性别、年龄、感染、有无去除供体T细胞等信息，移植时间及血象情况，护士应密切观察患儿皮肤、肠道、肝脏情况，判断有无aGVHD的发生，根据分度标准判断严重程度，遵医嘱给予免疫抑制剂，用药期间监测药物的作用及副作用。

(1)皮肤型aGVHD的护理：aGVHD产生的皮肤损害常起初表现为双手心(图5-39-13A)、足心、耳郭的斑丘疹，逐渐范围扩大，可以累及至全身(图5-39-13B)，伴有瘙痒或疼痛；严重时皮疹融合成片，形成水疱，甚至剥脱。护士需要及时评估皮疹的部位、颜色、面积、伴随症状及有无进展，对皮疹累及面积小、无进展的患儿，保持皮肤清洁，常规每日沐浴或擦澡；对于2度以上皮疹或有进展者遵医嘱加用免疫抑制剂；出现大水疱时可在无菌条件下排尽疱液，保留疱皮，可使用0.9%氯化钠溶液清洗局部，脂质水胶体敷料覆盖保护；出现皮肤剥脱，按皮肤烧伤护理；日常皮肤护理中避免黏胶相关性的皮肤损伤。

(2)肠道aGVHD的护理：肠道aGVHD常表现为腹泻，起初为墨绿色水样便，严重时出现血水样便，常伴有痉挛性腹痛、恶心、呕吐、食欲缺乏、营养不良。护理人员除了需要评估肠道aGVHD的临床表现及性质外，需要正确记录出入量、监测电解质及血象等化验结果以及时了解病情变化；保持肛周皮肤及黏膜的清洁；必要时遵医嘱使用止痛剂或胃肠减压等措施；肠道出血严重时，予以输注辐照洗涤红细胞、辐照单采血小板、血浆等支持治疗；肠道aGVHD往往持续时间长，治疗困难，根据肠道受损的程度，需要与营养科医生一起为患儿制订营养支持方案，必要时选择适合的管饲饮食，严重腹泻者应禁食，给予全胃肠外营养。

(3)肝脏aGVHD的护理：肝脏aGVHD主要表现为胆汁淤积性肝病，患儿有肝区不适、伴有或不伴有黄疸、肝功能受损，可出现谷丙转氨酶、碱性磷酸酶、胆红素及乳酸脱氢酶的升高。护士除了需要评估以上症状、体征之外，还需要观察患儿的消化道反应，注意黄疸造成的皮肤瘙痒、干燥的护理；肝功能异常者应注意凝血因子的监测与补充；注意引起肝脏受损的相关药物，如环孢素的剂量及药物浓度等。

2. 慢性移植物抗宿主病(chronic graft versus host disease，cGVHD) cGVHD是allo-HSCT后晚期的主要并发症，是一种全身性、累及多脏器的综合征。临床表现类似于自身免疫性疾病，皮肤色素沉着增多或减退、丘疹性红斑及苔藓样变，后期皮肤变硬，严重时为全身硬皮病；口腔干燥，黏膜扁平苔藓样变；眼睛干涩、畏光；肺部表现为通气功能下降、呼吸困难、皮下气肿；肝脏表现为慢性肝功能异常及梗阻性黄疸；胃肠道反应包括恶心、呕吐、厌食、腹泻、体重下降；关节僵硬、挛缩等；造血系统出现骨髓增生低下、骨髓纤维化、全血细胞减少。对于cGVHD症状护理的重点在于：重视感染的防治；保持皮肤的清洁、湿润，穿宽松、柔软的棉质衣服，可使用一些pH值中性的润肤露，外出穿长袖衣服，避免太阳暴晒；给予眼睛保护，出门戴墨镜，使用滴眼液；饮食上避免酸性食物，加强营养支持；制订及实施康复锻炼计划。护理人员在关注cGVHD症状、给予症状护理的同时应给予支持性照顾，关注患儿因病情和自身形

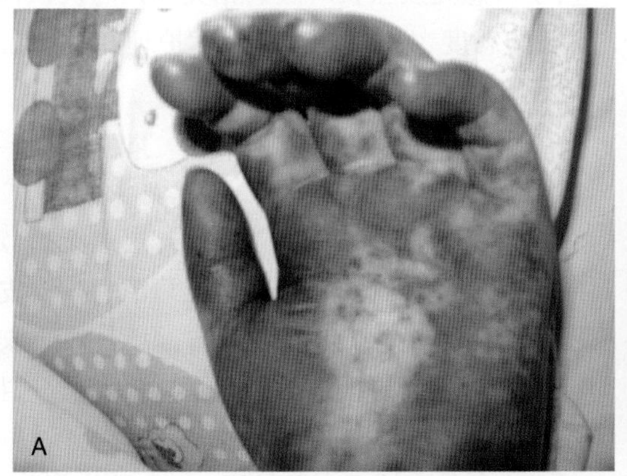

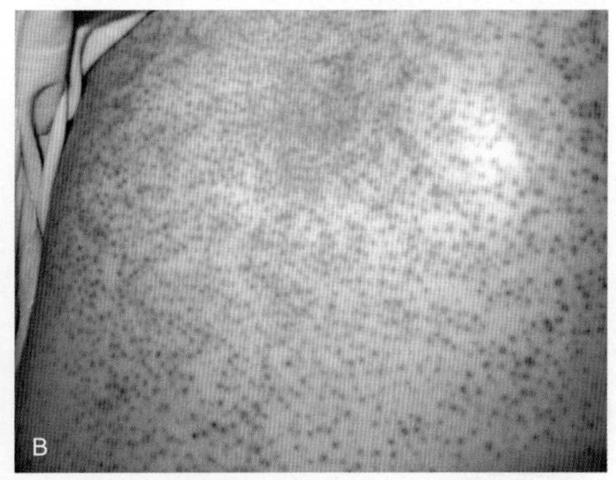

图5-39-13 急性移植物抗宿主病皮肤表现
A. 手心斑丘疹；B. 全身斑丘疹。

象而产生的负面心理状态，给予长期的心理社会支持。

（张冰花）

参考文献

[1] 黄晓军, 吴德沛, 刘代红. 实用造血干细胞移植. 2版. 北京: 人民卫生出版社, 2019.

[2] 中华人民共和国国家质量监督检验检疫总局, 中国国家标准化管理委员会. 医药工业洁净室(区)悬浮粒子的测试方法 (GB/T 16292—2010). 2010

[3] 中华人民共和国国家质量监督检验检疫总局, 中国国家标准化管理委员会. 医院消毒卫生标准 (GB 15982—2012). 2012.

[4] 上海市医学会儿科专业委员会免疫学组, 上海市免疫学会儿科临床免疫专业委员会, 上海市预防医学会免疫规划专业委员会. 免疫异常儿童疫苗接种(上海)专家共识. 临床儿科杂志, 2014, 32 (12): 1181-1190.

[5] SUNG L, ROBINSON P, TREISTER N. Guideline for the prevention of oral and oropharyngeal mucositis in children receiving treatment for cancer or undergoing hematopoietic stem cell transplantation. BMJ Supportive & Palliative Care, 2017, 7: 7-16.

[6] RIEGER CT, LISS B, MELLINGHOFF S, et al. Anti-infective vaccination strategies in patients with hematologic malignancies or solid tumors—Guideline of the Infectious Diseases Working Party (AGIHO) of the German Society for Hematology and Medical Oncology (DGHO). Annals of Oncology, 2018, 29 (6): 1354-1365.

[7] 伍满群, 曾东风, 孙爱华, 等. 儿童重型再生障碍性贫血异基因造血干细胞移植预处理期的护理分析. 重庆医学, 2015,(29): 4059-4060.

[8] 马曼曼. 369例异基因造血干细胞移植后慢性移植物抗宿主病危险因素分析. 郑州: 郑州大学, 2018: 1-50.

第6节 围手术期护理

围手术期也称手术全期，是围绕手术的一个全过程。儿童肿瘤患者的围手术期护理旨在为患儿及其家长提供身心整体护理，增加患儿的手术耐受性，预防或减少术后并发症，促进患儿早日康复。

一、腹部手术

（一）护理评估

1. 健康史　了解患儿年龄、喂养史、生长发育状况、饮食及卫生习惯、既往健康情况、传染病史、手术外伤史、大龄女性患儿月经情况、用药史、食物及药物过敏史、疫苗接种史；了解其母孕产期状况，是否为早产、多胎；了解家庭居住环境、家庭经济状况、有无遗传病史或亲属中有无类似疾病。

2. 现病史　了解患儿肿瘤部位，发现时间，入院前的治疗经过。触诊了解肿瘤大小、活动度。评估有无发热、厌食、体重下降等全身表现；有无腹痛、皮肤黏膜出血、消化道出血、血尿、排便困难、肢体活动障碍、皮肤完整性受损等伴发症状；评估患儿是否出现不自主运动、眼球快相随意运动等中枢神经系统受累表现；有无淋巴结包块、腰腿痛、关节痛、跛行、“熊猫眼”等转移表现；腹部巨大占位者测量腹围，评估有无腹水及腹水情况、有无腹壁静脉怒张表现，有无呼吸困难及体位限制；评估患儿营养状况，有无贫血、面色苍白、消瘦等恶病质症状；术前放化疗患儿评估有无感染、出血、贫血、骨髓抑制等并发症；恶性肿瘤中晚期患儿及巨大肿瘤（肿瘤直径在8cm以上）患儿应注意评估有无面色苍白、精神萎靡、食欲缺乏、腹痛、呕吐、全身无力、手足麻木、肌肉酸痛等肿瘤溶解综合征（tumor lysis syndrome，TLS）的相关症状。如患儿有携带入院的中心静脉导管（PICC、植入式输液港等），需评估中心静脉导管是否通畅，有无回血、穿刺部位有无感染征象。

3. 治疗经过　了解肿瘤的初步判断、分型及分期、主要脏器功能有无受损、有无远处转移及恶病质。术前化疗患儿应了解其疗程、化疗方案、化疗副作用、效果等。

4. 心理社会状况　了解患儿及家长的心理状况，有无恐惧、焦虑、抑郁、预感性悲哀等不良心理反应，了解患儿及家长对疾病相关知识的认识程度、对疾病的态度、关心程度、对疾病护理知识的需求，评估社会支持体系是否健全。

（二）护理措施

1. 术前护理

（1）一般护理：病室环境清洁，湿式清扫，定时通风，保持空气新鲜。保持床单位清洁、整齐，皮肤、会阴清洁卫生。为患儿提供清洁、柔软、棉质衣物，潮湿、不洁后及时更换。尽量减少探望人员，医护人员及家属接触患儿之前应认真做好手卫生。

（2）专科病情观察及护理：巨大肿物占位患儿及凝血功能异常患儿给予各项安全措施，防止坠床、跌伤，严禁追跑打闹等剧烈运动，防止碰撞造成肿瘤破裂出血。如患儿突然出现剧烈腹痛进行性加重、恶心、呕吐等急腹症表现，伴面唇色苍白、血压突然下降，提示肿瘤自发性破溃、出血。腹膨隆患儿给予半卧位减轻呼吸困难（dyspnea），监测血氧，低氧血症患儿遵医嘱给氧，每日定时测量患儿腹围并记录，抽腹水减压者注意观察精神意识及血压变化。严格卧床患儿根据压力性损伤评估结果给予卧位护理、皮肤护理、定时翻身、气垫床等措施，保护受压部位皮肤完整。黄疸及低蛋白水肿患儿加强皮肤护理，避免皮肤因卧床而出现感染、压伤。监测体重变化，因术前化疗造成食欲缺乏的患儿注意调整食谱增进食欲，纠正术前营养失调，必要时给予胃肠道外营养，增强患儿机体抵抗力。

（3）术前准备

1）协助患儿进行胸式呼吸、床上使用便器及有效排痰的训练。

2）胃肠道准备：术前一日清淡饮食，术前禁食6~8小时，术前一晚、手术当日晨给予开塞露灌肠，保持肠道清洁，术前30分钟放置鼻胃管。

3）皮肤准备：术前一日洗澡，进行皮肤准备。手术当日去除毛发，毛发稀疏部位可采用先乙醇、后碘伏、再乙醇消毒的方法，毛发稠密区可先剪毛再使用电动剃刀去毛。必须使用剃刀时，应在手术室内术前即时剃毛以减少表皮细菌繁殖机会，预防手术部位的感染。腹部手术备皮范围：上自乳头水平，下至大腿上1/3前内侧及会阴部，两侧至腋后线。

4）心理护理：向患儿及家长解释手术的重要性与必要性、麻醉方式等，消除患儿及家长对于手术的恐惧。关心患儿及家属的情绪，多与患儿及家长进行沟通，了解其对于手术的顾虑，针对性给予安慰，大龄女童注意关注月经期。

2. 术后护理

（1）专科病情观察与护理

1）严密监测患儿生命体征与病情变化：注意观察患儿精神意识状态、食欲、尿量变化、疼痛程度、睡眠情况等，准确记录出入量。观察患儿有无排气、排便，有无腹胀、腹泻等腹部不适表现。腹泻患儿记录大便的次数及性质，水样便需统计大便量并及时通知医生，遵医嘱补液，防止因腹泻引起低血钾症，注意加强肛周皮肤护理。观察患儿有无咳嗽、呼吸困难等肺部异常表现，有无排尿、排便困难。关注术后血常规及生化结果，了解患儿病理结果。

2）体液平衡失调：详细记录24小时出入量，胃液、引流液量多者遵医嘱正确、及时补液，遵循“急需先补、先快后慢、见尿补钾”等外科补液原则。观察患儿有无口渴、烦躁、眼窝下陷等体液平衡失调表现。如发现患儿精神烦躁、尿量减少或无尿、心率过快、脉搏细速、四肢厥冷、血压下降等症状，提示早期休克（shock）表现。

3）电解质紊乱：观察患儿有无表情淡漠、精神烦躁、心率过快、恶心、呕吐、头痛、肠麻痹、肌无力等电解质紊乱表现。

4）高血糖（hyperglycemia）：肿瘤患儿围手术期的血糖过高，主要与手术导致的应激性高血糖、胰腺肿瘤术后、术中胰腺损伤、胃肠外营养过度输入等因素有关。高血糖患儿及有高血糖病史的患儿需严密监测血糖变化，正确调节各种液体输注速度，合理安排高糖液体的输注。

5）高血压（hypertension）：肾脏肿瘤具有侵犯血管的生物学特性，高血压发生率较高，应每日按时监测血压变化。肾母细胞瘤手术时会造成肾血管收缩，刺激球旁细胞使肾素分泌增加，激活体内的肾素-血管紧张素系统，使周围小动脉收缩导致血压增高，故应尤其警惕术后高血压的出现。

（2）伤口护理：保持伤口敷料清洁干燥，如有渗血、渗液及时通知医生更换敷料，注意观察伤口局部有无红、肿、热、痛等伤口感染迹象。

（3）术后疼痛的护理：观察患儿有无术后疼痛导致的血压、心率增加，呼吸异常，胃、肠、膀胱功能恢复延缓等不良反应。术后遵医嘱给予止疼泵缓解疼痛，合理的镇痛与镇静对疼痛引起的应激反应以及维持血流动力学的稳定有重要意义，使患儿保持安静，可减轻心肌耗氧量，改善心功能。一旦发生突然、剧烈的疼痛及时报告医生，适当更换体位，遵医嘱给予镇痛药。可根据疼痛评估结果指导患儿采用放松、转移注意力的方式来减轻疼痛和缓解焦虑、紧张情绪，如有规律的呼吸、唱歌、听音乐、看电视、做游戏等。为患儿创造舒适、安静的环境，减少探视人员，提高诊疗技术操作水平，治疗及护理操作尽量集中，减少因医疗操作带来的痛苦。帮助患儿取舒适卧位，起床活动及咳嗽、咳痰时指导患儿或家长轻按伤口减轻疼痛，必要时可使用腹带减轻活动性疼痛。给予药物镇痛时遵循“三阶梯”止痛原则，注意观察阿片类用药后的效果及不良反应，如恶心、呕吐、瘙痒、便秘等。尽可能地让父母陪伴、抚摸患儿，降低疼痛感觉,给予鼓励和心理支持。鼓励患儿及家长表达内心感受,及时给予情感支持及心理疏导。

(4)卧位护理:术后去枕平卧4~6小时,待患儿完全清醒后注意交替卧位,交替卧位时避免压迫患侧、避免引流管打折导致引流不畅。术后第二天协助患儿取半卧位,双下肢屈曲,借用软枕进行体位的支撑,以减少腹壁紧张,使腹腔渗出物局限,控制感染,减轻疼痛,改善呼吸。鼓励并协助患儿早期下床活动,防止肠粘连、肠梗阻。

(5)管路护理:各类管路应标识清晰,妥善固定(图5-39-14),做好患儿及其看护者的相关宣教,防止管路牵拉或滑脱,预防非计划性拔管(unplanned extubation,UE)。注意保持管路通畅,勿打折、扭曲、受压。严密观察各类引流液的性状、颜色、引流量,并准确记录。遵医嘱按时更换引流装置。

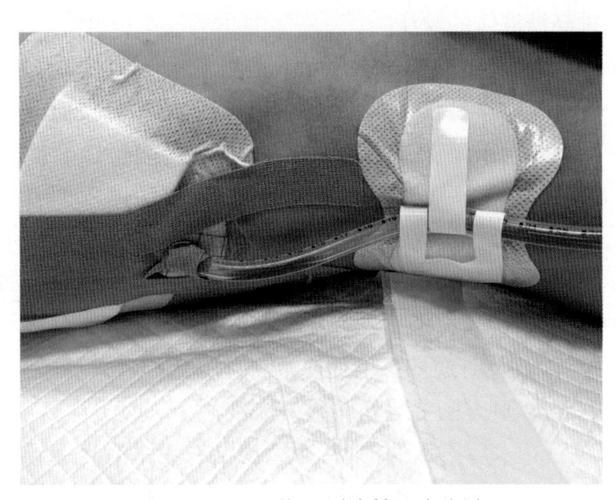

图5-39-14 伤口引流管固定方法

1)伤口引流管的护理:注意随时观察引流管周围敷料有无渗液,发现敷料卷边、脱落或污染时,及时通知医生更换,注意无菌操作,防止感染。卧床患儿可给予半卧位促进引流,引流位置需低于置管处,负压引流装置注意保持有效负压。如伤口引流液出现大量鲜血或乳糜色引流液,应立即告知医生处置。

2)胃肠减压(gastrointestinal decompression)护理:每2小时冲洗胃管一次,每日更换胃肠减压引流器,保持有效负压。留置胃管期间,每日2次用生理盐水进行口腔护理。如引流出深咖啡色及鲜红色胃液,应及时报告医生,遵医嘱给予止血药或冰盐水冲洗。如出现应激性溃疡,可在止血后遵医嘱给予注射用生长抑素持续输入。如需胃内注药,应在注药后夹管并暂停减压0.5~1.0小时。解除胃肠减压后注意观察有无腹胀、呕吐等症状。

3)导尿管护理:保持导尿管通畅,详细记录尿量,观察尿液的颜色、性质,导尿管留置期间加强会阴部护理,防止尿路感染。拔除导尿管后注意观察有无尿道口红肿及自主排尿恢复情况。

(6)呼吸道护理:术后给予患儿低流量氧气吸入及雾化吸入治疗,每2小时翻身一次,翻身的同时应叩背,预防坠积性肺炎。术后未清醒时注意观察通气情况,出现舌后坠阻塞气道时,可放置口咽通气道,并及时清除呼吸道和口腔分泌物。

(7)皮肤护理:对麻醉未清醒、限制卧位、保护性约束、管路固定、意识障碍等患儿进行压力性损伤评估,并根据评分结果给予相应的护理措施,每班次做好详细记录。对易发生压力性损伤的患儿应卧气垫床或凝胶垫,可在经常受压的骨隆突处使用泡沫敷料减压,局部垫防压疮垫或在身体空隙处垫软枕。协助患儿至少每2小时翻身一次,避免长时间受压。每日进行皮肤护理,保持患儿衣物及床单位清洁、干燥,协助患儿翻身时动作轻柔,减少摩擦力。

3. 饮食护理

(1)术前:保证营养摄入,肿瘤患儿适宜高蛋白、高维生素、低脂肪、易消化饮食,必要时给予胃肠内营养。

(2)术后:解除禁食后可试饮水,原则为少量多次,如无异常可进食流质、半流质细软饮食。进食后注意观察有无腹痛、腹胀、恶心、呕吐等情况。术后进食量应循序渐进,避免暴饮暴食。可适当增加膳食纤维的摄入以促进排便。腹泻患儿可使用一些食疗方案,如焦米汤、胡萝卜泥、小米胡萝卜粥等。胰腺肿瘤手术患儿、术中损伤胰腺者、出现乳糜色伤口引流液者宜进食低脂饮食。肾脏肿瘤手术患儿宜进食低盐饮食。肝母细胞瘤患儿及肝脏功能异常者饮食中需注意减少脂肪及动物蛋白的摄入,以防止肝性脑病的发生。

4. 并发症护理

(1)出血(bleeding):肿瘤围手术期患儿需严密观察生命体征、面色、唇色、神志等变化。密切观察皮肤、黏膜有无出血点或瘀斑等出血倾向;有无血性胃液、血便等消化道出血表现;有无伤口敷料渗血、血压下降等隐匿出血情况。监测患儿血常规变化。一旦患儿出现口唇苍白或发绀、烦躁不安、冷汗、意识淡漠、血压下降、脉搏加快、少尿、无尿等休克表现,应立即通知医生,同时给予吸氧及心电监护,做好抢救准备,迅速建立静脉通路,遵医嘱给予静脉补液、止血、输血治疗。出血患儿需注意观察出血部位、出血量、出血时间、出血颜色、性状以及止血的效果等，若患儿烦躁不安、头痛、呕吐、惊厥、昏迷则提示颅内出血。有出血倾向的患儿尽量减少各类注射或深静脉穿刺抽血，必须进行穿刺时根据患儿凝血情况延长穿刺部位压迫时间。避免食用坚硬、多刺的食物，以防造成口腔黏膜损伤及牙龈出血。保持大便通畅，防止用力大便时腹压增高而诱发颅内出血。

(2)肿瘤破裂：患儿确诊腹部肿瘤破裂后应严密监测生命体征变化，观察患儿精神意识状态，注意腹膜刺激征的程度和范围变化，准确记录出入量。若疑有腹腔内出血，需注意血常规改变，观察、记录腹围变化。给予床上制动，不可随意搬动患儿。遵医嘱输注各类血制品，加强巡视，备好抢救车。

(3)肠梗阻：腹部肿瘤术后由于胃肠道暂时麻痹状态及腹腔炎症，可引起粘连性肠梗阻，应注意观察患儿有无腹痛、腹胀、呕吐等症状。术后发生肠梗阻的患儿梗阻解除前应禁饮食，保持胃肠减压、负压状态，引流通畅。如患儿腹痛为持续性剧痛、腹肌紧张、腹部压痛并可触及肿块，呕吐剧烈，面色苍白，烦躁不安等症状，应及时报告医生，密切观察有无绞窄性肠梗阻，做好术前准备。

(4)坠积性肺炎(falling pneumonia)：保持呼吸道通畅，鼓励清醒患儿自行咳嗽排痰，昏迷患儿咽喉部有分泌物应及时抽吸，遵医嘱给予雾化吸入，按时拍背、吸痰，预防坠积性肺炎的发生。

(5)低钾血症(hypokalemia)：观察患儿的精神、意识情况，观察心电图的改变，有无ST段降低、T波平坦或倒置等低血钾的表现，注意观察出入量情况，注意遵循“不宜过快、不宜过浓、见尿补钾”的原则，口服补钾药物宜餐后服用，避免胃肠道刺激。

(三) 健康教育

1. 疾病相关知识健康宣教　向患儿及家长讲解本疾病相关知识及护理方法，如植入式输液港、PICC等中心静脉导管按时维护的重要性，发生导管脱出、断裂等紧急情况的应对方式；化疗药物不良反应的观察；预防各类感染的方法；口腔、肛周护理方法及家庭饮食护理等。教会家长观察患儿病情及分辨异常情况。

2. 手术宣教

(1)术前：向患儿及家长讲解术前各项准备的方法及重要意义，如术前禁食水时间、皮肤准备的范围、术前练习有效咳嗽咳痰、胸式呼吸、床上使用便器的目的及方法、术后镇痛方式。告知患儿及家长术前将为患儿留置静脉通路、放置鼻胃管，解释操作目的及方法。向家长宣教手术室位置、手术中家长需保持联络通畅。

(2)术后：向患儿及家长讲解胃肠减压、伤口护理、饮食管理、卧位护理、管路情况、留置管路的目的及意义、发生意外脱管时的应对方法、对伤口疼痛分级的评估、镇痛泵的使用、转移注意力的方法等。向家长介绍术后患儿可能出现的情况及处理措施，如术后吸收热、腹胀、呕吐、便秘等。向患儿及家长宣教早期下床活动可促进康复，减少并发症，下床活动时应保持引流袋低于置管部位以避免引流液回流。

3. 饮食宣教

(1)术前：可根据患儿口味提供品种多样、营养丰富且易于消化的饮食，如禽蛋、奶类、鱼虾、瘦肉、豆浆等，多吃蔬菜和水果，忌食辛辣、过热、生冷等刺激性食物；烹饪食物时避免油煎、炸、烧烤等方式，以免破坏营养，尽量多采用蒸、煮、炖、煲汤等方式。

(2)术后：流质饮食可选择果蔬汁、牛奶、米汤、藕粉等；半流质饮食可选择面条、馄饨、粥等；高纤维素食物可选择新鲜蔬菜、梨、燕麦粥、红薯等，或购买“膳食纤维粉”冲服；常见的低脂饮食食材为鸡胸肉、鸡腿肉、鳕鱼、鲷鱼、虾仁、蛋清、低脂奶、豆浆等。

4. 出院宣教

(1)出院前教会家长为患儿正确测量体温的方法，告知家长出院后注意监测患儿体温变化，必要时予以记录；保持伤口部位清洁干燥，按时复诊更换伤口敷料。告知家长出现异常情况应及时就诊、复查，如伤口局部出现红、肿、热、痛、渗血、渗液等情况，或患儿出现精神萎靡、高热、持续低热、咳嗽、淋巴结肿大、皮肤出现出血点或瘀斑、严重的恶心呕吐等。

(2)休息与活动：病情好转后可逐渐增加活动量，保持良好的生活方式，生活规律。不到人多拥挤的公共场所，活动时注意避免磕碰到患处。

(3)向恶性肿瘤患儿的家长宣教术后化疗及定期复查对于疾病治愈的重要意义，使家长重视后续治疗并能积极主动配合。

(4)向患儿和家长宣教复诊时间、挂号方法及复查内容。注意观察患儿的生长发育指标，化疗患儿疗程结束后应定期进行脏器功能检查及免疫功能检查。

二、骶尾部手术

(一) 护理评估

1. 健康史　同一、腹部手术。

2. 现病史 了解肿瘤与骶尾骨、盆腔位置关系、发现时间、增长情况、良恶倾向、有无术前化疗史；通过观察患处、局部触诊、肛门指诊或双合诊评估有无局部疼痛，包块大小、位置、质地，肿块有无感染破溃；评估患儿有无排便、排尿困难，尿潴留，有无下肢感觉障碍、肌力下降、活动异常；评估有无伴发泌尿生殖系统畸形；骶尾部畸胎瘤囊袋破溃出现局部感染症状的患儿，评估患儿有无发热、患处局部皮温升高等情况，了解血常规结果；已出现窦道者需评估窦道局部有无渗出物，渗出物的量及内容物；骶尾部肿物膨出明显或巨大者需评估患儿营养状况，是否有面色苍白、消瘦等贫血症状，评估压疮、跌倒、坠床等安全因素。

3. 治疗经过 同一、腹部手术。

4. 心理社会状况 同一、腹部手术。

（二）护理措施

1. 术前护理

(1)一般护理：同一、腹部手术。

(2)专科病情观察及护理：严密监测生命体征与病情变化。每日定时观察病变部位，骶尾部神经血管丰富，需根据瘤体大小、血运、瘤壁薄厚评估有无内出血或破裂出血现象，观察双下肢活动情况，若有异常，及时报告医生进行处理。对于瘤体表皮破溃并伴有感染的患儿，遵医嘱静脉滴注抗生素控制感染，局部以无菌生理盐水清洗，碘伏消毒处理，再使用无菌生理盐水浸润敷料、包裹瘤体，注意保持骶尾部、肛周皮肤的清洁，防止瘤体被污染。对于瘤体巨大且质软的患儿，入院后穿宽松、柔软、棉质内衣，柔软尿布，床上放置支被架，避免摩擦瘤体，致瘤体破溃。通常患儿取俯卧位或侧卧位，每2小时翻身一次，更换体位时，注意动作要轻柔，以免瘤体出血、破裂。同时注意保持骶尾部、肛周及会阴部皮肤的清洁，勤换尿布，大小便后及时用温水清洗、擦干，遵医嘱涂抹鞣酸软膏或液体敷料等预防臀部皮肤破损。

(3)术前准备：术前常规准备及皮肤准备方法同腹部手术。备皮范围：上自髂前上棘，下至大腿上1/3，包括会阴及臀部，开腹手术备皮范围同腹部手术。骶尾部手术为防止术中粪便污染手术区，导致术后肠瘘，术前一晚及手术当日晨应给予患儿清洁洗肠，开腹手术患儿术前30分钟放置胃管防止术中呕吐而窒息。

(4)心理护理：骶尾部肿瘤位置特殊，护理难度大，其中恶性畸胎瘤生长迅速，常有便秘和排尿困难，有时形成窦道，治疗困难且感染风险极大，家长容易产生焦虑心理。需多与家长沟通，告知家长如何保护肿瘤部位及可采取的卧位方式、术后肛周护理的方法，鼓励家长提高应对能力，坚持配合治疗。

2. 术后护理

(1)伤口护理：骶尾部肿瘤手术剥离范围广，残留空腔较大、积液多，且伤口邻近会阴部，容易被大小便污染，应密切观察切口有无渗血、渗液、裂开、感染等症状(图5-39-15)。每2小时翻身1次，防止压迫伤口。及时清洁大小便，便后用温水清洁肛周皮肤，保持皮肤干燥。术后伤口换药严格无菌操作，出现发红、渗液者，伤口敷料应每日更换。病理良性患儿换药前可使用远红外线灯局部理疗。

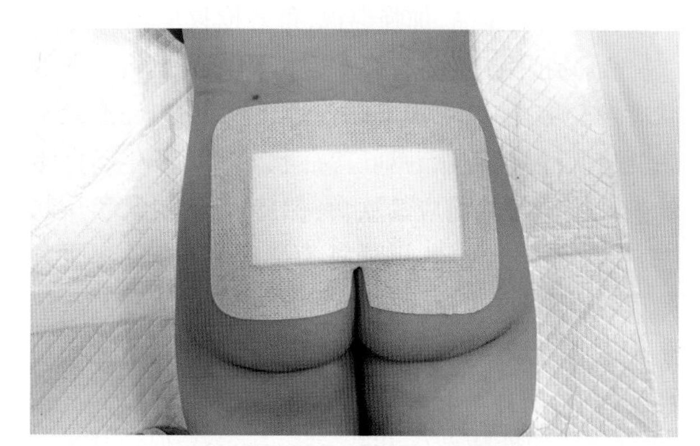

图5-39-15 骶尾部伤口敷料

(2)体位护理：骶尾部肿瘤患儿术后取俯卧位与侧卧位交替，开腹者取仰卧位与侧卧位交替，腹部及骶尾部均有伤口可取左右侧交替卧位。适宜的卧位可防止大小便污染伤口，降低伤口张力，有利伤口愈合。俯卧位患儿评估有无窒息、误吸等风险，严密观察呼吸、面色及反应，防止窒息。

(3)管路护理：管路常规护理同腹部手术。骶尾部肿瘤术后早期应严格注意保持引流通畅，及时有效的引流可避免伤口转为慢性窦道，而慢性窦道引起的炎症可能促使肿瘤复发及恶性变。

3. 饮食护理 骶尾部肿瘤患儿年龄小，而手术切口长、创面大且深，加之骶尾部肌肉、脂肪不丰厚，血运较差，往往导致切口愈合不良，并且术后初期为减少大便排出量、保持伤口清洁，常常将进食时间延迟至术后3~4天，故应给予合理的营养支持。可遵医嘱给予胃肠道外营养、人血白蛋白注射液，提高患儿的机体抵抗力，促进切口愈合。遵医嘱进食后，需加强饮食护理，给予高蛋白、高热量、高维生素饮食。

4. 并发症护理

(1)大便失禁：由于骶尾部肿瘤较大且长期挤压

直肠，易使该处神经和肌肉的发育受影响，加之术中操作对骶前神经的影响，肛门失禁的发生率较高，故需密切观察患儿有无排便异常。注意观察大便性状，如果大便量少、带血伴创口愈合不良，应考虑术中损伤直肠壁，需及时报告医生。密切观察大便失禁患儿，及时处理排泄物，保持肛周及会阴部皮肤清洁，并加强排便训练，逐步恢复肛门括约肌的功能。

(2)便秘：给予患儿清淡、易消化饮食，多饮水。每天定时进行排便训练。必要时遵医嘱给予缓泻剂或灌肠等。

(三) 健康宣教

1. 常规宣教　内容同腹部手术。

2. 疾病相关知识健康宣教　向儿童肿瘤患者及家长宣教如何观察肛门括约肌功能及排便功能恢复情况，告知家长如果有感觉障碍及活动度异常应及时复诊。教会家长处理大小便的方法，避免大小便污染伤口。坚持定期复查，告知家长骶尾部肿瘤标志物甲胎蛋白(AFP)值的意义，复查时注意其变化。如有便秘、大便失禁等功能障碍需立即复诊，积极治疗。饮食应注意营养全面、易消化，如有营养不良及时就医。恶性骶尾部畸胎瘤患儿术后需化疗，并于化疗结束后每3~6个月随诊1次。

三、颅脑手术

(一) 护理评估

1. 健康史　同一、腹部手术。

2. 现病史　评估患儿意识状态，意识障碍患儿根据格拉斯哥昏迷指数(Glasgow coma scale)(表5-39-11)评估昏迷程度及病情轻重，一般分为嗜睡(唤醒后意识清醒)，朦胧(能喊叫，但意识不清)，半昏迷(意识不清，但有疼痛反应)，昏迷(意识不清，反应消失)等几种情况；评估瞳孔对光反应及灵敏度；前囟凹陷的程度；是否出现呕吐、头痛、视觉障碍、前囟张力增高、“落日征”等颅内压增高的表现；是否出现一侧瞳孔明显散大，对光反射消失，同时出现意识障碍及对侧肢体偏瘫等脑疝表现；是否出现一侧肢体活动障碍加重、占位性病变增大表现；目前治疗及用药史以及患儿的生长、发育情况等。

3. 治疗经过　同一、腹部手术。

4. 心理社会状况　同一、腹部手术。

表5-39-11　Glasgow昏迷评分量表

评分项目	反应	得分
睁眼反应	正常睁眼(自动睁眼)	4
	对声音刺激有睁眼反应	3
	对疼痛刺激有睁眼反应	2
	对任何刺激均无睁眼反应	1
运动反应	可按指令动作	6
	对疼痛刺激能定位	5
	对疼痛刺激有肢体退缩反应	4
	疼痛刺激时肢体过度屈曲(去大脑强直)	3
	疼痛刺激时肢体过度伸展(去大脑强直)	2
	对疼痛刺激无反应	1
语言反应	能准确回答时间、地点、人物等定向问题	5
	能说话，但不能准确回答时间、地点、人物等定向问题	4
	言语不当，但语意可辨	3
	言语模糊不清，语意难辨	2
	任何刺激均无语言反应	1

(二) 护理措施

1. 术前护理

(1)一般护理：同一、腹部手术。

(2)专科病情观察及护理

1)危重症的早期识别：严密观察患儿意识状态、瞳孔及呼吸变化，如出现呼吸节律不规则、双侧瞳孔不等大、对光反应迟钝等情况，则提示脑疝发生。高热患儿需注意积极控制体温，降低大脑的耗氧量，防止高热惊厥。对于病情发展迅速的患儿，可有颅内压增高的症状，表现为剧烈头痛、喷射性呕吐，此时需及时通知医生，遵医嘱给予脱水剂，防止脑疝的发生。对于颅后窝肿瘤的患儿要注意意识和呼吸情况，如出现枕大孔疝时可出现呼吸和心搏骤停，此时应及时通知医生并给予脱水和做好脑室穿刺的准备。对于幕上肿瘤患儿要注意防止癫痫发作，患儿出现抽搐时，及时给予镇静解痉，对抽搐持续的时间、次数、表现进行详细的记录，并给予保护措施，保持呼吸道通畅，保持功能位。

2）五官护理：脑脊液鼻漏、耳漏患儿，可使用无菌脱脂棉球擦拭，注意保持鼻腔清洁。面神经损伤导致眼睑闭合困难及三叉神经损伤致角膜感觉消失等情况，均易发生角膜溃疡，可用无菌生理盐水纱布护眼。昏迷患儿每日进行2次口腔护理。

3）卧位护理：喷射性呕吐等颅内压增高患儿，取头高位（15°~30°），以利于颅脑静脉回流；昏迷患儿取平卧位，如有呕吐，立即头偏向一侧，避免呕吐物误吸引起窒息，必要时使用负压吸引器，清除口鼻腔内的呕吐物。

4）安全护理：意识朦胧和躁动不安的患儿适当约束四肢，定时检查约束带的松紧程度，评估约束部位的皮肤，给予记录及严格交接班。必要时遵医嘱使用镇静剂。癫痫患儿发作时，应注意在保护患儿安全的条件下，不可强制给予患儿约束，以免引起关节损伤。

(3)术前准备：术前常规准备及皮肤准备方法同腹部手术。范围：剃除全部头发及颈部毛发，保留眉毛。

(4)心理护理：对于患儿可能出现的颅内压增高表现、意识障碍、偏瘫、癫痫、视力障碍、眼肌麻痹、共济失调（ataxia）、精神症状等，应及时与患儿及家长进行有效沟通，向患儿家长讲解疾病知识，尽量消除其焦虑、恐惧情绪，建立战胜疾病的信心，积极配合治疗。

2. 术后护理

(1)专科病情观察与护理

1）严密监测颅脑肿瘤患儿术后生命体征、神志及瞳孔的变化，术后72小时内要观察患儿有无意识障碍、恶心、呕吐及伤口张力增加、颈强直等症状。术后发热患儿慎用冬眠药物，以防引起意识障碍，可采取冰袋、冰帽等物理降温的方式，或遵医嘱给予降温药物。

2）癫痫患儿术后观察有无口角抽动、眼睑震颤、手指抽动等癫痫（epilepsy）发作迹象，发现异常应及时通知医生，遵医嘱给予镇静解痉剂，同时保持呼吸道通畅，给予氧气吸入，防止脑组织缺氧。

3）管路护理：同一、腹部手术。脑室引流管悬挂位置低于伤口处10~15cm，过低易引流过度导致颅内出血，过高易导致引流不畅及颅内压增高（图5-39-16）。注意引流液平面波动情况，如未见波动提示管路堵塞。

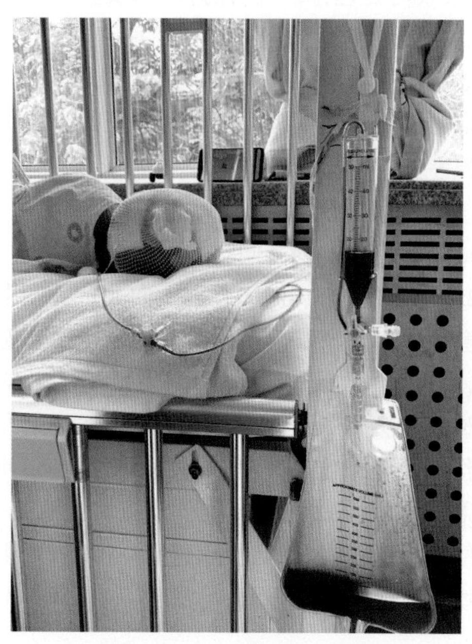

图5-39-16 脑室引流装置

4）电解质紊乱：鞍区肿瘤患儿，术后每12小时监测电解质1次。高钠高氯患儿限制钠和氯的摄入；低钾低氯患儿补充氯化钠以防脑水肿。此外，须维持钙、糖在正常水平。还应重点观察患儿多饮、多尿、烦渴等表现及尿比重，每小时记录尿量，并严格记录24小时出入量。若出现尿崩症状及时通知医生，遵医嘱给予抗利尿药。

5）呼吸道护理：同一、腹部手术。

(2)并发症的观察及护理

1）颅内继发性血肿（hematoma）：术后患者出现头痛、呕吐，继之神志不清，血压升高，脉搏、呼吸变慢，应及时通知医生。

2）颅前窝血肿：垂体瘤手术后神志完全清醒，但数小时后患儿又转入嗜睡、朦胧状态或尿失禁，或手术后意识一直呈朦胧状态，常提示形成颅前窝血肿，应提高警惕，及时通知医生处理。

3）尿崩症：蝶鞍区手术后尿量增加，患儿出现口渴、烦躁等失水症状时，应警惕尿崩症的发生，及时通知医生给予处置。严格记录患儿出入量，注意观察尿量及尿比重变化、血压变化，注意补充水分，防止脱水。

（三）健康教育

1. 常规宣教 内容同腹部手术。

2. 疾病相关知识健康宣教 向患儿及家长宣教术后功能锻炼的方法及重要性，如肢体活动障碍的患儿，如何帮助其定时按摩、活动关节，防止肌肉萎缩和关节的挛缩。准时、正确遵医嘱服药，对于服用泼尼松药物治疗的患儿，应给予严格、详细的减药计划；服用癫痫药物的患儿，告知家长注意定期监测血象及肝、肾功能。向患儿及家长宣教颅内压增高的表现，如出现持续性加重的剧烈头痛、未进食的情况下出现喷射性呕吐、突然的视物模糊等情况，应立即采取半卧位，可减轻头痛症状及保持呼吸道通畅，及时就医避免延误病情。平时注意保持大便通畅，防止因大便用力引起颅内压增高，发生意外，可多食粗纤维、易消化食品，多饮水，适当活动，以患儿不感觉疲劳为度，必要时遵医嘱应用缓泻药物。

四、颈部手术

（一）护理评估

1. 健康史 同一、腹部手术。

2. 现病史 评估颈部肿瘤患儿的病变部位及体征，肿块大小及范围、性质；有无因颈部肿物压迫导致吞咽不畅、咽下困难、语音含糊不清、呼吸困难；新生儿患儿有无哺乳困难、吸气性喘鸣、间歇性呼吸困难等；患儿有无因肿瘤导致的外形改变；淋巴管瘤患儿需了解透光试验、局部穿刺抽液化验及B超结果。

3. 治疗经过 同一、腹部手术。

4. 心理社会状况 同一、腹部手术。

（二）护理措施

1. 术前护理

(1) 一般护理：同一、腹部手术。

(2) 专科病情观察及护理：密切观察生命体征，颈部包块有无压迫症状及患儿呼吸情况，瘤体大小、颜色、质地、局部温度有无改变。患处皮肤保持清洁干燥，避免汗液长时间刺激。局部出现感染、破溃、瘘口者可使用生理盐水或3%过氧化氢溶液清洗，每天2~3次，并遵医嘱应用抗菌药物，待感染控制后择期手术。瘤体压迫食管、气管的患儿需加强巡视，尤其是夜间需加强巡视，避免家长睡眠期间患儿出现呼吸道压迫导致患儿窒息。

(3) 术前准备：术前常规准备及皮肤准备方法同腹部手术。范围：上自唇下，下至乳头水平线，两侧至斜方肌前缘。

(4) 心理护理：颈部肿瘤患者可能出现外貌改变，甚至毁容，患儿及家长容易产生悲观心理。可通过沟通交流增加亲近感，耐心倾听家长的诉说，介绍国内外的治疗进展、对症护理、联合整形外科干预预后等鼓励家长提高应对能力，面对现实，正确理解并能接受身体外观的改变，促进患儿及家长对自我形象改变的认可，消除悲观情绪，积极配合治疗和护理。

2. 术后护理

(1) 伤口护理：颈部肿瘤常常包绕血管、神经组织，一般手术创口较大，需密切观察伤口敷料有无渗血、引流液性质、患处周围皮肤颜色及血运等；注意观察有无出现声音嘶哑、吞咽困难等喉返神经损伤症状，一旦出现异常，立即报告医生处理；监测体温的变化，观察切口局部有无红、肿、热、痛等感染征象，遵医嘱正确合理使用抗生素治疗；淋巴管瘤（lymphangioma）术后淋巴液渗出较多，有引流液渗出污染伤口敷料时应通知医生及时更换，降低感染风险。

(2) 呼吸道护理：颈部淋巴管瘤术后2~5天时可能出现组织水肿进行性加重导致呼吸道梗阻，需密切观察患儿生命体征与病情变化。

(3) 管路护理：管路常规护理同腹部手术。颈部巨大肿物术后伤口引流注意保持负压，避免形成空腔影响愈合。

(4) 鼻饲护理：每次鼻饲喂养前检查鼻饲管的位置是否正确，确定在胃内后抽吸胃内残留。鼻饲时抬高床头30°~45°，如患儿咳嗽、痰多，每次鼻饲前30分钟充分吸痰，待患儿呼吸平稳后再进行鼻饲，以免咳嗽引起胃内容物反流。喂养中如患儿有咳嗽立即停止鼻饲。鼻饲后可视情况协助患儿直立位以减少反流。卧床患儿肠蠕动慢，护士可协助其做一些主动或被动的活动，如床上肢体活动、翻身等，以促进食物消化吸收。

3. 饮食护理

(1) 术前：给予患儿高蛋白、高热量、高维生素、易消化饮食。对于颈部肿物压迫食管造成吞咽困难（dysphagia）而引起贫血、营养不良的患儿给予胃肠内、外营养支持。颈部巨大肿物压迫气管导致呼吸困难者，注意少量多次喂食及饮水，进食饮水时需有专人看护，避免呛咳导致窒息误吸。

(2) 术后：减少吞咽，宜进食温凉、软质食物，避免生硬及过热食物，以免咀嚼用力引起切口疼痛或裂开,过热引起舌体肿胀或诱发手术部位血管扩张,加重伤口渗血。甲状腺肿瘤术后需适当限制肉类、蛋类、乳制品等含磷较高食物的摄入,以免影响钙吸收。

(三) 健康教育

1. 常规宣教 内容同腹部手术。

2. 疾病相关知识健康宣教 向患儿及家长宣教保持切口局部清洁干燥,如伤口局部出现红肿、渗血、渗液等异常情况应及时就诊、复查。重点宣教颈部功能锻炼对疾病预后及患儿正常发育的重要性,康复训练方式如颈部和患侧肢体主动、被动锻炼等,可使治疗方案具有连续性。尤其颈部淋巴结清扫术后,因斜方肌不同程度受损,故伤口愈合后即应开始肩关节和颈部功能锻炼,并尽量保持患侧上肢高于健侧,避免肩下垂。巨大淋巴管瘤术后影响外观者,告知患儿与家长可去正规医院接受医学美容、整形、植皮等恢复患儿正常外观的后续治疗。

(任 寒)

参考文献

[1] 张琳琪, 王天有. 实用儿科护理学. 北京: 人民卫生出版社, 2018.
[2] 王天有, 申昆玲, 沈颖. 诸福棠实用儿科学. 9版. 北京: 人民卫生出版社, 2022.
[3] 孙宁, 郑珊. 小儿外科学. 北京: 人民卫生出版社, 2015.
[4] 倪雪莲, 丁淑贞. 儿科临床护理. 北京: 中国协和医科大学出版社, 2016.
[5] 马燕兰, 曾伟. 儿科疾病护理指南. 北京: 人民军医出版社, 2014.
[6] 焦卫红, 王丽芹, 裘晓霞, 等. 儿科护理教学查房. 2版. 北京: 人民军医出版社, 2014.

第7节 生物治疗护理

肿瘤生物治疗(biotherapy)运用生物技术和生物制剂对从患者体内采集的免疫细胞进行体外培养和扩增后回输到患者体内,以此激发和增强机体自身免疫功能,从而达到治疗肿瘤的目的。在肿瘤微环境中,存在大量免疫抑制性细胞因子如肿瘤生长因子-β(TGF-β)、Ⅰ型调节性T细胞(T regulatory cell,Treg细胞)产生的IL-10等。肿瘤细胞又特征性地表达主要组织相容性复合体(major histocompatibility complex,MHC)和协同刺激分子如CD80、CD86等,这均可使肿瘤细胞逃逸机体免疫监视系统。生物治疗就是通过某种方式激发或调动机体免疫功能,增强肿瘤微环境中各种抗肿瘤能力,从而控制和杀伤肿瘤细胞,是继手术、放疗和化疗三大常规治疗后的第四种重要的治疗手段,主要包括免疫、基因和抗血管生成治疗等。本节主要介绍在临床上应用较多的细胞因子治疗、CAR-T细胞免疫治疗和利妥昔单抗的护理。

一、细胞因子治疗

细胞因子是由免疫细胞(淋巴细胞、单核巨噬细胞等)及其相关细胞产生的调节其他免疫细胞或靶细胞功能的可溶性蛋白,主要包括淋巴因子和单核因子,但不包括免疫球蛋白、补体及一般的生理性细胞产物。机制主要包括:①控制癌细胞的生长和促进分化;②调节宿主的免疫应答;③对肿瘤细胞的直接毒性作用;④破坏肿瘤细胞血管和营养供应;⑤刺激造血功能,促进骨髓恢复。目前,干扰素(interferon,IFN)、集落刺激因子(colony stimulating factor,CSF)和白细胞介素(interleukin,IL)等细胞因子在抗肿瘤研究中最为常用。

(一) 干扰素使用护理

1. 流感样症状 90%以上的患者用药后会出现寒战、发热、疲乏等症状。随着用药时间延长,症状逐渐减轻并消失。发热常见于第一次注射后,长期治疗后会趋向减轻。应用较大剂量的患者出现高热,并伴有严重的寒战、血管收缩、恶心、呕吐、强烈的肌痛、头痛和虚脱,患者注射前30分钟用解热止痛药物预防该症状发生。一旦患者出现症状,护理人员应向患者做好安慰解释工作,并按发热护理常规采取相应措施。

2. 消化系统反应 患者常出现厌食、味觉异常、恶心、呕吐、腹痛、腹泻等症状,一般来说,用量越大,胃肠道毒副作用发生率越高。延长治疗时间症状会加重,最终导致体重下降。极少数患者出现一过性肝功能损害,表现谷丙转氨酶(ALT)和谷草转氨酶(AST)升高,一般不需停药。护理人员应在饮食上给予指导,饮食宜清淡,少食多餐,注意症状观察。

3. 神经系统反应 大剂量使用IFN会出现明显的神经系统异常,患者主要表现为精神抑制、嗜睡、精神错乱、健忘或记忆丧失、味觉和嗅觉丧失、偏头痛、言语障碍、定向异常思维和运动迟缓,甚至昏迷

(coma)。护理人员应明确神经系统症状将会随用药时间延长而减轻，并且此症状是可逆的。

4. 造血系统毒性　表现在白细胞数量减少，特别是粒细胞减少，停药后白细胞和粒细胞计数便会迅速恢复。护理人员在患者血象降低期间做好预防感染方面的护理工作。

5. 循环系统反应　IFN 引起的发热反应对心血管系统有影响，包括心动过速、心律不齐、心悸或偶尔的低血压等，因此心功能不全的患者使用 IFN 有发生充血性心力衰竭的危险，应慎重使用。因此护理人员在对有心脏病病史的患者用药时应加强生命体征的监测。

6. 皮肤反应　皮下注射局部可能出现皮肤红肿反应，护理人员应计划性选择注射部位，每天更换注射部位，观察皮肤有无红(图 5-39-17)、肿、硬的改变。接受较高剂量 IFN 的患者最常见的皮肤毒性副作用是轻度脱发，也可能产生皮疹，一般都是躯干和四肢的斑丘疹。嘱患者不要搔抓皮肤，以免引起感染。

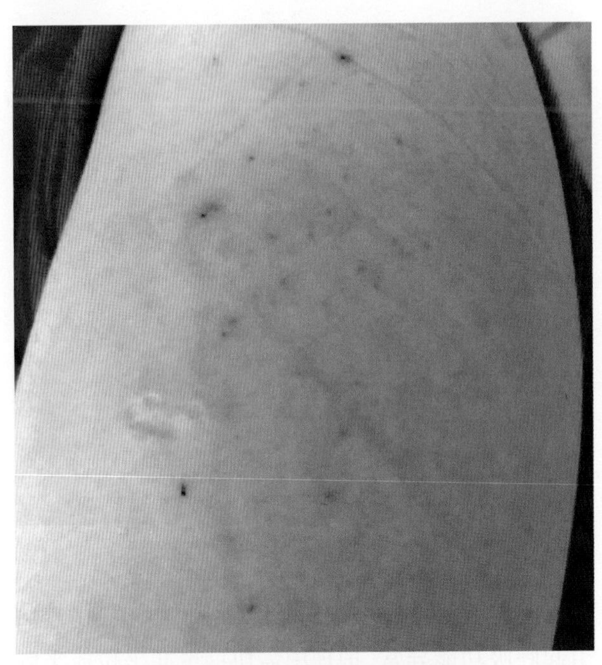

图 5-39-17　皮下注射部位发红

(二) 集落刺激因子使用护理

集落刺激因子(CSF)是一类调节血细胞生成的高度特异蛋白质，包括粒细胞集落刺激因子(G-CSF)、巨噬细胞集落刺激因子(M-CSF)、粒细胞 - 巨噬细胞集落刺激因子(GM-CSF)和多能集落刺激因子，还包括促红细胞生成素和促血小板生成素等。CSF 的主要功能是对造血细胞的作用，其对造血细胞具有刺激增殖、诱导分化、增强成熟细胞功能和维持成活等作用，但不同的 CSF 作用的细胞不同。CSF 主要用于抗肿瘤治疗中减轻肿瘤放疗和化疗的不良反应，迅速提高粒细胞数，帮助骨髓从放疗、化疗引起的抑制状态中得到恢复并增强抗感染能力。不良反应包括轻度发热、背痛、肌痛、战栗、恶心或头痛(headache)。护理人员应注意观察可能出现的不良反应，监测血象变化，并做好预防感染、出血等护理工作。

(三) 白细胞介素使用护理

白细胞介素(IL)是特指由白细胞产生的可以调节其他细胞反应的可溶性蛋白或糖蛋白物质。目前，以“白细胞介素”命名的细胞因子已达 27 种。其中，IL-2 研究得最为深入，应用最为广泛。最常见的是发热、寒战，一般是一过性发热(38℃左右)，亦可有寒战、高热，停药后体温多可自行恢复到正常。个别患者可出现恶心、呕吐、类感冒症状。皮下注射者局部可出现红肿、硬结(图 5-39-17)、疼痛。使用较大剂量时，可能会引起毛细血管渗漏综合征，表现为低血压(hypotension)、末梢水肿、暂时性肾功能不全等。护理要点：药瓶开启后，应一次使用完，不得多次使用。观察患者是否发生不良反应，并采取相应措施。所有症状在停药后会自行消失，出现时对症处理，出现毛细血管渗漏综合征时应立即停用，对症处理。

二、CAR-T 细胞治疗

CAR-T 细胞治疗被认为是一种非常有前景的抗肿瘤疗法，在白血病、淋巴瘤、黑色素瘤、神经母细胞瘤、肉瘤等多项临床治疗研究中表现出了良好的靶向性、杀伤活性和持久性，其中靶向 CD19 的 CAR-T 细胞治疗在治疗难治性 B 细胞恶性肿瘤尤其是急性淋巴细胞白血病(acute lymphoblastic leukemia，ALL)中取得的效果最为瞩目。但是该疗法在治疗中也可能会引起危及生命的严重毒副作用，这些副作用主要是细胞因子释放综合征(cytokine release syndrome，CRS)和神经毒性作用，此外还包括肿瘤溶解综合征(tumor lysis syndrome，TLS)、非人源单链抗体(single-chain antibody fragment，scFv)引起的急性过敏反应，以及正常组织因少量表达肿瘤相关抗原被攻击后引起的损伤(又称脱靶效应)等。CRS 是迄今为止最常见的不良反应，其发生机制是多种细胞因子如 IL-1、IL-6、IFN 等大量释放到循环系统中，引起发热、恶心、头痛、心动过速、低血压、皮疹、呼吸急促等临床症状，严重者可导致多器官功能衰竭或急性呼吸窘迫综合征；神经毒性是最严重的毒副作用，甚至可以引起死亡。副作用与CAR-T细胞的输入时间、输入量、CAR-T细胞种类、患者的肿瘤负荷大小、肿瘤类型等都有关系,因此CAR-T细胞治疗前、治疗中和治疗后都需要严密监视,做好护理。

(一) 输注前准备

患儿外周血通过血细胞分离机分离出单个核细胞,通过流式细胞术等方法筛选出CAR-T细胞,体外培养1~2周,得到一定数量的CAR-T细胞。为减轻肿瘤细胞负荷量,输注前给予预处理。

(二) 输注护理

1. 输注前护理

(1) 协助患儿舒适体位,同时对患儿及家属做好宣教。

(2) 物品准备:评估过敏史和既往用药史,评估血管情况,给予心电监护,低氧流量(2~3L/min)吸氧,备好抢救装置。选择粗直、弹性好的外周静脉进行穿刺,并避开关节部位。

2. 输注时护理

(1) 输注时,予以抗过敏处理后行细胞输注。

(2) 严格按照输血(blood transfusion)要求进行输注,输注前5分钟以30滴/min的速度滴注,观察无不良反应后根据患者病情逐步加快滴注速度。使用生理盐水反复冲洗血袋,保证全部输注,输注过程中持续心电监护,专人守护、密切观察患儿的生命体征及不良反应,并详细记录,如出现畏寒、寒战、高热、液体渗漏等情况,立即停止输注,及时对症治疗。

3. 输注后护理

(1) 回输细胞后,监测患儿生命体征及不良反应,监测炎症细胞因子(特别是IL-10、IL-6、IFN-γ)的分泌水平及铁蛋白、C反应蛋白、心功能等指标。

(2) 感染预防与护理:患儿在回输CAR-T细胞前,需要输注化疗药进行预处理,在输注化疗药后7~10天患者会出现不同程度的骨髓抑制。严格执行无菌操作技术;病室内的空气、地面和用物表面,每日均进行消毒处理,避免呼吸道感染,避免口腔和肛周感染;加强卫生宣教,告知患儿及其家属戴好口罩,避免交叉感染。

(3) 并发症的预防与护理

1) 细胞因子释放综合征(CRS)的护理

A. 发热:严密监测患儿体温变化,做好记录。低热给予物理降温,如冷敷、温水擦浴;体温高于38.5℃时及时通知医生,遵医嘱给予患儿口服退热药;对于发热、出汗多的患者,协助患者饮水,为患儿更换棉质衣服,保持皮肤的干燥、清洁;患儿体温急骤下降时,面色苍白,四肢发冷,立即给予保暖,遵医嘱给予患者输注补液。

B. 低血压:密切监测患儿血压变化,观察患儿有无烦躁或迟钝、面色苍白或发绀、四肢湿冷、脉快而微弱、尿量减少等休克症状,出现上述症状,立即协助患儿卧床休息,避免磕碰,遵医嘱开放静脉通路并输注生理盐水扩容,给予患儿盖被保暖、吸氧,直到血压恢复。

C. 皮疹(rash):皮疹是CRS的临床表现之一(图5-39-18),散在分布于患者头面部、前胸和后背等。出现皮疹后保持患儿衣服干爽、舒适,勤剪指甲,告知家长和患儿不能用手去抓挠皮疹,年龄较小的患儿佩戴小手套或者将小袜子套在手上,防止抓破皮肤引起感染;有痒感者,给予炉甘石洗剂涂抹,在使用前先摇匀,每天涂抹。保持患儿衣服清洁,避免患儿哭闹,播放患儿喜爱的动画片或与患儿沟通交流,转移患者注意力。

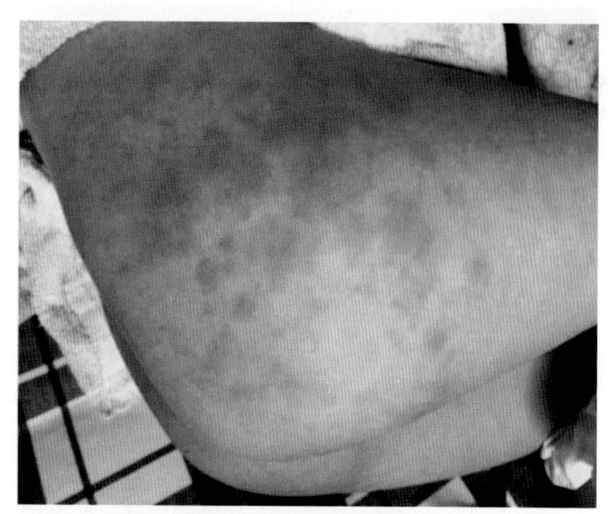

图5-39-18 CAR-T细胞治疗皮疹

D. 低氧血症(hypoxemia):大量炎症因子的浸润引起呼吸功能异常,护理中需协助患儿坐位或半卧位,清除患儿呼吸道分泌物,保持呼吸道通畅。根据患儿情况调节氧流量或者无创正压辅助通气,维持血氧饱和度在95%以上,予24小时心电监测,观察患儿呼吸、血氧饱和度及生命体征的变化,每小时观察并记录;严格记录患儿出入量,入量包括患儿输液量、饮水量、进食液体食物的量,出量主要是患儿尿量,及时报告医生,出量少时遵医嘱给予患儿利尿;在输液过程中使用输液泵或可调节输液器控制输液速度。

2) 肿瘤溶解综合征(TLS):主要与输注CAR-T

细胞的体内增殖以及体内细胞因子释放有关。TLS主要症状为高钾血症、高尿酸血症、高磷血症、低钙血症。严密观察患儿的生命体征变化及意识改变,严格记录患者出入量,观察患儿尿色、全身水肿情况;监测患者的肝肾功能、电解质、尿酸碱度。

3)脱靶效应:可能因正常细胞表达与肿瘤细胞相同的靶点,导致正常细胞被误杀伤。主要表现为CAR-T细胞对机体其他正常组织也产生损伤而出现相应器官受损的表现,这种不良反应可以从轻微的单系别缺乏如B细胞再生障碍性贫血到严重的不良反应致死,可通过使用相关抗体封闭正常组织表达的肿瘤相应抗原,减少每次静脉输注的CAR-T细胞量来预防及降低脱靶毒性反应,护理过程中需密切观察患儿心、肝、肺、肾、胃肠道、中枢神经系统等全身各器官、系统有无异常表现,加强相关检验指标的监测。

4)过敏反应:主要因为细胞培养液、CAR-T细胞制备过程中某些成分可能成为机体的变应原,输入后导致机体出现过敏反应,发生率很低,主要表现为皮疹、皮肤瘙痒,严重者出现过敏性休克(anaphylactic shock)。密切观察患儿皮肤情况,有无瘙痒、麻木,及出冷汗、心慌等。预防措施:回输前遵医嘱应用抗过敏药。

5)神经毒性:包括精神错乱、谵妄、表达性失语、迟钝、肌阵挛、癫痫发作,其病理生理机制仍未知,CAR-T细胞毒性对中枢神经系统的直接作用是可能原因,目前发现这些神经系统的不良反应是可逆的,护理中应密切观察患儿生命体征、意识精神状况,给予24小时心电监护,抽搐发作时应有专人守护,迅速解开患者衣扣,用压舌板放入口腔内,以防舌咬伤,必要时加用床挡,防止坠床,同时保持呼吸道通畅,将患者头转向一侧,如有呕吐物,需及时清理,抽搐时减少所有对患儿的刺激,一切动作要轻,保持安静,避免强光刺激等,备好急救用品,如吸引器、张口器、舌钳等。

6)心理护理:针对患儿及家属对CAR-T细胞技术这种新疗法较陌生的心理,积极与年长患儿和家长沟通,讲解CAR-T细胞治疗的特点和优势,以及针对可能出现的不良反应采取的应对措施,取得年长患儿和家长对治疗过程的支持和配合。

三、利妥昔单抗

利妥昔单抗(rituximab)是一种人/鼠嵌合型抗CD20的单克隆抗体。该嵌合抗体可识别CD20阳性的正常B淋巴细胞和淋巴瘤细胞并致细胞迅速消亡,于1997年成为全球首个被美国FDA批准用于临床的单克隆抗体,至今已有超过540 000例血液肿瘤患者使用利妥昔单抗。适用于治疗复发或化疗耐药的B细胞非霍奇金淋巴瘤。护理要点如下。

1. **配制** 利妥昔单抗应在2~8℃的冰箱中保存,药液现配现用,由于利妥昔单抗不含抗微生物添加剂,抽取利妥昔单抗时,注射器中绝不能有空气,抽取利妥昔单抗后,将注射器的针头插入等渗盐水液面以下,缓慢注入瓶内,轻轻摇匀液体,注意避免出现泡沫,禁止剧烈摇动及加热,以免蛋白质分解影响药效。使用前肉眼观察无颗粒或变色方可输注。

2. **输注** 用药前备好氧气及吸氧管,准备肾上腺素、异丙嗪、地塞米松等抗过敏和急救药物。在使用利妥昔单抗前静脉推注地塞米松,严格控制输液速度。在输注过程中,持续心电监护,最初1小时每15分钟监测心率、呼吸、血压、血氧饱和度,患儿耐受后每小时监测生命体征至静脉滴注结束。用药期间给予清淡、易消化饮食,少量多餐,忌辛辣、油炸及刺激性食物;保持口腔清洁。利妥昔单抗的不良反应包括如过敏反应、胃肠道反应、发热、低血压、心律失常等,常发生在首次输液的30分钟~2小时内。输注时需密切观察不良反应。

(王旭梅)

参考文献

[1] 王天有,陆继冉,郑胡镛. 儿童血液肿瘤靶向治疗新进展. 中华实用儿科临床杂志, 2017, 32 (3): 161-167.

[2] 李媛媛. 生物治疗技术在肿瘤治疗中的应用进展. 国际生物医学工程杂志, 2017, 40 (5): 398-402.

[3] 丁亚光, 赵文, 吴心怡, 等. 神经母细胞瘤患儿接受嵌合抗原受体修饰T细胞回输后不良反应的护理. 中华护理杂志, 2017, 52 (3): 307-310.

[4] 李丽娜, 万滢. 嵌合抗原受体修饰T细胞免疫疗法治疗B细胞恶性肿瘤患者的护理. 中华护理杂志, 2017, 52 (3): 297-299.

[5] 秦闯. 嵌合抗原受体修饰T细胞在实体瘤中应用的研究进展. 石家庄: 河北医科大学, 2018.

[6] FESNAK AD, JUNE CH, LEVINE BL. Engineered T cells: the promise and challenges of cancer immunotherapy. Nat Rev Cancer, 2016, 16 (9): 566-581.

[7] GAO S, YANG D, FANG Y, et al. Engineering nanopar-

ticles for targeted remodeling of the tumor microenvironment to improve cancer immunotherapy. Theranostics, 2019, 9 (1): 126-151.

[8] SALLES G, BARRETT M, FOÀ R, et al. Rituximab in B-cell hematologic malignancies: A review of 20 years of clinical experience. Adv Ther, 2017, 34 (10): 2232-2273.

[9] LEE DW, KOCHENDERFER JN, STETLER-STEVENSON M, et al. T cells expressing CD19 chimeric antigen receptors for acute lymphoblastic leukaemia in children and young adults: a phase 1 dose escalation trial. Lancet, 2015, 385 (9967): 517-528.

[10] DAVIES A, BERGE C, BOEHNKE A, et al. Subcutaneous rituximab for the treatment of B-Cell hematologic malignancies: a review of the scientific rationale and clinical development. Adv Ther, 2017, 34 (10): 2210-2231.

第8节 中心静脉导管的选择与维护

肿瘤患者治疗时间长，过程复杂，能否正确选择最合适的血管通路装置和置入部位至关重要，可能会影响临床结局、患者体验和满意度。医护人员应该根据治疗方案、预期治疗时间、血管特性、患者年龄、合并症、输液治疗史、患者对血管通路装置的偏好以及护理能力和可用资源，选择适合患者的血管通路装置。此外，在制订血管通路治疗计划时，应考虑对外周静脉的保护，避免药物对血管的损伤以及药物外渗。中心静脉导管能够有效保护外周静脉，避免药物外渗，在临床上的应用越来越广泛。因此，本节重点讲述中心静脉导管的相关知识，以便医护人员对此有更加深入和广泛的了解。

一、适应证

任何类型的输液治疗都可以应用中心血管通路装置进行给药。但是，为了最大限度降低不必要的中心静脉导管放置，医护人员需多方评估，以作出合理选择。其适应证包括但不限于以下方面。

1. 患者的病情不稳定和/或输液治疗用药复杂。

2. 预期超过3个月的不定期化疗。

3. 持续输注肠外营养、补液和电解质、药物、血液或血液制品。

4. 创伤性血流动力学监测。

5. 长期间歇性输液治疗。

6. 外周静脉穿刺失败或既往穿刺困难的患者。

二、导管尖端位置

中心静脉导管尖端应该位于上腔静脉（superior vena cava）下端1/3内或上腔静脉和右心房交界处，通过下肢静脉穿刺，导管尖端应置入横膈膜上方的下腔静脉。使用中心静脉导管输液治疗前，如果出现导管尖端位置不正确的临床征兆和症状，应通过X线检查或其他成像技术确定导管尖端位置。导管尖端位置浅于上腔静脉下1/3，会导致静脉血栓、血管穿孔以及导管异位的风险增加；导管尖端位置过深可能会导致心律失常，新生儿及1周岁以下婴儿应避免导管尖端进入心脏内，否则会增加血管损伤和心房填塞的风险。

置管术后拍摄胸部X线片确认尖端位置是目前应用最广泛的定位方式。但是该方法准确度不高，需要通过气管隆嵴、气管支气管角或胸椎体的测量进行判断，一旦拍片发现导管异位，调整较为烦琐。在穿刺过程中使用心电图定位技术可以更准确地确定导管尖端位置，避免导管异位，节省成本，但不适用于P波消失或变动的异常心电节律者（如起搏器、心房颤动、极度心动过速）。

三、导管的类型

中心静脉导管根据置入部位及特点分为经外周静脉穿刺的中心静脉置管（peripherally inserted central venous catheter，PICC）、非隧道式血管通路装置、隧道式血管通路装置和输液港。根据材质分为硅胶、聚氨酯；根据管腔分为单腔、双腔、三腔导管；根据导管外是否包裹抗菌涂层分为普通导管和抗菌导管；导管直径有1.9Fr、3Fr、4Fr、5Fr、6Fr、7Fr等；导管末端开口结构有末端开口型和三向瓣膜型；根据导管耐压程度分为耐高压导管和非耐高压导管，耐高压导管可以承受以5ml/s的速度推注产生的压力或最大300psi（1psi=6.895kPa）的推注压力，非耐高压导管可以承受的最大推注压力为40psi。非耐高压导管不能进行高压注射，只有专为高压设计的PICC、输液港以及无损伤针才可用于影像学检查中的高压注射，且需遵照生产商给出的使用说明书。

四、导管的选择与维护

（一）导管选择

目前肿瘤患儿应用较多的中心血管通路装置的种类主要为经外周静脉穿刺的中心静脉导管（PICC）和植入式输液港。导管置入前首先应该向患儿及家长介绍导管的特点、置管原因、目的和过程，签署知情同意书和植入材料告知书。

1. PICC　是指通过外周静脉穿刺置管，导管末端位于中心静脉内的导管，可以长期留置，一般为一年时间，并需要遵守导管留置时间产品说明。由护士进行导管置入，根据血管的直径选择导管型号，肿瘤患儿一般选择 3Fr 或 4Fr 单腔 PICC 导管。儿童可用的静脉有贵要静脉、头静脉、肘正中静脉和肱静脉，其中首选贵要静脉，其次是正中静脉、头静脉，此外腋静脉、颞浅静脉、耳后静脉以及下肢的隐静脉和腘静脉也可以选择。置管部位的选择遵循首选右臂，其次左臂；首选上臂，其次下臂。超声引导下应用塞丁格技术提高了置管成功率（图 5-39-19），降低了并发症发生率，腔内心电图定位技术则可以确定导管尖端位置，降低异位的发生。PICC 导管的优点在于导管置入简单方便、安全性高、节省费用、减少反复穿刺的痛苦、降低导管感染的发生率。

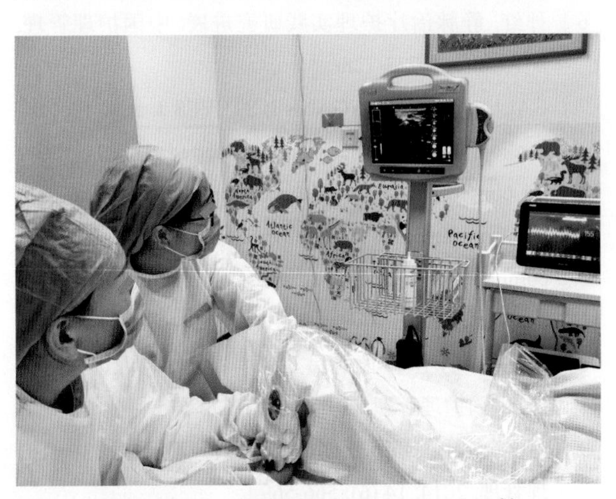

图 5-39-19　超声引导下置入 PICC 导管

2. 植入式输液港　植入式输液港是一种可植入皮下，长期留置在体内的静脉输液装置，其结构由输液座和导管组成，其放置和移除被认为是手术程序，必须由经注册的独立从业者或高级职业注册护士操作。预期需要进行间歇性输液治疗，如输注化疗药物、发疱剂等的患者，可以考虑使用输液港。置入部位首选胸腔处，胸腔不可植入者，也可以选择前臂。使用时必须以安全的无损伤针穿刺连接输液港（图 5-39-20）。优点在于手术直视下置管，受血管条件限制较小；其次，不用期间，不需要敷料固定，患儿可以沐浴，并且可以提高自我形象。

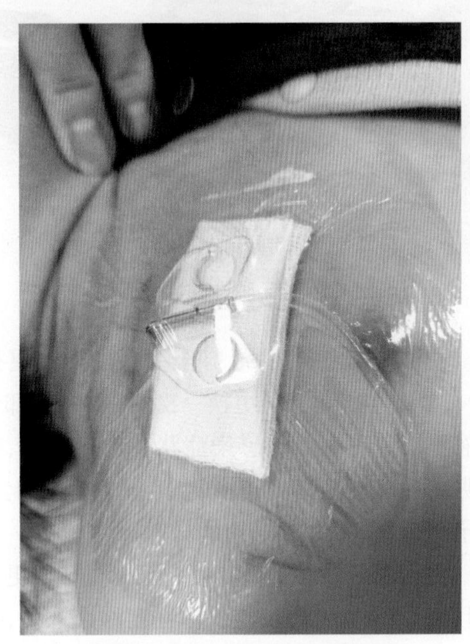

图 5-39-20　植入式输液港

（二）导管的维护

所有中心静脉导管在使用期间均应该使用无菌敷料固定，导管末端连接无针输液接头，定期进行更换。并且在进行穿刺部位护理、更换敷料和输液接头时均应使用无菌技术。

1. 冲、封管　每次输液前后要冲管，输液结束冲管后应对血管通路装置进行封管。冲管液应该使用单剂量系统不含防腐剂的 0.9% 氯化钠溶液。儿童 PICC 封管液可以选择 10U/ml 的稀释肝素液或不含防腐剂的 0.9% 氯化钠溶液，输液港应选择 100U/ml 的稀释肝素液进行封管。保持导管通畅，避免并发症发生的最小冲管液量相当于导管系统内部容积的 2 倍，最小封管液量等于导管系统内部容积的基础量再加 20%，更大的冲管液可能清除更多的纤维蛋白沉积、药物沉淀及内腔其他残留物。冲封管时必须使用 10ml 以上注射器或预充注射器，采取脉冲式冲管（“推 - 停 - 推 - 停”的方法，图 5-39-21），正压封管技术（直冲）。正压封管时需要考虑使用的注射器和输液接头的类型，传统注射器直冲后注射器内要剩余 0.5~1.0ml 封管液，预冲注射器直冲后不需要剩余；正压接头直冲后直接分离注射器，而零压接头直冲后要先夹闭小夹子再分离注射器。

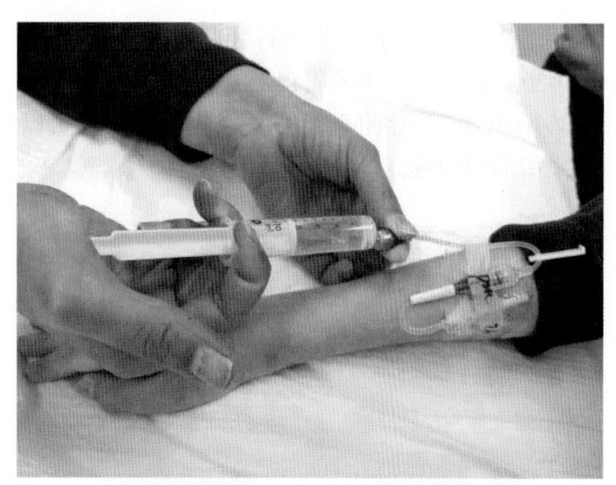

图 5-39-21 脉冲式冲管手法

2. 更换敷料 透明敷料至少每 5~7 天更换一次，纱布敷料至少每 2 天更换一次；如果穿刺部位出现渗液、局部压痛、其他感染症状或敷料受潮、松动或有明显污染时，应立即更换敷料，并应该贴上标签标注导管的类型和更换敷料的日期。

3. 更换输液接头 输液接头至少每 7 天更换一次。但是，如果无针输液接头因任何原因取下，接头内有血液残留或残留物，在血管通路装置的血液培养取样之前，明确被污染时，应该立即更换。

4. 无损伤针的植入与拔除 植入式输液港使用时仅可连接安全无损伤针，并且无损伤针至少应该每 7 天更换一次。在满足治疗需要的前提下选用最小规格的无损伤针连接输液港（图 5-39-22）。穿刺时将穿刺针的斜面与输液港体及导管方向相反冲管效果最佳，从而避免输液港堵塞。无损伤针植入后需在穿刺部位覆盖无菌敷料。无损伤针拔除前要进行冲封管，拔除后局部以无菌敷料覆盖。

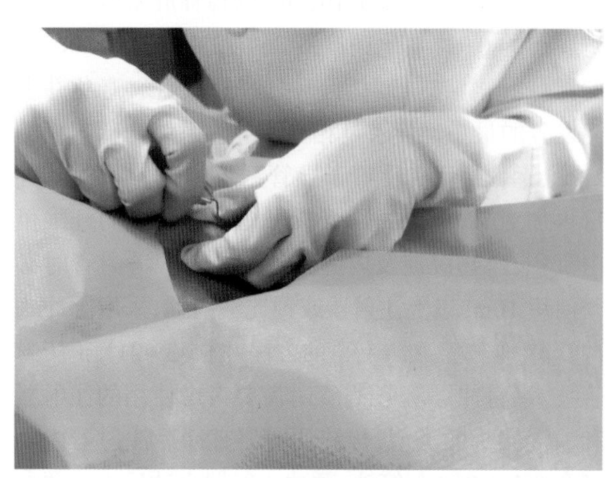

图 5-39-22 无损伤针连接输液港

5. 导管拔除 血管通路装置在治疗完成、临床要求或治疗计划不再需要时，由经过认证的高级实践护士拔除，植入式输液港则需要有执照的独立执业医师手术取出。静脉导管拔除后应检查导管的完整性，以敷料覆盖，保持穿刺点 24 小时密闭。PICC 导管在拔除过程中如果遇到阻力不可强行拔除，可协助患儿变换体位、转移注意力、予以局部按摩等，如仍然无法拔除应转至介入放射科或外科协助拔管。

（王春立）

参考文献

[1] LISA G, LYNN H, MARY EH, et al. Infusion therapy standards of practice. 5th ed. Novwood: Infusion Nurses Society, 2016.

[2] PERIN G, SCARPA M. Defining central venous line position in children: tips for the tip. J Vasc Access, 2015, 16 (2): 77-86.

[3] 李春燕. 美国 INS2016 版《输液治疗实践标准》要点解读. 中国护理管理, 2017, 17 (2): 150-153.

[4] STEPHANIE P. Retrospective analysis of a pediatric vascular access program and clinic outcomes. JAVA, 2013, 18 (2): 114-120.

[5] SCOTT-WARREN VL, MORLEY RB. Paediatric vascular access. Bja Education, 2015, 15 (4): 199-206.

[6] 孙红. 静脉治疗护理实践研究进展. 中国护理管理, 2016, 6 (16): 723-728.

[7] CALES YK, RHEINGANS J, STEVES J, et al. Electrocardiogram-guided peripherally inserted central catheter tip confirmation using a standard electrocardiogram machine and a wide-mouth electrocardiogram clip compared with traditional chest radiograph. Journal of the Association for Vascular Access, 2016, 21 (1): 44-54.

[8] 罗艳丽, 杨小玲. 静脉治疗穿刺工具的合理选择与应用. 中国护理管理, 2014, 14 (6): 573-575.

[9] 赵林芳. 注重细节管理提升静脉治疗安全性. 中国护理管理, 2014, 14 (6): 566-569.

第 9 节 肿瘤急重症护理

肿瘤急重症（oncology emergency）是肿瘤性疾病在发生、发展或治疗过程中出现的，可能会在短时间内严重影响患儿生存质量甚至危及生命的合并症。肿瘤急重症见于恶性肿瘤本身或肿瘤治疗所引起的代谢紊乱和内分泌异常；肿瘤压迫或阻塞机体重要器官所出现的并发症；或者是治疗导致骨髓抑制，出现全血细胞减少引起急性出血、重度贫血及重症感染。儿科常见的肿瘤急症有肿瘤溶解综合征、上腔静脉压迫综合征、高黏滞综合征、感染性休克、弥散性血管内溶血等。

一、急性肿瘤溶解综合征

急性肿瘤溶解综合征（acute tumor lysis syndrome，ATLS）是某些对化疗药物特别敏感的肿瘤细胞，经化疗后，大量溶解破坏，快速释放出细胞内物质，导致代谢异常、电解质紊乱而发生的一组综合征。主要表现为高血钾、高血磷、高尿酸血症、低血钙、代谢性酸中毒和急性肾衰竭，大多数发生在化疗开始的12~72小时。ATLS是肿瘤治疗过程中出现的一种具有潜在致死因素的急性并发症，病情进展快，病死率高，部分患者可突然死亡。

（一）护理评估

1. 一般评估　评估患儿的年龄、性别、教育程度、居住地、家庭经济状况、生长发育状况、既往疾病史、手术外伤史、药物过敏史、疫苗接种史、饮食习惯、营养状况、睡眠、排泄、精神状态等情况。评估患儿母亲孕产期状况、家族史。了解患儿对疾病和住院的心理状态及反应，评估家庭、社会支持系统是否健全。

2. 专科评估

（1）评估生命体征及精神、神经状况。

（2）ATLS发生的危险因素：评估患儿肿瘤的类型、治疗的阶段、肿瘤负荷、白细胞计数、乳酸脱氢酶、血尿酸以及肾脏等重要脏器受累情况。评估化疗方案、所使用的化疗药物及剂量。ATLS常常发生于肿瘤、白血病治疗后，以肿瘤细胞生长迅速的恶性肿瘤最为常见，恶性淋巴瘤为高发，最多为伯基特淋巴瘤，多发生于化疗后1~7天，部分患儿也可出现肿瘤自发溶解。ATLS多见于白细胞计数较高、肿瘤负荷大者，特别是有肾脏浸润、肾功能受损者，化疗前血尿酸水平及乳酸脱氢酶升高、合并脱水和酸性尿，对化疗药物敏感的患儿。放射治疗以及引起肿瘤细胞破坏的药物均有促发ATLS的可能，常见的化疗药物有阿糖胞苷、柔红霉素、环磷酰胺、6-巯基嘌呤、依托泊苷、紫杉醇、氟达拉滨、地塞米松、泼尼松、单克隆抗体等。

（3）有无“三高一低”症状：评估患儿是否存在高尿酸血症（hyperuricemia）、高钾血症（hyperkalemia）、高磷血症（hyperphosphatemia）、低钙血症（hypocalcemia）表现，了解患儿有无高尿酸血症所致的恶心、呕吐、胸闷、嗜睡、腹痛、腹泻、肾绞痛、血尿等症状，尿中有无尿酸结晶或结石。有无疲乏无力、四肢肌肉酸痛、肢体冷湿、心动过缓、心律失常、心搏骤停等高钾血症的表现。由于肿瘤细胞崩解，大量无机磷释放入血，引起高磷血症，但血中钙磷乘积为一个常数，血磷增高，多有继发性低钙血症，因此应评估患儿有无易激动、口周和/或指尖麻木及针刺感、肌肉抽搐、手足搐搦的低钙血症表现。评估患儿是否存在急性肾衰竭的症状，如少尿、无尿、血尿、胸闷、气促、水肿等。

（4）伴随症状：评估患儿是否伴有高热、寒战、呼吸困难、黄疸、出血、贫血、心悸、眩晕、出冷汗等症状。

（5）皮肤完整性：评估患儿有无水肿、肢体活动受限、血肌酐及尿素氮进行性增高造成皮肤瘙痒等易造成皮肤完整性受损的高危因素，有无皮肤感染、肿瘤浸润、搔抓后皮肤破溃等情况。

3. 辅助检查评估

（1）血生化、凝血五项、血常规、网织红细胞计数、尿常规、便常规等异常检验结果。

（2）心电图、B超、超声心动图、X线、CT、MRI等异常检查结果。

4. 评估原发肿瘤疾病的症状和体征

（1）评估患儿有无发热、寒战、头痛、头晕、呕血、便血、乏力、恶心、呕吐、咳嗽、呼吸困难、腹胀等症状。

（2）评估患儿有无气促、面色苍白、肝脾大、淋巴结肿大、黄疸、肢体活动受限、皮疹、出血点、瘀斑、水肿、肠梗阻等体征。

（二）护理措施

1. 一般护理

（1）环境：病情危重患儿置于抢救观察室，提供良好的休息环境，病室每日定时空气消毒，病室干净整洁，保持环境安全，地面清洁干燥，物品摆放有序。粒细胞缺乏者应住单间病房，有条件者住空气层流室或无菌单人层流床。

（2）休息与活动：病情较轻的患儿可在病室内进行适合自己体力的活动。重症患儿绝对卧床休息，气促时取半卧位、氧气吸入。如发生肌肉抽搐、手足搐搦（tetany）、惊厥，加强对患儿的保护及对家长的宣教，避免坠床、外伤的发生。

2. 专科护理

（1）病情观察：给予24小时心电监测，密切监测患儿生命体征、精神反应、活动耐受力等，特别是化疗开始后12~72小时及存在高危因素的患儿。观察患儿是否存在高尿酸血症、高钾血症、高磷血症、低钙血症的表现，有无高热、寒战、疼痛、出血、贫血、肿瘤压迫等伴随症状。一旦发现立即报告医生，配合治疗、抢救。

(2)高尿酸血症的护理：建立静脉通路，遵医嘱静脉补液，充分水化。有计划地安排输液顺序，监测输液速度，保证液体24小时持续均匀输入。详细记录24小时出入量，每2~4小时评估一次出入量，对存在肾功能不全的患儿每1小时评估1次，必要时留置导尿管，发现出入量不平衡，及时通知医生采取措施。注意观察尿液性质、尿色变化，有无肉眼血尿、有无尿液混浊结晶(图5-39-23)，采集尿标本及时送检。每日定时、定体重秤测量患儿体重，观察并记录有无水肿、水肿的部位及进展情况。

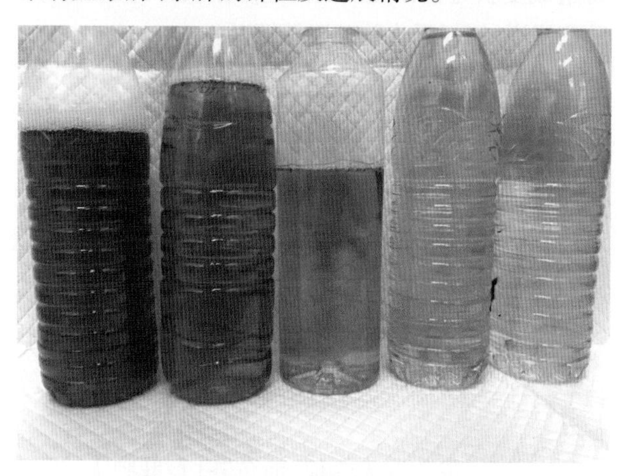

图5-39-23 观察尿色及尿液性质

(3)高钾血症的护理：观察生命体征，给予患儿持续心电监护，密切观察QRS波及T波形态，注意血钾升高的表现，如乏力、四肢肌肉酸痛、肢体冷湿、心动过缓。遵医嘱及时、准确静脉滴注胰岛素溶液、葡萄糖酸钙溶液促进钾离子进入到细胞内，纠正高钾血症。严格遵照流程采集血标本。如患儿同时需要输血治疗，取血过程减少震动，取血后及时输注，避免挤压血袋及输液管道。

(4)高磷、低钙血症的护理：观察患儿是否出现口周、指尖麻木及针刺感，有无肌肉抽搐、手足搐搦、易激动等表现。准备好急救设备及药品，若出现抽搐立即给予吸氧、心电监测，松开患儿衣领，将头偏向一侧，预防窒息，齿间放置舌垫或压舌板，防止舌咬伤。根据医嘱给予10%葡萄糖酸钙静脉治疗。保护好抽搐关节和皮肤，抽搐后按摩肢体，减轻患儿痛苦及紧张情绪。

(5)用药护理：主要包括别嘌醇、胰岛素、尿酸氧化酶及钙剂。

1)别嘌醇(allopurinol)：遵医嘱给予口服别嘌醇降低尿酸，一般为片剂，小患儿及部分合并恶心、呕吐者服后一旦吐出，应告知医生酌情补服。在患儿病情允许的情况下鼓励患儿多饮水，使尿液呈中性或碱性以利尿酸排泄。服药期间不宜与铁剂合用。护士应注意观察患儿有无皮疹(湿疹、瘙痒性丘疹、荨麻疹)、脱发、剥脱性皮炎、中毒性表皮坏死松解症、重症多形红斑表现。

2)胰岛素：遵医嘱给予高血钾患儿静脉应用胰岛素时，要严格控制药物的用量及输液速度。监测血糖值，注意观察胰岛素的不良反应，ATLS患儿合并恶心、呕吐、腹泻、禁食及发热时，易出现低血糖反应，应密切监测患儿有无心悸、眩晕、出冷汗、无力等症状，一旦发现低血糖应及时通知医生，立即采取措施，给予口服糖、饼干，并调整药量。

3)尿酸氧化酶(uric acid oxidase)：2~8℃冰箱保存，现用现配，输注时间一般为30分钟。输注时更换无过滤网输液器，单独使用一条静脉通路，不与其他药物混合，不与钙剂、磷酸肌酸钠、碱化液、别嘌醇同时应用。输注过程中观察有无发热、恶心、呕吐、皮疹及腹泻等药物不良反应。

4)钙剂：遵医嘱在心电监护下缓慢静脉推注，推注过快可引起心搏骤停。钙剂还可引起局部组织坏死，推注前应评估血管通路，输注过程密切观察，避免外漏。

(6)采集血标本的护理：配合医生监测患儿电解质水平，一般情况下高危患儿每4~6小时、中危患儿8~12小时、低危患儿每日抽取血标本一次。抽取前常规停止输液30分钟，避免在输液侧肢体抽取血标本，如病情不准许应告知医生。尽量避免从PICC导管、输液港及留置针内抽取血液标本进行生化检查。止血带结扎时间不能过长，不宜对采血的肢体进行拍打，或者做较多的手臂屈伸、握拳等动作。如用注射器抽出血标本，应取下针头，沿试管壁缓慢注入，不震荡，取血后立即送检。

(7)血液透析(hemodialysis)治疗的配合：透析前应向较大患儿及家长介绍血液透析及股静脉置管的目的、方法、注意事项及需要患儿配合的具体要求。透析后患儿返回病室，要保持穿刺部位敷料清洁、干燥，密切观察并记录有无渗血、血肿。给予患儿平卧或半卧位,勿用力活动患肢以免发生出血。透析结束拔除导管后立即局部按压30分钟,确认无出血后用无菌纱布覆盖,加压包扎,卧床休息以防止活动后的出血。严密观察渗血情况,24小时后碘伏消毒周围皮肤,确认无出血后去除加压敷料。

3. **皮肤护理** 保持皮肤清洁、干燥,及时更换衣物,保持床单位平整,避免擦伤和受压。对躯体活动障碍或水肿的患儿,每1~2小时协助翻身,按摩受压部位,骶尾部预防性应用预防压力性损伤的保护敷料,用软垫、靠枕支撑受压部位,抬高双足。阴囊水肿时,可用细软绷带、棉垫托起阴囊,肿胀有渗出时用无菌棉球沾净,腹股沟覆盖无菌纱布,以防皮肤磨损,每日2~3次进行会阴部护理。如患儿血肌酐、尿素氮进行性增高,导致皮肤瘙痒,以温毛巾湿敷,减轻痒感。剪短患儿指甲,教导、监督患儿不要搔抓,必要时约束,以免导致皮肤损伤不易愈合。如皮肤破溃使用碘伏涂擦或银离子敷料预防感染。严重水肿时避免肌内注射。

4. **饮食护理** 给予低盐、低磷、优质蛋白饮食,并供给足够的热量避免因组织蛋白分解而加重肾脏负担。提供含碱性的食物,如牛奶、苏打饼干。限制食用菠菜、橘子、香菇、红枣、香蕉、山楂等高钾食物。忌食猪肝、鸡肝、虾皮等高磷饮食,食用蛋类时应弃去蛋黄,进食禽、畜、鱼类食物时,应先水煮再烹饪,减少磷的摄入。限制含嘌呤高的食物,如动物脑、内脏、海鲜、贝类、鱼虾、鸡、鸭、肉汤、坚果类等食物。

5. **心理护理** 本病往往起病急,进展快,预后不确定,而患儿和家长欠缺相关医学知识,心理准备不足,易产生焦虑、抑郁、恐惧等精神心理问题,护士要及时了解患儿和家长的心理状态,向患儿说明疾病的治疗进展情况及注意事项,各种护理操作前应先向患儿进行解释,以取得合作。鼓励患儿倾诉心理感受,耐心倾听其诉说,解除心理障碍,树立战胜疾病的信心。

二、弥散性血管内凝血

弥散性血管内凝血(disseminated intravascular coagulation,DIC)是一种由多种原因引起、发生于许多疾病过程中的获得性凝血障碍综合征,表现为凝血因子消耗、纤维蛋白溶解系统激活、微血栓形成和出血倾向,临床上常常出现广泛性出血、循环障碍、栓塞及溶血等一系列表现。DIC不是一个独立的疾病,是多种疾病复杂病理过程的中间环节,与儿童血液肿瘤相关的基础疾病主要包括重症感染、恶性肿瘤、手术、严重外伤。

(一) 护理评估

1. 一般评估 同一、急性肿瘤溶解综合征。

2. 专科评估

(1) 生命体征、皮肤颜色、四肢末梢温度、精神、神志状况。

(2) DIC发生的危险因素:是否存在引起弥散性血管内凝血的基础疾病,如各种感染,恶性肿瘤,特别是急性早幼粒细胞白血病、急性粒-单核细胞白血病、急性单核细胞白血病、高白细胞的急性淋巴细胞白血病,以及严重的组织损伤、大手术,免疫性疾病和巨大血管瘤、动脉瘤等。

(3) 出血表现:评估患儿有无自发性、多发性出血。了解出血的部位及性质:皮肤出血多见于四肢及躯干部位,常表现为出血点、瘀点或瘀斑(ecchymosis)(图5-39-24A)。黏膜出血(图5-39-24B)常见于鼻黏膜、牙龈和胃肠道黏膜。有创穿刺部位或伤口渗血不易凝固。评估患儿是否存在内脏出血、颅内出血的表现。评估出血量,出血量大可导致贫血、休克。

(4) 休克或微循环衰竭的表现:评估患儿有无一过性或持久性血压下降,是否出现面色苍白、皮肤或黏膜发绀、四肢厥冷、少尿、呼吸困难及神志改变等。

(5) 微血栓表现:评估患儿是否有组织和器官缺血、缺氧、代谢紊乱和功能障碍的表现以及程度。了解有无发绀、咯血、呼吸困难、呼吸衰竭等肺脏受累表现;有无少尿、血尿、急性肾衰竭等肾脏受累表现;有无恶心、呕吐、腹痛、消化道出血等消化道受损表现;有无右心衰竭、意识障碍、颅内高压或多器官功能衰竭表现。

(6) 微血管病性溶血表现:评估患儿是否存在贫血程度与出血量不成正比的表现,评估患儿有无发热、黄疸(jaundice)、腰背酸痛和血红蛋白尿。

3. 辅助检查评估

(1) 血常规、凝血五项、抗凝血酶Ⅲ、凝血因子活性、血浆鱼精蛋白副凝试验、纤维蛋白降解产物、血生化、尿常规、便常规等异常检验结果。

(2) 心电图、B超、超声心动图、X线、CT、MRI等异常检查结果。

4. 评估原发血液肿瘤疾病的症状和体征

(二) 护理措施

1. 一般护理

(1) 环境:同一、急性肿瘤溶解综合征。

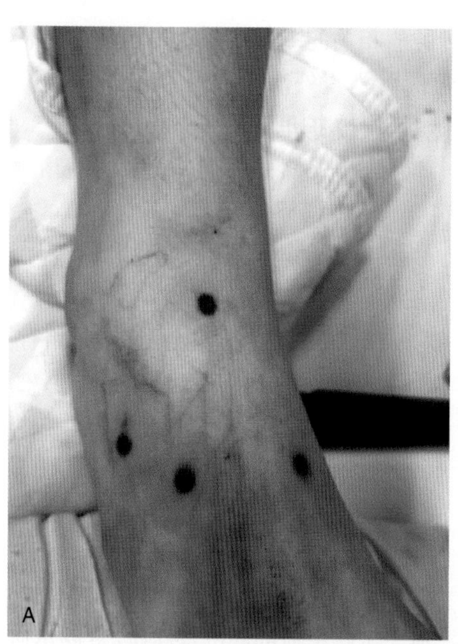

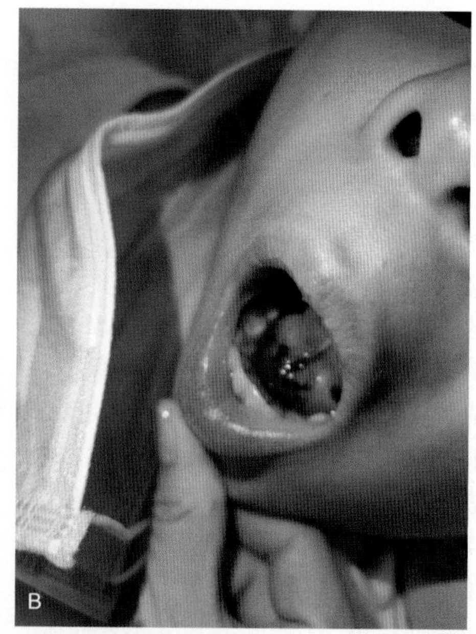

图 5-39-24　弥散性血管内凝血的出血表现
A. 瘀斑；B. 黏膜出血。

（2）休息与活动：患儿绝对卧床休息，氧气吸入，使用床挡，防止坠床。

2. 专科护理

（1）病情观察：给予 24 小时持续心电监测，密切观察生命体征的变化，监测有无出血征象。观察患儿肌内注射部位、静脉穿刺或动脉穿刺部位、手术伤口有无出血或渗血不止，胸、腹腔引流液和痰液等有无血性引流液或分泌物，观察、记录大小便颜色。若怀疑有腹腔出血，密切监测腹围变化。如有出血应详细记录出血量、出血持续时间及伴随症状，及时识别 DIC 早期征象，一旦发现异常立即报告医生，备齐抢救药物和器械，配合治疗、抢救。

（2）尽量减少创伤性检查和治疗，预防出血。实施操作时动作应轻柔，减少对患儿的损伤，一切有创操作后延长穿刺部位的压迫时间，确实止血后方可离开。

（3）有条件者建立中心静脉及动脉留置导管，保证有效静脉通路及动脉监测，并减少穿刺频率。妥善固定患儿的各种管路，必要时进行有效约束，预防非计划拔管的发生。

（4）鼻出血、牙龈出血时，可用 0.1% 盐酸肾上腺素棉球或碘仿压迫或填塞鼻腔，必要时请专科医生进行后鼻道油纱条填塞等处理。

（5）遵医嘱正确输入血小板、红细胞悬液、白蛋白、新鲜冰冻血浆、纤维蛋白原、凝血酶原复合物等，以支持对症治疗，改善凝血功能。

（6）高热时，禁用酒精物理降温。

（7）用药护理：常用肝素钠，应用时现用现配，准确计算药物剂量、严格控制输液速度，密切观察出血症状，及时采集血标本，有创操作后延长按压时间。同时备好鱼精蛋白（protamine），以便对抗肝素使用过量。应注意观察患儿有无发热、过敏、脱发等应用肝素的不良反应。

3. **基础护理**　做好口腔、会阴部、皮肤护理，保持出血部位清洁，及时更换敷料。卧床患儿每 2 小时翻身一次，做好预防压力性损伤及尿布性皮炎的干预措施。

4. **饮食护理**　给予高蛋白、富含维生素、易消化的流质、半流质饮食。消化道出血时，应禁食，出血停止后，从少量开始逐渐给予温凉、清淡、无渣的流食、半流质、软食；呼吸困难、昏迷患儿给予鼻饲喂养。

5. **心理护理**　本病病情危重，进展快，治疗费用高，预后不确定，患儿、家长易产生焦虑、抑郁、恐惧等精神心理问题，护士要关注、理解患儿和家长的情绪，及时沟通，听其倾诉心理感受，耐心对待患儿及家长。

三、感染性休克

感染性休克（septic shock）是休克的特殊类型，是指脓毒症诱导的组织低灌注和心血管功能障碍。是机体在感染或非感染性打击下，发生的氧合异常、氧运输障碍、细胞能量代谢障碍和多脏器功能障碍的病理生理过程和状态。根据血流动力学特点，感染性休克分为暖休克和冷休克。临床上以体循环、微循环功能障碍以及心、肺为主的多脏器功能障碍为主要表现。小儿感染性休克的死亡率高，严重危及重症患儿的生命。早期发现休克，及时正确地诊治对提高生存率和生存质量至关重要。

（一）护理评估

1. 一般评估 同一、急性肿瘤溶解综合征。

2. 专科评估

（1）休克发生的危险因素：评估患儿是否存在易引起感染性休克的基础疾病，如重症感染性疾病、大手术、免疫力低下合并院内感染、血栓性血小板减少性紫癜、噬血细胞性淋巴组织细胞增生症（hemophagocytic lymphohistiocytosis，HLH）、血液肿瘤化疗后感染等。

（2）体温：评估患儿有无发热以及发热的程度、热型及伴随症状，感染性休克可出现高热、寒战、多汗表现；评估患儿有无体温不升，皮肤温度也可反映外周循环血液的灌注情况。了解患儿中心温度与外周温度差，若温差>2~3℃提示外周循环血量灌注不足。

（3）心率、脉搏：评估患儿的心率及脉搏有无异常。休克早期，心率代偿性增快，脉搏变弱、变快，其变化多出现在血压下降之前；休克晚期心脏功能障碍时出现心音低钝，脉搏可变为慢而细。

（4）呼吸：评估患儿的呼吸频率与节律，了解是否有胸闷、气促、呼吸困难、发绀等症状。休克早期患儿呼吸浅而快；如出现代偿性呼吸性酸中毒时，患儿呼吸深而快；若发生严重的代谢性酸中毒时，患儿呼吸深而慢；休克晚期可出现呼吸困难、潮式呼吸等。

（5）血压：休克早期，剧烈的血管收缩可使血压保持或接近正常。血压下降是感染性休克失代偿期的重要表现，但血压不是反映休克程度最敏感的指标，要评估其他指标，综合、连续进行分析判断。收缩压低于该年龄组第5百分位数或小于该年龄组正常值2个标准差，一般来说，1~12个月的患儿<70mmHg，1~10岁患儿<[70+2×年龄（岁）]mmHg，大于10岁患儿<90mmHg，可诊断低血压。血压回升，脉压增大，表示休克治疗有效。

（6）精神意识：休克早期，脑组织的血液灌注量并没有明显减少，患儿神志大多清晰，但表情较淡漠，对周围事物不感兴趣，部分患儿可表现为烦躁不安、焦虑或兴奋。当休克进一步加重时，患儿出现脑水肿，表现为嗜睡、谵妄、昏迷、抽搐、大小便失禁（incontinence）等。

（7）皮肤、黏膜的温度、色泽：评估患儿面颊部、唇周和甲床的颜色、温度和湿度，了解体表灌流的情况。休克患儿皮肤和黏膜苍白、发灰，表皮温度降低；唇周、指/趾发绀，皮肤发花，四肢厥冷。面色潮红、皮肤干燥、四肢温暖则为暖休克表现。

（8）尿量：评估患儿尿量，尿量既可反映肾微循环功能，也能反映重要脏器血液灌注状况，同时还是临床抗休克是否有效的重要指标。

3. 评估原发血液、肿瘤疾病的症状和体征

4. 辅助检查评估

（1）血常规、病原学检查、血气分析、血生化、肝肾功能、凝血五项、3P试验、尿常规、便常规等异常检验结果。

（2）毛细血管再充盈时间、心电图、B超、超声心动图、X线、CT、MRI等异常检查结果。

（二）护理措施

1. 一般护理

（1）环境：同一、急性肿瘤溶解综合征。

（2）休息与活动：患儿绝对卧床休息，保持患儿安静，避免烦躁，减少搬动。采取休克卧位，将患儿头胸部抬高10°~20°，使膈肌下降，增加肺活量；下肢抬高20°~30°，利于增加回心血量。

2. 专科护理

（1）病情观察：严密监测生命体征、神志、皮肤黏膜色泽、肢端温度、毛细血管充盈时间及血流动力学变化。监测血氧饱和度、动脉血气值。注意观察休克的早期症状，如出汗、表情淡漠、兴奋、心率加快、脉压缩小及尿少等；如果患儿出现烦躁不安、面色青灰、四肢厥冷、呼吸浅快、毛细血管再充盈时间>3秒、血压下降、心音低钝及尿少时，应及时通知医生，积极抢救。

（2）建立静脉通路：快速开放2条以上有效静脉通路，并保持管路通畅，有条件者置入中心静脉导管，如使用外周静脉尽量选择上肢粗大血管或者进行股静脉穿刺，以保证用药及补液扩容。

（3）配合医生在使用抗生素前，采集双份血培养或分泌物进行病原菌培养及药敏试验。诊断后1小时内遵医嘱准确输注抗生素。

（4）给予吸氧，保持呼吸道通畅，及时清除呼吸道

分泌物，昏迷患儿头偏向一侧或置口咽通气道，避免误吸，必要时协助医生进行机械通气。

（5）严格记录24小时出入量，休克患儿留置导尿管，每小时监测尿量，尿量<1ml/（kg·h）为少尿，通常是早期休克和休克复苏不完全的表现，尿量<0.5ml/（kg·h）为无尿，发现出入量不平衡时及时通知医生。当尿量维持在1~2ml/（kg·h）以上时，说明休克已纠正。留置尿管期间严格执行无菌技术及规范操作，防止泌尿系统感染及非计划拔管的发生。

（6）监测并记录中心静脉压（central venous pressure）。中心静脉压正常值为5~12mmH_2O。低血压时中心静脉压<5mmH_2O表示血容量不足，应大量补液；血压低、中心静脉压正常时，应少量补液；血压低而中心静脉压>20mmH_2O时，提示存在心功能不全，应控制输液速度及输液量。

（7）注意观察及预防心、肺等其他脏器并发症，如快速补液时观察有无肺水肿及心力衰竭的表现，一旦发现及时处理。

（8）用药护理：使用血管活性药物时应密切观察药物的反应以及副作用，监测血压变化，根据医嘱及时调节输注速度。注意观察静脉输注部位情况，防止药物外渗造成局部组织损伤。切勿突然停药，应逐渐减少药物用量。

（9）对粒细胞减少或缺乏的患儿进行保护性隔离（protective isolation），严格遵守无菌技术操作，规范执行中心动静脉导管、人工气道和留置导尿管的植入与维护，避免交叉感染。

3. 维持正常体温　体温高热时，遵医嘱给予物理或药物降温，避免使用酒精擦浴或应用抑制血小板功能的药物，采取措施后监测降温效果。低体温时加强保暖，采取保暖措施时不宜采用热水袋，首先是避免皮肤血管扩张使重要脏器血流减少而加重休克，其次以免热水袋烫伤休克患儿。

4. 加强皮肤黏膜护理，预防因循环差、肢体受压所致压力性损伤。加强对意识不清或躁动患儿的保护及合理约束，预防坠床、外伤及非计划拔管的发生。

5. 心理护理　护士要关注、理解患儿和家长，及时沟通，做好患儿及家长的安慰及解释工作，稳定患儿及家长情绪。

四、急性呼吸窘迫综合征

急性呼吸窘迫综合征（acute respiratory distress syndrome，ARDS）是指因肺内或肺外严重疾病导致的以肺毛细血管弥漫性损伤、通透性增加为基础，以肺水肿、透明膜形成和肺不张为主要病理变化，以进行性呼吸窘迫和难治性低氧血症为临床特征的综合征。ARDS是急性呼吸衰竭的一种类型，其发病机制不太明确，受多种因素影响，可以是直接损伤肺泡-毛细血管膜，也可由原发疾病和诱因通过全身炎症反应综合征、代偿性抗炎反应综合征、炎症介质的诱导性释放、“二次打击”等机制引起。血液肿瘤患儿合并ARDS时病死率高，早期识别、早期诊断、早期干预可降低血液肿瘤患儿的病死率，提高生存质量。

（一）护理评估

1. 一般评估　同一、急性肿瘤溶解综合征。

2. 专科评估

（1）ARDS发生的危险因素：评估血液肿瘤患儿所患疾病类型，有无中性粒细胞减少或缺乏，有无感染、严重创伤、大手术；患儿有无合并急性胰腺炎、代谢性疾病、肾功能不全、感染性休克、弥散性血管内凝血等危险因素。

（2）评估患儿呼吸频率、节律、幅度：了解胸廓以及呼吸肌运动、呼吸音状况。有无三凹征、鼻翼扇动、呻吟，有无呼吸节律改变、潮式呼吸、抽泣样呼吸、叹气样呼吸、呼吸暂停、下颌呼吸，是否伴有口唇樱红、皮肤潮红等表现。

（3）低氧血症的表现：有无发绀、烦躁、意识模糊、昏迷、惊厥；评估有无早期心率增快、血压升高，进展后出现血压下降、心音低钝、心率减慢，甚至是心律失常（arrhythmia）、右心衰竭等表现。

（4）高碳酸血症表现：评估患儿有无多汗、皮肤潮红、球结膜充血、头痛、烦躁不安、淡漠、谵妄、抽搐、昏迷、颅内压升高等。

（5）评估患儿有无蛋白尿、血尿、少尿、无尿等泌尿系统异常表现；有无腹胀、腹泻、消化道出血、肠麻痹等消化系统异常表现；有无水、电解质异常表现。评估患儿体温、热型，有无高热伴寒战或惊厥。

（6）评估全身皮肤及营养状况。评估患儿的合作程度。

3. 辅助检验检查评估

（1）血气、血常规、凝血五项、肝功、血生化、尿常规、便常规等异常检验结果。

（2）胸部X线、CT、MRI、心电图、B超、超声心动图等异常检查结果。

4. 评估原发血液肿瘤疾病的症状和体征

（二）护理要点

1. 一般护理

（1）环境：同一、急性肿瘤溶解综合征。

（2）休息与活动：绝对卧床休息，抬高床头15°~30°，给予舒适度体位，患儿肩颈下垫小枕，保持头颈部轻度仰伸体位。每2小时变换体位一次，保持患儿安静，拉满床挡。

2. 专科护理

（1）病情观察：严密监测生命体征，心率、血压、神志、瞳孔、面色，皮肤、肢体活动等；观察患儿的呼吸频率、节律，胸廓及呼吸肌活动度，自主呼吸与呼吸机辅助通气的配合情况。观察患儿对吸痰的耐受情况以及痰量、痰液性状。

（2）建立有效的监测系统：持续24小时心电、血氧饱和度监测，及时准确记录。保持管道连接紧密，各种导线、传感线无松脱。详细记录呼吸机模式及各参数。

（3）保持气道通畅：记录插管日期、时间，气管插管型号，气管插管外露距离，气囊充气量，观察呼吸机工作是否正常。分泌物多时及时拍背吸痰，吸痰前后要予以2分钟纯氧吸入，以防止吸痰造成的低氧血症（hypoxemia）。湿化罐内无菌蒸馏水不应少于1/2~2/3，吸入气体温度在32~35℃。吸入气体湿度达到60%~70%。定时倾倒集水杯内的冷凝水，保持呼吸机管路中的集水杯向下，且处于管路最低点，以免冷凝水阻塞管路或流入患儿气道内。呼吸机出现报警时，立即寻找报警原因，及时处理。呼吸机旁备简易人工呼吸器，如遇异常，按操作程序应用呼吸气囊通气，并及时通知医生进一步处理。

（4）感染的预防与护理：给予保护性隔离，密切监测患儿体温、血常规、C反应蛋白变化，每班次进行护理体检，及时发现感染征象。体温超过38.5℃时遵医嘱抽取双份血培养，给予药物降温。每日给予口腔、会阴、皮肤护理。做好消毒隔离，医护人员接触患儿之前要进行严格手卫生，严格执行无菌操作，呼吸机管道每周更换，预防呼吸机相关肺炎。

（5）建立有效的静脉通路：保证液体、药物的及时、准确输注，用药后严密观察治疗效果及不良反应。协助医生抽取标本，复查血气、电解质、血糖等。

（6）严格记录24小时出入量：留置导尿管，每小时监测尿量，注意尿色。如发现出入量不平衡及时处理。

（7）出血的预防与护理：血液肿瘤患儿常伴有血小板减少或凝血异常，应密切观察患儿皮肤、黏膜、呼吸道、消化道、各留置导管穿刺点及有创操作伤口处有无出血，有创操作后务必延长按压时间，出血部位及时更换无菌纱布，保持局部清洁。气管插管吸痰时动作轻柔、快速、低压力，避免引起气管黏膜受损导致出血。遵医嘱补充血小板，给予止血剂，预防严重出血的发生，及时记录，详细交接班。

（8）管路的固定与护理：正确评估患儿发生非计划性拔管的风险因素，及时采取有效防范措施。置入患儿体内的管路按要求粘贴管路标识，标注管路名称、置入长度、时间，并加以妥善固定，防止管路发生打折、受压、扭曲等情况，各班次测量并记录导管置入体内的长度及固定状况。气管插管患儿可在患儿头部两侧放置沙袋以防止头部过度转动造成脱管。各种引流管的体外部分预留足够长度，进行操作前，先妥善固定导管，防止体位变换时脱出。对烦躁、抽搐、昏迷（coma）以及年龄小不合作的患儿采取适当约束，必要时遵医嘱给予丙泊酚、芬太尼、咪达唑仑进行有效的镇静、镇痛，防止患儿躁动挣扎而造成插管脱位、管路滑脱。注意观察导管固定情况以及患儿约束的效果、皮肤状况、末梢循环状况并详细记录。

（9）严密观察全身皮肤情况：保持患儿衣物及床单位的清洁、干燥、平整，定时翻身，更换体位，防止皮肤损伤。

（10）用药护理

1）血管活性药物：同三、感染性休克。

2）利尿剂：常用呋塞米，静脉推注不宜过快，常规剂量注射时间应>1~2分钟。应用后应注意观察尿量变化，注意有无脱水及电解质紊乱。

3）镇静剂：常用地西泮、咪达唑仑，静脉注射时速度应慢，监测患儿呼吸、心率及血压。地西泮对心血管有抑制作用，治疗量连续用药可出现头晕、嗜睡、乏力，大剂量还可出现共济失调。咪达唑仑的主要副作用有呼吸抑制、血压下降、血栓性静脉炎，给药后应注意观察镇静效果及药物的不良反应。

3. 饮食、营养护理　评估患儿的营养状况，给予呼吸困难或机械通气患儿留置胃管，给予鼻饲喂养，注意观察患儿有无腹胀、腹泻，每次管饲前观察有无胃潴留及消化道出血情况。口服喂养困难者遵医嘱给予静脉营养。

4. 心理护理　医务人员态度亲切、和蔼。抢救时进行必要的遮挡，向清醒患儿及家长解释使用呼吸机的目的，消除恐惧心理，取得合作。可备纸笔或写字板等与患儿进行非语言交流，清醒患儿可带耳机听轻松音乐，夜间用眼罩遮挡灯光减少不良刺激。鼓励患儿主动加强自主呼吸，争取早日脱机。

五、消化道大出血

消化道大出血（massive hemorrhage of gastrointestinal tract）一般指数小时内失血量超过循环血量的20%的消化道出血，可发生于任何年龄。主要表现为呕血或便血，大多为呕血和便血同时发生或先后出现。以十二指肠悬韧带为界，可将出血部位分为上消化道出血和下消化道出血。消化道出血原因复杂，除消化道本身的疾患外，也可能是全身性疾病的局部表现，大量出血常导致休克与急性贫血。

（一）护理评估

1. 一般评估 同一、急性肿瘤溶解综合征。

2. 专科评估

（1）消化道出血发生的危险因素：评估患儿疾病的种类，如血友病、白血病、淋巴瘤、胃肠道肿瘤、肿瘤浸润消化系统；是否合并出血性肠炎、肠道感染、门脉高压、应激性溃疡、肝硬化、溃疡性结肠炎、代谢性酸中毒；是否长期服用非甾体抗炎药，如阿司匹林、吲哚美辛等。评估患儿是否存在血小板减少、凝血功能障碍。

（2）出血量：一般以单次出血量进行评估，出血量达50ml以上可表现为黑便。>200ml为大量出血，当失血量达到患儿血容量的20%~25%时，患儿可出现休克表现。

（3）出血部位：一般情况下呕血、黑便或柏油便提示上消化道的出血，但是，如果出血量大，出血速度快，呕血及粪便的颜色可呈暗红色甚至鲜红色。如果流出的血液在胃内潴留时间较长，血液在胃酸的作用下呈咖啡色。便血常提示下消化道出血，结肠及直肠出血时，血便常为红色。出血部位越靠近肛门，粪便颜色越鲜红。

（4）伴随症状：评估患儿有无头晕、乏力，心悸，有无皮肤、黏膜、甲床苍白等贫血表现。评估患儿有无面色苍白、头晕、口唇发绀、皮肤发花、烦躁不安、尿量减少、血压下降等失血性休克（hemorrhagic shock）表现。评估患儿皮肤、黏膜有无出血点、瘀点及瘀斑。有无腹痛、腹胀、腹肌紧张、腹部包块。了解患儿肠鸣音是否减弱、消失或亢进。是否伴随发热或体温不升。

（5）评估全身皮肤及营养状况。评估患儿的合作程度。

3. 辅助检查评估

（1）血常规、便常规、凝血五项、肝功能、血生化、尿常规等异常检验结果。

（2）腹部B超、内镜检查、X线检查、血管造影、核素扫描、CT、MRI等异常检查结果。

4. 评估原发血液肿瘤疾病的症状和体征

（二）护理要点

1. 一般护理

（1）环境：同一、急性肿瘤溶解综合征。

（2）休息与活动：绝对卧床休息，抬高床头15°~30°，呕血时患儿头偏向一侧，保持呼吸道通畅，呕血量大时做好建立人工气道的准备。加强安全护理，防止意外发生。出血停止后，逐渐增加活动量。

2. 专科护理

（1）病情观察：严密监测患儿的面色、脉搏、呼吸、血压、尿量的动态变化。注意观察患儿神志、皮肤温度、色泽、毛细血管再充盈时间，详细观察并记录患儿呕血、便血的次数、量、颜色、性状及伴随状况。

（2）迅速建立2条以上静脉通路，并保持静脉管路通畅，有条件者建立中心静脉通路，如为外周静脉尽量选择上肢粗大血管进行静脉穿刺，以保证用药及补液扩容的需要。首先输注电解质液10~20ml/kg，维持血压稳定。及时抽取血标本进行交叉配血，补充血容量及凝血因子。输血过程中严格按照操作规程规范输血。遵医嘱输入止血药物，根据患儿自身情况及病情调节输液速度。

（3）留置胃管抽出含有胃酸的胃液，以保护消化道黏膜。或遵医嘱冰盐水洗胃，洗胃后注入止血药物。

（4）必要时进行术前准备，配合医生进行内镜止血治疗或手术治疗。

（5）给予氧气吸入，备好抢救用物及药品。

（6）呕血、便血患儿做好口腔、肛周护理，及时清理患儿身体上及床单位的污染物，预防感染发生。

（7）用药护理

1）止血药：酚磺乙胺注射液不能与氨基乙酸注射液合用，应用后注意患儿是否出现恶心、头痛、皮疹、暂时性低血压等不适表现。

2）生长抑素：静脉持续滴注时使用微量注射泵，

严格控制输注速度，速度过快患儿会出现恶心和呕吐现象。生长抑素使用时间较长者停用时应逐步缓慢停用。应用后注意监测血糖浓度。

3）奥曲肽（octreotide）：静脉持续滴注时，应使用微量注射泵严格控制速度。皮下注射前后应避免进食，应在两餐之间注射，减少胃肠道反应的发生。用药后注意监测血压、肝功能。观察胃肠道反应及大便形状，常见的胃肠道反应有食欲缺乏、恶心、呕吐、痉挛性腹痛、腹胀、腹痛、腹泻等。每日监测空腹及餐后血糖，出现高血糖时及时告知医生。如出现头疼、头晕等症状应卧床休息。

3. 饮食护理　消化道大出血时严格禁食，出血停止后，可给予温凉的流食，病情稳定后逐渐过渡到无渣半流、半流食、软食。应逐渐增加患儿的饮食品种及量，避免食用刺激、过冷过热、高纤维、不易消化的食物。

4. 心理护理　消化道大出血时由于大量呕血、便血会造成患儿及家长的紧张和恐惧，护理人员应根据患儿的年龄、特点、接受能力给予安慰，给予患儿家长心理支持和关怀。抢救现场应有条不紊，尽可能保持安静，实施操作时动作轻柔、准确，避免在患儿面前谈论病情，以免给患儿造成进一步的压力。

六、高白细胞血症

高白细胞血症（hyperleukocytosis）是指外周血白细胞计数>100×10^9/L。是大量白血病细胞聚集于肺、脑或其他器官的小静脉，导致小静脉阻塞，引起的一系列表现，为急性白血病的一种特殊综合征。高白细胞血症的病理生理基础是白细胞瘀滞。白细胞的可塑性小，变性能力差，白血病细胞较正常细胞僵硬，内部黏度高，而原粒细胞较原淋细胞更为坚硬，可导致小静脉阻塞，微循环障碍，尤其是脑和肺微循环，造成神经系统和肺部症状。过高的白细胞在微循环中大量瘀滞，导致血流减慢，血黏滞度增高，脑、肺、肾、腹腔血管易发生梗死。高白细胞血症起病急，进展快，髓外脏器浸润广泛，易并发多脏器功能障碍及多脏器出血，尤以颅内出血最为严重。高白细胞血症致死率很高，特别是当白细胞计数>300×10^9/L时。死亡的主要原因是中枢神经系统出血或栓塞，肺部白细胞瘀滞，以及伴随肿瘤溶解出现的代谢紊乱。

（一）护理评估

1. 一般评估　同一、急性肿瘤溶解综合征。

2. 专科评估

（1）高白细胞血症发生的危险因素：评估患儿罹患白血病的类型，急性非淋巴细胞白血病发生高白细胞血症多于急性淋巴细胞白血病，尤其是以M_4、M_5和M_3多见，其次为慢性粒细胞白血病急性变，急性淋巴细胞白血病中以T细胞型多见。80%慢性粒细胞白血病患者的白细胞在100×10^9/L以上，部分甚至可高达$1\,000 \times 10^9$/L。先天性白血病患儿的白细胞也明显增高。部分急性早幼粒细胞白血病患儿经全反式维A酸及三氧化二砷诱导分化，可致白细胞呈10倍以上增高。

（2）中枢神经系统：评估患儿有无突然出现的烦躁不安、头痛、恶心、呕吐、视觉模糊、意识不清、惊厥等脑出血、脑血栓表现。

（3）呼吸系统：评估患儿是否出现咳嗽、胸痛、胸闷、气短、鼻翼扇动、口唇发绀、呼吸急促、低氧血症、肺水肿、呼吸衰竭等表现。

（4）评估患儿有无头晕、头痛、视力障碍、眼球震颤、视网膜静脉曲张出血、心力衰竭等高黏滞综合征表现。

（5）评估患儿有无皮肤、黏膜及多脏器出血等弥散性血管内凝血表现。

（6）评估患儿有无高尿酸血症、高钾血症、高磷血症、低钙血症及代谢性酸中毒、急性肾衰竭等肿瘤溶解综合征的表现。

（7）评估生命体征、出入量、出血及组织灌注情况。评估尿色、尿量、pH值。

（8）评估全身皮肤及营养状况。评估患儿的合作程度。

3. 辅助检验检查评估

（1）血常规、凝血五项、血气、血生化、尿常规、抗凝血酶Ⅲ、凝血因子活性等异常检验结果。

（2）B超、X线检查、血管造影、CT、MRI等异常检查结果。

4. 评估原发血液肿瘤疾病的症状和体征

（二）护理措施

1. 一般护理

（1）环境：同一、急性肿瘤溶解综合征。

（2）休息与活动：卧床休息，保持环境安静，减少不必要的刺激。对烦躁不安、意识不清、惊厥的患儿给予保护性约束，预防意外发生。

2. 专科护理

（1）病情观察：严密监测体温、脉搏、呼吸、血压、瞳孔、神志及尿量。观察患儿有无头痛、呕吐、易激惹、精神萎靡、嗜睡、肌张力增高或降低、失明、颅内压升高等神经系统受累的症状。有无低氧血症、呼吸困难、呼吸衰竭等呼吸系统受累症状，观察患儿呼吸频率、节律、深度。观察患儿是否有血尿、蛋白尿、少尿、无尿等泌尿系统表现。观察热型，有无高热，是否伴有寒战或惊厥。监测患儿心率加快、心律失常等循环系统症状。观察患儿有无皮肤、黏膜、内脏或颅内出血的症状和体征，若患儿出现头晕、头痛、视力模糊、喷射性呕吐、昏迷、双侧瞳孔大小不等时，应考虑为颅内出血，及时通知医生进行处理。

(2)开通两条静脉通路，其中一条给予持续水化碱化液，降低血液黏稠度，预防高尿酸性肾病。另一条遵医嘱给予一系列对症药物治疗，遵医嘱按时给予甘露醇降低颅内压，预防和减少脑出血等。

(3)准确记录24小时出入量，每2~4小时总结一次，如发现出入量不平衡及时通知医生处理。

(4)协助医生给予患儿适当镇静，止痛对症治疗。

(5)保持呼吸道通畅，吸氧。呼吸道分泌物多时及时叩背吸痰，或遵医嘱给予雾化吸入。必要时做好气管插管准备。

(6)保持大便通畅，避免用力排便，避免磕碰、情绪激动、剧烈咳嗽，避免用力压迫患儿腹部等，防止栓子脱落。便秘时给予开塞露或低压小量灌肠，尿潴留时给予导尿。

(7)用药护理

1)甘露醇(mannitol)：应用前检查药品有无结晶或絮状物，遵医嘱调节静脉输注速度，尽可能使用中心静脉给药，如使用外周静脉，输注过程中密切观察，防止液体外渗造成损伤。

2)别嘌醇：同一、急性肿瘤溶解综合征。

3)羟基尿：口服给药，胶囊应整粒吞服，尽量不打开胶囊。鼓励患儿多饮水，增加尿量，促进尿酸排出。使用后注意观察患儿有无食欲减退、恶心、呕吐、便秘等消化道症状。如患儿出现口腔黏膜炎、腹泻，应加强口腔、肛周护理。定期监测血常规，如出现骨髓抑制，应遵医嘱减少剂量或停药。注意观察患儿是否出现皮疹、红斑、瘙痒、血管溃疡、血管坏死、黑甲等表现，如患儿出现皮肤血管炎性溃疡，应立即停药予以治疗。

(8)严格遵守消毒隔离制度，预防感染。加强口腔、肛周、皮肤护理。

(9)必要时协助医生进行白细胞分离术。

3. **饮食护理** 白细胞分离术后给予含钙质丰富的食物，如多食牛奶、豆制品、鱼虾等。如患儿发生高钾血症，应限制含钾食物，避免食用瘦肉、香蕉、橘子汁等含钾丰富的食物。若患儿出现高尿酸血症，鼓励患儿进食豆类、香菇、米、面、藕粉、核桃、植物油、海藻类等食物，避免含嘌呤丰富的食物，如动物脑、内脏、海鲜、鸡、鸭、贝类和鱼虾、荤汤等。如患儿合并肾衰竭，应给予低盐、低蛋白、高糖饮食。

4. **心理护理** 由于本病大多起病急、病情危重，易引起患儿及家长的紧张、恐惧、焦躁等心理问题，应给予安慰和疏导。及时与患儿及家长进行有效沟通，针对患儿接受的各种治疗、检查、操作讲解相关知识，让患儿和家长能够有可控感，减少恐惧不安，积极配合治疗。

七、维A酸综合征

维A酸综合征(retinoic acid syndrome, RAS)为全反式维A酸(all-trans retinoic acid, ATRA)综合征的简称，是维A酸治疗急性早幼粒细胞白血病(acute promyelocytic leukemia, APL)时发生的最严重的并发症。多见于APL单用ATRA诱导过程中。ATRA能与白血病细胞上的维A酸受体相互作用，诱导白血病细胞向正常细胞分化，从而使外周血白细胞快速增长，这种高白细胞血症可引起白细胞滞留和小血管栓塞，并有加重DIC和诱发维A酸综合征的风险，多见于诱导治疗的3周内。维A酸综合征主要表现为不明原因的发热、肌肉骨骼疼痛、呼吸困难、肺间质浸润、胸腔积液、心包积液、皮肤水肿、胸膜和/或心包渗出、低血压、充血性心力衰竭(congestive heart failure, CHF)、四肢水肿、急性肾衰竭等。本综合征病情凶险，早期没有识别处理，患者将死于进行性缺氧和多器官衰竭，诱导治疗期白血病峰值$>50\times10^9/L$者易并发维A酸综合征。治疗包括暂停服ATRA、吸氧、利尿、地塞米松静脉注射、白细胞单采和化疗等。

(一)护理评估

1. 一般评估 同一、急性肿瘤溶解综合征。

2. 专科评估

(1)用药前评估维A酸综合征的危险因素，了解患者的性别、年龄、身体状况、初诊时白细胞及血小板计数、平均纤维蛋白原浓度等危险因素。

(2)评估患者体温情况，是否有感染灶，评估发热患儿的热型、热度，有无寒战、高热惊厥。

(3)评估患者呼吸频率、深度,有无胸闷、气短、咳嗽、咳痰等症状,评估痰液的性质、颜色、量及咳嗽的频率和程度,评估有无胸腔积液。

(4)评估患者有无恶心、呕吐等不适症状,评估呕吐物的性质、次数、量和颜色。

(5)评估患者有无肢体水肿(edema),评估患者出入量。

(6)观察有无黏膜干燥、口唇炎、皮肤瘙痒等。

(7)评估皮肤、瞳孔等有无黄染现象,评估患者饮食情况。

(8)评估患者有无疼痛及疼痛部位,疼痛分值,评估疼痛的治疗情况。

3. 辅助检查评估 评估实验室检查如血常规、X线、尿常规、肝功能、凝血功能,了解肝肾功能。

4. 评估原发肿瘤疾病的症状和体征

(二)护理措施

1. 一般护理

(1)环境:同一、急性肿瘤溶解综合征。

(2)休息与活动:病情较轻的患儿可在病室内进行适合自己体力的活动。重症患儿绝对卧床休息,呕吐时头偏向一侧,气促时取半卧位、氧气吸入。使用床挡,防止坠床。

2. 专科护理

(1)体温过高的护理:参见本章第1节症状护理。

(2)胸闷(chest tightness)、气短、呼吸困难的护理:维A酸综合征发展迅速,不及时处理可危及生命。遵医嘱停用ATRA,给予地塞米松,协助患者取半卧位,持续吸氧;注意观察体温、脉搏、呼吸、血氧和血压的变化,以及肺部啰音情况。遵医嘱使用超声雾化吸入治疗,指导和鼓励患者有效咳嗽,雾化治疗结束后给予患者拍背,必要时遵医嘱吸痰。

(3)脑水肿护理:部分患儿可出现脑水肿,表现为头痛,观察头痛的程度,对症给予止痛药物。做好心理护理,体贴关心患儿,对剧烈头痛者可遵医嘱给予甘露醇等药物降低颅内压。

(4)恶心、呕吐的护理:参见本章第1节本章症状护理。

(5)口腔护理:勤漱口,预防口腔溃疡,口唇干燥者用植物油或油性乳膏外涂,防止感染出血。

(6)皮肤护理:ATRA可使皮肤角化细胞增殖分化加快,导致皮肤黏膜干燥、脱皮、口唇干裂。鼓励患儿多饮水,保持环境湿度50%~70%;每天用温水擦洗皮肤,勤换内衣,保持床单清洁,对于皮肤瘙痒者,嘱患者切勿搔抓,遵医嘱给予炉甘石洗剂止痒。

(7)肝肾功能受损:用药过程中,要注意密切观察瞳孔黄染现象及饮食情况,定期监测肝肾功能,必要时遵医嘱给予保肝药物。一般维A酸停药15天后,多数患者肝肾功能指标可降至正常。如果患者出现水肿症状,抬高患肢,严格控制摄入量,给予低盐饮食,准确记录24小时出入量;遵医嘱予利尿药物。

(8)骨关节疼痛的护理:常发生于白细胞升高阶段,可能是尚未分化成熟的早幼粒细胞浸润骨关节所致,一般不影响治疗,遵医嘱应用止痛剂后症状可减轻。

八、上腔静脉综合征

上腔静脉综合征(superior vena cava syndrome,SVCS)最早由William Hunter于1757年报道,又称上腔静脉阻塞综合征,是由于上腔静脉完全或不完全性阻塞,导致经上腔静脉回流到右心房的血液部分或全部受阻,从而引起急性或亚急性的呼吸困难和上肢、颈和颜面部淤血水肿(图5-39-25),进一步发展可导致缺氧和颅内压升高的一组临床综合征。SVCS在成人中多见,通常由上纵隔的肿瘤或炎症引起,最常见的是支气管肺癌、恶性淋巴瘤等,其他非恶性原因如真菌感染、梅毒、结核、特发性纤维性纵隔炎、血栓性静脉炎、充血性心力衰竭、主动脉弓动脉瘤等。随着使用起搏器和中心静脉导管等血管内装置的增加,良性血栓导致的SVCS逐渐增多。SVCS在儿童比较少见,主要由非霍奇金淋巴瘤和静脉导管或起搏器引起的血栓(thrombus)形成引起。症状和体征取决于梗阻的位置、严重程度以及侧支循环的存在;儿童SVCS呼吸道症状通常比成人更为急迫,最常见的症状包括面部和颈部肿胀、呼吸困难和咳嗽,尤其以面部和颈部肿胀为最常见。

(一)护理评估

1. 一般评估 同一、急性肿瘤溶解综合征。

2. 专科评估

(1)评估患儿的生命体征,了解形成SVCS的原因,评估有无肿瘤、静脉导管或起搏器。

(2)评估上腔静脉压力变化,了解患儿有无呼吸困难、胸痛、咳嗽、咳痰加重等症状;有无吸气性三凹征,口唇、面颈部及指端有无发绀。

(3)评估位置改变,如向前屈、弯腰或躺下,是否会加重症状。

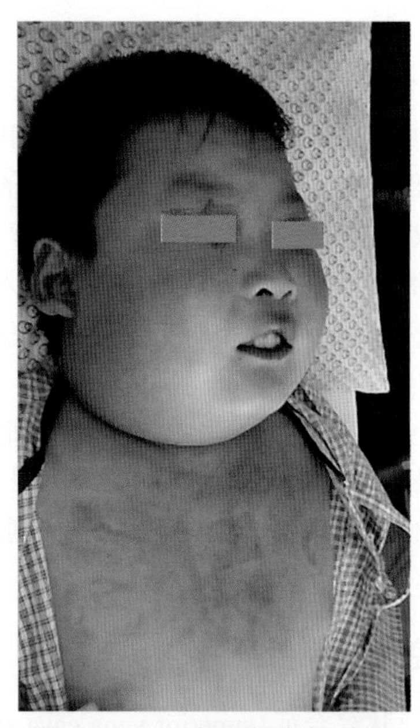

图 5-39-25　颜面部瘀血、水肿

(4) 评估患儿有无水肿及水肿的程度，包括颜面、颈部、上肢等部位。评估患儿有无颈静脉、胸壁静脉、腹部静脉曲张(varicosity)。

(5) 评估患儿有无胸壁浅表皮下侧支循环形成及颈静脉怒张，如压迫食管、喉返神经，有无吞咽困难(dysphagia)、声音嘶哑等。

(6) 评估是否有由于脱水导致的水电解质平衡失调症状，尤其是低钾、低钠的发生。

(7) 评估年长患儿和家长对疾病和预后的认识程度。

3. 辅助检查评估　评估实验室检查如血常规、X线、凝血功能等。评估 CT 检查：腔静脉梗阻程度及静脉侧支循环状况；上胸部静脉侧支循环不透光提示上腔静脉综合征。

4. 评估原发肿瘤疾病的症状和体征

(二) 护理措施

护理管理的目的是评估和鉴定高危患者，敏锐地观察和提供护理，并防止药物副作用。在已确诊的患者中，应监测心、肺和神经状态以观察疾病和并发症的进展。护理的重点如下。

1. 一般护理

(1) 环境：同一、急性肿瘤溶解综合征。

(2) 休息与活动：卧床时适当活动肢体，病情缓解后尽早下床活动，必要时遵医嘱应用抗凝剂及纤溶药物。

2. 专科护理

(1) 体位与吸氧：维持气道通畅，取半卧位，可以抬高床头或使用枕头来缓解呼吸困难，给予持续低流量吸氧；剧烈咳嗽，呼吸紧迫，口唇发绀者立即给予高流量吸氧，改善呼吸困难。

(2) 输液护理：避免选用上肢、颈外及锁骨下静脉穿刺输液，可选用下肢静脉穿刺或股静脉穿刺置管，对已确诊并治疗后的 SVCS 患者，禁忌行上肢 PICC 置管。严格限制补液量，可以采用输液泵控制输液速度。

(3) 饮食管理：少量多餐，食用低钠、高热量、高蛋白、高维生素的饮食，维持良好的营养状态，以增强患儿对放疗、化疗的耐受力。避免食用油炸、糯米类及粗纤维或带刺的食物，以免发生食管梗阻。

(4) 药物护理：水肿严重者遵医嘱给予利尿剂(diuretic)和激素，同时准确记录 24 小时尿量，并注意监测电解质的变化，观察患儿颜面部、颈部及双上肢皮肤瘀血、水肿和胸部浅静脉曲张症状，了解上腔静脉压力的变化；遵医嘱应用止咳、止吐药物及肠道润滑剂，防止因咳嗽、呕吐、排便时用力引起胸腔内压急剧增高，影响静脉血液回流心脏。伴有血栓形成、合用抗凝或溶栓治疗的患儿，注意引起出血的潜在危险。

(5) 化疗和放疗的护理：出现恶心、呕吐时，给予昂丹司琼等止吐药，呕吐时将患儿扶起并把头偏向一侧；由于放疗、化疗药物致骨髓抑制(bone marrow suppression)，除了使用升白细胞药物外，认真执行保护性隔离消毒措施，在给患儿进行操作时严守无菌观念；保持病室空气清新、被褥清洁；病室空气消毒。保持口腔清洁，每日餐前、餐后、睡前漱口，早、晚刷牙。在医生指导下联合应用抗生素预防感染，尽量减少外出及探视；患儿放疗期间，嘱患儿和家长注意保护好放疗部位的标记，切不可私自涂改；观察照射部位皮肤有无红斑及烧灼样疼痛，放疗后放射区内皮肤萎缩、变薄，软组织纤维化，毛细血管扩张，可出现放射性的皮肤反应，故放疗期间，要保持局部皮肤清洁、干燥，有汗应擦干，因水分电离可加重皮肤损伤，不应穿高颈或硬领衣服。照射野皮肤不宜用肥皂清洗或粗毛巾热水擦洗。外出时避免阳光直晒。有脱皮时，切勿用手撕剥、抓痒，避免过分摩擦、搔抓或涂刺激性药物；如症状明显，可采用放疗皮肤保护剂外用。协助患儿定时翻身，减轻局部皮肤压迫，防止皮肤破溃及由此而引起感染。

(6) 心理护理：SVCS 病情发展迅速，临床症状严重，尤其是呼吸困难、颜面肿胀、咳嗽等症状明显时，易使患儿及家长产生紧张、害怕、忧虑、沮丧情绪，甚至对治疗失去信心。因此，护理人员要主动以亲切、礼貌的语言与患儿和家长沟通，讲述成功战胜病魔的案例提高患儿的信心，同时也要做好家属工作，使患儿得到家属的情感支持；尤其是对于肿瘤相关的SVCS患儿，告知患儿和家长SVCS只是疾病的并发症，只要积极配合放化疗，使肿瘤缩小，这些症状就会减轻，以消除患儿的悲观、恐惧心理，增强患儿战胜疾病的信心，从而积极配合治疗。

（吴心怡 王旭梅）

参考文献

[1] 项瑛瑛. 护理干预对维A酸治疗急性早幼粒细胞白血病97例患者不良反应的效果. 中国药业, 2014, 23 (9): 79-80.

[2] METAGE C, HAZARIKA B, SARMA J, et al. Retinoic acid syndrome in an elderly male with psoriasis-A case report. Respir Med Case Rep, 2018, 24: 81-83.

[3] YILMAZ O, KARABAG K, KESKIN YILDIRIM Z, et al. Advanced stage T-cell non-hodgkin lymphoma in an 11-month-old infant and related superior vena cava syndrome: importance of transthoracic echocardiography. Malays J Med Sci, 2014, 21 (1): 62-65.

[4] BREAULT S, DOENZ F, JOUANNIC AM, et al. Percutaneous endovascular management of chronic superior vena cava syndrome of benign causes: long-term follow-up. Eur Radiol, 2017, 27 (1): 97-104.

[5] RICHARDSON B, RUPASOV A, SHARMA A. Superior Vena Cava Syndrome. Journal of Radiology Nursing, 2018, 37: 36-40.

[6] GHANAVATI R, AMIRI A, ANSARINEJAD N, et al. Successful treatment of a catheter-induced superior vena cava syndrome through catheter-directed thrombolysis: a case report. J Tehran Heart Cent, 2017, 12 (4): 188-191.

[7] SHENOY S, SHETTY S, LANKALA S, et al. Cardiovascular oncologic emergencies. Cardiology, 2017, 138 (3): 147-158.

[8] 国家卫生和计划生育委员会. 静脉治疗护理技术操作规范. 北京: 国家卫生和计划生育委员会, 2013.

[9] 殷利, 梁海鑫, 唐丽琴, 等. 一例肺癌合并上腔静脉综合征放化疗后行静脉通路选择的护理. 中华现代护理杂志, 2017, 23 (6): 785-787.

第10节 健康宣教

儿童肿瘤患者的护理健康教育内容主要包括入院指导、饮食指导、用药指导、特殊检查指导和出院指导。健康教育实施的方法可通过谈话、提问和咨询进行个别指导；可通过小组活动形式、专题讲座、家长会等形式进行团体指导；对于需要患儿或家属操作的部分可通过演示与练习进行。健康教育内容的载体形式多样：语言指导、宣教资料小册子、视频、APP、微信公众号等。其目的在于通过健康教育帮助患儿及其家长提高促进健康、预防疾病、减轻痛苦的能力，帮助他们建立健康行为和提高健康水平。

一、入院指导

（一）病室环境

1. 保持周围环境的整洁，防止物品堆积过多导致灰尘积聚。

2. 病室内不要晾晒湿衣物，保持病室及卫生间干燥，防止霉菌滋生。

3. 不要在房间摆放鲜花，不要留存过多水果以防腐坏。

4. 避免与感染者接触，谢绝有感染症状的亲属探访。

5. 帮助患儿家属熟悉病室环境及便民设施。

（二）个人卫生

1. 指导患儿及家长预防和控制感染的方法，强调洗手的重要性和必要性。

2. 佩戴防护口罩，婴幼儿可佩戴有颜色或有卡通图案的口罩，以增加患儿的配合度。

3. 提倡每日沐浴，患儿虚弱时可予以擦浴。

4. 每日两次给予软毛牙刷刷牙，饭后予以漱口，保持口腔清洁；小婴儿可指导患儿家属用指套牙刷、纱布包裹手指、棉签等予以口腔清洁。

5. 每日给予温水清洁肛周皮肤，并坐浴2次，每次10~15分钟，做好肛周护理。

（三）安全指导

1. 防窒息 3岁以下幼儿窒息风险较高，避免在患儿床边放置空塑料袋等物品，警惕睡觉时被子捂住口鼻导致窒息。

2. 防烫伤 6岁以下幼儿烫伤风险较高，建议选用旋盖式水杯及保温瓶，不要将敞口杯放置在患儿可触及的地方，协助家长移除环境中的危险因素。

3. 防坠床 入院患儿进行坠床跌倒评分，评估其坠床跌倒的风险。引导患儿及家属熟悉病室环境，采用双面床栏的病床，并指导确认家属会正确使用床栏；加强家属安全意识，患儿离开家属视线时应及时拉上床栏；同时避免患儿在床上做蹦、跳等危险行为。

二、饮食指导

（一）肿瘤患儿饮食指导

1. 所有饮食来源需保证新鲜、清洁、卫生，避免食用剩菜，不食用生食或未煮熟的食物；水果可食用易于清洗并去皮的水果，如苹果、梨等；避免食用不可去皮的水果，例如樱桃、草莓、杨梅等。

2. 鼓励食用易消化、营养丰富的食物，如肉类、虾、蛋类等；应避免食用酸、辣、冷、烫的刺激性食物。

（二）低脂饮食指导

1. 对于使用门冬酰胺酶治疗的患儿，为避免胰腺炎，应指导家长给予低脂饮食。

2. 低脂饮食是指膳食脂肪不得高于全日能量的20%。

3. 指导减少油脂摄入。肉类应选择纯瘦肉，不可有肥肉；鸡、鸭、鱼肉需去皮；蛋类需去除蛋黄；奶类需食用低脂型或脱脂型；避免食用各类坚果、动物内脏及鱼虾籽；避免煎、炸等烹饪方式，建议用水煮、清蒸的方式，如黄花鱼瘦肉丸（图 5-39-26）。

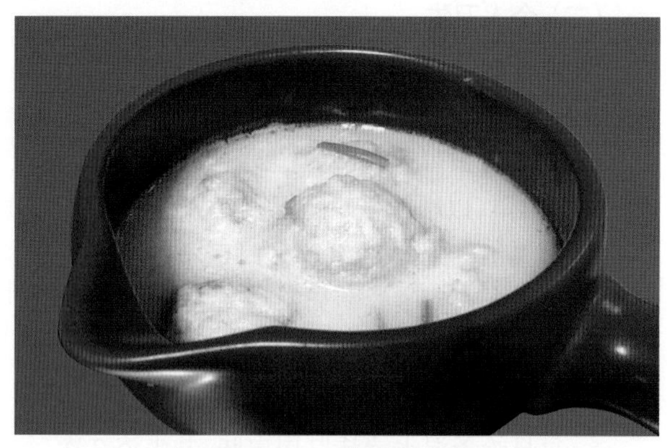

图 5-39-26 黄花鱼瘦肉丸

4. 低脂饮食期间需警惕患儿总热量摄入不足，若食物补充无法达到每日所需热量时，可选用高热量、优质蛋白、高中链甘油三酯型肠内营养制剂。

三、用药指导

1. 遵医嘱按时服药，指导家长不要用手直接接触口服药物，防止接触的口服化疗药物通过皮肤吸收，指导家长做好自我防护工作，可用汤勺喂服。

2. 告知家长患儿服药后 15 分钟内若出现呕吐，应及时告知护士或医生，需要补服药物。

3. 静脉使用腐蚀性药物时，应明确告知家长药物特性，告知家长及时听取患儿的主诉，穿刺部位若出现疼痛、肿胀或不明原因导致滴速变慢，应立即告知护士，警惕药物外渗。

4. 针对不同的药物做好相关药物宣教，告知家长患儿用药后可能出现的副作用及不适症状，让家长明确知晓用药后的正常现象与异常情况，出现异常情况，立即告知医生和护士。

（1）恶心、呕吐的健康教育

1）大多数的化疗药物均会引起不同程度的胃肠道反应，可表现为恶心、呕吐。鼓励患儿选择容易咀嚼、吞咽和消化的食物，尽量避免刺激性食物，可选择食用接近室温的饮食；适当增加液体的摄入量。

2）如果发生恶心、呕吐，可暂不进食，待恶心、呕吐控制后再进食，再进食时需循序渐进：例如，每 10 分钟进食 1 汤勺的液体，逐渐增加到每 20 分钟进食 1 汤勺，无不适反应可增加至每 30 分钟 2 汤勺，然后继续改食液体或软食。

3）鼓励年长儿记录恶心症状日记。记录以下问题：①恶心发作前吃了什么？②发生恶心时你在哪里？③恶心发作持续多久？将这些信息记录好并告知医护人员。

（2）便秘的健康教育

1）某些化疗药物（如长春新碱）会引起患儿便秘，应指导患儿及家长汇报任何与正常的排便模式不同的异常情况。

2）有便秘危险的患儿可采用预防措施：如口服粪便软化剂、缓泻剂等。

3）饮食：保持足够的液体摄入量，可增加饮食中膳食纤维的含量，如水果、绿叶蔬菜、面包、谷物及粗粮等。

4）活动：患儿病情允许的情况下鼓励活动，指导家长协助患儿做下腹部顺时针按摩，以刺激肠管蠕动，使粪便下移。

5）指导患儿勿抑制便意，排便时不要给予游戏、书本等分散其注意力，帮助养成定时排便的习惯。

6）指导家长若患儿出现三天未解大便、大便带血、肛周黏膜破裂疼痛等情况时，应及时告知医护人员。

（3）腹泻的健康教育

1）某些化疗药物（如阿糖胞苷等）会引起腹泻，

指导家长每日观察患儿大便的次数及性状，出现大便次数增多和/或大便性状变稀时要及时告知医护人员。

2）指导家长给予患儿易消化饮食，避免刺激性食物，以防加重消化系统负担；告知小婴儿患儿家长在腹泻期间禁止添加新品种的辅食，必要时可给予腹泻奶粉。

3）指导家长识别脱水及电解质紊乱的早期体征和症状，教会家长正确记录出入量，若发现患儿尿量减少、啼哭无泪、精神萎靡时，立即通知医护人员。

4）指导家长在患儿腹泻期间进行正确的肛周皮肤护理。可鼓励家长参与患儿的肛周护理，并确认其操作正确，大便后应及时用温水清洗肛周皮肤、黏膜，保持局部皮肤清洁干燥，可用皮肤保护剂或护臀膏保护肛周皮肤，切忌过度清洁。

(4) 口腔黏膜炎（oral mucositis）的健康教育

1）某些化疗药物（如阿糖胞苷、甲氨蝶呤等）容易引起口腔黏膜炎，患儿口腔黏膜出现白点、发红、破溃或有疼痛时为异常情况。

2）指导患儿保持口腔清洁，使用软毛牙刷刷牙，有规律地漱口，小年龄患儿家长可用棉棒、纱布包裹手指或指套牙刷帮助患儿刷牙漱口，养成良好的口腔护理习惯。

3）食用清淡、柔软的食物，可食用土豆泥、鸡蛋、瘦肉和面包；避免酸、辣、咸等刺激性食物以及避免粗糙的和过干的食物，包括橘子汁、油炸食物和碳酸饮料等。

4）3度以上口腔黏膜炎会伴有严重的疼痛感，进食会受影响，可指导患儿使用吸管吸食冷或温热的高热量特殊配方营养制剂，可减轻口腔溃疡疼痛感；若仍疼痛难忍可在进食前30分钟给予含有利多卡因的漱口液漱口后再进食；当患儿进食严重受到影响时，可能需要使用静脉营养以保证营养的供给。

5）口腔溃疡面上覆盖的白色假膜勿强行撕去，以免造成出血；若溃疡面出血，可给予棉球或纱布压迫止血，冰水漱口亦可起到止血作用。

6）遵医嘱给予溃疡用药促进溃疡面的愈合，指导患儿家长正确的用药方法，口腔炎用药前先漱口，做好清洁工作，用药后15~30分钟再进食。夜间用药后入睡，可提高用药效果。

(5) 骨髓抑制期的健康教育：大多数的化疗药物均会引起不同程度的骨髓抑制（bone marrow suppression），表现为白细胞减少、血红蛋白减少和血小板减少。

1）白细胞减少的健康教育

A. 环境：强调预防感染的重要性，指导家长保持病房环境清洁、干燥，减少外来人员的探视，避免接触动植物。

B. 饮食：保证饮食清洁、卫生、干净，摄入营养均衡。

C. 个人卫生：强调洗手的重要性，每日沐浴或擦身，做好口腔及肛周护理，保持患儿皮肤、口腔、肛门等部位的清洁。

D. 白细胞减少时容易引起感染，需教会家长感染征象的识别。患儿若发生发热、咳嗽、腹泻、尿频、尿急、尿痛、皮肤黏膜红肿破溃、伤口周围皮肤异常、有疼痛主诉等可能发生感染，应立即告知医护人员。

E. 急症处理：强调白细胞减少患儿合并发热时应作为急症处理，家长一旦发现患儿体温异常，应立即通知医护人员，警惕感染性休克的发生。

2）血红蛋白减少的健康教育

A. 休息与活动：血红蛋白减少时应鼓励患儿适当休息，避免剧烈活动；变换体位动作宜慢，应提醒年长儿家长，血红蛋白减少期间年长儿上厕所后应在家长协助下起身，防止头晕、跌倒等意外伤害的发生。

B. 饮食：给予高蛋白、高维生素、易消化饮食。

C. 贫血（anemia）患儿的皮肤对温度感觉降低，应避免使用电热毯或热水袋，洗澡时注意水温勿过烫。

D. 指导家长在患儿发生胸闷、心悸等不适反应时，立即通知医护人员，谨防充血性心力衰竭的发生。

3）血小板减少的健康教育

A. 血小板减少时容易导致出血，应避免剧烈运动，教会患儿在活动中提高安全性；避免使用牙签、刀等尖锐物体；刷牙应使用软毛牙刷、纱布或海绵牙刷，以防牙龈出血；勿挖鼻、勿揉搓眼睛，以防鼻出血和眼睛出血；勿用力挠抓皮肤，勿用过烫的水洗澡，以防皮肤、黏膜出血。

B. 饮食：血小板减少时应鼓励食用高营养、高热量、富含维生素C和维生素K的食物和饮料，避免食用坚硬、粗糙、带刺的食物。

C. 指导家长保持患儿情绪平稳，大便通畅，如有需要，可使用温和的通便剂，警惕颅内出血；教会家长识别颅内出血的表现，以期发生时能早发现。颅内出血可表现为头痛、视觉改变、恶心和呕吐、行为突然改变、肢体运动障碍、意识水平改变以及其他与脑血管意外相似的症状。

D. 教会家长识别血小板减少症（thrombocytopenia）的风险值：患儿血小板计数≤50×10^9/L 时会有出血倾向，血小板计数≤20×10^9/L 时会有自发性出血，需严密监测患儿血小板计数变化情况。可教会家长评估患儿有无自发性出血的征兆，特别是内脏和颅内出血。内脏出血的症状包括血压降低、脉搏及呼吸频率增快、低体温或体温过高等生命体征突然改变、血红蛋白值快速减少、意识水平改变、肤色改变和休克。

E. 教会家长观察患儿两便颜色，若出现血便、腹痛、血尿需引起重视，以防胃肠道、泌尿系统出血。

F. 一旦发生出血，可立即采用压迫止血，并及时告知医护人员。

四、特殊检查指导

（一）骨髓穿刺的指导

1. 骨髓穿刺开始前 30~60 分钟，可指导家长给予利多卡因（lidocaine）乳膏涂抹于骨髓穿刺处（图 5-39-27），涂抹范围及厚度为一元硬币大小与厚度，并用保鲜膜覆盖，骨髓穿刺前清洗剩余药膏，可减少患儿操作时的疼痛感。骨髓穿刺后穿刺部位可能会有隐痛，大部分患儿可忍受，若不能忍受，可在穿刺后 24 小时内干冷敷，24 小时后给予热敷或给予止痛剂。

2. 骨髓穿刺前嘱年长患儿解小便，年幼患儿给予更换尿布。

3. 骨髓穿刺后指导家长用大鱼际按压伤口 10~15 分钟，血小板计数低下或凝血功能异常的患儿应延长按压时间，直至无渗血为止。

4. 观察穿刺部位有无渗血、红肿或渗液等情况，若有异常及时通知医生。

5. 保持敷料清洁干燥，避免尿液或粪便污染，24 小时后无异常可去除敷料。

（二）腰椎穿刺 / 鞘内注射的指导

1. 腰椎穿刺 / 鞘内注射（intrathecal injection）开始前 30~60 分钟，可指导家长以利多卡因乳膏涂抹于腰椎穿刺处，涂抹范围及厚度约为一元硬币大小与厚度，并用保鲜膜覆盖，穿刺前清洗剩余药膏，可减少患儿操作时的疼痛感。告知家长部分患儿操作后穿刺部位会有酸痛感，可给予干热敷或局部按摩，一周后可自行缓解。

2. 腰椎穿刺 / 鞘内注射前嘱年长患儿解小便，年幼患儿给予更换尿布。

3. 腰椎穿刺 / 鞘内注射后去枕平卧时间参照本章第 2 节专科护理；为了防止胃部饱胀引起的不适，平卧期间建议不要暴饮暴食。

4. 保持敷料清洁、干燥，避免尿液或粪便污染，24 小时后无异常可去除敷料。

5. 腰椎穿刺 / 鞘内注射后患儿若出现头痛、呕吐、发热等不适，或患儿穿刺部位有渗血、渗液等，及时通知医生。

五、出院指导

（一）环境

出院前做好居家环境卫生打扫工作，保证居家环境清洁，每日两次通风；家中避免摆放鲜花和植物，避免饲养宠物；避免去人多封闭的公共场所，如电影院，人多拥挤的商场、超市等；避免出入温差变

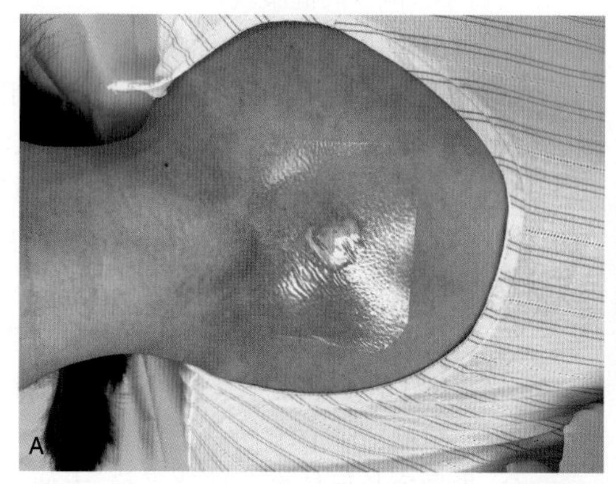

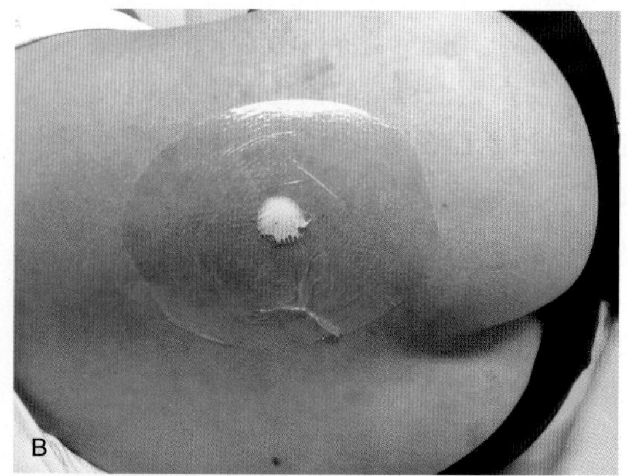

图 5-39-27 骨髓穿刺局部涂抹利多卡因乳膏

A. 胸骨穿刺；B. 髂骨穿刺。

化较大的环境。

（二）评估知识掌握情况

评估患儿及家长已掌握预防感染、贫血护理、预防出血的相关护理要点。

（三）确认家长掌握紧急就医指征

如遇以下情况，需立即就诊。

1. 发热、咽痛、持续咳嗽、气急、腹泻、呕吐、尿频、尿急、尿痛、头痛、骨痛、关节痛等感染症状。

2. 稍有碰撞皮肤就出现瘀点、瘀斑，任何部位出血后加压止血 5~10 分钟仍不能止血；黑便、鲜红色血便；粉红色尿液，尿液中有血凝块；剧烈头痛伴呕吐等血小板低引起的出血症状。

3. 轻度活动甚至不活动即感到心慌、气促、胸闷、脉搏增快；眩晕、头重脚轻、嗜睡、记忆力下降等血红蛋白降低引起的低氧血症。

4. 接触了水痘、风疹、腮腺炎等传染病患者。

5. 持续 24 小时未进食。

6. 持续 3 天未解大便。

7. 不能耐受的疼痛或不适。

8. 任何和平时不一样的改变。

（四）出院带药宣教

根据医嘱做好出院带药宣教，包括服用方法、剂量、频次、药物服用注意事项等。

（五）办理出院手续

告知家长出院办理流程，并确认家长知晓门诊随访时间。

专家点评

■ 随着现代医学研究和诊疗技术的不断发展，儿童血液肿瘤治疗护理新技术、新方法、新设备不断涌现，护理内涵和外延不断扩大，护理人员唯有不断学习进步，方能为患儿提供更优质的护理。

（张晓艳）

参考文献

[1] 包家明. 护理健康教育与健康促进. 2 版. 杭州: 浙江大学出版社, 2018.

[2] 汤静燕, 李志光. 儿童肿瘤诊断治疗学. 北京: 人民军医出版社, 2011.

[3] 章雅青. PBL- 情境- 模拟综合案例护理教程. 北京: 人民卫生出版社, 2015.

[4] 王卫平, 孙锟, 常立文. 儿科学. 9 版. 北京: 人民卫生出版社, 2018.

[5] 王天有, 申昆玲, 沈颖. 诸福棠实用儿科学. 9 版. 北京: 人民卫生出版社, 2022.

[6] 崔焱. 儿科护理学. 6 版. 北京: 人民卫生出版社, 2017.

第六篇

儿童肿瘤临床研究方法

第四十章 临床研究设计的基本要素

临床研究(clinical research)是指围绕人或人的生物标本与行为等开展的研究,具体包括:①以患者为研究对象的研究,如人类疾病的发病机制研究;治疗性干预研究;临床试验或诊疗新技术的开发。②以自然人群为研究对象的流行病学或行为学研究。③卫生服务效果评价或结局评价等研究。无论针对何种人群、何种疾病进行研究,遵循科学原则、选择恰当的研究方法均是提高研究结果真实性的前提。

在设计临床研究时,必须根据前期研究基础,反复凝练以下要素:①构建研究问题;②选择研究设计类型;③定义研究对象、纳入排除标准与抽样方法;④确定研究变量及测量方法;⑤完成相关统计设计。在一项研究中,这些要素并不独立存在,其内在逻辑关系可以反映研究的科学性与可行性。

第1节 构建研究问题

研究问题(research question)是研究者通过开展研究想要解决的问题。肿瘤发生、诊治与转归的过程,存在太多需要回答的问题,按照研究范畴,将肿瘤研究中的常见研究问题归纳于表 6-40-1。

表 6-40-1 肿瘤研究领域的常见问题

研究领域	研究内容	潜在研究问题
流行病学研究	疾病频率	中国儿童肿瘤的发病率、死亡率与存活率
	分布特征	中国儿童肿瘤发病的时空分布特征
	危险因素研究	中国儿童肿瘤发病的危险因素
	筛查效果评价	筛查的效果与卫生经济学评价
临床研究	肿瘤诊断	新技术 / 新标志诊断某类肿瘤的准确性评价
	肿瘤治疗	新药 / 新治疗策略 / 新技术治疗某类肿瘤的效果评价
	肿瘤预后	影响某类肿瘤预后的因素
基础研究	病因机制研究	基因突变在肿瘤发生过程中的作用及机制

在既定研究领域内,凝练出有价值的科学研究问题,并不是一件容易的事情。不仅需要研究者有足够的临床经验,具备敏锐的科研洞察力,而且需要查阅大量的相关研究文献,对已完成的研究进行综合分析,凝练出对制订临床或公共卫生策略非常重要却又缺乏证据的瓶颈问题。凝练研究问题时,尽量做到"一项研究只回答一个问题"的原则是非常重要的。建议大家可以借鉴循证医学提倡的 PICOs 原则:首先,清晰定义研究对象(population/patients,P)、研究因素(intervention/exposure,I)与研究效应(outcomes,O),再考虑是否需要设计对照(comparison,C)以及可行的研究设计类型(study design,s)。基于以上要素,再构建一个科学可行的研究问题。好的研究问题需要根据专业要求在科学性与可行性之间进行反复权衡,审视其是否能满足以下标准。

一、符合伦理标准

临床研究的特殊性在于研究对象是人,这就涉及伦理学问题,在整个临床研究问题的研究过程中都应符合医学伦理学标准。构建临床研究问题应在遵照伦理学原则的前提条件下，最大限度保护研究对象的利益。伦理原则包括：①尊重个体（respect for persons）原则，即所有人都有权利自己决定是否参与研究，研究者应在确保研究参与者对研究内容、参与研究的可能获益与风险充分知情基础上，获得参与者同意，并且允许参与者在任意时间退出研究。此外，要保护决策能力不足的参与者，如儿童。②有利原则（beneficence），即研究中发生的诊治行为以保护患者利益、促进患者健康、增进其幸福为目的；此外，应确保研究产生的科学成果大于研究参与者可能因为参与研究所遭受的不便和风险，并且将风险最小化。这里的风险包括研究干预措施造成的生理和心理伤害，如违反保密协议、侮辱和歧视。我国《儿科人群药物临床试验技术指导原则》中特意强调：设计儿科人群药物临床试验时，尽可能遵循"样本量最小、标本最少、痛苦最小"的原则，以尽量减少儿童参与者在研究中所承担的风险。此外，在临床研究中应针对儿童特有的潜在风险建立风险控制计划，如恐惧、疼痛、与父母家庭分离、对生长发育的影响等。③公平原则（justice），即研究的获益与风险要公平分布。如果其他人群适合解决研究问题，那么劣势和弱势群体，如低收入人群、低文化水平人群、卫生保健获得性较差的人群、决策能力受损的人群，不应被纳入研究。历史上，儿童、女性和少数民族很少被纳入临床研究，由此导致研究证据薄弱而不能获得最佳临床照顾。公平原则要求将上述人群纳入研究，美国国立卫生研究院资助的项目要求必须有足够的儿童、女性和少数民族代表，如果没有，则必须说明不纳入上述人群的原因。

二、科学性原则

研究问题的提出应有充分的科学依据。在临床研究中，研究问题一般来源于诊疗实践中发生过的现象，如在儿童肿瘤化疗过程中，不同儿童对标准化疗方案的反应可能极不一致。如果想从这个工作中凝练出科研问题，可以先按患儿对化疗方案的反应分组，然后比较不同反应患儿之间在哪些方面存在差异，进而提出研究假设，即某些因素可能会影响患儿对化疗方案反应。为了证明这一"研究假设"是有依据的，研究者应该系统检索研究文献，对比研究文献，对"研究假设"的科学性进行评估，如果没有支持该研究假设成立的文献，应思考可能的原因；如果存在与"研究假设"一致的文献，应深入分析已有的研究在论证该假设的过程中，解决了什么问题，还有什么问题没有解决，如果研究者能解决这些问题，是否可以为回答上述问题添加可靠的高质量证据。此外，对于临床研究问题，是否可以从机制研究中找到科学依据也是非常重要的。

例如，有一位临床医生看到某抗抑郁药存在"致体重增加"的不良反应，考虑到肿瘤患者中很多合并营养不良，就提出给肿瘤患者服用抗抑郁药来改善营养不良状态，增加体重从而增强患者对化疗的耐受能力，最终改善疗效。此研究问题中，P为某类肿瘤患者；I为抗抑郁药；C为安慰剂对照；O为肿瘤相关结局指标；s为随机对照试验。看起来合理的研究问题其实缺少科学依据，如肿瘤患者如果没有合并抑郁症，给予抗抑郁症药物治疗是否符合伦理原则？抗抑郁药增加体重的机制清楚吗？与化疗药联合使用时是否会产生协同或拮抗效应？将抗抑郁药用于增加体重时，其合理的剂量应该是多少？针对以上问题，如果缺乏研究基础支持，研究问题的科学性一定会受到质疑。

三、创新性原则

创新是科学研究追求的核心目标，临床研究的创新体现在拟开展的研究与同一领域中已完成的研究相比，是否可以证明新的疾病机制，发明新的测量方法，开发新的治疗或预防技术与措施，以及提出新的数据分析方法等。临床研究对创新性的要求不同于机制研究，因为机制一旦建立，不会因为客观环境的改变而改变。但临床研究不同，在一个人群中证实有效的药物是否适用于另一个人群，或从别的领域引入一种新的分析技术与测量方法来阐明可能的病因假设等，也都是有价值的。而且，临床研究中需要注意的是在追求创新的同时，不能违反伦理原则。

四、可行性原则

在一个问题满足科学性、创新性与伦理原则的前提下，如果因客观条件限制不具有可行性，该问题也不可能成立。例如，随机对照试验可产生验证因果的最佳证据，如果采用随机对照试验来评价某药治疗某种儿童罕见疾病的效果，却可能因为没有足够的病例而无法满足随机对照试验的样本量需求。因此，确立研究问题时必须事先考虑是否存在影响研究可行性的因素，必要时需经过深入讨论及全面权衡后，对研究问题进行修改，以保证在可行性的前提下不损伤创新性与科学性。

五、临床适用原则

临床适用原则指该临床研究问题的解决是否能为临床实践的改善提供直接决策证据。例如,目前针对性诊断学腰椎穿刺的患儿,多数儿童医院都要求患儿术后无枕平卧4小时,但并无高质量临床研究证实这种管理措施的临床获益及其必要性。基于此,可构建研究问题为:儿童诊断性腰椎穿刺术后平卧0.5小时与无枕平卧4小时相比是否会增加术后并发症发生风险?如果通过随机对照试验可以证明儿童诊断性腰椎穿刺术后平卧0.5小时与无枕平卧4小时相比并不会增加术后并发症发生风险,那么就可以通过改写儿童诊断性腰椎穿刺术后管理规范来完善这一临床实践操作。当然,临床适用原则除了指研究结果能应用到实际临床工作中,切实解决临床问题、指导临床实践外,也要考虑研究的问题是否属于国家或地区的研究规划中列出的重点内容。

(彭晓霞)

参考文献

[1] 彭晓霞, 方向华. 循证医学与临床研究. 北京: 人民卫生出版社, 2019.
[2] HULLEY SB, CUMMINGS SR, BROWNER WS, 等. 临床研究设计. 4版. 彭晓霞, 唐迅, 译. 北京: 北京大学医学出版社, 2017.

第2节 选择研究设计类型

在凝练临床研究问题的过程中,逐步清晰定义对象、研究因素与研究效应后,进一步思考选择哪种研究设计类型来有效地组织三者之间的实施逻辑。近年来,临床研究常用设计类型在流行病学研究方法学框架基础上,有很多拓展,产生了很多新的研究设计类型。事实上,不同的研究设计类型间没有绝对的优劣之分,而需要选择与研究问题相适应的研究设计类型,在设计时认真考虑尽量减少潜在的偏倚风险是更重要的。

建议大家在选择研究设计类型时考虑清楚以下问题,以帮助我们理清研究设计的思路(图6-40-1)。需要考虑的问题有:①是否需要设立对照?一般情况下,如果研究旨在了解疾病或健康状态的分布而不进行因果推论时,常常不考虑设立对照,此时可采用描述性研究(descriptive study),最常用的是横断面研究(cross-sectional study);研究旨在进行因果推论时,设立对照便是十分必要的。②设立对照时,是否可以由研究者来分配暴露因素或治疗?如果由研究者来分配暴露因素或治疗是可行的,即可采用实验研究(experimental study);不可行则选择分析性研究(analysis study)。③开展分析性研究的时间方向是"由因及果"(从测量研究人群的暴露状态开始,经过前瞻性随访后来评价预期研究结局)还是"由果

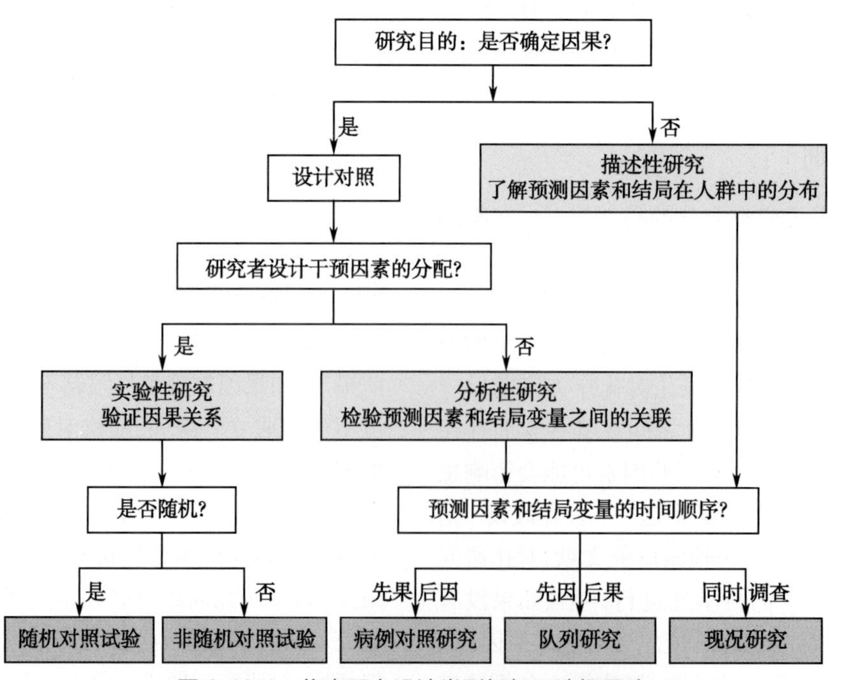

图6-40-1 临床研究设计类型框架及选择思路

及因”(从研究结局开始,回顾性寻找可能的暴露因素),时间方向是“由因及果”的分析性研究即为队列研究(cohort study),反之则为病例对照研究(case-control study)。由于描述性研究和分析性研究均是在自然状态下对研究对象进行测量,收集数据来描述不同疾病或健康状态的分布,并比较不同分布特点人群中的患病风险差异,因此又称其为观察性研究(observational study),以区别于由研究者分配治疗的实验研究。

例如,研究旨在了解我国儿童神经母细胞瘤患病率时,选择哪种研究设计呢?由于该研究只需要了解神经母细胞瘤在儿童中的患病率及分布特征,所以研究者需要对定义明确的总体人群或随机抽样获得的样本人群进行调查,而不需要对研究人群进行预先分组(设立对照组),也不需要对研究人群进行任何干预,此类研究属于描述性研究范畴。适用于回答患病率的研究设计类型为横断面研究,如果对目标总体中的每一个研究对象进行调查,即为普查;如果采用随机抽样方法对样本进行调查,即为抽样调查。此外,临床研究中的病例报告(case report)或病例系列分析(case series)也属于描述性研究范畴,两者的区别在于病例数不超过10例为病例报告,>10例时则为病例系列分析。

除外全或无现象(指效应特别显著的因果关系),描述性研究一般无法提供强有力的因果推断证据,但研究者可以采用描述性研究数据比较在某一时点,处于不同暴露状态的研究对象在某些疾病结局方面是否存在差异,如环境污染程度不同地区的儿童肿瘤患病率是否有循证差异,这种差异可能为研究者提供进一步形成病因假设的线索。

针对重要的病因假设进行研究时,必须要考虑设立对照组。如验证“14岁以下儿童接受颅脑CT扫描检查是否会增加儿童患白血病的风险”这一研究假设时,应比较曾在儿童时期接受过颅脑CT扫描检查的人群(暴露组)相对于儿童时期未接受过颅脑CT扫描检查的人群(对照组),白血病发病率是否升高。但出于伦理学考虑,不允许由研究者分配哪部分孩子接受CT扫描,此时,分析性研究成为具有可行性的研究设计。

接下来,选择病例对照研究还是队列研究呢?如果选择前瞻性队列研究(prospective cohort study),首先基于医院招募接受颅脑CT扫描检查的儿童组成暴露组,同时基于社区选择未暴露儿童组成对照组,然后前瞻性随访,比较暴露组儿童的白血病发病率是否高出对照组,从而对儿童时期接受颅脑CT扫描是否会增加白血病发生风险进行因果推断。但问题是:①白血病发病率较低,如果采用前瞻性队列,可能需要随访数十万儿童才能满足样本量要求;②儿童时期颅脑CT扫描诱发白血病的潜伏期较长,意味着可能需要随访数十年。听起来很科学的研究设计,如果不具有可行性,也是无法采用的。

当研究人群的暴露信息存在历史记录时,可考虑采用回顾性队列研究(retrospective cohort study)设计。例如,Pearce等利用英国国家卫生服务中心注册登记数据实施了回顾性队列研究,验证了儿童头颅CT扫描增加白血病和脑肿瘤发生风险的因果关系。该研究具体步骤如下:①确定合适的已存在队列,从国家卫生服务中心注册登记数据中检索出1985—2002年间接受头颅CT扫描的178 604名年龄<22岁的儿童和青年人;②收集预测变量数据,研究者回顾登记记录以收集性别、年龄、人数、放射类型等变量,并且估计照射剂量;③收集结局变量数据,为避免纳入与肿瘤诊断有关的CT扫描,研究者选择了从2008年起首次CT至少2年后发生的白血病患者与首次CT扫描至少5年后的脑部肿瘤患者。研究结果显示儿童CT扫描显著增加白血病和脑部肿瘤发生的风险,并且风险增加具有剂量-反应关系。累积剂量达50~60mGy时可提高3倍患白血病和脑部肿瘤的风险。然而,绝对风险增加较少,即每10 000个人进行脑部CT可出现1个病例。因此,研究者指出CT扫描的优势超过其风险,认为儿童CT照射剂量可保持低剂量水平,另外需避免电离辐射。

针对罕见疾病结局的病因学研究,当没有高质量的历史性暴露信息记录时,病例对照研究也是大家常常选择的方法。其实施步骤为:①收集某种疾病的确诊病例组成病例组;②选择具有可比性的患病人群组成对照组;③回顾性调查两组人群的危险因素暴露情况;④比较病例组与对照组在发病前的危险因素暴露风险来推断暴露与发病是否存在因果关联。影响病例对照研究内部真实性的因素有:对照的选择是否具有可比性与代表性;如何控制回顾性收集发病前暴露信息时可能产生的偏倚,如回忆性偏倚、现患病例偏倚等。因此,病例对照研究设计在临床研究中的应用范围相对局限,主要应用于研究罕见重大药物不良反应事件的原因和罕见疾病的发病原因等。

当研究者可以分配干预措施时，随机对照试验被认为是评价干预效果的方法学金标准，高质量的随机对照试验可以为干预效果评价提供最高级别证据。因为：①随机化分组可以保证研究对象被分配到不同的治疗组纯粹是随机的结果，从而使两组研究对象的基线数据，尤其是影响疾病转归的危险因素（已知的和未知的），具有可比性，从而杜绝选择偏倚，降低其他因素对结局产生混杂效应的可能性；②采用同期、平行对照，除试验组和对照组除接受或不接受干预措施的差异外，在整个研究实施过程中，其他的疾病管理程序与措施均是相同的，从而可以获得干预措施的净效应；③盲法原则除降低安慰剂效应对研究结果的影响，同时可保证结局评价的真实、客观。

在图 6-40-1 展示的研究设计基础之上，还有许多衍生的研究设计，如巢式病例对照研究、整群随机对照试验、交叉试验、单病例随机对照试验（N of 1 trials）等。需要理解没有哪一种研究方法是最好的。研究设计的选择是一种艺术，需要反复在不同研究设计产生不同等级的研究证据与研究的可行性之间进行权衡，但又不能背离研究目的，而且要尽可能减少研究带来的伦理学风险。例如，随机盲法试验通常被认为是建立因果关系和评价干预效果的最佳设计，但在很多情况下，观察性研究却是更好的选择，或唯一可行的选择。病例对照研究的研究成本相对较低，适合罕见结局，因此对某些问题是更好的选择。以上研究的优缺点将分别在以后各节中进行详细介绍。

（彭晓霞）

参考文献

[1] 彭晓霞，方向华. 循证医学与临床研究. 北京：人民卫生出版社，2019.

[2] HULLEY SB, CUMMINGS SR, BROWNER WS, 等. 临床研究设计. 4 版. 彭晓霞，唐迅，译. 北京：北京大学医学出版社，2017.

第 3 节 选择研究对象

临床研究的目的在于基于样本人群获得的信息能够准确外推出总体人群的一般规律。总体（population）是根据研究目的确定的同质观察单位的全体。总体分为有限总体（finite population）和无限总体（infinite population）。有限总体与无限总体是一个相对概念，有限总体是指在特定的时间与空间范围内，同质观察单位个数是有限的；无限总体则无时间和空间的限制，其观察单位个数是无限的。实际研究工作中，无论研究总体是无限总体还是有限总体，我们往往采用抽样的方法获得一个样本（sample）开展研究，基于样本研究信息推论总体特征。

在临床研究中，需要首先定义研究目标总体（target population），即研究结果拟外推的人群，如 0~18 岁白血病患儿。目标总体定义一般由临床诊断（白血病诊断标准）与人口学特征（年龄分布范围等）组成。接下来，考虑研究可行性，会在目标总体基础上进一步限定地理和时间特征形成可获得总体（accessible study population），如 2010 年至今，北京市户籍人口中确诊白血病的患儿。在可获得总体上，考虑到研究的可行性，研究者常常会设计纳入标准与排除标准，从目标人群中筛选出一部分研究对象组成研究样本，也称为预期研究样本（intended study sample）。设计科学合理的研究对象纳入与排除标准（inclusion and exclusion criteria）需要根据研究目的，在研究结果的真实性与研究可行性之间进行反复权衡。在以调查疾病或健康事件发生频率的横断面研究中，为了获得可以代表目标总体的频率，一般不太多限制预期研究样本的纳入与排除标准，而强调随机化抽样。在以验证因果假设的研究中，尤以随机对照试验为典型，其目的在于因果推断，为了提高因果推断的可靠性，常常通过设计详细的纳入与排除标准来限定研究对象，以提高研究对象的同质性，减少研究变量的变异程度，从而确保可以更容易观察到真实的因果效应。限定研究对象虽然可能提高研究的内部真实性与可行性，但会影响研究的外部真实性及研究结果的可外推性。需要注意的是，在设计研究对象的纳入与排除标准时，应围绕具体的研究问题与研究设计类型来权衡、取舍。另外，必须意识到，设计研究对象的纳入与排除标准时，如考虑不周会引入各种选择偏倚，并影响研究的可行性。

最终，研究可获得的实际样本（actual sample）往往与预期研究样本存在一些差别。研究者在设计时应对研究对象的纳入、排除标准定义给予足够的重视，尽量缩小实际样本与预期研究样本之间的差异，以提高研究的内部真实性。同时，在设计研究对象的纳入与排除标准时，应充分考虑研究对象招募的难易程度与潜在合格研究对象的数量，以免在研究开展后遭遇不能按期招募到足够研究对象的尴尬情形。

因此，掌握以下几点对研究对象的选择将是至关重要的。①根据研究目的与研究设计类型清晰地定义目标总体；②恰当（而非严格）限定设计人群的纳入与排除标准；③提前估计招募难易程度，并制订详细的招募计划以缩小实际样本与预期研究样本之间的差异；④反复权衡研究的内部真实性、外部真实性以及研究的实际可行性。

（彭晓霞）

参考文献

［1］彭晓霞，方向华．循证医学与临床研究．北京：人民卫生出版社，2019．

［2］HULLEY SB, CUMMINGS SR, BROWNER WS, 等．临床研究设计．4 版．彭晓霞，唐迅，译．北京：北京大学医学出版社，2017．

第 4 节 确定研究变量及测量方法

在统计学中，我们将每个观察单位的某项特征定义为变量（variable），变量的测量值构成一组具有变异性的数据。临床研究中常常采集的变量归纳于表 6-40-2。不同类型变量获得的数据形式如图 6-40-2 所示，因为数据形式与适用统计分析方法相对应，因此，收集原始数据时考虑保留哪种数据形式是至关重要的，其中，离散数值变量有大量可测量值（如每天吸烟支数测量值为 0~40），多分类有序变量的分级较多时（如 7 级 Likert 量表的结果），在统计分析阶段常常会作为连续变量进行处理。

表 6-40-2 临床研究需要采集的变量

变量类型	举例	测量方法
人口学特征	年龄、性别、职业、民族等	问卷调查
病史	症状、体征、诊断、治疗等	病历记录（病例报告表记录）
人体测量	身高、体重、腰围等	测量记录
实验室检查	血常规、血生化分析等	实验室分析
遗传学分析	单核苷酸多态性、全基因扫描等	基因测序
影像学检查	肿瘤大小、形态等	X 线、CT 扫描、MRI 等
社会心理学	焦虑、抑郁等	心理学量表测试

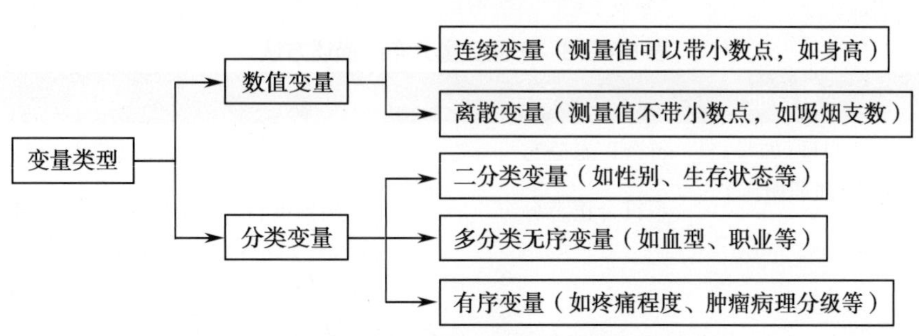

图 6-40-2 不同类型变量获得的数据形式

研究设计时，需要事先定义研究的自变量（x）与应变量（y）。自变量对应研究问题中的干预因素或暴露因素，应变量对应研究问题中的结局。由于一次研究中，往往可以观察到多个结局，如肿瘤疗效评价的结局可能涉及 5 年存活率、中位生存时间、无事件存活率、生存质量等，但必须事先定义主要结局（primary outcome）与次要结局（secondary outcome），因为主要结局指标是构建研究假设、估算样本含量的基础。此外，需要尽量全面地考虑潜在混杂因素（confounder），并收集相关数据。

根据事先确定的研究变量选择测量方法时尽可能：①关注新技术，体现创新性。例如，采用新的生物标志物来判断有无神经母细胞瘤微小残留。②选择客观指标。如调查患儿服药依从性时，可以通过自我报告每日服药情况来进行评估，但如果能通过血药浓度检测收集数据，评估结果会更准确。③测量的可行性要好。因为临床研究的主要研究对象是人，尽量选择无创的测量指标，尤其在大样本临床研究中，最好选择那些简便易行的测量指标。

（彭晓霞）

参考文献

[1] 彭晓霞, 方向华. 循证医学与临床研究. 北京: 人民卫生出版社, 2019.
[2] HULLEY SB, CUMMINGS SR, BROWNER WS, 等. 临床研究设计. 4 版. 彭晓霞, 唐迅, 译. 北京: 北京大学医学出版社, 2017.

第 5 节 统计学设计相关事项

统计学设计在临床研究中具有重要意义，包含清晰的研究假设、样本量估算与统计分析计划三个方面。研究假设（hypothesis）是对研究问题的转换，为检验研究结果的统计学意义提供基础，研究假设也是估算样本量的前提。在研究假设中，需要对预期的研究结局给予量化表达，如针对“口服砷剂治疗早幼粒细胞白血病的疗效是否不比静脉注射砷剂差”的研究问题，研究假设的表达方式为：“对于早幼粒细胞白血病，静脉注射砷剂治疗方案的 2 年无事件存活率为 97%，假设口服砷剂治疗方案的 2 年无事件存活率非劣于静脉治疗组，非劣效界值为 10%。”

当研究者可以通过以上参数准确地陈述研究问题或研究假设时，样本量估算的实现就比较容易，定义统计学检验水准（statistical significance），即 α=0.05（单侧），把握度（power）为 85% 的前提下，有许多计算机软件可以帮助研究者完成此项工作，如 PASS、C-Survey 等。如果遇到一些特殊的研究设计，上述软件没有包括相应的计算模块时，可以通过文献检索或网页搜索查找相关的文献。有时，通过查阅同行文献，采用同行公认的经验样本量也是一种解决方法。

但必须认识到，样本量不是越大越好，研究的内部真实性较好时，增加样本量能改善的仅仅是效应估计的精确度，因此，无论样本量是否足够，通过科学设计、严格的质量控制来努力降低研究的潜在偏倚风险才是最重要的。研究者应根据经费多少、潜在风险的大小来反复权衡。在经费、人力和物力有限的前提下，基于最低限度的样本量需求，提高研究质量是至关重要的，因为在单项研究均是高质量研究的前提下，研究者可以通过对同质的独立研究进行 meta 分析来提高效应估计的精确度。

统计分析的经典步骤包括统计描述与统计推断。统计描述发现的信息往往是进一步选择统计推断方法的基础，如统计描述发现两组数据分布呈非正态分布时，两组平均水平的比较恐怕就不能简单地选择 t 检验，而会考虑秩和检验。针对不同类型变量分布进行统计描述采用的方法见表 6-40-3，常用统计推断方法见表 6-40-4。

表 6-40-3 不同变量分布的描述方法

变量类型	变量特征	条件	描述
数值变量	连续变量（如身高、体重、血肌酐等）	符合正态分布	均数（标准差）或 mean（*SD*）
		不符合正态分布	原始数据行对数转换或 Cox-BOX 转换后是否符合正态，如符合，采用均数（标准差）或 mean（*SD*）描述；转换后仍不符合，采用中位数（四分位间距）或 M（P_{25}，P_{75}）描述
	离散变量（如女性妊娠次数）	测量值多时类似于连续变量，如最大测量值>5 时	均数（标准差）或 mean（*SD*）
分类变量	二分类		频数（构成比）
	名义变量（如血型）		频数（构成比）
	有序分类变量（如疼痛程度）		频数（构成比）
时间依赖变量			Kaplan-Meier（KM）曲线

表 6-40-4　医学研究常用统计分析方法选择

因变量类型	自变量个数	正态分布	两组 / 多组比较	试验设计	统计分析方法
数值变量	单因素分析	是	两组比较	配对设计	配对 t 检验
				完全随机设计	两独立样本的 t/t' 检验
			多组比较	综合比较	方差分析
				两两比较	SNK 或 Dunnet 检验
		否	两组比较	配对设计	Wilcoxon 秩和检验
				完全随机设计	Wilcoxon 秩和检验
			多组比较		Kruskal-Wallis（KW）检验
	多因素分析				协方差分析、多元回归分析等
分类变量	单因素分析		两个率的比较	配对设计	配对卡方检验
				完全随机设计	四格表卡方检验或 Fisher 精确概率
			多个率的比较	综合比较	列联表卡方检验
				两两比较	分割卡方
	多因素分析				Logistic 回归等
重复测量变量	单因素分析	是			重复测量方差分析
	多因素分析				混合效应模型
时间依赖变量	单因素分析				Kaplan-Meier（KM）曲线的 Log-Rank 检验
	多因素分析				Cox 回归等

真实的数据是不会说谎的，但在误用统计分析方法时，可能产生错误的结果。这不是数据的错，也不是统计方法本身的错，而是研究者有意或无意中误用统计方法导致的错误。例如，当两个指标之间呈非线性关系变化时，如果没有通过绘制散点图清晰地描述两者分布趋势，而直接进行线性回归分析探索两者之间的相互变化关系，势必产生错误的结果。

正确使用统计分析方法不仅会影响研究结果的真实性，而且会影响研究结果是否能顺利地被学术期刊接受并发表。欧洲科学编辑学会为防止科学论文中经常发生的统计分析问题，于 2013 年发表了文献发表的统计分析与方法规范（statistical analysis and methods in the published literature，SAMPL），要求：生物医学论文的统计方法描述必须提供足够的细节，使受过专业教育的读者在获得原始数据时可以验证报告的结果。如果可能的话，作者应当量化结果并采用合适的误差指标，并显示研究结果的不确定性（如 95% 可信区间）。同时，作者应避免完全依赖于统计假设检验，如 P 值，而不能传达有关效应大小的重要信息。此外，报告应提供足够的细节，为该研究结果与其他研究结果的合并分析（如 meta 分析）提供可能，如不能仅提供相对效应值（如校正后的 *OR*、*RR* 等），而应该提供原始四格表数据。在统计分析阶段，除了计算主要的效应指标外，常常还需要识别偏倚及混杂，如果确实存在偏倚或混杂时，需要采用特殊的统计分析方法对其产生的效应进行校正。总之，应选择正确、适用的统计分析方法去发现真实规律，而不是执迷于借助统计分析方法寻找阳性结果。

专家点评

- 科学合理的临床研究设计是获得真实、可靠研究结果的基本保障，在研究设计时，需重点凝练以下研究要素：①研究问题是否科学可行，有创新性，且符合伦理学要求？②最适用的研究设计类型是什么？③预期研究对象与目标总体之间的差异是否会影响研究结果的真实性与可外推性？④如何选择研究变量，并区分主要结局变量与次要结局变量；⑤统计学相关设计包含清晰的研究假设、正确的样本量估算方法与预期采用的统计分析计划。

- 一项研究设计中，上述要素并不独立存在，其内在逻辑关系可以反映研究的科学性与可行性。

（彭晓霞）

参考文献

[1] 彭晓霞, 方向华. 循证医学与临床研究. 北京: 人民卫生出版社, 2019.

[2] HULLEY SB, CUMMINGS SR, BROWNER WS, 等. 临床研究设计. 4版. 彭晓霞, 唐迅, 译. 北京: 北京大学医学出版社, 2017.

[3] PEARCE MS, SALOTTI KA, LITTLE MP, et al. Radiation exposure from CT scans in childhood and subsequent risk of leukemia and brain tumors: a retrospective cohort study. Lancet, 2012, 380: 499-505.

第四十一章　儿童肿瘤常见临床研究设计类型

按照2020年国家药品监督管理局发布的《药物临床试验质量管理规范》，临床试验是指以人体（患者或健康受试者）为对象的试验，意在发现或验证某种试验药物的临床医学、药理学以及其他药效学作用、不良反应，或者试验药物的吸收、分布、代谢和排泄，以确定药物的疗效与安全性的系统性试验。

临床试验中的干预不仅仅是药物，还可以是生物制剂、预防措施、诊断方法、医疗设备、临床管理方法等，也可以是一种药物的不同剂量组，或多种治疗技术的组合。

第1节　随机对照试验

一、随机对照试验的概念

随机对照试验（randomized control trial，RCT），即按照研究目的，选择同质性较好的一组研究对象，将其随机分配到试验组与对照组，分别接受不同的干预措施，经适当时间的随访后，对试验组和对照组研究对象中临床结局事件的发生频率进行比较，从而对不同干预措施的效力（efficacy）进行定量评估。

在临床试验中，随机对照试验被认为是疗效评价的金标准。随机盲法试验设计要考虑到合理选择干预措施和对照措施，制订结局测量指标（有效性和安全性指标、主要结局指标和次要结局指标）及判效标准等。随机对照试验的分类见表6-41-1、基本设计原理见图6-41-1。

二、临床随机对照试验设计

（一）受试者的选择

选择受试者标准应明确哪些人可能从治疗中获益最大且伤害最小，哪些人可能依从治疗和随访方

表6-41-1　随机对照试验的分类

干预措施的特征	随机对照试验分类	目的	方法学
《药物临床试验质量管理规范》中根据研究干预措施的不同方面	Ⅰ期临床试验	评价人体对于新药的耐受程度和药代动力学，为制订给药方案提供依据	通常情况下，是以健康志愿者为研究对象组成的病例系列，样本量一般为20~30例
	Ⅱ期临床试验	初步评价药物对目标适应证患者的治疗效力和安全性，也包括为Ⅲ期临床试验研究设计和给药剂量方案的确定提供依据	一般开展随机对照试验，样本量不宜过大
	Ⅲ期临床试验	进一步验证药物对目标适应证患者的治疗作用和安全性，评价利益与风险关系，最终为药物注册申请的审查提供充分的依据	大部分Ⅲ期临床试验为随机对照试验，但样本量较Ⅱ期临床试验更大
	Ⅳ期临床试验（上市后监测）	考察在广泛使用条件下的药物的疗效和不良反应、评价在普通或者特殊人群中使用的利益与风险关系以及改进给药剂量等	常用的方法有病例报告、病例对照研究与队列研究

续表

干预措施的特征	随机对照试验分类	目的	方法学
根据对研究对象施加干预的方式	平行试验(parallel trial)	比较两种或多种干预措施的效果	每组研究对象仅接受一种干预措施
	析因设计(factorial design trial)	比较两种干预措施的独立效果及联合效应	常见的两因素析因设计为将研究对象分为四组,分别接受A治疗、B治疗、A+B联合治疗和安慰剂对照
	交叉设计(cross-over trial)	针对一些慢性经过、病情短期变化不大的疾病,可考虑采用交叉设计	每组的研究对象既接受A治疗,又接受B治疗,但接受A治疗和B治疗的先后顺序由随机决定
	单病例随机对照试验(N-of-1 RCT)	明确哪一种药物更有效	随机分配的对象不是患者,而是药物,研究对象随机交替接受试验药和对照药
是否设盲	开放试验(open trial)		研究者和研究对象均知道研究对象的分组内容
	盲法试验(blinded or masked trial)	避免测量偏倚	对研究者、研究对象设盲,不让其了解试验对象的分组内容

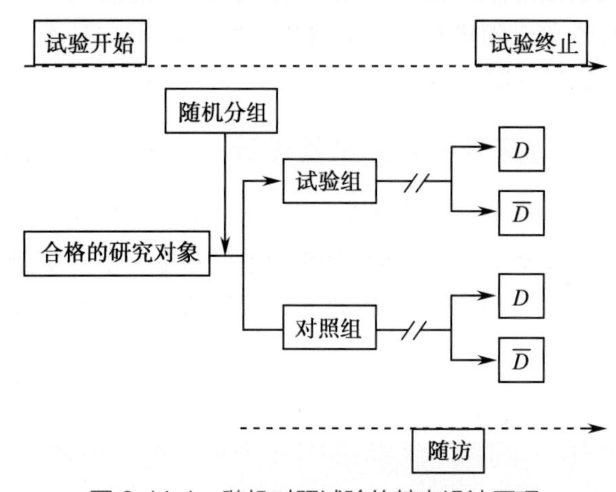

图 6-41-1 随机对照试验的基本设计原理

案。受试者选择应考虑到其人口学特征(如年龄范围)、临床特征(肿瘤患者是否发生淋巴结转移等)、地理学特征(如研究者所在医院就诊)、时间特征(如某一年1月1日至12月30日)等。

排除标准制订应该慎重,因为不必要的排除可能使得受试者招募更加困难,影响研究结果的外推性,增加招募的复杂性或成本。

根据纳入标准,可以将临床实践中存在的病例最大范围地纳入临床试验中,但疗效的差异可能在一个同质人群(homogeneous population)中更容易观察到,因为他们在某些与干预效应有关的临床特征方面比较相似,如诊断分型相同,病情严重程度相似,都没有共存疾病,年龄分布在一定范围内等。

(二) 干预和对照措施的选择

经典的随机对照试验是平行组间设计。研究者在设计干预措施时应考虑如下事项,包括干预措施的(药物)剂量、手术方案、疗程,以及能达到效力和安全性最大平衡的干预频率。对照组可以是安慰剂、不干预、另一种药物或手术干预、联合干预等。

(三) 结局测量指标的选择

干预措施对疾病转归的影响结果称为临床结局(outcome)。用于测量与评价临床结局的指标称为研究终点,选择什么样的观察指标作为估算样本含量,评价疗效与安全性的关键指标,是决定临床试验成败的要素之一。

1. 终点指标与替代指标 终点指标(endpoint)是对患者影响最大、最直接、患者最关心、最想避免的临床事件,包括疾病终点(如死亡、残疾、功能丧失)和某些重要的临床事件(如骨折)等。终点指标是真正的疾病结局,能反映干预的真正效果,偏倚较小,但出现时间晚,试验所需时间长,样本需要量大,花费大。若结局的出现需较长时间干预,那么结局也易受其他非干预因素干扰。

2. 主要终点与次要终点 主要终点(primary endpoint)是评价干预措施的疗效和安全性的最重要观察指标,能够为验证临床试验假设提供可信证据的指标。因为降低病死率、提高生存率,尤其是远期生存率,改善患者生存质量、减少残疾发生风险,是临床试验的最终目的，所以现代临床试验常常选择以上指标作为主要终点。主要终点的选择会影响研究样本含量大小、随访时间长短、盲法的执行、研究的质量控制与试验费用等许多方面。

次要终点（secondary endpoint）是指与试验主要目的有关的附加支持指标，也可以是与试验次要目的有关的指标。次要终点可以反映干预措施引起的疾病变化规律，次要指标的选择可以由研究自身的特点决定，但需要在设计方案中明确定义。

此外，在选择终点指标时，还要充分考虑安全性评价指标。

3. 复合终点　复合终点（composite endpoint）是指主要终点包含两种及两种以上临床结局，主要患者在临床试验中发生任何一种临床结局，即可定义为阳性时间。但因为复合终点纳入的不同临床事件在疗效评价方面产生的意义不尽相同，所以应审慎对采用复合终点的试验结果进行评价。

（四）随机化分配

随机化（randomization）分配是影响临床试验结果的内部真实性的重要因素。随机分组被认为是获得研究对象组间可比性最可靠的方法。随机分组意味着所有的研究对象有相同的概率被分配到不同的试验组。随机分组的结果将使非研究因素在组间分布均衡，保证研究对象的组间可比性，从而降低偏倚风险，提高研究结果的真实性。

常用的随机化方法有简单随机化、区组随机化、分层随机化。简单随机化的方法是将受试者个体随机分配到每个干预组，区组随机化可平衡每组受试者的数目，而分层随机化可平衡已知预测结局变量的基线分布。

（五）盲法

在临床试验中，需收集大量的研究数据。如患者入组前，需要收集病史、症状与体征及一系列实验室检查结果；患者接受治疗期间，需要观察记录患者的临床反应；到达临床试验终点时，需要对患者的临床结局进行测量与评估。为了尽量减少测量偏倚，增强研究结果的真实性，在临床试验中收集数据和评价临床结局时，常采用盲法（blinding），即不让参与研究实施的人员了解试验对象的分组内容。盲法可以有效地减少或避免测量偏倚或实施偏倚。研究者应尽可能充分、合理地实施盲法。但是在某些情况下，由于技术或者伦理原因，很难或无法实施盲法，如肿瘤的手术干预对于患者和医生通常很难设盲。当不能对所有相关人员实施盲法时，应尽可能对其中一部分人员实施盲法，如对结局指标测量人员实施盲法。此外，对于主观结局指标（如生活质量、疼痛程度）和客观结局指标（如生存率），是否实施盲法对其测量偏倚影响不同，通常主观结局指标受是否盲法的影响更大。

三、适用于罕见病的临床试验设计

开展罕见病临床试验困难重重，但仍然有可选择的研究设计方案，如单病例随机对照试验和单组目标值等设计方法。

单病例随机对照试验（N-of-1 RCT）是以单个病例自身作为对照，对单个病例进行随机、盲法、多次交叉的试验设计，从而比较某种药物与安慰剂或阳性对照药物的疗效。研究根据疾病特点设置三轮或以上的试验周期，每一轮试验周期包括使用一个试验药物及一个对照药物的观察期，每轮采用随机的方法来确定是先接受试验药物还是对照药物，每期结束后设置洗脱期来消除研究干预措施的残余影响，当试验数据能充分表明试验药物对事先制订的目标结局是否有作用时，则可终止试验。

单病例随机对照试验的应用条件为：①待评价干预措施起效快、半衰期短；②所研究疾病病情较为稳定；③试验药物与对照药物间无相互作用和延滞效应（carryover effect）；④患者个体差异较大。单病例随机对照试验之所以适用于罕见病临床试验是因为它可以应用最少的样本量、花费较少人财物力，短时间内从多种治疗中选出最有效者；患者会先后接受试验药物与对照药物，因此失访率低。单病例随机对照试验的局限性在于：交叉性质的试验设计常常使研究者无法观测治疗的远期疗效与远期副作用；较小样本量则可能导致研究结论外推性差，出现Ⅱ类错误的概率增大；试验中疾病病情的变化可使试验期和对照期的疾病相关特征基线不可比，从而影响随机效果，导致研究效应缺乏可比性。

罕见病的另一种常见研究设计类型为单组目标值法（single-arm objective performance criteria），指根据前期研究或行业内广泛认可的效应指标值，制订本次研究预期获得效应指标值的大小，将其作为在不设立对照组情况下，试验组至少应取得的目标试验效应。研究设计包括以下步骤：①根据专业知识确定诊疗方案的有效性或安全性相关效应指标；②根据历史数据设定该效应指标的目标值；③估算样本量；④所有受试者均接受试验治疗，观察其有效性和安全性；⑤数据统计分析。

单组目标值法的应用条件为：出于伦理学考虑，设立同期对照组存在困难时。该设计方法的优势在于可以避免一些伦理学风险，同时减少对样本量的需求。然而，单组试验目标值法难以控制选择性偏倚，而且由于缺乏同期平行对照，其研究结果的因果论证强度远低于对照试验，尤其是应用于自限性疾病的临床治疗时。

四、临床试验实施与质量控制

（一）试验实施

对于一个好的临床研究，不仅需要好的设计，也需要好的实施！研究实施过程中，会遇到很多与设想不同的情况，如缺少技术熟练的研究人员，参与者加入研究的积极性低等，都可能会影响研究结果。

开展临床试验需要一个研究团队，其规模可大可小，但都需要各成员通力合作、各司其职。主要研究者（principal investigator，PI）在项目设计和实施过程中是重要角色，全面负责研究设计、资金、人员、实施和质量控制，以及报告研究发现。其他还需要对所有研究工作提供日常管理的项目主管/临床协调员，经验丰富的招募人员、研究助理/临床人员、质量控制协调员、数据管理员、分析人员、统计人员，以及行政助理、财务管理人员、人力资源管理者。对于一些小型临床试验，一个人会身兼数职，而财务、人力资源管理者等其他人员，通常由单位提供或与其他团队共享。

不同的临床试验实施过程中会遇到不同的问题和困难，需要团队合作、逐一解决。例如，开展儿童肿瘤临床试验，受试者招募在现实中会比较困难，不同年龄段的儿童由于认知水平不同要分别对待，招募人员需要同时征得患儿和/或监护人同意并签署知情同意书后方可参与试验。如是随机对照试验，还需与患儿和/或监护人解释将被随机分配入组。

研究启动需要管理预算，在开始招募受试者前需获得伦理审查委员会批准。在纳入第1例受试者前强烈推荐在公共注册机构注册，使公众可通过公共信息传播渠道获取临床试验的基本信息。根据WHO国际临床试验注册平台（International Clinical Trials Registry Platform，ICTRP）实施地注册的原则，我国临床试验推荐在中国临床试验注册中心（Chinese Clinical Trial Registry，ChiCTR）注册，获得临床试验注册号后再入组受试者。

为了提高研究质量，应重视操作手册和数据收集表格的设计，以及做好预实验等工作。

（二）研究过程中的质量控制

质量控制开始于研究设计阶段，并贯穿于整个研究。在研究开始前，需要制订操作手册、确定招募策略、创建策略的操作定义、创建标准化的工具和表格，创建质量控制系统，创建对参与者和研究者的设盲系统，任命质量控制协调员，培训研究团队并记录、认证研究团队并记录。研究过程中需要有稳定和体贴的领导、定期召开工作会议、创建药物干预的专有程序、重新认证研究团队、定期进行绩效考核、对技术员之间以及不同时间的测量结果进行比较等。

五、临床试验统计分析

（一）不同试验组间受试者基线特征的比较

在进行效果评价之前，必须分析受试者基线特征是否具有可比性。通过基线特征的统计描述与比较，如果发现某些预后因素在组间分布不均衡，可能要考虑进行亚组分析，或采用多元统计的方法对此因素对疗效的影响进行校正。

（二）疗效与安全性评价

如果临床试验（试验组和对照组）的主要终点是二分类（多分类）变量时，可以将研究结果初步整理成四格表（表6-41-2）或列联表。

表6-41-2 试验组与对照组的死亡率比较

	死亡	存活	合计
试验组	A	B	$A+B$
对照组	C	D	$C+D$
合计	$A+C$	$B+D$	$A+B+C+D$

1. 为了初步了解试验效应的大小，要计算以下指标。

（1）试验组与对照组的事件发生率（event rate，*ER*）。

$$试验组事件发生率(EER)=\frac{A}{A+B}$$

$$对照组事件发生率(CER)=\frac{C}{C+D}$$

(2)试验组与对照组相比产生的绝对危险降低率(absolute risk reduction, *ARR*)。

$$ARR=|EER-CER|$$

(3)试验组与对照组相比产生的相对危险降低率(relative risk reduction, *RRR*)。

$$RRR=\frac{ARR}{CER}$$

(4)相对危险度(relative risk, *RR*),即试验组事件发生率与对照组事件发生率的相对比。

$$RR=\frac{EER}{CER}$$

如果RR值等于1,则说明试验组与对照组的事件发生率相等。

(5)需治人数(number needed to treat, *NNT*):与对照组比较,试验组需要治疗多少例才能防止一例不良事件的发生。

$$NNT=\frac{1}{ARR}$$

2. 置信区间(confidence interval, *CI*)估算 除了计算以上指标的点估计值对试验效应的大小进行估计外,还应分析各种估计的精确度,即置信区间。置信区间是按一定概率(1-a)估算出总体参数所在的范围。区间内包含总体参数的概率大小为参数估计的准确度,置信区间的宽度则反应参数估计的精度。

3. 生存分析(survival analysis) 临床试验的统计分析常常仅比较试验组与对照组的事件发生率,但当每个受试者在不同随访时间出现终点事件时,如果仅仅比较两组间的事件发生率,可能会丢失很多信息,建议进行生存分析,绘制生存曲线,比较在两组患者生存率随时间变化而变化的趋势。需要注意的是,生存分析的终点事件不一定只能是存活,也可以是其他指标,如肿瘤转移、肿瘤复发等。

4. 亚组分析(subgroup analysis) 通常情况下,存在临床异质性情况时可考虑进行亚组分析。在试验设计时,如考虑到某些基线数据可能对试验结果产生影响,可以预先设计亚组分析;当临床试验设计遵循分层随机原则时,可以根据分层因素,如年龄、性别、疾病严重程度等进行分层分析;如果在相似的研究报告中,看到干预对某一特征的亚组人群更有效的话,可以考虑在自己的统计分析中增加某一亚组进行分析,定性地探索干预是否对某一特定的人群更有效或更安全;不推荐仅仅基于试验数据的事后分析(post hoc analysis),事后分析结果的解释是比较困难的,一般很少根据事后分析的结果作出专业判断,但可以根据事后分析结果提供的线索建立进一步研究的研究假设。

六、临床试验报告规范

临床试验完成后,需要以学术论文的形式报告临床试验结果,与同行交流。有时候,一项设计科学、实施过程中质量控制良好的临床试验,可能因为报告的不完善而影响大家对此项试验结果的评估。为方便编辑和同行通过研究报告评估研究结果的真实性、临床重要性与适用性,一个由专家和编辑组成的工作组制订了临床试验报告的统一标准(consolidated standards of reporting trials, CONSORT),以增加临床试验报告的透明度与规范性。CONSORT声明于1996年首次发表,并于2010年更新,CONSORT 2010清单见表6-41-3,CONSORT 2010流程图见图6-41-2。需要注意的是,CONSORT 2010不是随机对照试验的设计指南,但在设计随机对照试验时可以参考其基本要求。此外,目前国际范围内包括*New England Journal of Medicine*、*Journal of American Medical Association*、*Lancet*等在内的重要临床医学期刊都建议在撰写随机对照试验研究论文时,参考使用CONSORT声明。

表6-41-3 CONSORT 2010对照检查清单

论文章节/主题	条目号	对照检查的条目
背景和目的	1a	文题能识别是随机临床试验
	1b	结构式摘要,包括试验设计、方法、结果、结论几个部分
	2a	科学背景和对试验理由的解释
	2b	具体目的和假设

续表

论文章节 / 主题	条目号	对照检查的条目
试验设计	3a	描述试验设计(如平行设计、析因设计),包括受试者分配入各组的比例
	3b	试验开始后对试验方法所作的重要改变(如合格受试者的挑选标准),并说明原因
受试者	4a	受试者合格标准
	4b	资料收集的场所和地点
干预措施	5	详细描述各组干预措施的细节以使他人能够重复,包括它们实际上是在何时、如何实施的
结局指标	6a	完整而确切地说明预先设定的主要和次要结局指标,包括它们是在何时、如何测评的
	6b	试验开始后对结局指标是否有任何更改,并说明原因
样本量	7a	如何确定样本量
	7b	必要时,解释中期分析和试验中止原则
随机方法		
序列的产生	8a	产生随机分配序列的方法
	8b	随机方法的类型,任何限定的细节(如怎样分区组和各区组样本多少)
分配隐藏机制	9	用于执行随机分配序列的机制(如按序编码的封藏法),描述干预措施分配之前为隐藏序列号所采取的步骤
实施	10	谁产生随机分配序列,谁招募受试者,谁给受试者分配干预措施
盲法	11a	如果实施了盲法,分配干预措施之后对谁设盲(如受试者、医护提供者、结局评估者),以及盲法是如何实施的
	11b	如有必要,描述干预措施的相似之处
统计学方法	12a	用于比较各组主要和次要结局指标的统计学方法
	12b	附加分析的方法,如亚组分析和校正分析
受试者流程(极力推荐使用流程图)	13a	随机分配到各组的受试者例数,接受已分配治疗的例数,以及纳入主要结局分析的例数
	13b	随机分组后,各组脱落和被剔除的例数,并说明原因
招募受试者	14a	招募期和随访时间的长短,并说明具体日期
	14b	试验为什么中断或停止
基线资料	15	用一张表格列出每一组受试者的基线数据,包括人口学资料和临床特征
纳入分析的例数	16	各组纳入每一种分析的受试者数量(分母),以及是否按最初的分组分析
结局和估计值	17a	各组每一项主要和次要结局指标的结果,效应估计值及其精确性(如 95% 置信区间)
	17b	对于二分类结局,建议同时提供相对效应值和绝对效应值
辅助分析	18	所做的其他分析的结果,包括亚组分析和校正分析,指出哪些是预先设定的分析,哪些是新尝试的分析
危害	19	各组出现的所有严重危害或意外效果

续表

论文章节 / 主题	条目号	对照检查的条目
局限性	20	试验的局限性，报告的潜在偏倚和不精确的原因，以及出现多种分析结果的原因（如果有这种情况的话）
可推广性	21	试验结果被推广的可能性（外部可靠性，实用性）
解释	22	与结果相对应的解释，权衡试验结果的利弊，并且考虑其他相关证据
其他信息		
试验注册	23	临床试验注册号和注册机构名称
试验方案	24	如果有的话，在哪里可以获取完整的试验方案
资助	25	资助和其他支持（如提供药品）的来源，提供资助者所起的作用

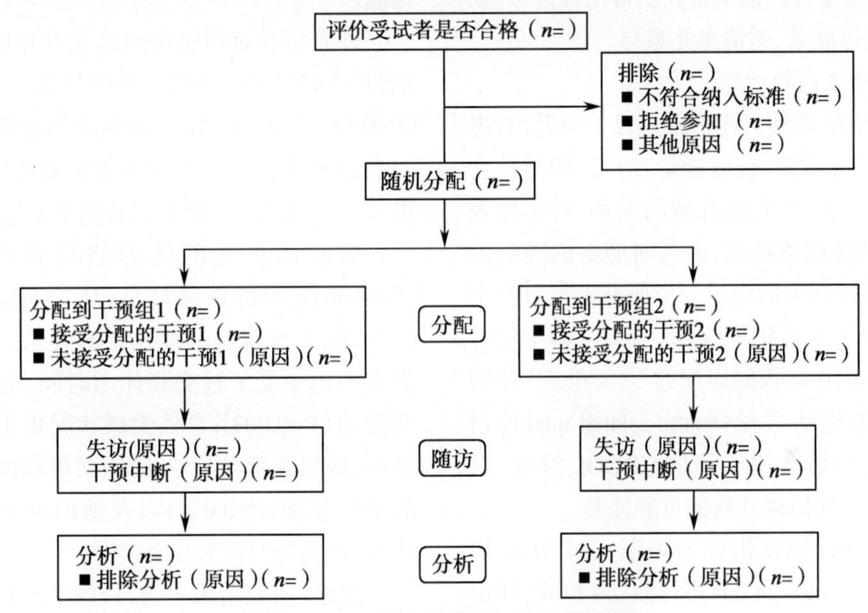

图 6-41-2 CONSORT 2010 流程图

七、随机对照试验实例分析

很多儿童肿瘤都是罕见病，但也有儿童肿瘤问题可以设计为随机对照试验，本部分将举例说明，以下为实例来源。

实例来源：ABDULAH DM，ABDULLA BMO. Effectiveness of group art therapy on quality of life in paediatric patients with cancer：A randomized controlled trial. Complement Ther Med，2018，41：180-185.

研究背景：全世界儿童癌症的发病率正在逐年上升。每年超过 25 万 0~20 岁的儿童、青年诊断为不同类型的癌症。癌症患儿需要长期接受侵入性诊断和治疗干预，如化疗、手术和放射治疗等，在此过程中患者常常感到无用、无助，甚至有罪恶感，并会导致各种不良反应，如疲劳、疼痛、痛苦、恶心、睡眠紊乱或情绪异常。

艺术治疗是一个治疗框架的集合术语，它使用绘画、雕刻等创造性技术来探索情感。是通过创造性的艺术创作来提高人的整体身心健康的一种方法。

研究目的：本研究中评估了基于绘画和手工制作的小组艺术疗法对诊断为癌症并接受化疗的患儿生活质量的影响。研究者假设，在一个月的艺术治疗后，患有恶性肿瘤的患者的生活质量会有所改善。

研究方法

研究设计：研究设计为随机对照试验。研究地点为伊拉克。通过计算机生成随机数字，随机分配到试验组（31 例）和对照组（30 例）。

研究对象：被诊断为癌症并且接受过至少 6 个月的化疗的患儿，年龄在 7~16 岁，性别不限；患儿父母同意患儿参与该项目。

样本量估算：样本量为 61 例。为了估计样本量，从对照组中随机抽取 5 名患儿，并测量他们的整体健康状况。利用 G*POWER 3.1.9 统计软件对整体健康进行初步评估，对照组总体健康状况初步评估值取 3.30（*SD*：0.79），试验组值取 4.30（*SD*：0.68），Cohen 效应量大小取 1.35，双侧检验，估算样本量，可获得 95% 把握度，每个研究组所需的样本量为 13。

干预措施：常规药物治疗 + 艺术治疗。试验组的患儿及其父母（无论是母亲还是父亲）被邀请参加由专业美术家进行的绘画和手工组艺术治疗（创意艺术治疗），为期 1 个月。该项目在获得伦理许可后，可直接与患儿父母联系，邀请患儿参与。

对比措施：常规药物治疗。

结局指标：生活质量。在干预完成 1 周后，对患儿的生活质量进行评估，包括能量、情绪、参与社会活动、与他人的互动、与其他儿童的关系、对学校表现的感知以及整体健康状况，并与对照组的同龄人进行比较。在课程结束后由另一位研究者测量两个研究组的健康相关生活质量维度。采用“儿童和青少年的 Kidscreen-10 指数健康问卷”（父母版）评估儿童的健康相关生活质量（health-related quality of life，HRQOL），父母版本用于评估 HRQOL 维度，以防止参与儿童有认知障碍共病的可能偏差。

数据统计：统计描述指标为频率、百分比或均数、标准差。采用 SPSS 24.0.0 进行独立 *t* 检验，评价癌症患儿的生活质量水平。$P<0.05$ 被认为是统计学上的显著差异。

伦理：本研究的伦理审批于 2017 年 8 月 13 日从当地健康伦理委员会获得（13082017-6）。这些患儿在征得父母同意和书面同意后被招募进行艺术治疗干预。艺术治疗干预是一种无创、廉价、安全的干预。

研究结果：本随机对照试验，从杜霍克卫生总局提取了 125 名 7~13 岁并被诊断为癌症异质性的患儿的医疗记录，并在获得官方许可后审查是否符合本研究纳入和排除标准，共 64 名患儿因不符合纳入标准（45 例）和居住在偏远地区（19 例）被排除。

试验组和对照组两组患儿在年龄（$P=0.536$）、性别（$P=0.432$）、居住区（$P=0.602$）和父母受教育水平（$P=0.136$ 和 $P=0.176$）方面具有可比性。试验组只有一名患者在艺术治疗期间去世而未完成课程，其他患儿均完成试验。患者招募流程图见图 6-41-3。

试验组患儿的体力活动和精力明显增强（$P<0.001$），抑郁情绪降低，压力感降低（$P=0.004$）。此外，除了改善与其他儿童的关系（$P=0.043$）外，他们更多地享受了社交和休闲时间，更多地参与了社交活动（$P=0.003$），总体健康状况也更好（$P<0.001$）。然而，两组儿童与其他儿童、父母和医疗保健提供者的整体互动（$P=0.074$）以及他们对学校表现的认知能力（$P=0.257$）没有显著差异。

结论：研究结果表明，接触绘画和手工艺品疗法可提高癌症儿童的整体健康相关生活质量。

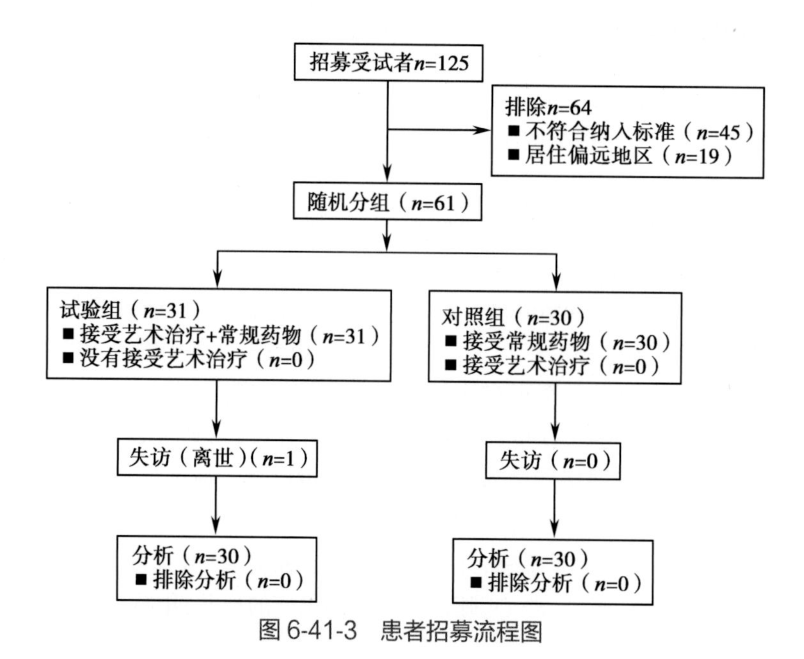

图 6-41-3 患者招募流程图

专家点评

■ 肿瘤患儿属于特殊人群，大多发病率较低，在开展相关临床试验研究时，要充分考虑到年龄、儿童生长发育、肿瘤发生率等对研究设计、实施和质量控制带来的影响和挑战。除了经典的随机对照试验设计外，单病例随机对照试验、单组目标值法等研究设计也可以考虑被应用于儿童肿瘤罕见病的研究中来。

（刘雅莉）

参考文献

[1] 彭晓霞, 方向华. 循证医学与临床研究. 北京: 人民卫生出版社, 2019.

[2] HULLEY SB, CUMMINGS SR, BROWNER WS, 等. 临床研究设计. 4 版. 彭晓霞, 唐迅, 译. 北京: 北京大学医学出版社, 2017.

[3] HIGGINS JPT, GREEN S. Cochrane handbook for systematic reviews of interventions version 5. 1. 0. The Cochrane Collaboration, 2011.

[4] SCHULZ KF, ALTMAN DG, MOHER D, et al. CONSORT 2010 statement: updated guidelines for reporting parallel group randomized trials. Ann Intern Med, 2010, 152 (11): 726-732.

[5] 蔡思雨, 聂晓璐, 彭晓霞. 罕见病临床试验设计的方法学进展. 中国科学: 生命科学, 2018, 48: 1-6.

[6] ABDULAH DM, ABDULLA BMO. Effectiveness of group art therapy on quality of life in paediatric patients with cancer: A randomized controlled trial. Complement Ther Med, 2018, 41: 180-185.

第 2 节 队列研究

一、队列研究的概念

队列研究（cohort study）指在研究开始时选择一组特定的研究对象并随访一段时间，用以证明暴露与疾病的因果关系，其观察方向是由“因”到“果”的演变。按照研究起始时间与暴露测量的时间方向，队列研究分为前瞻性队列研究（prospective cohort study）和回顾性队列研究（retrospective cohort study），两者区别见图 6-41-4。

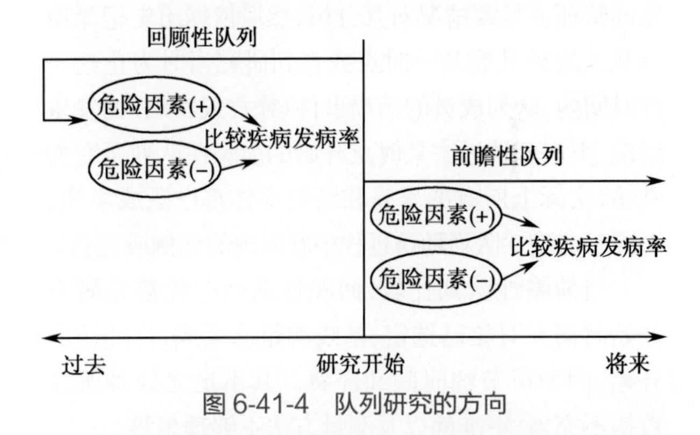

图 6-41-4 队列研究的方向

1. 前瞻性队列研究 前瞻性队列研究（图 6-41-5）涉及实时主动随访，如临床试验。其研究对象的确定与分组根据研究开始时的实际情况，研究的结局需随访观察一段时间才能得到，这种研究可信度高、偏倚少，但费时、费人力、费物力、费财力。前瞻性队列在结局发生前测量预测变量，可建立变量间的时间顺序，从而可以加强某种关联的因果关系推断强度，也可防止预测变量的测量受到结局发生与否的

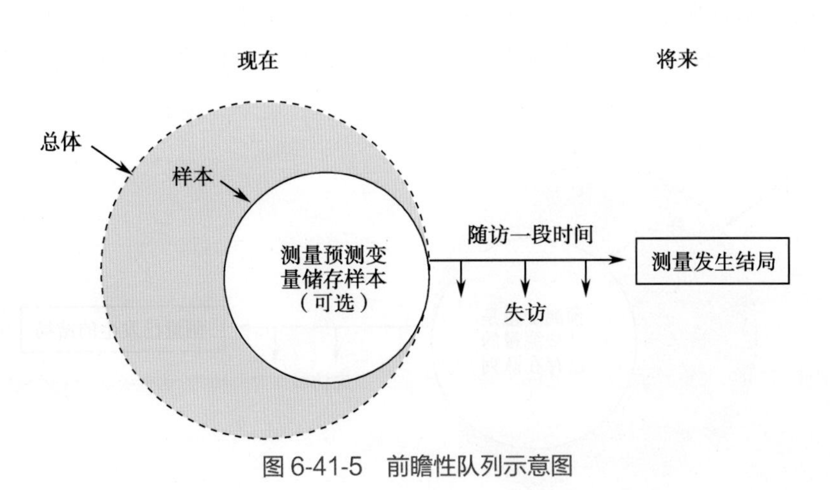

图 6-41-5 前瞻性队列示意图

影响，提高变量测量的完整性和准确性。所有队列研究都具有观察性研究共有的缺点(相对于临床试验而言)，即其因果关系的解释可能会受到混杂因素的影响。另外，前瞻性队列在收集罕见结局时花费较大且效率较低。即便对于相对常见的疾病，因其发病率低，也需要长期对大样本人群进行随访，观察到足够的结局才能得出有意义的结果。前瞻性队列研究中，与连续性结局变量相比，二分类结局变量更为常见和直接。

2. 回顾性队列研究 回顾性队列研究(图 6-41-6)从既往记录中遴选研究人群并重新梳理其暴露和随后的疾病经历。回顾性队列根据过去某时点研究对象的特征或暴露情况对其分组，然后依据历史记录追溯从入选到其后某一时点或直到研究当时为止这一段时间内，队列成员的结局事件(死亡或发病)的发生情况，类似于从过去某时点开始的前瞻性队列研究的随访，实际上所有的暴露和结局事件都已既成事实，不同于前瞻性队列随访过程中新出现的病例或死亡。

与前瞻性队列比较，回顾性队列的优势是研究开始时研究对象已选定，基线测量已完成，且随访已开始，因而可节约时间和经费。其不足之处是既往数据不完整、不准确以及测量方法不够理想等。

二、队列研究的应用领域

队列研究常用来研究常见疾病，因其从暴露到疾病发作的潜伏期相对较短，儿童罕见病具有发病率低、患者分散不易集中等特点，临床表现的梳理多基于大量个案报道，系统性和一致性欠佳，获得可靠的流行病学数据极为困难。大型队列研究及相关注册登记是解决上述问题的最佳方案。全球各地建立的针对不同疾病的罕见病注册系统及罕见病大型队列研究，为描绘罕见病病程的发展、评估干预手段的效果及不良反应、获得基础流行病学数据及卫生经济学指标参数、研发药物靶点及临床试验支持等提供了至关重要的平台，有效推动了罕见病诊疗水平的提高和相关科学研究的发展。

三、基于注册登记的队列研究设计

注册研究属于观察性研究方法，可根据不同的研究目标和内容选择不同的设计方案，既可作前瞻性研究，也可作回顾性的研究。注册研究最常见的研究手段还是前瞻性队列研究，不过与传统的队列研究相比，注册研究的手段更为灵活，如一项注册研究可以同时为多个研究目的收集数据，且收集数据的方式有多种等。注册研究的设计首先应该考虑登记的主要目的，此外，需要考虑的关键要素有：①明确阐述研究问题，关注的临床问题将直接指导登记的设计，包括暴露和结局的选择、目标人群的界定；②根据研究目的和研究问题选择适合的研究设计类型(如前瞻性队列研究、病例对照研究、结局研究等)；③明确目标人群、诊断、纳入和排除标准，登记人群应尽可能地接近目标人群的特征；④确定是否需要对照组，以描述性研究为目的的注册研究可不设置对照组，以分析性研究为目的的注册研究可依据目的不同选择内对照、外对照和历史性对照；⑤选择临床上有意义的，并且与患者及医疗决策相关的临床结局；⑥确定数据来源，选择最有效率和最可靠的数据收集方法；⑦确定随访时间及样本量，纳入的研究对象数量和随访的时间要与登记的整体目标一致。

需要注意的是，注册研究毕竟属于观察性研究方法，因此存在观察性研究固有的问题，如已知或未知的混杂因素比较多、组间可比性不好等。所以，注册研究的结果必须要排除各种混杂偏倚的影响，这除了在研究设计阶段对登记设计进行审查、评估偏

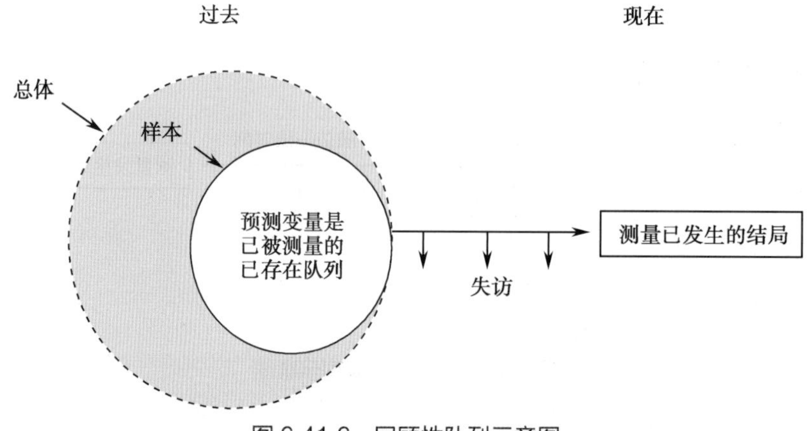

图 6-41-6 回顾性队列示意图

倚的可能来源之外，还要请方法学专家在方法学上进行多方尝试，如工具变量、倾向性评分、多因素分析模型等。因此，这类研究通常需要引入方法学和统计学专家参与设计和数据分析。

四、队列研究实施

①根据凝练的科学问题提出研究假设：一般情况下，队列研究常用于验证病例对照研究提出的因果关系假设和评价防治措施的效果。②拟订研究计划：研究计划应当包括确定所要研究的因素及其特征，对暴露组（治疗组）和非暴露组（非治疗组或其他治疗组）或暴露程度不同的亚组（如肿瘤患者接受不同程度的中医药治疗）的要求，组的划分和研究对象的来源，样本大小及各组人数的比例，调查分析方法、内容和时间以及可能发生的偏倚及其控制方法，调查人员的培训，器材准备和预期结果等。③选择研究人群及研究场所：由于队列研究要求的样本量较大，通常需要在多家研究场所进行观察，如不同的医院或社区，应制订相应的纳入和排除标准。对象的选择可以采用问卷或访谈、体格检查、中医辨证分型（针对中医研究）和实验室检查等方法获取基线信息。④队列的形成（分组）：根据纳入和排除标准确定患者是否暴露或是否接受某种治疗，分为暴露组（治疗组）或非暴露组（对照组）；或者根据接受的暴露程度不同而分为不同的亚组。⑤测量暴露和随访（结局）：根据研究计划中确定的结局指标对观察对象进行定期测量、记录，采集的信息主要包括暴露情况（注意队列迁移的问题）和结局。对于治疗观察，应追踪观察，登记接受治疗措施的情况及治疗措施的接受程度；登记所研究疾病结局的发生日期和测定日期，登记随访对象的迁移、外出及返回等信息。由于随访时间较长，研究小组应当制订提高患者依从性的措施，包括建立研究患者就诊的绿色通道，定期提醒系统，提供宣教手册，减免医疗费用，甚至为患者提供随访的交通补助。

五、队列研究统计分析

队列研究常用的结局评价指标包括风险（risk）、比值（odds）和率（rate），均为随访后结局发生频率的估计指标，三者均以发生研究设定结局的研究对象数量为分子，因此密切相关。三种指标均是指研究开始时未发生研究所关注的结局的研究对象中出现这种结局的“风险”。

例如，对 1 000 人随访 2 年观察肺癌发生情况的一项研究中，每年新发 8 例肺癌，据此，某风险、比值和率的计算如表 6-41-4。

表 6-41-4　队列研究中风险、比值和率的计算

统计量	公式	举例
风险	$\frac{\text{新发研究结局人数}}{\text{具有发病风险的总人数}}$	$\frac{16}{1\ 000}=0.016$
比值	$\frac{\text{发生研究结局人数}}{\text{未发生某种结局的人数}}$	$\frac{16}{984}=0.016\ 3$
率*	$\frac{\text{发生研究结局人数}}{\text{具有风险的总人时}}$	$\frac{16\text{例}}{1992(\text{人·年})}=0.008\text{例}/(\text{人·年})$

注：*率的计算分母为第 1 年的风险人年（1 000）加第 2 年的风险人年（992）。

三种指标中，风险最易理解，因为比较常见——上例中 2 年得肺癌的风险为 16‰。比值从直觉上来说较难理解——发生肺癌的比值为 16∶984。幸运的是，罕见结局（如本例）中比值在数值上与风险接近，且没有特殊优势。在罕见结局比较中，比较两组的比值比（odds ratio）与风险比（risk ratio）相类似。这种现象在两种情况下具有重要意义：比值是 logistic 回归计算的基础，并且可以在病例对照研究中用来估计相对危险度。率（rate）用以表示某段时间内事件发生的累积程度，用事件发生数除以具有患病风险的总人时（person-time）（即每个研究个体随访的总时长），只要研究个体在研究进行过程中还存活且未发生结局事件。

一些队列研究失访（loss to follow-up）较为严重，比较组间的发病率（发生结局的人数除以具有风险的人时）较为有用。每个研究对象从进入队列到发生关注的结局或因失访、死亡而删除（censored）都可贡献数月或数年的人时。每组的研究结局发生率

计算是用该组中发生结局的人数除以该组具有风险的总人时。因为对于风险比(或称相对危险度),率比(rate ratio)可以认为是具有某危险因素的人数与不具有该危险因素的人数的比值。Cox比例风险模型提供了对这种形式的数据(有时被称为“时间-事件”数据)进行多变量分析的方法。它也可以估计危险比(hazard ratio),是类似于率比的一种在Cox回归分析(Cox regression analysis)中广泛用于衡量关联的指标。

队列研究除需建立“病例观察表”外,还需要建立数据库,定期将收集到的病例资料录入计算机数据库中,对资料进行核对和整理。检验并调整治疗组和非治疗组所调查原因以外的主要特征,如年龄、性别和疾病分期等的均衡性,研究结束后进行资料的统计分析,计算人年(person-year)数、结局的发生率、病死率,并对其差异作显著性检验;计算有关联系强度如*RR*、归因危险度(attributable risk,*AR*)、人群归因危险度(population attributable risk,*PAR*)及标准化死亡比(standardized mortality ratio,*SMR*)等,或进行生存分析。对于研究中出现的混杂因素可以进行配比分析和多元分析。

六、队列研究实例分析

实例来源:PRESTON DL,CULLINGS H,SUYAMA A,et al.Solid cancer incidence in atomic bomb survivors exposed in utero or as young children. J Natl Cancer Inst,2008,100(6):428-436.

研究背景:已知子宫内暴露于辐射会增加儿童癌症的风险,儿童暴露与成人发病的风险增加有关。然而,对子宫内暴露于辐射是否会增加成人发病的风险知之甚少。

在第二次世界大战原子弹爆炸时期,有3 268名在子宫内的胎儿和15 899名年龄<5岁并居住在广岛或长崎的儿童暴露于辐射。目前正在使用详细而复杂的暴露重建程序对原子弹爆炸对幸存者健康的影响进行研究。

研究目的:估计二战中日本广岛或长崎每个儿童的辐射剂量,研究不同辐射剂量儿童在生命不同阶段罹患实体癌的风险,以及子宫内暴露于0.2Sv或更高的辐射剂量后青春期和青年期的实体癌发病率。

研究方法

研究设计:队列研究。研究地点为日本广岛或长崎。

研究对象:研究人群一为子宫内人群,由原子弹爆炸时(1945年8月6日,广岛;1945年8月9日,长崎)在子宫内的3 268人构成;研究人群二为早期儿童人群,包括15 899名爆炸时年龄<5岁的儿童组成。

暴露调查:单个个体辐射剂量测定使用系统2002(DS02)进行。伽马剂量是结合中子剂量,加权(即通过乘以10)反映中子辐射的更大生物效应。因为DS02不提供胎儿剂量估计,所以在子宫内暴露的人中,母亲的子宫剂量被用作胎儿剂量的替代指标。DS02加权结肠剂量用于儿童暴露者。无法计算738人的DS02估计值(227子宫内暴露,511儿童暴露),在震源3km范围内暴露并因为效果建筑物或地形的屏蔽无法充分评估,这些人被排除在分析之外。

数据统计:通过计算相对危险度(*RR*)和归因危险度(*AR*)来评价核弹爆炸对人群中实体癌罹患风险的影响。剂量误差调整时,假设个体剂量有35%的随机误差估计允许个人不确定性的影响风险评估的剂量估计。

伦理:该研究由日本辐射效应研究基金会和广岛长崎肿瘤登记处人类受试者审查委员会审查和批准。

研究结果:剂量>1Gy的儿童累计癌症死亡率约为26/1 000,而剂量为0.1Gy或更低的患者则为6.5/1 000,*RR*=4.0即与较低水平的电离辐射相比,暴露于较高水平的儿童的累积癌症死亡率高出4倍。最近的一项研究关注子宫内辐射暴露是否会增加成人癌症发病的风险。子宫内暴露于0.2Sv或更高的辐射剂量后青春期和青年期(12~29岁)的实体癌发病率,男性*RR*=5.0,女性*RR*=10.2。尽管在接触时年龄<6岁的男性(*RR*=2.3)和女性(*RR*=2.8)的风险也较高,但这种关联并不强烈。对于晚年患有癌症(30~54岁)的人来说,这种影响也不那么强烈。

结论:目前的数据表明在子宫内暴露于辐射的人比童年早期暴露于辐射的人在成年期罹患实体癌的风险要小。在子宫内暴露于辐射的原子弹幸存者刚刚达到基线癌症发病率显著增加的年龄,因此,需要进一步跟进该队列关于子宫内辐射照射后成人期发病风险的最新信息。

专家点评

■ 因常见病从暴露到疾病发生的潜伏期相对较短,

发病率较高，更适合采用队列展开研究，证实病因关联。

- 儿童罕见病具有发病率低、患者分散不易集中等特点，临床表现的梳理多基于大量个案报道，系统性和一致性欠佳，获得可靠的流行病学数据极为困难，大型队列研究及相关注册登记为解决上述问题提供了最佳方案。本段中广岛、长崎原子弹爆炸的当事人属于在一些特殊情况下形成的自然人群队列，为研究核辐射暴露与日后肿瘤尤其是实体瘤发生的关联提供了宝贵的资源。

（孟玲慧）

参考文献

[1] HULLEY SB, CUMMINGS SR, BROWNER WS, 等. 临床研究设计. 4版. 彭晓霞, 唐迅, 译. 北京: 北京大学医学出版社, 2017.

[2] 彭晓霞, 方向华. 循证医学与临床研究. 北京: 人民卫生出版社, 2019.

[3] PIZZO PA, POPLACK DG. Principles and practice of pediatric oncology. Lippincott Williams & Wilkins, 2015.

[4] 冯时. 中国国家罕见病注册系统及其队列研究: 愿景与实施路线. 中华内分泌代谢杂志, 2016, 32 (12): 977-982.

[5] 王梅, 王建华, 张抗, 等. 中医药疗效评价队列研究的方法学质量评价. 中医杂志, 2016, 57 (16): 1379-1383.

[6] 陈薇, 刘建平. 注册研究的定义、设计及国内外进展. 现代中医临床, 2014, 21 (6): 23-26.

[7] YOUNG RW, KERR GD. Reassessment of the atomic-bomb radiation dosimetry for Hiroshima and Nagasaki: Dosimetry System 2002. Hiroshima: Radiation Effects Research Foundation, 2005.

[8] PRESTON DL, CULLINGS H, SUYAMA A. Solid cancer incidence in atomic bomb survivors exposed in utero or as young children. J Natl Cancer Inst, 2008, 100 (6): 428-436.

第3节 病例对照研究

一、病例对照研究的概念

病例对照研究（case-control study）是以一组发生研究结局的人（如确诊患有某种疾病，或治疗后表现为某种预后结局）组成病例组，以明确未发生相应结局的人组成对照组，详细调查影响结局发生因素的暴露（exposure）状态，通过测量并比较各种因素在病例组与对照组的暴露比例，探索哪些因素与结局发生存在关联（association）。与第2节队列研究不同，病例对照研究的因果测量时间顺序是由“果”探索“因”，属于回顾性研究设计，即在结局发生之后去追溯假定的影响因素。

病例对照研究的设计原理见图6-41-7。如果病例组中某因素的暴露比例［$a/(a+c)$］显著大于或小于对照组的比例［$b/(b+d)$］，而且这种差异经统计学假设检验提示有统计学意义时，则说明该暴露因素可能是该结局发生的影响因素。

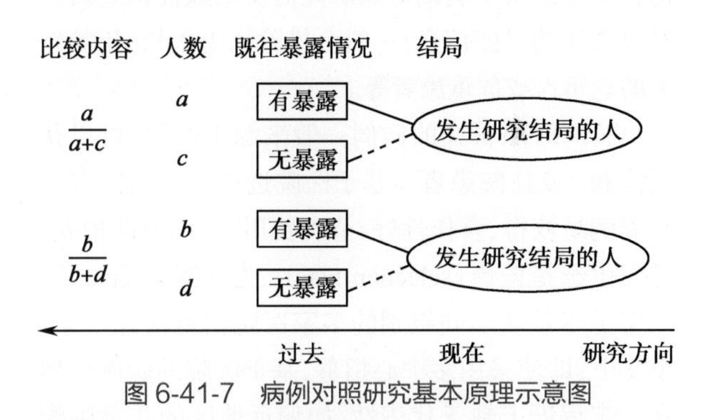

图6-41-7 病例对照研究基本原理示意图

二、病例对照研究的应用领域

与队列研究相比较，病例对照研究可以在较短时间内，耗费相对较少人力和物力的条件下，对某一健康结局的发生原因或影响因素进行研究，少则数月即可获得研究结果。因此，病例对照研究无论是在疾病危险因素的探索、健康状态影响因素的筛选，还是在宏观暴露因素的调查分析和微观生物标志物与疾病或健康状态关系的探讨，以及疾病预防、预后相关因素的研究等方面，都有广泛的应用，且作用突出。尤其对于罕见结局，病例对照研究有时也是唯一可行的研究设计。

三、病例对照研究的设计

1. 明确研究目的　首先明确本次研究是为了广泛探索结局相关因素以形成研究假设，还是为了检验某研究假设。例如，在研究儿童神经母细胞瘤的病因时，首先通过广泛查阅文献，了解目前已知的相关危险因素，比较各种因素在神经母细胞瘤患儿与可比的健康对照儿童之间的暴露比例及水平是否存在差异，基于那些有统计学差异的因素可以初步形成研究假设，如儿童时期的头颅 CT 扫描暴露可以增加其后患白血病的风险，在此基础上，可以进一步运用病例对照研究方法来验证该假设。

2. 选择研究对象

（1）病例（或有某种特定结局的研究对象）的选择：首先制订统一、明确的诊断标准，必须保证研究对象的结局判断准确，如肿瘤诊断应遵循国际标准，基于影像学诊断或病理组织学诊断等金标准，以避免发生错分偏倚（misclassification bias）。在此基础上，考虑研究的可行性，采用纳入和排除标准对病例组研究对象进一步限定，如研究对象年龄、性别、病情轻重等。由于病例对照研究需要回顾性调查研究对象既往的暴露信息，一般会排除病史太长、年龄较大的老年人或危重患者等。

病例对照研究的病例一般来源于医院，可以是门诊和 / 或住院患者。基于医院选择病例的优点在于病例易获得、合作性好、节省费用，但代表性稍差，易发生选择偏倚（selection bias）。为了减少偏倚，可以考虑尽量从不同级别的多家医院招募研究对象。事实上，即使采用多中心招募，基于医院的病例依然在一定程度上缺乏代表性，如偏远地区的儿童肿瘤患者可能有相对大比例的人没有就诊。病例对照研究最好的病例来源是社区，即通过社区监测资料或社区人口普查或抽样调查获得的患者，其优点是病例的代表性较好，但需要花费大量的人力、财力，实施难度较大。

此外，由于病例对照研究需要回顾性调查研究对象既往的暴露信息，开展病例对照研究时应优先选择新发病例，因为新发病例刚刚发病，距离暴露时间较近，对暴露史回忆更为准确，可以很好地控制回忆偏倚（recall bias）；而现患病例中那些病程较长的研究对象，可能由于多年患病，因为疾病的治疗需要或疾病发展的影响已经改变了自身的暴露情况；而死亡病例的暴露信息则主要由家属提供，准确性较差。

（2）对照的选择：对照选择是否恰当是病例对照研究成败的关键之一，在病例对照研究中，对照的选择往往比病例的选择更复杂、更困难。

选择对照的原则：一是具有代表性，病例组代表总体人群中发生结局的人，而对照人群应该是来自产生病例的同一人群中未发生结局的人群的一个随机样本；二是具有可比性，即除研究因素外，对照组人群的其他条件尽量与病例组保持一致。

最科学的对照依然是来自于社区人群的对照，即病例来源的社区中明确未患病人群的一个随机样本，这样的病例对照研究称为以社区为基础的病例对照研究（community-based case-control study）；出于可行性考虑，研究者也常常基于医院招募对照，如研究神经母细胞瘤的病因时，会从同一医院预防保健科或眼科等招募相对健康儿童组成对照组，称为以医院为基础的病例对照研究（hospital-based case-control study）。根据研究目的，也可以从特定人群中选择对照，如关注环境因素的影响时，可以通过采用同胞组成对照来控制遗传因素的影响；关注遗传因素的影响时，可以选择配偶、邻居等作为对照以控制环境因素可能导致的混杂。

（3）对照的设置：选择对照主要采用非匹配和匹配两种方式。

非匹配对照，也称成组对照，即在设计所规定的病例和对照人群中，分别抽取一定数量的研究对象组成病例组和对照组。通常不给对照人群限制条件，其样本量应等于或多于病例组的样本量。另一种方式为匹配（matching）对照，即基于某些因素对对照进行限定，强制对照与病例在某些因素或特征上保持一致，达到控制这些因素的混杂偏倚的目的。被匹配的因素或特征，常常是一些潜在的混杂因素。对照的匹配可以采用频数匹配（frequency matching）形式，要求匹配的因素在病例组和对照组中所占的比例基本保持一致。如病例组男女各占 1/2，年龄 20~<40 岁、40~<60 岁、≥60 岁者各占 1/3 时，对照组也按此比例选择即可。更精确的匹配方法是个体匹配（individual matching），即以病例和对照的个体为单位进行匹配。一个病例可以配 1 个及以上的对照，表示为 1∶1、1∶2、1∶3、1∶4……1∶M 等。当研究的病例组样本量较少时，可通过配多个对照来增加信息量，但一般不超过 1∶4，再增加对照其统计效率也不会增加明显，以 1∶1 配比最为常用。需要注意的是，将不需要匹配的因素也作为匹配变量时会导致匹配过度（over-matching），因为匹配因素过多时会增加选择对照的难度，而一旦某个因素进行了匹配，不但使它与疾病的关系不能分析，而且使它与其他因子的交互作用亦不能充分分析，从而丢失某些重要信息。

3. 估计样本含量　病例对照研究中影响样本大小的主要因素有：①研究因素在对照人群中的暴露

率(p_0)；②预期的研究因素与疾病关联强度的估计值，相对危险度(RR)或暴露的比值比(OR)；③假设检验的显著性水平，即第Ⅰ类错误的概率(α)；④检验的把握度($1-\beta$)，β为第Ⅱ类错误的概率。

非匹配病例组和对照组相等时或成组匹配设计，样本量估计公式如下。

$$n=2\overline{p}\overline{q}(U_\alpha+U_\beta)^2/(p_1-p_0)^2$$

式中n为每组的人数，U_α与U_β分别为α与β对应的标准正态分布分位数，通常α取0.05，β取0.1，双侧检验时，$U_\alpha=1.960$，$U_\beta=1.282$；p_1与p_0分别为病例组和对照组估计的某因素暴露率；$\overline{p}=(p_1+p_0)/2$，$\overline{q}=1-\overline{p}$；一般情况下，$p_1$不容易获得，可用$p_0$和$OR$值来估计：$p_1=(OR\times p_0)/(1-p_0+OR\times p_0)$。

采用1∶1个体匹配时，由于病例与对照暴露情况不一致的对子数比较才有意义，常采用Schlesselman推荐的计算公式，首先计算结果不一致的对子数(m)。

$$m=[U_\alpha/2+U_\beta\sqrt{p(1-p)}]^2/(p-1/2)^2$$

式中，$p=OR/(1+OR)\approx RR/(1+RR)$

研究需要的总对子数(M)为：$M\approx m/(p_0q_1+p_1q_0)$。

p_1与q_0分别代表目标人群中病例组和对照组估计的某因素暴露率，同样p_1可用p_0和OR值来估计，$q_0=1-p_0$，$q_1=1-p_1$。

不同研究设计的样本大小计算方法不同。除了可采用公式计算外，还可通过查表法获得。需要注意的是，所估计的样本含量并非绝对精确的数值，因为样本含量的估计是有条件的，而这些条件并非一成不变；其次，样本含量并非越大越好，样本量过大，增加工作量和费用，影响调查质量；通常情况下，病例组和对照组样本含量相等时研究效率最高。

四、病例对照研究的实施

1. 设计调查表　病例对照研究需要调查的内容包括研究对象的人口社会学特征、行为生活方式、工作及生活环境、疾病史、家族史等诸多方面。调查表设计的好坏直接影响到调查的质量与水平，通常一份调查表需要通过不断的讨论和预调查来修订和完善。在设计调查表时，每个研究因素要有明确的定义，并尽可能采用国际或国内统一标准，如WHO关于吸烟调查的问卷中，吸烟者的定义为每人每天至少吸一支以上的香烟并持续一年以上者，不满足此标准者为不吸烟者。研究中尽可能地采用定量或半定量来描述有关研究因素的暴露程度。

2. 收集资料　病例对照研究的资料收集主要通过询问调查对象、填写调查问卷的方法收集信息。有时需辅以其他多种途径获得，如查阅医院病案记录、疾病登记报告资料、职业史档案记录等；某些研究还需采集个人或环境的标本进行某些指标的检测等。无论何种方式，都应加强质量控制，以保证资料收集的准确性和可靠性。

3. 数据核查与管理　首先对获得的资料进行核查，包括项目填写是否完整、有无漏项、有无逻辑错误等；对缺失项尽量弥补，弃去不合格资料，然后进行编码并建立数据库，录入数据。

五、病例对照研究的统计分析

首先描述研究对象的一般特征，如病例组和对照组的人数、性别、年龄、职业、疾病类型等。成组匹配时还应描述病例组和对照组中匹配因素的比例；其次进行均衡性检验，对病例组和对照组某些基本特征是否相同或相似进行均衡性检验，目的是检验两组间的可比性。对差异有统计学意义的因素，在分析时需考虑到它对其他因素的影响。其实，主要分析暴露因素与疾病间的联系，通常用χ^2检验；再计算暴露因素与疾病的联系强度，用比值比(OR)及OR的95%置信区间；若怀疑存在某些混杂因素时，可进行分层分析，必要时可进行多因素分析来控制混杂因素。

1. 非匹配或成组匹配设计资料的分析　先将病例对照资料按某个暴露因素的有无整理成四格表(表6-41-5)；然后进行暴露因素与疾病间关联性及关联强度的分析。

表6-41-5　非匹配或成组匹配病例对照研究资料分析表

暴露因素	病例组	对照组	合计
有	a	b	$a+b$
无	c	d	$c+d$
合计	$a+c$	$b+d$	N

(1)分析暴露因素与疾病间有无关联：通过χ^2检验，检验病例组与对照组两组的暴露率差异有无统计学意义。若差异存在统计学意义($P<0.05$)，则该暴露因素与疾病间可能有关联，但仅能说明存在统计学关联，而不能说明具有因果关联。

$$\chi^2=\frac{(ad-bc)^2N}{(a+c)(b+d)(a+b)(c+d)}$$

(2) 关联强度分析：分析关联强度的目的是推断暴露因素与疾病关联的密切程度。相对危险度(relative risk, *RR*)是反映关联强度最常用的指标。*RR* 是指暴露组某病的发病率或死亡率与非暴露组的发病率或死亡率之比，其含义是暴露于某种危险因素发生疾病的危险性是未暴露的多少倍。但在病例对照研究中，由于没有暴露组和非暴露组的观察人数，不能获得发病率或死亡率指标，因此不能直接计算 *RR*，可用比值比(odds ratio, *OR*)估计暴露因素与疾病关联的强度大小。

比值比，又称比数比或优势比。比值(odds)是指某事物发生的可能性与不发生的可能性之比。

病例组的暴露比值为：$\dfrac{a/(a+c)}{c/(a+c)}=a/c$

对照组的暴露比值为：$\dfrac{b/(b+d)}{d/(b+d)}=b/d$

$$比值比(OR)=\frac{病例组的暴露比值}{对照组的暴露比值}=\frac{a/c}{b/d}=\frac{ad}{bc}$$

OR 与 *RR* 均反映暴露组的疾病危险性为非暴露组的多少倍。*OR*>1 表示暴露与疾病呈“正关联”，暴露因素为危险因素，其值越大，该因素与疾病的联系强度越大，发生疾病的危险性可能亦越大；*OR*=1 表示暴露与疾病可能无关联；*OR*<1 表示暴露与疾病呈“负关联”，说明该因素可能为保护因素，其值越接近零，暴露因素与疾病联系强度越大，说明该因素充当保护因素的可能性越强。

(3) *OR* 置信区间的计算：由于 *OR* 是通过一个研究样本人群计算所得的点估计值，可能存在抽样误差，因此，需用样本的 *OR* 推测总体 *OR* 的范围，即 *OR* 的 95% 置信区间(confidence interval, *CI*)。常用的计算方法有 Miettinen 法和 Woolf 自然对数转换法。两种方法计算结果基本一致，Miettinen 法计算方法相对简单，较常用。

Miettinen 法 *OR* 的 95% 置信区间估计公式如下。

$$OR_{95\%CI}=OR^{(1\pm1.96/\sqrt{x^2})}$$

如果 *OR* 的 95% 置信区间包含 1，则提示暴露因素与疾病间可能无联系。

2. 个体匹配设计资料的分析　本节主要介绍 1:1 个体匹配的病例对照研究资料的分析，其分析步骤与不匹配设计的资料相同。根据病例与其对照构成的每个对子的暴露情况，整理成表 6-41-6 形式。

表 6-41-6　1:1 配比的病例对照研究资料整理表

对照	病例		合计
	有暴露史	无暴露史	
有暴露史	*a*	*b*	*a+b*
无暴露史	*c*	*d*	*c+d*
合计	*a+c*	*b+d*	*a+b+c+d*

(1) 暴露与疾病有无关联：用 McNemar x^2 检验公式计算。

$$x^2=\frac{(b-c)^2}{b+c}$$

当 $b+c<40$ 时，应使用校正公式如下。

$$x^2=\frac{(|b-c|-1)^2}{(b+c)}$$

(2) 计算 *OR* 及 95% *CI*

$$OR=c/b$$

(3) $OR_{95\%CI}$ 的计算公式

$$OR_{95\%CI}=OR^{(1\pm1.96/\sqrt{x^2})}$$

3. 分层资料的分析　分层分析(stratified analysis)是将研究人群按可能的混杂因素分成若干层，然后分析各层中暴露因素与疾病的关联。从而在一定程度上控制可疑的混杂因素对研究结果的影响。其分析步骤如下。

(1) 分层资料的整理：首先将分层资料整理成表 6-41-7 格式。

表 6-41-7　病例对照分层资料整理表

暴露史	i 层		合计
	病例组	对照组	
有	*a*	*b*	n_{1i}
无	*c*	*d*	n_{0i}
合计	m_{1i}	m_{0i}	t_i

(2) 计算各层资料的 *OR*

$$OR_i=\frac{a_i d_i}{b_i c_i}$$

若各层 OR_i 值接近或一致，且经齐性检验差异无统计学意义，说明各层资料是同质的，应计算总 x^2、总 *OR* 及 $OR_{95\%CI}$，以分析可疑混杂因素是否起了混杂作用；若各层间 OR_i 相差较大，且经齐性检验差异有统计学意义，提示各层资料不属于同质资料，则不宜再计算总 x^2 和总 *OR*，应进一步分析分层因素与暴露因素间是否存在交互作用。

1）计算总 x^2、总 OR 及 $OR_{95\%CI}$。

2）总 x^2 和总 OR 的计算常用 Mantel-Haenszel 提出的计算公式，分别用 x^2_{MH} 和 OR_{MH} 表示。

$$x^2_{MH}=\frac{[\sum a_i-\sum E(a_i)]^2}{\sum V_{(a_i)}}$$

式中 $\sum E_{(a_i)}$ 为 $\sum a_i$ 的理论值：$\sum E(a_i)=\sum m_{1i}n_{1i}/t_i$

式中 $\sum V_{(a_i)}$ 为 $\sum a_i$ 的方差：$\sum V_{(a_i)}=\sum_{i=1}^{I}\frac{m_{1i}m_{0i}n_{1i}n_{0i}}{t_i^2(t_i-1)}$

其中 I 为分层的总层数，i 为第几层。

$$OR_{MH}=\sum(a_id_i/t_i)/\sum(b_ic_i/t_i)$$

OR_{MH} 的 95% CI 仍可用 Miettinen 法计算。

4. 分级资料的分析　分级资料的分析是将暴露因素分成不同暴露水平，与无暴露或最低水平的暴露作比较，以分析暴露因素与疾病间是否存在剂量-反应关系，加强因果关联判断的依据。其分析步骤如下。

(1) 分级资料的整理：首先将资料整理成 2×C 列联表，如表 6-41-8。

表 6-41-8　病例对照分级资料整理表

	暴露分级						合计
	0	1	2	3	…	t	
病例组	$a_0(=c)$	a_1	a_2	a_3		a_i	n_1
对照组	$b_0(=d)$	b_1	b_2	b_3		b_i	n_0
合计	m_0	m_1	m_2	m_3		m_i	N

(2) 病例组和对照组暴露水平分布的检验：用行 × 列表 χ^2 检验。

(3) 计算各级暴露水平的 OR：通常以无暴露或最低水平的暴露作为参照，计算各级的 OR，若存在趋势变化，还可用 x^2 趋势检验来判定暴露因素与疾病间是否存在剂量反应关系。

5. 多因素分析　病例对照研究中，涉及的研究因素较多，有时需要从多个因素中筛选出对疾病有重要影响的因素。随着计算机技术及流行病学理论与方法的发展，各种多因素分析模型应运而生，如常见的有多元线性回归分析、逐步回归分析、logistic 回归分析等，其中 logistic 回归分析模型在病例对照研究的多因素分析中较为常用。

六、病例对照研究实例分析

实例来源：GEORGAKIS MK，DESSYPRIS N，PAPADAKIS V，et al. Perinatal and early life risk factors for childhood brain tumors：Is instrument-assisted delivery associated with higher risk？Cancer Epidemiol，2019，59：178-184.

研究背景：大脑或其他中枢神经系统肿瘤是 0~14 岁儿童最常见的实体肿瘤，是该年龄段人群的首位肿瘤死亡原因。虽然人们从分子病理、遗传学等多个层面开展了此类肿瘤的病因学研究，但关于此类肿瘤发病的危险因素研究仍存在许多不确定性。由于脑或其他中枢神经系统肿瘤发病的高峰年龄在 5 岁以下，因此，围孕期和儿童生命早期的危险因素暴露可能是导致肿瘤发生的潜在危险因素。

研究目的：基于希腊全国的病例开展病例对照研究以探索围孕期与生命早期危险因素与儿童大脑或其他中枢神经系统肿瘤发病之间的关联。

研究方法

研究设计：研究设计为 1∶2 病例对照研究。研究地点为希腊。

研究对象：2010—2016 年间，希腊国内诊断的 466 名中枢神经系统肿瘤患儿中，与其监护人取得联系并签署研究知情同意书，自愿参加本研究的 203 例（43.6%）患儿组成病例组，未参加本研究的患儿还包括回顾性登记患儿、已失访患儿、拒绝参加本研究的患儿以及诊断后预期存活不足 1 个月的致死性恶性肿瘤患儿。对照组儿童来源于合作医院儿外科就诊的急性阑尾炎患儿，纳入标准为：①在病例组患儿确诊肿瘤 1 年间患急性阑尾炎的 0~14 岁患儿；②无肿瘤或其他慢性共存疾病。对照组与病例组的匹配条件为：①年龄上下不超过 6 个月；②相同性别；③相同的研究中心。匹配比例为 1∶2。

暴露调查：由经过培训的调查员打电话进行问卷调查，调查内容包括社会人口学信息、儿童所处的环境与生活方式、围孕期的特征、家族及个人疾病史。尤其关注目前的教育程度、儿童出生体重、出生时胎龄、出生时父亲与母亲的年龄、分娩方式、患儿前两周的感染史、出生顺序、入托年龄、同胞个数、母亲在怀孕前 3 周到怀孕后 3 周之间有无吸烟酗酒史、家庭是否有宠物、过敏史、妊娠高血压及糖尿病史等。

样本量估算：样本量为 61 例。为了估计样本量，从对照组中随机抽取 5 名患者，并测量他们的整体健康状况。利用 G*POWER 3.1.9 统计软件对整体健康进行初步评估，对照组总体健康状况初步评估值取 3.30（SD：0.79），试验组值取 4.30（SD：0.68），

Cohen 效应量大小取 1.35，双侧检验，估算样本量，可获得 95% 把握度，每个研究组所需的样本量为 13。

数据统计：对每个研究变量在病例组和对照组间的频数分布差异进行卡方检验，然后将单因素假设检验结果 $P<0.10$ 的变量，纳入多因素 logistic 回归分析。所有统计分析基于条件 logistic 回归模型完成。统计分析软件为 SAS。

伦理：研究方案经雅典大学医学院审批通过，所有患儿监护人签署书面知情同意书后，方纳入研究，对其进行电话调查。

研究结果：相对于自然阴道分娩，器械辅助分娩可能增加儿童中枢神经系统肿瘤发病风险（*OR*：7.82；95% *CI*：2.18~28.03），而剖宫产可以降低儿童脑肿瘤发病风险（*OR*：0.67；95% *CI*：0.45~0.99）。母亲在怀孕期间饮酒或有农场居住暴露史会增加儿童中枢神经系统肿瘤的发病风险［*OR* 分别为：2.35（95% *CI*：1.45~3.81）以及 4.98（95% *CI*：2.40~10.32）］。此外，出生体重、孕龄、父亲年龄、孕期疾病等因素无统计学关联。

结论：围孕期与生命早期的危险因素，尤其是有毒物质暴露和免疫系统反应可能参与儿童脑肿瘤发病机制，但以上假设需要在更大样本量的研究中进一步验证，并研究这些因素与其他中枢神经系统肿瘤之间的关联。

专家点评

- 病例对照研究设计是在研究结局已经发生的前提下，通过回顾性收集既往暴露信息，比较不同结局人群间暴露风险的差异来建立或验证研究假设。
- 由于在研究设计上不满足前因后果的时间序列，因此基于病例对照研究的因果推断强度低于队列研究和实验性研究。但对于罕见病例或结局而言，病例对照研究有可能是唯一可行的研究设计，因此，病例对照研究在儿童肿瘤的预后研究、病因学研究中仍具有重要意义。

（彭晓霞）

参考文献

［1］彭晓霞，冯福民. 临床流行病学. 北京：北京大学医学出版社，2013.

［2］彭晓霞，方向华. 循证医学与临床研究. 北京：人民卫生出版社，2019.

［3］HULLEY SB, CUMMINGS SR, BROWNER WS, 等. 临床研究设计. 4 版. 彭晓霞，唐迅，译. 北京：北京大学医学出版社，2017.

［4］GEORGAKIS MK, DESSYPRIS N, PAPADAKIS V, et al. Perinatal and early life risk factors for childhood brain tumors: Is instrument-assisted delivery associated with higher risk？Cancer Epidemiol, 2019, 59: 178-184.

第四十二章　系统综述和 meta 分析

20 世纪 90 年代，随着系统综述和 meta 分析逐渐被认可和应用，已有多个组织或个人对其进行了定义，表 6-42-1 给出的是国际权威的《流行病学词典》(第 5 版) 中对 "系统综述" 和 "meta 分析" 两个术语的解释。

系统综述与传统综述同属于研究综合范畴，有共同点，但也存在明显的不同(表 6-42-2)。

表 6-42-1　系统综述和 meta 分析的定义

	定义
系统综述 (systematic review)	运用减少偏倚的策略，严格评价和综合针对某一具体问题的所有相关研究。Meta 分析可能但不一定是这个过程的一部分
Meta 分析 (meta analysis)	Meta 分析是一种对独立研究的结果进行统计分析的方法。它对研究结果间差异的来源进行检查，若结果具有足够的相似性，便可利用这种方法对结果进行定量合成

表 6-42-2　叙述性文献综述与系统综述的区别

特征	叙述性文献综述	系统综述
研究的问题	涉及的范围常较广泛	常集中于某一临床问题
原始文献的来源	常未说明，不全面	明确全面，多途径、多渠道
检索方法	常未说明	明确的检索策略
原始文献的选择	常未说明，有潜在偏倚	有明确的选择标准
原始文献的评价	未评价或评价方法不统一	有严格的评价方法
结果的综合	多采用定性方法	定性与定量有机结合
结论的推断	有时遵循研究依据，较主观	遵循研究依据，较客观
结果的更新	未定期更新	定期更新

第 1 节　系统综述和 meta 分析的研究计划

一、提出临床问题

系统综述(systematic review)是一种创证的研究过程。提出一个很好的问题是制作系统综述的重要的第一步。系统综述选题来源于临床实践，又服务于临床实践。在众多可选择的问题中，应首先选择不肯定、有矛盾、需要优先回答的关键临床问题或医疗实践中经常遇到的、有争议的问题。

系统综述范围大小的确定需要根据很多因素来考虑，各有优缺点。范围小的系统综述优点是关注点集中，工作量相应较小，但临床适用范围也窄；范围大的系统综述的优点是适用性较好，但工作量大，短期内很难完成。

提出的问题是否恰当、清晰、明确，关系到系统综述是否具有重要的临床意义，是否具有可行性，并影响着整个研究方案的设计和制订。欲使系统综述问题清晰,需结构化问题,也就是问题的构建,应包括“PICO”[研究对象(participants)、干预措施(intervention)、对比措施(comparisons)、结局指标(outcomes)]4个关键要素,并应体现在系统综述的纳入标准中。其中疾病和干预措施是问题的两个重要方面。例如,……孰优孰劣?针对这一临床问题,按照PICO原则进行结构化。如此,所提的临床问题即变得更为清晰,针对此问题的系统综述的制作也可就此展开。

干预性试验的Cochrane系统综述的题目有2种格式:①某干预措施治疗某疾病([intervention]for[health problem]),如antibiotics for acute bronchitis;②干预措施A与干预措施B治疗某疾病([intervention A]versus[intervention B]for[health problem]),如immediate versus delayed treatment for cervical intraepithelial neoplasia。

对于非Cochrane系统综述的题目,可依据投稿期刊加以变化,但应注明该题目是基于随机对照试验的系统综述/meta分析。

二、制订研究计划

问题提出后,应设计、制订一个详细周密的研究计划,其主要内容包括背景、目的和方法。其中方法学部分是重点,主要包括纳入标准与排除标准、研究检索策略制订、筛选文献和提取资料、方法学质量评价以及数据处理等方法与标准等。

研究背景的阐述通常包括疾病概述、治疗现状概述、被评价干预措施概述和本系统综述的必要性简述。

研究目的通常可用一句话来描述,阐明系统综述涉及的干预措施、疾病和/或对象与研究目的。

纳入和排除标准的制订可根据所构建的PICO要素进行细化,并充分考虑到研究的可行性。

(一) 研究类型

系统综述/meta分析需要纳入何种原始研究类型,主要取决于哪种原始研究类型可以回答系统综述/meta分析所提出的研究问题。通常评价干预措施的有效性时,随机对照试验的论证强度高于非随机对照试验和观察性研究,但在某些疾病,如考虑的结局指标发生率非常低,随机对照试验并不是最好的选择。

(二) 研究对象

受试人群的选择决定了合格的研究中是否有相关的疾病或临床问题,如以国际疾病分类为标准,并确定所探讨的疾病或临床情况的特殊范畴,如年龄层、性别、种族、地区、疾病严重程度等。

(三) 干预措施和对照措施

根据研究问题和目的,明确提出干预措施和对比措施,其中干预措施应详细描述其具体用法,包括剂量、用药方式、用药时间等信息。对比措施可以是安慰剂、不治疗、标准治疗方案,也可以是改进的同一种干预措施,不同的药物,不同类型的治疗措施等。如果在采用规定的干预药物和对照药物之外,患者采用了其他药物或干预措施,则可因混杂因素影响研究结果。

(四) 结果测量指标

测量指标的制订需要全面深入的相关专业知识作后盾,可以查阅、参照相关资料,如法规、专业委员会制定的标准等。

测量指标可包括生存率(病死率),临床事件(如卒中、心肌梗死),患者报告的指标(如症状、生活质量),副作用,负担(如生活方式受限、检查频率)以及经济学指标(如费用和资源利用)。测量指标应包括有潜在危害的不良反应,副作用的评价与有利指标一样具有临床意义,也可纳入经济学指标等。

Cochrane系统综述计划书与期刊发表的计划书格式要求不同,但主体内容大同小异(表6-42-3)。

表6-42-3 Cochrane系统综述计划书大纲

题目(title)
计划书一般信息(protocol information)
作者*(authors*)
通讯作者*(contact person*)
日期(dates)
新内容(what's new)
历史(history)

续表

题目（title）
计划书（protocol）
背景*（background*）
目的*（objectives*）
方法（methods）
纳入标准（criteria for selecting studies for this review）
研究类型*（types of studies*）
受试者类型*（types of participants*）
干预措施类型*（types of interventions*）
结局指标类型*（types of outcome measures*）
数据收集方法*（search methods for identification of studies*）
数据来源（data resource）
检索策略（search strategy）
数据收集与分析*（data collection and analysis*）
文献筛选（selection of studies）
数据提取（data extraction）
纳入研究偏倚风险评估（assessment of risk of bias in included studies）
数据分析（data analysis）
致谢（acknowledgements）
作者贡献（contributions of authors）
利益冲突声明*（declarations of interest*）
资源支持（sources of support）
出版注释（published notes）
参考文献（references）

注：*重要条目。

（刘雅莉）

参考文献

［1］李幼平. 实用循证医学. 北京：人民卫生出版社，2018.

［2］杨克虎. 系统评价指导手册. 北京：人民卫生出版社，2010.

第2节　系统综述和 meta 分析的研究步骤

目前介绍系统综述制作步骤的文献众多，笔者在此重点介绍 2008 年第 5 版《Cochrane 系统综述员手册》提出的步骤。Cochrane 系统综述更强调对偏倚风险的评估与系统综述的更新。Cochrane 系统综述制作步骤如下。

（1）提出要评价的问题。

（2）制订研究的纳入标准。

（3）检索研究。

（4）筛选研究和收集数据。

（5）评估纳入研究的偏倚风险。

（6）分析数据并在可能的情况下进行 meta 分析。

（7）解决报告偏倚。

（8）陈述结果与制作结果摘要表格。

（9）解释结果与得出结论。

（10）完善和更新系统综述。

在研究计划完成后，系统综述的题目和研究方案（包括纳入和排除标准）已确定，下文将从检索开始简述。

一、资料检索

系统而全面地通过多途径（多个电子数据库相

结合，机检与手检相结合）、多语种（避免语言偏倚）、多渠道（发表与未发表的文献，避免发表偏倚）收集相关文献。推荐由具备丰富文献检索经验的专业人员牵头制订检索策略。

（一）数据来源

对于药物、器械、手术等干预措施方面的研究证据，常用医学数据库包括 Cochrane 临床对照试验中心注册库（The Cochrane Central Register of Controlled Trials，CENTRAL）、PubMed/MEDLINE、EMBASE。Cochrane Handbook 推荐进行干预性系统综述 / meta 分析至少应该包括以上 3 个数据库。此外，根据研究问题领域、研究者所在的国家 / 地区，选择相关数据库。例如，中国生物医学文献服务系统（SinoMed）、万方数据知识服务平台等是国内常用的数据库资源。

为了提高查全率，还需进行补充检索：①根据系统综述 /meta 分析主题选择特定的专题数据库；②查找在研临床研究，主要是查找世界卫生组织国际临床试验注册平台（International Clinical Trials Registry Platform，ICTRP），包括中国临床试验注册中心和美国临床试验注册中心在内的 17 个一级注册机构；③对相关系统综述 /meta 分析或纳入研究的参考文献目录进行检索；④检索其他引文数据库和学术搜索引擎；⑤必要时补充检索重要专业期刊。

（二）制订检索策略

检索式通常由描述疾病（locate the health condition）、干预措施（locate the intervention）和随机对照试验（locate the RCT）的检索词三部分组成。

为了提高查全率，利用主题词和自由词相结合的方法、针对不同数据库制订适合的检索策略。描述疾病、干预措施及随机对照试验的三部分检索词之间用逻辑符“AND”连接，而各部分的同义词（包括主题词）间用逻辑符“OR”连接。

二、文献筛选和资料提取

（一）文献筛选

至少由两名评价员依据纳入和排除标准独立背靠背进行文献筛选，步骤如下：①用文献管理软件将初检文献归类、整理，排除重复文献；②阅读每篇研究的题目和摘要，排除明显不符合纳入标准的不相关研究；③对于任何一篇潜在的相关研究都要求调阅全文分析；④分析、判定重复发表文献；⑤根据纳入、排除标准复核纳入研究，排除文献的原因应详细记录；⑥对于信息报告不全者，尽量联系原作者补充相关资料；⑦最终确定纳入的研究，进入数据提取阶段。

（二）资料提取

提取资料是指按照纳入标准，将纳入研究的结果和所有有价值的信息正确地收集并记录下来。应根据研究内容和目的，预先设计一个资料提取表，在正式提取数据前，做好预实验工作，根据提取过程中遇到的问题进一步完善和改进资料提取表。为了保证资料提取的准确性，要求至少两位评价人员各自独立地提取资料（double-abstraction process），并互相复核，遇不同意见协商或征求第三方的意见商榷。如果原始研究数据描述不清晰或缺失，可考虑与原作者联系加以补充。

提取资料主要包括以下信息：研究基本信息（如研究题目、期刊名称、作者、研究 ID 号、作者及其联系方式），研究方法（随机方法、随机单位、隐蔽分组方法、盲法、中心数量、研究实施地点、研究实施时间），受试者或观察对象（受试者来源、疾病、各组人数），干预措施（干预组和对照组措施及其用法），结局测量指标（主要 / 次要结局指标及其判效标准等），结果（分类变量的发生事件数 / 总人数和连续性变量的各组人数、均数和标准差），混杂因素等。

三、纳入研究的偏倚风险评估

纳入研究的方法学质量评价是系统综述最重要的组成部分，其严谨性和客观性直接影响系统综述的分析、解释和结论。评价纳入研究的方法学质量，是为了判断研究的真实性，包括内部真实性（即研究结果的准确性）和外部真实性（即研究结果的外推应用价值和实用性）。

（一）随机对照试验

随机对照试验的偏倚风险主要包括选择性偏倚、实施偏倚、减员偏倚、测量性偏倚、选择性报告偏倚和其他偏倚。选择性偏倚产生于将观察对象分配到各组时；实施偏倚产生于提供干预的过程；减员偏倚产生于随访过程；测量性偏倚产生于结果测量分析时。各类偏倚产生的来源见图 6-42-1。

现已发表的随机对照试验的质量评价工具有很多种，包括质量评分、质量评价清单，如 Jadad 记分法。笔者通常利用 Cochrane Handbook 5.0 推荐的“偏倚风险评估”工具对纳入研究进行方法学质量评价。包括以下 6 个方面：①随机分配方法；②隐蔽分

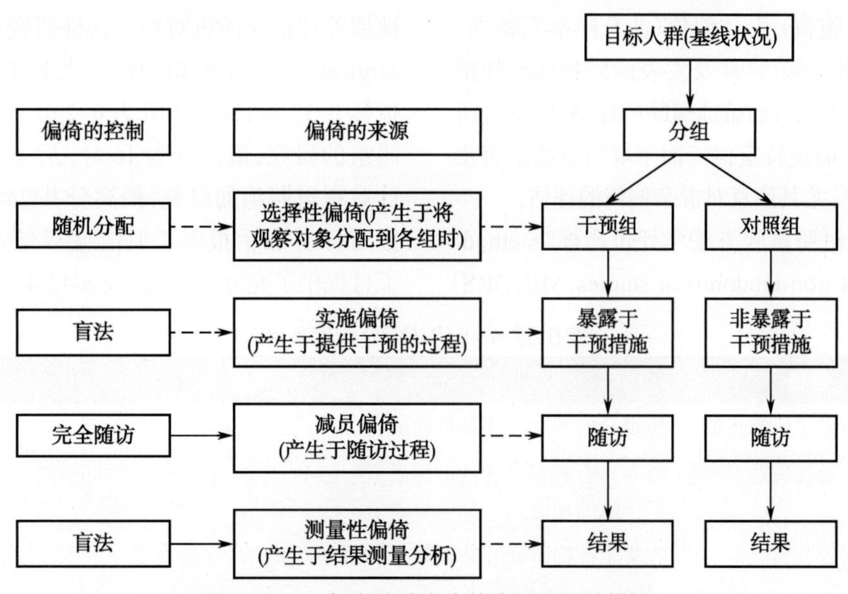

图 6-42-1　各类偏倚产生的来源及预防措施

组；③对研究对象、治疗方案实施者、研究结果测量者或统计人员采用盲法；④结果数据的完整性；⑤选择性报告研究结果；⑥其他偏倚来源。针对每个纳入研究，对上述 6 条做出"是"(低度偏倚)、"否"(高度偏倚)和"不清楚"(缺乏相关信息或偏倚情况不确定)的评价。此评估工具对每一条的判断均有明确标准，减少了评估者主观因素的影响，保证评估结果有更好的可靠性。评价者也可根据具体系统综述特点对评价条目进行加减。

1. 随机分配方法　查随机数字表法、计算机产生随机序列、抛硬币或掷骰子及抽签等方法产生随机序列，均可判断为"是"；而根据就诊顺序、门诊号、患者生日、病历号、身份证号的单双号等方法则为"否"；如没有充分的信息判断"随机序列"为"是"或"否"，则为"不清楚"。目前很多研究中仅报告为"随机"分组，而未详细报告具体的随机方法，最好能联系作者核实真实信息，这种情况也很多被判断为"不清楚"。

2. 隐蔽分组　患者和研究者都无法预先估计每一位研究对象可能被分配到哪个组，即隐藏了"随机序列号"。隐蔽分组的方法如采用中心隐藏(包括电话、网络或药房控制随机)、外表相似的药物器皿、密闭、不透光的信封，则判断为"是"；反之使用公开的随机分配序列、分配的信封未经安全性保护(如信封未密闭、透光或没有连续的编号)或依据序列号交替入组、依据出生日期入组等方法，均判断为"否"；若没有充分的信息判断是否进行了隐蔽分组，则为"不清楚"。

3. 盲法　根据研究性质，对患者、医师、结局测量者或统计人员都实施了盲法，或未实施盲法但不会对结局指标的测量产生偏倚，可评价为"是"；若未实施盲法会对结局指标的测定产生偏倚影响或盲法实施极易被破坏而导致盲法失败，则判断为"否"；若以上两者情况尚无充分的信息判断，则评价为"不清楚"。

4. 结果数据的完整性　若没有数据缺失或数据缺失的原因不会影响结局指标测量(如生存率)，判断为"是"；若数据缺失太多或其影响结局测量指标的真实性，判断为"否"；若没有足够的信息判断为"是"或"否"，则为"不清楚"。

5. 选择性报告研究结果　若研究报告了预先设计的全部测量指标，评价为"是"；反之则评价为"否"；没有充分的信息判断为"是"或"否"，则为"不清楚"。

6. 其他偏倚来源　若没有其他偏倚来源，评价为"是"；反之则评价为"否"；无法判断则为"不清楚"。

(二) 非随机对照试验

与随机对照试验一样，非随机对照试验如果存在设计缺陷或实施过程不严谨，同样有可能使研究结果产生偏倚。

非随机对照试验的偏倚风险评估可以从以下几个方面考虑：选择性偏倚(涉及组间可比性、混杂和校正)，实施偏倚(涉及干预精确性、研究对象接受何种干预的信息质量，包括对研究对象和医务人员施盲)，测量偏倚(涉及无偏倚和正确的评估研究结果，包括对评估人员施盲），失访偏倚（涉及样本完整性、随访数据）以及报告偏倚（涉及发表偏倚和选择性报告结局）。对于以上几方面偏倚风险的评估，应结合研究计划书，判断为避免特定偏倚而采取的方法是否正确、充分或不清楚，尤其注意对混杂偏倚的评估。

当前非随机对照试验方法学评价指标（methodological index for non-randomized studies，MINORS）被推荐评价非随机对照干预性研究（non-randomized surgical studies）质量的评价，尤其是外科领域。评价指标共 12 条，每一条分为 0~2 分。前 8 条针对无对照组的研究，最高分为 16 分；后 4 条与前 8 条一起针对有对照组的研究，最高分共 24 分。0 分表示未报道；1 分表示报道了但信息不充分；2 分表示报道了且提供了充分的信息（表 6-42-4）。

表 6-42-4 MINORS 评价条目

序号	条目	提示
1	明确地给出了研究目的	所定义的问题应该是精确的，且与可获得文献有关
2	纳入患者的连贯性	所有具有潜在可能性的患者（满足纳入标准）都在研究期间被纳入了（无排除或给出了排除的理由）
3	预期数据的收集	收集了根据研究开始前制订的研究方案中设定的数据
4	终点指标能恰当地反映研究目的	明确的解释用来评价与所定义的问题一致的结局指标的标准。同时，应在意向性治疗分析的基础上对终点指标进行评估
5	终点指标评价的客观性	对客观终点指标的评价采用评价者单盲法，对主观终点指标的评价采用评价者双盲法。否则，应给出未行盲法评价的理由
6	随访时间是否充足	随访时间应足够长，以使得能对终点指标及可能的不良事件进行评估
7	失访率低于 5%	应对所有的患者进行随访。否则，失访的比例不能超过反映主要终点指标的患者比例
8	是否估算了样本量	根据预期结局事件的发生率，计算了可检测出不同研究结局的样本量及其 95% 置信区间；且提供的信息能够从显著统计学差异及估算把握度水平对预期结果与实际结果进行比较
9~12 条用于评价有对照组的研究的附加标准		
9	对照组的选择是否恰当	诊断性试验应为诊断的“金标准”；治疗干预性试验应是能从已发表研究中获取的最佳干预措施
10	对照组是否同步	对照组与试验组应该是同期进行的（非历史对照）
11	组间基线是否可比	不同于研究终点，对照组与试验组起点的基线标准应该具有相似性。没有可能使结果解释产生偏倚的混杂因素
12	统计分析是否恰当	用于计算置信区间或相对危险度的统计资料是否与研究类型相匹配

四、分析资料

（一）定性分析

并非所有的系统综述都需进行统计学合并（meta 分析）。是否做 meta 分析需视纳入研究是否有足够相似性而定。如果纳入研究的同质性差可进行描述性的分析评价，即定性系统综述。

（二）定量分析

如果系统综述纳入研究具有足够相似性，则进行合并分析，此类系统综述称为定量的系统综述。常采用 RevMan、STATA 等软件对多个纳入研究的资料进行合并分析（meta 分析）得到定量结果。

1. meta 分析的目的　Meta 分析是指对两个或两个以上独立研究结果的统计学合并。其目的可体现在：提高检验效能（power），改进精确性（precision），全面汇总和分析某一类问题从不同角度所得的结果，找出并分析有明显矛盾的研究之间存在的差异或产生新的假设以探讨和定量分析造成不同结果的原因。

2. meta 分析的应用条件　必须注意，并非所有的资料都适合做 meta 分析，meta 分析的条件是纳入的研究必须有足够相似性。在 meta 分析之前，研究人员首先需要认真严格地分析纳入的资料，只有当这些资料符合合并条件时，才能进行 meta 分析。

3. 哪些情况不能做 meta 分析　Meta 分析如果运用得当，是一种很好的从资料获得有意义结论的工具，可以帮助防止错误的解释。但如果将完全不同的资料合并，就会产生错误的结果而不是提供帮助。

4. meta 分析统计过程　Meta 分析统计过程需要依据不同的系统综述特点具体分析。首先，根据不同资料类型确定效应量，通常二分类变量选用相对危险度（*RR*）/ 比值比（*OR*）、率差（*RD*）；连续性变量选用均数差（*MD*）/ 标准均数差（*SMD*）。然后，进行异质性分析，常见的异质性可分为临床异质性、方法学异质性和统计学异质性。用卡方检验估计是否存在统计学异质性，I^2 检验估计异质性大小。出现异质性时，首先分析其可能的原因，考虑以亚组分析、敏感性分析或选用随机效应模型来解决。当纳入研究多于 9 个时，应用漏斗图以判断是否存在发表偏倚。

五、解释结果

可选用 RevMan 5.0 或其他软件对数据进行处理分析，通常用森林图来展示每个纳入研究以及 meta 分析结果。“表”和“图”可帮助显示纳入研究特征、方法学质量评价及其结果，简洁明了地显示证据质量的关键信息，干预性试验疗效的强度以及所有相关的重要数据。一般可包括“纳入研究特征表”“森林图”“风险偏倚评估图”“研究发现概要表”及其他相关图表。

森林图的解释：森林图是以统计指标和统计分析方法为基础，用数值运算结果绘制出的图形。它在平面直角坐标系中，以一条垂直的等效线（横坐标刻度为 1 或 0）为中心，用平行于横轴的多条线段描述了每个被纳入研究的效应量和置信区间（confidence interval，*CI*），用一个菱形描述了多个研究合并的效应量及置信区间。森林图简洁、直观地展示了 meta 分析的统计结果，是 meta 分析中最常用的结果表达形式。

结果可对 meta 分析森林图的统计学意义和临床意义做客观解释。统计指标可选用相对危险度（*RR*）、比值比（*OR*）、均数差（*MD*）和标准均数差（*SMD*）的 95% 可信区间。当横线与森林图的等效线相交时，试验组的效应量等于对照组，试验因素无效；当其 95% 置信区间横线不与森林图的等效线相交且落在等效线右侧时，试验组的效应量大于对照组；当其 95% 可信区间横线不与森林图的等效线相交且落在等效线左侧时，试验组的效应量小于对照组。

图 6-42-2 为 6 个降压药治疗老年心血管疾病的随机对照试验的 meta 分析结果。其中有 4 个的 95% 置信区间横线与等效竖线相交，表明该 4 个研究结果提示降压药组和安慰剂组的病死率没有差别，另有 2 个研究的 95% 置信区间横线落在等效竖线左侧，其结果提示降压药可减少老年心血管疾病的病死率。

纳入的 6 个研究间无统计学异质性（异质性检验 χ^2=6.08，I^2=18%），采用固定效应模型，其合并效应量 *OR*=0.54，95% *CI*：0.44~0.67。故可认为降压药组病死率与安慰剂组比较差异有统计学意义，即降压药可减少老年心血管疾病的死亡率，该降压药对老年心血管疾病有效。

六、系统综述和 meta 分析的报告规范

PRISMA 声明为系统综述和 meta 分析的报告规范，目前已发布了包括系统综述和 meta 分析计划书优先报告（PRISMA-P）在内的 7 个扩展版，主要内容如下。

（一）PRISMA 声明

2005 年 6 月，29 位包括系统综述制作者、方法

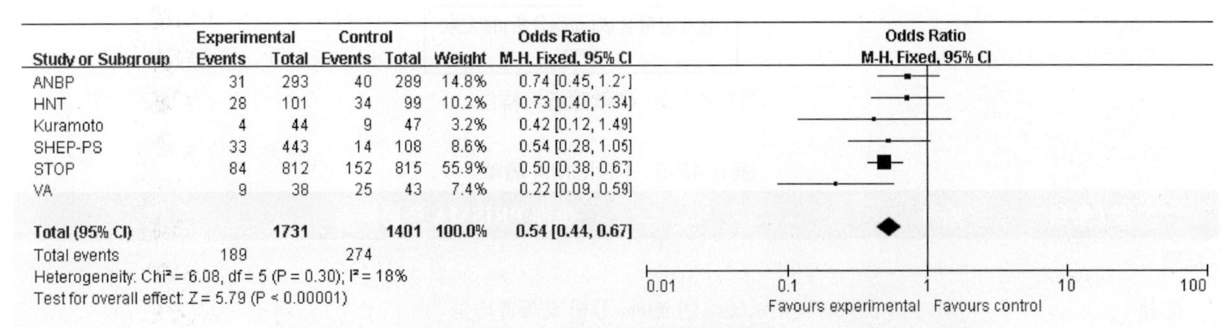

图 6-42-2　6 个降压药治疗老年心血管疾病研究的 meta 分析森林图

学家、临床医生、医学期刊编辑以及使用者在内的多学科专家在加拿大渥太华举行会议修订并扩展了QUOROM（The Quality of Reporting of meta Analyses of Randomized Controlled Trials）声明，将其更名为“系统综述与meta分析优先报告条目（transparent reporting of systematic reviews and meta-analysis，PRISMA） 声明”。PRISMA声明包括一个27个条目的清单（表6-42-5）和一个四阶段的流程图（图6-42-3）。

PRISMA声明于2009年正式发表，旨在帮助作者改进系统综述和meta分析的撰写和报告，主要针对基于随机对照试验的系统综述，也适用于其他类型的研究，尤其是评价干预措施疗效的研究。目前，PRISMA声明扩展到其他不同类型并已形成了7个PRISMA声明扩展版，包括系统综述/meta分析的摘要报告规范（PRISMA for abstract），系统综述/meta分析研究方案的报告规范（PRISMA for protocol），干预措施安全性的系统综述/meta分析报告规范（PRISMA-harms），公平性系统综述/meta分析报告规范（PRISMA-equity），单病例数据的系统综述/meta分析报告规范（PRISMA for individual patient data systematic review，PRISMA-IPD），网状meta分析报告规范（PRISMA for network meta-analyses，PRISMA-NMA）以及诊断系统综述/meta分析报告规范（PRISMA extension for diagnostic test accuracy，DTA）。

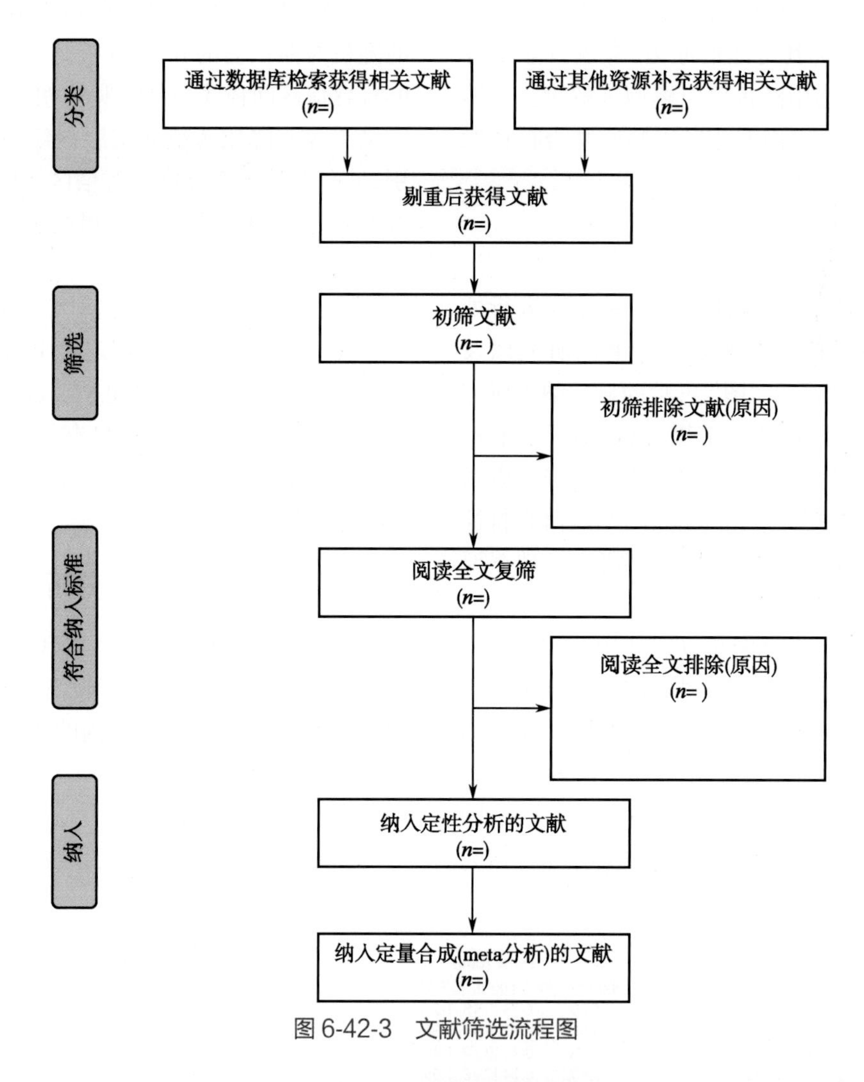

图6-42-3 文献筛选流程图

表6-42-5 PRISMA清单

内容/条目	编号	标准PRISMA条目要求
标题		
标题	1	表明研究是系统综述、meta分析或两者均是

续表

内容 / 条目	编号	标准 PRISMA 条目要求
摘要		
结构化摘要	2	使用结构化的格式,包括背景、目的、数据来源、研究纳入标准、研究对象、干预措施、评价和合成研究结果的方法、结果、局限性、结论及主要发现的意义、系统综述注册号
引言		
理论基础	3	介绍当前已知的理论基础
目的	4	明确描述临床问题,包括研究人群、干预措施、对比组、研究结局及研究设计(participants, interventions, comparisons, outcomes, and study design, PICOS)
方法		
研究方案及注册	5	表明是否撰写研究方案,如有,则说明是否能在何处获得该方案(如网络下载地址),如有可能,还应提供含注册号的注册信息
纳入标准	6	详述作为纳入标准的研究特征(如 PICOS、随访时间等)及报告特征(如发表年、语言、发表状态等),并作合理说明
信息来源	7	介绍所有检索的信息来源(如注明收录年份的文献数据库、与作者联系以识别更多研究)及末次检索的日期
检索	8	至少报告一个电子数据库的全部检索策略,包括所有使用的限制项,以保证该检索可被重复
研究选择	9	描述选择研究的过程,如筛选、纳入标准、是否纳入系统综述、是否纳入 meta 分析等
数据提取	10	描述从研究报告中提取数据的方法(如使用经过预实验后定制的提取表格、独立提取、重复提取等)及从研究者索取或确认数据的过程
数据变量	11	列表定义所有数据提取变量(如 PICOS、资助来源等)及对数据变量的任何假设和简化形式
单项研究偏倚	12	描述评价单项研究可能存在的偏倚的方法(说明评价是针对研究还是仅针对研究结果),以及在数据合并中如何使用这些偏倚评价结果
概括效应指标	13	描述主要效应测量指标,如相对危险度、均数差等
研究结果合成	14	描述处理数据及合并结果的方法,如做了 meta 分析,还应说明每项 meta 分析的异质性检验方法(如 I^2 等)
研究间的偏倚	15	说明对可能影响数据合并结果的合并研究偏倚(如发表偏倚、研究内选择性报告结果等)的评估方法
其他分析	16	描述其他分析方法,如敏感性分析、亚组分析、meta 回归等,并说明哪些是事先计划的分析
结果		
研究选择	17	提供筛选研究数、进行纳入评价的研究数、最终纳入研究数,并说明各阶段排除理由,最好列出流程图
研究特征	18	描述每个被提取数据资料的研究的特征(如样本量、PICOS、随访时间等),并标出引文出处
单项研究内部偏倚	19	展示各单项研究可能存在偏倚的相关数据,如有可能,列出偏倚对结局影响的评价结果,参见条目 12
各单项研究结果	20	对所有结局指标(获益或危害),均报告:①每个干预组的摘要数据;②效应估计值及其置信区间,最好用森林图展示
研究结果合成	21	展示每项 meta 分析的结果,包括置信区间及异质性检验结果
研究间的偏倚	22	展示对合并研究偏倚的评估结果,参见条目 15
其他分析	23	如进行了其他分析,则描述其结果,如敏感性分析、亚组分析、meta 回归等,参见条目 16

续表

内容/条目	编号	标准 PRISMA 条目要求
讨论		
总结证据	24	总结主要结果，包括在每项主要结局指标上证据的有力程度，考虑这些结果对主要利益相关者（如卫生服务提供者、使用者及政策制定者）的参考价值
局限性	25	讨论单项研究及其结局层面的局限性（如存在偏倚的可能性）和系统综述研究层面的局限性（如未能获得所有已识别文献具体信息，报告偏倚等）
结论	26	结合对其他相关证据的描述，提出对研究结果的概要性解读，及其对进一步研究的启示
资助		
资助来源	27	描述系统综述的资金资助和其他资助（如提供数据）的来源，及资助者在完成系统综述中所起的作用

（二）PRISMA-P

2015 年，PRISMA-P（适用于系统综述计划书的推荐条目）发表，研究计划书可参考其格式撰写（表 6-42-6）。

表 6-42-6 PRISMA-P 2015 清单

章节和主题	条目编号	清单条目
管理信息		
标题		
识别	1a	从标题可以识别报告是系统综述的计划书
更新	1b	从标题可以识别计划书是对之前发表的系统综述进行更新
注册	2	如果已经注册，请提供注册处和注册号
作者		
联系	3a	提供参与计划书的所有作者姓名、所属机构单位以及邮箱；提供通讯作者的详细通信地址
贡献	3b	描述计划书中各个作者的贡献，并且明确担保人
修正	4	如果该计划书是对之前已完成或已发表的计划书的修正，请确认并列出修改清单；否则，阐述记录计划书重大修正的计划
支持		
来源	5a	标明资金来源或其他支持
赞助	5b	提供资助者姓名或者赞助商名称
资助者或赞助商的角色	5c	如果资助者、赞助商和/或机构参与计划书其中，请描述他们的角色
介绍		
论据	6	在已知的背景下陈述该系统综述的立题依据
目标	7	根据人群、干预、对照和结局（PICO）对系统综述的研究问题进行明确清晰的阐述
方法		
纳入标准	8	明确系统综述纳入研究的特点（如 PICO、研究设计、试验场所、时间点）以及其他研究报告特点（如发表年代、语种、发表状态）

续表

章节和主题	条目编号	清单条目
信息来源	9	描述所有的信息来源(如电子数据库、联系作者、注册试验或者其他灰色文献)以及计划检索的时间范围
检索策略	10	请起草至少一个数据库的检索策略以及相应的限制策略,从而保证检索是可以重复的
研究报告		
数据处理	11a	描述系统综述过程中处理记录和数据的方法
研究选择	11b	描述文献筛选过程(如两个研究人员独立筛选)以及系统综述中研究筛选的每一个过程(也就是文献筛查、合格研究以及最终纳入定量合成研究)
数据收集	11c	描述数据提取方法(如预先设计的数据提取表、独立完成、一式两份)以及其他任何从研究者那里获取和确认数据的过程
数据条目	12	列出并定义所有数据变量(如 PICO 条目、基金来源)以及任何计划前进行的数据假定和简化
结局和次序	13	列出并定义所有结局指标,并给出主要结局和其他结局指标的优先次序和相应理由
偏倚风险	14	描述评价单个研究偏倚风险的方法,并说明其在数据分析中的作用
数据分析	15a	描述将对哪些研究数据进行定量分析
	15b	如果数据适用于定量分析,描述合并统计指标、数据分析和合并方法,以及异质性的检验(I^2)
	15c	描述任何其他统计分析方法(如敏感性分析、亚组分析、meta 回归)
	15d	如果数据不能进行定量分析,描述计划采用的归纳总结方法
Meta 偏倚	16	明确任何计划前所用的 meta 偏倚评价方法(如发表偏倚和选择偏倚)
证据质量分级	17	描述证据质量分级(如使用 GRADE 评价系统)

七、系统综述实例分析

实例来源:CHEUK DKL,CHIANG AKS,CHAN GCF,et al. Urate oxidase for the prevention and treatment of tumour lysis syndrome in children with cancer. Cochrane Database Syst Rev,2017,3(3):CD006945.

研究背景:肿瘤溶解综合征(TLS)是恶性肿瘤的严重并发症,可导致肾衰竭或死亡。以前的研究没有发现尿酸氧化酶对癌症儿童有益的明确证据。这篇评论是先前发表的 Cochrane 评论的第二次更新。

研究目的:评价尿酸氧化酶预防和治疗儿童恶性肿瘤的疗效和安全性。

研究方法

1. 纳入和排除标准

(1)纳入标准

研究类型:纳入随机对照试验(RCT)和临床对照试验(CCT)。CCT 是将一个或多个干预组与一个或多个对照组进行比较的研究。包括历史对照研究。

研究对象:为 18 岁以下患有各种癌症的参与者,包括血液学恶性肿瘤和实体肿瘤。

干预措施与对比措施:干预措施为尿酸氧化酶制剂。对比措施可以是安慰剂;不治疗或其他治疗,如别嘌醇。包括尿酸氧化酶联合其他干预措施 *vs.* 单独使用相同的其他干预措施,以及不同剂量或不同制剂的尿酸氧化酶间比较的试验。

结局指标

1)预防

主要结局指标:2004 版 Cairo-Bishop 定义的临床 TLS 发生率。

次要结局指标:① 2004 版 Cairo-Bishop 定义的实验室 TLS 发生率。②与 TLS 或其他原因相关的病死率。③与 TLS 相关的需要肾移植的肾衰竭发生率。④血尿酸水平正常的频率。⑤血尿酸水平正常前的持续时间。⑥血尿酸水平的变化。⑦尿酸水平曲线下面积。⑧不良反应发生频率。

2)治疗

主要结局指标:与 TLS 及其他原因相关的病

死率。

次要结局指标：①与TLS相关的需要肾移植的肾衰竭发生率。②血尿酸水平正常的频率。③血尿酸水平正常前的持续时间。④血尿酸水平的变化。⑤尿酸水平曲线下面积。⑥血清磷水平的变化。⑦血清钾水平的变化。⑧血清肌酐水平的变化。⑨血清钙水平的变化。⑩不良反应发生频率。

(2)排除标准：严重过敏、严重哮喘，严重的肝脏或肾脏疾病。不可控制的感染，包括病毒感染；G6PD缺乏。

2. 文献检索　检索了CENTRAL、MEDLINE、EMBASE和CINAHL（Cumulative Index to Nursing and Allied Health Literature）4个数据库。检索时间截至2016年3月。此外，还检索了相关研究参考文献、WHO临床试验注册平台等临床试验注册平台、会议论文，同时联系了2家相关制造商。

3. 文献筛选　由两位研究人员（第一和第二作者）独立阅读初步纳入的系统综述的题目和摘要，排除不符合要求的研究，然后对可能符合要求的研究进行仔细的全文阅读，对结果进行交叉核对后，以最终确定纳入研究。必要时与第三研究者协商解决。

4. 资料提取　根据预先制订好的数据提取表，逐篇提取数据，包括研究方法、研究对象具体信息、干预措施、对比措施和结局指标、分析的数据等。由两名研究人员提取和复核相关数据，任何不一致的数据均提交第三位研究人员通过集体讨论确定。数据双录入RevMan 5.0软件。

5. 偏倚风险评估　评价员依据Cochrane Handbook推荐的ROB工具对纳入的RCT进行偏倚风险评估，并交叉核对其结果。同时评估了CCT相关的偏倚风险，并同时试图查找受试者年龄、恶性肿瘤类型、肾功能基线、白细胞计数、低密度脂蛋白水平、尿酸水平和化疗的强度等可能的混杂因素。

6. 证据质量评价　采用GRAED方法对每个研究/结局指标独立评估其证据质量。

7. 数据处理　计数资料采用相对危险度（*RR*）及其95%置信区间（*CI*）作为效应量；计量资料用均数差（*MD*）及其95% *CI*。如果只纳入一个研究或其中一组事件发生率为0，将不再计算*RR*。对于缺失数据，尽可能采用意向治疗（ITT）分析处理数据。同时描述了异质性检验、亚组分析和敏感性分析的依据。

主要结果：共纳入7个研究，共1 074例患者（1个RCT和5个CCT）；均为尿酸氧化酶作为TLS预防性药物的作用。三个研究对比了尿酸氧化酶和别嘌醇，另三个研究评价拉布立海预防TLS的作用。

尿酸氧化酶 *vs.* 别嘌醇：RCT未评估临床TLS的发生率。该研究提示试验组和对照组间病死率（包括全因死亡率和TLS相关病死率）、肾衰竭及副作用差异无统计学意义。相比别嘌醇，尿酸氧化酶组的4小时尿酸水平正常的频率和4天尿酸曲线下面积更高。

1个CCT评估了主要结局指标；试验组和对照组间临床TLS的发生率无明显差异（*RR*：0.77，95% *CI*：0.44~1.33；*P*=0.34）。3个CCTs报道了死亡率，试验组因TLS导致的死亡率低于对照组（*RR*：0.05，95% *CI*：0.00~0.89；*P*=0.04）。两组间全因死亡率差异无统计学意义（*RR*：0.19，95% *CI*：0.01~3.42；*P*=0.26）。5个CCTs的合并结果提示试验组肾衰竭发生率更低（*RR*：0.26，95% *CI*：0.08~0.89；*P*=0.03）。相比对照组，试验组在2天（3个CCTs，*MD*：-3.80mg/dl，95% *CI*：-7.37~-0.24mg/dl；*P*=0.04）、3天（2个CCTs，*MD*：-3.13mg/dl，95% *CI*：-6.12~-0.14mg/dl；*P*=0.04）、4天（2个CCTs，*MD*：-4.60mg/dl，95% *CI*：-6.39~-2.81mg/dl；*P* <0.000 01）和7天（1个CCT，*MD*：-1.74mg/dl，95% *CI*：-3.01~-0.47mg/dl；*P* =0.007）尿酸水平更低。CCT合并结果提示，相比别嘌醇，尿酸氧化酶组不良反应发生率（*RR*：9.10，95% *CI*：1.29~64.00；*P*=0.03）更高。

另一项RCT（30例受试者）比较了不同剂量拉布立海（0.2mg/kg *vs.* 0.15mg/kg）的预防效果。未评估主要结局指标。死亡率[全因死亡率和TLS相关死亡率（两组均无死亡）]及肾衰竭（两组均无肾衰竭）组间无差异（*P*=1.0）。结果提示4小时尿酸正常率（*RR*：1.07，95% *CI*：0.89~1.28；*P*=0.49）和尿酸水平（*MD*：8.10%，95% *CI*：-0.99%~17.19%；*P*=0.08）无明显差异。尿酸氧化酶的常见不良事件有过敏、溶血和贫血，但没有明确的证据表明两组间不良反应发生率存在差异（*RR*：0.54，95% *CI*：0.12~2.48；*P*=0.42）。

结论：虽然尿酸氧化酶对于减少血清尿酸可能有效，但目前尚不清楚能否降低临床TLS、肾衰竭或死亡率。与别嘌醇相比，尿酸氧化酶的副作用可能更常见。临床医师应权衡尿酸氧化酶降低尿酸和预防病死率与TLS导致肾衰竭的利弊关系，并考虑潜在的不良反应。

专家点评

- 系统综述和 meta 分析属于研究综合的一种，两个名词常被混用。系统综述不一定都包括有 meta 分析过程，meta 分析也不一定是系统综述。
- 系统综述制作主要步骤如下：提出要评价的问题、制订研究的纳入标准、检索研究、筛选研究和收集数据、评估纳入研究的偏倚风险、分析数据并在可能的情况下进行 meta 分析、解决报告偏倚、陈述结果与制作结果摘要表格、解释结果与得出结论、完善和更新系统综述。

（刘雅莉）

参考文献

［1］李幼平. 实用循证医学. 北京：人民卫生出版社，2018.

［2］杨克虎. 系统评价指导手册. 北京：人民卫生出版社，2010.

［3］CHEUK DKL, CHIANG AKS, CHAN GCF, et al. Urate oxidase for the prevention and treatment of tumour lysis syndrome in children with cancer. Cochrane Database Syst Rev, 2017, 3 (3): CD006945.

第四十三章　儿童肿瘤的伦理问题

第1节　概述

关心和研究儿童肿瘤的人们都面临着伦理困境。事实上,很少有专业领域像儿科肿瘤学一样充满道德挑战。医护人员既希望能够诚实地对待肿瘤患儿,同时又需要尊重患儿家长的意见;既需要尊重家庭的宗教信仰,但又要确保患儿不会因输血不足而死亡。对于晚期的肿瘤患儿,既希望减轻干预治疗的痛苦,同时又不能忽视患儿康复的任何可能性。

对伦理价值、原则的理解和承诺是医学治疗和医学研究的核心内容。其基本原则包括患者福利至上、自愿和社会公正。具体义务包括对患者诚实、保密、尊重、有限资源的合理分配以及利益冲突的管理。更重要的是,越来越多的证据表明伦理价值和原则必须是医学教育各阶段的核心内容,是需要作为一门学科来教授和学习的。

医学伦理学系新兴交叉学科,是医学与伦理学两个古老学科的结合。医学与医学伦理学是求真与扬善的关系:首先,两者相互依赖,即医学解决是非问题,为医学伦理学解决价值问题提供事实基础;医学伦理学解决善恶选择问题,为知识变成行为提供价值指南。其次,虽然两个学科的研究对象都是人,都是追求人的健康利益,但是医学在主导方面属于自然科学,医学伦理学在主导方面属于人文科学,即医学关注的是人生老病死的客观世界,医学伦理学关注的是医学关系中各主体的精神王国,医学贡献的是实现健康利益的物质手段,医学伦理学贡献的是实现健康利益的人文理念和伦理准则。

本章尝试对儿童肿瘤的伦理问题进行系统的阐述和分析。在以下章节中,笔者将对儿童肿瘤临床诊疗和临床研究中涉及的伦理问题进行探讨。其包含的内容有知情同意、临床试验研究的伦理问题、临终时的伦理问题、隐私和保密、遗传学和基因组学的伦理问题以及利益冲突。

(王天有)

参考文献

[1] 孙福川, 王明旭. 医学伦理学. 北京: 人民卫生出版社, 2013: 11.

[2] 王珍娥, 李鹏, 李静. 知情同意的演变及发展. 中华医史杂志, 2011, 41 (5): 279-283.

[3] Council for International Organizations of Medical Sciences (CIOMS). International ethical guidelines for health-related research involving humans. Geneva: CIOMS publications, 2016: 61-63.

[4] 汤姆·比彻姆, 詹姆士·邱卓思. 生命医学伦理原则. 5版. 李伦, 译. 北京: 北京大学出版社, 2014: 59-102.

第2节　知情同意

《希波克拉底誓言》指出:我要竭尽全力,采取我认为有利于患者的医疗措施,不能给患者带来痛苦与危害。因此,几个世纪以来,医生和患者都认为医生才是治疗的决策者。

20世纪,社会发生巨大变化,医患关系物化,医患之间的信赖关系被淡化,加上消费者权益、人权运动的发展,患者自主权被提到相当的高度。现代意义上知情同意权的形成最早起源于二次世界大战时期的纽伦堡审判。1975年,第29届世界医学会修订的《赫尔辛基宣言》要求临床研究必须获得受试者的知情同意。1981年,世界医学会第34届全体大会提出了《里斯本病人权利宣言》,将知情同意扩展到了对所有患者的治疗中。20世纪80年代中后期,知情同意被引入中国;1999年,这一理念被纳入《中华人民共和国执业医师法》。自此,知情同意在中国逐渐得到应用和发展。

儿童肿瘤诊疗和研究的知情同意包含了几项要

素：第一，随着儿童的成熟，他们也希望参与到知情同意的过程中，而不是仅仅由其父母和医生来决定。第二，由于儿童的特殊性，在临床诊疗和临床研究的过程中需要其监护人全程参与，因此无论诊疗或是研究活动都必须得到其法定监护人的知情同意。第三，参与临床研究的研究人员通常也是患儿的主治医生。第四，儿童肿瘤的诊疗是一个长期的过程，需要患儿、家长和医生不断沟通。本节笔者先从有行为能力的成年人的知情同意开始讨论，进而再讨论关于儿童肿瘤临床诊疗的知情同意；将在第 3 节中讨论儿童肿瘤临床研究的伦理问题。

一、有能力给予知情同意的成年人

当一个人有行动、获得充分告知的信息、理解所告知的信息、自愿行动、同意医疗干预的行为能力时，这个人就有能力处理做出了关于这个医疗干预的知情同意。知情同意的组成要素有：行为能力；告知；理解；自愿；同意。

（一）行为能力

关于行为能力的探讨主要关注的是：患者或潜在受试者在心理或法律上是否有能力作出合适的决定。例如，虽然大龄儿童可能有能力对大多数的临床诊疗作出医疗决定，但在法律层面上该类人群仍被认定为无行为能力人或是限定行为能力人。有关行为能力的问题常常集中在它的鉴定标准，在刑法、民法和临床医学中，行为能力的标准主要围绕理解和处理信息的能力，以及对行为结果的推理能力。从这一观点来看，行为能力的标准与个人的经验、成熟度、责任感和福利等密切相关。

目前，人们习惯于把年龄作为一个具有可操作性的有效授权的判断标准，这个标准常用于保护未成年人。还有一些学者提出了“滑动天平”的策略。他们认为，当某项医疗干预增加患者的风险时，应当提高选择或拒绝医疗干预的行为能力所需要的能力水平；当作为结果的福利变得不太重要时，应当降低行为能力所需要的能力水平。这种滑动天平的方法可以使决策所需的行为能力的标准随着风险的变化而变化。例如，同一个人如儿童，可能有行为能力决定是否服用地西泮，但无行为能力决定是否接受阑尾手术。这个策略认为，一个人作决定的行为能力，与这个决定的重要性或这个决定可能带来的危害密切相关，这是一个值得怀疑的观点，例如一个人决定是否参加肿瘤研究的行为能力并不取决于该决定的后果。

美国国家生命伦理顾问委员会建议，医疗专业人员应向机构伦理审查委员会报告谁将做行为能力评估，以及采用哪些方法。例如，制订痴呆评定量表、心理状况测试以及用来检测时空方位感、记忆力、理解力和一致性等因素的评价量表，然后将这些量表整合成一个具有操作性的鉴定无行为能力的测试，并设立“通过”和“不通过”等级。当怀疑某个成年人无行为能力时，这些测试通常可用作临床评估。

（二）告知

医疗专业人员有义务告知患者或受试者一系列关键信息：①医疗干预的性质和目的；②预期的风险与不适；③潜在获益；④目前可获得的替代疗法。如果是一项科学研究，那么，告知的信息一般应当包括研究的目的和方法，预期的利益和风险、所有预期的不便或不适以及受试者不受惩罚退出研究的权利等。

目前，有三种告知标准可用于指导医生决定向患者提供什么信息，其中前两种标准是法院认可的，第三种标准法院一般不采纳。①专业实践标准：这项标准认为应当以专业团体的习惯做法来决定告知是否充分。也就是说，专业习惯确立了要告知的信息的数量和种类。但有几大难题影响了专业实践标准：第一，在许多情况下，难以确定是否存在医疗信息交流的习惯标准。第二，如果习惯具有决定性，那么普遍存在的医疗过错就可以不受惩罚而永远存在下去。大多数医疗专业人员就会同样不充分地提供信息，或者他们可以任意地确定信息告知的范围。第三，许多医生是否具备判断哪些信息符合患者最佳利益的技能，也是值得商榷的。最后，也是最重要的，专业实践标准违背了自主选择的权利。医学中的专业标准在医疗判断中很流行，但是，决定同意还是拒绝治疗，这不是医疗判断，它应当属于患者的权利。②理性人标准：要求医生必须根据一个假设的理性人来决定要告知的信息。这样，决定信息需求的权力就从医生手里转到了患者手里，即使医生的行为符合公认的专业实践标准，他们也可能因告知信息的疏忽而被认为有错。尽管理性人标准有许多优点，但它也遇到了概念和实践的难题。第一，“实质性信息”和“理性人”这两个概念没有被严格地定义，即对患者而言，什么是实质性的信息，这些信息对每一个患者来说是否是一回事。第二，产生了如下问题：理性人标准的抽象性和假设性使得医生很难运用它，因为医生不得不设想一个理性的患者想知道什么。③主观标准：主观标准是一个在道德上更可取的信息告知标准，因为只有它承认个人特定的信息需求。个人的信息需求因人而异，因为人们可能有不同寻常的信仰、不常见的健康问题或独特的家族史，他们需要一个不同于理性人所需要的信息标准。然而，完全依靠主观标准对法律和伦理学来说是不够的，因为患者常常不知道哪些信息与他们的考虑相关，并且，医生也难以理性地对每一个患者的背景和性格进行完全彻底的分析，来决定哪些信息是相关的。

还有一种情况是故意隐瞒，有些临床诊疗不适合于完全告知，医生认为隐瞒信息是对患者有利的。法律对知情同意规则做出了"治疗特权"的例外规定，即允许医疗专业人员遇到紧急、无行为能力或弃权的情况时，可以不征得同意就采取措施。以上这三种例外情况不存在争议。然而，在治疗特权中有一个例外情况是存在争议的，即如果透露信息可能给抑郁、情绪消沉或不稳定的患者造成伤害，那么，医生隐瞒信息是合理的。但这一例外情况也为不正当的家长主义作风敞开了大门，因此应该谨慎援引。

（三）理解

患者和受试者对诊断、手术过程、风险与预后等信息的理解呈现极大的差异。尤其是在儿童肿瘤的诊疗中，恐惧、绝望和其他负面情绪都会对患儿和其父母的决策过程产生较大的影响。患者通常至少应当理解医疗干预的性质和目的、诊断和预后，其他选择方案、风险、利益、医疗建议。在采取行动前，患者也需要与专业人员一起就授权的有关条款进行沟通理解。除非就授权事项的本质特征达成一致意见，否则，就无法保证患者作出自主的决定。然而，有些患者可能因知识背景有限，与其交流时会有一些困难。但是，可以采取适当的方式增强其理解，例如，专业人员可以把新的专业信息与患者比较熟悉的日常事务进行类比，也可以用数字概率或非数字概率来表达风险，帮助患者理解。

然而，即使有了上述办法，要使一个患者不但能够理解，而且能够评估风险和利益，是一件十分艰难的任务。有些研究表明，告知风险常常会使患者曲解信息，导致推理错误和不适当的风险恐惧。例如，在两种治疗儿童肿瘤的方案中（手术和放射性治疗）做一个假设性的选择，其选择偏好会受信息表达方式的影响，即结果是用存活率还是死亡率来表达。当结果用存活率来表示时，更多的人会选择手术治疗。然而，当同样的结果用死亡率来表示时，大部分人会偏向于放射性治疗。用手术并发症立即引起的死亡来表达风险时，似乎是使两者具有决定性差别的因素，因为放射治疗没有相应的死亡风险。因此，专业人员应该掌握表达正面信息和负面信息的技巧。

（四）自愿

如果个人选择治疗的决定没有受到不当的影响，则知情同意是自愿的。有多种因素会影响自愿做出同意。其中有些可能来自患者的内部因素，如精神疾病；同样也有可能来自外部，如患者与临床医生之间的依赖关系。某些情况下，如严重疾病或贫困等，可能会威胁到自愿同意。

（五）同意

同意可以通过多种方式进行。患者可以口头表达同意，也可签署同意书。一般情况下，患者应签署知情同意书，如果个体缺乏决策能力，则须由其合法监护人，或其他正式授权的代表签署知情同意书。知情同意是一个双向交流过程，且在治疗的过程中，知情同意还可以重新征询，即当诊疗的任何一方面发生变化时，医生必须再次寻求患者的知情同意。尤其是在儿童肿瘤学中，患儿和家长通常面临多种决策，这些决定必须在整个疾病过程中加以引导，并给予其充足的时间作决定，获得签字只是知情同意过程中的一部分，长期的治疗必须确保每个患者愿意继续诊疗。

二、无能力给予知情同意的成年人

如果患者无行为能力选择或拒绝治疗，那么，医院、医生或家人可以正当地承担作决定的角色；或者在作决定之前，去法院或其他权威机构寻求解决之道。应当如何为曾经有行为能力和从来都没有自主行为能力的患者作医疗决定，目前的观点认为，所有患者都有决定权，任何可能的时候都必须考虑患者的自主选择。如需代理决策，可以参考两个标准：①代为判断；②患者的最佳利益。

代为判断标准应当适用于曾经有行为能力的人，只要医生有理由相信所作出的决定是患者曾经会作出的决定。在这种情况下，代理人对患者的了解应当足够深刻和贴切，使自己的判断能够反映患者的观点和价值。因此，如果代理人能够令人信服地回答这个问题:“在这种情况下,这个患者想要什么?”那么,代为判断就是一个合适的标准。但是笔者反对将代为判断标准用于从未有过行为能力的患者。如果一个人从未有过自主性,那么,关于自主选择的判断就没有任何依据了。

最佳利益标准在医疗领域内外都得到了广泛应用。最佳利益标准通过评估各种治疗方案以及其他备选方案的风险和利益,考虑患者的痛苦,通过评估患者功能的恢复或丧失,来保护患者的福利。

总的来说,目前在生物医学伦理学中流行的观点,代理决策的标准按以下顺序执行:①自主签署的预嘱,②代为判断,③最佳利益。若发生冲突,则①优先于②,①和②优先于③。

三、儿童的知情同意

儿童不同于无行为能力的成年人。在大多数情况下,儿童的决策能力处于成长和进化的状态。知情同意的目标是尊重成人以前的自主权,而对于儿童来说,挑战在于保护他们未来的自主权。

直到20世纪初,父母都被认为有权代表儿童作出所有决定。这种推论的基础在于:①父母有强烈的动机为子女的最大利益作出决定;②孩子长大后会继承父母的许多价值观,因此,父母的决定很可能与孩子将来有能力时作出的决定相似;③父母必须接受他们为孩子作出的决定的结果;④父母为孩子作出过很多非医疗决定,因此他们也应该对医疗决定负责。

《中华人民共和国民法总则》第十九条规定:八周岁以上的未成年人为限制民事行为能力人,实施民事法律行为由其法定代理人代理或者经其法定代理人同意、追认,但是可以独立实施纯获利益的民事法律行为或者与其年龄、智力相适应的民事法律行为。因此,笔者建议八周岁以上的儿童应该签署知情同意书。

儿童肿瘤初始治疗的效果通常是非常明显的,因此孩子的反对意见常常被否决。然而,在预后不好或是治疗的利弊不太清楚的情况下,征求儿童的同意就变得越来越重要。儿童和青少年是法律上的未成年人,不能提供法律上有效的知情同意,但他们也许能够给予赞同。给予赞同意味着儿童或青少年真正参与了与他们能力相符的有关诊疗的讨论。专业人员必须让儿童或青少年参与到实际的决策过程中,并使用与他们年龄相适合的信息。告知儿童或青少年,并按以上所述来获得同意是极为重要的。识字的孩子最好以书面形式。获得同意的过程,不仅要考虑孩子的年龄,也要考虑他们的个人情况、生活经历、情感和心理成熟度、智力以及家庭状况。即将成人的青少年,他们参与研究的同意可能在伦理上(虽然不在法律上)相当于同意。在这种情况下,父母的同意在伦理上最好被认为是“共同同意”,但在法律上青少年的同意仍然是赞同。如果在诊疗过程中儿童或青少年参与者根据相关法律达到法定年龄,并成为能够独立知情同意的个体,则必须征询其是否继续参与诊疗的书面知情同意,并尊重他们的决定。

四、儿童肿瘤学知情同意的伦理困境

(一)当父母不愿孩子获知病情时

在早期儿童肿瘤诊疗的医学经验中,人们认为告知白血病患儿他们的病情是不道德的,因为他们一旦得知自己患有危及生命的疾病,就会遭受到重大的心理伤害。然而,到了20世纪70年代末,文化变迁改变了这种观点,即建议向成人患者充分告知,向儿童患者酌情告知。事实上,以医学和伦理学的考虑倾向于与家长合作,以个性化的方式告知患儿病情,即在征求家长的同意下,临床医生将如实回答患儿的问题,不再故意欺骗患儿。

(二)当大龄儿童反对诊疗时

青少年可能会表达“有意的反对”,这意味着他们对某个提议表示不赞同或拒绝。儿童或青少年对诊疗表示有意的反对必须得到尊重,即使其父母已给予许可。不采纳他们有意反对的条件是,这些儿童和青少年所需要的治疗目前是不存在,诊疗的干预措施已经有明确的临床益处,以及治疗医师和法定授权的代表均认为干预措施是这些儿童或青少年现有的最佳医疗方案。不过,在某些情形下,父母可能会要求医生坚持采取干预措施而违背孩子的意愿。有时这种要求可能是出于父母的利益而非孩子的利益。在这种情况下,如果医生认为参与或继续参与诊疗不符合孩子的最佳临床利益,则必须无视父母的决定。

(三)当父母出于文化或其他原因拒绝接受治疗时

有些父母可能出于文化、宗教或其他原因拒绝接受治疗。儿童肿瘤是一种慢性疾病,经过数月或数年的治疗,并需要患儿和家长的合作。在诊疗的过程中,医生可以在一定的安全程度内,对家长的一些偏离最佳诊疗的要求做出让步。这些让步可能是维持家庭参与肿瘤核心治疗的必要条件。

专家点评

- 知情同意原则，作为生命伦理学重要的基本原则，产生的目的是更好地保护患者和受试者的利益和权利，使他们不受欺骗和侵害。由于医疗科学的专业性、复杂性，使得某些成年患者尚无法独自作出决定，而儿童则更需要其监护人的意见，因此患者和受试者的同意在大部分的情况下是附和医师的决定。
- 为保障我国儿童临床科研健康快速发展，应引入“儿童同意能力评估”和“风险受益评估”制度，确保实现儿童及其法定监护人知情同意。允许参加研究的儿童，综合考察其年龄、心理和心理成熟度、独立性、精神状态、对研究的理解能力等因素，评估其同意能力；对预开展的儿童临床科研进行有效的风险受益评估，依据评估结果判断儿童能否参加。

（郭春彦）

参考文献

[1] 汤姆·比彻姆，詹姆士·邱卓思. 生命医学伦理原则. 5版. 李伦，译. 北京：北京大学出版社，2014：59-102.

[2] 周吉银，徐剑铖，刘丹，等. 涉及儿童临床科研的知情同意. 中国医学伦理学，2017，30（11）：1381-1386.

[3] 郭春彦，王晓玲，王天有，等. 儿童药物临床试验知情同意书设计及签署要素分析. 中国临床药理学杂志，2017，33（15）：1503-1510.

[4] 倪邵青，漆林艳，李春梅，等. 儿科临床研究的知情同意. 临床儿科杂志，2017，35（3）：236-240.

[5] 唐燕，奚益群. 儿童药物临床试验中的知情同意获得. 上海医药，2015，36（19）：9-11.

第3节 临床研究的伦理问题

值得自豪的是，在过去50年中，儿科肿瘤学家在治疗儿童肿瘤方面取得了显著的进步。这种成功很大程度上归功于临床研究与临床诊疗的结合：有70%的患者可能在其生病期间的某个时刻参加过一项临床试验。鉴于儿科肿瘤的特殊性和患者数量少的现状，如果没有临床试验的努力和基础设施的支持，该领域进展会慢得多。

虽然目前在此方面已取得了一定的成就，但临床研究和临床诊疗的合并需要特别谨慎。正如后文讨论的，研究和治疗的目标是不同的。尽管两者的目标通常可以同时实现，但这种理想的结果并不易得。因此，儿科肿瘤学可能比任何其他医学领域更需要关注，更需明确临床研究与临床诊疗之间的复杂交叉。

一、人类受试者研究的概念模型

“治疗性”和“非治疗性”研究的概念被广泛引用。它们在世界医学协会的《赫尔辛基宣言》的前5个版本中占据突出地位，直到最近才宣布“必须在医学研究之间确认一个基本的区别，其中一个目标是对患者的诊断或治疗，而另一个目标纯粹是科学性的……”伦理学家们挑战了“研究的目标是……为患者诊断或治疗”这一提法，认为它是不连贯的。《贝尔蒙特报告》以其尊重、善和正义的原则而闻名，同时它对实践（治疗）与研究之间的界限也做了明确的阐述，该报告将实践定义为“干预措施……旨在提高个体患者的健康状况，并有合理的成功期望”，相比之下，研究是“旨在检验假设的一项活动，允许得出结论，从而发展或促进可推广的知识”。因此，尽管在试验中研究和治疗可以联合进行，但是在概念上两者是不同的。

（一）临床研究人员的作用

当患者参加试验时，医患关系会发生变化。医生同时也是一名研究者，患者同时也是一名受试者。研究者既承担了对科学的义务，同时也要承担对患者的义务。这种双重义务要求临床医师/研究者需具有独特的专业精神。有些人甚至认为，鉴于这种双重角色，参加一项研究，特别是涉及随机分配的研究，在伦理上存在问题。儿科肿瘤学在很大程度上成功地调整了试验中固有的研究者-受试者关系和医-患关系，当研究的设计要求与受试者的最佳利益有所偏离时（如涉及额外骨髓或腰椎穿刺的研究），则需要进行调整。Miller和Brody已经谴责了流行的说法“临床试验的治疗方向”，这导致了临床和研究角色之间的界限模糊。Joffe和Miller呼吁将临床研究者重新定义为从事科学试验的人，而不是作为参与研究的临床医生。对于主要研究者来说尤其如此，主要研究者主要负责研究的进行，有责任以保真的方式进行研究，以满足方案要求，并将要求扩展到合作研究者。

(二) 对研究的治疗误解和知情同意

如果临床研究是一种在概念上不同的医疗活动,那么患者或其父母是否理解研究就是很重要的,其中包括可能限制对患者所需的个性化医疗,以及临床研究的主要目的是促进知识发展或改善治疗,没有理解这一点则被称为"治疗误解"。虽然证据不完善,但积累的数据表明"治疗误解"在研究对象中普遍存在,并且限制了他们识别参与临床研究和普通临床医疗之间显著区别的能力。如果是这样,为了避免受试者的治疗误解倾向,制订有效的研究知情同意策略应是相关人员的主要任务之一。

Kodish 等人强调知情同意沟通需要一种战略性的、有序的方法:首先关注儿童对诊断和预后的理解,然后讨论当前对疾病的治疗方法。只有在完成这些目标后,研究者才能提出参与临床试验的选择。有证据表明,与知识渊博的临床医生或研究团队成员的长期接触是增强研究参与者理解的最有效手段。

临床研究的伦理框架:1947 年《纽伦堡法典》中的各种伦理准则为人类受试者研究提供了指导。每版都提供了重要的新见解,但没有一版能够全面包括。Emanuel 等人试图构架这样一个模型:他们的框架引用了以前法典推导出的 7 个伦理原则,这些原则按顺序应用,有助于系统地判断哪些研究应该被允许继续进行(表 6-43-1)。

表 6-43-1　指导人类受试者研究设计和实施的伦理原则

原则	解读
社会或科学价值	研究应解决一个重要问题,并应具有改善健康、福祉或科学理解的潜力
科学有效性	研究应包括使研究问题得以成功回答的方法
公平的受试者选择	纳入和排除标准应基于科学和风险的考虑
有利的风险 - 收益比	风险应最小化,与研究的科学目标相一致,应证明对受试者和社会的益处之和与对受试者的风险之比是合理的
独立审查	研究设计和程序必须被与研究无关的个人审查;促进问责制
知情同意	必须向预期受试者告知有关研究的重要信息,以便他们能够就是否参与儿科研究作出合理的决定。在儿科研究中,无论是否经儿童同意,代理许可模式均适用
对入组受试者的尊重	研究人员应: 关注受试者的福利 保护受试者的隐私 许可退出研究 提供有关风险、利益或替代方案的新信息 告知受试者研究结果

(三) 儿童研究的特殊要求

除《贝尔蒙特报告》外,美国国家委员会还发布了一份关于儿科研究的单独报告,该报告建议对涉及儿童的研究提出若干特殊考虑。首先,委员会提出了知情同意(即肯定性知情同意)和父母许可的概念。由于临床研究的其他性质,在研究条件下征求儿童知情同意的义务比在普通医疗中更为重要。根据现行的美国联邦法规,必须达成儿科研究对象的肯定性知情同意,除非:①由于年龄、成熟程度或心理状态而无法提供有意义的知情同意;或②该研究提供了在研究范围之外无法获得的直接利益。此外,虽然条例中没有提及,但一些在发育上无法提供肯定性知情同意的儿童仍可能表示"故意反对"。除非有令人信服的相反理由,否则应尊重这种异议。

我国《涉及人的生物医学研究伦理审查办法》《药物临床试验质量管理规范》《药物临床试验伦理审查工作指导原则》以及《儿科人群药物临床试验技术指导原则》都提出对儿童受试者要有特殊的保护原则,要尊重儿童的意见,尽量获得儿童的知情同意。

尽管有权获得儿童的知情同意,但这一概念仍然具有挑战性。首先,它认为孩子的决定与父母完全分开,因此忽略了家庭内部决策的相互关联性。其次,它允许孩子否决父母的决定,有些人批评这种做法没有尊重父母在引导孩子道德发展方面的适当作用。第三,需要或不需要知情同意的决定忽视了儿童认知和道德发展的复杂和非线性轨迹,并且未能认识到患有急性病的儿童参与这些程序的实际复杂性。第四，没有商定的标准来定义“有意义的”知情同意。儿童肿瘤学小组提供了指导，以填补在知情同意的概念和实践中的空白（表6-43-2）。

表6-43-2 儿童肿瘤学小组关于儿童参与研究决策的建议

1. 向儿童提供信息 应向所有儿童提供有关其诊断、治疗和计划进行研究的适当信息
2. 纳入儿童的决定 儿童参与关于研究的决定应该从一个连续的角度来看，从孩子很小没有或没能力参与的时期到青少年时期
3. 家庭决策的整合 在大多数情况下，研究者应该寻求统一的家庭决定而不是父母和子女分开的决定
4. 作为一个过程进行知情 知情同意应被视为一个过程，在进行重要决定时或随着时间的推移当儿童成熟时应该重新获得知情
5. 基于直接受益前景豁免知情同意的要求 基于直接受益前景的知情同意的豁免仅限于那些有充分理由认为与受到非研究性治疗相比研究结果可能更好的情况
6. 基于缺乏决策能力而放弃知情同意的要求 作为一般规则，很少有9~10岁的孩子能够在参与复杂研究方面作出明智的决定，而大多数14岁及以上的孩子可以作出相当成熟的决定。特别是在这些年龄段之间的灰色地带，研究者和医学伦理委员会应该允许相当大的灵活性，而不是援引基于年龄的规则来决定哪些孩子有能力同意。当对儿童决策能力存在疑问时，应寻求适当的协商
7. 确定知情同意的能力 除考虑年龄、成熟度和心理状态外，研究者和医学伦理委员会还应考虑与决策任务的复杂性相关的能力。在评估能力时，研究者应特别注意儿童对研究参与的偏好所给出的原因
8. 知情同意文件 文件要求应强调研究者有责任描述儿童在决定中的作用，以及患儿在诊疗或研究中的偏好。如果儿童无法理解签署文件的象征性或准契约性质，那么要求年幼儿童签名可能是不合适的
9. 年长青少年的角色 年长的青少年可以在研究决策中发挥成熟的作用，在伦理角度与他们的父母平等。为了认可这一角色，可能应该让他们与父母一起签署同意书
10. 解决分歧 儿童和父母之间关于参与研究的分歧可能很少见。研究者和医学伦理委员会应建立公平的程序来解决此类分歧，例如，任命一名儿童辩护人，监督，或寻求道德咨询
11. 定义、理解和改进知情同意 儿科肿瘤专业人员应支持旨在加强知情同意质量和实践的研究
12. 教育专业人员 儿科肿瘤学家和参与知情同意及过程的其他人需要在相关法规和最佳实践中接受教育

虽然成熟的个体可以无私地同意参加没有补偿性福利的高风险研究，但不能证明通过代理人许可在这些研究中招募儿童是合理的。为了处理最大允许风险的问题，国家生物医学人体受试者保护委员会确定了四类儿科研究。结合了关于风险的判断（即最小风险、非最大风险、略大于最小风险、大于最小风险）以及研究是否具有直接获益前景来确定（表6-43-3）。美国关于儿科研究的法规纳入了这一框架，该法规将最小风险研究定义为研究中“伤害或不适的概率和程度……本身并不比日常生活中或在例行的身体或心理检查或测试大”，但并未直接指明什么是“略大于最小风险”而不是“最小风险”。

表6-43-3 美国联邦法规中定义的四类儿科研究

是否有直接获益前景	最大允许风险	医学伦理委员会批准的标准
否	最小风险	父母一方或监护人允许 如果儿童有能力，对其进行知情同意
是	非最大风险	风险相对于受试者预期获益是合理的 利益与风险之间的关系至少与儿童使用替代方案的一样 父母或监护人允许 除非儿童无能力，或预期利益对儿童健康很重要，且仅在研究背景下可用

续表

是否有直接获益前景	最大允许风险	医学伦理委员会批准的标准
否	略大于最小风险	研究干预或程序所致经历“与(受试者)实际或预期的医疗、牙科、心理、社会或教育环境下的经历相当” 可能产生对受试者病情至关重要的知识的研究 受试者父母(如果双方均在)或监护人的许可 如果儿童有能力,对其进行知情同意
否	大于最小风险	研究为进一步理解、预防或缓解影响儿童的严重问题提供了一个合理的机会 研究将根据合理伦理原则进行 受试者父母(如果双方均在)或监护人的许可 如果儿童有能力,对其进行知情同意 与专家小组协商后获得联邦批准

虽然这个框架制定的较为合理,但有两个重要问题。首先,与特定程序相关的风险水平的判断是否合理和一致是值得怀疑的。其次,该框架预先假定每项研究都特定地适用于4个类别中的一个。然而,许多方案涉及多个研究要素。例如,试验可能在提供有直接利益的研究药物的同时,也需要为研究目的而进行连续骨髓穿刺。因此,要从整体方案考虑,而不是只考虑单个部分。最好单独评估每个组成部分,尤其要避免只看到一个方面的好处(如能够使用研究药)而忽略了其他无益的方面(如方案要求的骨髓穿刺)。

美国医学研究所最近对儿童参与研究有关的伦理和监管问题进行了全面审查,得出的报告包括针对风险阈值定义的建议以及风险与患者病情和年龄关系的建议;机构审查委员会(医学伦理委员会)审查需要将注意力集中在父母许可和知情同意程序的细节上,重点是程序而不是签署的文件;对父母要进行关于临床研究的宣教,以便他们可以提出与其子女及其家庭参与临床研究有关的问题。这些建议对儿科肿瘤学实践具有重要意义。

二、应用

(一) 随机试验

首先,临床医生和研究者的作用可能会在将患者随机分配到对照组或试验组的研究中发生冲突。有些人认为,如果医生没有偏好一种治疗(即“个体均等”),那么医生参与此类试验是合乎伦理的。根据这一论点,当推荐的治疗主要取决于患者恰好碰到的医生时,医学委员会处于“临床均衡”状态,随机分配不违反医生对患者的义务。

然而,临床均衡的概念未能完全解决临床医生和研究者角色之间的冲突。首先,它假设由于医疗界内关于最佳治疗的不确定性,患者才愿意通过翻转硬币来确定他们的治疗方案。相反,患者通常希望医生将共识观点和现有证据与个人经验和“临床判断”结合起来。因此,即使在均衡获得时,试验参与者也可能就某些方面不会接收医生提出的个性化治疗。

其次,仅仅因为医学界可能存在均衡,患者可能不会对他们接受的治疗无动于衷。如一项评估治疗低度霍奇金病化疗的试验,无论是否接受放疗,即使肿瘤学家不确定哪种治疗方法可以提供最佳疗效,患者或其父母也可能会根据短期和长期后遗症等因素而有较强的偏好性。

最后,临床试验通常设计成根据某个预定阈值证明一种治疗在统计学上优于另一种治疗。然而,在达到这一阈值之前,将会出现一种有利于治疗的趋势,最终证明这种治疗更为成功。患者和医生都不允许获知这些数据,部分原因是这些信息可能会影响参加或继续参加试验的意愿,从而影响研究得出明确结论。对数据的保密对于成功开展研究可能很重要,但从参与者的角度来看很难证明其合理性,参与者可能希望将所有可用信息作为决策过程的一部分。大多数随机对照试验(RCT)数据监控委员会可以通过预定义的停止规则来解决这些矛盾,但是提前终止的最佳程序和规则在伦理上存在争议。总之,RCT不可避免地加剧了严谨的科学与医生对患者的医疗义务之间的紧张关系。

(二) Ⅰ期临床试验

儿科Ⅰ期临床试验旨在确定新药的安全、适当剂量和给药方案，这些药物随后可用于Ⅱ期临床试验，以检测药物针对特定儿童恶性肿瘤的活性。它们还提供了关于毒性和药代动力学初步信息，Ⅰ期临床试验并不主要评估疗效。

在典型的Ⅰ期临床试验中，初始受试者接受低剂量的新药，其不太可能是有益的，甚至可能是有毒的。然后在连续队列中剂量递增，直到一定量的初始受试者经历了剂量限制性毒性(DLT)。而这个剂量刚好低于阈值的剂量水平，即最大耐受剂量(MTD)，进而成为Ⅱ期临床试验的推荐剂量。

儿科肿瘤学的Ⅰ期临床试验是必要的，因为儿童和成人的MTD通常不同。除非有生理原因必须在特定的肿瘤儿童中测试药物，否则儿科试验通常仅在成人MTD已知后开始。该政策体现了儿童进行Ⅰ期临床试验的风险最小化和利益最大化原则，但是在评估新的儿科肿瘤药物方面会存在一些延迟。因起始剂量通常略低于成人MTD，因此最大限度地减少了接受次优剂量的儿童数量。

Ⅰ期临床试验，特别是儿童Ⅰ期临床试验，在伦理上是存在争议的。反对意见集中在以下三方面：①试验有实质性风险但直接受益的可能性很小；②主要终点与安全性而非疗效有关；③对于患绝症的患者或其父母做出知情决策是一种挑战。

Agrawal 和 Emanuel 审查了近期关于Ⅰ期临床试验的文献，试图对这些反对意见给出答复。关于儿科Ⅰ期临床试验的风险 - 收益比存在许多分歧。完全和部分缓解率高于成人临床试验，范围为6%~8%。然而，缓解通常持续时间较短，在一项研究中，中位持续时间为60天。儿科试验中的中毒死亡相对少见，一项研究中有2.8%的参与者死于感染、出血或直接毒性，另一项研究中有1.4%死于毒性或发育不良。

通过评估这些风险和收益的大小，医学伦理委员会就可以批准儿科肿瘤学Ⅰ期临床试验吗？很明显，试验涉及的不仅仅是略大于最小风险。因此，在批准前，医学伦理委员会必须确定：①试验预期能够获得直接利益；②通过对受试者的预期收益评估证明风险在合理范围内；③利益与风险的关系至少与替代方案一样(表6-43-3)。笔者认为，除了在特殊情况下，现有的替代方案的风险 - 收益比更为有利。

关于知情同意的担忧主要集中在受试者高估了临床研究的获益，且并不了解临床研究如何限制个性化治疗。Daugherty 和其他人的工作表明，受试者通常出于个人的利益入组，很少有人了解Ⅰ期临床试验的主要目标是针对毒性和剂量，而不是疗效。更令人担忧的是，许多受试者高估了预期效益。在一项成人研究中，受访者预测Ⅰ期临床试验药物“控制癌症”的可能性平均为65%。

重要的是，是否是调查人员提供的不准确信息而导致参与者的误解。涉及知情同意会议录音的研究表明，大多数调查人员明确指出了药物的新颖性，潜在风险的可能性以及有限的获益前景。对知情同意书的审查表明，大多数人都解释了试验的研究性质，目的是评估安全性或选择适当的剂量，以及发生严重或危及生命的损害的可能性。然而，只有少数人能明确区分临床治疗与临床研究，并且几乎所有人都无条件地认为研究药物是治疗性质的，这些都可能会引发治疗误解。

综合这些考虑因素，笔者得出结论，儿科肿瘤学的Ⅰ期临床试验在道德上是可接受的，条件是：①无法确定能够提供更有利的风险 - 收益比的替代方案；②特别关注知情同意和许可程序；③儿童是否入组的意愿得到尊重。鉴于父母经常在“放弃战斗”抉择方面有困难，后一项要求显得尤其重要。最后，应明确提供姑息治疗的替代方案，并应为所有入组的儿童提供高质量的对症护理。

(三) 涉及生物标本的实验室研究

历史上，对涉及储存生物标本研究的实验室研究人员几乎没有监管障碍。然而，最近这种研究引起了大量争论。这一争议出于人们对遗传技术以及对医疗保健中的隐私和保密性的担忧。

对于最初以诊疗而非研究目的而收集标本进行研究的人来说，必须解决两个问题：首先，该研究是否是涉及人类受试者的研究，是否属于医学伦理委员会的管辖范围？第二，是否有必要在将样本纳入研究项目之前获得参与者的同意？

我国《涉及人的生物医学研究伦理审查办法》第三十九条指出：以下情形经伦理委员会审查批准后，可以免除签署知情同意书：①利用可识别身份信息的人体材料或者数据进行研究，已无法找到该受试者，且研究项目不涉及个人隐私和商业利益的；②生物样本捐献者已经签署了知情同意书，同意所捐献样本及相关信息可用于所有医学研究的。

鉴于这些定义，研究人员应该在他们提议进行涉及直接或通过代码与人员身份相关联的人类样本的研究时，聘请医学伦理委员会审查。即使已确定了样本，但有计划在进行研究之前将其去除识别，研究人员应与其医学伦理委员会讨论是否需要进行审查。

在前瞻性收集研究样本时，患者可能会被问到他们是否希望将来可以将他们的样本用于研究。另一方面，他们可能会获得一份详细的选项清单，包括组织是否可以与商业实体共享，是否可用于不受限制条件的研究或仅用于研究特定疾病，是否允许用于种系遗传研究，以及标本是否必须是匿名的。文献综述表明，大多数受试者愿意提供一次性的一般性同意，以便使用其组织用于未来的研究。

（四）全基因组研究

过去几年，全基因组研究掀起一片热潮，特别是全基因组关联研究（GWAS），或更强大的技术，如全基因组测序也即将出现。这些方法也引发了一系列的问题。例如，DNA 的独特个体性质使得个体可能会从其 DNA 标签中被重新识别，特别是在有参考样本的情况下，因此无法真正使样本或数据去除识别。全基因组数据的公开发布和重新鉴定对知情同意和保密提出了挑战。这些问题在儿科中更加复杂，有些人反对公开儿童人群的标本或基因组数据，直到儿童可以合法地给予自主知情同意。此外，全基因组研究可以识别对研究参与者有潜在临床意义的遗传信息，而这些信息是否应提供给参与者，将在下文中讨论。

总体和个人研究结果的反馈：研究参与者和其家庭越来越多地被认为是合作伙伴，他们有机会学习他们参与的研究结果。参与者，包括肿瘤患儿的父母和青少年患者，希望获得研究结果。临床医生和研究伦理委员会主任委员通常支持将研究结果反馈给参与者，然而，一些临床医生对参与者的不良反应表示担忧，特别是那些接受低级别治疗或疗效不佳的人。此外，还需考虑如何能够较好地告知结果，如如何通知参与者、如何保留联系信息以及如何支付费用等。

在一些涉及遗传学的研究中，关于个体检测结果是否告知参与者存在很多观点，有些人倡导广泛的责任，应尊重参与者的自主权，充分告知参与者检测结果。而主流观点认为只有在满足某些标准时才有义务提供个体基因检测结果：①检验有效性已确定；②与阳性检测相关的疾病风险过高；③该病对健康有重要影响；④可以采取干预措施来预防或改善这种疾病。

（五）出版道德规范

20 多年前，Simes 提出阳性试验比阴性试验更有可能发表，这种“发表偏倚”使得新疗法看起来更有效。强有力的文献证实了这种偏倚的存在，为了对抗这种偏倚，Simes 有先见之明地要求在可公开访问的数据库中进行临床试验的前瞻性登记。在过去的 5 年中，两个重要的发展使这一愿景成为现实。首先，代表 11 家主要医学期刊编辑的国际医学期刊编辑委员会（ICMJE）已决定其成员期刊仅发表在入组第一例受试者之前已在批准的公共数据库中注册的临床试验（Ⅰ期和某些其他特定的试验除外，如药代动力学研究）。第二，2007 年美国食品药品监督管理局发布的《食品和药品管理修正法案》要求在试验开始之前，在美国临床试验网站中注册临床试验（Ⅰ期临床试验除外），并要求某些特定的试验结果可以在数据库中获得。

专家点评

- 临床研究中，承担着对科学和患者双重义务的研究医生，需具有独特的专业精神，能胜任双重角色，有能力调整好两者关系。不得不说，这对儿科临床研究医生来说是一个更大的挑战。
- 尽管各国法规或指导原则都有关于儿童临床试验中对患儿知情同意的要求，但儿童参与这些程序的复杂性是实际存在的，需要从道德伦理、风险获益等多方面考虑。
- 花时间确保父母或监护人和患儿完全理解临床研究所涉及的范围是第一步。随着基因组学研究的开展（通常得益于参加临床研究的儿童），知情同意相关指导原则也可能会转向满足这些需求和挑战。另外，与儿童相关的随机试验、Ⅰ期临床试验及涉及生物标本的实验室研究也需要得到更多关注。

（王晓玲）

参考文献

[1] LEIBSON T, KOREN G. Informed consent in pediatric research. Pediatric Drugs, 2015, 17: 5-11.

[2] HAMMER MJ. Consent and assent in pediatric research: whose right is it anyway？Oncol Nurs Forum, 2016, 43: 281-283.

[3] TAIT AR, GEISSER ME, RAY L, et al. Disclosing study information to children and adolescents: is what they

want, what their parents think they want? Acad Pediatr, 2018, 18: 370-375.

[4] MACLEOD SM, KNOPPERT DC, STANTON-JEAN M, et al. Pediatric clinical drug trials in low-income countries: key ethical issues. Paediatr Drugs, 2015, 17 (1): 83-90.

[5] ROTHENBERGER LG, HENSCHEL AD, SCHREY D, et al. Methodological and ethical aspects of randomized controlled clinical trials in minors with malignant diseases. Pediatr Blood Cancer, 2011, 57 (4): 599-605.

[6] ANDERSON BD, ADAMSON PC, WEINER SL, et al. Tissue collection for correlative studies in childhood cancer clinical trials: ethical considerations and special imperatives. J Clin Oncol, 2004, 22 (23): 4846-4850.

[7] KNOPPERS BM, SÉNÉCAL K, BOISJOLI J, et al. Recontacting pediatric research participants for consent when they reach the age of majority. IRB, 2016, 38 (6): 1-9.

[8] MCGREGOR KA, OTT MA. Banking the future: adolescent capacity to consent to biobank research. Ethics Hum Res, 2019, 41 (4): 15-22.

[9] ABDEL-RAHMAN SM. Facilitating informed permission/assent/consent in pediatric clinical trials. Paediatr Drugs, 2019, 21 (4): 205-214.

[10] BUKINI D, DEVRIES J, TREADWELL M, et al. Exploring the role of shared decision making in the consent process for pediatric genomics research in Cameroon, Tanzania, and Ghana. AJOB Empir Bioeth, 2019, 10 (3): 182-189.

[11] EMANUEL EJ, WENDLER D, GRADY C. What makes clinical research ethical? JAMA, 2000, 283 (20): 2701-2711.

第4节 临终时的伦理问题

一、明确护理目标

明确的护理目标有助于临终关怀更加符合伦理学要求。医生与患儿、患儿家属之间必须充分地沟通，以便患儿家属作好充分的心理准备，对临终关怀的理解与医生保持一致。下文中主要探讨的临终关怀中的重大选择，包括维持生命疗法、镇静剂及其使用等，经常由于护理目标的不明确，与家属发生分歧，导致这些问题的复杂化。

临床医生必须与家庭和患儿明确，治愈已不再是一种现实的可能性，护理目标必须转变为为患儿提供尽可能好的护理服务。这样的沟通要求医生必须具备诚实、正直和专业的沟通技巧。研究发现，如果早期对患儿采取临终关怀或者优质家庭护理等姑息治疗会让患儿父母更为迅速地认识到他们的孩子即将死亡或没有治愈的机会。这种沟通的主要目的是让患儿的父母更加情绪平和地接受患儿的死亡。研究和指南认为，姑息治疗可以贯穿患儿生命终末的整个护理过程。

近期研究表明，儿科肿瘤学家正在探讨儿科癌症治疗中纳入姑息治疗。

二、生命维持治疗的决策

在过去的几十年里，医学在维持治疗方面取得了巨大的进步。与此相应，做出停止或撤销维持治疗的积极决定也更加必要。大多数在ICU死亡的成人和儿童是在决定停止或停止维持生命的治疗后死亡的。

早在1983年，医学、生物医学和行为研究伦理研究委员会就对维持生命治疗的局限性以及一旦作出决定后对患者的适当护理提出了伦理决策建议。美国儿科学会（American Academy of Pediatrics）和其他组织也为临床医生提出了临终患者决策的共识指南和建议。

在决定患儿是否接受维持疗法时，父母需要优先考虑患儿的生活质量、改善的可能性以及对患儿痛苦的减轻。医生也需要考虑患儿对生命支持治疗的耐受力和预后因素，如患儿生存的可能性和治疗带来的效果。此外，维持生命治疗的决定通常是患儿和患儿家属之间沟通后共同决定的。

儿童临终关怀是一种积极的、全面的护理，其主要目的是缓解临终患儿及家庭在生理、社会、心理及精神方面的痛苦，帮助满足其生理、心理、社会和精神方面的需求。根据CHI 2003年的调查显示，全球已有70多个国家和地区设立临终关怀机构，并且有600多个已知的儿童临终关怀项目。2007年，世界临终关怀与舒缓医疗日的主题是“Across The Age From Children To Older People”（从儿童到老年），临终儿童的权利和生活质量逐渐成为关注的重点。世界各大临终关怀组织纷纷发布关于儿童临终关怀的指南。2006年，加拿大临终关怀学会发布了《儿童临终关怀——指南准则及实践》,为儿童临终关怀的实施提出了指导意见;2013年,美国儿科学会发布了《儿科姑息护理及临终关怀的指南及推荐》,提出了儿童临终关怀的护理准测。目前,英国国家卫生与临床优化研究所(National Institute for Health and Care Excellence,NICE)发布了《婴儿、儿童及青少年临终关怀的准备与管理指南》。儿童临终关怀的最终目的是为临终患儿及家属在其整个临终过程中提供综合性的护理服务。

三、临终关怀中的镇静剂和镇痛剂

有证据表明,儿童临终时的症状管理正在改善。2000年,Wolfe等研究发现,在103名癌症患儿中有89%在医院死于癌症,这表明患儿在生命的最后一个月经历了疼痛、发热、呼吸困难等其中至少一种症状。通过对父母的评估,发现针对症状获得治疗的患儿中,疼痛或呼吸困难的缓解率较高。最近,一项随访队列研究报告称临终时症状管理使疼痛和呼吸困难在内的大量晚期症状获得改善。

生物伦理学界支持并保护医生治疗晚期患者的疼痛和痛苦,即使这种治疗可能会加速患者的死亡。与这个问题相关的伦理原则是双重效应学说,最初由天主教神学家发展,后来被其他宗教传统、法律和哲学广泛接受。

该学说规定,当一项行为有两种效果时,其中一种是固有的好的,另一种是固有的坏的,符合以下条件,则可以证明该行动是正当的。

1. 这种行为本身道德上是美好的。

2. 临床医生的出发点是预期好的、正效应的而不是负效应,负效应可能会出现,但不是临床医生有意为之的。例如,当给一个身患绝症的患者服用吗啡时,医生的意图是只想给患儿减轻痛苦。早逝的风险是可以预见的,但是这不是临床医生的用药目的。

3. 正效应不能通过负效应来实现。例如,医生不能用氯化钾代替吗啡。即使使用氯化钾后,患者通过负效应(死亡)达到了正效应(解脱痛苦)。相反,吗啡的使用就不是依靠负效应(死亡)来达到正效应(缓解疼痛)。

4. 正效应要优于负效应。例如,在给即将死亡的患者使用吗啡的情况下,止痛的好处明显大于死亡的风险。

在临终护理中,双重效应理论是否对临终关怀中镇静镇痛的使用具有指导意义是有争议的。例如,双重效应理论的实践与安乐死的表现有什么区别?其关键的区别在于医生的意图。虽然一个人的意图和动机不能确定地得到证实,但是,如果医生的意图是治疗患儿的疼痛和痛苦,则根据双重效应原则,在伦理上允许使用止痛药和镇静药。当医生的意图是杀死患者,那么这已经跨过了安乐死的界限。该理论的批评者认为,这种理论依赖于一个过于简单化的概念,而这一概念在外部是不可能得到证实的。他们认为,唯一与道德相关的是患儿的知情同意,而不是临床医生的意图。其他评判家则声称,严格遵守"双重效应"原则可能会导致一部分医生对患儿的疼痛状态采取消极处理,因为他们害怕违反规定而被误认为蓄意造成患儿死亡。此外,经验证据表明,使用阿片类药物和镇静剂在生命结束时缓解症状并不会缩短生命,不需要将"双重效应"作为伦理理由。

那么,对于一个身患绝症的孩子来说,多大剂量的止痛药或者镇静剂算是过量的?答案是,在任何特定情况下,都不存在必然过量的麻醉药品。根据美国儿科学会的说法,"有时,缓解诸如疼痛或呼吸困难等严重的进行性症状可能需要迅速增加止痛药和镇静剂的剂量。"无论有效治疗疼痛和痛苦所需的剂量如何,都必须完整记录患儿报告或临床医生观察到的痛苦症状和体征,以及选择治疗这些症状的治疗方案的原理。

在极少数情况下,为了减轻痛苦,必须将儿童镇静药物剂量加大到患儿处于无意识状态。这种做法被称为"终末期"或最好称之为"姑息性"镇静,应作为最后一种治疗手段。巴比妥类或苯二氮䓬类药物是最常用的镇静剂,但也有使用异丙酚的,一旦失去意识,患儿通常在脱水或其他并发症治疗几天后死亡。

一部分人认为,镇静死亡(terminal sedation)是安乐死的一种隐蔽形式。一旦患儿失去知觉,通常不会尝试使他恢复意识,同时营养维持和水也会终止。

临终关怀为当前医疗条件下无法治疗的患儿及家属提供了全面照护,缓解了患儿的病痛,维护了临终患儿的尊严,使其安宁地度过人生最后历程,并能让临终患者家属得到精神上的抚慰和情感过渡。临终关怀是一个团队服务过程,需要家庭、患儿与医疗机构共同合作才能圆满完成。

专家点评

- 儿童临终关怀虽然是我们不愿意提及、非常沉重的话题，但具有重要的伦理意义，它是人道主义在医学领域内的升华，体现了生命质量与价值的统一。
- 如果一个终点一定会在这儿的话，帮助患儿完成最后的心愿，是儿童临终关怀的一项重要工作，希望患儿是很平静地、没有痛苦地、有尊严地走到这个终点。
- 患儿带着笑离开，也会给患儿父母留下珍贵的影像和美好的记忆，这对整个家庭来说，是一个非常大的安慰。

（郭春彦）

参考文献

[1] 王文超, 顾莺, 杨玉霞. 2016 版 NICE 婴儿、儿童及青少年临终关怀的准备与管理指南要点解读. 上海护理, 2019, 19 (2): 1-4.

[2] GERSTEL E, ENGELBERG RA, KOEPSELL T, et al. Duration of withdrawal of life support in the intensive care unit and association with family satisfaction. Am J Respir Crit Care Med, 2008, 178: 798-804.

[3] INWALD D. The best interests test at the end of life on PICU: a plea for a family-centred approach. Arch Dis Child, 2008, 93: 248-250.

[4] 冉伶, 许毅. 儿童临终关怀的发展. 医学与哲学, 2014, 1 (35): 37-39.

[5] 王文超, 张玉侠, 顾莺, 等. 儿童临终关怀的研究进展. 护理学杂志, 2017, 2 (32): 103-105.

[6] 赵东利, 魏红霞. 肿瘤患者临终关怀的几个问题研究. 中国医学伦理学, 2014, 6 (27): 371-372.

第 5 节 隐私和保密

保密一直是医疗保健的核心。《希波克拉底誓言》要求医生们保证："在我的执业过程中，对看到或听到不应外传的私生活，我绝不泄露。"由于电子医疗记录和数据库的发展，使得患者信息可以很容易地被交换，人们对隐私和保密性的关注日益增加，另一个值得关注的问题是患者信息被商业销售。同样，对保险公司和管理式医疗公司的怀疑引发了人们对如何使用患儿信息的担忧。最后，遗传学的进步以及遗传知识可能会造成歧视，都增加了对隐私和保密性的关注。

联合国《儿童权利公约》中第十六条这样表述：①儿童的隐私、家庭、住宅或通信不受任意或非法干涉，其荣誉和名誉不受非法攻击；②儿童有权享受法律保护，以免受这类干涉或攻击。可以说《儿童权利公约》有直接对于儿童隐私权的保护，这也是奉行了"儿童最大利益原则"对未成年人隐私、身份信息的保护。

我国《未成年人保护法》第三十九条规定："任何组织和个人不得披露未成年人的个人隐私。"第六十九条规定："侵犯未成年人隐私，构成违反治安管理行为的，由公安机关依法给予行政处罚。"

"秘密"的神奇之处在于除了和隐私类似的体验外，还能够让儿童感受到自己异于他人的独特性。并且，体验秘密的过程会让儿童获得自我认知。一些在成年人眼里不值一提的小事，却是儿童所重视或困扰的，儿童对于自己隐私的认知也是如此。很明显的是，随着成长，儿童会有所保留地跟成年人分享自己的事情，藏好自己的日记本、给柜子上锁……这些生活中的"小事"都会被赋予仪式感，也就从中证明了儿童对隐私的重视程度。尤其是青春期现象，孩子开始有意识地藏好自己的隐私，将父母拦在秘密圈外。

出于多方面考虑，传统的保密准则是合乎情理的。首先，最内在的核心是尊重他人。保密承认隐私对于成为一个自由自主的人至关重要；它是人类尊严和建立关系的能力的基础。另一个重要的原因是，人们不太可能去寻求医疗服务，也不太可能向临床医生透露与健康相关的重要信息，除非信息保密。未能向临床医生披露与健康相关的信息，不仅会对个人造成重大影响，还会对其他人造成重大后果。健康信息的机密性是一种广泛的社会期望，它界定了可接受的实践规范。事实上，"对患儿保密的承诺"对于医学专业化至关重要。尽管如此，保密权并非绝对，有许多合理的理由打破了患者对保密的期望。但是不幸的是，就何时可以违反保密规定很难提供具体的指导。是否应该保密的判断，取决于患儿和临床医生各自价值观的主观定义和权衡。一般来说，违反保密性有 3 个主要原因：第一，避免对他人造成伤害，使患儿受益，以及为了他人的利益维护公众健康；第二，在儿童或老年人受到虐待的情况下违反保密规定,理由是,这些披露最终将符合患儿的最大利益;第三,公共卫生法还要求报告各种信息,可能包含传染病名称以及提供某些干预措施等。法律可能规定与实际提供医疗服务无关的各种原因而要求披露医疗信息:如作为儿童监护案件的一部分,作为医疗保险补偿的一部分,作为监管审计的一部分等。

在临床研究中,独立审查委员会可以允许在某些情况下豁免患者的授权。研究人员可以获得这项豁免,以便为研究做准备工作,或处理与已故患者有关的数据。更重要的是,如果使用无法识别的信息进行医疗记录研究,并且获得每位患儿的授权是不切实际的,则可以要求豁免。在这些情况下,研究人员必须有足够的计划来保护患儿的标识符,并在尽可能早的时间内销毁可识别个体的信息。此外,国际医学组织的报告和流行病学专家的实证研究得出的关于隐私规则的结论可能是医疗健康研究的一个屏障,会阻碍医疗进步。

专家点评

- 虽然《中华人民共和国未成年人保护法》规定了父母或监护人在保护儿童隐私方面的责任和义务,但是保护方式、保护程度和公开程度等都尚未明确。
- 对医护人员进行相关培训,通过医护人员对就诊患儿家长进行医疗信息隐私保护方面的宣传教育。
- 保护儿童隐私权需建立在维护国家利益的前提下和配合正常诊疗的基础上,目前对于儿童隐私权保护的社会关注度小,必须依靠政府部门的监管力度,强化政府责任,加大社会宣传力度,提高全社会对儿童隐私保护的意识。

(郭春彦)

参考文献

[1] 葛丽辉. 儿童隐私问题探析. 基础教育研究,2018,9(17):22-23.

[2] NASS SJ,LEVIT LA,GOSTIN LO. Beyond the HIPAA Privacy Rule:enhancing privacy,improving health through research. Washington:National Academies Press,2009.

[3] 康红艳,朱媛媛,何婷. 家长对儿童医疗信息隐私保护的认知调查. 预防医学,2019,31(1):94-96.

第6节 遗传学和基因组学

随着遗传学和基因组学的快速发展,基因诊断技术和基因治疗技术在儿童血液疾病和儿童肿瘤的临床诊断和临床治疗中的应用越来越广泛,为儿童健康带来了希望,但同时也带来了社会伦理问题。

一、基因诊断技术的伦理问题

基因诊断技术又称基因检测技术,是通过血液、其他体液、细胞等对DNA、RNA、染色体、蛋白质或特定代谢产物进行检测的技术。取被检测者外周静脉血或其他组织细胞,扩增其基因信息后,通过特定设备对被检测者细胞中的遗传信息做检测,分析它所含有的基因类型、基因缺陷及其表达功能是否正常的一种方法,从而使人们能了解自己的基因信息,明确病因或预知身体患某种疾病的风险。基因诊断技术广泛应用的同时,也引发了一系列的问题与思考:什么样的人需要基因检测?在什么情况下进行检测?检测获得的与癌症易感性或治疗相关的基因信息应该如何分析处理?对遗传性癌症的进一步研究应该如何开展?

基因诊断区别于其他临床诊断方法,主要表现在以下3个方面:①如果基因检测结果显示受试者携带致病基因或基因突变,意味着其亲属可能也携带相同的突变,检测结果可能会影响家庭关系。②由于基因的不完全外显,基因检测通常需要有关风险和概率的信息,使得对患者的检测结果讨论更加复杂。大众对检测结果很容易误读而造成心理负担、引发一系列家庭或社会问题。③尽管所有的基因检测都强调了心理因素带来的风险问题,但对于儿童而言,由于教育、职业、婚姻、生育等人生选择尚未经历,基因检测结果带来的心理影响更为明显。

基因诊断的伦理学考量根据检测是用于临床应用还是临床研究而有所不同。

临床应用中,基因检测可以用于以下情况:①筛查。研究人群中,是否存在区别于平均风险个体基因的高风险个体基因。②诊断。个人由于自身或家族病史提示有较高患癌风险,使用基因检测技术诊断其是否为癌症易感人群,是否具有易患某种恶性肿瘤的倾向。③预测。使用基因检测技术预测治疗性干预的疗效或可能发生的不良反应。

目前,临床应用中暂未出现需要对人群进行癌症风险基因筛查的情况，更多的伦理争议围绕在能否使用基因检测技术预测个体的患癌倾向上。美国临床肿瘤学会（ASCO）建议：只有在同时满足以下3个标准时，才能进行预测性基因检测：①个体具有肿瘤患病史或家族史表明其对癌症具有遗传易感性；②基因检测结果可以清楚得知是否存在特定的遗传性癌症基因；③基因检测结果将有助于指导患者或家属的未来治疗，包括制订监测方案，进行有效预防和治疗干预等。对于儿童，行业专家多数认为，只有当癌症可能在儿童时期发展，或者在成年之前就有有效的预防或治疗干预措施时，才应该进行基因检测。当检测结果不能带来明确的医疗效益，癌症也不会在儿童时期发展时，建议将检测推迟到成年后，孩子们可以自己作决定。

通过基因检测可以进行有效预防的典型案例之一"Ⅱb型多发性内分泌肿瘤"就是通过检测*RET*基因突变，确诊后切除甲状腺，可有效预防Ⅱb型多发性内分泌肿瘤的发生。然而，如*BRCA1*和*BRCA2*，已被证实在成人体内是乳腺癌的易感基因，在儿童时期是否应该预测性地检测表型正常的致病基因携带者仍然存在较大争议。儿童发生恶性肿瘤与儿童的家族史存在Li-Fraumeni综合征的情况密切相关，但早期干预是否能改善预后尚不清楚。根据ASCO的指导方针，如果孩子父母在明白该基因检测并非必须在未成年期间完成的前提下仍坚持检测，医生可以对儿童进行基因诊断。

基因检测前的知情同意过程至关重要。基因检测与普通临床检测不同，通常使用单独的知情同意书，强调该检测项目的检测目的、检测结果的医学影响、检测的风险和益处、隐私保护等内容。必要时在签署知情同意书前与父母、儿童进行遗传咨询。

基因检测技术诊断人体疾病遗传性的应用，需要特别关注基因歧视问题。个人基因检测结果信息泄露，可能会招致社会歧视，如不被保险公司接纳、周围人的歧视等，对儿童的心理健康和成长，将会带来严重影响。目前我国尚无针对基因信息的保护条例，但基因检测过程应注意保护监测儿童的个人隐私，未经本人及父母同意，不得披露给任何单位和个人，如需进一步开展开发研究，必须获得本人父母的知情同意，去掉可识别标识并妥善保管和处置生物样本。

基因诊断技术在临床研究中的问题与挑战，包括知情同意、个人基因信息的反馈等，在本章第3节临床研究的伦理问题中讨论。

二、基因治疗技术的伦理问题

基因治疗技术广义是指某些遗传物质转移到患者体内，使其在体内表达，最终达到治疗某种疾病的方法。狭义指具有正常功能的基因置换或增补患者体内有缺陷的基因，因而达到治疗疾病的目的。基因治疗的靶细胞主要分为两大类：体细胞和生殖细胞。生殖细胞的基因治疗是将正常基因直接引入生殖细胞，以纠正缺陷基因。这样，不仅可使遗传疾病在当代得到治疗，而且还能将新基因传给患者后代，使遗传病得到根治。但生殖细胞的基因治疗涉及更多技术瓶颈和伦理考量，因此，如今更多的是采用体细胞基因治疗。尽管存在许多技术上的挑战和障碍，但是自2003年我国研发用于治疗携带突变*p53*基因的肿瘤患者的第一个基因治疗药物gendicine上市，迄今已有十几种基于基因治疗的药物进入了世界药物市场。

对于基因治疗技术的伦理探讨主要有以下几点：①基因治疗技术的安全有效性。基因治疗在技术上存在着危险性，风险远大于自然发生的错误，一旦错误发生，想要加以纠正非常困难。这种错误还会影响到后代，产生难以预知的深远的负效应或连锁反应。②对人类基因多样性的长远影响。对严重遗传疾病的患者进行基因治疗，患者被救治，致病基因原本应被自然淘汰，但却因治疗留在了人类基因库中，甚至因为繁衍导致致病基因数目增加。同时，以目前的技术水平，无法确定基因的所有功能和基因对健康与疾病的确切作用。在这种情况下，改造基因，有可能使潜在有利的基因从人类基因库中消失，最终导致人类的退化。③基因治疗的社会公平性和收益比。基因治疗是一种高端生物医学技术，治疗费用昂贵，能够从基因治疗获益的人群大部分为高收入者，生存机会的不公平性，可能导致贫富差距扩大化，激化社会矛盾。同时，发展基因治疗投入巨大，占据了本身就稀缺的卫生资源。与高昂的研发和投入相比，基因治疗只能用于少数疾病的治疗，治疗效果不确定性大，能够带来的社会收益微弱。④其他伦理问题，包括知情同意、隐私保护、防止基因歧视，以及其他法律、宗教和社会问题。

专家点评

- 基因技术已广泛应用于儿童血液疾病和儿童肿瘤

的筛查、诊断、预测和治疗当中。但基因技术本身的特殊性犹如一把“双刃剑”,容易引发一系列伦理、社会、法律问题。

- 儿童作为弱势人群,在伦理考量上本就比成年人慎重,而由于教育、职业、婚姻、生育等人生选择尚未经历,基因技术的应用对儿童的生长发育、心理健康等的影响将比成人更为深远。
- 然而,国内与基因技术相关的伦理保护法律尚为空白,因此,临床医生和研究者在使用基因技术诊疗时应该对知情同意、隐私保护、基因歧视等问题给予足够的关注。

(梁宇光)

参考文献

[1] 丘祥兴, 孙福川, 王明旭, 等. 医学伦理学. 北京: 人民卫生出版社, 2013: 201-205.

[2] 司琪, 蔡奥捷, 程晓寒, 等. 基因治疗的发展及其伦理反思. 中国医学伦理学, 2017, 30 (12): 1496-1499.

[3] GOSWAMI R, SUBRAMANIAN G, SILAYEVA L. Gene therapy leaves a vicious cycle. Frontiers in oncology, 2019, 9 (297): 10-13.

[4] PEARSON S, JIA H, KANDACHI K. China approves first gene therapy. Nat Biotechnol, 2004, 22: 3-4.

[5] GARBER K. China approves world's first oncolytic virus therapy for cancer treatment. J Natl Cancer Inst, 2006, 98: 298-300.

[6] 白洁, 周萍, 薛迪. 基因临床研究与应用的伦理探讨. 中国医院管理, 2013, 33 (1): 20-22.

[7] TAMIR S. Direct-to-consumer genetic testing: ethical-legal perspectives and practical considerations. Medical Law Revies, 2010, 18 (2): 213-238.

中英文对照索引

A

B

C

D

E

F

G

H

J

K

L

M

N

P

Q

R

S

T

W

X

Y

Z